Peter Altmeyer
Volker Paech

# Enzyklopädie Dermatologie, Allergologie, Umweltmedizin

**2. Auflage**

Band 1: A – L

Peter Altmeyer
Volker Paech

# Enzyklopädie Dermatologie, Allergologie, Umweltmedizin

2., vollständig überarbeitete Auflage (2011)

## Band 1: A – L

Mit 1476 klinischen und histologischen Abbildungen in Farbe

Unter Mitarbeit von
M. Bacharach-Buhles • C. von Bormann-Altmeyer • N. Brockmeyer •
H. Dickel • T. Gambichler • K. Hoffmann • A. Kreuter • H. Schulz •
M. Stücker • G. Wolf

Springer

**Prof. Dr. med. Peter Altmeyer**
Universitätshautklinik Bochum
Gudrunstr. 56
44791 Bochum

**Dr. Volker Paech**
Universitätshautklinik Bochum
Gudrunstr. 56
44791 Bochum

ISBN 978-3-540-89542-8 2. Auflage Springer-Verlag Berlin Heidelberg New York

Bibliografische Information der Deutschen Bibliothek
Die Deutsche Bibliothek verzeichnet diese Publikation in der Deutschen Nationalbibliografie; detaillierte bibliografische Daten sind im Internet über <http://dnb.d-nb.de> abrufbar.



**Springer Medizin**
Springer-Verlag GmbH
Ein Unternehmen von Springer Science+Business Media
springer.de


Planung: Dr. Fritz Kraemer, Dr. Sabine Ehlenbeck, Heidelberg
Projektmanagement: Hiltrud Wilbertz, Heidelberg
Einbandgestaltung: deblik, Berlin
Satz: wiskom e.K., Friedrichshafen

SPIN 10966365

Gedruckt auf säurefreiem Papier 106/2111 wi 5 4 3 2 1 0

*Gewidmet meinen Töchtern Lea und Leonie,*
*mit denen ich gern mehr Zeit verbringen würde*

*Peter Altmeyer*

# Vorwort zur 2. Auflage

Die vorliegende Printversion der *Enzyklopädie Dermatologie, Allergologie und Umweltmedizin* ist die neu konzipierte und komplett überarbeitete Fortsetzung der sehr erfolgreichen 1. Auflage. Somit finden sich dieselben bewährten Strukturelemente sowie der lexikalische Aufbau wieder.

Auch die in der 2. Auflage verwendeten Abkürzungen entsprechen im Wesentlichen der Springer Enzyklopädie 1. Auflage. Sie sind in einem Glossar dem lexikalischen Text vorangestellt.

Die klinischen Beschreibungen der einzelnen Krankheitsbilder, Informationen zu Wirkstoffen, Medikamentengruppen, Therapiemodalitäten sowie allgemeine Informationen sind bewusst knapp gehalten und erfolgen dort ausführlicher, wo es abgestufte therapeutische Modalitäten notwendig machen. Wo erforderlich, haben wir im Interesse unserer Leser auf Darstellungen im Tabellenformat zurückgegriffen, um kompakte Informationen besser zu visualisieren bzw. transparent zu machen und das Aufsuchen von Inhalten im strukturierten Textgefüge zu erleichtern. Weitergehende Informationen, die eine knappe und lexikalische Systematik stören würden, können in den zahlreichen deutsch- und englischsprachigen dermatologischen Hand- und Lehrbüchern nachgelesen werden.

Das Prinzip Vollständigkeit in der 2. Auflage der Printversion der Enzyklopädie wurde dann aufgehoben, wenn eine Darstellung von Inhalten (z.B. Biographien, umfassende Abbildung von Wechselwirkungen von Arzneistoffen, Naturheilkunde, weiterführende Ausführungen zu Genetik, Pathologie, Molekularbiologie, Physiologie von Krankheitsbildern und Syndromen) ohne Relevanz für unsere sehr breit angesiedelten, interdisziplinär orientierten Leser geblieben wäre. Dies hätte den vorgegebenen Umfang des Druckumfanges zweifelsohne gesprengt.

Wir haben bei derartigen Sequenzen ggf. ein Übersichtskapitel (z.B. Psoriasis) mit Einteilungen in Untergruppen aufgeführt, die Leiterkrankung (z.B. Psoriasis vulgaris) hinsichtlich der Therapiemodalitäten sehr ausführlich dargestellt, bei den untergeordneten Krankheitsbildern die Therapie kürzer gefasst und verweisen bei den Minusvarianten oder bei seltenen Syndromen, soweit sie nicht einer spezifischen Behandlung bedürfen, auf die allgemein gültigen Regeln.

Die dermatologische Nomenklatur ist verwirrend und für den Nichtdermatologen häufig schwer verständlich, zumal zu allem Überfluss von unterschiedlichen Schulen auch heute noch unterschiedliche Synonyma für ein und dasselbe Krankheitsbild verwendet werden, z.T. unter namentlicher Berücksichtigung verschiedener Erstbeschreiber. Diese nomenklatorische Vielfalt wird noch dadurch vermehrt, dass zunehmend Anglizismen die dermatologische Sprache bereichern, die nicht selten zur Standard-Nomenklatur avanciert sind. Wir haben daher ein Synonymverzeichnis geschaffen, das gebräuchliche Synonyma, historische Begrifflichkeiten und Anglizismen gleichermaßen berücksichtigt, um das Aufsuchen weiterführender Literatur und die Zuordnung der Synonyme zu der in diesem Werk verwendeten Nomenklatur zu erleichtern. Im Unterschied zur 1. Auflage des Werkes sind daher die Verweise bzw. Synonyme nicht im fließenden Text eingeordnet, sondern wurden in einem separaten Synonymverzeichnis abgebildet. Dort finden sich z.T. auch die fremdsprachigen Synonyme, die weiterführende Literaturrecherchen in medizinischen Datenbanken und im Internet erleichtern sollen.

Ein Beispiel für das kaum übersehbare internationale babylonische Sprachgewirr mag das atopische Ekzem sein, das mit ca. 50 Synonyma, u.a. als Neurodermitis (der im allgemeinen deutschen Sprachgebrauch am häufigsten verwendete Begriff), im Synonymverzeichnis geführt wird. Wir haben uns zunehmend an die international akzeptierten Begriffe angelehnt und verzichten auf eigene Begriffsbewertungen und „ideologisierte" Nachbesserungen. Als Beispiel mag auch das Basaliom angeführt werden, das in der anglo-amerikanischen Literatur als Basalzellkarzinom geführt wird und dadurch den weithin gebräuchlichen Terminus Basaliom in der internationalen Literatur zunehmend verdrängt hat. In diesem Lexikon lautet der Hauptbegriff daher Basalzellkarzinom.

Die 2. Auflage der Enzyklopädie basiert bewusst auf 2 Prinzipien: 1. dem international gültigen Wissensstand und 2. den langjährigen klinischen und persönlichen Erfahrungen der Autoren. Neben den allgemein gültigen und anerkannten Therapiemodalitäten fließen in dieses Lexikon persönliche Wertungen der Autoren mit ein. Somit setzt dieses Lexikon sehr bewusst therapeutische Akzente und Schwerpunkte. Auf das nicht wertende Nebeneinander verschiedener Therapiemodalitäten wird im Allgemeinen zugunsten einer klaren Therapierichtlinie und -aussage verzichtet. Man möge uns nachsehen, wenn diese Therapierichtlinie nicht immer mit Ihrer eigenen (zweifelsohne auch erfolgreichen) übereinstimmt. Liebend gern stellen wir zukünftig andere, vorzugsweise (aber nicht immer) evidenzbasierte, durch Ergebnisse von kontrollierten klinischen Studien gesicherte oder empirische Therapiemodalitäten neben die eigene Leitlinie. Fühlen Sie sich also aufgefordert, uns zu schreiben; schreiben Sie uns über gute eigene Erfahrungen und erwähnen Sie auch die Misserfolge hochgelobter Therapiemodalitäten. Denn nichts ist so wichtig und lehrreich wie der praktische Therapieerfolg oder auch -misserfolg.

Einen immer noch breiten Raum in der dermatologischen Therapie nehmen magistrale Rezepturen ein; dies unter dem Gesichtspunkt einer weiten Verbreitung dieser Rezepturen in der täglichen Praxis. Insbesondere im magistralen Gebrauch fließen persönliche Erfahrungen und Wertungen in einem besonderen Maße mit ein. Schwerpunktmäßig wird auf Basisformulierungen des DAC, DAB, NRF und Ph. Eur. zurückgegriffen, da unseres Erachtens (abgesehen von Rezepturen auf der Basis von qualitätsgesicherten Fertigapplikationen) nur in diesen Rezepturen die notwendigen Aspekte der Qualitätssicherung und -kontrolle verwirklicht werden. Besonderen Wert haben wir auf die Berücksichtigung des aktuellen Standes der pharmazeutisch-technologischen Wissenschaft gelegt. Die Nomenklatur des Europäischen Arzneibuchs für die Vehikel-Systeme, Vorschriften des DAC und NRF wurden weitestgehend berücksichtigt. Einige ältere Magistralrezepturen, die nicht mehr Bestandteil des NRF sind, sich aber bis in die heutige Zeit hinein großer Beliebtheit erfreuten, haben wir entsprechend überarbeitet und ggf. auf Probleme bei der Herstellung und Anwendung verwiesen. Falls erforderlich, haben wir notwendige Ersatzstoffe oder Ersatzrezepturen aufgezeigt. Alternativen finden sich naturgemäß in den per Gesetz qualitätsgesicherten Fertigrezepturen bzw. in den handelsüblichen Basisformulierungen. Um die Übersichtlichkeit des Werkes nicht zu beeinträchtigen, haben wir sehr bewusst bei den einzelnen Krankheitsbildern auf Nennungen von magistralen Basisformulierungen im laufenden Text weitestgehend verzichtet, die einzelnen Magistralrezepturen in einem Rezepturverzeichnis numerisch angeordnet und die jeweils relevanten Rezepturen im Text dann mit der dazugehörigen Nummer zitiert.

Wir haben gemeinsam ein Buch gemacht; wir, die zahlreichen Mitarbeiter der Universitäts-Hautklinik der Ruhr-Universität Bochum. Es hat uns zweifelsohne über einen Zeitraum von 7-8 Jahren viel Mühe bereitet, das neue Werk im Vergleich zur Erstauflage zu konzipieren, zu überarbeiten, inhaltlich erheblich anzureichern und die aktuellen Einteilungen der dermatologischen Erkrankungen zu berücksichtigen, aber auch viel Freude. Vor allem jedoch haben wir gelernt; wir haben gelernt, den schier unübersehbaren Stoff des dermatologischen Fachgebietes übersichtlich nach Schwerpunkten bezüglich der vielen Änderungen seit der 1. Auflage des Werkes zu bewerten, zu gliedern und zu gewichten. Wir hoffen, dass uns dies im Interesse des Lesers gelungen ist.

Kein Buch ohne Verleger. Wir haben dem Springer-Verlag für den Mut zu danken, diese 2. Auflage auf dem begrenzten dermatologischen Markt zu platzieren. Wir haben für die logistische Hilfe, die uns stetig und fürsorglich begleitet hat, zu danken. Insbesondere Herr Dr. Kraemer und Frau Wilbertz haben uns stets ermutigt, den einmal eingeschlagenen Weg konsequent zu beschreiten.

Unseren Mitarbeitern, insbesondere den Oberärzten der dermatologischen Klinik der Ruhr-Universität Bochum haben wir zu danken.

Herrn Dr. Wolf, Apotheker für Offizinpharmazie, danken wir für seine überaus engagierte, hochkritische und akribische Evaluation der enthaltenen Magistralrezepturen.

Herrn Dr. Hans Schulz danken wir für seine kreative Mitarbeit unter besonderer Berücksichtigung der Auflichtmikroskopie und der operativen Verfahren.

Den Mitarbeitern der Fotoabteilung der Klinik für Dermatologie und Allergologie der Ruhr-Universität Bochum, Frau Greifenberg und Herrn Müller, danken wir für die hervorragenden klinischen Fotos und deren digitale Aufbereitung.

Aber auch unseren vielen Kollegen wollen wir danken, die uns Verbesserungen an der 1. Auflage zugeleitet haben.

Allen Mitarbeitern der Klinik für Dermatologie und Allergologie der Ruhr-Universität Bochum möchten wir an dieser Stelle unseren besonderen Dank aussprechen. Wir haben sehr viele Anregungen und Verbesserungsvorschläge aus diesem Kreise erhalten, die wir gerne aufgegriffen haben.

Unseren Familien danken wir für ihre Geduld, Nachsicht und den Freiraum, den sie uns zur Fertigstellung dieses Werkes geschenkt haben. Die Dermatologie und damit auch dieses Werk gedeihen weiter.

Die Autoren dieses Buches würden sich wünschen, dass die 2. Auflage der Enzyklopädie die Akzeptanz finden möge, die wir uns erhoffen.

Bochum im Herbst 2010

Peter Altmeyer
Volker Paech

# Benutzerhinweise

## Alphabetische Ordnung

Die Stichwörter sind alphabetisch geordnet. Dabei werden die Umlaute ä, ö und ü so behandelt wie die entsprechenden nicht umgelauteten Vokale a, o und u. Analog werden Akzente wie der zugrundeliegende Buchstabe behandelt, diesem jedoch nachsortiert (z. B. é = e, ç = c und ñ = n). ß wird wie ss behandelt. Zahlen, Indizes und Exponenten werden ggf. zur Feinsortierung herangezogen. Griechische Buchstaben werden in der Regel ausgeschrieben, wenn sie fester Bestandteil des Stichwortes sind (z.B. Betamethason oder Interferon alfa). Eine Ausnahme bilden solche Begriffe, für die eine festgelegte Nomenklatur zu berücksichtigen ist (z.B. β-Lactam-Antibiotika, das entsprechend unter B eingeordnet wird). Bei Eigennamen gelten Silben wie Mc, Da, Le usw. als untrennbare Bestandteile: so ist das McCune-Albright-Syndrom unter M zu finden; Adelsprädikate (z.B. von, de) sind in den Stichwortbezeichnungen fast immer erhalten (z.B. Armvenenthrombose Paget-von Schroetter).

Bei Stichwörtern, die aus einem Adjektiv und einem Substantiv bestehen, ist stets das Substantiv maßgeblich für die alphabetische Position (z.B. Melanom, malignes); von dieser Regel ausgenommen sind wenige feststehende Begriffe wie Airborn Contact Dermatitis, Deutsches Arzneimittelbuch, u.a.

Man findet daher:
- **β-Lactam-Antibiotika** unter Buchstabe **B**
- **Betamethason** unter Buchstabe **B**
- **McCune-Albright-Syndrom** unter Buchstabe **M**
- **Postthrombotisches Syndrom** unter Buchstabe **P**
- **Airborn Contact Dermatitis** unter Buchstabe **A**

Stichwörter, die mit Morbus (M.) beginnen, werden unter ihrem Eigennamen aufgeführt:
- **Morbus Behçet** als **Behçet, M.** unter Buchstabe **B**
- **Morbus Dowling-Degos** als **Dowling-Degos, M.** unter Buchstabe **D**

## Schreibweise

Stichwörter sind groß geschrieben, lediglich Adjektive sind als Stichwörter klein geschrieben. Werden Adjektive mit Substantiven als untrennbare Einheit verstanden, ist auch das Adjektiv groß geschrieben. In lateinischen Wortfügungen wird das erste Wort groß, die weiteren klein geschrieben, es sei denn, bestimmte Nomenklaturen schreiben anderes vor:
- **Haare, dysplastische**
- **Deutsches Arzneibuch**
- **Verrucae vulgares**
- **De Bailey-Syndrom**

Bei Fachbegriffen, die aus nur einem Wort bestehen, wird i.A. die deutsche bzw. eingedeutschte Schreibweise verwendet (z.B. Ekzem anstatt Eczema). Diese Begriffe werden mit wenigen Ausnahmen wie deutsche Substantive flektiert und können mit deutschen Nomina Komposita bilden, z.B.:
- **Kontaktekzem**

Bei Erkrankungen mit lateinischer und deutscher Bezeichnung wurde entsprechend der Geläufigkeit eine Form gewählt, der andere Begriff oder weitere Synonyma sind im Synonymverzeichnis aufgeführt:
- **Karzinom, spinozelluläres** (geläufige Form) bzw. **Carcinoma spinocellulare** (im Synonymverzeichnis)

Bei Fachbegriffen, die aus mehreren Wörtern bestehen, wird entweder eine konsequent lateinische oder eine konsequent deutsche bzw. eingedeutschte Schreibweise angewendet:
- *entweder* **Plantarwarzen** *oder* **Verruca plantaris**

Die Unterscheidung zwischen deutscher und lateinisch-griechischer Schreibweise betrifft insbesondere die Schreibung k bzw. z statt c und ä oder ö statt ae oder oe, die Wortendungen sowie die Wortstellung:
- lateinisch/griechische Schreibweise:
  - **Ichthyosis congenita fetalis**
  - **Hypertrichosis lanuginosa et terminalis acquisita**
  - **Albinismus circumscriptus**
- eingedeutschte Schreibweise:
  - **Harlekinfötus**
  - **Hypertrichose, erworbene generalisierte**
  - **Albinismus, partieller**

Da die Transkription des griechischen ‚k' in das lateinische ‚c' zur (oft unzutreffenden) Aussprache als ‚z' Anlass geben könnte, ist in vielen Fällen dieses ‚k' in ansonsten konsequent lateinischen Fügungen beibehalten worden:
- **Keratosis follicularis.**

Bei Satzenden, die auf einer Abkürzung auslaufen, endet der Satz mit dem Abkürzungszeichen der verwendeten Abkürzung. Ein weiteres Satzzeichen, z.B. ein weiterer Punkt, wird dann nicht zusätzlich verwendet:
- **Die anzuwendende Dosierung beträgt 100 mg p.o.**

## Abkürzungen

Allgemeine Abkürzungen sind im Abkürzungsverzeichnis aufgeführt und in jeweils nur einer Flexionsform aufgelöst. Adjektive auf -isch und -lich können grundsätzlich abgekürzt erscheinen:
- tox. für toxisch
- künstl. für künstlich

Stichwörter werden im erläuternden Text mit Anfangsbuchstaben abgekürzt. Bildet der erste Buchstabe mit den folgenden eine lautliche Einheit, wird mit diesen Buchstaben abgekürzt: Ch., Ph., Qu., Rh., Sch., Sp., St., Th.

## Verweise

Eine Vielzahl von Verweisen erleichtert die Orientierung in der Enzyklopädie und vermeidet Doppelnennungen. Verweise mit s. (siehe), s.a. (siehe auch) s.u. (siehe unter) und s.a.u. (siehe auch unter) finden sich an der inhaltlich passenden Textstelle bzw. bei allgemeineren Bezügen am Ende des Eintrags.

## Sonderzeichen

Im Wörterbuch verwendete mathematische Sonderzeichen entsprechen den üblichen Regeln. Zusätzlich verwendete Sonderzeichen werden im Abkürzungsverzeichnis erläutert.

## Etiketten

Informationen, denen seitens der Autoren eine besondere Priorität oder Dringlichkeit beigemessen wird, sind am Satzanfang oder zu Beginn der relevanten Textpassage mit Etiketten gekennzeichnet. Mögliche Etiketten sind das Cave-Symbol (! Cave) oder das Merksatzsymbol (› Merke).

## Rezeptursymbole

Vielen Stichwörtern sind Rezepturen beigefügt. Im Text wird an entsprechender Stelle anhand von Rezeptursymbolen auf diese Rezepturen verwiesen, die im Anhang unter Rezepturen nummeriert aufgeführt werden. So findet sich im Text z.B. die Referenz **R235**, die dann im Rezepturenverzeichnis entsprechend aufgesucht werden kann.

## ICD-10

Die Klassifikationen für Diagnosen nach der „International Statistical Classification of Diseases and Related Health Problems" in der 10. Revision (ICD-10 GM) sind neben der Stichwortbezeichnung in serifenloser Schrift angegeben. Die Angabe der Lokalisation wurde zusammenfassend abgekürzt, entweder mit „x" für sonstige Lokalisation als Zusammenfassung für die möglichen Lokalisationen bzw. in der Bedeutung näher bezeichnet oder mit „L" für Angabe der Lokalisation. Bei der Kodierung lautet daher die ICD-10-Angabe im Buch z.B. C44.x oder C44.L. Bei der praktischen Verwendung muss dann durch den Anwender die Lokalisation exakt benannt werden, entsprechend den Lokalisationen des ICD-10 GM, z.B. C44.5 für Basalzellkarzinom des Rumpfes.

# Rezepturen

## Allgemeine Empfehlungen zu magistralen Rezepturen (DDG-Richtlinien)

1. Magistrale Rezepturen, die nach Vorschriften der verschiedenen Arzneibücher (z.B. DAB) oder Magistralformelsammlungen (z.B. NRF) hergestellt werden, sind bezüglich der Verträglichkeit eingearbeiteter Wirkstoffe mit der eingesetzten Grundlage geprüft. Industriell hergestellte Produkte sollten nur dann in Rezepturen verwendet werden, wenn sie aus Komponenten von pharmazeutischer Qualität hergestellt sind und wenn die Qualität dieser Rezepturen gesichert ist.
2. Rezepturen sollten nicht mehr als zwei, in begründeten Ausnahmefällen drei Wirkstoffe enthalten (z.B. sind Salicylsäure, Harnstoff oder Zinkoxid nicht in jedem Falle als Wirkstoff zu betrachten, sondern werden häufig als Hilfsstoffe in Rezepturen eingesetzt).
3. Über Richt- und Maximalkonzentrationen der Wirkstoffe in Externa gibt es vom ehemaligen Bundesgesundheitsamt (BGA) bzw. vom Bundesinstitut für Arzneimittel und Medizinprodukte (BfArM) im Bundesanzeiger bzw. in Fachzeitschriften bekannt gemachte Monographien und Stoffcharakteristika. Eine Konzentrationssteigerung eines Wirkstoffes nach oben sollte nur in begründeten Ausnahmefällen erfolgen. Diese Steigerung ist dann auf dem Rezept kenntlich zu machen (Ausrufezeichen hinter der Mengenangabe).
4. Wirkstoffe, die mit einer Negativmonographie versehen sind, sollten nur in begründeten Ausnahmefällen eingesetzt werden. Gegen die Rezeptur von Bituminosulfonat und Schwefel (Sulfur praecipitatum) bestehen keine Bedenken.
5. Bei Glukokortikoidrezepturen, bei denen für den Patienten der Glukokortikoidgehalt anhand des Namens nicht erkennbar ist, z.B. Triamcinolonacetonid, soll auf Verschreibung und Verpackung ein für den Patienten erkennbarer Vermerk angebracht werden, der das Externum als solches kennzeichnet, z.B. „Kortisonhaltige Salbe".
6. Rezepturen haben meist eine begrenzte und nicht nachgeprüfte Aufbrauchfrist. Ausnahmen sind die im NRF enthaltenen Rezepturen, deren Aufbrauchfristen ausführlich untersucht wurden. Bei der Verordnungsmenge muss die in manchen Fällen sehr begrenzte Haltbarkeit der Externa berücksichtigt werden. Die abgebende Apotheke muss bei Rezepturen auf der Verpackung eine konkrete Aufbrauchfrist (z.B. „Aufbrauchfrist: 4 Wochen!") angeben.

## Regeln für die Konzeption von Individual-Rezepturen

Zur Vermeidung von Inkompatibilitäten und Instabilitäten in Individual-Rezepturen sollten folgende Voraussetzungen schon bei der Konzeption erfüllt werden:

1. Wirkstoffe mit weit auseinander liegenden pH-Stabilitätsoptima sollten nicht zusammen in einer Rezeptur verordnet werden. Dabei können pH-Unterschiede von 1,5–2 von Fall zu Fall noch toleriert werden. Siehe Angaben in:
   - Wolf G, Süverkrüp R (2002) Rezepturen – Probleme erkennen, lösen, vermeiden. Deutscher Apotheker Verlag, Stuttgart, S. 64-65
   - Häckh G, Schwarzmüller E (1992) Codex dermatologischer Wirkstoffe. In: Niedner R, Ziegenmeyer J (Hrsg.) Dermatika. Wissenschaftliche Verlagsgesellschaft mbH, Stuttgart, S. 309–473
2. Wirkstoffe mit einer sehr problematischen, chemischen Stabilität wie z.B. Tretinoin, Hydrochinon oder mit einem sehr extremen pH-Stabilitätsoptimum wie z.B. Erythromycin oder Betamethason-17-valerat dürfen möglichst nur allein und nicht mit anderen Wirkstoffen kombiniert verordnet werden.
3. Die oberen Richtkonzentrationen dermatologischer Wirkstoffe (siehe NRF, Allgemeine Hinweise I.6., Tab. I.-6.-1, S. 13) sind zu beachten.
4. Zur Vermeidung von Inkompatibilitäten zwischen Wirkstoffen untereinander, zwischen Wirkstoffen und Hilfsstoffen und zwischen Hilfsstoffen untereinander sollten folgende Regeln beachtet werden:
   - Kationische Wirkstoffe nicht mit anionischen Wirk- und Hilfsstoffen kombinieren
   - Phenolische oder grenzflächenaktive Wirk- und Hilfsstoffe nicht mit nichtionischen Polyethylenglykol- bzw. Macrogolhaltigen Hilfsstoffen wie Emulgatoren bzw. Tensiden kombinieren
   - Grenzflächenaktive Wirkstoffe nicht mit hydrophoben Cremes (= W/O-Cremes) kombinieren
   - Nur Salben oder Cremes des gleichen oder eines nahe verwandten Systemtyps mischen
   - Tabellen zu den entsprechenden Wirkstoffen und Salbengrundlagen sind in dem Werk von Wolf G et al., siehe oben, zu finden
5. Bei der Verordnung von Mono-Wirkstoff-Rezepturen sollten Kompatibilitätstabellen seriöser Herkunft zu Rate gezogen werden (bei Kombinations-Rezepturen sind diese Tabellen nicht anwendbar!). Empfehlenswerte Kompatibilitätstabellen:
   - Thoma K (2000) Apothekenrezeptur und -defektur. Deutscher Apotheker Verlag, Grundwerk mit 2. Erg.-Lfg. 2004, S. 3/78 – 3/81
   - Herzfeldt Cl-D (1987) Defektur – Leitfaden für die apothekengerechte Arzneimittelproduktion. Govi-Verlag, Eschborn, Grundwerk mit 4. Erg.-Lfg. (1992) Band 2, O-151, N-151
   - Geprüfte Kompatibilitätstabellen Dermatika-herstellender Firmen, z.B. von den Firmen Beiersdorf AG, Ichthyol- Gesellschaft, Hans Karrer GmbH, Spirig AG, Stiefel Lab. GmbH, Dr. August Wolff GmbH & Co.

# Abkürzungsverzeichnis

| | |
|---|---|
| A. | Arterie |
| a. | auch |
| AB | Arzneibuch |
| Abb. | Abbildung |
| abs. | abends |
| Allg. | Allgemein, Allgemeine |
| Amp. | Ampullen |
| Anm. | Anmerkung |
| Appl. | Applikation |
| AS | Augensalbe |
| AT | Augentropfen |
| BB | Blutbild |
| BPC | British Pharmaceutical Codex |
| Bem. | Bemerkung |
| bes. | besonders |
| BSG | Blutkörperchensenkungsgeschwindigkeit |
| bzw. | beziehungsweise |
| C | Celsius |
| ca. | circa, zirka |
| chron. | chronisch |
| cm | Zentimeter |
| d. | der, die, das |
| d.F. | der Fälle |
| d.h. | das heißt |
| DAB | Deutsches Arznei-Buch |
| DAC | Deutscher Arznei-Codex |
| DD | Differenzialdiagnose |
| Def. | Definition |
| Deriv. | Derivate |
| Diag. | Diagnose |
| Dos. | Dosierung |
| Drg. | Dragees |
| E | Einheit |
| ED | Einzeldosis |
| EI | eingeschränkte Indikation |
| Eint. | Einteilung |
| entspr. | entsprechend, entspricht |
| Err. | Erreger |
| Erw. | Erwachsene |
| evtl. | eventuell |
| Extr. | Extraktion |
| FA | Fixe Arzneimittelreaktion |
| FH | Formularium Helveticum |
| FN | Formularium Nationale Editio Quinta |
| FNA | Formularium Nederlandse Apothekers |
| g | Gramm |
| GD | Gesamtdosis |
| ggf. | gegebenenfalls |
| Gy | Gray |
| Hinw. | Hinweis |
| Hist. | Histologie |
| HV | Hautveränderungen |
| HWZ | Halbwertszeit |
| i.A. | im Allgemeinen |
| i.c. | intrakutan |
| i.d.R. | in der Regel |
| i.e.S. | im engeren Sinne |
| i.m. | intramuskulär |
| i.S. | im Serum |
| i.U. | im Urin |
| i.v. | intravenös |
| IE | Internationale Einheiten |
| IIF | indirekte Immunfluoreszenz |
| Ind. | Indikation |
| insbes. | insbesondere |
| Kdr. | Kinder |
| kg | Kilogramm |
| KG | Körpergewicht |
| KI | Kontraindikation |
| Kl. | Klasse |
| Klass. | Klassifikation |
| Klin. | Klinik |
| KO | Körperoberfläche |
| Komp. | Komplikation |
| Konz. | Konzentration |
| Kps. | Kapsula, Kapseln |
| LA | Lokalanästhesie |
| Lab. | Labor |
| LE | Lupus erythematodes |
| li. | links |
| LJ | Lebensjahr |
| Lok. | Lokalisation |
| Lsg. | Lösung |
| M | Mega |
| M. | Morbus |
| m | Meter |
| m. | männlich |
| Messl. | Messlöffel |
| Man. | Manifestation |
| max. | maximal |
| mg | Milligramm |
| Min. | Minuten |
| mind. | mindestens |
| mittl. | mittlerer, mittlere |
| ml | Milliliter |
| mm | Millimeter |
| mrgs. | morgens |
| mtl. | monatlich |
| NFA | Neues Formularium Austriacum |
| NK | Normkonzentration |
| NN | Nebenniere |
| NNR | Nebennierenrinde |
| NRF | Neues Rezeptur Formularium |
| NW | Nebenwirkungen |
| o.g. | oben genannt |
| ÖAB | Österreichisches Arzneimittelbuch |
| Ol. | Oleum |
| Pat. | Patient, Patientin |
| Ph.Eur. | Europäisches Arzneibuch |
| Ph.Helv. | Schweizer Arzneibuch |

| | |
|---|---|
| p.o. | peroral |
| PM | Präscriptiones magistrales (Schweizer Apothekenverein) |
| Präp. | Präparate |
| Prog. | Prognose |
| Proph. | Prophylaxe, prophylaktisch |
| re. | rechts |
| Rp. | Rezeptur |
| RR | Blutdruck |
| s. | siehe |
| S. | Signatur |
| s.a. | siehe auch |
| s.a.u. | siehe auch unter |
| s.c. | subkutan |
| s.o. | siehe oben |
| s.u. | siehe unter |
| Sek. | Sekunden |
| Sgl. | Säuglinge |
| sog. | sogenannt |
| Sol. | Solutio |
| stdl. | stündlich |
| Std. | Stunde |
| Str. | Stratum |
| spp. | Spezies |
| Supp. | Suppositorien |
| Syn. | Synonyma |
| syst. | systemisch |
| Tbl. | Tablette |
| Tct. | Tinctura |
| TD | Tagesdosis |
| tgl. | täglich |
| Ther. | Therapie |
| top. | topisch |
| TM | Trademark |
| Trp. | Tropfen |
| u. | und |
| u.a. | und andere |
| u.U. | unter Umständen |
| UAW | Unerwünschte Arzneimittelwirkungen |
| usw. | und so weiter |
| USP | Amerikanisches Arzneibuch |
| V. | Vene |
| v.a. | vor allem |
| var. | varia |
| Verw. | Verwendung |
| vgl. | vergleiche |
| Vork. | Vorkommen |
| w. | weiblich |
| wchtl. | wöchentlich |
| WW | Wechselwirkung |
| z.B. | zum Beispiel |
| Z.n. | Zustand nach |
| z.T. | zum Teil |
| z.Z. | zurzeit |

# Mitarbeiterverzeichnis

**Prof. Dr. Martina Bacharach-Buhles**
Altstadtklinik Hattingen
Große Weilstraße 41
45525 Hattingen

**Dr. Carolin von Bormann-Altmeyer**
Hautarztpraxis-am-Stadtpark
Gudrunstraße 21
44791 Bochum

**Prof. Dr. Norbert Brockmeyer**
Klinik für Dermatologie und Allergologie
der Ruhr-Universität Bochum
Gudrunstraße 56
44791 Bochum

**Dr. Heinrich Dickel**
Klinik für Dermatologie und Allergologie
der Ruhr-Universität Bochum
Gudrunstraße 56
44791 Bochum

**Priv.-Doz. Dr. Thilo Gambichler**
Klinik für Dermatologie und Allergologie
der Ruhr-Universität Bochum
Gudrunstraße 56
44791 Bochum

**Dr. Klaus Hoffmann**
Klinik für Dermatologie und Allergologie
der Ruhr-Universität Bochum
Gudrunstraße 56
44791 Bochum

**Prof. Dr. Alexander Kreuter**
Klinik für Dermatologie und Allergologie
der Ruhr-Universität Bochum
Gudrunstraße 56
44791 Bochum

**Dr. Hans Schulz**
Im Alten Dorf 8
59192 Bergkamen

**Prof. Dr. Markus Stücker**
Klinik für Dermatologie und Allergologie
der Ruhr-Universität Bochum
Gudrunstraße 56
44791 Bochum

**Dr. rer. nat. Gerd Wolf**
Robert-Koch-Apotheke
Fauviller Ring 1
53501 Grafschaft-Ringen

# Inhaltsverzeichnis

# A

## aa

**Synonym(e)**
Ana partes aequales (zu gleichen Teilen)

**Definition**
Hinweis auf ärztlichen Rezepturen, dass alle für eine Arzneimischung angegebenen Bestandteile zu gleichen Gewichtsanteilen eingearbeitet werden sollen.

## aa ad

**Synonym(e)**
Ana partes aequales ad (zu gleichen Teilen auf/bis); Ana ad

**Definition**
Hinweis auf ärztlichen Rezepturen, dass alle für eine Arzneimischung angegebenen Bestandteile zu gleichen Gewichtsanteilen bis auf eine bestimmte Gesamtmenge aufgefüllt werden sollen.

## Aagenaes-Syndrom — I89.0

**Erstbeschreiber**
Aagenaes, 1968

**Synonym(e)**
Cholestasis-lymphoedema syndrome

**Definition**
Autosomal-rezessiv erbliche, bereits in der Neonatalperiode auftretende intrahepatische Cholestase mit späterer Entwicklung von Lymphödemen.

**Ätiologie**
Unklar, diskutiert wird eine pathologische Anlage von Lymphgefäßen in Organen, wie z.B. Leber.

**Klinisches Bild**
Cholestase, Lymphödem.

## Aarskog-Syndrom — Q87.1

**Erstbeschreiber**
Aarskog, 1970

**Synonym(e)**
Facial-digital-genital-syndrome

**Definition**
Syndrom, bestehend aus Intersextyp mit geteiltem, um die Peniswurzel verlaufendem Skrotum und Maldescensus testis. Minderwuchs nach dem 4. Lebensjahr.

## Aase-Syndrom — Q74.3

**Erstbeschreiber**
Aase u. Smith, 1969

**Synonym(e)**
Aase-Smith syndrome; Aase syndrome

**Definition**
Wahrscheinlich autosomal-dominant vererbtes, seltenes Syndrom mit konnataler Insuffizienz der Erythropoese und Triphalangie der Daumen.

**Vorkommen/Epidemiologie**
Weltweit sind in der Literatur etwa 20 Fälle publiziert.

**Ätiologie**
Nicht bekannt. Keine Häufung von Chromosomenbrüchen.

**Klinisches Bild**
Triphalangie der Daumen, normochrom-normozytäre Anämie, antimongoloide Lidachsenstellung, Hämangiome, Pigmentstörungen der Haut (inkonstant).

## Abacavir

**Definition**
Virustatikum. Nukleosidaler Inhibitor der Reversen Transkriptase von HIV.

**Indikation**
Antiretrovirale Kombinationstherapie zur Behandlung der HIV-1-Infektion bei Patienten > 3 Monate.

**Schwangerschaft/Stillzeit**
Kontraindiziert.

**Dosierung und Art der Anwendung**
- Erwachsene und Kinder > 12 J.: 2mal/Tag 300 mg p.o.
- Kinder 3 Monate - 12 Jahre: 2mal/Tag 8 mg/kg KG p.o. Tageshöchstdosis: 600 mg.

**Unerwünschte Wirkungen**
Kopfschmerzen, Schwindel, Müdigkeit, gastrointestinale Symptome wie Übelkeit, Erbrechen. Kutane NW (10-15% der Pat., meist innerhalb der ersten 6 Behandlungswochen auftretend) wie Erythem, Erythema exsudativum multiforme, Urtikaria, makulopapulöse Exantheme.

> **!** Cave: **Bei Hypersensitivitätssyndrom (ca. 5% der Pat.) mit Hautveränderungen, Fieber und grippeähnlichen Symptomen muss die Therapie abgebrochen und eine erneute Einnahme lebenslang vermieden werden!**

**Kontraindikation**
Pat. mit schweren Leber- und Nierenfunktionsstörungen (z.B.

WHO-Gruppe III-IV). Hypersensitivitätsreaktionen gegen Abacavir oder andere Inhaltsstoffe des Medikamentes.

### Präparate
Ziagen

## ABCD-Regel

### Definition
Klinische Regel zur Beurteilung der Dignität pigmentierter Hautveränderungen bzw. melanozytärer Naevi nach den folgenden Kriterien:

- A = Asymmetry (ungleiche Hälften auf beiden Seiten einer gedachten Mittellinie)
- B = Border irregularity (unregelmäßige Begrenzung)
- C = Colour variation (Farbveränderung), v.a. Auftreten von Schwarz-, Grau-, Rottönen, Abblassung einzelner Anteile (wichtigstes Kriterium)
- D = Diameter (Durchmesser): mehr als 5 mm oder Größenwachstum

Wenn alle vier Kriterien erfüllt sind, ist eine pigmentierte Hautveränderung hochgradig verdächtig auf ein malignes Melanom. Als 5. Parameter kann das exophytische Wachstum (E = Elevation) in die Beurteilung des Tumors miteinbezogen werden.

- E = Elevation.

**Merke: Die ABCD-Regel ist allgemein als Richtlinie für Dignitätskriterien melanozytärer Naevi akzeptiert. Allerdings versagt sie häufig beim nodulären malignen Melanom, insbesondere jedoch bei amelanotischen Tumoren.**

## ABCD-Regel, dermatoskopische

### Definition
Semiquantitatives Beurteilungsschema der Vitalhistologie zur Berechnung eines Dermatoskopiewertes (DPW) zur Gradierung einer Pigmentläsion hinsichtlich ihrer Malignität.

### Allgemeine Information
- Auswertung: Die Kriterien der dermatoskopischen ABCD-Regel (Asymmetrie, Begrenzung, Colour, Differenzialstruktur) sind im Allgemeinen in Übersichtsaufnahmen, also bei etwa 10facher Vergrößerung, erkennbar und daher als dermatoskopische Charakteristika zu bezeichnen.
  - DPW < 5,45: Gutartiges Pigmentmal sehr wahrscheinlich.
  - DPW > 5,45: Malignes Melanom sehr wahrscheinlich (Grenzbereich: 4,75-5,45).
- Die diagnostische Genauigkeit wird mit 92,2% angegeben. Etwa 9,7% benigner melanozytärer Naevi werden nach der Dermatoskopieregel falsch als maligne überdiagnostiziert.

**Merke: Bei einem DPW zwischen 4,75 und 5,45 sollten zusätzliche Informationen, z.B. weißliche regressive Areale, Gefäßmuster oder weitere Pigmentmerkmale herangezogen werden.**

**Cave: Amelanotische oder knotige Melanome können auch niedrige Punktwerte (< 5,45) aufweisen.**

**ABCD-Regel, dermatoskopische. Tabelle 1.** Schema zur Dignitätsbeurteilung einer Pigmentläsion (modifiziert nach Stolz et al. 2002)

| Merkmal | Ausprägung | Punktzahl | Faktor* |
|---|---|---|---|
| Asymmetrie | in 0, 1 oder 2 Achsen | 0-2 | x 1,3 |
| Begrenzung | Abrupter Abbruch des Pigmentmusters in 0 bis 8 Segmenten | 0-8 | x 0,1 |
| Colour | weiß, rot, hellbraun, dunkelbraun, blaugrau, schwarz | 1-6 | x 0,5 |
| Differenzialstruktur | Netzwerk, strukturlose Areale, Punkte, Schollen, Streifen | 1-5 | x 0,5 |

* Koeffizient für die Berechnung des Dermatoskopie-Punktwertes (DPW)

## Abdominalglatze
L63.8

### Synonym(e)
Bauchglatze

### Definition
Verlust der Bauchbehaarung, Vorkommen v.a. bei Leberzirrhose. Den gleichzeitigen Verlust der Achselhaare bezeichnet man als Chvostek-Zeichen.

## Abklatschgeschwür
A51.0

### Synonym(e)
Kissing ulcer

### Definition
Ein bei engem Kontakt zwischen zwei gegenüberliegenden Organflächen von einer Fläche auf die andere übergreifendes Geschwür. Im dermatologischen Sprachgebrauch in erster Linie für syphilitische Primäraffekte gebrauchter Begriff (Abklatschschanker).

### Therapie
Behandlung der Grunderkrankung, ggf. der Syphilis acquisita.

## Abklatschschanker
A51.0

### Synonym(e)
Sukzessivschanker

### Definition
Abklatschgeschwür durch Weiterverimpfung der Spirochäten beim Primäraffekt der Syphilis auf benachbarte Hautpartien.

### Therapie
Entsprechend der Syphilis acquisita.

## Ablagerungsdermatosen L98.90

### Synonym(e)
Ablagerungsdermatosen, exogene; Ablagerungsdermatosen, endogene

### Definition
Gruppe ätiologisch unterschiedlicher Erkrankungen, die sich durch die Ablagerung endogener oder auch exogener Substanzen in der Dermis oder Subkutis kennzeichnen.

### Einteilung
Siehe Tabelle 1 [Klassifikation der endogenen und exogenen Ablagerungsdermatosen].

### Ätiologie
Bei den endogenen Ablagerungsdermatosen werden körpereigene Abbauprodukte oder fehlerhaft gebildete Substanzen (z.B. Amyloid) abgelagert. Häufig ist unklar, ob eine vermehrte Bildung oder ein verminderter Abbau für die Ablagerung verantwortlich ist. Bei exogenen Ablagerungsdermatosen verbleiben von außen eingebrachte Substanzen in der Haut.

## Ablepharon-Makrostomie-Syndrom Q18.8

### Synonym(e)
AMS

### Definition
Sehr seltenes, stark entstellendes Syndrom mit Fehlen der Augenlider, Augenbrauen, Wimpern sowie mit aurikulären, oralen und genitalen Fehlbildungen.

### Ätiologie
Ungeklärt. Möglicherweise heterogenes Krankheitsbild. Abgrenzung zu Einzelbeschreibungen z.B. mit ausgeprägter Hypertrichose unklar.

### Klinisches Bild
Mikrostomie; Ablepharon; Fehlen der Augenbrauen; Strabismus; Hypertelorismus; Cutis laxa; ichthyosiforme Hautveränderungen; Ohrmuscheldysplasie; Syndaktylien.

## Abriss-Epikutantest

### Definition
Mechanische Reduzierung der Dicke des Stratum corneums zur verbesserten Epikutantestung von schlecht permeablen Substanzen (Modifikation des Epikutantests).

### Indikation
- Nachweis eines fortbestehenden klinischen Verdachts einer Kontaktallergie bei negativem Epikutantest.
- Schaffung von expositionsadäquateren Kontaktbedingungen.
- Testung von schlecht permeablen Testsubstanzen.
- Nachweis eines schwachen Sensibilisierungsgrades.

**Ablagerungsdermatosen. Tabelle 1.** Klassifikation der endogenen und exogenen Ablagerungsdermatosen

| Abgelagerte Substanz | Erkrankung |
|---|---|
| **Endogene Ablagerungsdermatosen** | |
| Amyloid | Amyloidose, kutane<br>Amyloidose, systemische<br>Amyloidose vom AA-Typ<br>Amyloidose vom AL-Typ<br>Amyloidosis cutis nodularis atrophicans<br>Amyloidose, makulöse<br>Lichen amyloidosus<br>Keratinamyloidosen<br>Amyloidose, perforierende kutane<br>Amyloidose, blasenbildende<br>Muckle-Wells-Syndrom |
| Kolloid | Kolloidmilium<br>Kolloidmilium, juveniles |
| Hyalin | Hyalinosis cutis et mucosae<br>Lipoidproteinose bei Lichtempfindlichkeit<br>Moschcowitz-Syndrom<br>Pinguecula |
| Muzin | Muzinosen<br>REM-Syndrom<br>Lichen myxoedematosus<br>Myxoedema circumscriptum symmetricum praetibiale<br>Plaque-like form of cutaneous mucinosis<br>Skleromyxödem<br>Myxoedem, diffuses<br>Dorsalzyste, mukoide<br>Mucinosis follicularis |
| Kalziumsalze | Calcinosis metastatica<br>Calcinosis cutis<br>Calcinosis dystrophica |
| Harnsäurekristalle | Gicht<br>Gichttophi |
| Homogentisinsäure | Ochronose<br>Alkaptonurie |
| Oxalatkristalle | Oxalose |
| Lipide | Xanthom<br>Histiozytosen, Non-Langerhanszell-Histiozytosen<br>Xanthogranulom, juveniles (sensu strictu)<br>Xanthogranulom, nekrobiotisches mit Paraproteinämie<br>Xanthomatose, generalisierte plane<br>Xanthome, eruptive<br>Xanthome, papulöse<br>Xanthome, tuberöse<br>Xanthomatose, normolipämische, subkutane<br>Dermatofibrom, xanthomatisiertes<br>Tangier-Krankheit |

Fortsetzung nächste Seite

**Ablagerungsdermatosen. Tabelle 1.** Fortsetzung

| Abgelagerte Substanz | Erkrankung |
|---|---|
| Ceramid | Lipogranulomatose, disseminierte |
| Sphingolipide | Sphingolipidosen<br>Angiokeratoma corporis diffusum (Fabry-Krankheit)<br>M. Gaucher<br>Aspartylglucosaminurie<br>Niemann-Pick-Krankheit<br>Lipogranulomatose, disseminierte (M. Farber)<br>Beta-Mannosidose<br>Fukosidose<br>Kanzaki-Krankheit<br>GM1-Gangliosidose |
| **Exogene Ablagerungsdermatosen** | |
| Silber | Argyrie |
| Gold | Chrysiasis |
| Quecksilber | Hydrargyrose<br>Mercurosis |

### Durchführung
Abrisse werden mit einem 25 mm breiten Klebeband (z.B. 3M Blenderm Klebeband) an einer Rückenhälfte bis zum Stratum lucidum (≥ 3 Glanzpunkte) durchgeführt. Diese Klebebandabrissanzahl wird mit dem klebebandspezifischen Korrekturfaktor (z.B. cf = 11/26) multipliziert. Mit der berechneten Abrissanzahl werden die Klebebandabrisse im Epikutantestareal durchgeführt. Die Epikutantestsubstanzen werden unter 24-stündiger Okklusion belassen, Ablesungen erfolgen wie beim konventionellen Epikutantest.

## Abszess
L02.9

### Definition
- Durch eiterinduzierende Stoffe oder Erreger (Bakterien oder Pilze) verursachte, mit Gewebseinschmelzung einhergehende, lokal begrenzte, abgekapselte Eiteransammlung in Epidermis, Haarfollikeln, ekkrinen und apokrinen Schweißdrüsen, in der Dermis und Subkutis.
- Unter Eiter wird die Konstellation von neutrophilen Granulozyten, Zelldebridement und verflüssigtem Gewebe verstanden. Abszess genannt wird die eitrige, fluktuierende, kutan oder subkutan gelegene Läsion. Epidermale oder infundibuläre Eiteransammlungen werden als Pustel bzw. in der Minusvariante als Mikroabszess (z.B. Munro-Mikroabszess bei Psoriasis vulgaris) bezeichnet.

> Merke: **Als Missnomen ist der nach Pautrier benannte Mikroabszess zu verstehen, der aus Lymphozyten und nicht aus neutrophilen Granulozyten besteht.**

### Erreger
Meist Staphylokokken (v.a. Staphylococcus aureus), seltener gramnegative Keime (E. coli, Proteus mirabilis) oder Mischflora.

### Klinisches Bild
Klassische Entzündungszeichen (Tumor, Rubor, Dolor, Calor) und Fluktuation. Pulssynchron klopfende Schmerzen; diese Symptome fehlen bei der Ausbildung von Pusteln.

### Komplikation
Spezifische Infektionen (Senkungsabszess, kalter Abszess), Tumor, Phlegmone.

### Therapie
Bakterielle follikuläre und nicht-follikuläre Pusteln werden lokal antiseptisch sowie intern antibiotisch behandelt. Dermale Abszesse müssen ausreichend inzidiert und drainiert werden; penicillinasefestes Penicillin, evtl. nach Antibiogramm.

## Abszess, periproktitischer
K62.8

### Synonym(e)
Perianaler Abszess; Analabszess

### Definition
Abszess im Analbereich.

### Ätiologie
Meist Folgeerscheinung eines intersphinkteren Mikroabszesses, dessen Ausgangspunkt stets eine intraanale Infektion ist. Ausbreitung des Mikroabszesses über vorgegebene Spalträume oder auf dem Lymphweg.

### Lokalisation
Perianal, ischiorektal, pelvirektal.

### Klinisches Bild
Defäkationsschmerz, Druck- oder Spontanschmerz, entzündliche Rötung oder Schwellung.

### Komplikation
Analfistel.

### Therapie

> Merke: **Bei Vorliegen von Fisteln Ausschluss eines M. Crohn oder einer Tuberkulose!**

### Operative Therapie
- Chirurgische Ausräumung mit T-förmiger oder ovaler Inzision bis zum Primärherd unter Schonung des Analsphinkters zur Vermeidung von Inkontinenzen (Puborektalisschlinge) oder einer Analfistel.
- Kleinere subkutane und submuköse Abszesse in Lokalanästhesie radiär inzidieren und ausräumen.
- Größere Abszesse breit eröffnen und drainieren: Ovale, sternförmige, rautenförmige oder T-förmige Teilresektion der Abszessdecke in Allgemeinanästhesie, anschließend vorsichtige, tiefe Kürettage. Vermeidung einer via falsa!
- Bei Vorliegen eines erkennbaren Fistelganges: Primäre Spaltung und Tamponadeneinlage, Heilung der Wunde per secundam.

### Nachsorge
- 1-2 Verbandwechsel/Tag mit antiseptischer Salbe (z.B. Braunovidon, Betaisodona Salbe), Wundgaze und Sitzbädern (z.B. Betaisodona Perineal-Antiseptikum), Bereitung von Teilbädern und Umschlägen mit antiseptischen Lösungen wie Kaliumpermanganat Lösung (hellrosa). Wundreinigende Spülungen mit Polihexanid (Serasept,

Prontoderm) oder Ringerlactatlösung, s.a. Wundbehandlung.
- Initial antiseptische Salbenverbände; bei sauberem Wundgrund heilungsfördernde Maßnahmen.

## Abt-Letterer-Siwe-Krankheit C96.0

**Erstbeschreiber**
Abt u. Letterer, 1924; Siwe, 1933

**Synonym(e)**
Akute Retikuloendotheliose; Letterer-Siwe-Krankheit; aleukämische Retikulose; Histiocytosis X, akute disseminierte juvenile Form

**Definition**
Akute, generalisierte, maligne Verlaufsform der Langerhans-zell-Histiozytose im frühen Kindesalter.

**Ätiologie**
- Unbekannt; familiäre Fälle mit autosomal-rezessivem Erbgang sind beschrieben.
- Pathogenetisch: Proliferation dendritischer Zellen (Langerhans-Zellen) mit Expression des CD1-Antigens, S-100-Protein und Neuron-spezifischer Enolase (NSE).

**Manifestation**
Meist Säuglinge und Kleinkinder, selten Erwachsene.

**Lokalisation**
Bevorzugt seborrhoische Zonen: Behaarter Kopf, Gehörgänge, Nasolabial- und Perioralregion, obere und mittlere Rumpfanteile, v.a. im Bereich der Schweißrinnen.

**Klinisches Bild**
- Integument: Eruption disseminierter kleiner, flacher, gelb-bräunlicher Papeln mit schuppender bis krustöser Oberfläche. Neigung zu nekrotischem Zerfall und petechialen Blutungen, hämorrhagisch-ekzematoide, stellenweise auch ulzerierte Hautveränderungen; besonders Kapillitium, intertriginöse Räume, Gelenkfalten betroffen; aphthöse Läsionen der Mundschleimhaut; thrombozytopenische Purpura.
- Extrakutane Manifestation: Destruierende Knochenherde (Extremitäten, Rippen, Schädel, Darmbeinschaufeln), Narbenbildung. Obligat Lymphknotenschwellung, Hepatosplenomegalie, Fieber, zunehmende Anämie. Fakultativ Lungenbeteiligung (Husten, Dyspnoe, radiologisch miliäre Sprenkelung), Osteolysen.

**Labor**
Leukozytose oder Leukopenie, Thrombopenie, hypochrome Anämie.

**Histologie**
- Dichtes subepidermales Infiltrat aus großen, atypischen histiozytoiden Zellen sowie Lymphozyten und evtl. Eosinophilen mit deutlichem Epidermotropismus.
- Elektronenmikroskopie: Nachweis von Langerhanszell-granula in den histiozytoiden Zellen.

**Differenzialdiagnose**
Seborrhoisches Ekzem, familäre hämophagozytische Lymphohistiozytose, Dyskeratosis follicularis, Leukämie.

**Externe Therapie**
Symptomatisch, z.B. mit Lotio zinci, topischen Glukokortikoiden.

**Interne Therapie**
Zytostatika in Kombination mit hoch dosierten Glukokortikoiden, Antibiotika, Bluttransfusionen, Vitamine.

**Prognose**
Je akuter der Beginn und je ausgedehnter die interne Mitbeteiligung, desto schlechter die Prognose. Unbehandelt letal, durch zytostatische Therapie langzeitige Remissionen möglich.

## Acanthia

**Synonym(e)**
Cimex; gemeine Bettwanze

**Definition**
Gattung der Bettwanzen, im engeren Sinne gebraucht für die „gemeine Bettwanze", Cimex lectularius.

## Acanthocheilonemiasis B74.9

**Definition**
In Afrika verbreitete Infektion mit Acanthocheilonema perstans bzw. streptocerca, praktisch keine Krankheitserscheinungen, s.a. Filariose.

**Diagnose**
Mikrofilarien im Blut, selten erwachsene Filarien im subkutanen Binde- und Fettgewebe.

## Acanthosis nigricans L83.x

**Erstbeschreiber**
Janovsky, 1890; Pollitzer u. Unna, 1890

**Synonym(e)**
Dystrophia papillaris pigmentosa; Schwarzwucherhaut

**Definition**
Klinisch-beschreibender Begriff für grau-braune, papillomatös-hyperkeratotische, flächenhafte, meist symptomlose Wucherungen, typischerweise in den Intertrigines. Vorkommen idiopathisch oder als seltenes Symptom verschiedener Grunderkrankungen. Mehrere „benigne" Formen, insbes. Acanthosis nigricans benigna und Acanthosis nigricans benigna bei erblichen Syndromen, werden von einer sehr viel selteneren, „malignen" Form, der Acanthosis nigricans maligna, unterschieden. S.a. paraneoplastisches Syndrom, obligate kutane Paraneoplasie unterschieden.

**Einteilung**
Einteilung der Acanthosis nigricans (nach Schwartz, 1994):
- Maligne Form: Acanthosis nigricans maligna.
- Benigne Formen:
  - Acanthosis nigricans benigna (im engeren Sinne)
  - Pseudoacanthosis nigricans
  - Acanthosis nigricans bei erblichen Syndromen
  - Akrale Acanthosis nigricans (akrale akanthotische Anomalie)
  - Unilaterale Acanthosis nigricans
  - Medikamenten-induzierte Acanthosis nigricans.

**Ätiologie**
Wahrscheinlich verursacht durch Aktivierung von Growth-

Factor-Rezeptoren (Epidermal-Growth-Factor-Rezeptor, Insulin-like-Growth-Factor-Rezeptor und Fibroblasten-Growth-Factor-Rezeptor (FGFR)) mit mitogenen und antiapoptotischen Effekten auf Keratinozyten. Wahrscheinlich kommt es bei Acanthosis nigricans selten zur alleinigen Aktivierung eines einzelnen Rezeptors. Im Rahmen von Tumorerkrankungen sind zum Beispiel neben TGF-alpha auch der Fibroblasten-Growth-Factor sowie der Insulin-like Growth-Factor im Serum erhöht (s.u. Wachstumsfaktoren). Letztlich sind die Ursachen für die verstärkten Pigmentierungen sowie die typischen Lokalisationen der Acanthosis nigricans bislang ungeklärt.

### Manifestation
In allen Altersgruppen vorkommend. Männer und Frauen erkranken etwa gleich häufig.

### Lokalisation
Grundsätzlich kann jedes Körperareal betroffen sein. Typisch: Intertrigines wie Achselhöhlen, seitliche Hals- und Nackenpartien, Inguinal- und Genitoanalgegend; seltener Augenlider, Naseneingang, Ellenbeugen, Kniekehlen, Nabel. Befall von Palmae, Plantae, Mundschleimhaut und Zunge hauptsächlich bei der Acanthosis nigricans maligna. Bei übergewichtigen Frauen mit Hyperandrogenismus ohne Diabetes mellitus ist die häufigste Lokalisation die Vulvaregion.

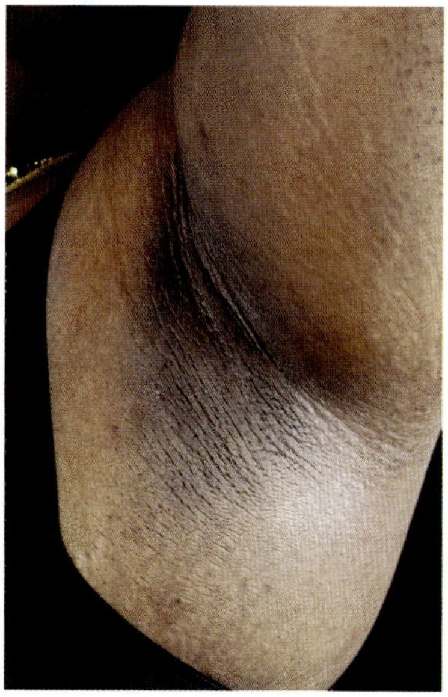

**Acanthosis nigricans.** Axillär beidseits ausgeprägte, graubraune, papillomatös-hyperkeratotische, symptomlose, flächige, raue Plaques bei einer 40-jährigen, adipösen, afroamerikanischen Patientin.

### Klinisches Bild
- Meist symmetrische Ausbildung von zunächst gelbbraunen bis schwarzen Hyperpigmentierungen, später flächenhafte, samtartige bis verruköse Verstärkung der Hauttextur, unscharf gegen die Umgebung abgegrenzt. Evtl. Entwicklung warziger Hyperkeratosen, die nach heutigem Stand nicht als eigenständiges Krankheitsbild gesehen werden, sondern Teilsymptom der Acanthosis nigricans, meist der Acanthosis nigricans maligna, sind. An der Schleimhaut eher selten ausgeprägt; hier Bildung flächiger, leukoplakischer und selten hyperpigmentierter Areale.
- Die verschiedenen Formen unterscheiden sich klinisch nicht wesentlich voneinander, jedoch ist der Befall bei maligner Grunderkrankung oft ausgedehnter. Bei der paraneoplastischen Variante können neben dem klassischen Erscheinungsbild Hyperkeratosen der Palmae und Plantae sowie der Beugeseiten der Finger und Zehen mit Pachydermodaktylie auftreten. Meist bestehen keine subjektiven Beschwerden; bei der malignen Form häufig Juckreiz.

### Histologie
Epidermale Papillomatose und Hyperkeratose, leichte Akanthose, basale Hyperpigmentierung, teilweise Pseudohornzysten. Kein signifikantes entzündliches Infiltrat in der Dermis. An der Schleimhaut zeigt sich eine diskrete Parakeratose mit Papillomatose und Epithelhyperplasie, typischerweise ohne Vermehrung von Melanozyten im Epithel. Die „maligne" und die „benigne" Form der Acanthosis nigricans unterscheiden sich histologisch nicht voneinander.

### Diagnose
Klinik und typische Lokalisation (Nacken bei Frühstadien oft befallen).

### Differenzialdiagnose
- Pemphigus chronicus benignus familiaris, Pemphigus vegetans, Dyskeratosis follicularis, Papillomatosis confluens et reticularis, M. Dowling-Degos, Naevus, epidermale Naevi, Becker-Naevus, Pellagra, Haemochromatose, M. Addison, selten Parapsoriasis en plaques oder kutanes T-Zell-Lymphom. Tinea corporis, atopisches Ekzem.
- Bei oraler Acanthosis nigricans: Goltz-Gorlin-Syndrom, Cowden-Syndrom, Wegener-Granulomatose, Retikulohistiozytose, Hypertrichosis lanuginosa acquisita.

### Therapie allgemein
Symptomatisch in Zusammenarbeit mit dem Endokrinologen zur Therapie einer möglichen Grunderkrankung. Malignomausschluss bei allen Formen der Acanthosis nigricans obligat! Konsequente Hygiene der Intertrigines. Bei der Adipositas-assoziierten Form (Morbus Addison, Pseudoacanthosis nigricans) kommt es in der Regel bei Normalisierung des Körpergewichtes zur Rückbildung der Hautveränderungen. Zudem konsequente Hygiene der intertriginösen Bereiche, Waschen mit Syndets.

### Externe Therapie
Vorwiegend symptomatische Therapie. Lokaltherapie mit abdeckendem, ggf. Zink-haltigem Puder oder Cremes zur Austrocknung (z.B. **R294**, **R025**). Ggf. keratolytische externe Therapie mit Salicylsäure-haltigen (z.B. **R216**) oder Harnstoff-haltigen Cremes (z.B. **R102** oder Basodexan); ggf. niedrig dosiert Vitamin A-Säure (z.B. **R256** oder Cordes VAS, Airol Creme).

### Interne Therapie
Therapieversuche mit Acitretin (Neotigason) oder Isotretinoin (z.B. Isotretinoin-ratiopharm; Aknenormin) in niedriger Dosierung sind beschrieben. Bei Juckreiz ggf. Antihistaminika.

### Operative Therapie
Bei papillomatösen Wucherungen kann als palliative Maßnahme eine elektrokaustische Abtragung versucht werden, die jedoch meist nur temporär wirksam ist, da es postoperativ rasch zu einer Neubildung der Hautveränderungen kommen kann.

**Acanthosis nigricans. Tabelle 1.** Unterscheidungsmerkmale der benignen (im weiteren Sinne) und malignen Formen der Acanthosis nigricans

| | Maligne Form | Benigne Formen |
|---|---|---|
| **Lokalisation** | neben den typischen Lokalisationen häufig Befall von Palmae, Plantae, Mundschleimhaut, Zunge und Augenlidern | bei übergewichtigen Frauen mit Hyperandrogenämie häufig im Vulvabereich lokalisiert |
| **Ausdehnung** | meist ausgedehnter Befall, teils generalisiert | weniger ausgedehnter Befall |
| **Klinik** | neben dem klassischen Erscheinungsbild können Hyperkeratosen, insbesondere an Palmae und Plantae sowie Beugeseiten der Finger und Zehen mit Pachydermatoglyphy („tripe palms") auftreten | |
| **Schleimhautbeteiligung** | häufiger | seltener |
| **Subjektive Beschwerden** | lokalisierter oder generalisierter Juckreiz; bei Schleimhautpapillomatose kann es zu Schmerzen und ggf. Dysphagie kommen | meist keine |
| **Assoziierte Symptome** | Malignom der inneren Organe, meist Magenkarzinom. Fakultativ können weitere paraneoplastische Syndrome wie Leser-Trélat-Zeichen, Hypertrichosis lanuginosa, Pemphigus, Palmoplantarkeratosen oder „tripe palms" bestehen. | Diabetes mellitus, Insulinresistenz, Übergewicht, Hyperhidrose, Fibroma pendulans, Hyperandrogenämie |
| **Verlauf** | akutes Auftreten und rasche Ausbreitung, variabler Verlauf, oftmals Abblassung nach Sanierung des zugrunde liegenden Malignoms mit Aufflammen bei Metastasierung | häufig Besserung bei Gewichtsreduktion oder Regulierung der endokrinologischen Störung |

## Acanthosis nigricans, akrale L83.x

### Erstbeschreiber
Schwartz, 1981

### Synonym(e)
Acral acanthotic anomaly

### Definition
Benigne Variante der Acanthosis nigricans, meist bei dunkelhäutigen Menschen, mit Auftreten von samtartigen Hyperkeratosen an Hand- und Fußrücken. Die Patienten sind in der Regel gesund und haben keine weiteren Symptome.

### Therapie
Wie Acanthosis nigricans benigna oder Pseudoacanthosis nigricans.

## Acanthosis nigricans bei erblichen Syndromen L83.x

### Definition
Die Acanthosis nigricans ist Teilsymptom zahlreicher, meist autosomal-rezessiv vererbter Symptomenkomplexe. Die meisten davon gehen mit endokrinologischen Störungen, insbesondere Diabetes mellitus, einher. Insulinresistenz wird deshalb als pathogenetischer Faktor für die Acanthosis nigricans diskutiert. Zu den mit Acanthosis nigricans assoziierten Syndromen zählen:

- Bloom-Syndrom
- Morbus Wilson
- Crouzon-Syndrom
- Miescher-Syndrom
- Prader-Willi-Syndrom
- Lipodystrophia generalisata acquisita (s.a. Seip-Lawrence-Syndrom)
- Groll-Hirschowitz-Syndrom (Taubheit, gastrointestinale und neurologische Anomalien u.a. kombiniert mit Acanthosis nigricans)
- SADDAN-Syndrom (Achondroplasie, thanatophorische Dysplasie, u.a. kombiniert mit Acanthosis nigricans)
- Leprechaunismus-Syndrom (genetischer Defekt der β-Zellen des Pankreas)
- Rabson-Mendenhall-Syndrom (genetischer Defekt der Insulinwirkung)
- Insulin-resistenter Diabetes mellitus mit Acanthosis nigricans
- Insulin-resistenter Diabetes mellitus mit Acanthosis nigricans und Hypertonus
- Familiäre partielle Lipodystrophie
- Alström-Syndrom (retinale Degeneration kombiniert mit, Adipositas, Diabetes mellitus, neurogener Taubheit, Acanthosis nigricans u.a.).

### Ätiologie
Wahrscheinlich verursacht durch einen erhöhten Spiegel an Wachstumsfaktoren, die Keratinozyten und Fibroblasten auf zellulärer Ebene aktivieren. S.a. Acanthosis nigricans.

### Manifestation
Geburt bis Pubertät.

### Klinisches Bild
Acanthosis nigricans, meist schwache Ausprägung, selten Schleimhautbefall.

### Therapie
Symptomatisch in Zusammenarbeit mit Endokrinologen (häufig verläuft die Acanthosis nigricans parallel zur Systemerkrankung), s. Acanthosis nigricans.

## Acanthosis nigricans benigna
L83.x

### Synonym(e)
Acanthosis nigricans juvenilis

### Definition
Seltene, idiopathische, unregelmäßig autosomal-dominant vererbte, gutartige Form der Acanthosis nigricans ohne assoziierte Symptome (Acanthosis nigricans benigna im engeren Sinne). Einteilung s. unter Acanthosis nigricans.

### Vorkommen/Epidemiologie
Familiär.

### Manifestation
Geburt bis Pubertät. Gynäkotropie.

### Klinisches Bild
Acanthosis nigricans, meist geringe Ausprägung der Symptome, kann auch unilateral auftreten. Schleimhautbefall ist selten. Teils wurde eine Assoziation mit multiplen melanozytären Naevi beschrieben. Rückbildung nach der Pubertät möglich. Kein Zusammenhang mit Adipositas bei dieser Form der Acanthosis nigricans.

### Therapie
Entsprechend der Acanthosis nigricans.

## Acanthosis nigricans maligna
L83.x

### Definition
Obligate kutane Paraneoplasie, überwiegend bei abdominellen Adenokarzinomen auftretend, in 60% der Fälle handelt es sich um ein Magenkarzinom. Meist bei bereits fortgeschrittenem, aggressivem oder metastasierendem Tumorwachstum innerer Organe.

### Ätiologie
Ungeklärt, diskutiert wird ein von den Tumorzellen produziertes Polypeptid als Promotor der epidermalen Proliferation, s.a. Leser-Trélat-Syndrom.

### Manifestation
Meist nach dem 50. Lebensjahr, aber auch Kinder können erkranken, keine Geschlechtsbevorzugung.

### Klinisches Bild
Acanthosis nigricans, ausgedehnter Befall, evtl. Schleimhautbeteiligung, sowie Beteiligung von Palmae und Plantae. Evtl. starker Pruritus. Neben dem klassischen Erscheinungsbild können Hyperkeratosen der Palmae und Plantae sowie der Beugeseiten der Finger und Zehen mit einer samtartigen Beschaffenheit der Handinnenflächen auftreten (bei isoliertem Vorkommen im Angloamerikanischen als Pachydermodaktylie oder „tripe palms" bezeichnet). Zudem können Papillomatosis cutis oder weitere assoziierte paraneoplastische Syndrome, wie Leser-Trélat-Syndrom, Hypertrichosis lanuginosa acquisita oder Pemphigus bestehen.

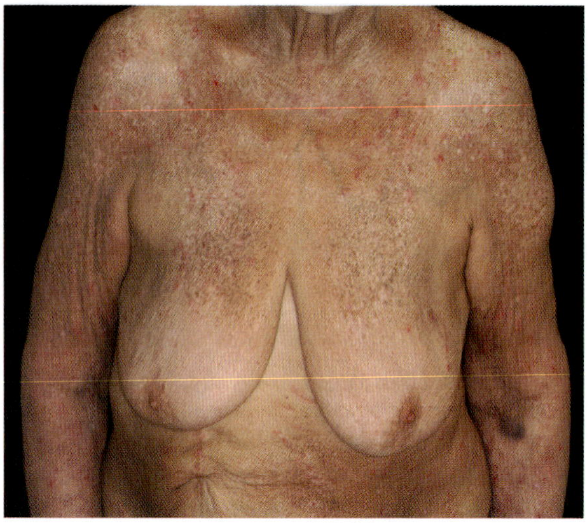

**Acanthosis nigricans maligna.** Generalisierter Befall mit hyperkeratotischen, teils exkoriierten Papeln auf symmetrisch ausgebildeten gelbbraunen Hyperpigmentierungen bei einer 75-jährigen Patientin mit Ovarialkarzinom.

### Diagnose
Subtile Tumorsuche: Sonographie des Abdomens, Röntgen-Thorax, Gastroskopie, Koloskopie, evtl. Oberbauch CT, gynäkologisches Konsil.

### Therapie
Tumorsuche und Sanierung (z.B. Magenkarzinom), symptomatische Therapie, s.a. Acanthosis nigricans.

### Prognose
Abhängig vom zugrunde liegenden Tumorleiden ungünstig. Nach Tumorentfernung gelegentlich Besserung oder Abheilen der Acanthosis nigricans. Wiederauftreten bei Tumor-Rezidiv oder -Metastasierung.

## Acanthosis nigricans, Medikamenten-induzierte
L83.x

### Definition
Seltene Variante einer durch bestimmte Medikamente induzierten Acanthosis nigricans.

### Ätiologie
Auslösung durch Medikamente, z.B. systemische Glukokortikoide, Nikotinsäure, Östrogene, Insulin, Methyltestosteron, orale Kontrazeptiva, Fusidinsäure.

### Therapie
Absetzen des auslösenden Medikamentes. Ggf. symptomatische Therapie.

## Acetylsalicylsäure

### Synonym(e)
ASS

### Definition
Häufig eingesetztes Mittel gegen leichte bis mittelstarke

A

**Acanthosis nigricans maligna. Tabelle 1.** Häufigkeit von Tumoren bei Acanthosis nigricans maligna (nach Lenzner et al.)

| | Erkrankung | Häufigkeit |
|---|---|---|
| **Abdominale Tumoren** | Magenkarzinom | 56% |
| | Leberkarzinom | 7% |
| | Uteruskarzinom | 6% |
| | Ovarialkarzinom | 2% |
| | Pankreas-, Gallenblasen- bzw. Gallengangskarzinom | |
| | Dünndarm-, Kolon- oder Rektumkarzinom | |
| | Hypernephrom oder Wilm's Tumor der Niere | |
| **Extra-abdominale Tumoren** | Lungen-/Bronchuskarzinom | 7% |
| | Mammakarzinom | 5% |
| | Lymphome | 3% |
| | Mycosis fungoides | |
| | **Malignome von:**<br>- Ösophagus<br>- Knochen<br>- Prostata<br>- Melanom<br>- Schilddrüse<br>- Testes<br>- Larynx<br>- Hypopharynx<br>- Harnblase<br>- Chorion | |
| | Mediastinaltumor | |
| | Phäochromozytom | |
| | unbekannter Tumor | |

Schmerzen. ASS wirkt analgetisch, antipyretisch, antiphlogistisch und hemmt die Thrombozytenaggregation. Durch irreversible Hemmung der Cyclooxygenase wird die Prostaglandinsynthese gehemmt.

### Dosierung und Art der Anwendung
1-2mal/Tag 500 mg p.o. Maximale Tagesdosis: 4 g.

### Unerwünschte Wirkungen
Häufig: Leichte gastrointestinale Beschwerden. Gelegentlich: Hyperhidrose, Übelkeit, Erbrechen, Durchfall. Selten (insbes. nach Langzeittherapie) Magenblutungen oder Magengeschwüre. Transaminasen-Anstieg bei hochdosierter Therapie. ASS kann bei ca. 20-30% der Pat. mit chronischer Urtikaria schubaktiv wirken aber auch Angioödeme oder einen anaphylaktischen Schock auslösen (s.u. Intoleranzreaktion). Eine syndromale Kombination mit Aspirin-Intoleranz, Asthma und Polyposis nasi ist als M. Widal beschrieben und spielt v.a. HNO-ärztlich eine Rolle. Schwindel und Ohrenklingen können (insbes. bei Kindern und älteren Patienten) Symptome einer Überdosierung sein.

Merke: **ASS kann bei ca. 20-30% der Pat. mit chronischer Urtikaria einen Schub auslösen.**

Merke: **Schwindel und Ohrenklingen können (insbes. bei Kindern und älteren Patienten) Symptome einer Überdosierung sein.**

### Präparate
Aspirin, ASS, Alka-Seltzer, Godamed, Thomapyrin akut, Togal ASS

## Achard-Thiers-Syndrom E25.9

### Erstbeschreiber
Achard u. Thiers, 1921

### Synonym(e)
Morgagni-Trias; Diabetes bärtiger Frauen

### Definition
Manifestation einer Nebennierenrinden-Überfunktion bei Frauen mit Diabetes mellitus, Stammfettsucht und Hirsutismus, evtl. Amenorrhoe und Hypertonie.

### Ätiologie
Basophiles Hypophysenadenom oder Nebennierenrindentumor.

### Manifestation
Ausschließlich Frauen.

### Therapie
Operative Entfernung des Tumors.

## Acheilie Q38.0

### Definition
Angeborenes Fehlen einer oder beider Lippen.

### Therapie
Operative Korrektur.

## Achromia L81.5

### Definition
Angeborener oder erworbener Pigmentverlust der Haut, z.B. bei Albinismus, Vitiligo, Leukoderm.

## Achromia parasitica B36.9

### Definition
Großflächige Depigmentierung bei tropischen Dermatomykosen, z.B. Tinea imbricata.

### Differenzialdiagnose
Vitiligo.

### Therapie
Behandlung der zugrunde liegenden Dermatomykosen.

## Aciclovir

### Definition
Virustatikum, das lokal und systemisch gegen Herpes simplex und Herpes Zoster-Viren eingesetzt wird.

### Wirkungen
Wird nur in Virus-infizierten Zellen mittels der viralen Thymidinkinase in das Triphosphat verwandelt, das selektiv die DNA-Polymerase der Viren hemmt, daher gute Verträglichkeit. Aciclovir-resistenten Herpesviren fehlt die Thymidinkinase!

### Indikation
Lokal: Herpes simplex-Infektion, systemisch, p.o. oder i.v. Eccema herpeticatum oder Herpes Zoster.

### Eingeschränkte Indikation
Schwangerschaft, Stillzeit, Kinder und Jugendliche < 16 Jahren, Niereninsuffizienz.

### Dosierung und Art der Anwendung
- Interne Therapie:
  - Erwachsene:
    Zoster, Eccema herpeticatum: 5mal/Tag 800 mg p.o. oder 3mal/Tag 5 mg/kg KG i.v. über 5 Tage.
    - Bei immunsupprimierten Patienten: Bis 3mal/Tag 10-30 mg/kg KG i.v., je nach Schwere der Herpesinfektion, Behandlungsdauer 7-10 Tage. Herpes-Enzephalitis, Herpes zoster generalisatus, Herpes-Ösophagitis, ulzerierter genitaler Herpes simplex: 10 mg/kg KG alle 8 Std. i.v. über 7-10 Tage. Dosisreduktion bei Niereninsuffizienz:
    - Kreatinin-Clearance 25-50 ml/Min.: Dosisintervall auf 12 Std. ausdehnen.
    - 10-25 ml/Min.: Dosisintervall auf 24 Std. ausdehnen.
    - < 10 ml/Min.: Verabreichung der halben Einzeldosis 1mal/Tag.
    - Dialyse-Patienten: Nach jeder Hämodialyse 5 mg/kg KG.
  - Kinder:
    - Kinder ab 3 Monaten: 110 mg/Tag i.v. verteilt auf 2-3 Einzeldosen.
    - Kinder ab 6 Monaten: 130 mg/Tag i.v.
    - Kinder ab 1 Jahr: 160 mg/Tag i.v.
    - Kinder ab 3 Jahren: 220 mg/Tag i.v. oder 2mal/Tag 100 mg p.o.
    - Kinder ab 7,5 Jahren: 325 mg/Tag i.v. oder 2mal/Tag 200 mg p.o.
    - Kinder ab 12 Jahren: 440 mg/Tag i.v. oder 3mal/Tag 200 mg p.o.
  - Prophylaktisch:
    - Rezidivierender genitaler Herpes simplex: 2mal 200 mg/Tag p.o.
    - Herpes simplex recidivans bei Immunsuppression: 2mal/Tag 400 p.o.
- Externe Therapie:
  - Herpes ophthalmicus: Augensalben 3%.
  - Haut: 5% in Cremes, Behandlungsbeginn bereits bei den ersten Anzeichen der Herpes-Erkrankung (Brennen, Jucken, Spannungsgefühl, Rötung), 5mal/Tag auf die infizierten und unmittelbar benachbarten Hautbereiche dünn auftragen.

**Merke: Aciclovir niemals s.c., i.m. oder im Bolus verabreichen, Infusionen über mind. 1 Stunde laufen lassen. Kreatininspiegel kontrollieren!**

### Unerwünschte Wirkungen
Bei externer Applikation: Allergische Hautreaktionen, Kontaktekzem. Bei systemischer Applikation: Übelkeit, Erbrechen, allergische Exantheme, Urtikaria, Kreatinin-, Harnstoff-, Bilirubin- oder Transaminasenanstieg. Selten: Schläfrigkeit, Verwirrtheit, Halluzinationen, Krampfanfälle; bei i.v.-Applikation: Phlebitis an der Infusionsstelle.

### Wechselwirkungen
Bei topischer Applikation sind keine WW bekannt.

### Kontraindikation
Kontaktlinsen (Augensalbe), Anwendung an Schleimhäuten.

### Präparate
Acic, Aciclovir, Herpetad, Mapox, Supraviran, Virzin, Zovirax, Juviral

### Patienteninformation
Bei Rezidiven soll der Patient das Medikament schon bei den ersten Krankheitszeichen (Stechen, Brennen, Schmerzen) einnehmen. Salbe mit Schutzhandschuh auftragen (1 cm Salbe reicht für ein Areal von 5×5 cm), die Läsionen sollten immer sorgfältig abgedeckt sein. Bei Herpes genitalis sollten sexuelle Kontakte bis zur Abheilung der Hautveränderungen unterbleiben!

## Acitretin

### Definition
Derivat der Vitamin A-Säure, s.a. Retinoide.

### Wirkungen
Hemmung der Hyperproliferation von Keratinozyten in der psoriatischen Epidermis. Antikeratinisierend. Der exakte Wirkmechanismus ist bis heute nicht aufgeklärt. Nach Aufnahme in die Zielzelle aktiviert Acitretin alle 3 Subtypen der nukleären Vitamin-A-Säurerezeptoren (RAR alpha, beta, gamma). Acitretin vermindert möglicherweise über eine Hemmung von Interferon gamma die enzymatische Umwandlung von Retinol in Vitamin-A-Säure. Die Reduktion des zellulären Vitamin-A-Säure-Spiegels führt zu einer Hemmung der zellulären Proliferation. Darüber hinaus hemmen synthetische Retinoide dosisabhängig in unterschiedlichem Ausmaß die Ribonuklease P (RNase P).

### Indikation
Schwere Formen der Psoriasis vulgaris, Psoriasis pustulosa generalisata, Psoriasis pustulosa palmaris et plantaris, Lichen planus, Ichthyosis, subkorneale Pustulose, Dyskeratosis follicularis, Pityriasis rubra pilaris, Lichen amyloidosus, Basalzellkarzinomatose, Porokeratose, kutanes T-Zell-Lymphom.

### Eingeschränkte Indikation
Sicca-Syndrom.

**Merke: Kontrolle der Werte: Transaminasen, alkalische Phospatase, Gamma-GT, Kreatinin, Triglyzeride, Cholesterin, Glukose. Bei Patienten mit auffälliger Nieren-, Leber- oder Fettstoffwechselanamnese zusätzlich: Harnstoff, Harnsäure, Urinstatus, Bilirubin, Lipidelektrophorese (alle 4 Wochen).**

### Schwangerschaft/Stillzeit
Kontraindiziert.

### Dosierung und Art der Anwendung
Die wirksame Dosis liegt oberhalb von 10 mg/Tag. Das Wirkungsoptimum liegt in Abhängigkeit vom Körpergewicht bei etwa 50 mg/Tag.

- Erwachsene initial 3 Kps./Tag Neotigason 10, über 2-4 Wo., dann je nach Wirkung Steigerung auf maximal 3 Kps./Tag Neotigason 25. Erhaltungsdosis in der Regel 30 mg/Tag für weitere 6-8 Wo.
- Kinder: Sehr strenge Indikation, sorgfältige Nutzen-Risiko-Abwägung. Initial 0,5 mg/kg KG/Tag. Erhaltungsdosis 0,1 mg/kg KG/Tag, keinesfalls > 0,2 mg/kg KG/Tag bzw. > 35 mg/Tag.

Wirkungseintritt nach frühestens 4-6 Wochen. Dauer bis zum kompletten Abheilen 2-3 Monate. Therapieversager sind etwa bei 20% der behandelten Fälle zu erwarten.

**Merke: Vor Therapiebeginn ist eine Schwangerschaft auszuschließen. Unter der Therapie sowie bis zu 2 Jahre nach Absetzen des Präparates muss eine wirkungsvolle Kontrazeption betrieben werden, wobei die Wirkung oraler Kontrazeptiva beeinträchtigt sein kann. Niedrig dosierte Progesteron-Präparate (sog. Minipille) sollten nicht zur Empfängnisverhütung eingesetzt werden, da die empfängnisverhütende Wirkung dieser Präparate durch Wechselwirkung mit Acitretin verringert werden kann. Regelmäßige Kontrolle des Skeletts bei Langzeittherapie. Bei Kindern Wachstum (Knochenentwicklung) sorgfältig überwachen!**

### Unerwünschte Wirkungen
- Haut- und Schleimhaut: Dosisabhängig: Trockene, ggf. entzündliche Lippen, trockene Nase, trockene Augen insbes. bei Tragen von Kontaktlinsen, Xerosis cutis, klassische Retinoiddermatitis, Granulationsgewebe im Nagelwall, Hyperhidrose.
- Systemisch: Substanz ist teratogen: Keine Verordnung bei gebärfähigen Frauen; wenn keine Therapieoptionen bestehen Verordnung nur unter gleichzeitiger Gabe von Antikontrazeptiva bis 2 Jahre nach Einnahme der letzten Tablette. Reversible Erhöhung der Transaminasen, ggf. hepatotoxisch (< 1%), zentrilobuläre toxische Lebernekrose, Hyperostosen, Osteoporose, Knochenschmerzen, Kalzifikationen von Muskeln und Bändern, Erhöhung der Triglyzeride und Cholesterinwerte (in 20% der Fälle), Anstieg des VLDL und Abfall der HDL.

**Merke: Besondere Vorsicht ist geboten bei Patienten mit Hepatitis-Anamnese, Diabetes mellitus, Hyperlipidämie, Pankreatitis und bekannten Retinaerkrankungen! In selten auftretenden Fällen wurde über ein Capillary-Leak-Syndrom berichtet.**

### Wechselwirkungen
- Alkohol: Mögliche Konversion von Acitretin zu Etretinat.
- Colestyramin: Gleichzeitige Gabe sollte vermieden werden, da die Absorption von Etretinat vermindert ist. Acitretin sollte 1 Std. vor bzw. > 4 Std. nach Colestyramin-Einnahme gegeben werden. Wirkung auf Glukosetoleranz-Neueinstellung des Diabetes.
- Tetracycline: Gefahr der intrakraniellen Hypertension.
- Methotrexat: Mögliche additive hepatotoxische Wirkung.
- Isotretinoin und Vit. A: Kumulative Vit. A-Toxizität!

### Kontraindikation
Wegen Teratogenität kontraindiziert in Schwangerschaft, Stillzeit und bei allen gebärfähigen Frauen! Leberfunktionsstörungen, Fettstoffwechselstörungen, Diabetes mellitus, Kombination mit Tetracyclinen oder Methotrexat, Niereninsuffizienz, Überempfindlichkeit gegen Acitretin.

### Präparate
Neotigason

## Acladiosis B48.8

### Synonym(e)
Akladiose

### Definition
Tropische, zu den Schimmelpilzerkrankungen gehörende Infektion mit Acladium castellanii Pinoy.

### Klinisches Bild
Scharfrandige, verkrustete Geschwüre an der Haut.

### Differenzialdiagnose
Sporotrichose.

### Interne Therapie
Antimykotika, z.B. Amphotericin B, beginnend mit 0,1 mg/kg KG/Tag i.v., langsame Dosissteigerung auf 1,0 mg/kg KG/Tag i.v., alternativ Flucytosin (z.B. Ancotil) 150-200 mg/kg KG/Tag i.v. in 4 ED. In schweren Fällen Kombination beider Präparate. Antimykotika aus der Gruppe der Azole zeigen nur bedingte Wirksamkeit bei Schimmelpilzen, z.B. Itraconazol (Sempera Kps.) 1-2mal 100-200 mg/Tag p.o.

## Acne L70.9

### Definition
Oberbegriff für papulopustulöse Erkrankungen in talgdrüsenfollikelreichen Regionen mit z.T. unterschiedlicher Ätiologie und Klinik.

### Einteilung
Je nach klinischem Bild und Ausprägung bzw. Ätiologie unterscheidet man:

- Acne vulgaris
  - Acne comedonica
  - Acne papulopustulosa
  - Acne conglobata
- Acne fulminans
- Acne inversa
- Mallorca-Acne
- Acne infantum
- Acne medicamentosa (Medikamentenakne)
- Berufsakne
  - Öl-Akne

  - Teer-Akne
  - Chlor-Akne
- Acne venenata
- Röntgen-Akne
- Acne excoriée des jeunes filles.

### Therapie

- Zur Therapie der Akne stehen heute eine Reihe von Substanzen zur Verfügung, deren Wirkungsmechanismus mindestens einen oder mehrere der pathogenetischen Faktoren beeinflusst. Es stehen topische, systemische oder kombinierte Therapieformen zur Verfügung.
- Topische Behandlung: Ist bei allen Patienten mit nicht entzündlichen Komedomen oder einer milden papulopustulösen Akne indiziert. Die Therapie beinhaltet reinigende Agenzien, komedolytische, antibiotische und auch antientzündliche Substanzklassen, wobei das topische Retinoid Mittel der 1. Wahl ist. Alternativen sind die externe Behandlung mit Azelainsäure oder Salicylsäure.
  - Tretinoin: Das Vitamin-A-Säure-Derivat Tretinoin wird vor allem zur Reduktion der follikulären Hyperkeratose eingesetzt. Studien haben einen durch Tretinoin bewirkten Anstieg der Epithelproliferation, der Entleerung bereits bestehender Komedonen sowie ein Abtransport keratotischen Materials gezeigt. Zusätzlich wird das für die Besiedlung mit Propionibakterien benötigte anaerobe Umfeld minimiert. Tretinoin wird in Konzentrationen von 0,025% bis 0,15% in Cremes, Lösungen und Gelen angewandt. Der Therapieerfolg ist aufgrund einer Befundverschlechterung zu Beginn der Behandlung erst nach 3 Monaten zu beurteilen.
  - Adapalen: Adapalen ist ein Retinoid-ähnliches Keratolytikum. In Studien zeigte sich eine bessere Wirksamkeit eines 0,1% Gels gegenüber der externen Therapie mit einem 0,025%igen Tretinoin Gel. Daher eignet sich Adapalen hervorragend sowohl zur Behandlung der nicht-entzündlichen Akneeffloreszenzen als auch bei entzündlichen Veränderungen, wie in anderen Studien bewiesen.
  - Azelainsäure: Wirkt in hohen Konzentrationen antimikrobiell, die Wirkung ist jedoch nicht so ausgeprägt wie die des Benzoylperoxid. Azelainsäure wird in einer Konzentration von 20% angewendet. Der Wirkungseintritt setzt, im Vergleich zu anderen Aknetherapeutika, etwas später ein. Vorübergehend kann es zu Reizung, Schuppung, Brennen und Juckreiz in den ersten 2-4 Wochen kommen. Azelainsäure reduziert zudem die postinflammatorischen Hyperpigmentierungen der Aknepatienten.
  - Salicylsäure: Besitzt eine komedolytische Wirkung und wird in unterschiedlichen Konzentrationen und Kombinationen mit anderen Externa eingesetzt.
  - Benzoylperoxid: Wirkt keratolytisch und antimikrobiell. Grampositive Keime wie Propionibacterium acnes werden rasch vernichtet. Nach Auftragen von Benzoylperoxid kommt es anfänglich zu Hautreizungen mit Austrocknung der Haut, Rötung und Schuppung in den ersten Tagen bis Wochen. Die freien Fettsäuren werden reduziert und so eine Retentionshyperkeratose und die Bildung von Mikrokomedonen vermieden. Benzoylperoxid kombiniert mit einem topischen Antibitiotikum reduziert die Einwicklung resistenter Stämme von P. acnes.
  - Topische Antibiotika: Insbes. Tetracycline, Erythromycin und Clindamycin kommen in der externen Aknetherapie zur Behandlung der entzündlichen Komponente zum Einsatz. Durch die Reduktion der freien Fettsäuren wird die Lipase-Aktivität inhibiert und die Lipase-Produktion durch P. acnes vermindert. Topische Antibiotika werden bei der leichteren Form der papulopustulösen Akne in Kombination mit einem topischen Retinoid als primäre Behandlung genutzt.
  - Phototherapie: Einen Benefit durch Sonnenexposition zeigen 70% der Aknepatienten. Die Wirkung ist antientzündlich und führt zur Reduktion von Korynebakterien und Propionibacterium acne. Die Phototherapie kann als unterstützende Behandlung eingesetzt werden und ist nebenwirkungsarm.
  - Bei Formen der Akne, die trotz stadiengerechter Therapie und entsprechender Compliance des Patienten nicht abheilen, sollte auch an eine Systemerkrankung, etwa das Adrenogenitale Syndrom, gedacht werden.
  - Die Behandlung der exogen-ausgelösten Akneformen erfolgt durch Vermeiden der auslösenden Noxe.
  - Ist es beispielsweise durch eine abgelaufene Akne conglobata bereits zu einer ausgeprägten Narbenbildung gekommen, so kann dies nur durch Einsatz von Dermatochirurgen, chemischen Peelings oder intraläsionalen Glukokortikoidinjektionen behoben werden.

## Acne aggregata L70.9

### Definition

Abszedierende Form der Acne vulgaris.

### Therapie

S. Acne vulgaris, s.a. Abszess.

## Acne agminata L70.9

### Definition

Acne vulgaris mit dicht stehenden Effloreszenzen.

### Therapie

S. Acne vulgaris.

## Acne androgenetica L70.8

### Synonym(e)

androgenic acne; androgenetische Akne bei Frauen

### Definition

Durch verstärkte Androgenwirkung im Bereich der Haartalgdrüsenfollikel ausgelöste Akneform erwachsener Frauen mit abweichendem Lokalisationsmuster im Vergleich zur Acne vulgaris.

### Manifestation

Überwiegend bei Frauen im 3. oder 4. Lebensjahrzehnt auftretend.

### Klinisches Bild

Follikelgebundene, mehr oder weniger entzündliche Papeln in der Submandibular- und Kinnregion mit praemenstrueller Verschlimmerung. Die Neigung zur pustulösen Umwandlung ist gering. Häufig besteht eine Assoziation mit Seborrhoe der Gesichtshaut sowie eine Tendenz zum männlichen Behaarungstyp. Eine gesteigerte Androgenproduktion kann bei ovarieller Dysfunktion bzw. polyzystischen Ovarien vorliegen (Stein-Leventhal-Syndrom).

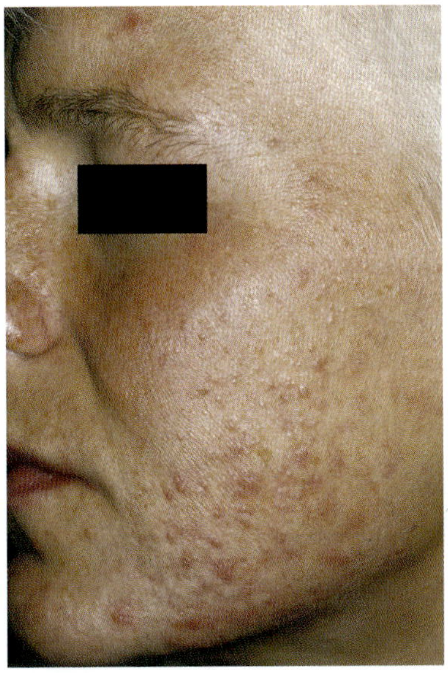

Acne androgenetica. Mit praemenstrueller Verschlimmerung einhergehende, entzündliche Papeln in der Submandibular- und Kinnregion einer 30-jährigen Frau.

### Therapie
S.u. Acne vulgaris.

### Prognose
Ohne Behandlung besteht lange Persistenz der Knötchen. Nach Abheilung kommt es zur Ausbildung kleiner hyperpigmentierter Flecken.

## Acne, apokrine L70.8

### Definition
Sonderform der Acne conglobata im genitoanalen und axillären Bereich.

### Therapie
S.u. Acne conglobata.

## Acne, Berufs-Akne L70.8

### Synonym(e)
Acne occupationalis; Gewerbeakne

### Definition
Durch Berufsstoffe induzierte Akne. In Abhängigkeit vom Kontaktstoff unterscheidet man:

- Erdöl-Akne: Bei Arbeitern in Ölfeldern und Raffinerien.
- Öl-Akne, Pech-Akne, Teer-Akne bei Straßenarbeitern, Schlossern, Dachdeckern mit Kontakt zu Ölen, Teer, insbesondere Steinkohlenteer.
- Chlor-Akne: Bei Elektroindustriearbeitern.

Merke: **Ggf. Anzeige einer Berufsdermatose.**

### Therapie
Meiden des auslösenden Agens, also des Kontaktstoffes. Ggf. Anzeige einer Berufsdermatose. Immer frisch gewaschene Arbeitskleidung benutzen. In der Regel genügt eine externe Behandlung mit z.B. Vitamin A-Säure, s. unter Acne vulgaris. Bei schwer ausgeprägten Formen ist auch eine systemische Behandlung mit Vitamin A-Säure-Derivaten zu überlegen, s. Acne vulgaris, Berufsdermatosen.

## Acne, Brom-Akne L70.8

### Definition
Akne nach längerem Gebrauch Brom-haltiger Medikamente. Abzugrenzen ist das Bromoderm.

### Therapie
Absetzen des auslösenden Medikamentes (z.B. Schlafmittel, Hustensäfte, Beruhigungsmittel, Antidepressiva), externe Therapie wie bei der Acne vulgaris.

## Acne, Chlor-Akne L70.8

### Definition
Durch den Kontakt mit halogenierten Kohlenwasserstoffen bedingte Akne. Durch Perchlornaphthalin: PERNA-Krankheit.

### Lokalisation
Vor allem Gesicht und Extremitäten.

### Klinisches Bild
Noch Monate nach der Exposition treten, besonders an Fingern und Zehen, Komedonen und Epidermalzysten sowie Hyperpigmentierungen auf.

Merke: **Begleitende Leberschäden sind möglich.**

### Externe Therapie
Keratolytika wie 0,05% Isotretinoin (z.B. Isotrex Creme) oder Tretinoin (Cordes VAS Creme) können niedrig dosiert zur Entfernung von Komedonen und antiinflammatorisch eingesetzt werden.

### Interne Therapie
Mittel der Wahl: Isotretinoin, s.a. unter Retinoide.

### Operative Therapie
Bei ausgedehnten Läsionen sind operative Maßnahmen in Form einer Dermabrasio, Elektrokoagulation, Kürettage oder Kryochirurgie einzusetzen.

## Acne comedonica L70.01

### Definition
Form der Acne vulgaris mit vornehmlicher Ausbildung von Komedonen. Zu beachten ist gerade bei der Acne comedonica, dass sie ggf. durch Kosmetika im Sinne einer Acne venenata verursacht sein kann.

### Einteilung
Je nach Anzahl der Komedonen unterscheidet man Grad I-IV:

- Grad I: < 10 Komedonen/Gesichtshälfte
- Grad II: 10-25 Komedonen/Gesichtshälfte
- Grad III: 25-50 Komedonen/Gesichtshälfte
- Grad IV: > 50 Komedonen/Gesichtshälfte.

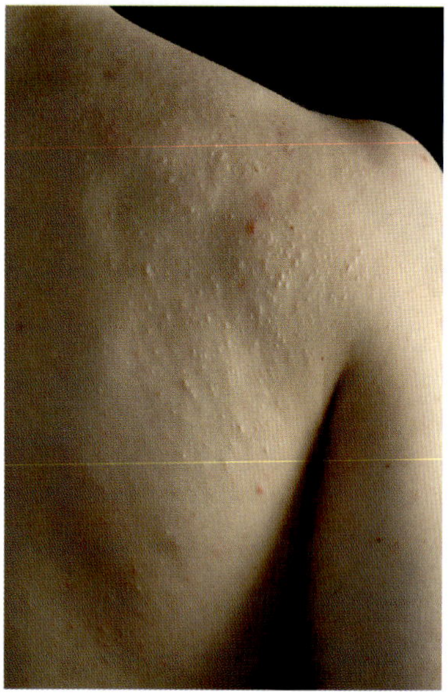

**Acne comedonica.** Seit 3 Jahren bestehen rezidivierende Papeln und Pusteln im Gesicht sowie Komedonen im hier abgebildeten Areal.

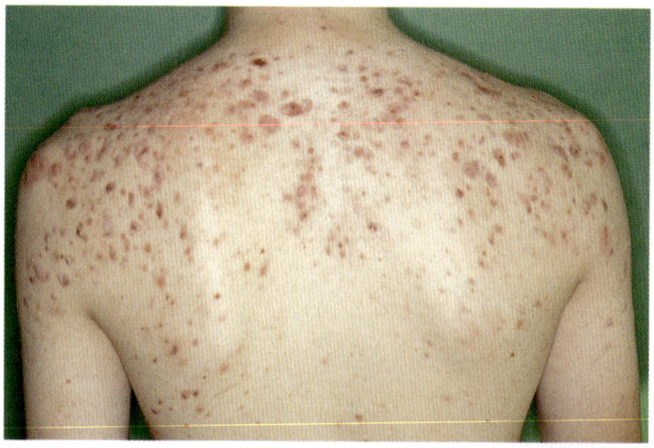

**Acne conglobata.** Entzündliche Knoten, große schüsselförmige Narben, einzelne Keloide im Bereich der Schultern.

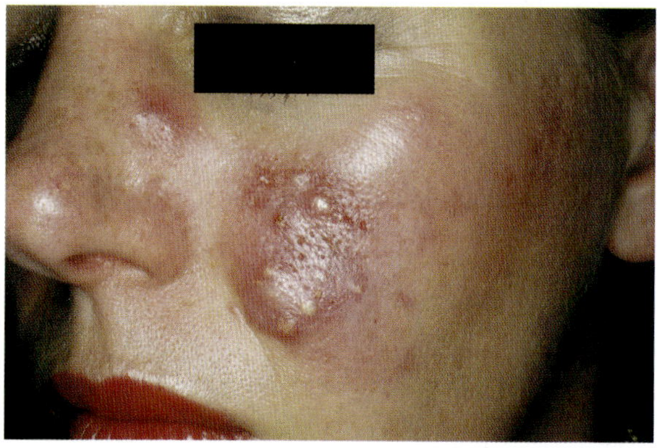

**Acne conglobata.** Plötzliches Auftreten schmerzender, hoch entzündlicher Knoten mit Komedonen und Papulo-Pusteln im Gesicht einer 18-jährigen Frau. Chronisch aktiver Befund. Seborrhoe.

### Therapie allgemein

Milde Waschsyndets (z.B. Sebopona, Cetaphil, Eubos), evtl. auch antibakterielle Reinigungsgels (z.B. Lutsine Bactopur Reinigungsgel, Effaclar La Roche-Posay). Manuelle Komedonenextraktion mit Hilfe des Komedonenextraktors oder Anritzen mit dem Moncorps-Messerchen. Tagsüber Verwendung von antikomedogenen Gelen (z.B. Akneroxid Gel 5-10%, Aknefug-oxid mild 3-10%) und Abdeckcremes (z.B. Lutsine Creme hell/gold).

### Externe Therapie

Insbesondere Vitamin A-Säure: Bei seborrhoischer Haut 0,05% Isotretinoin-Gel (Isotrex Gel oder Creme) einmal abends oder Tretinoin 1-2mal/Tag in Salbengrundlage (z.B. Cordes VAS) bzw. als alkoholische Lösung (z.B. 0,05%: Airol-Lösung), Adapalen 0,1% (Differin Gel). Bei normaler Haut 0,05% Isotretinoin (Isotrex) 1mal/Tag abends oder Tretinoin 0,05% in Cremegrundlage (z.B. Cordes VAS Creme). Bei empfindlicher Haut Adapalen 0,1% (Differin Gel) oder Azelainsäure 20% (Skinoren) 1mal/Tag abends. Als erweiterte Therapie kann man die o.g. Retinoide in Kombination mit abends Azelainsäure 20% oder Benzoylperoxid 2,5-10% (z.B. Akneroxid Gel 5-10%) einsetzen. Ggf. Chemical-Peeling. Die Akne-Toilette in Behandlung einer versierten Kosmetikerin ist zu empfehlen.

**Merke:** **Topische Retinoide eignen sich wegen ihrer antikomedogenen Wirksamkeit zur Durchführung einer Erhaltungstherapie, wodurch die Neuentstehung von Mikrokomedonen vermindert werden kann.**

## Acne conglobata L70.10

### Definition

Schwerste Form der Akne mit ausgeprägten entzündlichen Papeln, Pusteln und konfluierenden Abszessen und Fistelgängen.

### Lokalisation

Prädilektionsstellen der Acne vulgaris sowie Gesäßbacken und Anogenitalgebiet.

### Klinisches Bild

Große entzündliche Knoten, Papeln, Pusteln, schmerzhafte, konfluierende Abszesse. Fluktuierende, unterminierte, tief liegende Höhlen und Fisteln, ausgesprochene Vernarbungstendenz. S.a. Akne-Tetrade, Akne-Triade.

### Differenzialdiagnose

Doping-Akne

### Externe Therapie

Antiseptisch, reinigend, ggf. abdeckend wie bei Acne papulopustulosa und Acne vulgaris. Abszesse werden mit Zugsalbe wie 50% Ichthyol-Salbe oder Ichtholan spezial Salbe behandelt. Abszedierende Fisteln oder fluktuierende Abszesse sollten inzidiert werden, anschließend antiseptischer Verband mit Polyvidon-Jod-Salben (z.B. Braunovidon-Jod).

### Interne Therapie

Mittel der 1. Wahl ist Isotretinoin, s.a. Retinoide. Bei Frauen können androgenetisch wirksame Kontrazeptiva, wie (z.B. Clevia, Esticia, Neo-Eunormin) und Antibiotika wie Minocyclin (z.B. Aknosan, Klinomycin) 2mal/Tag 50 mg p.o. initial gegeben werden. Falls sich hierunter kein befriedigendes

Therapieresultat einstellt, sollte mit Isotretinoin (z.B. Aknenormin) behandelt werden. Zu berücksichtigen ist auf jeden Fall die teratogene Wirkung der Retinoide, weshalb immer eine sichere Kontrazeption gewährleistet werden muss.

Merke: **Bei Behandlung mit Isotretinoin keine gleichzeitige Gabe von Tetracyclinen, da die Gefahr einer Hirndruckerhöhung besteht.**

### Operative Therapie
Narbenkorrekturen nach medikamentöser Ruhigstellung der Akne z.B. durch Dermabrasio, Skin-Resurfacing, Exzision, Punch-Graft-Elevation, Kollageninjektionen, autologe Fetttimplantation und Keloid-Behandlung.

### Prognose
Narbige Abheilung, Brückennarben.

## Acne conglobata infantum L70.4

### Definition
Seltene, jedoch besonders schwer verlaufende Form der Acne infantum mit Knoten und abszedierenden Fistelgängen. Endokrinologische Störungen häufig; Abklärung notwendig!

### Lokalisation
Auf das Gesicht beschränkt.

### Klinisches Bild
Papeln, Pusteln, Knoten und abszedierende Fistelgänge.

### Labor
Abklärung: Gesamt- und freies Testosteron, Dehydroepiandrosteron (DHEA und DHEA-S), LH, FSH.

### Differenzialdiagnose
Pyodermie, Pannikulitis.

### Komplikation
Eingezogene Fistelgänge.

### Externe Therapie
Benzoylperoxid (z.B. Akneroxid) in niedrigster Konzentration, z.B. 1-2%, unter Beobachtung für wenige Minuten, ggf. Adapalen 0,1% (Differin Gel/Creme). Alternativ kann Azelainsäure (z.B. Skinoren Creme) versucht werden. Tief entzündliche Effloreszenzen können kurzfristig lokal oder intraläsional mit Glukokortikoiden behandelt werden.

### Interne Therapie
- Bei stark entzündlicher Komponente können systemisch Antibiotika, insbesondere Erythromycin, z.B. Paediathrocin 2mal/Tag 125 mg p.o., gegeben werden.

  Cave: **Bei Tetracyclinen Nebenwirkungsprofil beachten!**

- Bei ausgeprägten, therapieresistenten Fällen sollte im Einzelfall eine systemische Behandlung mit Isotretinoin erwogen werden (0,36-1,0 mg/kg KG/Tag über 2-4 Monate).

### Prognose
Gefahr der erheblichen Narbenbildung, ggf. Fortbestand der Erscheinungen bis ins Erwachsenenalter.

## Acne cystica L70.03

### Definition
Im engeren Sinne keine eigene Form der Akne. Besonderheit sind die im Vordergrund stehenden Talgretentionszysten.

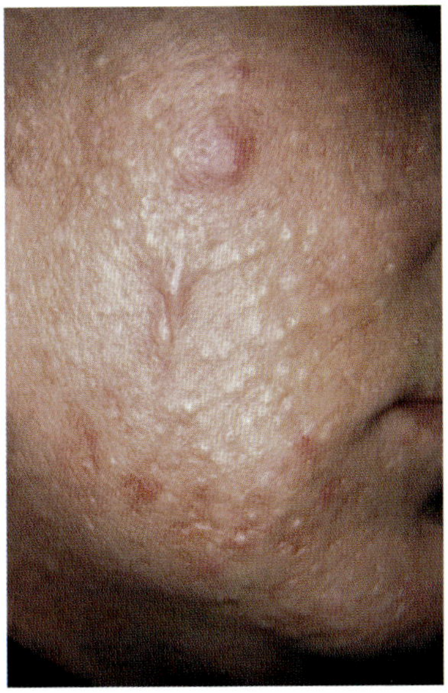

Acne cystica. Dicht gesäte, gelblich-weiße, zystische Papeln sowie zahlreiche „ice-pick"-Narben im Wangen- und Kinnbereich einer 34-jährigen Frau.

## Acne, Doping-Akne L70.8

### Definition
Durch Missbrauch anabol-androgener Steroide (AAS) induzierte Akne.

### Vorkommen/Epidemiologie
Bis zu 50% aller AAS-Konsumierenden entwickeln eine Doping-Akne.

### Manifestation
Nach Einnahme kann es zu Seborrhö, Striae distensae, Gynäkomastie, Hypertrichosis, Hirsutismus, androgenetischer Alopezie, seborrhoischem Ekzem, Furunkulose sowie Verminderung des Hodenvolumens kommen.

### Klinisches Bild
- Stark ausgeprägte Seborrhoe.
- Entwicklung einer Acne vulgaris, Acne papulopustulosa, Acne conglobata oder Acne fulminans möglich.

### Differenzialdiagnose
Medikamentös-induzierte akneiforme Exantheme (z.B. durch Vitamin B, Lithiumsalze, Glukokortikoide, Tetracycline).

### Komplikation
- Bei gleichzeitig vorliegendem Alkoholabusus auch an psychologische Behandlungen denken!
- Langzeitabusus erhöht das Risiko für kardiovaskuläre Toxizität (plötzlicher Herztod!), Agressivität, Depressionen.
- Durch internalisiertes Suchtverhalten auch erhöhtes Risiko für Opiatabhängigkeit!

### Therapie
- Sofortige Karenz
- Therapie der vorliegenden Akneformen.

### Hinweis(e)
Iatrogene Gaben von Testosteron zur Hemmung exzessiven Hodenwuchses kann ebenfalls klinisch zur Doping-Akne führen.

## Acne, Erdöl-Akne L70.8

### Synonym(e)
Petroleumakne

### Definition
Ausgedehnte Acne venenata bei Arbeitern in Ölfeldern und Raffinerien mit Akne-Effloreszenzen, v.a. im Bereich des Gesichtes, der Ohren, Hals und Oberarme, s.a. Akne, Berufs-Akne.

## Acne excoriée des jeunes filles L70.8

### Definition
Zerkratzte und malträtierte Gesichtshaut bei jungen Mädchen mit oder ohne vorbestehender Acne vulgaris. Häufig bei psychischer Überlagerung. S.a.u. Artefakte.

### Ätiologie
In der Regel vorbestehende diskrete Form der Akne mit ausgeprägtem Wunsch, die Hautveränderungen auszudrücken, anschließend ggf. Automatisierung, gewisse Form der Selbstaggression.

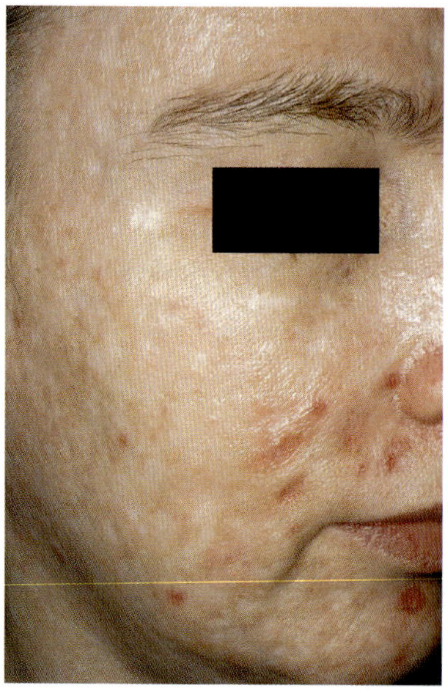

**Acne excoriée des jeunes filles.** Zahlreiche, weiße, umschriebene, schüsselförmige Narben, wenige entzündliche Papeln und Erosionen.

### Klinisches Bild
Erosionen, Krusten, Narben und Pigmentverschiebungen bei nur wenigen aknetypischen Effloreszenzen wie Komedonen oder follikulären Pusteln.

### Therapie
Aufklären der Patientin, ggf. Psychotherapie. Externe Behandlung entsprechend der Acne vulgaris.

## Acne fulminans L70.81

### Erstbeschreiber
Burns u. Colville, 1959; Kligman, 1975

### Definition
Foudroyant verlaufende Systemerkrankung unter dem Bild einer Acne conglobata mit Gelenkentzündungen und schwerem, fieberhaftem Krankheitsbild mit erheblicher Allgemeinsymptomatik.

### Manifestation
V.a. bei männlichen Jugendlichen zwischen dem 13. und 16. Lebensjahr auftretend.

### Klinisches Bild
Innerhalb weniger Wochen entwickelt sich eine schwere Form der Akne mit großherdigen, eitrigen Hauteinschmelzungen, hohem Fieber, Polyarthralgien, ggf. Hepatosplenomegalie, Proteinurie und schwerer Allgemeinsymptomatik. In einigen Fällen werden aseptische Knochennekrosen beobachtet (SAPHO-Syndrom). Auch ein Erythema nodosum kann auftreten.

### Labor
BSG-Erhöhung, ausgeprägte Leukozytose 9.000-30.000/μl. Ggf. Anämie, zirkulierende Immunkomplexe, Proteinurie.

### Differenzialdiagnose
Doping-Akne

### Therapie

> Merke: **Wichtig ist die ausreichend lange Behandlung mit einem Glukokortikoid. Dauer: 2-4 Monate! Hierdurch Verhinderung eines Rezidivs der Infekt-Arthritis.**

### Therapie allgemein
Körperliche Schonung, Bettruhe, u.U. stationäre Krankenhausbehandlung.

### Externe Therapie
Initial hoch potente topische Glukokortikoide der Klasse IV. Feuchte Umschläge mit Kochsalzlösung oder einer 10%igen Harnstoff-Lösung. Nach Besserung der Akutsymptomatik (nach etwa 8-10 Tagen), Umsetzen auf blande Pflege, z.B. Harnstoff-haltige Cremes.

### Interne Therapie
- Kombination von Isotretinoin (z.B. Aknenormin, s.a. Retinoide) und systemischen Glukokortikoiden. Beginn mit Prednisolon in einer Dosierung von 1 mg/kg KG/Tag p.o. über 1 Woche, danach zusätzlich Isotretinoin 0,5 mg/kg KG/Tag p.o. Zunächst wird die Steroiddosis reduziert und die Anpassung der individuellen Isotretinoindosis vorgenommen.
- Zusätzlich antiinflammatorische Therapie mit nichtsteroidalen Antiphlogistika, wie Paracetamol (z.B. Ben-u-ron) 2-3mal/Tag 500 mg p.o. oder Acetylsalicylsäure (z.B. ASS) 2-3mal/Tag 500 mg p.o. Einsatz von systemischen Antibiotika (z.B. Erythromycin oder Clindamycin) ist im Einzelfall zu überlegen. Das Auftreten einer Acne fulminans wenige Wochen nach Einleitung einer systemischen Isotretinoin-Therapie ist in der Literatur beschrieben. In diesen Fällen empfiehlt es sich, das Präparat vorüberge-

hend abzusetzen, ansonsten analog wie oben beschrieben verfahren.

- Verbietet sich eine Behandlung mit Isotretinoin, ist alternativ eine Behandlung mit Dapson zu überlegen. Initialdosis: ca. 50 mg/Tag p.o., ggf. Steigerung auf 100-150 mg/Tag p.o. bei guter Verträglichkeit.

Merke: **Glukose-6-Phosphat-Dehydrogenase-Mangel vorher ausschließen, Met-Hb kontrollieren!**

## Acne indurata L70.04

### Definition
Beschreibende Bezeichnung für eine Akne mit flächenhaften blau-roten Gewebsverhärtungen und chronisch-schleichendem Verlauf. Bei tiefer Einschmelzung entstehen furunkuloide Infiltrate.

## Acne infantum L70.40

### Synonym(e)
Acne infantilis

### Definition
Sich im Kindesalter manifestierende Form der Akne. Als besonders schwer ausgeprägte Form der Akne im Kindesalter ist die Acne conglobata infantum zu sehen.

### Ätiologie
Meist unklar. Passager erhöhte Testosteronausschüttung aus den Gonaden wird vermutet. In jedem Fall ist eine differenzierte endokrinologische Untersuchung notwendig, um androgenproduzierende Tumoren auszuschließen. Ebenfalls auszuschließen sind komedogene Kosmetika, die zur „normalen" Hautpflege eingesetzt werden.

### Manifestation
Im 3.-6. Lebensmonat auftretend. Jungen sind häufiger als Mädchen betroffen.

### Lokalisation
Auf das Gesicht beschränkt, v.a. Wangenregion.

### Klinisches Bild
Zahlreiche, dicht stehende Komedonen, einzelne Papeln und Pusteln, aber auch entzündliche, tief gelegene Knoten, die zur Einschmelzung neigen.

### Differenzialdiagnose
Acne venenata

### Externe Therapie
Milde Hautreinigung, keine überflüssige Lokaltherapie, keine fettenden Grundlagen, äußerliche Therapie mit Benzoylperoxid (z.B. Akneroxid) in niedrigster Konzentration z.B. 1-2% unter Beobachtung für wenige Minuten, ggf. niedrig dosiert Adapalen 0,1% (Differin Gel/Creme). Alternativ kann Azelainsäure (z.B. Skinoren Creme) versucht werden.

Merke: **Auf Konzentrationen und Anwendungsdauer der eingesetzten Wirkstoffe achten, da die Resorptionsrate bei Kleinkindern deutlich erhöht ist.**

### Interne Therapie
In schweren Fällen wird man auf eine antibiotische Therapie zurückgreifen müssen, z.B. Erythromycin (z.B. Paediathrocin) 2mal/Tag 125 mg p.o.

### Prognose
Nach Monaten bis Jahren narbige Abheilung.

## Acne inversa L73.21

### Erstbeschreiber
Plewig u. Steger, 1989

### Definition
Wahrscheinlich besondere Form der Akne vulgaris des Erwachsenenalters mit Ausbildung eminent chronischer, abszedierender Fistelgänge mit inversem Befallsmuster.

### Lokalisation
Perineum, Perianalregion, Skrotalwurzel, Gesäß, Oberschen-

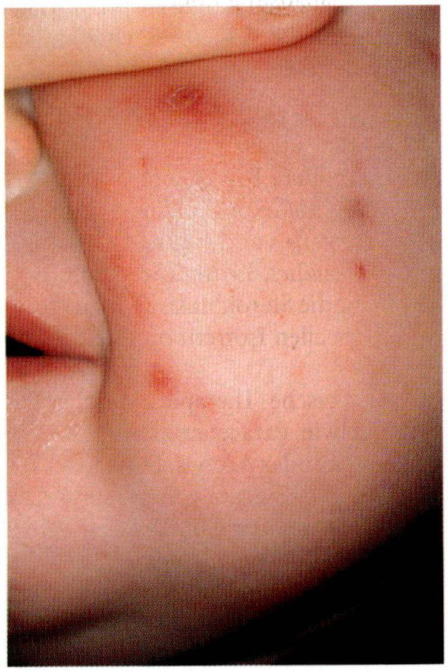

**Acne infantum.** Seit 2 Monaten schubweise aufgetretene, 2-4 mm große, rote, entzündliche Papeln und Pusteln (li. vorne) bei einem 8 Monate alten Mädchen. Am Bildrand re. ist eine bräunliche, leicht eingesunkene Narbe sichtbar. Oben mittig zeigt sich eine ältere Papel mit Schuppenkrause (Papel in Abheilung).

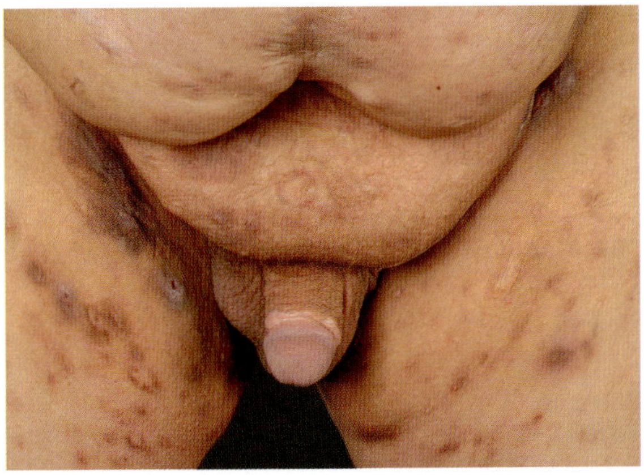

**Acne inversa.** Ausgeprägter Befund bei einem adipösen 47 Jahre alten Patienten. Die multiplen, chronisch stationären, intertriginös lokalisierten Knoten und Narben bestehen schon seit der frühen Jugend. Bisherige Therapien mit Isotretinoin wurden aufgrund erhöhter Leberwerte bei gleichzeitigem $C_2$-Abusus abgebrochen.

kelinnen- und -streckseiten sowie Axilla, Oberarm- und Brustregion.

### Klinisches Bild

Multiple, chronisch stationäre, meist schmerzhafte, disseminierte, flach elevierte, oder auch deutlich erhabene, unscharf begrenzte, rote feste Papeln, Plaques und Knoten. Daneben auch schmerzafte fluktierende Abszesse oder tief eingesunkene, derbe Narbenplatten oder auch Narbenwülste, die zu Bewegungseinschränkungen führen können. Bei genauer Inspektion finden sich immer wieder kleine eingesunkene Komedonen, wodurch die Zugehörigkeit zum Formenkreis der Akne deutlich wird.

### Therapie

- Bei weniger ausgeprägten Fällen empfiehlt sich ein komplexes Vorgehen mit folgenden Komponenten: begleitende Therapie mit Isotretinoin (z.B. Aknenormin 10-20 mg/Tag p.o.), konsequente tägliche Lokaldesinfektion, Laserepilation der befallenen Areale, komplette Exzision knotiger Entzündungen; wenn möglich Primärverschluss; alternativ Sekundärheilung des Defektes; konsequente Entfernung von Komedonen mittels Stanzbiopsien.
- Bei fortgeschrittenen Krankheitsbildern ist als einzig kurative Maßnahme die frühestmögliche chirurgische Intervention anzusehen mit großzügiger en-bloc-Resektion der betroffenen Areale. Auch größere Defektflächen bleiben postoperativ offen und können unter sorgfältiger Wundüberwachung sekundär zugranulieren und epithelisieren. Bei Notwendigkeit einer Defektdeckung sind freie Transplantate gegen Schwenklappenplastik abzuwägen. Auch hierbei ist präoperativ, 3-4 Monate vor dem geplanten Eingriff, die systemische Behandlung mit Isotretinoin zu empfehlen. Postoperativ sollte diese Behandlung für einige Monate fortgeführt werden.
- Allgemein (symptomatisch): Raucher sollten striktes Rauchverbot erhalten. Falls vorhanden, Behandlung einer Anämie, Abszess-Spaltungen. Vermeiden enganliegender Kleidung (z.B. Jeans).

### Prognose

Ohne Therapie häufig jahrzehntelange Krankheitskarrieren.

### Hinweis(e)

Die Entität des Krankheitsbildes ist umstritten. Diskutiert werden Beziehungen zur Perifolliculitis capitis abscedens et suffodiens, zur Acne conglobata und zur Hidradenitis suppurativa (s. dort auch klinische Einteilung und Therapie). Der Begriff Acne inversa wird z.T. synonym zu Akne-Triade, Akne-Tetrade und Hidradenitis suppurativa gebraucht.

## Acne, Keloid-Akne — L73.0

### Definition

Akne mit ausgeprägter Keloid-Bildung.

### Therapie

Behandlung der floriden Akne-Effloreszenzen entsprechend der Acne vulgaris, später der Keloidbildung.

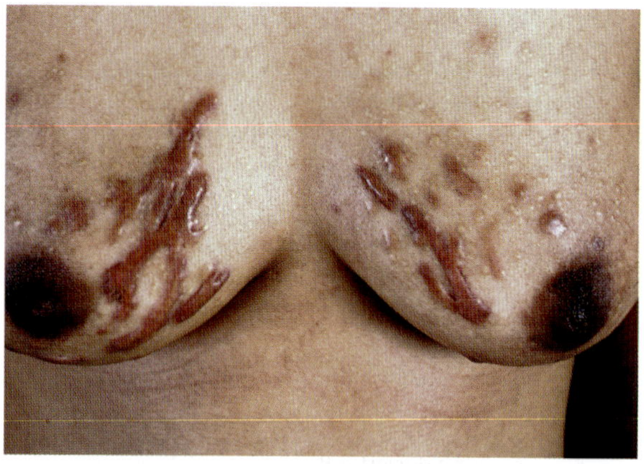

**Acne, Keloid-Akne.** Strangförmige, derbe, bräunlich pigmentierte Erhabenheiten im Brustbereich bei einer 24-jährigen Patientin auf ausgeheilter Acne vulgaris. Krankheitsanamnese und Klinik sind pathognomonisch.

## Acne, Mallorca-Akne — L70.8

### Erstbeschreiber

Hjorth, 1972

### Synonym(e)

Acne aestivalis; Frühjahrsakne; Sommerakne

### Definition

Genetisch prädisponierte, photoreaktive, akneiforme Variante der polymorphen Lichtdermatose.

### Manifestation

Beginn im Frühjahr, Höhepunkt im Sommer, spontanes Abklingen im Herbst.

### Lokalisation

Sonnenexponierte Areale, vor allem Gesicht, Oberarme, Dekolleté, Rücken.

### Klinisches Bild

Follikelgebundene, akneähnliche, derbe, kleine, keratotische Papeln, mit Juckreiz einhergehend. Die monomorph disseminierten derben Knötchen sind komedonenfrei, entzündlich gerötet und vereinzelt abszedierend.

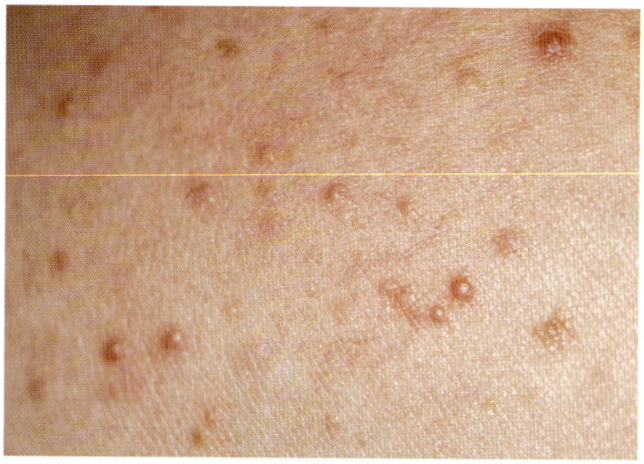

**Acne, Mallorca-Akne.** Follikulär gebundene Papeln nach Sonnenbelastung.

A

### Histologie
Follikelständige ortho- und parakeratotische Verhornung mit perifollikulärer entzündlicher Reaktion und teilweiser Perforation des Infundibulumepithels.

### Therapie allgemein
Sonnenbestrahlung bzw. Strahlenexposition mit UVA meiden, keine öligen Lichtschutzmittel, vielmehr Anwendung von Gelen (s.u. Gele, hydrophile, Gele, hydrophobe), und Cremes. Zurückhaltende Therapie, da spontane Abheilung ohne Narbenbildung.

### Externe Therapie
Schälbehandlungen sind hilfreich, z.B. Aluminiumoxid (z.B. Brasivil Peeling fein) oder Polydimethylsilikonharz (z.B. Jaikin N Paste), Versuche mit Vitamin A-Säure extern als Lsg. oder Creme niedrig dosiert, z.B. 0,025%-0,05% Tretinoin (z.B. Airol Lsg./Creme) oder dem lokal besser verträglichen Adapalen 0,1% (Differin Gel/Creme).

### Interne Therapie
Bei Superinfektion systemische Antibiose mit Minocyclin (z.B. Klinomycin) 2mal 50 mg/Tag p.o. über 3-4 Wochen. Nach Abschluss der Behandlung Photopatchtest.

### Hinweis(e)
Auflichtmikroskopie: Erythematöser Rundherd mit ektatischen Punkt- und Kommagefäßen, weißlich- bis gelblich-opake zentrale Aufhellung ohne Komedonen (Orthohyperkeratose). Evtl. gelblich durchscheinende Lakunen (Mikroabszedierungen).

## Acne mechanica L70.84

### Erstbeschreiber
Kligman u. Mills, 1975

### Definition
Durch mechanische Faktoren aggravierte Acne vulgaris, ähnlich dem Mechanismus bei der Acne excoriée des jeunes filles, s.a. Akne, tropische.

### Ätiologie
Meist Patienten mit Seborrhoe und Akneneigung. Entzündung von Komedonen, vor allem Mikrokomedonen durch mechanische Irritation, hier insbesondere Scheuerreize.

### Lokalisation
Je nach auslösender Ursache werden verschiedene Körperregionen bevorzugt.

### Klinisches Bild
Follikelkeratosen mit perifollikulärer Entzündung, Perifollikulitis.

### Therapie
Aufklärung des Patienten, Meiden scheuernder, eng anliegender Kleidung. Externe oder ggf. auch innerliche Therapie entsprechend der Acne vulgaris.

**Acne mechanica. Tabelle 1.** Ursache der Acne mechanica in den verschiedenen Körperregionen

| Lokalisation | Ursache |
|---|---|
| Halsregion | Hemd- oder Rollkragen, Geige, Traglasten |
| Schultern | Riemen von Rucksäcken, Kleidung, Traglasten, Gipsverbände |
| Rücken | Stuhllehnen, Autositz, Korsett oder Mieder, Rucksack, Pflaster |
| Brust | Schutzkleidung, Verbände |
| Gesäß | Stuhl, Autositz |
| Gesicht | Aufstützen der Hände, Kinnriemen, Helm, Stirn- oder Hutband |

## Acne medicamentosa L70.8

### Definition
Bezeichnung für medikamenteninduzierte, akneiforme Eruptionen, aber auch für eine durch Medikamente verschlimmerte vorbestehende Akne.

**Acne medicamentosa. Tabelle 1.** Akneprovozierende Medikamente

| Auslöser/ Substanzgruppe | Beispiele |
|---|---|
| Steroide | Glukokortikoide, Androgene, orale Kontrazeptiva |
| Antiepileptika | Trimethadion, Diphenylhydantoin und andere Hydantoinderivate |
| Antimalariamittel | Chinin |
| Antabus | Disulfiram |
| Tuberkulostatika | INH, Ethionamid, Rifampicin |
| Halogenide | Jod- und Bromverbindungen |
| Antidepressiva | Lithium |
| PUVA | Psoralen (Methoxsalen) und UVA |
| Schmerzmittel | Phenobarbiturate |
| Antibiotika | Tetracycline, Streptomycin |
| Immun-suppressiva | Ciclosporin A |
| Thyreostatika | Thioharnstoff, Thiouracil |
| Vitamine | $B_1$, $B_6$, $B_{12}$ |
| Biologicals (EGF-R-Blocker) | Gefitinib, Cetuximab |

### Ätiologie
Ursächlich kommen insbesondere folgende Medikamente infrage: Glukokortikoide (Steroid-Akne), Barbiturate, INH, Vitamin $B_6$, Vitamin $B_{12}$, brom- oder chlorhaltige Medikamente

**Acne medicamentosa. Tabelle 2.** Medikamenten-induzierte akneiforme Eruptionen (differenzialdiagnostische Unterscheidungskriterien)

| | Akne | Medikamenteninduzierte akneiforme Eruptionen |
|---|---|---|
| Beginn | Meist Pubertät | Meist Erwachsenenalter |
| Lokalisation | Seborrhoische Zonen | Seborrhoische Zonen |
| Ätiologie | Androgene, Follikelkeratosen, Talg, Propionibakterien, genetisch bedingt | Medikamente |
| Effloreszenzen, primär | Komedo | Papel, Papulopustel |
| Effloreszenzen, sekundär | Papel, Papulopustel, Knoten, Zysten, Fistulationen | Komedonen |
| Vernarbung | Bei entzündlicher Form ausgeprägt | Meist keine Vernarbung |
| Prognose | Chronischer Verlauf | Kurzfristig, Abheilung nach Meiden der Ursache |

(Brom-Akne, Chlor-Akne), Blocker des Rezeptors des epidermalen Wachstumsfaktors (EGF-Rezeptor; Onkologika für die Therapie des kolorekatalen Karzinoms; s.a. Exanthem, akneiformes).

### Klinisches Bild
I.d.R. monomorphes Bild mit entzündlichen, follikulären Papeln im Bereich der seborrhoischen Zonen. Keine Komedonenbildung.

### Differenzialdiagnose
Abgrenzung zur Acne vulgaris.

### Therapie
Soweit möglich Ab- bzw. Umsetzen des auslösenden Medikamentes. Externe, ggf. auch systemische Therapie, s.u. Acne vulgaris.

## Acne necrotica L70.21

### Synonym(e)
Acne varioliformis; Acne pilaris; Acné nécrotique miliaire; Folliculitis varioliformis necroticans; Acne necroticans

### Definition
Missverständliche Bezeichnung für die nekrotisierende lymphozytäre Follikulitis. Es besteht kein Bezug zur Acne vulgaris, vielmehr handelt es sich um eine besondere Form der Pyodermie.

## Acne, Öl-Akne L70.8

### Definition
Besondere Form der Acne venenata und der Berufsakne: Durch Kontakt mit Industrie- und Schmierölen induzierte Form der Akne.

### Manifestation
V.a. bei Straßenarbeitern, Automechanikern, Schlossern, Dachdeckern und anderen Berufsgruppen mit Kontakt zu Ölen, Teer, insbesondere Steinkohlenteer.

### Lokalisation
V.a. Gesicht, Oberarme und Oberschenkel.

### Klinisches Bild
Dicht stehende, geschlossene und offene Komedonen mit sekundärer Entzündung. Schwarze Follikelhyperkeratosen und Follikelentzündungen.

### Therapie
Meiden des auslösenden Agens, s.a. unter Akne, Berufs-Akne. Regelmäßiger Wechsel der Arbeitskleidung, sorgfältige Reinigung der Haut mit Seifen oder Syndets sowie alkoholisch adstringierendem Gesichtswasser, ggf. mit Zusatz von z.B. Erythromycin (z.B. Aknemycin EL). Keratolyse über mechanische Schleifung mit z.B. Aluminiumoxid Paste (z.B. Brasivil Fein/Medium). Versuche mit Azelainsäure (z.B. Skinoren Creme), ggf. Aknetoilette.

## Acne papulopustulosa L70.9

### Definition
Form der Acne vulgaris, die neben dem Vorliegen von Komedonen überwiegend durch entzündliche Papeln und Pusteln gekennzeichnet ist.

### Einteilung
Je nach Anzahl der Papeln und Pusteln unterscheidet man Grad I-IV:
- Grad I: < 10 Komedonen/Gesichtshälfte
- Grad II: 10-20 Komedonen/Gesichtshälfte
- Grad III: 20-30 Komedonen/Gesichtshälfte
- Grad IV: > 30 Komedonen/Gesichtshälfte.

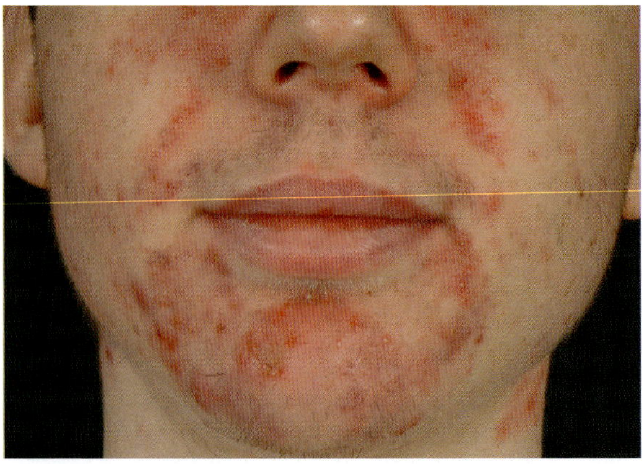

**Acne papulopustulosa.** V.a. perioral und perinasal lokalisierte, multiple, entzündliche Papeln und Pusteln, z.T. krustig belegt, im Gesicht eines 15-jährigen Jugendlichen.

**Therapie allgemein**
Milde Waschsyndets (z.B. Sebopona, Cetaphil, Dermowas, Seba med), ggf. antiseptische Syndets (z.B. Lutsine Bactopur Reinigungsgel). Tagsüber Verwendung von getönten, antikomedogenen Cremes (z.B. Lutsine Creme hell/gold).

**Externe Therapie**
- S.u. Acne vulgaris. In Abhängigkeit vom Ausmaß der Seborrhoe und der Hautempfindlichkeit Benzoylperoxid 2,5-10% in Gelgrundlage (z.B. Akneroxid Gel, Aknefug oxid, Benzaknen, Cordes BPO, PanOxyl) bzw. in Cremegrundlage (z.B. Klinoxid, PanOxyl) bzw. Suspension als Minutentherapie (z.B. Akneroxid-L, PanOxyl W), anfangs 1mal/Tag, nach Gewöhnung 2mal/Tag oder Azelainsäure 20% (Skinoren), anfangs 1mal/Tag, später 2mal/Tag oder 0,05% Isotretinoin (z.B. Isotrex Creme/Gel) 1mal abends oder Adapalen 0,1% (Differin Gel/Creme) 1mal am Abend.
- Bei nicht ausreichendem Behandlungserfolg kann diese Basistherapie dann durch die morgendliche Anwendung eines topischen Antibiotikums ergänzt werden. Etabliert sind Clindamycin (Basocin) und Erythromycin in Alkohol-, Gel- oder Salbengrundlage (z.B. Aknemycin/Stiemycine Lsg., Aknemycin Salbe, Akne Cordes/Clinofug 2/4% Gel). Alternativ Tetracyclin in Salbengrundlage (z.B. Imex Salbe). Alternativ Nadifloxacin (Nadixa-Creme). Anwendung jeweils 2mal/Tag.

**Interne Therapie**
- S.u. Acne vulgaris. Tritt nach 4-6 Wochen der erweiterten äußerlichen Therapie kein sichtbarer Behandlungserfolg ein, können zusätzlich interne Antibiotika gegeben werden. Minocyclin (Aknosan, Klinomycin) initial 2mal/Tag 50 mg p.o. Alternativ: Doxycyclin (Supracyclin) initial 2mal/Tag 100 mg p.o., später 1mal/Tag 100 mg p.o. Alternativ: Tetracyclin (z.B. Tefilin, Tetracyclin-Wolff) initial 1 g/Tag p.o., später 500-750 mg/Tag p.o.
- Bei Frauen mit starker Seborrhoe und/oder Androgenisierung auch Gabe von antiandrogen wirksamen Kontrazeptiva (z.B. Clevia, Esticia, Diane 35, Neo-Eunomin).

Merke: **Mögliche Verringerung der antikonzeptiven Wirkung bei gleichzeitiger Antibiotikagabe!**

## Acne, Pech-Akne L70.8

**Definition**
Akne durch Kontakt mit Pechdestillaten.

**Therapie**
S.u. Akne, Öl-Akne.

## Acne, Pomaden-Akne L70.8

**Definition**
Prototyp der Acne venenata: Durch Salben- oder Pastenanwendungen induzierte Akne.

**Therapie**
Aufklärung der Patienten zwecks Verhaltensänderung bei der Hautpflege, Reduktion/Absetzen der Pflegeprodukte, sorgfältige Reinigung mit Seifen/Syndets und/oder ggf. alkoholisch adstringierendem Gesichtswasser. S.a. Acne venenata.

## Acne, prämenstruelle L70.8

**Definition**
Prämenstruelle Zunahme der entzündlichen Effloreszenzen bei zugrunde liegender Acne vulgaris.

**Therapie**
Zusammenarbeit mit dem Gynäkologen, externe Therapie und ggf. Einstellung auf Antiandrogene, s.u. Acne vulgaris.

## Acne, Röntgen-Akne L70.8

**Definition**
Komedonenreaktion im Einstrahlungsfeld ionisierender Strahlen.

**Ätiologie**
Strahlen-induzierte Proliferation des Follikelepithels.

**Manifestation**
Vor allem bei seborrhoischer Konstitution.

**Klinisches Bild**
Komedonen und multiple, bis reiskorngroße, hautfarbene Follikelzysten.

**Differenzialdiagnose**
Basalzellkarzinom, Karzinom, spinozelluläres.

**Externe Therapie**
Zurückhaltend. Keine fettenden Externa, keine abrasiven Maßnahmen.

**Interne Therapie**
Retinoide systemisch wie Isotretinoin sind häufig hilfreich, s.u. Acne vulgaris.

## Acne, Steroid-Akne L70.8

**Definition**
Akneiformes Exanthem, bedingt durch extern oder intern verabreichte Steroide und Form der Acne medicamentosa. Auch als Akne bei Nebennierenrindenüberfunktion oder basophilem Hypophysenadenom.

**Manifestation**
Prädilektionsstellen der Akne: Gesicht, Brust und Rücken.

**Klinisches Bild**
- Systemisch ausgelöst: Plötzlicher Beginn mit zahlreichen Papeln, seltener Papulopusteln, zu Beginn der Behandlung ohne Komedonen. Insgesamt sehr monomorphes Bild, keine Narbenbildung. Nach wenigen Monaten kann es zur Ausbildung sekundärer Komedonen (zunächst geschlossene, später offene Komedonen) kommen.
- Extern ausgelöst: V.a. bei okklusiver Behandlung mit topischen Glukokortikoiden (s.u. Glukokortikoide, topische) in den Prädilektionsstellen der Akne. Klinisches Bild dann entsprechend der systemisch ausgelösten Steroidakne.

**Therapie**
Absetzen der internen oder externen Glukokortikoidpräparate, wenn medizinisch vertretbar.

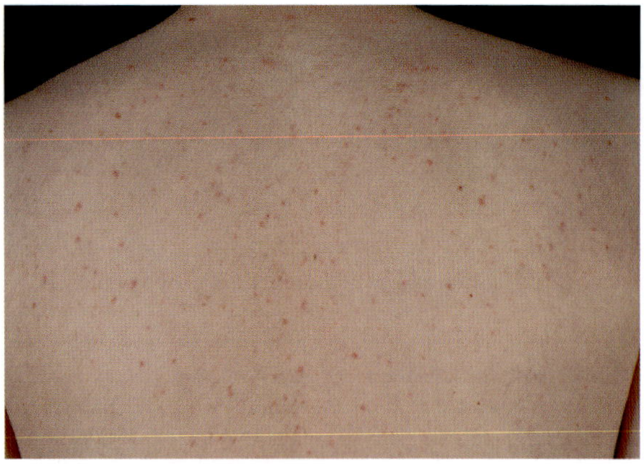

Acne, Steroid-Akne. Seit 4 Monaten persistierende, disseminierte, 1-4 mm große, rötliche Papeln bei einem 20-jährigen Patienten, der seit Jahren wegen einer vaskulitischen Grunderkrankung mit Glukokortikoiden systemisch behandelt wird. Dosis bei Erstmanifestation der Hautveränderungen: 40 mg Prednisolon p.o.

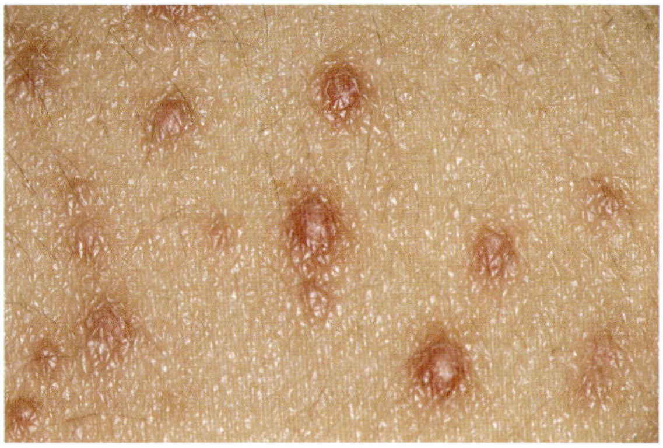

Acne, Steroid-Akne. Seit 4 Monaten persistierende, disseminierte, 1-4 mm große, rötliche Papeln bei einem 20-jährigen Patienten, der seit Jahren wegen einer vaskulitischen Grunderkrankung mit Glukokortikoiden systemisch behandelt wird. Dosis bei Erstmanifestation der Hautveränderungen: 40 mg Prednisolon p.o.

### Externe Therapie
Isotretinoin oder Tretinoin jeden bis jeden zweiten Tag.

### Interne Therapie
In der Regel nicht erforderlich. Bei stark ausgeprägter Entzündung ggf. Minocyclin 100 mg/Tag. Auch Isotretinoin kann in niedriger Dosierung (5 mg/Tag) über 3-4 Monate verabreicht werden.

## Acne syphilitica L70.8

### Definition
Akneiformes, syphilitisches Rezidivexanthem mit kleinen, typischerweise nicht follikulären, bräunlichen Papeln, auch Papulo-Pusteln.

### Lokalisation
Vor allem seborrhoische Zonen. Meist sind auch andere, für die Syphilis typische Prädilektionsstellen (Handteller, Fußsohlen) betroffen.

### Therapie
S.u. Syphilis acquisita.

## Acne, Teer-Akne L70.8

### Synonym(e)
Folliculitis picea; Acne picea

### Definition
In der Regel durch beruflichen Kontakt mit Teeren, insbesondere Steinkohlenteer, getriggerte Akne. Zu der komedogenen Wirkung der Teere kann eine phototoxische Komponente bei UV-Exposition hinzukommen.

### Vorkommen/Epidemiologie
V.a. Straßenarbeiter, Dachdecker.

### Klinisches Bild
Schwarze Follikelhyperkeratosen und Follikulitiden, v.a. im Bereich der Unterarm- und Oberschenkelstreckseiten.

### Therapie allgemein
Absetzen/Meiden des auslösenden Kontaktstoffes.

### Externe Therapie
Sorgfältige milde Hautreinigung, bei Vorherrschen von Komedonen Keratolyse mit z.B. Benzoylperoxid (Aknefug-oxid), Isotretinoin (z.B. Aknenormin) oder Tretinoin (Cordes VAS) extern oder mechanische Schleifung, ggf. operative Schleifung (Dermabrasio), auch Aknetoilette, s.u. Acne vulgaris.

### Interne Therapie
Bei ausgeprägter entzündlicher Komponente mit Vorherrschen von Papeln und Pusteln, ggf. Minocyclin 100 mg/Tag; s.u. Acne vulgaris. Bei therapieresistenten Fällen ist eine systemische Isotretinoin-Therapie in Erwägung zu ziehen.

## Acne-Tetrade L73.2

### Definition
Akne-Triade plus Pilonidalsinus.

### Therapie
Entsprechend der Akne-Triade und Pilonidalsinus.

## Acnetoilette

### Definition
Ausdrücken von offenen und geschlossenen Komedonen durch geschultes medizinisches Personal.

### Durchführung
Das Ausdrücken der Komedonen erfolgt am besten nach der Durchführung von Gesichtsmasken und Dampfbädern. Geschlossene Komedonen werden mit kleinkalibriger Kanüle oder feiner Lanzette angeritzt und vorsichtig von unten ausgedrückt. Offene Komedonen können direkt ausgedrückt werden. Die Aknetoilette sollte vom Arzt bzw. einer erfahrenen Kosmetikerin durchgeführt werden, um eine falsche Technik und damit einhergehende entzündliche Gewebereaktionen zu vermeiden.

A

## Acne-Triade
L73.2

**Definition**
Kombination aus Acne conglobata, Hidradenitis suppurativa-artigen Veränderungen und Perifolliculitis capitis abscedens et suffodiens.

**Therapie**
Entsprechend der Acne conglobata unter Berücksichtigung der operativen Maßnahmen bei der Hidradenitis suppurativa.

## Acne, tropische
L70.8

**Synonym(e)**
Acne tropicalis; Tropenakne

**Definition**
Ausbrechen der Akne bei prädisponierten Patienten unter tropischem Klima, insbesondere bei Männern mit Akneanamnese. Erschwerend kommen mechanische Irritationen hinzu, so z.B. schweres Gepäck, eng sitzende Kleidung, s.a. Acne mechanica.

**Klinisches Bild**
Der Acne conglobata entsprechendes klinisches Bild.

**Therapie**
Wenn möglich Meiden der extremen Temperaturen und der mechanischen Irrtitationen. Ansonsten entsprechend der Acne conglobata und Acne mechanica.

## Acne venenata
L70.83

**Synonym(e)**
Kontaktakne; Kosmetikakne

**Definition**
Durch komedogen wirkende, chemische Verbindungen ausgelöste Kontakt-Akne (Namensgebung: Venenum = Gift). Infrage kommen organische Wasserstoffverbindungen, Lipide u.a. Zur Acne venenata gehören: Acne detergicans, Kosmetik-Akne, Pomaden-Akne, Teer-Akne, Öl-Akne. Prototyp der Acne venenata stellt die Pomadenakne dar. Neben dem direkten Kontakt ist auch eine Auslösung über Dämpfe möglich, s.a. Akne, Berufs-Akne.

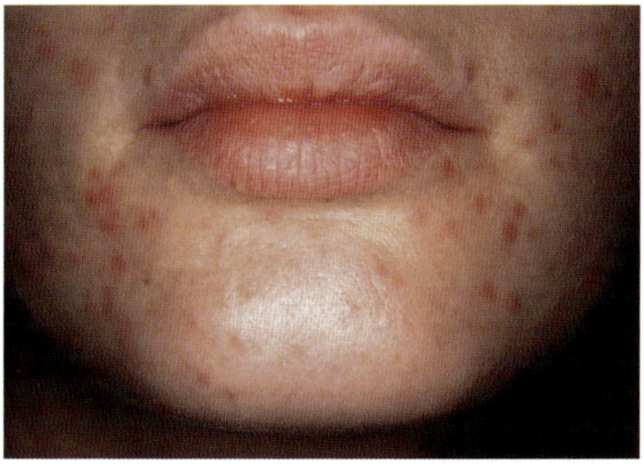

**Acne venenata.** Multiple, flache, rötliche Papeln und Flecken in der Perioral- und Kinnregion nach chronischer Anwendung einer „Reinigungsmilch" bei einer 26-jährigen Frau.

**Klinisches Bild**
Charakteristischerweise ist das Bild geprägt von offenen Komedonen, ggf. auch Zysten und entzündlichen Effloreszenzen.

**Therapie allgemein**
Meiden des auslösenden Agens.

**Externe Therapie**
Keratolyse mit z.B. Benzoylperoxid, Vitamin A-Säure, Isotretinoin, Tretinoin, Adapalen. Ggf. mechanische Schleifung, s.a. Akne, Berufs-Akne, Akne, Pomaden-Akne, Akne, Öl-Akne.

## Acne vulgaris
L70.00

**Definition**
Häufige, polyätiologische Erkrankung der talgdrüsenfollikelreichen Hautregionen, die sich durch Seborrhoe, Verhornungsstörung im Follikel mit Komedonen sowie nachfolgenden entzündlichen Papeln, Pusteln und abszedierenden Knoten auszeichnet.

**Einteilung**
Nach vorherrschenden Effloreszenzen werden drei Typen unterschieden:
- Acne comedonica
- Acne papulopustulosa
- Acne conglobata.

**Vorkommen/Epidemiologie**
Höchste Prävalenz in der Pubertät (60-80%). Maximum der Inzidenz 13.-18. LJ.

**Ätiologie**
Polyätiologischer Mechanismus. Häufig bedingt durch:
- Genetische Faktoren
- Seborrhoe
- Follikelkeratose
- Bakterien
- Entzündung
- Talgdrüsenhyperplasie
- Psychische Faktoren
- Medikamente:
  - Antikontrazeptiva mit restandrogener Komponente
  - Anabolika
  - Lithium
  - Vitamin-B-Präparate.

**Pathologie**
Infolge eines pfropfartigen Verschlusses des Follikel-Ausführungsganges wird bei gleichzeitiger Seborrhoe der Talg in die Follikel-Drüseneinheit zurückgestaut = Komedo (Acne comedonica). Durch eitrige Einschmelzung entstehen follikuläre Pusteln (Acne papulopustulosa). Reicht der Entzündungsprozess bis in die Tiefe der Kutis, bilden sich furunkuloide, häufig konfluierende, schmerzhafte Infiltrate (Acne conglobata).

**Manifestation**
V.a. bei Jugendlichen und jungen Erwachsenen; bei Jungen

oder Männern stärker ausgeprägt. Bei Acne tarda Verläufe bis zur 4. Lebensdekade und darüber hinaus.

### Lokalisation
Vor allem im Gesicht, auf Schultern und Rücken, im oberen Sternalbereich (seborrhoische Zonen).

### Klinisches Bild
Komedonen, Papeln und Pusteln, Knoten, Abszesse, Zysten, Narben.

### Labor
- Bei schweren und unklaren Verläufen beider Geschlechter: u.a. BSG, CRP, BB, IgG, IgM, IgA, Zink, α-1-Antitrypsin, TPHA.
- Ggf. Ausschluss HIV-Infektion.
- Frauen mit Hinweisen für Zyklusstörungen bzw. Androgenisierung: Gesamttestosteron, freies Testosteron, SHBG, Prolaktin, DHEAS, Androstendion.
- Fakultativ: LH, FSH, Blutzucker, Insulin, DHT, Cortisol, Östradiol, TSH.

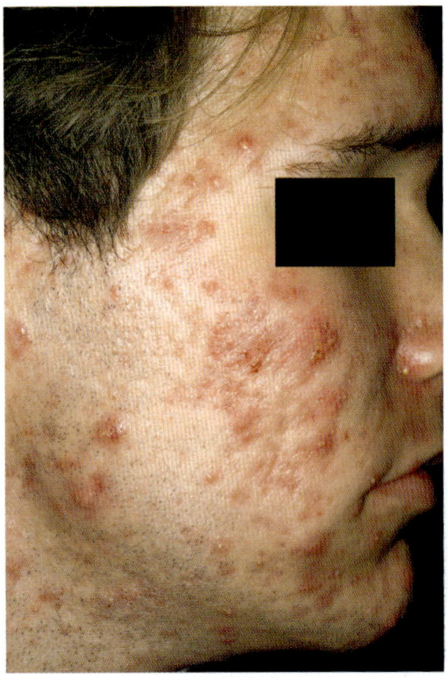

**Acne vulgaris.** Buntes Effloreszenzenbild mit entzündlichen Papeln, Papulo-Pusteln und Pusteln bei einem 17-jährigen Patienten mit seit 2 Jahren zunehmendem Krankheitsbild. Im zentralen Wangenbereich beginnende flächige Narbenbildung. Bild der Acne vulgaris (Typ: Acne papulo-pustulosa, Grad IV). Klassische Indikation für systemische Isotretinoin-Therapie!

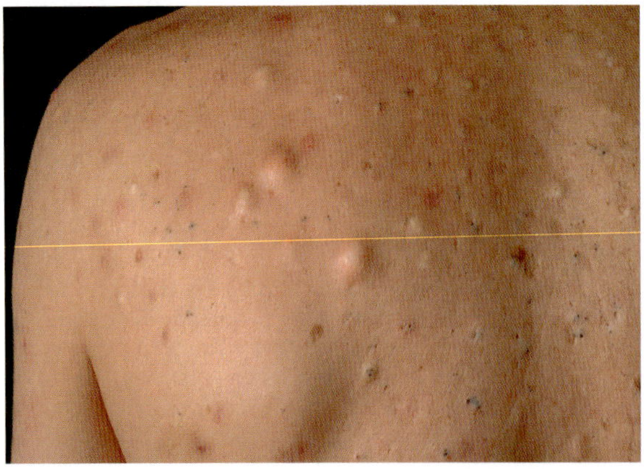

**Acne vulgaris.** Seit der Jugend rezidivierend auftretende, multiple, disseminiert stehende, 0,3-1,2 cm große Retentionszysten am Rücken eines 38-jährigen Mannes. Weiterhin zeigen sich multiple schwarze Komedonen (Blackheads).

### Histologie
Follikuläre Hyperkeratosen, vergrößerte Talgdrüsen.

### Diagnose
- Anamnese: Zeitpunkt des Auftretens, Progredienz (spontan, schleichend), familiäre Häufung, Kosmetika, Medikamente, bisherige Behandlung, Allergien, Erkrankungen des Endokriniums
- Ggf. Laborwerte (s.u. Labor)
- Behaarungstyp, Körperbau (Androgenisierung bei Frauen)
- Festlegung des Schweregrades anhand von Primär- u. Sekundäreffloreszenzen sowie Schwere der Manifestation
- Antibiogramm aus Abstrich von Komedoneninhalt, Pusteln oder Papeln
- Antibiogramm aus Abstrich von der Nasenschleimhaut (Besiedlung mit gramnegativen Keimen, Staphylokokken, Dermatophyten, Hefen, Schimmelpilzen)
- Ggf. Biopsie
- Auszählung von Vorläufereffloreszenzen am Cyanoacrylatpräparat
- Ggf: Hautfunktionstestungen (Lipometrie, TEWL)

### Differenzialdiagnose
- Kindesalter:
  - Pityrosporumfollikulitis des Säuglings
  - Acne infantum.
- Erwachsenenalter:
  - Acne inversa
  - Hidradenitis suppurativa
  - Akne-Triade
  - Akne-Tetrade
  - Follikulitis
  - Naevus comedonicus
  - Akne
  - Acne medicamentosa
  - syphilitische Rezidivexantheme
  - Trichostasis spinulosa
  - Elastoidosis cutanea nodularis et cystica.

### Therapie allgemein
Die Therapie ist abhängig vom Aknetyp, vom Schweregrad der Akne, dem Alter der Patienten sowie vom Hauttyp.
- Eine Graduierung der Akne zur Beurteilung des Therapieerfolges ist vor Therapiebeginn sinnvoll: z.B. Auszählung aller Akneläsionen pro Gesichtshälfte bzw. in einem 20 x 20 cm großen Feld und Einteilung nach offen/geschlossen, Papeln, Papulopusteln, Knoten. S.u. Acne comedonica, Acne papulopustulosa.
- Reinigung: Rein mechanisch mit einem Mikrofaserhandschuh, Claroderm und Wasser ohne weitere Zusätze.
- Zu empfehlen sind regelmäßige, nicht zu häufige Waschungen mit pH-neutralen Seifen, zur Anwendung kommen z.B. Sebopona, Cetaphil, Satina, Eubos, Stephalen Waschgel, Sebamed flüssig. Antiseptische oder antibakterielle Reinigungsmittel sind nicht indiziert, da sie weder das Propionibacterium acnes erfassen noch in der Tiefe des Follikels wirken. Zur Pflege sind Cremes oder Emulsionen vom O/W-Typ geeignet, z.B. Toleriane, Physiane, Hydranorm, Avene Cleanance, Lutsine Kerafnia, Eucerin Rebalance, Eucerin Creme-Gel. Getönte Akne-Therapeutika wie Aknichthol-Lotio sind als farbregulierende Externa gut geeignet, um die entzündlichen Rötungen abzudecken.
- Meiden komedogener Externa, insbesondere von Kosmetika. Sofern auf ein Make-up nicht verzichtet wird, sollte

ein für Akne geeignetes Make-up eingesetzt werden, z.B. Unifiance von La Roche Posay oder Lutsine Make-up Stift, jeweils nach Austestung der Farbnuance.

### Externe Therapie

Die zur Verfügung stehenden Aknetherapeutika werden bei den unterschiedlichen Akneformen entsprechend ihrer optimalen Wirkung jeweils alleine oder in Kombination eingesetzt.

- Retinoide: Tretinoin und Isotretinoin sind die klassischen Retinoide der ersten bzw. zweiten Generation. Tretinoin wird in Konzentrationen von 0,025 bis 0,1% in Form von Cremes, Lösungen und Gelen (s.u. Gele, hydrophile, Gele, hydrophobe) angeboten, Isotretinoin ist als 0,05 bis 0,1% Gel oder Creme verfügbar (z.B. Isotrex). Bei seborrhoischem Hauttyp sollten Gele und Lösungen, bei normaler Haut Gele und Cremes bevorzugt eingesetzt werden. Die Anwendung erfolgt zunächst 1mal/Tag, am besten abends, da eine leichte Rötung auftritt, evtl. auch Brennen und Juckreiz. Bei guter Verträglichkeit kann auf 2mal/Tag gesteigert werden. Alle anderen äußerlichen Aknetherapeutika sollten abgesetzt werden, bis eine Gewöhnung an die Vitamin A-Säure erfolgt ist. Mundwinkel und Lidregion sind auszusparen. Bei etwa 30% der Patienten kommt es nach 2-4 Behandlungswochen zum Aufschießen von Pusteln infolge von Rupturen der Mikrokomedonen. Trotz dieses scheinbaren Aufblühens der Akne sollte weiter behandelt werden. Nach etwa 4 Wochen ist ein „hardening" erfolgt und die Reizungen gehen zurück. Eine direkte Sonnenbestrahlung ist zu vermeiden, da Tretinoin und Isotretinoin die Erythemschwelle erniedrigen und nicht lichtstabil sind.
  - Tazarotene: Applikation (Off-Label-Use) von Tazarotene (z.B. Zorac Gel 0,1%) über Nacht oder 2mal/Tag für 5-10 Minuten ist laut Studien mit der Effektivität o.g. Retinoide vergleichbar.
  - Adapalen: (Differin Gel/Creme) ist ein synthetisches polyaromatisches Retinoid der dritten Generation. Neben der komedolytischen Wirksamkeit ist es stärker antientzündlich wirksam als Tretinoin und Isotretinoin. Es muss nur 1mal/Tag angewendet werden.
  - Adapalen/Benzoylperoxid (BPO) (z.B. Epiduo Gel 0,1%/2,5%): Die Kombination von Retinoid und BPO ist ein Ansatz, der die Vorteile beider Therapiemodalitäten kombiniert und nicht die Gefahr von antimikrobiellen Resistenzen beinhaltet. Anwendung 1mal/Tag, abends, als dünner Film auf den von Akne betroffenen Hautpartien anwenden, nachdem die Haut zuvor gereinigt (z.B. Dermowas) und abgetrocknet wurde.

> Merke: **Topische Retinoide eignen sich für eine Erhaltungstherapie, da sie antikomedogen wirken und so die Neubildung von Mikrokomedonen verhindern. Der Therapieerfolg ist i.d.R. erst nach 3 Monaten beurteilbar: Rückgang der Zahl der Effloreszenzen (Acne comedonica, Acne papulopustulosa) um > 50% wird als gutes, Rückgang um > 75% als sehr gutes Ansprechen gewertet. Die Behandlung sollte fortgeführt werden, so lange noch Zeichen einer klinischen Aktivität vorliegen.**

- Azelainsäure: Die Substanz wirkt in hohen Konzentrationen antimikrobiell, die Wirkung ist jedoch nicht so ausgeprägt wie bei Benzoylperoxid. Azelainsäure wird in einer Konzentration von 20% angewendet (Skinoren). Der Wirkungseintritt setzt, im Vergleich zu den anderen externen Aknetherapeutika, verzögert ein. Vorübergehend kann es in den ersten 2-4 Wochen zu Reizung, Schuppung, Brennen, Juckreiz kommen. In der Regel wird Azelainsäure gerade bei empfindlicher Haut (Atopiker) häufig besser als andere externe Aknetherapeutika vertragen. Azelainsäure kann in der Schwangerschaft verabreicht werden. Neben der Creme-Form steht eine Gel-Präparation zur Verfügung.
- Salicylsäure: Besitzt eine nachweisbare komedolytische Wirkung; die keratolytische Aktivität ist in den meisten eingesetzten Konzentrationen zu schwach, als dass hier mit einem Effekt auf die Akne zu rechnen wäre. Salicylsäure wird in unterschiedlichen Konzentrationen und Kombinationen mit anderen Wirkstoffen äußerlich eingesetzt. Präparate.
- Benzoylperoxid (BPO): Wirkt keratolytisch und stark antimikrobiell ohne die Gefahr der Resistenzentwicklung. Grampositive Keime, die reichlich in Talgdrüsen zu finden sind, werden rasch zerstört. Dies gilt im Besonderen für Propionibacterium acnes. BPO ist erhältlich in 1,5/3/5/10% Konzentration in Cremes, Emulsionen, Hydrogelen und alkoholischen Gelen, z.B. Akneroxid Gel 5%-10%, Akneroxid L Suspension, Benzaknen 5%-10%, Benzaknen W Suspension, Sanoxit 2,5-10%, Sanoxit MT Suspension, Akneroxid Gel 5%-10%. Emulsionen sind häufig besser verträglich als Gele. I.d.R. wird das Präparat 1mal/Tag dünn aufgetragen. Nach Auftragen von Benzoylperoxid kommt es anfänglich leicht zu Hautreizungen mit Austrocknung der Haut, Rötung und Schuppung in den ersten Tagen bis Wochen. Ein Gewöhnungseffekt stellt sich gewöhnlich innerhalb weniger Wochen ein. Bei der Anwendung auf atopischer Haut ist besondere Vorsicht geboten. Selten kann es zu einer Kontaktsensibilisierung gegenüber BPO kommen. Patienten müssen auf die Tatsache hingewiesen werden, dass BPO Haare, Kleidung und Bettwäsche, Handtücher etc. entfärbt oder ausbleicht.
- Abrasiva (Schälmittel): Aluminiumoxid (z.B. Brasivil) oder Polydimethylsilikonharz (z.B. Jaikin) haben eine leichte Schälwirkung, erreichen aber i.d.R. die Komedonen nicht. Vorsicht ist insbes. bei gleichzeitiger Therapie mit Präparaten wie Vitamin A-Säure, Benzoylperoxid oder Azelainsäure geboten.
  - Peelingsubstanzen: α-Hydroxysäuren wie Milchsäure und Glykolsäure zur Reduktion von Hyperkeratosen werden immer wieder empfohlen, s.a.u. Chemical-Peeling.
  - Fruchtsäuren (α-Hydroxysäuren): α-Hydroxysäuren reduzieren die Korneozytenadhäsion und halten so die Follikelostien offen, dies führt zu einer Verminderung der Komedonenzahl. Die Indikation wird v.a. bei follikulären Hyperkeratosen gestellt. Anwendung: 1mal/Tag, bei guter Verträglichkeit 2mal/Tag. Anschließendes Chemical-Peeling mit 70%iger Glykolsäure und manuelle physikalische Aknetherapie bringen schnelleren Erfolg. α-Hydroxysäuren können auch bei Sonnenexposition verwendet werden. Wirkungseintritt nach 6 Wochen.
- Antibiotika: In der äußerlichen Aknetherapie kommen im Wesentlichen drei Gruppen von Antibiotika zum Einsatz: Tetracycline, Erythromycin (z.B. Aknemycin Salbe/Lösung, Eryaknen 2-4% Gel) und Clindamycin (z.B. Basocin Akne Lösung; Basocin Akne Gel; DUAC-Gel [Kombination mit BPO]). Seit kurzem zugelassen ist zudem

Nadifloxacin (Nadixa-Creme). Die Wachstumshemmung von Propionibacterium acnes bei extern applizierten Antibiotika ist allerdings der des Benzoylperoxids unterlegen. Studienergebnissen zufolge zeigen Clindamycin und Erythromycin die besten Erfolge bei entzündlicher Akne. Lokale Nebenwirkungen bestehen in Rötung, Schuppung und Brennen der Haut. Selten kann es auch nach topischer Anwendung von Clindamycin zu blutigen Diarrhoen und einer Kolitis (einschließlich pseudomembranöser Kolitis) kommen. Die Anwendung topischer Antibiotika erfolgt i.d.R. in Kombination mit topischen Retinoiden (Aknemycin plus), Salicylsäure, BPO oder Abrasiva und sollte aufgrund der Gefahr einer Resistenzentwicklung zeitlich limitiert sein. Bei langfristiger Anwendung kann es zu einer Selektion des Keimspektrums zu Gunsten gramnegativer Erreger, im Sinne einer gramnegativen Follikulitis kommen.

#### Bestrahlungstherapie

Kurzfristiger Einsatz von UVB-Strahlen oder Kombination von UVA- und UVB-Strahlen.

#### Interne Therapie

Eine systemische Behandlung ist der schweren, einer äußerlichen Therapie nicht optimal zugänglichen Form der Acne vulgaris vorbehalten.

- Antibiotika (Tetracycline und Makrolidantibiotika [z.B. Erythromycin, Roxithromycin]) stellen die Standardpräparate dar. Das Antibiotikum der 1. Wahl ist hierbei Minocyclin (z.B. Skid, Aknosan, Klinomycin), danach folgt Doxycyclin (z.B. Doxakne).
  - Tetracycline: Minocyclin ist allgemein besser verträglich als Doxycyclin, aber wesentlich teurer. Die Dosierung von Minocyclin beträgt initial 2mal/Tag 50 mg p.o. (mit der Mahlzeit), dann Reduktion auf eine Erhaltungsdosis von 50 mg/Tag. Doxycyclin: 1mal/Tag 50 mg p.o. Tetracyclin (Tefilin): 1500 mg/Tag, ggf. auch höher dosiert, initial 3mal/Tag 500 mg (vor der Mahlzeit, keine Milch) über 1-2 Monate. Auf die phototoxische Wirkung dieser Substanzgruppe ist zu achten, sie ist beim Doxycyclin geringer als bei Tetracyclinhydrochlorid ausgeprägt, Minocyclin gilt in dieser Hinsicht als sicherer.

> **Merke: Viele Tetracycline wirken phototoxisch!**

> **Merke: Keine Kombination mit systemischen Retinoiden!**

  - Makrolidantibiotika: Erythromycin (z.B. Erythromycin-ratiopharm) sollte in einer Dosierung von 500-1000 mg/Tag gegeben werden; Roxithromycin (Roxithromycin-ratiopharm) in einer Dosierung von 150-300 mg/Tag.

> **Merke: Gefahren einer langfristigen systemischen Antibiotikabehandlung sind u.a. Resistenzentwicklung, gramnegative Follikulitis und erneutes Aufblühen von Papulopusteln!**

- Hormontherapie (nur bei Frauen): Zusammenarbeit mit Gynäkologen.
  - Östrogene: Östrogene hemmen die Talgproduktion. Die häufigsten Kontrazeptiva enthalten 50 mg Ethinylestradiol (= ausreichende Menge zur Hemmung der Talgproduktion). Die Hormontherapie ist ausschließlich Frauen mit schwerer Akne und einem Mindestalter von 16 Jahren vorbehalten. Keine Therapie der 1. Wahl.
  - Antiandrogene: Bei Aknepatienten ist in den Talgdrüsen ein beschleunigt ablaufender Androgenmetabolismus mit konsekutiv gesteigerter Mitoserate in den Sebozyten und Anregung der Lipidsynthese zu beobachten. Cyproteronacetat (CPA) besitzt eine antiandrogene und Progesteron-Wirkung. Es hemmt alle androgenabhängigen Organe und somit auch die Talgdrüsen. Die Indikation ist nur bei Frauen gegeben. Wegen der zu erwartenden Zyklusstörungen ist eine Kombination mit Ethinylestradiol indiziert. Kombinationspräparate sind z.B. Clevia, Diane 35 oder Climen. Chlormadinonacetat und Megestrolacetat sind schwächer wirksam als Cyproteronacetat, eine Reduktion der Talgreduktion erfolgt nach mehreren Zyklen; z.B. Esticia, Gestamestrol N (2 mg Chlormadinonacetat und 50 µg Mestranol). In schweren Fällen kann die Östrogentherapie durch die Gabe von 5-10 mg CPA (z.B. Androcur 10 mg) über 15 Tage ergänzt werden.

> **Cave: Thromboembolische Komplikationen treten insbes. bei Raucherinnen, übergewichtigen Patientinnen oder Patientinnen mit Arteriosklerose auf.**

  Auszuschließen von der antiandrogenen Therapie sind Patientinnen mit Livedo racemosa, Sneddon-Syndrom. Die Rezeptur der Antiandrogene gehört in die Hand des Gynäkologen. Die Indikation wird vom Dermatologen gestellt, Dosierung, Durchführung und Kontrolle der Therapie bleiben dem Gynäkologen überlassen. Die Therapiedauer sollte mindestens 1 Jahr betragen, ggf. Jahre, auch Kombination mit Isotretinoin. Eine Besserung der Akne ist frühestens nach 2-3-monatiger Therapie zu erwarten. Probleme ergeben sich beim Absetzen der Hormontherapie: Rebound mit Eruption von Papulopusteln.
- Isotretinoin (z.B. Aknenormin) ist entsprechend der Europäischen Direktive (EMEA) indiziert bei schwerer entzündlicher Form der Acne vulgaris mit dem Risiko einer permanenten Narbenbildung. Unstrittig ist die Verschreibung bei Acne conglobata oder einer nodulären Acne vulgaris.

> **Merke: Bei Verschreibung von Isotretinoin für Frauen im gebärfähigen Alter ist unbedingt ein Schwangerschaftstest vor Therapiebeginn durchzuführen sowie eine sichere Kontrazeption ein Monat vor Beginn der Therapie, über den gesamten Therapieverlauf und ein Monat nach Therapieende (einige Autoren empfehlen bis zu 3 Monaten) zu fordern.**

- **Cave: Teratogenität: Bei Frauen im gebärfähigen Alter nicht zugelassen. Die zivilrechtliche und ggf. auch strafrechtliche Verantwortung liegt somit ausdrücklich beim behandelnden Arzt!**
- Rezidive: I.d.R. führt die ausreichende Therapie mit Isotretinoin zu lang anhaltenden Remissionen (Wochen bis Jahre). Nach Absetzen des Isotretinoins kann es zum Rezidiv kommen. Dieses verläuft i.d.R. milder als die ursprüngliche Akne. Die Rezidivrate ist umgekehrt proportional zur verabreichten therapeutischen Dosis. Bei einer kumulativen Dosis < 120 mg/kg KG ist ein Rezidiv we-

A

sentlich wahrscheinlicher als bei einer Gesamtdosis > 120 mg/kg KG, weshalb diese Dosis möglichst erreicht werden sollte. Im Falle eines Rezidivs ist eine erneute Therapie in manchen Fällen erforderlich. Bei schwerer entzündlicher Acne conglobata oder Acne fulminans sind Kombinationstherapien mit Hormonen (Antiandrogene, Antikontrazeptiva, Glukokortikoide) möglich. Um die unangenehmen Nebenwirkungen der trockenen Lippen abzuschwächen, können lokal rückfettende Lippenpflegeprodukte, z.B. Rolip Emulsion, Rolip Mandelic, Labello o.ä. eingesetzt werden.

Merke: **Keine Kombination von Hormonpräparaten mit Tetracyclinen wegen Gefahr der Hirndruckerhöhung!**

### Diät/Lebensgewohnheiten

Wissenschaftlich ist eine Auslösung der Acne vulgaris durch Nahrungsmittel nicht belegt, Lipide aus der Nahrung werden nicht über die Talgdrüsen ausgeschieden. Allerdings ist die persönliche Erfahrung des Patienten zu berücksichtigen.

Acne vulgaris. **Tabelle 1.** Keratolytische/Komedolytische Externa in der Aknetherapie

| | Wirkstoffe | | Zubereitung | Konzentration | Beispielpräparate |
|---|---|---|---|---|---|
| **Mono-präparate** | Tretinoin | | Lösung | 0,05% | Airol |
| | | | Creme | 0,05% | Cordes VAS, Airol |
| | Isotretinoin | | Gel, Creme | 0,05% | Isotrex |
| | | | | 0,1% | |
| | Benzoylperoxid | | Gel | 2,5% | PanOxyl Akne, Klinoxid, Sanoxit |
| | | | | 5% | PanOxyl Akne, Sanoxit, Benzaknen |
| | | | | 10% | Sanoxit, Benzaknen |
| | | | Emulsion | 5% | PanOxyl mild |
| | | | | 10% | PanOxyl W-Emulsion |
| | | | Creme | 2,5% | PanOxyl mild |
| | | | | 5% | PanOxyl mild, Klinoxid |
| | | | | 10% | Klinoxid forte |
| | | | Wasch-Emulsion | 10% | PanOxyl W, Benzaknen |
| | Azelainsäure | | Creme | 20% | Skinoren |
| | Adapalen | | Creme, Gel | 0,1% | Differin |
| | Salicylsäure | | Lösung | 5% | **R214** |
| | | | | 10% | **R214** |
| | Schwefel | | Creme | 3% | Schwefel-Diasporal |
| | **Wirkstoffkombinationen** | | **Zubereitung** | **Konzentration** | **Beispielpräparate** |
| **Kombinations-präparate** | Salicylsäure | Milchsäure | Lösung | 0,5/0,2% | Aknederm Tinktur N |
| | Salicylsäure | Na-Bituminosulf. | Lotio | 0,5/1% | Aknichthol N/soft |
| | Ammoniumbit. | Zinkoxid | Salbe | 2/10% | Aknederm Salbe Neu |
| | Salicylsäure | Milchsäure | Tinktur | 0,5/0,2% | Akaderm Tinktur N |
| | Schwefel | Campher | Milch | 0,1/0,36% | Schwefel-Diasporal |

Acne vulgaris. **Tabelle 2.** Lokal wirksame Antibiotika

| Generikum | Zubereitung | Konzentration | Beispielpräparat |
|---|---|---|---|
| Tetracyclin | Salbe | 3% | Imex Salbe, Achromycin Salbe |
| Erythromycin | Lösung | 2% | Aknefug El |
| | Gel | 2% | Aknederm Ery Gel |
| | Emulsion | 1% | Aknemycin |
| | Creme | 2-4% | **R083** |
| | Salbe | 2% | Aknemycin Salbe |
| Clindamycin | Gel | 1% | Basocin, Zindaclin |
| | Lösung | 1% | Basocin Akne Lsg. |
| Clindamycin/BPO | Gel | 1%/5% | Duac Acne Gel |
| Nadifloxacin | Creme | 1% | Nadixa |

Acne vulgaris. **Tabelle 3.** Hormontherapie bei schwerer Akne von Frauen

| Beispielpräparat | Dosierung | Anwendungszeitraum |
|---|---|---|
| Diane 35 | 2 mg Cyproteronacetat/35 µg Ethinol-oestradiol + | 1.-21. Zyklustag, 7 Tage Pause |
| Androcur 10 | 5-10 mg Cyproteronacetat | 1.-15. Zyklustag ½-1 Tbl./Tag |

Acne vulgaris. **Tabelle 4.** Aknetherapeutika (modifiziert nach Orfanos/Garbe)

| | Wirkstoff | Follikuläre Hyperkeratose | Seborrhoe | Mikrobielle Besiedlung | Entzündung |
|---|---|---|---|---|---|
| **Extern** | Benzoylperoxid | (+) | – | +++ | + |
| | Azelainsäure | + | – | ++ | + |
| | Isotretinoin | ++ | + | + | – |
| | Tretinoin | ++ | – | + | – |
| | Adapalen | ++ | – | + | ++ |
| | Salicylsäure | + | – | + | (+) |
| | Resorcin | – | (+) | + | + |
| | Schwefel | – | (+) | – | – |
| | Aluminiumoxid | ++ | (+) | – | – |
| | Tioxolon | – | + | + | + |
| | Na-Bituminosulf. | – | + | (+) | – |
| **Intern** | Chlormadinonacetat | – | + | – | – |
| | Cyproteronacetat | – | ++ | – | – |
| | Isotretinoin | ++ | +++ | (+) | ++ |
| | Tetracycline | – | – | ++ | + |

– nicht wirksam; (+) schwach wirksam; + mäßig wirksam; ++ stark wirksam; +++ sehr stark wirksam

**Acne vulgaris. Tabelle 5.** Therapeutische Empfehlungen der „Global Alliance to Improve Outcomes in Acne"

| | Leichte Formen | | Mittelschwere Formen | | Schwere Formen |
|---|---|---|---|---|---|
| | Acne comedonica | Acne papulopustulosa | Acne papulopustulosa (schwer) | Noduläre Akne | Noduläre Akne/ A. conglobata |
| **1. Wahl** | Topisches Retinoid | Topisches Retinoid + top. antibakt. Arzneimittel | Orales Antibiotikum + top. Retinoid ± BPO | Orales Antibiotikum + top. Retinoid ± BPO | Orales Isotretinoin |
| **Alternativen** | Anderes top. Retinoid oder Azelainsäure oder Salicylsäure | Topisches Retinoid + top. antibakt. Arzneimittel + anderes top. Retinoid oder Azelainsäure | Anderes orales Antibiotikum + anderes topisches Retinoid ± BPO | Orales Isotretinoin oder anderes orales Antibiotikum + anderes topisches Retinoid ± BPO | Hohe Dosis orales Antibiotikum + top. Retinoid + BPO |
| **Alternativen für Frauen** | S.u. 1. Wahl | S.u. 1. Wahl | Orales Antiandrogen + top. Retinoid/Azelainsäure ± top. antibakt. Arzneimittel | Orales Antiandrogen + top. Retinoid ± orales Antibiotikum ± anderes antibakt. Arzneimittel | Hohe Dosis orales Antiandrogen + top. Retinoid ± anderes top. antibakt. Arzneimittel |
| **Erhaltungstherapie** | Topisches Retinoid | | Topisches Retinoid ± BPO | | |

BPO = Benzoylperoxid; top. = topisch

## Acnitis A18.4

### Synonym(e)
Barthélemysche Krankheit

### Definition
Veraltete Bezeichnung für akneiformes Tuberkulid im Gesicht, am ehesten als Variante des papulonekrotischen Tuberkulids zu werten.

## Acral granulomatous dermatosis L40.2

### Definition
Chronisches Krankheitsbild unklarer Ätiologie mit akraler Pustelbildung, dermalen und subkutanen Abszessen sowie Granulomen.

### Ätiologie
Unklar, wird als Entität oder Variante der Acrodermatitis continua suppurativa interpretiert.

### Therapie
Entsprechend der Acrodermatitis continua suppurativa.

## Acrocyanosis chronica anaesthetica I73.8

### Definition
Akrozyanose mit einem lästigen tauben Gefühl in den betroffenen Arealen.

### Therapie
Entsprechend der Akrozyanose.

## Acrodermatitis chronica atrophicans L90.4

### Erstbeschreiber
Taylor, 1875; Buchwald, 1883; Pick, 1895; Hartmann u. Herxheimer, 1902

### Synonym(e)
Dermatitis atrophicans chronica progressiva; Morbus Herxheimer; Dermatitis atrophicans diffusa progressiva idiopathica Oppenheim; Taylorsche Krankheit; Pick-Herxheimer-Krankheit

### Definition
Durch Infektion mit Borrelien hervorgerufene, chronische, zu ausgeprägter Haut- und Weichteilatrophie (Zigarettenpapierphänomen) und flächenhaften lividroten Erythemen an den Extremitäten führende Erkrankung.

### Vorkommen/Epidemiologie
Inzidenz (Europa): 10-130/100.000 Einwohner/Jahr. Gehäuft in Borrelien-Endemiegebieten, insbes. einigen waldreichen Gegenden Österreichs, Polens und Osteuropas.

### Manifestation
Auftreten ist in jedem Lebensalter möglich, v.a. 5.-6. Lebensjahrzehnt, bevorzugt bei Frauen. Auftreten meist Monate bis Jahre nach der Infektion im Stadium 3 der Lyme-Borreliose.

### Lokalisation
Extremitäten und Akren, häufig symmetrisch.

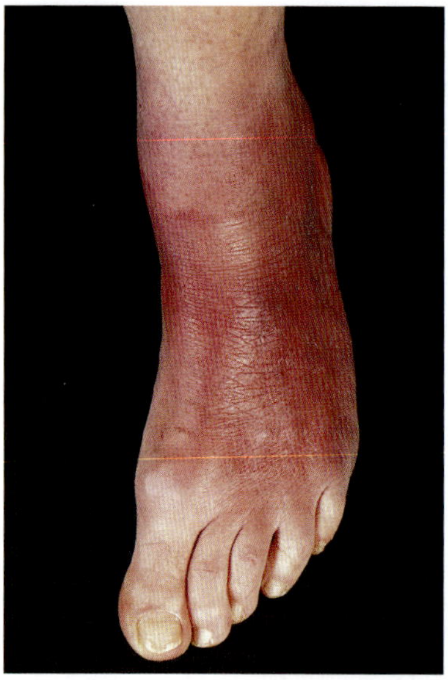

**Acrodermatitis chronica atrophicans.** Initial flächenhafte, ödematöse, lividrote Erytheme. Langsamer Übergang in ausgeprägte, schlaffe Atrophie mit typischer Fältelung der Haut (Zigarettenpapierphänomen) und deutlich durchscheinenden Venennetzen.

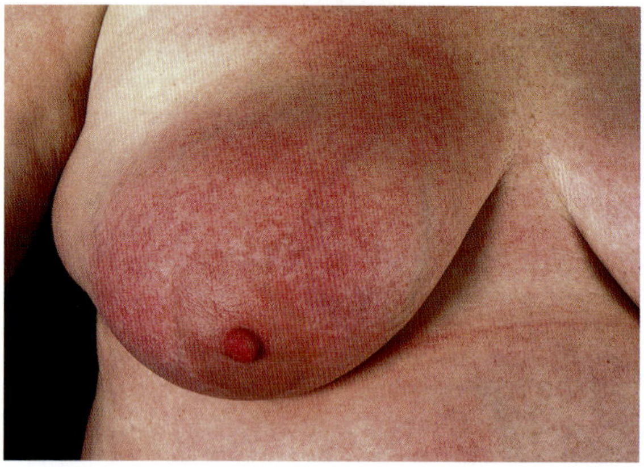

**Acrodermatitis chronica atrophicans.** 57 Jahre alte Patientin. Seit 6 Monaten bestehender, solitärer, chronisch stationärer, unscharf begrenzter, palpatorisch unveränderter, gelegentlich leicht brennender, roter, bei Kälte rot-blauer, glatter Fleck (anämisierbar).

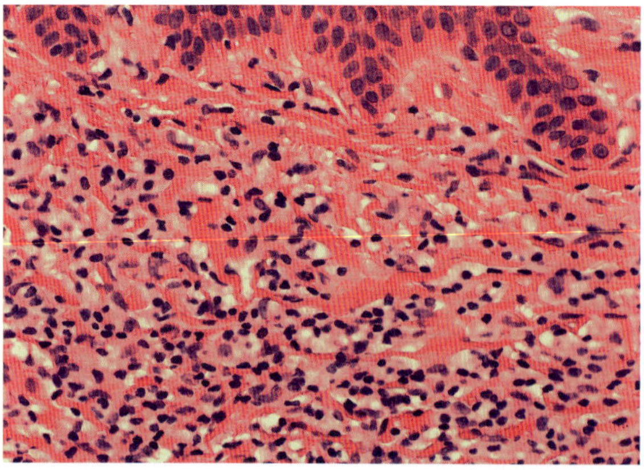

**Acrodermatitis chronica atrophicans.** Ödem der Dermis; bandartige Verdichtung des entzündlichen Infiltrates subepithelial. Infiltrat aus Lymphozyten und Plasmazellen. Verplumpte kollagene Fasern.

## Klinisches Bild

Initial flächenhafte, ödematöse, lividrote Erytheme; langsamer Übergang in ausgeprägte, schlaffe Atrophie mit typischer Fältelung der Haut (Zigarettenpapierphänomen) und deutlich durchscheinenden Venennetzen. Ausbildung breiter Erythemstreifen entlang der Ulna oder Tibia möglich (sog. Ulnar- bzw. Tibiastreifen). Zudem Ausbildung von Fibrosen möglich. Besonderheiten:

- Fibroide juxtaartikuläre Knoten in 60% der Fälle: Kutan gelegene, harte bis walnussgroße, evtl. verkalkende Knoten, v.a. über den Ellbogen.
- Sklerosierungen: Sklerodermieartig derbe, weißlich glänzende Bindegewebsplatten, v.a. an Unterschenkeln und Fußrücken.
- Sekundäre Hautveränderungen: Verlust von Haarfollikeln, Talg- und Schweißdrüsen, trockene Haut.
- Neigung zu Exsikkationsekzem.
- Torpide Ulzerationen durch Bagatelltraumen.
- Gehäuft Pseudolymphome der Haut, Lipom, Fibrom, Karzinom, Übergang in malignes kutanes B-Zell-Lymphom möglich.

## Labor

Starke Erhöhung der gamma-Globuline und BSG durch Stimulation des B-Lymphozyten-Systems mit Ausreifung von Plasmazellen. Hohe Antikörpertiter gegen Borrelia burgdorferi (IgG).

## Histologie

Entzündlich-ödematöses Stadium: Epithel wenig verbreitert, Orthokeratose. Ödem der Dermis mit Gefäßerweiterung. Perivaskuläres, neurotropes oder diffuses lymphohistiozytäres, plasmazellreiches Infiltrat. Nicht selten bandartige Verdichtung subepithelial mit vakuoliger Degeneration der Basalzellen. Atrophisches Stadium: Epidermisatrophie mit kompakter Orthokeratose; zunehmender Verlust der elastischen Fasern. Eher spärliches, diffuses entzündliches Infiltrat aus Lymphozyten und Plasmazellen.

## Differenzialdiagnose

- Klinische Differenzialdiagnosen:
  - Akrozyanose: keine Atrophie der Haut; bevorzugt akrale Lokalisation.
  - Pernio: umschriebene Plaques oder Knoten, keine Hautatrophie, wechselhafter Verlauf.
  - Stauungsekzem bei chronischer venöser Insuffizienz: CVI-Zeichen, nur untere Extremität betroffen, fast ausschließlich beidseitig auftretend, brauner Farbton, evtl. Ulkusbildung.
  - Erythromelalgie: typische reproduzierbare Schmerzsymptomatik, positiver Kaltwassertest.
  - zirkumskripte Sklerodermie Typ Atrophodermia idiopathica et progressiva: stammbetonte Lokalisation, negative Serologie und PCR.
  - Rheumaknoten.
- Histologische Differenzialdiagnosen:
  - Lichen planus: markante Interface-Dermatitis mit ausgeprägter Vakuolisierung der basalen Keratinozyten; keine Plasmazellen.
  - Lichenoide Arzneireaktion: meist deutliches dermales Ödem; häufig Eosinophilie, keine Plasmazellen.
  - Mycosis fungoides: typische Halobildung um polymorphe Lymphozyten, kaum Plasmazellen, markante Epidermotropie mit vakoulisierten Epidermiszellen; Eosinophilie ist möglich.

- PLEVA: keine Histiozyten, keine Plasmazellen.
- Syphilitische Exantheme: Interface-Dermatitis mit großer Infiltratdichte, psoriasiforme Epidermisreaktion, zahlreiche Plasmazellen.
- Atrophodermia idiopathica et progressiva: eher schütteres, lympho-histiozytäres Infiltrat, verplumpte Kollagenfaserbündel in der tiefen Dermis; atrophisches, hyperpigmentiertes Oberflächenepithel.

### Interne Therapie

- Therapie der 1. Wahl ist Ceftriaxon (z.B. Rocephin) auch bei begleitenden extrakutanen Manifestationen wie Arthritiden oder ZNS-Beteiligung. Die antibiotischen Zyklen sollten je nach Klinik in 3-monatigen Abständen wiederholt werden und aufgrund der Generationszeiten mindestens 14 Tage dauern.
- Erwachsene erhalten Ceftriaxon 1mal/Tag 2 g i.v., bei schweren, therapierefraktären Fällen bis zu 4 g/Tag über 3 Wochen. Kinder erhalten 1mal/Tag 50 mg/kg KG bis zur Höchstdosis von 2 g/Tag über 14 Tage. Bei Früh- und Neugeborenen bis zu 2 Wochen Dosen von 50 mg/Tag/kg KG nicht überschreiten.
- Die Therapiedauer richtet sich nach dem klinischen Befund, ggf. über 1 Jahr. Antikörpertiterkontrollen sind für den Verlauf des Heilungsprozesses wenig aussagefähig. Atrophien sind nicht reversibel.

**Acrodermatitis chronica atrophicans. Tabelle 1.** Therapieoptionen der Acrodermatitis chronica atrophicans

| | 1. Wahl | Alternativ |
|---|---|---|
| Erwachsene | Ceftriaxon 1mal/Tag 2 g i.v. über 3 Wochen | Doxycyclin 2mal/Tag 100 mg p.o. über 21-28 Tage oder Tetracyclin 2 g/Tag p.o. über 21 Tage |
| Kinder/Schwangerschaft (Gefahr der diaplazentaren Übertragung!) | Amoxicillin 50 mg/kg KG/Tag p.o. (2-3mal/Tag 500 mg/Tag p.o.) oder Cefuroxim Saft 20-30 mg/kg KG/Tag | Erythromycin 3-4mal/Tag 500 mg p.o. oder i.v., Clarithromycin 15 mg/kg KG/Tag über 7-10 Tage |

## Acrodermatitis continua suppurativa L40.2

### Erstbeschreiber

Crocker, 1888; Hallopeau, 1897

### Synonym(e)

Dermatitis repens; Eiterflechte; Acrodermatitis perstans; Hallopeau-Leredde-Syndrom; Dermatitis vegetans; Dermatitis pustularis; Dermatitis, infektiöse ekzematoide (Crocker); Acrodermatitis continua of Hallopeau

### Definition

Rezidivierende, möglicherweise zur Mutilation führende, sterile Pustelerkrankung der Akren, die bei wiederholtem Auftreten und längerem Bestand zur Atrophie von Nägeln und distalen Phalangen führen kann. Sonderform einer akral lokalisierten Psoriasis pustulosa.

### Ätiologie

Ungeklärt, unseres Erachtens Sonderform der umschrieben Psoriasis pustulosa palmaris et plantaris.

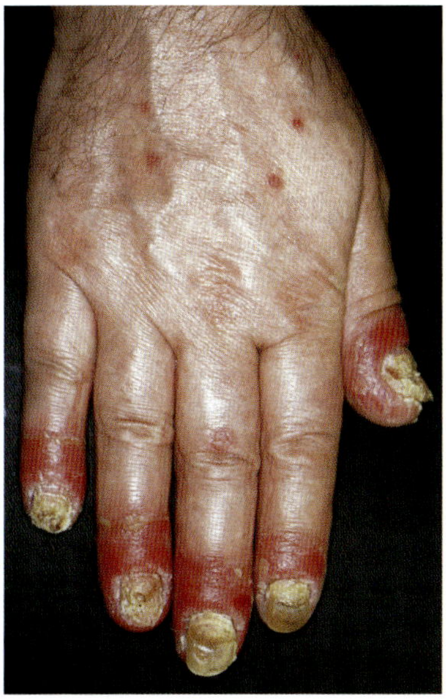

**Acrodermatitis continua suppurativa.** Chronische, rote, raue Plaques mit rezidivierender Pustelbildung und Onychodystrophien. Druckdolenz. Im fortgeschrittenen Verlauf zeigten sich akrale Haut- und Knochenatrophien, Nageldystrophie und Onychodystrophien.

### Klinisches Bild

Primäreffloreszenz: Subkorneal gelegene Pustel, schubweise neu aufschießende, zunächst sterile Pusteln an den Kuppen der Endphalangen der Finger und Zehen, in der Regel starker Befall des Nagelorgans. Später: Akrale Haut- und Knochenatrophien, Dystrophie oder Verlust der Nägel.

### Histologie

Hyperkeratosen, Akanthose, unilokuläre, intraepitheliale Pustel mit neutrophilen Leukozyten, spongiforme Degeneration der Epidermiszellen im Randgebiet der Pustel.

### Externe Therapie

In der akuten Schubphase Glukokortikoide unter Okklusion. Geeignet sind 0,1% Triamcinolon-Creme oder halogenierte Glukokortikoide wie 0,05-0,1% Betamethason Creme/Salbe oder Mometasonfuroat Salbe (Ecural). Glukokortikoidkristallsuspensionen mittels Dermojet intraläsional injiziert sind bei sehr hartnäckigen Läsionen indiziert. Injektionen sind lokalisationsbedingt sehr schmerzhaft! Ergänzend können adstringierende Handbäder mit Gerbstoffen (z.B. Tannosynt flüssig) durchgeführt werden.

### Bestrahlungstherapie

Die lokale PUVA-Therapie als PUVA-Bad-Therapie oder PUVA-Creme-Therapie ist bei mittelschweren und schweren Formen der Acrodermatitis continua suppurativa Therapie der 1. Wahl.

### Interne Therapie

Die Erkrankung ist eine klassische Indikation für eine Systemtherapie.

- Acitretin:
  - Erwachsene: Initial 0,5 mg/kg KG Neotigason/Tag, über 2-4 Wochen, dann je nach Wirkung Steigerung auf maximal 1 mg/kg KG/Tag. Erhaltungsdosis: In der Regel 0,1-0,5 mg/kg KG/Tag für weitere 6-8 Wochen, ggf. auch länger.

  - Kinder: Sehr strenge Indikation, sorgfältige Nutzen-Risiko-Abwägung. Initial: 0,5 mg/kg KG/Tag. Erhaltungsdosis: 0,1 mg/kg KG/Tag, keinesfalls > 0,2 mg/kg KG/Tag bzw. > 35 mg/Tag.

**Merke: Die systemische Therapie sollte mit der externen Behandlung kombiniert werden. Ggf. Kombination von Acitretin mit PUVA-Bad-Therapie oder PUVA-Creme-Therapie als RePUVA-Therapie.**

- Alternativ:
  - Fumarsäureester (z.B. Fumaderm): Bei schweren Verläufen Versuch mit ansteigender Dosierung z.B. Fumaderm initial 1 Tbl./Tag in Woche 1 bis auf maximal 6 Tbl./Tag Fumaderm in der 6. Woche.
  - Methotrexat (z.B. Lantarel): Initial 10-15 mg/Woche p.o. oder i.m. Je nach Ansprechen kann die Dosis langsam Woche für Woche reduziert werden. Erhaltungsdosis: 2,5-5,0 mg/Woche.
  - Ciclosporin A: Reservetherapeutikum! Initial: 2,5 mg/kg KG/Tag p.o., Steigerung auf 5 mg/kg KG möglich, Dosisreduktion nach Hautbefund, möglichst niedrige Erhaltungsdosis anstreben.

## Acrodermatitis enteropathica E83.2

### Erstbeschreiber
Brandt, 1936; Danbolt u. Closs, 1942

### Synonym(e)
Danbolt-Closs-Syndrom; Brandt-Syndrom; Danbolt(-Closs)-Syndrom; Zinkmangel-Syndrom; acrodermatitis enteropathica

### Definition
Seltene, autosomal-rezessiv vererbte Erkrankung, bei der es aufgrund einer ungenügenden Resorption des in der normalen Nahrung enthaltenen Zinks zu ekzematösen Hautveränderungen perioral und an den Akren sowie Diarrhoe und Alopezie kommt. Ähnliche Erscheinungen treten bei erworbenen Zinkmangel-Dermatosen auf.

### Ätiologie
- Diskutiert wird die kongenitale, autosomal-rezessiv vererbte, primäre Zinkabsorptionsstörung (Genlokus 8q24.3), verursacht durch Fehlen eines Zinkbindungs-Faktors (Soluble Carrier SLC39A4) im Dünndarm, der in der Muttermilch, aber nicht in Kuhmilch vorhanden ist und zum Absinken der Zinkabsorption auf 2-3% des Normalwertes führt.
- Sekundärer Zinkmangel ist bei chronisch-entzündlichen Krankheiten des Magen-Darm-Traktes (M. Crohn, Colitis ulcerosa), Zoeliakie, Dünndarmresektionen, Dünndarmfisteln sowie bei parenteraler oder einseitiger Ernährung und alkoholischer Leberzirrhose beschrieben. Man vermutet eine fehlerhafte Bildung des normalerweise im Darm vorhandenen spezifischen Zink-bindenden Liganden; nur kleine Mengen Zink gelangen in den Blutkreislauf.
- Erworbene Form: U.a. bei Alkoholismus durch unzureichende Zink-Aufnahme/Zufuhr mit der Nahrung.

### Manifestation
Bei der hereditären Form erfolgt die Erstmanifestation der Erkrankung im Säuglingsalter, meist nach dem Abstillen; bei den sekundären Verlaufsformen erst Wochen, Monate bis Jahre nach Auftreten der den Zinkmangel auslösenden Grundkrankheit.

### Lokalisation
Symmetrisch an den Akren und Körperöffnungen (Mund, Nase, Anogenitalregion).

### Klinisches Bild
- Trias: Akrale Dermatitis, Alopezie, rezidivierende Diarrhöen.
- Integument: Klinisch finden sich sehr heterogene Bilder mit konfluierenden Erythemen sowie Bläschen, Pusteln, Krusten oder Schorfbildung. Bei mehr chronischem Verlauf finden sich rezidivierende, ekzematöse oder ichthyosiforme Hautveränderungen, teils craquelé-artig, akneiforme Follikulitiden sowie periorifizielle und akral persistierende psoriasiforme Erytheme. Diffuse Alopezie der Kopfhaut, der Augenbrauen und der Wimpern; chronische Paronychie mit Nageldystrophien, ferner Beau-Reil-Furchen.
- Extrakutane Manifestationen: Rezidivierende Diarrhoen, reduzierter Allgemeinzustand mit Wachstumsstörungen, rezidivierende Superinfektionen (Candida albicans), verzögerte Wundheilung; ferner psychische Auffälligkeiten. Außerdem: Glossitis, Stomatitis, Heiserkeit, Blepharitis, Otitis, neurologische Störungen, Wachstumsrückstand.

### Histologie
Unspezifisch: Diffuse Parakeratose, teilweise ballonierte Keratinozyten im oberen Teil der Epidermis, z.T. subkorneale Bläschen.

### Diagnose
Starke Erniedrigung des Serum-Zinkspiegels, verminderte Aktivität der alkalischen Phosphatase im Serum. Abstrich von den Hautveränderungen ergibt meist Besiedlung mit Candida albicans und/oder bakterielle Superinfektion.

### Differenzialdiagnose
- Erworbene Zinkmangelzustände durch chronische Malabsortpion, z.B. bei Mukoviszidose, kompletter parenteraler Ernährung, vegetarischer Ernährung (schlechte Zink-Verfügbarkeit!).
- Klinisch wichtige Krankheitsbilder, die nicht auf Zinkmangel beruhen, aber eine ähnliche klinische Symptomatik aufweisen: Atypische Psoriasis vulgaris; Acrodermatitis continua suppurativa Hallopeau; Epidermolysis bullosa-Gruppe; Erythema necroticum migrans; Epidermolysis bullosa simplex, Köbner; Candidose.

### Interne Therapie
- Substitution mit Zinkverbindungen (20 mg/Tag), unter regelmäßiger Kontrolle des Serum-Zinkspiegels (normal 80-120 μg/dl) und der Zink-Ausscheidung im 24-Std.-Urin (normal 200-500 μg/24 Std.).
- Bei ausgeprägter klinischer Symptomatik Dosis auf 30-40 mg/Tag Zink erhöhen. Die Zinkeinnahme sollte nicht mit den Mahlzeiten erfolgen.
- Als Präparate stehen z.B. Zink-D-Longoral, Zinkamin-Falk, Zinkokehl, Zinkorot, Zinkorotat/-POS, Zinkotase oder Zinkit zur Verfügung.

### Prognose
Prompte Abheilung nach Therapiebeginn.

## Acrodermatitis papulosa eruptiva infantilis L44.4

### Erstbeschreiber
Gianotti, 1967; Crosti, 1955

### Synonym(e)
Gianotti-Crosti-Syndrom; infantile papulöse Akrodermatitis; papular eruptions of infants

### Definition
Reaktives, schubweise auftretendes, symmetrisches, papulöses Exanthem bei Kleinkindern, das primär in Assoziation mit einer HBV-Infektion beschrieben wurde, aber auch im Zusammenhang mit zahlreichen anderen viralen Erkrankungen (z.B. EBV-Infektion, Coxsackie-Virus-Infektion) beobachtet werden kann.

### Vorkommen/Epidemiologie
Weltweit verbreitet.

### Ätiologie
- Die Pathogenese ist weithin ungeklärt. Diskutiert werden selbstlimitierte Id-Reaktionen auf virale und bakterielle Antigene. In größeren Studien wurde lediglich bei etwa 50% der Patienten der Zusammenhang mit einer Virusinfektion nachgewiesen (meist EBV oder Hepatitis B; seltener Coxsackie Viren, Zytomegalieviren, Adenoviren, Enteroviren, RSV, Parainfluenza Virus, Parvovirus B19, HHV-6, HHV-7, HIV).
- In Einzelfällen wurde das Auftreten mit Infektionen durch β-hämolysierende Streptokokken, Mycobacterium tuberculosis oder mit Impfungen gegen Poliomyelitis, Diphtherie, Influenza oder Pertussis in Verbindung gebracht. Gehäuft sind Kinder mit atopischer Diathese betroffen.

### Manifestation
Bei Kindern zwischen 6 Monaten und 14 Jahren auftretend. Das Durchschnittsalter der Erstmanifestation beträgt etwa 2 Jahre.

### Lokalisation
Bevorzugt Gesicht, hier insbes. Wangen, Extremitäten (Streckseiten), Gesäß (symmetrisch).

### Klinisches Bild
Nach kurzer Prodromalphase mit leichtem Krankheitsgefühl, subfebrilen Temperaturen, Pharyngitis, gastrointestinalen Symptomen, Übelkeit und Diarrhoe imponieren schubweise auftretende, disseminierte, rote oder braune, glatte oder schuppende, leicht juckende oder symptomlose, 0,1-0,5 cm große, deutlich erhabene Papeln und Bläschen, die stellenweise auch zu größeren Plaques (eher untypisch) konfluieren können. Häufig lässt sich ein Köbner-Phänomen (Isomorphie) nachweisen (lineare Anordnung an extern irritierten Arealen, z.B. in Kratzspuren). Evtl. initial morbilliformes flüchtiges Exanthem. Generalisierte Lymphadenopathie (zervikal, axillär, inguinal) und/oder Hepatomegalie (anikterische Hepatitis) sind möglich.

### Labor
- In 50-80% der Fälle nachweisbar: Lymphozytose, aber auch Lymphopenie, Eosinophilie, erhöhte BSG.
- Seltener nachweisbar: Serumtransaminasenerhöhung, positive Hepatitis-B- oder EBV-Serologie, IgE erhöht; Nachweis von Typ I Sensibilisierungen.

### Histologie
Unspezifisches Bild. Die histologische Diagnose kann nur im Zusammenhang mit dem klinischen Befund gestellt werden. Nachweisbar ist eine Akanthose mit krustiger Parakeratose, unterschiedlich ausgeprägter Spongiose (teilweise an Pautrier-Abszesse erinnernd) sowie ein dichtes epidermotropes lympho-histiozytäres Infiltrat in der oberen Dermis. Neben dem Bild der spongiotischen Dermatitis können auch psoriasiforme Muster exprimiert werden.

### Differenzialdiagnose
Infektiöse Exantheme anderer Genese, insbes. infektiöse Mononukleose. Weiterhin: Lichen planus, Pityriasis lichenoides et varioliformis acuta, Pityriasis rosea, Skabies und Abt-Letterer-Siwe-Krankheit.

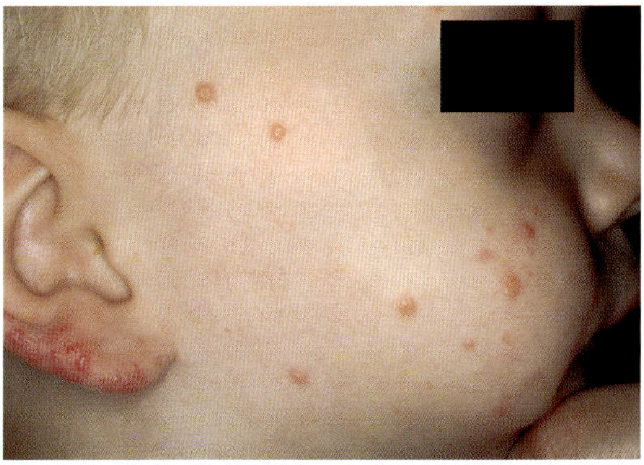

**Acrodermatitis papulosa eruptiva infantilis.** Wenige Tage altes Exanthem im Gesicht, am Stamm (sehr diskret) und den Extremitäten. Disseminierte, 0,2-0,4 cm große, rote bis rot-braune Papeln mit glatter Oberfläche. Am Ohrläppchen flächiges, sukkulentes Erythem mit mehreren, stellenweise aggregierten, sattroten Papeln und Bläschen.

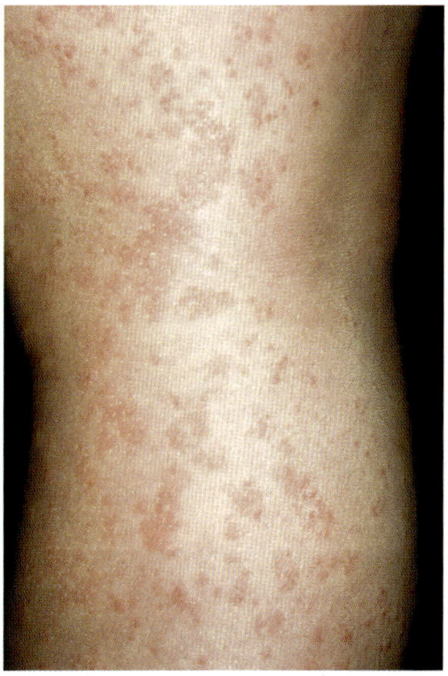

**Acrodermatitis papulosa eruptiva infantilis.** Akut aufgetretene, v.a. an den Wangen und Streckseiten der Extremitäten (akral) lokalisierte, rötliche Papeln. Reduzierter Allgemeinzustand.

**Therapie allgemein**
Symptomatisch.

**Externe Therapie**
Symptomatisch mit Lotio alba, 2% Polidocanol-Zinkschüttelmixtur R200 oder 3%-Polidocanol-Salbe (z.B. Recessan). Auf Glukokortikoide kann i.A. verzichtet werden.

**Interne Therapie**
Bei Juckreiz orale Antihistaminika wie Doxylaminosuccinat (für Säuglinge ab 6 Monaten, z.B. Mereprine Sirup 1-2mal 1 Teelöffel/Tag).

**Prognose**
Günstiger Verlauf. Exanthem und Lymphadenopathie klingen nach 3-8 Wochen spontan ab. Eine evtl. bestehende Hepatitis nimmt im Allgemeinen einen milden Verlauf. Nur selten Übergang in eine chronisch aggressive Hepatitis. Selten sind postinflammatorische Hyper- oder Hypopigmentierungen. Chronische oder letale Verläufe sind beschrieben, sind jedoch absolute Raritäten.

## Acroerythrosis indolens Bechterew I73.8

**Synonym(e)**
Akroangioneurosis Stölzner

**Definition**
Krankheitsbild, dessen Entität umstritten ist; wahrscheinlich Variante einer Akrozyanose. Definitionsgemäß: Hereditäre, im Jugendalter auftretende, juckende, permanente Hautrötung an Händen, Füßen, Gesicht und Augen.

**Differenzialdiagnose**
Acroerythrosis paraesthetica, Akrozyanose, Akrodynie, Erythromelalgie, Burning-feet-Syndrom, Pellagra.

**Therapie**
Symptomatisch, blande Pflege, Polidocanol 3-5% (z.B. Optiderm, Recessan).

## Acroerythrosis paraesthetica I73.8

**Definition**
Polyätiologisches Syndrom mit Akrozyanose und Parästhesien.

**Differenzialdiagnose**
Acroerythrosis indolens Bechterew, Akrodynie, Erythromelalgie, Pellagra.

## Acrogeria Gottron E34.8

**Erstbeschreiber**
Gottron, 1940

**Synonym(e)**
Familiäre Akrogerie Gottron; Gottron-Syndrom I

**Definition**
Wahrscheinlich autosomal-rezessiv vererbte Atrophie von Haut und subkutanem Fettgewebe.

**Manifestation**
Ab Geburt oder in den ersten Lebenswochen, Gynäkotropie mit einem Verhältnis von 3:1.

**Lokalisation**
Gesicht und Akren.

**Klinisches Bild**
Atrophische Gesichtshaut, häufig Gesichtserythem, regionaler Fettschwund, gehäuft scarlatiniformes Exanthem, Mikrognathie, Akromikrie, evtl. infantiles Skelett der distalen Extremitäten. Kombination mit systemischer Sklerodermie möglich.

**Differenzialdiagnose**
Progeria infantilis, Aplasia cutis congenita, Ehlers-Danlos-Syndrom, dento-faziales Syndrom.

**Therapie**
Nicht bekannt.

## Acropathia ulcero-mutilans familiaris M89.8

**Erstbeschreiber**
Nelaton, 1852; Thévenard, 1942

**Synonym(e)**
Acroosteopathia ulcero-mutilans familiaris; primäre neuropathische Akrodystrophie; familiäre Akroosteolyse; Thévenard-Syndrom; kongenitale sensorische Neuropathie, Nélaton Syndrom

**Definition**
Degeneration der peripheren Nerven der hinteren Rückenmarkswurzeln ungeklärter Ursache mit konsekutiver Polyneuropathie und Auftreten schmerzloser, tiefer Ulzerationen an Füßen und Händen.

**Ätiologie**
Autosomal-dominanter Erbgang, geringe Penetranz, variable Expressivität. Diskutiert werden u.a. Mutationen am 9q22 Genlokus (SPTLC1 Gen), die zu Defekten des Enzymes Se-

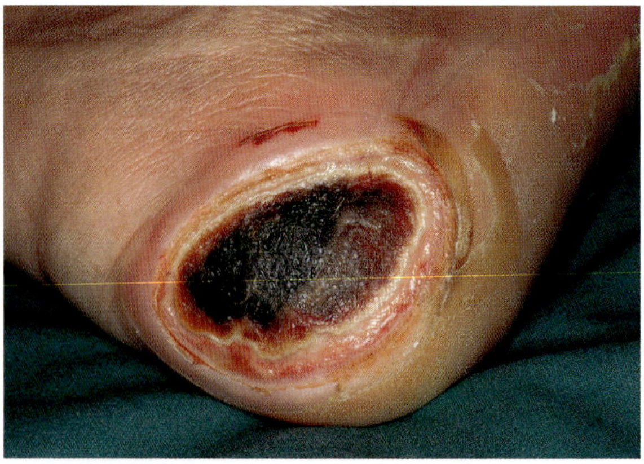

**Acropathia ulcero-mutilans familiaris.** Großflächiges, bis zum Fersenknochen reichendes, vollständig areaktives Ulkus (an Druckstelle). Der 40 Jahre alte Patient leidet seit mehr als 10 Jahren an einer peripheren Polyneuropathie mit Empfindungsstörungen für Schmerz, Temperatur und Berührung. Babinski-Zeichen ist positiv!

rin-Palmitoyltransferase (SPT) führen. Andere Familien sind mit Mutationen am Genlokus 3q13-22 assoziiert worden.

### Manifestation
2. bis 3. Lebensjahrzehnt, selten im Kindesalter. Männliches Geschlecht bevorzugt.

### Lokalisation
Untere Extremitäten, weniger stark ausgeprägt auch obere Extremitäten.

### Klinisches Bild
Symmetrisch angeordnete, strumpfförmige Empfindungsstörung für Schmerz, Temperatur und Berührung, gelegentlich Pyramidenzeichen (Babinski positiv). Häufig abgeschwächte Sehnenreflexe. Schmerzlose Ulzera, zunächst meist ein-, später beidseitig, v.a. an druckbelasteten Arealen. Akrozyanose und Schwellung von Fingern und Zehen. Akroosteolysen, Osteoporose, evtl. Muskelatrophien, Senkfüße, Spreizfüße.

### Differenzialdiagnose
Syringomyelie, Acropathia ulcero-mutilans non-familiaris, Tabes dorsalis, Lepra, Polyneuropathien (Alkohol, Diabetes mellitus, Vitamin $B_1$-Mangel).

### Therapie
Symptomatisch: Vermeidung örtlicher mechanischer Reize und Druckstellen (z.B. orthopädische Schuhe), Anleitung zur täglichen genauen Selbstuntersuchung auf kleinste Verletzungen, Behandlung der Ulzera mit antiinfektiösen und wundheilungsfördernden Substanzen, s.u. Wundbehandlung. Zusammenarbeit mit Neurologen und Orthopäden.

### Prognose
Langsam progredienter Verlauf, meist relativ gutartig (keine ausgeprägten Verstümmelungen).

## Acropathia ulcero-mutilans non-familiaris M89.8

### Erstbeschreiber
Bureau u. Barrière, 1955

### Synonym(e)
Acropathia ulcero-mutilans acquisita; nicht familiäre Syringomyelie-artige ulzeromutilierende Akropathie; Bureau-Barrière-Syndrom; Acropathia ulcero-mutilans et deformans pseudo-syringomyelitica

### Definition
Nicht familiäre, im Rahmen einer Polyneuropathie (meist aethyltoxischer Genese) auftretende neurotrophische Ulzerationen und mutilierende Akroosteolysen an Füßen und Händen.

### Ätiologie
Unbekannt, provozierender Faktor: Chronischer Alkoholismus, wahrscheinlich multifaktoriell bedingt.

### Manifestation
Vor allem Männer zwischen dem 40. und 50. Lebensjahr.

### Lokalisation
Füße, meist symmetrisch.

### Klinisches Bild
Tiefe, wie ausgestanzt wirkende, schmerzlose Ulzerationen mit hyperkeratotischem Randwall (s. Collerette cornée). Strumpfförmige Polyneuropathie, häufig mit dissoziierten Empfindungsstörungen. Reaktionslose Osteolysen der belasteten Vorfußanteile. Verlust der thermischen Sensibilität, Hyperhidrose, fehlender Achillessehnenreflex. Elephantiasis-artige Gewebshypertrophie, ödematös-verruköse Veränderungen, Pachydermie, gehäuft rezidivierende Erysipele.

### Labor
Anämie, Dysproteinämie.

### Differenzialdiagnose
Acropathia ulcero-mutilans familiaris.

### Therapie
Behandlung begleitender Erkrankungen (z.B. Alkoholismus). Ansonsten symptomatisch in Zusammenarbeit mit Internisten und Orthopäden. Vermeidung dauerhafter mechanischer Reize und Druckentlastung (orthopädisches Schuhwerk). Bei Auftreten von Ulzera frühzeitige stadiengerechte Wundbehandlung. Bei ossären Destruktionen chirurgische Intervention notwendig.

## Acrylate

### Allgemeine Information
Bewertung der Acrylate hinsichtlich der Auswirkung einer Allergie auf die Minderung der Erwerbsfähigkeit:

- In der Regel liegen Sensibilisierungen gegenüber mehreren Acrylaten vor.
- Relevante berufliche Expositionen: Herstellung und Verarbeitung von Farben, Lacken, Klebern, Kunststoffen, Herstellung und Bearbeitung von Zahnprothesen (Zahntechniker), Herstellung und Verarbeitung von Druckplatten und Druckfarben sowie alle Tätigkeiten, bei denen mit Acrylatklebern umgegangen wird. Die Bearbeitung ausgehärteter Acrylate bereitet in allergologischer Hinsicht in der Regel keine Probleme.
- Auswirkung einer Allergie: Sofern eine isolierte Kontaktallergie gegen ein einzelnes Acrylat vorliegt, ist die Auswirkung dieser Allergie als „geringgradig" anzusehen. Liegt jedoch eine Sensibilisierung gegenüber mehreren Acrylaten vor, so hätte dies eher eine „mittelgradige" Auswirkung.

## ad

### Synonym(e)
Ad

### Definition
Hinweis auf ärztlichen Rezepturen, dass ein Arzneistoff bis auf eine bestimmte Gesamtmenge aufzufüllen ist.

## Adalimumab

### Definition
Rekombinanter, nur aus humanen Sequenzen bestehender, monoklonaler IgG1 Antikörper gegen Tumor-Nekrose-Faktor alpha (TNF-α) mit spezifischer Bindung an TNF-alpha und ohne Affinität gegen andere Mitglieder der humanen TNF-Familie. Pharmakologisch gehört der Antikörper zur Gruppe der „immune response modifiers".

### Wirkungen
- Neutralisierung der biologischen Funktion von TNF-alpha durch hochspezifische Bindung an die TNF-alpha Moleküle und Hemmung der Interaktion mit den zellständigen p55 und p75-TNF-Rezeptoren.
- Sekundär werden die Produktion und Sezernierung von IL-1 und IL-6 sowie Leukozytenmigration und Expression von Adhäsionsmolekülen gehemmt.

### Indikation
- Mäßige bis schwere aktive rheumatoide Arthritis bei Erwachsenen mit Therapieversagen gegenüber anderen Therapien einschließlich Methotrexat.
- Aktive und progressive Psoriasis-Arthritis bei Erwachsenen, die nur unzureichend auf die Therapie mit krankheitsmodifizierenden Basistherapeutika angesprochen haben. Anwendung vorrangig in der Kombinationstherapie mit Methotrexat (zur Vermeidung der Bildung von Autoantikörpern gegen Adalimumab), bei Unverträglichkeit von MTX auch als Monotherapie anwendbar.
- Plaque-Psoriasis.

### Schwangerschaft/Stillzeit
Keine Anwendung in Schwangerschaft und Stillzeit (ungenügende Erfahrungen bzw. Datenlage).

### Dosierung und Art der Anwendung
Erwachsene/Jugendliche > 18 J.: 1mal/14 Tage 40 mg s.c.

### Unerwünschte Wirkungen
- Häufig lokale Reaktionen an der Einstichstelle wie Rötung, Schmerzen, Pruritus.
- Gelegentlich Infektionen des respiratorischen Systems sowie Harnwegsinfekte, Herpes simplex, Übelkeit, Diarrhoe, Kopfschmerzen.

### Kontraindikation
Überempfindlichkeit gegenüber dem Wirkstoff oder Hilfsstoffen im Präparat. Aktive Tuberkulose, schwere Infektionen (Sepsis, opportunistische Infektion), Herzinsuffizienz (NYHA Klasse III/IV), gleichzeitige Therapie mit Lebendimpfstoffen.

### Präparate
Humira

### Hinweis(e)
Neue Studiendaten weisen darauf hin, dass Adalimumab bei Patienten mit mäßiger bis schwerer Psoriasis zu einer signifikanten Besserung der Krankheitssymptome führt. Bei regelmäßiger Anwendung des vollständig humanen monoklonalen Antikörpers kann zudem das Risiko einer erneuten Verschlimmerung reduziert werden.

> Merke: **Empfängnisverhütung bei Frauen während der Therapie bis mindestens 5 Monate nach Therapieende sowie bei Männern während der Anwendung bis 70 Tage nach der letzen Adalimumab-Injektion!**

## Adams-Oliver-Syndrom Q82.4

### Erstbeschreiber
Adams u. Oliver, 1945

### Synonym(e)
Absence defects of limbs; scalp and skull; scalp defects with ectrodactyly; aplasia cutis congenita with terminal transverse defects of limbs.

### Definition
Seltenes hereditäres Syndrom mit angeborenen Kopfhautdefekten, darunterliegendem knöchernem Schädeldefekt und variablen Schweregraden der Ektodaktylie.

### Ätiologie
Heterogen, beschrieben werden sowohl ein autosomal-dominanter Erbgang mit variabler Expressivität und reduzierter Penetranz als auch eine autosomal-rezessive Vererbung.

### Klinisches Bild
Kopfhautdefekte, knöcherne Schädeldefekte (s.u. Aplasia cutis congenita), Dysmelien, Cutis marmorata teleangiectatica congenita, kardiale Vitien.

## Adapalen

### Definition
Synthetisches polyaromatisches Retinoid der dritten Generation mit antientzündlicher Wirksamkeit. Keratolytikum.

### Indikation
Zugelassen für die Aknetherapie, z.B. Acne comedonica, Acne papulopustulosa. Gute Effekte bei aktinischen Keratosen und Lentigines wurden durch die tägliche Anwendung eines 0,3% Gels erzielt (Off-Label-Use).

### Dosierung und Art der Anwendung
1mal/Tag nach gründlicher Hautreinigung auf das gesamte befallene Hautareal dünn auftragen. Behandlungsdauer i.A. bis zu 12 Wochen.

### Unerwünschte Wirkungen
Erythem; Hautbrennen.

### Präparate
Differin Gel, Differin Creme; Epiduo Gel (Kombination mit BPO)

### Hinweis(e)

> Merke: **Kein längeres Sonnenbaden oder UV-Bestrahlung unter der Therapie (Phototoxizität). Vorsicht auch im Hochgebirge und an der See!**

## ad caps. gelat.

### Definition
Hinweis auf ärztlichen Rezepturen, dass eine Rezeptur in Gelatinekapseln abzufüllen ist.

## ad chart. cer.

### Definition
Hinweis auf ärztlichen Rezepturen, dass eine Rezeptur in Wachskapseln abzufüllen ist.

A

## Addison, M.

E27.1

### Erstbeschreiber
Addison, 1849

### Synonym(e)
Primärer Hypocortisolismus; Bronzehautkrankheit

### Definition
Primäre Nebennierenrindeninsuffizienz infolge beidseitiger Zerstörung oder Schädigung der Nebennierenrinde (NNR).

### Ätiologie
Destruktion der NNR durch Autoimmunprozesse, sog. Immun-Addison-Adrenalitis, seltener durch systemische Mykosen, Traumen, Karzinommetastasen, leukämische Infiltration, Tuberkulose, Amyloidose, Waterhouse-Friderichsen-Syndrom.

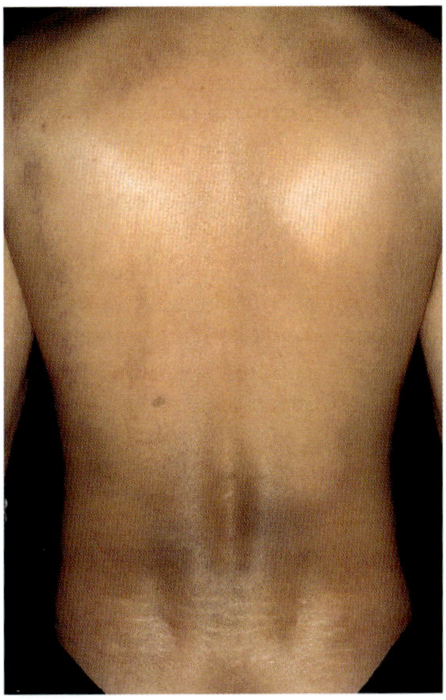

**Addison, M.** Homogene Hyperpigmentierung des Rückens bei einem 35-jährigen Mann; besonders an den seitlichen Rückenpartien und im Lendenbereich betont. Der Patient machte eine für den M. Addison typische Aussage: „Die Sonnenbräune des letzten Sommers hat sich nicht wie üblich zurückgebildet."

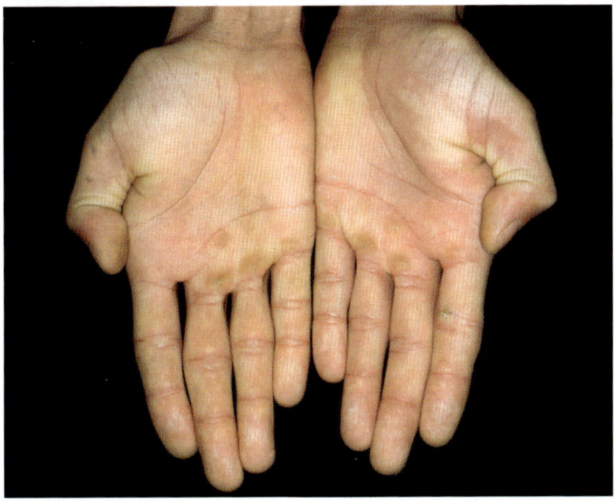

**Addison, M.** Die Handflächen des zuvor beschriebenen Patienten. Pigmentierung der Handlinien sowie der Fingerfalten. Für den M. Addison typische Hyperpigmentierungen an traumatisierten Stellen (hier: Schwielen).

### Klinisches Bild
- Integument: Generalisierte braune Hyperpigmentierung mit Betonung der lichtexponierten Bereiche (initial von normaler Sonnenbräune nicht zu unterscheiden). Weiterhin Pigmentierung von Achselhöhlen, Mamillen-, Genitalbereich; Pigmentierung von Handlinien, Narben, Druckstellen; grau-bräunliche Schleimhautpigmentierungen (infolge von vermehrter ACTH- und damit gleichzeitig MSH-Sekretion), meist porzellanweiße Nägel (Negativ zur umgebenden braunen Haut), seltener kommt es zu diffusen, braunen Nagelpigmentierungen, Verlust der Sekundärbehaarung, Neigung zu Hyperhidrose. S.a.u. Addison, weißer.
- Allgemein: Variable Ausprägung der Symptomatik bis hin zur unerwartet auftretenden Addison-Krise mit Schocksymptomen. Schwäche und rasche Ermüdbarkeit, Muskelschwäche und -schmerzen, Adynamie, Enophthalmus. Gewichtsverlust und Dehydratation, Kachexie, Erbrechen, Diarrhoe, Abdominalschmerz, Appetitlosigkeit, arterielle Hypotonie, Bradykardie, Hypothermieneigung, therapierefraktärer Schock. Ferner Übelkeit, Salzhunger, Neigung zu Spontanhypoglykämie.

### Labor
Blutveränderungen: Anämie, Leukopenie, relative Lymphozytose, Eosinophilie, Hypoglykämie, Hyponatriämie, Hypochlorämie, Hyperkaliämie, verminderte Ausscheidung der Kortikoide und Kortikoidmetaboliten im Urin, niedrige Konzentration von Kortisol und hohe Konzentration von ACTH.

### Diagnose
Kortisol im Plasma und 24-Std.-Urin, kein Anstieg der NNR-Hormone im ACTH-Stimulationstest, NNR-Autoantikörper, bildgebende Diagnostik der Nebenniere.

### Differenzialdiagnose
Hämochromatose, Melanoerythrodermie, Argyrie, Sklerоporphyrie, Arsenmelanose, ACTH und/oder MSH produzierende Hypophysentumoren oder Mediastinalkarzinome.

### Komplikation
Lebensbedrohliche Addison-Krise bei körperlichen Belastungen und bei Waterhouse-Friderichsen-Syndrom.

### Therapie
Zusammenarbeit mit Endokrinologen. Meiden direkter Sonnenbestrahlung.

### Externe Therapie
Textiler sowie physikalisch/chemischer Lichtschutz (z.B. Anthelios, Eucerin Sun; s.a.u. Lichtschutzmittel).

### Interne Therapie
Dauersubstitution mit systemischen Glukokortikoiden 20-37,5 mg/Tag p.o. Prednisolon (2/3 der Dosis morgens, 1/3 abends) und 0,05-0,2 mg/Tag Fludrocortison morgens (z.B. Astonin H, Fludrocortison), Dosisanpassung bei Belastungen (OP, Infekte, Sport) auf das 2-5fache der Dosis.

## Addison, weißer

E27.1

### Definition
- Bezeichnung für den M. Addison ohne oder mit nur geringer Pigmentierung. Vorkommen bei sehr hellhäutigen

Menschen mit fehlender Stimulierbarkeit der Melanozyten.
- Bezeichnung für sekundäre und tertiäre Formen des Hypokortisolismus (Insuffizienz von Hypophysenvorderlappen oder Hypothalamus), mit verminderter ACTH- und damit auch MSH-Sekretion und demzufolge blasser, pigmentloser, wächserner Haut.

## Adefovir

### Synonym(e)
Adefovirdipivoxil; Adefovir Dipivoxil

### Definition
Virustatikum aus der Klasse der nukleotidalen Reverse-Transkriptase-Inhibitoren.

### Indikation
Chronische Hepatitis B bei Erwachsenen mit dekompensierten Lebererkrankungen oder kompensierten Lebererkrankungen mit nachgewiesener aktiver Virusreplikation, kontinuierlich erhöhten ALT-Werten sowie histologischem Nachweis einer aktiven Leberentzündung und Fibrose.

### Schwangerschaft/Stillzeit
In der Schwangerschaft nach Möglichkeit nicht einsetzen (reproduktionstoxische Effekte im Tierversuch, ungenügende Datenlage bei Patienten), in der Stillzeit kontraindiziert.

### Dosierung und Art der Anwendung
1mal/Tag 1 Tbl. p.o.

> Merke: **Absetzen der Therapie kann bei Serokonversion (Verlust des HBeAg und der HBV-DNA bei Anti-HBe Nachweis in 2 aufeinander folgenden Kontrollen erwogen werden!**

### Kontraindikation
Überempfindlichkeit gegenüber Adefovir, Pat. < 18 Jahre (ungenügende Datenlage, Pat. > 65 Jahre (keine Untersuchungen).

### Präparate
Hepsera

### Hinweis(e)

> Merke: **Während der Therapie Kontrolle von biochemischen, virologischen und serologischen Hepatitis B Markern mindestens alle 3-6 Monate!**

## Adenokarzinome, apokrine — C44.L43

### Definition
Maligner Adnextumor mit apokriner Differenzierung.

### Einteilung
- Unter dem Begriff „apokrine Adenokarzinome" lassen sich maligne Tumoren eingruppieren, die bisher unter folgenden Bezeichnungen geführt wurden: Hidradenokarzinom, Hidroadenokarzinoma papilliferum, Basaliom mit apokriner Differenzierung, duktales Karzinom, tubuläres Karzinom, muzinöses Karzinom, syringomatöses Karzinom, Syringocystadenocarcinoma papilliferum.
- Abgrenzbare Entitäten sind Adnexkarzinom, mikrozystisches und extramammärer M. Paget.

### Lokalisation
Axillen, Anogenitalregion, seltener Brust, Mamille, Finger oder Kapillitium.

### Klinisches Bild
Meist solitärer, klinisch wenig distinkter Knoten mit einem Durchmesser von 2-8 cm.

### Histologie
Alle Adnexkarzinome zeigen die Zeichen der Malignität wie Asymmetrie, unscharfe Begrenzung, invasives Wachstum mit Zerstörung ortsständiger Strukturen. Ein Standard für ein „Grading" der Adnexkarzinome ist bisher nicht erarbeitet worden. Bemerkenswert ist eine Variabilität im Ausmaß der zytologischen Atypien. Die Tumorzellen zeigen Positivität auf Zytokeratin, GCDFP-15, selten auf S100. Sie sind CEA-negativ.

### Prognose
Undifferenzierte Karzinome haben eine schlechte Prognose; Metastasierungstendenz in die regionären Lymphknoten.

### Hinweis(e)
Maligne Adnextumoren der Haut mit tubulärer oder duktaler Differenzierung sind relativ selten. Die hieraus zwangsläufig resultierenden Einzelbeobachtungen haben zu einer weit verbreiteten Konfusion bzgl. ihrer Diagnose, ihrer Klassifikation und Therapie geführt. Adnexkarzinome können sich de novo entwickeln, aber auch in präexistenten benignen Geschwülsten und Hamartomen der Hautanhangsgebilde. Schwierig wird vielfach die Einordnung de novo entstandener entdifferenzierter Adnexkarzinome. Beispielsweise lassen die aus einem Spiradenom oder einem Zylindrom sich entwickelnden Adenokarzinome meist jegliche Differenzierung vermissen, so dass sie ohne den benignen Ausgangstumor lediglich als wenig differenzierte Adenokarzinome eingruppiert werden könnten. Ihre Zuordnung zu einem „ekkrinen Adnexkarzinom" ist dann nicht möglich.

## Adenokarzinom, primär muzinöses — C80

### Synonym(e)
Muzinöses ekkrines Karzinom; Cutaneous mucinous carcinoma

### Definition
Relativ seltener muzinöser Tumor der ekkrinen Drüsen. Gelegentlich regionäre Lymphknotenmetastasen, sehr selten ausgedehntere Metastasen. Wichtige Differenzialdiagnose ist das metastasierende muzinöse Adenokarzinom, meist aus dem Intestinum.

### Lokalisation
Augenlider, Nacken, Kapillitium, seltener Rumpf, Füße, Vulva.

### Klinisches Bild
Tief kutan gelegener, nur langsam wachsender, 0,2-1,0 cm großer, fester, schmerzloser Knoten. Die klinische Symptomatik ist wenig spezifisch, so dass der histologische Befund sich als Zufallsbefund präsentiert.

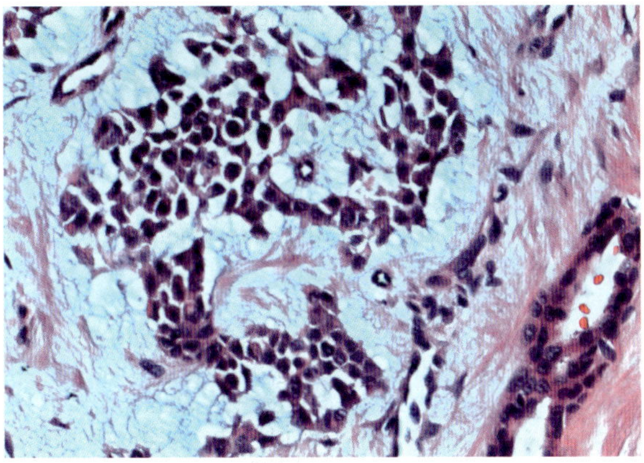

**Adenokarzinom, primär muzinöses.** Unregelmäßig konfigurierte Epithelformationen, bestehend aus kleinen, kuboidalen Zellen mit hyperchromatischen Kernen und deutlich ausgeprägtem Zytoplasma. Rechts unten atypische Drüsenstruktur. Breite Alzian-positive Muzineinbettung.

### Histologie

- Unregelmäßig angeordnete Tumorkonvolute in der mittleren und tiefen Dermis, in denen Nester oder Stränge von Epithelien in einem breiten muzinösen Stroma eingebettet sind. Die muzinösen Areale sind häufig durch feine Bingewebssepten untergliedert. Seltener treten die epithelialen Tumorverbände in direkten Kontakt mit dem umgebenden Bindegewebe.
- Nachweis von myoepithelialen Zellen mittels der Immunmarker Calponin, CK5/6, p63.

## Adenom, aggressives, digitales, papilläres D23.9

### Definition

Semimaligner Adnextumor mit apokriner (ekkriner) Differenzierung, der zu infiltrierendem, lokalem Wachstum und lokalen Rezidiven neigt. Ein fließender Übergang zu einem aggressiven papillären Adenokarzinom des Fingers ist gegeben.

### Manifestation

Bei Erwachsenen jeden Alters; Männer sind häufiger betroffen als Frauen.

### Lokalisation

Finger, Zehen, Fußsohlen und Handflächen.

### Klinisches Bild

Solitär auftretender, klinisch wenig distinkter, bis zu 2 cm großer, hautfarbener, symptomloser Knoten.

### Histologie

Nicht abgekapselte, solide, tubuläre und papilläre Komplexe mit unterschiedlich großen eosinophilen Nekroseinseln in einigen Tubuli. Die Tumorzellen haben hyperchromatische Kerne sowie ein relativ schmales Zytoplasma. Breites hyalinisiertes bindegewebiges Stroma. Mitotische Figuren sind häufig.

### Komplikation

Lokal aggressives Wachstum mit Infiltration unterliegender Knochenstrukturen. Hämatogene Metastasierung ist in Einzelfällen beschrieben.

### Therapie

Komplette Exzision mittels mikroskopisch kontrollierter Chirurgie ist zwingend notwendig. Therapie durch erfahrenen Handchirurgen!

### Hinweis(e)

Klinisch und histologisch fließender Übergang zum Adenokarzinom!

## Adenom, apokrines D23.9

### Definition

- Unterschiedlich definierter Oberbegriff für Neoplasmen mit apokriner Differenzierung. Aus praktischen Gründen wird diese Bezeichnung auf Adenome mit glandulärer Differenzierung begrenzt. Apokrine Adenome können entweder ein tubuläres oder ein papilläres Gewebemuster oder eine Kombination beider exprimieren.
- Tubuläre, papilläre oder tubulo-papilläre Adenome mit eindeutig apokriner Differenzierung können sich im Drüsenparenchym der Brust entwickeln. Apokrine Adenome in Kontinuität mit der Brustwarze weisen ein tubulo-papilläres Muster auf und werden als Mamillenadenom oder erosive Adenomatose der Mamille bezeichnet.

### Klinisches Bild

Kein distinktes klinisches Bild (auch durch die nomenklaturische Unsicherheit bedingt).

### Therapie

Exzision ohne größeren Sicherheitsabstand.

## Adenoma sebaceum Q85.11

### Erstbeschreiber

Pringle, 1890

### Synonym(e)

Pringle-Tumor

### Definition

Irreführende Bezeichnung für isoliert oder im Rahmen des M. Pringle oder der Pringle-Bournevilleschen Phakomatose auftretende zentrofazial lokalisierte Angiofibrome.

### Vorkommen/Epidemiologie

Bei 90% der Patienten mit einer länger als 4 Jahre bestehenden Pringle-Bournevilleschen Phakomatose.

### Manifestation

In der Kindheit auftretend.

### Lokalisation

Gesicht, symmetrisch zentrofazial, bevorzugt Nasenflügel.

### Klinisches Bild

Multiple rötlich-bräunliche, teils auch hautfarbene, weiche, 2-4 mm große, symptomlose Papeln. Akneiformes Bild. Im Gegensatz zur Akne fehlen Pusteln und Komedonen.

### Histologie

- Verdichtetes bindegewebiges Stroma mit ausgeprägten, lakunären Gefäßektasien. Epidermis unauffällig oder un-

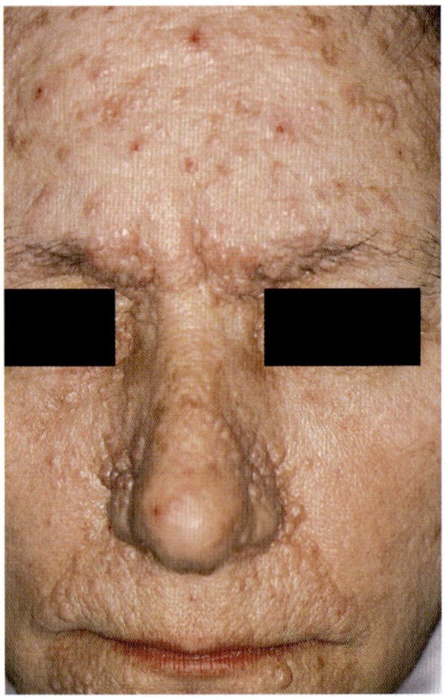

**Adenoma sebaceum.** Bei der 65-jährigen Patientin bestehen seit der Kindheit hautfarbene bis rötlichbräunliche, dicht stehende Papeln und Plaques mit zentrofazialer Betonung. Der irreführende Begriff „Adenoma sebaceum" bezeichnet die im Rahmen des M. Pringle oder der Pringle-Bournevilleschen Phakomatose auftretenden, charakteristischen, zentrofazial lokalisierten Angiofibrome.

regelmäßig akanthotisch. Zellen vereinzelt mit PAS-positiven Einschlüssen sowie mit spindeligen, oder ovalären, plumpen Kernen.
- Immunhistologie: Häufig Nachweis von Faktor XIIIa-positiven Zellen (FXIIIa wird auf dermalen dendritischen Zellen exprimiert).

### Diagnose
Ausschluss: Pringle-Bournevillesche Phakomatose.

### Therapie
Bei kosmetischer Störung Entfernung durch Dermabrasio, Laser-Behandlung (Erbium-YAG-Laser, $CO_2$-Laser), Elektrokauterisation oder Kryochirurgie.

### Interne Therapie
Beschrieben werden wenig erfolgreiche Versuche mit Isotretinoin (Aknenormin; Isotretinoin-ratiopharm) initial 0,5-0,8 mg/kg KG/Tag p.o., Erhaltungsdosis mit 0,1-0,3 mg/kg KG/Tag p.o. S.a.u. Retinoide.

### Prognose
Langsam progredient, Rezidivfreudigkeit nach Therapie.

## Adenom, ceruminöses D23.9

### Synonym(e)
pleomorphes Ceruminaladenom; Ceruminom

### Definition
Seltener, im Meatus externus auftretender Adnextumor mit apokriner Differenzierung und unklarer Dignität.

### Ätiologie
Adenom, ausgehend von den Ceruminaldrüsen (modifizierte apokrine Drüsen des äußeren Gehörganges).

### Lokalisation
Meatus acusticus externus (äußerer Gehörgang)

### Therapie
Operative Behandlung durch HNO-Ärzte.

### Prognose
Mäßig gute bis schlechte Prognose. Rezidivneigung und maligne Entartung möglich.

## Adeps lanae anhydricus

### Definition
Wasserfreies Wollwachs.

## Adeps lanae crudus

### Definition
Rohes Wollwachs, Wollwachs.

## Adhäsionsmoleküle

### Synonym(e)
adhesion molecules; cell adhesion molecules; Adhäsine; Zelladhäsionsmoleküle

### Definition
Auf der Zellmembran nahezu aller Körperzellen vorkommende Proteine, die nach dem Rezeptor-Ligand-Prinzip einen gezielten Kontakt zwischen Zellen herstellen und so eine Kommunikation ermöglichen. Der Zell-Zell-Kontakt induziert eine Vielfalt von Folgereaktionen, wie z.B. die Bildung von regulatorischen T-Zellen (Treg), die intrazelluläre Aktivierung von Zytokinen mit konsekutiven Ereignissen, Umgestaltung und Steuerung des Cytoskeletts, Clusterbildung von Oberflächenproteinen im Zell-Zell-Kontaktbereich. Adhäsionsmoleküle befinden sich bevorzugt in Vesikeln gespeichert innerhalb der Zelle und werden erst durch ein externes Signal durch Exozytose in die Umgebung der Zelle abgegeben. Damit erhöht sich in kürzester Zeit die Konzentration der Adhäsionsmoleküle auf der Zelloberfläche. Hierdurch kommt es zu einer temporären Verstärkung des Zell-Zell-Kontaktes, der auch wieder abnimmt. Der Prozess der Zelladhäsion spielt eine Rolle im Rahmen des Immunsystems, aber auch bei Tumorerkrankungen.

### Einteilung
Zu den Adhäsionsmolekülen zählen u.a.:
- Integrine
- Selektine
- Cadherine
- Mitglieder der Superfamilie der Immunglobulingene (die Immunglobulin-Superfamilie wird so genannt, weil die einzelnen Mitglieder strukturelle Ähnlichkeiten zu Immunglobulinen aufweisen. Sie werden vom Gefäßendothel exprimiert und binden an Integrine auf der Zelloberfläche von Leukozyten). Hierzu gehören:
  - ICAM (Intercellular Cell Adhesion Molecule)
  - VCAM (Vascular Cell Adhesion Molecule)
  - PECAM (Platelet-Endothelial Cell Adhesion Molecule).

### Allgemeine Information
Zumeist bestehen diese Moleküle aus einer intrazellulären, einer transmembranären und einer extrazellulären Domäne. Die eigentliche Adhäsion wird dabei durch die extrazelluläre

Domäne vermittelt. Die intrazelluläre Domäne dient häufig der Signaltransduktion ins Innere der Zelle. Aufgrund der wichtigen Rolle, die Adhäsionsmoleküle bei der Leukozytenwanderung spielen, sind sie interessante Angriffspunkte für neuartige Therapieformen.

## Adiaspiromykose B48.8

**Erstbeschreiber**
Emmons u. Ashburn, 1942

**Synonym(e)**
adiaspiromycosis

**Definition**
Bei niederen Vertebraten (Nagetieren) weltweit auftretende, für Menschen nur sehr selten infektiöse systemische Mykose der Lunge.

**Erreger**
Emmonsia spp., insbes. Emmonsia crescens und Emmonsia parva. „Adiaspiromykose" leitet sich von den Konidien der Erreger (Adiakonidien) ab, die die seltene Fähigkeit besitzen, ohne Replikation bei Körpertemperaturen extensiv zu wachsen aber sich nie im Wirt zu vermehren. Vergrößerung von 1-2 μm auf 200-600 μm (E. crescens) bzw. 20-40 μm (E. parva) sowie Volumenausdehnung auf das bis 1 Mio.-fache des extrakorporalen Zustandes nach Aufnahme in die Lunge des Wirts.

**Ätiologie**
Infektion mit Emmonsia spp. durch Aufnahme von Sporen aus dem Erdreich oder Staub über die Atemwege.

**Manifestation**
Meist bei Patienten mit schwerer Immunsuppression, z.B. HIV-Infizierten.

**Klinisches Bild**
- Sehr selten disseminierte Verläufe außerhalb des Lungenbefalls mit Husten, leichtem Fieber, Auswurf und Atemnot.
- Bei Hautbefall: Bevorzugt an den Extremitäten und im Gesicht einzelne oder multiple, ulzerierende, granulomatöse Papeln mit verrukös-krustöser Oberfläche sowie größere, zur Ulzeration neigende, bis in die Subkutis reichende Knoten.

**Diagnose**
Klinik, Röntgen-Thorax (retikulonoduläre Infiltrate), bronchoalveoläre Lavage, Lungenbiopsie, Anzucht der Erreger in Kultur aus Biopsat (typisch: Adiasporen!)

**Interne Therapie**
Amphotericin B (z.B. Amphotericin B) i.v. 1 mg/kg KG/Tag über 4-6 Wochen oder liposomales Amphotericin B (z.B. AmBisome) initial 1 mg/kg KG i.v.; bei Bedarf schrittweise Steigerung auf 3 mg/kg KG i.v. Alternativ: Fluconazol (z.B. Diflucan) 200-400 mg/Tag i.v. bis zum Abklingen der Infektion.

**Prognose**
Gelegentlich Spontanheilung bei guter Immunkonstitution; bei Immunsuppression oft fulminanter Verlauf.

## ad man. med.

**Definition**
Hinweis auf ärztlichen Rezepturen, dass eine Rezeptur nur vom Arzt angewendet werden darf.

## Adnexkarzinom C44.L

**Definition**
Von den Hautanhangsgebilden ausgehender maligner epithelialer Tumor, s.a.u. Adnextumoren der Haut, Schweißdrüsentumoren, Talgdrüsenkarzinom. In der Gynäkologie auch als Karzinom der weiblichen Adnexe (Eileiter und Eierstock).

## Adnexkarzinom, mikrozystisches C44.L

**Erstbeschreiber**
Goldstein, 1982

**Synonym(e)**
Sklerosierendes Schweißdrüsengangkarzinom; Malignes Syringom; microcystic adnexal carcinoma; Schweißdrüsenkarzinom mit syringoiden Merkmalen

**Definition**
Seltener, maligner, gut differenzierter, ekkriner Schweißdrüsentumor, der sich durch langsames, aber lokal aggressives Wachstum und eine hohe Rezidivneigung auszeichnet.

**Manifestation**
Häufung in der 6. Lebensdekade. Auftreten ist jedoch in jedem Erwachsenenalter (ab dem 3. Lebensjahrzehnt) möglich. Keine Geschlechtsbevorzugung.

**Lokalisation**
Meist Gesicht (75%), insbes. Ober- oder Unterlippe, Nasolabialfalten, selten extrafazial.

**Klinisches Bild**
Gelblicher, derber Knoten oder Plaque mit schwer abgrenzbaren Rändern und oberflächlichen Teleangiektasien. Die betroffene Haut scheint normal, nur gelegentlich atrophisch

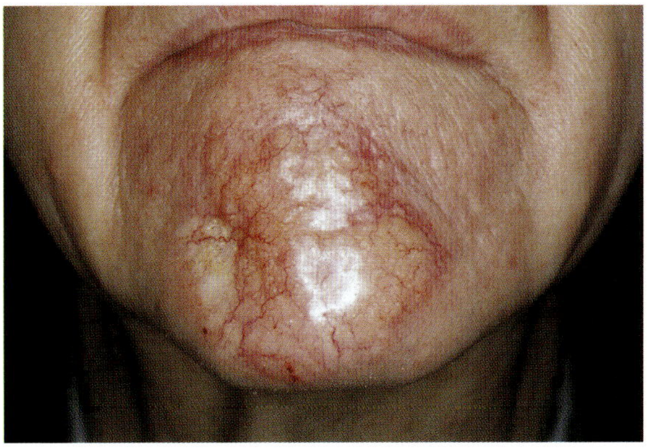

**Adnexkarzinom, mikrozystisches.** Hautfarben bis gelbliche, derbe Plaque, schwer abgrenzbar, mit oberflächlichen Teleangiektasien und atropher, glänzender Oberfläche.

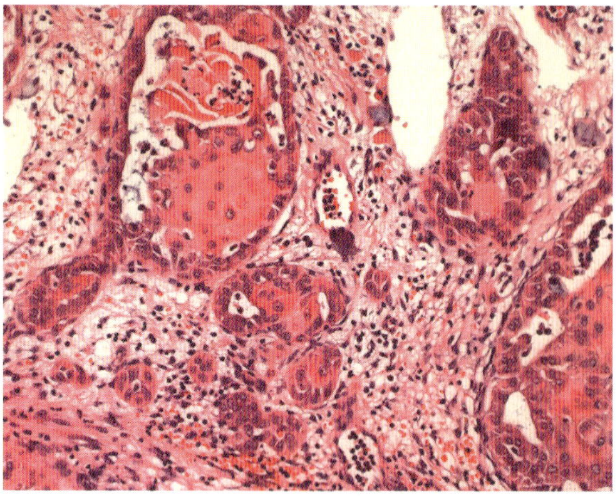

Adnexkarzinom, mikrozystisches. Durchsetzung der gesamten Dermis durch mäßig differenzierte, epitheliale Tumorzellstränge mit zystischen Formationen. In den Lumina konzentrisch geschichtetes eosinophiles (Horn-)Material sowie Zelldetritus.

oder sklerotisch. Endophytisches Wachstum. Evtl. Parästhesien oder Schmerzen. Lokale Infiltration von Fettgewebe, Muskulatur und Knochen. Langsam wachsender Tumor mit umschriebener sklerodermieformer Verhärtung oder solitärer, hautfarbener bis gelblich-rötlicher, selten ulzerierender Knoten.

### Histologie

- Tubuläre Strukturen, Hornzysten, bandförmige Tumorzellstränge. Tief infiltrierendes Wachstum der epithelialen Tumornester. Durchsetzung des gesamten Koriums mit Tumorzellsträngen und kleinen bis mittelgroßen Zysten, die mit konzentrisch geschichtetem eosinophilem Material gefüllt sind. Kein Stratum granulosum in der Zystenwand. Perineurale Infiltration in Form von epithelialen Bändern. Die Tumorzellverbände bestehen aus mittelgroßen, überwiegend kuboidalen Zellen mit blasig wirkenden, hellen Kernen und eosinophilem oder klarem Zytoplasma. Mäßige Pleomorphie. Deutliche fibrotische Stromareaktion.
- Immunhistologie: Zytokeratin- (spricht für follikuläre Differenzierung) und Vimentin-positiv, meist CEA-positiv (charakteristisch für Schweißdrüsen).

### Differenzialdiagnose

Syringom, desmoplastisches Trichoepitheliom, Trichoadenom.

### Therapie

- Exzision mit ausreichend großem Sicherheitsabstand (bis 3,0 cm, sofern im Gesicht möglich) und mikroskopisch kontrollierter Chirurgie (MKC) aufgrund der subklinischen Tumorausläufer. Lange Nachbeobachtungsdauer.
- Alternativ: Bestrahlung mit Telekobalt oder schnellen Elektronen.

### Prognose

Bisher keine Metastasierung beschrieben, kein multilokuläres Auftreten. Allerdings lokal destruierend und mit ausgedehnten Tumorzapfen wachsend.

### Hinweis(e)

**Merke: In der differenzialdiagnostischen Wertung sollte eine Übereinstimmung zwischen klinischem und histologischem Befund bestehen. Korreliert das histologische Substrat „Syringom" nicht mit dem klinischen Befund (derbes plattenartiges Infiltrat oder fester Knoten, statt multiple kleine Knötchen) so muss die Diagnose sorgfältig überprüft werden.**

## Adnextumoren der Haut D23.L/C44.L

### Definition

Gut- und (selten) bösartige Neubildungen, die von den Anhangsgebilden (Adnexen) der Haut ausgehen. Adnextumoren sind histologisch außerordentlich vielgestaltig, so dass im Laufe der Jahre eine verwirrende Nomenklatur entstand, die sich eher an überholten historischen als an zeitgemäßen histogenetischen Gegebenheiten orientiert. Neuere immunhistologische Untersuchungsergebnisse haben zu einem besseren Verständnis der Histogenese kutaner Adnextumoren geführt. Die kutanen Neubildungen mit duktaler Differenzierung werden in ekkrin und apokrin unterteilt, wenn auch diese Unterteilung nicht immer eindeutig ist.

### Einteilung

Die Diagnostik beruht ausschließlich auf histomorphologischen Kriterien. Die Klassifikation erfolgt nach der sichtbar vorherrschenden Differenzierungsrichtung in:

- Adnextumoren mit Haarfollikeldifferenzierung
- Adnextumoren mit Talgdrüsendifferenzierung
- Adnextumoren mit apokriner Differenzierung
- Adnextumoren mit ekkriner Differenzierung.

### Klinisches Bild

Meist uncharakteristische klinische Morphologie, so dass die Diagnose im Allgemeinen erst histologisch gestellt werden kann.

## Adnextumoren mit apokriner Differenzierung D23.L/C44.L

### Definition

Heterogene Gruppe von Tumoren, die ihren Ausgang vom apokrinen Drüsenepithel nehmen. Ein Großteil der Tumoren ist gutartig. Bei den wenigen Schweißdrüsenkarzinomen ist die Zuordnung apokrin/ekkrin häufig nicht möglich. Sie hat zugegebenermaßen auch keine klinische Relevanz. Adnextumoren mit apokriner Differenzierung zeigen bei eher monomorphem und uncharakteristischem klinischem Bild eine außerordentlich große histologische Variabilität, die vielfach ihre exakte Klassifikation erschwert. Hinzu kommen Schwierigkeiten durch die unterschiedliche Nomenklatur. Die Diagnose „Adnextumor mit apokriner Differenzierung" ist im Allgemeinen eine histologische Zufallsdiagnose. Ein brauchbares histologisches Phänomen auf apokrine Sekretion ist die sog. Dekapitationssekretion. Immunhistologische Marker zur Differenzierung der apokrinen Sekretion sind GCDFP-15 (gross cystic disease fluid protein), Lysozym und LeuM1.

### Einteilung

Die hier dargelegte Klassifikation basiert im Wesentlichen auf den am HE-Schnitt ausgearbeiteten morphologischen Kriterien.

- Benigne apokrine Adnextumoren:
  - Adenom, apokrines
  - Akzessorische Mamille
  - Adenom, ceruminöses (Ceruminom)
  - Hidradenoma papilliferum
  - Mamillenadenom
  - Porom (s. hierzu Ausführungen beim ekkrinen Porom)
  - Mischtumor der Haut
  - Syringocystadenoma papilliferum.
- Maligne apokrine Adnextumoren:
  - Adenom, aggressives, digitales, papilläres
  - Adnexkarzinome, apokrine
  - Extramammärer M. Paget
  - Mikrozystisches Adnexkarzinom.

## Adnextumoren mit ekkriner Differenzierung

D23.L/C44.L

### Definition

Heterogene Gruppe von Tumoren, die ihren Ausgang vom ekkrinen Drüsenepithel nehmen. Ein Großteil der Tumoren ist gutartig. Bei den wenigen Schweißdrüsenkarzinomen ist die Zuordnung apokrin/ekkrin häufig nicht möglich. Sie hat zugegebenermaßen auch keine klinische Relevanz. Adnextumoren mit ekkriner Differenzierung zeigen bei eher monomorphem und uncharakteristischem klinischem Bild (ausgenommen Syringom und Zylindrom), eine außerordentlich große histologische Variabilität, die vielfach ihre exakte Klassifikation erschwert. Hinzu kommen Schwierigkeiten durch die unterschiedliche Nomenklatur. Die Diagnose „Adnextumor mit ekkriner Differenzierung" ist im Allgemeinen eine histologische Zufallsdiagnose. Immunhistologische Marker zur Differenzierung der ekkrinen Sekretion sind CEA, Ferritin-AK, IgA-AK, CAM (Zytokeratin) und S100.

### Einteilung

Die hier dargelegte Klassifikation basiert im Wesentlichen auf den am HE-Schnitt ausgearbeiteten morphologischen Kriterien.

- Benigne ekkrine Adnextumoren:
  - Hamartom, ekkrines; hierunter werden subsumiert:
    - Hamartom, ekkrines, angiomatöses
    - Naevus eccrinus
    - Komedonennaevus der Handfläche
    - Naevus, linearer, ekkriner mit Komedonen
    - Ostiumnaevus, porokeratotischer-ekkriner.
  - Syringofibroadenom
  - Hidradenom (s.a. Klarzellenhidradenom)
  - Mischtumor der Haut
  - Porom, ekkrines (s.a. Hidroacanthoma simplex, dermal duct tumor)
  - Spiradenom
  - Syringom
  - Zylindrom.
- Maligne ekkrine Adnextumoren:
  - Porokarzinom/Hidradenokarzinom
  - Spiradenokarzinom/Zylindrokarzinom
  - Sonstige ekkrine Karzinome.

## Adnextumoren mit Haarfollikeldifferenzierung

D23.L/C44.L

### Definition

Heterogene Gruppe von Tumoren, die ihren Ausgang vom Haarfollikelepithel nehmen. Sie zeigen bei eher monomorphem und uncharakteristischem klinischem Bild eine außerordentlich große histologische Variabilität, die vielfach ihre exakte Klassifikation erschwert. Hinzu kommen Schwierigkeiten durch die unterschiedliche Nomenklatur.

### Einteilung

Die hier dargelegte Klassifikation basiert im Wesentlichen auf dem von Ackerman und Mitarbeitern vorgestellten Einteilungsprinzip.

- Benigne follikuläre Adnextumoren:
  - Desmoplastisches Trichoepitheliom
  - Fibrofollikulom
  - Haarfollikel-Naevus
  - Haarscheidenakanthom
  - Porom, follikuläres (invertierte follikuläre Keratose)
  - Kutanes Lymphadenom
  - Naevus comedonicus
  - Naevus sebaceus
  - Neurofollikuläres Hamartom
  - Pilomatrixom (zuvor: Epithelioma calcificans Malherbe)
  - Panfollikulom
  - Dilated pore (Riesenpore)
  - Trichoadenom
  - Trichoblastom
  - Trichodiskom
  - Trichoepitheliom (zuvor: Epithelioma adenoides cysticum)
  - Trichofollikulom
  - Tricholemmom
  - Tumor des follikulären Infundibulums (Infundibuloma).
- Maligne follikuläre Adnextumoren:
  - Pilomatrixkarzinom
  - Tricholemmales Karzinom.

## Adnextumoren mit Talgdrüsendifferenzierung

D23.L/C44.L

### Definition

- Heterogene Gruppe von Tumoren, die ihren Ausgang vom Talgdrüsenepithel nehmen. Sie zeigen bei eher monomorphem und uncharakteristischem klinischem Bild eine außerordentlich große histologische Variabilität, die vielfach ihre exakte Klassifikation erschwert. Hinzu kommen Schwierigkeiten durch die unterschiedliche Nomenklatur. Die Diagnose „Adnextumor mit Talgdrüsendifferenzierung" ist im Allgemeinen eine histologische Zufallsdiagnose.
- Zur Differenzierung der Sebozyten kann die EMA-Markierung (epitheliales Membranantigen) nützlich sein.

### Einteilung

Die hier dargelegte Klassifikation basiert im Wesentlichen auf den am HE-Schnitt ausgearbeiteten morphologischen Kriterien.

- Benigne Talgdrüsengeschwülste:
  - Ektopische Talgdrüsen
  - Mantelom
  - Naevus sebaceus
  - Steatozystom (ältere Bezeichnung: Sebozystom)
  - Talgdrüsenhamartom, follikuläres, zystisches
  - Talgdrüsenhyperplasie (senile)
  - Talgdrüsenadenom
  - Talgdrüsenepitheliom (Sebazeom)
  - Muir-Torre-Syndrom.
- Maligne Talgdrüsengeschwülste:
  - Talgdrüsenkarzinom.

## Adrenalin

### Synonym(e)
Epinephrin

### Definition
Hormon des Nebennierenmarks, Neurotransmitter adrenerger Neurone im ZNS, zu den Sympathomimetika gehörendes Präparat.

### Indikation
Akutes Asthma bronchiale, anaphylaktischer Schock. Zusatz zu Lokalanästhetika (um deren Resorption und damit Toxizität herabzusetzen und deren Wirkung zu verlängern), Blutstillung an Haut und Schleimhaut.

> Merke: **Keine Anwendung Adrenalin-haltiger Lokalanästhetika und Tampons im Bereich der Akren. Gefahr der Nekrose!**

### Eingeschränkte Indikation
Schwangerschaft, Cave: **Sulfitüberempfindlichkeit**, Cor pulmonale, Diabetes mellitus, Hyperkalzämie, Hypokaliämie, M. Parkinson (verstärkter Tremor), schwere Niereninsuffizienz.

### Dosierung und Art der Anwendung
- Akutes Asthma bronchiale: 0,2-0,5 mg s.c. oder per inhalationem.
- Anaphylaktischer Schock: 1 ml Ampulle (1:1000) mit 9 ml NaCl 0,9% verdünnen (1 ml = 0,1 mg), Erwachsene 1 ml der verdünnten Lösung langsam i.v., ggf. gleiche Dosis nach ca. 5 Min.; Kinder 0,1 ml der verdünnten Lösung/10 kg KG i.v.
- Lokalanästhesie: Procain 0,05 ml der Lösung 1:1000 auf 10 ml, bei Lidocain die Hälfte.
- Blutstillung: Tampon mit max. 10 Tropfen der auf das 10fache verdünnten Lösung (0,01%) auf die Wunde pressen.

### Unerwünschte Wirkungen
Angina pectoris, Herzrhythmusstörungen, Anaphylaxie (Sulfitgehalt der Lösung), Angstgefühl, Schlaflosigkeit, Gefahr der Hirnblutung durch abrupten Blutdruck-Anstieg, Hyperglykämie, Hypokaliämie, Hyperhidrose.

### Kontraindikation
Engwinkelglaukom, Phäochromozytom, Prostatahypertrophie, Hyperthyreose, Arteriosklerose, Koronarinsuffizienz, Herzmuskelschäden, absolute Arrhythmie, schwere Hypertonie, Narkosen mit Inhalationsnarkotika (Cyclopan, Halothan), Lokalanästhesie der Akren (Finger, Hände, Füße, Nase, Kinn, Zunge, etc.).

### Präparate
Adrenalin 1:1000, Fastjekt Injektionslösung mit Autoinjektor, Suprarenin 1:1000; Anapen Autoinjektor 150 µg oder 300 µg.

## Adrenogenitales Syndrom, kongenitales E25.9

### Synonym(e)
adrenogenital syndrome; AGS

### Definition
Gruppe autosomal-rezessiv vererbter Stoffwechselkrankheiten, die durch eine Überproduktion androgener Steroidhormone in der Nebennierenrinde (NNR) gekennzeichnet ist. Dabei ist die Bildung von Aldosteron und Kortisol gestört, zudem vermehrte Bildung von Androgenen mit resultierender Virilisierung beim weiblichen Geschlecht.

### Einteilung
Das AGS wird je nach betroffenem Enzym in 5 Typen unterteilt:

Adrenogenitales Syndrom, kongenitales. **Tabelle 1.** Typen des Adrenogenitalen Syndroms

| Typ | Betroffenes Enzym | Häufigkeiten (Geburt) |
|---|---|---|
| Typ 1 | 20,22-Desmolase | |
| Typ 2 | 3-beta-Steroiddehydrogenase | |
| Typ 3 | 21-Hydroxylase | 1:5000 - 1:15.000 |
| Typ 4 | 11-beta-Hydroxylase | 1:100.000 |
| Typ 5 | 17-alpha-Hydroxylase | selten |

### Vorkommen/Epidemiologie
Panethnisch auftretend.

### Ätiologie
Am häufigsten 21-Hydroxylase-Mangel (Umwandlung von Progesteron zu Desoxykortikosteron bzw. von 17-Hydroxyprogesteron zu 11-Desoxykortisol). Der verminderte Kortisol-Blutspiegel führt zu einer kompensatorischen ACTH-Überproduktion, einer damit verbundenen Nebennierenrindenhyperplasie sowie zur Erhöhung der Hormonmetaboliten vor dem Enzymblock (Dehydroepiandrosteron, Androstendion). Beim AGS mit Salzverlust ist neben der Kortisol- auch die Aldosteron-Produktion vermindert.

### Manifestation
Ab Geburt.

### Klinisches Bild
Siehe Tabelle 2 [AGS ohne Salzverlust/einfaches AGS].

### Diagnose
Nebennierenandrogene und ihre Metaboliten im Serum und im Urin (17-Ketosteroide im 24-h Urin), ACTH im Serum, Hyponatriämie, Hypokaliämie.

| **Adrenogenitales Syndrom, kongenitales. Tabelle 2.** AGS ohne Salzverlust/einfaches AGS | |
|---|---|
| Mädchen | Unterschiedlich ausgeprägte Virilisierung des äußeren Genitale. Normale Ausbildung von Ovarien, Tuben, Uterus, Vagina. |
| Knaben | Penishypertrophie, Pseudopubertas praecox. |
| Beide Geschlechter | Präpubertärer Großwuchs, im Erwachsenenalter Minderwuchs wegen vorzeitigem Schluss der Epiphysenfugen. Evtl. Zeichen des Hypokortisolismus (M. Addison). |
| AGS mit Salzverlust | Zusätzlich Hyponatriämie und Hyperkaliämie, metabolische Azidose (arterielle Hypotonie, Erbrechen, Gewichtsverlust im Säuglingsalter). |

### Differenzialdiagnose
Pubertas praecox.

### Therapie
Therapie durch Endokrinologen, ggf. durch Dauersubstitution mit Hydrocortison (20 mg/$m^2$KO/Tag p.o.), aufgeteilt in 3 ED. Bei körperlicher Belastung und Stress (OP, Infekte) Dosis der Glukokortikoide verdoppeln oder verdreifachen. Bei Mädchen ggf. frühzeitige chirurgische Intervention zur Rekonstruktion des Genitales. Bei Aldosteronmangel kann man zusätzlich Mineralokortikoide geben.

## Adstringenzien

### Definition
Extern eingesetzte Mittel, die an Wunden und Schleimhäuten entzündungswidrig, bakteriostatisch, austrocknend und blutstillend wirken, insbesondere Gerbstoffe, Eichenrinde, Tannin.

### Wirkungen
Ausbildung von Membranen durch Eiweißfällung oder Eiweißfixierung.

### Präparate
Tannolact, Tannosynt Lotio, Tannosynt flüssig, Lysoform

## ad us. ext.

### Definition
Hinweis auf ärztlichen Rezepturen, dass ein Arzneimittel nur zum äußeren Gebrauch bestimmt ist.

## Aescin

### Definition
Gemisch veresterter Triterpensaponine aus dem Samen der Rosskastanie.

### Wirkungen
Gering spasmolytisch, antiphlogistisch, antiödematös, Erhöhung der Kapillarpermeabilität (bremst den Wassereinstrom in den extrakapillären Raum).

### Anwendungsgebiet/Verwendung
Chronisch venöse Insuffizienz, Postthrombotisches Syndrom, Ulcus cruris, posttraumatische und postoperative Weichteilschwellungen, Hämorrhoiden.

### Dosierung
- Systemisch: Inital 3mal 20-40 mg/Tag, dann 2-3mal 20 mg/Tag p.o.
- Topisch: 3mal/Tag dünn im Erkrankungsgebiet auftragen.

### Unerwünschte Wirkungen
Bei systemischer Anwendung Gefahr von Nierenfunktionsstörungen bis hin zum Nierenversagen, Thrombosegefahr. Bei topischer Appl.: allergische Hautreaktionen.

### Kontraindikation
Topische Appl.: Paragruppen-Allergie (Salbe), Anwendung auf Schleimhäuten oder entzündeten Hautarealen und offenen Wunden.

### Präparate
Reparil, Venostasin, Essaven

## Agranulozytose D70.x

### Definition
Starke Verminderung bis Fehlen der Granulozyten unterschiedlicher Genese.

### Ätiologie
Neben einer genetisch bedingten Form unterscheidet man die erworbene toxisch oder allergisch bedingte Agranulozytose auf unterschiedliche Medikamente.

### Klinisches Bild
Fieber, Schüttelfrost, Erbrechen, Tachykardie, Kreislaufkollaps. Nekrotisierende und gangränöse Hauterscheinungen, vor allem an den Körperöffnungen, aphthoide Ulzerationen an der Schleimhaut, s.a. Angina agranulocytotica, ggf. petechiale Einblutungen, Purpura.

### Histologie
Unspezifische nekrotisierende Entzündung.

### Diagnose
Blutbild: Leukozytopenie, Granulozytopenie.

### Externe Therapie
Antiseptische Mundspülungen **R255 R045 R066**, Pinselungen mit wässriger 0,5% Methylrosaniliniumchlorid-Lösung, Benzocain-haltige Lösungen (z.B. Dolo-Dobendan Lösung, Anaesthesin Halstabletten) zur Schmerzbekämpfung.

### Interne Therapie
Substitution in Zusammenarbeit mit dem Internisten.

## Ahornsirup-Krankheit E71.0

### Erstbeschreiber
Menkes, Hurst u. Craig, 1954

### Synonym(e)
Ahornsirupharn-Syndrom; Leuzinose; Verzweigtkettendecarboxylasemangel-Syndrom; maple syrup urine disease; Keto acid decarboxylase deficiency; MSUD

### Definition
Seltene, autosomal-rezessiv vererbte Aminosäurestoffwechselstörung mit progredienten neurologischen Ausfallerscheinungen im Säuglingsalter.

### Vorkommen/Epidemiologie
Inzidenz (Bundesrepublik): ca. 1/200.000 Geburten. Gehäuft in Populationen mit erhöhtem Anteil kosanguiner Verbindungen, z.B. Mennoniten (Pennsylvania, USA).

### Ätiologie
Genetische Defekte der gemeinsamen Decarboxylase der alpha-Ketosäuren der 3 verzweigtkettigen Aminosäuren Leucin, Isoleucin und Valin (Anreicherung in Blut und Urin).

### Manifestation
Wenige Tage nach der Geburt.

### Klinisches Bild
- Im Vordergrund steht eine progrediente neurologische Symptomatik mit Trinkschwäche, Areflexie, Muskelhyper- oder hypotonie, Krampfanfällen, Spastik, schließlich Dezerebrationsstarre. Maggiartiger Geruch des Urins (ähnlich dem amerikanischen Ahornsirup).
- Haut: Verdickt, trocken. Stumpfe, brüchige, spärliche Haare.

### Diagnose
Tandem-MS. Stark erhöhte Werte von Leucin, Valin, Isoleucin und Alloisoleucin im Plasma sowie stark erhöhte Ausscheidung von 2-Oxoisocapron-, 2-Oxoisovalerian-, und 3-Oxo-3-Methylvaleriansäure und den jeweiligen Hydroxyanaloga im Urin sind beweisend für eine Ahornsirup-Krankheit.

### Therapie
Lebenslange Diät mit Einschränkung der verzweigtkettigen Aminosäuren Leucin, Valin, Isoleucin (Leucinkonzentration im Plasma soll langfristig unter 4 mg/dl (300 μmol/l) liegen). Notfalltherapie: Glukoseinfusionen mit Insulin, Austauschtransfusionen, Peritonealdialyse.

### Prognose
Dauerschäden lassen sich nur bei Therapiebeginn in den ersten Lebenstagen vermeiden. Unbehandelt Tod nach wenigen Monaten.

## AIDS B24.x2

### Synonym(e)
Acquired Immune Deficiency Syndrome; erworbenes Immunmangelsyndrom

### Definition
Stadium 1-4 (CDC 1993) der HIV-Infektion, gekennzeichnet durch das Auftreten opportunistischer Infektionen oder AIDS-definierender Tumoren.

**AIDS. Tabelle 1.** Wichtige AIDS-definierende opportunistische Infektionen und Tumoren

| | Erreger / Ursache | Opportunistische Infektion bzw. Tumor |
|---|---|---|
| Protozoen | Toxoplasma gondii | zerebrale oder disseminierte Toxoplasmose |
| | Cryptosporidium parvum | chron. intestinale Kryptosporidiose |
| | Isospora belli | chron. intestinale Isosporidiose |
| Pilze | Pneumocystis carinii | Pneumocystis carinii-Pneumonie |
| | Candida spp. | Candida-Ösophagitis, -Bronchitis, -Tracheitis oder -Pneumonie |
| | Cryptococcus neoformans | extrapulmonale Kryptokokkose |
| | Histoplasma capsulatum | disseminierte oder extrapulmonale Histoplasmose |
| Viren | Herpes simplex | chronische Herpes simplex-Ulzera oder -Bronchitis, -Pneumonie, -Ösophagitis |
| | Zytomegalievirus | CMV-Retinitis, generalisierte CMV-Infektion (nicht von Leber oder Milz) |
| | Jakob-Creutzfeld-Virus | progressive multifokale Leukenzephalopathie |
| | HI-Virus | HIV-Enzephalopathie, Wasting-Syndrom |
| Bakterien | Salmonella spp. | rez. Salmonellen-Septikämien |
| | Mycobacterium tuberculosis | Tuberkulose jeder Lokalisation |
| | M. avium intracellulare | atypische Mykobakteriose jeder Lokalisation |
| Tumoren | | Kaposi-Sarkom |
| | | maligne Lymphome (z.B. Burkitt-Lymphom, primäres zerebrales Lymphom) |
| | | invasives Zervix-Karzinom |

### Ätiologie
Infektion mit HIV (Humanes Immundefizienz Virus).

**AIDS. Tabelle 2.** Therapie nicht dermatologischer opportunistischer Infektionen und Tumoren bei AIDS-Patienten

| Erkrankung | Klinik | Diagnostik | Therapie |
|---|---|---|---|
| Pneumocystis carinii-Pneumonie | Trockener Husten, Fieber, progrediente Belastungsdyspnoe, Gewichtsverlust, Leistungsknick. | Auskultation meist o.B.; Hypoxämie, LDH-, BSG ↑.<br><br>Rö.-Thorax: Interstitielle Zeichnungsvermehrung v.a. Mittel- und Unterfelder.<br><br>Histologie, PCR (provoziertes Sputum, BAL, transbronchiale Biopsie). | Cotrimoxazol (z.B. Eusaprim forte) 4mal 1920 mg/Tag p.o. über 3 Wochen.<br><br>Alternativ: Pentamidin-Inhalationen (z.B. Pentacarinat) 200 mg über 4 Tage oder Atoquavon (Wellvone) 3mal 750 mg/Tag p.o. über 3 Wochen. |
| Zerebrale Toxoplasmose | Subakut auftretende Mono- oder Hemiparesen, Sensibilitätsstörungen, Gesichtsfelddefekte, Vigilanzminderung, Wesensänderung, Kopfschmerzen, Fieber, epileptische Anfälle. | CT oder NMR: Ein oder mehrere raumfordernde Läsionen mit ring- oder fleckförmiger KM-Aufnahme und perifokalem Ödem. Erregernachweis mittels PCR. | Pyrimethamin (Daraprim) Tag 1 200 mg, dann 100 mg/Tag p.o. plus Sulfadiazin (z.B. Sulfadiazin-Heyl) 3-4mal 2 g/Tag p.o. über 4-6 Wochen.<br><br>Alternativ: Atovaquon (Wellvone) 4mal 750 mg/Tag p.o. |
| Candida-Ösophagitis | Dysphagie, Tenesmen, Durchfälle, Gewichtsverlust, retrosternale Schmerzen. | Candida-Nachweis. | Fluconazol (Diflucan) 400 mg/Tag p.o. über 2-3 Wochen.<br><br>Alternativ: Itraconazol (Sempera) 2mal 100-200 mg/Tag p.o. |
| CMV-Retinitis | Eingeschränktes Gesichtsfeld, drohende Erblindung. | Charakteristische Augenhintergrund-Veränderungen | Foscarnet (Foscavir) initial 2mal 90 mg/kg KG/Tag i.v. in 500 ml NaCl 0,9% über 2-3 Wochen; Erhaltungstherapie: 90 mg/kg KG i.v. 5 Tage/Woche lebenslang.<br><br>Alternativ: Ganciclovir (Cymeven) 2mal 5 mg/kg KG/Tag i.v. über 3 Wochen, danach Erhaltungstherapie mit 6 mg/kg KG i.v. 5 Tage/Woche.<br><br>Alternativ: Intravitreale Injektionen bzw. Implantation eines Medikamenten-Depots (Pellets) durch spezialisierte Augenärzte. |

### Klinisches Bild
AIDS-Related Complex, opportunistische Infektionen und Tumoren.

### Therapie
Antiretrovirale Therapie als Kombinationsregime unter Kontrolle der Viruslast und CD4-Zellverlauf (s.u. HIV-Infektion). Adäquate Therapie opportunistischer Infektionen und HIV-assoziierter Tumoren sowie bei den entsprechenden Krankheitsbildern. Einleitung von Primär-Prophylaxen gegenüber opportunistischen Infektionen, s.u. HIV-Infektion. Nach einigen opportunistischen Infektionen ist eine Sekundär-Prophylaxe bis zur Restitution (> 300 CD4-T-Lymphozyten) des Immunsystems durchzuführen.

## AIDS-Related Complex
B24.x

### Synonym(e)
Wasting syndrome; slim disease

### Definition
Positive HIV-Serologie und eines der folgenden Allgemeinsymptome: Unfreiwilliger Gewichtsverlust von mehr als 10%, Fieber oder Diarrhoe länger als 1 Monat. Entspricht Stadium 1 bis 3 der HIV-Infektion nach CDC-Klassifikation.

### Prognose
Entwicklung von AIDS.

**AIDS. Tabelle 3.** Sekundärprophylaxe opportunistischer Infektionen bei AIDS

| Erkrankung | Substanz | Dosierung | Präparat |
|---|---|---|---|
| Pneumocystis carinii-Pneumonie | Cotrimoxazol | 480 mg/Tag p.o. oder 960 mg 3mal/Woche | Eusaprim forte |
| | Dapson | 100 mg 2mal/Woche p.o. | Dapson-Fatol |
| Toxoplasmose | Cotrimoxazol | 480 mg/Tag p.o. | Eusaprim forte |
| | Alternativ: Pyrimethamin | 50-75 mg/Tag p.o. | Daraprim |
| | Alternativ: Folinsäure | 5 mg/Tag p.o. | Lederfolat |
| Systemische Candidose | Fluconazol | 50 mg/Tag p.o. oder 3mal 100 mg/Woche | Diflucan |
| | Alternativ: Itraconazol | 100 mg/Tag p.o. | Sempera |
| Aspergillose | Itraconazol | 400-600 mg/Tag p.o. | Sempera |
| | Alternativ: Amphotericin B | 0.75 mg/kg KG i.v. 2-3 mal/Woche | Amphotericin B |
| Kryptokokkose | Fluconazol | 200 mg/Tag p.o. | Diflucan |
| | Alternativ: Itraconazol | 400 mg/Tag p.o. | Sempera |
| Histoplasmose | Itraconazol | 200-400 mg/Tag p.o. | Sempera |
| | Alternativ: Fluconazol | 200-400 mg/Tag p.o. | Diflucan |
| Atypische Mykobakteriose | Rifabutin | 300 mg/Tag p.o. | Mycobutin |
| | Alternativ: Azithromycin + Rifabutin | 1200 mg/Woche p.o. + 300 mg/Woche p.o. | Ultreon + Mycobutin |
| | Alternativ: Clarithromycin | 2mal 500 mg/Tag p.o. | Klacid, Mavid |
| Herpes zoster | Aciclovir | 2mal 400-800 mg/Tag p.o. | Aciclovir |
| CMV-Retinitis | Ganciclovir (im Wechsel mit Foscarnet) | 5-6 mg/kg KG 5mal/Woche i.v. | Cymeven |
| | Foscarnet | 90-120 mg 5mal/Woche i.v. | Foscavir |

## AIN D48.5

### Synonym(e)
Anale Dysplasie; analer M. Bowen

### Definition
Akronym für „Anale Intraepitheliale Neoplasien". AIN sind beginnende Precursor-Läsionen für Plattenepithelkarzinome im Bereich des Anus. S.a.u. Analkarzinom, spinozelluläres Karzinom. S.a. CIN, PIN, KIN.

### Einteilung
- Kürzlich wurde eine klinische Klassifikation der perianalen intraepithelialen Neoplasie vorgeschlagen die sich an der Klassifikation anderer intraepithelialer Neoplasien orientiert:
  - bowenoide AIN
  - erythroplakische AIN
  - leukoplakische AIN
  - verruköse AIN.
- Einteilung nach Stadien:
  - AIN I: Eher im unteren Drittel des Anoderms
  - AIN II: Untere zwei Drittel des Anoderms
  - AIN III: Kompletter Befall des Anoderms.

### Vorkommen/Epidemiologie
- Erhöhte Inzidenz bei:
  - HIV-Infektion
  - verminderter CD4-Zellzahl
  - Rauchen
  - rezeptivem Analverkehr
  - positiver Anamnese für genitale Warzen, perianale Warzen, Condylomata, CIN oder vulväre intraepitheliale Neoplasien.
- Hochrisikogruppen:
  - Homosexuelle oder bisexuelle Männer, besonders bei bestehender HIV-Infektion
  - Drogengebrauchende HIV-Infizierte.

### Ätiologie
- HPV-Infektion gilt als Hauptursache der AIN. Anale intraepitheliale Neoplasien sind mit Infektionen durch humane Papillomviren assoziiert. Wie auch beim Zervixkarzinom sind am häufigsten die „high-risk" HPV Typen 16 und 18 nachweisbar.

- HPV Assoziation:
  - Low-risk-Typen: HPV 6, 11, 42, 43, 44 (verantwortlich für die Entstehung von Condylomata acuminata).
  - High-risk-Typen: HPV 16, 18, 31, 33, 35, 39, 45, 50, 51, 53, 55, 56, 58, 59, 68 (verantwortlich für Anal-, Zervix, Penis-, und Vulvakarzinome).

### Lokalisation

Die Hauptlokalisation der analen intraepithelialen Neoplasie ist die Linea dentata (Transformationszone), also der Übergang von Plattenepithel zu Zylinderepithel. Diese Zone ist besonders vulnerabel für Infektionen mit humanen Papillomviren.

### Klinisches Bild

- Klinisch werden AIN in der internationalen Literatur oftmals als schuppende, weißliche, erythematöse, ekzematöse, papillomatöse, papulöse, pigmentierte oder fissurierte Plaques beschrieben. Induration und Ulzeration können Hinweis auf Invasion sein.

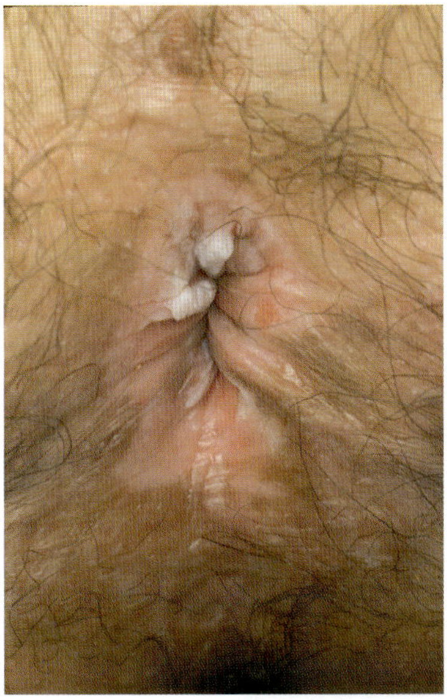

**AIN.** Perianal lokalisierte flächige, samtartige, bräunliche Areale. Nebenbefundlich Condylomata acuminata bei 9 und 12 Uhr.

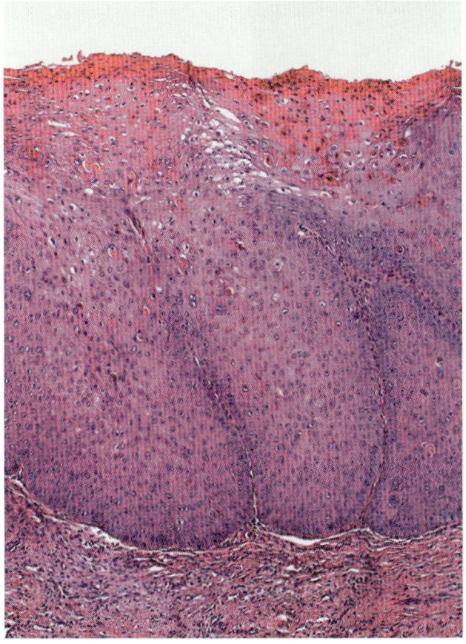

**AIN.** AIN III: Breites, akanthotisches Epithel mit Parahyperkeratose. Über das gesamte Epithelband verteilt atypische Keratinozyten mit pyknotischen oder auch vergrößerten Kernen; zahlreiche Dyskeratosen.

- Die bedeutend häufiger vorkommenden und oftmals asymptomatischen intraanal lokalisierten Dysplasien sind oftmals nur mittels hochauflösender Anoskopie (HRA) zu erkennen. Während die normale Mukosa leicht glänzend rosa erscheint, sind granuläre, leicht fragile, unterschiedlich keratinisierte oder leukoplakische Areale verdächtig für das Vorliegen einer analen Dysplasie. Typische HPV-assoziierte, HSIL-suspekte, vaskuläre, in der HRA sichtbare Veränderungen werden in der englischen Literatur als „punctation" und „mosaiscism" bezeichtet. Während homogene terminale Kapillaren (in der HRA) typisch in Condylomata acuminata zu finden sind, sprechen Gefäßneubildungen (neovascularisation) mit Kaliberschwankungen oder Gefäßabbrüchen für Dysplasie bzw. invasives Wachstum.

### Histologie

Verlust der normalen Hautschichtung. Häufig nukleäre Polymorphismen, Hyperchromatinisierung und Koilozytosen. Kaum entzündliche Infiltrate. Basalmembran intakt.

### Diagnose

- Goldstandard ist die hochauflösende Anoskopie mit einem konventionellem Kolposkop aus der Gynäkologie. Hiermit erfolgt die klinische Inspektion der Perianalregion, Analkanal, Linea dentata (Transformationszone) und des distalen Rektums in 30-facher Vergrößerung.
- Die Analzytologie erfolgt analog der Zervixzytologie, Abstriche werden nach Papanicolaou gefärbt und anhand der Bethesda-Klassifikation eingeteilt in:
  - ASCUS (atypical squamous cells of unknown significance)
  - LSIL (low-grade squamous intraepithelial lesion)
  - HSIL (high-grade squamous intraepithelial lesion).

**!** Cave: **Das durch anale Papanicolaou-Abstriche gewonnene Material bzw. das darauf beruhende Grading korreliert in Abhängigkeit vom Zytologen relativ schlecht mit histologisch gesicherten Läsionen. Suspekte Areale müssen biopsiert werden, die histopathologische Aufarbeitung gilt als Goldstandard!**

### Differenzialdiagnose

Differenzialdiagnostisch muss an Psoriasis inversa, Lichen simplex chronicus, mikrobielles Ekzem, epidermale Naevi, flache Condylomata acuminata und ggf. auch an Basalzellkarzinom, extramammärer M. Paget und malignes Melanom gedacht werden.

### Therapie

- Ausgedehnte Läsionen/High-grade AIN: Exzision mit primärem Verschluss, ggf. Spalthauttransplantate. Hierbei kommt es jedoch oftmals zu stärkeren postoperativen Komplikationen.
- Kleine Läsionen: Kauterisation, Erbium-YAG- oder $CO_2$-Laserablation, Kryochirurgie, Podophyllotoxin, Imiquimod.
- **!** Cave: **Je weniger radikal die Therapie, desto höher das Rezidivrisiko.**
- Bei intraanaler Lokalisation sollte frühzeitig die Indikation zu einer operativen Intervention mit dem Ziel der kompletten Entfernung gestellt werden (entweder elektrokaustisch oder per Exzision). Diese Maßnahmen sollten nur in hierzu eingerichteten Schwerpunkteinrichtungen vorgenommen werden.

- Regelmäßige Applikationen mit Imiquimod Creme (3mal/Woche für 16 Wochen) scheinen laut Studienlage bei homosexuellen Männern eine signifikante klinische Besserung zu bewirken (Reduktion der HPV-Viruslast und Anzahl der onkogenen HPV-Virustypen).

### Nachsorge
Für HIV-Patienten gilt: Mindestens einmal jährliche Analinspektion bzw. Proktoskopie; für Pat. mit AIN II und AIN III regelmäßige Verlaufskontrollen im Abstand von 3 Monaten. Biopsiekontrollen!

**AIN. Tabelle 1.** Stadien der AIN

| Stadium | Dysplasie/ Grading | Histologische Beschreibung |
|---|---|---|
| AIN I | Milde Dysplasie | kleine zelluläre Atypien, häufig Koilozyten mit vergrößerten irregulären Kernen und Halo |
| AIN II | Moderate Dysplasie | Ersatz von bis zu 50% des Anodermepithels durch schmale basaloide Zellen mit erhöhtem Kern-Plasmaverhältnis |
| AIN III | Schwere Dysplasie/ Carcinoma in situ | Ersatz von > 50% des Anodermepithels durch schmale basaloide Zellen mit erhöhtem Kern-Plasmaverhältnis |

## Ainhum-Syndrom
L94.6

### Synonym(e)
Dactylosis spontanea

### Definition
Vorwiegend bei Afrikanern vorkommende, eigenständige, klinisch und radiologisch sicher zuzuordnende, ätiologisch ungeklärte, zirkuläre Schnürfurche distaler Extremitätenabschnitte mit nachfolgender Spontanamputation; meist jahrelanger Verlauf.

### Ätiologie
Chronische Traumatisation und Infektionen (Barfußgang) sowie verminderte Blutversorgung werden diskutiert; fragliche Beziehung zur Keratosis palmoplantaris mutilans (s. Pseudoainhum-Syndrom).

### Manifestation
Bei in tropischen Regionen lebenden Menschen, v.a. Afrikanern mittleren Alters.

### Lokalisation
Hauptsächlich Kleinzehengrundgelenk, meist beidseits.

### Klinisches Bild
Zirkuläre, sich kontinuierlich vertiefende Schnürfurche, Ödem der distal davon gelegenen Phalangen, schließlich trockene Gangrän und Spontanamputation. Meist jahrelanger Verlauf.

### Differenzialdiagnose
Pseudoainhum-Syndrom (angeboren!)

### Therapie
Textile Bekleidung, frühzeitige fachgerechte Wundbehandlung, ggf. plastisch-chirurgische Rekonstruktion.

### Hinweis(e)
Der Begriff „Ainhum“ stammt aus dem afrikanischen Yoruba-Dialekt und bedeutet „Säge; absägen“.

## Airblocktechnik

### Definition
Injektion einer kleinen Menge Luft (ca. 1 ml) oder Schaum in die Varize, um den Abfluss sklerosierender Substanzen bei der Sklerosierung zu verzögern. Hierdurch intensiver Kontakt des Verödungsmittels mit der Venenwand und damit besserer Sklerosierungseffekt. S.a.u. Schaumsklerosierung.

## Airborne Contact Dermatitis
L23.8

### Synonym(e)
Rush-Dermatitis; Mutterkrautallergie

### Definition
Allergisches Kontaktekzem (aerogenes allergisches Kontaktekzem) durch windübertragene (airborne) Bestandteile von Pflanzen (hauptsächlich aus der Familie der Korbblütler), durch chemische Produkte, Arzneimittel oder Parfüms.

### Ätiologie
Für das hohe Sensibilisierungsvermögen dieser Pflanzen sind v.a. Verbindungen aus der Substanzklasse der Sesquiterpenlaktone verantwortlich. Sie kommen in Blättern und Stängeln vieler Korbblütler (Kompositen: z.B. Mutterkraut, Kamillenblütenextrakt, Rainfarnkrautextrakt, Scharfgarbenkrautextrakt) in hoher Konzentration vor. Auch in manchen Pflanzen aus anderen Familien, z.B. Lorbeer, sind sie nachweisbar

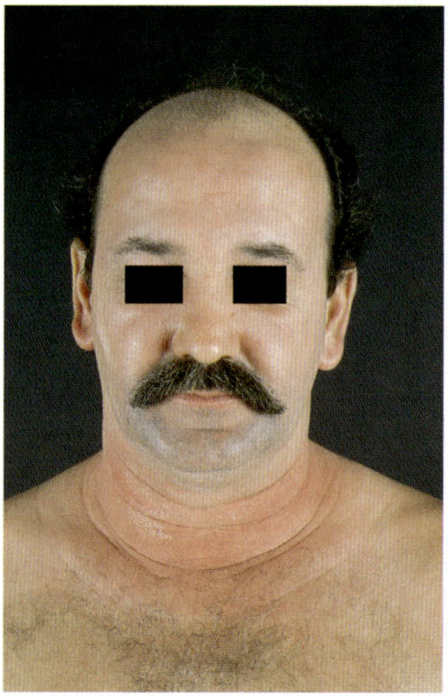

**Airborne Contact Dermatitis.** Seit etwa 2 Wochen bestehende, stark juckende und brennende, flächige, unscharf begrenzte Ekzemreaktion im Bereich der hier dargestellten unbekleideten Areale. Oberlider, Retroaurikularregion, Kinn- und Halsregion sind ebenfalls flächig ekzematisiert. Die Veränderungen begannen schlagartig in der 2. Maiwoche.

(Kreuzallergien). Möglicherweise bestehen auch phototoxische Begleiteffekte (s.a.u. Phototoxizität). Eine Airborne Contact Dermatitis wurde auch bei berufsrelevanten flüchtigen Chemieprodukten wie Kolophonium oder Epoxidharzen beschrieben. Ebenfalls von Bedeutung sind Duftstoffe. Seltener ursächlich sind aerogen übertragene Gifthaare der Larven des Eichen-Prozessionsspinner (s.u. Eiche; s.u. Raupendermatitis) Ursache (die mikroskopisch kleinen Gifthaare werden aerogen bis zu 100 Meter weit verbreitet).

### Klinisches Bild

Ekzem im Bereich der unbekleideten Areale. Im Gegensatz zu lichtinduzierten Dermatosen kommt es bei der Airborne Contact Dermatitis auch an den Oberlidern (s. Lidekzem), retroaurikulär und unterhalb des Kinns zu ekzematösen Veränderungen. Jahreszeitliche Abhängigkeit (Mai-September) bei den Pflanzen-induzierten Formen. Mögliche berufsbezogene Abhängigkeit bei flüchtigen Chemieprodukten (z.B. 2-Aminothiophenol; Epoxidharze). Abhängigkeit vom Gebrauch flüchtiger Kosmetika (z.B. Parfums).

### Diagnose

Epikutantest mit den entsprechenden Kontaktallergenen.

### Differenzialdiagnose

polymorphe Lichtdermatose, persistierende Lichtreaktion, aktinisches Retikuloid.

### Therapie

Meiden des Allergens, stadiengerechte Behandlung des Ekzems.

## Akantholyse

### Synonym(e)

Acantholysis

### Definition

Auflösung des epithelialen Zellverbandes mit Einzelzellbildung und intraepidermaler Spalt- und Blasenbildung aufgrund einer immunologischen oder genetisch induzierten Alteration der Desmosomen, z.B. bei Pemphigus vulgaris, Dyskeratosis follicularis, Pemphigus chronicus benignus familiaris, transitorischer akantholoytischer Dermatose (Grover), aufgrund von Zelluntergang der Epithelzellen, z.B. bei Virusbläschen (Herpes simplex), bakteriellen Infektionen (Impetigo) oder im Falle einer malignen Entartung (z.B. spinozelluläres Karzinom).

## Akanthom D23.L6

### Synonym(e)

Acanthoma

### Definition

Gutartige, tumorförmige Hyperplasie der Epidermis und der Papillen.

### Ätiologie

Häufig reaktiv im Sinnes eines Reizakanthoms oder infektiös bedingt, z.B. bei Verrucae vulgares.

## Akanthom, akantholytisches, dyskeratotisches D23.L6

### Definition

Solitäres (selten multipel), meist hautfarbenes „unscheinbares“ Hornknötchen, dessen Diagnose sich erst histologisch verifiziert.

### Histologie

Scharf begrenzter Tumor mit unregelmäßig akanthotischem Epithelband, das von einer kräftigen orthokeratotischen Hornschicht überlagert ist, die von parakeratotischen Streifen durchzogen wird. Auffällig ist eine unregelmäßig auftretende suprabasale Akantholyse. Nachweis von Dyskeratosen und auch Mitosen. Lympho-histiozytäres Infiltrat in der Dermis.

### Therapie

Exzision falls notwendig.

## Akanthome, disseminierte epidermolytische D23.L

### Definition

Benigne, erworbene, warzenähnliche Hautveränderungen, die das klinische Bild epidermolytischer Akanthome zeigen und bevorzugt an lichtexponierten Arealen auftreten. Feingeweblich granuläre Degeneration der Epidermis.

### Ätiologie

Offensichtlich keine virale Genese, UV-Licht kann Läsionen induzieren (z.B. nach PUVA-Bad-Therapie oder Dermatitis solaris).

### Lokalisation

Bevorzugt auf lichtexponierter Haut des oberen Rückens.

### Klinisches Bild

Multiple, isoliert stehende, 3-5 mm große, hautfarbene, leicht bräunliche hyperkeratotische, verruköse Papeln. Zum Teil quälender Juckreiz.

### Histologie

- Vorzeitige und fehlerhafte Verhornung der Keratinozyten. Intaktes Stratum basale. Die Zellen des Stratum spinosum und Stratum granulosum sind perinukleär vakuolisiert, zeigen blasses eosinophiles Zytoplasma und verschwommene Zellgrenzen. Insgesamt Verbreiterung des Stratum granulosum mit vielen irregulär geformten Keratohyalin-ähnlichen Granula. Den Läsionen aufgelagerte Orthohyperkeratose.
- Elektronenmikroskopie: Verklumpte und verdickte Keratin-/Tonofilament-Aggregate perinukleär in den suprabasalen Keratinozyten. Vergrößerte Keratohyalingranula. Intakte Desmosomen.

### Diagnose

Histologie.

### Differenzialdiagnose

Kongenitale Verhornungsstörungen (z.B. Dyskeratosis follicularis), seborrhoische Warzen (s. Verruca seborrhoica), plane Warzen (Verrucae planae juveniles).

### Therapie

Lokaltherapie mit 0,1% Tretinoin (z.B. Cordes VAS) und

0,025% Fluocinolonacetonid Salbe/Creme (z.B. Jellin Salbe/Creme) jeweils 1mal/Tag über 4 Wochen.

## Akanthome, infektiöse B07.x

### Synonym(e)
Benigne, infektiöse Epitheliome; infektiöse Akanthopapillome; Virusakanthome; Viruspapillome

### Definition
Pathologisch-anatomischer Begriff für durch humane Papillomaviren hervorgerufene, fibroepitheliale Neubildungen der Haut und Schleimhäute.

## Akanthome, postinflammatorische D23.L

### Erstbeschreiber
Williams, 1956

### Definition
Rückbildungsfähige, fibroepitheliale Tumoren nach chronischen, umschriebenen Entzündungen.

### Therapie
Austrocknende, antiinflammatorische oder antiseptische externe Behandlung, z.B. Polyvidon-Jod-Lösung (z.B. Betaisodona), ggf. Kürettage, Abtragung des Tumors mit dem Laser (Erbium-$CO_2$ Laser) oder der elektrischen Schlinge (Elektrokoagulation).

## Akanthopapillom D23.L6

### Definition
Sammelbezeichnung für fibroepitheliale Wucherungen mit Hyperkeratose und Hyperplasie des Stratum papillare wie z.B. bei seborrhoischen Warzen und Verrucae vulgares.

## Akanthose

### Synonym(e)
Acanthosis

### Definition
Aus dem griechischen abgeleitet von „acantha" (= Stachel). Verbreiterung des Stratum spinosum in der Regel durch Vermehrung (Hyperplasie) der Zellen des Stratum spinosum, Verlängerung der Reteleisten, ggf. auch durch individuelle Vergrößerung (Hypertrophie) der Keratinozyten. Unterschieden werden je nach Kinetik Retentionsakanthose und Proliferationsakanthose. Eine Akanthose findet sich bei Ichthyosen, bei Psoriasis und psoriasiformen Dermatosen wie der Pityriasis rubra pilaris, chronischen Ekzemen und bei Lichen planus.

## Akarizid

### Definition
Schädlingsbekämpfungsmittel, das speziell gegen Parasiten, v.a. Milben und Zecken eingesetzt wird.

## Akatalasämie E80.3

### Erstbeschreiber
Takahara u. Miyamoto, 1948

### Synonym(e)
Takahara-Krankheit; Acatalasia; catalase deficiency; acatalasemia

### Definition
Autosomal-rezessiv vererbte Enzymopathie mit Fehlen der Katalase in Blut und Gewebe. Das von vergrünenden Streptokokken in der Mundhöhle gebildete Wasserstoffperoxid kann nicht gespalten werden, weshalb rezidivierende Ulzera auftreten.

### Vorkommen/Epidemiologie
V.a. Japan und Korea.

### Ätiologie
Autosomal-dominante Vererbung von Mutationen des Katalase Gens (CAT Gen; Genlokus: 11p13).

### Manifestation
Kindheit.

### Klinisches Bild
Etwa 50% der homozygoten Träger haben Symptome verschieden starker Ausprägung: Rezidivierende Nekrosen und Geschwüre in Mund und Rachen, Alveolargangrän, schwerste Destruktionen im Bereich der Mundhöhle durch tief reichende gangränöse Entzündungen.

### Diagnose
Das Blut der betroffenen Patienten färbt sich bei Zusatz von $H_2O_2$ schwarz, Katalase im Serum erniedrigt.

### Therapie
Radikale Zahnextraktion zur Sanierung der Mundflora, da $H_2O_2$-bildende Streptokokken an den Zähnen haften. Kürettage von Granulationsgewebe, Antibiotika nach Antibiogramm. Therapie in Zusammenarbeit mit Internisten.

## Akroangiodermatitis I87.2

### Erstbeschreiber
Mali, 1965

### Synonym(e)
Akroangiodermatitis; kaposiforme Akroangiodermatitis; Mali-Syndrom

### Definition
Zur Gruppe der Pseudo-Kaposi-Sarkome gehörendes Krankheitsbild bei fortgeschrittener chronischer venöser Insuffizienz.

### Manifestation
V.a. 4.-6. Lebensjahrzehnt; Frauen sind 8-10mal häufiger als Männer betroffen.

### Lokalisation
V.a. Zehen und Fußrücken, jedoch auch Unterschenkel; meist bilateral symmetrisch.

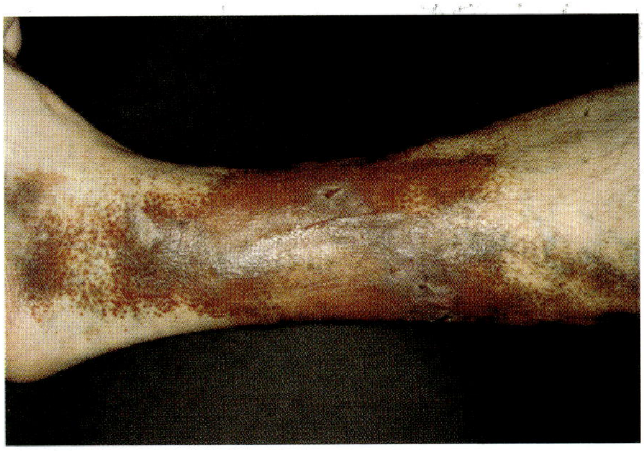

**Akroangiodermatitis.** Mehrere, zu einem großflächigen Areal konfluierte, bräunlich-rötliche, unscharf begrenzte Plaques bei einem 39 Jahre alten Mann mit CVI Grad II nach Widmer. Zustand nach Phlebothrombose vor 5 Jahren (US-Fraktur).

### Klinisches Bild
Unscharf begrenzte, sattrote bis rotbraune, meist wenig symptomatische Plaques mit glatter oder skarlatiniform schuppender Oberfläche, die sich aus kleinsten roten Papeln entwickeln (s. Randbereich der Läsionen). Daneben Zeichen der chronischen venösen Insuffizienz, wie Schweregefühl der Extremität, Ödeme, Dermatosklerose und/oder Ulkusbildung.

### Histologie
Akanthose, Kapillarproliferationen und -erweiterungen im oberen Korium, Erythrozytenextravasate, Rundzellinfiltrate, insgesamt an ein initiales Kaposi-Sarkom erinnernd.

### Differenzialdiagnose
Kaposi-Sarkom, Purpura jaune d`ocre, leukozytoklastische Vaskulitis, Stewart-Bluefarb-Syndrom.

### Therapie
Entsprechend der chronischen venösen Insuffizienz.

## Akrokalzinose L94.23

### Definition
Manifestation der Calcinosis circumscripta an den Akren (v.a. Fingerbeeren, Helix des Ohres).

## Akrokeratodermia hereditaria papulotranslucens Q82.8

### Erstbeschreiber
Onwukwe, 1973

### Definition
Seltene Genodermatose mit durchsichtigen, flachen Papeln, v.a. an Hand- und Fußkanten, keine subjektiven Beschwerden.

### Differenzialdiagnose
Akrokeratoelastoidose

### Therapie
Wenn erforderlich Therapieversuch mit keratolytischen Externa, z.B. Salicylsäure (Salicylsäurevaseline Lichtenstein), Harnstoff, Tretinoin (Cordes VAS, R256) oder systemischen Retinoiden wie Acitretin (Neotigason).

## Akrokeratodermia hereditaria punctatum Q82.8

### Definition
Hautfarbene, gedellte Papeln, v.a. an Handkanten und über den Interphalangealgelenken ohne subjektive Symptome.

### Histologie
Akanthose, Hypergranulose, schüsselförmige Einsenkung des Epithels, Korium unauffällig.

### Therapie
Therapieversuch mit keratolytischen Externa, z.B. mit Salicylsäure, Harnstoff, Vit. A.-Säure R256 sowie systemischen Retinoiden, insbes. Acitretin ist möglich.

## Akrokeratoelastoidose L85.8

### Erstbeschreiber
Costa, 1956

### Synonym(e)
Acrokeratoelastoidosis marginalis; Akrokeratoelastoidosis marginalis der Hände; Acrokeratoelastosis der Hände; Acrokeratoelastosis; Keratoelastoidosis marginalis manuum; focal acral hyperkeratosis

### Definition
Autosomal-dominant vererbte oder sporadisch auftretende, kleinpapulöse Erkrankung der Hände und Füße mit Kennzeichen einer Verhornungsanomalie und einer Elastose. Als Variante wird die „fokale akrale Hyperkeratose" angesehen.

### Vorkommen/Epidemiologie
Gehäuftes Vorkommen in Südamerika.

### Manifestation
V.a. bei Menschen mit chronischer Sonnenlichtexposition und mechanischer Belastung (Menschen, die im Freien arbei-

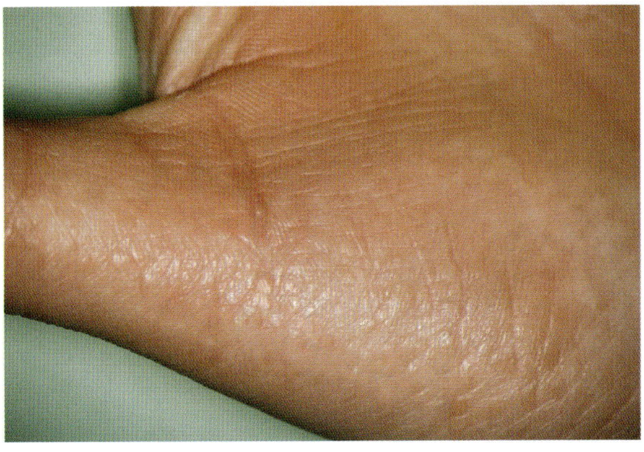

**Akrokeratoelastoidose.** In bandförmiger Anordnung an der Übergangszone von der Felder- zur Leistenhaut zeigen sich lichenoid glänzende, 0,1-0,2 cm große, polygonal begrenzte, gelblich bis hautfarbene, vollständig symptomlose Papeln.

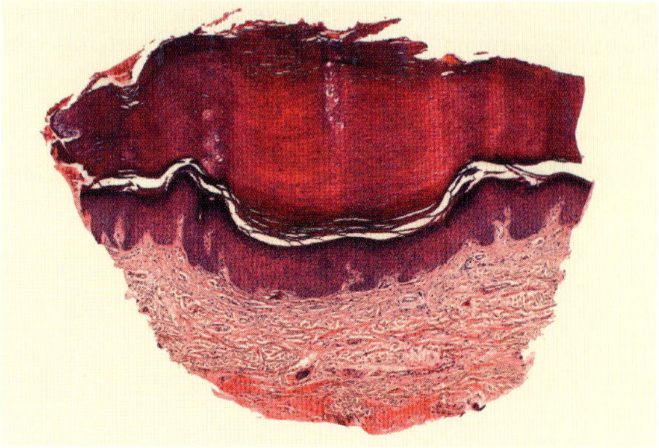

**Akrokeratoelastoidose.** Fokale, wannenartige Einsenkung der Epitheloberfläche mit umschriebener „Clavus-artiger" Orthohyperkeratose

ten). Meist schleichend in der Jugend oder im jungen Erwachsenenalter einsetzend.

### Lokalisation
Übergangszone von Handrücken in Handinnenfläche, auch an Fußrücken und Übergangszone von Fußrücken in Fußsohlen.

### Klinisches Bild
Oft linear angeordnete oder gruppierte, hautfarbene, durchscheinende oder elfenbeinfarbene, harte Hornpapeln mit glänzend glatter Oberfläche, evtl. lichenoider Aspekt.

### Histologie
Orthohyperkeratose mit Akanthose sowie Hypergranulose. Dermis mit Zeichen der aktinischen Schädigung, Nachweis von scholligem elastotischem Material in der oberen Dermis sowie Rarefizierung des elastischen Fasernetzes.

### Differenzialdiagnose
Xanthom; Keratosis palmoplantaris papulosa seu maculosa; Verrucae vulgares; Clavi syphilitici; Dyskeratosis follicularis; Arsenkeratosen; Akrokeratosis verruciformis

### Therapie
Keine kausale Therapie bekannt.

## Akrokeratose, paraneoplastische L85.1

### Erstbeschreiber
Bazex, 1965

### Synonym(e)
Acrokeratosis neoplastica; Bazex-Syndrom; paraneoplastische Acrodermatitis psoriasiformis

### Definition
Obligate Paraneoplasie mit typischen, erythematosquamösen, hyperkeratotischen Hautveränderungen an den Akren.

### Manifestation
Fast ausschließlich Männer nach dem 40. Lebensjahr. Zugrunde liegende Malignome sind v.a. Plattenepithelkarzinome (Zunge, Pharynx, Larynx, Ösophagus, Magen, Lunge).

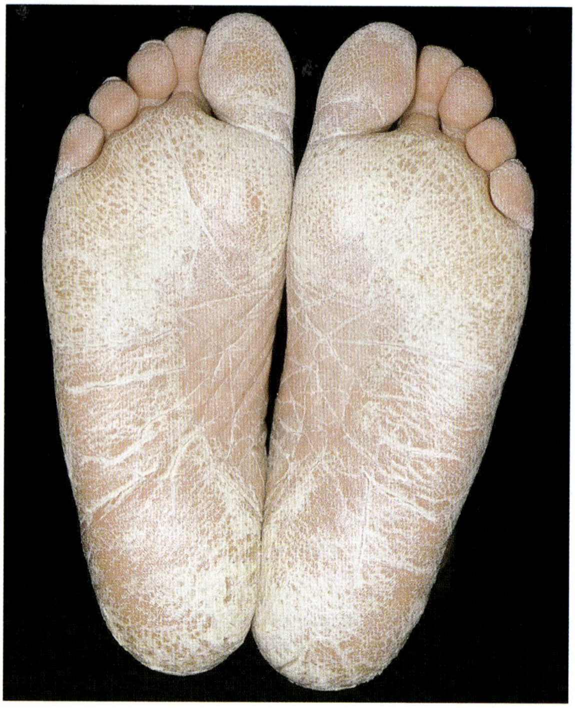

**Akrokeratose, paraneoplastische.** Flächige Hyperkeratose der Fußsohlen bei Bronchialkarzinom.

### Lokalisation
Finger- und Zehenendglieder, Nägel, Nase, Ohrmuschel; im Spätstadium großflächige Ausbreitung auf das gesamte Integument möglich.

### Klinisches Bild
Schuppende, unscharf begrenzte, psoriasiforme Erytheme, später ödematöse Schwellung der Akren. Hyperkeratose des Nagelbetts mit Abhebung der Nagelplatte und nachfolgender Onychodystrophie. Im Gesicht erythematodesähnliche Hautveränderungen.

### Histologie
Unspezifisch.

### Differenzialdiagnose
Lupus erythematodes, Psoriasis vulgaris, Pityriasis rubra pilaris.

### Therapie
Tumorsuche und -sanierung, danach im günstigsten Fall Sistieren bzw. Rückbildung der Hautveränderungen.

### Externe Therapie
Bei geringer Ausprägung extern Vitamin A-Säure-haltige Externa, Tretinoin (z.B. Cordes VAS). Im Bereich der Handflächen und Fußsohlen Keratolyse z.B. mit 5-10% Salicylsäurehaltigen Externa (z.B. Salicylvaseline Lichtenstein) als Okklusivmaßnahme über 2-4 Std. Anschließend 15-minütiges Hand- und Fußbad, danach vorsichtige mechanische Ablösung der Hyperkeratosen mittels Kürettage oder mit einem Hornhobel.

### Bestrahlungstherapie
Erfolge mit systemischer PUVA-Therapie sind beschrieben.

#### Interne Therapie

Bei Fortbestehen der assoziierten Hautveränderungen nach Tumorsanierung oder bei inoperablem Tumor: Behandlungsversuch mit aromatischen Retinoiden, Acitretin (Neotigason) in einer Dosierung von 0,2-0,5 mg/kg KG/Tag über 4 Wochen, danach Klinik-adaptierte Dosis.

## Akrokeratosis verruciformis Q82.8

#### Erstbeschreiber

Hopf, 1931

#### Synonym(e)

Hopf-Keratose; Hopf-Syndrom

#### Definition

Seltene, autosomal-dominant vererbte Verhornungsanomalie mit Verrucae planae juveniles-ähnlichen Hautveränderungen. Fragliche Variante der Dyskeratosis follicularis.

#### Ätiologie

Autosomal-dominant vererbte Mutationen des ATP2A2 Gens, das auf dem Chromosom 12q23-24 kartiert ist, sind nachweisbar (wie auch bei der Dyskeratosis follicularis). Daher wird das Krankheitsbild von einigen Autoren als Variante der Dyskeratosis follicularis aufgefasst. Offenbar scheinen Mutationen an verschiedenen Loci des Allels die phänotypische Ausprägung des Krankheitsbildes hervorzurufen.

#### Manifestation

Unterschiedlicher Beginn: Kleinkind- bis frühes Erwachsenenalter.

#### Lokalisation

Bevorzugt Hand- und Fußrücken, seltener Unterarme, Knie, Ellbogen.

#### Klinisches Bild

Zahlreiche linsengroße, flache, hautfarbene bis rotbraune, meist polygonale Papeln mit z.T. warziger Oberfläche. Durch Konfluenz entsteht ein pflastersteinartiger Aspekt. Kein Pruritus.

#### Histologie

Akanthose, Verbreiterung des Stratum granulosum, Hyperkeratosen. Spitzgipflige Papillomatose.

#### Differenzialdiagnose

Verrucae planae juveniles, Verrucae vulgares, Epidermodysplasia verruciformis, Lichen planus, Dyskeratosis follicularis, Akrokeratoelastoidose, Porokeratosen, Stukkokoeratosen.

#### Therapie

Keratolytisch mit Vitamin A-Säure, Tretinoin, (z.B. **R256**, Cordes VAS) oder Salicylsäure 3-10% **R227**, ggf. unter Okklusion für wenige Std. Versuch der mechanischen Entfernung mittels Kürettage. Alternativ: Behandlung mit dem $CO_2$- oder Erbium-YAG-Laser oder mittels Kryochirurgie im offenen Sprayverfahren.

#### Prognose

Übergang in ein spinozelluläres Karzinom möglich.

#### Hinweis(e)

Gemeinsames Auftreten mit M. Darier ist möglich.

## Akromegalie E22.00

#### Erstbeschreiber

Saucerotte, 1772; Marie, 1886

#### Synonym(e)

(Pierre-)Marie-Syndrom; Pachyakrie

#### Definition

Selektive Größenzunahme der Akren, insbesondere der Nase, Ohren, Kinn, Hände und Füße nach Schluss der Epiphysenfugen, gleichzeitig der inneren Organe (Viszeromegalie) nach Abschluss des Wachstumsalters infolge einer Überproduktion an somatotropem Hormon (STH).

#### Vorkommen/Epidemiologie

Selten. Inzidenz: 1/3-5 Millionen Einwohner/Jahr.

#### Ätiologie

Diskutiert werden u.a.:

- Überproduktion von Wachstumshormon (STH = somatotropes Hormon), meist aufgrund eines eosinophilen Adenoms des Hypophysenvorderlappens.
- Mutationen von regulatorischen Genen der Adenylatcyclase (G-Proteine des Signaltransduktionsweges).
- Ektopisches neuroendokrin aktives Gewebe: GH-RF stimuliert das Onkogen c-fos in STH-produzierenden Zellen in extrahypophysärem Tumor (Pankreas, Lunge, Ovar, Mamma).
- Exzessive Sekretion von Wachstumshormon-Releasingfaktor (GH-RF): Eutop bei hypothalamischen Harmatomen, Ganglioneuromen, ektop bei Tumoren (Karzinoid, Pankreas, kleinzelliges Karzinom der Lunge, Nebennieren, Phäochromozytom).
- Vermehrte Wirkung oder Sekretion von Somatomedinen („acromegalodism").

#### Manifestation

Überwiegend im Erwachsenenalter, insbes. 40.-50. LJ.

#### Klinisches Bild

- Integument: Effluvium, Störungen der Haartrophik (bei weibl. Kranken häufig leichter Hirsutismus, bei männlichen Kranken Alopezie vom androgenetischen Typ); Hyperhidrose (insbes. palmar und plantar); Hypertrichose (bei 40-50% der Pat.); Onychodystrophie; Cutis verticis gyrata; Hyperpigmentierung (bei 40-50% der Pat.); Acanthosis nigricans.
- Extrakutane Manifestationen: Vergröberung der Gesichtszüge, verdickte und faltige Gesichtshaut, Cutis verticis gyrata, Vergrößerung der Hände, Füße, Akren, Viszeromegalie. Kloßige Sprache aufgrund vergrößerter Zunge. Häufig Hypertonie, Sehstörungen, Karpaltunnelsyndrom, pathologische Glukosetoleranz, Hemianopsie, Stauungspapille, Kopfschmerzen, Struma (nodosa colloides), Amenorrhö, Dysmenorrhoe, Potenzverlust (Gonadenatrophie), adenomatöse Kolonpolypen (höhere Prävalenz von Kolonkarzinomen), Kyphose der Brustwirbelsäule. Bei Hypophysen-Tumor: Bitemporale Hemianopsie und Stauungspapille.

#### Labor

Wachstumshormon-STH i.S. erhöht, im OGT keine Suppression unter 2 ng/ml nach Gabe von 100 g Glukose. Erhöhte Somatomedin(IGF-I)-Spiegel, Hyperprolaktinämie (bei 20-40% der Pat.). Sekundärer Diabetes mellitus (mehrere BZ-

Werte im Tagesprofil bestimmen!). Somatomedin C erniedrigt.

### Diagnose
Klinik; Labor; Röntgen und CT des Schädels: Sellavergrößerung; Röntgen der Nasennebenhöhlen, Hände, Füße (Vergrößerung, Kortikalisverdickung). Vergleich mit früheren Fotografien des Patienten.

### Therapie
Behandlung der Grunderkrankung, z.B. Tumorentfernung chirurgisch oder durch Strahlentherapie. Andernfalls medikamentöse Hemmung der STH-Sekretion mit Bromocriptin (z.B. Pravidel) oder Anwendung von Octreotid durch den Endokrinologen.

## Akroosteolyse M89.8

### Definition
Im Bereich der Endphalanx von Finger und Zehen beginnende Auflösung der Knochen ungeklärter Ursache. Meist assoziiert mit Acropathia ulcero-mutilans familiaris, Acropathia ulcero-mutilans non-familiaris, aber auch bei Sklerodermie (Madonnenfinger) auftretend.

## Akropachie M89.42

### Definition
Unregelmäßige Periostproliferation an den Finger- und Zehenendgliedern I-III, seltener an Metakarpalia und Metatarsalia, Unterarm- und Unterschenkelknochen, derbe Weichteilschwellungen, Behinderung der Fingerbeweglichkeit bei Hyperthyreose oder Marie-Bamberger-Syndrom.

### Ätiologie
Funktionsstörungen der Schilddrüse.

### Therapie
Zusammenarbeit mit dem Internisten, Schilddrüsendiagnostik und Therapie.

## Akropigmentation, so genanntes Spitzenpigment L81.8

### Definition
Physiologische, sich langsam zurückbildende, dunkle Brauntönung v.a. der Fingerendglieder bei Kindern bis zum 6. Lebensjahr.

### Differenzialdiagnose
Vitamin $B_{12}$-Mangel, chronische Polyarthritis (rheumatoide Arthritis)

### Therapie
Nicht erforderlich.

## Akropigmentation, symmetrische L81.8

### Synonym(e)
Dyschromatosis symmetrica hereditaria

### Definition
Kleinfleckige, teilweise leukodermisch untermischte Hyperpigmentierung symmetrisch im Gesicht, an Hand- und Fußrücken mit Manifestation in der frühen Kindheit. Bisher nur bei Japanern und Koreanern beobachtet. Unterschiedliches Erbverhalten.

### Therapie
Nicht erforderlich.

## Akropustulose, infantile L44.4

### Erstbeschreiber
Kahn u. Rywlin, 1979

### Synonym(e)
Acropustulosis infantilis

### Definition
Seltene, an Handflächen und Fußsohlen auftretende, meist kräftig juckende, schubweise verlaufende (Schubdauer 2-3 Wochen), zeitlich limitierte sterile Pustulose. Episodischer Verlauf mit monatelanger Erscheinungsfreiheit. Spontane Abheilung zwischen dem 2.-4. Lebensjahr.

### Ätiologie
Ungeklärt; als mögliche Auslöser gelten eine atopische Diathese und Skabies (persistierende Immunreaktion bei einer vorausgegangenen Skabiesinfektion).

### Manifestation
Beginn meist in den ersten Lebensmonaten, Manifestationsgipfel bei Säuglingen und Kleinkindern, selten konnatal.

### Lokalisation
Handflächen, Fußsohlen; auch an den Dorsalseiten der Hände und Füße. Selten, und dann nur vereinzelt auftretend, Pustulationen an Rumpf, Gesäß oder Kapillitium.

### Klinisches Bild
Disseminierte, entzündlich gerötete Papeln wandeln sich rasch in Papulovesikel und schließlich in Pusteln sowie nach-

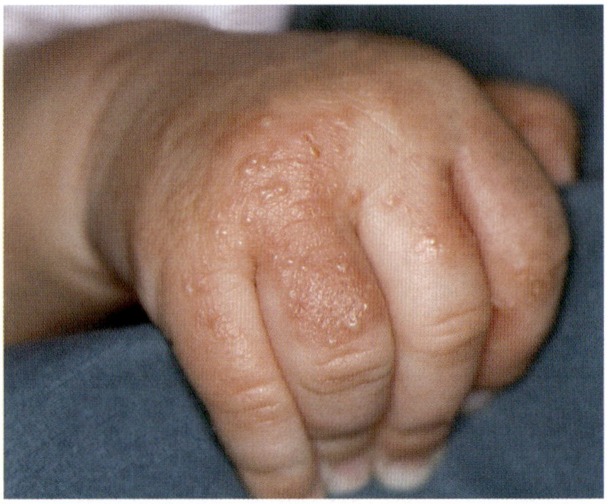

**Akropustulose, infantile.** Disseminierte, teils einzeln,teils gruppiert stehende Papeln, Vesikeln und Pusteln im Bereich des Handrückens und der Fingerstreckseiten beim Kleinkind.

folgend in krustöse Läsionen um. Keine Konfluenz. Rückbildung innerhalb von 1-2 Wochen. Starker Juckreiz. Chronisch-rezidivierender Verlauf mit Krankheitskarrieren bis zu 3 Jahren. In der letzten Phase der Erkrankung verlängern sich die erscheinungsfreien Intervalle, bei gleichzeitiger Abflachung der Akuität der Erkrankung.

### Histologie
Intraepidermale, v.a. subkorneale unilokuläre Pusteln mit neutrophilen, teilweise auch eosinophilen Granulozyten. Perivaskuläres Rundzellinfiltrat in der oberen Dermis.

### Diagnose
Klinik (akrale Lokalisation, erheblicher Juckreiz, schubweiser Verlauf) und Anamnese sind diagnostisch.

### Differenzialdiagnose
- Transitorische neonatale pustulöse Melanose (ähnlich verlaufendes Krankheitsbild, charakteristisch sind läsionale Pigmentierungen)
- Impetigo contagiosa (Nachweis der Erreger)
- superinfizierte Skabies (Milbennachweis zur Abgrenzung notwendig)
- Syphilis connata (heute extrem selten; serologischer Nachweis)
- Psoriasis pustulosa palmo-plantaris (im Neugeborenenalter sehr selten)
- impetiginisiertes, dyshidrotisches Hand- und Fußekzem (im Neugeborenenalter äußerst selten!).

### Therapie
Selbstlimitierender Verlauf; kausale Therapie nicht bekannt. Eltern sollten ausführlich über Gutartigkeit und die Besonderheiten des klinischen Verlaufs aufgeklärt werden.

### Externe Therapie
Symptomatisch, z.B. adstringierende Schüttelmixturen oder Salben mit Eichenrinde oder synthetischen Gerbstoffen (z.B. Tannolact Creme, Tannosynt Lotio). Bei starker Ausprägung der Pustulation Anwendung von schwach wirksamen (evtl. unterdosierten) externen Glukokortikoiden wie 0,5% Hydrocortison-Creme. Alternativ wäre eine 2-3% Polidocanol-Creme einzusetzen.

### Interne Therapie
Therapie mit DADPS (1,0-3,0 mg/kg KG/Tag) erfolgreich, jedoch bei einem selbstlimitierten Krankheitsbild nur unter strenger Indikationsstellung anzuwenden (Met-Hb-Bildung, Hämolyse!). Rezidiv beim Absetzen.

### Prognose
Spontane Abheilung zwischen dem 2. und 4. Lebensjahr.

## Akropustulosen L44.8

### Definition
Beschreibender Begriff für verschiedene, an Händen und/oder Füßen lokalisierte, meist chronisch rezidivierende Pustulosen, die mit Bildung steriler Pusteln einhergehen. Subsumiert werden:
- Pustulöses Bakterid Andrews
- Pustulosis palmaris et plantaris
- Psoriasis pustulosa palmaris et plantaris
- Acrodermatitis continua suppurativa
- Infantile Akropustulose.

## Akrosklerodermie M34.8

### Definition
Ganz überwiegend an den Händen lokalisierte, akral akzentuierte systemische Sklerodermie; der Begriff Akrosklerodermie wird synonym mit dem akralen Typ (Typ I) der systemischen Sklerodermie benutzt.

## Akrosklerose M34.86

### Definition
Unscharf definierte Bezeichnung für eine Sklerose der Finger und Füße (Sklerodaktylie) sowie des Gesichts, meist im Rahmen einer progressiven systemischen Sklerodermie.

## Akrozyanose I73.81

### Synonym(e)
Akroasphyxie; Acrocyanosis; Acroasphyxia

### Definition
Blaurote Verfärbung der Akren (Körperenden) bei allgemeiner Zyanose; verstärkt bei Kälte und Nässe mit Neigung zu Erfrierungen; häufig mit Cutis marmorata kombiniert. Zyanotische Verfärbung und herabgesetzte Hauttemperatur der Akren aufgrund einer idiopathischen, nerval-autonom bedingten, örtlichen, venös-kapillären vasomotorischen Störung der Mikrozirkulation. Häufig kombiniert mit einer Livedo reticularis.

### Ätiologie
Temperaturadaptationsstörung der Hautgefäße mit spastisch-atonischer Dysregulation der Mikrozirkulation: Arteriolenspasmus, Atonie/Dilatation der Venolen. Ursache unbekannt. Familiäre Häufung.

### Manifestation
Bevorzugt bei Frauen auftretend. Beginn überwiegend in der Pubertät. Begünstigung durch Arbeiten in feucht-kaltem Milieu und Nikotinabusus.

### Lokalisation
Hände, Füße, evtl. auch Unterarme, Unterschenkel, Nase, Wangen, Ohren, Glutäen.

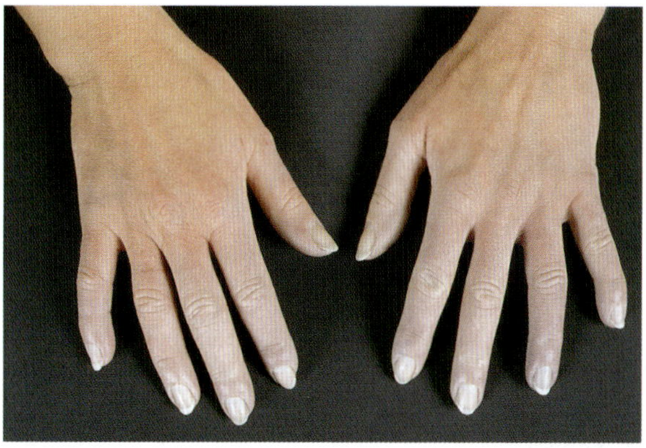

**Akrozyanose.** Unscharf begrenzte livide Verfärbung aller Finger.

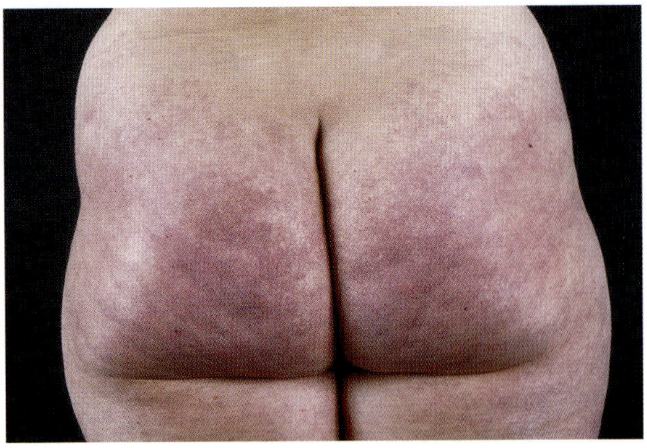

**Akrozyanose.** Flächiger, symptomloser, unscharf begrenzter, rotlivider, bei Kälteeinfluss deutlich stärker hervortretender Fleck im Gesäßbereich einer 52-jährigen Frau.

### Klinisches Bild
Diffuse, rötlich-livide Hautverfärbung, herabgesetzte Hauttemperatur. Meist Hyperhidrose, evtl. teigige, kissenartige Schwellungen, Taubheitsgefühl, Irisblendenphänomen.

### Differenzialdiagnose
Zyanose aufgrund innerer Erkrankungen, Erythrocyanosis crurum puellarum, Raynaud-Syndrom, Kryoglobulinämie.

### Komplikation
Die Akrozyanose ist ein begünstigender Faktor u.a. für die Entstehung von Pernionen, Verrucae vulgares, Pilzinfektionen, Candida.

### Therapie
Kälteschutz, Gefäßtraining durch physikalische Maßnahmen wie Wechselbäder, Sauna, Massagen, sportliche Betätigung. Strikte Nikotinabstinenz. Ggf. externe Anwendung hyperämisierender Substanzen, wie Nikotinsäurederivate: z.B. Rubriment Salbe 2-3mal/Tag.

### Prognose
Harmlose Störung; Besserung oder Verschwinden im 3.-4. Lebensjahrzehnt.

## Aktinomykose A42.9

### Erstbeschreiber
Israel, 1885

### Synonym(e)
Strahlenpilzkrankheit; Streptotrichosis; Leptotrichosis; Lumpy Jaw

### Definition
Weltweit auftretende, seltene (in den Industrieländern stetig abnehmende), endogene (meist nach zahnärztlichen Eingriffen), bakterielle (Misch-)Infektionskrankheit durch einen in der physiologischen Mundhöhlenflora vorkommenden fakultativ pathogenen Erreger (Actinomyces israelii) der im Zusammenhang mit symbiontischen Begleitbakterien die Infektion bewirkt.

### Erreger
Anaerobe, grampositive und Grocott-positive Erreger, v.a. Actinomyces israelii, seltener Actinomyces naeslundi; auch Actinomyces bovi kommt in Einzelfällen beim Menschen vor. Stets Mischinfektion (Staphylokokken, Streptokokken, Pseudomonas aeruginosa, Fusobakterien u.a.).

### Einteilung
Nach Lokalisation der Manifestationen unterscheidet man 3 Formen:
- Zervikofaziale Aktinomykose: Ca. 80-85% aller Fälle.
- Thorakale Aktinomykose: Ca. 13-15% aller Fälle.
- Abdominale Aktinomykose: Ca. 3% aller Fälle.

### Vorkommen/Epidemiologie
Weltweites Auftreten. In Entwicklungsländern häufiger anzutreffende, in Industrieländern durch häufigeren Antibiotikaeinsatz sehr selten gewordene Infektion.

### Manifestation
V.a. 20.-40. LJ.

### Lokalisation
Meist in den Weichteilen des Unter- oder Oberkiefers, am Thorax oder Abdomen.

### Klinisches Bild
Die Infektion breitet sich von der Tiefe der Unterkiefer zur Haut hin aus. Fieber und Lokalschmerz können Begleitsymp-

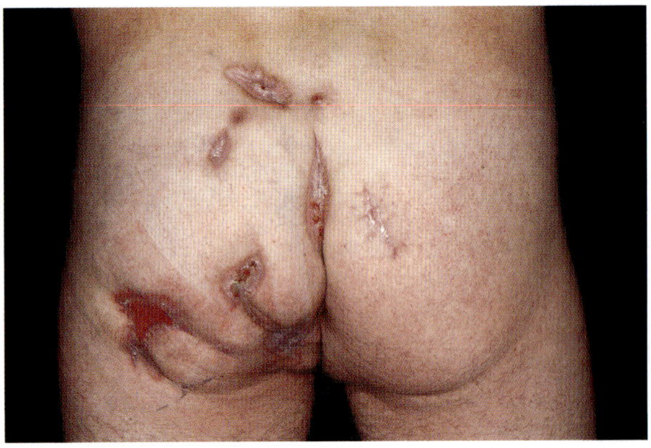

**Aktinomykose.** Seit mehreren Jahren bestehendes, progredientes, fistulierendes Krankheitsbild bei einem 50-jährigen Patienten. Die linke Gesäßhälfte war flächenhaft bretthart infiltiert. Keine wesentliche Schmerzhaftigkeit. Neben blauroten derben Narbenzügen imponieren flächenhaft nässendes Granulationsgewebe sowie Fisteln mit exprimierbarem Exsudat (Gesäßmitte, Rima ani).

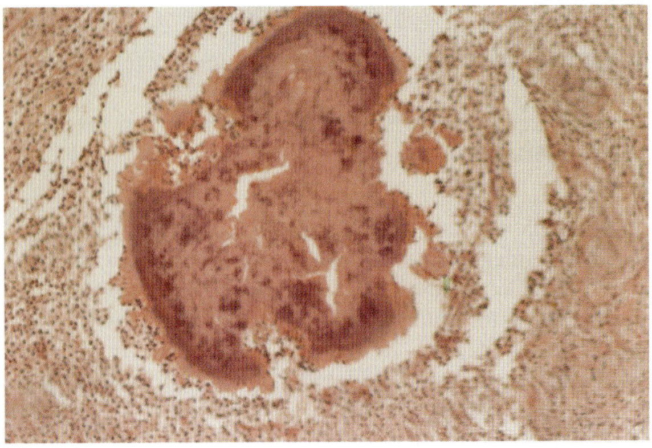

**Aktinomykose.** Druse in einem Abszess verursacht durch Actinomyces israelii.

tome sein. An der Haut und dem Tiefengewebe zeigen sich bretttharte, blau-rote, infiltrierte Indurationen und Knoten mit Tendenz zu Ulzeration oder Einschmelzung mit Fistelneigung und ausgeprägter Narbenbildung. Häufig Verwachsungen im Umgebungsgewebe. In dem austretenden Eiter lassen sich bereits makroskopisch erkennbare, 0,2-0,5 cm große, unregelmäßig geformte, gelbliche, feste Körner (Drusen) erkennen. Keine Spontanheilung.

### Histologie
Unspezifisches Granulationsgewebe mit eosinophilen Granulozyten oder Plasmazellen. Stellenweise leukozytenreiche Einschmelzungsnekrosen. Die für die Aktinomykose nahezu pathognomischen Granula (Drusen) können in einschmelzenden Abszessen auch im HE-Schnitt nachgewiesen werden. Die einzelnen Aktinomyzeten sind im Zentrum zusammengesintert, dort als Einzelelemente nicht erkennbar. Nur in der Peripherie werden einzelne, fadenförmige Gebilde nachweisbar. Zur Darstellung der Drusen empfiehlt sich neben der HE-Färbung die Grocott-Methode.

### Diagnose
Klinik, Histologie aus einer tiefen Exzisionsbiospsie (Stanzbiopsien sind bzgl. ihrer Tiefe nicht ausreichend), Nachweis von Drusen in Abstrichen aus Fisteleiter in Gramfärbung, Anzucht des Erregers aus Abstrichen oder aus Biopsat, Nachweis des Erregers durch PCR.

### Differenzialdiagnose
Tuberkulöse Abszesse, syphilitische Gummen, chronische Pyodermie, Zahnfistel, Osteomyelitis, Mundbodenphlegmone. Bei Sitz am Gesäß: Acne conglobata.

### Komplikation
Mundbodenphlegmone, Kieferklemme. Miliare Aussaat kann in seltenen Fällen auftreten.

### Therapie
Kombination von chirurgischem und chemotherapeutischem Vorgehen.

### Interne Therapie
Antibiotika-Therapie über Wochen oder Monate.

- Medikament der 1. Wahl ist Penicillin G: Benzylpenicillin (z.B. Penicillin Grünenthal) initial als Kurzinfusion 2mal/Tag 10 Mio. IE i.v. über mindestens 4-6 Wochen. Anschließend Phenoxypenicillin (z.B. Baycillin Mega) 2-5 Mio. IE/Tag p.o. über 4-6 Monate oder Benzathinpenicillin (z.B. Tardocillin 1200), 2 Ampullen i.m. alle 4 Wochen. Alternativ Ampicillin (z.B. Binotal) 4mal/Tag 0,5-1,0 g p.o. oder 100-150 mg/kg KG/Tag i.v. über mindestens 4-6 Wochen.
- Als Cephalosporin zur parenteralen Anwendung wird speziell Cefoxitin (z.B. Mefoxitin) 3-4mal/Tag 1,0-2,0 g i.v. wegen seines breiten Spektrums und der speziellen Anaerobierkomponente empfohlen. Alternativ Tetracycline (z.B. Tetracyclin-ratiopharm) 3-4mal/Tag 0,5 g p.o. über 4-6 Wochen oder Lincomycin (z.B. Albiotic) 3-4mal/Tag 500 mg p.o. bzw. 3-4mal/Tag 600 mg/Tag i.v.
- Bei Penicillin-Allergie: Doxycyclin (z.B. Doxycyclin-ratiopharm SF) 2mal/Tag 100 mg i.v.
- Bei Mischinfektionen mit Staphylokokken oder anderen Anaerobiern verwendet man zusätzlich Flucloxacillin (z.B. Staphylex Kps.) 3-4mal/Tag 0,5-1,0 g p.o., i.m. oder i.v. Alternativ kann Clindamycin (z.B. Sobelin) 3-4mal/Tag 300 mg p.o. oder 3-4mal/Tag 600 mg i.v. appliziert werden.

### Operative Therapie
Inzision und Drainage von Abszessen, Exzision von chronisch-fibrotischem, nicht durchblutetem Gewebe.

## Aktivität

### Definition
Maß für die „Stärke" einer radioaktiven Substanz, gibt die Zahl der Zerfälle pro Zeiteinheit an. Alte Einheit ist das Curie, neue Einheit das Becquerel.

## Alagille-Syndrom Q87.8

### Erstbeschreiber
Watson u. Miller, 1973; Alagille, 1975

### Synonym(e)
Syndromale Form der „paucity of interlobular bile ducts (PILBD)"; intrahepatische Gallengangshypoplasie; Alagille-Watson syndrome; AWS; cholestasis with peripheral pulmonary stenosis; arteriohepatic dysplasia; syndromatic hepatic ductular hypoplasia

### Definition
Seltenes Syndrom mit folgenden Symptomen:

- Chronische Cholestase mit Pruritus (100% der Pat.)
- Typische Fazies (85%)
- Hypoplasie oder Stenose der Pulmonalarterie (84%)
- Schmetterlingsdeformität der Wirbelbögen (63%)
- Posteriores Embryotoxon (76%)
- Xanthome (28%).

### Klinisches Bild
- Integument: Pruritus, Xanthomatose (Xanthome werden an Handflächen und Fingern, Ellbogen, Leistenregion und Kniekehle sowie am Gesäß beobachtet).
- Extrakutane Manifestationen: Cholestase innerhalb der ersten 3 Lebensmonate (normal gefärbte oder acholische Stühle). Eine Hepatomegalie besteht immer. Die Bilirubinwerte sind nicht exzessiv (70-120 µmol/l), hingegen finden sich extrem hohe Cholesterol- und Lipidwerte. Typische Fazies mit prominenter Stirn, eingesunkenen Augen und einem milden Hypertelorismus sowie einem kleinen prominenten Kinn. Das sog. „posteriore Embryotoxon" ist eine 1-2 mm über dem Limbus corneae gelegene weiße Linie, die man bei 10% aller Gesunden und 10% aller Patienten mit einer Cholestase findet.

### Therapie
Behandlung der Grunderkrankung durch Pädiater, Internisten und Chirurgen.

### Externe Therapie
Symptomatische Lokaltherapie des Pruritus, s.a. Pruritus, hepatischer.

### Bestrahlungstherapie
Ggf. Versuch mit milder UVB-Bestrahlung.

### Interne Therapie
- Colestyramin (z.B. Colestyr von ct) 4-16 g/Tag p.o. Bei Kindern gewichtsadaptierte Dosierung: Erwachsenen-Dosis x kg KG des Kindes geteilt durch 70.

- Versuch mit nicht sedierenden oralen Antihistaminika wie Levocetirizin (z.B. Xusal) 1mal/Tag 1 Tbl. p.o., Desloratadin (z.B. Aerius) 1mal/Tag 1 Tbl. p.o. oder sedierenden Antihistaminika wie Clemastin (z.B. Tavegil) 2mal/Tag 1 Tbl., Dimetinden (z.B. Fenistil) 2mal/Tag 1 Tbl. oder Hydroxyzin (z.B. Atarax) 1-3 Tbl./Tag.

### Prognose
Die Prognose des Alagille-Syndroms, d.h. der syndromalen Form der Gallengangshypoplasie ist deutlich besser als diejenige anderer Formen der chronischen intrahepatischen Cholestase im Kindesalter

## Albendazol

### Definition
Anthelminthikum.

### Wirkungen
Hemmung der Polymerisation der Tubulinstrukturen des Zytoskelettes mit der Folge degenerativer Veränderungen in Darm und Tegment der Würmer.

### Wirkungsspektrum
Ancylostoma duodenale, Ascaris lumbricoides, Enterobius vermicularis, Necator americanus, Trichuris trichiura, Echinococcus spp.

### Indikation
Infektionen mit Helminthen bei Trichinose, Strongyloidose und Larva migrans. Inoperable bzw. nicht radikal operable Verlaufsformen von Infektionen mit Echinococcus cysticus (Hundebandwurm) und Echinococcus alveolaris (Fuchsbandwurm) zur präoperativen Unterstützung der chirurgischen Therapie.

### Eingeschränkte Indikation
Kinder < 6 Jahre.

### Dosierung und Art der Anwendung
Siehe Tabelle 1 [Dosierung von Albendazol].

**Merke: Bei Frauen im gebärfähigen Alter: Wirksame antikonzeptive Behandlung (Ovulationshemmer nicht ausreichend!) vor, während und einen Monat nach Therapie!**

### Unerwünschte Wirkungen
In den ersten Behandlungstagen: Fieber und/oder Nasenbluten, Pruritus, Exanthem, Haarausfall, Schwindel, Kopfschmerzen, Magen-Darm-Beschwerden, Transaminasenanstiege, Leukopenie, Panzytopenie, Aspermie.

**Merke: Kontrolle der Leberwerte und des BB vor jeder Behandlung, nach 5 und 10 Tagen, danach in 14-tägigem Abstand. Bei Anstieg der Werte über das Doppelte der Norm Behandlung abbrechen!**

### Kontraindikation
Schwangerschaft, Stillzeit, Kinder < 3 Jahren.

### Präparate
Eskazole

**Albendazol. Tabelle 1.** Dosierung von Albendazol

| Indikation | Dosierung |
|---|---|
| Ancylostoma brasiliense | 400 mg/Tag p.o. über 2 Tage |
| Ancylostoma duodenale | 400 mg/Tag p.o. als ED |
| Angiostrongylus cantonensis | 100 mg/12 Std. p.o. über 8 Tage |
| Ascaris lumbricoides | 400 mg/Tag p.o. als ED |
| Echinococcus cysticus | 5 mg/kg KG/12 Std. über 4 Wochen, Therapiezyklus nach 14tägiger Pause wiederholen, insgesamt nicht mehr als 3 Therapiezyklen |
| Echinococcus alveolaris und multilocularis | s.o., jedoch intermittierende Dauertherapie über Monate bis Jahre |
| Larva currens | 400 mg/Tag p.o. über 3 Tage |
| Larva migrans | 400 mg/Tag p.o. über 3 Tage |
| Necator americanus | 400 mg/Tag p.o. als ED |
| Trichuris trichiura | 400 mg/Tag p.o. über 3 Tage |
| Strongyloides stercoralis | 20 mg/Tag in 3 Dosen über 3 Tage |

### Patienteninformation
Tabletteneinnahme mit fetthaltiger Kost!

## Albinismus E70.39

### Synonym(e)
albinism

### Definition
Kongenitale, meist autosomal-rezessiv vererbte Störung der Melaninsynthese bei normaler intraepidermaler Melanozytenzahl; klinisch gekennzeichnet durch eine generalisierte Hypomelanose von Haut, Haaren und Augen (okulokutaner Albinismus) oder nur der Augen (okulärer Albinismus).

### Einteilung
Zahlreiche Formen werden unterschieden, darunter:
- Okulokutaner Albinismus (OCA Typen 1-4)
  - Hermansky-Pudlak-Syndrom
  - Chédiak-Higashi-Syndrom, ebenfalls Tyrosinase-positiv
  - Cross-Syndrom.
- Okulärer Albinismus: 5 Formen mit verschiedenem Ausprägungsgrad der Iris-Depigmentierung. Zusätzlich Photophobie, evtl. Nystagmus, Strabismus, Hypoplasie der Fovea centralis.

### Therapie allgemein
Keine kausale Therapie möglich, genetische Beratung. Regelmäßige Kontrollen der Haut auf Karzinome.

### Externe Therapie
Konsequenter textiler und physikalischer Lichtschutz der Haut (LSF > 30, z.B. Anthelios) und Augen. Zusätzlich kosmetische Abdeckung, z.B. Dermacolor.

### Interne Therapie
β-Carotin (z.B. Carotaben 25 mg/Tag p.o.).

## Albinismus circumscriptus E70.3

### Synonym(e)
Albinismus partialis; partieller Albinismus

### Definition
Von Geburt an bestehende, umschriebene, scharf begrenzte pigmentlose Flecken, vermutlich identisch mit Piebaldismus.

## Albinismus, okulokutaner E70.3

### Synonym(e)
OCA; oculocutaneous albinism

### Definition
Gruppe von genetischen Erkrankungen, die durch diffuse Hypopigmentierung in Haut, Haaren und Augen charakterisiert sind; durch teilweises oder komplettes Fehlen von Melanin in den Melanozyten verursacht. Die Anzahl der epidermalen und follikulären Melanozyten ist normal.

### Einteilung
4 Typen werden aufgrund molekularer Unterschiede differenziert:
- OCA 1 (Tyrosinase-negativer OCA): Basiert auf reduzierter oder fehlender Tyrosinase-Aktivität; etwa 80 Mutationen im Tyrosinase Gen (TYR) wurden beschrieben. OCA 1 wird auch als gelber Albinismus bezeichnet.
- OCA 2 (Tyrosinase-positiver OCA): Bedingt durch Mutationen im P-Gen; die Rolle des P-Proteins ist bisher noch unklar; Regulation des pH-Wertes in den Melanosomen?). OCA 2 wird auch als brauner Albinismus bzw. als brauner afrikanischer Albinismus bezeichnet.
- OCA 3: Verursacht durch Mutationen im „tyrosinase-related protein"-Gen (TYRP1 Gen; Tyrp1-Protein ist ein Melanozyten-spezifisches Genprodukt, das in die Eumelanin-Synthese involviert ist).
- OCA 4: Hervorgerufen durch Mutationen eines „membran associated transporter protein"-Gens (MATP-Gen), das ein Transportprotein für Melaninvorstufen kodiert.

### Vorkommen/Epidemiologie
Häufigste vererbte Erkrankung mit einer diffusen Hypomelanose der Haut. Die Prävalenz wird auf 1:20.000 Einwohner geschätzt; bei einigen afrikanischen Stämmen liegt sie bei 1:1.500 Einwohner.

### Ätiologie
Allen Typen von okulokutanem Albinismus (OCA) liegt ein autosomal-rezessiver Vererbungsmechanismus zugrunde, abgesehen von wenigen Familien mit einer autosomal-dominanten OCA.

## Albinismus, okulokutaner, brauner E70.3

### Definition
Nur bei Schwarzen vorkommende, autosomal-rezessiv vererbte Form des okulokutanen Albinismus Typ 2 (OCA 2): Mittelbraunes Haar, hellbraune Haut, blaue bis braune Iris. Photophobie und Nystagmus gering ausgeprägt. Keine Nachdunklung im Laufe des Lebens.

### Diagnose
S.u. Albinismus, Tyrosinase-positiver okulokutaner.

### Therapie
Albinismus

## Albinismus, okulokutaner, gelbe Mutante E70.3

### Synonym(e)
Amish Albinism

### Definition
Albinismus vom Typ 1 (Tyrosinase negativer OCA durch Mutation im Tyrosinase Gen (TYR). Bei Geburt weiße, später gelb-rötliche Haar- und Hautfarbe. In der Kindheit tritt eine speichenradartige Pigmentierung der Iris auf. Sonst identisch mit Tyrosinase-positivem okulokutanem Albinismus.

### Diagnose
S.u. Albinismus, Tyrosinase-positiver okulokutaner.

### Therapie
S.u. Albinismus.

## Albinismus, okulokutaner, Tyrosinase-negativer E70.3

### Synonym(e)
Albinismus I; OCA1

### Definition
Albinismus mit autosomal-rezessiv vererbtem Defekt der Tyrosinasebildung mit konsekutiver kompletter Störung der Melaninsynthese (Melanosomen reifen nur unvollständig) durch reduzierte oder fehlende Tyrosinase-Aktivität; etwa 80 Mutationen im Tyrosinase Gen (TYR) wurden beschrieben). OCA 1 wird auch als gelber Albinismus bezeichnet.

### Manifestation
Kongenital, bei Menschen aller Rassen.

### Klinisches Bild
Weißes Haar, rosafarbene, helle Haut, keine Lentigines oder melanozytäre Naevi. Graue bis blaue, durchsichtige Iris, Augenhintergrund vollkommen depigmentiert, ausgeprägter Nystagmus, Photophobie, stark verminderte Sehschärfe. Keine assoziierten systemischen Symptome.

### Diagnose
Tyrosinasenachweis in der Haut negativ; Inkubation von Haarwurzeln in Tyrosin ergibt keine Pigmentierung; elektronenmikroskopisch v.a. Melanosomen im Stadium I, wenige im Stadium II.

### Komplikation
Meist frühe Ausbildung aktinischer Keratosen (Keratosis actinica), ausgeprägte Elastosis actinica. Gefahr der Karzinom-Entwicklung (Basalzellkarzinom; Karzinom, spinozelluläres); auch maligne Melanome sind beschrieben.

### Therapie
S.u. Albinismus.

## Albinismus, okulokutaner, Tyrosinase-positiver
E70.3

### Synonym(e)
Albinismus II; OCA2

### Definition
Okulokutaner Albinismus mit autosomal-rezessiv vererbten Defekten der Melaninsynthese (Tyrosinase-Aktivität normal) bei stark verminderter, jedoch nicht vollkommen fehlender Pigmentierung. Ein anderer Phänotyp des OCA2 tritt überwiegend in der schwarz-afrikanischen Bevölkerung bzw. deren Nachkommen auf und wird als brauner Albinismus (brauner afrikanischer Albinismus) bezeichnet.

### Vorkommen/Epidemiologie
OCA2 tritt überwiegend bei Farbigen afrikanischer Abstammung auf. Eine anerkannte Assoziation besteht zwischen OCA2, den Hypopigmentierungen des Prader-Willi-Syndroms und des Angelman-Syndroms. Bei beiden Erkrankungen ist wie bei OCA2 der Gendefekt auf Chromosom 15 in der q Region lokalisiert.

### Ätiologie
Zugrunde liegen Mutationen im P-Gen; die Rolle des P-Proteins ist bisher noch unklar; Regulation des pH-Wertes in den Melanosomen (?).

### Klinisches Bild
Bei Geburt weißes Haar, weiße Haut; mit zunehmendem Alter leichte Pigmentierung (Haar wird blond oder rötlich). Oft zahlreiche Epheliden, evtl. melanozytäre Naevi. Im fortgeschrittenen Alter erhöhte Rate an UV-induzierten malignen epithelialen Tumoren (Basalzellkarzinom, spinozelluläres Karzinom). Graublaue bis hellbraune durchscheinende Iris, Augenhintergrund depigmentiert. Mäßiger Nystagmus und Photophobie, leichte Sehschwäche.

### Diagnose
Positiver Tyrosinasenachweis in der Haut. Pigmentierung von Haarwurzeln bei Inkubation in Tyrosin. Elektronenmikroskopisch: Reifung von Melanosomen bis zum Stadium III.

### Komplikation
Gefahr der Karzinomentwicklung auf dem Boden aktinischer Schädigung (s.u. Albinismus, Tyrosinase-negativer okulokutaner).

### Therapie
S.u. Albinismus.

## Albinismus totalis
E70.31

### Definition
Albinismus mit autosomal vererbtem Defekt und ausgeprägtem klinischem Erscheinungsbild. Unterschieden werden zwei Formen:
- Tyrosinase-negativer OA
- Tyrosinase-positiver OA.

### Therapie
Konsequenter textiler und physikalisch/chemischer Lichtschutz, Sonnenbrille und augenärztliches Konsil, s.a. Albinismus. Kausale Therapie ist nicht möglich.

## Albinoidismus, okulokutaner
E70.3

### Definition
Autosomal-dominant vererbte Minusvariante des Albinismus mit weißen bis hellblonden Haaren, rosafarbener, heller Haut, blauen Irides (punktförmige Pigmentierung) sowie diffuser, schwacher Pigmentierung des Augenhintergrunds. Kein Nystagmus, keine Photophobie, normale Sehschärfe. Keine assoziierten Symptome.

### Therapie
Textiler und physikalisch/chemischer Lichtschutz, s.a. Lichtschutzmittel.

## Albright-Syndrom
Q78.10

### Erstbeschreiber
McCune u. Bruch, 1936; Albright, Butler u. Hampton, 1937; Lichtenstein, 1938

### Synonym(e)
Albright-McCune-Sternberg-Syndrom; McCune-Albright-Syndrom; MAS; Polyostotic fibrous dysplasia

### Definition
Sehr selten auftretendes Syndrom mit einer Trias aus fibröser Dysplasie, Pubertas praecox und Café-au-lait-Flecken.

### Ätiologie
Sporadisch auftretende genetische Mosaike (postzygotische Genmutation in einer oder in mehreren somatischen Zellen) des „Guanine nucleotide binding protein (G protein), alpha stimulating activity polypeptide 1" Gens (GNAS1 Gen; Genlokus: 20q13.2).

### Manifestation
Überwiegend angeboren oder während der ersten Lebensjahre; überwiegend beim weiblichen Geschlecht.

### Klinisches Bild
- Integument: Meist von Geburt an charakteristische, gleichmäßig milchkaffeefarbene (Café-au-lait-Flecken), scharf begrenzte, landkartenartige Hyperpigmentierungen von Haut- und Schleimhäuten, evtl. Dermatomen folgend. Seltener Café-au-lait-Flecken mit unregelmäßigem, zerklüftetem Rand („Coast-of-Maine-Flecken").
- Extrakutane Manifestationen: Pubertas praecox mit vorzeitigem Epiphysenschluss bei weiblichen Patienten, konsekutiver Kleinwuchs, Akromegalie. Multiple endokrine Störungen mit Autonomie der funktionellen Endorgane, z.B. Hyperthyreose, Cushing-Syndrom, Hyperparathyreodismus.

### Differenzialdiagnose
periphere Neurofibromatose

### Therapie allgemein
Zusammenarbeit mit dem Orthopäden und Internisten/Endokrinologen.

### Externe Therapie
- Vermeidung direkter Sonnenbestrahlung und konsequenter textiler und physikalisch/chemischer Lichtschutz.
- Ggf. Versuch einer Depigmentierung mit Bleichmitteln, wie z.B. mit Hydrochinon (z.B. Pigmanorm) oder mit 20% Azelainsäure (z.B. Skinoren).

**Merke: Die Depigmentierung mit Hydrochinon ist irreversibel und setzt erst nach mehreren Monaten ein!**

- Alternativ Abdeckung mittels Camouflage (z.B. Dermacolor, R025). Ebenso stehen Therapieversuche mit künstlichen Bräunungsmitteln zur Verfügung (z.B. Vitadye), alle 2-3 Tage erneut auftragen.

## Alefacept

### Definition
Immunsuppressiv wirksames Fusionsprotein (Dimer), das aus einer extrazellulären CD2-Bindungsstelle des Leukozyten-Funktions-Antigens 3 (LFA-3) und Anteilen von IgG1 besteht.

### Wirkungen
Hemmung der Lymphozytenaktivierung durch spezifische Bindung an CD2 und Hemmung der LFA-3/CD2 Interaktion. Reduktion von CD2+ T-Lymphozyten, insbes. CD45 RO+ Zellen, wahrscheinlich durch Bindung von CD2 an Zielzellen und den Fc-Fragmenten auf zytotoxischen Zellen, insbes. NK-Zellen.

### Indikation
Bei mittelschweren und schweren Formen der Psoriasis vulgaris, die systemisch behandelt werden müssen (Off-Label-Use, in Europa nicht zugelassen!).

### Schwangerschaft/Stillzeit
Keine ausreichenden Daten über Anwendung in der Schwangerschaft und in der Stillzeit vorhanden. Sollte während der Schwangerschaft und Stillzeit nicht verordnet werden.

### Komplikation
Lymphozytopenie (dosisabhängig, insbes. bei CD4- und CD8-Zellen)!

**Cave: Wöchentliche Kontrolle der Lymphozyten-subpopulationen, insbes. der CD4-Lymphozyten im Differenzialblutbild!**

### Dosierung und Art der Anwendung
1mal/Woche 7.5 mg Alefacept i.v. oder 1mal/Woche 15 mg i.m. für 12 Wochen. Ggf. Wiederholung des Therapiezyklus nach einer 12-wöchigen Therapiepause.

### Kontraindikation
Lymphozytopenie bei geplantem Therapiebeginn.

### Präparate
Amevive

## Alemtuzumab

### Definition
Gentechnologisch hergestellter, humanisierter, monoklonaler IgG1-Kappa-Antikörper, der spezifisch an das 21- bis 28-kDa-Glykoprotein CD52 auf der Zelloberfläche von Lymphozyten bindet. CD52 ist ein Oberflächenantigen das von B-und T-Lymphozyten exprimiert wird. Der Antikörper wird in einer Suspensionskultur aus Säugetierzellen (Ovarialzellen des chinesischen Hamsters) hergestellt.

### Indikation
Chronisch lymphatische Leukämie (CLL), Sézary-Syndrom. Indikation ist gegeben bei fehlender oder unzureichender Besserung auf die Gabe von Alkylanzien und Nukleosidanaloga wie Fludarabine. Alemtuzumab zeigt eine gute Ansprechrate bei vorbehandelten Patienten und kann die mittlere Überlebenszeit verlängern. Einen kurativen Therapieansatz bietet es jedoch ebensowenig wie die herkömmlichen Zytostatika.

### Dosierung und Art der Anwendung
Erhaltungsdosen bei CLL wurden bisher mit 3mal/Woche 30 mg angegeben. Die mittlere Therapiezeit liegt bei 12 Monaten. Beim Sézary-Syndrom wurde ein „low-dose" Therapiekonzept mit 3mal/Woche 15 mg erfolgreich angewendet (wegen der immer noch hohen Infekt-Komplikationsrate) wird eine Dosierung von 3mal/Woche 10 mg empfohlen).

### Unerwünschte Wirkungen
Schwere hämtologische Toxizität (Grad 3-4 Zytopenien bis zu 45%), erhöhtes Risiko von infektiösen Komplikationen (bakterielle Sepsis).

### Präparate
MabCampath

## Alexandrit-Laser

### Definition
Festkörperlaser, bei dem innerhalb eines Kristalls (Berylliumaluminiumoxid) als aktives Medium Metallionen (Chrom) eingelagert sind. Die Emissionslinie liegt bei 755 nm.

### Allgemeine Information
Lang gepulstes Alexandrit-Laser-Licht (3-50 ms) durchdringt die Haut und koppelt an die Pigmentzelle des Haarfollikels an, wodurch der Haarfollikel inaktiviert wird. Da diese Ankopplung des Laserlichts selektiv für dunkles Haar ist, erzielt man auch die besten Ergebnisse mit der Laserepilation bei dunklen Haaren auf heller Haut. Im Q-switched Modus wirksam gegen Tätowierungen.

### Indikation
Schwarze, blaue oder grüne Tätowierungen, Schmutztätowierungen, oberflächliche dermale Hyperpigmentierungen oder melanozytäre Naevi, Epilation einzelner dunkler Haare.

### Durchführung
Standard: Laserung mit 6 J/cm$^2$, 10 Hz, 3 mm Spot. Laserung 1mal/Monat. Zur dauerhaften Entfernung von Haaren sind

5-10 Sitzungen erforderlich. Oberflächenanästhesie mit Lokalanästhetika wie EMLA-Creme und Kühlung sind günstig.

## Alizaprid

### Definition
Antiemetikum, Dopaminantagonist.

### Indikation
Prophylaktisch bei Zytostatika-induziertem Erbrechen, Strahlenschäden oder postoperativ.

### Eingeschränkte Indikation
Schwangerschaft, Niereninsuffizienz.

### Dosierung und Art der Anwendung
Bei Zytostatika-Therapie 150 mg p.o. vor und 150 mg nach der Zytostase, am Folgetag 3mal 50 mg p.o. Alternativ 100 mg i.v. vor und 100 mg i.v. oder i.m. nach Zytostatika-Applikation.

### Unerwünschte Wirkungen
ZNS-Störungen, Schwindel, RR-Abfall, Diarrhoe, Mundtrockenheit, Amenorrhöe.

### Kontraindikation
Kinder < 14 Jahren, Phäochromozytom, Spätdyskinesie, Prolaktinom.

### Präparate
Vergentan

## Alkalineutralisationstest

### Definition
Orientierender Test zur Beurteilung des Alkalineutralisationsvermögens der Haut, v.a. bei toxisch-degenerativen Ekzemen.

### Durchführung
1/80 normale NaOH-Lösung wird jeweils tropfenweise auf eine markierte Hautstelle (meist Handrücken oder Unterarmbeugeseite) aufgebracht, danach wird ein Tropfen 0,5% alkoholische Phenolphthaleinlösung dazugegeben, so dass sich eine rötliche Färbung zeigt; nun wird auf die Hautstelle ein kleiner Glasblock aufgelegt und vorsichtig bewegt. Die Zeit vom Auflegen des Glasblockes bis zum Entfärben der aufgetropften Lösungen wird mit der Stoppuhr festgehalten. Von 10 Messungen werden die kürzeste und die längste Messung verworfen. Neutralisationszeiten von mehr als 7 Minuten gelten als pathologisch, s.a. Nitrazingelbtest.

## Alkaliresistenztest

### Definition
Orientierender Test zur Beurteilung des Alkaliresistenzvermögens der Haut, v.a. bei toxisch-degenerativen Ekzemen.

### Durchführung
3 benachbarte Hautareale (meist am Handrücken oder der Unterarmbeugeseite) werden mit jeweils 1 Tropfen 0,5 normaler NaOH-Lösung benetzt und mit jeweils einem kleinen Glasblock belegt. Nach 10 Minuten wird ein Glasblock ganz entfernt; unter die beiden übrigen Blöcke wird abermals ein Tropfen der o.g. Lösung getropft. Nach weiteren 10 Minuten entfällt auch der zweite Glasblock; nur unter den letzten wird nochmals ein Tropfen der o.g. Lösung verbracht, bevor auch dieser Glasblock nach insgesamt 30 Minuten entfernt wird. Hautreaktionen in Form von Erythem, Infiltrat, Papeln oder Erosion bereits nach 10 oder 20 Minuten weisen auf eine verminderte Alkaliresistenz der Haut hin.

### Hinweis(e)
Gelegentlich kann es bei stark verminderter Alkaliresistenz der Haut zu deutlichen, toxisch bedingten Hautschäden (Erosion) kommen. S.a. Alkalineutralisationstest und Nitrazingelbtest.

## Alkaptonurie E70.21

### Erstbeschreiber
Boedeker, 1859; Virchow, 1879; Garrod, 1902

### Synonym(e)
Alkaptonurische Ochronose; alcaptonuria

### Definition
Autosomal-rezessiv vererbter Enzymdefekt mit fehlender oder verminderter Aktivität der Homogentisinsäure-Oxidase und demzufolge Ablagerung der Homogentisinsäure in Bindegewebe und Knorpel sowie Ausscheidung im Urin.

### Vorkommen/Epidemiologie
Weltweit (Häufung in bestimmten Regionen, z.B. in Tschechien und der Slowakei). Prävalenz (Deutschland): 1/200.000 Einwohner.

### Ätiologie
Autosomal-rezessiv vererbte Mutationen des HGD Gens (Homogentisat 1,2-Dioxygenase Gen; Genlokus: 3q21-q23).

### Manifestation
Klinisch erkennbar meist erst ab dem 3. Lebensjahrzehnt.

### Klinisches Bild
Ochronose, v.a. von Nase, Ohren, Hautarealen über Sehnen, Axillae; Kalkablagerungen im Ohrknorpel, schwarzes Cerumen, evtl. blaugraue Fingernägel, evtl. dunkler Urin. Hörstörungen aufgrund von Einlagerung von Homogentisinsäure in das Trommelfell. Progressive Knorpeldestruktion durch Einlagerung von Homogentisinsäure in Gelenke mit nachfolgender entzündlicher Reaktion (v.a. Hüft-, Knie-, Schultergelenk, Wirbelsäule). Herzklappenbeteiligung.

### Histologie
In Knorpel und Bindegewebe gelbe bis ockerfarbene Pigmentgranula, teils frei im Gewebe liegend, teils in Makrophagen gespeichert.

### Diagnose
Zunächst hell gefärbter Urin färbt sich nach längerem Stehen braun (Oxidation der Homogentisinsäure); Braunfärbung des Urins durch Alkalizusatz beschleunigt. Homogentisinsäure im Urin nachweisbar.

### Differenzialdiagnose
Porphyrie; Myoglobinurie; Hämaturie; Alkaptonurie, symptomatische; Melaninurie (bei metastatischen Melanomen der

Leber); Addison-Krankheit; temporäre symptomatische Alkaptonurie (z.B. bei Frühgeborenen); Pseudo-Gicht.

### Therapie
Keine kausale Therapie möglich. Langzeit-Therapie mit hohen Dosen Ascorbinsäure (z.B. Ascorvit Drg.) 100 mg/kg KG/Tag, bis zu 1 g/Tag, scheint die Bindung an Homogentisinsäure an Knorpel zu reduzieren, obwohl die Urinausscheidung unverändert bleibt. Einschränkung der Tyrosinzufuhr reduziert die Homogentisinsäureausscheidung im Urin. Symptomatische internistische und orthopädische Versorgung.

## Alkaptonurie, symptomatische E70.2

### Definition
Erworbene Alkaptonurie durch medikamentöse oder chemische Inaktivierung der Homogentisinsäureoxidase.

### Therapie
Meiden des auslösenden Agens.

## Alkohol, Hautveränderungen F10.1

### Definition
- Alkohol-induzierte Hautveränderungen kommen entweder durch direkte (Alkohol-toxisch) oder durch indirekte Wirkung des chronischen Alkoholabusus auf die Haut zustande.
- Direkte Veränderungen sind alkoholtoxische Effekte an Epidermis, Talgdrüsen, Schweißdrüsen und Gefäßen der Haut.
- Indirekte Veränderungen sind krankhafte Sekundärerscheinungen der Haut, die durch Alkohol-bedingte Veränderungen anderer Organe (z.B. Leberzirrhose) entstehen.

### Einteilung
- Direkte (toxische) Hautveränderungen an Epidermis, Talgdrüsen, Schweißdrüsen und Gefäßen der Haut:
  - Launois-Bensaude-Syndrom: Die anabole Wirkung auf das Fettgewebe führt zu atypischer Fettverteilung entweder als schulterbetonte „cushingoide" Form oder als abdominalbetonte Form („Bierbauch").
  - Xerosis (bei Ekzem, Exsikkationsekzem) des Integumentes und/oder Verstärkung einer bereits bestehenden Sebostase durch diuretische Wirkung des Alkohols.
  - Nagelveränderungen: Rote Lunulae; Leukonychie; Streifenbildung (Terry-Nagel, Muehrcke-Bänder).
- Dermatosen, die durch chronischen Alkoholkonsum aggravieren können:
  - Rosazea
  - Rhinophym
  - Acne vulgaris
  - Seborrhoisches Ekzem
  - Psoriasis vulgaris.
- Indirekte Hautveränderungen, die durch Alkohol-bedingte Veränderungen anderer Organe entstehen:
  - Leukonychie (Terry-Nägel; Muehrcke-Bänder), Koilonychie
  - Feminisierung (als Folge der hepatisch bedingten Störung des Hormonstoffwechsels kommt es bei Männern zu einer Reduktion der Axilla-, Scham- und Brustbehaarung mit Entwicklung eines weiblichen Behaarungstypes und Feminisierung mit Gynäkomastie und Hodenatrophie).
  - Porphyria cutanea tarda
  - Symptomatische Pellagra durch Malabsorption mit erniedrigtem Serumspiegel für die Vitamine A, $B_1$, $B_6$, $B_{12}$, C und D.
  - Acroosteopathia ulcero-multilans non-familiaris: als Folge einer Alkohol-induzierten Polyneuropathie kommt es zu dissozierten Empfindungsstörungen im Bereich von Druckstellen zu schmerzlosen Ulzera bis hin zur Destruktion des Knochengerüstes mit Spontanfrakturen.
  - Hyperhidrosis pedum et manuum
  - Pankreatische Pannikulitis
  - Eruptive Xanthome (Alkohol-induzierte Hypertriglyzeridämie).
  - Rubeosis faciei
  - Facies ethylica
  - Flush
  - Erythema palmare et plantare symptomaticum
  - Naevus araneus
  - Muskelatrophie der unteren Extremität (schmächtige Beine [Storchenbeine])
  - Elastose der Gesichtshaut
  - Hämorrhagien (Petechien oder Ekchymosen)
  - Hautatrophie (paper money skin)
  - Caput medusae
  - Speicheldrüsenhypertrophie
  - Phrynoderm (Vitamin A Mangel durch chronischen Alkoholkonsum mit konsekutiver Xerosis cutis und follikulären Hyperkeratosen)
  - Dupuytrensche Kontraktur
  - Tremor mit Gangunsicherheit.

## Alkoholintoleranz T78.1

### Synonym(e)
Alkoholunverträglichkeit; alcohol intolerance

### Definition
Akut auftretende, wahrscheinlich genetisch bedingte, unerwünschte Erscheinungen nach der Aufnahme von alkoholischen Getränken mit ausgeprägten individuellen und ethnischen Unterschieden in den Reaktionen auf geringe Alkoholdosen.

### Vorkommen/Epidemiologie
Mongolide Bevölkerungen (z.B. Japaner, Chinesen, Koreaner) reagieren zu einem weitaus höheren Prozentsatz als kaukasische.

### Ätiologie
- Ursache ist erhöhte Acetaldehydkonzentration im Körper.
- Fehlen der Aldehyddehydrogenase 2 Aktivität (ALDH) führt zu langsamerer Verstoffwechselung und konsekutiver Akkumulation von Acetaldehyd.
- Bei Asiaten gesteigerte Alkoholabbaurate durch Alkohol-Dehydrogenase, welche zusätzlich den Acetaldehydspiegel erhöht.
- Erhöhter Acetaldehydspiegel löst eine Catecholamin-induzierte Gefäßerweiterung mit Flush-Symptomen aus.

- Kein Nachweis der Aldehyddehydrogenase-Enzymabnormität in der kaukasischen Bevölkerung.
- Bedingt durch die geringere Alkoholtoleranz konsumieren betroffene Personen durchschnittlich geringere Mengen Alkohol.
- Einige Medikamente können die ALDH-Aktivität der Leber hemmen (z.B. Disulfiram, Sulfonamide, Chloramphenicol, Griseofulvin, Procarbazin).
- Auch Typ I- und Typ IV-Reaktionen werden pathophysiologisch diskutiert.

### Klinisches Bild

- Gesichtsröte (Flush), Steigerung der Herzfrequenz, Palpitationen, Hitzegefühl im Magen und Muskelschwäche.
- Urtikarielle Reaktionen können bei direktem Kontakt des Alkohols mit der Haut auftreten (bis jetzt nur selten beschrieben).
- Anaphylaktoide Reaktionen (Asthma, Hypotension, Bewusstlosigkeit) können schon nach Konsum geringer Mengen auftreten.

### Therapie

- Alkoholkarenz
- Antihistaminika
- Glukokortikoide
- Dinatriumcromoglicinsäure.

## Allantoin

### Definition

Keratolytikum. Diureid der Glyoxylsäure, das durch das Enzym Uricase aus Harnsäure entsteht.

### Wirkungen

Wird auf der Haut in Harnstoff umgewandelt, wirkt hautberuhigend, keratolytisch und granulationsfördernd, verstärkt das Wasserbindungsvermögen der Haut.

### Indikation

Acne vulgaris, Psoriasis vulgaris, Ekzeme, Narben, Wundbehandlung.

### Präparate

Contractubex, Lipo Cordes Creme, La Roche-Posay Xerand Handcreme O/W-Emulsion

## Allergen

### Definition

Immunologische Bezeichnung für eine Allergie-auslösende Substanz. S.a.u. Antigen. Allergene haben keine chemischen Gemeinsamkeiten. Die meisten Allergene sind (natürlich vorkommende) Eiweiße oder Eiweißverbindungen. Das Immunsystem allergischer Patienten reagiert mit der Bildung von IgE-Antikörpern auf den Kontakt mit Allergenen. „Pseudoallergene" (s.u. Intoleranzreaktion) sind Stoffe, bei denen das Immunsystem nicht beteiligt ist, wohl aber Mediatoren, wie z.B. die Histamine.

### Einteilung

Allergene können nach verschiedenen Gesichtspunkten eingeteilt werden:

- IgE-reaktive Allergene: Allergene, gegen die sich eine fehlgeleitete Immunantwort bei Typ-I-Allergien richtet. Diese Allergene kommen ubiquitär vor. Kontakt erfolgt über Inhalation, Nahrungsaufnahme oder Berührung.
- Allergenquelle (z.B. Tierhaarallergene, Pollenallergene; [s.u. Pollen, Pollinose], Schimmelpilzallergene [s.u. Schimmelpilzerkrankungen] Insektengiftallergie).
- Art des Kontakts mit den Allergenen (z.B. Inhalationsallergene - s.u. Inhalationsallergien, berufsbedingte, Kontaktallergene)
- Pathomechanismen über die Allergene eine allergische Reaktion auslösen (s.u. Allergie)
- Zugehörigkeit zu bestimmten Proteinfamilien (z.B. Lipocaline, Strukturproteine [z.B. Profiline], Speicherproteine, Proteasen [z.B. Cysteinproteasen und Serinproteasen]).

### Allgemeine Information

- Aufgrund physikochemischer Eigenschaften der allergenen Substanz kommt es bei entsprechender Disposition zu einer Sensibilisierung gegenüber der Substanz oder gegen die an einen Träger gebundene Substanz.
- Eine Schlüsselrolle im Immunsystem spielen die T-Helferzellen. Je nach der Art des Kontaktes mit dem Allergen differenzieren sie zu zwei verschiedenen Typen:
  - Präsentieren Makrophagen das Antigen, bilden sich TH1-Zellen, die die Erzeugung von Immunglobulinen der Klasse G bewirken.
  - Bieten B-Lymphozyten oder dendritische Zellen das Allergen dar, entstehen bei einer genetisch bedingten allergischen Prädisposition TH2-Zellen, die für die Produktion von IgE sorgen. Das spezifische IgE heftet sich an die in Haut und Schleimhäuten konzentrierten Mastzellen und stimuliert sie bei erneuter Begegnung mit dem Allergen zur Freisetzung von Mediatoren, d.h. entzündungsfördernden Stoffen wie Histamin. Gleichzeitig aktiviert das Allergen die spezifischen TH2-Zellen. Die stimulierten TH2-Zellen verstärken die allergischen Symptome zusätzlich, indem sie über Zytokine die Mastzellen sensibilisieren, Eosinophile aktivieren, zur Expression von Adhäsionsmolekülen anregen und die Bildung von TH1-Zellen unterdrücken.
- Allergene besitzen unterschiedliche Epitope für IgE- und TH-Zellen.
- Die IgE-bildenden B-Lymphozyten und TH-Zellen reagieren mit unterschiedlichen Bereichen der allergenen Moleküle, den B- und T-Zell-Epitopen. B-Lymphozyten binden mit ihren Immunglobulin-Rezeptoren vorzugsweise an Oberflächenstrukturen der nativen Allergen-Moleküle. Diese B-Zell-Epitope werden von der charakteristischen räumlichen Struktur der nativen Allergene bestimmt und sind oft aus nicht zusammenhängenden Peptidabschnitten zusammengesetzt. Solche B-Zell-Epitope sind diskontinuierlich und konformationsabhängig. Damit ein durch B-Zell-Epitope aktivierter B-Lymphozyt jedoch IgE-Antikörper bilden kann, braucht er weitere Signale von einer allergenspezifischen TH2-Zelle. Die TH-Zellen reagieren nicht mit dem intakten Allergen, sondern mit allergenen Fragmenten, die zudem noch an die körpereigenen MHC-Moleküle der Klasse II von Antigen-präsentierten Zellen (APZ) gebunden sein müssen. Dazu müssten die Allergene von der APZ aufgenommen und zu Peptiden von 10-35 Aminosäuren abgebaut werden. Diese T-Zell-Epitope sind von der Sequenz der Aminosäuren abhängig und nicht von der Konformation des nativen Allergens.
- Die Umschaltung des B-Lymphozyten auf die Synthese

von IgE-Antikörpern wird durch die Zytokine IL-4 und IL-13 der aktivierten TH2-Zelle sowie durch direkten Kontakt bestimmter Zellmembranmoleküle gesteuert.

## Allergie T78.4

### Definition

Krank machende (pathologische) Überreaktion des Immunsystems bzw. die mangelnde Toleranzinduktion auf normalerweise harmlose Antigene. Allergische Reaktionen werden durch Mechanismen der angeborenen (unspezifischen) und adaptiven (spezifischen) Immunität vermittelt.

### Einteilung

Nach der Klassifikation von Coombs und Gell lassen sich (aus didaktischen Gründen) vier immunologische Reaktionsformen der Überempfindlichkeit unterscheiden, obwohl diese Einteilung in der Klinik durch Überschneidungen der Reaktionstypen schwierig ist.

- Typ I-Reaktion (Überempfindlichkeit vom Soforttyp): Hierbei kommt es nach Antigenkontakt (Allergenkontakt) durch Kreuzvernetzung juxtaponierter, membranständiger IgE-Antikörper auf Mastzellen und basophilen Granulozyten zur Zellaktivierung und Freisetzung präformierter Mediatoren (Histamin, Heparin, Tryptase, ECP = eosinophiles cationisches Protein) und neu generierter Mediatoren wie Leukotriene (LTC4, LTD4, LTB4), Prostaglandine, Thromboxane sowie von Plättchen-aggregierendem Faktor (PAF).
- Typ II-Reaktion (zytotoxische Reaktion): Nach Bindung von Antikörpern (IgG, IgM) an zellständige Antigene kommt es durch Aktivierung der Komplementkaskade und durch Einwirken von zytotoxischen Zellen (Killer-Zellen, Thrombozyten, eosinophile und neutrophile Granulozyten, Monozyten/Makrophagen) zur Lyse der Zielzelle.
- Typ III-Reaktion (Immunkomplexreaktion):
  - Arthus-Reaktion: Immunreaktion, bei der es in einem sensibilisierten Organismus nach erneuter lokaler Applikation des Antigens zu einer schweren, evtl. nekrotisierenden Entzündung am Injektionsort kommt. Durch die Bildung von Immunkomplexen (IgG, IgA, IgM) kommt es zur Komplementaktivierung und Leukozytenchemotaxis mit Freisetzung Gewebe-schädigender Enzyme, Leukozytoklasie.
  - Serum-Krankheit: Nach zweimaliger parenteraler Gabe von artfremden Eiweißbestandteilen kommt es durch Bildung und Ablagerung von zirkulierenden Immunkomplexen zur Komplementaktivierung und Leukozytoklasie.
  - Immunkomplexerkrankung bei Autoimmunität: z.B. chronische Polyarthritis (rheumatoide Arthritis); Lupus erythematodes, systemischer; Vaskulitis, leukozytoklastische; Polyarteriitis; fibrosierende Alveolitis.
  - Immunkomplexerkrankung bei Sensibilisierung gegen Umweltantigene: z.B. exogenallergische Alveolitis (Vogelzüchterlunge, Farmerlunge, Byssinose, Baumwollfieber).
- Typ IV-Reaktion (zellvermittelte Reaktion, Überempfindlichkeit vom verzögerten Typ):
  - Jones-Mote-Reaktion: Innerhalb von 24 Std. einsetzende lokale Entzündungsreaktion durch Infiltration der Epidermis mit basophilen Granulozyten.
  - Kontaktallergie: Innerhalb von 48-72 Std. einsetzende Reaktion auf Allergenkontakt, bei dem das Allergen (Kontaktallergen) die Epidermis penetriert. Der Kontakt mit spezifischen T-Zellen führt durch Freisetzung von Lymphokinen zur Alteration der Epidermis.
  - Tuberkulinreaktion: 12 Std. nach Injektion von Tuberkulin kommt es in einem sensibilisierten Organismus durch die Infiltration von T-Lymphozyten zur lokalen perivaskulären Entzündungsreaktion. Durch Freisetzung von Lymphokinen und zytotoxischen Faktoren entsteht die Gewebsschädigung.
  - Granulomatöse Reaktion: Durch die Persistenz von Erregern oder sonstigen körperfremden Materials entsteht eine granulomatöse, meist mit Riesenzellen durchsetzte Entzündung.
- Eine von Johansson et al. vorgeschlagene Einteilung teilt aus klinischen Überlegungen die Überempfindlichkeit in immunologisch und nicht-immunologisch (Pseudoallergien) ein.
- Allergische Hypersensitivität:
- IgE-vermittelt:
  - Atopisch
  - Nicht-atopisch:
    - Insektenstiche
    - Medikamente
    - andere.
- Nicht-IgE-vermittelt:
  - T-zell-vermittelt (z.B. Kontaktekzem, allergisches)
  - IgG-, IgM-vermittelt (z.B. chronische Urtikaria, allerg. Alveolitis)
  - andere.
- Nicht-allergische Hypersensitivität (Pseudoallergie - Intoleranzreaktion).

### Klinisches Bild

- Typ I-Reaktion: Innerhalb von Sekunden bis Minuten Konjunktivitis, Rhinitis, Asthma bronchiale, Schock, anaphylaktischer, Urtikaria, Angioödem (s.a. Pollinose), Diarrhoen, Erbrechen. Bei der Typ I-Reaktion spielen Aeroallergene (z.B. Pollen) eine wichtige Rolle. Diese Allergene können nicht nur über die Schleimhaut (per Inhalation), sondern auch perkutan über die Haut aufgenommen werden. Dieser Mechanismus spielt u.a. bei der saisonalen Exazerbation des atopischen Ekzems (insbes. an freigetragenen Hautpartien) eine Rolle.
- Typ II-Reaktion: Einsetzen innerhalb von Stunden. Hämolytische Anämie (z.B. Morbus hämolyticus neonatorum, Transfusionszwischenfall), allergische Thrombopenie, allergische Granulopenie, Goodpasture-Syndrom, Myasthenia gravis, Autoimmunthyreoiditis, Pemphigus und Pemphigoid.
- Typ III-Reaktion:
  - Arthus-Reaktion: Einsetzen innerhalb von 12 Std. nach der Injektion. An der Injektionsstelle entsteht ein mehr oder minder hämorrhagisches Ödem, das innerhalb von 48-72 Std. deutlich abklingt, z.B. lokale Impfreaktion nach Überimpfung mit Tetanus-Antigen.
  - Serum-Krankheit: Einsetzen innerhalb weniger Stunden mit Nephritis, Arthritis, urtikariellen oder flächenhaften Rötungen.
  - Infektallergische Immunkomplexerkrankung, z.B. Lepra, Malaria, bakterielle Endokarditis, leukozytoklastische Vaskulitis, Hepatitis.
- Typ IV-Reaktion:
  - Kontaktallergie: Allergisches Kontaktekzem, Airborn

Contact Dermatitis, Dermatitis bullosa pratensis.
- Tuberkulinreaktion: Makulöse, papulöse, hämorrhagische allergische Arzneiexantheme.
- Granulomatöse Reaktion: Tuberkulose, Sarkoidose, Granuloma anulare, Granuloma glutaeale infantum.

### Hinweis(e)
Neben der kausalen Therapie spielt auch die Allergieprävention eine entscheidende Rolle in der Behandlung.

## Allergieprävention

### Allgemeine Information
Allergien stellen ein bedeutsames gesundheitliches und sozialökonomisches Problem dar. Neben der medikamentösen Behandlung spielt umso mehr die Vorbeugung eine entscheidende Rolle. Hierbei sind sowohl Primärprävention als auch Sekundärprävention essentiell (s. Prävention). Die Deutsche Gesellschaft für Allergologie und klinische Immunologie (DGAI) entwickelte hierzu eine „Evidenz"-basierte Leitlinie.

## Allergiesyndrom, orales T78.4

### Synonym(e)
OAS; Kontakturtikaria-Syndrom

### Definition
Allergische, IgE-vermittelte, mukosale Kontakturtikaria auf verschiedene Nahrungsmittel wie Äpfel, rohe Gemüse, Karotten, Sellerie, Mandeln, Nüsse, Kiwi, Kürbiskerne, Hühnereiweiß, Zitrusfrüchte, Zimt et al., die auch bei Kontakt mit der intakten Dermis lokalisierte bis generalisierte urtikarielle Reaktionen auslösen. Das OAS ist die häufigste Nahrungsmittelallergie.

### Vorkommen/Epidemiologie
In der Allgemeinbevölkerung sind bis zu 10% betroffen.

### Ätiologie
Typ I-Allergie nach Gell und Coombs (s.u. Allergie). Nach Penetration der Allergens in die Haut bzw. Schleimhaut kommt es zur IgE-vermittelten Degranulation von dermalen bzw. mukosalen Mastzellen und zur Ausschüttung von Mediatoren, d.h. entzündungsfördernden Stoffen wie Histamin.

### Manifestation
Am häufigsten bei Sensibilisierungen gegenüber Birken-, Gras-, Beifußpollen (s.u. Pollinose) auftretend (s.u. Kreuzreaktionen). Betroffen sind auch Personen, die durch Beruf oder Hobby reichlichen (intensiven) Hautkontakt zu Nahrungsmitteln haben, z.B. Köche, Fischverkäufer, Bäcker, Gemüsehändler etc.

### Lokalisation
Meist sind alle Orte des Kontaktes mit dem entsprechenden Allergen betroffen, dies sind zumeist die Hände, die Unterarme, Mundhöhle, Lippen.

### Klinisches Bild
Unmittelbar nach dem Genuss der Nahrungsmittel pelziges Gefühl der Mundhöhle, anschließend Lippen- und Zungenschwellung, Heiserkeit (Larynxödem), Schluckbeschwerden und Atemnot. Seltener gastrointestinale Beschwerden wie Magenkrämpfe, Erbrechen und Übelkeit.

### Labor
Gesamt-IgE im Serum normal oder erhöht; spezifisches IgE erhöht.

**Allergieprävention. Tabelle 1.** Algorithmus zur Primär- und Sekundärprävention atopischer Erkrankungen

| Präventionsmaßnahmen | Familiäre Vorbelastung: Sekundärprävention | Keine familiäre Vorbelastung: Primärprävention |
|---|---|---|
| Ausschließlich Stillen von mind. 4 Monaten | ja (falls nicht möglich, dann hypoallergene Nahrung, extensiv hydrolysiert) | ja |
| Vermeidung potenter Nahrungsmittelallergene in mütterlicher Diät während der Stillzeit (Effekt auf atopisches Ekzem möglich) nur nach Abwägung der Gefahren der Mangelernährung vertretbar | ja | nein |
| Keine Beikost vor dem 4. Lebensmonat | ja | ja |
| Keine allgemeine Diät zur Allergieprävention | ja | ja |
| Keine Anschaffung von felltragenden Tieren | ja | ja |
| Vermeidung von Katzenhaltung | ja | nein |
| Reduktion der Hausstaubmilbenallergenbelastung | ja | nein |
| Vermeidung eines Schimmelpilz-fördernden Klimas | ja | ja |
| Vermeidung der Aktiv- und Passivrauchexposition | ja | ja |
| Impfen nach STIKO-Empfehlungen | ja | ja |

### Diagnose
Sorgfältige Anamnese, Reibe- und ggf. Pricktestung mit dem verdächtigen Allergen. Bestimmung des spezifischen IgE.

### Interne Therapie
- Bei Juckreiz perorale Applikation nicht sedierender $H_1$-Antagonisten wie z.B. Desloratadin oder Levocetirizin. Bei erheblicher Symptomatik: Antihistaminika i.v. wie Dimetinden (z.B. Fenistil) 1-2mal/Tag 1 Amp. oder Clemastin (z.B. Tavegil) 2-4 mg, später Umstellung auf orales Anthistaminikum. Glukokortikoide in mittleren Dosierungen wie Prednisolon (z.B. Solu Decortin H) 80-100 mg initial i.v. unter schrittweiser Dosisreduktion je nach Klinik und spätere Umstellung auf ein orales Präparat wie Methylprednisolon (z.B. Urbason) oder Prednisolon.
- Generalisierte Form mit Schleimhautbeteiligung und Angioödem: Volumensubstitution, Glukokortikoide hoch dosiert i.v. wie Prednisolon (z.B. Solu Decortin H) 250-500 mg/Tag, ggf. auch höher. Nach klinischem Befund ggf. auch wiederholte Gabe. Schrittweise Dosisreduktion nach Klinik 250-150-100-75-50-25 mg/Tag und Umstellung auf orales Präparat wie Methylprednisolon (z.B. Urbason).

  Antihistaminika initial z.B. Dimetinden (z.B. Fenistil) 4 mg i.v. (Umsetzen auf orale Medikation bis 6 mg/Tag, Reduktion nach Klinik) oder Clemastin (z.B. Tavegil) 2-4 mg/Tag.
- Bei Larynx-Glottisödem: Zusätzlich Adrenalin (Suprarenin 1:1000) 0,3-0,5 ml s.c. auch wiederholte Gabe möglich. In hochakuten Fällen: Nach Verdünnen von 1 ml der handelsüblichen Epinephrin-Lösung (1:1000) auf 10 ml oder unter Verwendung einer Epinephrin-Fertigspritze (1:10 000) werden zunächst 0,5-1,0 ml (= 0,05-0,1 mg Epinephrin) unter Puls- und Blutdruckkontrolle langsam i.v. injiziert (0,1 mg/Min.).

  **Cave: Eine Maximaldosis von 1 mg Adrenalin sollte i.d.R. nicht überschritten werden.**

  Sauerstoffgabe 4-6 l/Min. Ggf. Intubation wenn möglich und nötig; sonst Koniotomie, Ultima ratio: Tracheotomie.
- Insbesondere bei Atemnot und begleitender obstruktiver Atemwegserkrankung Terbutalinsulfat (z.B. Bricanyl) 0,5-2,0 mg i.v. oder Fenoterol (z.B. Berotec Dosier Aerosol) 1mal 1-2 Hübe.
- Generalisierte Form mit Angioödem und anaphylaktischem Schock: Stadiengerechte Schocktherapie, s.a. Urtikaria, akute.

### Prognose
Günstig. Betroffene können das auslösende Antigen oft benennen und sich bei Rezidiven aufgrund wiederholter Exposition frühzeitig in ärztliche Behandlung begeben.

### Prophylaxe
Bei kreuzreagierendem OAS (z.B. bei Birkenpollensensibilisierung) verspricht eine SCIT eine Verbesserung der oralen Allergiesymptomatik. S.a.u. Nahrungsmittelallergie.

### Diät/Lebensgewohnheiten
Strenges Meiden der auslösenden Allergene

### Hinweis(e)
Kreuzreaktionen sind gegen andere bekannte Antigene aus Nahrungsmitteln möglich.

**Cave: Toxische Reaktionen z.B. durch enzymhaltige Nahrungsmittel oder scharfe Gewürze können falsch positive Reaktionen im Reibetest auslösen. Im Zweifel sind immer auch gesunde Kontrollpersonen zu testen. Viele Allergene verändern sich oder denaturieren durch Erhitzung! Für den Reibetest immer das anamnestisch relevante Allergen verwenden.**

## Allergoid

### Definition
Durch chemische Modifikationen (z.B. durch Polymerisation, Depigmentierung) verändertes Allergen, das meist an Aluminiumhydroxid adsorbiert ist (s. Allergoidisierung). Hierdurch werden die IgE- bzw. B-Zell-Epitope des Allergens verändert oder zerstört. Dabei ändert das Molekül seine Konformation; es kommt zur Umfaltung und Oligomerisierung. Das Molekül wird nicht mehr oder nur noch in vermindertem Ausmaß von IgE-Antikörpern erkannt. Seine Allergenität wird reduziert (in Vergleichstesten mit intakten Allergenen konnte diese These nicht immer bestätigt werden). Da sich an der Aminosäuresequenz des Allergens jedoch nichts ändert, wird vermutet, dass die T-Zell-Epitope erhalten bleiben und dass somit die gewünschte Immunogenität unverändert bestehen bleibt (auch diese These wird von einigen Autoren angezweifelt).

### Wirkungen
Antigenpräsentierende Zellen nehmen die Allergoide über unspezifische Mechanismen wie Pino- und Phagozytose auf, bauen sie in kleine Fragmente ab und präsentieren diese Oligopeptide auf ihren Oberflächen den T-Zellen. Die IgE-abhängigen Nebenwirkungen seien jedoch durch weitgehend zerstörte IgE-Epitope abgeschwächt. Die Wirksamkeit konnte inzwischen in zahlreichen In-vitro-Untersuchungen und klinischen Studien bestätigt werden.

### Hinweis(e)
Allergoide stehen sowohl zur subkutanen Applikation als auch als sublinguale Verabreichungsform zur Verfügung.

**Merke: Als für die Praxis entscheidender Vorteil der Allergoide gilt: Die für die Immuntherapie (s.u. Immuntherapie, spezifische und Immuntherapie, spezifische, orale) erforderliche Allergendosis kann gefahrloser und schneller verabreicht werden als die herkömmlicher Allergene. Eine Behandlung scheint also für die Allergiker weniger belastend und zeitaufwendig zu sein. In der Praxis konnte diese Theorie allerdings nicht aufrechterhalten werden, da auch Allergoide schwere systemische Reaktionen verursachen können.**

## Allergoidisierung

### Definition
Methode zur Herabsetzung der Allergenität eines Allergens durch Veränderung der räumlichen Struktur. Die Immunogenität der Allergene bleibt dabei erhalten. Die Behandlung führt auch zu einer Vernetzung der Proteinmoleküle zu Oligomeren, die aber noch gut löslich sind. Das Prinzip der chemischen Modifikation wird auch bei der Impfstoffherstellung genutzt.

## Allethrin I

### Definition
Antiparasitosum.

### Wirkungen
Kontaktinsektizid für kaltblütige und wechselwarme Tiere, wie Insekten, Milben, Würmer (Muskel- und Nervengift). Für Menschen und andere Warmblüter ungiftig, da es nicht resorbiert wird.

### Indikation
Kopf-, Filz- und Kleiderläuse sowie deren Nissen, Skabies.

### Eingeschränkte Indikation
Stillzeit.

**Merke: Wirkungsverstärkung bei gleichzeitiger Applikation der Synergisten Piperonylbutoxid!**

### Unerwünschte Wirkungen
Parästhesien, allergische Reaktionen.

### Kontraindikation
Säuglinge, Schwangerschaft 1. Trimenon, Anwendung an Auge und Schleimhäuten.

### Präparate
Jacutin N Spray, Jacutin Pedicul Spray, Spregal Lsg.

## Allezandrini-Syndrom L81.6

### Definition
Seltenes Syndrom mit segmentaler Vitiligo im Gesicht, Weißhaarigkeit, unilateraler degenerativer Retinitis und potenzieller Taubheit.

## Allopurinol

### Definition
Urostatikum: Hemmung der Xanthinoxidase (Verminderung der Harnsäuresynthese), dadurch vermehrte Ausscheidung von wasserlöslichen Vorstufen (Xanthin, Hypoxanthin); Feedback-Hemmung der Purinsynthese.

### Indikation
Primäre und sekundäre Hyperurikämie, Gichtniere, Uratnephrolithiasis, Enzymdefekt mit Überproduktion von Harnsäure.

### Dosierung und Art der Anwendung
Initial 300 mg/Tag oder weniger (Gabe nach dem Frühstück), Dosisanpassung in 2-wöchentlichen Abständen nach Harnsäurespiegel (Ziel: 4-6 mg/dl), Tageshöchstdosis 800 mg/Tag (2 ED); Erhaltungsdosis 200-400 mg/Tag; Dosisreduktion bei Niereninsuffizienz (Schema angepasst an Kreatinin-Clearance).

### Unerwünschte Wirkungen
Pruritus, lichenoide und multiforme Exantheme, Urtikaria, GIT-Störungen, Knochenmarksdepressionen. Hypersensitivitätssyndrom (in der Literatur sind insgesamt 100-150 Fälle publiziert) mit generalisiertem Verlauf (Fieber, lichenoide oder multiforme Exantheme, Kopf- und Gliederschmerzen, Hepatitis, Nierenversagen). **Cave: Häufig letaler Verlauf (20-30%)!** Das Hypersensitivitätssyndrom tritt häufiger bei gleichzeitiger Gabe von Thiaziden und Furosemid auf (s.a.u. toxische epidermale Nekrolyse).

### Wechselwirkungen
Azathioprin und 6-Mercaptopurin werden verlangsamt eliminiert, Wirkung von Salicylaten und Antikoagulanzien werden verstärkt, Hautausschläge bei Amoxicillin und Ampicillin sind häufiger, Captopril erhöht das Risiko der Leukopenie.

### Kontraindikation
Schwangerschaft und Stillzeit.

### Präparate
Zyloric

## Alopecia androgenetica bei der Frau L64.8

### Synonym(e)
female pattern alopecia; Calvities hippocratica; weibliche Glatzenbildung; androgenetisches Effluvium; Alopecia oleosa; Alopecia seborrhoica

### Definition
Durch Androgene realisiertes Hervortreten des genetisch determinierten charakteristischen Ausprägungsmusters des Haarkleides bei der Frau. Häufig begleitende Seborrhoe (Alopecia oleosa, Alopecia seborrhoica). Im Gegensatz zu der Alopecia androgenetica beim Mann ist die Alopecia androgenetica bei der Frau als pathologisch zu werten.

### Vorkommen/Epidemiologie
- Prävalenz bei europäischen Frauen (alle Altersgruppen): Ca. 20%.
- Inzidenz bei europäischen Frauen nach dem 65. LJ: Bis zu 75%.

### Ätiologie
Vermehrte Androgenproduktion (s.u. Adrenogenitales Syndrom, kongenitales), Einnahme von Androgenen oder Anabolika, erhöhte Empfindlichkeit der Testosteronrezeptoren am Haarfollikel. Verschiebung des Testosteron-Östrogen-Quotienten zugunsten des Testosterons. S.a.u. Alopecia androgenetica beim Mann.

### Klinisches Bild
Unterschieden werden ein weibliches und ein männliches Alopeziemuster:
- Weibliches Alopeziemuster: Diffuse Haarlichtung, beginnend zwischen dem 20. und 40. Lebensjahr. Diffuse Haarlichtung in der Scheitelregion in unterschiedlicher Ausprägung mit persistierendem frontalem Haaransatz. Entsprechend der androgenetischen Alopezie des Mannes unterscheidet man hier 4 Stadien:
  - Stadium 0: Normaler Haarwuchs.
  - Stadium I: Beginnende Haarlichtung in der Scheitelregion; frontaler Haarsaum von 1-3 cm Breite.
  - Stadium II: Deutliche Haarlichtung im Scheitelbereich.
  - Stadium III: Ausgeprägte Haarlichtung im frontoparietalen Bereich, der frontale Haarsaum bleibt bestehen.

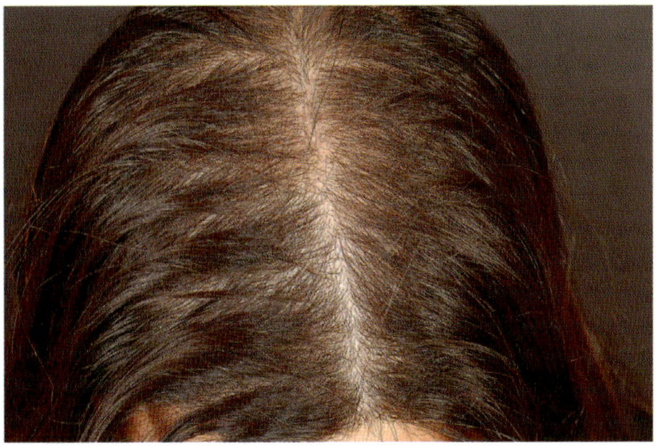

**Alopecia androgenetica bei der Frau.** Klassische, initiale, androgenetische Alopezie vom female pattern, mit erhaltenem Frontalhaar und Betonung der hochparietalen Haarpartien bei einer 16-jährigen Patientin. Nebenbefundlich besteht generalisierte Hypertrichose seit der Kindheit. Die Schwester der Pat. ist ebenfalls betroffen, frühere Generationen sind alle erscheinungsfrei.

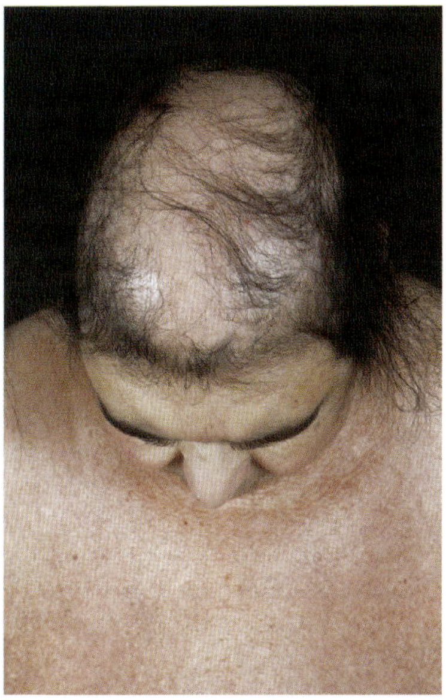

**Alopecia androgenetica bei der Frau.** Stadium III: Ausgeprägte Haarlichtung im frontoparietalen Bereich mit frontalem Haarsaum bei einer 56-jährigen Patientin.

- Männliches Alopeziemuster: Glatzenbildung entsprechend der Alopecia androgenetica beim Mann, insbesondere bei Frauen in der Menopause. Bei Virilisierungszeichen ist auf eine Erhöhung des Testosterons zu achten.

## Histologie
Regressive Transformation terminaler Haarfollikel zu Miniaturfollikeln.

## Diagnose
Klinik mit typischem Alopeziemuster, Anamnese (gesteigertes Effluvium). Aktivitätsbestimmung des Effluviums mit klinischem Epilationstest sowie Durchführung eines Trichogramms (telogenes Effluvium). Ausschluss Hyperandrogenämie (mit Hirsutismus, Seborrhoe, Akne). Hormonanalyse: Am 2.-5. Zyklustag: Testosteron, DHEAS, Östrogen, Prolaktin, LH, FSH). Haarkalender: Wöchentlich exaktes Zählen der bei der Haarwäsche ausgefallenen Haare; bis 100 sind akzeptabel. Zusätzlich: Ggf. Licht- und/oder Elektronenmikroskopie, Histologie, Blutbild, Blutzucker, Antinukleäre Antikörper.

## Differenzialdiagnose
Alopezie, postmenopausale, frontale, fibrosierende (Kossard); Syphilis; diffuses Effluvium (Kontrolle von TSH, Ferritin, Blutbild sowie Medikamentenanamnese (Antikoagulanzien, Lipidsenker, Retinoide).

## Therapie allgemein
Lokal durchblutungsfördernde Maßnahmen, z.B. Kopfhautmassage und externe Therapie.

## Externe Therapie
- Lokale Anwendung von Minoxidil in einer 2% Lösung (Regaine Frauen 2% Lösung). Ggf. Regaine 5% 1mal/Tag. Behandlung begleitender Kopfschuppen und Seborrhoe mit entfettenden Shampoos (z.B. Stieproxal, Stieprox, Preval Shampoo, Ket Schuppenshampoo). Anwendungen von Teer-haltigen Shampoos ist empfehlenswert (z.B. Tarmed Shampoo).
- Östrogen-haltige Tinkturen für die Kopfhaut, wie 17-alpha Estradiol (z.B. **R087**, **R088**), Alfatradiol (z.B. Ell-Cranell alpha). Ggf. kurzfristig Estradiol und Glukokortikoide, topische (z.B. Crinohermal fem), Salicylsäure (z.B. Alpicort F) und antiphlogistische bzw. hyperämisierende Zusätze. Die Wirksamkeit ist umstritten. Subjektive Besserungen erbringen in 50% der Fälle externe Anwendungen von Organextrakten (z.B. Thymuskin Haarkur/Haarshampoo).
- Als experimentell ist derzeit der lokaltherapeutische Ansatz mit einer 0,1% Melatonin-Lösung zu bewerten.
- Thymuskin soll in kleinen Studienkohorten einen günstigen Einfluss auf das Haarwachstum gezeigt haben.

## Interne Therapie
- Antiandrogene in Zusammenarbeit mit dem Gynäkologen. Die Kontraindikationen einer solchen Therapie sind hier besonders zu beachten: Gravidität, Lebertumoren, vorausgegangene thromboembolische Prozesse, Raucherinnen > 35 J., Herz-Kreislauferkrankungen, Fettstoffwechselerkrankungen, schwere Leberstoffwechselstörungen, schwere Adipositas.
- Leichte bis mittelschwere Alopezie: Prämenopausal Kombinationspräparat mit Ethinylestradiol und Cyproteronacetat (z.B. Diane 35, an Tag 1-21, 7 Tage Pause) oder Ethinylestradiol und Chlormadinonacetat (z.B. Neo-Eunomin 1 Tbl. Tag 1-22, 6 Tage Pause). Zusätzlich ggf. Cyproteronacetat (z.B. Androcur 10) 5-10 mg/Tag an Tag 1-15.
- Schwere Alopezie: Prämenopausal Ethinylestradiol und Cyproteronacetat (z.B. Diane 35) in Kombination mit Cyproteronacetat (z.B. Androcur) 50 mg/Tag an Tag 1-10. Bei Therapieversagen Diane 35 und zusätzlich Cyproteronacetat-Depot (z.B. Androcur) 300 mg i.m. 1mal/Monat am 4. bis 7. Zyklustag. Alternativpräparate zum Cyproteronacetat in Diane 35 sind Dienogest (Valette) oder Drospirenon (Yasmin).
- Perimenopausal (bei Z.n. Hysterektomie) sowie 4 Jahre nach Menopause: Cyproteronacetat (z.B. Androcur) 25-100 mg/Tag kontinuierlich.
- Unterstützende Therapie: Biotin (Vitamin H), z.B. Bio-H-Tin verbessert die Haar- und Nagelqualität und verringert das Effluvium, 1mal/Tag 1 Tbl. p.o. über mindestens 6-8 Wochen. Ggf. auch Mischpräparate wie Pantovigar 3mal 1 Kps./Tag über 3-6 Monate. Die Wirksamkeit dieser Präparate wird kontrovers diskutiert.

- Experimentell sind derzeit noch Ansätze mit Finasterid (Off-Label-Use!).

### Naturheilkunde

- Durchblutungsfördernde Maßnahmen wie z.B. Kopfhautmassage oder Einsatz des Pflaumenblütenhämmerchens haben in Einzelfällen das Effluvium reduziert.
- In Studien wirksam: Cimicifuga racemosa (CiMi Haartonikum) lokal für 6-12 Monate.

## Alopecia androgenetica beim Mann L64.8

### Synonym(e)

Haarausfall vom männlichen Typ; male pattern alopecia; Calvities hippocratica; männliche Glatzenbildung; androgenetisches Effluvium; Alopecia oleosa; Alopecia seborrhoica; Pattern baldness

### Definition

Häufigster durch Androgene realisierter Haarausfalltypus bei Männern und Frauen. Hervortreten des genetisch determinierten charakteristischen Ausprägungsmusters des Haarkleides. Häufig begleitende Seborrhoe (deshalb auch Alopecia oleosa, Alopecia seborrhoica).

### Einteilung

### Vorkommen/Epidemiologie

Prävalenz bei europäischen Männern etwa 50%; Prävalenz bei asiatischen und afrikanischen Männern gering.

### Ätiologie

- Diskutiert werden Assoziationen mit polygenen erblichen Faktoren, die bislang unbekannt sind. Anzunehmen sind Gene, die in die Androgen-Haarfollikel-Interaktion involviert sind. Beschrieben im Zusammenhang mit Alopezien ist u.a. das Hairless-Gen (s.a. Alopecia congenitalis universalis) und das Androgen-Rezeptor-Gen (AR-Gen), das auf der Region Xq12-22 des X-Chromosoms lokalisiert ist. Eventuelle Assoziationen mit der A. androgenetica werden derzeit noch kontrovers diskutiert.
- Das Zusammenspiel genetischer Dispositions- und hormoneller Manifestationsfaktoren führt zur Verkürzung der Anagenphase und zur Miniaturisierung der Haarfollikel mit Vellushaarbildung („regressive Metamorphose"). Aufgrund der genetischen Prädisposition exprimieren die Haarfollikel DHT-Rezeptoren. Natürlicher Ligand dieser Rezeptoren ist DHT (Dihydrotestosteron), das durch Konvertierung von Testosteron in DHT durch das Enzym 5α-Reduktase entsteht. 2 Isoemzyme der 5α-Reduktase sind bekannt: Typ 1 und Typ 2 (prädominiert in Haarfollikeln von Kopfhaut und Bart). Durch intrazelluläre Bindung von DHT an DHT-Rezeptoren kommt es zur Änderung des Androgen-Rezeptor-Komplexes, der in den Zellkern transportiert wird und als Transkriptionsfaktor wirkt. Die Verteilung der Androgen-metabolisierenden Enzyme (5α-Reduktase Typ 1 und 2, Aromatase, Hydroxysteroiddehydrogenase) ist möglicherweise für die Ausprägung der androgenetischen Alopezie verantwortlich. Bei Männern wurde frontal eine 1,5fach höhere Aktivität Androgen-metabolisierender Enzyme nachgewiesen.
- Sekundäre Faktoren (Assoziationen sind umstritten!):
  - Seborrhoe
  - Cholesterin-Akkumulation in der Kopfhaut (5α-Reduktase-Expression aus Cholesterin nach Kontakt mit Sonnenlicht in der Kopfhaut!).
  - Durchblutungsstörungen in der Kopfhaut.

### Manifestation

Variabel, meist vor dem 40. LJ; erste Anzeichen oft bereits nach der Pubertät, meist in der 3. Lebensdekade. Maximum in der 4. Dekade.

### Klinisches Bild

Variable Klinik entsprechend dem Stadium der Erkrankung:

- Stadium I: Normales Behaarungsmuster.
- Stadium II: Zurücktreten der Stirn-Haar-Grenzen, insbes. an den Schläfen mit Ausbildung von Geheimratsecken.
- Stadium III: Tonsurartige, okzipitoparietale Haarlichtung bei bestehender Haarbrücke.
- Stadium IV: Fast vollständiger Verlust der Haare im Pari-

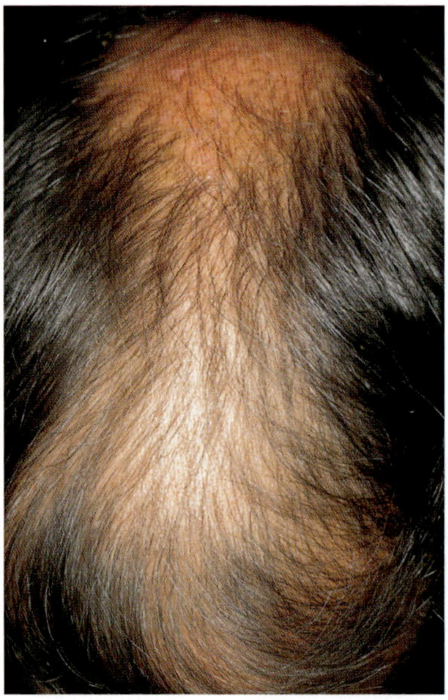

**Alopecia androgenetica beim Mann.** Stadium III: Konfluenz der vorderen und hinteren Haarlichtung in der Scheitelregion.

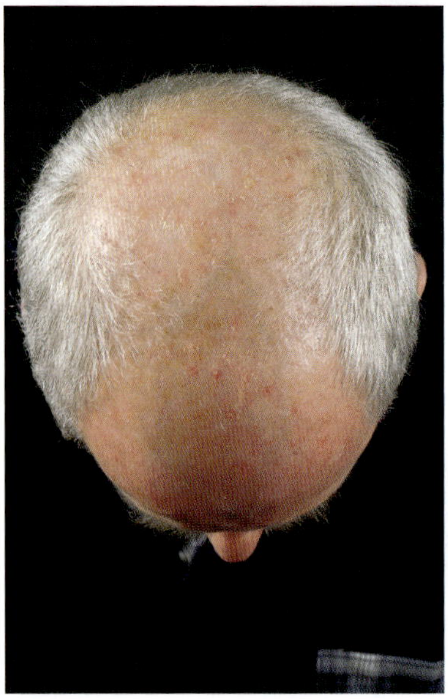

**Alopecia androgenetica beim Mann.** Stadium IV: Hufeisenförmige, komplette Lichtung der Haare im Parietalbereich; verbleibender seitlicher und hinterer Haarkranz.

A

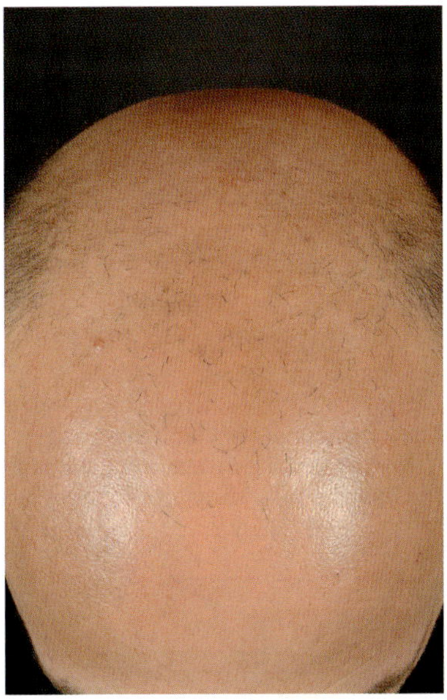

**Alopecia androgenetica beim Mann.** Stadium V: Nahezu kompletter Haarverlust mit schmalem dünnen seitlichem und hinterem Haarkranz bei einem 50-jährigen Mann.

etalbereich; verbleibender seitlicher und hinterer Haarkranz.
- Stadium V: Dünne okzipitale und parietale kranzförmige Restbehaarung.

### Histologie
Regressive Transformation von Terminalhaar-Follikeln zu Miniaturfollikeln.

### Diagnose
Klinik; Anamnese; Trichogramm: telogenes Effluvium; ggf. Phototrichogramm.

### Komplikation
Assoziation zu koronaren Herzerkrankungen, benigner Prostatahypertrophie und Prostata-CA sind beschrieben.

### Therapie

**Merke: Die Behandlung sollte möglichst frühzeitig erfolgen, um irreversible Follikelregressionen aufzuhalten!**

### Therapie allgemein
Bei ausgeprägtem Therapiewunsch ausführliche Beratung und Aufklärung über mögliche Therapieoptionen. Wichtig ist die Dämpfung der meist zu hohen Erwartungen an einen Therapieerfolg. Männer sollten Glatzenbildung als sekundäres Geschlechtsmerkmal akzeptieren!

### Externe Therapie
Minoxidil 5% Lösung (z.B. Regaine 5%, Lonolox) 2mal/Tag auf die betroffenen Areale auftragen. Dauertherapie erforderlich, da es beim Mann nach Absetzen, ca. 3 Monate später, erneut zum Haarausfall kommt. Thymuskin soll in kleinen Studienkohorten einen günstigen Einfluss auf das Haarwachstum gezeigt haben.

### Interne Therapie
- Finasterid (z.B. Propecia: 4-Azasteroid = selektiver 5-alpha-Reduktase-Typ 2-Hemmer) 1mal/Tag 1 mg p.o. für mindestens 6 Monate (Patienten aufklären, dass mögliche Therapieerfolge zurückgehen, wenn die Therapie abgebrochen wird; Off-Label-Use).
- Alternativ Dutasterid (z.B. Avodart, selektiver 5-alpha-Reduktase Typ I- und Typ 2-Hemmer): 1mal/Tag 0,5 mg p.o. für mindestens 6 Monate (Off-Label-Use).
- Nikotinsäure p.o. (z.B. Nicobion Tbl.) und Vitamin B-Komplex (ohne $B_1$) können unterstützend eingesetzt werden. In der Weiterentwicklung befinden sich systemisch verwendbare Antiandrogene (z.B. Propecia). Zu beachten sind die möglichen, durch den antiandrogenen Effekt bedingten Nebenwirkungen.

### Operative Therapie
Ggf. Transplantation von Mini- oder Mikrografts aus den okzipitalen Kopfpartien, s. Haartransplantation. Donordominanz, Mikrografts 1-2 Haare, Minigrafts 3-5 Haare. Nach 3-6 Monaten sollte normales Wachstum eintreten.

**Merke: Kunsthaarimplantationen sind wegen Fremdkörperreaktionen obsolet!**

### Hinweis(e)
Kosmetik: Perücke, Zweithaarteile, Abdeckspray (färbt Kopfhaut), Strähnchen.

## Alopecia areata L63.8

### Erstbeschreiber
Celsus, 30-60 n. Chr.

### Synonym(e)
Pélade; kreisrunder Haarausfall; Area Celsi

### Definition
Meist reversibler, plötzlich einsetzender, symptomloser, kreisrunder Haarausfall unterschiedlicher Ausprägung und unbekannter Ursache (Autoimmunerkrankung?), dem histomorphologisch ein Anageneffluvium zugrunde liegt. Selten foudroyante Verläufe („Kahlwerden über Nacht").

### Einteilung
Man unterscheidet:
- Alopecia areata diffusa
- Alopecia areata totalis
- Alopecia areata universalis
- Alopecia areata unguium.

### Vorkommen/Epidemiologie
Inzidenz unklar; betrifft etwa 1% des dermatologischen Krankengutes. Das Lebenszeitrisiko für das Auftreten der Alopecia areata liegt bei 1,7%.

### Ätiologie
Diskutiert werden:
- Infektallergische Mechanismen
- Erbliche Disposition
- Autoimmunologische Faktoren
- Atopische Diathese (Familiäres Vorkommen in 10-25% der Fälle, häufiges konkordantes Auftreten bei eineiigen Zwillingen und Assoziationen mit verschiedenen HLA-Markern: DR-4, DR-5, DR-6, DR-7, DR-11, DQ3, DQB-1)
- Psychische Faktoren (wahrscheinlich; wissenschaftlicher Beleg fehlt)
- Umweltfaktoren (z.B. Toxine) werden diskutiert, nachhaltige Belege fehlen

- Immunologie: Betroffene Haarfollikel verlieren ihr „Immunprivileg" (Haarfollikel sind durch eine fehlende MHC- und ICAM-1-Expression vor Übergriffen des Immunsystems geschützt) und exprimieren im Gegensatz zu den gesunden Haarfollikeln vermehrt Oberflächenmoleküle der MHC- und ICAM-Klasse. Hierdurch wird die Präsentation von Haarfollikelantigenen möglich. Der Nachweis dieser Autoantigene und der Nachweis von CD4- und CD8-Lymphozyten spricht für eine T-Zell-vermittelte Autoimmunpathogenese. Weitere molekularbiologische Befunde wie eine vermehrte Expression von Zytokinen (IL-1 beta, IL-2 und Interferon gamma) in läsionaler Kopfhaut bedürfen noch ihrer Wertung. Die Initiatoren dieses Geschehens sind unbekannt. Eine zentrale Rolle in der Pathogenese scheint jedoch den CD8-T-Zellen zuzukommen: Depletion von CD8-Zellen führt zum Haarwachstum.

## Manifestation
Häufigkeitsgipfel im 2- und 3. Lebensjahrzehnt; keine Geschlechtsbevorzugung; familiäre Häufung nachweisbar (etwa 25-30% der Patienten).

## Lokalisation
Kapillitium, Brauen, Wimpern, Barthaare, Achsel- und Pubesbehaarung.

## Klinisches Bild
Kreisrunde, sich zentrifugal ausbreitende, ggf. konfluierende, nicht entzündliche Kahlstellen; im aktiven Randbereich lassen sich Haare büschelweise schmerzlos ausziehen. Follikel bleiben erhalten. Nach Wochen bis Monaten setzt Haarwuchs erneut ein; häufig sind nachwachsende Haare depigmentiert. Es werden 4 Schweregrade unterschieden:
- Grad 1: Einzelner Herd oder multiple Herde, < 30% des Kapillitiums
- Grad 2: Multiple Herde > 30% des Kapillitiums
- Grad 3: Alopezie des gesamten Kapillitiums (Alopecia areata totalis)
- Grad 4: Alopezie des gesamten Integumentes (Alopecia areata universalis).

Bzgl. der Progredienz der Herde prognostisch ungünstiges Zeichen: Ausrufezeichenhaare oder Kommahaare sowie kadaverisierte Haare. Begleiterscheinungen: Gehäuft Tüpfelnägel, evtl. keratotische Veränderungen an den Ellenbogen. S.a. Alopecia areata diffusa, Ophiasis.

## Histologie
Dichtes, lymphozytäres perifollikuläres Infiltrat mit fokaler Follikelinfiltration: Ausschließlich betroffen sind Haarfollikel der Anagenphase. Pathologischer Ablauf: Schädigung des Follikels durch das Infiltrat; Unterbrechung der Anagenphase; Dystrophie des Haarschafts mit resultierendem Abbrechen, unvollständiger Keratinisierung (Ausrufungszeichenhaar) oder Ausfall. Verkleinerung zum Miniaturfollikel; zykli-

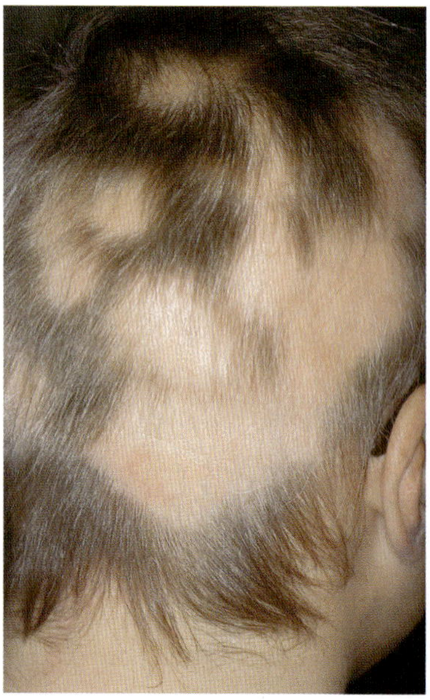

**Alopecia areata.** Plötzlich einsetzender, symptomloser, kreisrunder Haarausfall unbekannter Ursache. Kreisrunde, sich zentrifugal ausbreitende, teils konfluierende, nicht entzündliche, glatte Kahlstellen mit erhaltenen Follikeln. Im aktiven Randbereich lassen sich Haare büschelweise schmerzlos ausziehen. Nach Wochen bis Monaten setzte Haarwuchs erneut ein, die nachwachsenden Haare waren depigmentiert. Auftreten von Kommahaaren und Kadaverhaaren. Nebenbefundlich: Tüpfelnägel.

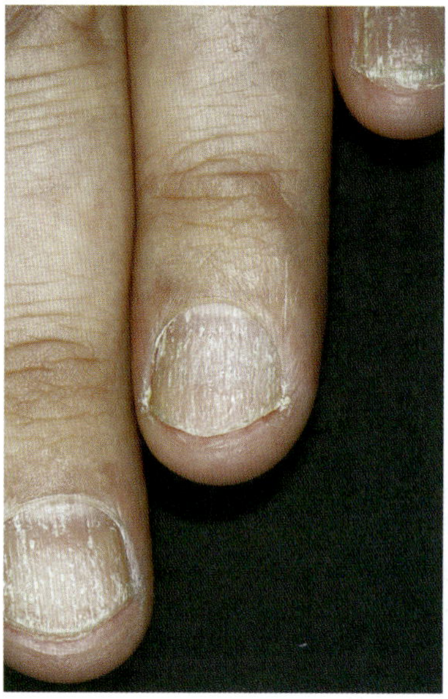

**Alopecia areata.** Tüpfelnägel, Längsrillen, Dyschromie und gefleckte Lunulae bei einem Patienten mit Alopecia areata.

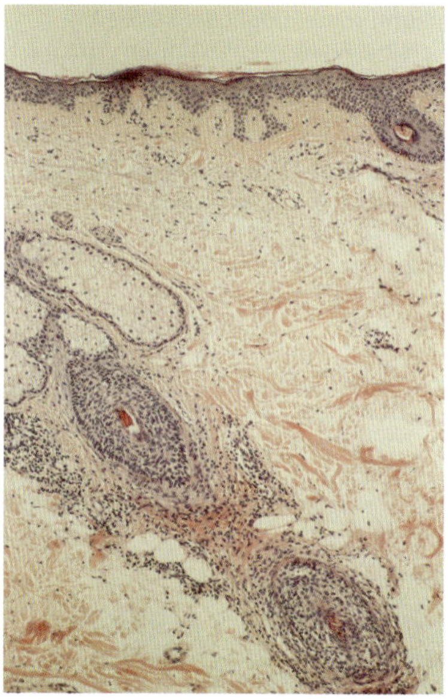

**Alopecia areata.** Mäßig ausgeprägtes, perifollikuläres, lymphozytäres Infiltrat mit fokaler Follikelinfiltration. Deutliche Verkleinerung des Follikels (Miniaturfollikel) mit spärlichen Keratinresten (mittlerer Anteil des Follikels). Epidermis unverändert.

sche Erneuerung des Haarfollikels (Katagen/Telogen) bleibt erhalten, währenddessen Rückbildung des Infiltrates. Die neue Anagenphase führt entweder zu einer erneuten Infiltratattacke oder spontanem Haarwachstum.

### Differenzialdiagnose

Pseudopélade, Alopecia specifica diffusa, Mikrosporie, Trichotillomanie, Lichen planus, Lupus erythematodes.

### Therapie

Therapieversuche sollten ihre Wirksamkeit in kontrollierten Studien bewiesen haben, ein kosmetisch befriedigendes Ergebnis erzielen und keine schweren Nebenwirkungen haben.

### Therapie allgemein

- Bei leichteren Formen Ausschöpfen der externen Therapiemöglichkeiten, bei rasch progredienten Formen kann direkt interne Therapie eingesetzt werden.
- Therapieresistenz: Bei therapeutisch nicht zu beeinflussenden Alopezien sollte eine Perücke verordnet werden. Dies sollte natürlich bei ausgedehnten Fällen einer Alopecia areata bereits bei Therapiebeginn schon erfolgen.

### Externe Therapie

- Glukokortikoide, topische: Einzelherde 2mal/Tag pinseln, z.B. Prednicarbat (Dermatop Lösung), Mometason-furoat (z.B. Ecural-Lösung), Triamcinolonacetonid (z.B. Volon A Tinktur). Behandlung bis etwa 1 cm in die gesund erscheinende Umgebung hinein. Therapieergebnisse sind unbefriedigend.
- Intrafokale, streng intrakutane Injektionen (Verwendung eines Dermojet) von Triamcinolon-Kristallsuspension (z.B. Volon A 10 verdünnt 1:3 mit LA wie Mepivacain), ist Therapie der Wahl bei Behandlung einzelner Herde.

> **Cave: Injektionen im Schläfen- und vorderen Scheitelbereich, Gefahr der Verschleppung von Kristallen bis in die Retinaarterien mit nachfolgender Erblindung. Wiederwachsen der Haare ca. 4-6 Wochen nach Behandlungsbeginn. Dauererfolge sind fraglich.**

- Calcineurininhibitoren: Hier wurde in Studien Pimecrolimus (z.B. Elidel, Douglan) 2mal/Tag auf die läsionalen Stellen eingesetzt. Gute Erfolge werden explizit bei Alopecia areata im Rahmen des atopischen Formenkreises beschrieben. Z.Zt. sind Calcineurinantagonisten ausschließlich bei der Behandlung des atopischen Ekzems zugelassen, so dass es sich beim Einsatz bei der Alopecia areata um Off-Label-Use handelt. Strengste Indikationsstellung wegen unklarer Langzeitnebenwirkungen!
- Dithranol: Beschrieben wird auch die Erzeugung eines toxischen Kontaktekzems durch Dithranol, anfänglich 0,05%, in steigender Konzentration. Tgl. Anwendungen. Aufklärung über Dithranol-Therapie erforderlich (s.a. unter Psoriasis vulgaris).
- Benzylnicotinat: Hyperämisierung mit 2% Benzylnicotinat oder anderen durchblutungsfördernden Substanzen (z.B. **R148**, Rubriment). Auftragen der Essenzen auf die haarlosen Areale. Nach Einführung kann der Patient diese Behandlung ggf. auch selbständig durchführen.
- Diphenylcyclopropenon (DPCP) (z.B. **R068**): Immuntherapie mit Kontaktallergenen bei schweren, therapieresistenten Formen der Alopecia areata. Derzeit die effektivste Behandlungsart.

> **Cave: Es existieren keine Handelspräparate (kein Arzneimittel im Sinne des Gesetzes), der behandelnde Arzt trägt die volle Verantwortung für die Therapie und ihre NW!**

  Einmalig halbseitiges Auftragen einer 2% DPCP-Lösung am Kopf zur Erzeugung einer Kontaktsensibilisierung: 2-7 Tage (erwünschtes) Brennen und Juckreiz, Ekzemreaktion. Nächste Applikation einer hochverdünnten DPCP-Lösung (0,001%) 14 Tage nach Sensibilisierung, danach 1mal/Woche. Langsame Steigerung der Konzentration. Titration an eine Dosierung (individuell sehr verschieden), die am nächsten Tag eine Entzündungsreaktion mit Rötung und Juckreiz hervorruft und mit Schuppung abheilt. Behandlung 1mal/Woche über zunächst 6-12 Monate, ggf. Jahre. Wirkungseintritt nach ca. 10 Applikationen. Begleitende Therapie mit steroidfreien Cremes (z.B. Dermatop Basiscreme etc.). Textiler Sonnenschutz!
- Quadratsäuredibutylester (SADBE): Alternative zur Behandlung mit DPCP, s.o.
- Imiquimod (Aldara 5% Creme): Kasuistisch wird über gute Ergebnisse berichtet (Off-Label-Use).
- Sonstiges: Externe Behandlungen mit Minoxidil (z.B. Regaine), Tretinoin (z.B. Cordes VAS Creme, Pigmanorm Creme) oder Ciclosporin A können versucht werden.
- Thymuskin soll in kleinen Studienkohorten einen günstigen Einfluss auf das Haarwachstum gezeigt haben.

### Bestrahlungstherapie

- PUVA-Therapie lokal (PUVA-Bad-Therapie oder PUVA-Creme-Therapie). Applikation des Methoxsalens auch in Form eines PUVA-Turbans möglich. Bestimmung der MPD zur Festlegung der initialen UVA-Dosis; langsame Steigerung. Aufklärung des Patienten über gesteigerte Lichtempfindlichkeit in den behandelten Arealen.
- Empfehlung: PUVA-Therapie 3-4mal/Woche. Bei nachweisbarer Therapieresistenz nach 20-30 Behandlungen: Absetzen der Therapie. Wirksamkeitsnachweis aus Placebo-kontrollierten Studien fehlt. Nach eigenen Erfahrungen sind Erfolge nachweisbar, leider hohe Rezidivquote und fehlender Dauererfolg!

### Interne Therapie

- Glukokortikoide, systemische: Bei rasch progredienten Verlaufsformen Versuch mit Methylprednisolon (z.B. Urbason), initial 20-60 mg p.o., nach 2-3 Wochen Reduktion unter die Cushing-Schwelle. Therapiedauer: 6-8 Wochen. Lediglich morbostatische Wirkung ist zu erwarten, die nachgewachsenen Haare fallen nach Absetzen der Therapie wieder aus, nur in 20% der Fälle bleiben die Haare erhalten.
- In einer randomisierten Placebo-kontrollierten Studie wurden signifikante Besserungen unter einer Glukokortikoid-Pulstherapie (Prednisolon 1mal/Woche 200 mg p.o. über 3 Monate) nachgewiesen.
- Dapson (z.B. Dapson-Fatol): 100 mg/Tag p.o. über Monate soll den Verlauf beim Erwachsenen ebenfalls günstig beeinflussen. Der Effekt ist umstritten.
- Ciclosporin A (z.B. Sandimmun, Optoral): Hoch dosiert wirksam, wegen starker UAW ist Behandlung nur in Einzelfällen vertretbar. Niedrig dosierte Anwendung ist z.Zt. in Erprobung.
- Unterstützende Therapie: Zinkhydrogenaspartat (z.B. Unizink 100) 2mal/Tag 50 mg p.o. oder Zinksulfat (z.B.

Solvezink) 2mal/Tag 200 mg p.o. über mindestens 6-8 Wochen. Zudem begleitend Biotin (Vitamin H) z.B. Bio-H-Tin 1mal/Tag 1 Tbl. p.o. über mindestens 6-8 Wochen, verbessert die Haar- und Nagelqualität und verringert das Effluvium. Diese Therapieansätze werden kontrovers diskutiert.

**Alopecia areata. Tabelle 1.** Mögliche Behandlungsformen der Alopecia areata in Abhängigkeit vom Grad der Erkrankung

| | Therapie | Grad der Erkrankung |
|---|---|---|
| Extern | Hyperämisierende Substanzen | Grad 1 |
| | Vitamin A-Säure | Grad 1 |
| | Glukokortikoidtinkturen- oder lösungen | Grad 1 |
| | Diphenylcyclopropenon | Grad 1-2 |
| | Dithranol | Grad 1-3 |
| | PUVA lokal | Grad 1-3 |
| | UV-Bestrahlungen (SUP) | Grad 1-4 |
| Intern | Zink | Grad 1-4 |
| | Biotin (Vitamin H) | Grad 1-4 |
| | PUVA systemisch | Grad 2-4 |
| | Glukokortikoide | Grad 3-4 |
| | Dapsone | Grad 2-4 |

## Alopecia areata diffusa L63.81

### Definition
Progrediente Alopecia areata. Sehr selten kann eine Alopecia areata als diffuse Haarlosigkeit in Erscheinung treten, s.a. Alopecia areata universalis.

### Therapie
S.u. Alopecia areata.

## Alopecia areata totalis L63.0

### Definition
Alopecia areata mit rascher Progredienz, führt zur reversiblen (gelegentlich auch irreversiblen) Haarlosigkeit der gesamten Kopfhaut.

## Alopecia areata unguium L63.8

### Definition
Nagelbeteiligung bei ausgeprägter Alopecia areata, selten auch isoliert auftretend.

### Klinisches Bild
Raue, glanzlose, undurchsichtige Nagelplatte, kleinste Einsenkungen, Längsstreifen.

### Histologie
Spongiose, z.T. spongiotische Bläschen, lymphozytäre Exozytose.

### Differenzialdiagnose
Zwanzig-Nägel-Dystrophie

## Alopecia areata universalis L63.1

### Definition
Schwerste Form der Alopecia areata mit reversiblem, z.T. bei längerem Bestehen, auch irreversiblem Verlust aller Körperhaare.

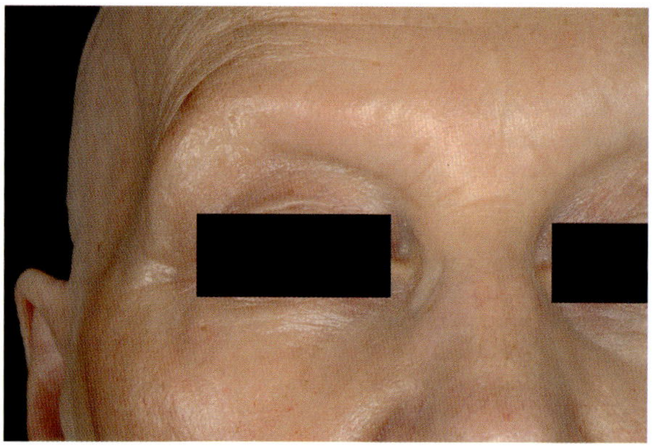

**Alopecia areata universalis.** Vollständiger Verlust der Körperbehaarung einschließlich Augenbrauen bei einer 69-jährigen Patientin nach Behandlung mit Infliximab.

### Interne Therapie
Glukokortikoide, systemische wie Prednisolon (z.B. Decortin H) in niedriger bis mittlerer Dosierung über einen begrenzten Zeitraum. Zinkhydrogenaspartat (z.B. Unizink) 2mal/Tag 50 mg p.o. S.a.u. Alopecia areata.

## Alopecia areolaris syphilitica A51.33

### Synonym(e)
Alopecia specifica; luische Alopezie

### Definition
Reversibler, kleinfleckiger („mottenfraßartiger") Haarausfall bei Syphilis acquisita.

### Ätiologie
Toxische oder entzündliche Schädigung der Haarfollikel im Anagenstadium. Alopezieherde entstehen am Ort zurückgebildeter syphilitischer Infiltrate.

### Manifestation
8-12 Wochen nach Beginn des Stadiums II der Syphilis.

### Lokalisation
Kapillitium: Schläfen und Hinterkopf, auch Augenbrauen und Sekundärbehaarung.

**Klinisches Bild**
Akuter, reversibler, oft am Hinterkopf beginnender, meist kleinfleckiger, mottenfraßartiger Haarausfall. Fakultativ diffuser Haarausfall, s.a. Alopecia specifica diffusa. Die nachwachsenden Haare sind meist sofort pigmentiert.

**Differenzialdiagnose**
Alopecia areata. Alopezie anderer Genese: S.u. Alopezie, Alopezie vom Frühtyp, Alopezie vom Spättyp.

**Therapie**
Entsprechend der Syphilis acquisita.

**Prognose**
Spontane Rückbildung unter adäquater Therapie.

## Alopecia congenita axillaris Q84.0

**Definition**
Angeborene Haarlosigkeit im Bereich der Achselhöhlen, familiär auftretendes umschriebenes Haarmangelstigma. Teilbild der Hypotrichosis congenita hereditaria generalisata.

**Therapie**
Nicht erforderlich.

## Alopecia congenita circumscripta Q84.0

**Erstbeschreiber**
Sabouraud, 1905

**Definition**
Angeborene Haarlosigkeit in umschriebenen Arealen.

**Therapie**
Kausale Therapie nicht möglich; Haartransplantation bei geeigneten Fällen möglich.

## Alopecia congenita temporalis Q84.0

**Definition**
Angeborene Haarlosigkeit im Bereich der Schläfen.

**Therapie**
Ggf. Haartransplantation.

## Alopecia congenita totalis Q84.0

**Synonym(e)**
Alopecia universalis congenita

**Definition**
Angeborene totale Haarlosigkeit.

**Therapie**
In der Regel nicht möglich.

## Alopecia decubitalis L65.8

**Synonym(e)**
Säuglingsglatze; Dekubitalalopezie; Scheueralopezie

**Definition**
Mechanisch induzierte, reversible okzipitale oder auch parietale Scheueralopezie bei Säuglingen, die mit dem Kopf bevorzugt auf einer Stelle aufliegen.

**Ätiologie**
Ständige Rückenlage.

**Therapie**
Konsequentes, häufiges Umlagern des Säuglings.

## Alopecia exogenica diffusa L65.8

**Synonym(e)**
Exogene diffuse Alopezie

**Definition**
Diffuser, exogener, durch eine akute oder chronische Schädigung bedingter, in der Regel reversibler Haarverlust. In Abhängigkeit von der Intensität der Schädigung kommt es zu telogenem oder anagenem Effluvium.

**Therapie**
In der Regel nicht erforderlich, da das Haarwachstum reversibel ist.

## Alopecia lepromatosa L65.8

**Definition**
Umschriebene Alopezie von Wimpern, Brauen und Kapillitium bei der Lepra lepromatosa.

**Therapie**
Entsprechend der Lepra.

## Alopecia lipoedematosa L65.9

**Definition**
Ausgeprägte Dickenzunahme des subkutanen Fettgewebes der Kopfschwarte mit vermindertem Längenwachstum der Haare ohne anzahlmäßige Verminderung bei unauffälligem Haarwurzelstatus.

**Therapie**
Keine spezielle Therapie bekannt.

## Alopecia marginalis L65.9

**Synonym(e)**
Traktionsalopezie; Alopecia liminaris frontalis; Zugalopezie

**Definition**
Reversibler, mechanisch bedingter Haarverlust durch chronischen Zug, z.B. bei straffer Frisur.

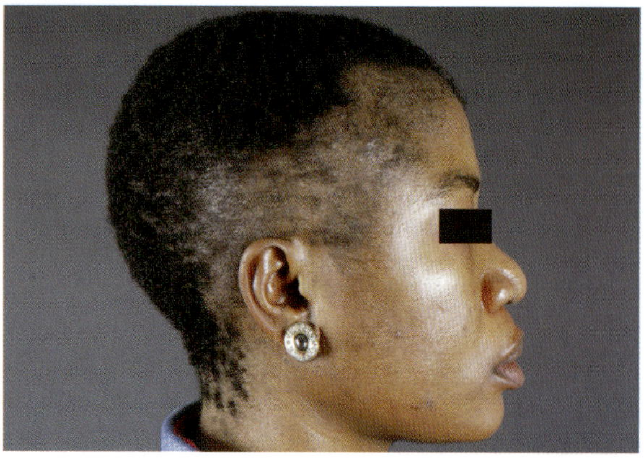

**Alopecia marginalis.** Haarausdünnung und fokale Haarlosigkeit durch ständigen, Frisur-bedingten Zug an den Haaren der Stirnhaargrenze und parietal. 22-jährige Frau, die bis vor kurzem noch straff gebundene Rasterlocken getragen hatte.

### Therapie
Meiden der mechanischen Dauerirritation, wie z.B. straffe Frisur (Pferdeschwanz).

## Alopecia mechanica L65.8

### Definition
Mechanisch bedingter Haarverlust, z.B. durch Tragen von Lasten auf dem Kopf, ständiges Tragen von Kappen, Schutzhelmen oder Ähnlichem.

### Therapie
Meiden der mechanischen Irritation.

## Alopecia medicamentosa L65.8

### Definition
Meist selbstlimitierender, durch Einnahme von bestimmten Medikamenten ausgelöster Haarverlust, der 2-6 Monate nach dem auslösenden Ereignis eintritt.

### Ätiologie
Medikamente, bei denen Haarausfall auftreten kann:
- Zytostatika: z.B. Cyclophosphamid, Methotrexat, Colchicin, Azathioprin, Prednison.
- Analgetika: Diclofenac, Indometacin, Ibuprofen, Naproxen.
- Antimykotika: Ketoconazol.
- Antikoagulanzien: systemische Heparine, systemische Cumarine.
- Antihypertensiva: ACE-Hemmer.
- Retinoide: Vitamin A-Säurederivate, z.B. Acitretin, Isotretinoin, Etretinat.
- Lipidsenker: Fibrate wie z.B. Clofibrat, Fenofibrat, Benzfibrat.
- Hormonpräparate: Bromocriptin, Androgene, Anabolika, Clomifen
- Antimalariamittel: Chloroquin, Hydroxychloroquin, Mefloquin.
- Schwermetalle: Quecksilber, Wismut, Gold, Thallium.
- Neurologika: Antiepileptika (z.B. Valproinsäure), Antidepressiva, Antikonvulsiva, Sedativa, Parkinsonmittel (z.B. Levodopa).
- Sonstige: Thyreostatika (z.B. Carbimazol), Propranolol, Butyrophenone, D-Penicillamin, $H_2$-Blocker, Amiodaron.

### Klinisches Bild
Diffuses Effluvium.

### Diagnose
Positiver Zupftest (Ausgehen von > 6 Haaren, wenn an 40-50 Haaren gezogen wird); Anamnese.

### Therapie
Soweit möglich Ab- bzw. Umsetzen des auslösenden Medikamentes. In der Regel volle Reversibilität der Alopezie. S.u. Alopezie.

## Alopecia neoplastica L65.8

### Definition
Umschriebene Alopezie bei bösartigen Tumoren oder Metastasen.

## Alopecia neurodermitica L65.8

### Definition
Reversibler, beim atopischen Ekzem auftretender, häufig temporal lokalisierter, diffuser Haarverlust.

### Therapie
Ggf. milde begleitende Substitutionstherapie mit z.B. Biotin (Vitamin H) oder Pantovigar.

## Alopecia parvimaculata L66.81

### Definition
Kleinfleckige, fraglich infektiöse, atrophisierende, irreversible Alopezie im Kindesalter.

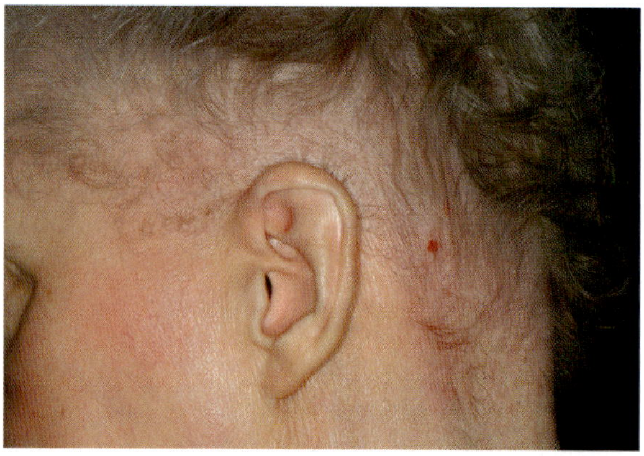

**Alopecia neurodermitica.** Chronisch stationärer, temporal bis okzipital lokalisierter, großflächiger, diffuser Haarverlust bei einer 53-jährigen Patientin mit seit der Kindheit bestehendem atopischem Ekzem. Die Kopfhaut ist z.T. diffus gerötet, die Follikel sind erhalten. Vereinzelt sind Kratzartefakte sichtbar. Weiterhin leidet die Patientin an Asthma bronchiale und Rhinoconjunctivalis allergica saisonalis.

A

**Lokalisation**
Kapillitium, vor allem Hinterkopf.

**Klinisches Bild**
Bis linsengroße, deutlich atrophische Herde mit irreversibler Alopezie.

## Alopecia praematura L64.8

**Definition**
Kurz nach der Adoleszenz einsetzende, androgenetische Alopezie beim Mann mit rascher Progredienz.

**Therapie**
Entsprechend der Alopecia androgenetica.

## Alopecia specifica diffusa A51.3

**Definition**
Diffuser Haarausfall bei der Syphilis II.

**Therapie**
Entsprechend der Syphilis acquisita.

## Alopecia symptomatica diffusa L65.8

**Definition**
Diffuser Haarausfall infolge einer endogenen oder exogenen Schädigung anagener Haarfollikel. In der Regel handelt es sich um reversible Schädigungen, die sich bei Sistieren der entsprechenden Noxe zurückbilden, s.a. Alopezie, Alopezie vom Frühtyp, Alopezie vom Spättyp.

## Alopezie L65.9

**Synonym(e)**
Alopecia; Haarlosigkeit; Glatze

**Definition**
Zustand der Haarlosigkeit an normalerweise mit Terminalhaaren besetzten Körperstellen, insbes. dem Kapillitium. Eine Alopezie kann herdförmig, diffus oder total sein. Man unterscheidet vernarbende (irreversible), mit Zerstörung des Haarfollikels einhergehende Alopezien von nicht vernarbenden Alopezien (vermehrtes Eintreten von Follikeln in das Telogen-Stadium oder Involution vom Terminalhaar zum Vellushaar).

**Einteilung**
Siehe Tabelle 1 [Wichtige Ursachen von Alopezien].

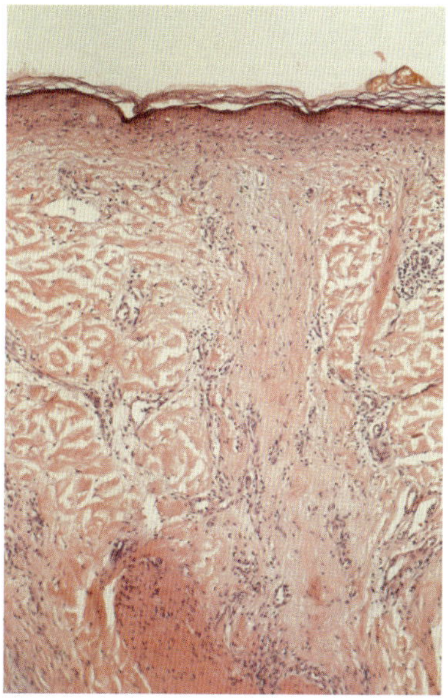

**Alopezie.** Vernarbende Alopezie. Weitgehend unverändertes Oberflächenepithel. Im Zentrum des Bioptates sind die bindegewebigen Reste des Haarfollikels noch nachweisbar und von fleckförmigen und linearen lymphozytären Infiltraten durchsetzt. Links unten, in kräftiger homogener Eosinophilie, glatte Muskelstränge (Reste des M. erector pili).

## Alopezie, postmenopausale, frontale, fibrosierende L66.8

**Erstbeschreiber**
Kossard, 1994

**Synonym(e)**
PPFA; FAPD

**Definition**
Postmenopausal auftretende, umschriebene, bandförmige, symmetrische, fibrosierende Form der narbigen Alopezie (irreversibel) im frontotemporalen Haaransatz bei Frauen. Häufig mit Rarefizierung der Augenbrauen assoziiert.

**Ätiologie**
Vermutlich zelluläre Autoimmunreaktion gegen basale Follikelkeratinozyten; auch seltenes follikuläres Involutionsphänomen im Rahmen der postmenopausalen Hormonumstellung wurde angenommen. Variante des Lichen planus follicularis capillitii.

**Klinisches Bild**
Frontotemporal bandförmige Alopezie; keine Haarfollikel nachweisbar; diskrete perifollikuläre Rötungen oder follikuläre Papeln im angrenzenden Haarbereich.

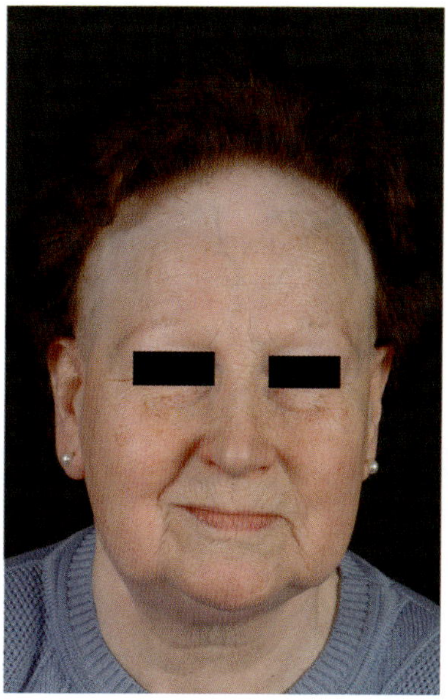

**Alopezie, postmenopausale, frontale, fibrosierende.** Vernarbende Alopezie bandförmig frontal und diffus parietal bei einer 71-jährigen Patientin. Rarefizierung der Augenbrauen. Seit einem Jahr verstärkt Haarausfall.

**Alopezie. Tabelle 1.** Wichtige Ursachen von Alopezien

| | Ätiologie/Ursache | Krankheitsbild |
|---|---|---|
| **Vernarbende Alopezien** | Kongenitale Defekte und genetisch bedingte Störungen | Aplasia cutis congenita, X-chromosomal-rezessive Ichthyosis, epidermaler Naevus, Hemiatrophia progressiva faciei (Romberg), Incontinentia pigmenti Typ Bloch-Sulzberger, Porokeratosis Mibelli, Dyskeratosis follicularis, vernarbende Typen der Epidermolysis bullosa-Gruppe, kutaneo-ossales Syndrom, Keratosis pilaris-Syndrom |
| | Infektionen durch Pilze, Bakterien, Protozoen, Viren | Tinea capitis, Mikrosporie, Syphilis acquisita (Alopecia specifica), Lepra (Alopecia lepromatosa), Folliculitis sclerotisans nuchae, kutane Leishmaniose, Zoster |
| | Geschwülste | Basalzellkarzinom, spinozelluläres Karzinom, Hautmetastasen (Alopecia neoplastica), Adnextumoren, Lymphom der Haut; Lipome; Alopecia lipoedematosa (selten) |
| | Physikalische oder chemische Noxen | Narbenbildung nach mechanischen Traumen, Verbrennungen, Radiodermatitis chronica, Verätzungen (Laugen und Säuren) |
| | Dermatosen | Acne conglobata, Lupus erythematodes (CDLE), Lichen planus, Lichen planopilaris, postmenopausale fibrosierende frontale Alopezie, zirkumskripte Sklerodermie, Sarkoidose, Perifolliculitis capitis abscedens et suffodiens, Psoriasis capitis, Pseudopelade (Brocq), Dermatomyositis, Necrobiosis lipoidica (selten am Kapillitium), Lichen sclerosus et atrophicus (selten am Kapillitium), vernarbendes Pemphigoid (selten am Kapillitium), Lassueur-Graham-Little-Syndrom, Mucinosis follicularis, Folliculitis decalvans, erosive pustulöse Dermatitis des Kapillitiums (selten), Amyloidose (selten), Alopecia lipoedematosa (selten) |
| **Nicht-vernarbende Alopezien** | Alopecia androgenetica (male und female pattern) | |
| | Alopecia areata (umschrieben, seltener diffus) | |
| | Stoffwechselstörungen verschiedener Genese | Malnutrition, endokrine Störungen (z.B. Schilddrüsenfunktionsstörungen, Störungen der NNR) |
| | Medikamenten- und Chemikalienwirkung | Zytostatika und Immunsuppressiva (z.B. Cyclophosphamid, Methotrexat, Colchicin, Azathioprin), Antikoagulanzien (Heparin, Cumarine), Thiouracil, Carbamazol, Vitamin A, Levodopa, Propranolol, Butyrophenone, Bromocriptin, Wismut-Präparate, Thallium, Quecksilber |
| | Hereditäre Syndrome | Alopecia congenita, Hypotrichosis congenita hereditaria generalisata (Marie-Unna), anhidrotisch ektodermale Dysplasie, Moynahan-Syndrom |
| | Traumen | Trichotillomanie, Alopecia marginalis |
| | Systemerkrankungen | Infektionskrankheiten, Kollagenosen, Lymphome, Tumoren unterschiedlicher Genese |

## Histologie
Perifollikuläres lymphozytäres Infiltrat und perifollikuläre Fibrose auf Höhe des Isthmus und des Infundibulums. Vakuolige Degeneration basaler Follikelkeratinozyten sowie Einzelzellnekrosen im Follikelepithel.

## Diagnose
Klinik, Histologie

## Differenzialdiagnose
- Klinisch: Alopecia marginalis, Alopecia androgenetica, Alopecia areata
- Histologisch: chron. diskoider Lupus erythematodes, Lichen planus follicularis capillitii

## Therapie
Äußerst unbefriedigend! Keine kausale Therapie bekannt, insofern symptomatische Therapieansätze.

## Interne Therapie
Versuch mit oralen Retinoiden oder auch Minoxidil-Lösung. Nach Lichen planus Stigmata suchen! Finasterid 2,0-5,0 mg/Tag p.o.

## Prognose
Stillstand des Haarverlusts nach 1-10 Jahren.

## Hinweis(e)
Die Entität des Krankheitsbildes bleibt umstritten. Wahrscheinlich Teilmanifestation des Keratosis pilaris Syndroms (Ulerythema ophryogenes, Keratosis pilaris, Alopezie).

## Alopezie, vernarbende L66.8

### Synonym(e)
narbige Alopezie; Alopecia cicatricans

### Definition
Angeborene oder erworbene, irreversibele Haarlosigkeit (Alopezie) durch naevoide, entzündliche, neoplastische oder traumatische Prozesse. Diese resultieren in einer mangelhaften oder fehlenden Follikelanlage (Genodermatosen) oder in einer irreversibelen Follikelzerstörung mit konsekutiver Vernarbung (klinisch: spiegelnd glatte Oberfläche ohne Nachweis von Follikelöffnungen). Als Pseudopelade (Brocq) wird auch heute noch, nicht präjudizierend, ein polyätiologischer „Endzustand" eines zur Vernarbung führenden Prozesses verstanden.

### Einteilung
- Einteilung der (erworbenen) entzündlich induzierten, vernarbenden Formen der Alopezie:
  - Lupus erythematodes chronicus discoides
  - Lichen planus follicularis capillitii (auch als Lassueur-Graham-Little-Syndrom auftretend)
  - Lichen planopilaris (nicht zu verwechseln mit dem Lichen planus follicularis!)
  - Folliculitis decalvans
  - postmenopausale fibrosierende frontale Alopezie
  - Perifolliculitis capitis abscedens et suffodiens
  - Folliculitis sclerotisans nuchae
  - Acne conglobata
  - zirkumskripte Sklerodermie
  - Tinea amiantacea
  - Psoriasis capitis
  - Mycosis fungoides (wichtige DD zu rein entzündlicher Alopezie)
- Selten am Kapillitium:
  - Sarkoidose
  - Necrobiosis lipoidica
  - Lichen sclerosus et atrophicus
  - vernarbendes Pemphigoid
  - Mucinosis follicularis
  - erosive pustulöse Dermatitis des Kapillitiums
  - Amyloidose.

### Ätiologie
- Erworbene, entzündliche Erkrankungen
- Genodermatosen
- Physikalische oder chemische Traumata
- Ionisierende Strahlen.

### Differenzialdiagnose
Nicht vernarbende Alopezien, z.B. Alopecia areata.

### Externe Therapie
- Die Behandlung richtet sich naturgemäß nach der zugrunde liegenden Erkrankung.
  - Im akuten Schub einer zugrunde liegenden entzündlichen Erkrankung (Lichen planus, Lupus erythematodes) kann ggf. neben einer spezifischen systemischen Behandlung die externe Anwendung von Glukokortikoiden als Tinktur oder Creme versucht werden, z.B. 2mal/Tag Prednicarbat Lsg. (z.B. Dermatop), Mometason Lsg. (z.B. Ecural), Triamcinolon (z.B. Volon A Tinktur), Betamethason (z.B. Betnesol-V-crinale, Celestan-V-crinale).
  - Alternativ intraläsionale, intrakutane Injektionen von Triamcinolon-Kristallsuspension (z.B. Volon A 10 verdünnt 1:2 bis 1:5 z.B. mit Mepivacain). Damit soll in erster Linie der weitere Vernarbungsprozess gestoppt werden. An den vernarbten Arealen bleibende Alopezie.

**Merke: Bei Injektionen von Glukokortikoid-Kristallsuspensionen im Schläfen- und vorderen Scheitelbereich besteht Gefahr der Verschleppung von Kristallen bis in die Retinaarterien mit nachfolgender Erblindung!**

### Operative Therapie
Ggf. Exzision der Narbe oder Haartransplantation.

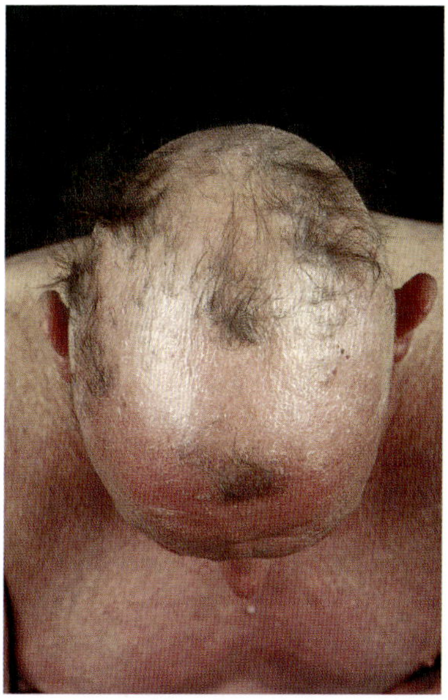

**Alopezie, vernarbende.** Seit 2 Jahren rasch fortschreitender, sehr ausgedehnter, diffuser, vernarbender (in den alopezischen Herden auch bei Lupenvergrößerung keine Follikelstrukturen nachweisbar) Haarausfall in stark geröteter Kopfhaut bei einem 73-jährigen Patienten mit Sézary-Syndrom. Bei dem Patienten war zuvor nur eine geringe Alopecia androgenetica (Stadium II) vorhanden.

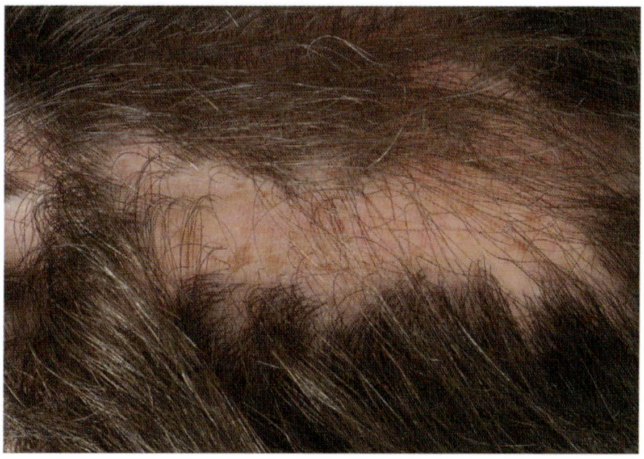

**Alopezie, vernarbende.** Seit mehreren Jahren persistierende, multiple, glatt atrophische, seitlich scharf begrenzte, leicht gerötete, alopezische Areale bei einem 57-jährigen Patienten mit nachgewiesenem chronisch diskoidem Lupus erythematodes.

## Alopezie vom Frühtyp L65.8

**Synonym(e)**
Anagen-dystrophische Alopezie

**Definition**
Zustand der Haarlosigkeit nach anagen-dystrophischem Effluvium.

## Alopezie vom Spättyp L65.8

**Synonym(e)**
Telogene Alopezie

**Definition**
Zustand der Haarlosigkeit nach telogenem Effluvium.

## Alphastrahlung

**Definition**
Ionisierende Strahlung mit Strom von Alpha-Teilchen; Alpha-Strahlung ist im Gegensatz zur Gamma-Strahlung (elektromagnetische Wellenstrahlung) eine sog. Korpuskular- oder Teilchenstrahlung. Alpha-Teilchen sind Heliumkerne und bestehen aus zwei Protonen und zwei Neutronen. Sie sind z.B. ein Bestandteil der Radiumstrahlung.

## Alprostadil

**Definition**
Prostaglandin-Derivat.

**Indikation**
Periphere arterielle Verschlusskrankheit im Stadium III und IV, s.a. arterielle Verschlusskrankheit, chronische.

**Dosierung und Art der Anwendung**
Einschleichende Dosierung beginnend mit 20 µg/Tag Alprostradil in 50-250 ml NaCl 0,9% langsam über mindestens 1 Std. i.v., Steigerung der Dosis auf max. 60 µg/Tag.

**Merke: Bei Patienten mit Herzinsuffizienz, KHK, Nierenfunktionsstörungen oder peripheren Ödemen sollte das Infusionsvolumen 50-100 ml/Tag nicht überschreiten!**

**Unerwünschte Wirkungen**
Temperaturerhöhung, Verwirrtheitszustände, zerebrale Krampfanfälle, RR-Abfall, Tachykardie, Arthralgien, Flush, Schweißausbrüche, Schüttelfrost, Fieber, Leukopenie, Leukozytose, Hyperostose der langen Röhrenknochen, akutes Lungenödem oder Herzinsuffizienz. Im Bereich der infundierten Extremität: Schmerzen, Erythem, Rötung.

**Kontraindikation**
Schwangerschaft, Stillzeit, Herzinsuffizienz, Herzrhythmusstörungen, KHK, 6 Monate nach einem Herzinfarkt, Lungenödem, schwere COPD, Lebererkrankungen, akute Blutungen.

**Präparate**
Prostavasin, Caverject, Muse, Minprog

## Alström-Hallgren-Syndrom L83.x

**Erstbeschreiber**
Alström, Hallgren et al., 1959

**Definition**
Autosomal-rezessiv erbliche Störung mit atypischer Retinopathia pigmentosa (Zapfen-Stäbchen-Dystrophie; vom ersten Lebensjahr an beginnend bis zur Erblindung im Kindesalter), Nystagmus, gesteigerte Lichtempfindlichkeit und Katarakt, Adipositas, Innenohrschwerhörigkeit, Acanthosis nigricans, Hypogonadismus (keine Nachkommen), diffuse Alopezie.

## Alternariose, kutane B48.8

**Synonym(e)**
Alternaria-Mykose; cutaneous alternariosis; Schimmelpilzgranulom

**Definition**
Sehr seltene, durch Alternariaarten hervorgerufene, klinisch vielgestaltige sekundäre Mykose bei zugrunde liegender, schwerer, den Gesamtorganismus betreffender Störung.

**Erreger**
Opportunistische, schwach pathogene Schimmelpilze der Gattung Alternaria, insbesondere Alternaria alternata, A. chartarum, A. tenuissima. Alternaria spp. sind ubiqitär verbreitete (gehäuft an Wänden, auf Lebensmitteln, im Erdreich), saprophytär lebende Sporen- und Toxinbildner, die zu den Schwärzepilzen gezählt werden.

**Vorkommen/Epidemiologie**
Weltweit verbreitet.

**Ätiologie**
- Endogene Form: Infektion durch Sporeninhalation und hämatogene Verbreitung von der Lunge in die Haut.
- Exogene Form: Örtliche traumatische Keiminokulation (z.B. durch kontaminierte Fremdkörper (z.B. Holzsplitter, Dornen) mit klinischen Erscheinungen oft erst Jahre nach der Verletzung oder Ansiedlung der Myzeten auf vorgeschädigter (z.B. traumatisch oder steroidbehandelt) Haut.
- Gehäuft bei Patienten mit Störung der immunologischen Situation (Cushing-Syndrom), systemischer Glukokortikoidtherapie, HIV-Infektion oder nach Organtransplantation; seltener bei malignen Lymphomen.

**Lokalisation**
- Endogene Form: Meist zahlreiche, disseminierte Herde, die ubiquitär am Integument auftreten können.
- Exogene Form: Meist solitär v.a. an Armen und Beinen, Gesicht.

**Klinisches Bild**
Ausgeprägte Dermatotropie. Derb infiltrierte, wenig entzündliche, 1-3 cm Ø große, chronisch vegetierende rotbraune Herde mit meist verruköser oder verkrusteter Oberfläche, an Fremdkörpergranulome erinnernd. Teilweise sporotrichoide Aspekte. Ulzeration möglich. Oft ekzematöse Überlagerung.

**Histologie**
Diffuse, granulomatöse Dermatitis mit epitheloidzelligen

Granulomen, Riesenzellen, neutrophilen Mikroabszessen und Nachweis (PAS-Färbung oder Grocott-Färbung) von Sporen und Hyphen. Kultur (Sabouraud-4%-Glukose-Agar, 10 Tage bei 26 °C): Zunächst flaumig weiße, später schwarzgrüne Kolonien. Molekulargenetische Spezifizierung in Speziallabors möglich.

### Diagnose
Klinik, Histologie, mykologisch-kultureller Nachweis.

### Therapie allgemein
Wenn möglich Behandlung der Grundkrankheit. Ansonsten sollte eine chirurgische Entfernung der Herde angestrebt werden.

### Interne Therapie
- Erfolge unter mehrwöchiger Therapie mit Itraconazol (z.B. Sempera) (2mal/Tag 200 mg p.o. über 3 Monate) wurden berichtet (nach Ansprechen Reduktion der Dosis auf 100 mg/Tag p.o.).
- Sehr gutes Ansprechen auf liposomales Amphotericin B (z.B. AmBisome) initial 1 mg/kg KG i.v. über 6 Wochen; bei Bedarf schrittweise Steigerung auf 3 mg/kg KG i.v.

### Prognose
Spontanremissionen bei normaler Immunfunktion möglich.

## Alterserythrodermie L53.87

### Synonym(e)
Idiopathische Erythrodermie

### Definition
Unscharf definierter und damit (strittiger) Begriff für Erythrodermie älterer Menschen ungeklärter Ätiologie mit unspezifischer (reaktiver) Lymphknotenschwellung.

### Ätiologie
Ätiopathogenetisch kommen neben Ekzemen unterschiedlicher Genese, Psoriasis, kutane T-Zell-Lymphome, Lichen planus, seborrhoisches Ekzem und auch Pemphigus infrage.

## Altersnagel L60.8

### Synonym(e)
Gerontonychie

### Definition
Unscharf definierter, obsoleter Begriff für im höheren Lebensalter auftretende „physiologische" Nagelveränderung mit Verdickung oder Verdünnung der Nägel, verstärkter Querkrümmung, Bradyplasie, Verkleinerung der Lunula, Neigung zu Onychorrhexis, ausgeprägter Längsriffelung, Längsleisten und Längsfurchen.

### Therapie
Bei leichteren Formen ist keine Therapie notwendig. Sorgfältige Nagelpflege nach vorherigem Einweichen im lauwarmen Seifenbad. Bei Onychogrypose Anwendung keratolytischer Salben oder Pasten (z.B. Harnstoff-Paste **R109 R110**) oder mechanisches Abtragen des überschüssigen Hornmaterials.

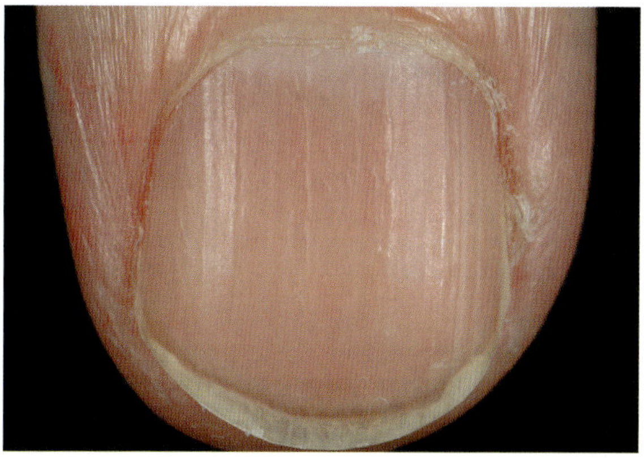

**Altersnagel.** Altersbedingte Längsrillenbildung bei einem sonst gesunden 65-jährigen Mann.

## Aluminiumchlorid

### Definition
Desinfizienz, Adstringens zur Behandlung von Infektionen der Mundschleimhaut und des Rachens.

### Dosierung und Art der Anwendung
3mal/Tag mit 5-20 Trp. der 20-25% Lösung gurgeln oder spülen.

### Präparate
Mallebrin, Gargarisma

## Aluminiumchlorid-Hexahydrat

### Definition
Adstringens und Antihydrotikum.

### Wirkungen
Verschluss der Schweißdrüsenausführungsgänge durch Eiweißkoagulation.

### Indikation
Hyperhidrosis manuum et pedum sowie axillaris.

### Komplikation
Kontaktallergie; Periporitis.

### Dosierung und Art der Anwendung
Sweat-off: bei Erstanwendung 1mal/Tag, abends vor dem Schlafengehen auftragen, maximal für 4 Tage. Anschließend 1-2mal/Woche abends vor dem Schlafengehen.

### Inkompatibilität
Stark alkalisch reagierende Substanz.

### Rezeptur(en)
**R004 R005 R006**

### Präparate
Sweat Off (nur über den Hersteller zu beziehen: Sweat Off GmbH, Hammweg 9, D-76549 Hügelsheim, Fon: 07229-69911-0).

### Hinweis(e)
Die Rezepturen wirken korosiv auf Behältnisse und Kleidung (pH 2)!

## Aluminiumoxid

### Definition
Keratolytikum.

### Indikation
Schältherapie bei Acne comedonica.

### Eingeschränkte Indikation
Rosazea, Teleangiektasien.

### Unerwünschte Wirkungen
Hautreizung.

### Präparate
Brasivil

## Aluminiumtriformiat

### Definition
Desinfizienz, Adstringens.

### Indikation
Infektionen der Mundschleimhaut und des Rachens.

### Dosierung und Art der Anwendung
3mal/Tag mit 10 Trp. der 10% Lösung gurgeln oder spülen.

### Präparate
Dynexan Zahnfleischtropfen

## Amalgam-Tätowierung L81.8

### Definition
Durch Einlagerung von Amalgam bedingte, schwarz-bläuliche Mundschleimhautverfärbungen, die an den Kontaktstellen großer Amalgamfüllungen der Zähne auftreten.

### Klinisches Bild
Umschriebene, blauschwarze, persistierende Verfärbung der Mundschleimhaut unmittelbar im Bereich der Kontaktstellen plombierter Zähne.

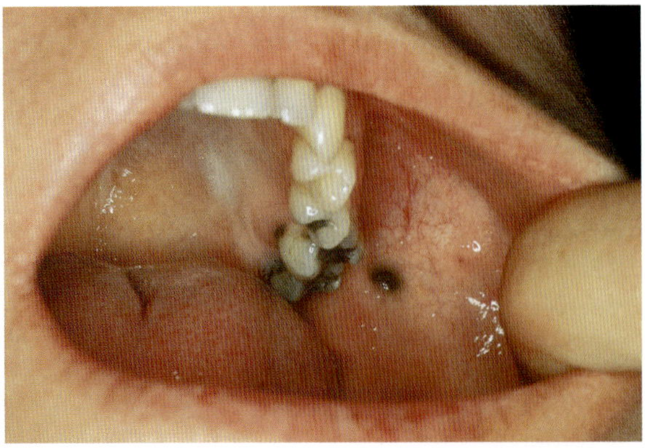

**Amalgam-Tätowierung.** Rundliche Hyperpigmentierung im Bereich der Wangenschleimhaut neben einer Amalgamfüllung.

### Histologie
Schwarze Pigment-Einlagerung in der Mukosa, um Gefäße akzentuiert; im Dunkelfeldverfahren hell aufleuchtend.

### Differenzialdiagnose
Malignes Melanom.

### Therapie
Nicht notwendig. Diagnostische Stanzbiopsie und histologische Kontrolle zum Ausschluss eines Schleimhautmelanoms.

## Ambiphilie

### Definition
In der Chemie wird damit eine Substanz bezeichnet, die sowohl hydrophil als auch hydrophob ist. Ambiphilie spielt für ambiphile Cremes eine wichtige Rolle, die einen Übergang zwischen hydrophoben Cremes und hydrophilen Cremes darstellen. Die Namensgebung ist ein Mischwort aus Latein und Griechisch und bedeutet so viel wie „beides liebend".

## Ambroxol

### Definition
Mukolytikum, Expektorans. Bedeutung in der Dermatologie v.a. im Rahmen von Arzneimittelexanthemen.

### Wirkungen
Metabolit von Bromhexin, Sekretolytikum, Stimulation der Surfactant-Synthese in Typ II-Pneumozyten, Antioxidans.

### Indikation
Expektorationsförderung bei Asthma bronchiale, chronischer Bronchitis, Husten.

### Eingeschränkte Indikation
Schwangerschaft 1. Trimenon, Stillzeit, Epilepsie, Niereninsuffizienz.

### Dosierung und Art der Anwendung
- In den ersten 2-3 Behandlungstagen 3mal/Tag 30 mg p.o., dann 2mal/Tag 30 mg bzw. 3mal/Tag 15 mg.
- 1-2mal/Tag 2-3 ml der 0,75% Lösung per inhalationem
- 2-3mal/Tag 15-30 mg i.v., s.c. oder i.m.

### Unerwünschte Wirkungen
Allergische Reaktionen bis hin zum anaphylaktischen Schock, Kopfschmerzen, Krampfanfälle, Gesichtsödem, Dyspnoe, Larynxödem, Magen-Darm-Störungen, Arthralgien.

### Wechselwirkungen
Keine gleichzeitige Gabe von Antitussiva, da ein Sekretstau droht.

### Kontraindikation
Paragruppenallergie (bei einigen flüssigen Zubereitungen), Asthma bronchiale: bei Sulfit-haltigen Zubereitungen.

### Präparate
Ambroxol, Bronchopront, Mucosolvan, Pädiamuc

### Patienteninformation
Die Patienten sollten viel trinken, da dies die Grundbedingung einer expektoransfördernden Wirkung ist!

## Amcinonid

**Definition**
Stark wirksames halogenisiertes Glukokortikoid.

**Indikation**
Ekzeme; Ekzem, atopisches; akute Dermatitis unterschiedlicher Genese.

**Eingeschränkte Indikation**
Schwangerschaft, Kinder < 2 Jahre.

**Merke: Anwendungsdauer je nach Lokalisation bis max. 4 Wochen! Nicht im Gesicht anwenden, in Ausnahmefällen wenige Tage.**

**Präparate**
Amciderm

## Amelanose E70.3

**Definition**
Wenig gebräuchlicher Begriff für Fehlen von Melanin in der Haut oder in einem normalerweise pigmentierten Gewebe, s.a. Albinismus, Phenylketonurie, Piebaldismus. Die Bezeichnung „amelanotisch" ist für pigmentfreie Melanome klinisch und auch histologisch üblich.

## Amerchol L 101

**Definition**
Wollwachsalkoholderivat. Häufiges Kontaktallergen. Markersubstanz für eine Allergie gegen Wollwachsalkohole. Emulgator, der insbes. zur Herstellung dünnflüssiger Cremes und Salben sowie Lotionen eingesetzt wird.

**Vorkommen**
Kosmetika, topische Dermatika, Leder, Pelze, Textilveredelungsmittel, Möbelpolituren, Schuhcreme, Papiere, Druckfarben.

## Amine, biogene

**Synonym(e)**
biogenic amine

**Definition**
In Pflanzen und Tieren natürlich vorkommende Stickstoffverbindungen, die als Decarboxylierungsprodukte von Aminosäuren entstehen. Hierzu gehören Histamin, Tyramin, Serotonin und ihre Derivate. Von allen Aminen kommt dem Histamin in der Dermatologie die größte Bedeutung zu. Die durch Histamin ausgelöste Symptomatik kann sehr vielgestaltig sein, z.B. Scombroid-Vergiftung.

**Vorkommen**
In kleinen Mengen in fast allen Lebensmitteln sowie Aroma- und Geschmacksstoffen vorkommend. Größere Mengen finden sich in mikrobiell hergestellten (Hefe, Käse, Rotwein) und in mikrobiell verdorbenen Lebensmitteln (z.B. Fisch) sowie in Südfrüchten (Ananas, Avokado, Bananen, Zitrusfrüchte), aber auch in Tomaten, Walnüssen, Himbeeren, Pflaumen und Spinat.

## Amiodaron-Hyperpigmentierung T78.9

**Erstbeschreiber**
Vestesaeger et al., 1967

**Definition**
Schiefergraue Hyperpigmentierung an lichtexponierten Hautpartien unter Therapie mit dem Antiarrhythmikum Amiodaron (Amiodarex, Amiohexal, Cordarex, Tachydaron).

**Vorkommen/Epidemiologie**
0,5-10% der mit Amiodaron behandelten Patienten zeigen dosisabhängige Verfärbungen. 0,1-0,3% der Patienten entwickeln das Vollbild.

**Ätiologie**
Phototoxisch bedingte lysosomale Speicherung von Lipiden, Amiodaron und Amiodaronmetaboliten.

**Manifestation**
Dosisabhängiges Auftreten (Tagesdosis meist > 400 mg/Tag) nach exzessiver aber auch nach gleichmäßiger Besonnung. Überwiegend sind Männer betroffen.

**Lokalisation**
Lichtexponierte Areale, insbes. Gesicht (Nase, Stirn), Ohren, Handrücken.

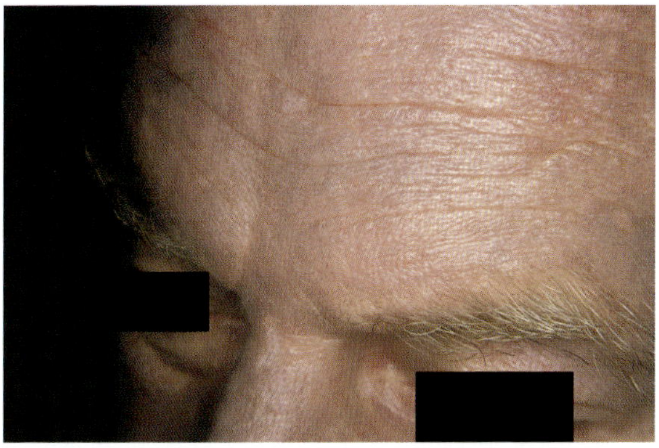

**Amiodaron-Hyperpigmentierung.** Zyanoseartige Amiodaron-Hyperpigmentierung nach Langzeitapplikation des Präparates wegen Tachyarrhythmien.

**Klinisches Bild**
Meist lange Latenzzeit von mindestens 10-12 Monaten zwischen erstmaliger Einnahme von Amiodaron bis zum Auftreten initialer Symptome. Initial bei ca. 30-40% der Patienten Erytheme, insbes. im Gesicht. Später blaue oder graue Hyperpigmentierungen im Bereich der lichtexponierten Areale. Hautfalten und -furchen sind meist ausgespart.

**Histologie**
Plaqueartige perivaskuläre Agglomerate gelbbrauner Farbkomplexe (Lipofuscin) in der oberen Dermis. Das „Degenerationspigment" Lipofuscin, ein protein- und cholesterinhaltiges Gemisch lipo- und argentophiler Pigmente und wird von

Lyosomen und Histiozyten aufgenommen. Extrazelluläres Pigment kommt nicht vor.

### Diagnose
Auflichtmikroskopie: Interfollikuläre, meist perivaskulär lokalisierte graubläuliche oder graubraune Pigmentschlieren und -plaques. Weitstellung des horizontal verlaufenden subepidermalen Gefäßplexus.

### Therapie allgemein
Absetzen des auslösenden Medikamentes.

### Externe Therapie
Meiden direkter Sonnenbestrahlung, textiler und physikalisch/chemischer Lichtschutz. Kosmetische Abdeckung der Hyperpigmentierungen mit getönter Abdeckpaste (z.B. **R025**, Dermacolor).

### Prognose
Die Hyperpigmentierungen sind bei 50-70% der Pat. nur bedingt reversibel. Restitutio ad integrum (ca. 30% der Pat.) innerhalb eines Zeitraumes von 2-4 Jahren nach Absetzen des Medikamentes.

## Ammoniumbituminosulfonat, dunkel

### Definition
Durch trockene Destillation schwefelreicher, bituminöser Schiefer (aus Seefeld und Bächental/Tirol, Meride/Tessin, Oberitalien und Südfrankreich) gewonnenes, in hoher Hitze mit konzentrierter Schwefelsäure sulfoniertes und mit Ammoniak neutralisiertes, zu Sirupdicke eingedampftes Schwefelöl (Schieferöl, Steinöl).

### Wirkungen
Antiphlogistisch, antiseborrhoisch, antiekzematös, antipruriginös, antibakteriell, antimyzetisch und durchblutungsfördernd. Hemmung der Hyaluronidase, der Talgdrüsensekretion, der Leukozytenmigration und der Freisetzung chemotaktischer Faktoren aus Granulozyten. Verminderung der Schuppenbildung durch Reduktion der Zellproliferation (antimitotische Wirkung). In hoher Konzentration milde Hautreizung.

### Indikation
Entzündliche und/oder juckende Hauterkrankungen, insbesondere Furunkel, Karbunkel und Abszess-Bildung.

### Dosierung und Art der Anwendung
5-10%: Bei oberflächlichen, entzündlichen Erkrankungen der Haut 1mal/Tag auftragen. 20-50%: bei Furunkeln, Schweiß- und Talgdrüsenabszessen 1mal/Tag unter Okklusion über 3-5 Tage anwenden.

**Merke: In der Rezeptur mit lipophilen Grundlagen ist die Möglichkeit des Wasserzusatzes begrenzt und abhängig von der Ammoniumbituminosulfonat-Konzentration sowie von Art und Menge der Emulgatoren und der übrigen Inhaltsstoffe. Ammoniumbituminosulfonat wird am besten mit wasserfreien Fettgrundlagen verarbeitet!**

### Unerwünschte Wirkungen
Hautrötung; Irritation; selten Ekzem, Kontaktekzem, allergisches.

### Inkompatibilität
W/O-Emulsionssalben und O/W-Emulsionssalben mit nichtionischen Emulgatoren (Verflüssigung und Brechen des Systems). Ab 30% mit Polyethylenglykolsalbengrundlagen starke Verfestigung zu gummösen Produkten. Weiterhin sind Inkompatibilitäten u.a. möglich mit Celluloseestern, Alkaloidsalzen (Kali- oder Natronlauge bewirken Freisetzung von Ammoniak), Ampicillin, Bleisalzen, Hydroxychinolin, Jod, Jodiden, Jodoform, kationenaktiven Stoffen, quartären Ammoniumverbindungen, Erdalkali- und Schwermetallsalzen.

### Präparate
Ichtholan, Ichthyol, Thiobitum

## Ammoniumbituminosulfonat, hell

### Definition
Durch trockene Destillation schwefelreicher, bituminöser Schiefer (aus Seefeld und Bächental/Tirol, Meride/Tessin, Oberitalien und Südfrankreich) gewonnenes, in niedriger Hitze mit konzentrierter Schwefelsäure sulfoniertes und mit Ammoniak neutralisiertes, zu Sirupdicke eingedampftes Schwefelöl (Schieferöl, Steinöl).

### Indikation
Entzündliche und/oder juckende Hauterkrankungen, insbesondere Akne, Rosazea, Seborrhoe, Ekzem, seborrhoisches Perniosis.

### Dosierung und Art der Anwendung
Salbe/Creme/Gel: 1mal/Tag auftragen.

### Präparate
Ichtho-Bad, Aknemycin (Kombination mit Erythromycin)

## Ammonium, tumenolsulfonsaures

### Definition
Durch trockene Destillation schwefelarmer, bituminöser Schiefer (aus Seefeld und Bächental/Tirol, Meride/Tessin, Oberitalien und Südfrankreich) gewonnenes, in niedriger Hitze mit konzentrierter Schwefelsäure sulfoniertes und mit Ammoniak neutralisiertes, zu Sirupdicke eingedampftes Schwefelöl (Schieferöl, Steinöl).

### Indikation
S.u. Ammoniumbituminosulfonat, hell.

### Rezeptur(en)
**R014**

## Amorolfin

### Definition
Topisches Antimykotikum. Einziges in der Humanmedizin verwendetes Morpholin-Derivat.

### Wirkungen
Fungistatisch und fungizid durch Eingriff in die Ergosterol-Synthese.

### Indikation
Mykosen durch Dermatophyten und Hefen bei einem Befall

< 80% der Nageloberfläche, insbesondere bei distalem Befall. S.a. Tinea corporis, Tinea pedum, kutane Candidose, Tinea unguium.

### Dosierung und Art der Anwendung

- Cremes/Salben: Einmal täglich abends auftragen.
- Nagellack: 1-2mal wöchentlich auf befallene Nägel auftragen, Nägel regelmäßig feilen.

### Unerwünschte Wirkungen

Allergische Reaktionen, Brennen, Pruritus.

### Kontraindikation

Amorolfin-Überempfindlichkeit, Kinder, Säuglinge (mangelnde klinische Erfahrungen), Schwangerschaft, Stillzeit.

### Präparate

Loceryl Nagellack/Creme.

## Amoxicillin

### Synonym(e)

amoxycillin

### Definition

Zu der Gruppe der Aminobenzylpenicilline gehörendes Penicillin.

### Dosierung und Art der Anwendung

- 2-4 g/Tag p.o. oder i.v. in 3-4 ED.
- Kinder ab 3 Monaten: 250-500 mg/Tag.
- Kinder ab 6 Monaten: 300-600 mg/Tag.
- Kinder ab 1 Jahr: 350-750 mg/Tag.
- Kinder ab 3 Jahren: 500-1000 mg/Tag.
- Kinder ab 7,5 Jahren: 750-1500 mg/Tag.
- Kinder ab 12 Jahren: 1-2 g/Tag.

### Präparate

Amoxicillin, Amoxy-Tablinen, Amoxypen, Infectomox

## Amoxicillin/Clavulansäure

### Definition

Kombinationspräparat des β-Lactamase-Inhibitors Clavulansäure mit Amoxicillin.

### Indikation

Infektionen durch Amoxicillin-empfindliche und -resistente Erreger, wenn die Resistenz auf der Bildung von β-Lactamasen beruht.

### Eingeschränkte Indikation

Schwangerschaft, Stillzeit.

### Dosierung und Art der Anwendung

- 3,6-6,6 g/Tag i.v. in 3 ED oder 1,8-3,6 g/Tag p.o. in 3 ED.
- Kinder: 60 mg/kg KG/Tag i.v. in 3 ED oder 37,5-75 mg/kg KG/Tag p.o. in 3 ED.

### Kontraindikation

Penicillinallergie, infektiöse Mononukleose und andere Virusinfektionen (erhöhtes Exanthemrisiko!), Leukämien. Amoxicillin/Clavulansäure ist kontraindiziert bei Patienten, bei denen bereits bei einer früheren Therapie Leberfunktionsstörungen aufgetreten sind.

### Präparate

Augmentan

### Hinweis(e)

Die Anwendung von Amoxicillin/Clauvlansäure bei Patienten mit vorbestehender Leberfunktionsstörung sowie bei älteren Patienten ab 60 Jahren sollte wegen des Risikos möglicher Nebenwirkung mit großer Vorsicht erfolgen. Eine regelmäßige Laborkontrolle der Leberwerte ist empfehlenswert. Relativ hohe Exanthemquote in der gesamten Gruppe (auch in Kombination mit ß-Lactamasehemmer).

## Amphotericin B

### Definition

Polyen-Antimykotikum aus Streptomyces nodosus.

### Indikation

Schwere kutane und systemische Infektionen durch Hefen, insbesondere Aspergillus fumigatus, Blastomyces dermatitidis, Candida-Arten, Coccidiodes immitis, Cryptococcus neoformans, Histoplasma capsulatum, Paracoccidioides brasiliensis, Rhizopusarten, Sporotrix schenckii.

### Eingeschränkte Indikation

Schwangerschaft (nur bei schwersten lebensbedrohlichen Mykosen, da Aborte und Frühgeburten beschrieben wurden), Stillzeit.

### Dosierung und Art der Anwendung

- Bei Candidose der Mundschleimhaut und der enteralen Candidose als Reservepräparat: 4mal/Tag 100-200 mg als Suspension bzw. Tabletten.
- Bei systemischen Infektionen: Zunächst Gabe einer Testdosis von 1-2 mg i.v., dann 0,1 mg/kg KG i.v. mit schrittweiser Steigerung auf maximal 1 mg/kg KG/Tag.
- Kinder ab 3 Monaten: 0,25-1 g/Tag i.v., Infusion über mindestens 6 Std.

> Merke: **Bei i.v.-Applikation Gabe von 1-2 mg in 20 ml 5% Dextrose als Testdosis, Beobachtung der Patienten über 4 Std., bei guter Verträglichkeit kann mit der Therapie begonnen werden!**

### Unerwünschte Wirkungen

Bei systemischer Applikation gehören Elektrolytstörungen wie Hypokaliämie, renale tubuläre Azidose sowie Harnstoff- und Kreatininanstieg zu den häufigsten UAWs. Häufig auch Fieber, Unwohlsein, Schüttelfrost, allergische Hautreaktionen bis hin zur Anaphylaxie, Kopfschmerzen, Rigor, Phlebitis, Thrombophlebitis, Anämie, Gewichtsabnahme, Erbrechen, Sehstörungen, Arthralgien, Myalgien, schweres Krankheitsgefühl; hämato- und nephrotoxisch bei parenteraler Applikation.

> Merke: **Paragruppenallergie bei Fertigpräparaten beachten.**

> Merke: **In den ersten 4 Wochen der Therapie sollten 2mal wöchentlich und danach wöchentlich folgende Laborparameter kontrolliert werden: Hämatokrit; Elektrolyte, Blutbild, Kreatinin sowie Urinstatus und -sediment. Eine Dosierung von > 4 g über 6 Wochen führt generell zu einer irreversiblen Schädigung der Nierenfunktion!**

### Kontraindikation
Schwere Leber- und Nierenfunktionsstörungen, Amphotericin B-Unverträglichkeit.

### Präparate
Ampho-Moronal, Amphotericin B

## Amphotericin B, liposomal

### Definition
Liposomal verkapseltes Amphotericin B.

### Indikation
Aspergillose, Kryptokokken-Meningitis (Kryptokokkose), wenn eine konventionelle Amphotericin-B-Therapie aufgrund einer Nierenschädigung oder aus anderen Gründen kontraindiziert ist.

### Eingeschränkte Indikation
Schwangerschaft, Stillzeit.

### Dosierung und Art der Anwendung
Am 1. Tag 1 mg/kg KG i.v., dann Steigerung auf 2-3 mg/kg KG, entsprechende Dosierung bei Kindern.

### Unerwünschte Wirkungen
Im Vergleich zu Amphotericin B selten Harnstoff- und Kreatininanstieg; s. unter Amphotericin B.

### Kontraindikation
Überempfindlichkeit gegen Wirkstoff oder Bestandteile.

### Präparate
AmBisome

## Ampicillin

### Definition
Zu der Gruppe der Aminobenzylpenicilline gehörendes Penicillin.

### Dosierung und Art der Anwendung
- 1,5-4 g/Tag i.v. in 3-4 ED.
- Kinder ab 3 Monaten: 250-670 mg/Tag.
- Kinder ab 6 Monaten: 300-800 mg/Tag.
- Kinder ab 1 Jahr: 375-1000 mg/Tag.
- Kinder ab 3 Jahren: 500-1300 mg/Tag.
- Kinder ab 7,5 Jahren: 750-2000 mg/Tag.
- Kinder ab 12 Jahren: 1-2,7 g/Tag.

Merke: **Bei Sepsis und Meningitis Verdoppelung der Dosis!**

### Präparate
Ampicillin, Binotal

### Hinweis(e)

Merke: **Die schlechtere enterale Resorption von Ampicillin gegenüber anderen Breitbandpenicillinen wie z.B. Amoxicillin ist beim Einsatz zur oralen Therapie zu bedenken. Relativ hohe Exanthem- und Allergiequote in der gesamten Gruppe (auch in Kombination mit ß-Lactamasehemmer).**

## Amprenavir

### Definition
Virustatikum. Inhibitor der HIV-Protease.

### Indikation
Antiretrovirale Kombinationstherapie zur Behandlung der HIV-1-Infektion bei Proteasehemmer-vorbehandelten Patienten > 4 Jahre.

Merke: **Berücksichtigung des viralen Resistenzmusters und der Vorbehandlung des Patienten insbes. mit anderen Proteasehemmern!**

### Schwangerschaft/Stillzeit
Kontraindiziert (ungenügende Datenlage, Substanz ist plazentagängig) in der Schwangerschaft. Bei Behandlung in der Stillzeit: Abstillen.

### Dosierung und Art der Anwendung
- Lsg.: Erwachsene und Kinder > 4 J.: 3mal/Tag 17 mg (1,1 ml)/kg KG p.o. in Kombination mit anderen antiretroviralen Pharmaka, Tageshöchstdosis: 2800 mg.
- Kps.: Erw. und Jugendl. > 12 J. (Pat. > 50 kg KG): 2mal/Tag 1200 mg p.o. in Kombination mit anderen antiretroviralen Pharmaka. Bei Kombination mit Ritonavir (2mal/Tag 100 mg p.o.): Dosisreduktion auf 2mal/Tag 600 mg p.o. Tageshöchstdosis: 2400 mg. Bei Pat. mit mittelschweren oder schweren Leberfunktionsstörungen: Dosisreduktion auf 2mal/Tag 450 mg p.o. bzw. 2mal/Tag 300 mg p.o. Kinder 4-12 J., Pat. < 50 kg KG: 20 mg/kg KG, Tageshöchstdosis: 2400 mg.

### Unerwünschte Wirkungen
Gastrointestinale Symptome (10-30% der Pat.) wie Übelkeit, Erbrechen, Diarrhoe, kutane NW (10-20% der Pat.) wie Erythem, Erythema exsudativum multiforme, Kopfschmerzen (ca. 10% der Pat.), Müdigkeit.

### Kontraindikation
Pat. mit schweren Leber- und Nierenfunktionsstörungen (z.B. WHO-Gruppe III-IV), Kinder < 4 Jahre. Komedikation mit Rifampicin oder CYP3A4-Substraten wie Terfenadin, Johanniskraut, Cisaprid, Pimozid, Antidepressiva (z.B. Diazepam, Midazolam, Flurazepam), Ergotaminderivate, Astemizol u.a.

### Präparate
Agenerase

## Amyloid

### Definition
Extrazellulär gelagerte Glykoproteine, die durch gemeinsame färberische, biochemische und ultrastrukturelle Eigenschaften gekennzeichnet sind, s.a. Amyloidose. Amyloid ist ein „Abfallprodukt", das durch Makrophagen kaum aufgenommen und abgebaut werden kann. Es unterscheidet sich von allen anderen menschlichen Proteinen und besteht zum größten Teil aus unverzweigten, starren Fibrillen (s.u.), deren Polypeptidketten größtenteils eine beta-Faltblattstruktur aufweisen. Alle Amyloidarten enthalten eine nicht-fibrilläre Komponente, die vom physiologischen Serumbestandteil Serum-alpha-Globulin (SAP) abstammt sowie Glykosaminoglykane. Unterschiedliche Proteine, z.B. Keratin, Immunoglo-

A

**Amyloid. Tabelle 1.** Chemische Klassifikation von Amyloidproteinen

| Amyloid-Protein | Pathogenetische Bedeutung |
|---|---|
| AA | Amyloid-A-Fibrillenprotein. Vorläuferprotein ist das Serumamyloid-A-Protein (SAA), ein Akutphasenprotein. Das AA-Protein wird im Amyloid nach lang dauernden, chronischen Entzündungen (sekundäre Amyloidose) und bei hereditären Erkrankungen wie dem familiären Mittelmeerfieber und Muckle-Wells-Syndrom (AA-Amyloidose, Urtikaria und Schwerhörigkeit) gefunden. AA-Amyloid kommt auch ohne Vorkrankheit als primäre AA-Amyloidose vor. |
| AL | Amyloid vom Immunglobulin-Leichtkettentyp. Vorläuferproteine sind monoklonale Immunglobulin-Leichtketten. Entsprechend den Iso- und Idiotypen sind die AL-Proteine chemisch divers. Zwei Hauttypen werden unterschieden: Aκ und Aλ. Dieses Amyloid kommt bei einer Reihe sehr unterschiedlicher Amyloidoseformen vor, wie etwa bei benigner monoklonaler Plasmazell-Dyskrasie und bei maligner monoklonaler B-Zell-Proliferation (multiples Myelom, Bence-Jones-Plasmozytom, Morbus Waldenström, Heavy-Chain-Disease u.a.). |
| AF | Fibrillenproteine bei familiären Amyloidosen, die sich von Varianten des Präalbumins/Transthyretins herleiten. Die Proteine finden sich bei einer Reihe unterschiedlicher Polyneuropathien, von denen die bekannteste die vom portugiesischen Typ ist, bei der im Präalbumin in Position 30 die Aminosäure Valin gegen Methionin ausgetauscht ist. |
| ASc1 | Seniles kardiovaskuläres (senile cardiac) Amyloid vom Präalbumin/Transthyretin-Typ. Soweit bekannt ist, hat dieses Protein keinen Aminosäurenaustausch. Es ist nicht familiär, aber stark altersabhängig. Daher bezeichnet man diese Form auch als „Greisenamyloid". Es befällt nicht nur das kardiovaskuläre System, sondern auch die Lunge, die größeren Gefäße und Gelenkstrukturen. |
| ASc2 | Seniles Vorhofamlyoid. Es leitet sich vom atrialen natriuretischen Peptid ab. Diese Amyloidoseform ist eine der häufigsten; ASc2 ist ebenfalls stark altersabhängig. Nach dem 90. Lebensjahr findet man diese Amyloidoseform bei den meisten Menschen. |
| AB | Amyloid bei Hämodialyse. Serumvorläufer ist das Beta-2-Mikroglobulin. Das AB-Amyloid wird abgelagert im Bereich großer Gelenke im Bindegewebsapparat, der Synovialmembran und im Knochen. Im Knochenmark bilden sich Amyloidome, die den Knochen arrodieren können, wobei es zu pathologischen Frakturen kommen kann. |
| Aβ | Dieses Protein (β-Protein A4-Protein) findet man bei Alzheimerscher Erkrankung und der kongophilen Angiopathie. Es führt zu peripheren, zerebralen Massenblutungen. Seine Ablagerung ist ferner assoziiert mit typischen Funktionsverlusten des Gehirns im Sinne einer Altersdemenz. |
| AC | Abgelagert wird eine Zytokin-C-Variante. AC kommt bei der erblichen isländischen Apoplexie vor. |
| AEt | Amyloid (endocrine) beim medullären Schilddrüsenkarzinom, leitet sich vom Thyreocalcitonin ab. |
| AEi | Amyloid (endocrine) in den Inseln des Pankreas („Pankreashyalinose") bei Typ II-Diabetes. Amyloidfibrillen-Protein (IPP) ist nicht Insulin, sondern ein neues Hormon der Calcitoninfamilie. |
| ASAF/ APrP | Scrapie-assoziiertes Fibrillen-Protein. Charakteristisches zerebrales Protein mit Amyloidstruktur in Form „nackter" Drusen bei der Jacob-Kreutzfeld- und Gerstmann-Sträußler-Erkrankung. Auch die Scrapie-Erkrankung verschiedener Tiere (Hamster, Schaf, Rind) gehört diesem Typ an. Es handelt sich hier um ein Agens, das „infektiös" und als „slow virus" beschrieben ist. Es wird als „Prion" bezeichnet und enthält ein definiertes Protein (PrP). |
| AK | Keratinpeptide werden als Ausgangsmaterial für die Bildung des Amyloids beim Lichen amyloidosus und der makulösen Amyloidose angenommen. Diese Annahme ist noch nicht gesichert. Einige experimentelle Befunde unterstützen diese These (monoklonale Antikörper, Aminosäuresequenzanalyse einzelner Peptide und elektronenoptische Befunde). |

buline, Insulin und beta2-Mikroglobulin können als Amyloid abgelagert werden.

- Im HE-Schnitt: Amorphes, eosinophiles, homogenes Material.
- In der Kongo-Rot-Färbung: Metachromasie.
- Im polarisierten Licht: Grünes Aufleuchten.
- In der Fluoreszenzmikroskopie: Gelbes Aufleuchten nach Thioflavin-T-Färbung.
- Ultrastrukturell: Lineare unverzweigte Fibrillen mit einem Durchmesser von 7,5 bis 10 nm.

Neben dem fibrillären Anteil besteht Amyloid zu 10% aus einer nichtfibrillären Substanz, der sog. P-Komponente.

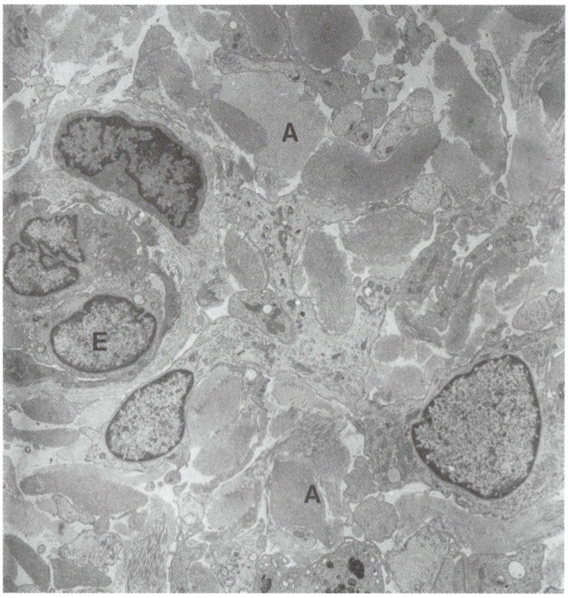


**Amyloid.** Elektronenmikroskopie: Subepidermal gelagerten Amyloidschollen (A). E = Endothelzelle.

## Amyloidose E85.3

### Erstbeschreiber
Virchow, 1854

### Definition
Heterogene Gruppe von Erkrankungen, deren gemeinsames Merkmal die extrazelluläre Ablagerung eines für den Organismus nicht zu verwertenden „Abfallproteins", des Amyloids, darstellt.

### Einteilung
Unterschieden werden kutane und systemische Amyloidosen. Bei den systemischen Amyloidosen wird auch zwischen primären und sekundären (begleitende) Amyloidosen unterschieden (s.a. Amyloidose, systemische):

- Lokalisierte Amyloidosen (Symptome am Ort der Synthese):
  - Kutane Amyloidose:
    - Makulöse kutane Amyloidose
    - Papulöse kutane Amyloidose (Lichen amyloidosus)
    - Biphasische kutane Amyloidose
    - Amyloidose, kutane, Sonderformen.
- Systemische Amyloidosen:
  - Amyloidose, hereditäre
  - Amyloidose vom AL-Typ:
    - Gammopathieassoziierte Amyloidose
    - Myelomassoziierte Amyloidose.
  - Amyloidose vom AA-Typ:
    - Amyloidosen bei chronischen Entzündungen
    - Amyloidosen bei hereditären Erkrankungen
    - Amyloidose bei Langzeitdialyse.

## Amyloidose, biphasische E85.3

### Synonym(e)
Bipolare Amyloidose; biphasische Hautamyloidose

### Definition
Gleichzeitiges Vorkommen von makulösen und papulösen Veränderungen bei der kutanen Amyloidose.

### Therapie
Entsprechend der Amyloidose, makulöse.

## Amyloidose, blasenbildende E85.3

### Synonym(e)
Blasenbildende Hautamyloidose

### Definition
Primäre lokalisierte kutane Amyloidose mit blasiger Abhebung der Haut.

### Externe Therapie
Symptomatisch, primär adstringierende (später antipruriginös wirksame) Behandlung mit synthetischer Gerbsäure (z.B. Tannolact), wässrigen Farbstofflösungen wie 0,5% Methylrosaniliniumchlorid-Lösung. Versuche mit externen Glukokortikoiden wie 0,1% Triamcinolon-Creme (z.B. Triamgalen, **R259**) ggf. unter Okklusion und Antipruriginosa wie Polidocanol-Schüttelmixturen **R200** sind möglich, s.a. Amyloidose, makulöse.

## Amyloidose, hereditäre E85.1

### Definition
Autosomal-dominant vererbte Krankheit mit klinischer und genetischer Heterogenität, die zu Ablagerungen des „Abfallproteins" Amyloid in zahlreichen Organen führt. Die Erkrankung wird mit zu den primären Amyloidosen gezählt.

### Einteilung
Die Einteilung erfolgt nach den jeweils beteiligten amyloidbildenden Proteinen:

- Transthyretin (TTR), auch Familiäre Amyloid-Polyneuropathie vom Portugiesischem Typ (FAP 1) genannt
- Apolipoprotein A1
- Gelsolin
- Fibrinogen Aα
- Lysozym
- Amyloid-β-precursor-Protein
- Cystatin
- BRI-precursor-Protein.

### Vorkommen/Epidemiologie
Seltene, auf der ganzen Welt vorkommende Erkrankung. Gehäuftes Auftreten in Portugal, Japan, Schweden, Spanien, Finnland und Frankreich.

### Ätiologie
Auftreten der Krankheit durch Mutationen von Genen, die für folgende physiologische Proteine kodieren: am häufigsten Transthyretin (TTR), seltener Apolipoprotein-A1, Lysozym, Gelsolin, Amyloid-β, Cystatin C, BRI-precursor-Protein und Fibrinogen Aα.

### Manifestation
Erheblich variables Manifestationsalter, abhängig von der Mutation, meist zwischen dem 30. und 70. Lebensjahr.

### Lokalisation
Autonomes Nervensystem, Herz, Gastrointestinaltrakt, Leber, Niere und Glaskörper.

### Klinisches Bild
- Bei der häufig auftretenden TTR-Amyloidose: Polyneuropathie, Karpaltunnelsyndrom, Impotenz, Diarrhoen, Obstipation, Kardiomyopathie und Glaskörpertrübungen.
- Seltener bei Auftreten anderer Mutationen: Nephropathie, Petechien und Niereninsuffizienz.

### Histologie
Nachweise von Amyloid-Ablagerungen der befallenen Innenorgane.

### Diagnose
Amyloid-Nachweis in den befallenen Organen mit histologischer (Kongorot-Färbung) und immunhistochemischer Identifizierung.

### Therapie
- Orthotope Lebertransplantation.
- Experimentell: medikamentöse Stabilisierung des TTR-Tetramers.

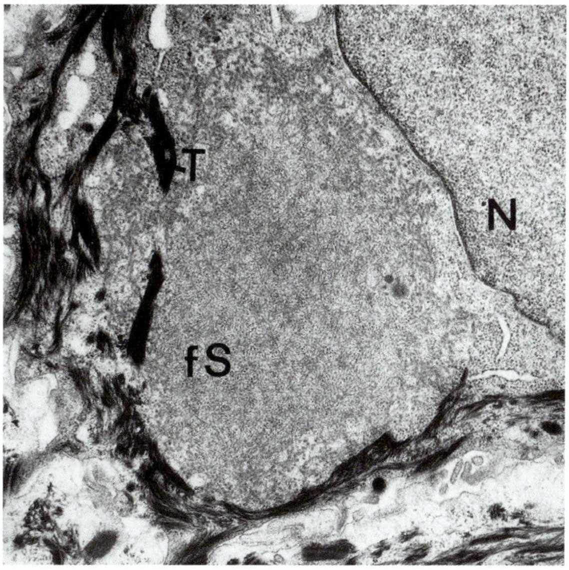


**Amyloidose, kutane.** Feinfibrilläre Substanz. N = Nucleus; fS = feinfibrilläre Substanz; T = Tonofilament.

## Amyloidose, kutane E85.9

### Erstbeschreiber
Gottron, 1950; Palitz, 1952

### Synonym(e)
Lokalisierte Amyloidose; Hautamyloidose

### Definition
Ablagerung von Amyloid (Amylum = Stärke) unterschiedlicher Ätiopathogenese in der Haut. S.a. Keratinamyloidosen.

### Einteilung
Man unterscheidet:
- Lichen amyloidosus
- Makulöse Amyloidose
- Amyloidosen bei aktinischen Schädigungen
- Sonderformen der kutanen Amyloidose
- Amyloidosis cutis nodularis atrophicans.

### Ätiologie
Grundsätzlich kann man davon ausgehen, dass die kutanen Amyloidosen klinische Varianten eines identischen, derzeit noch nicht ausreichend geklärten pathologischen Prozesses sind. Wahrscheinlich wird in apoptotischen Keratinozyten die alpha-Helixstruktur der Keratine in eine ß-Faltblattstruktur umgewandelt. Diese Proteine können von Makrophagen nicht abgeräumt werden und verbleiben als Keratinamyloid in der papillären Dermis. Diskutiert wird die Expression von Amyloidvorstufen durch monoklonale oder polyklonale Plasmazellen nach Auslösung durch amylogene Proteine, z.B. Keratin, Immunglobuline, Insulin oder beta2-Mikroglobulin. Amyloide stellen eine Gruppe heterogener Proteine dar, die

**Amyloidose, kutane. Tabelle 1.** Übersicht der kutanen Amyloidosen sowie sekundärer kutaner Manifestationen bei systemischen Amyloidosen

| | | |
|---|---|---|
| **Kutane Amyloidosen** | **Keratinamyloidosen** | Lichen amyloidosus |
| | | Makulöse Amyloidose |
| | | Amyloidose bei epithelialen Tumoren (Basaliom, seborrhoische Warze, aktinische Keratose etc.) |
| | | Amyloidose bei aktinischer Elastose, PUVA u.a. |
| | **AL-Amyloidose** | Noduläre kutane Amyloidose |
| **Systemische Amyloidosen (sekundäre kutane Manifestationen)** | | Amyloidosen vom AL-Typ bei lymphoproliferativen Prozessen (Gammopathien, Plasmozytom) |
| | | Amyloidosen vom AA-Typ bei chronischen Entzündungen |
| | | Amyloidosen vom AA-Typ bei hereditären Erkrankungen |
| | | Amyloidose bei Langzeitdialyse (beta2 Mikroglobulin) |

lediglich ultrastrukturell ähnlich sind bzw. bei histologischer Anfärbung gleichartig reagieren.

## Amyloidose, kutane, Sonderformen E85.8

### Definition

- Seltene Formen der kutanen Amyloidose, wie z.B. die Poikilodermie-artige kutane Amyloidose mit Veränderungen insbes. an den Extremitäten (z.B. lichenoide Papeln, Bläschen, palmoplantare Hyperkeratosen), Lichtempfindlichkeit und Minderwuchs.
- Des Weiteren wird die bullöse Amyloidose, die sowohl idiopathisch als auch Plasmozytom-assoziiert vorkommen kann, zu den Sonderformen gezählt.

### Therapie

S.u. Amyloidose, makulöse.

## Amyloidose, makulöse E85.4

### Erstbeschreiber

Palitz u. Peck, 1952

### Synonym(e)

Makulöse Hautamyloidose; interskapuläre Hautamyloidose; macular amyloidosis; primary localized cutaneous amyloidosis

### Definition

Plane, fleckförmige Einlagerung von Amyloid in der Haut.

### Lokalisation

V.a. interskapulär, an den unteren Extremitäten, aber auch an Armen und Stamm.

### Klinisches Bild

Ovaläre, scharf begrenzte, hyperpigmentierte, graubraune oder bläuliche, ansonsten wenig symptomatische Flecken. In den Beugen flächenhafte Infiltrate von schmutzig graubrauner Farbe mit Zeichen der Lichenifikation.

### Histologie

Akanthose, Papillomatose, perivaskuläre lymphohistiozytäre Infiltrate, kräftige Pigmentinkontinenz. Elektronenmikroskopie: Schollige Amyloid-Ablagerungen, ausgedehnte Basalmembranzerstörungen.

### Direkte Immunfluoreszenz

Amyloid, zusätzlich positive Reaktion mit Zytokeratinantikörpern.

### Differenzialdiagnose

Hyperpigmentierung, postinflammatorische; Lichen simplex chronicus; Arzneimittelexanthem.

### Therapie

Symptomatische Behandlung des Juckreizes.

### Externe Therapie

- Versuch mit Glukokortikoiden okklusiv mit Salben/Fettsalben, z.B. 0,1% Mometason (z.B. Ecural Salbe/Fettsalbe), 0,25% Prednicarbat (z.B. Dermatop Salbe/Fettsalbe). Häufig nur mäßig erfolgreich. Alternativ: Unterspritzung intrafokal mit Triamcinolonacetonid-Kristallsuspension (z.B. Volon A verdünnt 1:2-1:3 mit Lokalanästhetika wie Scandicain). Lang dauernde Therapie ist notwendig.
- Therapieversuch ggf. mit Antipruriginosa wie Polidocanol-Schüttelmixtur **R200**, auch hier sind die Resultate mäßig.
- Versuchsweise lokale DMSO-Therapie: Nach gründlicher Reinigung der betroffenen Hautpartien 1mal/Tag Auftragen von DMSO 50% **R079**. Führt zu einem Sistieren des Juckreizes, keine Auswirkung auf die Amyloidablagerungen. S.a. Lichen amyloidosus.

### Interne Therapie

In Einzelfällen ggf. systemische Retinoide, z.B. Acitretin.

### Prognose

Hochchronischer Verlauf, keine Tendenz zur Spontanremission.

## Amyloidose, perforierende kutane E85.8

### Definition

Seltene Sonderform der kutanen Amyloidose mit klinisch und histologisch verifizierbarer Perforation der Epidermis, verursacht durch transepidermales Ausschleusen des „Abfallproteins" Amyloid.

### Therapie

Entsprechend dem Lichen amyloidosus.

## Amyloidose, systemische E85.3

### Definition

Ablagerungen des „Abfallproteins" Amyloid in zahlreichen Organen. Unterschieden werden primäre von sekundären System-Amyloidosen.

### Einteilung

Unterschiedliche Einteilungen sind möglich. Nach Ätiologie wird zwischen primären und sekundären Formen unterschieden; nach dem Ablagerungstyp zwischen Amyloidosen vom AL-Typ und Amyloidosen vom AA-Typ.

- Primäre Amyloidose (perikollagene Amyloidose, idiopathische Systemamyloidose, Altersamyloidose, primäre Systemamyloidose, Paramyloidose): Amyloidablagerungen ohne zugrunde liegende Erkrankung („idiopathisch"). Ein Untertyp der primären Amyloidose sind die hereditären Amyloidosen.
- Sekundäre Amyloidose (periretikuläre Amyloidose, Begleitamyloidose): Nach abgelagertem Amyloid sind zu unterscheiden:
  - Amyloidosen vom AL-Typ (Amyloid vom Immunglobulin-Leichtkettentyp), die bei monoklonalen B-Zell-Proliferationen, aber auch idiopathisch auftreten können.
  - Amyloidosen vom AA-Typ (Amyloid A-Fibrillenprotein), die als Folge vorwiegend chronisch-entzündlicher Prozesse sowie bei hereditären Erkrankungen auftreten.

### Vorkommen/Epidemiologie

Seltene Erkrankung. Prävalenz: 8/1 Mio. Einwohner.

### Manifestation
Das durchschnittliche Manifestationsalter beträgt 65 Jahre.

### Lokalisation
Bei primärer und sekundärer Systemamyloidose: Zunge, Herz, Gastrointestinaltrakt, quer gestreifte Muskulatur; bei sekundärer Systemamyloidose: Leber, Milz, Niere und Nebenniere.

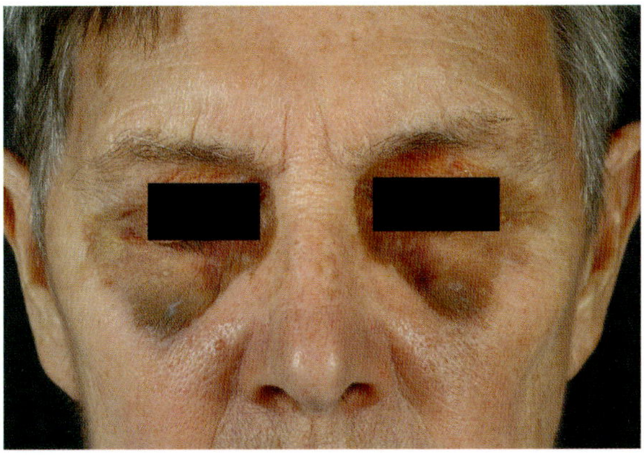

**Amyloidose, systemische.** AL-Amyloidose bei Smoldering Myeloma. Bei der 77jährigen Patientin bestehen flächige Ekchymosen der Periorbitalregion, klinisch einem Brillenhämatom entsprechend. Man bezeichnet diese charakteristischen Hautveränderungen als „raccoon sign" („Waschbärzeichen"). Weitere purpurische Hautveränderungen bestehen im Nacken und retroaurikulär. In der Knochenmarksbiopsie zeigte sich ein smoldering Myeloma (Infiltrationsgrad von Plasmazellen bei 15%).

### Klinisches Bild
- Integument: Petechien an Haut und Schleimhaut, Purpura insbesondere an den Beugeseiten und Augenlidern (sog. Raccoon-Sign = Waschbären-Zeichen), an Stellen enganliegender Kleider (sog. Pinch Purpura), Ekchymosen, Hyperpigmentierungen. Wachsartige, harte, nicht juckende Papeln und Plaques; auch tief subkutan liegende schmerzlose Knoten. Ggf. diffuse Sklerodermie- oder Myxödem-ähnliche Indurationen, insbes. im Bereich des Gesichtes, der Hände und Füße. Rhagaden insbesondere im Bereich der Lippen und der Anogenitalregion, ggf. fleckige oder diffuse Alopezie. Infiltration der Finger und Handflächen mit Hyperkeratosen, ggf. an Porphyria cutanea tarda erinnernde Hautveränderungen.
- Extrakutane Manifestationen: Müdigkeit, Gewichtsverlust, Parästhesien, Ödeme, Dyspnoe, Kopfschmerzen, Synkopen. Karpaltunnelsyndrom, Makroglossie (12-40%), schmerzhafte Dysphagie, Hepatomegalie.

### Histologie
Amyloid-Ablagerungen in der befallenen Haut, tief in der Dermis. Ummantelung von kleinen Blutgefäßen und Adnexen insbes. von Schweißdrüsen. Ringförmige Umhüllung von Lipozyten der Subkutis (sog. Amyloidringe). Ablagerungen in den befallenen Innenorganen. Die Reaktion mit Antikörpern gegen Immunglobuline ist positiv. Antikörper gegen Keratine (z.B. Cytokeratin) reagieren negativ.

### Diagnose
Histologischer Amyloid-Nachweis in der befallenen Haut, in der Rektumbiopsie (80%), Leberbiopsie (96%) oder Milz- bzw. Nierenbiopsie (90%).

### Differenzialdiagnose
Hyalinosis cutis et mucosae, Skleromyxödem.

### Interne Therapie
- Primäre Form: Kombination von Chemotherapeutika, insbesondere Melphalan mit Glukokortikoiden wie Prednisolon (z.B. Decortin H) in mittlerer Dosierung wird empfohlen. Auch Monotherapie mit Cyclophosphamid (z.B. Endoxan) 50-100 mg/Tag wurde z.T. erfolgreich eingesetzt. Behandlung durch Internisten.
- Sekundäre Form: S. Amyloidose vom AA-Typ, Amyloidose vom AL-Typ.

### Prognose
Ernste Prognose, abhängig von der kardiovaskulären Beteiligung. Mittlere Überlebenszeit: 6-18 Monate.

## Amyloidose vom AA-Typ E85.3

### Synonym(e)
AA-type amyloidosis

### Definition
Amyloidose mit Ablagerung des Amyloid-A-Proteins (AA), eines Fragmentes des Serum-Amyloid-A-Proteins (SAA). Von idiopathischer AA-Amyloidose spricht man bei Fehlen einer erkennbaren Grunderkrankung.

### Vorkommen/Epidemiologie
Häufigste systemische Amyloidose weltweit. Inzidenz (Mitteleuropa): 1/100.000 Einwohner/Jahr.

### Ätiologie
- Meist durch chronische Entzündungen verursacht, auch bei Langzeitdialyse oder hereditären Erkrankungen auftretend.
- Reaktive Mehrbildung von SAA (einem in der Leber gebildeten Akut-Phase-Protein) bei chronisch-entzündlichen Prozessen, z.B. Tuberkulose, Osteomyelitis, Syphilis, rheumatoide Arthritis, Reiter-Syndrom, Colitis ulcerosa, chronische Glomerulonephritis, Bronchiektasen, Empyem, Acne conglobata, Epidermolysis bullosa dystrophica, Hallopeau-Siemens, familiäres Mittelmeerfieber, Muckle-Wells-Syndrom. Das vermehrt produzierte SAA wird bei einigen Patienten durch Monozyten zu Amyloid A abgebaut und abgelagert.

### Klinisches Bild
- Integument: Hauterscheinungen finden sich insgesamt eher selten. Beschrieben wurde das Auftreten von Blutungen und Alopezie durch Amyloidablagerungen in Dermis und Subkutis.
- Extrakutane Manifestation: Kardinalsymptom: Progrediente Niereninsuffizienz in Folge von Amyloid-Ablagerungen in der Basalmembran der Glomerula. Ablagerungen ebenso im Bereich von Leber, Gastrointestinaltrakt, Nebennieren und ZNS.

### Histologie
S.u. Amyloidose, systemische.

### Therapie
Behandlung entsprechend der Grunderkrankung und durch Internisten. Einsatz von Colchicin bei der Amyloidose beim hereditären Mittelmeerfieber.

## Amyloidose vom AL-Typ E85.3

**Synonym(e)**
AL amyloidosis

**Definition**
Amyloidose mit Ablagerungen von Amyloid, das aus Leichtketten von Immunglobulinen besteht. Entsprechend der Isotypen unterscheidet man Lambda- und Kappa-Amyloide. Vorkommen bei monoklonalen B-Zell-Proliferationen, aber auch idiopathisch.

**Ätiologie**
Auftreten bei gammopathieassoziierter Amyloidose, monoklonalen B-Zell-Proliferationen wie Plasmozytom und M. Waldenström, aber auch bei myelomassoziierter Amyloidose und malignen Lymphomen. Idiopathische Genese ist ebenfalls beschrieben. Die amyloidogenen Vorläuferproteine der AL-Amyloidosen sind aminoterminale Fragmente der variablen Regionen von monoklonalen Immunglobulin (Ig)-leichten Ketten zusammen mit intakten Leichtketten. Der zur Amyloidbildung führende Prozess ist noch weitgehend unbekannt.

**Lokalisation**
Gesicht, dort insbesondere Augenlider, Kopfhaut, Zunge, Palmae und Plantae.

**Klinisches Bild**
In 30-50% tritt ein Haut- oder Schleimhautbefall auf. Es zeigen sich unterschiedlich große, wachs- oder glasartige, durchscheinende, weißliche bis gelbliche Papeln, bevorzugt im Gesicht (insbesondere Augenlider), an Kopfhaut, Zunge, Palmae und Plantae sowie im Genitalbereich. Teils Ausbildung großflächiger Plaques durch Konfluenz einzeln stehender Herde, teils sklerodermiformer Aspekt. Evtl. auch erhöhte Hautfragilität und Blasenbildung. Purpura, Petechien, Ekchymosen, s.a. Amyloidose, systemische. In der Regel kein Juckreiz. Das hervortretende dermatologische Leitsymptom sind petechiale oder flächige Blutungen. Bei älteren Herden sieht man Hämosiderineinlagerungen. Im Anogenitalbereich Ausbildung kondylomartiger Gebilde. Alopezie und Nageldystrophien wurden beschrieben. Die in diesen Fällen generalisierten Amyloidablagerungen betreffen auch die Schleimhäute; sie führen an der Zunge zur Makroglossie.

> **Merke:** **Asymptomatische Papeln und Plaques, die bei geringer mechanischer Irritation einbluten, sind hochverdächtig auf eine systemische Amyloidose vom AL-Typ!**

**Histologie**
S.a. Amyloidose, systemische.

**Differenzialdiagnose**
Sklerodermie, Purpura senilis, Pseudoxanthoma elasticum, Xanthomatose, Skleromyxödem, Condylomata acuminata, Pellagra.

**Therapie**
Je nach Grunderkrankung variabel. Ein wenig belastendes Regime ist die Kombinationstherapie mit monatlichen Melphalanzyklen (Alkeran 1mal/Tag 10 mg p.o. über 5 Tage) und Glukokortikoiden wie Methylprednisolon (Urbason 1mal/Tag 50 mg p.o. über 5 Tage). Alternativ Hochdosischemotherapie mit anschließender Stammzelltransplantation.

## Amyloidosis cutis nodularis atrophicans E85.8

**Erstbeschreiber**
Gottron, 1950

**Synonym(e)**
Knotige kutane Amyloidose; noduläre Hautamyloidose

**Definition**
Primär lokalisierte kutane Amyloidose, das Amyloid stammt hierbei von Immunglobulin-Leichtketten ab (AL-Amyloid). Übergang in eine systemische Amyloidose möglich.

**Manifestation**
Bevorzugt bei Frauen mittleren Alters.

**Lokalisation**
Bauchwand, Extremitäten, Glans penis, Vulva und Kopf.

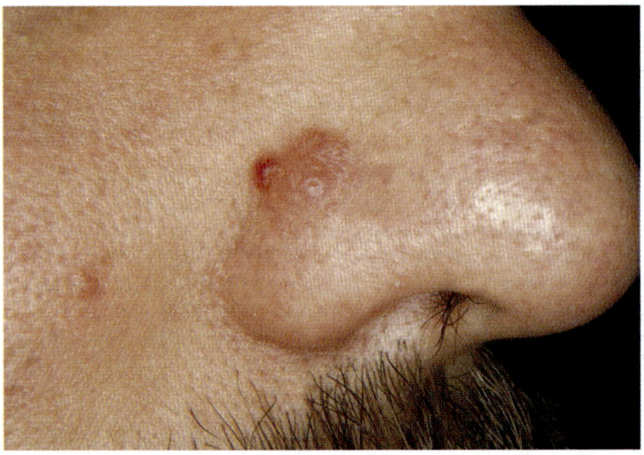

**Amyloidosis cutis nodularis atrophicans.** Solitärer, weicher, bräunlich-gelblicher Knoten am Nasenflügel (histologisch als Amyloidosis cutis gesichert) bei einem 27-jährigen Mann ohne klinisch nachweisbare systemische Amyloidose.

**Klinisches Bild**
Einzelne oder multiple, weiche bis derbe, von wenigen Millimetern bis zu mehreren Zentimetern im Durchmesser große, bräunlich bis gelbe, ggf. auch weiße Knoten und Plaques. Nach zentraler Regression Ausbildung anetodermieartiger Herde mit gelblich durchschimmerndem Fettgewebe. Etwa 15% der Fälle gehen später in eine systemische Amyloidose über (Minorvariante einer mit Plasmozytom bzw. Gammopathie assoziierten systemischen AL-Amyloidose).

**Histologie**
Amyloid-Massen infiltrieren homogen unter einer normalen bis diskret abgeflachten Epidermis das gesamte Korium bis zur Subkutis unter Aussparung des Stratum papillare. Antiseren gegen Immunglobulin-Leichtketten reagieren positiv. Antiseren gegen Keratinfilamente sind negativ.

**Direkte Immunfluoreszenz**
Zytokeratinantikörper negativ.

**Differenzialdiagnose**
Anetodermie, Naevus lipomatosus, maligne Lymphome, Atrophodermia idiopathica et progressiva.

**Therapie**
Umschriebene Herde können exzidiert werden. Versuchswei-

se externe Glukokortikoide wie 0,25% Prednicarbat-Creme (z.B. Dermatop) oder intraläsional mit Triamcinolonacetonid-Kristallsuspension (z.B. Volon A). S.a. Lichen amyloidosus, s.a. Amyloidose, kutane.

## Amyloidpurpura E85.8

### Definition
Purpura bei der primären systemischen Amyloidose als Folge von Amyloid-Einlagerungen in die Gefäßwände.

### Therapie
Behandlung der Grunderkrankung.

## ANA

### Definition
Akronym für antinukleäre Antikörper.

## Anabolika

### Definition
Den Aufbaustoffwechsel, d.h. die Umwandlung von Nahrungsstoffen in körpereigene Substanzen fördernde Steroidhormone. Anabolika werden im Leistungssport als Muskelaufbau-Präparate eingesetzt.

### Indikation
In der Dermatologie findet lediglich Danazol bei der Therapie des Angioödems Verwendung.

### Unerwünschte Wirkungen
Leberschädigung, Virilisierung bei Frauen, Auftreten einer Doping-Akne.

## Anagenhaar

### Definition
Haar in der Anagenphase.

## Anakinra

### Definition
Interleukin-1-Rezeptorantagonist. Gentechnisch aus E. coli gewonnene rekombinante Variante des körpereigenen Interleukin-1-Rezeptorantagonisten (IL-1Ra).

### Wirkungen
- Anakinra bewirkt die Verschiebung des bei entzündlichen Erkrankungen gestörten Gleichgewichtes von endogenen IL-1-Antagonisten und IL-1 Rezeptoren zugunsten der endogenen IL-1-Antagonisten.
- IL-1 bindet physiologischerweise an den membranständigen IL-1-Rezeptor vom Typ 1. Der Rezeptor-Ligand-Komplex bildet dann einen heterodimeren Komplex mit dem akzessorischen Protein IL-1RacP. Durch diesen Komplex wird bei Entzündungen eine intrazelluläre Signalkaskade ausgelöst. Bei Überschuss von IL-1-Antagonisten durch Anwendung von Anakinra wird die Entzündungskaskade inhibiert.
- Somit hemmt Anakinra die durch Interleukin-1 vermittelte Rekrutierung neutrophiler Granulozyten in Gelenken, die Aktivierung von Makrophagen und die Differenzierung von T- und B-Lymphozyten. Sekundär werden damit die Zerstörung von Knochen und Knorpel sowie Schwellungen und intraartikuläre Schmerzen vermindert.

### Indikation
Chronische Polyarthritis (rheumatoide Arthritis) (Kombinationstherapien mit Methotrexat bei Patienten, die nur unzureichend auf MTX allein ansprechen). Gutes Ansprechen wurde beim Muckle-Wells-Syndrom beschrieben (100 mg/Tag s.c. jeden 2. Tag). Laut Einzelfallberichten gut wirksam beim systemischen Lupus erythematodes (mit Lupusarthritis) (Off-Label-Use).

### Schwangerschaft/Stillzeit
Kontraindiziert (ungenügende Datenlage).

### Dosierung und Art der Anwendung
1mal/Tag 100 mg s.c.

### Unerwünschte Wirkungen
Sehr häufig: Kopfschmerzen, Reaktionen an der Einstichstelle (Erythem, lokales Ödem). Häufig: Neutropenie, bakterielle Infektionen.

### Wechselwirkungen
TNFα-Antagonisten, z.B. Infliximab, Etanercept (keine ausreichenden Erfahrungen).

### Kontraindikation
Überempfindlichkeit gegen aus E. coli gewonnene Proteine, schwere Nierenfunktionsstörungen (Kreatinin-Clearance < 30 ml/Min.), simultane Vakzination mit Lebendimpfstoffen.

### Präparate
Kineret

### Hinweis(e)

**Merke: Frauen im gebärfähigen Alter sollten während der Behandlung eine wirksame Kontrazeption betreiben (ungenügende Datenlage!)**

## Analerosion K62.9

### Definition
Polyätiologisch bedingter, anal lokalisierter, gelegentlich in die Intermediärzone des Analkanals reichender Defekt mit rundlich-ovalären, meist nur stecknadelkopfgroßen, schmerzhaften Epitheldefekten.

### Therapie
- Abklärung und Behandlung der Ursache mit Ausschluss eines Analkarzinoms, Ausschluss eines Hämorrhoidalleidens oder Infektion durch Herpes simplex, Treponema pallidum.
- Ansonsten Stuhlregulierung (z.B. Weizenkleie/Leinsamen), sorgfältige Analhygiene, Sitzbäder mit antiseptischen, antiphlogistischen bzw. adstringierenden Zusätzen wie Kaliumpermanganat (hellrosa), Kamillenblütenex-

trakt (z.B. Kamillosan), Gerbstoffen (z.B. Tannosynt) oder entsprechende Salben wie 5% Dexpanthenol-Salbe (z.B. Bepanthen).
- Bei starker Schmerzhaftigkeit lokalanästhetische Salben bzw. Supp. (z.B. Faktu Salbe, Eulatin N Salbe, Faktu akut Zäpfchen mit Bufexamab, Eulatin NN Zäpfchen).

## Analfissur K60.20

**Synonym(e)**
Darmriss; Afterriss

**Definition**
Sehr schmerzhafter, längs verlaufender Einriss der Schleimhaut des distalen Analkanals bis zur Linea dentata.

**Ätiologie**
Chronische Obstipation (übermäßige Dehnung des Analkanals beim Durchtritt harter Stuhlmassen), mangelhafte Durchblutung aufgrund venöser Stauung bei Hämorrhoidalleiden, chronische Entzündungen, Sexualpraktiken.

**Manifestation**
Vorwiegend im mittleren Erwachsenenalter auftretend.

**Lokalisation**
Meist hintere Kommissur (6 Uhr in Steinschnittlage).

**Klinisches Bild**
Zunächst oberflächlicher Defekt (Analrhagade); dieser geht in die chronische Fissur, d.h. bis zu den Fasern des inneren Schließmuskels reichendes, lineares Ulkus mit entzündlicher Infiltration der Umgebung über. Am distalen Ende der Fissur entstehen meist Marisken, die sog. Vor- oder Wachtpostenfalte. Symptome sind heftigste, brennende, krampfartige Schmerzen bei der Defäkation, die stundenlang anhalten können. Ausstrahlung in Rücken, Beine, Genitale möglich. Es kommt zu Stuhlverhaltung und chronischem Spasmus des inneren Schließmuskels mit konsekutiver Fibrose.

**Diagnose**
Untersuchung in Lokalanästhesie: Lokalanästhetika-Injektionen in die Sphinkterregion, anschließend digitale Untersuchung und Proktoskopie.

**Komplikation**
Fistelbildung, periproktitischer Abszess.

**Therapie**
- Oberflächliche akute Fissur: Analhygiene und warme Sitzbäder mit entzündungshemmenden Zusätzen (z.B. Kamilleextrakt) oder Adstringenzien (z.B. Tannosynt, Tannolact) und entsprechender Salbentherapie. Bei andauernder Schmerzhaftigkeit Verwendung von anästhesierenden Salben/Supp./Läppcheneinlagen (z.B. Xylocain 2% Gel), ggf. in Kombination mit entzündungshemmenden Zusätzen (z.B. Faktu Salbe/Supp., Hämo-ratiopharm Creme/Zäpfchen, Posterisan Salbe/Zäpfchen, DoloPosterine N Salbe/Supp.). Stuhlregulierung z.B. mit Weizenkleie/Leinsamen oder Quellmitteln wie Agarol, ggf. Injektion von Lokalanästhetika. Evtl. vorsichtiges Bougieren des Analkanals mit Sphinkterdehnern.
- Chronische Fissur:
  - Operative Therapie (verschiedene Verfahren): Z.B. laterale Sphinkterotomie nach Parks mit Durchtrennung des inneren Schließmuskels, primärer Wundverschluss, Fissurektomie nach Gabriel mit Exzision des gesamten Ulkus/Fissurektomie, Sekundärheilung.
  - Injektion von 2mal/Tag 20 Einheiten Botulinumtoxin über 6 Wochen (in der klinischen Erprobung).

**Merke: Glukokortikoide sollten zurückhaltend verwendet werden!**

## Analfistel K60.30

**Definition**
Fistel im Analbereich.

**Einteilung**
- Man unterscheidet:
  - Inkomplette äußere oder innere Fistel: Nur eine Fistelöffnung vorhanden.
  - Komplette Fistel: Durchgehender Fistelgang, Fistelöffnung in Haut und Rektumschleimhaut.
- Einteilung nach Parks:
  - Subkutane Fistel
  - Submuköse Fistel
  - Intersphinktere Fistel
  - Transphinktere Fistel
  - Suprasphinktäre Fistel
  - Extrasphinktäre Fistel
  - Rektoorganische Fistel.

**Ätiologie**
Folge von periproktitischen Abszessen.

**Differenzialdiagnose**
Tuberkulöse Fistel, osteomyelitische Fistel, rektovaginale und rektourethrale Fistel, Fistel bei Morbus Crohn, Colitis ulcerosa, Divertikulitis.

**Therapie**
- Eingriff stationär in Allgemein- oder Spinalanästhesie, Ausnahme: Subkutane Fisteln.
- Komplette chirurgische Spaltung aller erreichbaren Fistelgänge unter Antibiotika-Schutz mit breitem Wirkungsspektrum, z.B. Doxycyclin (z.B. Doxy-Wolff) 200 mg/Tag p.o. oder i.v. Alternativ bei Verdacht auf Anaerobierinfektion: Clindamycin (z.B. Sobelin Kps. 150 mg) 3mal/Tag

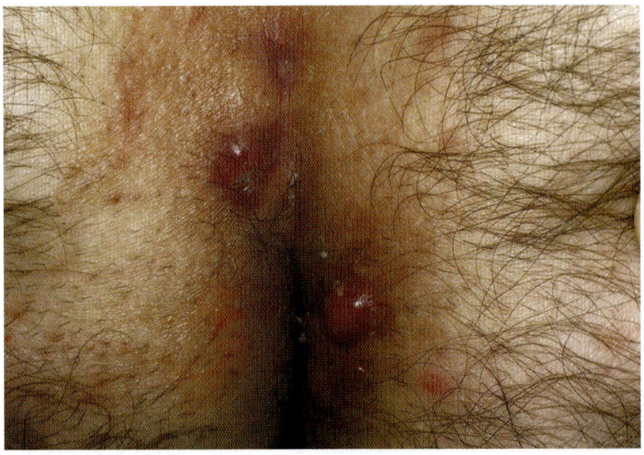

**Analfistel.** 1,0 cm im Durchmesser große, rot-braune, nässende Knoten mit glatter Oberfläche. Kein Juckreiz; passagere Schmerzen.

2 Kps. oder Metronidazol (z.B. Clont 400) 2-3mal/Tag 1 Tbl. p.o.

- Verfahren: Sondierung des Fistelganges mittels Knopfsonde, Darstellung mit Methylenblau, Spaltung über eine Rinnensonde, Fistelographie, Entfernung des die Fistel auskleidenden Granulationsgewebes per Kürettage oder Exzision in dreieckiger Form unter Mitentfernung der beteiligten Drüsen (Proktodäaldrüsen).

**Merke: Ausschluss M. Crohn (Kolon-Kontrasteinlauf), da bei diesem keine Fistelspaltung, sondern Ausschabung vorgenommen wird!**

- Nachsorge mit Sitzbädern mit antiseptischen Zusätzen (Antiseptika), z.B. Chinolinol-Lsg. (z.B. Chinosol 1:1000), R042, Jod-haltige Externa (z.B. Betaisodona Perineal-Antiseptikum) oder antiphlogistisch mit Kamillenblütenextrakt (z.B. Kamillosan). Bei offener Wundbehandlung Spülung der Fisteln mit Antiseptika wie Polihexanid (Serasept, Prontoderm) oder Polyvidon-Jod (Betaisodona), bei sauberem Wundgrund granulationsfördernde Maßnahmen, z.B. Varidase Gel. Stadiengerechte Wundbehandlung.

## Analgetika

### Definition
Schmerzmittel, Medikamente gegen Schmerzen. Je nach Schwere und Art des Schmerzes werden unterschiedliche Gruppen von Analgetika eingesetzt. Zu unterscheiden sind schwach wirksame, periphere von stark wirksamen, zentralen Schmerzmitteln. Schwach wirksam: S.u. Antiphlogistika, nichtsteroidale. Stark wirksam: S.u. Opioide.

### Unerwünschte Wirkungen
Magen-Darm-Blutungen, Asthma, Leber- und Nierenschädigung. Beachte: Bei längerer Anwendung Auslösung von Kopfschmerzen (Analgetikakopfschmerz).

**Analfistel. Tabelle 1.** Behandlungsschema bei Analfisteln

| | Fisteltyp | Therapie |
|---|---|---|
| **Inkomplette Fisteln** | Äußere oder innere Fistel | Perforieren der Fistel zur Mukosa hin, Sondierung der inneren Fistelöffnung mittels Hakensonde |
| **Komplette Fisteln** | Inter- und transsphinktere Fisteln | Verfahren nach Parks: Exzision der Fistel von Seiten beider Ostien unter Erhalt der Mm. puborectalis und levator anii, offene Wundbehandlung und sekundäre Wundheilung |
| | Supra- und extrasphinktere Fisteln | Drainage durch Einlage eines Fadens |
| | Subkutane- und submuköse Fisteln | Ovaläre Ausschneidung und primärer Wundverschluss, Einlegen von Antibiotika-haltigen Streifen, z.B. Sofra-Tüll |

## Analgetika-Intoleranz-Syndrom (AIS) T88.7

### Synonym(e)
AIS

### Definition
Intoleranzreaktion auf nichtsteroidale Antirheumatika (NSAR), wahrscheinlich ausgelöst durch eine Dysbalance im Arachidonsäuremetabolismus. S.a.u. Urtikaria, Intoleranzurtikaria.

### Ätiologie
Dysbalance im Arachidonsäuremetabolismus. Arachidonsäure wird mittels Phosopholipasen aus den Phospholipiden der Zellmembranen von Eosinophilen, Mastzellen und Leukozyten bereitgestellt. Über Lipoxygenasen und Cyclooxygenasen (COX) werden wahlweise zwei Stoffwechselwege beschritten, deren Produkte z.T. antagonistisch wirken. Über den Leukotrien-C4- (LTC4) Cyclooxygenase-Stoffwechselweg werden Prostaglandine (z.B. Prostaglandin E2) gebildet. Über den Lipoxygenase-Stoffwechselweg werden Peptidleukotriene (PLT) gebildet. PLT wirken im Gegensatz zu Prostaglandinen bronchospastisch und schleimbildend. Patienten mit AIS neigen zu überschießender Bildung von PLT, wahrscheinlich bedingt durch eine verstärkte Aktivität der LTC4-Synthetase (Ursache: möglicher Polymorphismus der Gensequenz der LTC4-Synthetase auf Chromosom 5q). Bei den Patienten mit AIS wurde nach Gabe von NSAIDs ein „Shifting" (ungebremster Wechsel) zum Lipoxygenase-Stoffwechselweg beschrieben.

### Klinisches Bild
Akut intermittierende oder chronisch rezidivierende Urtikara, Polyposis nasi und Asthma bronchiale.

### Labor
Urin: Leukotrien 4 vermehrt.

### Diagnose
Anamnese: Therapieresistente Urtikaria, Polyposis nasi (meist Mehrfachoperationen der Nasennebenhöhlen in der Anamnese), Asthma bronchiale). Provokationtests durch nasale, orale (s.u. Urtikaria, chronische) oder bronchiale Provokation. Messung der durch NSAR in vitro provozierten Cysteinylleukotrien-Ausschüttung mittels kommerziell erhältlicher Tests (CAST). Ergänzend kann ein noch in klinischer Erprobung befindliches Verfahren eingesetzt werden, der Analgetika-Intoleranz-Test (AIT), bei dem das Gleichgewicht zwischen PGE2- und Leukotrienausschüttung nach Provokation bewertet wird.

### Therapie
Analgetikakarenz. Versuch mit Montelukast (z.B. Singulair Filmtabletten) 10 mg/Tag vor der Nachtruhe. Adaptive Desaktivierung (Ausbildung einer Toleranz gegenüber Analgetika insbes. COX-1-Inhibitoren).

## Analkarzinom C44.5

### Synonym(e)
Kloakogenes Karzinom; anal carcinoma

### Definition
Neoplasien (vor allem Karzinome) im Bereich von Analrand, Analkanal oder Transformationszone (Linea dentata).

### Einteilung
Unterschieden werden:
- Analrandkarzinom: Hautkarzinom mit vorwiegend flächiger und ulceröser Ausbreitung.
- Analkanalkarzinom: Vorwiegend Plattenepithelkarzinome.
- Transitionalzellkarzinom: Vom Übergangsepithel ausgehendes Karzinom.
- Adenokarzinom des Analkanals.
- Anorektales Melanom.

### Vorkommen/Epidemiologie
Selten. Analkarzinome machen ca. 1-2% aller kolorektalen Karzinome und etwa 4% aller Rektumkarzinome aus. 60-70% der Karzinome sind Plattenepithelkarzinome. Ständige Zunahme der Neuerkrankungen in den letzten Jahrzehnten bei weiter steigender Inzidenz. Häufigkeitsgipfel zwischen 60. und 70. Lebensjahr. Gehäuft bei Infektion mit HIV, HSV, Gonorrhoe, risikoreichen Sexualpraktiken, Organtransplantation.

### Ätiologie
Das Tumorwachstum beginnt in der Regel nicht de novo; es entsteht meist auf vorgeschädigter Haut, wie beispielsweise bei Lichen planus, Acne inversa, entzündlichen Darmerkrankungen wie z.B. Morbus Crohn oder Lichen sclerosus et atrophicus. Eine langdauernde Immunsuppression (insbesondere HIV-Infektion) begünstigt die Tumorentstehung. Der Zusammenhang zwischen „high-risk" Papillomaviren (meist HPV 16 oder 18), langjährig bestehenden Condylomata acuminata und maligner Transformation in ein Analkarzinom ist gesichert.

### Manifestation
Frauen sind häufiger als Männer betroffen.

### Lokalisation
- Analrandkarzinom: Perineale Kutis
- Analkanalkarzinom: Zwischen Linia dentata und Anocutangrenze
- Transitionalzellkarzinome: Übergangszone.

### Klinisches Bild
- Derber, manchmal glatter, meist verruköser, hautfarbener bis rötlicher Knoten. Es wächst im Laufe von Monaten und Jahren peripher und in die Tiefe. Die Patienten haben nur bei Exulzeration zunehmend Beschwerden; in den frühen Stadien (s.u. AIN) oft asymptomatischer Verlauf bzw. Wahrnehmen einer tastbaren, festen, nicht schmerzhaften Hautveränderung.
- Häufig Symptomenkomplex bestehend u.a. aus perianalem Blutabgang (50%), perianalen Schmerzen, Tenesmen, Juckreiz, Fremdkörpergefühl, Stuhlunregelmäßigkeiten, Inkontinenz, vergrößerten Leistenlymphknoten. Häufig benigne Begleiterkrankungen (Hämorrhoiden, Fissur, Fistel, Condylomata acuminata etc.).
- Hoch sitzende Analkarzinome metastasieren in die inferioren mesenterialen Lymphknoten. Karzinome des mittleren Analkanals metastasieren in die pelvinen Lymphknoten. Tief sitzende Analkarzinome und Analrandkarzinome metastasieren in die inguinalen Lymphknoten. Selten Fernmetastasen, wenn auftretend, vor allem in Leber und Lungen.

**Analkarzinom. Tabelle 1.** TNM-Stadien des Analkarzinoms

| Primärtumor | |
|---|---|
| TX | Primärtumor kann nicht beurteilt werden |
| T0 | kein Anhalt für Primärtumor |
| Tis | Carcinoma in situ |
| T1 | Tumor 2 cm oder weniger in der größten Ausdehnung |
| T2 | Tumor mehr als 2 cm aber nicht mehr als 5 cm in größter Ausdehnung |
| T3 | Tumor mehr als 5 cm in größter Ausdehnung |
| T4 | Tumor jeder Größe mit Infiltration benachbarter Organe wie Vagina, Urethra oder Harnblase (der Befall der Sphinktermuskulatur allein wird nicht als T4 klassifiziert) |

**Analkarzinom. Tabelle 2.** TNM-Stadien des Analkarzinoms

| Regionale Lymphknoten | |
|---|---|
| NX | NX regionäre Lymphknoten können nicht beurteilt werden |
| N0 | kein regionären Lymphknoten |
| N1 | Metastasen in perirektalen Lymphknoten |
| N2 | Metastasen in inguinalen Lymphknoten einer Seite und/oder in Lymphknoten an der Arteria iliaca interna einer Seite |
| N3 | Metastasen in perirektalen und inguinalen Lymphknoten und/oder in Lymphknoten an der Arteria iliaca interna beidseits und/oder in bilateralen Leistenlymphknoten |

**Analkarzinom. Tabelle 3.** TNM-Stadien des Analkarzinoms

| Fernmetastasen | |
|---|---|
| MX | Minimalerfordernisse zur Feststellung von Fernmetastasen sind nicht erfüllt |
| M0 | kein Nachweis von Fernmetastasen |
| M1 | Nachweis von Fernmetastasen |

### Labor
- BKS, großes Blutbild, Elektrolyte, Kreatinin, Gesamteiweiß, Quick, PTT, Serumeisen, LDH, Gamma-GT, AP, GPT.
- Tumormarker: CEA, CA 19-9. Tumormarker nicht als Screening-Methode! Bei erhöhten Werten sind Tumor-

A

**Analkarzinom. Tabelle 4.** TNM-Stadien des Analkarzinoms

| Stadien-Gruppierung | | | |
|---|---|---|---|
| Stadium 0 | Tis | N0 | M0 |
| Stadium I | T1 | N0 | M0 |
| Stadium II | T2/3 | N0 | M0 |
| Stadium IIIa | T4 | N0 | M0 |
| | T1-3 | N1 | M0 |
| Stadium IIIb | T4 | N0 | M0 |
| | jedes T | N2, 3m | M0 |
| Stadium IV | jedes T | jedes N | M1 |

**Analkarzinom. Tabelle 5.** TNM-Stadien des Analkarzinoms

| Stadieneinteilung des Analkarzinoms (nach Dukes) | | | |
|---|---|---|---|
| Stadium I | T1 | N0 | M0 |
| Stadium II | T2-3 | N0 | M0 |
| Analkanal | | | |
| Stadium IIIA | T4 | N0 | M0 |
| | T1-3 | N1 | M0 |
| Stadium IIIB | T4 | N1 | M0 |
| | jedes T | N2-3 | M0 |
| Analrand | | | |
| Stadium III | T4 | N0 | M0 |
| Stadium | jedes T | N1 | M0 |
| Stadium IV | jedes T | jedes N | M1 |

marker hervorragend geeignet, um die Effektivität der Therapie zu erfassen.

### Diagnose

Wesentliche Grundsätze der Frühdiagnose: Biopsie bei chronischem perianalem Ekzem, therapierefraktärer Analfissur, knotigen Veränderungen und jedem nicht völlig typischen Analbefund. Histologische Untersuchung des gesamten aus der Anorektalregion entfernten Biopsats, auch wenn es sich um Hämorrhoiden, Fissuren oder Fisteln ohne klinischen Verdacht auf Malignität zu handeln scheint. Notwendige Untersuchungen: Anamnese und klinische Untersuchung (einschließlich Leistenlymphknoten), Untersuchung des Analkanals (mit analem Spreizspekulum), Digital-rektale Untersuchung, Proktoskopie, Rektoskopie. Bei Tumorverdacht bioptische Sicherung (ggf. in Narkose):

- Kleine Läsionen (< 1 cm und isolierter Schleimhautbefall): Totalbiopsie (Tumor-Exzision).
- Größere Läsionen und Infiltration in Muskulatur: Inzisions- oder Stanzbiopsie.
- Computertomographie oder MRT des Abdomens und Beckens
- Röntgenuntersuchung des Thorax in zwei Ebenen.

Im Einzelfall nützliche Untersuchungen: Endosonographie des Analkanals, gynäkologische Untersuchung, urologische Untersuchung bei fortgeschrittenem Tumor.

**Cave: Bei schlecht differenziertem Plattenepithel- sowie den sehr seltenen kleinzelligen und undifferenzierten Karzinomen ist differenzialdiagnostisch auf die Abgrenzung gegenüber malignen Melanomen und Lymphomen zu achten!**

### Komplikation

Lokoregionäre Rezidive nach Radiochemotherapie von Analkanalkarzinomen entstehen meist in den ersten zwei Jahren nach Therapie. Cisplatin und 5-FU gelten immer noch als zytostatische Therapie der ersten Wahl. Rezidive sollten frühzeitig diagnostiziert werden, da meist durch Rektumexstirpation eine hohe Heilungschance besteht. Bei isolierten Lungen- oder Lebermetastasen gelten die allgemeinen Grundsätze der Metastasenchirurgie. Inkurable Lokalrezidive erfordern meist eine Kolostomie zur Stuhlableitung. Die palliative Chemotherapie mit Cisplatin und 5-FU stellt hierbei ebenso wie bei Tumorgeneralisierung eine therapeutische Option dar.

### Therapie

- Radiotherapie:
  - Einzeldosis von 1,8 Gy in einmal täglicher und fünfmal wöchentlicher Fraktionierung bis zu einer Gesamtdosis von 50,4 Gy.
  - Bestrahlung der Leisten elektiv bis zu einer Gesamtdosis von 45 Gy.
- Simultane Chemotherapie: In der ersten und fünften Behandlungswoche:
  - 5-FU (1000 mg/Tag/m$^2$ KO an den Tagen 1 bis 5 und 29 bis 33 als 120-Stunden-Infusion).
  - Mitomycin C (10 mg/Tag/m$^2$ KO an den Tagen 1 und 29 als intravenöser Bolus) appliziert.
- Alternativ:
  - 5-FU (1000 mg/Tag/m$^2$ KO an den Tagen 1-4 oder 750 mg/Tag/m$^2$ KO an den Tagen 1-5).
  - Mitomycin C (10-15 mg/Tag/m$^2$ KO an den Tagen 1 und 29 als intravenöser Bolus) appliziert.

Der maximale Therapieeffekt ist frühestens sechs bis acht Wochen nach Therapieende zu erwarten.

### Therapie allgemein

Therapieverfahren mit kurativem Ziel sind operative Entfernung des Tumors bei TU-Durchmesser bis 2 cm (lokale Exzision, abdomino-perineale Exstirpation), Radiotherapie und Radiochemotherapie.

### Operative Therapie

- Adenokarzinom und Melanom:
  - Adenokarzinom des Analkanals: Radikale chirurgische Entfernung (abdominoperineale Rektumexstirpation) ist indiziert.
  - Anorektales Melanom: Im lokalisierten Stadium Resektion im Gesunden.

### Prognose

5-Jahres-Überlebensrate bei Karzinomen des Analrandes: 50-70%, bei Karzinomen des Analkanales: 30-60%.

**Analkarzinom. Tabelle 6.** Nachsorgeschema

| Untersuchung | Wochen * | Monate * | | | | | | | | |
|---|---|---|---|---|---|---|---|---|---|---|
| | 6 | 3 | 6 | 9 | 12 | 18 | 24 | 36 | 48 | 60 |
| Anamnese, körperliche Untersuchung | | + | + | + | + | + | + | + | + | + |
| Abdomen-Sonographie | | | + | | + | + | + | + | + | + |
| Röntgen-Thorax in zwei Ebenen | | | | + | + | | | + | | + |
| Rektoskopie, evtl. Endo-sonographie | + | + | + | | + | + | + | | | |
| MRT oder Spiral-CT-Becken | | | + | | + | + | + | | | |

* nach Abschluss der Radiochemotherapie

### Nachsorge
Erforderlich bei Patienten mit Analkanalkarzinom, nach Radiochemotherapie oder lokaler Exzision.

## Analpruritus L29.00

### Definition
Polyätiogisches Symptom der Analregion.

### Ätiologie
Häufigste Ursachen sind ein toxisches oder allergisches perianales Ekzem, Analekzem sowie eine perinal lokalisierte Psoriasis (hier auch isoliert auftretend) oder ein atopisches Ekzem. Weitere Ursachen sind u.a. Irritationen durch dyspeptische Stühle, Adipositas (Schwitzen), Ektoparasitose oder mangelhafte Analhygiene. Diabetes mellitus, langzeitige externe oder interne Applikationen von Kortikosteroiden oder Antibiotika können zur Darmkandidose und sekundär zu perianalem Juckreiz führen. Pruritus ani kann auch verursacht werden durch eine relative Sphinkterinkontinenz, durch Mazerationsvorgänge infolge von Marisken, Proktitis, Abszessen, Fisteln oder auch durch Condylomata acuminata. Ätiologisch bedeutend ist v.a. bei Kleinkindern und Kindern eine Oxyuriasis, wobei der Pruritus typischerweise nachts auftritt. Weniger häufig ist ein Befall der Perianalregion durch die Skabiesmilbe. Nicht ganz selten ist ein psychogener Pruritus (meist Ausschlussdiagnose bei Fehlen einer erkennbaren Ursache).

### Klinisches Bild
Unterschiedliche klinische Aspekte abhängig von der Ätiologie. Meist, scharf oder unscharf begrenzte, gerötete, verdickte, lichenifizierte auch mazerierte (dann meist süßlicher Fötor) Perianalhaut mit Erosionen oder kleinherdigen Ulzera; auch Rhagadenbildungen.

### Diagnose
Gezielte Abklärung der Ursache mit sorgfältiger Erhebung des Haut - und Schleimhautstatus. Zusätzlich je nach Klinik: Mykologie, Prick- und Epikutantestung, Probexzision, Bakteriologie, Abklatschpräparat auf Oxyureneier. Bei nicht eindeutiger Zuordnung des Symptoms Abklärung mittels Proktoskopie, Rektosigmoidoskopie und ggf. Koloskopie zur Abklärung eines Tumorgeschehens .

### Therapie
Behandlung der Grunderkrankung (s.o.), ggf. psychotherapeutische Betreuung. Behandlung des Ekzems; s. unter Ekzem, Analekzem.

## Analrhagade K62.9

### Definition
Radiär zum Anus verlaufende Rhagade mit einer Länge von 5-50 mm. Häufig in vorgeschädigter Haut (Steroidmissbrauch). Gefahr des Übergangs in eine Analfissur.

### Therapie
Entsprechend der Analerosion und Analfissur.

## Analvenenthrombose, akute I84.3

### Synonym(e)
Perianale Thrombose; Hämorrhoidalvenenthrombose, akute; Analthrombose

### Definition
Akute, meist schmerzhafte Thrombose perianaler Venen durch Hämatom- und Thrombosebildung bei Gefäßwandzerreißungen auf dem Boden eines Hämorrhoidalleidens.

### Vorkommen/Epidemiologie
Bei ca. 5% der proktologischen Patienten auftretend.

### Ätiologie
- Prädisponierend für das Entstehen von Analthrombosen ist möglicherweise das Vorhandensein vergrößerter Hämorrhoidalpolster, die mit dem kaudalen, subkutanen Venenplexus in Verbindung stehen, so dass mit einer eventuellen Strömungsverlangsamung in dilatierten Gefäßen und einer Gefäßwandverletzung die wesentlichen Grundlagen der Virchow-Trias gegeben sind.
- Auslösende Faktoren sind u.a. thermische Expositionen,

wie Kälte (z.B. Sitzen auf kalten Flächen) und schwülwarmes Wetter, (ungewohnte) körperliche Anstrengung, wie Joggen, Radfahren o.ä., gesteigerter intraabdomineller Druck beim Husten, Heben, Pressen, bei der Defäkation, in der Endphase der Gravidität und beim Geburtsvorgang, wie auch weibliche Hormone (Menstruation). Weiterhin können nutritive Einflüsse (z.B. Alkohol, Gewürze) ebenso Auslöser einer Analthrombose sein wie auch mechanische Faktoren (proktologische Eingriffe, Analverkehr).

### Manifestation
Im mittleren Erwachsenenalter auftretend. Männer sind 2-3mal so häufig wie Frauen betroffen.

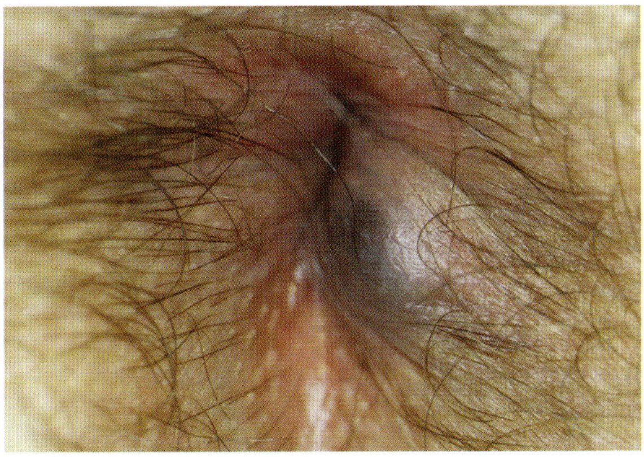

**Analvenenthrombose, akute.** Akuter, nach harter Defäkation aufgetretener, sehr schmerzhafter, blauroter, perianal lokalisierter, zunächst weicher, innerhalb Tagesfrist prall-elastisch gewordener Knoten.

### Klinisches Bild
- Blauroter oder schwarzer, bis kirschgroßer, am Analring vortretender Knoten. Keine Bevorzugung bestimmter Sektoren. Akut auftretende (innerhalb von Minuten bis Stunden), z.T. stark schmerzhafte bzw. mit einem dumpfen Dauerschmerz einhergehende Schwellung am Analrand oder im After, die mit Juckreiz, Stechen, Brennen oder einem starken Spannungsgefühl bzw. Druckschmerz einhergeht.
- Bei der Inspektion und der digitalen Untersuchung finden sich am Analrand oder im Analkanal prallelastische bis derbe, bläulich-rote Knoten von Stecknadelkopf- bis Pflaumengröße. Meist zeigt sich nur eine Läsion; selten sind multiple kleine Thrombosen perlschnurartig neben, hinter- oder untereinander angeordnet.
- Die frische Thrombose blutet nicht (keine Spontanentlastung). Unter Umständen kommt aber es aber in Folge einer Drucknekrose zur Ulzeration der die Thrombose bedeckenden Haut mit konsekutiver Blutung und eventuell spontanem Abgang des Gerinnungsthrombus; dies kann zu schlagartiger Beschwerdefreiheit führen (Spontanentlastung).

### Diagnose
Die Diagnose kann häufig nur palpatorisch gestellt werden, da ein Begleitödem unterschiedlicher Stärke den eigentlichen Befund maskieren kann. Die starke Schmerzhaftigkeit ist typisch. Bei V.a. tiefsitzende Analthrombose ist trotz starker Schmerzhaftigkeit eine Proktoskopie erforderlich (vorne offenes Proktoskop).

### Differenzialdiagnose
Marisken; Analabszesse; periproktische Abszesse; thrombosierte Hämorrhoiden; Analfibrome; Melanom, malignes; Analkarzinom.

### Therapie
Therapie des Hämorrhoidalleidens.

### Therapie allgemein
Unbehandelt oder unter konservativer Therapie bildet sich die Analthrombose im Verlauf von Tagen bis Wochen durch Organisation, Resorption und Rekanalisation spontan zurück, ohne Mariskenbildung. Die Dauer der Erkrankung beträgt in der Regel ca. ein bis zwei Wochen. Selten vergehen auch Monate bis zur vollständigen Rückbildung.

### Externe Therapie
- Kamille Sitzbäder, z.B. mit Kamillosan. Auflegen kühlender Kompressen (Cool-pack) oder kurzzeitig von Eiswasserbeuteln.
- Konservative Therapie mit anästhesierenden Salben/Suppositorien wie Cinchocain (DoloPosterine) oder gerinnungshemmende Externa mit Heparin (z.B. Hepathromb Creme 60000).
- Anwendung glukokortikoidhaltiger Hämorrhoidenmittel wie Salbenkompressen mit Betamethasonvalerat (Betnesol V), 2-4mal/Tag auflegen. Alternativ Anwendung von Präparaten mit E. coli-Bestandteilen (Posterisan Zäpfchen mit Mulleinlage (Haemotamp).

### Interne Therapie
Schmerztherapie mit lang wirksamen nichtsteroidalen Antiphlogistika wie Diclofenac (z.B. Voltaren retard) initial 3mal/Tag 50 mg p.o. Erhaltungsdosis 50-100 mg/Tag p.o.

### Operative Therapie
- Möglichst frühzeitige Stichinzision und Entleerung der Blutkoagula, ggf. mit Anlage einer Drainage, bis zum 4. Tag in Lokalanästhesie. Ab dem 5. Tag (Beginn der Thrombusorganisation) operative Abtragung in toto (Exzision des gesamten Thrombusareals unter Mitnahme des betroffenen Gefäßsegmentes) und antiphlogistische Maßnahmen. Die Exzision minimiert die Gefahr der postoperativen Rethrombosierung. Bei operativem Vorgehen Entfernen der sackartig ausgeweiteten Vene mit Skalpell, dadurch wird das sofortige Verkleben der Venenwände und das Rezidiv verhindert. Die Hämatomentleerung führt zum sofortigen Nachlassen des Schmerzes.
- Nachbehandlung: Sitzbäder mit Kamillosan, Einlegen eines Salbenstreifens mit antiseptischen Zusätzen wie Polyvidon-Jod (z.B. **R204**, Braunovidon Salbe).

### Prognose
Die Dauer der Erkrankung beträgt i.d.R. ca. ein bis zwei Wochen. Selten vergehen auch Monate bis zur vollständigen Rückbildung.

## Ananasdermatitis L27.2

### Definition
Besonders auf Hawaii und in Malaysia beobachtete Dermatitis nach dem Verzehr roher Ananas.

### Ätiologie
Typ I-Sensibilisierung gegen das Enzym Bromelin.

### Klinisches Bild
Unmittelbar nach dem Verzehr der Ananas: Heftiges Brennen der Lippen und Mundwinkel, nach 6-8 Stunden: Akute Cheilitis und Dermatitis.

### Prognose
Abklingen nach 2-3 Tagen.

## Anaphylaktoide Reaktion T78.2

### Definition
Anaphylaxie-ähnliche Reaktion, aber ohne Beteiligung spezifischer immunologischer Mechanismen.

### Therapie
Entsprechend dem anaphylaktischen Schock.

## Anaphylaxie T83.2

### Einteilung
Unterschieden wird die klassische anaphylaktische Reaktion (Typ I-Reaktion; IgE-vermittelt; s.u. Allergie) von der IgE-unabhängigen anaphylaktoiden Reaktion. Beide Reaktionen verlaufen unter dem gleichen klinischen Bild.

### Vorkommen/Epidemiologie
Prävalenzzahlen werden meist ungenau wiedergegeben und liegen in der Allgemeinbevölkerung zwischen 1,5-15%. Etwa 3% der Bevölkerung sind von einer Bienen- oder Wespengiftanaphylaxie betroffen. Neben Insektengiften sind Nahrungsmittel, Arzneistoffe, Naturlatex, körperliche Anstrengungen sowie physikalische Faktoren (Kälte/Wärme) die häufigsten Auslöser einer Anaphylaxie.

### Ätiologie
- Der zentrale initiale Mechanismus klassischer, IgE-vermittelter Anaphylaxie ist die Aktivierung von Mastzellen und basophilen Granulozyten. Hierbei werden zahlreiche Mediatoren wie Histamin, Prostaglandine, Leukotriene, Tryptasen schlagartig freigesetzt. Die Folge sind Gefäßerweiterungen und Permeabilitätsteigerungen, Kontraktionen der glatten Muskulatur (Bronchien, Gastrointestinaltrakt, Koronararterien), Vagusaktivierung sowie Aktivierung des Kinin-Kallikrein-Signalweges, des Komplementsystems und Gerinnungssystems.
- Neben IgE können auch Immunkomplexe eine Anaphylaxie auslösen.
- Bei den anaphylaktoiden Reaktionen führen chemische, physikalische und osmotische Stimuli zur Freisetzung der Mediator-Substanzen aus Mastzellen und basophilen Granulozyten. Hierbei sind die initiierenden Mechanismen weitgehend ungeklärt.

### Klinisches Bild
S.u. Schock, anaphylaktischer.

### Therapie
S.u. Schock, anaphylaktischer.

## Anasarka R60.1

### Definition
Nichtentzündliche, exzessive Flüssigkeitsansammlung im Hautbindegewebe.

### Ätiologie
Starker Eiweißmangel, z.B. bei Leberzirrhose, nephrotischem Syndrom, Malabsorptionssyndromen, dekompensierter Herzinsuffizienz.

### Lokalisation
Abhängige Körperpartien.

## ANCA

### Definition
Akronym für „antineutrophil cytoplasmatic antibodies", für Zytoplasmaantikörper gegen neutrophile Leukozyten. ANCA spielen für die serologische Diagnose bestimmter autoimmunologischer Vaskulitiden eine Rolle.

### Einteilung
Entsprechend dem Muster, das durch indirekte Immunfluoreszenz auf humanen Leukozyten erzeugt wird, kann wie folgt unterteilt werden:
- cANCA (zytoplasmatische ANCA): Gegen Proteinase-3 gerichtet (z.B. Wegener-Granulomatose).
- pANCA (perinukleäre ANCA): Gegen Peroxidasen myeloischer Zellen gerichtet (s.u. Churg-Strauss-Syndrom, Polyarteriitis nodosa, mikroskopische).
- xANCA (atypische ANCA): Gegen Elastase, Laktoferrin, Lysozym, Kathepsin G gerichtet (autoimmune Lebererkrankungen, chron. entzündl. Darmerkrankungen).

### Allgemeine Information
Die cANCA haben insofern eine pathogenetische Bedeutung, als sie nach Bindung des AK an Granulozyten eine Kaskade immmunologischer Vorgänge induzieren, die schließlich zur Zytokinausschüttung, Endothelaktivierung und zur lymphozytären Infiltration der kleinen Gefäße mit konsekutiver Vaskulitis führt.

## Androgene

### Definition
Synthetisch hergestellte männliche Sexualhormone.

### Indikation
Substitutionstherapie bei Testosteronmangel infolge Hypogonadismus. s.a. Mesterolon, Testosteronenantat, Testosteronpropionat, Testosteronundecanoat.

### Eingeschränkte Indikation
Stillzeit (Maskulinisierung des Säuglings), Jungen vor der Pubertät, Alter > 65 Jahre, Epilepsie, schwere Herz- Leber- oder Niereninsuffizienz, Lebertumoren, Migräne, akute intermittierende Porphyrie, Prostatahypertrophie.

### Unerwünschte Wirkungen
Allergische Reaktionen bis zur Anaphylaxie, Depressionen, Libidosteigerung oder -verlust, Kopfschmerzen, intrazerebra-

le Blutungen, Ödem, Blutgerinnungsstörungen (Abfall der Faktoren II, V, VII und X), Wasserretention, Hypercholesterinämie, Polyzythämie, akute intermittierende Porphyrie, Pubertas praecox bei Jungen, Penisvergrößerung, häufige Erektionen, u.U. irreversible Virilisierung, Leberfunktionsstörungen, Amenorrhoe, Hodenatrophie, Impotenz, Klitorishypertrophie, Prostatahypertrophie, verfrühter Epiphysenschluss, Akne, Alopezie, Hirsutismus, Seborrhoe, irreversible Stimmvertiefung bei Frauen.

### Wechselwirkungen

Bei gleichzeitiger Einnahme von Ajmalin kommt es zu einer lang anhaltenden Cholestase, Cumarine führen zu einer verstärkten Blutungsneigung.

### Kontraindikation

Schwangerschaft (Maskulinisierung weibl. Feten), Sängerinnen, Prostatakarzinom, tumorbedingte Hyperkalzämie.

## Anergie

### Definition

Das Nichtreagieren auf ein Antigen, wobei es zwei Möglichkeiten einer Anergie gibt:

- Anerge Reaktion bei nicht bestehender Sensibilisierung (z.B. negative Tuberkulinreaktion bei nicht stattgefundenem Kontakt).
- Anerge Reaktion bei bestehender Sensibilisierung als Ausdruck einer verminderten Immunitätslage (z.B. Masern, HIV-Infektion).

## Anetodermie L90.91

### Erstbeschreiber

Schweninger u. Buzzi, 1881; Pellizari, 1884; Jadassohn, 1892

### Synonym(e)

Dermatitis maculosa atrophicans; Macular atrophy; Atrophodermie erythemateuse en plaques; Atrophia maculosa cutis; Dermatitis atrophicans maculosa; Elastolyse, erworbene

### Definition

Gruppe erworbener, entzündlicher oder nicht-entzündlicher (idiopathischer), zur Elastolyse führender, stammbetonter Veränderungen, die zu umschriebener Atrophie und charakteristischer hernienartiger Ausstülpung der Oberhaut führt. Seltener liegt eine Lichtprovozierbarkeit der anetodermischen Herde vor.

### Ätiologie

Unbekannt; pathogenetisch führen primäre oder postinflammatorische Prozesse zur Fragmentierung und Rarefizierung des elastischen Fasernetzes der Haut. Nachweis von Phagozytose von Elastikafragmenten in Makrophagen. Anlagerung von IgM und C3 an die Basalmembran, von C3 auch an elastische Fasern. Biochemischer Nachweis von Desmosin (Elastin) in läsionaler Haut.

> **Merke: Ursächlich liegt der Anetodermie eine erworbene (irreversible) zirkumskripte (wahrscheinlich entzündlich induzierte) Elastolyse zugrunde.**

### Manifestation

Jugendliche und Erwachsene (2.-4. Lebensdekade), besonders weiblichen Geschlechts.

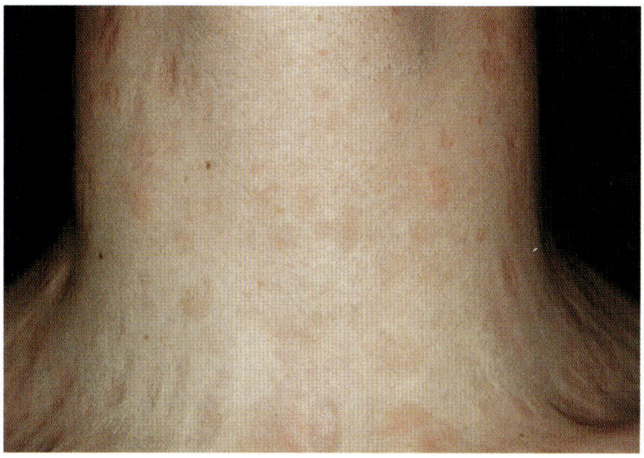

**Anetodermie.** Anetodermie Typ Jadassohn. 5 mm bis 1,5 cm große, rotbräunliche, zentral atrophisch eingesunkene, rundliche bis ovale HV mit vermehrt fältelbarer Haut im Bereich des Halses. HV bestehen seit etwa 3 Jahren. Keinerlei subjektive Beschwerden. Krankheitsbild noch progredient!

### Klinisches Bild

Einzelne oder multiple, linsen- bis pfenniggroße, scharf begrenzte, rundliche bis ovale Herde mit häufig fein gefälteter, verdünnter Haut. Herde teils eingesunken, teils hernienartige Vorwölbung des subkutanen Fettgewebes.

- Typ Jadassohn: Anetodermie nach entzündlichem Stadium mit Rötung und Schwellung.
- Typ Pellizari: Urtikarielles Vorstadium.
- Typ Alexander: Nach bullösem Initialstadium.
- Typ Schweninger-Buzzi: Ohne entzündliches Vorstadium.

> **Merke: Es gibt berechtigte Zweifel an der Validität der zuvor genannten klinischen (historischen) Klassifikation; in den meisten Fällen handelte es sich um postinflammatorische (sekundäre) Elastolysen, deren Ursachen meist unbekannt bleiben!**

Auch eine Unterteilung in primäre (idiopathische) und sekundäre (postinflammatorische) Anetodermien ist aus klinischer Sicht wenig befriedigend, da entzündliche Stadien äußerst selten beobachtet werden. Wir verstehen die Anetodermie als atrophisch-narbiges Endstadium verschiedener Entzündungsprozesse der Haut.

### Histologie

Fragmentation, Rarefizierung und Phagozytose der elastischen Fasern; Kollagenfasern verdünnt oder fragmentiert, mit größeren Zwischenräumen zwischen den Faserbündeln (Beurteilung in der Elastica-van Gieson-Färbung). Anzahl der Fibroblasten vermindert. Je nach Akuität schüttere perivaskuläre Rundzellinfiltrate.

### Differenzialdiagnose

Oberflächliche, atrophisierende Veränderung durch und nach Pyodermie oder Acne vulgaris, Zoster, Lupus erythematodes integumentalis, zirkumskripter Sklerodermie, peripherer Neurofibromatose, Amyloidosis cutis nodularis atrophicans, Lichen sclerosus et atrophicus, Goltz-Gorlin-Syndrom, Fettgewebshernien, Kortikoidatrophie; Striae cutis distensae.

### Therapie
Alle Therapieansätze bei Anetodermie sind von zweifelhaftem Wert! Im entzündlichen Stadium wird Penicillin empfohlen, bei bestehender Hautatrophie ist keine Therapie möglich.

## Aneurysma I77.81

### Definition
Umschriebene Ausweitung einer Arterienwand. Dermatologisch relevant ist das periphere arteriovenöse Aneurysma.

### Therapie
Entsprechend dem peripheren arteriovenösen Aneurysma.

## Aneurysma, arteriovenöses, peripheres I77.9

### Definition
Aneurysmatisch erweiterte arteriovenöse Fistel. Diese kann angeboren oder traumatisch bedingt sein.
Pulsierender Tumor, dilatierte und geschlängelte Venen sowie evtl. Bild einer chronischen venösen Insuffizienz, systolisch-diastolisches Schwirren auskultierbar.

### Therapie
Operative Beseitigung durch Gefäßchirurgen.

## Angina, Plaut-Vincenti A69.1

### Synonym(e)
Angina ulceromembranacea

### Definition
Akute ulzerierende Tonsillitis durch Mischinfektion mit Borrelia vincenti, Fusobacterium plauti und andere Spirochäten, Bacteroidesarten.

### Manifestation
Meist Kinder und Jugendliche.

### Klinisches Bild
Einseitige Schluckbeschwerden, schmieriger Tonsillenbelag, kraterförmiges Geschwür am oberen Tonsillenpol. Schmerzhafte Lymphknotenschwellung. Foetor ex ore.

### Differenzialdiagnose
Diphtherie, syphilitischer Primäraffekt, Angina lacunaris.

### Externe Therapie
Antiseptische Mundspülungen mit Chlorhexidin-Gurgellösung (z.B. Chlorhexidingluconat Lsg., **R045**), Tormentill-Adstringens (z.B. Repha-OS Mundspray S, **R255**) oder Dexpanthenol-Lösung (z.B. Bepanthen, **R066**).

### Interne Therapie
- Penicillin V: Erwachsene: 3mal/Tag 600.000 IE oder 2mal/Tag 1 Mio. IE p.o. über 7-10 Tage, bei Kindern 50.000-100.000 IE/kg KG/Tag.
- Alternativ: Bei Penicillin-Allergie Erythromycin (z.B. Paediathrocin) 3-4mal/Tag 250-500 mg p.o. oder i.v., Kinder 20-50 mg/kg KG/Tag verteilt auf 2-4 ED, Clarithromycin (z.B. Klacid) 2mal/Tag 250-500 mg p.o., Kinder 15 mg/kg KG/Tag verteilt auf 2 ED, alternativ Cephalosporine.
- Bei Rezidiv p.o. Cephalosporin oder Clindamycin (z.B. Sobelin) 3-4mal 300 mg/Tag p.o., Kinder 8-25 mg/kg KG/Tag p.o. in 4 ED.
- Bei starken Schmerzen Analgetika wie Paracetamol (z.B. ben-u-ron Supp.) für Kinder oder Acetylsalicylsäure (z.B. ASS) für Erwachsene.

### Prognose
Bei adäquater Therapie meist rasche Abheilung.

## Angina, spezifische A51.3

### Definition
Schleierartige, weißliche Beläge auf Tonsillen und Mundschleimhaut im Rahmen der Syphilis II.

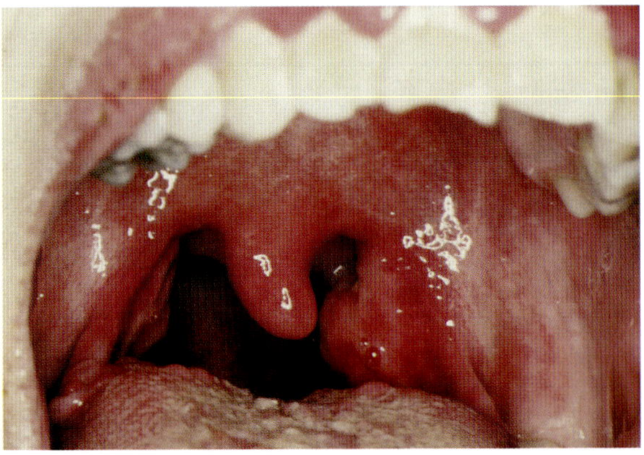

**Angina, spezifische.** Diffus geschwollene Gaumenmandeln mit grauem Belag. Keine lakunären Eiterpfröpfe. Kein Ödem der Uvula. Makulöses Exanthem (Roseolen).

### Therapie
Entsprechend der Syphilis aquisita.

## Angiodermite purpurique et pigmentée L81.9

### Erstbeschreiber
Favre, 1924; Chaix, 1926

### Synonym(e)
Dermite ocre des membres inférieurs; Dermite ocre Favre-Chaix

### Definition
Kapillaritiden mit Blutaustritt und Hämosiderinablagerung im Gefolge einer chronischen venösen Insuffizienz. Die Entität dieses Krankheitsbildes ist umstritten. Wahrscheinlich identisch mit der Purpura jaune d'ocre.

### Lokalisation
Unterschenkel, v.a. streckseitig.

### Klinisches Bild
Purpurfarbene, teilweise konfluierende Maculae mit gleichmäßiger, retikulärer, schließlich lentikulärer Pigmentation.

### Therapie
Entsprechend der Purpura jaune d'ocre.

A

## Angiodysplasie Q87.8

### Synonym(e)
Vascular malformation

### Definition
Mono- oder polyorganisch auftretende, mono- oder polytope Gefäßfehlbildung(en) als Folge einer abnormen embryonalen Gewebspersistenz, die manchmal Proliferationstendenzen aufweisen kann. Stets benigne, keine Zeichen von Atypie oder Anaplasie. Bei den sog. Angiodysplasie-Syndromen sind Gefäßfehlbildungen verschiedener Gewebe (Haut, Muskel, Knochen) oder Organe (z.B. Haut und ZNS) kombiniert.

### Einteilung
Man unterscheidet:
- Angiodysplasie-Syndrome der Extremitäten:
  - Klippel-Trénaunay-Syndrom
  - Parkes-Weber-Syndrom
  - Servelle-Martorell-Syndrom.
- Neurokutane Angiodysplasie-Syndrome:
  - Sturge-Weber-Krabbe-Syndrom
  - Hippel-Lindau-Syndrom
  - Bonnet-Dechaume-Blanc-Syndrom
  - Cobb-Syndrom.
- Weitere Krankheitsbilder:
  - Ataxia teleangiectatica
  - Blue rubber bleb naevi-Syndrom
  - De Bailey-Syndrom.
- Diffuse cortico-meningée Angiomatose:
  - Maffucci-Syndrom
  - Teleangiectasia hereditaria haemorrhagica
  - Ullmann-Syndrom.

## Angioendotheliomatose C84.4

### Erstbeschreiber
Gottron u. Nikolowski, 1958

### Synonym(e)
Angioendotheliomatosis proliferans; intravaskuläres Endotheliom

### Definition
Sehr seltene Erkrankung mit multizentrisch auftretenden, intravaskulären Tumorzellproliferaten.

### Einteilung
Zwei Formen mit ähnlichem klinischem Bild werden unterschieden:
- Angioendotheliomatosis proliferans maligna: Häufigere, maligne Verlaufsform, die histologisch als intravaskuläres T-Zell- oder B-Zell-Lymphom anzusehen ist. Häufiger sind das intravaskuläre B-Zell-Lymphom, seltener das intravaskuläre T-Zell-Lymphom.
- Angioendotheliomatose, reaktive: Sehr seltene, benigne Form mit ausschließlichem Hautbefall, spontan oder nach Therapie der zugrunde liegenden Erkrankung abheilend.

## Angioendotheliomatose, reaktive (benigne) D21.9

### Synonym(e)
Entzündliche Angioendotheliomatose; Angioendotheliomatosis benigna

### Definition
Seltene, benigne, auf die Haut beschränkte Erkrankung mit intravasalen Endothelzellproliferaten. Häufig mit anderen Erkrankungen assoziiert (subakute bakterielle Endokarditis, Malignome, Paraproteinämie (MGUS), Nahrungsmittelintoleranz, Leberzirrhose mit portaler Hypertension, rheumatoide Arthritis). Bei der benignen Form der Angioendotheliomatose sind keine Beteiligung innerer Organe bekannt.

### Vorkommen/Epidemiologie
Sehr selten; beschrieben sind < 40 Fälle in der Weltliteratur.

### Ätiologie
- Diskutiert werden (hypoxämisch induzierte) Endothelproliferationen durch Gefäßschäden (z.B. nach operativen Eingriffen), mikrovaskuläre Thrombosierungen im Rahmen „infektallergischer“ oder infektiöser Mechanismen (häufig beschrieben ist ein Zusammenhang mit einer subakuten bakteriellen Endokarditis), ausgebrannte Vaskulitiden.
- Bei einer weiteren Gruppe von Patienten konnten Kryo-

**Angiodysplasie. Tabelle 1.** Hauptvarianten kombinierter Extremitätenangiodysplasien

| | Klippel-Trénaunay-Syndrom | Parkes-Weber-Syndrom | Servelle-Martorell-Syndrom |
|---|---|---|---|
| Skelettveränderung | Meist dysproportionierter Riesenwuchs | Proportionierter Riesenwuchs | Skelethypoplasie |
| Gefäßnaevi bzw. Häm- oder Lymphangiome | Häufig | Selten | Immer |
| Aktive a.-v.-Fisteln | Fehlen | Vorhanden | Fehlen |
| Anomalien der tiefen Venen | Gelegentlich | Fehlen | Gelegentlich |
| Prognose | Günstig - nicht progredient | Zweifelhaft - progredient | Zweifelhaft - progredient |
| Therapie | Konservativ | Chirurgisch | Konservativ |

**Angioendotheliomatose. Tabelle 1.** Unterscheidung zwischen reaktiver und maligner Form der Angioendotheliomatose

| Kriterien | Angioendotheliomatose, reaktive (benigne) | Angioendotheliomatose, maligne (s.u. Lymphom kutanes B/T-Zell-Lymphom, intravaskuläres (großzelliges) |
|---|---|---|
| Befallsmuster | Beschränkt auf Haut | Systemischer Befall, insbes. Zentralnervensystem und innere Organe |
| Begleiterkrankung | Häufig Assoziation mit Erkrankungen, z.B. subakute bakterielle Endokarditis, Nahrungsmittelintoleranz, Malignom | |
| Histologie | Im Bereich des oberen und tiefen Gefäßplexus multiluminale, glomerulumartige Gefäß- und Endothelzellproliferate mit z.T. erweiterten und z.T. durch Endothelzellproliferate verschlossenen Lumina. Fokal Schwellung und Hyperplasie mit vergrößerten, leicht dyschromen und pleomorphen Zellkernen. Im oberen Gefäßplexus Verlegung der Gefäßlumina mit Fibrinthromben, Erythrozyten oder zerfallenden Granulozyten. | |
| | Kapillar- und intravaskuläre Endothelzellproliferate. Keine intravasalen atypischen Lymphozyten | Intravasal gelegene, pleomorphe B- und seltener T-Lymphozyten |
| Immunhistologie | Endothelzellproliferation (Faktor VIII-AG, CD 31 positiv) | Lymphozytenmarker zusätzlich zu Endothelzellmarkern |
| Prognose | Abheilung der Hautveränderungen nach Behandlung der Grundkrankheit innerhalb von Monaten | Meist letaler Ausgang trotz Therapie |

globuline, Kälteagglutinine und Phospholipid-Antikörper nachgewiesen werden. Allen assoziierten Erkrankungen gemeinsam sind pathogenetische Prozesse, die wahrscheinlich über produzierte Angiogenesefaktoren zur Endothelzellproliferation führen.

### Manifestation
Vorwiegend bei Kindern und jüngeren Erwachsenen.

### Lokalisation
Meist an Stamm und Extremitäten.

### Klinisches Bild
Auf die Haut begrenztes, vielgestaltig und klinisch wenig wegweisendes Krankheitsbild. Meist Ausbildung von solitären, asymptomatischen, unscharf begrenzten, retikulären oder homogen flächigen Rötungen. Aber auch disseminierte, indurierte, klein- oder großflächige Plaques wurden beschrieben ebenso subkutane Knoten, seltener sind von Petechien durchsetzte papulöse Exantheme.

**Merke: Derartige Hauterscheinungen sind wahrscheinlich identisch mit denen der malignen Angioendotheliomatose.**

### Histologie
Zellreiche Endothelzellproliferation. Größtenteils weitgestellte Gefäßlumina; Verlegung durch fibrinoide Thromben oder Endothelzellproliferate möglich. Keine intravasalen atypischen Lymphozyten. Immunhistologie: Markierung der intravasalen Proliferate mit Endothelzellmarkern (z.B. CD31, CD34), Muskelaktin-positive perivasale Perizytenmanschetten. Elektronenmikroskopisch: Blutgefäße von duplizierter Basalmembran umgeben, typische Weibel-Palade-Granula in Endothelzellen.

### Diagnose
Klinik, Histologie, Immunhistologie

### Differenzialdiagnose
maligne Angioendotheliomatose (wird als intravaskuläres T-Zell- oder B-Zell-Lymphom angesehen; histologische Differenzierung), Vaskulitis, Erythema nodosum, frühe Formen der Mycosis fungoides, Kaposi-Sarkom (Farbe rot-braun, in den Spannungslinien der Haut angeordnet), Angiosarkom, Lymphangiosis carcinomatosa viszeraler Neoplasien (klinisch derbe Plaques)

### Therapie
Bei vorliegender Grunderkrankung Therapie nach Krankheitsbild.

### Externe Therapie
Wundreinigung und Hydrokolloidverbände. Konsequenter Kälteschutz.

### Interne Therapie
Therapie der Grunderkrankung, z.B. Chemotherapie. Versuch mit Breitbandantibiotika, systemische Glukokortikoide wie Prednisolon (z.B. Decortin H) in mittleren Dosierungen.

### Prognose
Nach Therapie der Grunderkrankung. Spontane Abheilung unter externer Wundtherapie nach wenigen Monaten, spätestens nach 1-2 Jahren. Rezidive sind möglich.

## Angiofibrom D23.0

### Definition
Weder klinisch noch histologisch als klare Entität anzusprechende Gruppe von Tumoren, die neben einer bindegewebigen Proliferation Gefäßreichtum aufweist. Derartige gefäßreiche Fibrome erweisen sich meist als histologischer Zufallsbefund. Im Rahmen der Bourneville-Pringle-Phakomatose treten Angiofibrome systematisiert auf, der Begriff Adenoma sebaceum ist ein Missnomen.

### Einteilung
Man unterscheidet:
- Angiofibrom (Adenoma sebaceum)
- Angiofibrom, zellreiches
- Nasenpapel, fibröse
- Fibrom, periunguales (Koenen Tumor)
- Fibrokeratom, erworbenes, digitales
- Wermer-Syndrom (multiple endokrine Neoplasie Typ 1)
- Cowden-Syndrom.

### Therapie
Bei systematisiertem oder multiplem Auftreten Entfernung mittels Dermabrasion oder mit dem Laser ($CO_2$-Laser). Einzelne Läsionen können chirurgisch, z.B. stanzbioptisch, entfernt werden.

## Angiofibrom, zellreiches D23.0

### Definition
Gutartiger selten rezidivierender Weichteiltumor.

### Manifestation
Frauen sind häufiger befallen als Männer.

### Lokalisation
Genitalbereich

### Klinisches Bild
Symptomloser, fester, braun-roter Knoten.

### Histologie
Scharf begrenzter Tumor mit zahlreichen dickwandigen hyalinisierten Gefäßen, reichlich blanden Spindelzellen und eingestreuten Adipozyten. Mitosen können zahlreich sein.

## Angiohistiozytom mit Riesenzellen D23.9

### Erstbeschreiber
Smith u. Wilson Jones, 1985

### Synonym(e)
Multinucleate cell angiohistiocytoma

### Vorkommen/Epidemiologie
Sehr selten (bislang sind weltweit weniger als 50 Fälle in der Literatur berichtet worden).

### Ätiologie
Unbekannt. Diskutiert wird die Auslösung durch ein primär entzündliches Geschehen.

### Manifestation
Vor allem Frauen im mittleren Lebensalter.

### Lokalisation
Vor allem Akren, Beine, seltener Gesicht.

### Klinisches Bild
Gruppiert oder regionär angeordnete, 3-30 mm große, blassrötlich bis livide, feste, flache Papeln mit glatter Oberfläche.

### Histologie
- Teleangiektatische Gefäße, diskretes lymphohistiozytäres Infiltrat mit bizarren, großen, mehrkernigen Riesenzellen.
- Endothelzellen: positive Anfärbung mit Faktor VIII related Antigen, Ulex europaeus I Lectin, CD31, CD 34.
- Riesenzellen (multinukleäre Histiozyten): Positive Anfärbung mit Vimentin.
- Mononukleäre Histiozyten: positive Anfärbung mit CD 68, Lysozym, Alpha-1 Antitrypsin; negativ für S-100 Protein und CD1a.

### Differenzialdiagnose
Kaposi-Sarkom, Histiozytom, atypisches Granuloma anulare.

### Therapie
Gruppiert angeordnete Läsionen lassen sich mit dem Laser ($CO_2$-Laser) abtragen, einzelne Läsionen können chirurgisch, z.B. stanzbioptisch, entfernt werden.

## Angiokeratom D23.L

### Synonym(e)
Haemangiectasia circumscriptum superficialis

### Definition
- Heterogene Gruppe angeborener (Naevi) oder erworbener Hämangiome bzw. Gefäßektasien, bei dem die hyperkeratotische, warzenartige Oberfläche ursprünglich für die Namensgebung entscheidend war. Die Hyperkeratose bzw. der warzenartige klinische Aspekt sind jedoch häufig kein führendes Merkmal oder fehlen komplett. Somit fehlt auch eine einheitliche ätiogenetische Klammer, die den Oberbegriff "Angiokeratom" für diese heterogene Gruppe von Agiomen definiert.
- Bei den meisten so genannten Angiokeratomen handelt es sich histologisch um kapilläre oder kavernöse Hämangiome bzw. Mischbilder oder wie im Falle der skrotalen oder vulvären Angiokeratome (Angiokeratoma scroti et vulvae) um Phlebektasien.
- Das Angiokeratoma corporis diffusum wie auch die Fukosidose und die Beta-Mannosidose sind dermatologische Symptome von Speicherkrankheiten (Mangel an alpha-bzw. beta-Galaktosidase; Fukosidase, Mannosidase).

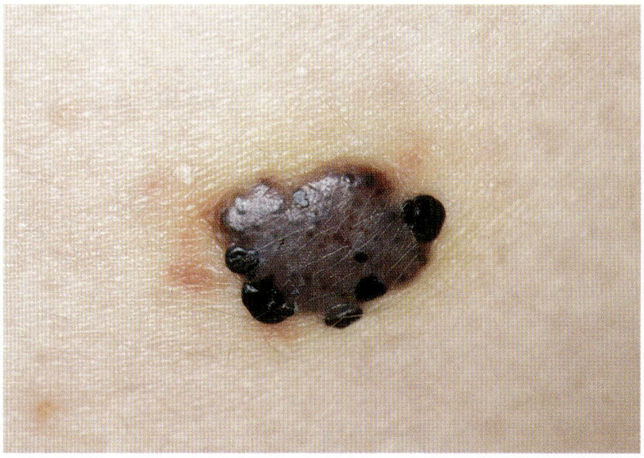

**Angiokeratom.** Zum Teil thrombosierter (schwarze Anteile), der Hautoberfläche „aufsitzender" Gefäßtumor mit glatt atrophischer Oberfläche. „Haloartige" peritumorale Verfärbung der Haut durch älteres Blutpigment.

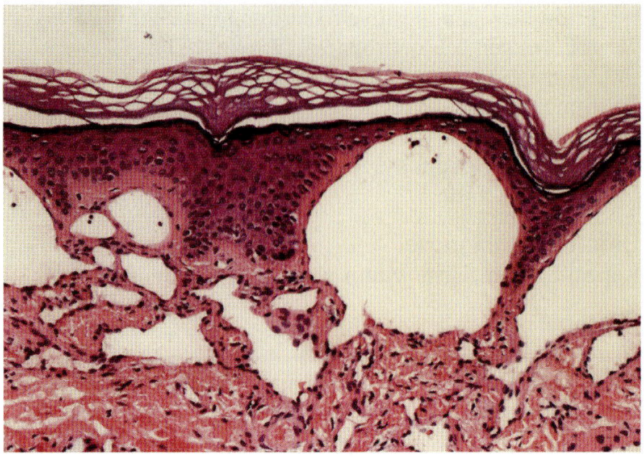

**Angiokeratom.** Weitgestellte, lakunenartige Papillarkörpergefäße; diskrete Akanthose, leichte Hyperkeratose. Erweiterte miteinander kommunizierende Gefäßräume in der oberen Dermis.

### Einteilung
Zu den Angiokeratomen zählt man:
- Angiokeratoma Mibelli
- Angiokeratoma scroti et vulvae (Fordyce)
- Angiokeratom, solitäres
- Angiokeratoma circumscriptum
- Angioeratome, akrale pseudolymphomatöse der Kindheit (Entität umstritten).

Angiokeratome werden bei folgenden lysosomalen Speicherkrankheiten beobachtet bzw. prägen das klinische Bild dermatologisch:
- Angiokeratoma corporis diffusum
- Fukosidose
- Beta-Mannosidose
- Aspartylglucosaminurie.

### Therapie
Siehe unter dem jeweiligen Krankheitsbild.

## Angiokeratoma circumscriptum D23.L

### Erstbeschreiber
Fabry, 1915

### Synonym(e)
Angiokeratoma corporis naeviforme; Angiokeratoma naeviforme; verruköses Hämangiom

### Definition
Kongenitale, unilaterale, gynäkotrope Malformation vorwiegend der unteren Extremität.

### Manifestation
Meist angeboren, selten Auftreten während der Kindheit. Frauen sind 3mal häufiger als Männer befallen.

### Lokalisation
Untere Extremitäten, seltener Stamm.

### Klinisches Bild
Einzelne oder in Mehrzahl auftretende, isolierte oder konfluierte, hellrote bis violett-rote, stellenweise aber auch blau- bis schwarzrote oder schwarze (thrombosierte), flache aber auch verruköse, deutlich konsistenzvermehrte Papeln und Plaques. Einzelherd meist nur wenige Zentimeter groß; konfluierte Plaques bis handtellergroß, u.U. auch eine gesamte Extremität erfassend; auch in linearer Anordnung möglich. Gehäuft in Kombination mit Naevus flammeus, Venektasien und Osteohypertrophie auftretend. S.a.u. Cobb-Syndrom.

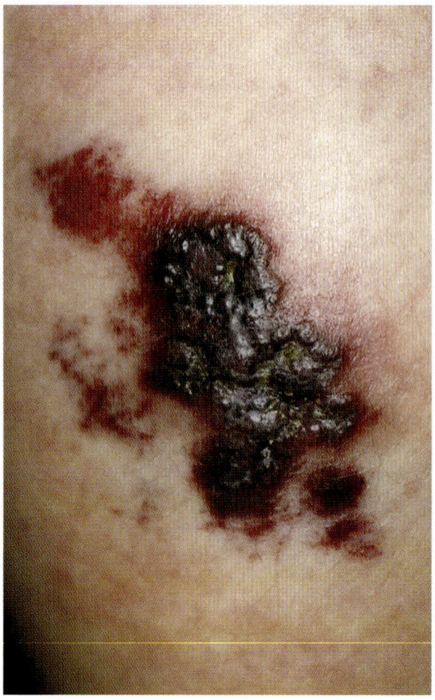

**Angiokeratoma circumscriptum.** 3 Jahre alte Patientin mit einer aus mehreren Effloreszenzentypen zusammengesetzten Läsion. Die vorliegenden Hautveränderungen bestehen seit Geburt. Die blauschwarzen Anteile entwickelten sich allmählich seit fünf Jahren. Neben flächigen, roten Flecken (oberer Anteil) finden sich rote Papeln (unterer Anteil) sowie blau-schwarz gehöckerte Plaques mit glatter, glänzender Oberfläche. Weiche, schwammige Konsistenz im Zentrum.

### Histologie
Hyperkeratose, Papillomatose, unregelmäßige Akanthose. Konvolute stark dilatierter, erythrozytengefüllter Kapillaren im gesamten Korium, teils bis in die Subkutis reichend.

### Differenzialdiagnose
Malignes Melanom, Lymphangioma circumscriptum, Kaposi Sarkom

### Therapie
Bei flachen Angiokeratomen Versuch mit Laser-Therapie (Argon-Laser) möglich. Bei verrukösen Formen Exzision in LA.

### Prognose
Proportionales Wachstum, keine Rückbildungstendenz.

## Angiokeratoma corporis diffusum E75.2

### Erstbeschreiber
Anderson, 1898; Fabry, 1898

### Synonym(e)
Morbus Fabry; Thesaurismosis hereditaria lipoidica; Angiokeratoma universale; Ruiter-Pompen-Weyers Syndrom; Fabry-Krankheit; Morbus Anderson-Fabry; Ceramid-Trihexosidose; Ceramid-Trihexosidase-Mangel

### Definition
Seltene lysosomale Speicherkrankheit mit Defekt der alpha-Galaktosidase A.

### Vorkommen/Epidemiologie
Prävalenz: 1/40.000 Einwohner.

### Ätiologie
Autosomal-rezessiv vererbter Defekt der alpha-Galaktosidase A, der auf dem Genlokus Xq22 kartiert ist und zur Anhäufung von Glykosphingolipiden, vorzugsweise von Globotriaosylceramiden und Galabiosylceramiden, in den vaskulären Endothelien, aber auch in anderen Zellen führt.

### Manifestation
Erste Symptome in Kindheit und Adoleszenz (v.a. Akroparästhesien, Angiokeratome, Lidödeme oder Vasospasmen), Innenorganbeteiligung erst im Erwachsenenalter klinisch auffällig. Bei kardialer oder renaler Variante isolierter Befall von Herz oder Niere, häufig erst ab dem 45. Lebensjahr (late onset).

### Lokalisation
Nabelregion (Leitsymptom), Glutäen, Skrotum, Rumpf, seltener Extremitäten. Schleimhäute meist frei.

### Klinisches Bild
- In den ersten Lebensjahren stehen eine diffuse Schmerzsymptomatik und Parästhesien der Extremitäten, Angiokeratome und Hypohidrose im Vordergrund der klinischen Erscheinungen.

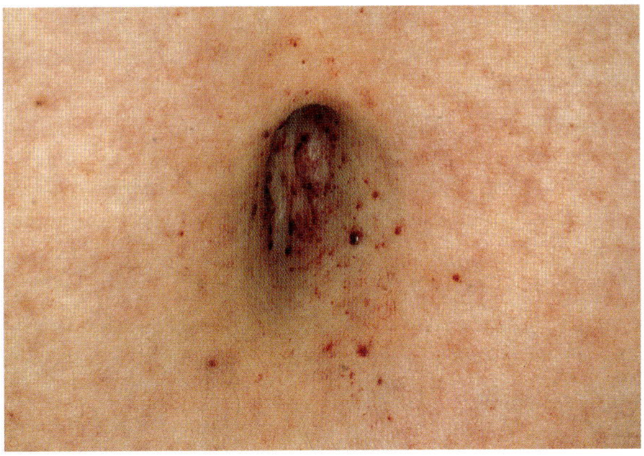

**Angiokeratoma corporis diffusum.** Periumbilikal lokalisierte, disseminierte, teils spritzerartige, teils rundliche 1-2 mm große, völlig symptomlose, rote Flecken und Papeln bei einem 22 Jahre alten Mann.

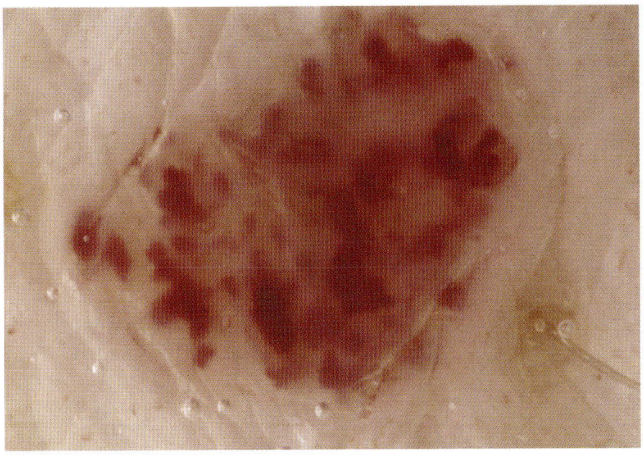

**Angiokeratoma corporis diffusum.** Auflichtmikroskopie (Herd in der Nabelregion einer 41-jährigen Frau): Subepidermale, unregelmäßig konfigurierte, fingerförmig verzweigte rote Lakunen.

- Integument: Multiple, symmetrisch verteilte, 1-3 mm große, purpurrote bis schwarzblaue, nur teilweise hyperkeratotische Papeln (30%). Die Ausprägung kann sehr diskret sein oder fehlen. Büschelartige Aufzweigung von Kapillaren der Nagelfalz als möglicher Vorbote eines Angiokeratoms. Hypo- oder Anhidrose, daher Temperaturerhöhung bei körperlicher Belastung; erhöhte Empfindlichkeit gegenüber plötzlichem Temperaturwechsel.
- Im weiteren Verlauf vordergründig Symptome der Gefäßbeteiligung, z.B. Herzversagen aufgrund kardiovaskulärer Veränderungen, progrediente Niereninsuffizienz, nephrogene Hypertonie und zerebrale Insulte.
- Augenbeteiligung: Wirbelförmige, subepitheliale, gelbbraune Hornhauttrübungslinien (Cornea verticillata in 80% der Fälle), Aneurysmen der Retinagefäße, ampullenartige Auftreibungen der Konjunktivalvenen.
- Neurologische Symptome: Parästhesien, temperaturabhängige Schmerzkrisen der Extremitäten (Akroparästhesien) die ab dem 30. LJ rückläufig sind, Kopfschmerzen, Paresen, zerebrale Blutungen.

### Labor
Bestimmung der α-Galactosidase A Aktivität in Leukozyten, Serum, Tränenflüssigkeit. Bei Hemizygoten keine oder deutlich verminderte Enzymaktivität; bei heterozygoten Frauen u.U. keine oder geringfügige Verminderung der Enzymaktivität - dennoch klinische Symptomatik nicht ausgeschlossen! Ceramid-Nachweis in Urin und Blut.

### Histologie
Akanthotische, teilweise hyperkeratotische Epidermis. Subepidermale Kapillarektasien, vielfach von den lang ausgezogenen Reteleisten umschlossen. Lipidnachweis in Gefäßwänden und Haarbalgmuskeln (sudanschwarz oder sudanrot, intensive PAS-Reaktion). Elektronenmikroskopie: Intrazytoplasmatische, osmiophile Einschlusskörper in Endothelzellen.

### Diagnose
Diagnosestellung häufig erst im Erwachsenenalter mit Fortschreiten der klinischen Symptomatik. Bei Krankheitsverdacht interdisziplinäres Vorgehen mit Durchführung von molekulargenetischer Analyse, Histologie, Knochenmarkbiopsie, Urinsediment (Malteserkreuze: polarisationsmikroskopisch doppelbrechende Ceramidkristalle). Augenuntersuchung mit Spaltlampe: Subepithelial abgelagerte Glykosphingolipide. Kapillarmikroskopie: Büschelartige Aufzweigung einiger Kapillaren in 2 bis 5 Schlingen und Elongation derselben. Mittelgradige Plexussichtbarkeit (Plexusscore 2 nach Maricq). Die pathologische Kapillaroskopie kann evtl. ein Hinweis sein auf eine systemische Gefäßveränderung, die auch ohne Lipidablagerung in den Endothelzellen ablaufen kann. Die Veränderungen ähneln denen bei systemischen Kollagenosen. Pränatal-Diagnostik: Chorionzottenbiopsie in 10.-12. SSW oder Amnioszentese in 15.-18. SSW.

### Differenzialdiagnose
Andere Typen von Angiokeratomen, z.B. Angiokeratoma Mibelli, Angiokeratoma circumscriptum scrotalis (keine doppelbrechenden Lipide), andere Sphingolipidosen, senile Angiome, Teleangiectasia hereditaria haemorrhagica.

### Therapie
Enzymersatztherapie: Agalsidase alpha (Replagal) 0,1 mg/kg KG über 40 Minuten oder Agalsidase beta (Fabrazyme) 1 mg/kg KG über 2-4 Stunden in regelmäßigen (meist 14-tägigen)

Intervallen. Beide Präparate bewirken oft mindestens eine Stagnation des Krankheitsverlaufes, Rückgang der Akroparästhesien und Verbesserung der Lebensqualität. Hinweise auf Verbesserung der Herz- und Niereninsuffizienz. Darüber hinaus symptomatische Behandlung der kardiovaskulären, pulmonalen und muskulären Störungen.

### Prognose
Untherapiert infaust zwischen 30. und 50. Lebensjahr aufgrund der kardio- und renovaskulären Komplikationen (Urämie oder vaskuläre Insulte). Unter Therapie wahrscheinlich wesentliche Verbesserung der Prognose. Bei late-onset Varianten normale Lebenserwartung.

## Angiokeratoma corporis diffusum, idiopathisches

E75.2

### Definition
Im Gegensatz zum Angiokeratoma corporis diffusum ohne Stoffwechselstörung einhergehende, seltene Erkrankung mit Angiokeratomen der Haut und assoziierten Missbildungen. Eine Intelligenzminderung tritt in der Regel nicht auf.

### Klinisches Bild
- In der Kindheit auftretende herdförmige, blauschwärzliche Gefäßläsionen, Dysmorphiezeichen und im Einzelfall geistige Retardierung (evtl. Asphyxie bei Geburt).
- Kapillaroskopie: Torquierte und büschelartige Kapillaren von normaler Größe, z.T. mit Lichthöfen. Kleine Blutungen an einzelnen Fingern beidseits, teilweise avaskuläre Felder, Kapillardichte mit 6/mm$^2$ vermindert. Plexus Visibility Score 0. Kein Anhalt für Gefäßveränderungen innerer Organe.

### Labor
Kein Nachweis von pathologischen Stoffwechselprodukten (Lipide, wasserlösliche Oligosaccharide) oder Enzymen.

### Histologie
Ausgeprägte Ektasie der Gefäße im oberen Korium bis dicht unter die Epidermis reichend.
Elektronenmikroskopisch keine auffälligen Lysosomen bei 5 untersuchten Patienten in läsionalen Endothelzellen und Fibroblasten.

## Angiokeratoma Mibelli

D23.L7

### Erstbeschreiber
Cottle, 1879; Mibelli, 1889

### Synonym(e)
Angiokeratoma acroasphycticum digitorum; Mibelli type angiokeratosis

### Definition
Seltenes, autosomal-dominantes, gynäkotropes Erbleiden, gekennzeichnet durch akral lokalisierte, multiple Angiokeratome.

### Manifestation
Erstauftreten häufig in der Pubertät; vorwiegend bei vagotonen Patientinnen mit Kälteintoleranz und Neigung zur Akrozyanose und Frostbeulen.

### Lokalisation
Akrale Bevorzugung; besonders Finger und Zehen, auch Ellenbogen und Knie.

### Klinisches Bild
Meist symmetrisch angeordnete, zunächst flache, stecknadelkopf- bis linsengroße Erytheme, später blaurote Papeln mit rauer, teilweise auch verruköser Oberfläche.

### Histologie
Umschriebene kavernöse Erweiterungen von Kapillarschlingen, akanthotische, hyperkeratotische Epidermis.

### Differenzialdiagnose
Angiokeratoma corporis diffusum, Angiokeratoma circumscriptum.

### Therapie
Ggf. Diathermie, Laser-Behandlung oder Exzision wenn gewünscht.

## Angiokeratoma scroti et vulvae

D23.9

### Erstbeschreiber
Fordyce, 1896

### Synonym(e)
Angiokeratoma Fordyce; Angiokeratoma of the scrotum (Fordyce type)

### Definition
Anlagebedingte, zirkumskripte Gefäßektasien (Angiokeratom) an Skrotum, Vulva, seltener auch an der Glans penis (dort disseminiert oder im Bereich der Corona glandis aufgereiht).

### Ätiologie
Diskutiert wird eine Auslösung durch gesteigerten Venendruck (Varikozele).

### Manifestation
Im höheren Lebensalter auftretend.

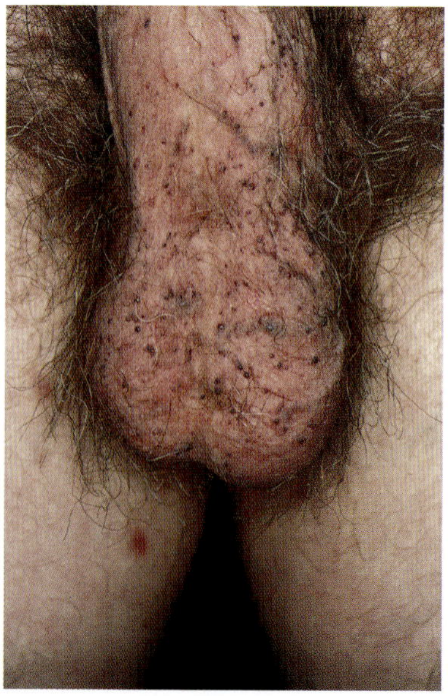

**Angiokeratoma scroti et vulvae.** Bei dem 39-jährigen Mann bestehen chronisch stationäre, multiple, isoliert stehende, bläulich bis dunkelschwarze, stecknadelkopfgroße, glatte Papeln im Bereich des Skrotums. Das klinische Bild ist diagnostisch beweisend.

**Klinisches Bild**
Isolierte oder multiple, stecknadelkopf- bis linsengroße, zuerst hell-, dann blaurote Papeln mit meist glatter, vereinzelt auch schuppiger oder verruköser Oberfläche.

**Histologie**
Dilatierte Kapillaren im Stratum papillare, z.T. eingeschlossen von elongierten Reteleisten.

**Diagnose**
Klinik mit unveränderter Persistenz über Jahre.

**Differenzialdiagnose**
Angiokeratoma corporis diffusum; Kaposi-Sarkom.

**Therapie**
In den meisten Fällen nicht notwendig, da vollkommen harmlos. Bei vermehrter Blutungsneigung oder ausgeprägtem Therapiewunsch Koagulation, Laser-Behandlung (Argon-Laser) oder Exzision.

## Angiokeratome, akrale pseudolymphomatöse der Kindheit D23.9

**Erstbeschreiber**
Crow, 1980; Ramsay, 1988

**Synonym(e)**
Akrale pseudolymphomatöse Angiokeratome der Kindheit; APACHE; acral pseudolymphomatous angiokeratoma of childhood; acral pseudolymphomatous angiokeratoma of children; small papular pseudolymphoma; acral angiokeratomatous pseudolymphoma

**Definition**
Seltenes, überwiegend akral lokalisiertes, stark vaskularisiertes Pseudolymphom unter dem klinischen Aspekt eines Gefäßtumors auftretend.

**Vorkommen/Epidemiologie**
Sehr selten. Bislang wurden 18 Fallbeschreibungen unter verschiedenen Synonyma in der Fachliteratur beschrieben.

**Ätiologie**
Unbekannt; posttraumatisch?

**Manifestation**
Prädilektionsalter: 3.-17. Lebensjahr. Selten auch bei Erwachsenen.

**Lokalisation**
V.a. akral an Händen und Füßen, seltener am Rücken, an Brust oder Unterschenkeln.

**Klinisches Bild**
Meist multiple, teils isoliert stehende, teils aggregierte, 0,1-0,3 cm große, rot-livide, glatte oder leicht schuppende Papeln.

**Histologie**
Knotiges entzündliches Infiltrat aus Lymphozyten, Makrophagen und Plasmazellen in der oberen und mittleren Dermis. Vereinzelt auch eosinophile Granulozyten und multinukleäre Riesenzellen. Reichlich Gefäßanschnitte mit z.T. prominenten Endothelien. Ausbildung von Lymphfollikeln möglich.

**Differenzialdiagnose**
Angiokeratoma Mibelli; Akroangiodermatitis; Hämangiome; Naevus, epidermaler; Lichen aureus; Granuloma pyogenicum; Ekzem, Kontaktekzem

**Therapie**
Bei isolierten Geschwülsten Exzision oder Kürettage. Externe oder intrafokale Applikation von Glukokortikoiden führt nur zu kurzzeitigen Remissionen jedoch auch zu regelmäßigen Rezidiven.

**Prognose**
Gutartig; jahrelange Persistenz; Spontanremissionen sind beschrieben.

## Angiokeratom, solitäres D23.L

**Synonym(e)**
Papulöses Angiokeratom

**Definition**
Solitäres Angiokeratom; als Entität zu bezweifeln, wahrscheinlich identisch mit dem Angiokeratoma circumscriptum.

**Manifestation**
Jugendliche, junge Erwachsene.

**Lokalisation**
Meist untere Extremität.

**Klinisches Bild**
Solitäre, 2-10 mm große Papel, zunächst hellrot und weich, später dunkelrot bis schwarz, derb, mit hyperkeratotischer Oberfläche. Plötzliche Größenzunahme durch partielle Thrombosierung möglich. Selten mehrere Herde.

**Differenzialdiagnose**
Melanom, malignes; Kaposi-Sarkom.

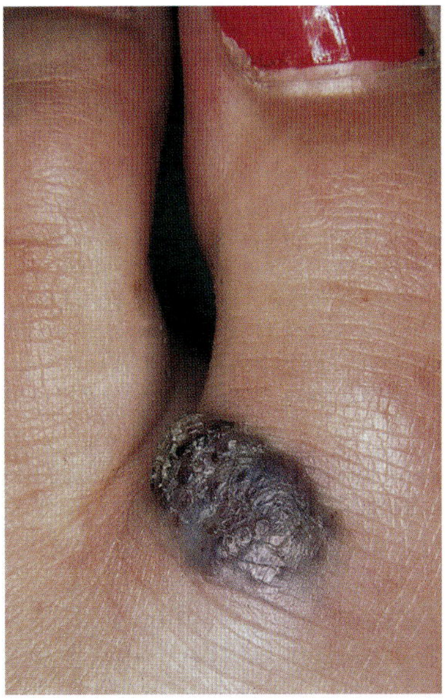

**Angiokeratom, solitäres.** Seit mehr als 10 Jahren bestehender, zunächst flacher, in den letzten Monaten deutlich größenprogedienter und zunehmend schuppender, lividroter, fester Knoten bei einer 32-jährigen Frau. Bei Traumatisierung gelegentlich punktförmige Blutungen. In den letzten Wochen zunehmende Schmerzhaftigkeit.

### Therapie
Exzision, wenn kosmetisch erwünscht. Entfernung mittels Argon- oder Farbstoff-Lasertechnik (Laser) möglich.

## Angioleiomyom D21.M6

### Synonym(e)
Angiomyom; vaskuläres Leiomyom

### Definition
Tief kutan und subkutan gelegener, gutartiger, aus glatten Muskelfasern bestehender, gynäkotroper Tumor (Leiomyom).

### Manifestation
Überwiegend bei Frauen im 4. bis 6. Lebensjahrzehnt.

### Lokalisation
Besonders proximale Extremitätenabschnitte, vor allem untere Extremität.

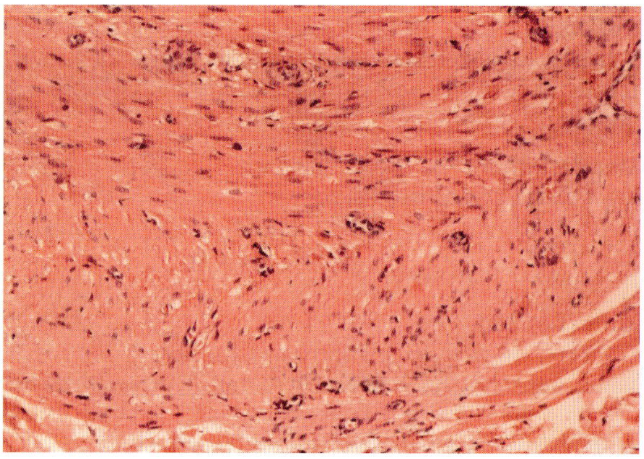

**Angioleiomyom.** Quer und längs geschnittene Stränge glatter Muskulatur. Zahlreiche quer und schräg getroffene Kapillaren. Randständig kapselartig verdichtete Züge normalstrukturierten kollagenen Bindegewebes.

### Klinisches Bild
Solitäre, meist schmerzhafte (> 50% der Geschwülste), 1 cm bis max. 2 cm Ø, feste, hautfarbene Knoten in der tiefen Dermis oder Subkutis.

### Histologie
In der tiefen Dermis gelegener, scharf abgekapselter Geschwulstknoten aus Strängen dicht gelagerter glatter Muskelfasern. Entweder sind zentrales Gefäßlumen oder mehrere angeschnittene Gefäße sichtbar. Je nach Vaskularisation und Struktur der Gefäße lassen sich solide, kavernöse, venöse oder fettreiche Varianten unterscheiden. Zellpolymorphismen sind bei älteren Tumoren (degenerativ) nachweisbar. Immunhistologie: Zellen sind pos. für Desmin.

### Differenzialdiagnose
Glomustumor, Leiomyom, Neurinom, Angiofibrom, Dermatofibrom. S.u. ANGLES für andere druckschmerzhafte Tumoren der Haut

### Therapie
In der Regel nicht erforderlich, da gutartige Geschwulst und histologischer Zufallsbefund. Bei Spontan- oder Druckschmerzhaftigkeit ggf. Exzision.

## Angiolipom D17.93

### Synonym(e)
Lipoma teleangiectodes; angiolipoma

### Definition
Gefäßreiches, häufig schmerzhaftes Lipom, meist bei jungen Erwachsenen.

### Lokalisation
Unterarme und Rumpf.

### Klinisches Bild
Scharf begrenzter, verschieblicher, relativ derber, subkutaner Knoten. Häufig druckdolent. Angiolipome treten bei > 50% der Pat. in Mehrzahl auf.

### Histologie
Umschriebener, mit einer zarten Bindegewebskapsel versehener Tumor aus reifen Adipozyten. Eine zweite Gewebekomponente sind reichlich ausgebildete, häufig thrombosierte Gefäße. Bei hervortretender Gefäßkomponente wird von einem zellreichen Angiolipom gesprochen.

### Therapie
Exzision, bei multiplem Auftreten ggf. medikamentöse Schmerztherapie.

## Angiolipomatosis, familiäre D17.9

### Synonym(e)
Angiolipoma microthromboticum

### Definition
Familiäres Auftreten von multiplen kutanen Angiolipomen in symmetrischer Anordnung, vorwiegend im Bereich der Extremitäten.

### Ätiologie
Autosomal-rezessiver Vererbungsmodus wird diskutiert.

### Manifestation
Beginn in früher Kindheit.

### Lokalisation
Vorwiegend im Bereich der Extremitäten, meist gelenknah.

### Klinisches Bild
Bis kastaniengroße, unscharf begrenzte, subkutan gelegene, hautfarbene, weiche Tumoren in symmetrischer Anordnung. Ausdehnung des Tumorgewebes zwischen Muskeln, Sehnen und Gelenkkapseln möglich.

### Histologie
Gutartiger, nicht abgekapselter, mesenchymaler Tumor aus reifem Fettgewebe und gut geformten Arteriolen, Venolen und Kapillaren; zahlreiche Fibrinthromben. Im Vergleich zu gewöhnlichen Lipomen ist der Anteil der Gefäßkomponente auf 15-50% erhöht.

### Differenzialdiagnose
Angiomyolipome bei der Pringle-Bournevilleschen Phakomatose, multiple Lipome beim Gardner-Syndrom, familiäre Lipomatoseformen.

**Therapie**
Exzision, da keine spontane Rückbildungstendenz.

**Prognose**
Langsames Wachstum, Rezidive nach unvollständiger Entfernung.

## Angiolupoid D86.3

**Erstbeschreiber**
Brocq u. Pautrier, 1914

**Synonym(e)**
Brocq-Pautrier-Syndrom

**Definition**
Großknotige Form der Sarkoidose im Gesichtsbereich. Die Bezeichnung Angiolupoid hat nur noch historische Bedeutung und wird nur noch selten verwendet.

**Manifestation**
Besonders Frauen um das 40. Lebensjahr.

**Lokalisation**
Gesicht, v.a. Nase und Wangen (s.a. Lupus pernio).

**Klinisches Bild**
Wenige, bläulich-livide, flache, rundliche, scharf begrenzte, indolente Infiltrate von maximal 2-2,5 cm Durchmesser. Glatte Oberfläche, keine narbige Atrophie. Bei Diaskopie gelblich-bräunliches Eigeninfiltrat („Apfelgelee-farben").

**Differenzialdiagnose**
Pseudolymphome der Haut, Granuloma eosinophilicum faciei, Granuloma fissuratum, Tuberculosis cutis luposa, Lupus erythematodes.

**Therapie**
S.u. Sarkoidose.

**Prognose**
Jahrelange Persistenz.

## Angiolymphoide Hyperplasie mit Eosinophilie L98.9

**Erstbeschreiber**
Wells u. Whimster, 1969

**Synonym(e)**
Epitheloides Hämangiom; Papular angioplasia; Histiocytoid hemangioma

**Definition**
Erworbener, dermaler oder subkutaner Knoten, dessen Pathogenese bisher noch unklar ist. Die Erstbeschreiber werteten ihren Befund als Spätstadium des M. Kimura. Die eigene Entität erscheint jedoch gesichert.

**Ätiologie**
Diskutiert werden Zusammenhänge mit arterio-venösen Fisteln, vaskulären Malformationen und reaktiven Proliferationen nach Traumata.

**Manifestation**
Bei Erwachsenen, meist 20.-50. LJ.

**Lokalisation**
Kopf, speziell Ohrregion, Stirn und Kapillitium, Nacken; seltener Extremitäten und Genitalbereich, Vulva oder Penis.

**Klinisches Bild**
Solitäre, seltener in Mehrzahl gruppiert auftretende, symptomlose oder schmerzende, auch juckende, rote oder braunrote, braune, feste Papeln und Knoten mit glatter Oberfläche. Auch als tiefe Knoten auftretend.

**Labor**
Eosinophilie bei 20-30% der Patienten möglich.

**Histologie**
Entweder in Dermis oder Subkutis gelegene, dichte solide Zellproliferate mit kleineren rundlichen kapillären Hohlräumen. Zentral gelegene größere Gefäßräume, die durch prominente, „epitheloide" Endothelien ausgekleidet werden (cobblestone Aspekt). Diese Endothelzellen waren für die synonyme Bezeichnung „epitheloides Hämangiom" verantwortlich. Variabel dichtes Infiltrat aus dichten Lymphozytenrasen teilweise mit Lymphfollikeln, eosinophilen Granulozyten, Plasmazellen und Mastzellen.

**Therapie**
Exzision (Rezidivgefahr), Kryochirurgie oder Laser-Therapie (Farbstoff-Laser).

## Angiom D18.00

**Definition**
Oberbegriff für gutartige, von den Blutgefäßen (Hämangiom) oder den Lymphgefäßen (Lymphangiom) ausgehende Geschwulst (s.u. Gefäßtumoren der Haut).

**Therapie**
Entsprechend dem Hämangiom und Lymphangiom.

## Angiom, seniles D18.0

**Synonym(e)**
Teleangiectasia papulosa disseminata; De Morgan spot; Morgan-Fleck; Cherry-angioma; Haemangioma senile; seniles Haemangiom; Rubinfleck; tardives Hämangiom

**Definition**
Sehr häufig und meist multipel bei älteren Menschen vorkommende, harmlose, benigne Gefäßneubildungen.

**Manifestation**
Vorwiegend ab dem 4. Lebensjahrzehnt auftretend, bevorzugt bei seborrhoischem Hauttyp.

**Lokalisation**
Vor allem am Stamm.

**Klinisches Bild**
1-4 mm große, scharf begrenzte, zunächst hellrote, später dunkelrote bis violette, weiche, flache Papeln. Sie können einzeln, aber auch sehr zahlreich auftreten. Abblassung unter Glasspateldruck. Bei Thrombosierung sind hier schwarze Verfärbungen sichtbar (DD: Melanom, malignes, noduläres).

**Histologie**
Konvolute ektatischer Kapillargefäße im Stratum papillare.

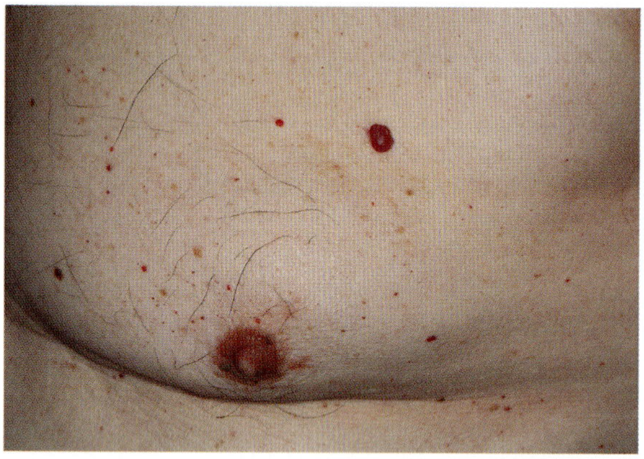

**Angiom, seniles.** Multipe, chronisch stationäre, disseminierte, erythematöse, weiche Papeln bei einem 70-jährigen Mann.

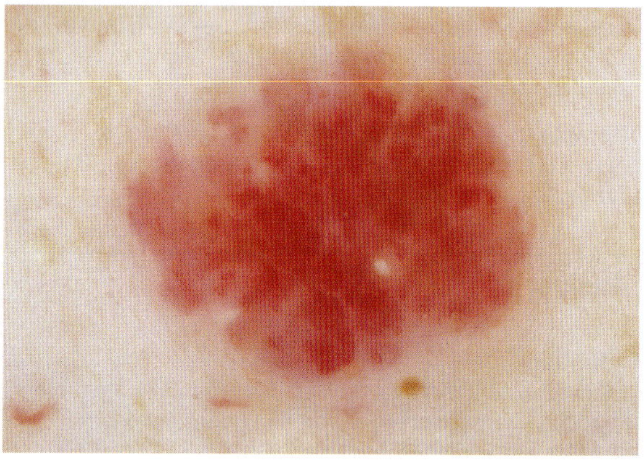

**Angiom, seniles.** Auflichtmikroskopie: scharf begrenzter, teils aus isolierten (Randbereich), teils aus aggregierten (im Zentrum) Lobuli bestehende Gefäßneubildung. Unbetroffene Haut mit inkonstantem retikulärem Pigmentierungsmuster und bizarren, komplett pigmentlosen Arealen (hellhäutiger sonnenempfindlicher Pat.!).

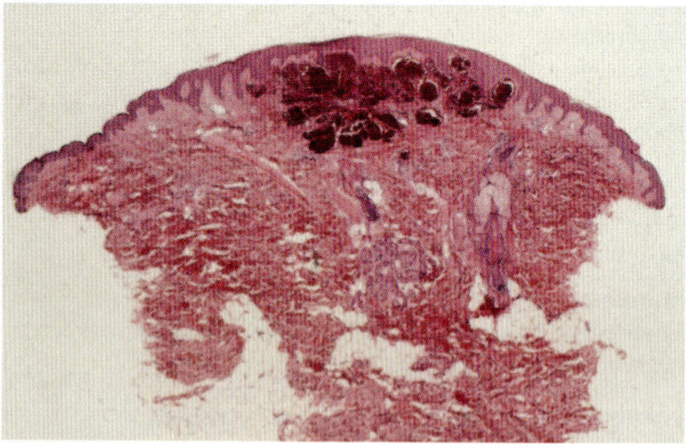

**Angiom, seniles.** Konvolute kapillärer Gefäßknäuel im oberen Korium. Epidermis über der Gefäßneubildung unregelmäßig akanthotisch.

### Differenzialdiagnose

Teleangiectasia hereditaria haemorrhagica, Naevi aranei, Angiokeratoma corporis diffusum, Angiokeratom, solitäres, Angioma serpiginosum

### Therapie

Nicht notwendig. Auf Wunsch Elektrokauterisation oder schmalspindelige Exzision oder Laser-Behandlung (Argon-Laser, Farbstoff-Laser).

## Angiom, seniles der Lippen — D18.0

### Erstbeschreiber

Bean u. Walsh, 1956

### Synonym(e)

Lippenrandangiom; Venous lake

### Definition

Variköse Gefäßektasie (Phlebektasie), die als erbsgroßer, weicher, dunkelvioletter, kugeliger, teilweise ausdrückbarer Tumor imponiert.

### Manifestation

Nach dem 40. Lebensjahr.

### Lokalisation

Meist Unterlippe.

### Histologie

Venektasien in der oberen Dermis, lakunenartig gekammerte Hohlräume mit dünn ausgezogener Wand und fokal Glattmuskelaktin-positiven Muskelzellen. Auch frische oder ältere Thromben.

### Therapie

- Als Erstschritt-Therapie kann Sklerosierung mit 1% oder 2% Polidocanol-Injektionslösung (z.B. Aethoxysklerol) vorgenommen werden. Vorgehen: Flach mit feiner Kanüle die Gefäßektasie punktieren, Inhalt aspirieren, 1-2 Trp. der Verödungsflüssigkeit injizieren. Anschließend über 30 Minuten die Lippe gegen die Zahnreihe komprimieren. Ggf. Verödung wiederholen. Falls nicht erfolgreich (ca. 30%), operative Entfernung in LA. Schmalspindelige Exzision ohne Sicherheitsabstand. Laterale Unterminierung i.A. nicht notwendig. Einzelknopfnähte mit feinster Hautnaht.

> **Merke: Die Exzisionslinien an den Lippen müssen vor der Lokalanästhesie angezeichnet werden!**

- Laser-Behandlung: $CO_2$-Laser in Fallstudien erfolgreich.

## Angioma serpiginosum — L81.7

### Erstbeschreiber

Hutchinson, 1889; Radcliffe-Crocker, 1893

### Synonym(e)

Angioma serpiginosum Hutchinson; Angiektasia serpiginosum Hutchinson; Angioma serpiginosum Crocker; infective angioma Hutchinson

### Definition

Seltene, oberflächliche, naevoide Gefäßneubildungen, überwiegend bei Mädchen und jungen Frauen auftretend. Vereinzelt sind Assoziationen mit Systemerkrankungen beschrieben (Sjögren-Syndrom, primär biliäre Zirrhose, Paraproteinämie), ohne dass für diese Assoziation eine pathogenetische Erklärung gegeben ist.

A

### Ätiologie
Unbekannt, vermutlich X-chromosomal-dominant vererbtes Mosaik.

### Manifestation
Selten bei Geburt; meist im Kindesalter auftretend (80% der Pat. sind vor dem 18. LJ betroffen); Gynäkotropie mit 9:1.

### Lokalisation
Oberschenkel, Gesäß, Mamma, Arme, extremitätennahe Rumpfteile.

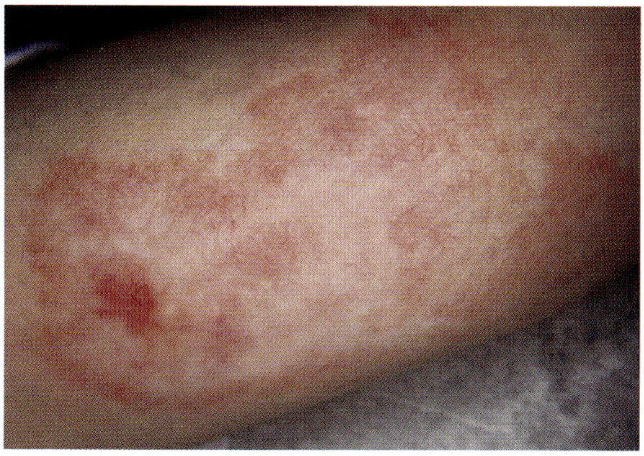

**Angioma serpiginosum.** Seit mehreren Jahren bestehende, völlig symptomlose, girlandenförmige rote Flecken am Oberarm einer 18-jährigen Frau. Kein Schleimhautbefall.

### Klinisches Bild
Disseminierte, 1-2 mm große, leuchtend rote bis purpurfarbene, kaum wegdrückbare, punktförmige Maculae. Durch gruppierte Anordnung entstehen serpiginöse, gyrierte oder lineäre Muster. Ein- oder beidseitig auftretend. Kein Schleimhautbefall. Manifestation entlang der Blaschko-Linien ist beschrieben.

### Histologie
Konvolute dilatierter Kapillaren mit oder ohne Gefäßwandverdickung im Stratum papillare, teilweise auch Kapillarproliferation. Keine entzündlichen Infiltrate.

### Differenzialdiagnose
Besenreiservarizen, Purpura pigmentosa progressiva, Angiokeratoma corporis diffusum, Teleangiectasia hereditaria haemorrhagica.

### Therapie
Laser-Therapie (z.B. gepulster Farbstofflaser), ggf. Diathermie-Nadelverödung, kosmetische Abdeckung.

### Prognose
Abheilung ohne Atrophie möglich, meist nach Jahren.

## Angiomatose, bazilläre
A48.8

### Erstbeschreiber
Parinaud, 1889; Stoler, 1983

### Definition
Überwiegend bei HIV-Infizierten mit < 200 CD4-Zellen/μl, aber auch bei nicht HIV-infizierten Patienten mit Immunsuppression (z.B. Organtransplantierte) auftretende Infektionserkrankung mit engem ätiologischem Zusammenhang zur Katzenkratzkrankheit. S.a.u. Bartonellosen.

### Erreger
Bartonella henselae und Bartonella quintana (kleine pleomorphe Bakterien; s.u. Bartonellosen); Vektor unbekannt.

### Ätiologie
B. henselae und B. quintana sind identisch mit den Erregern der Katzenkratzkrankheit. Traumatische Kontakte zu Katzen sind nur in 1/3 der Fälle beschrieben. Kofaktoren wie HIV, CMV oder EBV sind beschrieben worden. Befallene Zielzellen (Endothelzellen) induzieren Freisetzung von Wachstumsfaktoren (VEGF vascular endothelial growth factor), die zur Endothelzellproliferation führen.

### Klinisches Bild
- Integument: In der Regel schmerzlose Hautveränderungen ohne Juckreiz. Neben kleinen papulösen, roten, teil-

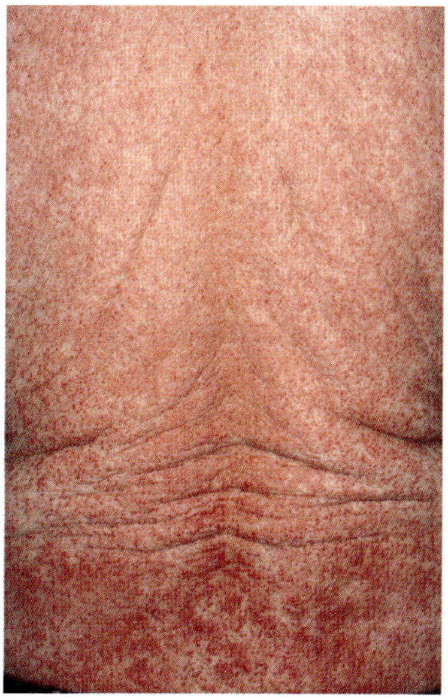

**Angiomatose, bazilläre.** 73 Jahre alter Patient mit generalisiertem makulopapulösem Exanthem. Generalisierte Lymphadenopathie.

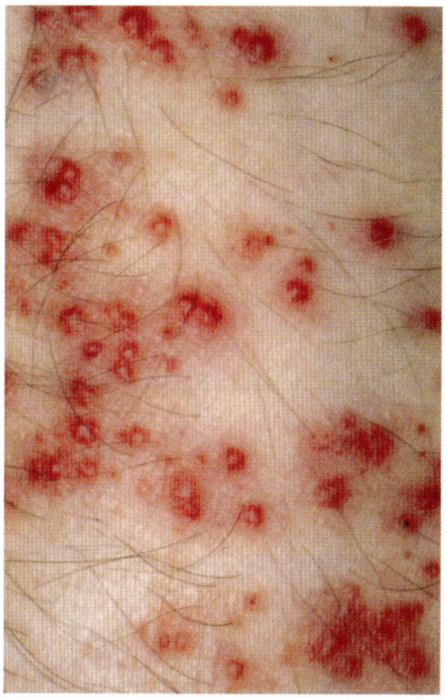

**Angiomatose, bazilläre.** Teils isolierte, teils gruppierte bis zu ca. 2 cm große hämorrhagische Papeln

weise auch hämorrhagischen Hautveränderungen findet man auch multiple rötlich-violette, kutane und subkutan gelegene, bis walnussgroße Tumoren, z.T. mit zentraler Ulzeration. Verbacken mit Faszien und Knochen möglich. Die Konsistenz der Knoten ist gummiartig fest! Es werden drei kutane Manifestationsformen beobachtet:
  - Subkutane, teils verbackene Tumoren variabler Größe.
  - Exophytisch wachsende, rötliche, häufig zentral ulzerierte und verkrustete, bei Traumatisierung leicht blutende Knoten (ähneln dem Granuloma teleangiectaticum).
  - Über osteolytischen Herden: Trockene, hyperpigmentierte, hyperkeratotische Plaques.
- Typischerweise treten Allgemeinsymptome wie Fieber, Nachtschweiß und Gewichtsverlust auf. Schleimhautbefall ist möglich.
- Systemische Manifestationen: Befall innerer Organe, z.B. von Leber, Milz, Knochen und ZNS ist beschrieben. Bildung multipler zystischer Hohlräume in der Leber (bacillary peliosis hepatis) möglich. Schmerzhafte Osteolysen der distalen Extremitäten, Leberbeteiligung.

### Histologie
Lobuläre vaskuläre Proliferation unterschiedlich geformter Blutgefäße mit überwiegend plumpem, z.T. kubischem Epithel. Entzündliches Infiltrat mit zahlreichen Neutrophilen. Interstitiell homogenes oder granuliertes eosinophiles Material, multiple aggregiert vorliegende, extrazelluläre Bakterien, die mittels Warthin-Starry-Färbung oder Elektronenmikroskopie im betroffenen Gewebe nachzuweisen sind.

### Diagnose
PCR in Läsionen, Antikörperbestimmung (EIA: 88% positiv), Blutkultur (bei fiebrigem Verlauf), Anzüchtung aus Lymphknoten.

### Differenzialdiagnose
Granuloma teleangiectaticum, Kaposi-Sarkom, Hämangiome, Dermatofibrome, papulöse Exantheme anderer Genese; unterschiedliche subkutane Tumoren; ulzerierende Pyodermien; Syphilis II oder III; Verruga peruana (insbesondere histologische Analogie), s.u. Oroya-Fieber.

### Komplikation
Vereinzelt und eher selten aber gehäuft bei HIV-Infizierten kann Peliosis hepatis auftreten. Hierbei handelt es sich um Gefäßproliferationen und zystische Blutansammlungen in der Leber und/oder auch der Milz.

### Therapie
Auch bei Einzelherden ist eine antibiotische Therapie anzusetzen! Bei Rezidiv: ggf. lebenslange Therapie erforderlich!

### Externe Therapie
Bei Einzelläsionen: Exzision, Elektrodissekation, Kürettage oder Kryotherapie.

### Interne Therapie
- Mittel der Wahl ist Erythromycin 4mal/Tag 500 mg p.o. über mindestens 8 Wochen.
- Alternativ: Doxycyclin 2mal/Tag 100 mg p.o. über 8 Wochen oder ggf. länger. Alternativ: Azithromycin, Roxithromycin, Ciprofloxacin.

**!** Cave: **Jarisch-Herxheimer-Reaktion!**

### Prognose
Vollständige Abheilung unter Therapie, Persistieren von Hyperpigmentierungen möglich.

**Angiomatose, bazilläre. Tabelle 1.** Diagnostik der bazillären Angiomatose

| | |
|---|---|
| **Histologie** | Lobuläre Proliferate kleiner Blutgefäße mit plumpen Endothelien, die in das Lumen hineinragen (hier: Mitosen und Atypien). Perivaskulär vorwiegend neutrophiles Infiltrat mit Kerntrümmern, interstitiell in zelldichten Arealen granuläres Material (Whartin-Starry-Färbung: Bakterienhaufen!) |
| **Immunhistochemie** | Expression endothelialer (Faktor VIII) und histiozytärer (alpha-1-Antichymotrypsin) Marker |
| **Elektronenmikroskopie** | Bakterien mit typischem 3-schichtigen Wandaufbau |
| **Anzüchtung (Kochblutagar, 35 °C, 5% $CO_2$-Atmosphäre, 2-6 Wochen)** | Stecknadelkopfgroße, heterogene, weißliche autoadhärente Kolonien |
| **Gramfärbung** | Feine, leicht gebogene gramnegative Stäbchen |
| **Gaschromatographie** | Bestimmung der zellulären Fettsäuren |
| **SDS-Disc-Elektrophorese** | Zellmembranproteine |
| **PCR-Amplifizierung** | DNA-Restriktionsendonukleasemuster, DNA-Hybridisierung und Sequenzierung des 16S rRNA-Gens |

## Angiomatose, diffuse kortikomeningeale Q85.8

### Erstbeschreiber
van Bogaert u. Divry, 1945

### Synonym(e)
Divry-van-Bogaert-Syndrom

### Definition
Kortikomeningeale Angiomatose mit progredienten, schweren neurologischen Defekten (Epilepsie) und Cutis marmorata.

### Ätiologie
Autosomal-rezessiver Erbgang mit familiärer Häufung.

### Manifestation
Kongenital, im Säuglingsalter oder im frühen Kindesalter.

### Klinisches Bild
- Integument: Kongenitale Cutis marmorata (s.u. Livedo reticularis) an Rücken, Flanken, Gesäß und Beinen. Akrozyanose an Händen, Ellenbogen und Knien. Fleckige Hyperpigmentierung am Stamm.

- ZNS: nicht verkalkende kortikomeningeale Angiomatose (besonders okzipital) mit Epilepsie, progredienter Demenz sowie pyramidalen und extrapyramidalen Bewegungsstörungen, Hemianopsie und Netzhautangiomen.

## Angiomatose, diffuse kutane D18.0

### Erstbeschreiber
Krell, 1994

### Definition
Seltene, erworbene, gutartige, auf die Haut beschränkte vaskuläre Proliferationen mit schmerzhaften, oftmals zentral exulzerierten Plaques und diffus-infiltrativem Wachstumsmuster.

### Ätiologie
Umstritten. Diskutiert werden die reaktive, ischämiebedingte Proliferation kutaner Kapillaren, periphere Atherosklerose und die Bildung von Antikardiolipin-Antikörper.

### Lokalisation
Extremitäten, Stamm

### Klinisches Bild
Solitäre oder multiple, schmerzhafte, häufig zentral ulzerierte, bräunlich-livide, unscharf begrenzte, bizarre oder flammenfigurartige Plaques. Die Läsionen entstehen subakut und spontan und können sich auch ohne Therapie rasch zurückbilden.

### Histologie
Dichtes Geflecht aus regulär strukturierten kapillären Gefäßen, die das gesamte Korium durchziehen. Die Gefäße werden aus CD31- und CD34-positiven Endothelien gebildet und von Glattmuskelaktin-positiven Perizyten manschettenförmig umschlossen. Glomeruläre vaskuläre Strukturen und atypische endotheliale Mitosen fehlen.

### Diagnose
Klinik, Histologie

### Differenzialdiagnose
Angioendotheliomatose, reaktive (benigne), maligne Angioendotheliomatose, Embolia cutis medicamentosa, Livedo racemosa, Granuloma pyogenicum

### Therapie
Operative Wiederherstellung der arteriellen Blutzufuhr. Versuch mit systemischen Glukokortikoiden wie Prednisolon (z.B. Decortin H) in mittleren Dosierungen.

### Prognose
Vollständige Rückbildung nach Wiederherstellung der arteriellen Blutzufuhr. Seltener auch spontane Rückbildung.

## Angiome trigémine osteohypertrophique Q87.0

### Definition
Partieller Riesenwuchs des kindlichen Kiefers mit Naevus flammeus lateralis der Oberkiefer-Wangen-Region.

### Therapie
Entsprechend dem Naevus flammeus lateralis. Frühzeitige Laser-Behandlung (Argon-, gepulster Farbstoff-Laser) und kosmetische Abdeckung (Camouflage z.B. mit Dermacolor). Kompressionstherapie betroffener Extremitäten. Soweit möglich orthopädische und chirurgische Versorgung.

## Angiomyxolipom D17.9

### Erstbeschreiber
Mai, 1996

### Synonym(e)
Angiomyxolipoma; vascular myxolipoma

### Definition
Sehr seltene (bisher sind 5 Fälle in der Literatur beschrieben) histologische Variante eines Lipoms mit myxoider und angiomatöser Komponente. Die bisherigen Fälle haben keine Hinweise für Malignität ergeben (keine Rezidive bei ausreichender Exzision).

### Manifestation
Bislang sind 5 Fälle beschrieben (4 Männer und 1 Frau; Alter 32-66 Jahre).

### Lokalisation
Bislang sind Prädilektionsstellen nicht eindeutig definiert. Bei 5 ausgewerteten Patienten traten 3 Lipome im subkutanen Fettgewebe auf (3 Lipome am Kopf, 1 Lipom am Bein, 1 Lipom am Samenstrang).

### Histologie
Sehr charakteristisches Bild mit muzinösem Gewebe und ausgereiften Adipozyten, durchsetzt mit zahlreichen dünnen Gefäßen. CD34 Expression in den muzinösen Arealen. Die häufiger in den Tumoren nachweisbaren Spindelzellen sind wahrscheinlich als unreife mesenchymale Zellen der primitiven Fettlobuli zu werten.

### Differenzialdiagnose
Spindelzellipom

## Angioödem T78.3

### Erstbeschreiber
Quincke, 1882

### Synonym(e)
Quincke-Ödem; angioneurotisches Ödem; idiopathisches Quincke-Ödem; sporadisches Quincke-Ödem; umschriebenes Hautödem; Urticaria gigantea; Urticaria profunda; Oedema cutis circumscriptum acutum; Bannistersche Krankheit; Riesenurtikaria Milton; Urtica mollis

### Definition
Akute, einmalige oder in unregelmäßigen Abständen rezidivierende, 1-3 Tage persistierende, hereditäre oder erworbene, schmerzhafte oder brennenende, Ödeme der Kutis/Subkutis und/oder der Mukosa/Submukosa. Lebensbedrohlich können Schwellungen des Pharynx und/oder des Larynx sein. Besonders auffällig sind Gesichtsschwellungen, da sie zu erheblichen Entstellungen führen.

### Einteilung
Aufgrund unterschiedlicher Pathomechanismen werden die Angioödeme grundsätzlich in die Histamin-vermittelte (allergische Angioödeme), Kinin-vermittelte Angioödeme und

sonstige Angioödeme (nicht-allergische Angioödeme) unterteilt. Bei den Kinin-vermittelten Angioödemen (HAE, AAE und RAE) wird ein erhöhter Bradykininplasmaspiegel als Auslöser betrachtet. Während bei HAE und AAE eine gestörte vermehrte Bildungsrate des Bradykinins vorliegt, handelt es sich bei den RAE-Patienten um einen verminderten Abbau des Bradykinins.

- Histamin-vermitteltes Angioödem:
  - Teilbild oder Äquivalent einer Urtikaria.
- Kinin-vermitteltes Angioödem:
  - Hereditäres Angioödem:
    - Typ I (common form): Ein normales und ein Null-Allel des Strukturgens sind vorhanden. Autosomal-dominanter Erbgang. Phänotyp 1: Häufigste Form (85% der Fälle). Die Synthese des $C_1$-Esterase-Inhibitors ist vermindert, sein Umsatz erhöht.
    - Typ II (variant form): Ein normales und 1 mutiertes Allel des Strukturgens sind vorhanden. Autosomal-dominanter Erbgang. Phänotyp 2: Auftreten in ca. 15% der Fälle. Funktionell inaktiver $C_1$-INH in normaler Konzentration im Plasma; funktionell aktiver $C_1$-INH in erniedrigter Konzentration.
    - Phänotyp 3: Funktionell inaktiver $C_1$-INH in erhöhter Konzentration im Plasma; funktionell aktiver $C_1$-INH in erniedrigter Konzentration.
    - Typ III: Normale $C_1$-INH Konzentration und Funktion; bislang nur bei Frauen beschrieben.
  - Erworbenes Angioödem (AAE):
    - Typ I (acquired angioedema, AAE I): Teilweise mit lymphoproliferativen malignen Erkrankungen einhergehend, z.B. mit malignen Lymphomen.
    - Typ II (AAE II): wie AAE I; nachweisbare Antikörper gegen $C_1$-INH.
  - Renin-Aldosteron-Systemblocker-induziertes Angioödem (RAE) (z.B. durch ACE-Hemmer, auch durch AT II-Rezeptor-Antagonisten, Osteoporosemittel z.B. Strontiumranelat).
- Sonstige Mechanismen:
  - Pseudoallergisches Angioödem (PAE) z.B. durch Aspirin
  - Idiopathisches Angioödem (IAE) (Ausschlussdiagnose)
  - Traumatisches Angioödem (s.u. Angioödem, vibratorisches)
  - Angioödem, episodisches mit Eosinophilie.

## Ätiologie

Meist Typ I-Reaktion oder Intoleranzreaktion auf Nahrungsmittel, Nahrungsmitteladditiva, verschiedene Medikamente (v.a. Antiphlogistika, nichtsteroidale) sowie additiv wirkende physikalische Stimuli; häufig bleibt die Ätiologie ungeklärt. Diskutiert wurden auch Fokusgeschehen und psychovegetative Störungen. Grundsätzlich unterschiedliche pathogenetische Mechanismen führen zum Angioödem:

- Auslösung durch eine Mastzelldegranulation. Klinisch können weitere anaphylaktische Symptome bestehen von der Urtikaria bis zum Schock.
- Hereditärer oder erworbener Defekt des $C_1$-Esteraseinhibitors (s.u. Angioödem, erworbenes/$C_1$-Esteraseinhibitor-Mangel und Angioödem, hereditäres).
- Eine weitere Möglichkeit, die zum Auftreten von Angioödemen führt, wurde wiederholt bei der Einnahme von ACE-Hemmern (z.B. Captopril) beschrieben. Vermutlich ist die Hemmung des Bradykininabbaus unter ACE-Blockade dafür verantwortlich, s. Angioödem, erworbenes, ACE-Hemmer-induziertes.

## Manifestation

Vorwiegend bei jungen Frauen auftretend.

## Lokalisation

Gesichtsbereich, meist asymmetrisch, vor allem an Augenlidern, Lippen, Schleimhäuten des Kopfes (Pharynx). Auch im Genitalbereich auftretend (Prädilektionsstellen sind Bereiche mit weichem Bindegewebe).

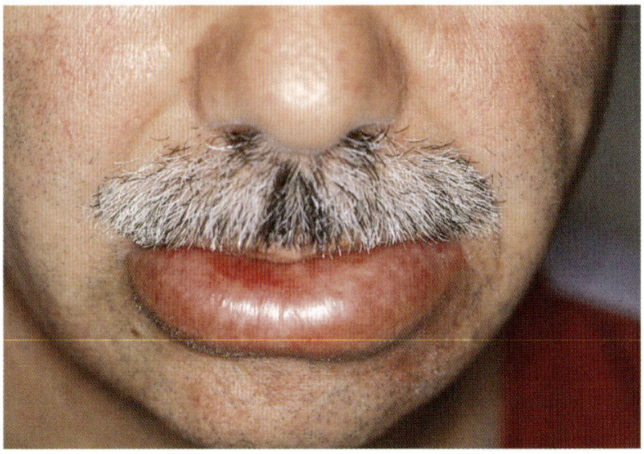

**Angioödem.** Innerhalb weniger Minuten aufgetretene Schwellung der Unterlippe und der re. Hand bei einem 57-jährigen Mann. Seit 2 Stunden persistierend, kein Juckreiz, lediglich Spannungsgefühl. Rezidivierende Schwellungsattacken (Abstand von 14-28 Tagen) seit 6 Monaten. Vor 8 Monaten Umstellung der Bluthochdruckmedikation auf ACE-Hemmer.

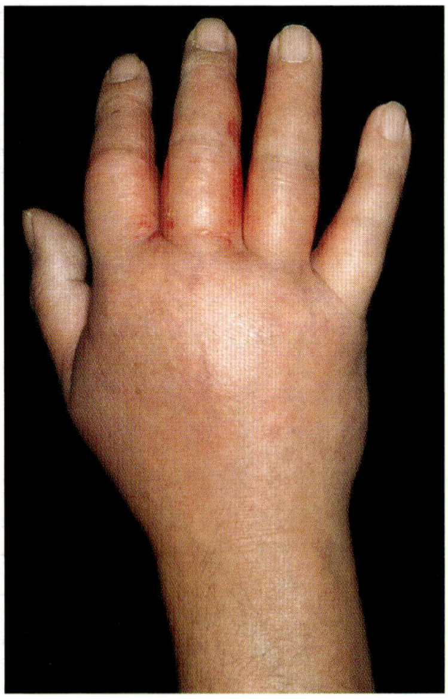

**Angioödem.** Akutes, transientes Auftreten von diffusen, blassen, gering juckenden, teigig-ödematösen Schwellungen der Haut. Die Gelenkkonturen wirken verstrichen. Im abgebildeten Kasus waren Gesicht und Schleimhäute ebenfalls betroffen. Es bestand zudem ein Larynxödem.

## Klinisches Bild

Diffuse, blasse, eher brennende oder schmerzhafte (meist nicht juckende), teigig-ödematöse Schwellung der Haut und Schleimhaut, rüsselförmige vorgewölbte Lippen, geschwollene Augen, evtl. plötzlich einsetzendes Glottisödem.

## Histologie

Ödem des subkutanen Binde- und Fettgewebes, perivaskuläres lymphozytäres Infiltrat.

### Diagnose
S.u. den jeweiligen Formen des Angioödems.

### Differenzialdiagnose
Ekzem, Kontaktekzem, allergisches; Erysipel; Zoster; Melkersson-Rosenthal-Syndrom.

### Therapie
S.u. den einzelnen klinischen Formen des Angioödems.

### Hinweis(e)
Weitere Informationen bietet die Internetseite der Deutschen Gesellschaft für Angioödeme e.V.

## Angioödem, episodisches mit Eosinophilie T78.3

### Erstbeschreiber
Gleich, 1984

### Synonym(e)
Gleich-Syndrom; Gleich syndrome; episodic angioedema associated with eosinophilia

### Definition
Seltenes, chronisch rezidivierendes Krankheitsbild mit schweren Angioödemen, Urtikaria und oft sehr hoher peripherer (primärer) Eosinophilie (bis > 50.000/ul).

### Ätiologie
Ungeklärt; nachgewiesen sind T-Zell-Defekte und Funktionsstörungen der eosinophilen Granulozyten.

### Manifestation
Unterschiedliche Lebensalter; auch Jugendliche können betroffen sein.

### Klinisches Bild
Meist dramatisch verlaufende, rezidivierende (monatliche Intervalle; auch öfters), schwerste Schwellungszustände an Gesicht, Nacken, Extremitäten und Stamm. Diese episodischen Angioödeme können kombiniert sein mit hohen Fieberschüben, Arthralgien, Gewichtsverlust.

### Labor
Markante Eosinophilie (60-80%) im peripheren Blut, erhöhtes Serum IgM.

### Differenzialdiagnose
Angioödeme anderer Ätiologie, nonepisodisches Angioödem mit Eosinophilie, Capillary-Leak-Syndrom.

### Therapie
Das Krankheitsbild spricht gut auf höhere und mittlere Dosen von Glukokortikoiden (z.B. Prednisolon 1,0-1,5 mg/kg KG/Tag) an. Vereinzelt wurden auch Erfolge mit IVIG beschrieben.

### Hinweis(e)
Ein klinisch ähnliches Krankheitsbild wird mit dem „Capillary-Leak-Syndrome" bei der Behandlung maligner Tumoren mit Interleukin-2 gesehen. Es bestehen enge Beziehungen zum Hypereosinophilie-Syndrom. In Einzelfällen traten episodische eosinophile Angioödeme im Zusammenhang mit der Einnahme von ACE-Hemmern (s.u. Eosinophilie) auf.

## Angioödem, erworbenes T78.3

### Synonym(e)
Erworbenes Quinckeödem; angioneurotisches Ödem

### Definition
Unterschiedlich definierte Erkrankungsgruppe. Ursprünglich wurde das Adjektiv „erworben" auf einen „erworbenen $C_1$-Esterase-Inhibitor-Mangel" bezogen und so gegensätzlich zum hereditären Angioödem gebraucht (s.u. Komplementsystem). Zu den „erworbenen" Angioödemformen im erweiterten Sinne gehören jedoch auch:

- Histamin-vermitteltes Angioödem (häufig Teilbild oder Äquivalent einer akuten oder chronischen Urtikaria)
- Idiopathisches Angioödem
- Medikamentös bedingtes Angioödem
- Traumatisch induziertes Angioödem.

Beide Angioödemformen werden als eigenständige Untergruppen geführt.

### Einteilung
- Typ I (acquired angioedema, AAE I): teilweise mit lymphoproliferativen malignen Erkrankungen, z.B. maligne Lymphome.
- Typ II (AAE II): wie AAE I, nachweisbare Antikörper gegen $C_1$-INH.

### Ätiologie
Quantitativer und/oder funktioneller $C_1$-Esterase-Inhibitor-Mangel. Ausgeprägte $C_{1q}$-Verminderung. Medikamentös induziert, z.B. durch ACE-Hemmer oder Ciclosporin A. Weiterhin beschrieben sind die Bildung von Antikörpern gegen das aktive Zentrum des $C_1$-Inhibitors sowie die Aktivierung der Komplementkaskade durch antiidiotypische Antikörper mit exzessiv hohem Verbrauch (AAE Typ II).

### Manifestation
3,8% der $C_1$-Esterase-Inhibitor-Mängel (Angioödeme) sind erworben. Erstmanifestation im mittleren oder höheren Lebensalter (im Gegensatz zum hereditären Angioödem), negative Familienanamnese.

### Klinisches Bild
Rezidivierendes Auftreten von Kortison- und Antihistaminika-unempfindlichen Angioödemen über 48-72 Stunden. Abdominelle Symptomatik und letaler Verlauf möglich. Assoziationen mit Neoplasmen wie Lymphomen sind möglich. Gemeinsames Auftreten von Livedo racemosa und Paraproteinämie ohne Tumornachweis und das Persistieren während der Angioödemtherapie sind in Einzelfallberichten beschrieben. Regelmäßige Durchuntersuchung zum Lymphomausschluss.

### Labor
Erniedrigtes $C_{1q}$ (typisch für erworbene Formen); neben erniedrigtem $C_1$-Esterase-Inhibitor-Mangel (Proteinkonzentration und enzymatische Aktivität) auch $C_2$, $C_4$ und CH-50 erniedrigt. Bei Therapie Normalisierung bzw. Anstieg auf subnormale Werte der Komplementfraktionen. Als Indikator für einen Therapieerfolg kann $C_4$ gesehen werden.

### Therapie
S.u. Angioödem, hereditäres.

**Angioödem, erworbenes/$C_1$-Esteraseinhibitor-Mangel. Tabelle 1.** Behandlung des Angioödems auf dem Boden eines $C_1$-Esteraseinhibitor-Mangels

| Akuttherapie/ Prophylaxe | Therapiemaßnahmen |
|---|---|
| Akuttherapie | Analgetika gegen Schmerzen. |
| | $C_1$-INH (500-1000 Einheiten in 10 ml physiologischer NaCl-Lösung), langsam i.v. geben, die Injektion kann abhängig vom klinischen Bild wiederholt werden. |
| | Falls verfügbar, 500-2000 ml Frischplasma oder „fresh frozen plasma". |
| | Falls indiziert Intubation, Tracheotomie oder Koniotomie. |
| | ! Cave: **Adrenalin, Glukokortikoide und Antihistaminika sind ineffektiv!** |
| Präoperative Kurzzeitprophylaxe | Danazol ca. 600 mg/Tag, 1-10 Tage vor dem Eingriff. |
| | Alternativ: EACA ca. 6 g/Tag, 2-3 Tage vor dem Eingriff. |
| | Alternativ: $C_1$-INH ca. 500-1000 Einheiten i.v., kurz vor dem Eingriff. |
| Langzeitprophylaxe | Danazol anfangs 600 mg/Tag, später Reduktionsversuch bis auf 200 mg/Tag oder Tranexamsäure 2-3 g/Tag (Kinder: 1,5 g/Tag). |
| | Alternativ: EACA 6 g/Tag (Kinder: 2 g/Tag). |
| | Alternativ: $C_1$-INH 500 Einheiten i.v., alle 4-5 Tage. |

## Angioödem, erworbenes/$C_1$-Esteraseinhibitor-Mangel T73.3

### Definition
Erworbenes Angioödem auf dem Boden eines $C_1$-Esteraseinhibitor-Mangels. Typisch sind erniedrigte Werte für $C_1$-Esteraseinhibitor, CH50, $CC_{1q}$, $CC_1$ und $CC_2$; keine Erblichkeit.

### Manifestation
Erkrankungsbeginn im mittleren Lebensalter.

### Klinisches Bild
S.u. Angioödem. Ein wichtiger Unterschied zu den allergischen oder pseudoallergischen Angioödemen ist das Fehlen einer (begleitenden) Urtikaria.

### Therapie
Im akuten Fall Substitution des $C_1$-INH langsam i.v., ggf. auch wiederholen. Intensivmedizinische Behandlung und Überwachung in Abhängigkeit vom klinischen Erscheinungsbild. Prophylaktisch kommen Danazol und Stanozol, in Schwangerschaft und bei Kindern v.a. Tranexamsäure und Epsilonaminocapronsäure (EACA) in Betracht.

## Angioödem, erworbenes/Mastzelldegranulation T73.3

### Definition
Erworbenes Angioödem auf dem Boden einer Mastzelldegranulation. Meist auf dem Boden einer Typ I-Reaktion oder Intoleranzreaktion auf Proteinbestandteile in Nahrungsmitteln und Medikamenten (v.a. Salicylate, Konservierungsstoffe) sowie physikalische Stimuli (Vibration, Druck), häufig bleibt die Ätiologie auch ungeklärt.

### Therapie
- Kühlen. Bei medikamentöser Auslösung Absetzen des Medikamentes. Glukokortikoide wie Prednisolon (z.B. Solu-Decortin H) initial 250 mg i.v., bei schweren Reaktionen bis zu 1,0 g/Tag i.v. Ausschleichende Reduktion je nach Klinik. In der Notfallsituation hat sich die Gabe eines Trinkkortisons (Celestamine N liquidum) bewährt, das bei bekanntem und rezidivierendem Angioödem dem Patienten rezeptiert werden kann.
- Zusätzlich Antihistaminika wie Dimetinden (z.B. Fenistil) initial 1-2 Amp./Tag i.v., Reduktion nach Klinik. Bei Komplikationen wie z.B. Larynxödem, Glottisödem, sofortige intensivmedizinische Maßnahmen! Für die Notfallsituation Einsatz einer Adrenalin-Fertigspritze (z.B. Anapen, Fastjekt).

S.a. Schock, anaphylaktischer.

## Angioödem, erworbenes, Renin-Angiotensin-Aldosteronsystemblocker-induziertes T73.3

### Definition
Auftreten eines Angioödems nach Einnahme von ACE-Hemmern. Die Latenzzeit zwischen Medikamenteneinnahme und Erstmanifestation des Ödems ist äußerst variabel. In einigen Fällen entwickeln sich derartige Angioödeme erst im Zusammenhang mit einem relevanten Infekt oder in Kombination mit anderen Medikamenten (z.B. Diuretika, Antidiabetika oder auch Antibiotika). Nicht immer ist bei der Vielzahl der eingenommenen Medikamente die eindeutige ätiologische Zuordnung zu dem ACE-Hemmer möglich.

### Therapie
- Das angioneurotische Ödem klingt nach Absetzen des ACE-Hemmers oder des AT-II-Rezeptorblockers meist

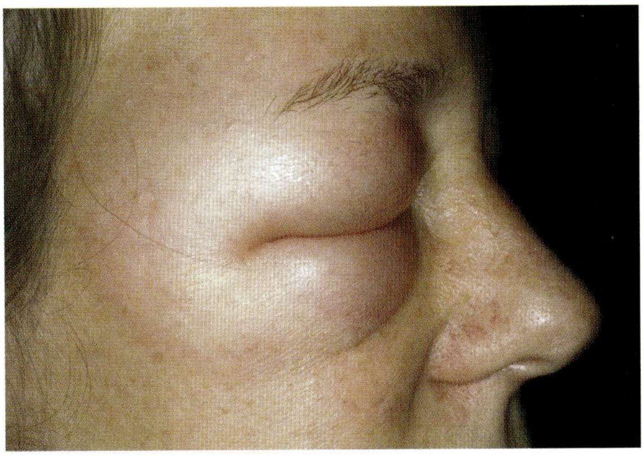

**Angioödem, erworbenes, Renin-Angiotensin-Aldosteronsystemblocker-induziertes.** Bei der 44-jährigen Patientin bestehen spontan aufgetretene, zunächst nur linksseitig lokalisierte sowie später hinzugetretene rechtsseitige Anschwellungen der Augenlider. Das linke Auge kann nicht aktiv geöffnet werden. Keine Allgemeinsymptomatik, insbes. keine Luftnot. Vor 4 Wochen wurde aufgrund arterieller Hypertonie ein ACE-Hemmer verschrieben.

innerhalb von 1–5 Tagen ab. Bei einem vital bedrohlichen Larynxödem Einsatz von Glukokortikoiden, Antihistaminika und Adrenalin. S.a.u. Schock, anaphylaktischer. Sprechen diese Maßnahmen nicht an, unverzügliche Gabe von C 1-Inaktivator-Konzentrat, z.B. 500–1000 IE Berinert P i.v.

- Icatibant (Firazyr), ein synthetisch hergestelltes Dekapeptid (Proteinfragment), ist der bislang wirkungsvollste Antagonist des Bradykinin-B2-Rezeptors. Bislang wurde Icatibant für die symptomatische Behandlung akuter Attacken eines hereditären Angioödems bei Erwachsenen mit C1-Esterase-Inhibitor-Mangel durch die EMEA zugelassen. Anwendungen ausserhalb dieser Indikation können derzeit nur im Off-Label-Use erfolgen.

## Angioödem, hereditäres D84.1

### Erstbeschreiber
Osler, 1888

### Definition
Seltene, hereditäre Erkrankung mit Ödembildung oder Schwellungen an Haut, Larynx und intestinalen Organen, die meist durch Störungen der $C_1$-Esterase-Inhibitor-Konzentration/Funktion gekennzeichnet ist (s.u. Komplementsystem).

### Einteilung
- Typ I (common form): Ein normales und ein Null-Allel des Strukturgens vorhanden. Phänotyp 1: Häufigste Form (85% der Fälle). Synthese des $C_1$-Esterase-Inhibitors vermindert, Umsatz erhöht.
- Typ II (variant form): Ein normales und 1 mutiertes Allel des Strukturgens vorhanden:
  - Phänotyp 2: Auftreten in ca. 15% der Fälle. Funktionell inaktiver $C_1$-INH in normaler Konzentration im Plasma; funktionell aktiver $C_1$-INH in erniedrigter Konzentration.
  - Phänotyp 3: Funktionell inaktiver $C_1$-INH in erhöhter Konzentration im Plasma; funktionell aktiver $C_1$-INH in erniedrigter Konzentration.
- Typ III: Normale $C_1$-INH Konzentration und Funktion; bislang nur bei Frauen beschrieben.

### Vorkommen/Epidemiologie
Inzidenz: 2-4/100.000 Einwohner/Jahr.

### Ätiologie
- Typ I und II: Beschrieben ist die autosomal-dominante Vererbung mit unvollständiger Penetration von Mutationen des $C_1$ Inhibitorgens ($C_1$-INH), die auf dem Genlokus 11q12-q13.1 lokalisiert sind. Bei ca. 80% der Fälle liegt ein vererbter $C_1$-Esterase-inhibitormangel vor, zu 20% besitzen die Patienten einen defekten $C_1$-Esterase-inhibitor.
- Typ III: Diskutiert wird die X-chromosomal-dominante Vererbung einer Form des hereditären Angioödems mit normaler $C_1$-Inhibitor-Konzentration und Funktion. Die genetische Grundlage ist noch nicht beschrieben.
- Schubauslösend können operative Eingriffe (z.B. Zahnbehandlungen), Infekte, Stress sein.

### Manifestation
Meist erstmals im Kindesalter auftretend, häufig bis zum 5. oder später um das 15. Lebensjahr. Ein dritter Häufigkeitsgipfel findet sich im 3. Lebensjahrzehnt (21-30 Jahre). Selten jenseits des 50. Lebensjahres. Keine Geschlechtspräferenz.

### Lokalisation
Gesicht, Hals, Lippen, Zunge, Arme, Abdomen, seltener Beine und Rumpf. Lebensbedrohlich: Kehlkopf.

### Klinisches Bild
Auslösung meist durch Bagatelltraumen, Infektionskrankheiten mit Beteiligung des Oropharynx oder Menses/Schwangerschaft durch Verminderung der funktionellen $C_1$-INH-Aktivität.
- Prodrome: Müdigkeit, Kopfschmerz, Unwohlsein, Erbrechen.
- Integument: Akut auftretende, lokalisierte, hautfarbene bis deutlich abgeblasste, nicht juckende, körperwarme bis kühle Haut- und Schleimhautödeme von unterschiedlicher Größe und teigiger bis derber Konsistenz. Rückbildung nach Stunden bis zu 2 Tagen.
- Extrakutane Manifestationen: Charakteristisch sind abdominelle Koliken. Die Entwicklung eines Larynxödems ist seltener als bei allergisch induziertem Angioödem, kann jedoch zu lebensbedrohlichen Obstruktionen führen.

### Labor
- Typ I: Verminderter $C_1$-Inaktivator im Blutserum (unterhalb 30% der Norm), Erniedrigung des Gesamtkomplements oder von $C_4$.
- Typ II: Hohe Spiegel eines dysfunktionellen $C_1$-Esterase-Inhibitors. Mit kommerziellen Testsystemen kann durch mangelnde $C_1$-Esterase-Hemmung die Substratumsetzung mittels Farbumschlag beobachtet werden.
- Typ III: Normwertiges $C_1$ und $C_4$.

### Histologie
Ödem in der Subkutis.

### Diagnose
Labor, molekulargenetische Analyse bei Patienten mit blander Familienanamnese.

### Differenzialdiagnose
Siehe Tabelle 1 [Differenzialdiagnostische Abgrenzung zwi-

**Angioödem, hereditäres. Tabelle 1.** Differenzialdiagnostische Abgrenzung zwischen „hereditärem Angioödem" und dem Histamin-vermittelten Angioödem (als Teilsymptom einer Urtikaria)

| | Angioödem | Hereditäres Angioödem |
|---|---|---|
| **Pathogenese** | Teilsymptom oder Äquivalent einer Urtikaria | Kinin-vermittelt; durch $C_1$-INH-Mangel |
| **Anamnese** | Keine familiäre Häufung; Beginn im Erwachsenenalter; oft Urtikaria in der Anamnese | Meist familiär gehäuft, Beginn meist im 1. oder 2. Lebensjahrzehnt; keine Urtikaria in der Anamnese |
| **Auslöser** | Meist keine Auslöser bekannt, gelegentlich Medikamente (z.B. Aspirin); Druck; Vibration | Oft spontanes Auftreten; Auslösung durch Trauma oder psychische Belastung möglich |
| **Symptome** | Angioödeme meist periorbital und an der Lippe; seltene oder fehlende Magen-Darm-Symptomatik | Angioödem im Gesicht oder an den Extremitäten; abdominale Schmerzattacken; selten Larynxödeme; keine Urtikaria |
| **Laboruntersuchungen** | Im Allgemeinen keine pathologischen Befunde | $C_1$-INH-Konzentration und -Aktivität (Typ 1) sowie $C_1$-INH-Aktivität (Typ II) im Plasma vermindert |
| **Therapie** | Antihistaminika; ggf. Kortikosteroide | $C_1$-INH-Konzentrat; Androgenderivate und Tranexamsäure |

schen „hereditärem Angioödem" und dem Histamin-vermittelten Angioödem (als Teilsymptom einer Urtikaria)].

### Komplikation
Häufig rezidivierende Larynxödeme.

### Therapie
- Akuttherapie:
  - Hochgereinigtes $C_1$-INH-Konzentrat (z.B. Berinert P) 500 IE (10 ml) langsam i.v. injizieren, in schweren Fällen 1000 IE (20 ml) bis max. 10.000 IE. Klinische Besserung 20-30 Min. nach Kurzinfusion; Kontrolle der $C_4$ Konzentration im Blut als Therapieverlaufskontrolle (steigt an).
  - Alternativ: Infusionen von Frischplasma, Gefrierplasma (500 ml), sowie lyophilisiertes, gerinnungsaktives Humanplasma.
  - Mittel der zweiten Wahl sind Antifibrinolytika (therapeutischer Erfolg vermutlich durch Hemmung der Plasminaktivierung): Tranexamsäure (z.B. Ugurol) 1,5-2,0 g/Tag i.v. oder Epsilon-Aminocapronsäure (z.B. Amicar) 8-10 g/Tag i.v. unter engmaschigen Gerinnungskontrollen. Komplikationen dieser Medikamente sind Thrombembolien, Myositiden und Peliosis hepatis.
  - Icatibant (Firazyr) ist ein synthetisch hergestelltes Dekapeptid (Proteinfragment), das für die symptomatische Behandlung akuter Attacken eines hereditären Angioödems bei Erwachsenen mit C1-Esterase-Inhibitor-Mangel durch die EMEA zugelassen ist. Dieses Peptid ist der bislang wirkungsvollste Antagonist des Bradykinin-B2-Rezeptors und wird als Fertigspritze zur subkutanen Injektion angeboten (empfohlene Dosis: 30 mg s.c.). Auf entzündliche Reaktionen an der Injektionsstelle sollte hingewiesen werden (Rötung, Schwellung, Jucken, Schmerzen).
- Langzeittherapie:
  - Bei schwerem Verlauf Langzeitprophylaxe mit Stanazol oder Danazol (z.B. Danadrol; über die internationale Apotheke erhältlich) 3mal/Tag 100 mg (Steigerung bis auf 600 mg/Tag möglich), nach 6 Monaten Reduktion auf 2mal/Tag 100 mg, nach weiteren 6 Monaten alternierend 100 und 200 mg/Tag. Ziel ist die niedrigste effektive Erhaltungsdosis. Androgen-Derivate fördern die Ausprägung männlicher Geschlechtsmerkmale und führen zu einer Vermännlichung (Virilisierung) des weiblichen Organismus. Außerdem Gefahr der Nieren- und Leberfunktionsstörungen. In seltenen Fällen kann die Dauer-Hormontherapie zum Leberkarzinom führen.

### Prophylaxe
Anabolika mit androgener Restpotenz zeigen gute Erfolge, z.B. Danazol (z.B. Danazol-ratiopharm Kps.) in einer Anfangsdosis von 1-3mal/Tag 1 Kps. à 200 mg p.o. Die Dauermedikation liegt gewöhnlich bei 200 mg/Tag, evtl. weitere Reduktion bis auf 2mal/Woche 50 mg p.o. **Cave: Virilisierung bei Frauen!** Langzeitprophylaxe ist zudem möglich mit Stanazol. Glukokortikoide und Antihistaminika zeigen in der Regel keine therapeutische Wirksamkeit, kommen aber häufig in der Akutphase aufgrund der differenzialdiagnostischen Schwierigkeiten zum Einsatz.

## Angioödem, Histamin-vermitteltes T78.3

### Definition
Akute, zumeist Histamin-vermittelte, einmalige oder in unregelmäßigen Abständen rezidivierende, 1-7 Tage dauernde, umschriebene Schwellung der Haut und/oder Schleimhaut, häufiges Auftreten im Gesicht (periorbital und an den Lippen), induziert durch massiver Ödembildung in der Subkutis.

### Vorkommen/Epidemiologie
Häufigste Form, enge kausale Assoziation mit der Urtikaria, oft im Rahmen der chronischen idiopathischen Urtikaria, Intoleranz-Urtikaria oder bei anderen Formen der Urtikaria. Auftreten eines chronisch rezidivierenden („idiopathischen") Angioödems möglich, ohne gleichzeitiges Vorliegen einer Urtikaria, eines hereditäres Angioödems oder eines Renin-An-

giotensin-Aldosteronsystemblocker-induzierten Angioödems (z.B. durch ACE-Hemmer).

### Pathologie
Häufig IgE-vermittelter (ähnlich einer anaphylaktischen oder der anaphylaktoiden Reaktion) oder nicht-immunologischer Mechanismus. Über den Auslöser der mit einer Urtikaria assoziierten Angioödeme ist wenig bekannt.

### Manifestation
Keine familiäre Häufung, Beginn im Erwachsenenalter, häufig Vorkommen einer Urtikaria in der Anamnese.

### Klinisches Bild
Überwiegend im Bereich des Gesichts lokalisiert, insbesondere an den Augenlidern sowie im Bereich der Lippen. Häufiges Auftreten von einseitigen und periorbitalen Ödemen. Vorkommen von Zungen- und Glottisödemen. Dauer beträgt 1-5 Tage, danach Restitutio ad integrum. Im Gegensatz zum Kinin-vermittelten Angioödem seltene bis fehlende Magen-Darm-Symptomatik.

### Labor
Bei IgE-vermittelter Reaktion Nachweis spez. Allergene im RAST-Test. Ein deutlich erhöhtes IgE kann auch auf eine Parasitose hinweisen (z.B. auf eine Echinokokkose). Ansonsten häufig keine pathologischen Laborbefunde.

### Differenzialdiagnose
Urtikaria, hereditäres Angioödem (wichtig, da sich das therapeutische Vorgehen vor allem auch beim Larynxödem unterscheidet), Erysipel, Kontaktekzem, Photodermatitis.

### Therapie
Aufklärung der Ursache und konsekutive Vermeidung. Antihistaminika und Glukokortikoide bei Bedarf, s.a.u. chronische Urtikaria.

### Hinweis(e)
Aufgrund der im Vergleich zur Haut andersartigen Gewebstextur kommt es an der Mundschleimhaut bei einer generalisierten Urtikaria nicht zur Entstehung von Quaddeln, sondern stets von Angioödemen.

## Angioödem, idiopathisches — T78.3

### Definition
Zu den erworbenen Angioödemen zählende Untergruppe, bei der weder eine familiäre Häufung noch ein $C_1$-Inhibitor-Mangel noch Hinweise auf eine Urtikaria vorliegen. Die Diagnose ist eine Ausschlussdiagnose und sollte nur nach vorheriger, sorgfältiger klinischer Diagnostik gestellt werden. S.u. Angioödem.

## Angioödem, vibratorisches — T78.3; D84.1

### Definition
Seltene, nach repetitiven (vibratorischen) Erschütterungen der Haut auftretende, auf den Ort der Einwirkung begrenzte, meist schmerzhafte oder brennende oder juckende Ödembildung.

### Ätiologie
Häufig autosomal-dominanter Vererbungsmechanismus. Auch sporadische Fälle bekannt.

### Klinisches Bild
Nach vibratorischem Trauma (Arbeiten mit Schlagbohrern, Motormähern, Joggen) zunächst Auftreten einer Rötung am Expositionsort, gefolgt von einer juckenden oder schmerzenden Schwellung. Maximum der Symptomatik einige Stunden nach Exposition, nach 24 Std. Normalisierung des Hautzustandes.

### Histologie
Ödem der tiefen Dermis und Subkutis. Interstitielles und periadnexielles Infiltrat aus eosinophilen und neutrophilen Leukozyten, T-Lymphozyten und Monozyten. Nachweis von proinflammatorischen Zytokinen wie TNF-alpha, IL-3, IL-6 sowie die Expression von Adhäsionsmolekülen (VCAM-1, ICAM-1) in den Gefäßwänden.

### Therapie
Soweit möglich Meiden auslösender Mechanismen. Einzig wirksame Therapie besteht in der Gabe systemischer Glukokortikoide wie Prednisolon (z.B. Decortin H) initial 50-80 mg/Tag, möglichst niedrige Erhaltungsdosis. Antihistaminika sind i.d.R. wirkungslos.

## Angiosarkom — C49.M

### Synonym(e)
Malignes Angioendotheliom; malignes Hämangiosarkom

### Definition
Von den Endothelzellen von Blut- oder Lymphgefäßen ausgehender, maligner Tumor (Häm- bzw. Lymphangiosarkom).

### Einteilung
An der Haut sind folgende Formen von Bedeutung:

- Idiopathisches/klassisches Angiosarkom bei älteren Menschen
- Lymphödem-assoziiertes Angiosarkom (Stewart-Trèves-Syndrom)
- Angiosarkom nach Radiatio
- Angiosarkom, epitheloides
- Kaposi-Sarkom, s.a.u. AIDS.

Eine Sonderstellung nimmt das Hämangioendotheliom ein, das als intermediär-maligne eingestuft wird (Einzelheiten s. dort).

### Vorkommen/Epidemiologie
Selten (ca. 1-2% aller Weichteilsarkome). 50-60% aller Angiosarkome sind kutane Angiosarkome.

### Ätiologie
- Beschrieben sind idiopathische Genese bei älteren Menschen, Entstehung im Bereich längerbestehender Lymphödeme (z.B. bei Z.n. Mastektomie und Lymphadenektomie), Radiatio und Immundefekten (z.B. HIV-Infektion). Bei Auftreten von Angiosarkomen nach Radiatio liegen die Bestrahlungen meist mindestens 5-6 Jahre zurück; längere Intervalle sind nicht selten und können sich über Jahrzehnte erstrecken.
- Weitere prädisponierende Faktoren können sein: AV-Fisteln am „Shunt-Arm" nach Dialyse, insbesondere nach anschließender Nierentransplantation und entsprechender Immunsuppression.
- Die Rolle von chemischen Karzinogenen, Mutagenen und Fremdkörpern ist für das Angiosarkom der Haut schlecht definiert, in der Leber können Thorotrast (Rönt-

genkontrastmittel und α-Strahler, bis in die 50er-Jahre im Gebrauch), Arsen und Vinylchlorid-Gas (in der Kunststoffindustrie anfallend; karzinogenes DNA-Alkylans; induziert spezifisch ki-ras und p53-Mutationen) prädisponierend wirken.
- Angiosarkome der tiefen Weichteile sind gelegentlich assoziiert mit Syndromen wie Neurofibromatose, Klippel-Trénaunay-Syndrom und Maffucci-Syndrom.

### Manifestation
- Die meisten Patienten erkranken zwischen 50-95 Jahren. Der Gipfel der Manifestation liegt in der 8. Dekade. Männer sind etwas häufiger betroffen als Frauen. M:F = 1,6:1.
- Angiosarkome der tiefen Weichteile können in allen Altersgruppen auftreten, incl. des Kindes- und Jugendalters.

### Lokalisation
Grundsätzlich können Angiosarkome überall an der Haut auftreten. Der idiopathische oder klassische Typ tritt ausschließlich an Kopf und Hals auf. Der Postradiatio-Typus geht von dem vorbestrahlten Terrain aus (häufig bei Frauen im Brustbereich nach Mammakarzinom). Das Angiosarkom mit Lymphödem wird v.a. an den chronisch ödematösen Extremitäten nach radikaler Lymphadenektomie beobachtet. Die sehr seltenen Angiosarkome der tiefen Weichteile (Assoziation mit Neurofibromatose, Klippel-Trénaunay-Syndrom, Maffucci-Syndrom) bevorzugen Extremitäten, Rumpf und die Körperhöhlen. Das (metastatische?) Auftreten von Angiosarkomen der inneren Organen (Leber, Knochen, Milz, Herz) ist beschrieben.

### Klinisches Bild
Siehe unter den o.g. Krankheitsbildern.

### Histologie
Angiosarkome bestehen aus proliferierenden atypischen Endothelien mit unterschiedlichem Differenzierungsgrad (von Hämangiom-ähnlich bis zu anaplastisch). Meist finden sich netzartig strukturierte, anastomosierende gefäßartige Systeme mit „unorganischen" dissezierenden Wachstumsmustern. Häufig sind Gefäßspalten mit atypischen Endothelzellen, endothelialen Papillen oder mehrzelligen Endothelknospen. „Multilayering", Atypie und Mitosen der CD 31-positiven (platelet endothelial cell adhesion moelcule) und CD34-positiven (human hematopoietic progenitor antigen) Endothelien sind typisch. Die lymphatischen Endothelmarker (Podoplanin, LYVE-1, PROX-1) sind für die Diagnostik ebenfalls hilfreich. Beim epitheloiden Angiosarkom dominiert ein großer epitheloider Zelltypus. In den Zellrasen eingestreut finden sich dünne, runde oder schlitzartige Hohlräume; kleinere Hohlräume sind zunächst frei von Erythrozyten, größere blutgefüllt. Epitheloide Angiosarkome können Zytokeratin (in > 30% der Fälle) und CD31 exprimieren.

### Diagnose
Klinik, Histologie, Immunhistochemie.

### Therapie
Siehe unter den o.g. Krankheitsbildern.

### Prognose
Klinischer Verlauf meist fodrouyant. 5-Jahres-Überlebensrate: 10-12%.

### Hinweis(e)
In Einzelfällen können Angiosarkome Zytokine exprimieren, die zu Systemveränderungen führen (z.B. leukämoide Reaktionen bei Produktion von Granulozytenkolonie-stimulierendem Faktor).

## Angiosarkom der Brust C49.5

### Definition
Hochmaligner, in thorakalen und abdominellen Bestrahlungsfeldern auftretender vaskulärer Tumor.

### Manifestation
Mittleres Lebensalter, Frauen überwiegend befallen.

### Lokalisation
Mamma.

### Klinisches Bild
1-10 Jahre nach Bestrahlung auftretende, rasch wachsende Geschwulst mit festen roten oder rot-braunen Papeln und Knoten. Metastasierung: Hämatogen.

### Differenzialdiagnose
Atypische vaskuläre und fibrotische Postradatio-Läsionen.

### Therapie
Exzision durch Fachspezialisten.

### Prognose
Sehr schlecht. Lebenserwartung < 2 Jahre.

## Angiosarkom der Kopf- und Gesichtshaut C49.M

### Erstbeschreiber
Klemperer u. Livingston, 1926

### Synonym(e)
malignes Hämangioendotheliom der Kopfhaut; angioblastisches Sarkom der Kopfschwarte; angiosarcoma of the scalp and the face; scalp angiosarcoma

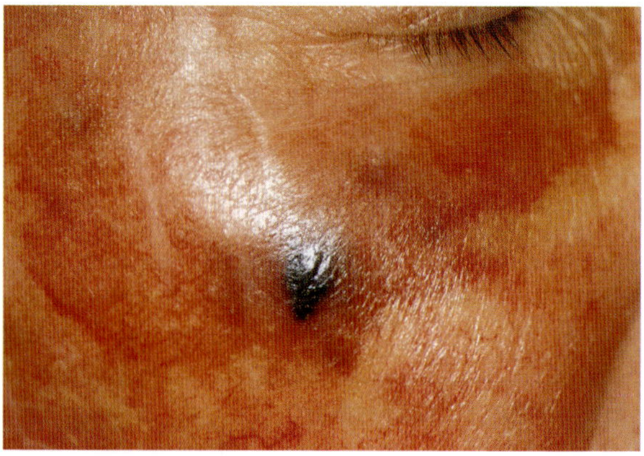

**Angiosarkom der Kopf- und Gesichtshaut.** Seit mehreren Jahren (!) zunehmende, bisher vollständig symptomlose, unscharf begrenzte, rote Flecken an Wangen und Stirn bei einem 75-jährigen Mann. Ärztliche Konsultation wegen rezidivierender, flächiger Blutungen in läsionaler Haut. Seit einem Monat Wachstum eines weichen, 8 mm großen, soliden blauschwarzen Knotens in der Wangenmitte. Flächige, konfigurierte Rötung mit bizarren, linearen und retikulären Teleangiektasien. Einblutung am Jochbein.

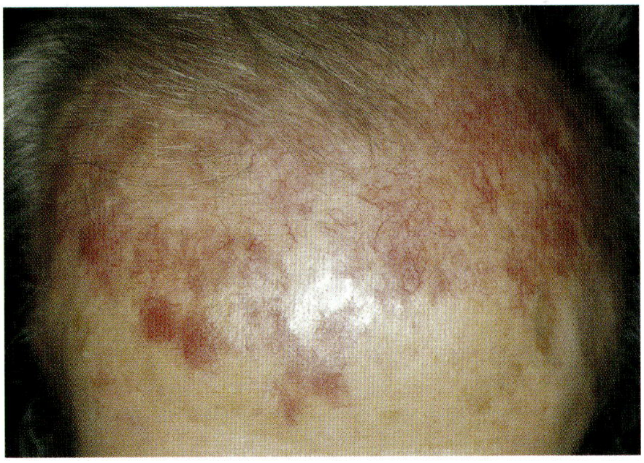

**Angiosarkom der Kopf- und Gesichtshaut.** Plane, glatte, symptomlose, chronisch dynamische, langsam wachsende, rote Plaques ohne epidermale Beteiligung bei einem 68-jährigen Mann.

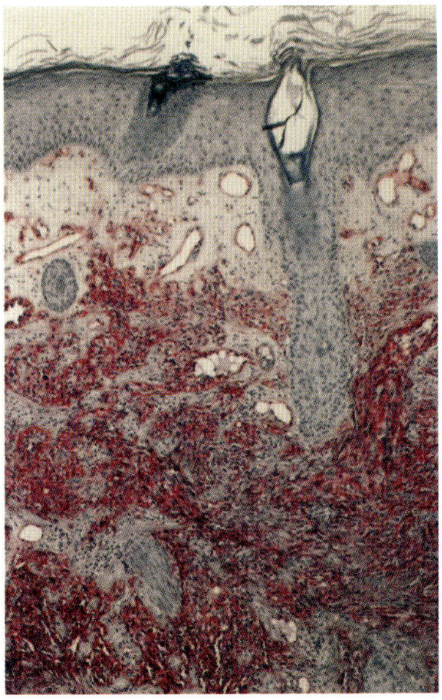

**Angiosarkom der Kopf- und Gesichtshaut.** Stanzbiopsie aus schwarzem Knoten bei oben beschr. Patient. Epidermis o.B., Orthokeratose, im mittleren und tiefen Korium Konvolute aus dicht gepackten, CD31 positiven Tumorzellen. Hautanhangsgebilde weitgehend intakt (im Zentrum längs angeschnittener Haarfollikel). Unterhalb des Oberflächenepithels infiltratfreie Zone; hier zahlreiche dilatierte (neoplastische?) Gefäße (klinisch: Teleangiektasien).

## Definition
Seltene, hochmaligne, vaskuläre Geschwulst (Tumor) am Kopf älterer Menschen.

## Manifestation
Meist zwischen 60.-80. Lebensjahr auftretend (Durchschnittsalter 65 Jahre). Männer sind 2mal so häufig wie Frauen betroffen.

## Lokalisation
Kapillitium, Gesicht.

## Klinisches Bild
- Initial zeigen sich zunächst unscheinbare, persistierende, unscharf begrenzte, 1,0-3,0 cm große, schmerzlose, glatte rote Flecken, die klinisch meist verkannt werden. Im Laufe von Monaten Flächenausdehnung, weiterhin zunehmende, blau-rote Verfärbung der Haut; später Ausbildung flacher, blau-roter Papeln, Plaques und Knoten. Diese neigen zu flächigen Hämatomen, später zu geschwürigem Zerfall mit Bildung flächiger Erosionen und Ulzera. Nachfolgend Lymphorrhoe.
- Metastasierung: Hämatogen, vor allem in Lungen und Skelettsystem. Lymphogen, in regionale Lymphknoten.

**Merke: Bei ungeklärten Sugillationen im Bereich der Kopfhaut stets an das Angiosarkom denken!**

## Histologie
- Initial: Von atypischen Endothelien ausgekleidete, kapillarartige Strukturen. Später: Solide Massen polymorpher Spindelzellen, blutgefüllte Spalten und Erythrozytenextravasate.
- Immunhistologie: Tumorzellen exprimieren CD31, CD34 und Vimentin.

## Diagnose
Klinik, Histologie.

## Differenzialdiagnose
- Erythematöse Rosazea: Meist beidseitig; charakteristische Begleiterscheinungen der Rosacea (wechselhafte Rötungen mit Flush-Symptomen bei Temperaturwechsel, Alkoholgenuss u.a.; niemals Suggillationen).
- Pellagroid: Nur in belichteten Arealen auftretend, nach UV-Exposition Juckreiz oder Brennen, Farbe eher rotbraun.
- Kaposi-Sarkom: Ausschluss einer HIV-Infektion (Labor).
- Sarkoidose: Chronisch persistierende rote Flecken oder Plaques, bei Kälte livide Verfärbung möglich, kann mit Lupus pernio verbunden sein. Diaskopisch: Eigeninfiltrat. Histologisch: Nachweis sarkoider Granulome!
- Naevus flammeus: Anamnese schließt Angiosarkom aus.
- Hämatom (initial): Anamnese schließt Angiosarkom aus.

## Bestrahlungstherapie
Größere Studien konnten den Wert einer postoperativen adjuvanten Bestrahlungstherapie (empfehlenswert sind Linearbeschleuniger) belegen (signifikante Reduktion der Sterblichkeit). Dosis: 55-60 Gy, bei vermutetem Resttumor bis zu 75 Gy. Es sollte ein großräumiger Sicherheitsabstand eingehalten werden. Alleinige Bestrahlungstherapie ist nicht empfehlenswert, da die klinischen Ergebnisse der Kombinationstherapie unterlegen sind.

**Cave: Rezidive sind zunehmend weniger strahlensensibel!**

## Interne Therapie
Bei nicht-resektablen Befunden existieren gute Erfahrungen mit pegyliertem liposomalem Doxorubicin und Paclitaxel (Taxol). Als Faustregel kann gelten, dass auf Doxorubicin-basierten Schemata (alle 28 Tage 50 mg/m$^2$) etwa 25% der Patienten ansprechen, wobei die zusätzliche Gabe von Ifosfamid eine Trendverbesserung erzielt, bei allerdings erheblicher Zunahme der Toxizität. In einer großen retrospektiven Analyse (125 Pat.) wurde die Kombination von liposomalem Doxorubicin und Paclitaxel als relativ wirksam herausgestellt; ebenso die Kombination von Doxorubicin und Ifosfamid. Weitere mögliche Chemotherapeutika für das Angiosarkom sind Docetaxel, Vinorelbin, Gemcitabin sowie Epirubicin.

## Operative Therapie
Die besten Erfolge werden mit chirurgischen Maßnahmen (Exzision) erreicht. Ziel ist die komplette Entfernung der befallenen Hautareale mit plastischer Deckung. Die rechtzeitige

und großzügige Exzision setzt eine histologisch gesicherte Tumorrandbestimmung voraus. Die klinisch sichtbaren „Ränder" sind nicht verlässlich, da meist inkongruentes Wachstum besteht. Der operativ gesetzte Defekt sollte offen bleiben und erst nach freien Randschnitten mittels Spalthaut gedeckt werden. Nur ausnahmsweise sollten andere plastisch-chirurgische Vorgehensweisen (Lappenplastiken) gewählt werden.

### Prognose
Sehr schlechte Prognose bei Tumoren > 4 cm Durchmesser, da frühzeitige hämatogene Metastasierung (Lunge) eintritt. 5-Jahres-Überlebensrate < 10%. Bei Tumoren < 4 cm ist eine bessere Prognose zu erwarten.

### Hinweis(e)
Therapeutischer Ausblick: Daten mit klassischer Chemotherapie legen nahe, dass neue Konzepte zur Verbesserung der Situation erforderlich sind. Erste Erfahrungen liegen mit dem Anti-VEGF Bevacizumab (Avastin) vor.

## Angiosarkom, epitheloides C49.9

### Definition
Seltener, hochmaligner, rasch wachsender, von den Blutgefäßen ausgehender Tumor, der überwiegend in den tiefen Weichteilen und nur selten an der Haut und in inneren Organen (z.B. Schilddrüse) auftritt.

### Manifestation
Mittleres bis höheres Lebensalter; Männer sind mehrheitlich befallen.

### Lokalisation
Tiefe Weichteile; nur selten unmittelbarer Hautbefall.

### Klinisches Bild
Rasch wachsender, meist solitärer Tumor der tiefen Weichteile. Frühe hämatogene Metastasierung. In der Haut exophytisches Wachstum mit Bildung rot-brauner Knoten.

### Histologie
- Diffus flächenhafte Infiltration durch große epitheloide Zellverbände. Tumorzellen mit prominenten Kernen und deutlich hervortretendem eosinophilem Zytoplasma; immer wieder intrazytoplasmatische Vakuolen, gelegentlich mit Erythrozyten. Reife Gefäßlumina werden nur selten angetroffen.
- Immunhistologie: Gefäßmarker (Faktor VIII; CD31) sowie Zytokeratin positiv.

### Differenzialdiagnose
Klinisch: Basalzellkarzinom, Keratoakanthom, Plattenepithelkarzinom. Histologisch: epitheloides Hämangioendotheliom.

### Therapie
Exzision mit großem Sicherheitsabstand.

### Prognose
Ungünstig. Lebenserwartung < 1 Jahr. Bei rein dermaler Lokalisation bessere Prognose!

## ANGLES

### Definition
Akronym unter dem schmerzhafte Hauttumoren zusammengefasst sind:
- A = Angioleiomyom
- N = Neurom
- G = Glomustumor
- L = Leiomyom
- E = Ekkrines (Spiradenom)
- S = Spiradenom.

## Angry back T78.8

### Synonym(e)
Excited skin syndrome; falsch positive Epikutantestreaktion

### Definition
Auftreten falsch positiver Epikutan-Test-Reaktion aufgrund gesteigerter Empfindlichkeit, z.B. Epikutan-Testung bei florider Erkrankung.

### Externe Therapie
Glukokortikoidexterna in indifferenten Grundlagen wie 0,5-1,0% Hydrocortison-Salbe, 0,1% Hydrocortisonbutyrat-Creme (z.B. Alfason), 0,1% Betamethason Salbe (z.B. Betagalen, Betnesol), 0,25% Prednicarbat-Salbe (z.B. Dermatop), Mometason-furoat-Salbe (z.B. Ecural).

### Interne Therapie
- Ggf. passagere Einstellung auf ein orales Antihistaminikum, wie Levocetirizin (z.B. Xusal) 1 Tbl./Tag oder Desloratadin (z.B. Aerius) 1 Tbl./Tag. Gesteigerte Wirkung zeigt sich unter i.v.-Gabe, z.B. mit Dimetinden (z.B. Fenistil) 4-8 mg/Tag i.v.
- Bei ausgedehnten Befunden kurzfristige interne Anwendung von Glukokortikoiden in niedriger Dosierung wie Prednisolon (z.B. Decortin H) 20-40 mg/Tag, rasche schrittweise Dosisreduktion nach Klinik.

## Anhidrose L74.4

### Synonym(e)
Anhidrosis

### Definition
Komplett fehlende Schweißabsonderung. Bei verminderter Schweißabgabe spricht man von Hypohidrosis. Grenze zum Normalen ist unscharf, da die individuelle Schweißabgabe unterschiedlich ist. An-/Hypohidrose kann angeboren sein oder erworben werden, generalisiert oder lokalisiert, zeitlich begrenzt oder permanent auftreten. Sie kann reaktiv durch Funktionsverlust bei Systemstörungen (z.B. Hypothyreose) auftreten oder durch Verlust oder Nichtanlage der Schweißdrüsen (z.B. bei anhidrotischer ektodermaler Dysplasie) bedingt sein.

### Einteilung
Man unterscheidet:
- Anhidrose ohne primäre Hautveränderungen u.a. bei:
  - Hypothyreose
  - Dehydratation

  - ZNS-Schädigungen (bestimmte kortikale Areale, Hypothalamus)
  - Pharmaka (Atropin, Scopolamin, Tetraethylammonium)
  - Hitzschlag
  - Polyneuropathien
  - Dehydration.
- Anhidrose bei Hauterkrankungen mit Schweißdrüsenstörungen:
  - Anhidrotische ektodermale Dysplasie
  - Aplasia cutis congenita
  - Ichthyosis
  - Angiokeratoma corporis diffusum
  - Atrophie der Haut
  - Anhidrosis, „thermogenic"
  - Miliaria rubra und Miliaria profunda
  - Miliaria cristallina
  - Angiokeratoma circumscriptum.

### Klinisches Bild
Lokalisierte Formen werden meist nicht bemerkt; evtl. kompensatorische Hypersekretion in den nicht betroffenen Arealen. Generalisierte An-/Hypohidrose führt bei innerer oder äußerer Wärmezufuhr zur Temperaturerhöhung mit Kopfschmerzen, Abgeschlagenheit, Wärmegefühl, Übelkeit, Tachykardie, Hyperventilation.

### Diagnose
Schweißprovokation (generalisiert in warmen Räumen mit hoher Luftfeuchtigkeit und unter körperlicher Belastung, lokal durch Injektion cholinerger Substanzen), Dokumentation der Schweißsekretion durch Minorschen Schwitzversuch, Messung des Hautwiderstandes.

### Therapie
Ggf. kausal und Behandlung der Grunderkrankung, Medikamente ab- oder umsetzen, sonst Meiden von Hitze und körperlicher Überanstrengung, Thermoregulation, Hautpflege mit nicht fettenden Externa.

## Anhidrose, familiäre L74.84

### Erstbeschreiber
Ross, 1958

### Synonym(e)
Anhidrose-Syndrom; Ross-Syndrom; general acquired sudomotor denervation; progressive selective anhidrosis

### Definition
Erkrankung mit einer typischen Symptomentrias von tonischen Pupillenstörungen, Verlust der Eigen- und Fremdreflexe sowie einer progressiven segmentalen Anhidrose, die reflektorisch zur Hyperhidrose in nicht betroffenen Segmenten und zur Hitzeintoleranz führt.

### Ätiologie
Unbekannt, eine polytope disseminierte Neuropathie im autonomen Nervensystem wird angenommen. Assoziation mit vegetativen Funktionsstörungen ist möglich.

### Labor
Schweißsekretions-Tests (thermoregulatorische, cholinergische, emotionale, gustatorische Reizung und bei körperlicher Belastung) ergeben fehlende Reaktivhidrose.

### Differenzialdiagnose
Ektodermaldysplasie mit Hypo-Anhidrose; Pancoast-Tumor; Hypo-Anhidrose nach Sympathektomie, bei Diabetes mellitus, Anämien, Intoxikationen, Hirn- oder Nierenerkrankungen. Abgrenzung zum Adie-Syndrom ist schwierig.

### Histologie
Unveränderte Anzahl und Morphologie der Schweißdrüsen.

### Therapie
Durch Augenärzte und Neurologen. Meiden extremer Temperaturen und exsikkierender Maßnahmen wie langes und warmes Duschen, heiße Bäder u.ä. Blande Pflege mit rückfettenden Externa wie Ungt. emulsif. aq., ggf. mit Harnstoffzusatz. Hyperhidrotische Körperareale können mit Leitungswasser-Iontophorese (Gleichstrom, 15 Volt, 25 mA) oft erfolgreich behandelt werden (genaues Procedere s. dort). Die handelsüblichen Plastikwannen (mit Elektrodenanschluss) sind i.d.R. auf Hände und Füße ausgerichtet und müssen dem betroffenen Körperareal notfalls handgefertigt angepasst werden.

## Anhidrosis, „thermogenic" L74.4

### Synonym(e)
Tropical Anhidrosis; tropical anhidrotic asthenia

### Definition
Anhidrose mit daraus folgender Hitzeintoleranz bei Miliaria rubra und Miliaria profunda.

### Manifestation
Menschen, die in heißen Klimazonen leben; wurde insbesondere während des 2. Weltkriegs bei Soldaten in den Tropen beobachtet.

### Klinisches Bild
Miliaria rubra und Miliaria profunda, zusätzlich Anhidrose.

### Therapie allgemein
Thermoregulation, klimatisierte Räume, leichte Kleidung, Meiden von starkem Schwitzen.

### Externe Therapie
Kühlende Externa wie Lotio alba oder Puder, s.a. Miliaria.

## Anidulafungin

### Definition
Echinocandin-Antimykotikum. Halbsynthetisches Echinocandin (Lipopeptid) aus einem Fermentationsprodukt von Aspergillus nidulans. Keine Kreuzresistenzen in vitro mit anderen Antimykotikaklassen.

### Wirkungen
Selektive, nicht kompetitive Hemmung des in der Pilzzelle vorkommenden Enzyms 1,3-ß-D-Glucansynthase. Daraus resultiert die Synthesehemmung von 1,3-ß-D-Glucan, einem essenziellen Bestandteil der Pilzzellwand. Somit wird das Absterben der Pilzzelle bewirkt.

### Wirkungsspektrum
- In-vivo fungizide Wirkung gegen Candida spp. einschließlich Fluconazol-resistenter Spezies, insbes. C. albicans, C. tropicalis, C. glabrata, C. krusei.

- In vivo eingeschränkt wirksam gegen C. parapsilosis, C. guilliermondii und C. lusitaniae.
- In vitro gute Aktivität gegen Aspergillus spp., insbes, gegen A. fumigatus, A. flavus, A. terreus. Gute Wirksamkeit gegen trophische und cystische Formen von Pneumocystis jiroveci.
- In vitro eingeschränkt wirksam gegen Bipolaris spp., Cladiophialophora bantiana, Pseudallescheria boydii, Scedosprium prolificans, Histoplasma capsulatum.
- Nicht wirksam gegen T. beigelii, Blastomyces dermatitidis, Sporothrix schenckii, Rhizopus spp., Fusarium spp.

### Indikation
Invasive Candidose bei erwachsenen, nicht neutropenischen Patienten.

### Schwangerschaft/Stillzeit
Nicht zur Anwendung in Schwangerschaft oder Stillzeit empfohlen. Ungenügende Datenlage.

### Dosierung und Art der Anwendung
Initial 200 mg i.v. als Einzeldosis (über 3 Std. langsam infundieren). Anschließend 1mal/Tag 100 mg i.v. (über 90 Min. langsam infundieren). Therapiedauer entsprechend der Klinik. Im Allgemeinen sollte eine antimykotische Therapie über mindestens 14 Tage nach dem letzten positiven Kulturergebnis fortgesetzt werden.

### Unerwünschte Wirkungen
Gelegentlich Störungen der Blutgerinnung, Kopfschmerzen, Übelkeit, Diarrhoe, Flatulenz, Arzneimittelexantheme, Juckreiz, Hypokaliämie, Hitzewallungen, passager erhöhte Leberwerte, Thrombozytopenie.

### Kontraindikation
Patienten mit hereditärer Fructose-Intoleranz.

### Präparate
Ecalta

### Hinweis(e)

**Merke: Anidulafungin ist sehr schlecht wasserlöslich. Die fertige Infusionslösung enthält 24 Vol% Ethanol. Dies entspricht 6 g Ethanol in der Erhaltungsdosis von 100 mg bzw. 12 g Ethanol in der Initialdosis von 200 mg.**

**Cave: Der Alkoholgehalt kann die Wirksamkeit anderer Arzneimittel beeinflussen und die Verkehrstüchtigkeit oder die Fähigkeit zum Bedienen von Maschinen beeinträchtigen.**

## Anklopferkrankheit I73.8

### Definition
Mechanisch bedingte digitale Mikroangiopathie mit konsekutiven Fingerkuppennekrosen, z.B. bei Pressluftwerkzeugarbeitern, früher bei Anklopfern in der Schuhindustrie. In der Regel eingehend mit einem Raynaud-Syndrom.

### Therapie
Trockene, pflegende Behandlung; bei Superinfektion der Fingerkuppennekrose externe, antiseptische Therapie mit Polyvidon-Jod (z.B. Braunovidon-Jod Lsg.), bei starker Infektausprägung interne antibiotische Therapie mit Breitbandantibiotika (s.u. Gangrän). S.a.u. Raynaud-Syndrom.

## Ankyloblepharon Q82.9

### Definition
Angeborene, zu Verkürzung der Lidspalte führende Verwachsung der Lidränder, oft mit Mikrophthalmus kombiniert.

### Therapie
Zusammenarbeit mit Augenärzten, plastisch-chirurgische Lidkorrektur.

## Ankyloglosson Q38.1

### Definition
Verkürzung des Frenulum linguae, entweder angeboren als sog. angewachsenes Zungenbändchen (keine pathologische Bedeutung) oder durch narbige Verwachsung, z.B. bei der systemischen Sklerodermie.

### Therapie
Ggf. chirurgische Intervention und Durchtrennung des Frenulums in Zusammenarbeit mit HNO-Ärzten. Evtl. Behandlung einer zugrunde liegenden Erkrankung.

## Ankylostomiasis B76.00

### Erstbeschreiber
Dubini, 1843; Griesinger, 1854

### Synonym(e)
Hakenwurmkrankheit; Tunnel-Anämie; Wurmkrankheit der Bergleute; ägyptische Chlorose; hookworm disease

### Definition
Durch Hakenwürmer verursachte Parasitose.

### Erreger
Ancylostoma duodenale (Hakenwurm der alten Welt), Ancylostoma braziliense und Necator americanus (Hakenwurm der neuen Welt).

### Vorkommen/Epidemiologie
Etwa 50 Millionen Patienten sind weltweit symptomatisch erkrankt; 400-900 Millionen Menschen sind asymptomatische Wirte. Weltweit verbreitet, v.a. in Tropen und Subtropen. In Endemiegebieten sind bis zu 90% der Bevölkerung befallen.

### Ätiologie
Aktive perkutane Invasion der Hakenwurm-Larven an unbedeckter Haut. Nachfolgende Larvenwanderung auf dem Blutweg in Lungengefäße (Herz-Lungen-Passage) und nach Verlassen derselben über Alveolen, Bronchien, Trachea und Rachenraum in den Dünndarm. Dort Entwicklung zur Geschlechtsreife. Adulte Hakenwürmer setzen sich an der Schleimhaut fest und saugen Blut.

### Manifestation
Gehäuft bei Bergleuten, Tunnel- und Ziegelarbeitern, Kaffeeplantagenarbeitern.

### Klinisches Bild
Entzündung der Haut an der Eindringstelle der Larven. Häufig Ekzematisierung und Superinfektion der Läsionen durch Kratzen, Urtikaria. Später kann es in Abhängigkeit von den

Wanderungswegen der Larven zu Lungenerscheinungen, Anämie, Herzinsuffizienz, Verdauungsstörungen, Unterernährung kommen.

### Labor
Eosinophilie, Anämie.

### Diagnose
Nachweis der Wurmeier im frischen Stuhl.

### Externe Therapie
- Tiabendazol: Erfolge wurden mit einer 10% wässrigen Tiabendazol-Lösung beschrieben (z.B. Mintezol) 4-5mal/Tag über 1 Woche extern applizieren. 2% Tiabendazol kann auch in 90% DMSO extern appliziert werden (**R253** Applikation mehrfach tgl.) oder 10% in einer Glukokortikoid-Creme. An der Fußsohle empfiehlt sich eine 10% Tiabendazol Salbe (ggf. mit Glukokortikoidzusatz **R252**) unter Okklusion (2mal 4 Std. am Tag), Therapiedauer 5-7 Tage.
- Die externen Vereisungsmethoden (flüssiger Stickstoff im Sprüh- oder geschlossenen Kontaktverfahren, s.a. Kryochirurgie) sind nebenwirkungsreicher und weniger effektiv als Tiabendazol.

### Interne Therapie
Albendazol (Eskazole): 400 mg p.o. als ED. Alternativ: Pyrantel (z.B. Helmex) einmalige ED von 10 mg/kg KG/Tag (max. 1 g). Alternativ: Mebendazol (z.B. Vermox) 2mal/Tag 100 mg für 3 Tage oder Ivermectin (Mectizan): 150-200 µg/kg KG p.o. als ED.

### Prognose
Unbehandelt und nach lang dauerndem starken Befall meist letal.

## Anoderm

### Definition
Hoch sensibler distaler Abschnitt des Analkanals (Zona cutanea) mit nicht verhornendem Plattenepithel. Wird nach proximal durch die Linea dentata von der nicht sensiblen Schleimhautzone des Analkanals abgetrennt (Zona intermedia und Zona columnaris).

## Anodontie K00.0

### Definition
Angeborenes völliges Fehlen der Zähne. Bei der echten Anodontie fehlen die Zahnanlagen, bei der Anodontia spuria sind die Zahnkeime angelegt, aber nicht durchgebrochen. Meist im Zusammenhang mit weiteren ektodermalen Missbildungen, z.B. bei der anhidrotischen ektodermalen Dysplasie. S.a. Hypodontie, Oligodontie.

## Anogenitales Syndrom F45.8

### Synonym(e)
Genitoanalsyndrom

### Definition
Auf die Prostata, den Perianal- und Genitalbereich projizierte Beschwerden, deren Ursache in Erkrankungen des Analbereichs liegt (z.B. Analfisteln, innere Hämorrhoiden).

### Therapie
Behandlung der Grunderkrankung, s. jeweils dort, ggf. psychologische Betreuung.

## Anonychie Q84.30

### Definition
Vollständige oder partielle Nagellosigkeit an Fingern und Zehen.

### Ätiologie
Anlagebedingt oder erworben, z.B. nach Epidermolysis bullosa hereditaria dystrophica, Tinea unguium, Ekzem, Psoriasis vulgaris, Syphilis u.a.

### Therapie
Behandlung der Grunderkrankung, s. jeweils dort.

## Anonychie-Ektrodaktylie-Syndrom Q73.8

### Erstbeschreiber
Lees et al., 1957

### Synonym(e)
Ectronychia syndrome; Anonychia-Ectrodactyly

### Definition
Wahrscheinlich zum Formenkreis der Ektodermaldysplasien zählendes Krankheitsbild mit der Kombination von Nageldefekten und Handfehlbildungen. Die Abgrenzung als eigenständige Entität vom EEC-Syndrom wird von einigen Autoren angezweifelt.

### Ätiologie
Autosomal-dominant erbliche Störung mit variabler Expressivität, aber vollständiger Penetranz.

### Klinisches Bild
Nageldys- und -aplasien von Zeige-, Mittelfinger und Daumen. Zehennägel zeigen ähnliche Defekte. Symphalangie der terminalen Interphalangealgelenke nagelloser Finger; fehlende Streckfalten über den terminalen Interphalangealgelenken. Asymmetrisches Fehlen einzelner Finger, meist sind mediale Fingerstrahlen betroffen; Syndaktylie; Polydaktylie (meist postaxial), Zehen in ähnlicher Weise betroffen; keine weiteren Skelettdysplasien.

### Differenzialdiagnose
Nagel-Patella-Syndrom, Amnionbanddefekte, popliteales Pterygium-Syndrom (Fèvre-Languepin-Syndrom).

## Anoplura

### Definition
Blutsaugende, streng wirtspezifische Ektoparasiten, hierzu gehören z.B. Läuse.

## Anorexia nervosa, Hautveränderungen

### Definition
Durch Mangelernährung, den Gebrauch von Laxanzien und Diuretika, selbstinduziertes Erbrechen sowie andere psychische Störungen kann es bei Patienten mit Anorexia nervosa oder Bulaemia nervosa zu Hauterscheinungen kommen.

### Klinisches Bild
Trockenheit von Haut und Schleimhäuten. Brüchige Haare und Nägel, lanugoartige Körperbehaarung, Gingivitis.

### Therapie
Behandlung der Grunderkrankung. Substitution der Mangelerscheinungen (Vitamine, Mineralstoffe, ggf. Biotin, Zink). Zusammenarbeit mit Psychologen und Internisten.

## Anoskopie, hochauflösende

### Synonym(e)
high resolution anoscopy

### Definition
Diagnostisches Verfahren zur Inspektion der Perianalregion, des Analkanals, der Transformationszone, und des distalen Rektums in bis zu 30facher Vergrößerung. Ziel der HRA ist die Früherkennung analer Dysplasien. Hierzu wird in der Regel ein Einmal-Anoskop aus Plastik sowie ein konventionelles Kolposkop aus der Gynäkologie verwendet. Die HRA gilt mittlerweile als der Goldstandard in der Vorsorge analer Dysplasien bei HIV-Infizierten Hochrisikopersonen.

## Antazida

### Definition
Arzneimittel zur Therapie von Beschwerden infolge Übersäuerung des Magens.

### Indikation
In der Dermatologie spielen Antazida insbes. als Begleitmedikation bei Systemtherapien mit Glukokortikoiden sowie immunsuppressiven- oder zytostatischen Therapien eine Rolle.

### Eingeschränkte Indikation
Darmstenose, Hypophosphatämie, Magenausgangsstenose, Niereninsuffizienz, Obstipation.

### Unerwünschte Wirkungen
ZNS-Störungen, Anämie, Appetitstörungen, Obstipation, Osteomalazie (bei Dialysepatienten), Aluminiumintoxikation bei langfristiger Anwendung.

## Anthelminthika

### Definition
Gegen Wurminfektionen wirksame Arzneimittel.

**Antazida. Tabelle 1.** Übersicht über die wichtigsten Antazida und ihre Dosierung

| Gruppe/Wirkstoff | Dosierung | Fertigpräparat |
|---|---|---|
| **Aluminium-Verbindungen** | | |
| Aluminiumhydroxid | 3-4mal/Tag 2 Tbl. p.o. nach den Mahlzeiten | Tepilta |
| **Magnesium-Verbindungen** | | |
| Magnesiumcarbonat | Bei Bedarf 1-2 Tbl. fein zerkauen oder lutschen | Palmicol |
| **Aluminium-Magnesium-Verbindungen** | | |
| Hydrotalcit | 1-2 h nach den Mahlzeiten jeweils 2 Tbl. p.o. | Talcid |
| Magaldrat | 4mal/Tag nach den Mahlzeiten 1-2 Tbl. oder 1 Beutel p.o. | Riopan |
| Carbaldrat | 1-2 Tbl./Teel./Btl. zwischen den Mahlzeiten und vor dem Schlafengehen | Kompensan |
| **Silikate** | | |
| Aluminium-Magnesium-Silicopolyhydrat | Mehrmals tgl. 2-3 Tbl. intensiv zerkauen | Ultilac |
| Aluminium-Magnesium-Silikathydrat | Mehrmals tgl. 1-2 Tbl. lutschen oder kauen | Gelusil |
| **Kombinationen** | | |
| Aluminiumhydroxid-Magnesiumhydroxid | Nach den Mahlzeiten 1-2 Tbl. oder 1-2 Beutel p.o. | Maaloxan |
| Magnesiumcarbonat-Calciumcarbonat | Bei Bedarf 1-2 Tbl., bis zu 3mal/Tag p.o. | Rennie |
| Aluminium-Magnesium-Silikathydrat + Milchpulver | Mehrmals tgl. 1-2 Tbl. lutschen oder kauen oder den Inhalt von 1-2 Beuteln in ¼ Glas Wasser auflösen und einnehmen. | Gelusil-Lac |

**Anthelminthika. Tabelle 1.** Übersicht über die Erreger von Wurminfektionen und ihre Therapie

| Erreger | Wirkstoff |
|---|---|
| **Nematoden (Rundwürmer)** | |
| Ancylostoma duodenale | Mebendazol, Albendazol |
| Ascaris lumbricoides | Mebendazol, Albendazol |
| Enterobius vermicularis | Mebendazol, Pyrantel, Pyrviniumemboat |
| Larva migrans | Kryotherapie, Tiabendazol Creme top., ggf. Diethylcarbamazin |
| Necator amerianus | Mebendazol, Albendazol |
| Strongyloides spp. | Tiabendazol |
| Trichinella spp. | Tiabendazol, Mebendazol + ggf. Glukokortikoide |
| Trichuris trichiura | Mebendazol, Albendazol |
| **Trematoden (Saugwürmer)** | |
| Clonorchis sinensis | Praziquantel |
| Faciola hepatica | Praziquantel |
| Fasciolopsis buski | Praziquantel |
| Heterophyes heterophyes | Praziquantel |
| Opisthorchis spp. | Praziquantel |
| Paragonismus spp. | Praziquantel |
| Schistosoma spp. | Praziquantel |
| **Cestoden (Bandwürmer)** | |
| Cysticercus suis | Praziquantel |
| Diphyllobothrium spp. | Praziquantel, Niclosamid |
| Dipylidium caninum | Niclosamid |
| Echinococcus granulosus | Albendazol |
| Echinococcus multilocularis | Mebendazol, Praziquantel, ggf. chirurg. Entfernen von Hydatiden |
| Hymenolepis spp. | Praziquantel |
| Taenia saginata | Praziquantel, Niclosamid |
| Taenia solium | Praziquantel, Niclosamid |
| **Filarien** | |
| Brugia spp. | Ivermectin, Albendazol, ggf. Diethylcarbamazin |
| Dracunculus medinensis | Extraktion |
| Loa loa | Diethylcarbamazin, Ivermectin, Mebendazol, Albendazol |
| Wucheria bancrofti | Diethylcarbamazin, Ivermectin, Mebendazol, Albendazol |

## Anthrarobin

### Definition
Antiseptikum, Farbstoff.

### Indikation
Äußerlich bei Pediculosis, Ekzem, Mykosen.

### Dosierung und Art der Anwendung
1-2mal/Tag auf die befallenen Stellen auftragen.

**Merke: Verfärbt Haut, Haare, Nägel und Wäsche braunrot!**

### Unerwünschte Wirkungen
Nierenschädigung durch perkutane Resorption.

### Kontraindikation
Anwendung am Auge und an den Schleimhäuten.

### Inkompatibilität
Alkalisch reagierende Stoffe, Oxidationsmittel, Jod und Jodtinktur, Polyethylenglykole.

## Anthrax der Haut — A22.0

### Erstbeschreiber
Koch, 1876

### Synonym(e)
Milzbrand; Pustula maligna

### Definition
Meldepflichtige Zooanthroponose mit Bacillus anthracis.

### Erreger
Bacillus anthracis (großes grampositives Stäbchen; Breite: 1-2 mm; Länge: 3-10 mm; Toxinbildner).

### Vorkommen/Epidemiologie
Weltweit verbreitet, insbes. in Viehzuchtgegenden (Wiederkäuer). Sehr selten in industrialisierten Ländern; bevorzugt in wärmeren Klimazonen u.a. in Südosteuropa, Südamerika, Afrika, Südost-Asien.

### Ätiologie
Infektion durch Kontakt mit Sporen aus kontaminierten tierischen Materialien (Organe, Fell, Wolle, Düngung mit Knochenmehl). Eindringen der Sporen über kleine Hautverletzungen.

### Manifestation
- Meist berufsbedingte Infektion u.a. bei Landarbeitern, Metzgern, Lederarbeitern, Kürschnern.
- Meist kutane Manifestation (95%), seltener Lungenmilzbrand nach inhalativer Inokulation (5%) oder Darmmilzbrand nach oraler Aufnahme von Sporen (< 1%).

### Klinisches Bild
2-3 Tage nach der Infektion (Erregereintritt in die Haut durch kleine Läsion) an der Inokulationsstelle wenig auffälliger roter Fleck, zunehmende Infiltration mit dann rascher Entwicklung eines entzündlichen Knötchens oder einer Pustel; schnelle Ausbreitung, hämorrhagische Blase; Nekrose mit erheblicher kollateraler Schwellung, hochentzündlichem gelatinösem Infiltrat und Satellitenbläschen; dieser klinische Be-

fund wird auch als „Milzbrandkarbunkel" bezeichnet. Charakteristisch sind assoziierte milde regionäre Lymphangitis und Lymphadenitis, jedoch auch hochfebrile Temperaturen.

### Diagnose

- Entscheidend ist bei entsprechender Klinik eine mögliche Exposition in der Anamnese.
- Nachweis des Erregers im Abstrichpräparat der Hautläsion (Gramfärbung) oder in kulturell in Speziallabors (Hautläsion, Sputum, Stuhl, Blut). Ggf. 16S rRNA-PCR und Gensequenzierung.

**Cave: Aufgrund der Gefahr der Generalisierung sollten chirurgische Manipulationen (Biopsien) bei V.a. Milzbrandkarbunkel unterbleiben.**

### Komplikation

Milzbrandsepsis mit Befall von ZNS und Lungen; möglicher letaler Ausgang.

### Therapie allgemein

Isolation des Patienten.

### Externe Therapie

Trocken, z.B. mit Zinkpuder.

### Interne Therapie

- Frühzeitiger Einsatz von Penicillin G in mittlerer Dosierung (2-4 Mio. IE/Tag i.v.) um Dissemination der Erreger zu verhindern. In schweren Fällen bzw. bei Generalisation Kurzinfusion mit Penicillin G 2-4mal/Tag 10 Mio. IE, danach Herabsetzen der Dosis auf 2 Mio. IE/Tag über 14 Tage.
- Alternativ: Ciprofloxacin (z.B. Ciprobay) 2mal/Tag 400 mg i.v. oder Tetracyclin (z.B. Achromycin) 3-4mal/Tag 0,5-1,0 g p.o. oder Erythromycin (z.B. Erythrocin) 3-4mal/Tag 250-500 mg i.v. oder p.o.

## Anthrenus-Dermatitis L23.9

### Synonym(e)

Museumskäferlarven-Dermatitis; Teppichkäferlarven-Dermatitis; Carpet beetle dermatitis

### Definition

Durch Kontakt mit Larven des Anthrenus-Käfers hervorgerufene, juckende urtikariell-papulöse Hautreaktion.

### Erreger

Larven von Anthrenus scrophulariae (gemeiner Teppichkäfer), Anthrenus museorum (Museumskäfer) und anderen Anthrenus-Arten.

### Ätiologie

Die Larven, die sich von trockenen keratinhaltigen Substanzen ernähren, halten sich in Wolle, Pelzen, Hautschuppen, Teppichen und ausgestopften Tieren auf. Kontakt mit den pfeilspitzenartigen Haaren der Larve löst allergische Hautreaktionen aus.

### Lokalisation

Unterschenkel und Stamm, meist in symmetrischer Anordnung.

### Klinisches Bild

Bis zu 8 mm große, locker disseminierte, erythematöse, teils exkoriierte, symmetrisch verteilte Papeln. Unterschiedlich starker Juckreiz.

### Histologie

Akanthose, Parakeratose, Nekrobiose oberflächlicher Epithelschichten, subepidermales Ödem mit Erythrozytenextravasaten und lymphozytären Infiltraten (zahlreiche Eosinophile).

### Diagnose

Urtikarielle Sofortreaktion im Pricktest mit Larvenextrakt. Für etwa 4 Tage nachweisbare, juckende, papulöse Spättypreaktion. Nachweis von Larven in der Wohnung.

### Differenzialdiagnose

Stiche von Bettwanzen (urtikarielles gruppiertes Verteilungsmuster), Menschenflöhe (diaskopisch nachweisbare Purpura pulicosa), Trombidiose (urtikarielle Plaques im Bereich eng anliegender Kleidung), Zerkarien (Bad in verdächtigen Gewässern).

### Komplikation

Pulmonale Symptomatik mit asthmatischer Reaktion.

### Therapie

Glukokortikoidhaltige Zubereitungen. Regelmäßiges Kehren oder Staubsaugen sowie Entfernen von Fellen, Pelzen, ausgestopften Tieren und Wollteppichen. Insektizide, z.B. Pyrethrumextrakte.

## Anthroposophische Medizin

### Definition

Zu Beginn der zwanziger Jahre an die Lehren Rudolf Steiners angelehnte Form der Medizin. Die anthroposophische Medizin sieht den Mensch als viergliedriges Wesen, bestehend aus physischem Leib, Ätherleib (Lebensleib), Astralleib (Seele) und Ich (Geist). Sie sucht durch natürliche Heilungskräfte das Gleichgewicht zwischen diesen Wesensgliedern wiederherzustellen. Verwendet werden unterschiedliche Heilmitteln der Natur, wie z.B. Mineralien, Pflanzen und Tiere, aber auch künstlerische Therapie wie Musizieren, Malen, Sprachtherapie oder Heileurythmie.

## Anti-Aging

### Synonym(e)

Altershemmung

### Definition

Bezeichnung für Maßnahmen, die biologische Alterung der Menschen zu verzögern, die Lebensqualität im Alter zu maximieren und das Leben zu verlängern. Verwendung des Begriffes in Bereichen der Medizin, Ernährungswissenschaft, Nahrungsergänzungsmittelindustrie, Kosmetikindustrie und in der Schönheitschirurgie.

### Allgemeine Information

- Der physiologische Alterungsprozess wird u.a. beeinflusst durch Genetik, Lebensführung, Umwelteinflüsse, biochemische Faktoren und Hormone.
- Lebensstil und Umweltbedingungen beeinflussen den Prozess des Alterns. Negative Auswirkungen wie Nikotin- und Alkoholgenuss, Schlafdefizite, Übergewicht, Stress,

Verkehrslärm und Umweltverschmutzung beschleunigen den Prozess.
- Unter biochemischer Alterung versteht man das Vorkommen von freien Radikalen im Körper, die als potenziell zellschädigend gelten. Manche Autoren propagieren die alimentäre Zufuhr von Vitaminen, Liponsäure oder Selen zur Neutralisierung dieser Radikale. Wissenschaftliche Studien dazu zeigen derzeit keine belastbaren Ergebnisse.
- Die hormonelle Alterung wird auf eine verminderte Produktion verschiedener Hormone im Körper zurückgeführt. Eine Substitution männlicher Sexualhormone als Anti-Aging-Strategie ist nach neueren Studienerkenntnissen jedoch wirkungslos. In einer Doppelblindstudie mit 144 Probanden (> 60 Jahre) waren keine signifikanten Effekte bzgl. der Fettverteilung, des maximalen Sauerstoffvolumens, der Muskelkraft und Glucosetoleranz zu beobachten. Limitierend war jedoch die zu kurze Studiendauer.
- Unter dem Begriff Anti-Aging-Therapie werden ganz unterschiedliche Maßnahmen zusammengefasst. Diese beinhalten z.B. die Applikation von Kosmetika, die supportive Alimentation von Obst, Vitaminen (ausgewogene Ernährung), Vermeidung von Übergewicht, regelmäßige Bewegung, absolutes Rauchverbot, Verzicht auf übermäßige Sonnenexposition (inkl. Solarien) und Stressreduktion.

### Hinweis(e)

Merke: **Mit fortschreitender Lebensdauer können vermehrt altersspezifische Erkrankungen auftreten und/ oder die Inzidenz von malignen Erkrankungen steigen!**

## Antiallergika

### Definition

Medikamente, die gegen die allergischen Symptome gerichtet sind, z.B. Glukokortikoide, Antihistaminika, Antiekzematosa, Dinatriumcromoglicinsäure.

## Antiandrogene

### Definition

Substanzen mit Wirkung gegen natürliche Androgene, v.a. synthetische Steroide, die durch kompetitive Hemmung am Rezeptor des Erfolgsorgans wirken.

## Antiandrogen-Östrogen-Kombinationen

### Definition

Orale Kontrazeptiva mit antiandrogener Wirkung, z.B. bestehend aus Ethinylestradiol und Cyproteronacetat.

### Indikation

Hormonelle Kontrazeption, androgenabhängige Krankheiten bei Frauen, wie Acne papulopustulosa, Acne conglobata, Seborrhoe, leichtere Formen von Hirsutismus, Alopecia androgenetica (s. Alopecia androgenetica bei der Frau, Alopecia androgenetica beim Mann).

### Eingeschränkte Indikation

- Stillzeit, 6 Wochen vor geplanten Operationen absetzen, längerfristige Ruhigstellung (z.B. nach Unfällen), Raucherinnen > 30 Jahre, Lebererkrankungen (z.B. Porphyrie), Z.n. Thrombophlebitis.
- Überwachung bei Diabetes mellitus, Hypertonie, Varikosis, Phlebitis, Otosklerose, multipler Sklerose, Epilepsie, Chorea minor, latenter Tetanie, Frauen > 40 Jahre.

### Dosierung und Art der Anwendung

Vom 5. bis 26. Zyklustag 1 Drg./Tag p.o.

### Unerwünschte Wirkungen

Seh- und Hörstörungen, Gewichtszunahme, Brustspannungen, Veränderungen der Libido, Thrombose, gastrointestinale Beschwerden, Lebertumoren, Chloasma, Blutdruckanstieg, Schwindel, Kopfschmerzen, Depressionen.

### Kontraindikation

Schwangerschaft, idiopathischer Schwangerschaftsikterus oder schwerer Schwangerschaftspruritus (in der Anamnese), schwere Leberfunktionsstörungen, Dubin-Johnson- oder Rotor-Syndrom, vorausgegangene oder bestehende Lebertumoren, Fettstoffwechselstörungen, Z.n. Thrombose oder Embolie, Z.n. Apoplex, Z.n. Myokardinfarkt, Thromboseneigung, Sichelzellanämie, Pemphigoid gestationis (in der Anamnese), Verschlechterung einer Otosklerose in der Schwangerschaft, schwerer Diabetes mellitus, Migräne, schwere Formen der Hypertonie, Mamma- oder Endometriumcarcinom.

### Präparate

Diane 35, Climen

## Antibiogramm

### Synonym(e)

Resistogramm

### Definition

Austestung der Empfindlichkeit und Resistenz von Erregern gegen unterschiedliche Antibiotika. Das Antibiogramm dient als Grundlage der Wahl der Antbiotika zur Behandlung von bakteriellen Infektionen, insbesondere beim Vorliegen von Problemkeimen.

## Antibiotika

### Definition

- Natürliche oder synthetische Stoffe, die eine abtötende (bakterizid) oder hemmende (bakteriostatisch) Wirkung auf krankheitserregende Mikroorganismen, in der Regel Bakterien, besitzen. Sie greifen die Mikroben z.B. an der Zellwand (Penicilline, Cephalosporine), der Zellmembrandurchlässigkeit (Polymyxine), der Nuklein- und Proteinsynthese (Tetracycline, Gyrasehemmer, Pleuromutiline, Oxazolidinon, Chloramphenicol, Aminoglykoside, Lincosamide, Makrolide, Glycylcline) an.
- Einige Antibiotika werden wegen ihrer Hemmung der Nukleinsäuren- und Proteinsynthese auch als Zytostatika, z.T. auch als Immunsuppressiva, eingesetzt (z.B. Adria-, Dauno-, Mito-, Actinomycin).
- Topische Antibiotika werden meist zur Behandlung von Wunden, z.B. zur Erradikationstherapie bei Besiedlung

mit MRSA/ORSA, sowie in der Akne-Therapie eingesetzt.

- Folgende Wirkstoffe spielen in der Dermatologie eine Rolle (s. hierzu auch Wirkstoffe, dermatologische): Amikacin; Bacitracin; Clindamycin; Erythromycin; Fusidinsäure; Gentamicin; Metronidazol; Mupirocin; Neomycin; Retapamulin; Tetracycline.

**Antibiotika. Tabelle 1.** Antibiotika bei Erregern mit besonderen Resistenzmerkmalen

| Erreger | Therapieoptionen (in-vitro-Wirksamkeit des verwendeten Antibiotikums und des Kombinationspartners muss nachgewiesen sein) |
|---|---|
| Staph. aureus | Doxycyclin (+ Rifampicin), Cotrimoxazol + Rifampicin |
| Staph. aureus („MRSA") | Vancomycin oder Teicoplanin (+ Rifampicin oder Fosfomycin) |
| | Linezolid (+ Rifampicin bei Endocarditis), Tigecyclin |
| Enterokokken, ß-lactamresistent | Teicoplanin, Linezolid, bei Harnwegsinfekten evtl. auch Nitrofurantoin oder Fosfomycin |
| Pneumokokken, Penicillin-tolerant | Cefotaxim, Ceftriaxon, Ampicillin, Moxifloxacin |
| Pneumokokken, Penicillin-resistent | Vancomycin + Rifampicin, Linezolid, Moxifloxacin |
| Enterobakterien, multiresistent | Meropenem, Imipenem, Ertapenem, Ciprofloxacin, Levofloxacin, Cotrimoxazol, Piperacillin/Tazobactam, Tigecyclin, bei Harnwegsinfekten auch Nitrofurantoin oder Fosfomycin |
| Pseudomonas aeruginosa, multiresistent | Amikacin, Colistin |

## Antidot

### Definition

Substanz, die imstande ist, die Toxizität von Giftstoffen aufzuheben oder zumindest herabzusetzen. Nur für wenige Gifte gibt es spezifische Gegengifte, daher muss die Vergiftungsbehandlung größtenteils mit symptomatischen Maßnahmen erfolgen.

## Antiekzematosa

### Definition

In der Therapie ekzematöser Erkrankungen eingesetzte Wirkstoffe, v.a. Glukokortikoide, Teere und Schieferöl, Harnstoff sowie Pflegepräparate (z.B. mit pflanzlichen Ölen wie Avocado- oder Nachtkerzenöl).

### Rezeptur(en)

R177

## Antiemetika

### Definition

Mittel gegen Übelkeit (Nausea) und Erbrechen (Emesis). Im Folgenden wird auf die Behandlung dieser Symptome im Rahmen einer Chemotherapie eingegangen. Der Vorgang des Erbrechens wird durch das Brechzentrum im Gehirn (Formatio reticularis als Teil der Medulla oblongata nahe dem Atemzentrum) gesteuert. Durch Kontraktionen der Bauch- und Zwerchfellmuskulatur wird der Speisebrei zurücktransportiert. Zu der psychischen Belastung von Patienten mit heftigem und häufigem Erbrechen kommen gesundheitliche Auswirkungen, die durch Elektrolyt- und Wasserverluste entstehen und dann die Behandlung von Erbrechen dringend erforderlich machen.

### Indikation

Prophylaktisch bei Chemotherapie-induzierter Übelkeit und Erbrechen, auch bei Hirn-Filiae beim metastasierten malignen Melanom.

**Antibiotika. Tabelle 2.** Antibiotika in der Schwangerschaft und Stillperiode

| | Weitgehend unbedenklich | Nach Nutzen-Risiko-Abwägung | Kontraindiziert |
|---|---|---|---|
| **Schwangerschaft** | Penicilline, Cephalosporine, Erythromycin (außer Estolat), Fusidinsäure | Clavulansäure, Sulbactam, Tazobactam, Meropenem, Imipenem, Ertapenem, Azithromycin, Roxithromycin, Clindamycin, Vancomycin, Teicoplanin, Linezolid, Fosfomycin | Tetracycline, Chloramphenicol, Clarithromycin, TMP/Sulfonamide (1. Trimenon und ab 28. Woche), Metronidazol, Aminoglycoside, Fluorochinolone, Nitrofurantoin, Rifampicin, Telithromycin, Tigecyclin |
| **Stillperiode** | Penicilline, Cephalosporine | Clavulansäure, Sulbactam, Tazobactam, Meropenem, Imipenem, Ertapenem, Azithromycin, Roxithromycin, Clindamycin, Vancomycin, Teicoplanin, Linezolid, Aminoglycoside, Fosfomycin | Tetracycline, Chloramphenicol, TMP/Sulfonamide, Erythromycin, Metronidazol, Fluorochinolone, Nitrofurantoin, Rifampicin, Telithromycin, Ertapenem, Tigecyclin |

A

**Antidot. Tabelle 1.** Übersicht über die häufigsten Antidote und ihre Indikationen

| Antidot | Indikation |
|---|---|
| Aktivkohle (Carbo medicinalis) | Unspezifische Bindung fett- und wasserlöslicher Gifte (Aufschwemmung von 30-50 g in ca. 300 ml p.o., Kinder die Hälfte) |
| Antidotum universale (2 Teile Aktivkohle, 1 Teil Gerbsäure, 1 Teil Magnesia usta) | Sublimatvergiftung |
| Apomorphinhydrochlorid | Auslösen von Erbrechen (als Mischspritze mit Novadral), Heroin, Opiatsucht |
| Aquocobalaminacetat (Vit. 12a) | Sofortbehandlung der Blausäurevergiftung |
| Atropinsulfat | Acetylcholinesterasehemmer (Alkylphosphat-, Carbamatvergiftung) |
| Bentonit | Herbizide der Bipyridyliumgruppe (50 g in 500 ml NaCl 0,9% suspendiert p.o.) |
| Berliner Blau (Eisen(III)-hexacyanoferrat(II) | Thalliumvergiftung (3 g p.o., tauscht an der Oberfläche Kationen gegen Tl aus) |
| Bolus alba | Adsorbens für basische Stoffe (Alkaloide) |
| Calciumedetat-Natrium | Blei, Chrom, Cobalt, Vanadium, Zink, Cadmium, radioaktive Metalle |
| Calcium-Salze (Gluconat, Lactat) | Fluoride, Oxalate, Allergien (Primel, Thymol, Hg-Verbindungen), auch p.o. |
| Calcium-Trinatrium-DTPA | Blei |
| Desferrioxaminmesylat | Eisen |
| Digitalis Antitoxin (Fab-Antikörper) | Digitalisintoxikation |
| Dimaval (DMPS) | Chronische Vergiftungen mit organ. und anorgan. Quecksilberverbindungen, Bleiverbindungen, Arsen, Kupfer |
| 4-DMAP (4-Dimethylamino-phenol) | Blausäure, Cyanide |
| DTPA-calcium-trinatriumsalz | Blei |
| Entschäumer (Sab simplex, Lefax) | Nach Einnahme von Schaumbildnern (Waschmittel, Spülmittel, u.a.) 5 TL Sab simplex, Kinder 1 TL |
| Essigsäure | Laugenverätzungen (innerlich, verdünnt), Lungenreizung durch Ammoniak (Inhalation) |
| Ethanol (95%) | Methanol (Blutspiegel auf 1 Promille einstellen), Ethylenglykol, niedermolekulare Glykole |
| Flumazenil (Anexate) | Benzodiazepine |
| Folsäure (Folsan) | Methanol |
| Folinsäure (Leucovorin) | MTX-Vergiftung, kritischer Abfall der Leukozyten unter MTX-Therapie |
| Fomepizol | Ethylenglykol-Vergiftung; Methanol-Vergiftung |

**Antidot. Tabelle 1.** Fortsezung

| Antidot | Indikation |
|---|---|
| Glukose 40% | Insulin, Sulfonylharnstoff |
| Hexamethylentetramin | Phosgen |
| Ipecacuana-Sirup (Brecherregender Sirup NRF) | Zur Auslösung von Erbrechen: Ab 5. Lj. 30 ml Orpec p.o., bis 1,5 Jahre 10 ml, bis 5 Jahre 15 ml |
| Junik Dosieraerosol 100 µg | Toxisches Lungenödem |
| Kalium-hexacyanoferrat(II) | Kupfersalze: 0,6 g in Wasser, 0,1% zur Magenspülung |
| Kaliumjodid | Thallium: 1% p.o., Bildung von TlI, TlI3 |
| Kaliumpermanganat | Alkaloide: 0,1% p.o. |
| Kelocyanor (Co2-EDTA) | Blausäure |
| Magnesia usta (MgO) | Säurebinder (50 g/500 ml Wasser p.o.) |
| Macrogol 4000 | s. unten bei Polyethylenglykol 400 |
| Metalcaptase (D-Penicillamin) | Schwermetallvergiftungen (Kupfer, Blei, Quecksilber, Zink, Gold, Cobalt) |
| Methionin | Paracetamol |
| Naloxon (Naloxon, Naloselect) | Atemdepression bei Opiat-, Analgetika-, Ethanol- oder Benzodiazepinvergiftung |
| N-Acetylcystein (Fluimucil Antidot) | Paracetamol |
| Natriumhydrogencarbonat | Metaldehyd, Methanol, Vergiftung durch trizyklische Antidepressiva: 200 ml 5% Lösung p.o. bzw. bei metabolischer Azidose i.v. |
| Natriumjodid | Thallium: Magenspülung mit 1% Lösung |
| Natriumsulfat (Glaubersalz) | Abführmittel: 1 EL in 1 Glas Wasser, Kinder 1 TL in 1 Glas Wasser |
| Natriumthiosulfat | Blausäure: CN- wird im Körper in SCN- überführt |
| Obidoxim (Toxogonin) | Phosphorsäureester |
| Paraffin. subliquid. | Fettlösliche Gifte: Entzieht diese durch Lösung der Resorption im Magen-Darm-Trakt, 200 ml p.o., Kinder 50-100 ml p.o. |
| Polyethylenglykol/ Macrogol 4000 (Laxofalk) | Äußerliche Vergiftung durch, Phenol, Kresol, Nitrobenzol, Anilin, evtl. bei Flusssäureverätzung: Abwaschen der entsprechenden Hautbezirke |
| Physostigminsalicylat (Anticholium) | Anticholinerges Syndrom. Vergiftungen mit Belladonna-Alkaloiden, Spasmolytika, Anti-Parkinson-Medikamenten, Antihistaminika, etc. |
| Quantalan (Colestyramin) | Digitalisintoxikation, Vit. $K_1$-Antagonisten |
| Toluidinblau | Methämoglobinbildner |
| Trometamol (Tris-Puffer, z.B. THAM) | Schwere metabolische Azidose, Alkalisierung bei Barbiturat- und Salicylatvergiftung |
| Vitamin $K_1$ | Vit. $K_1$-Antagonisten (Cumarin und Derivate) |

### Dosierung und Art der Anwendung

**Antiemetika. Tabelle 1.** Behandlungsoptionen (MASCC Richtlinien = Multinational Association of Supportive Care in Cancer)

| Emetogenes Risiko | Akute Therapie (Tag 1) | Anschlussbehandlung (peroral, ab Tag 2) |
|---|---|---|
| Hoch | $5\text{-}HT_3$ + Dex, Aprepitant | Dex + MCP, Aprepitant oder $5\text{-}HT_3$ |
| Mäßig hoch | $5\text{-}HT_3$ + Dex | Dex oder Dex + $5HT_3$ oder $5\text{-}HT_3$ |
| Niedrig bis Mittel | Dex oder andere | keine |
| Niedrig | keine | keine |

$5\text{-}HT_3$ = $5\text{-}HT_3$-Antagonisten (Serotoninantagonisten); Dex = Dexamethason; MCP = Metoclopramid

### Hinweis(e)

- Zur Behandlung von Übelkeit und Erbrechen werden die nachstehenden pharmakologischen Stoffklassen angewendet:
  - $H_1$-Antihistaminika
  - $5\text{-}HT_3$-Antagonisten
  - Neuroleptika.
- Magen-Darmbewegung fördernde Substanzen:
  - Pflanzliche Mittel
  - Homöopathische Mittel
  - $H_1$-Antihistaminika.
- Antihistaminika: Antihistaminika blockieren die Wirkungen der körpereigenen Substanz Histamin. Die unterschiedlichen Wirkungen von Histamin entstehen durch die Anbindung der Substanz an verschiedene Rezeptoren, von denen zurzeit drei Typen bekannt sind. Für die Behandlung von Übelkeit und Erbrechen sind die $H_1$-Rezeptoren von Bedeutung, die mit den $H_1$-Antihistaminika blockiert werden.
- Die $H_1$-Antagonisten werden in Wirkstoffe der 1. und 2. Generation unterteilt. Von Bedeutung ist hierbei, dass die $H_1$-Antihistaminika der 1. Generation sedierend wirken, also müde machen. Dieser Effekt wird bei der Gabe einiger $H_1$-Antihistaminika als Schlafmittel ausgenutzt. Bei der Anwendung der Substanzen als Mittel gegen Übelkeit und Erbrechen ist der müde machende Effekt eine teilweise erwünschte Begleiterscheinung.
- Als Mittel gegen Übelkeit und Erbrechen werden die folgenden $H_1$-Antihistaminika angewendet:
  - Dimenhydrinat
  - Meclozin
  - Diphenhydramin.
- Serotoninantagonisten ($5\text{-}HT_3$-Antagonisten): $5\text{-}HT_3$-Antagonisten binden an Serotoninrezeptoren und verhindern damit die Wirkungen der körpereigenen Substanz Serotonin. Sie sind eine relativ neu entwickelte Stoffklasse, die sehr wirksam gegen Erbrechen eingesetzt wird, das durch die Behandlung mit Zytostatika oder während einer Strahlentherapie ausgelöst wird. Daher werden die $5\text{-}HT_3$-Antagonisten auch häufig als begleitende Behandlung im Rahmen einer Tumortherapie angewendet. Kennzeichnend für die Substanzen ist die gute Wirksamkeit bei Erbrechen, das früh, also innerhalb der ersten 24 Stunden nach Verabreichung des Zytostatikums, auftritt. Bei später auftretendem Erbrechen, also zwei bis drei Tage nach Anwendung des Tumormittels, haben die $5\text{-}HT_3$-Antagonisten in der Regel keine ausreichende Wirksamkeit mehr. Für die Behandlung von Übelkeit und Erbrechen können angewendet werden:
  - Granisetron
  - Ondansetron
  - Tropisetron
  - Dolasetron.
- Neuroleptika: Häufig werden auch gegen Übelkeit und Erbrechen wirksame Pharmaka aus der Gruppe der Neuroleptika in der antiemetischen Therapie angewendet, insbes.:
  - Sulpirid
  - Triflupromazin
  - Haloperidol
  - Perphenazin.
- Magen-Darmbewegung fördernde Substanzen, Prokinetika: Übelkeit und Erbrechen können auch behandelt werden, indem die Magenentleerung und die Dünndarmpassage beschleunigt wird. Dadurch verkürzt sich die Verweildauer der Nahrung im oberen Magen-Darm-Trakt und die Einwirkung von Reizen, die zu Übelkeit und Erbrechen führen, vermindert sich. Folgende Substanzen fördern die Magen-Darmbewegung:
  - Metoclopramid
  - Bromoprid
  - Cisaprid
  - Domperidon
  - Pflanzliche Mittel.
- In der „Volksmedizin" werden pflanzliche Mittel gegen Beschwerden im Verdauungstrakt und damit auch gegen Übelkeit und Erbrechen relativ häufig angewendet, wobei die Anwendung der jeweiligen Pflanzen, bzw. Pflanzenteile unterschiedlich gehandhabt wird. Für Ingwerwurzel gibt es offizielle Empfehlungen.
- Homöopathische Mittel: Als homöopathische Mittel gegen Übelkeit und Erbrechen können die folgenden Arzneimittel angewendet werden:
  - Hervertigon Tbl. bzw. Hervertigon Injektionslösung
  - Vertigo-Hervert Tbl. (apothekenpflichtig, aber nicht rezeptpflichtig und damit zur Selbstmedikation geeignet).
  - Cocculus Oligoplex Liquidum (apothekenpflichtig, aber nicht rezeptpflichtig und damit zur Selbstmedikation geeignet).

## Antigen

### Synonym(e)

antibody generating

### Definition

Immunologische Bezeichnung für jede Substanz, an die sich Antikörper und bestimmte Lymphozyten-Rezeptoren spezifisch binden können (Antigen-Antikörper-Reaktion). Dieser Vorgang ist ein essenzieller Teil der adaptiven Immunität gegen Pathogene. Antigene sind in der Lage, eine Immunantwort auszulösen. Sie wirken damit immunogen. Die Stelle des Antigens, die von dem entsprechenden Antikörper erkannt wird, heißt Epitop.

**Antiemetika. Tabelle 2.** Übersicht über die am häufigsten eingesetzten Antiemetika

| | Freiname | Präparate | Dosis Tag 1 | Dosis bei Anschlussbehandlung (ab Tag 2) | Intervall (Std.) | Wirkort | Kommentar |
|---|---|---|---|---|---|---|---|
| **Antihistaminika** | Dimenhydrinat | Vomex A | 100-200 mg p.o./i.v./rektal | | 8 | B, C | Sedierung, Mundtrockenheit |
| | Meclozin | Postadoxin | 25-50 mg p.o. | | 12(-24) | | |
| **Neuroleptika** | Phenothiazine (Thiethylperazin) | Torecan | 10-30 mg p.o./i.m./rektal | | (6-8) | C | Sedierung |
| | Butyrophenone (Haloperidol) | Haloperidol | 0,3-0,5 mg p.o./i.v. | | 8-12 | | nicht sedierend in dieser Dosierung |
| **Anticholinergika** | Scopolamin | Scopoderm TTS | 1 Pflaster (= 1,5 mg) | | 3(-4) Tage | B | leicht sedierend, Mundtrockenheit, Mydriasis |
| **Prokinetika** | Metoclopramid | Paspertin | 10-40 mg p.o./i.v./i.m. | keine Anwendung | 4-5 | G, C | evtl. Dyskinesien, leichte Sedierung |
| | Domperidon | Motilium | 20-40 mg (max. 80 mg) p.o. | | 4-6 | | |
| | Alizaprid | Vergentan | 50-300 mg p.o./i.v./i.m. | | 4-6 | | |
| **5-$HT_3$-Antagonisten** | Dolasetron | Anemet | 1,8 mg/kg KG (100 mg) i.v.; Alternativ: 100 mg p.o. | 100 mg/Tag p.o. | 24 | B | keine extrapyramidalen NW, evtl. Obstipation |
| | Granisetron | Kevatril | 0,01 mg/kg KG (1 mg) i.v.; Alternativ: 2 mg p.o. | 1mal/Tag 2 mg p.o. | 8-12 | B | keine extrapyramidalen NW, evtl. Obstipation |
| | Ondansetron | Zofran | 0,15 mg/kg KG (8 mg) i.v.; Alternativ: 24 mg p.o. | 2mal/Tag 8 mg p.o. | 8-12 | B | keine extrapyramidalen NW, evtl. Obstipation |
| | Tropisetron | Navoban | 5 mg i.v.; Alternativ: 5 mg p.o. | 1mal/Tag 5 mg p.o. | 24 | B | keine extrapyramidalen NW, evtl. Obstipation |
| **Neurokinin-1 (NK1) Antagonisten** | Aprepitant | Emend | 1mal/Tag 125 mg p.o. | an Tag 2 und 3 je 80 mg p.o. | 24 | B | keine extrapyramidalen NW, evtl. Appetitlosigkeit, Gewichtszunahme. |
| **Glukokortikoide** | Dexamethason | Fortecortin: Hohes ematogenes Risiko | 20 mg i.v.; Alternativ: 20 mg p.o. | 2mal/Tag 8 mg i.v. oder p.o. | 6-24 | | bei Hirndruckerhöhung durch peritumoröses Ödem und bei zytostatikabedingtem Erbrechen evtl. höhere Dosis erforderlich |
| | | Mäßiges bis hohes ematogenes Risiko | 10-20 mg i.v.; Alternativ: 12-20 mg p.o. | 2mal/Tag 4-8 mg | 6-24 | | |
| | | Niedriges bis mittleres ematogenes Risiko | 4-20 mg i.v.; Alternativ: 4-20 mg p.o. | keine | 6-24 | | |

**B = Brechzentrum; C = Chemorezeptoren-Triggerzone; G = Gastrointestinaltrakt**

**Antiemetika. Tabelle 3.** Emetogenes Potenzial verschiedener intravenös und oral zu applizierender Medikamente

| | Hohes emetogenes Potenzial (> 90%) | Moderates emetogenes Potenzial (30-90%) | Niedriges emetogenes Potenzial (10-30%) | Minimales emetogenes Potenzial (< 10%) |
|---|---|---|---|---|
| **intravenös zu applizierende Medikamente** | Cisplatin<br>Mechlorethamin<br>Streptozotocin<br>Carmustin<br>Dacarbacin<br>Dactinomycin | Oxaliplatin<br>Carboplatin<br>Ifosfamid<br>Doxorubicin<br>Daunorubicin<br>Epirubicin<br>Idarubicin<br>Irinotecan | Paclitaxel<br>Docetaxel<br>Mitoxantron<br>Topotecan<br>Etoposid<br>Permetrexed<br>Methotrexat<br>Mitomycin<br>Gemcitabin<br>5-Fluouracil<br>Bortezomib<br>Cetuximab<br>Trastuzumab | Bleomycin<br>Busulfan<br>2-Chlorodeoxyadenosin<br>Fludarabin<br>Vinblastin<br>Vincristin<br>Vinorelbin<br>Bevacizumab<br>Rituximab |
| **oral zu applizierende Medikamente** | Hexamethylmelamin<br>Procarbacin | Cyclophosphamid<br>Etoposid<br>Temozolomid<br>Vinorelbin<br>Imatinib | Capecitabin<br>Fludarabin | Chlorambucil<br>Hydroxyurea<br>L-Pheylalanin mustard<br>6-Thioguanin<br>Methotrexat<br>Erlotinib |

### Allgemeine Information

- Die meisten Antigene sind Proteine; antigenisch können aber auch Kohlenhydrate, Lipide oder andere Stoffe wirksam sein. Antigene werden entweder durch Antikörper oder direkt von T-Zell Rezeptoren erkannt. Antigene, die von Antikörpern erkannt werden, befinden sich auf den Oberflächen von invadierten Fremdkörpern (z.B. auf Pollen, Bakterien oder auf Produkten von Hausstaubmilben). Antigene haben eine dreidimensionale Struktur, die spezifisch von einem Antikörper erkannt wird. Auch körpereigene Substanzen können als Antigene wirken und damit „Autoantikörper" induzieren. S.a.u. Autoimmunkrankheit.
- Kleine Moleküle wie einzelne Kohlenhydrate, Amino- oder Fettsäuren können keine Immunreaktion bewirken. Verschiedene niedermolekulare Stoffe lösen erst durch die Bindung an ein Trägerprotein eine Immunreaktion aus. Sie heißen Haptene.
- Der Nutzen der Antigenerkennung durch Lymphozyten liegt für den Organismus darin, körperfremde Substanzen, gegen die er keine erblich kodierten Rezeptoren besitzt, zu erkennen. Lymphozyten, die an körpereigene Substanzen (Autoantigene) binden, sterben ab, Lymphozyten, die an fremde Antigene binden, lösen die adaptive Immunantwort aus.
- T-Lymphozyten (T-Zellen) erkennen Antigene nur, wenn diese auf den Oberflächen von anderen Zellen präsentiert werden. Antigen-präsentierende Zellen (APZs) sind spezialisierte Zellen des Immunsystems, die den T-Zellen Antigene präsentieren. Hierzu gehören dendritische Zellen, Makrophagen und B-Zellen. APZs nehmen Substanzen durch Endozytose auf, verarbeiten sie in den Endosomen und koppeln sie an MHC-Moleküle, die wiederum auf der Zelloberfläche präsentiert werden. Eine T-Zelle mit einem passenden T-Zell Rezeptor (TCR) kann das Antigen dann als fremd erkennen.
- B-Lymphozyten (B-Zellen), die mit ihrem B-Zell-Rezeptor (der membranständige Vorläufer des Antikörpers) an ein Antigen gebunden haben, werden je nach Antigen entweder direkt (TI-Antigen) oder mit Hilfe einer T-Helferzelle aktiviert. T-Helferzellen, die an einen Antigen-MHC-Komplex gebunden haben und das Antigen als fremd erkannt haben, scheiden Zytokine aus. Diese Zytokine regen B-Zellen (Plasmazellen) zur spezifischen Antikörperproduktion (IgG, IgE, IgA) an. Antikörper binden spezifisch an das Antigen, markieren es damit (Opsonierung) und führen so zu seiner Phagozytose durch Makrophagen. Diese binden mit ihren Fc-Rezeptoren an die konstante Region der Antikörper.
- Antigene, die Allergien auslösen können, werden Allergene genannt. Sie sind durch eine übermäßige Immunantwort (Allergie) auf ein an sich harmloses Antigen bedingt.

## Antigen-präsentierende Zelle

### Definition

Antigen-präsentierende Zellen (APZ) nehmen Allergenmoleküle auf und bauen sie zu Fragmenten ab. MHC-Klasse-II-Moleküle lagern die Peptide an und transportieren sie auf die Zelloberfläche. Dort können sie von den Rezeptoren der T-Helferzellen erkannt werden. Als APZ wirken dendritische Zellen, Makrophagen und B-Lymphozyten. Die Art der APZ, mit der eine Helferzelle in Kontakt kommt, bestimmt deren funktionelle Differenzierung zu TH1-, TH0- oder TH2-Zellen wesentlich mit.

## Antihidrotika

### Definition

Arzneimittel gegen übermäßige Schweißabsonderung (s.u.

Hyperhidrose), wie z.B. Aluminiumverbindungen, Gerbstoffe, Methenamin, Parasympatholytika (z.B. Atropin), Allantoin.

**Anwendungsgebiet/Verwendung**
Zur Anwendung kommen v.a.:
- Metallsalze: Mittel der ersten Wahl sind Zirkonium oder Aluminiumchlorid 10-20%, meist als alkoholische Lösung, z.B. **R005** oder auch in Hydroxycellulose-Gel applizierbar **R004**. Sie führen zur toxischen Schädigung des Akrosyringiums und einem Verschluss des Ausführungsganges. Bei starkem Schweißfluss werden die Antiperspiranzien durch den Flüssigkeitsstrom rasch weggespült. Dies lässt sich verhindern durch nächtliche Applikation (2-3mal/Woche) eines 20% Aluminiumchlorid-Hexahydrat-Gels (NRF 11.24.) über Nacht. Achselhöhlen zuvor rasieren!
- Säuren: Trichloressigsäure, in Kombination mit Aluminiumverbindungen (z.B. Ansudor Puder/Emulsion) oder Gerbsäuren (z.B. Tannosynt Lotio/Puder), bewirkt eine Denaturierung des Keratins des Akrosyringiums und verschließt damit den Ausführungsgang.
- Aldehyde: Glutaraldehyd oder Formaldehyd entsteht z.B. aus Methenamin (z.B. Antihydral Salbe) im sauren Milieu des Schweißes.

> **!** Cave: **Toxische Nebenwirkungen und Kontaktsensibilisierung durch Formalin!**

- Gut wirksam ist Botulinumtoxin.
- In der Naturheilkunde kommen v.a. Salbei und Rosmarin zur Anwendung.

## Antihistaminika, $H_1$-Antagonisten

**Synonym(e)**
$H_1$-Antagonisten

**Definition**
Substanzen, die $H_1$-Rezeptoren hemmen. Es werden unterschieden:
- Sedierend wirkende $H_1$-Antagonisten (1. Generation): Clemastin, Dexchlorpheniramin, Dimetinden, Hydroxyzin, Ketotifen, Meclozin, Promethazin u.a.
- Nicht sedierend wirkende $H_1$-Antagonisten (2. Generation): Azelastin, Cetirizin, Desloratadin, Ebastin, Fexofenadin, Levocetirizin, Loratadin, Mequitazin, Mizolastin, Terfenadin u.a.

**Wirkungen**
Kompetitive Hemmung der $H_1$-Rezeptoren, Diaminooxydase-Hemmung, Hemmung des Kaliumaustritts aus den Zellen.

**Indikation**
Allergische Reaktionen, Pruritus, atopisches Ekzem, Rhinitis allergica, Asthma bronchiale.

**Unerwünschte Wirkungen**
Sedierung (Fahrunfähigkeit!), Mundtrockenheit (durch anticholinerge Wirkung), Magen-Darm-Störungen, zentralnervöse Störungen. Nicht gesichert ist die fotosensibilisierende Potenz der neueren nicht-sedierenden Antihistaminika.

**Wechselwirkungen**
Zentraldämpfende Pharmaka, Alkohol (Wirkungsverstärkung).

**Kontraindikation**
Schwangerschaft, Kleinkinder, Blasenhalsadenom.

## Antihistaminika, $H_2$-Antagonisten

**Synonym(e)**
$H_2$-Antagonisten

**Definition**
Arzneimittel, die $H_2$-Rezeptoren der Belegzellen im Magen blockieren und über eine Verminderung der Säuresekretion zur Abheilung von Ulcera ventriculi und duodeni führen.

**Indikation**
$H_2$-Antagonisten werden in der Dermatologie als Begleitmedikation bei systemischer Glukokortikoid-, immunsuppressiver- oder zytostatischer Therapie eingesetzt.

**Eingeschränkte Indikation**
Schwangerschaft, Stillzeit, Niereninsuffizienz.

**Dosierung und Art der Anwendung**

**Antihistaminika, $H_2$-Antagonisten. Tabelle 1.** Übersicht über die wichtigsten $H_2$-Antagonisten und ihre Dosierung

| Wirkstoff | Dosierung | Präparat |
|---|---|---|
| Cimetidin | 400 mg/Tag p.o. | Tagamet |
| Famotidin | 20 mg/Tag p.o. abends | Pepdul |
| Nizatadin | 200 mg/Tag p.o. abends | Nizax |
| Ranitidin | 300 mg/Tag p.o. abends | Sostril, Zantic |

**Unerwünschte Wirkungen**
Allergische Reaktionen, ZNS-Störungen, Schwindel, Blutbildungsstörungen, Eosinophilie, Bronchospasmen, Magen-Darm-Störungen.

**Kontraindikation**
Paragruppenallergie (gilt nur für Suspensionen), Sorbit-Intoleranz (gilt nur für Suspensionen), Kinder und Jugendliche < 16 Jahren, Porphyrie, schwere Leberfunktionsstörungen, Anurie.

## Antihistaminika, systemische

**Definition**
Arzneimittel, die durch einen Antagonismus am Histamin-Rezeptor die Histamin-Wirkung bei allergischen Reaktionen verhindern bzw. abschwächen oder vergleichbar antihistaminisch wirksam sind. Es werden unterschieden:
- Sedierend wirkende $H_1$-Antagonisten (1. Generation): Clemastin, Dexchlorpheniramin, Dimetinden, Hydroxyzin, Ketotifen, Meclozin, Promethazin u.a.
- Nicht sedierend wirkende $H_1$-Antagonisten (2. Generation): Azelastin, Cetirizin, Desloratadin, Ebastin, Fexofenadin, Levocetirizin, Loratadin, Mequitazin, Mizolastin, Terfenadin u.a.
- Serotoninantagonisten: Cyproheptadin und Ketotifen.
- Leukotrienantagonisten: Montelukast.

**Wirkungen**
Kompetitiver Antagonismus am $H_1$-Rezeptor: führt zur Relaxation der Gefäßmuskulatur, Abnahme der Gefäßpermeabilität und Abschwächung des Juckreizes.

**Hinweis(e)**

Cave: **Astemizol und Terfenadin wurden wegen kardialer Nebenwirkungen (Torsade-de-pointes Arrythmien) mittlerweile in einigen Ländern vom Markt genommen.**

## Antihistaminika, topische

**Definition**
Zur externen Therapie von Pruritus eingesetzte $H_1$-Antagonisten. Zur topischen Applikation eingesetzt werden u.a.: Bamipin, Chlorphenoxamin, Clemastin, Dimetinden, Dioxopromethazin, Diphenhydramin, Levocabastin, Tripelennamin.

Merke: **Die antipruriginöse und antihistaminische Wirkung lokal applizierter Antihistaminika ist bis heute nicht nachgewiesen und hinsichtlich der Sensibilisierungsgefahr nicht ohne Kontroverse. Die systemische Gabe ist in jedem Fall der topischen Applikation vorzuziehen!**

**Indikation**
Nicht unumstritten: Pruritus durch leichte Hautaffektionen wie Sonnenbrand, Insektenstiche oder Quallenerythem.

**Eingeschränkte Indikation**
Kinder < 2 Jahre, nässende oder bullöse Hautveränderungen, Anwendung an Auge oder Schleimhäuten.

**Unerwünschte Wirkungen**
Sensibilisierungsgefahr, Erregungszustände bei Kleinkindern, allergische Hautreaktionen.

## Antikoagulanzien

**Definition**
Stoffe, die die Blutgerinnung hemmen, insbesondere Vitamin K-Antagonisten. S.a. Cumarine, systemische und Heparin.

## Antikonvulsiva-Hypersensitivitäts-Syndrom T88.7

**Synonym(e)**
Carbamazepin-Hypersensitivitäts-Syndrom; Carbamazepin-Phenytoin-Hypersensitivitäts-Syndrom; anticonvulsant hypersensitivity syndrome; drug-induced hypersensitivity; DiHS

**Definition**
Fakultativ fatal verlaufende Arzneimittelreaktion auf Carbamazepin, Phenytoin, Phenobarbital und andere Medikamente (DADPS, Allopurinol, Minocyclin, Terbinafin, Calciumantagonisten) mit hohem Fieber, ausgeprägtem Exanthem sowie Organbeteiligungen. Es besteht ein enger Zusammenhang mit der Reaktivierung von Herpesvirus-Infektionen (HHV-6, HHV-7) und Zytomegalie-Virus-Infektionen.

**Vorkommen/Epidemiologie**
Inzidenz: 1/1.000 bis 1/10.000 behandelte Patienten.

**Ätiologie**
Ggf. genetisch fixierter Defekt des Cytochrom P450 Systems.

**Manifestation**
Auftreten in der Regel innerhalb von 3-6 Wochen nach Beginn der antikonvulsiven Therapie.

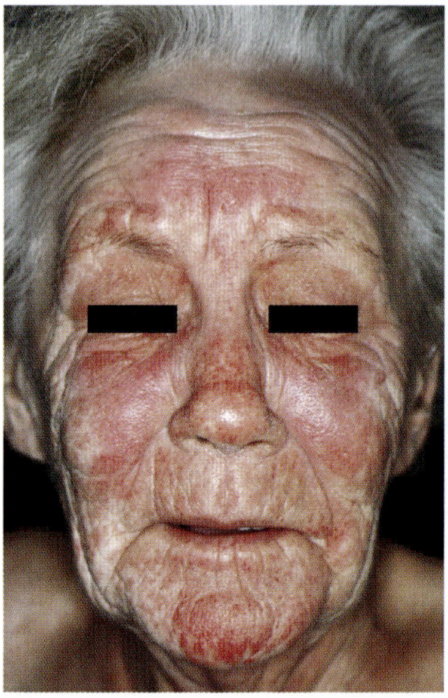

**Antikonvulsiva-Hypersensitivitäts-Syndrom.** 4 Wochen nach Beginn der antikonvulsiven Therapie plötzlich aufgetretenes, schweres Krankheitsbild mit Fieber und Exanthem, generalisierter Lymphadenopathie, Anstieg der Leberwerte, Leukozytose mit Neutrophilie sowie Eosinophilie. Gleichförmige, abschuppende, schmerzende Gesichtsrötung.

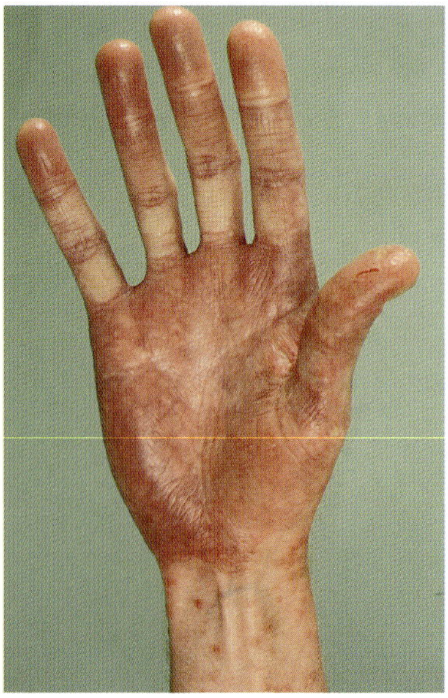

**Antikonvulsiva-Hypersensitivitäts-Syndrom.** Livides Palmar-Erythem mit Pustelbildung im Bereich des Handgelenkes nach Carbamazepin-Einnahme.

**Klinisches Bild**
Meist schweres Krankheitsbild mit erheblicher Allgemeinsymptomatik wie Fieber, multiformes Exanthem (ggf. Erythrodermie), ggf. Pustelaussaat, generalisierte Lymphadenopathie, Multiorganerkrankung mit Leber- und/oder Nierenversagen oder Blutbildveränderungen (Leukozytose mit Neutrophilie, Eosinophilie). Die ersten Symptome treten 10 Tage bis 8 Wochen nach der Ersteinnahme des Medikamentes ein.

**Labor**

Leukozytose, Eosinophilie, Anstieg von IL-5, IL-6, INF-gamma. Häufig Hypogammaglobulinämie (möglicherweise bedingt durch die Therapie mit Antikonvulsiva-Mechanismus ist ungeklärt).

**Diagnose**

Epikutantest, Lymphozytentransformations-Test.

Merke: **Beide Tests sind nicht sonderlich aussagekräftig. Die Diagnose wird klinisch gestellt!**

**Komplikation**

Reaktivierung von HHV-6, HHV-7 und CMV.

**Therapie**

- Sofortiges Absetzen des auslösenden Medikamentes und Meiden aller Medikamente, die über das Cytochrom P450 abgebaut werden. Ansonsten symptomatische Therapie, leber- und nierenschädigende Medikamente vermeiden. Ggf. sind intensivmedizinische Maßnahmen notwendig.

Merke: **Kreuzreaktivität zwischen den verschiedenen Antikonvulsiva: Carbamazepin, Phenytoin und Phenobarbital! Bei Nichterkennen der metabolischen Defektsituation besteht die Gefahr des Umsetzens von Carbamazepin auf z.B. Phenytoin, wodurch die Symptomatik evtl. lebensbedrohlich verstärkt wird!**

**Prognose**

Bei sofortigem Absetzen der Antikonvulsiva gute Prognose; bei Verkennen der Hypersensitivität foudroyanter Verlauf mit letalem Ausgang im Multiorganversagen!

## Antikörper

**Definition**

Antikörper sind von B-Lymphozyten und Plasmazellen produzierte Glykoproteine, die Träger der spezifischen humoralen Immunität sind. Diese Immunglobuline gehören verschiedenen Klassen an: A, D, E, G, M. Die unterschiedlichen Ig-Klassen besitzen verschiedene Funktionen.

## Antikörper, antineutrophile zytoplasmatische

**Definition**

- Gruppe überwiegend antilysosomaler Autoantikörper (meist IgG), deren Nachweis primär mittels indirekter Immunfluoreszenztechnik erfolgt. Es werden 3 unterschiedliche Fluoreszenzmuster beobachtet, die zur Einteilung in 3 Subtypen führt: cANCA (classical ANCA), pANCA (perinukleäre ANCA), atypische ANCA (aANCA oder xANCA).
- Vorkommen bei Vaskulitiden, chronisch-entzündlich rheumatischen Syndromen, chronischen Leber- und Darmerkrankungen und bei Infektionen. Zu den ANCA-assoziierten Vaskulitiden gehören Wegener Granulomatose, Churg-Strauss-Syndrom und mikroskopische Polyangiitis.

**Allgemeine Information**

ANCA-Zytokin-Sequenz-Theorie: Unter proinflammatorisch wirkendem Zytokineinfluss, Translokation der intrazellulären ANCA-Zielantigene auf die Zytoplasmamembran von Neutrophilen und Monozyten sowie Sekretion von Adhäsionsmolekülen (z.B. ICAM) der Neutrophilen und Endothelzellen. Degranulation der Granulozyten mit Endothelzellschädigung und konsekutiver nekrotisierender Vaskulitis. Blockierung der natürlichen Deaktivierung des Rezeptormoleküls Protease 3 durch die ANCA. Bei Vaskulitiden mit zusätzlichen Symptomen im oberen Respirationstrakt, Lunge und/oder Niere muss an ANCA-assoziierte Vaskulitiden gedacht werden.

**Diagnose**

Standardscreeningmethode ist ANCA-Nachweis mit indirekter Immunfluoreszenztechnik (fluoreszierende Antikörper gegen Granulozyten-gebundene ANCA). Auch ELISA, RIA, Immunoblotting und Immunpräzipitation sind möglich.

## Antikörper, chimärer

**Definition**

Antikörper mit Aminosäuresequenzen aus verschiedenen Spezies, z.B. gemischte Mensch/Maus-Antikörper. Bei gemischten Mensch/Maus-Antikörpern bestehen die variablen Regionen, die ihre Spezifität bestimmen, aus einem monoklonalen Maus-Antikörper. Der konstante Teil des Immunglobulinmoleküls kommt aus einer menschlichen Quelle. Chimäre Antikörper sind den menschlichen Antikörpern sehr ähnlich und werden nicht oder weniger schnell abgestoßen, wie es bei reinen Maus-Antikörpern der Fall ist, wenn sie wiederholt dem Menschen injiziert werden.

Antikörper, antineutrophile zytoplasmatische. **Tabelle 1.** ANCA-Subtypen, Zielantigene und assoziierte Erkrankungen (nach Gross WL u. Schmitt WH)

| Akronym | Zielantigen(e) | Assoziierte Erkrankungen |
|---|---|---|
| cANCA | Proteinase 3 = PR3 | Wegener Granulomatose; seltener bei mikroskopischer Polyangiitis, Churg-Strauss-Syndrom sowie amöbenbedingtem Leberabszess |
| pANCA | Myeloperoxidase (MPO) | Mikroskopische Polyangiitis, renale Vaskulitis (idiopathische rapid-progressive GN) |
| | Laktoferrin, Cathepsin G, Elastase, Lysozym | Entzündlich rheumatische Erkrankungen wie rheumatoide Arthritis und Vaskulitis, SLE, Sjögren-Syndrom |
| a/pANCA | BPIa (= CAP57)? | Colitis ulcerosa, primär sklerosierende Cholangitis, 10-20% Morbus Crohn |

cANCA = classical ANCA; pANCA = perinukleäre ANCA; aANCA = atypische ANCA

**Antikörper, antineutrophile zytoplasmatische. Tabelle 2.** ANCA bei Vaskulitiden, Kollagenosen und anderen rheumatischen Erkrankungen (nach Gross WL u. Schmitt WH)

| | Entität | cANCA [%] | pANCA [%] | Zielantigen(e) |
|---|---|---|---|---|
| Vaskulitiden | Wegener Granulomatose (Initialphase) | 50 | < 5 | PR3a |
| | Wegener Granulomatose (Generalisation) | 90 | < 5 | PR3a |
| | Churg-Strauss-Syndrom | 20 | 20 | PR3, MPOa |
| | Mikroskopische Polyangiitis | 10 | 60 | |
| | Purpura Schönlein-Henoch | – | < 5 | |
| | Kryoglobulinämische Vaskulitis | – | – | |
| | Leukozytoklastische Vaskulitis | – | – | |
| | Polyarteriitis nodosa | < 5 | < 5 | |
| | Kawasaki-Arteriitis | – | – | |
| | Riesenzellarteriitis | – | 5 | |
| | Takayasu-Arteriitis | – | – | |
| Kollagenosen und verwandte entzündliche rheumatische Erkrankungen | SLE | – | 25 | LF, HLE, LZb |
| | Sjögren-Syndrom | – | 25 | LF, HLE, CG, LZb |
| | Polymyositis | – | < 10 | |
| | Rheumatoide Arthritis | – | 20 | LF, HLE, CG, LZb |
| | Rheumatoide Vaskulitis | – | 50 | LF, HLE, CG, LZb |
| | Felty-Syndrom | – | 50 | LF, HLE, CG, LZb |
| | Spondylarthritiden | – | < 10 | |

PR3 = Proteinase 3; MPO = Myeloperoxidase; LF = Laktoferrin; HLE = humane Leukozytenelastase; CG = Cathepsin; LZ = Lysozym

## Antikörper, monoklonaler

### Definition
Antikörper, der nur für eine einzige Antigendeterminante (oder Epitop) spezifisch ist. Monoklonale Antikörper sind Immunglobulinmoleküle, die identische Bindungsstellen aufweisen und von Hybridomzellen, die von einem einzelnen B-Lymphozyten abstammen, gebildet werden. Für ihre Herstellungsmethode erhielten Georg Köhler und Cesar Milstein 1984 den Medizinnobelpreis. Bei dem Verfahren wird das Antigen einer Maus gespritzt und deren „sterbliche" B-Lymphozyten mit einer „unsterblichen" Krebszelle verschmolzen. Es werden diejenigen Hybridomzellen selektiert, deren Antikörper hochspezifisch mit dem Antigen reagieren. Diese Hybridome werden zur biotechnologischen Produktion der monoklonalen Antikörper benutzt.

## Antimalariamittel

### Definition
Gegen Plasmodien wirksame Chemotherapeutika. In der Dermatologie werden Chloroquin und Hydroxychloroquin oft im Off-Label-Use bei Erkrankungen ausserhalb des Formenkreises der Malaria eingesetzt.

## Antimetaboliten

### Definition
Chemotherapeutika, die die DNA-Synthese durch Wechselwirkungen mit z.B. Folsäure oder Basenbausteinen der DNA oder RNA stören. Zu den Antimetaboliten gehören z.B. Methotrexat, Azathioprin, 5-Fluorouracil.

## Antimonsalze

### Definition
Antiparasitikum.

### Indikation
Leishmaniose.

### Unerwünschte Wirkungen
Vomitus, v.a. bei zu schneller Verabreichung, Muskelschmer-

**Antimalariamittel. Tabelle 1.** Substanzen sowie Wirkungsspektren der Antimalariamittel

| Substanz | Wirkungsspektrum |
| --- | --- |
| Amodiaquine | Schizontoid, gametozid gegen Pl. vivax, Pl. ovale und Pl. malariae, keine Wirkung auf die Ruheformen in der Leber |
| Arthemeter/Artesunat/Arteether | Wirksam gegen Pl. falciparum (auch bei Chloroquinresistenz), wirksam gegen geschlechtsreife Formen (Gametozyten); nicht zur Prophylaxe einsetzbar |
| Atovaquon | Nur zur Prophylaxe, nicht zur Therapie geeignet; schnelle Resistenzentwicklung bei Einsatz als Monopräparat, daher ausschließlich in Kombinationspräparaten verwendet; wirksam gegen Leberschizonten und Blutformen |
| Chinin | Schizontoid, gametozid gegen Pl. vivax, Pl. ovale und Pl. malariae, keine Wirkung auf die Ruheformen in der Leber |
| Chloroquin, Hydroxychloroquin | Schizontoid, gametozid gegen Pl. vivax, Pl. ovale und Pl. malariae, keine Wirkung auf die Ruheformen in der Leber |
| Halofrantin | Wirksam gegen alle Stadien sämtlicher Plasmodien |
| Lumefantrin | Wirksam gegen Pl. falciparum (auch bei Chloroquinresistenz), nicht zur Prophylaxe einsetzbar |
| Mefloquin | Wirksam gegen alle asexuellen Stadien von Pl. falciparum und Pl. vivax |
| Primaquin | Gametozid gegen Pl. falciparum, eliminiert extraerythrozytäre Formen von Pl. vivax und Pl. ovale in der Leber |
| Proguanil | Nur zur Prophylaxe, nicht zur Therapie geeignet; schnelle Resistenzentwicklung bei Einsatz als Monopräparat, daher ausschließlich in Kombinationspräparaten verwendet; wirksam gegen Leberschizonten und Blutformen |
| Pyrimethamin | Hemmung der Vermehrung aller Plasmodien; nur zum Einsatz in Kombinationstherapien, nicht zur Prophylaxe geeignet |

zen, Steifigkeit der Gelenke, Bradykardie. Selten: Koliken, Diarrhoe, Exantheme, Pruritus, Myokardschäden, Leberschäden, hämolytische Anämie, Nierenschäden, Schock bis plötzlicher Tod. S.a. Megluminantimonat, Natriumantimongluconat.

### Kontraindikation
Herz-, Leber- und Nierenschäden.

## Antimykotika

### Definition
Arzneimittel, die entweder fungistatisch oder fungizid wirken.

## Antinukleäre Antikörper

### Synonym(e)
ANA

### Definition
Antikörper (gamma-Globuline), die gegen Zellkernbestandteile z.B. DNA, Histone (H1, H2A, H2B, H3, H4), DNA-Histonkomplexe, Ribonucleoproteine (U1-RNP, Sm, La (SS-A), Ro (SS-B), Jo-1 (Histidyl-t-RNA-Transferase), Nicht-Histon-Proteine (Zentromer-AK, Scl-70, PM-1, Mi-2) gerichtet sind. S.a. Autoantikörper. Eine diagnostisch wichtige Untergruppe bilden die extrahierbaren antinukleären Antikörper (ENA).

### Allgemeine Information
Nachweis durch Indirekte Immunfluoreszenzverfahren, ELISA-Technik sowie durch Immunoblots (Western-Blot).

### Vorkommen
Bei älteren Menschen positive Befunde ohne nachweisbare Erkrankung (Häufigkeit je nach Literatur schwankend. Bis zu 10% bei Menschen > 60 Jahre). ANA, die für Diagnostik/Verlaufskontrolle wichtig sind:
- Systemischer Lupus erythematodes
- Angeborener Lupus erythematodes
- Systemische Sklerodermie
- Polymyositis (meist Jo-1 positiv)
- Dermatomyositis (meist Jo-1 positiv)
- Primäres Sjögren Syndrom (meist SS-A (Ro) und SS-B-(La) positiv)
- Mixed Connective Tissue Disease (meist RNP-positiv, typischerweise in hoher Konzentration).
- CREST-Syndrom (meist Zentromer-positiv)

ANA können als Begleitphänomen vorhanden sein; sie haben keine diagnostische Bedeutung bei folgenden Erkrankungen:
- Chronisch aktive Hepatitis (v.a. bei Hepatitis C)
- Polyarthritis, chronische (rheumatoide Arthritis) („Rheuma")
- Arthritis, psoriatische
- Felty-Syndrom
- Juvenile chronische Arthritis
- Polyarteriitis nodosa, systemische
- Lungenfibrose (fibrosierende Alveolitis)
- Myasthenia Gravis
- Sarkoidose.

Antimykotika. **Tabelle 1.** Übersicht antimykotischer Pharmaka sowie deren Wirkungsspektren

| Gruppe | Substanz | Applikations-formen | Wirkungsspektrum | | |
|---|---|---|---|---|---|
| | | | Dermatophyten | Hefepilze | Schimmelpilze |
| Polyene | Amphotericin B | top., p.o., i.v. | | + | |
| | Natamycin | top., p.o. | | + | |
| | Nystatin | top., p.o. | | + | |
| Imidazole | Bifonazol | top. | + | + | + |
| | Clotrimazol | top. | + | + | + |
| | Croconazol | top. | + | + | + |
| | Econazol | top. | + | + | + |
| | Fenticonazol | top. | + | + | + |
| | Isoconazol | top. | + | + | + |
| | Ketoconazol | top., p.o. | + | + | + |
| | Miconazol | top., p.o., i.v. | + | + | + |
| | Oxiconazol | top. | + | + | + |
| | Sertaconazol | top. | + | + | + |
| | Tioconazol | top. | + | + | + |
| Triazole | Fluconazol | p.o., i.v. | + | + | (+) |
| | Itraconazol | p.o., i.v. | + | + | + |
| | Voriconazol | p.o., i.v. | | + | + |
| Allylamine | Naftifin | top. | + | | |
| | Terbinafin | top., p.o. | + | | |
| Hydroxypiridone | Ciclopirox | top. | + | + | + |
| Echinocandine | Caspofungin | i.v. | | + | + |
| Morpholine | Amorolfin | top. | + | + | + |
| Verschiedene | Dequaliniumchlorid | top. | (+) | (+) | + |
| | Gentianaviolett (Methylrosanilinium-chlorid) | top. | (+) | (+) | (+) |
| | Griseofulvin | top., p.o. | + | + | |
| | Fenticlor | top. | + | + | |
| | Flucytosin | i.v. | (+) | (+) | |
| | Tolciclat | top. | + | | |
| | Tolnaftat | top. | + | | |
| | Undecylensäure | top. | | + | |

## Antioxidanzien

### Definition

Substanzen, die bereits in geringer Konzentration die Zersetzung von Wirk- und Hilfsstoffen in magistralen Rezepturen verhindern oder verzögern. Sie werden durch ihr niedriges Redoxpotential und in ihrer Funktion als Wasserstoffdonatoren leichter oxidiert als die zu schützende Substanz.

## Antiparasitosa

### Synonym(e)

Insektizide

### Definition

Mittel zur Behandlung von Erkrankungen, die durch tierische Parasiten (Skabies, Pediculosis, Pulicosis) hervorgerufen werden.

**Antiparasitosa. Tabelle 1.** Antiparasitosa und deren Wirkunsspektrum

| Substanz | Wirkungsspektrum |
|---|---|
| Allethrin I | Läuse und deren Nissen sowie Skabies, Verwendung in Kombination mit Piperonylbutoxid |
| Benzylbenzoat | Skabies |
| Chlorocresol | Läuse und deren Nissen, Verwendung in Kombination mit Pyrethrinen sowie Piperonylbutoxid |
| Crotamiton | Skabies, Pruritus |
| Lindan (darf seit 2008 in Deutschland nicht mehr angewendet werden) | Läuse und deren Nissen, Skabies |
| Permethrin | Skabies, Läuse |
| Pyrethrine | Läuse und deren Nissen, Verwendung in Kombination mit Piperonylbutoxid oder Chlorocresol und Piperonylbutoxid |
| Piperonylbutoxid | Läuse und deren Nissen, Skabies, Verwendung in Kombination mit Allethrin oder Pyrethrinen bzw. Chlorocresol und Pyrethrinen |

## Antiphlogistika

### Definition

Mittel, die hemmend auf Entzündungen wirken. Wirkung in der Regel über eine Hemmung der Prostaglandinsynthese. Unterschieden werden steroidale und nichtsteroidale Antiphlogistika.

### Unerwünschte Wirkungen

Magen-Darm-Ulzera, Arzneimittelexantheme.

## Antiphlogistika, nichtsteroidale

### Synonym(e)

NSAR; NSAID

### Definition

Substanzen, die über eine Hemmung der Prostaglandinsynthese die Entzündung hemmen. Hierdurch wird die Stimulation von Nozizeptoren reduziert und eine analgetische Wirkung erreicht. Nichtsteroidale Antiphlogistika (NSAR) finden ihre Anwendung in der Behandlung rheumatischer Beschwerden. Zu den nichtsteroidalen Antiphlogistika im weiteren Sinne zählen u.a.: Coxibe (Celecoxib, Parecoxib), Diclofenac, Indometacin, Ibuprofen, Naproxen, Etofenamat, Oxaprozin, Oxicame (z.B. Lornoxicam, Meloxicam, Piroxicam), Dexketoprofen, Ketoprofen.

## Antipruriginosa

### Definition

Zur lokalen und/oder systemischen Applikation bestimmte Arzneimittel, die durch Dämpfung oder Ausschaltung sensibler Hautnerven zur Linderung oder Beseitigung von Pruritus führen. S.a.u. Antihistaminika; Antiphlogistika, nichtsteroidale; Lokalanästhetika; Sedativa und andere (Crotamiton, Capsaicin, Campheröl, Teerpäparate, Gerbstoffe).

## Antipsoriatika

### Definition

Mittel zur Behandlung der Psoriasis; zu unterscheiden sind Mittel für die externe und die interne Behandlung.
Zur externen Therapie kommen v.a. folgende Substanzen zur Anwendung: Dithranol, Vitamin D-Derivate, Tazarotene, Keratolytika, Teere, PUVA-Bad-Therapie, PUVA-Creme-Therapie, selektive ultraviolette Phototherapie, UV-Bestrahlung, Photosoletherapie, Glukokortikoide.
Intern stehen folgende Substanzen zur Verfügung: Fumarsäureester, Acitretin, Methotrexat, Ciclosporin A, Glukokortikoide, Etanercept, Infliximab (Zulassung z.Zt. nur zur Behandlung der Psoriasisarthritis), Leflunomid (Zulassung z.Zt. nur zur Behandlung der Psoriasisarthritis).
Die Zulassung von Efalizumab (Raptiva) ruht inzwischen wegen gravierender Nebenwirkungen.
Die Behandlung richtet sich individuell nach Klinik und Problematik des einzelnen Patienten, s.a.u. Psoriasis, s.a.u. Psoriasis vulgaris.

## Antipyretika

### Definition

Fiebersenkende Mittel, z.B. Acetylsalicylsäure, Paracetamol und Metamizol. S.a. Antiphlogistika.

## Antiseborrhoika

### Definition
Mittel zur Therapie seborrhoischer Erkrankungen (Seborrhoe, Seborrhiasis. Hier bieten sich insbesondere Keratolytika, Benzoylperoxid, Antiseptika, Erythromycin, Tetracycline an.

## Antiseptika

### Definition
Zur prophylaktischen oder therapeutischen Anwendung gegen Wundinfektionen geeignete Substanzen: Jod und Jodkomplexe (Polyvidon-Jod, Cadexomer-Jod), Alkohole (Ethanol 70%, Propanol-2 60%), Polihexanid, Octenidin, Anthrarobin, Farbstoffe, Chloramin.

## Antisynthetase-Syndrom M33.1

### Synonym(e)
Jo-1-Syndrom

### Definition
Sonderform der Dermatomyositis von bisher ungeklärter Ätiologie. Namensgebend für das Jo-1-Syndrom oder Antisynthetase-Syndrom sind Autoantikörper gegen das Jo-1-Antigen (Jo-1: = Initialen des ersten Patienten John P.). Dies ist identisch mit einer Histidyl-Transfer-RNA-Synthetase im Zytosol.

### Klinisches Bild
Neben einer Muskelbeteiligung kommt es charakteristischerweise zu einer interstitiellen Lungenbeteiligung, die auch prognostisch das Krankheitsbild bestimmt. Zusätzlich können klinisch eine Polyarthritis und weitere Symptome bestehen, die dem klinischen Bild anderer Kollagenosen ähneln. Ebenso wie die Polymyositis und Dermatomyositis kann sich das Jo-1-Syndrom in sog. Myositis-Overlap-Syndromen präsentieren (in solchen Fällen Nachweis von U1-RNP-Antikörper).

### Therapie
Gutes Ansprechen auf die Gabe von systemischen Glukokortikoiden. Falls notwendig zusätzliche Gabe von Azathioprin, Methotrexat und Cyclophosphamid. S. u. Dermatomyositis.

## Antithrombin III-Mangel D68.8

### Definition
Angeborener oder erworbener Mangel von Antithrombin III (wichtigster physiologischer Inhibitor der Blutgerinnung; nicht Vitamin K-abhängig) und damit verbundener Störungen der Gerinnungskaskade (insbes. fehlende Hemmung von Thrombin und Faktor Xa).

### Vorkommen/Epidemiologie
Häufiges Erbleiden, Inzidenz: ca. 1/5000 bis 1/2000 Einwohner. Prävalenz bei Patienten mit venösen Thromben oder Lungenembolie: 2-3,5%.

### Ätiologie
- Kongenitale Form: Autosomal-dominant vererbte Mutation des Wibble oder Wobble Gens am 1q23-q25.1 Genlocus. Die Mehrzahl der Patienten ist bezüglich des abnormen Allels heterozygot. Mutationen des Wibble Gens sind eng mit stark vergrößertem Thromboserisiko in der 2.-3. Lebensdekade verbunden.
- Erworbene Form: Meist Folge einer inadäquaten Aktivierung der Gerinnungskaskade (u.a. disseminierte Verbrauchskoagulopathie, Hämolytisch-urämisches-Syndrom, Veno-occlusives Syndrom nach Knochenmarkstransplantation).

### Manifestation
Homozygote: Oft bereits in der Neonatalperiode. Heterozygote: Erste Thrombosen beim Jugendlichen oder jungen Erwachsenen (meist vor dem 45. LJ).

### Lokalisation
Thrombosen bevorzugt: In tiefen Bein-/Beckenvenen, Mesenterialvenen, Pfortader; bei homozygoten Merkmalsträgern auch zerebral.

### Klinisches Bild
S.u. Phlebothrombose, arterielle Embolie.

### Labor
Antithrombin III, Thromboplastinzeit, APTT, Fibrinogen und Thrombozytenzahl. S.u. Thrombophilie, hereditäre.

### Differenzialdiagnose
S.u. Thrombophilie.

### Therapie
Bei erworbener Erkrankung: Therapie der Grunderkrankung. Falls erforderlich Infusion mit Antithrombin III (z.B. Atenativ). Initial: 50 IE/kg KG/Tag i.v., dann 30 IE/kg KG/Tag bis mindestens 80% des Normwertes erreicht sind. Therapie mit Antikoagulanzien, s.u. Cumarine, systemische und Heparine, systemische.

## Antithrombotika

### Definition
Mittel, die die Bildung von Thromben und Embolien reduzieren. S.u. Antikoagulanzien, Thrombozytenaggregationshemmer, Acetylsalicylsäure.

## Anuli pigmentosi L81.8

### Definition
Seltene, erworbene, disseminierte, 2,5 mm große, ringförmige Pigmentierungen.

### Ätiologie
Unbekannt.

### Histologie
Im Bereich des makroskopischen Pigmentringes stärkere Pigmentierung der Basalzellschicht, Epidermis und Korium unauffällig.

A

## APC-Resistenz

D68.8

### Erstbeschreiber
Dahlbäck, Carlsson u. Svensson, 1993

### Synonym(e)
Resistenz gegen aktiviertes Protein C; Faktor-V-Leiden

### Definition
Begriff (APC = Akronym für aktiviertes Protein C), der die Widerstandsfähigkeit des aktivierten Faktors V gegenüber aktiviertem Protein C bezeichnet. Die APC-Resistenz ist eine Blutgerinnungsstörung, die u.a. durch ein erhöhtes Vorkommen von Thrombosen (venösen Blutgerinnseln) gekennzeichnet ist.

### Vorkommen/Epidemiologie
Häufigste thrombophile Gerinnungsstörung. Auftreten bei ca. 5-8% der Bevölkerung bzw. bei ca. 15-65% der Thrombosepatienten (je nach Quellenangabe).

### Ätiologie
- Häufigste Ursache ist ein autosomal-dominant vererbter genetischer Strukturdefekt (in ca. 90% der Fälle Mutation im Faktor-V-Gen), der den Blutgerinnungsfaktor V verändert, die sogenannte Faktor-V-Leiden-Mutation (Leiden = holländische Stadt, in der die Erstbeschreibung der Mutation gelang). Durch die Mutation in der „Andockstelle" des aktivierten Protein C wird der aktivierte Gerinnungsfaktor V deutlich vermindert abgebaut, es besteht also eine Thrombophilie.
- Bei ca. 10% der Fälle zeigen sich keine Übereinstimmung des Phänotyps APC-Resistenz mit einer Faktor V-Genmutation. Zu einer pathologischen APC-Resistenz können auch ein Mangel oder eine Dysfunktion von Protein S, eine erhöhte Konzentration an Faktor VIII oder das Vorliegen eines Lupus-Antikoagulans führen. Insbesondere der Einfluss von Protein S führt zu bereits vielfach berichteten geschlechtsspezifischen Unterschieden und dem Einfluss von oralen Kontrazeptiva bei der Bestimmung der APC-Resistenz. Theoretisch denkbar sind auch andere Defekte im Faktor-V-Protein oder Defekte im Faktor-VIII-Protein.

### Manifestation
Bei jüngeren Patienten (20-40 Jahre) ist die APC-Resistenz für bis zu 30% aller Thrombosen verantwortlich. Thromboembolien manifestieren sich häufig beim Vorliegen zusätzlicher Risikofaktoren, zum Beispiel während der Schwangerschaft, unter der Einnahme von oralen Kontrazeptiva, bei Immobilisation und nach Operationen.

### Labor
Nachweis im Serum aus Zitratblut. Normwert: > 2,3 (vom Hersteller abhängig).

### Komplikation
Bei zusätzlicher Einnahme oraler Kontrazeptiva erhöht sich das Thromboserisiko (bei einer homozygoten Frau) um das 200-fache.

## Apert-Syndrom

Q87.0

### Synonym(e)
Akrozephalosyndaktylie

### Definition
Distinkte Skelettdysplasie mit Mittelgesichtshypoplasie und komplexer Syndaktylie von Fingern und Zehen, bedingt durch ein autosomal-dominantes Gen.

### Therapie
Genetische Beratung. Plastisch-chirurgische Korrektur soweit möglich.

## Aphthen

K12.09

### Erstbeschreiber
Hippokrates, ca. 400 v. Chr.

### Definition
Rasch entstehende, solitäre oder multiple, schmerzhafte, 0,2-0,5 cm große, entzündliche, gering elevierte Schleimhautinfiltrate mit zentraler fibrinbedeckter Erosion (seltener Ulzeration) und erythematösem Randsaum.

### Einteilung
Man unterscheidet:
- Solitäre Aphthen
- Habituelle Aphthen (Minortyp, Majortyp, herpetiformer Typ)
- Bednar'sche Aphthen
- Fede-Rigasche Aphthen
- Aphthen bei tropischer Sprue
- Aphthen bei M. Behçet
- Aphthen im Rahmen eines M. Crohn, einer Colitis ulcerosa
- Aphthöse Veränderungen im Rahmen von Infektionen mit dem Herpes simplex-Virus (Gingivostomatitis herpetica, Aphthoid Pospischill-Feyrter).

### Ätiologie
Symptomatisch für verschiedene Grunderkrankungen, meist jedoch Ausdruck einer rezidivierenden, benignen Aphthosis (sog. habituelle Aphthen).

### Lokalisation
Mund- und/oder Genitalschleimhaut.

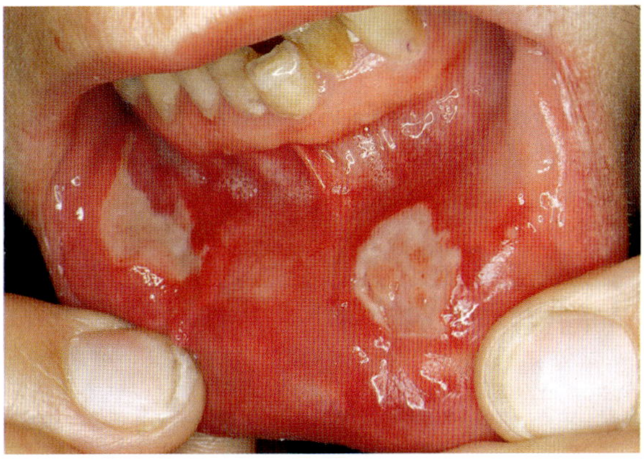

**Aphthen.** Großflächige, mit Fibrin belegte, sehr schmerzhafte flache Ulzera im Vestibulum oris. Die 47 Jahre alte Patientin leidet seit über 20 Jahren an Aphthen, die in 4-6 wöchigen Zyklen auftreten. Grunderkrankungen (insbes. M. Crohn) wurden ausgeschlossen.

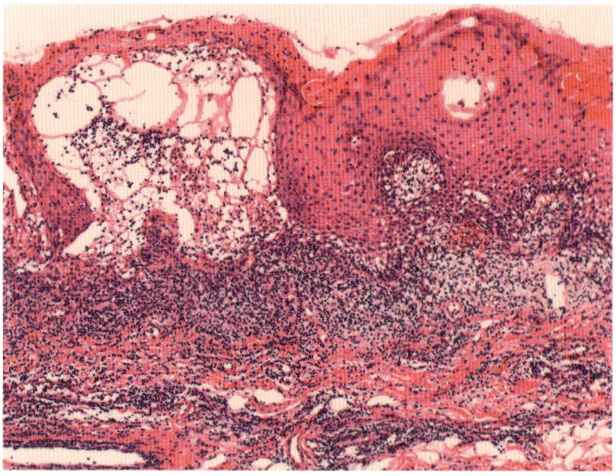

Aphthen. Vesikulöses Frühstadium einer Aphthe. Intraepitheliale (spongiotische) Blasenbildung mit beginnender Nekrose des überlagernden Epithels. Massive Entzündungsreaktion in der Lamina propria.

### Klinisches Bild
Flache, wie ausgestanzt wirkende, kreisrunde oder ovale, von einem entzündlichen, ödematösen roten Saum umgebene, muldenförmige, sehr schmerzhafte, oberflächliche Ulzerationen der Mundschleimhaut. Sie sind von gelblichen bis grauweißen, nicht abstreifbaren Fibrinbelägen bedeckt. Seltener betreffen sie die Genitalschleimhaut.

### Therapie
Siehe unter den o.g. Krankheitsbildern.

## Aphthen, Bednar'sche K12.0

### Definition
Traumatisch verursachte Aphthen, z.B. bei Säuglingen an den hinteren seitlichen Teilen des harten Gaumens als sog. Sauggeschwüre.

### Ätiologie
Bei Säuglingen durch Auswischen der Mundhöhle induziert.

### Manifestation
Im Säuglingsalter.

### Therapie
Meiden der mechanischen Irritation, z.B. kleineren Sauger mit größerem Loch verwenden.

### Prognose
Spontane Abheilung.

## Aphthen, Fede-Riga'sche K12.0

### Synonym(e)
Fede-Riga-Geschwür; Riga-Fedesche Aphthen; Keuchhustengeschwür

### Definition
Aphthe am Zungenbändchen oder der Zungenunterfläche bei Kleinkindern, meist hervorgerufen durch häufiges Husten mit herausgestreckter Zunge wie z.B. beim Keuchhusten.

### Therapie
Behandlung der Grund- bzw. Begleiterkrankung.

## Aphthen, habituelle K12.0

### Erstbeschreiber
Heberden, 1802; von Mikulicz-Radecki u. Kümmel, 1898; Sutton, 1911

### Synonym(e)
chronisch rezidivierende Aphthen; rezidivierende benigne Aphthosis; Periadenitis mucosae necrotica recurrens; recurrent benign aphthosis

### Definition
Ungemein häufige, meist harmlose Erkrankung mit Auftreten oberflächlicher, schmerzhafter Ulzera an der Schleimhaut.

### Vorkommen/Epidemiologie
Bei 10-50% der Bevölkerung, meist Minortyp.

### Ätiologie
Ungeklärt, vermutlich multifaktorielle Auslösung bei entsprechender Disposition. Als Auslöser kommen Traumata, Magen-Darm-Störungen, hormonelle Beeinflussung (paramenstruelles Auftreten), Infektionen, Stress und Nahrungsmittelunverträglichkeiten (Nüsse, seltener Tomaten) infrage. Man denkt an eine immunologische bzw. autoimmunologische Fehlfunktion mit nachfolgender Zerstörung der Epithelzellen. Familiäre Häufung.

### Manifestation
Beginn meist zwischen dem 20. und 30. Lebensjahr, aber auch schon im Kindesalter; Gynäkotropie.

### Lokalisation
Mundschleimhaut (bevorzugt Umschlagfalte im Vestibulum oris) und Seitenränder der Zunge, v.a. vorderes Drittel der Mundhöhle.

### Klinisches Bild
Typisch ist das über Jahre rezidivierende Auftreten (Häufigkeit der Rezidive zwischen Wochen und Monaten schwankend) einzelner oder mehrerer stecknadelkopf-, seltener linsengroßer oder auch 3-5 cm großer, meist sehr schmerzhafter Erosionen oder Ulzerationen mit hochrotem Randsaum im Bereich der Schleimhaut. Unterschieden werden 3 Typen:

- Minortyp (80%): Wenige Erosionen oder flache Ulzera; Größe: < 3-5 mm; Allgemeinsymptomatik.
- Majortyp (Typ Sutton; 10%): Wenige, tiefe, bis 3 cm im Durchmesser große Ulzera, häufig regionäre Lymphadenitis, mäßiges bis hohes Fieber; allgemeines Krankheitsgefühl.
- Herpetiforme Aphthen (10%): Sehr zahlreich; Größe: < 3 mm; disseminiert, Erosionen oder flache Ulzera; gesamte Mundschleimhaut, ähnlich einer Gingivostomatitis herpetica. Jahre- bis jahrzehntelanger periodischer Verlauf. Kurze erscheinungsfreie Intervalle.

### Histologie
Nicht aussagefähig. Biopsie nicht zu empfehlen.

### Therapie allgemein
Der größte Teil der Aphthen ist nicht behandlungsbedürftig. Patienten über die Harmlosigkeit der Läsionen aufklären. Nur bei stärkeren subjektiven Beschwerden ist eine sympto-

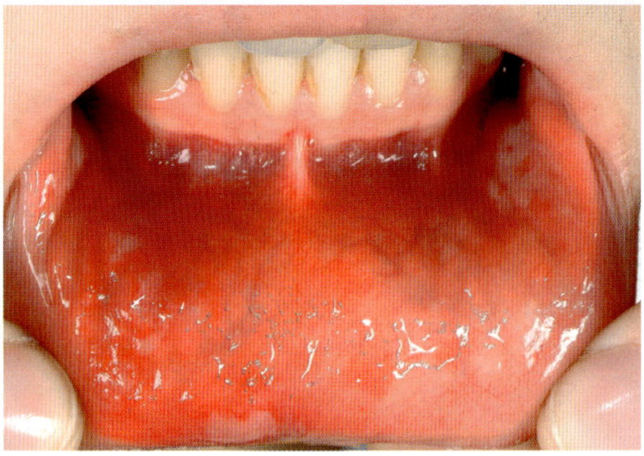

**Aphthen, habituelle.** Seit 10 Tagen bestehende, schmierig belegte, sehr schmerzhafte Ulzera an der Unterlippe bei einer 20-jährigen Patientin.

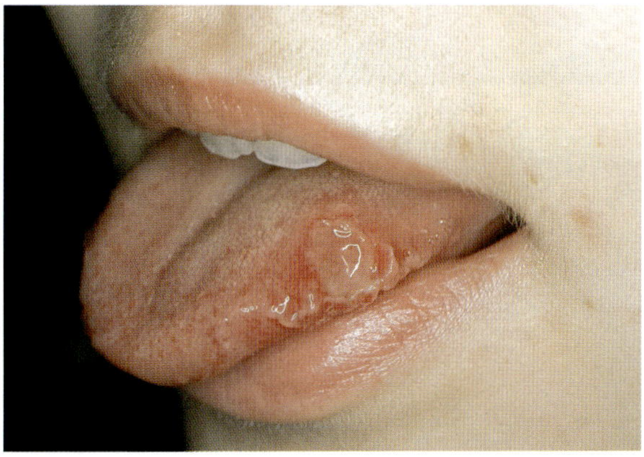

**Aphthen, habituelle.** Scharf begrenzte, schmierig belegte, sehr schmerzhafte Ulzera am Zungenrand. Seit 1 Woche bestehend. Rezidivierender Verlauf; letztes Rezidiv vor 3 Monaten. Damals spontane Abheilung innerhalb von 3 Wochen.

matische Therapie angezeigt. Abklärung und Beseitigung ggf. ursächlicher intestinaler Störungen.

**Merke: Bei großen, ständig rezidivierenden Aphthen, an M. Behçet oder M. Crohn denken!**

Nahrungsmittel bzw. Substanzen, die die Symptomatik verstärken, sollten gemieden werden, insbes. Speisen, die Brennen auslösen, wie Gewürze, Säuren, Obstsäfte, Alkohol. Auch mit Speisen, die die Schleimhaut mechanisch irritieren, wie harter Zwieback, Brötchen u.a. sollte vorsichtig umgegangen werden. Sparsamer Umgang bzw. Meiden von Mundwässern und Zahnpasten.

### Externe Therapie

- Symptomatisch. Mundspülungen initial mit desinfizierenden Lösungen wie Chlorhexidin **R045**, Hexetidin (z.B. Hexoral Lösung), Ethacridinlactat (z.B. **R091**), Dequaliniumchlorid (z.B. Maltyl Lösung), Kamillosan Lösung oder Adstringens Tormentillae **R255**. Bei starker Schmerzhaftigkeit können Mundspülungen mit Benzocain-haltigen wässrigen Lösungen (z.B. Dolo-Dobendan Lösung) angewendet werden. Gute Erfolge zeigen Kombinationspräparate aus 0,1% Benzalkoniumchlorid/2% Lidocain (z.B. Dynexan A Gel), das mehrfach auf die schmerzhaften Läsionen aufgetragen wird oder Ethacridinlactat/Lidocain-Lösung **R091**.
- Nur bei ausgedehnten Aphthen sind Glukokortikoid-Haftpasten oder Gele indiziert, die nach Trockentupfen mit einem Wattestäbchen auf die Läsion appliziert werden. Alternativ können „Mäuse" (Mulltupfer) mit mittel- bis starkpotenten topischen Glukokortikoiden (z.B. Clobegalen Creme) für ca. 30 Minuten auf die Aphthe aufgelegt werden. Wegen der längeren Verweildauer an der Läsion am besten geeignet sind Betamethasonvalerat-Haftpaste 0,1% **R031** oder Prednisolon-Paste (z.B. Dontisolon D Mundheilpaste). Alternativ anwendbar sind Mundgele, deren Vehikelsysteme im Sinne von Haftsalben fungieren, z.B. 0,1% Triamcinolonacetonid-Gel (z.B. Volon A Haftsalbe). Spülungen mit Glukokortikoiden (z.B. 1 Tbl. Prednison 50 mg in 20 ml Aqua purificata auflösen; mit der Lösung den Mund 5 Min. spülen, nicht schlucken!) sind verbreitet aber wenig wirksam (Verdünnungseffekt durch Speichel, geringe Verweildauer an der Läsion). Im weiteren Verlauf können heilungsfördernde Mundspülungen, wie z.B. Dexpanthenol-Lösung unterstützend appliziert werden. S.a.u. Stomatologika.

## Aphthoid Pospischill-Feyrter B00.8

### Synonym(e)
Vagantes Aphthoid; aphthoide Polypathie

### Definition
Seltene, schwere Verlaufsform einer Gingivostomatitis herpetica bei abwehrgeschwächten Kindern, selten bei Erwachsenen.

### Ätiologie
Meist Folge von viralen oder bakteriellen Infekten, z.B. Keuchhusten, Scharlach, Masern, Varizellen oder bei immunsuppressiver Therapie.

### Lokalisation
Mundschleimhaut, Gesicht (v.a. zentrofazial), Genitale. Evtl. Ausbreitung auf Pharynx und Ösophagus, Befall der Fingerspitzen.

### Klinisches Bild
Schwere Gingivostomatitis herpetica. An der äußeren Haut Herpes simplex-Eruptionen mit randwärts fortschreitendem Wachstum der Effloreszenzen und Neigung zur Impetiginisation. Starke Beeinträchtigung des Allgemeinbefindens.

### Diagnose
Anstieg des Herpes-simplex-Antikörpertiters (IgG), IgM.

### Externe Therapie
Entsprechend der Gingivostomatitis herpetica.

### Interne Therapie
Aciclovir (z.B. Zovirax) 5-10 mg/kg KG i.v. als Kurzinfusion alle 8 Std. über 5-10 Tage (Dosierungsempfehlung gilt für Erwachsene).

## Aplasia cutis congenita Q84.81

### Erstbeschreiber
Cordon, 1767

## Synonym(e)
Aplasia cutis

## Definition
Kongenitaler Hautdefekt (Epidermis und Korium, evtl. auch tiefere Schichten nicht angelegt). Meist umschrieben (Aplasia cutis congenita circumscripta), sehr selten generalisiert (Aplasia cutis totalis).

## Einteilung
9 Formen werden unterschieden:

**Aplasia cutis congenita. Tabelle 1.** Klassifikation der Aplasia cutis congenita (nach Frieden)

| Gruppe | Hauptkriterium | Assoziationen |
|---|---|---|
| 1 | Kopfhaut: ACC ohne oder nur mit isolierten Anomalien | LKGS, CMTC, PDA, tracheoösophageale Fisteln |
| 2 | Kopfhaut: ACC mit Extremitätenreduktionsdefekt | Adams-Oliver-Syndrom |
| 3 | Kopfhaut: ACC mit assoziierten epidermalen Naevi | Naevus sebaceus; Naevus verrucosus |
| 4 | ACC mit darunterliegenden embryonalen Fehlbildungen | Enzephalozele, Meningozele, Spina bifida, Omphalozele |
| 5 | ACC mit assoziiertem Fetus papyraceus | |
| 6 | ACC mit Epidermolysis bullosa | |
| 7 | ACC im Bereich der Extremitäten | Assoziation mit EB simplex, junctionalis oder dystrophica |
| 8 | ACC in Verbindung mit spezifischen Teratogenen | Methimazol, intrauterine HSV- oder VZV-Infektion |
| 9 | ACC in Verbindung mit Malformationssyndromen | Trisomie D (Chromsomen 13-15), Opitz-Syndrom, Goltz-Gorlin-Syndrom, okulozerebrokutanes Syndrom = Delleman-Oorthuys-Syndrom |

ACC = Aplasia cutis congenita; CMTC = Cutis mamorata teleangiectatica; EB = Epidermolysis bullosa; LKGS = Lippen-Kiefer-Gaumen-Spalte; PDA = persistierender Ductus arteriosus

## Vorkommen/Epidemiologie
Inzidenz: 20/100.000 Neugeborene.

## Ätiologie
Ursache unbekannt. In einigen Fällen Assoziation mit schwerwiegenden embryonalen Malformationen (Omphalozele, Gastroschisis, Spina bifida). Insofern wird ein Defekt des Neuralrohres diskutiert bzw. ein inkompletter Verschluss embryonaler Fusionslinien. In einzelnen Fällen wurden auch exogene Ursachen identifiziert wie embryotoxische (Thiamazol, Methimazol) sowie geburtstraumatische bzw. mechanische Ursachen (Adhäsion von Amnionmembranen).

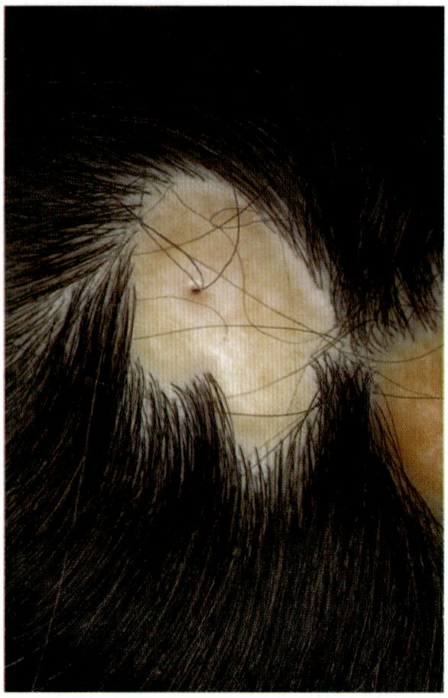

**Aplasia cutis congenita.** Von Geburt an bestehendes, solitäres, scharf begrenztes, narbiges Areal mit Fehlen der Kopfhaare und Haarfollikel.

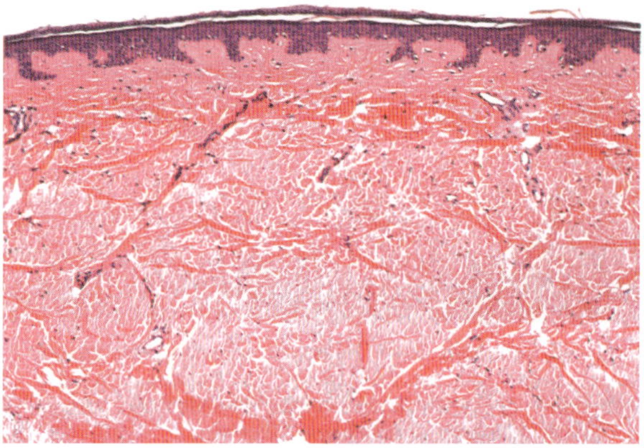

**Aplasia cutis congenita.** Völliges Fehlen der Follikelstrukturen (weder epitheliale noch bindegewebige Anteile der Follikel sind nachweisbar). Streckenweise parallel ausgerichtete Kollagenbündel.

## Lokalisation
Bevorzugt behaarter Kopf (70%), hier im Vertexbereich. Seltener am Rumpf oder den proximalen Extremitäten.

## Klinisches Bild
Bei Geburt besteht (stets) eine solitäre, umschriebene, 0,5-2,0 cm große, unbehaarte, samtartig gerötete, epithelfreie „Wunde", die von einer dünnen, pergamentartigen Membran bedeckt ist. Die Läsion fällt nicht immer bereits bei der Geburt auf, da sie von einem dichten Haarkranz umgeben sein kann. Der Ausprägungsgrad der Hautaplasie reicht vom kompletten Fehlen von Epidermis, Dermis, Subkutis, Periost, Schädelknochen und Dura bis zu einer bloßen Minderanlage von Epidermis und Dermis. Gefahr der Infektion aufgrund leichter Verletzbarkeit des Areals. In späteren Lebensjahren imponiert eine atrophische, fahle, haarlose „Narbe" mit pergamen-

tartiger Oberfläche, die abgesehen von dem kosmetisch störenden Aspekt keine Beschwerden verursacht.

### Histologie

Bei der Übersicht ist das völlige Fehlen der Follikelstrukturen (weder epitheliale noch mesenchymale Anteile der Follikel sind nachweisbar) sofort auffällig. Streckenweise parallel ausgerichtete Kollagenbündel. Das Oberflächenepithel ist meist normal strukturiert.

### Diagnose

Der klinische Aspekt ist diagnostisch! Bei Lokalisation in der Mittellinie des Schädels ist eine sonographische Abklärung zum Ausschluss einer (anterioren oder posterioren) Enzephalozele notwendig.

### Komplikation

Sekundärinfektion.

### Therapie

Bei kleinen Aplasien steriler Wundverband, Epithelisierung abwarten, i.d.R. problemlose Abheilung. Bei großflächigen Defekten ist ggf. plastische Deckung notwendig, ansonsten Therapie entsprechend Verbrennungen. Im späteren Lebensalter ggf. Exzision kosmetisch störender Defekte.

### Hinweis(e)

Es bestehen Assoziationen mit anderen Fehlbildungen wie Naevus sebaceus, Naevus flammeus und epidermalen Naevi.

**!** Cave: **Vor einer Exzision ist die sonographische Abklärung bzw. bei älteren Kindern eine Röntgenaufnahme des Schädels zu veranlassen!**

## Apoplexia cutis M30.0

### Definition

Veralteter Begriff für Hautblutungen bei Polyarteriitis nodosa.

## Apoptose

### Synonym(e)

Programmierter Zelltod; apoptosis

### Definition

Besondere Form des unter physiologischen Bedingungen stattfindenden Zelltods neben der terminalen Differenzierung. Selektive, schonende Elimination von Zellen mit Abkapselung und Eliminierung der Kernsubstanz, potentieller Autoantigene und schädlicher Zellinhaltsstoffe. Im Gegensatz zur Nekrose besteht keine Entzündungsreaktion! Für die normale Embryonalentwicklung, Immunfunktionen und die Aufrechterhaltung der Gewebehomöostase stellt die Apoptose ein essentielles biologisches Schlüsselphänomen dar. Fehlgesteuerte Apoptose findet sich bei Neoplasien, viralen und Autoimmunerkrankungen. Intrazelluläre Produkte treten nicht aus der Zelle aus.

### Allgemeine Information

Apoptose und Hautkrankheiten:

- Keratinozyten werden physiologischerweise nach 28-tägiger Entwicklung apoptotisch. Neben der Ausschleusung über die Hornschicht kann es auch zur Apoptose tiefer gelegener Keratinozyten mit Ausschleusung durch die dermoepidermale Basalmembran kommen. Die Phagozytose von „apoptotic bodies" ist erschwert und verzögert. Nachgewiesene Störungen der Apoptose wie sie beim Chilblain-Lupus und dem systemischen Lupus erythematodes vorkommen (Mutationen des TREX1-Gens) können zur Auslösung dieser Autoimmunerkrankungen führen.
- Dermatosen mit Einzelzellverhornung („Kolloidkörperchen" oder „Dyskeratosen"): Spitz Naevus, Bowenoide Papulose, M. Darier, Lichen striatus, Steroid-induzierte Hautatrophie, Incontinentia pigmenti, aktinische Keratose, Acrodermatitis enteropathica, fokale akantholytische Dyskeratose.
- Entwicklungsgeschichtlich ist schonende Elimination von alterierten Hautzellen zur Ausschleusung virusinfizierter oder UV-beschädigter Zellen mittels Apoptose sinnvoll. Z.B. ist UVB-induzierte Keratinozytenapoptose (sunburn cells) bei Dermatitis solaris u.a. abhängig von TNF-α. Neben Apoptose kann durch UVB auch ein clustering von potentiell immunogenen zellulären Autoantigenen in den Apoptosekörperchen und Zellmembranprotuberanzen entstehen, evtl. als Zielantigene von AMA und ANA beim SLE. Durch UVB kann ein Selektionsvorteil für Keratinozyten mit inaktivierenden Punktmutationen am p53-Gen entstehen, da sie nicht zu sunburn cells (Apoptose mittels p53-Gen) werden und sich ungehemmt vermehren können.

### Ätiologie

Apoptose-Induktor als „Killer-Gen" ist die Cysteinprotease ICE („interleukin-1β-converting enzyme"). Apoptosesuppressor scheint das überwiegend in Mitochondrien lokalisierte Protoonkogen bcl-2 zu sein. Beispielsweise exprimieren Stammzellpopulationen bcl-2, durch Ebstein-Barr-Virus induzierte Lymphome oder Prostatakarzinome schützen sich durch Überexpression von bcl-2 vor Apoptose. p-53 ist ebenfalls ein potenter Apoptoseinduktor. Als „Hüter des Genoms"

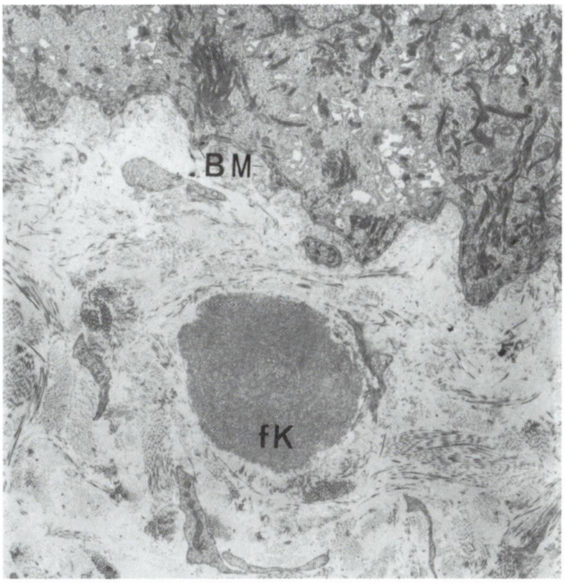


**Apoptose.** Elektronenmikroskopie: Feinfilamentäres Körperchen (fK) unterhalb der dermoepidermalen Basalmembran (BM), entstanden durch die Ausschleusung einer apoptotischen Zelle durch die BM.

**Apoptose. Tabelle 1.** Apoptoseinduktion und -suppression

| | |
|---|---|
| **Apoptose-suppression** | Erythropoetin |
| | Androgene, Östrogene |
| | virale Gene (z.B. EBV) |
| | ACTH |
| | NGF (Nerve growth factor) |
| | „Colony-Stimulating factors" |
| | SCF |
| | IL-1, IL-6 |
| | EGF |
| | Prolactin |
| | CD40 Ligand, Zink |
| **Apoptose-induktion** | Entzug von Apoptose Suppression bei Zellen, die von einer Stimulation mit diesen Liganden abhängig sind |
| | „death factors" bei entsprechend sensiblen Zellen, meist abhängig von Zellzyklus und Differenzierungsgrad der Zielzelle sowie weiteren Kofaktoren und Apoptose „checkpoints" |
| | – TNF-α, Fas-Ligand |
| | – TGF-β1 |
| | – Ceramide, Prostagladin |
| | – T-Zellrezeptorenstimulation durch Autoregulation |
| | – Perforin |
| | – Endogene Retinoide |
| | – Kalzium-Einstrom, Adhäsionsverlust, Freie Sauerstoffradikale |

hindert es DNA-mutierte Zellen am Eintritt in die S-Phase der Mitose. Bei Basalzellkarzinomen und Spinaliomen sind in 50% p53-Inaktivierungsmutationen nachweisbar, weiteres Beispiel ist das Kolonkarzinom.

## Apud-Zellen

### Definition

Der Neuralleiste entstammende, dem APUD-System zugeordnete, Polypeptidhormone-bildende Zellen (Helle-Zellen-System), die in verschiedenen Organen auftreten. APUD Zellen gemeinsam ist die Fähigkeit, Amine bzw. deren Vorstufen aufzunehmen und zu decarboxylieren (amine precursor uptake and decarboxylation). S.a.u. Karzinoidsyndrom.

**Apoptose. Tabelle 2.** Vergleich Apoptose und Nekrose

| Merkmal | Apoptose | Nekrose |
|---|---|---|
| Definition | Kontaktverlust, Kernkondensation von Einzelzellen, Zell- und Kernfragmentierung, Zytoskelettumbau, Umbau in „apoptotic bodies", Beseitigung durch Phagozyten | Untergang ganzer Zellverbände, Kernschwellung, Kerneosinophilie, Zellruptur mit Freisetzung der Organellen und lysosomaler Enzyme |
| Entzündung | Nein, keine Narbe | Ja, mit narbiger Abheilung |
| Ursache | Zellkerngesteuert, Einfluss durch Umgebungsmilieu, Passage mehrerer Checkpoints bis zum endgültigen „Aus", am Ende Zerlegung der DNA in Stücke durch kalziumabhängige Endonukleasen | Pathologische Einflüsse wie Hypoxie, Ischämie etc. und resultierende irreparable Zellwandveränderungen |
| Dauer | Minuten bis Stunden | Minuten bis Stunden |

**Apoptose. Tabelle 3.** Beispiele für Apoptosemodulation durch dermatologisch eingesetzte Therapieverfahren

| Induktion | Suppression |
|---|---|
| UV B-Bestrahlung | Ciclosporin A |
| Radiatio (γ-Strahlen) [a] | Zink |
| Hyperthermie [a] | |
| Kryotherapie [a] | |
| PUVA | |
| Dithranol | |
| Glukokortikoide | |
| Retinoide | |
| Zytostatika (z.B. Cyclophosphamid, Doxorubicin, 5-FU, Vincristin, Cisplatin, Methotrexat) [a] | |

[a] Dosisabhängig typischerweise auch Nekroseinduktion

## Aqua ad iniectabilia

### Definition

Sterilisiertes Aqua purificata zur Herstellung von Injektions-, Infusionslösungen, Augentropfen.

## Aqua purificata

### Synonym(e)
Aqua purif.

### Definition
Wasser, das nach Destillation unter Verwendung von Ionenaustauschern oder nach anderen geeigneten Methoden (z.B. Elektrodialyse, Umkehrosmose) aus Trinkwasser hergestellt wurde. Verwendung speziell zur Herstellung von Cremes, Lotionen, Gelen, Lösungen, Schüttelmixturen, Paste.

Merke: **Darf nicht zur Herstellung von Injektions-, Infusionslösungen und Augentropfen verwendet werden (Aqua ad iniectabilia)!**

## Äquivalenzdosis

### Definition
Wert, um Glukokortikoide unterschiedlicher Wirkstärke miteinander vergleichen zu können. Die Äquivalenzdosis bezeichnet die Menge des Glukokortikoids in mg, die 1 mg Dexamethason entspricht.

Äquivalenzdosis. **Tabelle 1.** Äquivalenzdosen systemischer Glukokortikoide

| Wirkstoff | Handelsname | Äquivalenzdosis |
|---|---|---|
| Dexamethason | Fortecortin | 1 mg |
| Betamethason | Celestamine N | 1 mg |
| Prednison | Decortin | 5 mg |
| Prednisolon | Decortin-H | 5 mg |
| 6-Methyl-Prednisolon | Urbason | 4 mg |
| Triamcinolon | Volon | 4 mg |
| Fluocortolon | Ultralan oral | 5 mg |

## Arachnodaktylie Q87.41

### Definition
Abnorm lange, dünne Finger. Symptom des Marfan-Syndroms, vielfach auch synonym dafür gebraucht. Vermutlich synonym zu Arachnodaktylie, kongenitale kontrakturelle.

### Therapie
Keine kausale Therapie bekannt.

## Arachnodaktylie, kongenitale kontrakturelle Q87.4

### Erstbeschreiber
Beyer et al., 1965; Beals u. Hecht, 1971

### Synonym(e)
Congenital contractural arachnodactyly; Beals-Hecht-Syndrom

### Definition
Autosomal-dominant erbliches Syndrom mit angeborenen multiplen Kontrakturen, Arachnodaktylie, Hochwuchs (marfanoider Aspekt), charakteristischen Ohrmuschelveränderungen (Knautschohren) und blauen Skleren (inkonstant).

### Ätiologie
Autosomal-dominant mit variabler Expression vererbte Mutationen des Fibrillin 2 Gens (FBN2; CCA Fibrillin-2 Gen; Genlokus: 5q23-q31).

### Klinisches Bild
Konnatale multiple Kontrakturen großer und kleiner Gelenke, spontane Besserungstendenz der Kontrakturen; häufig auch Fußdeformitäten wie Hackenfüße oder Klumpfüße, Arachnodaktylie, Hochwuchs ebenfalls häufig, dabei auch asthenischer Habitus mit schwach entwickeltem Unterhautfettgewebe und geringer Muskelmasse, insgesamt marfanoider Habitus, unterschiedlich schwer ausgeprägte Ohrmuschelveränderungen mit vermehrtem Relief (Knautschohren).

## Arbeitsunfähigkeit

### Definition
Juristischer Begriff aus dem Arbeitsrecht und dem Krankenversicherungsrecht. Arbeitsunfähigkeit ist vom rentenrechtlichen Begriff der Erwerbsminderung (früher Erwerbsunfähigkeit) und dem beamtenrechtlichen Begriff der Dienstunfähigkeit zu unterscheiden. Arbeitsunfähigkeit wird durch Krankheit, Lebensalter, Beschaffenheit des Arbeitsplatzes und Zugehörigkeit zu einer Krankenkasse bestimmt.

### Allgemeine Information
- Arbeitsunfähigkeit (AU) liegt nach den Richtlinien des G-BA (Gemeinsamer Bundesausschuss) dann vor, wenn der Versicherte aufgrund von Krankheit nicht fähig ist, seine zuletzt ausgeübte Tätigkeit nicht mehr oder nur unter der Gefahr der Verschlimmerung auszuüben.
- AU liegt vor, wenn aufgrund eines bestimmten Krankheitszustandes, der für sich allein noch keine AU bedingt, absehbar ist, dass aus der Ausübung der Tätigkeit für die Gesundung abträgliche Folgen erwachsen, die AU unmittelbar hervorrufen. Unbeachtet dagegen bleibt, ob der Versicherte noch in der Lage ist, eine sonstige Tätigkeit (z.B. Verweisungsberufe, Pförtner) zu verrichten.
- AU liegt auch vor, wenn sich der Arbeitnehmer im Krankenhaus oder zur medizinischen Rehabilitation befindet.
- Da es auf die konkret zu verrichtende Tätigkeit und deren Beeinträchtigung durch die Krankheit ankommt, führt nicht jede Erkrankung notwendigerweise zur AU (Beispiel: Der Bruch eines Fingers führt zwar zur Arbeitsunfähigkeit einer Schreibkraft, nicht jedoch bei einem leitenden kaufmännischen Angestellten; der ist nur für die Dauer der eigentlichen ärztlichen Heilbehandlung arbeitsunfähig).
- Die Feststellung der AU und ihrer voraussichtlichen Dauer ist Sache des behandelnden Arztes. Im Hinblick auf die Überprüfung der AU trifft § 275 SGB V darüber hinaus folgende Regelungen:
  - Wenn Zweifel an der Arbeitsunfähigkeit bestehen,

sind die Krankenkassen verpflichtet, eine gutachterliche Stellungnahme des Medizinischen Dienstes der Krankenversicherung (MDK) einzuholen.
  - Zweifel bestehen, wenn der Versicherte auffällig häufig oder auffällig nur für kurze Dauer arbeitsunfähig ist oder der Beginn der Arbeitsunfähigkeit häufig auf einen Arbeitstag am Beginn oder am Ende einer Woche fällt oder die Arbeitsunfähigkeit von einem Arzt festgestellt worden ist, der durch die Häufigkeit der von ihm ausgestellten Bescheinigungen über Arbeitsunfähigkeit auffällig geworden ist.
  - Die Krankenkasse ist auch auf Verlangen des Arbeitgebers verpflichtet, eine gutachterliche Stellungnahme des MDK zur Überprüfung der Arbeitsunfähigkeit einzuholen (die Begutachtung durch den MDK erfolgt bei diesem Anlass i.d.R. innerhalb von 3 Arbeitstagen). Die Krankenkasse kann allerdings von der Beauftragung des MDK absehen, wenn sich die medizinischen Voraussetzungen der Arbeitsunfähigkeit eindeutig aus den ihr vorliegenden ärztlichen Unterlagen ergeben.
- Wenn AU bei GKV-Versicherten vorliegt, muss dies dem Arbeitgeber und der Krankenkasse per ärztlich attestierter Arbeitsunfähigkeitsbescheinigung nachgewiesen werden. Das Vorliegen von Arbeitsunfähigkeit ist Voraussetzung für eine Reihe von Ansprüchen auf Sozialleistungen, sofern es sich um GKV-Mitglieder handelt.

### Hinweis(e)

Merke: **Die Ausstellung einer AU ist eine verantwortungsvolle Aufgabe. Dem Arzt drohen bei unsachgemäß ausgestellter AU Schadenersatzforderungen von Arbeitgebern und von Krankenkassen.**

## Arbeitsunfall

### Definition

- Als (dermatologischer) Arbeitsunfall (§ 8 SGB VII) wird ein Defekt der Haut definiert, wenn während einer Arbeitsschicht eine oder mehrere schädigende berufliche Einflüsse den Defekt wesentlich verursacht haben (s.a. Berufsdermatosen und Berufskrankheit der Haut). Wurde ein Hautbefund durch die Einwirkung mehrerer Arbeitsschichten verursacht (z.B. der Sonnenbrand eines Straßenarbeiters), so kann dies dennoch ein Arbeitsunfall sein.
- An den Unfallversicherungsträger/BG ist das Formular „Ärztliche Unfallmeldung“ (F 1050) schon am Tage der ersten Inanspruchnahme zu senden (Bezugsquelle: z.B. www.hvbg.de; Formtexte/Ärzte). Im Gegensatz zu den Berufskrankheiten (der Haut) kann bei Arbeitsunfällen sofort zu Lasten der BG nach den Sätzen der sog. „Allgemeinen Heilbehandlung“ der UV-GOÄ behandelt werden.

### Hinweis(e)

Der Hautarzt ist verpflichtet, den Patienten unverzüglich einem Durchgangsarzt (D-Arzt) vorzustellen, wenn die Verletzung zur Arbeitsunfähigkeit führt oder die Behandlungsbedürftigkeit voraussichtlich > 1 Woche betragen wird.

## Arboviren

### Definition

Aus den Worten arthropod-borne entstandene Abkürzung für durch Arthropoden von Wirbeltier auf Wirbeltier übertragene Viren.

## Arcus senilis corneae H18.4

### Synonym(e)

Arcus lipoides; Gerontoxon; Greisenbogen

### Definition

Durch Lipoideinlagerung bedingter, schmaler, grauweißer Trübungsring der Hornhaut des Auges. Sehr häufiger Befund bei alten Menschen.

### Manifestation

Nach dem 60. Lebensjahr; bei früherem Auftreten meist Ausdruck einer Hypertriglyceridämie.

### Klinisches Bild

Ring- oder halbringförmige, grauweiße Trübung der Hornhautperipherie, vom Limbus durch ein schmales Zwischenstück getrennt.

### Differenzialdiagnose

Kayser-Fleischer-Ring.

### Therapie

Nicht erforderlich, ggf. diätetische oder medikamentöse Behandlung erhöhter Blutfettwerte.

## Argasiden

### Synonym(e)

Lederzecken

### Definition

Milben aus der Familie der Lederzecken.

### Allgemeine Information

Dermatologische Bedeutung hat die Taubenzecke, Argas reflexus, als Überträger der Vogelspirochaetose. Menschen werden selten, in Ermangelung anderer Wirte, befallen. Nach Biss eines menschlichen Wirtes sterben Argasiden an Menschenblut. S.a. Zecken und Ixodes ricinus.

### Vorkommen/Epidemiologie

Meist in heißen und trockenen Gebieten endemisch auftretende Zecken-Familie. Auch in feuchten Biotopen bevorzugen Argasiden meist trockene Nischen. Sie leben vor allem in der Nähe der Ruheplätze ihrer Wirte (Vögel, Reptilien, Menschen).

## Argentinisches hämorrhagisches Fieber A96.0

### Synonym(e)

Südamerikanisches hämorrhagisches Fieber; AHF; JHF

### Definition
Schwere systemische Infektionskrankheit, ausgelöst durch das Junin-Virus, das zu den Auslösern der viralen hämorrhagischen Fieber gehört.

### Erreger
Junin-Virus, Familie der Arenaviridae, Tacaribe-Untergruppe. Erstmals wurde das Virus 1958 isoliert.

### Vorkommen/Epidemiologie
- Erstbeschreibung 1955 in der Buenos Aires Region, anschließend Ausbreitung in ganz Zentralargentinien mit epidemischen Ausbrüchen.
- Ca. 5 Millionen Menschen leben in Endemiegebieten.
- Case Fatality Rate: 10-30%.

### Ätiologie
- Reservoir sind wildlebende Mäuse und Mäuseartige, die symptomfrei chronisch krank werden und lebenslang den Erreger im Körper beherbergen und ausscheiden.
- Kontamination der Umgebung des Menschen durch Speichel, Urin und Blut infizierter Tiere.
- Infektion von Mensch zu Mensch ist möglich.

### Klinisches Bild
- Inkubationszeit von 7-20 Tagen.
- Schleichender Beginn mit grippaler Symptomatik.
- Integument: Konjuktivalhyperämie, periorbitales Ödem, Haut- und Schleimhauterytheme im Gesicht, an Nacken, Brust, Gaumen, Pharynx, Neigung zu Zahnfleisch- und petechialen Blutungen.
- Extrakutane Manifestationen: Störungen des Muskeltonus und der tiefen Reflexe, feinschlägiger Tremor der Hände und Zunge, relative Bradykardie und Hypertension.

### Labor
Leukozytopenie, Thromobozytopenie, erhöhter Hämatokrit, Protein- und Zylindrurie.

### Diagnose
- Virusisolierung in Blut, Urin und aus separierten lymphomononukleären Zellen in Zellkulturen (Antigennachweis immunfluoreszenmikroskopisch)
- Antikörpernachweis (ELISA).

### Differenzialdiagnose
andere hämorrhagische Fieber; Influenza (zu Beginn der Erkrankung); Malaria.

### Therapie
- Ribavirin (Virazole): initial 1mal/Tag 30 mg/kg KG für 6 Tage, dann 1mal/Tag 16 mg/kg KG für 4 Tage, dann 1mal/Tag 8 mg/kg KG i.v. für 2 Tage.

> Merke: **In Deutschland ist Virazole nur zur Applikation per inhalationem zugelassen, international aber auch zur i.v.-Applikation. Es besteht hier eine Ausnahmeindikation zur i.v-Applikation!**

- Immunplasma (Komplikation: gutartige, späte zentralnervöse Symptome in Folge eines immunologischen Prozesses).

### Prophylaxe
- Nagerbekämpfung. Einhaltung allgemeiner Hygiene in der Krankenversorgung.
- Präexpositionelle Ribavirin-Einnahme.
- Totimpfstoff zeigt gute Wirksamkeit.

### Hinweis(e)

> Merke: **Krankheitsverdacht, Erkrankungsfall und Tod sind namentlich durch den Arzt an das Gesundheitsamt nach § 6 meldepflichtig. Nach § 7 sind direkter und indirekter Virusnachweis meldepflichtig.**

## Argininbernsteinsäure-Syndrom — E72.2

### Erstbeschreiber
Allen, 1958

### Synonym(e)
Argininbernsteinsäure-Schwachsinn; Argininosuccino-Azidurie; Argininsuccinaturie; Allan Dent-disease; ASL-Mangel; argininosuccinic aciduria

### Definition
Hereditäre Stoffwechselstörung des Harnstoffzyklus durch Argininsuccinatlyase-Mangel mit pathologischen Erscheinungen an Nervensystem, Haaren (häufig Trichorrhexis nodosa) und Leber.

### Ätiologie
Autosomal-rezessiv vererbte Mutationen des Argininosuccinatlyase Gens (ASL Gen; Genlokus 7cen-q11.2) mit konsekutiver Stoffwechselstörung des Harnstoffzyklus, die bei Argininsuccinatlyase-Mangel zur Anhäufung von Argininbernsteinsäure in Plasma und Urin und zur Hyperammonämie führt.

### Manifestation
Meist ab Geburt.

### Klinisches Bild
Sprödes, brüchiges, glanzloses, schwer frisierbares Haar, vor allem am Hinterkopf; verzögertes Haarwachstum. Neurologische Symptome: Krämpfe, Ataxie, Verzögerung der geistigen Entwicklung; Leberbeteiligung. Man unterscheidet nach Erstmanifestation drei verschiedene klinische Formen:
- Neonatale Form: Beginn in den ersten Lebenstagen; zunehmende Apathie, Trinkschwäche, muskuläre Hypotonie und Krämpfe. Prognose: Ohne Therapie letal.
- Infantile Form: Beginn im 1. Lebensjahr; Episoden von rezidivierendem Erbrechen, Tremor und Krampfanfällen bis zum Koma; führt meist zu körperlicher und geistiger Retardierung.
- Chronische Form: Beginn nach dem 1. Lebensjahr; die Kinder fallen erst durch die Entwicklungsverzögerung auf; häufig sind Krampfanfälle, intermittierende Ataxie und Lethargie, die durch Proteinzufuhr oder Infektionen ausgelöst werden. Bei eiweißreduzierter Diät können sich diese Patienten aber auch völlig normal entwickeln. Deutliche Argininsuccinatämie, in Abhängigkeit von der Proteinzufuhr auch Hyperammonämie, Citrullinämie.

### Histologie
Trichorrhexis nodosa, umschriebene, borstenpinselartige Aufsplittungen der Haarkutikula.

### Diagnose
Argininbernsteinsäurenachweis im Urin mittels Papierchromatographie.

### Differenzialdiagnose
Trichorrhexis nodosa; Kinky hair disease; Monilethrix-Syndrom.

### Therapie
Restriktion der Eiweißzufuhr. Substitution von Arginin (z.B. 1 M L-Argininhydrochlorid Lösung Pfrimmer) 3 mmol/kg KG/Tag. Sofortige symptomatische Therapie der Hyperammonämie; Langzeittherapie mit proteinarmer Diät und Arginin-Substitution (evtl. Citrat-Gabe bei erhöhten Citrullinwerten!). Pränatale Diagnostik aus Amnionzellen und Chorionbiopsat möglich.

## Argininhydrochlorid

### Definition
Aminosäure. Wird als Externum in 2,5% Konzentration bei trockener und pruritischer Haut (z.B. bei Dialysepatienten) eingesetzt. Hierbei zeigt es ähnliche Resultate wie Harnstoff-haltige Applikationsformen.

## Argon-Laser

### Definition
Ionengaslaser im Dauerstrich- bzw. getakteten Dauerstrich-Verfahren. Emissionslinien bei 488 und 514 nm, bevorzugte Absorption im Hämoglobin und Melanin, geringe Eindringtiefe (0,2-0,5 cm). Besonders geeignet zur Behandlung von oberflächlichen pigmentierten sowie von vaskulären Veränderungen. Koagulationstiefe beträgt etwa üblicherweise 1 mm, lässt sich bei Kühlung der Oberfläche über höhere Leistungsdichten auf 3-4 mm steigern. Im Gegensatz zu anderen Systemen kann beim Argonlaser punktuell entlang teleangiektatischer Läsionen behandelt werden. Alternativ zum Argonlaser kann der ebenfalls photokoagulierende Kryptonlaser eingesetzt werden.

### Indikation
Koagulation superfizieller vaskulärer Fehl- und Neubildungen wie Naevus araneus, feine oberflächliche Gefäßektasien, Naevus flammeus (insbesondere tiefrote Naevi im Erwachsenenalter) u.a., evtl. Vaporisation kleiner oberflächlicher Hautveränderungen. Bei Tätowierungen keine narbenfreie Entfernung möglich. Nachteil: Deutliche Schmerzhaftigkeit. Aufgrund sehr schneller reflektorischer Rötung während der Behandlung können die Therapiezonen schlecht erkannt werden, so dass nur kleine Areale pro Sitzung behandelt werden können. Erfolg abhängig von Lokalisation und Farbe der Gefäßveränderung sowie vom Alter des Patienten.

### Unerwünschte Wirkungen
In Abhängigkeit von der eingesetzten Leistung (Watt) und der Kontaktzeit: Narbenbildung, Pigmentverschiebung, Keloide.

## Argyrie L81.8

### Synonym(e)
Argyrose

### Definition
Schiefergraue, diffuse Pigmentierung von Haut und Schleimhäuten mit Betonung lichtexponierter Areale durch Ablagerung von Silberkomplexen (Oxidationsprodukte der primär farblosen Silberkomplexe: Fotoeffekte wie beim Fotografieren) nach Einnahme Silber-haltiger Arzneimittel.

### Ätiologie
Einnahme silberhaltiger Arzneimittel, z.B. Silbereiweißacetyltannat in Targesin-Rollkuren, Silberverbindungen in Rachendesinfizienzien. Chronische Exposition bei Beschäftigten in silberverarbeitenden Betrieben.
Über den Blutweg gelangt das Silber an Cystein gebunden in die Haut. Dort kommt es bei Belichtung zu einer photochemischen Reaktion, es entsteht schwer lösliches $Ag_2S$ (Silbersulfid), das in der Haut angereichert wird. (Prinzip der belichteten Photoplatte).

### Lokalisation
Gesamte Hautoberfläche mit deutlicher Betonung der lichtexponierten Areale; evtl. Mundschleimhaut, Nagelbett, Konjunktiven.

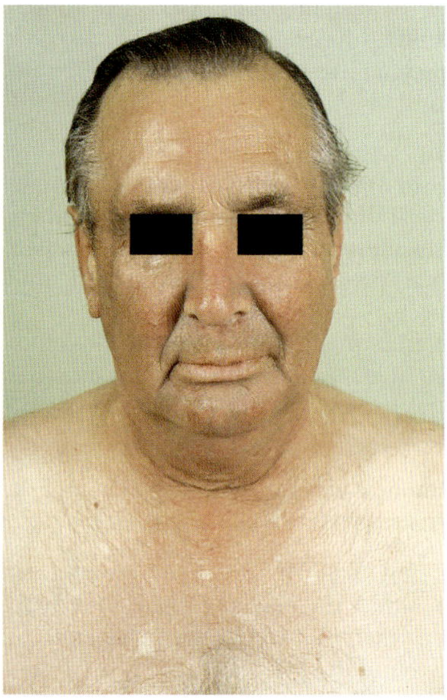

**Argyrie.** Diffuse Hyperpigmentierung im Bereich belichteter Areale.

### Klinisches Bild
Diffuse, bläuliche bis schiefergraue, lediglich kosmetisch störende Verfärbung.

### Histologie
Zahlreiche, nur bei starker Vergrößerung sichtbare, schwarze Granula mit Affinität zu elastischen Fasern, Basalmembran, Schweiß- und Talgdrüsen. Aufleuchten der eingelagerten Partikel im Dunkelfeld. Elektronenmikroskopie: Elektronendichte, ca. 200 nm große Granula. Mit Hilfe der Röntgenmikroanalyse kann deren hoher Silbergehalt nachgewiesen werden.

### Differenzialdiagnose
Zyanose; Chrysiasis; Hydrargyrose; Alkaptonurie.

### Therapie
Kausale Therapie nicht bekannt. Nach Meiden Silber-haltiger Medikamente gehen die Veränderungen nicht oder nur geringgradig zurück. Chelatbildner sind wirkungslos, s.a. Chrysiasis.

## Ariboflavinose E53.00

### Synonym(e)

Vitamin $B_2$-Mangel; Riboflavinmangel; Pellagra sine Pellagra

### Definition

Bei langzeitiger (mehrere Jahre) Unterversorgung mit Vitamin $B_2$ Auftreten von ekzematösen, mazerativen Hautveränderungen insbesondere an den Körperöffnungen, von mikrozytärer hypochromer Anämie und schuppenden rhagadiformen Erythemen (genital, seborrhoische Prädilektionsstellen des Gesichts) sowie Paronychien.

### Ätiologie

- Vielfältige Ursachen sind beschrieben, z.B. die Auslösung durch Medikamente wie trizyklische Antidepressiva (Inhibition der Flavokinase) oder Grunderkrankungen, die häufig durch Vitamin $B_2$-Mangel ausgelöst werden.
- Pathogenetisch entscheidend ist oft die verminderte Vitamin $B_2$-Aufnahme aufgrund ungenügender und einseitiger Ernährung sowie aufgrund von Resorptionsstörungen bei Erkrankungen des Gastrointestinaltraktes (Zoeliakie, chronische Enteritis) und Veränderungen der physiologischen Darmflora (z.B. antibiotische Therapie).

### Lokalisation

Lippen, Mundwinkel, Nasenöffnungen und Nasolabialfalten, Augenlider, äußerer Gehörgang, Genitale (oro-okulo-genitales Syndrom).

### Klinisches Bild

- Integument: Ekzematöse, nässend-krustöse Hautveränderungen, Rhagaden. Die Lippen sind glatt, hochrot und rissig, mit nässenden, borkig belegten Fissuren, Cheilosis, Perlèche, Stomatitis, Glossitis. Die chronisch-ekzematösen Veränderungen der Genitalregion werden als pellagroide Skrotaldermatitis bzw. Vulvitis pellagrosa bezeichnet.
- Auge: Photophobie, Ermüdbarkeit, verringerte Sehschärfe, Vaskularisation der Kornea und des perikornealen Bereiches, Flecken und Trübungen auf der Kornea.
- Beim Säugling: Wachstums- und Gewichtsstillstand, Exsikkation.

### Diagnose

Bestimmung des Vitamin $B_2$-Blutspiegels.

### Externe Therapie

Symptomatische Therapie mit pflegenden fettenden Externa (z.B. Ungt. emulsif. aq., Asche Basis Creme, Linola Creme, Excipial U Lipolotio). An den Lippen fettende Externa (z.B. Bepanthen Lippencreme, Ceralip Lippencreme).

### Interne Therapie

Substitutionstherapie z.B. mit Multibionta forte N Weichkapseln 1mal/Tag 1 Tbl. (1 Weichkps. enthält u.a. 12,5 mg Riboflavin).

## Arnika

### Synonym(e)

Arnica montana; Arnica chamissionis; Berg-Wohlverleih; Chamisso-Wohlverleih; Maguire

### Vorkommen

Europa, vor allem in den Mittel- und Hochgebirgen (Alpen), westl. Nordamerika. Arnika steht in einigen Ländern unter Naturschutz.

### Anwendungsgebiet/Verwendung

Arnika ist ein altes Hausmittel, seit dem 16. Jahrhundert in Europa verwendet, seit dem 18. Jahrhundert auch in die Schulmedizin übernommen. Heute verzeichnet die „Rote Liste" viele Fertigpräparate, die Arnika allein oder in Kombination mit anderen enthalten. Die Beliebtheit dieses alten Hausmittels nimmt in jüngster Zeit wieder zu. Die Verwendung erstreckt sich auf Hygieneartikel, Kosmetika, Liköre (Kräuterbitter), Shampoos, Badezusätze, Seifen, Massageöle, Heilsalben, Wundtücher zur Fuß- und Mundpflege. Am weitesten verbreitet ist wohl der Einsatz von Arnika-Tinktur bei leichten Verletzungen und Verstauchungen in Kompressen und Umschlägen (Sportmedizin).

### Unerwünschte Wirkungen

- Bekannte Allergene: Xanthalongin, Helenalin, Carabrom. Weitere, noch nicht experimentell untersuchte Sesquiterpenlaktone müssen als potentielle Kontaktallergene angesehen werden.
- Sensibilisierungspotenz: Stark. Die experimentelle Sensibilisierung ergab sowohl mit den Wildpflanzen als auch mit dem handelsüblichen Drogenmaterial sowie den einzelnen isolierten Sesquiterpenlaktonen ein starkes Sensibilisierungsvermögen.
- Sensibilisierungshäufigkeit: Im Vergleich zu anderen Pflanzen tritt die Arnikaallergie aufgrund ihrer vielseitigen Verwendung relativ häufig auf. Arnika gehört innerhalb der Kompositenfamilie zu den wichtigsten Kontaktallergie induzierenden Arten. Nicht nur bei Personen, die die Pflanzen züchten, ernten, extrahieren und aufarbeiten (berufsbedingt), sondern vor allem bei Individuen, die Arnikatinkturen und andere arnikahaltige Externa benutzen, kommt es zu einer Sensibilisierung. Bei unsachgemäßer Anwendung (nicht herabverdünnt) kommt es zunächst zu einer irritativen Reaktion mit Blasenbildung, aus der anschließend eine Sensibilisierung resultiert.

## Arrhenoblastom D27.x

### Definition

Seltene, Androgen-bildende, dysontogenetische Geschwulst der Ovarien.

### Manifestation

Vor allem zwischen dem 20. und 25. Lebensjahr, in jedem Alter möglich.

### Klinisches Bild

Defeminisierung: Amenorrhoe, Uterusatrophie, Libidoverlust. Virilisierung: Bartwuchs, Hypertrichose, Klitorishypertrophie, tiefe Stimme.

### Differenzialdiagnose

Adrenogenitales Syndrom.

### Therapie

Operative Sanierung.

### Prognose

Günstig.

## Arsenintoxikation T57.0

### Definition
Krankheiten durch meist langzeitige Aufnahme geringer Arsendosen, seltener akute Vergiftungserscheinungen.

### Ätiologie
Komplexe onkogene Wirkung anorganischen Arsens: Hemmung der Desoxyribonuklease, der DNA- und RNA-Polymerase. Zahlreiche weitere Enzyme werden durch Reaktion von Arsen mit Sulfhydrylgruppen blockiert, z.B. Hexokinase, Glukose-6-Phosphat-Dehydrogenase, Ketosäureoxidase.

### Manifestation
Insbesondere auftretend bei Patienten, die bereits vor Jahrzehnten wegen einer Psoriasis vulgaris oder Anämie behandelt wurden (z.B. mit Fowlingscher Lösung; Verwendung bis 1966), mit Arsen-haltigen Pflanzenschutzmitteln in Kellereibetrieben in Berührung kamen (Weinbau; Kellereibetriebe, v.a. aus der Region der Mittelmosel und des Kaiserstuhls; bis 1942 waren arsenhaltige Pflanzenschutzmittel zugelassen) oder Arbeitern im Kupferbergbau und in der Buntmetallverhüttung.

### Klinisches Bild
Bei chronischer Arseneinnahme zeigen sich Arsenkeratosen, Arsenmelanose, Hautatrophien v.a. an Füßen und Unterschenkeln, Vulnerabilität der Haut, multiple superfizielle Basalzellkarzinome am Rumpf, M. Bowen, v.a. an unbelichteten Hautstellen, Meessche Querbänder der Nägel. Stark erhöhte Inzidenz interner Malignome, v.a. von Lunge, Mundschleimhaut und Ösophagus, Urogenitaltrakt, Leber. Auftreten nach einer Latenzzeit von 10-30 Jahren. Häufig Mehrfachneoplasien. Bei akuter Intoxikation dominieren abdominale Krämpfe, Erbrechen, Diarrhoe, Kopfschmerzen, Lähmungen, Kreislaufschwäche.

### Diagnose
Subtile Tumorsuche.

### Therapie
Akute und chronische Intoxikation: Behandlung mit Dimercaprol (DMPS) (z.B. Dimaval) laut Fachinformation.
- Akute Vergiftungen: 12-24 Kps. Dimaval in 12 ED p.o.
- Chronische Vergiftungen: 3-4 Kps. Dimaval in 2-3 ED täglich, bei schweren Vergiftungen ggf. höhere Dosierung.

Symptomatische Therapie der Elektrolytverschiebungen, intensivmedizinische Betreuung. Chronische Arsenschäden: Regelmäßige Überwachung und Sanierung von Hauttumoren sowie Tumoren der inneren Organe. Ansonsten symptomatisch entsprechend der Klinik.

## Arsenkeratosen L85.8

### Synonym(e)
Arsenwarzen

### Definition
Nach jahrelanger Arsenintoxikation auftretende multiple, punkt- oder warzenförmige Keratosen an Händen und Füßen, in Größe und Zahl abhängig von der aufgenommenen Arsenmenge.

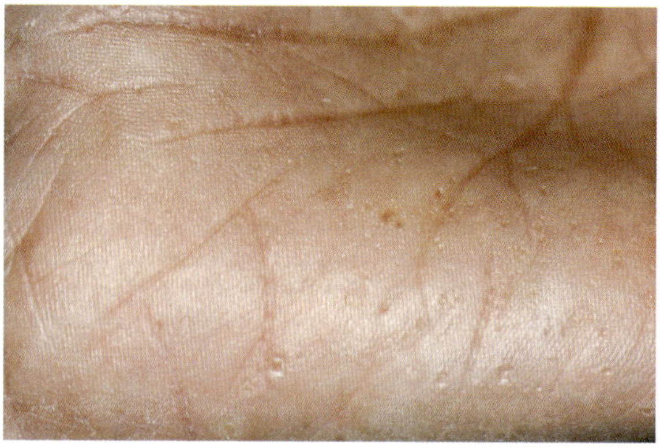

**Arsenkeratosen.** Multiple kleinste, symptomlose Keratosen, z.T. ausgebrochen im Bereich der Handfläche.

### Lokalisation
V.a. Palmae und Plantae.

### Klinisches Bild
Multiple, sehr derbe, gelbliche, stecknadelkopf- bis linsengroße, flache, evtl. konfluierende, stark hyperkeratotische Papeln. Basis evtl. entzündlich gerötet.

### Histologie
Kompakte Hyperkeratose, Akanthose, Elongation der Reteleisten. Relativ ruhiges Zellbild, jedoch auch Zelldysplasien bis hin zu bowenoiden Bildern möglich.

### Diagnose
Suche nach weiteren kutanen und internen Neoplasien.

### Differenzialdiagnose
Verrucae vulgares, Porokeratosis plantaris, palmaris et disseminata, Porokeratosis punctata, Keratosis palmoplantaris papulosa seu maculosa.

### Komplikation
Entwicklung von spinozellulären Karzinomen nach jahrzehntelangem Bestehen möglich.

### Therapie
Bei Gutartigkeit (Biopsie) regelmäßige Befundkontrollen. Einzelne gutartige Läsionen können mittels Kürettage in örtlicher Betäubung entfernt werden. Bei zahlreichen Keratosen Keratolyse mit z.B. Vitamin A-Säure extern (z.B. Cordes VAS, Airol) und mechanisches Abtragen nach Aufweichen der Keratosen mit Salicylsäure-haltigen Pflastern (z.B. Guttaplast) oder warmen Bädern mit Schmierseifenzusatz. Bei Nachweis von Malignität Exzision in toto und in sano. Ggf. externe Nachbehandlung mit 5-Fluorouracil-Creme (z.B. Efudix) 1mal/Tag auftragen, über 5 Tage. Regelmäßige Tumornachsorge, s.u. spinozellulärem Karzinom, M. Bowen.

## Arsenmelanose L81.85

### Definition
Multiple, konfluierende, teilweise zackig begrenzte Pigmentflecken nach chronischer Arseneinnahme.

### Lokalisation
Vor allem in den Achselhöhlen und am Bauch. Die Schleimhäute sind stets frei.

**Cave: Gehäuft Mehrfachneoplasien!**

### Diagnose
Gleichzeitige Arsenkeratosen, multiple superfizielle Basalzellkarzinome.

### Therapie
Regelmäßige Begutachtung, bei Verdacht auf maligne Entartung frühzeitige Biopsie und chirurgische Entfernung. Kontrolle innerer Organe, insbes. Lunge, Leber, Pankreas und Niere, da häufig Malignombildung auftritt.

## Artefakte L98.1

### Synonym(e)
Self inflicted skin injuries; Dermatitis factitia; Dermatitis artefacta; Dermatosen durch Selbstschädigung; Automutilation; Pathomimie; neurotische Exkoriationen; hysterische Hautgangrän

### Definition
Als Artefakte, im Sinne der Psychodermatologie, werden selbstschädigende Handlungen an der Haut definiert, die unmittelbar oder mittelbar zu einer objektivierbaren klinisch relevanten Schädigung des Integumentes führen. Die schädigende Handlung erfolgt im Verborgenen. Der Zusammenhang zwischen klinischem Befund und der verursachenden Aktivität des Patienten ist für den Arzt häufig nicht unmittelbar erkennbar. In der Mehrzahl handelt es sich hierbei um so genannte Borderline-Patienten, Patienten mit deutlichen Persönlichkeitsstörungen, einer Suchtproblematik oder nicht verarbeiteten Missbrauchserfahrungen. Definitionsgemäß gehört die Heimlichkeit, das bewusste Verschweigen über die Zusammenhänge der dermatologischen Symptome, zu dem zentralen Wesen des Artefaktes. Kennzeichnendes Merkmal ist, dass keine die Symptomatik erklärende und/oder eine sekundär induzierte Hauterkrankung vorliegt.

### Einteilung
Artefakte werden unterteilt in Simulationen, Paraartefakte oder Pseudoartefakte (Artefakte die unbewusst erfolgen [wahnhafte Störungen]), echte Artefakte (Impulskontrollstörungen).

- Simulationen: Dermatosen, bei denen sich der Patient durch externe Anreize motiviert (z.B. Rentenbegehren), absichtlich körperliche Schäden beifügt, so dass ein forensisches Umfeld der Symptomdarbietung existiert. Das klinische Bild des simulativen Artefaktes ist ganz wesentlich von der Art der Manipulation geprägt. Das „Unorganische“ Manipulative der Hautsymptomatik folgt bestimmten Regeln, die sich nach einem einfachen Prinzip erfassen lassen.
  - Sonderformen sind dagegen das Münchhausen-Syndrom mit der Trias: Krankenhauswandern, Pseudologia phantastica und Selbstverletzung.
  - Eine weitere Spielart ist das Münchhausen-Syndrom by proxy, bei dem meist Kinder von ihren Bezugspersonen verletzt werden, um einen Kontakt mit medizinischen Behandlern herzustellen.
- Paraartefakte (Beispiel: Dermatozoenwahn): Der Dermatozoenwahn gilt als hautbezogene wahnhafte Störung. Der Krankheitsbeginn im meist späten Erwachsenenalter vor allem bei Frauen, weist auf die Häufigkeit sozialer Isolierung dieser Patientinnen hin. Belastende Lebensereignisse haben einen verstärkenden Einfluss auf die Erkrankung. Es bestehen oft ein hoher Leidensdruck und deutliche Beeinträchtigung der Lebensqualität und finanzielle Probleme durch die ständige Beschäftigung mit dem Wahn und entsprechenden Maßnahmen. Die Erkrankung macht aus differenzialdiagnostischer Sicht keinerlei Zuordnungsschwierigkeiten, weil sich der Patient selbst zu erkennen gibt. Er outet sich mit Wahnvorstellungen, indem er nach kurzem Überbrückungsgespräch ein Tütchen mit Schuppen vorzeigt. Diesen Schuppen werden wahnhaft kleine Parasiten zugeordnet, die zu bestimmten Zeiten oder dauerhaft in der Haut verschiedenartige Symptome hervorrufen. Es nutzt auch absolut nichts dem Patienten zu erklären, dass es sich bei dem Mitbringsel nicht um Parasiten handele, sondern bloß um harmloses Schuppenmaterial. Derartige Gespräche sind Zeitverschwendung. Der Patient akzeptiert auch insgeheim eher eine chronische Hauterkrankung als eine psychiatrische Erkrankung. Die Haut selbst zeigt unterschiedliche alte Kratzeffekte und nicht mehr. Kratzeffekte an Stellen die dem Patienten leicht zugänglich sind. Bemerkenswert auch wie solche Patienten auch während der Konsultation des Arztes mit ihrer Haut umgehen. Die Haut wird zwischen den Fingern anscheinend völlig gefühllos durchgeknetet, gequetscht oder mit den Nägeln spitz zerkratzt.

**Merke: Der Patient outet sich selbst; die Erkrankung ist bewusstseinsnah!**

- Echte Artefakte (Beispiel: Trichotillomanie): Echte Artefakte stellen eine Gruppe von Erkrankungen dar, bei denen die Patienten psychische Spannungssituationen oder neurotische Konflikten aufbauen. Sie führen zu einem nicht beherrschbaren Drang die Haut zu manipulieren. Impulskontrollstörungen können Symptome einer Zwangsstörung sein, die Symptomatik kann auch mit einer Essstörung kombiniert auftreten. Im Gespräch wird meist ein Zusammenhang der Haut- oder Schleimhautveränderung mit der chronischen Irritation verneint. Der Patient erscheint verschlossen, wenig kooperativ. Die sehr unterschiedlichen Krankheitsbilder erscheinen selbst als geschlossene morphologische Einheiten. Zu den Impulskontrollstörungen zählen (nach Häufigkeiten geordnet):
  - Trichotillomanie (gewohnheitsmäßiges Haarausreißen)
  - Onychodystrophie (durch Nagelbeißen)
  - Acne excoriée (des jeunes filles) (übersteigerte Manipulation einer gering ausgeprägten Akne vulgaris)
  - Morsicatio buccarum (nervöses Beißen oder Lutschen der Wangenschleimhaut)
  - Cheilitis simplex durch gewohnheitsmäßiges und ständiges Ablecken der Lippen sog. Lippenleckekzem)
  - Kratzattacken ohne Juckreiz (critical life events)
  - Trockenheitsekzeme (durch zwanghaftes Dauerwaschen oder Abbürsten der Haut)
  - Unechte Fingerknöchelpolster (Pseudo-Knuckle-Pads) durch nervöses Handreiben.

**Merke: Impulskontrollstörungen führen zu einem nicht beherrschbaren Drang die Haut zu manipulieren.**

### Ätiologie
Artefakten liegen sehr unterschiedliche Ursachen zugrunde:

- Sog. Bilanzartefakte oder Artefakte im engeren Sinne: Erzeugung von Hautläsionen zur Erlangung materieller Vorteile (z.B. Rente) oder um unangenehmen Pflichten zu entgehen (z.B. Wehrdienst, Berufstätigkeit).
- Psychische Störungen (v.a. Neurosen): Täuschungsabsicht kann vorhanden sein, um ideelle Vorteile zu erlangen (z.B. Zuwendung der Angehörigen), aber auch völlig fehlen wie bei Münchhausen-Syndrom, Trichotillomanie, Trichotemnomanie, Onychophagie. Letztere werden auch als Paraartefakte bezeichnet. Im weitesten Sinne gehört hierzu auch der Dermatozoenwahn.
- Aggravieren einer ursprünglich somatischen Grunderkrankung, die sich schließlich als unabhängige Erkrankung verselbständigt. Typische Beispiele sind Acne excoriée des jeunes filles, das Unterhalten von Kontaktallergien durch heimliche Applikation des Allergens, periorale Ekzeme durch gewohnheitsmäßiges Lecken der Region, degeneratives Handekzem und Exsikkose der Haut durch neurotischen Waschzwang, rezidivierende Erysipele der Nasen- und Ohrregion durch gewohnheitsmäßiges, scharfkantiges Manipulieren.

Häufig handelt es sich um eine Kombination verschiedener Ursachen. Es gibt vielfältige Methoden zur Auslösung von Artefakten. Meist sind es chemische Substanzen (Säuren, Laugen) oder Instrumente (Nadeln, Rasierklingen, abschnürende Gummibänder), außerdem mechanisch durch Kratzen, Quetschen oder durch Injektion irritierender Stoffe (Terpentin, Kohlepartikel, Bakterienaufschwemmungen). Die hierdurch ausgelöste „artifizielle Pannikulitis" unterscheidet sich von anderen Pannikulitiden durch die Lokalisation (Erreichbarkeit) und durch die Akuität der Entzündung (häufig kontaminiert, meist einschmelzende Pannikulitis).

### Manifestation
Insgesamt bevorzugt bei Frauen auftretend (Altersgipfel 20.-40. Lebensjahr). Abhängigkeit von der Form der Artefakte: Bei den Bilanzartefakten ist die Gynäkotropie weniger stark ausgeprägt. Der Dermatozoenwahn tritt v.a. im höheren Lebensalter auf, die Trichotillomanie und Artefakte im Rahmen des Lesch-Nyhan-Syndroms treten v.a. bei Kindern auf.

### Lokalisation
Das Artefakt lässt sich nach einfachen topographischen Regeln einordnen. Es wird immer an Stellen produziert werden, die einfach zu erreichen sind; der Rechtshänder wird die linke Körperhälfte manipulieren, umgekehrt der Linkshänder. Häufig werden auch Stellen bevorzugt, die einen gewissen Signalcharakter haben. Das Motiv des inneren Leidens wird, „für alle die es angeht", auf dem Körper abgebildet. Also, auch häufig nach außen sichtbar. Frauen bevorzugen nicht selten die Brüste, das Gesicht oder die Unterschenkel.

### Klinisches Bild
Klinisch schwer einer genuinen Dermatose zuzuordnende Läsionen unterschiedlichen Aussehens. Das Signal des Artefakts selbst richtet sich anklagend an die Außenwelt (z.B. Kratzartefakte der weiblichen Brüste). Oft bizarre linienförmige Konfigurationen, scharfe, teilweise eckige Begrenzungslinien. Abhängig von der Auslösung sind die Hautveränderungen äußerst vielgestaltig (Erytheme, Blasen Hautdefekte unterschiedlicher Tiefe, Pannikulitiden, Pyodermien, Ödeme, Hämatome). Sprunghafter Verlauf, oft Verschlechterung „über Nacht". Widersprüchliche Anamnese. Rasches Abheilen unter Okklusivverband. S.a.u. traumatogenes Lipogranulom.

### Diagnose
Werden bewusst Verletzungen herbeigeführt, so werden diese nicht nach „normalen biologischen Regeln" abheilen. Typischerweise brechen normale Heilungsverläufe abrupt ab, erscheinen erneut und ohne nähere Erklärungsmöglichkeit als irritierte frische Läsionen der Haut. Unerheblich für die klinische Diagnose ist dabei die Art der Manipulation, denn hierbei sind alle Varianten denkbar und möglich. Wichtig für das klinische Bild: Alle Ereignisse führen zu demselben Ergebnis: eine unorganische, nicht heilende oder rezidivierend auftretende Signalverletzung.

### Therapie
Rasches Abheilen unter Zinkleimverband oder Okklusivverbänden (diagnostisch nahezu beweisend für artifiziellen Mechanismus), zur Wundheilungsförderung z.B. Varihesive. Bei Bilanzartefakten Aufdeckung der Manipulation, bei den an-

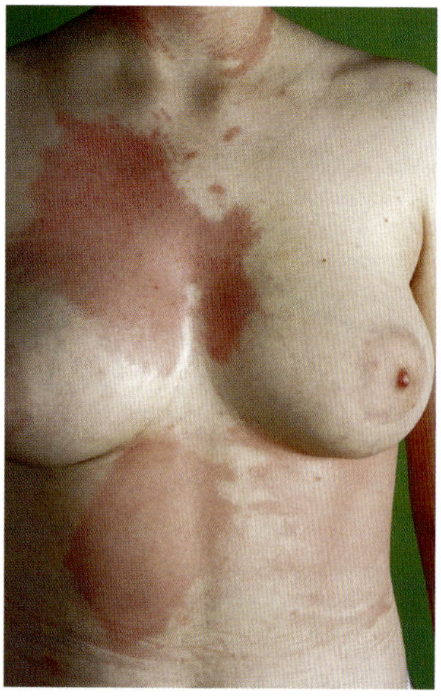

**Artefakte.** Akut aufgetretene, v.a. stammbetont verteilte, scharf begrenzte, z.T. bizarr berandete, flächenhafte Rötungen an gut zugänglichen Hautstellen bei einer 27-jährigen Frau (Linkshänderin). Die Rückenpartie ist ausgespart. Z.T. „handgerechte" Läsionen, im abgebildeten Fall bevorzugt an der rechten Körperseite.

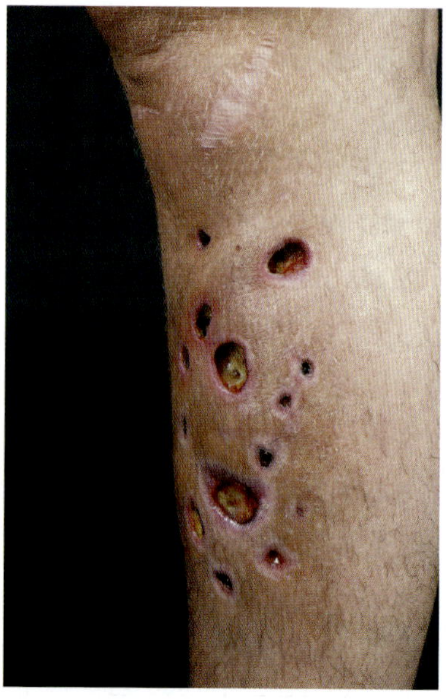

**Artefakte.** Multiple, tiefe, wie ausgestanzt wirkende Ulzerationen bei einer ansonsten gesunden 27-jährigen Patientin. CVI, AVK oder immunologische Grunderkrankungen waren nicht nachweisbar.

deren Formen steht Psychotherapie im Vordergrund, s. Münchhausen-Syndrom. Beim Dermatozoenwahn sollte ggf. eine einmalige kontrollierte antiparasitäre Therapie durchgeführt werden.

### Hinweis(e)

- Das Feld artifizieller Hauterkrankungen ist weit und reicht von dem reinen „klassischen" Artefakt bis hin zu dermatologischen (und internistischen) Krankheitsbildern bei denen eine artifizielle Komponente die Hautveränderungen wesentlich oder marginal, bewusst oder unbewusst auslöst, beeinflusst oder gar unterhält. Die exogenen auf die Haut aufgeprägten linearen oder andersartigen „wunderlichen" Figuren, bereiten aus morphologischer Sicht heraus im Allgemeinen keine diagnostischen Schwierigkeiten.
- Besonderes betrachtet werden muss die Gruppe der „Self inflicted skin injuries" bei Kindern, denen häufig intellektuelle Beeinträchtigungen oder Entwicklungsstörungen zugrunde liegen (z.B. Lesch-Nyhan-Syndrom, Cornelia de Lange-Syndrom u.a.).
- Liegt ein Rentenbegehren und damit ein finanzielles Interesse an der Unterhaltung des Artefaktes vor, wird der Patient dieses Anliegen nach einem gewissen Zeitraum vortragen. Liegt dem Artefakt eine psychische Störung zugrunde, so werden bestimmte Körperareale mit demonstrablem Signalcharakter bevorzugt.

## Arterielle Verschlusskrankheit I73.9

### Definition

Morphologisch nachweisbare Obliteration der Arterien bei akuter oder chronischer arterieller Verschlusskrankheit. S.u. Arterielle Verschlusskrankheit, akute und Arterielle Verschlusskrankheit, chronische.

### Vorkommen/Epidemiologie

Durchblutungsstörungen treten bei ca. 20% der über 50-jährigen Einwohner auf.

### Ätiologie

Größtenteils genetische und altersbedingte Komponente sowie Diabetes mellitus, entzündliche Gefäßerkrankungen. Risikofaktoren: Lebensalter, genetische familiäre Belastung, männliches Geschlecht, Hypertonie, Rauchen, Diabetes mellitus, Hypercholesteinämie und Hypertriglyzeridämie, Hyperfibrinogenämie.

### Lokalisation

Untere Extremitäten.

### Klinisches Bild

Siehe Tabelle 1 [Stadieneinteilung nach Fontaine und pathogenetische Befunde].

### Diagnose

- Anamnese, Inspektion (Verletzungen, Mykose), Pulspalpation der gesamten Extremität, Auskultation (Stenosegeräusche distal der Stenose), Lagerungsprobe. Messung des Perfusiondrucks der Aa. dorsalis pedis und tibialis anterior. Bestimmung des Perfusionsindexes aus Beinblutdruck geteilt durch Armblutdruck (normal > 1,0). An den Füßen niedrigere systolische Drücke als an den Armen sind verdächtig auf ein arterielles Hindernis. Ausnahme ist die Mediasklerose der Diabetiker, die die Komprimierbarkeit senkt und zu falsch erhöhten Perfusionsdrücken führen kann.
- Weiterführende angiologische Untersuchungsmethoden: Laufbandergometrie (Diagnose Stad. II; 3,6 km/h Geschwindigkeit, 10% Steigung), Venenverschlussplethysmographie, akrale Oszillographie, farbkodierte Duplexultraschalluntersuchung, radiologische Angiographie, Thermographie.

### Therapie

Prinzipiell gibt es die invasive Lumen-öffnende und die konservative Therapierichtung. Thrombarteriektomie oder Bypass-Chirurgie sowie Methoden der interventionellen Radiologie (perkutane transluminale Angioplastie, Ballondilatation, Laserrekanalisation, Rekanalisierung mittels Fräsen) kommen bei ca. 35% der Patienten infrage. Konservative Verfahren sind abhängig vom Allgemeinzustand des Patienten und dem Stadium der AVK:

- Physikalische Maßnahmen wie Gehtraining in Stad. II (Bildung von Kollateralen, bes. wirksam bei A.-femoralis-superficialis-Verschluss) und Tieflagerung in Stad. III und IV.
- Iso- und hypervolämische Hämodilution (nach oder ohne Aderlass Gabe von Hydroxyethylstärke zur Blutverdünnung).
- Therapie mit vasoaktiven Substanzen (parenterale Gabe von Prostaglandinderivat E1 und Prostacyclin Iloprost über 4 Wochen).
- Geeignete Lokalbehandlung, vorwiegend in Stad. IV nach Fontaine.

Dermatologisch relevante Therapie s.u. chronische arterielle Verschlusskrankheit der Extremitätenarterien.

### Externe Therapie

Austrocknende antibakterielle Therapie eventueller Nekrosen zur Demarkierung.

**Arterielle Verschlusskrankheit. Tabelle 1.** Stadieneinteilung nach Fontaine und pathogenetische Befunde

| Stadium nach Fontaine | Symptomatik | Pathogenetische Befunde |
|---|---|---|
| I | Keine bzw. uncharakteristische Beschwerden | Noch voll kompensierte Durchblutungsleistung |
| II | Eingeschränkte Gehstrecke (Claudicatio intermittens, Schaufensterkrankheit) | Belastungsinsuffizienz der arteriellen Versorgung |
| III | Ruheschmerz | Ruheinsuffizienz der arteriellen Versorgung |
| IV | Gewebsnekrose | Zusammenbruch der arteriellen Grundversorgung bestimmter Gebiete |

## Arterielle Verschlusskrankheit, akute I73.9

### Definition
Plötzlicher arterieller Durchblutungsmangelzustand meist durch Embolie mit Funktionsausfall des Versorgungsgebietes des betroffenen Gefäßes.

### Therapie
Behandlung durch Gefäßchirurgen. Dermatologisch relevante Bereiche s.u. arterielle Verschlusskrankheit, chronische der Extremitätenarterien.

## Arterielle Verschlusskrankheit, chronische I73.9

### Definition
Oberbegriff für eine in Schüben oder gleichmäßig progredient verlaufende, chronische Gefäßerkrankung, die zu einer organischen Stenose oder Obliteration der Arterien führen kann. Einhergehend mit Verdickung, Verhärtung und Einengung der Gefäßwand durch Einlagerung von Lipiden, Proteinen und Kalk. Sekundäre Geschwürbildung im Bereich atheromatöser Plaques, subintimale Blutungen und lokalisierte Thrombosen. Auftreten klinischer Symptome bei mindestens 50% Einengung des Gefäßlumens. Dermatologisch relevant ist insbes. die chronische arterielle Verschlusskrankheit der Beine.

### Therapie
Behandlung durch Gefäßchirurgen. Dermatologisch relevante Bereiche s.u. arterielle Verschlusskrankheit, chronische der Extremitätenarterien.

## Arterielle Verschlusskrankheit, chronische der Extremitätenarterien I73.9

### Definition
Häufigste Form der chronischen arteriellen Verschlusskrankheiten.

### Ätiologie
Degenerative Arterienverkalkung aufgrund einer komplexen Stoffwechselstörung der Gefäßwandung, Entwicklung von Intimaödem, atheromatösen Plaques, Ulzeration, Thrombose; begünstigt durch Nikotinabusus sowie Allgemeinerkrankungen wie arterielle Hypertonie, Diabetes mellitus, Lipidstoffwechselstörungen, Adipositas, Hyperurikämie.

### Manifestation
Rasche Zunahme vom 45. bis 60. Lebensjahr; später seltener. Männer sind 4mal häufiger als Frauen betroffen.

### Klinisches Bild
- Typisch sind:
  - Veränderungen der Pulsqualität (abgeschwächt oder fehlend)
  - Veränderungen der Hauttemperatur (vermindert)
  - Veränderungen der Hautfarbe (blass, manchmal auch gerötet)
  - Störungen der Hauttrophik mit umschriebener Alopezie
  - Störungen der Sensibilität
  - Schmerzen unterschiedlichen Schweregrades.

**Arterielle Verschlusskrankheit, chronische der Extremitätenarterien. Tabelle 1.** Arterielle Verschlusskrankheit (AVK) - seltene Ursachen

| Erkrankung | Ätiologie/Befunde |
|---|---|
| Pseudoxanthoma elasticum | Pseudoxanthome der Haut, gefäßähnliche Retinastreifen, Femoralisverschluss (Darier-Groenblad-Strandberg-Syndrom) |
| Neurofibromatose | Nierenarterienstenosen, seltener Stenosen der Aorta, der Mesenterial- und Ilialkalarterien bei Kindern und Jugendlichen |
| Drogenabusus (Amphetamin, LSD) | Nekrotisierende Angiitis (Mikroaneurysmen) |
| Chronische Arsenvergiftung | Fibröse Intimaverdickung kleiner und mittlerer Arterien (hoher Arsengehalt im Trinkwasser) |
| Schwefelkohlenstoff-Exposition | Vorzeitige Atheromatose |
| Amyloidose | Arterioläre und arterielle Amyloidose, Muskelschmerzen, Claudicatio intermittens (erhaltene Fußpulse) |
| Werner-Syndrom | Vorpubertäres Ergrauen der Haare, Kleinwuchs, Hypogenitalismus, Katarakt, Sklerodermie, Osteoporose, frühzeitige Arterienverschlüsse, familiäre Häufung |
| Retroperitonealfibrose | Ureteren-, Arterien- und Venenkompression im kleinen Becken durch Fibrosierungen |
| Osteohypertrophie | Arterienkompression durch größere Exostosen |
| Prolongierter Schock | Akrale symmetrische Gangrän durch extreme Zentralisation, diffuse intravasale Gerinnung |
| Endogene Oxalose | Diffuse viszerale und peripher arterielle Oxalat-Ablagerungen im Urämie-Endstadium |
| Homocystinämie | Thrombembolie-Neigung |
| Progressive arterielle Verschlusskrankheit | Fibröse Gewebeproliferation zwischen Endothel und Lamina elastica interna kleiner Arterien und Arteriolen. Komplikationen: Hauteffloreszenzen, Darmperforation, zerebraler Insult (Degos-Delort-Tricot-Syndrom) |

- Verlauf in 4 Stadien (nach Fontaine):
  - Stadium I: Beschwerdefreiheit oder atypische Missempfindungen im Fuß, Bein.
  - Stadium II: Latenzschmerz erst nach bestimmten Belastungen auftretend (Claudicatio intermittens).

- Stadium III: Ruheschmerzen und eventuell beginnende trophische Störungen (Nekrosen).
- Stadium IV: Gangrän.

### Diagnose
Klinisches Bild, Anamnese, Standarduntersuchungsprogramm. Palpation und Auskultation der Arterien. Funktionsproben, mechanische und elektronische Oszillographie, Rheographie, Ultraschall-Dopplerverfahren, in Einzelfällen Angiographie.

### Therapie allgemein
Prophylaktische und sekundär-präventive Maßnahmen (Nikotinverbot, Behandlung der Risikofaktoren: Hypertonie, Diabetes, Adipositas, Fette, Cholesterin). Vermeidung von Kälte- und Nässeexposition, engem Schuhwerk und sonstiger Kompression, Vermeidung chemischer, elektrischer und thermischer Reize. Vermeidung von Verletzungen, Manipulation an Zehennägeln etc. Spezielle konservative Maßnahmen: Ergotherapie: Aktives Muskeltraining; Gehtraining, Leistenpuls muss tastbar sein (nicht bei Stadium III-IV).

### Interne Therapie
Vasoaktive Substanzen (z.B. Trental, Dusodril, Prostavasin). Vasodilatanzien, isovolämische Hämodilution (Aderlass und Volumenersatz mit z.B. HAES), viskositätsändernde Medikamente (z.B. HAES), Aggregationshemmer (z.B. ASS). Interventionelle Radiologie: Perkutane transluminale Angioplastie mit anschließender Marcumarisierung bei kurzstreckigen Verschlüssen.

### Operative Therapie
Absolute Operationsindikation im Stadium III und IV:
- Transluminale perkutane Katheterdilatation (Dotter-Technik), beste Indikation im Stadium II.
- Alternativ offene TEA (Thrombendarteriektomie) oder anatomische/extraanatomische Bypass Operation.

## Arteriitis lingualis M31.6

### Definition
Variante der Arteriitis temporalis, gekennzeichnet durch Mitbeteiligung der Zunge bis hin zu Zungennekrosen. Sonstige Symptomatik wie bei Arteriitis temporalis.

### Therapie
Entsprechend der Arteriitis temporalis, ansonsten Mundhygiene und Spülungen mit antiseptischen Zusätzen wie Chlorhexidin R045.

## Arteriitis temporalis M31.61

### Erstbeschreiber
Hutchinson, 1890; Horton, 1934

### Synonym(e)
Arteriitis cranialis; Riesenzellarteriitis; Morbus Horton; Horton-Syndrom; Horton-Magath-Brown-Syndrom; giant-cell arteriitis

### Definition
Segmentale, granulomatöse, obliterierende „large vessel" Vaskulitis, die sich meist an Abgängen der A. carotis manifestiert. Bevorzugter Befall der A. temporalis, A. ophthalmica, A. facialis, A. occipitalis, A. lingualis, A. maxillaris mit entsprechender Symptomatik.

### Vorkommen/Epidemiologie
Inzidenz: 90/1.000.000 Einwohner, bei > 50-Jährigen: 170/1.000.000 Einwohner.

### Ätiologie
Diskutiert wird ein T-Zell-abhängiges (Auto-) Immungeschehen bei genetischer Prädisposition, möglicherweise durch Infekt ausgelöst. Umstritten sind Assoziationen mit viralen Infektionen (HBV, VZV, Parvovirus B19) oder Borrelien, Mykoplasmen und Chlamydien (Chlamydia pneumoniae). Pathogenetisch handelt es sich um eine granulomatöse Riesenzellarteriitis im Bereich von Media und Adventitia der befallenen Arterienabschnitte mit konsekutiver sklerotischer Gefäßwandalteration.

### Manifestation
Nach dem 50. Lebensjahr, bevorzugt bei Frauen (75%), meist bei Kaukasiern.

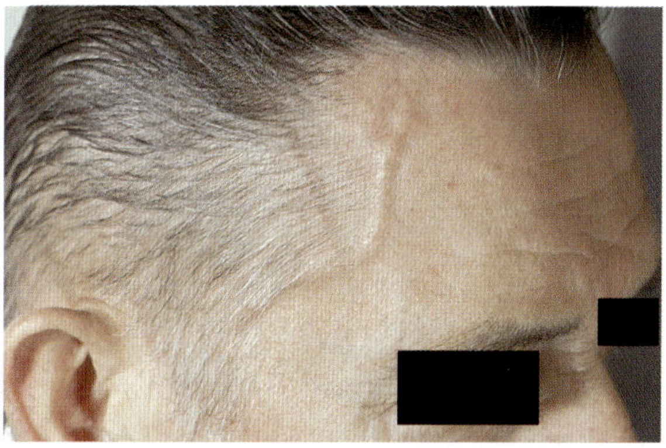

**Arteriitis temporalis.** Strangartig verdickte Arteria temporalis.

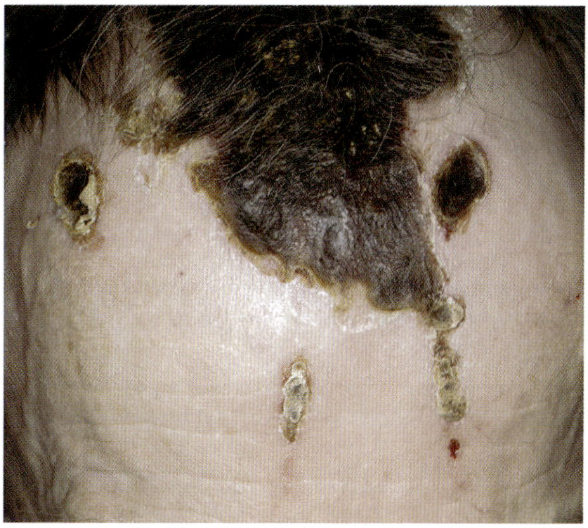

**Arteriitis temporalis.** Plötzlich aufgetretene, bizarr konfigurierte, nur mäßig schmerzhafte, großflächige, mit schwarzen Krusten bedeckte Ulzerationen am Kapillitium. Prominente und bei Palpation strangförmig indurierte A. temporalis auf der re. Seite. Die Doppleruntersuchung ergab weder re. noch li. ein positives Flusssignal über den Temporalarterien.

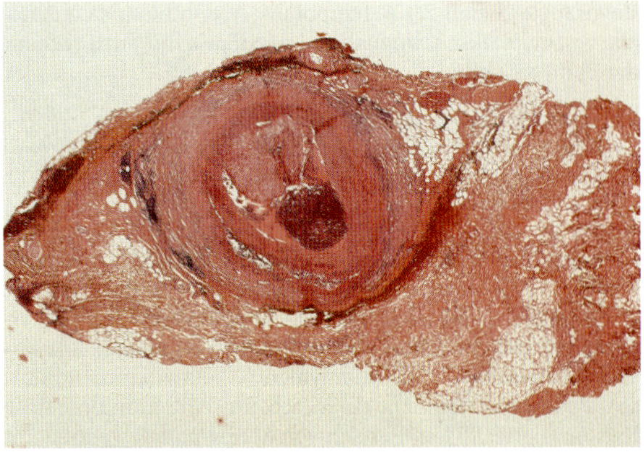

**Arteriitis temporalis.** Degeneration der insgesamt verdickten Arterienwand; Obliteration des Lumens.

### Klinisches Bild

- Allgemeinsymptome: z.B. Fieber, Arthralgien, Myalgien und Gewichtsverlust.
- Integument: Erythema nodosum oder Urtikaria (15%). Zungenbeteiligung möglich: Meist Erytheme, Blasen, Nekrosen (Arteriitis lingualis). Nicht selten kann es zu klein- oder großflächigen Nekrosen der Haut (und der Galea) im Einzugsgebiet der A. temporalis kommen.
- Extrakutane Manifestationen: 50% der Patienten haben gleichzeitig eine Polymyalgia rheumatica. Häufig starke ein- oder doppelseitige Kopfschmerzen v.a. temporal und im Stirnbereich (50%), Rötung im Bereich der strangartig verdickten Arteria temporalis; Fieber, Krankheitsgefühl. In 30% der Fälle Sehstörungen bis hin zur Erblindung (Mitbeteiligung der Arteria ophthalmica). Claudicatio der Arme (50%); Blutdruckdifferenzen von mehr als 30 mm Hg an beiden Armen (64%); fehlende Pulse (50%); orthostatisch bedingter Schwindel (40%); Amaurosis (15%); Krampfanfälle und Hemiparesen (weniger als 10%); Claudicatio der unteren Extremitäten (10%); Aortenaneurysma oder Aorteninsuffizienz (10%); symmetrische heftige Schmerzen im Schulter- und/oder Beckengürtel, Druckempfindlichkeit der Muskulatur, Morgensteifigkeit.

### Labor

Akut-Phase-Reaktion: Starke BSG-Erhöhung (oft > 80 mm/Std.; bei 5% d. Patienten normal). C-reaktives Protein (Anstieg in > 90%, als Verlaufsparameter aussagekräftiger als BSG). Eosinophilie, Leukozytose, Vermehrung der alpha2 Globulinfraktion i.S., Fibrinogen und Haptoglobulin, Infektanämie; Rheumafaktor, ANA und ANCA fehlen.

### Histologie

Wanddegeneration, fibrinoide Nekrosen und Obliteration der betroffenen Arterien, Granulome mit Riesenzellen.

### Diagnose

Klinische Diagnose nach Kriterien des American College of Rheumatology (ACR) zur Diagnostik der A. temporalis:

- Alter > 50 Jahre.
- Neuartige oder neu auftretende Kopfschmerzen.
- Abnorme Temporalarterien (Druckdolenz, abgeschwächte Pulsation).
- BSG > 50 mm in der ersten Stunde.
- Histologische Veränderungen bei Biopsie der Temporalarterie (Wichtig: segmentale Vaskulitis „skip lesions"; evtl. mehrere Biopsien notwendig! Zuvor arterieller Doppler zum Ausschluss von Strömungsgeräuschen!).

Bei Erfüllen von 3 von 5 Kriterien werden eine Sensitivität von 75-95%, eine Spezifität von 90-93%, ein positiver prädiktiver Wert von nur 29% und ein negativer prädiktiver Wert von 99% erreicht. Apparative Diagnostik:

- Beurteilung der A. temporalis im Seitenvergleich (verhärtete, geschlängelte Arterien, palpable, seitendifferente Pulsationen.
- Dopplersonographische Untersuchung der Kopfarterien (u.a. Ausschluss hochgradiger A. carotis interna Stenosen).
- Farbduplex der Temporalarterien (Wandverdickung, Pulsationen).
- Ggf. Biopsie der Schläfenarterie (evtl. beidseitig, ca. 3 cm langes Segment wegen segmentalem Befall).

### Differenzialdiagnose

Arteriosklerose; Thrombangitis obliterans; Arteriitis temporalis; Syphilis; Ergotismus (Migränetherapeutika!).

### Komplikation

Umschriebene Nekrosen, Erblindung, Apoplex, Myokardinfarkt.

### Interne Therapie

Therapieziel ist die Reduzierung der Gefäßwandentzündung. Als Indikatoren gelten die humoralen Entzündungssymptome. Von entscheidender Bedeutung ist die Augensymptomatik. Der Fluss in der A. centralis retininae ist zu messen und kann als therapeutisches Kontrollsymptom mit einbezogen werden.

- Glukokortikoide: Prednisonäquivalente in einer initialen Dosierung von 1,0-1,5 mg/kg KG für 7-14 Tage, dann Reduktion um 10 mg/Tag bis zu einer Dosierung von 25-40 mg/Tag für 4 Wochen; weitere Reduktion um 5 mg/Woche bis zur einer Erhaltungsdosis von < 10 mg/Tag p.o. über 1 Jahr. Anschließend Therapie je nach Klinik (Akute-Phase-Reaktion als Indikator der Entzündungssymptomatik).
- Bereits bei einseitiger Augensymptomatik (Sehstörungen bis zur Blindheit) ist mit höheren Prednisonäquivalenten (1,5-2.0 mg/kg KG/Tag) einzusteigen. Ist dieses Therapieregime nicht ausreichend (Rezidive unter der Behandlung), ist eine additive Therapie mit Cyclophosphamid (2 mg/kg KG/Tag) nach dem Standardschema von Fauci notwendig. Hierdurch können noch etwa 4% (!) der glukokortikoidresistenten Patienten profitieren. Alternativ zu Cylophosphamid kann Methotrexat verabfolgt werden.
- Nichtsteroidale Antiphlogistika: Ergänzend zur Therapie mit Glukokortikoiden NSAR in mittlerer Dosierung.

### Prognose

Meist gutes Ansprechen auf Glukokortikoide, in der Regel komplette Remission nach 6-24 Monaten. Seltener Rezidive oder chronische Verläufe.

### Hinweis(e)

Die Arteriitis temporalis wird synonym mit dem Begriff Riesenzellarteriitis belegt und der Takayasu-Arteriitis gegenübergestellt. Dies ist unzutreffend, da das histologische Substrat beider Entitäten die „Riesenzellarteriitis" ist und somit damit kein Unterschied ausgedrückt wird.

## Arthritis, psoriatische L40.5

### Erstbeschreiber
Alibert, 1818

### Synonym(e)
Arthritis psoriatica; Psoriasisarthritis; psoriatische Osteoarthropathie; Arthropathia psoriatica

### Definition
Fakultative Manifestation der Psoriasis vulgaris am Bewegungsapparat mit morphologisch typischer Beteiligung von Gelenken und Knochen und mit individuell unterschiedlicher Ausprägung im Rahmen eines typischen Befallmusters.

**Merke: Wichtigste extrakutane Manifestation der Psoriasis!**

### Vorkommen/Epidemiologie
In den USA leiden 5-42% der Patienten mit Psoriasis vulgaris unter einer Psoriasis-Arthritis. 40% dieser Patienten haben radiologisch nachweisbare Deformitäten und Gelenkschäden, 19% der Patienten Einschränkungen der Gelenkfunktion.

### Ätiologie
- Multifaktoriell, wobei genetische, immunologische und Umwelt-assoziierte Faktoren eine Rolle spielen.
- Genetische Faktoren: Zwillingsstudien belegen die Relevanz genetischer Faktoren. Bei Homozygoten besteht 35-70% Konkordanz; Verwandte 1. Grades haben ein 50fach erhöhtes Risiko an einer Psoriasisarthritis zu erkranken. Bei der Psoriasisarthritis wird eine Assoziation mit HLA-Cw0602 diskutiert. Weitere assoziierte Genloci sind MICA-Gen (class I MHC chain-related) und Mikrosatelliten Polymorphismen in der TNF-Promoter Region. Verbindung zu dem PSORS1-Genlokus konnte für die Psoriasisarthritis nicht nachgewiesen werden.
- Immunologische Faktoren: Eine gesteigerte humorale und zelluläre Immunlage konnte belegt werden. Serum-IgG und IgA sind in der Regel erhöht (Korrelation mit Krankheitsaktivität), zirkulierende Immunkomplexe können nachgewiesen werden, die Synovia enthält vermehrt IgG- und IgA-produzierende Plasmazellen. Eine Schlüsselrolle scheinen aktivierte T-Zellen innezuhaben. Von aktivierten T-Zellen produzierte Zytokine stimulieren in vitro die Proliferation und Aktivierung von Keratinozyten und synovialen Fibroblasten. In der Synovialflüssigkeit von Psoriasisarthritis-Patienten konnten aktivierte CD8+ Zellen nachgewiesen werden. Haut und Synovia enthalten mono- und oligoklonale CD8+ und CD4+ Zellen. Psoriasisarthritis-Patienten zeigen erhöhte Serum- und Synoviaspiegel für TNF.
- Umweltfaktoren: Virale und bakterielle Infektionen können als Triggerfaktoren wirken. Eine Sonderstellung hat hierbei das HI-Virus. In Zambia wurden in einer größeren Studie an Männern 27 von 28 Patienten mit Psoriasisarthritis seropositiv für HIV getestet, welche unter neu aufgetretenen Gelenkbeschwerden litten. Derzeit ist nicht vollständig geklärt, ob diese HIV-assoziierte Psoriasisarthritis streng analog zur idiopathischen Psoriasisarthritis zu sehen ist, da z.B. die Assoziationen zu bestimmten HLA-Mustern bei der HIV-assoziierten Psoriasisarthritis nicht mit erhöhter Prävalenz auftreten.

### Manifestation
Die Psoriasis-Arthritis (PA) zeigt einen schubförmigen, lebenslangen Verlauf. Der Hautbefund korreliert mit der Schwere der Arthritis. Die Arthritis beginnt in der Mehrzahl der Fälle (70%) nach dem Auftreten der Psoriasis vulgaris (durchschnittlich 10 Jahre später).

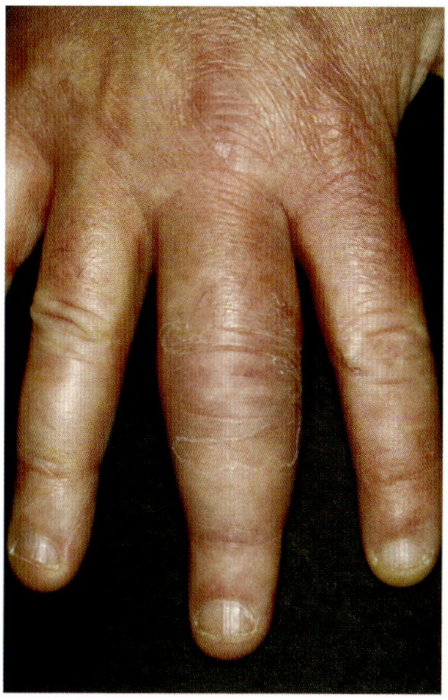

**Arthritis, psoriatische.** Solitäre oder multiple, chronisch dynamische, rezidivierende, saltierende Arthritis, insbes. der kleinen Fingergelenke mit erythematösen, starken Schwellungen und Schmerzen (Wurstfinger). Gelenkbefall „im Strahl". Meist auch typische Psoriasis-Läsionen an den Prädilektionsstellen.

### Klinisches Bild
Chronische, in Schüben verlaufende, mutilierende, seronegative Polyarthritis. Typisches Verteilungsmuster (klinisch oder nur szintigraphisch erkennbar):
- Periphere Manifestation (am häufigsten Korrelation mit HLA-BW 13, 18 und 5): Kleine, periphere Gelenke betroffen, bevorzugt Hände. Charakteristisch ist der Befall „im Strahl" (sog. Wurstfinger, Wurstzehe) und der Transversalbefall v.a. der distalen Interphalangealgelenke. Asymmetrie der Gelenkbeteiligung.
- Stammskelettmanifestation (seltener, Korrelation mit HLA-B27): Befall der Sakroiliakal- und Wirbelgelenke. Klinisch oft schwere, deformierende Arthritis.
- Mono-arthritischer Typ: Befall einzelner Gelenke, z.B. Knie- oder Schultergelenk.

### Labor
Rheumafaktor ganz überwiegend negativ (in 5-9% der Fälle RF positiv). Charakteristisch sind eine hohe BSG und hohes CRP. BSG korreliert am besten mit klinischen Gelenkscores.

### Diagnose
- Die Diagnose wird anhand der Anamnese, Klinik, Serologie und Röntgenbefunde gestellt. Zur körperlichen Untersuchung gehören: Zahl, Lokalisation, Verteilung der betroffenen Gelenke, sowie der Hautbefund. Extraartikuläre Manifestationen: Nagelläsionen, Iritis, orale Ulzerationen, Urethritis und Fersenschmerzen. Die Iritis ist in der Regel mild und assoziiert mit Sakroiliits und Spondylitis.
- Radiologie: Psoriasisarthritis zeigt bestimmte bei der rheumatoiden Arthritis nicht vorkommende Merkmale: Erhöhte Osteolysen, „pencil-in-cup"-Deformität, Ankylose, Sporenbildung, Kalzifikationen an den Sehnenansätzen.

- Prominente „pencil-in-cup"-Deformität: Pencil-in-cup-Läsionen entstehen durch starke Osteolyse. Das proximale Ende der Phalanges oder Metakarpalknochen beult aus, das distale Ende ist zugespitzt.
- Im Bereich der Wirbelsäule paramarginale Erosionen, asymmetrische Sakroiliitis.
- Ein MRT kann zur Beurteilung der Enthesiopathie herangezogen werden.
- Weitere Diagnostik: Skelettszintigraphie.

### Therapie

- Traditionelle Therapie: Bei moderatem bis schwerem zusätzlichem Hautbefall: Methotrexat, Mycophenolatmofetil, Ciclosporin. Von interner Kortisontherapie wird Abstand genommen, da nach Absetzen mit erheblichen Reboundphänomenen der Hauterscheinungen zu rechnen ist.
- Bei mildem Befall (wenige Gelenke, geringe Klinik) sind keine „disease modifying drugs" indiziert. Meistens sind NSAID ausreichend; zusätzlich physikalische Maßnahmen; evtl. intraartikuläre Kortikoidinjektionen.
- Bei ausgeprägter Psoriasisarthritis ist eine kontinuierliche Langzeittherapie anzustreben. In einer Meta-Analyse (20 randomisierte klinische Studien) wurden für folgende Präparate signifikant bessere Ergebnisse als Placebo erzielt: Sulfasalazin, Azathioprin, Etretinat (geringe Wirksamkeit) sowie MTX parenteral. Peroral appliziertes MTX zeigt in einer Studie bessere Ergebnisse als intramuskulär applizierte Goldpräparate. Kein sicherer Nachweis konnte erbracht werden, dass MTX die Langzeitprogression der Arthritis beeinflusst. Zumindest in einer Studie konnte gezeigt werdem, dass Ciclosporin gleichwertig zu MTX sei (allerdings deutlich höhere Toxizität!).
- Erweiterte Therapie:
  - Leflunomid: Standard in der Therapie der rheumatoiden Arthritis; zugelassen für die Psoriasisarthritis. Der Wirkstoff zeigte in Studien (bei 59% der mit Leflunomid behandelten Patienten) gutes Ansprechen innerhalb von 24 Wochen; ebenso Reduktion des PASI sowie Quality-of-Life Verbesserung.
  - Etanercept: Der Wirkstoff ist zugelassen für die Monotherapie von Psoriasisarthritis und von Plaque-Psoriasis (Pat. > 18 J.). 2 Studien haben Effektivität in der Behandlung der Psoriasisarthritis bei aktiver Gelenk- und Hauterkrankung gezeigt. Das Präparat ist eine wirksame und sichere Alternative in der Behandlung der Psoriasisarthritis.

    **!** Cave: **Kostenintensive Therapie.**

  - Infliximab: Der Wirkstoff zeigt eine gute Verträglichkeit und ist für die Behandlung der Psoriasisarthritis zugelassen. Die Kombination mit low-dose MTX wird in der Behandlung der rheumatoiden Arthritis (und der Psoriasisarthritis) empfohlen, um die Bildung von Autoantikörpern gegen Infliximab zu verhindern.
  - Adalimumab: Der Wirkstoff zeigt eine gute Verträglichkeit und ist für die Behandlung der Psoriasisarthritis zugelassen. Die Kombination mit low-dose MTX wird empfohlen um die Bildung von Autoantikörpern gegen Adalimumab zu vermeiden. Bei Unverträglichkeit von MTX auch als Monotherapie anwendbar.
  - Hydroxychloroquin: zeigte in Studien unbefriedigende klinische Resultate (Dosierung: 250 mg/Tag).
- Zukunft: Derzeit wird an der Entwicklung von mindestens 20 weiteren Biologicals zur Behandlung der Psoriasis vulgaris und der Psoriasisarthritis gearbeitet. Weiteres Therapieziel könnte das Zytokin IL-2 sein (stimuliert das T-Zellwachstum). Daclizumab ist ein Anti-CD25-Antikörper, der die Bindung von IL-2 an seinen Rezeptor verhindert. Dies führt in der Behandlung der Psoriasis zu einer deutlichen Reduktion der Symptome. Laut Studien meist gut wirksam, ohne ernsthafte UAW.

### Prognose

Fortschreiten der Erkrankung bei Patienten mit Nachweis von HLA-B39 oder HLA-B27 oder HLA-DR7. Gute Prognose bei Patienten mit HLA-B22. Die nur skelettszintigraphisch erkennbaren Frühstadien sind potentiell reversibel. Klinisch manifeste Erscheinungen zeigen kaum Rückbildungstendenz.

### Hinweis(e)

Psoriasisarthritis kann potentiell eine sehr ernsthafte Erkrankung sein, welche zu signifikanten Behinderungen führen kann. Der Einfluss der Erkrankung auf die Lebensqualität und Funktionalität wird durch meist simultan bestehende Psoriasis vulgaris aggraviert. Frühzeitige Diagnose kann Progression der Erkrankung verhindern und Funktionalität und Lebensqualität verbessern. Da die Psoriasis vulgaris der Psoriasisarthritis häufig voraus geht, sind Dermatologen die zuerst kontaktierten Ärzte, in deren Verantwortung es liegt, die Psoriasisarthritis frühzeitig zu diagnostizieren und therapieren. Die weitere Behandlung sollte interdisziplinär erfolgen und Rheumatologen, Physiotherapeuten, Ergotherapeuten und Orthopäden involvieren.

## Arthroosteitis, pustulöse M13.9

### Erstbeschreiber

Köhler et al., 1975; Sonozaki, 1981

### Synonym(e)

Spondarthritis hyperostotica pustulo-psoriatica; intersterno-kosto-klavikuläre Ossifikation; Hyperostose, sterno-kosto-klavikuläre; Arthroosteitis, juxtasternale; Hyperostose-Syndrom, akquiriertes (AHS)

### Definition

Unspezifische, reaktive Hyperostose des Erwachsenen mit produktiver Spondylopathie im Bereich der Sternoklavikulargelenke und der oberen Rippenknorpel, die gehäuft mit einer Pustulosis palmo-plantaris bzw. einer Psoriasis pustulosa palmo-plantaris einhergeht. Höchstwahrscheinlich Manifestationsform der psoriatischen Arthritis. Seltene, zunächst in Japan beschriebene Assoziation einer Pustulosis palmaris et plantaris bzw. Psoriasis pustulosa palmaris et plantaris mit arthritischen Veränderungen der Sternoklavikular-, oberen Sternokostal- und/oder Manubriosternalgelenke (sog. Anterior-Chest-Wall-Syndrom). Führt zu ausgedehnter Peri- und Hyperostose des vorderen Thoraxskeletts und schließlich evtl. zur knöchernen Ankylose.

### Ätiologie

Unbekannt. Pathogenetisch wird eine Verwandtschaft der pustulösen Arthroosteitis mit der chronisch rekurrierenden multifokalen Osteomyelitis des Kindesalters diskutiert. Die sterno-kosto-klavikuläre Hyperostose ist ein ätiologisch wie pathogenetisch unklarer Symptomenkomplex. In Japan wurde eine Häufung mit einer Pustulosis palmo-plantaris beschrieben.

### Klinisches Bild

Palmoplantar umschriebene teils vesikulöse, teils pustulöse Hautveränderungen auf geröteten hyperkeratotischen Plaques; Schmerzen und Schwellungen in der Sternoklavikularregion und an den oberen Rippenknorpeln, gelegentlich lokale Hautrötung. Verstärkung der Beschwerden durch Kälte, Nässe oder banale Infekte.

### Labor

Unspezifische, mit der Aktivität des Prozesses schwankende Entzündungszeichen.

### Histologie

Je nach Aktivität Bild eines unspezifisch entzündlichen Prozesses, stets ohne Nachweis von Bakterien, mit Zeichen des vermehrten Knochenumbaus mit überschüssiger Knochenumbildung.

### Differenzialdiagnose

Bakterielle Osteomyelitis; Osteomyelitis bei Acne fulminans; Tietze-Syndrom.

### Externe Therapie

Therapie der Pustulosis palmaris et plantaris bzw. Psoriasis pustulosa palmaris et plantaris, s. dort. Initial zumeist Glukokortikoide unter Okklusion, später nach Eintritt der systemischen Wirkung interner Therapeutika pflegende Lokaltherapie mit z.B. Harnstoff-haltigen Externa (z.B. Basodexan); ggf. milde Teer-haltige Rezepturen z.B. 5% LCD-Creme **R153**.

### Interne Therapie

Die akuten arthritischen Symptome bedürfen je nach Grad der Symptomatik einer Systemtherapie:

- Methotrexat: Medikament der 1. Wahl. Individuelle wöchentliche ED, je nach Schwere des Befundes 5-25 mg Methotrexat/Woche i.m., Dosisreduktion dem klinischen Befund entsprechend. 24 Std. nach Applikation des Methotrexats Substitution mit Folsäure in der Dosierung des zuvor verabreichten Methotrexats.

> **!** Cave: **Bei Hepatotoxizität und Knochenmarksdepression, ggf. 36 Std. nach Methotrexat Gabe 9 mg Leukovorin i.m.**

- Acitretin (Neotigason): Initial 0,5-1,0 mg/kg KG/Tag, Erhaltungsdosis mit 0,5 mg/kg KG/Tag oder niedriger.

> **!** Cave: **Teratogene Wirkung, nicht bei Frauen im gebärfähigen Alter.**

- Ciclosporin A (z.B. Sandimmun): Initial 2,5 mg/kg KG/Tag, max. auf 5,0 mg/kg KG/Tag steigern, nach Besserung der Symptomatik langsame Dosisreduktion in Schritten von 0,5 mg/kg KG/Tag alle 14 Tage bis zur individuellen Erhaltungsdosis. Dosierung, NW, KI und Lokaltherapie s.u. Psoriasis vulgaris.

### Prognose

Jahrelanger Verlauf mit Exazerbationen und Remissionen entzündlicher Symptome. Durch intrathorakale Ausdehnung der Hyperostose mögliche Thrombose der Vena subclavia mit Einflussstauung; Spontanfrakturen mit Pseudarthrosenbildung. Rö.: Sterno-kosto-klavikuläre Hyperostose, die mediale Anteile der Schlüsselbeine, der obersten Rippen des Manubrium sterni erfasst. Lokale Weichteilverknöcherung unter Einschluss des Ligamentum costoclaviculare. Knöcherne Ankylose der Sternoklavikulargelenke. Szintigraphisch: Vermehrt Anreicherung von Radionukleotiden als Hinweis auf gesteigerten Knochenumbau.

## Arthropathie, Charcot-Arthropathie A52.1 + M14.6

### Erstbeschreiber

Musgrave, 1703; Charcot, 1868

### Synonym(e)

Charcot-Arthropathie; Neuropathische Arthopathie; Charcot-Gelenk; Charcot neuroarthropathy

### Definition

Ursprünglich bei der syphilitischen Tabes dorsalis beschriebene, polyneuropathische, chronische, mutilierende Gelenkerkrankung. Heute v.a. als Spätkomplikation des Diabetes mellitus (v.a. bei diabetischer Polyneuropathie auftretend). Durch die mangelnde Wahrnehmung von Schmerzen bei der Gelenkbelastung bzw. bei Gelenküberlastungen sowie durch Störungen von Tiefensensibilität und Propriosensitivität (Rückmeldung an das Nervensystem über die jeweilige Lage/Stellung des Gelenks) kommt es zu einer starken Überlastung des Gelenks und einer sehr raschen, sehr starken Gelenkzerstörung.

### Hinweis(e)

Die ursprüngliche Beschreibung erfolgte für eine Arthropathie bei Tabes dorsalis.

## Arthropoden

### Synonym(e)

Gliederfüßler

### Definition

Wechselwarme Bewohner von Land und Wasser, vor allem in warmen und feuchten Regionen beheimatet. Formenreichste Tiergruppe mit bilateralen, symmetrischen, segmentierten Körpern, Gliedmaßen mit Gelenken, Außenskelett aus Chitin, einer echten Leibeshülle und ohne geschlossenes Blutgefäßsystem. Einige Arthropoden sind für den Menschen Parasiten oder Krankheitsüberträger (Kontakt mit der Körperoberfläche).

### Allgemeine Information

Unterteilung in folgende Unterstämme:

- Diantennata (Krebstiere; Branchiata, Crustacea): Dreiteilung des Körpers mit Thorax und Abdomen. Wasseratmung mit Kiemen. Spaltfüße und zwei Antennenpaare. Krankheitsüberträger (Zwischenwirt) sind beispielsweise Krabben und Hüpferlinge.
- Chelicerata (Arachnoideae): Zweiteilung des Körpers in Cephalothorax und Abdomen. Luftatmer mit Tracheen und Tracheenlungen. Vier Beinpaare. Giftigste Bisse bzw. Stiche durch einige Vertreter der Ordnungen Aranea (Spinnentiere) und Scorpionidea (Skorpione). Zecken und Milben (Acarina) sind wichtige Krankheitsüberträger bzw. Parasiten.
- Antennata (Tracheata): Durch Tracheen atmend (Tracheentiere). Wichtigste Parasiten- und Krankheitsüberträger

der Antennata sind Insekten (Hexapoden, 3 Körperabschnitte, 3 Beinpaare am Thorax) in den Ordnungen Anoplura (Läuse), Heteroptera (Wanzen), Siphonaptera (Flöhe) und Diptera (Zweiflügler; Mücken und Fliegen).

### Klinisches Bild
Das klinische Bild der durch Infestationen, Bisse oder Stiche hervorgerufenen Haut- oder Allgemeinreaktionen ist sehr unterschiedlich (s.u. den jeweiligen Krankheitsbildern) und hängt von der individuellen Reaktionsbereitschaft, einer möglicherweise zuvor erworbenen Sensibilisierung, dem Zeitpunkt des Ereignisses sowie von Sekundäreffekten (z.B. Kratzeffekte, sekundäre Infektion) ab.

## Arthrospore

### Synonym(e)
Arthrokonidie

### Definition
Asexuelle, durch Teilung aus Hyphen entstandene Vermehrungsform von Pilzen.

## Arthus-Reaktion

### Erstbeschreiber
Arthus u. Breton, 1903

### Definition
Eine Immunreaktion, bei der es in einem sensibilisierten Organismus nach erneuter lokaler Applikation des Antigens zu einer schweren, evtl. nekrotisierenden Entzündung am Injektionsort kommt. Durch die Bildung von Immunkomplexen kommt es zur Komplementaktivierung und Leukozytenchemotaxis.

### Ätiologie
Typ III-Allergie.

## Articain

### Definition
Substanz aus der Gruppe der Lokalanästhetika vom Amid-Typ.

### Indikation
Lokalanästhesie: Infiltrations- und Regionalanästhesie.

### Unerwünschte Wirkungen
Schwindel, Erbrechen, Kopfschmerzen, Krämpfe, Bradykardie, Herzrhythmusstörungen, Schock, allergische Reaktionen (Paragruppenallergie!).

### Kontraindikation
Schwere Überleitungsstörungen des Herzens, akut dekompensierte Herzinsuffizienz.

### Präparate
Ultracain

## Artischocke

### Synonym(e)
Cynara scolymus

### Vorkommen
Mittelmeergebiet, in vielen Ländern als Gemüsepflanze angebaut. Eine der ältesten Gemüsepflanzen der Welt. Bereits den Griechen und Römern bekannt. Etwa im 16. Jahrhundert nach Mitteleuropa, später auch nach Amerika eingeführt. Medizinische Verwendung: Als Lipidsenker und zur Anregung der Gallenproduktion werden Artischockenextrakte in mehr als 40 Fertigpräparaten (u.a. als Saft, Tinktur) angeboten. Die diuretische und choleretische Wirkung wird dem Inhaltsstoff Cynarin zugeschrieben. Dieser Bitterstoff ist kein Sesquiterpenlakton, sondern ein Kaffeesäurederivat. Wegen der Bitterkeit werden Auszüge aus Artischocken als Anregung der Magensekretion (Aperitif) in Spanien und Italien zu Likörwein verarbeitet.

### Unerwünschte Wirkungen
Bis zu sieben Sesquiterpenlaktone liegen in der Artischocke vor. Die sensibilisierende Wirkung ist bisher nur für Cynaropizin und Grosheimin erbracht. Sensibilisierungspotenz: Mittelstark. Sensibilisierungshäufigkeit: Gelegentlich.

### Klinisches Bild
Es wurden bei Artischockenpflückern mit berufsbedingter allergischer Kontaktdermatitis eine Vielzahl von Kreuzreaktionen auf 49 verschiedene andere Kompositenarten, u.a. Chrysanthemen, Arnika, Kamille und Pyrethrum, beobachtet. Bei Kompositenallergikern ist daher auch die Gefahr der Rezidivauslösung bei Kontakt mit Artischocken gegeben. Handekzeme sind häufig.

## Arzneibäder

### Definition
Bäder, die Wirkstoffe im Sinne des Arzneimittelrechtes enthalten (z.B. Polidocanol, Kaliumpermanganat, Gerbstoffe).

## Arzneibuch

### Definition
Vorschriftensammlung zur Herstellung von Arzneimitteln.

### Einteilung
- Deutsches Arzneibuch (DAB)
- Deutscher Arzneimittel-Codex (DAC); s.a. NRF
- Pharmacopoea Europaea (Ph. Eur.)
- Arzneibuch der Deutschen Demokratischen Republik (AB-DDR)
- Arzneibuch für Österreich (ÖAB)
- Pharmacopoea Helvetica (Ph. Helv.)
- Homöopathisches Arzneibuch (HAB)
- British Pharmaceutical Codex (BPC)
- Amerikanisches Arzneibuch (USP)

## Arzneimittel, apothekenpflichtige

### Definition
Apothekenpflichtige, nicht verschreibungspflichtige Arzneimittel gem. § 34 Abs. 1 SGB V sind von der Versorgung nach § 31 SGBV ausgeschlossen. Die Verordnung dieser Arzneimittel ist nach § 34 Abs. 1, Satz 2 nur ausnahmsweise zulässig (s.a.u. OTC), wenn die Arzneimittel bei der Behandlung schwer wiegender Erkrankungen als Therapiestandard gelten.

- Eine Krankheit ist schwer wiegend, wenn sie lebensbedrohlich ist oder wenn sie aufgrund der Schwere der durch sie verursachten Gesundheitsstörung die Lebensqualität auf Dauer nachhaltig beeinträchtigt.
- Ein Arzneimittel gilt als Therapiestandard, wenn der therapeutische Nutzen zur Behandlung der schwer wiegenden Erkrankung dem allg. anerkannten Stand der medizinischen Erkenntnisse entspricht.

## Arzneimittelexanthem, bullöses L27.0

### Definition
Maximalvariante arzneimittelinduzierter, u.U. schwer verlaufender, kutaner Überempfindlichkeitsreaktionen.

### Einteilung
Einteilung von Arzneimittel-induzierten bullösen Exanthemen:

- Arzneimittelexanthem, fixes, toxisches
- Toxische epidermale Nekrolyse (Lyell Syndrom, medikamentöses)
- Erythema exsudativum multiforme (EEM)
- Stevens-Johnson-Syndrom (SJS)
- Pustulosis acuta generalisata (AGEP)
- Exantheme, phototoxische
- Koma-Blasen (Barbituratblasen)
- Arzneimittelinduzierte bullöse Autoimmunerkrankungen:
  - Pemphigus vulgaris
  - Pemphigoid, bullöses
  - Lineare IgA-Dermatose
  - Epidermolysis bullosa acquisita.

### Ätiologie
Blasenbildung bei Arzneimittelexanthemen (AE) ist ein klinisches Zeichen für eine schwerwiegende Arzneimittelreaktion. In erster Linie sind CD8-positive Zellen an der bullösen Reaktion beteiligt (im Gegensatz zu dem makulo-papulösen AE). Diese sind erheblich zytotoxisch, führen zu starker epidermaler Destruktion (durch Bildung von Perforin und Granzym B), da sie Medikamente (oder Metabolite) in Zusammenhang mit den auf allen Keratinozyten vorkommenden MHC-KLasse-I-Molekülen erkennen.

## Arzneimittelexanthem, lichenoides L43.2

### Synonym(e)
Lichenoid drug eruption; Lichen-planus-artige Eruptionen; Arzneimittelreaktion, lichenoide

### Definition
Von einem exanthematischen Lichen planus nicht zu unterscheidende Arzneireaktion nach Einnahme von Medikamenten. Zwischen der Ersteinnahme des Medikamentes und dem Auftreten können Latenzzeiten von mehreren Monaten lie-

**Arzneimittelexanthem, lichenoides. Tabelle 1.** Arzneimittel, die als Auslöser einer lichenoiden Arzneimittelreaktion beschrieben wurden (modifiziert nach Shiohara)

| Medikamentengruppe | Wirkstoffe |
|---|---|
| Antimikrobiell wirksame Substanzen | Ethambutol, Griseofulvin, Ketoconazol, Streptomycin, Tetracycline, Trovafloxacin |
| Antihistaminika (H2-Blocker) | Ranitidin, Roxatin |
| Antihypertensiva | Captopril, Enalapril, Doxazozin, Propanolol, Methyldopa, Prazosin, Nifedipin |
| Antimalariamittel | Chloroquin, Hydroxychloroquin, Quinidin |
| Antidepressiva/Antipsychotika | Amitriptylin, Carbamazepin, Chlorpromazin, Imipramin, Lorazepam, Phenytoin |
| Diuretika | Hydrochlorothiazid, Furosemid, Spironolacton |
| Antidiabetika | Chlorpromamid, Glimperid, Tolazamid, Tolbutamid |
| Metalle | Goldsalze, Arsensalze, Wismut, Quecksilber, Palladium |
| NSAR | Acetylsalicylsäure, Benoxaprofen, Diflunisal, Fenclofenac, Flurbiprofen, Ibuprofen, Indometacin, Naproxen, Sulindac |
| Lipidsenker | Pravastatin, Simvastatin |
| Weitere | Allopurinol, Amiphenazol, Cinnarizin, Cyanamid, Dapsone, Gemfibrozil, Hydroxyurea, Hepatitis B-Vakzine, Imatinib, Immunglobuline (IVIG), Interferon alfa, L-Thyroxin, Levamisol, Lithium, Mesalamin, Methycran, Omeprazol, Penicillamin, Procainamid, Pyrimethamin, Pyrithioxin, Sildenafil (Viagra), Quinin, Sotalol, Sulfasalazin, Trihexyphenid, Ursodeoxycholsäure |

gen. Ebenso können zwischen Absetzen des infrage kommenden Medikamentes und Abheilung des Exanthems Wochen und Monate vergehen.

### Vorkommen/Epidemiologie
Prävalenz und Inzidenz sind nicht bekannt.

### Ätiologie
Nicht bekannt.

### Manifestation
Bevorzugt bei älteren Menschen. Auftreten überwiegend im Alter zwischen 40 und 60 Jahren.

### Klinisches Bild
Das klinische Bild des lichenoiden Arzneimittelexanthems (LA) ähnelt weitgehend dem Bild des Lichen planus (LP) oder ist morphologisch mit diesem identisch. Jedoch sind einige klinische Unterschiede zwischen beiden Exanthemarten differenzialdiagnostisch bemerkenswert. Die lichenoiden Effloreszenzen der LA sind generalisiert, jedoch nicht immer LP-typisch verteilt (z.B. nicht beugeseitig betont). Das Exanthem erscheint mehr psoriasiform, Pityriasis rosea-artig oder ekzematisiert. Die Einzeleffloreszenz kann größer sein als beim exanthematischen LP. Die Schleimhäute sind i.A. frei. Eine Photoaggravation ist häufig nachweisbar. Wie auch beim LP kann das LA sich in den Blaschko-Linien gruppieren.

### Histologie
Typische Interface-Dermatitis mit (eher schütterem) subepidermalem, bandförmigem Infiltrat aus Lymphozyten, eosinophilen Leukozyten (werden als wichtiges Abgrenzungsmerkmal zum LP gewertet, da sie dort fehlen) und wenigen Plasmazellen. Vakuolige Degeneration der basalen Keratinozyten. Fokale Parakeratose (fehlt ebenfalls beim LP!).

### Therapie allgemein
Die Behandlung der LA ist rein symptomatisch. Absetzen des infrage kommenden Medikamentes ist erforderlich. Allerdings können Monate zwischen dem Absetzen und der Abheilung des Exanthems vergehen. Selbst bei weiterer Applikation der auslösenden Medikamente kann die LA abklingen. Somit müssen weitere Co-Faktoren (Virusinfekte?) wirksam sein.

## Arzneimittelexanthem, makulo-papulöses L27.0

### Definition
Unerwünschte Arzneimittelreaktion, die wahrscheinlich zu dem Typ B der kutanen arzneimittelinduzierten Reaktionen gezählt werden kann (Typ B-Reaktionen sind offenbar z.T. unabhängig von der Dosis und aufgrund der pharmakologischen Eigenschaft des Medikamentes nicht voraussagbar). Bei den meisten makulo-papulösen Arzneimittelexanthemen liegt eine spezifische Reaktion des Immunsystems (Immunglobuline, T-Zellen) gegen das Medikament oder dessen Metaboliten vor.

### Ätiologie
In den meisten Fällen spezifische Reaktion des Immunsystems gegen ein Medikament oder dessen Metaboliten, nicht selten in Kombination mit einem „banalen" Infekt auftretend. Aktivierte T-Zellen sowie basale Keratinozyten und Endothelzellen exprimieren verschiedene Aktivierungsmarker sowie co-stimulatorische Moleküle und Ahäsionsmoleküle wie HLA DR (MHC-Klasse-II- Moleküle), CD11a, CD18 (LFA-1), CD62L (L-Selektin) und CD54 (ICAM-1). Daneben werden Typ-I-Zytokine wie INF-gamma als auch Typ-II-Zytokine wie IL-5 produziert. Die verstärkte Produktion von IL-5 wie auch Eotaxin (CCL-11) bietet eine Erklärungsmöglichkeit für die Eosinophilie, welche typischerweise bei diesen Medikamentallergien vorhanden ist.

### Lokalisation
Ausbreitung auf Rumpf und Extremitäten, seltener Beteiligung des Gesichts.

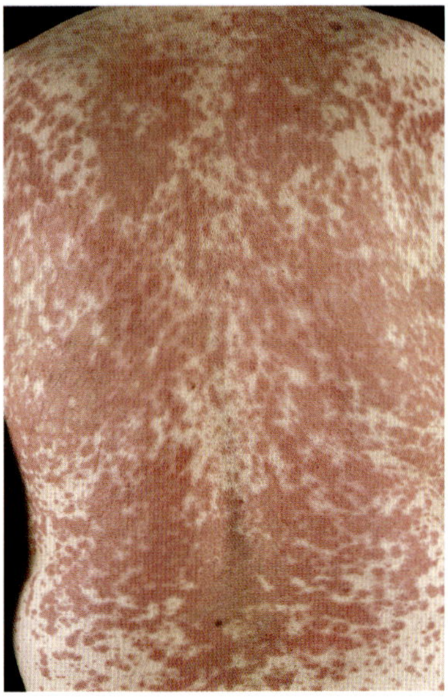

**Arzneimittelexanthem, makulo-papulöses.** Multiple, akute, seit 3 Tagen generalisierte, disseminierte, dicht stehende, unscharf begrenzte, isolierte, 0,2-10,0 cm große, isolierte und zu homogenen Flächen aggregierte, juckende, rote, glatte Flecken. Auftreten 4 Tage nach Einnahme von Antibiotika wegen eines grippalen Infektes.

### Klinisches Bild
Die Hauterscheinungen treten meistens zwischen dem 7. und 12. Tag nach Therapiebeginn auf, aber auch erst nach mehreren Wochen oder nach Absetzen des Medikamentes. Generalisiertes, stamm- und extremitätenbetontes, unterschiedlich dichtes Exanthem, meist mit Juckreiz kombiniert (Juckreiz kann auch komplett fehlen).

### Histologie
- Histologie: Oberflächliches gemischtzelliges Infiltrat, typischerweise liegt eine Grenzflächendermatitis mit Vakuolisierung der Basalmembranzone und Einzelzellnekrosen vor.
- Immunhistologie: Im Infiltrat überwiegen CD3+ T-Zellen; CD4+ > CD8+ Zellen (s. hierzu im Gegensatz: Arzneimittelexanthem, bullöses).

### Diagnose
Anamnese; klassisches Exanthembild mit synchroner Monomorphie der Effloreszenzen. Ausschluss eines infektiösen Exanthems (Störung des AZ, Fieber, Enanthem, Rhinitis, Pharyngitis, Bronchitis, LK-Schwellungen; CRP-Erhöhung).

### Therapie
- Absetzen des auslösenden Medikamentes.
- Je nach klinischer Symptomatik Behandlung mit systemischen Glukokortikoiden: Initial Prednisolon 50-150 mg/Tag p.o./i.v., im weiteren Verlauf Dosis krankheitsadaptiert reduzieren.

A

### Externe Therapie
Milde topische Glukokortikoide wie Glukokortikoidcremes (z.B. Pandel Creme), anschließend forcierte Körperpflege (z.B. 5% Olivenöl in Ungt. emulsif. aq.) bis zum Abklingen der Hauterscheinungen.

## Arzneimittelgesetz

### Synonym(e)
AMG

### Definition
Gesetz über den Verkehr mit Arzneimitteln. Es ist der Zweck dieses Gesetzes, im Interesse einer ordnungsgemäßen Arzneimittelversorgung von Mensch und Tier für die Sicherheit im Verkehr mit Arzneimitteln, insbesondere für die Qualität, Wirksamkeit und Unbedenklichkeit der Arzneimittel nach Maßgabe der Vorschriften zu sorgen.

## Arzneimittelintoleranz, analgetikainduzierte T88.7

### Synonym(e)
Schmerzmittelunverträglichkeit; Analgesic intolerance

### Definition
Intoleranzreaktionen durch Analgetika v.a. durch nichtsteroidale Antiphlogistika. Aspirin löst 3/4 der Analgetika-Intoleranzen aus. Für Acetylsalicylsäure stehen ausgereifte allergologische Testverfahren zur Verfügung (inhalative, intranasale, orale). Andere Wirkstoffe werden häufig verschrieben, die Testverfahren sind aber nicht standardisiert.

- Scratch-Testung: Herstellung einer gesättigten Aufschwemmung mit 0,9% NaCl aus den Reinsubstanzen. Scarifizierung eines 2 × 2 cm großen Areals mittels Skalpell an der Unterarminnenseite. Auftragen der Suspension für 20 Minuten. Positive Reaktionen zeigen eine vermehrte urtikarielle Komponente im Vergleich zu reiner 0,9% NaCl-Lösung. Positivkontrolle mit Histaminhydrochlorid 0,1%ig in 0,9% NaCl-Lösung.
- Schwerwiegendste Intoleranzsymptome sind pro Medikament wie folgt verteilt:
  - Metamizol (keine anaphylaktoide Reaktion)
  - Carbamazepin (keine anaphylaktoide Reaktion, nur kutane Symptome, von denen 50% Erythemata exsudativa multiforme sind)
  - Propyphenazon (30% anaphylaktoide Reaktionen, bronchiale Reaktionen)
  - Diclofenac
  - Ibuprofen: Kutane Symptomatik (Exantheme, Urtikaria, Quinckeödeme).

**Arzneimittelintoleranz, analgetikainduzierte. Tabelle 1.** Dosierungsschema für Expositionstestungen bei Analgetika-Intoleranz

| Wirkstoff | Einzeldosis (mg) | | | | | |
|---|---|---|---|---|---|---|
| Propyphenazon | 2 | 5 | 10 | 25 | 50 | 100 |
| Diclofenac | 5 | 10 | 25 | 50 | 100 | |
| Metamizol | 5 | 10 | 25 | 50 | 100 | |
| Ibuprofen | 5 | 10 | 25 | 50 | 100 | 250 |
| Carbamazepin | 100 | 200 | 300 | | | |

Die jeweiligen Einzeldosen werden in zweistündigen Intervallen verabreicht, jeweils nur ein Pharmakon pro Tag.

## Arzneimittelreaktion, fixe L27.1

### Synonym(e)
Fixed drug eruption; Arzneimittelexanthem, fixes, toxisches

### Definition
Dem Erythema exsudativum multiforme nahestehende Arzneimittelreaktion, die nach Einnahme von Arzneimitteln in therapeutischer Dosis auftritt, sich auf solitäre oder auf wenige Herde beschränkt und zu Rezidiven in loco neigt.

### Ätiologie
Der immunpathogenetische Mechanismus der fixen Arzneimittelreaktion ist bisher ungeklärt (s.a.u. Erythema exsudativum multiforme).

### Manifestation
Auftreten 1-2 Wochen nach (Erst)Einnahme des Arzneimittels. Bei wiederholter Einnahme Auftreten innerhalb von 24 Stunden möglich. Keine Alters- oder Geschlechtsprädominanz.

### Lokalisation
Ubiquitäres Auftreten möglich. Bevorzugung von Lippen, Gesicht, Hände, Genitalien.

### Klinisches Bild
Solitäre oder auf wenige Herde beschränkte, 2,0-5,0 cm große (selten größere), runde oder ovale, zunächst sattrote, später blau- bis braunrote, nach Abheilung braune (postinflammatorische Hyperpigmentierung), scharf begrenzte, sukkulente, juckende oder auch leicht schmerzende Erytheme oder Plaques. Bullöse Umwandlung im Zentrum möglich. Bei in-

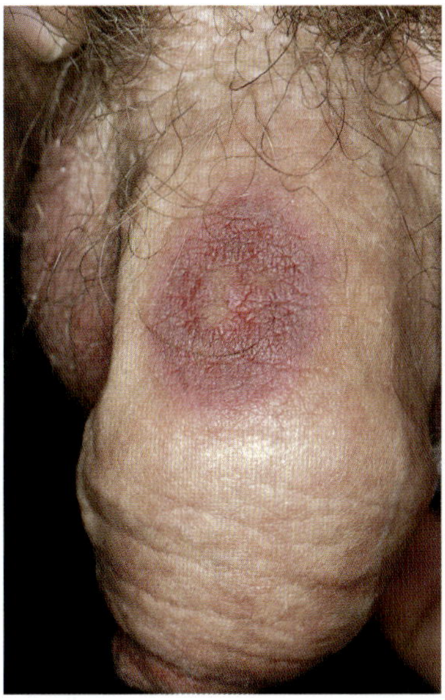

**Arzneimittelreaktion, fixe.** Akute, seit 2 Tagen bestehende, solitäre, rote, scharf begrenzte, mäßig juckende Plaque. Die Randbezirke sind heller abgesetzt, im Zentrum zeigt sich Blasenbildung. 62-jähriger Patient. Unregelmäßige Einnahme von Kopfschmerzmitteln.

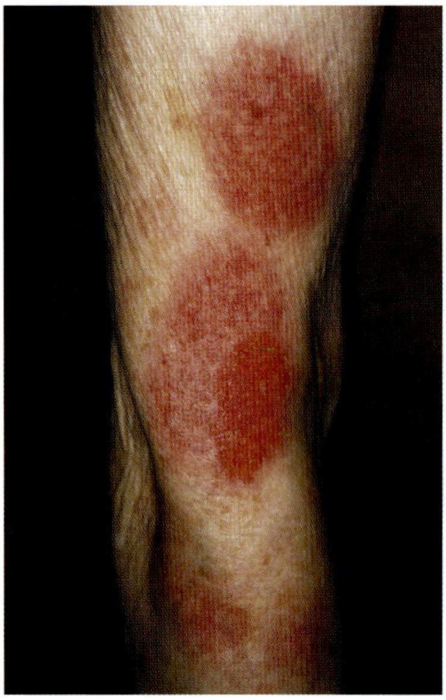

**Arzneimittelreaktion, fixe.** Multiple, 2,0-12,0 cm große, runde oder ovale, zunächst sattrote, später braunrote, scharf begrenzte, sukkulente, juckende oder auch leicht schmerzende, rote Plaques.

tertriginösem Befall kann die Diagnose erschwert werden, weil die charakteristische klinische Morphologie dort durch einwirkende Lokalfaktoren überlagert wird. Eine extreme intertriginöse Variante ist das sog. „Baboon-Syndrom". Bei Reexposition treten die Läsionen innerhalb von 24 Std. exakt an derselben Stelle wieder auf. Es kann jedoch eine Refraktärperiode unmittelbar nach Abheilung der Läsion eintreten. Zu unterscheiden sind:

- Klassische FA: Häufigste Form, die über eine langzeitig persistierende postinflammatorische Hyperpigmentierung abheilt.
- Nicht-pigmentierte Variante der FA: Seltenere Form, i.A. großflächiger (bis zu 10 cm groß) auftretend und ohne postinflammatorische Hyperpigmentierung abheilend.
- Neutrophile FA: Extrem seltene Variante, die sich histologisch als neutrophile Dermatitis darstellt. Nur wenige Fallberichte.

## Histologie

Interface-Dermatitis mit zahlreichen apoptotischen Keratinozyten; lichenoide und perivaskuläre Entzündungsreaktion der oberen und mittleren Dermis; wenige eosinophile und neutrophile Granulozyten. Angedeutetes oder ausgeprägtes Papillenödem bis hin zur subepidermalen Spalt- oder Blasenbildung. Initial geringe, später ausgeprägte Pigmentinkontinenz.

## Diagnose

Klinisches (unverwechselbares) Bild der FA. Empirische Diagnostik: Anamnese, Rezidiv in loco?, wenn Rezidiv - Frage nach neuen Medikamenten innerhalb der letzten 48 Stunden.

## Therapie

Absetzen der verdächtigen Substanz, je nach klinischer Ausprägung und Ausdehnung eher abwartend oder lokale Glukokortikoide.

**Arzneimittelreaktion, fixe. Tabelle 1.** Arzneimittel, die als Auslöser einer fixen Arzneimittelreaktion beschrieben wurden (Auswahl)

| | Medikamentengruppe | Wirkstoffe |
|---|---|---|
| **Klassische Form** | Analgetika/NSAR | Acetaminophen, Acetylsalicylsäure, Ibuprofen, Indometacin, Naproxen, Phenazon-Derivate, Paracetamol, Sulindac |
| | Antidepressiva/ Antipsychotika | Carbamazepin, Lorazepam, Lormetazepam (Noctamid), Oxazepam, Temazepam |
| | Antihistaminika ($H_1$-Blocker) | Cetirizin, Dimenhydrinat, Hydroxyzinhydrochlorid (Atarax), Loratadin |
| | Antimikrobiell wirksame Substanzen | Amoxycillin, Ciprofloxacin, Clarithromycin, Erythromycin, Fluconazol, Ketoconazol, Metronidazol, Minocyclin, Norfloxacin, Ofloxacin, Penicillin, Rifampicin, Terbinafin, Tetracycline, Trimethoprim-Sulfamethoxazol, Vancomycin |
| | COX-2 Inhibitoren | Celecoxib, Parecoxib, Valdecoxib |
| | Lokalanaesthetika | Articain, Lidocain, Mepivacain |
| | Weitere | Aciclovir, Allopurinol, Atenolol, Barbiturate, BCG Vaccin, Benzodiazepine, Chloroquin, Clioquinol, Dapson, Foscarnet, Dextromethorphan, Diflunisal, Dimenhydrinat (Volon A), Docetaxel, Influenza Vaccin, Heparin, Interferon-Ribavirin-Kombinationen, Interleukin-2, Iopamidol (Kontrastmittel), Kakkon-To (japanische Heilpflanze), Lactose (z.B. in Botulinum-Präparationen), Magnesium, Omeprazol, orale Kontrazeptiva, Melatonin, Metamizol, Ondansetron (Zofran), Paclitaxel, Pyrimethamine-Sulfadoxine (Fansidar), Quinolone, Sulfasalazin, Sulfaguanidin, Ticlopidin, Tolmetin, Tosufloxacintosilat, Triamcinolon, Tropisetron, Tropotecan (Hyzamtin) |
| **Nicht-pigmentierte Variante** | | Betahistin (Antiemetikum), Cimetidin, Ephedra heba („ma huang"), Ephedrin, Paracetamol, Piroxicam, Pseudoephedrin, Tetrahydrozolin, Triamcinolonacetonid |

### Interne Therapie

Bei entsprechender Schwere des Krankheitsbildes: systemische Glukokortikoide in mittleren Dosierungen, z.B. 60-80 mg Prednisolonäqivalent/Tag p.o. (z.B. Decortin H). Später schrittweise Dosisreduktion, Magenschutz. Bei starkem Pruritus Antihistaminika wie Dimetinden, z.B. Fenistil 2mal/Tag 1 Amp. i.v. oder Desloratadin (Aerius) 1mal/Tag 1 Tbl. p.o.

### Hinweis(e)

Bei der Anamnese sollte auch an Augentropfen gedacht werden!

## Arzneimittelreaktion, lymphozytäre T88.7

### Synonym(e)

Arzneimittelreaktion, lymphomatoide

### Definition

Lokalisiertes oder generalisiertes Pseudolymphom als unerwünschte Arzneimittelreaktion.

### Ätiologie

**Arzneimittelreaktion, lymphozytäre. Tabelle 1.** Medikamente, die Pseudolymphome auslösen können (modifiziert nach Flaig u. Sander)

| Substanzgruppe | Pharmaka |
|---|---|
| Kardiaka | Antiarrhythmika: Mexiletin |
| | Ca-Antagonisten: Diltiazem, Verapamil |
| | ACE-Hemmer: Captopril, Enalapril |
| Neurologika/ Psychopharmaka | Antidepressiva: Amitriptylin, Doxepin, Fluoxetin, Lithium |
| | Antiepileptika: Carbamazepin, Phenobarbital, Phenytoin, Primidon |
| | Neuroleptika: Chlorpromazin, Prometazin, Thioridazin |
| | Tranquilizer: Clonazepam, Diazepam, Lorazepam |
| Antibiotika | Penicilline |
| Antirheumatika | Goldpräparate, Penicillamin |
| Betarezeptorenblocker | Atenolol |
| Zytostatika/ Immunsuppressiva | Ciclosporin A, Methotrexat |
| $H_2$-Blocker | Cimetidin, Ranitidin |
| Diuretika/ Urikostatika | Hydrochlorothiazid/Allopurinol |
| Chemotherapeutika | Dapson, Nitrofurantoin |

### Klinisches Bild

Lokalisierte oder generalisierte, rote oder braune Papeln, Plaques oder Knoten mit meist glatter Oberfläche. Großflächige Exantheme bis hin zur Erythrodermie sind möglich. In einzelnen Fällen Arthralgien, Hepatomegalie, Splenomegalie, Lymphadenopathie, Leukozytose.

### Histologie

2 unterschiedliche Muster mit meist monomorphen, reifzelligen Lymphozyteninfiltraten (überwiegend T-Lymphozyten) sind nachweisbar. Zum einen diffuses oder knotiges Muster mit dichten lymphozytären Infiltraten und kaum andere assoziierte Entzündungszellen. Andernfalls lichenoides Muster mit bandförmigem, epidermotropem, lymphozytärem Infiltrat.

### Differenzialdiagnose

T-Zell-Lymphom vom Typ der Mycosis fungoides; Lichen planus; T-Zell-reiches B-Zell-Lymphom

## Arzneimittelreaktion, unerwünschte L27.0

### Synonym(e)

UAW; adverse cutaneous reaction; drug eruption

### Definition

Vorhersehbare (Typ A: Überdosierung, bekannte oder unbekannte Toxizität, Interaktionen, Teratogenität; 70-80% der UAW) oder unerwartete (Typ B: aufgrund der pharmakologischen Eigenschaft nicht erklärbar) unerwünschte Arzneimittelwirkung (UAW) unterschiedlicher Ätiologie und Klinik, die Haut und/oder Schleimhäute sowie innere Organe betreffen kann.

Eine UAW kann sofort oder erst Tage nach Beginn der Behandlung, gelegentlich auch erst Tage bis Wochen nach Absetzen des auslösenden Arzneimittels auftreten (Reaktionszeit). Sie kann sehr unterschiedliche Organe isoliert oder auch kombiniert betreffen. Eine UAW kann auch durch unerwünschte Wechselwirkungen bedingt sein, die im Prinzip zwischen allen Arzneimitteln auftreten können, aber auch zwischen Arzneimitteln und anderen Substanzen wie z.B. Alkohol, Nikotin, Umweltgiften oder Nahrungsmitteln. Die Nebenwirkungen von Zytostatika werden mittels standardisierten Kriterien erfasst (s.u. Common toxicity criteria). Eine besondere Form von UAW betrifft phototoxische oder photoallergische Reaktionen. Ihre Diagnose ist einfach, da sich ein heliotropes Makromuster der Haut abbildet (s.u. phototoxische Dermatitis; photoallergisches Ekzem).

### Einteilung

- Je nach den klinisch prägenden Leiteffloreszenzen unterscheidet man:
  - Arzneimittelreaktionen, exanthematische:
    - Makulöse, makulo-papulöse Exantheme
    - Papulöse Exantheme
    - Urtikarielle Exantheme
    - Ekzematöse Exantheme
    - Angioödem
    - Vesikulöse/Bullöse Exantheme
    - Pustulöse Exantheme
    - Akneiforme Arzneimittelexantheme
    - Lichenoide Arzneimittelexantheme
    - Lymphomatoide (lymphozytäre) Arzneireaktion
    - Lichtprovozierte Exantheme (s.u. Lichtdermatosen und Photoallergenen)
    - Pseudolymphome
    - Neutrophile Exantheme

- Pustelbildende Dermatosen (Pustulosen)
- Formenkreis der Purpura pigmentosa progressiva
- Multiforme Exantheme (Stevens-Johnson-Syndrom; TEN)
- Vaskulitische Arzneimittelexantheme
- Dyschromien durch Arzneimittel
- Hauterscheinungen bei Zytostatikatherapie
- Hautnekrosen bei Antikoagulation (s.u. Heparinnekrose, Cumarinnekrose)
- Arzneimittelreaktion, fixe: Meist singuläre oder auf wenige Herde beschränkte, rundliche, blaurote, scharf begrenzte, lividrote sukkulente Erytheme. Bullöse Umwandlung im Zentrum möglich.
- Pruritus (z.B. Pruritus nach HAES-Infusionen)

- Auslösung, Verschlechterung oder Therapieresistenz definierter Hauterkrankungen: Hierzu gehören:
  - Acne vulgaris
  - Alopezie
  - Dermatose, akute febrile neutrophile (Sweet-Syndrom)
  - Dermatomyositis
  - Erythema nodosum
  - Hirsutismus
  - Hypertrichose
  - Lichen planus
  - Lupus erythematodes
  - Nageldystrophien
  - Pemphigoid, bullöses
  - Pemphigus
  - Photoallergische und phototoxische Erkrankungen (s.u. Lichtdermatosen)
  - Porphyrie
  - Psoriasis vulgaris
  - Urtikaria
  - Vaskulitis
  - Vitiligo.

## Vorkommen/Epidemiologie
Verlässliche epidemiologische Daten über UAW liegen nicht vor. Durchschnittlich erhält ein Patient anlässlich eines stationären Krankenhausaufenthaltes 10 verschiedene Medikamente. Proportional zur Häufigkeit der Einnahme steigt die Nebenwirkungsrate. Bei der Gabe von < 6 Medikamenten liegt die Zahl der UAW < 5%. Bei Gabe von > 15 Medikamenten liegt diese bei > 40%.

**Merke: Ca. 3-5% der stationären Aufnahmen sind durch Arzneimittelnebenwirkungen bedingt.**

## Ätiologie
- Grundsätzlich kann jedes Medikament jede unerwünschte Arzneimittelreaktion verursachen, wobei eine gewisse Häufung in Abhängigkeit von der Klinik zu beobachten ist. Wenige, weit verbreitete Medikamente sind für 90% aller UAW verantwortlich, z.B. Acetylsalicylsäure, Digoxin, Antikoagulanzien, Diuretika, Antibiotika, Glukokortikoide, Zytostatika, Antidiabetika.
- Es gibt keine einfache Methode, um eine UAW sicher als solche zu erkennen. Folgende Typen von UAW lassen sich nach ihrem Auslösungsmechanismus identifizieren:
  - Klassische allergische Reaktionen: Spezifische Immunreaktion gegen das Arzneimittel, sofern dies ein Protein, Oligopeptid oder Poylsaccharid ist.
  - Autoimmunreaktion: Ausgelöst z.B. durch Penicillamin.
  - Immunmodulatorische Wirkung: Aktivierung von immunkompetenten Zellen durch das Arzneimittel (TNF-alfa-Induktion und Auftreten von Pseudosklerodermie durch Bleomycin).
  - Genetisch bedingte Enzymananomalien mit Störung des Arzneimittelabbaus: Z.B. Glukose-6-Phosphat-Dehydrogenasemangel; Defekte der N-Acetyltransferase, langsame Azetylierung, u.a.
  - Intoleranzreaktion: Nicht allergische Reaktionen mit z.T. unbekanntem Mechanismus, u.a. durch:
    - Mediatorfreisetzung aus Mastzellen: (Tartrazin (?), Antibiotika, Muskelrelaxanzien, Opioide).
    - Beeinflussung des Arachidonsäure-Metabolismus: Rö.-Kontrastmittel, Analgetika, Antiphlogistika, Nahrungsmittelfarbstoffe (?), Benzoate(?).
    - Komplementaktivierung (Immunglobulinaggregate, Röntgenkontrastmittel, Protamin).
    - Kinin-Aktivierung (Lokalanästhetika, ACE-Hemmer).
    - Lymphozytenaktivierung (Ampicillin, Hydantoin, Freisetzung v. Neurotransmittern, Erythrosin, Glutamat).
    - Erregung von Rezeptoren des vegetativen Nervensystems (Sulfite, Glutamat, Lokalanästhetika).

**Merke: Die Applikationsart spielt eine wesentliche Rolle für die Sensibilisierungshäufigkeit! Das Risiko einer Arzneimittelreaktion nimmt in folgender Reihenfolge zu: peroral > intravenös > intramuskulär > subkutan > topisch!**

## Manifestation
Das mittlere Alter der Pat. liegt in größeren Studien bei 65 Jahren (27-96 Jahre).

## Lokalisation
Ubiquitär; verschiedene Reaktionen werden durch orthostatische Momente beeinflusst (z.B. untere Extremität, Auflagestellen). Photoinduzierte oder -aggravierte Exantheme treten in belichteten Arealen auf.

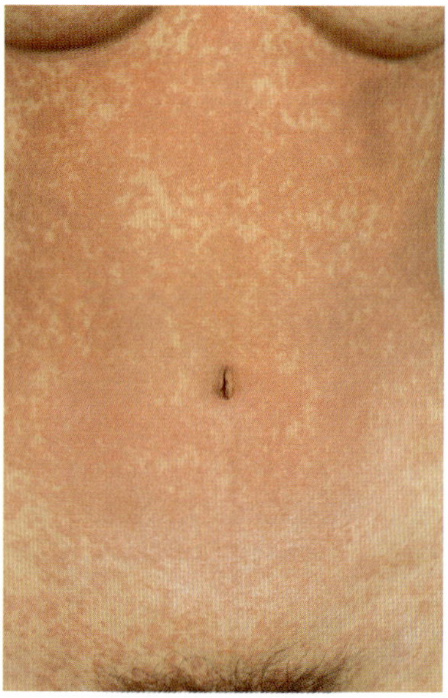

**Arzneimittelreaktion, unerwünschte.** Kleine, zu größeren Flächen konfluierende rote Flecken bei Arzneimittelexanthem nach Ampicillin-Einnahme (Ampicillin-rush).

### Klinisches Bild

- Vielgestaltiger klinischer Verlauf, abhängig vom auslösenden Arzneimittel. Die Schwere der Klinik reicht von harmlos bis lebensbedrohlich, ihr Verlauf von protrahiert bis hochakut, so dass u.U. Notfallmaßnahmen notwendig werden. Entstehung entweder de novo oder durch Exazerbation einer vorbestehenden Erkrankung. Das Hautorgan ist eines der häufig betroffenen Organe. Zumeist imponieren generalisierte, symmetrische, häufig juckende Läsionen unterschiedlicher Morphe. Je nach den klinisch prägenden Leiteffloreszenzen unterscheidet man z.B. makulöse, urtikarielle, papulöse, vesikulöse oder pustulöse Exantheme mit oder ohne hämorrhagischer Komponente oder auch nur Pruritus. Häufig Klinik des Erythema exsudativum multiforme, der Purpura pigmentosa progressiva, der Urtikaria, des Angioödems oder des Lichen planus.
- Weitere Symptome können sein: Fieber (häufig einziges Symptom, meist jedoch gemeinsames Auftreten mit anderen allergischen Manifestationen) und Blutbildveränderungen (alle Reihen der Blutzellen können betroffen sein, z.B. Leukozytose, Eosinophilie, Leukopenie, Linksverschiebung, absolute Lymphopenie, Thrombopenie).

### Histologie

Keine wegweisenden histologischen Phänomene. Je nach klinischem Erscheinungsbild (makulös, papulös, urtikariell, EEM) ist ein analoges histologisches Muster zu erwarten. Bei 50% der Fälle ist eine Histoeosinophilie zu erwarten. Ansonsten überwiegen Lymphozyten und seltener neutrophile Granulozyten. Als histologisches Muster findet sich häufig eine superfizielle, perivaskuläre und interstitielle Dermatitis mit und ohne Interface-Zeichen.

### Diagnose

- Allgemeine Anamnese:
  - Biografische Basisdaten (Geschlecht, Alter, Beruf)?
  - Bekannte Überempfindlichkeiten (gibt es einen Allergie-Pass; sind schon früher allergologische Testungen durchgeführt worden; gibt es IgE-Bestimmungen/RAST-Ergebnisse; war bereits ein stationärer Aufenthalt zu einer Provokationstestung erforderlich; hat der Patient an pharmakologischen Studien oder Verlaufsbeobachtungen teilgenommen)?
  - Atopische Erkrankungen, Nahrungsmittelallergie (auch Familienanamnese)?
  - Prädisponierende Erkrankungen (z.B. Asthma bronchiale, Polyposis nasi, chronische Urtikaria, Mastozytose, EBV- oder, HIV-Infektion, Stoffwechselerkrankungen)?
  - Sonstige frühere oder aktuelle Erkrankungen?
  - Derzeitige Medikamentenanwendung?
  - Kürzlich erfolgte Impfungen?
- In zeitlichem Zusammenhang mit der Reaktion angewandte Arzneimittel:
  - Handelsnamen?
  - Einzelwirkstoff oder Kombinationspräparat?
  - Anwendungsform (topisch, Tabletten, Tropfen, Sprays, p.o., i.v., i.m., s.c., rektal)?
  - Inhaltsstoffe (evtl. Wirk-/Hilfsstoffe)?
  - Dauer der Anwendung?
  - Dosierung?
  - Verträglichkeit bei früherer oder erneuter Anwendung?
  - Gibt es noch Reste des angeschuldigten Medikamentes (Chargen-Nummern [sind ggf. Asservate vorhanden])?
- Klassifikation der klinischen Reaktion:
  - Zeitlicher Ablauf in Bezug zur Arzneimittelanwendung (Einnahmezeitpunkte; wie oft?; wann traten nach Einnahme Symptome auf: akut = 0-60 Min., subakut = 1-24 Std., verzögert bzw. akzeleriert = mehr als 24 Std. post applikationem)?
  - Symptomatik/diagnostische Zuordnung?
  - Laborbefunde (z.B. Eosinophilie, Transaminasenerhöhung, Blutbildveränderungen, Serumtryptasekonzentration)?
  - Therapie und klinischer Verlauf der Erkrankung?
  - Gab es ähnliche Reaktionen ohne Arzneimittelanwendung in der Anamnese?
- Umstände der Reaktion:
  - Datum, Tageszeit des Auftretens?
  - Ursprüngliche Indikation zur Arzneimittelanwendung?
  - Erkrankungen zum Zeitpunkt der Reaktion (z.B. interkurrente Virusinfektion; Grippesymptomatik?)?
  - Aufenthaltsort und Tätigkeit (insbesondere körperliche oder psychische Belastung, UV-Exposition)?
  - Nahrungsaufnahme, Alkoholzufuhr, Drogenabusus?
- Allergologische Testungen: Hauttestungen sollten frühestens 2-3 Wochen nach Abklingen der Reaktionssymptomatik bzw. einer systemischen Glukokortikoidtherapie und/oder Antihistaminikatherapie und nicht später als 3 Monate danach durchgeführt werden!
  - Testmaterial: Arzneizubereitungen, Wirkstoffe, Hilfsstoffe; positive und negative Kontrollen in Abhängigkeit vom Testverfahren; geeignete Testkonzentrationen zur Vermeidung toxischer oder pharmakologischer Reaktionen (z.B. auf Morphinderivate) oder falsch negativer Testergebnisse (ggf. Schwellentest). Hauttestgeeignete Aufbereitung des Materials.
  - Pricktestung
  - Epikutantestung
  - RAST (spezifisches IgE): Validierte Tests zum Nachweis spezifischer IgE-Antikörper im Serum sind nur für wenige Arzneistoffe (vor allem Betalaktamantibiotika) verfügbar. Ansonsten sind keine standardisierten und evaluierten In-vitro-Verfahren verfügbar.
  - Andere immunologische Labormethoden (z.B. Basophilen-Histaminfreisetzungstest, Basophilen-Aktivierungstest, Leukotrienfreisetzungstest (CAST-ELISA [Sulfidoleukotriene aus peripheren Leukozyten nach Stimulation mit einem spezifischen Antigen], Lymphozyten-Transformationstest) sind nur in bestimmten ausgewählten Fällen für klinische Diagnostik anwendbar. Im Falle positiver Reaktionen sind ausreichende Kontrolluntersuchungen nötig.
  - Bei entsprechender klinischer Symptomatik Bestimmung Arzneimittelmetabolisierender Enzyme zur Erfassung von metabolischen Störungen, die mit einer Überempfindlichkeit gegenüber bestimmten Arzneimitteln einhergehen (z.B. Glukose-6-Phosphat-Dehydrogenase, Dihydropyrimidindehydrogenase, Thiopurin-S-Methyltransferase).
  - Ggf. pharmakogenetische Untersuchungen (z.B. Azetylierungsstatus bei Sulfonamidallergie).
  - Provokations- oder Ausweichtestung (meist einzig sichere Methode zur Diagnostik von Arzneimittelunverträglichkeiten). Provokationstests sind erforderlich,

**Arzneimittelreaktion, unerwünschte. Tabelle 1.** Häufigste Auslöser von unerwünschten Arzneimittelreaktionen (UAW) nach Klinik

| Klinik | Mechanismus | Auslöser |
|---|---|---|
| Pruritus | zentral/peripher aktiviert | Neurotrope Medikamente (Opiate, Psychostimulanzien, Antidepressiva, Barbiturate |
| | | Andere Medikamente (Salicylate, Östrogen, Gestagen) |
| Exantheme | Früh-/Spätreaktion | > 5%: Penicilline, Carbamazepin, Allopurinol, Goldsalz |
| | | 1-5%: Sulfonamide, Hydantoin, Isoniazid, Streptomycin, Chloramphenicol, Erythromycin |
| | | < 1%: Pyrazole, Barbiturate, Benzodiazepine, Phenothiazin, Tetracycline |
| | Pseudoallergie (s.u. Intoleranzreaktion) | Ampicillin (+ Mononukleose) |
| | | Captopril |
| Erythrodermien | | häufig: Pyrazolone, Isoniazid, Streptomycin, Goldsalz, Nitrofurantoin, Carbamazepin, Hydantoin, Lithium, Cimetidin |
| Fixe Arzneimittelreaktion | spezifische zytotoxische Reaktion auf Medikamente | häufig: Paracetamol, Phenazetin, Phenylbutazon, Sulfonamide, Tetracycline |
| | | selten: Salicylate, Codein, Penicillin, Erythromycin, Metronidazol, Sulfone, Chinin |
| Urtikaria | s.u. Urtikaria | |
| Ekzeme | Typ IV Sensibilisierung nach Ersteinnahme | Antibiotika: Penicilline, Gentamicin, Streptomycin, Chloramphenicol, Clioquinol |
| | | Diuretika: Chlorthiazid, Thiazide |
| | | Antihistaminika: Promethazin |
| | | Sulfonamide: Tolbutamid, Chlorpropamid |
| | | Psychopharmaka: Phenothiazide, Chlorpromazin, Carbamezepin |
| | | Kardiale Medikation: Aminophylline, Procainamid, Chinin, Aminophyllin, Alprenolol, Oxaprenol, Timolol |
| | | andere: Vitamin $B_{12}$, Disulfiram, Minoxidil, Idoxyuridin |
| multiforme Erytheme | | häufig: Sulfonamide, Barbiturate, Hydantoin, Penicillin |
| | | selten: Atropin, Codein, Furosemid, Tetracyclin |
| Pemphigus | zytotoxisch | Penicillamin, Captopril, Goldsalz, Piroxicam, Rifampicin |
| Bullöses Pemphigoid | zytotoxisch | Clonidin, D-Penicillamin, Phenazetin, Psoralen (+UVA) |
| Lyell-Syndrom | s.u. Toxische epidermale Nekrolyse | |
| Purpura | thrombopenisch | häufig: Chlorthiazid, Indometacin, Furosemid |
| | | selten: Sulfonamide, Pyrazole, Acetylsalicylsäure, Methyl-DOPA |
| | vaskulär | häufig: Goldsalz, Indometacin, Chinin, Chinidin |
| | | selten: Sulfonamide, Pyrazolone, Acetylsalicylsäure |
| Vaskulitis | Immunkomplexreaktion Typ III | Sulfonamide, Pyrazole, Indometacin, Thiouracil, Phenytoin |
| Erythema nodosum | | Antibiotika: Penicillin, Sulfonamide |
| | | Acetylsalicylsäure, Östrogene, Gestagene, Halogene, Goldsalz |
| Purpura pigmentosa progressiva | s.u. Purpura pigmentosa progressiva | |
| Photosensibilisierung | s.u. Photosensibilisatoren | |
| Akne medikamentosa | s.u. Acne medicamentosa | |
| Lupus erythematodes | s.u. Lupus erythematodes | |

A

**Arzneimittelreaktion, unerwünschte. Tabelle 2.** Kurze Checkliste zur Erkennung einer UAW

- Gibt es einen überzeugenden zeitlichen Zusammenhang zwischen Applikation der Substanz und dem Auftreten der Symptomatik?
- Stimmt das Symptom mit einem bekannten pharmakologischen Effekt oder einer bekannten NW der Substanz überein (z.B. Cheilitis nach Einnahme von Acitretin; Schläfrigkeit bei Antihistaminika)?
- Wurde das Präparat überhaupt eingenommen?
- Ist die Erkrankung des Pat. selbst oder eine nicht-pharmakologische Therapie als Erklärung für das Symptom ursächlich (z.B. infektiöses Exanthem als DD für ein Ampicillin-Exanthem)?
- Verschwindet das Symptom nach Absetzen?
- Ist die UAW nach erneuter Gabe wiederum aufgetreten?
- Gibt es relevante Laborparameter, die auf eine Arzneireaktion deuten (z.B. hämatologische Werte wie Eosinophilie, Neutrophilie, Neutropenie, Agranulozytose)?

wenn der Auslöser einer Arzneimittelüberempfindlichkeit durch Anamnese, Hauttest und In-vitro-Untersuchungen nicht mit Sicherheit identifiziert werden kann. Dies ist häufig der Fall, insbes. bei vermuteten Reaktionen auf Substanzen unentbehrlicher oder nicht dauerhaft meidbarer Pharmakagruppen (z.B. Analgetika, Lokalanästhetika). Provokationstests dienen auch der Identifizierung von vertragenen Präparaten (Ausweichpräparate, insbes. im Vorfeld beabsichtigter Pharmakotherapien oder präoperativ; bei Risiko von Kreuzreaktionen auf Arzneimittel).

- Die abschließende Beurteilung der Befunde muss neben dem Ausfall von Haut-, in vitro- und Provokationstests insbesondere die Anamnese der klinischen Reaktion berücksichtigen. Ein sicherer Ausschluss einer Überempfindlichkeit auf ein Arzneimittel ist auch bei Anwendung aller verfügbaren Testverfahren nicht immer möglich. Das Ergebnis der Gesamtbeurteilung muss im Allergiepass ausführlich niedergelegt werden. Zu dokumentieren sind Reaktionstyp und die nicht vertragenen Substanzen/Präparate mit Hinweis auf mögliche Kreuzreaktionen. Mögliche (getestete) Ausweichsubstanzen/-Präparate sollten mit der genauen getesteten und vertragenen/nicht vertragenen Dosis dokumentiert werden (z.B. Acetylsalicylsäure bis zu einer Einmaldosis von 500 mg bei oraler Provokation vertragen). Dabei ist zu erläutern, dass die zukünftige Verträglichkeit von Ausweichsubstanzen/-Präparaten nicht mit Sicherheit gewährleistet werden kann, da das Ergebnis des Provokationstests nur das Risiko bei Reexposition einzuschätzen erlaubt. Auch Hinweise zu möglicher Pharmakoprophylaxe von Überempfindlichkeitsreaktionen (z.B. Prämedikation bei Gabe von Röntgenkontrastmitteln oder bei operativen Eingriffen in Allgemeinanästhesie) und zur Toleranzinduktion sollten ggf. schriftlich dokumentiert werden.
- Bei systemischen Reaktionen ist ggf. ein Warnpass auszustellen.

### Differenzialdiagnose
Infektiöse Exantheme! Als DD sind genuine, nicht-arzneimittelbedingte Dermatosen, Virusexantheme, rheumatische oder infektallergische Exantheme auszuschließen, s.a. Arzneimittelreaktion, fixe.

### Therapie
- Erkennung und Eliminierung der auslösenden Medikamente. Ab- oder Umsetzen aller in Betracht kommenden Medikamente.
- Je nach Schweregrad Glukokortikoide in mittleren (60–80 mg Prednisolonäqivalent/Tag) oder höheren (80–200 mg Prednisolonäquivalent/Tag) Dosen, nach Klinik und Bedarf auch mehrfach. Später schrittweise Dosisreduktion und Umstellung auf orale Medikation, dann auch Magenschutz (z.B. Riopan Gel). Antihistaminika bei starkem Juckreiz wie Dimetinden (z.B. Fenistil) 2mal/Tag 1 Amp. i.v. oder Desloratadin (z.B. Aerius) 1mal/Tag 1 Tbl. p.o.
- Intravenöser Zugang, Kreislaufüberwachung, Bilanzierung, ggf. Intensivüberwachung.
- Ansonsten richten sich die Therapiemaßnahmen nach dem jeweiligen klinischen Erscheinungsbild, s. jeweils dort.

### Hinweis(e)
Bei gleich bleibendem Namen kann sich der Inhalt von Medikamenten im Laufe der Jahre herstellerseits ändern. Daher sind ggf. die zum Zeitpunkt der Herstellung gültigen Fachinformationen vom Hersteller zu beschaffen!

## Arzneistoffe, dermatologische, Richtkonzentrationen

### Definition
Bei der rezepturmäßigen Verordnung von Externa (s.u. Rezeptur) ist das Einhalten der Richtkonzentrationen des einzuarbeitenden Arzneimittels von prioritärer Bedeutung. Für die nachfolgenden gelisteten Arzneimittel hat die Kommission „Magistrale Rezepturen" der Deutschen Dermatologischen Gesellschaft therapeutische Richtkonzentrationen aufgeführt. Deren Überschreitung sollte der Arzt durch einen besonderen Vermerk kenntlich machen. Fehlt ein solcher Vermerk, soll die Apotheke die Konzentration als Unklarheit werten und vor der Herstellung Rücksprache nehmen. Siehe auch Tabelle 1 [Obere Richtkonzentration häufig verordneter dermatologischer Arzneistoffe].

## Ascher-Syndrom L98.88

### Erstbeschreiber
Fuchs, 1896; Laffer, 1909; Ascher, 1920

### Synonym(e)
Blepharochalasis and double lip; acquired double lip

### Definition
Dysmorphie-Syndrom mit rezidivierenden Oberlid- und Lippenschwellungen, konsekutiver Blepharochalasis und Bildung einer Doppellippe sowie häufig euthyreoter Struma.

### Ätiologie
Unbekannt; möglicherweise dominantes Gen (Vater-Tochter-Beobachtung). Pathogenetisch kommt es nach rezidivierenden Ödemen zum Erschlaffen und Atrophie der Oberlidhaut, Hyperplasie des prolabierten Orbitalfettes, Doppellippe als Manifestation postödematöser Gefäß- und Bindegewebsvermehrung.

### Manifestation
In der frühen Kindheit, keine Geschlechtsbevorzugung.

**Arzneistoffe, dermatologische, Richtkonzentrationen. Tabelle 1.** Obere Richtkonzentration häufig verordneter dermatologischer Arzneistoffe

| Wirkstoff | Obere Richtkonzentration |
|---|---|
| Betamethason-17-valerat | 0,15% |
| Capsaicin (auch als Capsaicinoide in Form von Cayennepfeffer-Extrakt) | 0,05% |
| Clioquinol | 3,0% |
| Clobetasolpropionat | 0,05% |
| Dexamethason oder Dexamethasonacetat | 0,05% |
| Dithranol (Erstverordnung zum Therapiebeginn) | 0,1% |
| Dithranol (Weiterverordnung) | 3% |
| Estradiol oder Estradiobenzoat | 0,015% |
| Estriol | 0,1% |
| Fuchsin großflächig auf geschädigter Haut | 0,1% |
| Fuchsin kleinflächig zur Pinselung | 0,5% |
| Gentamicinsulfat* | 0,2% |
| Hydrochinon | 3,0% |
| Hydrocortison | 1,0% |
| Kaliumpermanganat (anwendungsfertige Lösung) | 0,001% |
| Methoxsalen (Ammoidin) | 0,15% |
| Methylrosaniliniumchlorid (= Gentianaviolett) großflächig auf geschädigter Haut | 0,1% |
| Methylrosaniliniumchlorid kleinflächig zur Pinselung | 0,5% |
| Metronidazol | 3,0% |
| Podophyllin | 15,0% |
| Salicylsäure (großflächig) | 3,0% |
| Salicylsäure (kleinflächig in Salben oder Pflaster) | 60% |
| Steinkohlenteer (Pix lithanthracis) | 10,0 |
| Steinkohlenteer-Lösung (Liquor carbonis detergens) | 20,0 |
| Testosteron/Testosteronpropionat | 2,0% |
| Tretinoin | 0,1% |
| Triamcinolonacetonid | 0,1% |
| Triclosan | 3,0% |

* Gentamicin ist ein Reserveantibiotikum für die systemische Anwendung und wird nicht für Rezepturen zur kutanen Anwendung empfohlen. Das NRF enthält deshalb keine Vorschriften für Gentamicin-haltige Externa.

### Klinisches Bild
Nach dem 5. Lebensjahr wiederholtes Auftreten schmerzloser Oberlid- und Oberlippenschwellung, an den Oberlidern folgen den rezidivierenden Schwellungen teigig weiche Oberlidsäcke, gebildet durch erschlaffte, atrophische Haut. Blutgefäße schimmern bläulich durch die Haut. Blepharochalasis durch prolabiertes Orbitalfett und Tränendrüsengewebe. Doppellippe; meist Oberlippe, selten Unterlippe betroffen. Nach der Pubertät euthyreote Struma möglich. Im Vollbild Kombination von Blepharochalasis, Doppellippe, Struma und endokrinen Störungen. Ödematose Lippenschwellung sowie Blepharochalasis sind zunächst reversibel und durch fibröse Umwandlung schließlich persistent.

### Differenzialdiagnose
Cheilitis granulomatosa; Melkersson-Rosenthal-Syndrom.

### Therapie
Symptomatische Behandlung der endokrinen Störungen durch Endokrinologen, ggf. operative Behandlung der Struma. Chirurgische Korrektur der Doppellippe und Blepharochalasis.

## Askaridiasis B77.9

### Erstbeschreiber
Tyson, 1683; Redi, 1684

### Definition
Infektion mit einem Spulwurm.

### Erreger
Ascaris lumbricoides, Spulwurm.

### Ätiologie
Aufnahme der Wurmeier durch Genuss von Gemüse und Obst. Im Dünndarm schlüpfen die Larven, durchwandern die

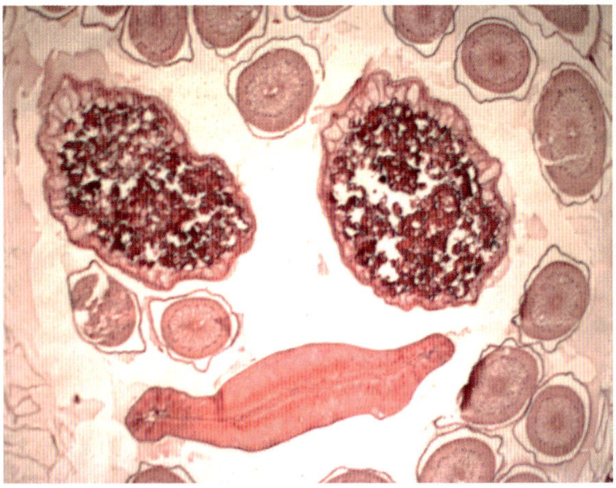

**Askaridiasis.** Ascaris lumbricoides, Taenia spp. und Fasciola hepatica im histologischen Schnitt. Im unteren Bildabschnitt ist der Trematode Fasciola hepatica im Längsschnitt zu sehen. Links erkennt man die Genital- und Mundöffnung, im Inneren treten vorwiegend die Genitalorgane des Trematoden hervor. In der Mitte sind 2 Querschnitte von Ascaris lumbricoides, einem Nematoden, erkennbar durch die dicke Cuticula, zu sehen. Am oberen und rechten Bildrand befinden sich Querschnitte von Taenia sp., einem Zestoden.

Darmwand und gelangen mit dem Blut in die Lunge. Allergische Reaktion auf den Wurm und seine Stoffwechselprodukte.

### Klinisches Bild
Klinisch zeigen sich allergische Reaktionen auf den Wurm und seine Stoffwechselprodukte in Form von Urtikaria, Asthmaanfällen, flüchtigen eosinophilen Lungeninfiltraten, hämorrhagischen Darmveränderungen, begleitend Prurigo.

### Labor
Bluteosinophile; komplementbindende Antikörper.

### Diagnose
Nachweis der Wurmeier im Stuhl; Ascariden sind im Darm mittels Röntgenkontrastuntersuchungen nachweisbar.

### Komplikation
Wurmileus durch knäuelförmige Zusammenballungen von mehreren Würmern. Gelbsucht nach Einwanderung von Würmern in die Gallengänge.

### Therapie
- Mittel der 1. Wahl: Pyrantel (z.B. Helmex): einmalige Therapie mit 10 mg/kg KG/Tag als ED (max. 1 g).

> **!** Cave: **Schwangerschaft!**

- Alternativ: Mebendazol (z.B. Vermox) 2mal/Tag 100 mg p.o. für 3 Tage.
- S.a.u. Wurminfektionen.

## Aspartylglucosaminurie E77.1

### Erstbeschreiber
Jenner u. Pollitt, 1967

### Definition
Hereditäre, durch pathologische Veränderungen der Aspartylglucosaminidase verursachte lysosomale Speicherkrankheit (Sphingolipidose).

### Vorkommen/Epidemiologie
Gehäuft in Finnland; nur sporadisch in Zentraleuropa oder Nordamerika beschrieben.

### Ätiologie
Autosomal-rezessiv vererbter Defekt der Aspartylglucosaminidase, der auf dem Genlokus 4q32-q33 kartiert ist. Pathogenetisch liegt ein Aktivitätsmangel des lysosomalen Enzyms Aspartylglucosaminidase (Exoglykosidase) vor, mit konsekutiver Ablagerung von Glykoproteinen in den Lysosomen der Zellen der Gefäßintima sowie der neuronalen Gewebe.

### Klinisches Bild
Demenz bereits in früher Kindheit. Kleinwuchs, grobe Gesichtszüge, Cutis laxa, Hernien, Neigung zu rezidivierenden Luftwegsinfekten, Arthritiden. Vakuolisierte Lymphozyten und Speicherzellen im Knochenmark. Selten Auftreten von Angiokeratomen. S.a. Angiokeratoma corporis diffusum.

## Aspergillose B44.8

### Definition
Schimmelpilzinfektion durch Aspergillus spp.

### Erreger
Aspergillusarten, z.B. Aspergillus fumigatus, Aspergillus flavus, Aspergillus niger, Aspergillus terreus.

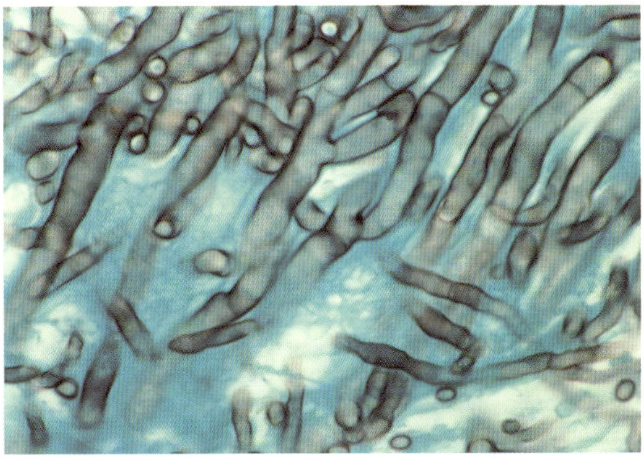

**Aspergillose.** Aspergillus fumigatus: Myzel mit septierten Hyphen; Lunge; Gridley-Färbung.

### Ätiologie
Abwehrschwäche, maligne Tumorleiden, Therapie mit Kortikoiden, Zytostatika, nach Röntgenbestrahlung.

### Klinisches Bild
Befall von Haut, Schleimhäuten und Nägeln, außerdem Lunge (zum einen als Aspergillom, zum anderen als allergische Bronchopathie auf Aspergillusantigen mit Asthma bronchiale). Weiterhin Gehörgang, Ohren- und Nasennebenhöhlenbefall möglich. Selten auch hämatogene Streuung mit Befall mehrerer innerer Organe, pyämisch-septischem Verlauf mit Metastasierung v.a. in den Herzmuskel, das Zentralnervensystem und die Nieren. Vielfach als Lungen- und ZNS-Komplikation bei AIDS auftretend.

### Diagnose
Erregernachweis mikroskopisch und im Tierversuch.

### Therapie allgemein
Chirurgische Entfernung der Aspergillome.

### Externe Therapie
Breitbandantimykotika, z.B. Ciclopiroxalamin (z.B. Batrafen Creme), Clotrimazol **R056** oder Tolnaftat (z.B. Tinatox Creme, Tonoftal Creme).

### Interne Therapie
- Frühzeitig Amphotericin B (z.B. Ampho-Moronal 100 mg) 4mal/Tag 1 Tbl. für 2-4 Wochen oder liposomales Amphotericin B (z.B. AmBisome) initial 1 mg/kg KG i.v., bei Bedarf schrittweise Steigerung auf 3 mg/kg KG i.v. Eventuell Kombination mit Flucytosin (z.B. Ancotil) 150-200 mg/kg KG/Tag i.v. für 3-4 Wochen in 4 Einzeldosen über jeweils 20-40 Minuten.
- Alternativ: Itraconazol (z.B. Sempera) 2mal/Tag 2 Kps. p.o. für 2-5 Monate. Bei Versagen aller o.g. Therapien Versuch mit Caspofungin (z.B. Cancidas) initial 70 mg/Tag i.v. bis einschließlich 7 Tage nach Abklingen der Sympto-

matik oder Voriconazol bis einschließlich 7 Tage nach Remission.

## Aspergillose, disseminierte B44.9

### Definition
Hauptsächlich bei immunsupprimierten und neutropenischen Patienten auftretende Pilzerkrankung mit schlechter Prognose.

### Erreger
Pilze der Gattung Aspergillus (Aspergillus fumigatus, Aspergillus flavus).

### Manifestation
Haut ist nur in 11% der Fälle betroffen (Manifestationsort von sekundär disseminierter Aspergillose).

### Klinisches Bild
- Unterschiedliche klinische Bilder sind möglich: Solitäre nekrotisierende dermale Plaques, subkutane Granulome oder Abszesse, persistierende makulöse oder papulöse Läsionen, flüchtige Erytheme oder generalisiertes Exanthem, progressiv konfluierende Granulome (nur bei immuninkompetenten Patienten).
- Bei leukämischen Kindern ist auch primärer Hautbefall mit solitären, nekrotisierenden, von schwarzem Schorf bedeckten Hautulzerationen beschrieben, insbes. an der Inokulationsstelle, z.B. Eintrittsstellen von Venenverweilkathetern.

### Histologie
Hautbiopsie: Pannikulitis mit vereinzelten Fettzellnekrosen, geringe lymphozytäre Entzündungsreaktion. In kleinen Gefäßen fanden sich durch sekundäre Fibrinablagerungen thrombosierte Pilzmyzelien, die z.T. die Arterienwand penetrierten. Anfärbbarkeit der Polzmyzelien mit PAS und Grocott.

### Diagnose
Auch bei unspezifischem Röntgenthorax unter Immunsuppression Aspergillusausschlussdiagnostik durchführen. Kultur aus Biopsat, evtl. Gefrierschnellschnitt. Nachweis von Aspergillus-Präzipitinen im Serum oder die Sputumkultur können negativ sein.

### Therapie
- Frühzeitig Amphotericin B (z.B. Ampho-Moronal 100 mg) 4mal/Tag 1 Tbl. für 2-4 Wochen oder liposomales Amphotericin B (z.B. AmBisome) initial 1 mg/Tag/kg KG i.v., bei Bedarf schrittweise Steigerung auf 3 mg/kg KG/Tag i.v. Eventuell Kombination mit Flucytosin (z.B. Ancotil) 150-200 mg/kg KG/Tag i.v. für 3-4 Wochen in 4 Einzeldosen über je 20-40 Minuten.
- Alternativ: Itraconazol (z.B. Sempera) 2mal/Tag 2 Kps. p.o. für 2-5 Monate. Bei Versagen aller o.g. Therapien Versuch mit Caspofungin (z.B. Cancidas) initial 70 mg/Tag i.v. bis einschließlich 7 Tage nach Abklingen der Symptomatik oder Voriconazol bis einschließlich 7 Tage nach Remission.
- Posaconazol: Therapieresistenz oder Patienten mit Unverträglichkeiten gegen andere systemische Antimykotika: 2mal/Tag 400 mg (10 ml) p.o. (Tagesdosis 800 mg) oder 4 mal/Tag 200 mg (5 ml) p.o. Die Therapiedauer richtet sich nach der Schwere der Erkrankung, ggf. der Erholung von einer Immunsuppression und dem klinischen Ansprechen.

### Prognose
Schlecht. Häufig septikämischer, meist tödlicher Verlauf mit Befall von Herz, Leber, Nieren und ZNS.

## Aspergillus flavus

### Erstbeschreiber
Link, 1809

### Allgemeine Information
Saprophytärer Schimmelpilz (Fadenpilz) mit der Fähigkeit Aflatoxin B zu bilden. Gelegentlich durch kontaminierte Nahrungsmittel, seltener durch kontaminierte Verbandsmittel (z.B. Pflaster, Tape, Gaze) oder intravasale Katheter oder Verweilkanülen übertragen.

### Vorkommen/Epidemiologie
Weltweit, ubiquitär verbreitet. Am häufigsten in Erdnüssen, Gewürzen, Ölpflanzen, Getreide sowie in Erdboden und Wasser vorkommend. Als opportunistischer Keim in Krankenhäusern meist in nicht ausreichend gefilterten Belüftungssystemen, auf Zimmerpflanzen, Fußbodenbelägen und Nahrung auftretend.

### Klinisches Bild
A. flavus führt gelegentlich bei Patienten mit HIV-Infektion, immunsuppressiver Therapie, Diabetikern, Organtransplantierten oder bei Vorliegen anderer schwer wiegender Grunderkrankungen zum Bild der Aspergillose oder der disseminierten Aspergillose. Als besonders gefährdet gelten Patienten mit schwerer neutrophiler Granulozytopenie. Als Inhalations-Allergen bei Allergikern z.B. für die Auslösung von Symptomen der Rhinoconjunctivitis allergica verantwortlich.

### Mikroskopie
- Septierte, hyaline Hyphen, ausgeprägtes Luftmyzel.
- Konidiophoren: Zahlreich, grob, dickwandig, unseptiert, farblos; Länge: 400-1000 μm, Breite: 5-15 μm.
- Radiär angeordnete, uniseriate, direkt mit dem Konidienkopf verbundene oder biseriate über Metulae mit dem Konidienkopf verbundene Phialiden.
- Konidien: Rund, farblos bis gelblich-grün, unregelmäßige Oberfläche mit Grübchen, Stacheln oder Pigmentierung, Größe: 2-5 μm Ø, deutliche Ausprägung von Konidienköpfen („Pusteblume").

## Aspergillus fumigatus

### Erstbeschreiber
Fresenius, 1850

### Allgemeine Information
Saprophytärer Schimmelpilz (Fadenpilz).

### Vorkommen/Epidemiologie
Weltweit, ubiquitär verbreitet. Häufigster Kontaminant in Pilzkulturen. Vorwiegend in Kompost, erhitztem Getreide, Blumenerde, nach Wasserschäden vorkommend. Als opportunistischer Keim in Krankenhäusern meist in nicht ausreichend gefiltertem Belüftungssystemen, auf Zimmerpflanzen, Fußbodenbelägen und Nahrung auftretend. Der Anteil an al-

len opportunistischen fungalen Infektionen beträgt ca. 0,5-1%.

### Klinisches Bild

- Meist Befall von Nasennebenhöhlen oder Gehörgang oder der Atemwege. A. fumigatus führt gehäuft bei Patienten mit HIV-Infektion, immunsuppressiver Therapie, Diabetikern, Organtransplantierten, Knochenmarktransplantierten oder bei Vorliegen anderer schwer wiegender Grunderkrankungen zum Bild der Aspergillose oder der disseminierten Aspergillose.
- Als Inhalations-Allergen bei Allergikern z.B. für die Auslösung von Symptomen der Rhinoconjunctivitis allergica verantwortlich.

### Mikroskopie

- Dickwandige, septierte, hyaline Hyphen; ausgeprägtes Luftmyzel.
- Konidiophoren: Zahlreich, grob, dickwandig, unseptiert; farblos bis grau-grün; Länge: 300-500 μm, Breite: 2-10 μm.
- Birnenförmige Vesiculae (Größe: 20-40 μm Ø).
- Phialiden: Radiär angeordnet, einreihig; Länge: 4-8 μm, Breite: 2-4 μm.
- Konidien: Säulenähnliche oder bündelförmige Anordnung; rund, farblos bis grau-grün; Größe: 2-4 μm Ø.

## Asthma bronchiale J45.0

### Definition

Akute, anfallsartige, entzündlich bedingte Verengung der Bronchien im Rahmen der Atopie. Unterschieden wird ein intrinsisches von einem extrinsischen Asthma.

### Vorkommen/Epidemiologie

Über 80% aller Asthmatiker leiden auch unter einer Rhinitis allergica.

### Klinisches Bild

Anfallsartige, überwiegend exspiratorische Atemnot mit Giemen, Kurzatmigkeit und Husten. Als Komplikation kommt es zur Überblähung der Lunge mit vergrößertem Thorax-Tiefendurchmesser, Emphysem.

### Therapie

- Durch den Lungenfacharzt.
- Leukotrienantagonisten, Glukokortikoide (z.B. Kombinationsspray mit Inhalative β-Sympathomimetika und inhalativen Glukokortikoiden.
- Bisherige Studien zur Anti-Interleukin-5-Therapie beim Asthma bronchiale mit monoklonanen Antikörpern verliefen unbefriedigend.

### Hinweis(e)

Bei gering ausgeprägtem Asthma bronchiale (Grad 1-2) ist die SIT als Therapie zu empfehlen.

## Ataxia teleangiectatica G11.3

### Erstbeschreiber

Syllaba u. Henner, 1926; Louis-Bar, 1941

### Synonym(e)

Louis-Bar-Syndrom; cerebello-okulokutane Teleangiektasie; Teleangiektasie-Ataxie-Syndrom

### Definition

Autosomal-rezessiv vererbtes, strahlensensitives Chromosomenbruchsyndrom mit zerebellärer Ataxie, okulärer Teleangiektasie, erhöhtem Alpha-Fetoprotein, T-zellulärem Immundefekt und Neoplasie-Risiko (s.u. Immundefekte, T-zelluläre, primäre).

### Ätiologie

Genetisch heterogenes, autosomal-rezessiv vererbtes Krankheitsbild (bisher 5 Komplementationsgruppen bekannt). Kartierung von AT-A und AT-C auf Chromosom 11q23 im Bereich wichtiger Gene für T-Zellfunktionen (CD3, THY1, NCAM) mit konsekutiver Störung der Phosphatidylinositol-3-Kinase. Pathogenetisch unklar; der Gendefekt bedingt erhöhte Strahlensensitivität, **Cave: Iatrogene Tumorinduktion bei extensiver Röntgen-Diagnostik**. Rekombinationsdefekt während der T-Zell-Reifung?

### Manifestation

Frühes Kindesalter, überwiegend 4.-8. LJ.

### Lokalisation

Kopf: Konjunktiven, Nase, Wangen, Ohrmuscheln und Nacken; ferner Ellenbogen, Kniekehlen, Hand- und Fußrücken.

### Klinisches Bild

- Integument: Canities (vorzeitiges Ergrauen); Hirsutismus, Keratosis follicularis; seborrhoisches Ekzem. Teleangiektasien, ephelidenartige Hyperpigmentierungen, varioliforme Atrophien im Gesicht.
- Neurologisch: Progressive cerebelläre Ataxie, Rumpf und Extremitäten betroffen; okulomotorische Apraxie, typisch abfallende Schultern, Kopfneigung zu einer Seite, allgemeine Muskelschwäche, dysarthritische Sprache, Strabismus, Nystagmus, periphere Neuropathie, fehlende Sehnenreflexe. Im CT: Hirnatrophie; geistige Behinderung in ca. einem Drittel, meist nicht vor dem 10. Lebensjahr deutlich ausgeprägt.
- Immunologisch: Verminderte zelluläre Immunabwehr führt zu verminderter Infektresistenz mit rezidivierenden bakteriellen Infekten insbes. von Kieferhöhlen und Lungen. Hypoplasie oder Agenesie des Thymus, Hypoplasie des lymphatischen Gewebes.

### Labor

Verminderung der Serumimmunglobuline. Lymphopenie, vermindertes IgA und IgE; bei Frauen Ovar-, bei Männern Hodeninsuffizienz oder -aplasie. Genetische Laborbefunde: Erhöhte Chromosomenbrüchigkeit; charakteristische klonale Translokationen zwischen den T-Zell-Rezeptorloci auf Chromosomen 7 und 14. Stark verminderte Stimulierbarkeit der T-Lymphozyten. Nach In-vitro-Röntgenbestrahlung (1,5 Gy) peripherer mononukleärer Blutzellen charakteristischer Zellzyklusblock in der G2-Phase als Ausdruck der erhöhten Strahlensensitivität; erhöhtes Alpha-Fetoprotein.

### Diagnose

Röntgen des Thorax: Thymushypo- bzw. -aplasie; Pneumenzephalographie: Zerebellare Atrophie.

### Differenzialdiagnose

Hartnup-Syndrom, Hirntumor.

### Therapie
Symptomatisch, Infektionsprophylaxe mit Breitbandantibiotikum, genetische Beratung.

### Prognose
Lebenserwartung durch Infektneigung oder Malignomentwicklung verkürzt. Vorzeitiger Tod, meistens zwischen 20. und 30. Lebensjahr; maximales Überleben ca. 50 Jahre. Körperwachstum und Intelligenz vermindert.

## Atazanavir

### Definition
Virustatikum. Inhibitor der HIV-Protease.

### Indikation
Antiretrovirale Kombinationstherapie zur Behandlung der HIV-1-Infektion bei therapieerfahrenen, insbes. Proteasehemmer-vorbehandelten Patienten.

**Merke: Berücksichtigung des viralen Resistenzmusters und der Vorbehandlung des Patienten insbes. mit anderen Proteasehemmern!**

### Schwangerschaft/Stillzeit
Kontraindiziert in der Schwangerschaft und Stillzeit (ungenügende Datenlage).

### Dosierung und Art der Anwendung
Erwachsene > 18 J.: 1mal/Tag 400 mg p.o. In Kombination mit Ritonavir: 1mal/Tag 300 mg p.o.

### Unerwünschte Wirkungen
Diarrhoe, Kopfschmerzen, reversible Hyperbilirubinämie (Ikterus)

### Kontraindikation
Überempfindlichkeit gegen die Substanz, Komedikation mit Benzodiazepinen (Midazolam, Triazolam), Ergotaminderivaten, Cisaprid, Neuroleptika.

### Präparate
Reyataz

## Atherom L72.10

### Erstbeschreiber
Ostermayer, 1897

### Synonym(e)
Grützbeutel; Balggeschwür; Balggeschwulst

### Definition
Klinischer Oberbegriff für Epidermalzysten- und Tricholemmalzysten.

### Externe Therapie
Zusätzlich oder bei leichten Entzündungen Anwendung teerhaltiger Präparate: Natriumbituminosulfonat (z.B. Ichtholan 10%, 20% - 50% Salbe).

### Interne Therapie
Im entzündlichen Stadium und perioperativ Antibiose mit Doxycyclin (z.B. Doxy Wolff) 100 mg/Tag p.o. oder Gyrasehemmer, z.B. Ciprofloxacin (z.B. Ciprobay) 2mal/Tag 250 mg p.o.

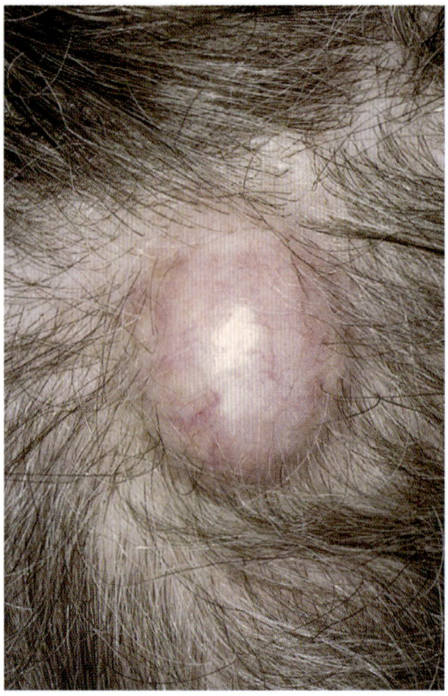

Atherom. Solitärer, chronisch stationärer, scharf begrenzter, ca. 3,0 x 1,5 cm messender, prall-elastischer, weitgehend haarloser Tumor im Bereich des Kapillitiums. Kein nachweisbarer zentraler Porus.

### Operative Therapie
Exzision. Bei floriden Entzündungen ggf. Spaltung, offene Wundbehandlung und sekundäre Atheromexstirpation.

**Merke: Die Exzision muss die Entfernung der Atheromhülle beinhalten.**

## Atopie T78.4

### Definition
Familiär gehäufte Disposition zur Überempfindlichkeit von Haut und Schleimhaut. Es besteht eine erhöhte Neigung zur Typ I-Sensibilisierbarkeit gegenüber Allergenen. Die Atopie kann sich als Rhinitis und Konjunktivitis allergica, als allergisches Asthma bronchiale und/oder als atopische Dermatitis manifestieren. Die Prävalenz der Atopie beträgt ca. 25-30% der Gesamtbevölkerung. Die Tendenz gilt als steigend.

### Klinisches Bild
Atopie Stigmata sind:
- Gedoppelte Lidfalte (Dennie-Morgan-Falte)
- Ausgedünnte laterale Augenbrauen (Hertoghesches Zeichen)
- Pelzkappenartiger Haarbesatz
- Halonierte Augen
- Cheilosis mit schuppig erosiven Veränderungen der Lippen bis hin zur Bildung von Rhagaden
- Grau-weißliches Hautkolorit
- Weißer Dermographismus
- Sebostase mit pityriasiformer Schuppung
- Ohrläppchenrhagaden
- Hyperlineares Handflächenrelief, bei zarten Handflächen
- Hyperkeratotische Fingerkuppen mit Neigung zur Rhagadenbildung
- Hyperhidrose der Hände und Füße sowie Dyshidrose
- Positive Pricktestung bei inhalativen und nutritiven Allergenen; IgE erhöht.

### Hinweis(e)
Es wird diskutiert, ob eine Assoziation zwischen Atopie und Urtikaria vorliegt. In einer Studie wurde berichtet, dass 23% aller Patienten mit chronisch rezidivierender Urtikaria Atopiker waren (entspricht der Allgemeinbevölkerung).

## Atopie-Patch-Test

### Synonym(e)
Aeroallergenpatchtest; atopic patch test

### Definition
Hauttestverfahren (Epikutantest) als diagnostische Methode zur Charakterisierung von Patienten mit Aeroallergen-getriggertem atopischem Ekzem. Der Epikutan-Test erfolgt mit den in Frage kommenden Allergenen, die IgE-vermittelte Reaktionen (Typ I-Allergene) auslösen können. Besonders häufig treten positive ATP-Reaktionen bei Personen mit einem frei getragenen Ekzemmmuster auf.

### Allgemeine Information
Epikutan-Test mit Allergenen, die IgE-vermittelte Reaktionen (Typ I-Allergene) auslösen können. Die Applikation erfolgt meist mit Allergenlyophilisaten in Vaseline mittels großer Finnchambers (> 12 mm Ø) auf klinisch unbetroffener, nicht abradierter Haut am Rücken. Änderung des transepidermalen Wasserverlustes bzw. der epidermalen Barrierefunktion am Ort einer positiven Patchtestreaktion. Somit ist eine mögliche Eintrittspforte für weitere Allergene gegeben, die zur Verstärkung der Ekzemreaktion führen können. Im Vergleich dazu tritt bei Epikutantestung mit Kontaktallergenen keine Beeinflussung der epidermalen Barriere in positiven Patchtestarealen auf. Die Reproduzierbarkeit ausgelöster Atopie-Patch-Reaktionen liegt innerhalb eines Zeitraums von 16 Monaten bei etwa 90-95%. Ablesung einer ekzematösen Hautreaktion 48-72 Std. nach Applikation des Allergens.

### Klinisches Bild
Ausbildung einer Ekzemreaktion.

### Hinweis(e)
Die Reproduzierbarkeit der Atopie-Patch-Test-Methode ist hoch, wenn der Test am Rücken durchgeführt wird (signifikante Assoziation von ATP und spezifischem IgE). Die Atopie-Patchtestung mit Nahrungsmittelallergenen wird vielfach noch als experimentelle Methode angesehen. Allergene in Vaselinevehikeln rufen in gleicher Konzentration doppelt so viele eindeutig positive Reaktionen hervor wie Allergene in einem hydrophilen Vehikel!

## Atopische Diathese L20.9

### Definition
Genetisch bedingte Disposition zur Ausbildung einer Atopie.

## Atovaquon

### Definition
Antiprotozoenmittel.

### Indikation
Pneumocystis carinii-Pneumonie oder Toxoplasmose bei AIDS-Patienten (Ersatzpräparat insbes. bei Glukose-6-Phosphat-Dehydrogenase-Mangel).

### Dosierung und Art der Anwendung
3mal 750 mg/Tag p.o. während der Mahlzeiten.

### Unerwünschte Wirkungen
Übelkeit, Diarrhoe, allergische Reaktionen, Kopfschmerzen, Erbrechen, Schlaflosigkeit, Transaminasen- und Amylasenanstieg, Anämie.

### Kontraindikation
Schwangerschaft, Stillzeit.

### Präparate
Wellvone

## Atrichia congenita circumscripta Q84.0

### Synonym(e)
Alopecia congenita circumscripta; Alopecia congenita triangularis; Alopecia triangularis congenitalis; Atrichie maculeuse; Alopecia congenita

### Definition
Angeborene, haarlose Stelle(n) (Atrichie).

### Manifestation
Manifestation sofort ab Geburt.

### Lokalisation
V.a. frontoparietal und temporal.

### Klinisches Bild
Totales, scharf umschriebenes Fehlen von Haaren in einem oder mehreren Bezirken des behaarten Kopfes, kein Haarausfall. Angeborenes Fehlen der Behaarung an anderen Körperstellen (Axillen) wird beschrieben (Alopecia congenita axillaris).

### Differenzialdiagnose
Hypotrichosis congenita circumscripta

### Therapie
Kausal nicht möglich. Ggf. Eigen-Haartransplantation (Micrografts) oder Verschreibung von Perücken. Bei kleineren haarlosen Arealen ggf. schmalspindelige Exzision in externer Anästhesie.

## Atrichia congenita diffusa Q84.0

### Synonym(e)
Alopecia congenita totalis; Atrichia with papular lesions

### Definition
Extrem seltener, autosomal-dominant vererbter, diffuser Haarmangel (Atrichie), oft mit Fehlen der Nägel.

### Ätiologie
Mutationen (Basenaustausch) des hairless (HR)-Gens auf dem Genlokus 8p21.

### Lokalisation
Kopfhaut, Augenbrauen, Wimpern, Nägel

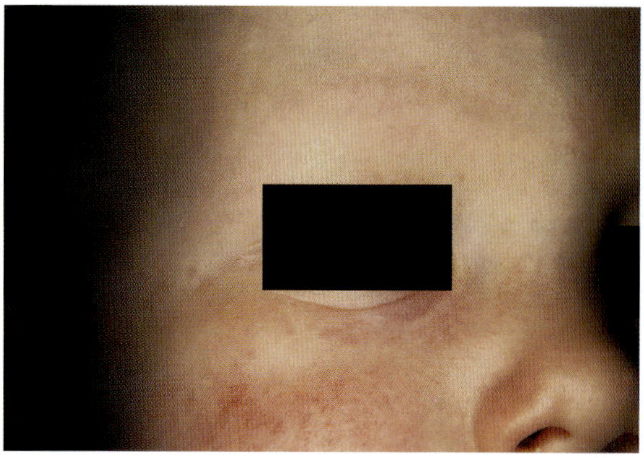

**Atrichia congenita diffusa.** Seit der Geburt fehlende Augenbrauen, Wimpern und Kopfhaare bei einem 18 Monate alten Jungen. Diskrete papulöse Hautveränderungen der Periorbitalregion.

### Klinisches Bild
Das Haar fehlt bei Geburt oder fällt kurz danach aus, wobei die Follikelöffnungen nachweisbar sind. Wimpern, Augenbrauen und Nägel können ebenfalls fehlen. Auffällig sind papulöse Läsionen, die neben der Atrichie für das Krankheitsbild typisch sind: Diese sind periorbital sowie in der Knieregion lokalisiert.

### Histologie
Die infundibulären Anteile der Haarfollikel und die Talgdrüsen sind normal angelegt, Haarschäfte fehlen jedoch. Anstelle der unteren und mittleren Drittel der Haarfollikel sind kleine mit Hornmassen gefüllte, dyskeratotische Follikelzysten sichtbar.

### Differenzialdiagnose
Atrichia congenita diffusa mit Vitamin D-abhängiger Rachitis

### Therapie
Kausale Therapie nicht möglich. Lichtschutz.

### Hinweis(e)
Ein klinisch-morphologisch nicht unterscheidbares Krankheitsbild ist die Atrichia congenita diffusa mit Vitamin D-abhängiger Rachitis, s.u. Atrichia congenita diffusa mit Vitamin D-abhängiger Rachitis.

## Atrichia congenita diffusa mit Vitamin D-abhängiger Rachitis Q84.0; L65.9

### Synonym(e)
Atrichia with papular lesions and vitamin D-dependent rickets type IIA

### Definition
Extrem seltener, diffuser Haarmangel (Atrichie), oft mit Fehlen der Nägel.

### Ätiologie
Mutationen des CYP27B1 Gens (Genlokus: 12q14). S. hierzu Atrichia congenita diffusa; hierbei liegt bei identischem dermatologischem Krankheitsbild der Gendefekt (hairless gen) auf dem Chromosom 8p21.

### Klinisches Bild
Das Haar fehlt bei Geburt oder fällt kurz danach aus, wobei die Follikelöffnungen nachweisbar sind. Wimpern, Augenbrauen und Nägel können ebenfalls fehlen. Auffällig sind 0,3-0,8 cm große, hautfarbene Papeln. Von großer klinischer Bedeutung für diese Form der diffusen, kongenitalen Atrichie sind die Zeichen der Rachitis durch eine Defizienz der 25-Hydroxy-Vitamin D3 1-alpha-Hydroxylase. Die Symptome beginnen in der Kindheit, i.A. 2 Jahre nach der Geburt, mit Wachstumsretardierung, Muskelschwäche.

### Labor
Serumcalcium erniedrigt, Parathormon erhöht, 1,25-Dihydroycholecalciferol ist praktisch im Serum nicht nachweisbar.

### Therapie
Ansprechen auf Substitutiontherapie mit Calcitriol (z.B. Rocaltrol) erfolgt prompt.

## Atrichia congenita papulosa Q84.0; L65.9

### Definition
Genetisch determinierte Form der Haarlosigkeit mit typischer Knötchenbildung an den Haarfollikeln.

### Ätiologie
Genetisch fixierte ektodermale Fehlbildung, an Mutationen des Genlokus 8p12 gebunden.

### Klinisches Bild
Bei Geburt reguläre Lanugobehaarung, keine Umwandlung in Terminalhaare mit Fehlen jeglicher Körperbehaarung. Im Alter von 2 Jahren bilden sich kleine follikuläre Knötchen aus.

### Histologie
Horngefüllte Zysten.

## Atrichie Q84.0

### Definition
Angeborene, umschriebene oder generalisierte Haarlosigkeit aufgrund mangelnder Anlage funktionsfähiger Haarfollikel wie Atrichia congenita circumscripta oder Atrichia congenita diffusa.

### Therapie
Siehe unter den o.g. Krankheitsbildern.

## Atrophie

### Definition
Unter Atrophie der Haut (z.B. bei einer atrophischen Narbe) versteht man einen Substanzverlust der Haut, verbunden mit charakteristischen Strukturveränderungen der kollagenen Fasertextur (Verminderung der Kollagenfaserbündel) und einer Schrumpfung des Gewebes. Bei der Atrophie der Haut ist diese umschrieben oder diffus in ihrer Konsistenz vermindert, bei gleichzeitigem Verlust ihrer Elastizität. Die Atrophie der Haut kann einzelne Schichten betreffen:

A

- Eine Atrophie der Epidermis zeigt sich als Verdünnung und zigarettenpapierartige Fältelung
- die Atrophie der Dermis zeigt sich als flache Einsenkung der Oberfläche oder Verdünnung abgehobener Hautfalten
- die Atrophie des Fettgewebes zeigt sich als muldenförmige oder großflächige Eindellung der Hautoberfläche.

Betrifft die Atrophie gleichförmig alle drei Schichten der Haut (Epidermis, Dermis, Subkutis) so wird klinisch in erster Linie die Veränderung der Haut auffällig. Die atrophische Haut ist glatter, zigarettenpapierartig fältelbar. Das feinere Oberflächenrelief fehlt. Die Haut ist transparenter, lässt die eingeschlossenen oder darunterliegenden Bestandteile (z.B. größere Gefäße) durchschimmern. Bei den Striae cutis distensae betrifft die Atrophie der Haut streifenförmig die Epidermis und die Dermis, und hier besonders die elastischen Fasern. Auch das subkutane Fettgewebe kann isoliert verschwinden, z.B. beim Einschmelzen einer Pannikulitis oder nach Injektionen von Glukokortikoiden. Eine Atrophie der gesamten Haut (und des darunterliegenden Fett- und Muskelgewebes) wird bei verschiedenen Panatrophien z.B. bei der Aplasia cutis angetroffen.

### Einteilung

Klinische Einteilung der Atrophien von Haut und/oder Subkutis:

- Generalisiert:
  - Senile Atrophie
  - Cutis laxa
  - Ehlers-Danlos-Syndrom.
- Lokalisiert:
  - Großflächig, homogen:
    - Traumatische Narben
    - Acrodermatitis chronica atrophicans
    - Atrophodermia idiopathica et progressiva Pasini Pierini
    - Druck (mechanisch bedingte Atrophie z.B. bei Dekubitus)
    - Medikamente wie Glukokortikosteroide und Penicillamin (Atrophie von Haut und Fettgewebe)
    - Aktinische Atrophie der Haut
    - Lähmungen einer Extremität mit diffuser Hautatrophie
    - Diabetes mellitus (Fußsohlen).
  - Kleinflächig:
    - Traumatische Narben
    - Acne excoriée des jeunes filles
    - Zustand nach vernarbenden Hauterkrankungen (Furunkel, Ulzera verschiedener Ätiologie, Lupus erythematodes chronicus discoides, atrophisierender Lichen planus, vernarbende Epidermolysen, Necrobiosis lipoidica, Acne vulgaris u.a.)
    - Aplasia cutis congenita
    - Atrophie blanche (im Rahmen einer CVI)
    - Nach Glukokortikoidinjektionen (Steroidhaut; Steroidinjektionen)
    - Vernarbende Alopezie
    - Idiopathische degenerative Prozesse (Inaktivität; M. Sudeck)
    - Lipoatrophia semicircularis (keine Atrophie der Haut).
- Disseminiert:
  - Striae cutis distensae (wachstumsbedingt; Schwangerschaft; Marfan-Syndrom)
  - Anetodermie
  - Lichen sclerosus et atrophicus
  - Atrophodermia vermiculata
  - Atrophien (Narben) nach ulzerierten Dermatosen
  - Pannikulitisartiges kutanes T-Zell-Lymphom.

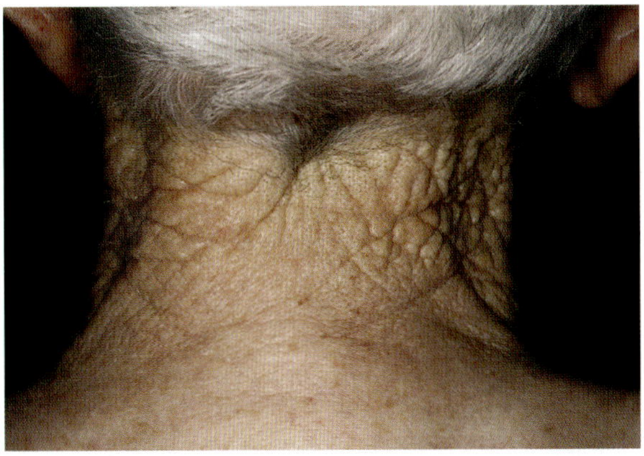

**Atrophie.** Schlaffe Atrophie (Cutis rhomboidalis nuchae) bei einem 82 Jahre alten Landwirt. Solare Atrophie der Nackenhaut und der seitlichen Halspartien. Pflastersteinartiges Oberflächenrelief mit sich durchkreuzenden Längs- und Schrägfurchen, bedingt durch die schwere Elastosis actinica (typisch ist der gelb-weißliche Farbton der Hautveränderung). Die atrophische Furchenbildung endet schlagartig im Bereich des Haaransatzes (UV-protektive Wirkung).

## Atrophie blanche L95.01

### Erstbeschreiber

Milian, 1929

### Synonym(e)

Atrophia alba; Capillaritis alba; weiße Atrophie

### Definition

Meist hoch schmerzhafte, chronische Vaskulopathie kleiner Hautgefäße bei (häufiger lokalisierter) chronischer venöser Insuffizienz.

### Ätiologie

Lokalisierte chronisch venöse Insuffizienz mit konsekutiver chronischer Vaskulopathie mit Gefäßverschlüssen.

### Lokalisation

Vor allem perimalleolärer Bereich.

### Klinisches Bild

Dreiphasischer Verlauf:

- Entzündliche Phase: Umschriebene, livid-rote Herde.
- Atrophische Phase (weiße Atrophie): Kleine, rundliche, leicht eingesunkene, narbige Bezirke mit umgebender brauner Pigmentierung. Randständig meist Kapillarektasien nachweisbar.
- Ulzeröse Phase (Atrophie blanche-Ulkus): Mögliche Ausbildung meist kleiner, seltener auch die gesamte Atrophiezone erfassende oberflächliche (Erosionen) oder Ulzera. Die klinische Besonderheit dieser Ulzera ist ein zu der Größe des Ulkus nicht kompatibler stechender Dauerschmerz.

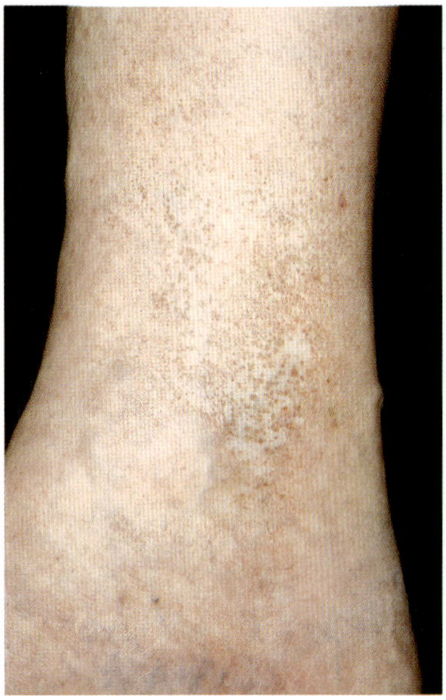

Atrophie blanche. Rundliche weiße narbige Bezirke in einer schmutzigbraunen Hyperpigmentierung im Bereich des Malleolus medialis.

### Histologie
Arteriolitis, Kapillaritis, Fibrinniederschläge, Mikrothromben, Sklerose, Atrophie der Epidermis.

### Differenzialdiagnose
Purpura pigmentosa progressiva; sekundär depigmentierte Narben; Necrobiosis lipoidica

### Therapie allgemein
Behandlung des Grundleidens, s. chronische venöse Insuffizienz. Besonders wichtig: Beseitigung der Schmerzsymptomatik, z.B. durch Einsatz nichtsteroidaler Antiphlogistika. Kombination aus Wundbehandlung, pflegender Lokaltherapie, z.B. weiche Zinkpaste **R191**, Kompression und Immunsuppression.

### Externe Therapie
In der entzündlichen Phase kurzfristig Glukokortikoide, z.B. Betamethason-Salbe (z.B. Betagalen, Betnesol) oder 0,1% Mometason (z.B. Ecural Fettcreme), 0,25% Prednicarbat (z.B. Dermatop Salbe).

### Interne Therapie
- Acetylsalicylsäure (z.B. ASS) 2-3 g/Tag. Bei rezidivierenden Fällen oder ausgeprägter Therapieresistenz Glukokortikoide in mittleren Dosierungen, z.B. Prednisolon 40-60 mg/Tag p.o. unter schrittweiser Dosisreduktion (Magenschutz!).
- In seltenen absolut therapieresistenten Fällen ist der intravenöse Einsatz von Immunglobulinen (IVIG) geboten, z.B. mit 0,2-1 g/kg KG (Intratect).

## Atrophie blanche-Ulkus I83.0

### Synonym(e)
Ulkus in Atrophie blanche

### Definition
Stark schmerzhaftes Ulcus cruris auf dem Boden einer Atrophie blanche.

### Ätiologie
Oftmals durch chronische venöse Insuffizienz Stadium II/III verursacht. Durch bisher noch nicht weiter verstandene pathophysiologische Vorgänge kommt es zu einer chronischen Vaskulopathie mit konsekutiven Gefäßverschlüssen. Die klinische Besonderheit dieses Prozesses ist eine außerordentlich intensive Schmerzhaftigkeit.

### Klinisches Bild
S.u. Atrophie blanche.

### Therapie allgemein
Behandlung der Ursache, Kompressionstherapie, ggf. Sklerosierung bei zugrunde liegender Varikose sind die wichtigsten Voraussetzungen für die Abheilung des Ulkus.

### Externe Therapie
Stadiengerechte Ulkustherapie entsprechend Ulcus cruris venosum. Bei nicht pyodermisierten entzündlichen Randpartien können periulzerös kurzfristig Glukokortikoide, möglichst auf der Basis von indifferenten Grundlagen (z.B. 0,1% Betamethason-Salbe), angewandt werden.

Merke: **Der Einsatz von Glukokortikoiden muss zeitlich limitiert bleiben!**

### Interne Therapie
Analgesie und Antiphlogistik mit Acetylsalicylsäure hoch dosiert (z.B. ASS) 3mal 500-1000 mg/Tag p.o.

Cave: **Magenschutz! s.u. Atrophie blanche.**

### Operative Therapie

Cave: **In Einzelfällen kommt die Exzision kleiner Herde in Betracht. Schlechte Wundheilung!**

## Atrophie des Lippensaumgebietes L57.8

### Definition
Chronisch entzündliche Veränderungen durch Lichteinwirkung. Oft in Kombination mit dem Bild der Landmannshaut.

### Therapie
Regelmäßige Befundkontrollen, z.A. beginnender Malignität ggf. Biopsie (s. M. Bowen, spinozelluläres Karzinom). Konsequenter UV-Lichtschutz z.B. mit Lichtschutzmitteln als Lippenstift (z.B. Neutrogena Lippenpflege).

## Atrophie, primäre L90.8

### Definition
Atrophie ohne Begleiterkrankung. Muster der primären Atrophie: Altershaut (senile Atrophie).

### Therapie
Kausaltherapie nicht bekannt. Besserung der Fältchenausprägung z.B. mit Chemical Peeling. S.a.u. Atrophie, senile.

## Atrophie, schlaffe L90.8

**Definition**
Verdünnung und degenerativer Umbau des gesamten Hautorgans (z.B. senile Atrophie, Steroidhaut u.a.).

**Klinisches Bild**
Feine Knitterung der Haut, langsames Verstreichen einer abgehobenen Hautfalte infolge Elastizitätsverlustes.

## Atrophie, sekundäre L90.9

**Definition**
Folgezustand meist entzündlicher dermaler Prozesse, z.B. Pseudopéladezustand, Maculae atrophicae, Favus, Acrodermatitis chronica atrophicans.

**Therapie**
Behandlung der Grunderkrankung, s. jeweils dort.

## Atrophie, senile L90.8

**Synonym(e)**
Altershaut; senile Hautatrophie

**Definition**
Atrophie der Haut beim älteren Menschen durch endogene und externe Einflüsse.

**Lokalisation**
Besonders an belichteten Stellen.

**Klinisches Bild**
- Gelbliche oder grau-gelbliche, aber auch durch chronische aktinische Einflüsse scheckig hyperpigmentierte, schlaffe, meist trockene, welke, pergamentartige Haut, häufig durchsetzt mit Teleangiektasien (v.a. im Gesicht und am Thorax) sowie mit deutlichem Hervortreten der unter der Haut liegenden, größeren venösen und arteriellen Gefäße (wie bei einem anatomischen Präparat), mit vermehrten Falten- und Runzelbildungen. Unterteilung der Haut in grobe rhombische Felder. Oft leukomelanodermische Pigmentverschiebungen, verminderte Talg- und Schweißdrüsentätigkeit mit deutlicher Exsikkose der Haut.
- Folgende distinkte Krankheitsbilder werden durch senile Involution beobachtet:
  - Exsikkationsekzem
  - Cutis rhomboidalis nuchae
  - Purpura senilis
  - Lentigo solaris
  - Elastoidosis cutanea nodularis et cystica
  - Cutis-laxa-Syndrom
  - Blepharochalasis.

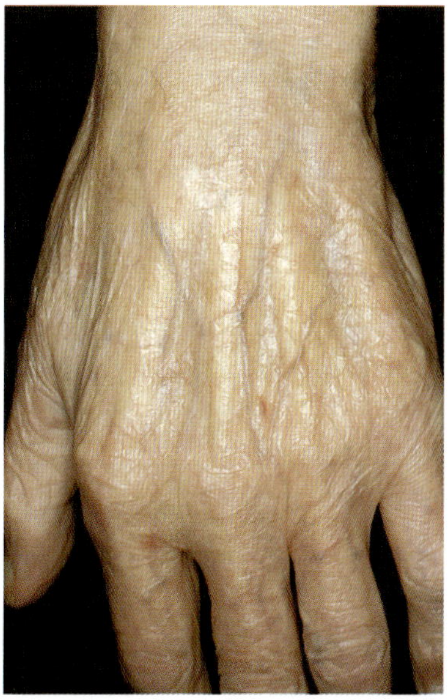

**Atrophie, senile.** Pergamentartige, fahlgelbe Haut mit deutlich hervortretenden Venen im Bereich des Handrückens beim älteren Patienten.

**Differenzialdiagnose**
Acrodermatitis chronica atrophicans; Progeria adultorum

**Externe Therapie**
Chemical-Peeling: Bei feinen Fältchen z.B. Peeling mit alpha-Hydroxysäuren (Glykolsäure), bei tieferen Falten, v.a. perioral und periorbital, z.B. Peeling mit Trichloressigsäure.

## Atrophie, straffe L90.9

**Definition**
Umbau und Volumenzunahme des kollagenen Gewebes, plattenartige Umwandlung der Dermis, Verlust der Elastizität. Hautfalte kann nicht mehr abgehoben werden.

**Vorkommen/Epidemiologie**
Z.B. Tuberculosis cutis luposa.

**Prognose**
Gefahr der Karzinom-Entstehung.

## Atrophodermia idiopathica et progressiva L90.3

**Erstbeschreiber**
Pasini, 1923; Pierini u. Vivoli, 1936

**Synonym(e)**
Erythematöse zirkumskripte Sklerodermie; Morphaea plana atrophicans; Sclerodermia minima; Sclérodermie atrophique d'emblée

**Definition**
Sehr oberflächliche Sonderform der zirkumskripten Sklerodermie, zum Typ I gehörend.

**Vorkommen/Epidemiologie**
Häufigeres Vorkommen in Europa als in Nordamerika.

**Pathologie**
Es wird diskutiert, ob eine Infektion mit Borrelia burgdorferi pathogenetisch eine Rolle spielt. In einer Studie mit 17 Probanden ließen sich bei 53% IgG Antikörper gegen Borrelia burgdorferi nachweisen.

**Manifestation**
Frauen sind häufiger betroffen als Männer. Erkrankungsalter zwischen 10-30 Jahren.

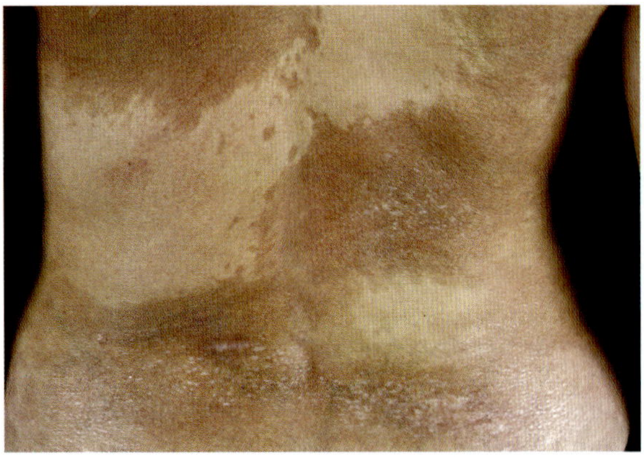

**Atrophodermia idiopathica et progressiva.** Sich langsam über Monate ausdehnende, großflächige, erythematös-livide bis braune, konfluierende, diskret indurierte, glatte, unscharf beränderte Flecken und Plaques.

### Lokalisation
Stamm, besonders Rücken.

### Klinisches Bild
Meist multiple, bläulich-braune, etwas eingesunkene Herde mit verdünnter Haut. Drei Untergruppen sind beschrieben:
- Sclérodermie atrophique d'emblée
- Sclérodermia minima
- Sclérodermie lilacée non indurée.

### Histologie
Initial finden sich zwischen verdickten Kollagenfaserbündeln diffuse schüttere lympho-histiozytäre Infiltrate, an der Kutis-Subkutisgrenze auch verdichtet und perivaskulär orientiert. Die orthokeratitsche Epidermis ist meist verdünnt und hyperpigmentiert. Epidermotropismus fehlt stets.

### Differenzialdiagnose
Klinische Differenzialdiagnosen:
- Systemische Sklerodermie: diffus und nicht plaqueförmig, deutliche Induration, Zeichen der Systemsklerose.
- Parapsoriasis en grandes plaques: stets Zeichen der Pseudoatrophie beim Fälteln der Haut, keine Atrophie der Plaques, scharfrandige Begrenzung, häufig Juckreiz.
- Naevus spilus: angeboren, glatter nicht atrophischer Fleck, eingesprengte dunkelbraune Flecken.
- Mongolenfleck: angeboren, blau-braune Farbe, keine Oberflächenatrophie.
- Acrodermatitis chronica atrophicans: deutliche, pergamentartige Atrophie der Haut, Farbe blau-livide; Serologie ist diagnostisch.

### Bestrahlungstherapie
UVA1-Bestrahlung (UVA1-Strahlen) beginnend mit 5 J/cm$^2$, langsame (3-Tage-Intervall) Steigerung auf 20 J/cm$^2$. Beibehaltung dieser Dosis bis zum Sistieren der entzündlichen Komponente und Erweichung der sklerosierten Areale. Lymphdrainage. Alternativ zu UVA1-Bestrahlung können PUVA-Bad-Therapie und PUVA-Creme-Therapie angewendet werden.

### Interne Therapie
- Bei positivem Borrelientiter: Infusionstherapie mit Penicillin G (s. Lyme-Borreliose).
- In Einzelfällen soll Hydroxychloroquin geholfen haben.

### Hinweis(e)
- Sonnenexposition der betroffen Stellen meiden.

## Atrophodermia linearis L90.8

### Erstbeschreiber
Moulin, 1992

### Definition
In den Blaschko-Linien verlaufende, symptomlose Hautatrophie (Atrophodermie) ohne Veränderung spezifischer Laborparameter.

### Ätiologie
Die Ursache ist unbekannt. Diskutiert werden somatische Mutationen in der frühen Embryonalphase. Der mutierte Zellklon wandert aus und könnte einen Locus minoris resistentiae darstellen, in dem ein unbekannter Manifestationsfaktor später die Erkrankung auslöst.

### Manifestation
Bei Kindern und jungen Erwachsenen.

### Klinisches Bild
Multiple, bis 5 cm durchmessende, teils runde oder ovale, teils konfluierende, bräunlich-livide, muldenförmig eingesunkene Hautläsionen. Keine Induration. Keine fokalen Entzündungszeichen. Anordnung entlang der Blaschko-Linien.

### Histologie
Basale Hyperpigmentierung der Epidermis, ballonierte Keratinozyten, perivaskulär vermehrt Lymphozyten in der oberen Dermis. Keine Entzündungszellen oder entzündlichen Infiltrate, keine Melanophagen; kollagenes und elastisches Gewebe der Dermis unauffällig.

### Direkte Immunfluoreszenz
Ablagerungen von IgG, IgA und IgM in der Dermis (wahrscheinlich unspezifisches Muster).

### Differenzialdiagnose
Sklerodermie, zirkumskripte

### Therapie
- Bislang ist keine wirksame Therapie bekannt. Häufig Besserung des unbehandelten Verlaufes über mehrere Jahre.
- Eingesetzte aber erfolglose Therapien: Glukokortikoide, Penicillin, Bade-PUVA. Erfolge mit Kaliumaminobenzoat (Potaba) sind in Einzelfallberichten beschrieben.

### Prognose
Insgesamt günstige Prognose aber kosmetisch störend.

### Hinweis(e)
Wenn Hautveränderungen an eine Morphea denken lassen, jedoch den Blaschko-Linien folgen, dann liegt eine Atrophodermia linearis vor.

## Atrophodermia vermiculata L90.81

### Erstbeschreiber
Darier, 1920

### Synonym(e)
Folliculitis ulerythematosa reticulata; Folliculitis atrophicans

reticulata; Atrophodermia reticulata symmetrica faciei; Atrophia maculosa varioliformis cutis

### Definition
Kleinste wurmstichartige, grübchenförmige scharfe Einsenkungen bei Kindern und Jugendlichen im Bereich der Wangen mit unbekannter Ätiologie.

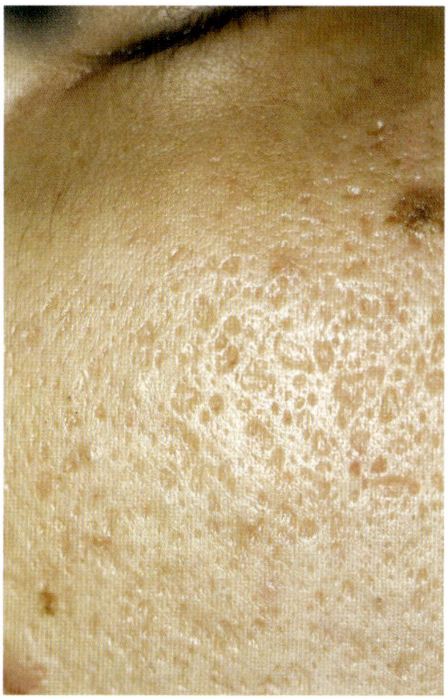

**Atrophodermia vermiculata.** Dicht stehende wurmstichartige Narben im Bereich der Wange.

### Histologie
Follikuläre Keratosen, Hornzysten, Atrophie von Epidermis und Talgdrüsen.

### Differenzialdiagnose
Vermikuläre Narben nach kleinherdigem Lupus erythematodes chronicus dicoides, Acne necrotica, Variolanarben, Komedonennaevus

### Therapie
Bei kosmetischer Indikation Dermabrasio.

## Atrophodermie L90.8

### Definition
Mit Atrophie einhergehende Hauterkrankung (z.B. Atrophodermia vermiculata, Xeroderma pigmentosum, Goltz-Gorlin-Syndrom).

## Atypie

### Synonym(e)
Anaplasie

### Definition
Histologische Bezeichnung für den Verlust der Zelldifferenzierung. Auftreten bevorzugt bei malignen Neoplasien. Meist atypisches Erscheinungsbild der Zelle mit großem, unregelmäßig geformtem, hyperchromatischem Kern. Ggf. Mitosefiguren.

## Audit

### Definition
Systematische unabhängige Untersuchung, um festzustellen, ob die qualitätsbezogenen Tätigkeiten und damit zusammenhängenden Ergebnisse den geplanten Anforderungen entsprechen, und ob diese Anforderungen tatsächlich verwirklicht und geeignet sind, die Ziele zu erreichen.

## Aufbewahrungsfristen

### Allgemeine Information
Bei den unten genannten Fristen (s.a. Tabelle 1 [Gesetzlich vorgeschriebene Aufbewahrungsfristen für ärztliche Dokumente]) handelt es sich jeweils um Mindestaufbewahrungsfristen. Zivilrechtliche Ansprüche eines Patienten gegen seinen Arzt verjähren nach dem Bürgerlichen Gesetzbuch aber erst nach 30 Jahren. Es wird daher empfohlen, die Dokumentationsunterlagen mindestens solange aufzuheben, bis eindeutig feststeht, dass aus ärztlicher Behandlung keine Schadenersatzansprüche mehr erwachsen können. Bei Unterlagen von verstorbenen Patienten ist ggf. eine kürzere Frist angebracht, da es eher unwahrscheinlich ist, dass innerhalb von 30 Jahren Angehörige Schadenersatzansprüche geltend machen. Die Mindestaufbewahrungsfristen gelten aber auch für die Unterlagen verstorbener Patienten. Eingescannte Unterlagen unterliegen denselben Aufbewahrungsfristen wie sie für schriftliche Unterlagen gelten.

## Aufbrauchfrist

### Definition
Zeitspanne innerhalb derer ein Arzneimittel nach dem ersten Anbruch verwendet werden darf. Diese zeitliche Begrenzung ist erforderlich, weil nach dem ersten Anbruch die mikrobiologische Stabilität deutlich zurückgehen kann und dann die Aufbrauchfrist noch vor dem Verfallsdatum endet. Bei magistralen Rezepturen fallen Herstellungsdatum und erster Anbruch i.d.R. zusammen bzw. liegen dicht beieinander. Die Aufbrauchfristen sind in allen Fällen für die Magistralrezepturen ausreichend lang. Siehe Tabelle 1 [Richtwerte der Aufbrauchfristen für Dermatika in Mehrdosenbehältnissen, gültig nach Bestimmungen von Formularien in Deutschland und den Niederlanden].

## Aufklärung, ärztliche

### Allgemeine Information
Grundsätze ärztlicher Aufklärungspflicht.

- Formfreiheit:
  Bis auf wenige Ausnahmen gibt es keine bestimmten Formen, an die das Aufklärungsgespräch gebunden sein muss. Die Unterschrift des Patienten auf einem Aufklärungsbogen ist nur zusammen mit einem vom Patienten verstandenen Aufklärungsgespräch als Einwilligung gültig. Am besten wird dem Patienten erst der Bogen zum Durchlesen ausgehändigt, er stellt danach gegebenenfalls Fragen, bevor er anschließend unterschreibt.

**Aufbewahrungsfristen. Tabelle 1.** Gesetzlich vorgeschriebene Aufbewahrungsfristen für ärztliche Dokumente (laut KVWL)

| Unterlage | Dauer (Jahre) |
|---|---|
| Ambulantes Operieren (Aufzeichnungen und Dokumentationen) | 10 |
| Arbeitsunfähigkeitsbescheinigungen (Durchschrift des gelben Dreifachsatzes, Teil C) | 1 |
| Arztakten | 10 |
| Arztbriefe (eigene und fremde) | 10 |
| Ärztliche Aufzeichnungen (einschließlich Untersuchungsbefunde) | 10 |
| Ärztliche Behandlungsunterlagen | 10 |
| Abrechnungsscheine (bei Diskettenabrechnung) | 1 |
| Aufzeichnungen (des Arztes in seiner Kartei) | 10 |
| Befunde | 10 |
| Berichte (Überweiser und Hausarzt) | 10 |
| Berufsunfähigkeitsgutachten | 10 |
| Betäubungsmittel (BTM-Rezeptdurchschrift, BTM-Karteikarten, Betäubungsmittelbücher) | 3 |
| Befundmitteilungen | 10 |
| Behandlung mit radioaktiven Stoffen und ionisierenden Strahlen | 30 |
| Blutprodukte (Anwendung von Blutprodukten sowie gentechnisch hergestellten Plasmaproteinen zur Behandlung von Hämastasestörungen) | 15 |
| DMP-Unterlagen | 10 |
| Durchgangsarztverfahren/D-Arzt-Verfahren (ärztliche Unterlagen einschließlich Krankenblätter und Röntgenbilder) | 15 |
| EEG-Streifen | 10 |
| EKG-Streifen nach Abschluss der Behandlung | 10 |
| Ersatzverfahren, Abrechnungsscheine | 1 |
| Jugendarbeitsschutzuntersuchung (Untersuchungsbogen) | 10 |
| Gesundheitsuntersuchung (Teil B des Berichtsvordrucks nach der Untersuchung) | 5 |
| Gutachten über Patienten (für Krankenkassen, Versicherungen, Berufsgenossenschaften) | 10 |
| H-Ärzte (Behandlungsunterlagen einschliesslich Röntgenbilder) | 15 |

**Aufbewahrungsfristen. Tabelle 1.** Fortsetzung

| Unterlage | Dauer (Jahre) |
|---|---|
| Häusliche Krankenpflege (Verordnung, nur aufzuheben, wenn dieser Schein die alleinige Dokumentation ist und nachfolgend keine anderen Aufbewahrungsfristen genannt sind.) | 10 |
| Heilmittelverordnungen (Verordnung, nur aufzuheben, wenn dieser Schein die alleinige Dokumentation ist und nachfolgend keine anderen Aufbewahrungsfristen genannt sind.) | 10 |
| Jugendarbeitsschutzuntersuchung (Untersuchungsbogen) | 10 |
| Jugendgesundheitsuntersuchung (Berichtsvordrucke, Dokumentation) | 5 |
| Karteikarten (einschliesslich ärztliche Aufzeichnungen und Untersuchungsbefunde) | 10 |
| Koloskopie (Teil B des Berichtsvordrucks) | 5 |
| Kontrollkarten über interne Qualitätssicherung und Zertifikate über erfolgreiche Teilnahme an Ringversuchen | 5 |
| Stationäre Krankenhausberichte (nach Abschluss der Behandlung) | 10 |
| Krankenkassenanfragen (Durchschriften) | 10 |
| Krankenhausbehandlung (Verordnung, Krankenhauseinweisung Teil C) | 10 |
| Krankenhausberichte | 10 |
| Kinderfrüherkennungsuntersuchungen (ärztliche Aufzeichnungen) | 10 |
| Krebsfrüherkennung Frauen (Berichtsvordruck Teil A) | 5 |
| Krebsfrüherkennungsuntersuchung (Männer Berichtsvordruck Teil A) | 5 |
| Laborqualitätssicherung (Kontrollkarten) | 5 |
| Labor (Zertifikate von Ringversuchen) | 5 |
| Labor (interne Qualitätssicherung) | 5 |
| Laborbuch | 10 |
| Laborbefunde | 10 |
| Langzeit-EKG (Computerauswertung, keine Tapes) | 10 |
| Lungenfunktionsdiagnostik (Diagramme) | 10 |
| Notfallschein (Teil A, EDV abrechnende Ärzte) | 1 |
| Notfallscheine (Teile B und C, nur aufzuheben, wenn dieser Schein die alleinige Dokumentation ist und nachfolgend keine anderen Aufbewahrungsfristen genannt sind.) | 10 |

A

| **Aufbewahrungsfristen. Tabelle 1.** Fortsetzung | |
|---|---|
| **Unterlage** | **Dauer (Jahre)** |
| Patientenkartei (nach der letzten Behandlung) | 10 |
| Psychotherapie (Mitteilung der Krankenkasse) | 10 |
| Röntgen (Konstanzprüfungen und Dokumentationen) | 2 |
| Röntgendiagnostik (Röntgenaufnahmen von Patienten über 18 Jahren. Die 10-jährige Aufbewahrungsfrist beginnt erst ab dem 18. Lebensjahr der Patienten, sodass alle Röntgenbilder von Kindern und Jugendlichen mindestens bis zur Vollendung des 28. Lebensjahres aufbewahrt werden müssen.) | 10 |
| Röntgentherapie (Aufzeichungen) | 30 |
| Sicherungsdiskette (Abrechnung mit der KV) | 4 |
| Sonographie (Aufzeichnungen, Fotos, Prints, Disketten) | 10 |
| Strahlen- und Röntgenbehandlung, Therapie (Aufzeichnung, Berechnungen nach der letzten Behandlung) | 30 |
| Strahlen- und Röntgendiagnostik (Aufzeichnungen, Filme nach der letzten Untersuchung, auch mittels radioaktiven und ionisierenden Strahlen. Die 10-jährige Aufbewahrungsfrist beginnt erst ab dem 18. Lebensjahr der Patienten, sodass alle Röntgenbilder von Kindern und Jugendlichen mindestens bis zur Vollendung des 28. Lebensjahres aufbewahrt werden müssen.) | 10 |
| Strahlenschutzprüfung (Unterlagen) | 5 |
| Strahlenschutz (Unterlagen über Mitarbeiterbelehrung) | 5 |
| Transfusionsgesetz (siehe Blutprodukte) | 15 |
| Überweisungsschein (EDV abrechnende Ärzte, auch im Ersatzverfahren, auch Muster 7 Überweisung vor Aufnahme einer Psychotherapie) | 1 |
| Untersuchungsbefunde | 10 |
| Vertreterschein Teil A (EDV abrechnende Ärzte) | 1 |
| Vertreterschein Teil B und C (Teil C nur aufzuheben, wenn dieser Schein die alleinige Dokumentation ist und nachfolgend keine anderen Aufbewahrungsfristen genannt sind.) | 10 |
| Zertifikate von Ringversuchen | 5 |
| Zytologie (Präparate und Befunde) | 10 |
| Zytologie (statistische Zusammenfassungen) | 10 |

- Verständlichkeit:
  Der Arzt muss als der „Wissende" die Gesprächsführung dem geistigen und intellektuellen Niveau der Patienten angepasst wählen. Unverständliche Fremdwörter sollten, rein juristisch gesehen, vermieden oder erklärt werden. Bei Ausländern, die der deutschen Sprache nicht oder nur eingeschränkt mächtig sind, muss der entsprechende Aufklärungsbogen übersetzt werden bzw. ein Dolmetscher hinzugezogen werden, wenn es um schwer wiegende Eingriffe geht, die Tod, Erblindung, Lähmung, Organverlust oder erhebliche Einbußen der Lebensqualität mit sich bringen können. In den übrigen Fällen ist die Übersetzung durch Angehörige möglich, allerdings besteht das Risiko, dass dem Patienten etwas nicht exakt genug exemplifiziert wird und dessen Einverständnis daher juristisch unwirksam ist.
- Aufklärungszeitpunkt:
  Der Patient muss genügend Zeit haben, um nach dem Aufklärungsgespräch seine Entscheidung in Ruhe abwägen zu können; zur Entscheidungsfindung gehört ggf. auch das Gespräch mit Angehörigen oder einem anderen Arzt. Das Aufklärungsgespräch darf in keinem Fall kurz vor dem Eingriff erfolgen, auch nicht bei ambulanten operativen Maßnahmen.
- Aufklärung bei nicht zugänglichen Patienten: Bei bewusstlosen bzw. künstlich beatmeten Patienten auf der Intensivstation, aber auch bei schwer geschockten und damit einem Aufklärungsgespräch nicht zugänglichen Patienten, kann der behandelnde Arzt von einem „mutmaßlichen" Einverständnis ausgehen, dass der Patient mit allen sein Leben rettenden Maßnahmen einverstanden ist. Es empfiehlt sich, u.U. einen Fachkollegen beizuziehen, der über den Zustand des Patienten eine Notiz in den Krankenunterlagen anfertigt.
- Achtung des Selbstbestimmungsrechtes des Patienten: Der Arzt muss dem Patienten echte, tatsächlich vorhandene Therapie- und Diagnostikalternativen verständlich aufzeigen und beschreiben. Er darf den Patienten nicht einseitig hinsichtlich einer Methode beeinflussen, so dass dem Patienten keine echte Wahlmöglichkeit mehr bleibt.
- Umfang der Aufklärung: Der Patient muss nur in groben Zügen wissen, was mit ihm geschehen soll. Der Arzt sollte daher die Art, den gewöhnlichen Verlauf und die damit verbundenen Folgen bzw. Risiken, aber auch die zu erwartenden Vorteile mit seinem Patienten besprechen.
- Umfang nach Dringlichkeit: Je dringlicher der Eingriff ist, desto mehr tritt die Aufklärungspflicht in den Hintergrund, z.B. bei Lebensgefahr. Bei Eingriffen, die nicht akut notwendig sind, erfolgt eine ausführliche Aufklärung.
- Abstufung nach dem Zweck: Bei diagnostischen Eingriffen, besonders mit Invasivtechnik, die keinen therapeutischen Nutzen unmittelbar mit sich bringen, ist die höchste Aufklärungspflicht angesiedelt, vergleichbar mit einer medizinisch nicht indizierten Schönheitsoperation.
- Hinweis auf mögliche Komplikationen: Je gravierender die Eingriffsfolgen sein können (Tod, Erblindung, Lähmung, Organverlust, Lebensqualitätsverschlechterung etc.), um so intensiver muss auf die eingriffstypischen Folgen hingewiesen werden, auch wenn sie im Promillebereich liegen können.
- Grenzen der Aufklärungspflicht bei psychischer Beeinträchtigung: Wenn dem Patienten ernsthafte psychische Gesundheitsstörungen und -schäden drohen (z.B. schwere Depression, versuchter Selbstmord etc.), kann die Auf-

**Aufbrauchfrist. Tabelle 1.** Richtwerte der Aufbrauchfristen für Dermatika in Mehrdosenbehältnissen, gültig nach Bestimmungen von Formularien in Deutschland und den Niederlanden

| Arzneiform | Haltbarkeitszustand | NRF * | | FNA ** | | Anmerkungen |
|---|---|---|---|---|---|---|
| | | Wochen | Monate | Wochen | Monate | |
| **Emulsionen, Suspensionen, Lösungen** (zur kutanen oder rektalen oder vaginalen Anwendung oder zum Einnehmen oder als Mundspülung) | konserviert | | 6 | | 6 | |
| | unkonserviert | 1 | | 2 | | starke Abhängigkeit vom pH-Wert, Inhaltsstoffen und Lagertemperatur |
| | wasserfrei | | 6 | | | |
| **Lösungen, äußerlich** (Ethanolgehalt 15% g/g) | | | | | 24 | |
| **Hydrophile Cremes und Hydro-Gele** (zur kutanen oder rektalen oder vaginalen Anwendung) | konserviert, in Dosen | 4 | | | 3 | Behältnis für den Ausnahmefall, z.B. bei Unverträglichkeit mit Tuben |
| | konserviert, in Spenderdosen | | 6 | | | Normalerweise bevorzugtes Behältnis |
| | konserviert, in Tuben | | 12 | | 12 | Normalerweise bevorzugtes Behältnis |
| | unkonserviert in Spenderdosen | 1 (bei Lagerung im Kühlschrank beträgt die Aufbrauchfrist 2 Wochen) | | | | starke Abhängigkeit von pH-Wert, Inhaltsstoffen und Lagertemperatur |
| | unkonserviert in Tuben | 1 (bei Lagerung im Kühlschrank beträgt die Aufbrauchfrist 2 Wochen) | | | | starke Abhängigkeit von pH-Wert, Inhaltsstoffen und Lagertemperatur |
| **Lipophile Cremes** (zur kutanen oder rektalen oder vaginalen Anwendung oder zum Einnehmen) | konserviert, in Dosen | 4 | | | 3 | Behältnis für den Ausnahmefall, z.B. bei Unverträglichkeit mit Tuben |
| | konserviert, in Spenderdosen | | 6 | | | Normalerweise bevorzugtes Behältnis |
| | konserviert, in Tuben | | 12 | | | Normalerweise bevorzugtes Behältnis |
| | unkonserviert in Spenderdosen | 4 | | | | starke Abhängigkeit von pH-Wert, Inhaltsstoffen und Lagertemperatur |
| | unkonserviert in Tuben | 4 | | | | starke Abhängigkeit von pH-Wert, Inhaltsstoffen und Lagertemperatur |
| **Hydrophobe Salben und lipophile Gele** (zur kutanen oder rektalen oder vaginalen Anwendung oder zum Einnehmen) | in Dosen | | 6 | | 6 | Behältnis für den Ausnahmefall, z.B. bei sehr hoher Konsistenz |
| | in Spenderdosen | | 36 | | | Normalerweise bevorzugtes Behältnis |
| | in Tuben | | 36 | | 36 | Normalerweise bevorzugtes Behältnis |

* Neues Rezeptur-Formularium; ** Formularium Nederlandse Apothekers

klärung ganz oder teilweise unterbleiben. Dies kann der Arzt selbst entscheiden. Er muss keine Notiz darüber in die Krankenakte schreiben.

- Aufklärungsverzicht:
  Jeder Patient kann aus verschiedenen Gründen auf die ärztliche Aufklärung verzichten (z.B. große Furcht vor dem Eingriff). Dieser Verzicht sollte schriftlich erfolgen. Der Arzt sollte eine kurze Notiz in die Krankenunterlagen schreiben. Problem: Aufklärungsverpflichtung auch des ein- oder überweisenden Arztes. Der ein- oder überweisende Arzt muss den Patienten ebenfalls über den empfohlenen Eingriff und dessen Risiken aufklären. Über evtl. auftretende OP-Folgen, die von der persönlichen Qualifikation des operativ tätigen Kollegen abhängen, kann und braucht er nichts zu sagen.
- Operationserweiterung:
  Kommt der Arzt während der Operation zu der Einsicht, dass eine Erweiterung des Operationsplans notwendig ist, die nicht von der Einwilligung des Patienten abhängig ist, kann er lediglich dann weiteroperieren, wenn
  - er einem nicht schuldhaften präoperativen Diagnoseirrtum unterlag
  - der neue Befund ohne Abweichung vom Operationsplan in absehbarer Zeit zum Tode des Patienten führt
  - der Abbruch der Operation zum Zweck der erweiterten Aufklärung ernsthaft mit zusätzlichen gefährlichen Komplikationen verbunden ist, die bei einer sofortigen Fortsetzung der Operation nicht entstünden
  - ein der Operationserweiterung entgegenstehender Wille des Patienten wegen der Lebensbedrohlichkeit des neuen Befundes nicht zu erwarten ist.
- Minderjährige:
  Die Abgabe der Einwilligungserklärung hängt von der Reife, dem Verständnis, dem Alter der Person und von der Bedeutung des Eingriffs ab. Bis ca. 12-14 Jahren dürfte das Recht zur Einwilligung ausschließlich bei den Eltern liegen. Danach ist die Meinung des Minderjährigen immer wichtiger und das Mitspracherecht der Eltern bei dieser höchstpersönlichen Entscheidung schwindet mehr und mehr.
- Geistig vorgealterte und behinderte Patienten: Es sollte rechtzeitig vor großen Eingriffen und gefährlichen Behandlungen ein Vormundschaftsgericht eingeschaltet werden.
- Dokumentation des Aufklärungsgespräches: Wer als Arzt nicht, nicht allumfassend oder nicht zeitgerecht dokumentiert, riskiert, dass ihm im Prozess aus einer nicht ordnungsgemäßen Dokumentation Nachteile erwachsen, die zur Umkehr der Beweislast führen können. Deshalb die Empfehlung, den vom Patienten unterzeichneten Aufklärungsbogen evtl. mit persönlichen Notizen zum Gespräch, mit Ort, Datum, Dauer des Gesprächs und Uhrzeit zu versehen und sorgfältig aufzubewahren.
- Delegation der Aufklärungsverpflichtung: Ein Delegieren des Aufklärungsgespräches an nichtärztliche Mitarbeiter akzeptiert die Rechtssprechung nicht. Der den Eingriff Ausführende kann die Aufklärung delegieren. Wer delegiert haftet allerdings, wenn der Ausführende ein spezielles Risiko vergisst oder versehentlich keine Aufklärung stattfindet.

# Auflichtmikroskopie

### Synonym(e)

Epilumineszenzmikroskopie; ELM; Dermatoskopie; „incident light microscopy"; intravitale Makrophotographie; surface microscopy; dermoscopy

### Definition

- Verfahren zur Betrachtung der Epidermis, der epidermodermalen Junktionszone und der oberen Dermis durch ein Mikroskop, das direkt mit einer Glasplatte auf die ölgetränkte Hornschicht aufgesetzt wird.
- Die dermatologische Auflichtmikroskopie wurde um 1920 von Johann Saphir eingeführt. Er prägte den Begriff der Dermatoskopie. Um 1953 erfuhr die Auflichtmikroskopie eine Erweiterung durch die von Franz Ehring entwickelte Vitalhistologie, d.h. Auffindung und Interpretation des histologischen Korrelates mittels visueller Musteranalyse mikroanatomischer Hautstrukturen. So können pigmentierte Hautveränderungen in Hinsicht auf die Lokalisation, geometrische Form, Oberflächenbeschaffenheit und Farbe besser beurteilt werden.
- Die Auflichtmikroskopie erlaubt die Unterscheidung melanozytärer von nicht-melanozytären Pigmenttumoren und die Erkennung früher Melanome. Bei Patienten mit multiplen dysplastischen Naevi kann anhand einer Risikostratifizierung eine Vorauswahl zu exzidierender Naevi getroffen werden. Zusätzlich sind unbedingt Informationen zu Anamnese, Zahl der Tumoren und Patientencompliance erforderlich. Gerade in der Melanomdiagnostik können so Aufschlüsse über das Tumorwachstum gewonnen werden. Des Weiteren dient die Auflichtmikroskopie der Dignitätsbeurteilung nichtmelanozytärer initialer und kleiner Läsionen, der präoperativen Schnittrandkontrolle, einer frühzeitigen Erfassung von Nebenwirkungen topischer Medikamente, der Auffindung von Mikroparasiten sowie der kosmetologischen Basisdiagnostik.

### Allgemeine Information

- Strukturpänomene:
  - Wichtig ist die Beurteilung der Hornschicht (Keratineigenfarbe), der Reteleistenstruktur, des Papillarkörpers (Maschenzentrum), der Hautgefäße (Zentralkapillaren, subepidermaler horizontaler Gefäßplexus) sowie der Haar-Talgdrüsenfollikel und Schweißdrüsenostien.
  - Vitalhistologische Stratifikation: Im Rahmen einer rationellen Diagnostik erfolgt die Beschreibung und Bewertung auflichtmikroskopischer Charakteristika entsprechend ihrer Lokalisation innerhalb der übereinander gelagerten topographisch-anatomisch definierten Hautschichten.
  - Orthohyperkeratose: Verstärkt lichtreflektierend, weißlich bis silbrig-weiß, undurchsichtig. An Stellen der Abschilferung zeigt sich die bräunliche bis gelbrötliche Keratineigenfarbe (z.B. bei Dyskeratosis follicularis). Eine Abschilferung epidermaler Schichten im Stratum spinosum macht die Zentralkapillaren der Papillarkörper sichtbar.
  - Hypergranulose (z.B. bei Lichen planus) führt zu halb durchscheinenden, weißlich-opaken Arealen. Verdickungen des Stratum spinosum (Akanthose) sind auflichtmikroskopisch an ihrem nacktpapillären" Aspekt

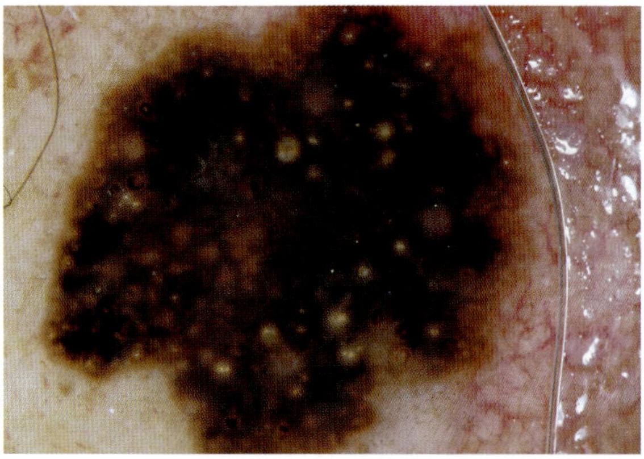

**Auflichtmikroskopie.** Verruca seborrhoica. Scharf begrenzte inhomogene Pigmentierung; zahlreiche punktförmige Aufhellungen (Pseudohornzysten), randlich Netzstruktur des Pigmentes.

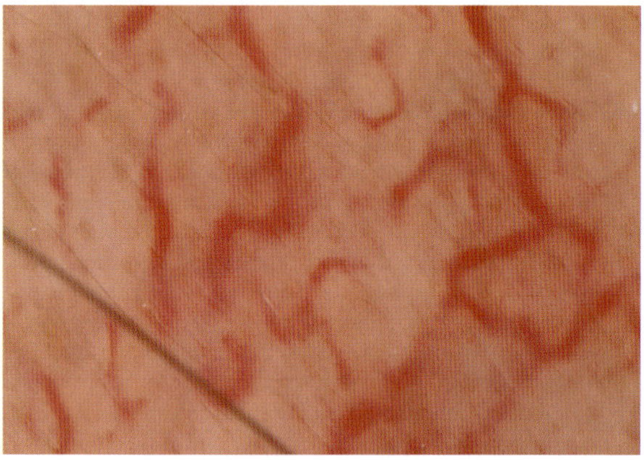

**Auflichtmikroskopie.** Teleangiektasie. Erweiterte Kapillaren des horizontalen subepidermalen Gefäßplexus der Gesichtshaut.

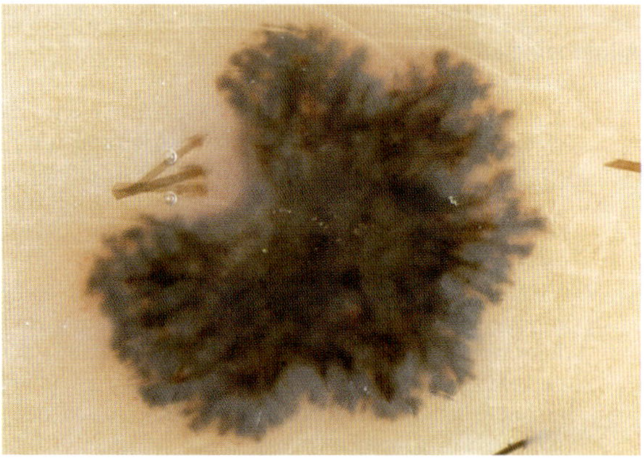

**Auflichtmikroskopie.** Initiales malignes Melanom (superfiziell spreitendes) Clark Level II, TD 0,39 mm. Pseudopodien und Radiärstreifung (radial streaming); verlaufende, zentrifugale Pigmentstreifen, zentral tiefe Schwarzfärbung.

(stärkere Transparenz) erkennbar. Die vertikal aufsteigenden Zentralkapillaren der Papillarkörper bilden sich deutlich ab.

  - In Plattenepithelkarzinomen bestimmen neugebildete bizarre Gefäße (Tumorgefäße) die Basisarchitektur (z.B. bei Vulvakarzinom). Unregelmäßig proliferierende Kapillaren sind nicht mehr an den Papillarkörper gebunden; sie durchbrechen die anatomisch vorgegebenen Grenzen.
- Pigmentformationen:
  - Bei einer Verruca seborrhoica (netzig-adenoider Typ) nehmen die netzigen Zellstränge häufig reichlich Melaninpigment auf, so dass in der Auflichtprojektion ein Pigmentnetzwerk sichtbar wird (ohne Doppelkontur). Auf diese Weise imitiert dieser Typus der Verruca seborrhoica eine Pigmentzellläsion.
  - Die in der Auflichtebene netzartig erscheinenden melaninpigmentierten epidermalen Reteleisten werden durch das Stratum basale von den zapfenartigen, bindegewebigen Papillarkörpern abgegrenzt. Die Ausprägung der Netzstege ist abhängig von der Pigmentierungsstärke der Melanozyten und basalen Keratinozyten sowie der Länge der Reteleisten. Netzmuster entstehen durch einen Überlappungseffekt des Melanins an den Steilhängen der Retezapfen. Menschen mit dunkler Hautfarbe oder kräftig sonnengebräunte Personen weisen ein durchgehend fein gezeichnetes, doppelkonturiges retikuläres Muster auf. Eine massive transepidermale Melaninausschleusung über den Netzstegen kann im Stratum corneum retikuläre Projektionsmuster hervorrufen (z.B. bei dysplastischen melanozytären Naevi).
  - Papillarkörpereineinheit und koriale Gefäße: In heller Haut gelingt eine Lokalisation der Papillarkörpereinheit nur dann, wenn eine Zentralkapillare erkennbar ist. Intrakapilläre Thrombenbildungen (z.B. bei Purpura fulminans), zeigen die Dichte der Papillarkörper an. Bei Haemangiomen oder Hämolymphangiomen füllen aussackende Gefäße die Räume zwischen den Reteleisten (z.B. bei Lymphangioma circumscriptum). Es bilden sich mit Endothel ausgekleidete Blut- oder Lymphkavernen (Lakunen), die das im Papillarkörper enthaltene Bindegewebe gegen die Reteleisten pressen (weißliche bindegewebige Septen).
  - Im Gegensatz zu den vertikal ausgerichteten Gefäßen der dermalen Papillen sind die Blutgefäße an der Grenze des Stratum papillare zum Stratum reticulare horizontal angeordnet. Bei der Erythrosis interfollicularis colli bildet sich der horizontale Gefäßplexus im Auflicht ab. Einige entzündlich-tumoröse Prozesse gehen mit einer Anreicherung von locker aggregierten Melanophagen in unmittelbarer Nachbarschaft von Blutgefäßen einher (perivasale Melanophagen). Dieses Phänomen wird häufig bei entzündlich irritierten seborrhoischen Keratosen, Basalzellkarzinomen, bei bowenoider Papulose und seltener beim Morbus Bowen beobachtet.
- Pigmenttumoren:
  - In Pigmentzelltumoren reichert sich häufig im Kuppenbereich des meist hypertrophischen Papillarkörpers oberhalb der Zentralkapillare unterschiedlich dicht gepacktes Melaninpigment an, das in der Projektionsebene sphärisch erscheint (so genannte graue zentropapilläre Globuli). Sowohl Melanophagennester als auch Naevuszellnester oder atypische Melanozyten können ein Globulus-Phänomen verursachen (z.B. bei melanozytären Naevi vom Compoundtyp oder superfiziell spreitenden Melanomen).
  - Melanozytennester im Papillarkörper verursachen

A

**Auflichtmikroskopie. Tabelle 1.** Korrelation des auflichtmikroskopischen Befundes mit Histologie und Vorkommen

| Befund | Beschreibung | Histologie | Vorkommen |
|---|---|---|---|
| Pigmentnetz | mosaikartiges, retikuläres Muster vor homogen braun gefärbtem Hintergrund | verlängerte, z.T. verbreiterte pigmentierte Reteleisten | Je nach Ausprägung bei verschiedenen benignen oder malignen Hautveränderungen wie melanozytärem Naevus, dysplastischem Naevus, malignem Melanom, Melanoma in situ, Verruca seborrhoica, Lentigo maligna |
| Pseudo-Pigmentnetz | homogene Grundpigmentierung unterbrochen durch pigmentfreie Ostien der Talg- und Schweißdrüsen | nahe nebeneinander liegende Ausführungsgänge von Talg- und Schweißdrüsen | Pigmenttumoren im Gesicht, insbesondere Lentigo maligna und Lentigo-maligna-Melanome |
| Irreguläre Ausläufer | in Zentrum oder Peripherie pigmentierter Hauttumoren gelegene, dunkle, bizarr und scharf begrenzte Strukturen durch Pigmentalteration; zunächst Verbreiterung und Verdickung der Netzstränge zu irregulärem Muster, bei weiterer Tumorprogression verschwindet die Maschenstruktur und es entstehen irreguläre Ausläufer | pigmentierte, konfluierte, junktionale Melanozytennester | Pigmenttumoren, bes. bei MM |
| Radiäre Ausläufer und Pseudopodien | streifige Pigmentierung in der Tumorperipherie, oft Projektion in die gesunde Haut; Pseudopodien oder radiäre Ausläufer sind sichtbar | pigmentierte, randständige Melanozytennester, die faszikulär entlang der Junktionszone formiert sind | regelmäßige Anordnung als „Strahlenkranz" v.a. bei pigmentiertem Spindelzelltumor; asymmetrische Anordnung evtl. Hinweis auf MM |
| Braune Globuli | hell- bis dunkelbraune, regelmäßig geformte, runde oder oval mäßig scharf begrenzte Struktur | kappenförmig verteilte, oberflächliche Pigmentierung von Melanozyten und Melanozytennestern der dermalen Papillen | Regelmäßige Anordnung: in dermalen, papillomatösen, melanozytären Naevi; unregelmäßig verteilt: in MM |
| Schwarze Punkte | tiefschwarz, scharf begrenzt, rund bis oval, bis 0,1 mm groß | Melanozyten- bzw. Melaninansammlung im Stratum corneum | periphere Ansammlung spricht für MM; selten Auftreten in gutartigen melanozytären Naevi |
| Weiße Schleier | weiße, schleierförmige Zeichnung auf dunkelbraunem bis schwarzem Hintergrund | hyperplastische Epidermis mit kompakter Orthohyperkeratose und mehrreihigem Stratum granulosum | MM, gelegentlich dysplastische Naevi |
| Grau-blaue Arale | grau-blau bis schwarz-graue Färbung | unterschiedlich dichte Melanophagenansammlung in papillärer Dermis | MM mit regressiven Veränderungen |
| Komedoartige Follikelöffnung | doppelkonturierte Struktur mit hellem Hof und dunkelgelb-braunem Zentrum | intraepidermale Keratinzysten, die sich mit Porus zur Oberfläche öffnen | Verrucae seborrhoicae; selten in papillomatösen, melanozytären Naevi |
| Pseudo-Hornzysten | kreisrunde, mäßig unscharf begrenzte weiß-gelbe Bezirke | intraepidermale, keratingefüllte Zysten in akantholytisch verbreiterter Epidermis | |
| Blattartige Pigmentierung | blattartig oder fingerförmig angeordnete grau-braun-scharze Struktur | Komplexe pigmentierter basaloider Zellen | pigmentierte Basaliome |
| Rötlich-schwarze Lakunen | scharf begrenzte, rötlich bis tiefschwarze Areale | mit Erythrozyten gefüllte dilatierte Gefäße in oberer Dermis | Angiome, Angiokeratome, Hämorrhagien |

ELM = Epilumineszenzmikroskopie; MM = Malignes Melanom

**Auflichtmikroskopie. Tabelle 2.** Varianten des Pigmentnetzes - Diagnostische Bedeutung

| Kriterium | ELM-Bild | Diagnostische Bedeutung |
|---|---|---|
| Pigmentnetz (PN) | Retikuläres, mosaikartiges, bräunliches Muster | Melanozytäre Tumoren |
| Diskretes PN | Gering akzentuiertes, hellbraunes PN | Melanozytäre Naevi |
| Prominentes PN | Distinktes dunkelbraunes PN | Eher maligne Melanome |
| Reguläres PN | Regelmäßige Netzmaschen | Melanozytäre Naevi |
| Irreguläres PN | Unregelmäßige Netzmaschen | Dysplastische Naevi, maligne Melanome |
| Feintrabekuläres PN | Dünne Netzstege (Trabekel) | Eher gutartige, melanozytäre Tumoren |
| Grobtrabekuläres PN | Verbreiterte Netzstege (Trabekel) | Maligne Melanome, v.a. als „Melanoma in situ" |
| Pseudopigmentnetz | Homogene Pigmentierung, durch Ostien unterbrochen | Lentigo maligna, Lentigo maligna-Melanome, Verrucae seborrhoica |

PN = Pigmentnetz, ELM = Epilumineszenzmikroskopie

**Auflichtmikroskopie. Tabelle 3.** Risikogruppeneinteilung

| | |
|---|---|
| "High-risk" melanozytäre Tumoren | Pigmentnetz und Vorliegen spezifischer auflichtmikroskopischer Melanomkriterien, z.B. radiäre Ausläufer, irreguläre Ausläufer, weißer Schleier |
| "Medium-risk" melanozytäre Tumoren | unregelmäßiges Pigmentnetz mit Randbetonung ohne zusätzliche auflichtmikroskopische Melanomkriterien |
| "low risk" melanozytäre Tumoren | regelmäßiges diskretes Pigmentnetz ohne zusätzliche auflichtmikroskopische Melanomkriterien |

**Auflichtmikroskopie. Tabelle 4.** Epilumineszenzmikroskopie-Kriterien zur Melanomdiagnostik

| Kriterium | ELM-Bild |
|---|---|
| Irreguläres Pigmentnetz (PN) | Unregelmäßige Netzmaschen |
| Grobtrabekuläres PN | Verbreiterte Netzstege (Trabekel) |
| Radiäre Ausläufer | Reste eines irregulären verbreiterten Netzwerkes an der Peripherie |
| Irreguläre Ausläufer | Bizarre, relativ scharf begrenzte, rundliche bis ovale Punkte |
| „Black dots" | Schwarze, scharf begrenzte rundliche bis ovale Punkte |
| „Weiße Schleier" | Weißliche, schleierförmige Zeichnung auf dunklem Hintergrund |
| Grau-blaue Areale | Grau-blaue fleckförmige Bezirke |

PN = Pigmentnetz, ELM = Epilumineszenzmikroskopie

auflichtmikroskopisch eine graue bis graubläuliche (schiefergraue) Tönung (z.B. bei melanozytären Naevi vom Typ Junktionsnaevus). Die runden, ovalären oder polygonalen Herde sind innerhalb der Retezapfen oder im Zentrum der dermalen Papillen lokalisiert. Verschiedentlich ragen sie von den Reteleisten ausgehend in den Papillarkörper hinein. Die Zellnester sind relativ gleichmäßig pigmentiert, meist kleiner als 0,1 mm im maximalen Durchmesser. Transepidermal ausgeschleustes Melaninpigment kann den Ursprungsherd überlagern und eine Lokalisation in oberen epidermalen Schichten vortäuschen.

- Junktionale Zellnester maligner Melanome projizieren sich im Auflicht als säckchenartige" Gebilde (sakkuläres Muster, Sacculi) mit Durchmessern bis zu 0,45 mm (z.B. bei akrolentiginösen malignen Melanomen). Im Unterschied zu irregulär pigmentierten Pflastersteinmustern (cobblestone") aus polygonalen, durch Keratinleisten begrenzten Schollen in benignen melanozytären Naevi vom Typ Compoundnaevus besitzen die Sacculi meist unscharfe, eher verschwommene Grenzen und innerhalb eines Zellnestes eine homo-

gene Pigmentierung. Je nach Pigmentgehalt oder dem Grad der Neovaskularisation zeigen sakkuläre Muster gelblichbräunliche, rötlich-bräunlich-graue, rot-hellbraune, rotblaue oder graubläuliche opake Tönungen (z.B. bei malignen Melanomen).
- Rasch wachsende raumfordernde Melanomverbände erweitern die Dermalpapillen und komprimieren das ortsständige Bindegewebe (weißliche Septenbildung). Hieraus kann ein negatives Netzmuster resultieren. Die Zellnester sind gewöhnlich unterschiedlich groß, so dass ein insgesamt inhomogenes Bild entsteht mit großen und kleinen Sacculi, die zudem mehr oder weniger erhebliche Melaninpigmentportionen in obere epidermale Schichten ausschleusen. Bei initialen kutanen Melanommetastasen finden sich gleichartige Sacculi. Wenn junktionale Melanomverbände strangartig destruierend ohne Rücksicht auf anatomisch vorgegebene Begrenzungen wachsen, bilden sich so genannte Pseudopodien. Digitiforme blaugraue Stränge ragen über die Tumorrandzone hinaus. Sie sind kolbig verdickt, mehrfingrig und manchmal abgeknickt oder baumartig verästelt (z.B. bei initialen superfiziell spreitenden Melanomen). Über den Pseudopodien lokalisierte Pigmentstreifen, die sich zur Peripherie verjüngen, sind radiärstreifig in den oberen Epidermisschichten angeordnet (radial streaming).

- Haar-Talgdrüsen- und Schweißdrüsenostien:
  - Man unterscheidet drei Arten von Haar-Talgdrüsenfollikeln: Terminalhaar-, Vellushaar- und Talgdrüsenfollikel. Bei Terminalhaaren zeigt sich auflichtmikroskopisch ein targetoider Aspekt. Das Zentralhaar (Haarschaft) ist von einem gelblich-opaken Keratinring umgeben. Dieser entspricht dem in den Follikelkanal abgesenkten Stratum granulosum (innere Wurzelscheide). Nach außen folgt ein breiterer gelblichweißlich-opaker Ring aus vitalen Keratinozyten des Stratum spinosum (äußere Wurzelscheide). Peripher schließt sich ein schmaler brauner oder bräunlichgrauer Pigmentsaum an, der dem mehr oder minder melanozytenbesetzten Stratum basale entspricht. In Vellushaarfollikeln stellt sich das Follikelzentrum auflichtmikroskopisch als gelblichbräunlicher Punkt oder Scheibe dar. Ansonsten entspricht der targetoide Aspekt dem des Terminalhaarfollikels.
  - Die Talgdrüsenostien zeigen ebenfalls einen zielscheibenartigen Aufbau mit einem sehr schmalen Ringsystem. Das eigentliche Lumen der Schweißdrüsenostien ist nur etwa 0,02 mm groß, während der helle umgebende Hof (keine Pigmenteinlagerung!) 0,08 mm im Durchmesser misst. Außer in der Palmoplantarregion sind bei hellhäutigen Menschen die Ostien nur identifizierbar, wenn die umgebende Haut verstärkt pigmentiert ist. Auf der Haut dunkler oder sonnengebräunter Personen sind die runden Ausführungsgänge ekkriner Schweißdrüsen von Melaninpigment umgeben und deshalb gut darstellbar. Die Ausführungsgänge selbst lagern kein Melanin ein. Die Durchmesser der Ostienareale sind stets von gleicher Größe, in regelmäßigen Abständen von 0,4 bis 0,6 mm (Leistenhaut, Kopfhaut) angeordnet und im Gegensatz zu den Haar-Talgdrüsenfollikeln ohne Binnenstruktur.

# Augenerkrankungen, Hautveränderungen

A

## Definition

Die Beurteilung der Augen gehört zu den wichtigen Untersuchungsabläufen wenn es um Veränderungen der Gesichtshaut geht. Im Einzelnen werden wir nur auf Prozesse aufmerksam machen, die mit relevanten dermatologischen Erkrankungen assoziiert sind. Die Beurteilung der Augenveränderungen selbst gehört in die Hand des Ophthalmologen. Allerdings sollte der Dermatologe bei entsprechenden Veränderungen (z.B. melanozytärer Naevus oder malignes Melanom der Bindehaut) oder bei dermatologischen Erkrankungen bei den Erkrankungen des Auges erwartet oder vermutet werden (z.B. beim Zoster ophthalmicus oder beim Stevens-Johnson-Syndrom), den Anstoß zu ophthalmologischen Fachuntersuchung geben.

## Einteilung

Klinische Einteilung der Konstellation „Haut und Auge“:
- Monitorische Zeichen und Erkrankungen für kombinierte Erkrankungen an Haut und Augen:
  - Arcus senilis corneae
  - Arteriitis temporalis
  - Atopisches Ekzem (Keratitis)
  - Behçet, M. (akute Iridozyklitis mit hochrotem Auge und ausstrahlenden Schmerzen: Ziliarneuralgie)
  - Candidose, chronisch-mukokutane (CMC)
  - Conjunctivitis allergica (Chemosis, Juckreiz, Augentränen, Fremdkörpergefühl)
  - Erythema exsudativum multiforme (Konjunktivitis)
  - Gonoblenorrhoe
  - Herpes simplex (Keratitis dendritica -Infektion der Cornea)
  - Hidroa vacciniformia
  - HIV-Infektion (akute Iridozyklitis mit hochrotem Auge und ausstrahlenden Schmerzen: Ziliarneuralgie)
- Hornhauttrübungen:
  - Angiokeratoma corporis diffusum: Cornea verticillata.
  - Hereditäre, benigne, intraepitheliale Dyskeratose: Die Hornhaut überwachsende feine, trübe, gelatinöse Plaques.
  - Ichthyosis vulgaris, autosomal-dominante: Oberflächliche Hornhauttrübungen.
  - Ichthyosis vulgaris, X-chromosomal-rezessive: Tiefsitzende Hornhauttrübungen.
  - Pachyonychia congenita: Später mit Korneadystrophie.
  - Hutchinson-Zeichen II (Zosterbefall des Auges: 75% Wahrscheinlichkeit)
  - Hyperlipoproteinämie Typ II (Arcus senilis)
  - Keratokonjunktivitis photoelectrica (nach UV-Exposition)
  - Keratosis lichenoides chronica (Kerato-Konjunktivitis)
  - Lyell-Syndrom, staphylogenes (Kerato-Konjunktivitis)
  - Lyme-Borreliose (Augenbeteiligung)
  - Melanom, malignes der Bindehaut
  - Onchozerkose (Haut- und Augenbefall)
  - Paraproteinämie:
    - Keratitis filiformis
    - Sicca-Symptomatik

- Pemphigoid, vernarbendes (kataharralische oder purulente Konjunktivitis, Vernarbungen, Verwachsungen und Schrumpfungen von Lid- und Bindehaut = Symblepharon)
- Pemphigus vulgaris (Konjunktivitis)
- Phospholipid-Antikörper-Syndrom (Zentralarterien des Auges)
- Polyarteriitis nodosa, systemische (Augensymptome: Fundus hypertonicus
- Polychondritis recidivans et atrophicans
- Raupenkonjunktivitis
- Reiter-Syndrom (akute Iridozyklitis mit hochrotem Auge und ausstrahlenden Schmerzen: Ziliarneuralgie)
- Rosazea (Beteiligung der Augen: Blepharitis, Konjunktivitis)
- Sarkoidose (Akute Iridozyklitis mit hochrotem Auge und ausstrahlenden Schmerzen: Ziliarneuralgie; Koeppe-Knötchen: an der Iriskrause liegende Knötchen).
- Sicca-Symptomatik: z.B. assoziiert mit:
  - Sjögren-Syndrom
  - Kollagenosen
  - Sarkoidose
  - Conjunctivitis allergica
  - Pemphigoid, vernarbendes
  - Sjögren-Syndrom
  - Sklerodermie, systemische (Augen: Katarakt, Sicca Symptomatik)
- Stevens-Johnson-Syndrom (Kerato-Konjunktivitis)
- Still-Syndrom (Augenveränderungen: Iridozyklitis; Bandkeratopathie)
- Syphilis acquisita (Argyll-Robertson.Phänomen: Pupillen eng und entrundet; reflektorische Pupillenstarre; Irisknötchen)
- Toxische epidermale Nekrolyse
- Tuberkulose (Kerato-Konjunktivitis scrofulosa)
- Vaskulitis bei essentieller Kryoglobulinämie
- Wegener-Granulomatose
- Wilson, M. (Kayser-Fleischerscher Kornealring)
- Xanthogranulom, nekrobiotisches mit Paraproteinämie
- Xeroderma pigmentosum (Befall von Augenlidern, Konjunktiven)
- Zoster ophthalmicus
- Zytomegalie.
- Seltene Syndrome mit Haut- und Augenbeteiligungen:
  - Ablepharon-Makrostomie-Syndrom
  - ADULT-Syndrom: Klinisches Bild: Spalthand und Spaltfuß. Auge: Atresie der Tränen
  - Albinismus totalis (Sonnenbrille)
  - Waardenburg-Syndrom (Fehlbildungen im Augenbereich; Heterochromie)
  - Albinismus, okulokutaner, Tyrosinase-negativer (durchsichtige Iris, Augenhintergrund vollkommen pigmentfrei)
  - Albinoidismus, okulokutaner (Pigmentierung des Augenhintergrundes)
  - Angiokeratoma corporis diffusum (Cornea verticillata)
  - Atrichia congenita diffusa
  - Bannayan-Riley-Ruvalcaba-Syndrom
  - Birt-Hogg-Dubé-Syndrom (Nierenzysten, Hamartome; Augen: Retinopathien, Chorioretinopathien, Glaukom)
  - Chondrodysplasia calcificans congenita (Haut-, Skelett- und Augenveränderungen)
  - Cronkhite-Canada-Syndrom (Augenfehlbildungen)
  - Crouzon-Syndrom (Augenanomalien)
  - Cutis marmorata teleangiectatica congenita
  - Dubowitz-Syndrom
  - Dyskeratose, hereditäre, benigne intraepitheliale
  - Dyskeratosis congenita
  - Dysplasie, hidrotische ektodermale
  - Epidermolysis bullosa junctionalis mit Pylorusatresie
  - Erythrokeratodermia progressiva, Typ Burns (fehlende Augenbrauen und Wimpern)
  - Goldenhar-Syndrom
  - Gorlin-Chaudhry-Moss-Syndrom
  - Hermansky-Pudlak-Syndrom
  - Hypotrichosis congenita hereditaria generalisata (rarefizierte Augenbrauen)
  - Incontinentia pigmenti achromians
  - Keratosis palmoplantaris circumscripta seu areata
  - LEOPARD-Syndrom
  - Marfan-Syndrom (Beidseitige Linsen-subluxationen = Linsenschlottern)
  - Möbius-Syndrom (infantiler Augenmuskelschwund)
  - Naevus fuscocoeruleus ophthalmomaxillaris
  - Nagel-Patella-Syndrom
  - Neurofibromatose (Augen: Lisch-Knötchen)
  - Pachyonychia congenita
  - Progeria-like syndrome (tief liegende Augen, Prognathie)
  - Schimmelpenning-Feuerstein-Mims-Syndrom
  - Sjögren-Larsson-Syndrom (in Einzelfällen Augenfundusanomalien)
  - Sphingolipidosen (charakteristische Augenhintergrundsveränderungen)
  - Sturge-Weber-Krabbe-Syndrom (Buphthalmus, Hydrophthalmus)
  - Trichooculodermovertebral-Syndrom
  - Tuberöse Sklerose
  - Ullrich-Turner-Syndrom (Katarakt)
  - Neurofibromatose-Noonan-Syndrom (Hypertelorismus).

# Augentropfen

### Definition

Sterile, wässrige oder ölige Lösungen oder Dispersionen eines oder mehrerer Arzneistoffe, die zur Anwendung am Auge durch Einträufeln in den Bindehautsack bestimmt sind.

# Augenwasser

### Definition

Sterile, wässrige Lösungen, die mittels geeigneter Behälter (Augenwanne, Augenbadeglas, Augendusche) zum Baden und vorsichtigem Spülen der Augen bei Unfällen (Verätzung, Verbrennung, Fremdkörper) und zur Reizlinderung bestimmt sind.

# Auranofin

### Definition

Orales Goldpräparat; Goldgehalt: 29%.

### Indikation
Rheumatoide Arthritis, Psoriasisarthritis.

### Dosierung und Art der Anwendung
6 mg morgens oder 2mal 3 mg/Tag p.o.; bei ungenügendem Ansprechen nach 4-6 Monaten ggf. 3mal 3 mg/Tag.

### Präparate
Ridaura

### Hinweis(e)
Mit einer Besserung der Beschwerdesymptomatik ist frühestens nach 3 Monaten zu rechnen!

## Aurantiasis cutis E67.1

### Synonym(e)
Karotinose und Hyperkarotinämie; Xanthosis; Karotingelbsucht; Xanthochromie

### Definition
Nutritiv oder stoffwechselbedingte, harmlose Gelbfärbung der Haut.

### Ätiologie
Exzessiver Verzehr von Mohrrüben, Apfelsinen oder Tomaten bzw. durch Genuss Karotin-haltiger Fruchtsäfte; auch infolge erhöhter Serumlipoidwerte bei Diabetes mellitus, Nephrosesyndrom, Hypothyreose oder primärer hypercholesterinämischer Xanthomatose. Bei Kleinkindern harmloser Befund durch die Besonderheiten der Ernährung (Karottenikterus).

### Lokalisation
V.a. Palmae (Handlinien), Plantae, Gesicht (Konjunktivae frei!), Achseln.

### Klinisches Bild
Gelbfärbung der Haut und der Nägel mit Verstärkung an Handflächen und Fußsohlen. Insbes. sind die Handlinien verstärkt angefärbt.

### Histologie
Gelbfärbung der gesamten Epidermis, bes. der Hornschicht.

### Differenzialdiagnose
Ikterus; Chrysiasis (Verfärbung lichtbetont!); Gelbverfärbung der Haut als Nebenwirkung einer Mepacrin-Therapie (Antiepileptikum).

### Therapie
Nahrungsumstellung, Abklärung und Behandlung der Grunderkrankung.

## Aurikularanhang Q17.02

### Synonym(e)
Naevus cartilagineus; branchiogener Knorpelnaevus

### Definition
Bindegewebige oder knorpelige Höcker in der Umgebung des Ohres. Teilsymptom des Goldenhar-Syndroms und des Wildervanck-Syndroms.

### Therapie
Nicht erforderlich. Exzision wenn gewünscht.

## Aurikulotemporales Syndrom R61.0

### Erstbeschreiber
Frey, 1923

### Synonym(e)
Freysches Syndrom; Frey-Baillarger-Syndrom; Syndrom des Nervus auriculotemporalis; auriculotemporal syndrome

### Definition
Form der gustatorischen Hyperhidrose.

### Ätiologie
Vermutlich gestörte Regeneration des Nervus auriculotemporalis nach entzündlicher oder operativer Läsion, meist nach Parotis-Operationen. Die Erkrankung tritt bei 50-80% der Patienten im Anschluss an Parotis-Operationen auf, ebenso nach Abszessen und Traumen der Parotis.

### Pathologie
Fehlgeleitete Regeneration von postganglionären parasympathischen Nervenfasern, die im Nervus auriculotemporalis und im Nervus auricularis verlaufen, in Axonen von geschädigten postganglionären sympathischen Nervenfasern, die die Schweißdrüsen und die kleinen Hautgefäße versorgen.

### Manifestation
Beginn der Symptome 4-7 Monate nach Operation oder Schädigung der Parotis; Dauer meist unbegrenzt, seltener spontane Besserung nach 3-5 Jahren.

### Klinisches Bild
Durch psychische Reize oder nach Aufnahme bestimmter Speisen ausgelöste einseitige Hautrötung und verstärkte Schweißsekretion in der Jochbeingegend. Sofortige Rückbildung der Hyperhidrose nach dem Essen; zusätzliche permanente Hypo- oder Hyperästhesie.

### Therapie
- Externe Anwendung von Aluminiumchlorid-Hexahydrat Gel/Lösung R004 R005.

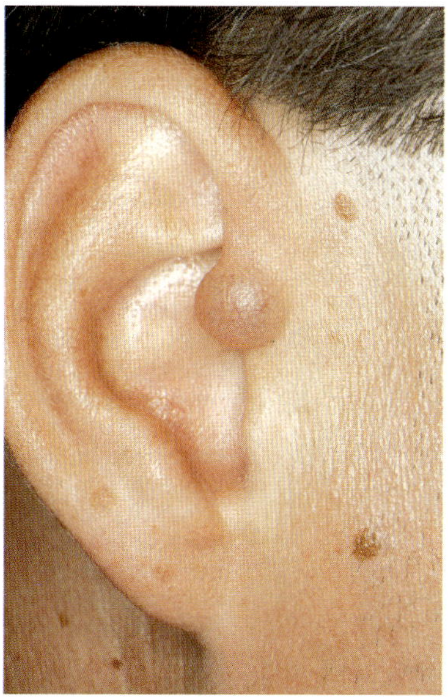

**Aurikularanhang.** Chronisch stationärer, seit Geburt bestehender, seit vielen Jahren nicht mehr wachsender, symptomloser, scharf begrenzter, harter, glatter, hautfarben bis bräunlicher Knoten im Bereich der Ohrmuschel.

- Botulinumtoxin: Ein wesentlicher Fortschritt ist die Behandlung durch Botulinumtoxin. Bewährt hat sich die Unterteilung der hyperhidrotischen Areale (Minorscher Schwitzversuch) in 2 × 2 cm große Kästchen. Es werden pro Kästchen etwa 10 MU Dysport bzw. 3 MU Botox (Verdünnung: 500 MU Dysport bzw. 100 MU Botox/5 ml 0,9% NaCl) fächerförmig intradermal injiziert. Der Therapieerfolg wird nach 2-3 Wochen kontrolliert. Noch verbleibende hyperhidrotische Areale können ggf. nachinjiziert werden. Nebenwirkung: Schmerzhaftigkeit der Injektionen.

Merke: **Therapie mit Botulinumtoxin gehört in die Hand des erfahrenen Arztes!**

## Auslöschphänomen

A38.x

### Definition
Pfennig- bis fünfmarkstückgroße Aussparung des Exanthems bei Scharlach 12-20 Stunden nach intrakutaner Injektion von 0,2 ml Scharlachrekonvaleszenten-Serum oder 0,3 ml Antistreptokokkenserum.

## Auspitz-Zeichen L40.9

### Definition
Wichtiges diagnostisches Phänomen bei der Psoriasis. Nach Entfernung der obersten parakeratotischen Hornschuppen, kommt es zu punktförmigen Blutungen, die in dieser Form nur bei der Psoriasis zu finden sind. Diese Erscheinung war bereits 1867 von F.v. Hebra in seinem Atlas als „blutender Tau" beschrieben und bei Robert Willan (1808), Josef Plenck (1776) erwähnt worden. Das Auspitz-Zeichen wird heute mit dem Namen Auspitz in Verbindung gebracht, da H. Auspitz dieses diagnostische Merkmal als solches bekannt machte.

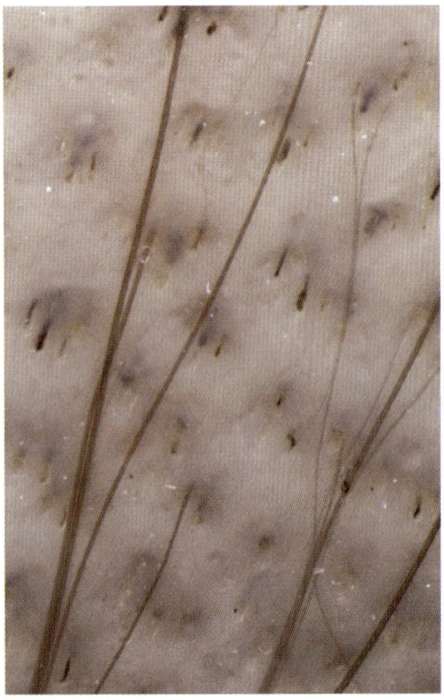

Ausrufezeichenhaare. Auflichtmikroskopie (Alopecia areata bei einem 10-jährigen Mädchen): Kurze Haarstümpfe mit Haarschaftverschmälerung nach proximal und punktartiger Abbruchstelle am Ende. Weiterhin sind einzelne komedoähnliche Haarreste (points noir), sogenannte Kadaverhaare, sowie einige persistierende hellere Haare sichtbar.

## Ausrufezeichenhaare L67.9

### Synonym(e)
Kommahaare; Peladehaare

### Definition
0,2-0,7 cm lange Haare mit verdickter Wurzel und einem nach proximal in ein zugespitztes Ende übergehenden Haarschaft. Diese Haare treten in den Randgebieten oder auch inmitten von Alopecia areata-Herden auf und sind ein wichtiges diagnostisches Zeichen.

## Autoantikörper

### Definition
Antikörper, die das Immunsystem aufgrund gestörter Funktion gegen körpereigene Strukturen (z.B. Proteine, Phospholipide) an einzelnen Zellen oder Geweben bildet, d.h. die physiologischerweise bestehende immunologische Toleranz gegenüber dem „Selbst" ist gestört bzw. aufgehoben. Autoantikörper können Autoantigene opsonieren und die Phagozytose durch Makrophagen einleiten, Komplement aktivieren oder die Lyse betroffener Zellen durch zytotoxische Lymphozyten bzw. NK-Zellen einleiten. Je nach Ausmaß der Autoimmunreaktion können Immunkomplexe entstehen, die im Gewebe ablagern und zu lokalen Entzündungen führen können. Autoantikörper gegen spezifische Zellmembranrezeptoren können die Wirkung von Hormonen blockieren oder imitieren. Häufig ist die Bildung von Autoantikörpern u.a. mit Hautkrankheiten oder Erkrankungen des rheumatischen Formenkreises assoziiert. S.a.u. Autoimmunkrankheiten.

### Vorkommen
S.u. Tabelle 1 [Krankheitsbilder und häufige Ziele von Autoantikörpern (Antigene)].

## Autogenes Training

### Definition
Psychotherapeutische Methode, bei der der Patient durch Autosuggestion seine vegetativen Funktionen und das eigene Körpererleben beeinflussen kann. Insbesondere Vorstellungen wie Wärme- und Schwereerlebnis, Entspannung können hier induziert werden. Angestrebt ist ein Umschalten des vegetativen Systems.

### Indikation
Atopisches Ekzem, Prurigo, Pruritus, CAVK.

## Autoimmundermatosen, bullöse

### Definition
Blasenbildende Autoimmunkrankheiten mit subepidermaler oder intraepitheliaer Blasenbildung. Sie sind durch das Auftreten von Autoantikörpern gegen Strukturproteine der Haut gekennzeichnet. Bei Pemphiguserkrankungen liegen die Blasenbildungen intraepithelial, bei den sonstigen bullösen Autoimmundermatosen, z.B. den Erkrankungen der Pemphigus-Gruppe, subepithelial.

A

**Autoantikörper. Tabelle 1.** Krankheitsbilder und häufige Ziele von Autoantikörpern (Antigene)

| Krankheitsbild | Autoantikörper bzw. Antigene |
|---|---|
| Anti-Phospholipid-Antikörpersyndrom (APS) | Lupus-Antikoagulans, Cardiolipin, ß2-Glykoprotein |
| Basedow, M. | TSH-Rezeptor |
| Chronische Polyarthritis (rheumatoide Arthritis) | Rheumafaktor, ANA, Histone, ssDNS, Fillaggrin |
| CREST-Syndrom | Zentromer (ACA) |
| Enteritis regionalis (M. Crohn) | ASC |
| Dermatitis herpetiformis Duhring | Endomysium, Gliadin |
| Dermatomyositis/Polymyositis | PM-Scl, Jo-1, MI2, ssDNS, Ku |
| Mixed Connective Tissue Disease | n-RNP, ss-DNS |
| Pemphigoid | BPAG 1 (BP 230), BPAG 2 (BP 180), Epiligrin |
| Pemphigus | Desmoglein 1, Desmoglein 3, Plakoglobin, STAG |
| Periarteritis nodosa | p-ANCA, MPO |
| Systemische Sklerodermie oder zirkumskripte Sklerodermie | SCL-70, ACA |
| Sjögren-Syndrom | SS-A, SS-B, Rheumafaktor, Speicheldrüsenausführungsgänge |
| Systemischer Lupus erythematodes (SLE) | ds-DNS, ssDNS, Sm-Antigen, SS-A, SS-B |
| Medikamenteninduzierter SLE | ss-DNS, Histone |
| Wegener-Granulomatose | c-ANCA, PR3 |
| Sprue, Zöliakie | Endomysium, Gliadin, Gewebe-Transglutaminase |

### Einteilung

- Erkrankungen der Pemphigusgruppe (Intraepidermaler Adhäsionsverlust):
  - Pemphigus vulgaris:
    - Mukosal-dominanter Typ
    - Mukokutaner Typ.
  - Pemphigus vegetans:
    - Pemphigus vegetans, Typ Neumann
    - Pemphigus vegetans, Typ Hallopeau.
  - Pemphigus foliaceus
  - Pemphigus erythematosus (Senear-Usher-Syndrom)
  - Pemphigus foliaceus, brasilianischer (endemischer Typ/Fogo selvagem)
  - Pemphigus herpetiformis (selten P. vulgaris).
  - Pemphigus, paraneoplastischer
  - Pemphigus, IgA-Pemphigus:
    - IEN-Typ (Intraepidermale neutrophile IgA-Dermatose)
    - SPD-Typ (Subkorneale pustulöse Dermatose)
  - Pemphigus, medikamentös induzierter.
- Erkrankungen der Pemphigoid-Gruppe (subepidermaler Adhäsionsverlust):
  - Bullöses Pemphigoid
  - Pemphigoid gestationis
  - Vernarbendes Pemphigoid (Schleimhautpemphigoid)
  - Juveniles Pemphigoid
- Epidermolysis bullosa acquisita
- Lineare IgA-Dermatose
- Dermatitis herpetiformis.

### Klinisches Bild

Der klinische Verdacht auf das Vorliegen einer bullösen Autoimmundermatose ergibt sich durch das Auftreten meist schmerzhafter Blasen oder Erosionen an Haut (und Schleimhäuten), die eine geringe oder sehr verzögerte Abheilungstendenz haben. Bei den Erkrankungen der Pemphigusgruppe sind die schlaffen (weil intraepidermal gelegenen) Blasen meist nicht mehr nachweisbar; stattdessen imponieren häufig krustig belegte Erosionen. Bei der häufigsten blasenbildenden Autoimmundermatose, dem bullösen Pemphigoid, finden sich als diagnostisches Leitsymptom stets pralle Blasen, meist auf geröteter Umgebung.

### Direkte Immunfluoreszenz

Unverzichtbarer Nachweis der Autoantikörper bei blasenbildenden Autoimmunkrankheiten. Die DIF wird an Gefrierschnitten aus periläsionaler oder auch herdferner gesunder Haut durchgeführt. Bei Pemphiguserkrankungen liegen die Blasenbildungen intraepithelial, bei den sonstigen bullösen Autoimmundermatosen subepithelial (z.B. den Pemphigoiden). Eine weiterführende Differenzierung der Antigene bei subepidermaler Spaltbildung gelingt mittels der Salt-Split-Skin-Untersuchung.

### Indirekte Immunfluoreszenz

Nachweismethode zur Charakterisierung der zirkulierenden Autoantikörper (z.B. Desmogleine aus der Proteinfamilie der Cadherine beim Pemphigus vulgaris) an einem geeignetem Substrat (z.B. Affenösophagus oder Rattenblase). Die IIF gehört zu den unverzichtbaren Routinemethoden eines immunologischen Labors.

## Autoimmunkrankheiten M35.9

### Synonym(e)

Autoaggressionskrankheiten; Autoimmunerkrankung

### Definition

- Erkrankungen, die durch Störungen des Immunsystems gekennzeichnet sind. Bei Autoimmunerkrankungen führt eine falsche Zielvorgabe oder Programmierung zu einer Ausrichtung gegen körpereigenes Gewebe: anstelle der Bekämpfung von möglicherweise krankheitsverursachenden Keimen werden Teile des eigenen Körpers als „fremd" angesehen und bekämpft. Autoimmunerkrankungen können, je nach „Zielvorgabe", jedes Organ des menschlichen Körpers betreffen. Bei dem Modell der mo-

lekularen Mimikry wird davon ausgegangen, dass eine Immunantwort postuliert wird, die eigentlich gegen ein Pathogen gerichtet ist (z.B. gegen ein Bakterium), sich jedoch im Sinne einer Kreuzreaktion gegen körpereigene Strukturen richtet. Das klassische Modell hierfür ist das rheumatische Fieber. Hierbei wird eine Kreuzreaktion von Strepotokokkenantigenen mit dem Sarkolemm des Herzmuskels angenommen. Bei einer Vielzahl von Autoimmunerkrankungen lassen sich Autoantikörper nachweisen. Wichtig ist, ob diese Autoantikörper lediglich eine Begleitfunktion oder eine funktionelle Bedeutung haben.
- Autoimmunerkrankungen können ohne Behandlung lebenslang oder jedoch bis zur vollständigen Zerstörung der Zielstruktur persistieren. Spontanausheilungen sind jedoch möglich.

### Einteilung
Nach klinischen Gesichtspunkten ist es sinnvoll Autoimmunerkrankungen in organspezifische und nicht-organspezifische (systemische) Autoimmunerkrankungen zu unterteilen:
- Organspezifische Autoimmunerkrankungen:
  - Endokrines System:
    - Hashimoto-Thyreotiditis
    - M. Basedow
    - Typ-1-Diabetes
    - Addison, M.
  - Hepatobiliäres System/Gastrointestinaltrakt:
    - Autoimmunhepatitis
    - Primäre biliäre Zirrhose
    - Sklerosierende Cholangitis
    - Glutensensitive Enteropathie
    - Perniziöse Anämie
    - M. Crohn (Enteritis regionalis)
    - Colitis ulcerosa.
  - Haut:
    - Autoimmundermatosen, bullöse
    - Autoimmun-Progesteron-Dermatitis in der Schwangerschaft
    - Vitiligo
    - Alopecia areata
    - Lichen sclerosus et atrophicus
    - Lichen planus.
  - Hämatologisches System:
    - Autoimmunhämolytische Anämie (s.a. Evans-Syndrom)
    - Purpura, idiopathische thrombozytopenische (M. Werlhof)
    - Autoimmune Neutropenie.
  - Neuromuskuläres System:
    - Myasthenia gravis
    - Multiple Sklerose
    - Guillain-Barré-Syndrom.
- Nicht-organspezifische (systemische) Autoimmunerkrankungen:
  - Kollagenosen und entzündliche Arthritiden:
    - Lupus erythematodes
    - Dermatomyositis
    - Sklerodermie
    - Mischkollagenosen
    - Polyarthritis, chronische
    - Sjögren-Syndrom
    - Graft-versus-host-reaction.
  - Vaskulitiden:
    - Polyarteriitis nodosa
    - Churg-Strauss-Syndrom
    - Wegener-Granulomatose
    - Arteriitis temporalis
    - Takayasu-Arteriitis
    - Kawasaki-Syndrom
    - Endangiitis obliterans
    - Kryoglobulinämie.

### Therapie
S.u. dem jeweiligen Krankheitsbild.

### Hinweis(e)
Die Assoziation von Silikon-Brustimplantaten mit der Entstehung von Autoimmunkrankheiten wird in der Literatur diskutiert: es wird propagiert, dass Silikonimplantate bei genetischer Disposition (z.B. durch das Vorliegen bestimmter MHC-Molekül-Varianten) die Entstehung von Symptomen triggern können. Demnach sollte eine Brustaugmentation bei positiver Familienanamnese für Autoimmunerkrankungen vermieden werden.

## Autoimmun-Progesteron-Dermatitis in der Schwangerschaft O99.7

### Erstbeschreiber
Géber, 1921; Shelley et al., 1964; Biermann, 1973

### Synonym(e)
Autoimmune-progesterone dermatitis of pregnancy

### Definition
Sehr seltene Autoimmunerkrankung bei Sensibilisierung auf Progesteron in der Schwangerschaft (s.u. Schwangerschaft, Hautveränderungen) oder unter oraler Antikonzeption mit variablen klinischen Erscheinungen. Beginn in der Frühschwangerschaft. Neben verschiedensten Hauteruptionen unter der Schwangerschaft kann es zu rezidivierenden, vor der Menstruation auftretenden, glukokortikoidresistenten, flüchtigen Exanthemen kommen. Rezidive in folgenden Schwangerschaften können auftreten.

### Diagnose
Intrakutantest und Epikutantest auf Progesteron.

### Differenzialdiagnose
Andere Schwangerschaftsdermatosen.

### Therapie
Gezielte Maßnahmen nicht bekannt. Symptomatische Therapie in Zusammenarbeit mit dem Gynäkologen.

### Prognose
Spontanabort, Rezidive in folgenden Schwangerschaften.

## Avidin

### Definition
Glykoprotein mit einer sehr hohen Affinität zu Biotin. Avidin kommt in rohen Eiern vor und führt bei hohen Konsum zu einem Biotinmangel. Erst das Kochen der Eier spaltet die Biotin-Avidin-Bindung.

## Avitaminose E56.9

### Definition
Vitamin-Mangelkrankheiten.

### Ätiologie
Mangelnde Zufuhr oder ungenügende Resorption bzw. Auswertung von Vitaminen.

### Klinisches Bild

**Avitaminose. Tabelle 1.** Vitaminmangelerscheinungen

| Mangel an | Klinische Erscheinungen |
|---|---|
| Vitamin A (Retinolmangel) | Phrynoderm, leukoplakische Schleimhautveränderungen, Xerophthalmie, Keratomalazie, Nachtblindheit, Bitot-Flecken |
| Folsäure | Wachstumstörung der Hautanhangsorgane, Stomatitis, Vulvitis, Panzytopenie, Hämorrhagien |
| Nicotinsäureamid | Pellagra |
| Vitamin $B_1$ | Beri-Beri |
| Vitamin $B_2$ | Ariboflavinose |
| Vitamin $B_{12}$ | Perniziosa |
| Vitamin C | Skorbut |
| Vitamin H | Seborrhoide Erytheme |
| Vitamin K | Hämorrhagien |

### Therapie
Substitution, s. unter den jeweiligen Krankheitsbildern.

## AWMF

### Definition
Akronym für „Arbeitsgemeinschaft der Wissenschaftlichen Medizinischen Fachgesellschaften". AMWF bezeichnet sich als der deutsche Dachverband von mehr als 150 wissenschaftlichen Fachgesellschaften aus allen Gebieten der Medizin. Die AWMF koordiniert die Entwicklung von medizinischen Leitlinien für Diagnostik und Therapie durch die einzelnen Wissenschaftlichen Medizinischen Fachgesellschaften (s.u. Evidenz-basierte Medizin).

## Axillary freckling Q85.0

### Definition
Sommersprossenartige Flecken in den Axillen bei peripherer Neurofibromatose (= Crowe-Zeichen).

### Differenzialdiagnose
Lentiginosis perigenito-axillaris, LEOPARD-Syndrom

### Therapie
Nicht erforderlich.

## Axillenfibrome, multiple D23.L

### Definition
V.a. bei Adipösen vorkommende Fibrome in der Achselhöhle, Kombination mit Pseudoacanthosis nigricans.

### Therapie
Wenn erwünscht, Abtragen mit einem Scherenschlag, ggf. auch Elektrokaustik. Bei größeren Fibromen ist häufig eine Naht notwendig, da postoperativ längere störende Blutungen auftreten können. Anschließend ggf. antiseptische Wundbehandlung, z.B. mit Polyvidon-Jod Salbe (z.B. Betaisodona Salbe).

## Azathioprin

### Definition
Zu den Immunsuppressiva gehörender Wirkstoff. Imidazolderivat des 6-Mercaptopurins (6MP), das in der Leber zu 6MP metabolisiert wird. In der Wirkung entsprechen 100 mg Azathioprin ca. 60 mg 6MP. Beide Medikamente werden als Purinanaloga (über die Xanthinoxidase) zu Harnsäure abgebaut, ein Stoffwechselweg, der durch Allopurinol gehemmt werden kann. Allopurinol bewirkt eine Kumulation von Azathioprin bzw. 6MP mit der Gefahr der schweren Knochenmarkstoxizität. Bei gleichzeitiger Gabe von Purinanaloga und Allopurinol ist daher eine Dosisanpassung des Azathioprins vorzunehmen.

### Wirkungen
Hemmung der DNA- und RNA-Synthese, Immunsuppression, antientzündliche Wirkung, Hemmung der humoralen und zellvermittelten Immunantwort, Hemmung von B-Zellproliferation sowie IgG- und IgM-Synthese, Unterdrückung der CD4-Zellen, Stimulation der CD8-Zellen.

### Indikation
Azathioprin ist nach den Glukokortikoiden (Glukokortikoide, systemische) das am häufigsten eingesetzte Immunsuppressivum. Sein Vorzug liegt in der Kombinierbarkeit mit anderen Immunsuppressiva, z.B. Methotrexat oder Ciclosporin A.

- Absolute Indikationen: Systemischer Lupus erythematodes, Mischkollagenosen (Overlap-Syndrome), Polymyositis/Dermatomyositis, Panarteriitis nodosa, Pemphigus vulgaris, bullöses Pemphigoid.
- Azathioprin Mittel der 2. Wahl: Wegener'sche Granulomatose, M. Behçet, Pyoderma gangraenosum, Polymyalgia rheumatica, systemische Sklerodermie, primäres Sjögren-Syndrom, rheumatoide Arthritis, Psoriasisarthritis, juvenile chronische Arthritis, essentielle Kryoglobinämie.
- Ausnahmeindikationen einer Azathioprintherapie: Persistierendes Erythema exsudativum multiforme, Spondylitis ankylosans, Infektarthritiden (z.B. Lyme-Arthritis, reaktive Arthritis), degenerative Erkrankungen, Fibromyalgie-Syndrom.

### Eingeschränkte Indikation
Leber- und Nierenerkrankungen (sorgfältige hämatologische Kontrollen, evtl. Dosisreduktion), Lesch-Nyhan-Syndrom (reduzierte Wirksamkeit), gleichzeitige oder kürzlich abgeschlossene zytostatische/myelosuppressive Therapie, Thiopu-

rinmethyltransferase (TMPT)-Mangel (rasch einsetzende Myelosuppression).

### Dosierung und Art der Anwendung

- Erwachsene: 1-2,5 mg/kg KG/Tag p.o.
- Kinder ab 1 Jahr: 50-150 mg/Tag p.o.
- Kinder ab 12 Jahren: 100-200 mg/Tag p.o.

**Merke: Die Tagesdosis kann auf drei ED (z.B. 3mal/Tag 50 mg) verteilt werden. Mit dem Wirkungseintritt kann nach 3-4 Wochen gerechnet werden, dies ist an einem „steroidsparenden Effekt" erkennbar!**

### Unerwünschte Wirkungen

Bei starken Nebenwirkungen wie Übelkeit Erbrechen, Hepatotoxizität, Knochenmarkdepression sowie Schleimhautulzerationen sollte eine Thiopurin-Methyltransferase-Defizienz ausgeschlossen werden. Dies Enzym ist für die Metabolisierung des Azathioprins verantwortlich.

### Kontraindikation

Schwere Leber-, Nieren- und Knochenmarksschäden, Pankreatitis, Impfungen mit Lebendimpfstoffen (Mumps, Masern, Röteln, Polio, BCG), schwere Infektionen (Systemmykosen, Toxoplasmose, Tuberkulose), Schwangerschaft, Stillzeit, Überempfindlichkeit gegen den Wirkstoff bzw. 6-MP.

### Präparate

Imurek, Zytrim

### Hinweis(e)

**Merke: Während der Behandlung und bis zu 6 Monaten danach ist eine effektive Kontrazeption sowohl bei Männern als auch bei Frauen durchzuführen! Blutuntersuchungen (BB und Leberwerte) im 1. Monat wöchentlich, im 2. und 3. Monat alle 14 Tage, dann monatlich!**

Die Therapie kann unproblematisch über 4-6 Jahre fortgeführt werden (danach steigt das Risiko eines hepatozellulären Karzinoms drastisch an!).

## Azelainsäure

### Definition

Zu den Keratolytika gehörende Substanz.

### Indikation

Acne comedonica und Acne papulopustulosa, Hyperpigmentierungen, (Chloasma, Lentigines), Rosazea

### Unerwünschte Wirkungen

Lokale Hautreizungen (v.a. bei Behandlungsbeginn), Dermatitis, Hypopigmentierungen (v.a. bei Hauttyp III und IV), Hypertrichose, Kontaktdermatitis, Exazerbation eines Herpes labialis, phototoxische Reaktionen.

### Kontraindikation

Anwendung im Bereich der Augen, der Nase und Lippen.

### Präparate

Skinoren

## Azelastin

### Definition

$H_1$-Antagonist.

### Indikation

Rhinitis allergica.

### Eingeschränkte Indikation

Stillzeit, bei systemischer Gabe Leber- oder Niereninsuffizienz. Kinder < 6 Jahre.

### Dosierung und Art der Anwendung

- Tbl.: Erwachsene und Kinder > 6 J.: 2mal/Tag 2 mg p.o.
- Nasenspray: Erwachsene und Kinder > 6 J.: 2mal/Tag 1 Sprühstoß pro Nasenloch einsprühen.

**Merke: Keine ununterbrochene Anwendung > 6 Monate!**

- Augentropfen: Erwachsene und Kinder > 4 J.: 2mal/Tag je 1 Trp. in jedes Auge einträufeln. Falls erforderlich Dosiserhöhung auf Applikation 4mal/Tag.

### Unerwünschte Wirkungen

Allergische Reaktionen, bitterer Geschmack, Nasenbluten, Reizung der Nasenschleimhaut, bei systemischer Gabe: Einschränkung des Reaktionsvermögens, Müdigkeit, Mundtrockenheit, Transaminasenanstieg.

### Kontraindikation

Überempfindlichkeit gegen den Wirkstoff, Schwangerschaft 1. Trimenon.

### Präparate

Allergodil

## Azithromycin

### Definition

Präparat aus der Gruppe der Makrolidantibiotika. Hierbei handelt es sich um ein Azalid-Antibiotikum, das durch partialsynthetische Modifikation der Makrolide gewonnen wird.

### Wirkungsspektrum

Actinobacillus actinomycetemcomitans, Bordetella spp., Borrelia burgdorferi, Campylobacter jejuni, Chlamydien, Corynebacterium diphtheriae, Eikenella corrodens, Entamoeba histolytica, Gardnerella vaginalis, Haemophilus spp., Helicobacter pylori, Legionella pneumophilia, Listeria monocytogenes, Moraxella catarrhalis, Mycobacterium-avium-intracellulare-Komplex, Mycoplasma pneumoniae, Neisserien, Staphylococcus spp., Streptococcus spp., Treponema pallidum, Toxoplasma gondii, Ureaplasma urealyticum.

### Indikation

V.a. Pneumonien, Gonorrhoe und Chlamydien-Infektionen, s.a. Erythromycin.

### Eingeschränkte Indikation

Leberfunktionsstörungen, hochgradige Niereninsuffizienz

### Schwangerschaft/Stillzeit

Kontraindiziert in der Stillzeit. Schwangerschaft: Nur bei lebensbedrohlicher Indikation.

### Dosierung und Art der Anwendung

- Peroral: 500 mg am 1. Tag p.o., 250 mg vom 2. bis 5. Tag p.o. oder 500 mg/Tag von Tag 1-3; Geschlechtskrankheiten: 1 g als ED p.o.
- Intravenös: 1mal/Tag 500 mg langsam i.v. (über 1-3 Stunden) für 2 Tage. Anschließend perorale Applikation für etwa 7 Tage.

### Unerwünschte Wirkungen

- Die häufigsten UAWs bei peroraler Azithromycin-Einnahme sind gastrointestinale Nebenwirkungen. Häufig (≥ 1% bis < 10%): Diarrhoe (selten mit Dehydratation), weiche Stühle, Dyspepsie, abdominelle Beschwerden (Schmerzen, Krämpfe), Anorexie, Übelkeit, Erbrechen. Gelegentlich (≥ 0,1% bis < 1%): Flatulenz, Neutropenie, Thrombozytopenie, Müdigkeit, Kopfschmerzen, Nervosität, Parästhesie, Schläfrigkeit, Erytheme, Urtikaria, Photosensitivität. Selten (≥ 0,01% bis < 0,1%): Verfärbung der Zunge, Erythema exsudativum multiforme, Stevens-Johnson-Syndrom, toxische epidermale Nekrolyse, Angioödeme und Anaphylaxien. Sehr selten (< 0,01%): anaphylaktischer Schock, vereinzelt mit letalem Ausgang.
- Bei intravenöser Applikation zusätzlich Irritationen an der Einstichstelle, Phlebitis.

### Kontraindikation

Überempfindlichkeit gegen den Wirkstoff, schwere Lebererkrankungen, Erythromycin-resistente grampositive Stämme und Methicillin-resistente Staphylokokken.

### Präparate

Zithromax, Ultreon, Zithromax i.v. (über die internationale Apotheke erhältlich)

## Babcock-Stripping der V. saphena magna

**Synonym(e)**
Stripping

**Definition**
Operative Krossektomie bei Krosseninsuffizienz.

**Durchführung**
- 3-4 cm lange Inzision über dem Hiatus saphenus in der Leistenbeuge, stumpfe Präparation der Einmündung der V. saphena magna mit Darstellung des Venensternes, der Krosse und möglichst aller ihrer Seitenäste. Ligation der V. Saphena magna an ihrer Einmündung in die V. femoralis, Ligation der Seitenäste. Einführen der Babcock-Sonde (Stripper) von proximal bis unterhalb des distalen Insuffizienzpunktes, Inzision der Haut über dem Sondenende, Freilegen der Vene bis unterhalb der Sonde, Abklemmung nach distal, Durchschneidung der Vene, Fixation des Venenendes mittels Ligatur an der Sonde; danach Stripping unter Zug der Vene von distal nach proximal. Blutstillung per Hochlagerung während der Operation und sofortiger postoperativer Kompressionstherapie mit Kurzzugbinden, später Kompressionsstrumpf.
- Mobilisation des Patienten ab 1. postoperativen Tag, 4-6 Wochen Kompressionstherapie mit Kompressionsstrümpfen Klasse II.

**Hinweis(e)**
Kryostripping ist ein modifiziertes Verfahren.

## Babinski-Vaquez-Syndrom A52.9

**Definition**
Veraltete Bezeichnung für eine klinische Verlaufsform der Spätsyphilis, gekennzeichnet durch reflektorische Pupillenstarre, Aortitis, Abschwächung des Achilles- und Patellarsehnenreflexes, chronische Meningoenzephalitis.

## Baboon-Syndrom L24.4; L25.1

**Erstbeschreiber**
Andersen et al., 1984

**Definition**
Klinisch-morphologisch beschreibende Bezeichnung für eine akute Dermatitis der Gesäßregion, die an ein gerötetes Affengesäß erinnert (Baboon = Pavian).

**Ätiologie**
Beschrieben sind u.a. ausgedehnte, am Gesäß lokalisierte fixe Arzneimittelreaktionen sowie kontaktallergische Ekzeme mit Streureaktion.

**Lokalisation**
Glutaeal- und Genitalregion, Gelenkbeugen.

**Therapie**
S.u. Arzneimittelreaktion, fixe.

## Bacillus anthracis

**Definition**
Erreger des Milzbrands, sporenbildendes Bakterium.

## Bacitracin

**Definition**
Topisches Präparat aus der Gruppe der Polypeptid-Antibiotika aus bestimmten Stämmen von Bacillus subtilis und licheniformis.

**Wirkungen**
Hemmung der Mureinsynthese der bakteriellen Zellwand.

**Indikation**
Infektionen mit grampositiven und -negativen Kokken (Wirkungsspektrum ähnlich dem der Penicilline).

**Dosierung und Art der Anwendung**
2-3mal/Tag lokal anwenden.

**Unerwünschte Wirkungen**
Selten Sensibilisierung. Gelegentlich Kontaktdermatitis.

**Präparate**
Polyspectran (Kombination mit Polymyxin-B und Neomycin), Nebacetin (Kombination mit Neomycin), Bivacyn (Kombination mit Neomycin)

## Bäckerekzem L23.6

**Synonym(e)**
Bäckerdermatitis; Bäckerkrätze

**Definition**
Ekzematöse Hautveränderungen bei Bäckern durch Kontakt mit Berufsstoffen (Mehlallergie, Mehlprotein-Dermatitis).

**Therapie**
Umschulung wird angeraten, s.u. Berufskrankheit der Haut.

**Externe Therapie**
S.u. Ekzem, Kontaktekzem, allergisches.

## Bakterid Andrews, pustulöses L30.2

### Erstbeschreiber
Andrews u. Machacek, 1935

### Synonym(e)
Pustularbakterid Andrews; Andrews Bakterid; Pustulosis palmaris et plantaris

### Definition
Chronisch persistierende oder chronisch intermittierende Pustulose an Palmae und Plantae, die häufig nach akutem Streptokokken-Infekt auftritt.

### Ätiologie
Fokus, in der Regel akuter Streptokokken-Infekt.

### Lokalisation
Palmae und Plantae, auch disseminiert am Stamm.

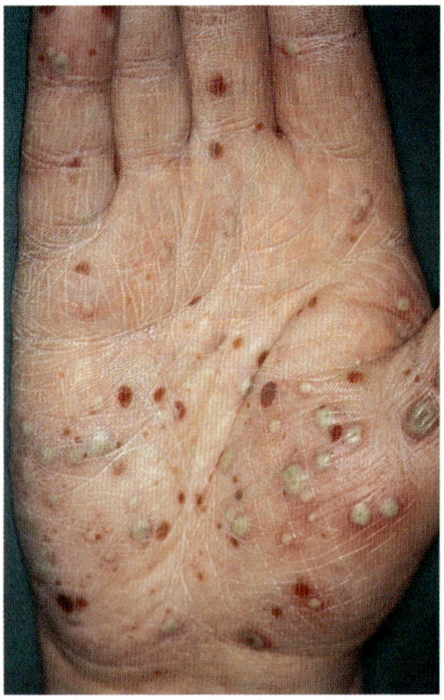

**Bakterid Andrews, pustulöses.** Multiple, akute, disseminierte, 0,2-0,4 cm große, glatte Pusteln neben älteren, eingetrockneten Krusten an der Handfläche eines 42-jährigen Mannes. Auftreten an beiden Handflächen im Rahmen einer akuten, fieberhaften Streptokokkenangina.

### Klinisches Bild
- Integument: Gelb-weißliche, stecknadelkopf- bis reiskorngroße, z.T. zu großen Eiterseen konfluierende Pusteln. Im weiteren Verlauf trocknen die Pusteln ein und schuppen ab. Polymorphes Bild durch das Nebeneinander unterschiedlicher Entwicklungsstufen. Mäßiger Juckreiz möglich.
- Allgemein: Allgemeinbefinden in der Regel stark beeinträchtigt, Fieber, meist Zeichen einer akuten Streptokokkeninfektion, seltener eines viralen Infektes.

### Diagnose
BSG erhöht, Leukozytose, Antistreptolysintiter erhöht, Pustelabstrich steril, ggf. Streptokokken im Rachenabstrich.

### Differenzialdiagnose
Psoriasis pustulosa palmaris et plantaris; Acrodermatitis continua suppurativa; dyshidrotisches Ekzem; dyshidrosiforme Tinea pedum bzw. Tinea manuum.

### Therapie
Fokussanierung. Ggf. Tonsillektomie (Besserung im nachfolgenden Jahr!).

### Externe Therapie
Feuchte Umschläge mit Zusatz von Chinolinol (z.B. Chinosol 1:1000), **R042**. Glukokortikoid-haltige Externa in krankheitsadaptierter Grundlage, ggf. auch unter Okklusion **R120 R030 R029 R259**. Nach Abklingen der Akutsymptomatik pflegende Externa.

### Interne Therapie
- Ggf. Antibiotika nach Antibiogramm (Rachenabstrich), ggf. kurzfristig Glukokortikoide in niedriger bis mittlerer Dosierung wie Prednison (z.B. Decortin) 50 mg/Tag.
- Bei chronischen Verlaufsformen bzw. Therapieresistenz wird neben Acitretin (Neotigason) 0,5-1,0 mg/kg KG/Tag Einsatz von Methotrexat (z.B. MTX) oder auch Ciclosporin A (z.B. Sandimmun) 2,5-5,0 mg/kg KG/Tag beschrieben. Erfolge wurden auch mit Dapson (Dapson Fatol) 50-150 mg/Tag oder mit der Kombination aus Acitretin und lokaler PUVA-Therapie verzeichnet. Berücksichtigt werden sollte bei allen genannten Therapieformen das therapeutische Risiko und die infrage kommenden möglichen Nebenwirkungen.

### Prognose
Abheilung nach Fokussanierung.

## Balanitis N48.10

### Definition
Häufige, polyätiologische Entzündung der Glans penis; meist in Kombination mit Entzündungen des inneren Vorhautblattes (Posthitis) auftretend. Daher ist eine strikte Differenzierung der Begriffe Balanitis und Posthitis nicht erforderlich.

### Einteilung
Pathogenetische Einteilung der Balanitiden:
- Infektiöse Balanitiden:
  - Mykotisch bedingt:
    - Balanitis candidamycetica
  - Bakteriell bedingt:
    - Bakterielle Balanitis
    - Balanitis erosiva circinata
    - Balanitis gangraenosa
    - Balanitis nigricans.
  - Ulzeröse bakterielle Balanitiden:
    - Syphilis (Primäraffekt)
    - Ulcus molle
    - Tuberkulose
    - Diphtherie.
  - Viral bedingt:
    - Herpes genitalis (Herpes simplex recidivans)
    - Condylomata acuminata
  - Parasitär bedingt:
    - Skabies
    - Pediculosis pubis
    - Begleitend bei Urethritis durch Trichomonaden der Amöben.
- Nichtinfektiöse Balanitiden:
  - Kontaktallergische Balanitis
  - Balanoposthitis chronica circumscripta plasmacellularis Zoon
  - Fixes toxisches Arzneimittelexanthem
  - Balanitis parakeratotica circinata
  - Balanitis bei Lichen sclerosus et atrophicus
- Sekundäre Beteiligung von Glans und Vorhaut bei ver-

schiedenen Haut- und Allgemeinkrankheiten (Balanitis symptomatica):
- Psoriasis vulgaris
- Lichen planus
- Erythema exsudativum multiforme
- Balanitis diabetica
- Pemphigus vulgaris
- Vernarbendes Pemphigoid
- M. Behçet.

### Klinisches Bild
Klinisch ist die Balanoposthitis durch Juckreiz oder Brennen, Rötung und Schwellung, Nässen, punktförmige oder flächenhafte Erosionen, selten Ulzerationen gekennzeichnet.

### Differenzialdiagnose
Erythroplasie; M. Bowen; initiales Peniskarzinom.

## Balanitis, bakterielle N48.1

### Definition
Häufige, in jedem Lebensalter auftretende Form der Balanitis, meist durch grampositive Keime hervorgerufen. Seltenere Sonderformen der bakteriellen Balanitis sind:
- Balanitis erosiva circinata
- Gramnegative Balanitis
- Balanitis gangraenosa
- Balanitis nigricans.

### Erreger
Meist Staphylococcus aureus, seltener Streptokokken, gramnegative Erreger (gramnegative Balanitis), anaerobe Mischinfektionen (Balanitis erosiva circinata).

### Ätiologie
Verengte Vorhaut (Phimose) mit Stau von Smegma und Urintropfen, mechanische Irritationen (Geschlechtsverkehr), mangelnde Hygiene, Steroidvorbehandlung, Urethritis anterior.

### Klinisches Bild
Rötung und Schwellung von Glans penis und innerem Präputialblatt. Seröse Exsudation. Häufig flächenhafte Erosionen. Starkes Brennen, evtl. Juckreiz.

### Diagnose
Abstrich: kultureller Nachweis der Keime, Urinstatus.

### Differenzialdiagnose
S.u. Balanitis.

### Therapie
Bäder mit verdünnter (hellrosa) Kaliumpermanganat-Lösung oder synthetische Gerbstoffe (z.B. Tannolact, Tannosynt), 10% Polyvidon-Jod-Salbe R204, alternativ Gentamicin-Creme (z.B. Sulmycin) in dicker Schicht auftragen. Einlegen eines Mullstreifens in den Vorhautbereich. Alternativ auch Gaze mit antiseptischen Zusätzen wie Polyvidon-Jod (z.B. Braunovidon Salbengaze) in den Vorhautbereich einlegen. Regelmäßig wechseln, insbes. nach jedem Urinieren. Nur bei schweren Formen zusätzlich intern antibiotische Therapie nach Antibiogramm.

## Balanitis, kontaktallergische N48.1

### Definition
Akutes oder chronisches allergisches Kontaktekzem der Glans penis und ggf. des Präputiums.

### Ätiologie
Häufige Allergene sind Deodoranzien, lokale Antikontrazeptiva, Kondome, Antibiotika-Salben, Detergenzien etc.

### Therapie
Meiden des Allergens. Behandlung des Ekzems, s.u. allergisches Kontaktekzem. Möglichst glukokortikoidfrei, wenn notwendig kurzfristig schwach wirksame Glukokortikoide.

## Balanitis candidamycetica B37.41

### Synonym(e)
Balanoposthitis candidamycetica; Soorbalanitis; Candidabalanitis; Soorbalanoposthitis

### Definition
Infektion der Eichel und des Vorhautblattes (Balanoposthitis) durch Hefen, am häufigsten hervorgerufen durch Candida albicans.

### Erreger
Candida-Arten, v.a. Candida albicans, außerdem weitere Spezies. Fakultativ pathogene Erreger.

### Ätiologie
Längere Lokaltherapie mit kortikosteroidhaltigen oder antibiotischen Salben, mangelhafte oder übertriebene Hygiene, Phimose, Diabetes mellitus, endokrine Störungen, Immunsuppression. Häufige Infektionsquelle ist die Geschlechtspartnerin (Besiedlung der Vagina mit Candida).

### Klinisches Bild
Zunächst Juckreiz und leichte Rötung, später sukkulentes, hochrotes Erythem mit feucht-glänzender Oberfläche. Darauf Entwicklung weißer, stippchenartiger Effloreszenzen, die zu flächigen Belägen konfluieren. Am Rande des Herdes zarte, weißliche Schuppenkrause. Das klinische Bild ist äußerst variabel, vesikulo-pustulöse, diffus erosive sowie ekzematöse Formen sind möglich.

### Diagnose
Abstrich: Erregernachweis im Nativpräparat und kulturell, Stuhluntersuchung auf Hefen, Urinstatus.

### Differenzialdiagnose
Balanitis parakeratotica circinata; Balanitis psoriatica; Balanoposthitis chronica circumscripta plasmacellularis; Erythroplasie.

### Therapie allgemein
- Eingehende Hygieneberatung.
- Waschmodus: Verwendung von reinem Olivenöl zur Reinigung, keine Seifen verwenden, ggf. abduschen, keine Waschlappen wegen Kontaminationsgefahr. Unterwäsche und Handtücher als Kochwäsche behandeln (>90 °C waschen).
- Abklärung möglicher Grunderkrankung wie Darmcandidose, Diabetes mellitus, immundefizitäre Erkrankungen.
- Frage nach häufiger Einnahme von Breitbandantibiotika.

**Externe Therapie**
Externe Antimykotika, z.B. 2% Clotrimazol-Salbe **R056** (O/W-Emulsionen oder Lotionen), alternativ Nystatin-haltige Externa (z.B. Candio-Hermal Softpaste, Multilind Heilpaste, **R184**). Danach Mullstreifen in den Sulcus glandis einlegen und zwischenzeitlich Bäder mit synthetischen Gerbstoffen (z.B. Tannosynt). Bei stark entzündlicher Komponente über wenige Tage Kombinationspräparat aus Glukokortikoid und Antimykotikum (z.B. Candio Hermal Plus). Desinfizierende Bäder insbesondere bei begleitenden bakteriellen Infektionen z.B. mit wässriger Kaliumpermanganatlösung (hellrosa) oder wässriger Chinolinollösung (z.B. Chinosol 0,5-1:1000), **R042** und Polyvidon-Jod Salbe (z.B. **R204**, Braunovidon Salbe). Ggf. Pinselungen mit wässrigen Farbstofflösungen wie Methylrosaniliniumchlorid-Lösung oder Eosin-Lösung (**R080**, **R081**).

**Cave: Wichtig ist die Mitbehandlung der Partnerin!**

**Interne Therapie**
Bei zugrunde liegender Darmcandidose Nystatin 3mal/Tag 500.000 IE p.o., bei schwerem Befall 3mal/Tag 1Mio. IE (z.B. Mykundex Drg.) über 12 Tage.

## Balanitis diabetica N48.1

**Synonym(e)**
Balanoposthitis diabetica

**Definition**
Chronisch verlaufende, häufig therapieresistente Balanitis bei Diabetikern.

**Ätiologie**
Multifaktoriell bedingt: Mazeration durch zuckerhaltigen Urin (Gärungsprozess), Infektion durch Hefen oder Bakterien.

**Klinisches Bild**
Diffuse Rötung und Schwellung der Glans penis und des Orificium urethrae, später samtartige Oberfläche und düsterroter Farbton der Glans. Absonderung eines übel riechenden Sekrets (Candidose, bakterielle Balanitis).

**Diagnose**
Blutzuckertagesprofil, Urinstatus, Untersuchung auf Pilze und Bakterien.

**Therapie**
Optimale Einstellung des Diabetes mellitus. Ansonsten Balanitis candidamycetica, bakterielle Balanitis (je nach Erregernachweis).

## Balanitis erosiva circinata N48.13

**Erstbeschreiber**
Bataille u. Berdal, 1889

**Synonym(e)**
Balanoposthitis erosiva circinata

**Definition**
Schwer verlaufende Sonderform der bakteriellen Balanitis mit Überwucherung durch Fusospirochäten (anaerobe Mischinfektion).

**Ätiologie**
Ob die stets im Abstrich nachweisbaren Fusospirochäten die Ursache darstellen, ist nicht gesichert. Evtl. sind auch andere Keime für das Krankheitsbild verantwortlich.

**Manifestation**
Meist bei jungen Männern auftretend, gehäuft bei mangelnder Genitalhygiene oder Immundefekt.

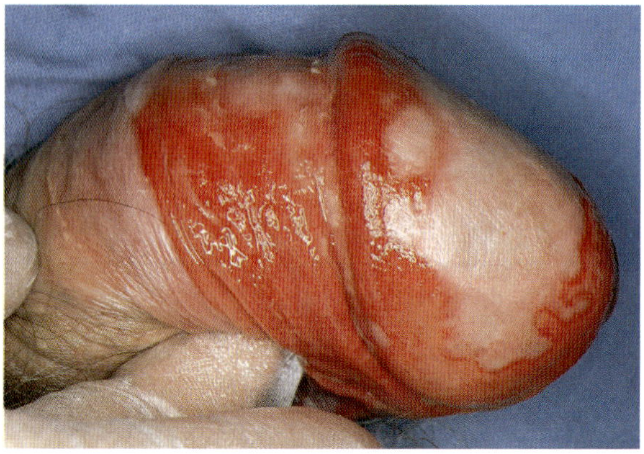

**Balanitis erosiva circinata.** Scharf begrenzte, hochrote, glänzende, flächige, bogig begrenzte Erosion der Glans penis und des inneren Präputialblattes. Befund bei einem 34 Jahre alten verwahrlosten Patienten.

**Klinisches Bild**
Meist im Sulcus coronarius beginnende, scharf begrenzte, mäßig gerötete, leicht schuppende Erytheme. Ausbreitung auf die Glans; durch Konfluenz entstehen polyzyklische Plaques. Erosionen, evtl. auch Ulzerationen der Oberfläche, grauweißer, schmieriger Belag, Absonderung eines purulenten Sekrets. Brennen, Juckreiz. Gelegentlich Fieber und Lymphknotenschwellung.

**Komplikation**
Balanitis gangraenosa.

**Therapie**
S.u. Balanitis, bakterielle.

## Balanitis gangraenosa N48.14

**Synonym(e)**
Balanoposthitis gangraenosa; Balanitis gangraenosa phagedaenica; Balanitis ulcerosa

**Definition**
Schwere ulzeröse, stark schmerzende, meist fieberhafte und mit erheblicher Störung des Allgemeinbefindens einhergehende bakterielle Balanitis bei gestörter Abwehrlage.

**Ätiologie**
Insbesondere bei Immundefekt durch gramnegative Keime oder Anaerobier. Balanitis erosiva circinata.

**Klinisches Bild**
Zunächst entsprechend der o.g. Balanitiden. Daraus Entwicklung tiefer Ulzerationen bis hin zur Penisgangrän. Starke Schmerzen, Beeinträchtigung des Allgemeinbefindens, Lymphknotenschwellung, Fieber.

### Diagnose
Mikroskopischer und kultureller Erregernachweis.

### Therapie allgemein
Bettruhe, Penis bzw. Hoden hochlagern (Hodenbänkchen).

### Externe Therapie
- Bäder mit synthetischen Gerbstoffen (z.B. Tannolact), 10% Polyvidon-Jod-Salbe (Betaisodona, **R204**) oder Gentamicin-Creme (z.B. Sulmycin) in dicker Schicht auftragen. Einlegen eines Mullstreifens in den Vorhautbereich. Alternativ auch Gaze mit antiseptischen Zusätzen wie Polyvidon-Jod (z.B. Braunovidon Salbengaze) in den Vorhautbereich einlegen. Regelmäßig wechseln.
- Bei Nekrosebildung austrocknende antiseptische äußerliche Therapie mit Polyvidon-Jod Lösung (z.B. Betaisodona Lsg., **R203**) oder wässriger Chinolinol-Lsg. (z.B. Chinosol 1:1000), **R042** bis zur Demarkation, dann chirurgische Nekrektomie.

S.a. Balanitis erosiva circinata.

### Interne Therapie
- Hoch dosierte systemische antibiotische Therapie nach Antibiogramm. Bei unbekanntem Erreger Breitbandantibiotika wie Cefotaxim (z.B. Claforan) 2malTag 2 g i.v. oder Gyrasehemmer wie Ciprofloxazin (z.B. Ciprobay) 250-500 mg/Tag p.o. bzw. Ofloxacin (z.B. Tavanic) 200-400 mg/Tag p.o.
- Antipyretische Therapie mit Paracetamol (z.B. Ben-u-ron) 3mal/Tag 500-1000 mg. Zusätzlich konservativ fiebersenkende Maßnahmen mit feuchten Wadenwickeln oder Eisbeuteln in die Leisten.

## Balanitis medicamentosa toxicodermica N48.1

### Definition
Relativ häufige klinische Manifestation einer fixen Arzneimittelreaktion an der Glans penis.

### Ätiologie
Häufige Auslöser: Carbamazepin, Phenazonderivate, Pyrazolonderivate, Sulfonamide, Tetracycline.

## Balanitis necroticans N48.15

### Definition
Heute nur noch selten auftretende toxische, nekrotisierende Balanoposthitis infolge lokaler Anwendung von Dequaliniumchlorid bzw. Chlorquinaldol in Salbenform, die, obwohl primär nicht toxisch wirkend, sich im Vorhautmilieu konzentrieren (ggf. durch additive Effekte mit anderen toxisch wirkenden Substanzen, z.B. Urin bei harninkontinenten älteren Männern).

### Lokalisation
Glans penis, inneres Präputialblatt.

### Klinisches Bild
Kleine, oberflächliche, weiße Nekroseherde mit schmalem Randerythem. Ausbildung konfluierender und polyzyklisch begrenzter Nekrosen mit narbiger Abheilung.

### Therapie
Absetzen des Medikamentes, Abtragen der Nekrosen, stadiengerechte Behandlung der Nekrose. S.u. Wundbehandlung.

## Balanitis nigricans N48.1

### Definition
Durch pigmentbildende Bakterien oder Pilze hervorgerufene Balanitis mit schwarzbraunen, fest haftenden Belägen an Glans und Präputium.

### Therapie
Antiseptische Externtherapie, z.B. Bäder mit verdünnter Kaliumpermanganat-Lösung (hellrosa), wässriger Chinolinol-Lösung (z.B. Chinosol 1:1000), **R042** oder 10% Polyvidon-Jod-Salbe (z.B. **R204**, Betaisodona, Braunovidon).

## Balanitis parakeratotica circinata N48.1

### Synonym(e)
Balanitis circinata; Balanoposthitis parakeratotica circinata

### Definition
Morphologisch charakteristische Balanitis bei Reiter-Syndrom.

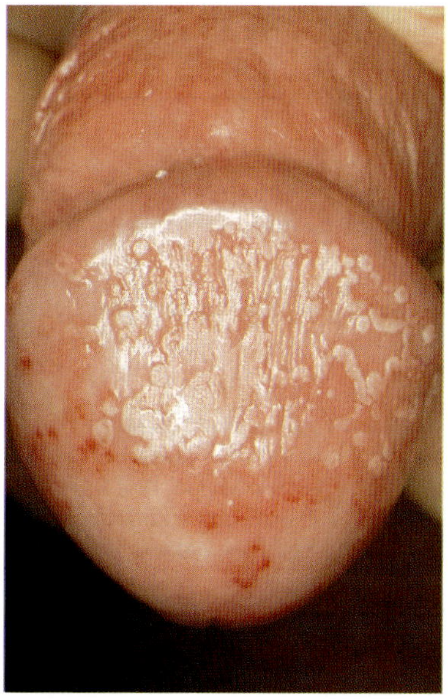

**Balanitis parakeratotica circinata.** Chronisch dynamische, 0,1 cm große, z.T. konfluierende Pusteln mit Ausbildung größerer, scharf begrenzter, polyzyklischer, girlandenförmiger, randbetonter Plaques im Bereich der Glans penis. Lokaler Juckreiz und leichtes Brennen. Kombination mit Reiter-Syndrom. Z.n. Zirkumzision.

### Klinisches Bild
Beginn mit glasstecknadelkopfgroßen, flachen, schuppenden, geröteten Papeln und kleinen Pusteln; Ausbreitung und Konfluenz zu scharf begrenzten, polyzyklischen, girlandenförmigen, randbetonten Plaques mit schuppendem peripherem Saum. Schubweiser Verlauf. Meist geringe subjektive Symptome, gelegentlich Juckreiz und leichtes Brennen.

### Externe Therapie
Behandlung initial 1-2mal/Tag mit milden Glukokortikoidexterna z.B. 0,5% Hydrocortison in zinkhaltiger Grundlage **R127**. Später rein pflegende, antiphlogistische Maßnahmen (z.B. Zinksalbe Lichtenstein, Pasta zinci mollis **R191**). Einlegen von Mullkompressen in den Präputialraum.

### Interne Therapie
Behandlung der Grunderkrankung, s.u. M. Reiter.

## Balanitis psoriatica N48.1

### Synonym(e)
Psoriasis glandis

### Definition
Manifestation einer Psoriasis vulgaris an der Glans penis.

### Klinisches Bild
Solitäre oder multiple, scharf begrenzte, entzündlich gerötete, infiltrierte, von perlmuttartigen Schuppen bedeckte Herde.

### Differenzialdiagnose
Erythroplasie, Balanoposthitis chronica circumscripta plasmacellularis, Balanitis candidamycetica (Candidose).

### Externe Therapie
Initial 1-2mal/Tag milde Glukokortikoid-Cremes, z.B. 0,5% Hydrocortison in zinkhaltiger Grundlage **R127**. Alternativ kann niedrig dosiert Dithranol-Paste (0,05%) **R077** eingesetzt werden oder Ciclosporin A Haftpaste **R046**. Später pflegende, antiphlogistische Maßnahmen (z.B. Pasta zinci mollis, Zinköl). Einlegen von Mullkompressen in den Präputialraum.

### Interne Therapie
Ggf. systemische Therapie, s.u. Psoriasis vulgaris.

## Balanitis simplex N48.11

### Synonym(e)
Balanoposthitis simplex; Balanitis vulgaris

### Definition
Häufige, akute oder chronische Entzündung von Glans penis und innerem Vorhautblatt.

### Ätiologie
Meist ist keine einzelne Ursache zu eruieren; Zusammenwirken zahlreicher Faktoren: Mechanische Traumen, Smegmastau infolge mangelhafter Hygiene oder bei Phimose, Verschiebung der Keimflora mit Überwuchern fakultativ pathogener Erreger, Kontaktallergie, Urethritis, bakterielle Balanitis.

### Manifestation
V.a. bei Männern im fortgeschrittenen Alter (>60 Jahre).

### Klinisches Bild
Vom Sulcus coronarius ausgehende Rötung und ödematöse Schwellung der Glans mit seröser oder serös-eitriger Exsudation. Die Vorhaut ist nur schwer reponibel. Juckreiz, Brennen.

### Diagnose
Abstriche von Präputialraum und Urethra, Untersuchung auf Bakterien und Pilze.

### Differenzialdiagnose
Balanitis.

### Therapie
Beseitigung prädisponierender Faktoren (z.B. Phimose). Nach jedem Urinieren Reinigung von Glans und Vorhaut mit Wasser oder Olivenöl, zusätzlich adstringierende Sitzbäder mit synthetischen Gerbstoffen (z.B. Tannolact), anschließend Trockentupfen, Einlegen eines Mullstreifens in den Präputialraum oder Einlegen einer Salbengaze mit antiseptischen Zusätzen (z.B. Braunovidon, Betaisodona). Gute Erfolge auch durch Behandlung mit Desitin Salbe.

## Balanitis specifica N48.1

### Definition
Befall der Glans penis im Rahmen der Syphilis II.

### Therapie
Entsprechend der Syphilis acquisita.

## Balanitis symptomatica N48.1

### Synonym(e)
Begleitbalanitis; Balanoposthitis symptomatica

### Definition
Befall von Glans penis und Präputium als Teilsymptom verschiedener Dermatosen oder Allgemeinerkrankungen wie Psoriasis vulgaris; Lichen planus; Pemphigus vulgaris; Pemphigoid, vernarbendes; Behçet, M.; Erythema exsudativum multiforme; Balanitis diabetica.

### Therapie
Therapie der Grunderkrankung, s. jeweils dort.

## Balanitis xerotica obliterans N48.60

### Erstbeschreiber
Delbanco, 1908; Stühmer, 1928

### Synonym(e)
Kraurosis penis; Balanoposthitis xerotica obliterans

### Definition
Manifestation des Lichen sclerosus et atrophicus an Glans penis und Präputium.

### Klinisches Bild
Flächenhafte oder kleinfleckig-spritzerförmige, pergamentartige, porzellanweiße, derbe, sklerotische Herde sowie atrophische, meist glänzende Oberfläche. Einblutungen in die affizierten Stellen häufig.

> Merke: **Langzeitig persistierende, flächige Einblutungen im Bereich der Glans penis sind verdächtig auf Lichen sclerosus et atrophicus!**

Verengung und leichte Verletzlichkeit des Präputiums bis hin zu ringförmiger, narbiger Schrumpfung der Vorhaut und sekundärer Phimose. Evtl. Einengung des Orificium urethrae. Spannungsgefühl, Schmerzhaftigkeit, gelegentlich Juckreiz.

### Externe Therapie
Testosteron-haltige Salben **R249**. Ansonsten pflegende hydrophile Salben.

### Operative Therapie
Zirkumzision. Hierdurch tritt in den meisten Fällen ein Stillstand der Entzündungssymptomatik ein.

### Prognose
Chronischer Verlauf, selten Entwicklung eines spinozellulären Karzinoms.

## Balanoblenorrhoe N48.1

### Definition
Balanitis mit starker eitriger Exsudation.

## Balanoposthitis chronica circumscripta plasmacellularis N48.1

### Erstbeschreiber
Zoon, 1950

### Synonym(e)
Zoon-Balanitis; Balanitis plasmazellularis; Balanitis nodularis Zoon

### Definition
Chronische, umschriebene, herdförmige Entzündung von Glans penis und innerem Präputialblatt ungeklärter Ursache. S.a.u. Vulvitis chronica circumscripta plasmacellularis.

### Ätiologie
Wahrscheinlich toxisch degenerativ (Harninkontinenz; Konzentrationssteigerung des Urins im Vorhautmilieu bei verminderter Smegmaproduktion im Alter).

### Manifestation
Vorwiegend bei älteren Männern (>60 Jahre) auftretend.

### Klinisches Bild
Einer oder mehrere umschriebene, scharf begrenzte, lackartig glänzende, sattrote bis bräunlich-rote Plaques, meist mit petechialen Blutungen.

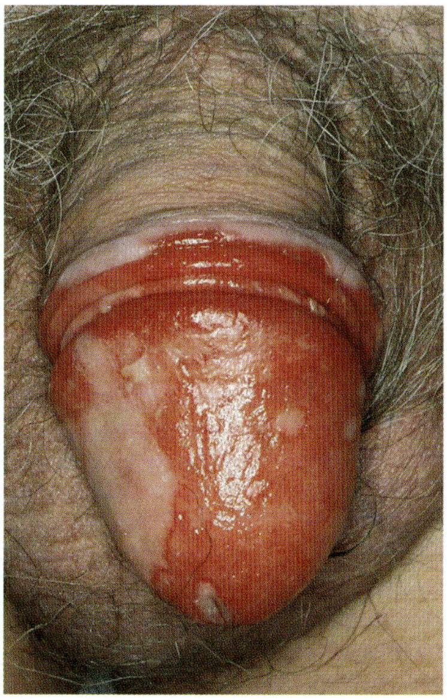

**Balanoposthitis chronica circumscripta plasmacellularis.** Seit mehreren Monaten bestehende, multizentrische, therapieresistente, juckende und brennende, scharf begrenzte, bizarr konfigurierte, lackartig glänzende Rötungen und Erosionen an Glans penis und dem angrenzenden Präputialblatt bei einem 62-Jahre alten Patienten. Feuchte Schuppung und Nässen. Seit 1 Jahr wechselnder Verlauf, zwischenzeitliche Abheilung. Bereits zu Beginn der Erkrankung waren mehrere Stellen befallen (wichtige differenzialdiagnostische Abgrenzung zur Erythroplasie).

### Histologie
Ödem des Stratum papillare, Dilatation der Kapillaren im oberen Korium, teilweise Erythrozytenextravasate; perivaskuläres und diffuses lymphohistiozytäres Infiltrat mit zahlreichen Plasmazellen.

### Differenzialdiagnose
Erythroplasie; s.a. Balanitis.

### Therapie
- Beachtung allgemeiner Hygienemaßnahmen, s.u. Balanitis candidamycetica. Täglich handwarme Bäder mit Zusatz von verdünnter Kaliumpermanganatlösung (hellrosa) oder Gerbstoff-haltigen Zubereitungen (z.B. Tannolact, Tannosynt).
- Konsequente „Trockenlegung des Präputialraumes" durch Einlegen einer Mullgaze. Regelmäßiges Reinigen der Glans und Vorhaut mit Olivenöl, insbes. nach Urinieren zur Beseitigung von Urinspuren. 2mal/Tag Auftragen einer zinkhaltigen Salbe (alternativ hydrophile nicht zinkhaltige Salbe). Anschließende Behandlung mit wirkstofffreien Grundlagen wie Ungt. emulsif. oder wundheilenden Salben wie Desitin Salbe.
- Über erfolgreiche Therapie mit dem Calcineurininhibitor Tacrolimus wurde berichtet.
- Zirkumzision wird bei Therapieresistenz empfohlen und stellt in dieser Konstellation den Goldstandard dar. Danach kommt es in >80% zur Abheilung.

## Balanozele N48.1

### Definition
Hervortreten der Glans penis durch einen Vorhautdefekt, z.B. bei Balanitis gangraenosa.

## Ballottement

### Definition
Kurzes Schwingen der Wadenmuskulatur nach seitlichem Anstoßen während der palpatorischen Untersuchung. Bei Beginn der Phlebothrombose einseitig abgeschwächt oder aufgehoben.

## Balneologie

### Definition
Lehre von den natürlichen Heilwässern, Heilgasen und Peloiden (Pelos = Land) und ihrer Verwendung zur Krankenbehandlung.

## Balneo-Phototherapie

### Definition
Behandlungsform, in der substanzhaltige Bäder (Solelösungen, PUVA-Bad) in Kombination mit phototherapeutischen Maßnahmen (z.B. UVB- oder UVA- Strahlen) eingesetzt werden.

## Balneotherapie

**Definition**
Behandlungsform, in der substanzhaltige Bäder zur Unterstützung bzw. in Kombination mit anderen physikalischen Therapiemaßnahmen (z.B. Balneophototherapie) eingesetzt werden (s.a. Heliotherapie).

## Bambus-Haare Q80.8

**Erstbeschreiber**
Touraine u. Solente, 1937; Netherton, 1958

**Synonym(e)**
Trichorrhexis invaginata; bamboo hairs; Trichorrhexis-Syndrom

**Definition**
Charakteristische Haarschaftanomalie (Keratinisierungsdefekt) mit mikroskopisch nachweisbaren kugelgelenkartigen Invaginationen und Auftreibungen der Haarschäfte. Teilaspekt des Netherton-Syndroms.

**Ätiologie**
Ursächlich für die Haarschaftveränderung ist eine Verhornungsstörung, die zu einem vermehrten Wachstum der Zellen der äußeren Wurzelscheide führen; hierdurch werden die Zellen der inneren Wurzelscheide nach innen gedrückt.

**Manifestation**
Bei Neugeborenen in den ersten Lebenswochen, meist bis zum 6. Lebensmonat. Mädchen sind häufiger betroffen.

**Klinisches Bild**
Spärliche, dünne, brüchige, trockene Haare, meist nicht länger als 3-4 cm.

**Labor**
Vermehrte Ausscheidung von Argininbernsteinsäure im Urin.

**Histologie**
Knotige Auftreibungen des Haarschafts durch teleskopartige Stauchung und Invagination.

**Therapie**
Keine wirksame Therapie bekannt.

**Prognose**
Meist Besserung des Haarbefundes mit zunehmendem Lebensalter.

## Bandler-Syndrom Q85.8

**Erstbeschreiber**
Bandler, 1960

**Definition**
Autosomal-dominant vererbte Erkrankung mit intestinaler Blutungsneigung durch Hämangiome sowie Lentigines an Haut und Schleimhäuten.

**Manifestation**
Kongenital oder in früher Kindheit.

**Lokalisation**
Gesicht, Lippen, Konjunktiven, Mundschleimhaut.

**Klinisches Bild**
Lentigines im Bereich von Gesicht, Lippen, Konjunktiven und Mundschleimhaut. Ausgedehnte Hämangiome mit Blutungsneigung, insbesondere im Dünndarmbereich.

**Differenzialdiagnose**
Peutz-Jeghers-Syndrom.

**Therapie**
Symptomatische Therapie durch Internisten. Extern ggf. abdeckende Cremes und Pasten. S.u. Camouflage (z.B. **R025**, Dermacolor). Lasertherapie der Hämangiome und Lentigines.

## Bang, M. A23.1

**Synonym(e)**
Febris undulans bovina

**Definition**
Zu den Bruzellosen gehörende Erkrankung.

## Bannayan-Riley-Ruvalcaba-Syndrom Q87.0

**Erstbeschreiber**
Riley u. Smith, 1960; Bannayan, 1971; Ruvalcaba et al. 1980; Zonana et al., 1975

**Synonym(e)**
Bannayan-Zonana-Syndrom

**Definition**
Autosomal-dominant vererbbare Makrozephalie mit Hämangiomen, Lipomen und Lymphangiomen. Selten auch intestinale Polypen, postnatale Makrosomie mit Längenwachstumsabnahme, Augenveränderungen, Pigmentierungsanomalien (Café-au-lait-Flecken) insbesondere im Bereich der Genitalien, und psychomotorischen Entwicklungsstörungen.

**Ätiologie**
Autosomal-dominant vererbte Mutationen des PTEN-Tumorsuppressorgens (Phosphatase and tensin homologue Gen; Genlokus: 10q23.31). S.a. Cowden-Syndrom und Goltz-Gorlin-Syndrom.

## Bartholinische Retentionszyste N75.0

**Definition**
Im Gefolge einer chronisch-rezidivierenden Bartholinitis entstehende, zystische, sekretgefüllte, nicht entzündliche Aufweitung des Drüsenausführungsganges.

**Therapie**
Vollständige Exstirpation der Drüse, möglichst ohne die Retentionszyste zu eröffnen. Alternativ Inzision an der Mündungsstelle des Ausführungsganges und Marsupialisation.

## Bartholinischer Pseudoabszess N75.1

**Definition**
Bezeichnung für das bei der Bartholinitis entstehende Empyem im Ausführungsgang der Bartholinischen Drüse.

**Therapie**
S.u. Bartholinitis.

## Bartholinitis N75.80

**Definition**
Relativ häufige bakterielle Entzündung des Ausführungsgangs einer Bartholinischen Drüse (Glandulae vestibulares majores: 2 kleine muköse Sekretdrüsen im unteren Drittel der großen Labien, deren Ausführungsgänge an der Innenseite der kleinen Labien vor dem Introitus vaginae münden).

**Ätiologie**
Staphylokokken, Streptokokken, E. coli oder Neisseria gonorrhoeae. Die Bakterien dringen in den Ausführungsgang ein, wo sie eine Entzündung und demzufolge Verklebung des Ganges hervorrufen. Es kommt zur Abflussbehinderung des eitrigen Sekrets und Ausbildung eines Empyems (häufig als Bartholinischer Abszess bezeichnet). Die Drüse selbst wird im Allgemeinen nicht in den Entzündungsprozess miteinbezogen.

**Klinisches Bild**
Einseitige, äußerst schmerzhafte Rötung und Schwellung im hinteren Drittel der kleinen Labien. Mit fortschreitender Sekretansammlung und Gewebseinschmelzung Ausbildung eines prallelastischen, fluktuierenden bis hühnereigroßen Tumors, der den Introitus vaginae verlegt. Häufig Fieber und allgemeines Krankheitsgefühl.

**Therapie**
Antibiotische Therapie initial mit Breitbandantibiotika, sobald möglich nach Antibiogramm. Bei deutlicher Fluktuation Inzision an der Mündungsstelle des Ausführungsganges und Ablassen des Eiters. Gleichzeitig Marsupialisation zur Vermeidung von Rezidiven: Auskrempelung und anschließende Vernähung der Wand des Ganges mit der äußeren Haut.

**Externe Therapie**
Initial offene Wundbehandlung, Sitzbäder mit desinfizierenden Zusätzen z.B. wässrige Chinolinol-Lsg. (z.B. Chinosol 0,5-1:1000), R042 oder Polyvidon-Jod Lsg. (Betaisodona Lsg.). Wundspülungen mit Polihexanid-Lsg. (Serasept, Prontoderm) oder Polyvidon-Jod Lsg. und Ringer Lsg., heilungsfördernde Maßnahmen mit speziellen Wunddressings. S.u. Wundbehandlung.

**Prognose**
Initiale Entzündungen bilden sich meist unter antibiotischer Therapie zurück. Wird bei Entwicklung eines Emphysems keine Marsupialisation durchgeführt, ist die Rezidivgefahr hoch; nach wiederholten Bartholinitiden entsteht häufig eine Bartholinische Retentionszyste.

## Bartonellosen A44.9

**Erstbeschreiber**
Barton, 1909

**Synonym(e)**
Peru-Warze; Carrión-Krankheit

**Definition**
Durch Erreger der Gattung Bartonella verursachte Erkrankungen.

**Erreger**
- Gramnegative, aerobe stäbchenförmige Bakterien. Familie Bartonellaceae; früher zusammen mit den Rickettsiaceae (Rickettsien) zur Ordnung Rickettsiales zugeordnet. Die Arten B. quintana und B. henselae wurden früher unter der Gattung Rochalimaea aufgeführt. Drei wesentliche Krankheitserreger der humanen Bartonellosen sind bekannt. Eine weitere Form, Bartonella elisabethae wurde bisher wenige Male bei Patienten gefunden.
- Die Art B. bacilliformis bewegt sich mit Hilfe von Flagellen fort, die Arten B. quintana und B. henselae mit Pili. Vorkommen intrazellulär innerhalb von Endothelzellen oder roten Blutkörperchen (Erythrozyten); auch auf deren Zellwänden. Somit können Bartonellen auch außerhalb der Wirtszellen überleben. Kultivierung auf künstlichem Nährboden möglich. Für eine sichere Unterscheidung der Arten werden PCR-Tests notwendig.

**Komplikation**
Fast alle Antibiotika-Gruppen sind gegen Bartonella einsetzbar.

**Hinweis(e)**
- Der Erreger des Oroya-Fiebers wurde erst 1909 von Alberto Barton entdeckt und nach ihm als „Bartonella bacilliformis" bezeichnet. Nach Alberto Barton wurde auch die gesamte Familie der Bartonellaceae benannt, die von den Rickettsien (s.u. Rickettsiosen) abgetrennt werden konnte.

**Bartonellosen. Tabelle 1.** Erreger und Erkrankungen der Bartonellosen

| Erreger | Erkrankungen | Überträger (Vektor) |
|---|---|---|
| B. bacilliformis | Oroya-Fieber | Sandfliege |
| | Verruga peruana (Peru-Warze) | |
| B. quintana | Febris quintana (Wolhynisches Fieber) | Läuse |
| B. henselae | Katzenkratzkrankheit | Katzen oder Katzenflöhe |
| | Peliosis hepatis | unbekannt |
| | Angiomatose, bazilläre | unbekannt |
| B. elisabethae | Infektive Endokarditis | unbekannt |
| B. rochalimae | Variante des Oroya-Fiebers | Sandfliegen (?) |

- Zwischen 1870 und 1890 kam es in Peru zu einer unbekannten Epidemie, von der hauptsächlich Eisenbahnarbeiter betroffen waren. Sie litten an hohem Fieber, Schwäche und Anämie (Oroya-Fieber). Die Krankheit breitete sich hauptsächlich entlang der Eisenbahnneubaustrecke zwischen der Hauptstadt Lima und dem Ort La Oroya aus und erfuhr hierdurch ihre Namensgebung.
- Febris quintana oder auch Wolhynisches Fieber hat seinen Namen von Wolhynien, einem Gebiet an der Ostfront der beiden Weltkriege, wo sie zuerst beobachtet wurde und damals auch die Bezeichnung Schützengrabenfieber erhielt.

## Bart-Pumphrey-Syndrom M72.11

**Erstbeschreiber**
Bart u. Pumphrey, 1967

**Synonym(e)**
Zehen-Fingergelenkpolster-Syndrom; Knuckle-Pads-Syndrom

**Definition**
Autosomal-dominant vererbte Genodermatose mit Syndrom aus Knuckle pads, Schwerhörigkeit und Leukonychie.

**Klinisches Bild**
Fibromatöse Hautverdickungen über den Interphalangealgelenken von Fingern und Zehen (echte Fingerknöchelpolster), Weißfärbung aller Nägel, progrediente Schallempfindungsschwerhörigkeit, bis hin zur Taubheit.

## Basallamina

**Definition**
Lamina densa der Basalmembran.

## Basalmembran

**Definition**
- Mehrschichtige extrazelluläre Struktur, die jedes Epithelgewebe an seiner basalen, dem Bindegewebe zugewandten Seite aufweist und durch die Epithel- und Bindegewebe miteinander verknüpft sind. Die eigentliche Basalmembran und ihre einzelnen Schichten sind nur elektronenmikroskopisch erkennbar:
  - An die Plasmamembran der Keratinozyten grenzt die 20–40 nm dicke Lamina lucida, die u.a. aus Laminin und Fibronektin besteht und sich ultrastrukturell transparent darstellt.
  - Darauf folgt die 30–50 nm dicke, elektronendichte Lamina densa (Basallamina), die überwiegend aus Typ IV-Kollagen und amorphen Protein-Polysaccharid-Komplexen besteht.
  - Die elektronenmikroskopisch transparente Sublamina densa besteht aus Bündeln elastischer Mikrofibrillen, Verankerungsfibrillen und Glykoproteinen.
- Unterhalb der Basalmembran liegt eine weitere Schicht aus retikulären Fasern (anchoring fibrils) und amorphen Glykoproteinen, die dicker ist als die übrigen Schichten zusammen.
- Oberhalb der Basalmembran findet sich die Zellmembran der basalen Keratinozyten mit den Hemidesmosomen: Wichtige Proteine dieser Zone sind Plektin und das bullöse Pemphigoid-Antigen 1 (BPAG1), Bestandteile der Hemidesmosomen, die einerseits an Keratinfilamenten des intrazellulären Zytoskeletts der basalen Keratinozyten verankert sind. Andererseits stehen diese durch die transmembranösen Proteine alpha-6beta-4-Integrin und BPAG2 mit den extrazellulären Ankerfilamenten der Lamina lucida in Verbindung.
- Alle Schichten gemeinsam stellen die lichtmikroskopisch sichtbare sog. Basalmembranzone (BMZ oder dermoepidermale Junktionszone) dar.

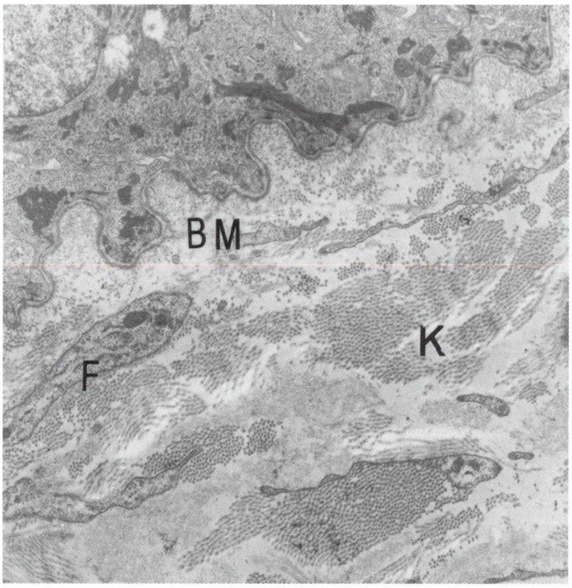


**Basalmembran.** Elektronenmikroskopie: Dermoepidermale Basalmembran (BM), Grenze zwischen Epidermis und Korium (K), Produkt der Keratinozyten und Fibroblasten (F).

## Basalzelle

**Definition**
Kubischer bis hochprismatischer Keratinozyt des Stratum basale mit basophilem Zellkern und zahlreichen zytoplasmatischen Fortsätzen, die die Zelle in der Basalmembran verankern. Das Zytoplasma ist reich an intermediären Filamenten, die lockere Bündel bilden, enthält jedoch nur wenige Organellen.

## Basalzellendegeneration, hydropische

**Definition**
Vakuolisierung und Zerfall der Basalzellen. Sie kann mit Ausbildung subepidermaler Blasen einhergehen.

## Basalzellkarzinom C44.L2

**Erstbeschreiber**
Krompecher, 1900

**Synonym(e)**
Basaliom; Basalzellepitheliom; Epithelioma basocellulare; Basalzellkrebs; Krompecher-Karzinom

## Definition
Heterogene Gruppe fibroepithelialer Geschwülste der Haut, die lokal infiltrierend und destruierend wachsen, äußerst selten metastasieren und häufig morphologische Analogien zu Adnexstrukturen zeigen. Häufigster semimaligner Hauttumor des Menschen.

## Einteilung
- Klinische Einteilung:
  - Knotiges Basalzellkarzinom
  - Superfizielles Basalzellkarzinom
  - Sklerodermiformes Basalzellkarzinom
  - Pigmentiertes Basalzellkarzinom
  - Destruierendes Basalzellkarzinom (Ulcus terebrans)
  - Prämalignes Fibroepitheliom
  - Genodermatosen mit Basalzellkarzinomen (Basalzellkarzinomatose/Basaliomatose)
  - Nicht-syndromale multiple Basalzellkarzinome (auch lineäre Form); s.u. Goltz-Gorlin-Syndrom.
- Histologische Einteilung:
  - Keratotisches Basalzellkarzinom
  - Solides Basalzellkarzinom
  - Dimorphes Basalzellkarzinom
  - Superfizielles Basalzellkarzinom
  - Sklerodermiformes Basalzellkarzinom.
  - Sonderformen:
    - Fibroepitheliales Basazellkarzinom
    - Metatypisches Basalzellkarzinom (Metatypisches Epitheliom vom Typ „mixte oder intermediaire"
    - Zystisches Basalzellkarzinom.

## Vorkommen/Epidemiologie
Häufigstes Hautkarzinom unter der kaukasischen Bevölkerungsgruppe (rothaarige Personen haben ein höheres Risiko als braunhaarige). Inzidenzraten fehlen für die meisten europäischen Länder. In Deutschland beträgt die Inzidenz ca. 100/100.000 Einwohner/Jahr. Bekannte Daten weisen auf die höchsten Inzidenzen in Wales (112/100.000 Einwohner/Jahr) und die niedrigsten in Finnland (49/100.000 Einwohner/Jahr) hin. Männer und Frauen sind gleichmäßig betroffen. Personen mit aktinischer Cheilitis und solaren Lentigines haben ein höheres Risiko an einem Basalzellkarzinom zu erkranken. Nur sehr selten tritt eine Metastasierung auf (seltener als 1:1000). In Nordamerika ist die Inzidenz in der Population <40 Jahren bei Frauen höher als bei Männern. Multiplikative Faktoren (z.B. anamnestische Sonnenbrände, Sonnenexposition) sollen für die Entstehung letztendlich eine Rolle spielen.

## Ätiologie
- Aktinische Belastung
- Genetisch bedingte geringe Hautpigmentierung
- Karzinogene Substanzen, insbesondere Arsen
- Längerfristige immunsuppressive Therapien
- Genetische Faktoren (Inaktivierung des X-Chromosoms, Mutation des p53 Tumorsuppressor-Gens und des Chromosom 9)
- Chronische Hautschädigung z.B. durch Infektionen oder durch physikalische Reize, Trichotillobasalzellkarzinom), Radiodermatitis chronica.
- Auftreten im Rahmen von Syndromen, z.B. Xeroderma pigmentosum, Basalzellnaevussyndrom (Gorlin-Goltz-Syndrom) und Albinismus.

## Manifestation
Bevorzugt bei hellhäutigen Menschen auftretend (Hauttypen I und II), sehr selten bei Dunkelhäutigen. Zu 80% im Kopf-Hals-Bereich. Altersgipfel 6. bis 8. Lebensjahrzehnt. Eine Tendenz zu jüngerem Manifestationsalter ist erkennbar. Männer und Frauen sind gleichmäßig betroffen. Außerdem Auftreten im Rahmen hereditärer Syndrome (dann auch bei jungen Patienten möglich), insbes. bei:
- Xeroderma pigmentosum
- Basalzellnaevus-Syndrom
- okulokutaner Albinismus
- Rombo-Syndrom
- Bazex-Dupré-Christol-Syndrom.

## Lokalisation
Überwiegend im Gesichtsbereich (Nase, Augeninnenwinkel, Jochbein, Stirn, seltener unteres Gesichtsdrittel), gefolgt von Kapillitium und Ohren (auch retroaurikulär). Seltener Stamm und Extremitäten (superfizielles Basalzellkarzinom). Keine primäre Manifestation an Schleimhäuten und Halbschleimhäuten.

## Klinisches Bild
Meist hautfarbene oder rote, rot-braune Knötchen, Plaques, Knoten oder Ulzera. Der klinische Aspekt ist abhängig vom Alter der Läsionen (Größe, Oberfläche, Farbe), der Lokalisation und dem vorliegenden Basalzellkarzinomtyp (s. unterschiedliche klinische Varianten). Typisch für Basalzellkarzinome ist die Randbetonung der Herde in Form von glasigen, hautfarbenen, oft „perlschnurartigen" Knötchen, die atrophisch-glänzende Oberfläche der Plaques oder Knoten (Fehlen der Follikelstrukturen bedingt durch das destruierende Wachstum des Tumors) sowie das Vorhandensein von atypischen, meist bizarr konfigurierten Tumorgefäßen, die sich auflichtmikroskopisch meist darstellen lassen und von großem diagnostischen Wert sind.

## Histologie
Meist solide Epithelstränge aus zytoplasmaarmen Zellen mit rundlichen bis ovalen dunklen Kernen, die sich randständig palisadenartig formieren. Zystische, adenoide oder trichoide Formen sind möglich, ohne dass diesen histologischen Varietäten eine klinische Besonderheit unter den einzelnen Basalzellkarzinomtypen zukommt. Charakteristisch ist ein zellreiches Tumorstroma.

## Externe Therapie
- 5-Fluorouracil (nur bei superfiziellen Basalzellkarzinomen): Lokale chemotherapeutische Behandlung. 5-Fluorouracil-Salbe (z.B. Efudix Salbe) wird über ca. 6 Wochen 2mal/Tag auf das Basalzellkarzinom aufgetragen. Wegen starker externer Reizreaktionen sowie der langen Behandlungsdauer (teilweise bis zu 3 Monate, **Cave: Patienten Compliance**) sind i.d.R. andere Verfahren vorzuziehen. Bei multiplen Rumpfhautbasalzellkarzinomen kann die lokale Chemotherapie ggf. in Kombination mit Kürettage eine sinnvolle Methode sein.
- Nach histologischer Sicherung lokale Therapie mit Imiquimod (Aldara 5%). Behandelt wird 1mal/Tag für 5 Tage/Woche über insgesamt 6 Wochen. Zahlreiche Studien belegen die gute Abheilung (80%), zurzeit aber noch nicht von den gesetzlichen Krankenkassen übernommene Therapie. Die topische Behandlung ist eine geeignete Alternative zur chirurgischen Resektion bei superfiziellen Tumoren, insbesondere bei multiplen Rumpfhautbasalzellkarzinomen.
- Interferone: Experimenteller Therapieansatz, Komplettremissionen nach intraläsionaler β-Interferonapplikation

**Basalzellkarzinom. Tabelle 1.** Therapieverfahren und ihre Indikation

| Verfahren | Indikation | Vorteil | Nachteil |
|---|---|---|---|
| Exzision | Solide Basalzellkarzinome in unproblematischer Lokalisation, klare klinische Begrenzbarkeit. | Einfaches und schnelles Verfahren, histologische Randschnittkontrolle, relativ geringe Rezidivquote | Schwierig bei Basalzellkarzinomen mit unklarer Begrenzung sowie starker Tiefenausdehnung. Gegenüber MKC höhere Rezidivgefahr. |
| MKC - Mikrographisch Kontrollierte Chirurgie | Basalzellkarzinomrezidive, ausgedehnte Basalzellkarzinome im Gesicht, unklare klinische Abgrenzbarkeit, sklerodermiforme Basalzellkarzinome, Basalzellkarzinome in besonderer Lokalisation (Augenwinkel, Nasensteg, Ohrmuschel). | Zuverlässige Randschnittkontrolle, niedrigste Rezidivquote | Aufwendig, mehrzeitiges Verfahren. |
| Kürettage und Elektrodesikkation[1] | Superfizielle Basalzellkarzinome des Rumpfes und der Extremitäten, Basaliomatosen (z.B. Basalzellnaevus-Syndrom), toxisch induzierte Basalzellkarzinome (z.B. Arsenintoxikationen), insbes. bei älteren Patienten. | Schnell | Keine Randschnittkontrolle möglich. V.a. nach Elektrodesikkation relativ schlechte kosmetische Resultate, Neigung zu hypertrophischer Narbenbildung. |
| Kryochirurgie[1] | Flache, kleine Basalzellkarzinome, deren Tumorparenchym das mittlere Korium nicht überschreiten. | Nichtinvasiv, relativ gutes kosmetisches Resultat | Keine Randschnittkontrolle möglich. Umfangreiche Erfahrung mit der Methode ist wichtig. Relativ hohe Rezidivrate, häufig Depigmentierung. |
| $CO_2$- Laser fokussiert (Lichtskalpell) | Superfizielle Basalzellkarzinome | Geringes Blutungsrisiko, übersichtliches Operationsfeld | Neigung zu Narben- und Keloidbildung. |
| $CO_2$- Laser[1] defokussiert | Superfizielle Basalzellkarzinome | Nichtinvasiv | Keine Randschnittkontrolle möglich. Tiefenauswirkung der Therapie ist schlecht zu bemessen. |
| Strahlentherapie[1] | Nur bei Patienten im höheren Alter, mittelgroße noduläre Basalzellkarzinome, pigmentierte Basalzellkarzinome, Rumpfhautbasalzellkarzinome. Geeignet sind Lokalisationen im Gesicht, auch an Augenlidern, Augenwinkeln, Nase, Nasolabialfalte, Ohrmuschel und Lippen. Nicht über Ohrknorpel, knöcherner Unterlage, Handrücken. | Nichtinvasiv, Rezidivrate abhängig vom Basalzellkarzinomtyp (solide ca. 5%, sklerodermiform >30%) | Keine Randschnittkontrolle möglich. Induktion neuer Tumore, Röntgenoderm, Gefahr schlechtheilender Nekrosen, insbes. über Knorpel und knöcherner Unterlage. |
| Interferone[1] | Superfizielle und kleine noduläre Basalzellkarzinome | Nichtinvasiv | Keine Randschnittkontrolle möglich. Anwendung ist nicht empfehlenswert, da teuer und unsicher. |
| 5-Fluorouracil[1] | Superfizielle Basalzellkarzinome | Nichtinvasiv | Keine Randschnittkontrolle möglich. Erhebliche lokale Nebenwirkungen mit Entzündungen, Pigmentverschiebungen, Narbenbildung sind möglich. |
| Prophylaxe: Retinoidtherapie | Absolute Indikation: Xeroderma pigmentosum, Basalzellnävussyndrom, Zustand nach längerer Arseneinnahme.<br><br>Relative Indikation: Multiple Basalzellkarzinome bei immunsupprimierten Patienten (Zustand nach Organtransplantation), multiple Basalzellkarzinome nach schwer wiegendem Lichtschaden der Haut oder Arsenintoxikation. | Prophylaxe | Nebenwirkungen einer Retinoidtherapie: Teratogenität (bis 24 Monate nach Absetzen), Trockenheit der Schleimhäute, Cheilitis, Haarausfall. Bei Kindern Knochenwachstum überwachen! |

[1] Bei blinden Verfahren muss vor Behandlung die Diagnose über PE gesichert werden! Zudem sollten nur bis max. ins mittlere Korium reichende Tumoren mittels nicht histologisch kontrollierter Verfahren behandelt werden. Vorhergehende Festlegung der Tumordicke mittels hochfrequenter Sonographie (20 MHz).

(1,5 Mio. IE 3mal/Woche über 3 Wochen) sind beschrieben. Bisher keine ausreichend kontrollierten Studien. Andere Verfahren sind vorzuziehen.

### Bestrahlungstherapie

Basalzellkarzinome sind sehr strahlensensibel. Die Strahlentherapie hat etwa vergleichbare Heilungsaussichten wie eine chirurgische Behandlung, wird aber wegen der oft besseren kosmetischen Ergebnisse mikrochirurgischer Verfahren nur noch selten praktiziert. Die Indikation zu einer Strahlenbehandlung besteht vor allem bei primärer Inoperabilität, bei postoperativem mikroskopischem (R1-Resektion) oder makroskopischem Resttumor (R2-Resektion). Eine weitere Indikation besteht, wenn es postoperativ zur Rezidivbildung kommt und eine in sano-Resektion unwahrscheinlich ist. Das umgebende Gewebe wird ebenso wie Risikoorgane, insbes. Augen, unter Einschluss von Wimpern und Tränendrüsen oder Ohrknorpel durch Bleimasken geschützt. Angewandt werden Röntgenweichstrahlen oder schnelle Elektronen.

- Röntgenweichstrahlen: Fraktionierte Bestrahlung mit ED von 3-5 Gy bei GD von 50-60 Gy 3-6mal/Woche. Die GHWT (Gewebe-Halbwerttiefe) sollte der Tiefeninvasion des Tumors entsprechen, i.A. liegt sie bei 6-12 mm. Das Strahlenfeld sollte 0,5-0,7 cm größer sein als der Tumor. Ist nach Erreichen der GD keine vollständige Tumorrückbildung bzw. Erosion über das gesamte Bestrahlungsfeld erkennbar, wird in mehrtägigen Abständen weiterbestrahlt. Zumindest eine sich über den gesamten Tumor erstreckende Erosion (Erosivreaktion) ist anzustreben, um die Behandlung abzuschließen.
- Photodynamische Therapie: Therapieverfahren, das über die Affinität extern oder intern angewandter Photosensibilisatoren (meist Porphyrinderivate) eine Sensibilisierung von Basalzellkarzinomzellen bewirkt. Anschließende Bestrahlung führt zur Zerstörung des Tumors, ohne dass das umgebende Gewebe in Mitleidenschaft gezogen wird.

### Operative Therapie

- Exzision: Häufigstes Therapieverfahren bei unkomplizierten Basalzellkarzinomen. Sicherheitsabstand i.A. 5 mm, bei primär nodulären Basalzellkarzinomen reichen 2-4 mm, bei Rezidiven sowie unklarer klinische Abgrenzbarkeit mindestens 5-10 mm. Da Basalzellkarzinome häufig im Kopf-Hals-Bereich lokalisiert sind, muss der Sicherheitsabstand den gegebenen Umständen angepasst werden. Es ist auf optimale Rekonstruktion zu achten. Für kleine, günstig lokalisierte Basalzellkarzinome empfiehlt sich die ovaläre bzw. spindelige Exzision in den „relaxed-skin-tension-lines". Histologische Randschnittkontrolle und ggf. Nachexzision. Der intraoperative Schnellschnitt ist als Randschnittkontrolle häufig nicht ausreichend.
- Mikrographisch kontrollierte Chirurgie: Die mikrographisch kontrollierte Chirurgie ist das sicherste Verfahren zur Basalzellkarzinomexzision.
- Kürettage und Elektrokoagulation: Kürettage mit einem scharfen chirurgischen Löffel, zusätzliche Elektrodesikkation mit Hochfrequenzstrom und einer kugelförmigen Elektrode, um evtl. verbliebene Tumorausläufer am Rand oder an der Basis zu zerstören sowie die Blutung zu stillen. Gefahr der Narbenbildung.
- Laser: Bei defokussierter Anwendung für die superfizielle Vaporisation mit Einzelpulslängen von 0,1-0,2 Sek., Fleckgröße 2-4 mm, 5-10 Watt. Bei fokussierter Anwendung wird der $CO_2$-Laser als „Lichtskalpell" eingesetzt. Der Lasereinsatz ist teuer und bietet keinen sicheren Vorteil gegenüber den herkömmlichen Verfahren.
- Kryochirurgie: Mehrmaliges Einfrieren mit zwischenzeitlichen Auftauphasen bei Temperaturen von -30 °C an der Tumorbasis (Temperaturmessungen mit Temperatursonde). Alternativ: 15 Sekunden bei -180 °C, zwei Zyklen. Wenige Tage nach Kälteanwendung kommt es im behandelten Gebiet zur Ausbildung einer Nekrose mit Blasenbildung. Der Patient sollte auf das regelmäßig auftretende Ödem hingewiesen werden. Steriler Wundverband (z.B. Oleo-Tuell oder Varihesive extra dünn). Tumoren im Bereich der Nasolabialfalte sind wegen der bes. hohen Rezidivgefahr in diesen Arealen für kryochirurgische Verfahren ungeeignet. Lidbasalzellkarzinome sollten nur in Ausnahmefällen und durch einen kryochirurgisch erfahrenen Operateur behandelt werden.

### Nachsorge

Engmaschige Nachsorge über mind. 5 Jahre, da das Basalzellkarzinomrisiko durch Rezidive oder neue Tumoren bei Basalzellkarzinomanamnese 25% beträgt. Im ersten Jahr alle 3 Monate, anschließend jedes halbe Jahr. Nach Ablauf von 5 Jahren ist eine jährliche Kontrolle angeraten. Patienten mit Basalzellkarzinomatose, naevoidem Basalzellkarzinomsyndrom (Goltz-Gorlin-Syndrom) oder Xeroderma pigmentosum sollten langfristig alle 3 Monate kontrolliert werden.

### Prophylaxe

Retinoidtherapie: Acitretin (Neotigason) kann als präventive Langzeittherapie bei Basalzellkarzinomatose, Basalzellnaevussyndrom oder Xeroderma pigmentosum eingesetzt werden (0,5 bis max. 1 mg/kg KG/Tag). Um das Auftreten von Basalzellkarzinomen zu verhindern, muss höher dosiert werden als bei anderen Langzeitanwendungen.

**! Cave: Frauen im gebärfähigen Alter! Kinder (Knochenwachstum)!**

### Hinweis(e)

Metatypisches Basalzellkarzinom (Metatypisches Epitheliom vom Typ „mixte oder intermediaire"): Hierbei handelt es sich um eine seltene Variante, die sowohl Anteile eines Basalzellkarzinoms als auch eines Plattenepithelkarzinoms erkennen lässt. Anzutreffen sind derartige Besonderheiten insbesondere bei älteren Menschen mit längerzeitig bestehenden Läsionen. Dieser Typus zeigt schnelleres und aggressiveres Wachstum.

## Basalzellkarzinom, adenoides C44.L

### Definition

Histologischer Begriff für ein Basalzellkarzinom mit drüsenähnlicher Struktur: Netzartig verzweigte, nur wenige Zell-Lagen dicke Stränge umgeben Inseln von bindegewebigem Tumorstroma.

### Therapie

S.u. Basalzellkarzinom.

## Basalzellkarzinomatose C44.L

### Definition
Genodermatose, die durch das Auftreten zahlreicher, disseminierter Basalzellkarzinome gekennzeichnet ist.

### Einteilung
- Gorlin-Goltz-Syndrom (naevoides Basalzellkarzinomsyndrom)
- Bazex-Dupré-Christol-Syndrom
- Rombo-Syndrom
- Xeroderma pigmentosum
- Okulokutaner Albinismus.

## Basalzellkarzinom, destruierendes C44.L

### Synonym(e)
Ulcus terebrans; Basalzellkarzinoma terebrans; Epithelioma basocellulare terebrans

### Definition
Primär destruierend wachsendes, therapieresistentes Basalzellkarzinom vom histologischen Typ des soliden Basalzellkarzinoms.

### Lokalisation
V.a. zentrofazial, auf der Schädelkalotte, im Nacken.

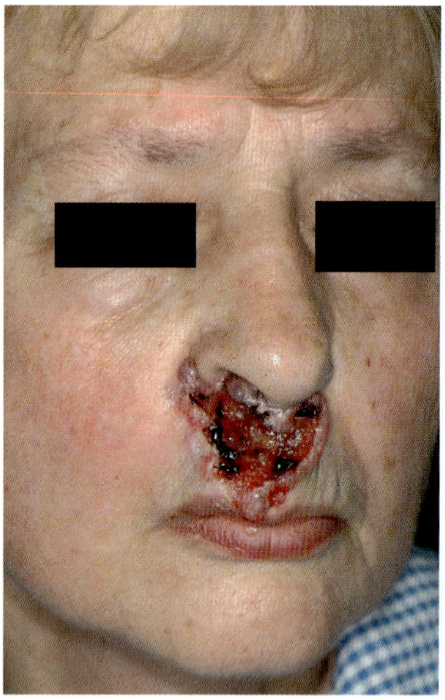

**Basalzellkarzinom, destruierendes.** Ca. 3 x 4 cm große, ulzerierte, seit 20 Jahren destruierend gewachsene Plaque an der Oberlippe einer 64-jährigen Patientin. Deutlich sichtbar sind ein „perlschnuratiger Randwall" sowie schwärzliche Krusten. Die Hautveränderung wurde von der Patientin aus kosmetischen Gründen seit Jahren mittels eines Pflasterverbandes abgedeckt.

### Klinisches Bild
Meist wannenartiges, großflächiges, gering schmerzhaftes Ulkus mit aufgeworfenem, knötchenförmigem Randwall. Am Ulkusgrund können Muskulatur oder Knochen freiliegen. Arrosionsblutungen größerer Gefäße oder ossäre Destruktion mit Einbruch in die Schädelkalotte möglich.

### Therapie
Frühzeitige, großzügige operative Entfernung im Gesunden, s. Basalzellkarzinom.

## Basalzellkarzinom, dimorphes C44.L

### Definition
Histologischer Begriff für ein Basalzellkarzinom mit soliden (knotigen) und adenoiden (drüsenähnlichen) Strukturen.

### Therapie
S.u. Basalzellkarzinom.

## Basalzellkarzinom, keratotisches C44.L

### Definition
Histologischer Begriff für ein Basalzellkarzinom mit Ansammlungen größerer, in konzentrischen Ringen angeordneter Zellen mit leicht eosinophilem Zytoplasma, die zum Zentrum der Ringe parakeratotisch verhornen und zentrale Hornpfröpfe bilden. Meist kommen solche Keratinisierungszonen nur fokal bei soliden oder anderen Basalzellkarzinomtypen vor.

### Therapie
S.u. Basalzellkarzinom.

## Basalzellkarzinom, knotiges C44.L

### Synonym(e)
Basalzellkarzinom, noduläres

### Definition
Häufigstes Basalzellkarzinom (etwa 60% der vorkommenden Basalzellkarzinome), gekennzeichnet durch knötchenförmiges, exophytisches Wachstum mit Tendenz zur zentralen Ulzeration.

### Lokalisation
Fast ausschließlich am Kopf, v.a. Jochbeingegend, Nasenrücken, Augeninnenwinkel, Ohrmuschel, Kapillitium.

### Klinisches Bild
- Zunächst kleines, hautfarbenes, beim Spannen der Haut

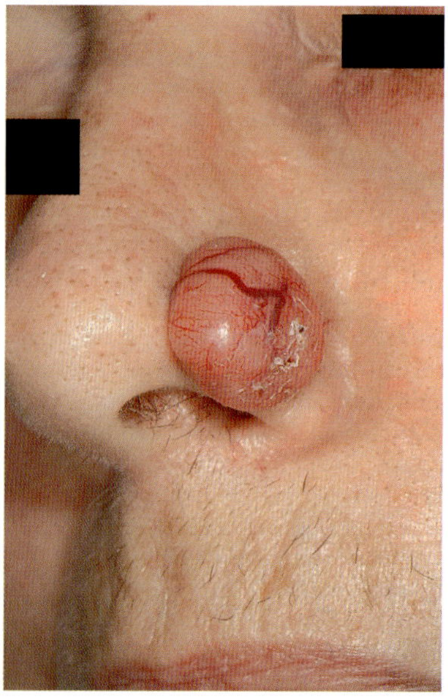

**Basalzellkarzinom, knotiges.** Solitärer, 1,0 x 1,2 cm großer, breitbasig aufsitzender, fester, schmerzloser Knoten, der von ektatischen, bizarren Gefäßen überzogen ist.

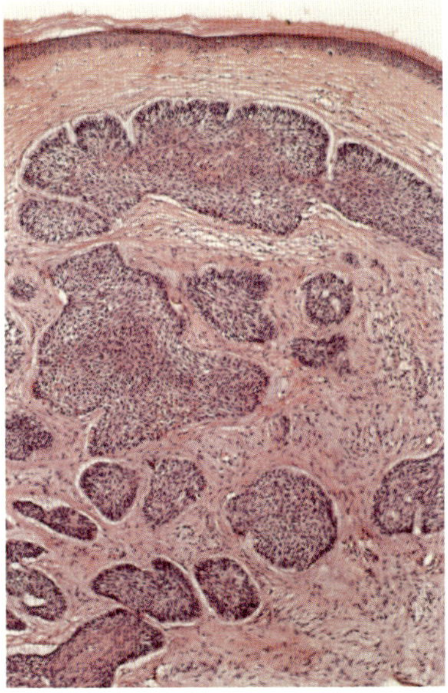

**Basalzellkarzinom, knotiges.** Intensiv basophile, solide Epithelstränge aus uniformen, zytoplasmaarmen, basaloiden Zellen mit rundlichen bis ovalen, basophilen Kernen. Die Tumorkonvolute sind eingebettet in einem kompakten, fibrösen, bindegewebigen Stroma. Charakteristisch sind die Spaltbildungen um das Tumorparenchym.

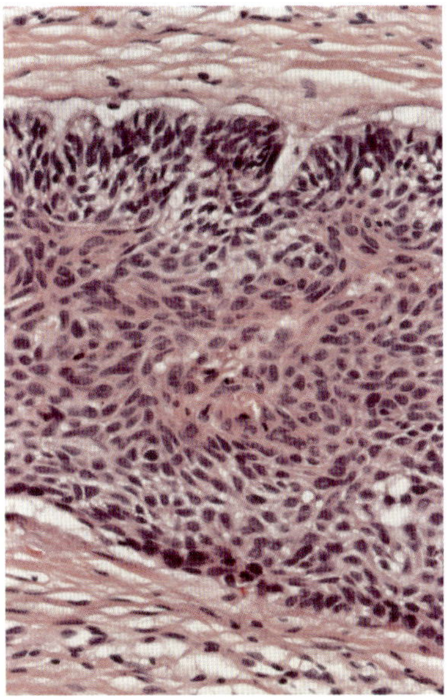

**Basalzellkarzinom, knotiges.** Solides „undifferenziertes Basalzellkarzinom". Solider Tumorstrang aus uniformen, zytoplasmaarmen, basaloiden Zellen mit ovalen, teils auch spindeligen, basophilen Kernen. Randständige palisadenartige Formationen (s. im oberen Anteil des Tumorparenchyms). Die zentralen Tumoranteile sind weitgehend unstrukturiert. Spaltbildung zwischen Tumorparenchym und Tumorstroma.

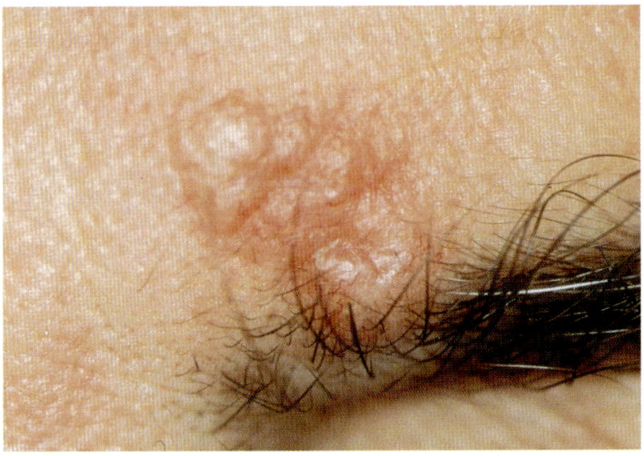

**Basalzellkarzinom, knotiges.** Aggregat mehrerer, hautfarbener, fester, oberflächenglatter, glänzender, auf der Unterlage verschieblicher, vollständig schmerzloser Knoten und Plaques, die in die Augenbraue hineinreichen.

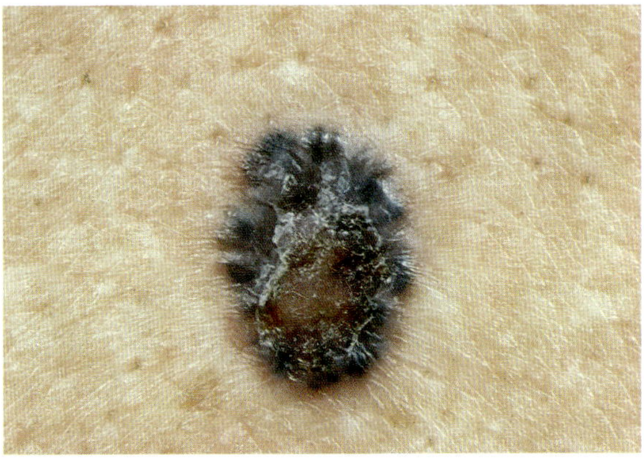

**Basalzellkarzinom, pigmentiertes.** Schwarz-braun gefärbter, schmerzloser Knoten mit zentraler Erosion sowie randständigen, schwarzblauen Papeln, die perlenkettenförmig angeordnet sind. Deutlich aktinisch geschädigte Haut.

wachsartig glänzendes, derbes, schmerzloses Knötchen mit feinen, den Knötchenrand überziehenden Teleangiektasien. Langsames Wachstum, evtl. Ausbildung mehrerer aggregierter Knötchen. Zentrale Einsenkung und Atrophie, schließlich Ulzeration. Entstehung eines Ulkus mit einem aus glänzenden Papeln bestehenden (perlschnurartigen) Randwall, sog. Ulcus rodens.

- Ein Teil der nodulären BCC's weisen eine unregelmäßige Pigmentierung auf, wobei das Pigment (Melanin) Braunaber auch Blautöne aufweisen kann (je nach Sitz der Pigmentansammlung; s.a. Basalzellkarzinom, pigmentiertes).

### Histologie
S.u. Basalzellkarzinom, solides.

### Differenzialdiagnose
melanozytärer Naevus; Talgdrüsenhyperplasie

### Therapie
S.u. Basalzellkarzinom.

## Basalzellkarzinom, pigmentiertes C44.L

### Definition
Basalzellkarzinom, hauptsächlich vom nodulären Typ, mit braun-schwarz pigmentierten Arealen aufgrund hohen Melaningehalts.

### Klinisches Bild
Unregelmäßig gefärbter, scharf begrenzter, knötchenförmiger Tumor mit braunen und blau-schwarzen Anteilen (je nach Etagenlokalisation der Pigmentansammlungen) und typisch glänzender (atrophischer) Oberfläche. S.a.u. Basalzellkarzinom, noduläres bzw. nodulo-ulzeröses.

### Histologie
Basalzellkarzinom mit zahlreichen zwischen den Tumorzellen gelegenen pigmentbeladenen Melanozyten (immunhistologisch nachweisbar) sowie Melanophagen im umgebenden Geschwulststroma. Ansonsten liegen dem pigmentierten BCC keine histologischen Besonderheiten zugrunde.

### Differenzialdiagnose
Malignes Melanom; Verruca seborrhoica; melanozytärer Naevus; Angiokeratom, Blauer Naevus

### Therapie
Entsprechend dem Basalzellkarzinom.

## Basalzellkarzinom, sklerodermiformes C44.L

### Synonym(e)
Keloidiges Basalzellkarzinom; morpheiformes Basalzellkarzinom; sklerosierendes Basalzellkarzinom; fibrosierendes Basalzellkarzinom

### Definition
Besondere Variante des Basalzellkarzinoms mit Ausbildung eines kräftigen, bindegewebigen Geschwulststromas und klinisch „narbenartigem" Aspekt.

### Lokalisation
V.a. Nase, Stirn, Wangen.

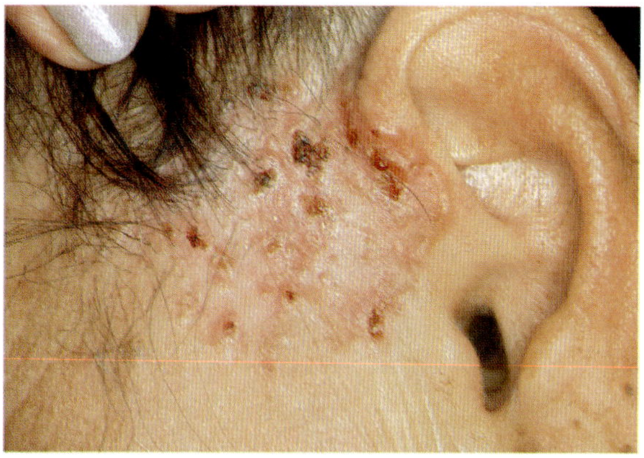

**Basalzellkarzinom, sklerodermiformes.** Scharf begrenzte, zentral sklerosierende, fokal ulzerierte Plaque mit kleinpapulösem Randsaum.

### Klinisches Bild
Weitgehend im Hautniveau liegende, wachs- oder elfenbeinfarbige, nur unscharf gegen die Umgebung abgrenzbare, derbe, glänzende Infiltratplatte mit Teleangiektasien. Randbetonung in Form eines Knötchensaums kann vorhanden sein, fehlt jedoch häufig.

### Histologie
In den meisten Fällen unscharf begrenzter epithelialer Tumor aus ungeordneten, schmalen, manchmal nur 2-3 Zell-Lagen dicken, meist verzweigten basaloiden Epithelsträngen. Die typische Palisadenstellung fehlt fast immer. Die Epithelzüge sind eingebettet in einem kompakten, fibrösen, bindegewebigem Stroma (szirrhöser Aspekt). Der Bezug zum Oberflächenepithel wird häufig nur in Serienschnitten nachweisbar.

### Diagnose
Klinik, Abgrenzung vor Operation mittels Auflichtmikroskopie und hochfrequenter 20 MHz-Sonographie.

### Differenzialdiagnose
Narbe; Elastosis actinica

### Therapie
S.u. Basalzellkarzinom. Aufgrund der hohen Rezidivquoten ist die Exzision mittels mikrographisch kontrollierter Chirurgie vorzunehmen.

### Prognose
Höhere Rezidivgefahr als bei den anderen Basalzellkarzinomtypen.

## Basalzellkarzinom, solides C44.L

### Definition
Basalzellkarzinom, das histologisch aus kompakten Tumorzellansammlungen mit randständig palisadenfömigen Zellen besteht ohne Differenzierung von Strukturen der Hautanhangsgebilde. Klinisch meist als noduläres oder nodulo-ulzeröses Basalzellkarzinom.

### Histologie
Intensiv basophile, solide Epithelverbände aus weitgehend uniformen, zytoplasmaarmen, basaloiden Zellen mit rundlichen bis ovalen, teils auch spindeligen, basophilen Kernen, die sich randständig palisadenartig formieren, während die inneren Tumoranteile weitgehend unstrukturiert verbleiben. Die Tumorkonvolute sind eingebettet in einem kompakten, fibrösen, bindegewebigen Stroma. Differenzialdiagnostisch hilfreich sind die bei diesem BCC-Typus stets auftretenden

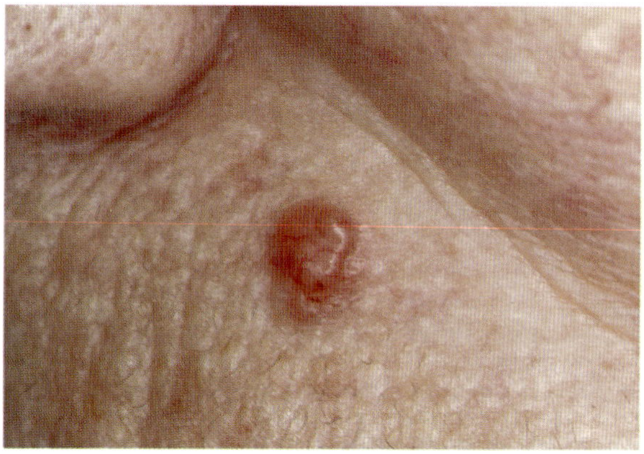

**Basalzellkarzinom, solides.** Scharf begrenzte, langsam wachsende, ca. 5 mm durchmessende, glatt glänzende, derbe Papel.

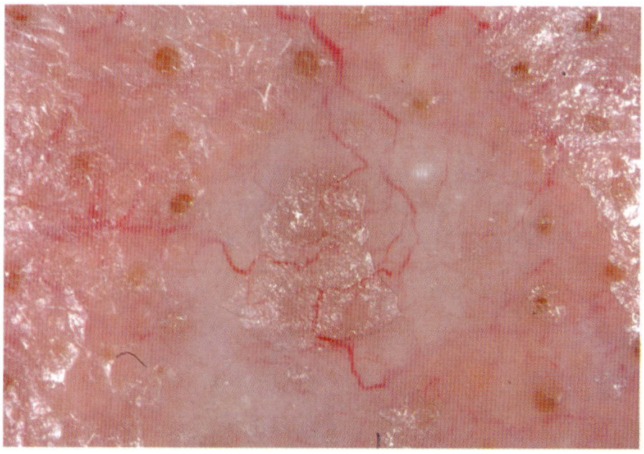

**Basalzellkarzinom, solides.** Auflichtmikroskopie: Im Zentrum der Abbildung kleinere keratotische Plaques umzogen mit bizarren, arkadenförmigen, unregelmäßig kalibrierten „Tumorgefäßen". Histologie: solides, undifferenziertes Basalzellkarzinom.

Spaltbildungen zwischen Tumorparenchym und Tumorstroma. Bei einigen BCC treten zystische Degenerationsherde mit Ausbildung von zystischen Hohlräumen auf (s.a. Basalzellkarzinom, zystisches).

### Therapie

S.u. Basalzellkarzinom.

## Basalzellkarzinom, superfizielles C44.L

### Synonym(e)

Oberflächliches Basalzellkarzinom; pagetoides Basalzellkarzinom; Rumpfhautbasalzellkarzinom; Rumpfhautepitheliom; bowenoides Basalzellkarzinom; psoriasiformes Basalzellkarzinom; ekzematoides Basalzellkarzinom; erythematoides Basalzellkarzinom; Arning-Karzinoide

### Definition

Bevorzugt am Stamm auftretendes, sehr oberflächlich gelegenes, plaqueförmiges Basalzellkarzinom.

### Ätiologie

Meist UV-induziert. Heute extrem selten: vorausgegangene Arsentherapie.

### Lokalisation

V.a. Stamm, aber auch Extremitäten.

### Klinisches Bild

Solitär oder multipel auftretende, meist symptomlose (insofern häufig Zufallsbefund), langsam wachsende, scharf begrenzte, 0,5-4,0 cm große, selten auch bis handtellergroße, rot-braune, leicht indurierte, wenig schuppende Plaque mit diskretem, insbesondere beim Spannen der Haut hervortretendem, glänzendem Randsaum. Insbesondere bei Bräunung der umgebenden Haut treten die Läsionen als nicht-bräunende Negativbilder deutlich hervor.

### Histologie

Von der (meist atrophischen) Epidermis ausgehende, knospenartig in den Papillarkörper hineinragende, multizentrische, solide Tumorproliferate aus dichten basaloiden, epithelialen Zellen. Palisadenstellung und Spaltbildungen sind meist nachweisbar. Typisch ist ein die Tumorknospen umgebendes fibröses Bindegewebe mit einem meist spärlichen, diffusen lymphozytären Infiltrat. Die bindegewebige Stromareaktion ist hilfreich bei der Beurteilung der seitlichen Tumorbegrenzung. Falls am Schnittrand (auch ohne Epithelformationen vorhanden), ist von einer weiteren Tumorinfiltration auszugehen.

### Differenzialdiagnose

M. Bowen; Tinea corporis; mikrobielles Ekzem; Psoriasis vulgaris.

### Therapie

- Bei isolierten Tumoren am Stamm vertikale Exzision mit einem Sicherheitsabstand von 2-5 mm.
- Bei multiplen Tumoren am Stamm sind Horizontalexzisionen mit anschließender histologischer Untersuchung erlaubt: Z.B. Kürettage mit einer schneidenden Kürette, evtl. kombiniert mit anschließender Behandlung mit externen Zytostatika, z.B. 5-Fluorouracil (Efudix) jeden 2. Tag über 1 Woche dünn auf kürettierte Areale auftragen, anschließend Mullverband.

**Cave: Auftragen auf großflächige Läsionen! Erhöhte Gefahr von Resorption und toxischer Reaktion!**

- Eine Alternative stellt die Lokalbehandlung mit Imiquimod (Aldara 5%) dar. Behandelt wird 3mal/Woche über insgesamt 8 Wochen. Bei ausgeprägter Irritation Reduktion der Anwendungen auf 2mal/Woche. Zahlreiche Studien belegen die gute Abheilung (80%).
- Alternativ kommen ablative Verfahren wie Erbium-YAG oder $CO_2$-Laser in Frage; Einzelheiten s.u. Laser. Kryochirurgie ist am Rumpf wegen der schlechten Heilungstendenz nur bedingt geeignet. In anderen Lokalisationen durchaus geeignete Alternative.
- Gut wirksam ist photodynamische Therapie. Hierbei empfiehlt sich die aufweichende Vorbehandlung von Krusten oder Hyperkeratosen. Der in den meisten europäischen Ländern zugelassene Photosensibilisator Metvix wird deckend auf die Läsion zentriert oder im Fall einer „field cancerisation" großflächig aufgetragen und 3 Std. okkludiert. Bei magistralen 5-ALA-Rezepturen Okklusion für 6 Std. Anschließend erfolgt unter lokaler Kühlung die geräteindividualisierte Bestrahlung. Die meisten Autoren

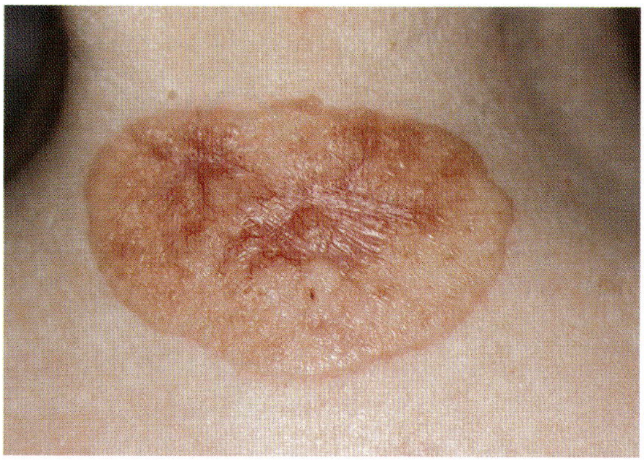

**Basalzellkarzinom, superfizielles.** Scharf begrenzte, bräunliche, zentral atrophische, von Teleangiektasien durchzogene Plaque mit deutlicher Randbetonung.

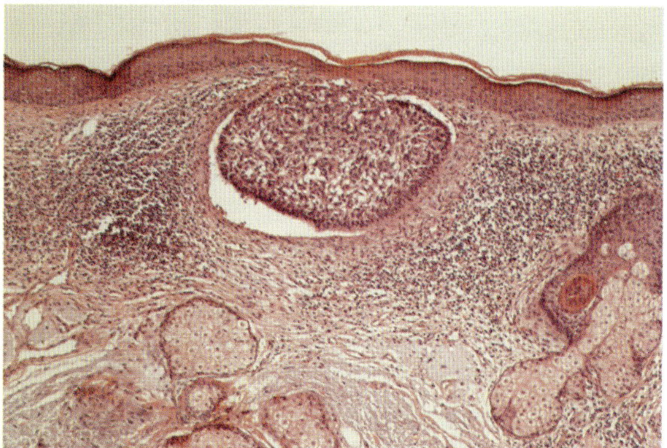

**Basalzellkarzinom, superfizielles.** Atrophische, orthokeratotische Epidermis; im Zentrum knospenartig in den Papillarkörper hineinragendes, solides Tumorkonvolut aus dicht liegenden basaloiden, epithelialen Zellen. Palisadenstellung und Spaltbildungen sind nachweisbar. Dichtes diffuses lymphozytäres Infiltrat. Rechts außen ein angeschnittener Haarfollikel.

wiederholen die Prozedur 2mal (teilweise auch mehrfach). Die Rezidivquoten liegen zwischen 15 und 30%.

### Prognose

Sehr langsames, lediglich horizontales Wachstum, Ulzerationstendenz geringer als bei den übrigen Basalzellkarzinomtypen.

## Basalzellkarzinom, trimorphes C44.L

### Definition

Histologischer Begriff für ein Basalzellkarzinom mit soliden, adenoiden und zystischen Anteilen. S.a.u. Basalzellkarzinom, dimorphes.

## Basalzellkarzinom, zystisches C44.L

### Definition

Histologische Sonderform eines Basalzellkarzinoms. Die Diagnose „zystisches BCC“ wird meist aufgrund der besonderen histomorphologischen Struktur des Tumors gestellt.

### Klinisches Bild

0,3-0,5 cm großes (selten auch größer), glasiges, leicht gerötetes oder hautfarbenes, weich-elastisches, meist unscheinbares Knötchen, das im Randbereich die typischen Strukturen des Basalzellkarzinoms noch aufweisen kann.

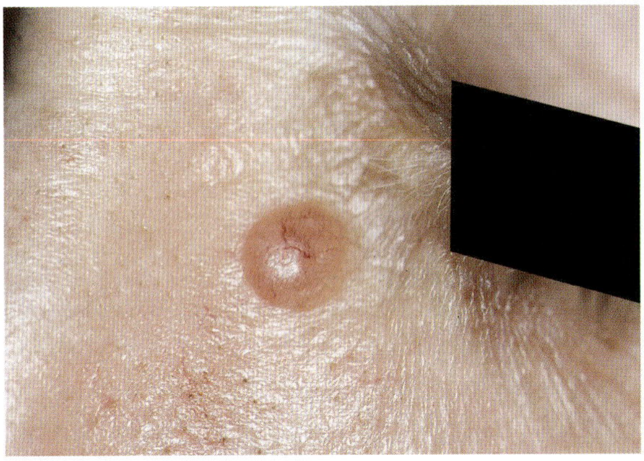

**Basalzellkarzinom, zystisches.** Solitärer, chronisch stationärer, seit 3 Jahren unmerklich wachsender, 0,6 cm großer, scharf begrenzter, praller, symptomloser, brauner, glatter Knoten mit bizarrer Musterung und zentraler Gefäßektasie.

### Histologie

Ausbildung zystischer, und bisweilen auch adenoider Strukturen, die von schmalen basaloiden Tumorzellsträngen eingegrenzt sind. Zystische Strukturen können auch in soliden BCCs auftreten; sie können aber auch das histologische Bild dominieren, so dass eine Abgrenzung zu Hidradenomen notwendig ist.

### Therapie

S.u. Basalzellkarzinom.

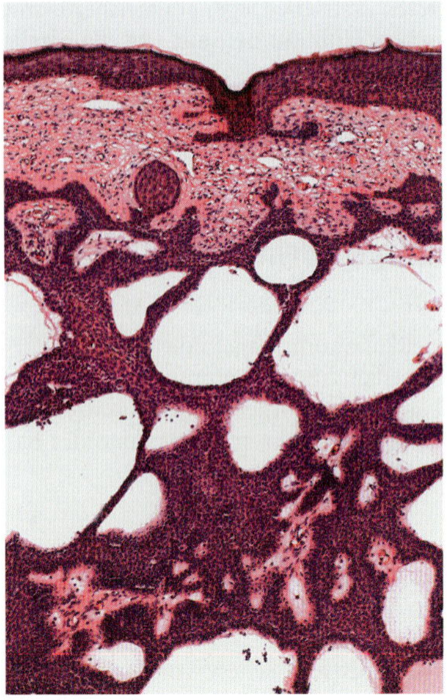

**Basalzellkarzinom, zystisches.** Ausbildung zystischer, adenoider Strukturen, die von schmalen basaloiden Tumorzellsträngen eingegrenzt sind. Die zystischen Strukturen dominieren das histologische Bild.

## Basedow, M. E05.0

### Definition

Immunogene Hyperthyreose durch Produktion von Autoantikörpern, die gegen den TSH-Rezeptor gerichtet sind und eine unkontrollierte Hormonausschüttung bewirken. Die klassische Basedow-Trias ist die Kombination von Struma, Exophthalmus, Tachykardie. Eine Struma ist bei der immunogenen Hyperthyreose jedoch nicht zwangsläufig vorhanden, eine endokrine Ophthalmopathie tritt nur in etwa der Hälfte der Fälle auf. Bezüglich Hautveränderungen s.u. Schilddrüsenerkrankungen, Hautveränderungen.

## Basophilendegranulationstest

### Synonym(e)

Rattenmastzellendegranulationstest

### Definition

In-vitro-Nachweissystem zur Histaminfreisetzung aus basophilen Granulozyten. Die allergenspezifische Stimulierung dient zum Nachweis einer spezifischen Sensibilisierung.
Die unspezifische Stimulierung mittels die Zellmembran aktivierender Substanzen dient zur Überprüfung der Releaseability, d.h. zur Freisetzbarkeit von Histamin.

## Battered-child-Syndrom T74.9

### Definition

Aufgrund von Misshandlung entstandene multiple Traumata bei Kindern, insbesondere Kleinkindern.

### Klinisches Bild

Multiple Hämatome, wiederholte multiple Knochenfrakturen, Ekchymosen, Strangulationsmarken, untypische Verbrennungen.

### Therapie

- Die Misshandlung als Ursache für den körperlichen Zustand des Kindes ist häufig nicht eindeutig belegbar und wird dadurch erschwert, dass der Arzt vielfach mit den Eltern bzw. mit dem Täter selbst über den Hergang kommuniziert. Im Folgenden sollen wesentliche Schritte dargestellt werden, die der Arzt bei Verdacht auf Misshandlung vornehmen kann.
- Information und Beratung: In den meisten Städten gibt es Einrichtungen unterschiedlicher Art, die sowohl dem Arzt als auch dem Betroffenen oder Kontaktpersonen als Anlaufstelle dienen können. In einigen Städten sind diese an die Kinderkliniken angeschlossen. Adressen und Informationen können i.d.R. auch anonym ohne Meldung des konkreten Verdachtes über das Jugendamt vor Ort bezogen werden.
- Beratungsstellen für Eltern: In manchen Fällen können die Eltern dazu bewegt werden, spezielle Beratungsstellen, z.B. Erziehungsberatungsstellen, aufzusuchen.
- Überweisung in die Kinderklinik: Im stationären Rahmen ergeben sich mehr Möglichkeiten und Zeit, den Verdacht auf Misshandlung abzuklären. Manchen Kliniken sind Einrichtungen zur Therapie von Misshandlung und sexuellem Missbrauch angeschlossen, die über den medizinischen Rahmen hinaus dem Verdacht auf Misshandlung nachgehen können.
- Informierung und Zusammenarbeit mit dem Kinderarzt.

Merke: **Meldung des Falles beim Jugendamt.**

## Bazex-Dupré-Christol-Syndrom Q82.8

### Erstbeschreiber
Bazex, Dupré, Christol, 1966

### Synonym(e)
follicular atrophoderma and basal carcinomas

### Definition
Seltenes, X-chromosomal-dominant vererbtes Syndrom mit seit der Geburt bestehender generalisierter Hypotrichose, diffuser Alopezie v.a. des Scheitel- und Temporalbereichs, Atrophodermia vermiculata mit Betonung von Hand- und Fußrücken und frühzeitiger Entwicklung multipler Basalzellkarzinome. Evtl. Hypohidrose bis Anhidrose. S.a.u. Rombo-Syndrom.

## Bazex-Dupré-Reilhac-Syndrom Q82.8

### Synonym(e)
Génodermatose à érythèmes circinés variables

### Definition
Wahrscheinlich zu den Erythrokeratodermien gehörende, nur vereinzelt beschriebene Genodermatose mit squamöshyperkeratotischen, zirzinären Erythemen und Hypotrichose.

### Manifestation
Erste Lebensmonate, fast nur weibliches Geschlecht.

### Klinisches Bild
Kleinfleckige, kokardenförmige, squamös-hyperkeratotische, in Größe und Morphe wechselnde Erytheme. Konstante Erytheme perioral und perigenital. Hypotrichose.

## B-Clear

### Definition
Lokal begrenzte Phototherapie mit hoch dosierten UVB-Strahlen definierter Wellenlänge von 290-320 nm und einem Peak bei 314 nm. Durch die Fokussierung gelingt die umschriebene Bestrahlung der erkrankten Hautstelle ohne UV-Belastung der gesunden Haut. Derzeit noch experimentelles Verfahren.

### Indikation
Chronisch-stationäre Psoriasis vulgaris; ggf. Vitiligo; atopisches Ekzem; seborrhoisches Ekzem

### Durchführung
Nach Bestimmung der MED an unbefallener Haut werden die Psoriasisherde mit der doppelten bis dreifachen MED behandelt. Anwendung 2-3mal/Woche. In der Regel sind 4-10 Sitzungen erforderlich zur Abheilung einer Psoriasisplaque.

### Unerwünschte Wirkungen
Gefahr der Verbrennung. Zu beachten ist, dass die Haut im Bereich der Beugeseite mit einer geringeren Strahlendosis (1-2 fache MED) zu behandeln ist, während an den Streckseiten die 3 fache MED in der Regel gut vertragen wird.

### Kontraindikation
Lichtempfindliche Erkrankungen.

## Beau-Reilsche Querfurchen der Nägel L60.4

### Definition
Nach dem Erstbeschreiber, dem französischen Internisten JHS Beau (und dem Hallenser Anatom JC Reil) benannten Symptom mit „grabenartigen Querfurchen der Nägel“ die durch passagere Störungen des Nagelwachstums hervorgerufen werden.

### Ätiologie
Nach schweren Erkrankungen und Intoxikationen; traumatisch durch zu starkes Zurückschieben der Kutikula bei der

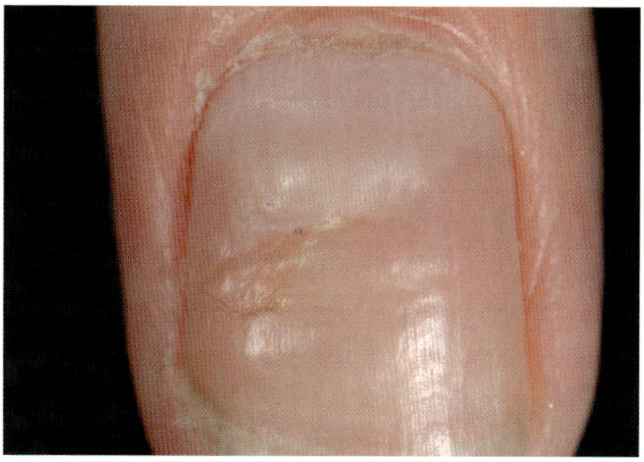

**Beau-Reilsche Querfurchen der Nägel.** Grabenartige Querfurchen des Nagels durch vorübergehende Störungen des Nagelwachstums, hier infolge einer schweren Pneumonie.

Maniküre; physiologisch bei Säuglingen gegen Ende des ersten Lebensmonats. Je nach Dauer und Ausmaß der Matrixschädigung sind die Furchen verschieden breit und tief (bis hin zur Abtrennung des proximalen Nagelanteils vom distalen).

### Therapie
Nicht erforderlich.

## Becherprimel

### Synonym(e)
Primula obconica; Primulaceae; Primel; Primrose

### Vorkommen
Offensichtlich aus China stammend wurde sie im 19. Jahrhundert nach Europa gebracht und nahm von dort eine weltweite Verbreitung. Heute weit verbreitete Zierpflanze. Geringe medizinische Anwendung im Gegensatz zu anderen Primelarten (z.B. Primula elatior). Primin scheint eine antineoplastische Wirkung gegenüber dem Basalzellkarzinom zu haben. Aufgrund der hohen Sensibilisierungspotenz kam es nicht zur therapeutischen Anwendung. Primin scheint auch antibiotische und antimikrobielle sowie molluskizide Wirkung zu haben.

### Unerwünschte Wirkungen
Sensibilisierungen löst das Chinon Primin (2-Methyl-6-pentyl-1,4-benzochinon) aus. Sensibilisierungspotenz: Sehr stark. Sensibilisierungshäufigkeit: Gelegentlich.

### Klinisches Bild
Die Literatur berichtet über zahlreiche Fälle von irritativen und allergischen Reaktionen nach Kontakt zur Becherprimel. Die häufigsten allergischen Kontaktdermatitiden werden heute im Zusammenhang mit Hausfrauen oder Hobby-Gärtnertätigkeit beobachtet. Berufsbedingte Primelallergien bei Gärtnern oder Floristen sind selten. Kreuzreaktivität kann vorkommen bei Kontakt zu anderen Pflanzen und Holzarten, die Chinone mit verwandter Struktur enthalten, wie exotische Holzarten (Dalbergia-Arten, Palisander) Tectona (Teak) oder Pao ferro (Santos-Palisander). Verwandte chinoide Inhaltsstoffe kommen auch in anderen Primelarten, Orchideen-Arten u.a. wie auch Meerestieren (z.B. in Naturschwämmen) vor.

Merke: **Der direkte Epikutantest mit Blatt, Stängel oder anderen Pflanzenteilen sollte unbedingt unterlassen werden (sie führen meist zu falsch-positiven, d.h. irritativen Reaktionen, können aber auch Sensibilisierungen induzieren).**

## Bechterew-v.-Strümpell-Marie-Krankheit M45.9

### Synonym(e)
Spondylarthritis ankylopoetica; Spondylitis ankylosans

### Definition
Entzündliche Veränderungen, Sklerosierung und Verknöcherung des Wirbelsäulenapparates (Bambusstabwirbelsäule), Ankylose der Ileosakralgelenke und Zwischenwirbelgelenke. Gehäuft Assoziation mit HLA-B27, Iritis oder Iridozyklitis, Mesaortitis, Erregungsleitungsstörungen des Herzens; evtl. Amyloidose.

### Differenzialdiagnose
Psoriasis-Spondylarthritis; Reiter-Syndrom.

## Beckenvenensyndrom, weibliches R10.2

### Erstbeschreiber
Richet, 1857

### Definition
Chronische Beckenschmerzen bei Frauen meist im reproduktionsfähigen Alter durch chronische, venöse Stauung. Zusätzlich oft Dysmenorrhoe, Kohabitationsbeschwerden. S.a.u. Pudenda-Varikose.

### Ätiologie
Multifaktoriell. Beschrieben sind Vulvavarizen, Insuffizienz d. V. ovarica (häufig mit Anschluss an Beinvenen mit Varizen an der medialen und posterioren Seite der Oberschenkel), Insuffizienz der V. iliaca interna und ihrer Zuflüsse, Blockierung des venösen Rückstroms der linken V. renalis durch deren Kompression zw. Aorta und V. mesenterica sup. („Nussknackersyndrom"). Folge ist eine venöse Nierenstauung mit Hämaturie und Schmerzen in der linken Flanke.

### Manifestation
Bei Frauen im gebärfähigen Alter auftretend; Häufigkeitsgipfel während 26.-30. LJ.

### Klinisches Bild
Schmerzsyndrom, je nach Schweregrad der Erkrankung:
- Leichte Symptome: Vulvavarizen mit 1-3 mm Durchmesser, leichter Blutreflux aus den Beckenvenen.
- Mittlere Symptome: Vulvavarizen mit 3-5 mm Durchmesser, erweiterte Vv. Ovaricae mit 6-9 mm Durchmesser, deutlicher Blutreflux in Beckenvenen.
- Schwere Symptome: Vulvavarizen >5 mm Durchmesser, sehr schmerzhaft, erweiterte Vv. Ovaricae mit >9 mm Durchmesser.
- „Nussknackersyndrom": Zusätzlich zur Beckenvenenstauung Hämaturie, Schmerzen in der linken Flanke.

### Diagnose
Anamnese, körperliche Untersuchung, Doppler-Sonographie, Farb-Duplex-Sonographie (abdominal und transvaginal), Laparaskopie z.A. gynäkologisch-onkologischer Ursachen. Angiographie: meist retrograde, selektive gonado-iliacale Phlebographie.

### Therapie
Je nach klinischem Befund. Sklerosierung der Vulvavarizen mit Aethoxysklerol (Schaum oder flüssig). Refluxführende Beckenvenen können mit Embolisation oder operativ angegangen werden. S.a.u. Schaumsklerosierung.

## Beckenvenenthrombose I82.83

### Definition
Bevorzugt links auftretende (Beckenvenensporn) Thrombose der Beckenvenen und ebenfalls der Beinvenen.

### Klinisches Bild
Häufig spontan Schmerzen in der Leistenbeuge, Einschießen der Beinschmerzen bei Pusten und Pressen. Oft typische schmerzhafte Druckpunkte (Thrombosefrühzeichen, Venendrucktest) von der Fußsohle (Payr-Zeichen) bis zur Leisten-

beuge (Rielander-Zeichen); Wadenkompressionsschmerz z.B. nach Aufpumpen einer Blutdruckmanschette auf 100 mm Hg (Lowenbergtest). Allmähliche Entwicklung eines einseitigen Ödems; zum Beginn oft mehr verstrichene Konturen im Knöchelbereich. Gestaute pralle periphere Venen, Haut bläulich (Blaustich), gespannt, glänzend, oft überwärmt, der Gewebeturgor ist gesteigert. In der Tiefe der Wade schmerzhafte prall-elastische Resistenz (subfasziales Ödem), im Seitenvergleich gut tastbar. Im fortgeschrittenen Stadium der Venenthrombose Temperaturanstieg (etwa 38 °C, Pulsfrequenzanstieg).

### Therapie
S.u. Phlebothrombose.

## Becker-Naevus D22.5

### Erstbeschreiber
Becker, 1949

### Synonym(e)
Becker-Melanose; pigmentierter behaarter epidermaler Naevus; current Melanosis and Hypertrichosis in distribution of nevus unius lateris; Melanosis naeviformis; Naevus, Becker-Naevus; Naevus pigmentosus tardus; Naevus, pigmentierter, behaarter, epidermaler; Becker nevus

### Definition
Nicht seltener, komplexer, organoider epidermaler Naevus, der häufig nach intensiver Sonnexposition erstmals beobachtet wird.

### Manifestation
Vor allem im 2. Lebensjahrzehnt auftretend. Männer sind bevorzugt befallen.

### Lokalisation
Bevorzugt am Stamm, Schulterregion, Oberarm.

### Klinisches Bild
Unilaterale, meist solitäre, gleichmäßig hellbraun bis dunkelbraun gefärbte, nur wenig konsistenzvermehrte, unterschiedlich große (von handtellergroß bis nahezu eine halbe Rumpfhälfte betreffend) Plaque mit „archipelartiger" Auflockerung der Randzone und einer meist markant hervortretenden Follikelzeichnung. Zunächst besteht ein kaum wahrnehmbarer, im Laufe der Jahre jedoch zunehmender hypertrichotischer Charakter der Läsion (insbes. bei Männern), der das klinische Bild dominieren kann. Selten ist multiples Auftreten. Becker-Naevi beim weiblichen Geschlecht sind weit weniger auffällig, da die Hypertrichose nur wenig hervortritt.

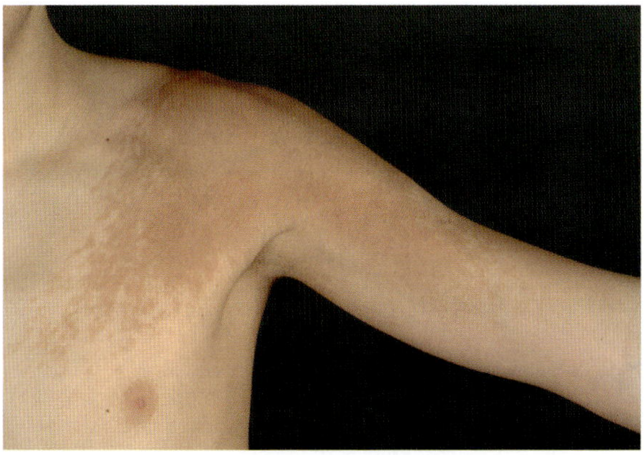

**Becker-Naevus**. Ca. 20 x 26 cm messender, homogen pigmentierter, haarloser, melanozytärer, unregelmäßig aber scharf begrenzter Naevus am linken Oberarm/Schulter eines 14-jährigen Jugendlichen. Das Pigmentmal war in der Kindheit entstanden und allmählich über die gesamte Schulter und den Oberarm gewachsen. Deutliche Dunkelfärbung nach Sonnenexposition. Auflichtmikroskopisch kein Anhalt für Malignität.

### Histologie
Unregelmäßige, plumpe Verländerung der Reteleisten des ansonsten unveränderten Epithels; Papillomatose; subepithelial vermehrt Melanophagen als Zeichen der Pigmentinkontinenz; nicht selten ist eine Fibrose der Dermis sowie eine Vermehrung glatter Muskelstränge nachweisbar.

### Differenzialdiagnose
Naevus spilus; Atrophodermia idiopathica et progressiva; Mongolenfleck.

### Therapie
Nicht erforderlich, ggf. Rasieren oder Bleichen der Haare oder Laser-Therapie.

### Prognose
Progression wie auch Rückbildung möglich.

### Hinweis(e)
In sehr seltenen Fällen ist das Krankheitsbild mit ipsilateraler Mammohypoplasie, Skoliose, Spina bifida oder ipsilateraler Gliedmaßenhypoplasie als Becker-Naevus-Syndrom (s.u. Naevus, epidermaler) beschrieben worden.

## Becker-Naevus-Syndrom D22.6

### Definition
Kombination eines Becker-Naevus mit ipsilateraler Mammohypoplasie, Skoliose, Spina bifida oder ipsilateraler Gliedmaßenhypoplasie.

## Beckwith-Wiedemann-Syndrom Q87.3

### Erstbeschreiber
Wiedemann, 1964

### Synonym(e)
Wiedemann-Beckwith-Syndrom; Wiedemann-Syndrom; Exomphalos-Makroglossie-Gigantismus-Syndrom; EMG-Syndrom

### Definition
Großwuchs-Syndrom mit Fehlbildungen und Tumoren.

### Vorkommen/Epidemiologie
Häufigkeit: 1/12.000 bis 1/15.000 Geburten.

### Ätiologie
Mutation der Gene IGF-2 (Insulin-like growth factor 2) und H19, die auf der Bande 11p15.5 des Chromosoms 11 liegen.

### Klinisches Bild
Naevus flammeus des Gesichts, spärliche feine kurze Haare, erhöhtes Geburtsgewicht und Geburtslänge von Säuglingen. Asymmetrisches Größenwachstum. Viszeromegalie mit Le-

ber-, Milz- oder Nierenvergrößerung, Makroglossie. Weiterhin Fehlbildungen der Bauchwand wie Nabelhernien, Omphalozele sowie Nierenzysten oder Hydronephrose, Mikrozephalie mit Exophthalmus, Vergrößerung von Penis, Klitoris und Labien sowie Eindellungen am dorsalen Helixrand der Ohren (Kerbenohren). Meist geringe geistige Retardierung.

### Komplikation
Embryonale Tumoren, besonders Wilms-Tumoren, treten mit erhöhter Wahrscheinlichkeit auf.

## Becquerel

### Definition
Einheit für Radioaktivität, Abkürzung: Bq. 1 Bq = 1 Zerfall pro Sekunde.

## Behaarungstyp

### Definition
Behaarungsmuster des Menschen, beeinflusst durch rassische, genetische und hormonelle Faktoren. S.a. Hypertrichosis lanuginosa congenita, Alopezie.

## Behçet, M. M35.2

### Erstbeschreiber
Gilbert, 1925; Adamandiades, 1931; Behçet, 1937

### Synonym(e)
Aphthose Touraine; Behçet-Syndrom; Aphthosis Behçet; bipolare Aphthose; maligne Aphthose; große Aphthose; Gilbert-Syndrom; Trisymptomenkomplex; Hypopyoniritis, rezidivierende; Iridocyclitis septica (Gilbert); Ophthalmia lenta; kutaneo-muko-uveales Syndrom; Behçet-Aphthen; Grande Aphthose Touraine

### Definition
Chronische, entzündliche, schubweise verlaufende Systemerkrankung mit multipler Organbeteiligung im Rahmen einer generalisierten Vaskulitis. Klinisches Leitsymptom ist die Trias: Aphthen der Mundschleimhaut, aphthöse Genitalulzera, periphere Retinitis.

### Vorkommen/Epidemiologie
V.a. östliche Mittelmeerländer (Türkei, Griechenland), Naher Osten, Japan. Inzidenz (Türkei): 300-400/100.000 Einwohner/Jahr. Inzidenz (Bundesrepublik Deutschland): 1-2/100.000 Einwohner/Jahr.

### Ätiologie
Die genaue Ursache ist unbekannt, man vermutet einen Defekt der zellulären Immunität. Assoziation mit HLA-B5, -B27, -B12, B-51.

### Manifestation
Meist zwischen dem 20. und 40. Lebensjahr, Männer sind deutlich häufiger betroffen als Frauen.

### Klinisches Bild
Unterschieden werden Haupt- und Nebensymptome. Die Diagnose M. Behçet kann als gesichert gelten, wenn mindestens zwei Haupt- und zwei Nebensymptome vorhanden sind (Prozentzahlen in Klammern geben die Häufigkeit der Symptome an).

- Hauptsymptome:
  - Disseminierte, multiple, häufig sehr schmerzhafte Aphthen der Mundschleimhaut (100%).
  - Schmerzhafte, schmierig-ulzeröse Genitalveränderungen (90%).
  - Augenbeteiligung (50%): Schmerzhafte Lichtscheu, selten Retinitis, Zyklitis, Hämorrhagien des Glaskörpers und am Fundus. Jedes Rezidiv führt zu einer anfänglich temporären, später bleibenden Herabsetzung der Sehkraft. Meist Entwicklung einer Amaurose. Charakteristisch ist die ausgesprochene Schmerzhaftigkeit der rezidivierenden Retinitis.
- Nebensymptome:
  - Rezidivierendes Erythema nodosum (80%)
  - Sterile Pusteln (80%)
  - Pathergie-Phänomen: Lokale hyperergische Reaktion der Haut bei Traumatisierung, z.B. Ausbildung an Einstichstellen einer entzündlichen Induration.

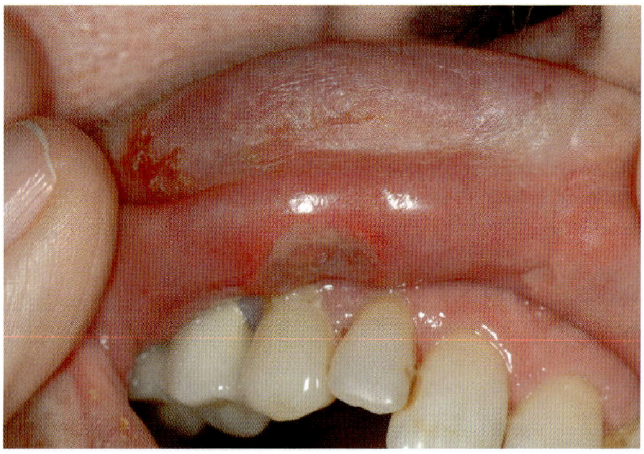

**Behçet, M.** Ca. 0,8 cm durchmessende, schmerzhafte Aphthe in deutlich geschwollener Umgebung an der Oberlippe rechts bei einer 70-jährigen Frau.

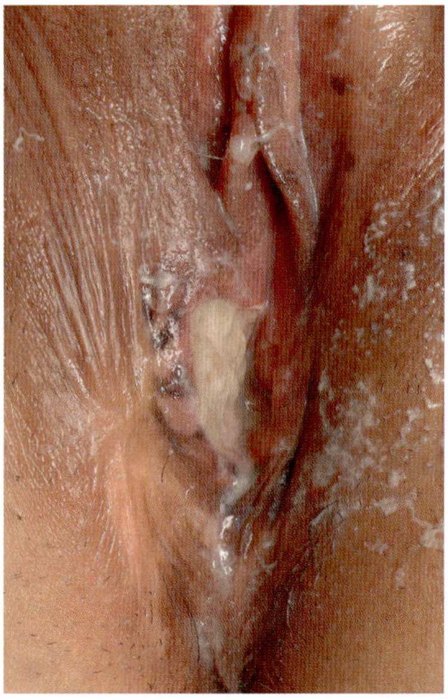

**Behçet, M.** Seit 14 Tagen persistierendes, ca. 1,8 x 0,8 cm großes, aphthöses, weißliches, schmierig belegtes, stark schmerzendes Ulkus an der rechten Labie einer 42-jährigen Frau.

- Verstärkte Fragilität, Hämorrhagien der Haut und Schleimhäute, rezidivierende Thrombose und Thrombophlebitis (25%)
- Arthralgien und Rheumafaktor negative Polyarthritiden (40-50%)
- Epididymitis, Orchitis
- Seltener Entwicklung einer chronischen Meningoenzephalitis mit schlechter Prognose (= sog. Neuro-Behçet-Komplex)
- Lungenbeteiligungen (selten) mit Hilusreaktionen, Infiltrationen, Aphthen und Hämorrhagien der Trachea und Bronchien, Hämoptoe.
- Gastrointestinale Erscheinungen (10-25%): Ulzerative Ösophagitis und (Ileozökal-)Kolitis mit Blutungen des Magen-Darm-Kanals.
- Sonstige: Hämaturie, Schwellung der Speichel- und Tränendrüsen.

Je nach vorherrschender Manifestation unterteilt man die Erkrankung in den mukokutanen, arthritischen, neurologischen und okulären Typ.

### Labor
Je nach Schweregrad unterschiedlich stark ausgeprägte unspezifische Entzündungszeichen. Eosinophilie ist möglich.

### Diagnose
Unspezifische Entzündungszeichen in der Blutuntersuchung, positiver Pathergietest (Auftreten einer Papel oder Pustel nach intrakutaner Injektion von 0,1 ml NaCl an der Unterarmvolarseite), OKT4:OKT8-Ratio erniedrigt, C9 erhöht. Ophthalmologische, neurologische, rheumatologische, gastroenterologische Untersuchung.

### Differenzialdiagnose
Sarkoidose, seronegative Arthritiden anderer Ursache, chronisch-entzündliche Darmerkrankungen, multiple Sklerose, Gingivostomatitis herpetica, habituelle Aphthen.

### Therapie
Keine Standardtherapie vorhanden. Die einzelnen Organmanifestationen zeigen unterschiedliches Ansprechen auf Medikation.

### Therapie allgemein
Diät bei aphthösen Veränderungen: Säure- und gewürzfrei; keine Fruchtsäuren, da starkes Brennen; nur wenig Salz; kein Pfeffer oder Paprika.

### Externe Therapie
- Genitalulzera: Kombination fluorierter Glukokortikoide und Antiseptika in Cremegrundlage (z.B. Locacorten-Vioform, Duogalen). Bei schmerzhaften Skrotalulzera können externe Anästhetika als Gel oder Creme hilfreich sein wie 2-5% Lidocain (z.B. Xylocain Viscös Salbe), 1,5% Mepivacain (z.B. Meaverin Gel) oder Kombinationspräparate mit Polidocanol (z.B. Scandicain Gel).
- Aphthen: Antiseptisch und antiphlogistisch mit Hexiditin (z.B. Hexoral Lsg.), Dexpanthenol (z.B. Bepanthen Lsg./Lutschtbl.) oder Kamillenextrakten (z.B. Kamillosan Lsg.). Lokalanästhetische Externa (z.B. Dynexan A Mundgel). Topische Glukokortikoide: z.B. Spülungen mit Prednisolon (1 Tbl. Prednisolon 20-50 mg gelöst in 200 ml Leitungswasser; 4 Minuten spülen), Triamcinolonacetonid-Haftsalbe (z.B. Volon A Haftsalbe) oder Mundgel zur Nacht auftragen. Alternativ Einlegen von „Clobetasol-Mäusen" (mit Clobegalen Creme getränkte kleine Wattetupfer 2mal/Tag für 10 Minuten auf die Aphthen auflegen). S.a.u. Aphthen, habituelle.

### Interne Therapie
- Mukokutan: Interne Therapie bei schweren Verlaufsformen der mukokutanen Variante oder wenn auf externe Behandlung keine Besserung erfolgt. Glukokortikoide wie Prednisolon (z.B. Decortin H) 40-60 mg/Tag p.o. über mehrere Wochen in absteigender Dosierung ist Mittel der 1. Wahl. Da es vielfach als Monotherapie nicht ausreichend wirksam ist, ggf. Kombination mit Azathioprin p.o. (z.B. Imurek) 100 mg/Tag oder Thalidomid 100-400 mg/Tag **Cave: Off-Label-Use!** Fortsetzung über 2-3 Monate bis das systemische Glukokortikoid abgesetzt werden kann. Anschließend Monotherapie mit Azathioprin oder Thalidomid. Alternativ: Insbes. bei Erythema nodosum DADPS (z.B. Dapson-Fatol) 100-150 mg/Tag p.o. über 4-7 Monate.

  **! Cave: Vor Therapiebeginn Bestimmung der Glukose-6-Phosphat-Dehydrogenase!**

  Alternativ Colchicin (z.B. Colchicum-Dispert) initial 1-2 mg/Tag p.o. in 2-3 ED, anschließend 0,5-1 mg alle 1-2 Tage über 2 Monate bis 2 Jahre bzw. Erhaltungsdosis nach Klinik.

  **! Cave: Kontrazeption!**

  In schweren Fällen kann zusätzlich Indometacin (z.B. Amuno) 100 mg/Tag über 3 Monate wirksam sein. Neuere Behandlungsansätze mit Interferon alfa-2a (z.B. Roferon) zeigen gute Erfolge und sind zukunftsweisend; Dosierung: 3mal/Woche 3-4 Mio. IE s.c. über 6 Monate.
- Okulär: Immunsuppressiva wie Ciclosporin A, Azathioprin und Glukokortikoide sind Mittel der ersten Wahl, können jedoch die Abnahme der Sehkraft bestenfalls aufhalten. Bei Remission der Uveitis >2 Jahre ist keine Therapie mehr notwendig.
  - Ciclosporin A (z.B. Sandimmun): Systemtherapie mit 5-6 mg/kg KG/Tag p.o. in 2 ED über 3 Monate ist das wirksamste Vorgehen bei Augenmanifestation. Der Serumspiegel sollte 50-150 ng/ml betragen. Bei schneller Reduktion sind Reboundphänomene zu erwarten. Bei Nichtansprechen ist Kombination mit Glukokortikoiden wie Prednisolon (z.B. Decortin H) 0,2-0,4 mg/kg KG/Tag p.o. möglich.
  - Azathioprin (z.B. Immurek): 1-2,5 mg/kg KG/Tag p.o. ist als Monotherapie oder in Kombination mit Glukokortikoiden einsetzbar. Wirkt bei monookulärer Symptomatik vorbeugend auf Befall des anderen Auges.
  - Hoch dosierte Glukokortikoide, z.B. Prednisolon (Solu-Decortin H) als Pulstherapie 1000/750/500/250 mg/Tag jeweils als Kurzinfusion, können die Entzündung bessern, haben allerdings keinen Einfluss auf Rezidivhäufigkeit und Gesamtprognose der Uveitis.
- Neurologisch: Einzig sicher wirksam sind hoch dosierte Glukokortikoide wie Prednisolon 100-150 mg/Tag i.v. mit langsamer Dosisreduktion. Alternativ: Cyclophosphamid als Bolustherapie 1mal/Woche 1000 mg i.v. oder Chlorambucil (z.B. Leukeran) 0,1 mg/kg KG/Tag p.o. können wirksam sein.
- Vaskulär: Glukokortikoide wie Prednisolon (z.B. Decortin H) 100-250 mg/Tag p.o. in Kombination mit Azathioprin (z.B. Imurek) 200 mg/Tag p.o. sind Mittel der

**Behçet, M. Tabelle 1.** Wirkungsbereich verschiedener Medikamente im Symptomspektrum des M. Behçet (modifiziert nach Orfanos)

| | Klinische Manifestationen | | | | | |
|---|---|---|---|---|---|---|
| | Mukokutan | Okulär | Neurologisch | Vaskulär | Artikulär | Gastrointestinal |
| **Externe Behandlung** | +++ | +++ | – | – | – | + [a] |
| **Thalidomid** | ++ | – | – | – | – | – |
| **Indometacin** | + [b] | – | – | – | +++ | – |
| **Colchicin** | ++ | – | – | – | +++ | – |
| **Dapson** | + | – | – | – | – | – |
| **Glukokortikoide** | +++ | + | +++ | +++ | +++ | – [c] |
| **Azathioprin** | ++ | + | – | +++ | – | – [c] |
| **Cyclophosphamid, Chlorambucil** | – | – | + | – | – | – |
| **Ciclosporin A** | – | +++ | – | + | – | – |
| **Sulfasalazin** | | | | | | +++ |
| **Interferon** [e] | ++ | – | – | – | ++ | – |
| **Antikoagulanzien** | – | – | – | +/– [d] | – | – |

[a] Chirurgische Resektion; [b] Überwiegend kutane Läsionen; [c] Mitteilungen über Verschlimmerungen (u.a. Darmperforation); [d] in Abhängigkeit vom Blutungsrisiko; [e] neuer Behandlungsansatz, weitergehende Studien notwendig.

Wahl. Antikoagulanzien bei akuter oberflächlicher Thrombophlebitis und Phlebothrombose.

**Cave: Antikoagulanzien bei pulmonaler Vaskulitis!**

- Gastrointestinal: Sulfasalazin (z.B. Azulfidine) bei gastrointestinalen Ulzerationen. Wegen Unverträglichkeit Therapie langsam einschleichen, initial 0,5 g/Tag p.o., wöchentliche Steigerung um 0,5 g/Tag, Erhaltungsdosis 2 g/Tag. Zwischenzeitige Steigerung auf 3 g/Tag möglich.
- Artikulär: Nichtsteroidale Antiphlogistika wie Indometacin (z.B. Amuno) 100 mg/Tag p.o. über 3 Wochen oder Prednisolon 4-8 mg/Tag p.o. Intraartikulare Glukokortikoide (z.B. Lederlon) bei Befall einzelner Gelenke. Therapieversuch mit Colchicin (z.B. Colchicum-Dispert) initial 1-2 mg/Tag p.o. in 2-3 ED, Erhaltungsdosis mit 0,5-1 mg p.o. alle 1-2 Tage über 2 Monate bis 2 Jahre in Abhängigkeit von der Symptomatik.

**Cave: Kontrazeption!**

Kombination mit Glukokortikoiden bei Fortbestehen der Symptomatik möglich.

- In einer doppelblinden, Placebo-kontrollierten Studie über 4 Wochen wurden 40 Probanden mit Etanercept 2mal/Tag 25 mg behandelt. Bereits nach der 1. Behandlungswoche zeigten sich signifikante klinische Besserungen, zum Ende der Studie wurden deutlich weniger Krankheitsherde dokumentiert.

### Prognose
Chronisch-schubweiser Verlauf.

## Beifuß

### Synonym(e)
Beifuß, gewöhnlicher; Fliegenkraut; Artemisia vulgaris

### Definition
Zu den Kompositen zugehöriges Wildkraut. Beifußpollen werden als Leitallergen für Gewürzallergien (s.a. China-Gewürz-Syndrom) angesehen. Beifuß ist eines der am weitesten verbreiteten Wildkräuter mit einer Blütezeit von Juni bis September (bedeutsam für die Pollinose des Spätsommers). Beifuß gehört zu den windbestäubenden (anemophilen) Kompositen, die häufiger zu einer Sensibilisierung führen als die insektenbestäubenden (entomophilen) Korbblütler. Hauptallergene der Beifußpollen sind Art v 1 (60 kDa) und Art v 2 (28 bis 46 kDa).

### Vorkommen
Vor allem in Europa, Asien und Nordwestafrika beheimatet.

### Anwendungsgebiet/Verwendung
In der Volksmedizin früher als Anthelminthikum und Aromatikum (z.B. in Magenbitter) eingesetzt. Beliebt als Gewürz für Fleisch und Fisch.

### Klinisches Bild
- Nach Gräser- und Baumpollen ist Beifuß das drittwichtigste, eine Pollinose auslösende Allergen. Neben einer Pollinose können Beifußpollen eine generalisierte Urtikaria sowie eine Anaphylaxie hervorrufen. Gemeinsame Antigene wurden bei Pollen von Beifuß, Gänseblümchen, Sonnenblume, Birke und Traubenkraut gefunden.

**Beinschmerzen, vaskulär. Tabelle 1.** Beinschmerz (vaskulär bedingt), Differenzialdiagnostik

| | Erkrankung | Befunde |
|---|---|---|
| Arteriell bedingt | Arteriosclerosis | Patienten meist >50 Jahre (juvenile Arteriosklerose möglich)<br>Claudicatio intermittens (Schmerz nach einer definierbaren Gehstrecke)<br>Herz-Kreislauf-Begleiterkrankungen (Hypertension, Apoplexie, Herzinsuffizienz)<br>Risikofaktoren (Nikotin, Cholesterol, Triglyceride, Harnsäure) |
| | Endangiitis obliterans | Meist <40 Jahre, Männer, entzündliche Paraklinik, oft keine Claudicatio intermittens, distaler Ruhe-Gangrän-Schmerz, keine Arteriosklerose-Hinweise, keine Herz-Kreislauf-Erkrankungen |
| | Akuter arterieller Verschluss (Embolie/Thrombose) | Dramatisches Ereignis mit plötzlichem heftigem Schmerz, distal der Obliterationsstelle mit Blässe, Kälte, Störung von Sensibilität und Motorik |
| | Leriche-Syndrom | Plötzliche starke Schmerzen im Becken und beiden Beinen |
| | Raynaud-Syndrom | Anfallsweise bilaterale Schmerzen mit Hautverfärbung (blass-blau und rot) |
| | Aneurysma | Starker persistierender Schmerz (lokalisationstypisch) |
| Venös bedingt | Chronische venöse Insuffizienz | Spannungs- und Schweregefühl, Müdigkeit der Beine, v.a. am Unterschenkel und in der Knöchelregion, nach Stehen und Sitzen vermehrt |
| | Thrombophlebitis superficialis | Lokaler Druckschmerz, tastbarer, geröteter, schmerzhafter Venenstrang |
| | Tiefe Venenthrombose | Unterschiedlich starker Schmerz, abhängig von der Lokalisation, ödematöses Bein, oft in der Wade beginnend |
| | Phlegmasia coerulea dolens | Schlagartig starke Schmerzen, Ödem, Zyanose, evtl. Gangrän |
| Lymphogen bedingt | Lymphangitis | Wundschmerz, infizierter roter Strang |
| | Lymphödem | Schweregefühl, derbes Ödem |

- Beifußpollen werden als das Leitallergen bei einer Nahrungsmittelallergie auf Gewürze und Gemüse aus der Familie der Doldenblütler (z.B. Anis, Curry, Dill, Kümmel, Karotte, Liebstöckel und Sellerie) angesehen („Sellerie-Karotten-Beifuß-Gewürz-Syndrom"), das sich als orales Allergiesyndrom, Urtikaria oder auch in Form einer Protein-Kontakt-Dermatitis als Berufserkrankung bei Metzgern äußern kann.
- Häufig ist eine Kreuzallergie von Sellerie, Beifuß und Birke (87% der Patienten mit einer Allergie auf Sellerie entwickeln eine Pollinose mit Nachweis einer Sensibilisierung auf Beifuß), s.a. Birke-Beifuß-Sellerie-Syndrom. In den letzten Jahren hat eine Kreuzallergie von Beifuß und Kamille an Bedeutung gewonnen.

## Beinschmerzen, vaskuläre M79.60

### Definition
Durch Gefäßerkrankungen bedingte Schmerzen der Beine.

### Therapie
Behandlung der Grunderkrankung. Differenzialdiagnostik.

## Belastungsstörung, posttraumatische

### Synonym(e)
Posttraumatische Belastungserkrankung (PTBS); Posttraumatisches Belastungssyndrom; Psychotraumatische Belastungsstörung; Posttraumatic Stress Disorder (PTSD)

### Definition
Unter einer posttraumatischen Belastungsstörung versteht man das Auftreten von psychosomatischen Beschwerden, die Folgereaktionen von physischen und psychischen Traumata sein können. Die eigentliche Bezeichnung der posttraumatischen Belastungsstörung findet ihren Ursprung beim Militär. Während des Vietnamkrieges wurden Soldaten aufgrund stärkster körperlicher oder seelischer Belastung dienstuntauglich und litten fortan unter posttraumatischen Belastungsstörungen. Man spricht von einer posttraumatischen Belastungsstörung ab einer Dauer von einem Monat. Ab einer Dauer von 3 Monaten ist von einer Chronifizierung der PTBS auszugehen.

### Ätiologie
- Patienten mit chronischen Hauterkrankungen (z.B. atopisches Ekzem) gaben in retrospektiven Befragungen an, dass belastende Ereignisse dem Krankheitsausbruch unmittelbar vorausgingen.
- Ca. 20-70% der Patienten mit chronischen Hauterkrankungen berichten retrospektiv über psychische Belastungen. In prospektiven Studien wird der Anteil mit 15-30% angegeben.

### Manifestation
Frauen sind in der Regel deutlich häufiger betroffen als Männer. Manche Studien gehen von einem Verhältnis von 2:1 aus.

### Klinisches Bild
Klinisch können sich neben der Hauterkrankung zusätzlich folgende Symptome manifestieren:
- Intrusionen (sich aufdrängende, belastende Gedanken und Erinnerungen an das Trauma)
- Amnesien
- Schlafstörungen
- Albträume
- Konzentrationsstörungen
- erhöhte Reizbarkeit
- Vermeidung traumassoziierter Stimuli
- Depressionen.

### Therapie allgemein
Die Störung wird in vielen Fällen durch eine Kombination von Psychotherapie und Medikamenten (z.B. Fluctin) behandelt.

## Benediktenkraut

### Synonym(e)
Cnicus benedictus; Bitterdistel; Benediktendistel; Blessel thistle

### Vorkommen
Mittelmeerraum, Vorderasien. Wird in Europa und in den USA auch feldmäßig angebaut.

### Anwendungsgebiet/Verwendung
Bereits im Mittelalter in der Medizin angewandt, zählt daher zu den ganz alten Arzneipflanzen. Früher u.a. äußerlich bei Ulzera und Perniones eingesetzt. Heute ist das Kraut noch offizinell (Herba Cardui benedicti). Das Hauptaugenmerk der heutigen Anwendung liegt auf der Bitterwirkung. Daneben gelegentlich verwendet als Cholagogum und Gallentherapeutikum, in Kombination mit anderen Pflanzen in einigen Fertigpräparaten sowie als Tee und Kräuterkur.

### Unerwünschte Wirkungen
Der Bitterstoff Cnicin wurde bereits im Jahre 1837 isoliert. Später sind weitere Bitterstoffe nachgewiesen worden, die sich alle als Verbindungen der Sesquiterpenlaktonklasse herausstellten. Charakteristisch für diese ist, dass sie wahrscheinlich in der Pflanze glykosidisch gebunden vorliegen und bereits im Blatt polimerisieren. Cnicin, das allergologisch noch nicht abschließend untersucht ist, stellt möglicherweise ein relativ schwaches Kontaktallergen dar, da die immunologisch wichtige Methylengruppe am Laktonring durch die längere Seitenkette am benachbarten C-Atom sterisch gehindert wird. Sensibilisierungspotenz: Stark. Sensibilisierungshäufigkeit: Sehr selten.

### Klinisches Bild
Allergisches Kontaktekzem und Phototoxizität.

## Benzalkoniumchlorid

### Definition
Zu den Desinfizienzien gehörende Substanz.

### Indikation
Entzündungen der Mundschleimhaut und des Rachens sowie oberflächliche Hautinfektionen.

### Unerwünschte Wirkungen
Allergische Reaktionen.

### Kontraindikation
Kinder <4 Jahre.

### Inkompatibilität
Anionenaktive Substanzen, nichtionogene Tenside (z.B. Polysorbate), Oxidationsmittel, Bentonit, Aerosil, fette Öle, Citrate, Alginate, Iodide, Nitrate, Schwermetalle (Silbersalze).

**! Cave: Adsorption an Naturgummi und Kunststoffen (Polyvinylchlorid)!**

### Präparate
Dequonal Lsg./Spray, Dorithricin original Halstabletten. Zur Hautdesinfektion oder Instrumentendesinfektion: Lysoform Killavon, Baccalin, Laudamonium, Lysoform, Cutasept, Freka-Derm farblos/-gefärbt.

## Benzathin-Benzylpenicillin

### Definition
Depot-Benzylpenicillin.

### Indikation
Entsprechend dem Benzylpenicillin.

### Dosierung und Art der Anwendung
- Syphilis acquisita I und II: 1-3mal 2,4 Mio. IE i.m. verteilt auf beide Glutaealregionen; bei Mehrfachanwendung im Abstand von 1 Woche.
- Syphilis latens seropositiva: 2,4 Mio. IE/Woche i.m. über 3 Wochen.
- Rezidivprophylaxe d. rheumatischen Fiebers: Erwachsene und Kinder: 1-2mal/Monat 1,2 Mio. IE i.m.

Übrige Indikationen:
- Alle 3-4 Wochen 1,2 Mio. IE i.m.
- Kinder <2 Jahre: 0,6 Mio. IE.

### Unerwünschte Wirkungen
Embolia cutis medicamentosa, Hoigné-Syndrom, Herxheimer-Reaktion, s.a. Penicilline.

### Kontraindikation
Überempfindlichkeit gegen Zusatzstoff, s.a. Penicilline.

### Präparate
Pendysin, Tardocillin

## Benzisothiazolinon

### Definition
Weit verbreitetes Biozid mit mikrobizider und fungizider Wirkung.

### Allgemeine Information
- Anwendung als Konservierungsmittel in Dispersionsfarben, Lacken, Klebstoffen, Waschmitteln, Treibstoffen und in der Papierherstellung. Die Dosierung beträgt je nach Anwendungsgebiet und Kombination mit anderen Bioziden 200-400 ppm.
- Handschuhe aus Polyvinylchlorid (PVC) enthalten häufig Benzisothiazolinon (meist in geringen Konzentratio-

nen <50-250 ppm) und können Kontaktallergien auslösen. Hierbei spielt wahrscheinlich die Okklusion eine entscheidende Rolle bei der Auslösung der Kontaktallergie. Bei klinischem Verdacht sollte ein Epikutantest durchgeführt werden.

## Benzocain

### Definition
Lokalanästhetikum vom Amid-Typ.

### Indikation
Mit großer Einschränkung bei häufiger Sensibilisierung! Halsentzündungen, Ischialgie, Lumbago, Pruritus, Dermatitis solaris, Bienenstich/Wespenstich, Mückenstich, Flohstich, symptomatische Behandlung von Hämorrhoiden.

**Merke: Wegen der häufigen allergischen Reaktionen zweifelhaftes Therapieprinzip!**

### Eingeschränkte Indikation
Bakterielle Hautinfektion im Anwendungsbereich.

### Dosierung und Art der Anwendung
- Lösungen bei Mundschleimhautentzündungen mehrmals tgl. anwenden.
- Salben/Cremes/Gele: Bei Pruritus mehrmals tgl. auftragen.
- Hämorrhoiden-Salben: 2-3mal/Tag dünn im Analbereich auftragen.
- Suppositorien zur Hämorrhoiden-Behandlung: 1-3mal/Tag ein Supp. nach dem Stuhlgang einführen.

### Unerwünschte Wirkungen
Allergische Reaktionen bis zum anaphylaktischen Schock, Kontaktallergie, Allergie, Methämoglobinämie.

### Kontraindikation
Paragruppen-Allergie.

### Präparate
Anaesthesin, Dolo-Dobendan Lösung

## Benzodiazepine

### Definition
Präparate mit sedativer, bei entsprechender Dosierung auch hypnotischer und angst- sowie spannungslösender (anxiolytischer), aber auch muskelrelaxierender und antikonvulsiver Wirkung. Benzodiazepine werden als Tranquilizer (Anxiolytika), ferner zur Narkose-Prämedikation, zur Sedierung oder als Antikonvulsiva bei Epilepsie eingesetzt.

### Unerwünschte Wirkungen
Fahrtüchtigkeit beeinträchtigt, Sedierung. Suchtgefahr bei längerer Anwendung (>4 Wochen). Kutane NW: U.a. Urtikaria, Angioödem, Erytheme, Flush, Purpura, Erythema exsudativum multiforme. Bei Intoxikation: Atemdepression.

### Wechselwirkungen
Disulfiram und Omeprazol beschleunigen die Wirkung von Diazepam, Nicotin, Theophyllin die Elimination. Die Metabolisation wird durch Phenobarbital und Phenytoin beschleunigt. Eine Mischung mit anderen Präparaten in einer Spritze ist wegen chemischer Unverträglichkeiten nicht indiziert.

### Präparate
Diazepam, Valium, Temazepam

### Hinweis(e)
Antidot bei Vergiftungen: Benzodiazepinantagonist, z.B. Flumazenil (Anexate) i.v.

## Benzoesäure

### Synonym(e)
benzoic acid; E210

### Definition
Antiseptisch, desinfizierend und als Konservierungsmittel (Konservierungsstoffe) breit eingesetzte Substanz.

### Anwendungsgebiet/Verwendung
Als Konservierungsstoff für Lebensmittel (0,1-0,25%; bei Fischen und Schalentieren bis 0,4%); Vorkommen auch in der Natur, z.B. in Zwetschgen, Zimt, Nelken, Anis, Himbeeren, Preiselbeeren.

### Indikation
Oberflächliche Hautinfektionen.

### Dosierung und Art der Anwendung
1-2mal/Tag auf die betroffenen Stellen auftragen.

### Unerwünschte Wirkungen
Allergische Reaktionen wurden vereinzelt beobachtet; etwas häufiger sind Kontaktallergien in der pharmazeutischen Industrie. Häufigkeit von Intoleranzreaktionen in der Wohnbevölkerung ist unbekannt; stärkere Gefährdung bei Patienten mit chronischer Urtikaria, Asthma bronchiale, Analgetika-Intoleranz (10-20%).

### Inkompatibilität
Neutrale oder alkalische Lösungen.

## Benzoylperoxid

### Synonym(e)
BPO

### Definition
Zu den antimikrobiellen Substanzen zählender Wirkstoff, der speziell zur Therapie der Akne eingesetzt wird.

### Wirkungen
Stark antimikrobiell (Propionibacterium acnes), sekundär antientzündlich, wenig komedolytisch (durch Verbesserung des Follikelmillieus).

### Indikation
Acne comedonica und Acne papulopustulosa, Seborrhoe.

### Eingeschränkte Indikation
Schwangerschaft, Stillzeit, atopische Diathese, Hauterosionen.

### Dosierung und Art der Anwendung
Salbe/Gel: 1-2mal/Tag nach gründlicher Hautreinigung dünn auf die betroffenen Hautpartien auftragen. Shampoos: 1-2mal/

Woche anwenden. Waschemulsion: Nach einigen Minuten Einwirkzeit wieder abwaschen.

### Unerwünschte Wirkungen
Kreuzallergie mit Benzoesäurederivaten, hohes Sensibilisierungsrisiko, Erythem, Hautabschälung, Hautreizung v.a. zu Beginn der Therapie, Phototoxizität.

**Merke: Die Anwendung kann zur Bleichung von Haaren und Textilien führen!**

### Kontraindikation
Starke Sonnenbestrahlung, Anwendung im Bereich von Schleimhäuten, Allergie gegen Benzoesäurederivate.

### Inkompatibilität
Alkalische Substanzen.

### Präparate
Akneroxid 5%-10%, Akneroxid L Suspension, Aknefug-oxid, Cordes BPO, Klinoxid, Benzaknen, Sanoxit, Panoxyl

### Hinweis(e)

**Merke: Bei Konzentrationen von 65-82% Benzoylperoxid unterliegt die Substanz dem Sprengstoffgesetz.**

## Benzydaminhydrochlorid

### Definition
Zu den Desinfizienzien und Adstringenzien gehörende Substanz.

### Indikation
Entzündungen der Mundschleimhaut, des Rachens und der Vagina.

**Merke: Überholtes Therapieprinzip wegen der Möglichkeiten schwerer Nebenwirkungen!**

### Dosierung und Art der Anwendung
2-5mal/Tag mit 15 ml Lösung gurgeln oder spülen.

### Unerwünschte Wirkungen
Allergische Reaktionen, Paragruppenallergie, optische Halluzinationen (Flimmern, Farben-, Schneeflockensehen), Schlafstörungen, Magen-Darm-Störungen, Photosensibilisierung.

### Kontraindikation
Paragruppenallergie, Überempfindlichkeit gegen den Wirkstoff.

### Präparate
Tantum verde, Tantum rosa

## Benzylalkohol

### Definition
Antiseptisch und schwach lokalanästhetisch wirkende Substanz.

### Indikation
Hygienische und chirurgische Händedesinfektion, als steriles, fettfreies und wasserlösliches Gleitmittel für ärztliche Instrumente.

### Inkompatibilität
Oxidierende Stoffe (Oxidation zu Benzaldehyd).

### Präparate
Spitacid, Gelipur

## Benzylbenzoat

### Definition
Zu den Antiparasitosa gehörende Substanz.

### Indikation
Skabies, zur Einarbeitung in Repellents.

### Dosierung und Art der Anwendung
- Bei Skabies 10% (Kinder bis 3 Jahre) und 25% (Kinder >3 Jahre, Erwachsene) in Emulsionen wie Benzoylbenzoat-Emulsion 10% oder 25% (NRF 11.64.) zur äußerlichen Anwendung: An 3 aufeinander folgenden Tagen morgens und abends gesamtes Integument mit Ausnahme des Kopfes einreiben und am 4. Tag Vollbad nehmen und Bettwäsche und Kleidung wechseln.
- 5% als Schaum zur Behandlung von Matratzen, Polstermöbeln und Textilien eintrocknen lassen und nach 1 Woche absaugen.
- 5% als Feuchtpulver zur Behandlung von Teppichböden, nach 1-3 Stunden mit dem Staubsauger absaugen.

### Unerwünschte Wirkungen
Allergische Reaktionen (Bestandteil des Perubalsams!), Krampfanfälle oder Gasping-Syndrom (bei versehentlicher Einnahme oder Anwendung von mit Benzylalkohol gereinigten Infusionssystemen), Konjunktivitis.

### Kontraindikation
Schwangerschaft, Stillzeit (Anwendung im Brustbereich), Kinder <3 Jahre (Gefahr des Gasping-Syndroms: Azidose, ZNS-Schädigung, Atemdepression, intrakranielle Hämorrhagien, Hyperbilirubinämie, Leukopenie, Thrombopenie, Leberschäden, Purpura, Tod).

### Präparate
Antiscabiosum, Acarosan

### Hinweis(e)

**Merke: Anwendung von Benzoylbenzoat ist bei Neugeborenen in den USA verboten (Todesfälle bei Anwendung von mit Benzylalkohol gereinigten Infusionssystemen (sog. Gasping-Syndrom = progressive Encephalopathie, metabolische Azidose, Knochenmarksdepression)!**

## Benzylnicotinat

### Definition
Zu den Rubefazienzien gehörende Substanz.

### Indikation
Durchblutungsstörungen, rheumatische Beschwerden, Frostschäden.

### Dosierung und Art der Anwendung
Salbe: 1-2mal/Tag dünn im Bereich der betroffenen Stellen einmassieren.

### Unerwünschte Wirkungen
Erythem, Wärmegefühl, Parästhesien.

### Kontraindikation
Überempfindlichkeit gegen den Wirkstoff, Anwendung an Auge und Schleimhäuten, entzündliche Hauterkrankungen, offene Wunden, Arterienverschluss, Herzdekompensation, schwere Leber- und Nierenerkrankungen, schwere diabetische Mikroangiopathie.

### Präparate
Rubriment

## Benzylpenicillin

### Definition
Zu den Penicillinen gehörendes Antibiotikum.

### Wirkungsspektrum
Aktinomyzeten, Bacillus anthracis, Borrelien, Clostridium perfringens, Diphtheriebakterien, Erysopelothrix rhusiopathiae, Gonokokken, Leptospiren, Meningokokken, Pasteurellen, Streptokokken der Gruppen A und B, Str. viridans, anaerobe Streptokokken, Treponemen.

### Indikation
Angina, Pharyngitis, Meningitis, Lobärpneumonie, Erysipel, Erysipeloid, Borreliose, Leptospirose, Lues, Aktinomykose, Diphtherie, klostridiale Myonekrose (Gasbrand), Tetanus, Lichen sclerosus et atrophicus, zirkumskripte Sklerodermie.

### Dosierung und Art der Anwendung
Erwachsene: 1-30 Mio. IE/Tag i.v. in 4-6 ED. Kleinkinder: 0,04-0,5 Mio. IE/kg KG/Tag i.v. in 4-6 ED. Säuglinge: 0,2-1 Mio. IE/kg KG/Tag i.v. in 4-6 ED. Neugeborene: 0,075-0,2 Mio. IE/kg KG/Tag in 3 ED.

### Präparate
Penicillin Grünenthal

### Hinweis(e)
Bei nachgewiesener Empfindlichkeit wirkt Penicillin V 10- bis 100fach stärker gegen Staphylokokken als Staphylokokkenpenicilline.

## Beri-Beri E51.1

### Synonym(e)
Thiaminmangel; Vitamin $B_1$-Mangel

### Definition
Durch Vitamin $B_1$-Mangel ausgelöste Symptome. Vitamin $B_1$ ist v.a. in der Schale von Getreidekörnern vorhanden.

### Vorkommen/Epidemiologie
Besonders südostasiatische Länder (endemisch in einigen Gegenden Indonesien), in denen polierter oder geschälter Reis das Hauptnahrungsmittel ist. Selten bei chronischem Alkoholismus.

### Klinisches Bild
Neurologische und kardiale Symptome stehen im Vordergrund: Kopfschmerzen, Müdigkeit, Schlaflosigkeit, Parästhesien, Abschwächung der Sehnenreflexe, Neuritiden, Tachykardie, Herzinsuffizienz, Ödeme, Hyperhidrose. Hautveränderungen sind unspezifisch, häufig ödematöser Art.

### Externe Therapie
Ggf. symptomatisch.

### Interne Therapie
Substitution von Vitamin $B_1$ 400-600 mg/Woche i.m. (z.B. Vitamin $B_1$ Hevert), in schweren Fällen auch tgl. Injektion von 200 mg Thiamin/Tag langsam tief i.m., nach wenigen Tagen Umstellung auf orale Medikation (z.B. Vitamin $B_1$ 25 Jenapharm) 50-150 mg/Tag je nach Schwere der Erkrankung.

## Berlin-Syndrom Q82.8

### Erstbeschreiber
Berlin, 1961

### Synonym(e)
Kongenitale generalisierte Melanoleukodermie; ectodermal dysplasia Berlin type

### Definition
Extrem seltene, kongenitale ektodermale Dysplasie mit verminderter Behaarung, trockener atrophischer Haut mit fleckförmigen Hyperpigmentierungen, Palmoplantarkeratosen.

### Klinisches Bild
- Hautveränderungen: Extremitätenbetonte kleinfleckige Hyperpigmentierungen (sog. Leopardenhaut), Neigung zu atrophischer Narbenbildung. Anetodermie, Poikilodermie. Palmoplantarkeratosen mit Hyperhidrose. Teleangiektasien der Lippen. Fehlen der Lanugobehaarung, unterentwickelter Talgdrüsenapparat im Bereich des behaarten Kopfes.
- Extrakutane Manifestationen: Verspäteter Zahnwuchs, Minderwuchs, stelzenförmige Beine, geistige Retardierung, Hypogonadismus bei männlichen Patienten.

### Differenzialdiagnose
Progeria adultorum; Progeria-like syndrome; Rothmund-Syndrom; Thomson-Syndrom; Dyskeratosis congenita; anhidrotische ektodermale Dysplasie; Incontinentia pigmenti, Typ Bloch-Sulzberger; Incontinentia pigmenti, Typ Franceschetti-Jadassohn; Ehlers-Danlos-Syndrom; Schäfer-Syndrom.

### Therapie
Pflegende und rückfettende Salben (z.B. Linola Fett), abdeckende Cremes oder Pasten können optisch Hilfe bieten. Keratotische Veränderungen können mit Harnstoff-haltigen oder Salicylsäure-haltigen Salben oder Ölen angegangen werden.

## Berufsdermatologie (ABD), Zertifizierung

### Allgemeine Information
Kontroverse, öffentliche Diskussionen über Begutachtungen haben dazu geführt, dass die Kriterien der Gutachterwahl bis hin zur Nachvollziehbarkeit gutachterlicher Stellungnahmen transparent gestaltet werden müssen. Angesichts der steigenden Bedeutung von Berufsdermatosen im Praxisalltag müssen diesbezüglich klare Richtlinien durch ein Qualitätsmanagement definiert werden. Die Arbeitsgemeinschaft für Berufs- und Umweltdermatologie (ABD) hat hierzu eine Synopse zur Zertifizierung „Berufsdermatologie (ABD)“ erstellt. Voraussetzungen hierfür sind:

- Facharztbezeichnung Dermatologie.
- Besuch von 3 ganztägigen Zertifizierungsseminaren der ABD: Grund-, Aufbau-, Spezialseminar (7 Stunden)
- Reihenfolge chronologisch, beliebiger Zeitraum.
- Während der Facharztweiterbildung können die Seminare absolviert werden. Zertifizierung erfolgt mit der Facharzturkunde.
- Zum Erhalt der Zertifizierung ist alle 5 Jahre die Teilnahme an einem ABD-Qualitätszirkel vorgesehen.
- Zertifizierung erfolgt durch Deutsche Dermatologische Akademie (DDA) oder Landesärztekammer.

### Hinweis(e)
Weitere Hinweise s. Berufsdermatosen oder Berufskrankheit der Haut.

## Berufsdermatosen L25.9

### Definition
Hautkrankheit, die ausschließlich oder teilursächlich auf Arbeitsplatzeinflüsse zurückzuführen ist (berufliche Bedingtheit). Die Bewertung einer Berufsdermatose hat immer individuell unter Berücksichtigung der Arbeitsplatzverhältnisse zu erfolgen. Eine Berufsdermatose ist zu unterscheiden von einer Berufskrankheit der Haut (z.B. Berufskrankheit nach BK 5101) oder einem Arbeitsunfall (§ 8 SGB VII).

### Einteilung
Die überwiegende Anzahl der berufsbedingten Dermatosen (>95%) wird von der Gruppe der Ekzeme gebildet. Folgende Unterteilung ist akzeptiert:
- Häufige Erkrankungen (s.u. Berufskrankheit der Haut):
  - Atopisches Handekzem, anlagebedingt, berufsbedingt verschlimmert
  - Kumulativ toxisches Ekzem
  - Allergisches Kontaktekzem
  - Psoriasis palmaris et plantaris, anlagebedingt, berufsbedingt verschlimmert
  - Physikalische Urtikaria.
- Seltenere Erkrankungen:
  - Berufsakne
  - Dermatomykosen
  - Bakterielle Erkrankungen (z.B. Mykobakteriosen)
  - Virusdermatosen (Kuhpocken, Melkerknoten, Ornithosen)
  - Dermatozoonosen
  - Dermatosen durch ultraviolette, thermische oder ionisierende Strahlen
  - Dermatosen durch Einschlüsse von Fremdmaterialien (Beryllium, Anilin, Asbest)
  - Dermatosen durch chronische Intoxikationen (Arsen, Uran).

### Therapie allgemein
- Nach § 3 BeKV (Berufskrankenverordnung) muss ein Patient mit einer berufsbedingten Dermatose, wenn deren Verschlimmerung, Rezidivierung oder die konkrete Gefahr der Entstehung einer Berufskrankheit der Haut droht, der Entstehung einer Berufskrankheit „mit allen geeigneten Mitteln" zu Lasten des gesetzlichen Unfallversicherungsträgers (i.d.R. Berufsgenossenschaft) vorbeugend (Prävention) behandelt werden.
- Die Behandlung beinhaltet sowohl therapeutische als auch Hautschutz- und Hautpflegemaßnahmen. Zu Lasten des Unfallversicherungsträgers dürfen z.B. hautschonende Reinigungspräparate (Syndets), Badeöle, hautpflegende Externa mit und ohne Wirkstoff sowie Hautschutzpräparate verordnet werden. Maßnahmen zu Lasten des Unfallversicherungsträgers dürfen erst nach dessen Zustimmung erfolgen. Beantragt wird dies durch den behandelnden Hautarzt mit dem Hautarztbericht.
- Die Verordnungen erfolgen nur auf Kassenrezeptvordruck unter Nennung des Unfallversicherungsträgers und des Aktenzeichens. Für den Patienten entfallen die Rezeptgebühren („Gebühr frei" ankreuzen!). Da die verordneten Präparate nicht von den gesetzlichen Krankenkassen bezahlt werden, gehen diese nicht zu Lasten des Arzneimittelbudgets.
- Zu den präventiven Hautschutzmaßnahmen am Arbeitsplatz gehören:
  - Technische und organisatorische Maßnahmen am Arbeitsplatz, z.B. Kapselung einer Drehmaschine, Ersatz von Kühlschmierstoffen, chromfrei gegerbte Arbeits-

**Berufsdermatosen. Tabelle 1.** Übersicht über häufige Auslöser von Berufsdermatosen

| Beruf | Noxen |
|---|---|
| Friseure | P-Phenylendiamin (Färbemittel), Glycerolmonothioglycolat (Dauerwelle), Ammoniumpersulfat (Bleichmittel), Gummiinhaltsstoffe, Duftstoffe |
| Landwirte | Gummiinhaltsstoffe, Pestizide, Arzneimittel |
| Maurer | Chromat, Gummiinhaltsstoffe |
| Pflegeberufe | Gummiinhaltsstoffe, Desinfektionsmittel, Arzneimittel, Kosmetikinhaltsstoffe |
| Floristen | Blumen (Primeln, Korbblütler), Pestizide |
| Bergleute | Chromat, Gummiinhaltsstoffe |
| Zerspanungsberufe | Konservierungsstoffe, Öl-Additiva |
| Reinigungsberufe | Desinfektionsmittel, Gummiinhaltsstoffe |
| Nahrungsmittelberufe | Desinfektionsmittel, Nahrungsmittel, Konservierungsstoffe |
| Schlosser | Öl-Additiva (Konservierungsstoffe etc.), Gummiinhaltsstoffe, Kühlschmierstoffe |
| Zahntechniker | Acrylate, Metalle |
| Karosserieschlosser | Epoxidharze, Öl-Additiva, Kühlschmierstoffe |
| Photograph | Entwickler (P-Phenylendiaminderivate), Gummiinhaltsstoffe |
| Schreiner | Hölzer, Lacke, Harze, Klebstoffe |
| Fliesenleger | Chromat, Epoxidharze, Acrylate |
| Drucker | Kühlschmierstoffe, Gummiinhaltsstoffe |

B

**Berufsdermatosen. Tabelle 2.** Schutzhandschuhe in unterschiedlichen Berufen

| Beruf | Tätigkeit | Handschuh | Bemerkungen |
|---|---|---|---|
| Friseurhandwerk | Haarewaschen | Waschhandschuh (z.B. Ansell Edmont, Eislingen Waschhandschuh Art. Nr. 79-200) | Tragen und Verfügungstellung geeigneter Handschuhe ist vorgeschrieben (TRGS 530 Friseurhandwerk)! |
| | Färben, Bleichen, bei Dauerwellen | Vinyl-HS (z.B. Marygold Industrial long „Suretech" Fa. London, Mönchengladbach), Nitrillatex-HS (z.B. von Ansell Edmond „Touch'N Tuff") | „Industrial long" hat verlängerte Stulpe |
| Maschinenbauindustrie | insbes. bei Zerspanungsberufen | In Kunststoff- bzw. Gummi getauchte Baumwoll-HS | Tragen von HS häufig aus Sicherheitsgründen nicht erlaubt |
| Bauindustrie | | Gummigetauchte Baumwoll-HS | |
| Nahrungsmittelindustrie | | PVC-(Vinyl) HS oder gummigetauchte Baumwoll-HS | |
| Metzger | Verkauf | Vinyl-HS (z.B. Industrial long „Suretech" von Fa. London) | „Industrial long" hat verlängerte Stulpe |
| | Schlachten und Ausbeinen | Gummigetauchte Baumwoll-HS unter Ketten-HS | |
| Reinigungsberufe | | Vinyl-HS (z.B. Haushalts-HS Fa. Ansell Edmont Art. Nr. 79-100), Gummigetauchte Baumwoll-HS | |
| Gesundheitswesen | Unsterile Tätigkeit | Vinyl-HS | Puderfrei |
| | Sterile Tätigkeit | Ungepuderte Latex-HS (z.B. Ansell, Manex puderfrei) | Bei Latex-Allergie: sterile Neopren-HS (z.B. Dermaprene Fa. Ansell, Neoderme von Manex) |
| Modellbautechniker, Zahntechniker | Bearbeitung und Verarbeitung von Acrylaten | 4-h-gloves (z.B. von GIA GmbH Bochum) schützen für 4 Std. auch als Fingerlinge oder Polyethylen-HS | Bei Acrylat-Sensibilisierung ist Tätigkeitswechsel häufig nicht zu umgehen |

HS = Handschuhe

schuhe, Schutzhandschuhe und allgemeine Hautschutzmaßnahmen (Kostenübernahme: Arbeitgeber).

- Obwohl in Deutschland die Ledergerbung mit Chromat (IV-wertiges Chrom) verboten ist, finden sich dennoch häufig Fußekzeme mit nachgewiesener Chromatsensibilisierung. Gegerbt werden darf mit Chrom III-haltigem Chromalaun. Umstritten ist, ob eine Oxidation von Chrom III-Ionen in Chrom IV-Ionen möglich ist. Die Allergenität von Chrom III ist gering, Kreuzallergenität zu Chromat IV nur selten beschrieben. Die Diskrepanz lässt sich dadurch erklären, dass durch die nicht nachzuvollziehenden Verflechtungen in der Schuhbranche noch gelegentlich Chromat-gegerbte Schuhe auf den Markt kommen. Die Überprüfung der Verordnung erfolgt nur stichprobenartig. Chromfreiheit kann nur bei jenen Herstellern mit 100%iger Sicherheit angenommen werden, die ausdrücklich chromatfrei, d.h. i.d.R. vegetabil gegerbtes Leder verwenden. Bei manchen Berufsgruppen wie Maurer oder Bergleute kann die Chromatsensibilisierung durch Eindringen von Zement in die Arbeitsschuhe ausgelöst werden.
- Persönliche Schutzmaßnahmen: Individuelle Hautschutzpräparate, in Ausnahmefällen Schutzhandschuhe, unterstützende Maßnahmen zur schonenden Reinigung und Regeneration der Haut, Hardening-Maßnahmen (UVA/PUVA). Kostenübernahme: Gesetzlicher Unfallversicherungsträger (gemäß § 3).
- Ärztliche Behandlung, ambulante stationäre Therapie, Kuren. Kostenübernahme: Gesetzlicher Unfallversicherungsträger (gemäß § 3). Erst wenn alle Mittel der Prävention erschöpft sind, sollte ein Arbeitsplatzwechsel vorgenommen werden. I.d.R. handelt es sich bei den Berufsdermatosen um Handekzeme.
- Kumulativ-subtoxisches Handekzem, toxisches Handekzem: Häufigste Form des berufsbedingten Handekzems, insbes. bei Hausfrauen, Friseurberuf, Zerspanungsberufen, Reinigungs- und Pflegekräften, Fleischer, Maurer, Bäcker. Nur wenn das Durchführen präventiver Maßnahmen (z.B. Tragen von Schutz-

**Berufsdermatosen. Tabelle 3.** Hautschutz bei unterschiedlichen Noxen

| | Beispiele für schädigende Noxen | Beispielpräparate ausgesuchter Anbieter | | |
|---|---|---|---|---|
| | | Stockhausen Krefeld | Reinol Lever-Sutter/ Mannheim | Basotherm (Biberach/Riss) |
| **Hautschutz gegen wasserlösliche Substanzen** | Waschwasser, wassermischbarer Kühlschmierstoff, Beton, Säuren, Laugen, Salze, Beizmittel, Kalk, Nahrungsmittel, Reinigungsmittel | Taktosan-HSS Taktosan-Emulsion Stoko-Emulsion (Nahrungsmittelbereich), Taktodor (Feuchtigkeitsstau) | Reinol-B-HSC, Reinol-Aquagard | Saniwip-HSC, |
| **Hautschutz gegen wasserunlösliche Substanzen** | Öle, Fette, Bohröle, Schneideöle, Farben, Lacke, Lackverdünner, Kleber, Benzin, Petrolium, organische Lösungsmittel, Kunstharze, Metallstaub | Travabon-HSS Travabon L (mit Silikondioxid) | Reinol F-HSC, Reinol-Drygard | Sansibal-HSC |
| **Abdruckfreie Hautschutzmittel** | | | | Sineprint (abdruckfrei) |

**Berufsdermatosen. Tabelle 4.** Hautreinigung und Hautpflege

| | | | | |
|---|---|---|---|---|
| **Hautreinigung** | Leichte Verschmutzung | Neopol Creme, Frapantol Seife | Reinol-Seifenlotion | Saniklin-Waschliquid, Stephalen-Waschgel |
| | Mittlere Verschmutzung | Solopol Paste | Reinol-K HWP, Reinolen (Nahrungsmittel) | Saniscrub-Rubbelcreme |
| | Grobe Verschmutzung | Kresto Paste | Reinol-HWP | Saniscrub-Rubbelcreme |
| | Spezialverschmutzung (Lacke, Ölfarben, Kleber usw.) | Cupran flüssig, Slig flüssig, Slig spezial, Reduran, Reduran spezial | Lacosan (Lacke), Reinol-liquid, Sumanol Pulverseife | Contra Color (Farben, Lacke) |
| **Hautpflege** | | Stokolan Creme, Stokolan Lotion | Reinol-Dermasoft | Physioderm Creme, Stefatop-Lotion |

HSC = Hautschutzcreme; HSS = Hautschutzsalbe; HWP = Handwaschpaste

handschuhen als Bäcker) nicht möglich ist, ist die Aufgabe des Arbeitsplatzes unvermeidlich.

- Toxisches Handekzem: Das toxische Kontaktekzem heilt nach Meiden der Noxe rasch ab. Bei sachgemäßem Umgang mit der Noxe kommt es i.d.R. zu keinen weiteren Hautproblemen. Der Patient kann am Arbeitsplatz verbleiben.
- Handekzem, atopisches: Der Ausbruch des atopischen Handekzems hängt als multifaktorielles Geschehen nicht ausschließlich vom Einwirken der äußeren Noxen ab. In Feuchtberufen kommt es jedoch häufig zu einer exogenen Auslösung von Handekzemen durch irritative Noxen. Bei wesentlicher Teilverursachung oder richtungsgebender Verschlimmerung durch die berufliche Tätigkeit (Arbeitskongruenz) wird auch das atopische Handekzem zur Berufsdermatose bzw. zur Berufskrankheit der Haut.
- Allergisches Kontaktekzem: I.d.R. Typ IV Sensibilisierungen (s.a.u. Allergie). Abheilung i.d.R. rasch nach Allergenkarenz. Kann der Kontakt durch gezielte Schutzmaßnahmen (z.B. Handschuhe) nicht vermieden werden, ist häufig ein Arbeitsplatzwechsel unvermeidlich. Die speziellen Hautschutzmaßnahmen richten sich nach der Qualität der verursachenden Noxe. Bei kontaktallergischen Erkrankungen steht die Meidung (Austausch) des Allergens im Vordergrund. Ist dies nicht möglich, kann unter Umständen mit geeigneten Schutzhandschuhen ein Verbleib am Arbeitsplatz erreicht werden. Bei unspezifischen Noxen (kumulativ toxisch) stehen Schutzhandschuhe an erster Stelle. In zweiter Linie Hautschutzpräparate. Begleitend hautschonende Reinigung und Rückfettung.
- Handschuhe: Bester Schutz gegen äußerlich einwirkende Noxen. Gummihandschuhe enthalten jedoch

B

**Berufsdermatosen. Tabelle 5.** Liste mit möglichen dermatologischen Erkrankungen

| Berufskrankheit-Nummer | Krankheiten |
|---|---|
| 1 | Durch chemische Einwirkungen verursachte Krankheiten |
| 11 | Metalle und Metalloide |
| 1101 | Erkrankungen durch Blei oder seine Verbindungen |
| 1102 | Erkrankungen durch Quecksilber oder seine Verbindungen |
| 1103 | Erkrankungen durch Chrom oder seine Verbindungen |
| 1104 | Erkrankungen durch Cadmium oder seine Verbindungen |
| 1105 | Erkrankungen durch Mangan oder seine Verbindungen |
| 1106 | Erkrankungen durch Thallium oder seine Verbindungen |
| 1107 | Erkrankungen durch Vanadium oder seine Verbindungen |
| 1108 | Erkrankungen durch Arsen oder seine Verbindungen |
| 1109 | Erkrankungen durch Phosphor oder seine anorganischen Verbindungen |
| 1110 | Erkrankungen durch Beryllium oder seine Verbindungen |
| 12 | Erstickungsgase |
| 1201 | Erkrankungen durch Kohlenmonoxid |
| 1202 | Erkrankungen durch Schwefelwasserstoff |
| 13 | Lösemittel, Schädlingsbekämpfungsmittel (Pestizide) und sonstige chemische Stoffe |
| 1302 | Erkrankungen durch Halogenwasserstoffe |
| 1303 | Erkrankungen durch Benzol, seine Homologe oder durch Styrol |
| 1304 | Erkrankungen durch Nitro- oder Aminoverbindungen des Benzols oder seiner Homologe oder ihrer Abkömmlinge |
| 1305 | Erkrankungen durch Schwefelkohlenstoff |
| 1306 | Erkrankungen durch Methylalkohol (Methanol) |
| 1307 | Erkrankungen durch organische Phosphorverbindungen |
| 1308 | Erkrankungen durch Fluor oder seine Verbindungen |
| 1309 | Erkrankungen durch Salpetersäureester |
| 1310 | Erkrankungen durch halogenierte Alkyl-, Aryl- oder Alkylaryloxide |
| 1315 | Erkrankungen durch Isocyanate |
| Zu den Nummern 1101 bis 1110, 1201 und 1202, 1303 bis 1309 und 1315: Ausgenommen sind Hauterkrankungen. Diese gelten als Krankheiten im Sinne dieser Anlage nur insofern, als sie Erscheinungen einer Allgemeinerkrankung sind, die durch Aufnahme der schädigenden Stoffe in den Körper verursacht werden, oder gemäß Nummer 5101 zu entschädigen sind. | |
| 2402 | Erkrankungen durch ionisierende Strahlen |
| 3 | Durch Infektionserreger oder Parasiten verursachte Krankheiten sowie Tropenkrankheiten |
| 3101 | Infektionskrankheiten, wenn der Versicherte im Gesundheitsdienst, in der Wohlfahrtspflege oder in einem Laboratorium tätig oder durch eine andere Tätigkeit der Infektionsgefahr in ähnlichem Maße besonders ausgesetzt war |
| 3102 | Von Tieren auf Menschen übertragbare Krankheiten |
| 3104 | Tropenkrankheiten, Fleckfieber |
| 5102 | Hautkrebs oder zur Krebsbildung neigende Hautveränderungen durch Ruß, Rohrparaffin, Teer, Pech, Anthrazen oder ähnliche Stoffe |

potente Allergene (Vulkanisationsbeschleuniger, Alterungsschutzmittel etc.) und stellen somit auch ein Gefahrenpotential dar. Bei Unverträglichkeit von Gummiinhaltsstoffen wie Latex, Mercaptobenzothiazol, Thiuramen, Carbamaten usw. können Vinyl-Handschuhe verwendet werden. Vinyl-Handschuhe sind Gummihandschuhen grundsätzlich vorzuziehen (keine Additiva!).
- Hautschutzpräparate:
  Grundprinzip: Die Noxe soll im Präparat nicht lösbar sein, um die Penetration in die Haut zu erschweren. Hautschutz gegen wasserlösliche Substanzen wird daher über W/O-Grundlagen erreicht, Hautschutz gegen wasserunlösliche Substanzen durch O/W-Grundlagen.

**Cave: Die falsche Grundlage kann die Penetration der Noxe in die Haut verbessern und den Hautschaden erhöhen!**

Zu jeder hautbelastenden Tätigkeit sollte ein Hautschutzplan aufgestellt werden. Dieser beinhaltet der Noxe entsprechend angepasste Hautreinigung, Hautschutz und Hautpflege. Industriell vorgefertigte Präparate enthalten immer Konservierungsstoffe und i.d.R. auch Duftstoffe, die sensibilisierend wirken können. Der verwendete Konservierungsstoff variiert von Präparat zu Präparat. Bei bekannter Sensibilisierung müssen daher in jedem Fall vorher die Inhaltsstoffe abgeklärt werden.

### Hinweis(e)

S.a. Berufsdermatologie (ABD), Zertifizierung.

## Berufskrankheit der Haut L25.9

### Definition

Berufsbedingte Hauterkrankung, die alle Voraussetzungen einer der folgenden Nummern erfüllt. Nach Nr. 5101 der Anlage 1 zur Berufskrankheitenverordnung sind von den Trägern der gesetzlichen Unfallversicherungen (= Berufsgenossenschaften) als Berufskrankheit zu entschädigen: „Schwere oder wiederholt rückfällige Hauterkrankungen, die zur Unterlassung aller Tätigkeiten gezwungen haben, die für die Entstehung, die Verschlimmerung oder das Wiederaufleben der Krankheit ursächlich waren oder sein können". Dies bedeutet:

1. Der ursächliche berufliche Zusammenhang muss mit hinreichender Wahrscheinlichkeit gegeben sein, die bloße Möglichkeit oder der begründete Verdacht reichen nicht aus.
2. Die Erkrankung muss schwer (klinisches Bild, Verlauf, Dauer >6 Monate) oder (!) wiederholt rückfällig (mindestens drei gleichartige Krankheitsschübe) sein.
3. Es muss der objektive Zwang zur Aufgabe der o.g. Tätigkeiten bestanden haben.

- Definition der „Schwere einer Hauterkrankung":
  - Klinisches Bild und Symptome: Bläschenschübe, Erosionen, Exkoriationen, Impetiginisation, Rhagaden, Infiltrationen, Schwellungen, Pruritus, Schmerzen, Bewegungseinschränkungen.
  - Ausdehnung und Befallslokalisationen: Über das Kontaktareal hinausgehende Streuphänomene, großflächiger oder generalisierter Befall.
  - Verlauf: Therapieresistenz, schlechte Heilungstendenz, teilstationäre oder stationäre Behandlung, Systembehandlungen mit Glukokortikoiden oder Antibiotika.
  - Dauer: Längerfristige Behandlungsbedürftigkeit, z.B. länger als sechs Monate, bei gering ausgeprägten Hauterscheinungen.
  - Allergie: Die klinische Auswirkung einer berufsspezifischen Sensibilisierung zeigt eine hohe Rückfallneigung mit absehbarer Verschlimmerung der Erkrankung, Meiden des auslösenden Allergens nicht möglich. Das Allergen muss zur Ausprägung des klinischen Äquivalentes eines allergischen Kontaktekzems geführt haben und darf nicht durch technisch-organisatorische Maßnahmen, z.B. Austausch, oder individuelle Präventivmaßnahmen (Schutzhandschuhe, Schutzkleidung) vermeidbar sein.
- Definition „Wiederholte Rückfälligkeit":
  - Mindestens drei Krankheitsschübe, z.B. Ersterkrankung und anschließend zwei Rückfälle. Rückfall setzt eine weitgehende Besserung oder Abheilung des vorausgegangenen Krankheitsschubes voraus. Zwischen den Krankheitsschüben darf der Versicherte weder behandlungsbedürftig noch arbeitsunfähig sein, da sonst kein Rückfall, sondern lediglich eine Verschlimmerung bzw. ein intermittierender Verlauf vorliegt.
- Definition „Objektiver Zwang zur Aufgabe der schädigenden Tätigkeit":
  - Eine Anerkennung setzt die objektivierbare medizinische Notwendigkeit der Aufgabe voraus. Eine Kündigung wegen der Hauterkrankung ist als Anerkennungskriterium nicht ausreichend. Für das Tatbestandsmerkmal der „Aufgabe aller Tätigkeiten" ist entscheidend, dass die aufgegebenen Tätigkeiten Ursache für die Entstehung der Erkrankung oder deren Verschlimmerung waren. Eine Ausnahme ist nach einem Urteil des BSG jedoch dann gegeben (B2U5/03 R vom 9.12.03), wenn zwar neue Arbeitsschutzmaßnahmen (z.B. durch Austausch eines Allergens) ein Verbleiben am Arbeitsplatz jetzt ermöglichen, aber schon **vor** deren Wirksamwerden eine MDE von wenigstens 10% vorgelegen hat.
- Für die Anwendung in der gutachterlichen Praxis hat sich eine fallbezogene Wertung wie folgt bewährt (nach Wehrmann):
  - War die schädigende Noxe nicht hinreichend vermeidbar?
  - Waren zumutbare und geeignete individualpräventive Maßnahmen ausgeschöpft?
  - Waren die ärztlichen Behandlungsmaßnahmen ohne richtunggebende Besserung geblieben?
  - Können diese drei Bewertungsfragen mit „Ja" beantwortet werden, ist in aller Regel vom Vorliegen eines Aufgabezwanges der beruflichen Tätigkeit auszugehen.
- Die Gefährdung kann gegeben sein durch:
  - Einwirkung chemischer Substanzen: Z.B. Chromate, Alkalien, Lösemittel (Terpentin, Lackverdünner), technische Fette und Öle (Bohröle, s.u. Akne, Berufs-Akne), Kunststoffe, Farbstoffe.
  - Physikalische Faktoren: Z.B. Mikrotraumen durch Metall- oder Glasteilchen, Glaswolle, Asbest, Schnitthaare, aktinische und evtl. thermische Reize (Hitze, Kälte).
  - Hautpathogene Keime und u.U. pflanzliche Stoffe.
  - Nach Nr. 5102 derselben Verordnung sind des Weite-

ren „Hautkrebs oder zur Krebsbildung neigende Hautveränderungen durch Ruß, Rohparaffin, Teer, Anthrazen, Pix oder ähnliche Stoffe" zu berücksichtigen.
- Weitere, für die dermatologische Begutachtung relevante Krankheiten werden durch folgende Nummern repräsentiert:
  - Nr. 2402: Erkrankungen durch ionisierende Strahlen (z.B. Röntgenulkus).
  - Nr. 3101: Infektionskrankheiten, wenn der Versicherte im Gesundheitsdienst, in der Wohlfahrtspflege oder in einem Laboratorium tätig war oder durch eine andere Tätigkeit der Infektionsgefahr in ähnlichem Maß besonders ausgesetzt war (z.B. Varizellen, Zoster, Molluscum contagiosum, Syphilis, Tuberkulose, HIV-Infektion).
  - Nr. 3102: Von Tieren auf Menschen übertragbare Krankheiten (z.B. Erysipeloid, Anthrax, Mykosen, Tinea corporis).
  - Nr. 3104: Tropenkrankheiten (z.B. Lepra, Filariose, Leishmaniose).

Ärztliche Gutachten haben in diesem Rahmen die MdE (Minderung der Erwerbsfähigkeit) festzustellen, s.u. Berufsdermatosen und Arbeitsunfall.

## Beryllium-Granulom L92.3

### Definition
Fremdkörpergranulom nach Einspießung von Beryllium-haltigen Teilchen in die Haut, Auftreten nach einer Latenz von 2-4 Monaten.

### Vorkommen/Epidemiologie
Vor allem bei in der Leuchtstoffindustrie beschäftigten Personen.

### Therapie
Fremdkörpergranulom

## Berylliumvergiftung T56.7

### Definition
Intoxikation mit Beryllium.

### Klinisches Bild
- Hautveränderungen: Beryllium-Geschwüre an Händen und im Gesicht. Weiterhin Beryllium-Granulom; Beryllium-Kontaktekzeme; Beryllium-Krankheit.
- Bei resorptiver Vergiftung: Hautrötung, papulovesikulöse Ekzeme.

### Therapie
Rasche Abheilung der Geschwüre nach Entfernung der Noxe. Bei exzematösen Veränderungen pflegende und rückfettende Externa wie Linola Milch oder Linola Fett. Granulome ggf. operativ entfernen. Bei Ausbildung von Geschwüren stadiengerechte Ulkustherapie. S.a.u. Wundbehandlung.

## Besenreiser I83.91

### Synonym(e)
Teleangiectasia arborescens; Hyphen-web varicosities; Brindilles de balai de bouleau; starburst varices

### Definition
Strahlig verlaufende, feinverzweigte, oberflächige intradermale Mikrovarizen (Phlebektasien), die sich häufig netz- oder arkadenförmig um eine Nährvene anordnen.

### Einteilung
Unterschieden werden blaue und rote Besenreiser.
- Blaue Besenreiser: Venöse Schenkel von Kapillaren, deren Flussgeschwindigkeit gering ist und deren Querschnitt bis zu 2 mm Ø beträgt.
- Rote Besenreiser: Dilatierte arterielle Schleife von Kapillaren mit kleinsten arteriovenösen Shunts (<1 mm Ø). Sie liegen oberflächlicher als die blauen Besenreiser und ihr Blut ist besser oxygeniert.

### Ätiologie
Multifaktoriell. Diskutiert werden venöse Stauungen bei CVI, Verletzungen, Bestrahlungen, hormonelle Störungen, Folgen lokaler Hypertension oder einer konstitutionellen Gefäßwandschwäche.

### Manifestation
Bevorzugt bei Frauen im mittleren Lebensalter; Schwangerschaft und Übergewicht fördern das Auftreten.

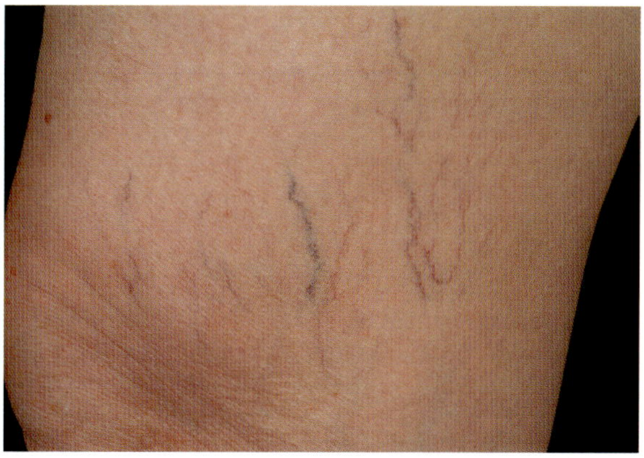

**Besenreiser.** Dunkel-blaurote, 0,5-1 mm dicke, geschlängelte dilatierte Venulen mit unregelmäßigen, ampullen- oder knötchenförmigen Ektasien am medialen rechten Oberschenkel einer 69-jährigen Frau.

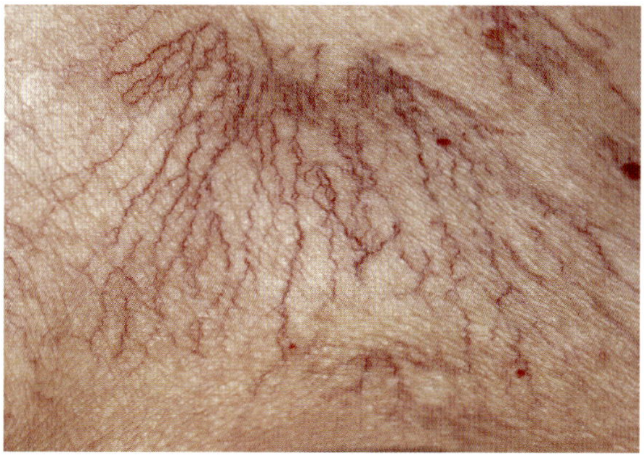

**Besenreiser.** Lineare und netzförmige Teleangiektasie bei einem 65-jährigen Patienten mit chronischer venöser Insuffizienz. Der Befund besteht seit mehreren Jahren.

### Lokalisation
Vor allem Ober- und Unterschenkel.

### Klinisches Bild
Dunkel-blaurote, 0,5-2 mm breite, geschlängelte Varizenstränge mit unregelmäßigen, ampullen- oder knötchenförmigen Ektasien. Vollständige Anämisierung unmöglich. S.u. Varize und Varikose.

### Therapie
- Abklärung einer CVI und Beseitigung v.a. von Perforansinsuffizienzen; Sklerosierung größerer Besenreiservarizen mittels 0,25% bzw. 0,5% Polidocanol-Injektionslösung (z.B. Aethoxysklerol) mit feinster Kanüle.
- Kleinere retikuläre oder lineäre Besenreiser können mittels Laser-Therapie (gepulster Farbstoff-Laser, Dioden-Laser, Argon-Laser, Neodym-YAG-Laser) angegangen werden, s.u. Varikose.

## Besnier-Krankheit D86.3

### Definition
Frühere Bezeichnung für
- Sarkoidose (M. Besnier-Boeck-Schaumann)
- atopisches Ekzem
- Pityriasis rubra pilaris.

## $\beta_2$-Sympathomimetika

### Definition
Bronchodilatatorisch wirksame Medikamente.

### Indikation
Asthma bronchiale, chronische Bronchitis, Emphysem.

### Eingeschränkte Indikation
Schwangerschaft, Aortenstenose, schlecht eingestellter Diabetes mellitus, eingeschränkte Glukosetoleranz, schwere KHK, frischer Myokardinfarkt.

### Unerwünschte Wirkungen
Allergische Reaktionen, anaphylaktischer Schock, Kopfschmerzen, Angstzustände, Schwindel, Tremor, Angina pectoris, Blutdruck-Abfall, Herzrhythmusstörungen, Palpitationen, paroxysmale Tachykardie, Appetitlosigkeit, Magen-Darm-Störungen.

### Kontraindikation
Überempfindlichkeit gegen den Wirkstoff, schwere Hyperthyreose, hypertrophe obstruktive Kardiomyopathie.

## β-Lactam-Antibiotika

### Definition
Einen β-Lactamring enthaltende Antibiotika, s.a. Penicilline, s.a. Cephalosporine.

## β-Lactamase-Inhibitoren

### Definition
Antibiotika, die in der Lage sind, die bakterielle β-Lactamase zu hemmen.

### Wirkungen
Für sich alleine kaum antibakterielle Wirkung. Daher Einsatz in Kombination mit bestimmten Penicillinen oder Cephalosporinen. Häufige Kombinationen:
- Clavulansäure in Kombination mit Amoxicillin (Augmentan).
- Sulbactam in Kombination mit Ampicillin (Unacid) oder frei (Combactam) mit Piperacillin, Mezlocillin oder Cefotaxim kombinierbar.
- Tazobactam in Kombination mit Piperacillin (Tazobac).

## Beta-Mannosidose E77.1

### Erstbeschreiber
Wenger, 1986

### Definition
Sehr seltene, hereditäre Speicherkrankheit durch Fehlen des lysosomalen Enzyms beta-Mannosidase.

### Ätiologie
Autosomal-rezessiv vererbte Mutation des ß-Mannosidase-Gens (Genlokus: 4q22-25) die fast vollständiges Fehlen des Enzyms ß-Mannosidase verursacht.

### Klinisches Bild
Angiokeratome, Infektneigung (Pyodermie), mentale Retardierung, Hörverlust, Gesichtsdysmorphien, Skelettdeformitäten, Hepatospelonomegalie.

### Labor
Verminderung des ß-Mannosidose-Spiegels im Serum. Exzessive Ausscheidung von Mannosyl(1-4)-N-Acetylglukosamin und Heparansulfat im Urin nachweisbar.

### Differenzialdiagnose
Angiokeratoma corporis diffusum; Fukosidose; M. Kanzaki; M. Gaucher.

### Therapie
Bisher nicht bekannt. S.u. Angiokeratoma corporis diffusum.

## Betamethason

### Definition
Halogenisiertes Glukokortikoid. Als Oberbegriff häufig auch synonym verwendet für die Derivate Betamethasonvalerat, -dipropionat, -acetat und -dihydrogenphosphat-Dinatrium.

### Indikation
Asthma bronchiale, Ekzeme, entzündliche, allergische und pruriginöse Dermatosen.

### Dosierung und Art der Anwendung

**Merke: Angaben beziehen sich auf Betamethason, nicht auf seine Derivate.**

- Erwachsene und Kinder >6 Jahre: Initial 1,5-4 mg/Tag p.o.; Erhaltungsdosis: 0,25-1 mg/Tag p.o.
- Kinder <6 Jahre: Initial 0,1 mg/kg KG p.o.; Erhaltungsdosis: 0,015 mg/kg KG/Tag p.o. (Keine Langzeitbehandlung!).

### Präparate
Celestamine N 0.5 liquidum, Celestamine N 0.5

## Betamethasondipropionat

**Definition**
Stark wirksames halogenisiertes Glukokortikoid.

**Indikation**
Ekzeme, allergische Hautreaktionen, in hartnäckigen Fällen auch kurzfristig als Intervall- oder Tandemtherapie bei Psoriasis vulgaris.

**Merke:** Anwendungsdauer max. 4 Wochen!

**Eingeschränkte Indikation**
Schwangerschaft, Kinder <2 Jahre, Anwendung am Auge.

**Dosierung und Art der Anwendung**
Topisch: Creme/Gel/Salbe: 1-2mal/Tag dünn auf die betroffenen Hautstellen auftragen, ggf. unter Okklusion.

**Präparate**
Diprosis, Diprosone

## Betamethasonvalerat

**Synonym(e)**
Betamethason-17-valerat; Betamethason-V

**Definition**
Mittelstark bis stark wirksames halogenisiertes Glukokortikoid. Einziges Betamethasonderivat, das Anwendung in magistralen Rezepturen findet!

**Indikation**
Ekzeme, allergische Hautreaktionen, in hartnäckigen Fällen auch kurzfristig als Intervall- oder Tandemtherapie bei Psoriasis vulgaris.

**Merke:** Anwendungsdauer max. 4 Wochen!

**Eingeschränkte Indikation**
Langzeittherapie bei Kindern und im Gesicht.

**Dosierung und Art der Anwendung**
1-2mal/Tag dünn auf die betroffenen Hautstellen auftragen.

**Kontraindikation**
Säuglinge <12 Monate, Pruritus anogenitalis, Akne.

**Rezeptur(en)**
R030 R029 R028

**Präparate**
Betnesol-V, Beta-Wolff, Betagalen, Celestan-V, Cordes Beta, Linola Beta, Fucicort (Kombination mit Fusidinsäure)

## Betastrahlung

**Definition**
Strom von β-Partikeln (Elektronen). Die meisten z.Zt. bekannten künstlichen radioaktiven Isotope senden in der Hauptsache β-Strahlen aus. Ihre Durchdringungsfähigkeit (Reichweite im Gewebe) ist von ihrer kinetischen Energie abhängig. Indikationen sind oberflächliche Tumoren der Haut (z.B. Basalzellkarzinom) und der Schleimhaut (spinozelluläres Karzinom, Angiosarkom).

## Betäubungsmittel

**Synonym(e)**
BtM

**Definition**
Stoffe, die die Bewusstseinslage verändern und zur psychischen oder physischen Abhängigkeit = Sucht führen können. Zu den BtM gehören neben den ärztlich verordneten Schmerzmitteln und Anästhetika auch illegale Drogen wie z.B. Heroin. Zu den wichtigsten BtM in der Dermatologie zählen Opioid-Analgetika (Morphin und seine Derivate, Opioide) in der Tumor-Therapie; s.a. malignes Melanom.

## Betäubungsmittelgesetz

**Definition**
Gesetz zur Regelung der Verschreibungsmodalitäten von Betäubungsmitteln.

## Betelnuss

**Synonym(e)**
Betelpalme; Arekanuss

**Definition**
Frucht der Betelpalme (Areca catechu). Weltweit, insbes. in Asien häufig konsumiertes Genussmittel.

**Vorkommen**
Als Wildgewächs beheimatet in Südostasien (Indien, Philippinen, Sundainseln). Weltweit in tropischen Regenwaldgebieten als Kulturpflanze angebaut, insbes. in Indien, Pakistan, Sri Lanka, Malediven, Madagaskar, Ägypten, Ostafrika, Arabien, Südchina, Taiwan, Indonesien, Philippinen, Malaysia, Fidji und Melanesien.

**Wirkungen**
- Betelnüsse enthalten 0,1-0,5% Arecolin (Hauptalkaloid) sowie Arecain, Arecaidin, Arecilidin, Guvacolin, Isoguvacin und Guvacin. Daneben sind Gerbstoffe (Tannine: Galotanninsäure, Gallsäure, D-Catechol, Phlobatannin), Schleim, Harz, Kohlenhydrate (Saccharose, Galactan, Mannan), Proteine, Saponine, Carotene, Mineralstoffe (Calcium, Phosphor, Eisen) und Fette (Sitosteriol) enthalten. Wenn Betelnüsse mit etwas gelöschtem Kalk zusammen gekaut werden, wird das Alkaloid Arecolin in Arecaidin umgewandelt. Die Tannine und Alkaloide regen den Speichelfluss an, erhöhen Herzschlag und Schweißbildung. Zudem werden Hungergefühle unterdrückt. Einige der Inhaltsstoffe stimulieren das zentrale Nervensystem, wirken leicht berauschend, anregend und euphorisierend. Häufiger Gebrauch ruft Schwindel und Übelkeit hervor!
- Arecolin vermag bei Patienten mit oraler submuköser Fibrose in läsionaler Schleimhaut die mRNA-Expression der TIMP-1 (tissue inhibitor of metalloproteinases), einem Inhibitor der MMPs (s.u. Matrix-Metalloproteinasen) zu steigern. Hieraus folgt eine Störung des Gleichgewichts beider Enzymsysteme mit der Folge eines erhöhten Kollagengehalts.
- In Areca-Samen beschrieben sind auch polyphenolische Substanzen (NPF-861A, NPF86IB, NPF-86IIA, NPF-

8611B), die ein membrangebundenes Enzym (5'-Nucleotidase) hemmen können und denen eine tumorhemmende und immunsystemstärkende Wirkung zugeschrieben wird.

### Anwendungsgebiet/Verwendung

Betelnuss wird in Asien überall mit anderen Kräutern gemischt und gekaut oder als Tee getrunken. Der harte Samen der Betelpalme wird z.B. aufgeschlitzt, mit Limonenstücken und Gewürzen vermengt, in ein Blatt Betelpfeffer (Piper betle) gehüllt und anschließend gekaut. Betelnüsse können vielerorts in asiatischen Lebensmittelmärkten preiswert erworben werden. Teilweise werden die Nüsse in verarbeiteter Form, z.B. als „Arekachips", angeboten.

### Unerwünschte Wirkungen

Betelnuss enthält einen Farbstoff, der den Speichel rot und bei lang andauernder Verwendung die Zähne schwarz färbt. Da Betelnuss auf Eingeweidewürmer giftig wirkt, wird es in der Tiermedizin eingesetzt. Langzeitiger Gebrauch der Betelnuss kann zu einer flächigen Fibrose der Mundschleimhaut führen. Als Spätfolge Entwicklung eines spinozellulären Karzinoms möglich.

### Hinweis(e)

- Betel gilt als Genussmittel und nicht als Rauschmittel. Keine suchterzeugende Potenz! Weltweit nutzen etwa 400-600 Millionen Menschen Betelprodukte.
- Durch den gesteigerten Speichelfluss spucken Betelkauer, ähnlich den Kautabakkonsumenten, häufig aus. Die Übertragung von Infektionskrankheiten (insbes. Tuberkulose) durch infizierten Speichel von Betelkauern ist nicht selten!

**Cave: Der Verzehr großer Mengen von Betelsamen (8-10 g) kann tödlich sein**

## Betknie L85.9

### Definition

Mechanisch bedingte, grau-gelbliche, schmutzig wirkende Hyperkeratosen in der Patellargegend, meist bei Muslimen, bei Fliesenlegern u.a.; dem sog. „Hausmädchenknie" entsprechend.

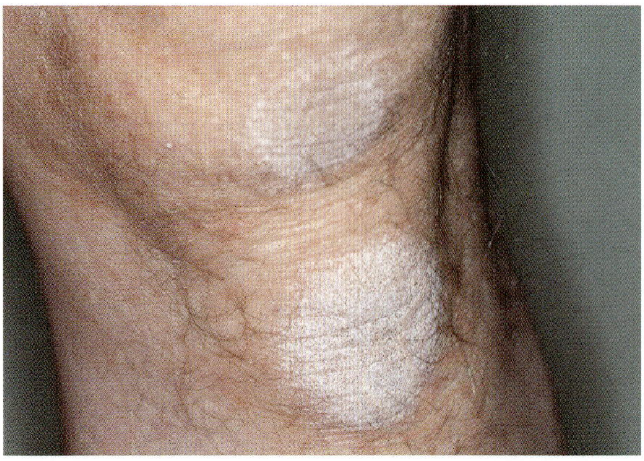

**Betknie.** Umschriebene Hyperkeratose im Bereich des Knies.

### Therapie

Meiden der mechanischen Irritation (z.B. durch Polsterung). Pflegende Externa wie 2-5% Harnstoff-Creme **R102**.

## Bettwanze

### Synonym(e)

Cimex lectularius

### Definition

In menschlichen Wohnungen hausende Arthropoden. Sie leben in den Ritzen von Wohnungen, Tapeten etc., lassen sich nachts auf den Menschen fallen, um Blut zu saugen. Saugakt 3-5 Min.; durch anästhesierende Substanzen im Speichel werden die Stiche im Schlaf nicht bemerkt; wie die Flöhe stechen Wanzen ebenfalls mehrfach, s.a. Cimikose.

### Erreger

5-8 mm großer, temporärer nachtaktiver Ektoparasit des Menschen.

## Betulin

### Definition

Seit dem 19. Jahrhundert bekanntes Extrakt aus dem Birkenkork. Es handelt sich um eine Substanz rein pflanzlicher Herkunft.

### Wirkungsspektrum

Unabhängige internationale Studien schreiben dem Wirkstoff Betulin antibakterielle, antientzündliche und die Wundheilung fördernde Wirkung zu. Betulin ist in verschiedenen Imlan-Pflegeprodukten enthalten.

### Präparate

Imlan

### Hinweis(e)

Imlan ist zu beziehen durch: Birken GmbH, Streiflingsweg 11, D-75223 Niefern-Öschelbronn, Fon: 07233-9749-0, Fax: 07233-9749-22.

## Bevacizumab

### Definition

Wirkstoff, der die Gefäßneubildung (Angiogenese, Vaskulogenese) hemmt.

### Wirkungen

Monoklonaler Antikörper aus der Gruppe der Immunglobuline (IgG1). Er bindet an den Vascular Endothelial Growth Factor (VEGF), einen Wachstumsfaktor der Gefäßneubildung. Durch diese Blockade kommt es zu einer Hemmung des Gefäßwachstums v.a. bei soliden Tumoren.

### Anwendungsgebiet/Verwendung

Zulassung bei metastasierten kolorektalen Karzinomen. Die Zulassung erfolgte für die Kombination mit 5-Fluorouracil/Folinsäure oder mit 5-Fluorouracil/Folinsäure plus Irinotecan. Die Wirksamkeit beim malignen Melanom wird derzeit überprüft.

### Unerwünschte Wirkungen

Wundheilungsstörungen, Hypertonie, Proteinurie, anaphylaktische Reaktionen, Magen-Darm-Perforationen, Blutungsneigungen, Xerose der Haut und Exsikkationsekzem, selten sind akneiforme Exantheme die unter der Therapie mit EGF-Rezeptor-Antagonisten (z.B. Cetuximab) häufig beobachtet werden (s. hierzu unter EGF-Rezeptor).

### Präparate
Avastin

## Bexaroten

### Definition
Zytostatisch wirksames synthetisches Retinoid.

### Wirkungen
Der genaue Wirkmechanismus ist noch nicht vollständig aufgeklärt. Diskutiert wird die Aktivierung selektiver Retinoid-X-Rezeptoren (RXRs) bzw. RAR (Retiniod-Acid-Rezeptor), die eine Bedeutung im Zellstoffwechsel (Vitamin $D_3$ Thyreoidea-Hormon-Rezeptor, proliferationsaktivierender Rezeptor in Peroxysomen) haben. Die durch das Retinoid aktivierten Retinoidrezeptoren formen Homo- bzw. Heterodimere, die an spezifische DNA-Sequenzen binden und als Transkriptionsfaktoren für Gene fungieren. RAR reguliert Zellwachstum- und -differenzierung, RXR die Apoptose. Bexaroten kann daher direkt in die Regulation der Apoptose eingreifen.

### Indikation
Zugelassene Indikation: Patienten mit kutanem T-Zell-Lymphom (CTCL) im fortgeschrittenen Stadium (Stadien IIb-IVb), die auf mindestens eine systemische Therapie nicht angesprochen haben.

### Eingeschränkte Indikation
Die derzeitigen Studien zeigen, dass Patienten mit kutanen T-Zell-Lymphomen vom Typ der Mycosis fungoides, Patienten mit Sézary-Syndrom und lymphomatoider Papulose von Bexaroten profitieren.

### Schwangerschaft/Stillzeit
Keine ausreichenden Daten über Anwendung in der Schwangerschaft. In Tierstudien Hinweise auf Schädigung der embryonalen Zellen (Reproduktionstoxizität). Das Medikament sollte in der Schwangerschaft nicht verordnet werden!

### Dosierung und Art der Anwendung
- Initial: 1mal/Tag 300 mg/m² KO/Tag p.o., später kann die Dosis auf 100-200 mg/m² KO p.o. reduziert werden. Die Behandlung sollte so lange fortgesetzt werden, wie es sich für die Patienten als günstig erweist (in Studien bis zu 118 Wochen).
- Erfolgreiche Einzelversuche wurden mit einer 1% Gelapplikation (4mal täglich) erzielt.

### Unerwünschte Wirkungen
- Bei systemischer Anwendung: Hypertriglyceridämie, Hypothyreose, Hypercholesterinämie, Kopfschmerzen, Leukopenie, Pruritus, allgemeine Abgeschlagenheit. Wie bei anderen Retinoiden typische muko-kutane Toxizität. Seltener sind exfoliative Exantheme sowie eine diffuse Schmerzsymptomatik. Vor allem die Störung des Fettstoffwechsels bedarf engmaschiger Kontrolle, ebenso die Hypothyreose. Ggf. Substitution der Schilddrüsenhormone.
- Bei lokaler Anwendung: Erythembildung, Blasenbildung, Pruritus, Schmerzen.

### Präparate
Targretin

### Hinweis(e)
- Vor Therapiebeginn muss eine Schwangerschaft ausgeschlossen sowie über eine effektive Empfängnisverhütung bis mindestens einen Monat nach Therapieende aufgeklärt werden (2 kontrazeptive Verfahren gleichzeitig; nicht hormonale Antikontrazeption bevorzugt).
- In Studien zeigte sich, dass die Patienten im Median etwa 40 Wochen progressionsfrei blieben. Die Zeit bis zum Ansprechen beträgt etwa 16 Wochen! Aufklärung des Patienten über diese lange Anlaufperiode.
- Kombinationstherapien sind möglich, u.a. mit PUVA-Therapie, Interferonen, extrakorporaler Photopherese.

## BHD-Schema

### Definition
Protokoll zur Durchführung einer Chemotherapie.

### Indikation
Metastasierendes Melanom.

### Durchführung
6 Zyklen mit: BCNU 150 mg/m² KO/Tag i.v., Tag 1 (nur jd. 2. Zyklus) Hydroxyurea 1480 mg/m² KO/Tag p.o., Tag 1-5 Dacarbazin 150 mg/m² KO/Tag i.v., Tag 1-5. Wiederholung alle 4 Wochen.

## Bienengiftallergie T78.8

### Synonym(e)
Bienengiftallergie/Wespengiftallergie

### Definition
Humorale allergische Reaktion vom Soforttyp (Typ I) auf Bienen- oder Wespengift.

### Therapie
S.u. Insektengiftallergie.

## Bienenstich T63.4

### Definition
Stich einer Biene mit nachfolgender entzündlicher Lokalreaktion.

### Klinisches Bild
Umschriebene, schmerzhafte, ödematöse Schwellung und Rötung, gelegentlich kleine Blutung aus der zentralen Einstichstelle. Stachel teilweise noch vorhanden. Bei Stichen in Zungen-, Gaumen- und Rachenregion evtl. Erstickungsgefahr durch Schwellung der Zunge und Glottisödem. Selten schwere Allgemeinsymptome. Immunität gegenüber Bienengift durch wiederholte Bienenstiche (Imker). Bei Imkern zeigt sich eine geringe, kurz dauernde Quaddelbildung auf Bienenstiche. S.a. Bienengiftallergie.

### Therapie
- Ggf. Stachel mit Splitterpinzette entfernen. Bei starker Lokalreaktion kurzfristig potente Glukokortikoidexterna z.B. 0,1% Mometason Salbe (z.B. Ecural) oder 0,05% Clobetasol-Salbe/Creme (z.B. **R054**, Dermoxin Salbe) einset-

zen. Zusätzlich Anwendung feuchter Kochsalzumschläge über in dicker Schicht aufgetragener Salbe. Die Effektivität externer Antihistaminika wie Dimetinden (z.B. Fenistil Gel) ist umstritten.
- Bei Systemreaktionen stadiengerechte Behandlung eines anaphylaktischen Schocks. Bei Sensibilisierung ggf. spezifische Immuntherapie, s.u. Insektengiftallergie.

### Interne Therapie
- Bei lokaler Reaktion und starkem Juckreiz Gabe eines Antihistaminikums: Levocetirizin (z.B. Xusal) 1 Tbl./Tag p.o. oder Desloratadin 1 Tbl./Tag (z.B. Aerius).
- Sedierende Antihistaminika ggf. zur Nacht: Clemastin (z.B. Tavegil) 1mal/Tag 1 Tbl./Tag oder Dimetinden (z.B. Fenistil) 1mal/Tag 1 Tbl. p.o. zur Nacht. Bei systemischen Reaktionen s.u. Schock, anaphylaktischer. Bei Allergie s.u. Insektengiftallergie.

### Naturheilkunde
Bei der üblich zu erwartenden Lokalreaktion kann man eine halbe aufgeschnittene Küchenzwiebel auf die Stichstelle legen und zugleich mit kaltem Wasser oder einem Kühlelement kühlen. Küchenzwiebeln wirken v.a. über den Wirkstoff Allicin, antientzündlich und schmerzlindernd.

## Biersche Flecken I99

### Definition
Anämische Flecken bei herabhängen lassen einer Extremität, besonders der Hände und Unterarme im akrozyanotischen Hautgebiet.

### Ätiologie
Vegetative Spasmen.

### Therapie
Nicht erforderlich.

## Bifonazol

### Definition
Topisches Imidazol-Antimykotikum.

### Indikation
Mykosen der Haut verursacht durch Dermatophyten, Hefen, Schimmelpilze, Malassezia furfur, Infektionen durch Corynebacterium minutissimum, sowie Tinea unguium.

### Eingeschränkte Indikation
Schwangerschaft.

### Dosierung und Art der Anwendung
Creme/Gel/Puder/Lsg.: 1mal/Tag abends über 2-4 Wochen auf die betroffenen Areale auftragen. Onychomykose (in Kombination mit Harnstoff): 1mal/Tag über 7-14 Tage auf die betroffenen Nägel auftragen, aufgeweichte Nagelsubstanz einmal täglich mit dem Schaber abkratzen.

### Unerwünschte Wirkungen
Allergische Reaktionen.

### Kontraindikation
Azol-Überempfindlichkeit.

### Präparate
Bifomyk, Mycospor; Mycospor Nagelset (Nagelaufweichsalbe, Kombinationspräparat mit Harnstoff), Canesten extra Nagelset (Nagelaufweichsalbe, Kombinationspräparat mit Harnstoff)

## Bilharziose B65.90

### Erstbeschreiber
Renoult, 1808; Bilharz, 1851; Katsurada, 1904

### Synonym(e)
Schistosomiasis; Schistosomose; Adernegelinfektion

### Definition
Durch Infektion mit Schistosomen (Pärchenegeln) hervorgerufene Tropenkrankheit, bei der es unbehandelt zur Eiablage in multiplen Organen mit nachfolgender granulomatös-fibrotischer Bindegewebsreaktion kommt. Dauer der Parasitose bis zu 20 Jahren.

### Erreger
Schistosoma-Arten; Schistosoma haematobium (bevorzugt Befall des Urogenitaltraktes), Schistosoma mansoni, Schistosoma japonicum (Befall des Dickdarms und/oder von Leber und Milz), Schistosoma mekongi, Schistosoma intercalatum (Darmbefall). Endwirte der zu den Saugwürmern (Trematoden) gehörenden Schistosomen (Pärchenegel) sind Mensch und Säugetiere.

### Vorkommen/Epidemiologie
Befallen sind etwa 200 Millionen Menschen in 70-80 Ländern weltweit. 120 Millionen sind symptomatisch erkrankt, davon 20 Millionen mit schweren klinischen Symptomen. Geographische Verbreitung:
- S. haematobium: Afrika, Naher Osten.
- S. mansoni: Afrika, Arabische Halbinsel, Südamerika (nördliche Staaten), vereinzelt in der Karibik (Ostkaribik).
- S. intercalatum: Westafrika.
- S. japonicum: China, Philippinen, Indonesien, in Japan nur noch vereinzelt.
- S. mekongi: Laos, Kambodscha, Thailand.

### Ätiologie
Verunreinigung von Gewässern durch Fäkalien, die Wurmeier enthalten (Ausscheider sind Menschen, Hunde, Rinder u.a.). Daraus entwickeln sich in Süßwasserschnecken (Zwi-

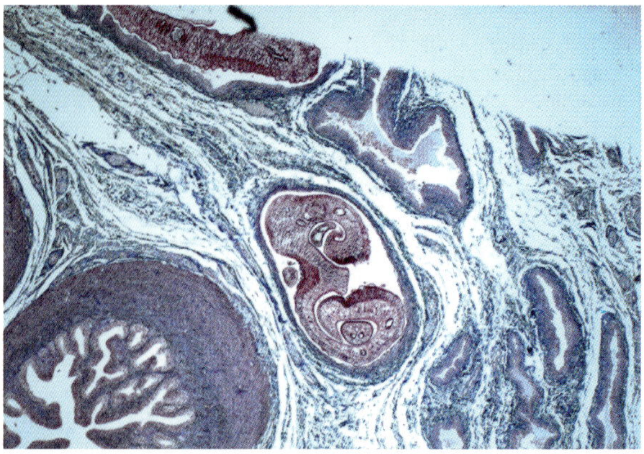

**Bilharziose.** Schistosoma haematobium in der Harnblase. Querschnitt eines adulten Pärchens (Weibchen liegt innen in das Männchen eingerollt).

schenwirt) Zerkarien. Direkter Kontakt des Menschen mit dem verseuchten Wasser führt zu aktivem perkutanem Eindringen von Zerkarien; diese entwickeln sich in den Venen und Lymphgefäßen, v.a. der Leber zu adulten Würmern (Schistosomen); nach der Paarung legt das Weibchen Eier ab, die mit dem Blutstrom in multiple Organe gelangen und mit dem Stuhl und Urin ausgeschieden werden.

### Klinisches Bild

- Juckendes, urtikarielles, papulöses Exanthem an den Eintrittsstellen der Zerkarien (Zerkariendermatitis).
- Akute Phase: Abwandern der Zerkarien in die Mesenterialgefäße: Fieber, Durchfall, Übelkeit, Urtikaria und Entwicklung von Ödemen.
- Chronische Phase: Hängenbleiben der Wurmeier in kleinen Gefäßen. Entzündliche Reaktion des umgebenden Gewebes: Kleine bindegewebige Knoten und papulöse Wucherungen und Granulome, besonders in der Anal- und Genitalregion. Auch an Vulva, Vagina und Zervix (sandy patches). Chronische Blasen-, Darm-, Lungen- und Gehirnbilharziose.
- Karzinomatöse Wucherungen sind möglich: Leber-, Blasen-, Rektumkarzinom.

### Diagnose

Nachweis der Schistosomeneier im Stuhl und Urin, evtl. auch in Biopsien von Blasen- oder Darmwand (Einachweis gelingt frühestens nach 5-12 Wochen). In Einzelfällen histologische Untersuchung von Leber- oder Lungenbiopsien. Nachweis spezifischer Antikörper im Serum (IFT, PHA, ELISA).

### Therapie

- Praziquantel (z.B. Biltricide Filmtbl.) 40 mg/kg KG als Einmal-Dosis, bei S. japonicum 3 Dosen mit 20 mg/kg KG. Heilungsrate 70%; finden sich bei Kontrolle des Urins oder bei der Biopsie vitale Eier, Behandlung wiederholen.
- Alternativ: Bei Infektion mit S. mansoni Oxamniquin 15-30 mg/kg KG p.o. über 1-2 Tage, bei Infektion mit S. haematobium 7,5-10 mg/kg KG mit insgesamt 3 Einmalgaben im Abstand von je 2 Wochen.

### Prophylaxe

- In jedem Endemiegebiet Kontakt mit Süßwasser aus natürlichen oder künstlichen Gewässern vermeiden (Baden, Durchwaten, Waschen, Trinken).
- Grundsätzliche Prophylaxe: Schneckenvernichtung, Änderung der Bewässerungsmethoden.

## Bindegewebsnaevus D23.l

### Definition

Anlagebedingte, umschriebene Fehlbildung des korialen Bindegewebes mit überschießender Bildung kollagener und meist auch elastischer Fasern. Nach dem klinischen und histologischen Erscheinungsbild werden unterschieden:

- Naevus elasticus
- Bindegewebsnaevus, grobknotig-disseminierter
- Bindegewebsnaevus, lumbosakraler
- Elastoma juvenile.

Diese Diagnosen stellen Varianten einer Entität dar und können gleichzeitig bei demselben Patienten vorkommen. Bindegewebsnaevi können isoliert oder im Rahmen hereditärer Syndrome auftreten, z.B. bei der Pringle-Bournevilleschen Phakomatose und dem Buschke-Ollendorf-Syndrom.

### Manifestation

Ab Geburt, selten Auftreten in der Kindheit.

### Klinisches Bild

Stecknadelkopf- bis münzgroße, weißliche bis gelbliche oder hautfarbene, mäßig derbe, flache ovale bis polygonale Papeln, die zu pflastersteinartigen Herden konfluieren. Anordnung häufig in den Spaltlinien der Haut.

### Therapie

S.u. Naevus elasticus; Bindegewebsnaevus, grobknotig-disseminierter; Bindegewebsnaevus, lumbosakraler; Elastoma juvenile.

## Bindegewebsnaevus, grobknotig-disseminierter

D23.L

### Definition

Seltene Form eines Bindegewebsnaevus mit disseminierter grobknotiger Manifestation. Wahrscheinlich identisch mit dem eruptiven Kollagenom.

### Therapie

Ggf. Exzision oder Exzisionsbiopsie zur histologischen Sicherung.

## Bindegewebsnaevus, lumbosakraler D23.L

### Synonym(e)

Lumbosakralnaevus; Naevus collagenicus lumbosacralis; Pflastersteinnaevus; Shagreen-Fleck

### Definition

In der Kreuzbeingegend lokalisierte anlagebedingte Fehlbildung des korialen Bindegewebes. Entweder isoliert oder als

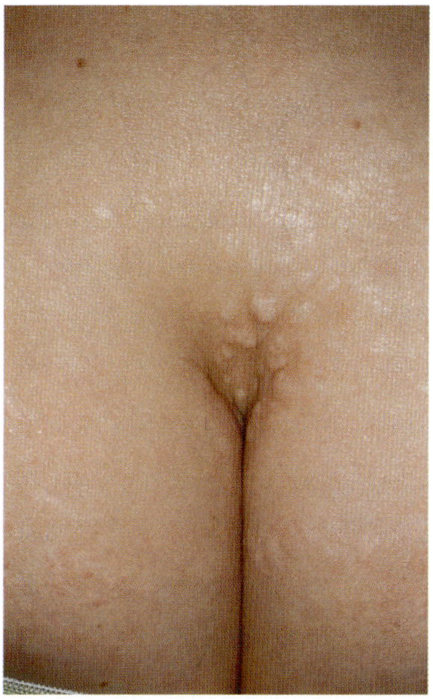

**Bindegewebsnaevus, lumbosakraler.** 30 Jahre alte Frau, bei der diese Veränderungen seit frühester Kindheit vorhanden waren. Klinisch finden sich im Bereich der Sakralregion scharf begrenzte, sehr feste, teilweise gummiartige, leicht über das Hautniveau erhabene, pflastersteinartig angeordnete, weißliche Papeln und Plaques mit glatter Oberfläche. Lokalisation und Klinik sind charakteristisch für die Diagnose. Nebenbefundlich Angiofibrome im Gesicht.

Teilsymptom der Pringle-Bournevilleschen Phakomatose bzw. des Buschke-Ollendorf-Syndroms auftretend. Keine Malignitätsentwicklung.

### Lokalisation
Nahezu ausschließlich im Lumbosakralbereich.

### Klinisches Bild
Multiple, hautfarbene oder weißliche, gruppiert stehende, zu pflastersteinartigen Arealen konfluierende, flach erhabene Knötchen oder Knoten von 2-10 mm Durchmesser.

### Histologie
Vermehrtes, dicht gepacktes kollagenes Bindegewebe mit plumpen Kollagenfasern. Reduzierte und veränderte, stellenweise bandartig verschlungene elastische Fasertextur. Die Veränderungen sind meist diskret und lassen sich nur im Vergleich zur normalen Dermis beurteilen.

### Therapie
Ggf. Exzision.

## Bindegewebstumoren der Haut D48.0

### Definition
Benigne und maligne Tumoren aus den Zellen des dermalen, periadnexiellen, perivaskulären, subkutanen und faszialen Bindegewebes. Sie sind überwiegend in der Dermis lokalisiert, können jedoch auch tiefere Strukturen involvieren.

### Einteilung
Man unterscheidet:
- Bindegewebsnaevus
- Elastofibroma dorsi
- Angiofibrom
- Nasenpapel, fibröse
- Dermatofibrom
- Keloid
- Fibrom, periunguales (Koenen-Tumor)
- Fibrokeratom, erworbenes, digitales.
- Myofibrom
- Sehnenscheidenfibrom
- Dermatofibrosarcoma protuberans
- Sarkom, myofibroblastisches
- Atypisches Fibroxanthom
- Fasciitis nodularis
- Myxofibrom, kutanes
- Fibromatosen.

## Biologika

### Synonym(e)
biologicals; biologics

### Definition
Biotechnologisch hergestellte Eiweiße, die körpereigene Regulationsmechanismen nachahmen und dabei an weit früherer Stelle in die Krankheitsentstehung eingreifen (z.B. Blockade von TNF-alpha) als herkömmliche Therapieoptionen.

### Allgemeine Information
Die Entwicklung der Biologika stellt einen bahnbrechenden Schritt hin zu einer ganz neuen Form der Systemtherapie bei der Psoriasis vulgaris und anderen Immunerkrankungen dar. Die Wirksamkeit der Biologika zeigt sich meist rasch innerhalb von vier bis sechs Wochen, erreicht ihr Maximum aber erst nach mehreren Monaten. Nach Absetzen hält die Wirkung unterschiedlich lange an. Über Langzeiteffekte von Biologika, insbesondere eine mögliche Malignom-Induktion, gibt es in der Dermatologie noch keine Erfahrungen. Eine erste Beobachtungsstudie über 36 Monate Dauertherapie mit Efalizumab hat diesbezüglich keinerlei Verdachtsmomente ergeben.

### Indikation
Bei der Indikation ist neben der Schwere der Symptome auch der Leidensdruck wichtig. Es sind v.a. Patienten, die von herkömmlichen Behandlungsmethoden nicht ausreichend profitieren und u.U. erhebliche soziale und berufliche Nachteile in Kauf nehmen müssen.

### Präparate
Zu den derzeit gebräuchlichen Biologika bei dermatologischen Indikationen gehören:
- Etanercept (Psoriasis und Psoriasisarthritis)
- Infliximab (Psoriasis und Psoriasisarthritis)
- Omalizumab (atopisches Ekzem)
- Ustekinumab (Psoriasis).

### Hinweis(e)
- Aufgrund der hohen Arzneimittelkosten müssen bei der Verordnung von Biologika die Kriterien der Indikation und das Wirtschaftlichkeitsgebot nach §12 Sozialgesetzbuch V streng beachtet werden. Der Einsatz von Biologika rechtfertigt sich nur dadurch, dass für die jeweilige Indikation bisher andere, für die Erkrankung etablierte und kostengünstigere Therapieformen sich entweder als unwirksam, nicht verfügbar, kontraindiziert erwiesen haben oder wegen unerwünschter Arzneimittelwirkungen nicht verabreicht werden konnten.
- Die Kriterien des Wirtschaftlichkeitsgebots beinhalten die Notwendigkeit einer ausreichenden, zweckmäßigen und wirtschaftlichen Therapie. Schlussfolgernd bedeutet dieses, dass ein Patient vor Verordnung von Biologika das gesamte etablierte Therapiespektrum kostengünstigerer Behandlungsmaßnahmen bis zur mangelnden Wirksamkeit durchlaufen haben muss, unter Berücksichtigung der individuellen Kontraindikationen.

## Biomechanische Stimulation

### Synonym(e)
BMS

### Definition
Physikalisches Therapieverfahren, bei dem Vibrationen unterschiedlicher Frequenz auf die Haut appliziert werden. Je nach Indikation kann eine eher durchblutungsfördernde, lockernde oder muskelaufbauende Wirkung erzielt werden.

### Allgemeine Information
- Die Applikation von Schwingungen erfolgt durch einen Vibrator längs zur Muskelfaser (in Kontraktionsrichtung) und bewirkt eine intensive Reizung der Mechanorezeptoren.
- Die Frequenz der Vibratoren liegt bei 18-30 Hz im Bereich des sog. physiologischen Tremors, einer natürlichen Eigenschwingung der Muskelfaser, die sich unter Anspannung verstärkt. Im tieferen Frequenzbereich (20 Hz) wird die Durchblutung angeregt, im höheren (30 Hz) der Muskelaufbau. Die Vibrationsamplitude beträgt 4-6 mm.

- Durch die Veränderung von Frequenz und Amplitude der Stimulation lassen sich verschiedene Behandlungsziele umsetzen. Im niedrigen Bereich wird vor allem die Muskelpumpe aktiviert, im höheren Bereich erfolgt eher die Stimulation von Mechanorezeptoren.

### Wirkungen

- Die BMS bedient sich der physiologischen Muskelpumpe, um durch eine Abfolge von Längskontraktionen der Muskelspindeln eine Verbesserung der Muskeldurchblutung und der Bluttransportfunktionen zu erreichen. Dadurch werden eine verbesserte Ernährung des Muskels und ein Muskelzuwachs erzielt.
- Dehnung und Lockerung der Muskelfasern durch BMS sowie Einwirkung auf in Faserrichtung angeordnete Mechanorezeptoren, die auch für Informationen über die Lage des Körpers im dreidimensionalen Raum zuständig sind, bewirken die Generierung und Weiterleitung von Erregungen an das zentrale Nervensystem, das seinerseits mit Signalen zur Aktivierung motorischer und sensibler Körperfunktionen reagiert. Erreicht werden damit Verbesserungen synergistischer Muskelfunktionen, der Koordination und der Steuerbarkeit der verschiedenen Muskelgruppen sowie der Synchronisation der Muskelfasern bzw. Synzytien im einzelnen Muskel.

### Indikation

- U.a. Systemische Sklerodermie, zirkumskripte Sklerodermie, primäres Fibromyalgie-Syndrom.
- Behandlungen nach Schlaganfall und Lähmungen, Muskelverspannungen, Muskelschwäche, Muskelabbau, Muskelschwund.
- Erkrankungen des rheumatischen Formenkreises (z.B. Bechterew-v.-Strümpell-Marie-Krankheit).
- Orthopädische Erkrankungen: Schulter-, Rücken- und Hüftbeschwerden, Nackenkopfschmerzen, Schädigungen der Bandscheibe, Bandscheibenvorfall, Schmerzen im Bewegungsapparat.
- Stoffwechsel- und arterielle Durchblutungsstörungen und chronisch-venöse Insuffizienzen.

### Hinweis(e)

Geräte (Vibrator):

- Für Ganzkörpertherapie: Z.B. BMS-Gerät „GRIZZLY" der Firma SZK (Senn, Zygelmann, Kneiss Gmbh).
- Für lokale, manuelle BMS-Behandlung größerer Muskelgruppen und Gelenke: Z.B. BMS-GERÄT „UNOST" SFT der Firma SZK.
- Für Gesichtsbehandlung und zur Therapie kleiner Muskelgruppen und Gelenke: Z.B. UNOST SF der Firma SZK.

## Biopsie

### Definition

Invasiver, meist aus diagnostischen Erwägungen heraus durchgeführter Eingriff in ein Gewebe. Eine Hautbiopsie wird bei gegebener Indikation in Lokalanästhesie unter sterilen Kautelen durchgeführt. Bei kleineren Hautproben wird die Biopsie im Allgemeinen mittels Rundstanzen (Einmalstanzen z.B. Fa. Stiefel; Durchmesser 2-6 mm) durchgeführt. Bei der Entnahme ist darauf zu achten, dass das Gewebe durch den operativen Eingriff nicht gequetscht wird, da ansonsten die histologische Beurteilung erschwert wird. Dies trifft insbesondere für Biopsien bei entzündlichen Dermatosen zu; auch bei der Beurteilung zellulärer Infiltrate (Lymphome; Lupus erythematodes; Urticaria pigmentosa) ist die Intaktheit des Gewebes von großer Bedeutung. Wie bei jedem anderen operativen Eingriff ist der Patient vor dem Eingriff über den Nutzen und mögliche Komplikationen aufzuklären. Hautbiopsien durchtrennen im Allg. die gesamte Haut und hinterlassen Narben! Die richtige Auswahl der Biopsiestelle ist für die histologische Interpretation ausschlaggebend; nur klinisch typische und frische Läsionen werden biopsiert. Bei entzündlichen Dermatosen sollte in jedem Falle eine Vorbehandlung mit Glukokortikoiden ausgeschlossen sein; falls eine derartige Vorbehandlung bestand, muss sie über mehrere Tage (>7 Tage) abgesetzt werden.

## Bioresonanz-Therapie

### Definition

- Sog. alternativ-medizinisches Behandlungsverfahren, bei dem die elektromagnetischen Schwingungen des Körpers detektiert und je nach Qualität abgeschwächt (pathologische Schwingungen) oder verstärkt werden sollen.
- Unterschieden werden 3 Therapierichtungen: Konstitution, Entlastung und Ausleitung. Eine kontrollierte Doppelblindstudie konnte bei Patienten mit atopischem Ekzem keine Unterschiede zwischen Placebo und Verum nachweisen! Die Verfasser stehen dieser Methode bei fehlendem wissenschaftlichem Nachweis der Wirksamkeit durch Studien ablehnend gegenüber.

### Indikation

Die Indikation wird bei Allergien, Schmerzen, Immunschwäche, Infektneigung, chronisch-degenerativen Erkrankungen, Atemwegserkrankungen, toxischen Belastungen, Entgiftung u.v.a. gesehen.

### Durchführung

Die Schwingungen des Körpers werden mit Elektroden auf der Körperoberfläche gemessen und in das Bioresonanzgerät geleitet. Im Gerät werden die Schwingungen harmonisiert und dann über Ausgangselektroden in den Körper zurückgeleitet. Hierbei soll das körpereigene elektromagnetische Feld auf die passenden Therapiesignale mit Resonanz und damit Verstärkung reagieren. Pathologische Signale reagieren mit Interferenz und werden dadurch abgeschwächt oder gelöscht. Somit soll es zur Wiederherstellung des physiologisch-dynamischen Gleichgewichtes kommen!

## Biothionol

### Definition

Antiinfektivum, das gegen Trematoden und Cestoden wirksam ist. Der Wirkstoff ist in Deutschland nicht zugelassen (Off-Label-Use).

### Indikation

In den USA Mittel der Wahl bei Fascioliasis. In Südasien wird alternativ zu Praziquantel als Anthelminthikum gegen Paragonimiasis eingesetzt. Wirksam gegen Clonorchis sinensis.

### Dosierung und Art der Anwendung

30-50 mg/kg KG/Tag in 3 ED jeden zweiten Tag, jeweils abwechselnd mit einem behandlungsfreiem Tag. 5-15 Behandlungstage.

### Präparate
Lorothidol, Bitin (über die internationale Apotheke zu beziehen)

### Hinweis(e)
- Der Wirkstoff wurde früher wegen seiner antimikrobiellen Wirkung in Shampoos, Seifen, Hautcremes und Deodoranzien eingesetzt. Nach der deutschen Kosmetik-Verordnung darf Bithionol in Kosmetika nicht eingesetzt werden.
- Es ist außerdem in Kühlschmiermitteln, Schmierfetten eingesetzt.

## Biotin

### Synonym(e)
Vitamin H

### Definition
Wasserlösliches Vitamin.

### Wirkungsspektrum
Hohe Konzentrationen in Hefe, Leber, Nieren, Eigelb, Sojabohnen, Nüsse, Getreide und Milch.

### Indikation
Serologisch nachgewiesener Biotinmangel und klinische Symptome (u.a. Appetitlosigkeit, Übelkeit, Erbrechen, Glossitis, Blässe, trockene und schuppige Haut, Nagelerkrankungen, Depressionen, Alopezie.

### Präparate
Bio-H-Tin; Biotin ratiopharm

### Hinweis(e)
Konsum von größeren Mengen roher Eier kann zu einem Biotinmangel führen (s. Avidin).

## Biozid

### Definition
Begriff für Chemikalien und Mikroorganismen zur Schädlingsbekämpfung.

### Allgemeine Information
- Definition aus dem Biozidgesetz von 2000: Biozid-Produkte sind Wirkstoffe und Zubereitungen, die einen oder mehrere Wirkstoffe enthalten, in der Form, in der sie zum Verwender gelangen und die dazu bestimmt sind, auf chemischem oder biologischem Wege Schadorganismen zu zerstören, abzuschrecken, unschädlich zu machen, Schädigung durch sie zu verhindern oder sie in anderer Weise zu bekämpfen.
- Einsatz in der Klimatechnik im Wasserkreislauf gegen die Ausbreitung von Mikroorganismen.
- U.a. sind Biozide auch in Farben für Außenanstriche (Vermeidung des Schädlingsbefalls der gestrichenen Flächen) und in manchen Textilien enthalten sowie als sog. Topfkonservierungsmitteln in Kosmetika und Shampoos gebräuchlich, um die mikrobielle Zersetzung der Produkte zu verhindern.
- Benzisothiazolinon, Thiurame und Chlormethylisothiazolone sind Beispielsubstanzen für Biozide.
- Biozide sollten nicht mit Pflanzenschutzmitteln verwechselt werden.

### Hinweis(e)
Abgeleitet von „bios" (griechisch: = Leben) und „caedere" (lateinisch: = töten).

## Birke

### Synonym(e)
Betula pendula; Betula verrucosa; Betula alba; Weißbirke; Warzenbirke; Silver birch

### Definition
Je nach Art, bis zu 30 m hohe Laubbäume, die durch ihre weiße Rinde auffallen. Die Pflanzen bilden männliche und weibliche Kätzchen als Blüten.

### Allgemeine Information
- Vorkommen in Europa, Sibirien, Kleinasien; Nordafrika; Skandinavien; vielfach genutzte Laubbäume.
- Hauptallergen ist das Antigen 23 (M 17 kDa, pl 5,25), nach WHO-Nomenklatur: Bet v 1.
- Als zweites Allergen wurde Bet v 2 (14 kDa) charakterisiert. Unter den Baumpollen stellen Birkenpollen die aggressivsten Allergene dar. Schwellenwert zur Auslösung einer allergischen Reaktion liegt bei 76 Pollen pro $m^3$.

### Naturheilkunde
Medizinisch verwendet werden die Blätter, wobei die jungen Blätter besonders reich an Wirkstoffen sind; aus den Rinden wird Birkenteer (s.u. Pix betulina) gewonnen. Birkenblätter sind offizinell (Fol. Betula) als Blasen -und Nierentee-Zubereitungen.

### Hinweis(e)
19-25% der Pollinotiker in Mitteleuropa sind Birkenpollen sensibilisiert (s.u. Pollen; s.u. Baumpollen). Birkenpollenallergiker reagieren besonders häufig (30-70%) auf Nahrungsmittel. Am häufigsten Sensibilisierung gegenüber Stein- und Kernobst (insbes. Apfel), Nüssen, rohem Gemüse (v.a. Karotten). Klinisch manifestiert sich diese Nahrungsmittelallergie als „orales Allergiesyndrom". Selten kommt es bei Birkenpollenallergikern zu einer Kontakturtikaria durch Birkenzweige. Fraglich ist eine Birkenpollen-assoziierte Verschlechterung eines atopischen Ekzems (frei getragene Hautpartien).

## Birt-Hogg-Dubé-Syndrom D23.L

### Erstbeschreiber
Burnier et al., 1925; Hornstein u. Knickenberg, 1975; Birt, Hogg u. Dubé, 1977

### Synonym(e)
multiple Fibrofollikulome; Trichodiskome und Acrochorda; multiple, hereditäre Fibrofollikulome und Trichodiskome (Birt-Hogg-Dubé)

### Definition
Hereditäres, familiär oder sporadisch auftretendes, sehr seltenes Syndrom, gekennzeichnet durch multiple, vom bindegewebigen Anteil des Haarschafts ausgehende Tumoren sowie Erkrankungen verschiedener extrakutaner Organe.

### Ätiologie
Diskutiert werden autosomal-dominant vererbte Mutationen des Birt-Hogg-Dubé-Syndrome-Gens (BHDS), das auf dem Genlokus: 17p11.2 kartiert ist und Störungen des Proteins

Folliculin bewirkt. Beschrieben sind auch Beteiligungen der VHL- und Tyrosinase-Kinase-Domäne der Met-Proto-Onkogen-Familie sowie der PTCH-, PTEN- und CTNNB1 Gene.

### Manifestation
Keine Geschlechtsbevorzugung oder Altersprädilektion.

### Lokalisation
Bevorzugt Gesicht, Nacken, Schultern.

### Klinisches Bild
- Integument: Multiple, hautfarbene, fleischfarbene oder wachsartig glänzende, relativ derbe, 2-5 mm große, halbkugelige asymptomatische Papeln, häufig auch oral. Dabei handelt es sich gewöhnlich um Kombinationen histologisch verschiedener Strukturen, z.B.
  - Fibrofollikulom
  - Trichodiskom (Tumoren der Haarscheibe)
  - Fibroma molle bzw. perifollikuläre Fibrome (s.a. Haarfollikeltumor)
  - Lipom
  - Angiolipom
  - Basalzellkarzinom
  - Bindegewebsnaevus.
- Extrakutane Manifestationen:
  - Kolon: vereinzelt Kolonadenome und -Karzinome.
  - Urogenitaltrakt: Prostatakarzinom, Nierenzysten, renale Angiolipome, Hyperurikämie.
  - Lunge: Emphysem, Bronchiektasien, Lungenzysten, Hamartome.
  - Augen: Retinopathien, Chorioretinopathien, Glaukom.
  - Endokrines System: Schilddrüsenkarzinom, Hypothyreose, Parathyroideaadenom, Diabetes mellitus.
  - Weitere: Osteome, Hypertonus, Leberhämangiome, Uterusmyome, Fazialisparese, Taubheit, Aplasie der A. communicans anterior.

### Differenzialdiagnose
Orale Acanthosis nigricans; Goltz-Gorlin-Syndrom; Cowden-Syndrom; Wegener-Granulomatose; Retikulohistiozytose.

### Therapie
S.u. Fibrofollikulom, Haarfollikeltumor, Trichodiskom, Fibroma molle.

### Hinweis(e)

> Merke: **Das von Hornstein und Knickenberg im Jahre 1975 beschriebene Syndrom der Fibromatosis cutis, perifollikuläre, mit Kolonpolypen dürfte mit dem 2 Jahre später beschriebenen Birt-Hogg-Dubé-Syndrom identisch sein. Wahrscheinlich handelt es sich um variable Manifestationen desselben Gendefektes.**

## Bitot-Flecke E50.1

### Definition
Weißliche Flecke im Lidspaltenbereich der Conjunctiva bulbi; Frühsymptom des Vitamin A-Mangels. S.a. Phrynoderm.

## Björnstad-Syndrom Q87.8

### Erstbeschreiber
Björnstad, 1965

### Definition
Autosomal rezessive Fehlbildung die u.a. durch eine Kombination von Pili torti mit angeborener Innenohrschwerhörigkeit gekennzeichnet ist. Normale Intelligenzentwicklung.

### Ätiologie
Mutation des BCS1L Genes das auf dem Chromosom 2q34-36 lokalisiert ist. BCS1L kodiert ein Mitglied der AAA-Familie von ATPasen, die für bestimmte Komplexe in Mitochondrien und damit für ihre Funktion notwendig sind.

## BK-Anzeige

### Definition
Ärztliche Anzeige über eine Berufskrankheit gem. § 202 SGB VII („grüne Anzeige" Vordruck F 6000), s.a. Hautarztverfahren. Diese wird dann erstattet, wenn der begründete Verdacht einer Berufskrankheit besteht, insbes. bei Vorliegen einer beruflich bedingten Hauterkrankung, schwerer oder wiederholter Rückfälligkeit oder zwingender Aufgabe des Berufes. Bei Dermatosen, die nicht unter Ziffer 5101 BeKV fallen (Berufsdermatosen), liegt der begründete Verdacht vor, wenn eine berufliche Bedingtheit anzunehmen ist - bei Erkrankungen nach Ziffer 5101 erst dann, wenn auch die formaljuristischen Kriterien einer Berufserkrankung als erfüllt anzusehen sind. Die BK-Anzeige bedarf nicht der Einwilligung des Versicherten. Sie setzt zwangsläufig ein BK-Feststellungsverfahren in Gang! Dieses Verfahren beinhaltet Voruntersuchungen durch den Unfallversicherungsträger (Behandlungsberichte, Auskünfte von Versicherten, Arbeitgeber und Krankenkasse, Arbeitsplatzanalyse des Technischen Aufsichtsdienstes) und schließt mit einem Zusammenhangsgutachten ab, dies kann 1-2 Jahre dauern.

## BK-Mole-Syndrom D48.5

### Erstbeschreiber
Norris, 1820; Clark, 1978 (Begriff BK-mole-syndrome stammt von Clark)

### Synonym(e)
Hereditäres dysplastisches Naevuszellnaevus-Syndrom; BK-Naevussyndrom; FAMM-Syndrom (familial atypical multiple mole melanoma); Naevussyndrom, hereditäres, dysplastisches; Large atypical mole syndrome

### Definition
Seltenes, autosomal-dominant vererbtes, mit zahlreichen dysplastischen melanozytären Naevi einhergehendes Syndrom mit hoher Entartungstendenz. Die monogene Vererbung wird von einigen Autoren angezweifelt.

### Ätiologie
Der Anteil genetisch bedingter Melanome liegt bei 5-10%. Das entspricht jährlich etwa 500 Neuerkrankungen in Deutschland. Man geht davon aus, dass bis zu 40% der autosomal dominant vererbten Melanome auf eine Mutation im CDKN2A-Gen (auch P16 genannt) zurückgeführt werden können, wobei entsprechende Anlageträger zusätzlich ein deutlich erhöhtes Risiko für Pankreaskarzinome aufweisen.

### Lokalisation
Über das gesamte Integument, vor allem am oberen Stamm verteilt.

### Klinisches Bild
Pro Patient zeigen sich 10 bis mehr als 100, meist 0,5-1,0 cm große (oder größere), bizarr konfigurierte, rosafarbene, braune oder schwarze melanozytäre Naevi, häufig mit rötlichbräunlichem Randsaum. Eine dermale Komponente kann tastbar sein.

### Therapie
Vierteljährliche Kontrolle! Dokumentation einzelner Naevi (Auflichtphotographien, auch Video-Auflichtmikroskopie/Follow-up). Vermeiden jeglicher Sonnenexposition. Bei suspekten Pigmentmalen Exzision!

### Prognose
Relativ häufig Melanomentwicklung, auch mehrere Melanome pro Patient möglich. Unter Kontrazeptivaeinnahme wurde eine erhöhte Aktivität der BK-Naevi beobachtet.

## Black heel D69.81

### Erstbeschreiber
Crissey, 1961

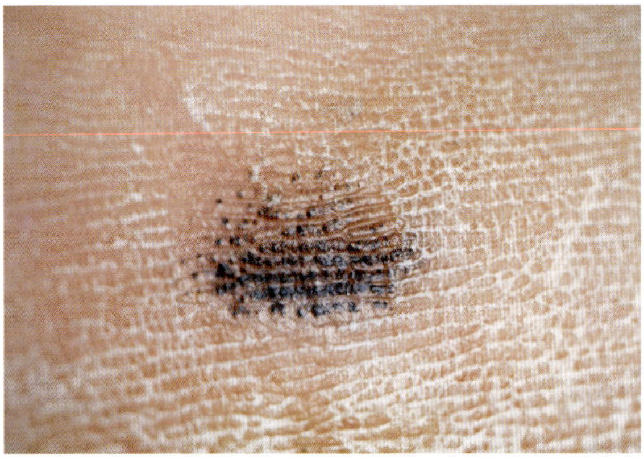

**Black heel.** Asymptomatische, selbst-limitierte, traumatisch bedingte Einblutung in die Haut im Fersenbereich, die über viele Wochen als schwarzer Fleck imponierte. Durch flaches Abtragen der Hornschicht mit einem Skalpell ließ sich dieser Befund komplett beseitigen (beweisend für ein altes Hämatom).

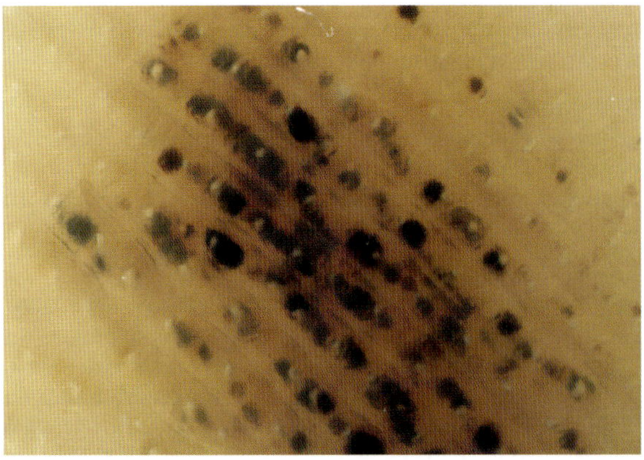

**Black heel.** Auflichtmikroskopie (Leistenhaut der Ferse): Graubräunliche Rundherde in leistenartiger, parallelstreifiger Ausrichtung (alte Hämorrhagien im Papillarkörper), im Zentrum der Leisten befinden sich helle Punkte, die in regelmäßigen Abständen von 0,4 bis 0,5 mm angeordnet sind (Schweißdrüsenostien).

### Definition
Asymptomatische, selbst-limitierte, Trauma-bedingte Einblutungen in die Haut im Fersenbereich, die über viele Wochen als schwarze Flecken imponieren. Sie sind differenzialdiagnostisch eminent wichtig zur Abgrenzung eines malignen Melanoms. Häufig auch an anderen Regionen der Füße auftretend (z.B. Zehenspitzen oder Zehenränder bei Fußballspielern).

### Diagnose
Auflichtmikroskopisch geben eine bizarre, spritzerartige Begrenzung sowie verbleibende Rottöne Hinweise auf ein Hämatom. Falls weitere Unsicherheit bzgl. der Diagnose besteht, kann mit einem scharfen Skalpell die Hornschicht in Schichten horizontal abgetragen werden. Eine Einblutung lässt sich auf diese Weise meist komplett beseitigen. Ggf. kann das entnommene Material histologisch aufgearbeitet werden (Nachweis von Blutpigment).

### Differenzialdiagnose
malignes Melanom

### Therapie
Zunächst sichere Diagnostik zum Ausschluss eines malignen Melanoms durch Auflichtmikroskopie, ggf. Histologie. Häufig gelingt eine einfache Sicherung durch flaches Abschneiden des Str. corneum mit einem Skalpell. Ggf. lässt sich aus dem Hornmaterial mit der Fontana-Masson Färbung über Eisennachweis ein Melanom ausschließen.

## Black ink spot L81.42

### Synonym(e)
Ink spot lentigo; sunburn lentigo; Tintenfleck-Lentigo

### Definition
Bei jüngeren Menschen auftretende, schwarzbraune, sternförmig konfigurierte Variante einer solaren Lentigo mit meist asymmetrischer Architektur, die an ein initiales Melanom erinnern kann.

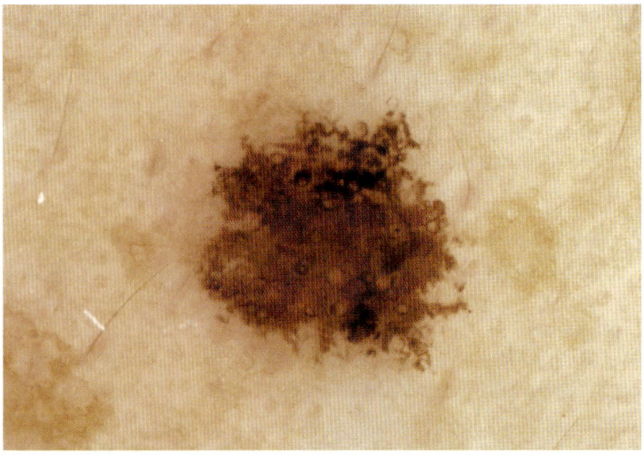

**Black ink spot.** Auflichtmikroskopie (Läsion im Bereich der Stirn bei einer 29-jährigen Frau): 2,2 mm großer, sternförmiger, dunkelbrauner Fleck mit unregelmäßig verbreiterten Netzstegen und perifollikulären Pigmentringen.

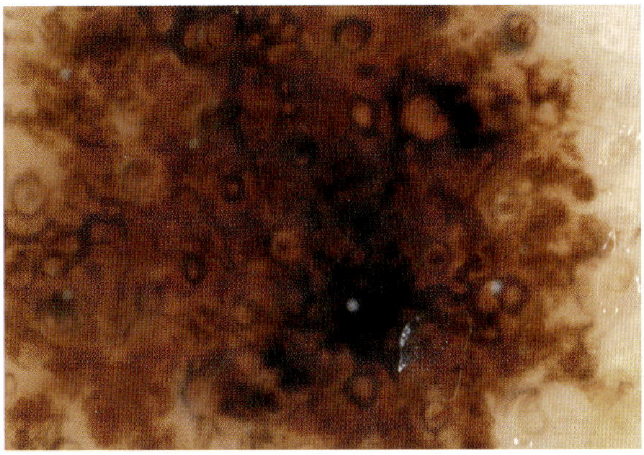

**Black ink spot.** Auflichtmikroskopie (Vergrößerung einer Läsion im Bereich der Stirn bei einer 29-jährigen Frau): Irregulär angeordnetes und verbreitertes Pigmentnetzwerk sowie massive punktförmige Melaninausschleusung. Dunkelbraune bis grauschwarze Pigmentringe umgeben die Haar- und Talgdrüsenfollikel.

## Bläschen

### Synonym(e)
Vesicula

### Definition
Blase <0,5 cm im Durchmesser.

### Vorkommen
Beispiele für Erkrankungen der Haut die durch Bildung von Bläschen charakterisiert sind bzw. sein können:
- Herpes simplex
- Dyshidrose
- akutes Ekzem
- Varizellen
- Pocken
- Miliaria cristallina
- Zoster
- Dermatitis herpetiformis
- Strophulus bullosus
- Insektenstiche
- Dyshidrotische Form der Psoriasis
- Impetigo.

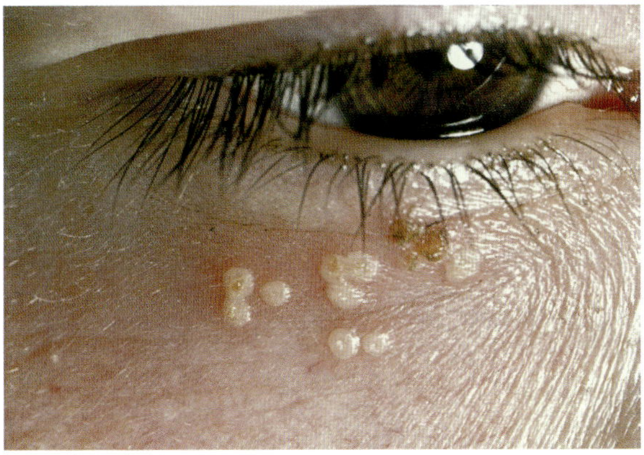

**Bläschen.** Multiple, akute, seit 2 Tagen bestehende, gruppierte, 0,1 cm große, juckende, brennende, weiße, glatte Bläschen mit rotem Saum bei Herpes simplex-Infektion.

## Blaschko-Linien

### Definition
Erstmals von Blaschko beschriebenes Liniensystem der Haut, dem bestimmte kongenitale Hautanomalien (z.B. systematisierte epidermale Naevi, ILVEN, nävoide Hypertrichose, Incontinentia pigmenti, Typ Bloch-Sulzberger, Goltz-Gorlin-Syndrom) folgen. Die Linien verlaufen ähnlich wie die Dermatomgrenzen, unterscheiden sich jedoch von diesen dadurch, dass sie am Rücken steil ansteigen und bogenförmig wieder abfallen sowie am Bauch und den Flanken S-förmige Figuren bilden.

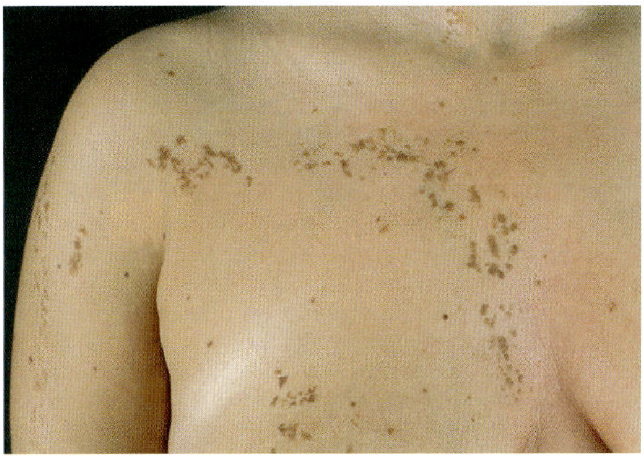

**Blaschko-Linien.** Bogenförmiges Linienmuster, hier bei einem epidermalen Naevus.

### Einteilung
Unterschieden werden 2 Typen von Blaschko-Linien:
- Schmale Banden (z.B. bei Incontinentia pigmenti).
- Breite Banden (z.B. bei Albright-Syndrom).

### Allgemeine Information
Folgende Theorien zur Erklärung der Blaschko-Linien werden diskutiert:
- Die Linien entsprechen dem Weg embryonaler Zellen, den diese beim Auswachsen von der dorsalen Mittellinie nach ventral hin nehmen. Bei somatischen Mutationen wird die Ausbreitung des betroffenen Zellklons durch den entsprechenden linearen Naevus sichtbar gemacht.
- Die Streifenmuster sind das Substrat eines funktionellen X-chromosomalen Mosaiks; daher stimmen bei X-chromosomal-rezessiv vererbten Genodermatosen die Hautanomalien häufig mit den Blaschko-Linien überein.

## Blase

### Synonym(e)
Bulla

### Definition
Ein mit Gewebeflüssigkeit (evtl. auch Blutbeimengung und Entzündungszellen oder Keratinozyten) gefüllter, ein- oder mehrkammeriger, 0,5 bis >5.0 cm großer, intra- oder subepidermal gelegener Hohlraum, bestehend aus Blasengrund, -decke und -inhalt. Blasen <0,5 cm werden als Bläschen bezeichnet.

### Einteilung
Blasen kann man aus pathogenetischen Gesichtspunkten nach Sitz der Blase unterscheiden:
- Intraepidermale Blasenbildung:
  - akantholytisch
  - spongiotisch
  - zytolytisch
- Junktionale Blasenbildung
- Dermolytische Blasenbildung (unterhalb der Basallamina)
- Dermale Blasenbildung durch fokales Ödem.

Die Wand intraepidermaler Bläschen ist dünner, reißt deswegen leichter ein und wird häufig durch Eintrocknung des Inhaltes mit einer Kruste bedeckt. Die Wand subepidermaler Blasen ist dicker, somit widerstandsfähig und durch den tiefen Sitz häufiger auch haemorrhagisch.

### Allgemeine Information
- Bei der Anamnese ist die Möglichkeit, genetischer Blasenbildungen mit einzubeziehen (familiäres Auftreten, erste klinische Erscheinungen) bzw. evtl. auszuschließen.
- Bei der klinischen Untersuchung sind Lokalisation (Gesicht, Rumpf, mechanisch exponierte Stellen, Schleimhäute), Verteilungsmuster (solitär, disseminiert, exanthematisch), Anordnung (gruppiert, anulär, herpetiform), Größe, Form, Wandbeschaffenheit und der Inhalt der Blase selbst (akantholytische Zellen, Leukozyten) sowie der Zustand der umgebenden Haut (entzündlich oder normal) zu bewerten.
- Differenzialdiagnostisch wichtig sind Begleitsymptome wie Juckreiz (hell und brennend bei der Dermatitis herpetiformis Duhring) und Schmerz (verschiedene Epidermolysen).

### Ätiologie
- Die Blasenbildung kann autoimmunologisch oder nichtautoimmunologisch erfolgen. Bei der autoimmunologischen Blasenbildung werden hochaffine Antikörper gebildet, die gegen ein einziges oder wenige für die Haut (und die hautnahen Schleimhäute) spezifische Antigene gerichtet sind. Die klinisch-morphologischen Folgen der Blasenbildung sind für alle Krankheiten weitgehend identisch, da sie durch deren Folgeerscheinungen geprägt werden, z.B. Erosionen, Krusten, Sekundärinfektionen, Narben.
- Bei der nicht-immunologischen Blasenbildung sind verschiedene Szenarien für die Blasenbildung möglich:
  - Genetisch bedingte Strukturschwäche z.B. von Keratinen oder Ankerfibrillen (z.B. Epidermolysen)
  - Blasenbildung durch Gewebsuntergang (zytolytische Blasenbildung, z.B. Zoster, Herpes simplex, Verbrennungen)
  - Nicht-immunologische Entzündungsprozesse verschiedener Ursachen mit konsekutiver „verdrängender“ ödematöser Blasenbildung in Epidermis (spongiotische Blasenbildung) oder Dermis (dermales Ödem). Beispiele hierfür sind bullöse Ekzemreaktionen, bullöse Urtikaria oder bullöse Mastozytose.

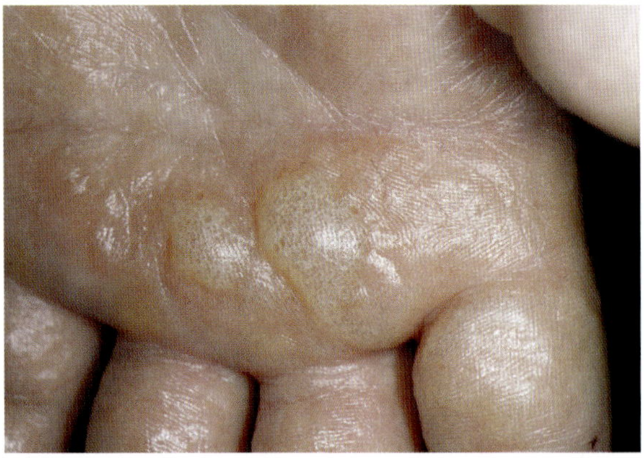

**Blase.** Flächige Blasenbildung bei Cheiropompholyx. 32-jährige Patientin, die rezidivierende Bläschenbildung an den Seitenkanten der Finger beklagt. Bei sehr warmer Außentemperatur trat massive, zunächst juckende, später schmerzende Blasenbildung auf. Nur im Bereich der Handinnenflächen (Leistenhaut) auftretende, kleinere Bläschen (linker Bildrand), die zunächst zu flachen Blasenaggregaten und anschließend zu großen, unscharf begrenzten Blasen zusammenfließen (Bildmitte).

## Blasenzellnaevus D22.L

### Synonym(e)
Ballonzell-Naevus; ballooncell nevus

### Definition
Nur histologisch zu diagnostizierende Sonderform eines melanozytären Naevus. Kennzeichnendes Merkmal sind aufgetriebene, helle, ballonierte Melanozyten, meist ohne Pigmentbildung. Äußerst selten ist die Entwicklung eines malignen Melanoms auf dem Boden eines Blasenzell-Naevus (Blasenzellmelanom).

### Histologie
Überwiegend handelt es sich um einen melanozytären Naevus vom Compound-Typ mit symmetrischer Architektur und scharfer Begrenzung zum umgebenden Bindegewebe. Im oberen Anteil der Dermis und im Bereich der Junktionszone finden sich kleine, runde Melanozyten. Meist in den mittleren und tiefen Anteilen der Dermis finden sich inmitten anderer Melanozyten gruppiert oder dort ausschließlich auftretend große „blasenartig“ aufgetriebene Melanozyten mit breitem hellem oder feingranuliertem Zytoplasma sowie regelhaften, runden Kernen. Blasenzellige Anteile können auch in blauen Naevi auftreten. Malignität (Blasenzellmelanom) muss dann diagnostiziert werden, wenn eine vorherrschende Kernpolymorphie, auch mehrkernige Riesenzellen, mit Kernhyperchromasie und Mitosen auftreten.

### Therapie
Histologischer Zufallsbefund bei gutartiger Geschwulst. Daher keine weiteren therapeutischen Maßnahmen.

## Blastomykose B40.3

### Erstbeschreiber
Gilchrist, 1896

### Synonym(e)
Blastomycosis

### Definition
Systemmykosen, die durch verschiedene dimorphe Pilze verursacht werden können und über eine Inhalation von Sporen

(Konidien) zum primären Lungen- und später zum disseminierten Befall führen können.

### Erreger
Die Erreger dieser Systemmykosen sind Erdbewohner, die in bestimmten Regionen der Erde endemisch vorkommen. Keine Übertragung von Mensch zu Mensch. Der bekannteste Vertreter ist der dimorphe Pilz Blastomyces dermatitides, Erreger der Nordamerikanischen Blastomykose. Diese ist zu unterscheiden von der sog. Südamerikanischen Blastomykose, der Paracoccidioidomykose.

### Einteilung
Zu den Blastomykosen werden gezählt:
- Blastomykose vom Typ Jorge-Lobo: Erreger: Paracoccidioides loboi.
- Blastomykose, nordamerikanische: Erreger: Blastomyces dermatitidis (im geschlechtlichen Stadium Ajellomyces dermatitidis genannt), ein dimorpher Pilz, der als Hefe- und Schimmelform wachsen kann. Infektion durch Inhalation von im Erdboden vorhandenen Sporen.
- Blastomykose, südamerikanische: Erreger: Paracoccidioides brasiliensis (= Blastomyces brasiliensis), ein dimorpher Pilz, der wahrscheinlich im Erdreich und auf Pflanzen lebt.

## Blastomykose, nordamerikanische B40.3

### Erstbeschreiber
Gilchrist, 1896

### Synonym(e)
Gilchristsche Krankheit; Chicago disease; Zymonematose; Blastomykose; blastomycosis

### Definition
Chronische, tiefe, hauptsächlich in Nordamerika vorkommende Systemmykose mit primärem Lungenbefall. Durch hämatogene Streuung kommt es sekundär zur Beteiligung multipler Organe einschließlich der Haut. Auftreten auch als opportunistische Infektion bei verschiedenen Grunderkrankungen.

### Erreger
Blastomyces dermatitidis (im geschlechtlichen Stadium Ajellomyces dermatitidis genannt), ein dimorpher Pilz, der als Hefe- und Schimmelform wachsen kann. Infektion durch Inhalation von im Erdboden vorhandenen Sporen. Sehr selten, z.B. bei Verletzungen in Labors, ist eine Infektion durch Eindringen des Erregers in die Haut möglich (sog. Inokulationsblastomykose).

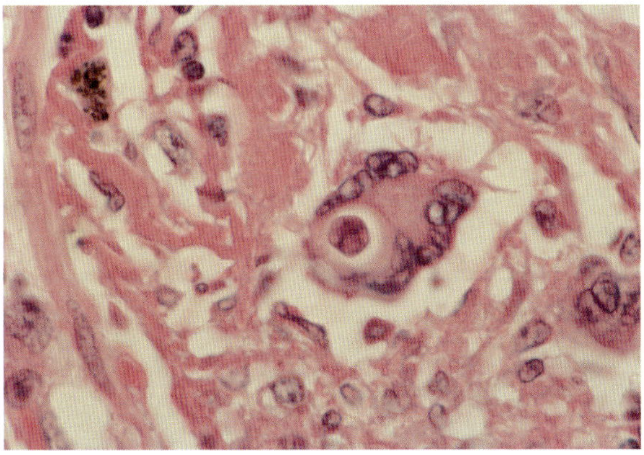

**Blastomykose, nordamerikanische.** Blastomyces dermatitidis in einer Riesenzelle; Lunge; PAS-Färbung.

### Vorkommen/Epidemiologie
V.a. Mississippibecken, Ost- und Nordstaaten der USA, seltener Mittel- und Südamerika sowie Afrika.

### Manifestation
Meist Erwachsene, besonders Männer (häufig bei Landarbeitern).

### Lokalisation
Gesicht und Extremitäten

### Klinisches Bild
- Nach einer Inkubationszeit von 1-3 Wochen Symptome des pulmonalen Befalls: Husten, Auswurf, unregelmäßiges Fieber, Abmagerung. Asymptomatische Verläufe bei etwa der Hälfte der Fälle.
- Anschließend weitere Organbeteiligung durch hämatogene Streuung:
  - Hautveränderungen (80% der Fälle): Bevorzugt an den Extremitäten und im Gesicht einzelne oder multiple, ulzerierte, granulomatöse Papeln mit verrukös-krustöser Oberfläche sowie größere, zur Ulzeration neigende, bis in die Subkutis reichende Knoten. Durch randständiges Fortschreiten und zentrale Abheilung entstehen bogig begrenzte, flächige, granulomatöse, eitrige Plaques mit aufgeworfenen Rändern.
  - Seltener Osteomyelitiden des Stammskeletts, Schädels und der langen Röhrenknochen; Befall der männlichen Geschlechtsorgane; Befall von Mund- und Nasenschleimhaut.
  - Bei der Inokulationsblastomykose Ausbildung eines solitären, von einem derben Rand umgebenen Ulkus mit begleitender Lymphangitis.

### Diagnose
Mikroskopischer und kultureller Erregernachweis aus Eiter, Sputum, bioptischem Material (durch multilokuläre Sprossung des Pilzes in der Hefephase Ausbildung charakteristischer „Steuerradformen“). Nachweis von Antikörpern im Serum. Evtl. Tierversuch.

### Differenzialdiagnose
Tuberculosis cutis luposa; Tuberculosis cutis verrucosa; Lepra, Bromoderm; südamerikanische Blastomykose; andere tiefe Mykosen.

### Therapie
- Amphotericin B (z.B. Amphotericin B) i.v. 1 mg/kg KG/Tag über 4-6 Wochen oder liposomales Amphotericin B (z.B. AmBisome) initial 1 mg/kg KG i.v.; bei Bedarf schrittweise Steigerung auf 3 mg/kg KG i.v.
- Alternativ: Fluconazol (z.B. Diflucan 50) 1 Kps./Tag über 10 Wochen (weniger stark toxisch). Chirurgische Ausräumung von Abszessen, Entfernung nekrotischen Gewebes.

### Prognose
Unbehandelt chronischer, häufig letaler Verlauf; Spontanheilungen sind jedoch möglich.

## Blastomykose, südamerikanische B40.3

**Erstbeschreiber**
Lutz, 1908; Splendore, 1912; de Almeida, 1928

**Synonym(e)**
Paracoccidioidomycose; Parakokzidiomykose; Granuloma paracoccidioides; Lutz-Splendore-Almeida-Krankheit; Almeida-Krankheit; South American blastomycosis

**Definition**
In Südamerika vorkommende, chronisch-progrediente, tiefe Systemmykose insbes. mit Befall von Mund- und Nasenschleimhaut sowie der angrenzenden Gesichtshaut in Form von eitrig-granulomatösen Herden.

**Erreger**
Paracoccidioides brasiliensis (= Blastomyces brasiliensis), ein dimorpher Pilz, der im Erdreich und in Staub vorkommt.

**Vorkommen/Epidemiologie**
Auf dem gesamten südamerikanischen Kontinent, insbes. in Brasilien sowie in Lateinamerika, verbreitet. Gehäuft in den ländlichen Gebieten, daher insbesondere bei Farm- und Landarbeitern. Gehäuft bei Patienten mit Immunsuppression (z.B. HIV-Infektion).

**Ätiologie**
Infektion mit P. brasiliensis. Der Pilz lebt im Boden und wird von dort über kontaminierten Staub durch Einatmung auf Menschen übertragen. Infektion Gesunder durch Kontakt mit Infizierten ist nicht möglich.

**Manifestation**
Meist 20.-30. Lebensjahr, v.a. bei Weißen. Männer sind 10mal häufiger betroffen als Frauen.

**Klinisches Bild**
- Zunächst Befall von Lunge, Mund- und Nasenschleimhaut sowie der regionären Lymphknoten.
- Beginn mit Husten und thorakalen Schmerzen, danach Entwicklung schmerzhafter, ulzerierender, granulomatöser Läsionen der Mund- und Nasenschleimhäute. Gesichtshautbefall v.a. zentrofazial: Granulomatöse, knotige, verruciforme Papeln; später große, chronische, evtl. mutilierende Ulzera. Schwellung und evtl. eitrig einschmelzende Entzündung der zervikalen Lymphknoten ist charakteristisch.
- Durch hämatogene Streuung der Erreger Mitbeteiligung von Knochen, Milz, Nebennieren, ZNS möglich.

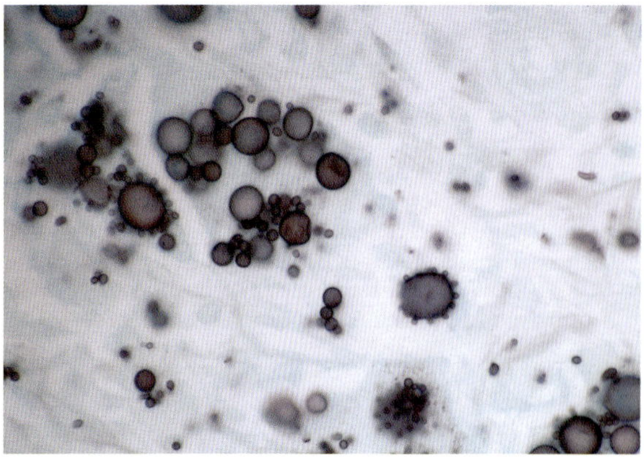

**Blastomykose, südamerikanische.** Blastomyces, zahlreiche Doppelformen = Mutter- und Tochterzellen mit auffallend dicker Zellwand; Lunge; GMS-Färbung.

**Diagnose**
Mikroskopischer und kultureller Erregernachweis aus Sputum, Eiter, bioptischem Material (durch multilokuläre Sprossung des Pilzes in der Hefephase Ausbildung charakteristischer „Steuerradformen").

**Differenzialdiagnose**
Tuberculosis cutis luposa; Tuberculosis cutis verrucosa; Lepra; Bromoderm und Jododerma tuberosum; Pyoderma gangraenosum; nordamerikanische Blastomykose; andere tiefe Mykosen.

**Therapie**
- Amphotericin B (z.B. Amphotericin B) i.v. 1 mg/kg KG/Tag über 4-6 Wochen, in schweren Fällen liposomales Amphotericin B (z.B. AmBisome) initial 1 mg/kg KG i.v.; bei Bedarf schrittweise Steigerung auf 3 mg/kg KG i.v. bis zur vollständigen Abheilung.
- Alternativ: Itraconazol 100-400 mg/Tag in 1-2 ED p.o. oder Ketoconazol 200-600 mg/Tag p.o. über 6 Monate, auch wenn Läsionen schon früher abheilen.

**Prognose**
Unbehandelt letaler Verlauf.

## Blastomykose vom Typ Jorge-Lobo B40.3

**Erstbeschreiber**
Lobo, 1931

**Synonym(e)**
Amazonas-Blastomykose; blastomyzetisches Pseudokeloid; Keloidblastomykose; Lobomykose

**Definition**
Seltene, fast ausschließlich im Amazonasgebiet vorkommende, auf die Haut beschränkte tiefe Mykose mit sich langsam entwickelnden keloidartigen Veränderungen. S.u. Lobomykose.

**Erreger**
Paracoccidioides loboi.

**Lokalisation**
Stamm, Extremitäten, Ohrmuschel.

**Klinisches Bild**
Derbe, rot-bräunliche Papeln, Konfluenz zu höckerigen Tumoren möglich.

**Therapie**
Exzision, s.u. Lobomykose. Systemtherapie s.u. Blastomykose, südamerikanische.

## Blastosporen

**Definition**
Sporenform bei Sprosspilzen.

B

## Blauer Naevus D22.L4

### Erstbeschreiber
Jadassohn, 1906; Tièche, 1906

### Synonym(e)
Naevus bleu; Naevus coeruleus; névus bleu; Naevus caeruleus; blue nevus

### Definition
Gutartige, angeborene oder erworbene melanozytäre Geschwulst, die sich aus pigmentierten, dendritischen, spindelzelligen und/oder epitheloiden, dermalen Melanozyten zusammensetzt.

### Einteilung
- Einfacher blauer Naevus (häufigster Typ)
- Kombinierter blauer Naevus (Combined Naevus)
- Zellulärer (zellreicher) blauer Naevus
- Blauer Neuronaevus (Masson)
- Blauer Naevus, maligner.

### Manifestation
In der Kindheit oder im frühen Erwachsenenalter auftretend. Bei Patienten mit dunklem Hauttyp häufiger vorhanden, Frauen sind bevorzugt befallen.

### Lokalisation
Vor allem Gesicht; Extremitäten: Hand- und Fußrücken, selten Schleimhäute. Blaue Naevi wurden auch in Lymphknoten (Kapsel und Trabekel) im Sinne von Pseudometastasen und in der Prostata beschrieben. Der blaue Neuronaevus (Masson) ist meist am Gesäß lokalisiert.

### Klinisches Bild
In der Regel solitäres, selten >1,0 cm großes, scharf umschriebenes, meist derbes, indolentes, blau-schwarzes Knötchen mit glattglänzender Oberfläche. Als seltene Sonderformen sind kokardenartige Naevi (target blue Nevi), plaqueartige blaue Naevi, gruppiert angeordnete blaue Naevi („agminate type"), eruptiv auftretende, multiple blaue Naevi (s.a. LAMB-Syndrom) und die Kombination mit einem melanozytären Naevus (Combined Naevus) bekannt.

### Histologie
- Einfacher (vulgärer) Typ (häufigster Typ): Proliferation dendritischer oder spindeliger, pigmentreicher Melanozyten, die teils in Einzelformationen, teils auch unregelmäßig gruppiert in einem fibrosierten Areal in der Dermis und teilweise auch im subkutanen Fettgewebe gelegen sind. Meist auch zahlreiche Melanophagen. Die papilläre Dermis bleibt meist ausgespart.
- Kombinierter Typ: Kombination eines melanozytären Naevus vom dermalen oder Compound Typ mit einem blauen Naevus. S.a.u. Combined Naevus.
- Zellulärer (zellreicher) Typ: Zahlreiche, spindelige oder dendritische Zellen; daneben auch zytoplasmareiche, große Zellen mit kleinen spindeligen chromatindichten Kernen. Häufig Melanophagen.
- Blauer Neuronaevus (Masson): Ist als Variante des zellreichen blauen Naevus anzusehen. Histologisch imponieren knotige Tumorproliferate in Dermis und Subkutis die aus großvolumigen Melanozyten mit ovalen Kernen sowie dendritischen Zellen in der Umgebung bestehen.

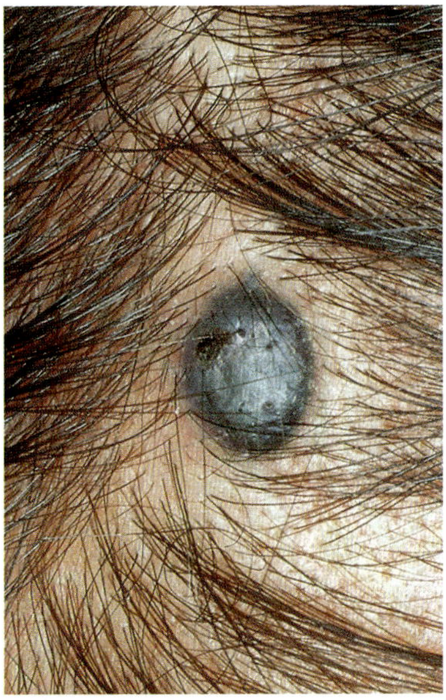

**Blauer Naevus.** Blauschwarzer, derber, scharf begrenzter, kalottenförmiger Knoten mit glatter Oberfläche. Bei stärkerer Vergrößerung erkennt man an der Oberfläche einige Horneinschlüsse. Außerdem durchziehen Haare den Knoten. Insbesondere der Nachweis von Haaren im Knotenbereich spricht gegen Malignität (DD: knotiges malignes Melanom).

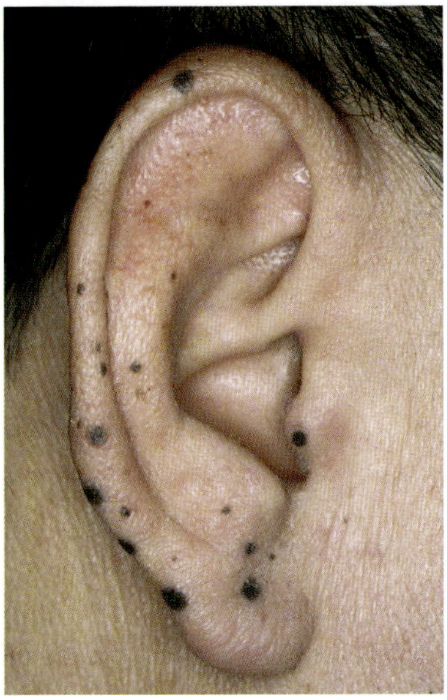

**Blauer Naevus.** Bei dem 35-jährigen Mann bestehen seit der Kindheit mehrere, ca. 3 mm große, scharf umschriebene, meist derbe, indolente, blau-schwarze Knötchen mit glänzender Oberfläche am rechten Ohr.

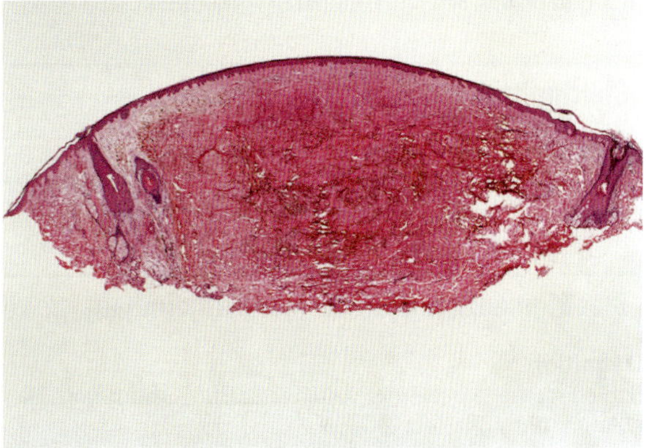

**Blauer Naevus.** Einfacher blauer Naevus; unscharf begrenzte Geschwulstformationen, die die gesamte Dermis durchsetzen. Im Bild rechts bzw. links zwei angeschnittene Haarfollikel.

**Differenzialdiagnose**
Melanozytärer Naevus; Pigmentiertes Dermatofibrom; Hidradenom; malignes Melanom; Hämangiom; Glomustumor; pigmentiertes Basalzellkarzinom; Fremdkörpereinsprengung; thrombosiertes Hämangiom.

**Therapie**
Wichtig ist die Abgrenzung zum malignen Melanom und dem seltenen malignen blauen Naevus. Bei diagnostischer Unsicherheit Exzision (ohne Sicherheitsabstand) und histologische Untersuchung.

**Prognose**
Gutartig, sehr selten maligne Umwandlung im Sinne des malignen Naevus bleu.

## Blauer Naevus, maligner C43.L

**Definition**
Maligne Umwandlung eines blauen Naevus, meist vom zellulären Typ des blauen Naevus ausgehend, mit rascher lymphogener Metastasierung.

**Histologie**
In der Dermis große, globoide Zellen in alveolärer Anordnung, Zell- und Kernpolymorphie, hyperchromatische Riesenzellen, zahlreiche Mitosen, charakteristische umschriebene Nekrosen im Tumorparenchymbereich. Tumorzellen im Randsinus der Lymphknoten.

**Differenzialdiagnose**
Blauer Naevus (Naevus bleu); malignes Melanom

**Therapie**
Exzision mit ausreichendem Sicherheitsabstand und Nachsorge. S.a.u. Melanom, malignes.

**Prognose**
Ungünstig, Tod meist innerhalb eines Jahres durch Lymphknoten-, Lungen-, Perikard- und Hirnmetastasen.

## Blegvad-Haxthausen-Syndrom Q87.5

**Definition**
Kongenitales Syndrom mit der Kombination von Osteogenesis imperfecta, Typ Lobstein, Anetodermie, zonulärem Katarakt und blauen Skleren. Familiäres Vorkommen.

## Bleichmittel

**Definition**
Substanzen, die zur Therapie einer Hyperpigmentierung oder eines Chloasma eingesetzt werden können, z.B. Hydrochinon.

## Blei-Pigmentierungen der Mundschleimhaut T56.0

**Definition**
Schiefergraue Säume der Gingiva nach Zufuhr von Blei (Bleisaum).

**Differenzialdiagnose**
Neurofibromatose; Albright-Syndrom; Peutz-Jeghers-Syndrom; melanozytärer Naevus; Lentigo maligna; Pigmentierungen bei M. Addison; Morbus Whipple; Sprue; Hämochromatose; Pigmentierungen durch andere Schwermetalle.

**Therapie**
Meiden der auslösenden Noxe.

## Blenorrhoe A54.3

**Definition**
Reichliche Absonderung von schleimig-eitrigem Sekret durch eine Schleimhaut. Wird meist verwendet für eine ausgeprägte, eitrige Konjunktivitis (Ophthalmoblenorrhoe), z.B. bei der Gonorrhoe oder bei der Einschlusskörperchen-Konjunktivitis der Neugeborenen. Seltener auch gebraucht für eitrigen Ohrausfluss, z.B. bei Otitis media (Otoblenorrhoe).

**Therapie**
Behandlung der Grunderkrankung. Zusammenarbeit mit dem Augenarzt.

## Bleomycin

**Definition**
Antibiotikum mit zytostatischer Einsatzmöglichkeit: Durch die Einlagerung in die Erbsubstanz kommt es zu einem Bruch der DNA-Stränge.

**Wirkungen**
Bleomycin induziert in experimentellen Systemen die vermehrte Expression extrazellulärer Matrixproteine, insbes. von Alpha(I)kollagen, Fibronectin und Decorin. Darüber hinaus stimuliert Bleomycin Zytokine, die in der dermalen Fibrose eine Rolle spielen, wie das „monocyte chemoattractant protein-1" (MCP-1 Protein) und einen seiner Rezeptoren (CCR-2).

**Unerwünschte Wirkungen**
Kutane UAWs: Pruritus, Toxische epidermale Nekrolyse, Angioödeme, streifenförmige und generalisierte Hyperpigmentierungen, Melanodermia factitia, flächige Hautsklerosen (s.u. Pseudosklerodermie). Extrakutane UAWs: Fieber (10-25% der Patienten), Hypotonus, Lungenfibrose, Strahlensensibilisierung.

**Wechselwirkungen**
Cisplatin: kumulative Nephrotoxizität; G-CSF: erhöhte pulmonale Toxizität; Methotrexat: erhöhte Toxizität; Phenytoin: Verminderung des Blutspiegels; Sauerstoff: prolongierte Sauerstoffexposition (Anästhesie) führt zu erhöhter pulmonalen Toxizität.

## Blepharitis H01.00

**Definition**
Entzündung der Augenlider und Lidränder unterschiedlicher Genese.

**Vorkommen/Epidemiologie**
Kontaktallergien (v.a. Kosmetika), atopisches Ekzem, seborrhoisches Ekzem, Rosazeablepharitis; Blepharitis pediculosa, Blepharitis granulomatosa, Blepharitis phlegmonosa, Blepharitis squamosa, Blepharitis ulcerosa, Zoster, Erysipel.

**Therapie**
Behandlung der Grunderkrankung. Zusammenarbeit mit dem Augenarzt. S.a. Ekzem, Lidekzem.

## Blepharitis angularis H01.1

**Definition**
Blepharitis, vorwiegend der Lidwinkel (besonders lateral).

**Erreger**
Meist Moraxella lacunata, zur Familie der Neissericeae gehörend.

## Blepharitis ciliaris H01.1

**Definition**
Die Blepharitis ist auf die Haarbälge einzelner Wimpern beschränkt.

## Blepharitis erythematosa H01.1

**Synonym(e)**
Blepharitis sicca

**Definition**
Blepharitis mit Hyperämie des freien Lidrandes, besonders bei blonden Individuen.

## Blepharitis follicularis H01.1

**Definition**
Blepharitis mit Entzündung der Wimpernfollikel, manchmal auch der Zeiss-, Moll- und Meibom-Drüsen.

## Blepharitis gangraenosa H01.1

**Definition**
Blepharitis mit eitriger gangraenöser Entzündung der Subkutis des Augenlides, evtl. spontaner Eiterdurchbruch.

## Blepharitis granulomatosa H01.1

**Definition**
Ungewöhnliche Erscheinungsform des Melkersson-Rosenthal-Syndroms mit Schwellung und Entzündung der Lider.

**Histologie**
Perivaskuläre Granulombildung und banale Entzündungszeichen.

**Therapie**
Entsprechend dem Melkersson-Rosenthal-Syndrom.

## Blepharitis marginalis H01.1

**Definition**
Auf den Lidrand beschränkte, meist beidseitige Blepharitis.

**Ätiologie**
Infektiös, vor allem durch Staphylokokken. Auch allergisch bedingt.

**Klinisches Bild**
Schuppen- oder Krustenbildung.

## Blepharitis mycotica H01.1

**Synonym(e)**
Tinea tarsi

**Definition**
Blepharitis durch Pilzinfektion.

## Blepharitis oleosa H01.1

**Definition**
Sonderform der Blepharitis squamosa mit gelben Krusten am Wimpernboden.

## Blepharitis pediculosa H01.1

**Definition**
Blepharitis, ausgelöst durch Läuse, v.a. Filzläuse, die sich am Wimpernschaft festsetzen. Eiablage an den Wimpern.

**Therapie**
Abtragen der Läuse und Nissen mit der Pinzette. Wundheilende Salben wie Dexpanthenol-Salbe (z.B. Bepanthen Roche Augen und Nasensalbe). Ggf. Glukokortikoid-Salben oder Lösungen (z.B. Ficortril Augensalbe, Dexa Biciron-Augentropfen). Läusebekämpfung, s.u. Pediculosis und Pediculosis pubis.

## Blepharitis phlegmonosa H01.1

**Definition**
Flächenhaft fortschreitende eitrige Blepharitis.

**Therapie**
Zusammenarbeit mit dem Ophthalmologen.

**Externe Therapie**
Bei oberflächlicher Infektion Fucithalmic Augentropfen oder Erythromycin-Salben (Ecolicin Augensalbe) oder Gentamicin-Salben (z.B. Refobacin Augensalbe).

**Interne Therapie**
Nur bei oberflächlicher Infektion reicht die externe Behandlung aus, ansonsten systemische Therapie mit Flucloxacillin (z.B. Staphylex Kps.) 3mal/Tag 3 g (max. 12 g/Tag) p.o., Säuglinge/Kinder: 40-50 (max. 100) mg/kg KG/Tag in 3 ED, in schweren Fällen i.v. Alternativ Dicloxacillin (z.B. Infecto-Staph) 2-3 g/Tag in 4 ED, Säuglinge: 4mal/Tag 250 mg.

## Blepharitis squamosa H01.1

**Definition**
Chronische Blepharitis mit schuppenartigen Auflagerungen auf den Lidrändern, meist bei Seborrhoe. S.a. Blepharitis oleosa.

### Therapie

- Steht die entzündliche Komponente im Vordergrund, sind Fucithalmic Augentropfen, Erythromycin-Augensalbe (Ecolicin Augensalbe) oder Gentamicin-Augensalbe (z.B. Refobacin-Augensalbe) angezeigt. Wundheilende Salben wie Dexpanthenol-Salbe (z.B. Bepanthen Roche Augen- und Nasensalbe) oder vorübergehend auch Glukokortikoid-haltige Augensalben oder Augentropfen (z.B. Ficortril Augensalbe, Dexa Biciron-Augentropfen) können angewendet werden.
- Bei schuppigen Auflagerungen pflegende Externa (z.B. Linola Milch, Asche Basis Salbe), ggf. auch mit Harnstoff-Zusatz (z.B. **R102**, Excipial U Hydrolotio).

## Blepharitis ulcerosa H01.1

### Definition

Eitrige Blepharitis mit Ulzerationen, meist bei Staphylokokkeninfektion.

### Therapie

Zusammenarbeit mit Augenarzt.

> Merke: **Sofortige Therapie, da die Wimpern rasch und irreversibel ausfallen!**

### Externe Therapie

Antibiotika wie Fucithalmic Augentropfen, Erythromycin-Salben (z.B. Ecolicin Augensalbe) oder Gentamicin-Salben (z.B. Refobacin Augensalbe).

### Interne Therapie

Bei ausgeprägter Infektion systemische Therapie mit Flucloxacillin (z.B. Staphylex Kps.) 3mal/Tag 3 g p.o. (max. 12 g/Tag). Säuglinge/Kinder: 40-50 (max. 100) mg/kg KG/Tag in 3 ED, in schweren Fällen i.v. Alternativ Dicloxacillin (z.B. InfectoStaph) 2-3 g/Tag in 4 ED, Säuglinge 4mal/Tag 250 mg p.o.

## Blepharochalasis H02.30

### Synonym(e)

Lidsäcke; Hängelider

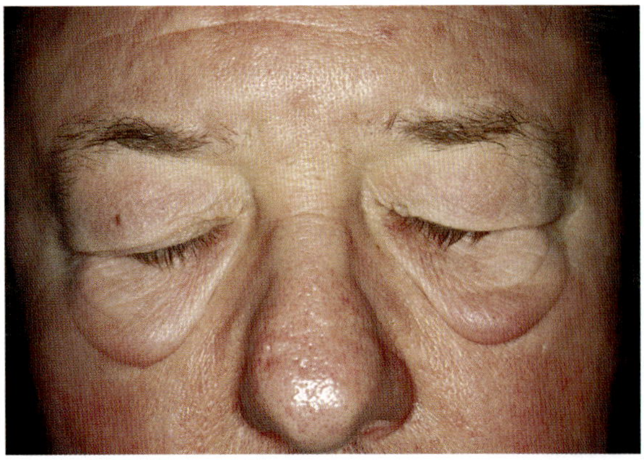

**Blepharochalasis.** Bei dem 66-jährigen Patient bestehen seit einigen Jahren chronische Schwellungen der Unterlider, zuletzt verbunden mit progredienter Faltenbildung (sekundäre Cutis laxa im Lidbereich).

### Definition

Häufig bei älteren Menschen auftretende, lokalisierte, sekundäre Cutis laxa im Lidbereich. Bei jungen Menschen als Teilsymptom des Ascher-Syndroms auftretend.

### Lokalisation

V.a. Unterlider.

### Klinisches Bild

Meist entzündlich-ödematöses Vorstadium mit chronischer Lidschwellung und -rötung. Schließlich Übergang in Atrophie mit persistierender Faltenbildung und Gefäßtransparenz.

## Blepharophimose Q10.3

### Definition

Angeborene oder erworbene Verengung der Lidspalte.

### Therapie

Ggf. chirurgische Intervention. Zusammenarbeit mit Augenarzt.

## Blepharoplastik

### Synonym(e)

Lidraffung

### Definition

Operative Beseitigung von funktionell oder ästhetisch störenden Veränderungen der Lidhaut.

### Allgemeine Information

- Bei einer Senkung von Lidhaut und Orbikularismuskulatur, begleitet von Fettgewebsprotusionen, spricht man von Blepharochalasis (am Unterlid: „Tränensäcke"). Lidkantenfehlstellungen, Gesichtsfeldeinschränkungen und chronische Entzündungen können die Folge sein.
- Bei der Hautlappentechnik am Unterlid verläuft die Schnittrichtung zunächst parallel zur Lidkante und nach außen lateral in kurzer, nach unten abgewinkelter Linie, ohne den Rand der Orbita zu überschreiten. Die Inzision sollte etwa 2 mm unterhalb der Lidkante in Höhe des Tränenpünktchens beginnen. Der Lappen wird nach caudal aufgeklappt und vom darunter liegenden M. orbicularis abpräpariert. Durch Inzision des Muskels und des Septum orbitale werden die Fettgewebskompartimente ektropioniert, gefasst und unter Hämostase abgetragen. Nach dem Hochziehen des unteren Wundrandes kann entlang einer markierten Schnittlinie überschüssige Haut abgetragen werden.

> Cave: **Die Blepharoplastik des Unterlides kann bei zu großzügiger Hautresektion zu einem bleibenden Ektropium führen. Zu warnen ist außerdem vor der Gefahr einer Verlagerung des Tränenpünktchens und retrobulbären Hämatomen.**

Bei der Blepharoplastik am Oberlid lässt sich überschüssige Haut meist ohne Komplikationen spindelförmig resezieren.

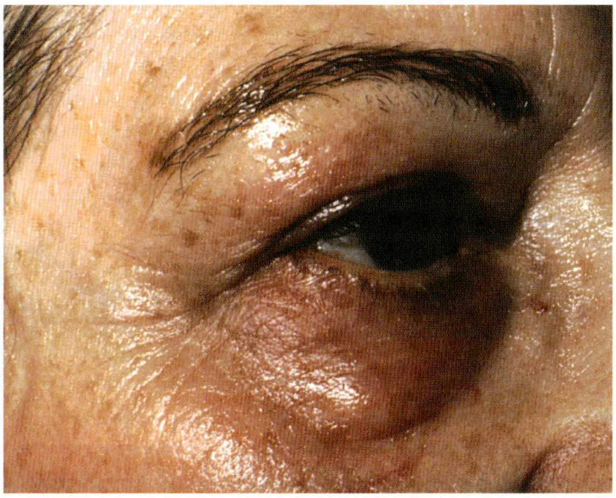

**Blepharoplastik.** Ausgeprägte Blepharochalasis des Ober- und Unterlides mit multiplen Fettgewebshernien.

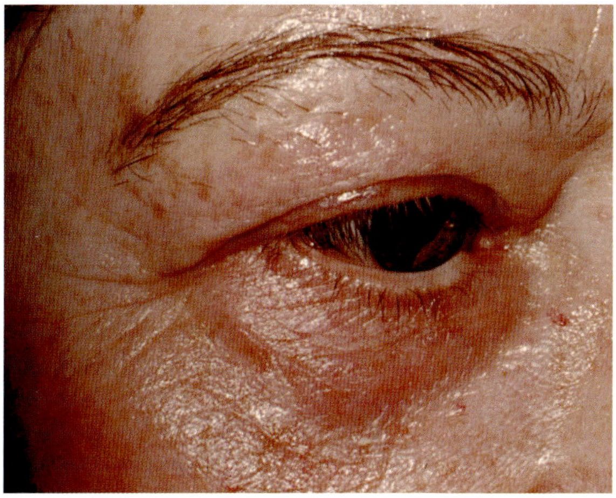

**Blepharoplastik.** Verlaufsdokumentation: 6 Monate nach einer Blepharoplastik an Ober- und Unterlid.

## Blitzfiguren L95.8

### Definition
Verästelte, farnkrautartige Nekrosen an der Stromeintrittsstelle bei Blitzschlag.

### Therapie
Nach erster Hilfeleistung sofort Einweisung auf eine Überwachungsstation.

**Cave: Auch Std. nach dem Unfall kann es noch zu Kammerflimmern kommen!**

Herzschädigungen durch den Stromschlag sind nicht immer sofort im EKG erkennbar. Wegen Gefahr einer Rhabdomyolyse, Überwachung von Kreislauf und Nierenfunktion.

### Externe Therapie
Behandlung je nach Verbrennungsgrad: Bei Grad I abtrocknend, kühlend behandeln mit feuchten Umschlägen, Puder (z.B. Zinkoxid oder Talkum) oder Lotio alba. Bei Grad II-III fetthaltige antiseptische Gazeverbände. Bei Grad III Nekrosektomie und plastische Defektdeckung.

## Blitzlampen

### Synonym(e)
IPL (intense pulsed light); IPLS (intense pulsed light system); Intense flash light; Flaslamp; hochenergetische Kurzbogenlampe

### Definition
Hochenergetische Blitz- oder Kurzbogenlampen (kurz: IPL = Intense Pulsed Light) erzeugen Lichtblitze hoher Energie im ms-Bereich. Sie emittieren ein sonnenähnliches (polychromatisches) Wellenspektrum von etwa 250-1200 nm. Bei medizinischer Verwendung werden die UV- und IR-Strahlen herausgefiltert. Blitzlampen arbeiten nach dem Prinzip der selektiven Photothermolyse.

### Allgemeine Information
- IPL-Licht wird von einer Xenon-Lampe emittiert und hat eine Wellenlänge von 250-1200 nm. Ultrakurze, intensive Lichtblitze treffen auf die Haut oder das Haar. Das in Haar oder Epithel enthaltene Melanin absorbiert die abgegebene Lichtenergie. Diese wird in Wärme umgewandelt. An der Haarwurzel kommt es zu Temperaturen von ca. 70 °C, wodurch die Wurzel zerstört, bzw. die Versorgung gekappt wird.
- Zur Behandlung von pigmentierten Veränderungen beginnt der selektierte Wellenlängenbereich in der Regel bei kürzeren Wellenlänge (typisch etwa 550 nm), bei der Behandlung vaskulärer Veränderungen beginnt er im längerwelligen Bereich (typisch 580-590 nm).
- Geräte: z.B. IPL Quantum der Firma Lumenis, Photoderm VL, Photosilk.
- Generell ist eine UV-Karenz im Vorfeld einer Blitzlampentherapie zur Verminderung einer Hyperpigmentierung der Epidermis sinnvoll. Je nach geplantem Blitzlampeneingriff können weitere Vorbehandlungen zur Verbesserung der Abheilung und Verminderung von unerwünschten Wirkungen notwenig sein (z.B. die oberflächliche Entfernung der Körperbehaarung bei Epilation oder Pigmententfernung oder die Vorkühlung der Epidermis).

### Indikation
Epilation; teleangiektatische Hautrötungen; solare Hyperpigmentierungen; Photo-Rejuvenation; Lentigo solaris; Naevus flammeus; Naevus araneus; Kapillarschäden; Akne; Rosazea.

### Unerwünschte Wirkungen
Transiente oder persistierende Erytheme, oberflächliche Verbrennungen, Blasen.

### Komplikation
Nachteilig wirkt sich aus, dass je nach Cut-off-Filter 70-90% der eingestrahlten Energie im Infrarot-Bereich liegen. Um therapeutische Dosen zu erreichen, wird eine unspezifische Erwärmung des Gewebes durch IR-Licht in Kauf genommen. Somit liegen therapeutische Wirkung und Nebenwirkung (Verbrennung) sehr eng zusammen. Ungünstig für den praktischen Bereich sind die klobigen Behandlungsköpfe als Träger der Xenon-Lampen. Damit sind Feinarbeiten im Gesichtsbereich deutlich erschwert.

### Hinweis(e)
Vorteil der IPL-Technik ist der relativ moderate Preis der Geräte. Mit den Geräten können mittels verschiedener Filter unterschiedliche Hautveränderungen behandelt werden. Die Geräte gehören nur in die Hand Laser-geschulter Ärzte! Bei

der Photoepilation ergibt sich das Problem, dass weißes, graues oder blondes Haar nicht oder nur ungenügend epiliert werden kann (ungenügende Mengen des Chromphors Melanin im Haarfollikel und damit keine energetische Resonanz am Follikel).

## Bloom-Syndrom Q82.8

### Erstbeschreiber
Bloom, 1954

### Synonym(e)
Kongenitales teleangiektatisches Erythem; Bloom-Torre-Machacek-Syndrom; Erythema teleangiectaticum congenitale

### Definition
Seltenes, autosomal-rezessiv vererbtes Syndrom, gekennzeichnet durch teleangiektatische Erytheme in lichtexponierten Arealen mit möglicher Blasenbildung in der Kindheit, Kleinwuchs. Ausgeprägte Tendenz zur Entwicklung von Neoplasien (20%) sowie Infektanfälligkeit aufgrund eines kongenitalen T-zellulären Immundefekts (s.u. Immundefekte, T-zelluläre, primäre).

### Vorkommen/Epidemiologie
Am häufigsten bei Ashkenazi-Juden.

### Ätiologie
Mutationen des Gens BLM, RECQL2, das auf dem Genlokus 15q26.1 kartiert ist, mit konsekutiver Störung der DNA-Helicase RECQL2.

### Manifestation
Im 1. Lebensjahr. Androtropie.

### Klinisches Bild
- Integument: Schmetterlingsförmiges, von Teleangiektasien durchsetztes, an einen Lupus erythematodes erinnerndes Gesichtserythem, Teleangiektasien an Handrücken und Unterarmen. Verstärkung unter Sonneneinwirkung, evtl. Blasenbildung an Lippen und Augenlidern. Häufig Café-au-lait-Flecken, evtl. Acanthosis nigricans benigna.
- Extrakutane Manifestationen: Proportionierter Kleinwuchs mit einer Endgröße von weniger als 150 cm; charakteristisches langes, schmales Gesicht mit schmaler Nase und fliehender Stirn. Bei männlichen Patienten Azoospermie mit konsekutiver Infertilität bei sonst normaler sexueller Entwicklung. Normale Intelligenz. Gehäuft Infekte. Frühzeitige Entwicklung von Neoplasien, insbesondere lymphatische und myeloische Leukämien, Lymphome, Karzinome der Mundhöhle und des Gastrointestinaltraktes.

### Labor
Immunglobuline erniedrigt. Chromosomenanomalien: stark erhöhte Chromosomenbrüchigkeit mit Bildung dizentrischer Chromosomen sowie azentrischer Fragmente. Charakteristische quadriradiale Konfigurationen. Verminderte zelluläre Proliferationsrate auf Mitogene.

### Therapie
Symptomatische Therapie mit textilem und physikalisch/chemischem Sonnenschutz (z.B. Anthelios, s.a. Lichtschutzmittel), engmaschige Kontrolle der Haut zum Ausschluss von Neoplasien, frühzeitige antimikrobielle Therapie. Ggf. Substitution von Immunglobulinen.

### Prognose
Tod meist im 2. oder 3. Lebensjahrzehnt.

## Blow-out I83.0

### Definition
Aussackung der Venenwand und Vorwölbung der Haut über einer insuffizienten Vena perforans (transfasziale Venen), s.a. Blow-out-Ulcus.

### Ätiologie
Retrograder Blutfluss in einer insuffizienten Perforansvene. S.a. chronische venöse Insuffizienz.

### Therapie
Entsprechend der chronischen venösen Insuffizienz.

## Blow-out-Ulcus I83.0

### Definition
Ulcus cruris mit lokalisatorischer Beziehung zu einer insuffizienten Vena perforans, die entweder oberhalb des Ulkus oder im Geschwürsgrund liegt.

### Klinisches Bild
Ovaläres, etwa markstückgroßes, in Längsrichtung des Unterschenkels verlaufendes, kallöses Ulkus.

### Therapie
Behandlung der Ursache durch Sklerosierung oder Ligatur der insuffizienten Vena perforans (s.a. Varikose). Ansonsten stadiengerechte Therapie des Ulkus, s.u. Ulcus cruris venosum. Ggf. Behandlung der chronischen venösen Insuffizienz.

## Blueberry-Muffin-Baby P61.8

### Synonym(e)
Kutane extramedulläre Hämatopoese; Torch-Syndrom

### Definition
Als „blueberry muffin" werden Hautveränderungen bezeichnet, die oft durch blaubeerenartig durch die Haut schimmernde Effloreszenzen gekennzeichnet sind. Es handelt sich um eine transitorische, ausschließlich in der Neonatalperiode auftretende kutane extramedulläre Hämatopoese als Folge einer schweren Grundkrankheit, die zur vorübergehenden Reaktivierung embryonaler oder fetaler Blutbildungsmechanismen nach der Geburt führt.

### Ätiologie
Fetale Infektionskrankheiten oder Erkrankungen der Mutter während der Schwangerschaft (Toxoplasmose, Rubella, Herpes, Zoster, Zytomegalie), hämatolytische Erkrankungen des Feten und daraus resultierende Anämien sowie Neoplasien sind beschrieben.

### Manifestation
Postnatal oder in der Neugeborenenperiode.

### Lokalisation
Stamm, Gesicht, Extremitäten, Palmae, Plantae.

### Klinisches Bild
Während der Geburt oder kurz nach der Geburt (insbes. 24-

48 Stunden post partum) entstehen schlagartig Petechien, disseminierte oder dicht stehende rote bis rotbraune Flecken, Papeln und Plaques; blaubeerenfarbene oder rötliche Ekchymosen. Häufig Akrozyanose.

**Labor**
Linksverschiebung im Differenzialblutbild.

**Histologie**
Ödematöse Auflockerung der perivaskulären und periadnexiellen Räume der mittleren oder tiefen Dermis. Häufig Infiltrate unterschiedlicher neoplastischer Proliferationen oder unreife Zellen der Erythropoese, Granulopoese oder Thrombozytopoese.

**Diagnose**
Klinik, Histologie, Differenzialblutbild, ggf. Erregernachweis.

**Therapie**
Behandlung der Grunderkrankung. Spontane Rückbildung der Effloreszenzen.

**Interne Therapie**
Wenn erforderlich Erythrozytenkonzentrate.

**Hinweis(e)**
Als TORCH-Syndrom wird das komplexe Krankheitsbild bezeichnet. TORCH steht als Akronym für die Erreger: Toxoplasma gondii, Other (Treponema pallidum, Hepatitis B, Zoster), Rubellavirus, Z(C)ytomegalie-Virus, Herpes simplex-Virus.

## Blue-Rubber-Bleb-Naevus-Syndrom Q87.8

**Erstbeschreiber**
Gaskoyen, 1860; Bean, 1958

**Synonym(e)**
Blaues Gummibläschen-Naevus-Syndrom; Bean-Syndrom; viszerokutane Hämangiomatose; Blue rubber bleb nevus syndrome; BRBNS

**Definition**
Sehr seltene Erkrankung mit multiplen angiomatösen Tumoren der Haut sowie an verschiedenen inneren Organen, insbes. des Gastrointestinaltraktes. Autosomal-dominant vererbt, meist sporadisches Auftreten. Ganz überwiegend blande Verläufe, sehr selten fulminante oder tödliche Verlaufsformen. Die Eigenständigkeit als Entität wird wegen der klinischen Übereinstimmung mit der generalisierten Glomangiomatose von einigen Autoren trotz unterschiedlicher Histologie und Ätiologie angezweifelt.

**Ätiologie**
Mutationen des Gens VMCM, TIE2, das auf dem Genlokus 9q21 kartiert ist, mit konsekutiver Störung der Rezeptor Tyrosinkinase TIE-2.

**Manifestation**
Kindheit oder frühes Erwachsenenalter.

**Lokalisation**
Am gesamten Integument, auch an der Mundschleimhaut (harter Gaumen, Wangenschleimhaut).

**Klinisches Bild**
- Integument: Einige wenige oder bis zu über 100 verschieden große, blau-schwarze, subkutane oder kutane, scharf abgrenzbare Papeln oder Knoten von weicher bis gummiartiger (Namensgebung!) Konsistenz. Teilweise lassen sich die Papeln komplett komprimieren.
- Mundschleimhaut: Angiomatöse Läsionen sind sowohl am harten Gaumen möglich als auch im Bereich der Wangenschleimhaut.
- Extrakutane Manifestationen: Häufig Angiome im Gastrointestinaltrakt (v.a. Magen, Darm) mit Blutungsgefahr. Angiome in Leber, Milz, Gallenblase, Niere, Pleura, Lunge, ZNS und Muskulatur sind beschrieben (meist asymptomatisch, werden nur im Rahmen ausgedehnter Diagnostik festgestellt).

**Histologie**
Meist kavernöse, seltener kapilläre Hämangiome.

**Diagnose**
Blutbild (Anämie?), Haemoccult-Test, evtl. Gastroskopie und Koloskopie, Oberbauch-Sonographie.

**Differenzialdiagnose**
Multiple Glomustumoren; Maffucci-Syndrom; Angiokeratoma corporis diffusum; Teleangiectasia hereditaria haemorrhagica; Kasabach-Merritt-Syndrom; generalisierte Glomangiomatose.

**Komplikation**
Schwere intestinale Blutungen (Todesfälle sind bekannt).

**Therapie**
Keine kausale Therapie möglich. Abklärung der Organbeteiligung, regelmäßige Überwachung und symptomatische Behandlung in Zusammenarbeit mit Chirurgen und Internisten. Glukokortikoide und Interferon alfa-2a scheinen bei dieser Erkrankung wenig hilfreich.

## Blutseen, epidermale

**Definition**
Histologisches Charakteristikum von Angiokeratomen: Die dilatierten Kapillaren werden von elongierten Reteleisten eingeschlossen und transepidermal eliminiert; dadurch entstehen im histologischen Bild endothelfreie intraepidermale Bluträume.

## Bodenkrätze L30.3

**Definition**
Durch die Larven von Ancylostoma duodenale und anschließende bakterielle Sekundärinfektion entstehende Ekzemreaktion an der Eintrittsstelle: Kleinfleckige, juckende Erytheme, Papeln, Pusteln oder Petechien (Strongyloidose).

## Body-Mass-Index

**Synonym(e)**
BMI; Körpermassenindex

**Definition**
Maß, das angibt, ob man untergewichtig, normalgewichtig oder übergewichtig ist. Der Body-Mass-Index errechnet sich aus dem Körpergewicht, geteilt durch die Größe (in $m^2$ Körperoberfläche).

B

### Allgemeine Information
Menschen mit einem BMI zwischen 19 und 22 haben statistisch die höchste Lebenserwartung. Oberhalb von 25 steigt die Todesrate erheblich. Unterhalb eines BMI von 17,5 wird gemäß WHO-Definition Kachexie angenommen.

## BOLD-Schema

### Definition
Protokoll zur Durchführung einer Chemotherapie.

### Indikation
Metastasierendes malignes Melanom.

### Durchführung
Therapiezyklus mit:
- Bleomycin 15 IU/Tag s.c. oder i.v., Tag 1 + 4.
- Lomustin 80 mg/m² KO/Tag p.o. oder i.v., Tag 1, 8, 15, 21.
- Vincristin 1 mg/m² KO/Tag i.v., Tag 1 + 5.
- Dacarbazin 200 mg/m² KO/Tag i.v., Tag 1 + 5.

Wiederholung alle 4-6 Wochen.

## Bolivianisches hämorrhagisches Fieber A96.1

### Synonym(e)
Südamerikanisches hämorrhagisches Fieber; BHF; MHF; black typhus

### Definition
Schwere systemische Infektionskrankheit, ausgelöst durch das Machupo-Virus, das zu den Auslösern der viralen hämorrhagischen Fieber gehört.

### Erreger
Machupo-Virus, Familie Arenaviridae, Tacaribe-Untergruppe, zu den Auslösern der hämorrhagischen Fieber gehörig.

### Vorkommen/Epidemiologie
- Erstbeschreibung 1959 in der Benin-Region, anschließend Ausbreitung in ganz Bolivien mit epidemischen Ausbrüchen.
- Seit 1973 Dank effektiver Nagerbekämpfung Eindämmung der Ausbreitung.
- Mortalität: 5-30%.

### Ätiologie
- Reservoir sind wildlebende Mäuse und Mäusartige, die symptomfrei chronisch krank werden und lebenslang den Erreger im Körper beherbergen und ausscheiden.
- Kontamination der Umgebung des Menschen durch Speichel, Urin und Blut infizierter Tiere.
- Infektion von Mensch zu Mensch möglich.

### Klinisches Bild
- Inkubationszeit von 7-20 Tagen. Schleichender Beginn mit grippaler Symptomatik.
- Integument: Konjuktivalhyperämie, periorbitales Ödem, Haut- und Schleimhauterytheme im Gesicht, an Nacken, Brust, Gaumen, Pharynx, Neigung zu Zahnfleisch- und petechialen Blutungen.
- Extrakutane Manifestationen: Störungen des Muskeltonus und der tiefen Reflexe, feinschlägiger Tremor der Hände und Zunge, relative Bradykardie und Hypertension.

### Labor
Leukozytopenie, Thromobozytopenie, erhöhter Hämatokrit, Protein- und Zylindrurie.

### Diagnose
- Virusisolierung in Blut, Urin und aus separierten lymphomononukleären Zellen in Zellkulturen (Antigennachweis immunfluoreszensmikroskopisch)
- Antikörpernachweis (ELISA).

### Differenzialdiagnose
andere hämorrhagische Fieber; Influenza (zu Beginn der Erkrankung); Malaria.

### Therapie
- Ribavirin (Virazole): initial 1mal/Tag 30 mg/kg KG für 6 Tage, dann 1mal/Tag 16 mg/kg KG für 4 Tage, dann 1mal/Tag 8 mg/kg KG i.v. für 2 Tage.

> Merke: **In Deutschland ist Virazole nur zur Applikation per inhalationem zugelassen, international aber auch zur i.v.-Applikation. Es besteht hier eine Ausnahmeindikation zur i.v-Applikation!**

- Immunplasma (mögliche Komplikation: gutartige, späte zentralnervöse Symptome in Folge eines immunologischen Prozesses).

### Prophylaxe
- Nagerbekämpfung. Einhaltung allgemeiner Hygiene in der Krankenversorgung.
- Präexpositionelle Ribavirin-Einnahme.
- Totimpfstoff gegen Junin-Virus zeigt aufgrund von Kreuzreaktivität gute Wirksamkeit.

### Hinweis(e)

> Merke: **Krankheitsverdacht, Erkrankungsfall und Tod sind namentlich durch den Arzt an das Gesundheitsamt nach § 6 meldepflichtig. Nach § 7 sind direkter und indirekter Virusnachweis meldepflichtig.**

## Bonnet-Dechaume-Blanc-Syndrom Q85.8

### Erstbeschreiber
Bonnet, Dechaume u. Blanc, 1937; Wyburn-Mason, 1943

### Synonym(e)
Wyburn-Mason-Syndrom; Neuro-Retino-Angiomatose-Syndrom

### Definition
Sehr seltenes kongenitales Angiodysplasie-Syndrom: Kombination eines Naevus flammeus lateralis im Gesichtsbereich (inkonstant) mit Fehlbildungen der Retina-Gefäße (Aneurysmen, Rankenangiome) und der Mittelhirn- und Hirnstammgefäße (neurologische Symptomatik).

### Therapie
Behandlung der Hautsymptomatik ggf. mit Laser-Therapie. Zusammenarbeit mit Neurologen, ggf. Augenärzten.

## Bonnevie-Ullrich-Syndrom Q87.16

### Erstbeschreiber
Ullrich, 1930; Bonnevie, 1934

**Synonym(e)**
Ullrich-Bonnevie-Syndrom; Pterygium-Syndrom; Status Bonnevie-Ullrich

**Definition**
Seltene Kombination multipler, vorwiegend ektodermaler Missbildungen mit dem Leitsymptom Pterygien der Haut (Flughautbildungen) an Hals und Gelenken. Vererbungsmodus ungeklärt.

**Manifestation**
Ab Geburt.

**Klinisches Bild**
Ein- und doppelseitige Pterygien, v.a. des Halses, aber auch über Gelenken. Lymphödeme von Hand- und Fußrücken. Missbildungen des Skelettsystems (Syndaktylien, kongenitale Hüftluxation, hoher Gaumen, Störungen des Längenwachstums, Mandibularhypoplasie). Hypertelorismus, Ohrmuschelfehlbildungen. Cutis laxa, Überstreckbarkeit der Gelenke, erhöhte Vulnerabilität der Haut. Störungen der Hirnnervenfunktion. Außerdem Herzmissbildungen, Situs inversus, Hypospadie, Nageldystrophien möglich.

**Therapie**
Symptomatisch. Ggf. plastisch-chirurgische Korrekturen.

## Borjeson-Forssmann-Lehmann-Syndrom Q87.8

**Erstbeschreiber**
Borjeson, Forssman u. Lehmann, 1962

**Definition**
Sehr seltenes hereditäres Syndrom, u.a. charakterisiert durch mentale Defizienz, Epilepsie, endokrinologische Störungen, Hypogonadismus, Adipositas, Gynäkomastie und faziale Lymphödeme.

**Ätiologie**
X-chromosomal-rezessiver Erbgang eines Defektes des PHF6-Gens (Plant Homeodomain Gen 6 Gen; Genlocus: Xq26).

## Bornaprin

**Definition**
Anticholinergikum (Bornaprinhydrochlorid).

**Wirkungen**
Blockade der Acetylcholinrezeptoren; Ausgleich des gestörten Acetylcholin- Dopamin-Gleichgewichts.

**Indikation**
Hyperhidrose; Parkinsonsyndrome.

**Schwangerschaft/Stillzeit**
Nicht in der Schwangerschaft anwenden (ungenügende Datenlage). Nicht in der Stillzeit anwenden (Anticholinergika hemmen die Laktation).

**Dosierung und Art der Anwendung**
Hyperhidrosis: Initial 1mal/Tag 1/2 p.o. (2 mg Bornaprinhydrochlorid). Erhaltungsdosis: 1-2 Tabl./Tag (4-8 mg Bornaprinhydrochlorid). Die verordnete Tagesdosis sollte auf 2-3 Einzelgaben aufgeteilt werden. Einnahme während einer Mahlzeit.

**Unerwünschte Wirkungen**
Insbes. bei höheren Dosierungen: Müdigkeit, Schwindelgefühl und Benommenheit, Unruhe, Erregung, Verwirrtheit, gelegentlich Gedächtnisstörungen, Halluzinationen, Nervosität, Kopfschmerzen, Schlafstörungen, Mundtrockenheit.

**Präparate**
Sormodren

**Hinweis(e)**
Auch bei bestimmungsgemäßem Gebrauch können Reaktionsvermögen, aktive Teilnahme am Straßenverkehr, Bedienen von Maschinen etc. beeinträchtigt sein.

Merke: **Antidot: Acetylcholinesteraseinhibitoren, z.B. Physiostigmin.**

## Bornholm-Krankheit B34.1

**Erstbeschreiber**
Pickles, 1933

**Synonym(e)**
Myalgia epidemica; Pleurodynie; epidemic myalgia

**Definition**
Seltene Komplikation einer Coxsackievireninfektion.

**Erreger**
Häufig Coxsackie B-Viren (B1, B2, B3, B4, B5); selten Coxsackie A-Viren oder Echoviren.

**Vorkommen/Epidemiologie**
Am häufigsten bei Säuglingen, Kleinkindern oder Kindern <15 Jahre. Epidemisch in den Sommer- und Herbstmonaten.

**Klinisches Bild**
- Enanthem, häufig Bläschen an der Wangenschleimhaut, Gaumen, Zäpfchen und Zahnfleisch.
- Allgemeinsymptome: Fieber, Kopfschmerzen, Erbrechen. Myalgien mit Schwellungen und Druckempfindlichkeit der betroffenen Muskelgruppen (v.a. Thorax, Rücken, Epigastrium), evtl. Schonhaltung.

**Labor**
Virusanzucht in Kultur aus Rachenabstrich oder Urin, RT-PCR, ELISA.

**Diagnose**
Labor, Histologie aus Muskelbiopsie.

**Komplikation**
Pleurodynie, perakute Perikarditis, evtl. trockene Pleuritis, Myokarditis, Enzephalitis, selten Lähmungen.

**Therapie**
Symptomatisch mit Analgetika wie Paracetamol (z.B. Ben-u-ron Supp.). Säuglinge/Kinder: 2-3mal/Tag je 125-500 mg, Kinder/Jugendliche >14 Jahren: 2-3mal/Tag je 1000 mg. Bei Komplikationen (z.B. Pleurodynie) Klinikeinweisung.

**Prognose**
Im Allgemeinen gut, Dauer der Erkrankung 2-3 Tage. In schweren Fällen mit Pleuritis oder Myokarditis in den ersten Lebensmonaten beträgt die Mortalität 5-10%.

## Borrelien

### Definition

Gramnegative, irreguläre, spiralförmige Bakterien aus der Familie der Spirochaetaceae.

### Erreger

Medizinisch von Bedeutung sind u.a. die Arten:

- Borrelia burgdorferi sensu lato:
  - Borrelia sensu stricto: Erreger der Lyme-Borreliose (Nachweis bei etwa 60% der Patienten)
  - Borrelia garinii: Erreger von Lyme-Borreliose und Polymeningoradikulitis (Nachweis bei etwa 50% der Patienten)
  - Borrelia afzelii: Erreger von Lyme-Borreliose und Acrodermatitis chronica atrophicans (Nachweis bei etwa 80% der Patienten).
- Borrelia recurrentis: Erreger des epidemischen Rückfallfiebers.
- Borrelia duttonii: Erreger des endemischen Rückfallfiebers.

### Vorkommen/Epidemiologie

**Borrelien. Tabelle 1.** Geographische Verteilung häufiger Borrelien spp.

| Erreger | Geographische Verbreitung | Vektor |
|---|---|---|
| B. sensu strictu | Europa, USA | Zecken |
| B. garinii | Europa, Asien | Zecken |
| B. afzelii | Europa, Asien | Zecken |
| B. lusitaniae | Europa, Asien | Zecken |
| B. valaisiana | Europa, Asien | Zecken |
| B. andersonii | USA | Zecken |
| B. japonica | Japan | Zecken |
| B. recurrentis | Nordafrika, seltener in Asien und Südamerika | Läuse, Zecken, selten Übertragung durch Bluttransfusion |
| B. duttonii | Afrika, Saudi-Arabien, Iran, Indien, Zentralasien, vereinzelt Amerika und Südeuropa | Läuse |

### Diagnose

Bestimmung von IgM/IgG-Antikörpern gegen Borrelien mittels ELISA, IFT (Indirekter Immunfluoreszenz-Test), bei Nachweis von Anti-Borrelien-Antikörpern zusätzlich Westernblot. Antigen-Nachweis mittels PCR (Blut, Gelenkpunktat, Liquor, Hautbiopsie, Urin). Erregernachweis aus Kulturanzucht.

### Hinweise

Die Muster der Anti-Borrelia-Antikörper, die bei infizierten Menschen beobachtet werden, zeigen einen hohen Grad an Variabilität. Eine Anzahl wichtiger immundominanter Borrelia-Proteine konnten den klinischen Stadien der Erkrankung zugeordnet worden.

- Frühphase: die Antwort der IgM-Antikörper ist gegen das äußere Membranprotein C (Osp C = outer surface protein C) und/oder Flagellinprotein (FlaB: Kreuzreaktion u.a. mit Spirochäten und begeißelten Bakterien) gerichtet.
- Bei Fortschreiten der Borrelieninfektion werden in der Immunantwort andere Proteine mit einbezogen. Ein chromosomal kodiertes Borrelia-Protein p100 (synonym: p94/p83) ist als Marker für das Spätstadium der Lyme Ekrankung gefunden, ebenso wie OspA. Es ist allg. akzeptiert, dass in der klinischen Routine eine Antigenmischung an Stelle von gereinigten einzelnen Borrelia-Antigenen sinnvoll ist. Die Antigenmischung sollte Proteine wie Osp C, BmpA = Borrelia membrane antigen = p39), p41 and p100 enthalten.
- Eine Anzahl von konservierten Borrelia-Proteine, wie Hitze-Schockproteine und Teile des Flagellins haben Epitope, die auch auf anderen Bakterien gefunden werden (dies führt zu falsch-positiven Resultaten).

## Borreliosen

A69.2

### Definition

Durch Borrelien ausgelöste Krankheitsbilder. S.u. Borrelien, Lyme-Borreliose.

### Einteilung

Es gibt unterschiedliche Krankheitsbilder, die durch die verschiedenen Borrelienarten hervorgerufen sind:

- Lyme-Borreliose durch Borrelia burgdorferi
- Rückfallfieber, epidemisches durch Borrelia recurrentis
- Rückfallfieber, endemisches durch Borrelia duttonii.

## Borretsch

### Synonym(e)

Gurkenkraut; Borago officinalis

### Definition

- Gewürz- und Heilpflanze aus der Familie der Raublattgewächse (Boraginaceae). Der ursprünglich im Mittelmeerraum beheimatete Borretsch wird seit dem späten Mittelalter auch in Mitteleuropa angetroffen. Einjährige krautige Pflanze, die bis zu 70 Zentimeter hoch wächst und an Stängeln und Blättern borstig behaart ist. Die derben lanzettförmigen Blätter sind dunkelgrün und 10-15 cm lang.
- Blühzeit: Mai bis September. Die Blüten sind leuchtend blau. Borretsch produziert einen ölhaltigen etwa 0,5 cm langen Samen von dunkelbrauner Farbe.

### Anwendungsgebiet/Verwendung

Borretschblüten und -kraut enthalten Gerbstoffe, lösliche Kieselsäure und Schleimstoffe; Einsatz in der Volksmedizin bei Entzündungen der Atemwege, Harnverhalt und Durchfall. Gehalt an lebertoxischen Pyrrolizidinalkaloiden kann hoch sein; von einer medizinischen Verwendung wird abgeraten. Das aus den Samen gewonnene Öl ist bei Kaltpressung nahezu frei von den Alkaloiden. Der Anteil an gamma-Linolensäure beträgt etwa 20% (höherer Anteil als beim Nachtkerzenöl).

B

### Rezeptur(en)
R033 R034

### Hinweis(e)
Borretsch enthält Alkaloide, Schleimstoffe, Gerbstoffe, Harz, Saponin, Kaliumnitrat, Kieselsäure, Gamma-Linolensäure, ätherisches Öl. Das aus dem Samen gewonnene Öl findet aufgrund des hohen Gehalts an Gamma-Linolensäure in 5-20% Konzentration Einsatz bei der Behandlung des atopischen Ekzems.

## Bosentan

### Definition
Endothelin-Rezeptor-Antagonist, der zur Behandlung der seltenen pulmonalen Hypertonie zugelassen ist und mit einem neuen Wirkmechanismus erstmals eine gezielte Intervention ermöglicht.

### Wirkungsspektrum
Das Peptid Endothelin vermittelt eine Dauervasokonstriktion, die zu einem Druckanstieg im kleinen Kreislauf führt. Bosentan blockiert spezifisch die Endothelin-1-Rezeptoren ($ET_A$-Rezeptor und $ET_B$-Rezeptor) an Endothelzellen und an glatten Muskelzellen und nimmt so Einfluss auf das akute Krankheitsgeschehen, entzündliche Prozesse und auf das „Remodelling" an den Endothelzellen (s.u. Endotheline).

### Indikation
- Zugelassen zur Behandlung bei pulmonaler arterieller Hypertonie (PAH), zur Verbesserung der körperlichen Belastbarkeit und Symptomatik bei Patienten mit der funktionellen Klasse III.
- Wirksamkeit ist nachgewiesen bei primärer pulmonaler arterieller Hypertonie (PAH) und Sklerodermie-assoziierter PAH ohne signifikante interstitielle Lungenerkrankungen. Die pulmonale arterielle Hypertonie stellt für die Patienten mit systemischer Sklerodermie eine schwer wiegende Begleiterkrankung dar. Zahlen über eine Lebensverlängerung unter Bosentan-Therapie liegen bislang nicht vor, zweifelsfrei kann hier jedoch von einer qualitativen Lebensverbesserung gesprochen werden.

### Eingeschränkte Indikation
Schmerzhafte Fingerulzerationen bei progressiver systemischer Sklerodermie. Unter Bosentan-Therapie in klinischen Studien über 16 Wochen erfolgte deutliche Besserung der Symptomatik. Da Endothelin die Fibroblasten zur Kollagenproduktion stimuliert, ist es denkbar, dass eine Endothelin-Hemmung durch Bosentan den Krankheitsverlauf der PSS günstig beeinflusst.

### Schwangerschaft/Stillzeit
Keine ausreichenden Daten über Anwendung in der Schwangerschaft oder Stillzeit bekannt. Sollte während der Schwangerschaft oder Stillzeit nicht verordnet werden.

### Dosierung und Art der Anwendung
Initial: 2mal/Tag 62,5 mg p.o. über 4 Wochen. Ab Woche 5: 2mal/Tag 125 mg p.o.

### Unerwünschte Wirkungen
Kopfschmerzen (ca. 20% der Patienten), Nasopharyngitis (10-20% der Patienten), Flush-Symptomatik (5-10% der Patienten), Leberfunktionsstörungen (reversible Erhöhung der Leberenzyme), Beinödeme und Anämie, Hypotonie, Palpitationen, Dyspepsie, Ermüdung und Juckreiz, gastroösophageale Refluxkrankheit, rektale Hämorrhagie.

### Kontraindikation
Leberfunktionsstörungen mit Erhöhung der Leber-Aminotransferasen (AST und/oder ALT) auf mehr als das Dreifache des oberen Normwertes bei Therapiebeginn. Gleichzeitige Anwendung von Ciclosporin.

### Präparate
Tracleer Filmtabletten

### Hinweis(e)
- Aktuelle Klinische Studien:
  - In der RAPIDS2-Studie bekamen 122 Patienten mit PSS-bedingten Fingergeschwüren 16 Wochen lang entweder den Endothelin-Antagonisten oder Placebo. Bosentan senkte deutlich die Inzidenz neuer digitaler Ulzera und erwies sich gleichzeitig als sicher und gut verträglich. Ob Bosentan auch bei PSS-assoziierter Lungenfibrose entsprechend wirkt, die mit einer Überexpression von ET-1 in der Lunge einhergeht, sollen die BUILD3-Studien bis zum Jahr 2005 zeigen. Nach ersten Ergebnissen kann der antifibrotische und antiproliferative Effekt von Bosentan durch Beeinflussung des Remodellings krankheitsmodifizierend wirken und das Fortschreiten der Erkrankung verzögern.
- Diagnostik vor Anwendung von Bosentan:
  - Echokardiographie als Screeningmethode der Wahl zur Beurteilung der Herzfunktion und zum Ausschluss linksventrikulärer Funktionsstörungen oder Herzvitien.
  - EKG: Bei 2/3 der Betroffenen pathologisch.
  - Röntgen-Thorax: Bei >90% erweitertes Pulmonalissegment und eine Verbreiterung der deszendierenden rechten Pulmonalarterie nachweisbar. Die peripheren Gefäße sind oft rarefiziert.
  - Dopplerechokardiographie: Sicherung und Quantifizierung der Diagnose „Pulmonale Hypertonie".
  - Angiographie und Herzkatheter sollten zwecks Planung der optimalen Therapie den spezialisierten Zentren vorbehalten sein.

## Boston-Exanthem B34.1

### Synonym(e)
Pseudorubeolae

### Definition
Durch ECHO-Virus Typ 16 hervorgerufenes, akutes fieberhaftes Krankheitsbild mit makulopapulösem Virusexanthem.

### Lokalisation
Vor allem im Gesicht, auf Brust und Rücken.

### Klinisches Bild
Fieberhafte Prodromi über 2 Tage. Rush-artiges, makulopapulöses, 2-4 Tage bestehendes Exanthem, Meningismus.

### Differenzialdiagnose
Röteln, Masern, makulopapulöses Arzneimittelexanthem.

### Therapie
Bettruhe

**Externe Therapie**
Blande pflegende Externa mit z.B. Lotio alba oder Lotio Cordes.

**Interne Therapie**
Ggf. Antihistaminika (z.B. 3mal/Tag 1 Drg. Fenistil). Schmerz- und fiebersenkende Mittel wie Paracetamol (z.B. ben-u-ron Supp.):
- Säuglinge/Kinder: 2-3mal/Tag je 125-500 mg.
- Kinder/Jugendliche >14 Jahre: 2-3mal/Tag je 1000 mg.

## Botryomycosis

L98.0

**Erstbeschreiber**
Bollinger, 1870; Spitz, 1903; Opie, 1913

**Definition**
Seltene, chronische, häufig durch Staphylokokken, aber auch andere Bakterien ausgelöste, klinisch und histologisch der Aktinomykose ähnelnde Erkrankung, die sämtliche Organe und auch die Haut befallen kann.

**Einteilung**
Kutane und viszerale Verläufe.

**Vorkommen/Epidemiologie**
Sehr selten. Gehäuft bei: HIV-Infektion, Diabetes mellitus, immunsuppressiver Therapie, zystischer Fibrose, Osteomyelitis, Zahn- oder Kieferinfektionen.

**Ätiologie**
Bakterielle Infektionen, am häufigsten durch S. aureus hervorgerufen, seltener durch P. aeruginosa, Bacillus spp., Proteus spp., E. coli, Streptokokkus spp., Neisserien.

**Manifestation**
Kutan (>60%); kutan und viszeral (ca. 20%); viszeral (<20%).

**Klinisches Bild**
- Haut: Progrediente putride, teils ulzerierte Knoten oder Plaques mit invasivem Wachstum. Zahlreiche bakterienhaltige Pusteln. In unbehandelten Verläufen oft Rhagaden oder Fissuren.
- Viszeral: Befall von Lunge, Gehirn, Peritoneum, Prostata, Leber, Nieren.

**Histologie**
Traubenförmige eosinophile Granula im Bereich der Epidermis. Gelegentlich epidermale Einschlusszysten oder Mikroabszesse.

**Diagnose**
Klinik, Histologie, Antibiogramm nach Abstrichentnahme aus den Hauteffloreszenzen. Ausschluss von tiefen Mykosen.

**Differenzialdiagnose**
tiefe Mykosen, atypische Mykobakteriosen, Tuberculosis subcutanea et fistulosa

**Therapie**
Therapie einer zugrunde liegenden Grunderkrankung.

**Externe Therapie**
Evtl. antiseptische Lösungen wie Polihexanid (Seraderm), verdünnte Kaliumpermanganatlösung (hellrosa), Chinolinol-Lösung (z.B. Chinosol 1:1000), **R042**.

**Interne Therapie**
- Antibiose gegen staphylogene Erreger mit Flucloxacillin (z.B. Staphylex Kps.) 3 g/Tag (max. 12 g/Tag) in 3 ED p.o. oder Dicloxacillin (z.B. InfectoStaph) 2-3 g/Tag p.o. in 4 ED.
- Erfolge werden auch mit Sulfamethoxazol/Trimethoprim berichtet (z.B. Cotrimoxazol 2mal/Tag 2 Tbl. p.o.).
- Sobald möglich Antibiose nach Antibiogramm.

## Botulinumtoxin A

**Definition**
Hitzelabiles 150 kDa großes Exotoxin von Clostridium botulinum (anaerobes, gram-positives Bakterium). 1979 erstmals medikamentös zur Behandlung des Strabismus eingesetzt. Seit 1993 als Medikament zugelassen.

**Wirkungen**
Das Neurotoxin blockiert in den Synapsen der motorischen Endplatte die Fusion der Acetylcholinvesikel mit der Plasmamembran. Dadurch wird die Freisetzung von Acetylcholin in den synaptischen Spalt und somit die Transmission des im peripheren Nerv ankommenden Impulses zum Muskel blockiert und seine Aktivität gehemmt.

**Indikation**
- Hyperhidrose; Faltenbildung. Die Wirkung hält in der Regel etwa 3 Monate an; in der Regel sind Wiederholungsbehandlungen erforderlich.
- Nur das Präparat Botox ist zur Behandlung der starken Hyperhidrosis axillaris zugelassen. Andere Botulinumtoxin A-haltige Produkte (z.B. Dysport) sind nicht zur Behandlung der Hyperhidrosis axillaris zugelassen. Bei gleichem Wirkstoff liegt hier trotzdem ein Off-Label-Use vor.
- Keine Zulassung von Botulinumtoxin A-haltigen Produkten besteht für die Indikation palmare und plantare Hyperhidrose.

**Eingeschränkte Indikation**
Gleichzeitige Therapie mit Aminoglykosid-Antibiotika (Streptomycin, Neomycin, Gentamicin, Kanamycin), Spectinomycin oder anderen Medikamenten mit Wirkung auf die neuromuskuläre Erregungsleitung (z.B. Lokalanästhetika).

**Schwangerschaft/Stillzeit**
Clostridium botulinum Toxin darf während der gesamten Schwangerschaft und Stillzeit nicht angewendet werden. Ist eine Behandlung während der Stillzeit erforderlich, muss abgestillt werden.

**Dosierung und Art der Anwendung**

> **Merke: Angabe der Dosis in Units, bei den Handelspräparaten ist unterschiedlich!**

**Unerwünschte Wirkungen**
- In seltenen Fällen Hautreizung oder -infektion am Injektionsort; lokale Lähmungserscheinungen, z.B. Ptose.
- Etwa 5% der Patienten klagen über verstärkte Schweißbildung außerhalb der Injektionsgebiete. Als seltene unerwünschte Wirkungen sind Hautreaktionen, darunter Erythema exsudativum multiforme, anaphylaktische Reaktionen und z.T. tödliche kardiovaskuläre Komplikationen wie Herzrhythmusstörungen sowie plötzliche Todesfälle bekannt geworden.

- Selten sind generalisierte Muskelschwäche (Botulismus-ähnliches Syndrom), autonome Störungen wie Akkommodationsstörungen und Mund- und Rachentrockenheit mit Schluckbeschwerden sowie schwere, therapieresistente Kopfschmerzen.

### Wechselwirkungen
Bei Botulinumtoxin-A ist bei gleichzeitiger Verabreichung von Wirkstoffen, die die neuromuskuläre Übertragung beeinträchtigen bzw. die den Muskultonus herabsetzen, mit Interaktionen zu rechnen. So lange die Wirkung von Botulinumtoxin-A anhält, sollten Polymyxin, Tetracycline und Lincomycin nur mit besonderer Vorsicht angewendet werden.

### Kontraindikation
- Absolute Kontraindikationen: Generalisierte Störungen der Muskelaktivität (Myasthenia gravis, Lambert-Eaton-Rooke-Syndrom)
- Nachgewiesene Überempfindlichkeit gegen einen der Bestandteile, lokale Infektion der Injektionsstellen, Schwangerschaft und Stillzeit
- Relative Kontraindikationen:
  - Koagulopathie und therapeutische Antikoagulation, mangelhafte Kooperation des Patienten, unstabile psychische Konstellation des Patienten, unrealistische Erwartungen des Patienten, unrealistische Angst vor systemischem Botulismus
  - Anwendung bei Kindern/Jugendlichen <18 Jahre. (ungenügende Datenlage).

### Präparate
- Botulinumtoxin Typ A: Botox, Hersteller Allergan Botox Ltd, Irland. Vertrieb durch Pharm-Allergan GmbH, Ettlingen. 100 Einheiten pro Flasche.
- Botulinumtoxin Typ A: Dysport, Hersteller Speywood Biopharm Ltd., England. Vertrieb durch Ipsen Pharma GmbH, Ettlingen. 500 Einheiten pro Flasche.

### Hinweis(e)

**Cave: Vergiftung bei oraler Aufnahme von verdorbenen Lebensmitteln führt zu Botulismus.**

**Merke: Sollte eine Behandlung bei Frauen im gebärfähigen Alter notwendig sein, muss vor Behandlungsbeginn eine Schwangerschaft ausgeschlossen werden!**

## Bouchardsche Knoten M15.2

### Definition
Den Heberden-Knoten wesensgleiche, harte, nicht-schmerzhafte, knotige Veränderungen der Finger bei Polyarthrose, die (im Gegensatz zu den Heberden-Knoten) an den Mittelgelenken der Finger auftreten. S.u. Heberdensche Arthrose.

### Therapie
Nicht erforderlich, Aufklärung des Patienten über Harmlosigkeit des Befundes. Behandlung der Grunderkrankung so weit wie möglich. Schmerztherapie bei Bedarf. Zusammenarbeit mit dem Rheumatologen. Über prothetischen Gelenkersatz kann im Bedarfsfall entschieden werden. S.a. Heberdensche Knoten.

## Bowel-Bypass-Syndrom K91.9

### Erstbeschreiber
Dicken u. Seehafer, 1979

### Synonym(e)
Intestinal bypass syndrome; Bowel-associated dermatosis-arthritis syndrome

### Definition
Nach ileojejunalen Bypass-Operationen wegen Adipositas (Erzeugung eines künstlichen Kurzdarms durch Ausschaltung fast des gesamten Dünndarms) auftretende, schubweise verlaufende Erkrankung, charakterisiert durch Polyarthritis, makulopapulöse oder knotige entzündliche Hautveränderungen und grippeähnliche Symptome.

### Vorkommen/Epidemiologie
Bei ca. 20% der Patienten mit ileojejunalen Bypass-Operationen auftretend.

### Ätiologie
Wahrscheinlich Reaktion auf von intestinalen Bakterien gebildete Toxine (Peptidoglykane).

### Manifestation
3 Monate bis 5 Jahre nach der Operation.

### Lokalisation
Vorwiegend Hände, Fußsohlen, Gesicht, Genitalien, Arme mit Betonung der Streckseiten, oberer Rumpf, seltener Schleimhäute.

### Klinisches Bild
Häufig Prodromi in Form von Fieber und Abgeschlagenheit. Plötzliches, schubweises Auftreten runder oder ovaler, bis 10 mm großer, erythematöser Maculae, die sich in flache, ödematöse Papeln umwandeln. Zunehmende Induration der Effloreszenzen, evtl. zentrale Bläschen-, später Pustelbildung. Manchmal leichter Juckreiz oder Schmerz. Abheilung nach ca. 1 Woche. Weiterhin ist symmetrische, nicht deformierende Polyarthritis der peripheren Gelenke nachweisbar. Muskelschmerzen. Sehnenscheidenentzündung (Hände, Unterarme). In Einzelfällen sind zu den oben beschrieben Veränderungen eindeutige Fälle von Erythema nodosum beobachtet worden.

**Merke: Die klinischen und histologischen Veränderungen sind mit dem Sweet-Syndrom entweder nahe verwandt oder identisch!**

### Histologie
Identische Veränderungen wie beim Sweet-Syndrom, s.u. Dermatose, akute febrile neutrophile.

### Differenzialdiagnose
Gonokokken-Sepsis; akute febrile neutrophile Dermatose (Sweet Syndrom)

### Interne Therapie
Breitspektrum-Antibiotika wie Tetracycline (z.B. Tetracyclin Wolff) 4mal/Tag 500 mg p.o. oder Minocyclin (z.B. Minoplus) 1-2mal/Tag 100 mg p.o. oder Metronidazol (z.B. Clont) bis zu 1,5 g/Tag. Bei Patienten, die auf diese Therapie nicht ansprechen, kann eine perorale Langzeittherapie mit Prednisolon in niedriger Dosierung von 10 mg/Tag (z.B. Decortin H) hilfreich sein.

### Prognose
Episodischer Verlauf; meist spontane Abheilung nach mehreren Schüben.

### Hinweis(e)
Die Operationstechnik des ileojejunalen Bypasses, die in den USA weit verbreitet war (>100.000 durchgeführte Operationen), ist heute weitgehend zugunsten der endoskopisch durchgeführten „gastric banding-Technik" verlassen worden.

## Bowen-Karzinom C44.L5

### Definition
Spinozelluläres Karzinom mit histologisch bowenoider Zellpolymorphie, das sich aus einem unbehandelten M. Bowen oder einer Keratosis actinica vom bowenoiden Typ entwickeln kann.

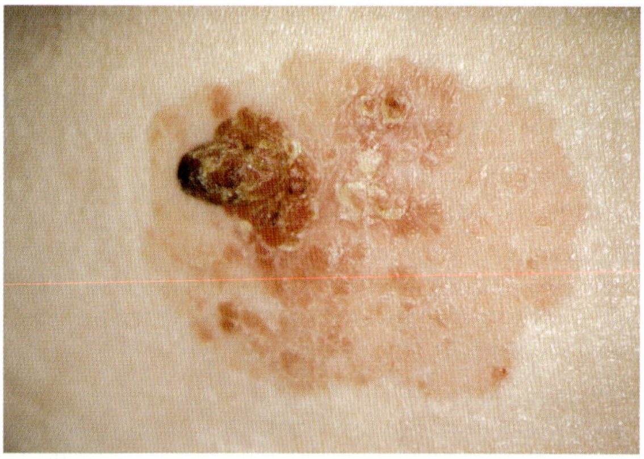

**Bowen-Karzinom.** Scharf begrenzte superfiziell schuppende, z.T. krustös belegte, gelb-braune Plaque mit fokaler Knotenbildung.

### Histologie
S.u. M. Bowen; die Basalmembran ist an manchen Stellen durchbrochen, damit invasives Wachstum.

### Therapie
S.u. Karzinom, spinozelluläres.

### Prognose
Bei unzureichender Therapie Metastasierung zunächst in die regionalen Lymphknoten, später auch Fernmetastasierung möglich.

## Bowen, M. D04.9

### Erstbeschreiber
Bowen, 1912

### Synonym(e)
Dyskeratosis maligna

### Definition
Von den Keratinozyten ausgehendes Carcinoma in situ, klinisch gekennzeichnet durch eine langsam wachsenden erythematöse Plaque mit schuppend-krustöser, seltener samtartig geröteter atrophischer Oberfläche. Bei Auftreten an der Genitalschleimhaut wird der M. Bowen als Erythroplasie bezeichnet.

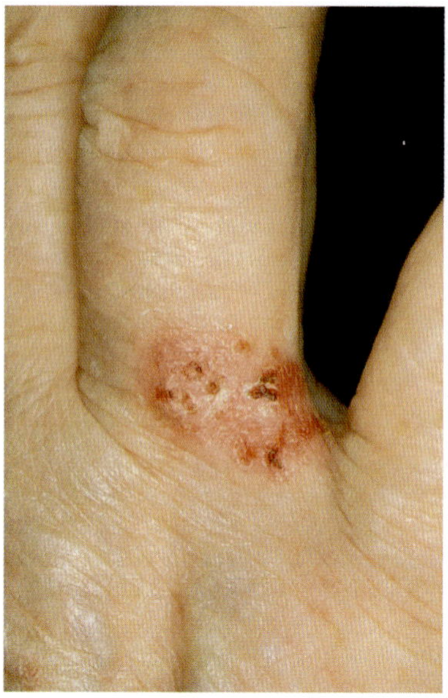

**Bowen, M.** Seit 2 Jahren bestehende, scharf begrenzte Plaque, von Schuppen, Krusten und Erosionen durchsetzt. Deutliche aktinische Schädigung der Haut des Handrückens. (Therapie: 5% Imiquimod Creme, 3 x pro Woche unter Okklusion, komplette Abheilung).

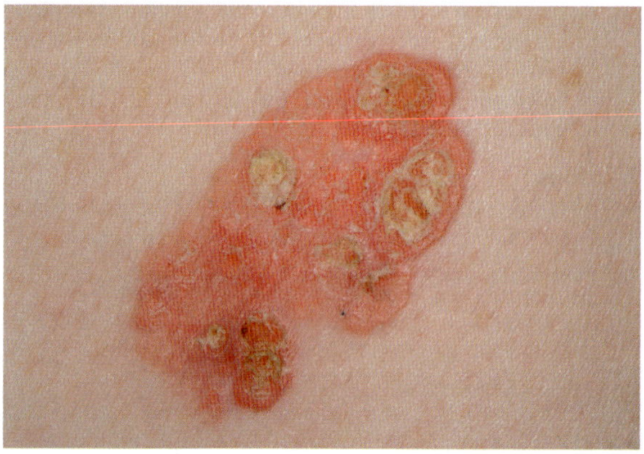

**Bowen, M.** Seit 22 Jahren bestehende, 4 x 2 cm große, gering größenprogrediente, erythematöse, schuppende Plaque am Rücken bei einem 68-jährigen Patienten. Der Befund wurde lange Zeit als chronisch stationäre Psoriasis vulgaris verkannt und entsprechend therapiert.

### Ätiologie
V.a. UV-Strahlung über längere Zeiträume; seltener chemische Karzinogene (z.B. Arsen; s.a. Arsenintoxikation) sowie humane Papillomaviren (in Einzelfällen wurden folgende HPV-Typen nachgewiesen: 1, 2, 4, 5, 6, 11, 15, 16, 20, 25, 34, 35, 38).

### Manifestation
Bei älteren Menschen (>50 Jahre) auftretend, bevorzugt bei Hellhäutigen.

### Lokalisation
Am gesamten Integument möglich, vor allem lichtexponierte Hautareale (Gesicht, Hände) sind betroffen.

### Klinisches Bild
Meist solitäre, seltener multiple, rote oder braun-rote, scharf- und meist unregelmäßig begrenzte, gering erhabene, sich über Monate hinweg langsam peripherwärts ausdehnende, 2-10 cm große, mit Schuppen oder Schuppenkrusten bedeck-

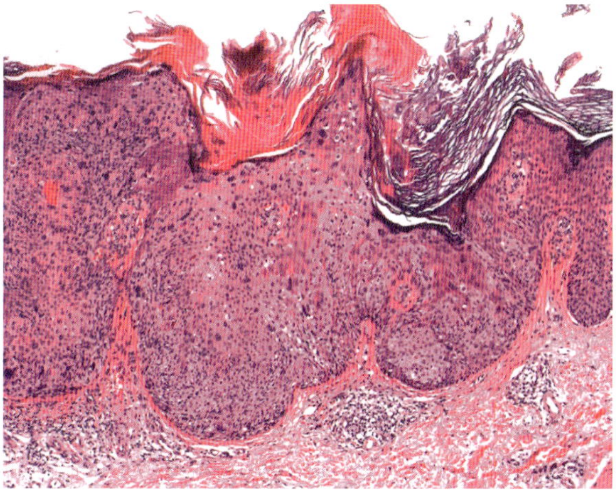

Bowen, M. Carcinoma in situ mit komplett aufgehobener Histoarchitektur des Oberflächenepithels. Plumpe, breitbasige Epithelformationen, die gegen die Dermis vorwachsen. Im Bildabschnitt rechts besteht ein scharfrandiger Übergang zum normalen Epithel. Die Oberflächenverhornung ist teils ortho-, teils parahyperkeratotisch.

te Plaque (selten verruköse Oberfläche). Evtl. treten flächige oder umschriebene Erosionen auf.

### Histologie
Akanthose der Epidermis, Verlängerung und deutliche Verdickung der Reteleisten. Kompletter Verlust der physiologischen epidermalen Struktur; die Zellen liegen irregulär verstreut und zeigen eine hochgradige Kernpolymorphie, zahlreiche Mitosen sowie typische dyskeratotische Verhornung von Einzelzellen (Dyskeratose). Gelegentlich vakuolisierte Zellen in den oberen Epidermislagen. Scharfe Abgrenzung zum Korium, intakte Basalmembran. Schütteres Rundzellinfiltrat in der oberen Dermis.

### Differenzialdiagnose
Keratosis actinica; Karzinom, spinozelluläres; Tinea; Lupus erythematodes chronicus discoides; Psoriasis vulgaris.

### Therapie
- Als Therapie der ersten Wahl ist die Exzision im Gesunden anzusehen.
- Bei ungünstiger Lokalisation und Größe können beim alten Menschen ggf. Kürettage oder Röntgen-Weichstrahltechnik eingesetzt werden (tgl. 3-5 Gray bis zur GD von 40-60 Gray, GHWT 1,0 mm).
- Alternativ: Kryochirurgie (zweimaliger Gefrierzyklus).
- Alternativ: Behandlung mit extern applizierbaren Zytostatika wie 5-Fluorouracil (z.B. Efudix Creme) jeden 2. Tag über 1 Woche kann erwogen werden und eignet sich insbes. in der Kombination mit Kürettage.
- Alternativ: Entfernung mit $CO_2$-Laser oder Photodynamische Therapie.
- Ein experimenteller Ansatz insbes. bei (HPV-positivem M. Bowen) ist die Okklusivbehandlung (3-4mal/Woche über Nacht für 8-12 Std.; Therapiedauer etwa 3-6 Wochen) mit einer 5% Imiquimod-Creme (Aldara). Eine derartige Option ist v.a. bei ungünstiger Lokalisation (z.B. Finger; **Cave: hochwahrscheinlich HPV-induziert**) zu erwägen. Sorgfältige Nachkontrolle ist zwingend erforderlich! Bei zu starker Reizung, insbesondere bei nässender Entzündung, Reduktion auf 2malige Therapie/Woche. Gefahr von Superinfektionen und Pyodermie. In Deutschland z. Zt. nur als Off-Label-Medikation einsetzbar.

### Prognose
Nach jahre- bis jahrzehntelanger Bestandsdauer Übergang in ein spinozelluläres Karzinom; Metastasierung möglich (Bowen-Karzinom).

## Bowen, M., hypertrophischer D04.9

### Definition
Papillomatöse Variante des Bowen, M.

## Bowenoide Papulose A63.01

### Erstbeschreiber
Kopf, 1977

### Synonym(e)
Pigmentierte Penis- bzw. Vulvapapeln; bowenoide Papeln

### Definition
Durch „high risk" Humane Papillomaviren (HPV Typ 16 oder 18) verursachte, benigne, hartnäckig persistierende, flache, bräunliche bis rötliche Papeln im Genitalbereich mit dem histologischen Bild eines M. Bowen.

### Erreger
Meist durch HPV 16 ausgelöst; es wurden aber auch andere „high risk" HPV-Typen als Auslöser beschrieben.

### Manifestation
V.a. bei Männern im jungen und mittleren Erwachsenenalter auftretend, seltener bei Frauen.

### Lokalisation
Präputium, Glans penis, Penisschaft, kleine und große Labien, Perineum, Analbereich.

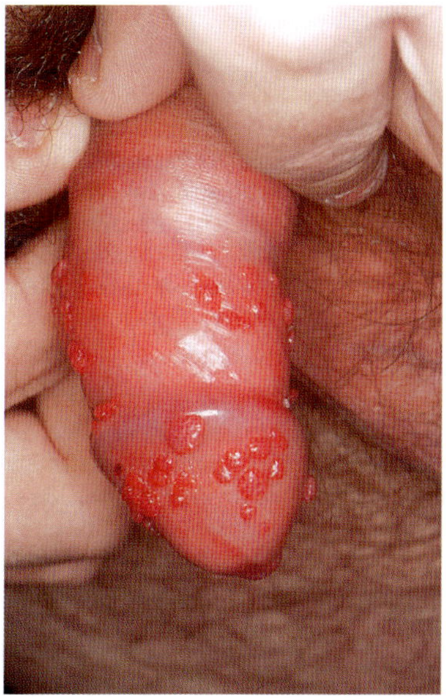

Bowenoide Papulose. 32 Jahre alter Patient, anamnestisch Condylomata acuminata. Nach erfolgreicher Therapie innerhalb einer 6 Monatsfrist Entwicklung dieser symptomlosen Läsionen. Befund: 0,2-0,5 cm große, feste Papeln mit glatter Oberfläche.

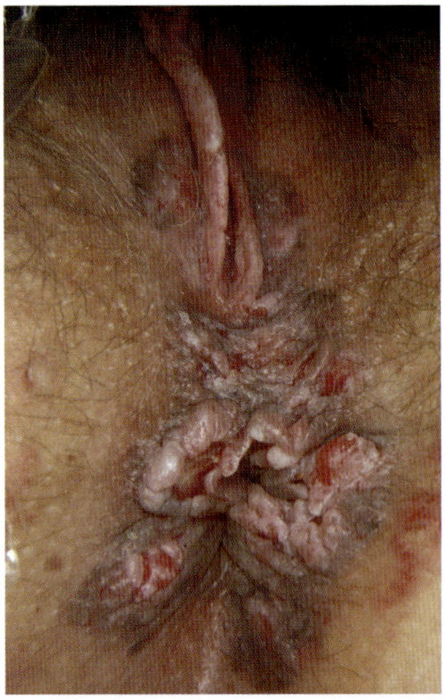

**Bowenoide Papulose.** Multiple schiefergraue Plaques und rötlich-braune Papeln im Bereich der unteren Vulva und perianal bei einer 35-jährigen Frau.

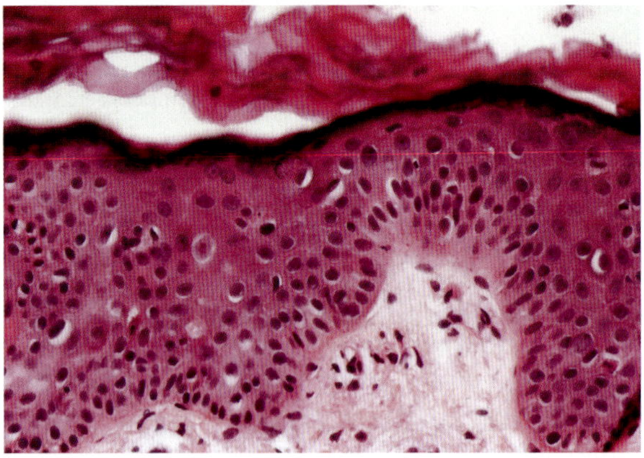

**Bowenoide Papulose.** Breites, akanthotisches Epithel mit Orthohyperkeratose. Über das gesamte Epithelband verteilte atypische Keratinozyten mit pyknotischen oder auch vergrößerten Kernen und Halobildung; wenige multinukleäre Keratinozyten, einzelne Dyskeratosen.

### Klinisches Bild
Meist multiple, 2-5 mm große, flache, rotbraune (an Lichen planus erinnernde) unregelmäßig begrenzte Papeln mit meist glatter oder samtartiger, gelegentlich aber auch verruköser, dann meist weißlich tingierter Oberfläche. Anamnestisch häufig Condylomata acuminata, aber selten gleichzeitiges Auftreten. Selten ist nach jahrzehntelanger Persistenz ein Übergang in einen M. Bowen oder ein invasives Plattenpithelkarzinom beobachtet worden.

### Histologie
- Plumpe Akanthose bei Hyperorthokeratose und fokaler Parakeratose. Gute Abgrenzung des Epithelverbandes zur Tiefe und zu Seite hin. Deutliche Polymorphie der Keratinozyten mit zahlreichen Dyskeratosen, multinukleären Keratinozyten, pyknotischen Kernen, Riesenkernen und Mitosen. Kein invasives Wachstum nachweisbar. In der Dermis bandförmiges lympho-histiozytäres infiltrat.
- Molekulargenetik: HPV-Nachweis durch In-situ-Hybridisierung oder PCR.

### Diagnose
Klinisches Bild, meist jüngere Patienten, histologische Untersuchung mit HPV-Nachweis.

### Differenzialdiagnose
Condylomata acuminata; M. Bowen; Erythroplasie.

### Therapie
- Bei ausgedehnterem Befall (>5 Papeln) wird Abtragung mit dem elektrischen Kauter und anschließende „flache" Kürettage mit einer schneidenden Kürette (Fa. Stiefel) empfohlen.
- Ggf. sollte beim Mann eine Zirkumzision durchgeführt werden (Änderung der Terrainbedingungen). Die Zirkumzision ist in jedem Falle bei einem mehrmaligen Rezidiv der bowenoiden Papeln anzustreben.

### Externe Therapie
Imiquimod 5% Creme (Aldara) 3mal/Woche über Nacht auftragen. Therapiedauer bis zu maximal 16 Wochen.

### Prophylaxe
In einer Multicenterstudie konnte durch eine quadrivalente HPV-Vakzine bei jungen Frauen im Alter von 16-23 Jahren ein deutlicher Rückgang HPV 6-, 11-, 16- und 18-induzierter Infektionen erzielt werden. Die Vakzine ist ein Totimpfstoff. Präkanzeröse Dysplasien bzw. genitale Warzen wurden nicht beobachtet. Die Zulassung in der EU wurde Ende 2006 gegeben. Derzeit übernehmen in Deutschland einige Gesetzliche Krankenkassen die Kosten für die Behandlung junger Frauen im Alter von 9-15 Jahren.

## Boydsche Perforansvene

### Definition
Im Verlauf der V. saphena magna, 4 Finger breit unterhalb des Kniegelenkes liegende transfasziale Vene.

## BPC

### Definition
Abkürzung für British Pharmaceutical Codex.

## Brachyonychie Q84.6

### Synonym(e)
Rackettnägel; Nail en raquette; Tennisschlägernägel

### Definition
Hereditäre, verkürzte, plumpe Endphalanx mit verkürzter und verbreiterter Nagelplatte sowie geringer Krümmung des distalen Nagelrandes. Koinzidenz mit systemischer Sklerodermie ist beschrieben.

### Ätiologie
Autosomal-dominant vererbt mit unterschiedlicher Expressivität. Brachyonychie wird auch bei Onychophagie (Nagelbeißen) beobachtet.

### Manifestation
Frauen sind 3mal häufiger als Männer betroffen.

### Therapie
Nicht erforderlich.

## Bradykinin

### Definition
Vasokatives Peptid- und Gewebshormon der Kinin-Gruppe aus neun Aminosäuren mit ähnlicher Wirkung wie Histamin. Bradykinin wird bei Entzündungen oder Verletzungen freigesetzt und ist an der Schmerzempfindlichkeitssteigerung an der betroffenen Körperstelle beteiligt. Infolge seiner spezifischen Bindung an Endothelrezeptoren induziert es abhängig vom Wirkort eine Tonusänderung der glatten Muskulatur, erhöht die Permeabilität des Gefäßes und induziert Schmerz.

### Allgemeine Information
Bradykinin wird durch Kininogenasen wie Kallikrein durch proteolytische Spaltung aus seinen inaktiven Vorläuferproteinen, den Kininogenen, freigesetzt. Seine Inaktivierung erfolgt enzymatisch durch eine Peptidase (Kinase). Dieses Enzym ist mit dem Angiotensin Converting Enzym (ACE) des Renin-Angiotensin-Aldosteron-Systems identisch. Bradykinin ist an allergischen und anaphylaktischen Reaktionen beteiligt. Es ist wesentlicher Mediator von Angioödemen und allergischen Reaktionen. Bradykinin ist ein potenter Endothel-abhängiger Vasodilatator, verursacht eine Kontraktion nicht-vaskulärer glatter Muskeln, erhöht die Gefäß-Durchlässigkeit und ist auch am Schmerzmechanismus beteiligt. Bradykinin hat eine ähnliche Wirkung wie Histamin. Es wirkt chemotaktisch auf Leukozyten und ist u.a. Bestandteil des Bienengiftes (S.u. Insektengiftallergie).

## Braun-Falco-Landthaler-Syndrom Q80.85

### Definition
Kombination von Ichthyosis vulgaris, Pili torti, Taubheit und Zahnanomalien.

## Bremsenstich T14.0

### Definition
Stich von Bremsen (Tabanidae, Tabaniden) mit gewöhnlich harmloser, urtikarieller Schwellung der Stichstelle. Manchmal länger bestehende ödematöse Schwellung und Lymphangitis acuta.

### Externe Therapie
Lotio alba evtl. mit Zusatz von 2-4% Polidocanol **R200**, Menthol-Lösung 1% **R160** ggf. Glukokortikoide, topische als Tinktur oder Creme z.B. 0,1% Hydrocortison-17-butyrat Creme (Laticort). Zusätzlich ist die Anwendung feuchter Kochsalzumschläge möglich. Alternativ Versuch mit externen Antihistaminika wie Dimetinden (z.B. Fenistil Gel).

## Brennessel-Urtikaria L50.8

### Definition
Quaddel nach chemischer Reizung durch das in den Brennhaaren der Brennnesselgewächse befindliche Nesselgift.

### Klinisches Bild
Das klinische Spektrum der Hautveränderungen an der Kontaktstelle reicht von Juckreiz oder Brennen über Erytheme bis zur voll entwickelten Urtikaria. Bei voller Ausprägung zeigen sich akut aufgetretene, erhabene, scharf begrenzte, palpable, solitäre oder konfluierende, juckende, weißliche bis rote Quaddeln unterschiedlicher Größe. Die Größe und Ausprägung der Effloreszenzen ist häufig von Stärke und Zeitdauer des Kontaktes mit den auslösenden Pflanzen abhängig. Die Effloreszenzen beschränken sich nicht selten auf das Kontaktareal und seine direkte Umgebung.

### Therapie
Kühlen mit feuchten Umschlägen.

## Brill-Zinsser-Krankheit A75.1

### Definition
Spätrezidiv des epidemischen Fleckfiebers mit milderem, kürzerem Verlauf.

### Therapie
S.u. Fleckfieber, epidemisches.

## Brivudin

### Definition
Substanz aus der Gruppe der Virustatika.

### Indikation
Infektionen mit Varizella zoster bei immunkompetenten Erwachsenen. Wirksamkeit bei Kindern ist nicht belegt.

### Eingeschränkte Indikation
Eingeschränkte Nierenfunktion, Schwangerschaft, Stillzeit.

### Dosierung und Art der Anwendung
Erwachsene: 1mal/Tag 125 mg p.o. über 7 Tage.

### Unerwünschte Wirkungen
Übelkeit, Erbrechen, Diarrhoe, Abdominalschmerzen, Kopfschmerzen, Schwindelgefühl, Proteinurie, Glucosurie, Kreatinin- und Transaminasenanstieg, Leuko- und Thrombopenie, Appetitlosigkeit.

### Wechselwirkungen
Erhöhung der Toxizität von Fluorouracil und Tegafur.

### Präparate
Zostex

### Hinweis(e)
Die Rate der postzosterischen Neuralgien soll durch den Wirkstoff verringert werden.

## Bromhidrose L75.0

### Synonym(e)
Kakhidrosis; Bromidrosis; Stinkschweiß; Osmihidrosis

### Definition
Übel riechender Schweiß. Man unterscheidet 2 Formen: Apokrine Bromhidrose und ekkrine Bromhidrose, wobei erstere weitaus häufiger vorkommt.

## Bromhidrose, apokrine L75.0

### Definition
Ausgeprägte Sekretion von unangenehm riechendem Schweiß vorwiegend durch apokrine axilläre Schweißdrüsen.

### Ätiologie
Zersetzung organischer Schweißbestandteile des apokrinen Schweißes durch koryneforme Stäbchenbakterien. Kurzkettige Fettsäuren und Ammoniak sind u.a. für den Geruch des Schweißes verantwortlich. Mangelnde Hygiene begünstigt das Auftreten.

### Manifestation
Im geschlechtsreifen Alter. Menschen der schwarzen Rasse sind häufiger betroffen als Weiße, Ostasiaten äußerst selten (rassisch verschiedene Ausprägung der apokrinen Schweißdrüsen).

### Therapie
Regelmäßiges Waschen mit antibakteriell wirksamen sauren Seifen oder Waschlotionen, (z.B. Hydroderm Waschlotion, Dermowas N flüssiges Konzentrat). Rasieren der Achselhaare, ggf. Laser-Epilation. Benutzung eines handelsüblichen Deodorants, das die bakterielle Flora reduziert und teilweise auch die apokrine Drüsenfunktion vermindert. Hilfreich können zudem aluminiumhydroxidhaltige Lösungen oder Gele sein (z.B. 20% Aluminiumchlorid-Hexahydrat-Lösung **R005** oder **R006** oder Gel **R004**). Zugleich Anwendung austrocknender Puder (Zink, Talkum) oder Pudersprays. Alternativ Gerbsäuren wie Tannin (Tannosynt Lotio/Puder). Abklären, ob Medikamente oder Nahrungsmittel der Geruchsbildung zugrunde liegen.

### Prognose
Besserung im höheren Alter durch Involution der apokrinen Schweißdrüsen.

## Bromhidrose, ekkrine L75.0

### Definition
Unangenehmer Geruch durch Sekretion ekkrinen Schweißes unterschiedlicher Ursache.

### Ätiologie
- Keratogene ekkrine Bromhidrose: Exzessive Hyperhidrose führt zu einer Aufweichung des Stratum corneum, das dann von Bakterien zersetzt wird mit konsekutiver Geruchsbildung (Bromhyperhidrose).
- Metabolisch: Bei zahlreichen hereditären Störungen des Aminosäurestoffwechsels kommt es zur Absonderung eines abnormal riechenden Schweißes, z.B. bei Phenylketonurie, Ahornsirup-Krankheit, Methionin-Malabsorptionssyndrom, Smith-Strang-Syndrom u.a.
- Exogen: Ausscheidung von in Nahrungsmitteln oder Medikamenten enthaltenen, geruchsintensiven Substanzen (z.B. Knoblauch).

### Manifestation
- Keratogene ekkrine Bromhidrose: V.a. im jungen und mittleren Erwachsenenalter, gelegentlich auch bei Kindern, bevorzugt männliches Geschlecht.
- Metabolische ekkrine Bromhidrose: Ab Geburt.

### Lokalisation
- Keratogene ekkrine Bromhidrose: V.a. plantar und palmar, intertriginöse Räume.
- Metabolische und exogene ekkrine Bromhidrose: Generalisiert auftretend.

### Therapie
- Keratogene ekkrine Bromhidrose: Strikte Körperhygiene, regelmäßiges Wechseln der Strümpfe, Tragen eines adäquaten Schuhwerkes (keine Turnschuhe, sondern offenes Schuhwerk im Sommer; Ledersohlen), regelmäßiges Waschen mit antibakteriell wirksamen sauren Seifen oder Waschlotionen (z.B. Hydroderm Waschlotion; Dermowas). Anwendung von Deodorants, die die bakterielle Flora reduzieren, Leitungswasser-Iontophorese, aluminiumhydroxidhaltige Lösungen (z.B. 20% Aluminiumchlorid-Hexahydrat-Lösung **R005** oder **R006**), Zinksalze.
- Metabolische ekkrine Bromhidrose: Behandlung der zugrunde liegenden Stoffwechselstörung.
- Exogene ekkrine Bromhidrose: Vermeidung entsprechender Speisen oder Medikamente.

## Bromoderm L27.15

### Synonym(e)
Bromoderma tuberosum; Bromoderma vegetans; vegetant bromoderma

### Definition
Heute seltene Arzneimittelreaktion auf bromhaltige Medikamente. Bromide und organische Bromverbindungen einschließlich Bromharnstoffderivate wie Cabromal gelten heute als überholtes sedierendes Therapieprinzip, sie wurden früher u.a. als Schlafmittel eingesetzt. Gefahr der Bromintoxikation (Bromismus), insbesondere wegen extrem langer Halbwertszeit (20 Tage) des Bromids im Körper!

### Lokalisation
Vor allem Gesicht und Extremitäten.

### Klinisches Bild
Schlaffe, eitrig einschmelzende, ulzerierende, braun- bis schwarzrote, häufig mit Krusten bedeckte Granulationen.

### Differenzialdiagnose
Acne vulgaris; akneiformes Exanthem; akneiformes Syphilid; Pyoderma faciale; follikuläre Pyodermie; Tinea barbae

### Externe Therapie
Stadiengerechte Therapie mit milden Akne-Therapeutika. Ggf. kurzfristig externe Glukokortikoide z.B. 0,1% Triamcinolon-Creme wie Triamgalen, **R259**.

### Interne Therapie
Absetzen bromhaltiger Medikamente! Bei schwerem Befall kurzfristig Glukokortikoide wie Prednison (z.B. Decortin) 40-60 mg/Tag.

### Prognose
Narbenbildung, Pigmentierung.

## Bronze-Baby-Syndrom P83.82

### Erstbeschreiber
Rubaltelli, 1983

### Synonym(e)
Bronzeikterus

### Definition
Seltene generalisierte grau-braune Hyperpigmentierung der Haut ungeklärter Ursache bei Neugeborenen nach Phototherapie (wird durchgeführt mit blauem Licht der Wellenlänge 425-475 nm als Therapie einer Hyperbilirubinämie). Auftre-

ten meist bei der selteneren Erhöhung des direkten Serumbilirubins, daher ist die Phototherapie kontraindiziert, wenn das direkte Serumbilirubin 2 mg/dl überschreitet.

**Therapie**
Meiden der Phototherapie bei Serumbilirubin >2 mg/dl.

## Brooke-Spiegler-Syndrom Q85.8

**Erstbeschreiber**
Brooke, 1892; Spiegler, 1899

**Definition**
Seltene, familiär auftretende Tumorkombinationen in unterschiedlicher Zusammensetzung und Ausprägung.

**Ätiologie**
Autosomal-dominant vererbte Mutation des Cylindroma (CYLD)-Gens das auf dem Genlokus 16q12-q13 kartiert ist. Das CYLD-Gen fungiert als Tumor-Suppressorgen.

**Klinisches Bild**
Neben den das klinische Bild prägenden Turbantumoren (Zylindrome) können sich Trichoepitheliome, Spiradenome sowie Kombinationsgeschwülste wie Spiradenozylindrome finden. Subtypen des Krankheitsbildes können vorwiegend Trichoepitheliome exprimieren. Bei diesen Fällen wird die Unterscheidung zum Syndrom der multiplen familiären Trichoepitheliome schwierig.

**Komplikation**
Die dermatologische Symptomatik wird durch Tumoren anderer Organe kompliziert (Speicheldrüsen, Nieren). Tumoren der Speicheldrüsen können per continuitatem oder durch isoliertes Wachstum auftreten. Maligne Entartung ist möglich.

## Brückennarben L90.5

**Definition**
Schmale, an beiden Pfeilern mit der normalen Haut verwachsene, an der Unterseite epithelisierte Hautstränge.

**Ätiologie**
Acne conglobata, Tuberculosis cutis colliquativa, chronische Pyodermie, Akne, Chlor-Akne, Sporotrichose, Blastomykose.

## Brugia malayi

**Definition**
Erreger der Filariose.

## Brugia timori

**Definition**
Erreger der Filariose.

## Brünauer-Syndrom Q87.0

**Definition**
Autosomal-dominant-erbliche Sonderform der Keratosis palmoplantaris: Kombination der Keratosis palmoplantaris mit Hyperhidrose und Spitzbogengaumen.

## Brustwarzenrhagaden O92.1

**Definition**
Tiefe, bis ins Korium reichende Risse der Brustwarze, v.a. bei stillenden Müttern.

**Therapie allgemein**
Auf korrekte Anlage des Säuglings achten, „Nuckeln" vermeiden. Häufiges Freilegen der Brustwarzen.

**Externe Therapie**
- Anlegen von Brustschalen, z.B. von Avent (ständiges Tragen), Brusthütchen zum Stillen, Meiden von Stilleinlagen. Reinigung der Brustwarzen mit Calendula Tinktur (z.B. Calendula Weleda), wundheilende Cremes mit 5% Dexpanthenol oder Panthenol (z.B. **R064**, Bepanthen Creme).
- Alternativ: Pinselungen mit Salbei Tinktur (z.B. Salbei Tinktur Weleda) und wiederholtes trocken föhnen.

## Bruzellosen A23.9

**Erstbeschreiber**
Marston, 1861; Bruce, 1887

**Synonym(e)**
Mittelmeerfieber

**Definition**
Durch Infektion mit Bruzellen (v.a. Brucella (B.) melitensis, B. abortus, B. suis, B. ovis) hervorgerufene meldepflichtige Anthropozoonosen. Nach dem Stadium der Bakteriämie mit undulierendem Fieber Ausbildung einer granulomatösen Entzündung v.a. in Lymphknoten, Milz und Leber sowie einer Arthritis der Ileosakral-, Intervertebral- und Hüftgelenke.

**Erreger**
Bruzellen sind kleine, gramnegative unbegeißelte Stäbchenbakterien. Man unterscheidet 3 Spezies, die klinisch sehr ähnliche Krankheitsbilder verursachen:
- Brucella abortus (Erreger des M. Bang = Febris undulans bovina): Hauptwirt ist das Rind (ruft dort eine fieberhafte Allgemeininfektion hervor).
- Brucella melitensis (Erreger des Maltafiebers = Mittelmeerfieber, Febris mediterranea, Febris undulans melitensis, Bruce-Septikämie, Wellenfieber): Hauptwirte sind Schafe und Ziegen.
- Brucella suis (Schweinebruzellose = Brucellosis suis): Hauptwirt ist das Schwein.

**Vorkommen/Epidemiologie**
- B. abortus: Weltweit auftretend, insbesondere in gemäßigten und tropischen Gebieten, in denen Rinderzucht betrieben wird.
- Brucella melitensis: Mittelmeerraum, Afrika, Südamerika.
- B. suis: Nordamerika.

**Ätiologie**
Infektion mit Bruzella spp., insbes. bei Übertragung durch rohe Milch, direkten Kontakt mit infizierten Tieren (Schafe, Ziegen, Rinder, Schweine) bzw. deren Geweben sowie Einat-

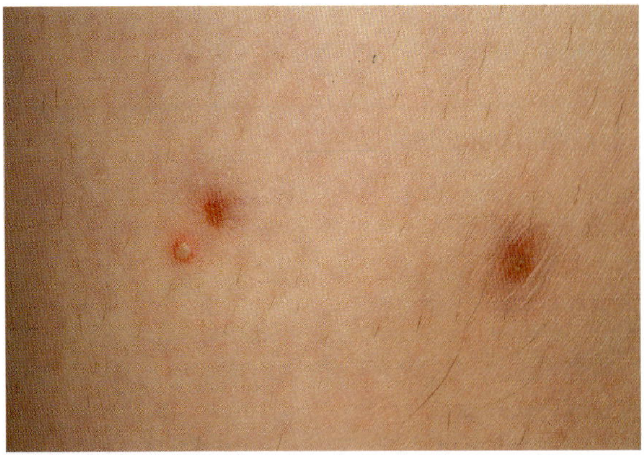

**Bruzellosen.** Ein Monat nach einem Urlaub auf dem Bauernhof Auftreten von mehreren, akuten, stecknadelkopfgroßen, an den Unterschenkeln lokalisierten, disseminierten, unscharf begrenzten, flach elevierten, gering konsistenzvermehrten, roten Papeln bei einer 16 Jahre alten Patientin. Daneben vereinzelte disseminierte Pusteln.

men infizierter Aerosole. Häufig treten die Erreger auf vorgeschädigter Haut oder Konjunktiven (Schmierinfektion) ein. Übertragung von Mensch zu Mensch nur in Ausnahmefällen.

### Klinisches Bild

- Inkubationszeit 2-6 Wochen. Auf ein Prodromalstadium mit uncharakteristischen Allgemeinerscheinungen folgt das Stadium der Bakteriämie mit typischen, jedoch nicht obligaten, wellenförmigen Temperaturschüben (undulierendes Fieber): über 5-7 Tage langsam auf 38-40 °C ansteigendes Fieber, anschließend ebenso langsamer Abfall. Diese Schübe können sich wochen- bis monatelang wiederholen. Außerdem Hepatosplenomegalie, Kopf-, Gliederschmerzen, evtl. gastrointestinale Symptome. An der Haut können äußerst vielgestaltige, mehr oder weniger generalisierte Exantheme auftreten, makulös, papulös, psoriasiform, hämorrhagisch, Erythema-exsudativum-multiforme-artig.
- Im anschließenden Stadium der Organmanifestation Ausbildung von Granulomen in Lymphknoten, Leber, Knochen u.a. Organen. Selten in der Haut als uncharakteristische, ulzerierende Knoten, plattenartige Infiltrate, Ekthymata-artige Effloreszenzen.

### Diagnose

Anamnese (Landwirte, Metzger, Veterinäre, Trinken roher Milch; Reisen in Mittelmeerländer). Mikroskopischer und kultureller Erregernachweis aus Blut und Körperflüssigkeiten, Organpunktaten, Lymphknotenbiopsie. Antikörpernachweis (IgG, IgM, Titeranstieg) mit ELISA, KBR oder Agglutinationsreaktion nach Widal.

### Differenzialdiagnose

Listeriose; Tuberkulose; Syphilis; Masern; Scharlach; Erythema exsudativum multiforme; Pityriasis rosea.

### Therapie

- Kombination aus Tetracyclin (z.B. Tetracyclin Wolff) 2 g/Tag über 3-6 Wochen und Streptomycin (z.B. Strepto-Fatol) 1 g/Tag i.v. oder i.m. für 2 Wochen. Bei leichten Infektionen ist Monotherapie mit Tetracyclinen ausreichend. Alternativ: Doxycyclin 2mal/Tag 100 mg p.o. anstelle von Tetracyclin.
- Bei Kindern unter 12 Jahren: Trimethoprim/Sulfamethoxazol (z.B. Cotrimox-Wolff Saft 1/2-2 Messl. in Abhängigkeit vom Alter) über 4 Wochen. Kombination dieser Therapie mit Rifampicin (z.B. Eremfat) 10-15 mg/kg KG/Tag p.o. wird empfohlen. Die alleinige Behandlung mit Rifampicin ist wegen schneller Resistenzentwicklung nicht sinnvoll.

### Prognose

- Bei Therapie in der akuten Phase (Therapiebeginn während der ersten 3 Monate) sind die Heilungsaussichten 90-100%, später 60-80%.
- Bei spätem Therapiebeginn gelingt es häufig nicht, die Erreger vollständig zu eliminieren; chronische, jahrelange Verläufe mit rezidivierendem Aufflammen der Erkrankung sind möglich. In ca. 5% der therapierten Fälle kommt es zu Rückfällen durch persistierende sensitive Erreger, so dass ggf. ein erneuter Therapieversuch mit dem bestehenden Regime erfolgen kann (Antibiogramm!).

## Bubonen A55.x

### Definition

Inguinale Lymphknotenvergrößerungen bei venerischen und nichtvenerischen Infektionskrankheiten sowie bei nichtinfektiösen Erkrankungen.

## Budd-Chiari-Syndrom I82.0

### Definition

Durch Verschluss (Thrombose, Tumoren oder entzündliche Prozesse der Umgebung) der V. hepatica auftretende Zeichen. Selten auftretende Komplikation unter Chemotherapie mit Dacarbazin.

### Klinisches Bild

Bei akutem Verlauf: Starke Schmerzen (akutes Abdomen) mit Lebervergrößerung, Aszites, Erbrechen, evtl. Koma und Exitus letalis.
Bei chronischem Verlauf: Zirrhose bei großer Leber, Milzvergrößerung, Aszites, Kollateralenbildung.

## Budesonid

### Definition

Nichthalogenisiertes Glukokortikoid, insbesondere Inhalations-Glukokortikoid.

### Indikation

Rhinitis allergica, Asthma bronchiale.

### Dosierung und Art der Anwendung

Erwachsene/Kinder <12 Jahre: 2mal/Tag 1-2 Hübe, max. 16/Tag. Kinder 6-12 Jahre: 2mal/Tag 1 Hub.

### Unerwünschte Wirkungen

Erregungszustände, Schlafstörungen.

### Präparate

Benosid, Pulmicort, Entocort, Miflonide

## Bufexamac

### Definition
Substanz aus der Gruppe der nichtsteroidalen Antiphlogistika und der Antipruriginosa.

> Merke: **Aus allergologischer Sicht besteht ein ungünstiges Nutzen-Risikoverhältnis.**

### Indikation
Atopisches Ekzem und andere Ekzeme, Pruritus, Dermatitis solaris, Mückenstich, Bremsenstich. In einigen Ländern, z.B. Italien und Belgien, Einsatz als topisches Analgetikum.

> Merke: **Umstrittenes Therapieprinzip bei relativ häufigem Auftreten von Lokalreaktionen, Ekzem, Kontaktekzem, bis hin zu Erythema exsudativum multiforme-artigen Reaktionen!**

### Dosierung und Art der Anwendung
1-3mal/Tag auf die betroffenen Hautstellen auftragen.

### Unerwünschte Wirkungen
Sensibilisierung, allergische Reaktionen bis zum Erythema exsudativum multiforme, Brennen, Schuppung, Verschlechterung des Hautbefundes.

### Kontraindikation
Schwangerschaft, Anwendung am Auge, Überempfindlichkeit gegen den Wirkstoff.

### Präparate
Bufederm, duradermal, Jomax, Malipuran, Parfenac, Windol

### Hinweis(e)
- Sensibilisierungspotenzial: bei topischer Anwendung sind laut Studien Sensibilisierungen häufig, bis zu 50-60%. Bei 25% der Sensibilisierten betrug die Applikationszeit weniger als eine Woche.
- Berufliche Sensibilisierungen sind selten. Bei außerberuflichen Expositionen liegt eine Sensibilisierungsrate von 1-4% vor. Die Sensibilisierungsrate nimmt mit steigendem Lebensalter zu. Die Möglichkeit einer Sensibilisierung durch die Therapie eines berufsbedingten Ekzems ist in Erwägung zu ziehen.
- Bei Patienten mit atopischem Ekzem sind Sensibilisierungen gegenüber Bufexamac ca. 3mal häufiger als bei Nicht-Atopikern. Ursache ist die Verwendung von Bufexamac in der Therapie des atopischen Ekzems.
- Bei Kindern liegt Bufexamac unter den „Top Ten" der häufigsten Allergene. Auch hier ist die Ursache in der häufigen Verwendung von Bufexamac in der Therapie des atopischen Ekzems zu vermuten.
- Risikofaktoren einer Bufexamac-Sensibilisierung sind u.a. weitere Typ-IV-Sensibilisierungen, anogenitale Lokalisation, atopisches Ekzem, Ekzem der Beine.

## Bulla repens L01.03

### Synonym(e)
Bulla rodens; Staphylodermia superficialis bullosa manuum; Streptodermia superficialis bullosa manuum; Tourniole (Sabouraud); eitrige Fingerblase

### Definition
Sonderform der großblasigen Impetigo contagiosa an der Leistenhaut.

### Erreger
Koagulasepositiver Staphylococcus aureus, selten Streptokokken.

### Lokalisation
Hautbezirke mit dicker Hornschicht, vor allem Palmae, Plantae, Volarseiten der Finger, Fingerspitzen und Nagelwall (Paronychie).

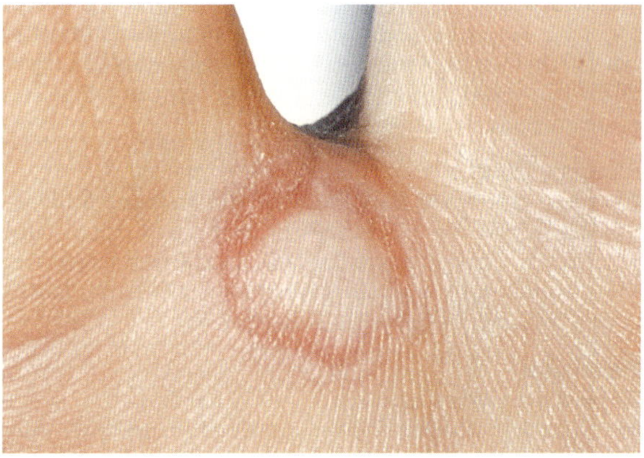

**Bulla repens.** Eingetrübte Blase mit entzündlichem Hof.

### Klinisches Bild
Meist solitäre, sehr feste, von einem Entzündungshof umgebene Blase mit zunächst klarem Inhalt, später Eintrübung. Bei Sitz am Finger Umgreifen des Nagels (Umlauf). Mögliche Beteiligung von Nagelfalz und -bett mit Lockerung bzw. Ablösung des Nagels.

### Differenzialdiagnose
Panaritium, Herpes simplex

### Komplikation
Übergang in Panaritium oder Phlegmone.

### Externe Therapie
- Eröffnen der Blase, Abtragen der Blasendecke, Bäder mit wässriger Chinolinol-Lösung (z.B. Chinosol 1:1000), **R042**, verdünnter Kaliumpermanganat-Lösung (hellrosa), Salbentherapie mit Jod-Polyvidon-Salbe (z.B. **R204**, Braunovidon).
- Anlage steriler Verbände mit Gazegitter (z.B. Hansaplast), ggf. Gazegitter mit antibiotischem Zusatz (Fucidine Gaze, Branolind) verwenden. Entfernung der Salbenreste mit Jod-Polyvidon-Lösung (z.B. Braunoderm).

### Interne Therapie
Antibiotische Behandlung mit einem Cephalosporin wie Cefadroxil (z.B. Cedrox) 1mal/Tag 1 g p.o. oder Cefuroxim (z.B. Elobact) 2mal/Tag 250 mg p.o.

## Bullosis diabeticorum E14.65

### Erstbeschreiber
Kramer (Erstbeschreibung des Krankheitsbildes), 1930; Cantwell u. Martz (Namensgebung), 1967

### Synonym(e)
Diabetische Blasenbildung

### Definition
Seltene, bei Diabetikern auftretende, spontane oder rezidivierende Blasenbildung an Unterschenkeln und/oder Füßen. Die Entität wird von einigen Autoren bestritten. Abheilung unter Ausbildung bräunlicher Pigmentierungen.

### Ätiologie
Unklar; diskutiert werden Mikrotraumen und die zugrunde liegende Mikroangiopathie.

### Manifestation
Meist bei länger bestehendem Diabetes mellitus auftretend (gleichermaßen bei Insulin-abhängigem wie unabhängigem Diabetes mellitus), v.a. bei Patienten mit Polyneuropathie, Retinopathie und Nierenbeteiligung.

### Klinisches Bild
Plötzlich auftretende Blasenbildung von wenigen Millimetern bis zu mehreren Zentimetern im Bereich der distalen Extremitäten, insbesondere der Füße. Leicht brennendes Gefühl. Klinisch wichtig ist die Assoziation der Bullosis diabeticorum mit einer diabetischen Retinopathie.

### Histologie
2 Typen werden beschrieben:
- Nicht vernarbender Typ mit intraepidermaler Spalt- oder Blasenbildung ohne Akantholyse.
- Vernarbender Typ mit subepidermaler Spaltbildung.

### Differenzialdiagnose
Andere blasenbildende Dermatosen, insbesondere Porphyria cutanea tarda; Pseudoporphyrie bei Dialysepatienten; bullöses Pemphigoid; Epidermolysis bullosa acquisita

### Externe Therapie
Absaugen des Blaseninhaltes, Verbände mit Polyvidon-Jod-Salben **R204** oder -Gaze (z.B. Braunovidon Wundgaze), Fusidinsäure Salben (z.B. Fucidine Salbe). Zusätzlich Bäder mit Polihexanid (Prontosan W) oder wässriger Chinolinol-Lösung (z.B. Chinosol 1:1000), **R042**.

### Interne Therapie
Einstellen des Diabetes mellitus.

## Bullosis mechanica T14.01

### Definition
Dermoepidermale Kontinuitätstrennung mit Blasenbildung infolge mechanischer Irritation der Haut, z.B. Reiben.

## Bupivacain

### Definition
Lang wirkendes Lokalanästhetikum vom Amid-Typ.

### Indikation
Leitungs- und Infiltrationsanästhesie, Sympathikusblockade, Lokalanästhetikum der 1. Wahl in der Geburtshilfe.

### Dosierung und Art der Anwendung
Dosierung je nach Art des durchzuführenden Eingriffes. Höchstdosen: 0,25% (max. 60 ml bzw. 2 mg/kg KG), 0,5% (max. 30 ml), 0,75% (max. 20 ml).

**Merke: Höchste Toxizität der Lokalanästhetika vom Amid-Typ, langsamer Wirkungseintritt, kardiotoxisch!**

**Cave: Keine intravasale Injektion!**

### Präparate
Bucain, Carbostesin, Dolanaest

## Buprenorphin

### Definition
Starkes Analgetikum, Opioid, unterliegt der Betäubungsmittelverordnung.

### Schwangerschaft/Stillzeit
Strenge Indikationsstellung in der Schwangerschaft, kontraindiziert in der Stillzeit.

### Unerwünschte Wirkungen
Müdigkeit, Schwindel, Hyperhidrose, Übelkeit, Blutdruckabfall, Atemdepression.

### Präparate
Temgesic

### Hinweis(e)
Antidot bei Überdosierung: Naloxon.

## Burning Feet-Syndrom G62.9

### Erstbeschreiber
Grierson, 1826; Gopalan, 1946; Simpson, 1946

### Synonym(e)
Syndrom der brennenden Füße; heiße Greisenfüße; Gopalan-Syndrom; Grierson-Gopalan Syndrome; burning feet syndrome

### Definition
Polyätiologisches Krankheitsbild mit vom Ausbreitungsgebiet der peripheren Nerven unabhängigen, v.a. nächtlichen, unangenehmen, meist schmerzhaft empfundenen, brennenden und/oder stechenden Missempfindungen an beiden Füßen. Oft Hitzegefühl und Hyperpathie, die das Gangbild beeinträchtigen, Verstärkung während der Nacht durch Wärme, Druck und Berührung der Bettdecke. Oft motorische Unruhe der Beine (restless legs), häufig vegetative Begleiterscheinungen mit Erythem und Hyperhidrose der Füße. Besserung im kalten Milieu und bei Herabhängen der Beine.

### Ätiologie
Diskutiert werden u.a. Störungen im peripheren Nervenbereich, in den Hintersträngen, den Spinalganglien, der Substantia gelatinosa des Thalamus. Als auslösende Faktoren gelten u.a. Myelose, Tumoren, spinale Angiomatosen, Alkoholismus, Diabetes mellitus, Vitamin B-Mangel, Polyarteriitis nodosa, Initialsyndrom oder Teilerscheinung einer sensibel betonten Polyneuropathie, Mangelernährung, Magen-Darm-Erkrankungen mit Malabsorption, Hypovitaminosen, Amyloidose, Medikamente (INH, Thalidomid, Thallium u.a.), Infektionen (HIV-Infektion), diabetische und nephrogene Polyneuropathien.

### Lokalisation
Vor allem Fußsohlen und Handinnenflächen.

### Differenzialdiagnose
Zentral bedingte Sensibilitätsstörungen; psychogene Störungen; lokale mechanische Nervenläsionen (z.B. Tarsaltunnelsyndrom); Erythromelalgie.

### Therapie
Behandlung der Grunderkrankung. Bei Mangelernährung und Malabsorption wird die Bedeutung eines Mangels an Thiamin, Pantothensäure, Riboflavin, Nikotinsäure und $B_{12}$ diskutiert. Linderung durch kühle Umschläge, Baden der Füße in kaltem Wasser, Umhergehen, Reiben, manchmal durch herunterhängenlassen der Füße.

## Burning Semen-Syndrom L25.9

### Definition
Proteinkontaktdermatitis durch Bestandteile des Spermas. Die auslösenden Allergene stammen wahrscheinlich aus der Prostata und nicht aus Hoden oder Nebenhoden, da die Allergie auch auf Prostatasekret von vasektomierten Männern auftritt (s.a. Sperma-Allergie).

### Diagnose
Exakte Anamnese, wobei die Angabe von Beschwerdefreiheit bei Kondomgebrauch richtungsweisend ist. Weitere allergologische Diagnostik s.u. Sperma-Allergie.

### Differenzialdiagnose
Kontaktsensibilisierungen durch Allergene, die im Zusammenhang mit dem Geschlechtsverkehr relevant werden können (z.B. Sensibilisierungen gegen Latex-Kondome-, spermizide Substanzen in vaginalen Kontrazeptiva, Lokalanästhetika-Kondombeschichtung und Lubrikanzien).

### Therapie
S.u. Sperma-Allergie.

### Hinweis(e)
Die Allergene sind nicht spezifisch für ein Individuum, nur in Einzelfällen bezieht sich die Sensibilisierung auf einen spezifischen Partner.

## Buruli-Geschwür A31.1

### Erstbeschreiber
Cook, 1897; Kleinschmidt, 1935; McCallum, 1948

### Synonym(e)
Buruli-Ulkus

### Definition
Atypische Mykobakteriose durch Mycobacterium ulcerans.

### Erreger
Mycobacterium ulcerans; atypisches Mycobacterium. Es wächst in vitro bei 30-35 °C. Einzigartig unter Mykobakterien ist die Produktion eines Exotoxins.

### Vorkommen/Epidemiologie
Nach der Tuberkulose und Lepra die dritthäufigste mykobakterielle Erkrankung bei Immunkompetenten (nach Tuberkulose und Lepra). Endemisches Vorkommen in tropischen und subtropischen Gebieten. Hohe Inzidenz und Prävalenz (bis zu 16% der Bevölkerung) in Endemiegebieten. Betroffene Regionen: West- und Zentralafrika, Australien, Papua-Neuguinea, Malaysia, Sri Lanka und Südamerika.

### Ätiologie
Infektion mit M. ulcerans. Übertragungsweg ist unklar, diskutiert werden kontaminierte Erde, Pflanzen, Insekten (z.B. Schwimmwanzen), Aerosole oder menschliche Kontakte. Durch Mikroverletzungen gelangen die Erreger in den Wirt.

### Klinisches Bild
2 bis 14 Wochen nach der Infektion Bildung kleiner subkutaner, indolenter Knoten meist an Bein oder Stamm mit konsekutiver Hyperpigmentierung und Schuppenbildung. Zentral blasst die Haut ab und glänzt. Ausbildung eines indurierten Ödems. Nach Wochen bis Monaten Ulkusbildung. Progredientes Ulkuswachstum. Ulzera können bis zu 15% der Körperoberfläche bedecken. Typisch sind tief unterminierte Ulkusränder; Spontanremission mit Narbenbildung ist möglich. Selten sind tiefe Faszien, Muskeln und Knochen beteiligt. Harter, ggf. juckender, verschieblicher Knoten in der Haut. Rückbildung oder Progression mit Ulzeration möglich.

### Histologie
Granulomatöse Dermatitis mit Langerhans-Riesenzellen. Akanthose, Hyperkeratose.

### Diagnose
Typische Klinik mit exorbitant großen Ulzera; mikrobiologischer Nachweis von M. ulcerans (Ziehl-Neelsen-Präparat) aus Kultur von nekrotischem Gewebe vom Ulkus-Grund; molekularbiologischer Nachweis mittels PCR.

### Therapie
- Früherkennung ist wichtig! Therapiemöglichkeiten sind beschränkt. Mittels Exzision ist im frühen Stadium die Erkrankung zu heilen. Größere Läsionen sind möglichst weiträumig zu exzidieren und durch Transplantation zu versorgen.
- Effekte von Chemotherapeutika sind bislang enttäuschend. Antimykobakterielle Medikamente (z.B. Rifampin 10 mg/kg KG/Tag p.o.) allein sind nur bei präulzerativen Läsionen oder kleinsten Ulzera Erfolg versprechend, bei größeren Läsionen aber nicht ausreichend.
- Experimentell ist die Hyperthermie. Postoperativ Physiotherapie, um Funktionseinbußen oder Kontrakturen vorzubeugen.

### Prognose
Entwicklung größerer Nekrosen möglich; mutilierende Kontrakturen, ggf. metastatische Knochenläsionen.

## Büschelhaare L66.2

### Synonym(e)
Bündelhaare; Gruppenhaarbildung

### Definition
Mehrere Haarschäfte treten büschelartig aus einer Follikelöffnung aus.

### Ätiologie
- Destruktion von Follikeln, z.B. bei der Folliculitis decalvans, beim Favus u.a.
- Naevoide, atavistische Fehlbildung (extrem selten): naevoide Büschelhaare

### Therapie
Behandlung der Grunderkrankung.

## Buschke-Ollendorf-Syndrom Q78.8

### Erstbeschreiber
Stieda, 1905; Albers-Schönberg, 1916; Buschke u. Ollendorf-Curth, 1928

### Synonym(e)
Dermatofibrosis lenticularis disseminata mit Osteopoikilie; Buschke-Ollendorf syndrome; Dermatoosteopoikilosis; BOS; disseminated dermatofibrosis with osteopoikilosis

### Definition
Autosomal-dominant vererbte Kombination multipler Bindegewebsnaevi mit Osteopoikilie.

### Ätiologie
Loss-of-function Mutation im LEMD3-Gen, das auf dem Genlokus 12q14 kartiert ist.

### Manifestation
Meist Erwachsenenalter, erste Hautveränderungen im Kindesalter möglich.

### Lokalisation
Extremitäten; distale Stammpartien; epiphysennahe hyperdense Knochenherde.

### Klinisches Bild
Sklerotische Areale im Knochen ohne pathologische Signifikanz, begleitet von Anomalien in den anatomisch zugeordneten Weichteilen wie Dermatosklerose, Muskelatrophie, Lymphödeme sowie multiple, 0,2-1,0 cm große, feste, symmetrisch oder auch asymmetrisch verteilte, hautfarbene Knötchen und Knoten.

### Histologie
Koriale Bindegewebsverdichtung mit Akkumulation breiter elastischer Fasern.

### Differenzialdiagnose
Xanthoma tuberosum; Pseudoxanthoma elasticum.

## Butylcatechin, 4-tertiäres

### Synonym(e)
PTBC; p-tertiäres-Butylcatechol; 4-tertiäres-Butylbrenzcatechin; para-tertiary-butylcatechol

### Allgemeine Information
- Chemische Verbindung mit potenter kontaktallergener Wirkung aus der Gruppe der Catechole. Verwendung u.a. als Zusatz in Farben, als Antioxidans in Mineralölprodukten, Schmierölen, bei der Herstellung von Kunststoffen (Polymerisationsinhibitor) aus Polyesterharzen und Polyvinylchlorid (PVC), in der Papierindustrie (Bestandteil der druckempfindlichen Mikrokapselbeschichtung; Mittel zur Verzögerung der lichtbedingten Entfärbung des gebildeten Farbstoffs), in der Gummiindustrie (Stabilisator für Synthesekautschuk).
- Die Testkonzentration bei der Epikutantestung liegt bei 0,25% (Vaseline als Grundlage).

### Hinweis(e)
Fälle von Kontaktallergien wurden in der Gummi-, Farben-, Mineralöl- und der Kunststoffindustrie beobachtet. Laut Einzelfallbeschreibungen und älteren Studien gelegentlich Auslösung von Vitiligo und Leukoderm.

## C1-Esterase-Inhibitor

### Synonym(e)
C1-INH

### Definition
Überwiegend in Hepatozyten gebildetes Glykoprotein (105 KDa), welches aus 487 Aminosäuren besteht und die Aktivierung des Komplementfaktors C1 reguliert.

### Allgemeine Information
Das menschliche C1-Esterase-Inhibitor-Gen ist auf dem elften Chromosom (11q11-q13.1) lokalisiert. Ein Mangel des C1-Esterase-Inhibitors führt zur Aktivierung des Komplementsystems, was wiederum zu niedrigen Plasmakonzentrationen des Komplementfaktors C2 führt. Es wird derzeit angenommen, dass das gespaltene C2 die Permeabilität der Gefäßwände erhöht. Des Weiteren wird schon seit langem angenommen, dass durch den Inhibitor-Mangel vermehrt Kallikrein und konsekutiv vermehrt Bradykinin entsteht, welches die subkutanen Schwellungen bei einem hereditären Angioödem bewirken soll. Ein erhöhter Bradykinin-Spiegel ist bei akuten Schwellungen festgestellt worden.

### Labor
Der Normwert im Blut beträgt etwa 0.25-0.45 g/l.

## Cadexomer-Jod

### Definition
Desinfizienz.

### Indikation
Impetiginisierte oder nässende Wunden, Ulcus cruris.

### Dosierung und Art der Anwendung
Nach Reinigung der Wunde in einer Schicht von ca. 3 mm auftragen.

### Kontraindikation
Jodüberempfindlichkeit, Schilddrüsenerkrankungen, Dermatitis herpetiformis.

### Präparate
Iodosorb

## Cadherine

### Definition
Cadherine (von englisch „Calcium adhering", wie „Ca-adherine") sind eine große Gruppe, phylogenetisch alter, Kalzium bindender, transmembranöser Glykoproteine der Desmosomen aus der Gruppe der Adhäsionsmoleküle, die untereinander Zellkontakte in verschiedenen Geweben bewirken.

### Allgemeine Information
- Die Cadherine spielen eine Rolle bei der Stabilisierung von Zell-Zellkontakten (Zelladhäsion), der embryonalen Morphogenese, der Erhaltung der Zellpolarität und der Signaltransduktion. Cadherine sind in fast allen Zellen von Vertebraten und Invertebraten exprimiert (z.B. E-Cadherin in Epithelien, VE-Cadherin in Endothelien, N-Cadherin in Nervenzellen, P-Cadherin in Plazenta und Epidermis). Ihre Verteilung ist diffus über die Zelloberfläche und über Adhärenzorganellen (Desmosomen) verdichtet. Die Cadherine Desmocollin und Desmoglein sind u.a. Bestandteil von „Tight junctions" und Desmosomen und interagieren mit Intermediärfilamenten des Zytoskeletts sowie Bestandteilen desmosomaler Plaques (Desmoplakin, Plakophilin, Plakoglobin).
- Cadherine spielen bei akantholytischen Immun- und Genodermatosen, z.B. bei Hypotrichosis congenita mit juveniler Makuladegeneration und Dyskeratosis follicularis eine pathogenetisch bedeutsame Rolle. S.a. Pemphigus vulgaris, Pemphigusantikörper. Die Funktion und Expression von Cadherinen geht bei karzinomatösen Zellen verloren oder andere Cadherine als physiologischerweise vorhanden werden exprimiert (Cadherin-shift). Hierdurch können sich Zellen aus dem Tumorverband lösen und metastasieren.

## Café-au-lait-Flecken L81.3

### Synonym(e)
Milchkaffeeflecken

### Definition
Angeborene, homogene, blass-braun gefärbte, scharf begrenzte, nicht palpable braune oder braun-gelbe Flecken (s.a. Hyperpigmentierungen). Einzelne (bis zu 3) dieser Flecken finden sich bei 3% aller Neugeborenen und bei 10-28% aller älteren Kinder. Bei 6 oder >6 Café-au-lait-Flecken von <0,5 cm (präpubertär) und >1,5 cm (postpubertär) besteht Hinweis auf die periphere Neurofibromatose NF Typ I).

### Vorkommen/Epidemiologie
Häufig: 10-20% der Normalbevölkerung.

### Manifestation
In der frühen Kindheit auftretend.

### Klinisches Bild
- Scharf begrenzte milchkaffeefarbene Maculae unterschiedlicher Größe.
- Klinische Syndrome mit Café-au-lait-Flecken:
  - Albright-Syndrom
  - Ataxia teleangiectatica
  - Bannayan-Riley-Ruvalcaba-Syndrom
  - Bloom-Syndrom
  - Cobb-Syndrom

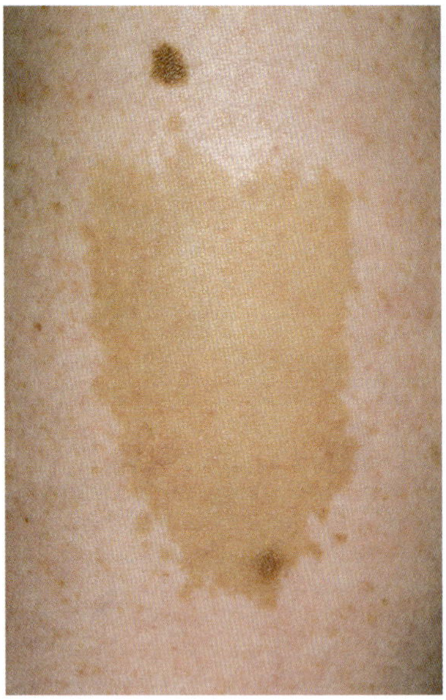

**Café-au-lait-Flecken.** Scharf begrenzte milchkaffeefarbene Macula am Oberschenkel bei einer 36-jährigen Frau.

- Cowden-Syndrom
- Fèvre-Languepin-Syndrom
- Multiple endokrine Neoplasie (MEN)
- Neurofibromatose der Typen I, II, VI
- Noonan-Syndrom
- Piebaldismus
- Tuberöse Sklerose
- Turner-Syndrom.

### Histologie
S.u. Lentigo simplex.

### Differenzialdiagnose
Naevus spilus, postinflammatorische Hyperpigmentierung.

### Therapie
In der Regel nicht notwendig. Bei kosmetischer Indikation ggf. Versuch mit Laser-Behandlung (Erbium-YAG-Laser), oberflächlicher Kryochirurgie oder Dermabrasio.

## Calcineurininhibitoren

### Synonym(e)
Calcineurinantagonisten

### Definition
Gruppe von immunsuppressiv wirksamen Medikamenten, die sich komplex an spezifische Mediatoren binden (Ciclosporin A an Cyclophilin, Tacrolimus an das Protein FKBP12). Diese Komplexe binden wiederum an Calcineurin und verhindern damit die Aktivierung von Transkriptionsfaktoren (NFAT, NFKB), was zu einer verminderten Synthese von Interleukin-2 in den T-Helferzellen führt. Der Zellzyklus verharrt in der G0-Phase, ohne Übergang in die G1-Phase des Zellzyklus; die T-Zell-Aktivierung wird damit inhibiert. S.a.u. Tacrolimus, Pimecrolimus, Ciclosporin A. Weiterhin binden Calcineurininhibitoren an den Capsaicin-Rezeptor und lösen damit eine neurogene Entzündung aus. Dies erklärt zum einen das initiale Brennen der Therapie, zum andern wird hiermit ihr antipruritischer Effekt erklärt.

### Allgemeine Information
- Neben den bekannten Indikationen für Ciclosporin A (systemisch: Autoimmunerkrankungen und Erkrankungen mit gestörter Keratinisierung), Tacrolimus (systemisch: Autoimmunerkrankungen, Psoriasis vulgaris), Pimecrolimus und Tacrolimus (topisch: atopisches Ekzem) wird in der Literatur auch über den Einsatz von Calcineurininhibitoren zur topischen Therapie der Psoriasis vulgaris diskutiert. Grundsätzlich wird allen genannten Medikamenten eine antipsoriatische Potenz zugesprochen.
- Die topische Applikation jedoch ist aufgrund der galenischen Zubereitung insuffizient. Ciclosporin zeichnet sich durch Lipophilie, hohes Molekulargewicht sowie eine Ringstruktur aus, die die Penetration durch die Haut beeinträchtigen. Tacrolimus ist derzeit in einer 0,1%igen oder 0,03%igen lipophilen Salbe zur topischen Behandlung des atopischen Ekzems zugelassen. Die bisherigen Anwendungen in Form einer 0,3%igen Salbe zur Therapie einer Psoriasis offenbarten bisher keine Effektivität. Eine Wirksamkeit ist bis jetzt nur bei der inversen Psoriasis zu beobachten (2mal/Tag Tacrolimus Salbe 0,1% auftragen). Ähnliche Erfahrungen liegen für Pimecrolimus vor; unter okklusiver Applikation zeigen sich klinische Effekte bei Anwendung einer 0,1% lipophilen Creme. Erfolge bei der Psoriasis inversa sowie im Kindesalter sind in Einzelfällen beschrieben. Zusammenfassend müssen für effiziente topische Applikationen die einzelnen galenischen Systeme optimal weiterentwickelt werden. Die Beurteilung der antipsoriatrischen Potenz in kontrollierten Studien bleibt abzuwarten.

## Calcinosis L94.2

### Synonym(e)
Kalzinose

### Definition
Kalziumablagerungen in Geweben.

### Lokalisation
Haut, subkutanes Fettgewebe, Muskulatur.

## Calcinosis circumscripta L94.2

### Synonym(e)
Profichetsches Syndrom; Kalkgicht; Hautsteine

### Definition
Wenig gebräuchlicher Begriff für eine lokalisierte subkutane Kalzinose (s.u. Calcinosis metabolica). Seit Jahrzehnten keine Fallbeschreibung mehr unter dieser Bezeichnung.

## Calcinosis cutis L94.20

### Definition
Ablagerung von präzipitierten Kalziumsalzen (amorphes Kalziumphosphat mit kleinen Mengen Kalziumkarbonat) in Dermis und Subkutis.

### Einteilung
Man unterscheidet:
- Calcinosis metastatica
- Calcinosis metabolica

- Calcinosis dystrophica
- Calcinosis idiopathica.

Im amerikanischen Schrifttum werden die Begriffe Calcinosis metabolica, dystrophica und idiopathica synonym verwendet.

**Ätiologie**
Kalzium- und Phosphationen liegen in der Extrazellulärflüssigkeit in stabiler Lösung vor. Bei Überschreitung des Löslichkeitspunktes kommt es zur Ausfällung von Hydroxyapatit. Ursache: Systemisch (metastatische Kalzinose) oder lokal, durch dystrophische Lokalprozesse, z.B. Alkalisierung, Calcinosis metabolica. Bei der metastatischen Kalzinose sind die Serum-Kalzium-Phosphatspiegel pathologisch, bei der dystrophen und metabolischen Form normal.

**Manifestation**
Gehäuft z.B. bei systemischer Sklerodermie, s.a. CREST-Syndrom.

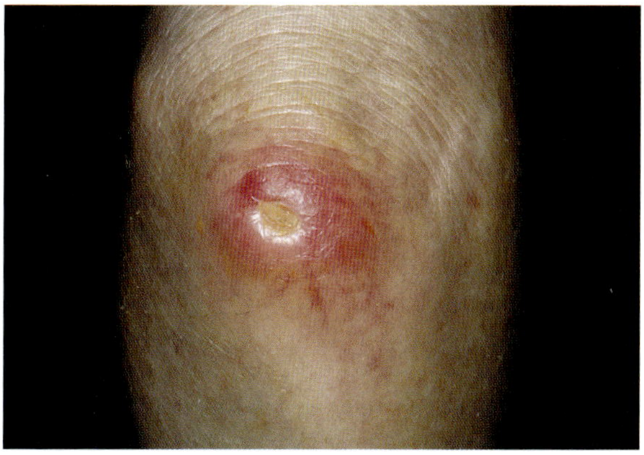

Calcinosis cutis. Ulzeration mit steinhartem, unregelmäßigem Grund und geröteter periulzeröser Umgebung. Häufung z.B. bei systemischer Sklerodermie.

**Differenzialdiagnose**
Oxalose der Haut

**Therapie**
Calcinosis metabolica, Calcinosis metastatica, Calcinosis dystrophica, Calcinosis idiopathica

## Calcinosis dystrophica L94.21

**Definition**
Ätiologisch ungeklärte Ablagerung von Kalziumsalzen in pathologisch veränderter Kutis, Subkutis oder Muskulatur, z.B. in Narben, chronisch-entzündlichen Infiltraten, Zysten, Epitheliomen, Karzinomen, Hämangiomen in organisierten Thrombophlebitiden (Phlebolith) u.a. Man unterscheidet umschriebene kutane und generalisierte Kalzinosen.

**Ätiologie**
Unbekannt; die Serum-Kalzium-Phosphatspiegel sind normal.

**Lokalisation**
Häufig akral (s.a. Akrokalzinose), im Bereich der distalen Fingerabschnitte, an Ohren und Unterschenkel (chronischer Kälteschaden), selten im Bereich des Skrotums (Epidermalzysten) oder in der Tiefe der Adduktorenmuskulatur des Oberschenkels (chronisches Trauma bei Reitern).

**Klinisches Bild**
Einzelne oder multiple, weißgelbliche harte, manchmal schmerzhafte Knoten der Haut mit Tendenz zur Ulzeration; aber auch subkutan gelegen oder in der Muskulatur (Reiterknochen).

**Therapie**
Behandlung der Grunderkrankung: Operative Entfernung der verkalkten Zysten bzw. des zugrunde liegenden Tumors. Ggf. antientzündlich mit lokalen Glukokortikoiden wie 0,1% Triamcinolon-Creme (z.B. Triamgalen, R259) oder 0,25% Prednicarbat-Creme (z.B. Dermatop). Bei generalisierten Formen können enterale Phosphatbinder wie Aluminiumhydroxid (z.B. Aludrox) über mehrere Monate versucht werden.

## Calcinosis metabolica E83.5

**Definition**
Umschriebene (Calcinosis metabolica circumscripta) oder diffuse (Calcinosis metabolica universalis) Verkalkung von Kutis und Subkutis (evtl. auch Muskulatur) ohne fassbare Kalzium- oder Phosphat-Stoffwechselstörung. Sonderformen:
- Thibièrge-Weissenbach-Syndrom
- CREST-Syndrom
- Ehlers-Danlos-Syndrom
- Pseudoxanthoma elasticum
- Progeria adultorum.

**Therapie**
Entsprechend Calcinosis metabolica universalis, s. dort.

## Calcinosis metabolica universalis E83.5

**Erstbeschreiber**
Teutschländer, 1935; Inclan et al., 1943

**Synonym(e)**
Teutschländer-Syndrom; Lipocalcinogranulomatose; Lipocalzinogranulomatose; Calcinosis lipogranulomatosa progrediens; Lipocalcinosis progrediens; Lipoidkalkgicht; Calcinosis interstitialis

**Definition**
Sehr seltene Erkrankung mit Ablagerung der Kalksalze im kutanen und subkutanen Gewebe sowie der Muskulatur ohne fassbare Kalzium- oder Phosphat-Stoffwechselstörung.

**Ätiologie**
Auftreten z.B. bei Ehlers-Danlos-Syndrom, Pseudoxanthoma elasticum, Progeria adultorum. S.a. Myositis ossificans.

**Lokalisation**
Extremitäten, auch Rumpf.

**Klinisches Bild**
Meist symmetrische, multiple Kalkeinlagerungen in die Haut. Entzündliche Rötung, Perforation, Entleerung eines kalkartigen, cremigen oder eitrig erscheinenden Materials. Schlecht heilende Ulzerationen, Ausbildung eingezogener Narben. ggf. schmerzhafte Bewegungseinschränkung bei Kalkablagerungen in Gelenknähe.

### Histologie
Kalksalzniederschläge im subkutanen und kutanen Gewebe.

### Differenzialdiagnose
Myositis ossificans; Gicht; andere Formen von Calcinosis cutis.

### Therapie
Behandlung der Grunderkrankung. Soweit möglich chirurgische Entfernung umschriebener oder schmerzhafter Kalkknoten. Bei Ulzeration wundreinigende und granulationsfördernde Maßnahmen, s.u. Wundbehandlung. Bei stark entzündlichen Veränderungen können Glukokortikoide extern wie 0,25% Prednicarbat (z.B. Dermatop Creme) eingesetzt werden.

### Prognose
Chronisch progredienter Verlauf mit Remissionen.

## Calcinosis metastatica E83.5

### Definition
Ablagerung von Kalziumsalzen aufgrund einer Störung im Kalzium- und/oder Phosphatstoffwechsel bei gleichzeitig örtlichen Faktoren, die eine Ausfällung von Kalziumsalzen begünstigen.

### Vorkommen/Epidemiologie
Bei primärem und sekundärem Hyperparathyreoidismus, chronischen Nierenerkrankungen, Vitamin D-Hypervitaminose, destruierenden Knochenerkrankungen, multiplen Myelomen (s.a.u. Paraproteinämie, Hautveränderungen) Sarkoidose und dem Milch-alkalischen Syndrom.

### Klinisches Bild
Symmetrische oder linear angeordnete, schmerzhafte, harte, weiße Papeln, auch plaqueförmige oder knotige Läsionen. Gefahr von Ulzerationen mit schlechter Heilungstendenz.

### Therapie allgemein
Behandlung des Grundleidens. Kalzium- und/oder phosphatarme Diät.

### Externe Therapie
Behandlung umschriebender Calcinosen, s.u. Calcinosis circumscripta.

**Cave: Verzögerte Wundheilung und Neigung zu Ulzerationen auch bei kleinen Wunden (Aufklärung des Patienten)!**

## Calciphylaxie, kutane M79.3

### Erstbeschreiber
Anderson, 1968

### Synonym(e)
Kalziphylaxie; Calciphylaxis; uremic gangrene syndrome; calcifying panniculitis

### Definition
Seltenes, schweres, fast ausschließlich bei niereninsuffizienten, dialysepflichtigen Patienten beobachtetes Krankheitsbild, das durch eine kalzifizierende Pannikulitis mit thrombotischen Veränderungen kleiner und mittelgroßer Gefäße und nachfolgender Hautnekrose gekennzeichnet ist.

### Vorkommen/Epidemiologie
V.a. bei Patienten mit chronischer Niereninsuffizienz. Prävalenz 1-4% aller Dialysepatienten, v.a. bei Dialysedauer >1 Jahr. Als paraneoplastisches Syndrom bei Mammakarzinom. Vereinzelte Fallberichte sind auch über Auftreten bei Patienten mit chronischen Darmerkrankungen und primärem Hyperparathyreoidismus publiziert.

### Ätiologie
Letztlich sind die Ursachen nicht sicher geklärt. Diskutiert werden insbesondere Störungen im Kalzium-Phosphat-Stoffwechsel. Bei chronischer terminaler Niereninsuffizienz kommt es zu einer verminderten Calcitriolsynthese und konsekutiv zur verminderten Kalziumresorption sowie zur verminderten Phosphatausscheidung der Niere. Hierdurch verursacht werden erhöhte Ausschüttung von Parathormon mit sekundärem Hyperparatheroidismus, vermehrte Freisetzung von Kalzium und Phosphat sowie Kalziumausfällungen durch Überschreitung der Löslichkeitsgrenze. Diese zeigen eine besondere Affinität für die elastischen Fasern der Gefäße. Offensichtlich sind dabei auch aktive Prozesse in der Zellwand und die Hemmwirkung von Inhibitoren beteiligt. Es wurden jedoch auch Calciphylaxien bei normwertigem Calcium-Phosphat-Produkt beschrieben. Risikofaktoren wie Adipositas, systemische Glukokortikoidgabe, erhöhter Nachweis von Aluminium im Serum >25 ng/ml und Lebererkrankungen werden diskutiert.

### Manifestation
Frauen sind 3mal häufiger als Männer betroffen.

### Lokalisation
V.a. untere Extremitäten.

### Klinisches Bild
Symmetrische, chronische, linear oder auch flächenhaft angeordnete, 2,0 bis 20 cm große, eminent schmerzhafte, harte, rote oder auch hautfarbene Plaques oder Knoten. Die Läsionen werden an der Hautoberfläche häufig durch eine Livedo angezeigt (Ursache: Verkalkungen des kutanen Gefäßplexus) und tendieren zur Ulzeration. Ausgesprochen schlechte Heilungstendenz. Klinisch können somit hoch schmerzhafte, schlecht heilende Ulzera oder eine (exulzerierte) Livedo als dermatologischer Erstbefund auftreten. Neben den kutanen Läsionen finden sich schmerzhafte Myopathien (Gluteal- und Oberschenkelmuskulatur) und Rhabdomyolyse. Seltener sind Kalzifizierungen von Lunge oder Pankreas.

### Labor
Leitbefunde: Hohes Ca x $PO_4$-Produkt, Hyperparathyreoidismus.

### Histologie
Thrombosierte dermale und subkutane Gefäße mit ausgeprägten basophilen Kalkablagerungen im Lumen und den Wänden. Kalkablagerungen finden sich auch an elastischen Fasern sowie an den Bindegewebssepten der Subkutis. Meist schüttere Infiltrate aus Neutrophilen und Makrophagen.

### Komplikation
Rhabdomyolyse; Nekrosen von Lunge oder Pankreas: Gefahr der Sekundärinfektion und Sepsis.

### Therapie
Die Therapie ist rein supportiv. Intensiviertes und modifiziertes Dialyseregime, vorübergehende Gabe aluminiumhaltiger $PO_4$-Binder statt Kalziumsalzen zur Senkung des erhöhten

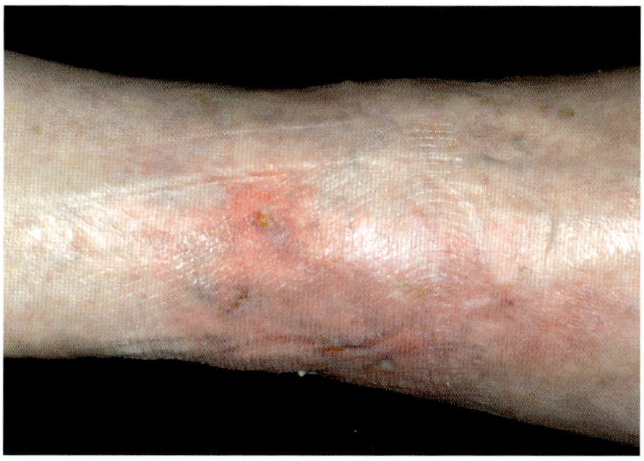

Calciphylaxie, kutane. Seit 13 Monaten bestehende, chronisch progrediente, schmerzhafte, derbe, z.T. ulzerierte, rote bis livide Plaques am Unterschenkel einer 58-jährigen Frau. Die Umgebung ist z.T. livedoartig verändert.

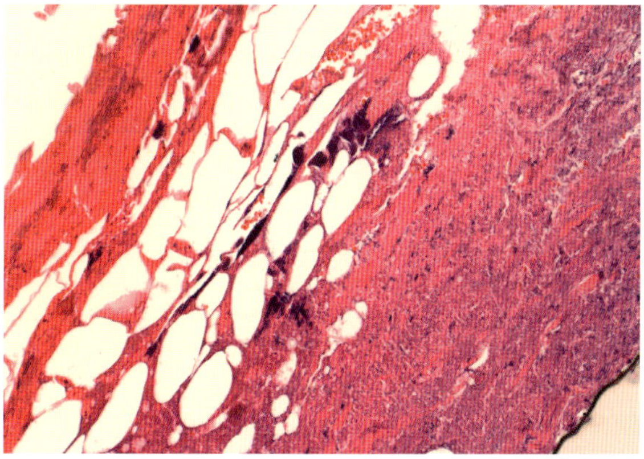

Calciphylaxie, kutane. Diffuse Kalzinose der Lipozyten sowie der Bindegewebssepten des Fettgewebes.

$CaPO_4$-Produktes. Parathyreoidektomie erscheint nur sinnvoll bei erhöhtem Phosphatspiegel.

### Therapie allgemein
Als therapeutische Option kann entweder die Zufuhr von Phosphat in der Diät begrenzt oder aber die Resorption des diätetisch zugeführten Phosphates durch oral zugeführte Phosphatbinder verhindert werden.

### Externe Therapie
Behandlung umschriebener Calcinosen, s.u. Calcinosis circumscripta.

**Cave: Verzögerte Wundheilung und Neigung zu Ulzerationen auch bei kleinen Wunden (Aufklärung des Patienten)!**

### Prognose
Schlechte Prognose durch eine Mitbeteiligung innerer Organe, insbes. Lunge (Verkalkung der Pleura), Gefäßverkalkung und Verkalkung von Herzklappen. Bei den Gefäßverkalkungen lassen sich zwei Typen unterscheiden:
- Verkalkung der Media der Gefäßwand vom Mönckeberg-Typ
- Verkalkung atherosklerotischer Intimaplaques.

Die 1-Jahres-Überlebensrate beträgt 46%.

## Calcipotriol

### Definition
Vitamin $D_3$-Analogon.

### Indikation
Leichte bis mittelschwere Psoriasis vulgaris vom Plaque-Typ bei einer Ausdehnung <30% der Körperoberfläche.

### Dosierung und Art der Anwendung
Salbe/Creme/Lsg.: 2mal/Tag auf die betroffenen Hautstellen auftragen (max. 30% der Körperoberfläche, max. 15 g Salbe oder Creme/Tag, max. für 6 Wochen). Die Cremegrundlage oder eine Lösung kann auch im Bereich des Kapillitiums verwendet werden, da sie sich gut auswaschen lässt!

### Unerwünschte Wirkungen
- Creme/Salbe: Vereinzelt vorübergehendes Jucken, Brennen und Erythemen, besonders in intertriginösen Bereichen. Auftreten von fazialen und perioralen Dermatitiden (s.a. Ekzem, Kontaktekzem, allergisches), die nach Beendigung der Behandlung abklingen. Bei kontinuierlicher Anwendung in hoher Dosierung kann es zu Hyperkalzämie und/oder vermehrter Kalziumausscheidung im Urin kommen.
- Lösung: S.o., zusätzlich evtl. Verschlechterung der Psoriasis, Lichtempfindlichkeit, selten Hyperkalzämie, Hyperkalzurie.

### Kontraindikation
Schwangerschaft, Stillzeit, Kinder und Jugendliche <18 Jahre, großflächige Anwendung (>30% KO), Psoriasis punctata, Psoriasis pustulosa, Erkrankungen des Kalziumstoffwechsels, schwere Leber- und Nierenerkrankungen.

### Inkompatibilität
Salicylsäure-haltige Externa inaktivieren Calcipotriol bei gleichzeitigem Gebrauch und selbst bei um Stunden versetzter Anwendung.

### Präparate
Daivonex, Psorcutan

### Patienteninformation
Nach der Anwendung die Hände waschen, um eine Übertragung auf die Gesichtshaut sowie auf andere nicht erkrankte Hautbezirke zu vermeiden!

## Calcitriol

### Definition
Aktiver Metabolit von Vitamin $D_3$.

### Indikation
Leichte bis mittelschwere Psoriasis vulgaris vom Plaque-Typ bei einer Ausdehnung <35% der Körperoberfläche.

### Dosierung und Art der Anwendung
Salbe: 2mal/Tag auf die betroffenen Hautstellen auftragen (max. 35% der Körperoberfläche, max. 30 g Salbe/Tag, max. für 6 Wochen). Calcitriol kann im intertriginösen Bereich und mit Vorsicht auch im Gesicht angewendet werden.

### Unerwünschte Wirkungen
Nach Anwendung von Silkis 3 µg/g Salbe wurden in geringem Umfang Hautreizungen (Rötung, Juckreiz) beobachtet.

Derartige Hautreizungen sind in der Regel vorübergehender Natur.

### Wechselwirkungen
Kalziumpräparate, Salicylsäure, Schälmittel, Adstringenzien; andere reizende Produkte: Verstärkte Hautreizung möglich.

### Kontraindikation
Schwangerschaft, Stillzeit, Kinder und Jugendliche <18 Jahre, großflächige Anwendung (>35% KO), Psoriasis punctata, Psoriasis pustulosa, Erkrankungen des Kalziumstoffwechsels, schwere Leber- und Nierenerkrankungen.

### Präparate
Silkis 3 µg/g Salbe; Rocaltrol

### Patienteninformation
Nach der Anwendung die Hände waschen, um eine Übertragung auf die Gesichtshaut sowie auf andere nicht erkrankte Hautbezirke zu vermeiden! Keine Substanzen zufügen, die die Hautabsorption steigern. Kein Okklusionsverband!

## Calciumantagonisten

### Definition
Arzneimittel, die den Einstrom von Kalzium in die Zelle vermindern oder verhindern und damit eine Entkopplung von elektrischer Erregung der Zelle und Muskelkontraktion bewirken: Abnahme des Gefäßwiderstands, v.a. im arteriellen Teil (Vasodilatation, RR-Abfall), Einsparung von Sauerstoff.

### Indikation
In der Dermatologie finden Calciumantagonisten ihren Einsatz in der Therapie peripherer Durchblutungsstörungen, insbes. beim Raynaud-Syndrom, aber auch bei der systemischen Sklerodermie oder beim systemischen Lupus erythematodes.

**Merke: Bei Frauen im gebärfähigen Alter ist vor und während der Therapie eine Schwangerschaft auszuschließen und eine effektive Kontrazeption zu betreiben!**

### Eingeschränkte Indikation
Schwangerschaft 2. und 3. Trimenon, Stillzeit, Herzinsuffizienz.

### Dosierung und Art der Anwendung
2-3mal/Tag 10-20 mg p.o. unter regelmäßiger Blutdruckkontrolle.

### Unerwünschte Wirkungen
- Kutane UAW: Schwere Hautreaktionen sind möglich, insbes. Erythema exsudativum multiforme, Stevens-Johnson-Syndrom, Toxische epidermale Nekrolyse, AGEP (Pustulosis acuta generalisata; meist 7-10 Tage nach Therapiebeginn auftretend und 10-14 Tage nach Therapieende rückläufig). Außerdem möglich: Arzneimittelreaktion, fixe; Erytheme, Erythromelalgie, allergische Hautreaktionen, Hyperhidrose, Gingivahyperplasie, Photosensibilisierung.
- Extrakutane UAW: Kopfschmerzen, bradykarde Herzrhythmusstörungen, Hypotonie, Beinödeme, Gynäkomastie (nach Absetzen reversibel), Gewichtszunahme, Impotenz, Menstruationsstörungen, Arthralgien, Myositis.

### Kontraindikation
Schwangerschaft 1. Trimenon, Aortenstenose, AV-Block, schwere Hypertonie, frischer Herzinfarkt, Hypotonie (<90 mm Hg systolisch).

### Präparate
Adalat, Aprical, Cisday, Duranifin, Nife, Nifedipat, Nifedipin

## Calciumdobesilat

### Definition
Venenmittel.

### Indikation
chronische venöse Insuffizienz, Hämorrhoiden, Ulcus cruris, postthrombotisches Syndrom, Ödeme

### Dosierung und Art der Anwendung
3mal/Tag 1 Kps. p.o. für 1-3 Wochen, danach 2mal/Tag 1 Kps. p.o.

### Präparate
Dexium

## Camouflage

### Definition
Minimierung kosmetisch störender kutaner Farb- sowie Kontur- und Texturveränderungen durch abdeckende, wasserfeste, schweißbeständige, abriebfeste und Lichtschutz bietende Spezial-Make-ups mit langer Haltbarkeit.

### Indikation
Hier eine Auswahl:
- Naevus flammeus, Hämangiom, HIV-assoziiertes Kaposi-Sarkom, Teleangiektasien, Rosazea, Besenreiservarizen, Chloasma, Lentigines, Epheliden, Tätowierung und andere Hyperpigmentierungen.
- Vitiligo, Albinismus, Naevus depigmentosus und andere erworbene Depigmentierungen, Hypopigmentierungen, kongenitale Hypomelanose/Amelanose.
- Atrophische, im Hautniveau liegende oder hypertrophe Narben, mit Störung der Hautoberflächentextur, Striae cutis distensae/gravidarum, Radiodermatitis chronica.

  **Cave: Regelmäßige Kontrollen wegen möglicher maligner Entartung.**

  Narben durch Akne, Lupus erythematodes chronicus discoides.
- Elastosis actinica, Xanthelasma
- Halo-Augenringe.

**Merke: Eine Kostenübernahme der Camouflage durch die Krankenkasse ist nach Rücksprache möglich.**

### Komplikation
Evtl. Komedonen und Akne.

### Kontraindikation
Offene Wunden, infektiöse Hauterkrankungen, akut-entzündliche Hauterkrankungen (z.B. Dermatitis solaris), Veränderungen mit fraglicher Malignität (Ausnahme: als Ultima ratio).

### Präparate
Dermacolor Camouflage System, Dermacolor Face & Body Cover, Tolériane Abdeckende Creme, Unifiance

## Campheröl

### Definition
Bei der Destillation des Campherholzes gewonnenes braungelbes, intensiv duftendes ätherisches Öl. In Pharmaka heute zunehmend durch racem. Campher ersetzt.

### Wirkungen
Lokal hyperämisierend, schwach lokalanästhetisch (Lokalanästhetika), juckreizstillend, antiseptisch (Antiseptika).

### Anwendungsgebiet/Verwendung
Pruritus.

### Rezeptur(en)
R035

### Präparate
Camphoderm, Vaopin Kühlgel

## Cancer en cuirasse C80.x3

### Synonym(e)
Carcinoma en cuirasse; Panzerkrebs

### Definition
Form der Hautmetastasierung mit plattenartiger, oft dunkelroter Induration der Haut durch intrakutane (Gewebsspalten) und lymphogene Dissemination von Tumorzellen mit konsekutiver Fibrose und Ödembildung. V.a. beim Mammakarzinom, teilweise Ummauerung des gesamten Brustkorbs = Maximalvariante eines Erysipelas carcinomatosum.

### Differenzialdiagnose
Sklerose, Aktinomykose.

### Therapie
Ziel der Behandlung ist die Erhaltung einer möglichst großen Lebensqualität bei infauster Prognose. Radiotherapie oder Zytostase möglich. Behandlungsschema hängt von der Ausbreitung der Metastasen und vom Primärtumor ab.

### Prognose
Infaust.

## Candida

### Definition
Hefepilze, asporogene Sprosspilze. Charakteristika: Bildung von Sprosszellen, Myzel oder Pseudomyzel. Candida albicans ist ein saprophytärer Keim zahlreicher Schleimhäute beim Warmblüter. Die wichtigsten pathogenen Arten außer C. albicans sind C. guilliermondii, C. krusei, C. parapsilosis, C. pseudotropicalis, C. stellatoidea und C. tropicalis.

## Candida albicans

### Erstbeschreiber
Gruby, 1842; Robin, 1853

### Allgemeine Information
Potentiell humanpathogener Hefepilz (Sprosspilz). C. albicans vermehrt sich primär durch Sprossung, kann aber auch Hyphen und Pseudohyphen bilden. C. albicans ist ein Kommensale des Menschen (Magen-Darm-Trakt; Vagina).

### Vorkommen/Epidemiologie
Weltweit verbreitet. Natürliches Reservoir sind menschliche Schleimhäute. Gehäuft bei Neugeborenen, Diabetikern, malignen Grunderkrankungen, Immunsupprimierten. Häufigster potentiell humanpathogener Hefepilz (90% aller Hefepilzerkrankungen werden durch C. albicans hervorgerufen).

### Klinisches Bild
Vielfältige, oberflächliche Krankheitsbilder, bes. in den feuchtwarmen Körperregionen; Klinik s.u. Candidose.

### Mikroskopie
- Hyphen und Pseudohyphen (können in Abhängigkeit vom Anzuchtmedium fehlen). Pseudomyzel.
- Runde, einzellige Blastokonidien entlang der Hyphen und insbes. an Septen.
- Chlamydosporen: Rund, meist terminal stehend (seltener interkalar), dickwandig, Größe: 6-17 µm Ø.

**Merke: Differenzierung von Candida albicans erfolgt auf Reisagar (Dauer der Inkubation bis zu einer Woche bei Zimmertemperatur)! C. albicans entwickelt auf diesem Agar Chlamydosporen.**

## Candida-Granulom B37.2

### Definition
Granulomentwicklung bei Eindringen von Candida in Haut und Schleimhaut, v.a. bei chronisch-mukokutaner Candidose und gehäuft bei Immundefekten.

### Externe Therapie
Azol-haltige Cremes wie Nizoral-Creme. Ggf. zusätzlich Unterspritzen mit Triamcinolon (z.B. Volon A verdünnt 1:3 mit LA, z.B. Scandicain).

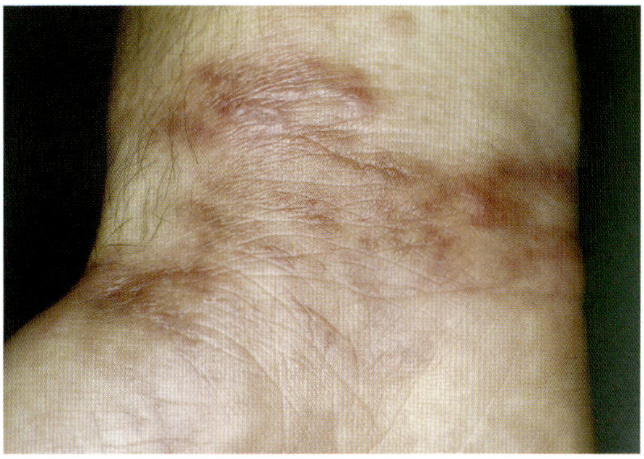

**Candida-Granulom.** Chronisch-rezidivierende, knotenartige, kutan-subkutan lokalisierte, tiefreichende, livide Entzündungsherde am Handgelenk eines immunsupprimierten, 28-jährigen Patienten. Im Abstrich ist reichlich C. albicans nachweisbar. Entwicklung neuer Knoten trotz oraler Antimykotikamedikation. Teilabheilung unter Hinterlassung postinflammatorischer Pigmentierungen.

### Interne Therapie
S.u. Candidose, chronisch-mukokutane (CMC).

## Candida guilliermondii

### Erstbeschreiber
Castellani, 1912

### Allgemeine Information
Saprophytischer Hefepilz (Sprosspilz). Als Kommensale des Menschen insbes. auf der Haut oder den Schleimhäuten im Magen-Darm-Trakt oder der Vagina angesiedelt. Nur geringe pathogenetische Bedeutung; nicht selten als Kontaminant auf Bakterien- oder Pilzkulturen in Erscheinung tretend.

### Vorkommen/Epidemiologie
Weltweit, ubiquitär verbreitet.

### Klinisches Bild
S.u. Tinea unguium.

### Mikroskopie
Längliche oder zylinderförmige Sprosszellen (Länge: 2-7 µm; Breite: 2-5 µm). Lange, meist gewundene Pseudohyphen. Sehr zahlreiche, clusterförmig angeordnete kleine Blastosporen entlang der Pseudohyphen, insbes. an Septen. Terminale Chlamydosporen.

## Candidamykid L30.2

### Synonym(e)
Candidid; Levurid

### Definition
Id-Reaktion bei Candidose.

## Candidamykose, generalisierte der Haut B37.2

### Definition
Großflächige, meist von einer intertriginösen Candidose ausgehende Candidose der Haut.

### Klinisches Bild
Überwiegend erythematosquamöse, evtl. papulopustulöse Hautveränderungen.

### Therapie
Entsprechend der Candidose.

## Candida-Sepsis B37.7

### Synonym(e)
Disseminierte Candidose

### Definition
Septische Aussaat von Candida albicans oder anderer Candida-Arten (insbes. bei Immunsuppression), meist nach Candidosen innerer Organe (Lunge, Herz, Darm, ZNS).

### Ätiologie
Hämatogene Ausbreitung der Erreger.

### Lokalisation
Generalisiert an Stamm, Gesicht, Extremitäten.

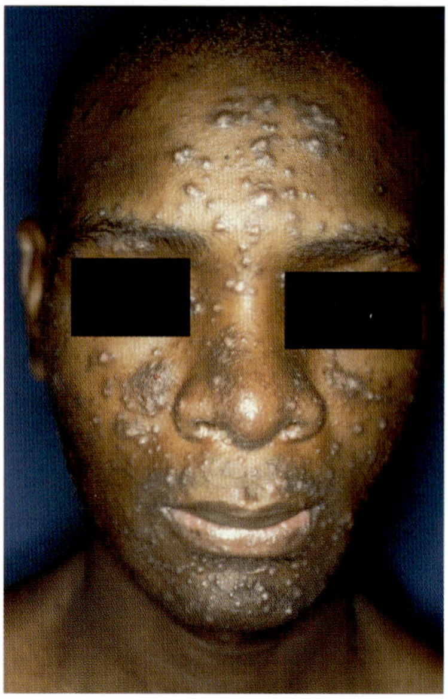

**Candida-Sepsis.** Multiple, chronisch aktive, generalisierte (Gesichtsbeteiligung ist Teilmanifestation), disseminierte, teils isolierte, teils konfluierte, braunschwarze, raue Papeln und Plaques. Grobe Schuppen und Krusten an der Oberfläche. Zugrunde liegende HIV-Infektion und hohes Fieber.

### Klinisches Bild
Exanthem mit 2-5 mm großen rötlichen Papeln und Pusteln, ggf. mit Purpura, Fieber, reduziertem Allgemeinzustand, Erbrechen, Diarrhoen, Gewichtsverlust.

### Diagnose
Blutkultur.

### Therapie
- Amphotericin B (z.B. Amphotericin B Bristol-Myers-Squibb) i.v. in Kombination mit Flucytosin (z.B. Ancotil) i.v. Amphotericin B: Tag 1: 0,1 mg/kg KG, Tag 2: 0,2 mg/kg KG, Tag 3: 0,3 mg/kg KG dann 0,3 (-1,0) mg/kg KG/Tag i.v., Flucytosin 150 mg/kg KG in 4 ED.
- Alternativ: Liposomales Amphotericin B (z.B. AmBisome) initial 1 mg/kg KG i.v.; bei Bedarf schrittweise Steigerung auf 3 mg/kg KG i.v. oder Fluconazol (z.B. Diflucan) i.v. 2mal/Tag 200 mg.
- Bei Versagen aller o.g. Therapien:
  - Versuch mit Caspofungin (z.B. Cancidas): initial 70 mg/Tag i.v. bis einschließlich 7 Tage nach Abklingen der Symptomatik.
  - Alternativ Voriconazol: 2mal/Tag (alle 12 Std.) 6 mg/kg KG. Erhaltungsdosis ab Tag 2: 2mal/Tag 4 mg/kg KG i.v. bis einschließlich 7 Tage nach Remission.
  - Alternativ Posaconazol: 2mal/Tag 400 mg (10 ml) p.o. (Tagesdosis 800 mg) oder 4 mal/Tag 200 mg (5 ml) p.o. Die Therapiedauer richtet sich nach der Schwere der Grunderkrankung, ggf. der Erholung von einer Immunsuppression und dem klinischen Ansprechen.
  - Alternativ Anidulafungin: Initial 200 mg i.v. als Einzeldosis. Anschließend 1mal/Tag 100 mg i.v. Therapiedauer entsprechend der Klinik.

### Prognose
Ungünstig.

## Candidose B37.9

### Synonym(e)
Candidasis; Candidosis; Candidiasis; Candidamykose; Kandidose; Kandidamykose; Soor; Moniliasis; Oidomycosis; Oidose

C

### Definition
Entzündliche Reaktionen der Haut oder der Schleimhaut, hervorgerufen durch Hefepilze, überwiegend durch Candida albicans.

### Erreger
Runde bis ovale Hefepilze; Vorliegen meist in sprossender Form, im Gewebe (als invasiv wachsender Pilz) auch als Fadenform (Pseudomycel). Häufigster Vertreter ist C. albicans, daneben seltenere Arten wie C. tropicalis, Candida guilliermondii, C. parapsilosis, C. krusei. Die menschenpathogenen Candida-Spezies sind verbreitete Schleimhautsaprophyten.

### Einteilung
Unterschieden werden:
- Candidosen der Haut:
  - intertriginöse Candidose
  - interdigitale Candidose
  - Paronychia candidamycetica
  - Folliculitis barbae candidamycetica
  - Gehörgangscandidose.
- Candidose der Schleimhaut:
  - Vulvovaginale Candidose
  - Balanitis candidamycetica
  - Enterale Candidose
  - Candidose der Mundschleimhaut
  - Chronisch-mukokutane Candidose
  - Candida-Sepsis
  - Candida-Granulom
  - Urethritis candidamycetica.

### Ätiologie
Infektion mit Candida, meist Candida albicans. Prädisponierende Faktoren sind Diabetes mellitus, Obesitas, Antibiotika-Therapie, Abwehrschwäche, Gravidität, Immundefekt infolge von immunsuppressiver Therapie (Glukokortikoid-Therapie, Zytostatika-Therapie) oder bei HIV-Infektion, Einnahme von Ovulationshemmern, Arbeiten im feuchten Milieu, okkludierende Kleidung. Auftreten invasiver Candida-Infektionen fast ausschließlich bei Immunsupprimierten!

### Klinisches Bild
S.u. den jeweiligen klinischen Krankheitsbildern.

### Diagnose
- Klinik; mykologische Diagnostik; die für Hefen typischen Sprosszellen werden in einem Nativpräparat auf KOH-Basis sichtbar. Ausschluss bakterieller Infektionen.
- In Kultur: Nachweis von Candida-Kolonien. Bei nur einer Kolonie besteht der Verdacht auf eine einzige kommensale Hefezelle. Eine Wood-Licht-Untersuchung ist zum Nachweis der Candidose ungeeignet.

### Differenzialdiagnose
Bakterielle Infektionen durch Streptokokken oder Staphylokokken; Erythrasma; Intertrigo; Pustulosen anderer Genese.

### Therapie
S.u. Candidose, intertriginöse; Candidose, enterale; Candida-Sepsis; Candida-Granulom.

## Candidose, chronisch-mukokutane (CMC) B37.2

### Synonym(e)
Mukoepitheliales Dysplasie-Syndrom; Candidiasis, chronische mukokutane; hereditary mucoepithelial dysplasia; hereditäre mukoepitheliale Dysplasie; CMC

### Definition
Bezeichnung für eine Gruppe seltener, chronischer, mukokutaner Candidosen (CMC) mit veränderter selektiver Immunantwort gegenüber Candida spp. Meist sekundär aufgrund schwer wiegender Erkrankungen, insbes. bei reduzierter zellvermittelter Immunabwehr und Erbleiden.

### Einteilung
- Chronische orale Candidose:
  - CMC bei Zahnentzündungen
  - CMC bei HIV-Infektion
  - CMC bei Behandlung mit inhalativen Glukokortikoiden.
- CMC bei Beteiligung des Endokriniums:
  - Hypoparathyreodismus (ca. 60-80%)
  - Hypothyreose (ca. 3%)
  - Nebenniereninsuffizienz oder Nierenversagen (ca. 60-75%)
  - Chronische lymphozytäre Thyreoditis
  - Ovarielle Insuffizienz (ca. 25%)
  - Diabetes mellitus (ca. 12%)
  - Störungen der Wachstumshormonsynthese.
- Weitere:
  - Lokalisierte CMC mit Hyperkeratosis palmaris
  - Diffuse CMC familiärer Typ
  - CMC mit Thymom
  - CMC mit interstitieller Keratitis Typ Okamoto
  - CMC mit Trias aus Keratitis, Ichthyosis, Taubheit.

### Ätiologie
- Hereditär diffuse CMC familiärer Typ und CMC mit interstitieller Keratitis Typ Okamoto: Autosomal dominanter Erbgang.
- Übrige: Meist Folge einer Grunderkrankung.

### Manifestation
Meist in der Kindheit, vereinzelt auch im Erwachsenenalter.

### Lokalisation
Oral, oropharyngeal, vulvovaginal, perianal. Oft mit Nagelbeteiligung.

### Klinisches Bild
- Candidose der Mundschleimhaut häufig mit Beteiligung von Larynx und Ösophagus, Perlèche, Paronychia candidamycetica, vulvovaginale Candidose und intertriginöse Candidose. Teilweise scharf abgegrenzte, hyperkeratotische oder granulomatöse Läsionen im Gesicht, hier besonders an den Lippen und den Augenlidern, aber auch favusartige Veränderungen im Bereich des Kapillitiums sowie an den Akren. Verdickte, dystrophische Nagelplatte, gerötetes, ödematös geschwollenes Nagelbett.
- Persistierende, flach erhabene, rötliche Herde mit vorwiegend periorifizieller Anordnung um Nase, Mund, Augen, Urethra, Vagina und Anus. Häufig nicht vernarbende Alopecia universalis.
- Oft erhöhte Anfälligkeit für bakterielle Infekte mit chronischer Rhinitis und rezidivierenden Pneumonien.
- Bei gastrointenstinaler Beteiligung: Follikuläre Hyperkeratosen, Diarrhoe, Melaena.
- Bei urogenitaler Beteiligung: Enuresis und Hämaturie; bei Knaben oft Urethrastrikturen.
- CMC mit interstitieller Keratitis Typ Okamoto: Um das

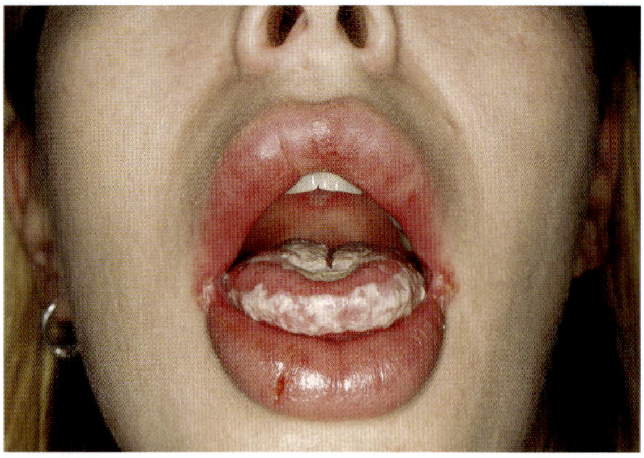

Candidose, chronisch-mukokutane (CMC). Ausgeprägte teigige und persistierende Schwellung der Lippen mit mehreren chronischen Rhagaden bei M. Crohn. Weißliche Beläge an Zungengrund und Zungenrücken. Beidseitige Perlèche.

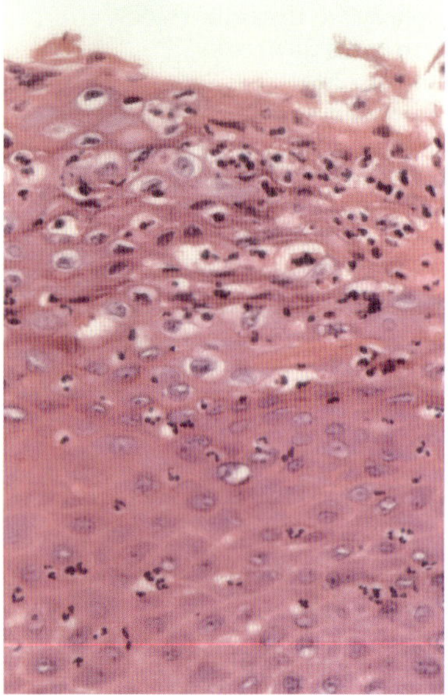

Candidose, chronisch-mukokutane (CMC). Epitheloberfläche mit spongiformer Parakeratose, zahlreichen neutrophilen Leukozyten in Epithel und Hornmaterial, stellenweise Abszess-artig verdichtet. Nachweis zahlreicher Myzelien.

5. Lebensjahr bilaterale Keratokonjunktivitis, Vaskularisierung der Kornea mit Pannusbildung, in der Folge Hornhautvernarbung und Entwicklung von posterioren subkapsulären Katarakten; die meisten Patienten erblinden zwischen dem 7. und 9. Lebensjahr; im späteren Verlauf (2. bis 3. Lebensjahrzehnt) interstitielle Lungenfibrose, häufige Episoden eines spontanen Pneumothorax.

### Labor
Je nach Grunderkrankung.

### Histologie
Chronische Dermatitis und Mukositis. Störung der Keratinisierung. Elektronenmikroskopie: Verminderte Anzahl von Desmosomen und gap junctions".

### Diagnose
Klinik, Mykologie, Labor

### Differenzialdiagnose
Pemphigus chronicus benignus familiaris

### Externe Therapie
Nystatin-haltige Externa (z.B. Candio-hermal Softpaste/Creme, **R184**).

### Interne Therapie
- Itraconazol p.o. (z.B. Sempera) 100 mg/Tag über 2-4 Wochen (Intervalltherapie möglich!).
- In schwierigen langwierigen Fällen Fluconazol (z.B. Diflucan) p.o. oder i.v. 50-100 mg/Tag. Behandlung bzw. Unterstützung des immunologischen Defektes.
- Bei Kindern: Ketoconazol 1mal/Tag 2,5-5 mg/kg KG.
- Adjuvante Maßnahmen: bei hoher Keimzahl im Stuhl (>$10^4$ Kb/g Stuhl) oder rezidivierenden Verläufen: 3mal/Tag 0,5-1,0 Mio. IE Nystatin p.o. oder 4mal/Tag 100 mg Amphotericin B als Suspension oder Tablette.

### Prognose
Oft rezidivierend.

## Candidose der Mundschleimhaut B37.0

### Synonym(e)
Stomatitis candidamycetica; Mundsoor

### Definition
Befall v.a. von Zunge, auch Wangenschleimhaut, weichem und hartem Gaumen mit einzeln stehenden oder auch konfluierenden weißen bis grauweißen, meist gut abstreifbaren Plaques, teilweise Zungenbrennen.

### Vorkommen/Epidemiologie
Gehäuftes Auftreten v.a. bei Säuglingen, bei Patienten mit chronischem Asthma bronchiale, die mit inhalativen Glukokortikoiden dauerbehandelt werden, bei Immunsuppression oder bei alten Menschen mit schlecht sitzender und gepflegter Zahnprothese.

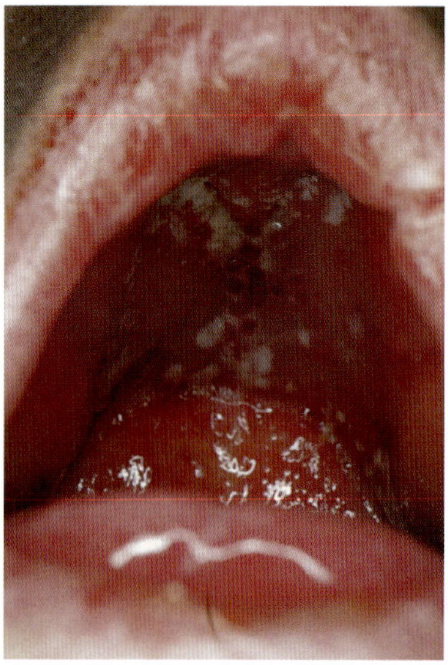

Candidose der Mundschleimhaut. Multiple, am harten und weichen Gaumen lokalisierte, einzeln stehende, teils konfluierende, weiße bis grauweiße, gut abstreifbare Plaques. Bisweilen Zungenbrennen.

### Diagnose
Mykologische Kultur. Beachte: Stuhl auf Hefen untersuchen!

### Therapie allgemein
Sorgfältige Mundhygiene, ggf. Behandlung einer Grunderkrankung. Ggf. Sanierung der Zähne bzw. der Prothese.

C

### Externe Therapie
Nichtresorbierbare Antimykotika wie Amphotericin B oder Nystatin in flüssiger Form (z.B. Ampho-Moronal Suspension oder Lutschtabletten, Candio-Hermal Suspension, Nystatin Lederle Trp.) über mind. 10 Tage. Bewährt hat sich das Gurgeln mit einer 1:50 verdünnten Amphotericin B-Lösung 2mal/Tag.

### Interne Therapie
- Bei schwerem Befall oder Beteiligung der Speiseröhre (Soorösophagitis) systemische Therapie mit Fluconazol (z.B. Diflucan) 200 mg/Tag über 10-14 Tage. Resistenzen sind bekannt, nach Therapiekontrolle mit Rachenspülwasser ggf. Kombinationstherapie mit Amphotericin B oder liposomalem Amphotericin B (AmBisome) und Flucytosin (z.B. Ancotil). S.u. Candida-Sepsis.
- In therapieresistenten Fällen Amphotericin B 0,3 mg/kg KG/Tag i.v. über 5-10 Tage.
- Sekundärprophylaxe bei rezidivierendem Mundsoor (evtl. mit Soorösophagitis): Fluconazol 50 mg/Tag p.o. oder 3mal/Woche 100 mg/Tag p.o.
- Bei Immunsupprimierten: Fluconazol initial 200 mg p.o., dann 100 mg/Tag über 5-10 Tage. Bei Nichtansprechen Verdoppelung der Dosis.

### Nachsorge
Regelmäßige klinische Kontrolle und Abstriche.

## Candidose, enterale B37.8

### Definition
Candidose des Intestinaltrakts, gehäuft Durchfallsymptomatik.

### Erreger
S.u. Candidose

### Therapie allgemein
Eine Diät kann versucht werden.

### Interne Therapie
Nichtresorbierbare Antimykotika wie Nystatin (z.B. Nystatin Lederle, Moronal) 3mal/Tag 500.000 IE p.o. über 12 Tage, bei schwerem Befall 3mal/Tag 1 Mio. IE Nystatin nach den Mahlzeiten. Bei Therapieresistenz Fluconazol (z.B. Diflucan) 50-100 mg/Tag p.o. Bei schweren komplizierten systemischen Verläufen oder Sepsis: s.u. Candida-Sepsis.

## Candidose, interdigitale B37.2

### Definition
Besondere Form der intertriginösen Candidose in den Interdigitalräumen.

### Ätiologie
Fördernd wirken Hyperhidrose, okklusives Schuhwerk, schlechte Fußhygiene. Als Verursacher der interdigitalen Candidose wurde neben Candida albicans u.a. Candida guilliermondii identifiziert.

### Lokalisation
Insbesondere an den Füßen, in den Zehenzwischenräumen des 2.-4. Digitus.

### Komplikation
Über die Keratolyse der Hornschicht wird Bakterien eine Eintrittspforte in die Haut geboten, die zum Erysipel oder zum gramnegativen Fußinfekt führen kann.

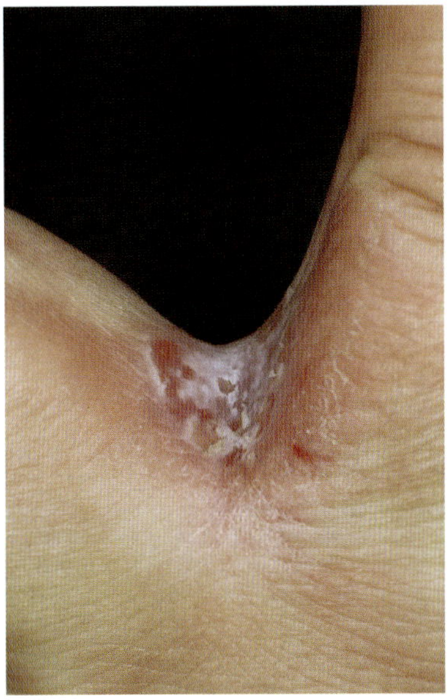

**Candidose, interdigitale.** Interdigitale, weißlich-erosive Plaque an der Hand einer 45-jährigen Frau, die beruflich in einem feuchtwarmen Milieu tätig ist.

### Therapie allgemein
- Aufklärung des Patienten über begünstigende Faktoren. Bei Fußbefall sorgfältige Fußhygiene, tgl. Wechseln und Auskochen der Socken, offenes, atmungsaktives Schuhwerk.
- Wichtig ist die Desinfektion der Schuhe mit Desinfizienzien, z.B. mit Sagrotan Spray oder Canesten Spray, ggf. Neukauf.
- Prophylaktisches Tragen von Badesandalen in öffentlichen Schwimmbädern, Saunen und Duschen.
- Bei Befall der Hände Abklärung und Behebung der Ursache wie z.B. Änderung des Waschverhaltens bzw. der Waschmittel (Feuchtarbeit mit alkalihaltigen Waschmitteln).

### Externe Therapie
- Trockenlegen der Interdigitalräume durch Leinenläppchen und Trockenpinselungen oder Fußbäder mit wässrigen antiseptischen Lösungen.
- Antimykotische Therapie mit Azol-haltigen Cremes/Salben, z.B. mit 1-2% Clotrimazol (z.B. Canesten, Canifug, R056), 2% Miconazol (z.B. Vobamyk, Daktar, R172) oder 1% Bifonazol (Mykospor).

## Candidose, intertriginöse B37.2

### Definition
Candidose der Intertrigines.

### Lokalisation
V.a. Intertrigines = Intertrigo candidamycetica, insbesondere submammär, inguinal, axillär, Nabelbereich, perianal.

### Klinisches Bild
Scharf begrenzte, peripher schuppende Erytheme. Häufig Pustelsaum, spritzerartige papulovesikulöse bis pustulöse Satelliten in der Umgebung.

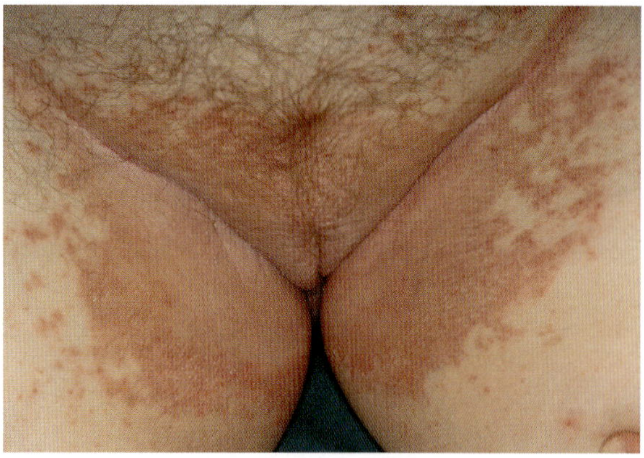

Candidose, intertriginöse. Multiple, chronisch dynamische, 0,2 cm große bis großflächige, unscharf begrenzte, rote, glatte, raue, z.T. schuppende, z.T. nässende Plaques (auch Flecken, Pusteln und Erosionen). Zersprenkelter unruhiger Rand. Schmerzhaftigkeit bei flächigen Erosionen.

### Diagnose
Nativpräparat (Sporen, Pseudomyzel), mykologische Kultur (Differenzierung auf Reisagar, Chlamydosporen). Stuhluntersuchung auf Candida. Serologie: Candida-Hämagglutinationstest.

### Differenzialdiagnose
Intertrigo, Erythrasma, Pemphigus chronicus benignus familiaris, Psoriasis vulgaris, allergisches Kontaktekzem oder toxisches Kontaktekzem.

### Therapie allgemein
Aufklärung des Patienten über begünstigende Faktoren. Gewichtsreduktion! Sorgfältige Körperhygiene.

### Externe Therapie
- Pinselungen mit wässrigen antiseptischen Lösungen wie Chinolinol (z.B. Chinosol 1:1000), **R042** oder Farbstofflösungen wie wässriger Eosin-Lösung (**R080**, **R081**) oder Methylrosaniliniumchlorid-Lösung.
- Alternativ Nystatin-haltige Pasten (z.B. **R184 R186**, Candio-Hermal Softpaste, Mykundex). Intertriginöse Bereiche sollten auf Dauer trockengehalten werden (z.B. Leinenläppchen, BHs aus 100% Baumwolle).

**Merke: Keine stark fetthaltigen Grundlagen bei intertriginösen Mazerationen, da dies zu einem Okklusiveffekt ohne Abdunstung führt. Stattdessen wässrige Lösungen oder Pasten!**

### Hinweis(e)
Auch Candida dubliniensis bildet auf dem Reisagar Chlamydiensporen. Mit dem Nachweis von Chlamydosporen ist die Diagnose Candida albicans aber sehr wahrscheinlich, da Candida dubliniensis bislang nur selten gefunden wird.

## Candidose, kongenitale kutane B37.5

### Synonym(e)
Congenital cutaneous candidiasis

### Definition
Bereits bei Geburt bestehende, generalisierte Candida-Infektion der Haut mit disseminierten Erythemen und stecknadelkopfgroßen Papeln, die zu einer Erythrodermie konfluieren können.

### Erreger
Am häufigsten wird Candida albicans isoliert.

### Ätiologie
Nach aszendierender Amnion-Infektion kann es bereits intrauterin zu einer generalisierten Candida-Infektion des Fetus kommen.

### Lokalisation
Generalisierter Befall.

### Klinisches Bild
Zunächst Entwicklung kleinmakulöser Erytheme, teils auch miliarer Pusteln. Konfluenz zu größeren, meist nässenden Flächen. Häufig Entwicklung einer Erythrodermie. Typisch ist ein süßlicher Hefegeruch. Im Unterschied zur neonatalen Candidose liegt in der Regel kein Mundsoor vor.

### Diagnose
Klinik, Nachweis von Hefen in Kulturen aus Hautabstrichen.

### Differenzialdiagnose
Erythrodermie anderer Genese.

### Prognose
Bei unreifen Frühgeborenen ist das Risiko einer Candida-Sepsis deutlich erhöht (2-4% der Frühgeborenen mit einem Geburtsgewicht <1000 g).

### Hinweis(e)
Candida-Infektionen können beim Neugeborenen vertikal oder horizontal übertragen werden. Risikofaktoren sind vorzeitiger Blasensprung und antibiotische Therapie der Schwangeren.

## Candidose, vulvovaginale B37.3

### Synonym(e)
Candidavulvovaginitis; Soorkolpitis; Candidakolpitis; Candidose der Vulva; vaginaler Soor; Vulvovaginitis candidamycetica

### Definition
Candidose im Bereich der Vulva und der Vagina.

### Erreger
S.u. Candidose.

### Einteilung
- Vulvacandidose:
  - Vesikulöse bzw. pustulöse Form
  - Diffus-ekzematöse Form
  - Follikuläre Form.
- Vaginalcandidose:
  - Leichte Form (ohne deutliche Kolpitis)
  - Mittelschwere Form (Entzündungszeichen im Sinne einer Kolpitis)
  - Schwere Vaginalcandidose (schwere Kolpitis).

### Vorkommen/Epidemiologie
75% der Frauen erkranken wenigstens einmal im Leben an einer Vulvovaginalcandidose. Ca. 5% der Erkrankten leiden an einer chronisch-rezidivierenden Vulvovaginalcandidose (mindestens 4 Rezidive/Jahr).

- Vaginale Kolonisation mit Hefepilzen:
  - 10-20% bei gesunden nicht schwangeren prämenopausalen Frauen.
  - 20-30% bei unbehandelten Schwangeren am Geburtstermin.
  - 5-10% bei allen nicht schwangeren Frauen.
  - >30% bei Abwehrschwächen oder Immunsuppression.
  - Prädisponierende Faktoren: U.a. Orale Antikontrazeptiva, Schwangerschaft, Diabetes mellitus, immunsuppressive Therapie, HIV-Infektion.
- Risikogruppen:
  - Jüngere sexuell aktive Frauen mit häufigem Partnerwechsel
  - Prostituierte
  - Positive Anamnese für: Adnexitis, Extrauteringravidität, Sterilitätsprobleme, Urethraentzündungen, STD.

## Ätiologie

- Vaginale oder vulväre Kolonisation mit Hefepilze der Gattung Candida. Kolonisation erfolgt meist über den eigenen Orointestinaltrakt oder den des Partners, der auch im Sperma mit dem gleichen Hefepilzstamm kolonisiert sein kann.
- Häufigkeit:
  - C. albicans ca. 80%
  - C. glabrata 5-10%
  - C. krusei 1-3%
  - Selten: C. tropicalis, C. parapsilosis, C. guilliermondii.

## Klinisches Bild

- Weißlicher, teilweise krümeliger Fluor vaginalis, ödematöse Schwellung und Rötung der Vaginalschleimhaut mit abwischbaren weißlichen Belägen, Pruritus, Brennen. Bei schweren Formen Kolpitis bis hin zur nekrotisierenden Kolpitis.
- C. albicans-Infektionen verlaufen regelmäßig mit Juckreiz und Brennen sowie mit Kolpitis und/oder Vulvitis.
- Infektionen mit C. glabrata-Infektionen verlaufen eher asymptomatisch; gelegentlich werden Juckreiz und geringes Brennen beklagt; Vulvitis tritt sehr selten auf.

## Diagnose

- Klinische Inspektion von Vulva und Vagina.
- Nativpräparat aus Vaginalsekret:
  - Scheidensekret wird auf einen Objektträger auftragen und mit einem Tropfen Kochsalzlösung vermischen. Mikroskopie bei einer 250-400fachen Vergrößerung. Ggf. Phasenkontrastmikroskopie (ergibt plastischere Bilder).
- Mykologische Kultur: Anzüchtung aus Vaginalsekret. Zur Bestimmung der Pilzart sind Subkulturen auf Reis Agar erforderlich, um die Chlamydosporenbildung von C. albicans beurteilen zu können. Candida glabrata bildet weder echte Mycelien noch Pseudomycelien.
- Keimschlauchtest.

## Differenzialdiagnose

Gonorrhoe, Trichomonadenkolpitis, bakterielle Vaginose und Vaginitis; Vulvovaginitis mit Nachweis von A-Streptokokken.

## Therapie allgemein

Mitbehandlung des Partners, s.u. Balanitis candidamycetica.

**Cave: Partner kann evtl. auch ohne klinische Erscheinungen Überträger sein. Ggf. Behandlung einer zugrunde liegenden Erkrankung.**

Kontrolle der Stuhlflora, Ausschluss bzw. Therapie einer intestinalen Candidose.

## Externe Therapie

- Antiseptische Maßnahmen (Spülungen oder Umschläge) mit Octenidin.
- 2mal/Tag Lokaltherapie mit topischen Antimykotika, z.B. Ciclopirox (z.B. Batrafen Creme), Bifonazol (z.B. Mycospor Creme) oder Clotrimazol (z.B. Canesten).
- Zudem ist die Anwendung von Vaginaltabletten oder -zäpfchen erforderlich. Vaginaltabletten oder Ovula sind an 1, 3 bzw. 6 aufeinanderfolgenden Tagen (in Abhängigkeit vom Pharmakon) tief in die Scheide einzuführen.
  - Ciclopirox (z.B. inimur myko Vaginalzäpfchen): 1mal/Tag (abends) 1 Vaginalzäpfchen einführen. Alternativ: Batrafen Vaginalcreme mittels Einmalapplikator 1mal/Tag, abends, für 6 Tage anwenden.
  - Clotrimazol (z.B. Antifungol Hexal Vaginaltabletten): 1mal/Tag, abends, 1 Vaginaltbl. an 3 aufeinanderfolgenden Tagen anwenden.
  - Nystatin (z.B. Adiclair Vaginaltabletten): Abends vor dem Schlafengehen 1-2 Vaginaltbl. tief intravaginal einführen. Anwendung für 3 Tage, ggf. 6 Tage.

## Interne Therapie

- Bei rezidivierender Candidose mit C. albicans kann eine perorale Eintagestherapie mit Itraconazol-Präparaten (z.B. Siros 2mal/Tag 200 mg p.o. über 1 Tag) oder Fluconazol (z.B. Diflucan) einmalig 150 mg p.o. erfolgreich sein. Candida glabrata bzw. Candida krusei sind gegen Azole nur wenig empfindlich! Daher ist bei chronischen Vaginalbeschwerden durch C. glabrata eine wenigstens 2-3-wöchige Therapie mit Fluconazol von mindestens 750 mg/Tag indiziert. Bei Candida krusei-Vaginitis genügt meist eine Lokaltherapie.
- Bei schweren Fällen bzw. bei therapieresistentem Verlauf einer C. glabrata- oder C. krusei-Infektion kann Posaconazol versucht werden: 2mal/Tag 400 mg (10 ml) p.o. (Tagesdosis 800 mg) oder 4mal/Tag 200 mg (5 ml) p.o. für 10-14 Tage.
- Bei schweren Fällen bzw. bei therapieresistentem Verlauf einer C. glabrata- oder C. krusei-Infektion kann alternativ Voriconazol angewendet werden. Erwachsene und Kinder >12 Jahre: Initial am 1. Behandlungstag 400 mg p.o. Bei Patienten mit <40 kg KG 200 mg p.o. alle 12 Std. Erhaltungsdosis ab 2. Behandlungstag: 2mal/Tag 200 mg p.o. (Patient >40 kg KG) bzw. 2mal/Tag 100 mg p.o. (Patient <40 kg KG). Therapiedauer 3 Tage.
- Ggf. Behandlung einer zugrunde liegenden Darmcandidose, s.u. Candidose, enterale.

**Merke: Bei übermäßiger Besiedlung des Darmes ($>10^4$ Kb/g Stuhl) orale Behandlung mit Nystatin.**

## Prognose

Häufig Rezidive.

## Prophylaxe

Aufklärung der Patientin über prädisponierende Faktoren. Sorgfältige Hygiene:

- Keine Waschlappen (bzw. Einmal-Waschlappen) wegen Kontaminationsgefahr.
- Unterwäsche und Handtücher jeden Tag wechseln und kochen (für mind. 5-10 Min.).
- Keine Tampons (okkludierende Wirkung!).

- Vorsichtige genitale Reinigung um Verschmutzung der Vulva mit Stuhl zu vermeiden.
- Keine zu eng anliegende Unterwäsche.
- Aufbau der physiologischen Flora z.B. mit Lactobacillus acidophilus (z.B. Vagiflor).

### Naturheilkunde
Stuhlsanierung und Symbioselenkung. Insbesondere bei rezidivierenden Candidosen im Vaginalbereich sind anschließend unterstützende Präparate zum Wiederaufbau der Vaginalflora (z.B. Vagiflor) sinnvoll. Anwendung von Buttermilchsitzbädern und Joghurttamponaden kann versucht werden.

### Diät/Lebensgewohnheiten
Möglichst Kohlenhydrat-arme Ernährung, Meiden von Antibiotika wenn möglich.

### Hinweis(e)
Vorgehen zum Nachweis von C. albicans bei vulvovaginaler Candidose:
- Materialabnahmen ohne vorherige Desinfektion, bei Ausfluss mittels Öse, aber auch direkt vom Spekulum auf einem Objektträger bzw. Pilzagar bringen.
- Einige Tropfen Untersuchungsmaterial auf einem Objektträger mit Deckglas abdecken und ungefärbt bei mittelstarker Vergrößerung auf Pilzfäden und Sprosszellen durchmustern.
- Zum Färben kann ein Tropfen gesättigter alkoholischer Methylenblaulösung dem Material auf dem Objektträger zugesetzt werden. Färbedauer 30 Sek.
- Pilzagar mit reichlich Material beimpfen und bei Zimmertemperatur bebrüten. Hefen sind meist schon nach 2-3 Tagen gewachsen, Schimmelpilze brauchen mitunter etwas länger. Dermatophyten verursachen keine vaginalen Mykosen.
- Von der Primärkultur ein wenig auf Reisextrakt-Agar sehr dünn in Schlangenlinien oder in geraden Linien ausstreichen, mit Deckglas abdecken und (sehr wichtig!) bei Zimmertemperatur 1-2 Tage inkubieren. Nicht bei 37 °C inkubieren!
- Candida albicans erkennt man an den auf Reisagar gebildeten typischen Chlamydosporen. Die Differenzierung der anderen Hefen erfordert physiologische Untersuchung, z.B. mittels Vergärung verschiedener Zucker und organischem und anorganischem Stickstoff.

## Canities L67.12

### Synonym(e)
Ergrauen; Weißwerden der Haare; Achromotrichie

### Definition
(Diffuses) Ergrauen bzw. Weißwerden der Haare infolge des Verlustes der Melaninproduktion der Melanozyten einzelner oder aller Haarbulbi. Je nach Ursache unterscheidet man medikamentöse Canities, physiologische Canities, Canities praecox, Canities symptomatica, Poliose.

### Klinisches Bild
Graue Haare bei Nebeneinander von depigmentierten und noch pigmentierten Haaren. Das Haar erscheint weiß, wenn alle Haare depigmentiert sind.

### Histologie
In ergrauten Haaren sind Melanozyten in der Haarmatrix vorhanden, enthalten aber nur wenig pigmentierte Melanosomen, jedoch zahlreiche Vakuolen. In weißen Haaren fehlen die Melanozyten gänzlich.

### Differenzialdiagnose
Poliose.

### Therapie
S.a.u. Canities, medikamentöse; Canities, physiologische; Canities praecox; Canities symptomatica.

## Canities, medikamentöse L67.1

### Definition
Aufhellen der Haare nach Einnahme von Medikamenten (Mephenesin, Triparanol, Butyrophenon, Haloperidol, Bleomycin, Chloroquin, Hydroxychloroquin), s.a.u. Canities, Canities praecox; s.a.u. Haar, Farbveränderungen.

### Therapie
In Abwägung des Nutzen/Risiko-Faktors Ab- bzw. Umsetzen des Medikamentes, ggf. Färben der Haare.

## Canities, physiologische L67.1

### Definition
Ergrauen im Alter, genetisch determiniert. Beginn bei Kaukasiern zwischen der Mitte der dritten und fünften Lebensdekade, bei Schwarzen etwa zehn Jahre später. Beginn meist an den Schläfen.

### Therapie
Nicht erforderlich, ggf. Tönen oder Färben der Haare.

## Canities praecox L67.13

### Definition
Vorzeitiges Ergrauen. Bei Weißen vor dem 30. Lebensjahr, bei Schwarzen vor dem 40. Lebensjahr, z.B. bei immunologischen Erkrankungen wie perniziöser Anämie, Thyreoiditis, auch im Rahmen einer Progerie, Progeria infantilis, Progeria adultorum, Rothmund-Syndrom.

### Therapie
Nicht erforderlich, ggf. Färben oder Tönen der Haare.

## Canities symptomatica L67.1

### Definition
Rasches Ergrauen u.a. nach akuten, fieberhaften Infekten, bei endokrinen Störungen, Malnutrition, perniziöser Anämie, malignen Tumoren, Stresssituationen. S.u. Haare, Weißwerden über Nacht.

### Therapie
Keine kausale Therapie bekannt. Ggf. Färben oder Tönen der Haare.

## Cannabinoide

### Definition
Von der Hanfpflanze (Cannabis) als Harz auf die Oberfläche der Blätter ausgeschiedene Stoffe.

### Allgemeine Information
- Auf der Oberfläche der Pflanze wird ein klebriger, harzartiger Film ausgesondert. Dieser Film hat eine antimikrobielle Wirkung und bietet der Pflanze Schutz vor Mikroorganismen (Bakterien und Pilze). Es gibt sowohl natürliche als auch synthetische Cannabinoide. Wichtige natürliche Cannabinoide sind z.B. Delta-9-Tetrahydrocannabinol (THC) und sein Gegenspieler Cannabidiol (CBD).
- Zielstrukturen der Cannabinoide bei Aufnahme in den menschlichen Organismus sind die Cannabinoid-Rezeptoren CB1 und CB2. Die Rezeptoren binden N-Palmitoylethanolamin (PEA) und mediieren analgetische, sedierende und antiemetische Effekte. Nabilone, ein synthetisches Cannabinoid, wird als Antiemetikum in der Onkologie eingesetzt. Erst vor kurzem wurde die Expression von Cannabinoid-Rezeptoren in der humanen Haut beschrieben. Dieses Wissen wurde bereits in Studien zur Behandlung des chronischen Pruritus eingesetzt (verfügbares Präparat = Physiogel AI-Creme).

### Hinweis(e)
Cannabinoide stehen auf der Dopingliste!

## Cannabinoid-Rezeptoren

### Definition
An ein G-Protein gekoppelte Rezeptoren, die durch Cannabinoide aktiviert werden.

### Allgemeine Information
Derzeit sind zwei Cannabinoid-Rezeptoren beschrieben worden (CB1- und CB2-Rezeptoren), die Ionenkanäle und Signalwege modulieren. Cannabinoidrezeptoren binden N-Palmitoylethanolamin (PEA) und induzieren im zentralen Nervensystem sedierende, antiemetische und analgetische Effekte. Das Vorkommen vom CB1-Rezeptor war vorher nur im zentralen Nervensystem bekannt, CB2-Rezeptoren kommen in peripheren Blutzellen und im Gewebe des Immunsystems vor. Mittlerweile sind beide Rezeptoren in der Haut nachgewiesen worden. Von Interesse ist dabei die Expression beider Rezeptoren auf Mastzellen und unmyelinisierten C-Nervenfasern, die für die Entstehung von Pruritus eine Rolle spielen. Zur Behandlung von chronischem Pruritus wurden in einer Studie topisch Cannabinoidagonisten eingesetzt. Diesen wird eine Mastzell-stabilisierende Funktion zugesprochen, was konsekutiv die für Juckreiz verantwortliche Histamin-Ausschüttung hemmt.

## Cantharidin

### Synonym(e)
Cantharidinum

### Definition
Hochtoxischer Wirkstoff der Cantharis vesicatoria, der spanischen Fliege. Auf der gesunden Haut kommt es zur heftigen Entzündung mit Blasenbildung. Narbenlose Abheilung. Zur Anwendung kommt Cantharidin beim Cantharidenpflaster.

## Canyon-Varizen
I83.9

### Definition
Dünnwandige, im Hautniveau liegende Vene, die Canyon-artig in die stark sklerosierte Unterhaut eingemeißelt erscheint.

### Ätiologie
S.u. Chronische venöse Insuffizienz.

### Therapie
S.u. Sklerosierung. S.a.u. Varikose, Venöse Insuffizienz, chronische.

## CAP

### Definition
Methode zur Bestimmung des spezifischen IgE im Serum. Bei dieser Methode sind die Allergene an einen Celluloseträger (Cellulose Carrier Polymer) gekoppelt. Die im überschichteten Patientenserum vorhandenen Antikörper binden an diesen Träger und werden nach einer Auswaschphase detektiert. Ein spezielles Enzym-Substrat-System mit fluoreszierendem Reaktionsprodukt garantiert eine hohe Empfindlichkeit. Im Gegensatz zur RAST-Methode wird keine radioaktive Substanz, sondern ein Enzym zur Markierung verwendet, s.a. PRIST, RIST, ELISA.

### Indikation
S.u. RAST.

## Capdepont, M.
K00.5

### Synonym(e)
Stainton-Syndrom; Dentinogenesis hypoplastica hereditaria

### Definition
In den Formenkreis der Verhornungsanomalien gehörendes Syndrom mit zu kleinen, gelblich-karamellfarbenen Zähnen, angeborenen Schmelzhypoplasien und Palmoplantarkeratosen.

## Capillary-Leak-Syndrom

### Erstbeschreiber
Clarkson, 1960

### Definition
Austritt von Blut, Lymphflüssigkeit und Proteinen aus Kapillaren mit umschriebener oder diffuser Verteilung im Gewebe. Charakteristisch sind Hypotension, Hypoalbuminämie ohne Albuminurie und generalisierte Ödeme.

### Ätiologie
- Verursacht durch generalisierte kapilläre Hyperpermeabilität.
- Pathogenetische Assoziation mit einer monoklonalen Gammopathie wird von einigen Autoren diskutiert.
- In Fallberichten wurden vereinzelt Medikamente als auslösendes Agens beschrieben (z.B. Acitretin, Interleukine, Imiquimod).

C

### Manifestation
Männer und Frauen sind gleichermaßen betroffen.

### Klinisches Bild
Verlauf in mehreren Tagen: Zwischen Tag 1-4 abdominelle Beschwerden, Übelkeit, generalisierte Ödeme, Hypotension, kardiopulmonale Dysregulationen, akutes Nierenversagen (zum Teil bedingt durch Hypovolämie). Danach Gegenregulation der Extravasation und Auftreten von pulmonalen Ödemen.

### Komplikation
Die Erkrankung kann zu einer potenziell lebensbedrohlichen Hypotonie und zu Multiorganversagen führen.

### Therapie
Symptomatische Therapie.

### Prognose
Ein ähnliches, sporadisch auftretendes Krankheitsbild wird als episodisches Angioödem mit Eosinophilie beschrieben.

## CAPO-Schema

### Definition
Protokoll mit Kombination mehrerer Chemotherapeutika.

### Indikation
Fortgeschrittene Stadien des kutanen B- und T-Zell-Lymphoms mit viszeraler Beteiligung (Stadium V), meist höheren Malignitätsgrades, Re-Staging alle 3 Monate.

### Durchführung
Alle 3-4 Wochen bis zur Remission:
- Cyclophosphamid 500 mg/m$^2$ KO/Tag i.v., Tag 1.
- Doxorubicin 50 mg/m$^2$ KO/Tag i.v., Tag 1.
- Vincristin 1,4 mg/m$^2$ KO/Tag i.v., Tag 1.
- Etoposid 100 mg/m$^2$ KO/Tag i.v., Tag 1, 3, 5.

## Capsaicin

### Definition
Lokalanästhetikum.

### Wirkungen
Der Wirkstoff wird über die Haut resorbiert und erzeugt eine Kapillarerweiterung sowie Wärmegefühl (Antagonist von Menthol), wirkt antiphlogistisch und anästhesierend. Nachweisbar ist eine Entleerung der Synapsen der peripheren Nerven. Über Bindung an einen Calcineurin-Rezeptor (VR1) wird eine Desensibilisierung der sensorischen Nervenfasern verursacht und unterbricht somit die Weiterleitung von kutanem Pruritus.

### Indikation
Pruritus, Schmerzen, z.B. bei der Zosterneuralgie.

### Dosierung und Art der Anwendung
Creme mehrmals am Tag, ca. 3-4mal, auf die juckende, brennende Stelle auftragen. Langsames Einschleichen der Therapie, die Patienten müssen über das kurzzeitige Brennen an der behandelten Stelle aufgeklärt werden (hört nach knapp 3-5 Tagen auf).

**Merke: Kontakt mit Schleimhäuten und Augen vermeiden! Capsaicin brennt auf offenen Stellen!**

### Unerwünschte Wirkungen
Hautreizung, -brennen, Erytheme, Urtikaria, Sensibilisierung.

### Kontraindikation
Überempfindlichkeit gegen Paprikazubereitungen.

### Rezeptur(en)
R037 R036

**Cave: Rezeptur ist wesentlich teurer als Fertigpräparat.**

### Präparate
Capsamol, Jucurba Capsicum Schmerz-Emulsion

### Hinweis(e)
Im Gegensatz zu Antihistaminika auch bei nicht Histamin-induziertem Pruritus einsetzbar.

## Capsaicin-Rezeptor

### Definition
Ligandengesteuerter, nicht-selektiver Rezeptor in primären sensorischen Neuronen, der durch Protonen, Hitze (>42 °C) und Capsaicin aktivierbar ist und durch Depolarisation der freien Nervenendigung ein Aktionspotential generieren kann. Eine cDNA codiert für ein 95 kDa Polypeptid aus 838 Aminosäuren. Dem VR1-Rezeptor kommt eine wichtige Rolle im Schmerzgeschehen, besonders für die thermische Hyperalgesie nach Gewebeschädigung, zu. Der Rezeptor repräsentiert somit ein potentielles therapeutisches Ziel zur Behandlung spezifischer Schmerzzustände, die mit Gewebeschädigungen einhergehen (s.a. Initialschmerz bei Calcineurininhibitoren).

### Allgemeine Information
Zellen geschädigter Gewebe entlassen nach Verletzung Substanzen, die periphere Endigungen über ihre Rezeptoren aktivieren: Protonen, Kaliumionen, ATP, Acetylcholin, Serotonin (5-HT), Bradykinin, Prostaglandine (PGs), Leukotriene und andere. Zusätzlich werden aus Mastzellen Histamine ausgeschüttet. Diese Stoffe werden von spezifischen Rezeptoren wahrgenommen u.a. von dem VR1-Rezeptor (Capsaicin-Rezeptor).

## Caput medusae
I86.82

### Synonym(e)
Bauchwandvarizen

### Definition
Erweiterung der Bauchhautvenen, insbesondere der Paraumbilikalvenen.

### Vorkommen/Epidemiologie
Bei Leberzirrhose (meist diskret), Budd-Chiari-Syndrom, Beckenvenenthrombose.

### Ätiologie
Umgehungskreislauf über die Paraumbilikalvenen bei venöser Rückstauung im Pfortadergebiet infolge portaler Hypertension.

### Klinisches Bild
Deutliche Venenzeichnung sowie Erweiterung der epifaszialen und subkutanen Bauchvenen.

## Caput natiforme A50.9

**Definition**
Schädelform bei Syphilis connata; Vorwölbung beider Stirnhöcker.

## Caput quadratum E55.0

**Synonym(e)**
Frons quadratum

**Definition**
Rachitische Schädelform mit Vorspringen der Stirn- und Scheitelbeinhöcker bei abgeflachtem Hinterhaupt, heute eher selten.

## Carbamazepin

**Definition**
Häufig eingesetztes Antiepileptikum, das eine den trizyklischen Antidepressiva sehr ähnliche Struktur besitzt.

**Indikation**
Epilepsie, Zosterneuralgie, Trigeminusneuralgie.

**Komplikation**
Antikonvulsiva-Hypersensitivitäts-Syndrom.

**Unerwünschte Wirkungen**
- Kutane Nebenwirkungen: Häufig (3-16% der Patienten) Urtikaria, Pruritus oder Exantheme, meist ca. 4 Wochen (7 Tage - 3 Monate) nach Therapiebeginn auftretend. Selten exfoliative Dermatitis, Erythrodermie, Lyell-Syndrom, Photosensibilität, Erythema exsudativum multiforme, Erythema nodosum, Purpura, Lupus erythematodes disseminatus, Alopezie, Hyperpigmentierung, Acne medicamentosa. Stevens-Johnson-Syndrom bei 1/5.000-1/10.000 Patienten.
- Extrakutane Nebenwirkungen: Müdigkeit, Appetitlosigkeit, Kopfschmerz, Brechreiz, Schwindel, Herzrhythmusstörungen.

**Wechselwirkungen**
Enzyminduktion in der Leber mit konsekutiver Abbaubeschleunigung anderer Präparate.

**!** Cave: **Keine Kombination mit MAO-Hemmern.**

**Präparate**
Tegretal

## Carboplatin

**Definition**
Platinderivat der zweiten Generation mit alkylierender Wirkung an der DNS von Tumorzellen (Alkylans) zum Einsatz als Zytostatikum.

**Wirkungen**
Intrazelluläre Aktivierung um reaktive Platinkomplexe freizusetzen. Bindung an nukleophile Gruppen z.B. GC-reiche DNA-Sequenzen. Hierdurch werden DNA-Verlinkungen (DNA cross-links) sowie DNA-Protein-Verlinkungen erzeugt, die zu Apoptose und Zellwachstumshemmung führen.

**Indikation**
- Zugelassen zur Therapie von fortgeschrittenem epithelialem Ovarialkarzinom und kleinzelligem Bronchialkarzinom.
- Malignes Melanom (Off-Label-Use).

**Schwangerschaft/Stillzeit**
Kontraindiziert.

**Dosierung und Art der Anwendung**
400 mg/m$^2$ KO i.v. als Infusion über 15-60 Minuten.

**Unerwünschte Wirkungen**
- Kutane UAWs (am häufigsten auftretend): Alopezie, Pruritus, Rush, Stomatitis, Dermatitis, allergische Reaktionen bis hin zu anaphylaktischen Reaktionen oder zum Stevens-Johnson-Syndrom, Raynaud-Symptomatik, Hautnekrosen nach intraarterieller Anwendung.
- Extrakutane UAWs: Thrombozytopenie und andere Blutbildungsstörungen, gastrointestinale Störungen, Leberschaden, Nierenschaden, Herzrhythmusstörungen, neurologische Störungen, Seh-, Hör- und Geschmacksstörungen, Störungen der Spermatogenese und Ovulation.

**Präparate**
Carboplatin Hexal, Carboplatin ratiopharm

## Carboxylase-Defekt, multipler D81.8

**Definition**
Seltenes, bereits bei Neugeborenen auftretendes, autosomal-rezessives Leiden mit Defekt der Holocarboxylase-Synthetase.

**Ätiologie**
Autosomal-rezessiv vererbte Erkrankung (Mutationen des HLCS Gens; Genlokus: 21q22.1). Pathogenetisch bewirkt ein Mangel an Enzymaktivität der Pyruvat-, Propionyl-CoA- und 3-Methylcrotonyl-CoA-Carboxylase Störungen im Abbau der Kohlenhydrate und der Aminosäuren Leucin, Isoleucin, Valin, Threonin und Methionin.

**Klinisches Bild**
Schwere, episodisch auftretende Exantheme (erythematös, ekzematös, ggf. nässend); Alopezie möglich, Azidose (Organoazidurie, Erbrechen, Dehydratation, Tachypnoen). Neigung zu Leukopenie oder Monozytopenie, Störung der T-Lymphozytenfunktion. In schweren Fällen treten noch Ataxie, Krämpfe und CT-Veränderungen des Gehirns ähnlich wie bei Leukodystrophie auf.

**Therapie**
Biotin 10-40 mg/Tag p.o.

## Carcinoma cuniculatum C44.L5

**Erstbeschreiber**
Ackerman, 1948; Aird, 1954

**Definition**
Variante des spinozellulären Karzinoms, die durch die besondere Lokalisation (Leistenhaut) definiert ist, mit niedrigem Malignitätsgrad. S.a. Carcinoma verrucosum.

C

**Vorkommen/Epidemiologie**
Überwiegend bei Männern. Gehäuft im 50.-70. Lebensjahr.

**Lokalisation**
An den Füßen, meist im Bereich des Metatarsalköpfchens I, an den Zehen, medioplantar, an den Ferse.

**Klinisches Bild**
Häufig endophytisch (druckbedingt) wachsender, oberflächlich ulzerierender, schmerzhafter Tumor, der von tiefen fistulierenden Krypten durchzogen und mit mazerierten Keratinmassen angefüllt ist. Fötor. Keine Metastasierungstendenz!

**Histologie**
Reifzelliges Plattenepithelkarzinom mit starker Verhornungstendenz. Auffallend hoher Ausreifungsgrad, weitgehendes Fehlen von Kernatypien, dyskeratotischen Zellen sowie geringe Zahl von Mitosen.

**Differenzialdiagnose**
Verrucae vulgares; Malum perforans; amelanotisches malignes Melanom.

**Therapie**
Entsprechend dem Carcinoma verrucosum. Exzision mit mikrographischer Aufbereitung des Exzidates, sichere Tumorfreiheit muss gewährleistet sein. Die Rezidivgefahr ist hoch! Keine Radiotherapie, da der Tumor wenig strahlenempfindlich (Gefahr des Strahlenulkus) ist.

**Prognose**
Günstig, bei adäquatem chirurgischem Procedere.

## Carcinoma in lupo C44.L

**Synonym(e)**
Lupuskarzinom; Röntgen-Lupus-Karzinom

**Definition**
Entwicklung eines spinozellulären Karzinoms auf dem Boden einer Tuberculosis cutis luposa. In der Regel handelt es sich hierbei um Patienten nach Röntgentherapie. Heute äußerst seltenes Krankheitsbild.

**Therapie**
Entsprechend dem spinozellulären Karzinom, s.a. Tuberculosis cutis luposa.

## Carcinoma in situ D04.L

**Synonym(e)**
Oberflächenkarzinom; präinvasives Karzinom; obligate Präkanzerose

**Definition**
Histologischer Begriff für ein intraepidermales Karzinom der Schleimhaut (Erythroplasie; bowenoide Papulose, verruköse Leukoplakie) oder der Haut (M. Bowen, aktinische Keratose, Cheilitis actinica).

## Carcinosis cutis C79.2

**Synonym(e)**
Karzinose; Kanzerose; Cancerosis; Karzinomatose der Haut

**Definition**
Diffuse karzinomatöse Durchsetzung der Haut, die sich in erster Linie bei Mammakarzinomen einstellt. Man unterscheidet: Erysipelas carcinomatosum und Carcinoma teleangiectaticum.

**Therapie**
S.u. Erysipelas carcinomatosum, Carcinoma teleangiectaticum.

## Cardriver's leg I80.3

**Definition**
Stasebedingte Phlebothrombose (z.B. nach langem Autofahren oder Langstreckenflügen).

## Caripito-Jucken L30.8

**Definition**
Schmetterlingsdermatitis verursacht durch Nachtschmetterlinge an der Amazonas- und Orinocomündung.

**Therapie**
Entsprechend der Schmetterlingsdermatitis.

## Caro luxurians L98.8

**Synonym(e)**
Wucherndes Fleisch; wildes Fleisch

**Definition**
Überschießende Bildung von Granulationsgewebe in Hautwunden.

**Differenzialdiagnose**
Granuloma teleangiectaticum; malignes Melanom.

**Therapie**
Konservativer Therapieversuch mit Glukokortikoiden intraläsional wie Triamcinolon (z.B. Volon A verdünnt 1:3 bis 1:5 mit Scandicain). Bei ausbleibendem Erfolg operative Abtragung z.B. $CO_2$-Laser mit Kauter, ggf. Druckverband.

## Carotin, β-Carotin

**Definition**
Provitamin A.

**Indikation**
Zur Unterstützung bei polymorpher Lichtdermatose, erythropoetischer Protoporphyrie, Vitiligo.

**Eingeschränkte Indikation**
Niereninsuffizienz.

**Komplikation**
Hypervitaminose bei Einnahme von Vitamin A.

**Dosierung und Art der Anwendung**
- Polymorphe Lichtdermatose, erythropoetische Protoporphyrie: Initial 50-200 mg/Tag p.o., dann langsame Dosisreduktion.
- Vitiligo: 3-5mal 25 mg/Tag p.o. über 3-5 Wochen, danach Reduktion auf 1-2mal 25 mg/Tag.

### Wechselwirkungen
Alkoholkonsum kann die β-Carotin-Clearance vermindern; Neomycin vermindert die β-Carotin-Aufnahme.

### Kontraindikation
Überempfindlichkeit gegen den Wirkstoff, Leberschaden.

### Präparate
Carotaben

## Casalsches Halsband E52.x

### Definition
Ödematöse, gerötete, schuppende, später hyperpigmentierte Hautveränderungen in der Hals- und Brustbeinregion bei Pellagra.

### Ätiologie
Kann durch alkoholinduziertem Vitaminmangel auftreten.

### Therapie
Entsprechend der Pellagra.

## Cashewnuss

### Synonym(e)
Kachubaum; Caju-Baum

### Definition
Der Cashewbaum ist ein zur Familie der Sumachgewächse (Anacardiaceae) gehörender Baum.

### Allgemeine Information
- Cashew leitet sich über den portugiesischen Namen Caju aus dem indianischen Tupi Acaju „Nierenbaum" (wahrscheinlich wegen der Form der Kerne) ab.
- Cashewbäume besitzen 5-10 cm lange, birnen- oder paprikaförmige Scheinfrüchte, die sog. Cashewäpfel. Diese werden zu Fruchtsaft und Marmelade (Konfitüre) verarbeitet. An dieser Scheinfrucht sitzt die eigentliche Frucht, die die Cashewnuss enthält. Die Nussschale enthält ein toxisches Öl, das durch Rösten oder Erhitzen deaktiviert wird.
- Die Nuss wird roh, geröstet und gesalzen, karamellisiert oder gewürzt im Handel angeboten. Ihr Geschmack ist „süßlich-nussig" und weniger intensiv als der von Erd- oder Walnuss.

### Vorkommen
In tropischem Klima.

### Hinweis(e)
Die allergologische Potenz von Cashewkernen ist gering, die allergene Bedeutung wegen der weiten Verbreitung jedoch ansteigend. Cashew-Sensibilisierte leiden unter schweren allergischen Erscheinungen. Sensibilisierte Patienten sollten die Cashewkerne sicher erkennen und verdächtige, prozessierte Nahrungsmittel wie asiatische Fertiggerichte, Nussriegel, Kuchen und auch Pestosaucen meiden.

## Casoni-Test

### Definition
Intrakutantest mit 0,1 ml inaktivierter Hydatidenflüssigkeit v.a. bei Echinokokkose.

## Caspasen

### Definition
Proteasen (Restriktionsendonukleasen), die in ihrem aktiven Zentrum die Aminosäure Cystein enthalten und Proteine nach der Aminosäure Aspartat schneiden (Cysteinyl-Aspartasen).

### Allgemeine Information
Die aktivierte Caspase (s.u. Inflammasom) triggert eine zur Apoptose führende Signalkaskade. Bisher sind beim Menschen 14 unterschiedliche Caspasen bekannt geworden. Sie sind in Signalkaskaden angeordnet. Extrazelluläre Signale leiten die Aktivierung eines membranständigen zellulären „Todesrezeptors" ein, der die ersten Aktivierungen in der Caspasekaskade auszulösen scheint. In einer zweiten Phase der Caspaseaktivierung sind mitochondriale Proteine wie Cytochrom C beteiligt. Die Caspaseaktivierung findet anfangs in einem Komplex mit dem „Todesrezeptor" statt und danach im Apoptosom, zu dessen Komponenten Cytochrom C, das Protein Apaf-1, die Procaspase-9 und dATP zählen. Die Procaspase-9 wird proteolytisch aktiviert und freigesetzt. Sie aktiviert wiederum die Procaspasen 3, 6 und 7, die schließlich Enzyme aktivieren, die Reaktionen einleiten, die zwingend zum Absterben (Apoptose) der Zelle führen. Hierzu zählt insbesondere der DNA-Abbau in der Zelle. Durch die Hemmung von Caspasen kann das Apoptoseprogramm unterbrochen werden. Einige Viren, aber auch Bakterien (Staphylokokken) können durch die Hemmung von Caspasen den Tod der Wirtszelle verhindern und damit ihr eigenes Überleben sichern.

## Caspofungin

### Definition
Antimykotikum aus der Klasse der Echinocandine.

### Wirkungen
Hemmung der ß-(1,3)-D-Glukansynthese in der Zellmembran pathogener Pilzspezies, so dass kein Einbau in die Zellwand erfolgt.

### Indikation
Invasive Candidose, invasive Aspergillose, wenn diese auf Therapien mit konventionellem und liposomalem Amphotericin B oder Itraconazol nicht ansprechen oder diese Standardmedikamente nicht vertragen werden.

### Eingeschränkte Indikation
Nicht bei Kindern <18 Jahre. Gleichzeitige Anwendung von Ciclosporin A (engmaschige Überwachung d. Leberenzymwerte). Reduzierte Erhaltungsdosis bei Leberinsuffizienz.

### Schwangerschaft/Stillzeit
Bislang keine Daten zur Anwendung von Caspofungin während der Schwangerschaft. Daher Anwendung nur, wenn therapeutischer Nutzen ein mögliches Risiko für das ungeborene Kind rechtfertigt.

### Dosierung und Art der Anwendung
- Initial 70 mg i.v. am 1. Behandlungstag, ab Tag 2 jeweils 50 mg/Tag i.v.
- Bei Patienten >80 kg: Keine Dosisreduktion nach Initialdosis, mit 70 mg/Tag i.v. weiterbehandeln.

**Merke: Dosisreduktion bei Patienten mit Leberinsuffizienz ggf. erforderlich.**

### Unerwünschte Wirkungen
Selten: Fieber, Thrombophlebitis, Übelkeit/Erbrechen, Flush.

### Kontraindikation
Neutropenie, Allergie gegen Caspofungin oder sonstige Bestandteile des Medikamentes.

### Präparate
Cancidas

## CAST

### Synonym(e)
cellular antigen stimulation test

### Definition
Zellantigen Stimulationstest. In-vitro-Verfahren der Allergiediagnostik.

### Indikation
- Bei nicht nachweisbaren allergiespezifischen Antikörpern im Serum oder Plasma kann mit dem CAST die aktuelle Sensibilität von lebenden Granulozyten gegenüber Lebensmitteln, Lebensmittelzusatzstoffen und Medikamenten geprüft werden.
- Insbesondere bei diagnostischen Fragestellungen, wo die Durchführung von Provokationstestungen schwierig ist, z.B. unter andauernder Therapie mit Antihistaminika, bei atopischem Ekzem und bei Kindern unter 6 Jahren, ist das Verfahren die Methode der Wahl.
- Von großem Wert ist die Methode auch beim diagnostischen Nachweis von Intoleranzreaktionen (Pseudoallergien), d.h. von nicht IgE-vermittelten allergischen Reaktionen. Typische Beispiele sind analgetikainduzierte Arzneimittelintoleranzen (z.B. bei Aspirineinnahme) und eine Reihe von Nahrungsmittel- und Arzneimittelzusatzstoffen. Diese Intoleranzreaktionen gehen insbesondere von eosinophilen Granulozyten aus, die im CAST mitgetestet werden.

### Durchführung
- Aus der Patientenblutprobe werden Leukozyten isoliert und nacheinander mit Interleukin-3 und dem gewünschten Allergen bzw. Allergengemisch inkubiert. Vorwiegend basophile Granulozyten synthetisieren nach Allergenstimulation de novo allergische Entzündungsmediatoren, insbes. Sulfoleukotriene wie LTC4 und dessen Metaboliten LTD4 und LTE4.
- Diese Entzündungsmediatoren, deren Synthese und Freisetzung sowohl IgE-vermittelt als auch bei Intoleranzreaktionen nicht IgE-vermittelt erfolgen, können mittels ELISA im Zellüberstand gemessen werden. Bei dieser Methode wird die Summe der aus allen Leukozyten freigesetzten Sulfoleukotriene bestimmt.

## Castleman-Lymphom D36.9

### Erstbeschreiber
Castleman, 1956

### Synonym(e)
Lymphknotenhyperplasie; Castleman-Tumor, hyalinisierender plasmazellulärer; giant lymphnode hyperplasia; angiofollicular lymphnode hyperplasia

### Definition
Histologisch definierte Lymphknotenhyperplasie, die in der lokalisierten Form meist gutartig verläuft. Die multizentrische Variante geht mit Allgemeinsymptomen einher und ist prognostisch wesentlich ernster zu bewerten.

### Einteilung
Histologisch können 3 Typen charakterisiert werden:
- Hyalin-vaskulärer Typ
- Plasmazelliger Typ
- Intermediärtyp.

### Ätiologie
Diskutiert wird die Assoziation zu HHV-8 Infektionen.

### Klinisches Bild
- Integument: Neigung zu schweren Infektionen und dem gehäuften Auftreten von Kaposi-Sarkomen sowie Lymphomen und Plasmozytomen. Selten sind uncharakteristische Exantheme sowie granulomatöse und angiomatöse Hauterscheinungen (s.u. glomeruloides Hämangiom) im Rahmen der Grunderkrankung.
- Extrakutane Manifestation: Polyneuropathie, Anämie, Hypergammaglobulinämie sowie Befall parenchymatöser Organe.
- Es gibt eine bekannte Assoziation bzw. Überschneidungen zum POEMS-Syndrom.

### Prognose
Der hyalin-vaskuläre Typ zeigt insgesamt einen gutartigen Verlauf, wohingegen beim plasmazelligen Typus mit einer Mortalität von 50% zu rechnen ist.

## Catenine

### Synonym(e)
Cadherin-associated proteins

### Allgemeine Information
- Catenine sind phylogenetisch hoch konservierte zytoplasmatische Proteine. Häufig auftretende Vertreter der Familie sind alpha-Catenin, beta-Catenin, gamma-Catenin (= Plakoglobin) und Catein p 120. Catenine liegen größtenteils zellgebunden in Zonulae adhaerentes und Desmosomen. Sie fungieren hier als intrazelluläre Adapterproteine zwischen Cadherinen und dem Aktin-Zytoskelett bzw. Intermediärfilamenten. Darüber hinaus können die einzelnen Vertreter auch als Transkriptionsfaktoren agieren. Die Degradation des im Zytosol frei verfügbaren Anteils der Catenine wird durch sezernierte Glykoproteine der Wnt-Familie (Wingless-Integrated, benannt nach der Verwandtschaft zum wg = wingless-Gen von Drosophila), reguliert. Freies beta-Catenin ist der wichtigste Effektor des Wnt-Signalwegs. Nukleäres beta-Catenin wird als maßgebliches Onkoprotein angesehen, da es als Transkriptionsaktivator von Onkogenen wie c-jun, c-myc und Cyclin D1 fungiert.
- Postuliert wird die Auslösung von Tumoren durch Mutationen in Komponenten des Wnt-/beta-Catenin-Signalweges, was zu verstärkter Zellteilung und verlängertem Überleben der betroffenen Zellen führt. Bei zahlreichen Tumoren (u.a. Kolonkarzinom, malignes Melanom, Ova-

rialkarzinom, Prostatakarzinom, Medulloblastom) wurde eine erhöhte beta-Catenin-Konzentration nachgewiesen.

### Hinweis(e)
Die Namensgebung erfolgte in Anlehnung an die lateinische Bezeichnung „catena“ (die Kette).

## Catha edulis

### Definition
Strauch des äthiopischen und somalischen Hochlandes, der in Äthiopien, Somalia und im Jemen als „milde“ Kaudroge von einem Großteil der Bevölkerung genutzt wird. Bis 2 m hoher Baum aus der Familie der Celastraceae (Spindelbaumgewächse), der jedoch in Kultur überwiegend strauchartig gezogen wird, mit ledrigen, elliptischen Blättern. Die weißen Blüten sind in Büscheln angeordnet. Hauptinhaltsstoffe des Kath sind Alkaloide vom Phenethylamin-Typ. Dominierend ist Cathinon, sowohl die Menge als auch die Wirkung betreffend.

### Vorkommen
- Ursprüngliches Vorkommen am Horn von Afrika. Heute wird Kath überwiegend im Jemen angebaut, teilweise jedoch auch noch an der afrikanischen Ostküste (wächst nur in Lagen zwischen 1500 und 2000 m).
- In einigen Ländern (Saudi Arabien, Ägypten) sind Anbau und Verwendung von Kath verboten.

### Wirkungen
Beim Kath-Kauen werden die Blätter des Kath-Strauchs verwendet. Das Kath-Kauen ist insbesondere im Jemen verbreitet. Hierzu werden die frischen Blätter nach dem Kauen noch mehrere Stunden im Mund belassen. Kath soll eine euphorisierende Wirkung haben und auch die psychische Leistungsfähigkeit erhöhen.

### Klinisches Bild
Als Folge des Khat-Kauens werden Hyperpigmentierungen der Mundschleimhaut, Leukoplakien und gehäuft Karzinome der Mundschleimhaut (s.u. Karzinom, verruköses) des Ösophagus sowie des Magens beobachtet.

## Cathelicidine

### Definition
Antimikrobiell wirksame, kurze Eiweißmoleküle, die erstmals in Kaninchen und später auch in Menschen, Schweinen, Mäusen und Schafen nachgewiesen wurden. Cathelicide sind weniger als 100 Aminosäuren lang und kommen auf der Haut und im Dickdarm vor. Cathelecidine haben ein breites Wirkspektrum und können Gram-positive und -negative Bakterien sowie Pilze unschädlich machen. Zusammen mit den Defensinen gehören sie zu den wichtigsten Vertretern der sog. antimikrobiellen Peptide.

## Cavernitis gonorrhoica A54.2

### Definition
Eitrige Entzündung der Schwellkörper im Gefolge einer Urethritis gonorrhoica. Seltene Komplikation der Gonorrhoe.

### Therapie
Behandlung der gonorrhoischen Infektion (s.u. Gonorrhoe). Bettruhe, Hochlagern des Geschlechtsteiles (Hodenbank), kühlende Umschläge.

## Cayennepfefferextrakt

### Definition
Rubefazienz auf der Basis von Capsacinoiden berechnet als Capsaicin.

### Anwendungsgebiet/Verwendung
Degenerative Gelenkerkrankungen, Ischialgien, Prellungen, evtl. bei Pruritus.

> Merke: **Brennt auf offenen Stellen. Keine Anwendung an Auge oder Schleimhäuten!**

### Unerwünschte Wirkungen
Erythem, Wärmegefühl.

### Kontraindikation
Überempfindlichkeit gegen den Wirkstoff, Anwendung an Auge und Schleimhäuten, entzündliche Hauterkrankungen, offene Wunden.

### Präparate
Dolenon, Gothaplast Rheumamed AC Wärmepflaster

## CCP-AK

### Synonym(e)
Cyclische Citrullinierte Peptid-Antikörper

### Definition
Antikörper gegen cyclisches citrulliniertes Peptid. Hochspezifischer Marker für die Rheumatoide Arthritis.

### Allgemeine Information
Bis zu 80 % der Patienten mit rheumatoider Arthritis (RA) weisen im Serum Autoantikörper der Klasse IgG gegen das epidermale Protein Filaggrin auf. Filaggrine sind Proteine, die das Keratinfilamente miteinander verknüpfen. Die Aminosäure Citrullin ist ein wichtiger Bestandteil der Bindungsepitope für die CCP-AK. CCP-AK können bereits sehr früh im Verlauf der Erkrankung nachgewiesen werden und haben einen hohen prognostischen Wert: Im Vergleich zum Rheumafaktor besitzen Antikörper gegen CCP bei gleicher Sensitivität (CCP-AK: 80%, RF: 79%) eine deutlich höhere Spezifität (CCP-AK: 96%, RF: 63%). 10-15% der Patienten mit Psoriasisarthritis weisen CCP-AK (meist IgG-AK, seltener IgM-AK) auf. Diese fehlen bei Psoriatikern ohne Arthritis. Bei Kollagenosen wie SLE, Sjögren-Syndrom oder Dermatomyositis/Polymyositis liegt die Prävalenz <1%.

### Hinweis(e)
Vorläufige Referenzbereichsgrenze bei Erwachsenen: <5 RE/ml. Probenmaterial: Serum.

## CD-Klassifikation

### Definition
CD-Nomenklatur (cluster of differenziation). Die CD-Antigene werden auch für immunhistologische Fragestellungen eingesetzt. S.u. Immunhistologie.

## CEAP-Klassifikation

### Definition
Score zur klinischen Erfassung der venösen Insuffizienz. S.u. Venöse Insuffizienz, chronische. CEAP ist ein Akronym für:
- C = Klinische Zeichen („clinical signs")
- E = Ätiologische („Etiology") Klassifikation (kongenital, primär, sekundär)
- A = Anatomische Verteilung (oberflächlich, tief, Perforansvene, allein oder Kombination)
- P = Pathophysiologische Dysfunktion (Reflux oder Obstruktion, allein oder Kombination).

### Einteilung
- C = klinische Klassifikation:
  - C0 = keine Erscheinung
  - C1 = Besenreiser und retikuläre Varizen
  - C2 = Varizen
  - C3 = Ödem
  - C4a = Pigmentierung, Purpura, Ekzem
  - C4b = Hypodermitis, Lipodermatoskl., Atr. blanche
  - C5 = abgeheiltes Ulkus
  - C6 = offenes Ulkus.
- E = Ätiologische Klassifikation:
  - EC kongenital (Etiology congenital)
  - EP primär (Etiology primary)
  - ES sekundär (Etiology secundary = mit bekanntem Grund, z.B. postthrombotisch, posttraumatisch etc.).
- C = klinische Klassifikation:
  - C0 = keine Erscheinung
  - C1 = Besenreiser und retikuläre Varizen
  - C2 = Varizen
  - C3 = Ödem
  - C4a = Pigmentierung, Purpura, Ekzem
  - C4b = Hypodermitis, Lipodermatoskl., Atr. blanche
  - C5 = abgeheiltes Ulkus
  - C6 = offenes Ulkus.
- A = Anatomische Klassifikation:
  - AS oberflächlich (Anatomy superficial = Defekt im superfiziellen Venensystem):
    - 1 = retikuläre Besenreiser
    - 2 = V. saphena magna oberhalb des Knies
    - 3 = V. saphena magna unterhalb des Knies
    - 4 = V. saphena parva
    - 5 = sonstige Venen.
  - AD tief (Anatomy deep = Defekt im tiefen („deep") Venensystem):
    - 6 = V. cava
    - 7 = V. iliaca communis
    - 8 = V. iliaca interna
    - 9 = V. iliaca externa
    - 10 = V. pelvica
    - 11 = V. femoralis communis
    - 12 = V. femoralis profunda
    - 13 = V. femoralis superficialis
    - 14 = V. poplitea
    - 15 = Unterschenkelvenen (Vv. t.a., Vv. t.p., Vv. f.)
    - 16 = Muskelvenen (gastrocnemius; soleus, etc.).
    - AP Perforantes (Anatomy of venae perforantes = Defekt der Perforansvenen):
    - 17 = Oberschenkel
    - 18 = Unterschenkel.
- P = Pathophysiologische Klassifikation:
  - PO = Obstruktion (Pathology obliteration)
  - PR = Reflux (Pathology reflux)
  - PRO = Reflux + Obstruktion (Pathology reflux + obliteration).

## Cefotaxim

### Definition
Breitspektrum-Cephalosporin der 3. Generation.

### Wirkungsspektrum
Bordetella pertussis, Borrelia burgdorferi, Citrobacter spp., Clostridium spp., Enterobacter spp., E. coli, Hafnia alvei, Haemophilus spp., Klebsiella spp., Moraxella spp., Morganella morganii, Neisseria spp., Peptostreptococcus spp., Prevotella spp., Proteus spp., Providencia spp., Salmonella spp., Serratia spp., Shigella spp., Staphylococcus spp., Streptococcus spp., Yersinia spp.

### Indikation
Schwere, lebensbedrohliche Atemwegs-, Harnwegs-, Haut-, Weichteil-, Knochen- und Gelenkinfektionen. Therapie der akuten Neuroborreliose.

### Dosierung und Art der Anwendung
- 2mal/Tag 1-2 g i.v. (max. 3mal/Tag 2 g bzw. 4mal/Tag 3 g).
- Kinder: 50-100 mg/kg KG/Tag in 2-4 ED (max. 150-250 mg/kg KG/Tag).
- Borreliose: 2mal/Tag 3 g für 14-21 Tage.

### Präparate
Cefotaxim-ratiopharm, Claforan

## Cefpodoxim

### Definition
Orales Cephalosporin.

### Wirkungsspektrum
Branhamella catarrhalis, Brucella spp., Corynebacterium diphtheriae, Citrobacter spp., Enterobacter spp., E. coli, Hafnia alvei, Haemophilus spp., Klebsiella spp., Morganella morganii, Neisseria spp., Pasteurella multocida, Proteus spp., Providentia spp., Salmonella spp., Shigella spp., Staphylococcus spp., Streptococcus spp., Yersinia enterocolica.

### Indikation
Atemwegs-, Harnwegs-, Haut- und Weichteilinfektionen.

### Dosierung und Art der Anwendung
- 2mal 100-200 mg/Tag p.o.
- Kinder ab 4. Woche: 5-12 mg/kg KG/Tag in 2 Gaben (Saft).

### Präparate
Orelox, Podomexef

## Ceftriaxon

### Definition
Breitspektrum-Cefalosporin der 3. Generation.

### Wirkungsspektrum
Aeromonas hydrophilia, Capnocytophaga spp., Borrelia burgdorferi, Citrobacter spp., Clostridium perfringens, Enterobacter spp., E. coli, Hafnia alvei, Haemophilus spp., Klebsiella

spp., Moraxella spp., Morganella morganii, Neisseria spp., Pasteurella multocida, Peptostreptococcus spp., Plesiomonas shigelloides, Prevotella spp., Proteus spp., Providencia spp., Salmonella spp., Serratia spp., Shigella spp., Staphylococcus spp., Streptococcus spp., Treponema pallidum, Yersinia spp.

### Indikation
Schwere, lebensbedrohliche Atemwegs-, Harnwegs-, Haut-, Weichteil-, Knochen- und Gelenkinfektionen. Therapie der akuten Neuroborreliose, Gonorrhoe, Lues.

### Dosierung und Art der Anwendung
- Einmal 1-2 g/Tag i.v. (max. 4 g/Tag).
- Kinder: 20-80 mg/kg KG/Tag.
- Borreliose: 1mal 2 g/Tag über 2-4 Wochen.
- Lues: 1mal 1 g/Tag über 2 Wochen.
- Gonorrhoe: 250 mg i.m. als ED.

### Präparate
Rocephin, Ceftriaxon-ratiopharm

### Hinweis(e)
- Geringe bzw. fehlende Wirksamkeit gegen Staphylokokken
- Unwirksam gegen Listerien (Meningitis!)
- Bei lebensbedrohlichen Infektionen Kombinationstherapie möglich (Aminoglykosid, Clindamycin, Metronidazol).

## Cefuroxim

### Definition
Älteres Cephalosporin.

### Wirkungsspektrum
Branhamella catarrhalis, Enterobacter sakazakii, E. coli, Haemophilus spp., Hafnia alvei, Klebsiella spp., Neisseria gonorrhoeae, Proteus mirabilis, Providenia spp., Salmonella spp., Shigella spp., Staphylococcus spp., Streptococcus spp., Yersinia spp.

### Indikation
Atemwegs-, Harnwegs-, Haut- und Weichteilinfektionen, akute unkomplizierte Gonorrhoe.

### Dosierung und Art der Anwendung
- 2-3mal 750-1.500 mg/Tag i.v.
- Kinder: 50-100 mg/kg KG/Tag in 3 ED.
- Gonorrhoe: 1500 mg in 2 ED je 750 mg, bilateral intraglutaeal.

### Präparate
Cefuroxim, Elobact, Zinacef, Zinnat

## CE-Kennzeichnung

### Definition
Akronym für „Communauté Européenne" (frz. „Europäische Gemeinschaft") und steht für EU-weite harmonisierte Vorschriften.

### Allgemeine Information
Das CE-Zeichen darf ein Produkt dann tragen, wenn es die Bedingungen der jeweiligen EU-Richtlinien erfüllt. Die CE-Kennzeichnung wird am Produkt angebracht und kennzeichnet dieses als zugelassen zum freien Verkehr in der EU. Sie strebt eine Harmonisierung der Produktrichtlinien unter Berücksichtigung der Sicherheitsanforderungen an. Für folgende Produktgruppen ist das CE-Zeichen anzuwenden: Bauprodukte, einfache Druckbehälter, elektrische Geräte, implantierbare medizinische Geräte, Medizinprodukte.



## Celecoxib

### Definition
Selektiver Cyclooxygenase-Inhibitor (COX-2-Inhibitor).

### Indikation
Symptome bei Reizzuständen degenerativer Gelenkerkrankungen (aktivierte Arthrosen) oder chronische Polyarthritis (rheumatoide Arthritis).

### Schwangerschaft/Stillzeit
Kontraindiziert in Schwangerschaft und Stillzeit!

### Komplikation

**Cave: Orale Antikoagulanzien (Phenprocoumon, Warfarin): Blutungen mit z.T. tödlichem Verlauf! ACE-Hemmer: Risiko einer akuten Niereninsuffizienz!**

### Dosierung und Art der Anwendung
- Reizzustände bei degenerativen Gelenkerkrankungen (aktivierte Arthrosen): 1mal/Tag 200 mg p.o., falls erforderlich 2mal/Tag 200 mg p.o. Tageshöchstdosis 400 mg.
- Rheumatoide Arthritis: 1-2mal/Tag 200 mg p.o. Tageshöchstdosis 400 mg.

**Merke: Dosisanpassung nötig bei älteren Patienten (≥65 Jahre) sowie bei Leber- oder Nierenfunktionsstörungen!**

### Kontraindikation

**Cave: Sulfonamidallergie!**

Unerwünschte Arzneimittelreaktion nach Einnahme von Acetylsalicylsäure, COX-2-Inhibitoren oder anderen NSAR, aktive peptische Ulzera, gastrointestinale Blutungen, entzündliche Darmerkrankungen.

**Merke: Nicht bei Kindern anwenden!**

### Präparate
Celebrex Hartkps.

## Cephalosporine

### Definition
β-Lactam-Antibiotika.
- Orale Cephalosporine: Cefalexin, Cefaclor, Cefadroxil, Cefpodoxim, Cefixim, Ceftibuten, Loracarbef.
- Ältere Cephalosporine: Cefazolin, Cefuroxim, Cefotiam, Cefoxitin.
- Cephalosporine für schwere Infektionen: Cefotaxim, Ceftazidim, Cefepim.

### Eingeschränkte Indikation
Schwangerschaft, Stillzeit, atopische Diathese, eingeschränkte Nierenfunktion.

### Unerwünschte Wirkungen
Interstitielle Pneumonie, BB-Veränderungen, Diarrhoen, Kreuzallergie mit Penicillinen, allergische Reaktionen, evtl. Antabus-ähnliche Wirkung, Arthritiden.

### Kontraindikation
Überempfindlichkeit gegen Cephalosporine (ggf. Kreuzallergie mit anderen β-Lactam-Antibiotika, z.B. Penicillinen).

### Hinweis(e)
Cefazolin ist gegen Staphylokokken am stärksten wirksam.

## Cephalosporiose B48.83

### Synonym(e)
Acremoniose

### Definition
Schimmelpilzerkrankung mit Cephalosporium acremonium. S.a. Mykosen.

### Therapie
- Kombination von operativer Therapie und systemischer Therapie wie Amphotericin B (z.B. Amphotericin B) 0,1 mg/kg KG/Tag i.v. (langsam steigern bis max. 1 mg/kg KG/Tag).
- In schweren Fällen in Kombination mit 5-Flucytosin (Ancotil) 150 mg/kg KG/Tag i.v. in 4 ED. Die Therapie ist mit erheblichen NW verbunden.

## Ceramide

### Definition
Zu den Lipiden zählende Untergruppe der Sphingolipide, die in der Epidermis von Keratinozyten synthetisiert werden.

### Allgemeine Information
Als Bestandteil der Hautbarriere v.a. im Stratum corneum lokalisiert. Schutzfunktion vor dem Austrocknen und Eindringen von Fremdstoffen. Bei einem Ungleichgewicht dieser Stoffe kann es zur Xerosis cutis oder zu krankhaften Hauterscheinungen (z.B. atopisches Ekzem) kommen. Ceramidhaltige Produkte wirken unterstützend bei der Behandlung solcher Dermatosen. In der Kosmetikindustrie werden Ceramide z.B. in der Haarpflege eingesetzt.

## Cervicitis gonorrhoica A54.0

### Definition
Infektion der Cervix mit Gonokokken.

### Therapie
Entsprechend der Gonorrhoe.

## Cetirizin

### Definition
$H_1$-Antagonist.

### Indikation
Allergische Reaktionen, Ekzem, Pruritus, Rhinitis allergica, Urtikaria.

### Eingeschränkte Indikation
Schwangerschaft 2. und 3. Trimenon.

### Dosierung und Art der Anwendung
- Erwachsene/Kinder >12 Jahre: 1mal/Tag 10 mg p.o.
- Kinder 2-12 Jahre: 1mal/Tag 5 mg p.o. oder 1mal/Tag 10 Trp. p.o.

### Unerwünschte Wirkungen
Allergische Reaktionen, Paragruppenallergie (Saft, Trp.), Mundtrockenheit, Kopfschmerzen, gastrointestinale Störungen, Müdigkeit, Schwindel, Magen-Darm-Störungen, Transaminasenanstieg.

### Kontraindikation
Schwangerschaft 1. Trimenon, Stillzeit, Kinder <2 Jahre, schwere Nierenerkrankungen, Paragruppenallergie (Saft, Tropfen).

### Präparate
Cetirizin Lösung 1A Pharma, Zyrtec, Reactine, Cetirizin-ratiopharm, Cetirizin Hexal; Zyrtec Duo (Kombinationspräparat mit Pseudoephedrin)

### Hinweis(e)
Besteht zu 50% aus Levocetirizin und zu 50% aus einem unwirksamen Dextrocetirizin-Anteil (Dextrocetirizin hat keine antihistaminerge Wirkung).

## Cetuximab

### Definition
Monoklonaler IgG-Antikörper, der gezielt den epidermalen Wachstums-Faktor-Rezeptor (EGFR) (s.u. Wachstumsfaktoren) blockiert (Tyrosinkinaseinhibitor).

### Wirkungen
- Spezifische und kompetitive Bindung an den EGF-Rezeptor (Epidermal Growth Factor Receptor). Somit Unterbindung der Kopplung endogener Liganden am Rezeptor. Dimerisierung des Rezeptors unterbleibt, konsekutiv keine Aktivierung der Tyrosinkinase durch Autophosphorylierung. Daher keine Initiation der aktivierenden intrazellulären Signalkaskade sowie keine Änderungen im Expressionsmuster regulierender Gene (Zellwachstum und Zelldifferenzierung werden unterbunden).
- In-vitro-Untersuchungen demonstrierten eine Internalisierung des Rezeptor-Antikörper-Komplexes (d.h. Rücktransport des gesamten Komplexes in das Zellinnere). Folge ist die Reduktion der Dichte von Wachstumsrezeptoren auf der Zelloberfläche. Somit reduzierte Invasion der Tumorzellen in gesundes Gewebe sowie reduzierte Metastasierung.
- Beeinflussung der Angiogenese durch verringerte Produktion des Angiogenesefaktors VEGF. Folge: Hemmung der Proliferation und Invasion tumoraler Zellen.

### Indikation
U.a. bei kolorektalen Karzinomen. Einzelberichte existieren über Erfolge bei metastasierten Plattenepithelkarzinomen (s.u. Karzinom, spinozelluläres).

### Unerwünschte Wirkungen
Aus dermatologischer Sicht Acne medicamentosa (sehr häufig). Das Auftreten von Hautveränderungen soll mit einem Therapieeffekt korrelieren und ist 2-6 Wochen nach Therapie-

beginn zu erwarten. Weitere dermatologische Nebenwirkungen sind ausgedehnte makulopapulöse Exantheme, Urtikaria bis hin zum anaphylaktischen Schock, Erythema exsudativum multiforme, diffuse Alopezie, Paronychien, Vitiligo, Puritus.

### Präparate
Erbitux

## Cetylstearylalkohol

### Synonym(e)
cetostearylic alcohol; Tallow alcohol; Cetearyl alcohol

### Definition
Weiße bis schwach gelbe, wachsartige Masse aus etwa gleichen Teilen Cetylalkohol und Stearylalkohol, die früher aus Spermöl (Walratöl) gewonnen wurde und auch als Lanette O bezeichnet wird. Cetosterarylalkohol dient als Emulgator für O/W-Emulsionen.

### Allgemeine Information
- Relativ weite Verbreitung als Salbengrundlage in medizinischen und kosmetischen Externa. Von klinischer Relevanz sind hierbei insbes. Externa zur Behandlung chronischer Ekzeme der unteren Extremitäten. Darüber hinaus Vorkommen in weiteren Externa, z.B. Lichtschutzmitteln.
- Cetylstearylalkohol kann u.a. auch in wassermischbaren Kühlschmierstoffen vorkommen. Kontaktallergien gegenüber Cetylstearylalkohol sind auch nach der Anwendung cetylstearylalkoholhaltiger Kosmetika und medizinischer Externa beschrieben, wobei die kombinierte Anwendung verschiedener, diesen Emulgator enthaltende Externa zu einem Risikoanstieg bezüglich einer entsprechenden Allergie führen kann.
- Sensibilisierungen treten eher selten auf, finden sich aber signifikant häufiger bei älteren Patienten bzw. Patienten mit chronischer Veneninsuffizienz bzw. Stauungsekzem.
- Die berufliche Exposition gegenüber Wollwachsalkoholen und Cetylstearylalkohol bei Tätigkeiten, die regelmäßig mit einem beruflichen Kontakt mit verschiedenen Externa einhergehen (z.B. in der ambulanten Pflege und bei Masseuren) entspricht allgemeinem berufsdermatologischem Erfahrungswissen. Meist ist durch Einsatz geeigneter persönlicher Schutzmaßnahmen und/oder Ersatzstoffprüfung der direkte Hautkontakt vermeidbar.

## Chagrinleder-Haut D23.L

### Definition
Veraltete Beschreibung für die Oberflächenbeschaffenheit eines lumbosakralen Bindegewebsnaevus.

## Chalazion H00.10

### Synonym(e)
Hagelkorn

### Definition
Langsam progrediente, meist schmerzlose Auftreibung des Lidrandes, verursacht durch eine chronische Entzündung der Meibom- oder Zeis-Drüsen.

### Einteilung
- Tiefes Chalazion: von einer Meibom-Drüse ausgehend.
- Oberflächliches Chalazion: von einer Zeis-Drüse ausgehend.

### Ätiologie
Verschluss des Ausführungsgangs einer Meibom- oder Zeis-Drüse, häufig als Folge eines Hordeolums. Durch den konsekutiven Sekretstau kommt es zu einer granulomatösen Entzündung mit Infiltration von Fibroblasten, Lymphozyten und Plasmazellen.

### Lokalisation
V.a. untere Lider.

### Klinisches Bild
Harter, indolenter, bis haselnussgroßer Knoten im Lidbereich. Es kommt zu keinem Visusverlust.

### Histologie
Granulomatöse Entzündung mit Epitheloid- und Riesenzellen, Lymphozyten und Plasmazellen.

### Differenzialdiagnose
Hordeolum

### Therapie
Meist spontane Abheilung. Anwendung warmer Kompressen ist förderlich. Gute Erfahrungen werden mit einer lokalen Antibiotikatherapie gemacht. Bei chronischer Persistenz des Chalazions, lokale Injektion von Glukokortikoiden (z.B. Triamcinolon). Bei Therapieversagen oder starker Größenzunahme operative Entfernung (**Cave: Lidrandverletzungen**).

## CHANDS-Syndrom Q82.4

### Erstbeschreiber
Baughman, 1971

### Synonym(e)
Curly hair-ankyloblepharon-nail dysplasia syndrome

### Definition
Autosomal-rezessiv mit Pseudodominanz vererbte Genodermatose. Möglicherweise als Minorvariante den ektodermalen Dysplasien (normales Schwitzvermögen, keine Zahnanomalien) vom tricho-onychotischen Typ zuzurechnendes Syndrom.

### Klinisches Bild
Ankyloblepharon, krauses; sonst aber normales Haar; hypoplastische Nägel.

## Chauffard-Raymond-Syndrom M08.2

### Definition
Sonderform der chronischen Polyarthritis (rheumatoide Arthritis) beim Erwachsenen mit generalisierter Lymphknotenschwellung. Entspricht dem Still-Syndrom des Kindesalters.

## Chédiak-Higashi-Syndrom E70.3

### Erstbeschreiber
Chédiak, 1952; Higashi, 1954

### Definition
Seltene, hereditäre Variante des okulokutanen Albinoidismus mit Leukozytendefekt und konsekutiver Infektanfälligkeit, Hepatosplenomegalie, generalisierter Lymphknotenvergrößerung und gestörter Melanogenese.

### Ätiologie
Autosomal-rezessiv vererbte Defekte des CHS1 Gens (Chediak-Higashi-Gen 1; Genlokus: 1q42.1-q42.2) und konsekutivem Defekt des Chediak-Higashi-Proteins.

### Manifestation
Hauterscheinungen können 1. Symptom sein!

### Labor
Blutbild: Charakteristische Granulierung der Leukozyten, Neutropenie, u.a.

### Histologie
Melanozyten mit Riesenmelanosomen.

### Differenzialdiagnose
Andere Formen des Albinismus.

### Therapie
- Knochenmarktransplantation ist die einzige mögliche kurative Therapie des Leukozytendefekts. Einsatz hoher Dosen Aciclovir, Gamma-Globulin, Vincristin, s.a. Zytostatika, Prednisolon in lymphoproliferativen Phasen wird beschrieben. Bei Therapieresistenz kann Splenektomie hilfreich sein. Hohe Dosen von Ascorbinsäure (1 g/Tag) prophylaktisch gegen die Infektanfälligkeit.
- Ansonsten: Lichtschutzmittel (z.B. Anthelios, Eucerin Sun, regelmäßige Augenüberwachung und Sonnenbrille, Vermeidung und Sanierung von Infekten.

### Prognose
Rezidivierende Infektionen, Exitus letalis häufig vor dem 10. Lebensjahr.

## Cheilitis K13.09

### Definition
Lippenentzündung unterschiedlicher Genese.

## Cheilitis abrasiva praecancerosa L57.8

### Erstbeschreiber
Manganotti

### Synonym(e)
Manganotti's cheilitis; precancerous abrasive cheilitis

### Definition
Sonderform der Cheilitis actinica mit erosiv-krustösen Läsionen.

### Lokalisation
Vor allem Unterlippe.

### Klinisches Bild
Weiße, z.T. erodierte Plaques mit kräftiger entzündlicher Überlagerung.

### Diagnose
Klinik, Histologie, Vitalanfärbung mit Toluidinblau.

### Differenzialdiagnose
Spinozelluläres Karzinom; Lichen planus.

### Therapie
- Vermillonektomie ist Therapie der ersten Wahl, dabei wird das Lippenrot streifenförmig in horizontaler Richtung abgetragen, die Lippenschleimhaut als Lippenersatz mobilisiert und mit der angrenzenden Felderhaut vernäht.

> **Merke:** **Bei Cheileitis abrasiva praecancerosa stets ein invasiv wachsendes spinozelluläres Karzinom ausschließen!**

- Alternativ: Bei eindeutig intraepidermaler Lokalisation (vorherige Biopsie!) kann Kryochirurgie eingesetzt werden (Stempelverfahren oder offenes Sprayverfahren) in 2maligem Zyklus mit -180 °C oder oberflächliche Vaporation mit $CO_2$-Laser.

## Cheilitis actinica L57.8

### Definition
Akute oder chronische Lichtschädigung des Lippenrotes.

### Einteilung
Unterschieden wird zwischen akuter oder chronischer Schädigung:
- Cheilitis actinica acuta (Cheilitis photoactinica acuta): Aktinisch bedingte Entzündung des Lippenrotes.
- Cheilitis actinica chronica (Cheilitis photoactinica chronica): Chronische Lichtschädigung des Lippenrotes mit Atrophie des Epithels.

### Ätiologie
Starke, einmalige Sonnenexposition bei Cheilitis actinica acuta bzw. starke, langjährige Sonnenexposition bei Cheilitis actinica chronica.

### Lokalisation
Vor allem Unterlippe.

### Klinisches Bild
- Cheilitis actinica acuta: Ödematöse Schwellung und Rötung, mögliche Blasenbildung wenige Stunden nach der Sonnenexposition.
- Cheilitis actinica chronica: Atrophie der Lippenhaut, herdförmige oder völlige Bedeckung des Lippenrotes durch fest haftende Keratosen. Gefahr der Karzinomentwicklung, s.u. Cheilitis abrasiva praecancerosa.

### Histologie
- Cheilitis actinica acuta: Akanthose, Hyper-, stellenweise Parakeratose, superfizielle Infiltrate.
- Cheilitis actinica chronica: Akanthose, Hyper-, stellenweise Parakeratose, superfizielle Infiltrate, Keratosis actinica.

### Therapie
- Cheilitis actinica acuta: Feuchte Umschläge mit antientzündlichen bzw. antiseptischen Zusätzen wie Polihexanid (Serasept, Prontoderm), 1% Chlorhexidin oder 5% Dexpanthenol (z.B. Bepanthen Lösung) sowie topische Glukokortikoide wie 0,25% Prednicarbat (z.B. Dermatop-Salbe) oder 0,1% Mometason (z.B. Ecural Fettcreme).
- Cheilitis actinica chronica: Bei leichter Ausprägung ohne keratotische Auflagerungen: Lediglich pflegende Maßnahmen mit fettenden und lichtschützenden Lippenstif-

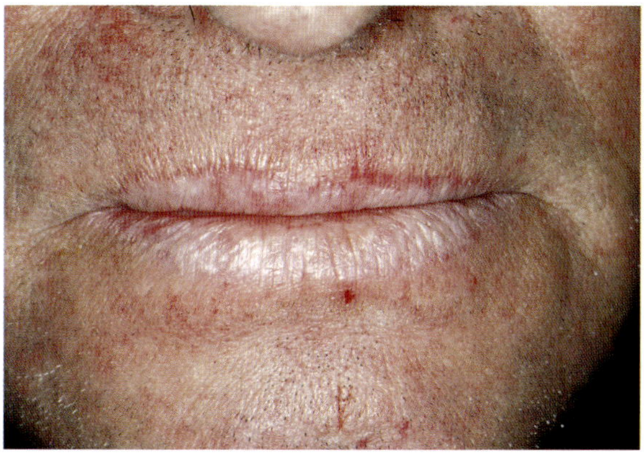

Cheilitis actinica. Flächige Plaques, verwaschenes Lippenrot. Festhaftende weißgraue Keratosen. Keine tiefe Konsistenzvermehrung palpabel.

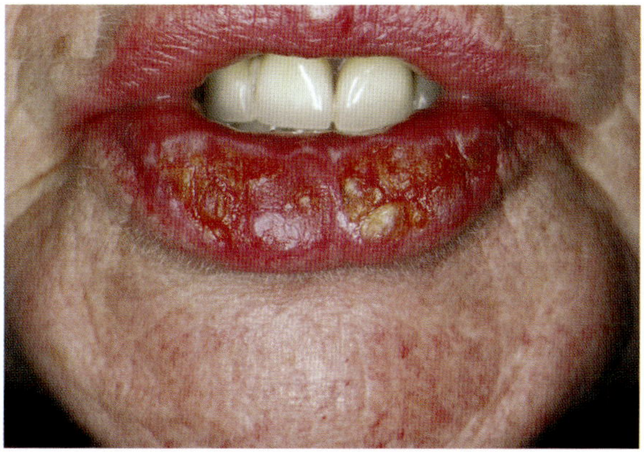

Cheilitis actinica. Warzenartige, gelbliche, fest haftende, sehr derbe Hyperkeratosen auf atrophisch verdünntem, verwaschenem Lippenrot bei chronischer aktinischer Cheilitis. Die Oberlippe zeigt keinen pathologischen Befund.

ten (z.B. Ceralip Lippencreme, Ilrido Lippenschutzstift, Neutrogena totaler Sonnenschutzstift).
Bei fest haftenden Keratosen: Eine Vielzahl an effektiven Therapiemöglichkeiten sind bekannt: Kryochirurgie, $CO_2$-Laser, 0,05% Tretinoin-Creme (z.B. Cordes VAS Creme; 2mal tgl. auftragen), Diclofenac-Gel (Solaraze [2,5% Hyaluronsäure als Trägerstoff]) 2mal tgl., 5% 5-Fluorouracil-Salbe (Efudix; 1mal/Tag bis zur Erosivreaktion auftragen). Wir werten die kryochirurgischen Maßnahmen als „first step"-Therapie (offenes Sprayverfahren): Je nach Ausprägung der aktinischen Veränderungen 1 oder 2maliger, kurzer Therapiezyklus (s.a.u. Kryochirurgie). Bei ausgeprägten großflächigen verrukösen Keratosen empfiehlt sich die Vermillonektomie. Dabei wird das Lippenrot streifenförmig in horizontaler Richtung abgetragen, die Lippenschleimhaut als Lippenersatz nach vorn mobilisiert und mit der Haut vernäht. Lichtschutz und Pflege der Lippen s.o.

Merke: **Bei Cheilitis actinica chronica stets histologischer Ausschluss eines spinozellulären Karzinoms!**

### Interne Therapie
Cheilitis actinica acuta: Analgetika wie Acetylsalicylsäure (z.B. Aspirin 3mal/Tag 500 mg) in Kombination mit Vitamin C (z.B. Cebion Tbl.; 400-1000 mg) unmittelbar nach UV-Exposition. Bei starker Ausprägung ggf. kurzfristig Glukokortikoide p.o. 50-100 mg/Tag Prednison-Äquivalent in rasch ausschleichender Dosierung (wirken u.U. schlechter als Antiphlogistika mit starker Hemmung der Prostaglandinsynthese!).

### Prophylaxe
Lichtschutzmittel (z.B. Ilrido Lippenschutzstift, Neutrogena totaler Sonnenschutzstift, Ceralip Lippencreme).

C

## Cheilitis allergica K13.0

### Synonym(e)
Allergische Cheilitis

### Definition
Allergisches Kontaktekzem der Lippe, z.B. auf Bestandteile von Lippenstiften oder Pflegekosmetika.

### Differenzialdiagnose
Cheilitis simplex.

### Therapie
- Akut: Kurzfristig Glukokortikoid-haltige niedrig konzentrierte Externa wie 0,5% Hydrocortison-Salbe (Hydro-Wolff) und feuchte Umschläge mit NaCl oder Schwarztee. Zwischenzeitlich Testung, dann mit gut vertragener Grundlage weiterbehandeln.
- Chronisch: Kurzfristig Glukokortikoid-haltige niedrig potente Externa wie 0,5% Hydrocortison-Salbe. Nachbehandeln mit gut verträglicher fettender Grundlage (z.B. Vaselinum alb.).

## Cheilitis erosiva L57.8

### Definition
Veralteter Begriff; wahrscheinlich Frühform der Cheilitis abrasiva praecancerosa.

### Therapie
S.u. Cheilitis abrasiva praecancerosa.

## Cheilitis exfoliativa K13.04

### Definition
Chronische Form der Cheilitis simplex mit gerötetem, z.T. nässendem, von Rissen durchsetztem Lippenrot, z.T. borkig belegt. Sonderform: Cheilitis exfoliativa, ausgelöst durch Sonnenbelastung. S.a.u. Cheilitis actinica.

### Therapie
Entsprechend der Cheilitis simplex.

## Cheilitis glandularis K13.0

### Erstbeschreiber
von Volkmann, 1870

### Synonym(e)
Von-Baelz-Krankheit; Volkmann-Cheilitis; Volkmann-Krankheit; Adenomatosis oris

**Definition**
Seltene Lippenerkrankung mit entzündlicher Hyperplasie der Schleimdrüsen der Lippen, die am Saum des Lippenrotes münden und unterschiedliche Entzündungsstadien aufweisen können. Unterschieden werden drei Typen der Cheilitis glandularis:
- Cheilitis glandularis simplex
- Cheilitis glandularis purulenta superficialis
- Cheilitis glandularis apostematosa.

**Ätiologie**
Die Cheilitis glandularis purulenta superficialis und apostematosa entstehen aus der Cheilitis glandularis simplex durch Sekundärinfektion mit eiterbildenden Kokken.

**Manifestation**
Auftreten v.a. bei erwachsenen Männern, seltener auch bei Frauen und Kindern.

**Lokalisation**
Berührungsfläche der Lippen, vor allem Unterlippe, Schleimhautbereich der Unterlippe.

**Klinisches Bild**
Cheilitis glandularis simplex, Cheilitis glandularis purulenta superficialis, Cheilitis glandularis apostematosa

**Histologie**
Dichte lokalisierte Entzündungszellen in und um die Schleimdrüsen. Erweiterung der Drüsengänge, Fibrose der Drüsen.

**Therapie**
S.u. Cheilitis glandularis simplex; Cheilitis glandularis purulenta superficialis; Cheilitis glandularis apostematosa.

## Cheilitis glandularis apostematosa K13.0

**Erstbeschreiber**
von Volkmann, 1870; Unna, 1890; von Baelz, 1890

**Definition**
Seltene, bakteriell (Staphylokokken) ausgelöste, eitrige Infektion der im Bereich des Lippensaums und der Unterlippenschleimhaut mündenden Schleimdrüsen.

**Klinisches Bild**
Erhebliche ödematöse Cheilitis; deutliche Schmerzhaftigkeit der gesamten Lippe; auf Druck Entleerung eines eitrig schleimigen Sekretes, Ulzeration und Verkrustung der Lippen.

**Therapie**
Nach Abklingen der Entzündung streifenförmige operative Entfernung des drüsenhaltigen Gewebes in der Lippenregion (Vermillonektomie).

**Interne Therapie**
ß-Lactamase-resistente Penicilline wie Dicloxacillin (z.B. InfectoStaph) 4mal/Tag 0,5-1 g über 1 Woche.

## Cheilitis glandularis purulenta superficialis K13.0

**Erstbeschreiber**
von Baelz, 1890; Unna, 1890

**Synonym(e)**
Cheilitis superficialis suppurativa; Baelzsche Krankheit; Myxadenitis labialis

**Definition**
Pustulöse, eitrige Variante der Cheilitis glandularis apostematosa.

**Klinisches Bild**
Eitrige, fortschreitende Entzündung und Schwellung der Lippen.

**Therapie**
S.u. Cheilitis glandularis apostematosa.

## Cheilitis glandularis simplex K13.0

**Erstbeschreiber**
von Volkmann, 1870

**Synonym(e)**
Cheilitis granularis

**Definition**
Missnomen; Bezeichnung für ektope, ansonsten unter dem M. orbicularis oris sitzende Schleimdrüsen.

**Klinisches Bild**
Meist ohne jegliche Beschwerden einhergehende, zufällig entdeckte und als Krankheit empfundene, körnige Veränderung der Lippenschleimhaut; insbesondere beim Ektropionieren und leichtem Spannen der Unterlippe werden zahlreiche, kaum stecknadelkopfgroße, bläschenförmige, glasige, reaktionslose Papeln sichtbar.

**Therapie**
Diese Veränderungen sind harmloser Natur und bedürfen keinerlei Therapie; es gilt die Patienten zu beruhigen.

## Cheilitis granulomatosa K13.05

**Erstbeschreiber**
Miescher, 1945

**Definition**
Granulomatöse Entzündung der Lippe, selten isoliert, häufig

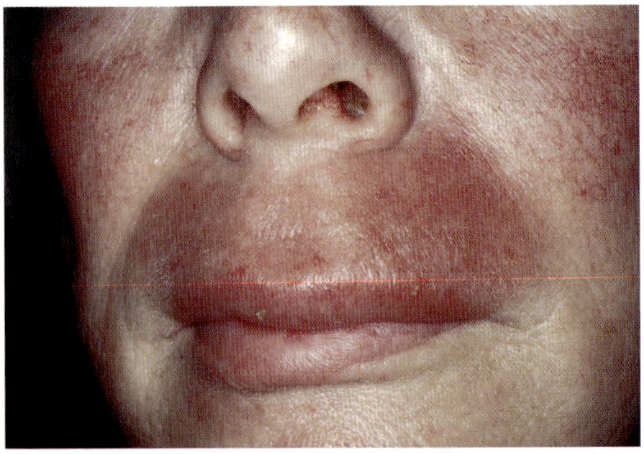

**Cheilitis granulomatosa.** Solitäre, chronisch dynamische, seit Monaten rezidivierend verlaufende, deutlich resistenzvermehrte, indolente, rote, glatte Schwellung der Oberlippe. Zeitgleich auftretende Zerfurchung des Zungenreliefs (Lingua plicata). Einmalige kurzfristige Lähmung der linksseitigen Gesichtshälfte (Fazialisparese). Gelegentlich migräneartige Kopfschmerzen.

als Teilmanifestation granulomatöser Krankheiten, z.B. Sarkoidose, M. Crohn, Melkersson-Rosenthal-Syndrom.

**Klinisches Bild**
Zunächst wechselnde, später permanente, diffuse, entzündliche Schwellung der Lippen, vor allem der Oberlippe und der umgebenden Haut mit Konsistenzvermehrung und rüsselförmiger Vorstülpung der Lippen (Tapirmund).

**Histologie**
Chronische Entzündung, fokale Granulombildung mit Epitheloid- und Riesenzellen.

**Therapie**
- Bei Melkersson-Rosenthal-Syndrom s. dort. Ansonsten ggf. Behandlung der Grunderkrankung, z.B. Sarkoidose, M. Crohn.
- Am erfolgversprechendsten sind intraläsionale Triamcinolonunterspritzungen (z.B. Volon A verdünnt mit Scandicain im Verhältnis 1:3) in 1- oder 2-wöchigen Abständen über einige Wochen (nach Klinik). Bei persistierenden Schwellungen ggf. in Kombination mit chirurgischer Reduktionsplastik. Teilerfolge werden bei frühzeitigem Einsatz von Clofazimin (z.B. Lamprene) 100 mg/Tag p.o. über 6 Monate sowie einem Wiederholungszyklus nach 3 Monaten Pause ermöglicht.

## Cheilitis plasmacellularis K13.06

**Erstbeschreiber**
Schuermann, 1960

**Definition**
Chronische, plasmazelluläre Entzündung der Lippen. Varietät der Plasmocytosis circumorificialis, s.a. Balanoposthitis chronica circumscripta plasmacellularis.

**Klinisches Bild**
Lackartig glänzender, bräunlich-roter Einzelherd auf der Lippe mit erhöhter Vulnerabilität.

**Histologie**
Atrophisches Epithel; bandförmiges plasmazelluläres Infiltrat.

**Differenzialdiagnose**
Erythroplasie; Arzneimittelreaktion, fixe

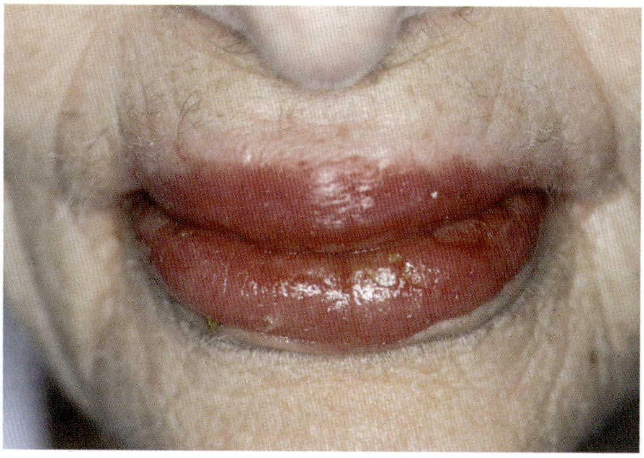

**Cheilitis plasmacellularis.** Lackartig glänzende Lippen mit multiplen Ulzerationen im Bereich der Unterlippe.

**Externe Therapie**
Versuch mit Glukokortikoid-(Haft-) Salbe (z.B. Volon A Haftsalbe, Pandel Salbe). Beseitigung örtlicher Reizfaktoren (vermindern die Blutungen und führen zu besserem Ansprechen der Glukokortikoide).

**Interne Therapie**
Bei starker Ausprägung Glukokortikoide (mittlere Dosierung) wie Prednisolon (z.B. Decortin H) 40-60 mg/kg KG/Tag mit langsamer Dosisreduktion.

## Cheilitis simplex K13.02

**Synonym(e)**
Cheilitis sicca; Cheilitis vulgaris

**Definition**
Häufigste Form der Cheilitis. Evtl. ekzematöse Mitbeteiligung der angrenzenden Haut (periorales Ekzem).

**Ätiologie**
Verschiedene Auslöser werden diskutiert, insbes. physikalische Ursachen (Nässe, Kälte, Licht), allergische Genese (Cheilitis allergica), toxisch-degeneratives Geschehen (z.B. bei ständigem gewohnheitsmäßigem Lippenlecken [Lippenleckekzem]), mechanische Ursachen (wie ständiges Schnullertragen). Auch als Symptom des atopischen Ekzems oder als Nebenwirkung von internen Medikationen (z.B. Isotretinoin bei Aknetherapie) auftretend.

**Klinisches Bild**
Raue, gerötete, spannende, bei Aufnahme säurehaltiger Speisen und Getränke schmerzende Lippen mit Erosionen, Schuppen- oder Rhagadenbildung, seltener kleinste Bläschen.

**Diagnose**
Klinik.

**Differenzialdiagnose**
Cheilitiden anderer Genese, Lupus erythematodes, Lichen planus, periorale Dermatitis.

**Therapie**
- Fettende pflegende Externa (z.B. Rolip Mandelic oder Ro-

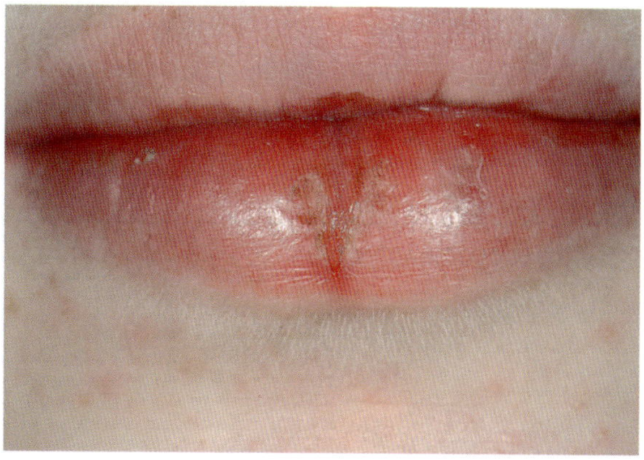

**Cheilitis simplex.** Akute Cheilitis mit zentraler, schmerzhafter Rhagade bei einer 21-jährigen Patientin mit akuter Urtikaria bei einem grippalen Infekt. Diskrete, disseminierte, kleine Urticae sind perioral sichtbar.

lip Emulsion, Bepanthen Lippencreme, Ceralip Lippencreme, Vaselinum alb., Lanolin), ggf. kurzfristig schwach wirksame Glukokortikoide wie 0,5% Hydrocortison-Creme R120, Alfason-Creme.

- Im nässenden, aufgesprungenen Stadium feuchte Auflagen mit antiseptischen bzw. entzündungshemmenden Zusätzen wie 1% Chlorhexidin oder 2% Dexpanthenol, ggf. auch kurzzeitige fett-feuchte Behandlung mit dick aufgetragener Glukokortikoid-haltiger Salbe wie 0,5% Hydrocortison-Salbe R120 oder Methylprednisolonaceponat (z.B. Advantan Fettsalbe), darüber feuchte Umschläge.

## Cheilognathoschisis Q37.2

### Definition
Kieferlippenspalte.

## Cheiloschisis Q36.1

### Definition
Lippenspalte.

## Cheilosis K13.00

### Definition
Uneinheitlich verwendete Bezeichnung. Die Mehrzahl der Autoren versteht hierunter die charakteristische dünne, gerötete Haut der Lippen entlang der Kontaktfläche bei der Ariboflavinose, einige Autoren gebrauchen diese Bezeichnung synonym zu Cheilitis angularis.

## Cheiro-orale Symptomatik I64

### Definition
Sensorische Störungen im Bereich eines Mundwinkels und der ipsilateralen Handinnenfläche.

### Ätiologie
Meist vaskuläre zerebrale Läsionen (Hämorrhagien oder Infarkt).

### Klinisches Bild
Unilaterale Dysästhesien der Mundwinkel, Dysästhesien an der ipsilateralen Handinnenfläche, meist vaskulär bedingte, im CT/MR nachweisbare Läsionen im Thalamus, Pons oder Kortex (bevorzugt frontoparietal).

## Cheiropodopompholyx L30.13

### Erstbeschreiber
Hutchinson, 1875

### Definition
Großblasige Sonderform der Dyshidrose an Händen und Füßen.

### Therapie allgemein
Ursachensuche (z.B. Atopie, Kontaktallergie, Tinea, Pyodermie) und wenn möglich Beseitigung. Schutz der Hände mit Baumwollhandschuhen, bei Beteiligung der Füße kein okkludierendes Schuhwerk.

### Externe Therapie
Steriles Punktieren der Blasen, Blasendach als Infektionsschutz belassen. Mittelstarke Glukokortikoid-Salben wie 0,1% Mometason (z.B. Ecural Fettcreme) in Kombination mit feuchten antiseptischen Umschlägen wie Polihexanid (Serasept, Prontoderm), Octenidin (Octenisept) oder Kaliumpermanganat (hellrosa). Anschließend synthetische Gerbstoffe (z.B. Tannosynt, Tannolact) als Bäder oder Creme. S.u. Dyshidrose, s.u. Ekzem, dyshidrotisches.

### Interne Therapie
Bei stark entzündlicher Komponente Glukokortikoide intern in mittlerer Dosierung wie Prednisolon (z.B. Decortin H) 40-60 mg/Tag, schnell Ausschleichen. Bei Sekundärinfektion Breitbandantibiotika wie Ofloxacin (z.B. Tavanic) 2-3 g/Tag in 4-6 ED. S.u. Dyshidrose, s.u. Ekzem, dyshidrotisches.

## Cheiropompholyx L30.11

### Definition
Großblasige Sonderform der Dyshidrose an den Händen.

### Therapie
Entsprechend der Cheiropodopompholyx.

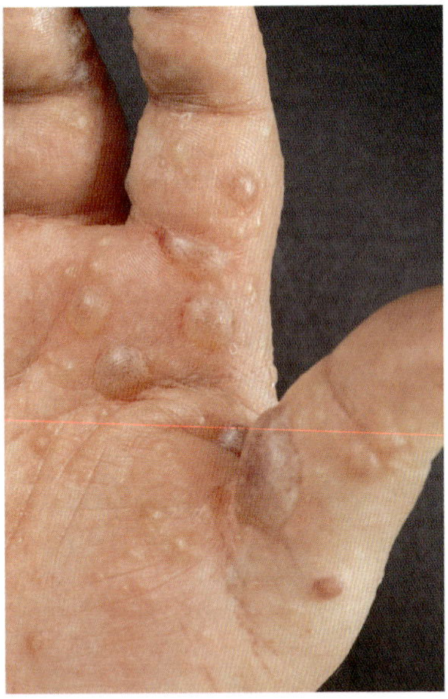

**Cheiropompholyx.** Multiple, akute, an der Handfläche und den Fingerbeugen disseminierte, 0,1-1,5 cm große, juckende Bläschen und Blasen.

## Chemical-Peeling

### Synonym(e)
Peeling

### Definition
Chemoexfoliation der Haut, bei der durch kontrollierten Einsatz chemischer Noxen, z.B. Trichloressigsäure (TCA 10-35%), alpha-Hydroxysäuren wie z.B. Glycolsäure (20-70%), Milchsäure, Apfelsäure, Zitronensäure, Tretinoin (meist additiv verwendet), Salicylsäure (bei extrafazialer Anwendung bis

C

**Chemical-Peeling. Tabelle 1.** Übersicht über die verwendeten Peelingsubstanzen, ihre Konzentrationen und Eindringtiefen

| Peelingsubstanzen/Rezepturen | Konzentration/Inhalt | Lokalisation der Wirkung | Penetration |
|---|---|---|---|
| **Baker-Gordon-Rezeptur I** (phenolhaltig, in Deutschland nicht zugelassen (Negativmonographie); Anwendung nur stationär wegen Toxizität und erhöhtem Risiko für Herzrhythmusstörungen) | Phenol. liquefact. 3,0 | überwiegend dermal | tief *** |
| | Krotonöl 3 Trp. | | |
| | Aqua dest. 2,0 | | |
| | TCA 50% ad 100,0 | | |
| **Baker-Gordon-Rezeptur II** (phenolhaltig, in Deutschland nicht zugelassen (Negativmonographie); Anwendung nur stationär wegen Toxizität und erhöhtem Risiko für Herzrhythmusstörungen) | 3 g Phenol 88% | überwiegend dermal | tief *** |
| | 2 g Aqua dest. | | |
| | 8 Trp. Hexachlorophen 0,23% in Propylenglykol | | |
| | 3 Trp. Krotonöl | | |
| | TCA 50% ad 100,0 | | |
| **Jessner-Lösung-Rezeptur** | Resorcin 4,2 g | überwiegend epidermal | oberflächlich * |
| | Acid. salicyl. 4,2 g | | |
| | Acid. lact. 4,2 ml | | |
| | Äthanol 96% 30,0 ml | | |
| **5-Fluorouracil** | 0,5-5% | überwiegend epidermal | oberflächlich * |
| **Glykolsäure** | 8% | überwiegend epidermal | oberflächlich * |
| | 15% | überwiegend epidermal | oberflächlich * |
| | 20, 35, 50% | überwiegend epidermal | oberflächlich * |
| | 70% | dermoepidermal | mittlere Tiefe ** |
| **Isotretinoin** | 0,1% | überwiegend epidermal | oberflächlich * |
| **Milchsäure** | 10-20% | dermoepidermal | mittlere Tiefe ** |
| **Resorcin** | 20-30% | überwiegend epidermal | oberflächlich * |
| **Salicylsäure** | 5-10% | überwiegend epidermal | oberflächlich * |
| **Tretinoin** | 0,01-0,1% | überwiegend epidermal | oberflächlich * |
| **Trichloressigsäurelösung (TCA)** | 10-25% | überwiegend epidermal | oberflächlich * |
| | 35% | dermoepidermal | mittlere Tiefe ** |
| | 35% + Jessner-Lösung | dermoepidermal | mittlere Tiefe ** |
| | 35% + Trockeneis | dermoepidermal | mittlere Tiefe ** |
| | 50-70% mehrmals | dermoepidermal | mittlere Tiefe ** |

* = oberflächliche Penetration (Eindringtiefe: 0,06 mm); ** = mitteltiefe Penetration (Eindringtiefe: 0,45 mm); *** = tiefe Penetration (Eindringtiefe: 0,6 mm)

zu 50%) eine Epithelablation ohne Narbenbildung herbeigeführt wird.

## Indikation

Altershaut; aktinisch geschädigte Haut; Hyperpigmentierungen; Lentigines; Milien; Acne comedonica.

## Durchführung

- Vorbereitung (z.B. für Glykolsäure-Peeling): 1 Woche vor Durchführung des Peelings keine externe Anwendung von Vitamin A-Säure, Enthaarungsmitteln, Gesichtsmasken, exfoliativen Schwämmen sowie keine Wachsbehandlung und Elektrolyse.

- Am Tage der Behandlung: Kein Make-up/keine Kosmetika, keine Rasur/kein Aftershave!
- Praktische Durchführung: Reinigung der Haut, bei tiefen Falten/Erosionen: Auftragen von Vaseline. Beginn mit 20% Glykolsäure und einer Einwirkdauer von 1-2 Min. Neutralisation mit Natriumbicarbonat oder Wasser (in der Periorbitalregion: Wasser), Einwirkdauer der Glycolsäure nach Verträglichkeit durch Patienten (Stechen, Jucken, Brennen) und Auftreten eines typischen Erythems. Wiederholung der Behandlung nach 2-4 Wochen, Steigerung von Einwirkdauer (max. 5 Minuten) und Konzentration (20%, 35%, 50%, 70%). Behandlungsdauer: Ca. 6-8 Peeling-Behandlungen.

### Kontraindikation
Anamnestisch hypertrophe Narben bzw. Keloidbildung, Hypo-/Hyperpigmentierungen (postinflammatorisch), rezidivierende Herpes simplex Infektionen (ggf. Aciclovir Prophylaxe über 7 Tage, Beginn 3 Tage vor Peeling-Behandlung mit 5mal/Tag 400 mg p.o.), früher durchgeführte operative Eingriffe (6-monatiges Intervall), Bestrahlungen und Dermabrasio (3-6-monatiges Intervall), Isotretinoin-Einnahme in den letzten 6 Monaten, Kollagenosen, Photosensibilität und Allergie gegenüber Peelingsubstanz; Hauttyp IV: Gefahr der Hypo- oder Hyperpigmentierung.

### Komplikation
Persistierende Erytheme, persistierende Hyper-/Hypopigmentierungen, hypertrophe Narben- und Narbenkontraktionen, Erosionen und Exkoriationen, Herpes simplex Exazerbationen (Aciclovir-Prophylaxe).

**Merke: Konsequenter Sonnenschutz bis 6 Wochen nach dem Peeling!**

Siehe auch Tabelle 1 [Übersicht über die verwendeten Peelingsubstanzen, ihre Konzentrationen und Eindringtiefen].

## Chemokine

### Definition
Kleine Peptide von 8-11 kDa. Unterfamilie der Zytokine (etwa 50 sind derzeit bei Menschen bekannt) mit starker chemotaktischer Aktivität als Antwort auf Entzündungssignale (z.B. Lipopolysaccharide). Sie wirken damit vor allem lokal. Chemokine vermitteln ihre Effekte durch die Interaktion mit spezifischen Chemokin-Rezeptoren, die auf einer Vielzahl von Zelltypen exprimiert werden (T-Zellen, NK-Zellen, Monozyten, Makrophagen, eosinophile und basophile Granulozyten sowie dendritische Zellen) und vermitteln ihre Signale über sogenannte G-Proteine. Erhöhte Chemokinexpressionen finden sich u.a. bei chronisch entzündlichen Erkrankungen wie der HIV-Infektion, bei atopischem Ekzem, Asthma bronchiale, Rhinitis allergica und Psoriasis vulgaris. Eine positive Rolle spielen Chemokine z.B. bei der Wundheilung, der Hämatopoese (Blutbildung) oder der Abwehr von Infektionen. Die Tatsache, dass Chemokinrezeptoren nicht nur auf Entzündungszellen, sondern auch auf Tumorzellen und Endothelzellen vorhanden sind, legt die Vermutung nahe, dass sie auch an der Migration von Tumorzellen bzw. dem Metastasierungsverhalten der verschiedenen Tumore beteiligt sind.

### Einteilung
Folgende Subfamilien wurden klassifiziert:

- CC-Chemokine (oder β-Chemokine): Sie enthalten zwei direkt benachbarte aminoterminale Cysteinreste.
- CXC-Chemokine (oder α-Chemokine): Sie enthalten C1 und C2, welche durch eine einzelne Aminosäure getrennt sind.
- CX3C-Chemokine: Enthalten C1 und C2, die durch drei Aminosäuren getrennt sind.
- C-Chemokine: Enthalten nur den ersten und den dritten Cysteinrest (C1 und C3).
- Die fünfte Familie von Chemokinen wird von viralen Genen codiert.

### Allgemeine Information
Nahezu alle Chemokine enthalten vier konservierte Cystein-Aminosäurereste (C1-C4). Die Nomenklatur für Chemokine ist bisher nicht einheitlich. Ein Teil wird nach seiner speziellen Funktion benannt (z.B. MCP-1 = monocyte chemotactic protein 1), ein weiterer nach seiner zellulären Quelle (z.B. RANTES = regulated upon activation, normal T-expressed and secreted) oder willkürlich wie z.B. das Interleukin-8.

## Chemokin-Rezeptoren

### Definition
An G-Protein gekoppelte Rezeptoren (GPCRs) mit sieben Transmembran-α-Helices (TM7), die zur Rhodopsin-Superfamilie gehören. Chemokin-Rezeptoren binden ihre jeweiligen Liganden mit hoher Affinität. Die Bindung eines Chemokins an seinen spezifischen Rezeptor auf der Zelloberfläche führt, vermittelt durch einen Gα1-enthaltenden G-Proteinkomplex, zur Bildung eines kurzlebigen intrazellulären Signals. Die nachfolgende Signaltransduktion führt dann zur Aktivierung der Protein Kinase C (PKC) und der Mitogen-aktivierten Protein Kinase (MAPK). Einige Chemokin-Rezeptoren, wie z.B. CXCR4, können durch Aktivierung der Protein Kinase B zur Erzeugung längeranhaltender Signale führen. Die Aktivierung der Proteinkinasen hat letztlich eine zur Quelle der Chemokine gerichtete Chemotaxis der Zielzelle zur Folge. Ähnlich den Chemokin-Subfamilien werden Chemokin-Rezeptoren wie folgt klassifiziert:

- CC-Chemokin-Rezeptoren (CCR1-CCR11)
- CXC-Chemokin-Rezeptoren (CXCR1-CXCR6)

Träger einer bestimmten Variante (delta 32) des Chemokin-Rezeptor CCR5 weisen eine gewisse Resistenz gegen Infektionen durch das humane Immundefizienzvirus 1 (HIV-1) auf. Ursache dafür ist, dass CCR5 neben CD4 als Corezeptor bei einer HIV-1 Infektion fungiert.

## Chemosis H11.4

### Definition
Ödem der Konjunktiven.

## Chemotherapeutika

### Definition
Synthetisch hergestellte Wirkstoffe, die Krankheitserreger oder neoplastische Zellen möglichst selektiv im Wachstum hemmen (Bakteriostatika, Zytostatika) oder abtöten (Fungizide). Zu den Chemotherapeutika gehören: Sulfonamide, Tuberkulostatika, metallorganische Therapeutika, Antibiotika,

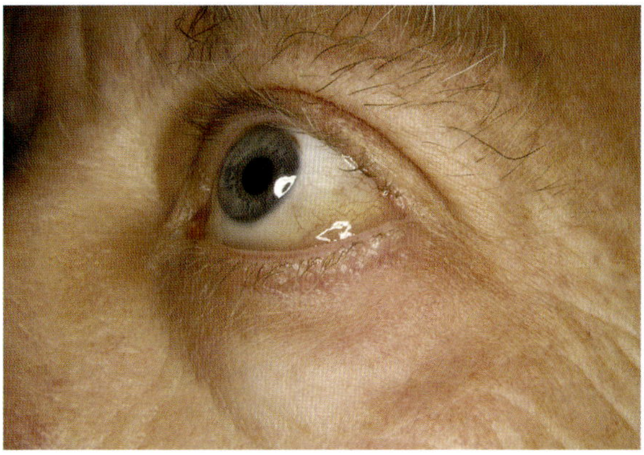

Chemosis. Ödem der Bulbusbindehaut bei einem Pollenallergiker.

Antimetaboliten, bestimmte Alkaloide, polyfunktionale Alkylanzien. Hinsichtlich ihrer Nebenwirkungen s.a.u. „Common Toxicity Criteria".

## Cheyletiellosis B88.0

### Synonym(e)
Cheyletiellainfektion

### Definition
Vom Tier auf den Menschen übertragbare, weltweit auftretende Milbenerkrankung. S.a.u. Milben.

### Erreger
Cheyletiella (Pelzmilben), 5 Arten (bei Hund, Katze, Kaninchen, Hase). Pelzmilben sind permanente Ektoparasiten von Säugetieren. Die Milben sind 0,5 mm groß und weißlich gefärbt. Bei starkem Befall der Haustiere kann das Fell mehlig weißlich erscheinen.

### Klinisches Bild
Unregelmäßig verteilte, teils auch gruppierte, urtikarielle oder makulopapulöse, stark juckende Effloreszenzen an Kontaktstellen. Deutliche Zunahme des Juckreizes bei Bettwärme.

### Diagnose
Nachweis von Eiern und Milben im Fell der Haustiere durch Abnahme mittels Tesafilm (Erreger bleiben auf dem Tesafilmstreifen haften); Streifen wird auf einem Objektträger aufgeklebt und nativ-histologisch untersucht.

### Therapie allgemein
Spontane Heilung innerhalb von 1-3 Wochen, da Milben beim Fehlwirt Mensch nicht überleben. Befallene Tiere und deren Schlafstätte sollten einer Insektizid-Behandlung unterzogen werden, z.B. mit Acarizid.

### Externe Therapie
Zur Beschleunigung der Abheilung Glukokortikoid-haltige Externa wie 1% Hydrocortison-Lotio, z.B. **R123** oder ggf. die stärker wirksame 0,1% Hydrocortison-17-butyrat Creme (Laticort). Auch blande Therapie mit Lotio alba kann hilfreich sein.

### Interne Therapie
Bei starkem Juckreiz Antihistaminika wie z.B. Desloratadin (Aerius 1-2 Tbl./Tag) oder Fexofenadin (Telfast 1 Tbl./Tag). Ggf. interne Behandlung mit Ivermectin 0,2-0,3 mg/kg KG p.o. als ED. Einmaltherapie 3mal in Abständen von 14 Tagen wiederholen.

### Prognose
Spontane Heilung innerhalb von 1-3 Wochen.

## Chilblain-Lupus L93.2

### Erstbeschreiber
Hutchinson, 1888

### Definition
Variante des kutanen Lupus erythematodes mit an Pernionen erinnernden Herden.

### Ätiologie
Unklar. Diskutiert wird eine Verbindung von mikrovaskulärer Stase durch kältebedingte Kapillarschädigung und Hyperviskosität, hervorgerufen durch immunologische Phänomene. Diskutiert werden Mutationen im TREX1 Gen, das eine intrazelluläre DNase kodiert (s.u. Nukleasen), die eine bedeutende Rolle bei der Apoptose spielt.

### Manifestation
Fast ausschließlich bei Frauen, v.a. in der kalten Jahreszeit und in kühleren Breitengraden. Vor, mit und nach anderen kutanen Manifestationsformen eines kutanen oder systemischen Lupus erythematodes.

### Lokalisation
Vor allem dorsale und marginale Hand- und Fußbereiche, Nase, Ohren.

### Klinisches Bild
Im frühen Stadium livide Schwellung bis zu an Frostbeulen (Chilblain = Frostbeule) erinnernde Hautveränderungen, später rötlich-livide, deutlich infiltrierte, hyperkeratotische Herde; evtl. Hyperästhesie, zentrale Atrophie.

### Labor
Hypergammaglobulinämie. ANA, Antiphospholipid-Ak, anti SSA/Ro pos. Beschleunigte BSG. Erniedrigung von $C_3$ und $C_4$.

### Histologie
Epidermis mit lokalisationstypischer Orthohyperkertose und geringgradiger Atrophie. In der gesamten dargestellten Dermis dichte, perivaskuläre lymphozelluläre Infiltrate. Dazwischen zahlreiche ektatische, dünnwandige Blutgefäße. In der Junktionszone diskrete vakuoläre Basalzelldegeneration. In der Muzinfärbung dermale Muzinablagerungen nachweisbar.

### Direkte Immunfluoreszenz
Granuläre $C_3$-, IgG- und IgM- Ablagerungen an der Junktionszone (Lupusband) und an den papillären Kapillaren.

### Diagnose
Klinik, s.a.u. Lupus erythematodes.

### Differenzialdiagnose
- Frostbeulen (s.u. Pernio): wichtigste Differenzialdiagnose, nicht immer sicher differenzierbar da klinisch sehr ähnlich, außerdem identisches Kollektiv und identische Lokalisationen.

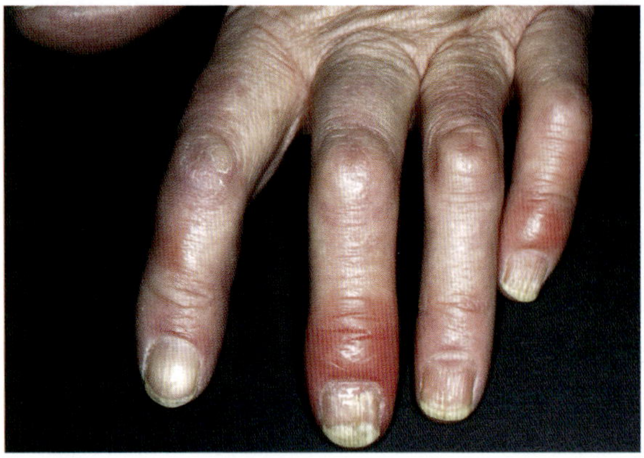

**Chilblain-Lupus.** Im frühen Stadium livid-rote, glatte Plaques bis hin zu an Frostbeulen (Chilblain) erinnernde Hautveränderungen. Im weiteren Verlauf zeigten sich rötlich-livide, deutlich infiltrierte, hyperkeratotische Plaques mit Hyperästhesie an den dorsalen und marginalen Handbereichen.

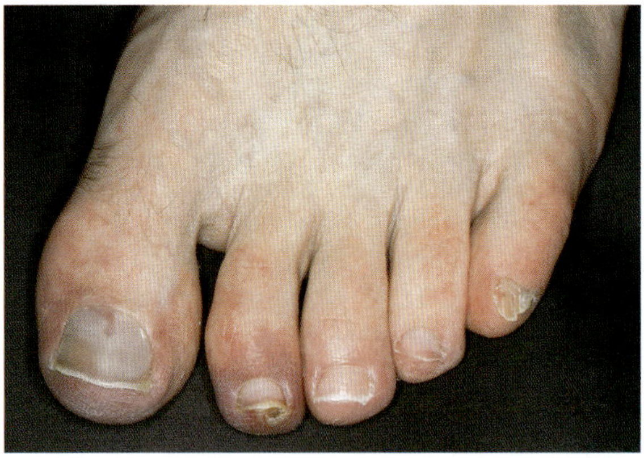

**Chilblain-Lupus.** Livide Verfärbung mit umschriebener Ulzeration der 2. Zehe.

> **Merke: Bei Perniones bestehen keine Hinweise auf Lupus erythematodes.**

- Sarkoidose (Lupus pernio): v.a. im Gesicht (Nase) lokalisiert; für Chilblain-Lupus eher untypische Lokalisation. Histologie mit epitheloidzelligen Granulomen ist beweisend.
- Thrombose, seltener Kryoglobulinämie, Makroglobulinämie oder Vaskulitis.

### Komplikation

> **Cave: Wegen der Gefahr einer Transformation in einen SLE bedürfen die Patienten regelmäßiger klinischer Kontrollen.**

### Therapie

- Konsequenter Kälteschutz (s.a. Sklerodermie, systemische).
- Lokalbehandlung mit mittelstarken Glukokortikoid-Salben 0,25% Prednicarbat-Salbe (z.B. Dermatop), 0,1% Mometason-Salbe (z.B. Ecural Salbe), ggf. unter Okklusion.
- Von einer systemischen immunsuppressiven Therapie sollte Abstand genommen werden, es sei denn Zeichen des systemischen Lupus erythematodes treten hinzu, dann dementsprechende Behandlungsmodalitäten.
- Bei der ausschließlich kutanen Ausprägung gilt die Therapie mit Chloroquin über mehrere Monate als etabliert (Dosierung entsprechend dem systemischen Lupus erythematodes).
- Diskutiert werden invasive Behandlungsansätze wie die chemische lumbale Sympathektomie.

### Prognose

Neigung zum chronischen Verlauf. Bei Assoziation mit SLE tritt Chilblain Lupus entweder vor, mit oder nach anderen Manifestationsformen des LE auf.

### Naturheilkunde

Gefäßtraining (Wechselbäder).

## CHILD-Syndrom Q87.26

### Erstbeschreiber

Falek, 1968

### Synonym(e)

Congenital hemidysplasia with Ichthyosiform Erythroderma and Limb Defects; congenital unilateral ichthyosiform erythroderma with ipsilateral hypoplasia of upper and lower limbs; syndrome of unilateral ectromelia, psoriasis and central nervous system anomalies

### Definition

Hereditäres, X-chromosomal-dominant vererbtes Epidermalnaevus-Syndrom mit halbseitiger Erythrodermie (sog. Lateralisierungmuster eines kutanen Mosaiks), ipsilateralen Gliedmaßenfehlbildungen und Anomalien innerer Organe. Das Akronym „CHILD" wurde 1980 von Happle eingeführt und ist ein Akronym für „congenital hemidysplasia with ichthyosiform nevus and limb defects".

### Vorkommen/Epidemiologie

### Ätiologie

X-chromosomal dominant erblich. Der zugrunde liegende Gendefekt sind Mutationen des NSDHL-Gens, das auf Xp28 kartiert ist. Dieses Gen kodiert für das NAD(P)H-Steroid-Dehydrogenase-ähnliche Protein, das am Stoffwechsel des Cholesterins beteiligt ist und einen Letalfaktor für männliche Embryonen darstellt. Somit ist das Syndrom fast ausschließlich bei Frauen zu beobachten. Betroffene Mütter können das Syndrom nur an ihre Töchter vererben (befallene männliche Embryonen sterben bereits in der frühen Schwangerschaft). Gesunde Söhne werden nur dann geboren wenn das „gesunde" X-Chromosom von der Mutter vererbt wurde.

### Manifestation

Ab Geburt oder Auftreten im frühen Säuglingsalter.

### Lokalisation

Sämtliche Symptome sind auf eine Körperhälfte beschränkt, selten minimale Veränderungen auf der Gegenseite. Die rechte Seite ist bevorzugt betroffen (rechts: links = 14:6).

### Klinisches Bild

- Haut: Unterschiedlich ausgedehnte, scharf begrenzte, gerötete, ichthyosiforme Areale mit wachsartiger, weißgelblicher Schuppung. Teilweise ist die gesamte Körper-

hälfte mit Ausnahme des Gesichts betroffen (ichthyosiforme Erythrodermie). Häufig Onychodystrophie.
- Skelettsystem: Aplasie/Hypoplasie der Phalangen, asymmetrische Verkürzung der langen Röhrenknochen, evtl. radiologisch nachweisbare spritzerartige Epiphysenverkalkungen im Kleinkindalter.
- Innere Organe: Kardiovaskuläre, renale, pulmonale, endokrine Anomalitäten möglich (z.B. einseitige Nierenagenesie).

### Histologie
Akanthose, Hyperkeratose, fokale akrale Parakeratose.

### Differenzialdiagnose
Schimmelpenning-Feuerstein-Mims-Syndrom.

### Therapie
Hauterscheinungen: Therapieversuch mit 0,05% Vitamin A-Säure-Creme **R256** oder 5-10% Harnstoff-haltigen Salben. Umschriebene Herde können ggf. operativ entfernt werden. Da es sich um eine kosmetische Therapie handelt, kann der Einsatz systemischer Retinoide (Neotigason) im Kindesalter nicht angeraten werden.

### Prognose
Oft spontane Rückbildung der Symptomatik im Laufe des Lebens. Meist jedoch nicht vollständig. Entzündliche Residuen in den großen Körperfalten (Leisten, Achselhöhlen).

## China-Gewürz-Syndrom T78.1

### Erstbeschreiber
Kwok, 1968

### Synonym(e)
China-Restaurant-Syndrom; Chinese headache; Hot dog headache; Chinese restaurant syndrome; MSG-syndrome; Monosodium glutamate syndrome

### Definition
Intoleranzreaktion nach Einnahme von Speisen, denen L-Mononatriumglutamat (MSG) als Geschmacksverstärker zugesetzt wurde.

### Ätiologie
Es wird vermutet, dass exogen zugeführtes, wie auch endogen produziertes Glutamat (Schwellendosis von 1,5-3 g) zu einer Stimulation der Nitrat-Synthese mit konsekutiver Stimulation des sog. „nitric oxid (NO)-mediated eurotransmission pathway" führt und bei sensitiven Individuen die beschriebenen Missempfindungen bedingt. Die Sensitivität gegenüber MSG ist möglicherweise genetisch determiniert.

### Klinisches Bild
Brennen, Kribbeln, Steifheits-, Hitze-, Druck- und Engegefühl in Gesicht, Hals, oberem Thorax, Schultern und Oberarmen 15-25 Minuten nach Verzehr von MSG-haltigen Speisen, meist (jedoch nicht ausschließlich) von Gerichten der chinesischen Küche. Dauer der Symptomatik 2-3 Stunden, spontan reversibel. Inkonstante Symptome sind Kopfschmerz, Schwitzen, Übelkeit und Erbrechen. Bei atopischer Disposition Provokation von Asthma bronchiale, u.U. lebensbedrohliche Asthmaanfälle, die noch bis zu 12 Stunden verspätet auftreten können.

### Differenzialdiagnose
Nutritiv-allergische Reaktion (inkl. Asthma), Sulfit-Unverträglichkeit, Tartrazin-Unverträglichkeit, Nahrungsmittelvergiftungen, Karzinoid.

### Therapie
Meiden der auslösenden Noxe.

## Chinin

### Definition
Alkaloid der Chinarinde. Ältestes Antimalariamittel, aber Ende der fünfziger Jahre durch das wirksamere und besser verträglichere Chloroquin ersetzt.

### Wirkungen
Hemmung der Nukleinsäuresynthese durch Komplexbildung mit der DNA. Allgemeines Protoplasmagift, wirksam gegen Blutschizonten (ungeschlechtliche Form) aller vier Erreger der Malaria und Gametozyten von Pl. vivax und Pl. malariae.

### Wirkungsspektrum
Alle humanpathogenen Plasmodium spp., inkl. multiresistenter Erreger.

### Indikation
- Malaria: Malariaformen durch gegenüber Chloroquin und synthetischen Antimalariamitteln resistente Stämme, insbes. bei komplizierten Formen der Malaria tropica.
- Wadenkrämpfe, z.B. Krampfzustände in den Beinen, die in Verbindung mit Diabetes mellitus, Varikosis, Thrombophlebitis, Arteriosklerose, Gelenkerkrankungen und statischen Fußdeformitäten auftreten.

### Eingeschränkte Indikation
Schwangerschaft (in hohen Dosen embryotoxisch: Augendefekte und Taubheit), SA-Block, AV-Block, Schenkelblock.

### Dosierung und Art der Anwendung
- Malariatherapie (Chininum hydrochloricum):
  - Erwachsene: 4-6mal/Tag 250 mg p.o. über 1 Woche.
  - Kinder: 3mal 10 mg/kg KG/Tag p.o. über 1 Woche.
- Therapie multiresistenter Erreger:
  - Erwachsene: 4-6mal/Tag 250 mg p.o. über 1 Woche plus Tetracyclin 4mal 250 mg/Tag über 1 Woche.
  - Kinder: 3mal 10 mg/kg KG/Tag über 4 Tage, dann 3mal 15 mg/kg KG/Tag über 4 Tage.
  - Schwangere: 4-6mal/Tag 250 mg p.o. über 1 Woche.

Merke: **Vor Therapiebeginn Bestimmung der Glukose-6-Phosphat-Dehydrogenase!**

### Unerwünschte Wirkungen
Chinchonismus (Ohrensausen, reversible Hörverluste, Sehstörungen, Übelkeit, Durchfälle, Kopfschmerzen), gastrointestinale Störungen, allergische Reaktionen, photoallergische Reaktionen, neurotoxische Störungen, Schwächung der körpereigenen Abwehr, Hypoglykämie, Atemdepression, Blutbildstörungen, Teratogenität, Blutzuckerabfall, Photosensibilisierung, Arrhythmien, Hypotonie, Erblindung.

Merke: **Eine kumulative GD von 8 g führt zu toxischen NW (Chinchonismus) mit Störungen im Bereich des VIII. Hirnnervs und Beeinträchtigung des Sehvermögens!**

### Kontraindikation
Glukose-6-Phosphat-Dehydrogenase-Mangel (Gefahr der hämolytischen Anämie), Myasthenia gravis, Stillzeit, Tinni-

tus, Vorschädigung des N. opticus, Chininüberempfindlichkeit.

**Präparate**
Chininum hydrochloricum, Limptar N

## Chinolinol

**Synonym(e)**
8-Chinolinolsulfat

**Definition**
Desinfizierender Farbstoff.

**Wirkungen**
Bakteriostatisch, fungizid.

**Indikation**
Oberflächliche Wundinfektionen.

Merke: **Färbt Haut, Kleidung und Gegenstände gelb!**

**Unerwünschte Wirkungen**
Selten allergische Reaktionen.

**Rezeptur(en)**
R042

**Präparate**
Chinosol, Leioderm Creme

## Chiragra M10.9

**Definition**
Gichtbedingte Schmerzen in den Gelenken der Hand.

## Chitin

**Allgemeine Information**
- Neben Zellulose das am meisten verbreitete Polysaccharid auf der Erde.
- Strukturelle Unterscheidung von Zellulose durch eine Acetamidgruppe.
- Größte Verbreitung im Tierreich als Bestandteil im Exoskelett vieler Arthropoda.
- Im Pilzreich kommt Chitin zum Teil in einer Reihe niederer Pilze sowie bei Basidiomyceten, Ascomyceten und Phycomyceten als Zellwandkomponente vor.
- Vom Chitin leitet sich Chitosan ab.

## Chitosan

**Erstbeschreiber**
Rouget, 1859

**Definition**
Natürlich vorkommendes Polyaminosaccharid, abgeleitet vom Chitin.

**Allgemeine Information**
- Farbloser, amorpher, zäher Stoff.
- Wird als Filtermaterial und als Nahrungsergänzungsmittel verwendet.
- Eine Untersuchung mit unterschiedlichen Konzentrationen zeigte wundheilungsfördernde Effekte.

**Hinweis(e)**
- Chitosan ist ein griechischer Begriff für „Unterkleid, Hülle oder Panzer".
- 1859 wurde es von Rouget durch Kochen von Chitin mit Kalilauge entdeckt.

## Chlamydien

**Definition**
Die in der Familie der Chlamydiaceae zusammengefassten Bakterien sind kleine (0,3-1,0 μm) gramnegative, obligate, intrazelluläre Zellparasiten. Zu unterscheiden sind drei Gruppen:
- Chlamydiae psittaci oder ornithosis: Erreger von Ornithose.
- Chlamydia trachomatis: Erreger von Trachom, Einschlusskörperchen-Konjunktivitis, Lymphogranuloma inguinale, Urogenitalinfektion mit Chlamydia trachomatis (s.a. Urethritis, unspezifische).
- Chlamydia pneumoniae.

Chlamydien weisen Defekte im Zellstoffwechsel auf; sie sind nur in speziellen Kulturmedien (Dottersack des Hühnerembryos) oder Zellkulturen anzüchtbar.

**Therapie**
Zur Therapie aller Chlamydien sind Tetracycline und Makrolidantibiotika geeignet.

## Chloasma L81.10

**Synonym(e)**
Melasma

**Definition**
Erworbene, meist scharf begrenzte, großflächige Hyperpigmentierung (Melanose) in sonnenexponierten Arealen, die im Winter entweder vollständig verblassen oder kaum noch sichtbar sind. Charakteristisch ist ein jahrelanger Verlauf mit markantem Rezidiv nach den ersten jährlichen Sonnenexpositionen.

**Ätiologie**
- Körpereigene Hormone (Chloasma gravidarum, Chloasma climacterium) oder exogen zugeführte Hormone (Chloasma hormonale).
- Medikamente: Langfristige Einnahme von Hydantoin- oder Chlorpromazin-haltigen Medikamenten (Chloasma medicamentosum).
- Kosmetika: Vaseline oder photosensibilisierende Substanzen enthaltende Hautcremes (Chloasma cosmeticum).
- Konsumierende Erkrankungen (Chloasma cachecticorum).
- Traumen: Druck, Reibung, Kälte, Wärme (Chloasma traumaticum).
- Idiopathisch, s.a. Chloasma hepaticum.

**Manifestation**
Überwiegend bei Frauen auftretend (häufig in der Schwangerschaft), selten auch bei Männern.

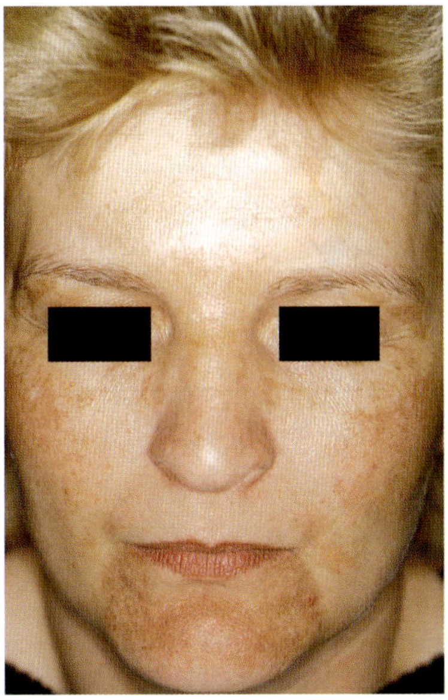

**Chloasma.** Multiple, unscharf begrenzte, teils retikuläre, teils flächige Hyperpigmentierungen bei einer 47-jährigen Patientin; hormonelle Antikonzeption.

### Lokalisation
Stirn, Wangen, Schläfen und Oberlippe.

### Klinisches Bild
Scharf begrenzte, unregelmäßig geformte, gelblich blassbraune bis tiefbraune, meist flächenhafte Hyperpigmentierungen bevorzugt an Stirn, Schläfen, Wangen und Kinn. Hervortreten besonders nach Lichtexposition.

### Histologie
Epidermaler Typ: Melaninablagerung in den basalen und suprabasalen Epidermislagen, ggf. bis zum Stratum corneum. Dermaler Typ: Melanin-beladene Makrophagen in der oberflächlichen und mittleren Dermis. Histochemisch lässt sich eine Erhöhung der Zahl und der Aktivität der Melanozyten nachweisen.

### Therapie
- Ggf. Absetzen auslösender Medikamente, z.B. Hormontherapie. Hormonstatus kontrollieren. Hyperpigmentierungen bilden sich nach der Schwangerschaft oder nach Absetzen der hormonellen Therapie häufig über eine Dauer von mehreren Jahren allmählich wieder zurück.
- Lichtschutz: Meiden direkter Sonnenbestrahlung (insbes. der Mittagssonne), textile und chemisch/physikalische Lichtschutzmittel mit hohem Lichtschutzfaktor und Schutz im UVB- und UVA-Bereich (z.B. Anthelios).
- Camouflage: In der Regel ist Überschminken (Camouflage) störender Hyperpigmentierungen (z.B. Dermacolor) die sinnvollste Lösung. Externa mit evtl. reizenden oder lichtsensibilisierenden Wirkungen sollten gemieden werden.
- Depigmentierung:
  - Hydrochinon: Depigmentierende Externa wie 2-5% Hydrochinon-Salbe (z.B. **R118**) können zur Rückbildung der Pigmentierungen führen. Erste Veränderungen zeigen sich jedoch erst nach 1-2 Monaten, der Erfolg ist nach 6 Monaten zu beurteilen.

    **Cave: Es kann eine unregelmäßige Hautpigmentierung resultieren (s.u. Ochronose, exogene erworbene)!**

    Stärker wirksam ist die Kombination von Hydrochinon mit Vit-A-Säure und einem Glukokortikoid zur Verminderung der Reizerscheinungen an der Haut (z.B. Pigmanorm oder Tri-Luma). Tri-Luma hat derzeit nur eine FDA-Zulassung und beinhaltet 0,1% Fluocinolonacetonid, 4% Hydrochinon und 0,05% Tretinoin).

    **Merke: Hydrochinon-Behandlung kann zu dauerhafter lokalisierter Depigmentierung führen!**

- Azelainsäure: 15-20% Azelainsäure (z.B. Skinoren) kann zur Depigmentierung probeweise eingesetzt werden. Resultate sind nach 2- bis 4-wöchiger Therapie zu erwarten.
- Kryochirurgie: Bei umschriebenen Herden werden auch Erfolge mit oberflächlicher Kryochirurgie im offenen Sprayverfahren beschrieben. Diese Methode setzt große klinische Erfahrungen des Therapeuten voraus.
- Laser: Der Einsatz von Lasern (Rubin-, YAG-Laser) wird wegen häufig resultierender unregelmäßiger Depigmentierung unterschiedlich beurteilt.
- Chemical-Peeling im Herbst kann v.a. bei hellhäutigen Patienten versucht werden. Insbes. mit 50-70% Glykolsäure, evtl. Kombination von 10% Glykolsäure und 2% Hydrochinon.

### Prognose
Rückbildungsfähig nach der Schwangerschaft oder nach Absetzen der hormonellen Therapie.

## Chloasma gravidarum perstans L81.1

### Definition
Bestehen bleiben eines Chloasma gravidarum über längere Zeit post partum.

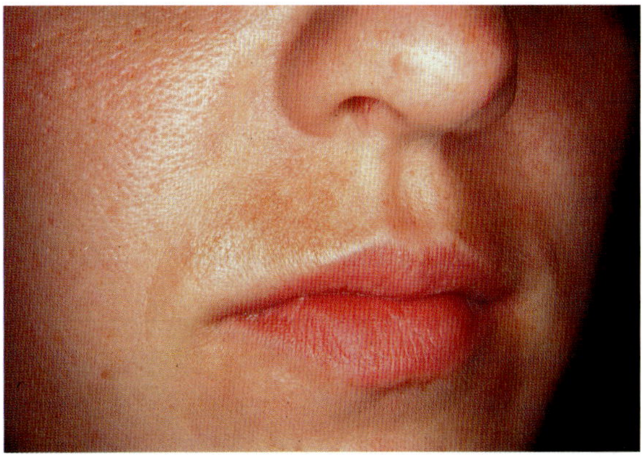

**Chloasma gravidarum perstans.** Chronisch stationäre, nicht mehr zunehmende, perioral lokalisierte, glatte, braune Flecken bei einer 29-jährigen Frau 14 Monate nach der Entbindung.

## Chloasma hepaticum L81.1

### Synonym(e)
Masque biliaire; Gallenmaske

### Definition
Relativ scharf begrenzte, periokuläre Hyperpigmentierung

besonders bei brünetten, pyknischen Frauen. Keine strenge Korrelation zu Gallenerkrankungen.

## Chloasma periorale virginum L81.1

### Definition
Chloasma zum Zeitpunkt der Menarche.

## Chlorambucil

### Definition
Zytostatikum aus der Gruppe der Alkylanzien, das v.a. die Reifung und die Proliferation von Lymphozyten verhindert.

### Indikation
Chronische lymphatische Leukämie, Non-Hodgkin-Lymphome, Hodgkin-Lymphom, kutanes T-Zell-Lymphom, Lymphogranulomatose.

### Dosierung und Art der Anwendung
0,1-0,2 mg/kg KG/Tag p.o. als ED.

### Unerwünschte Wirkungen
- Kutane UAWs: Urtikaria, Toxische epidermale Nekrolyse, Erythema exsudativum multiforme, makulopapulöse Exantheme.
- Allgemein: Amikrobielle Zystitis, Fieber, Stomatitis, Pharyngitis, Konjunktivitis. Selten hämolytische Anämie.

### Präparate
Leukeran

## Chloramin

### Definition
Antiseptisch und desinfizierend wirkende Substanz.

### Indikation
Oberflächliche Wundinfektionen.

### Unerwünschte Wirkungen
Allergische Reaktionen.

### Präparate
Chloramin 80 Tensid-Lysoform, Chloramin T-Lysoform

## Chloramphenicol

### Definition
Synthetisch hergestelltes Breitband-Antibiotikum, das heute eine untergeordnete Rolle spielt.

## Chlorethan

### Definition
Kälte-Anästhetikum.

### Indikation
Oberflächenanästhesie z.B. zur Kürettage von Mollusca contagiosa, vor Scherenschlag-Eingriffen, z.B. bei Fibroma pendulans, Stichinzisionen.

> Merke: **Nicht auf verletzte Hautstellen aufsprühen, keine Anwendung im Kopf-Hals-Bereich, um die Einatmung von Chlorethan zu vermeiden!**

### Unerwünschte Wirkungen
Allergische Hautreaktionen. Bei versehentlicher Inhalation: Vermehrter Speichelfluss, Bronchospasmen, Erregungszustände.

### Präparate
Chloraethyl Dr. Henning, WariActiv Aerosol

## Chlorhexidin

### Definition
Desinfizienz.

### Wirkungen
Breite antimikrobielle Wirkung gegen verschiedene grampositive und gramnegative Bakterien. Gering wirksam gegen einige gramnegative Bakterien (Pseudomonas spp. und Proteus spp.), Hefen, Dermatophyten und Mykobakterien. Unwirksam gegen Bakterien- und Pilzsporen, Viren und fäulniserregende Pilze.

### Indikation
Entzündungen der Mund- und Rachenschleimhaut. Antiseptische Behandlung oberflächlicher Schürf-, Riss-, Platz- und Kratzwunden. Verbrennungen 1. Grades.

### Unerwünschte Wirkungen
Kontaktdermatitis, Speicheldrüsenschwellung.

> Merke: **Bei oraler Applikation: Verfärbungen der Zunge und Zähne sind möglich! Nicht zusammen mit Zahnpasta anwenden.**

### Wechselwirkungen
Wechselwirkungen mit anionischen Tensiden (z.B. in Zahnpasta enthalten) und Seifen.

### Präparate
Bactigras, Chlorhexamed, Chlorhexidingluconat Lsg., Cidegol C, Frubilurgyl, Hansamed Spray, Lemocin CX, Bepanthen Antiseptische Wundcreme (Kombipräparat mit Dexpanthenol).

## Chlormadinonacetat

### Definition
Gestagenderivat mit antiandrogener Wirkung.

### Indikation
Mittelschwere Acne vulgaris, Alopecia androgenetica bei der Frau.

### Dosierung und Art der Anwendung
Vom 5. bis 25. Zyklustag 1 Tbl./Tag in der Regel in Kombinationspräparaten mit Mestranol oder Ethinylestradiol.

### Präparate
Chlormadinon Jenapharm, Gestafortin, Gestamestrol (Kombination mit Mestranol), Neo-Eunomin (Kombination mit Ethinylestradiol)

## Chlormethylisothiazolone

### Synonym(e)
5-chloro-2-methyl-3(2H)-isothiazolone; (Chlor)methylisothiazolone

### Allgemeine Information
Bewertung von (Chlor)methylisothiazolone hinsichtlich der Auswirkung einer Allergie auf die Minderung der Erwerbsfähigkeit:
- Die Einzelsubstanzen 5-Chloro-2-methyl-4-isothiazolon (MCI) und 2-Methyl-4-isothiazolon (MI) liegen normalerweise als Gemisch im Verhältnis 3:1 bei in den im Handel verfügbaren Produkten vor. MCI/MI ist ein Biozid mit bakterizider und fungizider Wirkung. Die Einsatzkonzentrationen liegen zwischen 5 ppm (Papierherstellung) und 30 ppm (wässrige Farben).
- Relevante berufliche Expositionen: Betroffene Berufsgruppen sind Maler, Lackierer, Schlosser und metallverarbeitende Berufe. Es ist davon auszugehen, dass in Betrieben Arbeitsflüssigkeiten (z.B. Kühlschmierstoffe) in eigener Regie nachkonserviert werden, um die Haltbarkeit zu verlängern. Sensibilisierungen von Beschäftigten nach akzidentiellem Hautkontakt zu hohen MCI/MI-Stammlösungen sind publiziert.
- Auswirkung einer Allergie: „Geringgradig" bis „mittelgradig", in begründeten Einzelfällen „schwerwiegend". Folgende Berufsfelder sind aufgrund der häufigen Anwendung von MCI/MI entsprechend Sensibilisierten derzeit verschlossen: Maler, Lackierer, Schlosser und metallverarbeitende Berufe, sofern Kontakt zu MCI/MI (z.B. in wassergemischten Kühlschmierstoffen) besteht, sowie Berufe in der Druckindustrie. Bei einem sehr hohen Sensibilisierungsgrad mit aerogenem Kontaktekzem kann eine Reihe von weiteren Berufen verschlossen sein (Baugewerbe, Elektriker, Innenraumausstatter) und eine „schwerwiegende" Auswirkung begründen.

## Chlorocresol

### Definition
Desinfizienz, Antiparasitosum.

### Indikation
Oberflächliche Hautinfektionen.

**Merke: Wegen potentieller Kanzerogenität sollte auf andere Wirkstoffe zurückgegriffen werden!**

### Präparate
Goldgeist forte, Ulcurilen N Wundsalbe, Bomix (Instrumentendesinfektionsmittel), Helipur (Instrumentendesinfektionsmittel)

## Chloroquin

### Definition
Antimalariamittel.

### Wirkungen
- Schizontozid durch Interferenz mit der Plasmodien-DNA; Abtötung erythrozytärer Formen in allen Entwicklungsstadien; keine Wirkung auf Gewebsformen in der Leber (Malaria tertiana und quartana).
- Antientzündlich durch Stabilisierung der Lysosomenmembran, Hemmung der Chemotaxis von Neutrophilen und Eosinophilen.
- Immunsuppressiv, Hemmung der DNA-Synthese sowie der Bildung UV-induzierter Thymidindimere, Anreicherung in pigmentbildenden Zellen (Ursache der ophthalmologischen Komplikationen), Hemmung der UV-Resorption der Haut.
- Beim kutanen Lupus erythematodes führt Chloroquin zur Reduktion von HLA-DR+/CD1a+ Zellen in läsionaler Haut!

### Indikation
Malaria-Therapie und -prophylaxe, chronisch-diskoider Lupus erythematodes, subakut-kutaner Lupus erythematodes, syst. Lupus erythematodes, Porphyria cutanea tarda, Sarkoidose, REM-Syndrom (retikuläre erythematöse Muzinose), rheumatoide Arthritis.

### Eingeschränkte Indikation
Vorbestehende Psoriasis, Porphyrie, Epilepsie, schwere Nieren- und Lebererkrankungen.

### Dosierung und Art der Anwendung
- Malariatherapie: Initial 0,6 g Chloroquinbase/Tag p.o., dann nach 6, 24 und 48 Std. je 0,3 g Chloroquinbase.
- Malariaprophylaxe: 0,3 g alle 7 Tage während des Infektionsrisikos sowie 4-8 Wochen anschließend.
- Lupus erythematodes und rheumatoide Arthritis: 250 mg/Tag, Reduktion je nach Befund.
- Retikuläre erythematöse Muzinose: 250 mg/Tag über 4 Wochen, 125 mg/Tag weitere 4 Wochen, dann weiteres Ausschleichen.
- Porphyria cutanea tarda: 125 mg 3mal/Woche.

**Merke: Vor Therapiebeginn Bestimmung der Glukose-6-Phosphat-Dehydrogenase. Bei Frauen im gebärfähigen Alter muss vor Therapie ein negativer Schwangerschaftstest vorliegen und während sowie bis 3 Monate nach der Therapie ein wirksamer Kontrazeptionsschutz erfolgen (Nutzen-Risiko-Abwägung in der Malaria-Prophylaxe und Therapie, da die Malariainfektion selbst Schäden beim Fetus verursacht)!**

### Unerwünschte Wirkungen
Akkommodationsstörungen, irreversible Retinopathie, Blutbildstörungen, gastrointestinale Störungen, allergische Reaktionen, Exazerbation einer Psoriasis vulgaris oder Porphyria cutanea tarda, Kopfschmerzen, Schwindel, Myopathien, Leukopenie, Agranulozytose, Magenbeschwerden, Kopfschmerzen, Schwindel, Exantheme, bläuliche Hautverfärbung, Nagelpigmentierung, Hörverlust, Hornhautschädigung.

**Merke: Bei Langzeittherapie ist das Retinopathie-Risiko ab 100 g Chloroquinbase entspr. einer 2-jährigen Therapie mit 250 mg/Tag erhöht, deshalb regelmäßige ophthalmologische Kontrollen in 3-monatigen Abständen!**

### Kontraindikation
Schwangerschaft (außer Malariaprophylaxe und -therapie), Stillzeit, Kombination mit hepatotoxischen Substanzen, Kombination mit MAO-Hemmern, Überempfindlichkeit gegenüber 4-Aminochinolinen, vorbestehende Retinopathie oder

Gesichtsfeldeinschränkungen, Erkrankungen des blutbildenden Systems, Glukose-6-Phosphat-Dehydrogenase-Mangel (hämolytische Anämie, Favismus), Myasthenia gravis.

**Präparate**
Chlorochin, Resochin, Weimerquin.

Merke: **Patienteninformation: Die Einnahme sollte nach den Mahlzeiten erfolgen!**

## Chlorphenoxamin

**Definition**
Topisches Antihistaminikum.

Merke: **Umstrittenes Therapieprinzip!**

**Indikation**
Insektenstiche, Verbrennung 1. Grades, Dermatitis solaris, Frostbeulen, Urtikaria.

**Dosierung und Art der Anwendung**
Mehrmals/Tag dünn auf die juckenden Hautareale auftragen.

**Unerwünschte Wirkungen**
Paragruppen-Allergie.

**Kontraindikation**
Paragruppen-Allergie.

**Präparate**
Systral

## Chlortetracyclin

**Definition**
Tetracyclin.

**Indikation**
Infektionen der Haut, am Auge sowie im Zahnbereich.

**Dosierung und Art der Anwendung**
1-2 g/Tag p.o.

**Präparate**
Aureomycin, Chlortetracyclin-HCl Rezepturgrundlage

## Cholesterinembolie T88.8

**Erstbeschreiber**
Panum, 1862

**Synonym(e)**
Cholesterol-Embolisations-Syndrom; Cholesterol embolization syndrome

**Definition**
Embolisation kleiner Gefäße durch Cholesterolkristalle wahrscheinlich aus arteriosklerotischen Plaques nach Angiographien, Aortenoperationen, Therapie mit Antikoagulanzien, Streptokinase und Plasminogenaktivator.

**Ätiologie**
Spontan auftretend oder als Folge von gefäßchirurgischen Eingriffen, oraler Antikoagulation, thrombolytischer Therapie, Angiographien oder Traumen.

**Manifestation**
V.a. bei Männern > 60. Lebensjahr; in der Vorgeschichte häufig Hypertonie und Nikotinabusus.

**Klinisches Bild**
In zuvor unveränderter Haut plötzlich auftretende, unterschiedlich große, bizarr konfigurierte, rot-livide Flecken (Bild der Livedo racemosa in etwa 35% der Fälle). Weiterhin akut auftretende, meist sehr schmerzhafte, bizarr begrenzte, häufig wenig belegte, flächige Ulzera.

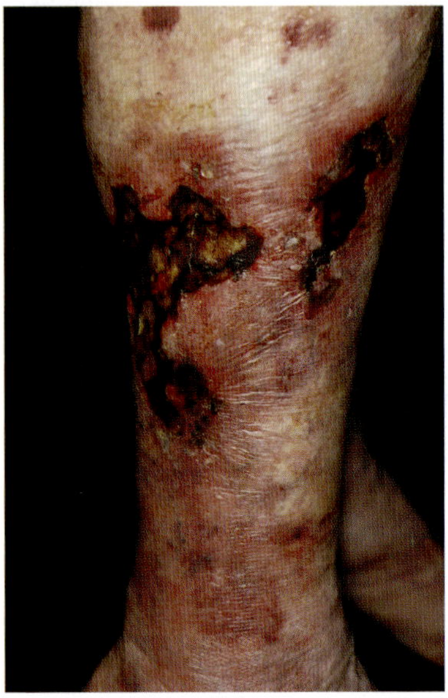

Cholesterinembolie. Flächenhafte, randwärts progrediente, flache Ulzerationen mit nekrotischen Auflagerungen, hoch schmerzhaften Randzonen und lividem Erythemsaum bei einem Patienten mit AVK.

**Labor**
BSG- und Leukozytenerhöhung. Transiente Eosinophilie in 80% der Fälle.

**Histologie**
Cholesterinkristalle im Gefäßlumen, die sich als intravaskuläre spindelförmige Spalten darstellen. Perivaskulär gemischtzelliges, häufig eosinophiles Infiltrat.

Merke: **Bei Verdacht sind Serienschnitte notwendig!**

**Diagnose**
Klinik mit Livedo racemosa ohne sonstige Zeichen einer Vaskulitis. Schmerzen in den Extremitäten, Nierenversagen möglich. Hohes Alter und Arteriosklerose sowie vorausgegangener Gefäßeingriff sprechen für die Diagnose.

**Differenzialdiagnose**
Tiefe Beinvenenthrombose, diabetisches Ulkus, Livedosymptome sonstiger Genese, interstitielle Nephritis, Myokardinfarkt, akute Gastritis, akute Pankreatitis.

**Therapie**
Symptomatisch (antiinflammatorisch, analgetisch); in Einzelfällen Erfolge mit Pentoxifyllin. Behandlung der internistischen Grunderkrankung.

Cave: **Keine oralen Antikoagulanzien, kein Heparin und keine ACE-Hemmer anwenden.**

**Externe Therapie**
Im initialen Stadium bei erythematösen entzündlichen Ver-

änderungen externe Glukokortikoide, z.B. 0,05% Betamethason-Creme **R028** oder 0,25% Prednicarbat Creme/Salbe (z.B. Dermatop) und feuchte Umschläge. Bei Ulzeration Abtragung der Nekrosen, enzymatische Wundreinigung (z.B. Iruxol N Salbe) oder Hydrokolloidverbände (z.B. Varihesive extra dünn). S.a.u. Wundbehandlung.

## Cholesterinose, extrazelluläre L95.1

**Erstbeschreiber**
Urbach, 1967

**Definition**
Erythema elevatum et diutinum mit sekundärer Cholesterineinlagerung im Bindegewebe.

**Manifestation**
Späteres Lebensalter.

**Lokalisation**
Extremitätenstreckseiten, Gesicht, Hals und Gesäß.

**Klinisches Bild**
Schubweise auftretende, bräunliche bis livide, derbe konfluierende Knötchen und infiltrierte Plaques mit gelblichem Zentrum. Zusätzlich fakultativ Effloreszenzen entsprechend dem Erythema elevatum et diutinum mit gelblich-bräunlichem Farbton, in den abhängigen Partien bräunlich-violett. Hepatosplenomegalie, diffuse oder knötchenförmige Verdichtungen im Bereich der Lungen.

**Histologie**
Leukozytoklastische Vaskulitis, dichtes gemischtzelliges Infiltrat, extrazelluläre Cholesterinablagerung.

**Therapie**
Entsprechend dem Erythema elevatum et diutinum. Ggf. Versuch mit Laser-Behandlung (Argon-, $CO_2$-Laser) oder Elektrokauterisation. S.a. Xanthelasma.

**Prognose**
Chronisch-schubweiser Verlauf, Abheilung der Hautveränderungen unter Hyperpigmentierung oder Narbenbildung.

## Cholesterodermie E78.8

**Synonym(e)**
Cholesterosis cutis

**Definition**
Flächenhafte Gelbfärbung der Haut bei primären oder sekundären Störungen des Cholesterinstoffwechsels.

**Differenzialdiagnose**
Ikterus, Xanthelasma, Xanthom, Aurantiasis cutis.

**Therapie**
Einstellung des Fettstoffwechsels durch Internisten (s.a. Hyperlipidämie).

## Cholinstearat

**Definition**
Lokales Antiphlogistikum.

**Indikation**
Insektenstiche, Prellungen, Durchblutungsstörungen, Dermatitis solaris.

**Dosierung und Art der Anwendung**
Mehrmals täglich im Erkrankungsgebiet auftragen.

**Präparate**
Chomelanum

## Cholintheophyllinat

**Definition**
Bronchodilatator, Theophyllin-Derivat (157 mg Cholintheophyllinat = 100 mg Theophyllin).

**Indikation**
Asthma bronchiale, chron. Bronchitis, Emphysem.

**Dosierung und Art der Anwendung**
600-1300 mg/Tag p.o.

**Präparate**
Euspirax

## Chondrodermatitis nodularis chronica helicis H61.0

**Erstbeschreiber**
Winkler, 1915

**Synonym(e)**
Schmerzhaftes Ohrknötchen; Winklersche Krankheit

**Definition**
Kleine, sehr schmerzhafte Knötchen am freien Rand der Ohrmuschel.

**Ätiologie**
Unbekannt. Wahrscheinlich Drucknekrose infolge zunehmender Verfestigung des Ohrknorpels mit höherem Alter und festen Schlafgewohnheiten (z.B. Schlafen nur auf einer Seite möglich).

**Manifestation**
Im mittleren Lebensalter auftretend, v.a. bei Männern.

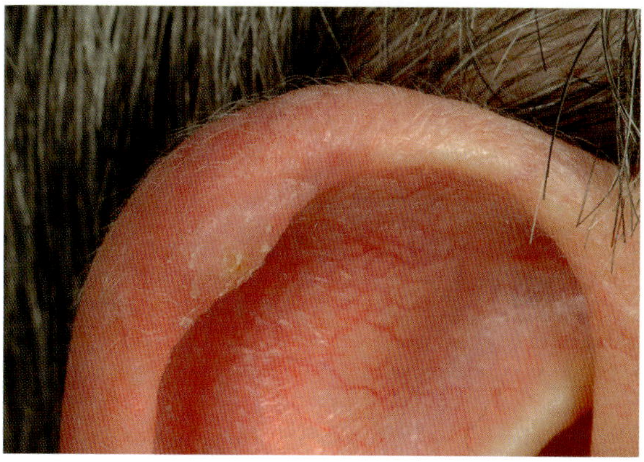

**Chondrodermatitis nodularis chronica helicis.** Solitärer, am oberen Ohrmuschelrand bei einem 58-jährigen Mann lokalisierter, spontan aufgetretener, seit 3 Wochen schmerzhafter, akuter, zunehmender, derber, rötlicher, ca. 0,4 x 0,5 cm großer, zentral gelblich verkrusteter Knoten.

C

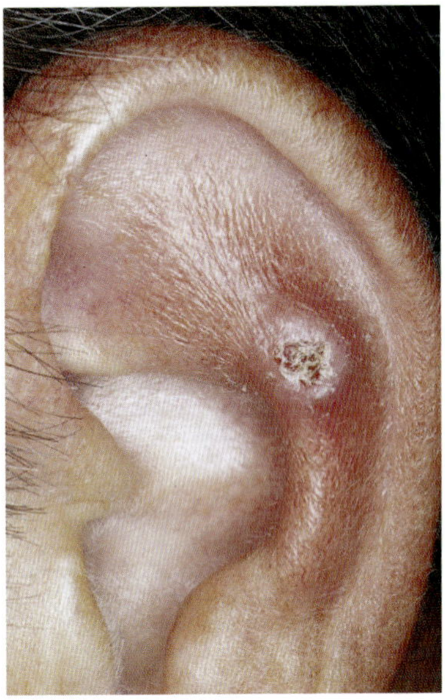

**Chondrodermatitis nodularis chronica helicis.** Solitäres, chronisch stationäres, 0,4 cm großes, gut begrenztes, derbes, hoch schmerzhaftes (druckdolent), grau-weißes, mit Krusten bedecktes Ulkus mit erhabenem Randwall.

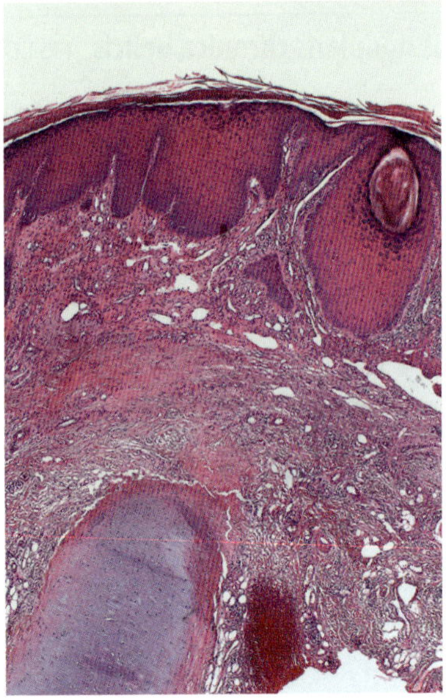

**Chondrodermatitis nodularis chronica helicis.** Breite, unregelmäßige Akanthose mit Hyper-, und fokaler Parakeratose. In der Dermis granulomatöse Entzündung, mit zahlreichen weitgestellten Gefäßen. Der Knorpel zeigt degenerative Veränderungen mit perichondraler Fibrose.

### Lokalisation
Meist oberer äußerer Ohrmuschelrand über dem Darwin-Höcker, meist rechts.

### Klinisches Bild
Äußerst schmerzhafter, spontan auftretender, rasch wachsender, derber, hautfarbener oder weißlicher, oft zentral ulzerierter oder verkrusteter Tumor am oberen Ohrmuschelrand. Die Größe beträgt meist 0,4–0,7 cm im Durchmesser; die maximale Ausdehnung beträgt ca. 2,0 cm im Durchmesser.

### Histologie
Akanthose mit Hyper-, stellenweise Parakeratose, evtl. Epidermisdefekt mit Fibrinauflagerungen an der Basis. In der Dermis granulomatöse Entzündung, evtl. mit Riesenzellen. Daneben meist Zeichen der aktinischen Elastose. Der Knorpel zeigt degenerative Veränderungen mit perichondraler Fibrose.

### Differenzialdiagnose
Basalzellkarzinom, Karzinom, Gichttophi, Keratosis actinica, Granuloma anulare.

### Therapie
- Sicherste Therapie ist die vollständige operative Entfernung der schmerzhaften Knötchen mittels Keilexzision, da nur bei ausreichend großzügiger Entfernung Rezidive verhindert werden. Ein konservativer Therapieversuch mit starken Glukokortikoid-Cremes wie 0,05% Clobetasol-Creme (Clobegalen, Dermoxin, **R054**) kann vorangestellt werden, da in ca. 20-30% der Fälle erfolgreich.
- Ggf. können Therapieversuche mittels Elektrokauterisation und Kürettage bei oberflächlichen Veränderungen in Betracht gezogen werden.
- Therapieversuche mit Laser ($CO_2$-, Argon-Laser) und intraläsionalen Glukokortikoiden wie Triamcinolon (z.B. Volon A-Kristallsuspension verdünnt 1:5 mit LA wie Lidocain 1%) werden beschrieben.

## Chondrodysplasia calcificans congenita Q77.3

### Erstbeschreiber
Conradi, 1914; Hünermann, 1931

### Synonym(e)
Conradi-Hünermann-Syndrom; Chondrodystrophia punctata; Chondrodystrophia calcificans congenita; Chondrodysplasia (foetalis) calcarea; Conradi-Hunermann-Happle syndrome

### Definition
X-chromosomal-dominant vererbte, neonatal durch spritzerartige Verkalkungen charakterisierte Skelettdysplasie.

### Ätiologie
Mutationen im EBP-Gen in der Chromosomenregion Xp11.2-3-p11.22. Das Gen kodiert für das Emopamil-bindende Protein, das im Biosyntheseweg des Cholesterins die Funktion einer Sterol-Isomerase hat und 8,9-Cholesten-ol in Lathosterol umwandelt. Die mosaikartigen Haut-, Skelett- und Augenveränderungen sind Ausdruck unterschiedlicher Inaktivierung der beiden X-Chromosomen bei der Frau.

### Manifestation
Ausschließlich bei Mädchen auftretend, da Letalfaktor für das männliche Geschlecht.

### Klinisches Bild
- Kontrakturen, Kleinwuchs mit asymmetrischer Verkürzung der Röhrenknochen, später Skoliose, Augenveränderungen (Katarakte, seltener Mikrophthalmie, Glaukom, Optikusatrophie, Synechien), unterschiedliche streifen-, wirbel- oder fleckförmig angeordnete Hautveränderungen. Kongenitale ichthyosiforme Erythrodermie, Pigmentanomalien, partielle Alopezie, gelegentlich Anomalien der Finger- und Zehennägel.
- Radiologischer Befund: Sichtbar im Röntgenbild sind asymmetrisch angeordnete, punktförmige Kalzifikationen in den Epiphysen der Röhrenknochen, Hand- und Fußwurzelknochen, periartikulär, vertebral, gelegentlich auch im Trachealknorpel.
- In schwersten Fällen Tod bei oder kurz nach der Geburt

(letale Form der X-chromosomal-dominanten Chondrodysplasia punctata).

### Histologie
Orthohyperkeratose, reduziertes Stratum granulosum, meist einlagig. Elektronenmikroskopisch: Vakuolisierungen mit Einschlüssen nadelartiger Körperchen in den Keratinozyten.

### Differenzialdiagnose
CHILD-Syndrom; vulgäre Ichthyosen

## Chondrodysplasia punctata Q77.3

### Synonym(e)
Rhizomeler Typ der Chondrodysplasia punctata; Rhizomelic chondrodysplasia punctata; RCDP

### Definition
Autosomal-rezessiv erbliche, letale, peroxisomale Erkrankung mit charakteristischem Phänotyp. Biochemisch Erhöhung der Phytansäure im Plasma, herabgesetzte Synthese von Plasmalogen und defekte Oxidation von Phytansäure in Fibroblasten.

### Ätiologie
Überwiegend autosomal-rezessiv vererbte Genmutationen, die konsekutiv verschiedene peroxisomale Funktionen beeinträchtigt. Bei den meisten Patienten finden sich partielle Defekte der Acyl-CoA- Dihydroxyacetonphosphat-Acyltransferase (RDCP Typ 2), beeinträchtigte Plasmalogen-Biosynthese, gestörter Phytanat-Abbau und verzögerte Reifung der peroxisomalen 3-Oxoacyl-CoA-Thiolase. Beschrieben wurden mehrere Genloci, deren Defekte mit verschiedenen Subtypen der Erkrankung in Verbindung gebracht wurden.
- RCDP Typ 1: Mutationen des Peroxisomal biogenesis factor-7 (PEX 7 Gen; Genlokus: 6q22-q24).
- RCDP Typ 2: Mutationen des Glyceronephosphate O-acyltransferase Gens (GNPAT Gen; Genlokus: Chr. 1).
- RCDP Typ 3: Mutationen des Alkylglycerone-phosphate Synthase Gens (AGPS Gen; Genlokus: 2q31).

### Klinisches Bild
Rhizomeler Minderwuchs, bilateral symmetrische Katarakte, ichthyosiforme Hautveränderungen. Tod häufig im 1. Lebensjahr nach ausbleibender psychomotorischer Entwicklung.

## Chondroektodermale Dysplasie Q77.6

### Erstbeschreiber
Ellis u. van Creveld, 1940

### Synonym(e)
Ellis-van-Creveld-Syndrom; Chondrodysplasia ectodermica; Chondroektodermaldysplasie; Chondrodysplasia triodermica; Chondroectodermal dysplasia

### Definition
Sehr seltenes, autosomal-rezessiv vererbtes Syndrom mit Dysplasien der Abkömmlinge des Ektoderms und Mesoderms: charakteristische Skelettdysplasie, Herzfehler, Polydaktylie und Nagelhypoplasie.

### Ätiologie
Autosomal-rezessives Erbleiden durch Mutationen der Ellis-van Creveld Syndrom Gene 1 und 2 (EVC 1 Gen; EVC Gen 2; Genlokus: 4p16).

### Klinisches Bild
- Polydaktylie, gelegentlich Syndaktylie an den unteren Extremitäten.
- Missgestaltete Fingernägel: Nagelplatte oft nur andeutungsweise angelegt, auch Anonychie.
- Klein- oder Zwergwuchs wie bei Chondrodystrophie: Verkürzung der langen Röhrenknochen, Deformierung der distalen und proximalen Epiphysen.
- Mikrocheilie, begrenzt auf das Mittelstück der Oberlippe.
- Fehlen der oberen äußeren Schneidezähne.
- Außerdem: Multiple Exostosen, kongenitale Herzfehler, sexueller Infantilismus.
- Fakultativ: Alopezie.

### Differenzialdiagnose
Chondrodysplasia calcificans congenita.

## Chondrom D23.L

### Synonym(e)
Chondroblastom

### Definition
Seltene, benigne Geschwulst aus Knorpelgewebe. S.a.u. Chondroma cysticum, Chondroma myxomatodes.

### Ätiologie
Erbliche Anlage, Traumen als Auslösefaktor.

### Lokalisation
Meist Scheitelbeinhöcker, Stirn, Ohrgegend.

### Histologie
Hyaliner Knorpel oder Faserknorpel, gefäßreiche Bindegewebskapsel.

### Differenzialdiagnose
Dermatofibrom, knorpelige Exostose, Mischtumor der Haut, Dermoidzyste.

### Therapie
Exzision.

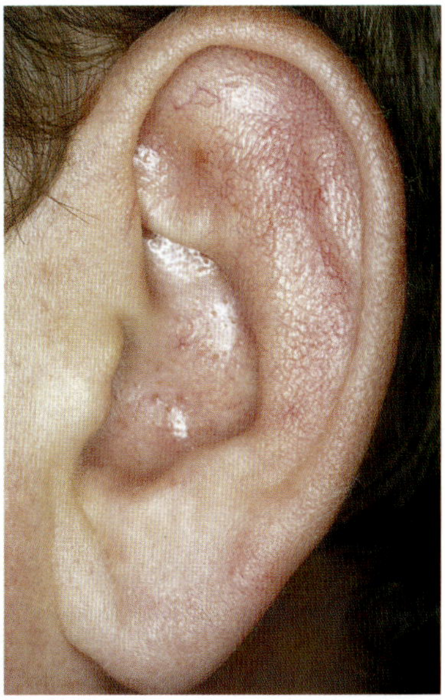

**Chondrom.** Solitärer, chronisch stationärer, seit 3 Jahren unmerklich wachsender, ca. 2,5 cm durchmessender, unscharf begrenzter, knorpelfester, symptomloser, hautfarbener, glatter, flach gewölbter Knoten.

### Prognose
Günstig, selten maligne Entartung (sekundäres Chondrosarkom).

## Chondroma cysticum D23.L

### Definition
Chondrom mit Zystenbildung.

## Chondroma myxomatodes D23.L

### Definition
Sekundäre schleimige Umwandlung eines Chondroms.

## Chondrosarkom C49.M5

### Synonym(e)
Knorpelsarkom

### Definition
Sarkom aus embryonalem oder ausgereiftem knorpeligem Gewebe. Man unterscheidet:
- Primäres Chondrosarkom: Vor allem im Metaphysengebiet der langen Röhrenknochen, Becken und Rippen
- Sekundäres Chondrosarkom: Entwicklung aus dem benignen Chondrom

## CHOP-Schema

### Definition
Chemotherapieprotokoll.

### Indikation
Fortgeschrittene Stadien des kutanen B- und T-Zell-Lymphoms (Lymphom der Haut) mit viszeraler Beteiligung (Stadium V), meist höheren Malignitätsgrades, Re-Staging alle 3 Monate, oft als Ersatz für das CAPO-Schema wegen seiner geringeren Toxizität.

### Durchführung
Therapiezyklus mit:
- Cyclophosphamid 750 mg/m$^2$ KO/Tag i.v., Tag 1.
- Doxorubicin 50 mg/m$^2$ KO/Tag i.v., Tag 1.
- Vincristin 1,4 mg/m$^2$ KO/Tag i.v., Tag 1.
- Prednisolon 25-100 mg/m$^2$ KO/Tag i.v., Tag 1-5.

Wiederholung alle 2-4 Wochen.

## Chordom C79.8

### Definition
Maligne, auf die Haut übergreifende, sehr invasiv wachsende Geschwulst der ektodermalen embryonalen Chordaanlage.

### Manifestation
Meist höheres Lebensalter.

### Lokalisation
Vor allem Schädelbasis; sakrokokzygealer Bereich.

### Klinisches Bild
Uncharakteristische Schmerzen, neurologische Ausfallerscheinungen, Zerstörung des umgebenden Knochengewebes. Bei Invasion der Haut (per continuitatem) derbe, höckerige, subkutane, später ulzerierende Knoten.

### Therapie
Exzision im Gesunden, ggf. in Kombination mit Bestrahlungstherapie oder Zytostatika durch Radiologen und Onkologen.

## Chromhidrose L75.1

### Synonym(e)
Chromidrose; Farbschweiß; gefärbter Schweiß

### Definition
Oberbegriff für farbige (gelbe, rote, blaue, grüne, schwarze) Schweiße unterschiedlicher Genese. Man unterscheidet:
- Pseudochromhidrose
- Apokrine Chromhidrose
- Ekkrine Chromhidrose
- Hämhidrose.

### Therapie
S.u. Pseudochromhidrose; Hämhidrose; Chromhidrose, apokrine; Chromhidrose, ekkrine.

## Chromhidrose, apokrine L75.1

### Synonym(e)
Echte Chromhidrose; intrinsische Chromhidrose; lokalisierte Chromhidrose

### Definition
Sekretion eines farbigen (gelben, schwarzen, blauen, grünen) Schweißes aus apokrinen Schweißdrüsen durch vermehrte Ablagerung von Lipofuszin. Die unterschiedlichen Farben entsprechen verschiedenen Oxidationsstufen des Pigments. Unterschieden werden die axilläre und die faziale Form.

### Manifestation
Bei Weißen selten auftretend; häufig bei Angehörigen der Schwarzen Ethnizität (10% aller Schwarzen). Beginn nach der Pubertät, stärkste Ausprägung im geschlechtsreifen Alter.

### Lokalisation
Axillen, selten Stirn und Wangen (aberrierende apokrine Schweißdrüsen).

### Klinisches Bild
Punktförmiges Austreten farbigen, am häufigsten gelben Schweißes, v.a. bei emotionaler Erregung. Verfärbung der Wäsche, evtl. auch der Axillarhaut.

### Diagnose
Schweißprovokationstest mit Adrenalin (provoziert selektiv apokrine Drüsen), Minorscher Schwitzversuch.

### Differenzialdiagnose
Pseudochromhidrose; ekkrine Chromhidrose; Ochronose.

### Therapie
Keine kausale Therapie bekannt.

### Externe Therapie
- Eine Exzision des Drüsengewebes in den Achselhöhlen ist zwar effektiv, der operative Eingriff steht u.E. jedoch in keinem Verhältnis zur Erkrankung.
- Versuch mit Capsaicin 0,01%, z.B. **R037**. Initial 2mal/Tag

dann Steigerung in 0,05% Schritten alle 3-4 Tage, je nach Verträglichkeit bzw. Therapieerfolg.

## Chromhidrose, ekkrine L75.1

**Definition**
Ausscheidung systemischer, meist exogen zugeführter, selten auch endogener Farbstoffe über die ekkrinen Schweißdrüsen.

**Ätiologie**
Kupfer, Eisenoxydul, Brenzkatechin, Hexachlorcyclohexan u.a.

**Lokalisation**
Umschrieben oder generalisiert.

**Klinisches Bild**
Der Schweiß färbt sich erst bei Erreichen der Hautoberfläche.

**Differenzialdiagnose**
Pseudochromhidrose, apokrine Chromhidrose.

**Therapie**
Keine kausale Therapie bekannt. Meiden evtl. auslösender Agenzien.

## Chromomykose B43.0

**Erstbeschreiber**
Rudolph, 1914; Lane, 1915; Medlar, 1915

**Synonym(e)**
Chromoblastomykose; Dermatitis verrucosa; Blastomycosis nigra; Fonsecas-Krankheit; Pedrosos-Krankheit; mossy foot; Moos-Fuß, Dematiaceenmykose; Dematiaceenmykose mit runden Pilzzellen im Gewebe

**Definition**
Endemisch in Brasilien, dem Süden der USA und Russland vorkommende, chronisch-progressive, durch papulöse, noduläre, verruköse und papillomatös-vegetierende Läsionen der Haut gekennzeichnete Mykose.

**Erreger**
Rundliche, gelb-braune Pilzzellen, die 4-12 µm groß werden und sich durch Spaltung fortpflanzen. In und auf der Epidermis können braune Hyphen vorkommen. Die zur Zeit anerkannten Erreger umfassen 6 Arten mit identischen Strukturen im Gewebe sowie charakteristischer Eigenfarbe. Sie werden auch Dematiacaea, Dematiazeen oder Schwärzepilze genannt. Es sind dies die nachstehend aufgeführten Arten:
- Phialophora verrucosa jeanselmii oder gougerotii
- Fonsecae pedrosoi
- Fonsecae compacta
- Cladosporium (auch Cladophialospora) carrionii
- Botromyces caespitosus
- Rhinocladiella aquaspersa (bisher nur in Einzelfällen beschrieben).

**Vorkommen/Epidemiologie**
Weltweit, v.a. in tropischen Zonen, u.a. im Süden der USA, Russland und Japan beschrieben; vereinzelt in Finnland, Tschechien, Slowakei, Deutschland.

**Ätiologie**
Eindringen der an Holz und Pflanzen sitzenden Pilze durch kleine Schrunden oder Risse in die Haut. Selten Inokulation nach Insektenstichen.

**Manifestation**
V.a. ländliche Bevölkerung. Männer sind deutlich häufiger als Frauen befallen. Bevorzugt in der Altersgruppe zwischen 30-50 Jahren.

**Lokalisation**
Vor allem Unterschenkel, Fuß und Hand.

**Klinisches Bild**
Hautveränderungen v.a. an der unteren Extremität und an den exponierten Stellen des Körpers. Selten an der oberen Extremität im Gesicht und am Stamm. An den Infektionsstellen Ausbildung von leicht schmerzenden oder auch juckenden Papeln und Pusteln; später langsam anschwellende rote Knoten. Diese können im Laufe der Zeit ulzerieren und sekundär bakteriell überlagert werden. Manchmal kommt es nur zu flachen Plaques mit Vernarbungen. In anderen Fällen werden uncharakteristische psoriasiforme oder ekzematöse Plaques beschrieben. Im unbehandelten Zustand werden großflächige, teils landkartenartige verruköse, z.T. blumenkohlartige von Krusten und dunklen Schuppen bedeckte Hautwucherungen beobachtet. Auch bizarr konfigurierte flache Ulzera können auftreten.

**Histologie**
Tuberkuloides Granulationsgewebe, miliare Abszesse, pseudoepitheliomatöse Epidermishyperplasie. Pilze: Scleroting bodies, bräunliche, dickwandige Zellen Myzel mit seitlicher Sporenbildung.

**Diagnose**
Kultureller oder histologischer Erregernachweis aus Biopsat. Kultur: Dunkle, olivbraune, samtartige Kultur, pigmentierte septierte Hyphen.

**Differenzialdiagnose**
Sporotrichose, Tuberkulose, Frambösie, Leishmaniose, Blastomykose vom Typ Jorge-Lobo, nordamerikanische Blastomykose, südamerikanische Blastomylose, Wuchereria bancrofti, Myzetom.

**Therapie allgemein**
- Die Erkrankung ist häufig (insbes. bei Infektion mit Fonsecaea pedrosoi) therapieresistent und langwierig. Verschiedene Therapieformen sind beschrieben. Umschriebene Hautherde in frühen Erkrankungsphasen können operativ großzügig entfernt werden.
- Alternativ Kryochirurgie. Vereisungszeiten und -häufigkeiten in Abhängigkeit von Lokalisation und Tiefenausdehnung der Hautveränderungen. Auch lokale Wärmetherapie (permanent über einige Wochen 44-46 °C) wird als erfolgreich beschrieben.
- Bei Entwicklung einer Elephantiasis chromomycetica ggf. manuelle und apparative intermittierende Lymphdrainage-Maßnahmen (s.u. Lymphödem).

**Externe Therapie**
Bei Unverträglichkeit systemischer Antimykotika ggf. Therapieversuch mit lokalen Amphotericin B-Präparaten oder Ketoconazol-Cremes.

**Interne Therapie**
- Häufig ist die Erkrankung für eine lokale Therapie zu weit fortgeschritten. Klassische Therapie besteht aus Amphotericin B 0,1 mg/kg KG/Tag i.v. (langsam steigern bis max.

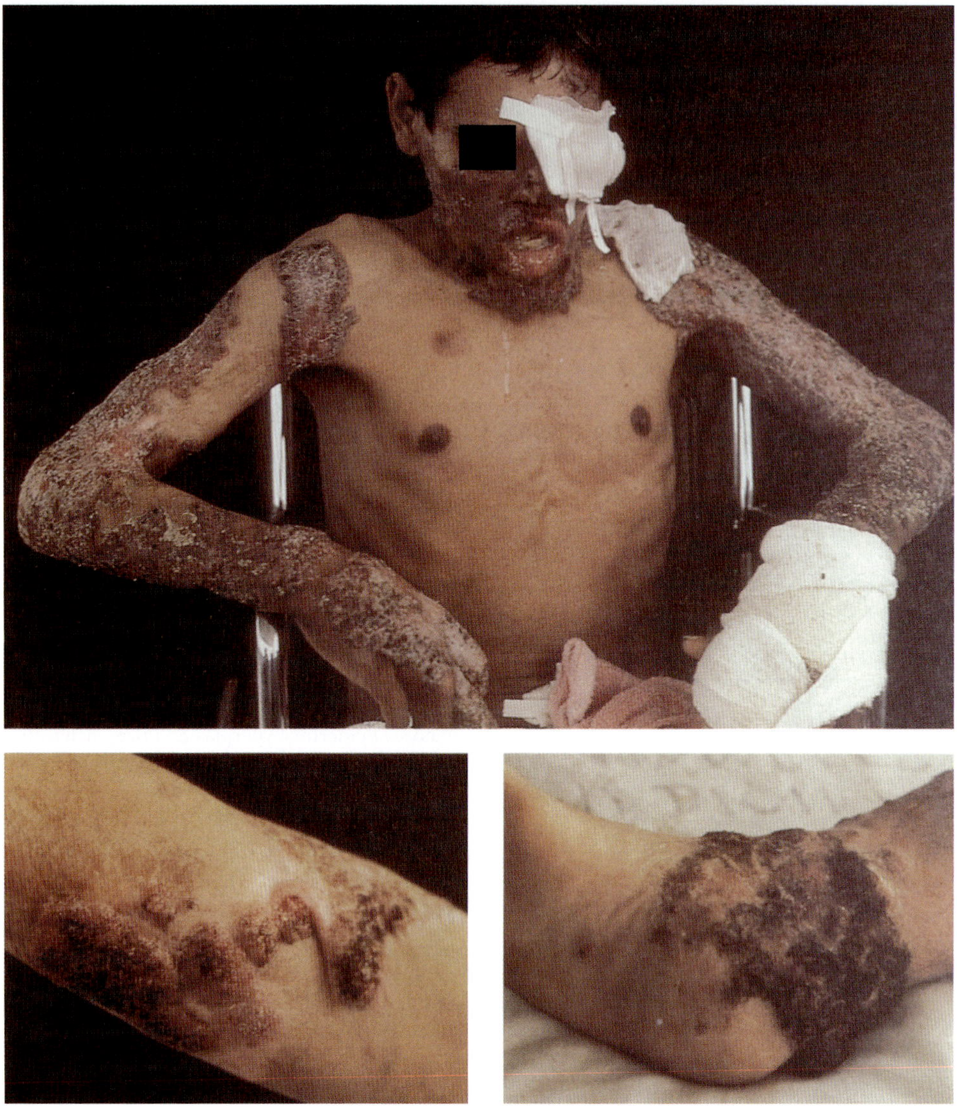

**Chromomykose.** Granulomatöse, blumenkohlartige Wucherungen im Bereich der Haut, z.T. an den Verletzungsstellen, z.T. Ausbreitung per continuitatem.

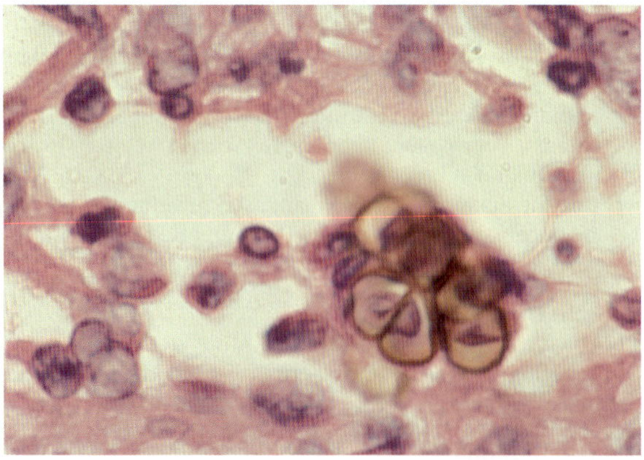

**Chromomykose.** Dickwandige, dicht gedrängte Pilzellen mit septenartigen Wänden (Phialophora species) in der Subcutis; HE-Färbung (PD Dr. Y. Koch).

1 mg/kg KG/Tag) in Kombination mit 5-Flucytosin (Ancotil) 150 mg/kg KG/Tag i.v. in 4 ED. Die Therapie ist mit erheblichen NW verbunden.
- Alternativ Itraconazol (z.B. Sempera Kps.): 100-200 mg/Tag über 6-20 Monate (Erfolgsrate ca. 65%).
- Alternativ Terbinafin: 500 mg/Tag p.o. über 6-12 Monate.
- Bei therapieresistenten Verläufen: Posaconazol (Noxafil) 2mal/Tag 400 mg (10 ml) p.o. (Tagesdosis 800 mg) oder 4 mal/Tag 200 mg (5 ml) p.o. Die Therapiedauer richtet sich nach der Schwere der Grunderkrankung, ggf. der Erholung von einer Immunsuppression und dem klinischen Ansprechen.

### Operative Therapie

- Wegen der unsicheren medikamentösen Therapie wird eine chirurgische Behandlung umschriebener knotiger Herde empfohlen. Bei ausgedehnten vegetierenden Läsionen wurden Kryochirurgie oder auch kaustische Maßnahmen empfohlen.

**Prognose**
Chronischer Verlauf, selten auch spontaner Stillstand. S.a. Elephantiasis chromomycetica.

## Chromonychie

**Definition**
Farbanomalie der Nageloberfläche, der Nagelplatte und/oder des Subungualgewebes.

**Ätiologie**
- Farbanomalien sind vom Nagelbett, der Transparenz und Adhärenz des Nagels abhängig.
- Ursache für eine Nagelverfärbung können sein:
  - Überproduktion von Melanin (längsstreifige oder komplette Braun- oder Schwarzverfärbungen) (Übersicht s.u. Melanonychie)
  - Ausbildung von gefärbten Tumoren des Nagelbettes (z.B. Glomustumor).
  - Farbeinlagerungen in das Nagelbett oder die Nagelmatrix z.B.:
    - Hämatome (s.u. Hämatom, Nagelhämatom)
    - Kupfer, Silber oder Quecksilber (z.B. bei M. Wilson oder der Argyrie)
    - verschiedene Medikamente
    - Infektionen (Einlagerungen gefärbter mikrobiologischer Produkte).
  - Oberflächenverfärbungen (z.B. Chemikalien, am häufigsten durch farbigen Nagellack); eine bevorzugte Verfärbung des proximalen Nagelwalls kann durch Berufssubstanzen oder Externa verursacht werden. Eine Verfärbung der distalen Lunulagrenze deutet auf eine innere Erkrankung hin.

Weißverfärbungen der Nägel stellen polyätiologische Farbveränderung der Nagelplatte dar (s.u. Leukonychie).

**Klinisches Bild**
- Graue oder grau-blaue Nagelfärbung:
  - Argyrie (schiefergrau - heute selten)
  - Phenolphthalein
  - metastasiertes malignes Melanom
  - Quecksilberchlorid.
- Rote oder rot-blaue Nagelfärbung:
  - flächig: frisches Hämatom
  - fein linear vom freien Nagelrand ausgehend:
    - Splitterblutung
    - Erythronychie, lokalisierte longitudinale.
- Blaue oder blau-braune (diffus) Nagelfärbung:
  - Blauverfärbung in Kombination von Herzvitium und zyanotischen Trommelschlegelfingern/zehen
  - Medikamente: Minocyclin, Mepacrin, Chloroquin, Doxyrubicin
  - Systemerkrankungen: M. Wilson.
- Grüne oder grün-schwarze Nagelfärbung:
  - Pseudomonasinfektionen
  - Schimmelpilzinfektion (s.u. Tinea unguium).
- Gelb oder gelb-braun Nagelfärbung:
  - Tinea unguium (Fadenpilze)
  - Nach Anwendung von Nagellacken
  - Nach Anwendung von Kaliumpermanganat-Bädern
  - Ölfleck, psoriatischer
  - Raucher (Zigaretten oder Zigarrenraucher)
  - Systemische Medikamente (Tetrazykline evtl. in Kombination mit Sonnenlichtexpositionen; s.u. Onycholyse, medikamentöse bzw. lichtinduzierte)
  - Systemerkrankungen (z.B. Yellow-nail-Syndrom).
- Orange Nagelfärbung:
  - Nach Anwendung von Nagellacken
  - Karottenikterus (Aurantiasis cutis)
  - Nach Arbeiten mit Azofarbstoffen.
- Braune oder braun-schwarze Nagelfärbung:
  - schmal- oder breitbandig längslinear
    - Melanineinlagerungen
    - Melanonychia striata longitudinalis (Abklärung der Dignität!).
  - Umgrenzt mittig oder seitlich (nie streifig in die Nagelmatrix eingelagert (Kontrolle am freien Nagelende)
  - Älteres Nagelhämatom.
- diffuse homogene Nagelfärbung:
  - M. Addison
  - Älteres Nagelhämatom: Farbe meist tiefschwarz (v.a. an den Großzehennagel)
  - Medikamente (Cyclophosphamid; Chlorpromazin)
  - Großflächiges malignes Melanom oder großflächiger melanozytärer Naevus
  - In Kombination mit Onychogrypose und Polyneuropathie bei älteren Menschen
  - Arbeitsstoffe (z.B. Photoentwickler).
- Weißverfärbungen (s.u. Leukonychie).

**Hinweis(e)**
Da auch Nägel Melanin enthalten, entspricht ihr Pigmentierungsgrad der ethnischen Herkunft. Je dunkler die Haut, umso dunkler die Nägel. Multiple dunkle Streifen sind bei dunkelhäufigen Afrikanern verbreitert, bei weißen Europäern sind sie hinsichtlich ihrer Dignität abzuklären (s.u. Melanonychia striata longitudinalis).

## Chromophytose B36.8

**Definition**
Verfärbung der Haut durch pflanzliche Parasiten, meist Pilze. Im engeren Sinne durch Malassezia furfur bei Pityriasis versicolor.

**Therapie**
Behandlung der Grunderkrankung.

## Chromosom 18p-Syndrom Q99.9

**Erstbeschreiber**
De Grouchy et al., 1963

**Synonym(e)**
chromosome 18-p deletion syndrome; 18p-syndrome

**Definition**
Meist distinktes Dysmorphiesyndrom, bedingt durch Deletion des kompletten kurzen Arms von Chromosom 18.

**Ätiologie**
Deletion des gesamten kurzen Arms von Chromosom 18, in etwa 90% als Neumutation. Bei ca. 10% der Fälle unbalancierte Segregation einer elterlichen balancierten Translokation oder Inversion. Sehr selten direkte Weitergabe von einem Elternteil.

### Klinisches Bild
Imbezillität. Kleinwuchs, Erwachsenengröße 1,40 bis 1,50 m; verzögerte Knochenreifung, Hypoplasie der männlichen äußeren Genitalien, kurze Finger mit Klinodaktylie der Kleinfinger; seltener: Hypospadie, Alopecia totalis, vollständiger IgA-Mangel und Tendenz zu Autoimmunerkrankungen, u.a. juveniler Diabetes, Thyreoiditis mit folgender Hypothyreose, chronischer Dermatitis, rheumatoider Arthritis.

## Chromosomenaberration

### Synonym(e)
Chromosomenmutation

### Definition
Veränderung der Chromosomenstruktur durch Verlust, Austausch oder Verdopplung von Segmenten, wobei beide Chromatiden eines Chromosoms betroffen sind. Chromosomenaberrationen entstehen mit Ausnahme der Defizienzen (Verlust von Chromosomen-Endstücken) durch illegitimes, d.h. an nicht homologen Stellen erfolgendes Crossing-over (z.B. nach Strahlenbelastung, durch chemische Mutagene). Crossing-over führt zu Deletion (Verlust eines Mittelstücks), Inversion (Austausch der beiden Enden) oder Bildung von Ringchromosomen.

## Chromosomendeletion

### Definition
Variante der Chromosomenmutation (bzw. Genmutation) und damit eine strukturelle Chromosomenaberration. Bei der Deletion geht eine Nukleinbase oder ein Abschnitt aus dem DNA-Strang verloren. Als Folge kann nach der Translation aus der mRNA ein fehlerhaftes Protein entstehen. Wird ein ganzes Codon/Basentriplett entfernt, entsteht höchstwahrscheinlich ein fehlerhaftes Protein, da eine Aminosäure fehlt. Betrifft die Deletion nur ein einziges Basenpaar, so spricht man auch von einer Punktmutation.

## Chromosomenmosaik

### Definition
Individuen oder Gewebe, die in bestimmten Sektoren aus hinsichtlich der Chromosomenzahl oder Chromosomenstruktur unterschiedlichen Zelllinien bestehen. Abweichungen in der Chromosomenzahl können z.B. durch non-disjunction in der Mitose entstehen. Es entwickeln sich Tochterzellen, denen eine gewisse Anzahl von Chromosomen fehlt und Tochterzellen, die die gleiche Anzahl von Chromosomen zu viel besitzen.

## Chronikerregelung

### Allgemeine Information
Als schwer wiegend chronisch krank gilt nach den Richtlinien vom 22.01.2004 (Chronikerregelung):
- Der Patient befindet sich in ärztlicher Dauerbehandlung. Er wurde wegen derselben Erkrankung wenigstens ein Jahr lang mindestens einmal pro Quartal behandelt und es liegt eine Pflegebedürftigkeit der Pflegestufe 2 oder 3 nach dem zweiten Kapitel des SGB XI vor.
- Oder: Es liegt ein Grad der Behinderung (GdB) von mindestens 60% nach § 30 BVG oder eine Minderung der Erwerbsfähigkeit (MDE) von mindestens 60% nach § 56 Abs. 2 SGB VII vor.
- Oder: Es ist eine kontinuierliche medizinische Versorgung (ärztliche oder psychotherapeutische Behandlung, Arzneimitteltherapie, Versorgung mit Heil- und Hilfsmitteln) erforderlich, ohne die nach ärztlicher Einschätzung eine lebensbedrohliche Verschlimmerung, eine Verminderung der Lebenserwartung oder eine dauerhafte Beeinträchtigung der Lebensqualität zu erwarten ist und zwar aufgrund der schwer wiegenden chronischen Erkrankung nach Satz 1 verursachten Gesundheitsstörung. Die ärztliche Einschätzung wird durch eine kurze Bescheinigung nachgewiesen.

## Chrysantheme

### Synonym(e)
Chrysanthemum indicum; Dendranthema indicum; Dendranthema morifolium

### Vorkommen
Aus Ostchina und Japan stammend. Vor etwa 200 Jahren nach Europa eingeführt und seither auf der ganzen Welt als Zierpflanze kultiviert. Die Chrysanthemen gehören zu den populärsten Zierpflanzen des Handels (besonders als Herbstblume). Eine medizinische Verwendung ist bei uns nicht bekannt. In Japan werden die jungen Chrysanthemenpflanzen als Salat gegessen.

### Unerwünschte Wirkungen
Von den mindestens fünf in Chrysanthemen nachgewiesenen Sesquiterpenlaktonen ist bisher nur Arteglasin A als eindeutiges Allergen identifiziert worden. Als weitere potentielle Sensibilisatoren kommen infrage: Chlorochrymorin, das bis heute strukturell nur z.T. identifizierte Yeyuhua-Lakton, Angeloylcumambrin B und Angeloylajadin. Bei den eigenen chemischen Untersuchungen ließen sich noch drei weitere STL nachweisen, deren Identifizierung aber bisher nicht weiter verfolgt wurde. Sensibilisierungspotenz: Stark. Sensibilisierungshäufigkeit: Hoch. Die Chrysanthemenallergie zählt zu den am häufigsten durch Zierpflanzen hervorgerufenen Berufserkrankungen in der BRD. Besonders im norddeutschen Raum, einem Zentrum der Chrysanthemenzüchtung, erkranken bis zu 30% der mit dem Anbau und Verkauf beschäftigten Personen. Kreuzreaktionen sind nicht nur experimentell mehrfach bestätigt, sondern auch beim Chrysanthemenallergiker häufig zu beobachten. Zu den wichtigsten kreuzreagierenden Arten zählen Astern, Gewöhnliche Schafgarbe, Rainfarn, Mutterkraut, Arnika und Sonnenblume. Kreuzreaktionen auf andere Arten, die aus einer anderen Pflanzenfamilie stammen, wie z.B. Frullania oder Lorbeer, bestätigen die chemische Verwandtschaft der Allergie-induzierenden Sesquiterpenlakton-Inhaltsstoffe.

### Klinisches Bild
Die bevorzugt befallenen Körperregionen bei den betroffenen Gärtnern und Floristen sind die Hände, Unterarme, das Gesicht und der V-Ausschnitt. In nicht wenigen Fällen muss der Beruf und damit gelegentlich auch der eigene Betrieb aufgegeben werden, da eine Allergie auf Chrysanthemen eine spezifische Überempfindlichkeit gegenüber fast allen anderen Kompositen aufgrund der Kreuzreaktivitäten mit einschließt.

## Chrysarobin

**Definition**
Antiseptikum.

**Indikation**
Psoriasis vulgaris, Dermatomykosen.

**Unerwünschte Wirkungen**
Nephritiden, Albuminurie und Gastroenteritiden durch leichte Resorption.

**Hinweis(e)**

**Merke: Weitestgehend verlassenes Therapieprinzip. Fertigpräparate mit dem Wirkstoff sind nicht mehr im Handel erhältlich.**

## Chrysiasis Y45.4

**Synonym(e)**
Chrysosis; Gold-Ausschlag

**Definition**
Seltene Dyschromie durch Goldeinlagerung in der Haut.

**Ätiologie**
Meist nach parenteraler Goldapplikation. Ab Gesamtmenge von 150 mg/kg KG ist das Auftreten wahrscheinlich.

**Klinisches Bild**
Schiefergraue, metallisch glänzende Verfärbung, vor allem im Bereich der lichtexponierten Hautareale und der Skleren.

**Histologie**
Feinkörnige bis grobschollige Ablagerung von Goldpartikeln an elastischen Fasern sowie an Basalmembranen (Nachweis durch Dunkelfeldtechnik möglich). Elektronenmikroskopie: Ablagerung von Pigmentgranula in Endothelzellen, Makrophagen und entlang der elastischen Fasern.

**Diagnose**
Histologie, Dunkelfeld, Atomabsorptionsspektrometrie, Neutronenaktivierungsanalyse.

**Differenzialdiagnose**
Argyrie, Hyperpigmentierung, M. Addison, Zyanose.

**Therapie**
Dosisreduktion, ggf. Absetzen der Therapie. Vorsorglich sollte eine Gesamtmenge von 150 mg/kg KG nicht überschritten werden. Das sichtbare Pigment (subepidermaler Goldsaum) bildet sich unter Sonneneinstrahlung aus. Textiler und physikalisch/chemischer Lichtschutz (z.B. Anthelios, Eucerin Sun, s.a. Lichtschutzmittel) sind deshalb wesentlicher Bestandteil der Therapie.

## Churg-Strauss-Syndrom M30.1

**Erstbeschreiber**
Churg u. Strauss, 1951

**Synonym(e)**
Allergische Granulomatose; Churg-Strauss-syndrome; Hypersensitivitätsangiitis Churg und Strauss

**Definition**
Seltene, systemische (nekrotisierende) Vaskulitis verschiedener Gefäßgrößen (klein bis mittelgroß, seltener große Arterien), einer intra- und extravaskulären Granulombildung (mit Eosinophilie), die sich klinisch von anderen Vaskulitiden, insbesondere von der Polyarteriitis nodosa, durch das Vorhandensein eines schweren Asthma bronchiale (oder einer Allergie) in Kombination mit einer ausgeprägten Eosinophilie des Blutes abgrenzen lässt.

**Vorkommen/Epidemiologie**
Selten. Inzidenz: 1-2/100.000 Einwohner/Jahr.

**Ätiologie**
Als verantwortliche Antigene werden Inhalationsallergene diskutiert.

**Manifestation**
Männer sind 2-3mal häufiger als Frauen betroffen. Manifestationsalter 40.-50. Lebensjahr (Durchschnitt: 44 Jahre).

**Klinisches Bild**
Klinische Symptomtrias:
- Atopische Diathese (meist schweres allergisches Asthma).
- Ausgeprägte Eosinophilie im peripheren Blutbild
- Auftreten sog. Churg-Strauss-Granulome.

An der Haut (v.a. Kapillitium und distale Extremitäten) erscheinen diese als kutan-subkutane, derbe, schmerzhafte Knoten, dem Verlauf hautnaher Gefäße folgend (2/3 der Fälle). Entsprechende Granulome finden sich in multiplen Organen wie Lunge (immer), ferner Milz, Herz, Leber, Gastrointestinaltrakt, Genitale, Muskulatur, Niere. Häufig assoziiert mit Fieber, Arthralgien, Erythema exsudativum multiforme, fixe Arzneimittelreaktion, Urtikaria.

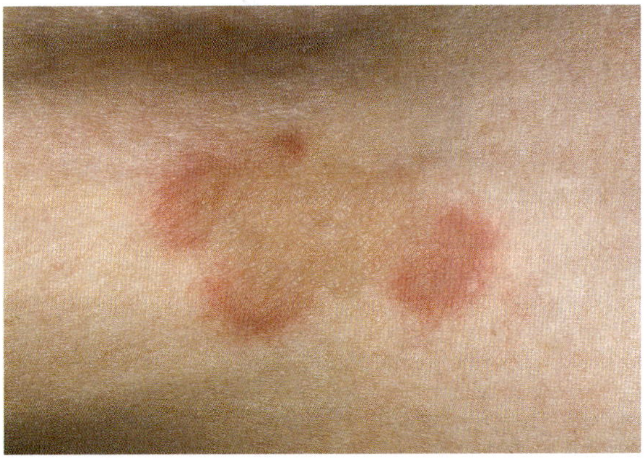

**Churg-Strauss-Syndrom.** Umschriebene, teils rötliche, im Zentrum bräunliche, derbe, mäßig druckdolente Plaques und Knoten bei einer 40-jährigen Frau.

**Labor**
BSG-Beschleunigung, Leukozytose mit oft sehr ausgeprägter Eosinophilie (bis 80% bzw. 5000/μl), IgE i.S. erhöht. Rheumafaktor, ANA, p-ANCA, zirkulierende Immunkomplexe sind häufig positiv.

**Histologie**
Nekrotisierende Vaskulitis: Bild gleicht weitgehend der Wegener-Granulomatose mit Gewebseosinophilie: Nebeneinander von leukozytoklastischer Vaskulitis mit Vaskulitis subkutaner

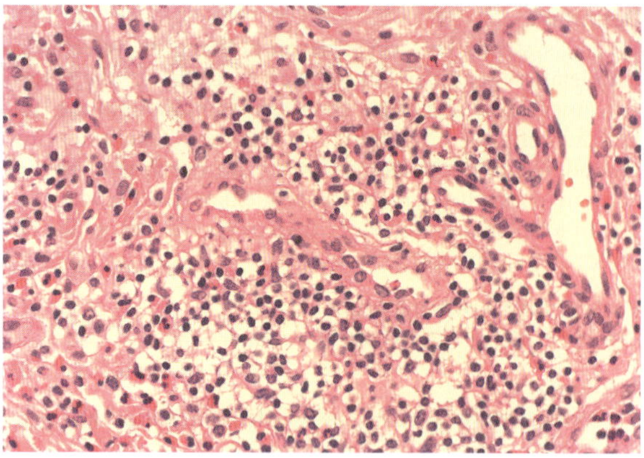

**Churg-Strauss-Syndrom.** Biopsie aus einem älteren Herd. Die Gefäße sind wandstark und deutlich vermehrt. Buntes Gemisch aus zahlreichen eosinophilen Leukozyten, Lymphozyten, epitheloiden Elementen und vereinzelten Riesenzellen.

Arterien. Außerdem ausgedehnte, extravaskuläre Palisadengranulome mit zentralen, landkartenartigen Nekrosezonen, vielen mehrkernigen Riesenzellen sowie ausgeprägter Infiltrate mit eosinophilen und neutrophilen Leukozyten (Churg-Strauss-Granulome).

### Diagnose
Klinik, Labor, Histologie. Kriterien des American College of Rheumatology (1990): Die Diagnose ist wahrscheinlich, wenn 4 der nachstehenden 6 Kriterien erfüllt sind:
1. Asthma
2. Eosinophilie >10%
3. Neuropathie oder Polyneuropathie
4. Pulmonale Infiltrate
5. Paranasale Sinus Abnormalitäten
6. Extravaskuläre Eosinophile.

### Differenzialdiagnose
Polyarteriitis nodosa, Wegener-Granulomatose, Purpura Schönlein-Henoch, Arteriitis temporalis, Takayasu-Arteriitis, Hypereosinophilie-Syndrom, Eosinophiles-Myalgie-Syndrom, eosinophile Pneumonien

### Interne Therapie
- Glukokortikoide in mittleren Dosen (1,5-2,0 mg/kg KG Prednisonäquivalent/Tag) ist oft ausreichend. Gutes Ansprechen im Allgemeinen. Symptomadaptierte Reduzierung der Steroidmedikation über eine längere Periode. Erhaltungsdosis: 2,5-7,5 mg Prednisolonäquivalent/Tag.
- Bei schweren Verläufen kann eine ergänzende Therapie mit Cyclophosphamid nach dem Fauci-Schema (s.u. Takayasu-Arteriitis) erfolgen. Diese sollte mindestens 6 Monate bis 1 Jahr nach Vollremission fortgesetzt werden.
- Positive Einzelbeobachtungen existieren von Plasmapherese-Behandlungen.

### Prognose
Unbehandelt fast immer letaler Verlauf innerhalb weniger Jahre; unter Therapie oft völlige Remission.

## Chvostek-Zeichen
K76.9

### Erstbeschreiber
Chvostek, 1922

### Definition
Ausfall der Achselhaare sowie Ausbildung einer Bauchglatze beim Leberzirrhotiker. Bei Tetanie führt das Beklopfen des Stammes des Nervus facialis zu Zuckungen im gesamten Fazialisgebiet.

## Ciclopirox

### Definition
Topisches Hydroxypiridon-Antimykotikum (Ciclopiroxolamin) mit breiter fungizider und sporozider Wirkung.

### Wirkungen
Wirksam gegen Dermatophyten, Hefen und Schimmelpilze. Eine Wirksamkeitslücke wie bei manchen Azol-Antimykotika oder Resistenzen wurde bislang nicht beschrieben. Primär fungizide Wirkung durch Hemmung zahlreicher Schlüsselenzyme der Proteinbiosynthese von Pilzzellen weil die m-RNA-Synthese massiv gestört wird. Zudem kommt es durch Hemmung der Katalase zur $H_2O_2$-Anreicherung innerhalb von Pilzzellen, die sekundär zum Zelltod führt. Bemerkenswert ist auch die antibakterielle Wirksamkeit (z.B. gegen Begleitkeime bei Pilzinfektionen). Zudem gute antiinflammatorische Wirkung durch kompetitive Hemmung von Schlüsselenzymen (5-Lipoxygenase, Cyclooxygenase) im Arachidonsäuremetabolismus. Dadurch wird sekundär die Synthese von Entzündungsmediatoren wie Leukotrienen und Prostaglandinen gehemmt.

### Indikation
Infektionen durch Dermatophyten, Hefen und Schimmelpilze.

### Eingeschränkte Indikation
Schwangerschaft.

### Dosierung und Art der Anwendung
- Mykosen: Creme 1-3mal/Tag über 3-4 Wochen dünn auf die betroffenen Hautstellen auftragen, ggf. 1mal/Tag Puder zur Nachbehandlung.
- Bei Candidose oder Mykosen der Vagina 1mal/Tag Applikatorfüllung Vaginalcreme tief intravaginal einführen (Partnerbehandlung!).
- Tinea unguium: Lack 1mal/Tag auf den betroffenen Nagel auftragen, Nagel 1mal/Woche abfeilen, max. über 6 Monate anwenden.

### Unerwünschte Wirkungen
Allergische Reaktionen, Hautreizung, Hauttrockenheit durch Lösung, Pruritus.

### Kontraindikation
Überempfindlichkeit gegen den Wirkstoff, Kinder <2 Jahre.

### Präparate
Batrafen, Nagelbatrafen, Ciclopoli, Stieprox intensiv, Ciclopirox Winthrop Nagellack, Batrafen Vaginalcreme

## Ciclosporin A

### Synonym(e)
Ciclosporin; cyclosporine

### Definition
Immunsuppressiv wirksames, hochlipophiles, membranper-

meables, zyklisches Polypeptid (Calcineurininhibitoren). Bindet im Zytoplasma an das Immunophilin Cyclophilin (CyP; für die intrazelluläre Metabolisierung von neu synthetisierten Proteinen zuständig).

### Wirkungen
Die Bindung des CyA/CyP-Komplexes an die Ca/Calmodulin abhängige Phosphatase Calcineurin ist für die therapeutische Wirkung ursächlich. Calcineurin ist für die Dephosphorylierung des nukleären Faktors aktivierter T-Zellen (NFAT) verantwortlich. NFAT wird in den Zellkern transloziert und induziert dort die Transkription zahlreicher Gene. Die Phosphatase-Aktivität des Calcineurins wird durch Bindung an den CyA/CyP Komplex gehemmt, somit die Translokation von NFAT. Die Folge: Inhibition der Transkription zahlreicher Zytokingene wie IL-1, IL-2, IL-4, IL-8, TNF-alfa, INF-gamma.

### Indikation
Medikament der 2. bis 3. Wahl bei Autoimmunerkrankungen sowie Erkrankungen, die mit einer gestörten Keratinisierung einhergehen, insbes. bei systemischem Lupus erythematodes, systemischer Sklerodermie, M. Behçet, Dermatomyositis, Sarkoidose, T-Zell-Lymphomen, Pemphigus vulgaris, bullösem Pemphigoid, Psoriasis vulgaris, atopischem Ekzem (schwerste Formen), Lichen planus mucosae (auch topische Anwendung möglich), rheumatoider Arthritis.

### Eingeschränkte Indikation
Z.n. kutanen Präkanzerosen oder Karzinomen, Hyperlipidämie, Hyperurikämie, Schwangerschaft (intrauterine Wachstumsverzögerung).

### Dosierung und Art der Anwendung
- Systemisch: Initial 2,5-7,5 mg/kg KG/Tag p.o., nach einem Monat schrittweise Reduktion auf eine Erhaltungsdosis von 1-2,5 mg/kg KG/Tag. Durch Bestimmungen des Blutplasmaspiegels lässt sich ein optimaler Wirkspiegel von 100-200 ng/ml einstellen (Blutentnahme morgens, vor Einnahme des Präparates!).

> **Merke: Vor Durchführung der Therapie: BB und Überprüfung der Nierenfunktion!**

- Topisch: Ciclosporin kann in einer 1-2,5% Applikationsform auch lokal angewendet werden. S.u. Stomatologika; s.u. Ciclosporin A-Augentropfen.

### Unerwünschte Wirkungen
- Kutane UAWs: Hyperhidrose, allergische Reaktionen, Urtikaria, Pruritus, periorbitale Ödeme, benigne (Talgdrüsenhyperplasien) und maligne Hauttumoren (v.a. in Kombination mit Phototherapie), Akne, Hirsutismus, Hypertrichose Gingivahyperplasie.
- Extrakutane UAWs: BB-Veränderungen, Hyperglykämie, Gynäkomastie, Amenorrhoe, Spermatogenesehemmung, Sinusitis, Magen-Darm-Störungen, Leberschaden, Hypertonie, Ödem, Kopfschmerzen, Krampfanfälle, Parästhesien, Nierenschaden, Hörverlust, Sehstörungen, Myalgien, Arthralgien, Rhabdomyolyse.

### Kontraindikation
Hypertonie, Kinder und Jugendliche <18 Jahre (bei Indikation Psoriasis vulgaris), schwerer Leberschaden (bei Indikation Psoriasis vulgaris), Stillzeit, Überempfindlichkeit gegen den Wirk- bzw. Hilfsstoff Cremophor EL, Psoriasis pustulosa, psoriatische Erythrodermie.

> **Merke: Nach einer Ciclosporintherapie darf wegen eines erhöhten Risikos spinozellulärer Karzinome keine PUVA-Therapie mehr durchgeführt werden!**

### Rezeptur(en)
R046 R047

### Präparate
Sandimmun, Sandimmun Optoral, Immunosporin

### Hinweis(e)
- Fazit für die Indikation Psoriasis: Ciclosporin ist ein effektives Antipsoriatikum (rasche Reduktion des PASI und des Hautbefundes sowie Steigerung der Lebensqualität des Patienten); Nebenwirkungen (Malignomrisisko, Nephrotoxizität, Hypertonie) sind durch einen Vorzug der Kurzzeittherapie gegenüber der Langzeittherapie zu minimieren.
- Ciclosporin A (z.B. Immunosporin) ist zur systemischen Therapie des atopischen Ekzems zugelassen. Bzgl. der Effektivität von Ciclosporin zur Behandlung schwerster Formen des atopischen Ekzems wurden ermutigende Studien publiziert. 73 Probanden wurden mit Ciclosporin (2,5-5 mg/kg KG/Tag) im Durchschnitt über 1,13 Jahre behandelt. Innerhalb der ersten Therapiewochen zeigte sich eine rasche klinische Verbesserung, bei 77% war die Therapie erfolgreich. Als wesentliche unerwünschte Arzneimittelreaktionen wurden Kreatininanstieg und arterieller Hypertonus angegeben. Bei 8% der Probanden kam es zu einem Rebound-Phänomen (erneutes Auftreten von klinischen Symptomen, schwerwiegender als vor der Therapie) nach Beendigung der Behandlung.

> **Merke: Praktische Hinweise zur Reduzierung der potentiellen Nephrotoxizität: Ciclosporin Dosis auf max. 5 mg/kg KG/Tag begrenzen. Vor Therapiebeginn 2mal Kontrolle des Kreatinins. Verlaufskontrollen des Serumkreatinins in den ersten 3 Monaten alle 2 Wochen, danach monatlich. Regelmäßige Kontrolle des Blutdruckes. Die Therapiedauer sollte so kurz wie möglich gehalten werden.**

## Ciclosporin A-Augentropfen

### Synonym(e)
Ciclosporin-Augentropfen

### Definition
Systemisch und lokal wirksames Immunsuppressivum.

### Indikation
Nicht infektiöse immunologisch induzierte Augenerkrankungen, z.B. vernarbendes Schleimhautpemphigoid.

### Dosierung und Art der Anwendung
Indikationsbedingt werden ölige Ciclosporin A-Augentropfen täglich mehrfach angewendet.

### Kontraindikation
Überempfindlichkeiten gegen Ciclosporin oder Erdnussöl.

### Rezeptur(en)
Ölige Ciclosporin A-Augentropfen 1% oder 2% (NRF 15.21.)

## Cidofovir

### Definition
Substanz aus der Gruppe der Virustatika.

### Indikation
Infektionen durch Zytomegalieviren (inkl. die nicht vorbehandelten CMV-Retinitis), wirksam auch gegen HSV und VZV.

### Dosierung und Art der Anwendung
Initial 5 mg/kg KG i.v. 1mal/Woche für 2 Wochen. Erhaltungsdosis ab Woche 3: 5 mg/kg KG i.v. 1mal/14 Tage.

**Merke: Langsame Infusion über mindestens 1 Std. Wegen der ausgeprägten Nephrotoxizität Gabe von Probenicid 2 g drei Std. vor sowie 1 g jeweils zwei und acht Std. nach Cidovofir. Unmittelbar vor Cidofovir-Gabe ist 1 Liter 0,9% NaCl-Lösung zu infundieren!**

### Unerwünschte Wirkungen
Bei systemischer Applikation: Übelkeit, Fieber, Alopezie, Muskelschmerzen.

**Cave: Probenicid-Unverträglichkeit (Exanthem, Pruritus, Übelkeit, Erbrechen, Kopfschmerzen)**

### Präparate
Vistide

## Cilostazol

### Definition
Phosphodiesterase-III-Hemmer, zugelassen zur Behandlung der peripheren arteriellen Verschlusskrankheit (AVK).

### Wirkungen
Hemmer der Phosphodiesterase (PDE) mit hoher Spezifität für den Subtyp III. Die Hemmung der PDE führt zu einer Erhöhung von cyclo-AMP; dies führt u.a. zu einer Inhibition der Plättchenfunktion sowie zu vasodilatierenden und antithrombotischen Effekten. Weiterhin wurde an glatten Muskelzellen eine Hemmung der Proliferation und Migration beschrieben. Am Herzen induziert Cilostazol eine positiv inotrope Wirkung. Von den zwei Hauptmetaboliten ist Dehydro-Cilostazol ein vier- bis siebenmal wirksamerer Blutplättchen-Aggregationshemmer als die Ausgangssubstanz (4'-trans-Hydroxy-Cilostazol ist etwa nur 1/5 so wirksam). Die Eliminationshalbwertszeit beträgt 10,5 Stunden, wobei die Ausscheidung der Ausgangssubstanz und der Metabolite überwiegend über den Urin (74%) erfolgt.

### Indikation
Zugelassen zur Verlängerung der maximalen und der schmerzfreien Gehstrecke bei Patienten mit Claudicatio intermittens, die keinen Ruheschmerz und keine Anzeichen von peripheren Gewebsnekrosen haben. Der Phosphodiesterase-III-Hemmer lindert die Beschwerden und verlängert die schmerzfreie Gehstrecke.

### Dosierung und Art der Anwendung
Empfohlene Dosis: 2mal/Tag 100 mg p.o. Tabletten jeweils 30 Minuten vor oder zwei Stunden nach dem Frühstück und dem Abendessen einnehmen.

### Unerwünschte Wirkungen
Häufig: Kopfschmerzen (>30%), Diarrhö und Stuhlveränderungen (>15%).

### Wechselwirkungen
Wird hauptsächlich über Cytochrom P-450 CYP3A4 und in geringerem Ausmaß über CYP2C19 und CYP1A2 metabolisiert. Insofern ist er bei Patienten, die CYP3A4- oder CYP2C19-Inhibitoren wie Cimetidin, Diltiazem, Erythromycin, Ketoconazol, Lansoprazol, Omeprazol und HIV-1-Protease-Hemmstoffe einnehmen, kontraindiziert.

### Präparate
Pletal

### Hinweis(e)
Bei Patienten, die gleichzeitig Cilostazol und Aspirin einnahmen, gab es keinen additiven oder synergistischen Effekt auf die Thrombozytenaggregation im Vergleich zur alleinigen Gabe von ASS. Dabei sollte die Tagesdosis 80 mg ASS nicht überschreiten.

## Cimetidin

### Definition
$H_2$-Antagonist.

### Indikation
Magen-Darm-Ulzera, Refluxösophagitis, Rezidivulzera nach Operationen, Zollinger-Ellison-Syndrom. Rezidivprophylaxe von Duodenalulzera, Anastomosenulzera. Therapie und Rezidivprophylaxe medikamentenbedingter Läsionen im oberen Gastrointestinaltrakt, Prophylaxe medikamentenbedingter Läsionen bei Patienten mit Ulkusanamnese.

### Dosierung und Art der Anwendung
- Akutbehandlung von Magen-Darm-Ulzera, Refluxösophagitis, medikamentenbedingten Läsionen, Rezidivulzera nach Operationen: 800 mg Cimetidin/Tag.
- Rezidivprophylaxe von Duodenalulzera, Anastomosenulzera: 400 mg Cimetidin/Tag. Rezidivprophylaxe medikamentenbedingter Läsionen 400-800 mg Cimetidin/Tag.
- Prophylaxe medikamentenbedingter Läsionen bei Patienten mit Ulkusanamnese: 800 mg Cimetidin/Tag. Zollinger-Ellison-Syndrom: 1,0-2,0 g Cimetidin/Tag.

### Kontraindikation
Magenkarzinom.

**Cave: Kinder und Jugendliche im Wachstumsalter. Beachte: Dosisanpassung bei eingeschränkter Nierenfunktion!**

### Präparate
Tagamet, Cimetidin, Cime-Hexal

## Cimikose T00.9

### Synonym(e)
Cimicosis

### Definition
Durch Bisse blutsaugender Bettwanzen hervorgerufene, heftig juckende, Hauterscheinungen. Heutzutage in Deutschland selten anzutreffen.

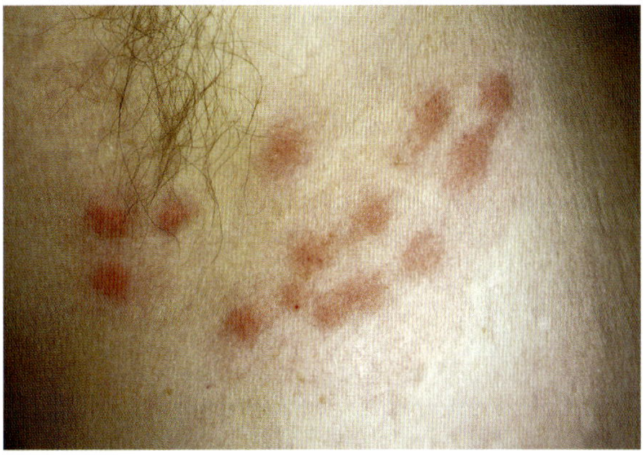

Cimikose. Nach Hotelübernachtung akut aufgetretene, glatte, gruppiert stehende, juckende, zufällig lokalisierte, 0,2-1,0 cm große, rote Papeln und Papulovesikeln mit zentralen Bissstellen. Phänomen des Repetierens: Mitreaktion alter Läsionen beim Auftreten neuer Stiche.

### Ätiologie

Bettwanzen nisten v.a. in dunklen Ritzen von Möbeln, Wänden, hinter Bildern in verwahrlosten Räumen und suchen nachts den Menschen auf, z.B. durch Herabfallenlassen von der Decke. Das mit dem Biss eingespritzte Speichelsekret ruft eine urtikarielle Hautreaktion hervor.

### Lokalisation

Unbedeckte Körperteile.

### Klinisches Bild

- Gruppiert stehende (fußstapfenartig), bis fingernagelgroße, hellrote Quaddeln, Papeln oder Plaques mit zentraler, punktförmiger, hämorrhagischer Bissstelle. Im Laufe von Tagen Umwandlung in stärker indurierte, weiterhin unterschiedlich stark juckende Papeln oder Plaques, evtl. Blasenbildungen.
- Phänomen des Repetierens: Mitreaktion alter Läsionen beim Auftreten neuer Stiche. Abnahme der Intensität der Hauterscheinungen bei wiederholtem Befall.

### Differenzialdiagnose

Flohstiche (bedeckte Hautareale).

### Therapie

Lokal mit Lotio alba oder ggf. Glukokortikoiden wie Triamcinolon-Creme R259, bei starkem Pruritus peroral applizierte Antihistaminika wie Desloratadin (z.B. Aerius 1-2 Tbl./Tag p.o.).

### Therapie allgemein

Sanierung der befallenen Räume mit Hilfe von Insektiziden, ggf. Entfernung der Nischen (lose Tapeten, Holzdecken), Sanierung durch Kammerjäger.

## CIN

N87.0 + N87.1

### Definition

Zervikale intraepitheliale Neoplasien (CIN) sind beginnende Precursor-Läsionen für Plattenepithelkarzinome der Zervix uteri.

### Einteilung

CIN. **Tabelle 1.** Unterteilung nach Grad der Atypie

| | |
|---|---|
| CIN I | leichte Dysplasie |
| CIN II | mittelschwere Dysplasie |
| CIN III | schwere Dysplasie und Carcinoma in situ (Cis) |

Siehe auch Tabelle 2 [Diagnosestellung in der Abstrichzytologie nach der Münchener Nomenklatur II (nach Soost)].

Ca. 85% der invasiven Zervixkarzinome sind Plattenepithelkarzinome. Unterscheidung nach verhornenden und nicht verhornenden, bzw. groß- und kleinzelligeren Karzinomen. Der Anteil der Adenokarzinome liegt bei ca. 10% (9-13%), der Anteil adenosquamöser Karzinome bei etwa 5% (2-8%). Adenokarzinome werden wie Plattenepithelkarzinome behandelt.

### Ätiologie

Die Entstehung einer CIN ist nicht im Regelfall, sondern eher selten die Folge einer zervikalen HPV-Infektion. Entscheidend für die mögliche Krebsentstehung ist die Persistenz der Hochrisiko-HPV-Infektion. Nur chronische Infektionen desselben HPV-Typs können sukzessiv zur Entstehung von in situ-Karzinomen und später zu invasiven Karzinomen führen. Kofaktoren hierfür sind Multiparität (>5 Geburten), Langzeiteinnahme von Ovulationshemmern, Zigarettenabusus, Lebensalter >30 Jahre, Immundefizienz. Die durchschnittliche Latenzzeit zwischen initialer HPV-Infektion und invasivem Karzinom beträgt 15-30 Jahre.

### Prophylaxe

Zur Prophylaxe stehen heute ein bivalenter Impfstoff (Cerva-

CIN. **Tabelle 2.** Diagnosestellung in der Abstrichzytologie nach der Münchener Nomenklatur II (nach Soost)

| Zytologischer Befund | Pap | Vermutete Histologie |
|---|---|---|
| Unauffälliges Zellbild | I | |
| Entzündliche regenerative, metaplastische oder degenerative Veränderungen, Hyper- und Parakeratosezellen | II | |
| Dyskariosen in Superfizial- und Intermediärzellen deuten auf eine Dysplasie leichten bis mittleren Grades | IIID | CIN I, II |
| Dyskariosen von Zellen aus tieferen Schichten | IVa | CIN II, III (schwere Dysplasie) |
| Dyskariosen von Zellen aus tieferen Schichten, beginnende Invasion nicht auszuschließen | IVb | CIN II, III (Cis) |
| Zellen eines invasiven Zervixkarzinoms oder anderer maligner Tumoren | V | invasives Karzinom |

rix; gegen HPV 16, 18) und ein quadrivalenter Impfstoff (Gardasil; gegen HPV 6, 11, 16, 18) zur Verfügung. Die STIKO empfiehlt eine Impfung für Mädchen und junge Frauen im Alter zwischen 12-17 Jahren. I.d.R. wird die Impfung in der empfohlenen Altersspanne auch von den gesetzlichen Krankenkassen erstattet. Frauen, die zum von der STIKO empfohlenen Impfalter (12.-17. Lebensjahr) keine Impfung erhalten haben, können ebenfalls von der Impfung gegen HPV profitieren. Es liegt in der Verantwortung des Arztes, seine Patientinnen auf der Basis der Impfstoffzulassung auf Nutzen und Risiko der Impfung hinzuweisen.

## CINCA-Syndrom Q87.8

### Synonym(e)
NOMID-Syndrom; IOMID-Syndrom

### Definition
Chronisches infantiles neurologisch-kutanes, artikuläres Syndrom (= CINCA Syndrom). Seltene, möglicherweise bereits bei der Geburt manifeste, äußerst chronisch verlaufende, rezidivierende Multisystemerkrankung.

### Ätiologie
Diskutiert werden genetisch heterogene Mutationen des CIAS1 Gens, die auf dem Genlokus 1q44 kartiert sind und zu Störungen des Proteins Cryopyrin, eines Regulators von Entzündungsreaktionen, führen.

### Klinisches Bild
Rasch wechselnde makulo-papulöse oder urtikarielle Exantheme, Arthropathie, neurologische Störungen infolge chronischer aseptischer Meningitiden, Lymphadenopathie sowie Hepatosplenomegalie (s.u. Fiebersyndrome, hereditäre, periodische).

### Labor
Extrem erhöhte Entzündungsparameter (BSG, CRP, Leukozytose), Anämie, polyklonale Stimulierung von IgM und IgG sowie erhöhte zirkulierende IgM- und IgG-Immunkomplexe.

### Histologie
Unspezifisches Bild mit superfiziellen, perivasalen und interstitiellen lymphomonozytären Infiltraten, nicht selten Ablagerungen von IgM und $C_3$ an der Basalmembran.

### Differenzialdiagnose
Still-Syndrom; periodische Fiebersyndrome anderer Genese.

### Therapie
Nicht steroidale Antiphlogistika und Kortikoide als Pulstherapie. Alternativ: Methotrexat. Bei Nichtansprechen Versuch mit Tumornekrosefaktor-α-Antagonisten (s.u. Infliximab und Etanercept).

## Cinchocain

### Definition
Lokalanästhetikum vom Amid-Typ.

### Indikation
Pruritus, Insektenstiche, symptomatische Behandlung von Hämorrhoiden.

**Merke: Umstrittenes Therapieprinzip!**

### Dosierung und Art der Anwendung
Salben: 2mal/Tag Salbe dünn auftragen. Hämorrhoidal-Supp.: 2mal/Tag ein Supp. einführen.

### Unerwünschte Wirkungen
Allergische Reaktionen.

### Kontraindikation
Überempfindlichkeit gegen Lokalanästhetika vom Amid-Typ.

### Präparate
DoloPosterine N

## Ciprofloxacin

### Definition
Gyrasehemmer, Antibiotikum.

### Wirkungsspektrum
Acinetobacter spp., Aeromonas hydrophilia, Bacillus cereus, Bordetella spp., Brucella spp., Campylobacter spp., Chlamydia trachomatis, Citrobacter freundii, Corynebacterium diphtheriae, Coxiella burneti, Enterobacter spp., Enterococcus spp., E. coli, Flavobacterium spp., Gardnerella vaginalis, Hafnia alvei, Haemophilus spp., Klebsiella spp., Legionella spp., Listeria monocytogenes, Moraxella spp., Morganella morganii, atypische Mycobakterien, Mycoplasma hominis, Neisseria spp., Pasteurella spp., Plesiomonas shigelloides, Proteus spp., Providencia spp., Pseudomonas spp., Rickettsia conorii, Rochalimaea spp., Salmonella spp., Serratia spp., Shigella spp., Staphylococcus spp., Streptococcus spp., Vibrio spp., Yersinia spp.

### Indikation
Atemwegsinfektionen, Otitis media, Sinusitis, Infektionen des Urogenitaltraktes, Typhus adominalis, Haut-, Weichteil- und Gelenkinfektionen, Sepsis.

### Eingeschränkte Indikation
Topische Applikation: Schwangerschaft, Stillzeit.

### Schwangerschaft/Stillzeit
Kontraindiziert

### Dosierung und Art der Anwendung
- 2mal/Tag 125-500 mg p.o. oder 2mal/Tag 100-200 mg i.v., bei komplizierten Infektionen doppelte bis dreifache Dosis.
- Akute Gonorrhoe: 500 mg p.o. oder 200 mg i.v. als ED.
- Bei Otitis media: Mullstreifen im Ohr alle 4 Std. mit 0,2% Infusionslösung beträufeln, nach 3 Tagen Streifen wechseln, Gesamttherapiedauer 7 Tage.
- 0,3% in Augentropfen bei Blepharitis, Blepharokonjunktivitis 2 Tage lang alle 2 Std. 1 Trp. in jeden Bindehautsack applizieren, danach 4mal/Tag 1 Trp.

### Unerwünschte Wirkungen
- Topische Applikation: Augenlidödem, Augenreizung, Fremdkörpergefühl, Sehstörungen, Lidrandverkrustung, allergische Reaktionen, Dyschromien der Kornea, Übelkeit.
- Systemische Applikation: Häufig (≥1% - 10%): Exantheme, Übelkeit, Diarrhoe. Gelegentlich (≥0,1% - <1%): Juckreiz, Urtikaria, Schwächegefühl, Superinfektionen mit resistenten Bakterien oder Sprosspilzen, Fieber, ana-

phylaktoide Reaktionen, Atemnot, Hyperhidrose, Schwitzen, Blutbildveränderungen (u.a. Anämie), Geschmacks- und Geruchsstörungen.

### Kontraindikation
Topische Applikation: Überempfindlichkeit gegen Gyrasehemmer, Kinder <12 Monate.

### Präparate
Ciprobay, Ciloxan, Ciprofloxacin-ratiopharm

## CIRS

### Synonym(e)
Critical Incident Reporting System

### Definition
Akronym für Critical Incident Reporting-System. Hierunter versteht man ein (meist anonymes) Berichtssystem (Fehlerberichtsystem) zur Meldung von kritischen Ereignissen (critical incident) und Beinahe-Schäden (near miss) in Einrichtungen des Gesundheitswesens. CIRS ist ein wesentliches Instrument des Risikomanagements in Krankenhaus und Praxis zur Verbesserung der Patientensicherheit.

### Hinweis(e)
Beinahezwischenfälle" geraten aufgrund ihres großen Lern- und Verbesserungspotentials immer mehr in den Blickpunkt des Risikomanagements. Sie kommen naturgemäß weitaus häufiger vor als ernsthafte Vorfälle und bieten durch die Analyse ihrer Entstehung eine hervorragende und vergleichsweise wenig aufwändige Präventionsmöglichkeit. Die erfolgreiche Einführung der Erfassung und Auswertung von „Beinahezwischenfällen" ist allerdings Anforderungen verbunden, deren Bewältigung das Risikomanagement vor neue Aufgaben stellt:

- Zeitnahe und unkomplizierte Erfassung von „Beinahezwischenfällen"
- Motivation durch schnelle und nachvollziehbare Maßnahmehandlungen
- Vertraulichkeit oder sogar vollständige Anonymität des Meldenden
- Leichte Implementierung in das vorhandene Risikomanagement
- Zielführende Auswertungen
- Umsetzung und Dokumentation der Maßnahmen.

## Cisplatin

### Definition
Platinderivat mit alkylierender Wirkung an der DNS von Tumorzellen (Alkylans) zum Einsatz als Zytostatikum.

### Indikation
Bronchialkarzinome, Hodentumoren, Ovarial- und Zervixkarzinome, malignes Melanom, Sarkom, spinozelluläres Karzinom.

### Dosierung und Art der Anwendung
Je nach Chemotherapieprotokoll (VBD, DVP, DPC, DPCTII) oder 20-40 mg/m$^2$ KO i.v. über 5 Tage alle 3-4 Wochen oder 120 mg/m$^2$ KO einmal alle 3-4 Wochen.

**Merke: Bei Patienten im geschlechtsreifen Alter müssen während der Therapie und bis zu 3 Monate nach der Therapie effektive kontrazeptive Maßnahmen durchgeführt werden!**

### Unerwünschte Wirkungen
- Kutane UAWs (am häufigsten auftretend): Alopezie, Pruritus, Rush, Stomatitis, Dermatitis, allergische Reaktionen bis hin zu anaphylaktischen Reaktionen oder zum Stevens-Johnson-Syndrom, Raynaud-Symptomatik, systemische Sklerodermie, Hautnekrosen nach intraarterieller Anwendung.
- Extrakutane UAWs: Blutbildungsstörungen, gastrointestinale Störungen, Leberschaden, Nierenschaden, Herzrhythmusstörungen, neurologische Störungen, Seh-, Hör- und Geschmacksstörungen, Störungen der Spermatogenese und Ovulation.

### Wechselwirkungen
Myelosuppressiva erhöhen die Zytostatika-Toxizität, die NW oto- und nephrotoxischer Arzneimittel werden erhöht, Komplexbildner reduzieren die Cisplatin-Wirkung.

### Kontraindikation
Schwangerschaft, Stillzeit, akute Infektionen, schwere Knochenmarksdepression, Exsikkose, Überempfindlichkeit gegen Platin-haltige Substanzen, Niereninsuffizienz (nephrotoxisch!).

### Präparate
Cisplatin, Platiblastin, Platinex

### Hinweis(e)
Zur Vermeidung von Nierenschäden: 1-2 Liter Flüssigkeit 8-12 Std. vor der Chemotherapie infundieren oder die Infusion über 24 Std. laufen lassen!

## Clarithromycin

### Definition
Säurefestes Makrolidantibiotikum.

### Wirkungsspektrum
Bordetella spp., Borrelia burgdorferi, Campylobacter jejuni, Chlamydien, Coxiella burneti, Haemophilus ducreyi, Helicobacter pylori, Legionella pneumophilia, Listeria monocytogenes, Moraxella catarrhalis, Mycobacterium-avium-intracellulare-Komplex, Mycoplasma pneumoniae, Neisseria gonorrhoeae, Rickettsia spp., Staphylococcus spp., Streptococcus spp.

### Indikation
Pneumonien, Infektionen der Haut.

### Eingeschränkte Indikation
Leberfunktionsstörungen.

### Dosierung und Art der Anwendung
- 2mal 250-500 mg/Tag p.o. vor dem Essen.
- Kinder <12 Jahre: 15 mg/kg KG in Form einer Suspension.

### Unerwünschte Wirkungen
S.u. Erythromycin. Weniger starke gastrointestinale Nebenwirkungen als durch Erythromycin. Vereinzelt thrombozytopenische Purpura.

### Kontraindikation
Überempfindlichkeit, Schwangerschaft 1. Trimenon.

### Präparate
Biaxin, Cyllind, Klacid, Mavid

## Claudicatio intermittens I73.97

### Synonym(e)
Intermittierendes Hinken; Schaufensterkrankheit; Angina cruris; Angiosclerotic paroxysmal myasthenia; Charcott-Syndrom; intermittend hipping; Myasthenia paroxysmalis angiosclerotica

### Definition
Durch funktionelle oder organische Gefäßveränderungen bedingte, mit Hypoxämie der Beinmuskulatur einhergehende intermittierende Gehstörung. Die Folge sind Schmerzen nach unterschiedlich großer Gehleistung in den entsprechenden Muskelpartien, die nach Anhalten innerhalb von Minuten wieder verschwinden. Relative Claudicatiodistanz = Gehstrecke, bei der Schmerzen beginnen. Absolute Claudicatiodistanz = Gehstrecke, die zum Anhalten zwingt.

## Claudicatio intermittens venosa I87.8

### Erstbeschreiber
Löhr

### Synonym(e)
Nicht-thrombotische Venensperre

### Definition
Hauptsächlich durch mechanische Faktoren wie Halsrippe, substernale Struma, Pancoast-Tumor, Entzündungen, Polyglobulie, Bestrahlungen hervorgerufene, intermittierende Armvenenstauung mit Ödem des Armes. Kann Vorläufer eines Paget-von-Schroetter-Syndroms sein.

## Clavi psoriatici L40.8

### Definition
Umschriebene Hyperkeratosen an Handflächen und Fußsohlen bei der trockenen Form der Psoriasis palmaris et plantaris.

## Clavi syphilitici A51.38

### Definition
Besondere klinische Erscheinungsform des Rezidivexanthems der Syphilis II mit kupferbraunroten, gering schuppenden, teilweise druckschmerzhaften, schwielenartigen Verdickungen an Handflächen und Fußsohlen, palmoplantare papulöse Syphilide.

### Therapie
Entsprechend der Syphilis, s.a. Syphilid, papulöses.

## Clavulansäure

### Definition
β-Lactamase-Inhibitor.

### Wirkungen
Selbst nur geringe antibakterielle Aktivität. Wird in Kombination mit Amoxicillin eingesetzt.

## Clavus L84.x1

### Synonym(e)
Hühnerauge; Klavus

### Definition
Umschriebene, durch falsche Belastung entstandene, schmerzhafte Druckschwiele.

### Differenzialdiagnose
Verrucae vulgares, Verrucae plantares.

### Therapie allgemein
Ursachenbeseitigung wie Meiden von einengendem Schuhwerk, Einlage von Polstern und Hühneraugenringen sind die wichtigsten Maßnahmen, da sonst mit Rezidiven zu rechnen ist. Ggf. Zusammenarbeit mit Orthopäden, da häufig Verlust des Quergewölbes des Fußes.

### Externe Therapie
Druckschwielen aufweichen mit Salicylsäurepflaster (z.B. Guttaplast) über 3-5 Tage, Pflaster nach 2 Tagen erneuern. Alternativ kann Salicylsäure-Paste (z.B. Gewohl-Schälpaste) angewandt werden: Morgens und abends über 3-5 Tage bestreichen und mit Pflaster abdecken.

**Cave: Pflaster oder Paste nur auf verhornte Stellen aufbringen!**

Anschließend nach heißem Fußbad Abtragung der Hornzellmasse mit schneidender Kürette, Skalpell oder einem Hornhauthobel.

## Clemastin

### Definition
Substanz aus der Gruppe der $H_1$-Antagonisten.

### Indikation
Akute allergische Reaktionen, anaphylaktischer Schock, Prophylaxe von Kontrastmittelallergien sowie histaminbedingte Komplikationen in Anästhesie und Magenfunktionsdiagnostik.

### Eingeschränkte Indikation
Schwangerschaft, Stillzeit, stenosierendes Magengeschwür, pyloroduodenale Obstruktion, Blasenhalsobstruktion.

### Dosierung und Art der Anwendung
- 2mal 1 mg/Tag p.o. oder 2mal 2 mg/Tag i.v.
- Kinder 6-12 Jahre: 2mal 0,5-1 mg/Tag p.o.
- Kinder 3-6 Jahre: 2mal 2 Teelöffel Sirup/Tag p.o.
- Kinder 1-3 Jahre: 2mal 1 Teelöffel Sirup/Tag p.o.

### Unerwünschte Wirkungen
Sedierung, zentralnervöse Beschwerden, Mundtrockenheit.

### Wechselwirkungen
Verstärkung der Wirkung zentral dämpfender Pharmaka und von Alkohol, MAO-Hemmer verlängern und verstärken die Wirkung von Clemastin.

**Kontraindikation**
Säuglingsalter, Prostatahypertrophie, Engwinkelglaukom, Paragruppenallergie (Sirup).

**Präparate**
Tavegil

**Patienteninformation**

> Merke: **Das Medikament führt zu einer Beeinträchtigung des Reaktionsvermögens (Teilnahme am Straßenverkehr, Bedienung von Maschinen)!**

## Clindamycin

**Definition**
Lincosamid.

**Wirkungsspektrum**
Actinomyces spp., Bacillus anthracis, Bacteriodes spp., Clostridium perfringens, Corynebacterium diphtheriae, Fusobacterium spp., Gardnerella vaginalis, Nocardia spp., Staph. aureus, koagulase-negative Staphylokokken, Streptococcus spp.

**Indikation**
Anaerobierinfektionen, v.a. intraabdominale Abszesse, Staphylokokken-Osteomyelitis, Infektionen mit Staphylokokken bei Penicillin-Allergie, topisch bei Acne papulopustulosa und bakterieller Vaginose.

**Dosierung und Art der Anwendung**
- Systemisch:
  - 0,6-1,8 g/Tag p.o. in 3-4 ED oder 0,9-1,8 g/Tag i.v. in 3-4 ED. Bei schweren Infektionen 2,4-2,7 g in 2-4 ED/Tag.
  - Kinder <10 kg: 3mal/Tag 0,38 g/kg KG/Tag und höher.
  - Kinder >4 Wochen: 20-40 mg/kg KG/Tag verteilt auf vier ED.
- Topisch: 1-2mal/Tag nach gründlicher Hautreinigung dünn auf die erkrankten Stellen auftragen.

**Unerwünschte Wirkungen**
Selten Halsschmerzen, Kopfschmerzen, Hauttrockenheit, Harndrang und Kontaktdermatitis.

**Präparate**
Zindaclin Gel, Basocin Akne-Gel, Basocin Akne-Lösung, Clindamycin-ratiopharm, Sobelin

**Hinweis(e)**
- Wegen Resistenzentwicklungen max. 10-12 Wochen anwenden. Nicht zusammen mit alkoholischen Benzoylperoxidlösungen verwenden.
- Sehr gute Gewebepenetration, kaum liqourgängig, starke Anreicherung in Makrophagen.

## Clioquinol

**Definition**
Antiseptikum, s.a. Farbstoffe.

**Indikation**
Topisch bei Hautinfektionen.

**Dosierung und Art der Anwendung**
2mal/Tag auf die erkrankten Hautbezirke auftragen.

> Merke: **Färbt Haut, Kleidung und Gegenstände gelb!**

**Unerwünschte Wirkungen**
Bei systemischer Applikation: Smon-Krankheit (subakute Myeolo-opticus Neuropathie; Nervenkrankheit, die bis zur Erblindung führen kann, trat früher nur in Japan auf).

**Inkompatibilität**
Alkalisch reagierende Stoffe, Eisensalze, Zinkoxid (Verfärbung); stark oxidierende Stoffe (Zersetzung).

**Rezeptur(en)**
R053 R050 R052 R049 R051

**Präparate**
Linola-Sept

## Clobetasolpropionat

**Definition**
Stark wirksames halogenisiertes Glukokortikoid.

**Indikation**
Ekzeme.

**Dosierung und Art der Anwendung**
Salbe/Creme/Lsg.: 1-2mal/Tag dünn auf die betroffenen Hautstellen auftragen.

> Merke: **Anwendungsdauer max. 2-3 Wochen!**

**Kontraindikation**
Kinder <2 Jahre, Anwendung am Auge.

**Rezeptur(en)**
R229 R054

**Präparate**
Clobegalen, Dermoxin, Dermoxinale, Karison, Clobex Shampoo

## Clobetasonbutyrat

**Definition**
Mittelstark wirksames halogenisiertes Glukokortikoid.

**Indikation**
Ekzemkrankheiten, nicht-infektiöse pruriginöse Hauterkrankungen, Psoriasis vulgaris.

**Dosierung und Art der Anwendung**
Creme/Salbe/Lsg.: Initial 2mal/Tag, nachfolgend 1mal/Tag dünn auf die betroffenen Hautstellen auftragen.

> Merke: **Anwendungsdauer max. 4 Wochen!**

**Kontraindikation**
Anwendung am Auge.

**Präparate**
Emovate

## Clocortolon

**Definition**
Mittelstark wirksames halogenisiertes Glukokortikoid.

### Indikation
Ekzem, nicht-infektiöse pruriginöse Hauterkrankungen, Psoriasis.

### Eingeschränkte Indikation
Herpes zoster.

### Dosierung und Art der Anwendung
Creme/Salbe/Lsg.: Initial 2mal/Tag, nachfolgend 1mal/Tag dünn auf die betroffenen Hautstellen auftragen. Anwendungsdauer max. 4 Wochen!

### Präparate
Kaban, Kabanimat

## Clofazimin

### Definition
Chemotherapeutikum.

### Wirkungsspektrum
Mycobacterium leprae, einige atypische Mykobakterien.

### Indikation
Lepra, Melkersson-Rosenthal-Syndrom, granulomatöse Mykosen.

### Dosierung und Art der Anwendung
50-300 mg/Tag p.o.

### Unerwünschte Wirkungen
Rote bis braun-schwarze Verfärbung der Haut, v.a. an lichtexponierten Stellen, Verfärbung von Haaren, Konjunktiven, Schweiß, Sputum, Stuhl und Urin, Ichthyosis, Photosensibilität, allergische Reaktionen, Erbrechen, Bauchschmerzen, Durchfall, Appetitlosigkeit.

### Präparate
Lamprene (Internationale Apotheke)

### Hinweis(e)
Das Präparat Lamprene bzw. der Wirkstoff Clofazimin wurden vom Hersteller Novartis mittlerweile an die WHO zur kostenfreien Behandlung der Lepra abgegeben. Ausschließlich um sicherzustellen, dass für die Behandlung von Hauterkrankungen außerhalb der Lepra noch Off-Label-Use-Anwendungen möglich sind, wurde eine internationale Apotheke in Zürich (Victoria Pharmacy Zürich) mit der exklusiven Verteilung von Lamprene beauftragt. Hierzu ist es notwendig, das Präparat Lamprene direkt bei der Victoria Apotheke in Zürich zu bestellen bzw. über eine deutsche Apotheke über die Victoria Pharmacy beschaffen zu lassen. Der Hersteller Novartis hat mit der Abgabe des Arzneimittels zur freien Verteilung auf finanzielle Gegenleistungen verzichtet, so dass eigentlich keine Arzneimittelkosten anfallen. Seitens des Kostenträgers (gesetzliche Krankenkassen) sind lediglich die Aufwendungen der Victoria Pharmacy zur Weiterverbreitung des Arzneimittels auf medizinische Verschreibung bei Off-Label-Use-Indikationen (Importzuschläge etc.) zu tragen.

Merke: **Bei Anwendung von Clofazimin außerhalb der zugelassenen Indikationen (Off-Label-Use) empfiehlt es sich sowohl wegen des Off-Label-Use als auch wegen des Importarzneimittelstatus von Clofazimin vor Behandlungsbeginn eine Kostenübernahme seitens der Krankenkassen einzuholen.**

## Clopidogrel

### Synonym(e)
Clopidogrel

### Definition
Thrombozytenaggregationshemmer. ADP-Antagonist.

### Wirkungen
- Selektive Hemmung der durch Adenosindiphosphat (ADP) induzierten Thrombozytenaggregation durch Bindung des aktiven Metaboliten von Clopidogrel an ADP-Rezeptoren auf den Oberflächenmembranen von Thrombozyten (die Bindung ist irreversibel und besteht während der gesamten Lebensdauer der Thrombozyten von 7-10 Tagen).
- Sekundär wird die ADP-induzierte Bindung von Fibrinogen an dessen Rezeptoren blockiert, eine direkte Wirkung auf die Expression von Fibrinogen besteht jedoch nicht
- Im Gegensatz zu Acetylsalicylsäure hat Clopidogrel keine inhibitorische Wirkung auf die Cyclooxygenase und damit auch nicht auf die Synthese von Thromboxan A2 oder Prostacyclin.

### Indikation
Prävention von Arteriothrombosen u.a. bei Patienten mit Herzinfarkt, Koronarsyndromen, zerebralen Ischämien (Apoplex bis 6 Mon. zurückliegend), peripherer arterieller Verschlusskrankheit.

### Schwangerschaft/Stillzeit
Keine Anwendung in Schwangerschaft oder Stillzeit (ungenügende Datenlage).

### Dosierung und Art der Anwendung
Erwachsene/Jugendliche >18 Jahre: 1mal/Tag 75 mg p.o.

### Kontraindikation
Überempfindlichkeit gegen den Wirkstoff, schwere Leberfunktionsstörungen.

### Präparate
Plavix, Iscover

## Cloprednol

### Definition
Glukokortikoid.

### Indikation
Allergische Reaktionen, Ekzeme, Pruritus, rheumatische Erkrankungen, Autoimmunkrankheiten.

### Dosierung und Art der Anwendung
Initial 10-12,5 mg p.o. morgens, rasche Reduktion anstreben.

### Präparate
Syntestan

## Clostridiopeptidase

### Definition
Enzym zur Reinigung nekrotischer oder ulzerierter Wunden, wirksam als Kollagenase.

### Indikation
Enzymatische Reinigung oberflächlicher Ulzerationen insbes. von Nekrosen.

### Dosierung und Art der Anwendung
1-2mal/Tag etwa 2 mm dick auf die betroffenen Areale in Verbindung mit einem Verbandswechsel auftragen. Trockene Beläge ggf. z.B. mit NaCl Lsg. 0,9% anfeuchten.

### Präparate
Iruxol N

### Hinweis(e)
Zeitgleiche Anwendung anderer topischer Arzneimittel wie Tyrothricin, Gramicidin und Tetracycline auf der Wunde vermeiden.

## Clotrimazol

### Definition
Topisches Imidazol-Antimykotikum.

### Indikation
Mykosen an Haut und Genital, Erythrasma.

### Dosierung und Art der Anwendung
- Lösung/Spray/Paste/Creme/Puder: 2-3mal/Tag über 2-4 Wochen dünn auf die betroffen Hautstellen auftragen.
- Vaginalovula 2mal/Tag 1 g (Partnerbehandlung!).

### Unerwünschte Wirkungen
Allergische Reaktionen, Pruritus; bei vaginaler Applikation: Abdominalspasmen, Völlegefühl, Dyspareunie.

### Wechselwirkungen
Bei gleichzeitigem Gebrauch von Natamycin oder Nystatin kommt es zu einer wechselseitigen Wirkungsverminderung.

### Kontraindikation
Schwangerschaft 1. Trimenon, Azol-Überempfindlichkeit.

### Rezeptur(en)
R056 R057 R055 R058

### Präparate
SD-Hermal Minuten-Creme, Antifungol, Benzoderm myco, Canesten, Canifug, Cloderm, Clotrigalen, Clotrimazol, Durafungol, Fungiderm, Fungizid, Mycofungin, Uromykol

## CME

### Synonym(e)
Continuing Medical Education

### Definition
Akronym für Continuing Medical Education. Zertifizierte qualitätsgesicherte Fortbildungsangebote und Weiterbildungen für Ärzte, die mit Fortbildungspunkten (CME-Punkte) bewertet werden und auf das Fortbildungszertifikat angerechnet werden.

### Allgemeine Information
Online-Fortbildungen können über zahlreiche Portale (über Portale der Ärztekammern, der verschiedenen Fachgesellschaften, Firmenportale, Zeitschriften) abgerufen werden. Meist besteht nicht nur die Möglichkeit CME-Punkte zu erwerben, sondern auch Informationen zu verschiedenen Indikationsgebieten zu erhalten.

## $CO_2$-Laser

### Definition
$CO_2$-Molekül Gas-Laser. Das aktive Medium ist das $CO_2$-Molekül; üblicherweise wird eine Wellenlänge im Infrarot-Bereich von 10.600 nm genutzt. Mit dem fokussierten Strahl (Durchmesser ca. 0,2 mm) und einer hohen Leistungsdichte können Haut oder andere Gewebe scharf getrennt werden, bei geringer thermischer Schädigung der Umgebung. Im defokussierten Laserstrahl (Durchmesser 2-3 mm) können oberflächliche Areale der Haut abgetragen werden. $CO_2$-Laser werden im cw-Modus oder gepulsten Modus eingesetzt.

### Allgemeine Information
- CW-Verfahren: Infrarotlicht der Wellenlänge 10.600 nm, starke Absorption im Gewebewasser, keine Penetration in die Tiefe. Bei fokussiertem Strahl (Durchmesser etwa 0,2 mm) Gewebezertrennung, bei defokussiertem Strahl (Durchmesser 2-3 mm) Abtragung oberflächlicher Hautareale. Die starke Absorption der Strahlung verhindert eine Penetration in tiefere Hautschichten. Hierdurch Möglichkeit der gezielten superfiziellen Vaporisation. Bei $CO_2$-Dauerlaserung wird ein stark fokussierter Strahl mittels mechanischer oder optoelektronischer Scanner über die Haut geführt. Die sehr kurze Einwirkdauer in Kombination mit der hohen Leistungsdichte ergibt einen ähnlichen Effekt wie bei den gepulsten $CO_2$-Lasern.
- Gepulstes Verfahren: Infrarotlicht der Wellenlänge 10.600 nm, s.o. Einsatz sehr kurzer, hochenergetischer Lichtblitze zwischen 0,06 und 1 ms. Hierdurch scharf abgesetzte Ablation des Gewebes mit minimaler Gewebenekrose (Koagulationsnekrose). Für die meisten Geräte stehen optoelektronische Scanner zur Verfügung. Je nach Dicke der zu behandelnden Läsionen und der eingestellten Energie können bis zu 4 Behandlungen derselben Fläche durchgeführt werden. Daher sind das blutlose Arbeiten und die kontrollierte Abtragsdichte gegenüber der konventionellen (mechanischen) Dermabrasion vorteilhaft, z.B. in Problemlokalisationen wie Augenlidern, Perioralbereich, Hals, Handrücken etc.
- Oberflächenanästhesie mit Lokalanästhetika wie EMLA-Creme oder Infiltrationsanästhesie sind zwingend notwendig. Nach der Behandlung antiseptische Verbände. Wundheilung über 1 Woche, anschließend Lichtschutz (Sonnenschutz) über 6-8 Wochen, s.u. Lichtschutzmittel.

### Indikation
V.a. nicht vaskuläre Veränderungen wie Rhinophym, Viruspapillome, Leukoplakie, Tätowierungen (hierbei ist jedoch keine narbenfreie Entfernung möglich).

### Unerwünschte Wirkungen
- cw-Modus: hypotrophe Narben, Keloide, hypertrophe Narben, Hypopigmentierungen, Infektionen, Wundheilungsstörungen können auftreten.
- Gepulster Modus: hypertrophe Narben, Keloide, temporäre oder permanente Hypopigmentierungen („Alabasterhaut") können auftreten.

## COADEX-Index

### Definition
Index zur Erfassung der wichtigsten, praxisrelevanten Kriterien bzgl. der klinischen Relevanz von Typ IV-Sensibilisierungen.

### Allgemeine Information
Nach dem Ablesen eines Epikutantestes oder Photopatchtestes muss stets eine Bewertung der klinischen Relevanz der vorliegenden Typ IV-Sensibilisierungen erfolgen. Alle Informationen sollten dann für den Patienten in einem Allergiepass dokumentiert werden. Dabei ist es sinnvoll, im Ausweis die klinische Relevanz mit Bezug auf das Allergen anzugeben. Der sog. COADEX-Index umfasst die wichtigsten, praxisrelevanten Kriterien bzgl. der klinischen Relevanz:
- C (current): derzeitige klinische Relevanz. Der Patient war dem Allergen exponiert und stellt sich nun mit einer klinischen Symptomatik vor, die sich bei Allergenkarenz jedoch bessern wird.
- O (old): zurückliegende klinische Relevanz. Der Patient war in der Vergangenheit dem Allergen exponiert und entwickelte daraufhin eine klinische Symptomatik, die aber derzeit nicht vorliegt.
- A (actively sensitized): der Patient ist aktiv sensibilisiert.
- D (do not know): Relevanz bleibt unklar.
- EX (exposed): anamnestisch vorliegende Allergenexposition ohne klinische Symptomatik oder keine anamnestische Allergenexposition bei positiver Typ IV-Sensibilisierung im Epikutantest.

### Hinweis(e)
Die klinische Relevanz von Sensibilisierungen gegenüber Fertigprodukten (z.B. Kosmetika) kann mittels eines Use-Gebrauchstest erfasst werden.

## Cobb-Syndrom Q87.8

### Erstbeschreiber
Cobb, 1915

### Synonym(e)
Kutaneo-meningo-spinale Angiomatose

### Definition
Neurokutanes Angiodysplasie-Syndrom: Kombination eines Angioms der Rückenmarkgefäße mit einem Naevus flammeus lateralis des dem betroffenen Rückenmarkssegment entsprechenden Dermatoms. Kein familiäres Vorkommen.

### Klinisches Bild
Seit Geburt bestehender, 1 oder 2 Dermatomen folgender Naevus flammeus lateralis. Im Schulkind- oder Jugendalter beginnende neurologische Symptomatik in Form von plötzlich auftretenden Lähmungen oder progredienten neurologischen Ausfallerscheinungen, an einen intraspinalen Tumor erinnernd.

### Diagnose
Röntgen der Wirbelsäule, CT, NMR, selektive Angiographie der Spinalgefäße.

### Therapie
Wenn möglich operative Entfernung des Angioms, s.u. Naevus flammeus lateralis, Zusammenarbeit mit Neurologen und Neurochirurgen. Behandlung des Naevus flammeus.

## Coccidioidomycose B38.9

### Erstbeschreiber
Wernicke u. Posadas, 1892

### Synonym(e)
Kokzidioidomykose; San Joaquin Valley Fever; kokzidioidales Granulom; Talfieber; Wüstenrheumatismus; Desert-fever; Desert Rheumatism; California-Krankheit

### Definition
Endemisch auftretende, akut oder chronisch verlaufende tiefe Mykose mit primärer Infektion der Lunge und hämatogener Streuung in unterschiedliche Organe.

### Erreger
Coccidioides immitis, ein dimorpher Pilz.

### Vorkommen/Epidemiologie
- Bei Schwarzen und Asiaten 10-15mal häufiger als bei Kaukasiern. Gehäuft bei Immunsupprimierten, insbes. bei HIV-Infektion.
- Endemisch in semiariden Gebieten (z.B. Südkalifornien, Arizona, New Mexico, Südwesttexas, Nordmexiko, im Norden Argentiniens und Paraguays). Inzidenz dort 10-20/100.000 Einwohner/Jahr.

### Ätiologie
Inhalation der Pilzelemente (Arthrokonidien) mit Ausbildung eines Primärkomplexes in der Lunge.

### Lokalisation
Gesicht, Hals, Kapillitium, auch Extremitäten und Stamm.

### Klinisches Bild
- Inkubationszeit: 10-18 Tage.
- Primäre pulmonale Form: Grippeähnliche Symptomatik mit Fieber und Krankheitsgefühl, pleuritischen Brustschmerzen, ggf. blutiges Sputum. Anorexie, Gewichtsverlust von 5 bis 9 kg.
- Allergische Hauterscheinungen bei der Primärinfektion: Häufig Erythema nodosum oder Erythema exsudativum multiforme.
- In etwa 0,5% der Fälle hämatogene Streuung mit Befall anderer Organe, vor allem der Haut und Unterhaut, der Knochen (Osteomyelitis), des ZNS und der Hirnhäute.

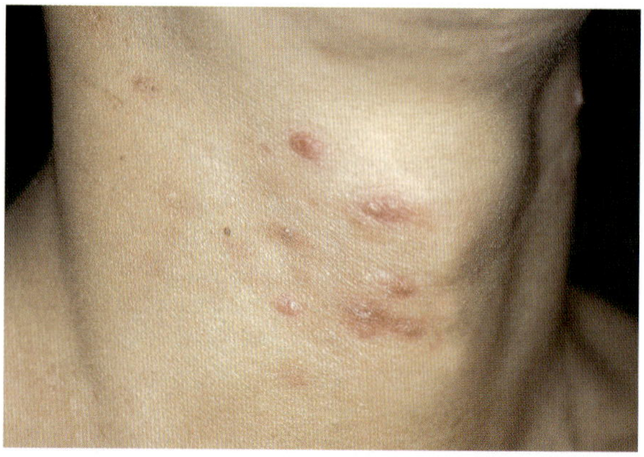

**Coccidioidomycose.** Multiple, disseminierte, nicht schmerzhafte, 0,3-0,6 cm große rot-braune Papeln und Knoten (kein weiterer integumentaler Befall).

- Integument: Häufig zuerst im Gesicht, an den Nasolabialfalten, am Hals oder am Kapillitium auftretende verruköse Papeln, Knoten und Einschmelzungen mit narbiger Abheilung. Auch Pannikulitis, Abszessbildung und Fistelbildung.

### Histologie
Tuberkuloides Granulationsgewebe mit Abszessen; Nachweis von reifen Sphärulen mit zahlreichen Endosporen. Daneben auch unreife (Hefe-ähnliche) Sphärulen.

### Diagnose
- Erregernachweis im Nativpräparat von Eiter und Sputum, Bronchoalveolärer Lavage, Blut, Urin oder Liquor. Histologie.
- Kultureller Erregernachweis: Grau-weiße, später nachdunkelnde, die gesamte Oberfläche bedeckende Kolonien innerhalb von 2-4 Tagen.
- Serologie: spezifischer Antikörpernachweis bei Immunkompetenz meist bis zu 2 Jahren nach Erst-Infektion mittels Immundiffusion oder Western-Blot möglich. Im Akutstadium empfiehlt sich ergänzend die KBR zur Quantifizierung und Titerverlaufskontrolle.
- Intrakutan-Hauttest: Der Coccidioidin (z.B. Spherulin) Hauttest wird innerhalb der ersten 4 Wochen nach Symptombeginn positiv und bleibt meist lebenslang positiv - daher nicht zum Nachweis einer floriden Infektion geeignet!

### Differenzialdiagnose
Granulomatöse Prozesse der Haut anderer Genese, Tuberkulose, Blastomykose, Aktinomykose.

### Therapie
In vielen Fällen klinisch inapparente Verläufe und Abheilung ohne antimykotische Therapie (bei immunkompetenten Patienten).
- Kutane Form: Insbesondere bei Hautbefall werden Azole empfohlen. Therapie der 1. Wahl ist Itraconazol (Sempera) 200-400 mg/Tag p.o. bis 6 Monate über die klinische Abheilung hinaus. Alternativ Fluconazol (z.B. Diflucan): Tag 1: 400 mg p.o. als ED; ab Tag 2: 200 mg p.o. als ED. Therapiedauer: 3-6 Monate über die klinische Abheilung hinaus (Kontrolle der Transaminasen!).

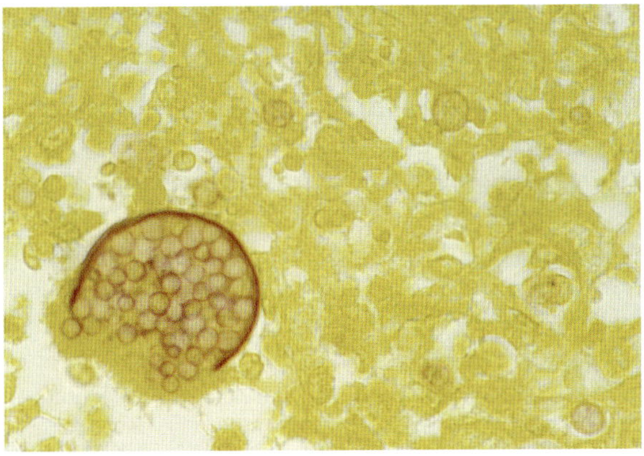

Coccidioidomycose. Dickwandige Sphärule bei Coccidioidomykose, entstanden durch Endosporulation (Größe einer Sphärule: 30-60 μm); Gehirn; Fungiqual A Fluoreszenzfärbung (PD Dr. Y. Koch).

- Disseminierte Form: Itraconazol (Sempera) 200-400 mg/Tag p.o. bis 6 Monate über die klinische Abheilung hinaus. Bei lebensbedrohlichen Verläufen Amphotericin B in hohen Dosierungen: Initial 0,1 mg/kg KG/Tag i.v., dann schrittweise Steigerung auf max. 1 mg/kg KG/Tag i.v. (max. bis zu 3 g/Tag).
  - Alternativ liposomales Amphotericin B (AmBisome) 1 mg/kg KG/Tag i.v., bei Bedarf schrittweise Steigerung auf 3 mg/kg KG/Tag.
  - Alternativ Ketoconazol 400-1.600 mg/Tag i.v. oder Fluconazol 400-800 mg/Tag i.v.
  - Alternativ Posaconazol: 2mal/Tag 400 mg (10 ml) p.o. (Tagesdosis 800 mg) oder 4 mal/Tag 200 mg (5 ml) p.o. Die Therapiedauer richtet sich nach der Schwere der Grunderkrankung, ggf. der Erholung von einer Immunsuppression und dem klinischen Ansprechen.

### Prognose
Die disseminierte Form ist eine lebensbedrohliche Erkrankung, die unbehandelt letal verläuft. Eine Dissemination kann noch Jahre nach der primären Affektion der Lunge erfolgen.

### Nachsorge
Häufige Rückfälle nach Absetzen der Therapie bei systemischen Mykosen erfordern jahrelange klinische, mykoserologische und ggf. radiologische Kontrollen.

## Cockett-Venen

### Definition
Klappeninsuffiziente Venae perforantes der Unterschenkel, die in der Pathogenese des Ulcus cruris eine wesentliche Rolle spielen. Die Perforansvenen zwischen der epifaszial verlaufenden hinteren Bogenvene und den subfaszial verlaufenden Venae tibiales posteriores sind von größter klinischer Bedeutung.

## Coffin-Lowry-Syndrom Q89.8

### Erstbeschreiber
Coffin, 1966; Lowry, 1971

### Definition
Distinktes Dysmorphiesyndrom mit progredienten Bindegewebsschwellungen und schwerem Entwicklungsrückstand.

### Vorkommen/Epidemiologie
Panethnisch mit familiärer Häufung.

### Ätiologie
X-chromosomal-dominante Vererbung. Mutationen des RSK2 Gens (Genlokus Xp22.2) verursachen einen Enzymdefekt einer Serin-Threonin-Protease, die Bestandteil der RAS Signalkaskade ist.

### Klinisches Bild
U.a. psychomotorische und somatische Retardierung, Gesichtsdysmorphien mit plumpen Gesichtszügen (Bindegewebsvermehrung), Skoliose, Vierfingerfurchen, Livedo reticularis, Varikose.

## Coffin-Siris-Syndrom Q82.4

**Erstbeschreiber**
Coffin u. Siris, 1970

**Synonym(e)**
Fifth digit syndrome

**Definition**
Distinktes Dysmorphiesyndrom mit Kleinwuchs und Entwicklungsrückstand, schütterem Kopfhaar und Phalangenhypoplasie.

**Ätiologie**
Diskutiert werden autosomal-dominante Vererbung mit stark variabler Expressivität und autosomal-rezessiver Vererbung.

**Klinisches Bild**
Wachstumsrückstand, Mikrozephalie, Epilepsie, Trichodystrophie, diffuse Alopezie, Hypertrichose im Bereich von Rücken, Oberarmen und Oberschenkeln, Zahnschmelzhypoplasie, Klinodaktylie der 5. Finger und Zehen. Anfälligkeit für respiratorische Infekte.

## Colchicin

**Definition**
Alkaloid der Herbstzeitlose, Immunsuppressivum.

**Wirkungen**
Hemmung der Metaphase in Granulozyten durch Wechselwirkung mit den Mikrotubuli, Hemmung der Chemotaxis, Hemmung der Granulafreisetzung aus Mastzellen, Hemmung des Melanintransfers zwischen Melanozyten und Keratinozyten.

**Indikation**
Akuter Gicht-Anfall, Behçet, M., CREST-Syndrom.

**Eingeschränkte Indikation**
Reduzierter Allgemeinzustand, Alter >65 Jahre, Frauen im gebärfähigen Alter, Lebererkrankungen, schwere Magen-Darm-Störungen.

**Dosierung und Art der Anwendung**
- Akuter Gicht-Anfall: Zunächst 1 mg, dann 0,5 mg p.o. alle 1-2 Std. bis zum Abklingen der Schmerzen, max. 8 mg/Tag.
- Behçet, M., CREST-Syndrom: 2mal/Tag 0,6 mg p.o.

> Merke: **Bei Frauen im gebärfähigen Alter ist vor Einleitung der Therapie ein Schwangerschaftstest durchzuführen. Unter der Therapie und bis 3 Monate nach Absetzen der Präparate muss eine sichere Kontrazeption durchgeführt werden!**

> Merke: **Männer sollten unter einer Dauertherapie und bis 3 Monate nach Absetzen der Präparate keine Kinder zeugen. Zudem sollte vor Einleitung und nach Abschluss der Behandlung ein Spermiogramm durchgeführt werden und die Patienten auf die Möglichkeit einer Kryokonservierung von Spermien hingewiesen werden!**

**Unerwünschte Wirkungen**
Blutbildungsstörungen, Spermatogenesehemmung, Magen-Darm-Störungen, Leber- oder Nierenschaden, Stomatitis, Alopezie, allergische Reaktionen, periphere Neuropathie, periphere Sehnerventzündung, Myopathie, Rhabdomyolyse.

**Kontraindikation**
Schwangerschaft (fetotoxisches Risiko im 2. und 3. Trimenon), Stillzeit, schwere Anämie, schwere Herzkrankheit, Herzkreislaufstörungen, Kinder und Jugendliche <16 Jahre, Leukopenie, schwerer Nierenschaden.

**Präparate**
Colchicum-Dispert, Agnesin forte

## Colitis ulcerosa K51.8

**Definition**
Chronische, mit geschwürigen Darmwandzerstörungen einhergehende Colitis ungeklärter Genese, diskutiert werden psychosomatische Aspekte. Hautveränderungen sind in 10-20% der Fälle assoziiert.

**Klinisches Bild**
Blutige Durchfälle. Hauterscheinungen: Pyoderma gangraenosum, auch Erythema nodosum, Aphthen, Vaskulitis: Dermatose, akute febrile neutrophile, Purpura, furunkuloide, nodöse oder multiforme Hautveränderungen.

## Collerette

**Definition**
Kragenförmige Abschuppung, typisch bei Pityriasis rosea und Candidose, auch bei Erythema-anulare-centrifugum-artiger Psoriasis sowie subkornealen Pustulosen.

## Collerette cornée

**Definition**
Kallusartiger, hyperkeratotischer Randwall.

**Allgemeine Information**
Meist an den druckbelasteten Arealen auftretend, mit Tendenz zur Ulzeration und Abgrenzung durch einen scharf begrenzten hyperkeratotischen Randwall. Kommt bei der Acropathia ulcero-mutilans non-familiaris vor.

## Collodium

**Definition**
Lösung von Collodiumwolle in einem Gemisch aus Ethanol 90% und Ether (1:3).

**Wirkungen**
Nach dem Verdunsten des Lösungsmittels verbleibt ein fester Film auf der Haut.

**Indikation**
Wundverschluss, Pernio etc. (evtl. mit Zusätzen wie Jodoform, Salicylsäure, etc.).

C

## Collodiumwolle

**Definition**
Cellulosenitrat.

**Anwendungsgebiet/Verwendung**
Zur Herstellung von Collodium und elastischem Collodium.

## Colorado-Tick-Fieber A94.x

**Synonym(e)**
Colorado-Zeckenfieber

**Definition**
Durch Arboviren hervorgerufene, selbstlimitierende Infektionskrankheit.

**Erreger**
Reoviren

**Vorkommen/Epidemiologie**
Nordamerika. Endemisch insbes. im Gebiet von Colorado (Rocky Mountains). 10-20% der Einwohner bzw. Touristen machen wenigstens einmal während ihres Lebens eine Infektion mit dem Erreger durch.

**Ätiologie**
Durch Dermatocentor andersoni (Schildzecke) übertragene Virusinfektion.

**Klinisches Bild**
- Myalgien, Rücken-, Augen- und Kopfschmerzen, Laryngopharyngitis, Fieber und Erbrechen.
- Fakultativ: Petechiale Blutungen in den Gelenkbeugen oder generalisiertes makulopapulöses Exanthem. Inkubationszeit 4-6 Tage, Dauer 1-2 Wochen.

**Therapie**
Symptomatisch: Fiebersenkend mit Wadenwickeln, ggf. fieber- und schmerzsenkend mit Paracetamol (z.B. Ben-u-ron) oder Acetsalicylsäure (z.B. Aspirin) 3mal 500 mg/Tag, Gurgeln mit antientzündlichen Lösungen wie 5% Dexpanthenol-Lösung R066 oder Kamillenextrakten (z.B. Kamillosan). In der Regel Abheilung nach 1-2 Wochen.

## Combined Naevus D22.L

**Synonym(e)**
Kombinationsnaevus

**Definition**
Kombination eines melanozytären Naevus mit einem blauen Naevus.

**Klinisches Bild**
Charakteristika des blauen Naevus. Häufig finden sich in einem braunen, dermalen melanozytären Naevus umschriebene, unterschiedlich große, blau-schwarze Anteile, die klinisch den Verdacht auf Malignität aufkommen lassen.

**Histologie**
Kombination eines melanozytären Naevus vom Compound- oder dermalem Typ mit einem blauen Naevus. Diese ist gekennzeichnet durch eine fokale Proliferation dendritischer oder spindeliger, pigmentreicher Melanozyten, die teils in Einzelformationen, teils auch unregelmäßig gruppiert in einem fibrosierten Areal in der Dermis gelegen sind. Meist auch zahlreiche Melanophagen in diesem Bereich.

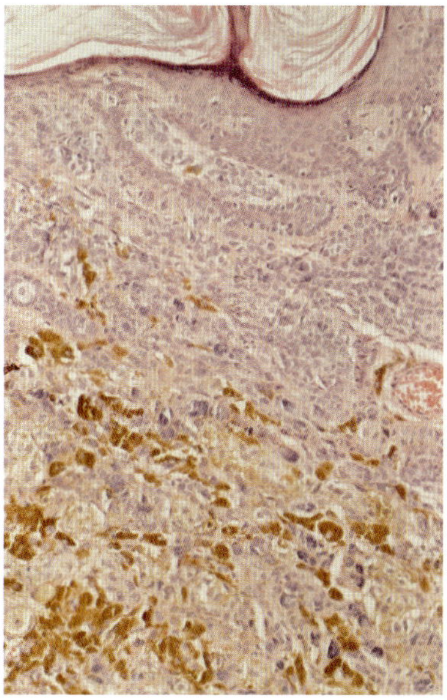

**Combined Naevus.** Nester mit ovalen und spindeligen, grobschollig pigmentierten Melanozyten.

**Differenzialdiagnose**
Malignes Melanom, Blauer Naevus

**Therapie**
In der Regel Exzision und histologische Kontrolle, da klinisch häufig Abgrenzungsschwierigkeiten zum malignen Melanom.

## Common Toxicity Criteria

**Synonym(e)**
CTC

**Definition**
Systematische Einteilung der Nebenwirkungen einer Chemotherapie. Ab Grad 3 spricht man von schwerwiegenden Nebenwirkungen. Das Auftreten und Ausmaß von therapiebedingten Nebenwirkungen ist neben der Tumorremissionsrate, dem Überleben und der Lebensqualität die wichtigste Zielvariable zur Beurteilung von onkologischen Therapiekonzepten. Dabei sind akute (<90 Tage nach Therapiebeginn) und chronische Nebenwirkungen (>90 Tage nach Therapiebeginn) zu unterscheiden. Die „Common Toxicity Criteria" (CTC) dienen der Erfassung von akuten Nebenwirkungen und erweitern beziehungsweise modifizieren die Systematik der WHO. S.a. Arzneimittelreaktion, unerwünschte.

**Einteilung**
Die Einteilung erfolgt nach 4 (5) Schweregraden:
- Grad 1: Geringe/leichte NW klingen spontan und ohne spezielle therapeutische Gegenmaßnahmen ab; die vorgesehene onkologische Therapie kann ohne Unterbrechung fortgesetzt werden.
- Grad 2: Mäßige/deutliche Nebenwirkungen; sie sind in der Regel ambulant und mit einfachen Medikamenten zu behandeln (z.B. durch peripher wirkende Analgetika, Steroide, orale Antibiotika). Grad 2 NW verursachen keine

**Common Toxicity Criteria. Tabelle 1.** Systematische Einteilung der Nebenwirkungen einer Chemotherapie nach Kriterien des National Cancer Institute, Version 2

| Kriterium | Grad 0 | Grad 1 | Grad 2 | Grad 3 | Grad 4 |
|---|---|---|---|---|---|
| **Übelkeit** | keine Übelkeit | etwas Übelkeit; Nahrungsaufnahme nicht eingeschränkt | mäßig Übelkeit; Nahrungsaufnahme eingeschränkt | starke Übelkeit; keine Nahrungsmittelaufnahme | starke Übelkeit; keine Nahrungsaufnahme |
| **Erbrechen** | kein Erbrechen | 1mal/Tag | 2-5mal/Tag | 6-10mal/Tag | >10mal/Tag |
| **Leukozyten/µl** | >4.000 | <2.000 | 1.000-1.500 | 500-1000 | <500 |
| **Thrombozyten/µl** | 100000 | 75000-99999 | 50000-74999 | 25000-49999 | <25000 |
| **Durchfall** | kein Durchfall | 2-3mal/Tag | 3-6mal/Tag oder mäßige Krämpfe | 7-9mal/Tag oder schwere Krämpfe, Inkontinenz | 9mal/Tag oder blutig |
| **Stomatitis** | keine Stomatitis | Erytheme, schmerzlose Erosionen | Ulzera, feste Nahrung möglich | Ulzera, flüssige Nahrung | keine Nahrungsaufnahme möglich |
| **Haarausfall** | kein Haarausfall | milder Haarausfall | ausgeprägter Haarausfall | ausgeprägter Haarausfall | ausgeprägter Haarausfall |

wesentliche Verzögerung, Dosismodifikation (<10%) oder Unterbrechung der vorgesehenen onkologischen Therapie.
- Grad 3: Starke/ausgeprägte NW erfordern oft die Hospitalisierung zur Einleitung von intensiven medikamentösen und supportiven Maßnahmen (zum Beispiel zentral wirkende Analgetika, intravenöse Gabe von Antibiotika, Anlage einer perkutanen, endoskopisch angelegten Gastrostomie [PEG]) und führen zu Unterbrechung oder deutlicher Verzögerung (>7 Tage) und/oder Dosismodifikation (>10%) der vorgesehenen Therapie.
- Grad 4: Lebensbedrohliche NW, die sofortige notfallmäßige Hospitalisierung, umgehende intensive medizinische Maßnahmen oder chirurgische Interventionen erfordern. Sie erzwingen den sofortigen, eventuell aber auch nur vorübergehenden Abbruch der vorgesehenen onkologischen Therapie, da sie sonst innerhalb von kurzer Zeit zum Tod des Patienten führen können.
- Grad 5: Organspezifische NW, die zum Tode führen.

### Allgemeine Information
- Nebenwirkungen können nur dann vollständig und richtig erkannt werden, wenn alle relevanten systemischen und organspezifischen Parameter prospektiv und regelmäßig dokumentiert werden. Neben einer sorgfältigen Anamnese und subtilen körperlichen Untersuchung sind Laborkontrollen und bildgebende Verfahren nötig. So kann eine gegebenenfalls notwendige Anpassung der onkologischen Therapie (Therapieverzögerung oder Dosisreduktion) rechtzeitig vorgenommen und beim Auftreten von schweren Nebenwirkungen die supportive Therapie rasch und umfassend eingeleitet und durchgeführt werden.
- An eine standardisierte und systematische Dokumentation von Nebenwirkungen sind allgemeine Ansprüche zu stellen: Die Klassifikation muss international akzeptiert und kompatibel sein, zum Beispiel hinsichtlich der sprachlichen Eindeutigkeit und Einsetzbarkeit in verschiedenen Gesundheitssystemen. Prinzipiell sind akute von chronischen Nebenwirkungen zu unterscheiden. Akute Nebenwirkungen treten während oder innerhalb von 90 Tagen nach der onkologischen Therapie auf. Therapiebedingte Auswirkungen ab dem 91. Tag werden als chronische Nebenwirkungen bewertet. Chronische Nebenwirkungen können, müssen sich aber nicht unbedingt aus akuten Nebenwirkungen heraus entwickeln; oft werden sie erst später und unabhängig vom Auftreten und Ausmaß akuter Nebenwirkungen klinisch manifest, zum Beispiel Kardiotoxizität nach Anthrazyklinen oder Strahlenfolgen am Rückenmark (Lhermitte-Syndrom).
- Praktische Durchführung: Zur praktischen Erfassung von Nebenwirkungen in onkologischen Kliniken und Praxen sollte ein standardisiertes Dokumentationsformat verwendet werden, das die Haupt- und Nebenkriterien der CTC-Klassifikation auflistet. Durch Ankreuzen von „ja/nein"-Feldern oder Angabe von Zahlen für die Schweregrade sind die einzelnen Nebenkriterien zu jedem Zeitpunkt exakt zu dokumentieren.

## Compound-Naevus D22.L

### Definition
Melanozytärer Naevus mit dermalen und epidermalen Anteilen (s.u. Naevus, melanozytärer).

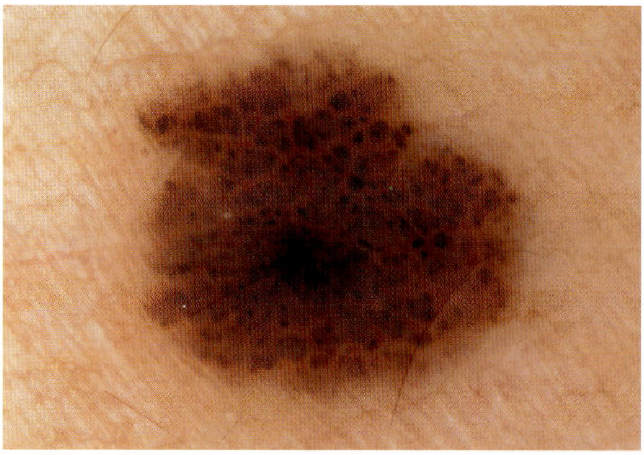

**Compound-Naevus.** Auflichtmikroskopie: Compound-Naevus am Oberarm einer 37-jährigen Frau. Basismuster aus schiefergrauen Globuli und Schollen (überwiegend im oberen Korium gelegene Naevuszellnester), zentroläsional dunkelbraune bis schwarzbraune Pigmentverdichtungen (intraepidermales Melanin) sowie vereinzelte Punktgefäße. Die Oberflächenstruktur ist erhalten.

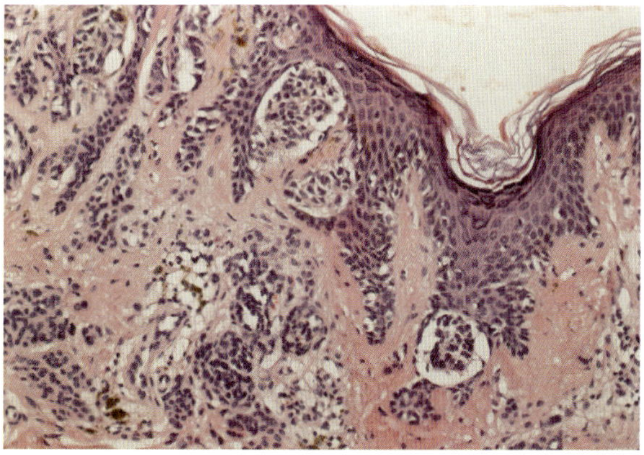

**Compound-Naevus.** Nester von Naevuszellen intraepidermal und im Korium.

## Condylomata acuminata A63.02

### Synonym(e)
Spitze Kondylome; Feigwarzen; Feuchtwarzen; Viruswarzen vom Schleimhauttyp

### Definition
Zu den STD (= sexually transmitted diseases) gehörende, in den letzten Jahrzehnten deutlich zunehmende Viruserkrankung durch humane Papillomaviren (HPV) mit Ausbildung spitzer Papillome im Genital- und Analbereich.

### Erreger
- Viren der Papova-Gruppe (HPV, s.u. Papillomaviren, humane), meist HPV 6 und 11. Gleichzeitig können Co-Infektionen mit anderen unterschiedlichen HPV-Typen vorliegen, z.B. HPV 16, 18, 31, 33, 35, 39, 45, 51, 52, 56, 58, 59 und 66.
- HPV 16, 18, 31, 45 wird ein hohes Karzinomrisiko (fast immer nachweisbar beim Zervixkarzinom), HPV 33, 35, 39 ein mittleres Risiko (Nachweis bei 1-5% invasiv wachsender Zervixkarzinome) sowie HPV 6 und 11 ein geringeres Risiko (nur seltener Nachweis bei invasiv wachsenden Zervixkarzinomen) beigemessen. HPV 16 wird zu nahezu 100% bei der bowenoiden Papulose gefunden. HPV 6 und 11 sind auch Erreger der Larynxpapillome.

### Vorkommen/Epidemiologie
Weltweit und panethnisch sehr verbreitet (weltweit häufigste STD). Bei ca. 1% der sexuell aktiven Erwachsenen in Europa zwischen dem 15. und 45. Lebensjahr nachgewiesen.

### Ätiologie
- Übertragung von Mensch zu Mensch durch direkten Kontakt, v.a. beim Geschlechtsverkehr. Begünstigend wirken feuchtes Milieu, z.B. Fluor vaginalis, Urethritis, Intertrigo, Phimose, Ekzem, Analekzem, evtl. Ovulationshemmer, Immunschwäche.
- Bei Kindern mit Condylomata im Genital- und Analbereich verlangt die Fürsorgepflicht möglichen Hinweisen auf Kindesmissbrauch nachzugehen. Wichtig ist eine psychosoziale Anamnese. Weiterhin gilt es, eine mögliche Infektionsquelle zu eliminieren. Verhaltensstörungen der Kinder, Störungen der Eltern-Kind-Beziehung sind ggf. zusammen mit einem Kinderpsychologen zu eruieren.

### Manifestation
Frauen und Männer sind etwa gleich häufig betroffen. Der Altersgipfel liegt zwischen dem 20. und 24. Lebensjahr.

### Lokalisation
Bei der Frau: Peri- und intraanal; große und kleine Labien, Introitus vaginae, in 20% der Fälle auch intravaginal, in 6% an der Cervix. Beim Mann: Sulcus coronarius, inneres Präputialblatt, Frenulum.

### Klinisches Bild
- Kleine, stecknadelkopfgroße, rötliche bis graugelbliche, weiche Papeln, die zu großflächigen, blumenkohlartigen oder hahnenkammähnlichen Wucherungen aggregieren können. Bei Mazeration Übergang in schmierige, übel riechende, zerfallende Gebilde. Kondylome können auch jenseits des Schleimhautbereiches auftreten; sie erscheinen dann als weiche pigmentierte Papillome, die dann seborrhoischen Keratosen (untypische Lokalisation) ähneln.
- Sonderformen: Condylomata gigantea, Condylomata plana.

### Histologie
Scharf begrenzter, exophytischer Tumor mit voluminöser Akanthose mit verbreiterten und verlängerten Reteleisten, geringer Hyperkeratose und fokaler Parakeratose. Im Gegensatz zu den vulgären Warzen fehlt eine Akzentuierung und Verbreiterung des Str. granulosum. Koilozyten sind diagnostisch wichtig, treten aber häufig so distinkt auf wie bei der Verruca vulgaris. Subepidermal meist schütteres Rundzellinfiltrat.

### Diagnose
Inspektion, Histologie, Rektoskopie, hochauflösende Anoskopie (bei intraanalen Condylomata acuminata).

### Differenzialdiagnose
Condylomata lata, spinozelluläre Karzinome, Lymphogranuloma inguinale, Pemphigus vegetans, Fibroma pendulans

### Therapie allgemein
- Ggf. Behandlung eines Grundleidens wie Gonorrhoe, Candidose, Phimose, Syphilis, Oxyuriasis, Immundefekte u.a.

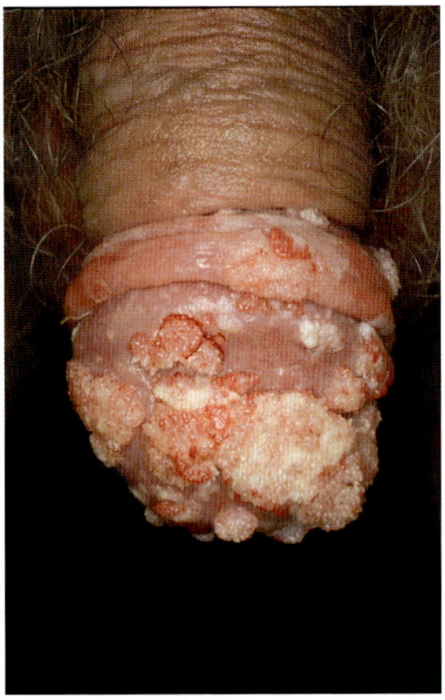

**Condylomata acuminata.** Beetartige Condylomata acuminata bei einem HPV 11-positiven Patienten mit HIV-Infekt im AIDS-Vollbild.

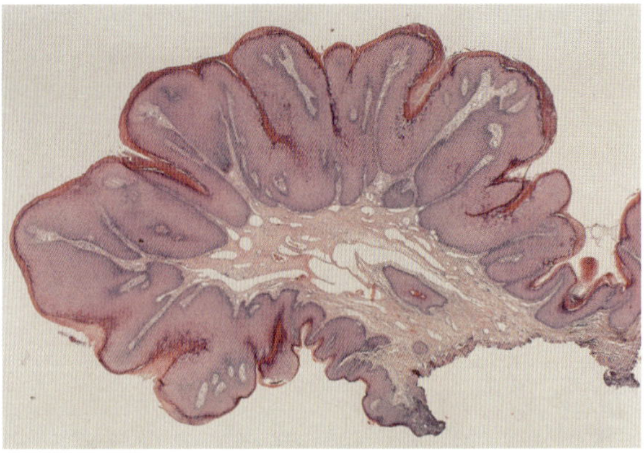

**Condylomata acuminata.** Scharf begrenzter exophytischer Tumor mit mächtiger Akanthose, Hyper- und Parakeratose, ausgezogenen und verbreiterten Papillen. Ödematöse Dermis mit sinusartig weitgestellten Blut- und Lymphgefäßen.

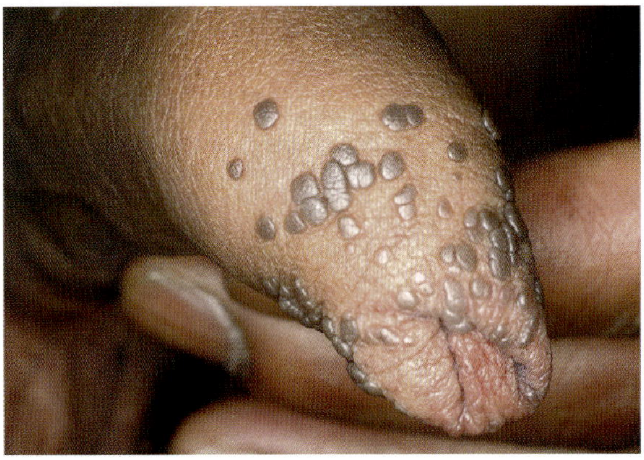

**Condylomata acuminata.** Bei dem 22-jährigen Patienten mediterraner Ethnizität bestehen seit einigen Monaten kleine, bräunliche, zum Teil konfluierende, kontinuierlich zunehmende Papeln an Präputium und Penisschaft. Ähnliche Hautveränderungen finden sich an der Glans penis, perianal sowie im Analkanal.

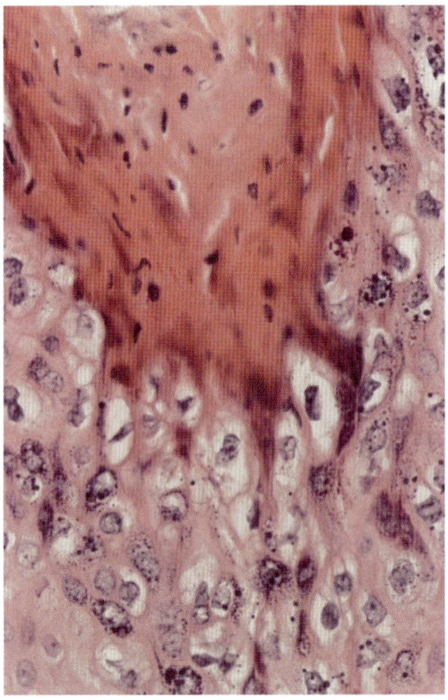

**Condylomata acuminata.** Gruppierte Keratinozyten mit Halobildung um einen meist pyknotischen Kern (Koilozyten); zahlreiche basophile Einschlusskörperchen über das Zytoplasma verteilt. In der oberen Bildhälfte mittig: ortho- und parakeratotisches, eosinophiles Hornmaterial, das sich nach unten fingerförmig in die Epithelschicht schiebt.

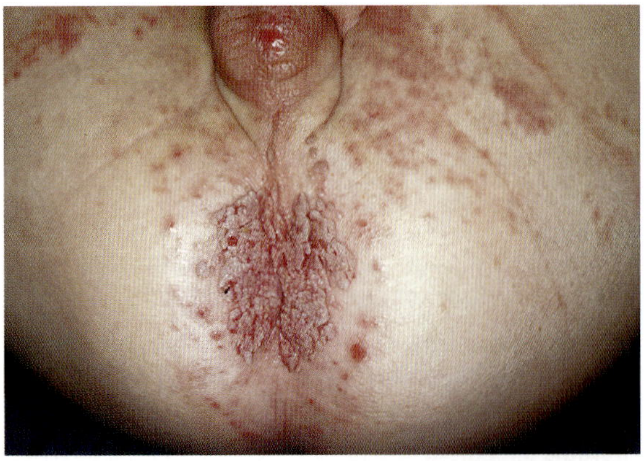

**Condylomata acuminata.** Perianal, skrotal und inguinal lokalisierte, kleine, spitzköpfig imponierende, rötliche, weiche, raue Papeln.

- Im Analbereich Ausschluss von Rektumerkrankungen wie inneren Hämorrhoiden, chronischer Proktitis, Rektalgonorrhoe und anderen sexuell übertragbaren Erkrankungen. Partnerbehandlung bzw. Prophylaxe der Infektion des Partners (Kondome!) sind von entscheidender Bedeutung!
- Insbesondere bei analen Condylomata acuminata bei homosexuellen Männern sollte immer auch ein Test auf HIV erfolgen.

### Externe Therapie

- Zur Selbstbehandlung für kleine nicht entzündliche Condylome am Penis kann Podophyllotoxin als Creme (Wartec-Creme) oder Lösung (Condylox-Lsg.) angewendet werden. Nebenwirkungen können schmerzhafte Erosionen und entzündliche Schwellungen der behandelten Areale sein.
- Gute Ergebnisse kann man mit Imiquimod (z.B. Aldara 5%) erzielen: Anwendung 3mal/Woche über 6-10 Stunden (z.B. über Nacht) für insgesamt 12 Wochen. Das Ver-

fahren ist auch zur „Nachbehandlung" von Condylomata acuminata indiziert, z.B. nach chirurgischer Condylom-Entfernung. Bei perianalen Condylomata hat sich die magistrale Rezeptur von Suppositorien mit 5% Imiquimod bewährt.

- Applikation von Trichloressigsäure (Konzentration bis zu 85%) mittels eines Wattetupfers 1mal/Woche (durch den Arzt). Nur in kleinsten Mengen einsetzen. Bei überdosiertem Einsatz ist die Neutralisation durch Natriumbicarbonat-Lsg. nötig. Abheilung ohne Narbenbildung. Sichere Anwendung während der Schwangerschaft. Lokale Nebenwirkungen sind Brennen und Schmerzen im Anwendungsgebiet.
- Derzeit in Europa noch nicht zugelassen ist der lokal gut verträgliche Wirkstoff Polyphenon, ein Karechin-Extrakt, der aus den Blättern de grünen Tees gewonnen wird (Fa. MediGene; in den USA zugelassen unter dem Namen Veregen RX).

### Operative Therapie

- Kleine Condylomata: Operative Methoden bieten bei kleinen Condylomata höhere Erfolgsquoten und weniger Nebenwirkungen. Kürettage mit scharfem Löffel in LA oder unter Vereisung, anschließend Elektrokauterisation mit Kugelkauter. Alternativ: Abtragung mit Diathermieschlinge in Chloräthylvereisung oder LA. Ggf. Kryochirurgie oder Abtragung mit Neodym-YAG-Laser bzw. Kugelkauter.
- Große Condylomata: Bei Vorliegen weniger, umschriebener Kondylome ist Abtragung mit einer Diathermieschlinge in LA günstig. Ansonsten Kürettage und anschließende Elektrokoagulation mit Kugelsonde (ggf. schichtweise abtragen). Alternativ $CO_2$-Laser-Therapie (10-20 W, Strahldurchmesser 2-3 mm). Hierbei sollte auch die Haut um die Kondylome vaporisiert werden, da diese Keratinozyten i.d.R. Virusgenom enthalten. Sorgfältige Inspektion intravaginal und anal, um sämtliche Herde zu erfassen. Vorteil des Laser-Verfahrens: Unblutiges Operationsgebiet, weniger postoperative Beschwerden. Nachteil: Größerer Aufwand. Alternativ: Abtragung mit Neodym-YAG-Laser bzw. Kugelkauter.
- Ausgedehnte Condylomata: Bei disseminierten Condylomata acuminata im Genitalbereich und intraanal ist Elektrokauterisation, Kürettage und schichtweise Abtragung in Vollnarkose indiziert. Zirkumzision bei Befall des Penis reduziert die Rezidivrate.

> **Merke: Röntgentherapie ist aufgrund der Strahlenfolgen obsolet!**

> **Merke: Systemische Retinoide haben sich nicht bewährt!**

- Rezidivierende Condylomata: Behandlungsschemata s.o., Zirkumzision bei Mitbefall des Penis. Nach OP adjuvant Interferone s.c. 3 Mio. IE 3mal/Woche über mind. 16 Wochen. Alternativ Imiquimod (z.B. Aldara) 3mal/Woche für 3 Wochen.

### Prognose

Praktisch nie Spontanheilung; bei langem Bestand maligne Entartung möglich.

### Nachsorge

Regelmäßige langjährige Nachkontrollen wegen hoher Rezidivgefahr.

### Prophylaxe

In einer Multicenterstudie konnte durch eine quadrivalente HPV-Vakzine bei jungen Frauen im Alter von 16-23 Jahren ein deutlicher Rückgang HPV 6, 11, 16 und 18 induzierter Infektionen erzielt werden. Präkanzeröse Dysplasien bzw. genitale Warzen wurden nicht beobachtet. Die Zulassung in der EU für den Impfstoff Gardasil wurde Ende 2006 gegeben. Derzeit übernehmen in Deutschland einige Gesetzliche Krankenkassen die Kosten für die Behandlung junger Frauen im Alter von 9-15 Jahren als freiwillige Zusatzleistung.

### Hinweis(e)

HP-Viren sind zu über 95% an der Pathogenese des Zervixkarzinoms beteiligt.

C

## Condylomata gigantea

A63.0

### Erstbeschreiber

Buschke u. Löwenstein, 1925

### Synonym(e)

Buschke-Löwenstein-Tumor; Giant Condylomata Acuminata of Buschke and Loewenstein; Riesenkondylome; verruköses Karzinom der Genitalregion; Condyloma acuminatum giganteum; giant malignant condyloma; carcinoma-like condyloma; Carcinoma verrucosum

### Definition

Infiltrierend wachsende Riesenform der Condylomata acuminata mit Perforation in die Urethra bzw. Fensterung des Präputiums. Sie wird heute zu der Gruppe des verrukösen Karzinoms gerechnet.

### Ätiologie

HPV-Infektion (s.u. Papillomaviren, humane). Nachweis von Papillomaviren, insbesondere der „low-risk" Typen HPV 6 und HPV 11.

### Manifestation

In erster Linie männliche Erwachsene.

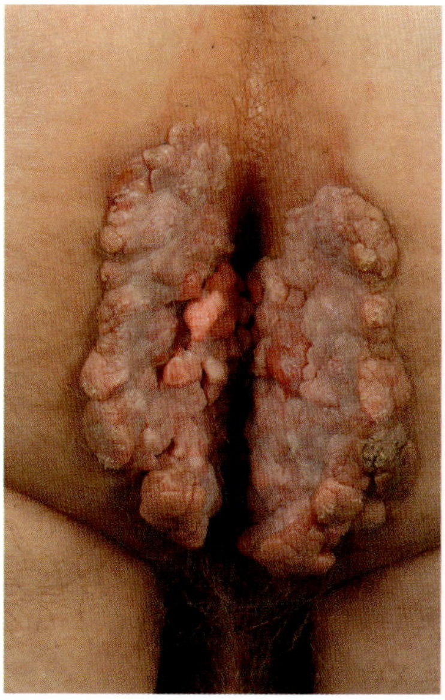

**Condylomata gigantea.** Bei dem 39-jährigen Patienten bestehen seit etwa 12 Monaten schnell wachsende, papillomatöse, oberflächlich zerklüftete Knoten im Analbereich. Die HPV-Typisierung zeigte die HPV-Typen 6 und 18.

### Klinisches Bild
Tumorförmige bzw. blumenkohlartige, exophytisch und lokal infiltrierend wachsende Riesenkondylome im Genital- und Analbereich. Aggressives Wachstum mit Destruktion tiefer liegenden Gewebes.

### Histologie
S.u. Karzinom, verruköses.

### Differenzialdiagnose
Abgrenzung zu nichtviralen pigmentierten Papillomen.

### Therapie
- Weite Exzision im Gesunden. In ausgedehnten Fällen kann Penisamputation nötig werden.

> Merke: **Condylomata gigantea sollten immer histologisch randschnitt-kontrolliert werden!**

- In besonderen Fällen (z.B. Inoperabilität bei hohem Alter) kann eine Kombinationstherapie mit 5% Imiquimod-Salbe und $CO_2$-Laser gewählt werden: Zeitraum 6 Wochen; 3mal/Woche Imiquimod über 12 Std. einwirken lassen, dann abwaschen, anschließend Laserablation mit $CO_2$-Laser und erneut Therapie mit Imiquimod über weitere 6 Wochen.

### Nachsorge
Engmaschige Überwachung.

## Condylomata lata A51.31

### Synonym(e)
Breite Kondylome; Condylomata syphilitica

### Definition
Nässende, breit aufsitzende Papeln im Bereich der Intertrigines im Sekundärstadium der Syphilis.

> Cave: **Häufige Infektionsquelle.**

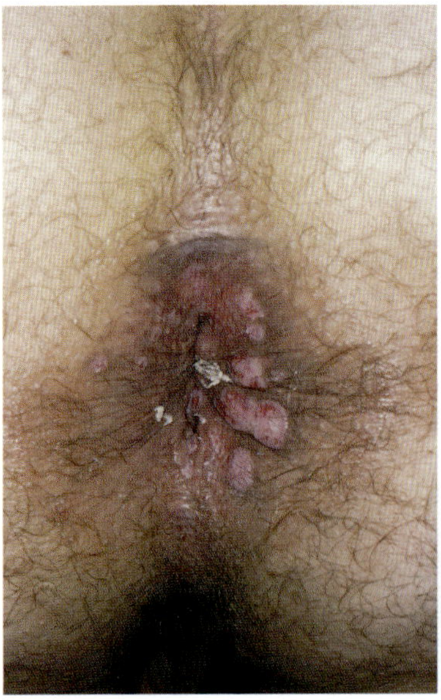

**Condylomata lata.** Breit aufsitzende, nässende, perianal lokalisierte Papeln. Sekundärstadium der Syphilis acquisita. Es besteht Infektiösität!

### Diagnose
Syphilis, Treponema pallidum-Nachweis aus dem Reizsekret (Dunkelfeldtechnik), Syphilisserologie.

### Differenzialdiagnose
Condylomata acuminata.

### Therapie
Entsprechend der Syphilis acquisita.

## Condylomata plana A63.04

### Definition
Flache Form der Condylomata acuminata, v.a. an Cervix uteri und Präputium.

### Therapie
Entsprechend Condylomata acuminata.

## Congenital deficiency of leukocyte-adherence glykoproteins D84.9

### Synonym(e)
CDLG

### Definition
Angeborener Immundefekt mit gestörter Leukozytenfunktion und Infektneigung.

### Klinisches Bild
Pyoderma gangraenosum, Hautnekrosen, Ulzerationen, gestörte Wundheilung, Gingivitis, Stomatitis, Otitis media, Pneumonie u.a.

### Therapie
Keine kausale Therapie bekannt. Symptomatische Behandlung der Hautveränderungen und der Infekte.

### Prognose
Letalität 30%.

## Conjunctivitis allergica H10.1

### Definition
Meist schlagartig einsetzende, häufig saisonale, entzündliche Reaktion der Konjunktiven mit Rötung, Chemosis, Juckreiz, Augentränen, Fremdkörpergefühl und häufig ausgeprägter Lichtscheu. Nicht selten in Kombination mit Rhinitis allergica.

### Ätiologie
Pollensensibilisierungen (saisonale Erkrankung); sonstige Typ I-Sensibilisierungen, z.B. Tierepithelien, Hausstaub (akzidentelles Auftreten).

### Therapie
S.u. Rhinoconjunctivitis allergica.

### Externe Therapie
- Antiallergische Lokaltherapeutika. Cromoglicinsäure (z.B. Opticrom Augentropfen, Crom-Optal Augentropfen) 4mal/Tag 1 Trp. in jedes Auge. Alternativ Azelastin Augentropfen (z.B. Allergodil Augentropfen) 2mal/Tag 1 Trp. in jedes Auge.

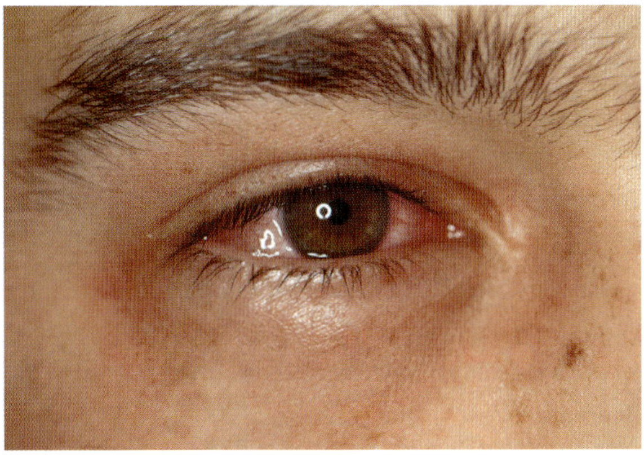

**Conjunctivitis allergica.** Vaskuläre Injektion und Schwellung der Konjunktiven mit erheblicher Lichtscheu.

- In schweren Fällen kurzfristig Glukokortikoid-haltige Augentropfen wie Dexamethason Trp. (z.B. Dexa-sine, 2-4mal 1Trp./Tag) oder Hydrocortison-Augensalben (z.B. Ficortril 0,5%) 2-3mal 1 cm Salbe in den Bindehautsack des erkrankten Auges.

### Interne Therapie
Orale $H_1$-Antagonisten sind geringer wirksam als lokal wirksame Externa. Wenn erforderlich, Anwendung von Levocetirizin (z.B. Xusal Tbl.) 1 Tbl./Tag oder Desloratadin 1 Tbl./Tag.

## Conjunctivitis vernalis H10.8

### Synonym(e)
Frühjahrskonjunktivitis; Frühjahrskatarrh

### Definition
Vor allem bei Knaben und männlichen Jugendlichen im Frühjahr auftretende pflastersteinartige Wucherungen der Bindehaut im Bereich der Oberlider, manchmal auch im Limbus.

## Connexine

### Allgemeine Information
- Connexine sind phylogenetisch sehr alte, integrale Membranproteine und fungieren u.a. als Strukturproteine in den Hexamerstrukturen von Gap-junctions. Die interzelluläre Kommunikation über Gap-junctions erlaubt Zellen synchronisierte Reaktionen auf verschiedene interzelluläre Signale durch Regulation des Einstroms bzw. Ausstroms kleiner Moleküle (<1000 Da) und Ionen zwischen den Zytoplasmen benachbarter Zellen. In der Haut sind Gap-junctions unter anderem an der Koordination von Wachstum und Differenzierung von Keratinozyten beteiligt.
- Bislang sind mehr als 20 verschiedene Connexine in Vertebraten beschrieben. Die wichtigsten Connexine der menschlichen Haut sind Connexin 43 (Cx43) und Connexin 26 (Cx26). Cx43 wird vor allem in den Zellen der suprabasalen Schichten exprimiert und gilt als wichtigste Gap-junction-Untereinheit der interfollikulären Epidermis. Cx26 wird insbes. in Haarfollikeln und Schweißdrüsen exprimiert und gilt als Regulator der Keratinozytenhomöostase bei schnellem Wachstum bzw. in der Differenzierung.
- Krankheitsbilder, die mit Expression fehlerhafter Connexine assoziiert werden:
  - Keratosis palmoplantaris mutilans (Vohwinkel-Syndrom)
  - Erythrokeratodermia figurata variabilis (Mendes da Costa-Syndrom)
  - Hidrotische ektodermale Dysplasie (Clouston-Syndrom)
  - Erythrokeratodermia progressiva, Typ Burns
  - Keratitis-Ichthyosis-Taubheit-Syndrom.

## COPBLAM-Schema

### Definition
Behandlungsschema bei Mycosis fungoides im Stadium IIb bei High-Grade-Histologie.

### Durchführung
Therapiezyklus mit:
- Cyclophosphamid 400 mg/m$^2$ i.v. Tag 1.
- Vincristin 1,0 mg/m$^2$ Tag 1.
- Prednisolon 40 mg/m$^2$ Tag 1-10 p.o.
- Bleomycin 15 mg i.v. Tag 14.
- Adriamycin 50 mg/m$^2$ i.v. Tag 1.
- Procarbazin 100 mg/m$^2$ Tag 1-10 p.o.

Wiederholung ab Tag 22.

## COPP-Schema

### Definition
Chemotherapieprotokoll mit Kombination unten genannter Chemotherapeutika.

### Indikation
Fortgeschrittene Stadien des kutanen B- und T-Zell-Lymphoms (Lymphom der Haut) mit viszeraler Beteiligung (Stadium V) oder wenn unter anderen Chemotherapie-Protokollen eine Progression eingetreten ist.

### Durchführung
Therapiezyklus mit:
- Cyclophosphamid 650 mg/m$^2$ KO/Tag i.v., Tag 1 + 8.
- Vincristin 1,4 mg/m$^2$ KO/Tag i.v., Tag 1 + 8.
- Procarbazin 100 mg/m$^2$ KO/Tag p.o., Tag 1-14.
- Prednisolon 40 mg/m$^2$ KO/Tag p.o., Tag 1-14.

Wiederholung alle 28 Tage.

## Coproporphyria congenita erythropoetica E80.2

### Synonym(e)
Erythropoetische Koproporphyrie

### Definition
Sehr seltene, vermutlich autosomal-dominant vererbte Störung des Porphyrinstoffwechsels.

### Manifestation
In der frühen Kindheit.

**Klinisches Bild**
Integument: Rötlich-livide, sukkulente, juckende Infiltrate oder persistierende, livide Erytheme und Blasenbildung der Handrücken nach Sonnenbelichtung. S.u. Porphyria cutanea tarda.

**Labor**
Rot-fluoreszierende Erythrozyten im Blutausstrich (der Nachweis gelingt besonders in der lichtarmen Jahreszeit). Vermehrung der Koproporphyrine III und Protoporphyrine III in den Erythrozyten.

**Differenzialdiagnose**
Protoporphyria erythropoetica.

**Therapie**
Akute Behandlung durch Internisten. Prophylaktisch textiler und chemisch/physikalischer Lichtschutz (z.B. Anthelios, s.a. Lichtschutzmittel), ggf. Umkehr des Tag-Nacht-Rhythmus.

## Coproporphyria hereditaria E80.2

**Erstbeschreiber**
Berger u. Goldberg, 1955

**Definition**
Seltene Form der autosomal-dominant vererbten hepatischen Porphyrie. S.a. Coproporphyria symptomatica.

**Vorkommen/Epidemiologie**
Prävalenz: 0,1-0,4/100.000 Einwohner.

**Ätiologie**
Autosomal-dominant vererbte Mutationen des CPO Gens (Coproporphyrinogen-Oxidase Gen; Genlokus: 3q12), der zu einer partiellen Insuffizienz der Coproporphyrinogen-Oxidase führt.

**Manifestation**
Sehr selten vor der Pubertät; meist 18.-40. Lebensjahr. Neonatal-onset ist vereinzelt an Kasuistiken beschrieben.

**Klinisches Bild**
Kutane und neuroviszerale Symptomatik.
- Integument: Rötlich-livide, sukkulente, juckende Infiltrate oder persistierende, livide Erytheme und Blasenbildung der Handrücken nach Sonnenbelichtung. S.u. Porphyria cutanea tarda.
- Extrakutane Manifestationen: U.a. kolikartige epigastrische Bauchschmerzen (oft über mehrere Tage andauernd). Häufig Tachykardien, Bluthochdruck sowie neurologische Dysfunktionen z.B. Krampfanfälle, Sehstörungen oder motorische Neuropathien die meist an der unteren Extremität beginnen. Selten: Interstitielle Nephritis.

**Labor**
Große Mengen Koproporphyrin III in Stuhl und Urin.

**Therapie**
Therapie der akuten Symptomatik, s.u. Porphyriesyndrom, akutes. Prophylaktisch textiler und chemisch/physikalischer Lichtschutz (s.a. Lichtschutzmittel), ggf. Umkehr des Tag-Nacht-Rhythmus. S.a. Porphyria cutanea tarda.

## Coproporphyria symptomatica E80.2

**Definition**
Sekundäre, hepatische Porphyrie bei akuten und chronischen Störungen der Leberfunktion.

**Ätiologie**
Genetische Disposition. Provokation durch Alkohol, Schwermetalle, Leberkrankheiten, Infektionskrankheiten, Diabetes mellitus, Barbiturate, Sulfonamide, Östrogene, Kontrazeptiva.

**Labor**
Coproporphyria hereditaria.

**Therapie**
Meiden provozierender Faktoren (z.B. Alkohol). Ansonsten entsprechend der Porphyria cutanea tarda.

## COP-Schema

**Definition**
Chemotherapieprotokoll mit Kombination unten genannter Chemotherapeutika.

**Indikation**
Frühe Stadien des kutanen B- und T-Zell-Lymphoms niedrigen bis mittleren Malignitätsgrades (Lymphom der Haut).

**Durchführung**
Therapiezyklus mit:
- Cyclophosphamid 400 mg/m$^2$ KO/Tag p.o., Tag 1-5.
- Vincristin 1,4 mg/m$^2$ KO/Tag i.v., Tag 1.
- Prednisolon 100 mg/m$^2$ KO/Tag p.o., Tag 1-5.

Wiederholung alle 3 Wochen bis zum Wirkungseintritt, danach individuell fortsetzen (Re-Staging alle 6 Monate).

## Cornea verticillata H17.8

**Definition**
Wirbelförmige, gelb-braune Hornhauttrübungslinien. Obligates Symptom bei Angiokeratoma corporis diffusum. Schlechte Prognose aufgrund zunehmender Herz- und Niereninsuffizienz bei Organbeteiligung der Speicherkrankheit.

**Therapie**
Behandlung durch den Augenarzt, s.a. Angiokeratoma corporis diffusum.

## Cornelia-de-Lange-Syndrom Q87.0

**Definition**
Seltene, embryonale Entwicklungsstörung mit Ausbildung eines typischen Anomaliekomplexes mit brachyzephaler Schädelbildung, dichten, über der Nasenwurzel zusammengewachsenen Augenbrauen, langen Augenwimpern, generalisierter Hypertrichose vom Lanugohaartyp, besonders dichter Haarbesatz im Nacken, an den Ellenbogen, über der Wirbelsäule, kleiner Nase mit nach vorne stehenden Nasenöffnungen, tiefem Nasensattel, hypoplastischem Unterkiefer, tief sitzenden Ohrmuscheln, kleinen Händen und Füßen. Zusätzlich Livedo reticularis generalisata und hypoplastische Papillarlinien, melanozytäre Naevi, Hypertelorismus, Zwergwuchs, geistige Retardierung, Syndaktylie.

**Prognose**
Meist frühzeitiger Tod.

## Cornified envelope

**Definition**
Membranartige, 15 nm dicke, dichte und sehr schwer lösliche Struktur an der inneren Seite der Zellmembran der Korneozyten. Sie bildet damit eine schwer zu durchdringende protektive Barriere gegen Umweltfaktoren. Der „cornified envelope“ ist aus zahlreichen Proteinen zusammengesetzt. Hierzu gehören: Filaggrine, Involucrin, Loricrin, die „small proline rich proteins“ (SPR), Repetin u.a. Die Gene dieser Proteine liegen alle in dem Cluster des epidermalen Differenzierungskomplexes (EDC), der sich im Bereich Chromosom 1q21 befindet. Das CE entwickelt sich während der Keratinisierung, die als eine besondere Form der Apoptose bezeichnet werden kann.

**Allgemeine Information**
Es wird vermutet, dass ansteigende Ca-Konzentrationen eine Vernetzung von Involucrin-Molekülen untereinander auslösen, die an die innere Zellmembran gebunden werden. Sie bilden damit das Grundgerüst. In einem zweiten Schritt werden vor allem Loricrin und SRPs, und andere Proteine, wie Repetin, durch Transglutaminasen über Disulfidbrücken und N-(γ-glutamyl)-Lysin-Isodipeptidbindungen mit dem Grundgerüst verbunden. Keratinintermediärfilamente und Filaggrin bilden Komplexe, die auch mit dem CE vernetzt werden und so die Hauptmasse der terminal differenzierten Keratinozyten darstellen.

## Cornu cutaneum L85.86

**Synonym(e)**
Hauthorn; Keratoma giganteum; cutaneous horn

**Definition**
Klinische Diagnose für einen aus Keratin bestehenden, an ein Tierhorn erinnernden Auswuchs der Haut.

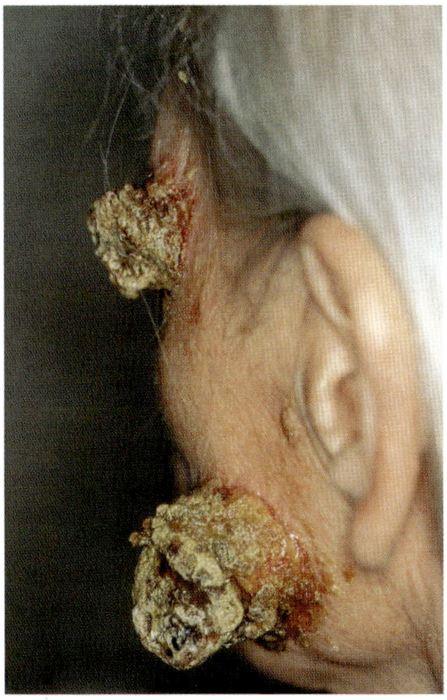

**Cornu cutaneum.** Stielartig das Hautniveau überragende stark hyperkeratotische Tumore im Bereich der Schläfe und der Wange bei älterer Patientin.

**Ätiologie**
Unter dem Bild eines Cornu cutaneum manifestieren sich insbesondere:
- Keratosis actinica
- Verruca seborrhoica
- Verrucae vulgares
- Arsenkeratosen
- Keratose, tricholemmale
- M. Bowen
- follikuläre Keratose
- spinozelluläres Karzinom
- Basalzellkarzinom
- Naevus verruköser, epidermaler.

**Lokalisation**
V.a. Gesicht und Kapillitium, meist einzeln.

**Klinisches Bild**
Gelb-bräunliches oder hautfarbenes, senkrecht oder gebogen auf der Haut fest aufsitzendes Hauthorn, das eine Größe bis zu 10 cm erreichen kann.

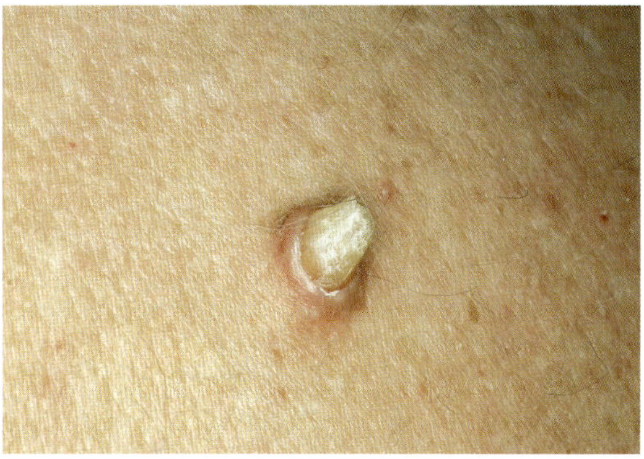

**Cornu cutaneum.** Erbsgroßer Knoten mit deutlichem Randwall und zentralem Hornkegel.

**Histologie**
Das histologische Bild richtet sich je nach der zugrunde liegenden Läsion.

**Therapie**
Exzision zum Ausschluss einer Malignität. Das histologische Ergebnis bestimmt das weitere Procedere.

## Corona phlebectatica I83.92

**Definition**
Besenreiserartige Venektasien mit teils fächerförmiger, teils pinselartiger Figuration. Mögliches Zeichen einer beginnenden chronischen venösen Insuffizienz.

**Lokalisation**
Knöchelgegend und Fußränder (Corona phlebectatica paraplantaris), teils übergreifend auf Fesselgegend.

**Therapie**
Ggf. Behandlung einer zugrunde liegenden chronischen venösen Insuffizienz.

## Corona veneris A54.1

### Definition
Papulosquamöse Syphilide (Syphilis an der Haargrenze).

### Therapie
S.u. Syphilid, papulosquamöses, s.u. Syphilis.

## Cortisonacetat

### Definition
Glukokortikoid.

### Indikation
Substitutionstherapie bei primärer und sekundärer NNR-Insuffizienz, schweren allergischen Reaktionen, Autoimmunerkrankungen.

### Eingeschränkte Indikation
Kinder 6-12 Jahre, Schwangerschaft.

### Dosierung und Art der Anwendung
25-50 mg/Tag p.o.

### Unerwünschte Wirkungen
S.u. systemische Glukokortikoide.

### Wechselwirkungen
S.u. systemische Glukokortikoide.

### Kontraindikation
Magen-Darm-Ulzera, schwere Osteoporose, virale Infektionen wie Herpes simplex, Herpes zoster (virämische Phase), Varizellen, Systemmykosen oder Protozoeninfektionen, Kinder <6 Jahre, Glaukom. S.a.u. systemische Glukokortikoide.

### Präparate
Cortison CIBA

## Corynebacterium diphtheriae

### Definition
Erreger der Diphtherie.

## Corynebacterium minutissimum

### Synonym(e)
Microsporon minutissimum

### Definition
Erreger des Erythrasma.

## Cotrimoxazol

### Definition
Chemotherapeutikum; Mischung von Sulfamethoxazol und Trimethoprim.

### Wirkungen
Hemmung der Tetrahydrofolsäureproduktion und kompetitive Hemmung der Dihydrofolatreduktase.

### Wirkungsspektrum
Acinetobacter spp., Bordetella pertussis, Brucella spp., Citrobacter spp., Enterobacter spp., Enterococcus spp., E. coli, Haemophilus influenzae, Klebsiella spp., Listeria monocytogenes, Morganella morganii, Nocardia spp., Plasmodium falciparum (nur in Kombination), Pneumocystis carinii (in hoher Dosierung), Proteus spp., Rochalimaea spp., Salmonella spp., Serratia macescens, Shigella spp., Staphylococcus spp., Streptococcus spp., Vibrio spp., Yersinia spp.

### Indikation
Atemwegsinfektionen, Pneumocystis carinii-Pneumonie, Infektionen der ableitenden Harnwege, des Magen-Darm-Traktes, weiblichen Genitaltrakts (nicht Lues!), Prostatitis. Proph. der Pneumocystis carinii-Pneumonie bei HIV-Patienten

### Eingeschränkte Indikation
Schwangerschaft 2. und 3. Trimenon, eingeschränkte Nierenfunktion, leichte Leberfunktionsstörungen, Schilddrüsenfunktionsstörungen, Überempfindlichkeit gegenüber Sulfonylharnstoffen, Diuretika und Antidiabetika auf Sulfonamidbasis, v.a. Folsäuremangel, fragiles X-Chromosom in Kombination mit geistiger Retardierung bei Kindern.

### Dosierung und Art der Anwendung
- Standardtherapie: 2mal/Tag 2 Tbl. (80 mg TMP + 400 mg SM) p.o.
- Bei Pneumocystis carinii-Pneumonie:
  - Leichte PCP: Doppelte Dosierung i.v.
  - Schwere PCP: SM 1mal 100 mg/kg KG, TMP 20 mg/kg KG, z.B. 3mal 5 Amp. in 500 ml NaCl über 90 Min. für 21 Tage.
  - Prophylaxe der PCP: 4 Tbl. forte (160 mg TMP + 800 mg SMZ) 3mal/Woche p.o.

### Unerwünschte Wirkungen
Lungeninfiltrate, Pneumonie, BB-Veränderungen, gastrointestinale Störungen, akute Pankreatitis, Petechien, allergische Reaktionen, Wissler-Syndrom, Glossitis, Gingivitis, Kopfschmerzen, Ataxie, Hypoglykämie, metabolische Azidose, Arthralgien.

### Kontraindikation
Schwangerschaft 1. Trimenon, Stillzeit (Neugeborene mit Hyperbilirubinämie oder Glukose-6-Phosphat-Dehydrogenase-Mangel sowie Frühgeborene), Überempfindlichkeit gegenüber Sulfonamiden und Trimethoprim-Analoga, Erythema exsudativum multiforme (auch in der Anamnese), schwere BB-Veränderungen, Glukose-6-Phosphat-Dehydrogenase-Mangel, Hämoglobinanomalien, Nierenschäden, dekompensierte Niereninsuffizienz, schwere Leberschäden, Leberfunktionsstörungen, akute hepatische Porphyrie.

### Präparate
Bactoreduct, Berlocid, Cotrim, Cotrimox-Wolff, Drylin, Eusaprim, Kepinol, Supracombin, TMS

### Hinweis(e)
Auftreten eines Sweet-Syndroms nach Einnahme von Cotrimoxazol wurde in der Literatur beschrieben.

## Cowden-Syndrom Q87.86

### Erstbeschreiber
Dennis u. Lloyd, 1963

### Synonym(e)
multiple Hamartome; M. Cowden; Hamartome-Syndrom; hamartoma tumor syndrome

C

### Definition
Autosomal-dominant vererbte Genodermatose (PTEN-Hamartom-Syndrom) mit pathognomischen mukokutanen Veränderungen wie faziale Tricholemmome, orale Papillomatose, akrale Keratosen. Zu den diagnostischen Hauptkriterien zählen Schilddrüsenkarzinome, Mamma- und Endometriumkarzinome, das dysplastische Gangliozytom des Kleinhirns sowie Makrozephalie (Lhermitte-Duclos-Syndrom).

### Vorkommen/Epidemiologie
Selten; Prävalenz 1/200.000 Einwohner.

### Ätiologie
- Mutationen des PTEN1-Tumorsuppressorgens (Phosphatase und Tensin Homolog Gen), das auf dem Genlokus 10q23.3 kartiert ist, mit konsekutiver Suppression der Protein-Tyrosin-Phosphatase (PTEN), eines Proteins, das physiologischerweise den Eintritt des Zelltodes unterstützt. Suppression von PTEN-Protein stimuliert somit Zellproliferation und hamartöses Wachstum.
- Verwandte Syndrome bei denen ebenfalls PTEN-Keimbahnmutationen gefunden wurden, sind das Bannayan-Riley-Ruvalcaba-Syndrom und das Proteus-Syndrom.

### Manifestation
Meist in der 3.-4. Lebensdekade. Frauen sind gegenüber Männern im Verhältnis 3:2 betroffen.

### Klinisches Bild
- Dermatologische Leitsymptome: Papulöse, zentrofaziale und akrale Läsionen. Periorifizielle und akrale Lentigines, ausgeprägte Papillomatose der Mundschleimhaut und des Intestinaltraktes. Tricholemmome, Trichoepitheliome im Gesicht. Gehäuft Lipome, Hämangiome und Vitiligo.
- Extrakutane Manifestationen: Vogelgesicht, Mikrostomie, Ober- und Unterkieferhypoplasie, schmale Nase, antimongoloide Lidachse. Lingua plicata, Zahnstellungsanomalien. Multiple Zysten in hyperplastischen Mammae, Leber, Schilddrüse und Knochen.

### Histologie
Papillome, Tricholemmom.

### Differenzialdiagnose
Gruber-Syndrom, Marfan-Syndrom.

### Therapie
Exzision bzw. elektrokaustische Abtragung kosmetisch störender oder verdächtiger Fehlbildungen, Überwachung und Sanierung von Karzinomen.

### Prognose
Hohe Korrelation mit malignen Tumoren, vor allem Mamma- und Schilddrüsenkarzinomen.

## Cowperitis N34.2

### Definition
Entzündung der Glandulae bulbourethrales der Frau unterschiedlicher Ätiologie, v.a. bei Gonorrhoe.

### Therapie
Behandlung der Grunderkrankung.

## COX-2

### Synonym(e)
Cyclooxygenase-2

### Definition
Akronym für Cyclooxygenase-2.

## Coxibe

### Synonym(e)
COX-2-Hemmer; COX-2 selektive Inhibitoren

### Definition
Nicht-steroidale Antirheumatika, die selektiv nur die für Schmerz und Entzündungen verantwortliche Cyclooxygenase-2 (COX-2) hemmen. S.u. Celecoxib, Parecoxib, Valdecoxib.

### Allgemeine Information

**!** Cave: **Der Wirkstoff Rofecoxib (Vioxx, Vioxx dolor) wurde vom Hersteller MSD (MERCK & SHARP & DOHME) wegen erhöhtem relativem Risiko von Herzinfarkten und Schlaganfällen im September 2004 vom Markt genommen. Die Rücknahme der Präparate basiert auf den Ergebnissen der APPPROVe-Studie (Adenomatous Polyp Prevention on VIOXX).**

**!** Cave: **Der Vertrieb des Wirkstoffes Valdecoxib wurde vom Hersteller Pfizer wegen der Gefahr schwerer allergischer Hautreaktionen im April 2005 auf Empfehlung der FDA ausgesetzt!**

## Coxsackie-Virus-Infektion B34.1

### Definition
Infektion mit Coxsackie-Viren, die u.a. Hand-Fuß-Mund-Krankheit, Herpangina, Bornholm-Krankheit oder Sommergrippe verursachen kann.

### Klinisches Bild
S.u. Hand-Fuß-Mund-Krankheit, Herpangina, Bornholm-Krankheit.

### Diagnose
- Zur Bestätigung der Infektion bei der Mutter: Coxsackievirus PCR oder ELISA aus maternalen Blut- und Stuhlproben sowie bei Entbindung aus Nabelschnurblut.
- Für Labordiagnostik beim Neugeborenen/Säugling: Coxsackievirus PCR oder ELISA aus Liquor, Serum, Rachenabstrich oder Stuhlproben.

### Komplikation
- Bei Infektionen mit Coxsackie-Echoviren im ersten und zweiten Trimenon: Nur ausnahmsweise wurden kindliche Missbildungen (ZNS, kardiovaskulär, gastroenteral, urogenital) beschrieben. Bei hoch fieberhaften Erkrankungen kann es gelegentlich zum Abort oder intrauterinem Fruchttod kommen. Das Risiko einer kindlichen Schädigung bei Geburt liegt im Bereich des sogenannten Normalrisikos von +/- 3,5%. Es gibt keinen Anhalt für eine Assoziation mütterlicher Enterovirusinfektion und fetaler/kindlicher Fehlbildungen oder Entwicklungsstörungen.

- Mütterliche Infektion gegen Ende des dritten Trimenons: Bei Neugeborenen von Müttern mit akuter Infektion kurz vor der Entbindung können schwere neonatale Erkrankungen auftreten: Sepsis, Meningoenzephalitis, Myokarditis, Hepatitis, Koagulopathie.
- Bei intrauterin übertragenen Infektionen ist der Krankheitsverlauf meist schwer, bei früh-postpartaler Infektion (z.B. durch Besucherkontakt oder auf Neugeborenenstation) ist die Symptomatik weniger schwer.
- STAR-Komplex: monatelang rezidivierende Arthritiden, Fieberschüben, Halsschmerzen und einem makulopapulösem Exanthem.

### Therapie
- Eine spezielle antiretrovirale Therapie ist zurzeit noch nicht verfügbar. Gute Erfolge (Off-Label-Use!) mit Pleconaril (Virustatikum, wirksam bei Rhinoviren) wurden in Einzelfallberichten beschrieben. Der Wert der IVIG-Therapie, z.B. mit Intratect, für Neugeborene und für Kontaktkinder bzw. -personen, wie sie bisher empfohlen wurde, ist nicht bewiesen.
- Maßnahmen zur Begrenzung der Infektion: Entbindungsstation/Neonatologie auf mögliche mütterliche Infektion hinweisen. Wichtig: Gute Hygienemaßnahmen. Rooming-in von Mutter mit Kind.

## CP-Schema

### Definition
Chemotherapieprotokoll mit Kombination unten genannter Chemotherapeutika.

### Indikation
Frühe Stadien des kutanen B- und T-Zell-Lymphoms niedrigen bis mittleren Malignitätsgrades (Lymphom der Haut).

### Durchführung
Therapieschema mit:
- Cyclophosphamid 1-2 mg/kg KG/Tag p.o.
- Prednisolon 0,5-1 mg/kg KG/Tag p.o.

Therapieschema über mind. 4 Wochen, dann Dosisreduktion bis zur individuellen Erhaltungsdosis.

## Crab dermatitis A26.8

### Definition
Erysipeloid-Epidemien bei Krabbenfischern.

### Therapie
Entsprechend Erysipeloid.

## Crabs A66.1

### Definition
Hyperkeratotische Prozesse an Palmae und Plantae in der tertiären Periode der Frambösie.

## C-reaktives Protein

### Synonym(e)
CRP

### Allgemeine Information
- In der Leber synthetisiertes Protein (Akutphaseprotein; s.u. Akutphasereaktion). Molekulargewicht von ca. 105 kDa), das bei krankhaften Veränderungen im Körper vermehrt exprimiert wird. Halbwertszeit: 20-30 Stunden.
- Das C-reaktive Protein scheint das Immunsystem auf verschiedene Arten zu beeinflussen, u.a. durch Komplementaktivierung, Beschleunigung der Phagozytose, Hemmung der Thrombozytenaggregation, T-Lymphozyten-Stimulation sowie Freisetzung von Lymphokinen.
- Nach einem akuten Ereignis kommt es innerhalb von 4 bis 8 Stunden zum Anstieg des CRP über den Normalwert (nephelometrisch gemessen 5 mg/l). Das CRP ist besonders erhöht bei Entzündungen (speziell bei bakteriellen Infektionen, weniger ausgeprägt bei viralen Infektionen, außerdem in Abhängigkeit von den unterschiedlichen Diagnosen bei rheumatischen und immunologisch bedingten Entzündungen).
- Laborwerte:
  - CRP normal: <0,5 mg/dl
  - CRP mäßig erhöht: 1-5 mg/dl
  - CRP deutlich erhöht: 5-10 mg/dl
  - CRP exzessiv erhöht: >10 mg/dl.

### Hinweis(e)
Ein erhöhtes CRP ist fast immer mit pathologischen Veränderungen verbunden und besitzt damit einen hohen Stellenwert bei der Diagnose, Verlaufskontrolle und Therapiekontrolle. Die CRP-Bestimmung ist weitgehend unabhängig von Faktoren, welche die Blutsenkungsgeschwindigkeit und die Leukozytenzahl beeinflussen.

## Crédésche Prophylaxe

### Definition
Heute nicht mehr offiziell vorgeschriebene, aber empfohlene Prophylaxe zur Vermeidung einer Gonoblenorrhoe bei Neugeborenen.

### Durchführung
Eingesetzt werden heute 0,05-1% Silbernitrat-Lösung (z.B. Mova Nitrat Pipette Augentropfen), 1% Erythromycin (z.B. Ecolicin Augentropfen, Ecolicin Augensalbe). Methode: Nach der Geburt Einträufeln von 1-2 Trp. oder 1 cm Salbenstrang in jedes Auge. Als generelle Prophylaxe nach der Geburt werden in vielen Entbindungskliniken heute Antibiotika (s.o.) angewendet, da hierdurch die heute häufigen Chlamydieninfektionen mitbekämpft werden (s.a. Einschlusskörperchen-Konjunktivitis).

### Unerwünschte Wirkungen
Die herkömmliche Silbernitrat-Lösung kann zur Reizung der Konjunktiven führen. Auftreten innerhalb von 6-8 Std. nach der Behandlung, Abklingen nach 24-48 Std. Da Silbernitrat sich jedoch nach wie vor als das sicherste Mittel gegen Gonokokken erweist (keine Resistenzen!), wird es insbesondere bei nachgewiesener Gonokokkeninfektion der Mutter auch heute noch als einmalige Prophylaxe eingesetzt.

## Cremes

### Definition
Mehrphasige Zubereitungen, die im einfachsten Fall aus einer lipophilen und einer wässrigen Phase bestehen. Man unter-

scheidet z.B. ambiphile Cremes, hydrophile Cremes, hydrophobe Cremes.

## Cremes, ambiphile

### Definition
Cremes, die einen Übergang zwischen hydrophoben Cremes und hydrophilen Cremes darstellen. Sie besitzen eine bikohärente Struktur aus hydrophiler und lipophiler Phase und enthalten relativ hohe Mengen an Öl-in-Wasser-Emulgatoren sowie Wasser-in-Öl-Emulgatoren. Ohne Brechen des Emulsionssystems können sowohl größere Mengen Wasser als auch lipophile Substanzen eingearbeitet werden, wobei sich mit gleitenden Übergängen ein O/W- bzw. ein W/O-Emulsionssystem ausbildet. Sie sind in der Rezeptur nahezu universell anwendbar.

### Wirkungen
Die Lipidzufuhr ist für die Haut größer als bei O/W-Emulsionssalben, sie sind aber wie diese leicht verstreich- und abwaschbar und besitzen einen gewissen Kühleffekt.

### Indikation
Subakute Hauterkrankungen beim seborrhoischen sowie beim sebostatischen Hauttyp.

### Inkompatibilität
- In ambiphilen Cremes, die nichtionische Emulgatoren mit einem hydrophilen Polyethylenglykolanteil enthalten, kann die Einarbeitung phenolischer Substanzen in Abhängigkeit von deren Konzentration zu Wirkungsverlusten oder auch zum Brechen der Emulsion führen.
- Inhomogenitäten können verursacht werden durch Wirkstoffe wie Benzalkoniumchlorid, Benzylalkohol, Cetylpyridiniumchlorid, Chlorocresol, Hexachlorophen, β-Naphthol, Nipagin, Oleum Thymi, Phenol. liquefact., Pix betulin., Pix juniper., Pix lithanth., Polidocanol, Pyrogallol, Resorcin, Salicylsäure, Tannin, Tetracain-HCl und Tyrothricin.
- Farbänderungen können u.a. bedingt werden durch Dithranol, Oxytetracyclin-HCl, Silbernitrat und Tetracyclin-HCl.
- Chloramin T führt zu einer Geruchsveränderung.

### Rezeptur(en)
R024 R067

## Cremes, hydrophile

### Definition
Cremes mit einer wässrigen äußeren Phase sowie Öl-in-Wasser-Emulgatoren wie Natrium- oder Trolaminseifen, sulfatierte Fettalkohole, Polysorbate, ggf. in Kombination mit Wasser-in-Öl-Emulgatoren (auch als Komplexemulgatoren bezeichnet). Sie müssen konserviert werden, hierfür eignen sich p-Hydroxybenzoesäureester, Sorbinsäure und Kaliumsorbat sowie Benzylalkohol.

### Wirkungen
Aufgrund der wässrigen Außenphase abwaschbar, gut auf der Haut verteilbar, rasch einziehend und kühlend.

### Indikation
Subakute und subchronische Dermatosen beim indifferenten bis fetten Hauttyp.

### Inkompatibilität
- Sind nichtionische Emulgatoren enthalten, kann die Einarbeitung phenolischer Substanzen in Abhängigkeit von deren Konzentration zu Wirkungsverlusten oder auch zum Brechen der Emulsion führen.
- Hydrophile Cremes, die anionische Emulgatoren enthalten, können bei der Verarbeitung kationischer Wirkstoffe infolge Bildung schwer löslicher Salze brechen, da dieser Emulgator dem System durch Salzbildung entzogen wird. Gleichzeitig kommt es zu einem Wirkungsverlust, da die gebundenen Arzneistoffe nicht mehr oder vermindert freigesetzt werden.
- Inhomogenitäten können verursacht werden durch Wirkstoffe wie Aluminiumchlorid, Bamipin-HCl, Benzalkoniumchlorid, Benzylalkohol, Calciumchlorid, Cetylpyridiniumchlorid, Chlorocresol, Chlorphenoxamin-HCl, Chlortetracyclin-HCl, Dimetindenmaleat, Diphenhydramin-HCl, Dithranol, Ethacridinlactat, Eucalyptol, Gentamicinsulfat, Hexachlorophen, Hydroxychinolinsulfat, β-Naphthol, Neomycinsulfat, Parabene, Oleum Thymi, Oxytetracyclin-HCl, Pheniraminhydrogenmaleat, Phenol. liquefact., Pix. betulin., Pix junip., Pix lithanth., Polidocanol, Procain-HCl, Resorcin, Salicylsäure, Tetracain-HCl, Tetracyclin-HCl, Tyrothricin und Undecylensäure.
- Chloramin T verursacht eine Geruchsveränderung.
- Dithranol, Pyrogallol, Silbernitrat und Tetracyclin-HCl verursachen Farbveränderungen.

### Rezeptur(en)
R279 R183

### Präparate
Abitima Basiscreme, Alfason Basis Cresa, Asche Basiscreme, Decoderm Basiscreme, Dermatop Basiscreme, Essex Basiscreme, Excipial Creme, Jellin Basiscreme, Linola Creme, Neribas Creme, Wolff Basiscreme

## Cremes, hydrophobe

### Definition
Mehrphasige Zubereitungen aus einer äußeren (lipophilen) und einer inneren (wässrigen) Phase. Sie enthalten Wasser-in-Öl-Emulgatoren wie z.B. Wollwachs, Sorbitanester, Monoglyceride sowie häufig Antioxidanzien zum Schutz der Fettphase gegenüber Peroxidbildung. Sie können, müssen aber nicht konserviert sein.

### Wirkungen
Durch die lipophile Außenphase auch bei höherem Wassergehalt fettende Salbe. Feuchtigkeitsundurchlässige Abdeckung der behandelten Hautareale mit Mazeration des Str. corneum (sie wirken stauend, da die Strömungsrichtung der Hautfeuchtigkeit nach innen gerichtet ist). Sie sind nicht abwaschbar und zeigen einen typischen Fettglanz auf der Haut.

### Indikation
Chronisches Stadium einer Dermatose, trockene Haut.

### Inkompatibilität
Nachstehende Informationen beziehen sich nicht auf Unguentum leniens!
- Inhomogenitäten können verursacht werden durch Wirkstoffe wie Aluminiumchlorid, Ammoniumbituminosulfonat, Amphotericin B, Bacitracin, Benzalkoniumchlorid, Benzylakohol, Cetylpyridiniumchlorid, Chloramin T,

Chlorphenoxamin-HCl, Chlortetracyclin-HCl, Dimetindenmaleat, Diphenhydramin-HCl, Dithranol, Eucalyptol, Kaliumiodid, Liq. alum. acet., Liq. carb. deterg., Menthol, Milchsäure, Natriumchlorid, Nicotinsäurebenzylester, Oxytetracyclin-HCl, Phenol. liquefact., Pix betulin., Pix juniper., Pix lithanth., Polidocanol, Pyrogallol, Resorcin, Tetracyclin-HCl, Tinct. Myrrh., Tyrothricin und Undecylensäure.
- Pyrogallol, Silbernitrat und Tetracyclin-HCl führen zu Farbveränderungen.
- Eine Verarbeitung von W/O-Emulsionssalben mit O/W-Emulsionssalben oder Lotionen (O/W-Emulsionen) führt in der Regel zum Brechen der W/O-Emulsion.
- Aluminiumchlorid und Ammoniumbituminosulfonat führen zu einer Verflüssigung.
- Chloramin T verursacht eine Geruchsveränderung.

**Rezeptur(en)**
R272 R275 R282 R149 R065

**Präparate**
Beispiele für Fertigprodukte: Dermatop Basissalbe, Eucerinum cum aqua, Excipial U Lipolotio, Excipial Fettcreme, Linola Fett, Neribas Salbe

## CREST-Syndrom M34.10

**Erstbeschreiber**
Winterbauer, 1964

**Definition**
Variante der systemischen Sklerodermie vom akralen Typ mit Kombination von Calcinosis metabolica, Raynaud-Syndrom, „Esophageal Dysfunction", Sklerodaktylie, Teleangiektasien. Entspricht dem CRST-Syndrom mit Ösophagusbeteiligung.

**Therapie**
- Entsprechend der systemischen Sklerodermie, siehe dort. S.a.u. Raynaud-Phänomen, Teleangiektasie, Calcinosis cutis.
- Kasuistisch wurden gute Erfolge der kutanen Kalzinose durch eine mehrmonatige IVIG-Therapie beschrieben (Dosierung: monatliche 4-Tageszyklen mit 2 g/Tag i.v.).

## Croconazol

**Definition**
Topisches Imidazol-Antimykotikum.

**Indikation**
Infektionen durch Dermatophyten, Hefen und Schimmelpilze.

**Dosierung und Art der Anwendung**
Creme/Gel: 1mal/Tag über 2 Wochen dünn auftragen, bei Tinea pedum bis zu 5 Wochen.

**Unerwünschte Wirkungen**
Pruritus, allergische Reaktionen, Hautreizung.

**Kontraindikation**
Azol-Überempfindlichkeit, Schwangerschaft.

**Präparate**
Pilzcin

## Cronkhite-Canada-Syndrom Q87.82

**Erstbeschreiber**
Cronkhite u. Canada, 1955

**Synonym(e)**
Polypose, diffuse gastrointestinale mit ektodermalen Veränderungen; polyposis, skin pigmentation, alopecia, and fingernail changes

**Definition**
Sehr seltenes, nicht familiäres, juveniles Polyposesyndrom, das häufig in Kombination mit gastrointestinalen Karzinomen, Hautveränderungen, Augenfehlbildungen, Spastizität und schwerem Entwicklungsrückstand auftritt.

**Ätiologie**
Ungeklärt.

**Manifestation**
Familiär, nach dem 40. Lebensjahr.

**Klinisches Bild**
Intestinale Polyposis: Malabsorption, Diarrhoen. Universelle, nicht vernarbende Alopezie aller Terminalhaare, Onychodystrophie und Hautpigmentierungen in Form von stecknadelkopfgroßen, rundlichen, bräunlichen Lentigines an Handtellern und Fußsohlen. Geistige Behinderung mit Krämpfen, Spastik, Skoliose, Mikrophthalmie, sekundäres Ektropion, Amaurose, Kryptorchismus, Wachstumsrückstand.

**Therapie**
Behandlung durch Internisten und Chirurgen. Aufgrund der Schwere der gastrointestinalen Störungen ist die Behandlung der Hauterscheinungen i.d.R. zweitrangig. Sie dienen vielmehr der diagnostischen Zuordnung des Krankheitsbildes.

**Prognose**
Ungünstig: Letaler Ausgang in 50% der Fälle, im Durchschnitt 18 Monate nach Einsetzen der Diarrhoen.

## Cross-Syndrom E70.38

**Synonym(e)**
Cross-McKusick-Breen-Syndrom; Kramer-Syndrom; oculocerebral syndrome with hypopigmentation

**Definition**
Seltenes, autosomal-rezessiv vererbtes Syndrom mit okulokutaner Hypopigmentierung, Mikrophthalmus, Hornhauttrübung, Nystagmus, Schwachsinn, Spastik.

**Manifestation**
Haut- und Augenveränderungen ab Geburt, neurologische Störungen in den ersten Lebenswochen.

**Therapie**
In erster Linie neurologisches und ophthalmologisches Krankheitsbild. Dermatologisch: Lichtschutz (z.B. Anthelios), Augenschutz, wegen Empfindlichkeit der Haut regelmäßige Kontrolle auf maligne Transformationen.

## Crosti-Retikulohistiozytose C85.12

**Erstbeschreiber**
Crosti, 1951

### Synonym(e)
Crosti-Syndrom; Retikulose von Crosti

### Definition
Seltene maligne Histiozytose, die durch einen meist am Rücken lokalisierten Hauttumor charakterisiert ist.

### Manifestation
Nach dem 40. Lebensjahr, vor allem Männer.

### Klinisches Bild
Zunächst isolierter, symptomarmer, meist plattenartiger, rötlicher Tumor, ggf. vorangehend ekzematoide Herde. Nach unterschiedlich langem Bestand Lymphknotenbefall, Generalisation.

### Histologie
Dichtes dermales Infiltrat aus histiozytoiden Zellen, subepidermal freier Streifen.

### Therapie
Röntgen-Oberflächenbestrahlung, Exzision einzelner Knoten.

## Crotamiton

### Definition
Antiparasitär und antipruriginös wirkende Substanz.

### Indikation
Scabies; Pruritus.

### Eingeschränkte Indikation
Kinder <3 Jahre (keine mehrmalige Applikation am Tag), Schwangerschaft, Stillzeit.

### Dosierung und Art der Anwendung
- Skabies: 5% als Salbe oder Gel oder 10% als Lotio oder Creme. Nach einem warmen Bad an 3-5 aufeinander folgenden Tagen den Körper 1mal/Tag vom Hals bis zu den Zehen einreiben.
- Pruritus: 10% Lotio oder Creme 2-3mal/Tag dünn auf die betroffenen Hautstellen auftragen.

### Unerwünschte Wirkungen
Selten allergische Reaktionen (nur bei Crotamitex Salbe: Paragruppenallergie!), kardiovaskuläre Reaktionen, Schwindel, Pruritus, Wärmegefühl.

### Kontraindikation
Anwendung am Auge, nässende Hautveränderungen, Paragruppenallergie (nur Crotamitex Salbe).

### Präparate
Crotamitex, Eraxil

### Hinweis(e)
Nicht auf verletzte Hautstellen auftragen!

## Crouzon-Syndrom Q87.0

### Erstbeschreiber
Crouzon, 1912

### Synonym(e)
Dysostosis craniofacialis hereditaria

### Definition
Kombination von Acanthosis nigricans benigna, Schädelanomalien, Augenanomalien, Hypoplasie des Oberkiefers, Innenohrschwerhörigkeit und meist normaler Intelligenz.

### Therapie
Symptomatische Therapie durch entsprechende Disziplin. Dermatologische Therapie der Acanthosis nigricans steht im Hintergrund.

## CRST-Syndrom M34.11

### Synonym(e)
Winterbauer-Syndrom

### Definition
CREST-Syndrom ohne Ösophagus-Beteiligung.

### Therapie
S.u. Sklerodermie, systemische.

## Crusta lactea L30.8

### Synonym(e)
Milchschorf; milk crust; milk scurf; Gneis

### Definition
Überwiegend am Kapillitium auftretende frühkindliche Form eines seborrhoischen oder atopischen Ekzems. Von den meisten Autoren als Variante des Eccema infantum angesehen.

### Ätiologie
Genetische Faktoren, Ernährungsstörungen, Nahrungsmittelunverträglichkeit (z.B. Kuhmilchproteine, Hühnereiproteine, Sojaprodukte).

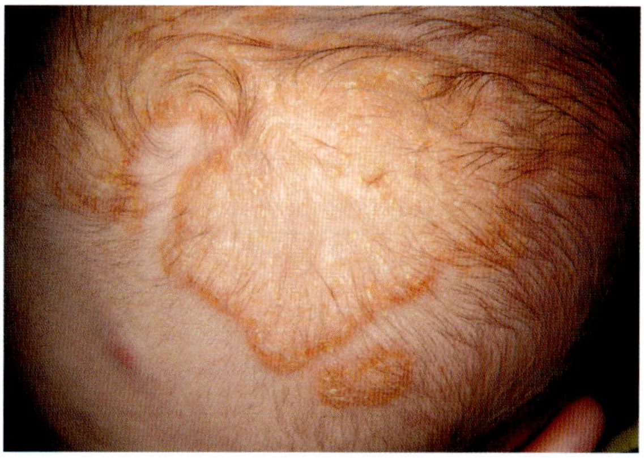

**Crusta lactea.** Scharf begrenzte, gelbliche, fettig schuppende und krustöse Beläge am Kapillitium eines 4 Monate alten Säuglings.

### Klinisches Bild
An verbrannte Milch erinnernder, fest haftender, gelblicher, fettig-schuppender Belag der Kopfhaut.

### Therapie
S.u. Eccema infantum.

### Prognose
S.u. Eccema infantum.

## Cryptococcus

**Definition**
Gattung imperfekter Hefen (Basidiomyzeten), die runde und ovale Sprosszellen mit kapselartiger Umhüllung aus Polysaccharidschleim bilden. Von der Gattung Cryptococcus ist praktisch nur C. neoformans pathogen und tritt als Erreger der Kryptokokkose in Erscheinung.

**Allgemeine Information**
Cryptococcus neoformans wird in zwei Varietäten unterteilt, die sich durch ihr Wachstumsverhalten in der Kultur (wächst auf Sabouraud-Agar bei 30-37 °C) unterscheiden:
- Cryptococcus neoformans var. neoformans (Serotypen A und D) ist weltweit verbreitet und verantwortlich für mindestens 80-90% aller Kryptokokkosen bei HIV-Infektion.
- Cryptococcus neoformans var. gatti (Serotypen B und C) ist fast ausschließlich in Tropen oder Subtropen verbreitet und verantwortlich für Kryptokokkosen bei immunkompetenten Wirten.

**Vorkommen/Epidemiologie**
Im Erdboden und in organischem Materialien. Besonders groß ist die Konzentration in Vogel-, insbes. Taubenmist. C. neoformans var. gatti wird auch sehr oft in der Nähe und auf Eucalyptusgewächsen und deren Resten gefunden. Infektionen bei Menschen erfolgen über Inhalation von erregerhaltigem Staub.

**Mikroskopie**
Pilzzellen: 2,5-10 µm groß, keine Bildung von Pseudophyphen und Hyphen. Im Gewebe mittels Grocott-Färbung (Versilberung) gut darstellbar.

## Cryptococcus neoformans

**Synonym(e)**
Toluropsis neoformans

**Definition**
Erreger der Kryptokokkose.

## Ctenocephalides canis

**Definition**
Hundefloh. S.a. Flöhe, Flohstich.

## Culicosis T14.0

**Definition**
Entzündliche, meist urtikarielle Hautreaktion nach Insektenstich (z.B. durch Mücken oder Fliegen).

**Lokalisation**
Frei getragene Hautpartien.

**Klinisches Bild**
- Bei der Stichreaktion besteht deutlicher, unangenehmer Schmerz am Expositionsort, später auch Juckreiz. Quaddelbildung mit einem zentralen meist hämorrhagischen Punkt an der Einstichstelle. Blasenbildung ist nicht selten (Culicosis bullosa). Seltener großflächiges, über den eigentlichen Expositionsort hinausgehendes, bis handtellergroßes (selten größer) sukkulentes Infiltrat.
- Einige Menschen reagieren auf Insektenstiche mit langzeitig persistierenden, stark juckenden Granulomen. Derartige Beobachtungen werden nicht selten nach Urlaub in warmen Klimaten (z.B. Subtropen oder Tropen) gemacht.

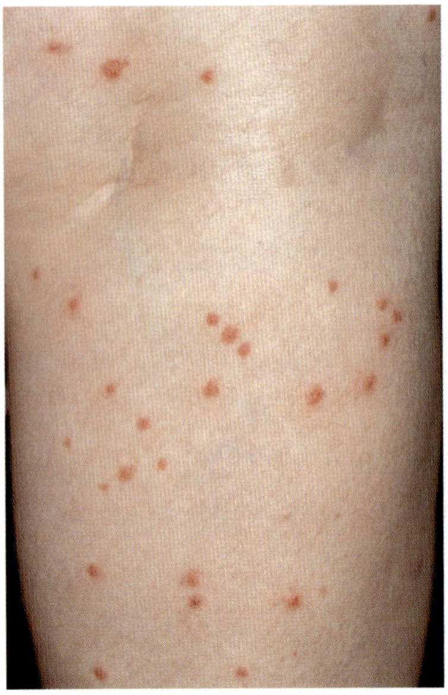

**Culicosis.** Disseminierte, unregelmäßig konfigurierte, heftig juckende, intensiv rote urtikarielle Papeln und Papulovesikel, etwa 3-4 Stunden nach einem Insektenstich aufgetreten. Die Hauterscheinungen können „wochenlang" juckend persistieren!

**Therapie**
In der Regel nicht erforderlich. Bei starker Hautreaktion kurzfristig Glukokortikoid wie 0,5% Hydrocortison-Creme z.B. Hydrogalen Creme, **R119** oder ggf. die stärker wirksame 0,1% Betamethason-Lotio (z.B. Betagalen Lotio, **R030**).

## Culicosis bullosa T00.96

**Definition**
Blasenbildung nach Insektenstich (z.B. durch Mücken oder Fliegen).

**Ätiologie**
Individuelle immunologische Reaktion gegen das Antigen bestimmter Insekten. Kombination einer humoralen, IgE-vermittelten Reaktion und einer zellulären Typ IV-Reaktion.

**Lokalisation**
V.a. an den Unterschenkeln.

**Klinisches Bild**
Zunächst juckende, gerötete Papel; später Umwandlung in wenige prall gefüllte (subepitheliale) Blasen.

**Histologie**
Superfizielles und tiefes lymphozytäres Infiltrat mit ausgeprägter Eosinophilie. Intraepidermal finden sich spongiotische, Eosinophilen-gefüllte Bläschen, gelegentlich kommt es zu einer subepidermalen Blasenbildung. In ausgeprägten Fällen ist eine epidermale Nekrose zu beobachten.

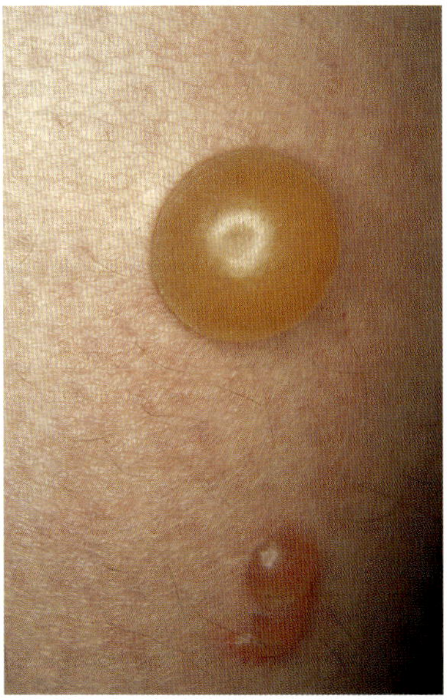

Culicosis bullosa. Blasenbildungen nach Mückenstich am Unterschenkel einer 18-jährigen Frau. Typisch ist die „plötzliche" Blasenbildung auf ansonsten unveränderter Haut.

### Differenzialdiagnose
Blasenbildende Dermatosen.

### Therapie
Feuchte Umschläge mit antiseptischen Zusätzen wie Chinolinol-Lösung (z.B. Chinosol 1:1000) oder Kaliumpermanganat (hellrosa). Ggf. kurzfristig Glukokortikoidexterna wie 0,1% Hydrocortison-17-butyrat Creme (Laticort). Blasen steril abpunktieren, Blasendach als Infektionsschutz belassen, steril verbinden.

## Cullen-Hellendahlsches Zeichen K86.8

### Definition
Gitter- oder Livedo reticularis-artig angeordnete, bläulichgrüne, periumbilikale Zeichnung bei Ruptur des Ductus choledochus oder akuter Pankreasnekrose.

## Cumarine, systemische

### Definition
Indirekt wirkende Antikoagulanzien.

### Indikation
Rezidivprophylaxe nach Thrombosen und Embolien.

### Eingeschränkte Indikation
Abortus imminens, Alkoholismus, Alter >65 Jahre, Epilepsie, Angiographie, Blutbildungsstörungen, schwerer Diabetes, dekompensierte Herzinsuffizienz, Perikarderguss, Vaskulitiden.

### Dosierung und Art der Anwendung
Siehe Tabelle 1 [Wichtige Cumarine, Dosierung, Pharmakologie].

### Unerwünschte Wirkungen

**Merke: Blutungskomplikationen (Antidot: Vitamin K 20 mg/Tag p.o., bei lebensbedrohlichen Blutungen: 2.000 IE Prothrombinkomplex als Kurzinfusion i.v., Wiederholung alle 6-8 Std. über 48 Std. sowie Vitamin K 20 mg/Tag p.o. bis zur Stabilisierung des Quick-Wertes).**

Außerdem: Allergische Reaktionen, Pruritus, Haarausfall, Cumarinnekrosen, toxische Leberschäden, Darmnekrosen.

### Kontraindikation
Schwangerschaft (Chondrodysplasien), Stillzeit, Aneurysmen, Blutungsneigung, chron. entzündliche Darmerkrankungen, floride Endocarditis lenta, Gehirnverletzungen, Hypertonie (>180 mm Hg systolisch bzw. 105 mm Hg diastolisch), viszerale Karzinome, Leukämie mit Blutungstendenz, kavernöse Lungentuberkulose, Ulcera ventriculi oder duodeni, manifeste Niereninsuffizienz, Nierensteine, Operation an ZNS, Auge, Prostata, Retinopathie mit Blutungsrisiko, Apoplex, thrombozytopenische Purpura, schwere Thrombopenie, offene Wunden.

### Präparate
Marcumar, Phenpro-ratiopharm, Coumadin

### Hinweis(e)

**Merke: Zur Therapiekontrolle Bestimmung des Quick- oder INR-Wertes alle 3-4 Wochen!**

**Cumarine, systemische. Tabelle 1.** Wichtige Cumarine, Dosierung, Pharmakologie

| Substanz | HWZ | Dosierung | Präparat |
|---|---|---|---|
| **Phenprocoumon** | 160 Std. | Initial: Tag 1: 6-18 mg; Tag 2: 6-12 mg. Ab Tag 3 Dosierung anhand des INR/Quickwertes: Quick >30%: Bis zu 4,5 mg; Quick 20-30%: Max. 1,5 mg. | Marcumar |
| | | Erhaltungsdosis: 1,5-6 mg/Tag | |
| **Warfarin** | 42 Std. | 2,5-10 mg/Tag über 2-4 Tage | Coumadin |
| | | Erhaltungsdosis: 2-10 mg/Tag (anhand des Quick/INR) | |

Die Dosierung ist durch Bestimmung der Thromboplastinzeit (INR/Quick-Wert) zu überwachen und individuell anzupassen, die Erstbestimmung muss stets vor Beginn der Behandlung erfolgen! Angestrebt wird ein wirksamer Bereich je nach Art der Erkrankung von INR 2,0-3,5 bzw. ein Quick-Wert von 15-30% der Norm. Tägliche Überwachung der Therapie mit Hilfe der INR-Methode. Anzustrebende INR-Werte: Therapie tiefer Venenthrombosen, Lungenembolie, Thromboembolie mit Vorhofflimmern: 2,0-3,0. Bei rezidivierenden tiefen Venenthrombosen, Lungenembolien, arteriellen Erkrankungen einschließlich Herzinfarkten: Bei Patienten mit großem Thromboembolierisiko muss evtl. auf einen höheren INR-Wert zugesteuert werden. Ein INR-Wert >4,0 bringt jedoch keinen zusätzlichen therapeutischen Nutzen.

### Patienteninformation

**Merke: Alle Patienten, die Cumarine erhalten, sollten einen Ausweis mit sich führen, in dem die Tagesdosis und die INR/Quick-Werte festgehalten sind. Die Patienten sollten ausführlich über Lebensmittel, die einen besonders hohen Anteil an Vitamin K enthalten (antagonisiert Cumarin-Wirkung), informiert werden und diese Lebensmittel meiden!**

## Cumarinnekrose Y44.2

### Synonym(e)
Coumarin necrosis

### Definition
Seltene hämorrhagische Nekrose bei antikoagulativer Behandlung mit Cumarinen.

### Vorkommen/Epidemiologie
Inzidenz: 0,1%, v.a. bei hereditärem Protein-C-Mangel.

### Manifestation
V.a. bei Frauen auftretend.

### Lokalisation
Brustregion, Extremitäten, Gesäß.

### Klinisches Bild
2-10 Tage nach Therapiebeginn umschriebene, häufig einem Livedo-Muster folgende, sattrote bis blau-rote, zackig begrenzte Flecken; rasche Konfluenz. Es resultieren großflächige, sukkulente, rot-blaue bis blau-schwarze schmerzhafte Läsionen. Ausbildung großflächiger hämorrhagischer Blasen. Innerhalb der nächsten Tage entwickeln sich auf die Läsion begrenzte flächenhafte, tief reichende, schmerzhafte Ulzera.

### Labor
Protein-C-Erniedrigung (Purpura fulminans).

### Histologie
Fettgewebsnekrosen; im Frühstadium: Nachweis von hyalinen Thromben in den Venolen des Koriums und des subkutanen Fettgewebes; fibrinoide Nekrosen der Gefäßwände, Erythrozytenextravasate.

### Differenzialdiagnose
heparininduzierte Thrombozytopenie

### Externe Therapie
Symptomatische stadiengerechte Lokaltherapie mit Nekrosektomie, granulationsfördernden Wundverbänden (z.B. Varihesive E) und steriler Abdeckung, s.u. Wundbehandlung. Abheilung nach mehreren Wochen unter Bildung tief eingezogener Narben.

### Interne Therapie
Umstellen der Cumarinpräparate auf Heparin. Gegenwirkung durch Vitamin K (z.B. Konakion-Lösung) 1-5 Trp. bei leichter, 5-10 Trp. bei schwerer Ausprägung in Abhängigkeit von Gerinnungsstatus und Grunderkrankung. Der Effekt der Therapieumstellung ist umstritten. Vermutlich lässt sich der Krankheitsverlauf damit nicht beeinflussen. Bei Beibehaltung der Cumarin-Therapie muss es im Verlauf nicht zu weiteren Nekrosen kommen.

### Prognose
Krankheitsverlauf durch Absetzen der Therapie nicht beeinflussbar. Abheilung nach mehreren Wochen. Bildung tiefeingezogener Narben.

## Curie

### Definition
Alte Einheit für die Aktivität, Abkürzung: Ci. 1 Ci = 3,7 mal $10^{10}$ Zerfälle pro Sekunde. Neue Einheit ist das Becquerel, 1 Bq = 27,03 pCi.

## Cushing-Schwelle

### Definition
Die niedrigste Dosis eines therapeutisch verabreichten Glukokortikoids, bei deren längerfristigem Überschreiten bei täglicher Applikation sich ein Cushing-Syndrom ausbildet. Je nach Stärke des verabreichten Steroids (Äquivalenzdosis) variiert die Cushing-Schwelle.

## Cushing-Syndrom E24.9

### Erstbeschreiber
Apert, 1910; Gallais, 1912; Cushing, 1932

### Synonym(e)
Morbus Cushing; Cushing-Krankheit; Crooke-Apert-Gallais-Syndrom; Apert-Cushing-Syndrom; Apert-Gallais-Syndrom; Hyperkortizismus; Hyperpituitarismus, basophiler; Hyperkortisolismus; Incenko-Cushing-Krankheit; Cushing's basophilism; basophil adenoma; hyperadrenocorticism

### Definition
Stoffwechselstörungen durch Überangebot an Glukokortikoiden:

- Endogen primär durch Überproduktion von Glukokortikoiden in der Nebennierenrinde.
- Endogen sekundär bei Hypophysentumoren, paraneoplastisch bei ACTH-produzierenden Tumoren.
- Exogen iatrogen bei Glukokortikoidmedikation.

### Klinisches Bild
Dermatologisch imponieren neben dem typischen Vollmondgesicht Striae cutis distensae und eine Steroid-Akne. Bei 20% der Patienten (v.a. Frauen) Hirsutismus. Gelegentlich Hyperpigmentierungen oder Purpura.

### Diagnose
Durch moderne bildgebende Verfahren wie MRT, CT, Sinus-Petrosus-inferior-Katheter unter CRH-Stimulation, CRH-Stimulationstest und Dexamethason-Suppressionstest möglich.

### Therapie
Bei Stoffwechselstörungen und Tumoren: Behandlung der Grunderkrankung durch Internisten oder Chirurgen. Bei Glukokortikoid-Medikation: Senkung der Dosis möglichst unter die Cushing-Schwelle (5-7,5 mg/Tag Prednisolon-Äquivalent) oder ggf. Umstellen der Medikation auf andere Immunsuppressiva.

## Cutis

### Definition
Lateinische Bezeichnung für Haut; Zusammensetzung aus Dermis Korium und Epidermis.

## Cutis anserina R23.8

### Synonym(e)
Gänsehaut

### Definition
Durch Kälteexposition oder psychische Einflüsse hervorgerufene Kontraktion der Errectores pilorum mit Hervortreten der Haarfollikelöffnungen über das Hautniveau und Ausbildung eines „Gänsehaut-artigen" Aspektes.

### Therapie
Wärmezufuhr.

## Cutis hyperelastica Q79.60

### Synonym(e)
Gummihaut

### Definition
Charakteristisches Teilsymptom des Ehlers-Danlos-Syndroms mit enormer Dehnbarkeit der Haut; selten bei Hyperthyreotikern und bei Gesunden.

### Klinisches Bild
Überdehnbare, in hohen, rasch wieder verstreichenden Falten abhebbare Haut. Erhöhte Verletzbarkeit der Haut mit resultierenden atrophischen Narben und Hyperpigmentierungen. S.a. Dermatorrhexis.

### Therapie
Keine kausale Therapie bekannt.

## Cutis laxa Q82.81

### Erstbeschreiber
D' Alibert, 1832

### Synonym(e)
Dermatochalasis; Elastolysis generalisata; Dermatomegalie; Chalazodermie

### Definition
Inhomogenes Krankheitsbild mit zu weiter, schlaffer, in Falten hängender Haut. Unterschieden werden eine kongenitale und eine erworbene Form.

### Ätiologie
- Kongenitale Form: Inhomogene Krankheitsgruppe mit unterschiedlichen Gendefekten und Vererbungsmechanismen.
  - Die autosomal-dominante Variante zeigt Mutationen des ELN (Elastin)-Gens das für Tropelastin kodiert.
  - Die autosomal-dominante marfanoide Variante ist durch Mutationen der Laminin-beta-1- und LAMB-1-Gene gekennzeichnet.
  - Die autosomal-rezessive Form charakterisiert sich durch Mutationen der Fibulin-5- und DANCE-Gene.
  - Bei der X-chromosomal-rezessiven Variante ist der Gendefekt noch nicht bekannt.
- Erworbene Form: Auslösung ist beschrieben durch Medikamente (v.a. Penicillin), Fokalinfektionen, Hypophysenstörungen, Plasmozytom oder monoklonale Gammopathie (s.u. Paraproteinämie, Hautveränderungen), Erythema exsudativum multiforme, M. Hodgkin, Urticaria pigmentosa, Dermatitis herpetiformis oder auch bei schneller Gewichtsreduktion.

### Klinisches Bild
Weit von der Unterlage abhebbare, nicht verdünnte Haut. Grobe schlaffe Hautfalten am gesamten Integument. Dadurch entsteht der Eindruck, die Patienten hätten eine viel zu große Haut an. Bei Befall der Augenlider und des Gesichtes entsteht ein trauriger, vorgealterter Gesichtsausdruck. Ggf. Beteiligung innerer Organe v.a. Lunge, Herz, elastische Arterien, Gastrointestinaltrakt und Urogenitaltrakt.

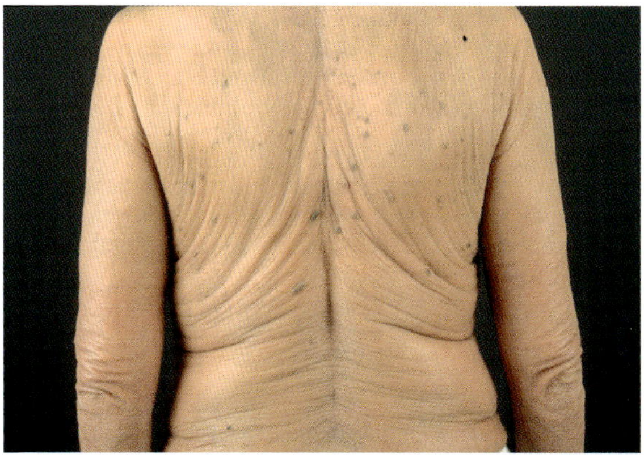

**Cutis laxa.** Erworbene Form bei 60-jähriger, ansonsten gesunder Frau. Hautveränderungen sind wahrscheinlich medikamentös induziert. Innerhalb von 2 Jahren aufgetretene „zu weite Haut" mit deutlich hängenden Hautfalten.

### Histologie
Fehlen oder granuläre Degeneration der elastischen Fasern. Elektronenmikroskopie: Verminderung oder Fehlen der granulären Strukturen der elastischen Fasern bei unveränderten Mikrofibrillen. Kollagenfasern sind unverändert.

### Diagnose
Klinik, Histologie.

### Differenzialdiagnose
Ehlers-Danlos-Syndrom, Pseudoxanthoma elasticum. Abzugrenzen ist eine umschriebene Form mit Cutis laxa-artigem Aspekt, s.u. Elastoderma.

### Therapie
- Symptomatisch straffende Maßnahmen wie z.B. Gymnastik, Kalt-Warm-Duschen, Bindegewebsmassage, ggf. operative Korrektur. Bei Mitbeteiligung der elastischen Arterien ernsthafte Prognose.
- Kongenitale Form: Keine kausale Therapie bekannt.
- Erworbene Form: Behandlung der Grunderkrankung bzw. Absetzen der Medikamente.

## Cutis marmorata teleangiectatica congenita Q27.8

### Erstbeschreiber
Van Lohuizen, 1922

### Synonym(e)
Cutis teleangiectatica congenita; van Lohuizen-Syndrom; Phlebectasia congenita generalisata; angeborene generalisierte Phlebektasie; Livedo reticularis congenitalis; Phlebectasia congenita

### Definition
Konnatale, durch Teleangiektasien und Phlebektasien hervorgerufene, generalisierte oder lokalisierte, nicht selten systematisierte (entweder entlang der Dermatomgrenzen ausgebildet oder den Blaschko-Linien folgend), netzförmige Zeichnung der Haut. Die Missbildung (Unterscheidung zur passageren Livedo reticularis des Neugeborenen) kann isoliert an der Haut auftreten oder mit mesodermalen oder neuroektodermalen Anomalien einhergehen. Nicht selten sind Hautatrophien in der befallenen Haut. Auch lokalisierte Atrophien des subkutanen Fettgewebes, der angrenzenden Muskulatur sowie des knöchernen Skeletts sind beschrieben.

### Ätiologie
Diskutiert werden verzögerte Ausbildung des subkutanen Fettgewebes und dadurch Durchscheinen des tiefen Gefäßplexus, angeborene Gefäßektasie, vereinzelt autosomal-dominanter Erbgang.

### Manifestation
Ab Geburt, keine Geschlechtsbevorzugung.

### Lokalisation
Sowohl lokalisierte, unilaterale Formen (meist segmental oder den Blaschko-Linien folgend), v.a. an den Extremitäten; auch isoliert am Stamm. Selten ist generalisiertes Auftreten möglich.

### Klinisches Bild
- Integument: Unsymmetrisch verteilte Cutis marmorata mit Teleangiektasien und Phlebektasien; häufig auffallend dünne, durchscheinende (atrophische) Haut mit deutlicher Venenzeichnung. Seltener Spinnennävi oder andere vaskuläre Naevi (z.B. Naevus anaemicus), einzelne prominente Venen und Ulzerationen. Bei Jugendlichen und Erwachsenen kann eine deutliche Fettgewebs- und Muskelatrophie vorhanden sein.
- Extrakutane Manifestationen: Genitoanale Anomalien, Skelettveränderungen, Hyperkalzämie, Augenveränderungen, Missbildungen wie Hemiatrophie, Hemiatrophie betroffener Extremitäten, neuromuskuläre Störungen. Vereinzelt Ausprägung eines progerieartigen Aspektes.

### Histologie
Vermehrte, zum Teil lakunär erweiterte Kapillaren, Venulen in der Dermis und Subkutis.

### Differenzialdiagnose
- Livedo reticularis des Neugeborenen (reaktiv, rückbildungsfähig in den ersten Lebensmonaten)
- Genuine diffuse Phlebektasie
- Acrodermatitis chronica atrophicans (nicht angeboren, DD bei Erwachsenen, die sich erstmals mit den Erscheinungen vorstellen; fehlende Serologie, Histologie ist für die chronische Borreliose diagnostisch)
- Livedo racemosa (nicht angeboren, Histologie ist diagnostisch, weitere Zeichen der Systemvaskulitis); s.u. Livedosyndrome.

### Therapie
Schutz vor Unterkühlung. Bei Ausbildung von Ulzerationen stadiengerechte Wundbehandlung.

### Prognose
Deutliche Rückbildung in 50% der Fälle in den ersten Lebensjahren. Ein Teil der Fälle persistiert oder entwickelt sich progredient (Atrophie von Haut, Fettgewebe, Muskulatur und/oder Skelettsystem).

## Cutis rhomboidalis nuchae L57.20

### Erstbeschreiber
Jadassohn, 1925

### Definition
Zeichen einer ausgeprägten senilen Elastose mit Ausbildung tiefer, rautenförmiger Furchen im Nacken, Teilsymptom der Landmannshaut.

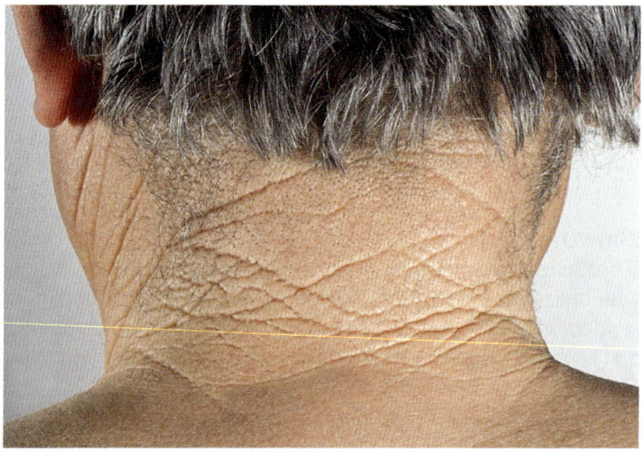

**Cutis rhomboidalis nuchae.** Rhombenartige Faltenbildung im Nacken bei massiver aktinischer Elastose.

### Therapie
Konsequenter Lichtschutz durch Lichtschutzmittel (z.B. Eucerin Sun, Anthelios), Vermeiden direkter Sonnenbestrahlung sowie textiler Lichtschutz sind indiziert, um das Fortschreiten der Erkrankung zu verhindern. Blande Hautpflege z.B. mit Ungt. emulsif. aq., s.a. Elastosis actinica.

## Cutis vagantium B94.81

### Synonym(e)
Vagabundenhaut

### Definition
Chronische Entzündung mit Ekzematisation und Impetiginisation der Haut bei Befall mit Kleiderläusen.

### Klinisches Bild
Strichförmige Exkoriationen, erodierte Papeln, seröse und hämorrhagische Krusten, Juckreiz, helle Närbchen und graubraune Verfärbungen, Lichenifikation. Lymphknotenschwellungen.

C

### Diagnose
Klinisches Bild; häufig Nachweis von Nissen und Kleiderläusen in der Wäsche.

### Differenzialdiagnose
Exsikkationsekzem, atopisches Ekzem.

### Therapie
Je nach klinischem Befund, antibakteriell oder antiekzematös, bei Nachweis von Nissen und Kleiderläusen der Pediculosis corporis entsprechend.

## Cutis verticis gyrata L91.8

### Erstbeschreiber
Roberts, 1843; Jadassohn, 1906; Unna, 1907

### Synonym(e)
Pachydermia verticis gyrata; Cutis verticis plicata; faltenartige Pachydermie; bull-dog-scalp-syndrome; Naevus cerebriformis; Cutis gyrata Unna; Cutis capitis gyrata; faltenartige Pachydermie Perin; Audry-Syndrom; pachydermie occipitale verticellée; pachydermie plicaturée

### Definition
Seltenes Krankheitsbild mit an Hirnwindungen erinnernden, in Reihen nebeneinander stehenden und verschmelzenden Hautfalten und tiefen Furchen.

### Einteilung
Man kann primäre Cutis verticis gyrata mit und ohne assoziierte Symptome sowie sekundäre Cutis verticis gyrata unterscheiden.
- Primäre idiopathische Form: Ätiologie ungeklärt. Beschrieben sind u.a. spontanes Auftreten, autosomal-rezessive, autosomal-dominante und X-chromosomal-rezessive Verläufe.
- Sekundäre Form als Symptom definierter Syndrome: u.a. bei Akromegalie, Amyloidose, Acanthosis nigricans, Kornealeukom, Miescher-Syndrom, Pachydermoperiostose, Myxödem, Diabetes mellitus, Ehlers-Danlos-Syndrom, Noonan-Syndrom, Turner-Syndrom.
- Sekundäre Form als Folge von Medikamenteneinnahme: insbes. nach exzessivem Gebrauch anaboler Steroide.

### Vorkommen/Epidemiologie
Weltweit wurde das Auftreten von Cutis verticis gyrata bei 0,5-3,4% aller geistig retardierten Menschen beschrieben.

### Manifestation
- Primäre Form: Während oder nach der Pubertät, bei 90% der Patienten vor dem 30. Lebensjahr. Männer sind 5mal häufiger als Frauen betroffen.
- Sekundäre Form: Je nach Grunderkrankung, oftmals bereits bei Geburt oder während der ersten Lebensjahre.

### Lokalisation
Vor allem behaarter Kopf, auch Stirn- und Nackengegend. Selten Palmae.

### Klinisches Bild
Wulstförmige, bis fingerdicke Falten. Evtl. vermindertes Haarwachstum auf den Hautfalten. Mögliche Mazeration und Superinfektion bei sehr dichter Faltenbildung. Die primäre Form ist häufig mit geistiger Retardierung, neurologischen Defiziten oder auch ophthalmologischen Veränderungen, wie Katarakt, Strabismus oder Retinitis pigmentosa assoziiert.

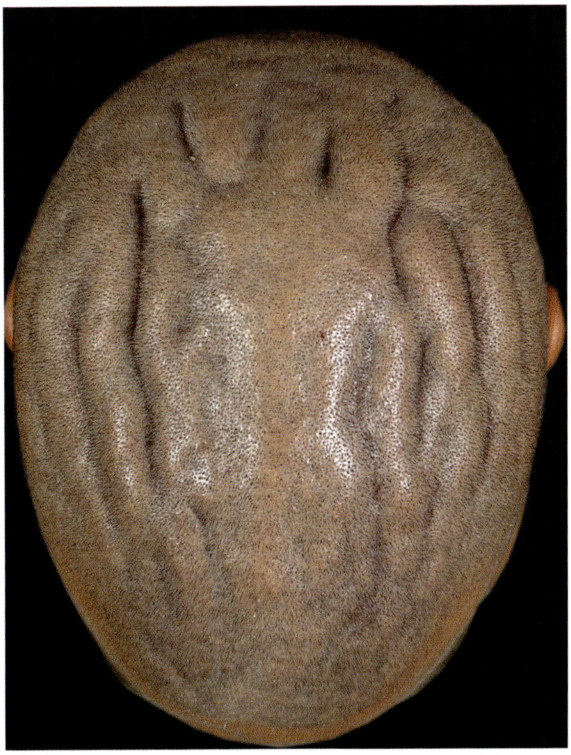

**Cutis verticis gyrata.** Zerebriforme (gyriforme), symmetrische, asymptomatische Faltungen und Furchungen der Kopfhaut.

### Differenzialdiagnose
Pseudocutis verticis gyrata; melanozytärer Naevus; Neurofibrom; Michelinreifen-Baby-Syndrom; leukämische Infiltrate und Amyloidose.

### Therapie
Eine kausale Therapie der Erkrankung ist nicht bekannt. Ggf. Exzision, Abklärung und ggf. Behandlung der Begleitsymptomatik.

### Prognose
Langsame Intensitätszunahme. Quoad vitam günstig.

## Cyclooxygenase-Inhibitor

### Synonym(e)
COX-Inhibitor

### Allgemeine Information
- Inhibitoren der Cyclooxygenase sind meist nichtsteroidale Antiphlogistika (NSAID). Die Mehrzahl der nichtsteroidalen Antiphlogistika hemmt relativ spezifisch die Cyclooxygenasen 1 und 2, wobei die Synthese aller Prostaglandine und Thromboxane über diese Enzyme erfolgt. Der Vorteil spezifischer Cyclooxygenase 2 Inhibitoren ist es, dass durch Cyclooxygenase 1-vermittelte Wirkungen wie Blutgerinnung und Magensekretproduktion nicht gehemmt werden, während durch Cyclooxygenase 2-vermittelte Wirkungen wie die Prostaglandin-Synthese und damit Entzündungsreaktionen selektiv gehemmt werden.
- In der Haut vermindern Cyclooxygenase-Inhibitoren

Erythem und erhöhte Cyclooxygenase Spiegel nach UV-Belastung. Cyclooxygenase 2-Inhibitoren werden als Chemotherapeutika zur Prävention UV-induzierter Hauttumoren angewendet.
- Nach systemischer Gabe von nichtsteroidalen Antiphlogistika treten Intoleranzreaktionen häufig auf und werden insbesondere der Hemmung der Cyclooxygenase 1 zugeschrieben (s.u. analgetikainduzierte Arzneimittelintoleranz). Intoleranzreaktionen können von Erythem, Urtikaria, Angioödem, Rhinitis, Konjunktivitis und Lichtempfindlichkeit bis hin zu Tachykardie, Schock und Stevens-Johnson Syndrom reichen.

## Cyclooxygenasen

### Erstbeschreiber

### Synonym(e)
COX

### Einteilung
Unterschieden werden zwei Formen, Cyclooxygenase 1 (COX 1) und Cyclooxygenase 2 (COX 2). Beide Enzyme sind in ihrer Protein-Struktur sehr ähnlich, unterscheiden sich jedoch stark in ihrer Funktion. Während die Cyclooxygenase 1 in fast allen Zellen konstitutiv vorkommt und für die physiologischen Konzentrationen der Prostaglandine verantwortlich ist, wird die Cyclooxygenase 2 in vielen Zellen als Antwort auf Zellschäden, Entzündung oder Zellaktivierung durch Agonisten wie Zytokine und Wachstumsfaktoren induziert.

### Allgemeine Information
Cyclooxygenasen (COX 1/COX 2) sind die geschwindigkeitsbestimmenden Enzyme bei der Synthese von Prostaglandinen aus Arachidonsäure. Die Cyclooxygenase-2 (COX 2) ist auf dem Chromosom 1q25.2-q25.3 kodiert. Beim COX 2-Gen handelt es sich um ein kompaktes (8 kb), schnell induzierbares Gen, das u.a. über UV-Strahlung aktiviert werden kann. So nimmt die UV-vermittelte Produktion von Prostaglandinen in der Haut zu. Die Transkription des COX 2-Gens ist jedoch auf vielerlei Arten induzierbar.

### Hinweis(e)
- Cyclooxygenasen sind im Inneren des endoplasmatischen Retikulums, innerhalb der Kernhülle und im Golgiapparat lokalisiert und haften der Innenseiten der Membranen dieser Zellkompartimente an. COX 2 kommt in den Endothelzellen proliferierender Blutgefäße entzündlicher Gewebe vor sowie in den Endothelzellen und Phagozyten atherosklerotischer Plaques (COX 1 kommt in Endothelzellen normaler Blutgefäße vor).
- Im Rückenmark kommt COX 2 immer vor und ist dort in der Schmerzreizverarbeitung involviert. COX 2 wird bei Entzündungsprozessen vermehrt transkribiert, die damit zusammenhängenden Symptome (Fieber, Schmerz) lassen sich effektiv mit COX 2-Hemmern behandeln, ohne die Nebeneffekte einer Hemmung der Cyclooxygenase 1 (z.B. auf Nieren und Magen).
- Onkologie: COX 2 kommt bei zahlreichen Tumoren stark vermehrt vor, so bei aktinischen Keratosen und bei spinozellulären Karzinomen der Haut. Da COX 2 über Prostaglandin E2 die Bildung des vaskulären endothelialen Wachstumsfaktoren (VEGF) anregt und so die Angiogenese fördert, wird vermutet, dass COX 2 eine Rolle für das Tumorwachstum spielen könnte. Die im Tumorgewebe gebildeten Prostaglandine, insbesondere PGE2, können sowohl das Tumorstroma (Angiogenese, Immunsuppression) als auch Tumorzellen direkt (Proliferation, Hemmung der Apoptose) auf vielfältige Weise beeinflussen. Möglicherweise beeinflussen die Cyclooxygenasen auch die Entstehung von Morbus Alzheimer.

## Cyclophosphamid

### Definition
Zytostatikum, Immunsuppressivum.

### Wirkungen
Hemmung der DNA-Synthese, der humoralen sowie zellulären Immunantwort (Unterdrückung der Hautreaktion von Probanden, die gegenüber DNCB und Tuberkulin sensibilisiert sind), Verminderung zytotoxischer T-Lymphozyten und CD8-Zellen. Prodrug; wird erst in der Leber zum wirksamen Metaboliten Phosphoramidmustard transformiert.

### Indikation
- Als Chemotherapeutikum bei akuter und chron. lymphatischer Leukämie, Weichteil- und Knochen-Sarkom, sowie M. Hodgkin.
- Als Immunsuppressivum bei therapierefraktären Kollagenosen, bullösen Dermatosen und Vaskulitis.

> Merke: **Auf keinen Fall ist Cyclophosphamid ein Immunsuppressivum der ersten Wahl in der Behandlung von Kollagenosen. Es sollte erst nach Versagen oder bei Kontraindikation anderer Immunsuppressiva eingesetzt werden!**

### Dosierung und Art der Anwendung
- Nach Chemotherapieprotokoll: CP-Schema, COP-Schema, COPP-Schema, CAPO-Schema, CHOP-Schema, MOPP-Schema.
- Als Immunsuppressivum 50-100 mg/Tag p.o. oder Pulstherapie mit 500-1000 mg i.v. alle 2-4 Wochen unter Blasenschutz mit Mesna (20% der Cyclophosphamiddosis zum Zeitpunkt 0, 4 und 8 Std. nach Cyclophosphamidgabe sind zu empfehlen). Eine eingeschränkte Nierenfunktion erfordert eine Dosisreduktion.

> Merke: **Vor Durchführung der Therapie: BB und Überprüfung der Nieren- und Leberfunktion!**

### Unerwünschte Wirkungen
- Kutane UAWs: Sehr häufig urtikarielle Exantheme, reversible Alopezien, Hyper- oder Hypopigmentierungen insbes. an Handflächen, Fingernägeln und Fußsohlen.
- Außerdem: BB-Veränderungen (max. 9.-12. Tag, Erholung am 15. Tag), Lymphome (Zweittumoren), Leukämie, Magen-Darm-Störungen, Hepatitis, Zystitis, Harnblasenfibrose, Gallenblasenkarzinom, Stomatitis, Lungenfibrose, Azoospermie, Anovulation, Kopfschmerzen.

> Merke: **Männliche Patienten: Vor Therapiebeginn sowie nach Beendigung der Therapie ein Spermiogramm anfertigen. Auf die Möglichkeit einer Kryokonservierung von Spermien aufmerksam machen! Gefahr der permanenten Gonadenschädigung!**

### Wechselwirkungen
Die blutzuckersenkende Wirkung oraler Antidiabetika und

die myelotoxische Wirkung myelotoxischer Substanzen werden erhöht.

### Kontraindikation
Schwangerschaft, Stillzeit, schwere Knochenmarksdepression, schwere Infektionen.

### Präparate
Endoxan

## Cyproheptadin

### Definition
Serotonin- und $H_1$-Antagonist.

### Indikation
Allergische Reaktionen, Pruritus, Appetitsteigerung.

### Eingeschränkte Indikation
Schwangerschaft, MAO-A-Hemmer.

### Dosierung und Art der Anwendung
- Erwachsene/Jugendliche >4 Jahre: 3-4mal/Tag 4-8 mg p.o.
- Kinder 7-14 Jahre: 2-3mal/Tag 4 mg p.o.
- Kinder 2-6 Jahre: 2-3mal/Tag 2 mg p.o.

### Unerwünschte Wirkungen
Müdigkeit, serotoninerges Syndrom, Parästhesien, Engwinkelglaukom.

### Wechselwirkungen
Triyzklische Antidepressiva können ein Glaukom oder einen Harnverhalt auslösen, Fluoxetin wird in der Wirkung vermindert.

### Kontraindikation
Kinder <2 Jahre, akuter Asthmaanfall, mechanischer Ileus, Magenausgangsstenose.

### Präparate
Peritol

## Cyproteronacetat

### Definition
Antiandrogen.

### Indikation
Mittelschwere bis schwere Akne, Seborrhoe, Alopecia androgenetica (s. Alopecia androgenetica bei der Frau, Alopecia androgenetica beim Mann), Hirsutismus bei Frauen.

### Eingeschränkte Indikation
6 Wochen vor geplanten Operationen, längerfristige Ruhigstellung (z.B. nach Unfällen), Raucherinnen >30 Jahre, Lebererkrankungen (z.B. Porphyrie), Niereninsuffizienz, Herzinsuffizienz, Z.n. Thrombophlebitis, M. Raynaud, periphere Durchblutungsstörungen, Ödeme.

### Dosierung und Art der Anwendung
Initial 100 mg/Tag p.o. vom 1. bis 10. Zyklustag in Kombination mit Antiandrogen-Östrogen-Kombinationspräparat (z.B. Diane 35), nach klinischer Besserung 50 mg/Tag vom 1. bis 10. Zyklustag in Kombination mit Diane 35 oder Diane 35 allein.

> **Merke: Bei Ausbleiben der Menstruation vor erneuter Einnahme Schwangerschaft ausschließen!**

### Unerwünschte Wirkungen
Anämie, Gewichtszunahme, Gynäkomastie, Galaktorrhoe, Menstruationsstörungen, Libidoverlust, Cholestase, Leberfunktionsstörungen, Angioödem, Thrombose, Müdigkeit, Depression, Muskelschwäche, Osteoporose.

### Wechselwirkungen
Die blutzuckersenkende Wirkung von Insulin, Metformin und Sulfonylharnstoffen wird herabgesetzt.

### Kontraindikation
Schwangerschaft, Stillzeit, Lebererkrankungen, Z.n. Pemphigoid gestationis, Lebertumoren, konsumierende Krankheiten (außer Prostata-Ca), Thromboseneigung, Sichelzellanämie, schwerer Diabetes mellitus, schwere chronische Depressionen, Jugendliche vor Abschluss der Pubertät.

### Präparate
Androcur, Virilit

## Cytochrom-P450-Enzyme

### Synonym(e)
Cytochrom-P450-Monooxigenase; CYP; Cytochrom-P450-Mischoxigenase; P450-Monooxygenase

### Definition
Superfamilie von miteinander verwandten Enzymen (Hämoproteine), die u.a. den Hauptmetabolisierungsweg von Phase-I-Reaktionen bei der Metabolisierung von Medikamenten in der Leber bilden, katabolisch an der Entgiftung von Medikamenten und am Abbau anderer Stoffe (z.B. Fettsäuren, Hormone) beteiligt sind sowie anabole Funktionen bei der Bildung u.a. von Steroidhormonen, Gallensäuren und Thromboxanen haben.

### Allgemeine Information
- Cytochrom-P450-Enzyme können unter Bildung von Hydroxylgruppen ein Sauerstoffatom auf das Substrat (z.B. ein Medikament) übertragen (oxydieren) und werden daher den Hydroxylasen zugerechnet bzw. als Monooxygenase oder Mischoxygenase bezeichnet.
- Hauptlokalisation ist das endoplasmatische Retikulum der Leber, sie finden sich aber auch in Haut, Genitalien, Darm, Pankreas, Gehirn, Lunge, Niere, Nebenniere.
- Isoenzyme: CYP3A4, das häufigste CYP-Isoenzym (30% Anteil der CYP-Isoenzyme der Leber sowie 70% der CYP-Isoenzyme im Gastrointestinaltrakt) ist für die Biotransformation von etwa 50% der eingenommenen Medikamente verantwortlich.

### Hinweis(e)
Die Bezeichnung P450 leitet sich von Pigment (Akronym: „P") sowie dem Absorptionsspektrum (Soret Bande) im CO-Differenzierungsspektrum bei 450 nm ab.

## DAB

### Definition
Abkürzung für Deutsches Arzneibuch.

## Dabska's Tumor
C49.M

### Erstbeschreiber
Dabska, 1989

### Definition
Bezeichnung für tief liegenden Bindegewebstumor, Parachordom und für das Hämangioendotheliom, Typ Dabska.

### Therapie
S.u. Hämangioendotheliom, Typ Dabska.

## DAC

### Definition
Deutscher Arzneimittel-Codex = allg. akzeptiertes Standardwerk, dessen Monographien vom Bundesinstitut für Arzneimittel und Medizinprodukte anerkannt werden und für die Zulassung von Fertigarzneimitteln herangezogen werden.

### Allgemeine Information
- Zur Herstellung von Arzneimitteln erforderliche Ausgangsstoffe müssen hinsichtlich ihrer Qualität strenge Normen erfüllen. Die Forderungen an Identität, Reinheit und Gehalt sind vor allem im amtlichen Arzneibuch enthalten. Probleme bereitet in der Apothekenpraxis allerdings die Prüfung von Stoffen, die im Europäischen Arzneibuch (Ph. Eur.) oder im Deutschen Arzneibuch (DAB) nicht beschrieben sind. Um diese Lücke zu schließen, hat die Bundesvereinigung Deutscher Apothekerverbände im Jahre 1967 die Herausgabe eines Ergänzungsbuches zum Arzneibuch beschlossen, deren erste Ausgabe 1972 unter dem Titel „Deutscher Arzneimittel-Codex" (DAC) erschien. Die Monographien werden von der Kommission Deutscher Arzneimittel-Codex in enger Kooperation mit einem eigenen Prüflaboratorium erarbeitet. Der Verordnungsgeber hat die Funktion des DAC als Ergänzungsbuch zum Arzneibuch anerkannt und schreibt den Codex in § 5 Apothekenbetriebsordnung als Pflichtliteratur für jede Apotheke vor.
- Der DAC enthält derzeit mehr als 300 Monographien für Arzneistoffe, Hilfsstoffe, pflanzliche Drogen und Zubereitungen. Die Vorschriften sind nach den Vorgaben des amtlichen Arzneibuches aufgebaut. Es wird darauf geachtet, dass zumindest der Identitätsnachweis in jedem normal ausgerüsteten Apothekenlaboratorium durchgeführt werden kann. Eine Sammlung von Vorschriften für die rezepturmäßige Herstellung von Arzneimitteln in der Apotheke sind als Teil des DAC in dem „Neuen Rezeptur-Formularium" (NRF) zusammengefasst, s.a.u. Richtkonzentrationen für dermatologische Arzneistoffe.

## Dacarbazin

### Definition
Antimetabolit, Prodrug.

### Indikation
Metastasierendes malignes Melanom als Mono- oder Kombinationstherapie, Sarkome, M. Hodgkin.

### Dosierung und Art der Anwendung
- Nach Chemotherapieprotokoll:
  - Monotherapie:
  - 200–250 mg/m$^2$ KO/Tag i.v., Tag 1–5, alle 21-28 Tage.
  - 850-1200 mg/m$^2$ KO/Tag i.v. Tag 1, alle 21-28 Tage.
- In Kombinationstherapien gemäß nachstehender Schemata: BHD, BVD, BOLD, DVP, DBCT, DTIC-INFα, DTIC-IL2.

**Merke: Frauen und Männer müssen unter der Therapie sowie bis 6 Monate nach dem Ende eine effektive Kontrazeption betreiben. Bei Hochdosis-Chemotherapien sollte bei Männern vor und nach Therapie ein Spermiogramm durchgeführt werden und auf die Möglichkeit der Kryokonservierung von Spermien aufmerksam gemacht werden!**

### Unerwünschte Wirkungen
- Kutane UAWs: Photosensibilität, Pruritus, Erytheme, allergische Reaktionen.
- Extrakutane UAWs: BB-Veränderungen, gastrointestinale Störungen, Budd-Chiari-Syndrom, Nierenschäden, Kopfschmerzen, grippeähnliche Symptome, Transaminasenanstieg.

**Merke: Unter der Therapie regelmäßige Kontrollen von GOT und GPT sowie Blutbild!**

Bei plötzlichem Transaminasenanstieg oder einer Eosinophilie >30% Dacarbazin absetzen und Gabe von Glukokortikoiden und Heparin!

### Wechselwirkungen
Zytostatika führen zu einer gegenseitigen Toxizitätssteigerung.

### Kontraindikation
Schwangerschaft, Stillzeit, Leukopenie und/oder Thrombopenie, schwere Leber- oder Nierenerkrankungen.

### Präparate
Detimedac

## Daclizumab

### Definition
Hochselektiver, rekombinanter (human-mouse), humanisierter, $IgG_1$-Antikörper gegen die Alpha-Kette (= Tac; = CD 25) des humanen IL 2-Rezeptors.

### Wirkungen
Hochselektive Bindung von Daclizumab-Antikörpern an die Alpha-Kette von Interleukin-2-Rezeptoren auf aktivierten T-Zellen. Hierdurch wird die Proliferation aktivierter T-Zellen gehemmt und damit auch Interleukin-2 gesteuerte Entzündungsprozesse und Abstoßungsreaktionen über T-Lymphozyten. In Gegenwart von Daclizumab wird die stimulierende Wirkung von IL-2 auf Lymphozyten verringert.

### Indikation
- Zugelassen für die Prophylaxe akuter Abstoßungsreaktionen nach Nierentransplantation in Kombination mit einer Standardtherapie, die Ciclosporin und systemische Glukokortikoide einschließt.
- Laut Einzelfallberichten (Off-Label-Use) gut wirksam bei Psoriasis vulgaris, Pemphigus vulgaris, psoriatischer Arthritis, Graft-versus-host-reaction, Colitis ulcerosa, HIV-assoziierter Erythrodermia psoriatica.

### Dosierung und Art der Anwendung
Erwachsene/Kinder: 1 mg/kg KG i.v. in 50 ml steriler NaCl 0,9%-Lsg. über 15 Min. Die nächste Applikation sowie alle weiteren Applikationen im Abstand von jeweils 14 Tagen bis insgesamt 5 Applikationen erreicht sind.

### Unerwünschte Wirkungen
Laut Zulassungsstudien insgesamt wenig Nebenwirkungen im Vergleich mit Placebo. Selten Wundheilungsstörungen, Pruritus, Acne. Bei Kindern im Vergleich zu Erwachsenen häufiger auftretende Nebenwirkungen: Diarrhoe (41%), postoperative Schmerzen (38%), Fieber (33%), Erbrechen (33%), Bluthochdruck (28%), Pruritus (21%), Infektionen der oberen Atemwege (20%) und der Harnwege (18%).

### Kontraindikation
Schwangerschaft und Stillzeit (ungenügende Datenlage). Überempfindlichkeit gegen den Wirkstoff oder andere Inhaltsstoffe des Präparates.

### Präparate
Zenapax

## DADPS

### Synonym(e)
Dapson

### Definition
Sulfonamid-Chemotherapeutikum.

### Wirkungsspektrum
Mycobacterium leprae, Toxoplasma gondii, Pneumocystis carinii.

### Indikation
Lepra, Toxoplasmose (bei AIDS-Patienten), Leishmaniose, Pneumocystis carinii-Pneumonie (bei AIDS-Patienten), Dermatitis herpetiformis, bullöse Dermatose der Kindheit, subcorneale Pustulose, Erythema elevatum et diutinum.

### Dosierung und Art der Anwendung
- Lepra: 50-100 mg/Tag p.o. für 6-12 Monate.
- Leishmaniose: Erwachsene: 50-100 mg/Tag an 6 Tagen der Woche. Kinder: 1 mg/kg KG/Tag.
- Pneumocystis carinii-Pneumonie (PCP) Prophylaxe: 50-100 mg/Tag p.o.
- Therapie der leichten PCP: 100 mg/Tag in Kombination mit Trimethoprim 20 mg/kg KG p.o.
- Dermatitis herpetiformis: Initial 100-200 mg/Tag p.o. mit langsamer Dosisreduktion.
- Bullöse Dermatose der Kindheit: Initial 50-100 mg/Tag p.o.
- Subcorneale Pustulose: Initial 100-150 mg/Tag p.o.
- Erythema elevatum et diutinum: Initial 100-150 mg/Tag p.o.

> Merke: **Vor Therapiebeginn Bestimmung der Glukose-6-Phosphat-Dehydrogenase.**

Behandlung der Lepra nur in Kombination mit Rifampicin oder Clofazimin, da häufig sekundäre Resistenzentwicklung!

### Unerwünschte Wirkungen
- Sehr selten Dapson-Hypersensitivitätssyndrom (meist 2-8 Wochen nach Therapiebeginn): U.a. Fieber, Arthralgien, hämolytische Anämie, Hautveränderungen (Erytheme, makulopapulöse Exantheme).
- Weiterhin: Methämoglobinämie; Leukopenie; Thrombozytopenie; Panzytopenie; Exantheme; Urtikaria, Lyell-Syndrom; Stevens-Johnson-Syndrom; Erythema nodosum; Vasculitis allergica; Photodermatosen; Lupus erythematodes; periphere Neuropathien; allergische Konjunktivitis; Psychosen.

### Wechselwirkungen
Verstärkung der Wirkung von: Antidiabetika; Phenytoin; Methotrexat; Verstärkung der Wirkung des DADPS: Indometacin; Salicylate; Phenylbutazon.

### Präparate
Dapson-Fatol

### Hinweis(e)
Nebenwirkungen sollen durch zusätzliche Gabe von Cimetidin, Vitamin C und Vitamin E weitgehend vermeidbar sein.

## Dakryostenose, kongenitale Q10.5

### Definition
Angeborene Stenose der abführenden Tränenwege bei unvollständiger oder fehlender Entwicklung des Tränenkanales bis ins Cavum nasi.

## Dakryozystitis H04.3

### Definition
Entzündung des Tränensackes.

### Ätiologie
Entzündungen im Bereich der Nase oder der Nasennebenhöhlen.

### Klinisches Bild
Schwellung des unteren medialen Augenwinkels.

**Therapie**
Augenärztliches Konsil.

**Externe Therapie**
Antibiotika-haltige Salben wie Gentamicin-Salben (z.B. Refobacin), Tetracyclin-Salbe (z.B. Aureomycin Augensalbe) 4mal/Tag. Erst nach Abklingen Spülungen und ggf. operative Sanierung von Eiterherden (Dakryozystorhinostomie nach Toti). Bei leichtem Befall kann externe Therapie ausreichend sein.

Merke: **Im akuten Stadium keine Spülungen, da dies zu weiteren Läsionen und Ausbreitung der Infektion führen kann.**

**Interne Therapie**
Im akuten Stadium bei schwerem Befall Dicloxacillin (z.B. InfectoStaph) 2-4 g/Tag p.o. in 3-4 ED über 10-14 Tage.

## Danaparoid

**Synonym(e)**
Danaparoid-Natrium

**Definition**
Danaparoid-Natrium (Mischung aus niedermolekularen sulfatierten Glycosaminoglykanen aus tierischer Darmmukosa).

**Indikation**
Thromboseprophylaxe bei Patienten mit Heparin-assoziierter Thrombopenie sowie nach allergischen Reaktionen auf systemische Heparine (s.a.u. heparininduzierte Thrombozytopenie).

**Dosierung und Art der Anwendung**
Prophylaxe der tiefen Venenthrombose: 2mal/Tag 750 IE/Tag s.c.

Merke: **Keine i.m.-Applikation!**

**Präparate**
Orgaran

## Danazol

**Definition**
Anabolikum.

**Wirkungen**
Gonadotropinhemmer.

**Indikation**
Angioödem.

**Eingeschränkte Indikation**
Bei Kindern und Jugendlichen <16 Jahre, Herzinsuffizienz, Niereninsuffizienz, Prostatahypertrophie. Vorsicht zudem bei Epilepsie, Migräne, Hämophilie-Patienten.

**Dosierung und Art der Anwendung**
200-800 mg/Tag p.o. in 2-4 Dosen unter regelmäßiger Kontrolle der $C_1$-Esterase-Inhibitor-Aktivität.

Merke: **Vor Therapiebeginn, unter der Therapie sowie bis ein Monat nach Absetzen des Präparates muss bei Frauen im gebärfähigen Alter eine Schwangerschaft ausgeschlossen und eine wirksame Kontrazeption betrieben werden!**

**Unerwünschte Wirkungen**
Wesentliche Nebenwirkungen sind Acne vulgaris, Gewichtszunahme, Libidoveränderungen, Virilisierung, irreguläre Menstruationsblutungen, Stimmvertiefung (ist im Gegensatz zu den anderen Nebenwirkungen nicht reversibel; Patienten sind hierüber aufzuklären)!

**Kontraindikation**
Schwangerschaft, Stillzeit, Sängerinnen (Stimmvertiefung), schwere Lebererkrankungen, thrombembolische Erkrankungen, androgenabhängige Tumoren, Hyperlipoproteinämie, Hyperkalzämie, Hyperkalzurie, Mamma- oder Prostatakarzinom in der Anamnese.

**Präparate**
Danadrol (über die internationale Apotheke erhältlich)

## Darriersches Zeichen Q82.2

**Definition**
Einfacher klinischer Test, der zusammen mit den typischen Hautveränderungen und der histologischen Untersuchung zur Diagnose der kutanen Mastozytose (z.B. bei Urticaria pigmentosa oder bei Mastozytom) führt. Reibt oder kratzt man an den Läsionen dieser Erkrankung, so kommt es innerhalb weniger Sekunden lokalisiert zu typischer Rötung und urtikarieller Schwellung, ggf. auch zum Juckreiz. Dieses eindrucksvolle Phänomen hat einen hohen diagnostischen Stellenwert. In wissenschaftlichen Publikationen wurde es bereits 1869 von Edward Nettleship und 1878 von Sangster erwähnt.

## Darmerkrankungen, Hautveränderungen

**Definition**
Monitorische Symptome und Erkrankungen an Haut und Hautanhangsorganen können Hinweise auf kutan-intestinale Erkrankungen geben. Sie sind in den meisten Fällen nicht spezifisch. In jedem Falle jedoch sollten sie Anlass zu einer vom Dermatologen angestoßenen gründlichen internistischen Untersuchung sein.

**Einteilung**
- Chronisch entzündliche Darmerkrankungen (z.B. Enteritis regionalis, Colitis ulcerosa; Hauterscheinungen bei ca. 70% der Patienten):
- Abszesse und Fisteln
- Erythema nodosum
- rezidivierende orale Aphthen
- Aggravation einer Psoriasis vulgaris
- Lichen planus
- Pyoderma gangraenosum
- Pyostomatitis vegetans.
- Blutungen aus dem Darm (ab Geburt bzw. früher Kindheit):
  - Peutz-Jeghers-Syndrom
  - Teleangiectasia haemorrhagica hereditaria
  - Blue-Rubber-Bleb-Naevus-Syndrom

  - Ehlers-Danlos-Syndrom
  - Pseudoxanthoma elasticum.
- Blutungen aus dem Darm (erworben):
  - Kaposi-Sarkom.
- Verschluss von Darmgefäßen:
  - Leukozytoklastische Vaskulitis
  - Kollagenosen (z.B. systemische Sklerodermie, systemischer Lupus erythematodes, Dermatomyositis):
  - M. Behçet.
- Polyposis:
  - Peutz-Jeghers-Syndrom
  - Cronkhite-Canada-Syndrom.
- Malabsorptions-Syndrome:
  - Avitaminosen (z.B. Beri-Beri, Pellagra, Skorbut)
  - Dermatitis herpetiformis Duhring (Sprue?)
  - Zinkmangel-Dermatosen
  - Acrodermatitis enteropathica.
- Darmtumoren:
  - Kutane Paraneoplasien.

## Darunavir

**Definition**
Antiretroviral wirksamer Wirkstoff zur Hemmung der viralen HIV-Protease (Proteaseinhibitor).

**Indikation**
Antiretrovirale Therapie von Infektionen mit dem humanen Immundefizienzvirus (HIV-1) bei mehrfach vorbehandelten Erwachsenen, bei denen es unter mehr als einem Behandlungsschema mit einem Proteaseinhibitor zu einem Therapieversagen gekommen ist.

**Schwangerschaft/Stillzeit**
Grundsätzlich kontraindiziert! Anwendung bei Schwangeren nur unter strengster Nutzen/Risiko-Abwägung. Nicht bei stillenden HIV-infizierten Müttern anwenden, da nicht bekannt ist, ob das Präparat in die Muttermilch übertritt.

**Dosierung und Art der Anwendung**
Prezista: 2mal/Tag 600 mg p.o., jeweils in Kombination mit 100 mg Ritonavir (zur Boosterung des Wirkeffektes) und zusammen mit einer Mahlzeit (verbesserte Resorption).

**Unerwünschte Wirkungen**
Meist leichte gastrointestinale Nebenwirkungen (Diarrhoen), geringe Dyslipidämien und Leberwerterhöhungen.

**Wechselwirkungen**
Nicht zusammen mit Johanniskraut, Echinacea, Rifampicin, Rifapentin, Phenobarbital, Phenytoin, Carbamazepin, Ergotamin-Präparaten, und anderen Proteasinhibitoren (außer Atazanavir und Indinavir) anwenden. Wichtige Ausnahme im Vergleich zu anderen Proteaseinhibitoren: der gleichzeitige Einsatz von Pravastatin ist kontraindiziert; bei einer Hypercholesterinämie soll die niedrigstmögliche Dosis von Atorvastatin (10 mg) zur Behandlung eingesetzt werden.

**Kontraindikation**
- Allergien (Überempfindlichkeit) gegen Darunavir oder andere Bestandteile des Medikamentes.
- Patienten mit schwerer Leberfunktionsstörung (Child-Pugh-Klasse C).
- Gleichzeitige Anwendung von Darunavir und Substanzen, deren Abbau in hohem Maße von Abbau-Enzymen des Typs CYP3A abhängig ist (z.B. Antiarrhythmika [Amiodaron, Bepridril, Chinidin, systemisches Lidocain], bestimmte Antihistaminika [Astemizol, Terfenadin], bestimmte Migränemittel [z.B. Ergometrin, Ergotamin, Methylergometrin], Substanzen zur Steigerung der gastrointestinalen Motilität [Cisaprid], bestimmte Neuroleptika [Pimozid, Sertindol], bestimmte Schlafmittel [Triazolam, Midazolam], bestimmte Cholesterinsenker [Simvastatin und Lovastatin, Pravastatin].

**Präparate**
Prezista

## Darwin-Ohr Q17.3

**Synonym(e)**
Apex auriculae; Darwin-Höcker; Tuberculum auriculae; Darwinsches Spitzohr

**Definition**
Atavistischer Höcker am hinteren oberen Helixrand des Ohres.

**Therapie**
Nicht erforderlich.

## Dauerwell-Schaden L65.8

**Definition**
Haarschäden bis zum Verlust des behandelten Haares bei zu hoher Konzentration, zu starker Alkalität oder zu langer Einwirkungsdauer der beim Kaltwellverfahren verwendeten Lösungen.

**Prognose**
Volle Reversibilität.

## Daunorubicin, liposomal

**Definition**
Zytostatikum.

**Indikation**
HIV-Infektion-assoziiertes Kaposi-Sarkom.

**Schwangerschaft/Stillzeit**
Kontraindiziert.

**Dosierung und Art der Anwendung**
40 mg/m$^2$ KO i.v. alle 2 Wochen.

**Unerwünschte Wirkungen**
Insgesamt wenig UAWs! Selten Alopezie, gastrointestinale Störungen, Störungen der Hämatopoese, Fieber, Urtikaria, Angioödeme, palmoplantare Erythrodysästhesie.

**Kontraindikation**
Überempfindlichkeit gegen Anthracycline oder Anthracendione.

**Präparate**
Daunoblastin, DaunoXome

### Hinweis(e)

**Merke: Während der Therapie und bis zu 6 Monate danach Empfängnisverhütung!**

## DBCT-Schema

### Definition
Chemotherapieprotokoll mit Kombination unten genannter Chemotherapeutika.

### Indikation
Melanom, malignes; Merkelzell-Karzinom.

### Durchführung
Therapiezyklus mit:
- Dacarbazin 220 mg/m² KO/Tag i.v., Tag 1-3.
- BCNU 150 mg/m² KO/Tag i.v., Tag 1 (jd. 2. Zyklus).
- Cisplatin 25 mg/m² KO/Tag i.v., Tag 1-3.
- Tamoxifen 2mal 10 mg/Tag p.o.

Wiederholung alle 3 Wochen.

## DBCTII-Schema

### Definition
Chemotherapieprotokoll mit Kombination unten genannter Chemotherapeutika.

### Indikation
Melanom, malignes; Merkelzell-Karzinom.

### Durchführung
Therapiezyklus mit:
- Dacarbazin 220 mg/m² KO/Tag i.v., Tag 1-3 + 23-25.
- BNCU (= Carmustin) 150 mg/m² KO/Tag i.v., Tag 1.
- Cisplatin 25 mg/m² i.v., Tag 1-3 + 23-25.
- Tamoxifen 2mal 10 mg/Tag p.o.
- (Interferone) IFN alfa 6 Mio. IE/m² KO/Tag s.c., Tag 4-8 + 17-21.
- Interleukin 2: 9 Mio. IE/m² KO/Tag i.v., Tag 4-8 + 17-21.

Wiederholung alle 6 Wochen.

## D-Dimer

### Definition
D-Dimer besteht aus zwei Fibrin-Fragmenten (FDP-DD) die spezifische Endprodukte der Fibrinspaltung durch Plasmin sind. Verknüpfung der Fragmente erfolgt über Gammaketten, die bei der Fibrinbildung unter Mitwirkung von Faktor XIII entstehen.

### Allgemeine Information
- D-Dimere sind sowohl in akut entstandenen Fibrinkomplexen, als auch in proteolytischen Abbauprodukten von Fibringerinnseln nachweisbar. Die Bildung von Fibrin ist nicht spezifisch für venöse Thrombosen und Embolien. Auch bei nicht-thrombotischen Krankheiten und Zuständen wie Operation, Blutung, Trauma, Tumorkrankheit, Entzündungsreaktionen und Schwangerschaft können erhöhte D-Dimer-Spiegel nachgewiesen werden.
- Erhöhte D-Dimer Werte finden sich insbes. bei tiefer Beinvenenthrombose, Lungenembolie, Verbrauchskoagulopathie, Neoplasien (u.a. Leukämie, Neoplasien der Lunge und der Ovarien), Sichelzellanämie, Therapiemonitoring von Thrombosepatienten, Verlaufskontrolle einer Gerinnungsaktivierung, disseminierter intravasaler Gerinnung (DIC), Sepsis, Abstoßungskrisen nach Transplantationen sowie körperlichem und seelischem Stress.

**Cave: Hohe Sensitivität (80-95%) der D-Dimerbestimmung. Normale D-Dimer Konzentrationen schließen eine Venenthrombose, eine Lungenembolie und eine Disseminierte Intravasale Gerinnung mit hoher Wahrscheinlichkeit aus!**

### Indikation
Ausschluss von Thrombose bzw. Lungenembolie; Verbrauchskoagulopathie

### Durchführung
Direkter Latex-Agglutinationstest (D-Dimer-Test) oder ELISA (Enzym-Linked-Immunoassay).

## De Bailey-Syndrom Q87.8

### Definition
Kongenitale Glomangiomatose vorwiegend der Haut, jedoch auch der viszeralen Organe; gelegentlich kombiniert mit der peripheren Neurofibromatose, Pigmentstörungen u.a. Erkrankungen.

### Differenzialdiagnose
Angiodysplasie-Syndrome.

### Therapie
Exzision schmerzhafter, kosmetisch oder funktionell störender Glomangiome.

## Deckelschuppe

### Definition
Weißliche oder silbrige, zentral fest haftende Schuppenauflagerung, die eine makulopapulöse Effloreszenz vollständig oder größerenteils bedeckt. Der obladenförmigen Deckelschuppe liegt ein parakeratotischer Verhornungsmechanismus zugrunde. Charakteristisch für die Pityriasis lichenoides chronica, aber auch bei exsudativer Psoriasis vulgaris.

## Defensine

### Definition
Ubiquitäre antimikrobielle Peptide mit Funktion als „endogene Antibiotika". Vorkommen in allen tierischen Organismen und Pflanzen. Defensine gehören ebenso wie Cathelicidine zu den antimikrobiellen Peptiden, die eine wesentliche Rolle bei der angeborenen Immunität spielen. Beim Menschen sind bisher 10 Defensine beschrieben worden. Beta-Defensin-2 (HBD-2) und das humane Beta-Defensin-3 (HBD-3) sind in der Haut gebildete Defensine, die eine breite Wirksamkeit gegenüber Bakterien und Hefen aufweisen. Die Peptide werden nur „bei Bedarf" produziert.

### Allgemeine Information
- Defensine bestehen aus 33-47 Aminosäuren und haben 3 intramolekulare Disulfidbrücken.

- Die Expression von Defensinen erfolgt über NOD-Rezeptoren.
- Zahreiches Vorkommen auf Haut- und Schleimhautoberflächen von Säugetieren.
- Granulae neutrophiler Granulozyten bestehen bis zu 30% aus Defensinen.
- Körpereigene Produktion von Defensinen steigt bei Entzündungsreaktionen an.
- Vermuteter Wirkungsmechanismus: Defensine haben sehr viele kationische und hydrophobe Aminosäurereste. Die positiven Ladungen reagieren mit negativ geladenen Phospholipid-Gruppen der externen Bakterienzellmembran. Ein sog. elektrostatischer „Peptid-Teppich" wird durch diese Anziehungskräfte induziert, dieser führt zur Porenbildung in der Membran und schließlich zu deren Zerstörung.

## Degeneration, ballonierende der Epidermis

### Definition
Ballonförmige Schwellung der Keratinozyten, homogenes eosinophiles Zytoplasma (sog. Ballonzellen). Verlust der Interzellularverbindungen mit konsekutiver Akantholyse und Ausbildung einer intraepidermalen Blase. Typisch für Blasenbildung durch Viren, z.B. Herpes simplex-Virus.

## Degeneration, fibrinoide

### Synonym(e)
Fibrinogene Degeneration

### Definition
Histologische Bezeichnung für die Durchsetzung des Kollagens mit Fibrin, so dass das befallene kollagene Bindegewebe homogen, eosinophil erscheint.

## Degeneration, granulöse

### Synonym(e)
Akanthokeratolyse

### Definition
Histologische Bezeichnung für die vorzeitige Tonofibrillenverschmelzung und Keratohyalinbildungsstörung in der oberen Stachelzellschicht aufgrund eines Defektes von Keratin 1 oder 10. Akantholyse der Epithelzellen ist bei der Erythrodermia congenitalis ichthyosiformis bullosa sowie bei dem epidermolytischen Epidermalnaevus (s.u. Naevus verrucosus) nachweisbar.

## Degeneration, kolloide

### Definition
Histologische Bezeichnung für eine hyaline Homogenisierung und grobschollige Verquellung kollagenen und elastischen Gewebes. S.a.u. Kolloidmilium.

## Dekubitus L89.x0

### Synonym(e)
Dekubitalulkus; Druckgeschwür; pressure sores; bedsores; pressure ulcer

### Definition
Läsionen, die als Folge von lange anhaltendem Druck auf das Gewebe entstehen.

### Einteilung

**Dekubitus. Tabelle 1.** Stadieneinteilung und Therapie des Dekubitus

| | Klinik | Therapie |
|---|---|---|
| **Grad I** | Hautrötung, die auf Fingerdruck verschwindet. Keine Schmerzen. Heilt bei Druckentlastung in kurzer Zeit ab. | Prophylaxe ist entscheidend! Möglichst schnelle Mobilisierung, Krankengymnastik, adäquate Lagerung sowie häufige und regelmäßige Umlagerung (mind. alle 2 Std.) bettlägeriger Patienten (Umlagerungsplan!), durchblutungsfördernde Maßnahmen. Druckentlastung ggf. durch Lagerungshilfen: Wasserkissen, Spezialmatratzen, Dekubitusbetten (wechselnde Druckgradienten), Fersenring. |
| **Grad II** | Blasenbildung, bläulich livide Hautverfärbung, heftige Schmerzen (Epidermis und Dermis betroffen). | Druckentlastung wie Grad I! Zudem: Bei nässenden Veränderungen mit Blasenbildung feuchte Umschläge mit antiseptischen Zusätzen wie Kaliumpermanganat (hellrosa). |
| **Grad III** | Umwandlung in Nekrose, Ödem und Entzündung des Randbezirks; rückläufige Schmerzsymptomatik (Hautdefekt bis Periost). | Zudem: Abtragen von Nekrosen und reinigende, granulationsfördernde Externa (z.B. Fibrolan), Hydrokolloidfolien (z.B. Varihesive extra dünn), Abdeckung der Umgebung mit harter Zinkpaste. Ggf. Zinksprays (z.B. Desitin-Salbenspray). Vermeidung von Sekundärinfektionen und regelmäßige Abstriche (s.a. Ulkustherapie). |
| **Grad IV** | Offenes Dekubitusulkus (alle Schichten inkl. Periost und evtl. Knochen beteiligt). | Abtragen der Nekrosen, Reinigung der Wunde s. Grad III. Druckentlastung und Umlagerung s. Grad I. Antibiose nach Antibiogramm. Chirurgische Konsultation, ggf. operative Sanierung, konsekutive VAC-Therapie und Defektdeckung. Abklärung einer Knochenbeteiligung. |
| Grad V | Unterminierung, Taschen, Fisteln | |

D

### Ätiologie
Sowohl permanenter Druck als auch Reibung und Scherkräfte gegen einen festen Widerstand werden als ursächlich für Kompression und Schädigung versorgender Kapillaren und Nerven in Haut, Subkutis und Muskulatur diskutiert. Hieraus folgt eine konsekutive Minderperfusion und Malnutritution, wobei es einen gegenseitigen Zusammenhang zwischen Druck und Zeit zu geben scheint. Toxische Stoffwechselprodukte (Milchsäure, $CO_2$, Pyruvate) werden durch die anaerobe Stoffwechselsituation angehäuft. Es folgen Ödembildung und zelluläre Infiltration durch erhöhte Kapillarpermeabilität und Gefäßdilatation der Arteriolen und Venolen, die auf dem Wege einer Shuntbildung durch Steal-Effekte die nutritive Zirkulation beeinträchtigen. Ischämie und Nekrosen sind die Folge.

### Manifestation
Dekubitusgefährdet sind Patienten mit eingeschränkter Mobilität (Lähmung, Bewusstseinsstörung, Kachexie, hohes Lebensalter, posttraumatisch, postoperativ). Ein erhöhtes Risiko tragen Patienten mit herabgesetzter Sensibilität aufgrund einer Polyneuropathie (z.B. Diabetes mellitus) oder einer Erkrankung des Zentralnervensystems (z.B. multiple Sklerose).

### Lokalisation
Hyp- oder anästhetische Areale (besonders an Knochenprominenzen: Kreuzbein, Trochanter, Schulterblatt, Ferse).

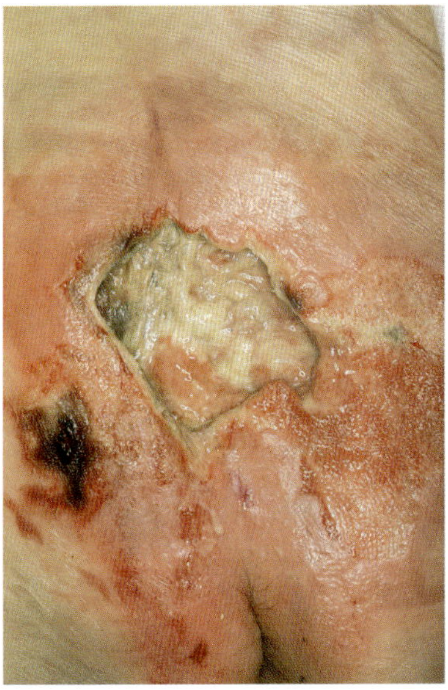

**Dekubitus.** Dekubitus Grad IV. Zentrale Ulzeration mit schmierigen Belägen auf flächigem Erythem, links hämorrhagische Nekrose.

### Klinisches Bild
Unterschiedlich große, tiefe, teils bis zu den darunterliegenden Knochen reichende Ulzerationen mit nekrotisch entzündlichen Auflagerungen sowie unterminierten taschenförmigen Wundrändern. Umgebende Haut entzündlich irritiert.

### Histologie
Erste Veränderungen der Haut lassen sich bereits nach einer Stunde bei einem Druck von 60 mm Hg nachweisen. Es persistieren Fibrinablagerungen bei kaum vorhandener fibrinolytischer Aktivität aufgrund einer Sauerstoffdiffusionsbarriere.

### Differenzialdiagnose
Ulzera anderer Genese.

### Therapie
- Wundreinigung (s.a.u. Wundbehandlung): Die Tiefenausdehnung des abgestorbenen Gewebes ist entscheidend für das Vorgehen beim Débridement. Abtragung epidermaler und dermaler Nekrosen. Ein Débridement kann autolytisch, mechanisch oder enzymatisch erfolgen. Mechanisch: Gründlich, unter Schonung des gesunden Gewebes. Das Débridement erfolgt mittels Skalpell. Die Wundspülung erfolgt mit Leitungswasser durch Handdusche/Whirlpool, mit Kochsalzlösung oder Ringerlösung. Als Antiseptika kommen Polyvidon-Jod, Octenidin und Polihexanid in Betracht.
- Feuchte Wundbehandlung (s.a.u. Wundbehandlung): Interaktive Wundverbände sind wirkstofffreie Medizinprodukte, die ein feuchtes Wundmilieu aufrechterhalten können, ohne dass es zu einer Gewebemazeration der umliegenden Haut kommt. Die hochresorptiven Polymere nehmen das Exsudat auf und regulieren interaktiv die Feuchtigkeitsverhältnisse in der Wunde. Zu den interaktiven Wundverbänden gehören z.B. Alginat-, Hydrogel-, Hydrokolloid-, Weichschaum- und Folienverbände sowie Aktivkohleverbände. Die feuchten Wundverhältnisse ermöglichen im Vergleich zur offenen, austrocknenden Wunde ein leichtes „Wandern" der frischen Epithelzellen. Durch die thermische Isolation wird das Zellwachstum positiv beeinflusst. Außerdem fördert die gewünschte, durch die feuchten Wundverhältnisse hervorgerufene Hypoxie im Bereich der Wundoberfläche die Angiogenese. Selbsthaftende Verbände sollen die Wundränder 2-3 cm überragen. Nicht selbsthaftende Verbände werden der Wunde so angepasst, dass sie diese locker ausfüllen. Tiefere Wundhöhlen können z.B. mit einem Hydrogel oder einem drapierfähigen Kalziumalginat- oder Weichschaumverband ausgefüllt werden. Abschließender Wundverband. Bei Problemzonen bzw. nicht selbsthaftenden Verbänden kann die Fixierung auch mit einem Haut-Schutzfilm unterstützt werden. In jedem Fall soll der Wundverband der Wundfläche anliegen.
- Verbandswechsel während der Exsudationsphase: Der Verband wird so oft gewechselt, dass die Aufnahmekapazität des Verbandes nicht überschritten wird. Bei Hydrokolloidverbänden bildet sich als Zeichen der Notwendigkeit eines Verbandswechsels eine Flüssigkeitsblase; nach dem Freilegen der Wunde ist diese mit einem gelblichen Gel ausgefüllt, dessen Beschaffenheit und Geruch putride sind; es handelt sich dabei nicht um eine Wundsekretion, sondern um Bestandteile des Verbandes in Verbindung mit aufgenommenem Exsudat. Bei Hydrogel-, Alginat- und Weichschaumverbänden wird das Exsudat ohne Gelbildung aufgesaugt. Die Entfernung des Wundverbandes ist in der Regel atraumatisch, für den Patienten schmerzlos. Sollte ein Verband doch einmal an der Wunde haften, so kann er unter Spülung mit Leitungswasser durch eine kurze Dusche mit Kochsalz- oder Ringerlösung gelöst werden. Enzymatisches Débridement: Bei fibrinbedeckten Ulzerationen kann eine enzymatische Wundabtragung erfolgen.
- Granulation: Als proliferative Phase wird die zunehmende Ausbildung von Granulationsgewebe bezeichnet. Exsudate während der Granulation sind durch Wundspülung leicht zu entfernen. Es genügt jetzt, wenn der interaktive Wundverband durchschnittlich dreimal wöchentlich gewechselt wird, z.B. zweimal zu Hause, einmal in der Praxis, wo ein Débridement erfolgen kann. Hypergranulationen bedürfen keiner hemmenden Therapie.

- Epithelisierung: Der Verbleib eines interaktiven Wundverbandes kann in der Epithelisierungsphase auf bis zu sieben Tage gesteigert werden. Es tritt dann kaum noch Exsudation auf, andererseits wird das frisch entstandene Epithel im feuchten Milieu geschützt und trocknet nicht aus.
- Schnittstelle Arzt/Pflegepersonal/Angehörige: Zu Beginn tägliche Vorstellung beim behandelnden Arzt zum Débridement und zur Infektionskontrolle. Die weitere Therapie wird durch die häusliche Krankenpflege erfolgen. Wichtig ist eine reibungslose Zusammenarbeit von Arzt, professionellen und Laien-Pflegekräften. Die Realisierung der lückenlosen Umlagerung bei der Pflege im ambulanten Bereich erfordert allerdings eine oder mehrere körperlich kräftige Bezugspersonen, die sich ständig um den Patienten kümmern können.
- Systemische Therapie: Septisches und aseptisches Ulkus: Es können sich unter geschlossenen Nekrosekappen Ansammlungen von Wundsekreten und Eiter verbergen, die durch den Okklusiveffekt ideale Bedingungen für Entstehung, Ausbreitung und Generalisation von Infektionen schaffen. Antibiogramm- und Resistenzbestimmung aus Wundabstrichen und Blut sind zur Behandlung im Rahmen der Statuserhebung bei gegebener Lokal- und Systeminfektionssymptomatik jederzeit sowie bei immunsupprimierten Patienten regelmäßig durchzuführen. Bei Verdacht auf eine Sepsis müssen Blutkulturen während eines Fieberschubes entnommen werden. Vollständiges Débridement nekrotischen Materials, Gewährleistung eines suffizienten Sekretabflusses und Druckentlastung sind neben der spezifischen systemischen Antibiose bei ausgedehnten Infektionen Eckpfeiler der Ulkusbehandlung. Die sogenannte Normalflora, aber auch pathogene Mikroorganismen, kolonisieren Haut und Schleimhäute ohne ins Gewebe einzudringen oder eine Reaktion des Makroorganismus hervorzurufen. Bei allen offenen Wunden kommt es zu einer Sekundärbesiedlung durch Bakterien und gegebenenfalls Pilze. Es ist jedoch nicht möglich (und nicht notwendig), durch lokale oder systemische Antibiose vollständig keimfreie Wundverhältnisse zu schaffen. Die lokale Instillation antibiotischer Wirkstoffe ist aufgrund der um ein Vielfaches erhöhten Gefahr einer Sensibilisierung oder Resistenzentwicklung bei chronischen Wunden sowie einer raschen Inaktivierung dieser Substanzen nicht zu empfehlen! Die systemische, keimspezifische Antibiose ist neben dem mechanischen Débridement sowohl bei lokaler als auch systemischer Infektion die Therapie der Wahl. Bis zum Erhalt des Antibiogramms kann die Therapie mit einem Breitspektrumantibiotikum eingeleitet werden. Lokal sollte nach dem Eröffnen von Abszessen bzw. mechanischen Débridements lediglich eine Spülung mit Kochsalz- oder Ringerlösung erfolgen. Die Verwendung von Antiseptika bringt keine weiteren Vorteile! Bei Vorliegen einer Wundinfektion sollen Alginatverbände/-tamponaden und geruchs- und bakterienabsorbierende Aktivkohleverbände mit elementarem Silber eingesetzt werden.
- Ernährungstherapie: Hierzu gelten vier Regeln:
  - Angemessene Nahrungszufuhr sichern
  - Ernährungsstatus erheben
  - Anleitung zu erhöhter Nährstoffaufnahme bzw. Supplementierung
  - Vitamin-, Mineralstoff- und Spurenelemente-Defizite feststellen und ausgleichen.
- Schmerzen mit Leit- und Warnfunktion: Beim Grad I und II Dekubitus ist der Schmerz in der Regel gut lokalisierbar und muss als nützliches Warnsignal angesehen werden. Der Patient kann den Schmerzzustand selbst beenden, wenn er seine Lage ändert. Weil der Lagewechsel eine adäquate Reaktion ist, darf der Schmerz nicht durch Analgetika oder Tranquilizer gedämpft werden, sofern er allein durch Lagewechsel ausreichend unterdrückt werden kann. Abgeschwächte oder fehlende Schmerzempfindung bei Neuropathie ist möglich, bei spinalen Prozessen (z.B. Querschnittssyndrom) die Regel. Die medikamentöse Behandlung akuter und chronischer Schmerzen basiert auf dem „analgesic dosing ladder"-Konzept der WHO. Diesem Schema zufolge sind als erstes Nichtopiatanalgetika einzusetzen und danach zunehmend stärkere Medikationen (Opiate), gegebenenfalls unter Einsatz von Zusatzmedikationen. Die Implantation einer Morphiumpumpe und Rückenmarksstimulation sind weitere Verfahren zur Behandlung unbeeinflussbarer chronischer Schmerzen oder beim Versagen anderer Methoden.

### Therapie allgemein
Druckentlastung, um die Blutversorgung wieder herzustellen. Regelmäßige Umlagerung. Diese kann mit einfachen Hilfsmitteln, wie einem Kopfkissen oder einem zusammengerollten Handtuch, erfolgen. Bei oberflächlichen Ulzera kann zunächst auf einer normalen Matratze gelagert werden. Die Selbständigkeit des Patienten muss durch die Lagerung gefördert werden, es muss so viel Körperfläche wie möglich aufliegen und eine korrekte Hüftabknickung gewährleistet sein. Zur lokalen Dekubitus-Prophylaxe subkutaner Ulzera ist der Einsatz therapeutischer Lagerungssysteme angemessen, z.B. Liegehilfen zur Be- und Nachbehandlung wie Schaumstoffmatratzen zur Entlastung des Sakralbereichs, Wechseldruckmatratzen oder statische und dynamische Luftstrommatratzen.

### Prophylaxe
Zu vermeiden sind insbes. Fehler bei der Dekubitusprophylaxe (nach Diem):
- Zu lange Umlagerungsintervalle
- Fehlerhafte Lagerungstechnik
- Verwendung nicht atmungsaktiver Lagerungsmaterialien (z.B. Gummiring)
- Einsatz druckbelastender Lagerungshilfsmittel (z.B. Luftring)
- Falsche Körperpflege (z.B. austrocknender Franzbranntwein)
- Anwendung von Pudern oder Okklusivverbänden
- Zu lange verordnete Bettruhe
- Fehlende Physiotherapie.

## Demodex folliculorum

### Synonym(e)
Haarbalgmilbe

### Definition
0,1-0,3 mm großer, augenloser Ektoparasit des Menschen; nahezu obligatorischer (bei 97% der Erwachsenen) Bewohner der Haarfollikel und Talgdrüsen, besonders im Bereich des Gesichtes, der Ohrmuscheln, Brustwarzen und der Meibomschen Drüsen. Demodex folliculorum kann Ursache einer Follikulitis sein. Die ätiopathologische Bedeutung dieser

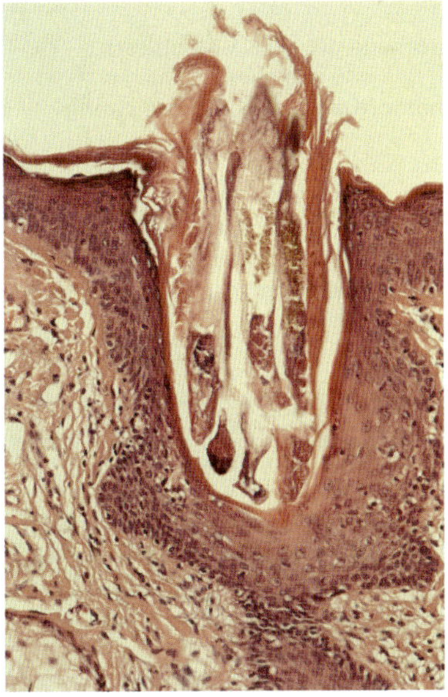

**Demodex folliculorum.** He-Schnitt, Übersicht: Demodex-Milbe im ektatischen Haarfollikel.

Parasiten (z.B. bei der Rosazea) erfährt zurzeit eine Neubestimmung. S.a. Demodikose.

## Demodikose B88.0

### Synonym(e)
Demodicidose; Pityriasis folliculorum; Acne rosacea demodes; Demodex-Follikulitis

### Definition
Seltenes chronisches Krankheitsbild mit follikulär gebundenen Papeln bei Besiedlung der Talgdrüsenfollikel mit Demodex folliculorum und anderen Demodexspezies (z.B. Demodex brevis).

### Manifestation
Höheres Erwachsenenalter.

### Lokalisation
V.a. Gesicht.

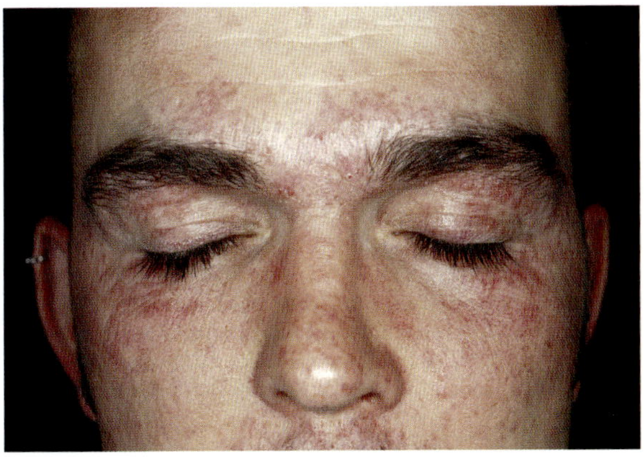

**Demodikose.** Rötliche, follikuläre Papeln und Pusteln vor allem zentrofazial. Befall der Augenlider. Feine pityriasiforme Schuppung. Diagnosestellung erfolgte durch Histologie.

### Klinisches Bild
Follikuläre entzündliche Knötchen und Pusteln. In seltenen Fällen an eine Acne conglobata erinnernd (Demodex-Folliculits conglobata). Pityriasiforme Schuppung der Wangen. Bei Befall der Augenlider (Meibomsche Drüsen): Lidrandverkrustungen und Lidrandekzeme.

### Histologie
Milben im Follikel; perifollikulär angeordnetes, entzündliches, teilweise epitheloidzelliges Infiltrat, spongiotisches Follikelepithel; ggf. perifollikuläre, granulomatöse Entzündung bei Rupturierung des Follikelepithels.

### Diagnose
Histologie.

### Differenzialdiagnose
Rosazea, bakterielle Follikulitis.

**Merke: Bei einseitigen Hautveränderungen und bei mangelhaftem Ansprechen auf die „klassische Rosazeatherapie" an Demodikose denken!**

### Therapie allgemein
Die Behandlung ist i.d.R. langwierig und schwierig, sie entspricht in vielem der Therapie der Rosazea.

### Externe Therapie
- Therapie mit 10% Crotamiton-Emulsionen (z.B. Eraxil Lotio). Behandlung jeweils an 2 aufeinander folgenden Tagen, dann 1 Woche Therapiepause, erneuter Behandlungszyklus.
- Alternativ Permethrin, Benzylbenzoat (z.B. Antiscabiosum 10% Emulsion), Allethrin (z.B. Jacutin N Spray) oder Ivermectin (1,0-2,0%) in einer Cremegrundlage.
- Ansonsten 1-2% Metronidazol-Cremes **R167** oder Gele **R169**, Metrogel, s.a. Rosazea. Am Lidrand können Milben teilweise mechanisch exprimiert werden.

**Merke: Glukokortikoidapplikationen sind strikt zu unterlassen!**

### Interne Therapie
Wenn lokale Therapie nicht ausreichend, ist Metronidazol (z.B. Clont 1-1,5 g/Tag über 1 Woche (nicht in allen Fällen hilfreich) anzuwenden. Ggf. Therapieversuch mit Doxycyclin (z.B. Doxycyclin Stada) 2mal/Tag 100 mg p.o. In der Vorstellung, dass durch Retinoide den Milben die Lebensgrundlage entzogen werden kann, ist in schweren Fällen Isotretinoin (z.B. Isotretinoin-ratiopharm; Aknenormin) zu diskutieren. Dosierung: Initial 0,5 mg/kg KG/Tag p.o., Erhaltungstherapie 10-20 mg/Tag p.o.

## Dengue-Fieber A90.x

### Erstbeschreiber
Rush, 1789

### Synonym(e)
Dandy fever; breakbone fever; Dengue fever

### Definition
Durch Stechmücken übertragene Viruserkrankung, gekennzeichnet durch die Trias Fieber, Exanthem, Gelenk-, Muskel-, Kopfschmerzen. Komplizierte hämorrhagische Verläufe wer-

den als hämorrhagisches Denguefieber oder Dengue-Schocksyndrom bezeichnet.

### Erreger
Dengueviren (DEN1-DEN4). Im Genus Flavivirus der Familie Flaviviridae, deren Prototyp das Gelbfiebervirus darstellt, bilden Dengueviren eine eigene Gruppe.

### Vorkommen/Epidemiologie
- Endemisch in Tropen und Subtropen (auch in stark urbanisierten Gebieten!) außerhalb Europas (Südost-Asien, Südpazifik, Afrika, Mittel- und Südamerika, Karibik).
- Etwa 2-3 Milliarden Menschen leben weltweit in Endemiegebieten. Inzidenz (weltweit): Ca. 50 Millionen Infektionen/Jahr, davon ca. 500.000 Erkrankungen mit Dengue-hämorrhagischem-Fieber (DHF) und 20.000 Todesfälle (v.a. Kinder). Die erhebliche globale Ausbreitungstendenz beruht auf der seit Jahrzehnten weltweit rückläufigen Vektorbekämpfung, der Zunahme urbaner Brutstätten in Verbindung mit einer zunehmenden Vermüllung in den Armenvierteln der Tropen sowie durch gesteigerte internationale Migration und Reisetätigkeit.
- Bundesweit werden etwa 2.000 Erkrankungen/Jahr gemeldet, insbes. bei Urlaubsreisenden (Thailand!) oder Migranten.

### Ätiologie
Infektion mit Dengue Viren durch Stich des Vektors (Aedes Arten, insbes. Aedes aegypti; tagaktiv; Stich hauptsächlich in der Dämmerung!).

### Manifestation
Hauptsächlich bei Kindern und Jugendlichen in Endemiegebieten, insbes. hellhäutige Kinder männlichen Geschlechtes.

### Klinisches Bild
- Alle 4 Serotypen verursachen identische Krankheitssymptome. Das klassische Dengue-Fieber beginnt nach einer Inkubationszeit von 5-8 Tagen mit hohem Fieber, schweren Kopfschmerzen, Knochenschmerzen („Knochenbrecher-Fieber") Gelenkschwellungen. Vor der Rekonvaleszenzphase entsteht ein morbilli- oder skarlatiniformes Exanthem; häufig Augenbeteiligung, Lymphknotenschwellung. Danach längere Zeit eigentümlicher Gang der Kranken (Dengue = Ziererei).
- Das Dengue-hämorrhagische-Fieber (DHF) (s.a.u. hämorrhagisches Fieber) verläuft zweiphasig: Dengue-Fieber mit danach kurzzeitiger Remission (Phase 1), anschließend plötzliche Verschlechterung mit Blutungen in Haut und Schleimhäute (Phase 2).

### Labor
Leukopenie, Thrombozytopenie, relative Lymphozytose, leicht erhöhte Transaminasen.

### Diagnose
Anamnese und Klinik. Virusnachweis (schwierig); Nachweis virusspezifischer Antikörper (erst nach dem 4. Krankheitstag) mittels KBR, HHT, NT; Nachweis von IgM-Antikörpern (Elisa).

### Differenzialdiagnose
Gelbfieber, Ebola, andere Infektionen die hämorrhagisches Fieber verursachen.

### Komplikation
Bei ungünstigem Verlauf Dengue-Schock und letaler Ausgang.

### Therapie
Symptomatisch, entsprechend der WHO-Richtlinien.

> **Cave: Aspirin bei hämorrhagischer Diathese streng meiden!**

Überwachung der vitalen Funktionen, ausreichende Flüssigkeitszufuhr, bei disseminierter Koagulopathie evtl. Heparin-Therapie. Hautveränderungen symptomatisch mit kühlenden Lotionen. Hämorrhagische Verlaufsformen erfordern intensivmedizinische Maßnahmen.

### Prognose
Ohne Therapie Exitus letalis bei ca. 20% der Patienten (v.a. kleine Kinder!). Bei intensivmedizinischer Betreuung beträgt die Mortalität etwa 1%.

### Prophylaxe
Expositionsprophylaxe (anders als bei Malaria auch tagsüber) mit Repellenzien (DEET, Bayrepel), sowie mit Permethrin-imprägnierten Mosquitonetzen in der Nacht. Eine Vakzine gibt es derzeit noch nicht. Lebendimpfstoff ist in Erprobung.

### Hinweis(e)

> **Merke: Meldepflicht bei Erregernachweis oder hämorrhagischem Krankheitsverlauf!**

## Denileukin Diftitox

### Definition
Rekombinantes Fusionsprotein aus Interleukin-2 und den Diphterie-Toxin Fragmenten A und B.

### Wirkungen
Denileukin Diftitox interagiert mit den hoch affinen Formen des IL-2 Rezeptors (CD25-, CD122-, CD132 pos.) auf Lymphomzellen beim CTCL, aktivierten T- und B-Lymphozyten sowie Makrophagen und inhibiert dadurch die zelluläre Proteinsynthese dieser Zellen (Zelltod innerhalb weniger Stunden).

### Indikation
Persistierende oder wiederholt auftretende kutane T-Zell Lymphome, die CD 25 exprimieren.

### Schwangerschaft/Stillzeit
Kontraindiziert in Schwangerschaft und Stillzeit (ungenügende Datenlage).

### Dosierung und Art der Anwendung
Therapiezyklus mit 9-18 mg/kg KG/Tag (in NaCl 0,9%) i.v. an 5 aufeinander folgenden Tagen. Vor der Therapie systemische Antihistaminika, z.B. Dimetinden (Fenistil) applizieren. Wiederholung alle 21 Tage.

> **Merke: Infusion langsam, über mindestens 15-30 Minuten einlaufen lassen! Ausschließlich Infusionsbehälter aus Plastik nutzen (Gefahr des Wirkstoffverlustes durch Anhaften an der Behälterwand bei Glasbehältern besteht)!**

### Unerwünschte Wirkungen
Häufig Fieber, Schüttelfrost, Hypotonus, Dehydrierung, Übelkeit, Erbrechen, Hypoalbuminämie, Anämie, Dyspnoe

#### Wechselwirkungen
Nicht bekannt (ungenügende Datenlage).

#### Präparate
Ontak (in Deutschland nicht zugelassen; über die internationale Apotheke erhältlich)

#### Hinweis(e)

Merke: **Ansprechrate laut Phase III Studien: 38% bei CTCL (16% komplette Remission, 22% partielle Remission)!**

## Dennie-Morgan-Infraorbitalfalte L20.8

#### Definition
Doppelte Lidfalte am Unterlid, typisch für Patienten mit atopischem Ekzem.

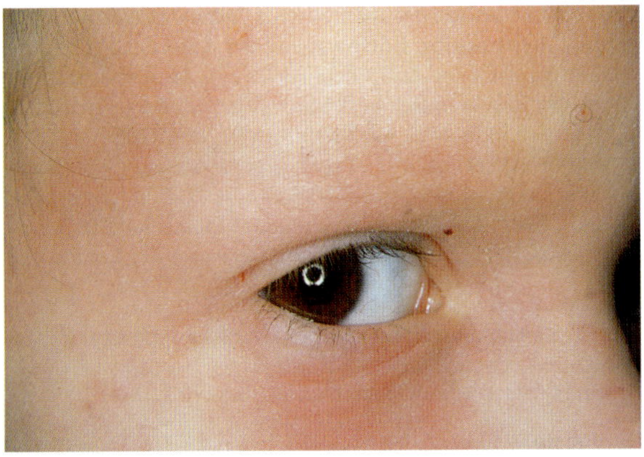

Dennie-Morgan-Infraorbitalfalte. Doppelte Lidfalte am Unterlid sowie Rarefizierung der lateralen Augenbrauen (Hertoghe-Zeichen: positiv) bei einem 4-jährigen Jungen mit atopischem Ekzem.

## Deodorantgranulome L92.3

#### Erstbeschreiber
Pinkus, 1957

#### Synonym(e)
Deodoranziengranulome; Zirkoniumgranulome; axilläre Granulome

#### Definition
Granulomatöse Fremdkörperreaktion durch Anwendung Zirkonium-haltiger Deodoranzien.

#### Lokalisation
Axillen.

#### Klinisches Bild
Zahlreiche dicht stehende, stecknadelkopf- bis erbsgroße, hautfarbene oder leicht gerötete Knötchen. Keine Beschwerden.

#### Histologie
Umschriebene epitheloidzellige Granulome. Riesenzellen vom Langhans- oder Fremdkörpertyp.

#### Differenzialdiagnose
Fox-Fordycesche Krankheit.

#### Therapie
Meiden der auslösenden Noxe, Aufklärung des Patienten. Ggf. kurzfristig Glukokortikoid-haltige Externa, z.B. 1% Hydrocortison-Creme z.B. Hydrogalen, **R119**. Spontane Rückbildung nach 1-2 Jahren.

#### Prognose
Spontane Rückbildung nach 1-2 Jahren.

## Depigmentierung L81.8

#### Definition
Klinisches Symptom, hervorgerufen durch einen angeborenen oder erworbenen, umschriebenen oder generalisierten Melaninmangel oder kompletten Melaninverlust der Haut durch Verlust oder Funktionsstörungen von Melanozyten. Treten Depigmentierungen temporär im Gefolge von Hauterkrankungen (intra- und/oder periläsional) auf, werden sie als Leukoderme bezeichnet, s.a. Pseudoleukoderm.

#### Vorkommen/Epidemiologie
- Angeborene Depigmentierungen:
  - Incontinentia pigmenti achromians
  - Naevus depigmentosus
  - Albinismus
  - Albinoidismus, okulokutaner
  - Piebaldismus
  - Pringle-Bournevillesche Phakomatose
  - Homozystinurie
  - Phenylketonurie
- Erworbene Depigmentierung:
  - Vitiligo
  - Depigmentierte Pseudonarben
  - Narben
  - Druckdepigmentierung (Solarium)
  - Koala Bär-Syndrom (Chronic Fatigue Syndrome)
  - Halo-Naevus
  - Leukoderme
    - Leucoderma psoriaticum
    - Leucoderma syphiliticum
    - Leucoderma leprosum
    - Onchozerka-Dermatitis (Schienbeine)
    - Pityriasis versicolor alba
    - Pityriasis alba

## Depilationsmittel

#### Definition
Mittel zur chemischen Haarentfernung. Verwendet werden z.B. Alkali- und Erdalkalisulfide, Mercaptane, Wasserstoffperoxid, Wachs, etc. Die Haarwurzeln bleiben erhalten.

## Dequaliniumchlorid

#### Definition
Kationisches Antiseptikum aus der Gruppe der quartären Ammoniumbasen. Daneben weist das Molekül auch Chinolinstrukturen auf. In der lokalen Anwendung nicht unumstrittenes Desinfizienz. Immer wieder wurde über Schleimhautnekrosen bei Anwendung berichtet.

### Wirkungen
Antibakterielle und fungizide Wirkung durch Eiweißfällung.

### Indikation
Infektionen der Schleimhäute, oberflächliche Hautinfektionen.

> Merke: **Zweifelhaftes Therapieprinzip, der therapeutische Nutzen ist nicht hinreichend belegt!**

### Dosierung und Art der Anwendung
- Salben/Cremes: 1-3mal/Tag dünn auftragen.
- Vaginaltabletten: Bei Fluor vaginalis über 4-6 Tage abends tief in die Scheide einführen.

### Unerwünschte Wirkungen
In Kombination mit topischen Glukokortikoiden unter Okklusivbedingungen Gefahr von Hautreizungen bis zur Nekrosenbildung (bei Anwendungen im Präputialbereich – hier Gefahr der Konzentrationspotenzierung).

### Kontraindikation
Überempfindlichkeit gegen den Wirkstoff; Anwendung im Präputialbereich (Gefahr der Nekrosenbildung).

### Inkompatibilität
Seifen, anionenaktive Emulgatoren, Phenol, Chlorocresol.

### Rezeptur(en)
**R059**; **R060**; **R061**; **R184**; **R290**

### Präparate
Fluomycin, Maltyl Gurgellösung, Sorot, Evazol-Creme

## Dermabrasio

### Definition
Schleifung oder Fräsung der Haut mit hochtourigem Schleifgerät zur Abtragung der oberflächlichen Hautschichten. Maximale Schleiftiefe für narbenlose Abheilung: Stratum papillare.

### Allgemeine Information
In Abhängigkeit von Indikation, Größe des Hautbefundes und Körperteil muss der Schleifkopf variiert werden (z.B. Drahtbürsten, Diamant- oder Carborundfräsen). Im Gesicht sollten nur Diamantfräsen oder Carborundfräsen angewandt werden. Für tiefe Fräsungen z.B. bei Tätowierungen eignen sich Metallfräsen sowie Nylon- und Drahtbürsten. Bei Schmutztätowierung ist die Dermabrasio sofort, d.h. innerhalb der ersten 48 Std. vor Entwicklung entzündlicher Veränderungen vorzunehmen. Wegen ggf. nachfolgender Pigmentunregelmäßigkeiten ist die Dermabrasio vorzugsweise in den Herbst- und Wintermonaten anzuwenden.

### Indikation
Die Dermabrasio eignet sich insbesondere für oberflächliche Hautveränderungen wie ausgebrannte Akne (Gesicht), Rhinophym, konnatale melanozytäre Naevi (im Säuglingsalter), systematisierte epidermale Naevi, Adenoma sebaceum, flächenhafte Lentigines simplices, seborrhoische Keratosen, Morbus Favre-Racouchot, Narben, Fremdkörpereinsprengungen, Schmucktätowierungen, periorale Fältchen, Hautamyloidose. Bei Hautveränderungen, die die Epidermis überschreiten, können oft nur vorübergehende Verbesserungen erreicht werden.

### Durchführung
- In Abhängigkeit von Größe und Lokalisation in lokaler Anästhesie, Leitungsanästhesie oder Vollnarkose. Haut spannen, Schleifkopf in Richtung der Rotationsachse führen. Die Schleiftiefe wird über Druck auf den Schleifkopf sowie die Rotationsgeschwindigkeit gesteuert. Bei Abtragung bis in die obere Dermis zeigt sich aufgrund der Anschleifung des papillaren Gefäßplexus eine charakteristische punktfömige Blutung. In schwieriger Lokalisation sowie bei dünner Haut ist niedrigtourige Schleifung mit wenig Druck angeraten.

  > Cave: **Einrollen mobiler Teile wie Haare, Augenlider, Kompressen!**

  An derartigen Weichteilstellen muss die Haut mit der Rotation nach außen gerollt werden. Möglichst häufige Kühlung vor, während und nach der Schleifung mit Kochsalzlösung. Schleifung sehr kleiner Areale unter Vereisungsanästhesie möglich. Vorangehender Probeschliff von ca. 1 $cm^2$ ist insbes. bei kosmetischer Indikation anzuraten.
- Nachbehandlung: Entsprechend der Tiefe der Schleifung Fettgazeverband (z.B. Oleo-Tuell), evtl. auch oberflächenglatte Viskose-Faser Verbände (Adaptic) oder Hydrokolloidverbände (z.B. Varihesive extra dünn). Erster Verbandwechsel nach 2 Tagen, Epithelisierung abwarten, anschließend pflegende O/W Creme (z.B. Ungt. emulsif. aq.). Nach Abheilung konsequenter Lichtschutz (z.B. Anthelios, Eucerin Sun, Microsun) über ca. 6-9 Monate!

### Komplikation
Milien, persistierende Erytheme, Hyperpigmentierung, Hypopigmentierung, Narben, Keloide, Herpes simplex-Exazerbationen, bakterielle Superinfektion, Hypertrichose.

### Hinweis(e)
Geräte z.B. erhältlich bei: Fa. Aesculap, Am Aesculap-Platz, 78532 Tuttlingen.

## Dermadrome

### Definition
Hauterkrankungen oder -symptome, die durch Erkrankungen und Fehlfunktionen innerer Organe entstehen.

### Einteilung
Einzelheiten s. unter:
- Alkohol, Hautveränderungen
- Augenerkrankungen, Hautveränderungen
- Darmerkrankungen, Hautveränderungen
- Exanthem (DD)
- Lebererkrankungen, Hautveränderungen
- Lungenerkrankungen, Hautveränderungen
- Nierenerkrankungen, Hautveränderungen
- Niereninsuffizienz, Hautveränderungen
- Nebenniereninsuffizienz, Hautveränderungen
- Paraneoplastisches Syndrom
- Pruritus
- Schilddrüsenerkrankungen, Hautveränderungen.

### Vorkommen/Epidemiologie
Bei der Beurteilung der Haut muss bei jeder Erkrankung unwillkürlich die Frage nach „Dermadromen“, also wichtigen Indikatoren für weitere Organerkrankungen gestellt werden.

Denn diese Entscheidung beeinflusst das gesamte medizinische Denken und Handeln entscheidend.

### Klinisches Bild

Hauterkrankungen entstehen im Wechselspiel zwischen der genetischen Veranlagung (z.B. Hellhäutigkeit und Karzinombildung), externen Einflüssen (z.B. Kontaktallergien; Pollenallergien, Umweltfaktoren sonstiger Art) sowie Erkrankungen und Fehlfunktionen innerer Organe die das Integument sekundär beeinflussen. Es ist aus differenzialdiagnostischer Sicht von grundsätzlicher Bedeutung diese Mechanismen zu erkennen und richtig zu werten. Der im klinischen Alltagsgeschäft handelnde Arzt muss in der Lage sein, ad hoc eine Entscheidung über diese 3 unterschiedlichen Wertungslinien zu treffen und daraus seine notwendigen diagnostischen und therapeutischen Konsequenzen ziehen. Folgende klinische Konstellationen sind möglich:

- Komplikative Organerkrankungen
- Komplikative Hauterkrankungen
  - Nicht-tumoröse Organerkrankung
  - Tumoröse Organerkrankung (Paraneoplasien)
- Hautveränderungen bei Multiorganerkrankung
- Mitbeteiligung der Haut bei Systemerkrankungen.
- Komplikative Organerkrankungen: Komplikative Organerkrankungen die sich im Gefolge oder durch die Auswirkung einer (meist infektiösen) Hauterkrankung herausbilden sind von Fall zu Fall zu entscheiden. Diese Konstellation bedarf somit bei bestimmten Erkrankungen einer erhöhten klinischen Aufmerksamkeit. Als Beispiele derartiger komplikativer Begleiterkrankungen können z.B. die Multiorganbeteiligungen bei der Borreliose, die Glomerulonephritis bei Streptokokkeninfektionen der Haut, das Asthma bronchiale beim atopischen Ekzem, oder die Herpes-Enzephalitis bei Immuninkompetenten herangezogen werden.
- Komplikative Hauterkrankungen: Komplikative Hauterkrankungen, die sich während einer bekannten Organerkrankung durch die Folgen der Organerkrankung an der Haut manifestieren. Hierzu gehören folgende Konstellationen:
  - Nicht-tumoröse Organerkrankung deren pathologische Stoffwechselprodukte indikatorische Phänomene hervorrufen: Beispiele: Ikterus bei Hepatitis; Gynäkomastie und Palmarerythem bei Leberzirrhose; Pruritus bei Niereninsuffizienz, Necrobiosis lipoidica bei Diabetes mellitus, warme feuchte Haut und diffuses Effluvium bei Hyperthyreose.
  - Tumoröse Organerkrankung, die durch metabolische Produkte oder immunologische Effekte indikatorische Phänomene an der Haut hervorrufen (Paraneoplastisches Syndrom). Nicht als Paraneoplasie bezeichnet werden kutane Metastasen eines malignen viszeralen Tumors.
- Hautveränderungen bei Multiorganerkrankungen:
  - Bei „Multiorganerkrankungen" wird die Haut häufig sekundär mit betroffen. Bei Herzinsuffizienz oder Hypertonie kann die Haut durch unterschiedliche Phänomene wie Hautblässe, zyanotische Hautrötung, Lymphödeme) betroffen sein.
- Mitbeteiligung der Haut bei Systemerkrankungen: Relativ einfach ist die Lage, wenn eine Systemerkrankung gleichermaßen Haut und innere Organe betrifft (z.B. lymphatische Systemerkrankung; systemische Granulomatosen wie Sarkoidose). Schwieriger ist die Konstellation einer Systemerkrankung die sich zunächst an der Haut zeigt, und erst später weitere Organe miterfasst (z.B. SLE, Dermatomyositis; Kälteurtikaria). Diese diagnostisch schwierige Konstellation ist auch bei einer Reihe von Genodermatosen gegeben, z.B. Neurofibromatose, dem M. Osler, beim Gardner-Syndrom u.a.).

## Dermatite lichénoide purpurique et pigmentée

L95.8

### Erstbeschreiber

Blum, 1925

### Synonym(e)

Dermatitis lichenoides purpurica et pigmentosa; Gougerot-Blum-Syndrom; lichenoide Purpura; Blum-Syndrom; Gougerot Dermatitis

### Definition

Klinische Variante der Purpura pigmentosa progressiva mit lichenoidem Aspekt.

### Therapie

S.u. Purpura pigmentosa progressiva.

## Dermatitis

L30.9; L30.8

### Synonym(e)

Eccema; Eczème; Ekzem

### Definition

Im weiteren Sinne der allgemeinen Pathologie: Entzündung der Haut. Im engeren Sinne: Akut bis chronisch verlaufende, entzündliche, nicht infektiöse Intoleranzreaktion von Epidermis und Korium, hervorgerufen durch eine Vielzahl exogener Noxen und endogener Reaktionsfaktoren. Im angloamerikanischen Sprachgebrauch wird Ekzem in zunehmendem Maße durch Dermatitis ersetzt. Unterschieden wird eine akute Dermatitis und eine chronische Dermatitis. Die Klassifikation erfolgt oft nach den unterschiedlichsten Kriterien, z.B. Erscheinungsbild, Lokalisation, Lebensalter oder Ätiologie.

### Einteilung

Allergische oder toxische Auslösung, endogene oder exogene Ursache. Man unterscheidet:

- Atopisches Ekzem
- Allergisches Kontaktekzem
- Toxisches Kontaktekzem
- Seborrhoisches Ekzem
- Phototoxische Dermatitis
- Photoallergisches Ekzem.

### Klinisches Bild

Akute Dermatitis: Je nach Stadium der Erkrankung unterschiedliches Bild:

- Initiale Rötung: Stadium erythematosum.
- Ausbildung kleiner Knötchen: Stadium papulosum.
- Ausbildung von Bläschen: Stadium vesiculosum.
- Platzen der Bläschen: Stadium madidans.
- Verkrusten der nässenden Flächen: Stadium crustosum.
- Abschuppen: Stadium squamosum.
- Reströtung: Resterythem.
- Abheilung: Restitutio ad integrum.

Chronische Dermatitis: Alle Stadien der akuten Dermatitis

kommen gleichzeitig vor = polymorphe Synchronie. Zusätzlich kommt es zur Lichenifikation.

### Histologie

Nach einem nach Ackerman variierten Schema können 8 unterschiedliche Gewebemuster definiert werden. Diese unterscheiden sich in

- ihrem topographischen Muster (superfiziell/tief)
- ihrer Beziehung zu dem Oberflächenepithel und den Hautadnexen
- ihrer Beziehung zu den versorgenden Strukturen (perivaskulär; perineural)
- ihrer Infiltratzusammensetzung (granulozytär/lymphoplasmozytär/epitheloidzellig).

Je nach Lokalisation, Anordnung und Zusammensetzung des Infiltrates in Dermis und Epidermis unterscheidet man:

1. Superfizielle, perivaskuläre/interstitielle Dermatitis
2. Superfizielle und tiefe perivaskuläre/interstitielle Dermatitis
3. Noduläre Dermatitis
4. Diffuse Dermatitis
5. Subepidermale, vesikulöse Dermatitis
6. Follikulitis und Perifollikulitis
7. Fibrosierende Dermatitis
8. Vaskulitis (small und large vessel).

Da die epitheliale Entzündungsantwort für die histologische Diagnose häufig von wegweisender Bedeutung ist, werden die Reaktionsmuster des Epithels in der histologischen Diagnose zusätzlich klassifiziert. Grundsätzlich werden folgende 3 Reaktionstypen (R) unterschieden:

- R1 spongiotisch-vesikulös
- R2 psoriasiform
- R3 lichenoid.

Die spongiotisch-vesikulöse Reaktionsform wird nach Vesikulationstyp und deren Lokalisation unterschieden:

- Vesikulationstyp (V):
  - V1 spongiotisch
  - V2 balloniert
  - V3 akantholytisch.
- Lokalisation (L):
  - L1 suprabasal
  - L2 intraspinal
  - L3 subkorneal.

### Differenzialdiagnose

Psoriasis vulgaris oder Psoriasis palmaris et plantaris; Tinea; Parapsoriasis en plaques; Pityriasis rosea.

### Therapie

Ausschalten der auslösenden Noxen, phasengerechte Therapie, entsprechend des vorherrschenden klinischen Befundes. Insbesondere bei chronischen Dermatitiden, möglichst rasch Salbenverträglichkeit testen (Epikutan-, Läppchentest, Quadrantenversuch). Auswahl geeigneter bzw. möglichst indifferenter Grundlagen (z.B. wässrige Lösungen, Vaselinum alb.). Insbesondere keine Wollwachse und Wollwachsalkohole! Bei Verdacht auf Glukokortikoidsensibilisierung wenn nötig 0,1% Mometason (z.B. Ecural Salbe, Fettcreme, Lösung) einsetzen, da bisher noch keine Kreuzallergien beschrieben sind.

- Akute Dermatitis:

> **Merke: Grundprinzip: Je akuter und nässender die Dermatitis, desto wässriger die Grundlage!**

- Akutes vesikulöses bis bullöses Stadium (nässend): Kurzfristig Glukokortikoide mittlerer bis starker Potenz wie 0,1% Triamcinolon (z.B. Triamgalen, R259), 0,25% Prednicarbat (z.B. Dermatop Creme/Salbe), 0,1% Mometason (z.B. Ecural Fettcreme, Salbe) oder 0,05% Clobetasol (z.B. R054, Dermoxin Creme/Salbe) in Abhängigkeit von Klinik und Lokalisation. Keine isolierte Anwendung fettender Grundlagen, sondern besser Lösungen oder hydrophile Cremes wie Ungt. emulsif. aq. (z.B. R259, R054, Dermatop Creme, Ecural Lsg.). Wenn fettende Grundlage, dann in Kombination mit feuchten Umschlägen, zudem sind feuchte Umschläge auch in Kombination mit hydrophilen Cremes indiziert. Umschläge mit z.B. Ringer-Lösung, bei Superinfektion mit antiseptischen Zusätzen wie Chinolinol (z.B. Chinosol 1:1000), Octenidin, Chlorhexidin, R042 oder Kaliumpermanganat (hellrosa). Im vesikulösen Stadium auch fett-feucht mit Glukokortikoid wie 1% Hydrocortison in lipophiler Grundlage wie Vaselinum alb. R126, darüber angefeuchteter Verband (z.B. Ringer-Lösung) oder ggf. Baumwollhandschuh.

> **Cave: Zurückhaltender Einsatz von Glukokortikoiden an empfindlichen Hautstellen wie Gesicht, Hals, Intertrigines (submammär, Leistenregion, Ano-Genitalbereich)!**

- Krustöses bzw. squamöses Stadium: Hydrophile Cremes mit möglichst hohem Fettgehalt zur Regeneration der Haut (z.B. Basiscreme (DAC), Linola Creme, Asche Basis-Creme, Excipial Creme, Eucerin, Dermatop Basiscreme). Ggf. auch mit wundheilenden Zusätzen wie Dexpanthenol (z.B. R064, Bepanthen Salbe). Nachbehandlung: Pflegende rückfettende Externa in verträglicher Grundlage (z.B. Linola Fett N, Asche Basis-Salbe, Excipial Mandelölsalbe) ggf. mit Zusatz von 2-10% Harnstoff (z.B. R102, R107, Basodexan Creme, Excipial U Lipolotio, Eucerin 10% Urea Lotio).
- Chronische Dermatitis:

> **Merke: Grundprinzip: Je chronischer die Dermatitis, desto fettender die Grundlage!**

- Kurzfristig Glukokortikoide mittlerer bis hoher Potenz s.o. in fettender Grundlage (z.B. Ecural Fettcreme, Dermatop Salbe). Anschließend antiphlogistische Externa wie Pix lithanthracis. Versuchsweise Pix lithanthracis 2% in Zinköl R240 oder Steinkohledestillat-haltige bzw. Schieferölsulfonat-haltige Externa (z.B. Ichthosin, Ichthoderm, Teer-Linola Fett). Seifen und Waschmittel sind wegzulassen, stattdessen Öl-haltige Bäder (z.B. Balneum Hermal, Balneum Hermal Plus, Balmandol, Linola Fett-Ölbad), ggf. auch teerhaltige Ölbäder wie Ichtho-Bad. Bei chronischen hyperkeratotischen und stark schuppenden plaqueförmigen Dermatitisherden (s.a. Ekzem, hyperkeratotisch-rhagadiformes Hand- und Fußekzem) stark potente Glukokortikoide evtl. unter Okklusion wie Clobetasolpropionat (Dermoxin).

> **Cave: Glukokortikoide im Kindesalter! Keine Behandlung unter Okklusion!**

- Ab dem subakuten Dermatitisstadium empfiehlt sich die Kombination einer externen Therapie mit UV-Therapie.

> **Cave: Phototoxische und photoallergische Dermatitis!**

Eine hoch dosierte UVA1-Behandlung hat sich in der Dermatitistherapie ebenso wie die Kombination von Sole-Bädern mit anschließender UVB-Bestrahlung bewährt. Bei Therapieversagen ist eine auf die Läsion lokalisierte PUVA-Bad-Therapie zu empfehlen.

### Interne Therapie

Bei der hochakuten Dermatitis Glukokortikoide (z.B. Solu Decortin H) i.v. in einer Dosis von 100-150 mg in rasch ausschleichender Dosierung. Umstellung auf perorale Therapie wie Prednison (z.B. Decortin) oder Cloprednol (z.B. Syntestan) und rasches Ausschleichen innerhalb einer Woche. Bei Juckreiz Antihistaminika wie Desloratadin (z.B. Aerius) 1-2 Tbl./Tag oder Levocetirizin (z.B. Xusal) 1-2 Filmtbl./Tag. Ggf. Antihistaminika mit sedierender Wirkung wie Dimetinden (z.B. Fenistil) 3mal 1-2 Drg./Tag. Bei ausgeprägter Superinfektion mit Systemreaktion (wie Fieber, BSG Beschleunigung, Leukozyten-Anstieg) Antibiotika intern mit breitem Wirkspektrum, wie Cephalosporine.

## Dermatitis, aktinische L59.8

### Definition

Durch Strahlung unterschiedlicher Art hervorgerufene entzündliche Hautreaktion: S.u. Radiodermatitis, Dermatitis solaris.

## Dermatitis, akute follikelgebundene toxische L24.9

### Definition

Generalisierte, follikelgebundene Dermatitis mit akutem Beginn nach Exposition gegenüber polychlorierten Aromaten.

### Therapie

Absetzen der auslösenden Noxe, ggf. kurzfristig Glukokortikoide. S.a. Akne, Chlor-Akne.

## Dermatitis-Arthritis-Syndrome

### Synonym(e)

DA-Syndrome

### Definition

- Unter dem Sammelbegriff „Rheuma“ werden heute Erkrankungen des Bewegungs- und Stützapparates mit unterschiedlichsten Ursachen, Verläufen und Therapieansätzen zusammengefasst. Sie können als Systemerkrankungen in unterschiedlichem Umfang das Integument miteinbeziehen oder die integumentalen Veränderungen überlagern vollständig die rheumatischen Affektionen. Diese als Dermatitis-Arthritis-Syndrome (DA-Syndrome) apostrophierten Krankheitsbilder können auf Grund ihrer großen Variabilität nicht als einheitliche Krankheitsgruppe angesprochen werden. Dies ist verständlich, wenn man die multifaktorielle Genese rheumatischer Krankheitsbilder berücksichtigt. Die Hauterscheinungen selbst sind häufig unspezifischer Natur, können jedoch makro- und auch mikromorphologisch so charakteristisch sein, dass sie einerseits bereits eine Verdachtsdiagnose erlauben und andererseits als Hauptkriterium oder „Leitsymptom“ einer rheumatischen Erkrankung zu verwerten sind. Dies gilt beispielsweise für die Psoriasis arthropathica, für die Haut und Schleimhautveränderungen des Reiter-Syndroms (Balanitis circinata, Keratoderma blenorrhagicum), für den M. Behçet (rezidivierende Aphthen, Genitalulzera, subkutane Thrombophlebitiden, sterile Pusteln, Pathergiephänomen), aber auch für einige Krankheitsbilder aus dem Formenkreis der Autoimmunerkrankungen, das Sweet-Syndrom und Erkrankungen aus der Gruppe der Vaskulitiden. Diese monitorischen Symptome bzw. Erkrankungen gilt es zu kennen um in einer synoptischen Wertung zu einer sicheren Diagnose zu kommen.
- Es ist auch zu beachten, dass manchmal erst die komplikativen Therapien rheumatischer Erkrankungen zu einer dermatologischen Symptomatik führen, wie beispielsweise die Therapien mit NSAR (Urtikaria, Angioödeme und Vaskulitiden) Glukokortikoiden (Hautatrophie und Hautblutungen) oder eine langzeitige Immunsuppression (Pyodermien, Pyoderma gangraenosum, schwere generalisierte HPV-Infekte der Haut). Diese Nebenwirkungen können zu diagnostischen Irrtümern führen. Aus diesen Gründen ist jeder Patient mit unklaren rheumatischen Erscheinungen diesbezüglich sehr eingehend zu befragen und untersuchen.

### Einteilung

Die nachfolgende tabellarische Zusammenstellung der äußerst heterogenen Gruppe der Dermatitis/Arthritis-Syndrome wertet die Symptomenkonstellation „Haut-und Gelenksymptome“ mit klinischen Diagnosen und Leitsymptomen.

- Einteilung der Dermatitis/Arthritis-Syndrome nach klinischen Diagnosen und Leitsymptomen:
  - Begleitarthritis und -exantheme bei Virusinfekten (Hepatitis B und C, Röteln, Parvoviren u.a.) (Leitsymptome: Exantheme)
  - Dermatomyositis (Polymyositis) (Leitsymptome: Muskelschwäche, Licht-betonte Exantheme)
  - Gicht (Leitsymptome: Hochakute, meist monoartikuläre Arthritis, Großzehengrundgelenk, Tophi)
  - HIV-Infektion (Leitsymptome: Immunschwäche, septische oder reaktive Arthritiden, Haarleukoplakie, Kaposi-Sarkome; Aktivierung weiterer rheumatischer Erkrankungen wie: Reiter-Syndrom, SLE, Vaskulitiden)
  - Lyme-Borreliose (Leitsymptome: Erythema chronicum migrans, Lymphadenosis cutis benigna, Acrodermatitis chronica atrophicans; Mono- Oligo- oder Polyarthritis, häufig Kniegelenke; muskelskelettales Syndrom)
  - Polyarthrosen (Leitsymptome: Typisches Befallmuster an den Fingern, Heberden Knoten)
  - Postenteritische Arthritis (Leitsymptome: Diarrhoe in Anamnese, Arthritis mon-oder oligoartikulär; urtikarielle oder makulopapulöse Exantheme)
  - Systemische Sklerodermie (Leitsymptom; Fibrosierende Hautveränderungen, Raynaud-Symptomatik, Ösophagussklerose, Lungenfibrose)
  - Psoriasisarthritis (Leitsymptome: Charakteristische Hautsymptomatik, psoriatisches Befallsmuster der Gelenke, Endgelenke, Befall im Strahl, Oligoarthirtis)
  - Reiter-Syndrom (Leitsymptome: Konjunktivitis, Balanitis, Urethritis, Arthritis mono- oder oligoartikulär, Keratoderma blenorrhagicum)
  - Rheumatisches Fieber (sehr selten!) (Leitsymptome: Fieber, Racheninfekt in Anamnese, Erythema anulare rheumaticum, Herzbeteiligung, subkutane Knoten)
  - Sarkoidose (Leitsymptome: Erythema nodosum, knotige oder anuläre Plaques der Haut, Arthritis des Knie-

D

und Sprunggelenks)
  - SLE (Leitsymptome: Typische Hautsymptomatik mit Licht-betonten Exanthemen; chronische Polyarthritis)
  - Still-Syndrom adultes (Leitsymptome: Rezidivierendes Fieber, Still-Exanthem, Arthritis, Lymphadenopathie)
- Klinik und Einteilung der Dermatitis/Arthritis-Syndrome (alphabetische Reihung):
  - Infektiöse und reaktive Dermatitis/Arthritis-Syndrome (Arthritiden und Spondylitiden)
  - Acne fulminans
  - AIDS (rheumatische Symptome bei AIDS)
  - Akutes Arthritis-Dermatitis-Syndrom (Meningokokken)
  - Bowel-Bypass-Syndrom
  - Bruzellosen
  - Dermatitis, rheumatoide, neutrophile
  - Erythema elevatum et diutinum
  - Erythema nodosum
  - Lyme-Borreliose
  - Masern
  - Mononukleose, infektiöse
  - Purpura Schönlein-Henoch
  - Reiter-Syndrom (akut, rezidivierend oder chronisch)
  - Rheumatisches Fieber mit Erythema anulare rheumaticum
  - Röteln
  - SAPHO-Syndrom
  - Scharlach
  - Syphilis acquisita
  - Spondylarthritis
  - Sporotrichose
  - Typhus
  - Yersiniose.
- Ätiologisch ungeklärte Dermatitis/Arthritis-Syndrome:
  - Amyloidose
  - Arthroosteitis, pustulöse
  - Chauffard-Raymond-Syndrom
  - Churg-Strauss-Granulome
  - CINCA-Syndrom
  - Behçet, M.
  - Enteritis regionalis, Hautveränderungen
  - Erythema exsudativum multiforme
  - Erythromelalgie
  - Fasziitis, eosinophile
  - Kälteurtikaria, familiäre
  - Kawasaki-Syndrom
  - Livedo racemosa
  - Lipogranulomatose, disseminierte
  - Osteoarthropathia psoriatica
  - Pannikulitis, neutrophile, lobuläre
  - Polyarteriitis nodosa, systemische
  - Polyarthritis, chronische (juvenile, seropositive) mit positivem Rheumafaktor und Rheumaknötchen
  - Polyarthritis, chronische (juvenile, systemische Form) mit intermittierenden flüchtigen Exanthemen (etwa 80% der Fälle)
  - Polymyalgia rheumatica
  - Polyneuropathien (neuropathische Arthropathie)
  - Pustulose, subkorneale
  - Retikulohistiozytose, multizentrische
  - Sarkoidose
  - Sneddon-Syndrom
  - Still-Syndrom (Exantheme wie beim juvenilen Typ der chronischen Polyarthritis)
  - Still-Syndrom, adultes (AOSD) (rezidivierende Fieber-begleitende urtikarielle Exantheme in >80%)
  - Sudeck-Erkrankung
  - Sweet-Syndrom (akute neutrophile febrile Dermatose)
  - Urtikariavaskulitis-Arthritis-Syndrom
  - Wegener-Granulomatose
- Dermatitis/Arthritis-Syndrome bei vermuteten oder bekannten genetischen Defekten:
  - Dermatoarthritis, familiäre histiozytäre
  - Ehlers-Danlos-Syndrom
  - Marfan-Syndrom
  - Mittelmeerfieber, familiäres
  - Mukopoylsaccharidosen
  - Progeria infantilis
  - Pseudoxanthoma elasticum
  - Tumor-Necrose Faktor-Rezeptor-assoziiertes periodisches Syndrom
- Dermatitis/Arthritis-Syndrome bei allergischen Reaktionen:
  - Serumkrankheit
  - Urtikaria vom Typ der Serumkrankheit
  - Urtikariavaskulitis
  - Reaktive Arthritiden bei Arzneiexanthemen.
- Dermatitis/Arthritis-Syndrome bei Autoimmunerkrankungen und Immundefekten:
  - Agammaglobulinämie, kongenitale, Typ Bruton
  - Phospholipid-Antikörper-Syndrom
  - CREST-Syndrom
  - Dermatomyositis
  - Antisynthetase-Syndrom (Jo-1-Syndrom)
  - Lupus erythematodes, systemischer
  - Mixed connective tissue disease
  - Pemphigus, IgA-Pemphigus
  - Pemphigoid, bullöses
  - Polychondritis recidivans et atrophicans
  - Sjögren-Syndrom
  - Sklerodermie, systemische
  - Sklerodermie, zirkumskripte
  - Angeborene und erworbene Immun- und Komplementdefekte
  - Vaskulitis, hypokomplementämische.
- Dermatitis/Arthritis-Syndrome bei degenerativen Gelenkerkrankungen:
  - Mono- und Polyarthrose
- Dermatitis/Arthritis-Syndrome bei metabolischen und endokrinologischen Erkrankungen:
  - Gicht
  - Akromegalie
  - Hämochromatose
  - Hyper- und Hypothyreose
  - Hyperparathyreoidismus
  - Diabetes mellitus
  - Hyperlipoproteinämie
  - Ochronose.
- Dermatitis/Arthritis-Syndrome bei Neoplasien:
  - Marie-Bamberger-Syndrom (hypertrophische Osteoarthropathie).

## Dermatitis, Berloque-Dermatitis L56.23

**Erstbeschreiber**
Freund, 1916; Rosenthal, 1925

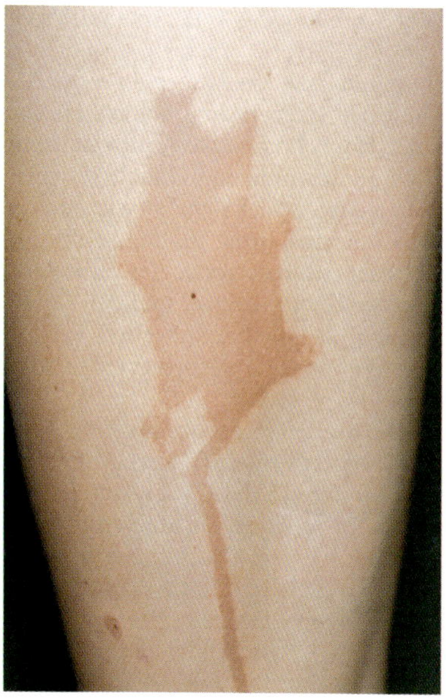

**Dermatitis, Berloque-Dermatitis.** Akute, bizarr konfigurierte, scharf begrenzte, heftig brennende rote Plaque; aufgetreten nach mehrstündiger Gartenarbeit und vorherigem Kontakt mit einer nicht näher definierbaren „duftenden Flüssigkeit".

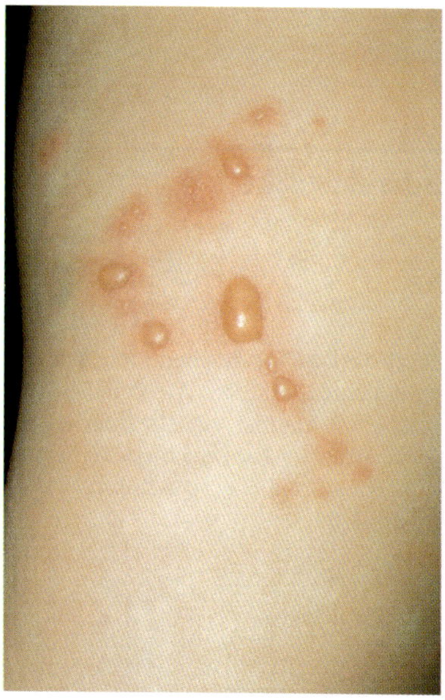

**Dermatitis bullosa pratensis.** Streifig angeordnete, juckende und brennende Erytheme mit Blasenbildung am Bein nach Spaziergang durch eine hohe Wiese mit anschließender Besonnung.



### Synonym(e)
Kölnisch Wasser-Dermatitis

### Definition
Phototoxische Dermatitis nach Auftragen von Bergamottöl enthaltenden Kosmetika. Der Begriff Berloque stellt eine Verfälschung des französischen „breloque" = Uhrgehänge dar.

### Lokalisation
Meist Hals- und Dekolletébereich, den häufigsten Anwendungsorten für die relevanten Kosmetika. Grundsätzlich kommen aber auch andere Lokalisationen, je nach Anwendungsort, infrage.

### Klinisches Bild
Nach Sonneneinwirkung auftretende, zunächst akute bis subakute, scharf begrenzte, juckende oder brennende Dermatitis, später streifige Hyperpigmentierung an den Kontaktstellen. S.a. Dermatitis bullosa pratensis; nicht selten werden die akuten Veränderungen nicht wahrgenommen, sondern lediglich die Spätfolgen (Hyperpigmentierungen).

### Differenzialdiagnose
Chloasma; Melanodermatitis toxica.

### Therapie
Meiden des Agens, ansonsten blande Lokaltherapie mit pflegenden nicht parfümierten Externa (z.B. Ungt. emulsif. aq.). Kurzfristig Glukokortikoidhaltige Externa z.B. Betamethasonvalerat (Betnesol-V Lotio, R030). Bei persistierenden postinflammatorischen Hyperpigmentierungen ggf. Chemical-Peeling.

## Dermatitis bullosa pratensis
L56.2

### Synonym(e)
Wiesengräser-Dermatitis; Wiesengrasdermatitis; Phyto-Photodermatitis; Photodermatitis phytogenica; Pflanzendermatitis; Dermatitis pratensis

### Definition
Phototoxisches Ekzem nach Kontakt mit Pflanzen, die phototoxische Substanzen enthalten und anschließender Besonnung.

### Klinisches Bild
Erythematöse, meist streifige Abklatschbilder der betreffenden Pflanze; auch Bläschen und Blasen.

### Therapie allgemein
Meiden der auslösenden Pflanze.

### Externe Therapie
In der akuten Entzündungsphase symptomatische Behandlung mit mittelstarken Glukokortikoid-haltigen Cremes oder Lotionen wie 0,1% Betamethason-Lotio (z.B. Betagalen, R030), 0,25% Prednicarbat-Creme (z.B. Dermatop), 0,1% Hydrocortisonbutyrat (z.B. Alfason Creme). Bei Blasenbildung sterile Eröffnung, abtrocknende feuchte Umschläge ggf. mit antiseptischen Zusätzen wie Chinolinol (z.B. Chinosol 1:1000) oder Kaliumpermanganat (hellrosa). Bei großflächigen Blasen Therapie wie Verbrennung 2. Grades. Abheilung in der Regel unter postinflammatorischer Hyperpigmentierung.

### Prognose
Abheilung unter Hyperpigmentierung.

## Dermatitis caused by shirts
L25.8

### Erstbeschreiber
Hodgson u. Hellier, 1946

### Synonym(e)
Textilpurpura; Hodgson-Hellier-Syndrom

### Definition
Variante der Purpura pigmentosa progressiva mit papulopurpurischen Herden an den Kontaktstellen bestimmter Textilien (Uniform, Unterwäsche).

### Therapie
Meiden auslösender Textilien, s.a. Purpura pigmentosa progressiva.

## Dermatitis, chronische aktinische L57.9

### Erstbeschreiber
Hawk und Magnus, 1979

### Definition
Eminent chronische, meist stark juckende, therapieresistente, ekzematöse Erkrankung in lichtexponierten Arealen. Der Begriff „chronische aktinische Dermatitis“ gilt als Überbegriff (oder wird auch synonym gebraucht) für verschiedene bereits zuvor beschriebene Lichtdermatosen. Hierzu gehören:
- persistierende Lichtreaktion
- aktinisches Retikuloid
- photoallergisches Ekzem
- photosensitives atopisches Ekzem.

### Ätiologie
Ein photoinduziertes Antigen führt zu einer Überempfindlichkeitsreaktion vom verzögerten Typ, ähnlich einer allergischen Kontaktdermatitis. Es werden allerdings weniger exogene Allergene sondern eher endogene Autoantigene vermutet. Das Aktionsspektrum liegt meist im UVB- und UVA-Bereich, selten ist auch sichtbares Licht Auslöser.

### Manifestation
Vor allem Männer im mittleren und höheren Lebensalter sind betroffen.

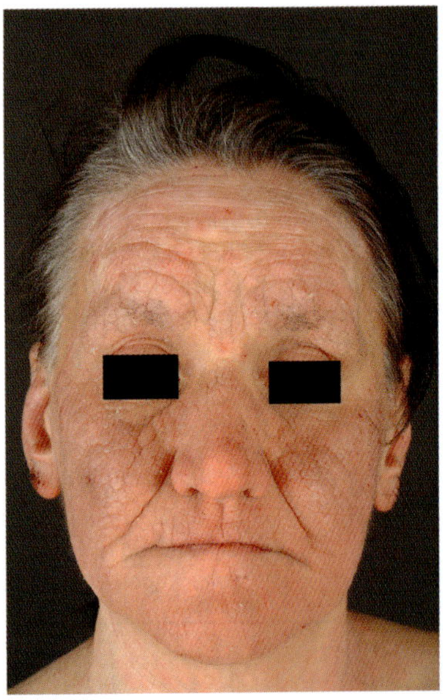

**Dermatitis, chronische aktinische.** Disseminierte, zerkratzte Papeln und Knoten sowie unscharf begrenzte, großflächige, gerötete, heftig juckende Erytheme im Gesicht einer 51-jährigen Patientin mit seit Geburt bestehendem atopischem Ekzem. Die Hautveränderungen sind durch Sonnenlicht und Photopatchtestung provozierbar.

### Klinisches Bild
S.u. den einzelnen Krankheitsbildern.

### Prophylaxe
- Schutz durch Kleidung: Das Abdecken der Haut durch Kleidung ist ein effektiver und nebenwirkungsarmer Lichtschutz. Es sollte jedoch beachtet werden, dass Stoffe je nach Faser, Farbstoff und insbes. Maschenart und -größe verschieden sind und bei wenig dichten Geweben ein erheblicher Anteil der Strahlung das Textil durchdringen kann.
- Chemische Lichtschutzmittel: Durch Absorption von UV-Licht verhindern diese Substanzen die photochemische Primärreaktion in der Haut. Zugesetzte Antioxidanzien vermindern zusätzlich die sekundären photochemischen Reaktionen an körpereigenen Molekülen. Vorwiegend im UV-B Bereich absorbieren Substanzen aus den Stoffgruppen der Paraaminobenzoesäurederivate, der Salizylate, der Kampherderivate, der Zimtsäureester und der Benzimidazolderivate. Sogenannte Breitbandfilter wie Dibenzoylmethane und Benzophenone absorbieren sowohl UV-B als auch UV-A.
- Physikalische Lichtschutzmittel: Pigmente aus Titanoxid, Eisenoxid oder auch Zinkoxid in einer Korngröße von 10-60 nm absorbieren im Bereich des UV-Lichtes, reflektieren aber das sichtbare Licht kaum. Sie können in breitem Rahmen angewendet werden. Die Bildung von gefährlichen Radikalen lässt sich durch ein Coating der Pigmentgranula oder durch eine Dotierung, eine Art Verunreinigung des Kristallgitters, vollständig verhindern.
- Light-hardening: Photo(chemo)therapie oder Schmalband-UVB in sehr niedrigen Dosierungen.

**Dermatitis, chronische aktinische. Tabelle 1.** Kriterien und Differenzierung zur Einteilung chronisch photosensitiver ekzematöser Hauterkrankungen (modifiziert nach Milde)

| Diagnose | Histologie | Photosensitivität | Photopatch-Test | Patch-Test |
|---|---|---|---|---|
| Persistierende Lichtreaktion | Spongiotische Dermatitis | UVB, (UVA) | + | +/– |
| Aktinisches Retikuloid | Mycosis-fungoides-artig | UVB, UVA, (sichtbares Licht) | – | +/– |
| Photoallergisches Ekzem | Spongiotische Dermatitis | UVB, (UVA), (sichtbares Licht) | +/– | +/– |
| Photoaggraviertes endogenes Ekzem | Spongiotische Dermatitis | UVA, (UVB) | – | +/– |

## Dermatitis, erosive pustulöse des Kapillitiums L73.8

### Synonym(e)
Erosive pustulöse Dermatose des Kopfes; Erosive pustular dermatosis of the scalp

### Definition
Chronisch verlaufende follikuläre Pustulose der Kopfhaut mit konsekutiver Follikelzerstörung. Umstrittene Entität. Abtrennung zur Folliculitis decalvans notwendig.

### Ätiologie
Unklar. Auftreten nach Zoster, Hauttransplantationen oder anderen chirurgischen Eingriffen im Bereich des Kapillitiums ist beschrieben.

### Manifestation
Meist ältere Frauen.

### Klinisches Bild
Herdförmige, erythematöse, haarlose Areale am Kapillitium mit zentraler Atrophie und meist randständigen, follikulär gebundenen Papeln und Pusteln. Starker Juckreiz. Kein Ansprechen auf antibiotische und antimykotische Therapie.

### Labor
Bakteriologische und mykologische Untersuchungen des Pustelinhalts meist negativ (teilweise Nachweis von Staphylococcus aureus).

### Histologie
Unspezifisch: Hochsitzende intraepidermale bis subkorneale Pusteln, Rarefizierung der Adnexe, mononukleäres Infiltrat.

### Differenzialdiagnose
Folliculitis decalvans, Psoriasis pustulosa generalisata, Tinea capitis superficialis, Perifolliculitis capitis abscedens et suffodiens, sterile eosinophile Pustulose (Ofuji).

### Externe Therapie
Ablösen der Krusten mit wässriger Chinolinol-Lösung (z.B. Chinosol 1:1000). Anschließend antientzündliche und abtrocknende Externa wie Glukokortikoid-haltige Tinkturen, z.B. 0,1% Triamcinolon-Tinktur **R265** oder 0,1% Betamethason-Tinktur (z.B. Betnesol V crinale) sowie feuchte Umschläge mit antiseptischen Zusätzen wie Kaliumpermanganat (hellrosa) oder Chinosol (1:1000). Ggf. Versuch mit Tacrolimus (Protopic 0,1%) oder Calcipotriol (Psorcutan).

### Interne Therapie
Zusätzlich zur externen Behandlung orale Zinktherapie (z.B. Zinkit 3, 3-4mal 1 Drg. oder 1 Brausetbl./Tag p.o.). Bei stark entzündlicher Ausprägung können kurzfristig Glukokortikoide intern wie Prednison (z.B. Decortin) 40-80 mg/Tag eingesetzt werden; rasch ausschleichen.

## Dermatitis exfoliativa generalisata subacuta L30.8

### Definition
Sogenannte Alterserythrodermie. Erythrodermie unklarer Genese mit Kachexie, Pigmentierung, Lymphknotenschwellung, Haarausfall und Nagelwachstumsstörungen. Die Eigenständigkeit dieses Krankheitsbildes muss zunehmend bezweifelt werden, da diesem Erscheinungsbild meist distinkte Krankheitsbilder zugeordnet werden können. S.u. Lymphom, kutanes T-Zell-Lymphom; Erythrodermie.

### Therapie
Behandlung einer zugrunde liegenden Erkrankung, ansonsten symptomatisch.

### Externe Therapie
Fettende, pflegende und hydratisierende Externa (Ungt. emulsif. aq., 5% Harnstoff-Creme **R102**, Linola Fett, Eucerin cum aq.), zusätzlich Ölbäder wie z.B. Balneum Hermal Plus, Ölbad Cordes, Linola Fett Ölbad. Gute Effekte lassen sich durch Phototherapie als UV-B-Monotherapie oder PUVA-Therapie erzielen, s.a. Erythrodermie.

### Interne Therapie
Ggf. Glukokortikoide in mittlerer Dosierung wie Prednisolon (z.B. Decortin H) 60-80 mg/Tag. Gegen den Juckreiz Antihistaminika wie Desloratadin (z.B. Aerius 1-2 Tbl./Tag). Zur Nacht ggf. 25 mg Hydroxyzin (z.B. Atarax).

## Dermatitis, exsudative diskoide lichenoide L98.8

### Erstbeschreiber
Sulzberger u. Garbe, 1937

### Synonym(e)
Sulzberger-Garbe-Syndrom; exsudative diskoide lichenoide chronische Dermatose; Oid-Oid-Disease

### Definition
Sehr seltene, in ihrer Eigenständigkeit umstrittene Dermatose ungeklärter Genese, charakterisiert durch das Nebeneinander von ekzematösen, lichenoiden und urtikariellen Herden mit extrem starkem Juckreiz.

### Manifestation
Vor allem Männer mittleren Alters.

### Lokalisation
Brust, Stamm, Gesicht; typisch ist der Befall von Penis und Skrotum.

### Klinisches Bild
Unerträglich starker Pruritus. Rasche Abfolge oder gleichzeitiges Auftreten von exsudativen, geröteten, infiltrierten, nummulären Plaques, an ein mikrobielles Ekzem erinnernd, lichenifizierten Papeln oder kleinen urtikariellen Papeln, insbes. zu Beginn der Abheilung.

### Labor
Häufig Eosinophilie.

### Histologie
Perivaskuläre Infiltrate aus Lymphozyten, Granulozyten, Eosinophilen, Plasmazellen. Schwellung der Gefäßendothelien.

### Differenzialdiagnose
Mikrobielles Ekzem; streuendes Kontaktekzem; Dermatitis herpetiformis; Lichen planus; Mycosis fungoides; Arzneimittelexanthem; seborrhoisches Ekzem.

### Externe Therapie
Mittelstarke Glukokortikoid-Cremes wie 0,1% Betamethason-Lotio **R030**, 0,1% Triamcinolon-Creme **R259**, 0,25% Prednicarbat-Creme (z.B. Dermatop), 0,1% Methylprednisolon-Creme (z.B. Advantan). Pflegende fettende Externa (z.B. Ungt. emulsif. aq., Linola Fett, Eucerin cum aq.) sowie Ölbäder wie z.B. Balneum Hermal plus, Ölbad Cordes, Linola Fett Ölbad, Eucerin Omega Fettsäuren Ölbad, Polidocanol Duschöl.

### Interne Therapie
- Therapie der 1. Wahl sind Glukokortikoide, peroral, in mittlerer Dosierung, initial 60-80 mg/Tag Prednisolon-Äquivalent, langsames Ausschleichen bis zu niedriger Erhaltungsdosis über mehrere Wochen. Nach Absetzen flammen die Hauterscheinungen wieder auf. Erst bei Abklingen nach Monaten bis Jahren können die Glukokortikoide ganz abgesetzt werden.
- Fälle mit Abheilung unter ausschließlicher Azathioprintherapie (z.B. Imurek) sind beschrieben. Ein Therapieversuch mit Antihistaminika wie Desloratadin (z.B. Aerius) 1-2 Tbl./Tag oder Levocetirizin (z.B. Xusal) 1-2 Tbl./Tag ist möglich.

D

### Prognose
Spontanheilung nach monate- bis jahrelangem Verlauf.

## Dermatitis herpetiformis L13.0

### Erstbeschreiber
Fox, 1880; Duhring, 1884

### Synonym(e)
Morbus Duhring Brocq; Dermatite polymorphe douloureuse; Hidroa bullosa; Hidroa herpetiformis; Hidroa mitis et gravis; Hidroa pruriginosa; Maladie de Duhring

### Definition
Chronische, blasenbildende Autoimmunerkrankung mit herpetiform angeordneten, exkoriierten Papeln, Papulovesikeln und Bläschen und einem charakteristischen, brennenden Juckreiz.

### Vorkommen/Epidemiologie
Inzidenz: 20-40/100.000 Einwohner/Jahr.

### Ätiologie
- Häufige Assoziation mit HLA-Klasse II DQ2 (95-100%), ebenso mit DQA 1*0501 und DQB1*02 Allelen.
- Assoziation mit Schilddrüsenerkrankungen, v.a. Hashimoto-Thyreoiditis.
- Nachweis von IgA-Antikörper gegen das Autoantigen der Zöliakie (Gewebetransglutaminase).
- Darüber hinaus werden prädisponierende Faktoren gehäuft beschrieben, u.a.:
  - Besondere Empfindlichkeit gegenüber Halogenen, vor allem Jod
  - Schilddrüsenantikörper
  - Foci
  - Maligne Tumoren oder Systemkrankheiten, v.a. T-Zell-Lymphome
  - Veränderungen der Jejunumzotten (ca. 70% der Patienten).

### Manifestation
Auftreten ist in jedem Alter möglich. Betroffen sind v.a. Erwachsene im Alter von 25-55 Jahren, Männer etwas häufiger als Frauen. Kinder sind selten betroffen.

### Lokalisation
Vor allem oberer Schultergürtel, Glutaealregion, Kapillitium, Unterarmstreckseiten, Ellbogen, Unterschenkelstreckseiten und Knie.

### Klinisches Bild
Plötzlicher, selten auch langsam schleichender Beginn mit symmetrischen, stark juckenden bis brennenden urtikariellen Erythemen. Innerhalb dieser Erytheme kommt es zur Eruption gruppiert stehender Bläschen. Ausbildung einer synchronen Polymorphie mit Blasen, Bläschen, Quaddeln, Papeln, verkrusteten und erodierten Läsionen, Kratzspuren, Narben, roten oder pigmentierten Flecken. Selten Schleimhautbeteiligung. Chronischer Verlauf. Schübe dauern einen Monat bis über 1 Jahr, Intermissionen von Wochen oder Jahren. Enteropathie ähnlich der idiopathischen Steatorrhoe. Lokale und interne Jodexposition (Kaliumjodid) führt zur Exazerbation (Ausbildung eines stark juckenden Erythems, ggf. mit Blasenbildung). Bei der (seltenen) Dermatitis herpetiformis im Kindesalter besteht eine enge Korrelation zur glutensensitiven Enteropathie.

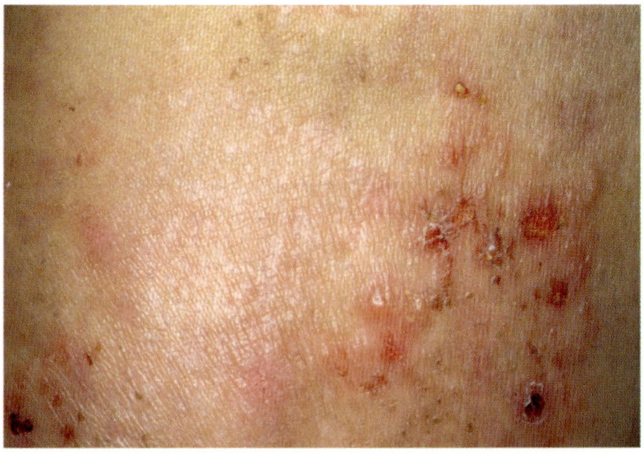

**Dermatitis herpetiformis.** Gruppierte, urtikarielle Papeln mit 2-4 mm großen Erosionen und Krusten auf hell- bis sattrotem Erythem. Im Zentrum kleineres polygonales Bläschen. Das bunte Nebeneinander von verschiedenen Effloreszenzen ist charakteristisch für die Dermatitis herpetiformis.

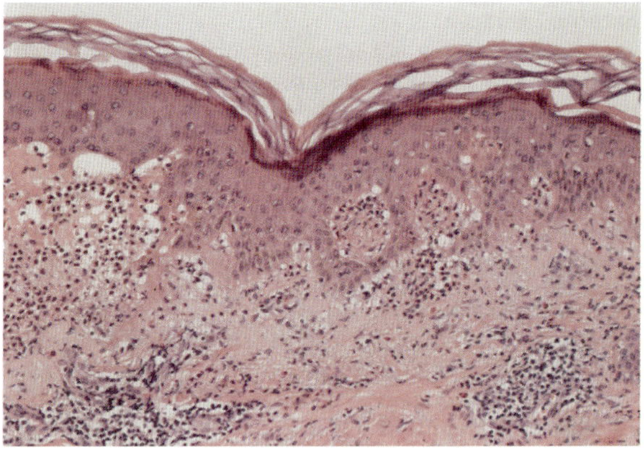

**Dermatitis herpetiformis.** Urtikarielles Stadium: Leichte unregelmäßige Akanthose, Orthokeratose. In der oberen und mittleren Dermis zeigt sich ein teils diffuses, teils perivaskulär verdichtetes Infiltrat aus Lymphozyten sowie neutrophilen und eosinophilen Granulozyten; fokale Epidermotropie. Mehrere subepitheliale Spaltbildungen. Stellenweise verdichten sich neutrophile und eosinophile Granulozyten in den Papillenspitzen (angedeutete intrapapilläre Mikroabszesse).

### Labor
In einigen Fällen Bluteosinophilie. Endomysium-Antikörper EMA, Retikulinfaser-Antikörper

### Histologie
Ausbildung von subepidermalen Blasen; Blasenbildung unterhalb der Lamina densa. Im initialen Stadium (urtikarielles Stadium) Infiltrat aus neutrophilen Granulozyten in der oberen und mittleren Dermis mit fokaler Epidermotropie. Stellenweise auch Leukozytoklasie. Im Stadium der Blasenbildung formieren sich neutrophile und eosinophile Granulozyten zu intrapapillären Mikroabszessen, die nahezu pathognomonisch sind. Häufig Nekrose der basalen Epidermiszellen. Im Stadium der reifen subepidermalen Blase zeigt sich ein zunehmend lymphozytäres Infiltrat mit zahlreichen neutrophilen Granulozyten am Blasenboden sowie am seitlichen Blasenrand. Eosinophile Granulozyten in der Minderzahl.

### Direkte Immunfluoreszenz
Granuläre, selten lineare Ablagerung von IgA und Komplement in den Papillen in befallener und unbefallener Haut.

### Diagnose
Klinik, Histologie (intrapapilläre Mikroabszesse), Jejunumbiopsie, Immunhistologie; Antikörpernachweis: Anti-Gliadin-AK, Anti-Endomysium-AK, AK gegen Gewebetransglutaminase, ex juvantibus Probebehandlung mit DADPS.

### Differenzialdiagnose
Bullöses Pemphigoid, Pemphigus vulgaris, Erythema exsudativum multiforme, Incontinentia pigmenti, IgA-lineare Dermatose, chronische Urtikaria

### Komplikation
Assoziation zur glutensensitiven Enteropathie.

### Therapie
Medikament der 1. Wahl ist Dapson 100-150 mg/Tag bis max. 300 mg/Tag (z.B. Dapson-Fatol), Cave: **Met-Hb Bildung!** Vor Therapiebeginn Bestimmung der Glukose-6-Phosphat-Dehydrogenase! Nach Abklingen der Erscheinungen minimale Erhaltungsdosis über Jahre. Auslassversuch frühestens nach 6 Monaten. Bei Sulfonamidunverträglichkeit Colchicin (z.B. Colchicin dispert) 3mal 0,5 mg/Tag. In therapierefraktären Fällen Versuch mit Ciclosporin A (z.B. Sandimmun Optoral) 5 mg/kg KG/Tag, ggf. Dosissteigerung auf 7 mg/kg KG/Tag. Bei starkem Juckreiz Antihistaminika wie Desloratadin (z.B. Aerius) 1-2 Tbl./Tag. Bei Gluten-induzierter Enteropathie Behandlung durch Internisten, guter Effekt kann mit Sulfasalazin (z.B. Azulfidine) in mittlerer Dosierung (3-6 g/Tag) erzielt werden. Diät und Substitution von Vitaminen und Eisen:

- Glutenfreie Diät: Bei glutenfreier Diät bleibt etwa 1/3 aller Patienten auch ohne Therapie erscheinungsfrei. Meiden aller Getreideprodukte (Gerste, Hafer, Roggen, Weizen). Auch bei fehlender Steatorrhoe lässt sich bei den meisten Patienten histologisch eine Zottenatrophie sichern. Durch die Diät kann die erforderliche Dapson-Dosis häufig reduziert werden.
- Jodarme Diät: Kein Jodsalz, keine Seefische, wenig Milchprodukte, ausgewählte Wurst- und Fleischwaren (da häufig mit Jodsalz behandelt), keine jodhaltigen Medikamente.
- Eisensubstitution: Hb-Defizit in g/l × 25 = Gesamtbedarf an Eisen in mg.
  - Peroral: (z.B. Ferro sanol duodenal) 2(-3)mal 50 mg/Tag, später 2(-3)mal 100 mg/Tag p.o. möglichst auf leeren Magen.
  - Intravenös: (z.B. Ferrlecit) selten notwendig, Erwachsene 3,2-5,0 ml/Tag langsam i.v.
  - Intramuskulär: (z.B. Ferrum Hausmann) Erwachsene 4 ml/Tag i.m., Kleinkinder: 5 mg/kg KG/Tag p.o., verteilt auf 3 ED über 3 Monate. Intramuskuläre Gabe bei Kleinkindern (z.B. Ferrum Hausmann): Zickzackartige Einspritzung (Hautpigmentierung!). Hb-Defizit (Altersnorm) × KG (in kg) × 3,5 = Eisenbedarf in mg. 1-2 ml i.m. jeden 2. Tag.

> ! Cave: **Keine gleichzeitige Gabe mit Tetracyclinen, Antazida, Colestyramin, Penicillamin.**

- Vitamin $B_{12}$-Substitution (z.B. Neurotrat B 12): Induktion mit 1000-2000 µg/Woche i.m., i.v., oder s.c. Retikulozyten

Dermatitis herpetiformis. **Tabelle 1.** Gluten- und Jod-freie Diät bei Dermatitis herpetiformis Duhring

| Nahrungsmittel | erlaubt | verboten |
|---|---|---|
| Brot | Kartoffel-, Mais-, Reis-, Sojabohnenmehl | sämtliche Brot-, Gebäck- und Kuchensorten aus üblichen Getreidesorten s.o. |
| Obst | alle Sorten | |
| Gemüse | alle Sorten | |
| Milchprodukte (wenig wegen Jod) | naturbelassene Milchprodukte wie Frischmilch, Naturjoghurt, Kefir, Dickmilch, Buttermilch, Sahne | Fruchtjoghurt (enthalten häufig nichtdeklarierte Bindemittel), Körnerjoghurt |
| Fett | tierische Fette, Margarine, Kokosfett, Sonnenblumenöl, Distelöl, Maisöl, reine Mayonnaise | Weizenkeimöl, mit Mehl hergestellte Marinaden und Saucen |
| Bindemittel | Maisstärke (z.B. Mondamin), Kartoffelstärke | Nudeln |
| Fleisch | reines Fleisch | mit Teigwaren zubereitete und gestreckte Fleischprodukte, mit Jod-Salz vorbehandelte Produkte |
| Gewürze | alle Gewürze außer | Jod-Salz |
| Käse | alle Käsesorten außer | Schmelzkäse, andere Formen weiterbearbeiteter Käse, die Stärkezusatz enthalten können |
| Süßspeisen, Süßigkeiten | Pudding aus erlaubten Mehlsorten, Stärke, Gelatine, Bonbons, Marmelade/Gelee, Konfitüre, Honig, Nutella, Schokolade ohne Getreidezusätze | Kuchen, Torten, Pudding, Fertigprodukte aus Getreidemehlsorten |
| Getränke | alle Fruchtsäfte, Mineralwasser, Tee, Bohnenkaffee, Wein, Kakao, Maisbier | alle Biersorten (außer Maisbier) |

nach 5-8 Tagen ansteigend. Erhaltungsdosis: 100-300 µg alle 2 Monate.
- Folsäuresubstitution (z.B. Folsäure-Hevert): 5-15 mg/Tag p.o. Kinder: 5-10 mg/Tag p.o. über 4 Wochen oder 0,2 mg/Tag parenteral über 4 Wochen.
- Vitamin D Substitution: Vitamin $D_3$ (Dekristol, Vigantoletten): 5000-10.000 IE/Tag p.o. über 6 Wochen, später 2000-5000 IE/Tag über mehrere Monate. Unbedingt Calciumzufuhr (4mal/Tag 250 mg p.o.).

### Externe Therapie
Antipruriginöse (s.u. Antipruriginosa) Behandlung z.B. mit 3% Polidocanol-Creme (z.B. Thesit, **R196**). Bei stark entzündlichem Charakter kurzfristig oder intervallartig schwache oder mittelstarke Glukokortikoid-Cremes/Emulsionen wie 0,05% Betamethason-Lotio (z.B. Betagalen, **R030**).

## Dermatitis hiemalis L20.8

### Synonym(e)
Dermatosis juvenilis plantaris; recurrent juvenile eczema; Dermatitis plantaris sicca; peridigitales Ekzem bei Kindern; Vorfußekzem; juvenile plantar dermatosis; atopic winter feet; pulpite sèche; peridigitale Dermatose; Eccema e frigore; pulpite digitale kératosique craquelée récidivante; Syndroma digitocutaneum minimum; Pseudomykose; Dermatosis palmoplantaris juvenilis

### Definition
Abortive Manifestationsform des atopischen Ekzems.

### Ätiologie
Chronische, nicht allergische, kumulativ toxische Ekzemreaktion bei meist starker Sebostase.

### Manifestation
Vor allem bei Kindern auftretend.

### Lokalisation
Vor allem Zehenendglieder, auch Fußsohle, Ferse, Vorfuß und Finger.

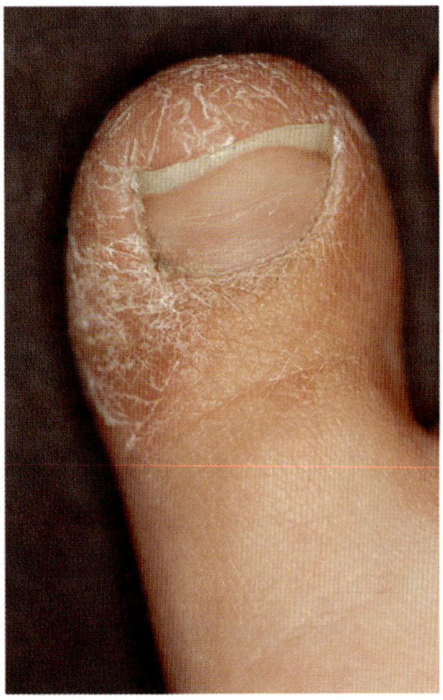

**Dermatitis hiemalis.** Chronisch persistierende, unscharf begrenzte, trockene Rötung und pergamentartige Schuppung ohne größere Beschwerden. Befund an beiden Großzehen identisch. An weiteren Zehen nur diskret vorhanden. Im Winter deutliche Verschlechterung; im Sommer in maritimem Klima komplette Abheilung.

### Klinisches Bild
Leicht entzündliche Rötung, pergamentartige Haut mit trockener, fest haftender Schuppung und schmerzhaften Rhagaden.

### Diagnose
Klinik, Pricktest und RAST-Diagnostik.

### Differenzialdiagnose
Tinea pedum; Ekzem, Kontaktekzem, allergisches.

### Therapie
- Bei trockener Pergamenthaut: Blande Pflege mit rückfettenden Externa wie z.B. Eucerin cum aq., Linola Fett, Asche Basis Creme/Salbe, Excipial Mandelölsalbe, Lipoderm Lotion, Eucerin Omega. Ggf. auch mit Harnstoffzusatz (z.B. **R102**, Excipial U Lipolotio).
- Bei fest haftenden Hyperkeratosen: Harnstoff-haltige Creme/Salben (z.B. Nubral, Basodexan), tagsüber 2-5% als pflegendes Externum (s.o.). Zur Nacht 5-10 Min. warmes Seifenbad (Zusatz von Flüssigseife oder Kernseife) oder Ölbad (20 ml Olivenöl, mit 10 ml Milch, 5 l warmes Wasser). Sofort anschließend in dicker Schicht eine 5-10% Harnstoff-haltige Creme/Salbe (z.B. Basodexan Salbe, alternativ Salicylsäure-enthaltenden Externa wie z.B. Squamasol) auftragen, für 2-3 Std. mit okkludierender Haushaltsfolie überdecken, Fixierung mit Baumwollsocken bzw. Baumwollhandschuhen.
- Bei tiefer Rhagadenbildung: Glukokortikoid-haltige Fettsalben wie 0,1% Mometason-furoat (z.B. Ecural Fettsalbe) in dicker Schicht auf Rhagaden und Umgebung auftragen. Evtl. Kombination Steroid/Salicylsäure, z.B. Diprosalic. Anlegen eines selbsthaftenden hydrokolloidalen Okklusivverbandes, der täglich bis jeden 2. Tag erneuert wird. Behandlung über 2-3 Tage durchführen. Anschließend Monotherapie mit Hydrokolloidverbänden. Meiden okkludierenden Schuhwerks.

### Prognose
Chronischer Verlauf, Besserung während des Sommers (vermehrte Schweißbildung).

## Dermatitis, hypereosinophile D72.1

### Erstbeschreiber
Nier u. Westfried, 1981

### Synonym(e)
Dermatitis, eosinophile

### Definition
Idiopathische, monosymptomatische Verlaufsform des Hypereosinophilie-Syndroms von chronischem Krankheitsverlauf mit wellenförmigen Eruptionen der Hauterscheinungen.

### Lokalisation
Stamm und Extremitäten mit Aussparung von Kopf, Palmae, Plantae und Glans penis.

### Klinisches Bild
Disseminierte Aussaat etwa stecknadelkopfgroßer, geröteter, juckender Papeln und Papulovesikel und erythematischer Makulae. Keine nachweisbaren Neoplasien, Parasiten, Allergien oder Organbeteiligung.

### Labor
Persistierende Bluteosinophilie.

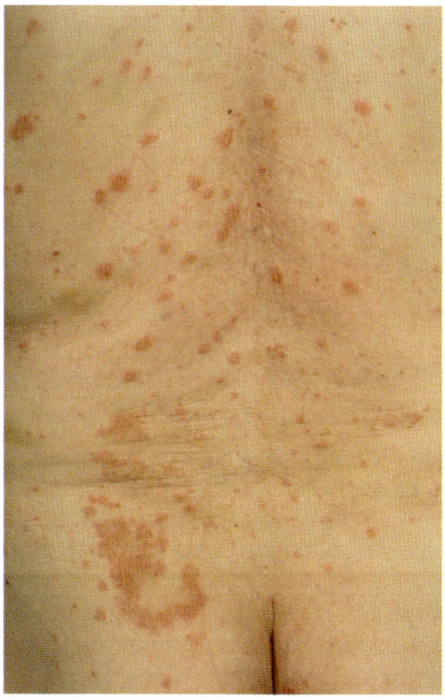

**Dermatitis, hypereosinophile.** Teils papulöses, teils plaqueartiges erheblich juckendes Exanthem aus disseminierten, 0,3-1,5 cm großen, roten, glatten Papeln, die am Gesäß zu einer anulären Plaqueformation zusammengeflossen sind.

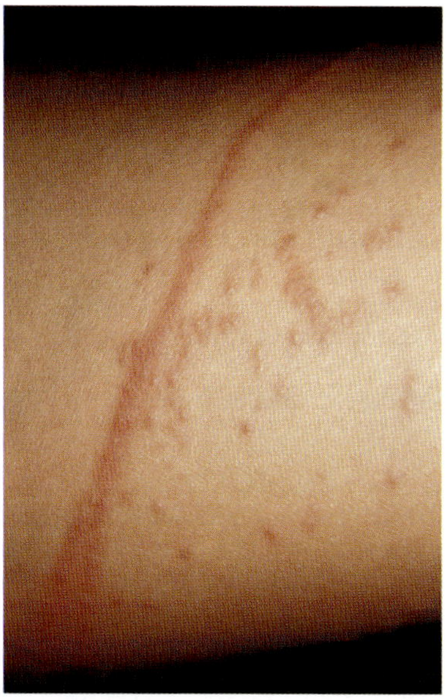

**Dermatitis medusica.** Akute, etwa 6 Std. nach Kontakt mit einer Feuerqualle (Ostsee) am Oberschenkel einer 32-jährigen Frau aufgetretene, lineare, juckende und brennende (auch schmerzende) Plaque sowie disseminierte, Papeln und Vesikeln. Das Streifenmuster ist beweisend für die exogene Auslösung.

D

### Histologie
Dichtes dermales Infiltrat mit Eosinophilie.

### Differenzialdiagnose
Eosinophile Zellulitis, Hypereosinophilie-Syndrom.

### Externe Therapie
Falls keine Ursache eruierbar ist, zunächst externe schwache oder kurzfristig auch mittelstarke Glukokortikoidexterna wie Hydrocortison-Creme **R121** oder Betamethason-Creme **R029**. Zwischenzeitlich blande rückfettende Externa (z.B. Basiscreme (DAC), Linola Milch) oder Lotio alba.

### Bestrahlungstherapie
PUVA-Bad-Therapie wurde mit gutem Erfolg eingesetzt.

### Interne Therapie
- Bei unzureichendem Erfolg systemische Behandlung mit Glukokortikoiden initial 20-40 mg/Tag p.o. Prednison-Äquivalent, Dauertherapie mit 5-10 mg/Tag p.o.
- Gute therapeutische Ergebnisse einer multizentrischen Studie mit einer „targeted" Therapie mit Mepolizumab, einem Anti-IL-5-Antikörper, könnten zukünftig neue Therapieoptionen ermöglichen.

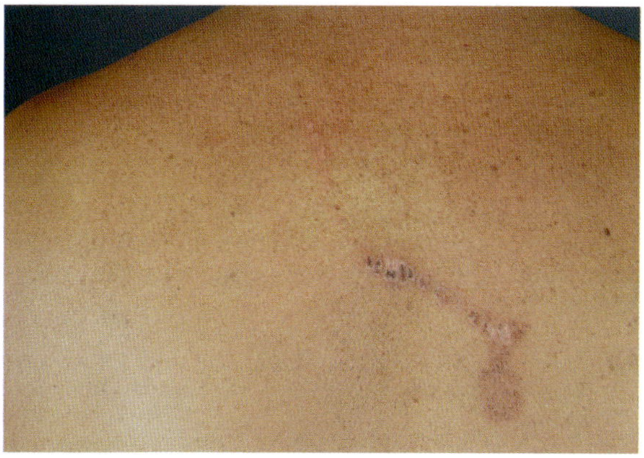

**Dermatitis medusica.** 3 Wochen nach dem Kontakt-Ereignis Darstellung einer solitären, linear geformten, rauen, stark konsistenzvermehrten, flach elevierten, feinlamellär schuppenden Plaque mit Schorfbildungen bei einem 50 Jahre alten Mann. Während eines Mittelmeerurlaubes zeigten sich zunächst schmerzhafte Einstiche am Rücken durch Kontakt mit einer Qualle. Die Tentakel des Nesseltieres ließen sich nur mühsam vom Rücken entfernen, danach Ausbildung von Blutungen an den Haftungsstellen. Unmittelbar nach dem Kontakt Ausbildung von streifigen, blassen Erythemen.

## Dermatitis medusica
L24.83

### Synonym(e)
Quallen-Dermatitis; jelly fish dermatitis; Seabather's eruption

### Definition
Toxisches Kontaktekzem nach Kontakt mit Quallen unter Ausbildung streifiger oder gruppierter, stark juckender oder brennender Erytheme oder Papulovesikel an den Kontaktstellen, u.U. mit Auftreten tiefer Nekrosen. Die Schwere der Erkrankung ist abhängig von der Quallenart, der Dauer und Intensität des Kontaktes, der Körperstelle und der individuellen Empfindlichkeit. Es kann zu allergischen Reaktionen (Kreuzallergene!) bis hin zum anaphylaktischen Schock kommen.

### Therapie
- In vielen Fällen sind die Verletzungen harmlos und heilen innerhalb kurzer Zeit ab. Residuale Hyperpigmentierungen sind möglich. Bei Schocksymptomatik: Behandlung des anaphylaktischen Schocks, s.u. Schock, anaphylaktischer.
- Weitere Maßnahmen:
  - Fixation der Nesselkapseln über Essigsäurelösung oder Isopropanol (wenn nicht verfügbar Rasierschaum).
  - Abspülen mit Meerwasser (nicht mit Süßwasser abduschen denn Süßwasser führt zu einem osmotischen Zerplatzen der Nematodenzysten, wodurch weiteres Gift freigesetzt wird).
  - Bei Feuer- und Haarquallen Neutralisation mit Magnesiumsulfat Lsg.

- Anwendung von Antiseren bei Quallenarten wie Chironex fleckeri und Chiropsalmus quadrigatus.
- Entfernen der Tentakelreste mit der Pinzette (nicht mit der bloßen Hand!), ggf. in Lokalanästhesie (z.B. EMLA Creme).
- Kühlen (Kühlkompressen oder Eis).
- Ggf. lokale Glukokortikoide wie 0,1% Betamethason-Lotio (z.B. Betagalen) oder 0,25% Prednicarbat-Creme (z.B. Dermatop Creme).
- Antihistaminika wie Desloratadin (z.B. Aerius 1-2 Tbl./Tag) bei starkem Juckreiz und urtikariellen Veränderungen.
- Bei Nekrosenbildung s.u. Wundbehandlung.

### Therapie allgemein
Sofortmaßnahmen bei Quallenkontakt:
- Sofortiges Verlassen des Wassers wegen Gefahr einer anaphylaktischen Reaktion!
- Vermeiden, dass weitere Personen bei Hilfeleistung mit Quallen in Kontakt kommen!
- Inaktivierung und wenn möglich Abspülen des Nematozysten-tragenden Schleims am besten durch Essigwasser, ansonsten durch Alkohol in jeder Form oder Olivenöl. Wenn keine Hilfsmittel vorhanden sind, Entfernung mit trockenem Sand (nur vollständig abgetrockneter Schleim).

Merke: **Mechanisch abgekratzt werden sollte nur vollständig getrockneter Schleim!**

### Prophylaxe
Aufklärung über Sofortmaßnahmen. Das Tragen von Seidenstrümpfen in risikoreichen Gewässern wird von einigen Autoren als Schutz für die (besonders exponierten) Beine empfohlen.

Merke: **Zu vermeiden nach Exposition sind: Süßwasser (kein Abduschen!), nasser Sand, mechanische Manipulationen.**

## Dermatitis, Nesseltierlarven-Dermatitis T63.4

### Synonym(e)
Seabather's eruption; Schwammtaucherkrankheit

### Definition
Exogen, durch Kontakt mit Nesseltierlarven-Toxinen ausgelöstes, akut verlaufendes toxisches Kontaktekzem. Es kann zu allergischen Reaktionen (Kreuzallergene!) bis hin zum anaphylaktischen Schock kommen. S.a.u. Dermatitis medusica.

### Vorkommen/Epidemiologie
Küstenregionen, z.B. an den Küsten Floridas und der Karibik (Linuche unguiculata); mittelatlantische und nordöstliche Küsten der USA (Edwardsiella lineata).

### Ätiologie
Kontakt mit auslösenden Nesseltiertoxinen erfolgt z.B. beim Baden, Schnorcheln, Schwammtauchen. Meist verfangen sich die Larven in der Badebekleidung und setzen auf chemische oder physikalische Reize hin, meist Abtrocknen oder Abduschen mit Süßwasser, ihr Gift frei. Die Auslöser variieren je nach geographischer Region: Larven der Nesseltiere Edwardsiella lineata (Seeanemone) und Linuche unguiculata (Fingerhutqualle).

### Manifestation
Saisonale Häufung in der Badesaison von März-August mit einem Gipfel im Mai nach dem Laichen der Nesseltiere.

### Klinisches Bild
Typischerweise zeigen sich die Hautveränderungen einige Stunden nach dem Baden in infestiertem Wasser an Stellen, die von der Badebekleidung bedeckt waren. Es zeigen sich stark juckende Papeln und/oder Urticae. Später ggf. Superinfektion mit nachfolgenden Ulzerationen.

### Komplikation
Anaphylaktische Reaktionen.

### Therapie
- In vielen Fällen sind die Verletzungen harmlos und heilen innerhalb kurzer Zeit ab. Residuale Hyperpigmentierungen sind möglich. Bei Schocksymptomatik: Behandlung des anaphylaktischen Schocks, s.u. Schock, anaphylaktischer.
- Weitere Maßnahmen:
  - Fixation der Nesselkapseln über Essigsäurelösung oder Isopropanol (wenn nicht verfügbar Rasierschaum).
  - Abspülen mit Meerwasser (nicht mit Süßwasser abduschen denn Süßwasser führt zu einem osmotischen Zerplatzen der Nematodenzysten, wodurch weiteres Gift freigesetzt wird).
  - Entfernen der Tentakelreste mit der Pinzette (nicht mit der bloßen Hand!), ggf. in oberflächlicher Lokalanästhesie (z.B. EMLA Creme, Eisspray).
  - Kühlen (Kühlkompressen oder Eis oder Eisspray).
  - Ggf. topische Glukokortikoide wie 0,1% Betamethason-Lotio (z.B. Betagalen) oder 0,25% Prednicarbat-Creme (z.B. Dermatop Creme).
  - Antihistaminika wie Desloratadin (z.B. Aerius 1-2 Tbl./Tag) bei starkem Juckreiz und urtikariellen Veränderungen.
  - Nekrosenbildung: s.u. Wundbehandlung.
  - Superinfektion: ggf. antibiotische Behandlung mit Breitbandantibiotikum z.B. Makroliden oder Gyrasehemmern.

### Therapie allgemein
Sofortmaßnahmen:
- Sofortiges Verlassen des Wassers wegen Gefahr einer anaphylaktischen Reaktion!
- Vermeiden, dass weitere Personen bei Hilfeleistung mit Nesseltierresten ungeschützt in Kontakt kommen! Tragen von Handschuhen.
- Inaktivierung und wenn möglich Abspülen am besten durch Essigwasser, ansonsten durch Alkohol in jeder Form oder Olivenöl. Wenn keine Hilfsmittel vorhanden sind, Entfernung des Nesseltierschleims mit trockenem Sand (nur vollständig abgetrockneter Schleim).

Merke: **Mechanisch abgekratzt werden sollte nur vollständig getrockneter Schleim!**

## Dermatitis papulosa juvenilis L30.8

### Erstbeschreiber
Waisman u. Sutton, 1966

### Synonym(e)
Sommerpityriasis der Ellenbogen und Knie; frictional lichenoid eruption; sandbox dermatitis; dermatide du tobogan

### Definition
Mit lichenoiden Papeln einhergehende Erkrankung des Kindesalters unbekannter Ätiologie, wahrscheinlich Beziehung zum atopischen Ekzem.

### Ätiologie
Unbekannt, konstitutionelle Neigung zu lichenoider Reaktion, evtl. atopische Diathese.

### Manifestation
Kinder zwischen dem 2. und 12. Lebensjahr, vor allem in den Sommermonaten.

### Lokalisation
Handrücken, über den Fingergelenken, Unterarme, über den Ellbogen, an den Knien, auch am Gesäß.

### Klinisches Bild
Flache, 1-3 mm große, halbkugelige oder rundliche, auch polygonale entzündlich gerötete oder auch depigmentierte Papeln mit lichenoidem Glanz.

### Histologie
Diskrete lymphozytoide Infiltrate im Stratum papillare, leichte Akanthose und Hyperkeratose.

### Differenzialdiagnose
Id-Reaktion, atopisches Ekzem, Lichen nitidus.

### Externe Therapie
Baden mit rückfettenden Zusätzen wie z.B. Linola Fett, Balneum Hermal F. Insbes. nach dem Baden Eincremen mit blanden Externa wie Ungt. emulsif. aq., Linola Fett, Eucerin cum aq., Asche Basis Creme/Salbe. Angenehm wird häufig Harnstoffzusatz empfunden, z.B. 2-5% Harnstoff-Creme **R102** oder Excipial U Lipolotio. Ggf. antientzündliche Salben mit 2% Ichthyol (z.B. Ichthoderm) oder milde Teerbäder (z.B. Ichtho Bad). Bei stark entzündlicher Komponente evtl. kurzfristig niedrig konzentrierte externe Kortikoide wie 0,5% Hydrocortison-Creme z.B. Hydrogalen, **R121** oder 0,05% Betamethason-Lotio z.B. Betagalen, **R030**.

## Dermatitis, papulöse in der Schwangerschaft O99.7

### Erstbeschreiber
Spangler et al., 1962

### Synonym(e)
Papular dermatitis of pregnancy; PDP

### Definition
Seltene, in ihrer Entität umstrittene, mit juckenden Papeln einhergehende Schwangerschaftsdermatose (s.u. Schwangerschaft, Hautveränderungen).

### Vorkommen/Epidemiologie
Sehr selten; eine Erkrankung auf 2500 Schwangerschaften.

### Lokalisation
Gesamtes Integument ohne besondere Prädilektionsstellen.

### Klinisches Bild
Rezidivierende tägliche Eruption urtikarieller, stark juckender Papeln, hämorrhagische Krustenbildung, Pigmentierungen.

### Labor
Erhöhter Choriogonadotropinspiegel im Urin, erniedrigte Kortisonhalbwertszeit im Serum. Intrakutantest: positive Reaktion gegen Plazentaextrakt von an PDP-erkrankten Patientinnen.

### Differenzialdiagnose
PUPPP und andere Schwangerschaftsdermatosen.

### Komplikation
In 12% Abort oder Totgeburt (Plazentainsuffizienz?).

### Externe Therapie
- Zunächst Versuch mit blander, wirkstofffreier Lotio alba (bzw. ethanolischer Zinkoxidschüttelmixtur **R292**), Emulsionen oder Gelen. Wirkstofffreie kühlende Gele lindern zeitweilig den Juckreiz. Ebenso bringen kühles Abduschen, „Cool-Packs" oder feuchte Umschläge, z.B. mit 0,9% NaCl-Lösung, Linderung.
- Wenn nicht ausreichend, antipruriginöse Zusätze wie Polidocanol 3-5% (z.B. Thesit, **R200**, **R197**, Optiderm) oder Tannin 3-5% **R247** in Lotio alba. Nächste Stufe sind Glukokortikoid-haltige Emulsionen wie 0,5% Hydrocortison-Emulsion (z.B. Hydrogalen, **R123**) oder Hydrocortison in einer Creme-Grundlage (z.B. Hydro Wolff, **R119**).

### Interne Therapie
- Bei starkem und intolerablem Juckreiz mit erheblichen Schlafstörungen Glukokortikoide wie Prednison (z.B. Decortin) 20-40 mg/Tag unter schrittweiser Dosisreduktion entsprechend des klinischen Befundes. In schweren Fällen und in den letzten Schwangerschaftswochen zusätzliche Gabe von Diphenhydramin-HCl (z.B. Vivinox 25-50 mg/Tag) oder Benzodiazepinen (z.B. Diazepam 2-5 mg/Tag).
- Die Gabe von Antihistaminika in der Schwangerschaft wird in der Literatur unterschiedlich beurteilt. Es kommen jedoch höchstens Präparate der 1. Generation wie Clemastin (z.B. Tavegil 2mal/Tag 1 Tbl. p.o. oder 2mal/Tag 1 Amp. i.v.) oder Hydroxyzin (z.B. Atarax 1-3 Tbl./Tag) infrage.

### Prognose
Abheilung nach der Entbindung, Wiederauftreten in nachfolgenden Schwangerschaften.

## Dermatitis, periorale granulomatöse der Kindheit

L71.0

### Erstbeschreiber
Gianotti, 1970

### Synonym(e)
Gianotti-type perioral dermatitis; sarkoidlike granulomatous dermatitis; facial Afro-Caribbean childhood eruption (FACE); granulomatöse periorale Dermatitis; FACE; Dermatitis, granulomatöse, periorifizielle; childhood granulomatous periorificial dermatitis

### Definition
Seltene, selbstlimitierende, granulomatöse Erkrankung der perioralen, perinasalen und okulären Gesichtshaut mit gelegentlich auch extrafazialer Beteiligung. S.a.u. Rosazea, lupoide.

### Ätiologie
Unbekannt. Hypothese: Unspezifische granulomatöse Reaktion auf verschiedene topische und systemische Substanzen

D

wie beispielsweise topische fluorierte Kortikosteroide, antiseptische Lösungen, Formaldehyd, Impfungen.

**Manifestation**
Keine Geschlechtsbevorzugung.

**Klinisches Bild**
Gruppierte, monomorphe gelbbraune, asymptomatische, 1-3 mm große Papeln auf z.T. geröteter Haut, selten Schuppung, ggf. diffuses Effluvium. Keine Allgemeinsymptomatik. Extrakutane Manifestationen mit Blepharitis und Konjunktivitis sind möglich.

**Histologie**
Perifollikuläre nicht-verkäsende Granulome oder granulomatöse Infiltrate mit epitheloiden Histiozyten in der Dermis; z.T. fokale erpidermale Spongiose.

**Diagnose**
Klinik, Histologie

**Differenzialdiagnose**
Rosacea granulomatosa, Sarkoidose, Mykosen, Mykobakteriosen, Blau-Syndrom (familiäre juvenile systemische Granulomatose)

**Externe Therapie**
Metronidazol-, Erythromycin-, Ichthyol-Salbe (1-2%), Therapiedauer mehrere Wochen bis Monate.

! Cave: **Kontraindiziert: Lokale und systemische Kortikosteroide.**

**Interne Therapie**
Makrolide, z.B. Erythromycin.

**Prognose**
Selbstlimitierend; vollständige Abheilung nach einigen Monaten bis zu 3 Jahren unter möglicher Hinterlassung von flachen atrophischen Narben. Beschleunigte Abheilung unter systemischer und/oder lokaler antibiotischer Therapie.

## Dermatitis perioralis L71.0

**Erstbeschreiber**
Frumess u. Lewis, 1957

**Synonym(e)**
Rosazea-artige Dermatitis; periorale Dermatitis; Stewardessen-Krankheit; Light sensitive seborrhoide; periorale Rosazea

**Definition**
Häufige, chronische, mit flächigen Erythemen, Papeln und follikulären Pusteln einhergehende, juckende oder schmerzende Erkrankung der perioralen Gesichtshaut.

**Ätiologie**
Unbekannt, als auslösende Faktoren werden eine seborrhoische Konstitution, gastrointestinale Störungen, Sonnenlicht, Ovulationshemmer, ein degenerativ-toxisches Kontaktekzem oder Folgeerscheinungen einer längeren lokalen Kortikoidtherapie diskutiert. Auch Candida-Spezies und diversen Bakterien, wie fusiformen Spirillen oder Stäbchenbakterien, wurde eine ursächliche Rolle zugesprochen. Meist jedoch besteht ein ausgesprochener Missbrauch von Pflegekosmetika (die häufig fehlerhaft und zu warm gelagert sind!) und/oder von Glukokortikoid-haltigen Cremes.

**Manifestation**
Auftreten v.a. 20. bis 45. Lebensjahr, v.a. bei Frauen.

**Lokalisation**
Kinn, Nasolabialfalten, seitliche Mundpartien, Stirn, periorbital, ggf. Übergreifen auf das gesamte Gesicht, die seitlichen Halspartien und den Retroaurikulärbereich. Typisch ist die freie Zone perioral (hier fehlen die Vellushaare, die bei perioraler Dermatitis befallen sind!).

› Merke: **Die Erkrankung kann auch isoliert im Bereich der Lider und periorbital auftreten (s.u. Ekzem, Lidekzem).**

**Klinisches Bild**
Gruppiert stehende, 0,2-0,4 cm große, rote, follikuläre Papeln, Papulovesikel und Papulopusteln. Die Läsionen können isoliert oder auch gruppiert auftreten. Meist finden sie sich auf flächigen Erythemen, denen unterschiedlich dicht Schuppen aufgelagert sind. Charakteristisch ist das Freibleiben einer

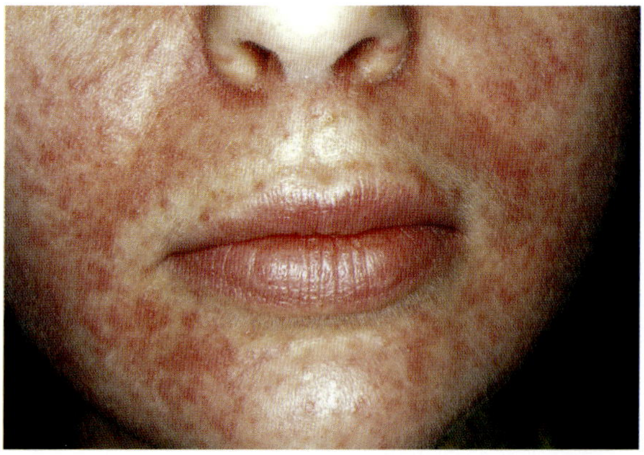

**Dermatitis perioralis.** Solitärer, chronisch aktiver, zentrofazial lokalisierter (weißer perioraler Saum), großflächiger, inhomogener, unscharf begrenzter, juckender und ständig brennender, roter, rauer Fleck (Erythem). Zusätzlich zahlreiche, follikuläre Papeln und einzelne Pusteln.

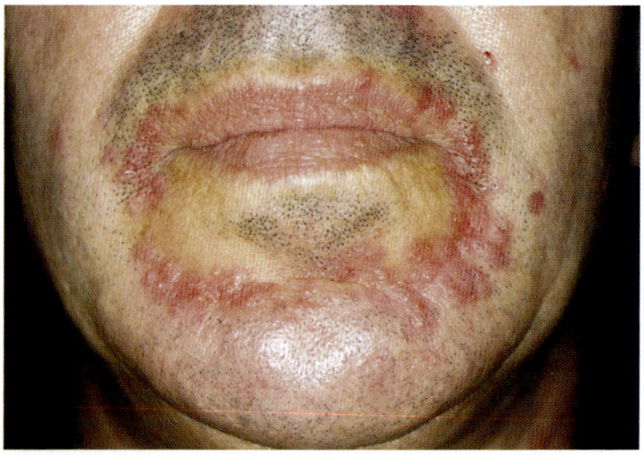

**Dermatitis perioralis.** Multiple, chronisch dynamische, seit 3 Monaten kontinuierlich zunehmende, perioral lokalisierte, disseminierte, follikuläre, feste, juckende und brennende, rote, raue, schuppige Papeln. Monatelange Vorbehandlung mit Kortikoidsalben!

unmittelbar an das Lippenrot grenzenden Hautzone. Das klinische Bild ist wechselhaft. Oft bestehen auch Knötchen in den Nasolabialfalten sowie auch in den Augenwinkeln. Sonderform: Lupoide periorale Dermatitis.

### Therapie

Nulltherapie! Absetzen aller Kosmetika und bisheriger Salben sowie aller Glukokortikoidexterna! Reinigung des Gesichts ohne Einsatz weiterer Chemikalien. Bewährt hat sich hier der vorsichtige Einsatz von Mikrofasertüchern, z.B. Claroderm; hiermit können Salbenreste entfernt werden. Falls eine zusätzliche Reinigung des Gesichts notwendig sein sollte, sparsame Verwendung eines Syndets (z.B. Dermowas oder Sebamed flüssig). Gesicht kurz mit einem sauberen Handtuch abtupfen (nicht reiben!). Meiden von Parfums in Kosmetika, Waschmitteln, Raumspray.

### Externe Therapie

- Leukichtan Gel am Abend hauchdünn auftragen und morgens eine nichtparfümierte Feuchtigkeitscreme oder Gel (z.B. Eucerin Rebalance oder Gel-Cordes) anwenden.
- In hartnäckigen Fällen kann auch eine zinkhaltige Ichthyol-Salbe (**R132**) eingesetzt werden. Alternativ: Skinoren Gel.

**! Cave: Zuerst Verträglichkeitsprüfung!**

- Bei starkem Spannungsgefühl des Gesichts können Schwarzteeumschläge (15-20 Min.) oder Umschläge mit synthetischen Gerbstoffen (z.B. Tannosynt, Tannolact) vorgenommen werden.
- Therapieerfolge sind auch durch striktes „Austrocknen" der Haut erzielbar: Nach morgendlicher Reinigung der Gesichtshaut (s.o.), Auftragen einer Erythromycin-haltigen Lösung (z.B. **R086**, Aknemycin Lösung, Zineryt). Alternativ: Statt Erythromycin-Lösungen kann auch ein 0,5-2% Metronidazol-Gel (Metrogel, **R169**) aufgetragen werden.
- Abdecken der entzündeten Gesichtshaut (z.B. Unifiance Creme Make-up, Lutsine Make-up Stick).
- Bei langzeitigem Steroidabusus ist ein „Ausschleichen" der Steroidexterna unter Verwendung niedrig konzentrierter Steroide (0,1-0,5% Hydrocortison-Creme, z.B. Hydrogalen) notwendig, um die Entzugssymptomatik abzuschwächen.

### Interne Therapie

In schweren Fällen Doxycyclin (z.B. Doxycyclin Stada) 2mal/Tag 100 mg p.o. oder Minocyclin (z.B. Klinomycin) 2mal/Tag 50 mg p.o. Zusätzlich ggf. Natriumbituminosulfonate (z.B. Ichthraletten 3mal/Tag 2 Drg. 1. bis 2. Woche, anschließend 3mal/Tag 1 Drg. p.o.).

## Dermatitis, phototoxische L56.8

### Definition

Akute oder chronische, durch interne oder externe Photosensibilisatoren induzierte, photochemische, scharf auf die belichteten Hautpartien begrenzte toxische Dermatitis unterschiedlicher Akuität ohne immunologische Grundlage (keine vorausgegangene Sensibilisierung).
Abhängig von der klinischen Morphologie und dem zeitlichen Verlauf der Reaktion können 4 Typen phototoxischer Reaktionen unterschieden werden:

1. Sofort- oder verzögerte Reaktion: Urtikarielle Reaktion, die sofort oder verzögert einsetzt. Klinisch: Urtikarielles Soforterythem mit Stechen und Brennen während der Exposition; Erythem oder Urticae; Auslöser: Teer, Pech, Anthrachinon-Farbstoffe, Benoxaprofen, Amiodaron, Chlorpromazin.
2. Sonnenbrandähnliche Reaktion: Auslöser: Chinolone, Chlorpromazin, Amiodaron, Hydrochlorothiazid, Chinidin, Demethylchlortetracyclin und andere Tetracycline.
3. Verzögertes Erythem evtl. mit Blasenbildung: häufig auch subklinisch verlaufend und nur durch Hyperpigmentierungen auffällig. Auslöser: Psoralene (Phytophotodermatitis; s.u. Dermatitis pratensis, Berloque-Dermatitis).
4. Pseudoporphyrie: Erhöhte Verletzbarkeit der Haut mit Blasenbildung nach banalen Traumata. Auslöser: Nalidixinsäure, Furosemid, Tetracycline, Naproxen, Amiodaron.

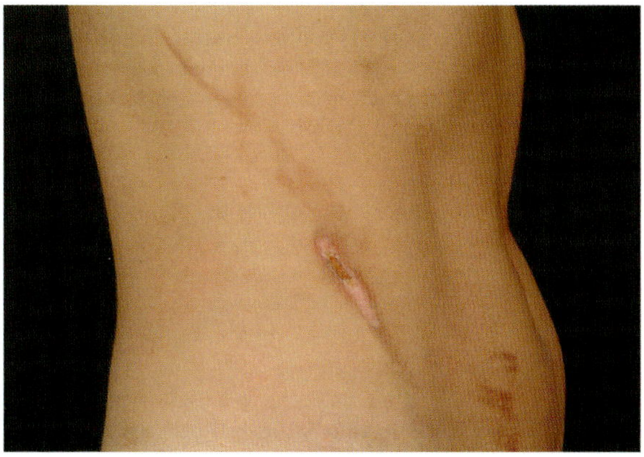

**Dermatitis, phototoxische.** Stadium der Abheilung: Streifenförmige, dunkelbraune Hyperpigmentierungen, z.T. mit abheilenden Blasen und Krusten, am linken Unterarm einer 30-jährigen Patientin. Initial hatten sich vor 2 Wochen, nach Pflanzenkontakt und nachfolgender UV-Exposition, plötzlich aufgetretene, brennende, schmerzhafte, juckende Blasen auf geröteter Haut entlang des stattgehabten streifenförmigen Kontaktes mit den relevanten Pflanzenteilen gezeigt.

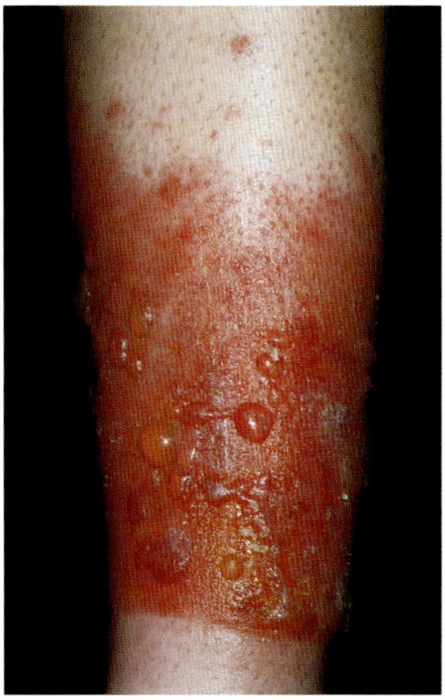

**Dermatitis, phototoxische.** Etwa 48 Stunden alte, nach distal (durch Socken) scharf begrenzte, heftig juckende, teils erythematöse, teils vesikulöse bzw. bullöse Dermatitis. Die 45 Jahre alte Patientin hatte bei einem Picknick im Grünen am Unterschenkel eine Johanniskraut-haltige Flüssigkeit wegen eines Insektenstichs aufgetragen. Am selben Abend erste entzündliche Hautsymptome.

### Klinisches Bild
Die klinische Symptomatik variiert mit dem auslösenden Agens, seiner Applikationsweise (extern, intern) sowie der Intensität der UV-Exposition. Verschiedene Photosensibilisatoren (z.B. Steinkohlenteer, Chlorpromazin) können eine phototoxische Sofortreaktion mit einer scharf begrenzten urtikariellen Lokalreaktion, mit stechendem oder brennendem Schmerz, auslösen. Andere Phototoxine induzieren eine verzögerte, sonnenbrandartige Reaktion (Beginn etwa 6-8 Std. nach Exposition). Hierzu gehören: Tetracycline, nicht-steroidale Antiphlogistika. Bei Furokumarinen tritt die Dermatitis u.U. nach mehreren Stunden bzw. seltener erst nach mehreren Tagen ein. Bei verschiedenen Reaktionen folgen der Akutphase regelhaft scharf begrenzte Hyperpigmentierungen (Stimulierung der Melaninsynthese), die jahrelang persistieren können. Häufig führen erst die „kosmetisch störenden" residualen Hyperpigmentierungen zum Arztbesuch.

### Histologie
Im akuten Stadium Nachweis von dyskeratotischen Keratinozyten (s. Dermatitis solaris). Subepidermales Ödem der Dermis, schütteres, perivaskulär orientiertes lymphozytäres Infiltrat in der oberflächlichen Dermis.

### Differenzialdiagnose
Arzneimittelexantheme, Dermatomyositis, photoallergisches Ekzem

### Therapie allgemein
Meiden des Agens.

### Externe Therapie
Mittelstarke Glukokortikoid-Cremes wie 0,1% Triamcinolon Creme **R259**, 0,05% Betamethason-V Lotio **R030**, 0,25% Prednicarbat-Creme (z.B. Dermatop), Methylprednisolon-Creme (z.B. Advantan).

### Interne Therapie
Nur in schweren Fällen initiale Therapie mit Acetylsalicylsäure und Vitamin C (z.B. Aspirin plus C, 2mal/Tag 1 Tbl.) oder systemische Glukokortikoide in mittlerer Dosierung wie Prednison 50-100 mg/Tag p.o. oder i.v.

## Dermatitis, pseudoatopische — L23.8

### Definition
Unübliche Bezeichnung einer Phänokopie eines atopischen Ekzems bei zugrunde liegender Kontaktallergie (z.B. Kaliumdichromat).

## Dermatitis, rheumatoide, neutrophile — M06.8

### Erstbeschreiber
Ackerman, 1978

### Synonym(e)
Neutrophile rheumatoide Dermatitis; Neutrophilic rheumatoid Dermatitis; Rheumatoid neutrophilic dermatitis; RND

### Definition
Seltene neutrophile Dermatose bei Patienten mit schweren Formen der seropositiven primär chronischen Polyarthritis (rheumatoide Arthritis).

**Merke: Die Entität dieser Erkrankung ist derzeit noch umstritten.**

Insbesondere ist die neutrophile, rheumatoide Dermatitis von der adulten Form des Still-Syndroms abzugrenzen oder, wahrscheinlicher, sie ist mit dieser identisch.

### Vorkommen/Epidemiologie
Sehr selten. Bislang sind weniger als 20 Fälle in der Literatur publiziert.

### Ätiologie
Ungeklärt. Vermutet werden entzündliche „neutrophile Gefäßreaktionen", die mit neutrophilen Infiltraten und dermalen Gefäßveränderungen assoziiert sind.

### Manifestation
Auftreten bei Erwachsenen nach dem 40. Lebensjahr. Frauen sind 3-4mal häufiger betroffen als Männer.

### Lokalisation
Hüften, an den Streckseiten der Extremitäten (bevorzugt gelenknah).

### Klinisches Bild
Meist hartnäckig persistierende, symmetrisch verteilte, eher scharf begrenzte, 0,5-1,5 cm große, rötlich-violette Plaques und Papeln von mäßig derber Konsistenz. Seltener Vesikeln oder Pusteln.

### Labor
Rheumafaktor hoch positiv, BSG Anstieg. Auch Fallbeispiele mit seronegativem Rheumafaktor wurden in der Literatur beschrieben.

### Histologie
Dichtes, interstitielles, dermales, neutrophiles Infiltrat ohne Vaskulitis. Fokale Epitheliotropie mit spongiotischer Vesikulation der Pustelbildung.

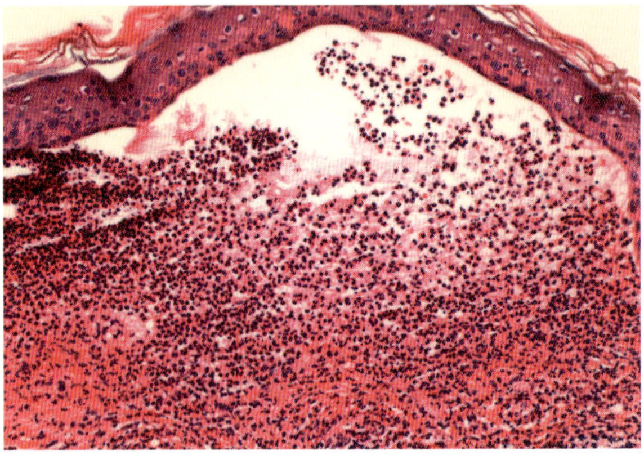

**Dermatitis, rheumatoide, neutrophile.** Sehr dichte Infiltration der oberen und mittleren Dermis, bestehend aus neutrophilen Granulozyten ohne Zeichen einer leukozytoklastischen Vaskulitis. Papillarkörperödem mit subepidermaler Blasenbildung

### Differenzialdiagnose
Akute febrile neutrophile Dermatose, Erythema elevatum et diutinum, Urtikariavaskulitis.

## Dermatitis seborrhoides infantum L21.9

### Definition
Variante des seborrhoischen Ekzems im Kindesalter.

### Ätiologie
Bei >90% der Kinder mit seborrhoischem Ekzem liegt eine Darmcandidose vor.

### Manifestation
Meist in den ersten 3 Lebensmonaten auftretend, nicht selten auch noch innerhalb der ersten 18 Lebensmonate.

### Lokalisation
Prädilektionsstellen: Kapillitium (Scheitelregion), Gesicht, Hals- und Brustregion sowie Intertrigines.

### Klinisches Bild
Fettige, gelbe Schuppenkrusten auf dem Kopf oder retroaurikulär, auch im Bereich der Augenbrauen, der Nasolabialfalten und der Wangen. Auch trockene Schuppung am Stamm und in den Intertrigines tritt nicht selten auf. Bei Generalisation spricht man von Erythrodermia desquamativa.

### Diagnose
Klinisch. Bei nässenden Veränderungen sollte eine bakterielle/mykotische Überlagerung mittels Abstrich ausgeschlossen werden. Kontrolle Stuhl auf Hefen.

### Differenzialdiagnose
Windeldermatitis toxisch-irritativer oder bakterieller Genese; atopisches Ekzem

### Therapie allgemein
Ausreichende Flüssigkeitszufuhr, Ausgleich des Körpergewichtes, häufiger Wäschewechsel, leichte Bekleidung.

### Externe Therapie
- Insgesamt abtrocknend und entzündungshemmend. Kopfherde: Bei leichter Schuppung Kopfwäsche mit blanden Externa (z.B. Dermowas, Satina, Sebamed-flüssig). Stark schuppende bzw. krustende Kopfherde mit 0,5-2% Salicylsäure-Öl **R222**.

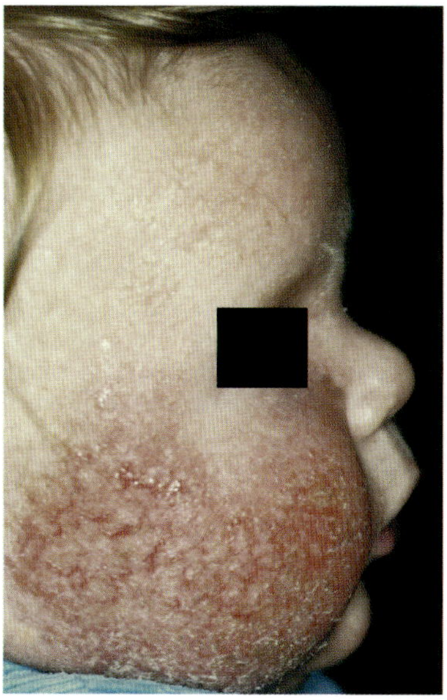

**Dermatitis seborrhoides infantum.** Symmetrische, wangenbetonte, unscharf begrenzte, juckende, schuppige und stellenweise erosive Plaques und Erytheme bei einem 8 Monate alten Mädchen. Stamm und Extremitäten sind frei. Keine familiäre Atopie-Anamnese.

> **Cave:** Resorption von Salicylsäure, bei Säuglingen nicht zu ausgedehnt auftragen!

- Bewährt haben sich Gerbstoffe, z.B. Tannolact, zunächst als Lotio, bei Beruhigung des Hautzustandes auch in Cremeform. Nässende Beugen und Falten können mit abtrocknenden Pasten (APP Kindersalbe, Candio Hermal Softpaste) behandelt werden.
- Bei mykotischer Superinfektion des seborrhoischen Ekzems sollten antimykotische Externa eingesetzt werden, aufgrund des Alters bevorzugt Clotrimazol, bei reiner Candidose Nystatin.
- Bei bakterieller Überlagerung: Versuch mit topischen Antibiotika wie Fucidine Creme.
- Handwarme Bäder mit entzündungswidrigen Zusätzen wie Weizenkleie- und Haferstrohextrakt (Silvapin). Meiden rückfettender Ölbäder.

### Interne Therapie
Bei starkem Juckreiz Antihistaminika wie Doxylaminosuccinat (z.B. Mereprine Sirup 1-2mal/Tag 1 Teelöffel) für Säuglinge ab 6 Monaten. Bei positivem Stuhlbefund Sanierung mit Nystatin-haltigen Externa (Candio Hermal Suspension, Moronal) jeweils 4mal/Tag 1 ml p.o.

## Dermatitis solaris L55.99

### Synonym(e)
Sonnenbrand; Erythema solaris; Dermatitis photoelectrica

### Definition
Verbrennung 1. bis 2. Grades durch ultraviolette Strahlung (meist UVB). Unterschieden wird ein Früherythem durch die direkte Sofortwirkung auf die Endgefäße der Kutis von einem Späterythem.

### Ätiologie
Phototraumatische Reaktion mit zytotoxischem Prozess durch die UVB-Fraktion des Lichtes. Obwohl die Pathophysiologie von thermischen Verbrennungen und der Dermatitis solaris ähnlich ist, verläuft die Zeitkurve unterschiedlich. Bei Verbrennungen tritt innerhalb weniger Minuten ein Erythem auf, bei der Dermatitis solaris wird dies zeitverzögert innerhalb von 3-5 Std. nach UV-Einstrahlung beobachtet mit einem reaktiven Maximum nach 12-24 Std.

### Manifestation
Auftreten v.a. bei pigmentarmen Personen (Hauttyp I und II), insbes. rotblonden Patienten, gehäuft in Frühjahr und Sommer oder nach der ersten stärkeren Sonnenexposition.

### Klinisches Bild
- Die Dermatitis beginnt innerhalb der ersten 6 Std., erreicht nach 12-24 Std. ihren Höhepunkt und klingt nach 72 Std. wieder ab. Anfangs zeigen sich an der Haut flächige (meist großflächige) scharf auf den Expositionsort begrenzte Erytheme und z.T. auch flächenhafte Anschwellungen durch Ödembildung sowie Hitzegefühl. Bei stärkerer Verbrennung unterschiedlich ausgeprägte Schmerzen.
- Je nach Verbrennungsgrad Ausbildung von kleinen und größeren subepithelialen Blasen. Anschließend Abheilung unter Krustenbildung, groblamellärer Abschuppung und ggf. Hyperpigmentierung. Bei Befall großer Hautflä-

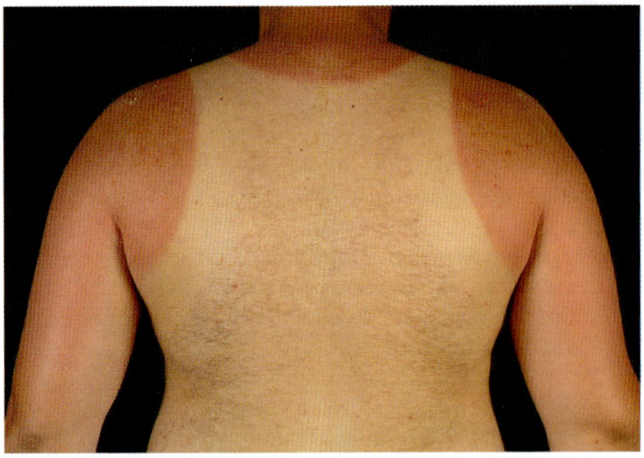

**Dermatitis solaris.** Scharf auf Sonnenlicht-exponierte Areale gezeichnete, flächenhafte, sukkulente, schmerzhafte Erytheme bei einem 25 Jahre alten Mann mit Hauttyp II. Vorausgegangen war eine mehrstündige Sonnenexposition.

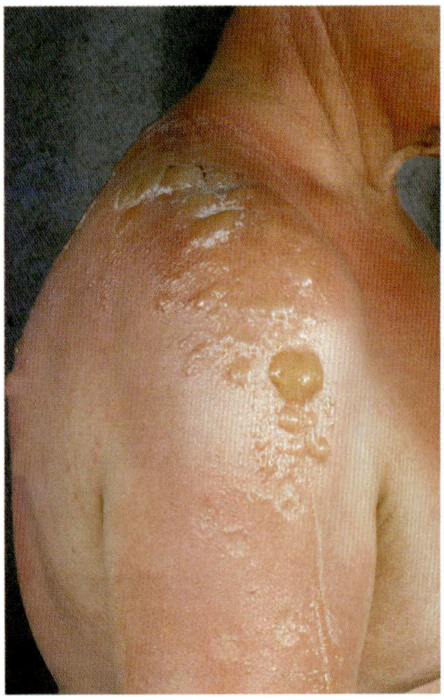

**Dermatitis solaris.** Multiple, akute, seit 24 Std. bestehende, generalisierte, in UV-exponierten Arealen auftretende, 0,3-3,0 cm große, isolierte und gruppierte, rote, pralle Blasen, die auf einem großflächigen, homogenen, schmerzhaften Erythem lokalisiert sind.

chen: Fieber, Hitzegefühl, Exsikkation, Abfall der Blutzuckerwerte.

### Therapie

Einlieferung in ein Krankenhaus ist notwendig bei Patienten mit Verbrennungen 2. Grades (Blasenbildung) von >10-15% der KO, bei Kindern 5-10% KO. S.u. Verbrennungen.

### Externe Therapie

- Im Stadium erythematosum: Feuchte Umschläge, kühlende Externa wie Cremes, Lotionen und Schaumsprays (z.B. 0,1% Hydrocortison-17-butyrat Creme [z.B. Laticort-Creme]). In häuslicher Umgebung können auch Leitungswasserumschläge (sauberes Baumwolltuch befeuchten) appliziert werden. Keinesfalls Eis- oder Cold-Packs benutzen, da Gefahr einer lokalen Kälteschädigung. Der Kühlung kommt eine bedeutende Funktion durch Reduktion der Schmerzen zu.
- Bei stärkerer Verbrennung: Kurzfristig mittelstarke bis starke Glukokortikoide als Creme oder Lotion wie z.B. 0,1% Betamethason-Lotio **R030**, 0,1% Hydrocortisonbutyrat (z.B. Alfason), 0,25% Prednicarbat-Creme (z.B. Dermatop), 0,1% Methylprednisolon-Creme (z.B. Advantan). Dieser Therapieansatz basiert auf klinischen Erfahrungen. Gesicherte Erkenntnisse hinsichtlich eines positiven Effektes dieser Therapie liegen nicht vor!
- Im Stadium vesiculosum: Mittelstarke Glukokortikoide (s.o.). Feuchte Umschläge, ggf. mit antiseptischen Zusätzen, z.B. Polihexanid (Prontosan) oder Octenidin (Octenisept) zur Vermeidung von Sekundärinfektionen, s.a. Verbrennung.

### Interne Therapie

Unmittelbar nach Sonnenexposition Acetylsalicylsäure (z.B. ASS) einmalig 1 g und Vitamin C (z.B. Cebion Tbl.) 400-1000 mg. NSAIDs werden wegen mangelnder Studienergebnisse nicht mehr grundsätzlich empfohlen. Wahrscheinlich wirken sie nur analgetisch! In schweren Fällen Glukokortikoide, systemische p.o. in mittlerer Dosierung wie Prednisolon 40-60 mg/Tag (z.B. Decortin H), schnell ausschleichen.

## Dermatoarthritis, familiäre histiozytäre M14.3

### Erstbeschreiber

Zayid u. Farraj, 1973

### Synonym(e)

Arthritis, familiäre granulomatöse; familial histiocytic dermatoarthritis

### Definition

Bisher sehr selten beschriebene, familiär auftretende, sich in der frühen Kindheit manifestierende Erkrankung, gekennzeichnet durch granulomatöse kutane und subkutane Papeln, bevorzugt an Hand- und Fußrücken sowie Extremitätenstreckseiten. Darüber hinaus treten mutilierende Arthritiden der peripheren Gelenke, v.a. der Hände und Füße, auf. Typisch ist Augenbeteiligung mit Uveitis, Glaukom oder Katarakt. Beziehungen zur multizentrischen Retikulohistiozytose (Weber und Freudenthal) werden diskutiert.

### Ätiologie

Autosomal-dominant vererbt.

### Manifestation

Erste Lebensdekade.

### Lokalisation

Gelenke, Hand- und Fußrücken, Gesicht, Extremitätenstreckseiten.

### Klinisches Bild

- Morgensteifigkeit und schmerzhafte bilaterale Schwellungen der Hand-, Metakarpophalangeal- und proximalen Interphalangeal- sowie der Ellbogen-, Knie- und Sprunggelenke. Zunehmende (seronegative) deformierende rheumatoide Polyarthritis, insbesondere an den Händen mit ausgeprägter Bewegungseinschränkung. Zusätzlich schmerzhafte Schwellungen an Hand- und Fußrücken sowie im Bereich der Fußknöchel (Synovialzysten). Schubweises (meist mit Iritis gekoppeltes) generalisiertes papulo-noduläres livid-bräunliches Exanthem im Gesicht, an Ohren und Extremitätenstreckseiten mit Bevorzugung von Hand- und Fußrücken.
- Plattenartige subkutane Indurationen, Glaukom, Uveitis,

Iritis, Katarakt mit früher Visuseinschränkung und Erblindung.
- Röntgenologische Skelettveränderungen: Ausgeprägte Gelenkdeformierungen und Zeichen hochgradiger periartikulärer Knochenresorption.

### Labor
Rheumafaktor neg., ACE-Spiegel normal.

### Histologie
Diffuses, das gesamte Korium durchsetzendes, dichtes tumorartiges Infiltrat aus ein- und selten doppelkernigen histiozytären Zellen (bei anderen Autoren auch multinukleäre Riesenzellen) und reichlich endothelbetonten proliferierten Kapillaren. In älteren Knötchen und subkutanen Plaques überwiegend verdickte hyaline Kollagenbündel und Fibroblasten, dagegen wenig Histiozyten.

### Differenzialdiagnose
Multizentrische Retikulohistiozytose, juvenile rheumatoide Arthritis, Sarkoidose, dermochondrokorneale Dystrophie (François-Syndrom).

### Therapie
Arthritis und Iritis nur vorübergehend mit niedrig dosierten Glukokortikoiden morbostatisch beeinflussbar; kein Ansprechen auf NSAR.

## Dermatobia hominis

### Synonym(e)
Dasselfliege

### Definition
Vektor der furunkuloiden Myiasis.

## Dermato-chondro-korneale Dystrophie Q87.8

### Erstbeschreiber
François, 1949

### Synonym(e)
Idiopathische Osteolyse Typ V; François-Syndrom I; Dermato-chondro-korneale Dystrophie; Dystrophia dermo-chondro-cornealis familiaris; Osteolyse, hereditäre idiopathische, Typ V (François); Dermochondral corneal dystrophy (of Francois)

### Definition
Seltene, autosomal-rezessiv erbliche Sonderform der idiopathischen Osteolyse mit charakteristischen Hornhauttrübungen und Xanthomen.

### Pathologie
Homozygotie eines mutierten Gens, entsprechend autosomal-rezessiver Erbgang.

### Lokalisation
Kleinkindesalter

### Klinisches Bild
Hände und Füße

### Labor
Progrediente Osteolysen der Hände und Füße, die sich im Kleinkindesalter zunächst mit Berührungsempfindlichkeit und Gehbeschwerden äußern, Deformierung der Finger und Zehen, Kontrakturen, Hornhauttrübungen, Xanthome der Haut.

## Dermatofibrom D23.L6

### Synonym(e)
Dermatofibroma lenticulare; Histiozytom; sklerosierendes Hämangiom; Fibroma durum; hartes Fibrom; nodular subepidermal fibrosis; dermatofibroma; histiocytoma; Fibrohistozytom

### Definition
Häufige, gutartige, fibrohistiozytäre Neubildung der Haut (seltener der Schleimhaut) mit charakteristischem klinischem Aspekt.

### Einteilung
Nach histologischen Gesichtpunkten kann man die Dermatofibrome wie folgt einteilen:
- Dermatofibrom mit Granularzellen
- Epitheloidzellhistiozytom
- Neurothekeom, zelluläres
- Dermatofibrom mit Monsterzellen
- Dermatofibrom, ossifizierendes
- Dermatofibrom, xanthomatisiertes
- Dermatofibrom, Hämosiderin-speicherndes
- Dermatofibrom, myxoides
- Dermatofibrom, desmoplastisches
- Dermatofibrom, tief infiltrierendes (tiefes Dermatofibrom).

### Ätiologie
Die nosologische Stellung des Dermatofibroms ist derzeit noch umstritten; immunhistologische Befunde (Expression von MS-I-HMWP) weisen auf die dermale dendritische Zelle als Ursprungspopulation des Tumors hin. Damit rücken diese Tumoren in die Nähe der kutanen Non-Langerhanszell-Histiozytosen. Häufig jedoch treten sie auch reaktiv postinflammatorisch auf, z.B. nach Insektenstich („organgewordene" Entzündung).

### Lokalisation
Extremitätenbereich, bevorzugt Unterschenkel, seltener am Rumpf. Selten im Bereich der Mundschleimhaut.

### Klinisches Bild
Gelegentlich juckender oder schmerzender, derber, gelb-rötlicher oder rot-brauner, das umgebende Hautniveau nicht oder wenig überragender, manchmal auch zentral eingesunkener, gut umschriebener, mit der Oberhaut fest verbackener Knoten. Einige Dermatofibrome neigen zu exophytischem Wachstum, ohne dass ihnen eine besondere histologische Architektur zukäme. Das sog. tief infiltrierende Dermatofibrom wird in erster Linie am Rumpf und den Extremitäten jüngerer Menschen angetroffen. Sie sind mit 1-2 cm im Durchmesser größer als die üblichen Formen und sind vom Dermatofibrosarcoma protuberans abzutrennen. Selten sind eruptive multiple Dermatofibrome im immunsupprimierten Organismus.

### Histologie
- Umschriebener, meist jedoch zur Seite und Tiefe nicht scharf begrenzter, dermaler Tumor mit diffusen Ansammlungen von spindeligen Zellen, die in einem eosi-

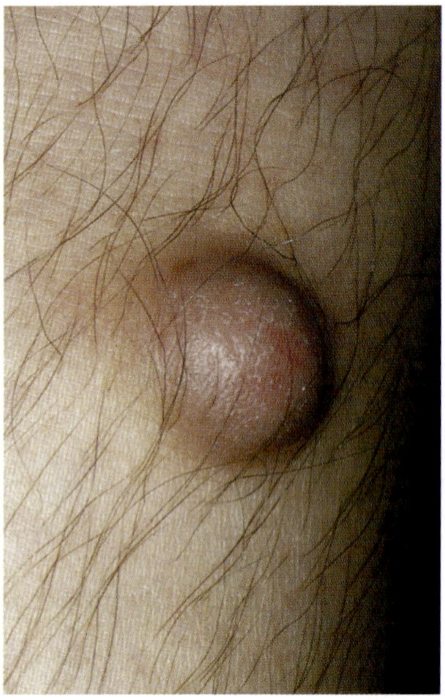

**Dermatofibrom.** Seit Jahren bestehender, gelegentlich juckender, gut abgrenzbarer und über der Unterlage verschieblicher, derber, rauer, symptomloser Knoten.

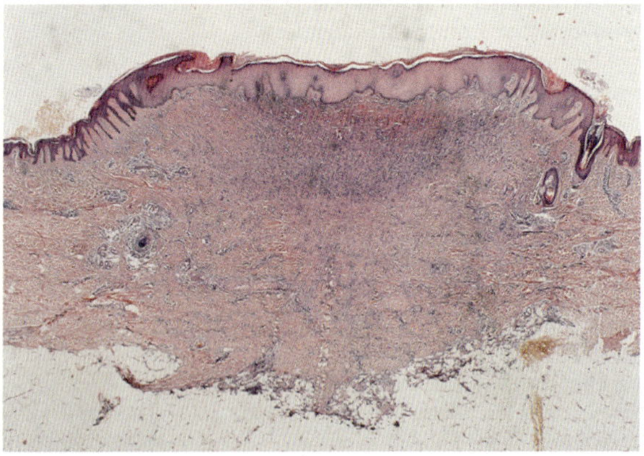

**Dermatofibrom.** Exophytischer Tumor der im oberen Dermisdrittel verdichtet, in den unteren 2/3 weniger auffällig wächst. Epidermis an den aufsteigenden Tumorrändern (s. linker Rand) sägezahnartig, über dem Zentrum der Geschwulst plump akanthotisch verbreitert. Subkutanes Fettgewebe frei.

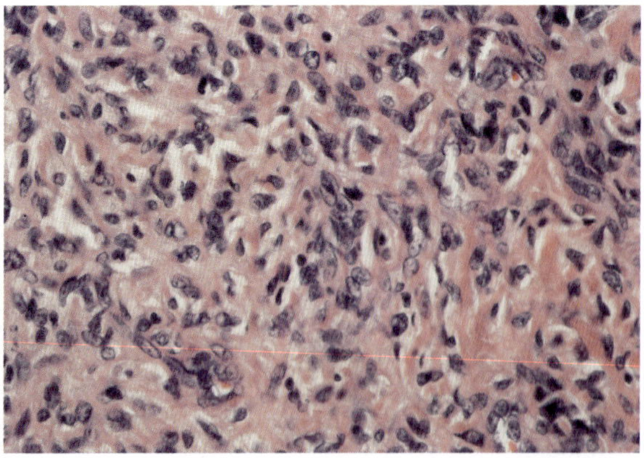

**Dermatofibrom.** Dichtes, wirres Konglomerat aus fibroblastenähnlichen, spindeligen Zellen mit plumpen, hyperchromatischen Zellkernen (storiformes Muster). Wenige Gefäßanschnitte.

nophilen Bindegewebe eingebettet sind. Gelegentlich mit Lipid- oder Hämosiderin-Speicherung. Riesenzellen vom Fremdkörper- oder Touton-Typ, Gefäßneubildung mit Endothelschwellungen. Die darüberliegende Epidermis ist akanthotisch; evtl. Basalzellkarzinom-artige Proliferation. Dermatofibrome können ein mattenartiges, intensiv durchflochtenes (storiform) Muster aufweisen. Ältere Dermatofibrome können in ein zellarmes faserreiches Stadium übergehen.
- Immunhistochemisch exprimieren alle beteiligten Zellen den unspezifischen Marker Vimentin; phagozytierende dermale dendritische Zellen (Dendrophagen) sind FXIIIa positiv.
- Histologische Varianten des Dermatofibroms:
  - Dermatofibrom mit Granularzellen
  - Epitheloidzellhistiozytom: Tumor aus großen epitheloiden Zellen mit großem eosinophilem Zytoplasma und meist bläschenförmigen Kernen. Vereinzelt auch mehrkernige Riesenzellen.
  - Neurothekeom, zelluläres
  - Dermatofibrom mit Monsterzellen
  - Ossifizierendes Dermatofibrom
  - Xanthomatisierte Dermatofibrom
  - Dermatofibrom, Hämosiderin-speicherndes
  - Myxoides Dermatofibrom
  - Desmoplastisches Dermatofibrom
  - Tief penetrierendes Dermatofibrom.

### Differenzialdiagnose
disseminierter Bindegewebsnaevus, rheumatische Knötchen, Xanthogranuloma juvenile, Schwannom, malignes Melanom, isoliertes Mastozytom, Leiomyom, Xanthom, Angiohistiozytom mit Riesenzellen, Perineuriom, Riesenzellsynovialom, kutanes Myofibrom.

### Therapie
In der Regel nicht erforderlich. Ggf. Exzision ohne Sicherheitsabstand.

### Hinweis(e)
Die Begriffe Dermatofibrom und Histiozytom sowie auch Fibroma durum werden im deutschen Sprachraum synonym gebraucht. Im anglo-amerikanischen Sprachgebrauch ist der Begriff Dermatofibrom üblich.

## Dermatofibrom, Hämosiderin-speicherndes D23.L

### Synonym(e)
Pigmentiertes Histiozytom mit Hämosiderinablagerung; Histiozytom, pigmentiertes mit Hämosiderinablagerung

### Definition
Variante des Dermatofibroms mit zahlreichen hämosiderinspeichernden Histiozyten.

### Lokalisation
Häufig im Bereich der Extremitäten.

### Klinisches Bild
Halbkugelig über das Hautniveau erhabener, derber und gut umschriebener Knoten mit mehr oder weniger intensiver Brauntönung, seltener auch gelblicher oder bläulicher Farbton.

### Differenzialdiagnose
Melanom, malignes; Xanthogranulom, adultes (sensu stricto); Xanthom; Leiomyom

### Therapie
Entsprechend dem Dermatofibrom.

## Dermatofibrom mit Monsterzellen D23.L

### Erstbeschreiber
Freudenthal u. Weber, 1937

### Synonym(e)
Retikulohistiozytisches Granulom; Riesenzellenhistiozytom

### Definition
Wenig gebräuchlicher Terminus mit dem die riesenzellhaltige Variante des Dermatofibroms beschrieben wurde. Keinesfalls ist dieses Krankheitsbild als Minusvariante der multizentrischen Retikulohistiozytose aufzufassen. Der Tumor ist gutartig und die Diagnose in der Regel ein histologischer Zufallsbefund.

### Lokalisation
Vor allem Kopf und Nacken.

### Klinisches Bild
Solitäre, harte, bräunlich-gelbe Knötchen von 0,5 bis 2 cm Durchmesser.

### Histologie
Neben Fibroblasten und Histiozyten finden sich Lymphozyten, eosinophile Leukozyten sowie zahlreiche z.T monströse Riesenzellen.

### Diagnose
Histologie.

### Differenzialdiagnose
Xanthogranuloma juvenile.

### Therapie
Exzision.

### Prognose
Günstig.

## Dermatofibrom, xanthomatisiertes D23.L

### Definition
Dermatofibrom mit Lipidablagerungen.

### Therapie
Entsprechend dem Dermatofibrom.

## Dermatofibrosarcoma protuberans C49.M2

### Erstbeschreiber
Darier u. Ferrand, 1924; Hoffmann, 1925; Bednar, 1957

### Synonym(e)
DFSP

### Definition
Seltener, ausschließlich in der Haut vorkommender, fibroblastischer, intermediärer, langsam und lokal aggressiv wachsender Tumor des Hautbindegewebes, der nur selten metastasiert.

### Einteilung
Eine verbindliche Einteilung wurde bislang nicht vorgeschlagen. Daher kann man grob 3 Stadien unterscheiden:
- Stadium I: nur Primärtumor vorhanden
- Stadium II: lokoregionäre Rezidive
- Stadium III: Fernmetastasierung.

### Vorkommen/Epidemiologie
Selten; der Anteil an allen malignen Neoplasien beträgt <0,1%. Inzidenz: 0,8-5/100.000 Einwohner/Jahr. Panethnisch auftretend.

### Ätiologie
Die Ätiologie ist im Detail ungeklärt. Beschrieben wurden chromosomale Translokationsmutationen („Ringchromosomen"), die durch eine Fusion der Chromosomenregionen 17q22 und 22q13 entstehen. Dies sind die Genloci, die auch die alpha-Kette des Typ I Kollagens (COL1A19 und die beta-Kette des platelet derived growth factors (PDGFß)) kodieren. „Ringchromosomen" exprimieren ein COL1A1-PDGFß-Fusionsprotein, welches als kontinuierlicher Stimulator für Tumorzellen des Dermatofibrosarcoma protuberans wirkt, indem der „Platelet derived growth factor-Rezeptor" gebunden wird.

### Manifestation
Auftreten in jedem Lebensabschnitt möglich, Altersgipfel zwischen dem 20. und 40. Lebensjahr. Mittleres Lebensalter bei Diagnosestellung: 43 Jahre. Männer und Frauen sind etwa gleich häufig betroffen (m:w = 1,2:1,0).

### Lokalisation
Vor allem an Stamm (ca. 50-60%), Extremitäten (20-30%), Kopf und Hals (10-15%) auftretend.

### Klinisches Bild
- 1-10 cm großer, sehr derber, hautfarbener bis bräunlich-livider, höckeriger Knoten, der aus einem knotigen und einem darunterliegenden plattenartigen Anteil besteht. Typisch ist das „Eisbergphänomen" (nur ein Teil des Tumors ragt über das Hautniveau heraus, erst beim sorgfältigen Tasten kann man die tatsächliche Größe unter der Oberfläche ermessen).
- Wachstum in zwei Stadien: Zunächst Ausbildung einer derben kutan-subkutan gelegenen plattenförmigen Indu-

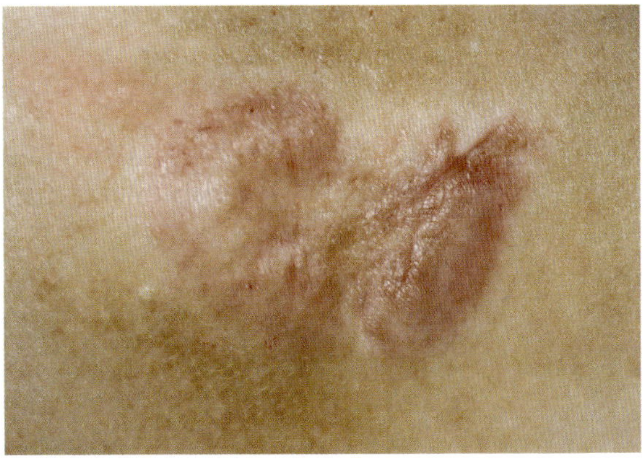

**Dermatofibrosarcoma protuberans.** Solitärer, chronisch stationärer, seit mehreren Jahren bestehender, unmerklich wachsender, 1,5 x 2,3 cm messender, sehr fester, schmerzloser, livid-bräunlich tingierter bis rot-weißer, Knoten mit z.T. höckeriger Oberfläche.

ration (Stadium I); dann Übergang in ein „Tumorstadium“ mit Ausbildung unterschiedlich großer, sehr fester Knoten (Stadium 2).
- Selten ist eine klinische Variante, bei der die Geschwulst als umschriebenes, hautfarbenes oder bräunliches, leicht eingesunkenes (narbenartiges) Areal in Erscheinung tritt („atrophic dermatofibrosarcoma protuberans“ [Pseudonarbe]).

## Histologie
- Infiltrierend wachsender, polymorpher, bindegewebiger Tumor, der die Dermis meist komplett erfasst und die Subkutis in breiten Strängen mitbefällt. Seltener ist die Muskelfaszie mitbefallen. Das Tumorparenchym besteht aus engmaschig miteinander verwobenen Spindelzellbündeln. Die faszikuläre oder radiäre Anordnung ergibt das typische Cartwheel-Muster. Zahlreiche Mitosen. Charakteristisch ist ein diskontinuierliches Wachstum des Tumors, so dass die Beurteilung der seitlichen Tumorränder (Tumorfreiheit) nur in seriellen Schnitten möglich ist.
- Immunhistologie: Die Tumorzellen sind durchgängig CD34 positiv (s.u. CD-Klassifikation) und S100 negativ. Weitgehendes Fehlen von FXIIIa (DD: tief penetrierendes Dermatofibrom). Wichtig ist der CD34-Verlust in sarkomatösen und myxoiden Anteilen; im Bednar-Tumor S100 positive dendritische Zellen.
- Elektronenmikroskopie: Stark segmentierte Kerne (Labyrinthkern).
- Histologische Varianten:
  - Atrophisches (Morphea-artiges) DFSP (Abgrenzung umstritten)
  - Granularzelliges DFSP
  - Fibrosarkomatöses DSFP (mögliche Metastasierung!)
  - Myxoides DSFP
  - Pigmentiertes DSFP (Bednar-Tumor)
  - Riesenzellfibroblastom (juvenile Variante des DFSP)
  - DSFP mit myoider Differenzierung.

## Diagnose
- Klinik, Histologie, Hautsonographie (5-10 MHz-Sonographie oder 20 MHz-Sonographie, Lymphknotensonographie.

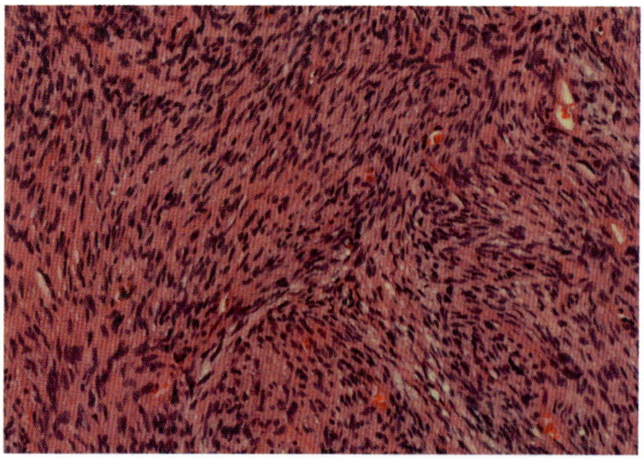

**Dermatofibrosarcoma protuberans.** Tumorparenchym mit engmaschig miteinander verwobenen Spindelzellbündeln. Die faszikuläre oder radiäre Anordnung ergibt das typische Cartwheel-Muster.

- Zur Ausbreitungsdiagnostik sind bei Rezidiven eine Lymphknotensonographie und ein Röntgen-Thorax notwendig. Die Tumoren sind in ihrer Ausdehnung zudem mit CT- und MRT darstellbar.

## Differenzialdiagnose
- Klinisch:
  - Lymphom, kutanes B-Zell-Lymphom: Können solitär auftreten mit exophytischem Wachstum; der entscheidende Unterschied ist die Konsistenz des Knotens, die beim DFSP „holzartig“ hart, beim CBCL eher elastisch fest ausfällt. Auch zeigt das CBCL kein Eisbergphänomen.
  - Dermatofibrom: Erreicht kaum die Größe des DFSP. Das sog. tief infiltrierende Dermatofibrom wird in erster Linie am Rumpf und den Extremitäten jüngerer Menschen angetroffen. Sie sind mit 1,0-2,0 cm im Durchmesser größer als die üblichen Formen.
  - Sonstige Sarkome (s.u.): Sehr selten. Klinisch nicht zu differenzieren.
  - Metastasen der Haut: Meist schnell wachsende exophytische Knoten: Selten holzartig hart.
  - Basalzellkarzinom: In seltenen Fällen stellen sich BCC, insbes. nach insuffizienter Vortherapie als plattenartige, sehr derbe Indurationen der Haut dar. In diesen Fällen ist die klinische DD schwierig. Histologische Abklärung!
- Histologisch:
  - Fibrosarkom
  - maligne fibröse Histiozytome
  - Dermatofibrom
  - Dermatomyofibrom
  - plaqueförmiges Neurofibrom
  - malignes Schwannom
  - pleomorphes Sarkom
  - Leiomyosarkom
  - spindelzelliges malignes Melanom.

## Therapie
- Frühzeitig großzügige Exzision im Gesunden mittels mikroskopisch kontrollierter Chirurgie (MKC). Sicherheitsabstand bei jedem Schritt ca. 1 cm. Lokale Rezidivquote von 50-80%, sind vermutlich auf subklinische fingerartige Ausläufer zurückzuführen. Ausreichende, lückenlose histologische Randschnittkontrollen sind deshalb unumgänglich, zwei- oder mehrzeitiges Vorgehen ist u.U. notwendig.
- Bei einseitiger Exzision ist ein ausreichend großer Sicherheitsabstand von 2,0-3,0 cm (Leitlinie DDG) einzuhalten (47% Lokalrezidive bei Sicherheitsabständen <3,0 cm vs. 7% bei Sicherheitsabständen >3,0 cm). Einige Autoren empfehlen die Mitnahme der Faszie. Lymphknotenausräumung ist i.d.R. nicht indiziert, sie muss nur bei entdifferenzierten DFSP erwogen werden, die die Fähigkeit zur Metastasierung besitzen.
- Nur bei nicht operationsfähigen Patienten erfolgt Bestrahlungstherapie (hochenergetische Photonenstrahlung) der Primärtumormanifestation mit 2 Gy ED 5mal/Woche und 60-70 Gy GD und ausreichend großem Sicherheitsabstand von 3-5 cm. Die Radiotherapie ist mit einer hohen Rezidivquote belastet!

## Bestrahlungstherapie
Strahlentherapie ist indiziert bei primärer Inoperabilität, R1- oder R2-Resektion sowie bei Z.n. mehrfachen Rezidiven. Das

Zielvolumen umfasst den Primärtumor, postoperative Narben sowie einen Sicherheitsabstand von 3-5 cm. Die Einzeldosis beträgt 2 Gy und wird 5mal/Woche angewendet. Gesamtdosis: 60 Gy (mikroskopischer Tumor) bis 70 Gy (makroskopischer Tumor) bei kurativer Zielsetzung. Palliativ und abhängig von der Lokalisation mit entsprechenden umgebenden Risikostrukturen sind 50 Gy Gesamtdosis anzustreben. Der Sicherheitsabstand beträgt ca. 3-5 cm.

### Interne Therapie
Eine effektive Chemotherapie ist nicht bekannt. Der Tyrosinkinasehemmer Imatinib (Glivec) ist für die Therapie des nichtoperablen DFSP zugelassen. Die Therapie mit Imatinib kann auch bei ausgedehnten, schwierig operablen Tumoren zur Tumorreduktion zugelassen werden (70% der Fälle sprechen therapeutisch an).

### Prognose
Lokale Rezidivquote von 50-80% bei ungenügendem operativem Sicherheitsabstand. Lymphknotenmetastasierungen können auftreten, sind jedoch selten. Fernmetastasen werden in der Regel nur nach langer Bestandsdauer und bei häufigen Rezidiven gesehen (<0,5% der Fälle). Rezidive sind auch nach Strahlentherapie beschrieben.

### Nachsorge
Klinische Nachkontrollen (und ggf. Sonographie im Narbenbereich) im ersten Jahr in 3-monatigen, anschließend in 6-monatigen und nach 3 Jahren in jährlichen Abständen. Tumornachsorge insgesamt über 5 Jahre.

### Hinweis(e)
Wird das uniforme storiforme Zellmuster des Dermatofibrosarcoma protuberans durch Abschnitte mit hoher Zelldichte, Kernpolymorphie und Mitoserate durchbrochen, so liegt hierbei eine sarkomatöse Entartung (CD34 Negativität) mit der Gefahr einer Metastasierung vor.

## Dermatom

### Definition
Streifenförmiger Hautbezirk, der von den sensiblen Fasern eines Spinalnervs versorgt wird.

## Dermatomykosen — B36.9

### Definition
Von Pilzen verursachte Infektionen der Haut, Haare und Nägel.

- Haupterreger sind Dermatophyten wie Trichophyton spp., Mikrosporum spp. und Epidermophyton floccosum.

Die drei Gattungen unterscheiden sich nach der Form der Sporen bzw. Makrokonidien:

- Trichophyton (dünnwandig, glatt, vier bis sechs Scheidewände)
- Mikrosporum (dick- und rauwandig, mindestens fünf Scheidewände)
- Epidermophyton (dickwandig, etwa birnenförmig, bis zu sieben Scheidewände).

Weitere Erreger von Dermatomykosen sind:

- Hefen oder Sproßpilze (s.a. Candidose, Pityriasis versicolor, Weiße Piedra, Pityrosporumfollikulitis)
- Schimmelpilze (s.a. Schwarze Piedra, Tinea nigra palmaris et plantaris, Aspergillose).

Am häufigsten treten Candida- und Pityrosporum-Arten als Pathogene in Erscheinung, selten Schimmelpilze. Eine klare Unterscheidung zwischen Hefen, Dermatophyten und anderen Pilzen ist bzgl. der Wahl des Antimykotikums von Bedeutung, da die Wirksamkeit von Antimykotika nicht gegen alle Pilzgruppen identisch ist.

### Diagnose
S.u. Mykosen.

### Therapie
Entsprechend dem jeweiligen Erreger, s.u. Candidose, Pityriasis versicolor, Piedra, weiße, Pityrosporum follikulitis, Tinea, Piedra, schwarze, Tinea nigra palmaris et plantaris, Aspergillose.

## Dermatomyositis — M33.91

### Erstbeschreiber
Wagner, 1863; Unverricht, 1887

### Synonym(e)
Polymyositis; Lilakrankheit; Dermatomukomyositis; Wagner (-Unverricht)-Syndrom; Pseudo-Trichinose (Hepp); Lila-Krankheit, weißfleckige (Glanzmann); Myositis, akute parenchymatöse; Muskelentzündung, akute; Myositis universalis acuta infectiosa

### Definition
Systemische antikörper- oder immunkomplexvermittelte Autoimmunreaktion gegen vaskuläre und muskelfaserständige Antigenkomponenten (AK gegen das nukleäre Mi-2-Antigen, Antisynthetase-AK). Entzündlich-atrophisierende Haut- und Gefäßbindegewebsreaktionen sowie segmentale Nekrosen der quergestreiften Muskulatur charakterisieren das Krankheitsbild. Die Dermatomyositis kann ebenso wie die Polymyositis mit anderen Kollagenosen auch als Overlap-Syndrom auftreten. Pathogenetisch gehört die Dermatomyositis zu den idiopathischen entzündlichen Myopathien, die in 3 Gruppen eingeteilt sind: Polymoysitis, Dermatomyositis und Einschlusskörperchenmyositis, wobei letztere dermatologisch keine klinische Relevanz besitzt.

### Einteilung
Klinisch werden folgende Formen unterschieden:

- Adulte, typische Dermatomyositis
- Dermatomyositis assoziiert mit Malignomen
- Juvenile Dermatomyositis
- Dermatomyositis assoziiert mit Kollagenosen
- Amyopathische Dermatomyositis (ADM).

### Vorkommen/Epidemiologie
Inzidenz (juvenile Dermatomyositis): 0,2/100.000 Einwohner/Jahr. Inzidenz (adulte Dermatomyositis): 0,6-1,0/100.000 Einwohner/Jahr.

### Ätiologie
- Autoimmunkrankheit, diskutiert werden Antikörper gegen ein Antigen im Muskel, virale Genese, bei Kindern auch Foci. Beschrieben ist ein humoraler Immunmechanismus, bei dem es zur Ablagerung von C5b-9-Komplementkomplexen am Endothel der Haut und der Skelettmuskulatur kommt. Sowohl für die Polymyositis wie auch

für die Dermatoymositis besteht mit bis zu 75% eine erhöhte Frequenz von Haplotypen mit DR3.
- Dermatomyositis als kutane Paraneoplasie (bei 18-32% der Patienten; meist Patienten >50 Jahre): Häufung in einzelnen Familien. Das relative Risiko für eine Malignomentwicklung ist 2,4-3,8mal höher als bei der Durchschnittsbevölkerung. Die häufigsten Tumoren sind Ovarialkarzinome, gastrointestinale Karzinome, Lungen- und Mammakarzinome sowie Non-Hodgkin-Lymphome; bei Asiaten v.a. nasopharyngeale Karzinome.
- Seltener ist eine Medikamenten-Induktion (D-Penicillamin, Procainamid, NSAR, Simvastatin).

## Manifestation

Im Kindesalter keine Geschlechtsbevorzugung. Bei der adulten Form besteht Gynäkotropie: Frauen sind etwa 1,5-2mal häufiger betroffen als Männer. Erstmanifestation der juvenilen Dermatomyositis: Meist 7.-8. Lebensjahr. Adulte Dermatomyositis: 2 Häufigkeitsgipfel bei 35-44 Jahren und 55-60 Jahren.

## Klinisches Bild

- Allgemein: Allgemeine Müdigkeit mit Muskelschwäche und muskelkaterartige Beschwerden. Patienten können ihrer normalen Tätigkeit (z.B. Treppensteigen, Kämmen der Haare) nur noch mit Mühe oder überhaupt nicht mehr nachkommen.
- Integument: Hauterscheinungen gehen der Muskelschwäche in 1/3 der Fälle voraus. Rot-violette, gelegentlich juckende Erytheme periorbital, schmetterlingsförmig über den Wangen, dem Halsausschnitt (= Shawl-Zeichen), den Extremitätenstreckseiten, streifige Erytheme im Bereich der Fingerstreckseiten (= Gottron-Zeichen bei etwa 70% der Patienten), Nagelfalzkeratose (der Versuch, den Nagelfalz zurückzuschieben, ist sehr schmerzhaft = Keining-Zeichen). Kapillarmikroskopisch: Mega- und Büschelkapillaren, verlängerte und torquierte Kapillaren evtl. mit Blutungen. Insbesondere im Bereich der belichteten Hautareale fleckförmige Atrophien, Hypo- oder Hyperpigmentierungen möglich. Nagel- und Haarwachstumsstörungen, nicht vernarbende Alopezie.
- Im Spätstadium: Buntscheckiges (poikilodermatisches) Hautbild durch braunrote Verfärbung der Herde mit eingesunkenen atrophischen Arealen, z.T. auch derbe sklerotische Plaques mit Verkalkungsvorgängen (vor allem bei Kindern und Jugendlichen), schwere Osteoporose, ausgedehntere Verkalkungen von Weichteilen (Sehnen, Muskeln, Aponeurosen) sowie erhebliche Gelenkdeformierungen (Gelenkspalt bleibt erhalten!).
- Muskeln: Zunehmende, symmetrische, schmerzhafte (muskelkaterartig) Muskelschwäche, insbesondere der proximalen Extremitätenabschnitte. Kalzifikationen der Muskulatur sind möglich, bei Erwachsenen eher selten, bei Kindern und Jugendlichen bis zu 40% (s.u Dermatomyositis, juvenile).
- Skelettsystem: Bei etwa 25% der Patienten mit entzündlichen Muskelerkrankungen kommt es zu Arthralgien und Arthritiden. Teils Typ der symmetrischen Polyarthritis, auch als Oligo-oder Monarthritis. Selten mutulierende

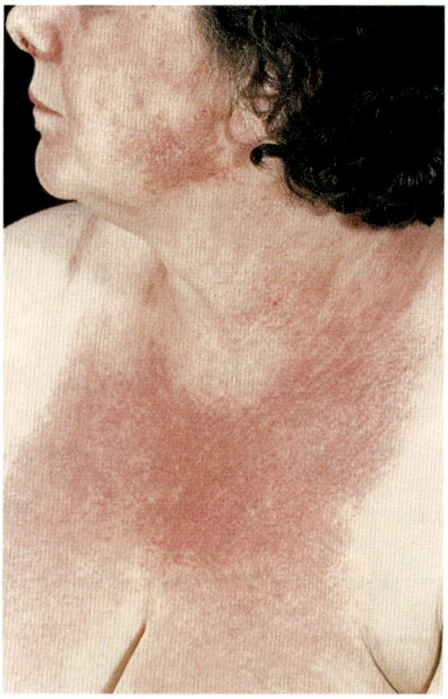

**Dermatomyositis.** Flächiges, unscharf begrenztes, livid-rotes (fliederfarbenes) Erythem am Dekolleté und im Gesicht. Die Lokalisation und das Verteilungsmuster lassen auf eine UV-Provokation schließen.

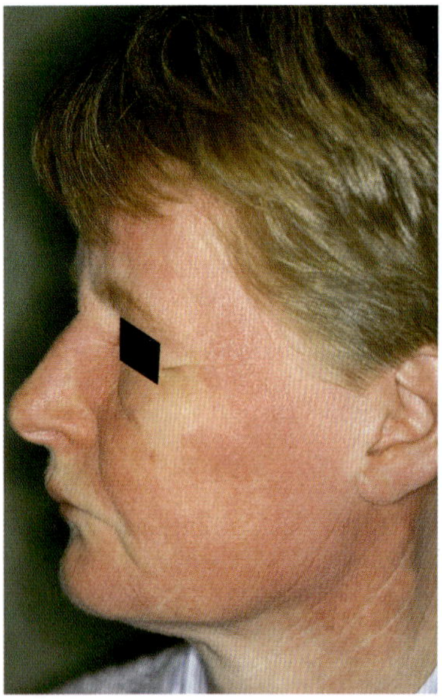

**Dermatomyositis.** Flächige, rot-livide Flecken im Gesicht einer 55-jährigen Frau mit periorbitaler und perinasaler Betonung. Müder Gesichtsausdruck. Allgemeine Abgeschlagenheit, Muskelschwäche und Gewichtsverlust bei zugrunde liegendem Tumorleiden. Rötungen der Fingerrücken, Megakapillaren in der Kapillarmikroskopie der Nagelfalzkapillaren.

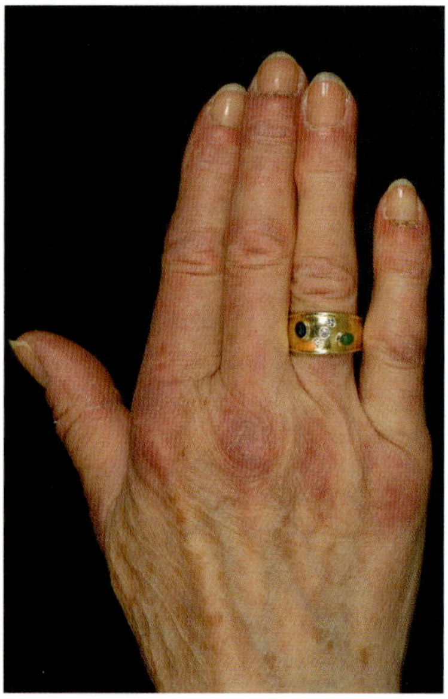

**Dermatomyositis.** Gottron-Papeln bei einer 82-jährigen Frau. Es zeigen sich kleinere, streifig angeordnete, rötlich-livide Papeln, die im Bereich der Endphalangen zu flächenhaften Plaques konfluieren. Kräftig ausgeprägte Nagelfalzkapillaren an den Dig. III und V. Das Keining-Zeichen war in der klinischen Untersuchung stark positiv.

Arthritis (DD: Antisynthetase-Syndrom s.u. Overlap-Syndrom)
- Lunge: Lungenbeteiligung (primär interstitielle Pneumonitis) bei 15-30% der Patienten.
- Fettgewebe: Seltene aber klinisch etablierte Manifestation der Dermatomyositis mit indurierten, schmerzhaften Knoten oder Plaques am Abdomen, Gesäß und Armen. Ulzerationen und Lipodystrophie können auftreten.
- Innere Organe: Beteiligung von Herz, Intestinum und Nieren. Dysphagie durch Schwäche der oropharyngealen Muskulatur. Assoziiert: Bronchopneumonie (Aspiration durch Dysphagie), Hepato-Splenomegalie, Nephritis, Druckschmerzhaftigkeit von großen Nervenstämmen, psychische Veränderungen, herdförmige Retinitis peripapillosa, Cotton-wool-Exsudat, kleine streifige Blutungen in der Nervenfaserschicht, Papillenödem, seltener Episkleritis und Skleritis nodulosa.

## Labor
- Serum: Serum-Kreatininphosphokinase (v.a. MM-Typ), Aldolase, CPK, GOT, GPT, LDH erhöht; Kreatininausscheidung im Schub erhöht. Nachweis antinukleärer Antikörper in etwa 33% der Fälle möglich. Folgendes Antikörperprofil ist nachweisbar: Jo 1 in 20%, PM-Scl in <5%, nRNP in 5%, Mi2 in 10%, PL-7 in <3%, PL-12 in <3%, OJ in <3% und EJ in <3% der Fälle. ANA bei bis zu 95% der Patienten.
- Blutbild: Lymphopenie, oft ausgeprägte Eosinophilie, auch Leukozytose mit Linksverschiebung kommt vor.
- BSG: mäßige bis mittelstarke Beschleunigung.
- Serumelektrophorese: Vermehrung von alpha 2- und gamma-Globulin.
- Urin: Kreatin- und Kreatininurie. Proteinurie im Schub, Myoglobinurie.

## Histologie
- Integument: Uncharakteristische Interface-Dermatitis unterschiedlichen Schweregrades, ggf. mit leichter Akanthose oder auch Atrophie mit Degeneration der basalen Keratinozyten.
  - Elektronenmikroskopie: Tubulovesikuläre Einschlüsse im Gefäßendothel.
- Muskel: Segmentale Muskelfasernekrose, Verlust der Querstreifung, eosinophile granuläre Nekrosen, interstitielles mononukleäres Infiltrat, ggf. Gefäßalterationen mit Intimahypertrophie und Fibrinablagerungen in den kleinen Arteriolen. Relative Verminderung von CD4-T-Zellen und Lymphozyten.
- Fettgewebe: Gemischte septal/lobuläre Pannikulitis mit domierendem Infiltrat aus Lymphozyten, Plasmazellen sowie herdförmiger membranozystischer Fettgewebsnekrose. Lymphozytische Vaskulitis kann auftreten.

## Diagnose
- Klinik
- Histologie und Immunhistologie aus Hautbiopsat sowie Muskelbiopsat
- Elektromyogramm: Kurze polyphasische Potentiale, Fibrillationen
- Kreatinausscheidung im 24-Stunden-Urin
- ANA bei Mehrzahl der Patienten niedrig-titrig positiv
- Myositis-assoziierte AK sind (im Gegensatz zu der Polymyositis) bei Dermatomyositis eher selten (Jo-1-AK, Mi-2-AK). Bei Patienten mit AK gegen Aminoacyl-t-RNA-Synthetasen, SRP oder Mi-2 steht die Myositis im Vordergrund der Erkrankung. Die größte klinische Bedeutung kommt dem Jo-1-AK zu (s.u. Antisynthetase-Syndrom).
- Zur Diagnosestellung „Polymyositis" sollten zumindest 3 der folgenden Kriterien positiv sein: Muskelenzyme (Kreatininkinase), EMG, Muskelbiopsie. Vielfach muss die Verdachtsdiagnose allein aufgrund der klinischen Symptome gestellt werden, da andere Parameter inkonstant auftreten.

## Differenzialdiagnose
- Lupus erythematodes (beim LE meist Aussparung des Erythems an den Nasolabialfalten und an den Augenlidern)
- Akutes kontaktallergisches Ekzem des Gesichts
- Mixed connective tissue disease
- Dermatomyositis-artige Hautzeichen bei Infektion durch B. burgdorferi
- Dermatomyositis-artige Hautzeichen bei T-Zell-Lymphom, Rosacea erythematosa, atopischem Ekzem.
- Trichinose und Zystizerkose (Myalgien, Abgeschlagenheit, urtikarielles, häufig esosinophiles Exanthem)

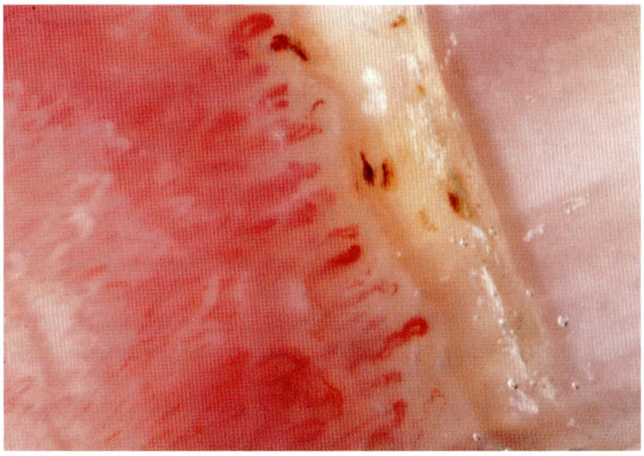

**Dermatomyositis.** Auflichtmikroskopie des Nagelfalzes. Kaliberschwankungen und aneurysmatische Aussackungen der distalen Nagelfalzkapillaren, hyperkeratotisches Eponychium mit thrombosierten Kapillarsequestern (Ehringsche Rhexisblutung).

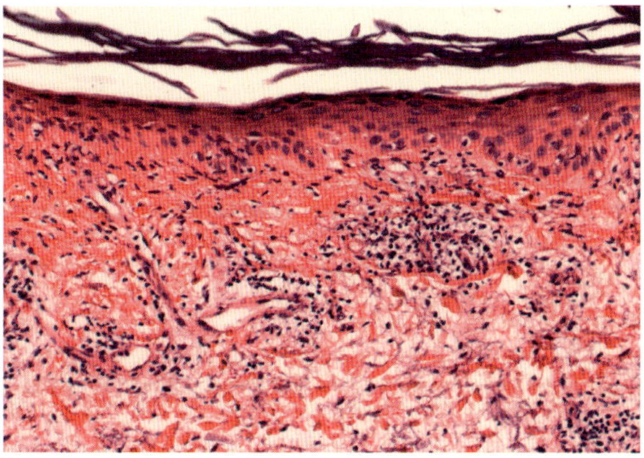

**Dermatomyositis.** Interface-Dermatitis, Orthokeratose, deutliche Atrophie des Epithels. Retikuläre Fibrinablagerungen in der papillären Dermis. Schütteres, teils diffuses, teils perivaskulär orientiertes lymphozytäres Infiltrat. Deutliches Ödem insbes. der mittleren Dermisabschnitte. Das Entzündungsmuster ist zwar mit einer Dermatomyositis vereinbar, aber nicht beweisend.

D

- Myositiden anderer Genese
- thyreotoxische Myopathie
- Muskeldystrophien (neurologische Abklärung).

**Therapie allgemein**
- Tumorausschluss (insbes. Ovar, Lunge, Pankreas, Colon, Non-Hodgkin Lymphom) mindestens 1mal/Jahr.
- Ausschluss bakterieller Foci, ggf. Sanierung.
- In akuten Krankheitsphasen Bettruhe und allgemein versorgende Maßnahmen.
- Aufgrund der Langzeit-Glukokortikoid-Behandlung sind Empfehlungen wie salzarme Kost und Flüssigkeitseinschränkung und ggf. die Substitution von Calcium und Vitamin D (Vigantoletten 1000 1Tbl./Tag) bei einer beginnenden Osteoporose durchzuführen.
- Begleitend empfehlen sich krankengymnastische Übungen bzw. physikalische Maßnahmen zur Verbesserung der Muskelfunktion.

**Externe Therapie**
Anwendung von textilem und chemisch/physikalischem Lichtschutz. In Einzelfällen kann eine kurzfristige, begleitende, niedrig dosierte Therapie mit topischen Glukokortikoiden durchgeführt werden.

**Interne Therapie**
- Glukokortikoide wie Prednisolon (z.B. Decortin H) in einer Dosierung von (mindestens) 1,0-2,0 mg/kg KG/Tag. Bei hochakuten Verläufen kann initial eine Steroidpulstherapie in einer Dosierung von 1 g/Tag über 3-5 Tage durchgeführt werden. Fortsetzung je nach klinischer Symptomatik mit Prednisolon in einer Dosierung von 1,0-2,0 mg/kg KG/Tag. Fluorierte Glukokortikoide (z.B. Dexamethason, Triamcinolon) sollten aufgrund ihrer Möglichkeit der Verursachung einer Myopathie vermieden werden.
- Zur Einsparung der Glukokortikoide empfiehlt sich frühzeitig eine Kombinationstherapie mit Azathioprin (Imurek) 1,0-3,0 mg/kg KG/Tag. Langsame Dosisreduktion der Glukokortikoide (z.B. alle 2-4 Wochen um 5-10 mg/Tag) in Abhängigkeit vom klinischen Befund bis auf eine Erhaltungsdosis (10-15 mg/Tag), die zumeist über Monate bis Jahre beibehalten werden muss. Unter Umständen muss die Dosis bei Verschlechterung des klinischen Befundes erneut erhöht werden. Verlaufskontrollen und Aktivitätsbestimmungen werden neben dem klinischen Befund durch Bestimmung der Muskelenzyme (Kreatinkinase, Aldolase, Laktatdehydrogenase) durchgeführt. Ein Auslassversuch kann erst nach einigen Monaten der Erscheinungsfreiheit versucht werden (Normalisierung der Serumkreatinkinase-Werte).
- Methotrexat (MTX) ist eine Alternative zu Azathioprin. Beginn mit 7,5-10,0 mg/Woche p.o. oder i.v., Steigerung in wöchentlichen Schritten um 2,5 mg bis zu einer Erhaltungsdosis von 25 mg/Woche.

> **!** Cave: **Keine i.m.-Injektionen, da durch Anstieg der Muskelenzyme keine Verlaufskontrolle mehr möglich ist!**

- Alternativ: Cyclophosphamid (z.B. Endoxan) 100-150 mg/Tag; beschrieben auch als Stoßtherapie in einer Dosierung von 0,5-1,0 g/m² KO/Monat i.v.
- Alternativ (nur Fallberichte): Ciclosporin A (Sandimmun) 3,0-5,0 mg/kg KG/Tag auf zwei Dosen verteilt.
- Alternativ (nur Fallberichte): Mycophenolatmofetil (CellCept) 2,0 g/Tag p.o. Ähnliche Wirkung wie Azathioprin (Antipurin-Metabolit) mit einer Anlaufzeit von ca. 3 Monaten.
- Alternativ: Hoch dosierte Immunglobuline in Dosen von 0,5-1,0 g/kg KG/Tag über 3 Tage i.v. (Wiederholung alle 4 Wochen) vor allem bei therapieresistenten aktiven Dermatomyositis-Patienten. Auch bei juvenilen Formen der Dermatomyositis hat sich die intravenöse Immunglobulin-Therapie (IVIG-Therapie) bewährt.

> **!** Cave: **Sehr hohe Therapiekosten!**

- Rituximab (Mabthera) 100-375 mg/m² KO i.v. 4mal in wöchentlichem Abstand zeigte in einer Studie erfolgsversprechende Ergebnisse.
- In schweren, therapieresistenten Fällen bleibt als ultima ratio die Plasmapherese; gesicherte Ergebnisse stehen hier noch aus.

**Prognose**
Unvorhersehbar; die Dauer der Erkrankung ist unterschiedlich (Monate bis Jahrzehnte). In kleineren Kohorten lagen die 5-Jahresüberlebensrate bei 95% bzw. die 10-Jahresüberlebensrate bei 84%. 50-75% der mit Immunsuppressiva behandelten Patienten zeigen eine deutliche Besserung des klinischen Befundes. Höheres Lebensalter und Assoziation mit einem Malignom sind mit einer schlechten Prognose verbunden.

## Dermatomyositis, juvenile M33.0

**Synonym(e)**
juvenile dermatomyositis; JDM

**Definition**
Seltene Form der Dermatomyositis bei Kindern. Im Unterschied zu adulten Formen besteht keine Assoziation zu malignen Erkrankungen.

**Einteilung**
Klinisch unterscheidet man die akut intermittierende Form von der chronisch-progredienten Form.

**Ätiologie**
Unbekannt. Vaskulitische Ätiopathogenese sowie Assoziation zu HLA-B8 werden diskutiert.

**Manifestation**
Inzidenzen sind bisher nicht gesichert publiziert. Bei Kindern, meist vor dem 12. Lebensjahr auftretend. Häufigkeitsgipfel im 6. LJ bei Jungen bzw. im 6. LJ und 10 LJ bei Mädchen.

**Klinisches Bild**
- Das klinische Bild ist durch einen schleichenden Beginn mit Krankheitsgefühl, Ermüdbarkeit, Muskelschwäche, Hautausschlag und Fieber sowie mehrmonatigem Verlauf gekennzeichnet. Z.T kann es auch zu sehr akuten Verläufen kommen.
- Integument: S.u. Dermatomyositis. Initial meist trockene, schuppende oder entzündlich gerötete Plaques in den Gelenkbereichen der Extremitäten. Bei 50% der Patienten imponieren Calcinosis cutis, Muskelkontrakturen oder palmoplantare Hyperkeratosen. Seltener ist das Auftreten von Halo-Naevi.

- Extrakutane Manifestationen: Es sind verschiedene Organsysteme betroffen, u.a. der Gastrointestinaltrakt mit Motilitätsstörungen, Hämorrhagien, Ulzerationen und Perforationen als Ausdruck einer frühzeitig auftretenden Vaskulitis. Gelenke (Arthralgien, Arthritiden), Herz und Lungen können betroffen sein, entweder direkt (diffuse interstitielle Fibrose, Pneumonien) oder als Folge von schwerer Muskelschwäche. Meist zunehmende Muskelschwäche in den proximalen Muskelgruppen der oberen und unteren Extremitäten. Kalzinosen sind bei Kindern und Jugendlichen bis zu 40% nachweisbar.

### Diagnose
Zur Diagnose werden i.A. die Kriterien nach Bohan/Peter verwendet:
- Hautbeteiligung mit heliotropem Ausschlag
- +/- Gottron-Zeichen
- + 2 von 4 weiteren Kriterien:
  1. symmetrische proximale Muskelschwäche
  2. mindestens 1 erhöhtes Muskelenzym
  3. charakteristische Elektromyographie-Befunde
  4. bioptischer (alternativ kernspintomographischer Nachweis) Nachweis von Muskelnekrose und-entzündungen

S.u. Dermatomyositis, wobei die CK und die Aldolase häufiger erhöht sind als bei der adulten Form.

### Therapie allgemein
Bettruhe. Physiotherapeutische Behandlung um Muskelkontrakturen vorzubeugen.

### Interne Therapie
S.u. Dermatomyositis. Zusammenarbeit mit dem Pädiater.
- Während akuter Schübe Glukokortikoide wie Prednisolon (z.B. Decortin) 1-2 mg/kg KG/Tag p.o. Langsame Reduktion über Wochen bis Monate. In therapieresistenten Fällen wird der Einsatz von Azathioprin, Methotrexat, Ciclosporin A, Hydroxychloroquin als erfolgreich beschrieben.
- Eigene Erfolge wurden mit IVIG-Therapie erreicht.
- Zur Verminderung einer Calcinosis cutis kann Aluminiumhydroxid eingesetzt werden. Umschriebene Kalkherde können operativ entfernt werden.

### Prognose
Günstig, mit hoher Rate an kompletter Ausheilung.

## Dermatomyositis, Kollagenose-assoziierte M35.1

### Definition
Im Zusammenhang mit Kollagenosen auftretende Dermatomyositis.

### Diagnose
Am häufigsten tritt die Kollagenose-assoziierte Dermatomyositis zusammen mit der systemischen Sklerodermie und dem Sharp-Syndrom auf. Gehäuftes Auftreten von Anti-PM-Scl-Antikörpern.

### Therapie
Entsprechend der Dermatomyositis.

## Dermatomyositis, Malignom-assoziierte M33.1

### Definition
Mit einem Malignom kombinierte Dermatomyositis, s.u. Paraneoplastisches Syndrom.

### Diagnose
Für eine malignom-assoziierte Dermatomyositis sprechen kutane Nekrosen, Nekrosen im Muskelbioptat, BSG >40 mm/Std., Alter >60 Jahre, Asthenie.

### Therapie
Entsprechend der Dermatomyositis.

### Prognose
Ungünstig.

## Dermatopathia pigmentosa reticularis L81.8

### Erstbeschreiber
Hauss u. Oberste-Lehn, 1958

### Definition
Sich in der Kindheit entwickelnde zunächst makulöse Pigmentierung, später Ausbildung eines retikulären Netzes. Charakteristisch ist zudem eine nicht vernarbende Alopezie und Onychodystrophie. Die Entität des Krankheitsbildes ist umstritten.

### Lokalisation
Vor allem an Stamm, Nacken, Schultern und Hüften.

### Histologie
Histologisch lässt sich eine Pigmentinkontinenz mit melaninbeladenen Makrophagen im oberen Korium nachweisen.

### Therapie
Keine spezielle Therapie bekannt. Symptomatisch mit abdeckenden Externa.

## Dermatophyten

### Synonym(e)
Fadenpilze

### Definition
Pilze, die Haut und/oder Anhangsgebilde des Menschen befallen und sich durch die Fähigkeit des Keratinabbaus auszeichnen.

### Erreger
Zu den Dermatophyten zählen:
- Epidermophyton:
  - E. floccosum.
- Microsporum:
  - M. audouinii
  - M. canis
  - M. cookei
  - M. equinum
  - M. gallinae
  - M. gypseum
  - M. persicolor
  - M. racemosum.
- Trichophyton:
  - T. concentricum

- T. equinum
- T. mentagrophytes
- T. rubrum
- T. schönleinii
- T. similii
- T. soudanense
- T. tonsurans
- T. verrucosum
- T. violaceum

### Therapie
Griseofulvin, Allylamine und Azol-Antimykotika. S.u. den jeweiligen Mykosen.

**Dermatophyten. Tabelle 1.** Vorkommen von Dermatophyten bei verschiedenen Tierspecies (n. Salfelder et al.)

| | |
|---|---|
| Hunde | M. canis; M. cookei; M. gypseum; M. persicolor; T. mentagrophytes |
| Nagetiere | M. gypseum; M. persicolor; M. canis; T. mentagrophytes |
| Affen | M. cookei; M. canis; T. mentagrophytes |
| Pferde | M. gypseum; M. praecox; T. equinum; T. verrucosum |
| Katzen | M. gypseum; M. canis; |
| Gefügel | M. gallinae; T. simili |
| Rinder | T. verrucosum; T. mentagrophytes |
| Schweine | T. mentagrophytes |
| Esel | M. canis |

## Dermatophytosen-Syndrom B35.3

### Erstbeschreiber
Zaias, 1996

### Synonym(e)
Trichophyton-rubrum-Syndrom

### Definition
Rezidivierende, meist lebenslang bestehende, chronische Tinea der Fußsohlen und/oder distale subunguale Tinea unguium oder/und Tinea corporis.

### Erreger
Vor allem Trichophyton rubrum.

### Einteilung
Kriterien für das Trichophyton rubrum-Syndrom (nach Korting):
- Hautbefall mit Trichophyton rubrum an Hand, Fuß, Nagel und einer weiteren Lokalisation (außer inguinal).
- Jeweils positives Nativpräparat
- Jeweils positive Kultur aus dem Material von mindestens drei Lokalisationen.

### Klinisches Bild
Meist wenig symptomatische, chronisch persistierende, großflächige, schuppende und juckende Erytheme an Füßen, Inguinalregion und anderen Körperregionen. Onychomykotischer Befall der Fuß- und Fingernägel.

### Diagnose
Mykologische Kultur; Abklärung eines Immundefektes.

### Therapie allgemein
Vermeidung und Behandlung von Infektionsquellen wie infizierte Tiere z.B. Katzen, Hunde, Kühe, Meerschweinchen.

### Externe Therapie
S.u. Tinea, s.u. Antimykotika.

### Interne Therapie
- Indikation für systemische Therapie mit Breitbandantimykotika, die sehr hohe Hornhautgängigkeit besitzen, ist stets gegeben. Dauer der Therapie 2-3 Monate oder länger, bis zur vollständigen Remission der Symptome. Versuch mit Itraconazol (z.B. Sempera Kps.) 1mal/Tag 100 mg p.o.
- Alternativ: Fluconazol (z.B. Diflucan Kps.) 1-2mal/Tag 200-400 mg p.o.
- Alternativ: Terbinafin (z.B. Lamisil Tbl.) 1mal/Tag 250 mg p.o.
- Alternativ: Griseofulvin (z.B. Likuden Tbl.) 1mal/Tag 500 mg p.o., in schweren Fällen 750-1000 mg/Tag p.o.

### Prophylaxe
S.u. Tinea.

## Dermatorrhexis Q79.6

### Definition
Hautzerreißungen durch banale Traumen, v.a. bei Cutis hyperelastica, Ehlers-Danlos-Syndrom.

### Therapie
Symptomatische Therapie, ggf. operativer Verschluss.

## Dermatose, akute febrile neutrophile L98.2

### Erstbeschreiber
Sweet, 1964

### Synonym(e)
Sweet-Syndrom

### Definition
Akut auftretendes Krankheitsbild, u.a. charakterisiert durch schmerzhafte, sukkulente, papulöse oder plaqueförmige Hautveränderungen, verbunden mit einer erheblichen Störung des Allgemeinbefindens, mit Neutrophilie, Fieber sowie einer neutrophilen Dermatitis der betroffenen Hautareale.

### Einteilung
In Abhängigkeit der Ätiologie lassen sich 5 Gruppen unterscheiden:
1. Klassischer oder idiopathischer Typ, entsprechend der Erstbeschreibung von Sweet
2. Paraneoplastischer Typ
3. Infektions- oder Autoimmunerkrankung-assoziierter Typ
4. Medikament-induzierter Typ
5. Schwangerschaft-assoziierter Typ.

### Ätiologie
- Unklar. Interpretation als infekt- oder medikamentenal-

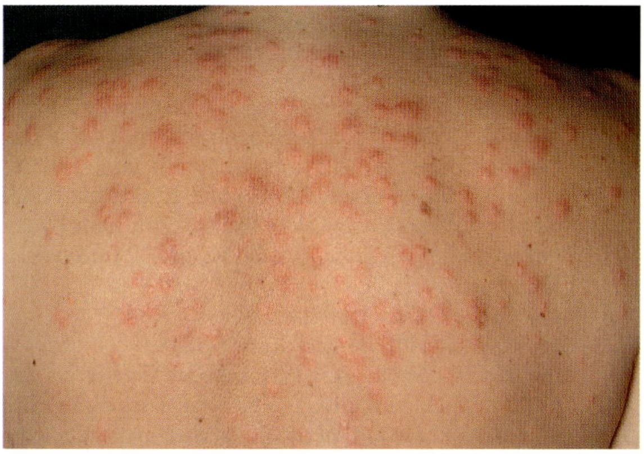

**Dermatose, akute febrile neutrophile.** Im Anschluss an hohes Fieber am Rücken eines 52-jährigen Mannes akut aufgetretene, multiple, rötlich-livide, sukkulente, druckdolente, infiltrierte Papeln, die zu Knoten und Plaques konfluieren. Insgesamt generalisiertes Bild mit Betonung von Extremitäten und Stamm.

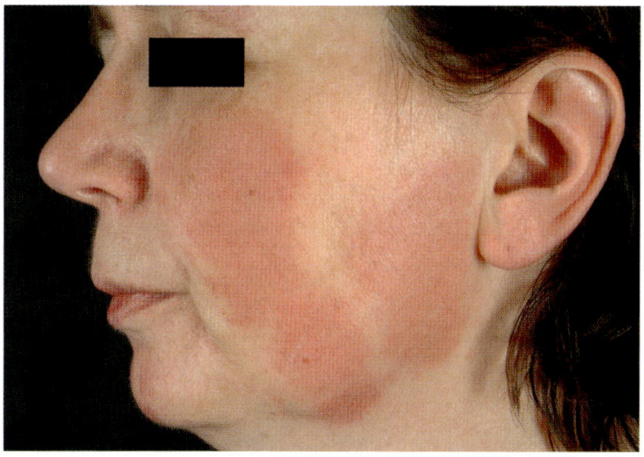

**Dermatose, akute febrile neutrophile.** Progredienter Befund im Gesicht einer 45-jährigen Frau, 4 Tage nach einer fieberhaften Darminfektion mit Durchfällen. Multiple, akute, generalisierte (Teilbereich eines Exanthems), 2,0-5,0 cm große, scharf begrenzte, schmerzhafte, rote, raue Plaques. Identisch erscheinende, fleckförmige Hautveränderungen traten progredient an Beinen und Stamm auf. Hohes Fieber, schweres Krankheitsgefühl und neutrophile Leukozytose.

lergisches (<5%) Geschehen, bei einem Teil der Fälle als paraneoplastisches Syndrom.

- In 80% der Fälle nach Infekt (meist der oberen Luftwege oder auch des Darmes).
- In ca. 20% paraneoplastisch: Überwiegend bei hämatologischen Tumoren, v.a. bei der akuten myeloischen Leukämie, seltener bei urogenitalen Malignomen. Neigt zur extrakutanen Beteiligung, hohe Rezidivneigung. Häufig geht das Sweet-Syndrom der Diagnose des Malignoms voraus.
- Induzierung durch folgende Medikamente bekannt: Minocyclin, Cotrimoxazol, Carbamazepin, Granulozytenkolonie-stimulierender Faktor (z.B. Filgrastim), Nitrofurantoin und Retinolsäuren.
- Pathogenetisch wird eine Aktivierung der neutrophilen Granulozyten durch dermal abgelagerte Immunkomplexe mit nachfolgender Freisetzung von neutrophilenassoziierten Mediatoren (Granulozyten(PMN)-Elastase, granulocyte colony-stimulating factor-G-CSF), des Weiteren als verantwortliche Zytokine werden IL-1, IL-6, IL-8, Interferon gamma diskutiert.

## Manifestation

Bei klassischen bzw. idiopathischen Fällen besteht deutliche Bevorzugung des weiblichen Geschlechts (80%). Auftreten meist zwischen dem 30. und 60. Lebensjahr. Sehr selten bei Säuglingen auftretend, meist während des ersten Lebensjahres. Bei malignen Grunderkrankungen besteht keine Geschlechtsbevorzugung.

## Lokalisation

Bevorzugt Gesicht, Hals, Streckseiten der Arme und Beine. Selten Schleimhautbeteiligung.

## Klinisches Bild

Meist tritt 3-7 Tage vor den Hauterscheinungen hohes Fieber auf.

- Integument: Entwicklung rötlich-livider, sukkulenter, druckdolenter, infiltrierter Papeln, die zu Knoten und Plaques konfluieren. Durch das ausgeprägte entzündliche Ödem entsteht der Eindruck einer Blasenbildung („Illusion of vesiculation"), z.T. mit Ausbildung kleiner Bläschen. Später Pustelbildung möglich. Durch zentrale Aufhellung und randständige Progression bilden sich anuläre, bizarr geformte Plaques aus. Keine Bildung von Ulzerationen, keine Vernarbungsbereitschaft der Hautveränderungen.
- Extrakutane Manifestationen: Polyarthritis (bei ca. 50-60% der Patienten) mit rasch wechselnden, sehr schmerzhaften Schwellungen der großen und mittleren Gelenke. Häufig Fieber, Myalgien, Nephritis, Hepatitis, Konjunktivitis (ca. 30%) oder Iridozyklitis, entzündliche Darmerkrankungen, sterile Osteomyelitis; selten aseptische Meningitis, selten Pankreatitis.

## Labor

Stark beschleunigte BSG und erhöhtes CRP (bei ca. 80-90% der Patienten), neutrophile Leukozytose sowie Linksverschiebung und Lymphopenie, Anstieg der alkalischen Phosphatase (ca. 40-50%), Transaminasenanstieg (15-20%), Anämie (30-50% bei malignen Grunderkrankungen), Thrombozytopenie, Proteinurie, HLA-Bw54 Nachweis (20-30%). Positiver Nachweis von p-ANCA wurde beschrieben.

## Histologie

- Papillarkörperödem bis hin zur subepidermalen Blasenbildung; Spongiose oder subkorneale Bläschen oder Pusteln sind möglich aber eher selten. Die Epidermis ist meist unauffällig. Sehr dichte Infiltration der oberen und mittleren Dermis, gelegentlich auch der Subkutis, bestehend aus neutrophilen Granulozyten ohne Zeichen einer leukozytoklastischen Vaskulitis. Eine Leukozytoklasie ist gering ausgeprägt oder fehlend. Es zeigen sich Erythrozytenextravasate. In späteren Stadien wandelt sich das Infiltrat hin zu Lymphozyten und Histiozyten.
- Variante: Histiozytoides Sweet-Syndrom mit diffusem Infiltrat unreifer neutrophiler, mononukleärer histiozytoid erscheinender Granulozyten (Promyelozyten: Myeloperoxidase positiv).

**Merke: Klinischer Ausschluss einer chronischen myeloischen Leukämie erforderlich.**

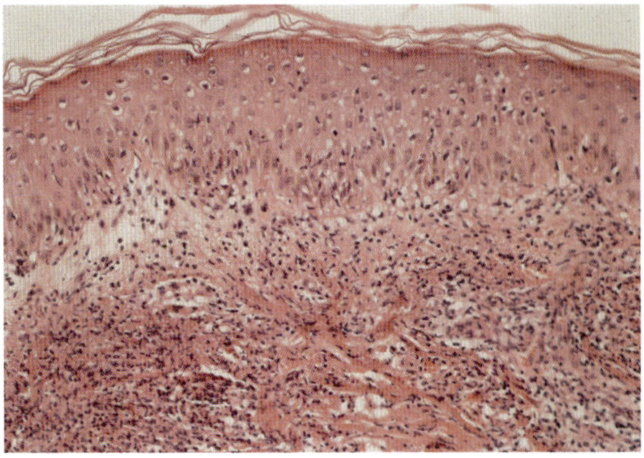

**Dermatose, akute febrile neutrophile.** Papillarkörperödem sowie dichtes, entzündliches granulozytäres Infiltrat im Korium. Mäßige Epidermotropie. Leichte Akanthose, Orthokeratose, geringe Spongiose.

## Diagnose

Klinik: plötzlicher Beginn der charakteristischen Hautveränderungen, Labor, Histologie.

## Differenzialdiagnose

- Klinische Differenzialdiagnosen:
  - Erythema exsudativum multiforme: In der Frühphase der Erkrankung klinisch-morphologisch ähnliches Bild. Jedoch fehlen beim Erythema exsudativum multiforme meist Fieber und eine neutrophile Leukozytose! Beim Vollbild des Erythema exsudativum multiforme mit Ausbildung der EEM-Kokarden wird die DD eindeutig.
  - Polymorphe Lichtdermatose: Nach UV-Exposition auftretend (Sonnenmuster!), kein Fieber, keine neutrophile Leukozytose, heftiger Juckreiz.
  - Akute Urtikaria: Klinische Bestimmung der Quaddel (Flüchtigkeit der Effloreszenzen durch Markierung belegen). Kein Fieber! Keine neutrophile Leukozytose.
  - Urtikariavaskulitis: Ausgesprochene Chronizität (untypisch für Sweet-Syndrom), durch Fieberschübe gekennzeichnetes, kleinfleckiges, makulopapulöses, juckendes oder schmerzendes Exanthem. Neutrophile Leukozytose ist möglich. Häufig Arthralgien und Arthritiden (auch beim Sweet-Syndrom möglich). Häufig Lymphknotenschwellungen. Evtl. positive ANA und Zeichen des systemischen Lupus erythematodes. Histologisch sind Zeichen der Vaskulitis diagnostisch.
  - Subakut-kutaner Lupus erythematodes: Insbes. bei hochakutem Verlauf mit disseminierten Plaques kann ein ähnliches Bild entstehen (v.a. bei Erythema exsudativum multiforme-artigen Läsionen). Stets fehlt die neutrophile Leukozytose im Blutbild. Histologie und Immunhistologie sind diagnostisch.
  - Varizellen beim Erwachsenen: Auf das typische Verteilungsmuster der Varizellen achten (Kapillitium, Mundschleimhaut); für Sweet-Syndrom völlig untypisch. Die prominente Entwicklung der Bläschen oder auch Blasen spricht gegen das Sweet-Syndrom (Bläschen beim Sweet-Syndrom sind innerhalb der Läsionen multilokulär!). Keine neutrophile Leukozytose!
  - Arzneimittelexanthem (makulopapulös): Kein Fieber, keine neutrophile Leukozytose. Kein markantes Krankheitsgefühl. Zusammenhang mit geänderter oder interkurrenter Arzneimittelgabe kann häufig hergestellt werden.
  - Bullöses Pemphigoid: In einigen Fällen keine Ausbildung der klinisch wegweisenden Blasen. Damit entfällt das klinische Leitsymptom „pralle (feste) Blase" und die klare klinische Zuordnung zu den blasenbildenden Erkrankungen. Kein Fieber, keine neutrophile Leukozytose. Serologie, Histologie und IF sind beweisend.
- Histologische Differenzialdiagnosen:
  - Leukozytoklastische Vaskulitis: Schließt sich klinisch meist aus. Histologisch entscheidend ist hierbei der Nachweis der Vaskulitis (Gefäßwandschwellung) mit Leukozytoklasie und perivaskulärem Kernstaub.
  - Erythema elevatum et diutinum: Seltene Erkrankung! Im frühen Stadium immer Zeichen der leukozytoklastischen Vaskulitis mit Leukozytoklasie und Kernstaub sowie Fibrin in den Gefäßwänden. Epidermis und Hautanhangsgebilde bleiben unbeteiligt. Klinik fehlt die Akuität des Sweet-Syndroms.
  - Rheumatoide neutrophile Dermatitis: Dichtes, interstitielles, dermales, neutrophiles Infiltrat, kein Hinweis auf Vaskulitis; fokale Epitheliotropie mit spongiotischer Vesikulation der Pustelbildung möglich.
  - Pyoderma gangraenosum: Ulzeration und Abszedierung mit dichtem diffusem granulozytärem Infiltrat.
  - Urtikaria: Nur geringes Infiltrat; keine wesentliche Beteiligung neutrophiler Granulozyten.
  - Erysipel: Nur mäßig ausgeprägtes Infiltrat aus neutrophilen Granulozyten vor allem in der oberen und mittleren Dermis.
  - Eosinophile Zellulitis (Wells-Syndrom): Fokal dichte, perivaskulär und interstitiell gelagerte Infiltrate, nahezu ausschließlich aus eosinophilen Granulozyten. Fokale, polygonal begrenzte, eosinophile Flammenfiguren (flame figures) in der Dermis.

## Externe Therapie

Blande Externa, z.B. Lotio alba oder Ung. emulsif. aq., ggf. mittelstark wirksame Glukokortikoid-Lotionen (z.B. Betagalen Lotio, Betamethason Lotio **R030**).

## Interne Therapie

- Ggf. bei Vorliegen eines Infektes Behandlung der Grunderkrankung mit konsequenter systemischer Antibiose.
- Glukokortikoide: Sehr gute Ansprechrate! Initial mittlere Dosierung, z.B. Prednison 1,0-1,5 mg/kg KG/Tag i.v. oder p.o. über 4-6 Wochen dann stufenweise Reduktion je nach Ansprechen auf die Therapie. Rezidivgefahr bei Unterschreiten einer kritischen Schwellendosis.
- Alternativ: Acetylsalicylsäure und Indometacin in mittlerer Dosierung; (insbes. ist Indometacin bei den häufig vorkommenden Arthralgien wirksam).
- Alternativ: Colchicum 2-3mal/Tag 0,6 mg p.o. oder DADPS 2mal/Tag 50 mg p.o. Eigene Erfahrungen sind bezüglich der letztgenannten Therapien wenig positiv. Somit gibt es unseres Erachtens keine effektiven Alternativen zur Behandlung mit Glukokortikoiden.

## Prognose

Günstig, auch ohne Therapie Abheilung innerhalb von Wochen bis Monaten. Unter Therapie dramatische Besserung. Allerdings kommt es bei 50% der Patienten zum Rezidiv nach therapieinduzierter oder spontaner Abheilung.

## Dermatose, benigne chronische bullöse bei Kindern

L13.8

**Synonym(e)**
Chronic non hereditary blistering disease in children; chronic bullous dermatosis of childhood

**Definition**
Chronische, vesikulo-bullöse, gelegentlich juckende Erkrankung, die innerhalb der ersten Lebensjahre auftritt.

**Manifestation**
Frühes Kindesalter.

**Lokalisation**
Leisten, Oberschenkelinnenseiten, seltener Stamm, Kopf und Nacken.

**Klinisches Bild**
Anuläre oder serpiginöse, urtikarielle Erytheme mit randständigen Bläschen oder Blasen. Nach Ruptur der Bläschen Erosionen oder Krusten. Abheilung unter postinflammatorischer Hyperpigmentierung; keine Narbenbildung.

**Histologie**
Subepitheliale Blasenbildung, papilläre Mikroabszesse aus neutrophilen, aber auch eosinophilen Leukozyten, gemischtes koriales Infiltrat, in dem eosinophile Leukozyten dominieren können.

**Direkte Immunfluoreszenz**
Lineare homogene IgA-Ablagerungen im Bereich der dermo-epidermalen Junktionszone.

**Externe Therapie**
Abtrocknend und desinfizierend mit 2% Clioquinol-Lotio **R050** oder antiseptischen Lösungen wie Polihexanid (Serasept, Prontoderm), Kaliumpermanganat-Lösung (hellrosa). Ggf. intervallartig schwache bis mittelstarke Glukokortikoide wie 0,5% Hydrocortison-Creme (z.B. Hydro-Wolff, **R121**), Prednicarbat-Creme (z.B. Dermatop), Methylprednisolon-Creme (z.B. Advantan). Pflegend mit Ölbädern wie z.B. Balneum Hermal.

**Interne Therapie**
- Therapie der 1. Wahl ist Dapson (z.B. Dapson-Fatol) 0,5-2,0 mg/kg KG/Tag in Kombination mit Vitamin C (z.B. Cebion Tbl.) 400-1000 mg/Tag.
- Bei schweren Verläufen ggf. Kombination mit systemischen Glukokortikoiden wie Prednisolon (z.B. Decortin H) 0,5-2,0 mg/kg KG/Tag p.o. Erhaltungsdosis nach Klinik, möglichst unterhalb der Cushing-Schwelle.
- Alternativ: Versuch mit Sulfadiazin oder Dapson (0,5 mg/kg KG/Tag) in Kombination mit intravenösen Immunglobulinen (2 g/kg KG/Monat).

**Prognose**
Jahrelanger Verlauf, häufig spontane Abheilung vor der Pubertät.

## Dermatose, erosive, pustulöse des Unterschenkels

L98.8

**Synonym(e)**
erosive pustular dermatosis of the leg

**Definition**
In Assoziation mit einer chronischen venösen Insuffizienz auftretende, chronische pustulöse Dermatose.

**Ätiologie**
Diskutiert werden mykotische oder bakterielle Infektionen nach kontinuierlichem Tragen von Kompressionsverbänden sowie eine immunologische Genese.

**Lokalisation**
Unterschenkel

**Klinisches Bild**
Bei Patienten mit chronischer venöser Insuffizienz auftretende, 1-4 mm große, gruppierte oder disseminierte, meist follikuläre Pusteln oder follikuläre Erosionen.

**Diagnose**
Klinik, mikrobiologische Untersuchung mit Keimbestimmung.

**Therapie**
Antimykotische oder antibakterielle Lokalbehandlung. In kleineren Kollektiven wurden gute Effekte mit lokalen Glukokortikoiden oder topischem Tacrolimus (z.B. Protopic Salbe) beschrieben.

## Dermatose, IgA-lineare

L13.8

**Erstbeschreiber**
Chorzelski u. Jablonska, 1975

**Synonym(e)**
Linear IgA disease

**Definition**
Sehr heterogene, chronische, autoimmunologische, vesikulobullöse Dermatose mit linearer IgA-Ablagerung in der Basalmembran. Sonderform: Benigne chronische bullöse Dermatose bei Kindern.

**Vorkommen/Epidemiologie**
Inzidenz: Ca. 1/250.000 Einwohner/Jahr.

**Ätiologie**
- Diskutiert werden idiopathisches Geschehen sowie medikamentöse Induktion u.a. durch Vancomycin, Glibenclamid, Jod, Penicillin, Interferon gamma, Zytostatika.
- Zusammenhänge mit malignen Tumoren (Paraneoplasie: Blasenkarzinom) sowie chronischer lymphatischer Leukämie sind in einzelnen Fällen beschrieben.
- Nachgewiesen wurden mit einem hohen Prozentsatz IgA-Antikörper (60%), mit einem geringeren Prozentsatz IgG-Antikörper (30%) und seltener beide Antikörpertypen (20%) gegen Autoantigene. Zielautoantigene sind 97 kDa-Protein (Degenerationsprodukt des BPAG2 = bullöses Pemphigoid Antigen), LAD 285, ein 180 kDa-Protein. Seltener: 255-, 145-, 100 kDa-Proteinbanden sowie Kollagen VII. Unterschiede im Auftreten der Antikörper zwischen Erwachsenen und Kindern existieren nicht. Ultrastrukturell können die Antigene an den Ankerfibrillen der Lamina lucida und an der Lamina densa nachgewiesen werden.

**Manifestation**
Häufigste blasenbildende Erkrankung des Kindesalters, meist

im Alter von 4-5 Jahren erstmals auftretend. Beginn im Erwachsenenalter meist 20.-40. LJ und nach der 6. Dekade.

### Lokalisation
Bevorzugt am Stamm, hier ohne besondere Prädilektionsstellen, ansonsten Beine, Gesicht, Leistenregion.

### Klinisches Bild
- Vielfach herpetiform angeordnete, aber auch anuläre oder girlandenartig konfigurierte, mäßig bis intensiv juckende, urtikarielle Plaques mit randständigen vesikulösen oder bullösen Läsionen. Das klinische Bild entspricht einerseits der Dermatitis herpetiformis, andererseits auch dem bullösen Pemphigoid. In seltenen Fällen auch ausgedehnte, an das Erythema exsudativum multiforme erinnernde Hauterscheinungen, auch unter dem klinischen Befund des Stevens-Johnson-Syndroms.
- Bei 50% der Patienten finden sich Schleimhautveränderungen, insbes. an Mundschleimhaut und Konjunktiven.

### Histologie
- Histologie der LAD ist nicht diagnostisch!
- Gefunden werden sowohl subepidermale Blasenbildung mit Infiltrat aus Lymphozyten und zahlreichen neutrophilen Granulozyten sowie gelegentlich intrapapillären Mikroabszessen, als auch subepidermale Blasenbildung mit perivaskulärem und interstitiellem lymphozytärem Infiltrat.
- Immunelektronenmikroskopisch lassen sich 2 Typen unterscheiden: Der häufigere Lamina lucida-Typ und der Sublamina densa-Typ.

### Direkte Immunfluoreszenz
Die DIF zeigt lineare IgA-Ablagerung in der Basalmembranzone. Bei Spaltuntersuchungen (Präparat wird in 1 M NaCl-Lösung vorbehandelt) sind die Ablagerungen an der dermalen oder der epidermalen Seite zu finden; selten an beiden Seiten.

### Differenzialdiagnose
Histologisch: Dermatitis herpetiformis Duhring, inflammatorisches EBA, bullöses Pemphigoid, bullöse Arzneimittelreaktionen.

### Externe Therapie
Antipruriginöse und antientzündliche Behandlung z.B. mit 3-5% Polidocanol-Lotio (z.B. Optiderm, **R200**) im Wechsel mit schwachen bis mittelstarken Glukokortikoiden wie 1% Hydrocortison-Creme (z.B. Hydrogalen, **R119**), 0,1% Hydrocortison-17-butyrat-Creme (z.B. Laticort), 0,1% Methylprednisolon-Creme (z.B. Advantan), 0,1% Mometason-Fettcreme (z.B. Ecural). Bewährt hat sich auch die Behandlung mit synthetischen Gerbstoffen, z.B. Tannosynt, Tannolact.

### Interne Therapie
- Mittel der 1. Wahl ist DADPS (z.B. Dapson-Fatol). Einschleichende Dosierung, initial 50-75 mg/Tag, nach 2 Wochen volle Dosis von 100-150 mg/Tag bis max. 300 mg/Tag. Erhaltungsdosis nach Klinik (große Schwankungsbreite). Zu Beginn adjuvant Prednison (z.B. Decortin) 20-40 mg/Tag p.o. Bei Befundverbesserung Dapson als Monotherapie fortsetzen, bei Verschlechterung temporäre adjuvante Gabe von Prednisolon. Auslassversuch frühestens nach 6 Monaten Erscheinungsfreiheit. Falls klinischer Erfolg unbefriedigend, kommt der Einsatz von Azathioprin (z.B. Imurek) 1-2 mg/kg KG/Tag in Kombination mit systemischen Kortikoiden infrage.

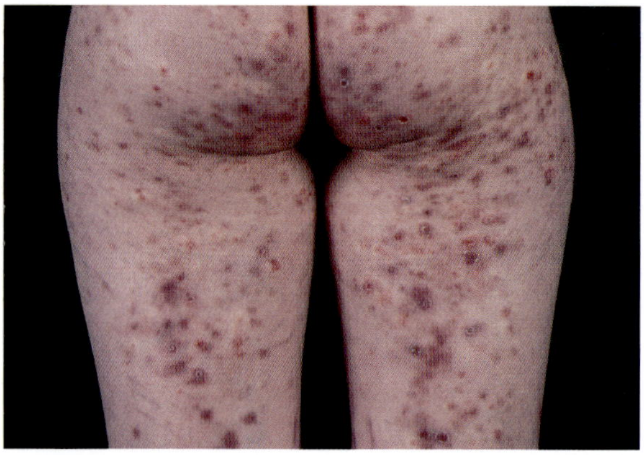

**Dermatose, IgA-lineare.** Seit mehreren Jahren schubweise verlaufendes Krankheitsbild mit multiplen, erheblich juckenden, 1,0-2,0 cm großen, rundlichen oder streifenförmigen Erythemen, Papeln, Papulovesikeln und verkrusteten Erosionen.

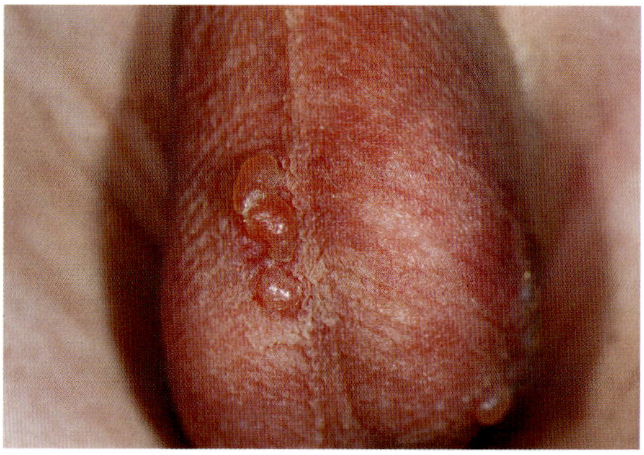

**Dermatose, IgA-lineare.** 10-jähriger Junge. Seit 6 Monaten rezidivierendes, vesikulöses und bullöses Exanthem; mäßig juckend und etwas stechend. Hier Ausschnitt mit gruppiert stehenden Bläschen und Blasen (angedeutet herpetiform) ohne sichtbares periläsionales Erythem.

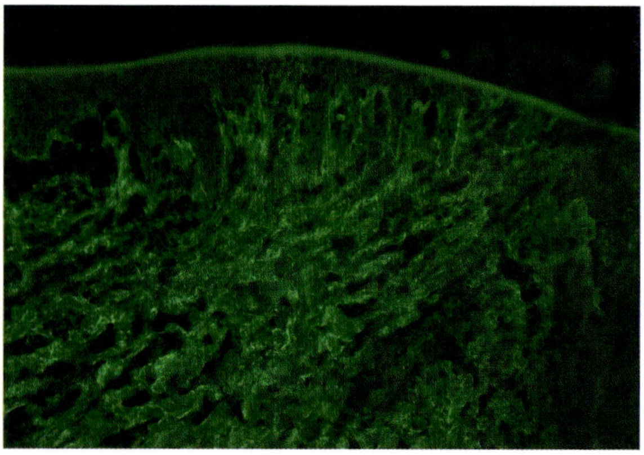

**Dermatose, IgA-lineare.** Lineare Ablagerungen von IgA an der dermoepidermalen Junktionszone. Am linken Bildrand subepitheliale Blasenbildung.

- Erfolge werden auch mit Nicotinamid 3mal/Tag 500 mg p.o. in Kombination mit Tetracyclinen 4mal/Tag 500 mg p.o. beschrieben. Zur Reduktion des Juckreizes evtl. zu-

sätzlich systemische Gabe von Antihistaminika wie Desloratadin (z.B. Aerius) 5 mg/Tag p.o. oder Levocetirizin (z.B. Xusal) 10 mg/Tag p.o.
- Diätetische Maßnahmen sind bei der IgA-linearen Dermatose weitgehend wirkungslos.

## Dermatosen, blasenbildende L13.9

### Definition
In Ätiologie, Prognose und Therapie z.T. stark differierende Erkrankungen, die klinisch durch Blasenbildung charakterisiert sind.
Siehe Tabelle 1 [Differenzialdiagnose blasenbildender Dermatosen] und Tabelle 2 [Differenzialdiagnose blasenbildender Dermatosen].

## Dermatosen, perforierende L98.8

### Definition
Erkrankungen die durch das gemeinsame, histologisch nachweisbare Phänomen der „transepidermalen Elimination von pathologisch verändertem Gewebe der Dermis" gekennzeichnet sind.

### Einteilung
Zu den perforierenden Dermatosen im engeren Sinne gehören:
- Follikulitis, perforierende
- Elastosis perforans serpiginosa
- Hyperkeratosis follicularis et parafollicularis in cutem penetrans (M. Kyrle)
- Kollagenose, reaktive perforierende
- Granuloma anulare perforans.

## Dermatosen, pustelbildende L98.8

### Synonym(e)
Pustulosen

### Definition
Durch follikuläre oder auch nicht follikuläre Pusteln (und Bläschen) gekennzeichnete entzündliche, polyätiologische Hauterkrankungen. Während die Pustel die klinisch kennzeichnende Effloreszenz darstellt, verbergen sich vielfältige klinische Bilder und unterschiedliche Ursachen hinter den einzelnen Krankheitsbildern. Eine Sonderstellung nehmen die pustulösen Dermatosen des Neugeborenen ein.

### Ätiologie
Neben einer infektiösen Genese können sich Genodermatosen, Erkrankungen der Haarfollikel und Schweißdrüsen, aber auch immunologisch induzierte Mechanismen hinter der Pustelbildung verbergen.

### Einteilung
Siehe Tabelle 1 [Einteilung pustelbildender Dermatosen nach Klinik und Ätiologie].

**Dermatosen, blasenbildende. Tabelle 1.** Differenzialdiagnose blasenbildender Dermatosen

| | |
|---|---|
| **Hereditäre blasenbildende Hauterkrankungen** | - Epidermolysis bullosa simplex (EBS)<br>- Epidermolysis junktionalis (EBJ)<br>- Epidermolysis dystrophica (EBD)<br>- Kindler-Syndrom<br>- Pemphigus chronicus benignus familiaris<br>- Pachyonychia congenita<br>- Incontinentia pigmenti<br>- Acrodermatitis enteropathica<br>- Hereditäre Porphyrien |
| **Immunologisch bedingte Blasenbildung** | - Pemphigus vulgaris<br>- Pemphigus erythematosus<br>- Brasilianischer Pemphigus foliaceus<br>- Pemphigus herpetiformis<br>- Pemphigus vegetans |
| | - Bullöses Pemphigoid<br>- Bullöses vesikulöses Pemphigoid<br>- Bullöses lokalisiertes Pemphigoid<br>- Bullöses vegetierendes Pemphigoid<br>- Seborrhoisches Pemphigoid<br>- Staphylogenes Pemphigoid des Neugeborenen<br>- Vernarbendes Pemphigoid |
| | - Dermatitis herpetiformis Duhring |
| | - Benigne chronische bullöse Dermatose bei Kindern |
| | - IgA-lineare Dermatose |
| | - Herpes gestationis (Pemphigoid gestationis) |
| | - Epidermolysis bullosa acquisita |
| **Weitere mit Blasenbildung einhergehende Dermatosen** | - Dermatitis solaris<br>- Transitorische akantholytische Dermatose<br>- Erythema exsudativum multiforme<br>- Porphyria cutanea tarda<br>- Impetigo contagiosa<br>- Subkorneale Pustulose<br>- Toxische epidermale Nekrolyse<br>- Staphylogenes Lyell-Syndrom<br>- Lichen planus bullosus<br>- Lichen planus pemphigoides<br>- Infektiös, toxisch, phototoxisch und allergisch (z.B. Arzneiexantheme) ausgelöste Exantheme<br>- Verbrennungen<br>- Erfrierungen |

## Dermatosis papulosa nigra L82.x5

### Erstbeschreiber
Castellani, 1925

### Definition
Seltene Dermatose mit dunkel pigmentierten Papeln im Bereich der Augenlider, Wangen, Stirn, Hals und Dekolleté, die v.a. in der farbigen Bevölkerung auftritt.

D

**Dermatosen, blasenbildende. Tabelle 2.** Differenzialdiagnose blasenbildender Dermatosen

| Intraepidermale Blase | | | Junktionale Blase | | Subepidermale Blase | |
|---|---|---|---|---|---|---|
| subcorneal | intraepidermal | suprabasal | hereditär | immunologisch | hereditär oder toxisch | entzündlich |
| – Pemphigus foliaceus<br>– Bullöse Impetigo<br>– SSSS<br>– M. Sneddon-Wilkinson | – Epidermolysis bullosa nicht vernarbend<br>– Ekzem, Kontaktekzem, toxisches<br>– Herpes-simplex-Infektion<br>– M. Darier<br>– Pemphigus chronicus benignus familiaris<br>– M. Grover<br>– Zoster<br>– Varizellen<br>– Dyshidrotisches Ekzem | – Pemphigus vulgaris<br>– Paraneoplastischer Pemphigus | – Epidermolysis bullosa hereditaria, nicht vernarbend<br>– Epidermolysis bullosa acquisita<br>– Vernarbendes Pemphigoid | – M. Duhring<br>– IgA-lineare Dermatose<br>– Herpes gestationis<br>– Bullöses Pemphigoid<br>– Mastozytom, isoliertes | – Epidermolysis bullosa hereditaria<br>– Verbrennung 2. Grades<br>– Toxische epidermale Nekrolyse<br>– Lichen sclerosus et atrophicus<br>– Porphyrien<br>– Mechanisch induzierte Blasen<br>– Koma-Blasen | – Graft-versus-host-reaction<br>– Culicosis bullosa<br>– Bullöses Erysipel<br>– Erythema exsudativum multiforme<br>– Dermatitis herpetiformis<br>– Bullosis diabeticorum |

### Vorkommen/Epidemiologie
Häufig in der farbigen Bevölkerung (bis 35%). Gynäkotropie.

### Ätiologie
Genetisch bedingt, in 40% familiäres Auftreten.

### Manifestation
Beginn nach der Pubertät.

### Klinisches Bild
1-2 mm große, hyperpigmentierte, halbkugelige, weiche prominente Papeln.

### Histologie
Bild der Verruca seborrhoica vom akanthotischen Typ.

### Differenzialdiagnose
Verruca seborrhoica.

### Therapie
Aus kosmetischen Gründen ggf. Entfernung durch Desikkation Kürettage oder Laser.

**Cave: Neigung zu Hypopigmentierung und Keloiden!**

## Dermatosklerose
L90.95

### Synonym(e)
Dermatosclerosis

### Definition
Konsistenzzunahme der Haut durch umschriebene oder diffuse Bindegewebsvermehrung, z.B. bei chronisch venöser Insuffizienz, bei zirkumskripter Sklerodermie oder systemischer Sklerodermie. Eine Dermatosklerose ist häufig mit einer Liposklerose und einer Fasziosklerose assoziiert (Nachweis durch hochauflösende Sonographie).

## Dermatozoenwahn
F40.20

### Erstbeschreiber
Thibièrge, 1894; Meyerson, 1921

### Synonym(e)
Epizoonosenwahn; Parasitenwahn; Parasitophobie; chronische taktile Halluzinose; Ungezieferwahn; delusion of parasitosis; Morgellon Infektion

### Definition
Psycho-neurotische, wahnhafte Vorstellung, von Ungezieferbefallen zu sein. Charakteristisch ist die Ablehnung psychiatrischer Hilfe. Häufig werden „als Erreger verdächtigte" Hautpartikel in Tütchen gesammelt (Matchbox-sign) und zum Arztbesuch mitgebracht. Nicht ganz selten wird die Wahnvorstellung von einer zweiten Person geteilt (folie á deux). S.a.u. Artefakte.

### Ätiologie
Vorkommen bei endogenen und schizophrenen Psychosen, chronischen Halluzinosen mit sekundärer Wahnbildung, bei hirnorganischen Erkrankungen (neoplastisch, vaskulär, infektiös, degenerativ), endokrinen/metabolischen Störungen (Hypothyreose, Diabetes mellitus, Niereninsuffizienz, Vitamin $B_{12}$-Mangel, Folatmangel) und toxischen Zuständen mit akuten Delirien (Alkohol, Medikamente), nach längerfristigem Kokainabusus.

### Klinisches Bild
Es imponieren zahlreiche Artefakte (längliche Kratzspuren,

**Dermatosen, pustelbildende. Tabelle 1.** Einteilung pustelbildender Dermatosen nach Klinik und Ätiologie

| Infektiöse Erkrankungen | Psoriatischer Formenkreis | Immunologisch induzierte Erkrankungen | Follikelgebundene Erkrankungen | Variae |
|---|---|---|---|---|
| - Abszess<br>- Alastrim (Variola minor)<br>- Anthrax der Haut<br>- Candida-Sepsis; Candidose, intertriginöse<br>- Demodikose<br>- Dermatose, akute febrile neutrophile<br>- Eccema vaccinatum<br>- Enterokokkengranulome der Haut<br>- Impetigo contagiosa<br>- Kryptokokkose<br>- Kuhpocken<br>- Lambliasis<br>- Lymphogranuloma inguinale<br>- Malleus<br>- Melioidose<br>- Paronychie, syphilitische<br>- Periporitis der Säuglinge<br>- Pest<br>- Pocken<br>- Pustulose, neonatale Malassezia furfur<br>- Erosive pustulöse Dermatose des Unterschenkels<br>- Pyodermia vegetans<br>- Sepsis<br>- Skabies<br>- Syphilid, pustulöses<br>- Tinea<br>- Tuberculosis cutis verrucosa<br>- Tularämie<br>- Pseudomonas-Follikulitis<br>- Zoster | - Acrodermatitis continua suppurativa<br>- Balanitis parakeratotica circinata<br>- Impetigo herpetiformis<br>- Keratoderma blenorrhagicum<br>- Kogoj-Pustel<br>- Psoriasis<br>- Psoriasis vulgaris cum pustulatione<br>- Psoriasis pustulosa generalisata<br>- Psoriasis pustulosa palmaris et plantaris | - Antikonvulsiva-Hypersensitivitäts-Syndrom<br>- Bakterid Andrews, pustulöses<br>- Behçet, M.<br>- Bowel-Bypass-Syndrom<br>- Dermatose, akute febrile neutrophile<br>- Pemphigus vegetans, Typ Hallopeau<br>- Pustuloderm, toxisches<br>- Pustulose, sterile eosinophile<br>- Pustulosis acuta generalisata<br>- Pyoderma gangraenosum<br>- Pyostomatitis vegetans<br>- Salvarsandermatitis | - Acne vulgaris<br>- Acne conglobata<br>- Acne papulopustulosa<br>- Dermatitis, erosive pustulöse des Kapillitiums<br>- Folliculitis barbae candidamycetica<br>- Folliculitis eczematosa barbae<br>- Folliculitis gonorrhoica<br>- Folliculitis sclerotisans nuchae<br>- Folliculitis simplex barbae<br>- Follikulitis, gramnegative<br>- Furunkel<br>- Miliaria<br>- Ostiofollikulitis<br>- Perifolliculitis capitis abscedens et suffodiens<br>- Pityrosporumfollikulitis<br>- Rhinophym<br>- Rosazea<br>- Ulerythema ophryogenes | - Acrodermatitis enteropathica<br>- Akropustulose, infantile<br>- Akropustulosen<br>- Dermatitis perioralis<br>- Erythema necroticans migrans<br>- Hidradenitis, neutrophile, ekkrine<br>- Lupus miliaris disseminatus faciei<br>- Melanose, transitorische neonatale pustulöse<br>- Pustulose, subkorneale<br>- Pyoderma faciale |

rundliche Ulzera, krustige Plaques) infolge der Bekämpfung der vermeintlichen Erreger, häufig exzessiver Waschzwang.

### Diagnose
Paradoxes Verhältnis von realen Hauterscheinungen zu vorgebrachter Beschwerdesymptomatik. Matchbox-Zeichen! Zuvor praktiziertes Doktor-Hopping! Striktes Verweigern einer psychiatrischen Konsultation!

### Differenzialdiagnose
Epizoonosen

### Therapie
Patienten ernst nehmen! Versuche, den Patienten von der Nichtexistenz der Ungeziefer zu überzeugen, schlagen in der Regel fehl und führen eher zum Vertrauensbruch zwischen Arzt und Patient (Koryphäenkiller). Der alte Grundsatz: „Der Wahn ist irreal, kritiklos und unbeeinflussbar" ist nach wie vor gültig. In Einzelfällen läßt sich in Zusammenarbeit mit einem Psychiater oder einem Psychotherapeuten eine Besserung erzielen.

### Externe Therapie
- Antipruriginöse Therapie mit z.B. 5% Polidocanol-Schüttelmixtur (z.B. Thesit, **R200**). Fettende blande Pflege der Haut z.B. mit Linola Fett, Excipial U Lipolotio, Ungt. emulsif. aq., 2-5% Harnstoff-Creme/Lotio (z.B. Eucerin 3% Urea Lotio oder Eucerin 5% Urea Creme).
- Begleitend Öl- und Teerbäder (z.B. Balneum Hermal plus, Linola Fett N Ölbad, Ichthyol Teerbad).

### Interne Therapie
- Ggf. niedrig dosierte Neuroleptika wie Fluspirilen (z.B. Imap 1,5) 1-1,5 mg/Woche i.m. oder Pimozid (z.B. Orap) 1 mg/Tag p.o. über 3 Monate.
- Alternativ kann Risperidon (z.B. Risperdal) 2mal/Tag 1 mg p.o. versucht werden. Anschließend Auslassversuch

und Festlegung des weiteren Procedere entsprechend der Klinik.
- Alternativ: Olanzapin (Zyprexa = atypisches Neuroleptikum) in einer Dosierung von 5,0-10,0 mg/Tag.

## Dermatozoonosen B88.9

### Definition
Hauterkrankung durch kurz- oder langfristig auf oder in der Haut persistierende parasitäre tierische Erreger, wie Flöhe, Läuse, Wanzen, Milben, Zecken, Zerkarien, Helminthen.

## Dermicidin

### Definition
Antimikrobielles Peptid. Wird in den ekkrinen Schweißdrüsen der Haut freigesetzt.

### Allgemeine Information
- Dermicidin wird als Precursor-Protein zunächst proteolytisch gespalten, um aktive, antimikrobielle Derivate zu bilden (z.B. DCD-1). Die Konzentration im Schweiß beträgt ca. 1-10 µg/ml. Diese wirken bereits toxisch auf Mikroorganismen.
- DCD-1 zeigte in-vitro Sensibilität gegenüber Staph. aureus, E. coli, E. faecalis und Candida albicans.
- Wird konstitutiv über ekkrine Schweißdrüsen sezerniert und verteilt sich mit dem Schweiß über die gesamte Haut.
- Bleibt im Säureschutzmantel der Haut stabil.
- Übertriebenes und zu häufiges Waschen wirkt sich vermutlich negativ auf die Dermicidin-Verteilung aus.
- Patienten mit atopischer Dermatitis haben einen reduzierten Dermicidin-Anteil im Schweiß.

## Dermis

### Synonym(e)
Corium; Lederhaut; Korium

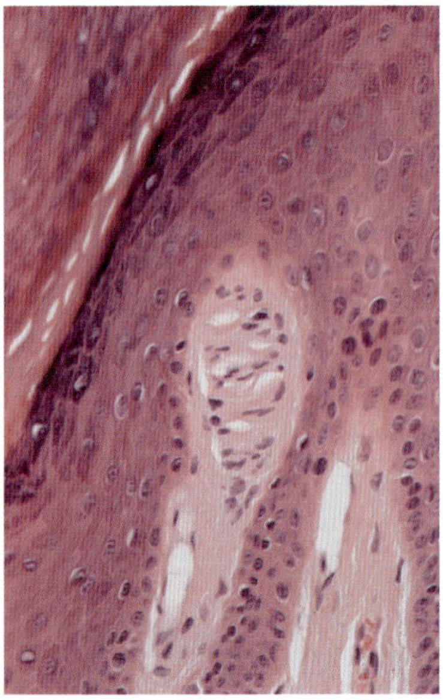

**Dermis.** Meissnersches Tastkörperchen in einer Papillenspitze (Bildmitte).

### Definition
Gefäße und Nerven führender bindegewebiger Anteil der Haut, der Epidermis und Subkutis verbindet. Neben elastischen Fasern finden sich v.a. Kollagenfasern. In der Dermis sind die epidermalen Anhangsgebilde (Haare, Schweiß- und Talgdrüsen) eingelagert. Folgende Anteile werden unterschieden:
- Stratum papillare: Lockeres Bindegewebe, das zwischen den epidermalen Reteleisten liegt.
- Stratum reticulare: Tiefere Dermisschicht, die reichlich kollagene Fasern vom Typ I einschließt. Diese liegen in winkelförmiger Anordnung und erlauben die Dehnung der Haut. Die reichlich vorhandenen kollagenen Fasern führen zur Rückstellung.

## Dermographismus

### Synonym(e)
Hautschrift

### Definition
Umschriebene Reaktion der Haut auf mechanische Reizung. Dauer 15 Minuten bis 1 Stunde.

### Einteilung
Man unterscheidet:
- Dermographismus albus
- Dermographismus, urtikarieller
- Dermographismus ruber
- Dermographismus niger.

## Dermographismus albus L98.8

### Synonym(e)
Weißer Dermographismus

### Definition
Abblassen der Haut nach Bestreichen mit stumpfem Gegenstand durch angeborene oder erworbene gesteigerte Kontraktionsbereitschaft der Hautgefäße.

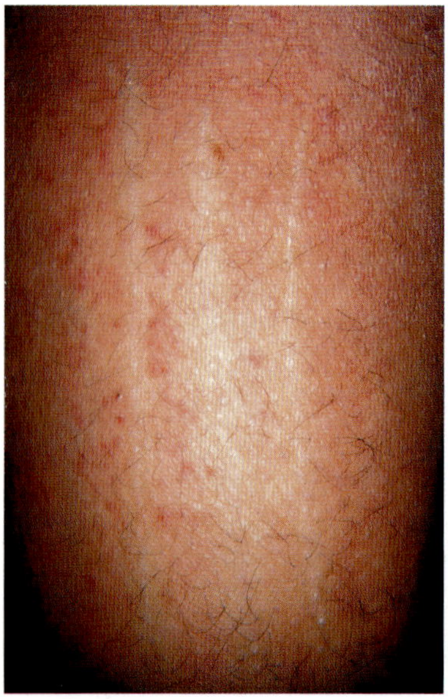

**Dermographismus albus.** Abblassende, weißliche Streifenbildungen im Bereich von Kratzspuren am Unterarm bei einem 28-jährigen Mann mit atopischem Ekzem.

### Vorkommen/Epidemiologie
Bei atopischem Ekzem, atopischer Diathese, Fleckfieber, endemisches, bei Hypothyreose und bei ichthyosiformer Hautbeschaffenheit.

## Dermographismus niger
L98.8

### Synonym(e)
Schwarzer Dermographismus

### Definition
Dunkelfärbung der Haut infolge von Abrieb feinster Metallteilchen von Ringen, Armbändern usw. durch auf der Haut aufliegende Puderteilchen.

## Dermographismus ruber
L50.3

### Synonym(e)
Roter Dermographismus

### Definition
Nachröten der Haut nach mechanischer Reizung durch Erregung des Nervensystems der Haut, physiologische Reaktion.

## Dermographismus, urtikarieller
L50.3

### Synonym(e)
Leistendermographismus

### Definition
Urtikarielle Reaktion der Haut nach Einwirken von Scherkräften. Dauer: 15 Minuten bis zu 1 Stunde.

### Vorkommen/Epidemiologie
Meist handelt es sich um einen zufällig entdeckten urtikariellen Dermographismus, der für die Betroffenen keinen Krankheitswert hat. Der urtikarielle Dermographismus ist von der Urticaria factitia abzugrenzen.

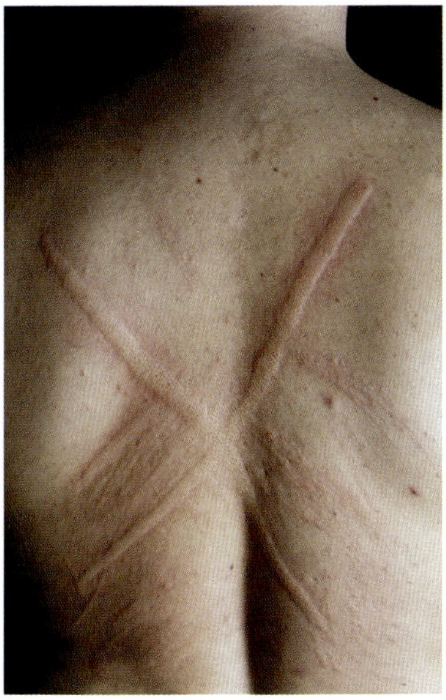

**Dermographismus, urtikarieller.** Nach Einwirken von Scherkräften entstandene, auf den Expositionsort begrenzte Urticae.

## Dermoidzyste
Q84.87

### Synonym(e)
Teratoma benignum; Dermoid; Epidermoid

### Definition
Benigne embryonale Geschwulst, entstanden als Produkt aller drei Keimblätter im Bereich embryonaler Spalten.

### Manifestation
Vor allem Kindheit.

### Lokalisation
Von dermatologischer Relevanz: Nasenwurzel, Orbitalregion, Warzenfortsatz, Fontanellenbereich, Mundboden. Häufiger finden sich Dermoidzysten in anderen Organen: Ovarien, HNO-Bereich; Hoden, Schädelknochen. S.a. Pilonidalsinus.

### Klinisches Bild
1-4 cm große, glatte, rundliche, subkutan gelegene Knoten.

### Histologie
Rudimentäre Talgdrüsen, Schweißdrüsen, Zahn- und Haaranlagen, Knorpel, Keratin und Knochen in mit Epidermis ausgekleideten Hohlräumen.

### Komplikation
Karzinomatöse Umwandlungen des Zysteninhaltes sind beschrieben.

### Therapie
Exzision in toto mit Zystensackepithel, s.a. Pilonidalsinus.

### Prognose
Selten maligne Entartung (Teratoma malignum).

## Dermolyse, transiente, bullöse des Neugeborenen
L13.8

### Definition
Angeborene, blasenbildende Erkrankung an Händen und Füßen, die zu den dystrophischen Epidermolysen gezählt wird.

### Ätiologie
Autosomal-dominanter Erbgang. Zugrunde liegen Mutationen in dem Kollagengen 7A1 (COL7A1), die auf dem Genlocus 3p21.3 kartiert sind.

### Klinisches Bild
Von Geburt an Blasen und Erosionen an Händen und Füßen; Haut auf Druck und Stoß hochverletzlich. Besserung nach dem 2. Lebensjahr.

### Differenzialdiagnose
Epidermolysis bullosa dystrophica.

### Therapie
Keine spezifische Therapie bekannt. Extern symptomatisch, s.u. Epidermolysis bullosa-Gruppe.

## Desinfizienzien

### Definition
- Wirkstoffe, die in verschiedenen Grundlagen zur lokal desinfizierenden Therapie bei Tinea oder oberflächlichen Pyodermien, aber auch Ekzemen eingesetzt werden.

- Zu den Desinfizienzien gehören z.B. Farbstoffe, Adstringenzien, Teere, Schieferölsulfonate.

### Rezeptur(en)
R062 R182

## Desloratadin

### Definition
Descarboethoxy-Loratadin. Wirksamer Hauptmetabolit von Loratadin. Selektives $H_1$-Antihistaminikum der 2. Generation.

### Wirkungen
Desloratadin ist ein nicht sedierender, lang wirksamer, kompetitiver, selektiver $H_1$-Rezeptor Antagonist. Aufgrund seines Lösungsverhaltens gelangt Desloratadin, im Gegensatz zu den $H_1$-Antihistaminika der 1. Generation, nicht mehr oder nur noch in äußerst geringen Mengen in das zentrale Nervensystem. Aufgrund dessen wirkt Desloratadin nur äußerst gering sedierend. In vitro zeigt Desloratadin eine vielfach höhere Affinität zu $H_1$-Rezeptoren als Loratadin. Als Folge wird neben der Histamin-Freisetzung auch die Freisetzung von proinflammatorischen Zytokinen wie Interleukin-3, -4, -6, -8 und -13 sowie die Expression des Adhäsionsmoleküls P-Selektin aus Endothelzellen gehemmt. In klinischen Studien an Patienten mit saisonaler allergischer Rhinitis linderte Desloratadin allergische Symptome, z.B. Niesen, Nasensekretion, Juckreiz, Tränensekretion und Rötung der Augen und insbesondere auch nasale Obstruktion, was durch andere Antihistaminika nicht erreicht wird. Desloratadin hat die höchste H1-antihistaminerge Wirkstärke, eine hohe antiallergische, antiinflammatorische und klinische Wirksamkeit sowie Nebenwirkungsraten auf Placeboniveau.

### Indikation
Symptome bei Rhinitis allergica und chronischer idiopathischer Urtikaria.

### Eingeschränkte Indikation
- Schwere Niereninsuffizienz. Kein Nachweis über Wirksamkeit und Verträglichkeit bei Kindern unter 2 Jahren (Sirup) und Kindern unter 12 Jahre (Tabletten).
- Bei Sirup zusätzlich: Fructose-Unverträglichkeit, Glukose-Galaktose-Stoffwechselstörungen oder Saccharase-Isomaltase-Insuffizienz.

### Schwangerschaft/Stillzeit
Keine ausreichenden Daten über Anwendung in der Schwangerschaft und in der Stillzeit. Da Desloratadin in die Muttermilch gelangt, ist die Anwendung während der Stillzeit nicht empfehlenswert.

### Dosierung und Art der Anwendung
- Tabletten: Erwachsene und Kinder/Jugendliche >12 Jahre: 1mal/Tag 5 mg p.o.
- Sirup: Kinder 2-5 Jahre: 1mal/Tag 2,5 ml p.o.; Kinder 6-11 Jahre: 1mal/Tag 5 ml p.o.; Erwachsene und Jugendliche >12 Jahre: 1mal/Tag 10 ml p.o.

### Unerwünschte Wirkungen
Selten Müdigkeit, Mundtrockenheit, Kopfschmerzen, gastrointestinale Beschwerden.

### Wechselwirkungen
Klinisch relevante Wechselwirkungen mit anderen Medikamenten wurden bisher nicht festgestellt. Die Wirkung von Alkohol wird nicht verstärkt.

### Kontraindikation
Schwere Niereninsuffizienz. Überempfindlichkeit gegen den Wirkstoff oder andere Inhaltsstoffe der Präparate.

### Präparate
Aerius Filmtabletten, Aerius Sirup

### Hinweis(e)
Stärkste Wirksamkeit bzgl. der Reduktion der Symptomatik bei der allergischen Rhinitis in Vergleich zu Fexofenadin (180 mg) und Loratadin (10 mg). Bei der Urtikaria kann die Dosierung deutlich erhöht werden; entsprechend der aktuellen EACCI/GA2LEN/EDF-Leitlinien bis zur vierfachen empfohlenen Dosis (z.B. 2-0-2 Tbl./Tag).

## Desmogleine

### Definition
Transmembranöse Glykoproteine aus der Gruppe der Cadherine. In der Haut werden in interzellulären Verbindungen überwiegend Desmoglein 1 und Desmoglein 3 exprimiert und fungieren als Adhäsionsmoleküle in Desmosomen. Desmoglein 1 wird bei Erwachsenen in allen Hautschichten exprimiert, Desmoglein 3 überwiegend im Stratum basale und Stratum granulosum.

## Desmoidtumor D48.57

### Synonym(e)
Desmoid; aggressive Fibromatose; desmoid fibromatosis

### Definition
Seltene mesenchymale Tumoren (auch aggressive Fibromatosen), die, von der Muskelaponeurose ausgehend, meist abdominal lokalisiert, lokal infiltrierend aber nicht metastasierend wachsen. Sie werden zu den Fibromatosen gezählt.

### Einteilung
Man unterscheidet sporadisch vorkommende Desmoide oder mit einer familiären adenomatösen Polypose assoziierte Desmoide.

### Vorkommen/Epidemiologie
Inzidenz: 2-5/100.000 Einwohner/Jahr.

### Manifestation
V.a. junge Frauen, insbesondere nach Schwangerschaft oder Bauchoperationen. Frauen sind 5mal häufiger betroffen als Männer.

### Lokalisation
M. rectus abdominis (sog. abdominaler Desmoidtumor), seltener Schulter- und andere Muskeln (sog. extraabdominaler Desmoidtumor). Auch intraabdominales Vorkommen: Becken, Mesenterium, Retroperitoneum (z.B. im Rahmen des Gardner-Syndroms I).

### Klinisches Bild
Derber, plaqueartiger, flächenhafter, subkutaner, meist indolenter, langsam wachsender, solitärer Tumor. Meist in unmittelbarer Nachbarschaft einer OP-Narbe. Oberfläche kann gerötet oder hyperpigmentiert sein. Der Durchmesser kann bis 20 cm betragen.

### Histologie
Von der Muskelaponeurose ausgehender, aus Fibroblasten und kollagenem Bindegewebe bestehender Tumor; keine Zellatypie, wenige Mitosen. Infiltration des unterliegenden Muskels: Einschluss isolierter und degenerierter Muskelfasern im Tumorgewebe.

### Direkte Immunfluoreszenz
1/3 der Tumoren zeigen Östrogenrezeptoren.

### Differenzialdiagnose
Andere Bindegewebstumoren, zirkumskripte Sklerodermie (profunder Typ), Keloid.

### Therapie
- Großzügige Resektion im Gesunden ist Therapie der 1. Wahl. Große Rezidivneigung. Bei Vorliegen von Östrogenrezeptoren Behandlungsversuch mit Antiöstrogenen wie Tamoxifen (z.B. Tamox-GRY) 40-60 mg/Tag p.o. über wenigstens 3 Monate.
- In Ausnahmefällen Radiatio, Dosis in Abhängigkeit von Größe und Lokalisation.

### Prognose
Große Rezidivneigung. Letaler Verlauf durch lokal destruierendes Wachstum möglich. Keine Metastasierung.

### Hinweis(e)
Rückfragen bei „Zentrale Dokumentationsstelle für Desmoide" Klinik für Allg. und Unfallchirurgie, Moorenstraße 5, 40225 Düsseldorf, Tel: 0211/8116397).

## Desmosomen

### Synonym(e)
Bizzozerosche Knoten; Ranviersche Knoten

### Definition
Kontaktstellen der Epithelzellen mit Zellmembranverdichtung und einstrahlenden Tonofilamenten. Bei Lösung der Desmosomen kommt es zur Akantholyse.

## Desoximetason

### Definition
Mittelstark bis starkes halogenisiertes Glukokortikoid.

### Indikation
Ekzeme, allergische Reaktionen, Psoriasis vulgaris.

### Eingeschränkte Indikation
Schwangerschaft.

**Merke: Anwendungsdauer max. 4 Wochen.**

### Präparate
Topisolon

## Desquamatio neonatorum R23.4

### Synonym(e)
Exfoliatio physiologica

### Definition
Lamellöse Abschuppung der Haut eines Neugeborenen nach dem Verschwinden der Vernix caseosa.

### Therapie
Nicht erforderlich.

## Deutsche Kontaktallergie-Gruppe

### Synonym(e)
DKG; Deutsche Kontaktallergie-Gruppe e.V.

### Definition
Zusammenschluss deutschsprachiger Dermatologen mit ausgewiesenem Interesse auf dem Gebiet der Allergologie zur wissenschaftlichen und klinischen Kooperation.

### Allgemeine Information
- Gründung der Deutschen Kontaktallergie-Gruppe (DKG) am 26. Mai 1987 in Berlin.
- Ziel: Intensivierung der wissenschaftlichen und klinischen Kooperation auf dem Gebiet der Kontaktallergie zum Nutzen der Allgemeinheit.
- Mitglieder: Allergologisch interessierte Dermatologen aus dem deutschen Sprachraum. Diese beschäftigen sich mit der Pathophysiologie, Diagnostik, Epidemiologie und Klinik des Kontaktekzems.
- 1997 Eintragung der DKG in das Vereinsregister des Amtsgerichtes Göttingen (Anerkennung der Gemeinnützigkeit).
- Mitgliedschaftsvoraussetzungen für Ärzte: nachgewiesene Qualifikation auf dem Gebiet der Kontaktallergie.
- Zweimal jährlich gemeinsame Arbeitssitzungen der DKG-Mitglieder. Diskutiert werden die Überarbeitung der Testreihen zur Epikutantestung, Qualitätssicherung und Verbesserung der Epikutantestung. Desweiteren Planung von multizentrischen klinischen Studien und Erarbeitung von Stellungnahmen/Empfehlungen zu aktuellen Themen und Problemen.
- Ergebnisse werden national und international publiziert.
- Auf europäischer Ebene ist die DKG mit einem Vertreter im Council der European Society of Contact Dermatitis (ESCD) repräsentiert.

### Hinweis(e)
Website: www.ivdk.gwdg.de/dkg

## Deutsche Rezept-Formeln

### Definition
Sammlung deutscher Magistralformeln.

## Dexamethason

### Definition
Mittelstark wirksames halogenisiertes Glukokortikoid.

### Indikation
Allergische Erkrankungen, topisch bei allergischen Hautreaktionen und Ekzemen, Notfälle wie anaphylaktischer Schock, Status asthmaticus, Hirnödem.

### Dosierung und Art der Anwendung
- Augentropfen: 2mal/Tag in den Bindehautsack applizieren.
- Cremes/Salben: 1-3mal/Tag dünn auf die betroffenen Hautstellen auftragen.

D

- Lösungen/Crinale: 1-3mal/Tag dünn auf die betroffenen Hautstellen auftragen.
- Systemisch: Zu Beginn 0,75-16 mg morgens, dann Reduktion auf 1-1,5 mg/Tag p.o., i.v. oder i.m. Bei Notfällen (Hirnödem, anaphylaktischer Schock): Initial 40-100 mg i.v., anschl. 4-8 mg i.v. oder i.m. in 2-4 Std. Abstand über ca. 8 Tage. Status asthmaticus: 4-20 mg initial i.v. bei Bedarf nochmals 8-10 mg i.v.

### Kontraindikation
I.m.-Injektion bei idiopathischer thrombozytopenischer Purpura, i.v.-Injektion von Kristallsuspension.

### Rezeptur(en)
R063

### Präparate
Fortecortin, Dexamethason Jenapharm, Cortidexason, Dexa Hexal

## Dexpanthenol

### Definition
Alkohol der Pantothensäure.

### Indikation
Systemisch z.B. bei Alopecia areata, extern bei Schleimhautentzündungen oder oberflächlichen Wunden (Förderung der Epithelisierung), Dermatitis solaris.

### Dosierung und Art der Anwendung
- Systemisch: 500-1000 mg/Tag i.v. oder i.m. über 14 Tage, ggf. Wiederholung in monatlichen Abständen.
- Topisch: 1-3mal/Tag dünn auf die betroffenen Hautstellen auftragen.

### Unerwünschte Wirkungen
Bei systemischer Gabe: Asthma bronchiale, Angioödem, anaphylaktische Reaktionen. Kontaktallergien bei topischer Applikation.

### Kontraindikation
Überempfindlichkeit gegen den Wirkstoff.

### Präparate
Bepanthen, Dexpanthenol; Bepanthen antiseptische Creme (Kombination mit Chlorhexidin)

### Hinweis(e)
Dexpanthenol kann auch in Multivitamintabletten beinhaltet sein.

## Diabetes mellitus, Hautveränderungen E10-E14

### Definition
Diabetes mellitus ist die häufigste Stoffwechselerkrankung des Menschen; 5 Mio. Menschen in Deutschland leiden an dieser Erkrankung. Klinische Hauptmanifestation ist die Hyperglykämie. 4 Typen werden unterschieden:
- Typ 1-Diabetes
- Typ 2-Diabetes
- andere spezifische Diabetesformen (z.B. Steroid-induzierte)
- Gestationsdiabetes.

Hautveränderungen treten sowohl bei manifestem Diabetes, wie auch im vordiabetischen Stadium auf.

### Einteilung
- Hautveränderungen treten sowohl bei manifestem Diabetes, wie auch im vordiabetischen Stadium auf. Hautveränderungen bei Diabetes mellitus können 4 Krankheitsgruppen zugeordnet werden:
  - Hautinfektionen
  - Hauterkrankungen mit überhäufiger Assoziation zu Diabetes mellitus
  - Hauterkrankungen durch diabetische Komplikationen
  - Reaktionen auf die antidiabetische Therapie.
- Hautinfektionen:
- Bakterielle Infektionen:
  - Follikulitis
  - Furunkulose
  - Abszess, Phlegmone
  - Nacken-Karbunkel
  - Erythrasma
  - Otitis externa (auch durch Pseudomonas aeruginosa).
- Hefepilzinfektionen:
  - Candidose
  - Balanitis, Vulvovaginitis
  - Paronychie
  - Perlèche.
- Sonstige Infektionen:
  - Scabies norvegica
  - Mucormykosen.
- Hauterkrankungen mit überhäufiger Assoziation zu Diabetes mellitus:
- Granulomatöse Veränderungen:
  - Granuloma anulare disseminatum
  - Necrobiosis lipoidica.
- Stoffwechselstörungen:
  - Glukagonomsyndrom (Erythema necrolyticum migrans)
  - Hyperlipoproteinämie
  - Porphyria cutanea tarda
- Insulinresistenzsyndrome:
  - Acanthosis nigricans
  - Kongenitale Lipodystrophie.
- Erkrankungen des Bindegewebes:
  - Werner-Syndrom (Progeria adultorum)
  - Bullosis diabeticorum
  - Epidermolysis bullosa acquisita.
  - Dupuytrensche Kontraktur
  - Induratio penis plastica
  - Scleroedema adultorum
  - Syndrom der eingeschränkten Gelenkbeweglichkeit (limited joint mobility).
- Sonstige Erkrankungen:
  - Lipidablagerungserkrankungen, systematisierte
  - Morbus Kyrle (Hyperkeratosis follicularis et parafollicularis in cutem penetrans)
  - Reaktive, perforierende Kollagenose
  - Lichen planus (mit oralem Schleimhautbefall)
  - Schwarze Haarzunge
  - Kaposi-Sarkom
  - Pseudosklerodermien
  - Ablagerungen, Verfärbungen:
    - Xanthom (Hyperlipidämische Xanthome)
    - Vitiligo
    - Rubeosis diabeticorum
    - Erythema palmare et plantare symptomaticum

- Erythromelalgie
- Pseudoacanthosis nigricans
- prätibiale Pigmentflecken.
- Hauterkrankungen durch diabetische Komplikationen:
- Angiopathien:
  - Atrophie blanche
  - Ulcus cruris
  - Thrombophlebitis
  - Diabetische Gangrän
  - Arteriosklerose
  - Purpura
  - Sonstige chronische Wunden.
- Polyneuropathie:
  - Burning-feet-Syndrom
  - Malum perforans (diabetischer Fuß)
  - Pruritus.
- Hauterkrankungen durch antidiabetische Therapie:
- Orale Antidiabetika:
  - Allergische Reaktionen
  - Photosensibiltätsreaktionen
  - Alkohol-induzierte Flushphänomene unter Sulfonylharnstoffen.
- Insulin:
  - Allergische Reaktionen (5-10%)
  - Insulininduzierte Lipatrophie
  - Lipomatosen (Lipomatose, benigne symmetrische)
  - „Insulintumoren“ (an den Injektionsstellen des Insulins).

### Vorkommen/Epidemiologie
Prävalenz des Diabetes mellitus: 6% der Bevölkerung.

### Therapie
S.u. den jeweiligen Krankheitsbildern.

## Diaminooxidase

### Definition
Kupferhaltiges Enzym zum Abbau von Histamin. Wird von Enterozyten produziert. Ungleichgewicht zwischen Diaminooxidase-Aktivität und Histaminaufnahme kann zur Histamin-Intoleranz führen.

## Diaskopie

### Definition
Einfache physikalische Untersuchungsmethode der Haut mittels anämisierendem Glasspateldruck zur Beurteilung dermaler Prozesse. Die Diaskopie findet Anwendung bei roten Flecken zum Ausschluss einer Blutung, tuberkuloiden oder sarkoiden Infiltraten zur Beurteilung des Eigeninfiltrates, schwarz-blauen Tumoren zum Ausschluss eines Gefäßtumors, Basalzellkarzinomen zur Beurteilung des „perlschnurartigen“ Randsaumes, Lymphadenosis cutis benigna (u.a. lymphatische Infiltrate) zur Beurteilung des Tiefeninfiltrates.

## Diät, glutenfreie

### Allgemeine Information
Ernährung unter Meidung Gluten-haltiger Nahrungsmittel aus Weizen, Hafer, Roggen, Dinkel, Gerste, Grünkern und Kamut. Verboten sind alle daraus hergestellten Lebensmittel wie Mehle, Grieße, Malz, Brot, Gebäcke, Brösel, Teigwaren, Knödel, Soßen, Kuchen, Waffeln, u.a. Alle anderen Nahrungsmittel wie Mais, Reis, Soja, Buchweizen, Hirse, Kartoffeln, Gemüse, Obst, Milch, Eier, Fleisch, Fisch usw. sind bei dieser Therapieform erlaubt. Als Ersatz für Weizenmehl gibt es im Fachhandel verschiedene glutenfreie Mehle, Brote, Gebäck, Teigwaren und Süßigkeiten.

Merke: **Bei verarbeiteten Lebensmitteln wie z.B. Süßigkeiten, Fertigprodukten, Wurst usw. ist ein Glutengehalt oft nicht vom Hersteller explizit ausgewiesen. Weizengluten wird in der Lebensmitteltechnologie verwendet und oft nicht ausreichend deklariert.**

### Indikation
U.a. bei Dermatitis herpetiformis (Duhring) und Zoeliakie. Therapieerfolge mit glutenfreier Diät sind u.a. auch beschrieben bei Arthritiden von Psoriatikern bei denen Gliadinantikörper (s.u. Gluten) nachgewiesen werden konnten.

## Diathermie

### Definition
Elektrochirurgisches Verfahren zur gezielten Zerstörung von Gewebe. Hierbei fließt der Strom zwischen einer breitflächig aufgelegten Erdungselektrode und einer Skalpell-, einer Schlinge-, Kugel- oder Nadelelektrode.

### Kontraindikation
Herzschrittmacher-Patienten; Einsatz über implantierten Metallteilen; Metallschmuck auf der Haut. S.a.u. Elektrokoagulation.

## Dichromat

### Allgemeine Information
Bewertung von Dichromat hinsichtlich der Auswirkung einer Allergie auf die Minderung der Erwerbsfähigkeit:
- Dichromate (Chrom VI-Verbindungen) sind wegen der häufig guten Wasserlöslichkeit und guten Penetration durch die Epidermis die allergologisch wichtigsten Chromverbindungen.
- Relevante berufliche Expositionen:
  - Baugewerbe: Arbeiten mit Zement, Mörtel und Beton. Die bei weitem häufigste Quelle einer beruflich erworbenen Chromat-Sensibilisierung ist der Umgang mit nassem Zement. Insgesamt sind chromathaltige Zemente und Produkte immer noch so weit verbreitet, dass dieser Berufszweig für einen Chromatallergiker als verschlossen angesehen werden muss.
  - Lederindustrie: Gerbung.
  - Metallverarbeitung: Galvanik, Verchromung, Chromatierung, elektrolytisches Plattieren, Umgang mit Korrosionsschutzmitteln, Schweißrauche beim Schweißen von Chrom-Stahl-Legierungen, Gießerei (Formsand), Automobilindustrie (Korrosionsschutzmittel, Lacke).
  - Holzverarbeitende Industrie: Chromathaltige Holzschutzmittel haben eine abnehmende Bedeutung, sind aber im industriellen Bereich noch anzutreffen.
  - Lack- und Farbindustrie: Chrompigmente haben eine stark abnehmende Bedeutung.
  - Als die wichtigsten Berufsgruppen sind zusammenfassend hervorzuheben: Betonarbeiter, Farb- und

Lackhersteller, Färber, Feuerwerksartikelhersteller, Fliesenleger, Galvaniseure, Gerber, Graveure, Holzbearbeiter, Keramik-Hersteller, Lederverarbeiter, Maurer, Metallbearbeiter, Pelzbearbeiter, Schweißer, Tonbandhersteller, Verchromer.
- Auswirkung einer Allergie: Für einen hochgradig gegen Chromate Sensibilisierten sind alle genannten Berufszweige als verschlossen anzusehen. Die Auswirkungen einer Allergie sind in einem solchen Fall als „schwerwiegend" anzusehen. Der klinische Verdacht auf eine hochgradige Sensibilisierung kann durch Epikutantestung mit einer Verdünnungsreihe bestätigt werden. Sofern die Sensibilisierung im individuellen Einzelfall nicht so stark ausgeprägt ist, dass bereits der Kontakt mit wenigen ppm Chromat zu einem Rückfall des allergischen Kontaktekzems führt, kann die Auswirkung als „mittelgradig" eingestuft werden.

**Cave: Das Tragen von chromgegerbten Lederhandschuhen oder Sicherheitsschuhen ist als mittelbare berufliche Expositionen bei zahlreichen weiteren Tätigkeiten mit zu berücksichtigen!**

## Diclofenac

### Definition
Nichtsteroidales Antiphlogistikum mit analgetischer, antipyretischer und antiphlogistischer Wirkung.

### Indikation
Entzündungen, schmerzhafte Schwellungen, Gelenkrheuma, Arthrosen. Da sich erhöhte COX 2-Spiegel in aktinischen Keratosen nachweisen lassen (auch in spinozellulären Karzinomen), wird ein 3% Diclofenac-Hyaluronsäure-Gel (Solaraze) erfolgreich bei aktinischen Keratosen eingesetzt.

### Dosierung und Art der Anwendung
2mal/Tag 50-150 mg p.o., i.m., i.v.

### Unerwünschte Wirkungen
- Systemtherapie: Magen-Darm-Ulzera, Arzneiexantheme, Photosensitivität.
- Bei lokaler Anwendung: Rötungen, Juckreiz sowie selten allergische Kontaktreaktionen.

### Präparate
Voltaren, Duravolten, Effekton, Diclofenac-ratiopharm

## Dicloxacillin

### Definition
Isoxazolylpenicillin.

### Dosierung und Art der Anwendung
Eine Std. vor oder 2-4 Std. nach den Mahlzeiten:
- Erwachsene und Kinder ab 6 Jahre: 3-10 g/Tag in 3-4 ED p.o., i.v. oder i.m.
- Kinder 1-6 Jahre: 1-2 g/Tag in 4-6 ED p.o. oder i.m.
- Säuglinge ab 3 Monate: 0,5-1 g/Tag p.o. oder i.m.
- Frühgeborene und Säuglinge <3 Monate: 3mal/Tag 30-50 mg/kg KG p.o. oder i.m.

### Präparate
InfectoStaph

## Didanosin

### Definition
Virustatikum.

### Wirkungen
Nukleosidanalogon, kompetitiver Hemmer der reversen Transkriptase des HIV.

### Indikation
Kombinationstherapie der HIV-Infektion.

### Eingeschränkte Indikation
Eingeschränkte Leber- und Nierenfunktion, Schwangerschaft, Pankreatitis in der Anamnese, gleichzeitige Gabe von Medikamenten, die eine Pankreatitis (Pentamidin i.v.) oder periphere Neuropathien (z.B. Isoniazid, Vincristin) verursachen können.

### Dosierung und Art der Anwendung
Patienten >60 kg KG: 1mal/Tag 400 mg p.o.; Patienten <60 kg KG: 1mal/Tag 250 mg oder 2mal/Tag 125 mg p.o.

**Merke: Einnahme auf nüchternen Magen: Bei Tabletten darf 2 Std. vor und 2 Std. nach Einnahme keine Nahrungszufuhr erfolgen, bei Einnahme von Pulver darf 30 Min. vor und 30 Min. nach Einnahme keine Nahrung aufgenommen werden.**

### Unerwünschte Wirkungen
Pankreatitis, periphere Neuropathie, Übelkeit, Schüttelfrost, Fieber, Hyperhidrose, Kopfschmerzen, Pruritus, allergische Reaktionen, Krampfanfälle, Blutbildstörungen, Abdominalschmerzen.

**Merke: Regelmäßige, zunächst wöchentliche Kontrollen von Amylase, BB, Transaminasen, Bilirubin, alkalischer Phosphatase, Harnsäure. Sofortiges Absetzen von Didanosin bei klinischem Verdacht auf eine Pankreatitis oder Auftreten einer peripheren Neuropathie sowie bei asymptomatischer Hyperurikämie!**

### Kontraindikation
Überempfindlichkeit gegen Didanosin, akute Pankreatitis, Stillzeit, gleichzeitige Gabe von Rifampicin oder Rifabutin, Phenylketonurie (Tabletten enthalten den Süßstoff Aspartam).

### Präparate
Videx Hartkps./Pulver

### Patienteninformation
Einnahme der Tabletten auf nüchternen Magen oder 2 Std. vor der Mahlzeit. Tabletten langsam kauen oder manuell zerkleinern. Nicht unzerkaut schlucken! Alkoholabstinenz. Der Patient ist über Symptome einer Pankreatitis aufzuklären!

## Diethylcarbamazin

### Definition
Anthelminthikum.

### Wirkungen
Immobilisation und Hemmung der Muskelaktivitäten.

### Wirkungsspektrum
Filarien (Brugia malayi, Loa loa, Onchocerca volvulus und Wucheria bancrofti), Larva migrans durch Toxocara spp.

### Indikation
Filariose, Onchozerkose.

### Dosierung und Art der Anwendung
- Brugia malayii: 3mal 2 mg/kg KG/Tag p.o. über 3-4 Wochen.
- Brugia timori: 3mal 5 mg/kg KG/Tag. über 2-3 Wochen.
- Loa loa: 3mal 2 mg/kg KG/Tag über 3-4 Wochen oder 50 mg an Tag 1; 2mal 50 mg an Tag 2; 3mal 50 mg an Tag 3; 2mal 100 mg an Tag 4; 3mal 100 mg an Tag 5.
- Mansonella ozzardi: 3mal 6 mg/kg KG/Tag über 10 Tage.
- Onchocerca volvulus: 50 mg an Tag 1; 100 mg an Tag 2; 200 mg an Tag 3; 2mal 200 mg an Tag 4; 3mal 200 mg an Tag 5-12.
- Toxocara spp.: 3mal 2 mg/kg KG/Tag über 4 Wochen.
- Wucheria bancrofti: 3mal 2 mg/kg KG/Tag über 3-4 Wochen.

Merke: **Die im Falle der Onchozerkose oft recht heftigen Reaktionen (Mazzotti-Reaktion mit Gefahr der Erblindung) können durch Gabe von Dexamethason abgefangen werden. Vor Therapie der Onchozerkose sollte ein stärkerer Augenbefall ausgeschlossen werden!**

### Unerwünschte Wirkungen
Allergische Reaktionen, Übelkeit, Fieber, Kopfschmerzen, Tremor, Seh- und Gleichgewichtsstörungen, Ataxie.

Merke: **Durch das Absterben der Parasiten bzw. Larvenstadien kommt es zur Freisetzung von Allergenen, die z.T. schwerste allergische Reaktionen hervorrufen können!**

### Kontraindikation
Epilepsie, Niereninsuffizienz.

### Präparate
Hetrazan; Banocide (beide Präparate sind in Deutschland nicht zugelassen und über die internationale Apotheke erhältlich)

## Diflorasondiacetat

### Definition
Stark wirksames halogenisiertes Glukokortikoid.

### Indikation
Chronische Ekzeme, Psoriasis capitis, seborrhoisches Ekzem des Kopfes.

### Eingeschränkte Indikation
Schwangerschaft.

### Dosierung und Art der Anwendung
1-2mal/Tag dünn auf die betroffenen Stellen auftragen.

Merke: **Anwendungsdauer max. 4 Wochen!**

### Kontraindikation
Kinder <2 Jahre.

### Präparate
Florone crinale

## Diflucortolon-21-pentanoat

### Definition
Stark bis sehr stark wirksames halogenisiertes Glukokortikoid.

### Indikation
Allergische Reaktionen, Ekzeme, Psoriasis vulgaris.

### Eingeschränkte Indikation
Kinder <4 Jahre (max. 0,1% über 3 Wochen).

### Dosierung und Art der Anwendung
Initial 2mal/Tag, dann 1mal/Tag dünn auf die betroffenen Hautstellen auftragen.

Merke: **Anwendungsdauer max. 2-4 Wochen!**

### Präparate
Nerisona

## DiGeorge-Syndrom D82.1

### Erstbeschreiber
Böttiger u. Wernstedt, 1927; DiGeorge, 1965; Shprintzen et al., 1978

### Synonym(e)
22q11 Deletionssyndrom; CATCH 22; Velo-cardio-faziales Syndrom (VCFS); conotruncal anomaly face syndrome (CAFS); Shprintzen-Syndrom

### Definition
Kongenitales Syndrom mit Thymus- und Nebenschilddrüsenaplasie, ggf. Fehlen des Schilddrüsenisthmus, doppeltem Aortenbogen, branchiogenen Zysten und Rachenspalten.

### Vorkommen/Epidemiologie
Häufigstes Mikrodeletionssyndrom. Inzidenz: 1/5.000 Geburten.

### Ätiologie
Autosomal-dominant mit variabler Expressivität vererbte Deletionsmutationen (Mikrodeletionen) verschiedener Gene am Genlokus 22q11 und konsekutiven Entwicklungsdefekten der dritten und vierten Schlundtasche während der Embryonalentwicklung.

### Klinisches Bild
Von einigen Autoren wird das Akronym „CATCH22“ verwendet um wesentliche klinische Veränderungen zu erfassen. CATCH22 steht für: Cardial defects, abnormal facies, thymic hypoplasia, cleft palate, hypocalcaemia, Deletion 22.
- Sehr variable Klinik: Hypoparathyreodismus, Hypokalzämie mit schweren Tetanien im Neugeborenenalter. Bei 75% der Patienten angeborene Herzfehler (z.B. persistierender Truncus arteriosus, Fallotsche Tetralogie), Lernschwierigkeiten und Sprachentwicklungsstörungen (70-90%), Rhinophonia aperta. Gesichtsdysmorphien wie Gaumenspalten (70%), mandibuläre Retrognathie, velopharyngiale Insuffizienz. Faziale Anomalien mit antimongoloider Lidachsenstellung, kurzen Lidspalten, Mikrogenie, kleinem Mund, kurzem Philtrum, tiefsitzenden Ohren, bulböser Nase mit quadratischer Nasenwurzel.
- Fortschreitende Lymphopenie mit Fehlen der T-Lymphozyten und konsekutivem Fehlen der zellulären Immunität

bei normalen Immunglobulinen. Primärer Hypoparathyreoidismus. Rezidivierende lokale und systemische Infektionen, insbes. der Luftwege (Pneumocystis carinii-Pneumonie).

- Integument: Vom Säuglingsalter an rezidivierende Candidose der Mundschleimhaut, häufig mit oropharyngealer Beteiligung. Teilweise scharf begrenzte Hyperkeratosen oder Granulome im Gesicht, hier besonders an den Lippen und den Augenlidern. Schuppende Veränderungen im Bereich des Kapillitiums und an den Akren. Bullöse, papulovesikulöse und verruköse Effloreszenzen (streifen-, girladen-, wirbelförmig) die den Blaschko-Linien folgen. Nach Abheilen der akuten Erscheinungen oft schmutzigbraune oder stahl- bis schiefergraue Hyperpigmentierungen. Hypotrichose der Kopf-, Achsel- und Pubesbehaarung. Hypohidrose bis Anhidrose. Neigung zur Ekzematisation durch verminderte Talgsekretion.
- Nach Thymustransplantation häufig Bild der akuten Graft-versus-host-reaction bzw. chronischen Graft-versus-host-reaction.

### Therapie
Symptomatische Therapie wie erforderlich. Interdisziplinäre Zusammenarbeit mit Pädiatern, Ergotherapeuten, Physiotherapeuten, Sprachtrainern. Ggf. operative Korrektur.

### Prognose
Wenn keine schweren Herzfehler oder Immundefekte vorliegen ist die Lebenserwartung nicht beeinträchtigt.

## Digitus mortuus
I73.05

### Synonym(e)
Toter Finger; Leichenfinger

### Definition
Weißwerden eines einzelnen Fingers infolge einer neurovegetativ bedingten Ischämie, s.a. Raynaud-Phänomen.

### Ätiologie
Spasmus der Arterien eines oder mehrerer Finger ungeklärter Ursache. Wahrscheinlich Minusvariante des M. Raynaud.

### Klinisches Bild
Minutenlange Blässe und Auskühlung eines oder mehrerer Finger ohne Schmerzsymptomatik.

### Therapie
Entsprechend dem M. Raynaud.

## Dihydroxyaceton

### Definition
Bräunungsmittel (nicht melanin-, sondern keratinabhängig), die Hautbräunung ist dort am stärksten, wo die Hornhaut am dicksten ist (Handflächen, Fußsohlen)!

### Indikation
Vitiligo.

### Inkompatibilität
Oxidationsmittel, pH-Wert <4 oder >6.

### Hinweis(e)
Die induzierte Hautbräunung bietet nur einen unwesentlichen Schutz vor UV-Strahlen!

## Dilated pore
D23.L

### Erstbeschreiber
Winer, 1954

### Definition
Benigne Neoplasie der äußeren Haarwurzelscheide (infundibuläre Hornzyste). S.a. Adnextumoren mit Haarfollikeldifferenzierung.

### Ätiologie
Umstrittene Entität; Minusvariante eines Naevus comedonicus? Fehlinterpretierter „banaler" Riesenkomedo.

### Manifestation
6. bis 7. Lebensjahrzehnt.

### Lokalisation
Vor allem Gesicht, Hals, Schultergürtel.

### Klinisches Bild
Weite Pore mit komedonenpfropfartigem Inhalt, vor allem in aktinisch geschädigter Haut, aber auch an Stellen, die aufgrund topographischer Besonderheiten intensiv mit ihrer Unterlage verankert sind (z.B. Haut über der Wirbelsäule, Nacken).

### Histologie
Ausgang von einem Talgdrüsenfollikel, papillomatöser Wandaufbau, Melaninpigmentierung, retinierte Hornzellmassen, die bis in die Subkutis reichen können. Das umgebende Bindegewebe zeigt je nach Lokalisation aktinische Elastose.

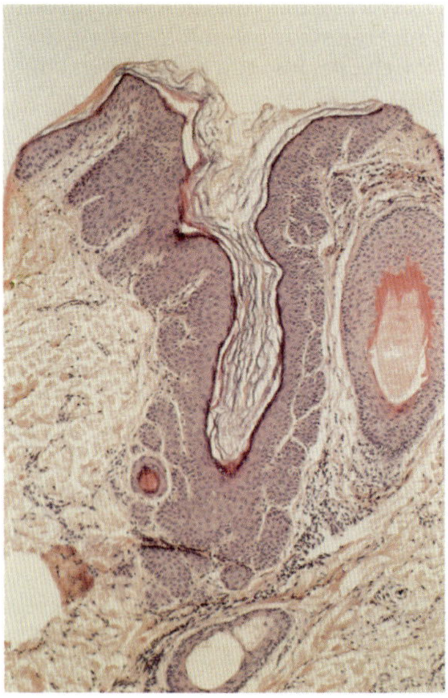

**Dilated pore.** Zystische Erweiterung des Infundibulums, bei deutlicher Akanthose des Follikelepithels. Kompakter orthokeratotischer Hornpfropf im Ausführungsgang. Seitlich rechts angeschnittener Haarfollikel.

### Differenzialdiagnose
Narbe (s. Cicatrix), Komedo, Riesenkomedonen.

### Therapie
Bei kosmetischer Störung Exzision.

## Diloxanidfuroat

### Definition
Antiprotozoenmittel.

### Indikation
Sanierung asymptomatischer Keimträger, Nachbehandlung der intestinalen Amöbiasis („Amöbenruhr"), Amöbenleberabszess (Entamoeba histolytica).

### Dosierung und Art der Anwendung
- 3mal/Tag 500 mg p.o. über 10 Tage.
- Kinder: 3mal/Tag 7 mg/kg KG p.o. für 10 Tage.

### Unerwünschte Wirkungen
Flatulenz, selten Nausea, Vomitus, Pruritus, Urtikaria.

### Kontraindikation
Keine.

### Präparate
Entamide, Furamide (beide Medikamente sind nicht in Deutschland zugelassen aber über die internationale Apotheke bestellbar)

## Dimethylsulfoxid

### Synonym(e)
DMSO

### Definition
Dünnflüssiges, flüchtiges, nicht alkoholisches Lösungsmittel.

### Anwendungsgebiet/Verwendung
Als Lösungsmittel bis etwa 50%, sehr gutes Lösevermögen für viele Arzneistoffe.

### Indikation
Topisch bei degenerativen Gelenkerkrankungen, Prellungen, Verstauchungen.

### Eingeschränkte Indikation
Stillzeit.

### Dosierung und Art der Anwendung
Gel: Bis 4mal/Tag dünn im Bereich der betroffenen Hautstellen einmassieren.

### Unerwünschte Wirkungen
Hautbrennen, Erytheme, Blasenbildung, allergische Reaktionen, Schwindel, Erbrechen, abdominale Krämpfe.

**Merke: DMSO fördert die Aufnahme vieler z.T. schwer durch die Haut resorbierbarer Substanzen, deshalb vor und nach dem Auftragen des Gels keine anderen Mittel und Medikamente auftragen!**

### Kontraindikation
Schwangerschaft, Kinder <5 Jahren, Überempfindlichkeit gegen den Wirkstoff, schwere Leber- oder Nierenfunktionsstörungen, Kreislauflabilität.

### Rezeptur(en)
R079

### Präparate
Dolobene pur

## Dimeticon

### Synonym(e)
Polydimethylsiloxan; Silikonöl

### Definition
Langkettige, chemisch inerte, organische Siliziumverbindung. Als solche ist es eine sehr stabile Substanz, die im Körper ausschließlich physikalisch wirkt und keinerlei chemische Reaktionen eingeht. Bestandteil von verschiedenen Salbengrundlagen.

### Wirkungen
- Hemmung und Auflösung von Blähungen und Gasansammlungen im Magen-Darm-Trakt durch Verringerung der Oberflächenspannung von Gasblasen, wodurch diese zerfallen (Vermeidung eines Blähbauches; Vermeidung von Gasschatten bei radiologischen und sonographischen Untersuchungen). Die frei werdenden Gase können dann von der Darmwand aufgenommen oder durch die Darmbewegungen Richtung Anus befördert und ausgeschieden werden.
- Bei externer Applikation Ausbildung eines luftdichten Filmes auf der Haut und an den Haaren. Hierdurch kommt es bei antiparasitärer Therapie zur Verstopfung der Atmungsöffnungen von Kopfläusen und Nissen oder anderen Parasiten, so dass diese ersticken.

### Indikation
Hemmung und Auflösung von Blähungen und Gasansammlungen im Magen-Darm-Trakt; Pediculosis capitis.

### Dosierung und Art der Anwendung
- Bei Pediculosis capitis: Auftragen auf Kopfhaut und Haare, kräftig einmassieren und mindestens 8 Stunden belassen. Anschließend mit einem Shampoo auswaschen und Läuse und Nissen mittels Nissenkamm auskämmen.
- Bei Blähungen: Zu oder nach den Mahlzeiten ein bis zwei Kautabletten einnehmen.

### Rezeptur(en)
R067

### Präparate
Sab simlex Kautabletten; Hedrin; Etopril; Jacutin Pedicul Fluid

### Hinweise
Bei dem Dimeticon-Cyclometicon-haltigen Kopflausmittel Etopril wird vor einer hohen Entflammbarkeit gewarnt. Haare können mit dieser Substanzkombination leicht und heftigst brennen und sind kaum löschbar. Bei dem ausschließlich Dimeticon-haltigen Jacutin Pedicul Fluid besteht laut Hersteller kein erhöhtes Brandrisiko.

## Dimetinden

### Definition
$H_1$-Antagonist.

### Indikation
Allergische Reaktionen, Ekzeme, Asthma bronchiale.

### Eingeschränkte Indikation
Kinder <1 Jahr.

D

### Dosierung und Art der Anwendung

- Systemisch:
  - Patienten >8 Jahre: 3mal/Tag 1-2 mg p.o. oder 1-2mal/Tag 4 mg i.v.
  - Kinder 1-8 Jahre: 3mal 0,5 mg/Tag.
  - Säuglinge: 3mal 0,25 mg/Tag.
- Topisch: 1-4mal/Tag dünn auftragen.

> Merke: **Topische Anwendung: Umstrittenes Therapieprinzip!**

### Unerwünschte Wirkungen

Paragruppen-Allergie (Sirup, Trp., Gel), Sedierung, Mundtrockenheit, gastrointestinale Störungen, Überempfindlichkeitsreaktionen, Schwindel, Kopfschmerzen.

### Kontraindikation

Schwangerschaft, Stillzeit, Kinder <6 Jahre (Retardform), Kinder <3 Jahre (Tbl.).

### Präparate

Fenistil

## Dinatriumcromoglicinsäure

### Definition

Antiallergikum, Mastzellstabilisator.

### Indikation

Rhinitis allergica, Conjunctivitis allergica, Asthma bronchiale, Nahrungsmittelallergie.

### Eingeschränkte Indikation

Schwangerschaft.

### Dosierung und Art der Anwendung

- Erwachsene: 4mal/Tag 2 Kapseln p.o., Kinder 2-4 Jahre: 4mal/Tag 1 Kapsel p.o.
- Nasenspray: 4mal/Tag 1 Sprühstoß in jedes Nasenloch
- Dosieraerosol: 4-8mal/Tag 2 Sprühstöße per inhalationem
- Augentropfen: 4mal/Tag 1 Trp. einträufeln.

### Unerwünschte Wirkungen

Bronchospasmus, eosinophiles Lungeninfiltrat, Eosinophilie, Magen-Darm-Störungen (Gastroenteritis bei 1-3% der Patienten), Miktionsstörungen, allergische Reaktionen, Perikarditis, Kopfschmerzen, Myalgien, Arthralgien.

### Wechselwirkungen

Für Dinatriumcromoglicinsäure sind keine Wechselwirkungen bekannt.

### Kontraindikation

Pneumonie, Überempfindlichkeit gegen Wirk- und Hilfsstoffe.

### Präparate

Acechromol, Colimune Kps., Cromolind, Diffusyl, DNCG, Intal, Pädiachrom, Pulbil, Vividrin

### Patienteninformation

Patienten sollten darüber aufgeklärt werden, dass die Wirkung von DNCG nur bei längerfristiger konsequenter Anwendung (d.h. frühestens nach 2 Wochen) eintritt und dass die häufige regelmäßige Applikation (4mal/Tag) erforderlich ist!

## Dioden-Laser

### Allgemeine Information

Speziell für die Enthaarung konstruierter Laser. Als Lichtquelle werden Dioden (Halbleiter) verwendet. Überwiegend werden Laserstrahlen mit Wellenlängen von 800-810 nm verwendet. Das applizierte Licht wird vom Melanin des Haarschaftes und der oberen Schichten des Follikelepithels absorbiert und in Wärmeenergie umgewandelt, die zur Beschädigung des Follikelepithels führt. Laut Studien belegte therapeutische Effekte in der Epilationsbehandlung sind eine kurzfristige Haarwachstumsverzögerung sowie permanente Haarreduktion bei Patienten der Hauttypen I-VI nach Fitzpatrick.

### Indikation

V.a. Epilation. Auch zur Behandlung von Teleangiektasien insbes. an den Beinen.

### Hinweis(e)

Verfügbare Geräte: Z.B. Light Sheer-Laser von Lumenis oder Mediostar von Asclepion.

## Diogenes-Symptomenkomplex R46.0

### Erstbeschreiber

Clark, 1975

### Synonym(e)

Senile Squalor syndrome

### Definition

Symptomenkomplex, zumeist bei allein lebenden extrem vernachlässigten alten Menschen, ohne zugrunde liegende psychotische Grunderkrankung endogener oder hirnorganischer Genese.

### Klinisches Bild

Sozial zurückgezogene, meist allein lebende alte Menschen, die Ernährung, Körperpflege und Haushaltsführung extrem vernachlässigen und, oft als Notfall, in einem desolaten Zustand wegen interkurrenter Infekte oder nach Stürzen in Krankenhäuser oder geriatrische Spezialeinrichtungen eingewiesen werden. Prämorbid oft beruflich und sozial gut integriert bis erfolgreich. Geringe Einsicht in die eigene Situation und in die resultierende Selbstgefährdung. Labile Persönlichkeitsstruktur; ängstlich bis aggressiv, misstrauisch bis paranoid. Häufig sekundäre Schäden wie Hypovitaminosen, Hypoproteinämie, exsikkotische, ichthyotische Hautveränderungen, Pyodermien oder chronisch mykotische Erkrankungen, mikrobielle Ekzeme.

## Diphenylcyclopropenon (DPCP)

### Synonym(e)

Diphencyprone; DCP

### Definition

Obligat kontaktsensibilisierender, therapeutisch wirksamer Gefahrstoff ohne Zulassung als Arzneistoff (Orphan-drug).

### Indikation

Topische Immuntherapie der Alopecia areata, insbes. schwer wiegender Formen einschließlich Alopecia areata totalis; Verrucae vulgares.

### Schwangerschaft/Stillzeit
Nicht bei Schwangeren oder Müttern in der Stillzeit (kontraindiziert wegen formaler arzneimittelrechtlicher Gründe).

### Dosierung und Art der Anwendung

**Cave: Es existieren keine Handelspräparate. Der behandelnde Arzt trägt die volle Verantwortung für die Therapie und ihre NW!**

- Alopecia areata:
  - Einmalig halbseitiges Auftragen am Kopf einer 2% DPCP-Lösung zur Erzeugung einer Kontaktsensibilisierung: 2-7 Tage post applicationem tritt (erwünschtes) Brennen und Juckreiz sowie eine Ekzemreaktion ein. Patienten müssen angewiesen werden, die Haare mindestens 48 Std. nach der Anwendung nicht zu waschen und Lichtschutzmaßnahmen der behandelten Lokalisationen einzuhalten.
  - Nächste Applikation einer hochverdünnten DPCP-Lösung (0,001%) 14 Tage nach Sensibilisierung, danach 1mal/Woche. Langsame Steigerung der Konzentration. Titration an eine Dosierung (individuell sehr verschieden), die am nächsten Tag eine Entzündungsreaktion mit Rötung und Juckreiz hervorruft und mit Schuppung abheilt. Behandlung 1mal/Woche über zunächst 6-12 Monate, ggf. Jahre. Wirkungseintritt nach ca. 10 Applikationen. Begleitende Therapie mit steroidfreien Cremes (z.B. Dermatop Basiscreme etc.).

  **Cave: Die Behandlung sollte zunächst halbseitig erfolgen um eine Spontanremission auszuschließen.**

- Verrucae vulgares:
  - Applikation einer 2% DPCP-Lösung auf ein 1 $cm^2$ großes Areal am inneren Unterarm zur Auslösung einer lokalen Entzündungsreaktion (ggf. einmal wiederholen; Versagen in 1-3% der Patienten).
  - Applikation einer 0,1% DPCP-Lösung auf zu behandelnde Warzen (Ausnahme: an den Fußsohlen 2% DPCP-Lösung!) und Abdecken mit Adhäsivverband für mindestens 48 Std. Nach Abklingen der Lokalreaktion Keratolyse (z.B. Guttaplast-Pflaster) und Kürettage. Wiederholung der Therapie alle 1-4 Wochen mit ansteigenden DPCP-Dosierungen, orientierend an der Stärke der Lokalreaktion: 0,25%; 0,5%; 1,0%; 2,0%; 3,0%; 4,0%; maximal 6%.

### Unerwünschte Wirkungen
Schweres mitunter generalisiert streuendes kontaktallergisches Ekzem; Urtikaria; Erythema exsudativum multiforme; Depigmentierungen.

### Kontraindikation
Kinder unter 10 Jahren (kontraindiziert wegen formaler arzneimittelrechtlicher Gründe; Studien an Kindern sind nicht bekannt).

### Hinweis(e)
Diphenylcyclopropenon zerfällt unter Licht- und Wärmeeinwirkung.

## Diphtherie A36.9

### Definition
Epidemisch und endemisch vorkommende, akute mit Fieber einhergehende Infektionskrankheit des Pharynx und des oberen Respirationstraktes durch Infektion mit Corynebacterium diphtheriae, s.a. Angina diphtherica. Charakteristisch sind fibrinöse Beläge (Pseudomembranen) im Schleimhautbereich. Bei Infektion der Haut, meist im Bereich von Wunden oder kleinsten Epitheldefekten, kann es zur Ausbildung einer Diphtherie der Haut kommen.

## Diphtherie der Haut A36.3

### Synonym(e)
Hautdiphtherie

### Definition
Infektion der Haut mit Corynebacterium diphtheriae. Unterschieden werden Wunddiphtherie (Erregereintritt auf einer vorbestehenden Wunde), primäre Hautdiphtherie (Eintritt des Erregers über die gesunde Haut) und sekundäre Hautdiphtherie (Autoinokulation der Haut bei vorbestehender Diphtherie).

### Erreger
Corynebacterium diphtheriae (fakultativ anaerob).

### Ätiologie
Eindringen der Erreger in kleine Hautläsionen durch Tröpfchen- oder Schmierinfektion, auch durch infiziertes Material.

### Lokalisation
Wunddiphtherie: Jede beliebige Körperstelle. Primäre Diphtherie: v.a. untere Extremitäten. Sekundäre Diphtherie: auf vorbestehenden ekzematösen Hautveränderungen.

### Klinisches Bild
- Wunddiphtherie: Durch Infektion einer vorbestehenden Wunde Ausbildung einer mit membranösen Belägen bedeckten, purulenten Wunde mit ödematöser, kräftig geröteter Umgebung.
- Primäre Hautdiphtherie: Eintritt des Erregers über die Haut in den Organismus (Heteroinokulation) mit als kleine pustulöse Hautläsion beginnendem, rasch ulzerierendem und peripher wachsendem Hautgeschwür mit grauweißlichen, später braunen Belägen.
- Sekundäre Hautdiphtherie: Autoinokulation der Haut bei vorbestehender Diphtherie mit oberflächlichen membranösen Belägen auf diskret ödematöser Umgebung.

S.a.u. ekthymaähnliche Diphtherie, gangränöse Diphtherie, impetiginöse Diphtherie, phlegmonöse Diphtherie und Diphtherie, ulzeröse Form.

### Diagnose
Membranöse Beläge, Bakteriennachweis (Methylenblaupräparat und kulturell).

### Externe Therapie
Lokale Pinselungen mit wässrigen antiseptischen Lösungen, z.B. Kaliumpermanganat-Lösung (hellrosa), Chinolinol-Lösung (z.B. Chinosol 1:1000), R042 oder Polyvidon-Jod-Lösung (z.B. Betaisodona).

### Interne Therapie

- Systemische Antibiose mit Penicillin: Säuglinge, Kinder (z.B. Megacillin Trockensaft) 3mal/Tag 1/4-3 Messl. (1 Messl. pro 5-6 kg KG). Jugendliche, Erwachsene (z.B. Penicillat Filmtbl.): 3mal/Tag 0,5-1,5 Mega für 10 Tage.
- Bei Penicillin-Allergie Erythromycin (z.B. Erythro von ct Trockensaft): Kinder bis 8. LJ: 30-50 mg/kg KG/Tag p.o. Jugendliche und Erwachsene: 1,5-2 g/Tag p.o. in 3-4 ED.

### Prognose

Bei entsprechender Therapie günstig.

## Diphtherie, gangränöse A36.3

### Definition

Entwicklung aus der phlegmonösen Diphtherie durch zusätzliche Mischinfektion mit Streptokokken und Staphylokokken, gesteigerte Toxinbildung.

### Klinisches Bild

Schwarze, nekrotische Hautpartie. Tod durch Vasomotorenkollaps, Lähmungserscheinungen.

### Therapie

Frühzeitige intensivmedizinische Betreuung, hoch dosierte Antibiose mit Gentamicin (z.B. Refobacin) 1mal/Tag 240 mg i.v. in Kombination mit Ceftriaxon (z.B. Rocephin) 1mal/Tag 2 g i.v., sobald möglich nach Antibiogramm.

## Diphtherie, impetiginöse A36.3

### Definition

Oberflächliche Diphtherie der Haut, unter dem Bild einer Impetigo contagiosa mit Blasenbildung, Erosionen und serös blutigen Krusten.

### Therapie

Entsprechend der Diphtherie.

## Diphtherie, phlegmonöse A36.3

### Definition

Entwicklung aus der ulzerösen Diphtherie mit Ausbildung eines schlaffen, glasige Granulationen aufweisenden, mit fibrinösem Schleier bedeckten Geschwüres. Häufig dünnflüssige, oft blutig-seröse Sekretabsonderung, ödematöse Schwellung der Haut in der Umgebung. Petechiale Blutungen, flächenhaftes, sich in die Subkutis ausbreitendes Infiltrat.

### Therapie

Entsprechend der Diphtherie.

## Diphtherie, ulzeröse Form A36.3

### Definition

Diphtherie der Haut mit Ausbildung geschwüriger Hautdefekte.

### Therapie

Entsprechend Diphtherie der Haut, s.a. Wundbehandlung.

## Dirofilariasis B74.8

### Erstbeschreiber

De Magalhaes, 1887

### Synonym(e)

Heartworm disease

### Definition

Fadenwurmerkrankung der Haut durch Dirofilaria repens mit Ausbildung von derben solitären subkutanen, kaum druckdolenten Knoten und ggf. allergischen Begleiterscheinungen im Sinne von Lidödemen und Schwellungen. In diesen Knoten findet sich der lebende, etwa 14 cm lange weißliche Wurm.

### Komplikation

Systemischer Befall (Lunge, Herz).

### Therapie

Exzision der nodulären Hautherde und Nachbehandlung mit Diethylcarbamazin (z.B. Hetrazan Tbl.) 3mal/Tag 2 mg/kg KG p.o. (einschleichend, initial 50 mg/Tag) über 4 Wochen um ggf. weitere Würmer abzutöten. Ausschluss einer okulären Beteiligung. Ggf. Zusammenarbeit mit tropenmedizinischen Instituten.

## Dirty neck L20.9

### Definition

Häufig gesehenes, typisches Ergebnis von Lichenifikation am Hals sowie der durch Entzündungsprozesse ausgelösten vermehrten retikulären Pigmentierung im Zusammenhang mit chronischem atopischem Ekzem.

### Klinisches Bild

Flächenhafte meist unscharf begrenzte etwas samtige Pigmentierung am Nacken oder den seitlichen Halspartien; häufig von Juckreiz begleitet.

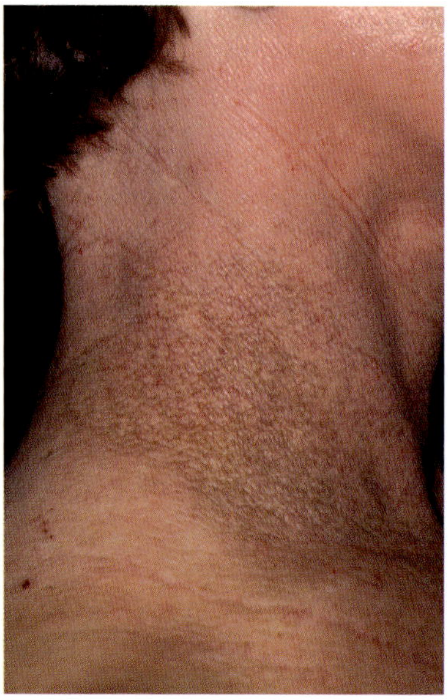

**Dirty neck.** Flächenhafte, unscharf begrenzte, unregelmäßige (stellenweise netzartig) Pigmentierung am Hals eines 40-jährigen Patienten mit bekanntem atopischem Ekzem. Die bräunlichen oder grauen Hautveränderungen waren ihm nicht besonders aufgefallen.

## Dithiocarbamate

### Allgemeine Information

Bewertung der Dithiocarbamate hinsichtlich der Auswirkung einer Allergie auf die Minderung der Erwerbsfähigkeit:

- Man unterscheidet wasserlösliche Natrium-Dithiocarbamate von wasserunlöslichen Zink-Dithiocarbamaten. Aus dieser Gruppe von Substanzen sind klinisch relevant: Zink-diethyldithiocarbamat, Zink-dibuthyldithiocarbamat und Zink-dipentamethylendithiocarbamat. Auftreten insbes. in Elastomeren. Zink-dithiocarbamate werden oft in Kombination mit Diphenylguanidin als Zweitbeschleuniger eingesetzt. Daher ist insbes. in Schutzhandschuhen aus Latex und anderen Elastomeren mit dem gemeinsamen Auftreten von Zink-dithiocarbamaten und Diphenylguanidin zu rechnen, ebenso aber auch mit dem Auftreten in privater Umgebung, z.B. in Kondomen, Gummistiefeln, gummibeschichteter Kleidung, gummibeschichteten Werkzeugen, Dichtungen, Kabelisolierungen.
- Zink-diethyldithiocarbamat gilt als wichtigstes Allergen aus der Gruppe der Dithiocarbamate. Diese Substanzen werden neben Thiuramen und Mercaptobenzothiazol-Derivaten als Vulkanisationsbeschleuniger bei der Produktion von Latexgummi und anderen Elastomeren verwendet.
- Dithiocarbamate werden auch als Fungizide eingesetzt. Hierzu zählen: Zink-dimehyldithiocarbamat (Ziram), Zink-ethylen-bis-dithiocarbamat (Zineb) und Mangan-ethylen-bis-dithiocarbamat (Maneb).
- Kreuzreaktionen mit Thiuramen sind vielfach beschrieben.
- Relevante berufliche Expositionen: Arbeitsplätze im Bereich der Gummiherstellung und -verarbeitung, der Montage von gummihaltigen Werkstücken sowie von Kabelisolierungen, Dichtungen und Hydraulikschläuchen, wenn diese einen relevanten Kontakt zu Dithiocarbamaten einschließen. Dithiocarbamate werden weiterhin als Fungizide eingesetzt. Dadurch können landwirtschaftliche Berufe und Berufe im Bereich des Gartenbaus, der Herstellung und Verarbeitung von Pflanzenschutzmitteln sowie der Schädlingsbekämpfung verschlossen sein.
- Auswirkung einer Allergie: „Geringgradig" bei isolierter Sensibilisierung in Anbetracht der schwerpunktmäßigen Verwendung des Allergens in Schutzhandschuhen und der Möglichkeiten zur Allergenmeidung. „Mittelgradig" bei sehr ausgeprägtem Sensibilisierungsgrad mit Relevanz für gelegentliche Kontakte mit allergenhaltigen Gummiprodukten; diese sind gesondert zu begründen.
- Verschlossene Arbeitsbereiche sind Arbeitsplätze in der Gummiherstellung- und Verarbeitung, wenn Dithiocarbamate verarbeitet werden. Verschlossen sind landwirtschaftliche Berufe oder Berufe im Bereich des Gartenbaus, der Herstellung und Verarbeitung von Pflanzenschutzmitteln sowie der Schädlingsbekämpfung. Eine Gefährdung besteht bei Montagetätigkeiten von gummihaltigen Werkstoffen, Kabelisolierungen, Dichtungen, Hydraulikschläuchen.

## Dithranol

### Definition

Antipsoriatikum.

### Indikation

Psoriasis vulgaris, Alopecia areata.

### Eingeschränkte Indikation

Schwangerschaft (1. Trimenon), Stillzeit, Psoriasis pustulosa und andere exsudative Psoriasisformen.

### Unerwünschte Wirkungen

Erytheme, Braunverfärbung der Haut, Haarverfärbungen (bei blondem oder grauem Haar), Kontaktdermatitis.

### Kontraindikation

Anwendung an Auge oder Schleimhäuten, Überempfindlichkeit gegen den Wirkstoff.

### Rezeptur(en)

R076 R074 R073 R077 R069 R071 R072 R070 R078

### Präparate

Micanol, Psoralon (Kombinationspräparat mit Salicylsäure), Psoradexan mite/forte Creme (Kombinationspräparat mit Harnstoff)

### Hinweis(e)

In intertriginösen Räumen Dithranol in Pastengrundlage, eine Konzentrationsstufe niedriger als am restlichen Integument applizieren. Die Dithranolkonzentration kann hier dem Hautzustand angepasst gesteigert werden.

## Div. in part. aeq.

### Synonym(e)

Divide in partes aequales

### Definition

Hinweis auf ärztlichen Rezepturen, dass eine bestimmte Menge eines Arzneistoffes in gleiche Teile geteilt werden soll. Akronym für „teile in gleiche Teile".

## DMARD

### Synonym(e)

Basistherapeutika; lang wirksame Antirheumatika; LWAR

### Definition

Akronym für „disease-modifying antirheumatic drugs". Lang wirksame Antirheumatika für die Behandlung der chronischen Polyarthritis (rheumatoide Arthritis).

## Dodd-Venen

### Definition

Perforansvenen, transfasziale Venen am medialen Oberschenkel. Verbindungsvenen zwischen Vena saphena magna und der Vena femoralis superficialis.

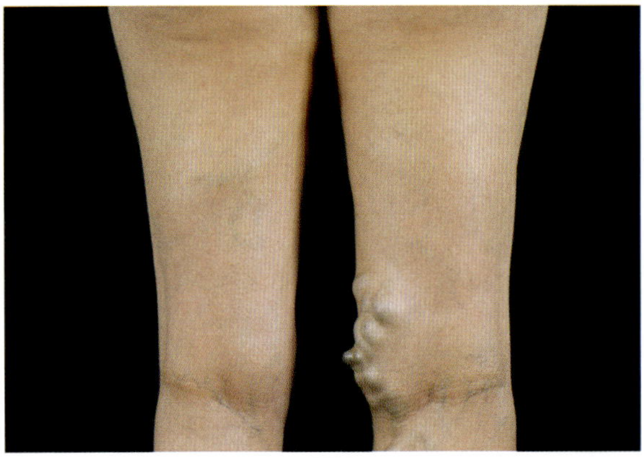

**Dodd-Venen.** Insuffizienz der Dodd-Perforansvene mit deutlicher Vorwölbung der Varizen im Bereich des distalen Oberschenkels rechts.

## Dolasetron

### Definition
5-$HT_3$-Antagonist, Antiemetikum.

### Wirkungen
Selektive, kompetitive Bindung an 5-$HT_3$-Rezeptoren u.a. im Gehirn. Dadurch kann Serotonin nicht mehr an seinen Bindungsstellen an den 5-$HT_3$-Rezeptoren gebunden werden und seine Wirkung entfalten. So wird u.a. direkt die Entstehung von Übelkeit und Erbrechen unterbunden.

### Indikation
Prophylaxe Zytostika-induzierter Übelkeit und Erbrechen.

### Schwangerschaft/Stillzeit
Strengste Indikationsstellung bei Anwendung in der Schwangerschaft. Anwendung nur wenn angenommen werden kann, dass der erwartete therapeutische Nutzen für die Patientin jegliches Risiko für den Fetus überwiegt. Stillzeit: Nicht in der Stillzeit anwenden bzw. vor der Therapie abstillen, da nicht bekannt ist, ob der Wirkstoff in die Muttermilch übergeht (ungenügende Datenlage).

### Dosierung und Art der Anwendung
- Übelkeit und Erbrechen durch zytostatische Chemotherapie: Etwa 30 Min. vor jeder Chemotherapieapplikation 100 mg i.v. Alternativ: 60 Min. vor jeder Chemotherapiebehandlung 200 mg p.o.
- Verzögertes Auftreten von Übelkeit und Erbrechen: 1mal/Tag 200 mg p.o.

### Unerwünschte Wirkungen
- Kutane UAWs: Gelegentlich allergische oder anaphylaktoide Reaktionen. Leichte exanthematische Hautveränderungen, Flush und Ödeme. Lokale Reaktionen an der Infusionsstelle (Brennen, Erytheme, Quaddeln).
- Extrakutane UAWs: Kopfschmerzen (ca. 20-40% der Patienten), Schwindel (10-15%), Hypertonie, Lymphadenopathie, Magen-Darm-Störungen z.B. Obstipation oder Diarrhoen (10-16%), Arthralgien, Müdigkeit (20-25%), grippeähnliche Symptome mit Fieber (3-5%) und Schüttelfrösten.

### Kontraindikation
Anwendung bei Kindern, schwere Herzrhythmusstörungen (insbes. bei Komedikation mit Antiarrhythmika), Hypersensitivitätsreaktionen gegen andere 5-$HT_3$-Antagonisten.

### Präparate
Anemet

## Donovania granulomatosis

### Synonym(e)
Donovansches Bakterium; Calymnatobacterium granulomatosis

### Definition
Erreger des Granuloma inguinale.

## Doppellippe Q38.0

### Definition
Vor der Gingiva und hinter der Oberlippe liegende Schleimhautfalte beim Ascher-Syndrom sowie kongenitale Hemmungsmissbildung mit Doppelung der Lippe (Grenzlinie im Lippensaum).

### Therapie
Ggf. operative Korrektur, s.a. Ascher-Syndrom.

## Doppler-Valsalva-Test

### Definition
Ultraschall-Doppler-Untersuchung der Venen bei gleichzeitiger Durchführung des Valsalva-Testes.

## Dorian-Gray-Syndrom F45.8

### Definition
Sonderform einer Dysmorphophobie (somatoforme Störung) mit dem Wunsch ewig jung bleiben zu können. Der Begriff lehnt sich an den Roman „Das Bildnis des Dorian Gray" von Oscar Wilde an und nimmt ein Motiv des Werkes, die Unfähigkeit zu altern und damit auch seelisch zu reifen, als klinische Beschreibung auf.

### Vorkommen/Epidemiologie
Etwa 2-3% der Bevölkerung dürften an dem beschriebenen Syndrom in unterschiedlichem Maße leiden.

### Ätiologie
Wechselwirkung zwischen narzisstischen Tendenzen (alterslose Schönheit), Problemen der psychosexuellen Progression (Vermeidung von Entwicklung und Reife) und dem Gebrauch von Lifestyle-Angeboten in der Medizin. Das Krankheitsbild weist dabei über die differenzialdiagnostisch wichtigen Krankheitsbilder der Dysmorphophobie, der narzisstischen Persönlichkeitsstörung hinaus, und stellt somit eine gesonderte klinische Entität dar.

### Klinisches Bild
Das Dorian-Gray-Syndrom geht mit narzisstischer Regression, Soziophobie und dem starken Wunsch nach Bewahrung der Jugendlichkeit einher. Häufig sollen Lifestyle-Medikamente dann den natürlichen Alterungsprozess aufhalten. Es besteht eine latente Depressivität mit der Gefahr suizidaler

Krisen, wobei die Maßnahmen der Lifestyle-Medizin als „psychische Abwehr gegen das Durchbrechen depressiver Zustände" zu verstehen sind.

### Diagnose
Folgende Kriterien müssen zur Diagnosestellung erfüllt sein:
- Zeichen der Dysmorphophobie
- Unfähigkeit zur psychischen Reife und zu psychologischen Entwicklungsschritten
- Inanspruchnahme von 2 oder >2 der nachfolgenden Lifestyle-Angebote der Medizin:
  - Haarwuchsmittel
  - Antiadiposita
  - Potenzmittel
  - Antidepressiva zur Stimmungsmanipulation
  - Inanspruchnahme der Angebote der kosmetischen Dermatologie
  - Inanspruchnahme der Angebote der ästhetischen Chirurgie.

## Dorsalzyste, mukoide D21.1

### Erstbeschreiber
Hyde, 1897

### Synonym(e)
Mukoide Dorsalzyste der Finger; digitale mukoide Zyste; Synovialzyste; mukoide Fingerzyste; Myxomatosis nodularis cutanea; kutane muzinöse Pseudozyste

### Definition
Benigne, meist asymptomatische Pseudozyste mit gallertartigem Inhalt. Häufig mit Gelenkspalten der digitalen Interphalangealgelenke kommunizierend und gelegentlich mit Osteoarthritis einhergehend.

### Vorkommen/Epidemiologie
Häufigster Tumor der Finger oder Zehen.

### Ätiologie
Unbekannt. Vermutet wird ein Zusammenhang mit mukoider Degeneration gelenknaher Bindegewebestrukturen der Finger oder Zehen.

### Lokalisation
Finger- und (selten) Zehenstreckseiten, meist paraartikulär; gelegentlich auch ventral.

### Klinisches Bild
Bis haselnussgroße, derbe, gelegentlich schmerzhafte, glasig durchscheinende bis fleischfarbene Tumoren. Bei Lokalisation unter der Nagelmatrix meist gerötete Lunula. Bei länger bestehenden Tumoren kann es zu einer rinnenförmigen Nageldystrophie kommen.

### Histologie
Flach ausgezogenes Epidermisband. Pseudozyste (keine Epithelauskleidung) meist in der oberen Dermis. Häufig fibrosiertes Bindegewebe in unmittelbarer Umgebung des Zystenlumens. Entzündliche Infiltrate fehlen.

### Differenzialdiagnose
Myxoid degenerierte fibrohistiozytäre Tumoren.

### Therapie
Versuch mit mehrwöchiger Kompressionstherapie (kann erfolgreich sein). Eine andere Option ist die Aspiration des Zys-

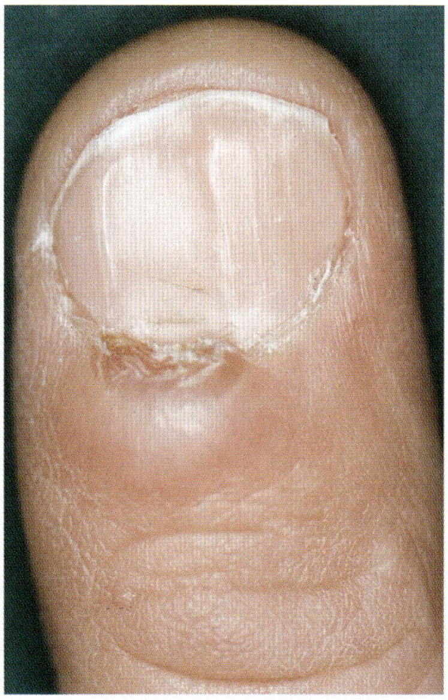

**Dorsalzyste, mukoide.** Seit etwa 1 Jahr bestehender, schmerzloser, ca. 1,0 cm großer, hautfarbener, prall elastischer, oberflächenglatter „Knoten" (Zyste) aus dem sich anamnestisch am proximalen Ende (krustenbedeckter Anteil) auf Druck eine gallertartige Substanz entleert hat, wodurch der ganze Knoten verschwunden sei. Wie hier abgebildet, kann es bei länger bestehenden „Dorsalzysten" zu einer druckbedingten rinnenförmigen Nageldystrophie kommen.

teninhaltes und die intrazystische Applikation einer Glukokortikoid-Kristallsuspension (z.B. 40 mg Triamcinolon). Anschließend mehrwöchige Kompressionsverbände.

### Operative Therapie
Bei Versagen konservativer Therapieansätze: Vollständige Exstirpation in toto in Leitungsanästhesie und unter Blutsperre. Postoperativ Ruhigstellung mit Gipsschiene für 10 Tage.

**Cave: Gefahr der Verletzung der Nagelwurzel! Patient muss dringend darauf aufmerksam gemacht werden!**

### Prognose
Auch bei effizienter Therapie ist eine hohe Rezidivquote gegeben.

## Dowling-Degos, M. Q82.8

### Erstbeschreiber
Dowling u. Freudenthal, 1938; Degos u. Ossipowski, 1954

### Synonym(e)
Reticulate Pigmented Anomaly of the Flexures; Dark Dot Disease

### Definition
Sehr seltene, durch retikuläre Pigmentierung der Intertrigines gekennzeichnete, chronisch progrediente Genodermatose mit autosomal-dominantem Erbgang (unterschiedliche Penetranz).

### Manifestation
Meist in der 2. Lebenshälfte.

### Lokalisation
Bevorzugt intertriginöse Bereiche: Axillae, Inguinalregion, seitliche Halsregion, submammär, in der Bauchfalte.

### Klinisches Bild
Flach erhabene, netzförmig konfigurierte, hyperpigmentierte Läsionen, außerdem häufig follikuläre Hyperkeratosen; punktförmige Grübchen perioral und nasal.

### Histologie
In das Korium gerichtete, basal hyperpigmentierte epitheliale Stränge, die sich nach peripher verzweigen, aber nicht konfluieren. Die Epidermis ist leicht atrophisch.

### Differenzialdiagnose
Klinisch: Acanthosis nigricans, Papillomatosis confluens et reticularis, Haber-Syndrom, M. Galli-Galli. Histologisch: Adenoide Verruca seborrhoica, Trichoepitheliom.

### Komplikation
Besiedlung mit Bakterien und Candida führt zu unangenehmer Geruchsentwicklung.

### Therapie
Therapieversuche mit 2-10% Harnstoff-Cremes **R102**, -Salben (z.B. Basodexan S Salbe, Eucerin Salbe 10% Urea) oder externen Retinoiden (z.B. **R256**, Isotrex Creme, Gel) ist möglich, zeigen aber i.d.R. nur mäßige Erfolge.

### Prognose
Gutartiger, aber meist chronisch-progredienter Verlauf.

## Down-Syndrom Q90.9

### Erstbeschreiber
Esquirol, 1838; Séguin, 1846; Down, 1866

### Synonym(e)
Trisomie 21; mongoloide Idiotie; Mongolismus; Morbus Langdon-Down; trisomaler dysmorpher Schwachsinn

### Definition
Durch chromosomale Aberration mit Verdreifachung des Chromosoms 21 hervorgerufenes, häufig auftretendes, klinisch charakteristisches Syndrom.

### Vorkommen/Epidemiologie
Häufigstes hereditäres Syndrom. Inzidenz: Ca. 1/1.000 Geburten.

### Ätiologie
Bei 95% der Fälle freie Trisomie des Chromosoms 21, Translokationstrisomie bei 2,5%, Mosaiktrisomie bei 2,5%.

### Klinisches Bild
- Häufigste Hautveränderungen: Ichthyosis, Keratosis palmoplantaris diffusa circumscripta, Lentigines, Atrophien, Akrozyanose, Fehlen der Achselbehaarung, Canities, totale Alopezie, Livedo reticularis. Beim Neugeborenen normale Haut. Im Kindesalter Elastizitätsverlust, Rückgang bis zum Sistieren der Talg- und Schweißdrüsensekretion mit konsekutiv trockener, stumpfer Haut.
- Extrakutane Manifestationen: Charakteristisch sind Epikanthus, nach außen oben schräge Lidspalten, Brushfield-Flecke (weiße Tüpfelung der Iris), kleine Nase, kleine dysplastische Ohren, große Zunge, Brachy- und Klinodaktylie der Kleinfinger, Vierfingerfurche, Sandalenlücke, Hypotonie der Muskulatur, Überstreckbarkeit der Gelenke. Häufig Herzfehler. Mittlerer Entwicklungs- und Intelligenzquotient <50.

### Therapie
Kausal nicht möglich; symptomatische Therapie entsprechend der Klinik.

## Dow-Zeichen I87.2

### Definition
Klinisch erkennbare Ausbuchtung einer oberflächlichen Vene an der Einmündungsstelle einer insuffizienten Vena perforans.

### Ätiologie
Durch Insuffizienz der Vena perforans kann Blut aus dem tiefen Venensystem in das oberflächliche Venensystem fließen; hierdurch Druckübertragung aus der Tiefe.

## Doxorubicin

### Definition
Substanz aus der Gruppe der Zytostatika.

### Indikation
Lymphome, Leukämien, solide Tumoren; Kaposi Sarkom.

### Dosierung und Art der Anwendung
40-75 mg/m$^2$ KO i.v. alle 3-4 Wochen. Kumulative Höchstdosis 550 mg/m$^2$ KO.

> Merke: **Unter der Therapie und bis zu 3 Monaten danach müssen Frauen und Männer eine effektive Kontrazeption betreiben!**

### Unerwünschte Wirkungen
Selten Urtikaria (je nach Quelle: 0,01-3% der Patienten), Alopezie, Pruritus, Reaktionen an der Infusionsstelle, Exantheme, Flush, Onycholyse, Phlebitis, gastrointestinale Störungen, Leberschäden, Hyperurikämie, Störungen der Spermatogenese und Ovulation, Störungen der Hämatopoese, Stomatitis, Kardiotoxizität (Kardiomyopathie).

### Kontraindikation
Schwangerschaft, Stillzeit.

### Präparate
Adriblastin, DOXO-cell, Doxorubicin, Ribodoxo-L

## Doxorubicin, liposomal

### Definition
Liposomal verkapseltes Doxorubicin.

### Indikation
AIDS-assoziiertes Kaposi-Sarkom mit niedrigen CD4-Werten (<200 CD4-Lymphozyten/ml) und umfangreichem mukokutanem und viszeralem Befall.

### Schwangerschaft/Stillzeit
Nicht in Schwangerschaft oder Stillzeit (schwer wiegende Nebenwirkungen auf gestillte Kinder) anwenden!

### Dosierung und Art der Anwendung
AIDS-assoziierte Kaposi-Sarkome: 20 mg/m$^2$ KO in 250 ml 5% Glukose zur Infusion i.v., alle 2-3 Wochen, für 2-3 Monate. Die Behandlung so lange fortsetzen, wie es zur Aufrechterhaltung d. therapeutischen Erfolges erforderlich ist.

### Kontraindikation
Nicht bei AIDS-assoziierten Kaposi-Sarkomen anwenden, die erfolgreich mit lokaler Therapie oder systemischer Interferon alfa-Therapie behandelbar sind.

Dressler Syndrom ← in „Interdisziplinäre klin. Rheumatologie" S. 869
= nach abgelaufenen Myocardinfarkt u. das Postkardiotomiesyndrom



**Präparate**
Caelyx

**Hinweis(e)**
Die Wirksamkeit von pegyliertem liposomalem Doxorubicin zur Behandlung der Mycosis fungoides wurde in mehreren Studien beschrieben. Kontrovers wird weiterhin die Effektivität der Therapie diskutiert; im Jahre 2000 berichteten Wollina et al. in einem Fallbericht mit 6 Patienten über ein klinisches Ansprechen von 83%. Auch in nachfolgenden Studien wurden ähnlich gute Resultate publiziert. Die Aussagekraft dieser Studien ist jedoch durch geringe Probandenzahlen limitiert.

## Doxycyclin

**Definition**
Langzeit-Tetracyclin.

**Indikation**
Infektionen von Haut und Weichteilen.

**Dosierung und Art der Anwendung**
Bei Infektionen 100-200 mg/Tag p.o.

**Präparate**
Doxy-Wolff, Doxyhexal, Doxycyclin-ratiopharm, Supracyclin

**Hinweis(e)**
Falsche Indikationen sind Infektionen durch Streptokokken einschließlich Pneumokokken (Angina tonsillaris, Lobärpneumonie).

## Dracunculus medinensis

**Synonym(e)**
Medinawurm; Guineawurm

**Definition**
Erreger der Drakunkulose.

## Drakunkulose B72.x0

**Erstbeschreiber**
Velschius, 1674; Rudolphi, 1819; Forbes, 1838

**Synonym(e)**
Dracunculose; Drakontiasis; Guineawurminfektion; Medinawurminfektion; Dracunculus medinenesis; Dracunculiasis

**Definition**
Nematodeninfektion mit dem Medinawurm, zu den Filariosen zählend.

**Erreger**
Dracunculus medinensis, Medinawurm, Guineawurm. Das Männchen erreicht eine Länge von 3-4 cm, das Weibchen bis zu 1 m.

**Vorkommen/Epidemiologie**
- Weltweit sind 200.000-300.000 Patienten befallen (Inzidenz wegen eines Eradikationsprogramms der WHO stark sinkend).
- Auftreten bevorzugt in trockenen tropischen Gebieten. Endemisch in Afrika (insbes. Sudan, Mali, Ghana), Arabien, Iran, Türkei, Afghanistan, Indien, Myanmar, Russland, Karibische Inseln, Südamerika.

**Ätiologie**
- Wirt der Larven ist der Ruderfußkrebs Cyclops. Übertragung der Larven des Medinawurms über nicht abgekochtes Trinkwasser. Ausbreiten der Larven im Magen des Menschen, Durchdringen der Magenwand durch die Weibchen (Männchen sterben ab), Ansiedlung im Bindegewebe und Reifung zu erwachsenen Formen, nach 10-14 Monaten nach der Infektion durchbricht das trächtige Weibchen bei Wasserkontakt die Haut und stößt seine Larven ab, wobei das Wurmende rupturiert.
- Durch Abgabe eines toxischen Sekretes kommt es zur lokalen Entzündung und Blasenbildung, Ausbildung eines Ulkus mit Absonderung des Wurmes nach außen.

**Lokalisation**
Vor allem Füße und Beine.

**Klinisches Bild**
- Inkubationszeit 8-12 Monate. Allergische Phänomene mit Fieber, Urtikaria, Brechreiz, Diarrhoe, Dyspnoe, Eosinophilie, Arthritiden, sterile Abszesse.
- Hautveränderungen: 2-3 cm große, pemphigoide, juckende Blasen. Nach Einreißen der Blasendecke Entwicklung flacher Ulzerationen und Ödem der Umgebung. Chronische Eiterung, Zystenbildung und Verkalkung.

**Externe Therapie**
Kontrastmitteldarstellung zur Lokalisation des Wurms, anschließend chirurgische Entfernung des Wurmes mittels mehrerer Inzisionen. Lokale Applikation von 5-10% Tiabendazol-Salbe **R254** erleichtert die Entfernung. In manchen tropischen Gebieten wird der teilweise >1 m lange Wurm mit einem Streichholz von der Hautoberfläche her über mehrere Tage bis zu 2 Wochen langsam aufgespult. Bei zu schnellem Vorgehen besteht Gefahr der Ruptur, der Restwurm ist dann von außen nicht mehr greifbar. Verbleibt ein Rest, muss dieser chirurgisch entfernt werden. Bei diesem Vorgehen kommt es häufig zu Sekundärinfektionen, die eine systemische Antibiose nach Antibiogramm notwendig machen.

**Interne Therapie**
Erleichternd für die Entfernung des Wurmes ist die orale Gabe von Metronidazol 2mal/Tag 5 mg/kg KG für 10-20 Tage oder 2mal/Tag 25 mg/kg KG Tiabendazol (Mintezol) für 3 Tage. An Tetanus-Impfung denken!

**Prophylaxe**
Abkochen oder Filtrieren des Trinkwassers mit engmaschigen Filtern.

**Hinweis(e)**
Diagnostik und Therapie sollte erfahrenen Tropenmedizinern vorbehalten bleiben.

## DRF

**Definition**
Abkürzung für Deutsche Rezept-Formeln.

## Drug fever T88.7

**Definition**
Medikamentös bedingtes Fieber mit oder ohne Exanthem.

## Drusen

### Definition
Körnige, PAS-positive Bestandteile des Eiters, die aus Haufen von Mikrokolonien von Erregern bestehen („grains“).

### Vorkommen
Aktinomykose, Myzetom, Nocardiose.

## D. tal. Dos. Nr.

### Synonym(e)
Da tales doses Nr.

### Definition
Hinweis auf ärztlichen Rezepturen, dass eine bestimmte Anzahl an Dosen eines Arzneistoffes gegeben (appliziert) werden soll. Akronym für „Gib“ (solche Mengen).

## DTH

### Definition
Überempfindlichkeit vom verzögerten Typ.

### Ätiologie
Typ IV-Allergie, s. Allergie. Pathogenese: Überempfindlichkeit aufgrund spezifisch sensibler Lymphozyten, z.B. tuberkuloide Reaktion, Kontaktdermatitis (zelluläre Immunreaktion).

## DTIC-IL2-Schema

### Definition
Chemotherapieprotokoll.

### Indikation
Metastasierendes malignes Melanom.

### Durchführung
Therapiezyklus mit:
- Dacarbazin: 250 mg/m$^2$ KO/Tag i.v., Tag 1-5 oder 1000 mg/m$^2$ KO/Tag i.v., Tag 1.
- Interleukin 2: 12-30 Mio. IE i.v., Tag 15-19 + 22-26.

Wiederholung alle 4 Wochen.

## DTIC-INF-α-Schema

### Definition
Chemotherapieprotokoll.

### Indikation
Metastasierendes malignes Melanom.

### Durchführung
Therapiezyklus mit:
- Dacarbazin 800 mg/m$^2$ KO/Tag i.v., Tag 1 + 2 oder 200 mg/m$^2$ KO/Tag i.v., Tag 22-26.
- INF-α 10 Mio. IE s.c. 3mal/Woche.

6 Zyklen, Wiederholung alle 4 Wochen.

## Dubowitz-Syndrom Q87.0

### Erstbeschreiber
Dubowitz, 1965

### Definition
Hereditäre Kombination von geringem Geburtsgewicht, postnataler Kleinwüchsigkeit, Mikrozephalie, geistiger Retardierung, Gesichtsdysmorphie und ekzematösen Hautveränderungen (in über 40% der Fälle).

### Ätiologie
Wahrscheinlich autosomal-rezessiver Erbgang.

### Klinisches Bild
- Integument: Atopisches Ekzem, ekzematöse Veränderungen im Gesicht und über den Streckseiten der großen Gelenke, gewöhnlich Besserung spätestens ab 4. Lebensjahr.
- Extrakutane Manifestationen: Kleinwuchs, prä- und postnatal; verzögerte Knochenreifung, geistige Behinderung (nicht obligat) und Mikrozephalie, chronische Rhinitis/Otitis; im Kindesalter chronische Diarrhoe.
- Selten: Immundefekt, aplastische Anämie, malignes Lymphom, akute lymphatische Leukämie. Ptose der Oberlider, Rarefizierung der lateralen Augenbrauen, Hypertelorismus, verspäteter Zahndurchbruch, Anfälligkeit auf Karies, hoher Gaumen, schütteres Haar, Gaumenspalte, Hypospadie, Kryptorchismus, angeborene Herzfehler, bifide Daumen-Endphalanx, Syndaktylie zwischen den 2. und 3. Zehen.

### Differenzialdiagnose
Alkoholembryopathie; Bloom-Syndrom; Fanconi-Anämie.

### Therapie
- Umfassende allergologische Abklärung, regelmäßige körperliche Untersuchungen und Laborkontrollen. Frühe Diagnosestellung ist wichtig, um seltene lebensgefährdende Komplikationen (z.B. aplastische Anämie) rechtzeitig zu erkennen und zu behandeln.
- Symptomatische Therapie ekzematöser Hautveränderungen, z.B. Prednicarbat in O/W sowie Emulsionen vom Typ W/O mehrfach tgl., zusätzlich 2mal/Woche rückfettende Ölbäder (z.B. Balneum Hermal, Linola Fett-Ölbad).
- Rhinoconjuctivitis allergica: Levocabastin (z.B. Livocab) Augentropfen bzw. Nasenspray.

## Duftstoffe

### Allgemeine Information
- Duftstoffe sind ubiquitär verbreitet. In der Duftstoffindustrie werden ca. 3000 verschiedene Duftstoffe verarbeitet. Ein Parfum kann aus bis zu 300 oder mehr verschiedenen Duftstoffen bestehen.
- Duftstoffe werden unterteilt in synthetische und natürliche, wobei letztere als Balsame sowie Extrakte pflanzlichen Ursprungs bzw. als essentielle oder volatile Öle pflanzlichen, tierischen oder fossilen Ursprungs sind.
- In der Epikutantestung wird ein Duftstoff-Mix eingesetzt, mit dem etwa 70-80% aller Duftstoffsensibilisierungen aufgedeckt werden können. Die Diagnostik einer Duftstoffsensibilisierung wird nicht nur durch die Vielzahl möglicher relevanter Duftstoffe erschwert (eine Parfümkomposition kann aus über 300 verschiedenen Duftstof-

fen bestehen), sondern auch durch hierbei nicht selten beobachtete allergologische Phänomene im Sinne angenommener falsch-positiver bzw. falsch-negativer Reaktionen.

- Bei ca. 60% der Fälle mit einfach positiver Reaktion gegenüber dem Duftstoffmix kann in der Testung der Einzelsubstanzen keine positive Testreaktion zugeordnet werden. Bei zwei positiven Reaktionen gegenüber dem Duftstoffmix sind in der Testung der Einzelsubstanzen bei 70% der Fälle positive Reaktionen nachweisbar. Bei 3fach positiver Reaktion im Duftstoffmix sind in der Testung der Einzelsubstanzen bei mehr als 90% der Fälle positive Reaktionen nachweisbar.
- Relevante berufliche Expositionen: Berufsbedingte allergische Kontaktekzeme durch Duftstoffe sind selten und ungewöhnlich, kasuistisch aber in vielen Berufsgruppen beschrieben. Daher ist bei der Einschätzung einer MdE bei berufsbedingter Typ-IV-Sensibilisierung und positiver Reaktion gegenüber den Duftstoffmixen eine Aufschlüsselung der Einzelkomponenten erforderlich.
- Auswirkung einer Allergie: In der Regel „geringgradig“, bei multiplen Duftstoff-Sensibilisierungen bzw. klinisch hochgradiger Sensibilisierung gegenüber einem einzelnen Duftstoff „mittelgradig“. Letztere ist eigens zu begründen. Hinweis für eine entsprechende klinisch hochgradige Sensibilisierung können z.B. ein aerogenes allergisches Ekzem bzw. ein allergisches Ekzem bereits auf Spuren eines einzelnen Duftstoffes sein.
- Duftstoffe sind im Hinblick auf ihre Allergenpotenz sehr heterogen:
  - besonders potente Allergene sind Baummoos absolue, Eichenmoos absolue, Farnesol, Hydroxycitronellal, Ioeugenol, Lyral, Zimtaldehyd.
  - Als weniger bedeutende Allergene eingestuft werden Alpha-Amylzimtalkohol, Benzylcynnamat, Citral, Citronellol, Cumarin, Eugenol, Geraniol, Lilial und Zimtalkohol.
  - Als seltene Sensibilisatoren gelten Alpha-Amylzimtaldehyd, Anisalkohol, Benzylalkohol, Benzylbenzoat, Benzylsalicylat, Linalool, Limonen, Methylheptincarbonat, Methylionon.

**Duftstoffe. Tabelle 1.** DKG Aufschlüsselung des Duftstoff-Mix zur Epikutantestung

| Testsubstanz | Konzentration | Vehikel |
|---|---|---|
| Zimtalkohol | 1% | Vaseline |
| Zimtaldehyd | 1% | Vaseline |
| Eugenol | 1% | Vaseline |
| alpha-Amylzimt-aldehyd | 1% | Vaseline |
| Hydroxycitronellal | 1% | Vaseline |
| Geraniol | 1% | Vaseline |
| Isoeugenol | 1% | Vaseline |
| Eichenmoos absolue | 1% | Vaseline |

**Duftstoffe. Tabelle 2.** DKG Aufschlüsselung des Duftstoff-Mix II zur Epikutantestung

| Testsubstanz | Konzentration | Vehikel |
|---|---|---|
| alpha-Hexylzimtal-dehyd | 10% | Vaseline |
| Citral | 2% | Vaseline |
| Citronellol | 1% | Vaseline |
| Cumarin | 5% | Vaseline |
| Farnesol | 5% | Vaseline |
| Hydroxymethylpen-tylcyclohexencarbox-aldehyd (Lyral) | 5% | Vaseline |

### Hinweis(e)

- Epikutantestung: Duftstoffe kommen in der Standardreihe der Deutschen Kontaktallergie-Gruppe (DKG) der Deutschen Dermatologischen Gesellschaft (DDG) als Duftstoff-Mix 8% in Vaseline und Duftstoff-Mix II 14% in Vaseline zur Testung. Die Epikutantestsubstanz des Duftstoffmixes ist ein Gemisch aus Zimtalkohol, Zimtaldehyd, Eugenol, alpha-Amylzimtaldehyd, Hydroxycitronellal, Geraniol, Isoeugenol und Eichenmoos absolue. Die Epikutantestsubstanz des Duftstoff-Mix II besteht aus alpha-Hexylzimtaldehyd, Citral, Citronellol, Cumarin, Farnesol und Hydroxymethylpentylcyclohexencarboxaldehyd (Lyral).
- Trotz gut standardisierter Testreihen, kann ein beträchtlicher Teil der Duftstoffallergien nur durch Testung der verwendeten Produkte aufgedeckt werden.
- Friseure und in Gesundheitsberufen Tätige zeigen gegenüber Duftstoff-Mixen überdurchschnittlich hohe Sensibilisierungen.
- Im Bäcker- und Konditorhandwerk können Eugenol, Isoeugenol, Zimtaldehyd, Vanillin und Geraniol relevant sein; Arbeiter in der Kosmetikindustrie können gegen die verschiedensten Duftstoffe sensibilisiert sein.
- Bei in der Zahnheilkunde Tätigen besteht ein erhöhtes Expositionsrisiko gegenüber Eugenol (Verwendung in Dentalgrundstoffen und Füllmaterialien, Mundwässern und Antiseptika).
- Wood-cutters disease: Kontaktekzeme gegen Eichenmoosinhaltsstoffe insbes. bei Jägern, Straßenbau- und Eisenbahnarbeitern, Landwirten und Botanikern.
- Bei Automechanikern sind Typ-IV-Sensibilisierungen gegenüber dem Duftstoff Limonen beschrieben (Verwendung in Handwaschpasten, Reinigungs- und Entfettungsmitteln).
- Duftstoffmix ist eines der häufigsten Kontaktallergene bei Ulcus cruris venosum Patienten.

## Dunkelfeldverfahren

### Definition

Mikroskopisches Verfahren mit zentral abgedunkeltem, von der Seite einfallendem Lichtstrahl. Anwendung: Vor allem Vitaldiagnostik der Treponemen bei Syphilis im Reizsekret.

## Duplex-Sonographie

### Definition
Kombination von B-Mode-Sonographie (bildgebende Sonographie) und Dopplerverfahren. Mittels Duplex-Sonographie kann sowohl ein 2-dimensionales Schnittbild als auch die Strömungskurve des untersuchten Gefäßes dargestellt werden. Mittels Farbkodierung lassen sich die Blutströme in den Gefäßen entsprechend ihrer Strömungsrichtung farbig darstellen.

## Dupuytrensche Kontraktur M72.0

### Erstbeschreiber
Plater, 1614; Dupuytren, 1831

### Synonym(e)
Palmarfibromatose; Crispatura tendinuum; Fasciitis palmaris; Dupuytren's disease

### Definition
Umschriebene bindegewebige Induration der Palmaraponeurose mit Beugekontraktur der Finger. Pendant an der Fußsohle Plantarfibromatose (Ledderhose-Syndrom), s.a. Polyfibromatosis. Die ulnaren Finger sind gewöhnlich am stärksten betroffen. Kombination mit Induratio penis plastica (Peyronie-Syndrom) ist möglich.

### Vorkommen/Epidemiologie
Häufung im nordischen Kulturraum (Skandinavien, Norddeutschland).

### Ätiologie
Häufige Ursache sind Traumen. Gehäuft bei Lebererkrankungen, Rauchern mit gleichzeitigem Alkoholkonsum und Dialysepatienten. Z.T. autosomal-dominant vererbt, herabgesetzte Penetranz und variable Expressivität wird angenommen. Pathogenetisch führen erhöhte lokale Produktion von Interleukin-1, basischem Fibroblasten-Wachstumsfaktor und „transforming growth factor beta" zur lokalen Proliferation von Fibroblasten und zur Überproduktion von Kollagen.

### Manifestation
Meist bei älteren Männern. Männer sind im Vergleich mit Frauen 5-10mal häufiger betroffen.

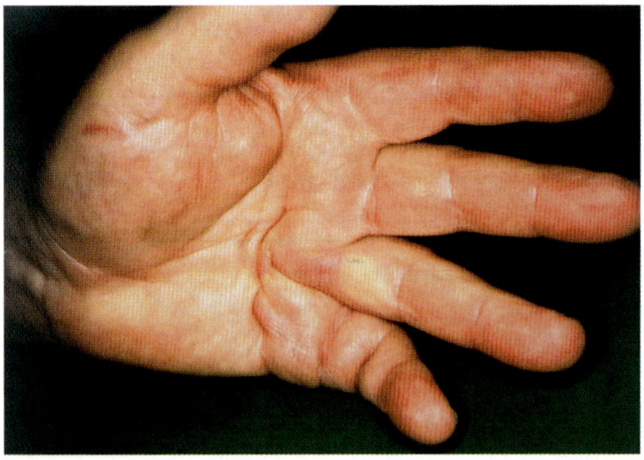

**Dupuytrensche Kontraktur.** Schweregrad IV einer Beugekontraktur von Ringfinger und kleinem Finger.

### Lokalisation
Vor allem Palmaraponeurose; zunächst 4. und 5. Finger.

### Klinisches Bild
In Abhängigkeit von der Ausprägung unterscheidet man 4 Stadien:
- 1. Grad: Umschriebene, palpable Knotenbildungen
- 2. Grad: Beginnende Kontraktur, geringgradige Behinderung der Fingerstreckung im Grundgelenk
- 3. Grad: Streckbehinderung im Mittel- oder im Grundgelenk
- 4. Grad: Zusätzliche Überstreckung im Endgelenk und letztlich Beugekontraktur der Finger

Meist einseitige, seltener doppelseitige druck- oder spontan schmerzhafte knotige Verhärtungen der gelenknahen Palmaraponeurose; Beugekontraktur der ulnaren Finger durch Beziehungen zu anderen Veränderungen im Rahmen der Polyfibromatose (Induratio penis plastica, Fibrosis mammae, Leberzirrhose, „knuckle pads", Morbus Ledderhose).

### Therapie
Behandlung in Abhängigkeit von der Ausprägung durch erfahrenen Handchirurgen.

## Dutasterid

### Definition
Dualer, spezifischer, selektiver Inhibitor (4-Azosteroid) der Enzyme 5-α-Reduktase Typ I und Typ II.

### Wirkungen
- Senkung des Plasmaspiegels von Dihydrotestosteron und in der Prostata innerhalb von 1-2 Wochen um 80-90% (dosisabhängig), nach 1-2 jähriger Therapie um mehr als 90%. Der Testosteronspiegel im Serum steigt geringfügig an (um ca. 20%). Senkung des PSA im Serum um etwa 50%.
- Dutasterid stabilisiert laut Zulassungsstudien den Prozess der androgenetischen Alopezie bei Männern und kann ggf. das Wachstum von neuem Haar induzieren. Eine Wirksamkeit beim bitemporalen Zurückweichen des Haaransatzes („Geheimratsecken") oder beim Haarverlust im Endstadium wurde in Zulassungsstudien nicht untersucht und ist daher nicht belegt.

### Indikation
Benigne Prostatahyperplasie (BPH). Alopecia androgenetica beim Mann (Off-Label-Use).

### Schwangerschaft/Stillzeit
Kontraindiziert in der Schwangerschaft.

> Merke: **Dutasterid kann, wenn es von einer Schwangeren eingenommen wird, zu Fehlbildungen der äußeren Geschlechtsorgane männlicher Feten führen!**

### Dosierung und Art der Anwendung
Erwachsene: 1mal/Tag 0,5 mg p.o.

### Unerwünschte Wirkungen
Impotenz (5-6% der Patienten, verringerte Libido (3% der Patienten), Ejakulationsstörungen (1-2% der Patienten), Gynäkomastie oder schmerzhafte Druckempfindlichkeit der Brust (ca. 1% der Patienten).

### Kontraindikation
Anwendung bei Frauen, Kindern, Jugendlichen und Patienten mit schweren Leberfunktionsstörungen. Überempfindlichkeit gegen Dutasterid oder andere 5-α-Reduktase Hemmer.

### Präparate
Avodart

## DVP-Schema

### Definition
Chemotherapieprotokoll.

### Indikation
Metastasierendes malignes Melanom.

### Durchführung
Therapiezyklus mit:
- Dacarbazin 250 mg/m² KO/Tag i.v., Tag 1-5 oder 800 mg/m² KO/Tag i.v., Tag 1.
- Vindesin 3 mg/m² KO/Tag i.v., Tag 1 oder 1,6 mg/m² KO/Tag i.v., Tag 1-5.
- Cisplatin 100 mg/m² KO/Tag i.v., Tag 1 oder 20 mg/m² KO/Tag i.v., Tag 2-5.

Wiederholung alle 3 Wochen.

## Dyschromie L81.9

### Synonym(e)
Dyschromatose; Dyschromodermie; Dyschromia

### Definition
Insbesondere im angloamerikanischen Schrifttum sehr unterschiedlich definierter Begriff für eine endogen oder exogen bedingte, solitäre oder multiple, lokalisierte, disseminierte oder universelle (diffuse), durch unterschiedlich gefärbte, körpereigene oder körperfremde Pigmente hervorgerufene Farbveränderung der Haut, der Schleimhäute, der Nägel (s.u. Chromonychie) und u.U. der Zähne. Eine melanotische Dyschromie entspricht einer Hyperpigmentierung.

### Einteilung
Je nach Ätiologie kann in melanotische und non-melanotische Dyschromien unterschieden werden. Weitere Klassifizierungen nach Farbe und Herkunft der Pigmente (z.B. Melanin, Schwermetalle, Hämosiderin u.a.) oder Lokalisation sind möglich.
- Generalisierte melanotische Dyschromien:
  - M. Addison
  - Arsen-Intoxikationen
  - Basedow-Erkrankung
  - Cushing-Syndrom
  - Degeneration, hepatolentikuläre (M. Wilson)
  - Dyschromatosis universalis hereditaria
  - Fanconi-Syndrom
  - Karzinoidsyndrom
  - Malignes Melanom, metastasiertes
  - Melanodermatitis toxica
  - Melanoerythrodermien
  - Melanosis diffusa congenita
  - Nelson-Syndrom
  - Zirrhose, biliäre
  - Acanthosis nigricans (Hyperpigmentierungen und flächige Akanthose)
  - Akropigmentation (sogenanntes Spitzenpigment)
  - Akropigmentation (symmetrische)
  - Chloasma
  - Melanosis perioralis et peribuccalis
  - Niereninsuffizienz, chronische terminale
  - Pellagra
  - Multiple endokrine Neoplasie (perianale Hyperpigmentierungen bei familiärer Dickdarmpolypose)
  - Porphyria cutanea tarda
  - Systemische Sklerodermie
  - Riehl-Melanose
  - Zirrhose, biliäre (Chloasma hepaticum)
  - Zytostatika (z.B. Bleomycin, Melanodermia factitia).
- Disseminierte oder umschriebene melanotische Dyschromien:
  - Albright-Syndrom
  - Café au lait Fleck
  - Becker-Naevus
  - Neurofibromatose v. Recklinghausen
  - Lentigo
  - Melanose, transitorische, neonatale, pustulöse
  - Lentiginosen
  - Mongolenfleck
  - Pigmentflecken, palmoplantare
  - Pigmentflecken, prätibiale
  - Incontinentia pigmenti
  - Urticaria pigmentosa
  - Xerodermoid, pigmentiertes.
- Non-melanotische Dyschromien:
  - Dyschromien durch Metallsalze:
    - Amalgam (Mundschleimhaut)
    - Argyrose (Silber)
    - Chrysiasis (Gold)
    - Eisenoxidablagerung im Gewebe nach lokaler Applikation von Eisen-III-chlorid
    - Hämosiderinablagerung durch Hämatome (z.B. Black heel), bei Hämochromatose; Purpura jaune d'ocre, Purpura pigmentosa progressiva

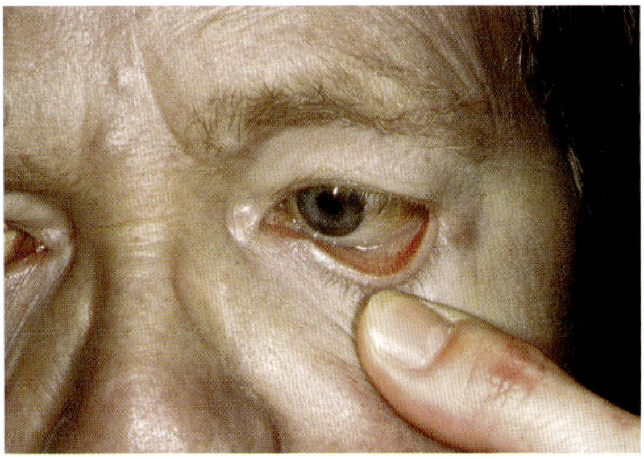

**Dyschromie.** Brauner, universeller glatter, in lichtexponierten Stellen zusätzlich verstärkter Fleck (Dyschromie bei metastasiertem malignem Melanom). 66 Jahre alte Patientin mit bekanntem diffus metastasiertem malignem Melanom. Kürzliche Braunverfärbung der Haut und Schleimhäute (insbesondere der Konjunktiven) bei Progression der Metastasierung. Universelle, grau-braune Verfärbung der Haut. Gelbbraune Verfärbung der Konjunktiven. Braunverfärbung des Urins.

- Hydrargyrose (Quecksilber)
- Wismut.
- Dyschromien durch Medikamente:
  - Amalgam
  - Amiodaron (Dunkelfärbung der Haut)
  - Minocyclin (bei lang dauernder hoch dosierter Einnahme weitgehend reversible blau-schwarze Pigmentierung im Gesicht, an den Unterschenkeln und an der Mundschleimhaut durch eisenhaltiges Pigment)
  - Clofazimin (rötliche bis braun-violette Hautverfärbung).
- Dyschromien durch Stoffwechselprodukte:
  - Amyloidose, makulöse
  - Aurantiasis cutis (Carotin)
  - Hypothyreose (Carotin?)
  - Bilirubin (Ikterus; Bronze-Baby-Syndrom)
  - Ochronose (endogene) - durch Einlagerung von Homogentisinsäure im Gewebe
  - Ochronose, exogene erworbene - durch Anwendung Hydrochinon-haltiger Bleichmittel
  - Niereninsuffizienz, chronische terminale.
- Exogene (umschriebene) Dyschromie:
  - Ochronose, exogene: nach Anwendung von Cremes mit Inhaltsstoffen wie Hydrochinon oder Phenol, die von Farbigen zur Bleichung der Gesichtshaut angewendet werden, kann es zu Pigmenteinlagerungen in die Haut kommen, meist an den Wange.
  - Argentum nitricum (Ätzmittel)
  - Eisen-III-chlorid (Pinselungen zur lokalen Blutstillung)
  - Farbstoffe angewandt zur Lokaldesinfektion (z.B. Kaliumpermanganat, Chinolinol, Fuchsin, Eosin, Methylrosaniliniumchlorid (Gentianaviolett)) oder sonstigen Therapiemaßnahmen (z.B. Dithranol zur Psoriasistherapie).
  - Farbstoffe (angewandt zu kosmetischen Zwecken z.B. Henna)
  - Schmuckstücke (Verfärbungen der Haut an der Kontaktstelle des Schmuckstückes)
  - Tätowierungen (Schmuck- oder Schmutztätowierungen)
  - Siderosen (Rostbildung) der Haut, nach Eindringen von eisenhaltigen Metallsplittern in die Haut.

## Dyschromie, hereditäre, familiäre, fleckige L81.8

### Definition
Autosomal-dominant vererbte Pigmentstörung mit multiplen, unscharf begrenzten, unregelmäßig angeordneten, hyper- und hypopigmentierten Hautbezirken. Gleichzeitig: Weiße Stirnlocke.

### Differenzialdiagnose
Klein-Waardenburg-Syndrom, Vitiligo, Piebaldismus.

### Therapie
Aus kosmetischen Gründen Abdecken der Hautflecken (z.B. Dermacolor) oder Färben der Haare.

## Dyshidrose L30.1

### Erstbeschreiber
Fox, 1873

### Synonym(e)
Dyshidrosis; Dyshidrose-Syndrom; Pompholyx

### Definition
Mit klaren, intraepidermal gelegenen Bläschen an Handflächen und Fußsohlen einhergehendes Krankheitsbild unterschiedlicher Ätiologie. Die klinisch sichtbaren Bläschen sind Ausdruck einer zugrunde liegenden spongiotischen Dermatitis im Bereich der Leistenhaut. S.a. Ekzem, dyshidrotisches.

### Ätiologie
Minimalvariante eines atopischen Ekzems, ggf. auch bei Kontaktekzem, Tinea, auch im Rahmen einer Psoriasis palmaris et plantaris.

### Lokalisation
Fingerseitenkanten (insbesondere bei atopischer Diathese), Handflächen, Fußsohlen.

### Klinisches Bild
Klare, intraepidermal gelegene, kleine, derbe, <1 mm bis zu 2-3 mm große, unterschiedlich stark juckende Bläschen. Eintrocknen und Bildung einer halskrausenartigen Schuppung oder Platzen und Bildung von Erosionen.

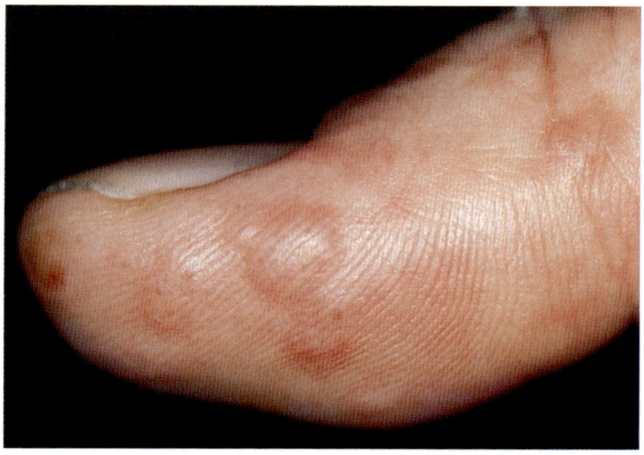

**Dyshidrose.** Multiple, akut aufgetretene, seit 4 Tagen bestehende, 0,1-0,3 cm große, hautfarbene, isolierte aber auch aggregierte, glatte, juckende Bläschen in der Leistenhaut. Schubweiser Verlauf; in den warmen Jahreszeiten verstärkt.

### Histologie
Spongiotische Blasenbildung.

### Diagnose
Mykologie, Epikutantest, Pricktest, IgE.

### Differenzialdiagnose
Pustulosis palmaris et plantaris.

### Therapie allgemein
Behandlung der Grunderkrankung, Meiden auslösender Kontaktallergene, Sanierung einer Tinea, Vermeidung extremer Temperaturen. S.a. Ekzem, dyshidrotisches.

### Externe Therapie
Bei initialen Veränderungen sowie als prophylaktische Maß-

nahme lokale Bäder mit adstringierenden Zusätzen wie synthetischen Gerbstoffen (z.B. Tannolact, Tannosynt). Bei nichtinfektiöser Genese (z.B. atopisches Ekzem, allergisches Kontaktekzem) im akuten Stadium Glukokortikoid-Tinkturen wie 0,1% Triamcinolonacetonid-Tinktur (z.B. Triamgalen Lsg., R265 oder 0,1% Mometason-Lösung (z.B. Ecural) und Umschläge mit gerbenden Zusätzen wie Eichenrindenextrakt oder synthetischen Gerbstoffen (z.B. Tannosynt, Tannolact). Ggf. nach Abklingen der akuten Phase Zinkoxid-Paste mit Bismutgallat R289 im Wechsel mit den gerbstoffhaltigen Bädern. In subakuten Stadien und insbes. bei Vorliegen einer Hyperhidrose kann Leitungswasser-Iontophorese versucht werden. Bei Vorliegen einer colleretteartigen Schuppung Glukokortikoide in Cremegrundlage wie 0,1% Triamcinolonacetonid-Creme (z.B. Delphicort, R259) oder 0,25% Prednicarbat-Creme (z.B. Dermatop), ggf. unter Okklusion.

### Interne Therapie
Bei ausgeprägter Impetiginisation antibiotische Systemtherapie mit Cephalosporinen wie Cefadroxil (z.B. Cedrox) 1mal/Tag 1 g p.o. oder Cefalexin (z.B. Cephalexin-ratiopharm) 1mal/Tag 1 g p.o.

## Dyshidrosis lamellosa sicca L30.12

### Synonym(e)
Exfoliatio manuum areata; Keratolysis exfoliativa

### Definition
Blande chronische Verlaufsform der Dyshidrose mit zahlreichen, feinen, halskrausenartigen Schuppen an Handtellern und Fingerseiten.

### Differenzialdiagnose
Tinea manuum.

### Therapie
Blande pflegende Cremes und Salben wie Asche Basis Salbe, Linola Fett, ggf. mit hydratisierenden Zusätzen wie z.B. 5% Harnstoff-Creme R102 oder Excipial U Lipolotio. Alternativ Handpflegepräparate, z.B. Excipial repair sensitiv oder salicylsäurehaltige (3-5%) Externa. Bei Entwicklung von juckenden Bläschen, s.u. Ekzem, dyshidrotisches.

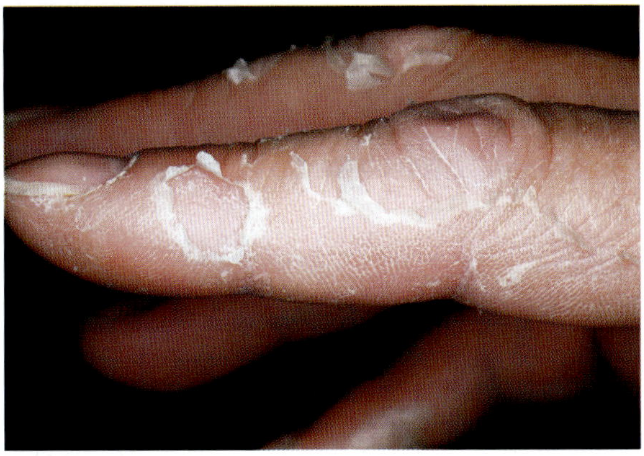

**Dyshidrosis lamellosa sicca.** 32-jährige Patientin mit rezidivierend auftretenden Eruptionen feinster, 0,1-0,2 cm großer, juckender Bläschen. Verstärkt in den Sommermonaten. Nach Sistieren der Schubsymptomatik, Abheilung unter groblamellöser Abschuppung.

## Dyskephaliesyndrom von François Q87.0

### Synonym(e)
Hallermann-Streiff-Syndrom; Hallermann-Syndrom; Dysmorphia mandibulo-oculo-facialis; Ullrich-Fremerey-Dohna-Syndrom

### Definition
Kombination von mandibulärer Hypogenesie mit Katarakt.

### Klinisches Bild
Zirkumskripter herdförmiger Haarausfall an Kopfhaar, Augenbrauen, Wimpern, Bart, Achsel- und Schamhaaren mit verbleibender straffer, atrophischer, trockener Haut. Proportionierter Zwergwuchs, Mikrophthalmus, angeborener Katarakt, Zahnanomalien, Hakennase, Unterkieferhypoplasie, Brachy- oder Skaphokephalie.

### Differenzialdiagnose
Progeria adultorum.

## Dyskeratom, warziges L85.83

### Erstbeschreiber
Szymanski, 1957

### Synonym(e)
Dyskeratoma segregans; Dyskeratoma verrucosum; Dyskeratosis follicularis isolata; Dyskeratosis segregans; Dyskeratoma lymphadenoides; isolierter M. Darier; Dyskeratosis intrafollicularis localisata

### Definition
Meist isoliert auftretender, seltener, benigner Tumor dessen Diagnose ausschließlich histologisch gestellt wird.

### Manifestation
Vor allem 40. bis 65. Lebensjahr.

### Lokalisation
Gesicht, behaarter Kopf. Seltener Extremitäten oder Stamm. Eine Sonderform nehmen Dyskeratome der Mundschleimhaut ein, die v.a. am harten Gaumen, bukkal oder am Alveolarkamm lokalisiert sind.

### Klinisches Bild
Meist isoliert auftretendes, stecknadelkopf- bis erbsgroßes, hautfarbenes bis dunkel pigmentiertes, meist nur flach erhabenes Knötchen mit zentral eingesunkenem hyperkeratotischem Zentrum.

### Histologie
Mäßig exophytischer, scharf begrenzter Tumor mit eingesunkener Oberfläche. Unregelmäßig akanthotisches Epithelband, das von einer kräftigen orthokeratotischen Hornschicht überlagert ist, die von parakeratotischen Streifen durchzogen wird. Auffällig ist eine unregelmäßig auftretende suprabasale Akantholyse, hier finden sich Gruppen abgelöster Epithelien mit eosinophilem Zytoplasma und kondensierten Kernen. In den oberen Epithellagen zahlreiche dyskeratotische Elemente, dichtes lympho-histiozytäres Infiltrat in der Dermis.

### Differenzialdiagnose
- Klinisch: Acanthosis nigricans; seborrhoisches Ekzem
- Histologisch: Keratosis actinica; Pemphigus chronicus benignus familiaris; Pemphigus vegetans; transitorische

akantholytische Dermatose; akantholytisches dyskeratotisches Akanthom; inzidentelle fokale akantholytische Dyskeratose.

### Therapie
Meist histologischer Zufallsbefund. Wenn im Gesunden exzidiert, ist keine weitere Therapie notwendig.

### Prognose
Günstig, jahrelanger Verlauf ohne maligne Entartung.

## Dyskeratose

### Synonym(e)
Dyskeratosis

### Definition
Pathologische, vorzeitige Verhornung individueller Keratinozyten innerhalb des epidermalen Zellverbands. Man unterscheidet histologisch 2 Formen der Dyskeratose:

- Bei der akantholytischen Dyskeratose entstehen runde konzentrische Gebilde, deren Zentrum aus dem homogenen, basophilen, pyknotischen Zellkern besteht, umgeben von einem hellen Hof, der von eosinophilem, dyskeratotischem Material umrahmt ist (sog. Corps ronds). Vorkommen bei Dyskeratosis follicularis, transitorisch akantholytischer Dermatose, warzigem Dyskeratom, selten beim Pemphigus chronicus benignus familiaris.
- Bei der neoplastischen Dyskeratose (sog. individuelle Keratinisierung) entstehen homogene, eosinophile, ca. 10 μm große, rundliche Körperchen, die nur teilweise Reste des Zellkerns enthalten. Vorkommen bei M. Bowen, Keratosis actinica, spinozellulärem Karzinom, Keratoakanthom und Verruca seborrhoica. In jedem Fall ist die Dyskeratose ein Zeichen eines unerwartet frühen, jedoch langsamen Zelltodes von Keratinozyten (Apoptose). Keratinozyten, die rasch absterben, haben keine Zeit zu verhornen. Beispielhaft ist das normale korbgeflechtartige Stratum corneum über nekrotischen Keratinozyten z.B. beim Erythema exsudativum multiforme und fixen Arzneimittelreaktionen. Da langsam absterbende Keratinozyten abnorm verhornen, ist das überlagernde Stratum corneum parakeratotisch (M. Bowen) oder kompakt orthokeratotisch (Lichen planus).

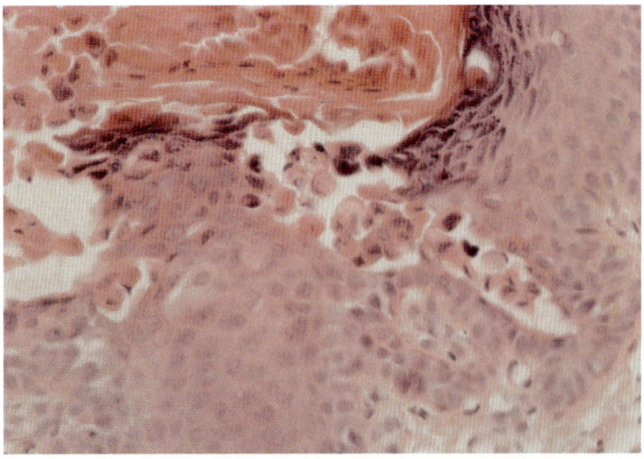

**Dyskeratose.** Links im Bild an der Epitheloberfläche sind dyskeratotische Zellen (Corps ronds) erkennbar, rechts ein Haufen akantholytischer Zellen, die das Oberflächenepithel streifenförmig durchsetzen.

## Dyskeratose, hereditäre, benigne intraepitheliale

Q82.8

### Erstbeschreiber
von Sallmann, 1959; Witkop, 1960

### Synonym(e)
Witkop-von-Sallmann-Syndrom

### Definition
Seltene intraepitheliale Dyskeratose der Mundschleimhaut oder des Auges.

### Vorkommen/Epidemiologie
Ursprünglich nur bei Haliwa-Indianern und deren Nachkommen (North Carolina, USA) beschrieben. In den letzten Jahren auch vereinzelt in anderen Teilen der USA sowie Europa aufgetreten.

### Ätiologie
Autosomal-dominant vererbte Mutationen (Duplikationen) des HBID-Gens (hereditäres benignes intraepitheliales Dyskeratose-Gen), das auf dem Chromosom 4q35 lokalisiert ist.

### Klinisches Bild
Exazerbation meist im Frühling, Normalisierung des Befundes meist im Spätsommer/Herbst.

- Integument: Weiche, weiße, schwammige Auflagerungen und Falten der Mundschleimhaut an Wangen, Lippen, Mundboden, Zungenunterseite und -seitenkanten, weniger an Zahnfleisch und Gaumen. Leicht abkratzbare Oberflächenbeläge, keine saisonale Abhängigkeit. Klinisches Bild der Mundschleimhaut sehr ähnlich dem weißen Schleimhautnaevus.
- Augen: Gelatinöse weißliche Auflagerungen der perilimbischen Conjunctiva bulbi mit konjunktivaler Injektion, Blepharospasmus und Photophobie (insbes. bei Kindern). Teilweise auch Pterygium-artige Veränderungen der Bindehaut.

### Histologie
Epithel der Mundschleimhaut verbreitert mit großen vakuolisierten Zellen im Stratum spinosum, die dyskeratotische Zellen enthalten.

### Therapie
Augenärztliche und zahnärztliche Behandlung steht im Vordergrund.

## Dyskeratose, inzidentelle, fokale, akantholytische

Q82.8

### Definition
Histologisches Reaktionsmuster, das sich als Zufallsbefund bei verschiedenen Erkrankungen darstellt, gekennzeichnet durch suprabasale Akantholyse, Dyskeratosen, Hyperkeratose mit fokaler meist schlotförmiger Parakeratose sowie (inkonstant) einem begleitenden lympho-histiozytären dermalen Infiltrat.

### Einteilung
Das Auftreten ist u.a. beschrieben bei/als:

- Keratosis actinica
- Warziges Dyskeratom

- Pemphigus chronicus benignus familiaris
- Pemphigus vegetans
- Transitorische akantholytische Dermatose
- Akantholytisches dyskeratotisches Akanthom
- Inzidentelle fokale akantholytische Dyskeratose
- Zufallsbefund in klinisch normaler Haut
- Zufallsbefund bei verschiedenen neoplastischen und entzündlichen Dermatosen.

## Dyskeratosis congenita Q82.8

### Erstbeschreiber
Zinsser, 1910; Cole, 1930

### Synonym(e)
Zinsser-Cole-Engman-Syndrom; Polydysplasia ectodermica-Typ Cole-Rauschkolb-Toomey; kongenitale Dyskeratose; Atrophia cutis reticularis cum pigmentatione; Dystrophia unguium et leukoplakia oris

### Definition
Seltene, hereditäre Genodermatose mit vorzeitiger Alterung, die neben schweren systemischen Beteiligungen (neurologische, gastrointestinale, dentale, ophthalmologische, pulmologische und skelettale Veränderungen) durch die Trias aus Hypo- oder Hyperpigmentierung, Onychodystrophie (bereits vor dem 5. Lebensjahr beginnend) und Leukoplakien gekennzeichnet ist. Die Inzidenz von Malignomen ist bei diesen Patienten erhöht.

### Ätiologie
Autosomal-dominante, autosomal-rezessive sowie X-chromosomal-rezessive Vererbung sind beschrieben. Autosomal-dominant vererbt werden Mutationen des Human Telomerase RNA Gens (hTR). X-chromosomal-rezessiv vererbt werden Mutationen des Dyskerin (DKC1) Gens, die auf dem Genlokus Xq28 kartiert sind. Die die Krankheit bestimmende Funktionsstörung des Dyskerins scheint über eine Interaktion mit der Telomerase zu damit verbundenen Telomerverkürzungen, zu einem Telomererhaltungsdefekt und daraus resultierendem Proliferationsarrest zu führen. Dies würde die Hemmung der hochproliferativen Gewebe Haut und Knochenmark erklären.

### Manifestation
V.a. 5.-10. Lebensjahr auftretend, fast ausschließlich beim männlichen Geschlecht. Selten sind Spätmanifestationen jenseits des 30. Lebensjahrs.

### Klinisches Bild
- Als Frühsymptom kann es zu Tränenträufeln und Konjunktivitis kommen. Kennzeichnend ist die Trias:
  - Chronische Paronychien, Nageldystrophien bis zum vollständigen Verlust der Nägel.
  - Weißliche Verdickung, Leukokeratose der Mundschleimhaut, selten auch der Anal-, Vaginal- und Urethralschleimhaut.
  - Ausgedehnte Areale mit netzförmiger Hyperpigmentierung und Rötung, Teleangiektasien, diffuse Atrophie der Haut, Anetodermie-artige Herde ähnlich der Poikilodermia vascularis atrophicans.
- Zusätzlich können eine palmoplantare Hyperkeratose und Hyperhidrose, eine Obstruktion der Tränenkanalöffnungen sowie häufig Blasenbildungen im Mund und an der Haut beobachtet werden.
- Begleitsymptome: Gehäuft Erkrankungen des hämatopoetischen Systems, z.B. Neutropenie. S.a. Fanconi-Zinsser-Syndrom. Ausbildung von Poikilodermie, Ektropium, Tränenträufeln, Konjunktivitis, Perlèche, Analfissuren, Urethralfissuren mit partiellem Verschluss des Orifiziums. Weitere Missbildungen an Augen, Knochen, Gelenken, Herz, Gefäßen oder Darm sind möglich.

### Labor
Häufig Panzytopenie mit Leukopenie, Anämie, Thrombozytopenie. Ggf. unreife Vorläuferzellen im Differenzialblutbild.

### Histologie
In Bereichen der Hyperpigmentierung Melanophagen, milde oder fehlende Epidermisatrophie und entzündliches Infiltrat im oberen Korium.

### Diagnose
Molekulargenetische Analyse, ggf. Pränataldiagnostik, Klinik, Knochenmarksausstrich, Differenzialblutbild, radiologische Diagnostik im Bereich von Wachstumsstörungen.

### Differenzialdiagnose
Pachyonychia congenita, Incontinentia pigmenti, andere Erkrankungen mit Poikilodermie, z.B. Graft-versus-host-reaction, Rothmund-Thomson-Syndrom, Fanconi-Anämie.

### Therapie
Symptomatische Therapie der Komplikationen. Frühzeitige Diagnose ist wichtig, um Infektionen und Karzinome (insbes. im Schleimhautbereich) frühzeitig zu erkennen und zu behandeln bzw. zu überwachen. Engmaschige Überwachung! Bei den 50% der Patienten mit Knochenmarksveränderungen ggf. allogene Stammzelltransplantation. Begrenzte Therapieerfolge durch experimentelle Therapieansätze mit humanem Granulozyten-Makrophagen-Kolonie-stimulierendem Faktor (z.B. Molgramostim).

### Prognose
Ungünstig. Die Lebenserwartung ist eingeschränkt (durchschnittlich 24 Jahre), der Verlauf ist progredient. Häufig progressives Knochenmarksversagen (hieran versterben etwa 60-70% der Patienten) sowie Karzinomentwicklung im Bereich der Schleimhautveränderungen.

## Dyskeratosis follicularis Q82.8

### Erstbeschreiber
Darier, 1889; White, 1889

### Synonym(e)
Darier-Krankheit; Porospermosis follicularis vegetans; Porospermosis cutanea; Keratosis vegetans; Dyskeratosis follicularis vegetans

### Definition
Seltene, hereditäre Genodermatose mit gestörter Keratinisierung insbes. in seborrhoischen Arealen sowie Nageldeformationen.

### Vorkommen/Epidemiologie
Familiäre Häufung. Prävalenz (Dänemark): 1/50.000-100.000 Einwohner; 1/36.000 (England). Inzidenz: 4/1 Million Einwohner/10 Jahre. Die Expression des Krankheitsbildes ist in Darier-Familien sehr unterschiedlich.

## Ätiologie

Autosomal-dominant vererbte Mutationen des ATP2A2 Gens, das auf dem Chromosom 12q23-24 kartiert ist. Das ATP2A2 Gen kodiert die Kalzium-pumpende ATPase (auch bekannt als SERCA2 = sarco(endo)plasmic reticulum Ca2+-ATPase 2) im sarco- und endoplasmatischen Retikulum. Mutationen des Gens führen zu fehlerhafter Enzymbildung und sekundär zur inadäquaten Auffüllung der Kalzium-Speicher des endoplasmatischen Retikulums. Hieraus resultiert die Expression veränderter, Kalzium-abhängiger Adhäsionsmoleküle (desmosomale Cadherine). Diese Proteine sind für Adhäsionsprozesse epithelialer Zellen notwendig. Ihre gestörte biologische Funktion führt zum Verlust der Adhäsion, zur Akantholyse und zur Apoptose der Keratinozyten.

## Manifestation

Meist bei Kindern, gehäuft peripubertär auftretend. Bei etwa 70% der Patienten beginnt die Erkrankung zwischen dem 6. und 20. Lebensjahr mit einem Erkrankungsgipfel während der Pubertät. Sie verläuft typischerweise in Schüben mit Phasen weitgehender Erscheinungsarmut. Vollständige Remissionen sind selten.

## Lokalisation

Vor allem seborrhoische Zonen des Gesichtes und des Stammes, behaarter Kopf, Anogenitalregion, Palmae, Plantae und Nägel. Schleimhautläsionen (in erster Linie am harten Gaumen) werden bei etwa 15% der Patienten gefunden. Vereinzelt in belichteten Arealen verstärkt auftretend! Selten entlang der Blaschko-Linien angeordnet (im anglo-amerikanischen Schrifttum als „segmental Darier's disease“ bezeichnet).

## Klinisches Bild

- Zunächst glasstecknadelkopfgroße, isoliert stehende, rötliche bis bräunliche, meist nicht follikuläre Papeln (Namensgebung fehlerhaft). Braune, fest haftende Keratosen konfluieren zu beetartigen, verrukösen oder auch mazerierten Flächen. Die betroffenen Areale weisen einen schmutzig-bräunlichen Aspekt auf; meist unangenehmer Körpergeruch. Die Patienten erscheinen ungepflegt. Gelegentlich starker Juckreiz. Die Hautveränderungen sind nicht selten lichtprovozierbar (Auftreten im Bereich der belichteten Areale). Triggerung auch durch Hitze und Schwitzen.
- Charakteristische rundliche oder bizarr konfigurierte Unterbrechungen der Papillarlinien an Handtellern und Fußsohlen („Pits“). Diese weiten sich manchmal zu Grübchen mit Hyperkeratosen aus. Daneben finden sich an Handflächen und/oder Fußsohlen isolierte oder aggregierte 3-5 mm große, gelb-bräunliche Hornpapeln. Seltener sind hier flächenhafte Keratodermien.
- Typische Papeln an Wangenschleimhaut, Gaumen, Ösophagusschleimhaut, Enddarm- und Genitalschleimhäuten. Kleinfleckige, oft an die Follikelmündung gebundene Leukoderme.
- Die Hand- und Fußnägel zeigen rillenförmige Dystrophien, auch longitudinale Erythronychien mit sägezahnartigem Rand.
- Auch zystische Knochenveränderungen, ggf. schizoide Wesenszüge.
- Klinische Sonderformen:
  - Vesikulös-bullöse Varianten: V.a. bei Fieber und starkem Schwitzen; Erweiterung der suprabasalen Spaltbildungen zu intrapithelialen Blasen.
  - Intertriginöse akantholytische Dyskeratose: Invers lokalisierte (Leiste, submammär, Genitale) papulöse Hautveränderungen mit histologischen Merkmalen der Dyskeratosis follicularis.
  - Unilateraler, zosteriformer Darier: Striär, in den Blaschko-Linien angeordnete Papeln mit dem klinischen und histologischen Aspekt des M. Darier (s.u. Mosaik, kutanes).
  - Aktinische Komedonen: Komedonenbildung in aktinisch exponierter Haut, die Zeichen der fokalen akantholytischen Dyskeratose aufweisen.
  - Akrale verruciforme Papeln: Disseminierte, flache Papeln an Hand- und Fußrücken. Histologisch Zeichen der akantholytischen Dyskeratose.

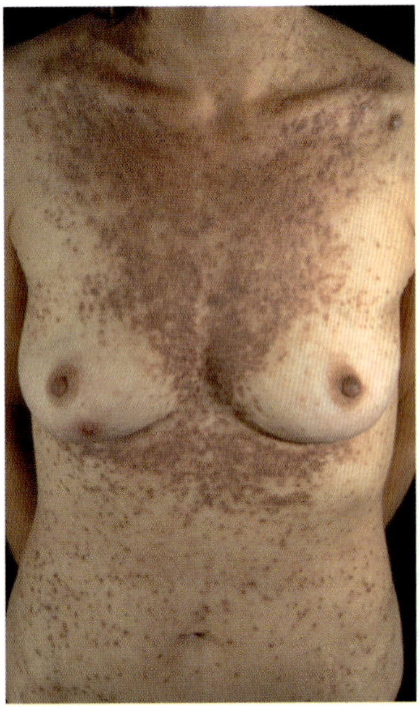

**Dyskeratosis follicularis.** Teils locker disseminierte, teils gruppiert stehende, teils aggregierte (Sternalbereich), braun-rote Papeln und Plaques bei einer 52 Jahre alten Patientin, die seit frühester Kindheit an „ekzematösen“ Veränderungen in den seborrhoischen Zonen litt. Deutlicher Juckreiz, verstärkter Körpergeruch. Eine über mehrere Wochen einsetzende Verschlechterung der Erkrankung führte zu diesem Hautzustand, mit Nachweis von Candida spp. und Staph. aureus in Abstrichen.

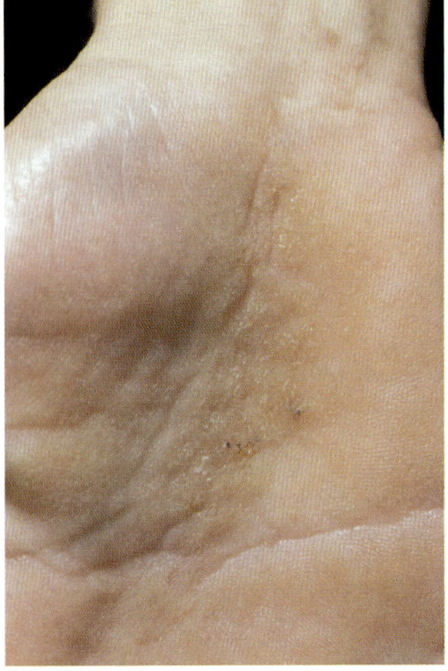

**Dyskeratosis follicularis.** Befall der Handflächen. In zentralen Bereichen des Handtellers flächenhafte gelbliche Keratosen, am Daumenballen etwa stecknadelkopfgroße, glasige Papeln.

### Histologie

- Mäßige bis deutliche Akanthose, mit Hyperkeratose und fokaler, meist säulenförmiger Parakeratose. Meist deutlich hervortretende suprabasale Spaltbildung. Im Stratum spinosum und granulosum dyskeratotische Elemente. Diese aus dem Zellverband isolierten abgerundeten Keratinozyten werden als „corps rond" bezeichnet. Darüber Entwicklung einer säulenförmigen Parakeratosezone mit einzelnen dyskeratotischen Zellen (grains).
- Elektronenmikroskopie: Fehlen oder stark verminderte Anzahl von Desmosomen, Störungen des Desmosom-Keratinfaseransatzes an den Desmosomen sowie perinukleäre Aggregate von Intermediärfilamenten (Keratin).

### Diagnose

Klinik, Histologie.

### Differenzialdiagnose

Keratosis actinica; warziges Dyskeratom; Acanthosis nigricans; Pemphigus chronicus benignus familiaris; Pemphigus vegetans; hyperkeratotische Naevi; seborrhoisches Ekzem; Transitorische akantholytische Dermatose; akantholytisches dyskeratotisches Akanthom; inzidentelle fokale akantholytische Dyskeratose.

### Komplikation

Bakterielle oder mykotische Sekundärinfektionen. Seltener sind generalisierte Herpes simplex-Infektionen.

### Therapie allgemein

Sonnenlichtkarenz und Prophylaxe mit Lichtschutzmitteln bzw. Tragen dicht gewebter Kleidung (z.B. Baumwollbekleidung). Desinfizierende Hautreinigung.

### Externe Therapie

- In leichten Fällen externe Behandlung mit keratolytischen Externa wie 0,05-0,1% Vitamin A-Säure-Creme/Gel (z.B. Isotrex Creme o. Gel; Cordes VAS Creme, **R256**), 3-5% Salicylsäure-haltige Externa (z.B. Salicylvaseline Lichtenstein, Squamasol Gel, **R222**) und pflegende hydratisierende Präparate mit 2-10% Harnstoff (z.B. Excipial U Lipo-Lotio, Eucerin 5% Urea Creme, **R104 R102**).
- Bei beginnender Superinfektion Körperpflege mit desinfizierenden Seifen (z.B. Betaisodona Waschlösungen), Bäder mit Kaliumpermanganat (hellrosa). Durch umschriebene Therapie (<7 cm²) mit 5-Fluorouracil (z.B. Efudix, alle 2 Tage über 1-2 Wochen) kann an exponierten Stellen eine für Wochen bis Monate anhaltende Remission erreicht werden.
- In schweren Fällen ist externe Therapie i.d.R. wenig hilfreich, externe Retinoide können in solchen Fällen teilweise zu unangenehmen Hautreizungen führen.

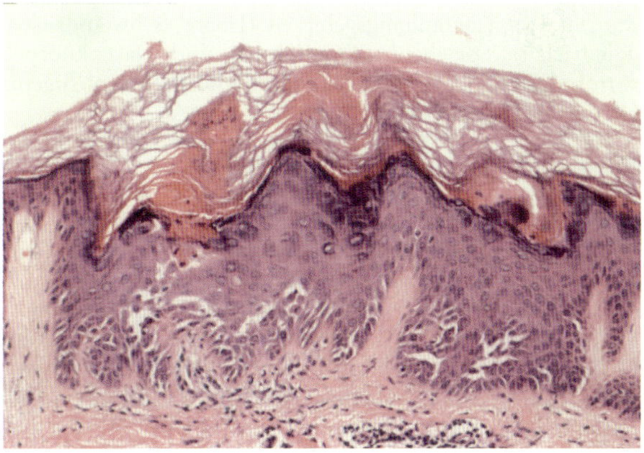

**Dyskeratosis follicularis.** Hyperplastische Epidermis mit dyskeratotischen Zellen sowie akantholytischer Spaltbildung in den unteren Epithelbezirken. Enorme Orthohyperkeratose mit fokalen, eosinophilen Parakeratosekegeln.

### Interne Therapie

In schweren Fällen systemische Gabe von Acitretin (Neotigason) initial 10-20 mg/Tag p.o. bis zur deutlichen Befundverbesserung, Erhaltungsdosis: <5 mg/Tag in Abhängigkeit vom klinischen Resultat. Mit Absetzen von Acitretin flammen die Hauterscheinungen wieder auf. Nur bei stark entzündlicher, ekzematöser Komponente kurzfristige Gabe systemischer Glukokortikoide wie Prednisolon (z.B. Decortin H) 100-150 mg/Tag und anschließende rasche Dosisreduktion. Bei Superinfektion Antibiose nach Antibiogramm.

### Operative Therapie

Dermabrasio führt in einigen Fällen zu Wochen bis Monate dauernder Besserung (insbes. bei verrukösen Formen). Bei umschriebenen Veränderungen (insbes. bei axillärem Befall) kommt Exzision mit Spalthauttransplantation infrage.

### Hinweis(e)

Die Erkrankung verschlimmert sich häufig im Sommer. Durch UV-Bestrahlungen können Darier-Läsionen in nichtinvolvierter Haut provoziert werden. Auch Lithium kann Hauterscheinungen provozieren.

## Dysmorphophobie F22.8

### Definition

Bei der Dysmorphobophie oder auch der „körperdysmorphen Störung" handelt es sich um eine exzessive Beschäftigung mit einem vermuteten Mangel oder einer Entstellung des körperlichen Aussehens. Dieser Mangel ist meist eingebildet. Wenn tatsächlich eine leichte körperliche Anomalie vorliegt ist die Sorge der betroffenen Person exzessiv übertrieben. Diese krankhafte Einstellung zu vorhandenen oder imaginierten körperlichen Problemen führt zu nachhaltigen sozialen, beruflichen und sonstigen Beeinträchtigungen (s.u. somatoforme Störungen).

### Vorkommen/Epidemiologie

Da sich das Leiden auf verschiedene medizinische Disziplinen verteilt und dort nicht immer als psychische Störung erkannt wird, gibt es keine verlässlichen Daten.

### Manifestation

Leichtes Überwiegen des weiblichen Geschlechts. Betroffen sind eher jüngere Jahrgänge, nicht selten schon Jugendliche.

### Diagnose

Charakteristische Persönlichkeitszüge bei körperdysmorphen Störungen:

- tiefgehende Minderwertigkeitsgefühle
- Sensitivität mit depressiver Neigung
- narzisstische („selbstverliebte") Überschätzung der eigenen Person
- übertriebene Selbstbeobachtung
- übersteigerte Normvorstellungen
- idealisierter Schönheitsbegriff
- überzogene Introversions-Neigung („Innenschau")
- krankhafte Scheu

- Kommunikationsschwäche
- Beziehungsstörungen.

### Therapie
Im Allgemeinen werden Fachärzte mit dieser Störung konfrontiert, also Dermatologen, HNO und Zahnärzte, Ärzte für ästhetische Medizin u.a. Durch einfühlsames Verstehen und geduldiges Eingehen auf die scheinbar skurrile Problematik kann der Boden für eine unerlässliche psychotherapeutische Behandlung (Gesprächspsychotherapie, insbesondere kognitiv-verhaltenstherapeutisch oder tiefenpsychologisch-analytisch) bereitet werden.

### Hinweis(e)
Die Namensgebung wurde abgeleitet von „dys" (= un-, miss-), „morphe" (= Gestalt, äußere Erscheinung) sowie „phobios" (= Furcht, Angst, Scheu).

## Dysostosis mandibulofacialis
Q87.0

### Erstbeschreiber
Berry, 1889; Franceschetti, 1944

### Synonym(e)
Berry-Syndrom; Franceschetti-Syndrom; Thomson-Komplex; Treacher-Collins-Syndrom; Franceschetti-Zwahlen-Syndrom; Franceschetti(-Zwahlen-Klein)-Syndrom

### Definition
Autosomal-dominant vererbte, auch sporadisch vorkommende Missbildung mit antimongoloiden Lidspalten, Unterkieferhypoplasie, evtl. Lidkolobom, Fehlen der Meibomschen Drüsen, Oberkieferhypoplasie, kleinen Kieferhöhlen, hohem Gaumen, Ohrmuscheldysplasie, Gehörgangsatresie und Taubheit.

### Ätiologie
Autosomal-dominanter Erbgang mit vollständiger Penetranz und variabler Expressivität von Mutationen des Treacher Collins-Franceschetti syndrome 1 Gens (TCOF1 Gen; Genlokus: 5q32-q33.1).

### Klinisches Bild
Antimongoloide Lidspalten; Abknickung des Unterlidrandes in der äußeren Hälfte mit mehr oder minder deutlichem Kolobom. Fehlen der Meibom-Drüsen; Atrichie; flacher Stirn-Nasen-Winkel; Nase oft vogelschnabelartig geformt; Hypo- oder Aplasie des Jochbeinbogens. Hypoplasie der Maxilla mit kleinen Kieferhöhlen, dadurch eingesunkene Wangen; verschieden schwere Reduktionsfehlbildungen des äußeren Ohres, evtl. mit Gehörgangsstenose oder -atresie; dadurch Schallleitungsstörung bis Taubheit. Zahnstellungsanomalien mit offenem Biss; Fisteln und/oder Hautanhängsel zwischen Ohren und Mundwinkeln; Hypertrichose von den Schläfen in die Wangen hinein.

## Dyspareunie

### Synonym(e)
Algopareunie

### Definition
Sexuelle Funktionsstörung, die sich durch Schmerzen beim Geschlechtsverkehr äußert.

### Allgemeine Information
Die sowohl bei Mann als auch Frau auftretende Störung kann durch vielfältige psychische oder organische Ursachen bedingt sein, z.B. durch mechanische, entzündliche oder infektiöse Genese (vaginale Stenosen, Lichen planus vulvae, Gonorrhoe).

## Dysplasie

### Definition
Histologische Bezeichnung für das unregelmäßige Erscheinungsbild einer Zelle ohne Vorliegen einer Atypie.

## Dysplasie, angeborene ektodermale des Gesichtes
Q82.8

### Synonym(e)
Hereditärer symmetrischer Naevus aplasticus

### Definition
Wahrscheinlich autosomal-dominant vererbte Missbildung mit eingesunkenen, runden und streifigen, narbenähnlichen Hautatrophien im Bereich des behaarten Kopfes mit Fehlen der Haare im Herdbereich. Nebenbefunde: Tief reichende Stirn-Haar-Grenze, breite, flache Nasenwurzel, Rarefizierung der lateralen Augenbrauen.

## Dysplasie, anhidrotische ektodermale
Q82.4

### Erstbeschreiber
Darwin, 1875; Christ, 1913; Touraine, 1936; Siemens, 1937

### Synonym(e)
Anhidrosis hypotrichotica; hypohidrotische ektodermale Dysplasie; ektodermale kongenitale Dysplasie; ektodermale Dysplasie; Christ-Siemens-Syndrom; Anhidrosis congenita; Polydysplasie ectodermique; Guilford-Syndrom; Jacquetsches Syndrom; Christ-Siemens-Touraine-Syndrom; ektodermale Dysplasie, geschlechtsgebundene Form; HED

### Definition
Gruppe unterschiedlicher phänotypisch weitgehend identischer hereditärer Krankheitsbilder mit kongenitalen Fehlbildungen von Hautanhangsgebilden (Haare, Schweißdrüsen, Talgdrüsen), Speicheldrüsen, Zähnen und Nasenknorpel, verminderter zellulärer Immunität bei normaler Intelligenz. Häufigste Form der ektodermalen Dysplasien.

### Ätiologie
X-chromosomal-rezessiv vererbte Mutationen der Gene XL-HED, EDA und ED1, die auf dem Genlokus Xq12-q13.1 kartieren. Inzwischen sind über 53 Mutationen der EDA-Gens beschrieben worden. Das EDA-Gen kodiert Ectodysplasin-A, ein Protein aus der Familie der Tumornekrosefaktor-α Liganden, dem eine Rolle bei der Interaktion zwischen Epithel und Mesenchym und speziell bei der Entwicklungskontrolle und Differenzierung der Hautanhangsgebilde zugeschrieben wird. Varianten des Syndroms werden autosomal dominant und autosomal rezessiv vererbt.

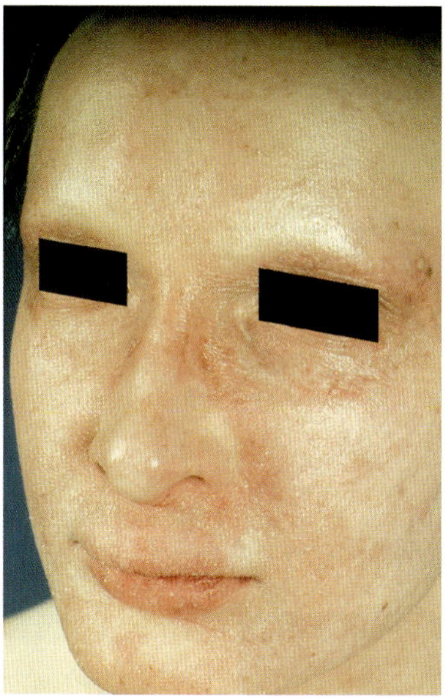

**Dysplasie, anhidrotische ektodermale.** Ichthyosiforme Hautveränderungen im Gesicht, Fehlen der Haare im Bereich der Augenbrauen und Wimpern.

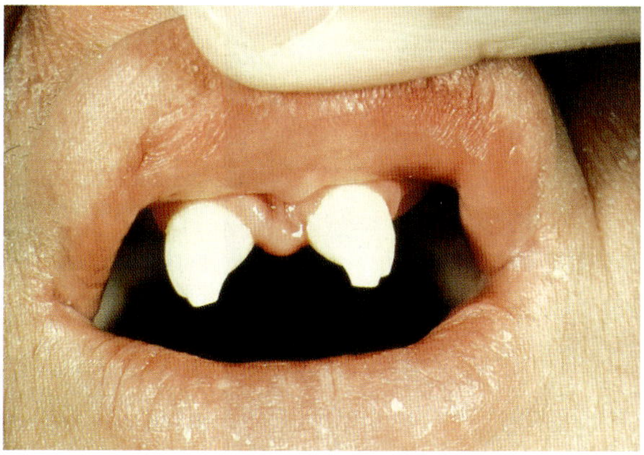

**Dysplasie, anhidrotische ektodermale.** Konisch-hypoplastische Zähne neben ausgedehnten Zahnlücken infolge fehlender Zähne.

### Manifestation

Ab Geburt. Die volle Ausprägung der Erkrankung zeigt sich i.d.R. nur beim männlichen Geschlecht.

### Klinisches Bild

- Generalisierte Hypotrichose: Spärliches Kopfhaar, Fehlen der Augenbrauen und Wimpern sowie der Achsel- und Pubesbehaarung. Hypohidrose bis Anhidrose, demzufolge Hitzeintoleranz. Neigung zur Ekzematisation durch verminderte Talgsekretion, ichthyosiforme Hautbeschaffenheit (Ichthyosis). Gehäuft dünne, brüchige, gerillte Nägel. Anodontie bzw. Hypodontie (fehlende oder konisch-hypoplastische Zähne). Flacher Nasenrücken, wulstige Lippen, Olympierstirn. Möglicherweise Augenstörungen, neurolabyrinthäre Störungen, Ozaena, Hypo- und Dysmastien. Geistige und sonstige körperliche Entwicklung normal.
- Sondertyp: Verbunden mit Follikel- und Palmoplantarkeratosen und zentrofazialer Lentiginose. Tendenz zu Mittelohrentzündungen und chronischen Rhinitiden und Bronchitiden. Weibliche Konduktorinnen zeigen arealweise fehlende Schweißdrüsen und gelegentlich eine Hypoplasie der Mamillen und Reduktion von Zahnanlagen. Selten verminderte Intelligenz, evtl. bedingt durch Hyperthermie in der Kindheit.

### Diagnose

Pränatale Diagnose hemizygoter männlicher Feten entweder auf die gleiche Weise (ab 10. Schwangerschaftswoche durch Chorionbiopsie) oder durch Nachweis des Fehlens der Schweißdrüsen in der fetalen Haut nach fetoskopischer Biopsie. Außerdem meist milde Zahnanomalien bei Konduktorinnen, die auch im Schweißtest erkannt werden können.

### Differenzialdiagnose

Syphilis connata, atopisches Ekzem.

### Therapie

- Symptomatisch. Wichtig ist die Abklärung der Begleitsymptomatik (z.B. Augen). Meiden extremer Temperaturen und exsikkierender Maßnahmen wie langes und warmes Duschen, heiße Bäder u.ä. Blande Pflege mit fettenden Externa.
- Bei ausgepägter Anhidrose können zu fette Salben als unangenehm empfunden werden. Hier bewähren sich Cremes wie Ungt. emulsif. aq., 2-10% Harnstoff-haltige Cremes **R102** bzw. -Salben (z.B. Basodexan S Salbe, Eucerin 5% Urea Creme). Zahnärztliche Überwachung.

### Hinweis(e)

Bei einer Zweitschwangerschaft liegt das Risiko für einen männlichen Foetus an einer anhidrotischen ektodermalen Dysplasie zu erkranken bei 50%.

## Dysplasie, chondroektodermale Q82.8

### Definition

Sehr seltenes, autosomal-rezessiv vererbtes Syndrom mit Dysplasien der Abkömmlinge des Ektoderms und Mesoderms. Klinisch zeigt sich Polydaktylie, gelegentlich Syndaktylie an den unteren Extremitäten, missgestaltete Fingernägel: Nagelplatte oft nur andeutungsweise angelegt, auch Anonychie, Klein- oder Zwergwuchs wie bei Chondrodystrophie: Verkürzung der langen Röhrenknochen, Deformierung der distalen und proximalen Epiphysen, Mikrocheilie, begrenzt auf das Mittelstück der Oberlippe, Fehlen der oberen äußeren Schneidezähne u.a.

### Differenzialdiagnose

Chondrodysplasia calcificans congenita.

### Therapie

Symptomatisch, ggf. operative Korrekturen.

## Dysplasie, ektodermale Q82.8

### Synonym(e)

Ektodermaldysplasie (Weech); ectodermal dysplasia; tricho-odonto-onycho-dyshidrotic syndromes; oro-facial-digital syndromes; oculo-dento-digital dysplasia

### Definition

Große, heterogene Gruppe von mehr als 100 Erkrankungen mit kombinierten Defekten der Haar-, Zahn-, Nagel- und Schweißdrüsenanlage, also verschiedenartiger Entwicklungsstörungen der Strukturen, die sich vom Ektoderm ableiten. Außerdem können mesodermale und endodermale Zeichen sowie Störungen der Organogenese vorhanden sein. Die beiden klassischen Formen sind anhidrotische ektodermale Dysplasie und hidrotische ektodermale Dysplasie.

### Einteilung

Zu den Ektodermaldysplasien gehören z.B.:

- Bart-Pumphrey-Syndrom
- Berlin-Syndrom
- CHANDS-Syndrom
- Chondroektodermale Dysplasie
- Coffin-Lowry-Syndrom
- Coffin-Siris-Syndrom
- Dysplasie, anhidrotische ektodermale
- Dysplasie, hidrotische ektodermale
- EEC-Syndrom
- Greither-Syndrom
- Hay-Wells-Syndrom (AEC-Symdrom = Ankyloblepharon-Ektodermaldysplasie-Clefting-Syndrom)
- Oro-fazio-digitales Syndrom
- Tricho-dento-ossäres Syndrom
- Tricho-rhino-phalangeales Syndrom
- Witkop-Syndrom (Haar-Zahn-Syndrom).

### Ätiologie

Autosomal-dominante, -rezessive sowie X-gebundene Erbgänge sind für die verschiedenen Syndrome beschrieben.

### Klinisches Bild

Je nach Krankheit treten bei Dysplasien u.a. auf:

- Pili torti
- Hypotrichose
- Anodontie, Hypodontie, Schmelzdefekte
- Anonychie, Onychodystrophie, Onychodysplasie, Onycholyse , Koilonychie
- Hyperhidrose oder Hypohidrose
- Anhidrose mit Fieber nach Anstrengung, Sonneneinwirkung oder heißem Essen
- Ichthyosis acquisita (Pseudoichthyosen)
- Gesichtsdysmorphie, Hand-, Fuß- und Fingerdeformitäten (Polydaktylie /Syndaktylie), Minderwuchs, Lippen-, Kiefer-, Gaumenspalten, Genitalanomalien
- Mentale Defizienz

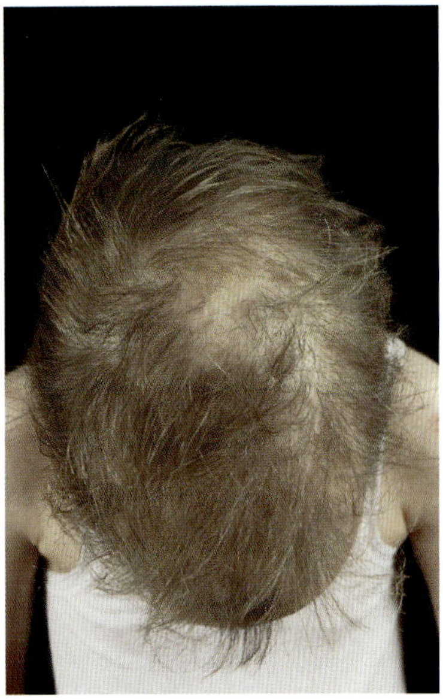

**Dysplasie, ektodermale.** Seit frühestem Kindesalter spärliches Haarwachstum bei einem 4-jährigen Jungen. Bereits seit der Geburt ist kurzes, eigentümlich schimmerndes Kopfhaar ausgeprägt (durch unterschiedliche Reflexionen des Lichts in den gedrehten Haaren [Pili torti]). Die Schwester des Patienten zeigt einen ähnlich ausgeprägten Hautbefund.

- Taubheit
- Okuläre Störungen, neurologische Störungen, Chondrodysplasie Palmoplantarkeratosen.

### Therapie

S. unter der jeweiligen Dermatose.

## Dysplasie, hidrotische ektodermale Q82.8

### Erstbeschreiber

Clouston, 1929

### Synonym(e)

Clouston-Syndrom

### Definition

Hereditäre Genodermatose. Typus minor der ektodermalen Dysplasie ohne Schweißdrüsenabwegigkeiten.

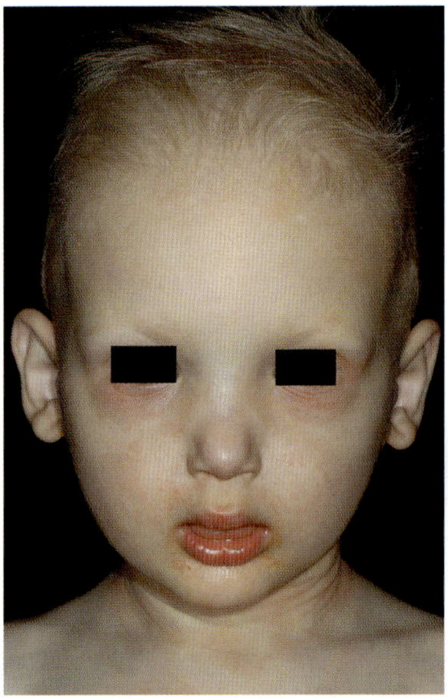

**Dysplasie, hidrotische ektodermale.** 2 Jahre alter Junge mit dünnen, brüchigen, kurzen, trockenen Haaren. Auffällig ist die Rarefizierung der Augenbrauen zum lateralen Drittel. Die Mutter berichtet über ein verlangsamtes Größenwachstum und erhöhte Lichtempfindlichkeit.

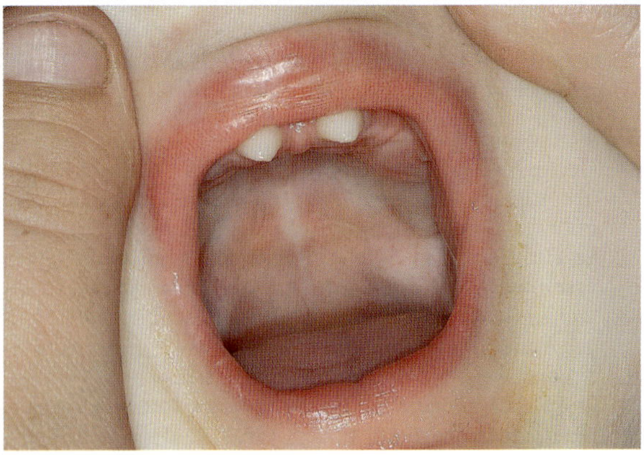

**Dysplasie, hidrotische ektodermale.** Seit den letzten 2 Monaten bemerkte die Mutter dieses 2 Jahre alten Jungen ein deutlich eingeschränktes Trinkvermögen. Sie berichtet, dass das Kind immer wieder die Flasche verweigere, zudem laufe häufiger Milch aus beiden Mundwinkeln heraus. Sie habe bereits diverse Trinkbecher ausprobiert, jedoch ohne Erfolg. Bei der klinischen Untersuchung fanden sich diese Zahnanomalien.

### Ätiologie
Autosomal-dominant vererbte Mutationen des Gap junction protein beta-6 Gens (GJPB6 Gen), die auf dem Genlokus 13q11-12 kartiert sind und zur Expression von fehlerhaftem Connexin-30 (Cx30) führen.

### Klinisches Bild
Große Variabilität, meist leichte bis mäßige Xerodermie, daneben Nageldystrophien mit schmerzhaft verdickten, streifigen, häufig konvex gekrümmten Finger- und Zehennägeln. Sehr spärliche, dünne, kurze, brüchige, trockene Haare bis hin zur totalen Alopezie; Achsel- und Schambehaarung spärlich oder fehlend, spärlicher Zilienstand, gelichtete Augenbrauen in den zwei lateralen Dritteln, Hyperkeratosen der Handteller und Fußsohlen. An den Fingern sind „knuckle pads" beschrieben; auch Verdickungen über den Knien und Ellenbogen. Fakultativ und variabel sind Zahnanomalien mit Stellungsfehlern, sensorische Taubheit, Syndaktylie, geistige Retardierung, Minderwuchs, Photophobie und Strabismus.

### Therapie
Symptomatische Behandlung nach Abklärung der Begleitsymptome (z.B. Augen, Ohren, Zähne). Extern pflegende Cremes und Salben (z.B. Ungt. emulsif. aq., 2-5% Harnstoff-Creme **R102**, Basodexan Creme), Ölbäder (z.B. Balneum Hermal, Linola Fett-Ölbad). Vermeiden exsikkierender Maßnahmen wie langes und warmes Duschen, heiße Bäder u.ä. Ggf. keratolytische Externa an Händen und Füßen wie Salicylsäure-Salbe (z.B. Salicylvaseline Lichtenstein, **R228**).

### Prognose
Quo ad vitam gut.

## Dysplasie, kongenitale ektodermale mit Katarakt
Q82.8

### Erstbeschreiber
Cole, 1945

### Definition
Kombination von Poikilodermie, Katarakt, Zahndefekten, Nagelhypoplasie, Kleinwuchs, Intelligenzdefekt, Aplasie oder Dysplasie der Haarfollikel, Talg- und Schweißdrüsen.

## Dysplasie, kranio-karpo-tarsale
Q87.0

### Synonym(e)
Freeman-Sheldon-Syndrom; cranio-carpo-tarsal-dysplasia; Syndrom des pfeifenden Mundes

### Definition
Seltene, wahrscheinlich autosomal-dominant vererbte, kombinierte Missbildung des Gesichts, der Hände und der Füße.

### Klinisches Bild
Mikrostomie, vorgewölbte Lippen, mimische Starre, fliehendes Kinn, Turmschädel, schmächtige, schlaffe Armmuskulatur, Beugekontrakturen und ulnare Deviation der Finger, angeborener Spitzklumpfuß, Minderwuchs.

### Differenzialdiagnose
Systemische Sklerodermie, primär chronische Polyarthritis (rheumatoide Arthritis), Osteomyelitis.

## Dysplasie, polyostotische fibröse
Q78.8

### Definition
Multiple, herdförmige, überwiegend einseitige Knochendysplasien. In über 50% der Fälle Café-au-lait-artige, zackig begrenzte Pigmentierungen mit segmentaler Anordnung.

S.a. Albright-Syndrom.

D

## Dystonie, vegetative
G90.8

### Klinisches Bild
Universelle starke Hyperhidrose mit unregelmäßigen, anhidrotischen Hautbezirken. Rote Handinnenflächen, Livedo reticularis, Dermographismus elevatus.

### Therapie
Nicht erforderlich.

## Dystrophia adiposogenitalis
E23.6

### Synonym(e)
Morbus Fröhlich

### Definition
Hypophysen- oder Hypothalamustumor mit Adipositas vom weiblichen Fettverteilungstyp. Hypogenitalismus, meist Minderwuchs, gedunsene, glatte, schlecht durchblutete Haut.

### Differenzialdiagnose
Cushing-Syndrom, Präpubertätsfettsucht, hereditäres Trophödem, Prader-Willi-Syndrom.

## Dystrophia bullosa hereditaria - Typus maculatus seu Amsterdam
Q81.8

### Definition
X-chromosomal-rezessiv vererbte Variante einer dystrophischen Epidermolyse mit frühzeitigem Verlust der Kopfhaare, subepidermalen Blasen, schubweise fleckigen Hyper- und Depigmentierungen im Gesicht und an den Extremitäten. Proportionierter Zwergwuchs, Mikrozephalie, geistige Retardierung.

### Differenzialdiagnose
Incontinentia pigmenti.

### Therapie
Symptomatische Therapie, s.u. Epidermolysis bullosa-Gruppe.

### Prognose
Tod meist vor dem 25. Lebensjahr.

## Dystrophia dermo-chondro-cornealis familiaris
Q87.8

### Synonym(e)
Françoissche Krankheit; François-Syndrom

### Definition
Wahrscheinlich rezessiv vererbte Lipoidose; Cholesterin-Speicherkrankheit.

### Klinisches Bild
Xanthome auf den Streckseiten der Metakarpalphalangealgelenke, den Ellbogen, dem Nasenrücken und den Ohrmuscheln. Knochendefekte der Hand- und Fußwurzelknochen, Subluxationen, Kontrakturen, disseminierte Hornhauttrübungen.

## Dystrophia myotonica G71.11

### Erstbeschreiber
Curschmann, 1905; Batten u. Gibb, 1909; Steinert, 1909

### Synonym(e)
Myotonic muscular dystrophy

### Definition
Autosomal-dominant vererbte Erkrankung der Muskulatur unterschiedlicher Expressivität.

### Vorkommen/Epidemiologie
Prävalenz: 3-6/100.000 Einwohner.

### Ätiologie
Beschrieben wurden u.a. autosomal-dominant vererbte Mutationen des DMPK Gens (Genlokus: 19q13.2-q13.3) mit konsekutiver Störung des Enzyms „Dystrophia myotonica-protein kinase", einer ubiquitär exprimierten (insbes. Gehirn, glatte Muskulatur, quergestreifte Muskulatur) Proteinkinase.

### Manifestation
Erstmanifestationen sind in jedem Alter möglich, häufig im 3. Lebensjahrzehnt.

### Klinisches Bild
Im Vordergrund stehen Muskelschwäche, Atrophie der Muskelgruppen und Intelligenzdefekte. Häufig assoziiert mit Katarakt, Herzrhythmusstörungen, Hodenatrophie, Stirnglatze, Fettgewebsatrophien und vasomotorischen Störungen. Dermatologisch bedeutsam ist die Korrelation mit verschiedenen benignen und malignen Hauttumoren, z.B. Trichoblastomen, pigmentierten Basalzellkarzinomen.

### Therapie
Dermatologisch relevant ist die Überwachung und Sanierung möglicher begleitender Hauttumore. Bei ichthyotischen (s.u. Ichthyosis) und keratotischen Hautveränderungen pflegende und keratolytische Externa. S.a.u. Ichthyosis vulgaris, autosomal-dominante.

## Dystrophia pigmentosa Q82.8

### Synonym(e)
Leschke-Syndrom; kongenitale Pigmentdystrophie

### Definition
Abortive Form der Neurofibromatose generalisata mit makulösen Pigmentierungen ohne weitere kutane Manifestation.

### Therapie
In der Regel nicht notwendig, ggf. Abdecken (Camouflage z.B. mit Dermacolor) oder Exzision störender Pigmentareale.

## EASI

### Definition
Akronym für Eczema Area and Severity Index. Der EASI-Score dient zur objektiven Erfassung der Schwere und Ausbreitung des atopischen Ekzems. Er wurde in starker Anlehnung an den bekannten PASI (Psoriasis Area and Severity Index) entwickelt. EASI beurteilt die Krankheitsaktivität durch Erfassung der Schwere der Erkrankung, der Ausbreitung bzw. der befallenen Fläche. Es können Werte zwischen 0 und 72 errechnet werden. Der Körper wird zur Beurteilung in vier verschiedene Körperabschnitte unterteilt: Kopf (K), Rumpf (R), Arme (A) und Beine (B). Diese werden dann entsprechend ihres prozentualen Anteils an der Gesamtoberfläche unterschiedlich altersadaptiert gewichtet:
- Patienten >8 Jahre: K = 10%, A = 20%, R = 30%, B = 40%.
- Patienten <8 Jahre: K = 20%, A = 20%, R = 30%, B = 30%.

Die Ausdehnung des Krankheitsbefalls wird dann für jeden einzelnen Körperabschnitt bestimmt. Dabei wird eine numerische Skala verwendet (0 = keine Beteiligung, 1 = <10%, 2 = 10-30%, 3 = 30-50%, 4 = 50-70%, 5 = 70-90%, 6 = 90-100%). Für die Beurteilung des Schweregrades werden die Hautläsionen auf einer Skala von 0 bis 3 bewertet: 0 = keine, 1 = gering, 2 = mittel, 3 = stark. Im Einzelnen beurteilt man dabei Erythem, Infiltration, Exkoriation sowie Lichenifizierung.

## Ebastin

### Definition
$H_1$-Antagonist.

### Indikation
Symptomatische Behandlung der saisonalen und perennialen allergischen Rhinitis mit oder ohne allergische Bindehautentzündung, Juckreiz, zur Verringerung der Quaddelneubildung bei Urtikaria.

### Schwangerschaft/Stillzeit
Sollte in der Schwangerschaft nicht angewendet werden (ungenügende Datenlage). Kontraindiziert in der Stillzeit (nicht anwenden, da wegen ungenügender Datenlage nicht bekannt ist, ob der Wirkstoff in die Muttermilch übergeht).

### Dosierung und Art der Anwendung
- Allergische Rhinitis: Kinder >12 Jahre und Erwachsene: 1mal/Tag 10 mg p.o. Bei starker Symptomatik sowie bei perennialer allergischer Rhinitis Dosiserhöhung auf 1mal/Tag 20 mg p.o.
- Urtikaria: Erwachsene, Jugendliche >18 Jahre: 1mal/Tag 10 mg p.o.

### Unerwünschte Wirkungen
Gelegentlich oder selten Kopfschmerzen, Müdigkeit, Mundtrockenheit, Pharyngitis, Abdominalschmerzen, Verdauungsstörungen, Schwächegefühl, Nasenbluten, Schnupfen, Nebenhöhlenentzündungen, Übelkeit, Schlafstörungen, u.a.

### Kontraindikation
Schwere Leber- oder Niereninsuffizienz.

**Merke: Nicht bei Kindern oder Patienten <18 Jahre anwenden (ungenügende Datenlage)!**

### Präparate
Ebastel

## Ebola-Fieber — A98.4

### Synonym(e)
Afrikanisches hämorrhagisches Fieber; Maridi-hämorrhagisches Fieber; EBO-HF

### Definition
Durch das Ebola-Virus verursachte akute, hämorrhagische Fieber-Erkrankung mit hoher Letalität, die von Mensch zu Mensch übertragen wird.

### Erreger
Ebola-Virus, Familie der Filo-Viren. Es sind 4 Stämme bekannt: Zaire, Sudan, Reston (löst kein hämorrhagisches Fieber aus), Elfenbeinküste.

### Vorkommen/Epidemiologie
- Namensgebung nach dem Fluss Ebola.
- Erste Fälle traten im Südsudan 1972 bzw. 1976 auf. Betroffen waren im Sudan die Städte Maridi (erste Bezeichnung als Maridi-hämorrhagisches Fieber) und Nzara sowie in der Demokratischen Republik Kongo [ehemals Zaire]) die Stadt Yambuka.
- Epidemische Ausbrüche in Sudan, Demokratische Republik Kongo, Uganda, Südafrika, Gabun, Elfenbeinküste.
- Übertragung von Mensch zu Mensch; das Reservoir ist unbekannt (vermutlich Flughund-Arten).

### Pathologie
Ausgedehnte Blutungsneigung. Fokale Nekrosen in allen Organen. interstitielles Ödem ohne entzündliche Begleiterscheinungen durch Störung der Prostacyclin-Sekretion der Endothelien im retikulo-histozytären System.

### Klinisches Bild
Inkubationszeit 4-10 Tage (2-21 Tage). Abrupt Fieber und uncharakteristische Begleitsymptomatik. Konjunktivitis (häufig hämorrhagisch), makulopapulöses Exanthem, Petechien, anschließend Pharyngitis, schwere Übelkeit, Erbrechen, schwere Blutungsneigung, Delirium.

### Labor
Initiale Lymphozytose, anschließend Neutrophilie; Thrombo-

zytopenie bei abnormer Aggregationstendenz; nur leichte Erhöhung des Bilirubins. Erhöhte Transaminasen, hoher AST/ALT-Quotient.

### Diagnose

- Virusnachweis in RT-PCR
- Antikörpernachweis (Immunfluoreszenz, Western-Blot)
- Elektronenmikroskopischer Virusnachweis
- Antigennachweis in Leberabklatschpräparaten
- Anzuchtversuch im Meerschweinchen oder Vero-Zellen

### Differenzialdiagnose

Marburg-Fieber; Malaria; Typhus; Bakterielle Meningo-Septikämien; Leptospirosen; Anthrax; Rückfallfieber.

### Therapie

- Symptomatische Therapie.
- Im Frühstadium Rekonvalszentenserum (aufgrund des möglichen Hepatitis B-, C- und HI-Virus-Infektionsrisikos nicht mehr empfohlen).

### Prognose

- Tod nach 6-9 Tagen (1-21 Tagen).
- Schwerer Verlauf in der Schwangerschaft.
- Rekonvaleszenz möglich, aber verzögert, unter Gewichtsverlust, Amnesie.

### Prophylaxe

- Sofortige Isolierung von Erkrankten und bei Erkrankungsverdacht.
- Kontakt mit Erkrankten meiden.
- Einhaltung von strikten Infektionsmaßnahmen.
- Impfung (aktive Immunisierung): Vakzinierung bei Javaneraffen (Langschwanzmakaken; Macaca fascicularis) mit einem abgeschwächten, lebenden, rekombinanten Vesiculären- Stomatitis-Virus (VSV), das auf seiner Oberfläche ein sogenanntes Glycoprotein des Zaire-Ebolavirus-Stammes „Kikwit" produziert, ist erfolgreich. Impfung beim Menschen ist noch in der Erprobung.

### Hinweis(e)

**Merke: Krankheitsverdacht, Erkrankung und Tod sind nach §6 IfSG durch den Arzt namentlich an das Gesundheitsamt meldepflichtig. Nach § 7 IfSG besteht Meldepflicht bei direktem oder indirektem Nachweis des Virus.**

## Eccema herpeticatum — B00.0

### Erstbeschreiber

Kaposi, 1887; Juliusberg, 1898

### Synonym(e)

Varizelliforme Eruption Kaposi; Pustulosis acuta varioliformis Juliusberg; Eccema herpetiformis; Pustulosis acuta varicelliformis; Kaposis varicelliform eruption; Eczema herpeticatum; Eccema herpetiforme Kaposi; Pustulosis vacciniformis acuta; Pustulosis herpetica infantum; Kaposi's varicelliform eruption

### Definition

Aussaat von Herpes simplex auf ekzematisierter Haut, meist bei Patienten mit atopischem Ekzem.

### Ätiologie

Erstinfektion oder Rezidiv einer Infektion mit HSV. Auslösung durch UV-Exposition oder andere Triggerfaktoren ist beschrieben.

### Lokalisation

Vor allem Gesicht, Hals, Brust, Arme.

### Klinisches Bild

Disseminierte oder generalisierte Aussaat monomorpher, 0,1-0,2 cm großer, einkammeriger Bläschen, die sich zu gedellten, sehr flüchtigen Pusteln weiterentwickeln. Nach deren Platzen entstehen rote oder braune Erosionen. Starkes Krankheitsgefühl, meist hohes Fieber, Kopfschmerzen, die Patienten fühlen sich krank. Regionäre Lymphknotenschwellung.

### Labor

Meist nur geringe Leukozytose, inkonstante Lymphopenie. Deutlich erhöhtes CRP.

### Diagnose

- S.u. Herpes simplex. Kulturelle Anzüchtung des Virus aus Bläscheninhalt (Goldstandard; spezifische und sicherste, aber aufwendige Methode).
- Im Tzanck-Test vom Blasengrund Nachweis multinukleärer, epidermaler Riesenzellen.
- Elektronenmikroskopie: Virusnachweis aus Bläscheninhalt mit Hilfe der Negativkontrastierung.

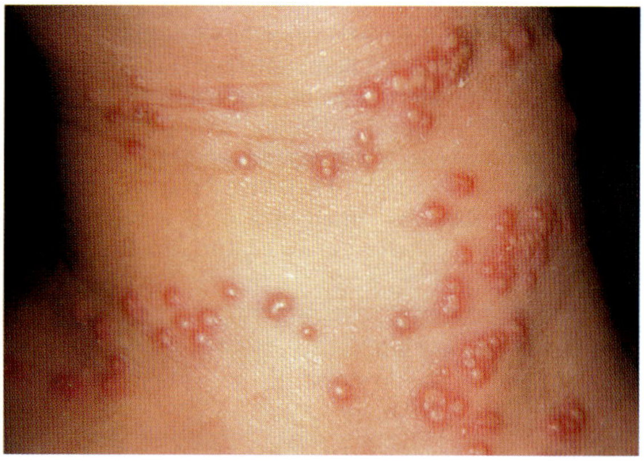

**Eccema herpeticatum.** Gruppierte, teilweise genabelte Papeln und Bläschen am Hals eines 10-jährigen Mädchens mit atopischem Ekzem.

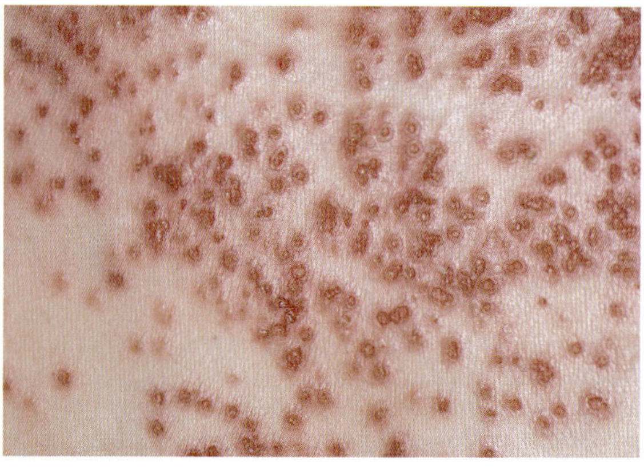

**Eccema herpeticatum.** Dicht aggregierte, gruppiert stehende, zentral genabelte Bläschen und erodierte Papeln.

### Differenzialdiagnose
Eccema vaccinatum.

### Komplikation
Ausbreitung des HSV (Virämie) auf andere Organe. Die häufigsten Komplikationen treten im ZNS auf (aseptische Meningitis und Enzephalitis).

**Cave: HSV-Enzephalitis verläuft unbehandelt in 55-70% der Fälle letal.**

Okuläre Beteiligung in Form einer Keratitis herpetica.

### Externe Therapie
- Austrocknende Maßnahmen, antiseptische und antibiotische Trockenpinselungen: Lotio alba, evtl. mit Zusatz von 0,5-2,0% Clioquinol **R050**. Bei sehr schmerzhaften Hautspannungen vorsichtige Cremebehandlung (z.B. Ungt. emulsif. aq.), jedoch keine Salben oder Fettsalben (Nachcremen nach Behandlung mit Clioquinol-Lotio).
- Externa mit antiviralem Zusatz wie Idoxuridin-Lösung (Zostrum, 4mal/Tag auf befallene Haut auftragen, nicht länger als 4 Tage anwenden) kommen insbes. in den ersten 48 Stunden nach dem Auftreten der Bläschen zur Anwendung.

### Interne Therapie
- Aciclovir (z.B. Zovirax) i.v. (Dosis: 5 mg/kg Kg/Tag, bei immunsupprimierten Patienten 10 mg/kg KG/Tag) über 5-8 Tage. Bei wenig ausgedehnten Befunden kann eine orale Therapie mit Aciclovir 5mal/Tag 200 mg in Abständen von 4 Std. ausreichend sein. Alternativ Famciclovir (Famvir Filmtbl.) 3mal/Tag 250 mg.
  - Schwangerschaft: Laut Studien konnte kein Anhalt für eine fruchtschädigende Wirkung von Aciclovir nachgewiesen werden. Daher wird trotz fehlender Zulassung nach individueller Risikobewertung eine Therapie in der Schwangerschaft befürwortet (Off-Label-Use!).
- Bei bestehender Aciclovir-Therapieresistenz oder bei immunsuppressiver Erkrankung Foscarnet (Foscavir) 3mal/Tag 40 mg/kg KG als 1stündige Tropfinfusion.
- Bei bakterieller Superinfektion (meist Staphylococcus aureus) Antibiotika wie Flucloxacillin (z.B. Staphylex) 3-4mal/Tag 0,5-1,0 g p.o. oder i.m. oder Dicloxacillin (z.B. InfectoStaph) 4mal/Tag 0,5-1,0 g p.o. oder Erythromycin (z.B. Erythromycin Wolff) 4mal/Tag 500 mg/Tag. Sobald als möglich Antibiose nach Antibiogramm.
- Evtl. Therapieversuch mit Immunglobulinen (s.a.u. IVIG) oder Immunstimulanzien (z.B. Isoprinosine, Dosis: 6-8 Tbl./Tag p.o.), insbes. zur Prophylaxe.

### Prognose
Die Mortalität des Eccema herpeticatum, bedingt durch Virämie und multiples Organversagen, lag vor der Einführung von Aciclovir im Jahre 1977 noch bei 10-50%.

## Eccema infantum L30.8

### Synonym(e)
Milchschorf; konstitutionelles Säuglingsekzem; Crusta lactea; frühexsudatives Ekzematoid

### Definition
Sich früh manifestierendes Ekzem, das Ausdruck einer Frühform des seborrhoischen Ekzems wie auch (selten) ein atopisches Ekzem sein kann.

### Ätiologie
Unterschiedliche Faktoren werden diskutiert, u.a. Ernährungsstörungen, Dysfunktion der Talgdrüsen, Infektionen durch Malassezia species.

### Manifestation
Im 1. bis 2. Lebensmonat auftretend.

### Lokalisation
Beginn an den Wangen, dann Gesicht, Kapillitium, Hals, evtl. gesamte Körperoberfläche.

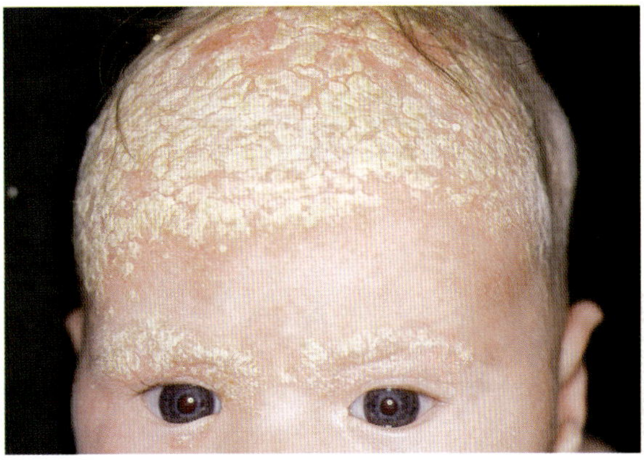

**Eccema infantum.** Multiple, chronisch aktive, seit mehreren Monaten bestehende, an Fläche zunehmende, fest haftende, weißgelbe, mit groben Schuppen bedeckte Plaques an Kapillitium und Augenbrauen eines Säuglings.

### Klinisches Bild
Diffuse Rötung, ggf. mit Ausbildung kleiner Papeln und Papulovesikel. Ausgeprägter Juckreiz. Übergang in nässende, später verkrustete Herde. Aspekt der verbrannten Milch. Oft Sekundärinfektionen.

### Therapie
Meiden möglicher auslösender Allergene, z.B. Milcheiweiß, Kontakt mit Tierepithelien. Tragen luftdurchlässiger Kleidung (möglichst Baumwolle). Symptomatische externe Therapie mit pflegenden Externa wie Ungt. emulsif. aq., 2-5% Harnstoff-Creme/Lotio (Eucerin 3% Urea Lotion, **R102**), Penaten-Öl, 5% Dexpanthenol-Creme (z.B. Bepanthen Creme, **R064**), Baden in Ölbädern (z.B. Balneum Hermal), Vermeiden von Irritationen und Okklusion.

### Prognose
Abheilung, aber auch Übergang in ein atopisches Ekzem möglich.

## Eccema in ichthyotico L30.8

### Definition
Auftreten eines Ekzems bei einer vulgären Ichthyose

### Therapie
S.u. Ekzem; s.u. Ichthyosis vulgaris, autosomal-dominante.

## Eccema molluscatum B08.1

### Definition
Disseminierte Eruption von Mollusca contagiosa infolge der Ausbreitung des Molluscum-contagiosum-Virus bei atopischem Ekzem oder bei immunsupprimierten Patienten durch Auto- oder Heteroinokulation.

### Therapie
S.u. Molluscum contagiosum.

## Eccema symmetricum faciale L20.8

### Synonym(e)
Tachau-Bäckchen

### Definition
Stigma des atopischen Ekzems mit ekzematösen Hautveränderungen im Bereich des Gesichtes.

### Manifestation
1. bis 3. Lebensjahr.

### Lokalisation
Wangen, evtl. Kinn und Stirn.

### Klinisches Bild
Rötung, kleieartige Schuppung, Erosionen, Juckreiz.

### Therapie
Pflegende Externa wie Ungt. emulsif. aq., 2-5% Harnstoff-Cremes (z.B. **R102**, Excipial U Hydrolotio) oder 5% Dexpanthenol-Cremes (z.B. **R064**, Bepanthen Salbe) oder Externa mit Nachtkerzenöl (z.B. Linola Gamma, Lipoderm Omega). Im Lidbereich Augenvaseline (Vaselinum album ophthalmicum, Coliquifilm). Meiden extremer Temperaturschwankungen.

## Echinacea

### Definition
Echinacea-Arten wie E. purpurea (purpurfarbener Sonnenhut), E. pallida (blassfarbener Sonnenhut) oder E. angustifolia (schmalblätteriger Sonnenhut) sind aus Nordamerika stammende Korbblütengewächse (Asteraceae), die bereits von Indianern als Heilmittel (insbes. E. pallida) zur Behandlung von Erkältungskrankheiten, Schlangenbissen und anderweitig verwendet wurden. Heute genießen Extrakte nur noch in Europa Popularität, besonders in Deutschland. Die verschiedenen Echinacea-Produkten zugeschriebene immunstimulierende Wirkung ist wissenschaftlich nicht belegt.

### Wirkungen
Die Extrakte sollen einen unspezifischen immunstimulierenden Effekt bewirken.

### Anwendungsgebiet/Verwendung
Akute und chron. Infektionen, extern bei pyodermisierten Wunden, rezidivierende Infekte, Abwehrschwäche allgemein. Echinacea-Extrakte werden zur Prophylaxe von Erkältungskrankheiten eingenommen. Derzeit sind mehr als 500 Echinacea-haltige Produkte im Umlauf (in Deutschland).

### Dosierung
Tropfen: Initial 40 Trp., dann alle 1-2 Std. 20 Trp., nachfolgend 3mal 20 Trp./Tag über max. 3 Wochen.

### Unerwünschte Wirkungen
- Systemische Applikation: Schüttelfrost, Fieberreaktionen, Übelkeit, allergische Reaktionen.
- Topische Applikation: Paragruppen-Allergie.

> Merke: **Echinacea-Präparate können schwere, teilweise lebensbedrohliche Allergien auslösen!**

### Kontraindikation
- Systemische Applikation: Tuberkulose, Leukämien, Kollagenosen, multiple Sklerose, Allergie gegen Korbblütler.
- Topische Applikation: Paragruppen-Allergie.

### Präparate
Echinacea, Echinacin, Palmisan, Echinacin Salbe Madaus

### Hinweis(e)
Der Name Echinacea leitet sich vom griechischen Wort „echinos" = Igel ab und drückt hiermit die Ähnlichkeit des stacheligen, gewölbten Blütenbodens mit einem Igel aus.

## Echo-Virus-Infektion B34.1

### Definition
Infektion mit Echo-Viren v.a. bei Kindern und Jugendlichen mit unspezifischen Exanthemen.

### Klinisches Bild
- Prodromi: Fieber, Übelkeit, Kopfschmerzen.
- Später: Aseptische Meningitiden und/oder gastrointestinale Störungen.
- Fakultativ: Rubeoliforme, morbilliforme oder skarlatiniforme, auch urtikarielle, vesikulöse und petechiale Exantheme. Mundschleimhautveränderungen wie bei Herpangina.

### Diagnose
Virusisolierung aus Rachenspülwasser und Stuhl, Antikörpertiteranstieg.

### Komplikation
STAR-Komplex mit monatelang rezidivierenden Arthritiden, Fieberschüben, Halsschmerzen und einem rezidivierenden makulopapulösem Exanthem.

### Externe Therapie
Ggf. blande Externa wie Ungt. emulsif. aq. oder 5% Dexpanthenol-Creme (z.B. **R064**, Bepanthen Creme) oder kühlende Lotio alba mit Zusätzen von 2% Polidocanol **R200** oder 1% Menthol **R160** bei Juckreiz sinnvoll. Alternativ Harnstoff/Polidocanol Kombinationen (z.B. Optiderm).

### Interne Therapie
Gegen Juckreiz ggf. nicht sedierende Antihistaminika wie Doxylaminosuccinat, (z.B. Mereprine Sirup 1-2mal/Tag 1 Teelöffel p.o. für Säuglinge ab 6 Monaten) oder Antihistaminika mit sedierender Wirkung wie Dimetinden (z.B. Fenistil Tropfen 3mal/Tag 10-15 Trp. p.o. für Kinder 1-8 Jahre bzw. 3mal/Tag 20 Trp. für Kinder >9 Jahre).

## E. coli-Bestandteile

### Definition
Bestandteile und Stoffwechselprodukte der physiologisch im Enddarm vorkommenden Kolibakterien.

### Indikation
Symptomatische Behandlung von Hämorrhoiden, Infektionserkrankungen, Allergien, Erkrankungen des atopischen Formenkreises.

Merke: **Bzgl. der Hämorrhoiden zweifelhaftes Therapieprinzip, da normalerweise ausreichend Kolibakterien im Enddarm vorhanden sind und die Wirksamkeit dieser Präparate nicht ausreichend belegt ist!**

### Unerwünschte Wirkungen
Allergische Reaktionen (Hilfsstoff Phenol).

### Kontraindikation
Schwangerschaft, Stillzeit.

### Präparate
Symbioflor, Colibiogen, Synerga, Posterisan

## Econazol

### Definition
Topisches Imidazol-Antimykotikum.

### Wirkungen
Hemmung der Synthese steroidaler Membranbausteine mit nachfolgender Permeabilitätsstörung und Lyse der Zellen von Dermatophyten, Hefe- und Schimmelpilzen.

### Indikation
Hautinfektionen durch Pilze und grampositive Bakterien.

### Dosierung und Art der Anwendung
- 1% als Creme, Lotio, Lösung 2mal/Tag über 2-4 Wochen dünn auf die betroffenen Hautstellen auftragen.
- Bei Pityriasis versicolor zusätzlich Beutel mit 100 mg an 3 aufeinander folgenden Tagen abends nach dem Duschen (nicht abtrocknen) in Kopfhaut und Körper über 3-5 Min. einmassieren, eintrocknen lassen und am folgenden Tag abspülen.
- Bei mykotischer Balanitis 2mal/Tag Glans penis eincremen und einen mit Creme getränkten Mullstreifen unter das Präputium legen (Partnerbehandlung!).
- Candida-Vulvovaginitis (Partnerbehandlung!): 3 Tage abends je eine Vaginaltablette à 150 mg oder 6 Tage abends je eine Vaginaltablette à 50 mg bzw. eine Applikatorfüllung Creme.

### Unerwünschte Wirkungen
Allergische Reaktionen bis zum anaphylaktischen Schock, Erytheme, Hautbrennen, Photosensibilisierung, Ödeme.

### Kontraindikation
Schwangerschaft 1. Trimenon, Azol-Überempfindlichkeit.

### Präparate
Epi-Pevaryl, Gyno-Pevaryl

## ECP

### Definition
ECP (= eosinophiles cationisches Protein) ist ein hochbasisches Granulaprotein eosinophiler Granulozyten. Markerprotein zur Bestimmung der Aktivität des atopischen Ekzems und von Asthma bronchiale.

### Allgemeine Information
Eosinophile treten in großer Zahl an Entzündungsherden und als Antwort auf verschiedene Infektionen mit Parasiten auf. Zytoplasmatische Granulae, die positiv geladene Proteine enthalten, charakterisieren diese Zellen. Die Granulaproteine sind stark basisch (pH >10) und binden daher stark saure Farbstoffe, speziell den rot-orangen Farbstoff Eosin, nach dem die Zellen benannt wurden. Wenn aktivierte Eosinophile degranulieren, treten 4 hochbasische Proteine in das umgebende Gewebe ein:
- Eosinophiles cationisches Protein (ECP)
- Eosinophil-derived Neurotoxin (EDN)
- Eosinophile Peroxidase (EPO)
- Major basic Protein (MBP).

Eines dieser Proteine, ECP, ist geeignet für das Monitoring vieler aktiver entzündlicher Erkrankungen, da die Höhe der zirkulierenden ECP-Spiegel oft den Status des Entzündungsgeschehens widerspiegelt. ECP wirkt toxisch auf Neuronen, einige epitheliale Zelllinien und isolierte Myokardzellen. Obwohl die zirkulierenden ECP-Spiegel bei Patienten stark variieren, sprechen einige Studien für die Brauchbarkeit von ECP-Messungen als Entzündungsmarker. Die ECP-Konzentrationen im Plasma und in anderen Körperflüssigkeiten steigen bei Entzündungsreaktionen, die durch Eosinophilenaktivierung gekennzeichnet sind. Die neuronale Toxizität des ECP kann zu Juckreiz führen und die zirkulierenden ECP-Spiegel können einen Hinweis auf den Schweregrad verschiedener Hauterkrankungen geben. Es gibt sichere Hinweise dafür, dass die ECP-Spiegel im Serum die Aktivität des atopischen Ekzems (und auch des allergischen Asthma bronchiale) widerspiegeln. Diese Korrelation ist höher als die der Gesamt-IgE Spiegel im Serum mit den klinischen Symptomen.

### Hinweis(e)
Die ECP-Bestimmung eignet sich aufgrund ihrer erheblichen interindividuellen Streuung nicht zur individuellen Vorhersage. Der ECP-Wert erlaubt nur eine Aussage über den Aktivierungsstand der eosinophilen Granulozyten. Er ist weder geeignet zur diagnostischen Abklärung, noch erlaubt ein erhöhter Wert eine Zuordnung zu einem spezifischen Krankheitsbild.

## Ecthyma contagiosum B08.4

### Synonym(e)
Orf; Ecthyma contagiosum Orf; Parapoxvirus-Infektion; Paravakzineknoten; Vaccinoide; Paraovine; Tierhalterpocken; Melkerpocken; atypische Schafpocken; Steinpocken; Stomatitis pustulosa contagiosa; contagious pustular dermatitis; farmyard pox

### Definition
Durch Kontaktinfektion mit Parapoxviren hervorgerufene, gutartig verlaufende Zooanthroponose, bei der es zum Auftreten umschriebener entzündlicher Knoten an der Haut kommt.

### Erreger
Parapoxviren (3 Spezies): P. bovis 1 (bei Rindern Erreger der Stomatitis papulosa), P. bovis 2 (bei Rindern Erreger der Euterpocken), P. ovis, früher Orf-Virus genannt (bei Schafen, Ziegen, Gemsen Erreger des Ecthyma contagiosum). Infektion durch direkten Kontakt mit den erkrankten Tieren.

### Einteilung
Die früher übliche Unterscheidung von Melkerknoten (Übertragung durch das Rind) und Schafpocken (= Orf, Übertragung durch das Schaf) ist heute verlassen, da alle Parapoxviren beim Menschen ein identisches Krankheitsbild mit stadienhaftem Ablauf hervorrufen.

### Lokalisation
Hände, seltener Gesicht.

### Klinisches Bild
Inkubationszeit: 3-10 Tage. Danach Auftreten von Hauterscheinungen:
- 1. Woche (makulopapulöses Stadium): Einzelner oder mehrere, derbe, elevierte, ca. erbsgroße, blau-rötliche Knoten.
- 2. Woche (Kokardenstadium): Zentrale Rötung, umgebender weißer Ring, peripherer, entzündlich geröteter Hof.
- 3. Woche (seröse Exsudation): Nässende Oberfläche.
- 4. Woche: Trockene, mit gelb- schwarzer Kruste bedeckte Papel.
- 5. Woche: Papillomatöse Umwandlung der Oberfläche.
- Ab der 6. Woche: Rückbildung der Papel, Abstoßung der Kruste. Stets narbenlose Abheilung. Außerdem häufig Schwellung der regionären Lymphknoten. Generalisation der Effloreszenzen und Zeichen der Allgemeininfektion sind äußerst selten.

### Histologie
Gefäßreiches Granulationsgewebe; in der Epidermis ballonierende Degeneration von Keratinozyten, multilokuläre Bläschenbildung.

### Diagnose
Virusantigennachweis aus Effloreszenzmaterial, Antikörpertiter-Verlaufsbestimmung im Serum (ELISA), Recall-Antigen-Testung mit Parapoxvirus bovis 2-Antigen, elektronenoptischer Virusnachweis (Negative Staining).

### Differenzialdiagnose
Anthrax der Haut, Granuloma teleangiectaticum, chronisch-papillomatöse Pyodermie, Primäraffekte von Tularämie und Sporotrichose.

### Therapie
Narbenlose Selbstheilung i.d.R. nach 5 Wochen.

### Externe Therapie
Abtrocknen über feuchte Umschläge mit lokal desinfizierenden Zusätzen wie Chinolinol (z.B. Chinosol 1:1000), R042 oder Kaliumpermanganat (hellrosa) zur Vermeidung bakterieller Sekundärinfektionen. Auch Kryochirurgie sowie oberflächige Abtragung können erfolgreich sein. Ruhigstellung der betroffenen Körperteile soweit möglich (z.B. Finger).

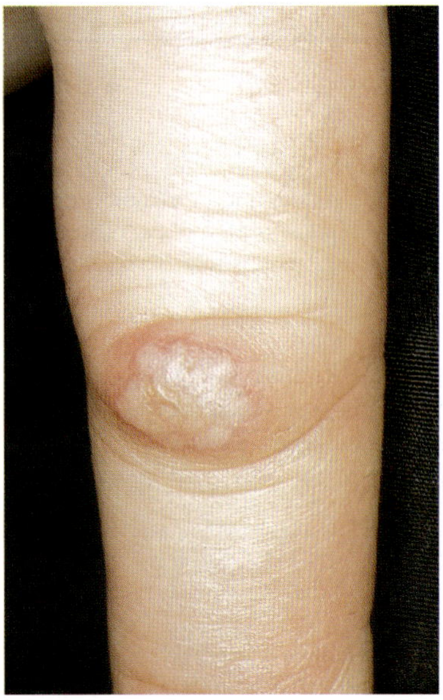

**Ecthyma contagiosum.** Kokardenstadium mit aggregiert stehenden kleinen Pusteln auf umschriebenem Erythem im Bereich des Fingerrückens bei einem Schafzüchter. Die Oberfläche sondert bereits geringe Mengen eines klaren Sekretes ab.

## Ecthyma gangraenosum L08.4

### Synonym(e)
Ecthyma terebrans; Ecthyma cachectoricum; Varicella gangraenosa; Gangraena multiplex cachecticorum; Ecthyma gangraenosum terebrans

### Definition
Septisches Krankheitsbild mit erosiv-ulzerösen Hautläsionen bei abwehrgeschwächten Patienten, meist aufgrund einer interkurrenten Pseudomonas-Sepsis.

### Erreger
Pseudomonas aeruginosa, Proteus, E. coli u.a.

### Manifestation
Vor allem bei kachektischen Säuglingen und Kleinkindern, bei immunsupprimierten Erwachsenen oder geschwächten älteren Menschen.

### Lokalisation
Anogenital- und Axillarregion.

### Klinisches Bild
Lebensbedrohliches, septisches Krankheitsbild mit fokalem Ödem, zentral-hämorrhagischer Pustelbildung, weichen, kleinknotigen Erhebungen oder schwammigen Bezirken im Randbereich. Innerhalb von Stunden torpider Zerfall mit Ausbildung von großbogigen, flächigen Ulzerationen mit elevierterm, hämorrhagischem Randsaum.

### Diagnose
Antibiogramm und Erregernachweis aus Abstrichen.

### Externe Therapie
Abtragen der nekrotischen und Bakterien-haltigen Beläge, Wundverbände mit Polyvidon-Jod-Salben (z.B. Braunovidon-Jod-Salbe).

### Interne Therapie
Mit Antibiotikaresistenzen ist zu rechnen. Deswegen Behandlung nach Antibiogramm. Bei schweren Infektionen immer Kombinationstherapie, z.B. mit einem Acylureidopenicillin (z.B. Piperacillin). Alternativ Ceftriaxon (z.B. Rocephin) 1mal/Tag 2 g i.v. Alternativ Ciprofloxacin (Ciprobay) kombiniert mit einem Aminoglykosid wie Tobramycin (Gernebcin). Therapie sobald wie möglich beginnen, bei Verdacht schon vor dem Antibiogramm.

### Operative Therapie
Konsequente Sanierung von Eintrittspforten.

### Prognose
Ernst, Gefahr der Sepsis.

## Ectoin

### Definition
Natürliches Stressschutzmolekül das in unterschiedlichen Formulierungen in verschiedenen Externa Anwendungen findet.

### Allgemeine Information
Ectoin ist ein niedermolekulares zyklisches Aminsosäurederivat, das in verschiedenen Mikroorganismen nativ vorkommt. Erstmals wurde es in dem Purpurbacterium Halorhodospira halochloris (früher Ectothiorhodospira halochloris = Namensgebung) nachgewiesen. Ectoin vermindert z.B. Denaturierungsprozesse. Halophile Mikroorganismen nutzen diese Eigenschaften des Ectoins, um ihre zytoplasmatischen Biomoleküle gegen Hitze, Erfrieren, Trockenheit und osmotischen Stress zu schützen.

## EEC-Syndrom Q18.9

### Erstbeschreiber
Rüdiger, 1970

### Definition
Seltenes, schweres, kongenitales, ektodermales Dysplasie-Syndrom u.a. mit angeborenem Fehlen von Fingern oder Zehen (Spalthand/-fuß), Gaumenspalte und ektodermalen Dysplasien.

### Ätiologie
Meist autosomal-dominant vererbte Mutationen des p63 Gens, die auf den Genloci 7q11 - q21.3, 7q11 und 19q kartiert sind. S.a. ADULT-Syndrom.

### Klinisches Bild
Es können erhebliche Unterschiede in der Erscheinungsform und im Schweregrad des Syndroms bestehen (leichte Ausprägungen bis hin zum Vollbild mit sämtlichen möglichen Störungen). Gaumenspalte oder Lippen-Kiefer-Gaumen-Spalte. Meist Spalthand und Spaltfuß. Nageldysplasie, Hypoplasie der Mamillen, Schwerhörigkeit. Auge: Atresie der Tränen-Nasengänge, Photophobie, chronische Blepharitis und Konjunktivitis, Dakryozystitis, Blepharophimose, blaue Iris (Pigmentmangel). Mund: partielle Anodontie oder Mikrodontie. Haar: blond, spärlich, gekräuselt; Hypoplasie von Brauen und Wimpern, Atrophie.

### Diagnose
Molekulargenetische Analyse. Gründliche und sorgfältige Untersuchung der Betroffenen sowie der Eltern und Geschwister.

### Therapie
Interdisziplinäres Vorgehen. Ggf. chirurgische Korrekturen, prophylaktische Untersuchungen beim Augenarzt, Zahnarzt etc.

## Efalizumab

### Definition
Im Februar 2009, auf Grund gravierender Nebenwirkungen aus dem Handel genommener (!) selektiver, humanisierter IgG1-Antikörper mit Bindungsstellen für die CD 11α-Kette des LFA1 (Leucocyte Function Associated Antigen 1; s.u. Integrine) an der Oberfläche von T-Zellen. Hierdurch wird die Bindung von T-Zellen an ICAM1(s.u. Adhäsionsmoleküle) auf Endotheloberflächen verhindert. Die T-Zellen können nicht mehr in das Gewebe, die Dermis und Epidermis übertreten. Additiv wird die Ausschüttung proinflammatorischer Zytokine verhindert.
Die EMEA hat das Ruhen der Zulassung von Efalizumab empfohlen (Stand 2009).

### Unerwünschte Wirkungen
- Bei mehreren Patienten wurden unter Langzeittherapie (>3 Jahre) mit Efalizumab eine progressive multifokale Leukenzephalopathie (PML = seltene progressive Entmarkungskrankheit, die durch Aktivierung des Polyomavirus JC verursacht wird, das in latenter Form bei 80% der gesunden Erwachsenen vorhanden ist.).
- Weitere Nebenwirkungen sind Guillain-Barreé-Syndrom, Miller-Fisher-Syndrom, Enzephalitis, Meningitis und opportunistische Infektionen.

### Präparate
Raptiva (Stand 2009: aus dem Handel genommen)

## Efavirenz

### Definition
Virustatikum. Nicht-Nukleosidaler Inhibitor der Reversen Transkriptase von HIV.

### Indikation
Antiretrovirale Kombinationstherapie zur Behandlung der HIV-1-Infektion bei Patienten >3 Jahre.

### Schwangerschaft/Stillzeit
Kontraindiziert in der Schwangerschaft (Reproduktionstoxizität im Tierversuch, ungenügende Datenlage).

### Dosierung und Art der Anwendung
- Erwachsene/Jugendliche/Kinder >40 kg KG: 1mal/Tag 600 mg p.o. (in Kombination mit Proteasehemmern und/ oder Nukleosidalen Hemmern der reversen Transkriptase (NRTI) von HIV.
- Dosisreduktion bei Kindern >3 Jahre und Patienten <40 kg KG: Patienten mit 32,5-40 kg KG: 1mal/Tag 400 mg p.o., 25-32 kg KG: 1mal/Tag 350 mg p.o., 20-25 kg KG: 1mal/Tag 300 mg p.o., 15-20 kg KG: 1mal/Tag 250 mg p.o., 13-15 kg KG: 1mal/Tag 200 mg p.o.

### Unerwünschte Wirkungen
Gastrointestinale Symptome wie Übelkeit (5-10% der Patienten), Kopfschmerzen (5%), Schwindel (5-10%), Müdigkeit (5%), kutane NW (10-15% der Patienten) wie Erythem, Erythema exsudativum multiforme, Erythema nodosum, Urtikaria.

### Kontraindikation
Patienten mit schweren Leber- und Nierenfunktionsstörungen (z.B. WHO-Gruppe III-IV), Kinder <3 Jahre. Komedikation mit Rifampicin oder CYP3A4-Substraten wie Terfenadin, Johanniskraut, Cisaprid, Pimozid, Antidepressiva (z.B. Diazepam, Midazolam, Flurazepam) Ergotaminderivate, Astemizol u.a.

### Präparate
Sustiva

## Efeu

### Synonym(e)
Hedera helix; Common ivy

### Vorkommen
Europa, Vorderasien, nach Amerika importiert.

### Anwendungsgebiet/Verwendung
Efeublätterauszüge haben expektorierende, antiödematöse, antispasmodische und gefäßerweiternde Wirkung. Aufgrund antibakterieller und fungizider Eigenschaften findet man Efeuextrakte auch in medizinischen Salben, Shampoos und Tinkturen sowie in Naturkosmetik. In der Volksmedizin bei Keuchhusten, Bronchitiden und Ekzemerkrankungen eingesetzt. Häufig eingesetztes Rubefacienz (hautirritierende Wirkung).

### Unerwünschte Wirkungen
Alle Pflanzenteile enthalten Saponine vom Triterpentyp (Hederin, Hedera Saponin B und C etc). Das im Vordergrund stehende Allergen des gewöhnlichen Efeus ist Falcarinol. Sensibilisierungspotenz: Mittelstark. Sensibilisierungshäufigkeit: Gelegentlich.

### Klinisches Bild
In Einzelfällen allergische Kontaktdermatitis.

> Merke: **Falcarinol ist in weiteren Pflanzenarten der Familie der Araliazeen wie z.B. Scheflera-Arten u.a. wie Ginseng oder der Mohrrübe oder Selleriewurzel enthalten.**

Die Reaktivität besteht gegenüber Falcarinol; es ist daher nicht von echten Kreuzreaktionen auszugehen. Efeuextrakt ist primär irritativ. Bei der Mehrzahl der Fälle der Dermatitiden handelt es sich um irritative Kontaktdermatitiden.

## Efeudermatitis L24.9

### Definition
Kontaktekzem durch gewöhnlichen ungiftigen Gartenefeu (Hedera Helix), meist aber Giftefeu (Rhus toxicodendron). S.a. Rhusdermatitis.

### Therapie
S.u. Ekzem, Kontaktekzem, toxisches.

## Effloreszenzen

### Definition
Sichtbare Grundelemente einer Hauterkrankung. Man unterscheidet sogenannte primäre Effloreszenzen (oder Primäreffloreszenzen), d.h. Effloreszenzen, die ohne Zwischenstadium aus der gesunden Haut entstanden sind, von sog. sekundären Effloreszenzen (oder Sekundäreffloreszenzen), Effloreszenzen, die aus Primäreffloreszenzen hervorgegangen sind.

### Einteilung
- „Primäreffloreszenzen":
  - Fleck
  - Papel
  - Bläschen und Blase
  - Quaddel
  - Pustel.
- „Sekundäreffloreszenzen":
  - Plaque
  - Knoten
  - Schuppe
  - Kruste
  - Erosion
  - Exkoriation
  - Rhagade
  - Ulkus
  - Narbe
  - Atrophie
- Sonderstellung:
  - Schwellung.

### Hinweis(e)
Die Unterscheidung zwischen Primär- und Sekundäreffloreszenzen ist von Ferdinand v. Hebra im vorletzten Jahrhundert eingeführt worden. Sie macht weder aus didaktischen Gründen, noch aus Sicht einer differenzialdiagnostischen Wertung einer Erkrankung Sinn und kann verlassen werden. So haben es bereits Jadassohn 1930 und 1952 Siemens gesehen. Jackson schreibt zu diesem Sachverhalt: „Please note, that at no time, do I use the terms primary or secondary with regard to descriptive morphological terms. What is seen is there". Insofern kann für die Diagnosefindung und auch als Vorschlag zur Vereinfachung der Effloreszenzenlehre das System auf 5 morphologisch sehr einfach zu erfassende Befundbeschreibungen reduziert werden:
- Fleck
- Erhabenheit:
  - Solide Erhabenheit:
    - Papel
    - Plaque
    - Knoten
    - Quaddel
    - Schwellung
  - Nicht-solide Erhabenheit:
    - Bläschen und Blase
    - Pustel.
- Vertiefung:
  - Erosion
  - Exkoriation
  - Rhagade
  - Ulkus
  - Atrophie
  - Narbe
  - Verhärtung (Induration)
- Auflagerung:
  - Schuppe
  - Kruste
  - Flüssigkeit.

## Effluvium L65.91

### Synonym(e)
Defluvium; Haarausfall

### Definition
Nicht sichtbarer verstärkter Ausfall der Kopfhaare, der über die physiologische (telogene) Ausfallsrate von max. 100 Haaren/Tag hinausgeht. Die sichtbare Haarlosigkeit wird als Alopezie bezeichnet und ist von dem Zustand des Haarausfalls zu unterscheiden.

#### Einteilung
Unterschieden werden je nach Befund im Trichogramm:
- anagen (-dystrophisches) Effluvium
- telogenes Effluvium.

#### Ätiologie
Verschiedene Noxen und Erkrankungen sind als Auslöser eines Effluviums beschrieben:
- Jahreszeitlicher Wechsel (Frühling und Herbst)
- Infekte (plötzlich einsetzender Haarausfall 2-4 Monate nach Infekt)
- Kopfhauterkrankungen (Psoriasis capitis, atopisches Ekzem, Tinea amiantacea; Dermatomyositis, SLE, Keratosis pilaris-Syndrom)
- Systemerkrankungen (schwere konsumierende Systemerkrankungen wie Tumorerkrankungen; Kollagenosen; chronische Eisenmangel-Anämie).
- Hormone:
  - Telogenes (androgenetisches) Effluvium beim Mann (s.u. Alopecia androgenetica beim Mann)
  - An- oder Absetzen einer hormonellen Kontrazeption
  - (Physiologisches) postpartales Effluvium (2-4 Monate nach Entbindung)
  - Chronisch telogenes Effluvium der Frau
  - Postmenopausales Effluvium (s.a.u. Alopecia androgenetica bei der Frau).
- Medikamente (z.B. Chemotherapeutika; s.u. Alopecia medicamentosa).
- Toxine (z.B. verschiedene Dauerwellverfahren)
- Zug oder Druck:
  - Alopecia mechanica
  - Alopecia marginalis
  - Alopecia decubitalis.

#### Pathologie
- Anagen-dystrophisches Effluvium: Bei Intoxikation mit starker Schädigung anagener Haarfollikel kommt es zu einem Übergang in eine dystrophische Anagenphase und konsekutivem Haarausfall innerhalb weniger Tage (Alopezie vom Frühtyp). Im Trichogramm vermehrt sind dystrophische Anagenhaare bei normaler Anzahl von Telogenhaaren. Bei geringfügiger Schädigung der Haarfollikel durch unterschwellige Intoxikationen, Infektionskrankheiten oder post partum kommt es zu einem vorzeitigen Übergang der Anagenphase in die Telogenphase. Der Haarausfall tritt 2-4 Monate (Alopezie vom Spättyp) später auf. Im Trichogramm vermehrt dystrophische Anagenhaare bei normaler Anzahl von Telogenhaaren.
- Telogenes Effluvium: Geringfügige Schädigung der Haarfollikel durch unterschwellige Intoxikationen, Infektionskrankheiten oder post partum mit vorzeitigem Übergang der Anagenphase in die Telogenphase durch geringfügige Schädigung der Haarfollikel. Haarausfall nach 2-4 Monaten (Alopezie vom Spättyp). Im Trichogramm vermehrt Telogenhaare. S.a.u. Alopezie, s.a.u. Haarzyklus.

#### Diagnose
Anamnese, Klinik und Haarwurzelstatus (Trichogramm).

#### Differenzialdiagnose
Abzutrennen ist ein „Pseudoeffluvium" als Hinweis auf eine somatoforme Störung (s.u. Dysmorphophobie).

#### Therapie
S.u. den jeweiligen Krankheitsbildern.

#### Hinweis(e)
Über ein Haartagebuch lässt sich die tägliche Ausfallsrate in etwa objektivieren. Es empfiehlt sich die Ausfallsrate 1mal/Woche zu bemessen (am besten unter identischen Bedingungen, z.B. bei der Haarwäsche).

## Effluvium, chronisch telogenes L65.8

#### Definition
Über Jahre bestehender, sich phasenhaft verschlechternder, permanenter, diffuser Haarausfall mit Verlust von 100-200 Haaren pro Tag.

#### Ätiologie
Ätiologisch ungeklärte (hormonell induziert?) verkürzte Anagenphase von etwa 2-3 Jahren.

#### Manifestation
Bei Frauen ab 40 Jahre.

#### Klinisches Bild
Allenfalls Ausdünnung des Haupthaares, jedoch keine Alopezie.

#### Diagnose
Wenn klassische Ursachen eines telogenen Effluviums ausgeschlossen sind und bei einer Patientin über längere Zeit eine Telogenrate >20% im Trichogramm nachweisbar ist.

#### Externe Therapie
Eine Verlängerung der verkürzten Haarzyklen lässt sich im Einzelfall durch Minoxidil-Lösung (z.B. Regaine) erreichen.

## Effluvium, infektbedingtes L65.9

#### Definition
Diffuser reversibler Verlust von Kopfhaaren durch infektbedingte Störungen des Haarzyklus.

#### Ätiologie
Assoziationen mit fieberhaften akuten oder chronischen Infekten sind beschrieben.

#### Klinisches Bild
Der Haarausfall setzt akut und progredient ein. Meist bleibt ein relativ dichter fronto-parietaler Haarsaum erhalten.

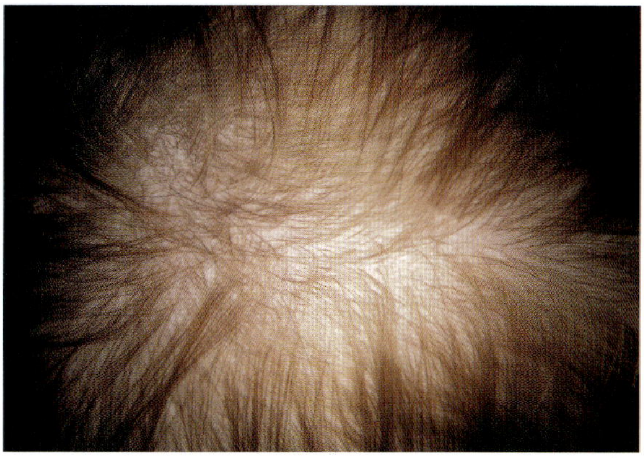

**Effluvium, infektbedingtes.** Akut-dystrophisches, parietales Effluvium bei einem 10-jährigen Mädchen nach hochfieberhafter Maserninfektion und Viruspneumonie.

### Diagnose
Im Trichogramm sind nur unspezifische pathologische Wurzelmuster nachweisbar (telogen, dystrophisch, gemischt), die keine Rückschlüsse auf die auslösende Noxe erlauben. Anamnestisch ist der zeitliche Bereich, z.B. bei Infekten von 4 bis 6 Wochen, vor Beginn eines akut-dystrophischen Effluviums entscheidend.

### Prognose
Nach etwa drei Monaten ist mit einem Wiederwachstum der Haare zu rechnen.

## Effluvium, postpartales L65.0

### Definition
Physiologische und reversible Reaktion des Haarfollikelepithels während der Schwangerschaft mit einer hormonellen, vermutlich Östrogen-bedingten Veränderung des Haarzyklus (siehe Schwangerschaft, Hautveränderungen).

### Klinisches Bild
Durch die hormonelle Umstellung nimmt die Haardicke im 2. und 3. Trimenon der Schwangerschaft zu, während es parietal zu einem verzögerten Wiedereintritt des Follikelepithels in die Anagenphase kommen kann. Die Verlängerung der Anagenphase ist mit der Entbindung beendet. 4 Wochen bis zu 4 Monate post partum resultiert ein diffuses telogenes Effluvium, das bis zu 9 Monaten anhalten kann.

### Prognose
Etwa bis zu einem Jahr nach dem Partus ist der Haarbesatz ausgedünnt. Danach setzt wieder das asynchrone Haarwachstum ein. Allerdings kann sich mit wiederholten Schwangerschaften das Haarkleid dauerhaft reduzieren.

## Effluvium, toxisches L65.8

### Definition
Haarausfall durch diverse Gifte oder Zytostatika.

### Therapie
Nach Absetzen der Noxe wachsen Haare i.d.R. vollständig nach.

## Eflornithin

### Synonym(e)
DFMO

### Definition
Hemmer der Ornithindecarboxylase (Alpha-Difluoro-Methylornithin).

### Indikation
Schlafkrankheit; Hirsutismus der Frau im Gesicht

### Schwangerschaft/Stillzeit
Eflornithin penetriert die Blut-Hirnschranke und sollte daher bei Schwangeren und während der Stillzeit nicht verordnet werden.

### Dosierung und Art der Anwendung
- Schlafkrankheit: 4mal/Tag 50-100 mg/kg KG i.v. langsam, über mindestens 45 Minuten infundieren; Behandlung für 2-6 Wochen.
- Hirsutismus: 15% Creme 2mal/Tag dünn auf die betroffenen Areale auftragen (Haare vor Anwendung glatt abrasieren).

### Unerwünschte Wirkungen
Bei topischer Applikation akneartige Hautveränderungen (ca. 20% der Patienten), Pseudofollikulitis barbae (ca. 15% der Patienten), Brennen, Kribbeln oder stechende Schmerzen (ca. 10-15% der Patienten).

### Präparate
Ornidyl Ampullen; Vaniqua Creme

**Merke: Eflornithin Präparate sind in Deutschland noch nicht zugelassen (Off-Label-Use!) und müssen über die internationale Apotheke beschafft werden.**

### Hinweis(e)
Die Behandlungserfolge bei topischer Applikation treten gewöhnlich frühestens 6-8 Wochen nach Therapiebeginn ein und sind nach Absetzen der Therapie reversibel.

## EGF-Rezeptor

### Synonym(e)
EGF-R; Epidermal-Growth-Factor-Rezeptor; EGFR

### Definition
Transmembranärer Wachstums-Rezeptor (s.a.u. Wachstumsfaktoren), der HER/ErbB-Familie mit intrinsischer Tyrosinkinase-Aktivität, der in allen Zellarten vorkommt.

### Allgemeine Information
- Die Aktivierung des EGF-Rezeptors erfolgt durch extrazelluläre Bindung von Liganden wie EGF, Transforming Growth Factor-a (TGF-a), Heparin-binding EGF, Amphiregulin, Betacellulin, Epiregulin oder Neuregulin G2b, dessen Signal ins Zellinnere geleitet wird (Signaltransduktion). Hierdurch kommt es zur Stimulierung des Zellwachstums und Verhinderung der Apoptose.
- Der EGF-Rezeptor wird ubiquitär im Gewebe des Körpers exprimiert. In der Zellmembran einer gesunden Zelle sitzen etwa 40.00-100.000 EGFR-Moleküle.
- Die Überexpression des Rezeptors ist häufig ein Hinweis für die Transformation einer gesunden Zelle zur Tumorzelle. Bei zahlreichen Tumorarten sind erhöhte EGFR-Level nachweisbar (bis zu 2 Millionen Rezeptoren pro Zelle sind bekannt). Die Überexpression der Rezeptoren in Tumorzellen ist mit einer schlechteren Prognose, geringeren Überlebensraten und vermehrter Metastasierung assoziiert. Besonders oft lassen sie sich bei Bronchial-, Mamma-, Prostata-, Kolon- und Ovarialkarzinomen vorfinden. Bei metastasierten, kolorektalen Karzinomen beträgt die EGFR-Überexpression über 80%. EGFR-exprimierende Karzinome sind resistenter gegenüber Chemotherapien.
- Tyrosinkinaseinhibitoren unterbinden die Aktivierung des Rezeptors durch eine kompetitive Bindung und blockieren das onkogene Signal von EGFR und somit auch das Tumorwachstum. Bereits erfolgreich getestete und zugelassene Substanzen sind:
  - Gefitinib (Iressa)
  - Erlotinib (Tarceva)

- Cetuximab (Erbitux; z.B. bei kolorektalem Karzinom; s. Nebenwirkungen unter Exanthem, akneiformes).

## Eggen-Zeichen B55.1

### Synonym(e)
Signe de herse

### Definition
Zeichen bei der kutanen Leishmaniose: Aus Schuppen- und Detritusmasse bestehende bürstenartige Hornzäpfchen an der Unterseite der Schuppenkrusten.

## Ehlers-Danlos-Syndrom Q79.60

### Erstbeschreiber
Chernogubow, 1891; Ehlers, 1901; Danlos, 1908

### Synonym(e)
Laxité articulaire congénitale multiple; Fibrodysplasia elastica generalisata; Dystrophia mesodermalis; Fibrodysplasia elastica generalistica; Cutis hyperelastica; Dermatorrhexis; Dermatolysis; Dermatochalasis; Chalasodermia; Arthrochalasis multiplex congenita; Dermatosparaxis; Elastorrhexis generalisata und systemica

### Definition
Gruppe von genetisch heterogenen Erkrankungen, die durch Veränderungen des Bindegewebes gekennzeichnet sind. Klinisch leiden die Patienten an einer Überdehnbarkeit der Haut, Überstreckbarkeit der Gelenke, Augenveränderungen, Skoliose und einer leichten Zerreißbarkeit der Gefäße. Je nach klinischer Ausprägung, genetischer und biochemischer Störung werden 9 Typen unterschieden.

### Ätiologie
- Typ I (Klassischer Typ): Autosomal-dominant vererbt; Defizienz von Kollagen Typ V, dessen Gen COL5A1 auf dem Chromosom 9q34.2-q34.3 kartiert ist.
- Typ II (Klassischer Typ): Autosomal-dominant vererbt; Defizienz von Kollagen Typ V alpha 1-Kette, dessen Gen COL5A1/COL5A2 auf den Chromosomen 9q34.2-q34.3 und 2q31-q34.3 kartiert ist.
- Typ III (Hypermobiler Typ): Autosomal-dominant vererbt; Defizienz von Kollagen Typ III, dessen Gen COL3A1 auf dem Chromosom 2q31 kartiert ist.
- Typ IV (Vaskulärer Typ): Autosomal-rezessive Vererbung; Defizienz von Typ III-Kollagen. Mutation in einem der beiden COL3A1-Loci, die auf dem Chromosom 2q31 kartiert sind, mit qualitativem und/oder quantitativem Mangel des Kollagens III.
- Typ V: X-gebunden-rezessiv vererbt; Fibroblasten produzieren nur 15–30% der Lysyl-Oxidase, daraus folgt eine mangelhafte Quervernetzung der Kollagenmoleküle; keine vermehrte Hautverletzlichkeit.
- Typ VI (Kyphoskoliotischer Typ): Autosomal-rezessiv vererbt; Defekt der Kollagenlysylhydroxylase. Das verantwortliche Gen PLOD ist das auf Chromosom 1p36.3; 1p36.2 kartiert. Kollagenlysylhydroxylase ist in den Fibroblasten inaktiv, so dass die Quervernetzung des Kollagens instabil bleibt; Überträger haben intermediäre Aktivität.
- Typ VII (Typ A/B: Arthrochalasis-Typ): Autosomal-rezessiv vererbt; die Kollagenfibrillenlänge liegt zwischen pro-alpha- und alpha-Kollagen. Bei Typ VII A und B treten Mutationen der COL1A1- oder COL1A2-Loci auf, die auf den Chromosomen 17q21.31-q22.05 und 7q221 kartiert sind. Dadurch Deletion des aminoterminalen Telopeptides der α1(1)- bzw. α2(I)-Kette von Kollagen I; hierdurch gestörte Fibrillenbildung und Quervernetzung. Beim Typ VII C (Dermatopraxis) fehlende Prokollagen-N-Kollagenase. Das hierfür verantwortliche Gen pN alpha1 ist auf Chromosom 17q21.31-q22.05 kartiert; konsekutiv gestörte Fibrillenbildung.
- Typ VIII: Autosomal-dominant vererbt; Mutation des COL3A1-Gens, das auf Chromosom 2q31 kartiert ist.
- Typ IX: Nicht besetzt! Der vormals unter Typ IX geführte Typ wird seit Nachweis des verantwortlichen Gendefektes aufgrund der Verwandtschaft zur X-chromosomal vererbten Cutis laxa und zum Occipital-Horn-Syndrom nicht mehr zum EDS-Formenkreis gezählt. Vor Nachweis des Gendefektes auf dem Genlokus Xq12-q13 galt: autosomal-rezessiv vererbt; Dysfunktion des Plasmafibronektins. Beim Typ IX führt eine abnorme P-Typ-ATPase zu gestörter Kupferhomöostase und Fehlen von Lysyloxidase; Folge: mangelhafte Quervernetzung von Elastin, aber auch von Kollagen).
- Typ X: Autosomal-rezessiv vererbt, Mangel an Fibronektin. Genlokus ist 2q34.

### Manifestation
Meist in der Kindheit.

### Klinisches Bild
Cutis hyperelastica, Überstreckbarkeit der Gelenke, leicht entstehende Hautverletzungen mit schlechter Heilungstendenz, Ausbildung atrophischer, fischmaulartiger Narben, molluskoide Pseudotumoren (vor allem Ellenbogen, Unterarme, Knie, Unterschenkel, Stirn). Blutungsstörung ohne Gerinnungsstörung, Purpura. Kyphose, Skoliose, Genu recurvatum, Senk- und Spreizfuß, ggf. Periodontitis mit Zahnverlust.
- Typ I-III stellen die häufigsten Formen dar: I den gravis Typ, II den mitis Typ und III den benignen hypermobilen Typ. Deutliche Hyperelastizität, hohe Fragilität, Hämatome, abnorme Wundheilung. Bei Typ III besteht nur geringe Hautbeteiligung.
- Typ IV: Arterielle Form; dünne, fragile Form; dünne, durchscheinende Haut, „Akrogerie", ausgeprägte Hämatomneigung, geringe bis fehlende Hyperelastizität; Ekchymosen.
- Typ V: Entspricht Typ I.
- Typ VI: Okulärer Typ mit Blutungen im Auge und Skoliose; Hyperelastizität mittel bis stark, erhöhte Fragilität, abnorme Wundheilung.
- Typ VII: Arthrochalasis-Typ; Lockerung der Gelenke mit multiplen Gelenkdislokationen, Hyperelastizität gering, dünne Haut.
- Typ VIII: Periodontaler Typ; schwere Periodontitis und mäßige Hautbrüchigkeit.
- Typ IX: Fibronectin-Typ; Striae, Überdehnbarkeit der Haut und Überstreckbarkeit der Gelenke, Störung der Blutplättchenaggregation. Haut eher lax, Fragilität gering, normale Wundheilung.

### Histologie
- Typ I-III: keine histologischen Besonderheiten. Selten, v.a. in Typ I, dünne Kollagenfasern ohne Bündelung. In diesen Fällen Vermehrung der elastischen Fasern im Vergleich zu den kollagenen Fasern, insgesamt verdünnte Haut.

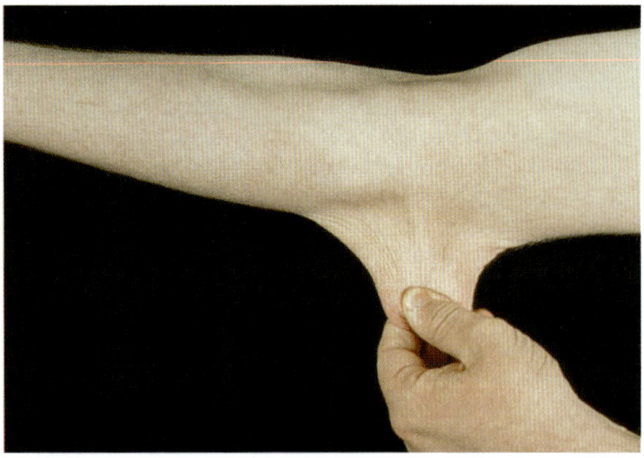

**Ehlers-Danlos-Syndrom.** Überdehnbarkeit der Haut im Bereich des Armes.

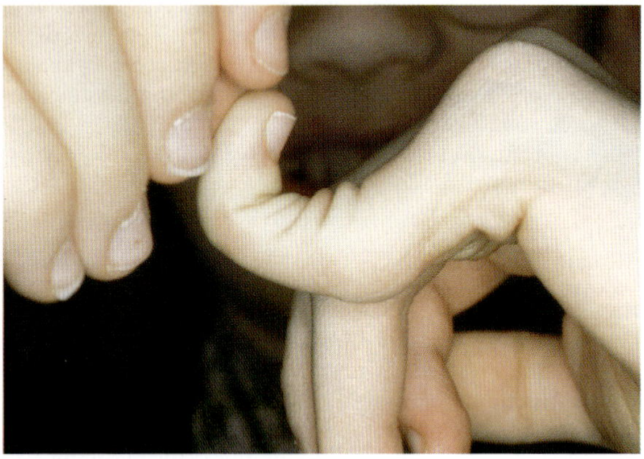

**Ehlers-Danlos-Syndrom.** Überstreckbarkeit der Gelenke im Bereich der Hände.

- Typ IV: Verdünnung der Haut, elastische Fasern vermehrt, verkürzt und gebrochen. Pseudotumoren: Fibrose, zahlreiche Kapillaren, Fremdkörperriesenzellen.

### Diagnose
Klinik, biochemischer Nachweis, Genetik. Pränatale Diagnose: möglich für die Typen IV, VI A, VII A und B und IX aus Chorionzottenbiopsie oder Amnionzellen.

### Differenzialdiagnose
Cutis hyperelastica, Cutis laxa, Gerodermia osteodysplastica, Noonan-Syndrom. Abnorme Blutungsneigung, Verletzlichkeit und Wundheilung: Verschiedene Gerinnungsstörungen (diverse Formen der Hämophilie, Willebrand v.-Jürgens-Krankheit), Faktor XIII-Mangel, Dysfibrinogenämie, Thrombozytenstörungen, Kindesmisshandlung!, neurotische Selbstbeschädigung, Osteogenesis imperfecta, Skorbut. Gelenküberstreckbarkeit: Marfan-Syndrom, marfanoides Hypermobilitätssyndrom, familiäres Hypermobilitätssyndrom.

### Therapie
Keine kausale Therapie bekannt.

- Schutz im Kindesalter vor Trauma (Kopf, Knie, Schienbeine); Anfrischen der Wundränder und optimale Adaption mit feinsten atraumatischen Fäden und Pflastern. Symptomatische Behandlung, orthopädische und ophthalmologische Kontrollen. Physiotherapie zur Kräftigung der Muskulatur und Halterung der Gelenke, evtl. hohe Schuhe und Schienen, allenfalls Arthrodesen; operative Korrektur von habituellen Luxationen; symptomatische Behandlung bei Distorsionen und Gelenkergüssen.
- Typ IV: Notfallausweis; Blutungen retroperitoneal oder interstitiell möglichst konservativ, intraabdominal und thorakal dagegen rasch chirurgisch angehen; Vermeidung von Angiographien und Medikamenten, die mit der Gerinnung oder Plättchenfunktion interferieren (Lebensgefahr!); bei Kolonrupturen subtotale Kolektomie; Überwachung von Schwangerschaften und geplanten Geburten in einem spezialisierten Zentrum; Vermeidung von Husten, Obstipation, schwerem isometrischen Training, Mannschaftssport.

### Prognose
Lebenserwartung ist beim Typ IV massiv (für Frauen und Männer 34 bzw. 37 Jahre), beim Typ VI deutlich vermindert, bei den übrigen Typen meistens normal.

## Ehrlichiosen

A28.8 oder A79.8

### Erstbeschreiber
Donatien u. Lestoquard (Beschreibung von Ehrlichia canis), 1935; Gordon (Beschreibung von E. phagocytophila), 1940; Moshkovski, 1945; Tachibana, 1986

### Synonym(e)
Humane monozytäre Ehrlichiose; Sennetsu-Fieber

### Definition
Meist durch Zecken übertragene, durch Ehrlichia-Arten ausgelöste bakterielle Infektionskrankheit.

### Erreger
- Ehrlichia-Arten sind obligat intrazelluläre, gramnegative Bakterien aus der Familie der Rickettsiaceae. Die verschiedenen Arten haben im Laufe der Evolution eine spezifische Zellaffinität entwickelt. Einige leben ausschließlich in Granulozyten, andere nur in Monozyten. E. platys, eine Art, die beim Menschen bislang nicht vorkommt, lebt in Thrombozyten.
- Ehrlichien sind 0,5 µm im Diameter kleine, obligat intrazelluläre kokkobazilläre Stäbchen, mit manchmal elipsoider und polymorpher Erscheinung.
- Übertragung durch Zecken: Amblyomma americanum, Dermacentor variabilis, Ixodes scapularis, Ixodes pacificus, Ixodes ricinus, Ixodes dammini.
- Doppel- bzw. Dreifachinfektionen mit Borrelien und Babesien möglich.
- Ehrlichia sennetsu lebt natürlicherweise in Fischparasiten und wird oftmals durch Genuss von rohem Fisch übertragen.
- Ehrlichien zeigen einen Tropismus für mononukleäre Zellen und vermehren sich dicht gepackt in membranumschlossenen Zytosplasma-Vakuolen. Bei weiterer Vermehrung bilden sich charakteristische Morulen, die aus aneinanderklebenden Vakuolen maulbeerähnlich zusammengesetzt sind.
- Ehrlichien befallen Pferde, Schafe, Ziegen, Rinder, Bisons, Hirsche, Schakale, Weißfußmäuse, Hunde und Menschen.
- Ausnahmen: Anaplasma phagocytophilum (zuvor Ehrlichia equi und phagocytophila) als Auslöser der humanen granulozytären Anaplasmose. Sie wurden früher zu den

Ehrlichiosen gezählt. Die Erreger leben obligat intrazellulär in Granulozyten, wo sie sich in zytoplasmatischen Vakuolen vermehren.

### Einteilung

Man unterscheidet bei Infektionen am Menschen insbes. Ehrlichia sennetsu (Sennetsu-Fieber) und Ehrlichia chaffeensis (Humane monozytäre Ehrlichiose).

### Vorkommen/Epidemiologie

- E. sennetsu: westliches Japan und Südostasien.
- E. chaffeensis: USA, Südamerika, Europa, Afrika.

### Pathologie

- Granulozytäre Form: Human granulozytic Ehrlichiosis (HGE): Die HGE wird von einer noch unbenannten Ehrlichienart verursacht, die nahe mit E. phagozytophila und E. equi verwandt ist. Vektoren sind nach derzeitiger Kenntnis vor allem Ixodes-Zecken, die auch Hauptüberträger der Lyme-Borreliose sind. Die Zecken bleiben, wenn sie den Erreger bei einer Blutmahlzeit an einem bakteriämischen Wirt aufgenommen haben, transstadiell infiziert und geben die Ehrlichien bei der nächsten Blutmahlzeit weiter, weil diese in den Speicheldrüsen der Zecken persistieren. Reservoire sind unter anderem Schafe, Weißwedelhirsche (Odocileus virginianus, das amerikanische Äquivalent unserer Rehe), aber auch Mäusearten wie Peromyscus leucopus (Weißfuß-Hirschmaus) und Wühlmäuse. Akute Erkrankungen wurden fast ausschließlich in den Sommermonaten beobachtet.

### Manifestation

Zu 80% sind Männer befallen.

### Klinisches Bild

- Bei Übertragung durch Zeckenstich zeigt sich geringer Juckreiz an der Einstichstelle, zuweilen ist der braunrote bis schwarze runde Zeckenkörper noch nachweisbar.
- Sennetsu-Fieber: Inkubationszeit 9 Tage, Fieber, Schüttelfrost, Unwohlsein, Kopfschmerzen, Schlaflosigkeit, generalisierte Lymphadenopathie, vor allem im Hals und Nacken, eventuell Spleno- und Hepatomegalie. Die Krankheit verläuft selbstlimitierend.
- Humane monozytäre Monozyten-Ehrlichiose: Fieber (bei 97% der Fälle), Kopfschmerzen (80%), Glieder- und Gelenkschmerzen (70%), Myalgien, Anorexie, Übelkeit, Erbrechen, infektiöses makulopapulöses Exanthem (ca. 30-40% der Fälle), eventuell Pneumonie, Husten, Diarrhoen, Lymphadenopathie (25%), Abfall des Hämatokrits, Panzytopenie mit starker Thrombozytopenie (70%), Leukozytopenie (60%) in den ersten 3-7 Tagen, Lymphozytose in der 2. Woche, Transaminasenanstieg (86%).
- Humane granulozytäre Ehrlichiose (Anaplasmose): 67-75% aller Infektionen verlaufen asymptomatisch. Inkubationszeit: 5-30 Tage. Fieber (100% der symptomatischen Fälle) und grippeähnliche Symptomatik mit Kopf-, Glieder-, Muskel- und Gelenkschmerzen, selten Bauchschmerzen, Übelkeit, Erbrechen und Diarrhoe, trockener Husten und infektiöses makulopapulöses Exanthem (2-3% der Fälle). Leukopenie (50%), Thrombopenie (92%), Transaminasenanstieg (91%). Selten Panzytopenien.

### Labor

- Abfall des Hämatokrits, Panzytopenie mit starker Thrombozytopenie, Leukozytopenie in den ersten 3-7 Tagen, Lymphozytose in der 2. Woche.
- Erhöhte Aspartase- und ALT-Werte.

**Ehrlichiosen. Tabelle 1.** Ehrlichien und assoziierte Krankheitsbilder

| | Vektoren | Wirte/befallene Arten | Zellaffinität |
|---|---|---|---|
| **Ehrlichia-Arten mit vorwiegend terrestrischer Verbreitung** | | | |
| **HGE-Agent** | Ixodes-Zecken | Menschen | Granulozyten |
| **E. pahgozytophilia** | Ixodes-Zecken | Huftiere | Granulozyten |
| **E. equi** | Ixodes-Zecken | Pferde, Menschen | Granulozyten |
| **E. chaffeensis** | Amblyomma-Zecken | Menschen, Hirsche | Monozyten |
| **E. canis** | Hämaphysialis und Riphicephalus-Zecken | Hunde | Granulozyten |
| **E. ewingii** | Zecken | Kaninchen | Granulozyten |
| **E. platys** | Zecken | Hunde | Thrombozyten |
| **Ehrlichia-Arten mit vorwiegend aquatischer Verbreitung** | | | |
| **E. sennetsu** | Trematoden in rohem Fisch (peroraler Infektionsweg) | Menschen | Monozyten |
| **E. resticii** | Zerkarien (Befall durch peroralen Infektionsweg oder beim Baden in Zerkarien-verseuchten Gewässern) | Pferde, Hunde | Monozyten |
| **NeoReckettsia helminthocea** | Helminthen in rohem Fisch (peroraler Infektionsweg) | Hunde, Bären, Menschen | |

### Diagnose

- Mikroskopie des Blutes und des Knochenmarks mit Nachweis von Morulen.
- QBC: Buffy coat-Mikroskopie.
- Indirekter Fluoreszenz-Antikörper-Nachweis.
- PCR mit Nachweis von DNA.

### Differenzialdiagnose

Rocky Mountain spotted fever; Lyme-Borreliose; infektiöse Mononukleose.

### Komplikation

- Akutes Nieren- und Lungenversagen.
- Enzephalopathie.
- Mortalität bis 2%.
- Komplizierter Verlauf vor allem bei HIV-Infizierten.

### Therapie

Tetracyclin (z.B. Tetracyclin-ratiopharm) 4mal/Tag 500 mg p.o. oder Doxycyclin (z.B. Doxycyclin AL) 1,5 bis 2 mg/kg KG/Tag bzw. 1mal/Tag 200 mg p.o. über 14 Tage werden als ausreichend angesehen. Alternativ: Rifampicin 10 mg/kg KG/ Tag (maximal 600 mg/Tag) für 7-10 Tage. Ggf. Therapie bis zur Normalisierung des Blutbildes. Grundsätzlich nicht wirksam sind Penicilline und Cephalosporine (keine pharmakologische intrazelluläre Angriffspunkte).

### Prognose

- Humane monozytäre Monozyten-Ehrlichiose: Letalität: bis 2%.
- Humane granulozytäre Monozyten-Anaplasmose: Letalität: 2-3%.

### Prophylaxe

Zeckenschutz und -bekämpfung.

## Eiche

### Synonym(e)

Quercus robur; Quercus pedunculata; Quercus petraea; Quercus sessiliflora; Oak

### Definition

Laubbaum aus der Familie der Buchengewächse (Fagaceae). Der deutsche Name ist mit dem lateinischen esca (= Speise) verwandt. Hinweis darauf, dass die Früchte des Baumes früher große Bedeutung für die Schweinemast hatten. Die Gattung umfasst etwa 600 Arten. Bei der Eichel handelt es sich um eine Nussfrucht. Die Blätter sind wechselständig, zumeist am Rand gebuchtet oder gezähnt.

### Vorkommen

In Deutschland sind die Eichen mit einem Anteil von 9% des Bestandes im Flach- und Hügelland nach den Buchen die am weitesten verbreitete Laubbaum-Gattung.

### Naturheilkunde

Alle Teile der Eiche, besonders unreife Eicheln, sind wegen der enthaltenen Gerbstoffe giftig und können zu gastrointestinalen Symptomen (Magenschleimhautreizung, Erbrechen, Durchfälle) führen. Die Eiche wird auf Grund ihrer Gerbstoffe als Heilpflanze eingesetzt. Gesammelt wird frische Eichenrinde im Frühjahr. Getrocknet und gemahlen wird daraus ein Sud gekocht, der sowohl äußerlich als auch als Tee (nie mehr als zwei Tassen täglich) angewandt wird. Äußerlich werden Eichenrindenextrakte als Bad oder Umschlag angewendet (s.u. Eichenrinde). Eichenrindenextrakte enthalten Gerbstoff, Gerbsäure, Tannine (s.a. Tannin), Bitterstoff, Gallussäure, Quercin, Quercetin. Sie wirken adstringierend, antibakteriell, blutstillend und entzündungshemmend. Indikationen: Ekzemerkrankungen, chronische Wunden, Blepharitis, Hyperhidrose, Tinea pedis. Die Blüte der Eiche wird als Bachblüte Oak eingesetzt.

### Hinweis(e)

- Aus allergologischer Sicht spielen Eichenpollen nur eine geringe Rolle (s.u. Pollen, Baumpollen).
- Von klinischer Relevanz ist der Befall von Eichen durch den Eichen-Prozessionsspinner. Der in Mitteleuropa immer stärker auffindbare Eichen-Prozessionsspinner siedelt sich ausschließlich auf Eichen an. Die Larven des Eichenprozessionsspinners tragen Gifthaare, die auf der Haut und an den Schleimhäuten toxische und/oder allergische Reaktionen hervorrufen. Die Beschwerden reichen von heftig juckenden Hautausschlägen (Raupendermatitis) bis zu Asthmaanfällen. Da die mikroskopisch kleinen Gifthaare bis zu hundert Meter weit mit dem Wind getragen werden können, stellen sie eine wichtige, bis jetzt wenig beachtete Ursache einer „Airborne Contact Dermatitis".

## Eichenrinde

### Definition

Gerbstoff, Adstringens.

### Anwendungsgebiet/Verwendung

Lokal bei Entzündungen im Mund- und Rachenbereich sowie Genital- und Analbereich; per os bei unspezifischen akuten Durchfallerkrankungen. In der Abklingphase akuter oder subakuter Ekzeme. Auch bei chronischen Ekzemen (z.B. Lidekzeme).

### Präparate

Traxaton

## Eierschalennägel L60.8

### Definition

Dystrophische Fingernägel bei Koilonychie.

## Eigeninfiltrat

### Definition

Bezeichnung für dermal lokalisiertes tuberkuloides oder sarkoides Infiltrat, das mittels anämisierendem Glasspateldruck zur Darstellung gebracht wird. Durch gleichmäßig verteilten Druck auf die Hautoberfläche gelingt es, einen die Eigenfarbe optisch überlagernden Durchblutungseffekt zu beseitigen.

## Eikosanoide

### Allgemeine Information

Unter der Bezeichnung Eikosanoide werden Prostaglandine, Thromboxane und Leukotriene zusammengefasst. Diese sind Derivate mehrfach ungesättigter Fettsäuren, insbesondere der Arachidonsäure. Sie werden in den meisten menschlichen Geweben gebildet, wo sie eine große Zahl hormoneller und andersartiger Stimuli modulieren. Außerdem spielen sie eine wichtige Rolle bei Überempfindlichkeits- und Entzündungsreaktionen. Während an der Bildung der Prostaglandine und Thromboxane Cyclooxygenase-Enzyme beteiligt sind, werden Leukotriene über den Weg der Lipoxygenase gebildet.

## Einschlusskörperchen-Konjunktivitis A74.0

### Synonym(e)
Badekonjunktivitis; Paratrachom

### Definition
Akut eitrige Konjunktivitis, hervorgerufen durch Chlamydia trachomatis.

### Ätiologie
Infektion durch Baden in ungenügend erneuerten Gewässern. Bei Einschlussblenorrhoe der Neugeborenen meist Infektion bei der Passage der Geburtswege bei Chlamydieninfektion der Mutter.

### Klinisches Bild
Inkubationszeit 8-14 Tage. Akute Konjunktivitis mit Rötung, Schwellung und wässrig-schleimiger Bindehautsekretion sowie grauroten, sagokornförmigen Follikeln oder papillären Wucherungen. Ggf. Beteiligung der präaurikulären Lymphknoten oder des Nasen-Rachen-Raumes.

### Histologie
Einschlusskörperchen im Epithel der Übergangsfalten und Konjunktiven (Abstrich) = Prowazek-Halberstädter-Körperchen.

### Differenzialdiagnose
Gonoblenorrhoe.

### Therapie
- Erwachsene: Bei Schwimmbadkonjunktivitis kein Baden in öffentlichen Gewässern! Externe und interne antibiotische Therapie.
- Neugeborene: Statt der früher vorgeschriebenen Credéschen Prophylaxe mit Silbernitrat-Lösung gegen eine Übertragung von Gonokokken über den Geburtskanal werden heute vielerorts prophylaktisch 1% Erythromycin (z.B. Ecolicin Augentropfen oder Augensalbe) eingesetzt, die die heute häufiger bei der Geburt auf den Säugling übertragenen Chlamydien mitbekämpfen. Zu bedenken ist, dass es über den Nasenrachenraum beim Neugeborenen trotz erfolgter Prophylaxe zur (Re-) Infektion kommen kann.
- Schwangere: Bei bekannter Genitalinfektion einer Schwangeren ist eine Behandlung mit Erythromycin angezeigt, um Komplikationen, z.B. Frühgeburt, zu vermeiden. Verlauf kann über Monate gehen.

### Prognose
Monatelanger Verlauf, Abheilung ohne Narbenbildung. Bei Neugeborenen günstig.

## Einschlusswarzen B07.x

### Synonym(e)
Myrmecia

### Definition
Warzensonderform mit reichlich Einschlusskörperchen an druckbelasteten Stellen, z.B. Verrucae plantares.

### Lokalisation
Plantae, Palmae, Beugeseiten von Fingern und Zehen.

### Klinisches Bild
Meist solitär vorkommende, tief in die Haut eingedrungene, schmerzhafte, evtl. entzündlich gerötete Warzen. Relativ geringe Rezidivneigung.

### Therapie
S.u. Verrucae plantares.

**Einschlusskörperchen-Konjunktivitis. Tabelle 1.** Therapie bei Einschlusskörperchen-Erkrankung

| | | Antibiotikum | Beispielpräparat | Dosierung | Dauer |
|---|---|---|---|---|---|
| **Konjunktivitis beim Erwachsenen** | leicht | Erythromycin | Ecolicin | 1 Trp. bzw. 5 mm Salbenstrang alle 1-2 Std. | bis zur Abheilung |
| | schwer | Doxycyclin | Doxycyclin Heumann | 2mal/Tag 100 mg p.o. | 10-14 Tage |
| | hartnäckig | Sulfonamide oder Chloramphenicol | Posifenicol C 1% Augensalbe | 5 mm Salbenstrang alle 1-2 Std. | 7-14 Tage |
| **Konjunktivitis und Pneumonie beim Neugeborenen** | Prophylaxe | Erythromycin | Ecolicin Trp. | 1-2 Trp. | einmalig |
| | Therapie | Erythromycin | Ecolicin Trp. | 1-2 Trp. alle 2-3 Std. | 14 Tage |
| | | | Monomycin Säuglingssaft | 50 mg/kg KG/Tag | |
| **Genitale Infektion bei Schwangeren** | | Erythromycin | Erythrocin Filmtbl. | 4mal/Tag 500 mg p.o. | 7-10 Tage |

## Ekchymosen R23.3

### Synonym(e)
Suffusionen

### Definition
Großmakulöse Blutungen in die Haut (Purpura).

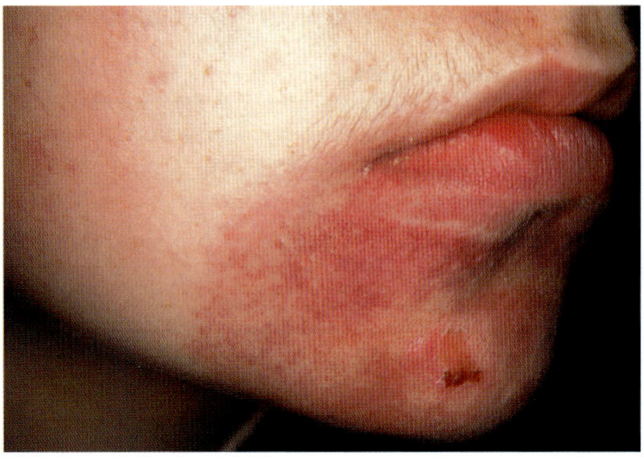

Ekchymosen. Flächige, scharf begrenzte Einblutung am Kinn eines 14-jährigen Jungen. Die Läsion ist durch Erzeugung eines Unterdrucks (Ansaugen eines Glases) am Kinn entstanden.

## Ekchymosen-Syndrom, schmerzhaftes R23.8

### Erstbeschreiber
Diamond u. Gardner, 1955

### Synonym(e)
Painful Bruising Syndrom Sharp; Gardner-Diamond-Syndrom; Syndrom der blauen Flecken; Autoerythrocyte Sensitization; autoerythrozytäre Purpura; Erythrozytenautosensibilisierung; psychogene Purpura

### Definition
Fast ausschließlich bei Frauen auftretende Symptomatik, gekennzeichnet durch schubweise Manifestation schmerzhafter Hautblutungen und multiple Begleitsymptome. Die Hautveränderungen sind durch Injektion autologer Erythrozyten provozierbar. Vielfach Deutung des Krankheitsbildes als Konversionsneurose.

### Ätiologie
Unbekannt. diskutiert werden psychogene Einflüsse, gewebsständige Antikörper gegen Erythrozyten und durch Neurohormone freigesetzte Substanzen, die die Gefäßpermeabilität erhöhen.

### Manifestation
Zwischen dem 20. und 50. Lebensjahr; fast nur bei Frauen.

### Lokalisation
V.a. Beine, seltener Arme oder Rumpf.

### Klinisches Bild
- Zunächst Prodromi in Form von Jucken, Stechen, brennenden Schmerzen. Wenige Stunden danach Entwicklung ödematöser, überwärmter, druckempfindlicher Erytheme. Nach 1 Tag Übergang in Ekchymosen, langsame Ausdehnung der Herde. Narbenlose Abheilung nach 1-2 Wochen. Provokation durch Traumen.

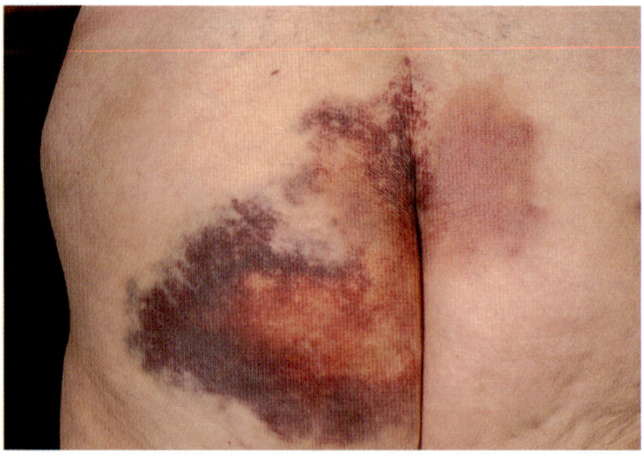

Ekchymosen-Syndrom, schmerzhaftes. Vor 4 Wochen erstmals aufgetretene, schmerzhafte, flächenhafte Ekchymosen gluteal bei einer 69-jährigen Patientin.

- Daneben multiple Begleitsymptome: Fieber, Gewichtsverlust, Abgeschlagenheit, Muskel- und Kopfschmerzen, Arthralgien, gastrointestinale Symptome (Krämpfe, Blutungen, Erbrechen, Diarrhoe), Epistaxis, Hämoptysen, Hämaturie.
- Fast in allen Fällen neurotische Persönlichkeitsstruktur: Depressivität, emotionale Unreife, masochistische Charakterzüge.

### Histologie
Uncharakteristisch, Blutungen, diskrete Rundzellinfiltrate; selten leukozytoklastische Vaskulitis.

### Diagnose
Auslösung der entsprechenden Veränderungen durch Injektion autologer Erythrozyten (in 60% positiv).

### Differenzialdiagnose
Artefakte.

### Therapie
Symptomatische Therapie z.B. mit Heparin-haltigen Salben (z.B. Vetren-Salbe), schmerzstillende Medikamente wie Paracetamol (z.B. Ben-u-ron Tbl.) oder ggf. Tramadol (z.B. Tramal Kps.). Antihistaminika, Glukokortikoide oder Chloroquin sind weitgehend wirkungslos. Bei einem Teil der Patientinnen kann eine Psychotherapie die Symptomatik verbessern.

## Ekthyma L08.83

### Definition
Umschriebene, ulzerierende, wie ausgestanzt wirkende Pyodermie.

### Erreger
Meist beta-hämolisierende Streptokokken, Streptococcus pyogenes oder Staphylococcus aureus.

### Ätiologie
- Streptokokken-Infektion (Streptodermia ecthymatosa, Ecthyma simplex streptogenes) oder Staphylokokkeninfektion (Staphylodermia ecthymatosa). Entwicklung aus kleinen Verletzungen, Follikulitiden, Insektenstichen, Skabies oder Prurigo simplex subacuta.
- Ko-Faktoren: Kleine Hautverletzungen, mangelnde Hygi-

ene, feuchtwarmes Klima, chronisch-venöse Insuffizienz, geschwächter Allgemeinzustand, Akrozyanose, Immunsuppression, HIV-Infektion, Diabetes mellitus.

**Lokalisation**
Keine Prädilektionsstellen, gehäuft am Unterschenkel.

**Klinisches Bild**
Vesikulopustulöses Anfangsstadium, Ausbildung unterschiedlich tiefer Ulzera mit scharf geschnittenem Rand und schmierig eitrigen Belägen. Rasche Ausbreitung ins subkutane Fettgewebe mit Ausbildung eines ausgestanzt imponierenden Ulkus. Eintrocknende, schmutzig grau-gelbe Krusten. Möglicherweise Lymphangitis und Lymphadenitis.

**Diagnose**
Klinik, Abstrich, Antibiogramm.

**Differenzialdiagnose**
Syphilid (ulzeröse), Syphilis maligna, ulzerierte Gummata, Erythema induratum.

**Komplikation**
Erysipel, Sepsis, Glomerulonephritis.

**Therapie**
Ursächliche Faktoren beseitigen (z.B. mangelnde Hygiene, Stiefel, enge Jeans etc.). Behandlung von Grunderkrankungen.

**Externe Therapie**
Reinigende feuchte Verbände (alle 2 Std. erneuern) mit antiseptischen Zusätzen wie Polihexanid (Serasept, Prontoderm), Chinolinol (z.B. Chinosol 1:1000), R042, Kaliumpermanganat-Lösung (hellrosa). Umgebung ggf. mit Pasta zinci abdecken. Bei Lokalisation am Bein bei intakter Durchblutung Kompressionstherapie.

**Interne Therapie**
- Antibiose mit Penicillin V (z.B. Megacillin) 3mal/Tag 1 Mega IE p.o. über 10 Tage. Bei Penicillin-Allergie Erythromycin (z.B. Erythrocin Filmtbl.) 4mal/Tag 500 mg p.o. Bei V.a. Mischinfektion Flucloxacillin (z.B. Staphylex) 3-4mal/Tag 0,5-1,0 g p.o. oder i.m.

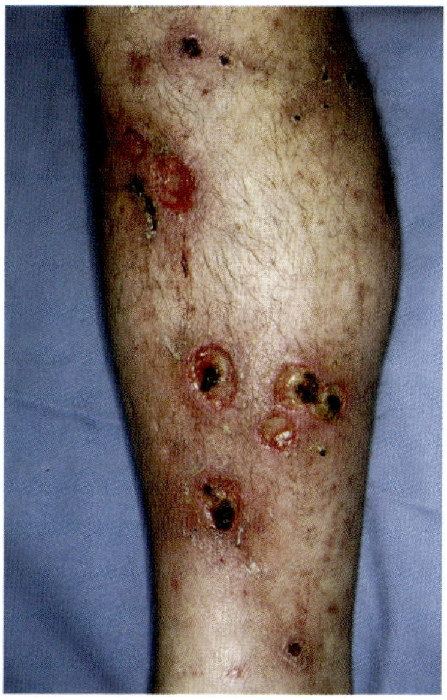

**Ekthyma.** Multiple, akute, an beiden Unterschenkeln disseminierte, 0,4-1,0 cm große, schmerzhafte, scharf begrenzte, rote, z.T. auch gelbe oder krustig schwarze Ulzera. Weiterhin sind dolente Lymphadenitis, Neutrophilie und Leukozytose nachweisbar.

- Alternativ Cephalosporine wie Cefazolin (z.B. Elzogram) 2mal/Tag 1-2 g i.v. oder Cefixim (Cephoral) 400 mg/Tag p.o. Sobald wie möglich Umstellung nach Antibiogramm.

**Prognose**
Chronischer Verlauf, Abheilung unter Narbenbildung.

## Ektoderm

**Definition**
Äußeres Keimblatt. Ausdifferenzierung der embryonalen Epidermis und Nervenplatte im ersten Embryonalmonat.

## Ektropium H02.1

**Definition**
Auswärtskehrung, Umstülpung des Lides unterschiedlicher Genese. Man unterscheidet:
- Ektropium cicatricans durch Narbenzug
- Ektropium paralyticum infolge von Fazialislähmung
- Ektropium senile infolge von Altersschlaffheit
- Ektropium spasticum infolge eines Orbikulariskrampfes bei Blepharitis.

**Operative Therapie**
Operative Korrektur nach Szymanowsky-Kuhnt, augenärztliche Versorgung.
Auf ausreichende Zufuhr künstlicher Tränenflüssigkeit achten (z.B. Liquifilm Augentropfen, Oculotect Augentropfen).

## Ekzem L30.9

**Definition**
Akut bis chronisch verlaufende, nicht infektiöse Entzündungsreaktion von Epidermis und Dermis, hervorgerufen durch eine Vielzahl exogener Noxen und endogener Reaktionsfaktoren mit typischer klinischer Symptomatik (Juckreiz, Erythem, Papel, Seropapel, Bläschen, Schuppung, Krustenbildung, Lichenifikation) und histologischem Erscheinungsbild (Spongiose, Akanthose, Parakeratose, lymphozytäre Infiltration). Im angloamerikanischen Sprachgebrauch wird der Begriff Ekzem („eczema") weitestgehend durch Dermatitis ersetzt, was zu einer nicht unerheblichen nomenklatorischen Verwirrung führt.

**Einteilung**
Die Ekzemgruppe lässt sich nach verschiedenen Kriterien klassifizieren, wobei eine Grobeinteilung nach „atopisches Ekzem, toxisches und allergisches Kontaktekzem" ein Großteil der Erkrankungen der Ekzemgruppe abdeckt. Eine weiterführende Einteilung (n. Fritsch) berücksichtigt neben der Pathogenese auch topographische und endogene Einflüsse auf die ekzematöse Grundreaktion und wird damit der Vielfalt der Reaktionsmuster und den hierdurch notwendig werdenden unterschiedlichen Therapiemodalitäten subtiler gerecht.
- Pathogenese:
  - Ekzem, atopisches
  - Ekzem, Kontaktekzem, allergisches
  - Ekzem, Kontaktekzem, toxisches
  - Ekzem, Exsikkationsekzem

  - Ekzem, seborrhoisches
  - Ekzem, Stauungsekzem
  - Ekzem, photoallergisches
  - Ekzem, postskabiöses.
- Lokalisation (z.B.):
  - Ekzem, Handekzem
  - Ekzem, Fußekzem
  - Fingerkuppenekzem
  - Ekzem, intertriginöses
  - Ekzem, Lippenekzem
  - Ekzem, periorales
  - Ekzem, Analekzem
  - Skrotalekzem.
- Akuität:
  - Ekzem, chronisches
  - Ekzem, akutes.
- Besonderheiten (morphologisch, ätiologisch):
  - Ekzem, dyshidrotisches
  - Ekzem, mikrobielles (nummuläres)
  - Ekzem, hyperkeratotisch-rhagadiformes
  - Lichen simplex chronicus (Vidal)
  - Lichtekzem (s.u. chronisch aktinische Dermatitis).

### Histologie

Akanthose unterschiedlicher Ausprägung, Verlängerung der Reteleisten, Hyperkeratose mit parakeratotischen Anteilen, perivaskuläres, teils auch diffuses, überwiegend lymphozytäres Infiltrat in der oberen Dermis mit leichter bis deutlicher dermaler Fibrose (je nach Bestanddauer der Ekzemreaktion). Meist Proliferation wandverdickter Kapillaren in der Infiltratzone. Fokal sehr unterschiedlich ausgeprägte (je nach Akuitätsgrad der Ekzemreaktion) Epidermotropie mit Spongiose (bis hin zur intraepidermalen spongiotischen Blasenbildung) verschiedenen Schweregrades.

### Therapie

Insbes. bei chronischen Ekzemen möglichst rasch Salbenverträglichkeit testen (Epikutantest, Quadrantenversuch). Auswahl geeigneter bzw. möglichst indifferenter Grundlagen (z.B. wässrige Lösungen, Vaselinum alb.). Insbes. keine Wollwachse und Wollwachsalkohole!

- Akutes Ekzem:

  > **Merke: Grundprinzip: Je akuter und nässender das Ekzem, umso wässriger die Salbengrundlage!**

  - Akutes vesikulöses bis bullöses Stadium (nässend): Kurzfristig Glukokortikoide mittlerer bis starker Potenz wie 0,1% Triamcinolonacetonid, 0,25% Prednicarbat (z.B. Dermatop Creme/Salbe), 0,1% Mometason (z.B. Ecural Salbe) oder 0,05% Clobetasol (z.B. **R054**, Dermoxin Creme/Salbe) in Abhängigkeit von Klinik und Lokalisation. Keine isolierte Anwendung fettender Grundlagen, sondern besser Lösungen oder hydrophile Cremes wie Ungt. emulsif. aq. (z.B. **R054**, Dermatop Creme, Ecural Lsg.). Wenn fettende Grundlage, dann in Kombination mit feuchten Umschlägen. Feuchte Umschläge sind auch in Kombination mit hydrophilen Cremes indiziert. Umschläge mit z.B. Ringer-Lösung bei Superinfektion mit antiseptischen Zusätzen wie Chinolinol (z.B. Chinosol 1:1000), **R042** oder Kaliumpermanganat (hellrosa). Im vesikulösen Stadium auch fett-feucht mit Glukokortikoid wie 1% Hydrocortison in lipophiler Grundlage wie Vaselinum alb. **R126**, darüber angefeuchteter Verband (z.B. Ringer-Lösung) oder ggf. Baumwollhandschuh.

  > **Cave: Zurückhaltender Einsatz von Glukokortikoiden an empfindlichen Hautstellen wie Gesicht, Hals, Intertrigines (Submammär, Leistenregion, Ano-Genitalbereich)!**

  - Krustöses bzw. squamöses Stadium: Hydrophile Cremes mit möglichst hohem Fettgehalt zur Regeneration der Haut (z.B. Basiscreme (DAC), Linola Creme, Asche Basis-Creme, Excipial Creme, Dermatop Basiscreme). Ggf. auch mit wundheilenden Zusätzen wie Dexpanthenol (z.B. **R064**, Bepanthen Salbe). Nachbehandlung: Pflegende rückfettende Externa in verträglicher Grundlage wie z.B. Vaselinum alb., Linola Fett, Asche Basis-Salbe, Excipial Mandelölsalbe) ggf. mit Zusatz von 2-10% Harnstoff (z.B. **R102 R107**, Basodexan Creme, Excipial U Lipolotio).
- Chronisches Ekzem:

  > **Merke: Grundprinzip: Je chronischer das Ekzem, umso fettender die Salbengrundlage!**

  - Kurzfristig Glukokortikoide mittlerer bis hoher Potenz s.o. in fettender Grundlage (z.B. Ecural Fettcreme, Dermatop Salbe). Anschließend antiphlogistische Externa wie Pix lithanthracis. Versuchsweise Pix lithanthracis 2% in Zinköl **R240** oder Steinkohledestillathaltige bzw. Schieferöl-sulfonat-haltige Externa (z.B. Ichthosin, Ichthoderm, Teer-Linola Fett). Seifen und Waschmittel sind wegzulassen, stattdessen Öl-haltige Bäder (z.B. Balneum Hermal, Balneum Hermal Plus, Balmandol, Linola Fett-Ölbad, Liquedin Badeöl). Ggf. auch teerhaltige Öl- Bäder wie Ichtho-Bad.
  - Bei chronischen, hyperkeratotischen und stark schuppenden plaqueförmigen Ekzemherden (s.a. Ekzem, hyperkeratotisch-rhagadiformes Hand- und Fußekzem) stark potente Glukokortikoide evtl. unter Okklusion, z.B. Clobetasolpropionat (z.B. Dermoxin).

  > **Cave: Vorsichtige Anwendung von Glukokortikoiden im Kindesalter! Keine Behandlung unter Okklusion!**

  - Ab dem subakuten Ekzemstadium empfiehlt sich die Kombination einer externen Therapie mit UV-Therapie.

  > **Cave: Keine Phototherapie beim phototoxischen und photoallergischen Ekzem!**

  Eine hoch dosierte UVA1-Behandlung hat sich in der Ekzemtherapie ebenso wie die Kombination von Sole-Bädern mit anschließender UVB-Bestrahlung bewährt. Bei Therapieversagen ist eine PUVA-Bad-Therapie (ggf. lokal) zu empfehlen. Nachbehandlung wie oben.

### Interne Therapie

- Beim hochakuten Ekzem Glukokortikoide (z.B. Solu Decortin H) i.v. in einer Dosierung von 100-150 mg i.v. in rasch ausschleichender Dosierung. Umstellung auf perorale Therapie wie Prednison (z.B. Decortin) oder Cloprednol (z.B. Syntestan) und rasch ausschleichen innerhalb einer Woche. Bei Pruritus Antihistaminika wie Des-

loratadin (z.B. Aerius) 1-2 Tbl./Tag oder Levocetirizin (z.B. Xusal) 1-2 Filmtbl./Tag, ggf. Antihistaminika mit sedierender Wirkung wie Dimetinden (z.B. Fenistil) 3mal 1-2 Drg./Tag.
- Bei ausgeprägter Superinfektion mit Systemreaktion (wie Fieber, BSG Beschleunigung, Leukozyten-Anstieg) Antibiotika intern mit breitem Wirkspektrum wie Cephalosporine.

### Hinweis(e)
Die Bezeichnung „Dermatitis" ist sehr viel weiter gefasst als die Bezeichnung „Ekzem", da hierunter auch Krankheiten subsumiert werden (Beispiel: hypereosinophile Dermatitis, Dermatitis herpetiformis u.a.), die der wesentlich enger gefassten Begrifflichkeit „Ekzem" nicht entsprechen. Auch im histopathologischen (deskriptiven) Sprachgebrauch beansprucht die Bezeichnung „Dermatitis" ein weites Feld für sehr unterschiedliche Entzündungsmuster der Dermis (z.B. neutrophile Dermatitis, granulomatöse Dermatitis u.a.).

## Ekzem, allergisches L23.9

### Definition
Durch eine immunologische Reaktion ausgelöstes Ekzem. Hierzu gehören:
- Allergisches Kontaktekzem
- Photoallergisches Ekzem
- Hämatogenes (Kontakt-) Ekzem
- Protein-Kontaktdermatitis
- Atopisches Ekzem.

## Ekzem, Analekzem L30.8

### Synonym(e)
Perianalekzem

### Definition
Häufig auftretende, polyätiologische (keine eigene Entität), akut, subakut, chronisch oder chronisch rezidivierend verlaufende, meist stark juckende (s. a. Analpruritus) Dermatitis der Perianalhaut, ursächlich bedingt durch irritativ-toxische, infektiöse, konstitutionelle oder allergische Mechanismen.

### Einteilung
- Kumulativ-toxisches Analekzem
- Kontaktallergisches Analekzem
- Atopisches Analekzem.

### Ätiologie
Apokrine und ekkrine Schweißdrüsen im intertriginösen Raum der Perianalregion führen zu einem Feuchtraummilieu, das irritativ-toxischen, konstitutionellen und kontaktallergischen Krankheitsauslösern ein ideales Terrain bietet. Aggravierend wirken Sekretabflüsse bei proktologischen Erkrankungen, anatomische Besonderheiten wie Trichteranus oder Ausbildung von Marisken. Die Folge sind Mazerationen und Epithelabschilferungen. Insofern ist das Bild des Analekzems, ungeachtet seiner Ursache, häufig das einer (uniformen) erosiv-nässenden, meist quälend-juckenden Dermatitis.

### Lokalisation
Perianalregion

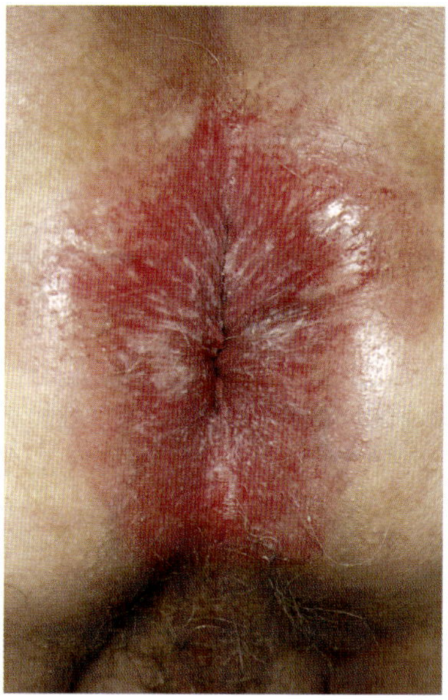

**Ekzem, Analekzem.** Uniforme, perianal lokalisierte, teils erosiv-nässende, unscharf begrenzte, glatte Rötung. Starker, persistierender Juckreiz.

### Diagnose
Bei der ursächlichen Abklärung des allergischen Kontaktekzems muss nach in Frage kommenden Allergenen in Grundlagen, Konservierungszusätzen oder Wirkstoffen in Externa (Salben, Suppositorien) gefahndet werden. Auch Intimsprays, Puder, Kondome, gefärbtes Toilettenpapier, Waschmittel, Desinfizienzien können Ursache einer Kontaktsensibilisierung sein.

### Differenzialdiagnose
- Häufig:
  - Psoriasis inversa oder Psoriasis intertriginosa
  - Streptokokkendermatitis, perianale
  - Perianale Candidose
  - Tinea perianalis
  - Erythrasma
  - Lichen sclerosus et atrophicus
  - Lichen planus
  - Lichen simplex chronicus
  - Oxyuriasis.
- Selten:
  - Pemphigus chronicus benignus familiaris
  - Pemphigus vegetans
  - Dyskeratosis follicularis (M. Darier).
  - Bowen, M.
  - Paget, M., extramammärer
  - Acrodermatitis enteropathica.

### Therapie allgemein
- Sanierung der proktologischen Grund- bzw. Begleiterkrankung. Meidung von Irritanzien und potentiellen Allergenen. Seifenfreie Reinigung des Afters mit klarem Wasser. Anwendung von lokalen Antiphlogistika auf der Basis von zinkhaltigen Lotionen und Pasten.
- Bei nässendem Analekzem kurzfristige Verwendung Hydrocortison-haltiger Salben (bewährt hat sich Vaseline als Grundlage, da nur geringes irritatives Potential). Eine steroidfreie Alternative wäre Lotio alba.
- Ggf. Sitzbäder mit synthetischen Gerbstoffen (z.B. Tannosynt und Tannolact) oder auch mit Desinfizienzien (z.B. Kaliumpermanganat: wenige Kristalle in lauwar-

mem Wasser auflösen sodass eine kräftig rosafarbene Lösung entsteht).

### Diät/Lebensgewohnheiten

- Diätetisch empfiehlt sich auf Alkoholgenuss und auf den Genuss von scharf gewürzten Speisen zu verzichten.
- Auf Seifenwaschungen sollte verzichtete werden. Die Reinigung des perianalen Bereiches kann mit klarem Wasser (am besten Bidet-Nutzung) oder mit pflanzlichen Ölen (z.B. Olivenöl) erfolgen, das mit weichen Papiertüchern aufgetragen wird.

## Ekzem, Analekzem, atopisches L20.8

### Definition

- Im Rahmen einer atopischen Diathese auftretende, meist chronisch verlaufende, juckende Dermatitis der Anal- und Perianalhaut, häufig verschlimmert durch irritativ-toxische Mechanismen, z.B. bei Hämorrhoidalleiden, fehlerhafter Analhygiene, Parasitosen, bei Adipositas und Hyperhidrose, durch anatomische Fehlbildungen, z.B. Trichteranus.
- Das hierdurch induzierte „Symptom des feuchten und juckenden Afters" führt zu einer mit quälendem Pruritus vergesellschafteten, chronischen, mazerativen Dermatitis (s.a.u. Ekzem, Analekzem).

### Vorkommen/Epidemiologie

Bei ca. 20-30% aller Patienten mit chronischem Analekzem anzutreffen.

### Klinisches Bild

Meist auf den Anal- und Perianalbereich begrenzte wulstige Verdickung und Lichenifikation von Haut- und Halbschleimhaut mit Erythem und Rhagaden sowie punktförmigen und flächigen Erosionen, strichförmigen Kratzspuren als Ausdruck des meist heftigen Juckreizes. Das klinische Bild variiert in Abhängigkeit vom klinischen Stadium (akut, subakut, chronisch). Keine Schuppung.

### Differenzialdiagnose

S.u. Ekzem, Analekzem.

### Komplikation

Das chronische Analekzem ist häufig durch eine Kontaktallergie kompliziert.

### Therapie

- Als therapeutische Grundlagen möglichst indifferente, fette Salben wie Vaselinum alb. oder Ungt. molle, auch Linola Fett und z.B. Excipial Mandelölsalbe. Einige Patienten vertragen fette Salbengrundlagen nicht (Okklusiveffekt). In diesen Fällen empfiehlt sich eine Zinkschüttelmixtur (DAB) oder Zinköl (NRF 11.20.).
- Zeitlich begrenzte Lokalmaßnahmen mit niedrig potenten Glukokortikoiden wie Hydrocortison 0,5-1% (z.B. Hydro-Wolff, R120) sind sinnvoll.

> **Cave: Patienten sind häufig langzeitig mit Kortikoidexterna vorbehandelt!**

- Dauerhaft ist eine Lokaltherapie mit wenig sensibilisierenden, antiphlogistischen Externa (z.B. 1-5% Ichthyol, Liquor carbonis detergens) in nicht reizenden Grundlagen anzustreben. Ergänzend: Sitzbäder mit synthetischen Gerbstoffen (z.B. Tannosynt flüssig, Tannolact), seifenfreies Analduschen. Häufig führen schon allgemeine Maßnahmen der Analreinigung und Pflege sowie diätetische Maßnahmen zum Erfolg. Scharfe Gewürze können z.B. auch ohne echte Sensibilisierung Beschwerden im Analbereich hervorrufen.

> **Merke: Für die Grundlage gilt: Möglichst allergologisch indifferent!**

- Ein interessanter Therapieansatz (strengste Indikationsstellung wegen unklarer Langzeitnebenwirkungen! Off-Label-Use!) ist bei hartnäckigem und therapieresistentem Verlauf der Einsatz von Tacrolimus oder Pimecrolimus in einer Salbengrundlage.

### Hinweis(e)

Das atopische Analekzem ist eine typische, äußerst chronische, aber wenig bekannte Prädilektionsstelle des atopischen Ekzems.

## Ekzem, Analekzem, kontaktallergisches L23.8

### Definition

- Akut, subakut oder chronisch verlaufende Dermatitis des Anoderms, der Anal- und Perianalhaut, ursächlich bedingt durch eine Kontaktallergie.
- Häufig assoziiert mit Hämorrhoidalleiden, intestinaler Candidose, fehlerhafter Analhygiene, Parasitosen, Adipositas und Hyperhidrose, anatomischen Fehlbildungen, z.B. Trichteranus.
- Das hierdurch induzierte „Symptom des feuchten und juckenden Afters" führt zu einer mit Brennen und quälendem notorischen Pruritus vergesellschafteten mazerativen Dermatitis, die wiederum eine Kontaktallergie begünstigt.

### Vorkommen/Epidemiologie

Etwa 40% aller Analekzeme werden durch Kontaktallergien ausgelöst.

### Ätiologie

- V.a. ausgelöst durch Gebrauch von Hautpflegemitteln, Intimsprays, Toilettenpapier und Proktologika, insbes. bei Langzeitgebrauch.
- Als auslösende Allergene werden v.a. Cinchocain-HCl 6,3%, Mafenid 2,3%, Hexylresorcin 2%, Lidocain-HCl 1,4%, Albothyl 0,6%, Kamillenextrakt 0,6%, Chininsulfat 0,3% und Menthol 0,3% nachgewiesen. Zunehmend wird auch eine „Toilettenpapierallergie" beobachtet: Die allergische Potenz bei Verwendung von weißem Zellulosepapier ist sehr gering, steigt aber bei dem Gebrauch von feuchtem, recyceltem oder gefärbtem Toilettenpapier deutlich an. Hier werden v.a. Kathon C6 und Euxyl K400 nachgewiesen.

Siehe Tabelle 1 [Häufige Auslöser eines Analekzems].

### Klinisches Bild

- Im akuten Stadium meist scharf auf den Kontaktbereich begrenztes, intensives Erythem der Anal- und Perianalregion mit punktförmigen und flächigen Erosionen, Rhagaden, strichförmigen Kratzspuren als Ausdruck des meist heftigen Juckreizes.
- Im chronischen Stadium zunehmende Lichenifikation mit Vergröberung der Radiärfältelung, mazerierten Area-

**Ekzem, Analekzem, kontaktallergisches. Tabelle 1.** Häufige Auslöser eines Analekzems

| | |
|---|---|
| Körperreinigungmittel | Seifen, Waschlotionen, Duschgels, Toilettenpapier, Feuchttücher, Konservierungsstoffe, Duftstoffe! |
| Körperpflegemittel | Cremes, Bodylotions |
| Waschmittel | Duftstoffe, Perubalsam! |
| Therapeutika | Hämorrhoidenmittel (Grundlagen, Konservierungsstoffe, Lokalanästhetika!), Glukokortikoide |
| Gewürze | Pfeffer, Curry, Paprika u.a. (Typ I- und Typ IV-Sensibilisierungen) |

len, bizarren rhagadiformen und auch flächigen Erosionen; daneben Kratzeffekte.
- Das klinische Bild variiert in Abhängigkeit vom klinischen Stadium (akut, subakut, chronisch). Keine Schuppung.

## Diagnose
- Epikutantest entsprechend der Richtlinien der Deutschen Kontaktallergiegruppe (DKG). V.a. Austestung von Konservierungszusätzen, Duftstoffen (häufig!), externen Wirkstoffen (insbes. in Proktologika, wie z.B. Mafenid, Hexylresorcin, Lidocain, Albothyl, Kamillenextrakt, Chininsulfat, Menthol), Allergenen in Salbengrundlagen (z.B. Wollwachsalkohol), Intimsprays, Toilettenpapieren (Kathon C6, Euxyl K 500), Puder, Depilatoren, Kondomen, Gleitmitteln, Desinfizienzien.
- Stuhluntersuchung auf Parasiten (Tesafilm-Abriss) und Hefen!
- Proktologische Untersuchung mit Ausschluss von Hämorrhoiden.
- Ausschluss sonstiger zum Krankheitsbild des Analekzems führenden Erkrankungen (s.u. Ekzem, Analekzem).

## Differenzialdiagnose
Lichen simplex chronicus, atopisches Ekzem; Psoriasis inversa; extramammärer M. Paget; M. Bowen; chronische Candidose; Ekzem, Analekzem kumulativ-toxisches; Pemphigus chronicus benignus familiaris; Streptokokkendermatitis, perianale

## Therapie
- Schon bei Verdacht alle Externa absetzen.
- Bei akutem nässendem Analekzem: Kurzfristige Anwendung von nicht reizenden (Vermeidung von Polyglykolhaltigen Salbengrundlagen, Brennen auf nässenden Flächen!) topischen Glukokortikoiden (z.B. 0,1% Triamcinolonacetonid in Vaseline); Reinigung mit Olivenöl; seifenfreies Analduschen, Sitzbäder mit synthetischen Gerbstoffen (z.B. Tannosynt flüssig, Tannolact). Bei mikrobieller Überlagerung Kaliumpermanganat-Sitzbäder.
- Bei irritativ-toxischer Überlagerung: Behandlung und Beseitigung der zugrunde liegenden Auslösemechanismen. Hierzu gehören: Hämorrhoidalleiden, Diarrhoe, Marisken, Wurmerkrankung.
- Beim chronischen Analekzem eignen sich als Grundlage möglichst indifferente, fette Salben wie z.B. Vaselinum alb. Zeitlich begrenzte Lokalmaßnahmen mit niedrig potenten Glukokortikoiden wie Hydrocortison 0,5-1% (z.B. Hydro-Wolff, R120) sind sinnvoll.

**Cave: Patienten sind häufig langzeitig mit Kortikoidexterna vorbehandelt!**

- Dauerhaft ist eine Lokaltherapie mit wenig sensibilisierenden, antiphlogistischen Externa (z.B. 1-5% Ichthyol) in nicht reizenden Grundlagen anzustreben. Ergänzend: Sitzbäder mit synthetischen Gerbstoffen (z.B. Tannosynt flüssig, Tannolact), seifenfreies Analduschen. Von allgemeiner Bedeutung ist eine Diät: Vermeidung scharf gewürzter Speisen, Vermeidung stark Fruchtsäure-haltiger Speisen.

**Merke: Für die Grundlage gilt: Je fetter, desto besser! Möglichst allergologisch indifferent!**

# Ekzem, Analekzem, kumulativ-toxisches L24.9

## Definition
Polyätiologische, akut, subakut oder chronisch verlaufende Dermatitis des Anoderms, der Anal- und Perianalhaut. Bei länger andauernder Einwirkung der Noxe geht ein irritativ-toxisches Analekzem allmählich in das kumulativ-toxische Analekzem über.

## Vorkommen/Epidemiologie
Ca. 30% der Analekzeme haben eine kumulativ-toxische Genese.

## Ätiologie
- Häufigste Ursache ist eine Störung der Feinkontinenz des anorektalen Kontinenzorgans (Sphinkterinsuffizienz) bedingt durch innere Hämorrhoiden, Analprolaps oder Marisken.
- Dem akuten Analekzem liegen meist exogene Irritationen zugrunde (mangelnde Hygiene, Schwitzen, Durchfälle, mechanische Irritationen z.B. nach Märschen oder Dauerläufe; Gebrauch von derbem rauem Toilettenpapier).
- Das chronische (nicht-atopische, nicht-kontaktallergische) irritativ-toxische Analekzem ist meist Folge einer Dauersekretion aus dem Analkanal. Seltener wird es durch irritativ wirkende Stoffe wie Metallsalze (Kobalt, Quecksilber, Kadmium, Zink) verursacht.
- Als irritativ-toxische Mechanismen gelten u.a.: Chronische, entzündliche oder tumoröse Darmerkrankungen mit Sekretfluss aus dem Anus, chronische Diarrhoe, Inkontinenz, Fistelleiden, Prolaps, fehlerhafte Analhygiene, anatomische Fehlentwicklungen (Trichteranus), Parasitosen (Oxyuren), Laxanzien- und Antibiotikaabusus. Die hierdurch bedingte Änderung des Anal- und Perianalmilieus (pH-Verschiebung, ständige Feuchtigkeit; Mazeration) führt zu bakterieller und mykotischer Überlagerung und chronischer Dermatitis.

## Klinisches Bild
- Akutes Analekzem: Scharf begrenzte, erosiv-nässende, meist großflächige, hochrote, juckende bzw. schmerzhafte Hautareale.
- Chronisches (chronisch-rezidivierendes) Analekzem: „Symptom des feuchten und juckenden Afters". Meist scharf begrenztes, nässendes Erythem der Anal- und Perianalregion mit krümeliger Schuppung sowie punktför-

migen und flächigen Erosionen, Rhagaden, strichförmigen Kratzspuren als Ausdruck des meist heftigen Juckreizes.

### Differenzialdiagnose

(zirkumskriptes) atopisches Ekzem; Psoriasis inversa; extramammärer M. Paget; M. Bowen; chronische Candidose; Ekzem, Kontaktekzem; Streptokokkendermatitis, perianale

### Komplikation

Das chronische Analekzem ist häufig durch eine Kontaktallergie kompliziert.

### Externe Therapie

- Wichtig ist ein evtl. zugrunde liegendes Hämorrhoidalleiden abzuklären und zu behandeln.
- Dauerhaft ist eine Lokaltherapie mit wenig sensibilisierenden, antiphlogistischen Externa (z.B. 1-5% Ichthyol) in nicht reizenden Grundlagen anzustreben.

> Merke: **Für die Grundlage gilt: Galenisch einfache, allergologisch indifferente Grundlagen (keine W/O -Emulsionen! Keine Cremes! Keine Polyglykol-haltigen Träger! Häufig Brennen auf nässenden Flächen).**

- Ergänzend Sitzbäder mit synthetischen Gerbstoffen (z.B. Tannolact), seifenfreies „Analduschen".
- Bei akutem, nässendem Analekzem: Anwendung von nicht reizenden, topischen Glukokortikoiden (z.B. 0,1% Triamcinolonacetonid in Vaseline); Reinigung mit Olivenöl; seifenfreies Analduschen, Sitzbäder mit synthetischen Gerbstoffen (z.B. Tannosynt flüssig, Tannolact).
- Bei chronischem Analekzem (irritativ-toxisch): Behandlung und Beseitigung des Grundleidens z.B. Hämorrhoidalleiden, Diarrhoe, Marisken, Wurmerkrankung (Tesafilm-Abriss).
- Einlegen von Leinenstreifen oder Mullstreifen zur Verhinderung von Mazerationen.
- Beim chronischen Analekzem eignen sich als Grundlage möglichst allergologisch indifferente Externa wie Vaselinum alb. oder bei Wollwachsverträglichkeit Ungt. molle; auch Linola Fett und z.B. Excipial Mandelölsalbe. Zeitlich begrenzte Lokalmaßnahmen mit niedrig potenten Glukokortikoiden wie Hydrocortison 0,5-1% (z.B. Hydrogalen, R120) sind sinnvoll.

> Cave: **Patienten sind häufig langzeitig mit Kortikoidexterna vorbehandelt!**

## Ekzem, atopisches L20.9

### Erstbeschreiber

Willan, 1808

### Synonym(e)

Neurodermitis disseminata; atopic dermatitis; endogenes Ekzem; atopische Dermatitis; Neurodermitis diffusa; Neurodermitis constitutionalis; Neurodermitis atopica; Prurigo Besnier; M. Besnier; Eccema endogenicum; neurodermitisches Ekzematoid (Stümpke); spätexsudatives Ekzematoid (Rost); exsudatives Ekzematoid; Ekzemkrankheit (Scholl); Asthmaekzem (Jadassohn); Asthmaprurigo (Sabouraud); Prurigo à forme eccemato-lichénienne (Brocq); Prurigo diathésique (Besnier); Prurigoekzem (Kreibich); Dermatitis lichenoides pruriens (Neisser); Mycosis flexuarum (Hebra); exsudatives Ekzem (Schreuss); neurogene Dermatose (Epstein); neuropathisches Ekzem (Brill); konstitutionelles Ekzem (Koch)

### Definition

- Zum Formenkreis der atopischen Erkrankungen gehörende chronische bzw. chronisch rezidivierende, entzündliche Hauterkrankung, die mit unterschiedlich starkem Juckreiz einhergeht.
- In den einzelnen Lebensabschnitten topographisch und morphologisch unterschiedlich ausgeprägtes Erkrankungsbild:
  - im Säuglingsalter eher wenig charakteristische ekzematöse Hauterscheinungen
  - im Kleinkindalter mehr generalisiert und häufig nässend
  - im Schulkindalter bevorzugt als Beugenekzem auftretend
  - im Erwachsenenalter entweder umschrieben lokalisiert (Lider, Genitalien, Hände, Nacken) oder großflächig, auch universell das gesamte Integument betreffend, als erythrodermisches atopisches Ekzem (s.u. Erythrodermia atopica).
- Sonderformen:
  - Cheilitis simplex
  - Dermatitis hiemalis
  - Atopisches Handekzem
  - Atopisches Lidekzem
  - Prurigo diathetica leucodystrophica
  - Nummuläres atopisches Ekzem
  - Eccema symmetricum faciale
  - Juvenile papulöse Dermatitis
  - Lichen simplex chronicus.

### Einteilung

Grundsätzlich kann man 2 Formen mit klinisch identischen Hautsymptomen unterscheiden:

- Intrinsisches (nicht allergisches) atopisches Ekzem, auch als „atopiforme Dermatitis" bezeichnet, (etwa 20-30% der Patienten; nicht IgE-vermittelt). Derzeit ist noch unklar, ob dieses Krankheitsbild als eigene Entität bewertet werden kann.
- Extrinsisches (allergisches) atopisches Ekzem (70-80% der Patienten, IgE-vermittelt).

Patienten mit intrinsischer Form weisen keine erhöhten IgE-Werte oder Sensibilisierungen gegen Umwelt- oder Nahrungsmittelallergene auf.

### Vorkommen/Epidemiologie

Prävalenz in Industrieländern: 10-20% der Kinder, 1-3% der Erwachsenen. Die Prävalenz hat sich in Industrieländern in den vergangenen 3 Dekaden fast verdreifacht.

### Ätiologie

- Genetische Faktoren spielen eine bedeutende Rolle in der Prädisposition des atopischen Ekzems. Das Risiko eines Kindes, an atopischem Ekzem zu erkranken, beträgt 50%, wenn ein Elternteil an Asthma, atopischem Ekzem oder Rhinitis allergica leidet, 75% wenn beide Eltern betroffen sind. Die Konkordanz in monozygotischen Zwillingen beträgt 72%, bei dizygoten Zwillingen 23%.
- Genom-Untersuchungen ergaben mehrere für die Atopie prädisponierende Loci auf den Chromosomen 1q21, 3q21, 5q32, 6, 11q13, 17q25 und 20p. Einige Regionen korrespondieren eng mit den gefundenen Genloci für die

Psoriasis (3q21), ein Hinweis darauf, dass diese Gene einen generellen Einfluss auf „Hautentzündungen“ haben. Chronisch entzündliche Darmerkrankungen sind auf sehr ähnlichen Genabschnitten zu finden.
- Störungen der Zytokinproduktion spielen in der Pathogenese des atopischen Ekzems ebenfalls eine Rolle, insbesondere eine vermehrte Expression von IL-4, IL-5, IL-10, IL-13. Im akuten Schub sind hohe Mengen der chemotaktisch wirksamen Zytokine Interleukin-16, Eotaxin, „macrophage-derived-chemokine“ (MDC), „thymus and activation regulated chemokine“ (TARC), „regulated on activation, normal T-cell expressed and secreted“ (RANTES) sowie das lösliche CD30 im Blut nachweisbar (s.u. Chemokine). Eine Assoziation mit funktionell relevanten Genpolymorphismen der Gene für IL-3, TGF-beta1, IL-13 und RANTES wird vermutet.
- Mikrobielle Einflüsse: Von pathophysiologischer Relevanz ist Staph. aureus (hohe Besiedlungsdichte (>80%) in der Nasenschleimhaut und auf nässenden Arealen), der hohe Mengen an Enterotoxinen bildet (Enterotoxin A-D, toxic-shock-syndrome-toxin-1), gegen die Patienten IgE-Antikörper bilden, wobei Sensibilisierungsgrad und Krankheitsaktivität korrelieren. Offenbar ist an der pathologischen Kolonisierung der Haut eine Störung antimikrobieller Lipide und Peptide beteiligt (Verminderung der antimikrobiellen Peptide Cathelicidin LL-37 und beta-Defensin-2, die in den sog. „lamellar bodies“ in den Interzellularraum des Str. corneums transportiert werden. Hieraus resultiert eine Verminderung antimikrobiell wirksamer freier Sphingosine: eine 2-fache Verminderung im Str. corneum korreliert mit einem >100-fachen Anstieg der Kolonisierung von Staph. aureus.
- Die Besiedlung mit Pityrosporum ovale spielt eine pathogenetische Rolle bei Patienten mit der „head-and neck“ Form des atopischen Ekzems. Weiterhin gibt es Hinweise, dass offenbar auch fokale Infektionen (wie z.B. Zahninfekte) an Auslösung oder Exazerbation des atopischen Ekzems beteiligt sind. Dies ist insofern überraschend, da derartige Einflüsse bislang nicht angenommen wurden!
- Hygiene-Hypothese: Vermutung, dass der Anstieg des atopischen Ekzems im Zusammenhang mit einem höheren Lebensstandard sowie verbesserten hygienischen Verhältnissen steht. Eine Reduktion bakterieller oder viraler Infekte führt zu einer verminderten Produktion von TH1-Zytokinen (z.B. Interferon gamma) und damit zu einer Abnahme des protektiven Effekts der Th1-Immunantworten zugunsten der für atopische Erkrankungen charakteristischen Th2-Antworten.
- Neuroimmunologische Faktoren: Stress und andere emotionale Faktoren werden als Auslöser angeschuldigt. Neuropeptide wie das „calcium-gene-related peptide“ (CGPR), das „proopiomelanocortin-derived-hormone“ (alpha-MSH) wirken als antientzündliche Regulatoren.
- Störung der Hautbarriere: Eine Verminderung des Ceramidgehaltes in der Haut soll eine Rolle spielen. Eine weitere Rolle für die Verminderung der epidermalen Integrität spielen Störungen im Filaggrin-Aufbau.
- Verschiedene Auslöser wie z.B. Allergenbelastung, Klima, Stress, posttraumatische Belastungsstörungen, Schadstoffbelastung können zu Ausbruch bzw. Exazerbation der Erkrankung führen.

## Pathologie

- Immunantwort in atopischer Haut:
  - Klinisch unauffällige Haut bei Patienten mit atopischem Ekzem ist trotz Erscheinungsfreiheit nicht als gesund anzunehmen. Bei genauer Betrachtung zeigen sich erhöhte Hauttrockenheit, erhöhte Irritierbarkeit, dezente perivaskuläre T-Zell-Infiltrate, erhöhte Anzahl an Th2-Zellen mit erhöhter IL-4 und IL-13-Produktion.
  - Bei erkrankter Haut: Erhöhte Anzahl antigenpräsentierender Zellen (Langerhans-Zellen, inflammatorische dendritische Zellen und Makrophagen mit IgE-Molekülen). Erhöhte Expression von IL-16, C-C chemokine ligand 27, RANTES, monocyte chemotactic protein-4 und Eotaxin. Aktivierung von Eosinophilen und Makrophagen.
  - Chronisches atopisches Ekzem: Die Expression von IL-4 und IL-13 ist vermindert. Vermehrt exprimiert werden IL-5, GM-CSF, IL-11, IL-12 und IFN-γ. Vermehrt wird auch Kollagenablagerung mit Lichenifikation beobachtet. Grundlegender Mechanismus ist hier die Freisetzung von TNF-α und IL-1, die über Aktivierung von NF-κB zu Veränderungen an den Gefäßendothelien mit nachfolgender Extravasation proinflammatorischer Zytokine führen.

## Manifestation

Meist bei Säuglingen auftretend, vor allem während des 2. bis 3. Lebensmonats. Auch Befall während der Kindheit, seltener postpubertär. Spätmanifestationen sind möglich. Frauen nach der Menopause sind häufiger betroffen als Männer. Während der Schwangerschaft kommt es in 20% der Fälle zu einer Exazerbation eines vorbestehenden atopischen Ekzems (siehe Schwangerschaftsdermatose, atopische).

## Lokalisation

- Säuglingsalter: Gesicht, Windelbereich.
- Kindheit, Jugend: Ellenbeugen, Kniekehlen (Beugenekzem).
- Erwachsenenalter: Ellenbeugen, Kniekehlen, Gesicht, Brust- und Schulterbereich, Handrücken. Umschrieben als Minimalvariante: Lider, Perioralregion, Hände, Füße.

## Klinisches Bild

Abhängig vom Alter des Patienten und vom Eruptionsdruck der Erkrankung zeigen sich unterschiedliche Stadien eines Ekzems: Von nässenden Erythemen bis hin zur blassen, trockenen, evtl. kleieförmig schuppenden, meist zerkratzten Haut. Anfallsartiger, quälender Juckreiz.
- Im Säuglingsalter: nässende, krustös belegte, stark juckende, unscharf begrenzte Ekzeme (s.u. Eccema infantum).
- In der Kindheit, Jugend und Erwachsenenalter:
  - Ekzematoide Form: Schuppende, zum Teil erodierte, zerkratzte und verkrustete unterschiedlich rote Plaques.
  - Lichenifizierte Form: Lichenifikation.
  - Pruriginöse Form: Disseminierte, 0,2-0,4 cm große, stark juckende, erodierte, häufig mit Krusten bedeckte Knötchen auf ekzematisierter Haut. Die Formen treten neben- und/oder nacheinander auf.
  - Weitere klinische Symptome:
    - Dermographismus albus
    - Glanznagel
    - Sebostase
    - Ichthyosis-Hand, -Fuß (hyperlineares Muster der Leistenhaut)
    - Pelzmützenartiger Haaransatz

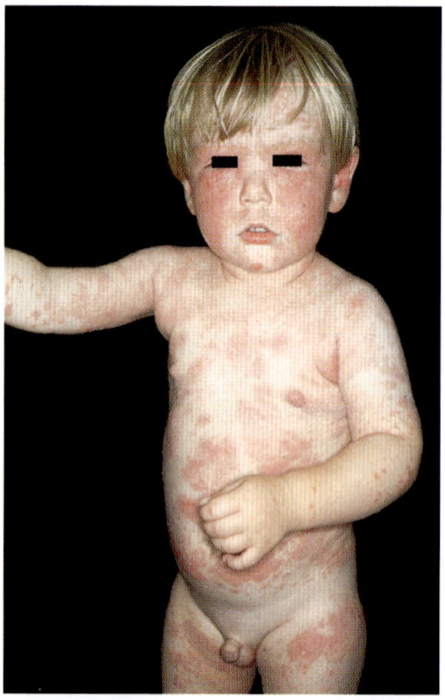

**Ekzem, atopisches.** Seit dem 1. Lebensmonat persistierender Befund bei einem nun 22 Monate alten Jungen. Seit 4 Wochen plötzliche Exazerbation mit heftigem Juckreiz. Generalisiertes Krankheitsbild mit bis zu 10 cm durchmessenden, roten, schuppenden und nässenden Plaques. In den scheinbar freien Hautpartien disseminierte, 1-3 mm große rote Papeln (s. rechter Unterarm und Gesicht).

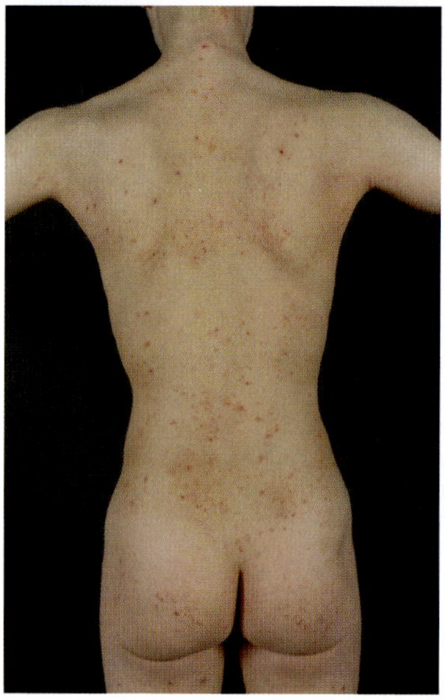

**Ekzem, atopisches.** Seit frühester Kindheit bestehendes, schweres, generalisiertes, heftig juckendes atopisches Ekzem mit disseminierten, erodierten und ulzerierten (zerkratzten) rötlichen Papeln und Plaques bei einer 25-jährigen Patientin

- Hertoghesches Zeichen
- ggf. auch diffuser Haarausfall
- Dennie-Morgan-Infraorbitalfalte
- Dermopathische Lymphadenopathie
- Cataracta neurodermitica
- Pseudo-Parrot-Furchen.

## Labor

IgE-Erhöhung (IgE >150 kU/l) bei >25% der Patienten, spezifische IgE-Antikörper, gehäuft Eosinophilie, Störung der zellulär vermittelten Immunität. Als gute serologische Verlaufsparameter (gute Korrelation zum SCORAD) können IL-16 und ECP angesehen werden.

## Diagnose

- Klinisches Bild, Familienanamnese, Eigenanamnese (Ekzemanamnese, Rhinitis allergica, Asthma bronchiale, Nahrungsmittelallergien, virale und bakterielle Infektneigung)

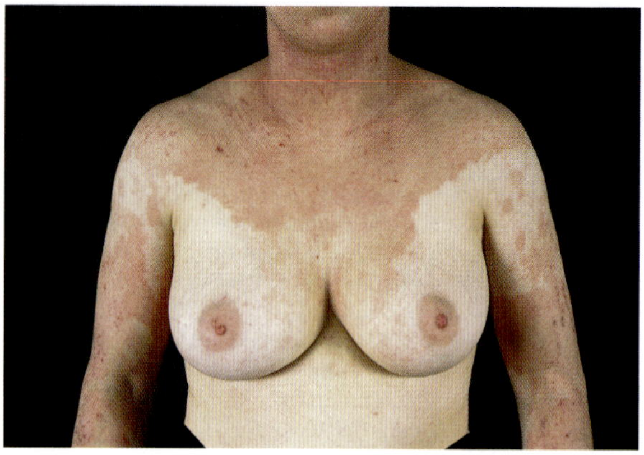

**Ekzem, atopisches.** Exazerbiertes Krankheitsbild mit multiplen, chronisch dynamischen, symmetrischen, unscharf begrenzten, zeitweise juckenden, roten, rauen, flächigen Plaques. Bekannte Rhinokonjunktivitis allergica. I.A. wechselhafter Verlauf mit Aktivitätsschüben („über Nacht").

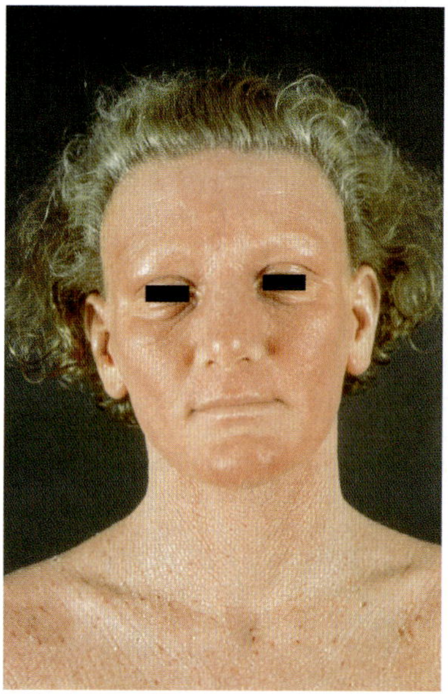

**Ekzem, atopisches.** Diffuser Befall von Gesicht und Stamm mit deutlichen Lidödemen, Lichenifikation am Hals, Exkoriationen und Pseudoleukoderm. Hertoghesches Zeichen und Dennie-Morgan-Infraorbitalfalte sind positiv.

- Orientierender Pricktest und Intrakutantest
- IgE-Erhöhung über 150 kU/ml
- ECP
- Erhöhte Spiegel an TH2-Zytokinen (IL-4, IL-5, IL-13)
- Spezifisches IgE (Nahrungsmittelallergene, Inhalationsallergene, Pityrosporon ovale)
- Atopie-Patch-Test
- Auslassdiät und Suchdiät (Nahrungsmittelallergie, Nahrungsmittelunverträglichkeit)

## Differenzialdiagnose

allergisches Kontaktekzem, seborrhoisches Ekzem, Pyodermie, mikrobielles Ekzem, anhidrotisch-ektodermale Dysplasie, hidrotisch-ektodermale Dysplasie, Exsikkationsekzem.

## Komplikation

Eccema herpeticatum, Eccema vaccinatum, Eccema molluscatum, Pyodermie, Erythrodermie.

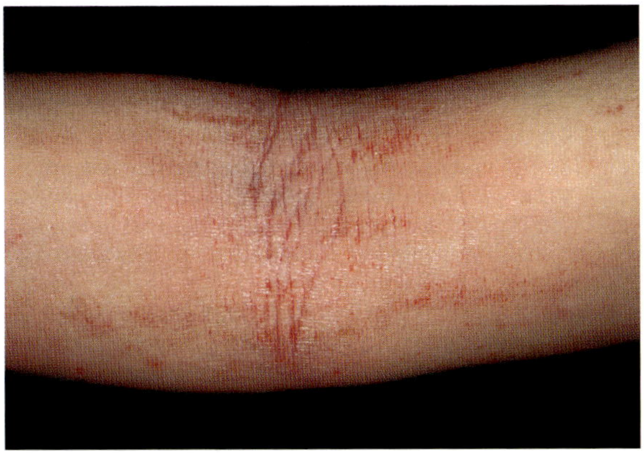

**Ekzem, atopisches.** Hautveränderungen bei einem 16-jährigen Mädchen mit schubweise auftretendem Verlauf seit dem 4. Lebensjahr. Pollinose (Haselnuss, Birke) bekannt. Im Bereich der großen Gelenkbeugen akzentuierte, unscharf begrenzte, großflächige, gerötete, heftig juckende Plaques. Hautfelderung vergröbert (Lichenifikation). Längs verlaufende, streifige Erosionen (Kratzspuren) sowie in den Beugefalten verlaufende lineare Erosionen. Klassischer Befund des Beugenekzems.

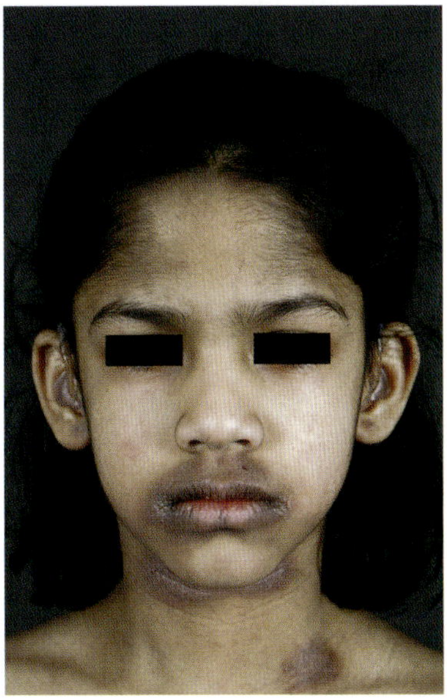

**Ekzem, atopisches.** Multiple, chronisch dynamische, zentrofazial verstärkte, unscharf begrenzte, intermittierend juckende, graubraune, raue Flecken. Wechselhafte klinische Symptomatik mit stationären Flecken, Juckreiz, Abschuppung. Atopische Diathese.

### Therapie allgemein

- Hauttrockenheit: Xerose, abhängig von der Umgebungstemperatur und Luftfeuchtigkeit. Überhöhte Beheizung der Wohnräume vermeiden, Erhöhung der Luftfeuchtigkeit, optimale Belüftung der Räume. Aufgrund des reduzierten Alkalineutralisationsvermögens sollte der Gebrauch von Seifen, Wasch- und Spülmitteln auf ein Minimum reduziert werden. Empfehlenswert sind rückfettende Waschlotionen (Eucerin 5% Urea Waschlotion, Lipoderm Duschgel).
- Schwitzen: Die reduzierte Schweißbildung führt durch hohe Außentemperaturen bei körperlicher Belastung, aber auch in Stresssituationen, Wärmestau und Juckreizkrisen.
- Sonne und UV: UV-Exposition wirkt sich i.d.R. lindernd auf das Ekzem aus. Gelegentlich liegt eine erhöhte UV-Empfindlichkeit vor, s.a. photoaggraviertes endogenes Ekzem.
- Kontaktallergien: Häufig aufgepfropfte Kontaktallergie, v.a. auf Nickel.

> **Cave:** **Mode-Schmuck!**

- Berufswahl: Ungeeignet sind Berufe mit intensivem Kontakt zu Wasser, Waschmitteln, Ölen, Fetten, Bohrwasser, Desinfektionsmitteln, Klebstoffen, Leder, chemischen Produkten, Tieren, Mehl und Stäuben. Empfehlenswert sind trockene, saubere Berufe.

> **Cave:** **Verbreitung von Schimmelpilzen über Klimaanlagen!**

- Kleidung: Atmungsaktive Kleidung, locker gewebte Baumwolle ist zu bevorzugen. Meiden von tierischen Materialien (Wolle, Felle), unebenen rauen Stoffen, aber auch Materialien aus atmungsinaktiven Kunstfasern. Einen hemmenden Einfluss auf die Staphylokokken-Besiedlung der atopischen Haut scheinen silberbeschichtete Textilien zu haben (Padycare).
- Pollensensibilisierung: Die Haut reagiert mit einem Ekzem (Typ IV-Reaktion) auf die Pollen. Empfehlenswert ist das Anbringen von Pollenschutzfiltern (Tesa Protect) an die Fenster. Vor Verlassen der Wohnräume Auftragen einer Schutzcreme, Abduschen nach der Rückkehr.
- Hausstaubmilbenallergie: Meiden der Staubfänger (Teppich, Gardinen, Plüschtiere u.a.), Encasing mit speziellen Milben-abweisenden Bezügen (empfehlenswert v.a. Allergocover).
- Indoor-Allergenreduktion: Anwendung von Luftreinigern (z.B. Lifelight oder Aclimat Silence A50 oder Aclimat Air-Center C50).
- Sport: Entsprechend der körperlichen Belastbarkeit, Meiden extremer Schweißbildung, anschließend Duschen mit rückfettenden Duschgelen.
- Sauna: Nach der persönlichen Verträglichkeit, Meiden extremer Temperaturen.
- Klimatherapie: Wirksamste und nebenwirkungsärmste Maßnahme zur Besserung der Krankheitserscheinung v.a. Hochsee- (z.B. Borkum, Norderney oder Sylt) oder Hochgebirgsreizklima (Höhenlage über 1500 m, z.B. Davos), vor allem im Frühjahr und Herbst. Zu empfehlende Mindestdauer: 4 Wochen. Antragsstellung bei den Krankenversicherungen oder Rentenversicherungen.
- Ernährung: Pauschaldiäten sind zu verurteilen. Meiden allergologisch relevanter Allergene nach entsprechender Testung (Reibe-, Prick- und Rast-Test), Auslass- und Provokationsdiät. Überprüfung der Relevanz der Testergebnisse alle 2 Jahre.

> **Merke:** **Das Wichtigste für die Ernährung ist die Selbsterfahrung des Patienten mit seiner Erkrankung!**

- Bei Kuhmilchallergie Ausweichen auf Kuhmilchersatzprodukte.

> **Cave:** **Mangelerscheinungen infolge Jodmangels, Knochenentkalkung, Rachitis, ferner Eisen-, Vitamin- und Eiweißmangel; ggf. Substitution.**

Der Therapieeffekt von Probiotika bleibt nach neueren Erkenntnissen weiterhin fraglich.

**Merke: 20-30% der Säuglinge mit Kuhmilchallergie haben gleichzeitig eine Allergie gegen Soja-Milch!**

### Externe Therapie

Stadiengerechte Behandlung des Ekzems, s.u. Ekzem. Bei leichteren Formen mit umschriebenen Herden ist die externe Therapie i.d.R. ausreichend. Bei schweren Formen ist sie ergänzend zur internen Therapie einzusetzen. Nur individuell ausgetestete Salbengrundlagen verwenden, v.a. hydrophile Salben, hydrophile Cremes und hydrophile Emulsionen. Hydrophobe Salben werden schlechter toleriert!

- Pimecrolimus, Tacrolimus (Calcineurin-Inhibitoren):
  - Als zellselektiv wirkende Immunmodulatoren/Suppressoren können Tacrolimus (Protopic 0,03% für Kinder und 0,1% für Erwachsene) und Pimecrolimus (z.B. Elidel oder Douglan) angewendet werden. Indikation: akutes, v.a. subakutes Ekzem. Therapie über längeren Zeitraum ist möglich, aber häufig nicht erforderlich. Mehrere Langzeitstudien bei Kindern und Erwachsenen belegen die signifikante Wirksamkeit (Pimecrolimus) auch nach 6 und 12 Monaten (keine Tachyphylaxie). Hautatrophien werden nicht beobachtet.
  - Aufgrund der Galenik eignet sich Protopic besser zur Behandlung trockener Hautzustände, Elidel oder Douglan können auch bei noch nässendem Ekzem eingesetzt werden. Wirkungen: Calcineurininhibition; selektive Hemmung von T-Zellen und Mastzellen; Eosinophile. Unter Pimecrolimus lässt der Juckreiz innerhalb der ersten drei Behandlungstage deutlich nach, unter Tacrolimus kann es während der ersten Behandlungstage zu einer leichten Irritation der Haut kommen.
  - Zugelassen sind Pimecrolimus und Tacrolimus ab 2 Jahre.

  **Cave: Wegen Kanzerogenität von Pimecrolimus im Tierversuch können Calcineurininhibitoren nicht mehr unbedenklich eingesetzt werden, sondern nur als second-line-Therapie bei Versagen anderer Therapieoptionen, da keine ausreichenden Daten über Langzeiteffekte beim Menschen vorliegen. Von Kombinationen mit UV-Therapien sowie von Dauertherapien ist aus genannten Gründen ebenfalls abzuraten.**

  Dosierung: Elidel 2mal/Tag; Protopic innerhalb der ersten drei Wochen 2mal/Tag, danach 1mal/Tag. Auf Lichtschutz insbes. nach Anwendung im Gesicht achten.

  **Cave: Ggf. auftretende Infektionen (Herpes, Pyodermie) behandeln!**

  **Cave: Nach Markteinführung der Medikamente wurde bei Patienten, die topisch mit Calcineurininhibitoren und Steroiden behandelt wurden, das Auftreten von Lymphomen beobachtet. In einer Studie mit mehr als 290.000 Fällen konnte dieses aber nicht bestätigt werden.**

- Glukokortikoide: Nur zur Behandlung akuter Ekzemschübe indiziert.
  - Bei akuter Exazerbation: Initial 1% Hydrocortison-Creme oder Hydrocortisonbutyrat (z.B. Laticort Creme oder Crelo) in Kombination mit feuchten Umschlägen, z.B. kalter Schwarztee oder physiologische Kochsalzlösung. Bei Superinfektion Chinolinol (z.B. Chinosol 1:1000), **R042** oder Kaliumpermanganat-Lösung (hellrosa). Frühzeitig Salbenverträglichkeitstest, Quadrantenversuch mit unterschiedlichen Grundlagen (Salben/Cremes). Wichtig: Keine verdeckt eingearbeitete Glukokortikoidmedikation in magistralen Rezepturen (s. Magistralformeln). Bewährt haben sich Glukokortikoide der Klasse I und II, 0,25% Prednicarbat (z.B. Dermatop Creme/Salbe), Hydrocortison-Creme/Salbe **R120**; ggf. auch Klasse III wie 0,1% Mometason (Ecural Fettcreme/Salbe), Methylprednisolon (Advantan Creme/Salbe/Fettsalbe).
- Indifferente Externa:
  - Nach Abklingen der akuten Hautveränderungen Umsetzen der externen Glukokortikoidmedikation auf steroidfreie Externa: Polidocanol 2-5% (z.B. Optiderm) oder Teer, z.B. LCD 5% oder Tumenol 2% in der am besten vertragenen Grundlage. Beachte: Wirkstoff zuvor testen. Ölhaltige Bäder: z.B. Balneum Hermal Plus Ölbad, Lipoderm Duschgel, Eucerin Duschöl. Aufklärung über kurzfristige Verwendung der Steroide dringend erforderlich. Neuere Studien lassen vermuten, dass Patienten mit stark ausgeprägten Hautläsionen im akuten Stadium von einer topischen Kombinationstherapie (Steroide mit Antibiotikum) deutlich besser profitieren als von einer Monotherapie (Steroide).
  - Chronisches Stadium: Fetthaltige Salben und Cremes nach Austesten der am besten verträglichen Grundlage im Quadrantenversuch. Gute Erfolge unter 15-20% Nachtkerzenöl-Cremes (z.B. Eucerin 12% Omega, Lipoderm Omega, Linola gamma, **R177**). Anwendung hydratisierender Zusätze wie 2-10% Harnstoff (z.B. **R102 R104 R113**, Basodexan Fettcreme/Salbe, Excipial U Lipolotio bzw. Hydrolotio; Eucerin 5-10% Urea Creme/Lotion) oder 5% Dexpanthenol (z.B. **R064**, Dexpanthenol Wund- und Heilsalbe). Antientzündliche Therapie mit steinkohleteerhaltigen Externa wie Leukichtan Gel, Ichthosin Creme, Ichthoderm Creme, Ichtho-Bad. Langfristig rückfettende blande Externa wie z.B. Basiscreme (DAC), Vaselin. alb., Eucerin W/O, Eucerin O/W, Eucerin cum aq., Asche Basis Creme/Salbe, Linola Milch.
  - Multikomponenten-Creme: Zarzenda Creme (international bekannt als Atopiclair). Hierbei handelt es sich um eine steroidfreie Multikomponenten-Creme mit stark juckreizlindernder, antientzündlicher Wirkung (2mal/Tag auftragen). Ebenfalls neu zugelassen (als MPG) wurde MedEctoin Creme (Urea-haltig), die unterstützend angewendet werden kann.
- Spezifische Immuntherapie: Eine spezifische Immuntherapie ist nur bei entsprechender pulmo-konjunktivaler oder bronchialer Symptomatik zu diskutieren.

  **Cave: Verschlimmerung des Ekzems, ggf. Etagenwechsel!**

- Baden:
  - Günstig ist das Baden in kühlem, salzhaltigem Meerwasser bei intakter Hautoberfläche. Anschließend abduschen und eincremen. Wasser mit Chlorzusatz trocknet stark aus, in Schwimmbädern besteht die Gefahr der Infektion mit Molluscum contagiosum Viren (s. Molluscum contagiosum) und HPV-Viren (s. Pa-

pillomaviren, humane).

- Hautreinigung:
  - Keine handelsüblichen parfümierten Seifen, Schaumbäder und Syndets. Verwendung von Ölen (Linola Fett Ölbad, Balneum Hermal Ölbad), hervorragend geeignet sind Öl/Tensid-Kombinationen (z.B. Eucerin Duschöl, Lipoderm Duschgel). Alternativ zu Badeölen können auch eine O/W Emulsion oder hydrophile Öle zur Reinigung verwendet werden. Bei sehr trockener Haut nach dem Abtrocknen Auftragen einer Emulsion oder Creme (z.B. Ungt. emulsif. aq., Eucerin Lotio, Excipial U Lipolotio oder Excipial U Hydrolotio usw.) entsprechend der Verträglichkeit.
- Juckreiz:
  - Bäder mit Polidocanol-Zusatz (Balneum Hermal Plus). Starke Juckreizkrisen können mitunter mit Kaliumpermanganat-Bädern abgefangen werden (hellrosa).

    **Cave: Unverdünntes Kaliumpermanganat ist toxisch und gehört nicht in Kinderhände.**

  - Die Wirksamkeit von silberbeschichteter Unterwäsche (s. a. Silbertextilien) beim atopischen Ekzem wurde in verschiedenen Studien belegt.

**Merke: Die Verordnung zu Lasten der GKV ist häufig problematisch!**

### Bestrahlungstherapie

Phototherapie (UV-Therapie):

- Bewährt haben sich UVA/UVB- (s. UV-Strahlen) Kombinationen oder niedrig dosierte UVA1-Therapie, bei Exazerbationen auch in höheren Dosierungen, ebenso Photosoletherapie (hypertone Salzbäder plus UVB).

  **Cave: Ggf. photoaggraviertes atopisches Ekzem!**

- Bei Therapieresistenz Behandlung mit PUVA-Bad-Therapie oder PUVA-Therapie, systemisch.
- Nach einer brasilianischen Studie soll eine Schmalband UVB-Therapie die Staphylokokkus aureus-Besiedelung auf exazerbierter Haut deutlich reduzieren.

### Interne Therapie

- Bei akuter großflächiger Exazerbation, Sub-/oder Erythrodermie: Kurzfristig Glukokortikoide 100-150 mg Prednisolon-Äquivalent (z.B. Solu Decortin H) und Antihistaminika wie Dimetinden (z.B. Fenistil 0,1 ml/kg KG/Tag) i.v., ggf. Flüssigkeits- und Eiweißbilanzierung. Rasche Reduktion des Steroids 75-50-25-15 mg/Tag und dann in 5er Schritten jeden 2. Tag reduzieren bzw. absetzen.
- Chronisches lichenifiziertes Stadium: I.d.R. ist keine Therapie erforderlich. Bei ausgeprägtem, durch externe Maßnahmen nicht beherrschbarem Juckreiz können Antihistaminika wie Desloratadin (z.B. Aerius) 1-2 Tbl./Tag oder Levocetirizin (z.B. Xusal) 1 Filmtbl./Tag gegeben werden. Die Dosis muss ggf. auch wesentlich höher angesetzt werden als laut Herstellerangaben gefordert.
- Bei schwerer Ausprägung, die topisch nicht suffizient behandelt werden kann, zeigten neuere Studien therapeutische Erfolge durch Gabe von Ciclosporin (5 mg/kg KG/Tag in den ersten 2 Wochen). Die Effektivität von Ciclosporin (2,5-5 mg/kg KG/Tag) bei schwerem atopischem Ekzem wurde in einer weiteren retrospektiven Studie mit 73 Probanden demonstriert. Innerhalb der ersten Therapiewochen zeigte sich eine rasche klinische Verbesserung, bei 77% war die Therapie erfolgreich. Die durchschnittliche Therapiedauer betrug 1,13 Jahre. Als wesentliche unerwünschte Arzneimittelreaktionen wurden Kreatininanstieg und arterieller Hypertonus angegeben. Bei 8% der Probanden kam es zu einem Rebound-Phänomen (erneutes Auftreten von klinischen Symptomen, schwerwiegender als vor der Therapie) nach Beendigung der Behandlung. Ciclosporin A wird laut Leitlinien zur Behandlung des atopischen Ekzems für die Dauer von max. 2 Jahren vorgeschlagen.
- Methotrexat kann als Alternative zu Ciclosporin eingesetzt werden. Initial: 10 mg/Woche p.o.; wöchentliche Steigerung um 2,5 mg bis zum klinischen Ansprechen (ca. 15 mg/Woche p.o.).
- Neuere Literaturhinweise berichten über die Behandlung schwerer Krankheitsverläufe mit Mycophenolatmofetil, Methotrexat oder Azathioprin.
- Erfolge werden von dem humanen Anti-IgE-Antikörper Omalizumab (Off-Label-Use, bislang nur für die Indikation Asthma bronchiale zugelassen) berichtet.
- Bisherige Studien zur Anti-Interleukin-5-Therapie beim atopischen Ekzem mit monoklonalen Antikörpern verliefen unbefriedigend.

### Prognose

Chronisch-schubweiser Verlauf. Im Allgemeinen Besserung der Hauterscheinungen mit zunehmendem Alter. Erhöhte Anfälligkeit gegen virale, bakterielle und mykotische Infekte infolge gestörter zellulärer Immunität.

### Prophylaxe

- Vorbeugemaßnahmen bei bekannter atopischer Diathese:
  - Stillen (bisher akzeptierte Haltung): Säuglinge über 6 Monate voll stillen, erst anschließend zufüttern. Das Vorgehen „Breast ist best!" soll laut verschiedenen Metaanalysen eine 30%ige, signifikante Risikoreduktion bewirken! Diese Ergebnisse werden inzwischen durch die Resultate einer großen kanadischen Studie (Endauswertung bei 11.000 Kindern) in Zweifel gezogen, die bei den gestillten Kindern eine höhere Sensibilisierungsrate als bei der Kontrollgruppe feststellte.
  - Mütterliche Diät während der Stillzeit: Die Evidenzgrundlage ist relativ schwach. Die Vermeidung potenter Allergene (Milch, Ei, Fisch, Nuss, Weizen, Soja) scheint einen günstigen Effekt auf die Ekzemprävention zu haben.
  - Nahrungsergänzungsmittel: Laktobazillengabe zeigt positive Effekte. Der Darm von Allergikern scheint eine geringe Besiedlung durch Laktobazillen aufzuweisen. Die Zugabe von LGG (Lactobacillus Goldin und Gorbach = Lactobacillus rhamnosus GG) führt zu einer signifikanten Reduktion (68%) der Atopie-Rate bei Risiko-Kindern. Bereits in den beiden letzten Schwangerschaftsmonaten nimmt die Mutter täglich 2 Kps. LGG zu sich. Der Säugling erhält täglich einen Kapselinhalt über mind. 2 Jahre.
  - Haustierhaltung: Einzelne epidemiologische Studien konnten einen signifikanten Zusammenhang zwischen der Haltung kleiner Nagetiere (Kaninchen, Meerschweinchen) und der Prävalenz des atopischen Ekzems feststellen. Bei Risikokindern sollte auf das Halten dieser Tiere (einschließlich von Katzen) verzichtet werden. Hinsichtlich der Haltung von Hunden gibt es keine einschränkenden Empfehlungen. Bei

stattgehabter Sensibilisierung und klinischer Symptomatik (Rhinitis/Konjunktivitis/Asthma) sollte der unmittelbare Kontakt, auch über Kontaktpersonen, gemieden werden.
  - Rauchen: Zu Hause grundsätzlich nicht rauchen! Bei Kindern, deren Mütter in der Schwangerschaft geraucht haben, treten Atopiestigmata signifikant häufiger auf (52,2% in der Verumgruppe vs 37,7% in der Kontrollgruppe). Mütterliches Rauchen verdoppelt das Risiko für das Auftreten eines atopischen Ekzems.
  - Schimmel: Wohnräume von Schimmel sanieren! Feuchtigkeit und Schimmelbelastung in den Innenräumen scheint mit einem erhöhten Ekzemrisiko einherzugehen!
  - Hausstaubmilben: Bei Risikokindern ist eine möglichst geringe Hausstaubmilbenbelastung notwendig:
    - Staubfänger aus den Wohn- und Schlafräumen entfernen.
    - Schlafzimmer kühl und sauber halten. Keinen Teppichboden verlegen sondern glatte, feucht aufwischbare Flächen bevorzugen.
    - Spielzeug: Waschbare Spielwaren bevorzugen (z.B. waschbare Plüschtiere).
    - Bettzeug: Waschbares Bettmaterial verwenden, Entfernen von Bettfedern. Häufiges Lüften und Reinigen der Matratzen. Der milbendichte Matratzenüberzug (s.u. Encasing) ist eine effektive Maßnahme zur Milbenminimierung in Schlafzimmern. Alternativ kann Bettzeug aus Microfaser verwendet werden.
- Zu meidende Berufe bei atopischer Dermatitis (s. Berufsdermatosen):
  - Frisör/in, Pflegeberufe, Fotograf, Maler, Zerspanungsberufe (Dreher/Fräser), handwerkliche Berufe in der Metall- und Autoindustrie, Schreiner, Maurerberufe, Arbeiten unter Tage (Bergmann), Beschäftigung in der Ledergerberei und Lederverarbeitung, Bäcker, Konditor, Koch (Nahrungsmittelberufe), Berufe mit ständiger Feuchtarbeit (Raumpflegerin; Fensterputzer u.a.).

### Naturheilkunde
- Extern haben sich im subakuten und chronischen Stadium v.a. Calendula (z.B. Calendumed, Calendula Salbe Weleda), Hamamelis (z.B. Hametum, Hamasana Hamamelis Salbe), Dulcamaris (z.B. Cefabene Salbe) als effektiv erwiesen.

**Merke: Zuerst Salbenverträglichkeit testen!**

- Dulcamaris, Solanum dulcamara (Bittersüßstengel) aus der Familie der Nachtschattengewächse, kann auch systemisch eingesetzt werden (z.B. in Cefabene Tropfen, Tabletten). Die Extrakte der Droge enthalten Steroidsaponine, die steroidähnliche Wirkungen haben, Gerbstoffe und Steroidalkaloidglykoside.
- Des Weiteren eignet sich der Samen der Oenothera biennis (gemeine Nachtkerze; s.u. Nachtkerzenöl), die zu 60-80% aus Linolsäure und zu 8-14% aus Gamma-Linolensäure, einer Omega-6-Fettsäure, besteht. Dosierung: 2-3 g/Tag (4-6 Kps. Epogam). Die Gamma-Linolensäure kann systemisch (Quintesal) oder lokal (Linola-Gamma oder als Rezeptur) zugeführt werden.
- Borretschsamenöl ist ebenfalls reich an Gamma-Linolensäure und kann intern (z.B. Glandol, Borretschöl-Kapseln) oder extern als Rezeptur (z.B. **R033**, **R034**) appliziert werden.

### Hinweis(e)
- Atopie leitet sich vom dem griechischen Wort „Atopos" ab (= am falschen Ort).
- Weiterhin wird in der Literatur kontrovers diskutiert, ob die Durchführung einer SIT zur Besserung eines atopischen Ekzems beisteuert. Bisher besteht keine derartige Indikation, belastbare Studienergebnisse müssen abgewartet werden.
- Die Bedeutung des atopischen Ekzems im Alltag wird durch die weltweit größte Untersuchung zur Auswirkung der Erkrankung auf das Leben von Betroffenen und Angehörigen (ISOLATE-Studie) verdeutlicht.
- Bewertung des klinischen Verlaufs ist anhand des SASSAD-Scores möglich.
- Die Häufigkeit einer Sensibilisierung auf Nahrungsmittelallergene ist bei den Atopiker-Kindern besonders hoch, die bereits in den ersten drei Lebensmonaten ein atopisches Ekzem entwickelt haben und am geringsten bei Kindern, die erst nach Ablauf des ersten Lebensjahres Symptome eines atopischen Ekzems aufweisen.

## Ekzem, atopisches photoaggraviertes — L20.8

### Definition
Verschlechterung der Hautsymptomatik beim atopischen Ekzem unter UV- oder Sonnenlichtexposition. Diese Form liegt nur bei einem kleineren Teil der Patienten mit atopischem Ekzem vor. Sie erweist sich jedoch als eminent chronisch und therapieresistent.

### Therapie
Entsprechend dem atopischen Ekzem unter Verzicht auf die UV-Therapie, zudem Vermeiden direkter Sonnenbestrahlung, textiler sowie chemisch/physikalischer Lichtschutz.

## Ekzem, dyshidrotisches — L30.8

### Erstbeschreiber
Hutchinson, 1875

### Definition
Vesikulöse oder bullöse Dermatitis an Handflächen und Fußsohlen mit klaren, intraepidermal gelegenen Bläschen oder Blasen, bei längerem Bestehen auch Schuppung und Rhagaden. Die klinisch sichtbaren Bläschen sind Ausdruck einer spongiotischen Dermatitis im Bereich der Leistenhaut.

### Vorkommen/Epidemiologie
Auftreten im Rahmen einer Atopie, eines allergischen Kontaktekzems, einer Mykose oder als genuine Form.

### Lokalisation
Palmae, Plantae und Fingerseitenkanten.

### Therapie allgemein
Behandlung der Grunderkrankung (z.B. Tinea), Meiden auslösender Kontaktallergene, Vermeidung extremer Temperaturen. Das dyshidrotische Ekzem wird häufig bei Rauchern gesehen: Nikotinentwöhnung!

### Externe Therapie
- Bei nichtinfektiöser Genese (z.B. atopisches Ekzem; aller-

gisches Kontaktekzem) im akuten Stadium Glukokortikoid-Tinkturen wie 0,1% Triamcinolon-Tinktur R265 oder 0,1% Mometason-Lösung (z.B. Ecural Lösung) und Umschläge mit gerbenden Zusätzen wie synthetischen Gerbstoffen (z.B. Tannolact, Tannosynt). Bei Vorliegen einer colleretteartigen Schuppung Glukokortikoide in Cremegrundlage wie 0,1% Triamcinolon-Creme R259, 0,25% Prednicarbat-Creme (z.B. Dermatop), ggf. unter Okklusion.

- Begleitend schonende alkalifreie Hautreinigung (z.B. Eucerin, Sebamed), keine irritativen Noxen. Rückfettende Externa (z.B. Linola Fett, Asche Basis Salbe), ggf. mit teerhaltigen Zusätzen wie 10% LCD-Creme R153. Ggf. nach Abklingen der akuten Phase Zinkoxid-Paste mit Bismutgallat R289 im Wechsel mit Eichenrindenextrakt-Bädern (s.o.).
- In subakuten Stadien und insbes. bei Vorliegen einer Hyperhidrose wird zudem Leitungswasser-Iontophorese als erfolgreich beschrieben.

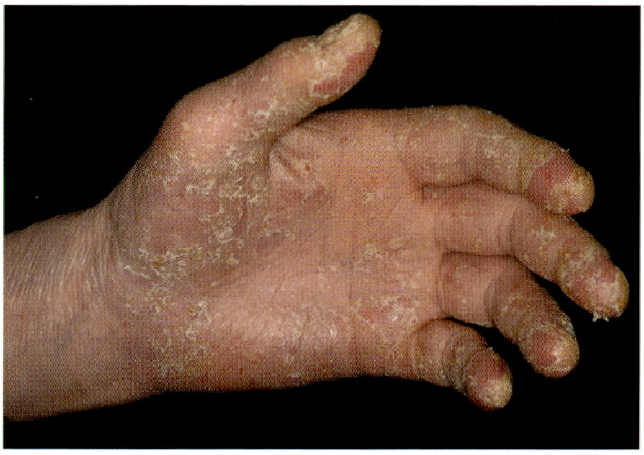

**Ekzem, dyshidrotisches.** Beide Handflächen betreffende, chronisch rezidivierende, teils vesikulöse, teils flächig erosive, teils hyperkeratotische Hautveränderungen mit Bildungen von Rhagaden, die insbesondere an den Fingerenden ausgeprägt sind.

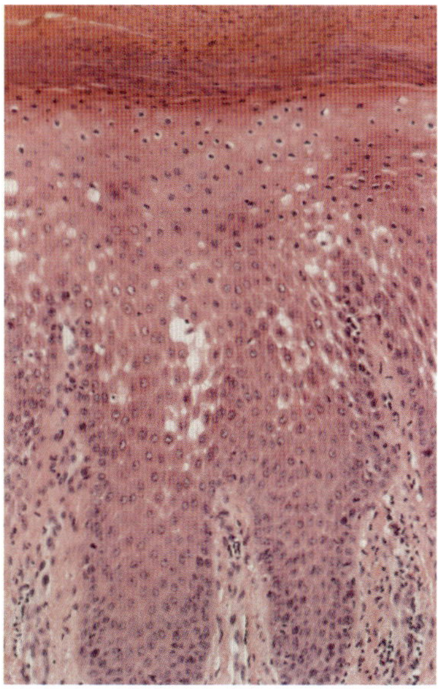

**Ekzem, dyshidrotisches.** Ausgeprägte Akanthose mit elongierten Reteleisten; flächige parakeratotische Verhornung; diffuse lymphozytäre Durchsetzung des Str. papillare; fokale Epitheliotropie (s. re. Papille) mit spongiotischer Auflockerung des Epithels.

### Bestrahlungstherapie
Bei endogener Ursache sollten möglichst nebenwirkungsarme Therapien wie lokale PUVA-Therapie oder UVA-1 Kaltlichttherapie eingesetzt werden.

### Interne Therapie
Bei ausgeprägter Impetiginisierung antibiotische Systemtherapie (Antibiotika) mit Cephalosporinen wie Cephadroxil (z.B. Cedrox) 1mal/Tag 1 g p.o. oder Cephalexin (z.B. Cephalexin-ratiopharm) 1-3 g/Tag p.o. in 3 ED.

### Diät/Lebensgewohnheiten
Diät: Der von manchen Autoren gesehene Zusammenhang mit Nickel- oder Chromataufnahme ist umstritten. Nach Meinung der Autoren sind Nickel- bzw. Chromat-freie Diäten nicht Erfolg versprechend.

## Ekzem, Exsikkationsekzem L30.8

### Erstbeschreiber
Brocq, 1907

### Definition
Chronisches Ekzem auf dem Boden einer extrem trockenen Haut bei Sebostase, insbes. bei älteren Patienten, bei falscher, übertriebener Körperpflege oder als Medikamentennebenwirkungen (s.u. Arzneimittelreaktion, unerwünschte).

### Ätiologie
Austrocknung oder Zerstörung des natürlichen Hautschutzes z.B. nach übermäßigem Gebrauch von Seifen oder Duschmitteln in der täglichen Körperpflege. Seltener verursacht durch Mangelernährung, vulgäre Ichthyose, Anorexia nervosa, neurologische Grunderkrankungen (z.B. bei Alkoholabusus) oder nach systemischen medikamentösen Therapien (z.B. Isotretinoin, Indinavir, Bevacizumab).

### Manifestation
Meist bei älteren Männern nach dem 60. Lebensjahr auftretend.

### Lokalisation
Unterschenkel (insbes. prätibial), Streckseiten der Arme, Stamm.

### Klinisches Bild
Trockene, stark juckende, gelegentlich schmerzhafte, schuppende, eventuell gerötete Areale mit oberflächlichen, netzartig gemusterten Einrissen oder Fissuren. Häufig Kratzexkoriationen oder oberflächliche Blutungen. Gelegentlich Dysästhesien. Das Bild der Haut erinnert an ein ausgetrocknetes Flussbett mit tiefen Einrissen oder an gesprungenes Porzellan und ist während der Wintermonate stärker ausgeprägt als in der warmen Jahreszeit. Mit zunehmender Erkrankungsdauer entwickeln sich münzförmige, rötlich-bräunliche, schuppende, infiltrierte Plaques.

### Therapie allgemein
Aufklärung des Patienten: Änderung der Dusch- und Badegewohnheiten, Konstanthaltung der Luftfeuchtigkeit, Meiden von Wollkleidung, ausreichende Flüssigkeitszufuhr.

### Externe Therapie
- Rückfettung der Haut durch Externa wie z.B. Basiscreme (DAC), Eucerin cum aq., Asche Basis Creme, Linola Milch. Äußerst sparsames Verwenden von Reinigungs-

mitteln wie Syndets oder Seifen. Stattdessen milde Reinigung der Körperhaut mit hydrophilen Körperölen. Hiermit wird ein ausreichender Reinigungseffekt erzielt bei gleichzeitiger nachfettender Körperpflege. Statt hydrophilen Ölen können auch O/W- Emulsionen verwendet werden, z.B. Basislotion oder handelsübliche Emulsionen wie z.B. Abitima Körperlotion, Excipial U Hydrolotio, Sebamed Lotion. Haut kurz abduschen, Emulsion auf die feuchte Haut auftragen und verteilen, erneut kurz abduschen, der verbleibende Emulsionsfilm wird nicht als unangenehm empfunden. Hautberuhigend und rückfettend wirken zudem Ölbäder wie z.B. das „Kleopatra Bad" **R145**, Ölbad Cordes, Linola Fett N Ölbad, Balneum Hermal Ölbad). Hilfreich sind i.d.R. auch 2-10% Harnstoffpräparate (z.B. **R102**, Excipial U Lipolotio, Basodexan Softcreme/Fettcreme, Linola Urea Creme, Nubral Creme) oder wundheilende Salben wie 5% Dexpanthenol-Creme (Bepanthen, **R065**).

- In schweren Fällen und bei anhaltendem Juckreiz schwach bis mittelstark wirksame Glukokortikoid-haltige Externa kurzfristig anwenden (z.B. Laticort Creme/Salbe, Linola H Fett, Advantan Salbe/Fettsalbe, Dermatop Salbe/Fettsalbe).

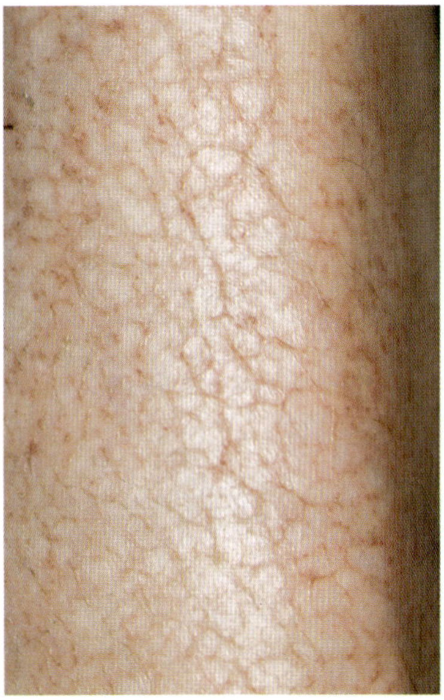

**Ekzem, Exsikkationsekzem.** Charakteristisches Craqueléе-Muster.

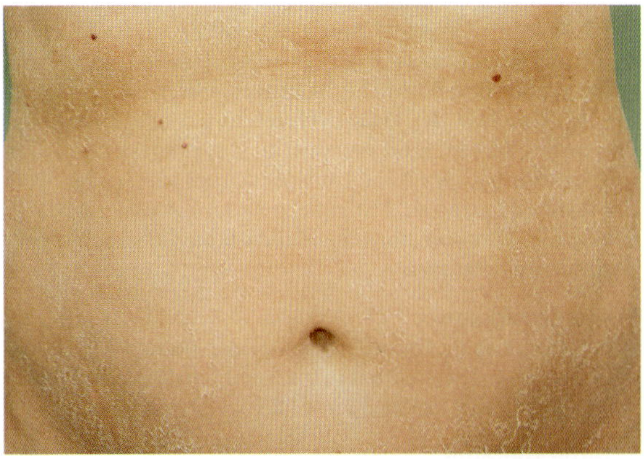

**Ekzem, Exsikkationsekzem.** Überwiegend groblamelläre Abschuppung der insgesamt trockenen Haut im Bereich des Bauches, hervorgerufen durch Behandlung mit Isotretinoin.

### Interne Therapie

Antihistaminika wie Desloratadin (z.B. Aerius 1-2 Tbl./Tag) oder Levocetirizin (z.B. Xusal 1-2 Filmtbl./Tag).

## Ekzem, Handekzem L30.91

### Definition

Häufige, pathogenetisch heterogene, juckende und schmerzende Dermatitis der Hände mit akutem, subakutem oder (häufig) chronischem Verlauf und unterschiedlichem Schweregrad. Handekzeme haben eine hohe gesundheitsökonomische und sozialmedizinische Bedeutung (häufige und unter Umständen langdauernde Arbeitsunfähigkeiten). Eine Besonderheit v.a. des chronischen Handekzems ist seine berufsdermatologische Relevanz (etwa 52% der Handekzeme werden als berufsbedingt eingestuft; s.u. Berufskrankheit der Haut).

### Einteilung

Handekzeme können nach zeitlichen, ätiopathogenetischen (atopisch, kontaktallergisch, irritativ) oder rein klinischen (hyperkeratotisch, hyperkeratotisch-rhagadiform, dyshidrotisch) Aspekten unterteilt werden.

- Nach zeitlichen Aspekten lassen sich unterscheiden:
  - Akutes Handekzem
  - Subakutes Handekzem
  - Chronisches Handekzem.
- Unter Berücksichtigung der Ätiologie (allergisch, irritativ) lässt sich folgende Klassifikation vornehmen:
  - Allergisch:
    - Handekzem, Kontaktekzem, allergisches (Nachweis einer klinisch relevanten Kontaktsensibilisierung):
    - durch Typ IV-Allergene
    - durch Typ I-Allergene (s.u. Protein-Kontaktdermatitis)
    - Handekzem, atopisches (Nachweis einer klinisch relevanten atopischen Diathese).
  - Irritativ:
    - Handekzem, kumulativ-toxisches Kontaktekzem (Ausschlussdiagnose bei einem exogen ausgelösten, akut- oder chronisch verlaufenden Ekzem der Hände (häufig in den Fingerzwischenräumen beginnend, sich auf die Handrücken ausbreitend; keine Sensibilisierung; streng auf den Expositionsort begrenzt).
- Unter Berücksichtigung der klinischen Morphologie kann wie folgt unterteilt werden:
  - Hyperkeratotisches (tylotisches) Handekzem
  - Hyperkeratotisch-rhagadiformes Handekzem
  - Dyshidrotisches Handekzem (vesikulöse oder bullöse Dermatitis der Handflächen und Fußsohlen mit intraepidermal gelegenen Bläschen oder Blasen, bei längerem Bestehen auch Schuppung und Rhagaden)
  - Nummuläres Handekzem.
- Einteilung unter Berücksichtigung der Lokalisation:
  - Handrücken
  - Handflächen
  - Fingerseitenkanten
  - Fingerkuppenekzem
  - Interdigitalfalten
  - Handgelenke.

E

### Vorkommen/Epidemiologie

- Schätzungen für die 1-Jahres-Prävalenz des Handekzems bei beruflicher Exposition in der Bevölkerung schwanken zwischen 6,7% bis 10,6% (s.u. Ekzem, Kontaktekzem, allergisches). Handekzeme rangieren in der Nahrungsmittelindustrie an zweiter Stelle der Berufskrankheiten der Haut.
- Nachweis einer signifikanten Zunahme der Prävalenzen bei beruflich gefährdeten Jugendlichen/Erwachsenen (v.a. Friseure, Bäcker, Floristen, Fliesenleger, Galvanikarbeiter, Zahntechniker, Maschinisten, Arbeiter in der Metallindustrie, Beschäftigte in Gesundheitsberufen u.a.), während ihrer Ausbildungsphasen.
- Im Friseurhandwerk liegen die Prävalenzen (je nach Studie) im 1. Ausbildungsjahr zwischen 2,0% und 8,5%; am Ende der Ausbildung zwischen 9,8-23,5%. In der metallverarbeitenden Industrie fand sich eine kumulative Inzidenz über einen Zeitraum von 2,5 Jahren von etwa 23%. Bei Reinigungskräften fanden sich 1-Jahres-Prävalenzen von etwa 46%.

### Therapie

Behandlung der Grunderkrankung (z.B. atopisches Ekzem, Tinea) bzw. Beseitigung des auslösenden Agens bei kontaktallergischer oder kontakttoxischer Genese. Die Haut sollte keinen zusätzlichen Reizeffekten ausgesetzt werden (s.u. Hinweise).

- Akutes Ekzem: Akutes vesikulöses bis bullöses Stadium (nässend): Kurzfristig Glukokortikoide mittlerer bis starker Potenz in wenig fetten Grundlagen, hydrophile Cremes oder Lösungen wie 0,1% Triamcinolon Creme **R259**, 0,25% Prednicarbat (z.B. Dermatop Creme), 0,1% Mometason (z.B. Ecural Fettcreme/Lösung) oder 0,05% Clobetasol (z.B. Dermoxin Creme). Ggf. mehrmals täglich feuchte Umschläge (NaCl), bei Superinfektion mit antiseptischen Zusätzen wie Chinolinol (z.B. Chinosol 1:1000), **R042** oder Kaliumpermanganat (hellrosa);

  > **! Cave: mögliche Sensibilisierung gegen Desinfizienzien!**

  Im vesikulösen Stadium auch fett-feucht mit Glukokortikoid wie 1% Hydrocortison in lipophiler Grundlage **R120**, darüber angefeuchteter Verband oder ggf. Baumwollhandschuh. Bei Therapieresistenz topische Glukokortikoide mit kurzfristiger Okklusion. Spätes krustöses bzw. squamöses Stadium: Hydrophile Cremes zur Regeneration der Haut (z.B. Basiscreme (DAC), Amciderm Basis Creme, Asche Basis Creme, Dermatop Basiscreme). Ggf. auch mit „wundheilenden Zusätzen" wie Dexpanthenol (z.B. **R064**, Bepanthen Lotio). Hilfreich kann lokale PUVA-Therapie sein, initial 4mal/Woche, Erhaltungstherapie 2mal/Woche.
- Nachbehandlung: Pflegende, rückfettende Externa in verträglicher Grundlage wie z.B. Alfason repair, Linola Fett, Asche Basis-Salbe, Excipial Mandelölsalbe) oder die Anwendung einer fettenden, blanden Handcreme, ggf. gut vertragene Grundlage mit Zusatz von 2-10% Harnstoff (z.B. **R102**, Basodexan Salbe/Fettcreme, Excipial U Lipolotio, Linola Urea Creme, Nubral Creme).

### Hinweis(e)

Verhaltensregeln beim Handekzem:

- Vermeidung von scharfen Reinigungsmitteln für die Hände (z.B. Handwaschpasten) in der Säuglingspflege oder im Haushalt.
- Meiden bzw. Tragen von Schutzhandschuhen bei Umgang mit Wasser (z.B. beim Spülen) oder für den Kontakt mit scharfen Substanzen (z.B. Früchte, Zitronen, ungekochte Kartoffeln, Tomaten, scharfe Reinigungsmittel, organische Lösungsmittel, Polituren, Fleckentferner).
- Bei längeren Feuchtarbeiten mit Schweißbildung in den Schutzhandschuhen, mehrmaliges Wechseln der Handschuhe mit kurzer Arbeitspause zum Abtrocknen und Unterziehen von Baumwollhandschuhen.
- Keine Ringe bei der Hausarbeit tragen.
- Hände im Winter vor Kälte schützen und besonders rückfettend eincremen.

## Ekzem, Handekzem, atopisches — L20.8

### Definition

Minusvariante des atopischen Ekzems bei Erwachsenen. Hautveränderungen an Hand- und Fingerrücken, selten an Handflächen.

### Therapie

Entsprechend den Empfehlungen bei Ekzem, Handekzem. S.a.u. Ekzem, atopisches.

## Ekzem, hyperkeratotisch-rhagadiformes Hand- und Fußekzem — L24.9

### Definition

Chronisches Ekzem unterschiedlicher Genese im Bereich von Händen und Füßen. Ursächlich kommen neben einem kontaktallergischen Ekzem ein atopisches Ekzem und eine Psoriasis palmaris et plantaris infrage. S.a.u. Berufsdermatosen.

### Therapie

Ggf. Meiden der auslösenden Noxe. Initial mittelstarkes bis starkes Glukokortikoid in fetter Grundlage wie 0,1% Mometason-Salbe (z.B. Ecural Fettsalbe) bzw. 0,05% Clobetasol-Salbe (z.B. Dermoxin Salbe) evtl. unter Okklusivverband über

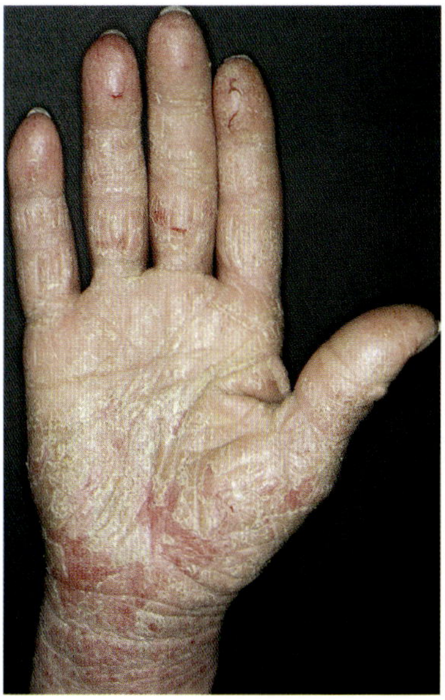

**Ekzem, hyperkeratotisch-rhagadiformes Hand- und Fußekzem.** Chronische (dynamisch wechselhafte), multiple, stellenweise konfluierte, raue (schuppende), auch nässende, rote, juckende Plaques. Unscharfe Begrenzung am Handgelenk. Schmerzende Rhagaden.

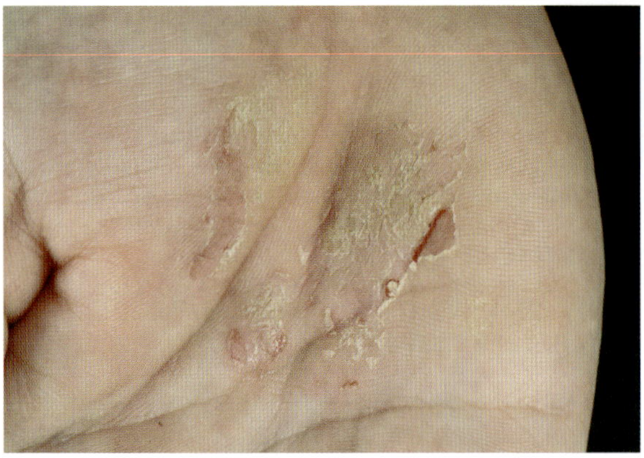

**Ekzem, hyperkeratotisch-rhagadiformes Hand- und Fußekzem.** Multiple, chronisch stationäre, an Handflächen disseminierte, bis zu 3,0 cm große, unscharf begrenzte, derbe, juckende, beim Waschen brennende, graue, raue Plaques. Zusätzlich bestehen Rhagaden.

12 Std. Evtl. 2-10% Salicylsäure-haltige Salben. Konsekutiv teerhaltige Salben R229. Vermeidung mechanischer Hautbelastung. Lokale PUVA-Bad-Therapie (s.a. Ekzem) kann versucht werden.

## Ekzem, intertriginöses L30.4

### Definition
Chronisches toxisches Kontaktekzem, ggf. auch Candidose im Bereich der Intertrigines.

### Therapie
S.u. Ekzem. Trockenlegen des intertriginösen Bereiches, Einlegen von Leinenstreifen. Wirkstoffwahl entsprechend der Ursache, s.u. Candidose, Aufhebung der Okklusion. Einarbeiten der Wirkstoffe in Pasten, z.B. Pasta zinci mollis R191.

## Ekzem, Kontaktekzem L25.9

### Definition
Ekzem unterschiedlicher Ätiologie ausgelöst durch Kontakt mit exogen zugeführten Stoffen.

### Einteilung
Zu unterscheiden sind:
- Ekzem, Kontaktekzem, allergisches
- Ekzem, Kontaktekzem, hämatogen streuendes
- Ekzem, Kontaktekzem, toxisches
- Ekzem, photoallergisches
- Ekzem, phototoxisches (Dermatitis, phototoxische).

### Therapie
Entsprechend der Ursache. S.a.u. Ekzem, Kontaktekzem, allergisches, s.u. Ekzem, Kontaktekzem, toxisches.

## Ekzem, Kontaktekzem, allergisches L23.8

### Definition
Durch Kontakt mit einem auf das Integument einwirkenden Allergen ausgelöstes Ekzem meist bei Typ IV-Allergie (s.a.u. Allergie, Typ IV-Reaktion). Seltener ist eine allergische Kontaktallergie vom Soforttyp (Atopie-Patch-Test, Typ IV-Reaktion auf Typ I-Allergene).

### Einteilung
Zu unterscheiden sind ein akutes und ein chronisches allergisches Kontaktekzem:
- Akutes Kontaktekzem: Phasenhafter Verlauf, s.a. Ekzem, Kontaktekzem, hämatogen-streuendes.
- Chronisches Kontaktekzem: Synchrone Polymorphie.

### Vorkommen/Epidemiologie
Die Erkrankung gehört zu den häufigsten Hauterkrankungen in Deutschland. Prävalenz: 5-15% (je nach Methode) der Gesamtbevölkerung.

### Ätiologie
S.u. Kontaktallergie

### Therapie
Meiden der auslösenden Noxe. Möglichst rasch Salbenverträglichkeitstestung (Epikutan-, Läppchentest, Quadranten-

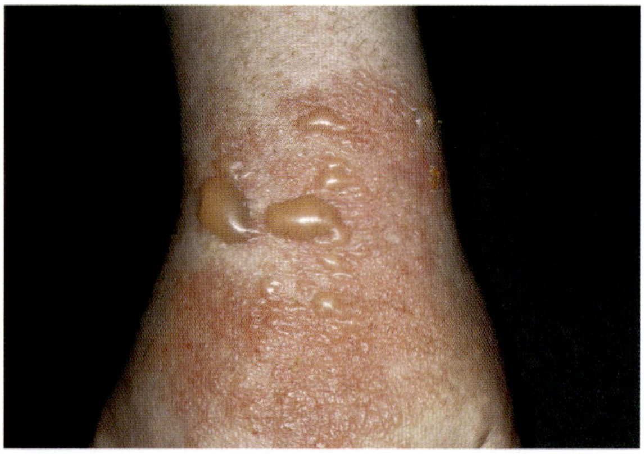

**Ekzem, Kontaktekzem, allergisches.** Vor 6 Tagen erstmals aufgetretenes, akutes, juckendes, unscharf begrenztes Erythem am linken Handgelenk mit Blasenbildung nach Tragen eines metallenen Armreifes. Vorbekannte Modeschmuckunverträglichkeit.

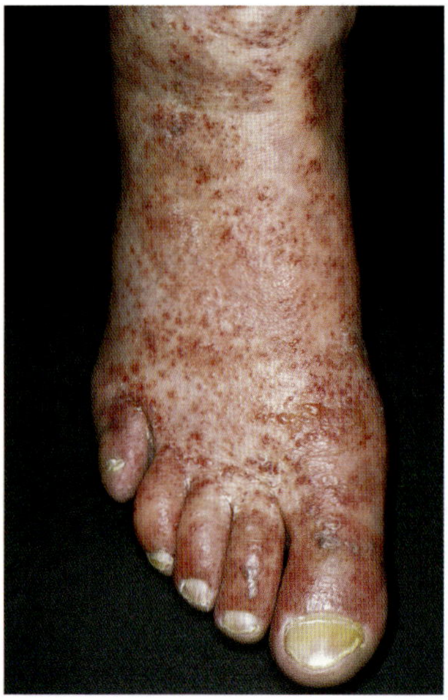

**Ekzem, Kontaktekzem, allergisches.** Chronische, flächige, unscharf begrenzte Rötungen des Fußrückens mit disseminierten, rauen Papeln, Papulovesikeln und Plaques bei deutlichem Juckreiz.

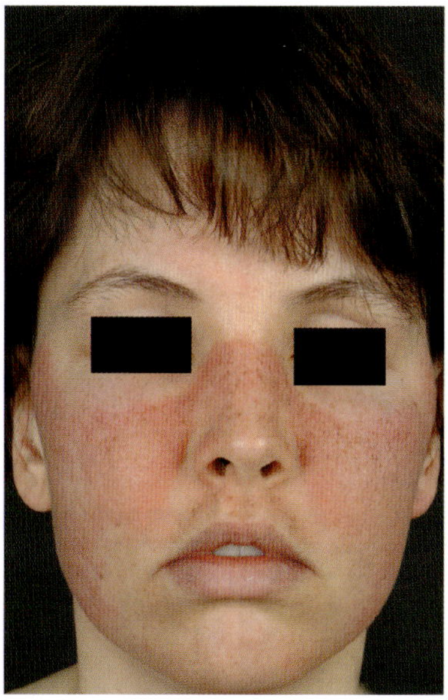

**Ekzem, Kontaktekzem, allergisches.** Vor 4 Tagen erstmals aufgetretenes, akutes, juckendes, relativ scharf begrenztes, kissenartig infiltriertes Erythem sowie multiple, teils konfluierende Vesikel im Gesicht einer 27-jährigen Patientin. Die Hautveränderungen traten nach Anwendung eines Sunblockers im Bereich der betroffenen Areale auf.

versuch), Meiden von unverträglichen Inhaltsstoffen, z.B. in Kosmetika (s.a.u. INCI-Kennzeichnung). Möglichst indifferente Grundlagen. Insbes. Wollwachs und Wollwachsalkohole meiden. Bei beruflich induziertem Ekzem, Erstellung eines Hautarztberichtes bzw. BK-Anzeige zur Erfassung von Berufsdermatosen.

### Externe Therapie

- Akutes Kontaktekzem: Entsprechend der Ekzemstadien initial mittelstarke bis starke Glukokortikoide in wässriger Grundlage wie 0,1% Amcinonid als Creme oder Lotio (z.B. Amciderm), Laticort Creme, 0,25% Prednicarbat (z.B. Dermatop Creme/Salbe), 0,1% Mometason (z.B. Ecural Creme/Salbe), zudem feuchte Umschläge mit NaCl-Lösung, bei Anhalt für Superinfektion mit antiseptischem Zusatz wie Chinolinol (z.B. Chinosol 1:1000), **R042** oder Kaliumpermanganat (hellrosa). Im vesikulösen Stadium besser fett-feuchte Behandlung mit z.B. Hydrocortison 1% in Vaselinum alb. **R126** und feuchten Umschlägen, ggf. Baumwollhandschuhe.
- Chronisches Kontaktekzem: Initial Glukokortikoide extern mit mittlerer bis starker Wirksamkeit in möglichst fetter Grundlage wie 0,1% Amcinonid (z.B. Amciderm Salbe/Fettsalbe), 0,25% Prednicarbat (z.B. Dermatop Salbe/Fettsalbe), 0,1% Hydrocortisonbutyrat (z.B. Laticort Creme) bei stark schuppenden-hyperkeratotischen Formen auch unter Okklusion. S.a. Ekzem, Handekzem. Seifen und Waschmittel weglassen, Reinigung mit ölhaltigen Bädern (Balneum Hermal, Balmandol, Linola Fett Ölbad). Versuch mit antiphlogistischen Externa wie Pix lithanthracis 2%. Nachbehandlung mit rückfettenden Externa in verträglicher Grundlage (Alfason repair, Linola Fett, Vaselinum alb., Excipial Mandelölsalbe), ggf. Zusatz von 2-10% Harnstoff (z.B. Eucerin Urea, Basodexan Fettcreme/Salbe, **R102**). Ggf. auch Zarzenda Creme (international bekannt als Atopiclair) anwenden. Hierbei handelt es sich um eine steroidfreie Multikomponenten-Creme mit stark juckreizlindernder, antientzündlicher Wirkung (2mal/Tag auftragen).

### Interne Therapie

Akutes Kontaktekzem: Bei hochakuten Verläufen Glukokortikoide wie in mittleren bis hohen Dosierungen, z.B. Prednison 100-150 mg/Tag i.v. Umstellung auf orale Therapie, rasche Dosisreduktion und Ausschleichen entsprechend des klinischen Befundes innerhalb von 1 Woche. Zusätzlich Antihistaminika wie Desloratadin (z.B. Aerius) 1-2 Tbl./Tag oder Levocetirizin (z.B. Xusal) 1-2 Tbl./Tag. S.a.u. Ekzem.

## Ekzem, Kontaktekzem, hämatogen-streuendes

L23.8

### Definition

Hämatogene Aussaat eines nach erfolgter Kontaktsensibilisierung systemisch oder inhalativ aufgenommenen Kontakt-Allergens (Nickel, Medikamente, Pilzantigene etc.) mit konsekutiver streuender Ekzemreaktion.

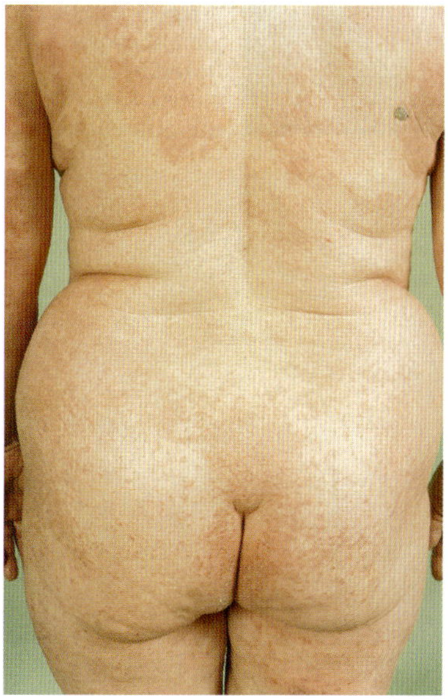

**Ekzem, Kontaktekzem, hämatogen-streuendes.** Akut aufgetretenes, deutlich juckendes Exanthem an Stamm und den Extremitäten. Zu beachten ist die zusätzliche Lichtkomponente (Aussparung im BH-Trägerbereich) mit 0,1-0,3 cm großen, isolierten und auch aggregierten, leicht geröteten, gering schuppenden Papeln. Bekannte Nickel- und Chromatsensibilisierung. Befund nach Implantation einer Metallplatte zur Frakturschienung.

### Externe Therapie

Rückfettende topische Steroide. S.u. Ekzem.

### Interne Therapie

Kurzfristig Glukokortikoide (z.B. Prednisolon) in Dosierung von 100–150 mg/Tag i.v. oder p.o. Antihistaminika wie Dimetindenmaleat (Fenistil 2mal/Tag 1 Amp. i.v.).

## Ekzem, Kontaktekzem, toxisches

L24.9

### Synonym(e)

Toxische Dermatitis; toxic dermatitis

### Definition

Exogen ausgelöste, akut- oder chronisch verlaufende Entzündung der Haut, die im Gegensatz zu einem allergischen Kontaktekzem nicht über eine vorherige Sensibilisierung initiiert wird und i.A. streng auf den Expositionsort begrenzt bleibt.

### Therapie

Meiden bzw. Reduktion der einwirkenden Kontaktnoxe. Je nach Ausprägungsgrad und Akuität rein äußerliche oder interne Therapie.

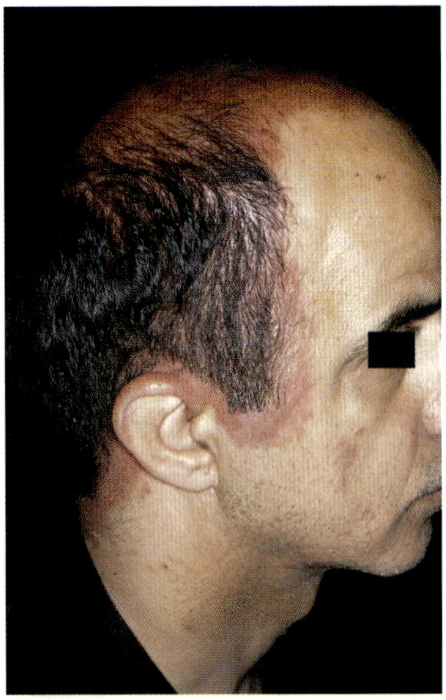

**Ekzem, Kontaktekzem, toxisches.** Exogene, toxisch ausgelöste, akute Rötung der behaarten Kopfhaut, die auf den Expositionsort des aufgetragenen „Haarwachstumsmittels" begrenzt ist. Nebenbefundlich besteht Alopecia androgenetica.

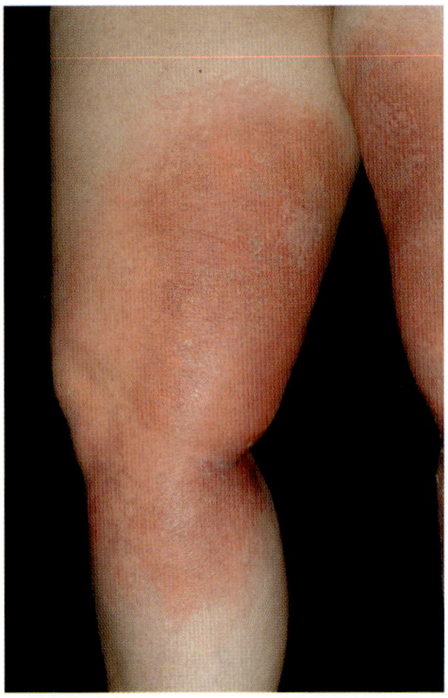

**Ekzem, Kontaktekzem, toxisches.** Entzündlich-exsudative Hautreaktion innerhalb des Kontaktbereichs an den Beinen.

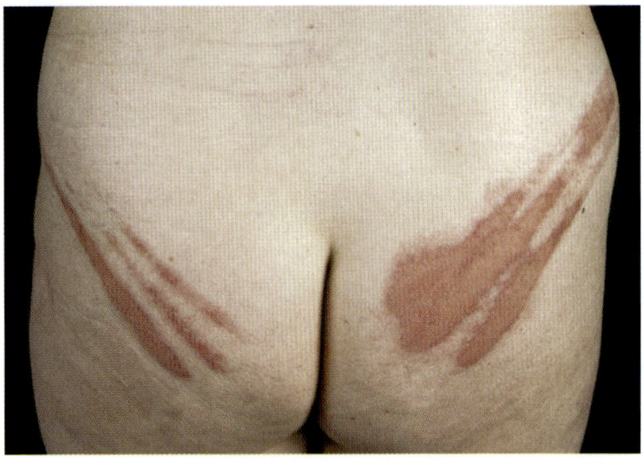

**Ekzem, Kontaktekzem, toxisches.** 41 Jahre alte Patientin, die nach zufälligem Kontakt mit einer ätzenden Flüssigkeit diese schmerzenden streifenförmigen, roten Plaques bemerkte. Die Konfiguration der Effloreszenzen ist für einen exogenen Mechanismus beweisend. Das „unphysiologische" Streifenmuster schließt eine endogene Auslösung komplett aus.

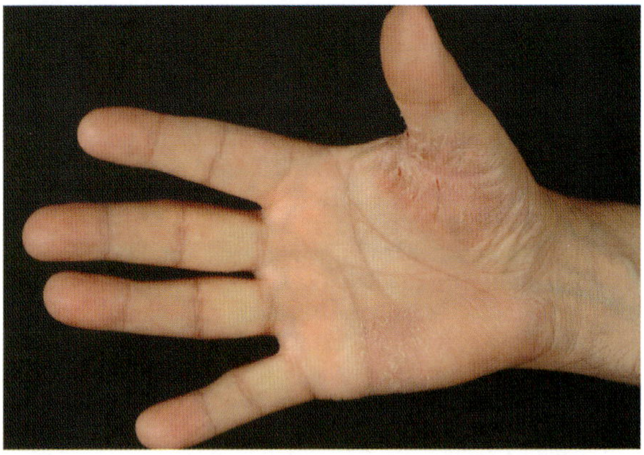

**Ekzem, Kontaktekzem, toxisches.** Hyperkeratotisch-rhagadiformes Ekzem der Palma bei einem 61-jährigen, selbständigen Handwerker. Seit langem traten immer wieder Ekzeme der Hände und Finger auf, teils auch tiefe Rhagaden. Beruflich besteht seit langem Kontakt mit Zinn-haltiger Analogpaste (zinnhaltige Lötpaste); der zeitliche Zusammenhang der Erstmanifestation mit dem Gebrauch der Paste ist gegeben. An den Wochenenden heilt das Ekzem sehr gut, ebenso kommt es während längerer arbeitsfreier Intervalle (Urlaub) zur vollständigen Remission.

### Externe Therapie

- Phasengerechte Ekzemtherapie, s.u. Ekzem.
- Initial mittelstarke bis starke Glukokortikoide, in wässriger Grundlage, in Lösung oder hydrophiler Creme, wie 0,1% Hydrocortisonbutyrat (z.B. Laticort Creme) oder 0,1% Triamcinolonacetonid (z.B. Triamgalen, R259). Im nässenden oder chronischen Ekzemstadium mittelstarke bis starke Glukokortikoide in fettenden Grundlagen wie Laticort Salbe, 0,25% Prednicarbat (z.B. Dermatop Creme/Salbe), 0,1% Mometasonfuroat (z.B. Ecural Creme/Salbe). Zudem feuchte Umschläge mit NaCl-Lösung, insbesondere bei nässenden Hautveränderungen, bei Anhalt für Superinfektion mit antiseptischem Zusatz wie Chinolinol (z.B. Chinosol 1:1000), R042 oder Kaliumpermanganat (hellrosa). Im vesikulösen Stadium fett-feuchte Behandlung mit topischen Glukokortikoiden in fettreicher Salbengrundlage (z.B. Hydrocortison 1% in Vasel. alb. R126 und feuchten Umschlägen, ggf. Baumwollhandschuh.
- Bei stark schuppenden-hyperkeratotischen Formen bietet sich die Anwendung topischer Glukokortikoide auch unter Okklusion an.
- Seifen und Waschmittel weglassen, Reinigung mit ölhaltigen Bädern (Balneum Hermal, Balmandol, Linola Fett Ölbad). Versuch mit antiphlogistischen Externa wie Ichthyol (z.B. Ichthosin Creme). Nachbehandlung mit rückfettenden Externa in verträglicher Grundlage (Alfason repair, Excipial repair sensitiv, Linola Fett, Vaseline alb., Excipial Mandelölsalbe) ggf. Zusatz von 2-10% Harnstoff R102.
- Ggf. auch Zarzenda Creme (international bekannt als Atopiclair) anwenden. Hierbei handelt es sich um eine steroidfreie, topische Multikomponenten-Creme mit stark juckreizlindernder, antientzündlicher Wirkung (2mal/Tag auftragen).

- Bei beruflicher Bedingtheit: ggf. Hautschutzpräparate, Handschuhe etc. S.u. Berufsdermatosen.

### Interne Therapie
Glukokortikoide (100-150 mg Prednisolonäquivalent/Tag) p.o., ggf. Antihistaminika wie Desloratadin (z.B. Aerius 1-2 Tbl./Tag) oder Levocetirizin (z.B. Xusal 1-2 Filmtbl./Tag). S.a. Ekzem.

## Ekzem, Lidekzem H01.11

### Synonym(e)
Eyelid eczema; Eyelid dermatitis

### Definition
Pathogenetisch heterogene Dermatitis mit akuter, subakuter oder (häufig) chronischer Entzündung der Augenlider, die wesentlich durch die besondere anatomische Beschaffenheit (feuchte Kammersituation der aufeinander liegenden Lidfalten mit Reservoircharakter für toxische oder allergen wirksame Substanzen) und Funktionalität des Lidorgans geprägt ist.

### Einteilung
Je nach Ätiologie des Ekzems lassen sich unterteilen:
- Lidekzem, atopisches (10-20% der Lidekzeme)
- Lidekzem, kontaktallergisches (etwa 50% der Lidekzeme)
  - Airborne Contact Dermatitis (etwa 2% der Lidekzeme)
- Lidekzem, toxisch-irritatives (15-20% der Lidekzeme)
- Lidekzem, seborrhoisches (3-6% der Lidekzeme)
- Seltene Formen:
  - Photoallergisches Lidekzem (s.u. Lichtdermatosen)
  - Isolierte periokuläre Dermatitis (s.u. Dermatitis perioralis).

### Ätiologie
Ätiologisch spielen Kontaktallergene (häufigste Ursache), eine seborrhoische oder atopische Diathese eine wichtige Rolle. Siehe Tabelle 1 [Mögliche Auslöser allergischer Lidekzeme (und Gesichtsekzeme)].

### Manifestation
Das atopische Lidekzem kann bereits im frühen Kindesalter auftreten (zusammen mit anderen atopischen Stigmata). Das kontaktallergische Lidekzem manifestiert sich im frühen oder mittleren Erwachsenenalter. Frauen sind häufiger betroffen als Männer.

### Klinisches Bild
Meist chronisch dynamisches, permanentes oder rezidivierendes Krankheitsbild, bei dem ein unscharf begrenztes Erythem und Juckreiz das Bild prägen. Weiterhin je nach Dauer der Entzündung: Schuppung, Lichenifikation mit deutlicher Verdickung der Lider, Pruritus seltener Nässen mit Krustenbildung sowie Störungen der Lidfunktionen (Gefahr des En- oder Extropiums mit konsekutiven Folgen für das Auge). In seltenen Fällen kann Pruritus fehlen, weshalb die Abgrenzung zu anderen Krankheitsbildern, insbes. zu Schilddrüsenerkrankungen, Angioödem, Kollagenosen, Nephropathien, Lymphom der Haut schwierig sein kann.

### Diagnose
- Die Diagnostik des Lidekzems besteht in erster Linie im Ausschluss eines Kontaktekzems. Die Dunkelziffer unerkannter Kontaktallergene ist hoch.
- Die Anamneseerhebung spielt eine große Rolle:
  - Perreniales Lidekzem: Keine Verursachung durch Pollen; Lidekzem auch bei längerem Aufenthalt außerhalb der eigenen Wohnung. Ausschluss von Indoor-Allergenen ist erforderlich.
  - Saisonales Lidekzem: Kosmetikallergie unwahrscheinlich.
- Neben Allergenen, die unmittelbar mit der Lidregion in Kontakt kommen (Wimperntusche, Augen-Make-up, Ophthalmika, Kontaktlinsenreiniger), lösen häufig indirekt (über Finger) mit der Lidregion in Kontakt kommende Substanzen (Allergenverschleppung) isolierte Lidekzeme aus. Durchschnittlich reibt sich ein Mensch 50-100mal/Tag, häufig unbewusst, die Lider. Prinzipiell kann jede Substanz in der Umwelt als Auslöser infrage kommen.
- Substanzen, auf andere Körperstellen aufgetragen, können isolierte Kontaktekzeme im Lidbereich auslösen ohne Reaktionen an der eigentlichen Auftragungsstelle zu verursachen (geringer Sensibilisierungsgrad oder geringe Allergenkonzentration, aber geringe Hautdicke und Okklusionseffekt im Lidbereich).
- Ein negativer Epikutantest schließt ein kontaktallergisches Lidekzem durch Kosmetika nicht aus.
- Schwache Reaktionen im Epikutantest auf Kosmetika können echte Sensibilisierungen darstellen. Ggf. Wiederholung des Testvorganges in einem „Repeated open application test (ROAT)". Hierbei wird die verdächtige Substanz über 1 Woche 2mal/Tag an der Oberarminnenseite aufgetragen. Eine weitere Möglichkeit der Abklärung einer klinischen Relevanz ist die offene Epikutantestung in loco.
- Allergene in Nagellack (Nickel, Toluolsulfenamid-Formaldehydharz) lösen Lid- und Gesichtsekzeme aus, Finger bleiben hauterscheinungsfrei.
- Allergene können auch durch den Partner „übertragen" werden (Aftershave des Partners bei Duftstoffsensibilisierung).
- Im Lidbereich sind auch Kontaktekzeme durch volatile Allergene wie Typ IV-Allergene (Formaldehyd, Primin) oder Typ I-Allergene (Pollen, Hausstaubmilben) möglich, s.a.u. Airborne Contact Dermatitis.
- Brillengestelle aus „Metall" dürfen laut Verordnung kein Nickel an der Oberfläche freisetzen. Der Brillenkern besteht jedoch weiterhin häufig aus Nickel, bei Alterung und Abnutzung ist daher Freisetzung von Nickel möglich.

### Differenzialdiagnose
In absteigender Häufigkeit können dem klinischen Erscheinungsbild „Lidekzem" die nachfolgenden Erkrankungen zugeordnet werden:
- Kontaktallergie
- Atopisches Ekzem (möglicherweise als monotopische Minusvariante)
- Seborrhoisches Ekzem (meist im Zusammenhang mit weiteren Merkmalen)
- Rosazea (mit Lidbeteiligung)
- Lichen simplex chronicus
- Herpes simplex recidivans
- Pedikulose (Befall durch Filzläuse)
- Impetigo contagiosa
- Psoriasis vulgaris (als seltene monotopische Minusvariante im Lidbereich)
- Fixe Arzneimittelreaktion
- Tinea faciei (ggf. isoliert im Lidbereich)
- Dermatomyositis.

**Ekzem, Lidekzem. Tabelle 1.** Mögliche Auslöser allergischer Lidekzeme (und Gesichtsekzeme)

| | |
|---|---|
| Reinigungsmittel | Seife, Waschlotionen, Gesichtsmilch, Badezusätze |
| Kosmetika | Make-up, Schminke und deren Entfernungsmittel, Gesichtsmaske, Gesichtscremes, Rasierschaum oder -wasser, Parfums, Sonnenschutzmittel, künstliche Bräunungsmittel, Erfrischungstücher |
| Haarpflege | Shampoo, Trockenshampoo, Spray, Festiger, Haarwasser, Tönungs- oder Färbemittel, Cremespülungen, Frisiercreme, Dauerwellenwasser, Kaltwelle, Perücke, Pflegemittel der Perücke (häufig Lidekzem kombiniert mit Gesichts- und Kopfekzem) |
| Lippenpflege | Lippenstift, Lippensalbe |
| Wimpernkosmetika | Lid- und Wimperntusche, Lidschatten, Augenbrauenstift |
| Nagelkosmetik | Nagellacke (Nickel in metallischem Nagellack), künstliche Fingernägel, Nagellackentferner |
| Körperpflegemittel | Körperlotionen, Handcremes, Körperspray, Körperpuder |
| Therapeutika, Ophthalmika | Antiseptika (Polyvidon), Nichtsteroidale Antiphlogistika (Diclofenac), Anästhetika, Glukokortikoide, Antibiotika (Gentamicin, Chloramphenicol), Mydriatica, Konservierungsstoffe (Benzalkoniumchlorid, Thiomersal), Herpestherapeutika |
| Kontaktlinsen | allgemeine Unverträglichkeit mit erhöhtem Tränenfluss und konsekutiver Lidirritation (meist streifenförmig im Bereich der lateralen Augenwinkel), Kontaktallergene in Reinigungs- und Aufbewahrungsflüssigkeiten |
| Waschmittel | u.a. Duftstoffe (Perubalsam!) |
| Berufsallergene, Hobby | laut Anamnese |
| Haushalt | Metall-, Boden-, Auto-, Möbelpolitur, Bohnerwachs, Schuhcreme, Fleckenentferner |
| Indoor-Allergene | Pflanzen (Primeln), Raumspray, Teppichreiniger; Hausstaubmilben, Tierepithelien (Typ I-Sensibilisierungen) |

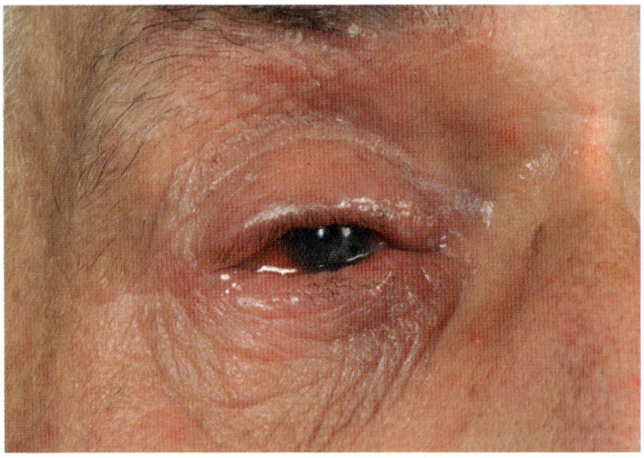

**Ekzem, Lidekzem.** Akute, seit 4 Wochen bestehende, unscharf begrenzte, leicht konsistenzvermehrte, heftig juckende, rote, raue Plaques bei einem 62-jährigen Mann. Es bestehen deutliche Blepharitis, Schwellung der Augenlider und starke Injektion der Konjunktiven. Seit vielen Jahren leidet der Patient auch an allergischem Asthma und Rhinokonjunktivitis allergica.

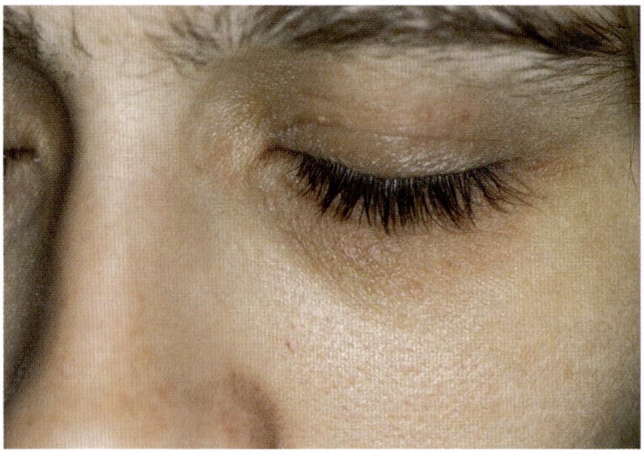

**Ekzem, Lidekzem.** Atopisches Lidekzem mit deutlich ausgeprägter bräunlicher Hyperpigmentierung des Unterlides (gering ausgeprägt im Oberlidbereich) und unangenehmem, permanentem Juckreiz.

## Komplikation

Gefahr der bakteriellen Superinfektion mit Staphylokokken. Beim atopischen Lidekzem ist die Gefahr des Eccema herpeticatum gegeben. Weiterhin führt das atopische Lidekzem zu einer funktionellen Störung des Lidorgans mit Produktion eines pathologischen Muzins mit erhöhter Viskosität und Neigung zu vermehrter Schleimbildung. Folge ist eine chronische Keratokonjunktivitis, die die Gesamtproblematik verschärft.

## Therapie

Die Aufdeckung von zugrunde liegenden Sensibilisierungen und nachfolgender Expositionskarenz steht im Vordergrund jeglicher Therapieansätze!

- Bei kontaktallergischem Ekzem: Ausschalten des Allergens. Bei atopischer Genese besteht Neigung zur Chronizität und Therapieresistenz.
- Akutes Ekzem: Hydrocortison: 0,5% in möglichst indifferenter Grundlage (Vaselinum alb.) oder Glukokortikoidhaltige Augenpräparate (z.B. Ficortril Augensalbe).
- Nach Abklingen der akuten Phase: Ausschleichen des Glukokortikoids, wechselweise Behandlung mit der reinen Grundlage, schließlich pflegende Therapie mit Dexpanthenol-haltigen Salben (z.B. Bepanthen Augensalbe **Cave: Wollwachsallergie!**) bzw. Augenvaseline.

> **Merke: Höherpotente Glukokortikoide sind für den Lidbereich zu meiden, Gefahr der Steroidatrophie!**

- Bei akut exazerbiertem atopischem Ekzem kurzfristige Therapie mit einem externen Glukokortikoid in indifferenter Grundlage (s.u.). Bei heftiger Symptomatik interne Glukokortikoidgabe (Prednisolon 1 mg/kg KG), ggf. in Kombination mit einem oralen Antihistaminikum wie Desloratadin (Aerius) 1mal/Tag 5 mg p.o.
- Bei chronischem atopischem Ekzem: Problematisch ist, dass im Bereich des Auges die Anwendung vieler antiekzematös wirksamer Wirkstoffe nicht möglich ist. Kurzfristig Hydrocortison 0,5-1% in möglichst indifferenter Grundlage (Vaselinum alb., **R126**). Zusätzlich Umschläge mit kaltem schwarzem Tee, Tannolact Lösung oder physiologischer Kochsalzlösung (auch kühles Leitungswasser). Anwendung: Salbe auf Lider auftragen, 20-minütige Ruhepause, getränkte Kompressen auflegen.
  - Alternativ zu Glukokortikoiden: Gute Erfolge (nach derzeitigem Wissenstand aber wegen der unklaren Langzeitwirkungen keine Langzeittherapie möglich) erzielt man mit intermittierender Anwendung von topischen Immunmodulatoren (z.B. Tacrolimus, Pimecrolimus). Wegen der nicht bekannten Langzeitwirkungen von Calcineurininhibitoren und der im Tierversuch nachgewiesenen Kanzerogenität von Pimecrolimus ist die Indikation für die Therapie mit Calcineurininhibitoren aber äußerst streng zu stellen!
  - Alternativ: Magistrale Verordnung einer 1,0-2,0% Ciclosporin-haltigen Lösung (**R047**).

### Therapie allgemein
Allgemeine therapeutische Ratschläge:
- Wichtig ist Geduld von Therapeut und Patient. Dem Patienten sind die ätiologischen Mechanismen des vorliegenden Lidekzems zu erklären. Der Vermeidung des Allergens ist höchste Priorität zu geben.
- Reinigung der Lider mit reinem Olivenöl (mit Watteträger auftragen und Lider zart abtupfen). Insbesondere bei aerogener Kontaktallergie sind die Reinigungsvorgänge wichtig (Allergenentfernung v.a. abends!).
- Lidrandpflege: Wichtig ist eine besondere Pflege der möglicherweise verkrusteten Lidränder. Auflegen von feuchten Kompressen (s.o.); anschließend vorsichtige Reinigung der Lidränder mit einem Wattestäbchen.
- Langzeittherapie: Pflegende Maßnahmen mit indifferenten Externa wie einfacher Augensalbe DAC (z.B. **R021**) oder emulgierender Augensalbe (z.B. **R022, R023**).

### Naturheilkunde
Nicht als Alternative sondern ergänzend werden Schwarztee-Aufschläge empfohlen. Anleitung: 1 Essl. auf 0,5 l Wasser, 15 Min. kochen, abseihen, abkühlen lassen, dann mehrmals täglich als Auflage (Watte-Pads). Keine aromatisierten Tees verwenden. Alternativ zu Teeaufschlägen können Aufschläge mit Eichenrindenextrakten angewendet werden.

### Hinweis(e)
Veränderungen der Augenlider führen frühzeitig zu einer dermatologischen Konsultation, da den Augen einschließlich ihrer Lider ein ästhetisch bedeutender Aspekt zukommt. Die Augenlider dienen als Schutzorgane für den Bulbus oculi. Ein intakter Lidschlag sorgt für die ständige Benetzung der Augenoberfläche mit einem kontinuierlichen Tränenfilm. Bei ekzematösen Lidern kann diese Funktion gestört sein, wodurch eine permanente Irritation von Binde- und Hornhaut zustande kommen kann.

E

## Ekzem, mikrobielles L30.0

### Erstbeschreiber
Devergie, 1857

### Synonym(e)
Ekzem, nummuläres; Nummular eczema; Nummuläres Ekzem; Nummulär mikrobielles Ekzem

### Definition
Polyätiologisches Krankheitsbild, dessen Entität umstritten ist. Die Erkrankung wird im Allgemeinen definiert als therapieresistente, disseminierte, meist chronisch oder chronisch rezidivierend verlaufende, juckende Ekzemkrankheit mit exsudativen, münzartigen (nummulären), schuppigen oder krustigen Läsionen. Patienten mit diesem Krankheitsbild zeigen meist eine atopische oder psoriatische Diathese, sind kontaktsensibilisiert oder weisen Merkmale einer bakteriellen Infektion der Haut auf. Häufig wird das mikrobielle Ekzem als Begleitphänomen eines venösen Stauungsekzems beobachtet.

### Vorkommen/Epidemiologie
Nicht selten, die Daten zur Prävalenz streuen erheblich zwischen 0,1 und 9,1%.

### Ätiologie
Insgesamt unklar, i.d.R. polyätiologisch. Verschiedene Ursachen werden diskutiert, insbes.:
- Überlagernde Kontaktallergie
- Atopische Diathese
- Psoriatische Diathese
- Exsikkation
- Chronische mikrobielle Besiedlung der Haut (insbes. Staphylococcus aureus)
- Fokusgeschehen(?)
- Psoriatische Disposition
- Assoziation mit chronisch-venöser Insuffizienz.

### Manifestation
Meist nach dem 50. Lebensjahr auftretend. Männer sind häufiger als Frauen betroffen.

### Lokalisation
Prädilektionsstellen v.a. Unterschenkel, obere Rückenpartie, obere Extremität, ggf. auch an Händen (Handrücken). Die initiale Lokalisation an den Beinen spricht für eine chronisch-venöse Insuffizienz.

### Klinisches Bild
Initial meist kleine, rötlich-bräunliche, juckende, rote schuppende oder krustige Papeln oder Papulovesikel. Allmähliches

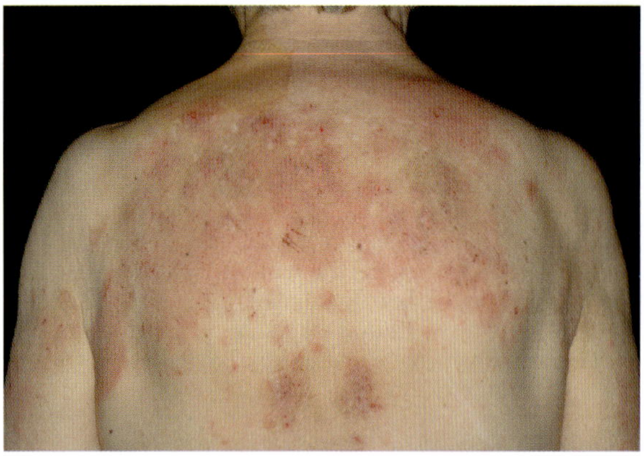

**Ekzem, mikrobielles.** Seit ca. 6-7 Jahren persistierende, stark juckende, solitäre oder konfluierende, münzgroße, infiltrierte Papeln und Plaques am Rücken einer 75-jährigen Patientin. Z.T. sind kleine, punktförmige, weiße, disseminierte, atrophische Narben sichtbar.

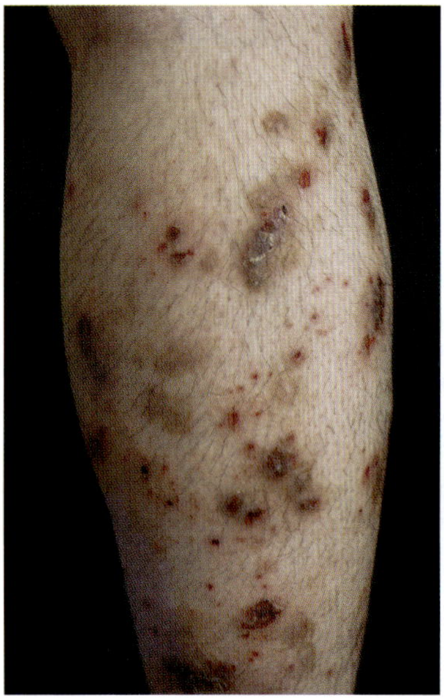

**Ekzem, mikrobielles.** Multiple, nummuläre oder polyzyklische, eher scharf begrenzte, rötlich bis bräunliche, z.T. juckende, psoriasiform schuppende Papeln und Plaques. Bisweilen treten impetiginisierte Krusten auf. Im Bereich einiger abgeheilter Läsionen sind braune, postinflammatorische Hyperpigmentierungen sichtbar.

Größenwachstum zu scharf oder unscharf begrenzten, 1,0-6,0 cm großen, roten münzartigen („nummuläres Ekzem") Plaques mit gelblichen Krusten oder Schuppenkrusten. Keine Knotenbildung. Oft randbetontes Fortschreiten sowie zentrale Regression innerhalb der einzelnen Läsionen. Keine Schleimhautbeteiligung.

### Histologie
Das histologische Bild ist für das „nummuläre Ekzem" nicht spezifisch. Üblicherweise findet sich eine akanthotisch verbreiterte Epidermis mit Orthohyperkeratose und fokaler Parahyperkeratose. In der papillären Dermis unterschiedlich ausgeprägtes Ödem. Schütteres, perivaskulär orientiertes, aber auch diffuses überwiegend lymphozytäres Infiltrat mit eingestreuten eosinophilen und neutrophilen Leukozyten. Fokale Epidermotropie mit spongiotischer Epithelreaktion.

### Diagnose
Ausschließlich klinisch morphologische Diagnose mit dem typischen Bild disseminierter, münzgroßer, schuppender und juckender (therapieresistenter) Plaques.

### Differenzialdiagnose
- Histologisch: Kontaktekzem; atopisches Ekzem; Tinea (Nachweis in PAS-Färbung)
- Klinisch: Allergisches Kontaktekzem; Psoriasis vulgaris; Tinea corporis; mikrobiell überlagertes atopisches Ekzem.

### Therapie allgemein
Abklärung und Sanierung auslösender Faktoren. Falls das mikrobielle Ekzem einer Grunderkrankung zuzuordnen ist, erfordert diese die entsprechend ausgerichtete spezifische Behandlung.

### Externe Therapie
- Akuter Schub: Antiseptische und antiphlogistische Behandlung mit Clioquinol **R050**, feuchte Umschläge mit Polihexanid-Lösung (z.B. Serasept, Prontoderm, Prontosan), Chinolinol-Lösung (z.B. Chinosol 1:1000), **R042** bzw. Kaliumpermanganat (hellrosa) im Wechsel mit topischen Glukokortikoiden wie 0,1% Triamcinolon-Creme (Triamgalen Creme, **R259**), 0,25% Prednicarbat (z.B. Dermatop Creme). Meiden fetter Grundlagen, da diese i.d.R. zu einer Verschlechterung des Hautbefundes führen, deshalb zur Behandlung hydrophile Cremes.
- Nach Abklingen der exsudativen Note: Ölbäder (z.B. Balneum Hermal Ölbad). Hautpflege z.B. mit Ungt. emulsif. aq., Linola Milch, Eucerin-Lotio oder Sebamed-Lotio. Typischerweise ist die gesamte Haut anfällig gegenüber irritativen Noxen (Feuchtkontakte etc.), deshalb auch dringend Hautschutz (Hände) im beruflichen wie außerberuflichen Bereich.

### Bestrahlungstherapie
S.u. Phototherapie. Bewährt haben sich insbes. die Bestrahlung mit UVA1-Strahlen ab 5 Min./Körperseite in aufsteigender Dosierung bis zu 15 Min. pro Seite (Warmlicht) bzw. 30 Min. pro Seite (Kaltlicht) sowie UVB- Bestrahlung nach Solebädern.

### Interne Therapie
Bei floridem Infekt Antibiose mit Breitbandantibiotika wie Cephalosporinen, bei exazerbiertem mikrobiellem Ekzem ggf. Glukokortikoide p.o. in mittlerer Dosierung wie Prednisolon (z.B. Decortin H 60-80 mg/Tag).

## Ekzemnägel L60.8

### Definition
Unregelmäßige Nageloberfläche mit Rillen, Furchen, Tüpfeln, Aufsplitterung, Verdickung der Nagelplatte, Onycholyse und Farbveränderungen infolge einer Beteiligung der Nägel beim Ekzem, sowohl beim atopischen Ekzem als auch beim kontaktallergischen und kontakttoxischen Ekzem.

## Ekzem, photoallergisches L56.8

### Definition
Photokontaktallergie durch systemisch oder extern applizierte, nicht obligat phototoxisch wirkende Substanzen im belichteten Areal mit Streureaktion, s.a. Photoallergen, Photoallergie.

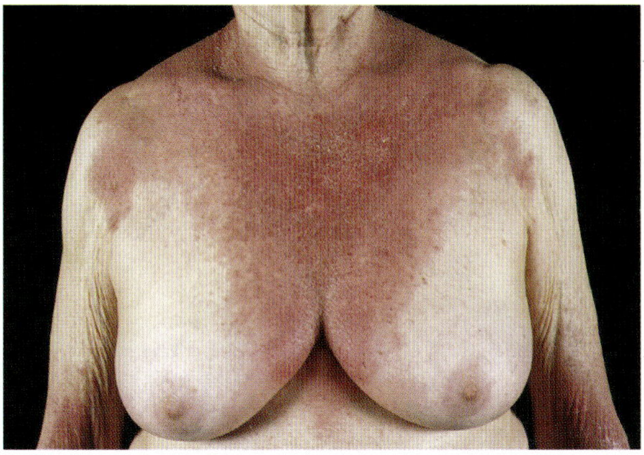

**Ekzem, photoallergisches.** 78 Jahre alte Patientin. Einnahme von Diuretika wegen Lymphödemen. Nach erster Sonnenexposition im Frühjahr traten unscharf begrenzte Erytheme, gerötete Papeln sowie flächige, schuppige Plaques (Sternalbereich) an lichtexponierten Stellen auf.

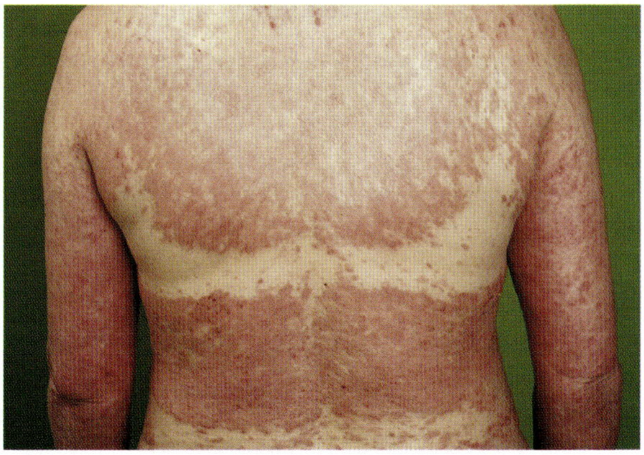

**Ekzem, photoallergisches.** 51 Jahre alte Patientin. Generalisierte Hauterkrankung mit 0,2-0,4 cm großen, roten, gering schuppenden Papeln (s. unterer Bildrand), die an den belichteten Hautpartien zu flächenhaften Plaques zusammengeflossen sind. Schlagartige Ausbreitung. Auftreten innerhalb weniger Wochen nach Infekt, Einnahme von Antibiotika sowie späterer Sonnenexposition.

### Therapie

Allergenmeidung, Vermeidung von direkter Sonneneinstrahlung, Sonnenschutz, externe Glukokortikoide wie 0,1% Hydrocortisonbutyrat (Laticort Creme) oder 0,1% Triamcinolon Creme (Triamgalen, **R259**), 0,05% Betamethason-V Lotio (Betagalen, **R030**) oder 0,1% Mometason (z.B. Ecural Salbe). Ggf. Antihistaminika wie Desloratadin (z.B. Aerius) 1-2 Tbl./Tag.

## Ekzem, postskabiöses — L30.8

### Definition

Nach Abheilen der Skabies persistierendes, stark juckendes Ekzem.

### Therapie

**Merke: Persistierende, juckende Ekzeme bei behandelter Skabies sind gelegentlich durch Resistenzen gegenüber Antiskabiosa oder durch Reinfektionen bedingt!**

### Externe Therapie

Nach ausreichender antiskabiöser Therapie (s.u. Skabies) kurzfristig Glukokortikoide wie 1% Hydrocortison-Emulsion **R123**, ggf. das stärker wirksame Amcinonid (z.B. 0,1% Amciderm Creme) oder Betamethason-V Lotio **R030**, dann blande pflegende Therapie z.B. mit Ungt. emulsif. aq., 5% Dexpanthenol-Creme oder einer Polidocanol Creme (Optiderm Creme). Aufklärung des Patienten!

### Interne Therapie

Antihistaminika wie Desloratadin (z.B. Aerius 1-2 Tbl./Tag) oder Levocetirizin (z.B. Xusal 1-2 Filmtbl./Tag).

## Ekzem, seborrhoisches — L21.9

### Erstbeschreiber

Plenck, 1776; Unna, 1886

### Synonym(e)

seborrhoeic dermatitis; seborrheic dermatitis

### Definition

Genetisch prädisponierte, häufige, die seborrhoischen Zonen betreffende, chronische, therapieresistente, ansonsten relativ mild verlaufende Dermatitis mit saisonalem Verlauf (Besserung in den Sommermonaten), deren Eigenständigkeit und Ätiologie umstritten ist.

### Einteilung

Man unterscheidet:

- Seborrhoisches Ekzem des Säuglings (Typ I) (s.a. Dermatitis seborrhoides infantum, Erythrodermia desquamativa)
- Seborrhoisches Ekzem des Erwachsenen (Typ II).

Es muss angezweifelt werden, dass es sich um ätiopathogenetisch gleichartige Krankheitsbilder handelt.

### Vorkommen/Epidemiologie

Prävalenz (Mitteleuropa): 3-10% der Bevölkerung.

### Ätiologie

Die nosologische Stellung ist seit der Erstbeschreibung durch Josef Jakob Plenk umstritten. Unna diskutierte eine „chronisch parasitäre, durch abnormen Fettgehalt der oberflächlichsten Epidermislagen ausgezeichnete Hautentzündung". Diskutiert wird bei einer Dysfunktion der Talgdrüsen einerseits eine Minusvariante der Psoriasis bzw. die Initiierung oder Unterhaltung durch Malassezia spp (insbes. Malassezia globale). Neuere Untersuchungen belegen in zunehmendem Maße eine tragende pathogenetische Rolle von Pityrosporum spp. sowohl beim infantilen als auch beim erwachsenen Typ.

### Manifestation

- Typ I: Im Säuglingsalter auftretend, Manifestation in den ersten 3 Lebensmonaten. Der klinische Verlauf ist selbstlimitierend.
- Typ II: Während des 4.-6. Lebensjahrzehnts auftretend, Männer sind deutlich häufiger betroffen als Frauen. Eine genetische Disposition ist nicht beschrieben.
- Extensive Formen des seborrhoischen Ekzems sollten u.a. an eine disponierende HIV-Infektion denken lassen.

### Lokalisation

Seborrhoische Zonen: Gesicht (Augenbrauen, nasolabial, retroaurikulär), häufig am Kapillitium. Weitere Lokalisationen: Intertriginös, prästernal, gelegentlich genital (vor allem bei Männern), am Rücken.

E

## Klinisches Bild

V.a. am Rumpf, hier in seborrhoischen Zonen (Schweißrinnen im Sternalbereich, entlang der Wirbelsäule, Schultergürtel) aber auch zentrofacial zeigen sich figurierte, wenig oder überhaupt nicht juckende, unterschiedlich intensiv schuppende, meist ortsständige, scharf begrenzte, rote oder rotbraune Flecken oder Plaques. Einige Hautveränderungen erscheinen marginiert und sind dann gelegentlich differenzialdiagnostisch kaum von einer Tinea corporis zu unterscheiden! Typisch ist der rezidivierende Verlauf der Erkrankung mit Verstärkung in den Wintermonaten und u.U. kompletter Abheilung unter sommerlichem, maritimem Klima.

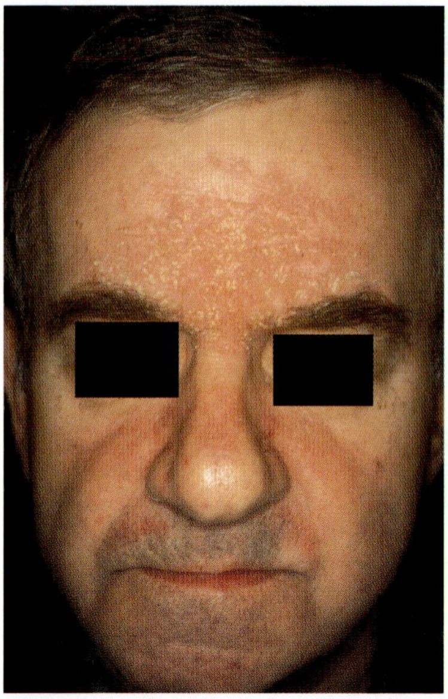

**Ekzem, seborrhoisches.** Chronisches, therapieresistentes, psoriasiformes seborrhoisches Ekzem bei einem 63-jährigen Patienten. Keine sonstigen klinischen Hinweise auf eine Psoriasis vulgaris.

## Diagnose

Das klinische Bild ist diagnostisch wegweisend. Labor- oder sonstige Parameter einschließlich histologischer Untersuchungsresultate sind nicht beweisend.

## Differenzialdiagnose

Tinea faciei, Tinea corporis (mikroskopischer und zellkultureller Nachweis!); selten sekundäre Syphilis. Abgrenzung von anderen Ekzemformen (z.B. atopisches Ekzem, allergisches Ekzem) und von Psoriasis.

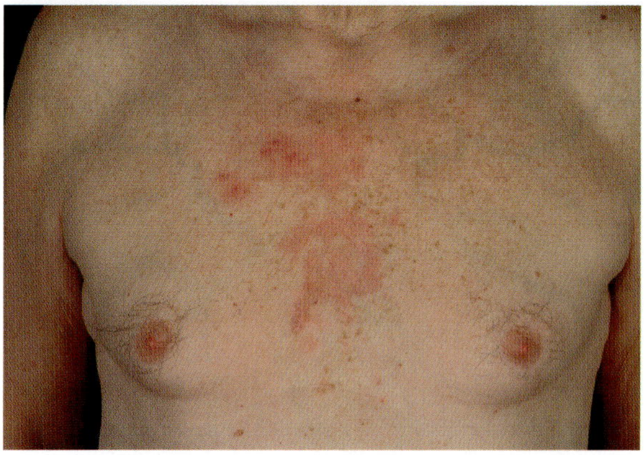

**Ekzem, seborrhoisches.** Chronisch rezidivierende, scharf begrenzte, im Brustbereich eines 70-jährigen Mannes lokalisierte, entlang der vorderen Schweißrinne verlaufende, flächige, raue, z.T. mit gelblicher Schuppung belegte, rote Flecken und Plaques.

> **Merke: Fehlender Juckreiz beim seborrhoischen Ekzem hilft bei der Unterscheidung.**

## Therapie allgemein

Wegen der Rezidivneigung ist die Behandlung des seborrhoischen Ekzems grundsätzlich als „Langzeitstrategie" anzulegen. Hierbei sind schwerpunktmäßig die bestehende Seborrhoe und/oder die mikrobielle Fehlbesiedlung zu korrigieren. Das Behandlungsprinzip ist entzündungshemmend und antimikrobiell. Aufgrund einer möglichen Reizbarkeit dieser Dermatose sollten aggressive Behandlungsmethoden nicht eingesetzt werden. Behandlung des Säuglingsekzems s.u. Dermatitis seborrhoides infantum.

## Externe Therapie

- Kopfherde: Bei leichtem Befall blande, eher austrocknende Shampoos wie Dermowas, Mineralsalzshampoos oder Sebamed-flüssig. Bei mittlerem bis schwerem Befall haben sich antimykotische Präparate mit Azol-Derivaten wie Ketoconazol (Ket-Schuppenshampoo), Clotrimazol (SD-Hermal Minuten Creme) oder Ciclopirox (z.B. Batrafen S Shampoo) oder Salicylsäure (Stieproxal) bewährt. Alternativ teerhaltige Präparate wie LCD 5% in Lygal Kopfsalbe, Ichthosin Creme oder Ichthoderm Creme. Zinkpyrithion- oder Selendisulfid-haltige Shampoos wie z.B. Desquaman können hilfreich sein. Bei stark entzündlicher Komponente können kurzfristig (!) auch topische Glukokortikoide (z.B. Pandel Creme, Ecural-Fettsalbe oder -Lösung) eingesetzt werden. Evtl. Kombinationspräparate von Glukokortikoiden mit Teerzusatz (z.B. Alpicort), keratolytisch wirkende Präparate mit Salicylsäure (z.B. **R155**) oder abschuppende Shampoos wie Criniton Haarwäsche.
- Gesichtsherde: Erfolgreich sind Antimykotika wie Ketoconazol- oder Ciclopirox-haltige Cremes (z.B. Nizoral Creme; Batrafen Creme). Keine zu fetten Salbengrundlagen! Alternativ können 1-2% Metronidazol-Cremes (z.B. Metrocreme, **R167**) oder Gele (z.B. Metrogel), Antibiotika-haltige Externa wie 1-2% Erythromycin Creme (**R084**, Aknemycin) oder Lösung (z.B. Stiemycine Lösung, **R086**) eingesetzt werden. Bei Exazerbation kurzfristig (!) Glukokortikoid-Cremes wie 1% Hydrocortisonbuteprat (Pandel Creme) oder 0,05% Betamethason-V Lotio **R030**. Bei seborrhoischer Blepharitis Glukokortikoid-haltige Augensalbe (z.B. Ficortril). Gute Behandlungsergebnisse wurden bei einer Therapie mit Lithium (8% Lithiumgluconat-Creme) und Tacrolimus (Protopic Salbe) / Pimecrolimus (Elidel) berichtet.
- Körperherde: Antimykotika wie Ketoconazol-haltige Cremes (z.B. Nizoral Creme). Auch hier keine zu fetten Salbengrundlagen! Hilfreich ist teilweise auch 2% Clioquinol-Lotion **R050**, versuchsweise Lithium-haltige Salben (z.B. Efadermin). Nur bei Exazerbation kurzfristig (!) Glukokortikoid-Cremes (Glukokortikoide, topische). Zur Hautreinigung alkalifreie Waschmittel (z.B. Eucerin), Badezusätze wie Weizenkleie-Haferstrohextrakt (z.B. Silvapin). Eine milde UV-Therapie kann versucht werden, sie führt allerdings nicht in allen Fällen zum Erfolg. Langsame Dosissteigerung ist zu empfehlen, erneute Irritation möglich.

**Ekzem, seborrhoisches. Tabelle 1.** Übersicht über Präparate zur Lokaltherapie

| Lokalisation | Vehikel | Wirkstoffe | Beispielpräparate |
|---|---|---|---|
| Kopfherde | Komplex-salben/ Gele/ Sham-poos/Lö-sungen | Ketoconazol | Ket Shampoo |
| | | Ciclopiroxolamin | Batrafen Shampoo, Sebiprox Lösung |
| | | Salicylsäure | Criniton, Squamasol |
| | | Zinkpyrithion | Desquaman |
| | | Selensulfid | Selsun, Selukos |
| | | Schwefel | Diasporal |
| | | Steinkohlenteer | Tarmed |
| | | Ohne Zusatz | Dermowas, Physiogel |
| | Cremes/ Salben/ Tinkturen | Salicylsäure | Squamasol, Lygal Kopfsalbe |
| | | Glukokortikoide | Ecural, Dermatop |
| | | Prednisolon | Lygal Kopftinktur |
| | | Prednisolon, Salicylsäure | Alpicort Lösung |
| | Cremes | Ammoniumbituminosulfonat | Ichthosin, Ichthoderm, **R133** |
| Gesichtsherde | Tinkturen/ Gele/Lö-sungen/ Cremes/ Lotionen | Ketoconazol | Nizoral, Terzolin |
| | | Metronidazol-Gel | Metro Gel |
| | | Metronidazol-Creme | Metro Creme |
| | | Erythromycin-Lösung | Aknemycin |
| | | Erythromycin-Gel | Eryaknen 2-4% |
| | | Salicylsäure-Ethanol-Gel | Ethanolhaltiges Salicylsäure-Gel 6% (NRF 11.54.) **R216** |
| | | Salicylsäure, Na-Bituminosulfonat | Aknichthol Soft Lotio |
| Körperherde | Cremes/ Salben | Ketoconazol-Creme | Nizoral Creme |
| | | Ciclopiroxolamin-Creme | Batrafen Creme |
| | | Metronidazol-Creme | Metro Creme |
| | | Erythromycin-Salbe | Aknemycin Creme |
| | | Lithium-Salbe | Efadermin-Salbe |
| | | Clotrimazol-Creme | SD-Hermal Minutencreme |
| | Lotionen | Clioquinol-Lotion (ggf. zusätzlich Ichthyol, Schwefel) | **R050** |
| | Badezu-sätze | Weizenkleie- Haferstrohextrakt | Silvapin |
| ohne spezielle Zusätze | | Dermowas, Satina, Sebamed | |

### Interne Therapie
Bei disseminierten Formen ggf. interne Therapie mit Glukokortikoiden in mittlerer Dosierung wie Prednisolon (z.B. Decortin H). Bei mehrmaligem Rezidiv Versuch mit Tetracyclin (Tetracyclin Wolff Kps.) 1 g/Tag p.o. in Woche 1, 0,5 g/Tag p.o. in Woche 2 und 0,25 g/Tag p.o. in Woche 3.

### Prognose
Der Betroffene muss zeitlebens mit Schüben der Erkrankung rechnen.

### Hinweis(e)
Patient über mögliche Verschlechterung des Hautbefundes aufgrund von übermäßigem Alkoholgenuss, Genuss von fettreichen oder stark gewürzten Speisen aufklären.

## Elastoderma L98.9

### Erstbeschreiber
Kornberg, 1985

### Definition
Extrem seltene Erkrankung, die als lokalisierte „Cutis laxa" beschrieben werden könnte.

### Vorkommen/Epidemiologie
Bislang wurden weltweit weniger als 10 Kasuistiken publiziert.

### Manifestation
Erwachsenenalter (27-33 Jahre).

### Lokalisation
Nacken, Stamm und Arme.

### Klinisches Bild
Umschriebene Areale mit überhängender, überdehnbarer weicher Haut.

### Histologie
Dichte Ansammlungen eines pleomorphen, elastischen Materials, das in das subkutane Fettgewebe hineinreicht.

### Therapie
Eine Therapie ist nicht bekannt.

### Hinweis(e)
Assoziationen mit anderen Erkrankungen sind nicht bekannt.

## Elastofibrom D23.5

### Erstbeschreiber
Jarvi u. Saxen, 1961

### Synonym(e)
Elastofibroma dorsi; elastofibroma of the back; Elastofibroma cutis

### Definition
Überwiegend in der Skapularegion lokalisierter, subkutan palpabler Knoten.

### Vorkommen/Epidemiologie
Weltweit sind etwa 300 Fälle beschrieben worden. Etwa 2/3 aller publizierten Fälle entstammen einer Familienlinie aus dem südlichen Japan (Okinawa).

### Ätiologie
Diskutiert werden degenerative Prozesse und wiederholte Mikrotraumen bei mechanischer Belastung. Genetische Disposition (familiäres Auftreten möglich). Möglicher Gendefekt auf dem Chromosom Xq12-q22.

### Manifestation
Im höheren Alter, meist nach dem 35. Lebensjahr auftretend (durchschnittlich 7. Dekade). Frauen sind sehr viel häufiger als Männer betroffen.

### Lokalisation
Vor allem Skapulabereich (>80% der Fälle), auch Lendenregion, Oberarm, Hüfte und am Fuß.

### Klinisches Bild
Überwiegend isolierter, asymptomatischer, seltener leicht schmerzender, 4-12 cm großer, hautfarbener, wenig auffälliger Knoten, der mit der überdeckenden Haut verwachsen ist. Bei ca. 10% der Patienten besteht bilaterales, meist asynchrones Wachstum. Verwachsungen mit tiefer gelegenen Strukturen (Muskulatur) sind möglich. In diesen Fällen werden die Knoten als krankhaft aufgefasst.

### Histologie
- In der Dermis lokalisierte, auf das subkutane Fettgewebe übergreifende tumoröse Strukturänderung des kollagenen Bindegewebes. Es finden sich breite, zellarme, verplumpte kollagene Bänder mit einem Färbeverhalten wie elastotisches Material. Diese sind teils gewellt, teils fragmentiert und fluoreszieren grünlich. Vereinzelt Fettgewebsinseln.
- Immunhistochemie: Zahlreiche Myofibroblasten vom VAD-Typ, einige CD34- und S100-positive Zellen.

### Differenzialdiagnose
Pseudoxanthoma elasticum; Keloid; Lipom; Liposarkom.

### Therapie
Falls symptomatisch, Exzision ohne größeren Sicherheitsabstand (keine Hinweise auf maligne Entartung).

### Prognose
Exzision ist kurativ. Rezidive sind bislang nur anhand einer Kasuistik belegt worden (wahrscheinlich nach unvollständiger Exzision!).

## Elastoidosis cutanea nodularis et cystica L57.8

### Erstbeschreiber
Favre u. Racouchot, 1951

### Synonym(e)
Favre-Racouchotsche-Krankheit; Elastoidose cutanée nodulaire à kystes et à comédons; elastoidosis cutanea nodularis; knotige Hautelastoidosis mit Zysten und Komedonen; élastéidose cutanée nodulaire à kystes et à comédons Favre-Racouchot

### Definition
Senile Atrophie, ausgeprägte aktinische Elastose mit gruppierten Komedonen und gelblichen Follikelzysten.

### Ätiologie
Unbekannt; pathogenetisch weist die Lokalisation an chronisch-lichtexponierten oder kobalt- bzw. röntgenbestrahlten Stellen auf chronische, aktinische Schädigungen des Bindege-

webes hin. Durch den resultierenden Elastizitätsverlust des Bindegewebes kommt es an exponierten Stellen (Jochbein) zu Hornretentionen in Follikeln, aktinischen Komedonen.

### Manifestation
V.a. bei Männern über 50 Jahre auftretend.

### Lokalisation
Vor allem Jochbeinregion, auch traumatisierte Körperbezirke.

### Klinisches Bild
- Flächenhafte, verdickte, gelbliche, meist jedoch deutlich bräunliche, hyperpigmentierte, runzelige (elastotische) Haut über den Jochbögen, in der lateralen Periorbital- und Schläfenregion sowie an der Nase (sog. Zitronenhaut) und im Nacken (Cutis rhomboidalis nuchae).
- Einzelne oder gruppiert stehende, schwarze Hornpfröpfe in erweiterten Follikelöffnungen (offene Komedonen) und kleine weißliche Knötchen sowie größere weißlich-gelbliche Follikelzysten, die mit krümelig-fettigen Massen gefüllt sind (geschlossene Komedonen). Ektope Lokalisation möglich (sog. aktinischer Komedonenplaque am Unterarm).

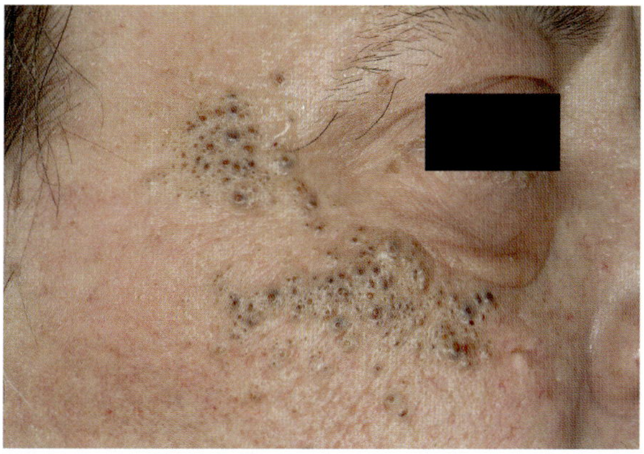

**Elastoidosis cutanea nodularis et cystica.** Multiple, disseminierte, weiße und schwarze Komedonen auf bräunlich hyperpigmentierter Haut der rechten Wangen- und Jochbeinregion.

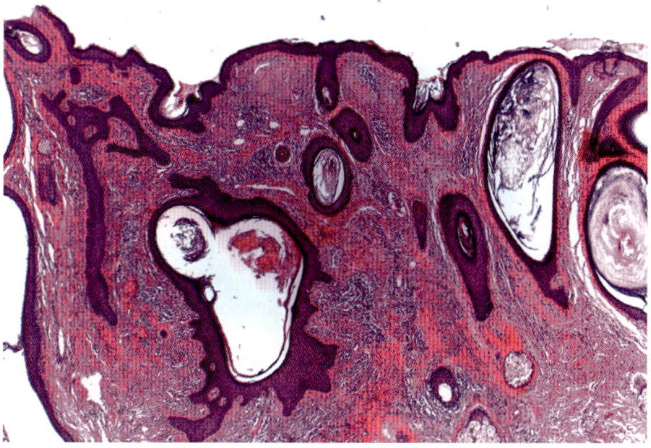

**Elastoidosis cutanea nodularis et cystica.** Auffällige Epithelzysten in der oberen und mittleren Dermis. Die epitheliale Wand ist stellenweise akanthotisch verdickt bzw. atrophisch bei den Zysten im Bild rechts. Talgdrüsen fehlen größtenteils komplett oder sie sind atrophisch (am unteren Bildrand mehrere atrophische Talgdrüsenacini).

- Im Jochbeinbereich meist deutliche Hypertrichose.
- Häufig Kombination mit kutanen Präkanzerosen, Epitheliomen, Porphyria cutanea tarda.

### Histologie
Schwere flächenhafte (homogene) Elastose des oberen und mittleren Coriums; normale Coriumtextur vollständig ersetzt; ausgeweitete horngefüllte Follikel mit Atrophie der Follikelwand und der Talgdrüsen. Follikelzysten entsprechen durch Hornzellmassen aufgetriebenen geschlossenen Komedonen.

### Differenzialdiagnose
Porphyria cutanea tarda (Uro- und Koproporphyrine); chronische terminale Niereninsuffizienz (Dialyse-Patienten). Streng genommen handelt es sich nicht um Differenzialdiagnosen, sondern um einen identischen Prozess, der durch einen zugrundeliegenden Krankheitszustand initiiert wurde.

### Therapie
Vermeidung von direkter Sonnenbestrahlung, Lichtschutz (z.B. Anthelios). Bei begrenzter Anzahl von Komedonen exprimieren (nach vorheriger Erweichung durch Auflegen von feucht-warmen Kompressen über einige Stunden). Offene Komedonen mit Komedonenquetscher exprimieren, geschlossene Komedonen mit Lanzette oder Kanüle vorsichtig anritzen und exprimieren. Bei ausgeprägter Komedonenbildung oder ergänzend zur Exprimierung Schälbehandlung mit Retinoiden 0,025-0,1% Tretinoin in Creme, Gel oder Lösung (z.B. Airol Creme, -Lösung, Cordes VAS) oder 0,5% Isotretinoin (z.B. Isotrex Gel). 1-2mal/Tag dünn auftragen. Anfänglich tgl., sobald Wirkung eintritt, nur noch jeden 2. oder 3. Tag.

**! Cave: Sonnenexposition unter Retinoidtherapie meiden!**

## Elastolyse, mediodermale L90.91

### Erstbeschreiber
Shelly u. Wood, 1977

### Synonym(e)
Mid-dermal elastolysis

### Definition
Auftreten einer vermehrten Hautfältelung entlang der Hautspannungslinien sowie von perifollikulären Protrusionen, hervorgerufen durch den Verlust elastischer Fasern in der mittleren Dermis.

### Ätiologie
Postinflammatorische und immunogene Dysbalancen im kutanen Elastin-Metabolismus mit erhöhter elastolytischer Aktivität werden diskutiert.

### Manifestation
Überwiegend bei Frauen mittleren Alters aus Nordamerika und Mitteleuropa beobachtet. Keine Familiarität.

### Lokalisation
Rumpf, proximale Extremitäten, Gesicht

### Klinisches Bild
Scharf begrenzte Plaques mit feiner Fältelung sowie Peau d'Orange-artige perifollikuläre Protrusionen am Rumpf und den proximalen Extremitäten, teilweise auch diskrete, flächige Erytheme.

### Histologie
Selektiver Verlust von elastischen Fasern in der mittleren Dermis, teilweise lymphohistiozytäre Infiltrate, Elastophagozytose und mehrkernige Riesenzellen mit Granulom-Formation. Ultrastrukturell wurden mehrkernige Riesenzellen gefunden mit phagozytiertem elastischem Material.

### Differenzialdiagnose
Anetodermie; anuläres elastolytisches Riesenzellgranulom; Cutis laxa.

### Therapie
Keine effektive Therapie bekannt.

### Prognose
Nach langsamer Progredienz irreversibles, atrophisches Endstadium.

## Elastoma diffusum L57.85

### Definition
Im Bereich lichtexponierter Stellen meist großflächige, gelegentlich auch umschriebene, weißliche, in die Hautfelderung eingepasste Plaques, die beim Spannen der Haut besonders hervortreten. Bei punktförmiger Expression der Elastose ergibt sich das Bild der „peau citréine“ (Zitronenhaut). S.u. Elastosis actinica.

Merke: **Der Begriff ist unglücklich gewählt, bezeichnet nichts anderes als eine flächenhafte aktinische Elastose durch chronische Lichtexposition.**

## Elastoma juvenile L57.8

### Erstbeschreiber
Weidmann, 1933

### Synonym(e)
Juveniles Elastom; juvenile elastoma

### Definition
Seltener kongenitaler Bindegewebsnaevus, der als disseminierte Variante des Naevus elasticus aufgefasst wird. Kann als Teilsymptom des Buschke-Ollendorf-Syndroms auftreten.

### Klinisches Bild
Weiche, gelblich-weißliche, flach erhabene Plaques, umschrieben vor allem im Bereich der Mamma, disseminiert im Bereich des Abdomens, der Glutaeen und der Oberschenkel.

### Histologie
Fokale Akanthose; in der mittleren Dermis unter Aussparung des Papillarkörpers, Ansammlung breiter, plumper Bänder elastotischen Materials.

### Differenzialdiagnose
Pseudoxanthoma elasticum.

### Therapie
Ggf. Exzision.

## Elastose L94.83

### Definition
Klinischer und histologischer Begriff für eine angeborene oder erworbene Degeneration der elastischen Fasern im Korium.

### Ätiologie
Diskutiert werden schädigende externe und interne Mechanismen. Extern: physikalische Einflüsse wie UV-Strahlen, Röntgen-Strahlen, Exposition mit lichtsensibilisierenden Stoffen wie z.B. Teerprodukte. Intern/extern: Schädigende Stoffwechselprodukte, die in Zusammenhang mit UV Strahlen eine Elastose induzieren (z.B. Porphyrine; Dialyse; Alkohol; Nikotin). Auftreten ist beschrieben u.a. bei Krankheitsbildern wie Pseudoxanthoma elasticum, chronischem UV-Schaden, aktinischer Elastose, Landmannshaut, Röntgenelastose, Teerhaut, Porphyria cutanea tarda, Niereninsuffizienz, Elastoidosis cutanea nodularis et cystica.

### Lokalisation
- Lichtexponierte Hautareale; Stirn, Nase, Wangen, Nacken.
- Bemerkenswert: Andere Stellen wie Handrücken, Unterarme und Halsregion reagieren weniger mit scholliger Elastose, sondern mit dermaler Atrophie. Ein Beispiel hierfür ist die Erythrosis interfollicularis colli.

### Klinisches Bild
Pseudoxanthoma elasticum. Erworbene Elastose: Klinisch imponiert ein vergröbertes Hautrelief mit ausgeprägter Makro-Faltenbildung. Die Haut ist im Bereich der lichtexponierten Stellen schlaff, faltig, grob gefeldert. Beim Spannen der Haut erkennt man ein gelbliches Netzmuster in der Dermis. Durch Zunahme der elastotischen Einlagerungen kommt es zur Bildung weicher, hautfarbener bis leicht gelblicher, pflastersteinartiger Hautfelderung. Am Nacken imponiert diese in einer besonders grobmaschigen Hautfelderung mit tiefer Faltenbildung als Cutis rhomboidalis nuchae.

### Histologie
Histologisch imponiert die Elastose als scholliges Material im Papillarkörper und im oberen Korium, das sich in der Elastica-van-Gieson Färbung als rot tingiertes (wie elastisches Fasermaterial), amorphes Material darstellt.

## Elastose, lineare fokale L94.8

### Erstbeschreiber
Burket et al., 1989

### Synonym(e)
Linear focal elastosis; elastotic striae

### Definition
Sehr seltene (etwa 20 Patienten bisher beschrieben), v.a. in Asien auftretende, streifige Veränderung des Hautbindegewebes mit parallel angeordneten, striaeartigen, horizontal verlaufenden, palpablen Streifen von rötlich bis gelblicher Farbgebung.

### Ätiologie
Ungeklärt.

### Manifestation
Alle Altersstufen. Männer sind häufiger als Frauen betroffen.

### Lokalisation
Lumbosakral-Region, Unterschenkel, Gesicht.

**Histologie**
Massive, gut abgegrenzte Ansammlungen basophiler Fasern in der mittleren Dermis.

**Differenzialdiagnose**
Striae cutis distensae

**Therapie**
Keine kausale Therapie bekannt.

**Hinweis(e)**
Kein Hinweis auf Assoziation mit anderen Erkrankungen.

## Elastosis actinica L57.41

**Synonym(e)**
Elastosis senilis; Elastosis solaris; basophile Kollagendegeneration; senile Elastose; aktinische Elastose; actinic elastosis

**Definition**
In sonnenexponierten Arealen älterer Menschen, vorwiegend mit heller Komplexion auftretende Hautveränderung, die durch vermehrte Faltenbildung sowie unregelmäßige Pigmentierung (s.u. Lentigo solaris) gekennzeichnet ist.

**Klinisches Bild**
Vermehrte Faltenbildungen, teilweise mit rhomboider Hautfelderung und unregelmäßiger Pigmentierung. In fortgeschrittenen Stadien schollig aufgewulstetes Hautrelief mit schwarzen follikulären Hornretentionen ggf. gepaart mit Hypertrichose (s.u. Elastoidosis cutanea nodularis et cystica). Häufig Kombinationsschäden in Altershaut.

**Histologie**
Bei ausgeprägter aktinischer Elastose findet sich unter einer atrophischen Epidermis eine schollige basophile Degeneration der Kollagenfasern. Diese betrifft zunächst die obere und die angrenzende mittlere Dermis. Statt einer strukturierten kollagenen Fasertextur finden sich je nach Ausprägungsgrad der Schädigung entweder verdickte, irregulär verwobene kollagene Faserbündel, die sich wie elastisches Material anfärben. Zudem werden in fortgeschrittenen Stadien in der oberen, mittleren aber auch tiefen Dermis nur noch amorphe, basophile Aggregate angetroffen.

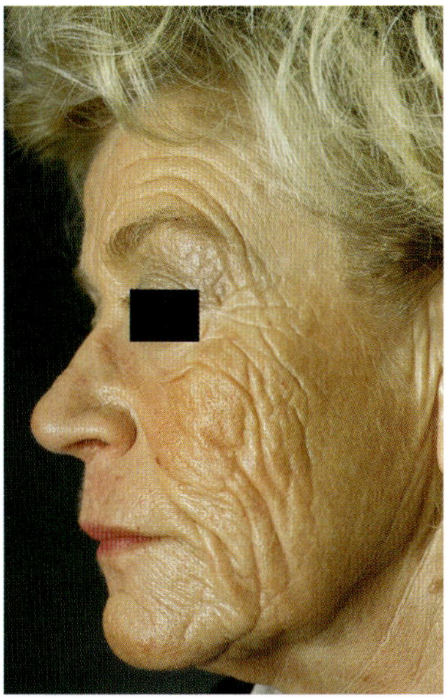

**Elastosis actinica.** Tiefe Faltenbildung im Bereich des Gesichtes nach exzessivem und permanentem UV-Missbrauch.

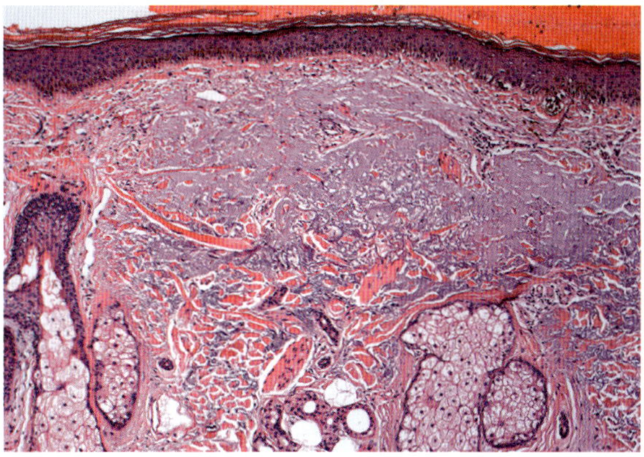

**Elastosis actinica.** Atrophisches Oberflächenepithel. Schollig degeneriertes kollagenes Bindegewebe in der oberen und mittleren Dermis. In der oberen Dermis völlig strukturlose, basophile, elastotische Massen. Die elastotischen Veränderungen reichen fingerförmig bis zum Schweißdrüsenlager.

**Direkte Immunfluoreszenz**
Autofluoreszenz des elastotischen Materials entsprechend den Eigenschaften der elastischen Fasern.

**Externe Therapie**
Textiler und physikalisch/chemischer Lichtschutz (z.B. Anthelios). Erfolge mit Vitamin A-Säure-haltigen Cremes (z.B. Cordes VAS Creme; Tazarotene 0,1%) oder Glykolsäure-haltigen Externa (z.B. Neostrata, Neotop, Avène) sind beschrieben. Hautpflege mit fettenden Externa wie z.B. Asche Basis Creme, Linola Milch, Linola Fett Creme, Excipial Mandelölsalbe. Auf das Auftreten malignitätsverdächtiger Herde achten.

## Elastosis perforans serpiginosa L87.20

**Erstbeschreiber**
Lutz, 1953; Miescher, 1955

**Synonym(e)**
Elastoma intrapapillare perforans verruciforme; Keratosis follicularis serpiginosa; perforating elastosis; perforating serpiginous elastosis; Elastosis perforans; perforierendes Elastom; Morbus Lutz-Miescher; élastose perforante serpigineuse de Lutz-Miescher

**Definition**
Seltene, umschriebene Bindegewebsstörung mit transepidermaler Elimination von elastischen Fasern.

**Ätiologie**
Sowohl autosomal-dominante und autosomal-rezessive Erbgänge sind beschrieben. Isoliertes Vorkommen, auch bei Ehlers-Danlos-Syndrom, Marfan-Syndrom, Pseudoxanthoma elasticum, Rothmund-Syndrom oder Thomson-Syndrom, Down-Syndrom, Osteogenesis imperfecta, bei Nierenfunktionsstörungen oder D-Penicillamin-induziert (Langzeittherapie bei Morbus Wilson und Zystinurie).

**Lokalisation**
Vor allem Hals, Nacken, Ellbogenbereich.

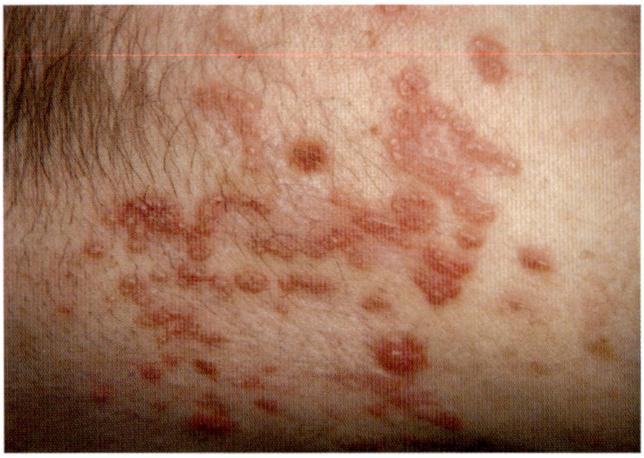

**Elastosis perforans serpiginosa.** Multiple, im Nackenbereich bei einem 18-jährigen Mann lokalisierte, flächig und zirzinär angeordnete, entzündlich gerötete, keratotische Papeln.

### Klinisches Bild
Einzelne zirzinäre bzw. serpiginöse Herde mit hyperkeratotischen Papeln, peripherer Progression und zentraler Abheilungstendenz.

### Histologie
- Homogenes elastotisches Material im Papillarkörper, das transepidermal eliminiert wird. Das umgebende Infiltrat entspricht dem eines Fremdkörpergranuloms.
- Histopathologisch transepidermale Ausschleusung von morphologisch und biochemisch veränderten elastischen Fasern und nekrotischen Zellen des dermalen Bindegewebes. Reaktive Proliferation des Epithels mit Akanthose, Hyperkeratose und Einschluss des elastotischen Materials.

### Differenzialdiagnose
Granuloma anulare perforans; Hyperkeratosis follicularis et parafollicularis in cutem penetrans.

### Therapie
Exzision in toto oder Kürettage von kosmetisch störenden Herden. Erfolge mit Farbstoff-Laser sind in Einzelfällen beschrieben. Versuchsweise Kryochirurgie, Glukokortikoide unter Okklusivbedingungen oder intraläsional mit Triamcinolonacetonid (Volon A 10 Kristallsuspension verdünnt 1:4 mit Lokalanästhetikum wie Mepivacain). Vorsicht bei aggressiven Therapieformen, da häufig Ausbildung von Keloiden!

### Prognose
Meist jahrelanger Verlauf. Spontane Rückbildung oder Keloidbildung möglich.

## Elastotischer Ohrknoten Q82.8; L98.9

### Erstbeschreiber
Carter, 1969

### Synonym(e)
Elastotic nodules of the ear

### Definition
In Ein- oder Mehrzahl auftretendes, umschriebenes papulöses oder knotiges „Elastom" in sonnengeschädigter Haut der Anthelix der Ohrmuschel.

### Ätiologie
Wahrscheinlich Resultat einer exzessiven aktinischen Schädigung der Haut der Ohrmuscheln.

### Manifestation
Überwiegend sind weiße Männer betroffen. Medianes Erkrankungsalter: 62 Jahre.

### Klinisches Bild
Isolierte oder multiple, auch beidseitige 0,4-0,8 cm große, feste, asymptomatische, weißliche oder gerötete Papeln und Knoten mit apfelsinenartig gefelderter Oberflächenstruktur.

### Histologie
Hyperkeratose, Hyperpigmentierung, in der gesamten Dermis unregelmäßig verteilte Massen elastotischen Materials. Auch am Knorpel selbst können degenerative Schädigungen nachweisbar sein. Keine Zeichen von Entzündung.

### Differenzialdiagnose
Chondrodermatitis nodularis chronica helicis; Sarkoidose; Basalzellkarzinom

### Therapie
Nicht notwendig. Biopsien werden aus diagnostischen Gründen notwendig um Malignität auszuschließen.

## Elektrizitätsschädigung T75.4

### Definition
Schädigung der Haut durch die Einwirkung von elektrischem Strom. Man trennt Hochspannungsunfälle und Niederspannungsunfälle.

### Klinisches Bild
Strommarken an Stromein- und -austrittstellen. Schwarz tingierte Nekrosen.

### Therapie
Bei schwerem Unfall muss der Patient nach erster Hilfeleistung sofort auf eine Überwachungsstation eingewiesen werden.

**Cave: Auch Stunden nach dem Unfall kann es noch zu Kammerflimmern kommen!**

Herzschädigungen durch den Stromschlag sind nicht immer sofort im EKG erkennbar. Wegen Gefahr einer Rhabdomyolyse Überwachung von Kreislauf und Nierenfunktion.

### Externe Therapie
Behandlung je nach Verbrennungsgrad, bei Grad I abtrocknend, kühlend behandeln mit feuchten Umschlägen, Puder (z.B. Zinkoxid oder Talkum) oder Lotio alba, bei Grad II-III fetthaltige antiseptische Gazeverbände (z.B. Bactigras). Bei Grad III Nekrosektomie und plastische Defektdeckung, s. Verbrennung.

### Prognose
Bei Überleben der ersten posttraumatischen Stunden günstig.

## Elektroakupunktur

### Definition
Sammelbegriff für die Anwendung elektrischen Stroms in

Verbindung mit Akupunktur. Unterschieden werden die Elektrostimulation zur Reizverstärkung der Akupunkturnadeln mit elektrischen Impulsen und die Elektroakupunktur nach Voll. Hierbei handelt es sich nicht um eine Reizverstärkung der Nadeln, sondern um vielfältige diagnostisch-therapeutische Heilmethoden. Eine Besonderheit der Vollschen Methode ist eine Medikamententestung. Ziel ist es, Medikamente auf ihre spezielle Eignung in der Therapie des Patienten zu messen. Die Methode ist wissenschaftlich nicht anerkannt, die Autoren stehen ihr ablehnend gegenüber.

## Elektrokoagulation

### Synonym(e)
Kaltkaustik; Elektrokauterisation

### Definition
Elektrokaustische Verschorfung von Gewebe, wozu im Prinzip ein bipolarer Strom erforderlich ist.

### Durchführung
Zur Gefäßkoagulation empfiehlt es sich, bipolare Pinzetten zu verwenden. In der Praxis können allerdings alle Formen von aktiven Elektroden genutzt werden, z.B. feine Nadelelektroden zur Epilation, Kugel- und Plattenelektroden zum Verschweißen blutender Gefäße und von Sickerblutungen. Wichtig ist, dass die Oberfläche der Elektrode stets sauber gehalten wird, da eine Kruste aus verbranntem Gewebe und Blutresten die Elektrodenoberfläche isoliert und zur Funkenbildung und Verkohlung der Kontaktflächen führen kann. Die elektrokaustische Abtragung mit der Schlinge stellt ein häufig angewandtes Verfahren zur Behandlung von Condylomata acuminata dar. Die Kondylome werden dabei an ihrer Basis abgetragen; im Falle einer notwendigen Blutstillung kann diese nachfolgend mit der elektrischen Kugel durchgeführt werden.

## Elephantiasis I89.05

### Definition
Unförmige Anschwellung einzelner Körperteile infolge von Lymphstauungen, seltener infolge venöser Stauungen, mit Bindegewebsvermehrung und Verdickung der Haut.

### Ätiologie
Polyätiologisch. Auslösung z.B. postoperativ, postinfektiös, durch variköse Symptome, Tumoren, internistische Erkrankungen und Filariosen.

## Elephantiasis chirurgica T88.8

### Synonym(e)
Postmastektomie-Elephantiasis

### Definition
Chronischer Lymphstau nach chirurgischen Eingriffen z.B. im Arm nach Mastektomie mit Ausräumung oder exzessiver Nachbestrahlung der axillären Lymphknoten, evtl. venöse oder perivenöse Verlegungen.

### Therapie
Tgl. manuelle Lymphdrainage. Erlernen von speziellen Bewegungsübungen sowie der Technik des Selbstbandagierens. Arm oft hoch und immer weich lagern. Keine Blutdruckmessung, keine Injektionen am betroffenen Arm. Blande Waschlotionen (z.B. Eucerin, Sebamed) und pflegende Hautcremes z.B. Ungt. emulsif. aq. 5% Dexpanthenol-Creme **R064**. Kleine Verletzungen sofort desinfizieren, da die Haut leicht zu Infektionen neigt.

## Elephantiasis de l'apareil génital A55.x

### Definition
Elephantiasis im Genitalbereich, z.B. bei Lymphogranuloma inguinale Stadium III.

## Elephantiasis genitoanorectalis I89.8

### Synonym(e)
Elephantiasis scroti; Elephantiasis penis; Elephantiasis vulvae; Elephantiasis venera

### Definition
Elephantiasis im Anogenitalbereich.

### Ätiologie
Elephantiasis.

## Elephantiasis inflammatoria B95.5

### Synonym(e)
Elephantiasis meterysipelatosa; Elephantiasis pyodermatica; Elephantiasis streptogenes Unna

### Definition
Elephantiasis als Folge rezidivierender Streptokokken-Infekte.

## Elephantiasis metaherpetica B00.8

### Definition
Elephantiasis nach rezidivierenden Herpes simplex Infektionen.

### Lokalisation
Vor allem Lippen, Genitale.

## Elephantiasis nostras I89.06

### Synonym(e)
Einheimische Elephantiasis; Elephantiasis simplex; Podokoniose

### Definition
Sammelbezeichnung für die nicht filarienbedingte Elephantiasis, meist inflammatorische Elephantiasis, auch Elephantiasis nach karzinomatöser, tuberkulöser, syphilitischer Adenopathie, Lymphknotenausräumungen, Herpes simplex recidivans in loco, Lymphogranuloma inguinale, Thrombophlebitis.

### Therapie
Behandlung des Grundleidens, s.a. Elephantiasis, s.a. Lymphödem.

E

## Elephantiasis syphilitica A51.4

### Definition
Elephantiasis bei Syphilis III. Spezifisch granulomatöse Entzündung in angestautem Gewebe mit überschießender Proliferation oder Syphilis als Schrittmacher für chronisch rezidivierende Erysipele.

## ELISA

### Synonym(e)
enzyme-linked immunosorbent assay

### Definition
Immunologischer in-vitro-Test zum Nachweis biologisch aktiver Substanzen in Körperflüssigkeiten. Die Reaktion zwischen dem Antigen und dem spezifischen Antikörper wird durch die nachfolgende Bestimmung eines an den Antikörper gebundenen Enzyms (z.B. Meerrettichperoxidase) nachgewiesen (photometrische Bestimmung).

## Elvitegravir

### Definition
Antiretroviral wirksamer Wirkstoff zur Behandlung der HIV-Infektion. Hemmer der HIV-Integrase (Strangtransfer-Inhibitor). Chemisch handelt es sich um eine Verbindung, die an Quinolon-Antibiotika erinnert, aber keine antibakterielle Aktivität und keine Quinolon-assoziierten Nebenwirkungen besitzt.

### Dosierung und Art der Anwendung
Laut laufenden Phase-III-Studien: 1-2mal/Tag 50-125 mg jeweils in Kombination mit 100 mg Ritonavir und/oder einem aktiven Proteasehemmer.

### Unerwünschte Wirkungen
Selten Übelkeit, Schwindel, Kopfschmerzen, Diarrhoen und Fieber. Aufgrund der Studienlage sind keine Langzeitdaten verfügbar.

### Hinweis(e)
**Merke: Z.Zt. (Stand 6/2009) ist Elvitegravir nur über ein Expanded-Access-Programm für Patienten mit viralen Resistenzen gegen mindestens ein Medikament der Substanzklassen NRTI, NNRTI und PI verfügbar!**

## Embolia cutis medicamentosa T88.83

### Erstbeschreiber
Freudenthal, 1924; Nicolau, 1925

### Synonym(e)
Dermite livedoôde; Nicolau-Syndrom; livedoartige Dermatitis; syndrome livédoide-paralytique

### Definition
Seltene, umschriebene (im Injektionsgebiet), schmerzhafte, dendritische, infarktähnliche zosteriforme Hautnekrosen nach intramuskulären, selten nach intraartikulären oder subkutanen Injektionen.

### Ätiologie
- Intraarterielle, evtl. paraarterielle Injektion intramuskulär zu injizierender Medikamente. Pathogenetisch kommt es durch die intraarterielle Injektion zu Gefäßspasmus und zu fibrinoiden Nekrosen von Arteriolen und Kapillaren mit Thrombosierung der Endstrombahn. Potentiell auslösende Medikamente:
  - Depotpenicilline
  - Phenylbutazon-haltige Antirheumatika
  - Glatirameracetat (Immunmodulator bei MS).

### Klinisches Bild
Minuten bis wenige Stunden nach der i.m. Injektion schmerzhafte, brettharte Infiltration mit Livedo racemosa-artiger (bizarre, rankenförmige Figuren) Hautzeichnung. Abheilung mit Hyperpigmentierung. Zentrale Demarkierung mit Ausbildung flacher bis eingesunkener, hämorrhagischer Nekrosen nach 24-72 Stunden möglich. Abstoßung des hämorrhagischen Schorfes. Entwicklung tiefer Ulzerationen, die mit bizarr geformten atrophischen Narben abheilen.
- Stadium I: Über das Injektionsgebiet hinausgehendes Ödem mit entzündlicher Infiltration ohne Nekrose.
- Stadium II: Starke entzündliche Reaktion, makroskopisch noch keine Nekrose.
- Stadium III: Nekrose von Haut und/oder Muskulatur.
- Stadium IV: Zusätzlich Nekrosen von Organen des kleinen Beckens.

### Differenzialdiagnose
Spritzenabszess, Livedo racemosa.

### Externe Therapie
Zu Beginn Therapieversuch mit Glukokortikoid-Cremes wie 0,1% Triamcinolon-Creme (z.B. Triamgalen, **R259**) oder 0,05% Betamethason-V-Lotio (z.B. Betnesol V, **R030**) oder blande trocknend mit Pasta zinci. Nach Demarkierung Abtragung der Nekrosen, wundreinigende, granulationsfördernde Maßnahmen, s.u. Wundbehandlung.

### Interne Therapie
- Antiphlogistische Therapie mit Ibuprofen (z.B. Ibuprofen Stada, 2-3mal/Tag 200 mg p.o.). Bei Beginn können gefäßerweiternde Mittel wie Pentoxifyllin (z.B. Trental 2mal/Tag 600 mg p.o.), Nikotinsäure (Merz Spezial Dragees N 3mal/Tag 2-3 Drg. p.o.) oder Papaverin-Derivate wie Moxaverin (z.B. Kollateral forte Drg., 2-3mal/Tag 1 Drg. p.o.) versucht werden.
- Schmerztherapie mit Paracetamol (z.B. Ben-u-ron Tbl.) oder ggf. Tramadol (z.B. Tramal Trp.).
- Ggf. prophylaktisch systemische Breitbandantibiose z.B. mit Ofloxacin (z.B. Tavanic) 2mal/Tag 100-200 mg p.o., bei Superinfektion Antibiose nach Antibiogramm.

## Embolie, arterielle I74.4

### Definition
Verschleppung von körpereigenen oder körperfremden Substanzen mit Verlegung eines Blutgefäßes. Zu unterscheiden sind Embolie einer Extremität, Haut-, Lungen- und Hirnembolie. Dermatologisch relevant sind insbes. Embolien der Extremitäten (kardiale Ursache, verschleppte arteriosklerotische Plaques) und Hautembolien (bakterielle-, Fett-, Cholesterin- und tumorbedingte Embolien).

### Ätiologie
Embolie der Extremitätenarterien: Meist Mitralfehler, Endo-

karditis, Herzinfarkt. Bei Lungenembolie tiefe Beckenvenenthrombose.

### Klinisches Bild
Blitzartiger Schmerz, fehlender Puls, kalte, blasse Haut, Marmorierung und Gangrän. Bei Hautembolie Bild der Livedo racemosa.

### Therapie
- Arterielle Extremitätenembolie: Klinikeinweisung, intensivmedizinische Betreuung (Schockbekämpfung)! Vollheparinisierung, gewichtsadaptiert mit niedermolekularem Heparin z.B. Nadroparin (Fraxiparin) 2mal/Tag 0.1 ml/10 kg KG s.c.; nur in Ausnahmefällen mit unfraktioniertem Heparin 5.000 IE i.v. im Bolus. Tieflagerung und Wattepolsterung der betroffenen Extremität. Konservative Fibrinolysetherapie oder operative Sanierung, insbes. bei kompletten Verschlüssen mittels direkter Thrombarteriektomie oder indirekter Fernembolektomie.
- Hautembolien:
  - Bakterielle Embolie: Behandlung der Sepsis. Sofortige Antibiose, Blutkulturen!
  - Fettembolie: Behandlung des zugrunde liegenden Traumas. Hauterscheinungen verschwinden innerhalb von Std. Heparinisierung, Dextran und ggf. Glukokortikoide können nützlich sein.
  - Cholesterinembolie: Keine Behandlung notwendig. Abgrenzung zu gefäßentzündlichen Erkrankungen.
  - Myxomembolie: Behandlung der Grunderkrankung. Abgrenzung zu gefäßentzündlichen Erkrankungen.
  - Embolia cutis medicamentosa: S. dort.

## Emmert-Plastik

### Synonym(e)
Nagelmatrixteilresektion

### Definition
Operationstechnik bei Unguis incarnatus mit Entfernung eines seitlichen Nagelstreifens und der zugehörigen Nagelmatrix.

### Durchführung
Entfernung eines seitlichen Nagelstreifens und Keilexzision des Nagelfalzes mit dazugehörigem Nagelbett und Nagelwurzel. Ein Drittel bis ein Viertel des Nagels werden exzidiert. Anschließend offene Wundversorgung mit Sekundärheilung, damit ehemalige Nagelmatrix epithelisiert.

### Hinweis(e)
Alternativ kann bei einem Unguis incarnatus auch eine Spangenbehandlung durchgeführt werden. S.u. Orthonyxie-Nagelspange.

## EMO-Syndrom E05.83

### Erstbeschreiber
Thomas, 1933

### Synonym(e)
Exophthalmus-Myxödem-Osteoarthropathie-Syndrom

### Definition
Kombination von Exophthalmus, präbitalem Myxödem und hypertrophischer Osteoarthropathie.

### Vorkommen/Epidemiologie
Bei Hyperthyreose.

### Ätiologie
Autoimmunerkrankung; evtl. erhöhte Stimulierbarkeit von Fibroblasten durch Autoantikörper. Pathogenetisch entstehen die Läsionen durch Einlagerung saurer Mucopolysaccharide im interfibrillären Gewebe.

### Klinisches Bild
Exophthalmus, gehäuft Symptome des M. Basedow. Umschriebene, prätibiale, teigige Hautverdickungen mit eingezogenen Haarfollikeln (peau d'orange) und meist leichter Hypertrichose, Myxoedema circumscriptum symmetricum praetibiale; Akropachie (Trommelschlegelfinger und -zehen sowie Uhrglasnägel), Osteoarthropathia hypertrophicans. Krankheitssymptome unabhängig von der Schilddrüsenfunktion können auftreten.

### Labor
Korrelation mit LATS, TSI, Antikörper gegen Thyreoidea-Mikrosomen und Thyreoglobulin.

### Therapie
Symptomatische Therapie der Grunderkrankung.

## EMPACT L51.0

### Definition
Akronym für "erythema multiforme associated with phenytoin and cranial radiation therapy".

### Klinisches Bild
Onkologischen Patienten mit Hirnmetastasen wird häufig zur Anfallsprophylaxe Phenytoin verabreicht. Bei einigen Patienten können schwere UAW wie z.B. die Entwicklung eines Erythema exsudativum multiforme (EEM) auftreten. Bei einer Untergruppe dieser Patienten, die sich zusätzlich einer Strahlentherapie ihrer Hirnmetastasen unterziehen, ist ein exklusives Auftreten von EEM-artigen-Läsionen im Strahlenfeld zu beobachten.

## Emphysem, Hautemphysem T79.7

### Definition
Eindringen von Luft in die Subkutis beispielsweise nach Verletzungen von Trachea und großen Bronchien. Einzelfallberichte existieren über Emphyseme der Gesichtsweichteile nach Zahnbehandlungen.

### Vorkommen/Epidemiologie
Sehr selten!

### Klinisches Bild
Knisterndes, subkutanes Luftkissen über der betreffenden Region. Meist ausgedehnte, schmerzlose, weiche, hautfarbene oder auch leicht gerötete, krepitierende Schwellungen der befallenen Weichteile von Kopf, Hals, Thorax, Abdomen. Auch die Genitalien können betroffen sein.

### Diagnose
Xeroradiographie, Sonographie, 20 MHz-Sonographie.

### Differenzialdiagnose
Je nach Lokalisation regionäre Infekte (z.B. Erysipel der Genitalien) oder Angioödem.

### Therapie
Klinikeinweisung und sofortige chirurgische Versorgung. Bei Organperforation Druckentlastung des Mediastinalemphysems durch Drainage, systemische Antibiose mit Breitbandantibiotika, z.B. Ceftriaxon (z.B. Rocephin) 1mal/Tag 2 g i.v.

## Emser Salz, natürliches

### Definition
Desinfiziens, Adstringens, zur Befeuchtung und Reinigung der Nasenhöhle, aber auch als Laxans verwendet.

### Indikation
Infektionen der Mund- und Rachenschleimhaut, Obstipation, Vorbereitung von Eingriffen im Magen-Darm-Trakt.

### Präparate
Emser Pastillen; Emser Salz

## Emtricitabin

### Definition
Virustatikum. Nukleosidaler Inhibitor der Reversen Transkriptase von HIV.

### Indikation
Antiretrovirale Kombinationstherapie zur Behandlung der HIV-1-Infektion bei therapienaiven oder vorbehandelten Patienten >3 Monate.

### Schwangerschaft/Stillzeit
Strenge Indikationsstellung in der Schwangerschaft (ungenügende Datenlage). Kontraindiziert in der Stillzeit bzw. bei Therapie Abstillen (es ist nicht bekannt, ob die Substanz in die Muttermilch übergeht).

### Dosierung und Art der Anwendung
Erwachsene/Jugendliche/Kinder >4 Monate und >33 kg KG: 1mal/Tag 200 mg p.o.

### Unerwünschte Wirkungen
Häufig Kopfschmerzen, gastrointestinale Symptome wie Übelkeit, Erbrechen. Gelegentlich Neutropenie, Anämie, Hypertriglyceridämie, Hyperglykämie.

### Präparate
Emtriva

## Emulgatoren

### Definition
Molekular lösliche Stoffe mit amphiphilem Charakter (= Tenside). Man unterscheidet: Öl-in-Wasser-Emulgatoren, Wasser-in-Öl-Emulgatoren, Komplexemulgatoren.

### Wirkungen
Je nach Überwiegen des hydrophilen (wasserlöslichen) oder lipophilen (fettlöslichen) Molekülanteils lösen sie sich in Phasen von zwei nicht miteinander mischbaren Stoffen (z.B. Wasser in Öl, W/O) besser als diese, reichern sich orientiert in der Grenzfläche zwischen diesen Phasen an, setzen die Grenzflächenspannung herab und vermögen elastische Emulgatorfilme auszubilden.

**Merke: Der resultierende Emulsionstyp wird durch den Emulgator und dessen Affinität (Löslichkeit) zur äußeren Phase mitbestimmt (HLB-Wert)!**

### Anwendungsgebiet/Verwendung
Herstellung und Stabilisierung von Emulsionen, Suspensionen und Salben (abhängig von den Eigenschaften und der Konzentration des Emulgators).
Siehe Tabelle 1 [Emulgatoren und ihre Verwendung in Externa].

## Emulgatoren, anionische

### Definition
Öl-in-Wasser-Emulgatoren, z.B. Alkali- oder Triethanolamin-Salze von Fettsäuren, Alkylsulfate (Natriumlauryl-, -cetyl- oder -stearylsulfat), Alkylsulfonate (Natriumdioctylsulfosuccinat).

### Inkompatibilität
Große organische Arzneistoffkationen wie z.B. Acridinderivate, Bamipin-HCl, Benzalkoniumchlorid und andere Invertseifen, Chlorphenoxamin-HCl und andere Antihistaminika, Chlortetracyclin-HCl, Oxytetracyclin-HCl, Gentamicinsulfat, Ethacridinlactat, Hydroxychinolinsulfat, Tetracain-HCl und andere kationische Lokalanästhetika): Ausbildung schwer löslicher Salze.

## Emulgatoren, ionische

### Definition
Öl-in-Wasser-Emulgatoren sind amphotere Moleküle (enthalten im Molekül sowohl anionische als auch kationische Gruppen) und wirken sowohl als Öl-in-Wasser- als auch Wasser-in-Öl-Emulgatoren. Als Emulgatoren infrage kommen z.B. Betaine, Proteine, Lecithin, Gelatine und Kasein.

## Emulgatoren, kationische

### Definition
Öl-in-Wasser-Emulgatoren, z.B. Invertseifen (Cetrimidum, Cetylpyridiniumchlorid).

**Merke: Kationische Emulgatoren verhalten sich physiologisch nicht indifferent (starke Eiweißbindung; antiseptische Wirkung) und werden nur in Ausnahmefällen eingesetzt!**

## Emulgatoren, nichtionische

### Definition
Öl-in-Wasser-Emulgatoren. Beispielsweise Ester und Ether der Polyethylenglykole mit höheren Fettsäuren bzw. Fettalkoholen: Polysorbattypen (Tween), Polyoxyethylenglycerolmonostearat (Tagat S2), Polyethylenglykolstearate und Polyethylenglykolfettalkoholether.

### Inkompatibilität
Phenolische Substanzen.

**Emulgatoren. Tabelle 1.** Emulgatoren und ihre Verwendung in Externa

| Emulgator | Verwendung |
|---|---|
| Cetomacrogol 1000 | Nichtionischer Emulgator |
| Cetylalkohol | Konsistenzgeber, W/O-Emulgator, lipophile Komponente in emulgierendem Cetylstearylalkohol und nichtionisch emulgierendem Cetylstearylalkohol |
| Cetylstearylalkohol | Konsistenzgeber, W/O-Emulgator, lipophile Komponente in emulgierendem Cetylstearylalkohol und nichtionisch emulgierendem Cetylstearylalkohol |
| Cholesterol | W/O-Emulgator |
| Cocamidopropylbetain | Waschaktive Substanz in Shampoos |
| Glycerolmonostearat | Konsistenzgeber, W/O-Emulgator |
| Laureth-2 | Stabilisator in Ölbädern, Konsistenzregler in Shampoos |
| Laureth-4 | Stabilisator in Ölbädern, Konsistenzregler in Shampoos |
| Macrogol-1000-glycerolmonostearat | Hydrophiler Emulgator in Basiscreme DAC |
| Macrogolglycerolhydroxystearat | Lösungsmittel für Arzneistoffe und ätherische Öle |
| Macrogolstearat 400 | Nichtionischer Emulgator |
| Natriumcetylstearylsulfat | Waschaktive Substanz in Shampoos; anionischer Emulgator in emulgierendem Cetylstearylalkohol |
| Natriumdodecylsulfat | Waschaktive Substanz in Shampoos; anionischer Emulgator in emulgierendem Cetylstearylalkohol |
| Natriumlaurylethersulfat | Waschaktive Substanz in Shampoos |
| Polysorbate 20, 40, 60, 80 | Benetzungsmittel, hydrophiler Emulgator in nichtionischen Cremes |
| Sorbitanmonooleat | W/O-Emulgator |
| Sorbitanmonostearat | Konsistenzgeber, W/O-Emulgator |
| Sorbitansesquioleat | W/O-Emulgator |
| Sorbitantrioleat | W/O-Emulgator |
| Wollwachs | W/O-Emulgator |
| Wollwachsalkohole | W/O-Emulgator |

## Emulsionen

### Definition
Disperse, mehr oder weniger dickflüssige, zur äußerlichen oder innerlichen Anwendung bestimmte Zubereitungen, die aus zwei oder mehreren ineinander nicht löslichen Flüssigkeiten bestehen, von denen eine wässrig ist. Sie enthalten in der Regel zur Erhöhung der Stabilität dem Emulsionstyp entsprechende Emulgatoren, häufig auch viskositätserhöhende Zusätze, z.B. organische Hydrogelbildner in der äußeren Phase. In der Dermatologie wird zur Herstellung von Emulsionen nach Magistralrezeptur u.a. hydrophile Hautemulsionsgrundlage verwendet (z.B. **R114**).

### Einteilung
Einfache Emulsionssysteme (zwei miteinander nicht mischbare Flüssigkeiten):

- O/W-Emulsion (Öl als innere, offene oder disperse Phase, Wasser als äußere oder geschlossene Phase = Dispersionsmittel), sie sind anfällig gegenüber Mikroorganismen (Bakterien, Schimmelpilze) und müssen deshalb konserviert werden (p-Hydroxybenzoesäureester, Sorbinsäure, Kaliumsorbat).
- W/O-Emulsion (Wasser als innere, offene oder disperse Phase, Öl als äußere oder geschlossene Phase = Dispersionsmittel).

## ENA

### Synonym(e)
Extractable Nuclear Antigens

### Definition
Antikörper gegen bei physiologischen Salzkonzentrationen

**Emulsionen. Tabelle 1.** Übersicht über die Zusammensetzung verschiedener O/W-Emulsionen aus Arzneibüchern und Formularien

| | Emulgator | Emulgator [%] | Lipide [%] | Wasser [%] | Glycerol 85% bzw. Sorbinsäure | Kaliumsorbat | Zitronensäure |
|---|---|---|---|---|---|---|---|
| **Wasserhaltige hydrophile Salbe DAB** | Anionenaktiv | 9 | 21 | 70 | – | + | – |
| **Nichtionische hydrophile Salbe DAB** | Nichtionisch | 15 | 25 | 50 | 10 | + | – |
| **Nichtionische hydrophile Creme (NRF S.26.)** | Nichtionisch | 21 | 10 | 64 | 5 | + | + |
| **Anionische hydrophile Creme (NRF S.27.)** | Anionenaktiv | 21 | 10 | 64 | 5 | + | + |
| **Nichtionisches wasserhaltiges Liniment (NRF 11.92.)** | Nichtionisch | 10,5 | 5 | 82 | 2,5 | + | + |
| **Wasserhaltiges Liniment SR (NRF 11.93.)** | Anionenaktiv | 10,5 | 5 | 82 | 2,5 | + | + |
| **Hydrophile Hautemulsionsgrundlage (NRF S.25.)** | Nichtionisch | 5 | 5 | 82 | 5 | + | + |

**Emulsionen. Tabelle 2.** Übersicht der Zusammensetzung verschiedener W/O-Emulsionen aus Arzneibüchern und Formularien

| | Lipide + Emulgator [%] | Wasser [%] | Glycerol [%] | Kaliumsorbat |
|---|---|---|---|---|
| **Wasserhaltige Wollwachsalkoholsalbe DAB** | 50 | 50 | – | – |
| **Lanolin DAB** | 80 | 20 | – | – |
| **Lipophile Cremegrundlage (NRF 11.104.)** | 30 | 64,3 | 5 | + |

lösliche Kernbestandteile (Sm, SS-A (Ro), SS-B (La), U1-RNP, Scl70, Mi-1, Mi-2, Jo-1, PM-1).

### Vorkommen
ENA-Antikörper finden sich insbesondere bei Kollagenosen. Für die Mixed connective tissue disease (Mischkollagenose oder Sharp-Syndrom) sind U1-RNP-Antikörper charakteristisch, für die limitierte Form der systemischen Sklerodermie (früher als CREST-Syndrom bezeichnet) sind Zentromer-Antikörper typisch. Bei der diffusen Form der systemischen Sklerodermie finden sich oftmals Antikörper gegen Antitopoisomerase 1 (SCL-70). Sm-Antikörper sind diagnoseleitend für einen systemischen Lupus erythematodes. Ro-(SSA)-Antikörper sowie La-(SSB)-Antikörper sind hinweisend für ein Sjögren-Syndrom und den subakut-kutanen Lupus erythematodes.

## Enanthem
K13.79

### Definition
In Analogie zum Begriff „Exanthem" gebrauchter Begriff für umschriebene oder disseminierte Schleimhautveränderungen. Zumeist im Zusammenhang mit typischen und diagnostisch wegweisenden, viral, bakteriell oder medikamentös ausgelösten Hauterscheinungen auftretend; selten isoliert, öfters kombiniert mit gleichartigen Symptomen an Konjunktiven und Genitalschleimhaut. Entsprechend finden sich makulöse, purpurisch-hämorrhagische, lichenoide, aphthoide, pemphigoide oder ulzeröse Enantheme.

### Einteilung
- Arzneimittelenantheme:
  - Makulöse oder makulopapulöse Enantheme: Werden häufig übersehen, da sie keinerlei Beschwerden verursachen.
  - Lichenoide Enantheme: Erscheinen meist als Schleimhauterosionen mit oder ohne Schleimhautpigmentierungen.
  - Erosive oder ulzeröse Enantheme: z.B. bei Zytostatika.
  - Blasen, meist nur noch fassbar als Erosionen mit Randerythem und flottierendem Blasenrand.
- Virale Enantheme:
  - Herpesviren: Varizellen.
  - Herpesviren (EBV): Mononukleosis infectiosa.
  - Coxsackieviren: Herpangina; Hand-Fuß-Mund-Krankheit.
  - Myxoviren: Virusgrippe.
  - Picornaviren: Stomatitis vesicularis.

  - Paramyxoviren: Masern.
  - Rubiviren: Röteln.
  - Parvoviren: Erythema infectiosum.
  - Ungeklärte Virusätiologie: Kawasaki-Syndrom.
  - Lentiviren (HIV-1 und HIV-2): HIV-Infektion.
- Bakterielle Enatheme:
  - Streptokokken: Scharlach.
  - Treponema pallidium: Syphilis.
  - Staphylokokken: Lyell-Syndrom, staphylogenes.

## Encasing

### Definition
Milben- und allergendichte Bezüge aus Membran-Laminaten oder mit Polyurethan beschichteten Geweben für Matratzen und Kissen.

### Indikation
Zum Schutz des Hausstaub-Allergikers vor den Allergenen in den Matratzen und Kissen, v.a. Hausstaubmilbe. S.a.u. atopisches Ekzem, Asthma bronchiale, Rhinitis allergica, Conjunctivitis allergica, Milben-Krustazeen-Mollusken-Syndrom, Allergie.

### Hinweis(e)
Medizinische Encasing-Materialien, die sich gut bewährt haben, sind u.a. Allergocover von Allergopharma; Curaderm Protection von Lohmann.

## Endangiitis obliterans I73.1

### Erstbeschreiber
Friedländer, 1876; von Winiwarter, 1879; Buerger, 1908

### Synonym(e)
Endarteriitis; Morbus Winiwarter-Buerger; Buerger-Syndrom; Buerger-Krankheit; von-Winiwarter-Buerger-Erkrankung; Billroth-von-Winiwarter-Erkrankung; Thrombangiitis obliterans

### Definition
Entzündliche, nicht-atherosklerotische (autoimmunologische?), segmentale, meist obliterierende Panarteriitis der kleinen und mittleren Arterien und Venen, die v.a. junge männliche Raucher betrifft.

### Vorkommen/Epidemiologie
Weltweite Verbreitung mit höherer Prävalenz im Orient, Indien, Südostasien, Osteuropa.

### Ätiologie
Unbekannt, pathogenetisch von Bedeutung ist inhalatives Zigarettenrauchen (Hypersensitivität auf Nikotin). Ablagerung von Immunglobulinen und Komplement in der Gefäßintima. Ggf. Immunreaktion gegen ein durch Nikotin induziertes Eigenantigen in der Gefäßwand. Diskutiert wird auch ein durch Streptokokken bedingtes rheumatisches Fieber. Fraglich sind Autoimmunmechanismen. Es bestehen ethnische Prädisposition und HLA-Assoziation. Pathogenetisch weisen Anti-Elastin-Antikörper auf eine gesteigerte zellvermittelte Immunität gegen Kollagen hin.

### Manifestation
Meist bei Männern auftretend (in 98% der Fälle Raucher), vor allem zwischen dem 25. und 45. Lebensjahr.

### Lokalisation
Vor allem untere Extremitäten (infrapopliteal).

### Klinisches Bild
- Selektiver Befall der distalen Arterien und Venen, rezidivierende, meist oberflächliche Thrombophlebitiden, Thrombophlebitis migrans, später vor allem akrale Nekrosen ohne Heilungstendenz.
- Integument: Häufig livides oder zyanotisches Kolorit der betroffenen Akren. Initial rote, 2,0-5,0 cm große, isolierte oder auch konfluierte, spontan und auf Druck schmerzhafte Plaques und Knoten; auch nur tastbare schmerzhafte Indurationen. Oftmals nässende, gelegentlich verkrustete, schmerzhafte Ulzera mit hyperkeratotischem Randsaum. Kuppennekrosen und akrale Osteolysen in fortgeschrittenen Verläufen.
- Allgemein: Parästhesien (40%), Kältegefühl (60%), Zyanose (40%), Claudicatiobeschwerden in Fußrist-, Fußsohlen- oder Wadenbereich (70%), ischämische Ruheschmerzen (50%), begleitende oberflächliche Venenentzündungen (40%), frühzeitige trophische Störungen und Nekrosen an Nagelfalz, Akren (Kuppennekrosen) oder Fußrücken (50%), Episoden von Phlebitis saltans/migrans (27%), Raynaud-Phänomen. Selten zerebrale oder abdominelle Beteiligung.
- In Einzelfällen nekrotisierende Sialometaplasie.

### Histologie
Entzündliche Wandinfiltration, Intimaverdickung der Arterien, evtl. Verschluss. Segmentale Panangiitis mittlerer und kleiner Arterien und Venen der unteren Extremitäten. In frischen Läsionen frühzeitig organisierte, zellreiche Thromben mit Mikroabszessen aus Riesenzellen, Epitheloidzellen und Leukozyten. Lymphozytär-fibroblastäre Infiltration aller Gefäßwandschichten. In älteren Thromben meist Zeichen unterschiedlich fortgeschrittener Revaskularisation.

### Diagnose
Arteriographie: Fehlen von Plaques in den proximalen Arterien. In den distalen Arterien plötzlich oder allmählich („tapering"-Typ) schmaler werdendes Kaliber, segmentäre Verschlüsse („skip"-Läsionen), Korkenzieher- oder Wurzelartige kleine Kollateralen bzw. revaskularisierte Gefäße. Oft auffallende bilaterale Symmetrie.

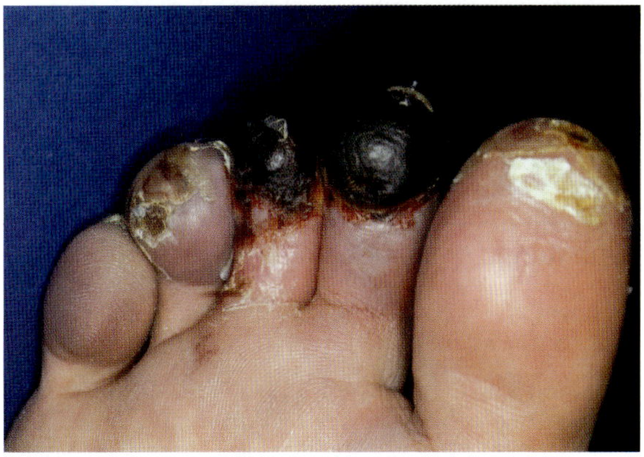

**Endangiitis obliterans.** 46 Jahre alter Patient mit schwerem, jahrzehntelangem Nikotinabusus und seit 6 Monaten bestehender Akrozynose (in kühler Umgebung noch deutlich stärker) sowie mumifizierten Zehenkuppennekrosen mit Osteolysen.

E

### Differenzialdiagnose

- Cholesterinembolien: Männer >60 Jahre; allg. Arteriosklerose; meist Zeichen der Livedo racemosa mit zackig begrenzten Ulzera.
- Erythromelalgie: anfallsartig auftretende, flächige Rötungen; charakteristisch ist der Kaltwassertest = sistieren der Schmerzen unter kaltem Wasser, nach Wiedererwärmung erneute Schmerzen.
- Perniones: keine Zeichen der AVK; meist sind Frauen betroffen
- Erythema nodosum: hochschmerzhafte Attacken; meist Allgemeinsymptome, z.B. Fieber, Infektzeichen; keine AVK; Frauen sind häufiger als Männer betroffen.
- Systemische Polyarteriitis nodosa: Zeichen der Systemerkrankung; Gewichtsverlust; diffuse Myalgien oder Muskelschwäche; Hypertonie mit Diastole >90 mm Hg; Polyneuropathie; Niereninsuffizienz; Aneurysmen oder Verschlüsse von Baucharterien; Hautbefall (nicht obligat): Livedo, schmerzhafte Papeln und Knoten v.a. der unteren Extremität.
- Chilblain-Lupus: meist akral lokalisierte Plaques und Knoten; fast ausschließlich bei Frauen; keine AVK; Zeichen des Lupus erythematodes.

### Therapie allgemein

Nikotinverzicht ist erste Maßnahme! Zudem Verringerung weiterer Risikofaktoren durch Fokus-Sanierung (Streptokokken-Infekte), Vermeidung von Kälteeinwirkung.

> Merke: **Warme Bäder sind aufgrund des erhöhten $O_2$-Bedarfes der peripheren Gefäße kontraindiziert!**

### Externe Therapie

Die Erkrankung geht mit den Symptomen einer arteriellen Verschlusskrankheit einher. S.u. Thrombophlebitis, Arterielle Verschlusskrankheit, akute; akuter Gefäßverschluss, Ulkus, Gangrän. S.a.u. Wundbehandlung.

### Interne Therapie

Evtl. kurzfristig Glukokortikoide hoch dosiert wie Prednisolon 100-150 mg/Tag (z.B. Decortin H Tbl.). Gefäßerweiternde Substanzen wie Prostaglandine (z.B. Prostavasin), Prostacyclinderivate wie Iloprost (Ilomedin) oder Pentoxifyllin (z.B. Trental) sind in ihrer Wirkung umstritten.

### Operative Therapie

Grenzstrangblockade und Sympathektomie sind vorübergehend wirksam. Ultima ratio ist die Amputation (nicht selten!).

### Prognose

Quoad vitam günstig; ungünstig bezüglich der Erhaltung der Extremität.

## Endarteriitis syphilitica — A52.0

### Synonym(e)

Heubnersche Krankheit

### Definition

Gefäßentzündung durch regressive Veränderungen und starke Wandzellwucherungen vor allem der Hirngefäße bei Syphilis.

## Endocarditis gonorrhoica — A54.8

### Definition

Durch Neisseria gonorrhoeae verursachte Endokarditis bei gonorrhoischer Sepsis.

### Ätiologie

Folge einer gonorrhoischen Sepsis.

### Therapie

Entsprechend der Gonorrhoe. Zusammenarbeit mit dem Internisten.

## Endocarditis Libman-Sacks — M32.1

### Definition

Abakterielle, verruköse Endokarditis bei systemischem Lupus erythematodes.

## Endometriose, kutane — N80.6

### Definition

Gutartige Wucherung von Korpusendometrium in der Haut.

### Ätiologie

Verschleppung von Endometriumpartikeln über die Blut- oder Lymphwege.

### Manifestation

Geschlechtsreife Frauen, vor allem nach dem 35. Lebensjahr.

### Lokalisation

Vor allem Nabelbereich, Inguinal- und Genitalregion.

### Klinisches Bild

Knoten von hellerer bis dunklerer Blaufärbung, prämenstruelles Spannungsgefühl der bedeckenden Haut.

### Diagnose

Histologie.

### Differenzialdiagnose

Angiom, Melanommetastasen.

### Therapie

Je nach Umfang des Befundes und Alter der Patientin: Hormontherapie, Operation, Bestrahlung.

## Endometritis gonorrhoica — A54.2

### Definition

Gonorrhoe im Corpus uteri. Meist flüchtige Erscheinung. Befall der Funktionalschicht des Endometriums mit Spontanheilung bei der Menstruation.

### Klinisches Bild

Meist keine Symptome; evtl. dünnflüssiger, später eitriger Fluor, möglicherweise mit Blutbeimengungen.

## Endothel

### Definition

Einschichtiges, Herzräume, Blut- und Lymphgefäße auskleidendes, nicht verhornendes Plattenepithel, s.a. Epidermis.

## Endotheline

### Definition
Endothelin-1 wurde 1988 entdeckt, isoliert und sequenziert. Das Endothelin-System umfasst 3 hoch potente vasokonstriktorische Peptide (Endothelin 1, -2, -3 bzw. ET-1, ET-2, ET-3) und 3 Rezeptoren $ET_A$- Rezeptor, $ET_B$-Rezeptor und $ET_C$-Rezeptor. Von klinischer Relevanz ist das ET-1, das mit Abstand am meisten produziert wird. Es bindet mit deutlich höherer Affinität als ET-2 oder ET-3 an $ET_A$- und $ET_B$-Rezeptoren.

### Allgemeine Information
Endotheline werden in erster Linie von Gefäßendothelien gebildet. Sie sind an komplexen Regulationsmechanismen in verschiedenen Organen beteiligt und üben eine Reihe pharmakologischer Wirkungen aus.

- Je nach dem angesprochenen Rezeptor bewirkt Endothelin-1:
  - Vasokonstriktion ($ET_A$) oder -dilatation ($ET_B$)
  - Hypertrophie/Fibrose ($ET_A$, Herz)
  - Fibrose/Apoptose/Hypertrophie ($ET_B$, Herz)
  - Aldosteronausschüttung ($ET_B$).
- Hauptbildungsstellen für Endothelin-1 sind die Endothelzellen der Lunge, aber auch Epithelzellen, Makrophagen, Granulozyten, Makrophagen und Fibroblasten. Die Freisetzung des ET-1 wird auf Genebene reguliert. Es wird induziert durch Thrombin, Angiotensin II, Adrenalin, Cortisol, Endotoxin, Hypoxie, Wachstumsfaktoren von T-Zellen und Makrophagen.
- Eine Beteiligung von Endothelin-1 an der Pathophysiologie gilt als wahrscheinlich bei akutem Nierenversagen, beim Raynaud-Phänomen, beim Asthma bronchiale, der primären pulmonalen Hypertension sowie bei der progressiven systemischen Sklerodermie.
- Akuteffekte des Peptides ET-1 sind neben der starken Vasokonstriktion die Thrombozytenaggregation, Fibrose, Gefäßhypertrophie und Entzündungsreaktionen. Es kann Fibroblasten und Makrophagen aktivieren und in Fibroblasten neben Chemotaxis auch Proliferation und Prokollagen-Synthese induzieren. Durch die Proliferation von Endothel, Fibroblasten und glatten Gefäßmuskelzellen entstehen Gefäßverschlüsse, Nekrosen und Ulzera. Überexpression von ET-1 spielt eine entscheidende Rolle bei der pulmonalen arteriellen Hypertonie, bei Kollagenosen und der Lungenfibrose. Erhöhte ET-Spiegel korrelieren mit dem Schweregrad und dem Verlauf der Erkrankung. Rezeptoren für ET-1 wurden in Haut- und Lungengefäßen reichlich nachgewiesen.
- Mit Bosentan steht ein Endothelin-Rezeptor-Antagonist zur Verfügung.

## Enfuvirtid

### Synonym(e)
T-20

### Definition
Fusionsinhibitor (Entryinhibitor). Hemmer der Fusion von HIV-1 mit CD4+ Zielzellen.

### Wirkungen
Enfuvirtid bindet an die HR1 (heptat-repeat 1) Untereinheit des viralen Glykoproteins gp 41 und verhindert hierdurch die zur Infektion von Zielzellen erforderliche Konformationsänderung von gp 41 und damit die Annäherung der Membranen von HIV-1 und Zielzelle.

> Merke: **Enfuvirtid wirkt ausschließlich gegen HIV-1, es besteht keine Aktivität gegen HIV-2.**

### Indikation
In Kombinationstherapien zur Behandlung der HIV-1 Infektion bei therapieerfahrenen Patienten mit nachgewiesener Virusreplikation (Viruslast) trotz HAART.

### Schwangerschaft/Stillzeit
Sollte in Schwangerschaft und Stillzeit nicht eingesetzt werden (ungenügende Datenlage).

### Komplikation
Bakterielle Pneumonie.

### Dosierung und Art der Anwendung
2mal/Tag 90 mg (1 ml) s.c.

### Unerwünschte Wirkungen
Häufig lokale Reaktionen an der Einstichstelle (Erythem, Urtica).

### Präparate
Fuzeon

## Enolase, neuronenspezifische

### Synonym(e)
NSE

### Definition
Glykolytisches Enzym (Molekulargewicht: 78 kDa), das v.a. im Zytoplasma von Neuronen und neuroendokrinen Zellen vorkommt. Das Enzym spielt eine Rolle im Glukosestoffwechsel und katalysiert dort die Umwandlung von 2-Phospho-D-Glycerat in Phosphoenolpyruvat. In der Klinik wird NSE unter anderem als Tumormarker bei kleinzelligem Bronchialkarzinomen, hochdifferenzierten Neuroblastomen, dem Merkelzell-Karzinom u.a. malignen Tumoren neuroendokrinen Ursprungs angewandt.

## Entamoeba histolytica

### Definition
Erreger der Amöbiasis, apathogene Form: Entamoeba dispar, pathogene Form: Entamoeba histolytica.

### Erreger
S.u. Protozoen.

## Enteritis regionalis, Hautveränderungen K50.8

### Erstbeschreiber
Lesniowski, 1903; Crohn, 1932

### Synonym(e)
Morbus Crohn; Ileitis terminalis; Colitis granulomatosa; Crohn-Krankheit

### Definition
Idiopathische, chronisch-entzündliche granulomatöse Darm-

erkrankung unklarer Genese mit bevorzugter Lokalisation im Ileum, die jedoch alle Abschnitte des Magen-Darm-Traktes betreffen und mit charakteristischen Hauterscheinungen einhergehen kann. Komplikationen sind Stenosen, Fisteln, Malnutrition.

### Vorkommen/Epidemiologie
Inzidenz: 10/100.000 Einwohner/Jahr.

### Ätiologie
Der M. Crohn wird vermutlich über autoimmunologische Prozesse vermittelt. Neben genetischen Einflüssen (diskutiert werden Mutationen in Chromosom 12 und 16) spielen diätetische Faktoren, orale Antikonzeptiva, Rauchen, die Darmflora und die Permeabilität der Darmwand eine Rolle. Eine gestörte Permeabilität der Schleimhaut scheint ätiologisch bedeutsam zu sein. Mutationen der sog. NOD-Rezeptoren sollen pathogenetisch eine Rolle spielen. Erste Daten, die Erkrankung könnte durch bakterielle Antigene ausgelöst werden, gewinnen zunehmend an Bedeutung. Als Hauptverdächtiger gilt das Mycobacterium avium paratuberculosis (MAP).

### Manifestation
Meist vor dem 30. Lebensjahr mit Betonung der 2. und 3. Lebensdekade. In 4-16% der Erkrankten kommt es zur Beteiligung der Mundschleimhaut. Keine Geschlechtsbevorzugung.

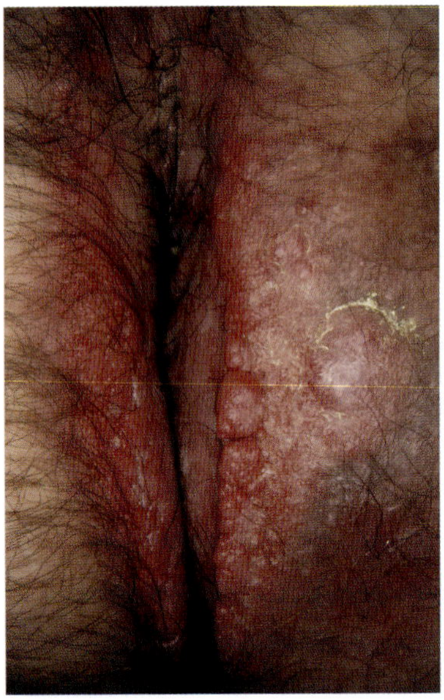

**Enteritis regionalis, Hautveränderungen.** Fistulierende, granulomatös-papillomatöse und abszedierende Entzündungsreaktion im Bereich der Rima ani bei einem 38-jährigen Mann mit Enteritis regionalis.

### Klinisches Bild
- Hautveränderungen mit und ohne Kontinuität zum erkrankten Darmtrakt. Meist spezifische granulomatöse, kontinuierliche Entzündungsreaktionen im Bereich des Analtrichters, des Analkanals oder der perinealen Hautregion. Klinisch: Fissuren, Fistelbildungen und abszedierende, infiltrierende Entzündungen. Diskontinuierliche, ebenfalls granulomatöse Haut- und Schleimhautveränderungen finden sich als granulomatöse Knötchen oder aphthoide Ulzerationen der Mundschleimhaut, als Cheilitis granulomatosa und knotige Hautinfiltrationen.
- Weitere Hauterscheinungen: Erythema nodosum, persistierende Genitalödeme mit Vulvitis granulomatosa, rezidivierende Aphthen der Mundschleimhaut, Palmarerythem, granulomatöse Entzündung der Lippen (Cheilitis granulomatosa), Koinzidenzen mit Psoriasis vulgaris, Pyoderma gangraenosum, Acrodermatitis enteropathica, leukozytoklastische Vaskulitis.
- Extrakutane Manifestationen: Gelenkaffektionen, meist asymmetrische Oligoarthritis großer Gelenke (korreliert meist mit der Aktivität des M. Crohn) und ankylosierender Spondylitis (zu 80% HLA-B27 positiv), primär sklerosierende Cholangitis, Iridozyklitis und Episkleritis.

### Labor
Spezielle immunologische Parameter: pANCA finden sich beim M. Crohn in etwa 20%, bei der Colitis ulcerosa in ca. 65% der Fälle. Antikörper gegen Hefen, Saccharomyces cerevisiae, (ASCA) finden sich beim M. Crohn häufig, seltener bei der Colitis ulcerosa. Weitere Antikörper werden gegen Tropomyosin bei der Colitis ulcerosa, nicht dagegen beim M. Crohn gefunden.

### Histologie
Die oralen Schleimhautveränderungen zeigen granulomatöse Entzündungen.

### Diagnose
Typischer endoskopischer Befund: Disseminierte Schleimhautläsionen mit oft segmentalem Befall und häufig Dünndarmbeteiligung. Histologie mit Epitheloidzellgranulomen unter Einbeziehung aller Wandschichten. Dünndarmkontrastuntersuchung nach Sellink mit dem typischen Befund einer Stenosierung im terminalen Ileum. Die Floridität lässt sich durch die Entzündungsparameter unter den Laborwerten (BSG, CRP, alpha2-Globulin, Fibrinogen) kontrollieren.

### Differenzialdiagnose
Tuberkulose, Sarkoidose, Colitis ulcerosa.

### Therapie
- Die Therapie der Haut- und Schleimhautveränderungen bedingt zuvor die Behandlung der entzündlichen Darmerkrankung (Therapie der ersten Wahl: 5-Aminosalicylsäurepräparate + systemische Glukokortikoide; in klinischer Erprobung: TNF-alpha-Blocker und AK gegen Interleukin 10).
- Chirurgische Therapie bei Obstruktion, Perforation, Abszess- und Fistelbildung.

## Enterokokken

### Definition
Grampositive Kokken = Lancefield-Serogruppe D. Hierzu gehören: E. faecalis, E. faecium.

### Vorkommen/Epidemiologie
Physiologische Standortflora im Darm; bei Dislokalisation: Harnwegs-, Wund- und intraabdominelle Infektionen. 10% der bakteriellen Endokarditiden werden durch Enterokokken hervorgerufen.

### Therapie
Mittel der Wahl: Ampicillin, das einen synergistischen Effekt mit Gentamicin entwickelt. Gegen eine Vielzahl von Antibiotika nur mäßig empfindlich.

## Enterokokkengranulome der Haut L08.8

### Definition
Granulomatöse Entzündung bei Infektion mit Enterokokken, meist im Gesäßbereich.

### Ätiologie
Schmierinfektion mit Enterokokken.

### Manifestation
Vor allem Säuglinge und Kleinkinder.

### Lokalisation
Tief kutan im Damm-Gesäßbereich.

### Klinisches Bild
Papeln und Pusteln, knotige, abszedierende, fistulierende Veränderungen, Ausbildung keloidartiger Narben.

### Diagnose
Erregernachweis.

### Externe Therapie
Abtrocknende und desinfizierende Externa wie Clioquinol-Titanoxidpaste **R053**, Linola-Sept Creme.

### Interne Therapie
Antibiose nach Antibiogramm, Ampicillin (z.B. Amoxypen Saft) 50 mg/kg KG/Tag, bei Resistenz Clindamycin (z.B. Sobelin Granulat) 8-25 mg/kg KG/Tag.

## Entropium H02.0

### Definition
Einwärtswendung des Lides, meist des Unterlides. Folgeerscheinung ist die Trichiasis.

### Ätiologie
- Entropium cicatricum: Durch Narbenschrumpfung der dorsalen Bindehaut.
- Entropium senile spasticum: Durch ungleichmäßigen Krampf der Orbikularisfasern.

### Therapie
Bei vorübergehender Entropiumbildung Unterlid mit Heftpflasterstreifen von dem Auge abziehen. Sonst operatives Vorgehen durch Augenarzt.

## Entry-Inhibitoren

### Definition
Oberbegriff für Medikamente, die die Bindung des HI-Virus an der Zellmembran der CD4-positiven Zellen unterbinden. S.u. Enfuvirtid.

### Wirkungen
Bei dem Eintritt von HIV in die CD4-Zelle gibt es drei Schlüssel-Stellen zur Unterbindung des Kontaktes: die Bindung von HIV an den CD4-Rezeptor, die Bindung an Korezeptoren und schließlich die Fusion von Virus und Zelle. Entryinhibitoren verhindern die Fusion von Virus und Zielzelle.

### Indikation
Therapie von HIV-Infektionen; Präparate werden in Kombination mit anderen antiretroviralen Arzneimitteln verschrieben (s.a.u. HAART).

### Unerwünschte Wirkungen
Die wichtigsten unerwünschten Wirkungen der jeweiligen Medikamente sind tabellarisch unter HIV-Infektion einzusehen.

## Entzündung

### Definition
Die vom Bindegewebe und den Blutgefäßen getragene Reaktion des Organismus auf einen äußerlichen oder innerlichen Entzündungsreiz mit dem Zweck, diesen zu beseitigen oder zu inaktivieren sowie die reizbedingte Gewebeschädigung zu reparieren. Entzündungsreize können verursacht werden durch: z.B. lebende Organismen, Allergene, Immunkomplexe, physikalische oder chemische Reize. Kardinalsymptome der Entzündung sind Rubor, Calor, Tumor, Dolor, Functio laesa.

## Entzündung, spezifische

### Definition
Gewebsreaktion, die sich durch ein charakteristisches (spezifisches), morphologisches Erscheinungsbild auszeichnet, so dass man auf bestimmte Erreger (z.B. Spirochaeten, säurefeste Stäbchen) schließen kann.

## Enzymtherapie

### Definition
Behandlungsverfahren, das auf der Zufuhr pflanzlicher (Bromelain, Papain) oder tierischer Enzyme (Trypsin, Chymotrypsin, Serrapeptase) oder aber aus Pilzen wie Amylase und Lipase beruht. Wissenschaftlich anerkannt ist die i.v.-Gabe von Enzymen zur Behandlung von Thrombosen und Embolien sowie die topische Applikation zur Reinigung nekrotischer Wunden.

Siehe Tabelle 1 [Übersicht wichtiger Enzympräparate]

### Wirkungen
Antiinflammatorisch, antiödematös, analgetisch, Verbesserung der Resorption von Hämatomen, bei Tumorpatienten wurde eine Erhöhung des TNF nachgewiesen.

### Indikation
Entzündliche, degenerative und tumoröse Erkrankungen. Trypsin-Bromelain: Entzündliche Ödeme, Hämatome, Polyarthritis, M. Bechterew, AVK, Operationen, Virusinfekte.

### Kontraindikation
Schwangerschaft, Hämophilie, Marcumartherapie, Antikoagulanzien, Leberfunktionsstörungen, Kreatinin >1,8.

## Eosin

### Synonym(e)
2',4',5',7'-Tetrabromfluorescein-Dinatrium

### Definition
Antiseptikum.

### Indikation
Infektionen durch Bakterien, Dermatophyten, Hefen.

**Enzymtherapie. Tabelle 1.** Übersicht wichtiger Enzympräparate

| Enzym | Herkunft | Indikation | Präparat | Nebenwirkungen |
|---|---|---|---|---|
| Bromelain | Ananas | Thromboembolie, entzündliche Schwellungen | Traumanase forte | gelegentlich Magenbeschwerden, Diarrhoen, allergische Reaktionen |
| | | | Bromelain POS | |
| Clostridiopeptidase | Clostridium histolyticum | Ulkus- und Wundbehandlung lokal | Iruxol N | Schmerzen, Brennen oder Hautreizungen |
| Papain | Saft der unreifen Früchte von Carica papaya | bei Autoimmunerkrankungen | Wobe-Mugos (Kombination mit Trypsin und Chymotrypsin) | Stuhlveränderungen in Beschaffenheit, Farbe und Geruch; Völlegefühl, Blähungen; vereinzelt Übelkeit; Pruritus, Urtikaria, Angioödem |
| | | Störungen der Verdauungsfunktion | Chol-Arbuz NF (Kombination mit Pankreaspulver) | |
| Serrapeptase | Seidenraupe | rheumathoide Arthritis, entzündliche Autoimmunerkrankungen wie Colitis ulcerosa, Psoriasis, entzündliche Schwellungen, Eiterungen (Zusatztherapie zur antibiotischen oder operativen Therapie), postoperative Entzündungen, Sinusitis, Zahnentzündungen, Brustschwellungen und Laktationsbeschwerden im frühen Wochenbett aufgrund von hormonal bedingten Stauungszuständen, Zystitis (Zusatzmedikation zur Antibiotika-Therapie) | Aniflazym | selten: Übelkeit (Nausea), Erbrechen, Diarrhoe; vereinzelt: Exantheme, Erytheme, Urtikaria, Juckreiz, Atembeschwerden, Ödeme; in Einzelfällen: Stevens-Johnson-Syndrom, Lyell-Syndrom, Löffler-Syndrom, Pneumonitis, anaphylaktischer Schock |
| Streptokinase/ Streptodornase | Streptokokken | Ulkus- und Wundbehandlung lokal | Varidase | Brennen und Schmerzen im Wundgebiet, allergische Reaktionen (ca. 2-5% der Patienten) |
| Trypsin | Pankreas (Schwein, Rind) | Systemische Langzeitbehandlung bei Tumoren, Zusatzbehandlung während der Strahlentherapie, Metastasenprophylaxe, Unterstützung bei Entzündungen (Abszesse, Fisteln, Nekrosen und Virusinfektionen (z.B. Herpes zoster). | Wobenzym (Kombination mit Pankreatin, Chymotrypsin, Bromelain, Papain, Rutosid) | Stuhlveränderungen in Beschaffenheit, Farbe und Geruch; Völlegefühl, Blähungen |
| | | | Wobe-Mugos (Kombination mit Chymotrypsin und Papain) | |
| | | | Phlogenzym (Kombination mit Bromelain und Rutosid) | |

### Dosierung und Art der Anwendung
Bei großflächiger Anwendung auf geschädigter Haut ist eine 0,5% Lösung anzuraten. Bei kleinflächiger Pinselung kann die Konzentration der Lösung bis auf 2,0% gewählt werden. Anwendung: 2mal/Tag auftragen.

### Inkompatibilität
Oxidierende und reduzierende Substanzen.

### Rezeptur(en)
R080 R081

### Hinweis(e)
Färbt Haut, Wäsche und Gegenstände orange-rot!

## Eosinophiles-Myalgie-Syndrom M35.8

### Synonym(e)
Eosinophiles Myalgie-Syndrom; L-Tryptophan-bedingtes Eosinophilie-Myalgie-Syndrom

### Definition
Durch generalisierte Myalgie und Eosinophilie (mehr als 1000 Eosinophile/µl) gekennzeichnetes Krankheitsbild, das meistens 1 bis 12 Monate nach der Einnahme von L-Tryptophan auftritt. Auszuschließen sind eine Infektion oder ein Tumorleiden als Auslöser der Erkrankung.

### Ätiologie

- Verunreinigung des L-Tryptophans bei der gentechnischen Herstellung durch den japanischen Hersteller Showa-Denko (90% des Weltmarktes): Sog. „Peak E" entspricht einer modifizierten Aminosäure, dem 1,1'-Äthylidenbis(tryptophan). Zusätzlich scheint eine individuelle genetische Bereitschaft zu Störungen im Tryptophan-Stoffwechsel zu bestehen.
- Tryptophan induziert Interleukin-3 und -4 sowie GM-CFS mit Aktivierung von eosinophilen Granulozyten, die ihrerseits enzymatisch (MBP, ECP, EDN) Fibroblasten, Endothelzellen und Nervenzellen zur Synthese aktivieren bzw. toxisch schädigen, so dass Fibrose, Ischämie und Neuropathie resultieren.

### Klinisches Bild

Myalgie (100% der Patienten), Arthralgie (73%), Schwächegefühl, Dyspnoe (59%), flüchtige makulopapulöse oder urtikarielle Eruptionen (60%), generalisierter Juckreiz, Morphea-artige Herde (32%) und diffuse Alopezie (28%). Im Verlauf trennt man eine ödematöse Frühphase mit peripheren Ödemen (59%) und periorbitalen Ödemen (28%) von einer bindegewebsproliferativen Spätphase mit Organmanifestationen wie pulmonale Hypertension, kardiale Arrhythmie, Myopathien, Hyperthyreose.

### Labor

Mehr als 1000/µl Eosinophile (100%), Leukozytose (85%), Aldolase-Erhöhung (46%), Erhöhung der Leberfunktionswerte (43%), BSG-Beschleunigung (33%).

### Histologie

Verdickung und Inflammation der tiefen Dermis durch Akkumulation von Kollagen und Mucopolysacchariden. Infiltration mit mononukleären Zellen und eosinophilen Granulozyten.

### Direkte Immunfluoreszenz

Vimentin-positive und Mac-387-negative Zellen (Fibroblasten).

### Differenzialdiagnose

Eosinophile Fasziitis, systemische Sklerodermie, Toxisches-Öl-Syndrom.

### Therapie

Absetzen des Tryptophans; darunter allein keine spontane Besserung, daher zusätzlich systemische Glukokortikoide (z.B. Decortin H). Beginn mit 0,5-1,0 mg/kg KG/Tag, dann langsam Reduktion auf 6-10 mg/Tag. Nach 3-6 Monaten gelingt meist das Absetzen. Krankengymnastik und Massagen zur Verhinderung von Kontrakturen.

### Prognose

Langsame Rückbildung, Rezidive möglich. Da der Vertrieb tryptophanhaltiger Präparate vom Bundesgesundheitsamt 1990 verboten wurde, ist nur noch mit einem sporadischen Auftreten der Erkrankung zu rechnen.

## Eosinophilie, Hautveränderungen

### Definition

Erhöhung des Normwertes eosinophiler Granulozyten im Blut (Normwert: 2-4% oder 50-500/µl) oder in Geweben. Eine Eosinophilie liegt vor, wenn die absolute Zahl der Eosinophilen von 500/µl überschritten wird (>50% der gesamten Leukozyten). Der früher genutzte Begriff „Hypereosinophilie" (>1500/µl) ist nicht mehr gebräuchlich und findet nur noch nomenklatorischen Eingang in dem sog. Hypereosinophilie-Syndrom.

### Einteilung

- Primäre Eosinophilien:
  - klonale Eosinophilie
  - idiopathische Eosinophilie.
- Sekundäre Eosinophilie:
  - reaktive Eosinophilie.
- Unter den primären Eosinophilien werden klonale und idiopathische Formen zusammengefasst. Bei den klonalen Eosinophilien handelt es sich überwiegend um hämatologische Neoplasien oder myelodysplastische und -proliferative Erkrankungen.
- Unter reaktiven (oder auch sekundären) Eosinophilien werden alle Zustände zusammengefasst, bei denen eine kurzfristige oder persistierende Eosinophilie stets in Assoziation mit einer nachweisbaren Erkrankung (z.B. parasitäre Erkrankung, maligne Tumoren) oder Ursache (z.B. Arzneimittel) nicht klonalen Ursprungs auftritt. Hierunter sind auch zahlreiche weitere dermatologische Erkrankungen einzuordnen.

Im folgenden sind Erkrankungen aufgelistet, die konstant oder inkonstant von einer Eosinophilie des Blutes begleitet werden:

- Allergische Erkrankungen (Formenkreis der atopischen Erkrankungen):
  - Atopisches Ekzem
  - Asthma, allergisches (s.u. Asthma bronchiale)
  - Rhinoconjunctivitis allergica
  - Netherton-Syndrom (s.u. Ichthyosis linearis circumflexa) - häufig mit atopischen Erkrankungen kombiniert
  - Urtikaria (inkonstant, kein Leitsymptom)
  - Erythema exsudativum multiforme (inkonstant).
- Parasitäre Erkrankungen (v.a. wenn die Parasiten oder deren Sekrete in das Gewebe eindringen):
  - Wurminfektionen (Übersicht s.u. Anthelminthika)
  - Epizoonosen (Skabies, Pediculosis, Pulikose, Trombidiose, Getreidekrätze)
  - Insektenstiche durch Hautflügler.
- Infektionserkrankungen und parainfektiöse Erkrankungen:
  - Spezielle Pilzinfektionen (Aspergillose, Coccidioidomycose)
  - Erkrankungen durch Protozoen (s.u. Zoonosen)
  - Verschiedene Virusinfektionen (HIV-Infektion, Masern, Ringelröteln)
  - Scharlach
  - Fleckfieber
  - Acrodermatitis papulosa eruptiva infantilis (Gianotti-Crosti-Syndrom).
- Blasenbildende Dermatosen:
  - Erkrankungen der Pemphigus-Gruppe (s.u. Pemphigus)
  - Erkrankungen der Pemphigoid-Gruppe (s.u. Pemphigoid)
  - Dermatitis herpetiformis (inkonstant, häufig nur Histoeosinophilie)
  - Incontinentia pigmenti (Bloch-Sulzberger) (Eosinophilie im Blasenstadium konstant)
  - Stevens-Johnson-Syndrom (Eosinophilie inkonstant).

- Krankheiten des hämatopoetischen Systems:
  - Hypereosinophilie-Syndrom (hohe Eosinophilie ist obligat)
  - Hypereosinophile Dermatitis (hohe Eosinophilie ist obligat)
  - Episodisches Angioödem mit Eosinophilie (Gleich-Syndrom; konstante und ausgeprägte Eosinophilie)
  - Eosinophile Leukämie
  - Erythrodermien (bei Hinweis auf kutanes T-Zell-Lymphom)
  - kutane B-Zell-Lymphome
  - kutane T-Zell-Lymphome
  - Myelome
  - Lymphogranulomatose, maligne
  - Mastozytose
  - Histiozytosen, Langerhanszell-Histiozytosen (z.B. Eosinophiles Granulom).
- Kollagenosen:
  - Eosinophile Fasziitis (konstant)
  - Eosinophiles-Myalgie-Syndrom (Toxic-oil-Syndrom)
  - Dermatomyositis (inkonstant)
  - Sklerodermie, systemische (eher selten).
- Vaskulitiden:
  - Arteriitis temporalis (inkonstant)
  - Churg-Strauss-Syndrom
  - Polyarteriitis nodosa, systemische (inkonstant)
  - Vaskulitis, leukozytoklastische (non-IgA-assoziierte) (meist Histoeosinophilie)
  - Wegener-Granulomatose (Eosinophilie kann exzessiv sein).
- Endokrine Störungen:
  - Addison, M.
- Immundefekte:
  - Selektiver IgA-Defekt
  - Wiskott-Aldrich-Syndrom
  - Sarkoidose (bei etwa 25% der Patienten)
  - Hyper-IgE-Syndrom (regelmäßig und ausgeprägt).
- Verschiedene andere Erkrankungen:
  - Als paraneoplastisches Syndrom (z.B. bei verschiedenen soliden Tumoren)
    - Karzinome von Kolon, Magen, Ovar, Pankreas, Cervix uteri und Schilddrüse; Bronchialkarzinome.
  - HSS und DRESS
  - Dermatitis, exsudative diskoide lichenoide (Oid-Oid-disease)
  - Pannikulitis, pankreatische
  - Behçet, M.
  - Pustulose, sterile eosinophile
  - Post-Kala-Azar-Dermatose
  - Omenn-Syndrom
  - Hypermelanose, nävoide, streifen- und wirbelförmige
  - Zellulitis, eosinophile (Wells-Syndrom)
  - Kimura, Morbus (Angiolymphoide Hyperplasie mit Eosinophilie)
  - Antikonvulsiva-Hypersensitivitäts-Syndrom
  - Episodisches Angioödem mit Eosinophilie (Gleich-Syndrom; konstante und ausgeprägte Eosinophilie).

## Vorkommen/Epidemiologie
Häufigste Ursache in Europa sind Allergien (>20% der Bevölkerung); zunehmend sind Medikamente als Ursache einer Eosinophilie. Weltweit führen Parasitosen: je nach Region können bis zu 80% der Bevölkerung befallen sein.

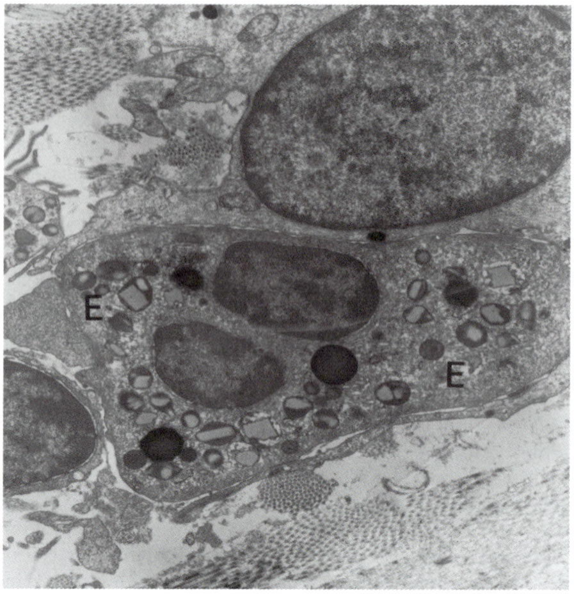


**Eosinophilie, Hautveränderungen.** Elektronenmikroskopie: Eosinophiler Granulozyt (E) mit charakteristischen Granulae im Corium.

## Pathologie
Bei verschiedenen klonalen Eosinophilien kann ein Rearrangement der Gene des „platelet-derived growth-factor receptor" (PDGFR) alpha und beta nachgewiesen werden. Durch Inhibition bestimmter durch diesen Rezeptor beeinflusster zytoplasmatischer Tyrasinasen (Imatinib) können primäre Eosinophilien erfolgreich behandelt werden.

## Diagnose
Vorgehen bei Eosinophilie:
- Anamnese (Allergien, Atopie, Familienanamnese, Medikamente, Reiseanamnese)
- Körperliche Untersuchung (welche Organe involviert, Haut, Herz, Lunge, GIT)
- Labor: Blutbild, ECP, Stuhluntersuchungen (Parasiten), Prick, RAST

**Merke: Eine Eosinophilenzahl >1500/ul ist für allergische Erkrankungen eher ungewöhnlich. Die Konstellation von Hämatoeosinophilie und unspez. Hauterscheinungen bedarf einer hämatologischen Abklärung.**

## Hinweis(e)
Es besteht kein zwingender korrelativer Zusammenhang zwischen Gewebeeosinophilie und Histoeosinophilie.

Eosinophilie, Hautveränderungen. **Tabelle 1.** Medikamentöse Wirkstoffe sowie Beispielpräparate, die Eosinophilien verursachen können

| Arzneistoff | Eosinophilie als UAW (Fachinformation) | Präparat |
|---|---|---|
| **β1-Sympathomimetika** | | |
| Dobutamin | gelegentlich | Dobutamin |
| **β-Rezeptorenblocker** | | |
| Sotalol | keine Angaben | Sotalex |
| **ACE-Hemmer** | | |
| Captopril | selten, in Einzelfällen: eosinophile Pneumonie | Lopirin |
| Enalapril | selten, in Einzelfällen: Hautveränderungen mit Eosinophilie | Xanef |
| Fosinopril | selten, in Einzelfällen: Hautveränderungen mit Eosinophilie | Fosinorm |
| Lisinopril | selten, Hautveränderungen mit Eosinophilie, in Einzelfällen: eosinophile Pneumonie | Acerbon |
| Quinapril | selten eosinophile Pneumonie, Hautveränderungen mit Eosinophilie | Accupro |
| **Acetylcholinesterasehemmer** | | |
| Donepezil | keine Angaben | Aricept |
| **Aknemittel (Vitamin-A-Säure)** | | |
| Isotretinoin | keine Angaben | Aknenormin |
| **Anthelminthika** | | |
| Albendazol | keine Angaben | Eskazol |
| **Antiallergika (Mastzellen-Stabilisator)** | | |
| Cromoglicinsäure | sehr selten eosinophile Pneumonien | Intal |
| **Antiandrogen** | | |
| Bicalutamid | keine Angaben | Casodex |
| **Antiarrhythmika** | | |
| Ajmalin | keine Angaben | Gilurytmal |
| Prajmalin | keine Angaben | Neo-Gilurytmal |
| **Antiasthmatika** | | |
| Beclomethason | keine Angaben | Junik |

Eosinophilie, Hautveränderungen. **Tabelle 1.** Fortsetzung

| Arzneistoff | Eosinophilie als UAW (Fachinformation) | Präparat |
|---|---|---|
| **Antiasthmatika (Leukotrien-Antagonist)** | | |
| Montelukast | selten | Singulair |
| **Antibiotika** | | |
| Linezolid | gelegentlich | Zyvoxid |
| **Antibiotika (β-Lactam) und Dehydropeptidase-Hemmer** | | |
| Imipenem/ Cilastatin | gelegentlich | Zienam |
| **Antibiotika (Aminoglykosid)** | | |
| Amikacin | selten, reversibel | Biklin |
| Streptomycin | selten | Strepto-Fatol |
| **Antibiotika (Cefalosporin)** | | |
| Cefaclor | Überempfindlichkeitsreaktion mit Eosinophilie | Panoral |
| Cefazolin | selten, reversibel | Cephazolin |
| Cefepim | vorrübergehende Eosinophilie | Maxipime |
| Cefixim | in Einzelfällen, reversibel | Cephoral |
| Cefmenoxim | kann vorkommen | Tacef |
| Cefotaxim | kann vorkommen | Claforan |
| Cefoxitin | als Nebenwirkung angegeben | Mefoxitin |
| Cefpodoxim | in Einzelfällen | Orelox |
| Cefsulodin | als Nebenwirkung angegeben | Pseudocef |
| Ceftazidim | als Nebenwirkung angegeben | Fortum |
| Ceftibuten | in Einzelfällen | Keimax |
| Ceftriaxon | als Nebenwirkung angegeben | Rocephin |
| Cefuroxim | selten | Zinacef |
| Cephalexin | kann vorkommen | Cephalexin |
| **Antibiotika (Glykopeptid)** | | |
| Teicoplanin | selten | Targocid |
| Vancomycin | selten | Vancomycin |

**Eosinophilie, Hautveränderungen. Tabelle 1.** Fortsetzung

| Arzneistoff | Eosinophilie als UAW (Fachinformation) | Präparat |
|---|---|---|
| **Antibiotika (Gyrasehemmer)** | | |
| Ciprofloxacin | gelegentlich | Ciprobay |
| Enoxacin | als Nebenwirkung angegeben | Enoxor |
| Fleroxacin | selten | Quinodis |
| Levofloxacin | gelegentlich | Tavanic |
| Moxifloxacin | gelegentlich | Avalox |
| Norfloxacin | gelegentlich | Barazan |
| Pipemidsäure | gelegentlich | Deblaston |
| **Antibiotika (Lincosamid)** | | |
| Lincomycin | keine Angaben | Albiotic |
| **Antibiotika (Makrolidantib.)** | | |
| Azithromycin | keine Angaben | Zithromax |
| Clarithromycin | keine Angaben | Klacid |
| Josamycin | keine Angaben | Wilprafen |
| Roxithromycin | keine Angaben | Rulid |
| **Antibiotika (Monobactam)** | | |
| Aztreonam | in Einzelfällen | Azactam |
| **Antibiotika (Nitroimidazol-Derivat)** | | |
| Metronidazol | keine Angaben | Metronidazol |
| **Antibiotika (Penicillin)** | | |
| Ampicillin | selten (Folge einer Sensibilisierung gegen die 6-Amino-Penicillansäure-Gruppe) | Ampicillin |
| Benzylpenicillin | Überempfindlichkeitsreaktion mit Eosinophilie; eosinophile pulmonale Infiltration | Penicillin Grünenthal |
| Mezlocillin | selten: allergische Reaktion mit Eosinophilie | Baypen |
| Piperacillin | selten: Überempfindlichkeitsreaktionen mit Eosinophilie | Piperacillin |
| Propicillin | gelegentlich: Überempfindlichkeitsreaktionen mit Eosinophilie | Baycillin Mega |

**Eosinophilie, Hautveränderungen. Tabelle 1.** Fortsetzung

| Arzneistoff | Eosinophilie als UAW (Fachinformation) | Präparat |
|---|---|---|
| **Antibiotika (Penicillin) und Lactamasehemmer** | | |
| Amoxicillin/ Clavulansäure | selten (Folge einer Sensibilisierung gegen die 6-Amino-Penicillansäure-Gruppe) | Augmentan |
| **Antibiotika (Penicillin) und β-Lactamase-Hemmer** | | |
| Sultamicillin | in Einzelfällen, reversibel: Überempfindlichkeitsreaktion mit Eosinophilie | Unacid |
| **Antibiotika (Tetracyclin)** | | |
| Chlortetracyclin | keine Angaben | Aureomycin |
| Doxycyclin | keine Angaben | Supracyclin |
| Minocyclin | sehr selten, in Einzelfällen: eosinophile Pneumonie | Lederderm |
| Tetracyclin | keine Angaben | Achromycin |
| **Antidepressiva (Serotonin-Norardrenalin-Wiederaufnahme-Hemmer)** | | |
| Venlafaxin | keine Angaben | Trevilor |
| **Antidepressiva (Serotoninwiederaufnahmehemmer)** | | |
| Paroxetin | keine Angaben | Tagonis |
| **Antidepressiva (trizyklisch)** | | |
| Amitriptylin | keine Angaben | Saroten |
| Desipramin | in Einzelfällen | Pertofran |
| Imipramin | in Einzelfällen, in Einzelfällen: allergische Alveolitis mit Eosinophilie | Tofranil |
| Nortriptylin | keine Angaben | Nortrilen |
| Trimipramin | als Nebenwirkung angegeben | Trimineurin |
| **Antidepressiva, Nicotin-Entwöhnungsmittel** | | |
| Bupropion | keine Angaben | Zyban |
| **Antidiabetika** | | |
| Glibenclamid | keine Angaben | Euglucon |
| **Antidote** | | |
| Apomorphin | keine Angaben | Apomorphin |

**Eosinophilie, Hautveränderungen. Tabelle 1.** Fortsetzung

| Arzneistoff | Eosinophilie als UAW (Fachinformation) | Präparat |
|---|---|---|
| **Antiepileptika** | | |
| Carbamazepin | gelegentlich | Tegretal |
| Ethosuximid | Hautveränderungen mit Eosinophilie | Petnidan |
| Mesuximid | als Nebenwirkung angegeben | Petinutin |
| Phenytoin | keine Angaben | Phenhydan |
| Valproinsäure | keine Angaben | Ergenyl |
| **Antihypertonika (α1-Rezeptorantagonist)** | | |
| Urapidil | keine Angaben | Ebrantil |
| **Antihypertonika, Antihypoglykämika** | | |
| Diazoxid | als Nebenwirkung angegeben | Proglicem |
| **Antikoagulanzien (Vitamin-K-Antagonist)** | | |
| Phenprocoumon | keine Angaben | Marcumar |
| Warfarin | keine Angaben | Coumadin |
| **Antimykotika** | | |
| Fluconazol | keine Angaben | Diflucan |
| **Antiparasitäre Mittel** | | |
| Ivermectin | keine Angaben | Stromectol - Import |
| **Antiphlogistika (nicht-steroidal)** | | |
| Piroxicam | keine Angaben | Brexidol |
| **Antipsoriatika** | | |
| Dimethylfumarat | selten | Fumaderm |
| **Antirheumatika (Goldverbindung)** | | |
| Auranofin | gelegentlich | Ridaura |
| **Antirheumatika (nicht-steroidal)** | | |
| Diclofenac | selten | Voltaren |
| Ibuprofen | keine Angaben | Ibuprofen |
| Naproxen | selten: eosinophile Pneumonie | Proxen |
| Natriumaurothiomaleat | als Nebenwirkung angegeben | Tauredon |
| Olsalazin | keine Angaben | Dipentum |

**Eosinophilie, Hautveränderungen. Tabelle 1.** Fortsetzung

| Arzneistoff | Eosinophilie als UAW (Fachinformation) | Präparat |
|---|---|---|
| **Antitussiva** | | |
| Dihydrocodein | keine Angaben | Paracodin |
| **Biphosphonat** | | |
| Tiludronat | keine Angaben | Skelid |
| **Calciumantagonisten** | | |
| Verapamil | keine Angaben | Isoptin |
| **Chemotherapeutika** | | |
| Cotrimoxazol | in Einzelfällen: eosinophile Pneumonie | Cotrim |
| Dapson | sehr selten: Überempfindlichkeitsreaktionen mit Eosinophilie | Dapson-Fatol |
| Nitrofurantoin | keine Angaben | Furadantin |
| **Diagnostika (Ultraschall)** | | |
| Perflutren | Eosinophilie (0,5%) | Optison |
| **Diuretika (Aldosteron-Antagonisten)** | | |
| Spironolacton | selten | Aldactone |
| **Diuretika (Schleifendiuretika)** | | |
| Furosemid | gelegentlich, allergische Reaktionen mit Eosinophilie | Lasix |
| **Gichtmittel** | | |
| Allopurinol | in Einzelfällen | Allopurinol ratiopharm |
| **Glukokortikoide (halogeniert)** | | |
| Fluocortolon | keine Angaben | Ultralan |
| **Immunmodulatoren** | | |
| Glatiramer | gelegentlich | Copaxone |
| **Immunstimulanzien, Zytokine (MS)** | | |
| Interferon beta-1a | keine Angaben | Avonex |
| **Immunsuppressiva** | | |
| Azathioprin | keine Angaben | Imurek |
| Tacrolimus | selten: eosinophile Enteritis, in Einzelfällen: eosinophile Pneumonie | Prograf |

**Eosinophilie, Hautveränderungen. Tabelle 1.** Fortsetzung

| Arzneistoff | Eosinophilie als UAW (Fachinformation) | Präparat |
|---|---|---|
| **Lepramittel** | | |
| Clofazimin | keine Angaben | Lamprene |
| **Lipidsenker** | | |
| Gemfibrozil | selten | Gevilon |
| **Lipidsenker (Cholesterin-Synthese-Hemmer)** | | |
| Simvastatin | selten: Überempfindlichkeitsreaktionen mit Eosinophilie | Zocor |
| **Magen-Darm-Mittel** | | |
| Mesalazin | keine Angaben | Salofalk |
| **Migräne (Mutterkornalkaloid-Derivate)** | | |
| Methylsergid | keine Angaben | Deseril |
| **Mittel gegen Protozoenerkrankungen** | | |
| Pyrimethamin | selten: eosinophile Pneumonie | Daraprim |
| **Muskelrelaxanzien** | | |
| Carisoprodol | keine Angaben | Sanoma |
| **Neuroleptika** | | |
| Chlorprothixen | als Nebenwirkung angegeben | Truxal |
| Clozapin | als Nebenwirkung angegeben | Leponex |
| **Neuroleptika (Butyrophenon)** | | |
| Bromperidol | kann vorkommen | Impromen |
| **Neuroleptika (Phenothiazinderivat)** | | |
| Fluphenazin | selten | Lyogen |
| Perazin | gelegentlich | Taxilan |
| Perphenazin | keine Angaben | Decentan |
| Promazin | keine Angaben | Protactyl |
| Triflupromazin | als Nebenwirkung angegeben | Psyquil |
| Zotepin | selten | Nipolept |
| **Opioid-Analgetika** | | |
| Pentazocin | als Nebenwirkung angegeben | Fortral |

**Eosinophilie, Hautveränderungen. Tabelle 1.** Fortsetzung

| Arzneistoff | Eosinophilie als UAW (Fachinformation) | Präparat |
|---|---|---|
| **Parkinsonmittel** | | |
| Levodopa | keine Angaben | enth. z.B. in Madopar |
| **Psychopharmaka** | | |
| Hydroxytryptophan (Oxitriptan) | in Einzelfällen: Eosinophilie-Myalgie-Syndrom | Levothym |
| **Psychostimulanzien** | | |
| Methylphenidat | keine Angaben | Ritalin |
| **Schilddrüsentherapeutika** | | |
| Kaliumiodid | keine Angaben | Iodid |
| **Spasmolytika** | | |
| Flavoxat | selten | Spasuret |
| **Thyreostatika** | | |
| Propylthiouracil | keine Angaben | Propycil |
| Thiamazol | keine Angaben | Favistan |
| **Tuberkulostatika** | | |
| Ethambutol | keine Angaben | EMB-Fatol |
| Isoniazid | sehr selten | Isozid |
| **Ulkustherapeutika (H2-Rezeptor-Antagonisten)** | | |
| Cimetidin | keine Angaben | Tagamet |
| Nizatidin | selten: Überempfindlichkeitsreaktionen mit Eosinophilie | Nizax |
| Ranitidin | keine Angaben | Zantic |
| Roxatidin | keine Angaben | Roxit |
| **Ulkustherapeutika (Protonenpumpenhemmer)** | | |
| Lansoprazol | als Nebenwirkung angegeben | Agopton |
| Pantoprazol | keine Angaben | Pantozol |
| **Virustatika** | | |
| Efavirenz | keine Angaben | Sustiva |
| Foscarnet | keine Angaben | Foscavir |
| Ganciclovir | als Nebenwirkung angegeben | Cymeven |
| Nevirapin | Hautveränderungen mit Eosinophilie | Viramune |

| Eosinophilie, Hautveränderungen. Tabelle 1. Fortsetzung | | |
|---|---|---|
| **Arzneistoff** | **Eosinophilie als UAW (Fachinformation)** | **Präparat** |
| **Zytostatika** | | |
| Aldesleukin | häufig (verschwinden 24-48 h nach Behandlungsende) | Proleukin |
| Pentostatin | gelegentlich | Nipent |
| Procarbazin | allergische Reaktionen mit Eosinophilie | Natulan |
| **Zytostatika (Antimetaboliten)** | | |
| Fludarabin | keine Angaben | Fludara |
| **Zytostatika (Topoisomerasehemmer)** | | |
| Irinotecan | keine Angaben | Campto |
| Erläuterung zur Nebenwirkungshäufigkeit: sehr häufig ≥ 10%, häufig ≥ 1% bis <10%; gelegentlich ≥ 0,1% bis <1%, selten ≥ 0,01% bis <0,1%, sehr selten <0,01% | | |

## Epheliden

L81.20

### Synonym(e)
Sommersprossen; Freckles

### Definition
Reversible, nach Besonnung auftretende, sich in den sonnenarmen Monaten zurückbildende Pigmentflecken, die ausschließlich durch eine Vermehrung von Melanin in den numerisch unveränderten Melanozyten und Keratinozyten entstehen.

### Manifestation
Vor allem bei Blonden und Rothaarigen auftretend.

### Lokalisation
Vor allem Gesicht, Arme, Schultern und Halsausschnitt.

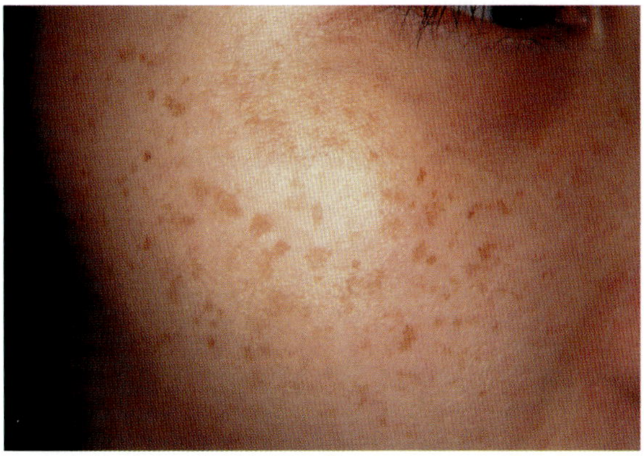

**Epheliden.** Spritzerartig verteilte, gelblich-bräunliche, glatte Flecken in der Jochbogenregion einer 24-jährigen Frau.

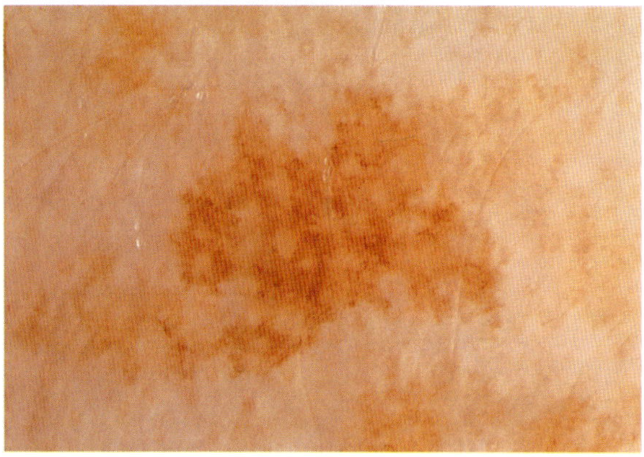

**Epheliden.** Auflichtmikroskopie (Stirnregion): Gelblich-brauner Fleck mit unregelmäßig ausgebuchteter Begrenzung (moth-eaten edge) sowie helle Follikelostien.

### Klinisches Bild
Scharf begrenzte, spritzerartige, kleine, meist gelblich-bräunliche Pigmentflecke.

### Histologie
Melaninvermehrung in den Basalzellen der Epidermis. Keine Vermehrung der Melanozyten.

### Differenzialdiagnose
Lentiginose, Verrucae planae juveniles, Xeroderma pigmentosum.

### Therapie
Nicht erforderlich. Ggf. abdeckend, z.B. mit hydrophiler hautfarbener Abdeckpaste. Prophylaktisch: Lichtschutzmittel (z.B. Anthelios, Eucerin Sun).

## Epidermalzysten

L72.0

### Synonym(e)
Epidermiszysten; Epidermoidzysten; Retentionszysten; Atherom; Talgretentionszysten; Follikelzysten; epidermale Zysten

### Definition
Häufig auftretende Retentionszysten des Follikelinfundibulums unterschiedlicher Genese (traumatisch, entzündlich, naevoid), mit Horn- und Talgretention sowie epidermaler Verhornung der Zystenwand.

### Einteilung
Man unterscheidet nach Auslöser:
- Primäre Epidermalzyste: Ätiologisch ungeklärt.
- Sekundäre Epidermalzyste: Traumatisch induziert.

### Lokalisation
Vor allem Gesicht, Rumpf, proximale Extremitätenabschnitte, selten an Fußsohlen.

### Klinisches Bild
- Solitärer oder in Mehrzahl auftretender, indolenter, tief dermal gelegener, gut abgrenzbarer, wenige mm bis 3,0-5,0 cm großer, hautfarbener, nur selten pigmentierter, prall elastischer, auf der Unterlage verschieblicher Tumor. Häufig zentraler Porus nachweisbar. Ruptur und Granulombildung möglich.

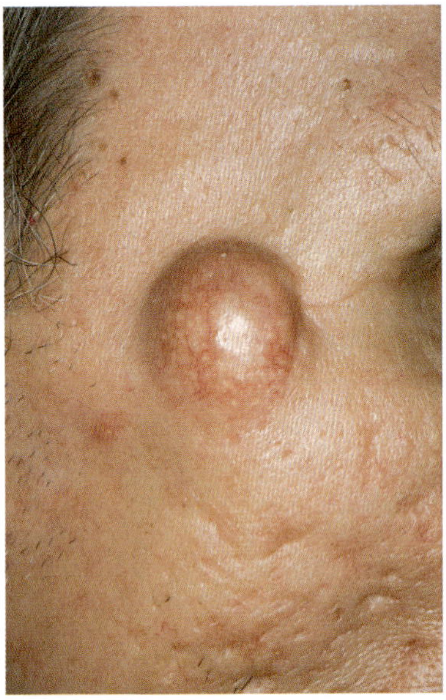

**Epidermalzysten.** Prall elastischer, kugelig über das Hautniveau ragender Tumor im Bereich der Schläfe.

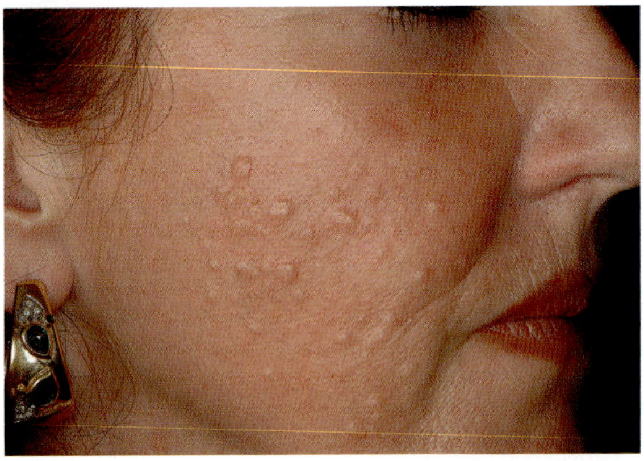

**Epidermalzysten.** 48 Jahre alte Patientin, Hautveränderung seit 1 Jahr, progredient. Befund: Multiple, disseminierte, an Stirn und Wangen lokalisierte, ca. 0,3 x 0,8 cm große, hautfarbene, derbe, nichtdolente Papeln mit glatter Oberfläche.

- Bei multiplen Epidermalzysten ist in der Anamnese meist eine Acne vulgaris oder Acne conglobata vorhanden.
- Multiple Zysten können Teilsymptom eines Gardner-Syndroms oder Basalzellnaevus-Syndroms sein.
- Vereinzelt wurden multiple Epidermalzysten auch nach immunsuppressiver Behandlung organtransplantierter Patienten mit Ciclosporin A beobachtet.

### Histologie
Die Zystenwand besteht aus geschichtetem Plattenepithel mit Ausbildung eines Stratum granulosum. Im Lumen zeigen sich zwiebelschalenartig geschichtete Hornlamellen sowie je nach Alter der Zyste mehr oder weniger Haare. Bei Rupturierung findet sich dichtes granulomatöses Infiltrat mit Riesenzellen vom Fremdkörpertyp im Zystenlumen und in der Umgebung.

### Differenzialdiagnose
Tricholemmalzyste

### Komplikation
Nicht entzündete Epidermalzysten bleiben im Allgemeinen asymptomatisch. Unsachgemäße mechanische Bearbeitung (fehlerhaftes Exprimieren) kann zu schweren abszedierenden Entzündungen (Furunkel) führen. Dann besteht Op-Indikation! Entwicklung von Basalzellkarzinomen oder Plattenepithelkarzinomen in Epidermalzysten ist selten.

### Therapie
Enukleation mit gesamter Kapsel in LA, möglichst ohne die Kapsel zu eröffnen. Bei Entzündung zunächst symptomatische Therapie, nach Abklingen der Inflammation Exzision des Gesamtherdes in LA. Bei multiplen Epidermalzysten kann ein Versuch mit einer Laser-Marsupialisation gemacht werden.

## Epidermalzysten am Skrotum L72.0

### Erstbeschreiber
Blaschko u. Gumpert, 1924

### Synonym(e)
Skrotalzysten; Sebocystomatosis scroti; Testicular epidermoid cyst; Epidermoid cyst of the testis

### Definition
Epidermalzysten im Bereich der Skrotalhaut.

### Ätiologie
Unbekannt.

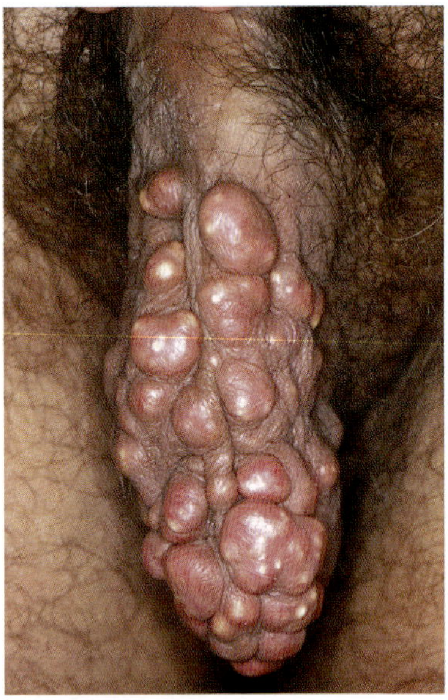

**Epidermalzysten am Skrotum.** Bei dem 45-jährigen Mann bestehen disseminierte, chronisch stationäre, 0,5-1,0 cm große, prall vorgewölbte, glatte Papeln und Knoten. Auf Druck ist Exprimierung gelb-weißer Massen möglich.

### Klinisches Bild
Viele erbsgroße, prall vorgewölbte, gelbliche Zysten mit porenartiger zentraler Öffnung. Exprimieren gelb-weißer Massen möglich.

### Histologie
Epidermalzysten.

### Therapie
Enukleation mit gesamter Kapsel in LA, möglichst ohne Kapsel zu eröffnen.

## Epidermalzyste, proliferierende L72.0

### Erstbeschreiber
Sau, Graham u. Helwig, 1995

### Definition
Der proliferierenden Tricholemmalzyste entsprechender, tief dermal gelegener, langsam wachsender, hautfarbener Tumor mit epidermaler Verhornung der Zystenwand (deutlich sichtbare Keratohyalingranula im Stratum granulosum).

### Ätiologie
Unklar.

### Manifestation
Männer sind häufiger betroffen als Frauen.

### Lokalisation
Kapillitium (ca. 20%), anogenital (30-40%), Extremitäten (10-20%), Gesäß, Rumpf (10-15%).

### Klinisches Bild
Seltener, solitär oder multipel auftretender, langsam wachsender, hautfarbener, 0,4-15 cm großer, solider oder zystischer Knoten.

### Histologie
Überwiegend subepidermal gelegener zystischer Tumor mit zentralen Hornmassen. Breites, über ein Stratum corneum verhornendes Wandepithel, das in plumpen, reifzelligen Proliferationen das umgebende Gewebe infiltriert. Nachweis von zwiebelschalenartigen Epithelrosetten. Zunehmende Zell- und Kernpolymorphie sowie zahlreiche Mitosen sprechen für Übergang in Plattenepithelkarzinom.

### Komplikation
Rezidiv nach operativer Entfernung in über 20% der Fälle; Gefahr der karzinomatösen Entartung.

### Therapie
Operative Entfernung mit sorgfältiger Randschnittkontrolle.

### Nachsorge
Subtile klinische Nachkontrollen wie bei spinozellulärem Karzinom.

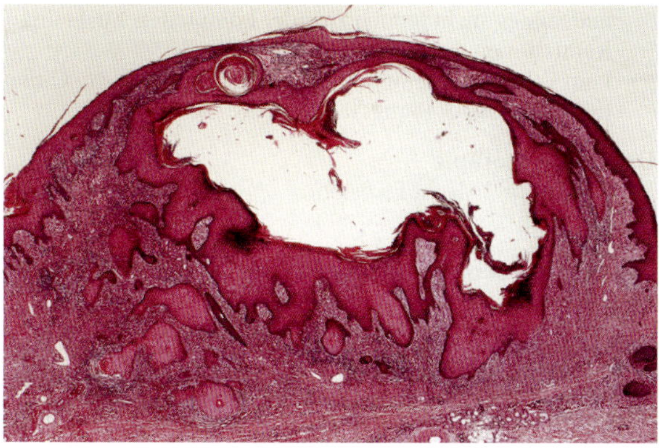

**Epidermalzyste, proliferierende.** Zystischer epidermaler Tumor. Der optisch leere Hohlraum war ursprünglich mit Hornmaterial angefüllt, das bei der Präparation herausgelöst wurde. Die Epidermis über dem Tumor ist atrophisch. Die Zyste selbst ist von unregelmäßigem Epithel eingefasst. Im linken Zystenabschnitt infiltrieren atypische Epithelformationen die Dermis.

### Hinweis(e)
Abgesehen von der Primärpublikation, bei der 33 Fälle aufgelistet sind, ist das Nachfolgeschrifttum spärlich. Die Eigenständigkeit als Entität erscheint fraglich und bedarf weiterer Bestätigung.

## Epidermis

### Synonym(e)
Oberhaut

### Definition
Grenzschicht des menschlichen Körpers.

### Allgemeine Information
Die Dicke der Epidermis schwankt zwischen 0,04 mm (Augenlider) und 1,5 mm (Handinnenflächen und Fußsohlen). Die Epidermis ist ektodermaler Herkunft und besteht zu etwa 90% aus Keratinozyten und sitzt einer Basallamina auf. Sie ist von symbiontischen Zellen durchsetzt, z.B. Melanozyten, Langerhanszellen, Merkelzellen. Die Keratinozyten (Größe etwa 30 μm) entstehen in der Basalzellschicht, durchwandern die Epidermis und differenzieren sich auf diesem Weg zu toten Hornzellen (Korneozyten). Die einzelnen Epidermisschichten werden bezeichnet als:

- Stratum basale
- Stratum spinosum
- Stratum granulosum
- Stratum lucidum
- Stratum corneum.

Die Transitzeit durch das Stratum spinosum dauert etwa 14 Tage. Die Erneuerungszeit des Str. corneum dauert ebenfalls 14 Tage. Die Hornschicht hat eine wichtige Barrierefunktion. Die sägezahnartige Grenzzone zwischen Epidermis und Dermis wird als dermoepidermale Junktionszone bezeichnet. Die Fortsätze der Epidermis in die Dermis werden als Reteleisten, die zwischenliegenden dermalen Ausstülpungen als dermale Papillen bezeichnet.

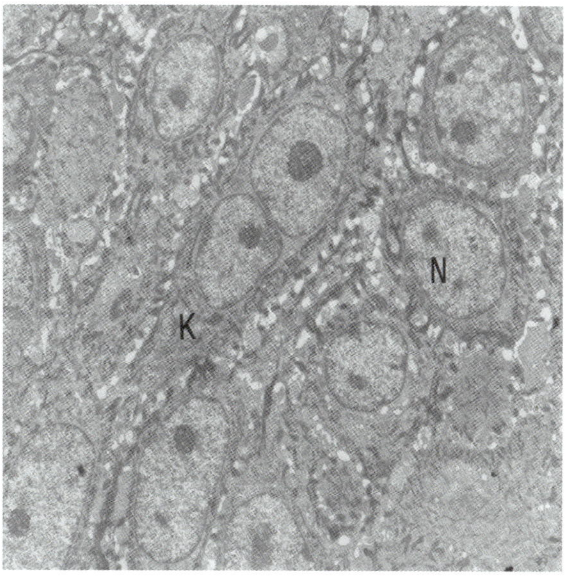


**Epidermis.** Elektronenmikroskopie: Str. spinosum der Epidermis, K = Keratinozyt

## Epidermodysplasia verruciformis B07.x

### Erstbeschreiber
Lewandowsky u. Lutz, 1922

### Synonym(e)
Verrucosis generalisata; Lewandowsky-Lutz-Syndrom

### Definition
Seltene, hereditäre, HPV-induzierte Genodermatose mit Tendenz zur Bildung generalisierter Warzeninfektionen sowie von Non-Melanom-Hautkrebsen bei etwa 50% der Patienten.

### Erreger
Humane Papillomaviren, insbes. die HPV-Typen 5, 8, 9, 12, 14, 15, 17, 19, 20, 21-25, 36, 38, 47, 50.

### Ätiologie
- Diskutiert wird die autosomal-rezessive Vererbung von Mutationen des EVER1-Gens (Epidermodysplasia Verruciformis Endoplasmatic Reticulum Gene) oder EVER2-Gens, die auf dem Genlokus 17q25 kartiert sind, zur Störung integraler Membranproteine des Endoplasmatischen Retikulums führen und die Suszeptibilität für eine Infektion mit Humanen Papillomaviren (Typ 3, 5a, 5b, 8-10, 12, 14, 15, 17, 19-21, 23-26, 37, 38, 47 u.a.) erhöhen. In ca. 30% der Fälle ist familiär gehäuftes Vorkommen beschrieben.
- Die zelluläre Immunität ist bei der Mehrheit der Fälle herabgesetzt, die humorale dagegen bleibt erhalten. Ursächlich für den humoralen Immundefekt sind Polymorphismen des Interleukin-10-Gen-Promoters, die zu einer verminderten Produktion dieses Zytokins führen. Interleukin 10 induziert eine Downregulation proinflammatorischer Zytokine wie TNF-alpha, IL-1, IL-6 (mögliche Erklärung für die spezifische Toleranz gegenüber den HPV-Viren bei EV).

### Manifestation
Kongenital (8-10%), im Säuglings- oder Kindesalter (50-70%), während der Pubertät (10-25%).

### Lokalisation
Lichtexponierte Hautareale, aber auch Handflächen und Fußsohlen.

### Klinisches Bild
Exanthematische Aussaat bis pfenniggroßer, gelblicher oder gelbbrauner, flach papulöser oder verruköser Papillome, die isoliert oder beetartig aggregiert auftreten. Sie sind nicht selten mit Pigmentflecken kombiniert. Diagnostische Kriterien:
- Auftreten von disseminierten Hautveränderungen an Stamm, Extremitäten und im Gesicht, die vor allem an Verrucae planae, aber auch an flache Verrucae seborrhoicae erinnern.
- In 25-30% der Fälle kommt es, hauptsächlich an den lichtexponierten Stellen, zur malignen Transformation und Entstehung von Morbus Bowen oder Bowen-Karzinom.
- Der allgemeine Zustand der Patienten ist gut.

### Komplikation
Karzinomatöse Entartung (oftmals schon ab dem 30. Lebensjahr) abhängig vom HPV-Typ und weiteren Faktoren (UV-Exposition, Grunderkrankungen).

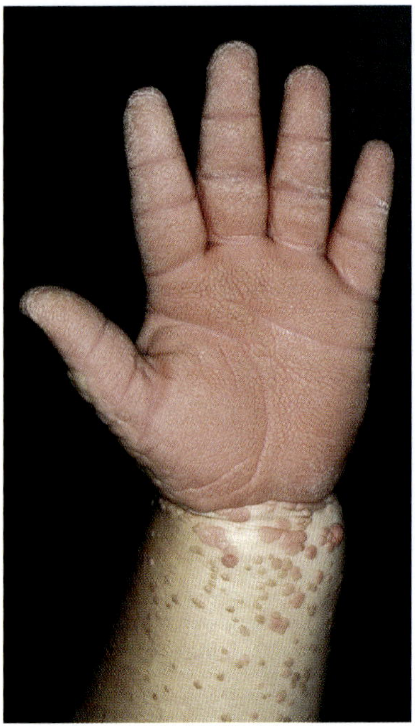

**Epidermodysplasia verruciformis.** Bei der 34-jährigen Patientin bestehen seit der Kindheit teils erythematöse, teils bräunliche, hyperkeratotische Papeln im Bereich der Oberarme und Hände; seit einigen Jahren flächige Konfluenz der Hautveränderungen mit kompletter Ausbreitung auf die Handteller. Derzeit finden sich an beiden Handflächen (auch an Handrücken und Fingerstreckseiten) teils einzelne, teils aggregierte Papeln, die an den Handflächen zu einer großflächigen, roten, warzenartig rauen Plaque aggregiert sind.

### Therapie
Eine kausale Therapie ist nicht bekannt.

### Externe Therapie
Externe Therapieversuche mit Vitamin-A-Säure-haltigen Salben, auch unter Okklusion, sind i.d.R. erfolglos.

### Bestrahlungstherapie
Anhand von Einzelfallberichten beschrieben sind erfolgreiche Therapieversuche mit photodynamischer Therapie (Off-Label-Use).

### Interne Therapie
- Therapieversuche mit Retinoiden wie Acitretin (Neotigason) beginnend mit 0,5-1 mg/kg KG/Tag und nach Besserung mit 0,3-0,5 mg/kg KG/Tag und Interferonen (Interferon alfa-2a 1-3mal/Woche 1-3 Millionen IE s.c. oder Peginterferon alfa-2b 1 μg/kg KG/Woche s.c.) sind beschrieben und führen zwar zu einer Besserung des Krankheitsbildes, nicht jedoch zu einer kompletten Ausheilung. Remissionen nach Absetzen der Therapie.
- Laut Fallstudien temporär erfolgreich: Versuch mit Cimetidin (Tagamet) 40 mg/Tag/kg KG.

### Operative Therapie
Bei Karzinomverdacht Exzision.

### Nachsorge
Regelmäßige dermatologische Kontrollen, da maligne Entartung auftreten kann.

### Hinweis(e)
Derzeit unbeantwortet ist die Frage inweit die Kombination mit primären Lymphödemen eine eigene Entität darstellt.

## Epidermoidzyste, subunguale L72.0

### Definition
Subungual lokalisierte Epidermalzysten mit und ohne Knochenbeteiligung, häufig Onychodystrophie.

### Therapie
Enukleation mit gesamter Kapsel in LA, möglichst ohne Kapsel zu eröffnen.

## Epidermolyse L51.2

### Definition
Blasige Abhebung der Haut. Neben der medikamentös induzierten Toxischen epidermalen Nekrolyse gibt es eine ganze Gruppe genetisch bedingter Erkrankungen, die sich durch eine blasige Abhebung der Haut in unterschiedlichen Schichten kennzeichnet.

## Epidermolysis bullosa acquisita L12.30

### Erstbeschreiber
Elliot, 1895; Kablitz, 1904

### Definition
Seltene, erworbene, blasenbildende Autoimmunerkrankung mit Antikörpern gegen Typ VII Kollagen, der Hauptkomponente der Ankerfasern (anchoring fibrils) in der dermoepidermalen Junktionszone.

### Einteilung
Unterschieden werden 3 klinische Varianten:
- Klassische, akral betonte mechano-bullöse Form.
- Generalisierte, entzündliche Form, klinisch dem bullösen Pemphigoid entsprechend.
- Lokalisierte Form unter dem Bild des vernarbenden Pemphigoids.

### Vorkommen/Epidemiologie
Inzidenz in Westeuropa: 0,25/1 Million Einwohner/Jahr.

### Ätiologie
Blasenbildende Autoimmunerkrankung; Autoantigen ist Kollagen-Typ VII, das den Hauptbestandteil der Verankerungsfibrillen der papillären Dermis ausmacht. Die Antikörper binden an die NC1-Domäne von Kollagen-Typ VII.

### Manifestation
Auftreten ist in jedem Lebensalter möglich, meist zwischen dem 40.-60. Lebensjahr. Selten auch bei Kindern auftretend.

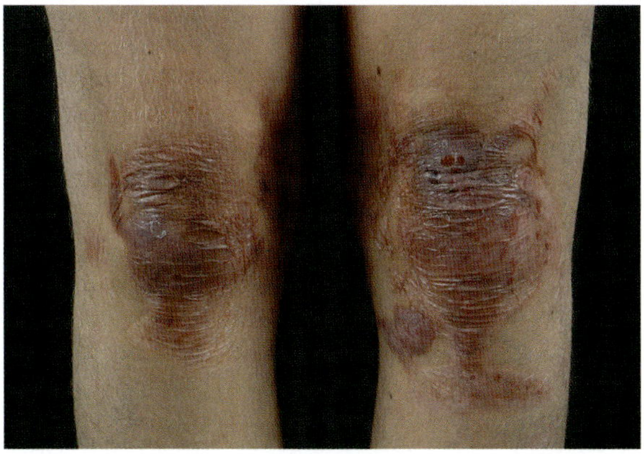

**Epidermolysis bullosa acquisita.** Flächige Hautatrophien nach rezidivierender traumatischer Blasenbildung im Bereich der Knie.

### Klinisches Bild
- Integument: Straffe Blasen unterschiedlicher Größe, überwiegend an mechanisch-traumatisierten Hautregionen (vor allem Hände, Ellbogen, Füße, Knie) sowie in seltenen Fällen an der Mundschleimhaut. Gelegentlich heilen die betroffenen Areale mit Hautatrophie oder Milien, Hyper- und Hypopigmentierungen ab.
- Extrakutane Manifestationen: In seltenen Fällen Ausbildung ösophagealer oder urethraler Strikturen.

### Histologie
Subepidermale Blasenbildung. Elektronenmikroskopisch: Spaltbildung in der dermoepidermalen Junktionszone im Bereich der Sublamina densa Zone. Reduktion der Anzahl der Anchoring Fibrillen.

### Direkte Immunfluoreszenz
- Lineare IgG- und $C_3$-Ablagerung in der Basalmembranzone.
- In der Immunelektronenmikroskopie IgG-Ablagerungen unterhalb der Lamina densa, z.T. auch an den Anchoring Fibrils.

### Indirekte Immunfluoreszenz
Teilweise zirkulierende Antibasalmembranantikörper; die Autoimmunantikörper binden an 290 kDa- Proteine, seltener an 145 kDa-Antigene. Bei der sog. Salt-Split-Skin-Untersuchung kommt es zu einer Reaktion von Antibasalmembranantikörper mit dem dermalen Anteil der Blase (Blasenboden).

### Diagnose
Mit letzter Sicherheit lässt sich die Diagnose nur immunelektronenmikroskopisch verifizieren.

### Differenzialdiagnose
Bullöse Arzneimittelexantheme; Dermatitis herpetiformis; Pemphigus vulgaris; Pemphigoid, bullöses; Skleroporphyrie.

### Therapie
Insgesamt gilt: Die Aggressivität der Behandlung sollte der Akuität des Krankheitsbildes angepasst sein.

### Externe Therapie
Bei lokalisierter Epidermolyse können externe Glukokortikoide ausreichend sein (z.B. Ecural Lösung). Vermeidung bzw. Therapie von Sekundärinfektionen sowie Druckentlastung.

### Interne Therapie
- Systemtherapie ist bei Generalisation oder Schleimhautbeteiligung indiziert. Nur einige Patienten (insbes. bei stark entzündlicher Komponente) sprechen auf Monotherapie mit systemischen Glukokortikoiden gut an, mittlere Dosierung (60-80 mg/Tag Prednisonäquivalent). Daher ist die Kombination von Glukokortikoiden mit folgenden Immunsuppressiva anzustreben:
  - Azathioprin (z.B. Imurek) 1-2 mg/kg KG/Tag
  - Cyclophosphamid (z.B. Endoxan) 50 mg/Tag
  - DADPS (z.B. Dapson Fatol) 100-150 mg/Tag
  - Ciclosporin A (z.B. Sandimmun) 5-7 mg/kg KG/Tag
  - Colchicin (z.B. Colchicin Dispert Drg.) 0,5-2 mg/Tag.
- Therapieversuch ist zudem möglich mit Vitamin E (z.B. Evit Kps.) hoch dosiert 600-1200 mg/Tag. Unter dieser Therapie wird in Einzelfällen vollständige Abheilung beschrieben, die Besserung tritt allerdings erst über einen langen Zeitraum ein.

- Neuere Therapieansätze:
  - Immunglobuline (z.B. Pentaglobin) 5 ml/kg KG/ Tag i.v. an 3-7 aufeinander folgenden Tagen sollen in Kombination z.B. mit Prednisolon oder Ciclosporin A Behandlung zu besseren Ergebnissen führen. Literaturangaben zufolge scheinen intravenöse Immunglobuline nur initial einen therapeutischen Effekt zu haben. Langfristige Besserungen sind darunter nicht beschrieben.
  - Plasmapherese kann als Begleitmaßnahme die Erhaltungsdosis der Glukokortikoide und Immunsuppressiva senken.

### Prophylaxe
Vorbeugend keine mechanische Beanspruchung der Haut.

### Hinweis(e)
In Einzelfällen wurde das zeitgleiche Auftreten von Malignomen beschrieben (Zervixkarzinom, multiples Myelom, Pankreaskarzinom).

## Epidermolysis bullosa dystrophica albopapuloida Q81.2

### Erstbeschreiber
Pasini

### Synonym(e)
Epidermolysis bullosa dystrophica (Pasini); Pasini-Syndrom; Epidermolysis bullosa dystrophica albapapuloidea; Epidermolysis papulo-alboides-Pasini; Epidermolysis bullosa hereditaria et albopapuloidea; Pasini-Pierini-Syndrom

### Definition
Autosomal-dominant vererbte, generalisierte, dystrophisierende Epidermolyse.

### Ätiologie
Mutation des COL7A1-Gens, das auf dem Chromosom 3p21.3 kartiert wird. Die Mutation führt zu einer reduzierten oder fehlenden Synthese von Kollagen Typ VII.

### Manifestation
Bei Kindern, meist nach dem 5. Lebensjahr.

### Klinisches Bild
Bild der Epidermolysis bullosa dystrophica dominans. Zusätzlich perifollikuläre, elfenbeinfarbene, flache bis linsengroße, teilweise konfluierende Papeln, vor allem in der Lumbosakralregion oder an den Akren. Diese sind für das Krankheitsbild sehr typisch. Kaum Mukosabefall oder Zahnschäden.

### Histologie
Subepidermale Blasenbildung. Elektronenmikroskopisch: dermolytische Blasenbildung unterhalb der Lamina densa. Verminderte Anzahl von normalen oder rudimentären Verankerungsfibrillen.

### Differenzialdiagnose
Lichen sclerosus et atrophicus, lumbosakraler Bindegewebsnaevus.

### Externe Therapie
- Antiseptische Lösung wie Chinolinol-Lösung (z.B. Chinosol 1:1000), R042 oder Kaliumpermanganat-Lösung (hellrosa) zur Vermeidung von Sekundärinfektionen.
- Vermeidung von mechanischen Reizen und Druckstellen an der Haut, vitamin- und mineralstoffreiche Kost.

### Interne Therapie
Erfolge mit hoch dosierter Glukokortikoid-Pulstherapie (100-150 mg/Tag Prednisolon) sind beschrieben. Insgesamt zurückhaltend therapieren, da die Blasenbildung kontinuierlich abnimmt und innerhalb der ersten Lebensjahre verschwindet.

## Epidermolysis bullosa dystrophica dominans Q81.2

### Erstbeschreiber
Elliot, 1895; Cockayne, 1938; Touraine, 1943

### Synonym(e)
Epidermolysis bullosa dystrophica dominans; Epidermolysis bullosa dystrophica localisata; Cockayne-Touraine-Syndrom; Epidermolysis bullosa hyperplastica; Epidermolysis bullosa hereditaria dystrophica dominans

### Definition
Hereditäre, generalisierte, dystrophisierende, klinisch mild verlaufende, blasenbildende Erkrankung.

### Ätiologie
Autosomal-dominante Vererbung einer Mutation des COL7A1 Gens, das auf dem Genlokus 3p21.3 kartiert wird. Genprodukt ist Kollagen Typ VII.

### Manifestation
Säuglings- und Kleinkindalter.

### Klinisches Bild
Disseminierte oder konfluierende Blasen unterschiedlicher Größe sowie Erosionen am gesamten Integument, die ohne Mutilationen und meist ohne Narben abheilen. Häufig Milien, vereinzelt Onychodystrophie, selten Follikel- und Palmoplantarkeratosen. Beteiligung der Mundschleimhaut mit residuären Leukoplakien.

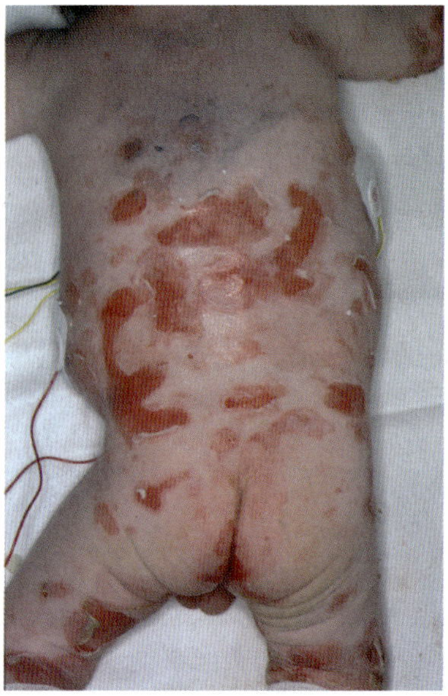

**Epidermolysis bullosa dystrophica dominans.** Wenige Wochen alter Säugling mit großflächiger Blasenbildung nach banalen Traumen (z.B. unter Pflastern) seit den ersten Lebenstagen. Befund: Wenige Tage alte, in Abheilung begriffene Blasen, jetzt als flächenhafte, nicht infizierte Erosionen dargestellt. Am linken Oberschenkel sind noch Reste der Blase nachweisbar.

### Histologie
Subepidermale Blasenbildung. Elektronenmikroskopisch: dermolytische Blasenbildung unterhalb der Lamina densa. Verankerungsfibrillen rudimentär oder in der Anzahl vermindert.

### Differenzialdiagnose
Epidermolysis bullosa-Gruppe

### Therapie
- Symptomatisch, s.u. Epidermolysis bullosa-Gruppe.
- Ggf. topische Glukokortikoide oder intraläsionale Injektion mit Triamcinolonacetonid (Volon-A-10-Kristallsuspension verdünnt 1:3 bis 1:5 mit physiologischer NaCl-Lösung).
- Operative Entfernung einzelner betroffener Areale mit Deckung wird empfohlen.
- Im Säuglingsalter Versuch mit hoch dosiertem Vitamin E (Tocopherolacetat) 25 mg/Tag/kg KG.

## Epidermolysis bullosa dystrophica, Hallopeau-Siemens Q81.2

### Erstbeschreiber
Hallopeau, 1896; Siemens, 1921

### Synonym(e)
Epidermolysis bullosa dystrophica generalisata Hallopeau-Siemens; Epidermolysis bullosa hereditaria polydysplastica; Hallopeau-Siemens-Syndrom; Epidermolysis bullosa hereditaria dystrophica; Dermolytic bullous dermatosis (recessive); Epidermolysis bullosa dystrophica recessiva seu polydysplastica

### Definition
Hereditäre, generalisierte, schwer verlaufende Dermatose mit spontaner und posttraumatischer Blasenbildung.

### Ätiologie
Autosomal-rezessiver Erbgang. Homozygote oder „compound" heterozygote Mutation des COL7A1-Gens, das auf dem Chromosom 3p21.3 kartiert wird. Die Mutation führt zu einer reduzierten oder fehlenden Synthese von Kollagen Typ VII.

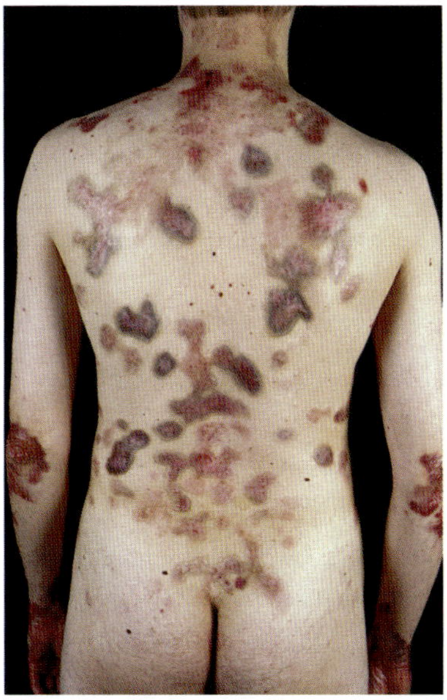

**Epidermolysis bullosa dystrophica, Hallopeau-Siemens.** Multiple, chronisch stationäre, seit Geburt bestehende, generalisierte (Rumpf, Extremitäten, druckbelastete Stellen), disseminierte, 2,0-5,0 cm große, asymptomatische, rot-blaue, atrophische (Zigarettenpapier-artige), glatte Flecken. Anamnestisch Fleckbildung nach traumatischer Blasenbildung. Blasen treten nach banalsten Traumen auf.

### Lokalisation
Mechanisch belastete Körperstellen, vor allem Akren, Schleimhäute, Gesäß.

### Klinisches Bild
- Integument: Großflächige Blasen mit serösem oder hämorrhagischem Inhalt sowie unregelmäßig konfigurierten Erosionen, die vernarbend abheilen, zögerlich reepithelisieren und durch Mutilationen und Synechien zu schweren Behinderungen führen können. Neigung zur spontaner oder posttraumatischer Blasenbildung mit positivem Nikolski-Phänomen I, Hyperpigmentierungen und Depigmentierungen. Häufig Onychodystrophie sowie zahlreiche Milien. Ausgeprägte Mitbeteiligung von Konjunktiven, Mund-, Pharynx-, Ösophagus- und Genitalschleimhaut, fast immer Verkürzung des Frenulum linguae.
- Extrakutane Manifestationen: Zahnanomalien, Kariesbefall, Skeletthypoplasien, Hirnschäden, Sprachstörungen, schwere Kontrakturen. Größe und Gewicht liegen häufig unter dem von Gleichaltrigen.

### Histologie
Subepidermale Blase. Elektronenmikroskopisch: dermolytische Blasenbildung unterhalb der Lamina densa. Fehlende Verankerungsfibrillen.

### Diagnose
Klinik, Histologie, Immunfluoreszenz, Elektronenmikroskopie, molekulargenetische Untersuchung, ggf. Pränataldiagnostik.

### Differenzialdiagnose
Andere Formen der Epidermolysis bullosa-Gruppe.

### Therapie
- Symptomatisch. Antiseptische und wundheilende Externa (s.u. Epidermolysis bullosa-Gruppe). Vermeidung und Behandlung von Sekundärinfektionen.
- Versuchsweise Vitamin E-Therapie (z.B. Evit Kps.) Säuglinge: 25 mg/kg KG/Tag, Erwachsene: 600-1200 mg/kg KG/Tag, oder Kollagenaseinhibitoren wie Phenytoin (z.B. Zentropil, Epanutin) initial 2-3 mg/kg KG/Tag in 2 ED über 10-14 Tage, danach schrittweise Dosiserhöhung bis zu Blutspiegelwert von mind. 8 μg/ml. Effektivität ist erst nach 6 Monaten beurteilbar.
- Für DADPS, Retinoide, Chloroquin oder Ciclosporin A wurden begrenzte Erfolge beschrieben.

### Therapie allgemein
- Vermeidung von mechanischen Reizen und Druckstellen an der Haut. Vitamin- und mineralstoffreiche Kost.
- Schleimhautdefekte (20% der Patienten) können zu eingeschränkter Nahrungsaufnahme führen! Kontinuierliche und frühzeitige Zahnpflege (Fehlformung, Karies).
- Lebenslange Kontrolle auf spinozelluläre Karzinome.
- Bei Synechien und Kontrakturen operative Maßnahmen.
- Frühzeitige Krankengymnastik zur Vermeidung von Kontrakturen.

### Prognose
Ungünstig: Sepsisgefahr, Ösophagusstenose, mögliche Entwicklung von Karzinomen im Bereich straffer Narbenzüge.

## Epidermolysis bullosa dystrophica inversa Q81.2

### Erstbeschreiber
Gedde-Dahl, 1971

### Definition
Autosomal-rezessiv vererbte, vernarbende Epidermolyse.

### Ätiologie
Homozygote oder „compound" heterozygote COL7A1-Mutation die auf dem Genlokus 3p21.3 kartiert wird. Die Mutation führt zur Reduktion oder fehlenden Synthese des Kollagen Typ VII.

### Klinisches Bild
- Integument: Blasenbildung vor allem im Bereich der Axillen und Leisten, der Flanken, des Nackens, der Oberarme und Oberschenkel sowie in der Anogenitalregion. Ausbildung großflächiger, schlecht heilender Erosionen. Häufig Nageldystrophien, Zahnschmelzhypoplasien sowie Schleimhautbefall ggf. mit narbigen Stenosierungen.
- Extrakutane Manifestationen: Dysphagien bei Ösophagusbeteiligung.

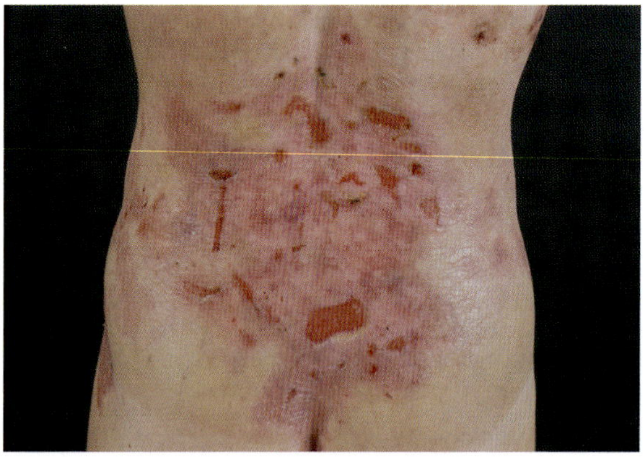

**Epidermolysis bullosa dystrophica inversa.** Ausgeprägte Blasenbildung bei einer 32-jährigen Patientin am unteren Rücken. Bereits bei geringsten Traumata (3-tägiges Liegen im Bett wegen eines fieberhaften Infektes) kam es im Bereich der druckexponierten Areale zur subepidermalen Blasenbildung. Nachfolgend mutilierende Abheilung unter Bildung von Milien und Narben.

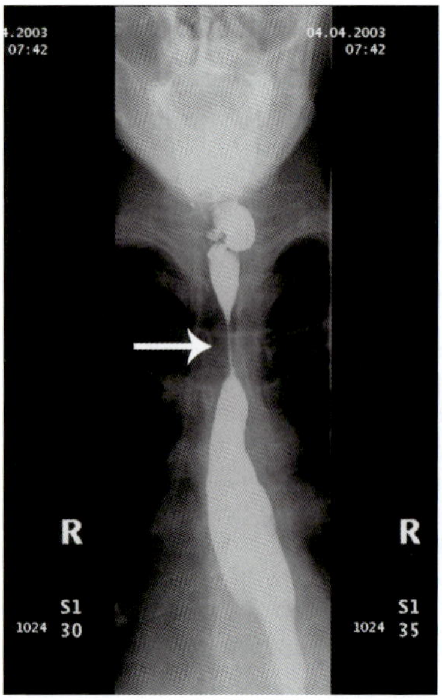


**Epidermolysis bullosa dystrophica inversa.** Doppelkontrastuntersuchung (Ösophagus-Breischluck): Ausgeprägte Schleimhautbeteiligung mit Strikturen des Ösophagus bei Epidermolysis bullosa dystrophica. Erhöhtes Risiko der Entstehung bösartiger Neubildungen.

### Histologie
- Blasenbildung unterhalb der Lamina densa.
- Elektronenmikroskopie: Abnorme Struktur der Verankerungsfibrillen im Elektronenmikroskop.

### Differenzialdiagnose
Andere Formen der Epidermolysis bullosa-Gruppe.

### Therapie
Vermeidung von mechanischen Reizen und Druckstellen an der Haut sowie regelmäßige Gebisssanierung bzw. Behandlung der Mundschleimhaut durch Zahnärzte.

### Externe Therapie
Milde antiseptische Seifen, Sitzbäder mit antiseptischen und adstringierenden Zusätzen wie Chinosolsulfat (z.B. Chinosol 1:1000) bei Wunden im Perianal- und Inguinalbereich. Wund- und granulationsfördernde Externa (z.B. Iruxol N Salbe), s.u. Wundbehandlung. Bei ausgeprägter Entzündung kurzfristig glukokortikoidhaltige Cremes oder Pasten.

### Interne Therapie
Therapieversuch mit Kollagenaseinhibitoren wie Phenytoin (z.B. Zentropil, Epanutin) Anfangsdosierung: 2-3 mg/kg KG/Tag in 2 ED über 10-14 Tage, danach schrittweise Dosiserhöhung bis zu einem Blutspiegelwert von mind. 8 µg/ml. Effektivität ist erst nach 6 Monaten beurteilbar. Versuch mit Vitamin E-Therapie (z.B. Evit Kps.) 25 mg/kg KG/Tag bei Säuglingen bzw. 600-1200 mg/kg KG/Tag bei Erwachsenen.

### Prognose
Intermittierender Verlauf mit möglichen längeren Remissionen.

### Diät/Lebensgewohnheiten
Vitamin- und mineralstoffreiche Kost.

## Epidermolysis bullosa dystrophica praetibialis Q81.8

### Synonym(e)
Epidermolysis bullosa junctionalis localisata; EBJ localisata

### Definition
Einzelfall mit subepidermaler bis junktionaler Blasenbildung an Unterschenkeln und Füßen, hyperkeratotischen Plaques an Druckstellen, Nageldeformitäten und Schmelzanomalien.

### Ätiologie
Mutation im Gen für Kollagen XVII (COL 17A1), das auf dem Chromosom 10q24.3 kartiert wird. Die Mutation führt zur Bildung eines nichtfunktionellen Kollagen XVII.

### Therapie
Keine spezifische Therapie bekannt. Extern symptomatisch, s.u. Epidermolysis bullosa-Gruppe.

## Epidermolysis bullosa-Gruppe Q81.8

### Definition
Oberbegriff für eine Gruppe seltener Genodermatosen, die

durch das Auftreten blasiger Hautveränderungen nach geringfügigen Traumata gekennzeichnet sind. Die Klassifizierung erfolgt aufgrund genetischer, klinischer, elektronenmikroskopischer, immunhistologischer (immunomapping) sowie molekularbiologischer Kriterien. Nach der Position der Blasenbildung in Bezug auf die dermoepidermale Basalmembran werden die Epidermolysen in 3 Gruppen eingeteilt:

- Epidermolytische Blasenbildung: Suprabasale Spaltbildung infolge Zytolyse der Basalzellen.
- Junktiolytische Blasenbildung: Kontinuitätsverlust im Bereich der Lamina lucida der Basalmembran.
- Dermolytische Blasenbildung: Spaltbildung unterhalb der Basalmembran.

Während die beiden ersten Formen nicht zur Narbenbildung führen, heilen die Blasen bei letzterer Form stets narbig ab.

## Einteilung

- Epidermolysis bullosa simplex-Gruppe (EBS); die gemeinsamen Merkmale der EBS-Subtypen sind:
  - Genetik: Meist autosomal dominanter Erbgang.
  - Histologie: Intraepidermale Blasenbildung durch Zytolyse basaler Keratinozyten (epidermolytische Blasenbildung).
  - Antigen-Mapping: Intraepidermale Spaltbildung mit Hemidesmosomenmarker am Blasenboden.
  - Elektronenmikroskopie: Intrazelluläre Zytolyse oberhalb der Hemidesmosomen in den basalen Keratinozyten.
  - Klinik: Abheilung der Blasenbildung ohne Narben.
- Epidermolysis bullosa junctionalis-Gruppe (EBJ); die gemeinsamen Merkmale der EBJ-Subtypen sind:
  - Genetik: Autosomal rezessiver Erbgang; heterogener genetischer Hintergrund, mindestens 6 Kandidatengene.
  - Histologie: Blasen in der Lamina lucida der Basalmembran.
  - Antigen-Mapping: Junktionale Blasenbildung mit Hemidesmosomenmarker am Blasendach und Lamina-densa-Markern am Blasenboden.
  - Klinik: Sehr heterogen, spät auftretende, lokalisierte Formen und frühe letale Formen (Typ Herlitz). Heilung ohne Narbenbildung; jedoch entsteht bei längerem Verlauf Hautatrophie.
  - Elektronenmikroskopie: Junktionale Blase, rudimentäre oder fehlende Hemidesmosomen am Blasendach und Blasenboden.
- Epidermolysis bullosa dystrophica-Gruppe (EBD); die gemeinsamen Merkmale der EBD-Subtypen sind:
  - Genetik: Autosomal dominanter oder rezessiver Erbgang; Mutationen im Kollagen-VII-Gen (COL7A1).
  - Histologie: Dermolytische Blasenbildung.
  - Antigen-Mapping: Die Lamina densa-Marker finden sich am Blasendach. Färbung mit Kollagen VII ist reduziert oder negativ.
  - Klinik: Vernarbungen, Milien, Nagelverlust.
  - Elektronenmikroskopie: Blasenbildung unterhalb der Lamina densa.

Siehe Tabelle 1 [Einteilung der hereditären bullösen Epidermolysen (EB)].

**Epidermolysis bullosa-Gruppe. Tabelle 1.** Einteilung der hereditären bullösen Epidermolysen (EB)

| Spaltbildung | Krankheitsbild |
|---|---|
| epidermolytisch (EBS-Gruppe) | Epidermolysis bullosa simplex, Köbner |
| | Epidermolysis bullosa simplex, Weber-Cockayne |
| | Epidermolysis bullosa simplex Ogna (Gedde-Dahl) |
| | Epidermolysis bullosa simplex mit fleckenförmiger Hyperpigmentierung |
| junktiolytisch (EBJ-Gruppe) | Epidermolysis bullosa junctionalis, Herlitz |
| | Epidermolysis bullosa junctionalis non-Herlitz |
| | Epidermolysis bullosa junctionalis mit Pylorusatresie |
| dermolytisch (EBD-Gruppe) | Epidermolysis bullosa dystrophica, Hallopeau-Siemens |
| | Epidermolysis bullosa dystrophica, non-Hallopeau-Siemens |
| | Epidermolysis bullosa dystrophica dominans |

## Differenzialdiagnose

- Erworbene Erkrankungen:
  - Traumatische Blasenbildung
  - Mastozytose, bullöse
  - Infektionserkrankungen:
    - Herpes-Infektionen
    - Impetigo contagiosa
    - Staphylogenes Lyell-Syndrom
    - Pustulöse Candidose.
  - Bullöse Autoimmunerkrankungen:
    - Pemphigoiderkrankungen
    - Pemphiguserkrankungen
    - Dermatitis herpetiformis Duhring
    - Dermatose, IgA-lineare
    - Epidermolysis bullosa acquisita.
- Hereditäre und kongenitale Erkrankungen:
  - Syndrom der sich schälenden Haut (Peeling Skin-Syndrom)
  - Kongenitale Porphyrien
  - Acrodermatitis enteropathica
  - Incontinentia pigmenti
  - Aplasia cutis congenita
  - Ektodermale Dysplasie mit Plakophilin-Defizienz.

## Therapie allgemein

- Die Behandlung ist insgesamt unbefriedigend und überwiegend symptomatisch. Genetische Beratung erkrankter Familien, ggf. Möglichkeiten zur pränatalen Diagnostik nutzen.
- Bei dystrophischen Formen sind physiotherapeutische Maßnahmen zur Vorsorge von Kontrakturen wichtig und ggf. operative Eingriffe notwendig, insbes. um die Funktion der Hände zu verbessern.
- Insgesamt gilt: Die Aggressivität der Behandlung sollte der Ausprägung des Krankheitsbildes entsprechen. Bei

den nichtdystrophen Epidermolysen steht die Verhinderung von Sekundärinfektionen im Vordergrund, bei dystrophen Veränderungen die Erhaltung einer möglichst hohen Lebensqualität, also Vermeidung von Folgeschäden (z.B. Vernarbungen, Narbenkontrakturen im Bereich der Augen, Schleimhäute und Ösophagus, Anämie und Vitamin-Mangel aufgrund eingeschränkter Ernährung, Hautkarzinome, Sekundärinfektionen). Die Patienten können u.a. wegen schmerzhafter Beteiligung der Schleimhaut Schwierigkeiten mit der Nahrungsaufnahme haben. Deshalb auf Ernährung mit ausreichend Vitaminen und Mineralstoffen achten, ggf. passierte Kost, ggf. Ernährungsplan.
- Weiterhin zu beachten: Weiche, nicht reibende Kleidung tragen, Vermeiden rauer Nähte, ggf. Tragen der Kleidungsstücke auf links oder Umnähen der Nähte. Entsprechend gepolsterte Unterlagen, ggf. Gelunterlage oder Luftkissenbett. Reinigende, ggf. desinfizierende Bäder bei Erosionen, sterile Verbände. Bei ausgedehnten Erosionen Verband mit Hydrogel (z.B. Intrasite) oder Hydrokolloidfolien (z.B. Varihesive E). Bei Kindern gepolsterte Möbel und Fußböden.

### Externe Therapie
Im Vordergrund steht die Vermeidung von mechanischen Reizen und Irritationen sowie die Überwachung und Behandlung von Sekundärinfektionen. Abtrocknende und antiseptisch wirkende Lösungen wie Chinolinol-Lösung (z.B. Chinosol 1:1000), R042 oder Kaliumpermanganat-Lösung (hellrosa), ggf. Polihexanid (Serasept, Prontoderm). Ggf. Wundbehandlung, s. dort. Ausreichend Flüssigkeitsersatz. Steriles Aufstechen und Entleeren der Blasen verhindert deren Ausdehnung und wirkt druckentlastend. Das Blasendach sollte als Infektionsschutz belassen werden. Externe Glukokortikoide wie 0,1% Triamcinolon-Creme (z.B. Triamgalen) nur bei Ekzematisierung und Juckreiz. Allgemeine Pflege der Haut (z.B. mit Ungt. emulsif. aq. oder 2% Harnstoff-Creme).

### Interne Therapie
S.u. der jeweiligen Form. Bei Sekundärinfektionen Breitbandantibiose, sobald möglich nach Antibiogramm.

### Hinweis(e)

**Merke: Seit 2003 besteht an der Universitäts-Hautklinik Freiburg ein vom BMBF und von der DEBRA International-Stiftung unterstütztes Epidermolysis bullosa-Zentrum. Dieses umfasst sowohl die klinische Betreuung von Patienten mit Epidermolysis bullosa als auch morphologische und molekulare Diagnostik sowie die Bearbeitung wissenschaftlicher Fragestellungen der hereditären Hautkrankheiten. Patienten können unter der nachstehenden Anschrift gemeldet werden.**

**EB-Zentrum Freiburg**
**Telefon: 0761-270-6614**
**Telefax: 0761-270-6791**
**Email: eb-zentrum@haut.ukl.uni-freiburg.de**
**Webseite: www.netzwerk-eb.de**

**Das Zentrum fungiert auch als Koordinationsstelle des nationalen Kompetenznetzwerkes Epidermolysis bullosa.**

## Epidermolysis bullosa junctionalis, Herlitz Q81.1

### Erstbeschreiber
Herlitz, 1935

### Synonym(e)
Epidermolysis bullosa junctionalis Herlitz; Epidermolysis bullosa hereditaria letalis; EBJ gravis Herlitz; Epidermolysis bullosa letalis; Herlitz-Syndrom; kongenitaler nichtsyphilitischer Pemphigus; Junctional bullous epidermatosis

### Definition
Hereditäre, infantile, letale, blasenbildende Dermatose mit Spaltbildung entlang der Basalmembran. Schwerste Form der angeborenen junctionalen Epidermolysen. Keine Ösophagusbeteiligung.

### Ätiologie
Autosomal-rezessiver Erbgang. Mutation in den Genen für Laminin-5 (LAMA3, LAMB3, LAMC2), die auf den Chromosomen 1q25/1q31 kartiert werden. Das Fehlen des Proteins in der Haut führt zu einer extremen Hautfragilität.

### Manifestation
Angeboren oder während des 1. Lebensjahres.

### Lokalisation
Vor allem an mechanisch belasteten Hautarealen.

### Klinisches Bild
- Integument: Großflächige, schlaffe Blasen unterschiedlicher Größe mit serösem oder hämorrhagischem Inhalt am gesamten Integument sowie an der Mundschleimhaut, gefolgt von schlecht heilenden Erosionen und Granulationsgewebe, insbes. an den Akren. Häufig Onychoatrophie bzw. Onychodystrophie.
- Extrakutane Manifestationen: Bei mehr als 50% der Patienten findet sich eine Beteiligung der Augen (Blasen, narbige Ektropien, korneale oder konjunktivale Erosionen). Fast immer Beteiligung von Trachea oder Bronchien. Sehr häufig Hypoplasie des Zahnschmelzes bzw. Zahnwachstum mit erhöhter Anfälligkeit für Karies.

### Histologie
- Subepidermale Blasenbildung: Bullös abgehobene Epidermis mit gut erhaltener Basalzellreihe im Blasendach. Deutliche lymphohistiozytäre Infiltrate im oberen Korium.
- Elektronenmikroskopie: junktiolytische Blasenbildung, Reduktion der Anzahl bzw. Auftreten morphologisch veränderter Hemidesmosomen.

### Direkte Immunfluoreszenz
Verminderte Fluoreszenz von Laminin-5 am Blasendach.

### Diagnose
Klinik, Histologie, Immunfluoreszenz, Elektronenmikroskopie, molekulargenetische Untersuchung, ggf. Pränataldiagnostik.

### Differenzialdiagnose
Andere Formen der Epidermolysis bullosa-Gruppe, insbesondere Epidermolysis bullosa junctionalis, non-Herlitz; bullöse Impetigo.

### Komplikation
Sekundärinfektion, Sepsis.

### Therapie allgemein

- Vermeiden von mechanischen Traumata, Lagern auf speziellen luft- oder wassergepolsterten Betten, weiche Kleidung, ggf. Tragen der Kleidung von links, um Scheuereffekte an den Nähten zu vermeiden.
- Sorgfältige Körperpflege mit desinfizierenden Bädern sowie sterile Abdeckung der Blasen und Erosionen.

### Externe Therapie

Symptomatisch (s.u. Epidermolysis bullosa-Gruppe). Verband mit Hydrogelen (z.B. Intrasite) oder Hydrokolloidfolien (z.B. Varihesive E).

### Interne Therapie

Glukokortikoide wie Prednisolon, mittel- bis hoch dosiert 60-120 mg/Tag (z.B. Decortin H), später kann minimale Erhaltungstherapie lebensrettend sein. Bei Superinfektion oder gar Sepsis rechtzeitige Antibiotika-Gabe.

### Prognose

In schweren Fällen: Exitus letalis (vor allem durch Sepsis) schon kurz nach der Geburt. In leichten Fällen: Bleibende Neigung zur Blasenbildung.

## Epidermolysis bullosa junctionalis mit Hypakusis

Q81.0

### Erstbeschreiber

Gedde-Dahl, 1971

### Synonym(e)

Epidermolysis bullosa progressiva; Epidermolysis bullosa dystrophica mit Hypakusis

### Definition

Autosomal-rezessiv vererbte, junktionale Epidermolysis vom dystrophischen Typ mit Spätmanifestation und Innenohrschwerhörigkeit.

### Manifestation

Kindheit und Adoleszenz.

### Klinisches Bild

Spontane, progressive Blasenbildung, Onychodystrophie, diffuse und progressive Hautatrophie an belasteten Stellen, gelegentlich Beteiligung der Mundschleimhaut. Kongenitale, progressive, neurogene Innenohrschwerhörigkeit.

### Differenzialdiagnose

Epidermolysis bullosa-Gruppe.

### Therapie

Keine spezifische Therapie bekannt. Externe symptomatische Therapie je nach Klinik, s.u. Epidermolysis bullosa-Gruppe.

## Epidermolysis bullosa junctionalis mit Pylorusatresie

Q81.8

### Synonym(e)

EBJ mit Pylorusatresie

### Definition

Seltene, hereditäre Dermatose mit massiver Blasenbildung an Haut und Schleimhäuten sowie Pylorusatresie.

### Ätiologie

Autosomal-rezessiver Erbgang. Homozygote oder „compound“ heterozygote Mutationen in ITGA6 und ITGB4 Genen, die für die Polypeptidketten des alpha6- und beta4-Integrins kodieren. Die Kartierung erfolgt auf den Chromosomen 2q und 17q11-qter. Viele Mutationen beruhen auf der Entstehung eines Stop-Kodons, mit der Folge des Fehlens des Proteins in der Haut und in der Schleimhaut.

### Manifestation

Kongenital oder in den ersten Lebenstagen.

### Klinisches Bild

- Integument: Großflächige, schlaffe Blasen unterschiedlicher Größe mit serösem oder hämorrhagischem Inhalt am gesamten Integument und der Mundschleimhaut sowie ausgeprägte Erosionen. Häufig Onychoatrophie bzw. Onychodystrophie.
- Extrakutane Manifestationen: Schwere Pylorusstenose bzw. Atresie. Befall der Augen (Blasen, narbige Ektropien, korneale oder konjunktivale Erosionen), Beteiligung von Ösophagus, Trachea oder Bronchien.

### Histologie

- Subepidermale, in seltenen Fällen auch intradermale Blasenbildung. Überwiegend bullös abgehobene Epidermis mit gut erhaltener Basalzellreihe im Blasendach. Deutliche lymphohistiozytäre Infiltrate im oberen Korium.
- Elektronenmikroskopie: junktiolytische Blasenbildung, Reduktion der Anzahl bzw. Auftreten morphologisch veränderter Hemidesmosomen.

### Therapie allgemein

- Chirurgische Beseitigung der Pylorusatresie in den ersten Lebenstagen.
- Vermeiden von mechanischen Traumata, Lagern auf speziellen luft- oder wassergepolsterten Betten, weiche Kleidung, ggf. Tragen der Kleidung von links um Scheuereffekte an den Nähten zu vermeiden.
- Sorgfältige Körperpflege mit desinfizierenden Bädern sowie sterile Abdeckung der Blasen und Erosionen.

### Externe Therapie

Symptomatisch (s. Epidermolysis bullosa-Gruppe). Verband mit Hydrogelen (z.B. Intrasite) oder Hydrokolloidfolien (z.B. Varihesive E).

### Interne Therapie

Glukokortikoide wie Prednisolon, mittel- bis hoch dosiert 60-120 mg/Tag (z.B. Decortin H), später kann minimale Erhaltungstherapie lebensrettend sein. Bei Superinfektion oder gar Sepsis rechtzeitige Antibiotika-Gabe.

### Prognose

- Abhängig von den verantwortlichen Mutationen sowie von der Schwere der Hautbeteiligung.
- In schweren Fällen letaler Verlauf, ähnlich der Epidermolysis bullosa junctionalis, Herlitz.

## Epidermolysis bullosa junctionalis, non-Herlitz

Q81.1

### Erstbeschreiber

Hashimoto, Anton-Lamprecht u. Schnyder, 1976

### Synonym(e)

Epidermolysis bullosa atrophicans generalisata mitis Disen-

E

tis; Epidermolysis bullosa hereditaria, Typus Disentis; Epidermolysis bullosa hereditaria dystrophica, Typus Disentis; Epidermolysis bullosa junctionalis atrophicans mitis; EBJ atrophicans mitis; Epidermolysis bullosa atrophicans generalisata mitis, Typ Disentis

### Definition
Hereditäre, benigne, generalisierte, nicht letale Dermatose mit spontaner und posttraumatischer Blasenbildung (Spaltbildung entlang der Basalmembran). Keine Ösophagusbeteiligung.

### Ätiologie
Autosomal-rezessiver Vererbungsmodus. Diskutiert werden homozygote oder „compound" heterozygote Mutationen im Gen für Kollagen XVII (COL17A1, BPAG2), die auf dem Chromosom 10q24.3 kartiert werden (die meisten Gendefekte sind Nullmutationen, die zum Fehlen des Genproduktes Kollagen Typ XVII in der Haut führen) sowie des heterotrimeren Laminin-5 Gens (insbes. LAMB3).

### Manifestation
Meist von Geburt an; nach mechanischen Traumen.

### Lokalisation
Besonders an Händen, Füßen, Kopf, Knien oder Ellenbogen.

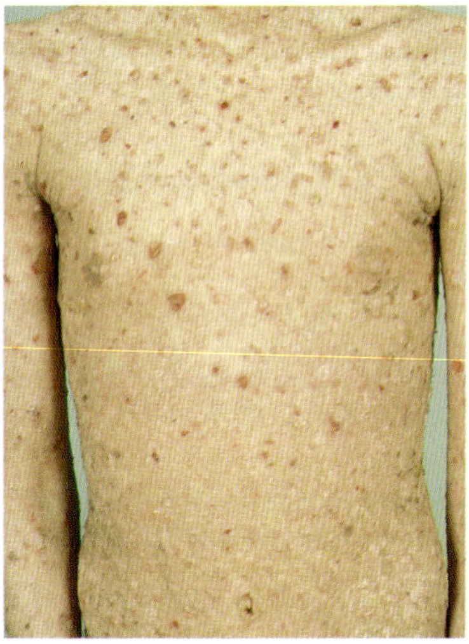

**Epidermolysis bullosa junctionalis, non-Herlitz.** 12 Jahre alte Patientin mit generalisiertem Krankheitsbild. Poikilodermatischer Aspekt mit flächigen Erythemen, prallen Blasen, Krusten, Narben, Hypo- und Hyperpigmentierungen.

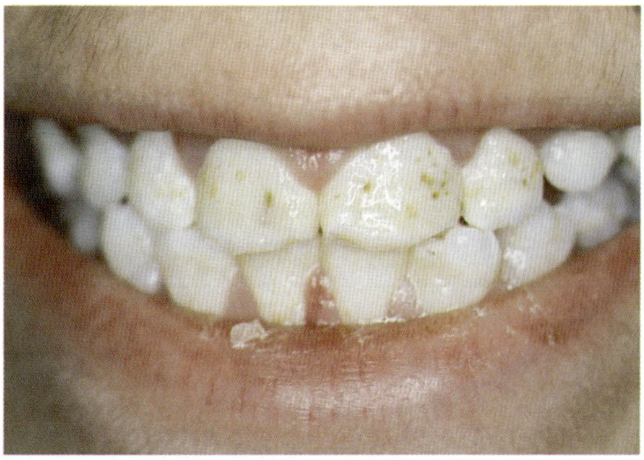

**Epidermolysis bullosa junctionalis, non-Herlitz.** Punktförmige Zahnschmelzdefekte.

### Klinisches Bild
- Integument: Rezidivierende, großflächige, schlaffe Blasen unterschiedlicher Größe mit serösem oder hämorrhagischem Inhalt sowie Erosionen, die meist ohne weitere Mutilationen mit bizarr konfigurierten, rötlich-braunen Pigmentierungen oder Atrophien, abheilen. Seltener werden Milien bei der Abheilung beobachtet. Bei Kopfbefall meist follikuläre Atrophien die zu flächigen Alopezien insbes. am parietalen Kapillitium führen. Häufig Onychoatrophie bzw. Onychodystrophie.
- Extrakutane Manifestationen: Bei 40-50% der Patienten findet sich eine Beteiligung der Augen (Blasen, narbige Ektropien, korneale oder konjunktivale Erosionen). Keine Beteiligung von Mundschleimhaut und Ösophagus. Gelegentlich Ausbildung melanozytärer Naevi, Wachstumsretardierung, Hypoplasie des Zahnschmelzes bzw. Zahnwachstum mit erhöhter Anfälligkeit für Karies.

### Histologie
- Subepidermale Blasenbildung: Bullös abgehobene Epidermis mit gut erhaltener Basalzellreihe im Blasendach. Deutliche lymphohistiozytäre Infiltrate im oberen Korium.
- Elektronenmikroskopie: Junktiolytische Blasenbildung.

### Direkte Immunfluoreszenz
Verminderte Fluoreszenz von Laminin-5 und Kollagen XVII am Blasendach.

### Diagnose
Klinik, Histologie, Immunfluoreszenz, Elektronenmikroskopie, molekulargenetische Untersuchung, ggf. Pränataldiagnostik

### Differenzialdiagnose
Epidermolysis bullosa-Gruppe, insbesondere Epidermolysis bullosa junctionalis, Herlitz

### Therapie allgemein
Vermeiden von mechanischen Traumata, Lagern auf speziellen luft- oder wassergepolsterten Betten, weiche Kleidung, ggf. Tragen der Kleidung von links, um Scheuereffekte an den Nähten zu vermeiden. Sorgfältige Körperpflege mit desinfizierenden Bädern sowie sterile Abdeckung der Blasen und Erosionen.

### Externe Therapie
Symptomatisch, s.u. Epidermolysis bullosa-Gruppe. Verband mit Hydrogelen (z.B. Intrasite) oder Hydrokolloidfolien (z.B. Varihesive E).

### Interne Therapie
Therapie mit systemischen Glukokortikoiden kann lebensrettend sein. Prednisolon (z.B. Decortin H), mittel- bis hochdosiert, initial 60–120 mg/Tag i.v. oder p.o., später Dosisreduktion und minimale Erhaltungstherapie. Bei Superinfektion oder gar Sepsis rechtzeitige Antibiotika-Gabe.

## Epidermolysis bullosa simplex, Dowling-Meara

Q81.8

### Erstbeschreiber
Dowling u. Meara, 1954

### Definition
Hereditäre, generalisierte Epidermolysis simplex.

## Ätiologie
Autosomal-dominante Vererbung von Mutationen auf dem KRT 5 Gen (HKRT5-Gen) oder KRT 14 Gen, die zu fehlender bzw. verminderter Expression der Proteine Keratin 5 bzw. Keratin 14 führen.

## Manifestation
Meist während der ersten 3 Lebensmonate.

## Lokalisation
Meist palmar, plantar, perioral oder an Stamm und Nacken.

## Klinisches Bild
- Integument: Straffe seröse oder hämorrhagische Blasen und Bläschen unterschiedlicher Größe in herpesähnlichen Gruppierungen, die meist ohne Narbenbildung abheilen. Gelegentlich treten Milien oder fokale Atrophien sowie palmare oder plantare Hyperkeratosen auf. Nageldystrophien sind möglich.
- Extrakutane Manifestationen: Blasenbildung der Mundschleimhaut. Ösophagusbeteiligung. Zahnanomalien.

## Histologie
Intraepidermale Blasenbildung. Elektronenmikroskopie: Verklumpung der Tonofilamente im Stratum basale.

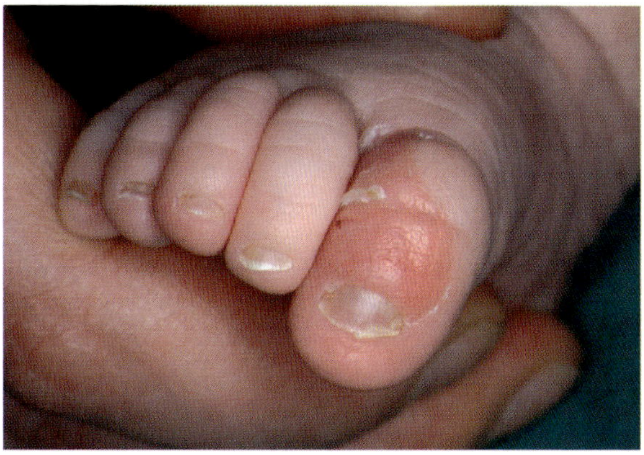

**Epidermolysis bullosa simplex, Dowling-Meara.** In Abheilung begriffene Blase bei einem 2 Monate alten weiblichen Säugling, die nach minimalen mechanischen Traumen entstanden ist. Erstmanifestation in den ersten Lebenstagen.

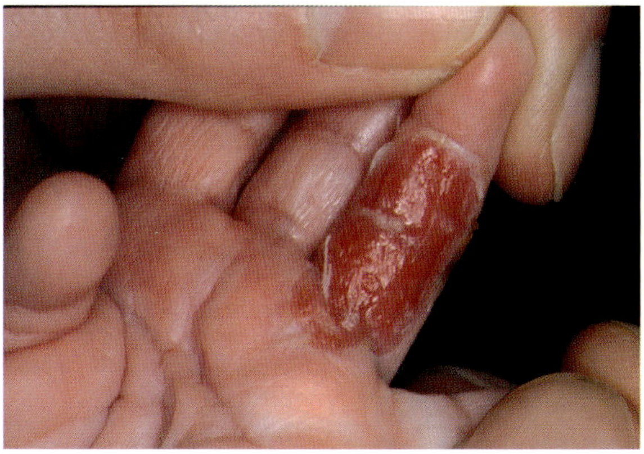

**Epidermolysis bullosa simplex, Dowling-Meara.** Identische Hautveränderungen am 4. Finger der linken Hand bei dem oben beschriebenen Mädchen.

## Therapie
Keine spezifische Therapie bekannt. Externe symptomatische Therapie. S.u. Epidermolysis bullosa-Gruppe.

## Prognose
Besserung des Hautzustandes mit Erreichen der Pubertät.

# Epidermolysis bullosa simplex, Köbner Q81.0

E

## Erstbeschreiber
Köbner, 1886

## Synonym(e)
Epidermolysis bullosa hereditaria simplex; Goldscheidersche Krankheit; Köbnersche Krankheit; Pemphigus héréditaire traumatique

## Definition
Hereditäre, generalisierte Form der Epidermolysis simplex.

## Ätiologie
Meist autosomal-dominanter, seltener autosomal-rezessiver Erbgang.
- Autosomal-dominant vererbt werden Punktmutationen in den Keratingenen 5 und 14, die auf den Genloci 12q13, 17q12 und 17q21 kartiert werden. Die Folge sind Störungen im Keratinfilamentnetz (Zytoskelett) der basalen Keratinozyten.
- Autosomal-rezessiv werden homozygote Keratin 5 und 14 Null-Mutationen vererbt. Eine homozygote nonsense mutation führt zu einer Deletion/Insertion Mutation (744delC/insAG), die wiederum zu einer Störung im KRT14 Gen (Y248X) führt.

## Manifestation
Beginn bei Geburt oder in den ersten Lebenswochen.

## Lokalisation
An Händen, Füßen, Stamm und Kopf.

## Klinisches Bild
Fragile, von Blasen und Krusten bedeckte Haut mit serösen oder hämorrhagischen Blasen unterschiedlicher Größe, die durch feste mechanische Reize oder Wärme ausgelöst werden. Leichte bis mäßige Beteiligung der Mund- und Nasenschleimhäute. Selten Augenbeteiligung. Diffuse Palmoplantarkeratosen und Hyperhidrose sind häufige Begleitphänomene, ebenso Nageldystrophien.

## Histologie
- Epidermolytische Blasenbildung.
- Elektronenmikroskopisch: der EM-Befund ist von der EBS Weber-Cockayne nicht unterscheidbar. Intrazelluläre Zytolyse oberhalb der Hemidesmosomen in den basalen Keratinozyten.

## Differenzialdiagnose
Epidermolysis bullosa-Gruppe.

## Therapie
Vermeidung von Traumen.

## Externe Therapie
Antibiotikahaltige Salben, frühzeitige Eröffnung der Blasen, Desinfektion.

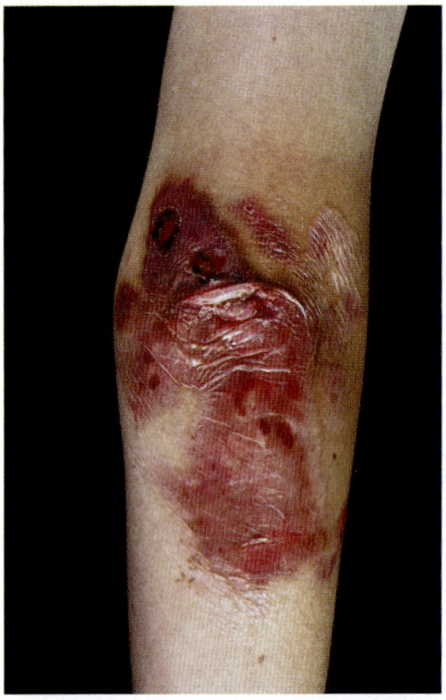

**Epidermolysis bullosa simplex, Köbner.** Multiple, seröse oder hämorrhagische Blasen unterschiedlicher Größe, die durch feste mechanische Reize oder Wärme ausgelöst werden. Leichte bis mäßige Beteiligung der Mund- und Nasenschleimhäute. Nebenbefundlich zeigen sich diffuse Palmoplantarkeratosen und Hyperhidrosis palmoplantaris sowie Nageldystrophien.

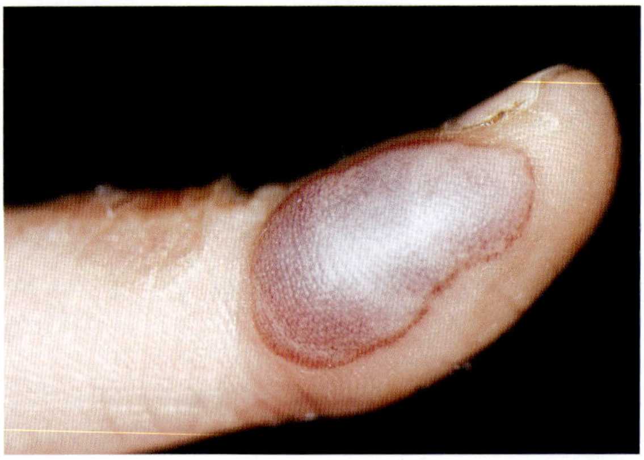

**Epidermolysis bullosa simplex, Köbner.** Pralle, eingeblutete, subepidermal gelegene Blase im Bereich der seitlichen Fingerkuppe.

### Interne Therapie
In besonders ausgeprägten Fällen ggf. kurzfristig Glukokortikoide.

### Prognose
Blasenbildung in der Kindheit ausgeprägt. Im Schulalter deutliche Besserung der Symptomatik.

## Epidermolysis bullosa simplex mit fleckiger Hyperpigmentierung Q81.0

### Erstbeschreiber
Fischer u. Gedde-Dahl, 1979

### Synonym(e)
Epidermolysis bullosa simplex with mottled pigmentation

### Definition
Äußerst seltene, generalisierte familiäre Form aus der Epidermolysis bullosa-Gruppe mit fleckigen Hyper- und Depigmentierungen.

### Ätiologie
Autosomal-dominante Vererbung von Mutationen des Keratin 5 Gens und Keratin 14 Gens, die auf dem Genlokus 12q13 kartiert sind. Die Folge sind Störungen in dem Keratinfilamentnetz (Zytoskelett) der basalen Keratinozyten.

### Manifestation
Beginn kurz nach der Geburt.

### Lokalisation
An Händen, Füßen, Stamm und Kopf.

### Klinisches Bild
- Integument: Seröse oder hämorrhagische, häufig herpetiform gruppierte Blasen unterschiedlicher Größe, die durch feste, mechanische Reize ausgelöst werden sowie 2-5 mm große hyper- oder hypopigmentierte Flecken am gesamten Integument. Besonders deutlich ist die „mottled" Pigmentierung am Nacken, Abdomen, Oberarmen und Oberschenkeln. Neigung zu Druckstellen an den Unterschenkeln. Die Schleimhäute sind mit Ausnahme der durch die Nahrungsaufnahme traumatisierten Mundschleimhaut erscheinungsfrei. Diffuse Palmoplantarkeratosen oder punktförmige palmare Keratosen sowie Hyperhidrose und Nageldystrophien sind häufige Begleitphänomene.
- Extrakutane Manifestationen: Zahnschmelzanomalien, Karies.

### Histologie
- Epidermolytische Blasenbildung.
- Elektronenmikroskopisch: Intrazelluläre Zytolyse oberhalb der Hemidesmosomen in den basalen Keratinozyten.

### Therapie
Keine spezifische Therapie bekannt. Externe symptomatische Therapie je nach Klinik, s.u. Epidermolysis bullosa-Gruppe.

### Prognose
Mit dem Alter Rückgang der Blasenbildung; Hyperpigmentierungen und Hypopigmentierungen bleiben bestehen.

## Epidermolysis bullosa simplex mit Muskeldystrophie Q81.0

### Erstbeschreiber
De Weerdt u. Castellein, 1972

### Definition
Äußerst seltener Subtyp der Epidermolysis bullosa-Gruppe, der mit an den Extremitäten lokalisierten, mechanisch induzierten Blasenbildungen einhergeht.

### Ätiologie
Autosomal-rezessive Vererbung von Mutationen im PLEC1-Gen, die auf dem Genlokus 8q24 kartiert sind. Die Folge sind Störungen in dem Zytoskelett (Plektin reduziert oder fehlend) der basalen Keratinozyten. Es kommt zur Spaltbildung zwischen Zellkern und den Hemidesmosomen und Blasenbildung nach mechanischer Belastung.

### Klinisches Bild
- Integument: Seröse oder hämorrhagische Blasen unterschiedlicher Größe, die durch mechanische Reize ausgelöst werden und vernarbend abheilen. Schleimhäute sind

mit Ausnahme der durch die Nahrungsaufnahme traumatisierten Mundschleimhaut erscheinungsfrei. Diffuse Keratosis palmoplantaris, Onychodystrophie, Alopezie und Hyperhidrose sind häufige Begleitphänomene.
- Extrakutane Manifestationen: Charakteristisch ist die Entwicklung einer schweren, langsam fortschreitenden Muskeldystrophie unter Einbeziehung des Schultergürtels im Kindes- oder Erwachsenenalter. Häufig bestehen Wachstumsretardierung und Anämie.

### Histologie
- Epidermolytische Blasenbildung.
- Elektronenmikroskopie: Spaltbildung oberhalb der Hemidesmosomen. Wird häufig als EB junktionalis fehldiagnostiziert.
- Antigen-Mapping: Typischerweise ist die Färbung mit Pektinantikörpern reduziert oder negativ.

### Therapie
Keine spezifische Therapie bekannt. Externe symptomatische Therapie. S.u. Epidermolysis bullosa-Gruppe.

## Epidermolysis bullosa simplex „Ogna" Q81.0

### Erstbeschreiber
Gedde-Dahl, 1971

### Synonym(e)
Epidermolysis bullosa simplex Typus Ogna; Epidermolysis bullosa hereditaria simplex, Typus Ogna; Epidermolysis bullosa simplex, Ogna type

### Definition
Sehr seltene, generalisierte Epidermolysis simplex, benannt nach dem Ort der Erstbeschreibung (Ogna, Norwegen).

### Ätiologie
Autosomal-dominante Vererbung von Mutationen im Plectin 1 Gen (PLEC1 Gen; Genlokus: 8q24).

### Manifestation
In der Kindheit, häufig nach dem 5. Lebensjahr.

### Lokalisation
Häufig an den Extremitäten, seltener an Stamm oder Gesicht.

### Klinisches Bild
Kleine hämorrhagische Blasen unterschiedlicher Größe, die meist ohne Narben abheilen und zu erhöhter Hautfragilität der befallenen Areale führen. Kongenitale, saisonabhängige Verletzbarkeit des gesamten Integuments. Starke Tendenz zur Druckstellenbildung am gesamten Integument. Häufig subkorneale Einblutungen sowie Onychogrypose der Großzehennägel.

### Histologie
Elektronenmikroskopie: Von den Basalzellen ausgehende Blasenbildung, oberhalb der Hemidesmosomen. Verminderte Insertion von Keratinfilamenten in den Hemidesmosomen. Morphologisch veränderte Ansatzplatten an den Hemidesmosomen.

### Differenzialdiagnose
Epidermolysis bullosa-Gruppe

### Therapie
Keine spezifische Therapie bekannt. Externe symptomatische Therapie. S.u. Epidermolysis bullosa-Gruppe.

## Epidermolysis bullosa simplex, Weber-Cockayne

Q81.0

### Erstbeschreiber
Elliot, 1895; Weber, 1926; Cockayne, 1938

### Synonym(e)
recurrent bullous eruption of the hands and the feet; Weber-Cockayne-Syndrom; summer eruption of the feet; Epidermolysis bullosa manuum et pedum aestivalis

### Definition
Häufigste Form der Epidermolysis bullosa hereditaria-Gruppe (EB). Milde Form der Epidermolysis simplex mit Blasenbildung als Folge relativ geringer traumatischer Belastungen an Händen und Füßen.

### Ätiologie
Autosomal-dominanter Erbgang. Zugrunde liegen Mutationen in den Keratingenen KRT 5 (Genlokus: 12q13) und KRT 14 (Genlokus: 17q12-q21), des COL7A1 Gens (kodiert Langkettenkollagen; Genlokus: 3p21.3) oder des ITGB4 Gens (kodiert Integrin beta 4 [s.u. Integrine]; Genlokus: 17q11-qter). Die Folge sind Störungen im Keratinfilamentnetz (Zytoskelett) der basalen Keratinozyten.

### Manifestation
In der Kindheit oder Jugend.

### Lokalisation
Lokal begrenzt auf Palmae und Plantae.

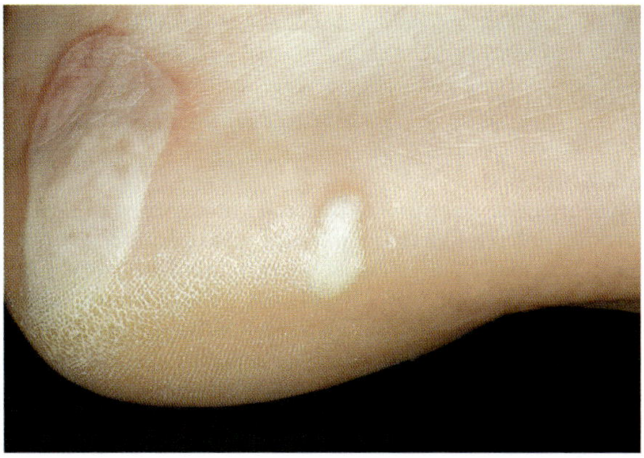

**Epidermolysis bullosa simplex, Weber-Cockayne.** Akute, nach leichtem Fußmarsch im Bereich der Ferse aufgetretene, große Blase. Gehäuftes Auftreten von Blasenbildungen nach geringen Traumata innerhalb der Familie. Milde Form der Epidermolysis simplex mit Blasenbildung als Folge relativ geringer, traumatischer Belastungen an Händen und Füßen.

### Klinisches Bild
Temperaturabhängig oder nach Reiben, vor allem im Sommer akut auftretende Blasen und Erosionen an Händen und Füßen, ohne Beeinträchtigung des Allgemeinbefindens. Häufig Hyperhidrose an den Füßen. Milde Palmoplantarkeratosen. Keine extrakutanen Manifestationen.

### Histologie
Epidermolytische suprabasale Blase.

### Differenzialdiagnose
Epidermolysis bullosa-Gruppe

### Externe Therapie
Mechanische Reize und Irritationen sind zu vermeiden. Kein enges und abschließendes Schuhwerk, da Hyperhidrose und mechanische Irritationen beste Voraussetzung zur Blasenbildung darstellen. Blasen sollten eröffnet und zur Vermeidung von Sekundärinfektionen mit antiseptischen Lösungen wie Chinolinol-Lösung (z.B. Chinosol 1:1000), **R042**, Kaliumpermanganat-Lösung (hellrosa) oder Polyvidonjod-Verbindungen (z.B. Braunovidon-Lösung, -Salbe) behandelt werden. In der Regel komplikations- und narbenlose Abheilung.

### Prognose
Gut, oft keine Therapie notwendig.

## Epidermolysis bullosa und kongenitales lokalisiertes Fehlen der Haut Q81.2

### Erstbeschreiber
Bart, 1966

### Synonym(e)
Bart-Syndrom; Epidermolysis bullosa dystrophica localisata; Epidermolysis und kongenitales Fehlen von Haut; Epidermolysis bullosa dystrophica Bart

### Definition
Kombination einer nicht vernarbenden Form aus der Epidermolysis bullosa-Gruppe mit kongenitalen Epidermisdefekten und Nagelaplasien oder Deformierungen.

### Ätiologie
Wahrscheinlich autosomal-dominant vererbt; sporadisches Auftreten wurde beschrieben.

### Manifestation
In den ersten Lebensmonaten.

### Klinisches Bild
Umschriebene Hautdefekte (Aplasia cutis congenita), meist an einer unteren Extremität in Form eines oder mehrerer roter, glänzender, erosiver Plaques. Kontinuierliche Ausbildung bis linsengroßer, mit klarer Flüssigkeit gefüllter Blasen, v.a. an Händen und Füßen, der Mundschleimhaut und perioral. Diese heilen narbenlos oder mit zarter Atrophie ab, gelegentlich Milien-Bildung. Nageldeformitäten (Aplasie oder Onychodystrophie) v.a. an den Daumen- und Großzehennägeln.

### Histologie
Blasenbildung durch epidermale Spaltbildung oberhalb der Basalmembran.

### Differenzialdiagnose
Andere Formen der Epidermolysis bullosa-Gruppe.

### Therapie
- Symptomatisch: Eröffnen der Blasen, antiseptische Lotion wie 0,5% Clioquinol-Lotio/Salbe (**R050**, Linola-Sept) oder Lösungen wie Polihexanid (Serasept, Prontoderm), Chinolinol-Lösung (z.B. Chinosol 1:1000), **R042** oder Kaliumpermanganat-Lösung (hellrosa).
- Keine aggressive Therapie, da die Blasenbildung kontinuierlich abnimmt und innerhalb der ersten Lebensjahre verschwindet. Vermeidung von mechanischen Reizen und Druckstellen an der Haut, vitamin- und mineralstoffreiche Kost.

### Prognose
Günstig: Die Neigung zur Blasenbildung nimmt kontinuierlich innerhalb der ersten Lebensjahre ab und verschwindet schließlich.

## Epidermophyton floccosum

### Erstbeschreiber
Langeron u. Milochevitch, 1930

### Allgemeine Information
Anthropophiler Dermatophyt. Übertragung durch kontaminierte Wäsche, Hautkontakt und Intimverkehr.

### Vorkommen/Epidemiologie
Weltweit verbreitet. Anteil an den Dermatophyten in Mitteleuropa ca. 3-5%. Zu 80-90% sind Männer betroffen.

### Manifestation
Prädilektionsstellen: Inguinalbereich, Zehenbereich mit oder ohne Nagelbefall.

### Klinisches Bild
Auf das Stratum corneum beschränkte Infektion. Invasives Wachstum nur bei gestörter Immunfunktion. S.u. Tinea; insbes. Tinea corporis, Tinea manuum, Tinea pedum, Tinea inguinalis. Nagelbefall und Befall der Haarfollikel möglich; niemals Befall der Haare. Nach Infektion der Zehenzwischenräume Bild der Tinea intertriginosa.

### Mikroskopie
- Septierte, hyaline, stark verzweigte Hyphen mit kolbenförmigen Enden.
- Chlamydosporen: Häufig terminal und interkaliert, Größe: 10-20 µm Ø.
- Keine Mikrokonidien.
- Makrokonidien: Zahlreich, keulen- oder schlegelförmig, glattwandig, dünnwandig, lateral oder endständig an den Hyphen, solitär oder gruppiert angeordnet, 2-10 Kammern (Größe: 10-40 µm).

## Epidermotropie

### Synonym(e)
Epidermotropismus; Exozytose; epidermotropism; exocytosis

### Definition
Einwandern von Infiltratzellen in die Epidermis, z.B. bei Ekzemen, Psoriasis, Parapsoriasis, superfiziellen bakteriellen und mykotischen Infektionen sowie bei T-Zell-Lymphomen. Die Art der Epidermotropie gibt wichtige diagnostische Hinweise.

## Epikutantest

### Synonym(e)
Läppchentest; Patchtest; Pflastertest; patch test; Atopie-Patchtest

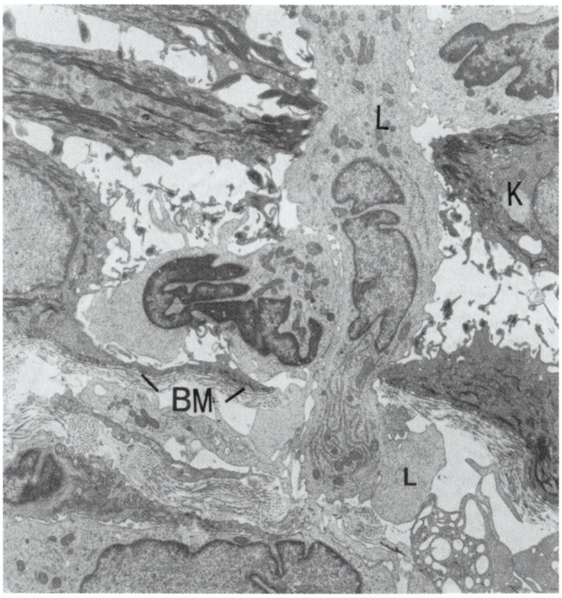


**Epidermotropie.** Durch die dermoepidermale Basalmembran (BM) in die Epidermis eindringende Lymphozyten (L), hier bei Psoriasis palmoplantaris. K = Keratinozyt.

## Definition

Primärer Test zur Diagnostik einer allergischen Spättypreaktion vom Ekzemtyp (s.u. Allergie), v.a. bei allergischem Kontaktekzem.

## Allgemeine Information

Die Häufigkeit allergischer Kontaktekzeme bei Kindern wird zwischen 5-20% angegeben. Kinder <6 Jahre sollten nur bei anamnestisch starkem Verdacht selektiv getestet werden, >12 Jahre kann der Test gemäß den Empfehlungen für Erwachsene durchgeführt werden. Nach den Empfehlungen der Deutschen Kontaktallergiegruppe (DKG) setzt sich der Standard-Epikutantest bei Kindern aus folgenden Substanzen zusammen:

- Nickelsulfat
- Thiuram-Mix
- Kolophonium
- Mercaptobenzothiazol
- Duftstoff-Mix I
- Duftstoff-Mix II
- Mercapto-Mix
- Bufexamac
- Dibromdicyanobutan
- Chlor-Methylisothiazolinon
- Neomycin
- Kompositen-Mix
- p-tert.-Butylphenol-Formaldehydharz (nur bei Schuhexposition)
- Kaliumdichromat (nur bei Schuhexposition)
- Wollwachsalkohole (nur bei Pflegepräparaten)
- Dispersionsblau-Mix (nur bei Kleidung)
- Paraphenylendiamin (nur bei Henna-Tätowierungen).

Die Applikationsdauer sollte sich auf 24 Stunden beschränken, weitere Ablesungen gemäß den Empfehlungen bei Erwachsenen nach 48 und 72 Stunden.

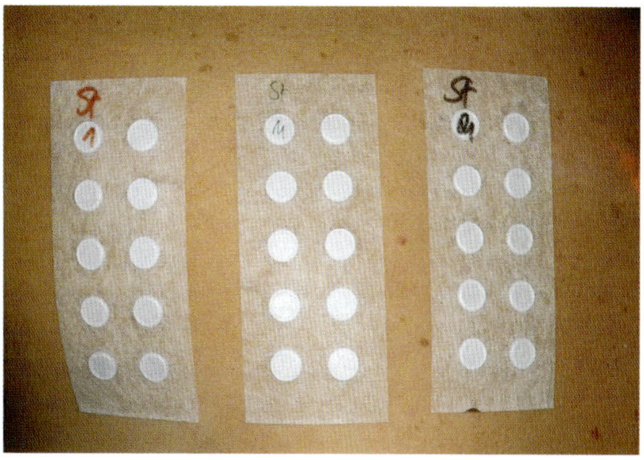

**Epikutantest.** Liegendes Pflaster mit jeweils 10 Finn-Chambers.

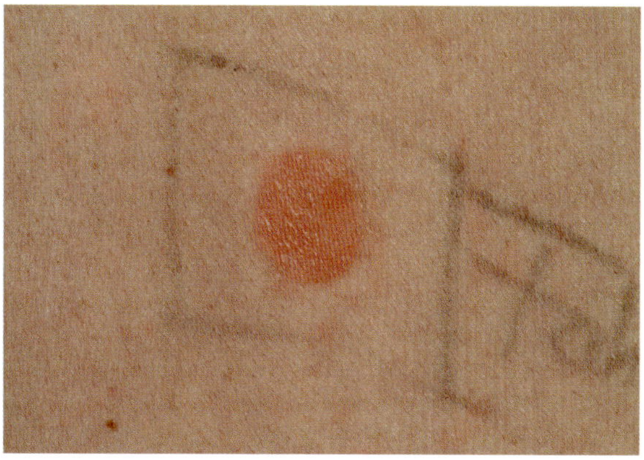

**Epikutantest.** Positive Typ IV-Reaktion bei einem 47-jährigen Patienten gegen den Fahrenheit Deoroller von Dior. Stark positive Reaktion (Erythem, Papel, Infiltration) im Testfeld nach 72 Stunden.

## Durchführung

- Zur Vermeidung einer toxischen Hautreaktion wird das Allergen stark verdünnt in eine indifferente Grundlage eingearbeitet (in der Regel Vaseline) und in kleinen Testkammern aus Aluminium (z.B. Finn Chambers), Dünnschichtfolien (True-Test) oder Zellstoff auf die gesunde Rückenhaut appliziert (geklebt). Die Ablesung der Testreaktion erfolgt regelmäßig nach 48 Std. und 72 Std., gelegentlich auch nach 96 Stunden. Bei fraglicher klinischer Relevanz kann auch ein sog. Repeated open application test (ROAT) oder Use-Gebrauchstest durchgeführt werden, bei dem das Allergen 1 Woche lang täglich an der Oberarminnenseite getestet wird. Eine weitere Möglichkeit zur Abklärung einer klinischen Relevanz ist die offene Testung in loco.
- Bewertet werden:
  - - (keine Reaktion = negativ)
  - ? (fraglich; nur Erythem, kein Infiltrat)
  - + (einfach positive Reaktion; nur Erythem ggf. mit geringem Infiltrat; evtl. diskrete Papeln)
  - ++ (zweifach positive Reaktion; Erythem und Papeln, Infiltrat, Vesikel)
  - +++ (dreifach positive Reaktion; Erythem, Infiltrat, konfluierende Vesikel)
  - ++++ (vierfach positive Reaktion; erodierte Vesikel; von vielen Allergologen der dreifach positiven Reaktion zugerechnet)

**Epikutantest. Tabelle 1.** Epikutantestung Standardserie (True-Test)

| | |
|---|---|
| Cain-Mix | Nickelsulfat |
| Epoxidharz | Paraben-Mix |
| Ethylendiamin | Parfüm-Mix |
| Formaldehyd | Perubalsam |
| Gummi-Mix | p-Phenylendiamin |
| Kaliumdichromat | p-tert-Butylphenol/ Formaldehyd |
| Kathon-CG | Quaternium 15 |
| Kobaltchlorid | Quinolin-Mix |
| Kolophonium | Schwarzgummi-Mix |
| Mercaptobenzothiazol | Thiomersal |
| Mercapto-Mix | Thiuram-Mix |
| Neomycinsulfat | Wollwachsalkohole |

  - IR (irritativ-toxische Reaktion; Seifeneffekt, Vesikel, Blase, Nekrose)
  - nt (nicht getestet; in einem Testblock enthaltenes, aber nicht getestetes Allergen)
  - f (follikuläre Reaktion; sie sind in der Bewertung den fraglichen Reaktionen zuzuordnen).
- In die Bewertung kann die Reaktionsdynamik der Epikutantestung einbezogen werden. Ein Crescendo- oder Plateau-Muster spricht eher für den allergischen Typ, ein Decrescendo-Muster eher für den irritativen Typ. Bei Spätreaktionen, die etwa 10-14 Tage nach Applikation des Epikutantests erstmalig auftreten, ist an eine („iatrogene") Sensibilisierung durch den Test zu denken.
- Bei positiven Reaktionen auf strukturell verwandte Substanzen kann es sich um Kreuzreaktionen handeln.
- Treten positive Reaktionen (>5) auf chemisch nicht verwandte Substanzen auf, kann dies Ausdruck einer individuell gesteigerten Empfindlichkeit für die Kontaktallergie sein. Alternativ ist aber bei zahlreichen positiven Reaktionen immer an ein Angry back/Excited Skin-Syndrom zu denken. In einem solchen Fall werden zahlreiche der morphologisch als positiv (+ bis +++) bewerteten Reaktionen als falsch positiv zu interpretieren sein.
- Bleibt trotz deutlicher anamnestischer oder klinischer Hinweise auf das Vorliegen einer Sensibilisierung die allergische Reaktion im Epikutantest aus, dann begründet dies den Verdacht einer „falsch negativen" Reaktion. Dies kann an der Testmethode (zu niedrige Allergenkonzentration, ungeeignetes Vehikel, mangelhafte Okklusion, zu kurze Ablesesequenz) oder an der (z.B. durch topische oder systemische Medikamente oder UV-Licht) verminderten Immunreaktivität des Patienten liegen. Bei falsch positiven Reaktionen, etwa im Rahmen eines „Excited skin-Syndroms", oder bei Verdacht auf falsch negative Reaktionen, sollte die Testung der einzelnen Stoffe zu einem späteren Zeitpunkt, möglichst aber erst nach 2 Monaten, wiederholt werden. Weitere Verfahren wie Anwendungstests (z.B. ROAT) können in der Hand erfahrener Untersucher zur Aufklärung der Sensibilisierung beitragen.

### Hinweis(e)

- Falsch positive Epikutantestreaktionen (u.U. mehr als 5) im Sinne eines sog. Angry back durch massive Testreaktion auf ein starkes Kontaktallergen mit hämatogener Streureaktion in andere (negative) Testareale hinein, können bei zu früher Epikutantestung auf noch ekzematisierter Haut oder bei akutem Ekzemschub entstehen. Andererseits sind falsch negative Testreaktionen bei iatrogener T-Zell-Suppression (interne Steroidtherapie, Antihistaminika, UVA-Therapie u.ä.) zu erwarten.
- Nach dem Ablesen eines Epikutantests muss stets eine Bewertung der klinischen Relevanz der vorliegenden Typ IV-Sensibilisierungen erfolgen. Alle Informationen sollten dann für den Patienten in einem Allergiepass dokumentiert werden. Dabei ist es sinnvoll, im Ausweis die klinische Relevanz mit Bezug auf das Allergen anzugeben. Die Angabe der klinischen Relevanz kann mittels des sog. COADEX-Index erfolgen. Dieser umfasst die wichtigsten, praxisrelevanten Kriterien.
- Als Modifikation ist der Abriss-Epikutantest anzusehen. Dieser wird z.B. zum Nachweis eines fortbestehenden klinischen Verdachts einer Kontaktallergie bei negativem Epikutantest durchgeführt.

## Epikutantest, offener

### Definition

Modifizierter Test zur Diagnostik einer allergischen Reaktion vom Soforttyp durch Kontaktallergene (IgG- bzw. IgE-vermittelte Kontakturtikaria). Die Ablesung erfolgt in der Regel 20 Minuten nach Applikation der Testsubstanzen am Rücken, ggf. zusätzliche Ablesung in Abhängigkeit von der klinischen Symptomatik nach 1, 2 und 4 Stunden.

### Hinweis(e)

In Abhängigkeit von der klinischen Symptomatik sind sehr selten Fälle einer allergischen Systemreaktion beschrieben.

## Epilation

### Definition

Methode zur Entfernung von ästhetisch störenden Haaren. Folgende Verfahren werden angewandt:

- Elektroepilation
- Photoepilation
  - Laserepilation
  - Enthaarung mittels Blitzlampe
- Manuelle Epilation (Heißwachsmethode; Kaltwachsstreifen, Epilierer, Enthaarungscreme, Pinzette).

### Indikation

Hypertrichose.

## Epiloia Q85.10

### Definition

Bezeichnung im angelsächsischen Sprachraum für die Tuberöse Sklerose (Bourneville-Pringle).

## Epiphora H04.20

**Definition**
Pathologisches Tränenträufeln.

**Ätiologie**
Hypersekretion der Tränendrüsen unterschiedlicher Ursache oder Behinderung des Tränenabflusses.

## Epithelersatz

**Definition**
Technik zur Defektdeckung oberflächlicher Wunden, z.B. Spalthauttransplantate; Meshgraft-Transplantate oder Keratinozytenkultur.

## Epitheliom D23.L6

**Definition**
Benigne oder maligne Epithelzellgeschwulst.

## Epitheloidzellen

**Definition**
Aus Makrophagen entstehende, in Gruppen liegende, große Zellen, die an Epithelzellen erinnern. Epitheloidzellen entstehen, nachdem Makrophagen ein phagozytiertes Produkt, z.B. Bakterien, komplett verdaut oder aber ein unverdauliches phagozytiertes Produkt durch Exozytose ausgeschleust haben. Auch bei Allergie vom verzögerten Typ kann es bei Überwiegen der Abwehrreaktion zum Auftreten von Epitheloidzellen kommen (Tuberculosis cutis luposa).

## Epitop

**Definition**
Bereich eines Allergens/Antigens, das mit den Bindungsstellen der Antikörper oder T-Zell-Rezeptoren reagiert. B-Lymphozyten sezernieren Antikörper (Immunglobuline) mit Bindungsstellen gegen Epitope, während T-Lymphozyten heterodimäre T-Zell-Rezeptoren (ab, gd) mit Bindungsstellen gegen Epitope besitzen. IgE-Antikörper reagieren vorzugsweise mit allergenen Bereichen, die durch ihre native räumliche Struktur bedingt werden (konformationsabhängige Epitope). Die T-Zellen reagieren nur mit Peptidfragmenten der Allergene, die zudem noch an körpereigene MHC-Klasse-II-Moleküle gebunden sein müssen.

## Epizoonosen B88.9

**Synonym(e)**
Epizootien; epizoonosis

**Definition**
Hauterkrankungen durch Gliedertiere. Epidemiologisch spielen die Krätzemilben, Läuse, Wanzen und Flöhe eine besondere Rolle. In Elendszeiten, aber auch durch Promiskuität und enge Wohngemeinschaften, nehmen sie zu, unter guten hygienischen Verhältnissen schwinden sie. Zu den Epizoonosen zählen: Cimikose, Pediculosis, Pulicosis, Skabies.

## Epoxidharzsysteme

**Allgemeine Information**
Bewertung der Epoxidharzsysteme hinsichtlich der Auswirkung einer Allergie auf die Minderung der Erwerbsfähigkeit:

- Epoxidharzsysteme werden aufgrund ihrer besonderen Eigenschaften wie hohe mechanische, thermische und chemische Beständigkeit in zahlreichen industriellen und handwerklichen Bereichen eingesetzt. Sie finden Verwendung als Kleber, Formmassen, Fugenfüller, Bindemittel für Fasermassen, zur elektrischen Isolierung und als Beschichtungen. Sie werden auch in Zweikomponentenfarben und als Zuschlagstoffe zu verschiedenen Baustoffen eingesetzt. Sie können Bestandteile von Gemischen aus verschiedenen Kunstharzen sein.
- Relevante berufliche Expositionen: Bauberufe (z.B. Fliesen- und Fußbodenleger, Betonarbeiter, Steinsanierer) und Kunststoffverarbeiter (z.B. in der Flugzeugindustrie, bei der Sportgeräteherstellung). Ebenso sind aus arbeitsmedizinischer Sicht einzelne Tätigkeiten im Elektromotorenbau (elektrische Isolierung), bei der Metallbearbeitung (Beschichtungen, Schraubensicherung, Kleben), in der Holzbearbeitung (Kleben) und in der Möbelherstellung (Kleben) als verschlossen zu betrachten.
- Vier Besonderheiten sind bei Allergien gegenüber Epoxidharzsystemen besonders zu würdigen:
  - Komponenten von Epoxidharzsystemen sind sehr potente Allergene.
  - Die mono- und oligomeren Ausgangssubstanzen von Epoxidharzsystemen können aerogene Kontaktekzeme verursachen.
  - Ausgehärtete Epoxidharzsysteme verursachen in der Regel keine Hauterscheinungen bei Sensibilisierten.
  - Zur Diagnostik eines allergischen Kontaktekzems gegenüber Epoxidharzsystemen kann unter Umständen die Testung „Epoxidharz" in der Standardreihe nicht ausreichend sein. Bei negativem Ausfall dieser Testung müssen dann zusätzlich die kommerziell verfügbaren Epoxidkomponenten getestet werden. Dafür müssen Kenntnisse über die Zusammensetzungen und geeigneten Testkonzentrationen und -zubereitungen der einzelnen Stoffe vorhanden sein. Einige Substanzen dürfen nur in hoher Verdünnung getestet werden (z.B. Glycidether).
- Auswirkung einer Allergie: Bei Allergien gegenüber Bestandteilen von Epoxidharzsystemen ist in der Regel eine „mittelgradige" Auswirkung der Allergie anzunehmen. Bei sehr hochgradiger Sensibilisierung kann eine „schwerwiegende" Auswirkung angenommen werden, sollte aber eigens begründet werden.

## Epstein-Barr-Virus

**Erstbeschreiber**
Epstein, 1964

**Synonym(e)**
EBV

**Definition**
Humanpathogenes, behülltes, doppelsträngiges DNA-Virus aus der Familie der Herpesviridae (HHV-6).

### Allgemeine Information
Hauptübertragungswege des Virus sind Tröpfcheninfektionen oder Kontaktinfektionen (besonders Speichel) bzw. Schmierinfektion, seltener sind Übertragungen im Rahmen von Transplantationen oder Bluttransfusionen.

### Manifestation
Das Virus ist Erreger der infektiösen Mononukleose (Pfeiffersches Drüsenfieber) und des Burkitt-Lymphoms. Bei jugendlichen oder erwachsenen Infizierten kommt es in 30-60% aller Fälle zum Ausbruch einer infektiösen Mononukleose. Jeder Infektion folgt im Normalfall eine lebenslange Resistenz gegen diese Krankheit. Als seltene Komplikation kann das Burkitt-Lymphom entstehen. Im höheren Lebensalter sind 95% der Menschen mit EBV infiziert. Auch nach der Abheilung der infektiösen Mononukleose bleibt das Epstein-Barr-Virus im Körper. Es kann wie alle Herpesviren reaktivieren. Im asiatischen Raum gilt eine EBV-Infektion als Risikofaktor für Tumoren der Nase oder des Kehlkopfes (Nasopharynxkarzinom). Auch bei Mammakarzinom scheint das EBV eine Rolle zu spielen.

## Epulis
K06.80

### Synonym(e)
Zahnfleischgeschwulst; Zahnfleischgranulom; Alveolarfortsatztumor

### Definition
Oberbegriff für ätiologisch uneinheitliche, tumorähnliche, unspezifische, entzündlich-irritative Granulations- bzw. Resorptionsgeschwülste, die solitär oder multipel im Bereich der Gingiva oder auch der Alveolarschleimhaut auftreten.

### Ätiologie
Wahrscheinlich durch chronische Reizung des Zahnfleisches (Prothese, Zahnfüllung) bedingt; auch angeboren. Gehäuftes Auftreten während der Schwangerschaft (Epulis gravidarum). Die sog. Riesenzellepulis tritt bereits ab dem 6. Lebensjahr auf und zwar während des Zahnwechsels. Bei der Epulis fibrosa führen Fibrosierungen zur Bildung eines harten, rötlichen Tumors, meist an der vestibulären Seite der Gingiva.

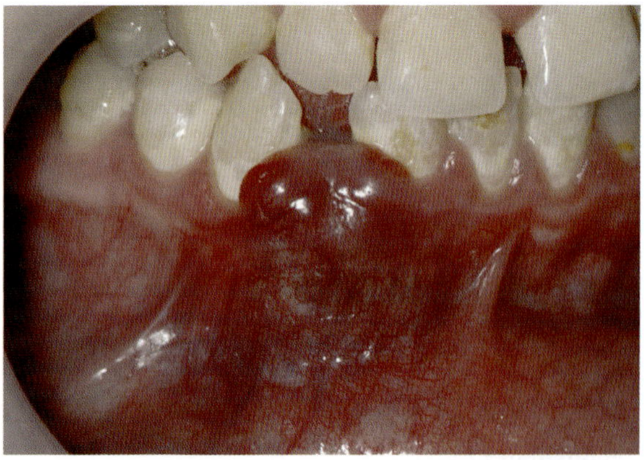

**Epulis.** Chronisch stationärer, seit 4-6 Monaten bestehender, leicht druckempfindlicher, polypöser, glatter Knoten in regio 42-44. Lockerungsgrad von II bei vorhandener Sensibilität. Vollständige Transluzenz zwischen den Wurzeln beider Zähne in der Panorama-Röntgenaufnahme des Gebisses (OPG-Aufnahme).

### Lokalisation
Meist Alveolarkamm; Gingiva.

### Klinisches Bild
Erbs- bis kirschgroße, hochrote, zentral gelegentlich erodierte oder ulzerierte, leicht blutende polypöse Geschwülste; je nach Ausdehnung Diastema und sekundäre Malokklusion; keine wesentliche Schmerzhaftigkeit.

### Histologie
Meist unspezifische Granulationsgeschwulst.

### Differenzialdiagnose
Benigne oder maligne Geschwülste; Fibrome; Fisteln; Pulpapolypen.

### Therapie
Exzision und histologische Kontrolle. Zusammenarbeit mit dem Zahnarzt.

## Epulis fibrosa
K06.8

### Definition
Als Reizgeschwulst auftretende, langzeitig bestehende, tumorähnliche, unspezifische, entzündlich-irritative Granulations- bzw. Resorptionsgeschwulst, die meist solitär auf der vestibulären Seite der Gingiva auftritt.

### Ätiologie
Wahrscheinlich durch chronische Reizung des Zahnfleisches; Fibrosierungen führen zur Bildung einer harten, weiß-rötlichen Geschwulst.

### Lokalisation
Meist vestibuläre Gingiva.

### Klinisches Bild
Erbs- bis kirschkerngroße, derbe, gelegentlich erodierte, schmerzlose polypöse Geschwulst.

### Histologie
Gutartige fibroepitheliale Neubildung.

### Differenzialdiagnose
Benigne oder maligne Geschwülste; Fibrome; Fisteln; Pulpapolypen.

### Therapie
Exzision und histologische Kontrolle.

## Erbium-YAG-Laser

### Synonym(e)
Er:YAG-Laser; Er-YAG-Laser

### Definition
Gepulster Festkörper-Laser mit einer Wellenlänge von 2940 nm.

### Allgemeine Information
Das emittierte Licht einer Wellenlänge im mittleren Infrarotbereich wird fast ausschließlich von Wasser absorbiert, d.h. die Eindringtiefe im Gewebe ist relativ gering (Epidermis, obere Anteile des Koriums). Durch die extremen Leistungsdichten lässt sich Gewebe extrem präzise ohne wesentliche Schädigung der Umgebung abtragen („kalte Ablation“ der

Haut). Die Ablation ist präziser als mit dem $CO_2$-Laser, mechanische Dermabrasionsmethoden (Fräse) oder Kauterisation („Kugelkauter"). Nachteilig ist die einsetzende Blutung bei Eröffnung der Kapillargefäße.

### Indikation
Vielfältig einsetzbar (guter „Einstiegslaser" für eine Praxis) bei Indikationen wie aktinischen- und seborrhoischen Keratosen, Milien, Xanthelasma, epidermalen Naevi, Syringomen, Verrucae, durch Akne verursachten Narben, bis hin zu Lentigines. Ebenfalls für die Indikation „Skin-Resurfacing" geeignet.

### Durchführung
Standard: Laserung mit 8 J/cm², 10 Hz. Spot: 3 mm. Oberflächenanästhesie mit Lokalanästhetika wie EMLA-Creme oder Kühlung sind günstig, ggf. Infiltrationsanästhesie. Je nach Indikation ggf. anderes Handstück zur Spotveränderung, ggf. Bildmustergenerator (CPG) zur Musterveränderung. Wundheilung über 1 Woche, anschließend Lichtschutz (Sonnenschutz) über 6-8 Wochen, s.u. Lichtschutzmittel.

## Erdnuss

### Synonym(e)
Arachis hypogaea

### Definition
Nutzpflanze aus der Familie der Hülsenfrüchtler (Leguminosen). Aufgrund der engen verwandtschaftlichen Beziehung zu den Hülsenfrüchten haben Erdnüsse aber einen geringeren Anteil an Omega-3-Fettsäuren als viele andere Nüsse (s.u. Nuss). Im Gegensatz zu den meisten anderen Hülsenfrüchten sind Erdnüsse allerdings roh genießbar. Das allergene Potenzial ist im Vergleich zu anderen Lebensmittelallergenen relativ hoch. Die geernteten Feldfrüchte werden zunächst im Wassergehalt von 40% auf 5-10% heruntergetrocknet.

### Allgemeine Information
Reife Erdnüsse können roh, geröstet oder gekocht verzehrt werden. Die Erdnuss hat mit 25% Eiweißgehalt einen hohen Nährwert. Bedeutend ist auch das Erdnussöl. 100 g Erdnüsse enthalten 180 mg Magnesium. Damit gehören Erdnüsse zu den magnesiumreichsten pflanzlichen Nahrungsmitteln. Insbesondere bei vegetarischer Ernährung kann die Erdnuss einen sehr wertvollen Beitrag leisten. Erdnussöl wird auch zur Körperpflege benutzt.

### Komplikation
In den USA leiden etwa 1,5 Mio. Menschen an einer Erdnussallergie. Die Prognose der Erdnussallergie ist schlechter als dies bei anderen Nahrungsmittelallergien im Kindesalter (z.B. der Milch- oder Eiallergie) der Fall ist. Nur ca. 25% der Kinder mit Erdnussallergie entwickeln im Laufe der Jahre eine Toleranz. Erdnüsse sind in vielen Lebensmitteln versteckt, unter anderem in Schokolade, Gebäck, Soßen, Ölen. Auch Badeöle können Erdnussbestandteile enthalten. Für eine allergische Reaktion genügen schon 100 µg der allergenen Proteine oder der Staub, der beim Öffnen einer Erdnusspackung entsteht. Die Erdnuss-Allergene Ara h1 und h2 sind hitzestabil und werden durch das Rösten der Erdnüsse eher noch akzentuiert. Natives Erdnussöl kann allergische Reaktionen auslösen, raffiniertes Erdnussöl dagegen nicht mehr. Es besteht die Möglichkeit einer Kreuzreaktion mit Lupinen und Soja. Weitere Kreuzallergien sind mit Äpfeln, Birkenpollen, Beifußpollen, Guarkernmehl, Johannisbrotkernmehl, Kokosnuss, Lakritz, Mandeln, Pfirsich, Pistazien, Platanenpollen, Reis, Walnüssen, Weidelgras und Weizenmehl beobachtet worden.

### Hinweis(e)
Folgende Begriffe der Zutatenliste können auf die Verwendung von Erdnüssen hinweisen: Erdnuss, Erdnusseiweiß, Erdnussmus, Erdnussbutter, Erdnusscreme, Erdnussöl, pflanzliches Eiweiß, Lecithin (E 322), pflanzliches Fett. Lecithin und pflanzliches Fett können auch anderen Ursprungs sein. Für den Erdnuss-Allergiker ist folgendes zu beachten:
- Überprüfen Sie beim Einkauf immer die Zutatenliste der Produkte und meiden Sie Produkte, die Erdnussbestandteile enthalten bzw. enthalten können.
- Bei Schokolade müssen Zusätze unter 5% nicht angegeben werden.
- Brot, Brötchen und Backwaren können Erdnussbestandteile enthalten oder mit diesen kontaminiert sein.
- Bei loser Ware wie Wurst oder Brot muss keine Zutatenliste beigefügt werden.
- Erdnüsse werden häufig in der asiatischen/mexikanischen und afrikanischen Küche verwendet (z.B. Erdnusssoße).
- In Gewürzzubereitungen wie Currypulver darf bis zu 10% Leguminosenmehl (s.a. Kreuzreaktion zu Lupine) enthalten sein.
- Erdnusskontaminationen können überall dort auftreten, wo Erdnüsse verwendet werden, also in Restaurants, Bäckereien, Fleischereien, Eisdielen, Fast-Food-Ketten.
- Kindernahrungsmittel können Erdnussbestandteile unter den Begriffen „pflanzliches Eiweiß" oder „pflanzliches Fett" enthalten.
- Kaltgepresste Öle anderer Pflanzen (Sonnenblumenöl etc.) können mit Erdnussbestandteilen kontaminiert sein.

## Erfrierung T35.70

### Synonym(e)
Congelatio

### Definition
Schwerste Kälteschädigung.

### Ätiologie
Klimatische Kälteeinwirkung, Kontakt mit Kohlensäure-Schnee (z.B. Feuerlöscher) oder flüssigem Stickstoff.

### Klinisches Bild
Einteilung in 4 Grade:
- (1. Grad) Dermatitis congelationis erythematosa: Zunächst Blässe, dann Rötung.
- (2. Grad) Dermatitis congelationis bullosa: Schädigung der oberflächlichen Hautschichten mit Blasenbildung.
- (3. Grad) Dermatitis congelationis escharotica: Schädigung der tieferen Hautschichten und des Unterhautgewebes, Nekrosen.
- (4. Grad) Gangraena congelationis, Kältebrand: Gangrän, Gliedverlust.

### Externe Therapie
Langsame Erwärmung, erfrorene Partien zunächst kühl halten, da es über das Missverhältnis des Sauerstoffbedarfs des erwärmten Gewebes und eingeschränkter Sauerstoffzufuhr zur weiteren Schädigung kommen kann.

**Cave: Gefahr des Wiedererwärmungsschocks!**

Bei Erfrierungen 3. Grades Mumifikationen anstreben, deshalb trockene Behandlung, z.B. Puderbehandlung, keine feuchten Umschläge. Chirurgische Maßnahmen nach der Demarkation. S.a.u. Verbrennung.

### Interne Therapie
Warme und heiße Getränke, medikamentöse Unterstützung zur Gefäßdilatation wie Pentoxifyllin (z.B. Trental) 800-1200 mg/Tag p.o. oder 1-2 Amp. langsam (über 5 Min.) i.v. oder 100-600 mg/Tag per infusionem (langsam infundieren; 100 mg/60 Min.). Thromboseprophylaxe mit niedermolekularem Heparin z.B. Nadroparin (Fraxiparin) 2mal/Tag 0.1 ml/10 kg KG s.c. Ggf. Anti-Tetanus-Prophylaxe.

## Ergotismus T46.5

### Synonym(e)
Sankt-Antonius-Feuer

### Definition
Arterielle vasospastische Durchblutungsstörungen als Folge einer chronischen Vergiftung mit Ergotamin-haltigen Substanzen (Migränemittel). Die früher häufiger zu Massenerkrankungen führenden Vergiftungen durch Alkaloide des Mutterkorns treten heute nur noch äußerst selten auf (s.u. Lolch).

### Manifestation
Betroffen sind v.a. die Arterien der Extremitäten (z.B. Digitalarterien).

### Klinisches Bild
Klinisch zeigen sich die Symptomatik einer arteriellen Durchblutungsstörung und neurologische Symptome wie Krämpfe oder Kontrakturen.

### Therapie allgemein
Absetzen der Ergotamin-haltigen Medikamente. Zusammenarbeit mit Neurologen und Internisten.

### Externe Therapie
Symptomatische stadiengerechte Therapie der Hautveränderungen, s.u. Wundbehandlung.

### Interne Therapie
In schweren Fällen Versuch einer vasodilatatorischen Akutmedikation z.B. mit Kalziumantagonisten wie Nifedipin (z.B. Adalat) 0,1-0,2 mg i.v. oder 10 mg sublingual oder Glycerolnitrat (z.B. Nitrolingual-Spray). Bei Superinfektion initial Breitbandantibiose z.B. mit Cephalosporinen wie Cefotaxim (z.B. Claforan 2mal 2 g/Tag i.v.) oder Gyrasehemmer wie Ciprofloxacin (z.B. Ciprobay 250-500 mg/Tag p.o.). So bald wie möglich Antibiotikatherapie nach Antibiogramm.

## Ergotismus, anokutaner gangraenöser T88.7

### Erstbeschreiber
Wienert, 1980

### Definition
Überholter Begriff für Gefäßkonstriktion mit sekundärer Gangraenentwicklung und schmerzhaften, scharfrandig begrenzten Ulzerationen im intra- und perianalen Bereich infolge ständiger Zufuhr ergotaminhaltiger Suppositorien (Migränebehandlung).

### Differenzialdiagnose
Enteritis regionalis, Syphilis, Langerhanszell-Histiozytosen, Lymphogranuloma inguinale, maligne Tumoren.

### Therapie allgemein
Meiden der auslösenden Medikamente.

### Externe Therapie
S.u. Wundbehandlung.

## Erle

### Synonym(e)
Alnus; Alnus glutinosa; Schwarzerle; Eller

### Definition
Sommergrüner mittelgroßer (bis etwa 25 m Höhe) Laubbaum aus der Familie der Birkengewächse (Betulaceae). In Mitteleuropa sind 3 Arten heimisch: die Grün-, Grau- und Schwarz-Erle. Erlen kommen weltweit in etwa 30 Arten vor, und sind fast ausschließlich auf der Nordhalbkugel der Erde (Europa, Asien, Nordamerika) verbreitet. Sie werden bis 120 Jahre alt. Die Blätter sind 2-3 cm lang gestielt, mit 4-9 cm langer Spreite. Vorne oft ausgerandet oder wenig zugespitzt. Oberseits dunkelgrün, unterseits mit gelblichen Haarbüscheln. Die Blüten der Erle werden windbestäubt, die Früchte durch ihn verbreitet.

### Allgemeine Information
Aus allergologischer Sicht spielen Erlenpollen eine große Rolle (s.u. Pollen, Baumpollen). Die Pollen fliegen von Februar bis April. Das Hauptallergen der Erlenpollen ist das Eiweiß Aln g 1. Es bestehen Kreuzallergien gegen Birke, Buche, Eiche, Hasel.

### Vorkommen
Die Erle ist an Fließgewässern zu Hause.

### Naturheilkunde
Die Erle steht für Fruchtbarkeit, Freude und das Leben nach dem Tode. Es regt die Spiritualität an und die weibliche Sinnlichkeit und vermittelt Frische und Munterkeit. Tränke und Räucherwerk aus der Rinde und den Blättern der Erle werden benutzt um „Altes" besser loslassen zu können (Feuer am Waldesrand). Weitere Indikationen sind Erkrankungen des rheumatischen Formenkreises.

### Hinweis(e)
Der Name Schwarzerle beruht wohl auf der alten Verwendung ihrer Rinde zum Schwarzfärben von Leder sowie Herstellung schwarzer Tinte aus ihren Fruchtzapfen.

## Erosio interdigitalis candidamycetica B32.7

### Synonym(e)
Erosio interdigitalis blastomycetica; interdigitale Candidamykose

### Definition
Candidose der Finger- bzw. Zehenzwischenräume.

### Lokalisation
Vor allem zwischen dem 3. und 4. Finger.

### Klinisches Bild
Weißliche Mazeration auf rotem Untergrund. Rhagadenbildung nach Abstoßen des Belages.

### Therapie
S.u. Candidose.

## Erosion

### Synonym(e)
Erosio

### Definition
Umschriebener, oberhalb der Basalschicht lokalisierter Epitheldefekt mit narbenloser Abheilung.

## Erosivschanker A51.0

### Definition
Primäraffekt der Syphilis mit erodierter Oberfläche.

### Therapie
S.u. Syphilis acquisita.

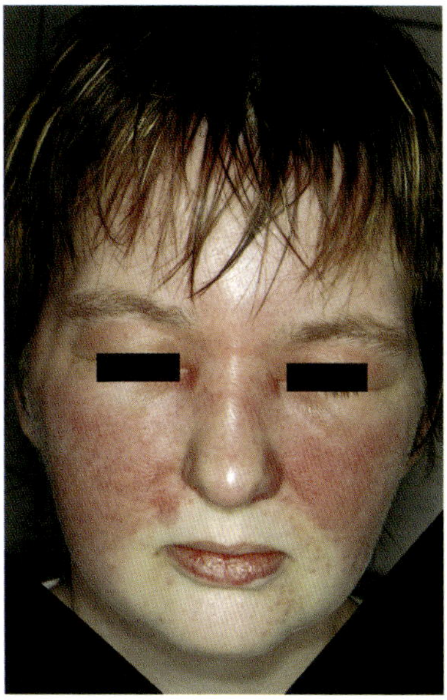

**Erysipel.** Zirkumskriptes, feuerrotes, scharf begrenztes Erythem mit flächiger Schwellung der Haut. Deutlicher Spannungsschmerz in den befallenen Arealen. Submandibuläre Lymphknoten sind dolent geschwollen, es bestehen Schüttelfrost und Fieber.

## Erysipel A46.x0

### Synonym(e)
Erysipelas; Rose; Wundrose; Streptodermia cutanea lymphatica; Cellulitis (im anglo-amerikanischen Schrifttum)

### Definition
Akute, bakterielle, lokale Infektion der Lymphspalten und Lymphgefäße der Dermis, die mit lokalisierter schmerzhafter Rötung und Schwellung, mit Allgemeinsymptomen wie Unwohlsein, Fieber, Schüttelfrost sowie schmerzhafter Lymphadenitis einhergeht.

### Erreger
β-hämolysierende Streptokokken der Gruppe A. Neuere Arbeiten weisen daraufhin, dass beim bullösen Erysipel sowie bei den nekrotisierenden Formen auch Staphylokokken eine pathogenetische Rolle spielen können (s.a. MRSA). Auch gramnegative Erreger (z.B. E. coli, Pseudomonas aeruginosa) können in seltenen Fällen, insbesondere bei immunsupprimierten Patienten, eine pathogenetische Bedeutung haben.

### Einteilung
Nach klinischen Gesichtspunkten lässt sich die Infektion wie folgt einteilen:
- Erysipel, bullöses
- Erysipel, hämorrhagisches
- Erysipel, phlegmonöses (s.a. Fasziitis, nekrotisierende)
- Erysipel, rezidivierendes.

### Ätiologie
Eindringen von Streptokokken in die kutanen Lymphwege (häufig nach Tinea pedum oder kleinen mechanischen Traumata [„Wundrose"]). Persistierende Lymphödeme sind Wegbereiter für die Infektion (z.B. Ödeme nach langstreckiger Saphenektomie bei Bypass-Operationen).

### Klinisches Bild
- Inkubationszeit: 1-3 Tage.
- Integument: Beginn mit einem asymmetrischen, meist von einer kleinen Verletzung ausgehenden (Wundrose), feuerroten, schmerzhaften, scharf begrenzten Erythem. Fieber und Schüttelfrost können vorausgehen oder den Prozess begleiten. Rasches kontinuierliches Migrieren der schmerzhaften Rötung, die häufig eine flammenzungenartige seitliche oder proximale Begrenzung aufweist. Nicht selten sind Bläschen- und Blasenbildung (bullöses Erysipel) oder flächige Hämorrhagien.
- Allgemeinsymptome: Der Prozess wird begleitet von Spannungs- und Hitzegefühl, Schmerz, Ödem, Fieber (bis 40 °C) und Schüttelfrost. Schmerzhafte regionäre Lymphadenitis (konstantes Zeichen der akuten Infektion).

### Labor
Leukozytose mit Neutrophilie, BSG- und CRP-Erhöhung. ASL meist deutlich erhöht.

### Histologie
Variables Bild das von der Akuität der Infektion abhängig ist. Initial perivaskuläres Infiltrat aus Lymphozyten, Neutrophilen und vereinzelten Eosinophilen. Markantes Ödem der oberen Dermis mit weitstehenden Lymphgefäßen und prall erythrozytengefüllten Blutgefäßen. Zunehmend wird das Infiltrat durch eine neutrophile Komponente dominiert. Vereinzelt beobachtet man bei unkomplizierter Infektion Erythrozytenextravasate. Die hämorrhagische Komponente kann beim hämorrhagischen Erysipel dominieren. Ein Erregernachweis gelingt nicht!

### Diagnose
Klinisches Bild mit der typischen Trias (E = Erythem; F = Fieber; L = Lymphadenitis).

### Differenzialdiagnose
- Klinisch: Akute Dermatitis (kein Fieber, keine Lymphadenitis, Juckreiz); initialer Zoster (wichtig in Abgrenzung zu einem Gesichtserysipel; Schmerzen häufig dominierend, kein Fieber, keine schmerzhafte Lymphadenitis, später wegweisende segmentale Ausbreitung mit Bläschen-oder Blasenbildung), oberflächliche Thrombophle-

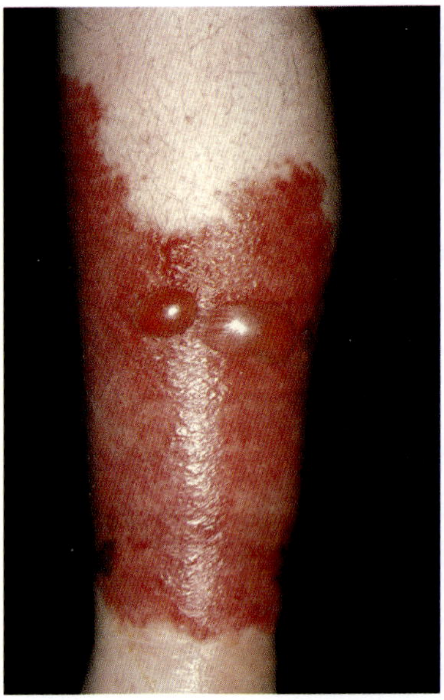

Erysipel. Solitäre, akut aufgetretene, flächenhafte, scharf begrenzte, rote Plaque sowie prall gefüllte Blasen mit serösem Inhalt im Bereich des Unterschenkels. Eintrittspforte war in diesem Fall eine mazerierte Tinea pedum. Weiterhin bestehen Fieber und Schüttelfrost, Lymphangitis und Lymphadenitis.

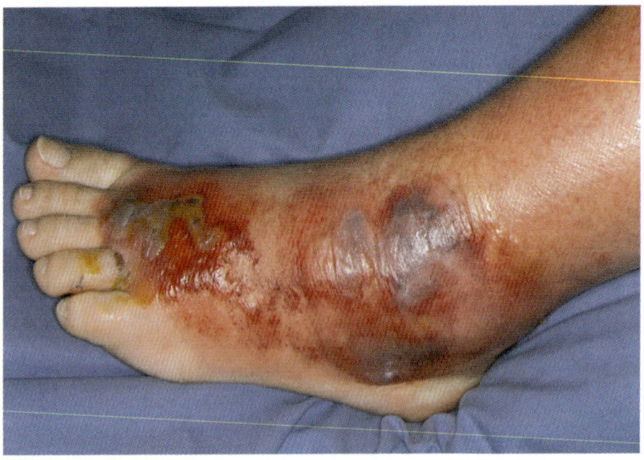

Erysipel. Hämorrhagische Blasenbildung und Erosionen auf scharf begrenztem Erythem im Bereich des Fußes.

bitis (strangartige Induration, Fieber fehlt meist); Lymphangitis acuta (charakteristische lineare Rötung entlang einer Lymphbahn), Erysipelas carcinomatosum (meist bretttharte Infiltration, Akuität fehlt), Erysipeloid (Infektion verläuft blande, Lokalisation), Angioödem (kein Fieber, keine Lymphadenitis).

- Histologisch: Erysipeloid (lässt sich vom Erysipel nicht unterscheiden; komplikative Komponenten fehlen); akute febrile neutrophile Dermatose (diffuse, sehr dichte, neutrophile Dermisinfiltration, Hämorrhagien fehlen; klinisches Bild ist zu berücksichtigen); Lichtdermatose, polymorphe (kräftiges dermales Ödem, keine Neutrophilie, Epidermis meist spongiotisch).

## Komplikation

Hämorrhagische Komponente muss als Verschlechterung der Infektion angesehen werden. Sie kann eine phlegmonöse Komplikation oder eine nekrotisierende Fasziitis einleiten. Bei rezidivierendem Erysipel besteht die Gefahr eines sekundären Lymphödems mit allen hierdurch entstehenden möglichen Folgezuständen.

## Therapie

Erysipel. Tabelle 1. Systemtherapie beim Erysipel

| | Arzneistoff und Beispielpräparat | Dosis | Therapiedauer |
|---|---|---|---|
| **Unkomplizierter Verlauf** | Penicillin V (z.B. Megacillin) | 1,5-3 Mio. IE/Tag p.o. in 3-4 ED | 10 Tage |
| **Komplizierter Verlauf oder chronische Rezidivierung** | Penicillin G (z.B. Penicillin Grünenthal) | 15-30 Mio. IE/Tag i.v. in 3-4 ED (max. 30 Mega/Tag) | bis zur Abheilung |
| **Komplizierter Verlauf/ Penicillinallergie** | Vancomycin | 40-60 mg/Tag in 2-3 ED | bis zur Abheilung |
| **Mischinfektionen** | Oxacillin (z.B. Infectostaph) | 4mal/Tag 1 g (max. 8 g) i.v. oder i.m. | 10 Tage |
| | Cephalosporine wie Cefotaxim (z.B. Claforan) | 2-3mal/Tag 2 g i.v. | Bis zur Abheilung |
| | Kombination aus Cefuroxim (z.B. Cefuroxim Hexal) + Gentamicin (z.B. Refobacin) | 2mal/Tag 1,5 g i.v. + 240 mg/Tag i.v. | Bis zur Abheilung |
| **Penicillinallergie** | Erythromycin (z.B. Erythrocin) | 4mal/Tag 0,5-1 g p.o. | 10 Tage |
| | Clarithromycin (z.B. Klacid) | 2mal/Tag 250-500 mg p.o. | |

- Systemische Antibiose. Heparinisierung während der Bettruhe. Fiebersenkende und ggf. schmerzstillende Maßnahmen mit Paracetamol (z.B. Ben-u-ron Tbl.) 3mal/Tag 500-1000 mg p.o.
- Bei anhaltendem Schwellungszustand ab 3.-5. Tag nach Antibiose manuelle und ggf. zusätzlich apparative, intermittierende Lymphdrainage.

**Merke: Keine Lymphdrainage im akuten Entzündungszustand! Keimverschleppung!**

- Bei rezidivierendem Erysipel Behandlung der akuten Symptomatik, anschließend über 1 Jahr regelmäßige Penicillinzyklen und Lymphödembehandlung. S.u. Erysipel, rezidivierendes.

## Therapie allgemein

Bettruhe, Kühlen und Hochlagerung des betroffenen Körperteils. Bei Gesichtserysipel Sprechverbot und passierte Kost.

## Externe Therapie

Feuchte Umschläge mit antiseptischen Zusätzen wie Polihexanid (Serasept, Prontoderm), Chinolinol-Lösung (z.B. Chinosol 1:1000), R042 oder Kaliumpermanganat-Lösung (hellrosa). Alle 2 Std. erneuern! Dauerhafte und konsequente Sanierung der Eintrittspforte (z.B. Tinea pedis).

### Prognose
Unter suffizienter antibiotischer Therapie günstig. Bei Prädisposition (Tinea, Lymphödeme) häufig Rezidive.

## Erysipelas carcinomatosum C80.x2

### Synonym(e)
Carcinoma erysipelatoides

### Definition
Flächige Durchsetzung der Haut mit Tumorzellen durch Metastasierung v.a. über die Lymphgefäße der unteren Dermis und Subkutis. Vorkommen v.a. beim Mamma-Karzinom. Übergang in einen Cancer en cuirasse möglich. S.a. Hautmetastase. Analoge klinische Bilder können auch bei loko-regionärer Metastasierung des malignen Melanoms entstehen (Erysipelas melanomatosum).

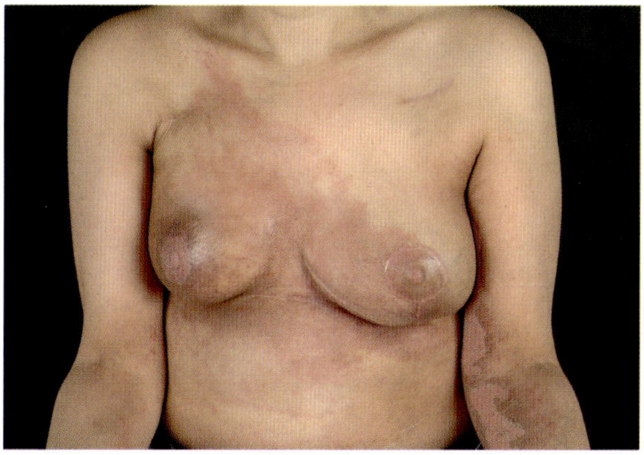

Erysipelas carcinomatosum. Scharf begrenzte, livid-rötliche, derbe, großflächige Plaque im Brustbereich bei einer 43-jährigen Patientin mit Mamma-Karzinom (Therapie mit Doxorubicin).

### Klinisches Bild
Scharf und zackig begrenzte, flammend gerötete, überwärmte, evtl. druckdolente, teigig-ödematöse, meist sehr derbe Plaques unterschiedlicher Größe (meist 2-50 cm, seltener einen kompletten Körperteil umschließend) die mit Teleangiektasien unterschiedlich dicht besetzt sind. Häufig elevierter Randwall. Die Oberfläche zeigt oft ein Orangenhautphänomen.

### Histologie
Tumorzellinvasion mit Dilatation v.a. der tiefen dermalen und subkutanen Lymphgefäße, Hyperämie, Ödem, perivaskuläres Rundzellinfiltrat.

### Differenzialdiagnose
Erysipel, Radiodermatitis, Mastitis.

### Therapie
Ziel der Behandlung ist die Erhaltung einer möglichst großen Lebensqualität bei infauster Prognose. Einzelne Hautmetastasen können exzidiert werden. Bei flächenhaften Metastasen sind Radiotherapie oder Zytostase möglich. Das Behandlungsschema hängt von der Ausbreitung der Metastasen und vom Primärtumor ab.

### Prognose
Infaust. 1/3 der Patienten weisen zum Manifestationszeitpunkt bereits Fernmetastasen auf.

## Erysipelas melanomatosum C80.x

### Definition
Analog zum Erysipelas carcinomatosum mit ähnlichem klinischem Aspekt bei lymphogener, loko-regionärer, kutaner Metastasierung eines malignen Melanoms. Wachstum per continuitatem.

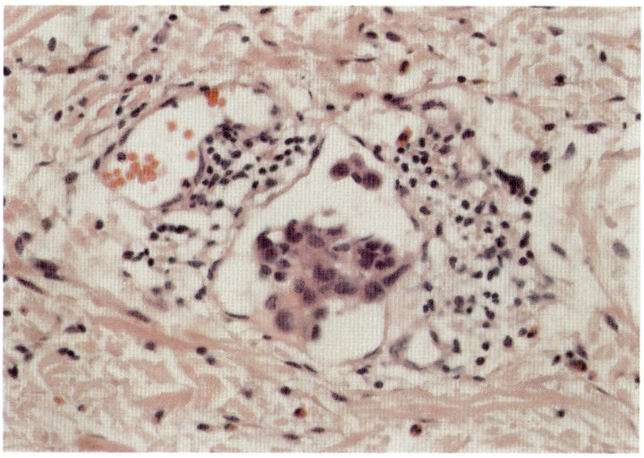

Erysipelas melanomatosum. Melanommetastase in Lymphgefäß.

### Therapie
Ziel der Behandlung ist die Erhaltung einer möglichst großen Lebensqualität bei infauster Prognose. Einzelne Hautmetastasen können exzidiert werden. Bei flächenhaften Metastasen sind Radiotherapie oder Zytostase möglich.

## Erysipeloid A26.0

### Erstbeschreiber
Baker, 1873; Rosenbach, 1887; Klauder, 1926

### Synonym(e)
Rotlauf; Schweinerotlaufinfektion des Menschen; Erythema migrans; Schweinerotlauf; Pseudoerysipel; Rosenbachsche Krankheit; Fischrose; Fischhändlerrotlauf

### Definition
Bakterielle Zoonose, die von verschiedenen Wirbeltieren und Fischen übertragen wird.

### Erreger
Grampositives Bakterium: Erysipelothrix rhusiopathiae (Erysipelothrix insidiosa).

### Manifestation
Vor allem bei Fleischern, Hausfrauen, Fischern auftretend. S.a.u. Crab dermatitis.

### Ätiologie
Infektion durch Kontakt mit Schweinefleisch, Wild, Fisch.

### Lokalisation
Vor allem Hände.

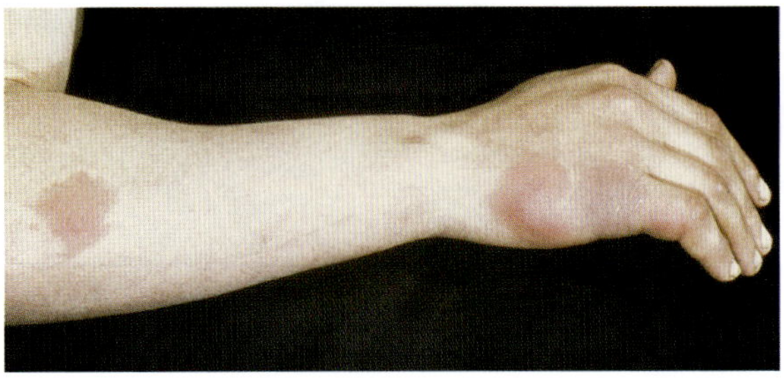

Erysipeloid. Multiple, chronisch dynamische, asymmetrische, disseminierte, 3,0-6,0 cm große, runde, scharf begrenzte, nicht schmerzende, rote, glatte Flecken (Übergang zu Plaques mit leichter Konsistenzvermehrung). Erste Hautveränderungen traten vor 6 Monaten am Kleinfinger auf und breiteten sich kontinuierlich aus. Keine Störung des Allgemeinbefindens, kein Fieber. Der Patient ist von Beruf Metzger.

### Klinisches Bild
Schmerzlose, livide Rötung mit zentrifugaler Ausdehnung, selten Überschreiten der Handinnenfläche.

### Differenzialdiagnose
Erysipel; Arzneimittelreaktion, fixe.

### Komplikation
Endokarditis

### Externe Therapie
Feuchte Umschläge mit antiseptischen Zusätzen wie Chinolinol-Lösung (z.B. Chinosol 1:1000) oder Kaliumpermanganat (hellrosa). Ruhigstellung der befallenen Extremität. Nach drei Tagen klingen die Veränderungen i.d.R. ab.

### Interne Therapie
Penicillin V (z.B. Megacillin) 1,2-3 Mio. IE/Tag p.o. über 10 Tage. Alternativ Clindamycin (z.B. Sobelin) 3mal/Tag 300-600 mg p.o. Alternativ Erythromycin (z.B. Erythrocyin) 3mal/Tag 500 mg p.o./i.v.

## Erysipel, rezidivierendes — A46

### Synonym(e)
Erysipelas recidivans

### Definition
In unregelmäßiger Periodizität erneut auftretendes Erysipel.

### Ätiologie
Partielle Immunschwäche des Organismus gegenüber Streptokokkenantigen; angeborene oder erworbene Lymphabflussstörungen. Folgende anamnestische und klinische Daten gehen mit einer erhöhten Rezidivgefahr einher:
- Lokalisation: Schienbein
- Frühere Tumorerkrankung
- Chronisches Ekzem (z.B. Stauungsekzem)
- Chronische venöse Insuffizienz.

### Klinisches Bild
Erste Rezidive verlaufen mit analogen klinischen Symptomen wie die Primärmanifestation. Mit zunehmender Rezidivhäufigkeit verschwindet die Akuität der Infektion. Es zeigt sich lediglich eine diskrete Rötung und Überwärmung, evtl. komplettes Fehlen von Fieber und Leukozytose. Meist persistiert ein zunächst diskretes, mit zunehmender Rezidivzahl prägnantes Lymphödem.

### Komplikation
Persistierendes Lymphödem, konsekutive Sklerose, Pigmentverschiebungen, Pachydermie, Elephantiasis inflammatoria.

### Therapie
- Im akuten Stadium Antibiose, s.u. Erysipel. Bei zugrunde liegenden oder sekundären Lymphabflussstörungen Kompressionstherapie mit elastischen Kurzzugbinden sowie manuelle und ggf. zusätzlich intermittierende apparative Lymphdrainage (30 Min./Tag).

> Merke: **Lymphdrainage bei florierender Entzündung wegen Sepsisgefahr nur unter Antibiotikaschutz!**

- Gute Langzeittherapie-Erfolge durch hoch dosierte intermittierende Penicillintherapie: Alle 3 Monate Penicillin G (10 Mio. IE/Tag Penicillin i.v. über 10 Tage); Behandlungszeitraum: 1 Jahr.
- Bei Penicillinunverträglichkeit Erythromycin 2mal/Tag 1 g i.v. über 10 Tage oder Cephalosporine.

## Erysipel, Schleimhauterysipel — A46.x

### Definition
Seltenes Erysipel im Schleimhautbereich mit Blasenbildung, Fieber und Schüttelfrost.

### Therapie
Entsprechend dem Erysipel, extern statt feuchter Umschläge desinfizierende Gurgellösungen mit Chlorhexidin oder Hexetidin (z.B. **R045**, Hexetidin-ratiopharm, Chlorhexamed Fluid). Im Mundbereich passierte Kost und Sprechverbot.

## Erythem — L53.91

### Definition
- Umschriebener, unterschiedlich großer, polyätiologischer (exogen oder endogen ausgelöst) solitärer, scharf oder unscharf begrenzter, blass- bis sattroter oder bläulich-livider, normothermer oder hyperthermer bzw. seltener auch hypothermer, roter, anämisierbarer Fleck. Ein Erythem unterscheidet sich nach Farbe, Größe, Anordnung und stellt sich als Kontrast zur nicht-geröteten, hellen Umgebung dar und ist auch nur durch diese Kontrastierung wahrnehmbar. Bei einer universellen Rötung, einer Erythrodermie fehlt naturgemäß die Kontrastierung zu einer normalen Umgebung.
- Weiterhin sind grundsätzlich bei der Beurteilung eines solitären Erythems oder bei multiplen Erythemen verschiedene klinische Aspekte zu berücksichtigen und diagnostisch zu bewerten. Dies sind insbes.:
  - Größe
  - Anzahl und Verteilung (solitär, multipel, gruppiert, disseminiert, exanthematisch, universell)
  - Dynamik (statisch, akut flüchtig, akut persistierend, chronisch persistierend, Crescendoreaktion mit ansteigender Dynamik, Wellendynamik mit ansteigender Phase, Plateauphase und Decrescendophase)
  - Anordnung und Form (gyriert, herpetiform, serpiginös, in Blaschko-Linien, segmental, anulär, multiform

[schießscheiben- bzw. kokardenartig], polymorph, netzartig [Livedobilder], durch exogenen Auslöser [z.B. Kontaktstelle oder heliotrop] definiert, zufällig)
- Strukturelle und funktionelle Zuordnung (follikulär, Schweißdrüsen, Talgdrüsen, Kontaktstellen, textilbedeckt, heliotrop, zufällig)
- Topographische Zuordnung (verschiedene Körperregionen, Felderhaut, Leistenhaut, Gesicht, Nase, Ohrmuschel, Kapillitium, intertriginös)
- Begrenzung (scharfrandig, unscharf, bogig, zackig, zufällig)
- Farbe (mattrot, hellrot, sattrot, hämorrhagisch [Übergang zur Purpura], blaurot)
- Temperatur (hypo-, normo-, hypertherm)
- Konsistenz (unverändert, leicht bis mäßig erhöht [palpables Erythem als Übergang zur Papel])
- Symptomatik (milder Juckreiz, starker Juckreiz, brennender Juckreiz, Schmerz)
- Vergesellschaftung mit Stoffwechselerkrankungen, Schwangerschaft, malignen Tumoren, Autoimmunerkrankungen
- Exogene Auslösung: Physikalisch (Kälte, Wärme, Druck, UV-Strahlen), biochemisch (Anstrengung, Wasser, Irritanzien), allergisch (Kontaktallergene), bakterielle oder mykotische Infektionen
- Endogene Auslösung: bakterielle, virale, mykotische u.a. Infekte, UAW (Arzneimittelreaktionen), Nahrungsmittelallergien
- Vergesellschaftung mit Fieber und/oder sonstigen Allgemeinsymptomen (Arthralgien, intestinale Symptome, Abgeschlagenheit).

- Weiterhin ist zu unterscheiden zwischen einem solitären Erythem und Erythemen als Teilsymptom einer generalisierten oder exanthematischen Erkrankung (z.B. Arzneimittelexanthem oder klassische Infektionskrankheiten). Diese Unterscheidung ist in den meisten Fällen blickdiagnostisch möglich. Sie ist für den weiteren Untersuchungsgang (ausschließlich regionale Untersuchung oder Ganzkörperuntersuchung) von großer Bedeutung. Ein weiterer wegweisender, blickdiagnostisch zu erfassender Aspekt ist die Heliotropie eines Erythems, die Dynamik eines Erythems (akut oder persistierend) sowie die Beurteilung des Allgemeinzustandes bei Exanthemen.

## Ätiologie

Ätiopathogenetisch können unterschieden werden:
- entzündliches, dynamisches Erythem (z.B. UV- oder IR-induziert)
- nicht-entzündliches, statisches Erythem (z.B. Naevus flammeus)
- vasomotorisches, reaktives Erythem (z.B. Erythrophobie; Flush).

Ein entzündliches (z.B. Erythem bei Dermatitis solaris) ebenso wie ein vasomotorisches Erythem signalisieren eine zeitliche limitierte, aktive oder passive Blutfülle (Hyperämie) der Haut. Die passive Hyperämie wird durch eine Blutfülle in den Kapillaren und Venolen der Haut (durch Blutstase induziertes passives Erythem) hervorgerufen. Derartige Erytheme erscheinen, vor allem bei kalter Umgebungstemperatur, in einem bläulich-lividen Farbton (Typ Akrozyanose), bei meist hypothermer Haut. Bei relevanter Blutfüllung kommt es zu einer tastbaren Erhabenheit im Erythembereich (palpables Erythem). Es kann fließende Übergänge zu einer Papel oder einer Plaque, durch zunehmende entzündliche Infiltration geben. Ein nicht-entzündliches Erythem wird beispielsweise beim Naevus flammeus angetroffen. Die anlagebedingte Fehlbildung führt zu einer umschriebenen Zirkulationsstörung der kapillären Hautgefäße, zu deren vermehrter Blutfülle und damit zu einem meist scharf begrenzten, roten, homogenen oder in Einzelherde gegliederten Fleck. Es fehlen jegliche Entzündungsphänomene, so dass die Diagnose Naevus flammeus leicht gestellt werden kann. Ein nicht-entzündlicher roter Fleck kann auch durch eine Atrophie der überlagernden Hautanteile entstehen. Verdünnt sich das Stratum corneum und das darunter liegende Epithel so werden sie transparenter; die darunter liegenden gefäßführenden Partien der Dermis scheinen durch. Die Stelle erscheint gerötet. Das Gegenteil tritt ein, wenn sich über die gefäßführende Dermis eine intransparente Schicht wie eine Jalousie schiebt. Hierbei kann es sich um eine sklerotische Dermis (z.B. Lichen sclerosus et atrophicus) oder ein wenig transparentes Stratum corneum (z.B. Pityriasis alba, Lentigo solaris, Acanthosis nigricans) handeln. Das Areal wird heller oder weißlich erscheinen oder durch die Eigenfarbe der Hornschicht überfärbt werden (z.B. braun, oder schwärzlich).

## Klinisches Bild

Gefäßerweiterung. Das Auftreten ist im Zusammenhang mit unterschiedlichen Krankheitsbildern beschrieben.
- Erythem (großfleckig, homogen), solitär: Erysipel; Erysipeloid; Tinea corporis; akute Dermatitis, allergische; Dermatitis solaris; aktinische Dermatitis; Dermatomyositis; fixes toxisches Arzneimittelexanthem; Erythema dyschromicum perstans; Erythema chronicum migrans; Acrodermatitis chronica atrophicans; Lichen planus atrophicans; Naevus flammeus; großherdige Parapsoriasis en plaques; Ulerythema ophryogenes; Rosazea; Lupus erythematodes; Erythrasma; Pellagra; Pellagroid; Erythema diffusum hepaticum; Erythromelalgie; Erythrosis interfollicularis colli; Pityriasis rubra pilaris; Erythema e pudore; Flushphänomene Erythema e calore; Erythroplasie; Erysipelas carcinomatosum;
- Erythem (kleinfleckig, makulös), multipel (exanthematisch): Pityriasis versicolor; Erytheme bei (infektiösen) morbilliformen, rubeoliformen, scarlatiniformen Exanthemen; Pityriasis rosea; Erythema infectiosum; Arzneimittelexantheme; Erythema multiforme; Erythema elevatum et diutinum; persistierendes cholinergisches Erythem; Erythema anulare rheumaticum; Erythema anulare centrifugum; Erythema gyratum repens; lichenoide aktinische Keratose.

## Hinweis(e)

Ein „roter Fleck" ist eine häufige Symptomenkonstellation, seine Erkennung höchst einfach. Und doch bedarf diese „einfache Konstellation" einer wichtigen und diagnostisch weiterführenden Untersuchung. Es ist die klinische Entscheidung, ob ein roter Fleck anämisierbar ist oder nicht. Es ist aus differenzialdiagnostischen Gründen grundsätzlich notwendig, die roten, anämisierbaren Flecken, also die Erytheme, von den dermalen hämorrhagischen Erkrankungen (rote nicht anämisierbare Flecken) abzutrennen. Dem nicht anämisierbaren roten Fleck liegt ein Hämatom der Haut, eine Purpura zugrunde. Die Diagnose „Purpura" bedingt eine grundsätzlich andere Untersuchungskaskade als die Diagnose „Erythem". Somit ist zur Beurteilung eines roten Flecks diese höchst einfache Untersuchung, die mittels Glasspatel oder noch einfacher mittels Fingerkompression durchgeführt werden kann, zwingend notwendig.

## Erythem, anuläres des Säuglingsalters L30.9

### Definition
Umstrittene Entität mit langzeitig persistierenden, halbkreisartigen Erythemen.

### Ätiologie
Ungeklärt.

### Manifestation
Beginn im Neugeborenenalter.

### Klinisches Bild
Beginn im Neugeborenenalter mit anulären, wenig infiltrierten und wenig symptomatischen Plaques, die sich über Wochen und Monaten langsam ausdehnen.

### Histologie
Unspezifisch; perivaskuläre und interstitielle Dermatitis mit Lymphozyten und Eosinophilen.

### Differenzialdiagnose
Erythema anulare centrifugum, Urtikaria, neonataler Lupus erythematodes.

## Erythem, persistierendes cholinergisches L53.8

### Definition
Rezidivierende, flüchtige, feinmakulöse, disseminierte, juckende Erytheme, die v.a. bei psychischer Anspannung, Wärmeeinwirkung oder Schwitzen auftreten. Höchstwahrscheinlich Variante der cholinergischen Urtikaria.

### Therapie
Durch Antihistaminika wie Desloratadin (z.B. Aerius) 10 mg/Tag oder Levocetirizin (z.B. Xusal) 10 mg/Tag) gehen die Hautveränderungen gut zurück. Auch prophylaktische Einnahme ist möglich. Zudem roborierende Maßnahmen.

## Erythema anulare centrifugum L53.1

### Erstbeschreiber
Darier, 1916

### Definition
Chronische, polyätiologische, inflammatorische Reaktion mit charakteristischen, langsam migrierenden, ringförmigen, roten, linearen Plaques. Die Entität des Krankheitsbildes ist nicht unumstritten.

### Einteilung
Sowohl aus klinischer wie auch histologischer Sicht lassen sich die zwei Erscheinungsformen unterteilen:
- Superfizieller Typ
- Profunder Typ.

### Ätiologie
Unklar. Diskutiert werden u.a. allergische Einflüsse, maligne Grundleiden, Infektionen (insbes. Candidose des Magen-Darm-Traktes), Autoimmunerkrankungen, Medikamenteneinnahmen (u.a. Amitriptylin, Salicylate, Chloroquin, Penicillin), Nahrungsmittel (Tomaten, in Käse enthaltene Schimmelpilze).

### Manifestation
Durchschnittlich erkranken die Patienten im mittleren Lebensalter (50.-55. Lebensjahr). Seltener bei Jugendlichen auftretend. Keine Geschlechtsdominanz. Frauen sind etwas häufiger betroffen (w:m = 5:4).

### Lokalisation
Vor allem Rumpf (50-60%), proximale Gliedmaßen, Glutaealregion.

### Klinisches Bild
Multiple, anuläre, teils auch polyzyklisch konfigurierte, langsam zentrifugal wachsende, gelegentlich schuppende Läsionen. Pathognomonischer Tastbefund: Beim Streichen vom Zentrum zur Peripherie eines Herdes fühlt sich der Randwall wie ein nasser Wollfaden unter der Haut an.

> **Merke: Die Bezeichnung „Erythem" in der Namensgebung ist irreführend, da es sich um lineare Plaques handelt.**

Indurierte, squamöse, vesikulobullöse oder teleangiektatisch-purpurische Sonderformen werden beobachtet. Rückbildung möglich. Bei dem profunden Typ fehlt jegliche epidermale Beteiligung. Die Oberfläche ist glatt und schuppenfrei. Differenzialdiagnostisch wichtig: keine Schleimhautbeteiligung.

### Histologie
Unterschieden wird ein superfizieller Typ von einem profunden Typ, wobei zunehmend die Ansicht vertreten wird, dass es sich hierbei um 2 unterschiedliche Entitäten handelt.
- Der superfizielle Typ zeigt ein superfizielles perivaskuläres und interstitielles Lymphozyteninfiltrat dem bei 1/3 der Fälle eosinophile Leukozyten beigemengt sind, vereinzelt auch neutrophile Granulozyten. Vereinzelt auch Erythrozytenextravasate. Exozytose mit fokaler Spongiose und Parakeratose ist regelmäßig nachweisbar. Selten ist intraepidermale Blasenbildung.
- Der profunde Typ zeigt dichte, meist strikt perivaskulär angeordnete Infiltrathülsen aus Lymphozyten; bei 1/3 der Fälle eosinophile Leukozyten in unterschiedlicher Beimischung. Das Epithel zeigt vereinzelt va-

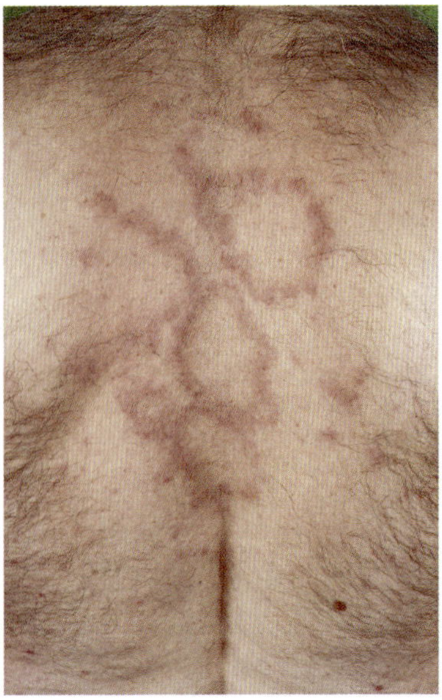

**Erythema anulare centrifugum.** Multiple, chronisch aktive, zentrifugal wachsende, ubiquitäre (hier am Stamm lokalisierte), leicht juckende, rote, randständig raue, schuppende, feste, anuläre Plaques. Die Ränder der Plaques sind wie ein nasser „Wollfaden" tastbar. Nebenbefundlich besteht im abgebildeten Fall eine rezidivierende Darmcandidose.

kuoläre Degeneration und Dyskeratosen. Nicht selten werden in der oberen Dermis Melanophagen angetroffen. Spongiose und Parakeratose fehlen bei diesem Typ komplett.

## Differenzialdiagnose

- Klinische Differenzialdiagnosen:
  - Tinea corporis: Juckende, randbetonte Plaques; wenn nicht vorbehandelt deutliche Schuppung, palpatorisch keine markante Randinduration. Klinischer und histologischer Erregernachweis (z.B. PAS-Färbung).
  - Anuläre Urtikaria: Große Wanderungsgeschwindigkeit der Urticae (die Änderungen der Lokalisation sind durch Stiftmarkierung nachweisbar und Ausschlusskriterium für Erythema anulare centrifugum); markanter bis heftiger Juckreiz; hellrote Farbe.
  - Mikrobielles Ekzem: Ekzematisierte Plaques ohne markante Randbetonung; meist disseminiert, keine Myzelien im PAS-Präparat.
  - Seborrhoisches Ekzem: Bei marginierten Plaques schwierig zu stellende Differenzialdiagnose! Typisch ist der rezidivierende Verlauf der Erkrankung mit Verstärkung in den Wintermonaten und u.U. kompletter Abheilung unter sommerlichem, maritimem Klima.
  - Psoriasis vulgaris: Typische (anuläre) Plaque-Psoriasis ist eine sehr wichtige DD. Das Auspitz-Phänomen ist beim Erythema anulare centrifugum stets negativ! Anuläre (nicht pustulöse) Psoriasis hat eine deutlich geringere Progressionsgeschwindigkeit (Wochen-Monate) als das Erythema anulare centrifugum (Tage bis Wochen).
  - Erythema-anulare-centrifugum-artige Psoriasis: Wie das Erythema anulare centrifugum anulär konfiguiriert, stets Nachweis von Pusteln (Erythema anulare centrifugum-Ausschluss); meist Psoriasis-Anamnese! Histologie ist diagnostisch.
  - Parapsoriasis en plaques: Keine Randbetonung, meist keine Schuppung, Pseudoatrophie! Kein Juckreiz!
  - Mycosis fungoides (insbes. Typ pagetoide Retikulose): Keine Randbetonung; sehr langsames Wachstum über Monate oder Jahre! Geringer oder fehlender Juckreiz; Histologie ist diagnostisch!
  - Erythema gyratum repens (extrem selten!): Anuläre, girlandenförmige oder spiralig verschlungene (untypisch für Erythema anulare centrifugum), nicht juckende, leicht indurierte Plaques. Rascher Wechsel der Herde.
  - Erythema exsudativum multiforme: Anfänglich hohe Progressionsgeschwindigkeit (Stunden und Tage); spricht gegen Erythema anulare centrifugum; Schießscheibenkonfiguration (absolut untypisch für Erythema anulare centrifugum); häufig Befall der Schleimhäute (Ausschlusskriterium für Erythema anulare centrifugum).
  - Bullöses Pemphigoid: Anfänglich hohe Progressionsgeschwindigkeit (Stunden und Tage); spricht gegen Eac; meist markanter Juckreiz; Labor (Pemphigoidantikörper), Histologie und Immunhistologie sind beweisend.
  - Granuloma anulare: Farbe rot-braun, Plaques meist polyzklisch begrenzt (untypisch für Erythema anulare centrifugum), nie schuppend, Histologie beweisend.
  - Eosinophile Zellulitis (selten): Stadienabhängige Variabilität des klinischen Bildes (das Erythema anulare centrifugum ist morphologisch stabil).
  - Lupus erythematodes tumidus: Solide, homogene Plaques, keine anulären Strukturen, nie Schuppung. DD weniger aus klinischer als aus histologischer Sicht notwendig!
- Histologische Differenzialdiagnosen (häufig schwierig und nur im Zusammenhang mit dem klinischen Bild zu treffen. Wichtig sind gute klinische Angaben!)
  - Akutes und subakutes Ekzem: Spongiose, flächige Parakeratose. Keine strenge perivaskuläre Akzentuierung.
  - Urtikaria (akut oder chronisch): Nur schütteres (nie markantes) perivaskulär orientiertes, gemischtzelliges Infiltrat aus Eosinophilen, Neutrophilen und wenigen Lymphozyten. Keine Epidermotropie; gelegentlich wenige perivasale Erythrozyten.
  - Pityriasis rosea: Obwohl klinisch deutlich different weisen die histopathologischen Veränderungen weitgehende Identität aus. Abgrenzung nur im Zusammenhang mit klinischem Bild!
  - Lupus erythematodes tumidus: Superfizielles und tiefes Lymphozyteninfiltrat, auch in den Gefäßwänden. Keine epidermalen Veränderungen (fehlt auch beim profunden Typ des Erythema anulare centrifugum). Meist keine markante Eosinophilie! Histologisch sind profunder Typ des Erythema anulare centrifugum und Lupus erythemaodes tumidus häufig nicht sicher zu differenzieren, klinisch aber fast immer sicher!
  - Psoriasis vulgaris: Meist markante Akanthose, flächige Hyper- und Parakeratose mit Neutrophilen-Einschlüssen. Keine Eosinophilie!
  - Parapsoriasis en plaques: Fibrose des Stratum papillare; eher atrophisches Oberflächenepithel; die für das Erythema anulare centrifugum typische perivaskuläre Akzentuierung des Infiltrates fehlt.
  - Frühsyphilis: Interface-Dermatitis mit psoriasiformer Epidermisreaktion. Dichtes, bandförmiges Infiltrat in der oberen und mittleren Dermis (Lymphozyten, Histiozyten und Plasmazellen). Ausdehnung des Infiltrates auf den tiefen Gefäßplexus.

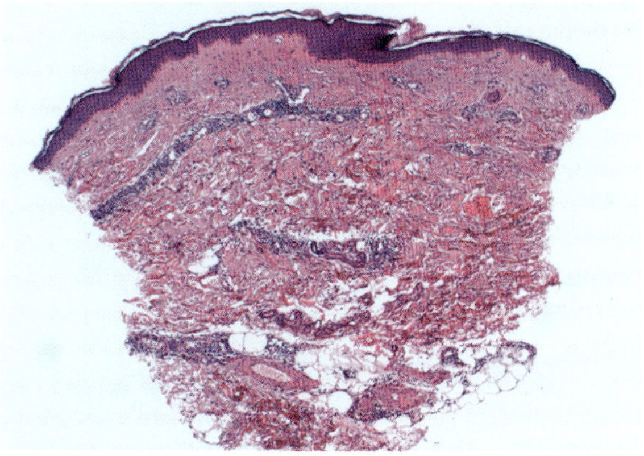

**Erythema anulare centrifugum.** Profunder Typ: Hülsenförmige, zur Umgebung scharf abgesetzte lymphozytäre Infiltrate, die in der mittleren und tiefen Dermis, vereinzelt auch in der Subkutis lokalisiert sind. Epidermale Veränderungen fehlen.

## Therapie allgemein

- Fokussuche und -sanierung steht im Vordergrund mit Beseitigung von Magen- und Darmstörungen (u.a. intestinale Candidose, Wurminfektionen), Foci an

Tonsillen, Zähnen, Gallenblase und Adnexen. Gründliche Durchuntersuchung auf ein viszerales Neoplasma (Mamma, Larynx, Lunge, Pankreas, Ovar; s.a.u. Paraneoplasie, kutane) sowie Ausschluss myeloischer Erkrankungen.
- Auslösende Medikamente (Penicillin, Salicylate, Chloroquin) sollten abgesetzt und Nahrungsmittel wie Fisch oder Blauschimmelkäse gemieden werden.

### Externe Therapie
Glukokortikoide zeigen wenig Ansprechen, kosmetisch störende Herde können versuchsweise mit Glukokortikoid-haltigen Cremes oder Salben wie Mometason-furoat (z.B. Ecural Fettsalbe) ggf. unter Okklusion, angegangen werden.

### Interne Therapie
Glukokortikoide sind nur in höheren Dosierungen wirksam und zeigen nach Absetzen meist Rezidive.

## Erythema anulare rheumaticum L54.00

### Erstbeschreiber
Leiner u. Lehndorff, 1922

### Synonym(e)
Erythema marginatum rheumaticum; Erythema circinatum; Erythema rheumaticum

### Definition
Spezifische Hauterscheinung bei 10% der Patienten mit rheumatischem Fieber.

### Vorkommen/Epidemiologie
Vor allem Kinder.

### Ätiologie
Wahrscheinlich durch β-hämolysierende Streptokokken der Gruppe A ausgelöste allergische Reaktion.

### Lokalisation
Vor allem Oberbauchbereich und Rücken.

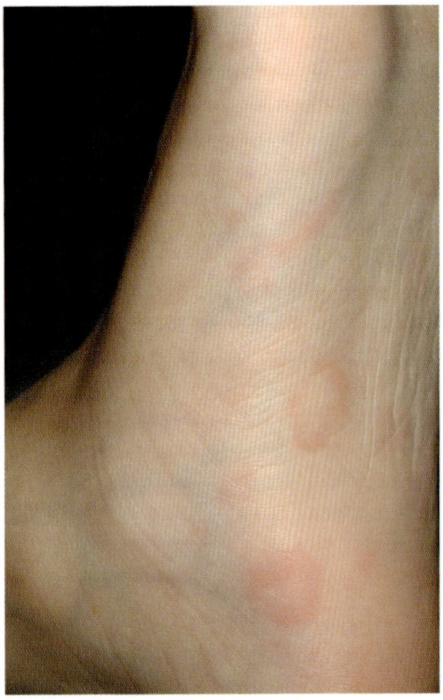

**Erythema anulare rheumaticum.** Ca. 1 cm durchmessende, anuläre, rote Flecken mit leicht infiltriertem erythematösem Rand an der linken Planta pedis eines 4-jährigen Mädchens mit rheumatischem Fieber.

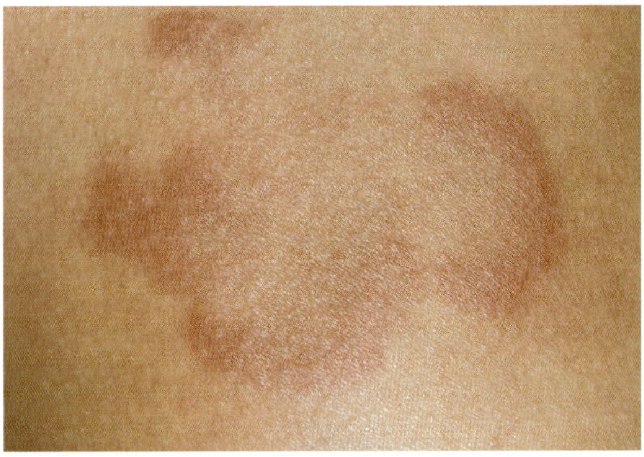

**Erythema anulare rheumaticum.** Anuläre Erytheme mit deutlicher Randbetonung im Bereich des Stammes.

### Klinisches Bild
Randbetonte, polyzyklische, rot-bräunliche, nicht juckende Erytheme.

### Histologie
Superfizielle, perivaskuläre und interstitielle Dermatitis; unspezifisches Muster; rundzellige Infiltrate.

### Differenzialdiagnose
Urtikaria; Ekzem, Kontaktekzem; Erythema anulare centrifugum; Erythema gyratum repens.

### Therapie
Behandlung des rheumatischen Fiebers.

### Prognose
Abblassen der einzelnen Veränderungen nach wenigen Tagen. Abklingen der Exanthemschübe nach Wochen bis Monaten.

## Erythema chronicum migrans A69.22

### Erstbeschreiber
Afzelius, 1910

### Synonym(e)
Erythema migrans

### Definition
Zu den Borreliosen gehörendes Krankheitsbild mit kreisrundem (scheibenförmig) oder ovalem, makulösem, langsam zentrifugal wachsendem Erythem nach Zeckenstich, hervorgerufen durch eine Infektion mit Borrelia burgdorferi. Hauptmanifestation des Stadium 1 der Lyme-Borreliose.

### Lokalisation
Gesäß, Stamm, Extremitäten.

### Klinisches Bild
3-14 Tage nach Zeckenstich entwickelt sich, ausgehend von einem zentralen, geröteten Fleck oder einer rötlichen Papel, ein rundlich-ovales, scharf berandetes, zentral abblassendes, lividrotes Erythem, das sich langsam zentrifugal ausdehnt. Bei längerer Bestanddauer entsteht durch zentrale Abblassung eine ringartige Struktur. Meist erfolgt spontane Abheilung nach durchschnittlich 10 Wochen, längere Persistenz

und Lokalrezidive sind möglich. Evtl. begleitende Lymphknotenschwellung und Beeinträchtigung des Allgemeinbefindens.

### Histologie

Wenig spezifisch, geringfügiges Papillarkörperödem, vorwiegend perivaskuläres, lymphohistiozytäres Infiltrat.

### Differenzialdiagnose

Erysipel; Arzneimittelreaktion, fixe; Tinea corporis; Erythema anulare centrifugum.

### Therapie

S.u. Lyme-Borreliose.

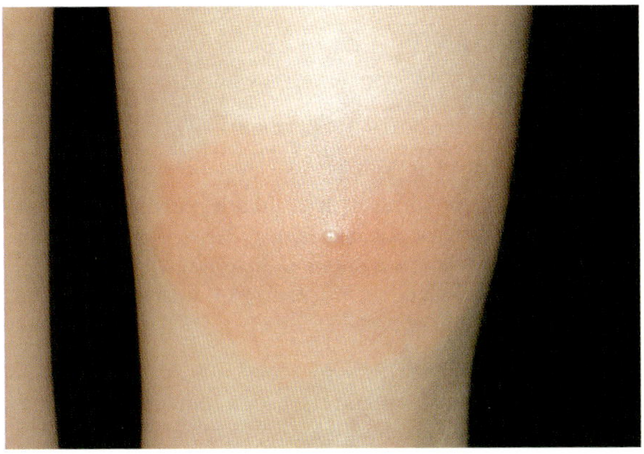

**Erythema chronicum migrans.** Seit 14 Tagen bestehende, schmerzlose, scharf begrenzte, runde, rote Plaque mit zentral lokalisierter, gelblicher Papel (Zecken-Bissstelle).

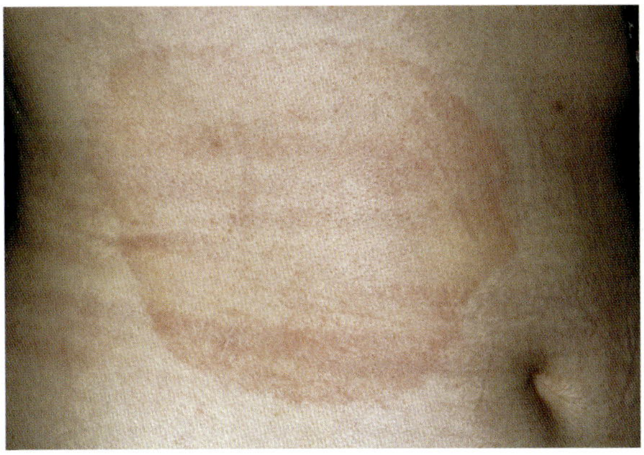

**Erythema chronicum migrans.** 49 Jahre alte Patientin. Hautveränderungen seit drei bis vier Monaten. 22 cm im Durchmesser betragender, im Zentrum hellroter, randständig deutlich aktivierter Fleck mit glatter Oberfläche. Keine subjektiven Symptome. Im oberen Drittel links zeigt sich eine kleine, stärker gerötete Papel (Stichstelle der Zecke).

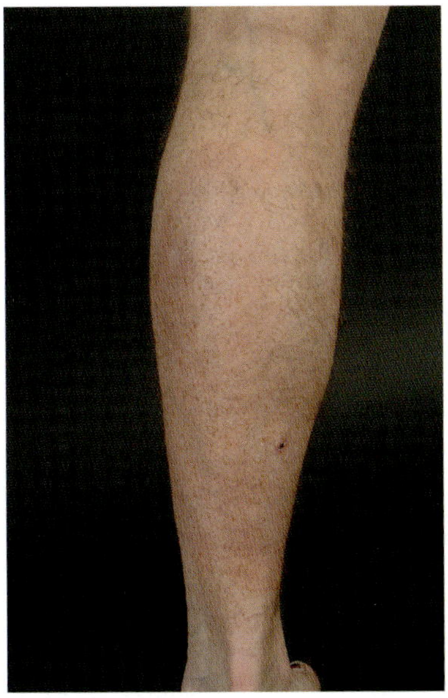

**Erythema chronicum migrans.** Seit etwa 12 Monaten peripher stetig wachsende, nur leicht konsistenzvermehrte, im Zentrum homogen bräunlich gefärbte, etwas atrophische, randständig durch eine verstärkt konsistente Erythemzone gekennzeichnete, großflächige Plaque. Nur gelegentlich „leichtes Stechen" in der läsionalen Haut.

## Erythema diffusum hepaticum L53.8

### Definition

Erythembildungen an Handtellern, Fußsohlen und im Gesicht bei Leberinsuffizienz. S.a. Erythema palmare et plantare symptomaticum.

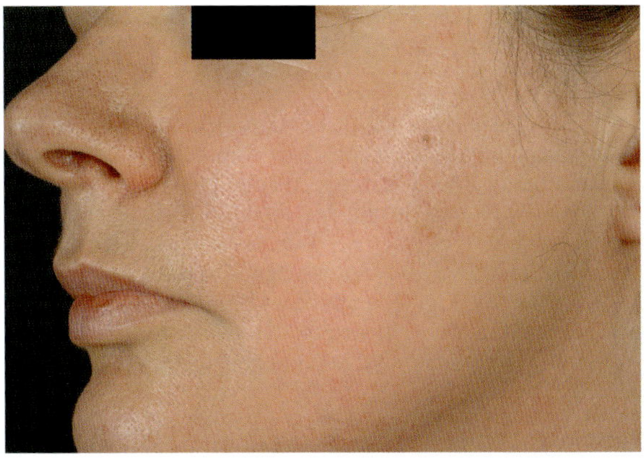

**Erythema diffusum hepaticum.** Wangenbetontes, chronisch stationäres, großflächiges, symptomloses, unscharf begrenztes, glattes Erythem mit feinen Teleangiektasien im Gesicht einer 54-jährigen Patientin mit primär biliärer Zirrhose. Deutliches Palmarerythem.

### Therapie

Behandlung der Grunderkrankung.

## Erythema dyschromicum perstans L81.02

### Erstbeschreiber

Ramirez, 1957

### Synonym(e)

ashy dermatosis; Dermatosis cenicienta

### Definition

Seltene, klinisch mit charakteristischen Verfärbungen einhergehende, erworbene Dermatose. Von einigen Autoren als „Endzustand eines Lichen ruber exanthematicus" (Lichen planus exanthematicus) angesehen.

### Ätiologie

Unklar. Diskutiert werden postinflammatorische Hyperpigmentierungen bei Arzneimittelunverträglichkeit, Kontakt zu

Umweltnoxen, Detergenzien oder Lichtschutzmitteln, Parasitose, Fokusgeschehen, Beziehungen zum Lichen planus, endokrine und immunologische Einflüsse sowie rassische Disposition.

### Lokalisation
Vor allem Rumpf, obere Extremitäten, Aussparung von Kopf, Handtellern, Fußsohlen und Schleimhäuten.

### Klinisches Bild
Zunächst kleinfleckige, leicht infiltrierte und gerötete, später länglich-ovale Hyperpigmentierungen entlang der Hautspaltlinien. Gelegentlich geringfügiges Erythem.

### Histologie
Bild der „Interface-Dermatitis" mit eher schütterem, subepidermalem, lymphozytärem Infiltrat mit fokaler Exozytose, hydropischer Degeneration der Basalzellreihe. Ausgeprägte Pigmentinkontinenz; Rundzellinfiltrate im Papillarkörper.

### Differenzialdiagnose
Incontinentia pigmenti achromians; Lichen planus atrophicans; Incontinentia pigmenti, Typ Bloch-Sulzberger; Incontinentia pigmenti, Typ Franceschetti-Jadassohn; Erytheme bei malignen viszeralen Tumoren und rheumatischen Affektionen; Arzneimittelreaktion, fixe.

### Therapie
- Wichtig ist eine ausführliche Anamnese mit subtiler Medikamentenerhebung. Ab- bzw. Umsetzen aller infrage kommenden Medikamente. Blande pflegende Lokaltherapeutika. Versuche mit bleichenden Agenzien wie 3% Hydrochinon-Creme (z.B. Pigmanorm) sind eher frustran. Alternativ: Abdeckpaste bzw. Camouflage (z.B. mit Dermacolor). Ggf. Therapie der Grunderkrankung.
- Therapieerfolge bei mehrmonatiger Einnahme von Clofazimin (Lamprene) sind anhand einiger Einzelfallstudien beschrieben.

### Prognose
Chronischer Verlauf. Langsame Rückbildung möglich.

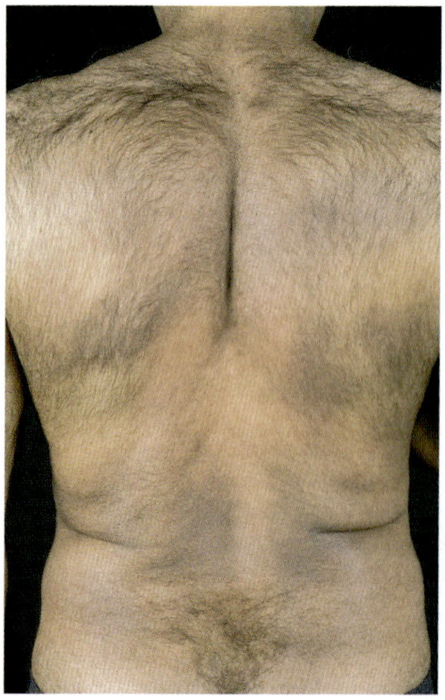

**Erythema dyschromicum perstans.** Flächenhafte schmutzig-braune Dyschromien im Bereich des Stammes.

## Erythema e calore T30.1

### Synonym(e)
Erythema ab igne; kalorisches Erythem

### Definition
Durch Wärme oder Infrarot-Bestrahlung (s.u. Infrarot-Strahlen) hervorgerufenes, v.a. bei länger dauernden (meist gewohnheitsmäßig überwärmten) sich regelmäßig oder unregelmäßig wiederholenden Wärmereizen auftretendes, i.d.R. netzförmiges Erythem.

### Ätiologie
Durch chronischen Temperaturschaden induzierte Lähmung des tiefen (an der Korium-Subkutisgrenze liegenden) Gefäßplexus; hierdurch Ausbildung des charakteristischen netzförmigen (Livedo-)Musters.

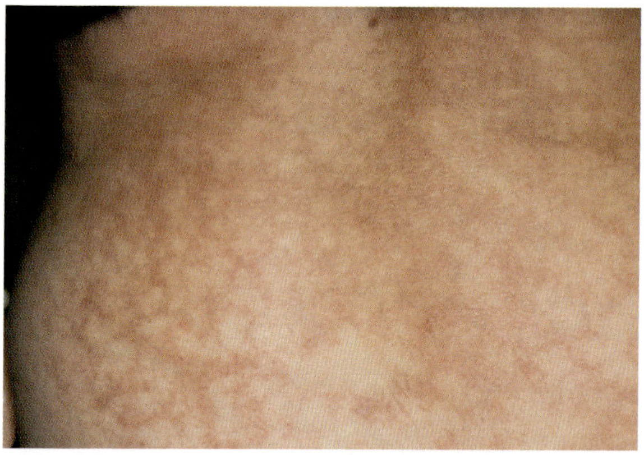

**Erythema e calore.** 53 Jahre alte Patientin, die sich wegen Rückenbeschwerden regelmäßig mit lang dauernden Wärmeapplikationen therapiert. Netzartige Erytheme (bei Palpation keine Konsistenzvermehrung), die jeweils geschlossene Kreisformationen bilden. Im rechten oberen Drittel der Abbildung geht der Rotton in einen Braunton über.

### Differenzialdiagnose
Hyperpigmentierung, kalorische.

### Therapie
Vermeidung der schädigenden Temperatureinflüsse; ansonsten harmlos; keine Therapie notwendig.

### Hinweis(e)
Die durch regelmäßige Wärmeapplikationen auftretenden Überwärmungen liegen unterhalb der Schmerzgrenze und führen nicht zu regelrechten Verbrennungen. Die retikulären Erytheme entstehen nach Monaten oder sogar Jahren. Später kann es zu retikulären Pigmentierungen kommen (s.u. Hyperpigmentierung, kalorische).

## Erythema elevatum et diutinum L95.10

### Erstbeschreiber
Hutchinson, 1888; Bury, 1889; Radcliffe-Crocker u. Williams, 1894

### Synonym(e)
Erythema microgyratum persistens; Erythema figuratum perstans

## Definition
Seltene, chronisch entzündliche Erkrankung der Haut mit dem charakteristischen histologischen Bild der „small vessel" Vaskulitis.

## Vorkommen/Epidemiologie
Selten; in der Literatur sind weltweit 100-200 Fälle beschrieben.

## Ätiologie
Ungeklärt, wahrscheinlich infektallergische Vaskulitis kleiner Gefäße; gelegentlicher Nachweis von monoklonalen Immunglobulinen, am häufigsten IgA-Gammopathien, evtl. Kryoglobulinämie. Assoziationen mit Infektionen (z.B. HIV, Hepatitis B), Autoimmunerkrankungen, insbes. Rheumatoide Arthritis sowie Myelodysplasien sind beschrieben.

## Manifestation
Vor allem bei Erwachsenen zwischen dem 3. und 6. Lebensjahrzehnt auftretend.

## Lokalisation
Vor allem über den Streckseiten der Extremitätengelenke (Hände, Knie), auch Gesäß, Gesicht und Nacken.

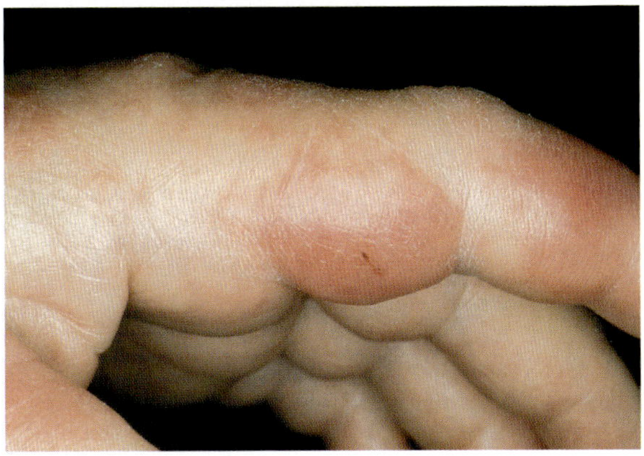

**Erythema elevatum et diutinum.** Schmerzhafte sukkulente Knoten im Bereich der Finger.

## Klinisches Bild
Subakute Entwicklung symmetrisch angeordneter, zunächst weicher, später fester, rundlicher, polyzyklischer, knotiger, blau-roter oder rot-brauner, sukkulenter großflächiger Plaques. Gehäuft zentrale Eindellung, Konsistenzwechsel, evtl. stechende Schmerzen und Brennen, Juckreiz. Mögliche Syntropie mit Gicht und Arthralgien. Die Läsionen können nach Jahren (es werden Perioden von 5-35 Jahren angegeben) unter Hinterlassung einer hyperpigmentierten Narbe abheilen.

## Histologie
In einem frühen Stadium lassen sich die Zeichen der leukozytoklastischen Vaskulitis mit perivaskulär orientierten neutrophilen Leukozyten und Kernstaub sowie Fibrin in den Gefäßwänden nachweisen. Bei typischen „voll ausgeprägten" Läsionen findet sich ein dichtes, diffuses Infiltrat in der oberen und mittleren Dermis. Eine Gefäßorientierung ist meist nicht (mehr) nachweisbar. Epidermis und Hautanhangsgebilde bleiben unbeteiligt. Infiltrate bestehen aus Lymphozyten, neutrophilen Leukozyten und Kernstaub, eosinophilen Leukozyten, Histiozyten und Plasmazellen. Zusätzlich Vermehrung von Fibrozyten sowie von Kollagenfasern.

## Differenzialdiagnose
Granuloma anulare, Granuloma eosinophilicum faciei, Erythema anulare centrifugum.

## Therapie
- Ggf. Behandlung der Grunderkrankung. Die besten Erfolge werden mit DADPS beschrieben. Patienten sprechen auf unterschiedlich hohe Dosen an (50-150 mg/Tag). Besserung erfolgt bei einigen Patienten sofort innerhalb von Tagen, bei anderen heilen die Hautveränderungen erst über Monate ab. Therapieversager sind bekannt. Auf Glukokortikoide spricht das Krankheitsbild i.d.R. weniger an. Der Einsatz von Nicotinamid (z.B. Nicobion 1 Tbl./Tag) wird im Einzelfall als erfolgreich beschrieben.
- Symptomatische Therapie des Juckreizes mit $H_1$-Antagonisten, z.B. Desloratadin (Aerius) 1 Tbl./Tag p.o. oder Levocetirizin (Xusal) 1 Tbl./Tag p.o.

## Prognose
Chronischer Verlauf; Spontanheilung ist nach Jahren möglich.

# Erythema exsudativum multiforme L51.9

## Erstbeschreiber
Ferdinand v. Hebra, 1860

## Synonym(e)
Erythema multiforme; Kokardenerythem; Hidroa vesiculosa; Scheibenrose

## Definition
Akut auftretendes, selbstlimierend verlaufendes Exanthem mit charakteristischen schießscheibenförmigen (kokardenförmigen) Effloreszenzen und möglichem Schleimhautbefall.

## Ätiologie
- Bei der Mehrzahl der Jugendlichen und Erwachsenen gehen Herpes simplex Typ 1 (HSV-1) Infektionen dem Exanthem voraus oder treten nach Ausbruch des Exanthems klinisch in Erscheinung. Durch molekularbiologische Methoden konnte HSV-DNA in läsionaler Haut nachgewiesen werden.
- Es gibt Hinweise auf eine genetische Prädisposition des EEM mit folgenden HLA-Assoziationen: HLA-DQw3, DRw53, AW33.
- Über Assoziationen mit anderen Infektionen wie HSV Typ II (HSV-2), Orf-Virus, Histoplasma capsulatum, EBV, Streptokokken oder Mykoplasmen wurden berichtet.
- Seltener sind schwere mykotische Infektionen auslösend.
- Häufig wird das EEM nach Medikamenteneinnahme auch in Kombination mit Infektionen beobachtet.
- Ebenso möglich sind paraneoplastische Assoziationen mit malignen Tumoren (insbes. B-Zell-Lymphome) und Autoimmunerkrankungen (Lupus erythematodes, systemischer; Wegener-Granulomatose).

## Manifestation
Auftreten v.a. bei Erwachsenen, geringe Androtropie. Häufigkeitsgipfel: 20.-40. Lebensjahr. Selten bei Kleinkindern.

## Lokalisation
Handrücken, Handflächen und Fußsohlen, Nacken, Gesicht und Hals, Streckseiten der oberen Extremität; gruppiert im Bereich des Ellenbogens, seltener des Knies. Bei etwa 50% der

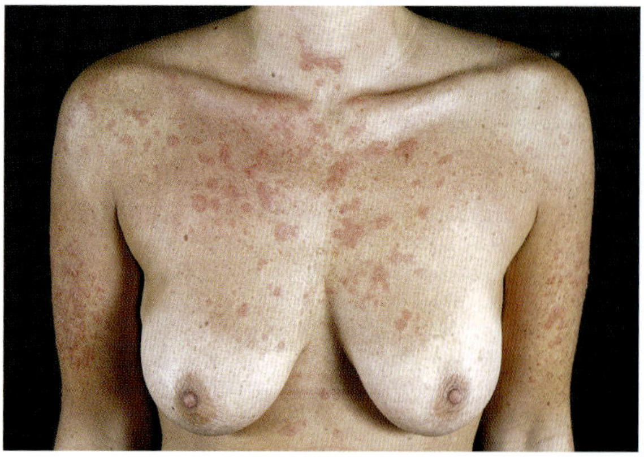

**Erythema exsudativum multiforme.** Nach Arzneimitteleinnahme aufgetretene, initial 1-3 mm große, rötliche Papeln und Plaques, die sich innerhalb von 24 Std. zu schießscheibenförmigen Formationen ausgedehnt haben. Ihre Farbe ist v.a. rötlich-livid.

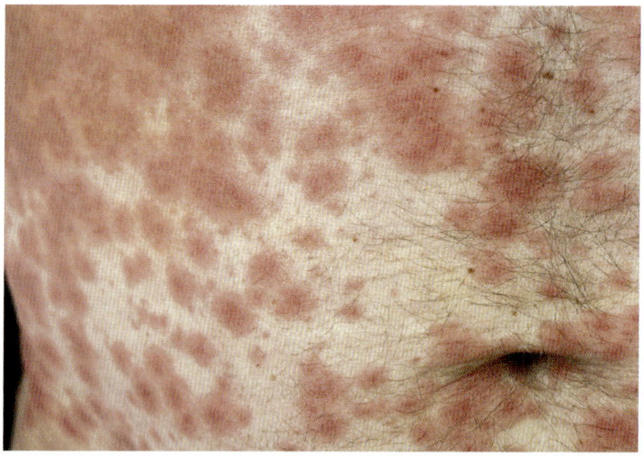

**Erythema exsudativum multiforme.** Multiple, akute, seit 1 Woche bestehende, 0,3-2,0 cm große, teils isolierte, teils zu größeren Flächen konfluierte, scharf begrenzte, flach erhabene, erheblich juckende, rundliche oder angedeutet anuläre (Kokardenform), rote, glatte Papeln und Plaques.

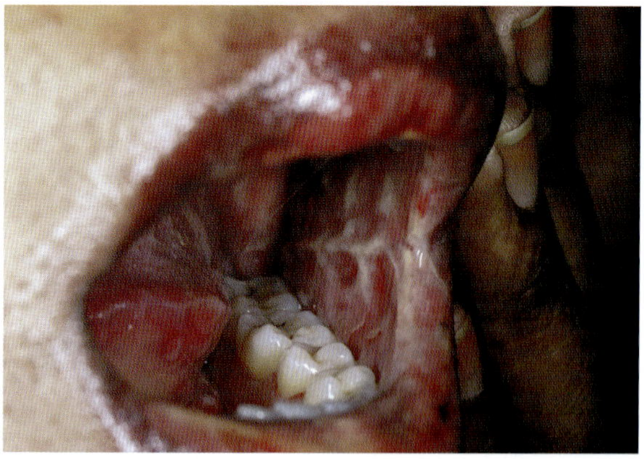

**Erythema exsudativum multiforme.** Multiple, hoch akute, seit 4 Tagen bestehende, flächige Erosionen im Bereich der Mundhöhle und Lippen bei einem HIV-Patienten. Starke Schmerzhaftigkeit bei Nahrungsaufnahme. Foetor ex ore.

Fälle milder (meist oraler) Schleimhautbefall (Lippen, Wangenschleimhaut und Zunge).

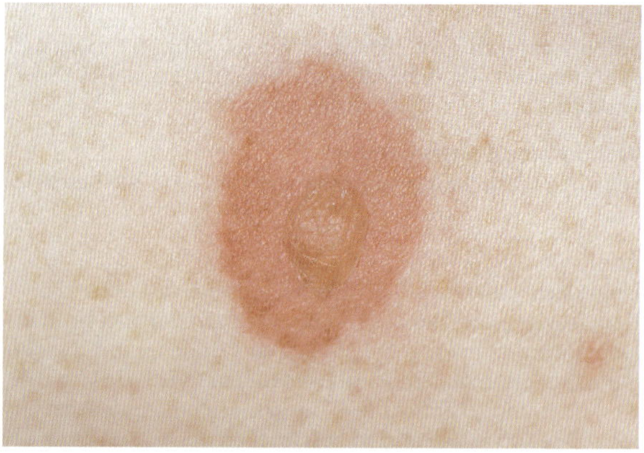

**Erythema exsudativum multiforme.** Scharf begrenzte, rötliche Plaque mit zentraler Blasenbildung.

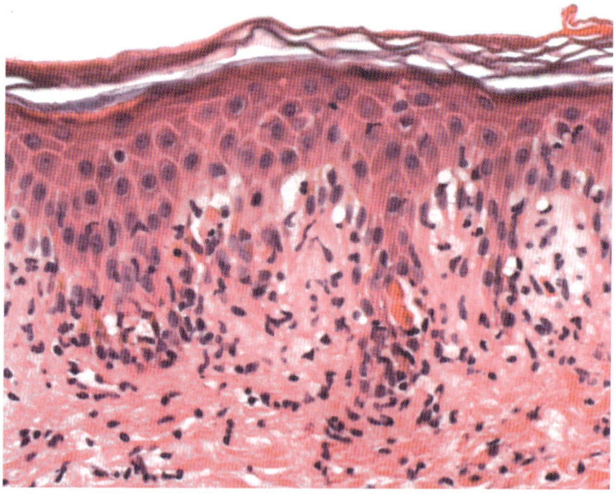

**Erythema exsudativum multiforme.** Frühe Entzündungsphase: Typische Interfacedermatitis mit diffusem, epidermotropem lymphozytärem Infiltrat in der oberen Dermis. Weiterhin zeigen sich ein kräftiges papilläres dermales Ödem, hydropische Degeneration entlang der Junktionszone sowie zahlreiche apoptotische Keratinozyten in den Reteleisten. Typisch ist das (unveränderte) korbgeflechtartige Stratum corneum.

## Klinisches Bild

Plötzlicher Beginn ohne wesentliche Prodromi. Innerhalb von 48-72 Std. Ausbildung eines disseminierten, im Bereich von Ellenbogen oder Knie auch gruppiert auftretenden, symptomlosen oder leicht brennenden bis juckenden Exanthems. Initial 1-3 mm große rötliche Papeln, die sich innerhalb von 24 Std. zu (nahezu pathognomischen) schießscheibenförmigen (Kokarden) Plaques ausdehnen. Ihre Farbe ist rötlich-livid, auch hämorrhagisch. Im Zentrum ist Blasenbildung möglich. Häufig ist eine lineare Anordnung der Läsionen nachweisbar (Köbner-Phänomen).

## Histologie

Das histologische Bild entspricht dem der klassischen akuten zytotoxischen Interface-Dermatitis. Zu unterscheiden sind:

- Frühes Stadium: Korbgeflechtartiges orthokeratotisches Stratum corneum, Ödem des Papillarkörpers mit schütterem lymphozytärem Infiltrat, vereinzelt eosinophile Granulozyten, deutliche Exozytose mit Verdichtung der Lymphozyten in den unteren Epithelschichten. Wenige dyske-

ratotische Keratinozyten (amorphes eosinophiles Zytoplasma bei pyknotisch kondensierten Kernen). Deutliche hydropische Degeneration der unteren Epithelzelllagen.
- Späteres Stadium: Korbgeflechtartiges orthokeratotisches Stratum corneum, ausgeprägtes intra- und subepidermales Ödem bis hin zur subepithelialen Blasenbildung; retikuläre Degeneration der Epidermis. Kräftiges lymphozytäres Infiltrat mit unterschiedlicher Beimengung von eosinophilen Granulozyten. Zahlreiche dyskeratotische Keratinozyten, die auch zu Nestern aggregiert sein können.

### Differenzialdiagnose

- Klinische Differenzialdiagnosen:
  - Akute febrile neutrophile Dermatose (Sweet-Syndrom): In der Frühphase der Erkrankung klinisch-morphologisch ähnlich. Jedoch fehlen beim Sweet-Syndrom die Erythema exsudativum multiforme-Kokarden. Stets Fieber, schweres Krankheitsgefühl und neutrophile Leukozytose.
  - Polymorphe Lichtdermatose: Nach UV-Exposition auftretend (Sonnenmuster!); heftiger Juckreiz, nie Beteiligung der Schleimhäute.
  - Akute Urtikaria: Klinische Bestimmung der Quaddel (Flüchtigkeit durch Markierung belegen). Keine Erythema exsudativum multiforme-Kokarden.
  - Urtikariavaskulitis: Ausgesprochen schubweise Chronizität. Durch Fieberschübe begleitetes, kleinfleckiges, makulopapulöses, juckendes oder schmerzendes Exanthem. Neutrophile Leukozytose ist möglich. Häufig Arthralgien und Arthritiden; keine Erythema exsudativum multiforme-Kokarden. Lymphknotenschwellungen. Evtl. positive ANA und Zeichen des systemischen Lupus erythematodes. Histologisch sind Zeichen der Vaskulitis diagnostisch.
  - Subakut-kutaner Lupus erythematodes: Insbesondere bei hochakutem Verlauf mit disseminierten Plaques kann ein dem Erythema exsudativum multiforme ähnliches Bild entstehen. Histologie und Immunhistologie sind diagnostisch.
  - Arzneimittelexanthem (makulopapulös): Keine reale DD, da Erythema exsudativum multiforme durch Arzneimittel ausgelöst werden kann. Ein makulopapulöses Arzneimittelexanthem kann dann diagnostiziert werden, wenn ein Zusammenhang mit geänderter oder interkurrenter Arzneimittelgabe hergestellt werden kann.
  - Bullöses Pemphigoid: In einigen Fällen, insbes. in der Initialphase des bullösen Pemphigoid können die wegweisenden Blasen fehlen. Damit entfällt das klinische Leitsymptom „pralle (feste) Blase“ und die klare klinische Zuordnung zu den blasenbildenden Erkrankungen. Histologie und IF sind beweisend.
  - Stevens-Johnson-Syndrom: Initial fieberhafte, katarrhalische Prodromalerscheinungen, generalisierte Lymphadenopathie, Leber- und Milzbeteiligung. Stets Schleimhauterscheinungen. Hauterscheinungen mit unterschiedlichem Ausmaß: von wenigen schießscheibenartigen Einzelläsionen bis hin zu einem großflächigen, scarlatiniformen Exanthem.
- Histologische Differenzialdiagnosen:

> **Merke: Es bestehen fließende Übergänge zwischen Erythema exsudativum multiforme, Stevens-Johnson-Syndrom und Toxischer epidermaler Nekrolyse. Histologisch müssen alle Krankheiten mit (gelegentlicher) subepidermaler Blasenbildung beachtet werden (Dermatitis solaris, Graft versus host-Reaktion, Iktus, Lichen planus bullosus, Lichen sclerosus et atrophicus, Polymorphe Lichtdermatose, systemische Amyloidose, Porphyria cutanea tarda).**

  - Toxische epidermale Nekrolyse (TEN): Subepidermale Blase, breite Nekrose der gesamten Epidermis, ausgeprägtes dermales Ödem. Nur geringe, diffuse Lymphozyteninfiltration; Erythrozytenextravasate.
  - Lyell-Syndrom, staphylogenes (SSSS): Wie zuvor bei TEN; Blasenbildung jedoch subkorneal.
  - Arzneimittelreaktion, fixe: Interface-Dermatitis mit zahlreichen apoptotischen Keratinozyten, lichenoide und perivaskuläre Entzündungsreaktion der oberen und mittleren (meist auch der tiefen) Dermis; meist ausgeprägte Pigmentinkontinenz.
  - Graft-versus-host-reaction, akute: Apoptotische Keratinozyten, evtl. subepitheliale Blasenbildung, lichenoides Infiltrat, eosinophile Granulozyten.
  - Urtikaria: Nur geringes Infiltrat; keine apoptotische Keratinozyten.
  - Pityriasis lichenoides et varioliformis acuta: Interface-Dermatitis mit unregelmäßiger Akanthose, zweischichtigem Aufbau des Str. corneums mit korbgeflechtartiger Orthokeratose über durchgehender Parakeratosezone. In der Dermis eher keilförmiges, perivaskuläres oder auch interstitielles Infiltrat aus Lymphozyten.
  - Erythema elevatum et diutinum: Seltene Erkrankung! Im frühen Stadium immer Zeichen der leukozytoklastischen Vaskulitis mit Leukozytoklasie und Kernstaub sowie Fibrin in den Gefäßwänden. Epidermis und Hautanhangsgebilde bleiben unbeteiligt.

### Therapie

Es handelt sich um eine wenig symptomatische, selbstlimitierte Erkrankung. Insofern ist eine symptomatische Therapie ausreichend.

### Externe Therapie

Meist genügt eine Lokalbehandlung mit Lotio alba. Bei stärkerem Juckreiz und ausgeprägtem Hautbefall sind mittelstarke Glukokortikoid-haltige Externa wie 0,1% Triamcinolon-Creme (z.B. Triamgalen, Delphicort, **R259**) oder 0.05-1% Betamethason-Emulsion (z.B. Betagalen, Betnesol, **R030**) angezeigt. Bei Befall der Mundschleimhaut Mundspülungen mit antiphlogistischen Präparaten (z.B. Kamillenextrakten).

### Interne Therapie

Bei ausgeprägter Symptomatik systemische Glukokortikoide wie Prednison (z.B. Decortin Tbl.) 50-75 mg/Tag. Zusätzlich bei Juckreiz Antihistaminika, z.B. Desloratadin (Aerius), Levocetirizin (Xusal), Cetirizin (Zyrtec) p.o. Bei häufigen (postherpetischen) Rezidiven ist eine orale Prophylaxe mit Aciclovir über 1 Jahr angezeigt (10 mg/kg KG/Tag) (Evidenzlevel: IB).

### Prognose

Günstig. Selbstlimitierender Verlauf mit kompletter Abheilung nach 10 bis 14 Tagen. Rezidivierender Verlauf ist die Regel, wobei unregelmäßiges Auftreten von meist 1-2 Rezidiven/Jahr beobachtet wird. Häufigere Episoden werden bei Immunsupprimierten beobachtet. Einige Patienten rezidivieren 1 mal/Jahr im Frühjahr.

### Hinweis(e)
Je nach Expressivität und Lokalisation der Haut- und Schleimhautveränderungen wurden in der Vergangenheit unterschiedliche Begriffe verwendet, deren Eigenständigkeit heute bezweifelt wird:
- Erythema multiforme major
- Dermatostomatitis Baader
- Stevens-Johnson-Fuchs-Syndrom (Syndroma muco-cutaneo-oculare Fuchs)
- Fiessinger-Rendu-Syndrom (Ectodermose érosive pluriorificielle).

Sie werden heute zusammen mit dem Stevens-Johnson-Syndrom und der toxischen epidermalen Nekrolyse (TEN) als ein Krankheitsspektrum mit unterschiedlichen Schweregraden aufgefasst.

## Erythema gyratum perstans L83.x

### Erstbeschreiber
Colcott-Fox, 1885

### Synonym(e)
Erythema anulare familiale

### Definition
Anuläres Erythem, das familiär gehäuft im frühesten Säuglingsalter oder auch bei internen malignen Tumoren auftritt. Die Entität ist umstritten. Wahrscheinlich handelt es sich um eine Variante des Erythema anulare centrifugum.

### Therapie
Ggf. Behandlung der Grunderkrankung (z.B. Sanierung des Tumors). Extern blande Therapie.

## Erythema gyratum repens L83.x

### Erstbeschreiber
Gammell, 1953

### Synonym(e)
gyrate erythema

### Definition
Äußerst seltenes Krankheitsbild. „Obligate" kutane Paraneoplasie bei Karzinomen der Mamma (6%), des weiblichen Genitales, des Pharynx, der Bronchien (in 50% der Fälle), des Ösophagus oder des Magens. In Einzelfällen auch para- oder postinfektiös (z.B. bei Lungentuberkulose). Die Hautveränderungen können dem Tumorleiden 4-8 Monate vorausgehen.

### Manifestation
Vor allem bei Erwachsenen auftretend, meist 40.-60. Lebensjahr.

### Lokalisation
Stamm, proximale Extremitäten.

### Klinisches Bild
Anuläre, girlandenförmige oder spiralig verschlungene, leicht infiltrierte Läsionen, evtl. urtikarielle, 1-2 cm breite, ihre Gestalt rasch ändernde Erythemstreifen mit randständiger, girlandenförmiger Schuppung. Flächenhafte hyperkeratotische Erytheme an Gesicht, Hals, Händen und Füßen. Kleinfleckige Rezidive in den abgeheilten Bezirken.

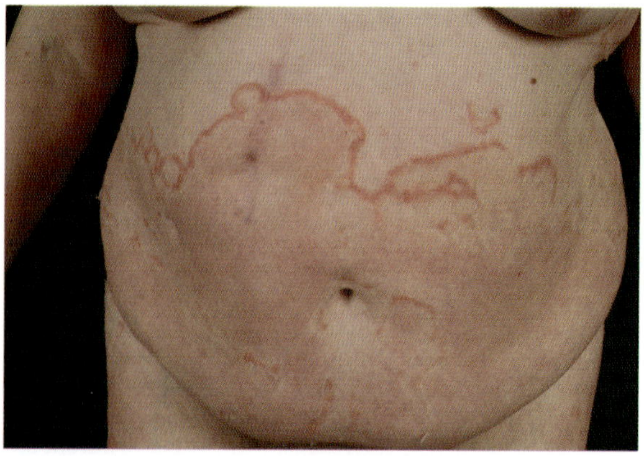

**Erythema gyratum repens.** Chronisch dynamische (seit 6 Monaten wechselhafter Verlauf), zunehmend anuläre, durch Konfluenz und peripheres Wachstum girlandenförmige, symptomlose, rote, raue, randbetonte, gering elevierte Plaques.

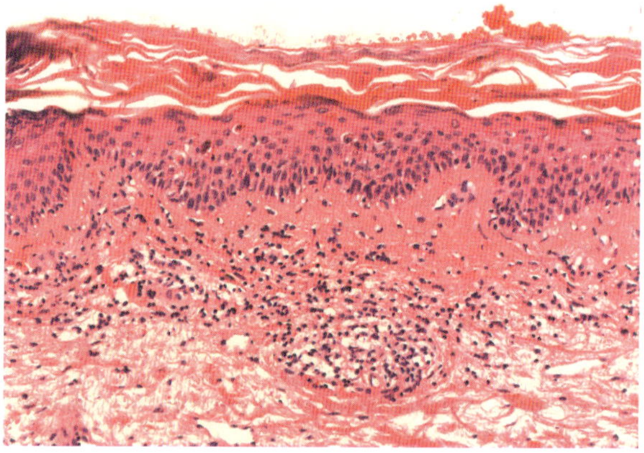

**Erythema gyratum repens.** Diffuse lymphozytäre Dermatitis mit einzelnen eosinophilen Leukozyten sowie einem verquollenen, eosinophilen Bindegewebe in der oberen Dermis. Das Oberflächenepithel ist etwas akanthotisch und fokal parakeratotisch verhornend. Weiterhin sind einzelne dyskeratotische Epithelien sichtbar (s. Epithel mittig).

### Histologie
Uncharakteristische, perivaskuläre Infiltrate aus Lymphozyten, Monozyten, Histiozyten und manchmal auch eosinophile Leukozyten. Im Oberflächenepithel können apoptotische (dyskeratotische) Epithelien nachgewiesen werden. Die Verhornung ist ortho-fokal parakeratotisch. Das histologische Bild entspricht dem des Erythema anulare centrifugum.

### Differenzialdiagnose
Erythema anulare centrifugum.

### Therapie
Tumorsuche und Sanierung.

### Externe Therapie
Ggf. topische Glukokortikoide, z.B. Glukokortikoid-Lotio wie 0,05% Betamethasonvalerat (z.B. Betnesol V, **R030**) oder 0,1% Triamcinolonacetonid-Creme (z.B. Triamgalen, **R259**).

## Erythema hyperkeratoticum dyspepticum supraartikulare digitorum L53.8

### Definition
Begleitsymptom bei Magen- und Darmerkrankungen.

### Lokalisation
Streckseiten der Interphalangeal- oder der Fingergrundgelenke, selten Handflächen.

### Klinisches Bild
Livide, fingernagelgroße Erytheme mit verhornter Oberfläche.

## Erythema induratum A18.4

### Erstbeschreiber
Bazin, 1861

### Synonym(e)
Bazin-Syndrom; nodöses Tuberkulid; Nodularvaskulitis; noduläre Vaskulitis; Phlebitis nodularis; Hypodermitis nodularis subacuta saltans (O'Leary); Vasculitis nodularis

### Definition
Seltene, chronische, gynäkotrope, meist symmetrische, infektallergische Vaskulitis der Unterschenkel, die als hyperergische Reaktionslage gegen Mycobacterium tuberculosis interpretiert wird. Die Abgrenzung als eigenständige Entität ist nach wie vor umstritten!

### Ätiologie
Umstritten. Diskutiert werden die nekrotisierende Vaskulitis kleiner oder mittlerer Gefäße als Id-Reaktion gegen Mycobacterium tuberculosis (= Tuberkulid). Für einen Teil der Fälle kann die Assoziation mit der Tuberkulose als gesichert angesehen werden (Nachweis von mykobakterieller DNA aus Biopsiematerial; Therapieerfolge mit Tuberkulostatika!). Fehlt dieser kausale Zusammenhang, so wird von vielen Autoren der klinische Befund „Erythema induratum" als Nodularvaskulitis bezeichnet. Hierbei werden andere infektiöse Auslöser diskutiert: Streptokokken-Infekte, Infektionen mit Hepatitis C.

### Manifestation
Frauen sind häufiger als Männer betroffen. Auftreten vor allem bei jüngeren Frauen mit pyknischer Konstitution und gesteigerter Kälteempfindlichkeit, Neigung zur Akrozyanose und funktioneller Livedo reticularis.

### Lokalisation
Unterschenkel, beugeseitig. Seltener an Oberschenkeln, Gesäß, Oberarmen und Mammae.

### Klinisches Bild
- Entzündliche, oftmals nur mäßig schmerzhafte, rote bis braun-rote, feste, kutane oder subkutane Knoten und Plaques. Größe: 2,5 cm, selten bis zu 10 cm. Häufig, aber nicht immer, mit meist tief reichender, zentraler nekrotischer Einschmelzung und nachfolgender rundlicher, schlecht heilender Ulzeration auftretend. Extrem chronischer, bzw. chronisch rezidivierender Verlauf über mehrere Jahre möglich. Abheilung unter Hinterlassung bräunlich pigmentierter, eingesunkener Narben.
- Häufige Begleitsymptome: Akrozyanose, Livedo reticularis, Erythrocyanosis crurum puellarum, Perniosis follicularis.

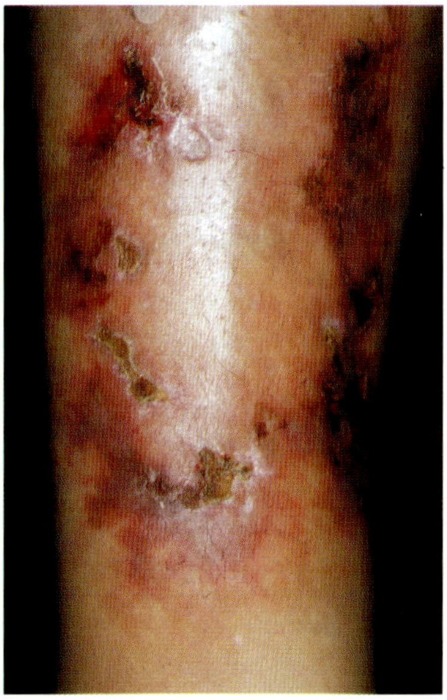

**Erythema induratum.** Die 52 Jahre alte Sekretärin leidet seit 3 Jahren an dieser, in Schüben verlaufenden, mäßig schmerzhaften Läsion. Befunde: Klinische Durchuntersuchung o.B. Lokalbefund: 10 cm im Längsdurchmesser große, feste Plaque, durchsetzt von kutanen und subkutanen Knoten. Im Zentrum Vernarbungen, am Rande tiefe, schlecht heilende Ulzerationen (hier krustig belegt).

### Histologie
Phasenhafter Ablauf mit 4 Stadien:
- Akutstadium: Vaskulitis mittelgroßer Gefäße (wird histologisch häufig nicht erfasst). In den Fettgewebsläppchen zeigen sich multiple rosettenartige Palisadengranulome mit Histiozyten und neutrophilen Granulozyten. Peripher anschließend Lymphozytenhülsen. Wenige Plasmazellen. Innerhalb der Entzündungszone erscheinen Lipozyten optisch vergrößert (sog. Mikropseudofettzysten). Weiterhin finden sich Kapillaren und postkapilläre Venulen mit lymphozytären Infiltrathülsen. Die Fettgewebssepten sind ödematös verändert, mit Lymphozyten und einigen Riesenzellen. Diagnose: Lobuläre granulomatöse Pannikulitis.
- Intermediärstadium: Infolge der Konfluenz der Granulome nehmen Fettgewebsnekrosen zu. Appositionelle Granulombildung zeigt sich in benachbarten (noch nicht befallenen) Lobuli.
- Vollstadium: Kompletter Befall des klinischen Knotens

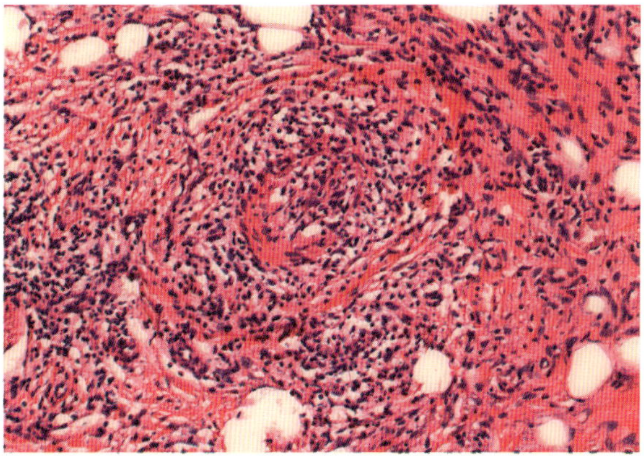

**Erythema induratum.** Kleines, komplett verschlossenes Gefäß; Reste der Gefäßwand mit dichten Lymphozyteninfiltraten. Beginnende fibrotisch-narbige Umwandlung.

E

mit homogener dichter granulomatöser Entzündung. Die Septen sind verbreitert und fibrotisch. Es zeigen sich Nekrosen und Thrombosierungen von septalen kleinen und größeren Gefäßen sowie kleine noch nicht verschlossene, von dichten Lymphozytenmänteln umhüllt Gefäße. Fokal sind eosinophile Fettgewebsnekrosen sichtbar. Weiterhin bilden sich Mikropseudofettzysten. Im Randbereich der Entzündungszone können die Veränderungen des Stadium I noch nachgewiesen werden.
- Spätstadium: Fibrotisch-narbige Umwandlung. Breite Septen und entsprechend verschmälerte Lobuli beherrschen das Bild.

### Diagnose
Klinik, Histologie, Tuberkulintest, ggf. Mykobakteriennachweis aus Haut- oder Lymphknotenbiopsat mittels 16S DNA-PCR und Sequenzierung.

### Differenzialdiagnose
Klinisch und histologisch: Erythema nodosum; Pannikulitiden anderer Genese; Pernio; Lipogranulomatosis subcutanea; Ecthyma gangraenosum; Polyarteriitis nodosa, kutane; Gumma.

### Externe Therapie
- Periphere Durchblutungsstörungen: Warme Fußkleidung, Vermeidung von Bodenkälte und bevorzugter Aufenthalt in warmen Räumen. Wechselbäder oder Bäder mit nikotinsäureesterhaltigen durchblutungsfördernden Mitteln (z.B. Rubriment-Bäder), durchblutungsfördernde Salben (z.B. Enelbin Paste). Besonders wichtig und gut wegen zirkulatorischen und wärmenden Einflusses sind Kompressionsverbände.
- Ansonsten indifferente Therapie mit blanden, pflegenden Externa wie Ungt. emulsificans aquosum (DAB) oder Puder (z.B. Talkum, Zinkoxid).

### Interne Therapie
Bei nachgewiesener Tuberkulose muss eine tuberkulostatische Polychemotherapie durchgeführt werden (Therapiedauer >6 Monate). Bei Patienten ohne Tuberkulosenachweis symptomatische Schmerztherapie mit Analgetika. Therapieversuch mit systemischen Glukokortikoiden. Andere (schlechte Datenlage!) Therapieansätze sind: Goldpräparate, Tetracycline, Dapson, Sulfpyridin, NSAR.

### Prognose
Eminent chronischer, meist rezidivierender Verlauf über Monate oder Jahre. Knoten ohne Ulzerationen heilen in der Regel nach 8-12 Wochen unter Hinterlassung einer Narbe ab. Ulzerierte Knoten zeigen nur eine geringe Heilungstendenz.

## Erythema infectiosum B08.30

### Erstbeschreiber
Willan, 1798; Sticker, 1899; Cheinisse, 1905

### Synonym(e)
Megalerythem; Megalerythema epidemicum; Megalerythema infectiosum; Ringelröteln; Stickersche Krankheit; fünfte Krankheit; Ohrfeigenkrankheit; Slapped-Cheek-Disease

### Definition
Mäßig kontagiöse, milde verlaufende virale Exanthemkrankheit im Kindesalter, hervorgerufen durch eine Infektion mit dem Parvovirus B19.

### Erreger
Parvovirus B19 (einzelsträngiges DNA-Virus), Übertragung durch Tröpfcheninfektion, Inkubationszeit 13-17 Tage. Parvovirus B19 ist das einzige Parvovirus, das den Menschen infiziert. Es wurde 1975 zufällig durch Yvonne Cossart gefunden und nach einer Untersuchungsreihe benannt (Nummer 19 in Reihe B).

### Manifestation
V.a. bei Kindern unter 14 Jahre auftretend, meist zwischen dem 4. und 10. Lebensjahr. Saisonale Häufung von Juni bis November. Im Vorschulalter liegt die Durchseuchung bei 5-10%, bis zum Erwachsenenalter steigt sie auf 60-70%.

### Lokalisation
Zunächst Wangen, Ausbreitung v.a. auf die Streckseiten der Arme, evtl. Beine und Gesäß. Kein Schleimhautbefall, Handteller und Fußsohlen sind meist frei.

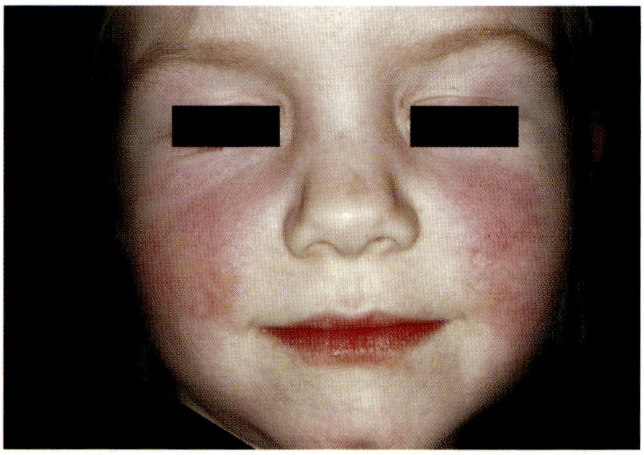

**Erythema infectiosum.** Nach leichtem „grippalem" Infekt intensive Rötung (und Schwellung) beider Wangen (Backpfeifengesicht). 2 Tage später wenig symptomatisches Exanthem mit anulären Erythemen an den Armen. Zervikale Lymphadenopathie. Labor: o.B.

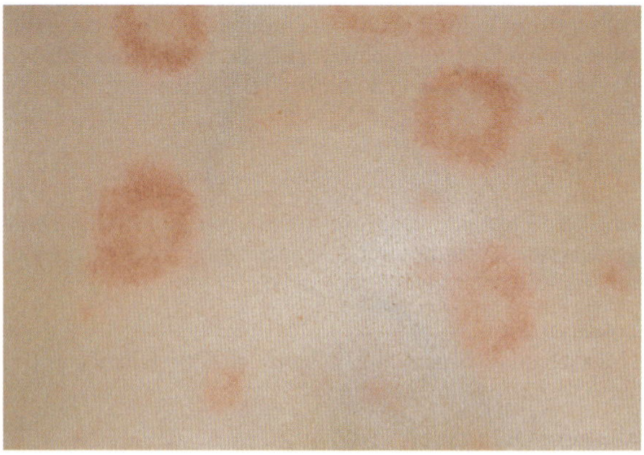

**Erythema infectiosum.** Generalisiertes Exanthem mit größeren und kleineren, in kompletter Ausprägung etwa 3,0 cm im Durchmesser großen, wenig symptomatischen, an der Oberfläche leicht aufgerauten, anulären Erythemen.

### Klinisches Bild
Inkubationszeit: 4-14 Tage. Milde, katarrhalische Vorboten, intensive schmetterlingsförmige Rötung und Schwellung der Wangen (bei 75% der Erkrankten: Ohrfeigengesicht; slapped cheek appearance), 1-4 Tage später typische gitter- oder gir-

landenförmige Erythemfiguren. Auch morbilliforme Exantheme können durch das Parvovirus B19 hervorgerufen werden. Dauer des Exanthems: 1-3 Wochen. Häufig Lymphknotenschwellungen, evtl. Begleitarthritiden (5-10% der Kinder. Betroffen sind hierbei insbes. die Finger-, Fuß- und Kniegelenke. Unter symptomatischer Behandlung klingen die Gelenksymptome innerhalb von 2-3 Wochen ab.

### Histologie
Entzündungszeichen, perifollikuläre Infiltration, Schwellung der Bindegewebsfasern.

### Diagnose
Serologie: IgM (14 Tage bis ca. 5 Monate nach Infektion positiv) und IgG (21 Tage nach Infektion, lebenslang nachweisbar) gegen Parvovirus B19.

### Differenzialdiagnose
Masern, Röteln, Scharlach, Lupus erythematodes, Rosazea, Erysipel, Echo-Virus-Infektion, Erythema exsudativum multiforme, Arzneimittelexantheme. Erythema anulare rheumaticum (wichtigste Differenzialdiagnose, da morphologisch sehr ähnlich; wichtige Unterscheidung: Fieberschübe, Chronizität, massiver Gelenkbefall).

### Therapie
Symptomatisch, Lotiones, Schulbesuch für 10 Tage aussetzen.

### Prognose
Günstig. Lebenslange Immunität.

### Hinweis(e)

! Cave: **Bei einer Infektion Schwangerer kommt es in 30% der Fälle zu einer transplazentaren Infektion. Dies führt insbes. zwischen der 13. und 20. Gestationswoche, bei 5-10% zu einem Hydrops fetalis.**

## Erythema keratodes palmare et plantare L53.8

### Definition
Kontrovers diskutiertes Krankheitsbild mit dunkelroten, infiltrierten, symmetrischen, schmerzhaften, langsam konfluierenden Hyperkeratosen an Hand- und Fußflächen, Fingern und Zehen, meist bei Frauen im 3-4. Lebensjahrzehnt. Abheilung nach Monaten möglich.

## Erythema migrans arciforme et palpabile L53.8

### Erstbeschreiber
Clark, 1974

### Synonym(e)
Palpable migratory arciform erythema; EMAP

### Definition
Kutanes T-Zell-Pseudolymphom unklarer Genese; vermutlich Variante der Lymphocytic infiltration of the skin. Eine Beziehung zum Lupus erythematodes wird ebenfalls diskutiert.

### Manifestation
Vor allem bei erwachsenen Männern.

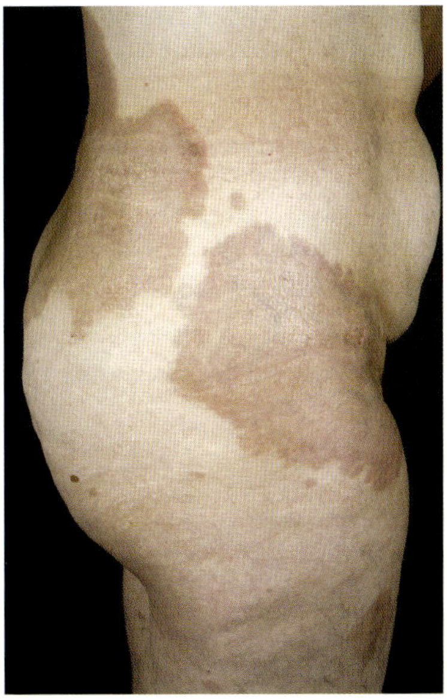

**Erythema migrans arciforme et palpabile.** Multiple, chronisch stationäre, am Rumpf lokalisierte, disseminierte, unscharf begrenzte, asymptomatische, 10-15 cm große, rote bis rot-braune, glatte Flecken.

### Lokalisation
Rücken, Arme, Oberschenkel.

### Klinisches Bild
Vereinzelte, blasse, scheibenförmige, bogig begrenzte, blaurote, infiltrierte Herde mit elevierten Rändern. Zentrifugale Progredienz.

### Histologie
Dichtes perivaskuläres und periadnexielles T-Zell-Infiltrat ohne epidermale Beteiligung. Identisch mit Lymphocytic infiltration of the skin.

### Differenzialdiagnose
Maligne Lymphome der Haut, Lupus erythematodes integumentalis, Erythema anulare centrifugum.

### Therapie
Die Therapie richtet sich nach dem zugrunde liegenden Pathomechanismus.

## Erythema multiforme rheumatoides M08.2

### Definition
Im Frühstadium des Still-Syndroms auftretendes exanthematisches Bild mit multiformem Aspekt. Stellenweise großflächige, rosa- bis lachsfarbene Erytheme im Gesicht, an Stamm und Extremitäten.

### Therapie
Entsprechend dem Still-Syndrom.

## Erythema necroticans migrans L83.x

### Erstbeschreiber
Becker, Kahn u. Rothmann, 1942

### Synonym(e)
Staphylodermia superficialis circinata; Impetigo circinata; fünfte obligate kutane Paraneoplasie; necrolytic migratory erythema; Glukagonomsyndrom

### Definition
Ursprünglich als obligate kutane Paraneoplasie bei glukagonsezernierendem Pankreastumor (ca. 80% maligne Pankreastumoren) definiert. Diese These wurde durch neuere Berichte infrage gestellt. Zusammenhänge mit Hepatitis B und C, Adenokarzinomen, Bronchialkarzinomen und Plattenepithelkarzinomen wurden beschrieben.

### Manifestation
Hauptsächlich bei postmenopausalen Frauen.

### Lokalisation
Meist untere Extremitäten: Vor allem Oberschenkel und Inguinalregion.

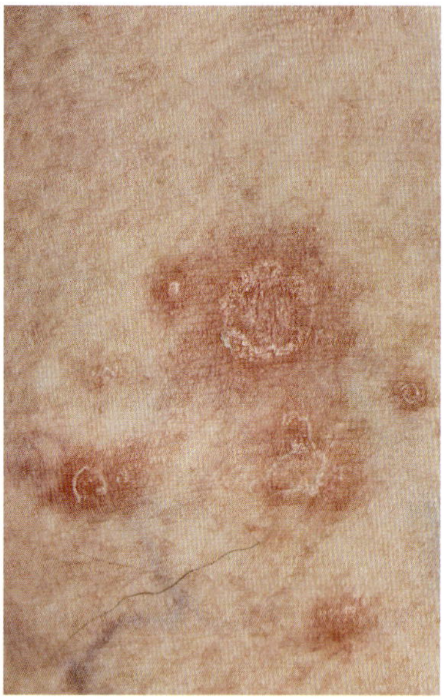

**Erythema necroticans migrans.** Grob lamellär schuppende Erytheme mit randständigen Pusteln bei Glukagonom-Syndrom.

### Klinisches Bild
Bizarr konfigurierte, zentrifugal wachsende, zirzinäre Erytheme mit Pustelbildung (Nachweis von Staphylococcus aureus). Weiterhin Cheilitis, Nageldystrophien, Stomatitis, intermittierende Diarrhoe, Thromboseneigung; Diabetes mellitus, Hyperglukagonämie; Hyperproteinämie; Hypokaliämie, Anämie, Glossitis, Gewichtsverlust.

### Labor
Hyperglykämie, BSG-Erhöhung. Erhöhte Plasmaglukagonwerte.

### Histologie
Im akuten Stadium Bild einer subkornealen Pustel mit ballonierten, nekrobiotischen und dyskeratotischen Keratinozyten. Typisch ist der Nachweis von straßenförmig das Oberflächenepithel durchziehenden, blassen Nekrobiosezonen (Reifungsdefekt). Konfluierte Parakeratose mit Exoserose und durchsetzenden neutrophilen Leukozyten. Überlagernde Orthokeratose.

### Differenzialdiagnose
Erythema-anulare-centrifugum-artige Psoriasis, Erkrankungen der Pemphigus-Gruppe, subkorneale Pustulose, Acrodermatitis enteropathica, Candidose, Zieve-Syndrom.

### Therapie
Tumorsuche und -sanierung! Die Hautveränderungen heilen i.d.R. nach Tumorentfernung vollständig ab.

### Prognose
Abheilung der Hautveränderungen nach Tumorentfernung.

## Erythema neonatorum — P83.1

### Erstbeschreiber
Erstmals erwähnt durch Netlinger, 1472; Leiner, 1912

### Synonym(e)
Erythema neonatorum allergicum; Urticaria neonatorum; toxisches Erythem der Neugeborenen; Erythema toxicum neonatorum

### Definition
Ätiopathogenetisch ungeklärtes, selbstlimitierendes Erythem bei ca. 50% der Neugeborenen.

### Manifestation
Am 2. bis 3. Lebenstag auftretend, etwa bei 50% der reifen Neugeborenen, nicht bei Kindern unter 2500 g.

### Lokalisation
Generalisiert, häufig Beginn im Gesicht, Ausbreitung auf Rumpf, Gesäß und proximale Extremitäten, Aussparung der Palmae und Plantae.

### Klinisches Bild
12-48 Stunden nach der Geburt auftretendes, 3-4 Tage andauerndes, extremitätenbetontes Exanthem mit unscharf begrenzten, meist verwaschen wirkenden Erythemen, auf denen sich etwa 0,5 bis 1 mm große, follikuläre Papeln oder (sterile) Pusteln bzw. Bläschen entwickeln.

### Histologie
Follikulitis und Perifollikulitis mit zahlreichen eosinophilen Leukozyten.

### Differenzialdiagnose
Windeldermatitis, Miliaria, Incontinentia pigmenti, transitorische neonatale pustulöse Melanose, Candidose, Skabies, Syphilis connata.

### Therapie
Zuwarten; Spontanheilung meist innerhalb von 2-3 Tagen. Ggf. symptomatisch mit Lotio alba.

### Prognose
Spontanheilung meist innerhalb von 2-3 Tagen.

## Erythema nodosum — L52.x0

### Erstbeschreiber
Willan, 1798; Hebra, 1860

### Synonym(e)
Knotenrose; Dermatitis contusiformis; Erythema contusiforme

### Definition
Akut verlaufende, allergisch-hyperergische Erkrankung mit Ausbildung schmerzhafter, knotiger Herde meist im Bereich der Streckseiten der Beine.

### Vorkommen/Epidemiologie
Panethnisch. Häufigste septale Pannikulitis. Prävalenz in Mitteleuropa: 100-200/100.000 Einwohner/Jahr. Inzidenz in Mitteleuropa: 2-8/100.000 Einwohner/Jahr.

### Ätiologie
Diskutiert werden infekt- und/oder medikamentenallergische Ursachen. Die zugrunde liegenden Immunmechanismen sind nicht klar definiert; die Ausbildung sog. Miescher'scher Radiärknötchen in den Fettgewebssepten lässt auf einen primär in dem septalen Bindegewebe ablaufenden Entzündungsprozess schließen. Das Erythema nodosum tritt vor allem auf bei Streptokokkeninfekten (weitaus häufigste Ursache!), rheumatischem Fieber, Tuberkulose, Sarkoidose. Außerdem Auftreten bei Lymphogranuloma inguinale, Katzenkratzkrankheit, Ornithose, Yersiniainfektionen, Enteritis regionalis, Toxoplasmose, tiefen Mykosen, Enteropathien, Schwangerschaft, Kontrazeptiva (Gestagenkomponente?).

### Manifestation
Meist bei Erwachsenen auftretend, v.a. bei Frauen; saisonal gehäuft in Frühjahr und Herbst.

### Lokalisation
Unterschenkelstreckseiten, auch Oberschenkel und Arme.

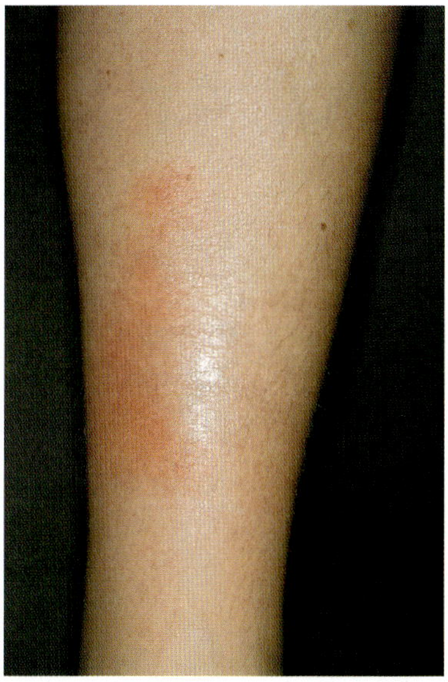

**Erythema nodosum.** Seit mehreren Tagen bestehende, hochschmerzhafte, unscharf begrenzte, rote Plaques und tiefe Knotenbildung. Vorausgegangen war ein nicht näher klassifizierter, hochfiebriger, viraler Bronchialinfekt sowie Einnahme von Ibuprofen als Schmerzmittel.

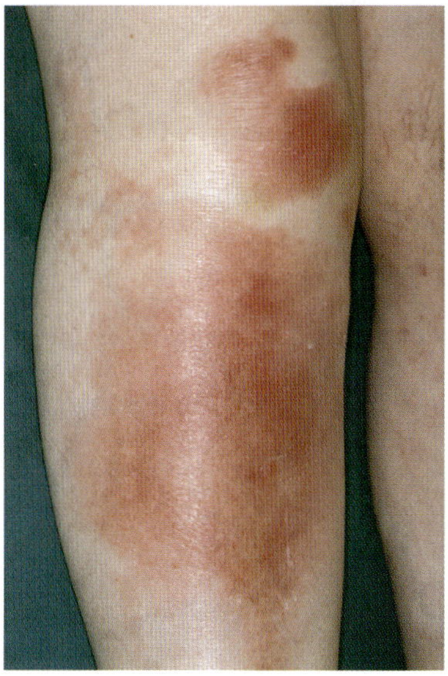

**Erythema nodosum.** Multiple, unscharf begrenzte, sehr druckschmerzhafte, teigige, leicht erhabene, rötlich-livide Knoten. Weiterhin traten Fieber, Abgeschlagenheit und rheumatoide Schmerzen auf.

### Klinisches Bild
Fieber, Abgeschlagenheit, rheumatoide Schmerzen, unscharf begrenzte, sehr druckschmerzhafte, teigige, leicht erhabene, rötlich-livide Knoten. Postinflammatorische Hyperpigmentierung und Schuppung möglich. S.a.u. Erythema nodosum migrans.

### Labor
BSG deutlich beschleunigt; Leukozytose; Pathologika im Rahmen der Grunderkrankung (z.B. CRP; Antistreptolysintiter; Yersinien-Serologie).

### Histologie
Initial: Infiltration durch neutrophile Granulozyten in den Fettgewebssepten, Ausbildung von Miescher'schen Radiärknötchen; Ödem, Makrophagen, Schaumzellen. Vollstadium: Granulomatöse Reaktion des Fettgewebes; unspezifische Begleitreaktion in der retikulären Dermis; Fettgewebssepten sind fibrotisch umgewandelt.

### Differenzialdiagnose
Erythema induratum, Polyarteriitis nodosa cutanea, syphilitische Gummen, nodöse Arzneimittelexantheme, Pernio, pankreatische Pannikulitis.

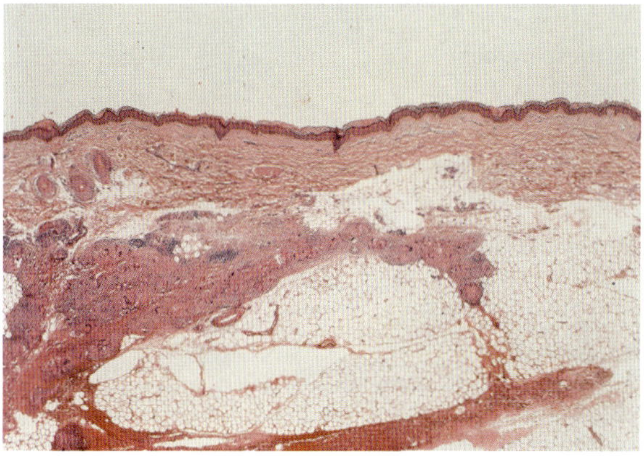

**Erythema nodosum.** Initiales Stadium mit septaler Pannikulitis. Ödematöse Verbreiterung der Fettgewebssepten. Fokal kräftige, perivaskuläre, entzündliche Infiltration. Die Dermis ist nur im unteren Segment beteiligt.

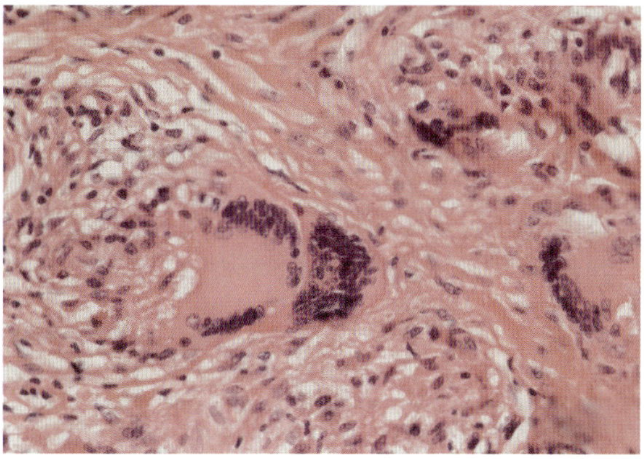

**Erythema nodosum.** Vollstadium des Erythema nodosum. Granulomatöse septale Pannikulitis mit lympho-histiozytärer Infiltration eines Fettgewebsseptums. Auffällig ist eine Gruppe von mehrkernigen Riesenzellen.

### Therapie
Abklärung und Behandlung der Grunderkrankung. In schweren Fällen Bettruhe.

### Externe Therapie
Glukokortikoid-haltige Cremes wie 0,1% Triamcinolon-Creme (z.B. Triamgalen, R259) oder hoch potente Glukokortikoide wie Clobetasol (z.B. Dermoxin Creme), ggf. unter Okklusion. Feuchte Umschläge mit NaCl. Anschließend konsequente Kompressionstherapie (Pütter Verbände nach arteriellem Doppler) bis zur kompletten Abheilung.

### Interne Therapie
Acetylsalicylsäure (z.B. Aspirin) 2-3 g/Tag p.o. In schweren Fällen Glukokortikoide wie Prednisolon (z.B. Decortin H) 60-80 mg/Tag p.o. oder i.v. Neuerdings Empfehlungen von Kaliumjodid 300-1500 mg/Tag über wenige Tage bis 8 Wochen bei M. Crohn-assoziiertem, therapierefraktärem Erythema nodosum.

### Prognose
Günstig. Spontanheilung. Gesamtdauer: 3-6 Wochen. Rezidive möglich.

## Erythema nodosum migrans
L52.x

### Erstbeschreiber
Bafverstedt, 1954

### Definition
Erythema nodosum mit langsamer, zentrifugaler Migration von Knoten und Plaques über die Unterschenkelstreckseiten.

### Manifestation
Höheres Erwachsenenalter. Frauen sind häufiger als Männer betroffen.

### Klinisches Bild
Ausgesprochene Chronizität, deutlich weniger schmerzhaft als das klassische Erythema nodosum, selten Assoziation mit systemischen Symptomen.

### Therapie
Entsprechend dem Erythema nodosum.

## Erythema palmare et plantare symptomaticum
L54.8

### Synonym(e)
erworbenes palmoplantares Erythem; Palmarerythem

### Definition
Erworbenes Dauererythem an Handtellern, vor allem Daumenballen, Kleinfingerballen, Beugeflächen der Endphalangen.

### Ätiologie
Häufig bei chronischen Lebererkrankungen (Red liver palms), chronischer Polyarthritis (rheumatoide Arthritis), Karzinomen, systemischem Lupus erythematodes, Diabetes mellitus, Hyperthyreose, vegetativer Dystonie (Nikotinabusus) und in der Gravidität.

### Therapie
Keine kausale Therapie bekannt.

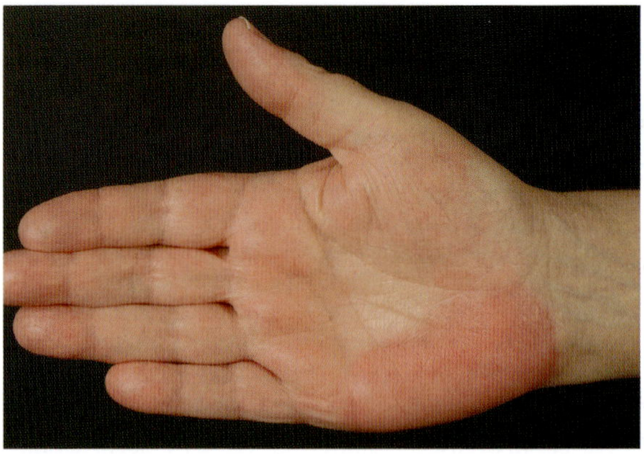

**Erythema palmare et plantare symptomaticum.** Unscharf begrenzte, flächige Rötung am rechten Hypothenarballen bei Steatosis hepatis. Seit Jahren liegt hepatischer Pruritus am gesamten Integument vor. Anamnestisch sind außerdem ein Diabetes mellitus Typ II und eine Niereninsuffizienz bekannt. Erhöhte Cholestasewerte waren nachweisbar.

## Erythema palmoplantare hereditarium
Q27.8

### Erstbeschreiber
Lane, 1929

### Synonym(e)
Erythema palmare et plantare hereditarium; Red Palms; Palmar-Syndrom; Syndrom der roten Palmae; Erythema palmo-plantare; Lane's disease; maladie de v. Bechterew-Stoelzner

### Definition
Symmetrische, chronische, flächige Rötung der Handteller und Fußsohlen.

### Ätiologie
Autosomal-dominant vererbte Störung der palmoplantaren Durchblutung verursacht durch eine Dysplasie der Hautgefäße. Pathogenetisch kommt das klinische Erscheinungsbild durch eine starke Vermehrung und Anastomosierung der Kapillaren zustande.

### Manifestation
Überwiegend beim männlichen Geschlecht auftretend. Erstsymptome bereits in der frühen Kindheit.

### Lokalisation
Vor allem Handteller, hauptsächlich Thenar, Hypothenar und Fingerkuppen, auch Fußsohlen.

### Klinisches Bild
Chronische, ortsständige, symptomlose, flächenhafte, 4,0 bis 10,0 cm große, intensiv rote Flecken (Erytheme), die vor allem an Thenar und Hypothenar, aber auch an Fingern auftreten. Aussparung der Hohlhand. Handrücken sind stets ausgespart. Fleckbildungen an den Fußsohlen nur diskret nachweisbar.

### Differenzialdiagnose
Erythema palmare et plantare symptomaticum.

### Therapie
Nicht bekannt und auch nicht sinnvoll.

## Erythema perstans faciei L53.83

### Synonym(e)
Erythema faciale perstans; Erythema faciale persistens, konstitutionelle Gesichtsmaske; Typus rusticanus; Rubeosis faciei; Rubeosis faciei perstans vasomotorica; persistierende Gesichtsrötung

### Definition
Harmlose, symmetrisch angeordnete, sattrote Schmetterlingserytheme als Ausdruck einer „vegetativen Dauerirritation".

### Ätiologie
Häufig kombiniert mit Keratosis pilaris und Ulerythema ophryopgenes als Teilsymptome des Keratosis pilaris-Syndroms.

### Manifestation
Überwiegend bei Frauen auftretend. Gehäuftes Vorkommen beim sog. Typus rusticanus.

### Lokalisation
Wangen, zentrofaziale Gesichtspartien.

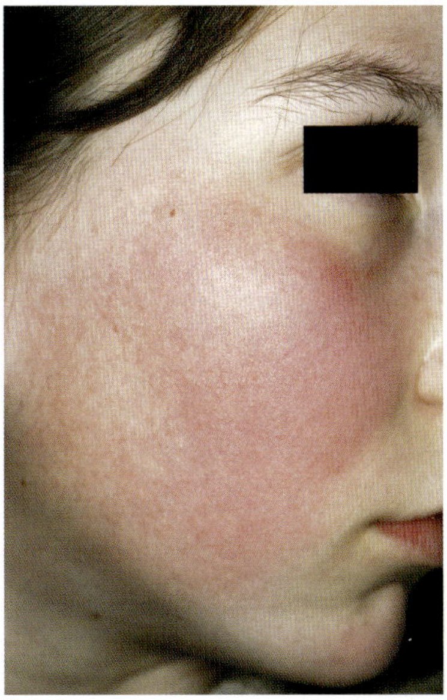

**Erythema perstans faciei.** Persistierende, symptomarme, symmetrisch angeordnete Gesichtsrötung, die sich bei Aufregung und Stress verstärkt.

### Klinisches Bild
Chronische, symptomlose (oder symptomarme; evtl. leichtes Spannungsgefühl), unscharf begrenzte, symmetrische, homogene Rötung der Wangen und der zentrofazialen Gesichtspartien bei scharfer Aussparung der Perioralregion. Trockene Haut, ggf. auch leicht schuppend.

### Differenzialdiagnose
Sarkoidose, Rosazea, seborrhoisches Ekzem, Psoriasis vulgaris, Pemphigus erythematosus, Naevus flammeus; Lupus erythematodes, systemischer; Erythema e pudore.

### Therapie
Nicht bekannt.

### Prognose
Harmloses Krankheitsbild. Rückbildung im mittleren und höheren Lebensalter.

## Erythema scarlatiniforme desquamativum recidivans L53.81

### Definition
Seltenes Krankheitsbild mit periodisch oder unregelmäßig rezidivierenden, skarlatiniformen Erythemen und darauf folgender Desquamation.

### Ätiologie
Diskutiert wird die Auslösung durch Infektionserkrankungen (z.B. Angina tonsillaris, Pleuritis) und Medikamente (Vitamin A, quecksilberhaltige Präparate, Wismut, Tellur, Gold, Chinin, Hydantoine, Salicylate, Diuretika).

### Lokalisation
Meist generalisiert mit Beginn am Stamm und Ausdehnung auf das gesamte Integument, zuletzt Kopf, Hände, Füße. Sehr selten lokalisierte Formen (nur Hände und Füße).

### Klinisches Bild
- Prodromalphase mit Übelkeit, Temperaturanstieg, Kopf- und Gliederschmerzen, gastrointestinalen Störungen.
- Integument: Makulöses Exanthem. Anschließende Desquamation, typischerweise noch vor Abblassen des Exanthems (am Stamm mittel- bis groblamellöse, an Händen und Füßen handschuh- bzw. sandalenförmige exfoliative Schuppung). Auch Schleimhautbefall, reversibler diffuser Haarausfall und Nagelveränderungen sind möglich.
- Evtl. Allgemeinsymptome wie Enteritis, Bronchitis, Gelenkschwellungen, Epistaxis, Proteinurie, Mikrohämaturie.

### Labor
Leukozytose mit Eosinophilie; kurzfristige BSG-Erhöhung.

### Differenzialdiagnose
Scharlach; medikamentöse scarlatiniforme Erythrodermien; Akrodynie.

### Therapie
Absetzen des Medikamentes, Behandlung von Infektionen.

### Externe Therapie
Symptomatisch. Entzündungshemmende und keratolytische Externa wie Lotio alba (ggf. mit 2% Clioquinol **R050**), Harnstoff-haltige Cremes/Lotionen (z.B. Basodexan, Nubral, **R102**), 5% Dexpanthenol-Creme (z.B. Bepanthen, **R065**), ggf. Glukokortikoid-haltige Lotionen wie 1% Hydrocortison-Emulsion (z.B. Hydrogalen Lotion, **R123**). Bei Schleimhautbefall Spülungen mit Kamillenextrakten (z.B. Kamillosan).

### Prognose
Dauer des ersten Schubes: 2-4 Wochen. Rezidive nach individuell unterschiedlichen und unregelmäßigen Intervallen (Wochen bis Jahre). Diese verlaufen zunehmend leichter und kürzer.

## Erythème desquamative en plaque congénital et familial Q82.8

### Erstbeschreiber
Degos et al., 1947

### Synonym(e)
Degos Krankheit; atypische kongenitale Erythrokeratoder-

mie; Genodermatosis erythematosquamosa circinata et variabilis; Erythrokeratoderma en cocardes; M. Degos

**Definition**
Seltene, atypische, erbliche Erythrokeratodermie mit charakteristischen kokardenförmigen Plaques an den unteren Extremitäten. Von einigen Autoren wird die Erkrankung als Variante der Erythrokeratodermia figurata variabilis gesehen.

**Ätiologie**
Unbekannt. Autosomal-dominante Vererbung ist in einigen Familien beschrieben.

**Manifestation**
Bei Geburt oder im Kleinkindesalter.

**Lokalisation**
Untere Extremität.

**Klinisches Bild**
Kokardenähnliche, zentral schuppende Erythemscheiben. Die Ausprägung ist sehr wechselnd, von kräftig gerötet bis zur Rückbildung innerhalb weniger Wochen und Rezidiv in loco. Hyperkeratosen an den Knien.

**Histologie**
Unspezifische Muzinablagerung.

**Differenzialdiagnose**
Tinea corporis, anuläre Erytheme.

**Therapie**
Unbekannt.

**Prognose**
Rezidivierender Verlauf, Besserung und Abheilung im Sommer möglich.

## Erytheme, multiforme L53.8

**Definition**
Akut auftretende, an das Erythema exsudativum multiforme erinnernde Erytheme ohne Kokardenbildung. Es ist zweifelhaft, ob diese morphologische Abgrenzung zweckmäßig ist.

**Ätiologie**
Bakterielle oder virale Infekte, maligne Tumoren, Arzneimittelunverträglichkeit.

**Lokalisation**
Vor allem Extremitäten.

**Differenzialdiagnose**
S.u. Erythema exsudativum multiforme.

**Therapie**
S.u. Erythema exsudativum multiforme.

## Erytheme, nodöse L52.x

**Definition**
Symmetrisch auftretende, knotige Hautentzündungen an unteren und oberen Extremitäten.

**Ätiologie**
- Id-Reaktion: Bei tiefen Mykosen, bei Colitis ulcerosa, Enteritis regionalis, malignen Erkrankungen.
- Arzneimittel: Vor allem nach Ovulationshemmern, Jod, Brom, Salicylat, Antipyrin, Phenacetin, Sulfonamiden.
- Infektionskrankheiten: Vor allem Scharlach, Masern, Grippe, Typhus abdominalis, Syphilis II, Lepra, Gonorrhoe. Septische Erkrankungen.

**Therapie**
Behandlung des Grundleidens.

## Erythrasma L08.10

**Synonym(e)**
Baerensprungsche Krankheit

**Definition**
Oberflächliche, mit charakteristischen, scharf begrenzten, intertriginösen Plaques einhergehende Infektion mit Corynebakterien.

**Erreger**
Corynebacterium minutissimum (Porphyrin-produzierende Corynebakterien mit Rotfluoreszenz im Wood-Licht).

**Vorkommen/Epidemiologie**
Weltweit verbreitet. Prävalenz (Mitteleuropa): Bei ca. 4-6% der Bevölkerung. Gehäuft in tropischen Klimazonen.

**Ätiologie**
Infektion mit Corynebacterium minutissimum. Prädisponierende Faktoren:
- Feucht-warmes Milieu
- exzessives Schwitzen oder lokale Hyperhidrose
- Mazeration
- Adipositas
- Diabetes mellitus
- Immunsuppression z.B. bei HIV-Infektion.

**Lokalisation**
Vor allem intertriginöse Areale: Skrotum, große Labien, Oberschenkelinnenseiten, Axillen, submammärer Bereich.

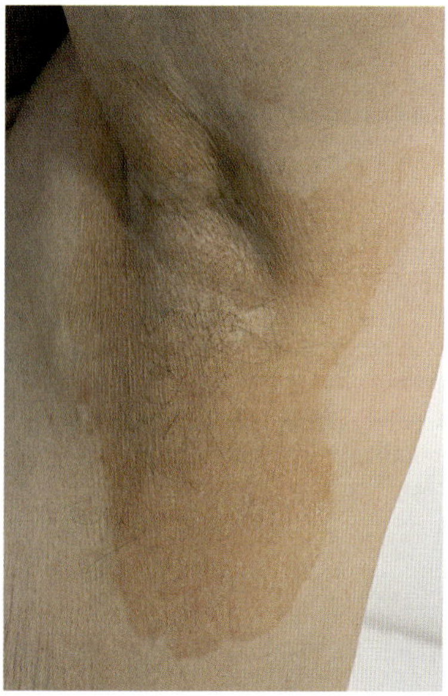

**Erythrasma.** Scharf begrenzte, flächenhafte nicht juckende bräunliche Verfärbung im Bereich der Achselhöhle.

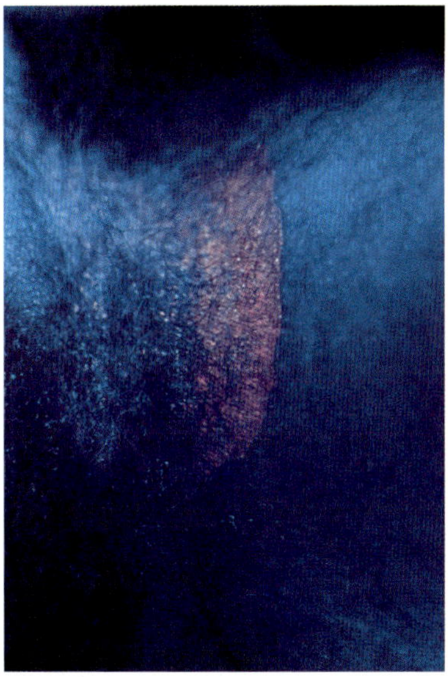

**Erythrasma.** Typische rote Fluoreszenz im Wood-Licht.

### Klinisches Bild
Initial bilden sich einzelne, gelbbraune bis rotbraune, scharf begrenzte, symptomlose Flecken, die mit zunehmender Krankheitsdauer konfluieren. Später zeigen sich flache Plaques mit feiner Schuppung.

### Diagnose
Wood-Licht: Dunkelrote Fluoreszenz, Erregernachweis im Abrissverfahren mit Tesafilm.

### Differenzialdiagnose
Tinea inguinalis, vulgäre Dermatitis, Lichen simplex chronicus, Candidose, Pityriasis versicolor, Intertrigo, Psoriasis vulgaris.

### Therapie

> Merke: **Saure Seifen, Milieusanierung. Keine Fettsalben. Der Patient sollte darüber aufgeklärt werden, dass die Hyperpigmentierungen auch nach Beseitigung der Erreger noch einige Wochen fortbestehen!**

### Externe Therapie
Antimykotika vom Azoltyp wie Clotrimazol (z.B. **R056**, Canesten Creme), Ketoconazol (z.B. Nizoral Creme) oder Bifonazol (z.B. Mycospor Creme). Alternativ antibiotische Externa wie Erythromycin-Cremes **R084** oder Erythromycin-Salben (z.B. Aknemycin Salbe). Gründliche tgl. Hautreinigung mit Wasser und Syndets. Ggf. Therapiekontrolle im Wood-Licht.

### Interne Therapie
Nur bei schweren, der externen Therapie nicht zugänglichen Formen (selten!) Erythromycin (z.B. Monomycin Kps.) 1 g/Tag in 2-4 ED.

### Prognose
Günstig, häufig Rezidive.

## Erythrocyanosis crurum puellarum I73.8

### Erstbeschreiber
Klingmüller, 1925

### Synonym(e)
Rotdickschenkel

### Definition
Sonderform der Akrozyanose.

### Ätiologie
Funktionelle Durchblutungsstörungen nach Kältereiz. Wahrscheinlich auch endokrine Dysfunktionen.

### Manifestation
Vor allem bei adipösen Mädchen.

### Lokalisation
Vor allem Unterschenkel.

### Klinisches Bild
Zyanotische, unscharf abgegrenzte Erytheme, deutliche Follikelmarkierung (Perniosis follicularis), teigige Infiltrate. Irisblendenphänomen, Rückbildung der Symptome bei Wärmezufuhr. Zinnoberflecken nach Scheuern und Fingerdruck = arteriell hyperämische Reaktion.

### Differenzialdiagnose
Pernio, Erythema nodosum, Erythema induratum, Erythromelalgie, Pannikulitis.

### Therapie
S.u. Akrozyanose. Hormontherapie bei gesichteter endokriner Störung.

### Prognose
Ausheilung bis zum 4. Lebensjahrzehnt.

## Erythrodermia atopica L20.8

### Definition
Erythrodermie bei atopischem Ekzem.

### Manifestation
Säuglingsalter: 4. bis 12. Lebenswoche, bei Erwachsenen seltener.

### Therapie
Entsprechend dem atopischen Ekzem.

### Prognose
Langwieriger, zu Rezidiven neigender Verlauf.

## Erythrodermia congenitalis ichthyosiformis bullosa Q80.3

### Erstbeschreiber
Brocq, 1902

### Synonym(e)
Erythrodermia ichthyosiformis congenitalis Brocq; Keratosis rubra congenita Rille; Epidermolytic hyperkeratosis; Erythrodermie ichthyosiforme congénitale bulleuse; epidermolytische Hyperkeratose

### Definition
Seltene, kongenitale Verhornungsstörung. Sonderform der Harlekin-Ichthyose.

### Vorkommen/Epidemiologie
Inzidenz: 1/200.000 Einwohner/Jahr.

### Ätiologie
Diskutiert werden autosomal-dominant vererbte sowie spontane Neumutationen der Keratingene (KRT) 1 und 10. KRT 1 ist auf dem Genlokus 12q13 kartiert, KRT 10 auf dem Genlokus 17q21-q22. Die Mutationen verursachen fehlerhaft exprimierte Keratin-Intermediärfilamente.

### Manifestation
Ab Geburt.

### Klinisches Bild
Universelle Hautrötung (Erythrodermie) mit disseminierter, großflächiger, blasiger Hautablösung; auch echte Blasenbildung. Schmerzhafte, schrundige Hyperkeratosen an Palmae, Plantae, Gelenkbeugen und Lippen. Die Neigung zur Blasenbildung nimmt in den ersten Lebensmonaten ab. V.a. intertriginös zunehmende Ausbildung großflächiger, schmutzig-brauner Keratosen.

### Histologie
- Akantholytische Hyperkeratosen mit granulöser Degeneration und vakuolärer Degeneration der oberen Dermis.
- Elektronenmikroskopie: Verklumpte Keratinfilamente der suprabasalen Schichten.

### Diagnose
Klinik, Histologie, Elektronenmikroskopie.

### Differenzialdiagnose
- Blasenbildende Erkrankungen wie das SSSS (Staphylococcal scaled skin syndrome = staphylogenes Lyell-Syndrom): hochakutes Krankheitsbild mit schweren Infektzeichen.
- Erkrankungen der Epidermolysis-bullosa-Gruppe: mechanobullöse Auslösung; je nach Erkrankungstyp im Säuglingsalter eher weniger expressiv.

### Komplikation
Bei dieser Form der Ichthyose kann eine vermehrte Perspiratio insensibilis, eine Temperaturinstabilität (wichtig ist ein aggressives Temperaturmanagement) sowie eine erhöhte Infektanfälligkeit über mehrere Wochen und Monate bestehen bleiben.

### Therapie
S.u. Ichthyosis.

### Externe Therapie
Pflegende, hydratisierende und keratolytische Externa wie 5-10% Harnstoff, 10% Milchsäure sowie externe Retinoide. S.u. Ichthyosis vulgaris, autosomal-dominante.

**Cave: Externe Retinoide können insbesondere auf offenen Hautstellen zu Reizungen führen!**

### Interne Therapie
Niedrig dosierte systemische Retinoide wie Acitretin (Neotigason) können versucht werden. Die Wirksamkeit wird in der Literatur unterschiedlich beurteilt. Einzelerfolge sind beschrieben. Initial 0,5 mg/kg KG/Tag, langfristige Erhaltungsdosis nach Klinik.

**Cave: Insbesondere bei höherer Dosierung kann es unter Retinoiden auch zu Exazerbationen kommen!**

## Erythrodermia desquamativa L21.12

### Erstbeschreiber
Leiner, 1908

### Synonym(e)
Leinersche Dermatitis; Leinersche Erythrodermie

### Definition
Maximalvariante des seborrhoischen Ekzems.

### Ätiologie
Diskutiert werden Störungen der Komplementkaskade, insbes. von $C_5$.

### Manifestation
Säuglings- und Kindesalter. Beginn: 1. bis 2. Lebensmonat.

### Klinisches Bild
- Rasche Ausbreitung und Konfluenz der Hautveränderungen des seborrhoischen Ekzems der Säuglinge, s.a. Eccema infantum mit fettig schuppender Hautrötung. Häufig (>90%) Darmcandidose und Sekundärbesiedlung der Hautfalten mit Candida.
- Evtl. Allgemeinsymptomatik: Fieber, Anämie, dünnflüssige Stühle, Lebervergrößerung.

### Differenzialdiagnose
Dermatitis exfoliativa generalisata subacuta; atopisches Ekzem; Candidose; Ichthyosis lamellosa, autosomal-rezessiv mit Transglutaminasemangel.

### Komplikation
Bakterielle oder mykotische Sekundärinfekte.

### Therapie
Entsprechend dem seborrhoischen Ekzem.

## Erythrodermia papillaris et reticularis L83.x

### Definition
Progrediente, nicht familiäre Erythrokeratodermie. Das Krankheitsbild ist mit der Papillomatosis confluens et reticularis verwandt oder identisch.

### Therapie
Entsprechend der Papillomatosis confluens et reticularis.

## Erythrodermia psoriatica L40.8

### Definition
Ausbreitung einer Psoriasis vulgaris über das gesamte Integument, s.a. Erythrodermie.

### Therapie
Entsprechend einer Erythrodermie unter besonderer Berücksichtigung der psoriatischen Diathese. Bewährt hat sich neben der Balneo-Phototherapie insbesondere die systemische Behandlung mit Antipsoriatika, ggf. in Kombination.

## Erythrodermie L53.92

### Erstbeschreiber
Hebra, 1868

**E**

### Definition
Deskriptiver Begriff für eine universelle Rötung der Haut (Befall von >90% des Hautorgans), meist mit ausgeprägter Schuppenbildung, intensivem Juckreiz (>90% der Patienten), selten mit Nässen. Die Erythrodermie ist ein schwer wiegendes Zustandsbild der Haut mit erheblichen Auswirkungen auf den Gesamtorganismus. Ein Rückschluss auf eine zugrunde liegende Erkrankung ist aus dem erythrodermischen Zustand per se nicht abzuleiten. Als klinische Sonderfälle sind Patienten mit einer neonatalen Erythrodermie anzusehen, da dieser Zustand bei Neugeborenen und jungen Säuglingen wegen Wärmeverlust, transepidermalem Wasserverlust, Gefahr der transkutanen Infektion, potenziell lebensbedrohlich ist.

### Einteilung
Erythrodermien werden unterschieden in primäre (Entstehung de novo) und sekundäre Erythrodermien (Entstehung auf dem Boden einer präexistenten Erkrankung).

- Primäre Erythrodermien (s = sehr selten):
  - Akute primäre Erythrodermie (de novo entstanden):
    - Toxische Erythrodermie (erythrodermische Dermatitis, z.B. durch Verbrennungen, Verbrühungen, UV-Schäden, Verätzungen)
    - Arzneimittelreaktion, unerwünschte
    - Toxische epidermale Nekrolyse (TEN)
    - Antikonvulsiva-Hypersensitivitäts-Syndrom.
  - Chronische primäre Erythrodermien (angeborene; s.a. Erythrodermie, neonatale):
    - Seltene kongenitale Ichthyosen (s.u. Ichthyosen)
    - Ichthyosis lamellosa
    - CHILD-Syndrom (s)
    - Erythrodermia congenitalis ichthyosiformis bullosa(s)
    - Ichthyosis congenita gravis (Harlekinfetus) (s)
    - Keratitis-Ichthyosis-Taubheit-Syndrom (= KID) (s)
    - Netherton-Syndrom (s)
    - Refsum-Syndrom (s)
    - Sjögren-Larsson-Syndrom (s)
    - Immundefekte, T-zelluläre, primäre.
  - Chronische primäre Erythrodermien (erworbene):
    - Sézary-Syndrom
    - T- und B-Zell-Lymphome
    - Leukämien
    - Alterserythrodermie (idiopathische Erythrodermie).
- Sekundäre Erythrodermien (auf dem Boden einer vorbekannten Erkrankung!) (s = sehr selten):
  - Psoriasis vulgaris (60% der sekundären Erythrodermien)
  - Atopisches Ekzem
  - Seborrhoisches Ekzem
  - Impetigo herpetiformis (s)
  - Lichen planus exanthematicus (s)
  - Dermatitis, chronisch aktinische (s)
  - Pityriasis rubra pilaris (s)
  - Pemphigus foliaceus (s)
  - Pemphigus, paraneoplastischer
  - Pemphigoid, bullöses
  - Dermatomyositis
  - Lupus erythematodes, systemischer
  - Omenn-Syndrom (s)
  - Scabies norvegica (s)
  - Hypereosinophilie-Syndrom (s)
  - Melanoerythrodermie als paraneoplastisdches Syndrom(s)
  - Papuloerythroderma (Ofuji) (s).

### Manifestation
Geschlechtsverteilung: Frauen sind doppelt so häufig betroffen wie Männer. Durchschnittliches Erkrankungsalter: 50.-60. Lebensjahr.

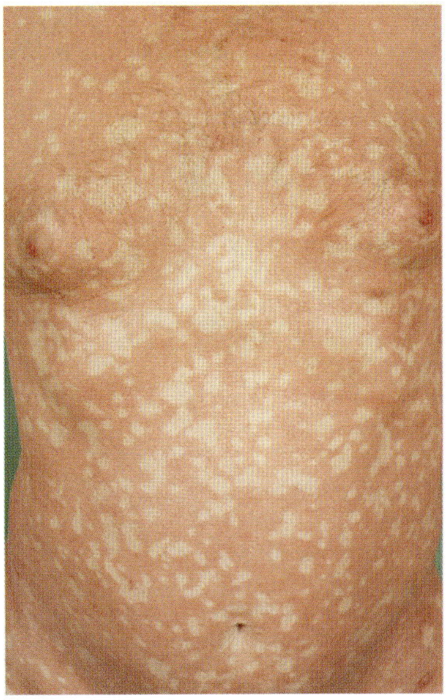

**Erythrodermie.** Erythrodermie mit zahlreichen nappes claires.

### Histologie
Die diagnostische Wertigkeit einer histologischen Untersuchung muss differenziert betrachtet werden. Häufig ist sie uncharakteristisch. Bei den angeborenen Erythrodermien ist die histologische Untersuchung u.U. diagnostisch wegweisend. Lymphome der Haut können eindeutig diagnostiziert werden. Bei den sekundären Erythrodermien können sich Hinweise auf die Grunderkrankung ergeben.

### Komplikation
Für die Haut und den Gesamtorganismus stellt eine Erythrodermie, unabhängig von der verursachenden Grunderkrankung, eine erhebliche Belastung dar, insbes. durch:

- Deutlich erhöhte Hautdurchblutung mit konsekutiver Herz-Kreislauf-Belastung.
- Exzessiv erhöhte Wärmeabstrahlung (ständiges Frieren des Patienten).
- Störung der Hautbarriere mit erhöhtem Flüssigkeitsverlust.
- Erhöhte Desquamation mit gesteigertem Verlust an Albumin und Proteinen.
- Unspezifische Störung der immunologischen Abwehr mit gesteigerter Infektneigung.

### Therapie
Entsprechend der Grunderkrankung.

## Erythrodermie, neonatale L53.9

### Definition
Klinische Sonderfälle von Krankheitsbildern, die mit Erythrodermie bei Neugeborenen und jungen Säuglingen einher-

gehen können. S.u. Erythrodermie bei Neugeborenen und Säuglingen.

### Differenzialdiagnose

Differenzialdiagnose der Erythrodermie bei Neugeborenen und jungen Säuglingen.

- Infektionen:
  - Lyell-Syndrom, staphylogenes
  - Candidose, kongentiale kutane
  - Schock-Syndrom, toxisches
  - Neonatal toxic-shock-like exanthematous disease.
- Immundefizienz-Syndrome:
  - Primäre T-zelluläre Immundefekte (z.B. Omenn-Syndrom)
  - Graft-versus-host-reaction, akute.
- Ichthyosen:
  - Nichtbullöse ichtyosiforme Erythrodermie (Erythrodermia congenitalis ichthyosiformis nonbullosa)
  - Bullöse kongenitale Erythrodermie (Erythrodermia congenitalis ichthyosiformis bullosa)
  - Netherton-Syndrom
  - Chondrodysplasia punctata (Conradi-Hünermann-Syndrom).
- Stoffwechselerkrankungen:
  - Defizienz essentieller Fettsäuren
  - Multiple Carboxylase-Defizienz
  - Fibrose, zystische (Mukoviszidose).
- Arzneimittel-induziert:
  - Ceftriaxon
  - Vancomycin.
- Sonstige:
  - Ekzem, atopisches
  - Ekzem, seborrhoisches
  - Psoriasis vulgaris
  - Pityriasis rubra pilaris
  - Mastozytose, diffuse.

## Erythrodermie, seborrhoische L21.8

### Synonym(e)

Alterserythrodermie

### Definition

Erythrodermie auf dem Boden eines ausgedehnten seborrhoischen Ekzems, häufig nach unsachgemäßer externer Therapie. Leichter bis mittelschwerer Juckreiz, meist ungestörtes Allgemeinbefinden.

### Manifestation

Meist ältere Patienten.

### Therapie

Blande Lokalbehandlung, s.a. Ekzem, seborrhoisches.

## Erythrodermie vom Typ Wilson Brocq L53.9

### Definition

Erythrodermie ungeklärter Genese. Häufig primäre Erythrodermie. Die Bezeichnung ist heute unüblich geworden.

## Erythrodontie E80.2

### Definition

Zahnverfärbung bei Porphyrie: Im Tageslicht braune, braunrote oder gelbliche Verfärbung, im UV-Licht: Rotfluoreszenz.

## Erythroedème myasthénique M33.1

### Definition

Erythrodermische Verlaufsform der Dermatomyositis.

## Erythrokeratodermia extremitatum symmetrica et hyperchromia dominans Q82.8

### Definition

Dominant vererbte, streng symmetrische Erythrokeratodermie an den Dorsalseiten der Hände und Füße, Ellenbogen und Knie.

### Manifestation

Säuglingsalter.

### Externe Therapie

Keratolytische Salben wie 2% Salicylsäure-Salbe (z.B. Salicylvaseline Lichtenstein, R228) bzw. -öl R222 sowie Salzbäder (z.B. 1% Kochsalz oder mit Salz aus dem toten Meer) oder Teerbäder (z.B. Ichtho Bad). Versuch mit 2% Ichthyol Creme (z.B. Ichthoderm).

### Interne Therapie

Therapieversuch mit Retinoiden.

## Erythrokeratodermia figurata variabilis Q82.8

### Erstbeschreiber

de Buy Wenninger, 1907; Mendes da Costa, 1925

### Synonym(e)

Keratitis rubra figurata; Mendes da Costa-Syndrom; Erythro- et Keratodermia figurata variabilis

### Definition

Angeborene oder bis zum 30. Lebensjahr auftretende, klinisch sehr variable, mit flächigen Erythemen einhergehende Verhornungsstörung.

### Ätiologie

Diskutiert werden Mutationen der Gene Cx31 (kodiert das Gapjunctionprotein Beta 4; GJB4) und Cx30.3 (kodiert das Gapjunctionprotein Beta 3; GJB3), die Expression von fehlerhaften Connexinen und somit gestörte Interzellkontakte verursachen. Genlokus: 1p34-1p35.1. Autosomal-dominante Vererbung bei fast vollständiger Penetranz und intrafamiliärer Variabilität.

### Lokalisation

Kopf, Stamm, Extremitäten, keine Bevorzugung von Streck- oder Beugeseiten. Handteller und Fußsohlen in 50% der Fälle mitbetroffen.

### Klinisches Bild

- Wandernde (variable = variabilis), bizarr konfigurierte, anuläre oder polyzyklische, schuppende Papeln und

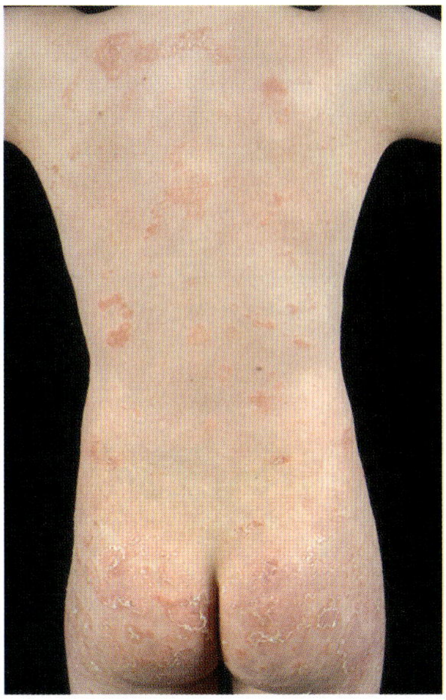

**Erythrokeratodermia figurata variabilis.** Sehr unregelmäßig verteilte, bizarr konfigurierte, polyzyklische, schuppende Plaques mit wechselnder klinischer Expressivität und Akuität sowie sehr charakteristischen peripheren Schuppenkrausen (Gesäß) bei einem 6 Jahre alten Jungen. Wenig symptomatische, seit 2 Jahren bestehende Hautveränderungen.

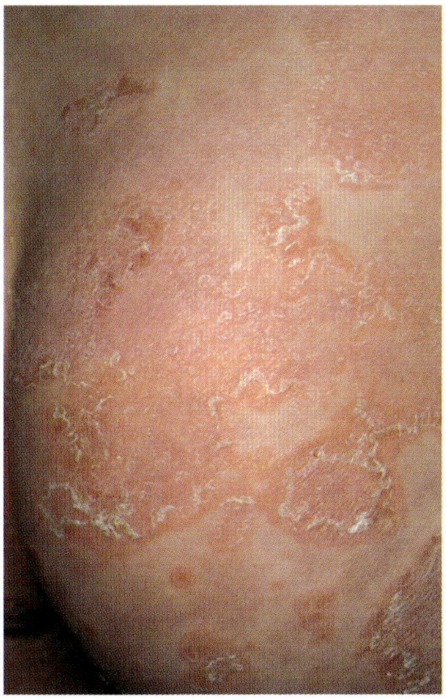

**Erythrokeratodermia figurata variabilis.** Polyzyklische, stellenweise urtikarielle Papeln und groblammelläre Schuppenkrausen; im unteren Bildausschnitt befinden sich wenige Tage alte bis 2 cm große anuläre Plaques mit schießscheibenartigem (multiformem) Aspekt.

Plaques mit wechselnder klinischer Expressivität und Akuität. Initial finden sich flache, rote Papeln mit langsamem, zentrifugalem Wachstum. Auch urtikarielle oder multiforme HV sind möglich.

- Ältere Herde stellen sich als großflächige, rote oder rotbraune, meist randbetonte Plaques dar. Zentrale Abheilung ist möglich, so dass anuläre und durch Konfluenz polyzyklische Muster entstehen können. Häufig periphere, groblamelläre Schuppenkrausen. Daneben finden sich auch örtlich fixierte (z.B. Knie), wenig gerötete keratotische Plaques. Die Hautveränderungen sind meist wenig symptomatisch, Juckreiz und auch Brennen sind möglich.

### Histologie
Orthohyperkeratose mit Akanthose und Papillomatose; uncharakteristisches, koriales Infiltrat.

### Differenzialdiagnose
Pityriasis rubra pilaris, Psoriasis, Erythrokeratodermia progressiva symmetrica, Erythrodermia congenitalis ichthyosiformis bullosa.

### Externe Therapie
Bei Schubaktivität glukokortikoidhaltige Externa wie 0,1% Triamcinolon-Creme **R259**, 0,1% Mometason-furoat (z.B. Ecural Fettcreme); im Übrigen pflegende, leicht keratolytische Salicylsäure-haltige Salben oder Öle; alternativ 1-2% Kochsalz- oder Harnstoff-haltige Cremes oder Salben; ergänzend Teer- oder Ölbäder (z.B. Ichtho Bad, Linola Fett, Balneum Hermal F, Lipikar).

### Interne Therapie
Acitretin (Neotigason) initial 10-35 mg/Tag, Erhaltungsdosis nach Klinik. Erfahrungsgemäß genügen 10 mg jeden 2. oder 3. Tag. Die Therapie mit Acitretin sollte als „Kann-Option“ bei Therapiewunsch aufgefasst werden.

### Prognose
Tendenz zur Spontaninvolution.

## Erythrokeratodermia papillaris et reticularis Q82.8

### Definition
Progrediente, nicht familiäre Erythrokeratodermie. Das Krankheitsbild ist mit der Papillomatosis confluens et reticularis verwandt oder identisch.

### Manifestation
2. bis 4. Lebensjahrzehnt.

### Lokalisation
Epigastrische Region. Ausbreitung auf Nacken und seitliche Brust. Die Palmoplantarregion ist frei.

### Klinisches Bild
Ichthyosiforme, graubraune, blättrig schuppende, nicht infiltrierte, konfluierende Erytheme. Grob gefelderte, dunkelgefärbte Haut im Nacken. Pseudoatrophische, glänzende Haut am Stamm.

### Therapie
Entsprechend der Papillomatosis confluens et reticularis.

## Erythrokeratodermia progressiva partim symmetrica Q82.8

### Definition
Extremitätenbetonte Keratodermie mit obligater Taubheit. Fakultativ: Minderwuchs, neurogene Muskelatrophie, geistige Retardierung.

### Manifestation
Ab Geburt oder in den ersten Lebensmonaten.

### Therapie
Entsprechend der Erythrokeratodermia progressiva symmetrica.

## Erythrokeratodermia progressiva symmetrica Q82.8

### Erstbeschreiber
Darier, 1911; Gottron, 1922

### Synonym(e)
Erythrokeratodermia verrucosa progressiva; Gottron-Syndrom II; Erythrokeratoderma congenitum progressivum symmetricum; Erythrodermia congenitalis progressiva symmetrica; Progressive symmetric erythrokeratoderma; PSEK

### Definition
Autosomal-dominant vererbte Verhornungsanomalie mit inkompletter Penetranz und variabler Expressivität. Vielfach wird die Identität mit der Erythrokeratodermia figurata variabilis diskutiert (Auftreten beider Krankheitsbilder in einer Familie).

### Ätiologie
Mutation im Loricrin-Gen auf Chromosom 1q21. Loricrin kodiert für das gleichnamige Protein, das eine wesentliche Komponente des sog. „cornified cell envelope" darstellt.

### Manifestation
Frühe Jugend bis frühes Erwachsenenalter.

### Lokalisation
Extremitäten.

### Klinisches Bild
Flächenhafte, scharf begrenzte, teils gerötete, teils pigmentierte, nicht follikulär gebundene Keratosen. Isomorpher Reizeffekt.

### Histologie
Uncharakteristische dermale Rundzellinfiltrate, Akanthose mit Hypergranulose.

### Differenzialdiagnose
Erythrokeratodermia figurata variabilis; Pityriasis rubra pilaris; Netherton-Syndrom sowie das gesamte Spektrum der nicht-blasenbildenden kongenitalen Ichthyosen.

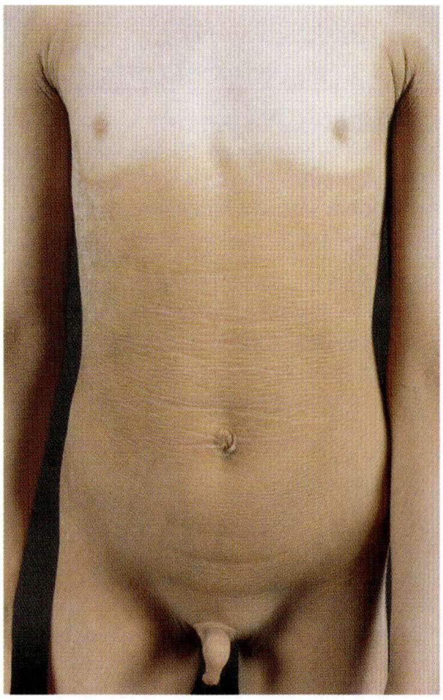

**Erythrokeratodermia progressiva symmetrica.** Seit dem 2. Lebensjahr bestehende, flächenhafte, scharf begrenzte, braun-gelb verfärbte, schuppende und verhärtete Plaques, die auch an anderen Stellen des Rumpfes bereits aufgetreten waren, dort aber zwischenzeitlich abheilten. Zeitweise leichter Juckreiz.

### Therapie
Milde keratolytische Salben wie 3% Salicylvaseline (z.B. Salicylvaseline Lichtenstein, R228) sowie Salzbäder (z.B. 1% Kochsalz oder mit Salz aus dem toten Meer) oder Teerbäder (z.B. Ichtho Bad). Versuch mit 2% Ichthyol Creme (z.B. Ichthoderm). Ggf. Versuch mit Retinoiden, extern (z.B. Tazarotene) oder intern (z.B. Neotigason).

## Erythrokeratodermia progressiva, Typ Burns Q82.8

### Erstbeschreiber
Burns, 1915

### Definition
Hereditäre Erythrokeratodermie mit Taubheit und Keratitis.

### Ätiologie
Diskutiert werden autosomal-rezessive, spontane und autosomal-dominant vererbte Mutationen des GJB2 Gens die auf dem 13q11-12 Genlokus kartiert sind, zur Expression von fehlerhaftem Connexin-26 führen und fehlerhafte Interzellverbindungen verursachen.

### Manifestation
Kongenital oder innerhalb des 1. Lebensjahres auftretend.

### Klinisches Bild
- Integument: Entwicklung langsam progredienter, symmetrischer, erythematöser, verruköser Plaques mit scharfer Begrenzung an Wangen, Nase, Ohren, Kinn, Ellenbogen, Knien und Fersen. Häufig diffuse Palmoplantarkeratose. Spärliches feines Kopfhaar, fehlende Augenbrauen und Wimpern, teilweise vernarbende Alopezie und Nageldystrophien.
- Extrakutane Manifestationen: Hitzeintoleranz. Rezidivierende Infektneigung (Pyodermien und Mykosen). Hörstörung von mäßiger Schallempfindungs- oder Schallleitungsschwerhörigkeit bis zur Taubheit; Augenveränderungen: Photophobie, Blepharokonjunktivitis, vaskularisierende Keratitis, Hornhautulzerationen, Erblindung.

### Therapie
Keine ursächliche Therapie bekannt. Interdisziplinärer Therapieansatz unter Einbeziehung von Ophthalmologen, Psychologen ist unerlässlich. Konsequente und schonende Hautpflege wegen der starken Trockenheit der Haut ist erforderlich. S.u. Ichthyosis.

## Erythrokeratodermie Q82.85

### Definition
Gruppe seltener Dermatosen mit persistierenden, evtl. wechselnden Erythemen und Keratosen. Hierzu gehören:
- Erythrokeratodermia figurata variabilis
- Erythrokeratodermia papillaris et reticularis
- Erythrokeratodermia progressiva symmetrica
- Erythème desquamative en plaque congénital et familial.

## Erythromelalgie I73.82

### Erstbeschreiber
Graves, 1834; Mitchell, 1872; Gerhardt, 1892

### Synonym(e)
Erythermalgie; Erythralgie; Mitchell-Gerhardt-Syndrom; Weir-Mitchellsche Krankheit; erythromelalgia

### Definition
Seltene neuro-vaskuläre Hauterkrankung und funktionelle Durchblutungsstörung, charakterisiert durch brennende, schmerzhafte Sensationen im akralen Bereich der Hände und Füße (selten). Charakteristische, paroxysmale, schmerzhafte, anfallsartige Hyperämie der Akren nach Wärmeexposition.

### Ätiologie
- Diskutiert werden Assoziationen mit Mutationen des ETHA Gens (Genlokus: 2q31-q32) bei primären Formen (nicht kongenital, meist late-onset).
- Nachgewiesen wurde bei einem Großteil der Patienten eine „small-fibre" Neuropathie mit pathologischem Sudomotor-Axon-Reflex. Einige (etwa 25%) weisen eine gestörte adrenerge Funktion, andere (ebenfalls etwa 25%) eine abnorme kardiovagale Funktion auf.
- Bei sekundären Varianten meist idiopathische Genese, insbes. bei Polyzythämie, Leukämien (chronische myeloische Leukämie), Diabetes mellitus, Hypercholesterinämie, Gicht, rheumatoider Arthritis, Lupus erythematodes, Mixed connective tissue disease, Sjögren-Syndrom, SIDS, viralen Infekten, Syphilis, Endangiitis obliterans, chronischer Perniosis, neurologischen Erkrankungen wie multiple Sklerose oder Neuropathien. Bei Thrombozythämien konnten die Störungen der kutanen Mikrozirkulation durch Bildung von Thromben erklärt werden.
- Assoziationen mit Medikamentenapplikation, z.B. Nifedipin, Bromocriptin, Norephedrin und Nicardipin sind kasuistisch beschrieben.

### Manifestation
Bei Frauen und Männern gleichermaßen; keine Geschlechtsbevorzugung. Manifestationsalter: 5.-6. Dekade; selten bei Kindern um das 10. Lebensjahr.

### Lokalisation
Beine, Füße, Hände, Nase (sehr selten).

### Klinisches Bild
Anfallsweise auftretende, schmerzhafte, hyperämische, gerötete und geschwollene Haut mit gesteigerter Wärmeempfindlichkeit. Oft brennende Schmerzen, selten Ödeme. Während der Synkope steigt die Hauttemperatur um 7-8 °C an, der Blutfluss ist um das 10fache gesteigert. Die Anfälle sind provozierbar durch Temperaturerhöhung der Extremität auf einen individuellen „kritischen thermischen Punkt" und durch körperliche Überlastung. Dauer der Anfälle: Minuten bis Stunden. Ein Großteil der Patienten zeigt eine lokalisierte oder generalisierte Anhidrose.

### Diagnose
Diagnose anhand der Klinik. Typischerweise kühlen die Patienten im Anfall ihre Extremitäten in kaltem Wasser ab. Hierdurch schlagartige Symptomfreiheit. Erneutes Auftreten der Symptomatik bei Erwärmung. Ausschluss anderer funktioneller oder organischer Durchblutungsstörungen. Evtl. Kapillarmikroskopie. Suche nach Ursachen einer sekundären Erythromyalgie.

### Differenzialdiagnose
Burning-feet-Syndrom, Raynaud-Syndrom.

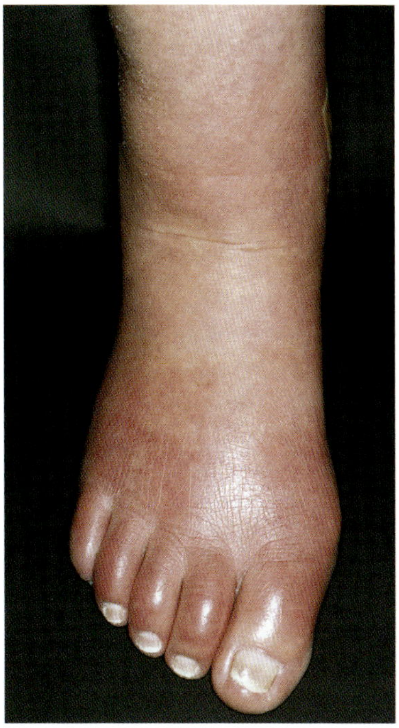

**Erythromelalgie.** Anfallsweise auftretende, schmerzhafte, hyperämische, gerötete und geschwollene Haut der Hände und Füße mit gesteigerter Wärmeempfindlichkeit. Es bestehen brennende Schmerzen und Ödeme.

### Therapie
Versuch einer „Desensibilisierung" mit vorsichtig gesteigerten Wärmeteilbädern. Ggf. Behandlung der Grunderkrankung. Infiltration mit lang wirkenden Lokalanästhetika z.B. Bupivacain bis 0,5% (in Ausnahmefällen 0,75%) über 2-3 Wochen kann versucht werden.

### Interne Therapie
- Clomipramin (Anafranil) 100-200 mg/Tag kann versucht werden.
- Versuch einer Dauertherapie mit kleinen Dosen (100 mg/Tag) Acetylsalicylsäure oder mit Indometacin. Bei hohen Thrombozytenzahlen bzw. Thrombozytenfunktionsstörungen hoch dosiert ASS.
- Experimentelle Ansätze: Prostaglandin-E1 (Alprostadil) z.B. Caverject i.v. sowie anschließend Nitroprussidnatrium (z.B. Nipruss). Versuch mit hoch dosiertem Magnesium (z.B. Magnesium Verla) p.o.

### Prognose
Häufig chronischer Verlauf. Individuell sehr variabel (Remissionen, Progression, Stable Diasease mgl.). Kinder gemäß Einzelfallberichten günstigere Prognose.

## Erythromelanosis interfollicularis colli L57.8

### Definition
Erythrosis interfollicularis colli mit Hyperpigmentierung.

### Therapie
Abdeckpasten, prophylaktisch Lichtschutzmittel (z.B. Neutrogena, Anthelios).

## Erythromelanosis interfollicularis facei et colli L57.8

### Definition
Unterform der Erythrosis interfollicularis colli mit Hyperpigmentierung und fakultativer Beteiligung der periaurikulären Region.

### Therapie
Abdeckpasten, prophylaktisch Lichtschutzmittel (z.B. Neutrogena, Anthelios).

## Erythromelie L90.4

### Definition
Blauschwarze Zyanose der Akren bei der Acrodermatitis chronica atrophicans.

### Therapie
Entsprechend der Acrodermatitis chronica atrophicans, s.a. Lyme-Borreliose.

## Erythromycin

### Definition
Makrolidantibiotikum.

> Merke: **Kreuzresistenz mit anderen Makrolidantibiotika, u.a. Clindamycin!**

### Indikation
Tonsillitis, Pharyngitis, Otitis media, Keuchhusten, Pneumonien, Infektionen der Haut, Syphilis, Gonorrhoe, Ulcus molle, Diphtherie. Ersatzpräparat bei Penicillin-Allergie; topisch u.a. zur Behandlung der Acne papulopustulosa und bei der Credéschen Prophylaxe.

### Eingeschränkte Indikation
Bei systemischer Applikation: Leberfunktionsstörungen, Schwangerschaft, Stillzeit, Myasthenia gravis.

### Schwangerschaft/Stillzeit
Erythromycin oral nur noch während der Schwangerschaft gerechtfertigt. Sorgfältige Nutzen-Risiko-Abwägung. Substanz geht in die Muttermilch über.

### Dosierung und Art der Anwendung
- Systemisch:
  - Patienten >14 Jahre: 1,5-2 g/Tag p.o. oder i.v.
  - Kinder/Jugendliche 8-14 Jahre: 30 mg/kg KG/Tag p.o. in 4 ED oder 20-30 mg/kg KG i.v.
- Topisch:
  - Augensalbe: Alle 2 Std. 0,5 cm Salbe in den Bindehautsack applizieren.
  - Lösung/Gel/Salbe/Creme: Nach gründlicher Hautreinigung 2mal/Tag dünn auf die betroffenen Hautstellen auftragen.

> Merke: **Wegen Resistenzentwicklungen max. 10-12 Wochen anwenden. Nicht zusammen mit alkoholischen Benzoylperoxidlösungen verwenden.**

### Unerwünschte Wirkungen
- Die häufigsten UAWs bei systemischer Erythromycin-Applikation sind gastrointestinale Nebenwirkungen wie Magen-Darm-Krämpfe, Übelkeit, Erbrechen, Durchfall. Weiterhin: Allergische Reaktionen, reversible intrahepatische Cholestase.
- Bei topischer Applikation: Erytheme, Hautabschälung, Hautbrennen, Hautschuppung, Kontaktdermatitis, Pruritus.

> Merke: **Bei anhaltenden Durchfällen und Koliken an pseudomembranöse Kolitis denken!**

### Kontraindikation
Überempfindlichkeit.

### Rezeptur(en)
R086 R083 R084 R085

### Präparate
Aknemycin (als Salbe öder Lösung), Erythrocin-i.v., Erythrocin Neo, Paediathrocin, Aknemycin, Ecolicin Augensalbe, Ecolicin Augentropfen, Sanasepton Gel 2%/-4%, Inderm Gel 2%/-4%

## Erythronychie, lokalisierte longitudinale L60.9

### Erstbeschreiber
Baran, 2000

### Definition
Deskriptive Bezeichnung für eine nicht seltene, solitär (seltener) oder multipel auftretende, longitudinale, rote Längsstreifung der Nagelplatte, die an den Nägeln der Hände und (seltener) der Füße auftreten kann.

### Ätiologie
Pathologische Veränderung mit Ausdünnung der Nagelmatrix, so dass die Nagelmatrix transparenter wird. Die solitäre Erythronychie tritt idiopathisch und bei Tumoren des Nagelbettes (Glomustumor, Carcinoma in situ; Onychopapillom) auf. Multiple Längsstreifung wird beim Lichen planus und beim M. Darier beobachtet.

### Klinisches Bild
V.a. an den Fingernägeln (seltener an den Fußnägeln) auftretende überwiegend solitäre, meistens schmerzlose, rote Längsstreifung der Nagelplatte. Am freien Ende ist die Nagelplatte im Längsstreifen häufig V-förmig eingezogen, ausgedünnt und geht mit einer unter ihr liegenden Keratose einher. Nicht selten ist die Erythronychie durch eine Splitterhämor-

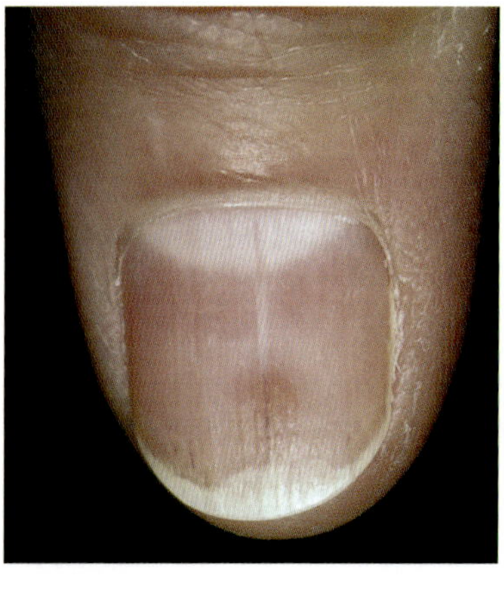

**Erythronychie, lokalisierte longitudinale.** Idiopathische, solitäre, schmerzlose, rote Längsstreifung der Nagelplatte mit geringgradig ausgeprägter, V-förmiger Einziehung und Splitterhämorrhagie. Das klinische Bild ist diagnostisch beweisend.

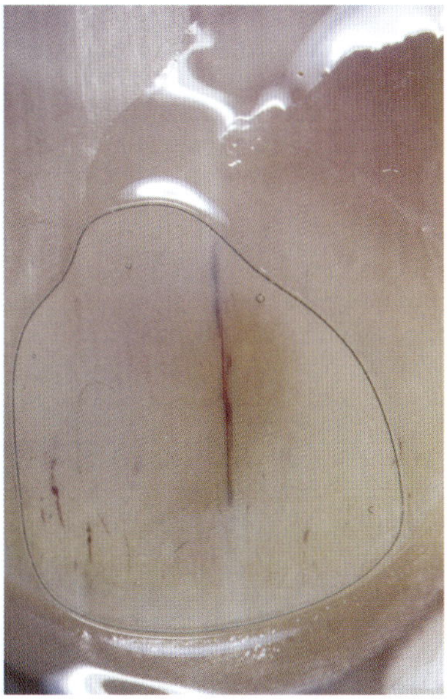

**Erythronychie, lokalisierte longitudinale.** Detailvergrößerung im Auflichtmikroskop. Solitäre, schmerzlose, rote Längsstreifung der Nagelplatte mit geringgradig ausgeprägter, V-förmiger Einziehung und mehreren Splitterhämorrhagien.

rhagie unterlegt. Vereinzelt können in einem Nagel 2-3 Längstreifen beobachtet werden, dann zumeist auch multiples Auftreten an anderen Nägeln.

### Diagnose
Klinik ist diagnostisch; Evtl. histologische Abklärung eines tumorösen Prozesses der Nagelwurzel.

**! Cave: Nageldystrophie!**

### Therapie
Eine kausale Therapie ist nicht möglich. Nägel kurz schneiden.

## Erythrophobie R23.21

### Synonym(e)
Erythema pudicitiae; Erythema iracundiae; Schamröte; Affekthyperämie; Erythema e pudore

### Definition
Emotional ausgelöste, verstandesmäßig nicht kontrollierbare, flushartig auftretende (passagere), diffuse Rötung des Gesichts und der seitlichen Halspartien, begleitet von einem nicht juckenden, unregelmäßigen, makulösen Exanthem. Häufig entwickelt sich ein Teufelskreis aus sich selbst überwachen und Sorge um ein plötzliches nicht kontrollierbares Erröten. Situationen, die zum Erröten führen, werden häufig bewusst vermieden, die Betroffenen ziehen sich zunehmend zurück. Somit ist nicht das eigentlich Erröten das Problem, sondern die Angst davor (s.u. somatoforme Störungen).

### Manifestation
V.a. bei psychovegetativ labilen Jugendlichen. Überwiegend beim weiblichen Geschlecht auftretend.

### Lokalisation
Dekolleté, seitliche Hals-und Wangenpartien, auch andere Abschnitte des oberen Rumpfes (z.B. Nacken).

### Klinisches Bild
Akute, bizarre, 2,0-10,0 cm große, scharf abgesetzte, anämisierbare, hellrote Flecken (Erytheme), die sich in einer emotionalen Stresssituation plötzlich einstellen. Die Erythembildungen setzen unkontrolliert ein und verschwinden ebenso wiederum schlagartig nach Abflauen der situativen Erregungsphase. Meist kombiniert mit palmarer oder axillärer Hyperhidrose oder Akrozyanose.

### Diagnose
Die Klinik mit der plötzlichen, situativen Erythembildung ist beweisend.

### Differenzialdiagnose
Flush anderer Genese (z.B. nutritiv, medikamentös), Erythema perstans faciei, systemischer Lupus erythematodes.

### Therapie
- Versuch mit Betablockern.
- Falls medikamentöse Therapie nicht erfolgreich ist und bei extremer Belästigung einer Persönlichkeit mit der Gefahr der sozialen Isolation: endoskopische transthorakale Sympathektomie (ETS): Effektiv und dauerhaft wirksam, minimal invasiver Eingriff über endoskopischen Zugang. 2 große Nebenwirkungen wurden beschrieben: Postoperativer Pneumothorax <2%; passageres kompensatorisches Schwitzen <20%.

**! Cave: Nur in hierfür spezialisierten Zentren durchführbar.**

### Prognose
Die Reaktivität bildet sich bis zur Lebensmitte deutlich zurück!

## Erythroplakie, orale K13.2

### Definition
Der Erythroplasie analoges Carcinoma in situ bzw. frühinvasives Karzinom der Mundschleimhaut.

### Lokalisation
Weicher Gaumen, Mundboden, ventrolaterale Zungenfläche.

### Klinisches Bild
Wenig indurierte, umschriebene oder großflächige, samtartig gerötete Läsion, die von spritzerartigen Leukoplakien durchsetzt ist. Die geringe Induration täuscht Benignität vor!

### Therapie
Exzision in sano.

### Prognose
Neigung zum frühinvasiven Wachstum; Metastasierungsgefahr!

## Erythroplasie D07.4

### Erstbeschreiber
Queyrat, 1911

### Synonym(e)
Epithéliome papillaire nu; nacktpapilläres Epitheliom; Queyrat-Syndrom

### Definition
Carcinoma in situ, Schleimhautvariante des Morbus Bowen. Auftreten in erster Linie bei nicht beschnittenen Männern.

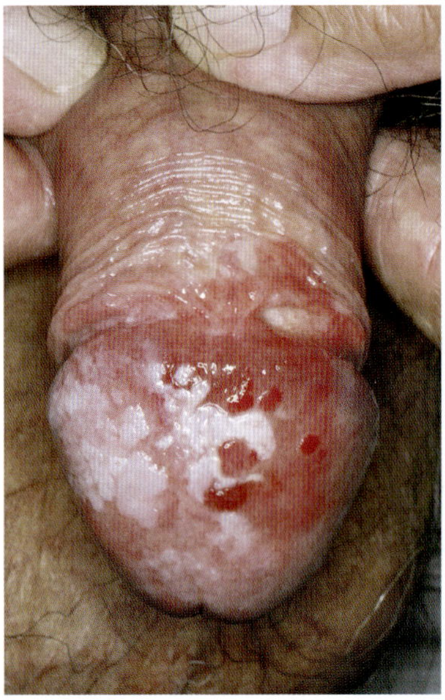

**Erythroplasie.** Solitäre, chronisch dynamische, etwa 2 cm große, scharf begrenzte, deutlich konsistenzvermehrte, symptomlose, rote, glatte Plaque. Kontinuierliches Wachstum seit 1,5 Jahren trotz intensiver Lokaltherapie. Keine Abheilung nach Zirkumzision. Seitlich vorne zeigt sich eine flächige, raue, bizarr begrenzte, weiße Plaque (Leukoplakie).

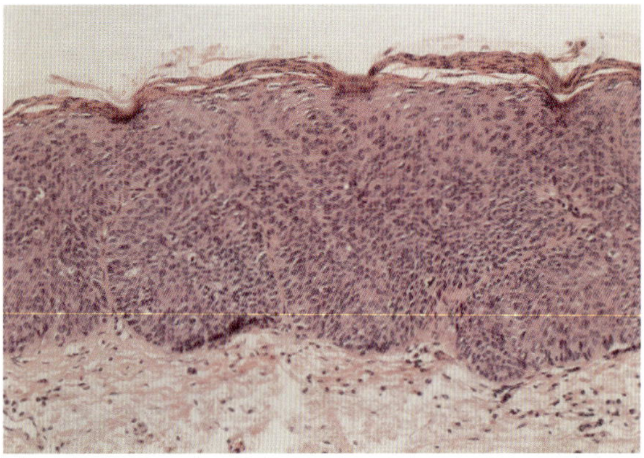

**Erythroplasie.** Ausgeprägte Akanthose, parakeratotische Verhornung, die Histoarchitektur des Epithels ist komplett aufgehoben. Ersatz des normalen Epithels durch atypische Keratinozyten.

Der Begriff Erythroplasie ist nicht unumstritten; einige Autoren wollen ihn zugunsten des Begriffs „Carcinoma in situ" verlassen (s.u. PIN).

### Manifestation
V.a. bei Männern >60 Jahre auftretend. Selten bei zirkumzidierten Männern.

### Lokalisation
Glans penis, inneres Präputialblatt, Vulva, Mundschleimhaut.

### Klinisches Bild
Sattrote, scharf begrenzte, samtartig gekörnte, manchmal plattenartige Herde.

### Histologie
Karzinomatöser Epithelumbau mit Zellatypien, Riesenzellen, Mitosen. Kein infiltratives Wachstum.

### Differenzialdiagnose
Balanoposthitis chronica circumscripta plasmacellularis; Psoriasis vulgaris; Lichen planus; Arzneimittelreaktion, fixe.

### Therapie
- Frühzeitige Exzision im Gesunden ist Therapie erster Wahl, da nur hierdurch eine Randschnittkontrolle gewährleistet ist. Bei der häufigen Lokalisation an der Glans penis ist die anschließende Defektdeckung mit Hilfe des äußeren Vorhautblattes (nach Happle) oder des inneren Vorhautblattes (nach Kaufmann) anzustreben.
- Alternativ kommen in Betracht: $CO_2$-Laser, Abtragung mit elektrischer Schlinge, Kryochirurgie, Röntgenweichstrahlen. Die Prognose ist ungünstiger als beim M. Bowen, deshalb Patienten anschließend über mehrere Jahre regelmäßig kontrollieren.
- Die Wirksamkeit der topischen Anwendung (Off-Label-Use) von 1% Cidofovir-Creme (37,5 mg Vistide in 3,25 g Basiscreme) 5mal/Woche für 2 Wochen sowie von 5% Imiquimod (Aldara) 3mal/Woche für bis zu 16 Wochen (Off-Label-Use) ist anhand von Einzelfallberichten beschrieben.

## Erythropoetin

### Synonym(e)
Epoetin; EPO

### Definition
Zytokin, das zu 85% in den tubulären und juxtatubulären Endothelkapillarzellen und interstitiellen Zellen der Niere in Abhängigkeit vom $O_2$-Partialdruck produziert wird. Ein weiterer Bildungsort sind die Hepatozyten und Kupffer-Sternzellen.

### Wirkungen
Stimulation der Erythropoese im Knochenmark. Expansion der Menge unreifer Progenitorzellen vom Typ BFU-E („burst forming unit"), die in dem Kompartiment der reiferen determinierten Progenitorzellen CFU-E („erythroid colony forming unit") überführt werden und deren Ausreifung beschleunigen. Verhinderung der Apoptose, so dass mehr Erythrozyten ausreifen können.

### Indikation
Renale Anämie, autologe Bluttransfusionen vor elektiven chirurgischen Eingriffen, schwere Anämie.

> **Merke: Erythropoetin sollte bei Patienten mit Bluthochdruck, ischämischen Gefäßerkrankungen und bekannter Epilepsie mit Vorsicht eingesetzt werden!**

### Eingeschränkte Indikation
Malignome, Epilepsie, Thrombozytose, chron. Leberinsuffizienz.

### Dosierung und Art der Anwendung
- Renale Anämie: 50 IE/kg KG i.v. 3mal/Woche, ggf. Steigerung um 25 IE/kg KG 3mal/Woche bis ein Hämatokrit von 30-35% erreicht ist. Maximaldosis 600 IE/kg KG/Woche.
- Übrige Indikationen: 150 IE/kg KG s.c. 3mal/Woche. Dosisanpassung 4 Wochen nach Therapiebeginn:
  - Hb >1 g/100 ml oder Retikulozyten >40.000/µl: Beibehaltung der Dosis.
  - Hb <1 g/100 ml oder Retikulozyten <40.000/µl: Dosiserhöhung auf 3mal 300 IE/kg KG/Woche, nach 4 Wochen erneute Kontrolle. Bei Ausbleiben eines Hb-Anstieges auf >1 g/100 ml oder der Retikulozyten auf

>40.000/µl Therapieabbruch, da Therapieansprechen unwahrscheinlich.

**Merke:** **Bei onkologischen Patienten sollte der Hb-Anstieg nicht über 2 g/100 ml/Monat liegen bzw. Hb-Werte >14 g/100 ml vermieden werden!**

**Merke:** **Bei Patienten unter platinhaltiger Chemotherapie ist das Bluthochdruckrisiko deutlich erhöht. Bei Patienten, die an einem autologen Blutspendeprogramm teilnehmen, sollte zur Reduktion des Risikos thrombembolischer und vaskulärer Erkrankungen Volumenersatz durchgeführt werden!**

### Unerwünschte Wirkungen
Hypertonie, Verschluss arterio-venöser Shunts, allergische Reaktionen, epileptische Anfälle, grippeähnliche Beschwerden, Schwindel, Kopfschmerzen, Pruritus, hypertensive Enzephalopathie, Herzinfarkt.

### Kontraindikation
Schwangerschaft, Stillzeit, schwer kontrollierbare Hypertonie.

### Präparate
Erypo, NeoRecormon

## Erythroprosopalgie G44.0

### Erstbeschreiber
Tulp, 1641; Willis, 1685; Harris, 1926; Horton, 1939; Bing, 1913

### Synonym(e)
Horton-Neuralgie; Bing-Horton-Syndrom; Histaminkopfschmerz

### Definition
Meist nächtliche, nur wenige Stunden oder Minuten anhaltende einseitige Cluster-Kopfschmerzen.

### Lokalisation
Hemicranial, insbes. temporal oder periorbital betont.

### Klinisches Bild
- Homolaterale Anschwellung des Gesichtes; heftige periorbitale Schmerzen, einseitiger Tränenfluss, wässrige Sekretion aus der Nase, Schwellung der Nasenschleimhaut und akuter Gesichtsschweißausbruch. Anschließend ausgeprägte Rötung und Hitzegefühl der betroffenen Gesichtshälfte. Eventuell Engstellung der Pupille und Verengung der Lidspalte bis zum Abklingen des Anfalls. Motorische Unruhe während der Schmerzanfälle (Patienten laufen bis zum Abklingen der Beschwerden umher).
- Häufig lang andauernde asymptomatische bzw. schmerzfreie Intervalle (Monate bis Jahre).
- Schmerzanfall durch sublinguale Verabreichung von 1 mg Nitrolingual (nach 30-50 Minuten), Flimmer- und Flackerlicht, Lichtblitze, Aufenthalt in großen Höhen, Histamin und Nitroglyzerin oder Alkohol auslösbar.

### Differenzialdiagnose
Trigeminusneuralgie, Arteriitis temporalis.

### Therapie
- Akuttherapie:
  - Sauerstoffinhalation 6-8 l/Min.
  - Therapeutische Blockade des Nervus supraorbitalis z.B. mit 0.5 ml Bupivacain 0,5%.
  - Intranasale Instillation von 1 ml Lidocain-Gel 2-4% (z.B. Xylocain Gel).
  - Sumatriptan (z.B. Imigran Tbl.) 50-100 mg/Tag p.o. oder 6 mg s.c.
  - In hartnäckigen Fällen: Stoßtherapie mit systemischen Glukokortikoiden (z.B. Prednisolon Tbl.). Initial 80 mg/Tag p.o. für 4 Tage, dann Dosisreduktion um jeweils 10-20 mg/Tag.
  - Secale-Präparat wie Ergotamin (Ergo-Kranit Tbl.).
- Prophylaxe:
  - Verapamil (z.B. Isoptin Tbl.) bis zu 3-4mal 80 mg/Tag, in der ersten Woche einschleichend.
  - Alternativ: Versuch mit Lithium (z.B. Hypnorex Tbl., Quilonum Tbl.) bei individueller Dosisgestaltung und Kontrolle der Medikamentenwirkspiegel im Blut.

### Diät/Lebensgewohnheiten
Alkoholkarenz, Nikotinkarenz. Kein Verzehr glutamathaltiger Nahrungsmittel.

## Erythrosis interfollicularis colli L57.88

### Erstbeschreiber
Leder, 1944

### Definition
Chronischer Lichtschaden der Haut mit flächiger Rötung, ggf. auch zeitweisem Brennen der seitlichen Halspartien. S.a. Erythromelanosis interfollicularis colli.

### Ätiologie
Chronischer Lichtschaden mit interfollikulärer Atrophie der Haut und teleangiektatischer Rötung.

### Manifestation
V.a. bei Menschen mit starker, dauerhafter Sonnenexposition (Bauern, Bauarbeiter, Freizeitsportler).

### Lokalisation
Vor allem seitliche Halsanteile und Decolleté, Submentalregion immer frei (Kinnschatten).

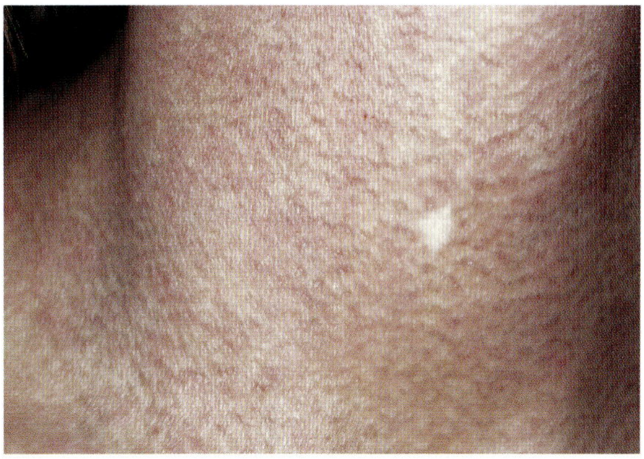

**Erythrosis interfollicularis colli.** Flächiger, chronisch stationärer, auf die Halsregion begrenzter, symptomloser, inhomogener, roter Fleck. Netzartiges Muster mit Hervortreten der Follikel („gerupfte Hühnerhaut").

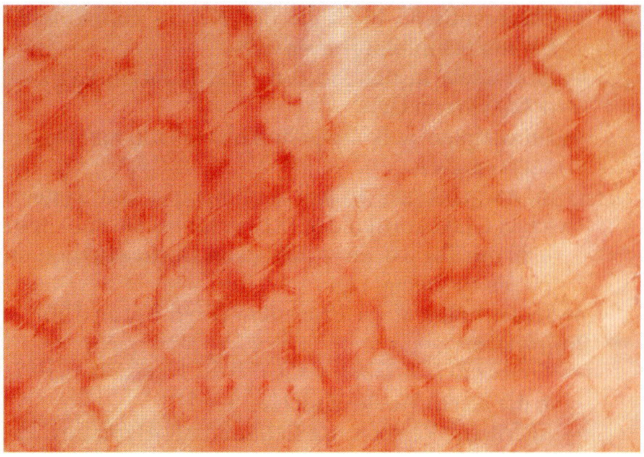

**Erythrosis interfollicularis colli.** Auflichtmikroskopie: Halsregion bei einer 53-jährigen Frau. Transparente Hornschicht, parallelstreifige Verziehung der Hautfelderlinien, starke Erweiterung des subpapillären Gefäßnetzes sowie Rarefizierung der Punktkapillaren.

### Klinisches Bild
Unscharf begrenztes, hell-, blau- oder braun-rötliches, gleichmäßig teleangiektatisches, mit dem Glasspatel völlig anämisierbares, zart atrophisches Areal mit Aussparung der normalfarbenen, etwa glasstecknadelkopfgroßen Follikel, die in der zurückgesunkenen Haut akzentuiert hervortreten. Hierdurch entsteht das Bild der „gerupften Hühnerhaut".

### Histologie
Teleangiektatische Erweiterung des subpapillären Gefäßnetzes.

### Differenzialdiagnose
Dyschromien im seitlichen Halsbereich.

### Therapie
Prophylaktisch Lichtschutzmittel.

## Eschar

### Synonym(e)
black wound; schwarze Wunde

### Definition
Begriff zur Beschreibung von schwarzen Auflagerungen (Krusten) oder Nekrosen, die im Allgemeinen bei Verbrennungen, Entzündungen sowie Insektenbissen oder -stichen auftreten. Eschar ist eines der Hauptkriterien in der Diagnose einiger Rickettsiosen und von Anthrax. Die Namensgebung erfolgte in Anlehnung an das griechische Wort „eschara" (= Kruste).

## Esche, gemeine

### Synonym(e)
Fraxinus excelsior

### Definition
Laubbaum aus der Familie der Oleaceae/Ölbaumgewächse. Hierzu gehören u.a. Flieder, Forsythie, Liguster, Olivenbaum, echter Jasmin.

### Allgemeine Information
Hauptallergen ist Fra el. Es verursacht Typ I-Sensibilisierungen mit allergischer Rhinitis, Konjunktivitis oder auch allergischem Asthma bronchiale. Allergische Hautreaktionen, wie auch das allergische Holzstaubasthma können durch Holzstäube verursacht werden. Die Eschenpollenallergie kann mit der Birkenpollenallergie verwechselt werden, da beide Bäume überschneidende Blütezeiten haben (März-Mai/Juni; Hauptblütezeit: April). Allergiker die auf Eschepollen reagieren, können im Urlaub Kreuzreaktionen auf Olivenpollen entwickeln (s.a. unter Pollen, Baumpollen).

### Vorkommen
Verbreitungsgebiet über ganz Europa, mit Ausnahme des nördlichen Skandinaviens und des südlichen Spaniens. Die Höhenverbreitung reicht von der Ebene bis hin in das Bergland: in den deutschen Mittelgebirgen bis 800 m, in den Alpen bis 1350 m, im Kaukasus bis 1800 m.

### Hinweis(e)

**Merke: Die Allergologische Bedeutung der Esche war bisher eher gering. Ein Anstieg der Sensibilisierungsrate ist jedoch zu vermuten.**

## Eschenlaubfleck Q85.1

### Definition
Bereits bei Geburt vorhandene, klinisch meist wenig auffällige (vitiligoartige), wenige Zentimeter große, aber auch größere, regellos verteilte hypomelanotische, helle Flecken. Die Flecken lassen sich besonders gut im Wood-Licht nachweisen. Anzahl der Flecken >5 ist charakteristisch für die Diagnose M. Pringle.

### Histologie
Melanozyten nachweisbar; Melaninproduktion vermindert.

### Therapie
Nicht erforderlich.

## Essigsäure

### Definition
Durch trockene Destillation des Holzes (Holzessig) oder durch Oxidation von Ethanol gewonnenes antiseptisch wirkendes Produkt.

### Indikation
Verrucae, Clavi, Pediculosis capitis.

### Unerwünschte Wirkungen
Hautbrennen, Erytheme.

## Estradiol

### Definition
Follikelhormon, Östrogenderivat.

### Indikation
Substitutionstherapie bei primärer Amenorrhoe, Pubertas tarda, Alopecia androgenetica bei der Frau, Lichen sclerosus et atrophicus im Genitalbereich.

**Eingeschränkte Indikation**
Asthma bronchiale, Chorea minor, Herzinsuffizienz, Mastopathie, Tetanie, s.a. Östrogene.

**Dosierung und Art der Anwendung**
0,5-2 mg p.o. oder 2mal/Woche 1 Membranpflaster mit 0,025-0,1 mg/Tag.

**Unerwünschte Wirkungen**
Erythem bei Lokalanwendung, s.a. Östrogene.

**Rezeptur(en)**
R088

**Präparate**
Estrifam, Estraderm TTS

## Estradiolvalerat

**Definition**
Follikelhormon, Östrogenderivat.

**Indikation**
Substitutionstherapie bei primärer Amenorrhoe, Pubertas tarda, Alopecia androgenetica bei der Frau, Lichen sclerosus et atrophicus im Genitalbereich.

**Dosierung und Art der Anwendung**
1-2 mg/Tag p.o. bzw. 10-20 mg i.m. in Kombination mit 10 mg Gestagen alle 4 Wochen.

**Unerwünschte Wirkungen**
Steriler Abszess an der Injektionsstelle.

**Präparate**
Progynova, Progynon

## Estriol

**Definition**
Follikelhormonhydrat, Östrogenderivat.

**Indikation**
Substitutionstherapie bei primärer Amenorrhoe, Pubertas tarda, Alopecia androgenetica bei der Frau, Lichen sclerosus et atrophicus im Genitalbereich.

**Dosierung und Art der Anwendung**
1-4 mg/Tag p.o.

**Präparate**
Ovestin, Cordes Estriol, Xapro

## Etagen-Tuberkulose A18.4

**Definition**
Tuberkulose in zwei übereinander liegenden Etagen, z.B. tuberkulöses Lymphom oder anderer tuberkulöser Prozess mit Fistelgang in die Haut und Entwicklung einer Tuberculosis cutis luposa.

**Therapie**
Entsprechend der Tuberculosis cutis luposa.

## Etagenwechsel

**Definition**
Übergreifen der klinischen Symptomatik und immunologisch/histologischen Schleimhautveränderungen von den oberen (Nasenschleimhaut) zu den unteren Luftwegen (Bronchien, Bronchiolen).

**Allgemeine Information**
Klinische Relevanz hat der Etagenwechsel bei der Rhinitis allergica. Bei etwa 20-50% aller unbehandelten Patienten mit Rhinitis allergica vollzieht sich ein Etagenwechsel innerhalb von 5-15 Jahren. Um der Entwicklung eines Asthma bronchiale vorzubeugen, sollten alle kausalen Therapieoptionen zur Behandlung einer Rhinitis allergica optimal ausgeschöpft werden. Der einseitige Etagenwechsel hin zum Asthma ist die häufigste Form, seltener ist auch der Übergang von der Rhinitis hin zur Sinusitis möglich.

## Etanercept

**Definition**
Immunregulatorisch wirksame, gentechnisch hergestellte Variante (Dimer-Fusionsprotein) des TNF-alpha-Rezeptors.

**Wirkungen**
Höhere Affinität zu TNF-α als der physiologische Tumornekrosefaktor-alpha-Rezeptor. Aufgrund der Dimerstruktur bindet Etanercept jeweils zwei Moleküle des Tumornekrosefaktors-alpha (TNF-α) im Blut. Damit wird die Konzentration an TNF-α im Blut deutlich reduziert.

**Indikation**
- Mittelschwere und schwere Formen der Psoriasis vulgaris vom Plaque-Typ bei erwachsenen Patienten und Kindern (4-18 Jahre), bei denen andere systemische Therapien einschließlich Ciclosporin, Methotrexat und PUVA nicht angesprochen haben, kontraindiziert sind oder nicht vertragen wurden.
- Psoriasis arthropathica: Aggressive, fortschreitende Psoriasisarthritis bei Versagen der Basistherapie.
- Aktive rheumatoide Arthritis bei Erwachsenen, wenn Ansprechen auf die bestehende Basistherapie (inkl. Methotrexat [sofern nicht kontraindiziert]) unzureichend ist.
- Schwere, aktive und progressive Formen der rheumatoiden Arthritis bei Erwachsenen ohne vorherige Methotrexat-Behandlung.
- Aktive polyartikuläre juvenile chronische Arthritis bei Kindern (4.-17. Lebensjahr) nach Versagen einer Methotrexat-Therapie (sofern nicht kontraindiziert).
- Off-Label-Use (nicht zugelassen) und experimentell auch bei: Psoriasis pustulosa, subkornealer Pustulose, M. Behçet, ggf. Granuloma anulare, Granuloma anulare disseminatum, bullösen Autoimmundermatosen.

**Schwangerschaft/Stillzeit**
Keine ausreichenden Daten über Anwendung in der Schwangerschaft und in der Stillzeit. Sollte während der Schwangerschaft und Stillzeit nicht verordnet werden.

**Dosierung und Art der Anwendung**
- Psoriasis vulgaris vom Plaque Typ: Standarddosis (Patienten >18 Jahre) 2mal/Woche 25 mg s.c. Alternativ: 2mal/

Woche 50 mg s.c. für bis zu 12 Wochen, anschließend 2mal/Woche 25 mg s.c.

**Merke: Die Behandlung sollte bis zur Remission fortgesetzt werden. Maximale Therapiedauer: 24 Wochen. Die Therapie sollte bei Patienten, die nach 12 Wochen nicht angesprochen haben, abgebrochen werden.**

- Kinder und Jugendliche (4-18 Jahre): 2mal/Woche 0,4-0,8 mg/kg KG (bis max. 50 mg Gesamtdosis) s.c. im Abstand von 3-4 Tagen.

### Unerwünschte Wirkungen

- Häufig lokale Reaktionen an der Injektionsstelle (einschließlich Blutung, Bluterguss, Erythem, Juckreiz, Schmerzen, Schwellung), meist reversibel.
- Infektionen wie z.B. Abszess, Bakteriämie, Bronchitis, Herpes zoster, Wundinfektionen, insbes. bei Patienten mit Begleiterkrankungen wie z.B. Diabetes, u.a.

**Merke: Die Bildung von Autoantikörpern ist möglich.**

### Wechselwirkungen

- Bislang liegen keine Erkenntnisse aus gesicherten Studien zu Wechselwirkungen von Etanercept mit anderen Arzneistoffen vor.
- Lebendimpfstoffe: Die durch Etanercept hervorgerufene Immunsuppression kann die normale Immunantwort auf eine Impfung verhindern. Stattdessen besteht die Gefahr einer manifesten Infektion durch den Impfkeim. Daher sollte, wenn möglich, auf Totimpfstoffe ausgewichen werden. Insbes. bei Kindern und Jugendlichen sollten notwendige Impfungen möglichst vor einem Beginn der Behandlung mit Etanercept abgeschlossen sein.

### Kontraindikation

Sepsis oder Risiko einer Sepsis. Aktive Infektion, auch chronisch oder lokalisiert. Vorsicht bei Diabetikern! Bestehende oder neu aufgetretene ZNS-Entmarkungskrankheit, Exposition gegenüber Varicella-Viren; dekompensierte Herzinsuffizienz.

### Präparate

Enbrel

### Hinweis(e)

**Merke: Tuberkuloseausschluss vor Therapiebeginn wird empfohlen (Tuberkulintest und Röntgen Thorax)!**

- Therapieerfolg: Laut doppelblinden, Placebo-kontrollierten Studien zeigen 50-60% der Psoriasispatienten unter einer Therapie mit 2mal 25 mg/Woche s.c. nach 12 bzw. 24 Wochen eine PASI-Reduktion um 75%. Es ist zu erwarten, dass 50% der Patienten nach 24 Wochen klinisch erscheinungsfrei sind
- In einer doppelblinden, Placebo-kontrollierten Studie wurden 40 Probanden mit M. Behçet über 4 Wochen mit Etanercept 2mal/Tag 25 mg behandelt. Bereits nach der 1. Behandlungswoche zeigten sich signifikante klinische Besserungen, zum Ende der Studie wurden deutlich weniger Krankheitsherde dokumentiert.

## Ethacridinlactat

### Definition

Antiseptikum, Desinfizienz, Farbstoff.

### Indikation

Infektionen der Mund- und Rachenschleimhaut, oberflächliche Wundinfektionen.

### Eingeschränkte Indikation

Schwangerschaft, Stillzeit.

### Unerwünschte Wirkungen

Allergische Reaktionen, Photosensibilisierung, Hautirritation, Kopfschmerzen, Krampfanfälle, Gelbverfärbung von Haut, Zähnen und Wäsche, Magenbeschwerden.

### Inkompatibilität

Wollwachsester, anionenaktive Emulgatoren, Polyethylenglykole, Traganth, Natriumalginat, Celluloseester, Bentonite.

### Rezeptur(en)

**R089 R090 R092 R095 R094 R093 R091**

### Präparate

Neochinosol, Rivanol, Metifex

### Hinweis(e)

Färbt Haut, Wäsche und andere Gegenstände gelb!

## Ethambutol

### Definition

Tuberkulostatikum.

### Wirkungen

Hemmung der ribosomalen RNA-Synthese.

### Indikation

Kombinationstherapie der Tuberkulose sowie therapieresistente Infektionen durch atypische Mykobakterien.

### Eingeschränkte Indikation

Eingeschränkte Nierenfunktion.

### Dosierung und Art der Anwendung

20 mg/kg KG/Tag p.o. oder i.v., keine Gabe bei Kindern.

**Merke: In der Schwangerschaft ist eine Gabe in Kombination mit Isoniazid und Rifampicin möglich.**

### Unerwünschte Wirkungen

- Kutane UAWs: U.a. Pruritus, makulopapulöse Exantheme, Toxische epidermale Nekrolyse.
- Extrakutane UAWs: Fieber, Retrobulbärneuritis mit Sehschwäche und Störung des Rot-Grün-Sehens, Hyperurikämie, Arthralgien, periphere Neuropathie.

**Merke: Vor und während der Therapie sind regelmäßige augenärztliche Kontrolluntersuchungen erforderlich.**

### Kontraindikation

Vorschädigung des N. opticus.

### Präparate

EMB-Fatol, Myambutol

## Ethinylestradiol

### Definition

Synthetisches Östrogenderivat.

### Indikation
Amenorrhoe, klimakterische Beschwerden, orale Kontrazeption (in Kombination mit Norgestrel oder Levonorgestrel).

### Dosierung und Art der Anwendung
0,2 mg/Tag p.o. in Kombination mit Gestagen vom 8. bis 22. Zyklustag.

### Präparate
Ethinylestradiol 25 μg Jenapharm

## Etravirin

### Synonym(e)
ETV; TMC 125

### Definition
Wirkstoff zur Behandlung der HIV-Infektion aus der Substanzklasse der NNRTI, der auch gegen bislang NNRTI-resistente HIV-Stämme wirksam ist und von den 100%igen Kreuzresistenzen zwischen den bisher zugelassenen Nicht-Nukleosidanaloga RT-Hemmern nicht betroffen ist.

### Wirkungen
Gute Wirksamkeit gegen HIV-Wildtypviren und gegen resistente Mutanten, vor allem gegen klassische NNRTI-Mutationen wie K103N. Die Resistenzbarriere liegt offensichtlich höher als für andere NNRTIs, da Etravirin als DAPY-Analogon durch Konformationsänderungen flexibel an die Reverse Transkriptase von HIV-1 binden kann. Mutationen an der Bindungsstelle des Enzyms können so der Bindung und damit der Wirkung dieses NNRTIs weniger etwas anhaben als es bei den bislang verfügbaren NNRTIs bekannt wurde.

### Indikation
HIV-Infizierte mit begrenzten Therapieoptionen nach Therapieversagen gegen mindestens drei Substanzklassen (mindestens 2 PIs, NRTI, NNRTI) oder zwei Klassen (PI, NRTI) bei einer primären NNRTI-Resistenz sowie zum Behandlungsbeginn nicht vorhandener virologischer Suppression.

### Dosierung und Art der Anwendung
2mal/Tag 200 mg p.o.

### Unerwünschte Wirkungen
Häufig: v.a. zu Behandlungsbeginn Diarrhoe, Kopfschmerzen, Arzneimittelexantheme (ca. 20%), Juckreiz, Müdigkeit, Visusstörungen, Müdigkeit, Schwindel und Konzentrationsschwierigkeiten.

### Wechselwirkungen
Tipranavir, Nevirapin und Efavirenz reduzieren die Etravirin-Exposition deutlich und sollten daher nicht kombiniert werden. Etravirin steigert die Fosamprenavir-Exposition um ca. 70%. Dosisanpassung von Protonenpumpen-Hemmern, H2-Blockern, Methadon und empfängnisverhütenden Hormonen ist nicht notwendig. Etravirin sollte nicht zusammen mit folgenden Substanzen appliziert werden, die über ähnliche Stoffwechselwege in der Leber metabolisiert werden: Midazolam, Diazepam, Triazepam, Phenobarbital, Phenytoin, Carbamazepin, Rifampicin, Terfenadin und Antiarrhythmika.

### Präparate
Intelence

## Eunuchismus E89.82

### Definition
Folgezustand eines angeborenen oder erworbenen vollständigen Mangels an testikulärem Androgen beim Mann.

### Klinisches Bild
- Hauterscheinungen: Pigmentarme Haut, keine Sexualbehaarung, Gynäkomastie.
- Bei präpubertaler Hodenschädigung: Keine Ausbildung der sekundären Geschlechtsmerkmale, Hochwuchs, Ausbleiben des Stimmbruchs.
- Bei postpubertaler Hodenschädigung: Teilweise Rückbildung der sekundären Geschlechtsmerkmale.

### Therapie
Hormonsubstitution in Abhängigkeit von der Grunderkrankung.

## Evans-Syndrom D69.31

### Erstbeschreiber
Evans, 1949

### Synonym(e)
Evans-Fisher-Syndrom

### Definition
Erworbene hämolytische Anämie bei Autoantikörperbildung gegen Erythrozyten und Thrombozyten.

### Ätiologie
Bei Autoimmunerkrankungen, z.B. Lupus erythematodes, systemischer oder auch bei Malignomen. Pathogenetisch führen Antikörper gegen Erythrozyten und gegen Thrombozyten zu einem beschleunigten peripheren Abbau dieser Zellen. Die Antikörper sind nicht kreuzreagierend, d.h. sie richten sich nicht gegen ein gemeinsames Antigen von Erythrozyten und Thrombozyten.

### Klinisches Bild
Anämie, Ikterus, ggf. Purpura.

### Labor
Erythrozyten-Autoantikörper, Thrombozyten-Autoantikörper.

### Differenzialdiagnose
Purpura, thrombozytopenische.

## Evidenz-basierte Medizin

### Synonym(e)
EbM; Evidence-based Medicine

### Definition
Methode zur Entwicklung einer sachgerechten Medizin mit Hilfe anerkannter Nachweise, wenn möglich auf Grundlage wissenschaftlicher, objektivierbarer und überprüfbarer Studien. Auf ihrer Basis soll es dem Arzt ermöglicht werden, eine möglichst hochstehende Medizin nach dem aktuellen Wissensstand zu praktizieren, ohne selbst jeden Tag viele Stunden neueste Untersuchungen zu studieren, zu prüfen und daraus praktische Handlungsanleitungen zu gewinnen.

### Allgemeine Information

- EbM ist nicht auf randomisierte, kontrollierte Studien und Metaanalysen begrenzt. Sie beinhaltet die Suche nach der jeweils besten wissenschaftlichen Grundlage zur Beantwortung klinischer Fragestellungen. Um etwas über die Genauigkeit eines diagnostischen Verfahrens zu erfahren, benötigt man gut durchgeführte Querschnittsstudien von Patienten, bei denen die gesuchte Krankheit klinisch vermutet wird, nicht zwingend aber eine kontrollierte Studie. Für prognostische Fragestellungen benötigt man methodisch einwandfreie Follow-up-Studien von Patienten, die in einem einheitlichen, frühen Stadium ihrer Krankheit in die Studie aufgenommen wurden (Berücksichtigung von Einschlusskriterien!). Manchmal findet sich die benötigte Evidenz in experimentellen Grundlagendisziplinen wie Genetik oder Immunologie. Insbesondere bei der Frage nach Therapiemethoden sollten jedoch experimentelle Ansätze vermieden werden, da diese häufig zu falsch-positiven Schlüssen hinsichtlich der Wirksamkeit von Maßnahmen kommen.
- Randomisierte, kontrollierte klinische Studien (RCT) und besonders systematische Übersichten dieser Studien informieren mit höherer Wahrscheinlichkeit korrekt; falsche Schlussfolgerungen sind weniger wahrscheinlich. Sie sind der „Goldstandard" zur Beantwortung der Frage, ob Therapiemaßnahmen nützen oder schaden.
- Für bestimmte Fragestellungen sind keine kontrollierten Studien notwendig (etwa erfolgreiche Interventionen bei sonst fatalen Konditionen) oder es bleibt keine Zeit für klinische Studien. Falls keine Ergebnisse kontrollierter Studien vorliegen, muss die nächstbeste Evidenz (s.u. Evidenzlevel) gefunden und berücksichtigt werden.

## Evidenzlevel

### Definition

Hierarchisch abgestuftes System zur Ableitung der Stärke von Empfehlungen („level of evidence"), die auf der Basis klinischer und experimenteller Studien und anderweitig verfügbarer Quellen, z.B. Expertenwissen, basieren.

### Allgemeine Information

Der Belegtheitsgrad wird anhand von vier Stufen kategorisiert. Die Aussagen zur Evidenz müssen prioritär in die entsprechenden therapeutischen Überlegungen einbezogen werden, sind aber nur ein - wenn auch bedeutsames - Instrument in der therapeutischen Entscheidungsfindung. Die Limitierung evidenzbasierter Klassifizierungen zeigt sich u.a. in Situationen, in denen keine oder nur unzureichende klinische Studien vorhanden bzw. aus methodischen Gründen nicht durchführbar sind oder weil der Durchführung ethische Bedenken entgegenstehen.

**Evidenzlevel. Tabelle 1.** Definition der Evidenzlevel auf der Basis klinischer und experimenteller Studien

| Evidenzlevel | Evidenz-Typ |
|---|---|
| Ia | wenigstens ein systematischer Review auf der Basis methodisch hochwertiger, kontrollierter, randomisierter klinischer Studien (RCTs) |
| Ib | wenigstens ein ausreichend großer, methodisch hochwertiger RCT |
| IIa | wenigstens eine hochwertige Studie ohne Randomisierung |
| IIb | wenigstens eine hochwertige Studie eines anderen Typs oder eine quasi-experimentelle Studie |
| III | mehr als eine methodisch hochwertige nichtexperimentelle Studie |
| IV | Meinungen und Überzeugungen von angesehenen Autoritäten (aus klinischer Erfahrung); Expertenkommissionen; beschreibende Studien |

**Evidenzlevel. Tabelle 2.** Graduierung (Belegtheitsgrad) Evidenz-basierter Empfehlungen in Prävention, Diagnose, Therapie und Prognose

| Grad der Empfehlung | Definition |
|---|---|
| A | auf gesicherten Level 1 Studien basierende Erkenntnisse |
| B | auf gesicherten Level 2 Studien oder Level 3 Studien oder auf Extrapolationen von Level 1 Studien basierende Erkenntnisse |
| C | auf Level 4 Studien oder auf Extrapolationen von Level 2 oder 3 Studien basierende Erkenntnisse |
| D | auf Level IV oder nicht schlüssigen oder nicht gesicherten Studien aller Evidenzlevel basierende Erkenntnisse |

## Exanthem (DD)

R21.x0

### Synonym(e)

Ausschlag; Exantheme; Exanthemerkrankungen

### Definition

Heterogene Gruppe infektiöser und nichtinfektiöser, entzündlicher, zeitlich befristeter Krankheiten mit dynamischem, schubweisem Verlauf (entweder ein Schub oder mehrere Schübe), die generalisiert oder über größere Areale disseminiert in meist symmetrischer (Röteln, Masern), seltener asymmetrischer Verteilung (Beispiel: Exanthem, unilaterales laterothorakales im Kindesalter) am Integument in unterschiedlicher klinischer Morphologie in Erscheinung treten.

### Einteilung

- Virale Exantheme - normale Immunkompetenz (s.a. Virusexantheme):
  - Masern (Masernvirus = Paramyxovirus)
  - Röteln (Rötelnvirus)
  - Ringelröteln (Erythema infectiosum) (Parvovirus B19)
  - Exanthema subitum (HHV-6, HHV-7)
  - Mononukleose, infektiöse (Epstein-Barr-Virus)
  - Pityriasis rosea (Virus ?)
  - Adenovirus-Exantheme

  - Unilaterales laterothorakales Exanthem (Virus?; diskutiert werden: Influenzavirus, EBV, HHV-6, HHV-7)
  - Exanthem, asymmetrisches, periflexurales (Virus?)
  - Enterovirus-Exantheme
  - Exantheme bei Coxsackie-Virus-Infektionen
  - Exantheme bei Echo-Virus-Infektionen
  - Exantheme bei Rota-Virus-Infektionen
  - Exantheme bei Hanta-Virus-Infektionen (Mandschurisches Songofieber)
  - Hand-Fuß-Mund-Krankheit (Coxsackie-Virus A16, seltener A5, A7, A9, A10, B1-3, B5 sowie Enterovirus 71)
  - Handschuh-Socken-Syndrom (Parvovirus B19, HHV-6 und HHV-7, CMV?, Masernvirus?).
- Virale Exantheme (vesikulös) - normale Immunkompetenz:
  - Varizellen
  - Fieber, hämorrhagisches (Virus?).
- Virale Exantheme (makulopapulös/vesikulös) - gestörte Immunkompetenz:
  - HIV-assoziierte Exantheme (bei Risikogruppe)
  - Zytomegalievirus-Infektionen (bei Immunsuppression)
  - Eccema herpeticatum (HSV) (bei atopischem Ekzem)
  - Zoster generalisatus (Varicella-Zostervirus) (bei Immunsuppression).
- Bakterielle und sonstige infektiöse Exantheme:
  - Bakterielle und sonstige infektiöse Exantheme (mäßig häufig):
    - Scharlach (Streptokokkus-pyogenes-Toxin)
    - Syphilis (Treponema pallidum)
    - Staphylokokken-Scharlach (Staphylokokkus aureus-Toxine)
    - Toxic Schock-Syndrom (Staphylokokkus aureus-Toxine)
    - Lyell-Syndrom
    - Borreliosen (Borrelien spp.).
  - Bakterielle und sonstige infektiöse Exantheme (selten):
    - Mykoplasmen-Exantheme
    - Septische Erkrankungen mit Hauterscheinungen (Gonorrhoe, Meningokokkenmeningitis, bakterielle Endokarditis)
    - Rickettsiosen (Fleckfieber, Febris quintana; Zehntagefieber u.a.)
    - Katzenkratzkrankheit (Bartonella henselae)
    - Psittakose (Chlamydia psittaci)
    - Bruzellosen (Bruzella spp.)
    - Q-Fieber (Coxiella burneti)
    - Toxoplasmose, exanthematische
    - M. Weil (Leptospira icterohaemorrhagica)
    - Listeriose (Listeria monocytogenes)
    - Paratyphus (Salmonella paratyphi)
    - Typhus (Salmonella typhi).
- Parainfektiöse Exantheme/Enzymdefekte (nach Häufigkeiten):
  - Erythema exsudativum multiforme
  - Pityriasis lichenoides et varioliformis
  - Pityriasis lichenoides chronica
  - Purpura Schönlein-Henoch
  - Leukozytoklastische Vaskulitis (s.u. Vaskulitis)
  - Chronische Pigmentpurpura
  - Id-Reaktionen auf Candidosen oder Trichophytien
  - Unilaterales laterothorakales Exanthem
  - Erythema anulare centrifugum
  - Gianotti-Crosti-Syndrom
  - Infantiles, akutes, hämorrhagisches Ödem
  - Kawasaki-Syndrom
  - Infantiles akrolokalisiertes papulovesikulöses Syndrom
  - Erythema gyratum repens
  - Anuläre lichenoide Dermatitis des Jugendlichen
  - Dermatitis, exsudative diskoide lichenoide
  - Id-Reaktionen auf Tuberkulose (Tuberkulide) oder Lepra
  - postvakzinale Exantheme
  - Exantheme bei Trichinose
  - Carboxylase-Defekt, multipler (selten, bei Säuglingen)
  - Mittelmeerfieber, familiäres (periodisches Fiebersyndrom)
  - Muckle-Wells-Syndrom.
- Allergisch/pseudoallergisch:
  - Urtikarielle, lichenoide, makulopapulöse, akneiforme Arzneimittelexantheme
  - Akute oder chronische Urtikaria
  - Kontaktallergische Ekzeme mit exanthematischen Streureaktionen
  - Urtikarielle Exantheme nach Insektenstichen (z.B. Wespengift)
  - Erythema neonatorum.
- Idiopathisch oder neoplastisch:
  - Akute oder chronische Urtikaria
  - Urtikariavaskulitis
  - Hypereosinophile Dermatitis
  - Dermatose, akute febrile neutrophile (Sweet-Syndrom)
  - Exanthematische kutane T-Zell-Lymphome
  - Leukämien der Haut
  - Castleman-Lymphom
  - Pustuloderm, toxisches
  - Psoriasis vulgaris (exanthematische)
  - Pustulose, subkorneale (Sneddon-Wilkinson)
  - Lichen planus
  - Lichen nitidus
  - Histiozytome, generalisierte eruptive
  - Dermatoarthritis, familiäre histiozytäre
  - Erythema scarlatiniforme desquamativum recidivans (?).
- Exantheme bei rheumatischen Erkrankungen:
  - CINCA-Syndrom (periodisches Fiebersyndrom)
  - Tumor-Necrosis-Faktor-Rezeptor-assoziiertes periodisches Syndrom (periodisches Fiebersyndrom)
  - Erythema anulare rheumaticum
  - Still-Syndrom
  - Still-Syndrom, adultes (AOSD).
- Autoimmunologisch:
  - Blasenbildende Autoimmunerkrankungen
  - Pemphigoid gestationis
  - Graft-versus-host-reaction, akute
  - Dermatitis herpetiformis
  - Systemischer Lupus erythematodes
  - Subakut kutaner Lupus erythematodes
  - Kälteurtikaria
  - Polyarteriitis nodosa, mikroskopische.
- Toxisch:
  - Herxheimer-Reaktion
  - TEN.

- Pseudoexantheme durch externe Infektionen:
  - Pseudomonas-Follikulitis (Whirlpool-Dermatitis)
  - Mikrosporie (generalisierte)
  - Pityrosporumfollikulitis des Säuglings
  - Zerkariendermatitis
  - Trombidiose
  - Harlekinverfärbung (transientes Exanthem bei Säuglingen).

**Effloreszenz**

Exantheme können alle Effloreszenztypen umfassen. Sie zeigen meistens eine synchrone Monomorphie. Eine typische Ausnahme hiervon stellen die Varizellen oder auch die PLEVA (Pityriasis lichenoides et varioliformis acuta) mit einer synchronen Polymorphie dar. Für Varizellen typisch ist der „Sternenhimmel" (mehrere Schübe oder kontinuierliche Schubaktivität über einen längeren Zeitraum).

**Differenzialdiagnose**

Aus praktischen differenzialdiagnostischen Erwägungen lassen sich die Exanthemkrankheiten auch nach ihrem Hauptmanifestationsalter einteilen:

- Exantheme des Neugeborenenalters
- Exantheme im Vorschul- und Schulalter
- Exantheme des Erwachsenen.

**Hinweis(e)**

- Bei der Beurteilung eines Exanthems ist der erste und wichtigste Schritt zu einer validen Diagnose die grundsätzliche Unterscheidung zwischen einem infektiösen und einem nicht-infektiösen Exanthem. Hierbei hilft die sorgfältige Analyse von Infektzeichen wie Fieber, Störung des AZ, Lymphadenopathie, Hepatosplenomegalie, Blutbild sowie die Beurteilung eines Ansteckungsszenarien. Erst nach Ausschluss eines infektiösen Exanthems kann an ein nicht-infektiöses Exanthem gedacht werden. Die häufigsten infektiösen Exantheme sind virale Exantheme.
- Namensgebung: Exanthem ist aus der griechischen Sprache abgeleitet (= griech. exantheo ich blühe auf).

## Exanthem, akneiformes R21.x

**Synonym(e)**

Acne medicamentosa

**Definition**

Vorwiegend medikamentös ausgelöste Hauterscheinungen mit akneiformen Effloreszenzen, jedoch ohne Komedonenausbildung. S.a. Acne medicamentosa.

**Ätiologie**

Infrage kommen vor allem Glukokortikoide (Steroidakne), auch ACTH, Diphenylhydantoin, Chinin, Isoniazid, Jod, Bromverbindungen, Lithium, Phenobarbiturate, Disulfiram, Thyreostatika, Vitamin $B_1$, $B_6$, $B_{12}$, Tyrosinkinaseinhibitoren wie Cetuximab (gehört zusammen mit Gifitinib und Erlotinib zu einer Gruppe von Krebstherapeutika, deren Gemeinsamkeit die Blockade des Rezeptors des epidermalen Wachstumsfaktors [EGF-Rezeptor] ist; Hautveränderungen treten in >80% auf, etwa 2-6 Wochen nach Therapiebeginn).

**Lokalisation**

Vor allem im Bereich der seborrhoischen Zonen und der Oberarme.

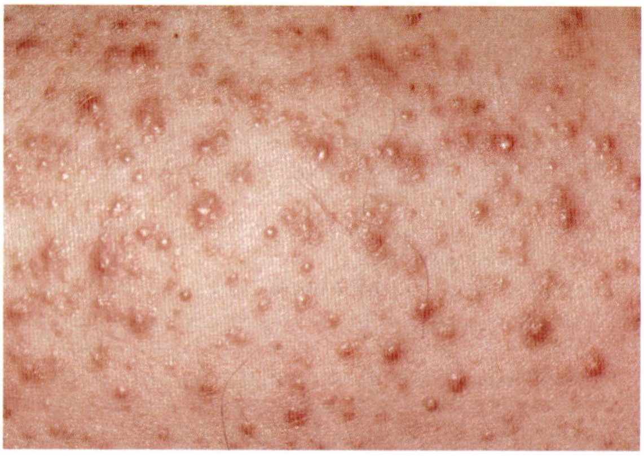

**Exanthem, akneiformes.** Aussaat follikulärer Papeln, keine Komedonen, nach mehrmonatiger Einnahme von Glukokortikoiden.

**Therapie**

Absetzen des Medikamentes, s.a. Acne medicamentosa.

## Exanthem, morbilloides bzw. morbilliformes R21.x

**Definition**

Masern-ähnliches Exanthem.

## Exanthem, postvakzinales T88.1

**Definition**

Exanthem nach der Pockenschutzimpfung.

**Manifestation**

5-11 Tage nach der Impfung.

**Klinisches Bild**

Urtikarielles, skarlatini-, rubeoli- oder morbilliformes Exanthem, evtl. auch Exanthem vom Typ des Erythema exsudativum multiforme. Schubweise Entwicklung in 1-2 Tagen, spontane Rückbildung.

## Exanthem, rubeoläres bzw. rubeoliformes R21.x

**Definition**

Röteln-ähnliches Exanthem.

## Exanthem, scarlatiniformes R21.x

**Definition**

Scharlach-ähnliches Exanthem.

## Exanthem, unilaterales laterothorakales im Kindesalter R21

**Erstbeschreiber**

Brunner, 1962

**Synonym(e)**

ULE; asymmetrical periflexural exanthema of childhood; APEC; Exanthem, asymmetrisches, periflexurales

### Definition
Selbstlimitierende, 4-6 Wochen andauernde, wahrscheinlich infektallergische Hauterkrankung des Kindesalters.

### Vorkommen/Epidemiologie
Sehr seltenes Auftreten. Meist bei einzelnen Kindern; gelegentlich auch in kleineren Epidemien.

### Ätiologie
Ein auslösendes Agens ist bislang nicht beschrieben. Diskutiert wird eine infektiöse bzw. parainfektiöse Genese im Zusammenhang mit vorausgegangenen viralen Infekten.

### Manifestation
Meist bei Kleinkindern zwischen 6 Monaten und 10 Jahren (Altersdurchschnitt: 2-3 Jahre). Mädchen sind häufiger betroffen als Jungen. Das sehr seltene Auftreten bei Erwachsenen ist an einzelnen Kasuistiken beschrieben. Saisonale Häufung des Auftretens im Frühjahr.

### Lokalisation
Thorax, meist in den Axillen beginnend, dann Ausbreitung auf eine Stammhälfte, aber auch obere Extremität und Gesäß. Vereinzelt auch symmetrischer Befall!

### Klinisches Bild
Meist nach Infekt mit leichten katharrhalischen oder gastrointestinalen Symptomen (60% der Patienten) auftretendes, einseitig lokalisiertes Exanthem mit teils disseminierten, teils den Blaschko-Linien folgenden, makulopapulösen, schuppigen entzündlichen Effloreszenzen; vereinzelt auch lichenoide Hautveränderungen; mäßiger Juckreiz (2/3 der Fälle); begleitende Lymphadenopathie möglich.

### Labor
Unspezifisch

### Histologie
Unspezifisch, superfizielle perivaskuläre lymphozytäre Dermatitis mit milder Spongiose und Exozytose.

### Differenzialdiagnose
Tinea corporis; Arzneimittelexanthem; Acrodermatitis papulosa eruptiva infantilis (Gianotti-Crosti-Syndrom); Pityriasis rosea.

### Therapie
Eltern auf die Harmlosigkeit des Krankheitsbildes aufmerksam machen; ebenso auf den selbstlimitierenden Verlauf! Antihistaminika bei Juckreiz; blande pflegende Externa.

### Prognose
Gutartiger Verlauf; Abheilung des Exanthems nach 3-6 Wochen.

## Exanthem, urtikarielles
R21.x

### Definition
Mit Urticae (Quaddeln) einhergehendes Exanthem unterschiedlicher Genese, z.B. urtikarielles Arzneimittelexanthem oder Urtikaria.

## Exanthema subitum
B08.20

### Erstbeschreiber
Meigs u. Pepper, 1870; Zahorsky, 1910

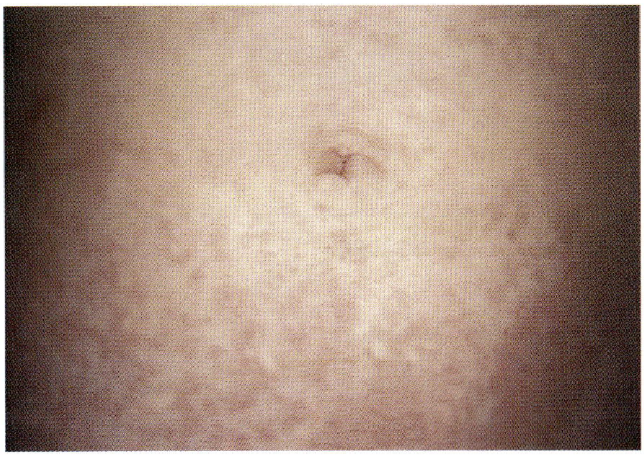

**Exanthema subitum.** 2-jähriger Junge mit erheblicher Störung des AZ und akutem hohem Fieberschub auf 40 °C. Makulöses Exanthem mit dicht stehenden unterschiedlich großen, nicht symptomatischen, rot-braunen Flecken.

### Synonym(e)
Dreitagefieber; Roseola infantum; sechste Krankheit; Pseudorubella; Rose rash of infants

### Definition
Sporadisch auftretende, charakteristisch über 3 Tage verlaufende, hoch fiebrige, virusbedingte Kinderkrankheit mit bleibender Immunität.

### Erreger
Humanes Herpesvirus (HHV-6). S.u. Herpesviren, humane.

### Manifestation
Bei Kindern von 4 Monaten bis zu 2 Jahren auftretend.

### Klinisches Bild
Inkubationszeit 3-7 Tage. Plötzlicher Fieberanstieg auf 40 °C, kritischer Abfall nach 3 Tagen. Flüchtiges rosafarbenes, zentrifugal vom Stamm auf die Extremitäten fortschreitendes, das Gesicht meist aussparendes, rubeoliformes oder morbilloides Exanthem. Kein Enanthem.

### Labor
Leukozytopenie, Lymphozytose, Monozytose.

### Differenzialdiagnose
Masern, infektiöse Mononukleose, Grippe, Scharlach, Erythema infectiosum, Coxsackie-Virus-Infektion.

### Externe Therapie
Symptomatisch mit Schüttelmixturen.

### Interne Therapie
Fiebersenkende Maßnahmen wie Paracetamol in altersentsprechender Dosierung.

## Excimer-Laser

### Definition
Laser im 308 nm Wellenbereich (UVB). Diese Wellenlänge liegt im therapeutischen Optimum zur Behandlung der Psoriasis und der Vitiligo.

### Indikation
Psoriasis; Vitiligo

**Durchführung**
Applikation auf den befallenen Herd, in der Regel reichen 8-10 Sitzungen zur Abheilung aus.

**Kontraindikation**
Lichtdermatosen.

## Exfoliatio areata linguae K14.1

**Synonym(e)**
Glossitis exfoliativa marginata; Glossitis areata exsudativa; Lingua geographica; Landkartenzunge; Wanderplaques; Exfoliatio linguae et mucosae oris; Exfoliatio areata dolorosa; Glossitis geographica; Glossitis migrans

**Definition**
Selbstlimitierende, chronisch-exfoliative, über die Zungenschleimhaut wandernde, oberflächliche Epithelablösungen, die sich zu anulären oder polyzyklischen Figuren formieren („wandering rash"). Schleimhautläsionen dauern über Jahre oder Jahrzehnte, können aber auch spontan und bleibend abheilen.

**Ätiologie**
- Ungeklärt. Anazidität des Magens, Gastritiden, nutritive Faktoren sowie psychogene, neurohumorale und genetische Faktoren werden diskutiert. Kombination mit Lingua plicata ist häufig.
- Auch bei Streptokokken-Infekten oder Candida-Infektion sowie bei Patienten mit Psoriasis (Psoriasis pustulosa) oder Atopie auftretend.

**Manifestation**
Bei Kleinkindern, Jugendlichen und jungen Erwachsenen.

**Klinisches Bild**
Wandernde Abschilferung der obersten Epitheldecke der Zungenschleimhaut. Hierdurch entstehen anuläre, girlandenförmige oder auch landkartenförmige belagfreie, gerötete Plaques, die von einem aufgeworfenen und weißlich verquollenen Randsaum abgegrenzt werden. Evtl. Zungenbrennen.

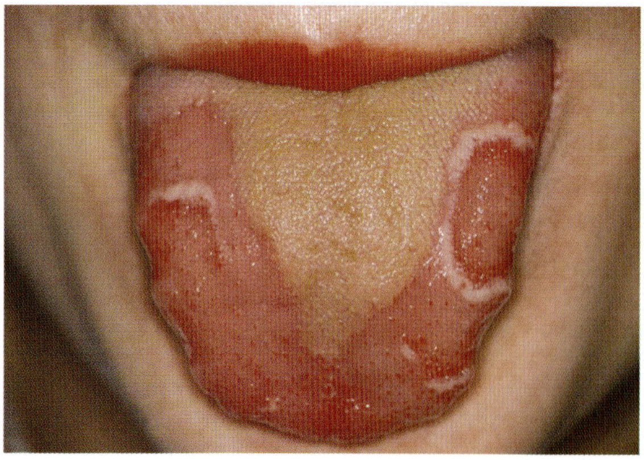

**Exfoliatio areata linguae.** Mehrere, offenbar flächenhaft konfluierte, am linken Zungenrand jedoch deutlich anuläre, „belagfreie" Areale. Deutliches Brennen bei scharfen Speisen oder fruchtigen Getränken. Für das Krankheitsbild charakteristisch sind die weißlich aufgequollenen Randbezirke, die auch an der rechten Zungenseite noch nachweisbar sind. Im Zentrum der Zunge normaler Belag.

**Histologie**
Epithelverschmälerung im Zentrum der Herde, Epithelverbreiterung im Randgebiet. Entzündliche Zellinfiltrate, Ödem, Schwund der elastischen Fasern.

**Differenzialdiagnose**
Glossitis bei perniziöser Anämie, Anulus migrans bei Psoriasis pustulosa generalisata.

**Therapie**
Nicht erforderlich, Aufklärung über Harmlosigkeit des Befundes. Bei brennenden Missempfindungen Mundspülungen mit Kamillenextrakt (Kamillosan), Salviathymol oder Dexpanthenol **R066**. Verzicht auf stark gewürzte Speisen, Zitrusfrüchte, Ananas. Bei Nachweis von Streptokokken oder Candida antimikrobielle Behandlung.

## Exfoliatio lamellosa neonatorum P83.81

**Definition**
Pathologische Hautveränderungen im Neugeborenenalter.

**Merke:** Wenig gebräuchlicher Begriff.

**Ätiologie**
Mazeration: Schwitzen, feuchte Wäsche.

**Klinisches Bild**
Scheinbar verdickte, graue Haut. Die oberste Schicht ist ablösbar; ggf. Blasenbildung.

**Differenzialdiagnose**
Staphylogenes Pemphigoid, Desquamatio neonatorum.

**Komplikation**
Pyodermie.

**Therapie**
Trocken halten, Wärmestau vermeiden, Puder (Zinkoxid, Talkum), Schüttelmixturen wie Lotio alba.

## Exkoriation T14.01

**Synonym(e)**
Excoriatio; Abschürfung

**Definition**
Hautdefekt, der bis in die Papillenspitzen hineinreicht (Punktblutungen) und narbenlos abheilt.

**Pathologie**
Mäßige Traumen, Kratzen.

## Exkoriation, neurotische L98.1

**Synonym(e)**
Neurotic excoriations

**Definition**
Artifiziell verursachte Exkoriationen.

**Ätiologie**
Tics, Vollzugszwänge, bedingte Reflexe.

### Therapie
Symptomatische Therapie der Hautdefekte, psychologische Betreuung. S.u. Artefakte oder Münchhausen-Syndrom.

## Exostose D16.9

### Definition
Gutartiger Knochentumor, bei para- oder subungualem Auftreten, Deformierung der Endphalanx mit Störungen des Nagelwachstums.

### Therapie
Operative Abtragung.

## Exostosen, syphilitische A51.4

### Synonym(e)
Luische Tophi

### Definition
Ossifizierende syphilitische Periostitis.

### Lokalisation
Vor allem hautnahe Diaphysen, z.B. Clavicula.

### Therapie
Entsprechend der Syphilis acquisita (Syphilis II).

## Exotoxine

### Synonym(e)
Ektotoxin

### Definition
Von Bakterien produzierte und freigesetzte Toxine, meistens makromolekulare Polypeptide. Einige Exotoxine von Bakterien zählen zu den stärksten, natürlich vorkommenden Giften, so die Neurotoxine der Clostridien (z.B. Botulinumtoxin von Clostridium botulinum). Exotoxine wirken oft gezielt auf Regulationsprozesse und -proteine in der Zelle und beeinflussen dadurch Schaltstellen, die die Übermittlung von Signalen durch Transmitter oder Hormone in der Zelle regulieren oder die Organisation des Zytoskeletts kontrollieren.

## Exsikkationscheilitis K13.0

### Definition
Klinisches Bild der aufgesprungenen Lippen durch ständiges Lecken der Lippen, s.a. Cheilitis simplex.

### Therapie
Vermeiden des Leckens an der Lippe, stattdessen lokale fetthaltige Lippenpflegestifte (Azea, Labello, Lipolèvres) oder wundheilende Cremes wie Bepanthen Creme.

## Extremitätenperfusion, hypertherme

### Definition
Perfusion einer Extremität mit Zytostatika unter Hyperthermie (39-40 °C). Einsatz beim malignen Melanom mit multiplen Satelliten und/oder In-transit-Metastasen. Remissionsraten werden mit 50-80% angegeben. Der Einsatz als adjuvante Therapie wird derzeit noch überprüft. Das Therapieverfahren wird nur in speziellen Zentren angewendet.

### Durchführung
Darstellung der peripheren Gefäße der betroffenen Extremität. Einführen von Kathetern in Hauptvene und -arterie (z.B. Arteria und Vena femoralis) und Anlegen eines extrakorporalen Kreislaufs mit Pumpenoxygenator. Abkoppelung des Extremitätenkreislaufs vom Körperkreislauf über Anlegen eines Tourniquets in der Leistenbeuge. Erwärmung des Blutes auf die gewünschte Temperatur und Zugabe des Zytostatikums. Perfusion über eine Stunde, längere Perfusionsdauer erhöht die Komplikationsrate. Gebräuchliche Zytostatika sind Melphalan (Alkeran) und Cisplatin (z.B. Cisplatin Lsg. medac). In einigen Zentren konnten gute Erfolge mit der Perfusion von Tumor-Necrosis-Factor in Kombination mit Melphalan gezeigt werden, die der alleinigen Therapie mit Melphalan überlegen war (Evidenzlevel IIB).

### Unerwünschte Wirkungen
Mit NW sowohl systemischer, (z.B. Haarausfall, „Leakage" Problem, Leukozyten-Abfall) als auch lokaler Art (Schädigung der Arterien, Venen und Lymphgefäße) ist bei einem Teil der Patienten zu rechnen.

## Exzision

### Definition
Operative Entfernung von Gewebe mit primärem Wundverschluss.

### Indikation
Operative Entfernung von tiefer reichenden, krankhaften oder störenden Prozessen der Haut und angrenzenden Schleimhäuten zu diagnostischen und therapeutischen Zwecken.

### Durchführung
Zur Erzielung eines spannungsfreien Wundverschlusses muss in erster Linie der Verlauf der Hautkraftlinien (Relaxed Skin Tension Lines nach Borges) berücksichtigt werden. Im Gesicht z.B. ist die Schnittführung vor allem abhängig von den ästhetischen Einheiten sowie Mimik- und Alterungsfalten. Nicht immer ist ein primärer Wundverschluss einfach möglich. Bei größeren Defekten sind Dehnungs-, Hautlappenplastiken oder freie Transplantate zum Verschluss nötig. Kleine dermale und epidermale Hautveränderungen können meist spindelförmig exzidiert werden. Subkutane Hautveränderungen, wie Lipome und Epidermoidzysten können dagegen über kurze Skalpellinzisionen mit der Präparierschere subkutan mobilisiert und durch leichten seitlichen Druck an die Oberfläche gebracht oder mit einer Liposuktionseinheit abgesaugt werden.

## f.

### Synonym(e)
fiat; fiant

### Definition
Hinweis auf ärztlichen Rezepturen, dass in einer Rezeptur ein bestimmter Herstellungsschritt oder ein bestimmtes Produkt angestrebt wird (z.B. Anfertigung von Suppositorien, Tropfen oder Tabletten). Akronym für „Soll werden".

## FA

### Definition
Abkürzung für Formularium Austriacum.

## Facelift

### Definition
Operative Methode zur Korrektur der typischen Alterungssymptome bzw. Erscheinungsformen des Gesichts.

### Allgemeine Information
- Minilift: Vorteile: Verkürzte Abheilzeit, reduzierte Schwellung oder Blutergüsse. Nachteile: Geringere Haltbarkeit. Unvorteilhafte Veränderungen der Gesichtsproportionen durch Erschlaffung von Stütz-, Binde- und Haltegewebe bzw. muskulärer Strukturen werden bei diesem Eingriff nicht ausreichend korrigiert.
- S-Lift (nach Ansari): Verfahren mit Haut-Muskel-Rotation im Gesichtsbereich mit guten Früh- und Spätergebnissen. Methode der Wahl bei Hals- und Gesichtsstraffung. Geringe Risiken und Komplikationsraten. OP wird im Allgemeinen ambulant und in Lokalanästhesie durchgeführt. Die Inzision beginnt mit einem S-förmigen oberen Anteil im Schläfenbereich. Der Schnitt wird vertikal nach unten bis zur unteren Ohransatzstelle fortgesetzt. Die Inzision endet ca. 1 cm im Sulcus hinter dem Ohrläppchen. Die Haut wird ca. 3 cm in klassischer Weise unterminiert. Entscheidend für das Ausmaß und Intensität der Straffung ist die Form und der Winkel der unteren S-Schleife und nicht, wie bei der konventionellen Methode, die Breite der resezierten Haut.
- Bio-Lift: Keine spezielle Operationstechnik. Vielmehr steht der Einsatz eines Gewebe- bzw. Fibrinklebers im Vordergrund. Mit diesem Eiweißstoff-Kleber werden die im Zusammenhang mit einem Facelift gelösten und danach auf den Sollzustand gebrachten Muskel-, Sehnen- und Fettgewebsschichten fixiert. Vorteil: Kleine Blutungen im Gewebe werden frühzeitig gestoppt. Für das chirurgische Resultat selbst hat der Einsatz von Fibrinklebern keine Bedeutung.
- Composite Facelift/Hamra-Lift: Operative Methode, die sämtliche Weichteilschichten des Gesichts (Haut, Subkutis, Muskulatur, Faszien) inklusive der sich unter der SMAS (superfizielles muskuloaponeurotisches System) befindenden Muskelplatte erfasst und neu positioniert. Der gesamte Block wird in Richtung oberer Wangenrand mobilisiert.
- Mask-Lift: Ausgedehnte operative Methode mit Mobilisierung und Neupositionierung des kompletten Weichteil- Muskelblocks des Gesichtes. Der Eingriff wird meist von der Mundinnenhöhle aus durchgeführt und zieht das gesamte Lymphsystem stark in Mitleidenschaft. Vorteil: Sehr gute Ergebnisse, optimale Modellierbarkeit. Nachteil: Lang anhaltende postoperative Schwellungen.
- ESP-Lift (Extendend Supraplatysmal Plane Lift): Ausgedehntes, über dem Platysmamuskel erfolgendes Facelift. Speziell geeignet bei tiefen Nasolabial- und Augenfalten, bei hängenden Wangen-, Unterkiefer- und Halsfalten sowie bei ausgedehnten und erschlafften Fettdepots. Bei der Operation bleibt man oberhalb des Muskelbereiches, d.h., der Operateur bewegt sich nicht ständig in verschiedenen Ebenen mit zumindest denkbar erhöhtem Operationsrisiko. Bei dem Eingriff wird bis an die Augen und den Mundwinkel heran präpariert, Haut-Muskel-Bänder gelöst und erneut fixiert.

### Durchführung
Vor jedem operativen Eingriff ist der Ursprung der optischen Disharmonie zu prüfen, um den optimalen ästhetischen Eingriff zu planen. Die chirurgische Maßnahme beinhaltet eine Straffung und eine Anhebung der ptotischen Gesichtspartien. Hierdurch wird nicht nur die Haut, sondern hauptsächlich das Unterhautfettgewebe, das Muskel- und Sehnengewebe neu positioniert. Ziel der Operation: Reposition des ptotischen Gesichts- und Halsweichteilmantels durch die Entwicklung eines großen Rotationslappens. Schaffung eines natürlich wirkenden, verjüngten Gesichts, das den Anschein erweckt, dass es nie operiert worden sei. Durchführung einer atraumatischen, risikoarmen Operation, um eine schnelle Wundheilung zu fördern.

### Komplikation
Mögliche Komplikationen eines jeden operativen Gesichtseingriffes sind Fazialisläsion, Asymmetrien, Verzerrungen, retroaurikuläre Narben.

## Facial Afro-Caribbean childhood eruption L81.6

### Synonym(e)
FACE

### Definition
Akne-artiger Ausschlag bei Kindern dunkler Hautfarbe. Vari-

ante der granulomatösen, periorifiziellen Dermatitis (Gianotti). S.u. Dermatitis, periorale granulomatöse der Kindheit.

### Ätiologie
Unbekannt; Steroidnebenwirkung?

### Manifestation
Bei Kindern/Jugendlichen afro-karibischer Ethnizität vor der Pubertät.

### Lokalisation
Gesicht, zentrofacial.

### Klinisches Bild
Akne-typisch (fazial) verteilte, kaum stecknadelkopfgroße follikuläre, nicht juckende Papeln.

### Therapie
Erythromycin-haltige Externa.

### Prognose
Günstig, im Allg. Abheilung unter Erythromycin.

## Facies antonina A30.1

### Definition
Für die Lepra tuberculoides charakteristische Fazies, gekennzeichnet durch mimische Starre, Ptosis von Lidern und Mundwinkeln, aufgrund von Fazialisparese im Rahmen der Nervenbeteiligung bei Lepra.

### Therapie
Behandlung der Grunderkrankung; Lepra.

## Facies ethylica F10.2

### Definition
Charakteristischer Gesichtsausdruck bei Patienten mit chronischem Alkoholkonsum (s. Alkohol und Hautveränderungen).

### Klinisches Bild
- Einfältiger, abgestumpfter Gesichtsausdruck.
- Geglättete, ölig glänzende Haut.
- Blass-gelbliche (fahle) bis graurote Hautfarbe.
- Häufig gerötete Konjunktiven, Lidrandverdickung, Poikilodermie im Bereich des Nackens.

### Therapie
Therapie der Grunderkrankung.

## Facies leontina A30.1

### Synonym(e)
Facies leonina; Löwengesicht

### Definition
Durch diffuse tumoröse Hautinfiltrate aufgetriebenes Gesicht mit vergröberten Gesichtszügen, v.a. im Rahmen von unbehandelten Lymphomen auftretend. Heute nur noch selten anzutreffen.

### Ätiologie
Lymphome und Leukämien, insbesondere chronisch-lymphatische und chronisch-myeloische Leukämie. Granulomatöse Entzündungen Lepra (Facies leprosa), Sarkoidose, Aktinisches Retikuloid.

### Klinisches Bild
Breites, aufgetriebenes Gesicht mit großflächigen tumorösen Infiltraten, verdickten, tiefen Wülsten der Stirnhaut, herabhängenden Wangen, verbreiterter Nase, wulstigen, evtl. rüsselförmig veränderten Lippen, abstehenden Ohrmuscheln und teigig geschwollenen Ohrläppchen.

### Therapie
Behandlung des Grundleidens.

## Facies leprosa A30.1

### Definition
Facies leontina bei Lepra lepromatosa.

### Therapie
S.u. Lepra lepromatosa.

## Facies lunata E24.9

### Synonym(e)
Mondgesicht

### Definition
Rundes, aufgetriebenes Gesicht mit meist geröteten Wangen und Doppelkinn beim Cushing-Syndrom, z.B. nach längerer hoch dosierter Therapie mit Glukokortikoiden; s.a.u. Cushing-Schwelle.

### Therapie
Wenn klinisch vertretbar, Reduktion der Glukokortikoiddosis unter die Cushing-Schwelle.

## Faltenbehandlung

### Allgemeine Information
- Facemodelling:
  Entfernung von störenden Fettpölsterchen im unteren Wangen- und unteren Kinnbereich, speziell bei Patienten im Alter von 18-25 Jahre, mit Hilfe der Liposuktion. Durch einen kleinen Schnitt (3-5 mm) oder mit Hilfe von Kanülen wird zunächst mit einer Tumeszenzlokalanästhesie unterspritzt. Anschließend wird eine feine Kanüle eingeführt, die vor Ort die Fettzellen sorgfältig absaugt. Um nachhaltige Hautunebenheiten zu vermeiden und eine zukünftige glatte Hautoberfläche zu erzielen, ist die Verwendung von Feinstkanülen (Durchmesser 2,0 mm/3,0 mm) besonders wichtig. Damit die Narbe nicht nur klein und sehr fein ausfällt, sondern auch in natürliche Körperfalten oder in Gebiete gelegt werden kann, wo sie nicht auffällt, ist ein optimales ästhetisches Ergebnis zu erwarten. Bei ausreichender Elastizität schrumpft der Hautmantel nach dem Eingriff und passt sich den neuen Konturen an. Dieser Effekt kann durch das mindestens 6-wöchige Tragen eines speziell angepassten Kompressionsverbandes oder auch einer Stützkleidung deutlich verbessert werden. Bei sehr schlaffer Haut können zusätzliche Eingriffe erforderlich sein, um den Hautmantel zu verkleinern.

- Liposuktion (Gesicht):
  Durch Einschnitte direkt unter den Ohrläppchen und unter dem Kinn lässt sich das Fett bis zur unteren Hälfte der Wangenregion absaugen. Eine Woche lang muss eine Kinnbinde als Druckverband getragen werden. Schwellungen und Blutergüsse halten rund zwei bis drei Wochen an.
- Liposuktion (Hals und Nacken):
  Bei unproportionierten Fettpolstern an Hals und Nacken können diese ebenfalls mittels des Verfahrens der Liposuktion remodelliert werden. Diese Indikation kann aber nur durch sehr erfahrene Operateure durchgeführt werden. Die kleinen Einschnitte für die Kanülen liegen unter den Ohrläppchen, unter dem Kinn, im Nacken an der Haargrenze. Druckverband für eine Woche.
- Faltenbehandlung mit Füllmaterialien:
  Das ideale Füllmaterial ist biokompatibel, ohne allergenes Potential, hat ein gutes Langzeitergebnis, keine Nebenwirkungen und ein natürliches Aussehen. Es sollte außerdem elastische Fasern im Bindegewebe stimulieren, keinen Arbeitsausfall für den Patienten bedeuten und kosteneffektiv sein. Die zur Verfügung stehenden Materialien unterscheiden sich durch den mit ihnen zu erzielenden Auffülleffekt, durch die Langzeit- und die Nebenwirkungen. Die Resultate nach der Implantation von biologischen Materialien sind zeitlich begrenzt. Synthetische Füllmaterialien haben zwar ein gutes Langzeitergebnis, aber beinhalten auch ein höheres Risiko einer Fremdkörperreaktion, die äußerst schwer zu therapieren ist.
- Implantation von Gewebeersatzmitteln:
  Für die Korrektur der Faltenbildung stehen, je nach Lokalisation, verschiedene Methoden zur Verfügung. Im Bereich der Hautfalten kommt es zu einer Ausdünnung der Lederhaut, so dass eine Verbesserung nur durch Unterspritzung oder Straffung erreichbar ist. Im Folgenden werden verschiedene mögliche Verfahren aufgelistet:
  - Implantation von Eigenfett.
  - Implantation von Dermisfettstreifen: Die Dermis-Fett-Transplantate gehören zu den freien Transplantaten, die ausschließlich vom ortsständigen Gefäßanschluss versorgt werden. Soll der gesamte Lippenbereich harmonisiert werden, wird bei einem leichten operativen Eingriff ein schmaler Dermis-Fett-Streifen (z.B. präaurikulär entnommen) durch eine Inzision im Mundwinkel in die Lippen eingeführt. Um einen Dermis-Fettstreifen zu erhalten, wird präoperativ in dem ausgewählten Bereich die Epidermis mit einem Dermabrasionsgerät abgeschliffen. Nachträglich folgt die Exzision. Vorteil: Keine Allergie, lange Haltbarkeit. Nachteil: Ggf. fühlbare Verhärtung, nicht auszuschließende Gefahr des Wanderns.
  - Implantation von denaturiertem Kollagen und Polymethylmethacrylaten (z.B. Artecoll): Dieses Implantat beinhaltet zwei Komponenten: Zunächst ist ein Kollagen enthalten, das die organische Phase des Implantates ist und die Substratlösung des zweiten Produktes darstellt. Die zweite Komponente ist PMMA (Polymethylmethacrylat) und in Form von Mikrosphären mit einem durchschnittlichen Durchmesser von 30 µm enthalten. Da Artecoll Kollagen enthält, muss, wie bei allen anderen Materialien aus bovinem Kollagen, ein Hauttest mindestens 4 Wochen vor der Behandlung durchgeführt werden. Testregion ist die volare Unterarmseite.

    **Cave: Fremdkörperreaktion.**

    Indikation: Tiefe Nasolabialfalten, Kinnfalten, hängende Mundwinkel, senkrechte Glabelfalte und dehnbare, weiche Narben. Nicht indiziert: Bei dünner, atrophischer Haut, Falten im Periorbitalbereich, Ice-pick. Injektionstechnik: 25-27 Gauge Kanüle; Platzierung in die retikuläre Dermis; bei zu oberflächlicher Injektion kommt es zur permanenten Überkorrektur, lividen Verfärbungen und Knötchenbildung. Bei subdermaler Injektion von zu großen Mengen kann es zu Lipogranulomen kommen. Optimal ist die Anwendung der Mikro-Droplet-Technik zur Injektion: kleinste Mengen werden in die untere Dermis im Abstand von 1-2 mm unter die Falte injiziert. Korrekturen sollten erst nach 8 Wochen durchgeführt werden. Der bleibende Effekt durch permanente Gewebevermehrung wird von einigen Autoren als Vorteil angesehen; die Mehrzahl der Behandler steht den Dauerimplantaten in Form von Acryl-Perlen jedoch ablehnend gegenüber.
  - Hyaluronsäure: Injizierbare Polysaccharide, die dermal und subkutan appliziert werden können. Diese Polymere sollen regenerative Prozesse des Bindegewebes unterstützen bzw. beeinflussen. Dieser Vorgang wird als Matrixengineering bezeichnet. Injizierbare Hyaluronsäure wird aus Hahnenkämmen (z.B. Hylaform) oder gentechnisch aus Bakterienkulturen gewonnen (z.B. Restylane). Allergische Reaktionen gegen Hyaluronsäure sind nicht bekannt, daher ist keine Allergen-Testung vor der Korrekturbehandlung notwendig. Für die Lagerung der Präparate ist Raumtemperatur ausreichend. Indikationen sind z.B. oberflächliche narbige Zustände und altersbedingte Falten. Kombination mit anderen Injektionsmaterialien ist möglich (Sandwichtechnik). Injektionstechnik: Injektion mit 30 Gauge Nadeln in die mittlere Dermis ohne Überkorrektur. Beide Injektionstechniken können verwandt werden: Punktuelle sowie lineare (Tunneltechnik). Durch nachträgliche Massage kann das Gel verteilt werden. Die Wirkung hält erfahrungsgemäß etwa 6-8 Monate an (Hyaluronsäure wird mit der Zeit vollständig abgebaut), dann muss die Behandlung ggf. wiederholt werden.
  - Poly-L-Milchsäure (z.B. New-Fill): Im Vergleich mit anderen komplett abbaubaren Gewebeersatzmitteln bewirkt Polymilchsäure nicht nur die vollständige Auffüllung des Gewebes, sondern induziert zusätzlich auch die Neubildung von Kollagenfasern, so dass insgesamt vergleichsweise lange Wirksamkeit besteht (bis zu 2 Jahre). Während sich das Milchsäure-Gel langsam abbaut, wächst somit auch weiches gesundes Bindegewebe nach. Meist sind 2 Behandlungen im Abstand von 4-6 Wochen erforderlich. Allergische Reaktionen gegen die vollständig synthetisch hergestellte Poly-L-Milchsäure sind nicht bekannt, daher ist keine Allergen-Testung vor der Korrekturbehandlung notwendig.
  - Gore-Tex: Die Anforderungskriterien für Implantationsmaterialien wie leicht modellierbar, nicht karzinogen, keine allergene Potenz, leichte Entfernbarkeit, Gewebe-integriert, biokompatibel, vielseitige Verwendbarkeit und Verfügbarkeit in ausreichender Menge, wurde von Polytetrafluorethylen (Gore-Tex) erfüllt. Abhängig von der Gore-Tex Form gibt es verschiedene Techniken. Bei Gore-Tex-Platten sollten

die Implantate flächenhaft aufeinandergelegt werden. Zum Lippenrotaufbau werden Gore-Tex-Fäden mit Nadeln perkutan in Taschen eingeführt. Bedingt durch das poröse Material kann es ggf. zu Infektionen und Eiterungen kommen, die nur durch eine Entfernung behoben werden können. Nach 3-4 Monaten kann wieder neues Material eingesetzt werden.

- Injektion von neurotoxischen Substanzen (Botulinum-Toxin):
  Die seit den 60iger Jahren eingeführte Behandlung der Mimikfalten gewinnt zunehmend in den letzten Jahren an Popularität. Durch eine neurotoxische Denervierung von bestimmten Muskeln können Mimikfalten reversibel ausgeschaltet werden. Dieses therapeutische Vorgehen ist in Deutschland u.a. bei idiopathischem Blepharospasmus, Torticollis spasmodicus, Spitzfußstellung (Equinovalgus-Deformität), herdförmiger Spastizität der Hand bzw. des Handgelenkes, Hyperhidrosis axillaris zugelassen und bei der Behandlung von Falten weit verbreitet. Der Effekt tritt nach 48-72 Std. ein; Maximum nach 1-2 Wochen; Dauer: 4-6 Monate. Seit dem 1.3.2006 ist das Präparat „Vistabel" zur Behandlung der Glabellafalten zugelassen. Es gibt keinen Anhalt für permanente degenerative oder atrophische Veränderungen, trotz multipler Injektionen über einen längeren Zeitraum.
  - Verdünnung von 100 U Botox (Off-Label-Use): Vorsichtige Zugabe von 5 ml NaCl-Lösung. Folglich erhält man pro 0,1 ml 2 U Botox. Gebrauchsfertige Lösungen können bei 4-8 °C bis zu 5 Wochen ohne Wirkungsverlust gelagert werden (zu diesem Thema sind sich Autoren wie Operateure noch nicht einig).
  - Verdünnung von 500 U Dysport: Vorsichtige Zugabe von 2,5 ml NaCl-Lösung, so dass sich die gewünschte Lösung von 20 U pro 0,1 ml ergibt. Diese Lösung kann zu einer Lösung, die 10 U/0,1 ml enthält, verdünnt werden. Dazu gibt es zwei Möglichkeiten: 2,5 ml der Dysport-Stammlösung werden mit 2,5 ml NaCl in einer zusätzlichen 5 ml Spritze aufgefüllt. Diese wird dann in 1 ml Spritzen mit 0,1 ml Skalierung umgefüllt und direkt zur Injektion verwendet. Alternativ: Von der Dysport-Stammlösung werden 0,5 ml in eine 1 ml Spritze mit 0,5 ml NaCl aufgefüllt. Ausreichend ist eine oberflächliche Injektion mit einer 30 Gauge Nadel anstelle der so oft beschriebenen Technik „durch den Muskel bis zum Periost vorschieben und dann etwas zurückziehen", denn nach Verstreichen der Injektionsmenge infiltriert diese in die Subkutis. Oberhalb der Augenbrauen sollte auf ein Verstreichen der Injektionsflüssigkeit verzichtet werden, um die Ausbildung einer Ptosis zu minimieren. Injektionsmengen: Botox: 2-5 U pro Injektionsstelle (Maximaldosis: 100 U) Dysport: 10 U pro Injektionsstelle (Maximaldosis: 230 U).

Merke: **Präoperativ: Aufklärung über Nebenwirkungen (Ptosis der Augenbrauen und des Oberlids, Einblutungen an den Einstichstellen, Druckgefühl im Stirnbereich, Diplopie). Die Nebenwirkungen sind vorübergehender Natur, d.h. Tage bis mehrere Wochen anhaltend. Den Patienten bitten, die zu behandelnden Muskeln zu aktivieren um das optimale Injektionsgebiet zu lokalisieren.**

# Famciclovir

## Definition
Virustatikum.

## Wirkungen
Nukleosidanalogon, gut resorbierbare Vorstufe von Penciclovir. Wird im Organismus in Penciclovir umgewandelt.

## Indikation
Herpes zoster-Virus, wirksam auch bei Herpes-simplex-Infektionen.

## Eingeschränkte Indikation
Herpes zoster generalisatus, Herpes zoster ophthalmicus, Zoster-Enzephalitis (mangelnde klinische Erfahrungen).

## Schwangerschaft/Stillzeit
Kontraindiziert.

## Dosierung und Art der Anwendung
- 3mal/Tag 250 mg p.o. über 7 Tage.
- Dosisreduktion in Abhängigkeit von der Kreatinin-Clearance: 30-59 ml/Min.: 2mal/Tag 250 mg p.o.; <30 ml/Min.: 1mal/Tag 250 mg p.o.

## Unerwünschte Wirkungen
Kopfschmerzen, Abdominalschmerzen, Übelkeit, Kreatinin-Anstieg.

## Kontraindikation
Patienten <18 Jahre, immunsupprimierte Patienten <25 Jahre (ungenügende Datenlage!), Pat >50 Jahre (begrenzte Erfahrung, ungenügende Datenlage).

## Präparate
Famvir, Famvir Zoster

## Hinweis(e)

Merke: **Die Tabletten sollen mit ausreichend Flüssigkeit eingenommen werden!**

# Fanconi-Anämie D61.0

## Erstbeschreiber
Fanconi, 1927

## Synonym(e)
Fanconi Panmyelopathie; Fanconi Panzytopenie; Fanconi-Syndrom; familiäre infantile perniziosaähnliche Anämie; konstitutionelle familiäre Panmyelopathie; fanconi anemia

## Definition
Autosomal-rezessiv vererbte aplastische Anämie mit progredientem Knochenmarksschwund und multiplen assoziierten Missbildungen.

## Vorkommen/Epidemiologie
Selten, weltweit sind 1000-1500 Erkrankungen beschrieben. Häufigkeit: ca. 0.5/100.000 Einwohner. Gehäuft bei Ashkenazi-Juden und einigen Populationen in Südafrika.

## Ätiologie
Autosomal-rezessiv vererbte Defekte der Fanconi-Anämie Komplementationsgruppengene FANCA (Genlokus: 16q24.3), FANCB (Genlokus: 13q12.3), FANCC (Genlokus: 9q22.3),

FANCD1 (Genlokus: 13q12.3), FANCD2 (3p25.3), FANCE (Genlokus: 6p22-p21), FANCF (Genlokus: 11p15), FANCG (Genlokus: 9p13) oder FANCL (Genlokus: 2p16.1).

### Manifestation
4. bis 7. Lebensjahr.

### Klinisches Bild
- Hautveränderungen: Schmutzig-braune, flächige Hyperpigmentierungen der Intertrigines, am Hals, perioral, perianal, perigenital, daneben fleckförmige Hypopigmentierungen („regentropfenförmig"). Seltener vereinzelte Café-au-lait-Flecken.
- Extrakutane Manifestationen: Chronisch progrediente Anämie (meist hyperchrom-makrozytär) sowie erhöhte Infektanfälligkeit. Außerdem Minderwuchs, Mikrozephalie, Hypogenitalismus, Hypo- bis Aplasie des radialen Unterarm- und Handanteils, vielfältige Missbildungen innerer Organe.

### Labor
Makrozytäre Anämie, Leuko- und Thrombopenie, hypo- bis aplastisches Knochenmark, in der Chromosomenanalyse erhöhte Chromosomenfragilität.

### Komplikation
Vermehrte Entwicklung von Malignomen, insbes. ALL, Lebertumoren, Plattenepithelkarzinomen der Haut oder Schleimhäute (Oropharyngealtrakt), M. Bowen. Vermehrt Infekte (Respirationstrakt) und Blutungen.

### Externe Therapie
Pflegende Externa. Hypopigmentierungen können ggf. mit Hilfe einer Camouflage (z.B. Dermacolor) abgedeckt werden. Bei Hyperpigmentierungen ggf. Ausbleichen mit Hydrochinon-Salbe (z.B. Pigmanorm). Bei der Therapie können unerwünschte Arzneimittelreaktionen und Nephropathien als Nebenwirkung auftreten, während Schwangerschaft und Stillzeit kontraindiziert!

### Interne Therapie
Therapie durch Onkologen und Internisten.

### Prognose
Tod meist vor dem Erwachsenenalter.

## Fanconi-Zinsser-Syndrom Q87.8

### Definition
Kombination von Dyskeratosis congenita und Fanconi-Anämie.

## Färberstrauch

### Synonym(e)
Lawsonia inermis; Hennastrauch; Lawsonia spinosa L.; Alkannastrauch; Ägyptischer Färberstrauch; Egyptian Privet

### Definition
2-5 m hoher laubabwerfender Strauch; Rinde weißlich; Blüten weißlich bis rosa.

### Vorkommen
Mittelmeerländer, Kleinasien, Nord- und Ostafrika, Nordaustralien, Indien, Madagaskar.

### Anwendungsgebiet/Verwendung
Getrocknete und gemahlene Blätter und Stängel ergeben ein grün-graues Pulver, welches in den Handel kommt. Der Farbstoff (Henna) entsteht durch enzymatische Hydrolyse von Glycosiden (Hennosid) und anschließender Oxidation.

### Hinweis(e)
Schon die alten Ägypter nutzten Henna als Körperschmuck, für Haut, Nägel und Haare. In Indien ist das Handinnenflächenbemalen noch immer sehr populär. Zurzeit erlebt Henna als Farbstoff für nichtpermanente Tattoos einen Aufschwung.

F

## Farbstoffe

### Definition
Aromatische Kohlenwasserstoffverbindungen mit antimikrobieller, desinfizierender und adstringierender Wirkung.

### Indikation
V.a. bei oberflächlichen bakteriellen und mykotischen Infektionen.

### Unerwünschte Wirkungen
Intertriginös und bei zu hohen Konzentrationen können Hautnekrosen auftreten.

### Rezeptur(en)
**R042 R080 R081**

### Hinweis(e)
Beispiele häufig verordneter Wirkstoffe in Magistralrezepturen sind Chinolinol, Clioquinol, Methylrosaniliniumchlorid (Gentianaviolett), Methylviolett (Pyoctanin), Eosin, Fuchsin.

## Farbstoff-Laser

### Definition
Die aktiven Lasermedien des Farbstofflasers (gepulst und durchstimmbar) sind große Farbstoffmoleküle, die in einer geeigneten Flüssigkeit gelöst sind. Diese Lasertypen emittieren einen breiten, kontinuierlichen Spektralbereich zwischen 380 und 1000 nm. Der gewünschte Emissionsbereich kann in 50 nm Schritten abgestimmt werden (tunable Laser-Technologie). Im Wellenlängenbereich zwischen 577 und 585 nm liegen die Absorptionsbanden für Hämoglobin. Insofern besonders gutes Ansprechen bei hellroten Gefäßmalen.

**Merke: Die Farbstoff-Laser-Therapie ist der Goldstandard in der Behandlung von Naevi flammei**

**Merke: Die Geräte sind technisch aufwendig. Hohe Anschaffungskosten!**

### Allgemeine Information
- Blitzlampengepumpte gepulste Farbstofflaser (577-600 nm, 200-1500 µs bzw. bis 40 ms; bevorzugte Absorption in Oxyhämoglobin) eignen sich vor allem zur Photothermolyse oberflächlicher Gefäßneu- oder -fehlbildungen. Insbesondere bei Naevi flammei u.ä., im Kindesalter, jedoch auch bei Erwachsenen, ist er anderen Verfahren überlegen.
- Kürzere Pulszeiten 200-450 µs werden vorwiegend für dünne Gefäße (<200 µm) eingesetzt, längere Pulszeiten

(1,5-40 ms) eignen sich für stärkere Gefäße. Initial ist eine Testbehandlung sinnvoll.
- Oberflächenanästhesie mit Lokalanästhetika wie EMLA-Creme oder Kühlung sind günstig. Nach der Behandlung Lichtschutz (Sonnenschutz) über 6-8 Wochen, s.u. Lichtschutzmittel.

### Indikation
Pigmentanomalien, Naevus flammeus (insbes. helle Naevi flammei in frühen Jahren), initiale Hämangiome, Verrucae vulgares, Keloide.

### Unerwünschte Wirkungen
Nach der Behandlung tritt eine Purpura auf. Gelegentlich treten Hyperpigmentierungen auf, seltener Hypopigmentierungen. Selten Auftreten atropher Narben.

## Fasciitis nodularis pseudosarcomatosa M72.41

### Erstbeschreiber
Konwaler, 1955

### Synonym(e)
Noduläre Fasziitis; pseudosarkomatöses Dermatofibrom; pseudosarkomatöse Fibromatose; subcutaneous pseudosarcomatous fibromatosis; pseudosarcomatous dermatofibroma; nodular fasciitis

### Definition
Gutartiger, rasch wachsender, von der Faszie ausgehender, subkutaner Tumor unbekannter Genese mit Tendenz zu spontaner Regression, histologisch an ein Fibrosarkom erinnernd.

### Ätiologie
Unklar; Traumata?

### Manifestation
Vorwiegend 20. bis 50. Lebensjahr. Bei beiden Geschlechtern etwa gleich häufig.

### Lokalisation
Bevorzugt Extremitäten, besonders Unterarme, seltener am Rumpf.

### Klinisches Bild
Solitärer, meist nicht >2 cm, maximal bis zu 3 cm großer, subkutaner, derber, meist symptomloser, häufig mit der Unterlage verbackener, gut abgrenzbarer, schnell wachsender, manchmal druckschmerzhafter Tumor. S.a. Fasciitis ossificans, kraniale Fasziitis der Kindheit. Spontane Regression wurde in Einzelfällen beobachtet.

### Histologie
- Vom Fasziengewebe ausgehender, in das subkutane Fettgewebe, selten auch in die Muskulatur einwachsender, gefäßreicher Bindegewebstumor, der vorwiegend aus großen, spindelförmigen Fibroblasten und Myofibroblasten mit zahlreichen Mitosen besteht. Wenige Gefäßanschnitte, teils mit prominenten Endothelien. In unterschiedlicher Dichte mehrkernige Riesenzellen, teilweise mit bizarren Kernformationen. Unterlegt ist ein lockeres myxoides Stroma, das eine diagnostisch bedeutsame faserige Struktur aufweist.
- Immunhistologie: Spindelzellen = Vimentin pos., Muskelaktin (HHF35 und alpha-SMA pos.); Riesenzellen = S100 pos., Muskelaktin pos.

### Differenzialdiagnose
Bei subkutaner Lokalisation Abgrenzung von Fibrosarkom, Liposarkom, atypischem Fibroxanthom sowie malignem fibrösen Histiozytom (eher bei älteren Patienten).

### Therapie
Ggf. Exzision im Gesunden, auch Zuwarten unter regelmäßiger klinischer und sonographischer Befund- und Größenkontrolle möglich. Keine Rezidivneigung.

### Prognose
Spontane Rückbildung nach einigen Monaten, keine Rezidivneigung.

## Fasciitis ossificans M72.5

### Definition
Zur Ossifikation führende Variante der Fasciitis nodularis pseudosarcomatosa.

### Therapie
Wenn möglich Exzision des gesamten Prozesses, ggf. Exzision störender Knoten.

## Fasziitis, eosinophile M35.4

### Erstbeschreiber
Shulman, 1974

### Synonym(e)
Diffuse Fasziitis mit Eosinophilie; Shulman-Syndrom; eosinophilic fasciitis; Eosinophile Fasziitis; diffuse fasciitis with eosinophilia

### Definition
Seltene, akut einsetzende, Sklerodermie-ähnliche (oder zugehörige) Erkrankung mit teigig-ödematösen, roten Schwellungen und Indurationen der Extremitäten in Verbindung mit ausgeprägter Bluteosinophilie, CRP-Erhöhung und Hypergammaglobulinämie unklarer Genese. Wahrscheinlich dem Formenkreis der zirkumskripten Sklerodermie zuzuordnendes Krankheitsbild. Große Ähnlichkeit besteht mit dem 1989 erstmals beschriebenen, nach Tryptophaneinnahme auftretenden „Eosinophiles-Myalgie-Syndrom" sowie dem „Toxisches-Öl-Syndrom" nach Genuss von verunreinigtem Speiseöl.

### Ätiologie
Unbekannt. Vermutlich Defekt der Immunregulation. Fraglicher Zusammenhang mit vorangegangener körperlicher Anstrengung oder einem Trauma. Mögliche Assoziation mit Thrombozytopenie, aplastischer oder hämolytischer Anämie. Auftreten im Rahmen einer Lyme-Borreliose ist möglich.

### Manifestation
Meist im mittleren Erwachsenenalter auftretend (2.-6. Lebensdekade). Im Kindesalter überwiegend beim weiblichen Geschlecht auftretend (75%), im späteren Lebensalter ausgeglichenes Verhältnis. Auftreten häufig nach vorangegangener körperlicher Anstrengung oder nach Trauma.

### Lokalisation
Symmetrisch an den Extremitäten auftretend, insbesondere an den Unterarmen. Selten an Stamm und Gesicht lokalisiert.

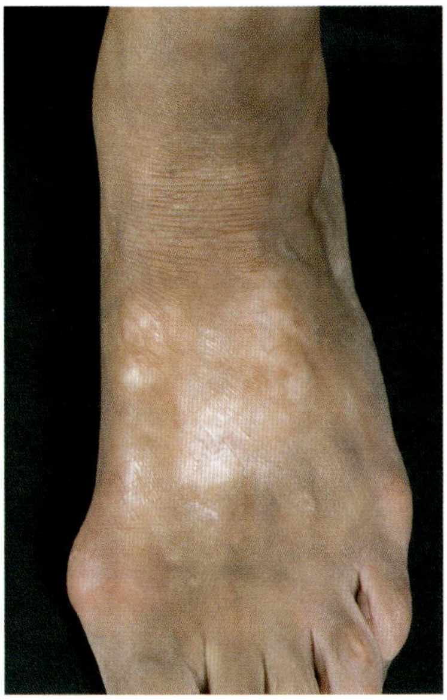

**Fasziitis, eosinophile.** Teigige Schwellung mit Ausbildung einer schmutzigbraunen Hyperpigmentierung und Lichenifikation der Haut. Umschriebene, weiße, sklerodermieartige Plaques im Bereich des Vorfußes.

**Klinisches Bild**

- Plötzliches Auftreten teigiger, schmerzhafter, roter Schwellungen mit nachfolgender derber Induration von Haut und subkutanem Fettgewebe. Hierdurch Pseudoorangenhautphänomen. Häufig Ausbildung von Gelenkkontrakturen und Karpaltunnelsydnrom. Gelegentlich Begleitarthralgien, Myositiden, Parästhesien der Finger. Keine Beteiligung innerer Organe, kein Raynaud-Phänomen.
- In den letzten Jahren sind weitere assoziierte Erkrankungen beschrieben worden: Hashimoto-Thyreoiditis, Mitbefall von Lunge, Ösophagus, Myokard, Niere, Kolon und ZNS. Assoziationen mit Mamma- oder Prostatakarzinom.

**Labor**

In über 90% Bluteosinophilie bis zu 50% (500-200 Eosinophile/μl); CRP erhöht; BSG-Beschleunigung; Hypergammaglobulinämie; leichte CK-Erhöhung. ANA und Rheumafaktor sind in der Regel negativ.

**Histologie**

Deutliche Verdickung und Sklerosierung der Faszie; teilweise ragen fibrotische Stränge in das darüberliegende subkutane Fettgewebe hinein. Verschieden stark ausgeprägtes lymphoplasmozelluläres Infiltrat, evtl. mit unterschiedlich dicht ausgebildeter Infiltration von Eosinophilen. Mitbeteiligung des Muskels mit Degeneration der Muskelfasern ist möglich.

**Direkte Immunfluoreszenz**

Immunglobuline und $C_3$ in der epidermalen Basalmembranzone sowie perivaskulär oder diffus im Bindegewebe der Faszie.

**Diagnose**

Klinik, Bluteosinophilie, Histoeosinophilie, keine Organbeteiligung oder Raynaud-Symptomatik, Hypergammaglobulinämie. Bei histologischer Untersuchung: Biopsie en bloc mit Dermis, Subkutis, Faszie und Muskelgewebe.

**Differenzialdiagnose**

Systemische Sklerodermie; Dermatomyositis; Scleroedema adultorum; Hypereosinophilie-Syndrom; nephrogene systemische Fibrose.

**Externe Therapie**

Lymphdrainage (s. Lymphödem), vorsichtige Massage.

**Bestrahlungstherapie**

Erfolge unter Therapie mit UVA1-Bestrahlung wurden in Fallberichten bei der Eosinophilen Fasziitis beobachtet.

**Interne Therapie**

- Mittel der Wahl sind Glukokortikoide in mittlerer Dosierung wie Prednisolon 1 mg/kg KG/Tag. Prompte Rückbildung der Entzündungszeichen wird erwartet, Indurationen bleiben länger bestehen. Bei Progredienz der Symptome Dosiserhöhung der Glukokortikoide bis auf 100 mg/Tag. Entsprechend des klinischen Befundes langsame Reduktion auf möglichst niedrige Erhaltungsdosis.
- Ggf. Kombination mit Azathioprin (z.B. Imurek) 1-2 mg/kg KG/Tag (Einsparung der Glukokortikoide!). Therapieversager sowie Spontanremissionen sind bekannt.
- Weitere immunmodulatorische Systemtherapeutika können ergänzend eingesetzt werden: Cyclophosphamid, Methotrexat, Chloroquin. Positive Einzelergebnisse wurden unter extrakorporaler Photopherese und Interferon alfa beschrieben.

**Prognose**

Chronischer, schubweiser Verlauf; promptes Ansprechen auf systemische Glukokortikoide.

## Fasziitis, kraniale der Kindheit M72.5

**Definition**

Seltene Variante der Fasciitis nodularis pseudosarcomatosa bei Kindern.

**Manifestation**

Klein- und Schulkinder.

**Lokalisation**

Kapillitium.

**Klinisches Bild**

Rasch wachsender, derber, subkutaner, mit der Galea verbackener Tumor.

**Histologie**

Fasciitis nodularis pseudosarcomatosa. Infiltration der Galea aponeurotica und des Schädelknochens.

**Therapie**

Exzision im Gesunden.

**Prognose**

Günstig, keine Rezidivneigung.

## Fasziitis, nekrotisierende M72.5

**Erstbeschreiber**

Wilson, 1952

**Synonym(e)**

Erysipelas gangraenosum

**Definition**

Seltene, fulminante, tiefe, phlegmonöse Infektion der Faszien, des subkutanen Gewebes, der Haut, ggf. auch der Muskulatur.

F

### Erreger
Streptokokken der Gruppe A (Streptococcus pyogenes) mit oder ohne Begleitinfektion durch Staphylococcus aureus oder epidermidis. Bei Mischinfektion meist Kombinationen von verschiedenen anaeroben Bakterien (z.B. Bacteroides, Peptostreptokokkus spp.) und fakultativ anaeroben Bakterien (z.B. Non-A-Streptokokken) und Enterokokken (z.B. E. coli, Enterobacter, Klebsiella, Proteus) verursacht wird.

### Ätiologie
Meist nach banalen Verletzungen, aber auch nach operativen Wunden oder Verletzungen mit infizierten Injektionsnadeln Drogenabhängiger. Für den nekrotisierenden Verlauf der Erkrankung werden bakterielle Toxine bzw. die Ablagerung von bakteriellen und zellulären Zerfallsprodukten bei mangelhafter Beseitigung verantwortlich gemacht.

### Lokalisation
Extremitäten, v.a. Unterschenkel. Weiterhin unteres Abdomen, Genitalbereich (Gangraena acuta genitalium).

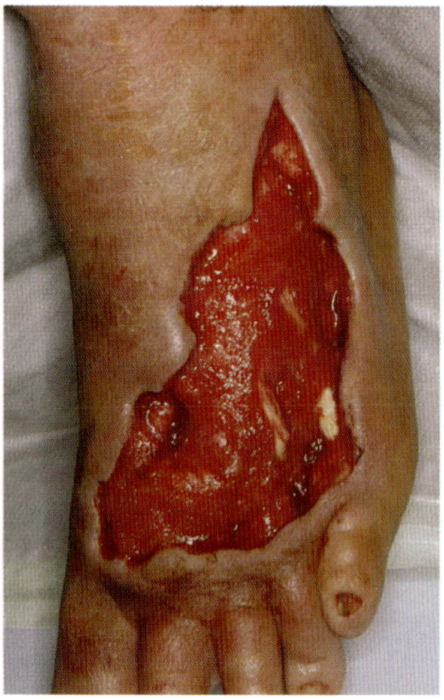

**Fasziitis, nekrotisierende.** Phlegmonöse Entzündung mit Verlust von Haut, subkutanem Fettgewebe, Muskulatur und Sehnenscheiden.

### Klinisches Bild
Phasenhafter Verlauf mit starken Schmerzen im Anfangsstadium, die oft unverhältnismäßig stark erscheinen in Anbetracht von geringen oder fehlenden Hautveränderungen. Umschriebene, überwärmte Rötung und Schwellung sowie nachfolgend Erytheme, Plaques oder flächenhafte subkutane Knoten. Schneller Übergang in hämorrhagische Infarzierung der Subkutis, sekundär auch der Faszie und des Koriums. Ausbildung flächenhafter, schmerzloser Hautgangrän.

### Labor
Differenzialblutbild, CRP, CK, Amylase, Elektrolyte, Blutkulturen.

### Diagnose
Klinik, Labor, Sonographie der betroffenen Muskellogen, MRT.

### Komplikation
Beteiligung von Gelenken sowie Gefäßnervensträngen, Verbrauchskoagulopathie.

### Therapie
Kombination aus chirurgischem Vorgehen und hoch dosierter Antibiotikatherapie ist Therapie der Wahl. Alleinige Antibiotikatherapie ist i.d.R. nicht ausreichend! Sofortige breite chirurgische Eröffnung, ausgedehntes Debridement des nekrotischen Bezirks und zwar bis dorthin, wo Haut und Subkutangewebe von der Faszie nicht mehr getrennt werden können. Abtragung nekrotisierender Anteile, Reinigung des Wundbetts, offene Wundbehandlung. Ggf. Wiederholung der Revision und Nekrektomie.

### Interne Therapie
- Hoch dosierte parenterale Antibiotikatherapie, sobald als möglich nach Antibiogramm. Mehrfach Wundabstriche abnehmen und Blutkulturen anlegen! Information an das Labor, 3mal 2 venöse Blutkulturen pro 24 Std. genügen zum Erregernachweis.
- Die Standardtherapie besteht in der Kombination von Penicillin G und einem Aminoglykosid (Gentamicin), da eine synergistische Wirkung beider Substanzen selbst dann erzielt wird, wenn Erreger gegen Aminoglykoside allein wenig empfindlich reagieren. Penicillin G 5 Mio. IE bei TD von 20-30 Mio. IE., Gentamicin (z.B. Refobacin) 3-5 mg/kg KG/Tag in 1 ED langsam i.v. (Kurzinfusion). Bei Nachweis von Anaerobiern zusätzlich Clindamycin (z.B. Sobelin) 4mal/Tag 300-600 mg (bis 3mal/Tag 600 mg) i.v. Bei Penicillinunverträglichkeit Vancomycin 2mal/Tag 1 g oder 4mal/Tag 500 mg i.v. (1 Std. Infusion) oder Teicoplanin (z.B. Targocid) 400 mg am 1. Tag, gefolgt von 1mal/Tag 200 mg i.v. ab Tag 2. Die Therapiedauer ist den klinischen Gegebenheiten anzupassen. Alternativ Linezolid (Zyvoxid) 2mal/Tag 600 mg i.v.
- Die Gabe von Glukokortikoiden wird unterschiedlich beurteilt. Während Glukokortikoide z.T. angeschuldigt werden, in der Pathogenese des Krankheitsbildes eine Rolle zu spielen, halten andere Autoren ihre Hemmwirkung auf den Tumor-Necrosis-Faktor und die daraus resultierende Stabilisierung der Zellmembran für einen möglicherweise lebensrettenden Faktor.

### Prognose
Letaler Ausgang in bis zu 50% der Fälle (Sepsis).

## Faun-tail-Naevus Q82.5

### Synonym(e)
Faunenschwanznaevus

### Definition
Umschriebene, angeborene, mehrere Zentimeter breite Hypertrichose in der Mittellinie des Rückens, am häufigsten sakral oder lumbal, selten thorakal oder zervikal. Die Haare sind mehrere Zentimeter lang und hängen pferdeschwanzartig herab.

### Diagnose
Neurologische Abklärung.

### Komplikation
Fakultatives kutanes Zeichen des spinalen Dysraphismus.

### Therapie
Abklärung und ggf. Behandlung der neurologischen Begleitsymptomatik. Aus kosmetischen Gründen ggf. Rasur bzw. Exzision der Veränderung, Laserentfernung bei dunklen Haaren.

## Favus B35.03

### Synonym(e)
Erbgrind; Tinea favosa; Tinea capitis favosa; Dermatomycosis favosa; Flechtengrind; Kopfgrind; Pilzgrind

### Definition
Extrem seltene Sonderform der Tinea capitis, mit hochchronischer, zu narbiger Alopezie (Pseudopéladezustand) führender Entzündung der Kopfhaut mit Bildung charakteristischer schildchenförmiger, myzelhaltiger Krusten (Scutula).

### Erreger
Trichophyton schoenleinii, zu den Dermatophyten gehöriger Pilz. Übertragung von Mensch zu Mensch, geringe Kontagiosität.

### Vorkommen/Epidemiologie
Der Favus ist in Mitteleuropa sehr selten und wird gelegentlich durch Personen aus Endemiegebieten (Nordafrika, Süd- und Osteuropa, Iran, Russland) eingeschleppt.

### Manifestation
Vor allem bei Säuglingen und Kleinkindern. Schlechte hygienische Verhältnisse und stark abschließende Kopfbedeckungen fördern die Infektion. Mit zunehmendem Alter nimmt die Empfänglichkeit der Haut für den Favus ab. Erwachsene erkranken kaum noch.

### Lokalisation
Kapillitium, sehr selten Mitbefall von Gesicht und Extremitäten.

### Klinisches Bild
Zunächst mit feinen grauweißen Schuppen bedeckte Erytheme, bei Ausdehnung der Pilzkolonien Entstehung gelblicher Krusten in den Haarfollikeln. Vergrößerung zu den sog. Scutulae = schüsselförmig gedellte, 0,5 bis 2,0 mm große, teilweise konfluierende gelbe Krusten, die im Zentrum von 1 oder 2 Haaren durchbohrt werden. Exsudation, Impetiginisation, penetranter Geruch nach „Mäuseurin". Die Herde fluoreszieren im Wood-Licht grau-grün. Nach Abheilung narbige Alopezie mit einzelnen Haarbüscheln in den atrophischen Arealen (Favus-Alopezie). Meldepflicht!

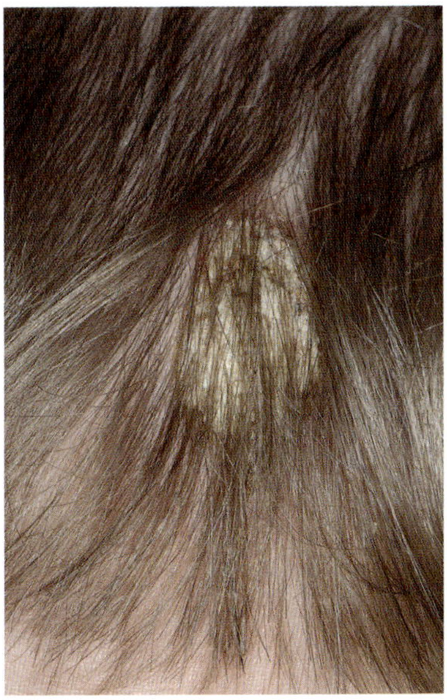

**Favus.** Solitäre, vor 4 Wochen erstmals aufgefallene, akute, ca. 3,0 x 2,5 cm große, auf dem Kapillitium lokalisierte, scharf begrenzte, plump erhabene, deutlich konsistenzvermehrte, weiße, raue, mit gelben Krusten behaftete, asymptomatische Plaque bei einem 7 Jahre alten Jungen. Ein leichter Mäuseurin-Geruch fiel bei der Untersuchung auf.

### Histologie
Die Scutulae stellen Reinkulturen von Trichophyton schoenleinii (Myzel, Sporen) vermischt mit Zelldetritus und Fetten dar. Nachweis des Pilzmyzels außerdem im Bereich von Haarschäften und Talgdrüsen (PAS-Färbung).

### Diagnose
Klinischer (Klinik + Wood-Licht), mikroskopischer und kultureller Erregernachweis.

### Therapie
Ohne Therapie schreitet die Erkrankung über Jahre hinweg zentrifugal weiter unter Hinterlassung einer zentralen Vernarbung.

### Externe Therapie
Krustenlösende Externa können hilfreich sein wie z.B. 2% Salicylsäure-Salbe (z.B. Salicylvaseline Lichtenstein, **R228**). Evtl. Breitband-Antimykotika wie z.B. 2% Clotrimazol-Cremes/Salben **R056** oder Ketoconazol-Lösung (z.B. Terzolin). Verbände anlegen.

### Interne Therapie
Standardtherapie mit Griseofulvin (z.B. Likuden M), Kinder: 10 mg/kg KG/Tag, Erwachsene: 500-1000 mg/Tag p.o. Therapiedauer: 2 Wochen, Einnahme mit fettreicher Mahlzeit. Aufgrund der Nebenwirkungen von Griseofulvin wird zunehmend der Einsatz von Azol-Antimykotika, insbes. Itraconazol (z.B. Sempera Kps.) 100-200 mg/Tag p.o. empfohlen (Therapiedauer der Klinik entsprechend).

### Prognose
Ohne adäquate Therapie jahrzehntelanger, evtl. lebenslanger Verlauf, jedoch auch spontane Abheilung nach der Pubertät möglich.

## Favus-Alopezie B35.0

### Definition
Narbige Alopezie infolge eines Favus.

## Fawcett-Plaques I78.0

### Definition
Multiple kleinste Teleangiektasien an den Fingerbeeren bei der Teleangiectasia hereditaria haemorrhagica.

## FDA

### Definition
Akronym für „Food and Drug Administration". Arzneimittelzulassungsbehörde der Vereinigten Staaten. Sie ist dem Gesundheitsministerium unterstellt.

### Allgemeine Information
- Ziel der FDA ist der Schutz der öffentlichen Gesundheit in den USA.
- Aufgaben:
  - Kontrolle von Sicherheit und Wirksamkeit von Human- und Tierarzneimitteln, biologischen Produkten, Kosmetika, Medizinprodukten, Lebensmitteln und

strahlenemittierenden Geräten. Dies gilt sowohl für in den USA hergestellte sowie für importierte Produkte.
- Verbesserung der öffentlichen Gesundheit durch Einführung neuer Medikamente.
- Regelmäßige Evaluation von neuen Medikamenten bzw. Therapieoptionen.

### Hinweis(e)
Webseite: www.fda.gov

## Febris quintana A79.0

### Synonym(e)
Fünftagefieber; Wolhynienfieber; Wolhynisches Fieber; trench fever; quintan fever, Schützengrabenfieber

### Definition
Durch Kleider- und Filzläuse übertragene Bartonellose.

### Erreger
Bartonella quintana (s.u. Bartonellosen).

### Klinisches Bild
- Inkubationszeit bis zu 2 Monate. Sich etwa alle 5 Tage wiederholende Fieberanstiege mit Schüttelfrost und Schweißausbrüchen. Anzahl der Fieberattacken: 3-12. Parästhetische Symptome: Schienbeinschmerzen.
- Hautveränderungen: Flüchtige makulöse, evtl. hämorrhagische Exantheme. Außerdem Symptome der Pediculosis corporis.

### Diagnose
Serologisch (Weil-Felix-Reaktion, KBR, IFT).

### Differenzialdiagnose
Malaria, Rückfallfieber, Arzneimittelexanthem.

### Externe Therapie
Blande, symptomatische Therapie, z.B. mit Lotio alba oder Lotio Cordes.

### Interne Therapie
- Tetracycline (z.B. Achromycin), initial 25 mg/kg KG/Tag p.o. auf 3-4 ED. Alternativ: Doxycyclin (z.B. Doxy Wolff) 200 mg/Tag p.o. oder i.v., Therapiedauer 10-12 Tage.
- Ebenso wirksam sind Gyrasehemmer wie Ofloxacin (z.B. Tavanic) 2mal/Tag 200-400 mg p.o. oder i.v. und Rifampicin (z.B. Rifa) 450-600 mg/Tag p.o. (je nach KG).

### Hinweis(e)
Die Krankheit hat ihren Namen von Wolhynien, einem Gebiet an der Ostfront der beiden Weltkriege, wo sie zuerst beobachtet wurde und damals auch die Bezeichnung Schützengrabenfieber erhielt.

## Febris undulans A23.8

### Erstbeschreiber
Marston, 1861; Bruce, 1887; Bang, 1897

### Synonym(e)
M. Bang; Morbus Bang; Febris undulans bovina; undulant fever

### Definition
Durch Infektion mit Bruzellen (gramnegative aerobe Stäbchen) hervorgerufene, meldepflichtige Anthropozoonose. S.u. Bruzellosen.

### Erreger
Überwiegend Brucella abortus.

### Klinisches Bild
- Nach dem Stadium der Bakteriämie mit undulierendem Fieber kommt es zu einer granulomatösen Entzündung v.a. in Lymphknoten, Milz und Leber.
- Hautveränderungen sind selten (<5% der Fälle): Makulöses Exanthem, auch multiform; Auftreten von Erythema nodosum ist möglich. Beschrieben wurden auch Lupus erythematodes-artige Gesichtsläsionen.

### Externe Therapie
Symptomatisch z.B. mit Lotio alba.

### Interne Therapie
- Mittel der Wahl ist Doxycyclin 2,5 mg/kg KG/Tag p.o. über 6 Wochen. Bei schweren Infektionen, Kombination mit Rifampicin (z.B. 600-900 mg/Tag p.o.).
- Reservemittel: Streptomycin kann in schweren Fällen zusätzlich appliziert werden, (z.B. Streptomycin-Heyl) 1,2 g i.m. über 2 Wochen.
- Alternativ kommen Cotrimoxazol (z.B. Eusaprim), Gentamicin (z.B. Refobacin), Gyrasehemmer wie Ofloxacin (z.B. Tavanic) zur Anwendung.

### Prognose
In ca. 5-10% der therapierten Fälle kommt es zu Rückfällen. Bei Therapie in der akuten Phase (während der ersten 3 Monate nach der Infektion) sind die Heilungsaussichten nahezu 100%, später 60-80%.

## Febris uveoparotidea D86.8

### Definition
Im Rahmen des Heerfordt-Syndroms auftretendes Fieber mit Parotisschwellung (fast immer beidseits), häufiger Beteiligung der sublingualen, submandibulären und kleinen Speicheldrüsen, Uveitis, Nervenparesen.

### Therapie
S.u. Heerfordt-Syndrom.

## Feigen-Dermatitis L56.8

### Definition
Seltene Form der phototoxischen Dermatitis nach dem Trinken von Feigensaft (enthält Furocumarine) und anschließender Sonnenlichtexposition. S.a. Dermatitis, Berloque-Dermatitis.

### Therapie
Meiden des auslösenden Agens. Ggf. kurzfristige Glukokortikoid-haltige Externa wie 0,1% Betamethason-Salbe (z.B. Betagalen, Betnesol). Die Pigmentierungen können nach Abklingen der akuten Dermatitis mit Bleichcreme anbehandelt werden.

## Feldblockanästhesie

**Definition**
Feldblockanästhesie (Field-Block): Variante der Infiltrationsanästhesie.

**Indikation**
Anwendung bei Zweiteingriffen mit bereits leicht entzündeten Wundrändern, sehr kleinen dermalen oder subkutanen Knoten (bessere Palpation möglich), bestimmten Probeexzisionen (z.B. V.a. Mastozytose, vaskuläre Veränderungen). Sinnvoll auch bei Operationen am Ohr oder der Nase.

**Durchführung**
Ringförmiges Umspritzen des Operations-Gebietes mit Lokalanästhetikum mit einigen Zentimetern Abstand zu dem zu anästhesierenden Bezirk.

## Feldkanzerisierung

**Erstbeschreiber**
Slaughter, 1953

**Synonym(e)**
field cancerisation

**Definition**
Feldkanzerisierung beschreibt die Existenz von präneoplastischen Prozessen mit hoher karzinogener Potenz an mehreren Stellen eines Areals („Feld"). Man geht davon aus, dass die präneoplastischen Prozesse sich in unterschiedlichen „Reifestadien" befinden und je nach Stimulation ihre individuelle maligne Entartung beschleunigen können.

## Felty-Syndrom M05.00

**Erstbeschreiber**
Felty, 1924

**Synonym(e)**
Still-Chauffard-Felty-Syndrom

**Definition**
Sonderform der chronischen Polyarthritis (rheumatoide Arthritis) im Erwachsenenalter mit Trias aus chronischer Polyarthritis, Leukopenie (insbes. Neutropenie) und Splenomegalie. S.a. adultes Still-Syndrom; Sjögren-Syndrom.

**Vorkommen/Epidemiologie**
Bei <1% der Patienten mit chronischer Polyarthritis.

**Ätiologie**
Umstritten. Diskutiert wird eine Assoziation mit dem DR4 (HLA-DR4) Genotyp.

**Manifestation**
Meist 50.-70. Lebensjahr und verbunden mit >10-jähriger Vorerkrankung an chronischer Polyarthritis. Frauen sind doppelt so häufig wie Männer betroffen.

**Klinisches Bild**
- Integument: Exanthem mit kleinsten bis markstückgroßen, erhabenen Petechien, später in braungelbe Flecken übergehend. In schwereren Verläufen treten linsen- bis münzgroße, rötlich bis blaurote, später hämorrhagische, juckende, sich evtl. urtikariell umwandelnde Flecken auf. Übergang in rote urtikarielle Papeln, Bläschen, hämorrhagische Blasen. Evtl. superinfizierte Ulzerationen (insbes. prätibial lokalisiert). Häufig rezidivierende bakterielle Hautinfektionen, insbes. Furunkulose und Abszesse.
- Extrakutane Manifestationen: Entsprechend der primär chronischen Polyarthritis. Außerdem Lymphknotenschwellungen, Splenomegalie, Hypersplenismus mit konsekutiver Leukopenie, subfebrile Temperaturen. Vermehrt bakterielle Infektionen der oberen Luftwege.

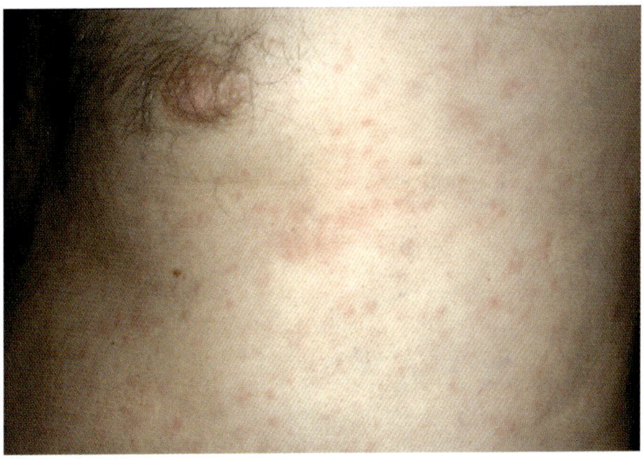

**Felty-Syndrom.** Rezidivierendes Exanthem mit urtikariellen Papeln (wenige mm bis 2 cm groß) bei einem 35 Jahre alten Patienten. Zusätzlich traten rezidivierende Fieberschübe, Polyarthritis und LK-Schwellungen auf.

**Labor**
Leukozytopenie mit relativer Lymphozytose, evtl. Neutropenie. Der Rheumafaktor ist stark positiv.

**Therapie**
S.u. Polyarthritis, chronische (rheumatoide Arthritis).

## Fernmetastase C80.x

**Definition**
Metastase jenseits der lokoregionären Lymphknoten.

## Ferritin

**Definition**
Intrazellulärer Eisenspeicher. Die Serumkonzentration reflektiert das Ausmaß der Eisenspeicherung im Körper.

**Allgemeine Information**
- Zur Untersuchung wird ca. 1 ml Serum benötigt.
- Normwerte:
  - Frauen: 13-651 mg/l.
  - Männer: 4-665 mg/l.
- Erhöhte Werte bei Hämochromatose, Lebererkrankungen, Plasmozytom, malignen Lymphomen.
- Erniedrigte Werte: Latenter und manifester Eisenmangel (z.B. Ferritin <15 mg/l).

F

## Fettembolie T79.1

### Definition
Embolisation der Endstrombahngefäße v.a. der Lunge, aber auch von Haut, Niere, Gehirn durch Fettpartikel. Klinisch gekennzeichnet durch die Trias Petechien, Dyspnoe, zerebrale Symptome.

### Ätiologie
- Nach Traumen: Trümmerfrakturen der langen Röhrenknochen (Freisetzung gelben Knochenmarks), ausgedehnte Weichteilverletzungen und Kontusionen sowie nach Verbrennungen.
- Ohne vorangegangenes Trauma: Nekrotisierende Pankreatitis, Vergiftung, Verbrauchskoagulopathie, Schock, Eklampsie, Virushepatitis, SLE.
- Iatrogen: Parenterale Ernährung, Propofolinfusion, Chemotherapie, Granulozytenkolonie-stimulierender Faktor (Filgrastim, Lenograstim).

### Klinisches Bild
- Integument: Petechiale Blutungen, bevorzugt an Nacken, Rücken, Schultern, Axillae, Konjunktiven. Meist 2-3 Tage nach Trauma, evtl. auch später auftretend.
- Extrakutane Manifestationen: Zeichen der respiratorischen Insuffizienz: Dyspnoe, Zyanose, Tachykardie. Zerebrale Dysfunktion: Unruhe, Reizbarkeit, Halluzinationen, Somnolenz.

### Therapie
Internistisch: Kreislaufstabilisierung, Sauerstoffgabe. Spezifische Therapie nicht bekannt.

## Fettgewebsnaevus D23.L

### Definition
Isolierte oder disseminierte, naevoide Fehlanlage des (subkutanen) Fettgewebes.
S.a. Naevus lipomatodes cutaneus superficialis; Lipom; Michelinreifen-Baby-Syndrom.

## Fettgewebsnekrose, subkutane des Neugeborenen P83.80

### Synonym(e)
Symmetrische Fettsklerose; Subkutane Fettnekrose der Neugeborenen; Subcutaneous fat necrosis of the newborn; Adiponecrosis subcutanea neonatorum

### Definition
2-3 Tage nach der Geburt auftretende, oft symmetrische Fettsklerose.

### Ätiologie
Heterogen. Folge von Traumatisierung des subkutanen Fettgewebes bei der Geburt, perinataler Asphyxie oder Mekoniumaspiration.

### Lokalisation
Vor allem Schulter und Gesäßregion, Wangen, proximale Extremitätenanteile.

### Klinisches Bild
Bräunlich oder blau-rote, derbe, gut abgrenzbare, tief liegende, wenig verschiebliche, druckindolente Knoten und Plaques, die 1-3 Wochen nach der Geburt der ansonsten gesunden Säuglinge auftreten. Nach Erstmanifestation oftmals mehrere Wochen oder Monate zunehmend, dann spontan involutierend.

### Histologie
Lobuläre Pannikulitis mit Fettgewebsnekrosen. Meist wechselhaft dichte Infiltrate aus clusterförmig angeordneten Schaumzellen und mehrkernigen Riesenzellen mit radiärgestellten „needle shaped clefts". Fibroblasten in wechselnder Anzahl. Die nadelartigen, optisch leeren Räume entsprechen herausgelösten Fettsäurekristallen. Seltener Auftreten von Kalzifikationen.

### Diagnose
Klinik, Histologie, regelmäßige Kalziumkontrollen

### Differenzialdiagnose
Sclerema adiposum neonatorum (schlechte Prognose, rascher progredienter Verlauf; histologischer Unterschied: keine wesentlichen Entzündungsmerkmale).

### Komplikation
Häufig Hyperkalzämie. Selten septische Erweichung.

### Therapie
Symptomatisch; ggf. Rehydrierung, Bäder, Wärme, Watteverbände, Vermeiden weiterer mechanischer Belastungen.

### Prognose
Rückbildung nach einigen Wochen bis Monaten ohne wesentliche residuäre Lipatrophien.

## Fèvre-Languepin-Syndrom Q87.8

### Erstbeschreiber
Trélat, 1869; Basch, 1891; Fevre u. Languepin, 1962

### Synonym(e)
Champion-Cregan-Klein-Syndrom; Kopits-Matolsky-Syndrom; Hecht-Jarvinen-Syndrom; Pterygium-Syndrom der Kniekehle; Popliteal pterygium syndrome

### Definition
Angeborenes, wahrscheinlich meist autosomal-dominant erbliches Syndrom mit multiplen Missbildungen.

### Ätiologie
Autosomal-dominant vererbte Mutationen des Popliteal pterygium syndrome-Gens (PPS Gen; Genlokus 1q32-q41) mit konsekutivem Defekt des „Interferon regulatory factor 6".

### Klinisches Bild
Pterygien im Bereich der Kniekehlen, die den N. ischiadicus enthalten mit konsekutiver schwerer Gangbehinderung, Spitzfuß; Pterygien der Perianalregion. Multiple Café-au-lait-Flecken und melanozytäre Naevi. Unterlippenfisteln, Lippen-Kiefer-Gaumenspalten. Syndaktylie von Fingern, Daumenhypoplasie, Hypogonadismus.

### Therapie
Eine Kausaltherapie ist nicht bekannt. Plastisch-chirurgische Korrekturen so weit als möglich. Dermatologische Kontrolle der melanozytären Naevi und Café-au-lait-Flecken. Genetische Beratung.

## Fexofenadin

### Definition
$H_1$-Antagonist.

### Indikation
Symptomatische Behandlung der saisonalen allergischen Rhinitis, symptomatische Behandlung der chronischen idiopathischen Urtikaria.

### Schwangerschaft/Stillzeit
Nicht in der Schwangerschaft oder Stillzeit anwenden (ungenügende Datenlage).

### Dosierung und Art der Anwendung
Erwachsene und Kinder >12 Jahre: 1mal/Tag 1 Filmtbl. p.o.

### Unerwünschte Wirkungen
Gelegentlich Kopfschmerzen, Schläfrigkeit, Schwindel, Übelkeit; selten Müdigkeit, Schlaflosigkeit, Nervosität, Exanthem, Urtikaria, Pruritus und andere Überempfindlichkeitsreaktionen, wie z.B. Quincke-Ödem, Engegefühl in der Brust, Atemnot, Flush, anaphylaktoide Reaktionen.

### Wechselwirkungen
Erythromycin, Ketoconazol: 2-3facher Anstieg des Plasmaspiegels von Fexofenadin. Aluminium- oder Magnesiumhydroxid-haltige Antazida: verminderte Bioverfügbarkeit von Fexofenadin.

### Präparate
Telfast, Telfast akut

### Hinweis(e)
- Aluminium- oder Magnesiumhydroxid-haltige Antazida sollten frühestens 2 Std. post applicationem eingenommen werden.
- Mittlerweile wurde Terfenadin aufgrund kardialer Nebenwirkungen in manchen Ländern vom Markt genommen. Das Nachfolgepräparat von Terfenadin (Fexofenadin) ist der für den Histamin-H1-Rezeptorantagonismus verantwortliche Metabolit von Terfenadin. Die ungünstigen Auswirkungen auf die Elektrophysiologie des Herzens beruhen auf der Terfenadin-Muttersubstanz, nicht auf dem antihistaminisch aktiven Metaboliten.

### Patienteninformation

**Merke: Das Medikament kann zu einer Beeinträchtigung des Reaktionsvermögens führen (Teilnahme am Straßenverkehr, Bedienung von Maschinen)!**

## FH

### Definition
Abkürzung für Formularium Helveticum.

## Fibrinolytika

### Definition
Substanzen, die in der Lage sind, frische venöse oder arterielle Gefäßverschlüsse aufzulösen.

### Indikation
Akuter Herzinfarkt oder Extremitätenverschluss, tiefe Venenthrombose (nicht älter als 24 Std.).

**Merke: Therapie nur auf der Intensivstation durch erfahrenen Therapeuten!**

### Eingeschränkte Indikation
Schwangerschaft 2. und 3. Trimenon.

### Unerwünschte Wirkungen
Blutungskomplikationen, Fieber, Schüttelfrost, allergische Reaktionen (v.a. bei Streptokinase, ggf. Vorbehandlung mit 250 mg Prednisolon i.v.), Nausea, Cephalgien, Myalgien.

**Merke: Bei Blutungskomplikationen: Tranexamsäure (Cyklokapron) 4mal 500 mg/Tag i.v. über 2 Tage!**

### Kontraindikation
Aneurysmen, Hypertonie (>200 mm Hg systolisch, >100 mm Hg diastolisch), Apoplex in den letzten 3 Monaten, schlecht eingestellter Diabetes mellitus, Epilepsie, Frühschwangerschaft, Z.n. arterieller Gefäßpunktion, hämorrhagische Diathese, intestinale Blutungen, konsumierende Erkrankung, schwere Leber- oder Niereninsuffizienz, Operation innerhalb der letzten 8-10 Tage, akute Pankreatitis, Reanimation inner-

**Fibrinolytika. Tabelle 1.** Übersicht über die wichtigsten Fibrinolytika

| Substanz | Wirkung | HWZ | Dosierung | Beispielpräparate |
|---|---|---|---|---|
| Alteplase (rt-PA) | Aktivierung des an Thrombin gebundenen Plasminogens zu Plasmin | 3-4 Min. | Initial 15 mg i.v. als Bolus, dann 50 mg als Kurzinfusion über 30 Min., dann 35 mg i.v. über 60 Min. | Actilyse |
| Tenecteplase (TNK-t-PA) | Aktivierung des an Thrombin gebundenen Plasminogens zu Plasmin | 24 Min. | Einmal-Bolus über ca. 10 Sekunden. Dosierung: 0,5 mg/kg KG (maximale Dosis: 50 mg) | Metalyse |
| Streptokinase | Umwandlung von Plasminogen in Plasmin | 15 Min. | Initial 250.000 IE i.v. über 30 Min., dann stdl. 1,5 Mio. IE über 6 Std., ggf. Wiederholung alle 6 Std. | Streptase |
| Urokinase | Direkte Aktivierung der Umwandlung von Plasminogen in Plasmin | 15 Min. | Initial 250.000-600.000 IE i.v. über 20 Min., dann Erhaltungsdosis 80.000-150.000 IE/Std. | Urokinase |

halb der letzten 4 Wochen, Sepsis, Tuberkulose, Ulcera ventriculi, Vorhofflimmern, schwere Zerebralsklerose.

## Fibroepitheliom, prämalignes C44.L

**Erstbeschreiber**
Pinkus, 1953

**Synonym(e)**
Fibroepithelialer Tumor; Pinkus-Tumor; praemalignant fibroepithelial tumor of the skin; Basalzellkarzinom, fibroepitheliales

**Definition**
Histologisch definierte Variante des superfiziellen Basalzellkarzinoms mit ausgeprägter Stromaentwicklung.

**Lokalisation**
Vor allem Lumbosakral-, Unterbauch-, Inguinal- und Oberschenkelinnenseitenbereich.

**Klinisches Bild**
Einzelne oder mehrere, meist flach erhabene, hautfarbene oder zart gerötete, mäßig derbe, 0,5-2,0 cm große Plaques, selten Ulzeration.

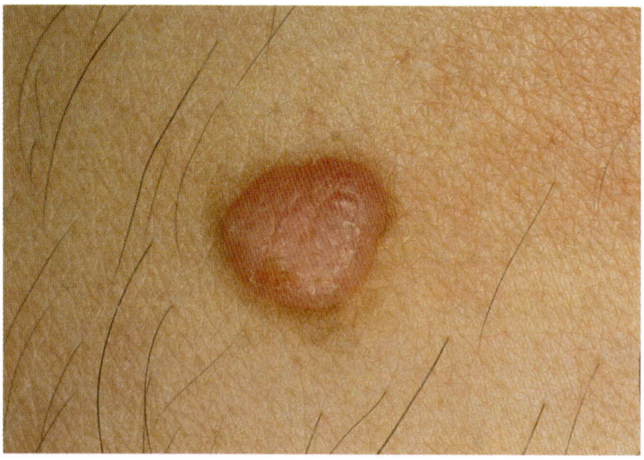

**Fibroepitheliom, prämalignes.** Langsam wachsender, seit Jahren bestehender, derber, das Hautniveau überragender, indolenter Tumor.

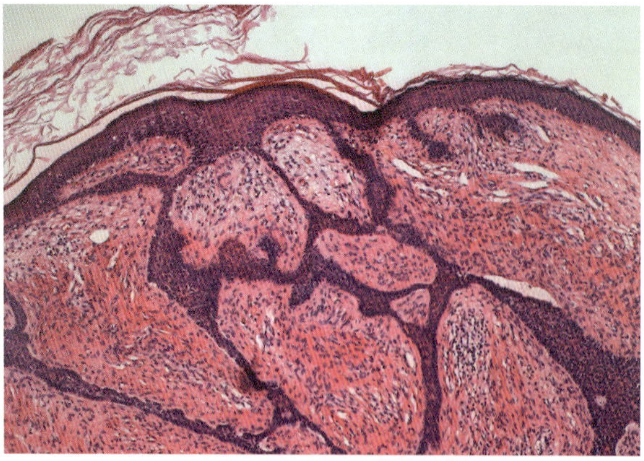

**Fibroepitheliom, prämalignes.** Netzwerk aus feinen, nur wenige Zelllagen dicken Epithelsträngen, ausgefüllt mit dichtem, bindegewebigem Stroma. An zahlreichen Stellen knospenartige Epithelaussprossungen. Das Oberflächenepithel ist intakt.

**Histologie**
Netzwerk aus feinen, nur wenige Zelllagen dicken Epithelsträngen, ausgefüllt mit dichtem, bindegewebigem Stroma. An zahlreichen Stellen knospenartige Epithelaussprossungen mit Palisadenstellung der randständigen Zellen.

**Differenzialdiagnose**
Verruca seborrhoica; Fibrom.

**Therapie**
Entsprechend dem superfiziellen Basalzellkarzinom. Exzision in sano. Ggf. auch Kürettage und Nachbehandlung mit 5-Fluorouracil-Salbe (z.B. Efudix) 1mal/Tag über 3-5 Tage unter Okklusion.

**Prognose**
Günstig, durch Exzision in sano heilbar.

## Fibrofollikulom D23.L

**Definition**
Sehr seltener, gutartiger, von bindegewebigen und epithelialen Anteilen des Haarschafts ausgehender, epithelialer Adnextumor der Haut mit follikulärer Differenzierung.

**Manifestation**
In erster Linie im Erwachsenenalter auftretend.

**Klinisches Bild**
Multiple, sehr selten solitär auftretende, 2-5 mm große, gelblich-weißliche, feste Papeln, meist in Kombination mit anderen vom Haarschaft-Bindegewebe ausgehenden Tumoren (z.B. Trichodiskome beim Birt-Hogg-Dubé-Syndrom) oder mit einem Bindegewebsnaevus.

**Histologie**
Scharf begrenzter, in der Dermis gelegener Tumor mit zahlreichen dünnen, miteinander anastomosierenden, vom oberen Anteil des Follikelepithels ausgehende Stränge, die auch kleine Talgdrüsenanteile enthalten können. Diese Epithelstränge ragen fingerförmig in einen dicken Mantel basophilen, mukoiden, bindegewebigen Stromas hinein.

**Differenzialdiagnose**
Trichofollikulom, Mantelom, neurofollikuläres Hamartom.

**Therapie**
Ggf. Exzision (ohne Sicherheitsabstand).

## Fibrokeratom, erworbenes, digitales D23.L

**Erstbeschreiber**
Bart, 1968

**Synonym(e)**
Erworbenes akrales Fibrokeratom; Acquired acral fibrokeratoma

**Definition**
Gutartiger, an den Fingern auftretender, sehr langsam wachsender, exophytischer Tumor des Erwachsenen.

**Ätiologie**
Auslösung durch Trauma wird diskutiert.

### Manifestation
Vorwiegend bei Männern im mittleren Lebensalter.

### Lokalisation
V.a. an den Fingern auftretend. Seltener sind Zehen befallen (dorsale, mediale oder laterale Seite in Gelenknähe oder Umgebung des Nagels).

### Klinisches Bild
Breitbasig aufsitzender, halbkugeliger oder pastillenförmiger Knoten, der von papillarleistenfreier, an der Spitze hyperkeratotischer Haut bedeckt ist. Gelegentlich besteht ein deutlicher Druckschmerz, insbes. bei Auftreten an den Zehen.

### Histologie
Fibrom mit akanthotisch verbreiteter, teilweise orthohyperkeratotischer Epidermis. Rarefizierung oder Fehlen von elastischen Fasern und Nervenfasern.

### Differenzialdiagnose
Rudimentäre Polydaktylie; echte Fingerknöchelpolster und unechte Fingerknöchelpolster; Koenen-Tumor; Verrucae vulgares; Cornu cutaneum.

### Operative Therapie
Exzision ohne Sicherheitsabstand, oftmals reicht eine oberflächliche Abtragung mittels Kürettage, bei multiplen Läsionen auch Dermabrasio. Rezidive möglich.

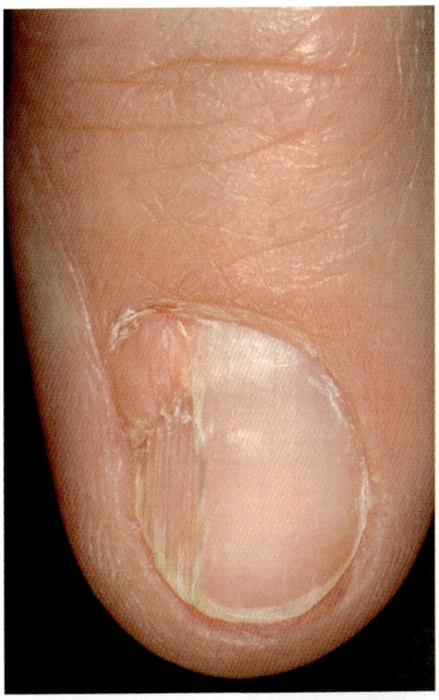

**Fibrokeratom, erworbenes, digitales.** Seit 3 Jahren bestehende, leicht druckempfindliche, hautfarbene Papel im Bereich des inneren Nagelfalzes des rechten Index bei einer 66-jährigen Patientin. Z.n. partieller Nagelextraktion vor 15 Jahren. Partielle Überwachsung der Papel durch den gespaltenen Nagel.

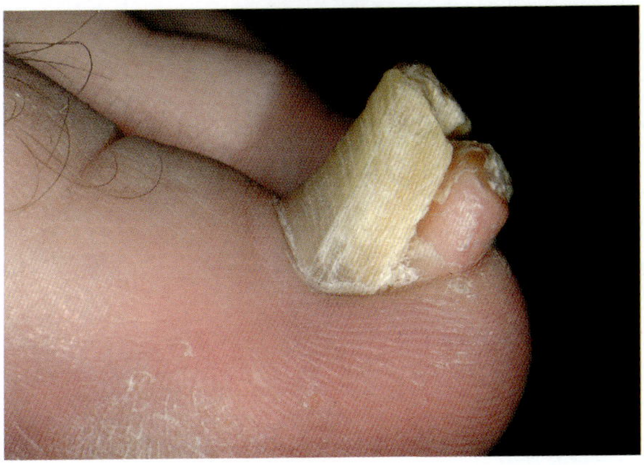

**Fibrokeratom, erworbenes, digitales.** Seit etwa 3 Jahren persistierender, gering progredienter, subungualer, harter, exophytisch wachsender Tumor am linken Großzeh einer 37-jährigen Patientin. Der Großzehennagel ist weitgehend nach oben verdrängt. Nebenbefundlich besteht Nageldystrophie.

## Fibrom D23.L5

### Definition
Im dermatologischen Sprachgebrauch unpräzise definierter Begriff: Er wird gebraucht u.a. für gutartige Bindegewebstumoren, reaktive Bindegewebsproliferationen (z.B. Dermatofibrom), Fibroma pendulans; bindegewebige Hamartome. Insbesondere der Begriff „Dermatofibrom" wird im europäischen Sprachraum synonym mit Histiozytom verwendet. Dies gibt zu Verwechslungen mit den Histiozytosen Anlass. Beim Dermatofibrom (Histiozytom) handelt es sich wahrscheinlich nicht um einen echten bindegewebigen Tumor, sondern um reaktive Bindegewebsproliferate nach fokalen chronischen Entzündungen (z.B. Insektenstiche). Auch das Fibroma pendulans bzw. das filiforme Fibrom ist nicht als echter Tumor zu betrachten, sondern eher als Hautausstülpung (die anglo-amerikanische „skin tag" Hautanhängsel bezeichnet exakt diese Ätiologie). Gänzlich zu differenzieren ist die Gruppe der Dermatofibrome von den lokal aggressiv wachsenden Fibromatosen, die sich weniger wie rein gutartige, sondern wie semimaligne (lokal infiltrierendes Wachstum; keine Metastasierung) Geschwülste verhalten.

## Fibroma cavernosum D23.L

### Synonym(e)
Fibroma teleangiectaticum; Fibrohämangiom

### Definition
Überflüssige Bezeichnung für Fibrom mit zahlreichen, erweiterten Gefäßen. Identisch mit Angiofibrom.

### Therapie
Ggf. Exzision ohne Sicherheitsabstand.

## Fibroma filiforme D23.L

### Synonym(e)
Filiformes Fibrom

### Definition
Sonderform des Fibroma molle. Keine echten Tumoren, sondern umschriebene Hautausstülpungen (lokalisationsbezogen).

### Manifestation
Im mittleren und höheren Lebensalter auftretend, häufig bei adipösen Patienten.

### Lokalisation
Hals und intertriginöse Räume.

### Klinisches Bild
Multiple, etwa reiskorngroße, wollfadendicke, hautfarbene weiche Knötchen. Bei verhornter Oberfläche werden derartige Exkreszenzen als Fibrokeratoma Unna bezeichnet.

F

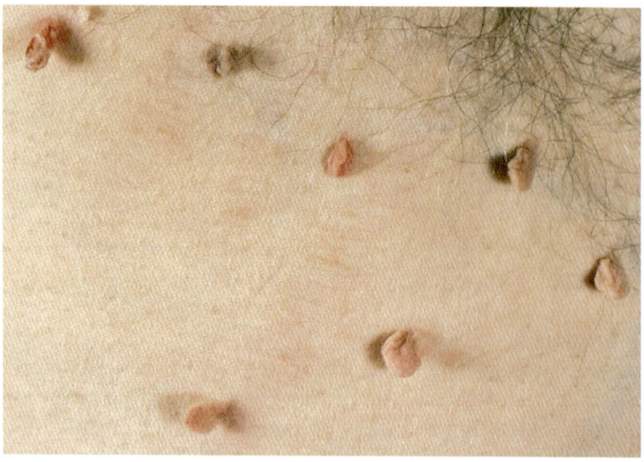

Fibroma filiforme. Zahlreiche, gestielte, pendulierende, weiche, hautfarbene oder leicht bräunliche, symptomlose Auswüchse im Bereich der Axilla.

### Therapie
Entsprechend dem Fibroma molle, ggf. Exzision mit Skalpell oder Scherenschlag.

## Fibroma molle D23.L5

### Synonym(e)
Weiches Fibrom; Acrochordon; cutaneous tag; Fibropapillom

### Definition
Häufig bei älteren Menschen multipel vorkommende, harmlose, weiche bindegewebige Neubildungen.

### Manifestation
Vor allem nach dem 40. Lebensjahr auftretend.

### Lokalisation
Hals, Achselhöhlen, Leistenbeugen, submammärer Bereich (bevorzugt Stellen, an denen die Kleidung scheuert).

### Klinisches Bild
Meist multiple, kugelig vorgewölbte, weiche, glatte oder feingefältelte, hautfarbene oder braune Hautgeschwülste von 2 bis 10 mm, seltener bis zu 3 cm Größe. Sie können länglich, fadenförmig (Fibroma filiforme) oder gestielt (Fibroma pendulans) sein.

### Histologie
Von unauffälligem oder papillomatösem, orthokeratotischem Epithel überzogener Bindegewebskern aus lockerem Bindegewebe mit ektatischen Blut- und Lymphgefäßen. Seltener lymphozytäre Infiltrate oder Erythrozytenextravasate.

### Differenzialdiagnose
Dermale melanozytäre Naevi; Verrucae filiformes

### Therapie
Operative Entfernung mittels Skalpell oder Scherenschlag mit Abtragung an der Basis. Lokalanästhesie ist meist nicht zwingend erforderlich. Größere Fibrome bluten zunächst nicht, erst nach ein paar Minuten sind unangenehme Blutungen möglich. Ggf. Blutstillung mit einem Hautfaden oder Eisen-III-Chlorid-Lösung. Kleinere Gebilde bedürfen keiner besonderen Blutstillung. Verband mit desinfizierenden Salben wie Polyvidon-Jod-Salbe R204.

## Fibroma pendulans D23.L5

### Definition
Gestieltes Fibroma molle (knotig mit schmaler Basis).

### Therapie
Ggf. Exzision mit Skalpell oder Scherenschlag.

## Fibroma symmetricum gingivale D23.L

### Synonym(e)
Fibroma gingivale

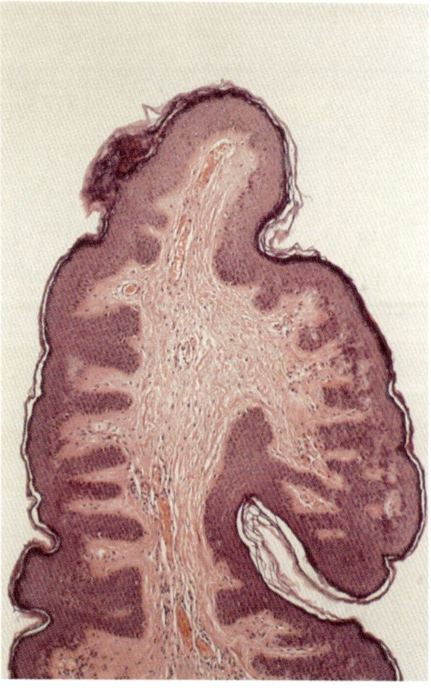

Fibroma molle. Von unregelmäßig akanthotischer, orthokeratotischer Epidermis überzogener Bindegewebskern aus lockerem Bindegewebe mit ektatischen Blut- und Lymphgefäßen.

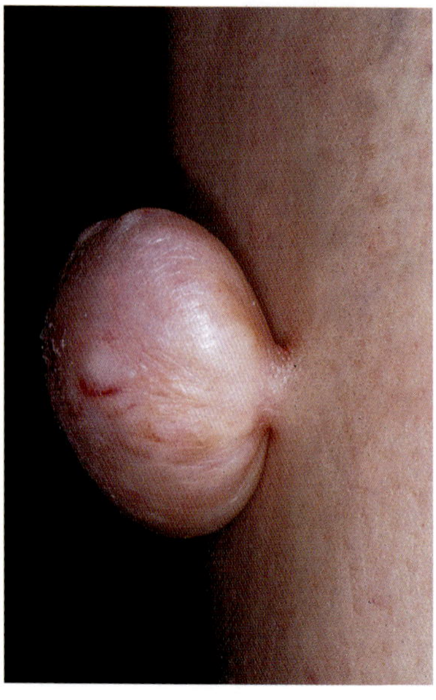

Fibroma pendulans. Typisches, schmalbasig aufsitzendes, weiches, symptomloses Fibrom.

### Definition
Meist anlagebedingte Fehlbildung mit Zahnfleischwucherungen im Bereich der letzten Molaren.

### Therapie
Kieferchirurgisches Vorgehen nur, wenn Beschwerden (Kauakt) vorhanden sind.

## Fibromatose(n) M72.8

### Synonym(e)
Fibromatosis

### Definition
Heterogene Gruppe von Neubildungen des Bindegewebes, die, obwohl als nicht-maligne eingestuft, dennoch lokal infiltrierendes und destruierendes Wachstum ohne Metastasierungstendenz zeigen. Insbesondere angeborene Formen und familiäres Auftreten sprechen für eine genetische Basis der Erkrankungsgruppe.

### Einteilung
An Haut und Mundschleimhaut werden unterschieden:
- Dupuytrensche Kontraktur (Palmarfibromatose)
- Induratio penis plastica
- Plantarfibromatose
- Desmoidtumor
- Fibromatosis gingivae
- Fibromatosis gingivae mit Hypertrichosis lanuginosa
- Fibromatosis gingivae mit Fibroadenomatose mammae
- Fibromatose, digitale infantile
- Fibromatose, hyaline juvenile
- Fibromatose, infantile aggressive
- Fibromatose, kongenitale, generalisierte
- Fingerknöchelpolster, echte.

### Ätiologie
Proliferation aus Fibroblasten und Myofibroblasten, die initial ein zellreiches Stadium, später ein zellarmes, fibröses Stadium aufweisen. Spontane Ausheilungen insbes. bei der kindlichen Myofibromatose sind durch apoptotische Prozesse der Myofibroblasten zu erklären.

## Fibromatose, digitale infantile M72.8

### Erstbeschreiber
Franck, 1908; Reye, 1965

### Synonym(e)
Infantiles digitales Fibrom; rezidivierendes Digitalfibrom; rezidivierende Digitalfibromatose des Kindesalters; recurring digital fibrous tumor of childhood; digital fibrous swellings in children

### Definition
Seltener, benigner, fibromatöser Tumor an Fingern oder Zehen bei Säuglingen und Kleinkindern, mit Tendenz zu infiltrativem Wachstum. Sehr selten bei Erwachsenen.

### Manifestation
Kongenital (ca. 30% der Fälle), kurz nach Geburt oder in den ersten Lebensmonaten auftretend, bzw. auch später erworben.

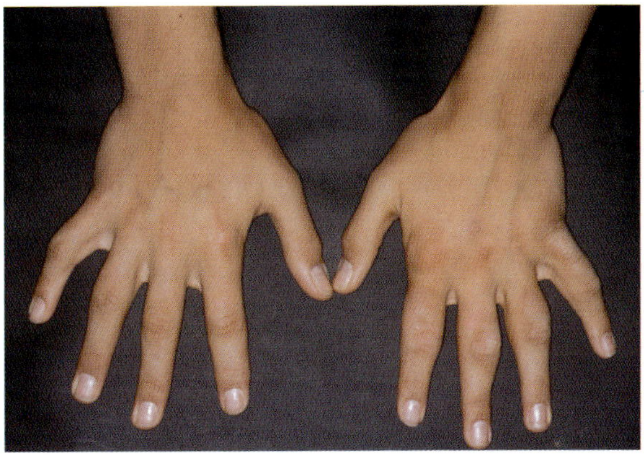

**Fibromatose, digitale infantile.** Multiple, derbe, flache bis kugelige, 1-2 cm große, rötlich-bräunliche, nicht schmerzhafte, sehr derbe Knoten bei einem 14 Jahre alten Jungen mit seit 2 Jahren zunehmender Knotenbildung.

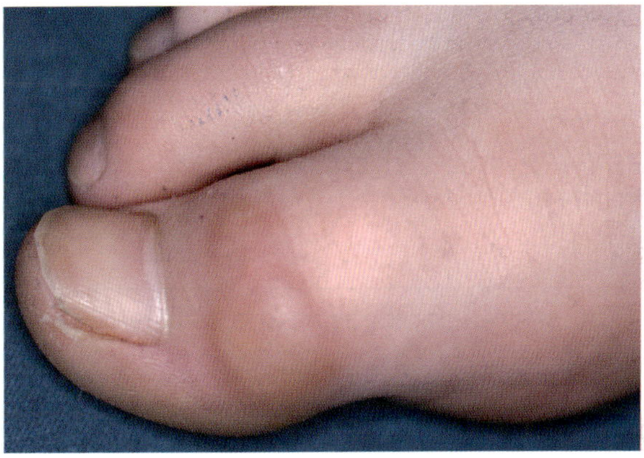

**Fibromatose, digitale infantile.** Befund an der rechten Großzehe. Hier imponieren 2 sehr derbe, im Zentrum etwas gelbliche, randständig gerötete Knoten.

### Lokalisation
Dorsal- oder Lateralseite von Fingern oder Zehen (mit Ausnahme von Daumen und Großzehen).

### Klinisches Bild
Meist einzelne, seltener multiple, derbe, flache bis kugelige, 1-2 cm große, rötliche, kutan bis subkutan gelegene Knoten.

### Therapie
Frühzeitige Totalexzision in sano ohne Sicherheitsabstand. Rezidive treten bei bis zu 60% der Fälle auf. Spontanheilung ist möglich.

## Fibromatose, hyaline juvenile M72.8

### Erstbeschreiber
Murray, 1873

### Synonym(e)
Murray-Syndrom; Fibromatosis hyalinica multiplex juvenilis; systematisierte Hyalinose

### Definition
Sehr seltene, kongenitale, wahrscheinlich autosomal-rezessiv

vererbte Systemerkrankung mit multiplen fibromatösen Tumoren und Gelenkkontrakturen. Vermehrte Synthese von Chondroitinsulfat durch die Fibroblasten wurde nachgewiesen.

### Vorkommen/Epidemiologie
Selten; weltweit sind weniger als 100 Fälle beschrieben.

### Manifestation
3. Lebensmonat bis 4. Lebensjahr.

### Lokalisation
Gesamtes Integument mit Betonung von Kopf, Nacken, oberem Rumpf. Die Kombination mit einer Fibromatose der Gingiva ist möglich.

### Klinisches Bild
Zahlreiche, teilweise ulzerierende, derbe, verschieden große, langsam wachsende Knoten. Gingivahyperplasie. Knochen- und Gelenkdestruktion mit Osteolysen, Ausbildung schwerer Gelenkkontrakturen.

### Histologie
Blasse Tumorzellen mit granuliertem Zytoplasma in amorpher, eosinophiler, PAS-positiver, hyaliner Grundsubstanz.

### Therapie
Chirurgische Behandlung ist nicht indiziert.

### Prognose
Ungünstig.

## Fibromatose, infantile aggressive M72.8

### Definition
Im Kindesalter auftretende Variante des Desmoidtumors. Solitär oder multipel auftretender, von Muskelaponeurosen ausgehender, häufig die Muskulatur infiltrierender, semimaligner Tumor.

### Manifestation
1. Lebensjahr.

### Lokalisation
Überwiegend am Rumpf.

### Klinisches Bild
Derbe, subkutane, scharf abgrenzbare Tumoren.

### Histologie
Fibroblastenproliferation; zahlreiche Mitosen.

### Therapie
Exzision im Gesunden.

### Prognose
Gehäuft Rezidive.

## Fibromatose, kongenitale, generalisierte Q82.8

### Erstbeschreiber
Stout, 1954

### Synonym(e)
Infantile Myofibromatose

### Definition
Sehr seltene kongenitale Fibromatose, gekennzeichnet durch das Auftreten multipler bindegewebiger Tumoren.

### Einteilung
Zwei Formen werden unterschieden:

1. Oberflächlicher Typ: Fibrome nur in Kutis, Subkutis, Muskeln und Knochen (gute Prognose).
2. Generalisierter Typ: Zusätzlich zu o.g. Manifestationen auch Beteiligung zahlreicher innerer Organe (sehr schlechte Prognose).

### Manifestation
Ab Geburt oder in den ersten Lebensjahren.

### Klinisches Bild
- Multiple, 0,5-2 cm große, schwer abgrenzbare, derbe, kutane und subkutane, rasch wachsende Knoten, teilweise plattenartige Infiltrate.
- Bei Beteiligung innerer Organe sind vielfältige Symptome möglich, z.B. Dyspnoe, Hämoptysen (Lungenbeteiligung), blutige Diarrhoen (Darmbeteiligung).

### Histologie
Band- oder wirbelartig angeordnete spindelförmige Zellen (teils Fibroblasten, teils glatten Muskelzellen ähnelnd), dichtes Netz aus kollagenen und retikulären Fasern.

### Differenzialdiagnose
Leukämie; Neoplasma; neonatale Hämangiomatose (des Säuglings); Neurofibromatose.

### Therapie
Solitäre Myofibrome werden in toto und in sano exzidiert.

### Prognose
Ohne Beteiligung innerer Organe benigner Verlauf. Hinsichtlich der Heilung jedoch eher ungünstig. Bei Innenorganbeteiligung beträgt die Letalität 80%; Tod meist nach wenigen Monaten. Ist die erste Wachstumsphase vorbei, kann eine Regression interner Tumore erwartet werden.

## Fibromatose, kutane M72.8

### Definition
Umschriebene, solitäre oder multilokuläre, evtl. auch diffuse, tumoröse, zellarme Bindegewebsproliferation unterschiedlicher Ätiologie. Zahlreiche Krankheiten mit verschiedener Dignität/Prognose werden zu den Fibromatosen gerechnet.

## Fibromatosis colli M72.8

### Synonym(e)
Muskulärer Schiefhals

### Definition
Fibrosierung des unteren Drittels des M. sternocleidomastoideus mit dadurch bedingtem Kopfschiefstand bei Säuglingen.

### Ätiologie
Ischämische Schädigung durch intrauterine Fehlhaltung oder Hämatombildung durch Geburtstrauma werden diskutiert.

### Manifestation
Ab Geburt oder in den ersten Lebensmonaten.

### Klinisches Bild
Neigung des Kopfes nach der betroffenen Seite und Drehung zur Gegenseite. Derbe, meist indolente, deutlich tastbare Schwellung im Bereich des M. sternocleidomastoideus.

### Differenzialdiagnose
Knöchern, ophthalmologisch oder neurologisch bedingter Schiefhals.

### Therapie
Frühzeitig einsetzende Krankengymnastik.

### Prognose
Bei rechtzeitiger Therapie gut. Die Fibrose kann sich zurückbilden.

## Fibromatosis cutis, perifollikuläre, mit Kolonpolypen Q87.8

### Erstbeschreiber
Hornstein u. Knickenberg, 1975

### Synonym(e)
Hornstein-Knickenberg-Syndrom

### Definition
- Sehr seltenes, bei 3 Mitgliedern einer Familie beschriebenes Syndrom mit zahlreichen perifollikulären Fibromen an Stirn, Wangen, Hals und Stamm und Fibromata pendulantia an Hals, Achseln und Leisten, teils in Kombination mit adenomatösen Kolonpolypen.
- Die Erkrankung ist wahrscheinlich mit dem Birt-Hogg-Dubé-Syndrom identisch. Wahrscheinlich handelt es sich um variable Manifestationen desselben Gendefektes.

### Therapie
Klinische Kontrollen insbes. im Hinblick auf die Darmsymptomatik. Operative Abtragung der Fibrome an der Haut mittels Skalpell, Kürettage, Dermabrasio oder bei den pendulierenden Fibromen per Scherenschlag.

## Fibromatosis gingivae (idiopathica) Q38.6

### Synonym(e)
Elephantiasis gingivae

### Definition
Bezeichnung für eine heterogene Gruppe von Krankheitsbildern, denen eine idiopathische, diffuse, nicht-neoplastische, bindegewebige Wucherung von Gingiva (Gingivahyperplasie) und hartem Gaumen gemeinsam ist. Ein Teil der Erkrankungen ist ausschließlich intraoral lokalisiert (s.u. Gingivitis hyperplastica), manche Fälle sind auch mit Missbildungen anderer Organsysteme kombiniert (s.u. Fibromatosen).

### Ätiologie
Diskutiert werden idiopathische Genese sowie autosomal-dominante Vererbung, kombiniert mit lokalen Reizfaktoren.

### Manifestation
Beginn mit Durchbruch der Milchzähne, Fortsetzung nach der 2. Dentition. In seltenen Fällen kann die Gingivahyperplasie mit Hypertrichose (Hypertrichosis lanuginosa) kombiniert sein (sog. Haarmenschen).

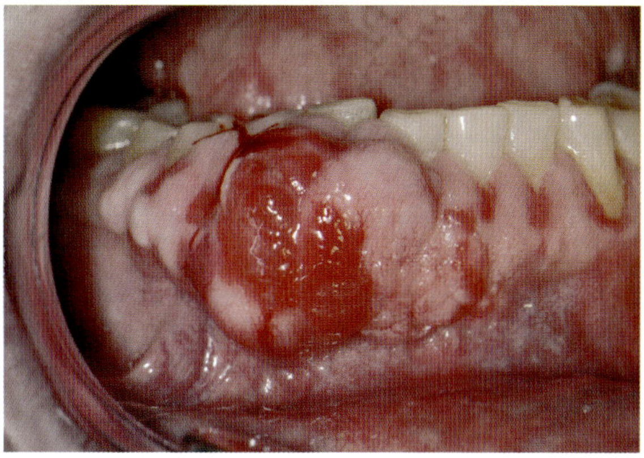

**Fibromatosis gingivae (idiopathica).** Chronisch dynamischer, seit 6 Monaten bestehender, merklich zunehmender, 1,5 cm großer, gering druckdolenter, fester, roter, rauer Knoten in regio 41 bis 44 bei einem 66-jährigen Patienten.

### Lokalisation
Oberkiefer sind stärker als Unterkiefer betroffen. Der Frontalbereich exzessiver befallen als Lateralbereich.

### Klinisches Bild
Meist symmetrisch auftretende Zahnfleischwucherungen beider Kiefer mit glatter oder papillomatöser Oberfläche und unscharfem Übergang zur Umgebung. Ausgangspunkt sind Interdentalpapillen. Die Fibromatose kann die ortsständigen Zähne komplett überwuchern (Pseudo-Anodontie). Malokklusion, Artikulations- und Kauschwierigkeiten sind die Folgen der Gingivahyperplasie.

### Histologie
Faserreiches Gewebe, unscharfe Begrenzung, myxoide Degeneration des Bindegewebes; mehrkernige Riesenzellen.

### Therapie
Exzision des fibromatösen Gewebes, falls notwendig stellenweise Extraktion der Zähne.

## Fibrome, periunguale, posttraumatische D23.L

### Definition
Nach banaler Verletzung des Nagelwalles entstandene Fibrome. Teilweise auch durch chronische Manipulation entstehend.

### Differenzialdiagnose
Koenen-Tumor.

### Therapie
Einfache Exzision unter Schonung des Nagels.

## Fibrom, perifollikuläres D23.L

### Erstbeschreiber
Zackheim u. Pinkus, 1960

### Definition
Seltene, meist nach perifollikulären Entzündungen, z.B. Akne, auftretende, follikulär gebundene Fibrome. S.a. perifollikuläre Fibromatosis cutis mit Kolonpolypen.

### Ätiologie
Interpretation einerseits als anlagebedingte Fehlbildung der bindegewebigen Haarwurzelscheide, andererseits als fibromatöse Proliferation des Bindegewebes bei chronischer Entzündung. Auch neurogene Genese wird diskutiert.

### Lokalisation
Bevorzugt Gesicht (zentrofazial), Brust, oberer Rücken.

### Klinisches Bild
Meist multiple, weißlich-gelbe, ca. 5 mm große, follikulär gebundene, derbe Papeln. Gelegentlich pflastersteinartiger Aspekt.

### Histologie
Zystisch erweiterte, mit Hornmaterial gefüllte Haarfollikelanteile, umgeben von konzentrischen Lamellen kollagenen Bindegewebes. Fehlen elastischer Fasern.

### Therapie
Therapie gutartiger Hautgeschwülste ist meist nicht notwendig. Evtl. operative Abtragung einzelner Läsionen mittels Kürettage oder Dermabrasio.

## Fibromyalgie-Syndrom, primäres M79.0

### Synonym(e)
Fibrositis

### Definition
Oftmals schwierig zu diagnostizierende rheumatologische Erkrankung (Formenkreis: Weichteilrheumatismus), einhergehend mit diffusem chronischem Schmerzsyndrom. Meist vegetative oder funktionelle Störungen.

### Vorkommen/Epidemiologie
Nicht auf bestimmte soziologische und ethnische Gruppen sowie Rassen beschränkt. Ca. 0,7 bis 3,2% der Bevölkerung sind von dieser Krankheit betroffen.

### Ätiologie
Unbekannt.

### Manifestation
Frauen sind 5-10mal häufiger als Männer betroffen. Am häufigsten bei Frauen zwischen 20 und 50 Jahre, aber auch bei älteren Patienten.

### Lokalisation
Unspezifisch (keine Prädilektionsstellen).

### Klinisches Bild
Starke Schmerzen im Bereich von Sehnen (insbes. an Tender points) und Muskeln. Schmerzen sind oft großflächig, können aber auch bei manchen Betroffenen punktgenau lokalisiert werden. Die Schmerzqualität wird häufig als reißend und ziehend beschrieben. Die Patienten haben oft das Gefühl, die schmerzhaften Weichteile seien diffus geschwollen; kleine Verdichtungen des Unterhautfettgewebes werden als schmerzhafte Knötchen empfunden. Häufig schwierige vegetative (kalte Akren, Xerostomie, Hyperhidrosis, Tremor) oder funktionelle Symptome (Schlafstörungen, Abgeschlagenheit, Dysästhesien, Migräne, Globusgefühl, Steifigkeitsgefühl, gastrointestinale Beschwerden, Atem- und Herzbeschwerden).

### Diagnose
Anamnese unter Berücksichtigung der ACR-Kriterien (American College of Rheumatology) sowie Ausschluss anderer Erkrankungen.

- Kriterien gemäß ACR: Schmerzsymptomatik in mindestens 3 Körperregionen (Unterteilung linke/rechte Körperseite, ober- und unterhalb der Gürtellinie) über mindestens 3 Monate mit 11 schmerzhaften von 18 getesteten Tenderpoints.
- Tenderpoints:
  - Occiput bds. (Sehnenansätze der subocc. Muskeln)
  - Ligamenta transversaria C5-C7 bds.
  - M. trapezius am Schultersattel bds.
  - M. Supraspinatus bds. am mittleren Rand der Spina Scapulae
  - Knochen-Knorpelgrenze der 2. Rippe bds.
  - Epicondylus lateralis Ellenbogen bds.
  - Crista iliaca bds.
  - Trochanter major bds.
  - Pes anserinus an den Knien bds.
- Palpationen der Tenderpoints müssen mit großer Druckkraft (ca. 4 kg) ausgeführt werden. Der Patient muss zur Verifizierung eines positiven Tenderpunktes bestätigen, dass Schmerzen empfunden wurden. Zur Verifizierung des Fibromyalgie-Syndroms kann der Befund durch die Palpation nicht druckschmerzhafter Kontrollpunkte erhärtet werden.
- Druckindolente Kontrollpunkte:
  - Stirnmitte, 2 cm supraorbital
  - Clavicula - Übergang laterales/mittleres Drittel
  - Unterarmmitte, zwischen Speiche und Elle dorsal, 5 cm oberhalb des Handgelenks
  - Daumennagel
  - Thenarmitte (Daumenballen)
  - M. biceps femoris (Mitte Oberschenkel)
  - Tuber calcanei (Übergang von der Ferse zur Fußsohle).

### Differenzialdiagnose
Entzündliche und degenerative Wirbelsäulen- und Gelenkleiden, Chronic-fatigue-Syndrom, Psychosen, Lupus erythematodes, Sklerodermie, Dermatomyositis.

### Therapie
- Schwierig zu therapierendes Krankheitsbild. Therapieansätze mit psychosomatischer Therapie, physikalischen Anwendungen und einer intensiven Patientenschulung stehen im Vordergrund.
- Medikamentös können Antidepressiva (z.B. Amitriptylin 10-50 mg/Tag) eine Besserung bringen. Zur Schlafinduktion kann z.B. 1-2 mg Flunitrazepam (Rohypnol) gegeben werden.
- Schmerztherapie (s.a. Stufenschema I-III der WHO): Bei schweren Schüben kann zusätzlich 1-2mal/Tag 40 mg Prothipendyl (Dominal forte) in Kombination mit Stufe I Medikamenten versucht werden.
- Bei gastrointestinalen Nebenwirkungen Gabe von Cyclooxygenase (COX-2)-Inhibitoren (Coxibe) anstelle von Stufe I Therapeutika, z.B. Celecoxib (Celebrex) 200-400 mg/Tag p.o.

### Prognose
Ungünstig bezüglich dauerhafter Besserung der Schmerzsymptomatik über einen längeren Zeitraum.

### Naturheilkunde
Magnettherapie, Heilwässer, Akupunktur.

### Hinweis(e)
Eine immer wieder zu beobachtende Beziehung besteht zwischen dem Nachtschlaf und der Fibromyalgie. Patienten mit Fibromyalgie schlafen meist schlecht oder aber sie wachen morgens auf und fühlen sich wie „gerädert". Darüber hinaus kann man umgekehrt eine Fibromyalgie bei Probanden durch Schlafentzug geradezu hervorrufen.

## Fibromyom D21.M

### Definition
Leiomyom mit zahlreichen kollagenen Fasern.

### Therapie
Exzision in sano und in toto.

## Fibronektin

### Definition
(fibra für „Faser"; nexus für „Verknüpfung") Extrazelluläres Glykoprotein, das in vielen physiologischen Abläufen, u.a. bei der Wundheilung sowie bei der Migration und Adhäsion von Zellen eine wichtige Rolle spielt. Es fördert auch als unspezifisches Opsonin die Bindung von Antigenen an Phagozyten. Mehr als 20 verschiedene Isoformen wurden gefunden. Das Fibronektin enthält Bindungsregionen für Fibrin, Heparin und Kollagen sowie eine Zellbindungsregion.

### Allgemeine Information
Gebildet wird Fibronektin in der Leber als lösliche Variante die ins Blutplasma abgegeben wird. Es spielt eine wichtige Rolle in der Wundheilung und Blutgerinnung. Hierbei wird Fibronektin als Matrix in das Fibrin-Gerinnsel eingebaut. Fibroblasten, Chondrozyten, Endothelzellen und Makrophagen bilden unlösliches Fibronektin. Dies wird in die extrazelluläre Matrix eingelagert. Dort besitzt es eine Brückenfunktion zwischen Kollagenfibrillen und anderen Molekülen der extrazellulären Matrix. Weiterhin dient es als Leitmolekül für verschiedene Zellen (z.B. Endothelien) während diese wandern.

## Fibrosarkom C49.M4

### Synonym(e)
Fibroma sarcomatodes; Spindelzellsarkom; fibroblastisches Sarkom; Fibromyxosarkom

### Definition
Seltener, maligner, meist von Sehnen oder Faszien ausgehender (selten primär von der Kutis ausgehend) rasch metastasierender Bindegewebstumor mit Proliferation spindelförmiger Zellen.

### Ätiologie
Primär kutane Fibrosarkome entstehen bevorzugt in lange bestehenden atrophischen Narben, z.B. bei Lupus erythematodes, Verbrennung, Radiodermatitis chronica.

### Manifestation
In jedem Lebensalter möglich. Altersgipfel um das 40. Lebensjahr.

### Lokalisation
V.a. Extremitäten (Oberschenkel); überall möglich.

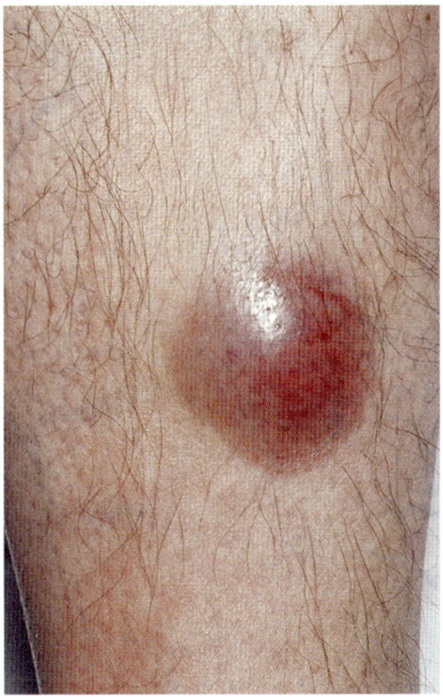

**Fibrosarkom.** Schnellwachsender, seit 6 Monaten bestehender, sehr derber, etwa 5,0 cm im Durchmesser großer, schmerzloser, roter, glatter (haarloser), kalottenförmiger Knoten am Unterschenkel.

### Klinisches Bild
Schnell wachsender, subkutaner, meist schmerzloser, sehr derber, mit der Unterlage verbackener Knoten an den Extremitäten; eher plattenartige Infiltrate am Stamm. Bei Ausgang von der Kutis frühzeitige Ulzeration, bläulich-bräunliche Oberfläche. Frühzeitige hämatogene Metastasierung v.a. in die Lungen.

### Histologie
Dicht gedrängte, atypische, fischzugähnliche, spindelförmige, in faszikulären Mustern angeordnete Zellen, zahlreiche Mitosen. Negativ für CD34. Hochdifferenzierte Tumoren sind zellärmer und kollagenfaserreicher als niedrig differenzierte. Je ausgeprägter die Anaplasie der Zellen, desto mehr verlieren sie ihre Spindelform. Gelegentlich Sekretion einer myxoiden Substanz (Fibromyxosarkom).

### Differenzialdiagnose
Dermatofibrosarcoma protuberans, malignes fibröses Histiozytom, Fasciitis nodularis pseudosarcomatosa, Desmoidtumor, Leiomyosarkom, entdifferenziertes spinozelluläres Karzinom.

### Bestrahlungstherapie
Auf Strahlentherapie spricht das Fibrosarkom wenig an.

### Interne Therapie
Chemotherapie: Wirksamkeit einer adjuvanten zytostatischen Therapie (Vincristin, Doxorubicin, Cyclophosphamid) ist bis heute nicht erwiesen. Behandlung in Zusammenarbeit mit Onkologen.

### Operative Therapie
Frühzeitige radikale Exzision mit einem Sicherheitsabstand von mind. 2 cm führt zu weniger Lokalrezidiven. Das Metastasierungspotential und damit das Überleben werden aber durch den Differenzierungsgrad der Tumorzellen bestimmt.

### Prognose
5-Jahres-Überlebensrate: 50%; Prognose der kindlichen Fibrosarkome ist deutlich besser als die der Erwachsenen.

## Fibrose, nephrogene systemische L90.5

### Erstbeschreiber
Cowper, 2000

### Synonym(e)
Nephrogenic systemic fibrosis; nephrogene fibrosierende Dermatopathie; nephrogenic fibrosing dermopathy

### Definition
Seltene, idiopathische, erworbene, akut einsetzende, sklerosierende Erkrankung der Haut, der Subkutis und der Muskulatur sowie seltener auch innerer Organe bei Patienten mit chronischer Niereninsuffizienz und Dialyse.

### Vorkommen/Epidemiologie
Selten; derzeit sind etwa 200 Fälle in der Weltliteratur bekannt. Inzidenz deutlich zunehmend. Keine Geschlechtspräferenz (im Gegensatz zur systemischen Sklerodermie).

### Ätiologie
Die abschließende Klärung der Krankheitsursachen ist noch nicht erfolgt. Eine multifaktorielle Genese, bestehend aus chronischen Nierenerkrankungen, Weichmachern in Dialysesystemen und chronischen Infektionen (z.B. Hepatitis C), wird diskutiert. Zusammenhänge mit dem bei Kernspinuntersuchungen verwendeten Gadolinium werden zunehmend beschrieben, sodass sich der Verdacht erhärtet, dass hier eine Kausalität gegeben ist.

### Manifestation
Ganz überwiegend bei niereninsuffizienten Patienten auftretend. Häufig bei Hämodialyse-Patienten oder nach Nierentransplantation, selten auch nach Lebertransplantationen auftretend. Keine Bevorzugung eines Geschlechtes.

### Lokalisation
Befallen sind v.a. Stamm und Extremitäten. Es wurde jedoch auch über Organbefall bei sehr ausgedehnten Formen der Erkrankung berichtet.

### Klinisches Bild
- Integument: Plaqueförmige und/oder diffuse, bretthart (hölzern) Verdickung und Verhärtung der Haut, der Subkutis und der unterliegenden Muskulatur mit bräunlich, gelblicher Verfärbung. Gelegentlich auch Papeln und subkutane Knoten. Beginn der Hautveränderungen an den Extremitäten, dann Ausbreitung auf den Rumpf. Gesicht meist ausgespart. Häufig im Verlauf Beugekontrakturen. Brennende Schmerzen, Juckreiz.
- Extrakutane Manifestationen: Schwächegefühl, Muskelschmerzen. In Einzelfällen wurden extensive Fibrosierungen und Kalzifikationen des Diaphragmas, des M. psoas sowie der Nieren beobachtet.

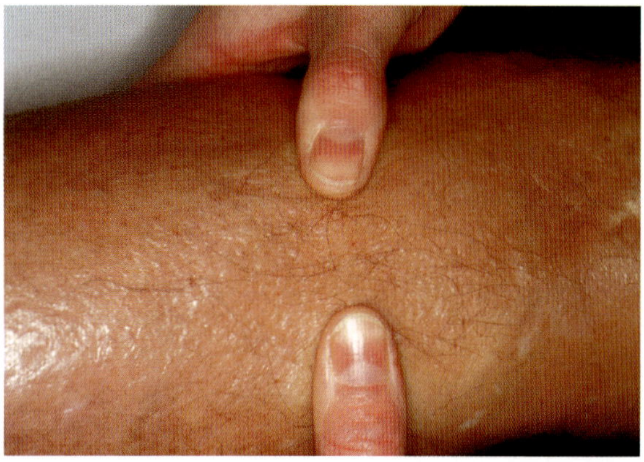

**Fibrose, nephrogene systemische.** Großflächige, bretharte Induration der Haut mit verminderter Beweglichkeit der Gelenke.

### Histologie
Zellreicher, fibrotischer Umbau der Dermis sowie des subkutanen Fettgewebes. Die Subkutis wird von plumpen CD34+ fibroblastenreichen Septen durchzogen. Das feingewebliche Bild (da wesentlich zellreicher) erinnert nur teilweise an das Bild der Morphea.

### Differenzialdiagnose
Abgrenzung zum Skleromyxödem ist notwendig.

**Fibrose, nephrogene systemische. Tabelle 1.**

| Skleromyxödem | nephrogene systemische Fibrose |
|---|---|
| systemisch | lokal |
| Gesicht meistens betroffen | Gesicht frei |
| Paraproteine im Serum | keine Paraproteine im Serum |
| Plasmazellen in den Infiltraten | Keine Plasmazellen |
| Muzin vermehrt | kein Muzin |
| Fibroblasten vermindert | Fibroblasten vermehrt |

Weitere Differenzialdiagnosen: Toxisches-Öl-Syndrom, Eosinophiles-Myalgie-Syndrom, Eosinophile Fasziitis.

### Therapie
Behandlung der Nierenerkrankung. Von einzelnen Spontan-

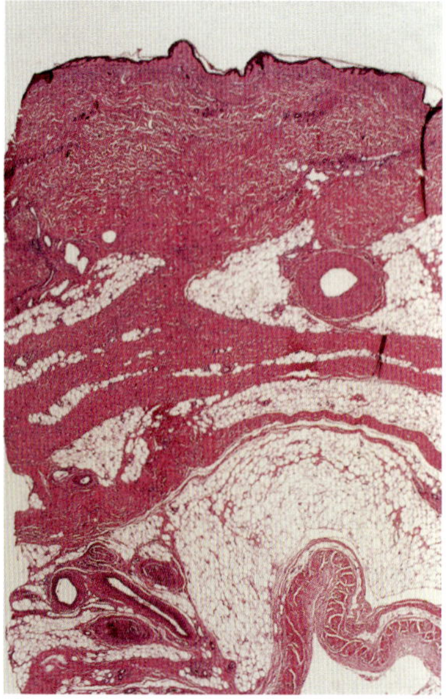

**Fibrose, nephrogene systemische.** Fibrosierende Dermatitis mit Befall der Dermis und des subkutanen Fettgewebes.

heilungen bei verbesserter Nierensituation wird berichtet. Einzelversuche mit hoch dosierten Steroiden und Plasmapherese, Chemotherapeutika (Cyclophosphamid, Melphalan) oberflächlicher Röntgenbestrahlung, Thalidomid, Tacrolimus, Mycophenolat, oralen Retinoiden haben sich als problematisch und v.a. wenig erfolgreich erwiesen. Die besten Erfolge scheinen durch extrakorporale Photopherese (ggf. in Kombination mit Acitretin) erreichbar zu sein.

### Bestrahlungstherapie

Es wurde über den erfolgreichen Einsatz von UVA1 bei der nephrogenen systemischen Fibrose berichtet. Eigene Erfahrungen mit dieser Therapiemodalität konnten die Wirksamkeit der Methode bei dieser Indikation nicht bestätigen.

### Prognose

Ein Großteil der Patienten zeigt einen progredienten Krankheitsverlauf, der letztendlich aufgrund der Kontrakturen zur Immobilität (Rollstuhl) führt. Scheinbar kann nur eine Verbesserung der Nierensituation (in der Regel nur erreichbar durch Nierentransplantation) zum Sistieren der Erkrankung führen.

## Fibrose, orale submuköse K13.5

### Erstbeschreiber

Pindborg, 1966

### Synonym(e)

Oral submucous fibrosis

### Definition

Nahezu ausschließlich auf dem indischen Subkontinent vorkommende, fleck- oder streifenförmige, opalweiße Schleimhautverfärbung in Mundhöhle, Pharynx und auf den Lippen.

### Vorkommen/Epidemiologie

Überwiegend bei verschiedenen asiatischen Volksgruppen. Prävalenz (Indien): 0,2-4,7% der Bevölkerung.

### Ätiologie

Nutritive Einflüsse; chronische Schleimhautirritationen u.a. durch Betelkauen (s.u. Betelnuss). Wenn Betelnüsse mit etwas gelöschtem Kalk zusammen gekaut werden, wird das Alkaloid Arecolin in Arecaidin umgewandelt. Arecolin vermag bei Patienten mit oraler submuköser Fibrose in läsionaler Schleimhaut die mRNA-Expression der TIMP-1 (tissue inhibitor of metalloproteinases), einem Inhibitor der MMPs (Metalloproteinasen) zu steigern. Hieraus folgt eine Störung des Gleichgewichts beider Enzymsysteme mit der Folge eines erhöhten Kollagengehalts.

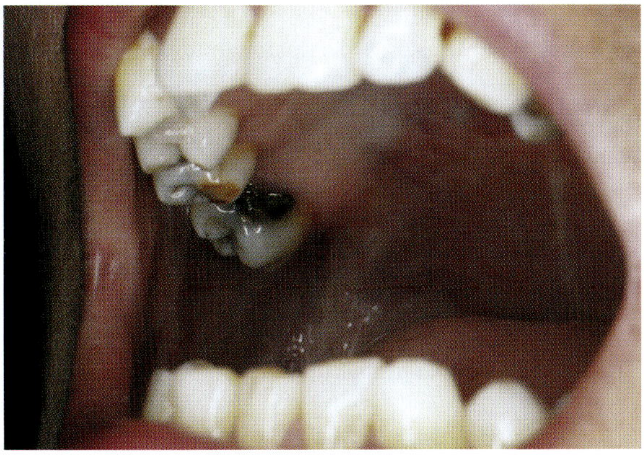

**Fibrose, orale submuköse.** Chronisch-entzündliche, langsam progrediente Erosionen, Epithelatrophie, streifige Fibrosen und Gingivadepigmentierung durch Kauen von Betelnuss. Die 36-jährige Patientin konnte den Mund nur begrenzt öffnen.

### Klinisches Bild

- Langsam und progredient verlaufende Schleimhauterkrankung. Zunächst Brennen beim Essen scharf gewürzter Speisen, rezidivierende Entzündungen, Blasen, Erosionen und Ulzera der Mundschleimhaut. In späteren Stadien zunehmende Epithelatrophie, zunehmende Induration des Bindegewebes sowie narbenartige strähnige Fibrosen mit fleckigem Pigmentschwund.
- In fortgeschrittenem Zustand u.a. Leukoplakie, Trismus, Gingivadepigmentierung, Gingivafibrose, Uvulaschrumpfung, atrophische Tonsillen.

### Komplikation

Gehäuftes Vorkommen von spinozellulären Karzinomen.

### Therapie

Initial Glukokortikoide lokal; fibrotische Stränge müssen exzidiert werden.

### Prophylaxe

Frühzeitige Vermeidung der schädigenden Noxen.

## Fibrose, zystische E84.9

### Erstbeschreiber

Andersen, 1938

### Synonym(e)

Zystische Pankreasfibrose; Mukoviszidose; Dysporia enterobronchopancreatica congenita familiaris; Dysporia enterobroncho-pancreatica congenita; mucoviscidosis; cystic fibrosis

### Definition

Durch angeborene erhöhte Viskosität der Sekrete aller exokrinen Drüsen bedingte zystisch-fibröse Veränderung von Pankreas und Lungen.

### Vorkommen/Epidemiologie

Häufigste autosomal-rezessiv vererbte Erkrankung bei Menschen weißer Hautfarbe (1:2500).

### Ätiologie

Mutation auf Chromosom 7 für den „Zystische Fibrose Transmembran Regulator" (CFTR-Gene).

### Klinisches Bild

- Integument: Hautveränderungen sind inkonstant vorhanden. Es finden sich ab dem 3.-4. Lebensmonat unscharf begrenzte, schuppende, periorale Erytheme. In seltenen Fällen Ausbildung einer Erythrodermie möglich.
- Extrakutane Manifestationen: Zystische Pankreasfibrose, Mekoniumileus, Bronchiektasen, rezidivierende Bronchopneumonien, Lungenabszesse, herdförmige Leberfibrose, Mangelernährung, Wachstumsstillstand.

### Diagnose
Hohe Elektrolytkonzentration im Schweiß. Natrium >80 mval/ml ist verdächtig. Fehlen von Pankreasenzymen im Duodenalsaft. Molekulargenetische Untersuchung.

### Therapie
Empfohlen wird kontinuierliche antibiotische Therapie bei respiratorischen Infekten, Enzymsubstitution, Reduktion der Fettzufuhr, ausreichende Flüssigkeits- und Kochsalzzufuhr.

### Prognose
Ungünstig. Mittlere Lebenserwartung: 25 Jahre; Tod durch Herzversagen bei Überbelastung des Lungenkreislaufes.

## Fibroxanthom C49.M

### Definition
Dermatofibrom mit Lipideinlagerung.

## Fibroxanthom, atypisches C49.M

### Erstbeschreiber
Hellwig, 1963

### Synonym(e)
Paradoxes Fibrosarkom; pseudosarkomatöses Xanthofibrom; cutaneous malignant histiocytoma; atypical fibroxanthoma

### Definition
Solitärer, innerhalb weniger Monate rasch wachsender, niedrig-maligner, fibrohistiozytärer Tumor der Haut mit relativ gutartigem klinischem Verlauf, der meist in lichtgeschädigter Haut älterer Menschen auftritt. Wird als kutane Variante des malignen fibrösen Histiozytoms aufgefasst.

### Ätiologie
Histogenese ist ungeklärt: Wahrscheinlich Ausgang von wenig differenzierten mesenchymalen Ursprungszellen, evtl. Histiozyten.

### Manifestation
Vorwiegend bei Männern auftretend. Die Erstmanifestation ist während zweier Altersgipfel besonders häufig, in der 4. bzw. 7. Dekade, wobei letzterer deutlich größer ist.

### Lokalisation
V.a. Ohren, Nase, Wangen, Nacken, Kapillitium. Bei jüngeren Menschen auch Extremitäten oder Stamm.

### Klinisches Bild
Bis zu 2 cm großer, derber, meist ulzerierter, indolenter, fleischfarbener oder braun-roter Knoten, der häufig auf seiner Unterlage nicht verschieblich ist.

### Histologie
Meist gut abgegrenzter, auf die Dermis beschränkter, fokal ins subkutane Fettgewebe reichender Knoten aus atypischen, spindelförmigen oder pleomorphen Zellen mit vesikulären oder bizarren, hyperchromatischen Kernen. Häufig anzutreffen sind bizarr konfigurierte mehrkernige Riesenzellen und atypische Mitosen. Die Zellen sind CD34 negativ (DD: Dermatofibrosarcoma protuberans) und Vimentin positiv. Die Spindelzellen sind oft positiv für Glattmuskelaktin, die makrophagenähnlichen Zellen für CD68. Zahlreiche Gefäßanschnitte. Häufig fokale Einblutungen. Zelluläre Varianten mit Pigmentierung sowie granulärer oder klarzelliger Degeneration sind möglich.

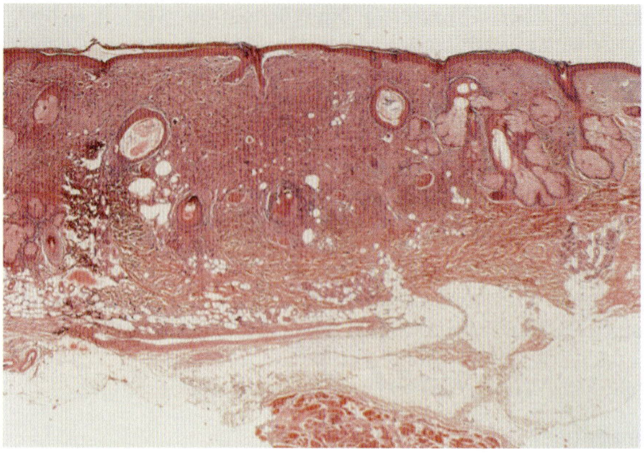

**Fibroxanthom, atypisches.** Dichtes knotiges Infiltrat das die oberen und mittleren Partien der Dermis ausfüllt. Hautanhangsgebilde sind zystisch aufgeweitet (s. linkes Bilddrittel), jedoch intakt. Subkutis frei.

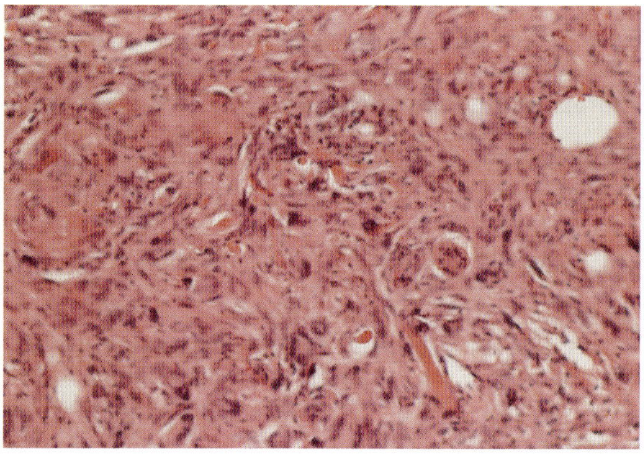

**Fibroxanthom, atypisches.** Erhebliche Zellpolymophie, spindelige Zellen, mehrkernige Riesenzellen.

### Differenzialdiagnose
Basalzellkarzinom, spinozelluläres Karzinom, malignes fibröses Histiozytom; Granuloma teleangiectaticum, malignes Melanom, Hautmetastasen, Dermatofibrosarcoma protuberans.

### Komplikation
Neigung zu lokalen Rezidiven (7%). Sehr selten Metastasierung in die regionalen Lymphknoten.

### Bestrahlungstherapie
Ansprechen nur bei höheren Dosen (ca. 60-65 Gy).

### Operative Therapie
Großzügige Exzision mit einem Sicherheitsabstand von >1 cm. Mikroskopisch kontrollierte Chirurgie wird empfohlen.

### Prognose
Günstig.

## Ficus benjamina

### Synonym(e)
weeping fig; Birkenfeige

### Definition
Mit dem Gummibaum verwandte, nicht blühende, nicht riechende Grünpflanze aus der Familie der Maulbeerbaumgewächse (Moraceae). In freier Landschaft im Ursprungsgebiet bis zu 30 m bzw. als Zimmerpflanze bis zu 3 m hoch wachsend. Dicht wachsende, dunkelgrüne, ovale bis eierförmige oder eliptoide Blätter.

### Vorkommen
Ursprünglich in Indien und anderen asiatischen Ländern beheimatet. In Deutschland und anderen europäischen Ländern als beliebte Zimmerpflanze weit verbreitet.

### Wirkungen
- Stark potentes „Indoor-Allergen". Häufiger Auslöser von Rhinitis allergica, Konjunktivitis und Asthma bronchiale (nach Inhalation kontaminierter Stäube) bis hin zu Lidödemen, Kontakturtikaria, Quincke-Ödemen und Schocksymptomatik. Auslöser einer klassischen Soforttypallergie mit Bildung von spezifischem IgE. Sensibilisierungspotenz: Hoch.

**Merke: Bei der Mehrzahl der gefundenen Sensibilisierungen handelt es sich um asymptomatische Fälle ohne klinische Relevanz. Regelmäßig werden klinisch stumme F.b.-Sensibilisierungen bei Latexallergikern gefunden.**

**Merke: Als relevantes Allergen hinter Hausstaubmilben und Tierepithelien an dritter Stelle liegend.**

### Hinweis(e)
- F. benjamina produziert einen milchigen Latexsaft, der die Allergene enthält. Bislang sind mindestens 11 Allergene identifiziert. Drei dieser Allergene (Fb-Latex-Majorallergene: 25 kDa, 28 kDa, 29 kDa) erfüllen die Kriterien eines Majorallergens (50% der Blutproben von untersuchten Allergikern reagieren mit diesen Allergenen). Die allergenen Proteine werden an die Blattoberfläche abgegeben und binden sich an Staubpartikel und Staubfänger (z.B. Teppiche, Teppichböden).
- Kreuzreaktionen der F. benjamina-Allergene bestehen u.a. zwischen F. benjamina und anderen Ficusarten, zwischen Ficusarten und den Früchten (Feigen) des Feigenbaums (Ficus caria) und zwischen Ficusallergenen und Naturlatex (speziell Hevein).

**Merke: Atopikern mit vorbestehender Sensibilisierung gegenüber Inhalationsallergenen und Latex-Allergikern sollte von einer Haltung von F. benjamina abgeraten werden.**

## Fieber, hämorrhagisches

A94

### Definition
Gruppe meist durch Viren verursachter, mit Blutungen in Haut und Schleimhaut einhergehender, hoch kontagiöser, fieberhafter Infektionskrankheiten, die häufig tödlich enden.

### Einteilung
Hämorrhagische Fieber werden von Viren verursacht, die teilweise miteinander verwandt sind. Dies sind u.a.:
- Familie der Flaviviridae:
  - Gelbfieber
  - Dengue-Fieber
  - Omsker Fieber (OHF)
  - Kyasanur-Forest-Krankheit.
- Familie der Bunyaviridae:
  - Familie der Togaviridae
  - Chikungunya-Fieber.
- Familie der Arenaviridae:
  - Lassa-Fieber
  - Argentinisches hämorrhagisches Fieber (Junin)
  - Bolivianisches hämorrhagisches Fieber (Machupo)
  - Venezuelanisches hämorrhagisches Fieber (Guanarito)
  - Brasilianische hämorrhagische Fieber (Sabia).
- Familie der Filoviridae:
  - Ebola-Krankheit
  - Marburg-Virus-Krankheit.

### Vorkommen/Epidemiologie
Die Erreger sind in Mitteleuropa und Nordamerika nicht heimisch. Sie stammen meist aus Afrika, Südamerika oder Südostasien und werden durch Migranten oder Reisende eingeschleppt, die sich im Ausland infiziert haben. Die Krankheitserreger stammen ursprünglich von Tieren (Haustieren, Nagetieren, Affen) und werden meist durch Stechmücken und Zecken auf den Menschen übertragen. Lassa-Fieber wird auch durch Kontakt mit infiziertem Tierkot übertragen.

### Manifestation
Zwischen Ansteckung und Ausbruch der Krankheit vergeht meist etwa eine Woche, die Inkubationszeit kann aber etwa bei Ebola zwischen 2 und 21 Tagen betragen. Während der Inkubationszeit werden sie nicht auf andere Menschen übertragen, sobald die Erkrankung aber ausbricht kann sie - je nach Art der Krankheit - durch Tröpfcheninfektion oder Blutkontakte selten bis sehr häufig auf andere Menschen übertragen werden.

### Klinisches Bild
- Allgemein: Hohes Fieber (>38,5 °C), Leber- und Nierenfunktionsstörungen, auch Ödeme. Diese Ödeme können sowohl als innere Blutungen als auch als Blutungen im Gewebe (Petechien oder flächige Blutungen) auftreten, verursacht durch sogenanntes capillary leckage. Vielfach sind auch Stuhl und Urin blutig. Nicht selten treten Schockzustände, Kreislaufzusammenbrüche, Krämpfe und Lähmungserscheinungen auf.
- Integument: Konjuktivalhyperämie, periorbitales Ödem, Haut- und Schleimhauterytheme im Gesicht, an Nacken, Brust, Gaumen, Pharynx, Neigung zu Zahnfleisch- und petechialen Blutungen.

### Diagnose
Die Erkennung dieser Krankheiten anhand der Symptome ist nicht eindeutig möglich. Virologische Untersuchungen sind zwingend notwendig. Procedere: Bei Verdacht Blutuntersuchungen durch spezialisierte Institute, z.B. das Robert-Koch-Institut in Berlin oder das Bernhard-Nocht-Institut für Tropenmedizin in Hamburg.

### Therapie
Erfolgreiche medikamentöse Behandlungen gibt es bislang gegen die meisten hämorrhagischen Fieber kaum, nur gegen

Gelbfieber existiert eine Impfung. Am hilfreichsten ist die Vorbeugung durch Insektenschutz.

### Prophylaxe
Die meisten hämorrhagischen Fieber sind gefährlich bis lebensbedrohlich. Da sie zudem infektiös sind und Ansteckungsgefahr besteht, schreibt das Infektionsschutzgesetz (IfSG) eine generelle Meldepflicht bei diagnostizierten Erkrankungen oder Todesfällen durch virale hämorrhagische Fieber vor. Auch eine Quarantäne kann notwendig sein.

### Hinweis(e)
Nützliche Weblinks: Steckbriefe Virusinfektionen des Robert Koch-Instituts; Homepage des Bernhard Nocht-Instituts für Tropenmedizin

## Fiebersyndrome, hereditäre, periodische A68.9

### Synonym(e)
HPF

### Definition
Klinisch als auch genetisch heterogene Gruppe von Erkrankungen, die durch intermittierende, selbstlimitierende Fieberepisoden mit multisystemischer Entzündungsreaktion und stets negative mikrobiologische Befunde gekennzeichnet sind. Im beschwerdefreien Intervall klinisch gesunde Patienten. Dermatologisch durch interkurrente Exantheme gekennzeichnet.

### Einteilung
Klinik und Genetik erlauben inzwischen eine genauere Differenzierung. Nach Vererbung werden unterschieden:
- Sporadisch vererbt:
  - PFAPA-Syndrom
- Autosomal-rezessiv vererbte Krankheitsbilder wie:
  - Familiäres Mittelmeerfieber (FMF)
  - Hyper-IgD-Syndrom (HIDS).
- Autosomal-dominant vererbte Erkrankungen wie:
  - Tumor-Necrosis-Faktor-Rezeptor-assoziiertes periodisches Syndrom (TRAPS)
  - Muckle-Wells-Syndrom (MWS)
  - Familiäre Kälteurtikaria (FCAS)
  - Chronic infantile neurological cutaneous and articular-Syndrom (CINCA-Syndrom).

### Klinisches Bild
HPF persistieren lebenslang und können mit Komplikationen wie v.a. Amyloidosen einhergehen. Die jeweilige Prognose und das therapeutische Ansprechen sind im Einzelfall sehr unterschiedlich, s.u. den jeweiligen Krankheitsbildern.

### Differenzialdiagnose
Ausschluss anderer Ursachen wie Infektionen, onkologische, hämatologische oder rheumatische Erkrankungen. Eine Zuordnung der einzelnen Patienten erfolgt im Wesentlichen durch ihre Symptomatik und molekulargenetische Analyse.

## Filaggrine

### Definition
Histidinreiche Proteine, die bei der Entstehung des Keratins als Matrixproteine eine tragende Rolle spielen. Es handelt sich um stark basische, nicht oder kaum phosphorylierte Polypeptide mit einem Molekulargewicht von 35.000 Dalton, die sich aus dem Stratum corneum extrahieren lassen und in vitro Keratinfilamente aggregieren können. Sie entstehen aus Profilaggrinen.

**Fiebersyndrome, hereditäre, periodische. Tabelle 1.** Vergleich wichtiger periodischer Fiebersyndrome

| | Familiäres Mittelmeerfieber | Hyper-IgD-Syndrom | TRAPS | Muckle-Wells-Syndrom | CINCA-Syndrom | Familiäre Kälteurtikaria | PFAPA-Syndrom |
|---|---|---|---|---|---|---|---|
| Ethnien | Östl. Mittelmeer | kaukasisch | kaukasisch | alle | alle | alle | alle |
| Alter der Erstmanifestation | <10 Jahre | <1 Jahr | <20 Jahre | neonatal | <1 Jahr | Adoleszenz | <5 Jahre |
| Fieberdauer | 1-3 Tage | 3-7 Tage | >1 Wo. | >1 Wo. | | 1-2 Tage | 3-6 Tage |
| Hautsymptome | Erysipelartig | makulopapulös | migrierend, schmerzhaft | urtikariell, Urtikaria-Vaskulitis | makulopapulös, auch urtikariell | Urtikaria | Aphthen |
| Arthritis | +++ | +++ | + | ++ | + | + | – |
| Diagnose | – | Serum-IgD | < TNF TYP 1 | – | – | Kälteexposition | – |
| Therapie | Colchicin | Kortikosteroide | NSAR; Etanercept | NSAR | NSAR; Kortikosteroide | Kortikosteroide; Ø Kälte | Tonsillektomie |
| Amyloid | ja | nein | ja | ja | ja | ja | ja |

**Allgemeine Information**
Filaggrin macht den Hauptbestandteil der Keratohyalingranula des oberen Str. granulosum aus. Es liegt als das 400 kDa-Protein Profilaggrin vor, das in einem letzten Differenzierungsschritt im Str. granulosum durch proteolytische Differenzierung in 10-12 Filaggrin Polypeptide von 37 kDa gespalten wird. Kodiert wird Filaggrin durch ein Filaggrin-Gen, das auf Chromosom 1q21 lokalisiert ist. Zyklische zitrullinierte Peptide, die beim Abbau von Filaggrin entstehen (s.u. CCP-AK), spielen bei der rheumatoiden Arthritis (bis zu 80% positiv) wie auch bei der Psoriasis arthropathica (10-15% positiv) eine diagnostische Rolle.

**Hinweis(e)**
Zwei Nullmutationen des Filaggrin-Gens äußern sich in dem klinischen Bild der Ichthyosis vulgaris. Bei 5% der Europäer werden Nullmutationen des Gens nachgewiesen. 50% dieser Nullmutanten führen zu einer trockenen Haut, zu einer milden Ichthyose und zu einem erhöhten Risiko an einem atopischen Ekzem zu erkranken.

## Filariose B74.8

**Erstbeschreiber**
Jean-Nicolas Demarquay (1863); Otto Wucherer (1866); Timothy Lewis (1872); Joseph Bancroft (1876); Patrick Manson (1877)

**Synonym(e)**
Filariasis

**Definition**
Infektionen mit Gewebsnematoden (Fadenwürmer), die extraintestinal parasitieren.

**Erreger**
- Dracunculus medinensis (Medinawurm)
- Loa loa
- Wuchereria bancrofti, Bruga malayi, Brugia timori
- Onchocerca volvulus
- selten: Mansonella spp., Dirofilaria immitis, B. pahangi, W. kalimantani.

**Einteilung**
- Dracunculiasis:
  - Erreger: Drancunculus medinensis
  - Vektor: Süßwasserkrebs (Cyclops).
- Loiasis:
  - Erreger: Loa loa
  - Vektor: Bremsen (Chrysops).
- Lymphatische Filariasis:
  - Erreger: Wuchereria bancrofti, Bruga malayi, Brugia timori
  - Vektor: Stechmücken (Aedes, Anopheles, Culex, Mansonia).
- Onchocerciasis:
  - Erreger: Onchocerca volvulus
  - Vektor: Kriebelmücken (Simulium).

**Vorkommen/Epidemiologie**
- Onchocerciasis: Weltweite Prävalenz: ca.18 Mio. Infizierte. V.a. im tropischen Afrika, Jemen, Mittel- und Südamerika auftretend.
- Lymphatische Filariasis: Ca.80 Mio. Infizierte, davon ca. 2/3 in China, Indien und Indonesien, des Weiteren in feuchten Regionen Afrikas.
- Loiasis: In Regenwaldzonen Afrikas auftretend. Prävalenz in den Endemiegebieten: 3-30% der Bevölkerung sind infiziert.
- Dracunculiasis: In regenarmen Gebieten Afrikas und Indiens auftretend. Gruppenerkrankung kleiner dörflicher Gemeinschaften.

**Ätiologie**
Vektoren übertragen während einer Blutmahlzeit infektionstüchtige Wurmlarven (L3), die sich je nach Art im Laufe von 3-20 Monaten zu erwachsenen Würmern entwickeln. Diese leben u.a. bei Onchocerciasis 10-15 Jahre. Die meisten Filarien beherbergen bakterielle Endosymbionten der Gattung Wolbachia (mit Rickettsien verwandt). Diese sind für die Immunologie der Filarien selbst und für ihre Embryogenese bedeutsam und induzieren andererseits im Makrowirt Krankheitserscheinungen (z.B. werden sie für die Korneatrübungen verantwortlich gemacht). Die antibiotische Beseitigung (Doxycyclin) der Wolbachia führt zu einer kompletten Hemmung der Embryogenese und damit zur Sterilität der Würmer.

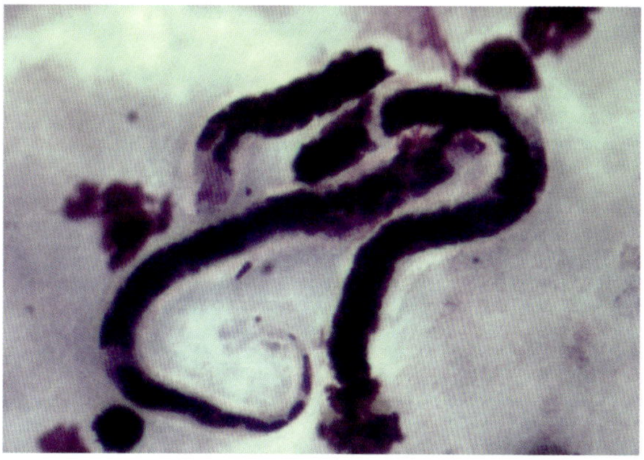

**Filariose.** Mikrofilarie von Brugia malayi. Die Mikrofilarie besitzt eine Scheide, das Hinterende hat zwei kleine Kerne. Die Mikrofilarien sind 200-270 x 5-8 µm groß. Die Aufnahme durch die Vektoren geschieht nachts.

**Klinisches Bild**
- Onchozerkose: Leitsymptome: Onchozerkome
  - lokalisierte Form (Sowda)
  - generalisierte Form: Onchodermatitis; Augenveränderungen (Flussblindheit).
- Lymphatische Filariasis:
  - akut
  - chronisch: Elephantiasis, Hydrozele, Chylurie, tropische pulmonale Eosinophilie.
- Loiasis:
  - Calabar-Schwellung
  - Glottis-Ödem
  - Gewebsirritation von Konjunktiven und Augenlidern.
- Drakunkulose:
  - subkutane Schlängelung
  - toxisch-allergische Entzündungen
  - Arthritiden
  - sterile Abszesse.

**Diagnose**
- Serumantikörper gegen Filarien-Rohantigen
- Blutfiltration
- Skin Snips

- Bestimmung der Bluteosinophilen, DEC-Provokationstest
- je nach Form:
  - ophthalmologische Untersuchung
  - Exstirpation eines verdächtigen Hautknotens
  - Extraktion eines Medinawurms.

### Therapie
- Ivermectin, Albendazol und Diethylcarbamazin (DEC nicht bei Onchozerkose), meist als Kombinationsbehandlung. Anschließend 6-wöchige Behandlung mit Doxycyclin 100 mg/Tag.
- Bei Drakunkulose: Extraktion in Kombination mit oraler Chemotherapie mit Metronidazol oder Tiabendazol.

## Filariose, lymphatische B74.8

### Erstbeschreiber
van Linschoten, 1588; Wucherer, 1866; Lewis, 1872; Cobbold, 1877; Manson, 1877; Bancroft, 1878

### Synonym(e)
Filariasis, lymphatische

### Definition
Nematodeninfektion, die über blutsaugende Mücken der Gattung Aedes, Anopheles, Culex, Mansonia übertragen wird. Der Befall der Lymphgefäße steht im Vordergrund. Sonderform: Tropische pulmonale Eosinophilie.

### Erreger
- Wuchereria bancrofti (in feuchten, tropischen Gebieten weltweit verbreitet): fadenförmige Würmer, Männchen 4 cm, Weibchen bis zu 10 cm lang.
- Brugia malayi (nur in Südostasien auftretend), Brugia timori (beschränkt auf einige Inseln in Indonesien): kleiner als Wuchereria.

### Einteilung
- Akute lymphatische Filariose: 4 Wochen bis 16 Monate nach Infektion: episodenhafte, gelegentlich fieberhafte Lymphadenitis und Lymphangitis, z.T. mit begleitendem, reversiblem Lymphödem. Der Reihe nach werden auch distal liegende Lymphknoten befallen („a hot stone rolling down to the foot"). Zudem zeigen sich Epididymitis und Orchitis.
- Chronische lymphatische Filariose: Elephantiasis, Hydrozele, Chylurie, Steatorrhoe, chylöser Aszites, Malabsorption, Glomerulonephritis.
- Tropische pulmonale Eosinophilie: Pulmonale Infiltrate (im Rö-Thorax nachweisbar), periphere Eosinophilie, Husten; Asthmaanfälle überwiegend nachts nach längerem Aufenthalt in den Tropen ohne Nachweis von Mikrofilarien im Blut bei wahrscheinlicher Filariose.

### Vorkommen/Epidemiologie
Tropische Gebiete, v.a. Süd-, Südost- und Ostasien, Nordafrika, tropische Regionen Afrikas und Mittelamerikas. Mindestens 100 Millionen Menschen sind infiziert.

### Ätiologie
Übertragung der L3-Larven durch verschiedene, blutsaugende Stechmückenarten (Vektoren: Aedes, Anopheles, Culex, Mansonia). Ansiedlung in den Lymphgefäßen und Lymphknoten, wo sie heranreifen und sich paaren. Entstehende Mikrofilarien zirkulieren im Blut und werden von Mücken beim Saugakt aufgenommen. Die meisten Filarien beherbergen bakterielle Endosymbionten der Gattung Wolbachia (mit Rickettsien verwandt). Diese sind für die Immunologie der Filarien selbst und für ihre Embryogenese bedeutsam, induzieren anderseits im Makrowirt Krankheitserscheinungen (z.B. werden sie für die Korneatrübungen verantwortlich gemacht).

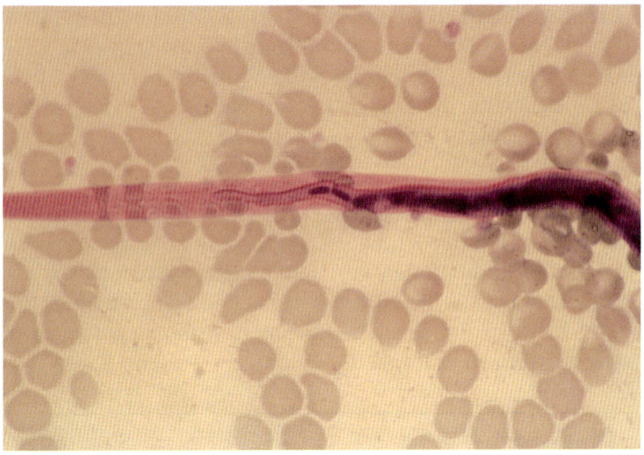

**Filariose, lymphatische.** Brugia malayi inmitten von Erythrozyten.

### Klinisches Bild
- Zunächst entzündlich-allergische Allgemeinreaktion mit Fieber, Gliederschmerzen, urtikariellen Hauterscheinungen, Lymphangitiden und Lymphadenitiden. Entzündungen des Samenstrangs sowie von Hoden und Nebenhoden (Meyer-Kouwenaarsches Syndrom).
- Nach jahre- bis jahrzehntelangem Verlauf treten die Folgeerscheinungen der Lymphgefäßverlegung durch die chronische Entzündung in den Vordergrund: Lymphödeme von Extremitäten, Skrotum, Penis, Vulva, Mammae, zunächst als weiche, teigig-ödematöse Schwellungen, später durch Fibrosierung. Lymphurie, Lymphozelen durch Platzen von Lymphgefäßen sind möglich. Übergang in „Elephantiasis filarica" (s. Elephantiasis).
- Tropisch-pulmonale Eosinophilie: anhaltender, besonders nächtlicher Husten mit mukupurulentem Sputum, pulmonaler Hypertonie, Hepatosplenomegalie, Lymphknotenschwellung, Eosinophilie, eosinophil-granulomatöser Entzündung.

### Labor
Eosinophilie.

### Diagnose
- Mikrofilarien-Nachweis im Blut:
  - Wuchereria: nach 7 Monaten
  - Brugia malayi: nach 3-12 Monaten
  - Brugia timori: nach 3 Monaten.
- Nokturnaler/diurnaler Mikrofilariennachweis (Mikroskopie und PCR) aus Blut, Lymphe/Lymphknoten und Haut (Skin snips - zum Ausschluss einer Onchocerciasis), Bluteosinophilie/Eosinophilenkinetik, DEC-Provokationstest, serologischer Antikörpernachweis gegen Filarien-Rohantigen, IgG4-Serumantikörper.
- Fleckförmige Infiltrate im Röntgen-Thorax und Eosinophilie in Broncho-alveolärer Lavage bei tropischer pulmonaler Hypertonie.

### Differenzialdiagnose
HIV-Infektion; Lymphogranuloma inguinale; Pest; Leishma-

niasis; Mumps; Gonorrhoe; Erythema nodosum leprosum; Tuberkulose; Syphilis; Bilharziose; Malignome; idiopathische Lymphgefäßerkrankungen; Podokoniose

### Komplikation
Malabsorption, Glomerulonephritis.

### Externe Therapie
Evtl. chirurgische Intervention bei der Behandlung größerer Lymphödeme, ansonsten Kompressionstherapie, manuelle und ggf. apparative intermittierende Lymphdrainage. S.a.u. Lymphödem.

### Interne Therapie
- Doxycyclin: die antibiotische Beseitigung von Wolbachia mit Doxycyclin führt zu einer kompletten Hemmung der Embryogenese und damit zur Sterilität der Würmer.
- Therapie der 1. Wahl: Kombination von Ivermectin (mikro- und makrofilarizide Wirkung; z.B. Mectizan) 1mal 400 µg/kg KG p.o. (Blutbild- und Transaminasenkontrolle erforderlich!) und Diethylcarbamazin (mikrofilarizide Wirkung) 6 mg/kg KG/Tag p.o. (vorher Onchocerciasis ausschließen). Doxycyclin 100 mg/Tag p.o. über 6 Wochen.
- Alternativ: auch in Kombination: Albendazol (z.B. Eskazole) 1mal/Tag 400 mg p.o. für 10-14 Tage.
- Bei Anwendung von Diethylcarbamazin gleichzeitige Gabe von Glukokortikoiden wie Prednisolon (z.B. Decortin H) 1 mg/kg KG/Tag und ggf. Antihistaminika wie Dimetinden (z.B. Fenistil Drg.) um NW wie Fieber, Kopfschmerzen, schmerzhafte Lymphknotenschwellungen abzuschwächen (allergische Reaktion auf die abgetöteten Filarien).

### Prophylaxe
Mückenschutz.

### Hinweis(e)
Diagnose und Therapie nur durch erfahrene Tropenmediziner.

## Filgrastim

### Definition
Mittels rekombinanter DNA-Technologie hergestellter, nicht glykosylierter Granulozytenkolonie-stimulierender Faktor.

### Indikation
Verkürzung der Dauer von Neutropenien und Verminderung neutropenischen Fiebers bei Patienten, die wegen einer nichtmyeloischen Grunderkrankung mit myelosuppressiven Chemotherapien (z.B. Doxorubicin) behandelt werden. Langzeittherapie schwerer kongenitaler oder idiopathischer Neutropenien. Keine Beeinflussung Chemotherapie-bedingter Thrombopenie und Anämie.

> Merke: **Vorsicht bei malignen und prämalignen Erkrankungen myeloischen Ursprungs. Anwendung nur unter Aufsicht onkologisch erfahrener Ärzte!**

### Dosierung und Art der Anwendung
5-10 µg/kg KG/Tag i.v. oder s.c. Beginn frühestens 24 Std. nach der Chemotherapie bis die neutrophilen Granulozyten wieder im Normbereich liegen. In der Langzeittherapie Injektion bei Abfall der Neutrophilen unter den Normwert (i.d.R. 1-2mal/Woche).

### Unerwünschte Wirkungen
ARDS, BB-Veränderungen, Splenomegalie, Leberschaden, Magen-Darm-Störungen, Dysurie, Proteinurie, allergische Reaktionen, RR-Abfall, Fieber, Schüttelfrost, Parästhesien, Myalgien.

> Merke: **Übergang myelodysplastischer Syndrome in akute myeloische Leukämien!**

### Kontraindikation
Schwangerschaft, Stillzeit, myeloische Grunderkrankung, eingeschränkte Knochenmarksfunktion unklarer Ätiologie, Leber- und Niereninsuffizienz.

### Präparate
Neupogen

### Hinweis(e)
Induktion eines Sweet-Syndroms nach Einnahme von Filgrastim wurde beschrieben.

## Finasterid

### Definition
Spezifischer, selektiver Inhibitor (4-Azosteroid) des Enzyms 5-α-Reduktase Typ II.

### Wirkungen
Senkung des Plasmaspiegels von Dihydrotestosteron innerhalb von 24 Stunden um mehr als 50%. Testosteron- und Estradiolspiegel steigen an, bleiben jedoch im Bereich der Normwerte. Senkung des PSA im Serum um etwa 50%. Finasterid stabilisiert laut Zulassungsstudien den Prozess der androgenetischen Alopezie bei Männern im Alter von 18 bis 41 Jahre. Eine Wirksamkeit beim bitemporalen Zurückweichen des Haaransatzes („Geheimratsecken") oder beim Haarverlust im Endstadium ist nicht belegt.

### Indikation
Benigne Prostata-Hyperplasie. Frühe Stadien der Alopecia androgenetica beim Mann (Off-Label-Use). Alopecia androgenetica bei der Frau; Postmenopausale, fibrosierende, frontale Alopezie (Off-Label-Use!).

### Schwangerschaft/Stillzeit

> Merke: **Fenasterid kann, wenn es von einer Schwangeren eingenommen wird, zu Fehlbildungen der äußeren Geschlechtsorgane männlicher Feten führen!**

### Dosierung und Art der Anwendung
1mal/Tag 1 Tbl. p.o.

### Unerwünschte Wirkungen
Selten erektile Dysfunktion, verminderte Libido, vermindertes Ejakulatvolumen, Ejakulationsstörung oder Berührungsempfindlichkeit. Weiterhin: Gynäkomastie, Arzneimittelexantheme, Pruritus, Urtikaria, Schwellung der Lippen und des Gesichts, Hodenschmerzen.

### Präparate
Propecia

### Hinweis(e)
Einige Veröffentlichungen weisen auf die Effizienz des Medikamentes bei der androgenetischen Alopezie der Frau hin.

F

## Fingerhämatom, paroxysmales R23.3

**Erstbeschreiber**
Achenbach, 1958

**Synonym(e)**
Fingerapoplexie; paroxysmales Handhämatom; Achenbach-Syndrom; Hémorrhagie douloureuse du doigt

**Definition**
Spontan oder nach geringfügigen Traumen auftretendes, tiefes Hämatom an der Volarseite einzelner Finger oder der Hand. Harmlose Störung.

**Ätiologie**
Venenruptur, wahrscheinlich Gefäßfragilität, allergisch-hyperergischer Gefäßwandschaden oder neurovegetative Störungen. Möglicherweise Minusvariante des M. Raynaud. Auslösung z.B. durch Tragen von Einkaufstaschen, Maschineschreiben.

**Manifestation**
Vor allem Frauen über 30 Jahre.

**Lokalisation**
Finger (v.a. Volarseite), selten Zehen, Hohlhand.

**Klinisches Bild**
Plötzlich einschießender, stechender Schmerz in einem oder mehreren Fingern. Zunehmende Schwellung. 15-60 Minuten später Hämatombildung, evtl. Vollbild des Digitus mortuus durch Kompression.

**Therapie**
Nicht erforderlich, evtl. Kühlen, Rückbildung infolge Resorption innerhalb weniger Tage.

**Prognose**
Rückbildung infolge Resorption innerhalb weniger Tage.

## Fingerknöchelpolster M72.10

**Definition**
Umschriebene polsterartige, fibrotische Verdickungen streckseitig über den Fingergelenken. Zu unterscheiden sind zwei Formen: Fingerknöchelpolster, echte; Fingerknöchelpolster, unechte.

## Fingerknöchelpolster, echte M72.1

**Erstbeschreiber**
Garrod, 1893

**Synonym(e)**
Echte Knöchelpolster; Knuckle pads; Tylositates articuli

**Definition**
Umschriebene polsterartige, fibrotische Verdickungen streckseitig über den Fingergelenken.

**Ätiologie**
Unbekannt, häufig Kombination mit anderen Fibromatosen des Erwachsenen (Dupuytrensche Kontraktur, Induratio penis plastica), Keloidneigung. S.a. Polyfibromatosis, s.a. Bart-Pumphrey-Syndrom. Einige Autoren geben eine autosomal-dominante Vererbung an.

**Manifestation**
Meist in der Jugend oder im frühen Erwachsenenalter auftretend.

**Lokalisation**
Meist symmetrisch über den Dorsalseiten der Mittelgelenke des 2. bis 5. Fingers, seltener der Zehen.

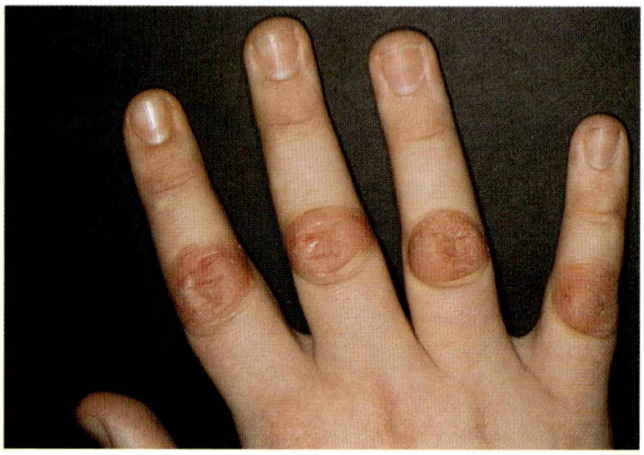

**Fingerknöchelpolster, echte.** Seit dem 15. Lebensjahr langsam progrediente, schmerzlose Verdickungen im Bereich der Interphalangealgelenke der Hand.

**Klinisches Bild**
Erbsgroße, halbkugelige, derbe, polsterartige, hautfarbene oder livide Papeln mit granulär-höckriger Oberfläche.

**Histologie**
Hyperkeratosen, Akanthose, Sklerose des Koriums.

**Differenzialdiagnose**
Xanthom, Fibrom, Schwiele, unechte Fingerknöchelpolster, Keratosis palmoplantaris transgrediens.

**Therapie**
Ggf. intrafokale Triamcinolon-Injektion (z.B. Volon A verdünnt 1:1 mit Scandicain).

**Prognose**
Ausbildung im Verlauf von Jahren, keine Rückbildung.

## Fingerknöchelpolster, unechte L84.x

**Definition**
Über den Streckseiten der proximalen Interphalangealgelenke II-IV lokalisierte, derbe, erbsgroße, gelbbraune, hyperkeratotische Schwielen infolge mechanischer Dauerbelastung. S.a.u. Kauschwielen.

**Ätiologie**
Mechanische Dauertraumen, auch gewohnheitsmäßiges Scheuern oder Reiben (Tic). S.u. Artefakte.

**Therapie**
Abkleben mit salicylsäurehaltigem Pflaster sowie mechanisches Abtragen. Bei einem Artefakt sollte psychotherapeutische Hilfe in Anspruch genommen werden.

## Fingerkontraktur M20.0

### Definition
Gelenkfehlstellung von Fingern infolge Dauerverkürzung von Muskeln, Sehnen, Faszien/Bändern, nerval bedingt (Paralysen), oder durch Sklerose des Koriums. S.a.u. Fibromatosen.

### Vorkommen/Epidemiologie
Z.B. bei systemischer Sklerodermie, hereditärer Sklerodaktylie, Kamptodaktylie, Dupuytrenscher Kontraktur, Gicht, primär chronischer Polyarthritis (rheumatoide Arthritis).

### Therapie
Behandlung der Grunderkrankung.

## Fingerkuppenekzem L30.8

### Definition
Ekzem der Fingerkuppen unterschiedlicher Ursache. Am häufigsten tritt das Fingerkuppenekzem im Rahmen eines toxisch-irritativen Mechanismus auf.

### Ätiologie
Beispielsweise:
- Chronisches allergisches Kontaktekzem oder chronisches toxisches Kontaktekzem,
- dyshidrotisches Ekzem,
- Manifestation eines atopischen Ekzems; s.a. Dermatitis hiemalis.

Merke: **Die exakte ätiologische Zuordnung ist zwingend notwendig, um eine gezielte Therapie betreiben zu können.**

### Diagnose
Epikutantestung zum Ausschluss einer Kontaktsensibilisierung, Eruierung von Typ I-Sensibilisierungen.

### Therapie
Pflegende Salben (z.B. Linola Fett), ggf. Behandlung der Grunderkrankung.

## Fingerkuppennekrose I77.8

### Synonym(e)
Rattenbissnekrose

### Definition
Umschriebene, meist schmerzhafte Ulzera der Fingerkuppen infolge von Minderdurchblutung, z.B. bei progressiver systemischer Sklerodermie, Anklopferkrankheit, Endangiitis obliterans.

### Therapie
Behandlung der Grunderkrankung.

### Externe Therapie
S.u. Gangrän. Trockene pflegende Behandlung mit fettenden Salben, bei Superinfektion antiseptische bzw. antibiotische Therapie. Pinselungen mit Farbstoff-Lösungen oder Polyvidon-Jod Lösung (R203, Betaisodona).

## Fingervarikosis I86.81

### Definition
Im Alter auftretende, auf die Fingerbeugeseiten begrenzte Phlebektasie.

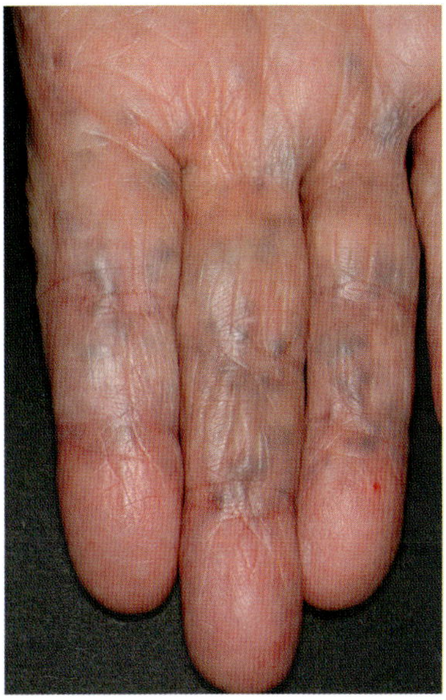

Fingervarikosis. Chronisch stationäre, nicht mehr zunehmende Schwellung sowie geschlängelte und knotige, bläuliche Phlebektasien und Varizen der beugeseitigen Fingervenen bei einer 89-jährigen Patientin. Stark gefältelte Hautoberfläche (Hautatrophie). Das klinische Bild ist diagnostisch beweisend.

### Histologie
Dilatierte kutane Venen, verdickte Gefäßwände.

### Komplikation
Sekundäre Thrombosierung der Fingervarizen.

### Therapie
Harmlose Erkrankung, im Falle wiederholter und ausgeprägter Thrombosierungen sollten die gut palpablen schmerzhaften Knötchen thrombosierter Fingervenen als Früh- und Warnsymptome systemischer Erkrankungen besondere Aufmerksamkeit finden. S.a. akute oberflächliche Thrombophlebitis.

## Fischer-Syndrom Q82.8

### Synonym(e)
Heinrich-Fischer-Syndrom

### Definition
Unregelmäßig-dominant vererbtes, sich in der frühen Kindheit manifestierendes Syndrom mit Palmoplantarkeratosen, Hyperhidrose, Onychogrypose, Trommelschlegelfingern und -zehen sowie spärlichem Haarwuchs.

### Therapie
Entsprechend klinischer Symptomatik.

## Fissur K60.2

### Definition
Tief reichender, schmaler, strichförmiger Haut- bzw. Schleimhautriss. Der Begriff Fissur wird nahezu ausschließlich für Einrisse der Schleimhaut verwendet (an der Haut Bezeichnung als Rhagade). S.a. Analfissur.

## Fistel L08.87

**Definition**

Angeborener (kongenitale Fehlbildung) oder erworbener (infolge chronischer Entzündung oder Tumor), pathologischer, röhrenförmiger Gang, der Körperhöhlen und Hohlorgane miteinander oder mit der Körperoberfläche verbinden kann. Kann von Epithel oder von Granulationsgewebe ausgekleidet sein. Man unterscheidet:

- Komplette/vollkommene Fistel: Fistel mit zwei Öffnungen.
- Unvollkommene Fistel: Blind endende Fistel, s.a. Analfistel, Pilonidalsinus, laterale Halsfistel und -zyste, mediane Halsfistel und -zyste, angeborene Ohrfistel, Nasenfistel, odontogene Fistel, arteriovenöse Fistel.

## Fistel, arteriovenöse Q27.3

**Definition**

Pathologische Verbindung zwischen Arterie und Vene mit konsekutivem arteriovenösem Shuntvolumen.

**Ätiologie**

Kongenital, meist im Rahmen weiterer Missbildungen, z.B. Parkes-Weber-Syndrom. Erworben, v.a. durch perforierende Gefäßverletzungen.

**Klinisches Bild**

Fistelgeräusch (systolisch-diastolisches Schwirren), positiver Nicoladoni-Branham-Test: Bei Kompression der zuführenden Arterie Auftreten einer Bradykardie (geringeres Shuntvolumen). Evtl. einseitig ausgeprägte Varizen. Fisteln zwischen größeren Gefäßen führen durch die Erhöhung des Herzzeitvolumens zu einer Rechtsherzbelastung und schließlich zur kardialen Insuffizienz.

**Diagnose**

Venenverschlussplethysmographie (erhöhter arterieller Einstrom im Vergleich zur gesunden Seite), Ultraschall-Doppler-Untersuchung (kontinuierliches Strömungsgeräusch), nuklear-medizinische Bestimmung des arteriovenösen Shuntvolumens (Injektion von radioaktiv markierten Millimikrosphären), präoperative Angiographie.

**Therapie**

Operative Beseitigung der Fistel, alternativ Embolisation.

## Fistel, odontogene K09.0

**Erstbeschreiber**

Brown, 1839

**Synonym(e)**

Odontogene Gesichtsfistel; Zahnfistel; Dentaler Sinus

**Definition**

Von parodontalen Infektionen und Wurzelspitzengranulomen ausgehende, meist im Unterkieferbereich lokalisierte Fistel v.a. bei Kindern und Jugendlichen.

**Ätiologie**

Periapikale Abszesse der Wurzelspitze (meist von Zähnen mit tiefen kariösen Läsionen, umfangreichen Füllungen) oder chronisch-granulierende Entzündung bei Karies, mit Pulpitis und Befall des Wurzelspitzenbereiches. Noch nicht abgeschlossenes Kieferwachstum und sehr tief in der Knochenbasis liegende Zahnwurzeln begünstigen den Durchbruch nach außen.

**Manifestation**

Fast ausschließlich bei Kindern und Jugendlichen bis zum 20. Lebensjahr auftretend.

**Lokalisation**

V.a. Unterkiefer: Bereiche distal und medial der Muskelschlinge des Musculus masseter, Kinn, Mundboden; seltener Oberkiefer (Nasolabialfalte).

**Klinisches Bild**

Zunächst diffuse, später umschriebene Rötung und Schwellung, Fluktuation, Druck- und Spontanschmerz. Schließlich Perforation mit Nachlassen oder Verschwinden der Beschwerden. Persistenz einer kleinen, von rötlichem Granulationsgewebe umgebenen Öffnung.

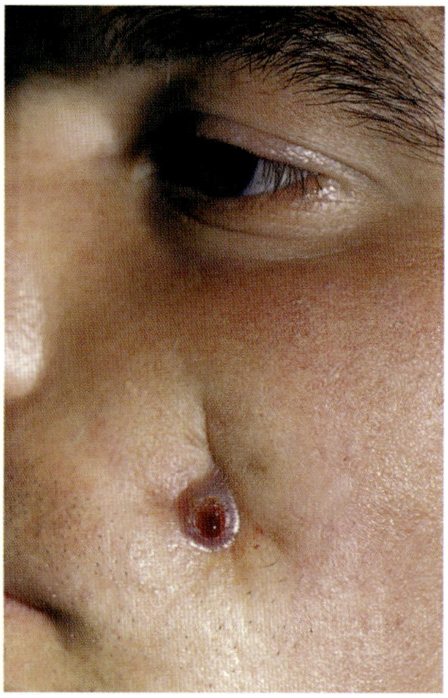

**Fistel, odontogene.** Zunächst diffuse, später umschriebene Rötung sowie Schwellung, Fluktuation, Druck- und Spontanschmerz. Mehrere Wochen später Persistenz eines entzündlichen, wenig schmerzenden, auf der Unterlage nicht verschieblichen Knotens, dessen Zentrum von rötlichem Granulationsgewebe umgeben ist. Auf Druck Entleerung seröser Flüssigkeit.

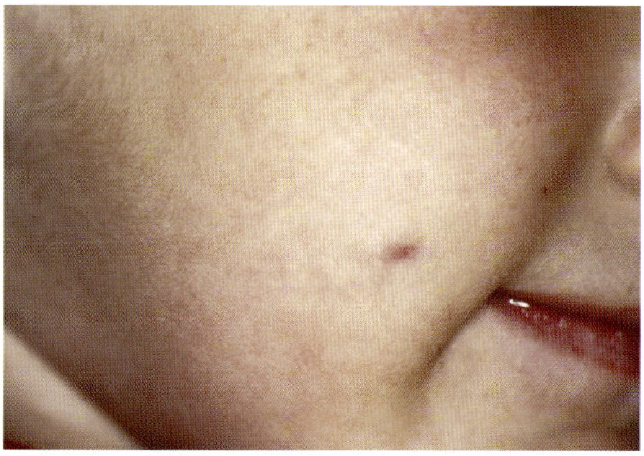

**Fistel, odontogene.** Permanente, kleine, von rötlichem Granulationsgewebe umgebene Öffnung am Unterkiefer mit anfänglichem Druck- und Spontanschmerz und nachfolgender Perforation mit Nachlassen bzw. Verschwinden der Beschwerden.

### Diagnose
Darstellung des Fistelgangs (Röntgenkontrast).

### Differenzialdiagnose
Furunkel, Follikulitis, Aktinomykose der Haut, Lymphadenitis tuberculosa.

### Therapie
Sanierung des Zahnes (ggf. Extraktion) i.d.R. mit Wurzelspitzenextraktion durch den Zahnarzt. Exzision bzw. Kürettage der Fistel und des durch die chronische Entzündung vernarbten Gewebes. Resultierende narbige Einziehungen an der Gesichtshaut können nach Abheilung plastisch-operativ korrigiert werden.

### Prognose
Adäquate Therapie führt fast immer zur raschen, komplikationslosen Abheilung.

## Flechte L30.8

### Definition
Volkstümliche Bezeichnung für verschiedene chronische Hauterkrankungen, z.B. Ekzem, Psoriasis vulgaris, Pityriasis versicolor, Lichen planus u.a.

### Therapie
Entsprechend der jeweiligen Grunderkrankung, s.u. Ekzem, Psoriasis vulgaris, Pityriasis versicolor, Lichen planus.

## Flechte, fressende A18.4

### Definition
Volkstümliche Bezeichnung für Tuberculosis cutis luposa.

## Fleck

### Synonym(e)
Macula

### Definition
Scharf oder unscharf begrenzte, unterschiedlich große, unterschiedlich intensiv zur Umgebung farblich abgesetzte, nicht palpable Effloreszenz. Flecken können erworben oder angeboren sein. Sie können primär oder sekundär im Gefolge einer anderen Hauterkrankung oder deren Abheilung auftreten.

### Einteilung
- Dunkler Fleck (gelb, grün, rot, blau, braun, schwarz):
  - Farbstoffeinlagerung, Melanin, Hämosiderin, Carotin, Gallenfarbstoff oder körperfremde Substanzen: Kohle, Pulver, Teer, Wismut, Silber, Gold u.a.
  - Vermehrte Gefäßfüllung
  - Vermehrte Gefäßanlage, z.B. Naevus flammeus.
- Heller Fleck:
  - Pigmentierung vermindert: Depigmentierung, Leukoderm
  - Verengte Blutgefäße: z.B. bei Digitus mortuus, Steroidhaut
  - Gestörte Blutgefäßdynamik: z.B. Naevus anaemicus.

### Ätiologie
- Dunkler Fleck (gelb, grün, rot, blau, braun, schwarz):
  - Farbstoffeinlagerung, Melanin, Hämosiderin, Carotin, Gallenfarbstoff oder körperfremde Substanzen: Kohle, Pulver, Teer, Wismut, Silber, Gold u.a.
  - Vermehrte Gefäßfüllung
  - Vermehrte Gefäßanlage, z.B. Naevus flammeus.
- Bei den roten Flecken ist die Unterscheidung in anämisierbare und nicht-anämisierbare Flecken aus differenzialdiagnostischen Überlegungen sinnvoll. Ein nicht anämisierbarer roter Fleck, kommt (abgesehen von einer roten Tätowierung), durch eine Ansammlung von Blut in der Dermis zustande. Ein anämisierbarer Fleck hingegen, ein Erythem, entsteht ausschließlich durch eine Weitung der dermalen Gefäße.
- Ein dunkler (nicht roter) Fleck stellt sich als Kontrast zur Umgebung dar und ist nur als solcher wahrnehmbar. Eine sich deutlich abzeichnende Lentigo maligna ist als morphologisches Muster einfach zu diagnostizieren, denn der braun-schwarze Fleck zeigt sich als markante Besonderheit in ansonsten normaler Umgebung. Schwierig wird es bei gleichmäßig das gesamte Integument betreffenden Hautverfärbungen. Eine generalisierte Gelbfärbung wird man bei gutem Licht sofort erkennen, da der Farbton gelb eine nicht physiologische Färbung ist. Anders verhält es sich mit der physiologisch vorkommenden Farbe, z.B. braun. Einen generalisierten braunen Fleck wie z.B. beim M. Addison, bei dem sich eine homogene Braunverfärbung der Haut einstellt, wird man zunächst als solchen rein morphologisch nicht wahrnehmen. Die blickdiagnostische Erstdiagnose wird zunächst möglicherweise „gesunde Sonnenbräunung" lauten. Hier werden nur die anamnestischen Daten weiterführen.
- Heller Fleck:
  - Pigmentierung vermindert: Depigmentierung, Leukoderm
  - Verengte Blutgefäße: z.B. bei Digitus mortuus, Steroidhaut
  - Gestörte Blutgefäßdynamik: z.B. Naevus anaemicus.
- Ein heller Fleck bildet sich als Kontrast zur Umgebung aus. Kommt es an umschriebenen Stellen der Haut zu einem Verlust von Pigmentzellen oder zu ihrer Funktionsstörung so entsteht in umgebender gesunder Haut ein heller Fleck. Verbleiben Inseln unveränderter gesunder Haut als „Nappes claires" in einer umgebenden pathologisch geröteten Haut (z.B. Nappes claires in einer Erythrodermie), so werden diese Inseln gesunder Haut als scheinbar krankhafte helle Flecken interpretiert obwohl es sich um unveränderte Haut handelt. Ein ähnlicher Mechanismus kann bei der nach Dithranol-Behandlung abgeheilten Psoriasis beobachtet werden. Die ehemals läsionale Haut zeichnet sich als heller Fleck zur durch Dithranol pigmentierten Umgebung ab. Auch hier findet die Veränderung in der umgebenden Haut (Braunfärbung der Hornschicht) statt. Ein universeller heller Fleck der Haut wie bei den verschiedenen Formen des Albinismus oder bei der großflächigen Vitiligo wird man nicht als hellen Fleck empfinden weil die Abgrenzung zur normalen Haut fehlt. So stört auch bei einer ausgedehnten Vitiligo häufig nicht der helle Fleck als solcher, sondern die häufig bizarren Inseln normal pigmentierter oder repigmentierter Haut.
- Grundsätzlich lassen sich folgende Szenarien für einen hellen Fleck ableiten: Helle Flecken entstehen entweder durch eine umschriebene Störung der Blutgefäßdynamik durch eine Vasokonstriktion (Naevus anaemicus) oder

durch eine Verminderung bzw. komplettes Fehlen der Pigmentzellen (depigmentierte Narbe) oder als Negativkontrast in einer farblich veränderter Umgebung (Dithranol-Verfärbung bei der Psoriasisbehandlung).
- Eine letzte Möglichkeit einer Hellverfärbung ergibt sich bei sklerotischen Hautveränderungen. Eine oberflächliche Sklerosierung der Dermis führt zu einem Milchglaseffekt; bestehende Gefäße sind rarefiziert, tiefer gelegene Gefäße können durch die Skleroseschicht nicht durchscheinen, so dass ein Weißeffekt eintritt (z.B. Lichen sclerosus et atrophicus).

## Fleck, dunkler

### Definition
Scharf oder unscharf begrenzte, unterschiedlich große Verfärbung im Hautniveau, die zu den primären Effloreszenzen gehört. Flecken unterscheiden sich nach Farbe, Größe, Anordnung.

### Einteilung
- Topographie unterschiedlicher Pigmente in der Haut (korneal, epidermal, epidermal/dermal, dermal)
- Größe
- Verteilung (isoliert, gruppiert, disseminiert, konfluierend)
- Anordnungsmuster (gyriert, herpetiform, anulär, serpiginös, in Blaschko-Linien, segmental, zufällig)
- Strukturelle und funktionelle Zuordnung (follikulär, Schweißdrüsen, Kontaktstellen, lichtexponiert, zufällig)
- Topographische Zuordnung (verschiedene Körperregionen, Felderhaut, Leistenhaut, seborrhoische Zonen, intertriginös)
- Begrenzung (scharfrandig, unscharf, bogig, zackig, zufällig)
- Strukturelle Zuordnung (follikulär, naevoid, segmental, zufällig)
- Topographische Zuordnung (Körperregionen, Felderhaut, Leistenhaut)
- Farbnuancen (blau bis schwarzblau)
- Art der Farbstoffpigmente (Blutpigment unterschiedlicher Abbaustufen, Melanin, Fremdsubstanzen, Stoffwechselprodukte, Medikamente)

### Klinisches Bild
Klinische Beispiele für Flecken:
- (Fremd-)Pigment (epidermal/korneal):
  - Cignolin
  - Dihydroxyaceton
  - Dermographismus niger
  - Erythrasma
  - Karotinose
  - Pityriasis versicolor
  - Tinea nigra palmaris et plantaris.
- Melanin (epidermal):
  - Acanthosis nigricans
  - Arsenmelanose
  - Becker-Naevus
  - Café-au-lait-Flecken
  - Chloasma
  - Cutis vagantium
  - Ekzem, atopisches
  - Elastoidosis cutanea nodularis et cystica
  - Epheliden
  - Ichthyosis congenita
  - Ichthyosis vulgaris, autosomal-dominante
  - Lentigo, naevoide
  - Lentigo simplex
  - Lentigo solaris
  - Melaena neonatorum
  - Melanodermie, diffuse
  - Melanose, Riehl-Melanose
  - Naevus spilus
  - Peutz-Jeghers-Syndrom
  - Porphyria cutanea tarda
  - Papillomatosis confluens et reticularis
  - Pellagra
  - Pellagroid
  - Sklerodermie, progressive systemische
  - Teermelanose
  - Urticaria pigmentosa
  - Xeroderma pigmentosum
  - Xerodermoid, pigmentiertes.
- Melanin (dermal):
  - Blauer Naevus
  - Mongolenfleck.
- Melanin (epidermal/dermal):
  - Lichenoide Dermatitiden
  - Incontinentia pigmenti
  - Lichen planus
  - Erythema dyschromicum perstans
  - Lupus erythematodes chronicus discoides
  - Dermatitis, Berloque-Dermatitis
  - Melanodermatitis toxica
  - Melanodermia factitia
  - Atrophodermia idiopathica et progressiva
  - Hyperpigmentierung, kalorische
  - MelanoerythrodermieVaselinoderm
  - Dermatitis bullosa pratensis
  - Arzneimittelreaktion, fixe.
- Fremdpigment (dermal):
  - Argyrie
  - Arsenmelanose
  - Chrysiasis
  - Tätowierung
  - Wismut.
- Stoffwechselprodukte (dermal):
  - M. Wilson
  - Ikterus (Gallenfarbstoffe).
- Melanin + Blutpigment in unterschiedlichen Abbaustufen (dermal):
  - Hämochromatose
  - Purpura jaune d'ocre.
- Blutpigment in unterschiedlichen Abbaustufen (dermal):
  - Ekchymosen-Syndrom, schmerzhaftes
  - Hämatom
  - nicht entzündliche Purpura
  - Vaskulitiden.

## Fleckfieber A75.90

### Definition
Bezeichnung für die mit kontinuierlichem Fieber und fleckigem Exanthem einhergehenden Rickettsiosen. S.u. endemisches Fleckfieber und epidemisches Fleckfieber.

## Fleckfieber, endemisches A75.9

### Synonym(e)
Flohfleckfieber; murines Fleckfieber; Rattenfleckfieber

### Definition
Sehr seltene von der Ratte durch den Rattenfloh auf den Menschen übertragene Rickettsiose mit demselben klinischen Bild wie beim epidemischen Fleckfieber, aber leichterem Verlauf.

## Fleckfieber, epidemisches A75.9

### Erstbeschreiber
Ricketts, 1909; Brill, 1910

### Synonym(e)
Flecktyphus; Typhus exanthematicus; klassisches Fleckfieber; Läusefleckfieber

### Definition
Heute extrem seltene, durch Läuse übertragene Rickettsiose, die zu einer schweren, systemischen, häufig letal verlaufenden Vaskulitis führt. Meldepflicht!

### Erreger
Rickettsia prowazekii.

### Ätiologie
Infizierte Kleiderläuse übertragen die Rickettsien von Mensch zu Mensch. Eine Ansteckung ist auch durch Inhalation oder Inokulation von kontaminierten Läusefaeces möglich. Die Erreger werden von den Läusen während des Saugaktes mit den Faeces abgegeben bzw. bei Verletzung der Läuse freigesetzt und aufgrund des starken Juckreizes über kleine Hautläsionen in den menschlichen Organismus „eingerieben". Während der febrilen Phase und auch noch 2-3 Tage nach Entfieberung können die Erreger von den Läusen während des Saugaktes aufgenommen werden. Infizierte Läuse sterben innerhalb von 1-3 Wochen, keine Weitergabe an die Nachkommen. Der Mensch ist neben einer Eichhörnchen-Spezies das Hauptreservoir.

### Klinisches Bild
- Inkubationszeit: 7-14 Tage. Nach unspezifischen Prodromi (Kopfschmerzen, Abgeschlagenheit) folgt eine hohe Fieberkontinua mit Somnolenz.
- Integument: Am 3. bis 6. Tag nach Krankheitsbeginn Auftreten verschieden großer, teils konfluierender, blassroter bis bläulicher Roseolen, die sich von der oberen auf die untere Rumpfpartie und auf die Extremitäten ausbreiten. Beteiligung von Palmae und Plantae. Zum Teil punktförmige Hämorrhagien im Zentrum der Roseolen. Facies typhosa: Livid gerötetes Gesicht. Außerdem Pediculosis corporis.
- Neurologische Symptomatik: Muskelzuckungen, Druckempfindlichkeit peripherer Nerven, motorische Unruhe. Hypotone Blutdruckkrisen. Konjunktivitis, Bronchitis, Splenomegalie.
- Bei ungenügend langer Antibiotika-Therapie können Spätrezidive in abgeschwächter Form auftreten (sog. Brill-Zinsser-Krankheit), nicht jedoch nach überstandener unbehandelter Erkrankung (lebenslange Immunität).

### Labor
Leukopenie, Eosinophilie.

### Diagnose
Agglutinationstest (Weil-Felix-Reaktion in der 2. Krankheitswoche), Komplementbindungsreaktion (2.-3. Krankheitswoche), Rickettsien-Mikroagglutination, indirekter Immunfluoreszenztest (2.-3. Krankheitswoche).

### Differenzialdiagnose
Typhus abdominalis, Paratyphus, Tularämie.

### Therapie allgemein
Falls notwendig: Intensivmedizinische Maßnahmen zur Stabilisierung des Kreislaufs, Flüssigkeits- und Eiweißersatz, Elektrolyte. Impfstoff vorhanden.

### Externe Therapie
Therapie der Pediculosis corporis.

### Interne Therapie
- Antibiose direkt bei Verdacht einleiten, da bei früh einsetzender Therapie die Letalitätsrate niedrig ist. Mittel der Wahl ist Doxycyclin (z.B. Doxycyclin Heumann). In akuten Fällen Erwachsene 100 mg alle 6-8 Std. i.v. über 5-10 Tage bis zur völligen Fieber- und Erscheinungsfreiheit. In leichten Fällen Doxycyclin 200 mg/Tag als Einmaldosis.
- In schweren Fällen mit beginnender Generalisierung sind zusätzlich Glukokortikoide zu erwägen, um die toxische Nebensymptomatik abzufangen, z.B. Prednisolon (Decortin H) 100-125 mg/Tag i.v. über 2-3 Tage.

### Prognose
Bei frühzeitiger Therapie günstig, sonst hohe Letalität.

## Fleck, heller

### Definition
- Helle Flecken werden durch einen angeborenen oder erworbenen, umschriebenen oder generalisierten Melaninmangel oder kompletten Melaninverlust der Haut ausgelöst (Verlust oder Funktionsstörungen von Melanozyten).

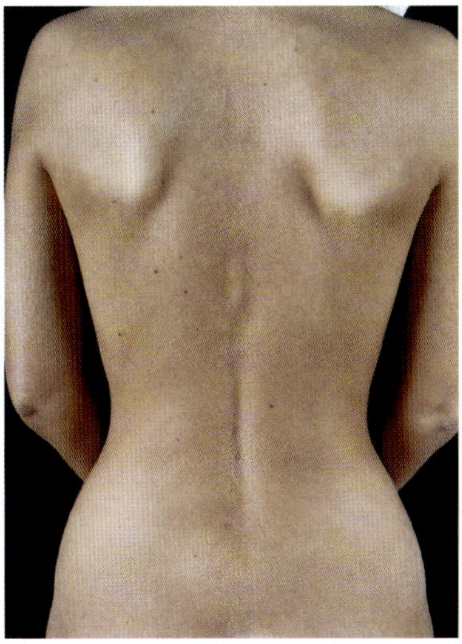

**Fleck, heller.** Glatte weiße Flecken in homogen gebräunter Haut. 25-jährige Patientin, die nach häufigen Bestrahlungen in einem Bräunungsstudio weiße Flecken entwickelte. An den Aufliegestellen (Steißbein, Schulterblätter) zeigen sich verwaschene, weiße Flecken.

- Treten Depigmentierungen als temporäre, umschriebene, sekundär bei oder im Gefolge von Hauterkrankungen (intra- und/oder periläsional) auf, werden sie als Leukoderme bezeichnet.
- Als Pseudoleukoderme werden Hautveränderungen bezeichnet, die sich als Negativabdruck der normal gefärbten Haut hell gegen eine dunkle Umgebung abzeichnen. Helle Flecken werden auch durch umschriebene Minderdurchblutungen hervorgerufen, z.B. Naevus anaemicus oder Raynaud-Phänomen, Dermographismus albus.

## Fliegen

### Definition
Weltweit verbreitete Insekten. Unterordnung der Zweiflügler (Diptera); meist gedrungen, kurzfühlerig, 1-50 mm lang, oft dunkel, auch metallglänzend. Leckende, stechende oder saugende, selten verkümmerte Mundteile. Bedeutung für den Menschen durch Übertragung von Krankheiten.

### Einteilung
Man unterscheidet u.a.:
- Spaltschlüpfer (Orthorrapha): >20.000 Arten, z.B. Raubfliegen, Bremsen, Wollschweber.
- Deckelschlüpfer (Cyclorrapha): >25.000 Arten, z.B.: Schwebfliege, Raupenfliege, Dungfliege, Fleischfliege.
- Sandfliegen (Phlebotomus): S.u. Leishmaniose.
- Dasselfliege (Oestridae): S.u. furunkuloide Myiasis.
- Bremsen (Tabanidae): S.u. Bremsenstich, Larva migrans, Mangrovenfliegen, Loiasis.

### Klinisches Bild
S.u. Mückenstich, Myiasis, Larva migrans.

## Flöhe

### Definition
Kleine, flügellose, blutsaugende Insekten. Weltweit wurden bisher 1100 Arten beschrieben. Wirte sind Vögel, Säugetiere und Menschen.

### Allgemeine Information
- Die Entwicklung vom Ei zum schlüpfreifen, in einer Puppenhülle ruhenden Floh dauert drei bis sechs Wochen. Das Schlüpfen der reifen Flöhe wird durch eine vom Wirt erzeugte Bodenerschütterung ausgelöst. Befallene, über längere Zeit unbewohnte Räume beherbergen zahlreiche schlüpfreife, auf genanntes Zeichen wartende Flöhe.
- Die größte Bedeutung für den Menschen hat der Menschenfloh (Pulex irritans). Von klinischer Bedeutung sind auch Hundefloh, Katzenfloh, Hausrattenfloh (Xenopsylla cheopsis; Überträger von Pest und endemischem Fleckfieber) sowie Tunga penetrans.

### Klinisches Bild
Flohstich.

## Flohstich B88.0

### Synonym(e)
Pulikose; Pulicosa; flea bite

### Definition
Stich durch Flöhe mit konsekutiver Quaddelbildung. Heute selten.

### Erreger
Vor allem Menschenfloh (Pulex irritans), auch Hundefloh, Katzenfloh, s.a. Flöhe.

### Lokalisation
Vor allem bekleidete Hautpartien.

### Klinisches Bild
Meist multiple, gruppenweise, asymmetrisch angeordnete Quaddeln und juckende Papeln, gelegentlich Purpura (Pulicosis), selten Blasen. Zentral punktförmiger hämorrhagischer Einstich, gut unter Glasspateldruck erkennbar.

### Differenzialdiagnose
Urtikaria, Prurigo simplex acuta infantum, Varizellen, Trombidiose, Pediculosis.

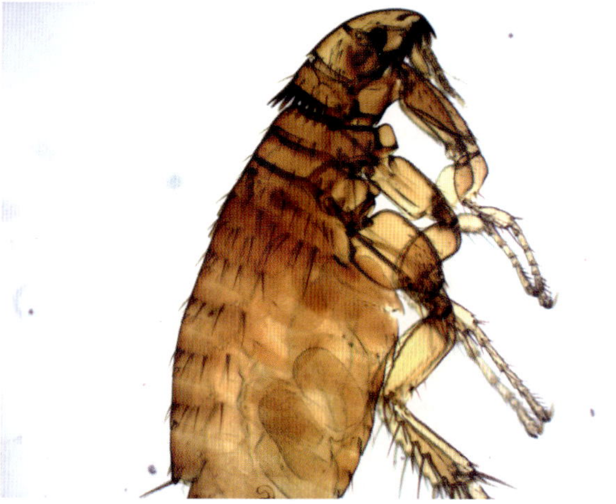

**Flöhe.** Katzenfloh Ctenocephalides felis (männlich).Am Kopf sind zwei Kämme (Genal- und Pronotal-Ctenidien) erkennbar. Des Weiteren sind der Labialtaster und der Maxillartaster im Bereich der Mundwerkzeuge zu erkennen.

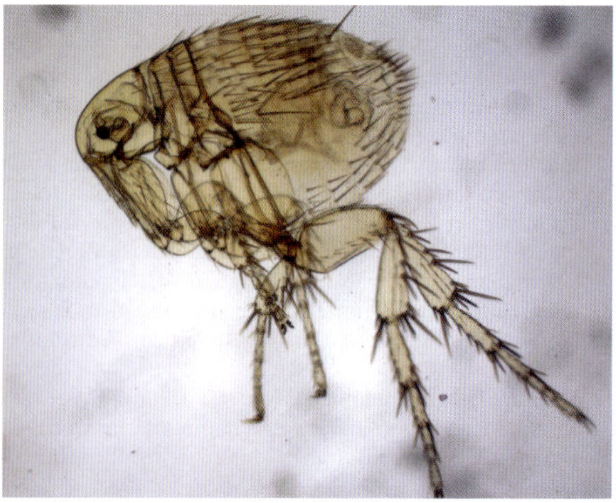

**Flöhe.** Pestfloh Xenopsylla cheopis. Die Pleura des Mittelbeins ist geteilt durch eine Verstärkungsleiste, die typisch für den Pestfloh ist. Die Augenborste ist in der Höhe des Auges. Insgesamt ist der Pestfloh mit deutlich mehr Borsten ausgestattet.

### Externe Therapie

Lotio alba evtl. mit Zusatz von 2-4% Polidocanol (z.B. R200, Optiderm), Menthol-Lösung 1% (z.B. R160), ggf. auch kurzfristige Anwendung topischer Glukokortikoide z.B. Betagalen Lotio oder -creme. Der Wert örtlicher Antihistaminika (Fenistil-Gel, Soventol-Gel) ist umstritten.

### Interne Therapie

Bei starkem Juckreiz Antihistaminika wie Levocetirizin (z.B. Xusal akut) 1mal/Tag 10 mg p.o., Desloratadin (z.B. Aerius) 1mal/Tag 10 mg p.o. oder Dimetinden (z.B. Fenistil Drg.), Erwachsene 3mal/Tag 1-2 mg, Kinder >3 Jahre 3mal/Tag 1 mg p.o.

### Prophylaxe

- Einreibung mit Repellents (z.B. Autan).
- Wichtig ist die Sanierung der Umgebung (Hunde, Katzen und ihre Lagerstätten, Raumsanierung) mit Substanzen wie z.B. Permethrin, Pyriproxifen, Piperonylbutoxid. Am besten geeignet sind hier beim Tierarzt erhältliche Vernebler (z.B. Indorex Fogger) oder Sprays.
- Bettwäsche und Kleidung heiß waschen (Kochwäsche).

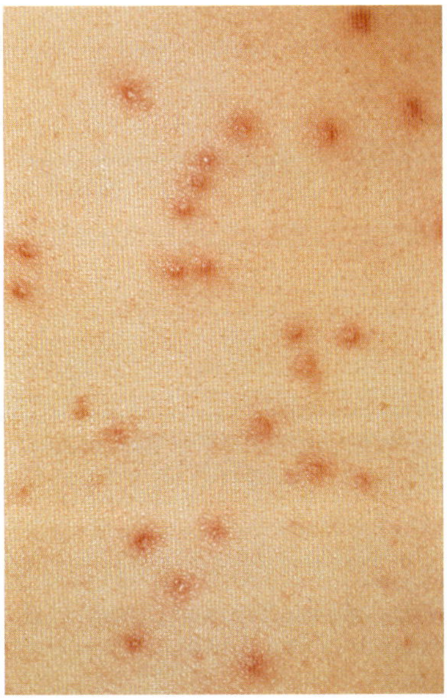

**Flohstich.** Stark juckende, asymmetrisch gruppierte Papeln.

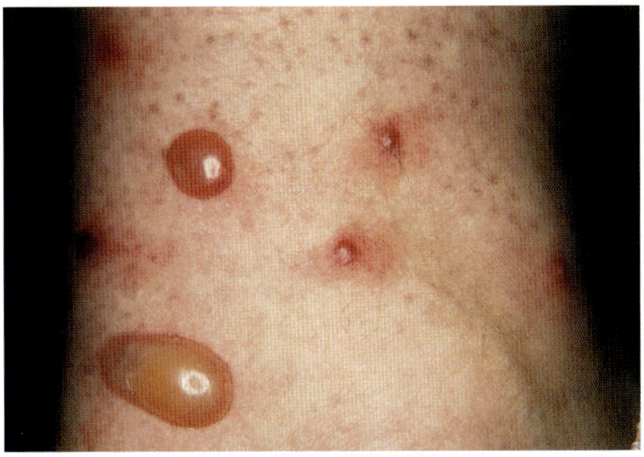

**Flohstich.** Multiple, akut aufgetretene, am Unterschenkel bei einer 31-jährigen Frau lokalisierte Blasen (Pulicosis bullosa).

- Evtl. Anlegen von Floh-/Zeckenhalsbändern (z.B. mit dem Wirkstoff Dimpylat) bei Haustieren.

## Flowzytometrie

### Synonym(e)

Durchflusszytometrie; FACS; Fluorescence activated cell sorting

### Definition

Nachweismethode, die es ermöglicht, gleichzeitig physikalische und molekulare Parameter auf Einzelzellniveau zu messen. Es besteht in der klinischen Diagnostik die Möglichkeit, Abwehrfunktionen des Immunsystems zu bestimmen.

### Allgemeine Information

Bei der Flowzytometrie strömen in einer dünnen Kapillare mit fluoreszierenden Antikörpern markierte Zellen einzeln hintereinander durch ein Laserlicht, das durch die jeweilige Zelle gestreut wird. Anhand dieser Lichtstreuung werden sowohl Granularität als auch Volumen der Zellen gemessen und diese Signale in einem x-y-Diagramm auf dem Monitor dargestellt. Auf diese Weise können Zellen der gleichen Gruppe elektronisch aus einem Zellgemisch aussortiert und identifiziert werden. Mittels spezifischer, monoklonaler, fluoreszenzgekoppelter Antikörper (mAk) können Oberflächenmoleküle (s.u. CD-Klassifikation) der Zellen bestimmt und dadurch bestimmte Eigenschaften und Funktionen der Zellen definiert werden. Das Messgerät besteht aus einem kombinierten System von Optik und Elektronik. Durch einen Laser erfolgt zunächst eine Anregung der an den mAk's gekoppelten Fluoreszenzfarbstoffen. Die emittierten Fluoreszenzsignale werden dann von Photonenverstärkern empfangen und letztendlich als Ereignis (event) an einen Computer weitergegeben, wo sie bearbeitet werden können. Je nach Spezifikation der verwendeten Geräte können drei oder mehr verschiedene Fluoreszenz-Farbstoffe in einer Analyse gleichzeitig eingesetzt werden. Vom Laserlicht angeregt, senden sie dann gut trennbare Lichtsignale aus, die mit Detektoren getrennt analysiert werden können.

### Indikation

Anwendung u.a. bei:

- Charakterisisierung von kutanen Lymphomen
- Zellaktivierungsnachweis
- HIV-Infektion (Diagnostik und Therapieverläufe)
- Apoptosenachweis (Einfluss von Medikamenten, z.B. nach Hochdosis-Steroidtherapie, nach UVA-, oder UVB-Bestrahlung)
- Intrazellulären Zytokinnachweisen (Charakterisierung von Th1/TH2-Zellen)
- Zellzyklusanalysen von Zellpopulationen (Bestimmung von Go/G1/G2/ M/S-Phase)
- Phagozytosemessungen (Monozyten und Granulozyten)
- Messungen des respiratorischen Burst (Monozyten und Granulozyten)
- Basophilenaktivierungstest (z.B. bei Verdacht auf Wespengiftallergie; Latex-Allergie s.a.u. Basophilendegranulationstest)
- Spermienanalysen.

### Hinweis(e)

Siehe Tabelle 1 [Beispiel einer Groborientierung zur Verwendung von Antikörperkombinationen in der Flowzytometrie zur Charakterisierung hämatolymphoider Neoplasien].

**Flowzytometrie. Tabelle 1.** Beispiel einer Groborientierung zur Verwendung von Antikörperkombinationen in der Flowzytometrie zur Charakterisierung hämatolymphoider Neoplasien

| | CD3 | CD13 | CD15 | CD20 | CD30 | CD34 | CD45 | CD68 | CD75 | CD79a | Oct-2 | Pax-5 | PU.1 | TdT |
|---|---|---|---|---|---|---|---|---|---|---|---|---|---|---|
| Vorläufer-B-Zell-Neoplasie | – | – | | –/+ | – | +/– | +/– | – | | + | | | | + |
| Reife B-Zell-Neoplasie | – | – | | + | –/+ | – | + | –/+ | | + | | | | – |
| Vorläufer-T-Zell-Neoplasie | + | –/+ | | – | – | –/+ | +/– | – | | –/+ | | | | +/– |
| Reife T-Zell- und NK-Zell-Neoplasie | +/– | – | | – | –/+ | – | + | – | | – | | | | – |
| Noduläres Lymphozyten-prädominantes Hodgkin-Lymphom | – | | – | + | – | | + | | + | | + | + | + | |
| Klassisches Hodgkin-Lymphom | – | | +/– | –/+ | + | | – | | – | | –/+ | + | – | |
| Akute myeloische Leukämie | – | +/– | | – | – | –/+ | +/– | – | | – | | | | –/+ |
| Mastzell-Neoplasie | – | + | | – | – | – | + | – | | – | | | | – |
| Neoplasien von dendritischen/ histiozytischen Zellen | – | – | | – | – | – | +/– | – | | – | | | | – |

+ = >90% der Tumorzellen positiv; +/– = 50–90% der Tumorzellen positiv; –/+ = 10–50% der Tumorzellen positiv; – = <10% der Tumorzellen positiv

## Flucloxacillin

### Definition
Isoxazolylpenicillin.

### Indikation
Infektionen mit Flucloxacillin-empfindlichen Keimen (insbes. penicillinasebildenden Staphylokokken) bei Infektionen der Haut, Schleimhäute und des Weichteilgewebes (Furunkel, Abszess, Pyodermie, Panaritium, Paronychie, Mastitis), Infektionen der Atemwege, Infektionen der Knochen und des Knochenmarkes.

### Schwangerschaft/Stillzeit
Strenge Indikationsstellung (Wirkstoff ist plazentagängig und tritt in die Muttermilch über).

### Dosierung und Art der Anwendung
- Erwachsene: 3-4mal/Tag 1-2 g p.o., i.v. oder i.m.
- Kinder 10-14 Jahre: 3-4mal/Tag 0,5 g.
- Kinder 6-10 Jahre: 3mal/Tag 0,25-0,4 g.
- Kinder <6 Jahre: 40-50 mg/kg KG/Tag verteilt auf 3 ED, max. 100 mg/kg KG/Tag.

### Unerwünschte Wirkungen
Gelegentlich u.a. Erythema nodosum, Pruritus, Urtikaria. Selten gastrointestinale Nebenwirkungen (Übelkeit, Erbrechen), Hypernatriämie, Hypermagnesiämie.

### Kontraindikation
Penicillinallergie, Leberfunktionsstörungen/Ikterus unter Flucloxacillintherapie.

### Präparate
Staphylex

## Fluconazol

### Definition
Antimykotikum (Triazol).

### Indikation
Infektionen mit Dermatophyten und Hefen, insbes. bei Immundefizienz (HIV-Infektion).

### Eingeschränkte Indikation
Schwangerschaft, Stillzeit, Kinder und Jugendliche <16 Jahre

(nur bei fehlender therapeutischer Alternative). Der Einsatz von Fluconazol rechtfertigt sich in der Literatur bei der Behandlung der oropharyngialen, vaginalen und systemischen Candidose sowie auf prophylaktische Therapie bei Kindern mit HIV-Infektionen und malignen Erkrankungen.

### Dosierung und Art der Anwendung

- Candida-Vulvovaginitis (Candida spp. ausser C. glabrata und C. krusei): 150 mg p.o. als ED.
- Dermatomykosen und Pityriasis versicolor: 50 mg/Tag p.o. über 2-7 Wochen.
- Systemmykosen sowie Kryptokokken-Meningitis bei AIDS: Initial 400 mg p.o. oder i.v., dann 200 mg/Tag, zur Prophylaxe ggf. 100 mg/Tag p.o.
- Bei oropharyngialen, vaginalen und systemischen Candidosen bei Kindern: initial 6 mg/kg KG, dann Reduktion auf 3 mg/kg KG.

### Unerwünschte Wirkungen

Allergische Reaktionen bis hin zur Toxischen epidermalen Nekrolyse, Kopfschmerzen, Abdominalschmerzen, Diarrhoe, Übelkeit, Leberfunktionsstörungen bis hin zur tödlichen Lebernekrose. Renale, hepatische Veränderungen und Störungen des blutbildenden Systems sind extrem selten.

### Wechselwirkungen

S.u. Ketoconazol.

### Kontraindikation

Kinder <12 Monate (Kps. oder Infusionslösung); schwere Leber- oder Nierenfunktionsstörung; Azol-Überempfindlichkeit.

### Präparate

Diflucan, Fluconazol Derm 50

### Hinweis(e)

Zugelassen für invasive und Schleimhautcandidosen bei Früh- und Neugeborenen sowie bei Kindern unter 1 Jahr (nur Diflucan Saft oder Trockensaft) bei Fehlen einer therapeutischen Alternative.

## Flucytosin

### Definition

Zu den Antimykotika gehörende Substanz.

### Indikation

Schwere systemische Infektionen durch Candida oder Cryptococcus neoformans.

### Eingeschränkte Indikation

Dosisanpassung bei Niereninsuffizienz, Schwangerschaft, Stillzeit.

### Dosierung und Art der Anwendung

150-200 mg/kg KG/Tag i.v. in 4 ED.

### Unerwünschte Wirkungen

Fieber, Müdigkeit, Anämie, Leukopenie, Thrombopenie, Brechreiz, Diarrhoe, allergische Hautreaktionen, Photosensibilisierung, Lebernekrosen (auch mit tödlichem Ausgang).

### Wechselwirkungen

Ganciclovir und Zidovudin führen zu einer wechselseitigen Toxizitätssteigerung, Zytostatika verstärken die Blutbildungsstörungen.

### Kontraindikation

Flucytosin-Unverträglichkeit, Blutbildungsstörungen, Leberschäden.

### Präparate

Ancotil

## Flughafer

### Synonym(e)

Avena fatua

### Definition

Weit verbreitetes, im Frühjahr keimendes, einjähriges Rispengras aus der Gattung Hafer (Avena), das bis zu 50-120 cm hoch wachsen kann. Morphologisch dem Kulturhafer als Pflanze und auch als Korn sehr ähnlich, hat es jedoch deutlich kleinere Mehlkörper. Oft auf landwirtschaftlichen Kulturflächen als Wildwuchs vorkommend.

### Allgemeine Information

Pollen lösen sehr häufig Allergien aus; fliegen zwischen Juni und August und sind zwischen 36 und 44 µm groß. Kreuzallergien sind mit allen übrigen Gräserpollen (s.u. Gras- und Getreidepollen) möglich.

## Flumetasonpivalat

### Definition

Mittelstark wirksames halogenisiertes Glukokortikoid.

### Indikation

Ekzeme, Pruritus, Psoriasis vulgaris.

### Dosierung und Art der Anwendung

1-3mal/Tag dünn auf die betroffenen Hautstellen auftragen.

**Merke: Anwendungsdauer max. 4 Wochen!**

### Kontraindikation

Anwendung am Auge, Akne, Herpes simplex und Herpes zoster.

### Präparate

Locacorten; Locacorten Vioform (Kombination mit Clioquinol); DuoGalen (Kombination mit Triclosan)

## Fluocinolonacetonid

### Definition

Mittelstark bis stark wirksames halogenisiertes Glukokortikoid.

### Indikation

Ekzeme, allergische Hautreaktionen, Psoriasis vulgaris.

### Eingeschränkte Indikation

Schwangerschaft.

**Merke: Anwendungsdauer max. 4 Wochen!**

### Präparate

Jellin

## Fluocinonid

### Definition
Stark wirksames halogenisiertes Glukokortikoid.

### Indikation
Ekzeme, allergische Hautreaktionen, Psoriasis vulgaris.

### Eingeschränkte Indikation
Schwangerschaft.

### Dosierung und Art der Anwendung
1-2mal/Tag dünn auf die betroffenen Hautstellen auftragen.

**Merke: Anwendungsdauer max. 2-3 Wochen!**

### Präparate
Topsym

## Fluocortolon

### Definition
Stark wirksames halogenisiertes Glukokortikoid.

### Indikation
Allergische Reaktionen; topisch bei Ekzemen, Psoriasis vulgaris.

### Dosierung und Art der Anwendung
- Systemisch: Erwachsene: Initial 20-100 mg morgens p.o., Erhaltungsdosis 5-20 mg/Tag. Kinder: Initial 10-40 mg/Tag, Erhaltungsdosis 2,5-15 mg/Tag.
- Topisch: 2-3mal/Tag dünn auf die betroffenen Hautstellen auftragen.

**Merke: Anwendungsdauer bei topischer Applikation max. 2-3 Wochen!**

### Kontraindikation
Schwangerschaft 1. Trimenon.

### Präparate
Ultracur, Ultralan

## Fluoroderm L27.1

### Definition
Dem Jododerma tuberosum und Bromoderm entsprechendes Krankheitsbild bei Kontakt mit fluorierten Substanzen (z.B. Zahnpasta) mit Ausbildung papulöser Läsionen unklarer Ätiologie.

### Therapie
Absetzen fluorhaltiger Substanzen.

## 5-Fluorouracil

### Definition
Zytostatikum.

### Indikation
Topisch bei aktinischen Keratosen und Basalzellkarzinomen nach vorheriger Kürettage; in Kombination mit Salicylsäure und DMSO als Therapeutikum bei Viruswarzen.

### Unerwünschte Wirkungen
Dermatitis mit Blasenbildung; diffuser Haarausfall (bei Kindern) nach längerer lokaler Anwendung mit messbaren Spiegeln von 5-Fluorouracil im Blut (laut Einzelfallberichten). Bei intraläsionalen Unterspritzungen (z.B. Keloide) häufig transiente Hyperpigmentierungen.

### Präparate
Efudix, 5-FU Hexal, Verrumal

## Fluor urethralis R36.x0

### Definition
Ausfluss aus der Harnröhre.

### Ätiologie
Infektion mit Neisseria gonorrhoeae, Mykoplasmen, Chlamydien, Trichomonaden, Staphylo- und Streptokokken, E. coli, Viren. Traumatische und toxische Ursachen.

### Manifestation
Beide Geschlechter.

### Klinisches Bild
Je nach Ursache unterschiedlich gefärbter Ausfluss.

### Therapie
Entsprechend der Ursache, z.B. bakterielle Urethritis, Urethritis herpetica, unspezifische Urethritis, Candidose, Gonorrhoe, Urogenitalinfektion mit Chlamydia trachomatis, Trichomonadenurethritis.

## Fluor vaginalis N89.80

### Definition
Ausfluss aus der Scheide.

### Ätiologie
Weißlicher bis gelblicher Fluor bei Kolpitiden unterschiedlicher Ursache, v.a. durch Candida bei Candidose, Trichomonaden, Bakterien. Vermehrte Absonderung von weißem Cervixschleim aufgrund hormoneller Faktoren (z.B. präovulatorischer Östrogeneinfluss), neurovegetativer Störungen. Eitriger Fluor bei Cervicitis (insbesondere bei Gonorrhoe) und bei Endometritis. Blutiger Fluor bei Tumoren (Zervix-, Endometriumkarzinom).

### Therapie
Behandlung der Grunderkrankung.

## Flupirtin

### Definition
Nicht-Opioid-Analgetikum mit analgetischer und muskelrelaxierender Wirkung aber ohne antipyretische und ohne antiphlogistische Eigenschaften. S.a.u. Schmerztherapie.

### Indikation
Tumorschmerzen, Schmerzen des Muskel- und Bewegungsapparates, Spannungskopfschmerzen, Dysmenorrhoe.

### Schwangerschaft/Stillzeit
Nicht in der Schwangerschaft oder Stillzeit anwenden (ungenügende Datenlage).

### Dosierung und Art der Anwendung

- Kps.: 3-4mal/Tag 100 mg p.o.
- Suppositorien: 3-4mal/Tag 1 Supp. einführen. Anwendungsdauer: Bis zu 4 Wochen.
- Kinderzäpfchen: Kinder >6 Jahre: 3-4mal/Tag 1 Zäpfchen einführen. Tageshöchstdosis: Max. 300 mg. Anwendungsdauer: Bis zu 4 Wochen. Bei Anwendung darüber hinaus regelmäßige Kontrolle der Leberenzyme.

### Unerwünschte Wirkungen

Sehr häufig (>10%): Müdigkeit, insbes. bei Therapiebeginn. Häufig (≥ 1% - 10%): Schwindel, Hyperhidrose, gastrointestinale Beschwerden wie Übelkeit, Erbrechen, Obstipation). Gelegentlich (≥ 0,1% - <1%): Allergische Reaktionen, Exantheme, Urtikaria, Pruritus).

### Präparate

Katalodon, Katalodon Kinderzäpfchen

## Fluprednidenacetat

### Definition

Mittelstark wirksames halogenisiertes topisches Glukokortikoid.

### Indikation

Ekzeme, allergische Reaktionen, Psoriasis vulgaris.

### Dosierung und Art der Anwendung

1-2mal/Tag dünn auf die betroffenen Hautstellen auftragen.

**Merke: Anwendungsdauer max. 4 Wochen!**

### Kontraindikation

Anwendung an Auge und Schleimhäuten.

### Präparate

Decoderm

## Flushphänomene R23.2

### Definition

Anfallsartig auftretende, wenige Minuten bis zu einer Stunde persistierende, fleckige oder flächenhafte, hell- oder sattrote Erytheme im Gesicht und auf der oberen Körperhälfte, teilweise mit Hitzegefühl. Vorkommen bei emotionalen Stresssituationen sowie Erythema e pudore, Karzinoidsyndrom, Mastozytose, Phäochromozytom, Hitzewallungen im Klimakterium der Frau, nach Ovarektomie oder arzneimittelbedingt (Fumarate).

### Therapie

Entsprechend der Grunderkrankung.

## FNA

### Definition

Abk. für Formularium Nederlandse Apothekers.

## Fokus

### Synonym(e)

Fokalinfektion; Herdinfektion

### Definition

Örtlich begrenzte, meist bakteriell bedingte Entzündung. Ein Fokus kann, auch wenn er selbst klinisch stumm ist, „streuen" und hierdurch den Organismus krankhaft verändern.

### Lokalisation

Vor allem Zahn-, Mund-, Kieferbereich, Tonsillen, Mittelohr, Nasennebenhöhlen, weibliche Genitalien, Prostata, Gallenblase (selten).

### Klinisches Bild

Vor allem Endo-, Myo-, Perikarditis; akute, diffuse Glomerulonephritis, Iridozyklitis, Chorioiditis, Retinitis, Erythema nodosum, Erythema exsudativum multiforme, Id-Reaktion, chronische Urtikaria, eruptiv-exanthematische Formen der Psoriasis u.a.

## Folinsäure

### Synonym(e)

Calciumfolinat; Natriumfolinat; Folinsäure, Dinatriumsalz

### Definition

Stoffwechselaktive Form der Folsäure (Vitamin aus dem Vitamin B-Komplex).

### Indikation

Substitutionstherapie bei Patienten unter Methotrexat- oder Cotrimoxazol-Therapie mit ausgeprägter megalozytärer Anämie (Folsäure bleibt bei dieser Indikation ohne Wirkung, da die Enzyme, die Folsäure in die stoffwechselaktive Form Folinsäure umwandeln, gehemmt sind).

### Dosierung und Art der Anwendung

- Bei Folsäuremangel: 5- max. 15 mg/Tag p.o. oder i.v.
- Als Komedikation bei Methotrexattherapie.

### Unerwünschte Wirkungen

Allergische Reaktionen, Bronchospasmus, Dyspnoe, ZNS-Störungen, Magen-Darm-Störungen.

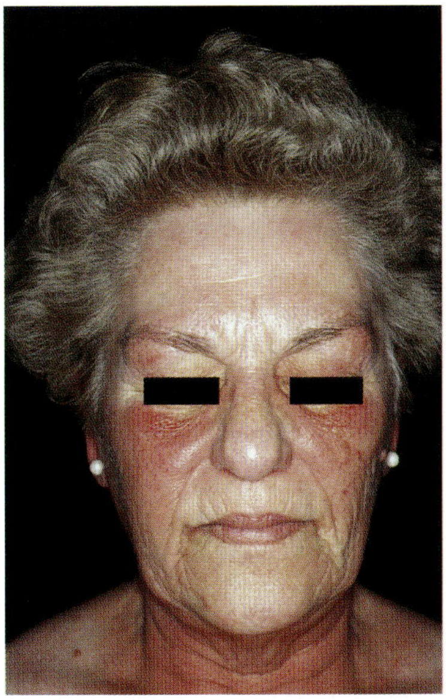

**Flushphänomene.** Plötzliches Gesichtserythem mit Hitzewallung und prickelndem Juckreiz der Gesichtshaut (hier nach Einnahme von Fumarsäure bei Psoriasis vulgaris). Symmetrisches Gesichtserythem mit Betonung der Wangenpartie, keine sonstigen Allgemeinsymptome. Nach ca. 30 Minuten wiederum Normalzustand. Die Akuität der Hautveränderungen mit dem Kurzzeitverlauf ist typisch für ein Flushphänomen.

### Kontraindikation
Megaloblastenanämie durch isolierten Vitamin $B_{12}$-Mangel.

### Präparate
Leucovorin (Folsäure), Oncofolic, Vorina

### Hinweis(e)
S.a.u. Methotrexat bzgl. der gleichzeitigen Gabe von Folsäure während der MTX-Therapie.

**Folinsäure. Tabelle 1.** Dosierung der Folinsäure in Abhängigkeit vom MTX-Spiegel

| Methotrexatserum-spiegel [M] | Folinsäure pro 6 Stunden [mg] |
|---|---|
| 5 x $10^{-5}$ | 20 |
| 1 x $10^{-6}$ | 100 |
| 2 x $10^{-6}$ | 200 |
| >2 x $10^{-6}$ | proportionale Steigerung |

## Folliculitis barbae candidamycetica B37.2

### Synonym(e)
Candidafolliculitis

### Definition
Seltene, durch Candida-Arten hervorgerufene Follikulitis im Bartbereich, meist bei geschwächter Abwehrlage.

### Erreger
Candida albicans, seltener andere Candida-Spezies.

### Ätiologie
Diabetes mellitus, Lymphome, Leukämien, immunsuppressive Therapie, längerfristige lokale Therapie mit Glukokortikosteroiden.

### Manifestation
Meistens bei Männern im mittleren Erwachsenenalter auftretend.

### Lokalisation
Bartbereich.

### Klinisches Bild
Follikulär gebundene Papeln und Pusteln, evtl. größere, von Pusteln durchsetzte Knötchen, Impetiginisation. Flächenhafte, unscharf begrenzte Rötung und Schwellung der Haut.

### Diagnose
Erregernachweis (nativ und kulturell).

### Differenzialdiagnose
Impetigo contagiosa, Tinea barbae, Folliculitis simplex barbae, Akne pustulosa, eosinophile Pustulose, pustulöse Psoriasisvarianten.

### Komplikation
Bakterielle Sekundärinfektion.

### Therapie allgemein
Rasur des Bartes. Wichtig ist die Aufdeckung der prädisponierenden Faktoren (z.B. Diabetes mellitus, stattgehabte Antibiotikatherapie, immundefizitäre Erkrankungen).

### Externe Therapie
Ablösung der Krusten mit 2-5% Salicylsäure-Salbe (z.B. Salicylvaseline Lichtenstein, **R228**) oder -Öl **R222** oder fettfeuchten Verbänden. Kurzfristig kommen auch feuchte Umschläge mit antiseptischen Zusätzen wie Chinolinol (z.B. Chinosol 1:1000, **R042**) oder verdünnter Kaliumpermanganat-Lösung (hellrosa) in Betracht. Später Breitband-Antimykotika vom Typ der Azole wie 2% Clotrimazol-Cremes/Salben (z.B. **R056**, Canesten Creme) oder Ciclopirox (z.B. Batrafen Creme).

### Interne Therapie
Bei ausgedehntem Befall oder bei gleichzeitigem Vorliegen einer Candidose der Mundschleimhaut oder Enddarmcandidose ist eine interne Therapie mit Antimykotika vom Typ der Azole zu erwägen, z.B. mit Itraconazol (Sempera Kps.) 100-200 mg/Tag über 4-6 Wochen oder Fluconazol 1mal/Tag 50 mg p.o. über 4-6 Wochen (bei schweren Fällen 100 mg/Tag p.o.). S.a. Candidose.

## Folliculitis decalvans L66.20

### Erstbeschreiber
Quinquaud, 1888

### Synonym(e)
Quinquaudsche Krankheit; Folliculitis depilans; acne décalvante

### Definition
Seltene, eminent chronisch verlaufende Follikulitis des Kapillitiums, die zur Zerstörung der Haarbälge führt. Der Folgezustand ist eine narbige Alopezie mit resultierendem Pseudopéladezustand, s.a. Folliculitis sycosiformis atrophicans.

### Ätiologie
Ungeklärt, evtl. Infektion mit Staphylococcus aureus, möglicherweise Immundefekte.

### Manifestation
Bevorzugt im Erwachsenenalter auftretend.

### Lokalisation
Kapillitium.

### Klinisches Bild
Zunächst disseminierte, kleine, follikuläre Papeln, später pustulöse Umwandlung, Krustenbildung. Peripheres Fortschreiten der Herde, zentral narbige Abheilung. Es resultieren unregelmäßig geformte Narbenherde mit kleinfleckigem, irreversiblem Haarausfall. Ausbildung von Büschelhaaren.

### Histologie
Frische Läsion: Perifollikuläre Abszesse aus poly- und mononukleären Zellen, Destruktion der Haarfollikel. Ältere Herde zeigen perifollikulär ein aus Lymphozyten, Fibroblasten und Plasmazellen bestehendes Granulationsgewebe, häufig mit Fremdkörperriesenzellen. In ausgebrannten Herden sieht man lediglich eine Fibrose.

### Differenzialdiagnose
Vernarbende Alopezien anderer Ätiologie.

### Externe Therapie
Desinfizierende Externa mit antimikrobiell wirkenden Zusätzen wie verdünnte Kaliumpermanganat-Lösung (hellrosa), Hydroxychinolin z.B. Chinolinol (z.B. Chinosol 1:1000),

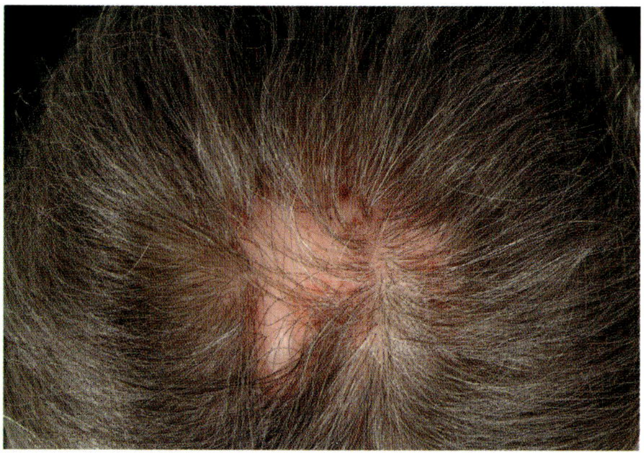

**Folliculitis decalvans.** Seit 4 Jahren persistierende, chronisch aktive, progrediente, rote, follikelbezogene, raue, z.T. schuppende, z.T. solitäre, z.T. konfluierte Papeln am Kapillitium eines 46-jährigen Mannes. Dazwischen zeigen sich hautfarbene oder weiße, harte, glatte, narbige Plaques, auf denen die Follikel vollständig fehlen.

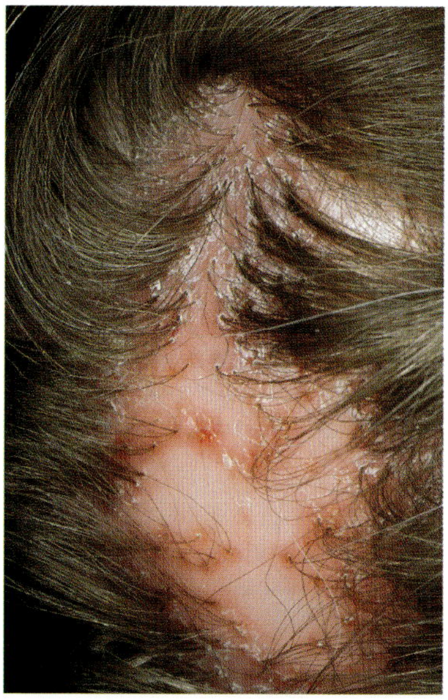

**Folliculitis decalvans.** Ein Jahr später, fortschreitende Vernarbung, deutliche, follikelbezogene Entzündung.

R042, Clioquinol-Creme R049, ggf. Einsatz Erythromycin-haltiger Lösungen (z.B.R086, Aknemycin Lösung). Glukokortikoidcremes oder Lösungen, z.B. Betamethason 0,05% Lotio oder Salbe R030 (evtl. unter Okklusivbedingungen).

### Interne Therapie
Tetracycline (z.B. Tetracyclin-Wolff) initial 1 g/Tag p.o., später Reduktion auf 500 mg/Tag. Therapieversuch mit Isotretinoin (z.B. Isotretinoin-ratiopharm; Aknenormin) 0,5 mg/kg KG/Tag. Bei stärkerer Entzündung kurzfristig Glukokortikoide in mittlerer Dosierung 60-80 mg/Tag (z.B. Decortin H) in abfallender Dosierung.

## Folliculitis eczematosa barbae L73.8

### Definition
Wenig gebräuchliche Diagnose für die Kombination eines Ekzems der Bartgegend und Oberlippe (z.B. allergisches Kontaktekzem oder toxisches Ekzem bei chronischer Rhinitis; atopisches Ekzem) mit einer meist sekundär aufgepfropften follikulären Pyodermie.

### Manifestation
Im Erwachsenenalter, hauptsächlich bei Männern.

### Lokalisation
V.a. Oberlippe, Ausdehnung auf die Perioralregion und das Kinn, evtl. den gesamten Bartbereich. Selten Manifestation an Augenbrauen, Kapillitium, Regio pubis.

### Klinisches Bild
Ekzem, mit eingetrockneten, schmutziggelben Krusten belegt; flache Erosionen, follikulär gebundene Pusteln, starker Juckreiz. Ausfallen der erkrankten Haare.

### Differenzialdiagnose
Tinea barbae; Folliculitis barbae candidamycetica.

### Therapie
Intern in schweren Fällen Antibiotika, dem Antibiogramm entsprechend. Extern halogenhaltige Antiseptika wie Polyvidon-Jod (z.B. Betaisodona) oder Clioquinol (Linola-Sept) als Salbenverband, feuchte Umschläge mit Antiseptika wie Polihexanid (Serasept, Prontoderm), ggf. Kortikoidkombinationspräparate (z.B. Fucicort). Nassrasierverbot, Trockenrasur (Desinfektion des Rasierkopfs z.B. mit Isopropanol 70% oder Verwendung von Einmalrasierern).

### Prognose
Chronischer Verlauf, Rezidivneigung.

## Folliculitis eczematosa vestibuli nasi L73.8

### Definition
Follikulitis auf vorbestehendem toxischem Kontaktekzem des Vestibulum nasi, z.B. bei Rhinorrhoe, Neigung zu chronischem Verlauf. S.a. Folliculitis eczematosa barbae.

### Therapie
Entsprechend der Folliculitis eczematosa barbae. Einfetten des Nasenvorhofes mit wundheilenden Salben wie 5% Panthenol-Creme R064.

## Folliculitis gonorrhoica A54.8

### Erstbeschreiber
Jesionek

### Definition
Eitrige Follikulitis durch Schmierinfektion mit Neisseria gonorrhoeae bei bestehender Gonorrhoe. Ausgesprochen selten.

### Lokalisation
Genital- und Analregion.

### Klinisches Bild
Stecknadelkopf- bis linsengroße Pusteln; oft krustenbedeckte Geschwüre.

### Therapie
Entsprechend der Gonorrhoe.

## Folliculitis granulomatosa perforans L73.8

**Erstbeschreiber**
Bardach

**Definition**
Granulomatöse Follikulitis mit teilweiser Destruktion des Haartalgdrüsenkomplexes und gelegentlicher Perforation von Haaranteilen durch das infundibuläre Epithel. Wahrscheinlich identisch mit der perforierenden Follikulitis.

**Lokalisation**
Extremitätenstreckseiten, Stamm.

**Klinisches Bild**
Follikulär gebundene, maximal 2-3 mm große, meist erythematöse Papeln mit weiß-grauem, keratotischem Pfropf.

**Histologie**
Follikuläre Hyperkeratose, kelchförmige Dilatation des Infundibulums. Follikel sind deformiert; Atrophie und Perforation der Follikelwand. Im Hornpfropf zahlreiche Haaranschnitte und perifollikuläre Granulome.

**Differenzialdiagnose**
Keratosis follicularis (Ulerythema ophryogenes), Pityriasis rubra pilaris.

**Therapie**
Entsprechend der Follikulitis, perforierende.

## Folliculitis introitus nasi L73.8

**Synonym(e)**
Vibrissenfollikulitis

**Definition**
Rezidivierende, lang dauernde Follikulitis der Haare am Naseneingang, v.a. bei Männern auftretend. Gelegentlich Abszess-Bildung. Mechanische Auslösung wird diskutiert.

**Therapie allgemein**
Digitale Manipulationen sind zu vermeiden!

**Externe Therapie**
Epilation der Haare, die sich immer wieder entzünden. Desinfizierende Salben oder Lösungen wie Polyvidon-Jod (z.B. **R204 R203**, Betaisodona Lsg.), Polihexanid (Serasept, Prontoderm) oder Clioquinol-Lotio (z.B. **R050**) oder Clioquinol Creme (**R049**, Linola-Sept). Bei starker Ausprägung antibiotikahaltige Salben (z.B. Aureomycin Salbe). Im entzündungsfreien Zustand vorsichtige Nasenpflege mit Dexpanthenolhaltigen Nasensalben (z.B. Bepanthen).

## Folliculitis necroticans miliaris L70.2

**Erstbeschreiber**
Sabouraud

**Definition**
Früh- bzw. Abortivform der Acne necrotica am behaarten Kopf, v.a. am Hinterkopf auftretend.

**Therapie**
Entsprechend der Acne necrotica.

## Folliculitis profunda L01.0

**Definition**
Tiefe Follikulitis.

**Ätiologie**
Tieferes Eindringen von Staphylokokken in Haarfollikel.

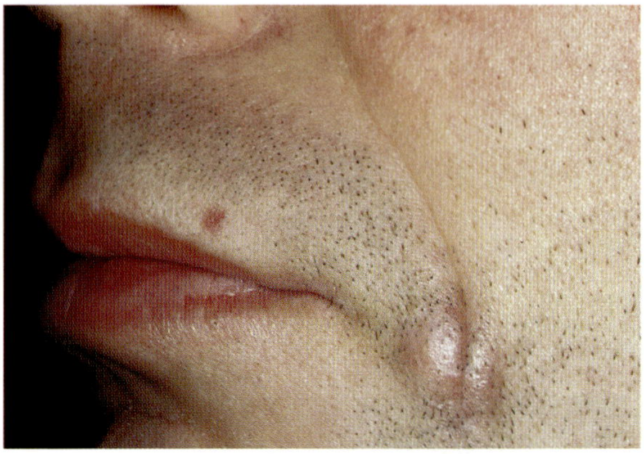

**Folliculitis profunda.** Solitärer, akuter, seit 4 Wochen bestehender, 1,2 cm großer, scharf abgrenzbarer, fester, mäßig druckdolenter, roter, glatter Knoten.

**Komplikation**
Durch Übergreifen der abszedierenden Entzündung auf das perifollikuläre Gewebe Entwicklung eines Furunkels.

**Externe Therapie**
- Desinfizierende Lösungen mit antimikrobiell wirkenden Zusätzen wie Polihexanid (Serasept, Prontoderm, Prontosan), Hydroxychinolin, z.B. Chinolinol (z.B. Chinosol 1:1000) oder **R042**, Polyvidon-Jod (z.B. Betaisodona Lsg.), 0,5-2,0% Clioquinol-Lotio **R050**.
- Verbände unter Verwendung von Zugsalben wie Destillate bituminösen Schiefers (z.B. Ichtholan, **R130**) oder antimikrobiellen Zusätzen wie Clioquinol (Linola-Sept).

**Interne Therapie**
Bei ausgeprägter Follikulitis kann eine interne Therapie mit penicillinasefesten Penicillinen in Erwägung gezogen werden wie Dicloxacillin (z.B. InfectoStaph) Erwachsene 4mal/Tag 0,5-1 g p.o., 1 Std. vor dem Essen, Kinder 50-100 mg/kg KG/ Tag p.o. verteilt auf 4 ED.

## Folliculitis sclerotisans nuchae L73.0

**Erstbeschreiber**
Hebra u. Kaposi, 1860

**Synonym(e)**
Folliculitis nuchae sclerotisans; Dermatitis papillaris capillitii (Kaposi); Folliculitis keloidalis; Sycosis framboesiformis (Hebra); Folliculite pilo-sebacée chronique; Acne sclerotisans nuchae; Nackenkeloid; Sycosis nuchae sclerotisans; Acne keloidalis nuchae

**Definition**
Chronische fibrosierende Follikulitis und Perifollikulitis der Nackenregion, die zu ausgedehnten keloidigen Narben führt.

## Ätiologie
Diskutiert wird eine Infektion mit Staphylokokken oder gramnegativen Keimen. Möglicherweise pathogenetische Verwandtschaft zur Akne. Aus unbekannter Ursache Übergang in einen chronisch fibrosierenden Prozess mit Gewebshyperplasie, Druckatrophie der Follikel.

## Manifestation
Nur bei Männern auftretend, nach dem Pubertätsalter; bevorzugt bei Angehörigen dunkelhäutiger Rassen.

## Lokalisation
Nacken, Nackenhaargrenze, evtl. Ausdehnung auf den Hinterkopf.

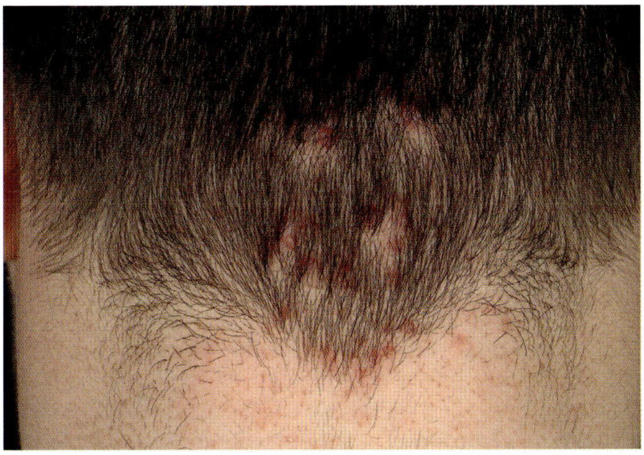

Folliculitis sclerotisans nuchae. Seit 7 Jahren persistierender, handtellergroßer Bezirk mit multiplen, erythematösen Papeln und Knoten im Nackenbereich eines 31-jährigen Patienten.

## Klinisches Bild
Zunächst einzelne, kleine, rote Papeln und Pusteln, daraus Entwicklung harter, dunkelroter, halbkugeliger, glänzender, unterschiedlich großer, von einem Terminal- oder Vellushaar durchbohrte Knoten, die konfluieren können. Später sklerotische Verhärtung der dazwischen liegenden Haut. Balkenähnliche, quer verlaufende, derbe, wulstige Keloide mit Büschelhaaren. Tiefe epithelausgekleidete Fistelgänge. Peripheres Fortschreiten der Entzündung.

## Differenzialdiagnose
Furunkel, Perifolliculitis capitis abscedens et suffodiens, Folliculitis decalvans.

## Therapie
- Intraläsionale Injektionen mit Glukokortikoiden wie Triamcinolonacetonid (z.B. Volon A 10-Kristallsuspension) 1:3 bis 1:5 mit physiologischer NaCl-Lösung oder Lokalanästhetikum wie Mepivacain verdünnt, mehrfach im Abstand von Wochen. In entzündlichen Phasen ggf. lokale desinfizierende Lösungen Polihexanid (Serasept, Prontoderm), Polyvidon-Jod-Lösung (z.B. Betaisodona).
- Kleine Herde en bloc exzidieren, größere nach Exzision plastisch durch Vollhauttransplantat oder Dehnungsplastik decken.
- Behandlungsversuch mit Tetracyclinen (z.B. Tetracyclin Wolff) 4mal/Tag 250 mg p.o. oder mit Isotretinoin (z.B. Isotretinoin-ratiopharm; Aknenormin) 0,5 mg/kg KG/Tag p.o.

**! Cave: Frauen im gebärfähigen Alter!**

## Prognose
Chronisch rezidivierender Verlauf.

# Folliculitis simplex barbae L73.8

## Erstbeschreiber
Alibert, 1825

## Synonym(e)
Sycosis simplex; Follikulitis der Bartgegend; Folliculitis barbae; Alibert-Mentagra-Krankheit; Sycosis non parasitaria

## Definition
Im Bartbereich lokalisierte, bakteriell induzierte, oberflächliche Follikulitis; s.a. Ostiofollikulitis.

## Erreger
Staphylococcus aureus

## Ätiologie
Infektion mit Staphylococcus aureus, Verbreitung des Erregers durch Rasiervorgang.

## Lokalisation
Bartbereich.

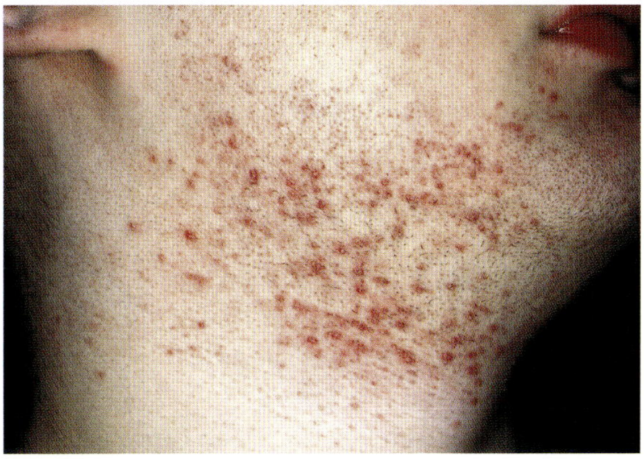

Folliculitis simplex barbae. Multiple, chronisch aktive (seit 3 Monaten wechselhafte Symptomatik), an Hals und Kinn lokalisierte, follikuläre, zeitweise schmerzende, auch juckende, rote, raue Papeln und Pusteln. Keine Komedonen. Der Patient rasiert sich trocken.

## Klinisches Bild
Sukkulente Erytheme mit zahlreichen, teilweise konfluierenden, follikulär gebundenen Pusteln; später honiggelbe Krusten. Schmerzhaftigkeit und Brennen, v.a. beim Rasieren.

## Differenzialdiagnose
Tinea barbae, Folliculitis barbae candidamycetica, Ostiofollikulitis, gramnegative Follikulitis.

## Therapie allgemein
Rasierverbot. Nach Abheilung: Elektrische Rasur, alkoholisches Rasierwasser.

## Externe Therapie
Lösungen mit antimikrobiellen Zusätzen wie Chinolinol (z.B. Chinosol 1:1000) oder R042, verdünnter Kaliumpermanganat-Lösung (hellrosa) oder PVP-Jodlösung (z.B. R203, Betaisodona Lsg.). Empfehlenswert sind Erythromycin-haltige Externa z.B. Eryaknin (Gelform 2-4%) oder Aknemycin (2% als Lösung oder Salbe).

**Interne Therapie**
Bei Therapieresistenz, rascher Ausdehnung und Befall des profunden Follikelanteil, systemische Antibiotika.

**Prognose**
Chronischer Verlauf mit Rezidivneigung.

## Folliculitis sycosiformis atrophicans L73.8

**Erstbeschreiber**
Quinquaud, 1888

**Synonym(e)**
Ulerythema sycosiforme; Folliculite dépilante des parties glabres; lupoide Sycosis; Folliculitis decalvans faciei

**Definition**
Seltene, eminent chronische, zur Narbenbildung führende Entzündung der Haarfollikel. Die Entität des Krankheitsbildes ist zweifelhaft, mögliche Verwandtschaft zur Folliculitis decalvans.

**Ätiologie**
Ungeklärt, diskutiert wird eine bakterielle Genese.

**Lokalisation**
Bartbereich, Augenbrauen.

**Klinisches Bild**
Symmetrische, münz- bis handtellergroße, schuppende oder mit Krusten bedeckte, infiltrierte, rötlich-livide Plaques mit peripherer Progression und zentraler Abheilung. Follikuläre Papulopusteln im Randbereich (Progressionszone).

**Histologie**
Dichte periadnexielle, lympho-plasmazelluläre Infiltrate.

**Differenzialdiagnose**
Lupus erythematodes, Folliculitis decalvans.

**Externe Therapie**
Desinfizierende Externa mit antimikrobiell wirkenden Zusätzen wie Polihexanid (Serasept, Prontoderm), verdünnte Kaliumpermanganat-Lösung (hellrosa), Chinolinol-Lösung (z.B. Chinosol 1:1000) oder **R042**, Polyvidon-Jod-Komplex (z.B. Betaisodona Lsg., **R203 R204**) oder mit Clioquinol (Linola-sept Emulsion, **R050 R049**). Ggf. Einsatz erythromycinhaltiger Lösungen (z.B. **R086**, Aknemycin Lösung, Zineryt). Topische Glukokortikoid-haltige Creme, wie 0,05% Triamcinolonacetonid (z.B. Triamgalen, **R259**), evtl. unter Okklusivbedingungen.

**Interne Therapie**
Tetracycline (z.B. Tetracyclin-Wolff) initial 1 g/Tag, später Reduktion auf 500 mg/Tag. Therapieversuch mit Isotretinoin (z.B. Isotretinoin-ratiopharm; Aknenormin) 0,5 mg/kg KG.

**!** Cave: **Frauen im gebärfähigen Alter!**

Bei stärkerer Entzündung kurzfristig Glukokortikoide (z.B. Decortin H) 1 mg/kg KG/Tag in abfallender Dosierung.

## Follikelanthrakose L73.8

**Synonym(e)**
Follikelkoniosen

**Definition**
Einfache oder mit akneiformen kleinen Pusteln kombinierte Follikelschwärzung nach Rußexposition.

**Therapie**
Bei nicht-entzündlichen Formen evtl. Dermabrasio. Bei entzündlichen Formen Lösungen mit antimikrobiellen Zusätzen wie Polihexanid (Serasept, Prontoderm), Chinolinol (z.B. Chinosol 1:1000) oder **R042**, Polyvidon-Jod (Betaisodona Lösung) oder verdünnter Kaliumpermanganat-Lösung (hellrosa).

## Follikulitis L73.91

**Synonym(e)**
Folliculitis; Follikelentzündung; Haarfollikelentzündung; Sykose; Sycosis

**Definition**
Eitrige oder nicht eitrige Entzündung des Haarfollikels. Follikulitiden werden einerseits unterschieden nach Etage und Akuität der Follikelentzündung; andererseits wird das klinische Bild entscheidend durch die befallene Körperregion geprägt. Eine sehr oberflächliche Follikulitis bezeichnet man als Ostiofollikulitis. Bei tiefen Follikulitiden besteht die Gefahr der Follikelzerstörung und Ausbreitung der Entzündung auf die Umgebung (eitrige Perifollikulitis). Follikulitiden können bakterieller oder mykotischer Genese sein (die häufigsten Erreger sind Staphylococcus aureus, seltener gramnegative Keime, Dermatophyten oder Candida-Spezies).

**Therapie**
Entsprechend Ostiofollikulitis oder Perifollikulitis.

## Follikulitis, gramnegative L08.0

**Definition**
Chronisch rezidivierende, vorwiegend zentrofazial lokalisierte Follikulitis durch gramnegative Erreger.

**Erreger**
Enterobacter, Klebsiellen, Proteus, Escherichia coli, Pseudomonas (s.a.u. Pseudomonas-Follikulitis).

**Ätiologie**
Verdrängung der normalen Bakterienflora der Haut durch gramnegative Bakterien, ausgelöst durch langfristige antiseptische Lokaltherapie meist bei Acne vulgaris oder Rosazea.

**Manifestation**
Überwiegend bei Männern.

**Lokalisation**
Oberlippe, Umgebung der Nasenöffnung, später Kinn und Mundbereich.

**Klinisches Bild**
Blass-gelbe, follikuläre Pusteln auf entzündlich gerötetem Grund. Häufig starke Seborrhoe.

**Histologie**
Follikuläre Abszesse ohne Komedonen.

**Diagnose**
Abstrich, Kultur (Nachweis gramnegativer Keime).

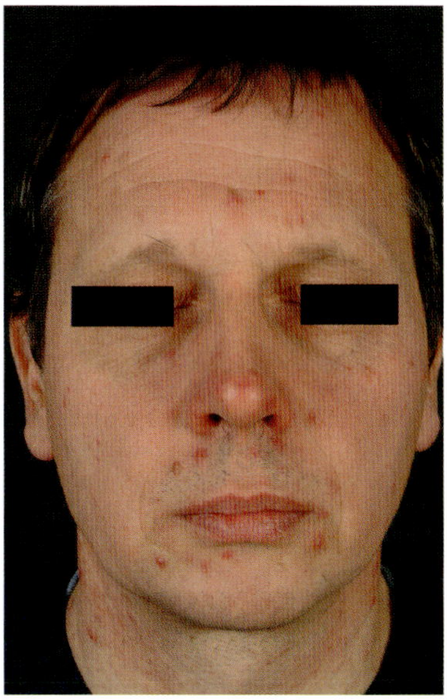

**Follikulitis, gramnegative.** Im Bereich der Gesichtshaut lokalisierte, disseminiert stehende, solitäre, z.T. exkorierte Papeln, Pusteln und Knötchen bei einem 50-jährigen Mann. Periorbitale Lichenifikation des Hautreliefs.

### Differenzialdiagnose
Folliculitis simplex barbae, Acne vulgaris, Folliculitis barbae candidamycetica.

### Externe Therapie
Kosmetika und Hautirritationen meiden (keine Salben und Cremes). Stattdessen desinfizierende Lösungen wie Polihexanid (Serasept, Prontoderm), verdünnte Kaliumpermanganat-Lösung (hellrosa), Chinolinol-Lösung (z.B. Chinosol 1:1000) oder **R042** oder keratolytische Lösungen wie 3-5% Salicylsäurespiritus **R214** bzw. 3-5% Benzoylperoxid-haltige Externa (z.B. Aknefug-oxid mild 3%, Akneroxid 5%). Syndets zur Reinigung verwenden. Rasierer sollten mit Isopropanol 70% regelmäßig desinfiziert werden.

### Interne Therapie
Systemische Retinoide wie Isotretinoin (z.B. Isotretinoin-ratiopharm; Aknenormin) 0,5-1 mg/kg KG/Tag über mehrere Monate. In hartnäckigen Fällen Kombination mit Glukokortikoiden in mittlerer Dosierung, z.B. 40-60 mg/Tag Prednisolon-Äquivalent über 10-14 Tage. Von systemischen Antibiotika wird zunehmend abgesehen, da neben unbefriedigenden Ergebnissen häufig Rezidive nach Absetzen auftreten. Nur wenn unter Retinoidtherapie Impetigo contagiosa-artige staphylogene Infektionen auftreten, sollte das Retinoid vorübergehend abgesetzt und systemische bzw. externe Antibiose nach Antibiogramm vorgenommen werden.

### Prognose
Chronisch-rezidivierender Verlauf.

## Follikulitis, nekrotisierende lymphozytäre L70.2

### Synonym(e)
Acne necrotica; Acne varioliformis; Acne varioliformis; Acne pilaris; Acné nécrotique miliaire; scalp folliculitis

### Definition
Seltene, entzündliche, nekrotisierende, acneiforme Erkrankung der Haarfollikel.

### Lokalisation
Haaransatz, parietales Kapillitium; selten am Stamm.

### Klinisches Bild
Juckende, bis linsengroße, papulonekrotische Effloreszenzen, Abheilung unter Ausbildung varioliformer Narben.

### Differenzialdiagnose
Hidroa vacciniformia, Acne vulgaris, leukozytoklastische Vaskulitis.

### Therapie
Antibiotische alkoholische Lösungen, ggf. systemische Antibiose nach Antibiogramm. S.u. Acne vulgaris.

### Prognose
Rezidivneigung.

## Follikulitis, perforierende L73.8

### Erstbeschreiber
Mehregan u. Coskey, 1968

### Synonym(e)
Folliculitis perforans; perforating folliculitis

### Definition
Follikuläre und perifollikuläre Entzündung unklarer Genese. Man nimmt an, dass durch pathologische Verhornungsabläufe im Follikelostium das Haar das Follikelepithel durchbricht und somit eine chronische Entzündung unterhält. S.a. Hyperkeratosis follicularis uraemica.

### Vorkommen/Epidemiologie
Gehäuft 1965-1975 in Amerika, heute selten.

### Ätiologie
Auslösung durch chemische Substanz, z.B. Formaldehyd in der Kleidung wird diskutiert. Die Erkrankung wird auch bei Patienten mit Diabetes mellitus und chronisch terminaler Niereninsuffizienz beobachtet. Auch bei HIV-Infizierten auftretend.

### Lokalisation
Extremitätenstreckseiten, Gesäß. Generalisierte Formen mit Ausdehnung auf den Stamm deuten auf eine systemisch auslösende Grunderkrankung hin!

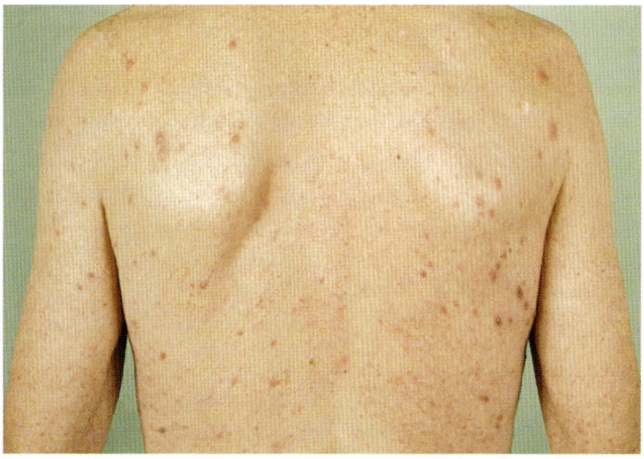

**Follikulitis, perforierende.** Unregelmäßige Verteilung follikulärer, juckender Papeln mit zentralem Hornpfropf im Bereich des Rückens.

### Klinisches Bild
2-5 mm große, gering erhabene, gerötete, manchmal juckende Papeln mit zentralem Hornpfropf. Bei Entfernung Blutung.

### Histologie
In den dilatierten Follikeln findet sich ortho- und parakeratotisches Hornmaterial vermischt mit basophilem Zelldetritus und eosinophilen, degenerierten elastischen Fasern. Perforation des Materials durch das Follikelepithel des Infundibulums ist am besten in Serienschnitten nachweisbar. Perifollikuläres entzündliches Infiltrat.

### Differenzialdiagnose
Keratosis follicularis, Hyperkeratosis follicularis et parafollicularis in cutem penetrans.

### Externe Therapie
Meiden auslösender Kleidungsstücke. Keratolytische Salben oder Spiritus mit Salicylsäure 2-5% (z.B. **R214**, Salicylvaseline Lichtenstein), mögliche Kombination mit wundheilenden Wirkstoffen wie Dexpanthenol. Benzoylperoxid (BPO) 3-20% in Gel, Lotion und Waschlösung (Panoxyl Emulsion 10%, Panoxyl mild 2,5%), Azelainsäure 20% Creme (Skinoren).

> **Cave: Benzoylperoxid-haltige Präparate nicht auf die Schleimhäute auftragen; es ist Vorsicht bei Atopikern geboten!**

### Interne Therapie
Behandlungsversuch mit aromatischen Retinoiden (z.B. Neotigason) 0,5 mg/kg KG/Tag. Danach Reduktion auf individuelle Erhaltungsdosis (10-20 mg/Tag), nicht höher als 0,2 mg/kg KG/Tag dosieren. Die systemische Therapie sollte mit der Externbehandlung kombiniert werden.

## Folsäuremangel
E53.8

### Definition
Folsäure spielt eine wichtige Rolle in der DNA-Synthese; bei Folsäuremangel kommt es zur megalo-blastären Anämie und zu gastrointestinalen Störungen.

### Ätiologie
- Mangelernährung (Alkoholiker, alte Leute mit einseitiger Kost)
- Erhöhter Bedarf (Schwangerschaft, Hämolyse)
- Malabsorptionssyndrome (Resorption im Jejunum gestört)
- Medikamente: Folsäureantagonisten (Methotrexat), Purin- und Pyrimidinantagonisten, Diphenylhydantoin.

### Klinisches Bild
Symptome der megaloblastären Anämie: Blässe, diskreter Ikterus, Müdigkeit, verminderte Leistungsfähigkeit. Trophische Störungen der Schleimhaut, v.a. des Gastrointestinaltraktes. S.u. Glossitis Möller-Hunter, Perlèche.

### Labor
Megalozyten im peripheren Blutausstrich, MCV >95 fl, MCH >34 pg, häufig Leukopenie und Thrombopenie, Erniedrigung von Folsäure i.S., Eisen i.S., LDH und indirektem Bilirubin.

### Therapie
Ggf. Behandlung der Grunderkrankung, orale Folsäuresubstitution (s. Folinsäure).

## Fondaparinux

### Definition
Systemisch wirksames Heparin-Analogon (Pentasaccharid). Selektiver Faktor Xa Hemmer.

### Wirkungen

> **Cave: Die Wirkung von Fondaparinux kann im Gegensatz zu Heparinen nicht durch das Antidot Protamin antagonisiert werden!**

### Indikation
Prophylaxe venöser thromboembolischer Ereignisse. In Ausnahmefällen bei Patienten mit Unverträglichkeitsreaktionen gegenüber Heparinen, niedermolekularen Heparinen oder Heparinoiden.

### Schwangerschaft/Stillzeit
Ungenügende Datenlage über Anwendung in der Schwangerschaft. Kontraindiziert in der Stillzeit (Präparat geht im Tierversuch in die Muttermilch über).

### Dosierung und Art der Anwendung
1mal/Tag 2,5 mg s.c.

> **Cave: Nicht i.v. oder i.m. injizieren!**

### Unerwünschte Wirkungen
Anämie, Blutungen im OP-Gebiet bei postoperativen Patienten, selten Reaktionen an der Einstichstelle.

### Kontraindikation
Überempfindlichkeit gegen die Substanz, aktive klinisch relevante Blutungen, bakterielle Endokarditis, schwere Nierenfunktionsstörungen.

### Präparate
Arixtra

## Formaldehyd

### Synonym(e)
formaldehyde

### Definition
Organische Verbindung mit weiter Verbreitung. Im Rohzustand als farbloses stechend riechendes Gas auftretend. Bei Vorliegen in wässriger Lösung als Formalin bezeichnet.

### Allgemeine Information
- Reizgas mit Wirkung insbes. auf Schleimhäute. 90-100% werden beim Einatmen resorbiert (also nicht abgeatmet) und später meist in den oberen Atemwegen zu Wasser und Kohlendioxid verstoffwechselt.
- In Deutschland werden z.Zt. ca. 600.000 Tonnen pro Jahr industriell hergestellt. Anwendung als Ausgangsstoff für Harze, Bindemittel für die Herstellung von Holzwerkstoffen (Pressspanplatten), Textilhilfsmittel, Desinfektions- und Konservierungsmittel sowie als Rohstoff für Arzneimittel.
- Als Nebenprodukt bei unvollständigen Verbrennungsprozessen entstehend, u.a. auch in Zigarettenrauch.
- Laut WHO wird Formaldehyd als wahrscheinliches Kanzerogen mittlerer Gefährlichkeit eingestuft.
- Unerwünschte Nebenwirkungen: U.a. Acne vulgaris, Hus-

tenanfälle, Konzentrationsschwäche, Antriebsverlust, Kopfschmerzen, Appetitmangel, Augenschmerzen, Müdigkeit, Mundtrockenheit und Nervosität. S.a.u. Öko-Syndrom. Darüber hinaus sind starke allergene Wirkungen bekannt (s.u. Kontaktallergie, s.u. Ekzem, Kontaktekzem, allergisches).
- Einstufung der MAK-Kommission: Kategorie 4 (Stoffe mit krebserzeugenden Eigenschaften, bei denen ein nichtgenotoxischer Wirkungsmechanismus im Vordergrund steht).
- Richtwert des Bundesgesundheitsamtes für die Innenraumluft: 0,1 ppm. Reizschwelle: 0,08-1,6 ppm.
- Bewertung von Formaldehyd hinsichtlich der Auswirkung einer Allergie auf die Minderung der Erwerbsfähigkeit:
  - Formaldehyd gilt als ein primär beruflicher Sensibilisator und weist eine weite, allerdings abnehmende Verbreitung als Desinfektions-, Konservierungs- bzw. Sterilisationsmittel im medizinischen und vor allem technischen Bereich auf. Es ist Ausgangsstoff für Kunststoffe und Kunstharze. In vielen Produktkategorien vertreten, kommt Formaldehyd am häufigsten in Lacken/Farben, Bindemitteln und Reinigungsmitteln vor.
  - Relevante berufliche Expositionen: Arbeitsplätze im Bereich des Gesundheitsdienstes (Hautkontakt mit Flächen- und Instrumentendesinfektionsmitteln), Reinigungsberufe, Maler, Lackierer und verwandte Berufe sowie der metallverarbeitenden Industrie (Konservierungsstoffe von Kühlschmierstoffen) und Kunststoffproduktion.
  - Formaldehydabspalter finden weit verbreitete Anwendung in Körperpflegemitteln und Kosmetika, Farben/Lacken und Polituren, Reinigungsmitteln, in technischen Bereichen sowie gelegentlich in medizinischen Externa. Als Expositionsquellen im beruflichen Umfeld sind insbesondere wassermischbare Kühlschmierstoffe (Konzentrate) und wassergemischte Kühlschmierstoffe (Emulsionen) in der spanabhebenden Metallverarbeitung zu nennen.
- Auswirkung einer Allergie: „Mittelgradig“ bis „schwerwiegend“. Die Einschätzung als „schwerwiegend“ kann z.B. bei einer hochgradigen Sensibilisierung, d.h. bei Reaktion auf geringe Mengen von Formaldehyd und auf Formaldehydabspalter, begründet sein, da dann davon auszugehen ist, dass für den betroffenen Beschäftigten weitaus mehr Arbeitsplätze entfallen als bei einer schwachgradigen, isolierten Formaldehydsensibilisierung.

### Diagnose
- Nachweis durch die Konzentration an Ameisensäure im Blut, die aber nur während der Expositionszeit sinnvoll ist, da Ameisensäure im Körper schnell abgebaut wird.
- Nachweis in Material (z.B. Pressspanplatten) und Raumluft sind insbes. bei beruflichem Umgang mit Formaldehyd sinnvoll.

### Therapie
Sofortiger Expositionsstopp. Spanplatten sind die wichtigste Quelle von Formaldehyd in Innenräumen. Die Formaldehydabgabe ist hauptsächlich auf den Klebstoff zurückzuführen. Ggf. asbestfreie Sanierung von Innenräumen.

**Cave: Desinfektionsmittel können zur Belastung beitragen.**

### Hinweis(e)
Zulässige Höchstkonzentrationen:
- Kosmetika: 0,2%
- Mundpflegemittel: 0,1%
- Innenräume: 0,1 ppm
- Spanplatten:
  - E1: max. 0,1 ppm
  - E2: max. 1,0 ppm
  - E3: max. 1,4 ppm.

## Formaldehydabspalter

### Definition
Formaldehyd-freisetzende Chemikalien. Die Menge des freigesetzten Formaldehyd variiert je nach verwendetem Formaldehydabspalter von Stoff zu Stoff und hängt u.a. von den Umgebungstemperaturen, dem Lösungsmittel, der Gesamtzusammensetzung, dem pH-Wert der Temperatur und der Lagerungsdauer ab.

### Allgemeine Information
- Formaldehydabspalter werden u.a. in Kosmetika, Körperpflegeprodukten, Hautreinigungsmitteln, Farben, Lacken, Polituren, Kühlschmierstoffen verwendet.
- Häufige Formaldehydabspalter sind u.a.:
  - 1,6-Dihydroxy-2,5-dioxahexan
  - Benzylhemiformal
  - Bioban P1487
  - Bronidox L
  - Diazoidinylharnstoff (Germall II)
  - Dimethylolurea
  - DMDM Hydantoin
  - Imidazolidinylharnstoff (Germall 115)
  - Bronopol (2-Bromo-2-nitro-1,3-propandiol)
  - Benzylhemiformal
  - Bioban CS 1135 (4,4-Dimethyl-1,3-oxazolidin)
  - Bioban CS 1246 (7-Ethylbicyclooxazolidin)
  - Bioban P 1487 ((Nitrobutyl)morpholin(Ethylnitrotrimethylen)dimorpholin)
  - Grotan HD
  - Grotan BK (1,3,5-Tris(2-hydroxyethyl)hexahydrotriazin)
  - MDM Hydantoin
  - Methenamin
  - N,N'-Methylen-bis-5-methyl-oxazolidin
  - N-Methylol-chloracetamid
  - Paraformaldehyd
  - Tris Nitro
  - Urotropin.
- Die Sensibilisierungsrate liegt je nach Substanz bei 0,5-1,5%.
- Ca. 50% der Patienten mit Sensibilisierung gegen Formaldehydabspalter hat auch eine Sensibilisierung gegen Formaldehyd.

## Fosamprenavir

### Definition
Virustatikum. Inhibitor der HIV-Protease. Prodrug von Amprenavir.

### Indikation
Antiretrovirale Kombinationstherapie zur Behandlung der

HIV-1-Infektion bei therapieerfahrenen, insbes. Proteasehemmer-vorbehandelten Patienten.

**Merke: Berücksichtigung des viralen Resistenzmusters und der Vorbehandlung des Patienten insbes. mit anderen Proteasehemmern!**

### Schwangerschaft/Stillzeit
Kontraindiziert in der Schwangerschaft und Stillzeit (ungenügende Datenlage).

### Dosierung und Art der Anwendung
- Patienten >18 Jahre: Monotherapie: 2mal/Tag 1400 mg p.o. (nicht empfohlen für vorbehandelte Patienten).
- Kombination mit Ritonavir: Fosamprenavir: 2mal/Tag 700 mg p.o. + Ritonavir: 2mal/Tag 100 mg p.o. Alternativ: Fosamprenavir 1mal/Tag 1400 mg p.o. sowie Ritonavir 1mal/Tag 200 mg p.o.

### Unerwünschte Wirkungen
Häufig kutane NW wie makulopapulöse Exantheme. Gelegentlich gastrointestinale Symptome (Diarrhoe, Erbrechen), Kopfschmerzen.

### Wechselwirkungen
Vorsicht bei Kombination mit Lopinavir: Absinken der Plasmawirkspiegel beider Substanzen (AUC, $C_{min}$)!

**Merke: Schwere Medikamenteninteraktionen können potentiell insbes. mit Medikamenten wie Amiodaron, Lidocain (systemische Anwendung), trizyklischen Antidepressiva, Quinidin auftreten.**

### Kontraindikation
Überempfindlichkeit gegen die Substanz, Komedikation mit Benzodiazepinen (Midazolam, Triazolam), Ergotaminderivaten, Cisaprid, Neuroleptika.

### Präparate
Telzir

## Foscarnet

### Definition
Virustatikum.

### Wirkungen
Direkte Hemmung viraler DNA-Polymerasen und reverser Transkriptasen.

### Indikation
Schwere CMV-Infektionen (s.u. Zytomegalie) bei Patienten mit AIDS. Ersatzmedikament bei schweren HSV- und VZV-Infektionen.

### Dosierung und Art der Anwendung
- CMV-Retinitis: Initial 2mal/Tag 90 mg/kg KG/Tag i.v. in 500 ml NaCl-Lösung 0,9% (Infusion über mindestens 2 Std. laufen lassen) über 2-3 Wochen, Erhaltungstherapie: 90 mg/kg KG i.v. 5 Tage/Woche lebenslang, ggf. im 14-tägigen Wechsel mit Ganciclovir.
- Aciclovir-resistente Infektionen durch Herpes simplex oder Varizella zoster bei AIDS-Patienten: 90 mg/kg KG/Tag i.v. über 7-10 Tage.

**Merke: Niemals unverdünnt in eine periphere Vene infundieren (Thrombophlebitis!). Zur Vermeidung von Hypokalzämien unmittelbar vor der Foscarnet-Infusion eine Ampulle 10% Kalzium-Lösung in 100 ml 5% Glukose infundieren. Im Anschluss an die Foscarnet-Gabe 500 ml 5% Glukose geben. Immer auf gute Hydrierung des Patienten achten. Mindestens 2mal/Woche Kontrollen von Kreatinin, Kalzium, Kalium und Hb. Dosisanpassung bei steigenden Kreatinin-Werten!**

### Unerwünschte Wirkungen
- Bei topischer Applikation: Paragruppenallergie, allergische Hautreaktionen, Hautreizung.
- Bei i.v.-Applikation: Nierenfunktionsstörungen bis zum seltenen dialysepflichtigen Nierenversagen, Elektrolytverschiebungen (Hypokalzämie mit Krämpfen in den Händen, Pfötchenstellung der Hände, positivem Trousseau-Phänomen, Hypokaliämie), Übelkeit, Kopfschmerzen, BB-Veränderungen (Hb-Abfall >20%), epileptische Anfälle, Ulzerationen im Bereich der Glans penis.

### Kontraindikation
Bei topischer Applikation: Anwendung am Auge, Paragruppen-Allergie, bei systemischer Applikation: Schwangerschaft (Ausnahme: vitale Indikation), Stillzeit, schwere Nierenfunktionseinschränkungen.

### Präparate
Foscavir, Triapten Creme

### Hinweis(e)
**Merke: Männliche Patienten sollten unter der Foscarnet-Therapie keine Kinder zeugen, konsequente Kontrazeption während der Therapie und bis 6 Monate nach Therapieende!**

### Patienteninformation
**Merke: Niemals ein Präservativ-Urinoir bei Foscarnet-Therapie verwenden! Männliche Patienten über die Notwendigkeit einer sorgfältigen Hygiene nach jeder Miktion aufklären!**

## Fosfomycin

### Synonym(e)
Fosfomycin-Trometamol

### Definition
Breitspektrum-Antibiotikum mit Epoxid-Struktur.

### Wirkungen
Irreversible Hemmung der N-Acetylglucosamin-3-0-Enolpyruvyl-Transferase.

### Wirkungsspektrum
Citrobacter spp., E. coli, H. influenzae, Klebsiella spp., Morganella morganii, Neisseria gonorrhoeae, Proteus mirabilis und vulgaris, Pseudomonas aeruginosa, Salmonella spp., Serratia spp., Shigella spp., Staphylococcus spp., Streptococcus spp.

### Indikation
Knochen- und Weichteilinfektionen, Harnwegsinfektionen, Verbrennungen, Meningitis, Cholezystitis, Atemwegsinfektionen.

### Schwangerschaft/Stillzeit
Kontraindiziert in Schwangerschaft und Stillzeit.

**Dosierung und Art der Anwendung**

- 2-3mal/Tag 3-5 g i.v. oder p.o.
- Kinder: 100-300 mg/kg KG verteilt auf 3 ED.
- Neugeborene: 100 mg/kg KG/Tag.

**Unerwünschte Wirkungen**

Selten gastrointestinale Störungen, Exanthem, Venenreizung, passagere Transaminasenerhöhung, Kopfschmerzen, schwere anaphylaktische Reaktionen.

**Kontraindikation**

Kinder <12 Jahre, Einschränkung der Nierenfunktion (Kreatinin-Clearance <80 ml/min.).

**Präparate**

Infectofos, Monuril

## Fotemustin

**Definition**

Zytostatikum.

**Indikation**

Metastasierendes malignes Melanom (auch Hirnmetastasen), Hodgkin- und Non-Hodgkin-Lymphome, CML, Glioblastome.

**Eingeschränkte Indikation**

Eingeschränkte Leber- und Nierenfunktion.

**Dosierung und Art der Anwendung**

- Monochemotherapie: Induktionsbehandlung Tag 1, 8, 15: 100 mg/m² KO i.v. Anschließend 4-5 Wochen Pause, dann anschließend Erhaltungstherapie alle 3 Wochen: 100 mg/m² KO i.v.
- Polychemotherapie: z.B. in Kombination mit Dacarbazin entsprechend Therapieprotokoll.

**Fotemustin. Tabelle 1.** Nebenwirkungen Fotemustin

| Organsystem | Nebenwirkungen |
|---|---|
| Atemwege | Lungenfibrosen nach Langzeittherapie (>1.500 mg/m²) |
| Blut, Lymphe | Störungen der Hämatopoese, Immunsuppression |
| Elektrolyte, Stoffwechsel, Endokrinium | Gynäkomastie |
| Störung der Spermiogenese (evtl. irreversibel) und Ovulation | |
| Gefäße | bei schneller Infusion Hautrötungen und Bindehautblutungen, Intimareizung |
| GIT | gastrointestinale Störungen (Übelkeit, Erbrechen, Diarrhoe), Leberschäden |
| Harnwege | Hyperurikämie, Nierenschäden (kumulativ, bei Dosen >1.200 mg/m²), Zystitis |
| Haut | Haarausfall, Dermatitis, Stomatitis |
| Nervensystem | neurotoxische Störungen |

> Merke: **Unter der Therapie sowie bis zu 6 Monaten danach sollte von Frauen und Männern eine effektive Kontrazeption betrieben werden. Bei männlichen Patienten sollte vor sowie nach Therapie ein Spermiogramm durchgeführt werden. Die Patienten sind auf die Möglichkeit der Kryokonservierung von Spermien hinzuweisen! Regelmäßige Kontrollen des BB, der Leber- und Nierenfunktion!**

**Kontraindikation**

Schwangerschaft, Stillzeit.

**Präparate**

Muphoran (über die internationale Apotheke erhältlich)

## Fox-Fordycesche Krankheit L75.2

**Erstbeschreiber**

Fox, 1902

**Synonym(e)**

Iridoneurodermite axillaire Audry; Hidradenoma eruptivum; Apocrinitis sudoripara pruriens; apokrine Miliaria; Acanthosis circumporalis pruriens

**Definition**

Mit Juckreiz und Papel-Bildung einhergehender Verschluss der apokrinen Schweißdrüsen.

**Ätiologie**

Verschluss der Ausführungsgänge der apokrinen Drüsen durch hyperkeratotischen Pfropf, Sekretstauung, Austritt von Sekret in das periadnexielle Bindegewebe, entzündliche Reaktion.

**Manifestation**

Fast ausschließlich weibliche Patienten, postpubertär, prämenstruelle Exazerbationen.

**Lokalisation**

Vor allem Achselregion, Brustwarzen, Nabelregion, genitale und perianale Hautbezirke.

**Klinisches Bild**

Gruppiert stehende, stecknadelkopfgroße, plane oder halbkugelige, derbe, hautfarbene bis rötliche, protuberierende Knötchen. Quälender, lokalisierter Juckreiz. Lokalisierte Schweißausbrüche. Spärliche Achselbehaarung.

**Histologie**

Verschluss des Ausführungsgangs der apokrinen Drüse durch einen keratotischen Pfropf im obersten Anteil des Haarfollikels. Ruptur der Schweißdrüse, Ausbildung eines spongiotischen Bläschens in der Follikelwand (am ehesten sichtbar in Serienschnitten). In der umgebenden Dermis entzündliches Infiltrat.

**Differenzialdiagnose**

Lichen simplex chronicus, atopisches Ekzem.

**Therapie allgemein**

Behandlungsresultate sind oft unbefriedigend, eine Standardtherapie existiert nicht. Aufgeführte Behandlungsansätze sind als Therapieversuche mit im Einzelfall sehr unterschiedlicher Erfolgsrate zu verstehen. Die Aggressivität der Behandlung sollte in einem angemessenen Verhältnis zum klinischen Befund stehen.

### Externe Therapie

- Schälbehandlung mit 0,05%-0,1% Vitamin A-Säure Creme oder -Salbe (z.B. Cordes VAS, **R256**) zeigt i.d.R. günstige Wirkung auf Juckreiz und Haarwachstum (weniger auf die Papeln selbst) und sollte den 1. Therapieversuch darstellen.
- Beschrieben werden zudem Teilerfolge mit Glukokortikoiden als Creme wie 0,5% Hydrocortison-Creme (Hydro-Wolff, **R120**) oder 0,05-0,1% Betamethason-Creme (z.B. Betagalen, **R029**), Methylprednisolonaceponat (Advantan Creme), Prednicarbat (Dermatop Creme) oder intraläsionalen Injektionen mit Triamcinolonacetonid (z.B. Volon A).
- Auch Clindamycin in Propylenglycol-Lösung (z.B. Sobelin-Lsg.), UV-Licht oder Elektrokoagulation können erfolgreich sein.
- Zur Verhinderung von Superinfektionen ggf. lokale Antibiotika z.B. Tetracyclin (z.B. Imex Salbe) oder Erythromycin (z.B. Aknemycin Salbe).

> Merke: **Statt Eucerin cum aqua können Eucerin anhyd., Eucerin O/W- oder W/O als Grundlage magistraler Rezepturen verwendet werden.**

### Interne Therapie

Bei schwerer Ausprägung und ausbleibendem Erfolg auf Lokaltherapie können Kontrazeptiva mit antiandrogener Wirkung wie Cyproteronacetat (z.B. Diane 35) oder Chlormadinonacetat (z.B. Gestamestrol N) versucht werden. Auch mit Retinoiden wie Isotretinoin (z.B. Isotretinoin-ratiopharm; Aknenormin) initial 0,5 mg/kg KG/Tag p.o. werden teilweise gute Resultate beschrieben, Reduktion der Dosis auf möglichst niedrige Erhaltungsdosis entsprechend der Klinik. Dauertherapie ist i.d.R. erforderlich, da Rezidive beim Absetzen.

### Operative Therapie

Bei Therapieresistenz oder in schweren Fällen ggf. chirurgische Maßnahmen: Exzision der befallenen Areale mit anschließender Versorgung mit Schwenklappen oder mit Hauttransplantaten führt zur definitiven Heilung.

### Prognose

Spontane Abheilung nach der Menopause.

## Frambösie A66.9

### Synonym(e)

Bouba; Pian; Yaws; Parru; Parangi; Njovera; Himbeerseuche

### Definition

In den Tropen beheimatete, chronisch verlaufende, der Syphilis verwandte, jedoch nicht venerisch übertragene Spirochäteninfektion durch Treponema pertenue. Führt im Endstadium zu schweren Destruktionen von Haut, Weichteilen und Knochen.

### Erreger

Treponema pertenue. Übertragung durch innigen Kontakt über Finger, Insekten, Haustiere, Kleidung, Einatmen, Verschlucken. Infektion meist im Kindesalter.

### Vorkommen/Epidemiologie

Nur in den Tropen; v.a. in ländlichen Regionen mit niedrigem Lebensstandard.

### Lokalisation

Primärläsion vor allem an den unteren Gliedmaßen.

### Klinisches Bild

Inkubationszeit 3 Wochen. Phasenhafter Verlauf; kein Befall innerer Organe oder des Nervensystems.

- Primärstadium: Mutterpapel (mother yaws): Entzündlich infiltrierte, rasch ulzerierende Papel, regionäre, harte, schmerzlose Lymphknotenschwellung.
- Sekundärstadium (3-12 Monate nach der Infektion): Auftreten von Daughter yaws (Pianome): Papulöse, papillomatöse, granulomatöse, charakteristisch himbeerartige Hautwucherungen. Knochenbeteiligung, Periostbeteiligung. Keratodermie an Handflächen und Fußsohlen mit Rhagadenbildung, Schuppung und Schmerzen, daraus resultierender eigenartiger Gang (Crab yaws). Clavi an Fußsohlen, Paronychien.
- Tertiärstadium (meist mehrere Jahre nach der Infektion): Auftreten von Pianiden: Nodöse und tuberkuloide Läsionen. Gummata: Solitäre, harte, später verbackene, schmerzhafte, tief subkutane Knoten, Ulzerationen. Palmoplantare Keratodermien. Osteoartikuläre Läsionen: Periostitis, Osteitis, gummöse Osteoperiostitiden, evtl. Säbelscheidentibia. S.a.u. Gangosa; Goundou; juxtaartikuläre Knoten.

### Diagnose

Erregernachweis (Dunkelfeldtechnik, Reizsekret), Serologie wie bei Syphilis.

### Differenzialdiagnose

Syphilis, Leishmaniose, Tuberkulose, Lepra, Blastomykose, südamerikanische, Chromomykose, Skabies, Pyodermie.

### Externe Therapie

Symptomatisch entsprechend der Klinik.

### Interne Therapie

Penicillin ist das Antibiotikum der ersten Wahl.

- Primär- und Sekundärstadium: Die einmalige i.m. Injektion von 2,4 Mio. IE (bei Kindern 1,2 Mio. IE) Benzathin-Benzyl Penicillin führt i.d.R. innerhalb einer Woche zur Abheilung.
- Tertiärstadium: Benzylpenicillin (z.B. Penicillin Grünenthal) 1-5 Mio. IE/Tag bis insgesamt 15-20 Dosen erreicht sind.
- Alternativ bei Penicillin-Allergie: Tetracyclin (z.B. Achromycin) 2 g/Tag über 2 Wochen.

## Freckles L81.2

### Definition

Englische Bezeichnung für Epheliden, wird im Angloamerikanischen auch für lentiginöse Hautveränderungen verwendet.

### Therapie

Nicht erforderlich, Kontrolle.

## Fremdkörpergranulom L92.30

**Definition**
Ausbildung charakteristischer Granulome nach dem Eindringen von Fremdkörpern in die Haut bzw. nach Entstehung kristalliner Substanzen im Organismus, die wie Fremdkörper wirken.

**Ätiologie**
- Traumatisch: Einlagerung von Haaren (Friseurgranulom, Melkergranulom); Paraffin (nach kosmetischer Injektion); Fadenmaterial (Belassung nichtresorbierbarer Wundfäden); Silikaten (Sturz auf Sand); Stacheln (Kakteen, Seeigel, etc.); Talkum (Wundpuder), Beryllium (Leuchtröhrensplitter) usw.
- Reaktion auf körpereigene Substanzen: Uratkristalle (Gichttophi), nekrotisches Fettgewebe (lipophages Granulom).

**Klinisches Bild**
Rötlich-bräunliche oder hautfarbene, stecknadelkopf- bis erbsgroße, ggf. auch größere, meist derbe Knötchen und Knoten.

**Histologie**
Zahlreiche, evtl. sehr große, ungeordnete Riesenzellen, die Fremdkörperpartikel (polarisationsoptisch nachweisbar) enthalten oder an solche angelagert sind (sogenannte Fremdkörperriesenzellen). Daneben bei frischen Granulomen rein granulomatöses Infiltrat, bei längerer Bestandsdauer fibrosierende Entzündung mit Zurücktreten der granulomatösen Komponente.

**Therapie**
Chirurgische Entfernung des Fremdkörpers bzw. Totalexzision der gesamten Läsion. Die entzündliche Begleitreaktion kann mit intraläsionalen Injektionen von Glukokortikoiden wie Triamcinolon (z.B. Volon A 10 Kristallsuspension verdünnt 1:4 mit Lokalanästhetika wie Mepivacain) angegangen werden. Bei Silikongranulomen evtl. Therapieversuch mit Retinoiden wie Isotretinoin (z.B. Isotretinoin-ratiopharm; Aknenormin) 0,5 mg/kg KG/Tag p.o. über 6 Monate.

## Frenulumsklerose M34.8

**Synonym(e)**
Skleroglosson

**Definition**
Verhärtung und Verkürzung des Zungenbändchens im Rahmen der progressiven systemischen Sklerodermie. S.a. Ankyloglosson.

## Friseurgranulom L92.32

**Definition**
Fremdkörpergranulom infolge eines interdigital eingespießten Haares, s.a. Melkergranulom.

**Therapie**
Entsprechend dem Fremdkörpergranulom oder dem Melkergranulom.

## Fructose-Intoleranz E74.1

**Definition**
Weit verbreitete Stoffwechselstörung, die durch die Überlastung des enteralen Fructose-spezifischen GLUT5-Transporters (Glukose Transportproteine) charakterisiert ist. Die im Dünndarm nicht resorbierte Fructose tritt in das Colon über und wird dort durch Darmbakterien zu kurzkettigen Fettsäuren, Kohlendioxid, Wasserstoff und Methan metabolisiert. Die Folge ist ein Reizdarmsyndrom.

**Diagnose**
H2-Fructose-Atemtest.

**Differenzialdiagnose**
Abzugrenzen ist die Fructosemalabsorption von Lebensmittelallergien, Lactose-Intoleranz und Histamin-Intoleranz.

**Prophylaxe**
Konsequente diätetische Therapie (Fructose-reduzierte Kost) der Betroffenen durch einen geschulten Ökotrophologen.

**Hinweis(e)**
Entsprechend der derzeitigen allg. Empfehlungen „viel frisches Obst und Vollkornprodukte“ ohne nähere Angaben bzgl. einer Obergrenze, kann es zu einer Überschreitung der tolerierten Obergrenze kommen. Diese liegt zwischen dem 1. und 10. Lebensjahr bei 1,0-4,0 g Fructose/Tag. Schon ein Apfel enthält bei einem durchschnittlichen Gewicht von 200 g ca. 11,5 g Fructose. Etwa die Hälfte der Erwachsenen kann täglich nicht mehr als 25 g Fructose absorbieren. Etwa 50% zeigen klinische Symptome.

## Frühlingsperniosis L56.4

**Erstbeschreiber**
Keining, 1941

**Synonym(e)**
Hidroa vernalis; Frühjahrslichtdermatose; jugendliche Frühlingseruption; juvenil spring eruptions of the ears

**Definition**
V.a. bei Kindern und Jugendlichen vorkommende, klinisch wie eine Pernio imponierende Erkrankung, die zu den Lichtdermatosen zählt. S.a. Herbstperniosis.

**Ätiologie**
Unklar, einige Autoren sehen die Erkrankung als polymorphe Lichtdermatose. Kälteeinflüsse, plötzliche Temperatur- und Luftdruckänderung könnten auch eine Rolle spielen.

**Lokalisation**
Vor allem symmetrisch an den Ohrrändern, im Gesicht, Nacken, an Handrücken, Unterarmen und Unterschenkeln (lichtexponierte Regionen).

**Klinisches Bild**
Vor allem juckende, schmerzlose sukkulente, rötlich-livide Erytheme und Papeln, seltener papulovesikulöse und bullöse Hautveränderungen.

**Differenzialdiagnose**
Erythema exsudativum multiforme, Hidroa vacciniformia, Skleroporphyrie, Erfrierung II. Grades.

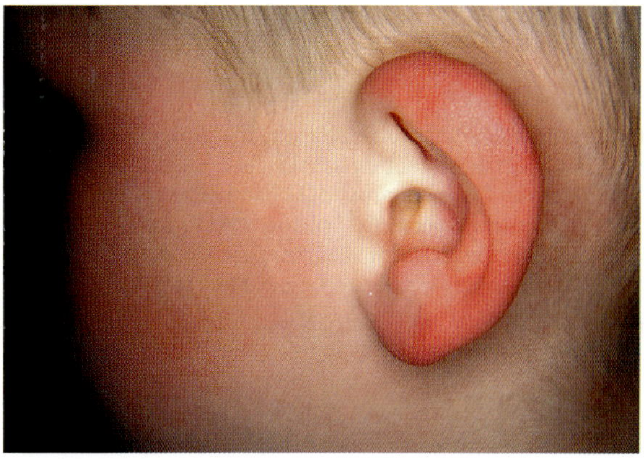

**Frühlingsperniosis.** Rötlich-livide, sukkulente Auftreibung der Ohrmuschel mit Papeln und beginnender Bläschenbildung bei einem 5-jährigen Knaben.

### Therapie
Konsequente Abdeckung der betroffenen Areale sowie Anwendung von Lichtschutzmitteln. Ggf. Applikation topischer Glukokortikoide, z.B. 0,5% Hydrocortison-Creme **R119**.

## Frühreaktion

### Definition
Allergische Reaktion, die innerhalb von Minuten auftritt und 1-2 Stunden anhält. Durch die Freisetzung vasoaktiver und bronchospastischer Mediatoren aus Mastzellen und anderen Entzündungszellen. S.a.u. Allergie.

## Frühsommermeningoenzephalitis A84.0

### Definition
Durch beim Zeckenstich übertragene Arboviren ausgelöste Meningitis bzw. Meningoenzephalitis (s.a. Zecken).

### Therapie
Symptomatisch.

### Prophylaxe
Aktive Immunisierung mit FSME inaktiviertem Virus (z.B. FSME Immun). Grundimmunisierung: 3mal im Abstand von 2 Wochen und einem Jahr 0,5 ml Suspension i.m. (Immunität für 3 Jahre).

## FTA-Test

### Synonym(e)
Deacon-Falcone-Harris-Test; Fluoreszenz-Treponema-Antikörper-Test

### Definition
Nachweis von Treponema-spezischen Antikörpern mittels der indirekten Immunfluoreszenz, s.a. Syphilisserologie. Beim FTA-Abs-Test (bzw. 19S-IgM-FTA-ABS-Test) Nachweis von säulenchromatographisch isolierten IgM-Antikörpern gegen Treponema pallidum mittels fluoreszeinmarkiertem antihumanem IgM. Reaktiv ab Ende der 2. Woche nach der Infektion. Falsch-reaktiv z.B. durch Autoantikörper der Klasse IgM. Hochspezifischer Test, s.a.u. Syphilisserologie.

## Fuchsin

### Definition
Antiseptikum.

### Indikation
Infektionen durch grampositive Bakterien, Dermatophyten, Hefen.

### Dosierung und Art der Anwendung
Bei großflächiger Anwendung auf geschädigter Haut ist eine 0,1% Lösung anzuraten. Bei kleinflächiger Pinselung kann die Konzentration der Lösung bis auf 0,5% gewählt werden.

### Unerwünschte Wirkungen
In höherer Konzentration Gefahr von Hautnekrosen. Im Bereich der Halbschleimhäute (z.B. Vulva oder Penis) ist von der Verwendung von Fuchsin abzusehen.

### Inkompatibilität
Oxidierende und reduzierende Substanzen.

### Rezeptur(en)
Ethanolische Fuchsin-Lsg. 0,5% (NRF 11.26.).

### Hinweis(e)
Färbt Haut, Wäsche und Gegenstände rot!

## Fukosidose E77.1

### Erstbeschreiber
Durand, 1966

### Synonym(e)
Fucosidosis; Pseudo-Hurler-Syndrom

### Definition
Sehr seltene, autosomal-rezessiv vererbte Speicherkrankheit durch Fehlen des lysosomalen Enzyms alpha-L-Fukosidase.

### Ätiologie
Mutation des FUCA Gens, das die alpha-L-Fucosidase kodiert. Das Gen wird auf Chromosom 1p34 kartiert.

### Manifestation
1.-3. Lebensjahr.

### Klinisches Bild
Faziale Dysmorphien, Wachstumsverzögerungen, Organomegalien, Dysostosis multiplex, neurologische Störungen und Korneaeintrübungen sowie vaskuläre Veränderungen der Retina. Kochsalzkonzentration im Schweiß ist erhöht. Nach klinischen Gesichtspunkten werden 3 Formen unterschieden:
- Typ I: Bevorzugt neurologische Symptomatik.
- Typ II: Bevorzugt Skelettbefall.
- Typ III: Zeigt Angiokeratome (von denjenigen des M. Fabry nicht zu unterscheiden).

### Diagnose
Nachweis des Enzymmangels in Zellkulturen von Fibroblasten und Lymphozyten.

## Fumarsäureester

### Definition
Antipsoriatikum mit immunmodulierender und proliferationsnormalisierender Wirkung.

### Wirkungen
- Die pharmakologischen Effekte der Fumarsäureester sind bis heute noch weitgehend unbekannt. Wahrscheinlich ist ein antiproliferativer Effekt auf Lymphozyten sowie eine selektive immunmodulatorische antipsoriatische Wirkung auf aktivierte T-Lymphozyten. In Co-Kulturen von Keratinozyten und T-Lymphozyten konnte eine Inhibition von INF-gamma sowie eine erhöhte Sekretion von IL-10 nachgewiesen werden. Des Weiteren wird angenommen, dass Dimethylfumarat (DMF) mit dem intrazellulären Thiol-System interagiert, welches die zelluläre Stabilität des Redox-Gleichgewichtes beeinflusst. Daher kommt es langfristig zu einer Erhöhung des reduzierten Glutathions. Diese Erhöhung hemmt Redox-sensitive Kinasen, was konsekutiv die Phosphorylierung und Ubiquitinierung des Inhibitors des nukleären Faktors kappa B (NF-kappaB) hemmt.
- NF-kappaB selbst hat zahlreiche Zielgene und vermittelt unterschiedlichste Wirkungen. NF-kappaB ist von großer Bedeutung für die Regulation der Immunantwort, der Zellproliferation und der Apoptose. Somit wird die Transkription der Gene unterbunden, die für entzündungsfördernde Mediatoren wie Tumor-Nekrose-Faktor, Interleukin 8 sowie für Adhäsions-Moleküle kodieren. Daraus resultiert ein starker antientzündlicher Effekt.

### Indikation
Schwere, therapieresistente Formen der Psoriasis vulgaris.

### Eingeschränkte Indikation
Hämatologische Erkrankungen.

### Dosierung und Art der Anwendung
- Die orale Applikation erfolgt in steigender Dosierung, z.B. Fumaderm initial 1 Tbl./Tag in Woche 1 bis auf maximal 6 Tbl./Tag Fumaderm in der 6. Woche.
- Bewährt hat sich die wöchentliche Steigerung von zunächst 1 Tbl./Tag Fumaderm initial auf 4-5 Tabletten. Bei guter Verträglichkeit kann dann auf Fumaderm umgestellt werden, wobei zu beachten ist, dass 1 Tablette Fumaderm 4 Tabletten Fumaderm initial entspricht.
- In vielen Fällen ist jedoch die Verabreichung der max. TD von 6 Tbl./Tag (= 1,29 g/Tag) Fumaderm p.o. nicht nötig. Nach Abklingen der Hauterscheinungen (4-6 Wochen nach Therapiebeginn) ist es empfehlenswert, die tgl. Einnahme auf die individuell erforderliche Erhaltungsdosis zu reduzieren.
- Ggf. sind Auslassversuche angezeigt, um die Akuität der Psoriasis und damit die Notwendigkeit einer weiteren Behandlung zu überprüfen.

**Merke: Vor Beginn und im Verlauf der Therapie (zunächst alle 2, später alle 4 Wochen) Kontrolle des Diff.-BB, der Leber- und Nierenwerte!**

### Unerwünschte Wirkungen
- Gastrointestinale Störungen, Diarrhoe, Flush, Eosinophilie, Leukopenie, in seltenen Fällen Kreatininanstieg, Proteinurie. Die Nebenwirkungen wie flushartige Sensationen und Hitzegefühl sowie gastrointestinale Beschwerden lassen in der Regel mit Dauer der Therapie deutlich nach.
- Leichte Leukopenien, mäßige bis deutliche Lymphopenien sind regelmäßige Begleiterscheinungen der Therapie, selten Eosinophilien.
- Obwohl tierexperimentelle Untersuchungen keine Anhaltspunkte für eine teratogene Wirkung ergaben, dürfen Fumarate nicht in der Schwangerschaft gegeben werden.
- Eine Dosisanpassung sollte bei Leukopenie, Absinken der Lymphozytenzahl <500/μl, persistierender Eosinophilie >25%, Anstieg des Kreatinins >30% oder massiver tubulärer Proteinurie erfolgen.

### Kontraindikation
Schwangerschaft, Stillzeit, Jugendliche <18 Jahre, Magen-Darm-Ulzera, schwere Leber- und Nierenerkrankungen.

### Präparate
Fumaderm, Fumaderm initial

### Hinweis(e)
Für die Indikation Psoriasis zugelassenes Therapieprinzip.

## Furchenhaare L67.8

### Definition
Elektronenmikroskopisch erkennbare, eine oder mehrere Furchen über die ganze Länge des Haares, nierenförmiger, ovaler oder dreieckiger Haarquerschnitt; s.a. Haar, Pili canaliculi.

## Furunkel L02.92

### Synonym(e)
Staphylodermia follicularis et perifollicularis profunda; Staphylodermia follicularis profunda; Staphylodermia follicularis profunda necroticans

### Definition
Bakteriell induzierte, Korium und Subkutis erfassende, schmerzhafte abszedierende Entzündung eines Haarfollikels mit narbiger Abheilung.

### Ätiologie
Meist Infektion mit Staphylococcus aureus, vor allem bei abwehrgeschwächten Patienten. Entwicklung aus einer Follikulitis.

### Lokalisation
Bevorzugt Nacken, Gesäß, Oberschenkelinnenseite, äußerer Gehörgang, Oberlippe.

### Klinisches Bild
Zunächst kleine Pustel mit gelblichem Inhalt (Follikulitis), daraus Entwicklung eines entzündlich geröteten Knotens mit Ödem der Umgebung (Perifollikulitis) und verkrusteter Oberfläche. Druck- und Spontanschmerz. Nach einigen Tagen Fluktuation als Zeichen der Einschmelzung. Entleerung von Eiter, Abstoßen eines Gewebepfropfes mit sofortigem Nachlassen des Schmerzes. Der Defekt wird mit Granulationsgewebe aufgefüllt, nach Abheilen bleibt eine kleine eingezogene Narbe zurück.

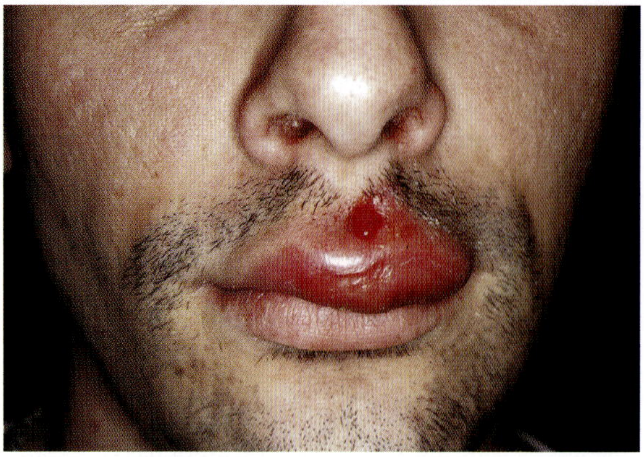

Furunkel. Akut aufgetretener, zunehmender, entzündlicher, fluktuierender, an der Oberlippe lokalisierter, geschwollener, schmerzender, roter Knoten. Nebenbefundlich bestehen seit 2 Tagen Temperaturerhöhung und Leukozytose.

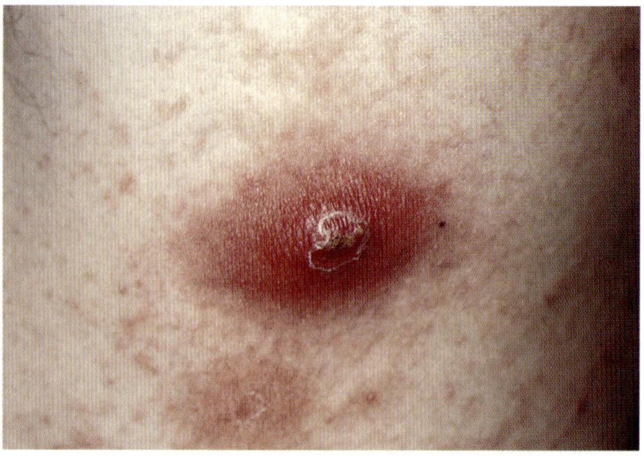

Furunkel. 38 Jahre alter Patient mit rezidivierender Furunkelbildung. 2,5 x 2,0 cm großer, spontan entstandener, druckdolenter, flach erhabener Knoten mit gelber nekrotischer Spitze und Schuppenkranz.

### Komplikation

Regionale Lymphangitis, Lymphadenitis; infektiöse Thrombose des Sinus cavernosus und thrombophlebitische Sepsis bei Nasen- und Oberlippenfurunkel.

### Therapie allgemein

Ruhigstellen des betroffenen Körperabschnittes, Hochlagern soweit möglich. Kein Drücken am Furunkel! Bei Gesichtsfurunkel: Bettruhe, Sprechverbot, sowie Umstellung auf weiche, passierte Kost.

### Externe Therapie

- „Zugsalbe" wie 10, 20 oder 50% Ichthyol-Salbe (z.B. R133). Am Hals, im Gesicht und am Genital sollten Schieferölsulfonate allerdings nur bis zu 20% angewendet werden.
- Feuchte Umschläge zu Beginn mit antimikrobiell wirkenden Zusätzen wie Polihexanid (Serasept, Prontoderm), verdünnte Kaliumpermanganat-Lösung (hellrosa), Chinolinol (z.B. Chinosol 1:1000) oder R042, Polyvidon-Jod-Lösung (z.B. Betaisodona Lösung). Zudem 0,5% Clioquinol in Lotio alba R050 oder Clioquinol-Salbe (Linola-Sept), auch Umgebung mitbehandeln.
- Inzision ist im Regelfall nicht notwendig, evtl. bei deutlicher Fluktuation des Abszesses vorsichtige Stichinzision und Drainage der Abszesshöhle. Spülung mit Polihexanid Lsg. oder Polyvidon-Jod-Lösung (z.B. Betaisodona Lösung) Einlage eines mit Polyvidon-Jod-Salbe getränkten Mullstreifens.

### Bestrahlungstherapie

Rotlicht- oder Kurzwellenbestrahlung können zur Furunkelreifung eingesetzt werden.

### Interne Therapie

Jeder Furunkel, insofern nicht nur leichte Varianten, sollte mit einer systemischen Antibiose (penicillinasefeste Penicilline) abgedeckt werden. Furunkel im Gesicht unterliegen wegen möglicher aufsteigender Infektionen (Sinusthrombose) einer besonderen Vorsicht.

- Intravenöse antibiotische Therapie: Bei Gesichtsfurunkeln ist intravenöse Antibiose z.B. mit Oxacillin (z.B. InfectoStaph) zu bevorzugen: Erwachsene 2-4 g/Tag i.v. in 4-6 ED, Kinder 1-6 Jahre 1-2 g/Tag i.v. in 4 ED, Säuglinge über 3 Monate 4mal/Tag 20 mg/kg KG, Säuglinge bis 3 Monate 3mal/Tag 20 mg/kg KG, bei Neugeborenen und Frühgeborenen ist die angegebene ED nur 2mal/Tag zu verabfolgen.
- Perorale antibiotische Therapie: Erwachsene, Jugendliche, Kinder ab 6 Jahre InfectoStaph Kps. 2-3 g/Tag in 4-6 ED. Kinder 1-6 Jahre 2 g/Tag in 4 ED. Bei schweren Infektionen Verdoppelung der Dosis möglich.
- Bei Verdacht auf Penicillin-Allergie auf Erythromycin (z.B. Monomycin Kps.) ausweichen: Erwachsene, Kinder über 8 Jahre: 4mal/Tag 250 mg oder 2mal/Tag 500 mg p.o. Säuglinge, Kleinkinder: Monomycin-Saft/-Säuglingssaft 30-50 mg/kg KG/Tag in 3-4 Einzelgaben zu den Mahlzeiten.
- Alternativ das besser magenverträgliche Roxithromycin (Rulid Filmtbl.): Erwachsene, Jugendliche (über 40 kg) 2mal/Tag 150 mg p.o. oder 1mal/Tag 300 mg p.o. Bei fortgeschrittener Lebererkrankung Dosis halbieren. Kinder, Säuglinge erhalten Rulid junior Btl. 30-50 mg/kg KG/Tag in 3-4 ED vor den Mahlzeiten.
- Bei Resistenz gegen genannte Antibiotika auf Vancomycin ausweichen: Erwachsene 4mal/Tag 0,5 g i.v. oder 2mal/Tag 1,0 g i.v., Kinder >1 Jahr 40 mg/kg KG in 2-4 ED, Säuglinge <1 Woche 20 mg/kg KG in 2 ED, Säuglinge >1 Woche 30 mg/kg KG in 3 ED.

### Naturheilkunde

Alternativ: Drainage mit Ringelblumen-Urtinktur verdünnt in Ringer-Lösung (1:20).

## Furunkulose L02.93

### Definition

Rezidivierende bzw. kontinuierliche Ausbildung von Furunkeln. Gleichzeitiges Vorkommen mehrerer Furunkel ist möglich.

### Ätiologie

Häufig Abwehrschwäche, z.B. infolge von Stoffwechselkrankheiten, Diabetes mellitus, Magen-Darm-Störungen, chronischen Nephritiden, Erkrankungen des hämatopoetischen Systems.

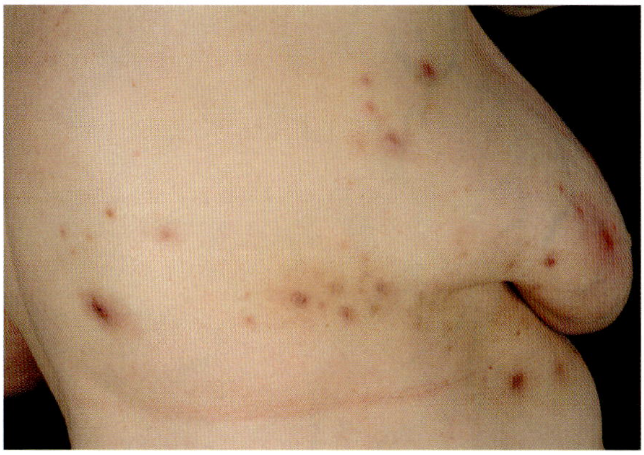

Furunkulose. Unterschiedlich frische, multiple, disseminierte, dunkelbraune bis rötliche, druckdolente Papeln auf erythematösem Grund an Stamm und rechter Mamma einer 71-jährigen Patientin. Pusaustritt bei Kompression größerer Papeln.

### Diagnose
Wichtig sind Abstrichuntersuchungen an „Staphylokokkenreservoiren" (Nase; Axilla; Leiste, Perianalbereich).

### Therapie
Entsprechend Furunkel. Abklärung und Behandlung der möglichen Grunderkrankung (z.B. Diabetes mellitus, immundefizitäre Erkrankungen). Antibiotische Therapie nach Antibiogramm.

### Externe Therapie
In den Intertrigines mehrfach täglich desinfizierende Maßnahmen, z.B. Polihexanid (Serasept, Prontoderm), Chinolinol (z.B. Chinosol oder R042), Cadexomer-Jod (Iodosorb Salbe), Polyvidon-Jod (Betaisodona), Ethacridinlactat (z.B. R093; Mullstreifeneinlage). Lokale Antibiose der Nase mit Mupirocin (z.B. Turixin Salbe).

### Prophylaxe
Konsequente Desinfektion der Keimreservoire; keine eng anliegende Kleidung; regelmäßiges Wechseln der Bekleidung.

## Fusarium solani

### Definition
Schimmelpilz mit weltweiter Verbreitung im Boden, auf vielen Pflanzen (Kartoffel, Getreide, Bananen, Hülsenfrüchte u.a.) und Tieren. Fusarium solani verursacht die Trockenfäule bei Kartoffeln (Kartoffel = Solanum tuberosum).

### Erreger
Zur Gattung Fusarium gehören folgende Arten:
- Fusarium culmorum
- Fusarium oxysporum
- Fusarium poae
- Fusarium sambucinum
- Fusarium solani
- Fusarium verticillioides.

### Klinisches Bild
Fusarium solani verursacht sog. Mykotoxikosen d.h. Vergiftungserscheinungen durch Mykotoxine (z.B. Naphthochinon, Fusarinsäure, Diacetoxyscirpenol) bei Pferden und Rindern durch die Aufnahme verschimmelter Futtermittel wie Heu, Silage und Getreide. Beim Menschen werden selten Infektionen der Haut beobachtet. Meist handelt es sich um Kolonisierung von Ulzera oder Brandwunden. Selten sind die Nägel betroffen. Tief lokalisierte oder disseminierte granulomatöse Infektionen der Haut werden meist nur bei Immunsupprimierten angetroffen. Bei mangelnder Hygiene im Krankenhaus wurden auch Infektionen durch unsterile Katheter beobachtet.

### Hinweis(e)
Da die Sporen von Fusarium-Arten in schleimigen Aggregaten, sog. Sporodochien, gebildet werden, heften sich die Sporen oftmals an Tieren an und werden mit diesen verbreitet. Im Gegensatz zu vielen anderen Schimmelpilzen sind die Fusarium-Arten damit nicht an eine luftgetragene Verbreitung angepasst. Die Sporen weisen kaum Färbungen als UV-Schutz auf.

## Fusidinsäure

### Definition
Antibiotikum.

### Wirkungsspektrum
Bacteroides fragilis, Clostridien, Gonokokken, Meningokokken, Staphylokokken.

### Indikation
Haut- und Weichteilinfektionen, die durch Fusidinsäure empfindliche Bakterien hervorgerufen werden. Sepsis, Osteomyelitis, Pneumonie.

### Eingeschränkte Indikation
Schwangerschaft, Stillzeit.

### Dosierung und Art der Anwendung
- Topisch: Augentropfen: Am 1. Tag alle 4 Std. 1 Trp. dann 2mal/Tag 1 Trp. in den Bindehautsack applizieren. Gaze: 2-3 Tage belassen, den darüberliegenden Verband täglich wechseln. Salbe/Creme: 1-3mal/Tag auftragen und mit Verband abdecken.

> Merke: **Hohes Sensibilisierungsrisiko bei topischer Applikation!**

- Systemisch: Erwachsene 3mal/Tag 1,5 g p.o. oder 1,5-2 g i.v./Tag in 3-4 ED. Kinder 0,75-1,5 g/Tag p.o. oder 20 mg/kg KG i.v. in 3 ED.

### Unerwünschte Wirkungen
Magenschmerzen, Übelkeit, Ikterus, Leberfunktionsstörungen, selten Granulopenie, Thrombopenie. Selten leichtes Brennen bei Beginn der topischen Applikation. Selten Kontaktekzem.

### Präparate
Fucidine Salbe/Gaze/Creme, Fucithalmic Augentropfen; Fucidin Tbl./Ampullen sind z.Zt. nur über die internationale Apotheke erhältlich.

### Hinweis(e)
In den letzten Jahren haben sich zunehmend Fusidinsäure-Resistenzen bei Staphylokokkus aureus entwickelt.

## Fusionsinhibitoren

**Definition**
Antiretrovirale Wirkstoffe zur Hemmung der Fusion des HI-Virus mit dem Transmembranprotein gp41 von Zielzellen und Blockierung des Eintrittes des HI-Virus in die Zielzelle. S.u. Enfuvirtid.

**Indikation**
Therapie von HIV-Infektionen; Präparate werden in Kombination mit anderen antiretroviralen Arzneimitteln verschrieben (s.u. HAART). S.a.u. Enfuvirtid.

## Fußekzem, hyperkeratotisch-rhagadiformes L24.9

**Synonym(e)**
Tylotisches Fußekzem

**Definition**
Isolierter Befall der Füße entsprechend dem hyperkeratotisch-rhagadiformen Hand- und Fußekzem.

## Fußinfekt, gramnegativer L08.8

**Synonym(e)**
Mazerativer Fußinfekt

**Definition**
Durch gramnegative Keime (häufig Mischinfektionen) hervorgerufene, akute, exsudative Entzündung der Zehenzwischenräume. Bakterieller Infekt meist auf dem Boden einer vorbestehenden Tinea pedis.

**Erreger**
Gramnegative Bakterien, v.a. Pseudomonas aeruginosa. Häufig auf eine Pilzinfektion aufgepfropft (sogenannter gemischter Fußinfekt). Hyperhidrose und okklusive Fußbekleidung wirken begünstigend.

**Lokalisation**
Zehenzwischenräume, Ausbreitung auf den Vorfuß.

**Klinisches Bild**
Ausgeprägtes Ödem und tiefe Rötung der befallenen, meist schmerzhaften Areale; stark nässende, mazerierte, süßlich faulig riechende, erythematöse, evtl. krustig belegte Hautveränderungen. Schmerzhafte Lymphadenitis.

**Externe Therapie**
Fußbäder mit Chinolinol (z.B. Chinosol 1:1000) oder R042 oder verdünnter Kaliumpermanganat-Lösung (hellrosa), Leinenläppchen zwischen die Zehen, desinfizierende Umschläge bzw. Salbenverbände, z.B. mit Polyvidonjod-Salbe (z.B. Betaisodona, R204). Lokalanwendung von Gentamicin ist zwecklos.

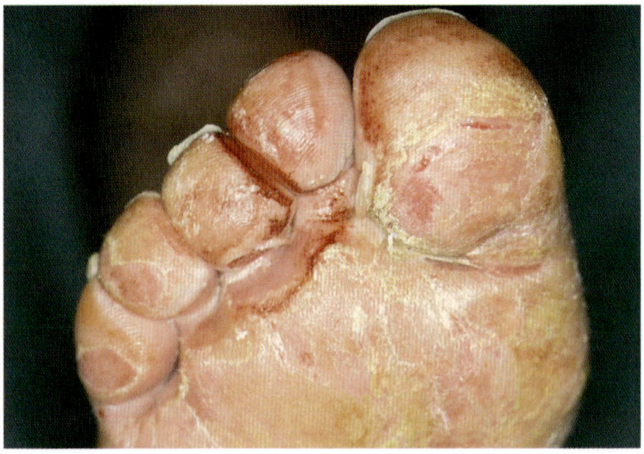

**Fußinfekt, gramnegativer.** Stark nässende, stellenweise krustig überlagerte, schmerzhafte, übel riechende, flächige Erosion im Bereich des Vorfußes mit Mazeration der Zehenzwischenräume. Flächige Hyperkeratosen des plantaren Vorfußes.

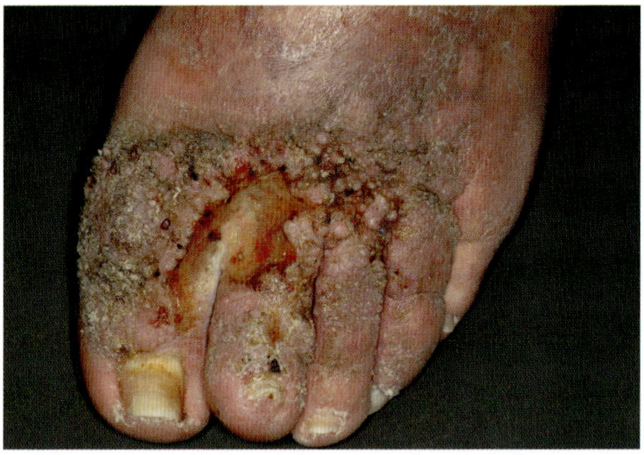

**Fußinfekt, gramnegativer.** Im Bereich des Vorderfußes und der Digites I und II zeigt sich eine bis an die Subcutis reichende, übel riechende, gelblich-schmierig belegte Ulzeration. Weiterhin zeigen sich chronisch stationäre, seit langer Zeit bestehende, hautfarbene Papeln im Sinne einer Papillomatosis cutis lymphostatica sowie z.T. weißlich mazerierte Zehenzwischenräume.

**Interne Therapie**
- Breitbandantibiotika. Da bei gramnegativen Fußinfekten der häufig involvierte Keim Pseudomonas zunehmend Resistenzen gegen die gängigen Präparate Levofloxacin (z.B. Tavanic) 1-2mal/Tag 500 mg p.o. und Ciprofloxacin (z.B. Ciprobay) 2mal/Tag 250-500 mg p.o., aufweist, werden neuerdings folgende Antibiotika empfohlen: Piperacillin (z.B. Piperacillin-ratiopharm) 3-4mal/Tag 2-4 g i.v.), Ceftazidim (z.B. Fortum) 2-3mal/Tag 1-2 g i.v.
- Imipenem/Cilastatin (z.B. Zienam) 3mal/Tag 1 g i.v. bleibt den schweren Infektionen als Reserveantibiotikum vorbehalten.

## Gadolinium

### Definition
Gadolinium ist ein silbrigweißes bis grauweißes, glänzendes Metall und kommt als fester Stoff nur in Verbindungen vor. Von Gadolinium ist keine biologische Funktion bekannt.

### Anwendungsgebiet/Verwendung
- Intravenös gespritzte Gadolinium(III)-Verbindungen dienen als Kontrastmittel bei Untersuchungen in Kernspintomographien. Dazu werden wegen der hohen Giftigkeit von freien Gadolinium-Ionen Komplexierungsmittel mit hoher Komplexierungskonstante verwendet.
- Die Entwicklung einer nephrogenen systemischen Fibrose bei niereninsuffizienten Patienten, die zuvor gadoliniumhaltiges Kontrastmittel erhielten, wird vermutet.

Merke: **Gadolinium und Gadoliniumverbindungen sind als giftig zu betrachten.**

### Präparate
Dotarem

## Galli-Galli, M. Q82.8

### Definition
Bisher nur selten beschriebene Genodermatose mit retikulärer Hyperpigmentierung der Beugen. Wahrscheinlich akantholytische Variante des M. Dowling-Degos.

### Klinisches Bild
Fleckförmige, z.T. konfluierende Hyperpigmentierungen an Kinn, Hals, Nacken, Axillae. Disseminierte, linsengroße, erythematöse, pityriasiform schuppende Papeln an Hals, Stamm, proximalen Extremitäten.

### Histologie
Bild der adenoiden Verruca seborrhoica: Digitiform verlängerte Reteleisten, verdünnte Epidermis, Orthokeratose. Pleomorphie der Basalzellreihe. Fokale suprabasale Akantholyse bis hin zu größerer Blasenbildung. Lympho-histiozytäres Infiltrat im oberen Korium.

### Differenzialdiagnose
Acanthosis nigricans, Papillomatosis confluens et reticularis, Pemphigus chronicus benignus familiaris, Transitorische akantholytische Dermatose.

## Gamaschenulkus I83.0

### Definition
Ausgedehntes, meist breitflächiges, den Unterschenkel in seiner gesamten Zirkumferenz umfassendes venöses Ulkus.

### Ätiologie
Chronische venöse Insuffizienz.

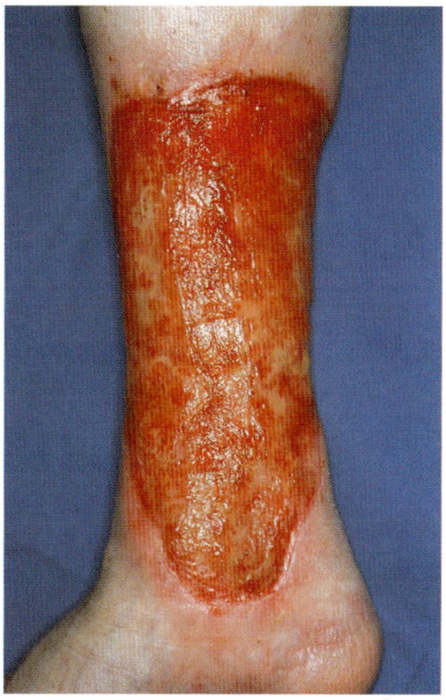

Gamaschenulkus. Großflächiges, den Unterschenkel umfassendes Ulkus bei chronisch venöser Insuffizienz.

### Therapie
Behandlung der Grunderkrankung, s. chronische venöse Insuffizienz. Stadiengerechte Wundbehandlung.

## Gamasidiosis B88.0

### Synonym(e)
Vogelmilben-Krätze; Gamasidiose

### Definition
Weltweit auftretende Parasitose durch blutsaugende Hühner- und Vogelmilben.

### Erreger
Dermanyssidae (Raubmilben), z.B. Dermanyssus avium und gallinae aus der Familie der Gamasidae. Die 1 mm großen, oft roten und sehr beweglichen Milben sind temporäre Ektoparasiten von Vögeln, Nagern und Reptilien, die tagsüber in Ritzen oder Spalten der Stallwände oder -Böden oder auch in Brutstätten leben und ihre Wirte nachts aufsuchen. Infektion des Menschen bei der Arbeit an Vogelkäfigen, Hühnerstallungen oder ähnlichem. Der Mensch ist Fehlwirt.

### Lokalisation
Vor allem unbedeckte Hautareale.

### Klinisches Bild
7-10 Tage andauernde, urtikarielle, auch makulöse bis kleinpapulöse, evtl. ekzematisierte Hautveränderungen; heftiger

Juckreiz. Bei Kindern heftige, u.U. vesikulöse Reaktionen. Milben sind meist nicht nachweisbar, da sie nach der Blutmahlzeit rasch wieder abwandern.

### Therapie
Symptomatische externe Therapie z.B. mit 1% Hydrocortison-Creme (Hydrogalen, **R121**), ggf. 0,05% Betamethason Lotio (Betagalen, **R030**). Entfernung verseuchter Vogelnester und -käfige oder Sanierung mit Hilfe von Insektiziden.

### Prophylaxe
Behandlung der Ställe und Käfige z.B. mit Chevi-tren oder Malathion (Organoderm).

> Merke: **Milben können Viren und Rickettsien übertragen!**

## Ganciclovir

### Definition
Virustatikum.

### Indikation
Lebensbedrohliche Infektionen mit dem Cytomegalievirus, insbes. CMV-Retinitis bei AIDS.

### Eingeschränkte Indikation
Schwangerschaft, Stillzeit, Niereninsuffizienz.

### Dosierung und Art der Anwendung
5 mg/kg KG/Tag i.v. über 3 Wochen, danach Erhaltungstherapie mit 6 mg/kg KG i.v. 5 Tage/Woche oder 3mal/Tag 4 Kps. zu 250 mg p.o., ggf. im 14-tägigen Wechsel mit Foscarnet.

> Merke: **Die Infusion muss immer über eine Std. verabreicht werden, um NW gering zu halten!**

### Unerwünschte Wirkungen
Schwere Neutropenien (Korrektur der Neutropenie mit Granulozytenkolonie-stimulierendem Faktor und Dosisreduktion um 30-50%, Absetzen bei <500/μl), Thrombopenien, Fieber, Kopfschmerzen, allergische Reaktionen, gastrointestinale Beschwerden, Hyperhidrose.

> Merke: **Unter der Therapie und bis zu 3 Monate nach Absetzen des Präparates müssen Männer und Frauen eine effektive Kontrazeption betreiben!**

### Kontraindikation
Neutropenie (<500 Zellen/μl), Thrombopenie (<25.000 Zellen/μl), zytostatische Therapie.

### Präparate
Cymeven

## Ganglion M67.40

### Synonym(e)
Überbein; Synovialzyste; Ganglion cyst

### Definition
Von Synovialepithel ausgekleidete, kugelige, pralle, die Haut vorwölbende Pseudozyste mit gallertigem Inhalt. Meist keine Verbindung zum Gelenkspalt nachweisbar.

### Manifestation
Frauen sind häufiger betroffen als Männer; Auftreten überwiegend zwischen dem 25. und 45. Lebensjahr.

### Lokalisation
Gelenknähe, Handrücken, Fußrücken, plantar, Kniegelenk; entlang von Sehnen.

### Klinisches Bild
Uni- oder multilokuläre, 1,5-4,0 cm große, hautfarbene, prallelastische, halbkugelige, auf der Unterlage gut verschiebliche, reizlose Knoten. Druckgefühl oder leichte Schmerzsymptomatik sind häufig.

### Histologie
Zahlreiche, meist in Falten liegende (durch Kollabieren der Pseudozyste bedingt) Hohlräume, die keine Endothelauskleidung aufweisen. Die Wand besteht aus derbem hyalinisiertem Bindegewebe. Das die Zyste umgebende Bindegewebe ist extrem aufgelockert. Keine Entzündungssymptomatik.

### Diagnose
Diaphanoskopie, Xeroradiographie, ggf. Kontrastmitteldarstellung.

### Therapie
Versuch mit mehrwöchiger Kompressionstherapie (kann erfolgreich sein). Eine andere Option ist die Aspiration des Zysteninhaltes und die intrazystische Applikation einer Glukokortikoid-Kristallsuspension (z.B. 40 mg Triamcinolon). Anschließend mehrwöchige Kompressionsverbände.

### Operative Therapie
Bei Versagen konservativer Therapieansätze: Vollständige Exstirpation in toto in Plexusanästhesie und unter Blutsperre. Postoperative Ruhigstellung mit Gipsschiene für 10 Tage.

### Hinweis(e)
Synovialzysten spielen in anderen Fachgebieten eine große Rolle (Orthopädie). Ein Bespiel hierfür ist die „Baker Zyste".

## Ganglioneurom D36.18

### Synonym(e)
Neuroma gangliocellulare; Ganglioneuroblastom; Gangliozytom

### Definition
An der Haut äußerst selten auftretendes, von sympathischen Nerven ausgehendes benignes Neurom.

### Manifestation
V.a. frühe Kindheit, z.T. im Rahmen einer Neurofibromatose.

### Lokalisation
Am Rücken paravertebral sowie im Halsbereich (vom Grenzstrang ausgehend).

### Klinisches Bild
Extrem seltene, solitär oder multipel auftretende, erbsen- bis kindskopfgroße, subkutan gelegene, prallelastische, asymptomatische (nicht schmerzhaft) Knoten, die klinisch mit Lipomen verwechselt werden können.

### Histologie
In einem myxoiden Stroma eingebettete, teils lymphozytenartige, teils größere, zu synzytialen eosinophilen Verbänden zusammengefügte Ganglienzellen, meist begleitet von zahl-

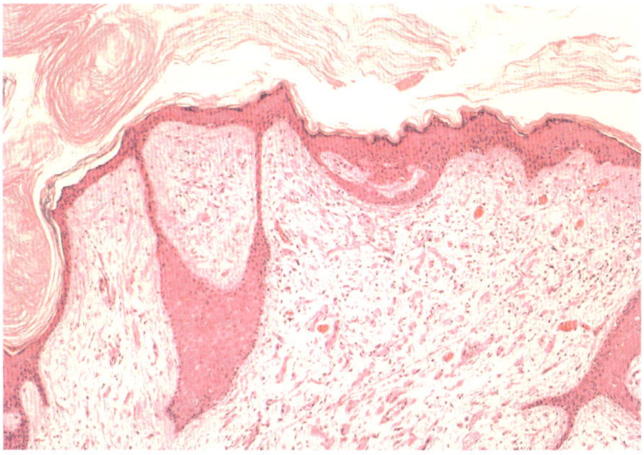

Ganglioneurom. Exophytischer Knoten (klinisch lipomartig imponierend) mit wechselnder Zahl von Ganglienzellen, die in ein myxoides Stroma eingebettet sind.

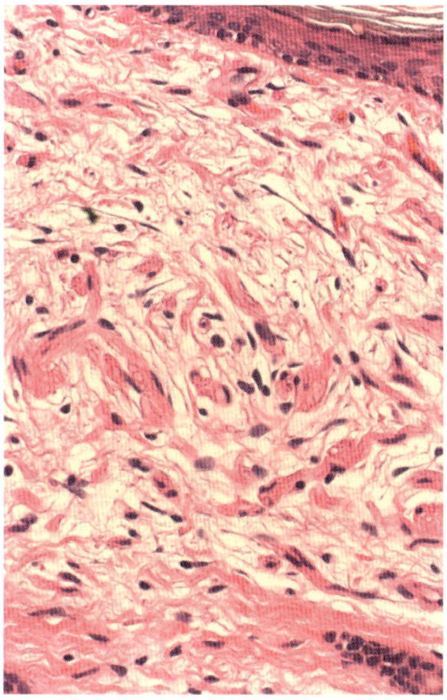

Ganglioneurom. In einem myxoiden Stroma eingebettete, teils lymphozytenartige, teils größere, zu synzytialen eosinophilen Verbänden zusammengefügte Ganglienzellen. Hier nicht eindeutig identifizierbar sind zahlreiche Mastzellen, die das Bild dieses Tumors komplettieren.

reichen Mastzellen. Das histologische Bild kann leicht mit einem Myxofibrom verwechselt werden.

### Therapie
Neurochirurgisch, bei kutaner Manifestation ggf. einfache Exzision.

## Gangliosidose, GM1-Gangliosidose E75.1

### Erstbeschreiber
Caffey, 1951; Landing, 1964

### Synonym(e)
Generalisierte (neuroviszerale) Lipidose

### Definition
Zu den Sphingolipidosen gehörende liposomale Speicherkrankheit (lysosomale Enzymopathie), die durch eine Defizienz der ß-Galaktosidase hervorgerufen wird.

### Ätiologie
Autosomal-rezessiv vererbte Mutationen des ß-Galaktosidase Gens (Genlokus: 3p21.33-3pter) die einen Defekt der ß-Galaktosidase verursachen. Durch den Enzymdefekt kommt es zur vermehrten Speicherung von GM-1 Gangliosiden, Oligosacchariden und Keratansulfat v.a. im zentralen Nervensystem (meist rasch fortschreitenden Verfall verursachend) sowie auch in anderen Organen.

### Klinisches Bild
- Integument: Auftreten von Angiokeratomen ist möglich.
- Die Krankheit endet meist in den ersten 2 Lebensjahren tödlich. Typische Symptome sind fatale zerebrale Degenerationen, Glykosidakkumulationen (GM1) in Neuronen, Leber, Milz, Nieren; außerdem Deformationen des Skeletts.

G

## Gangosa A66.50

### Definition
Tertiärstadium der Frambösie mit schweren Destruktionen und entstellenden Narbenbildungen. Vor allem im Zentrofazialbereich. Evtl. Palatumperforation und Mutilation von Nase und Oberlippe.

### Differenzialdiagnose
Syphilis III.

### Therapie
S.u. Frambösie.

## Gangrän R02.x0

### Synonym(e)
Brand

### Definition
Vertrocknung oder bakterielle Zersetzung nekrotischen Gewebes.

### Ätiologie
Auftreten an Extremitätenakren bei arteriellen Embolien oder Mikroangiopathie (z.B. Diabetes mellitus).

### Klinisches Bild
Trockene Gangrän: Mumifikation, Vertrocknung und Schrumpfung des nekrotischen Gewebes mit resultierendem lederartigem, schwarzem Aussehen. Feuchte Gangrän: Zersetzung des nekrotischen Gewebes durch Fäulnisbakterien: Umwandlung in eine stinkende, faulige, zerfließende Masse.

### Therapie allgemein
Behandlung der Grunderkrankung, Zusammenarbeit mit Angiologen und Gefäßchirurgen. Ausschalten von Risikofaktoren (z.B. Nikotin).

### Externe Therapie
- Trockene Gangrän: Grundsätzlich trockene Behandlung, um Klima für mikrobielle Besiedlung zu vermeiden. Antimikrobielle Behandlung durch Abtupfen mit Polihexanid (Serasept, Prontoderm), Polyvidon-Jod-Lösung (z.B. Betaisodona-Lösung) oder Farbstofflösungen; abtrocknen lassen und anschließend trocken verbinden. Ggf. Umgebung durch harte Zinkpaste (**R295**) schützen.
- Feuchte Gangrän: Ziel der Behandlung ist Abtrocknung,

Beseitigung mikrobieller Besiedlung und Verhinderung bzw. Einschränkung des Fortschreitens. Feuchte Nekrosen abtragen, ggf. Wundbett mit abbauenden Enzymen (z.B. Leukase N Salbe) reinigen. Abtupfen mit Polihexanid Lsg. (Lavasept), Polyvidon-Jod Lösung (z.B. Betaisodona, **R203**) oder Farbstofflösungen abtrocknen lassen und trocken verbinden. Ggf. trocken föhnen.

### Interne Therapie
Bei entzündlicher Umgebungsreaktion interne Antibiose mit Breitbandantibiotika wie Cefuroxim (z.B. Zinacef) 4mal 1 g/Tag i.v. Sobald möglich Therapie nach Antibiogramm.

### Operative Therapie
Tiefe Fisteln offenhalten, evtl. vorliegende Osteomyelitiden operativ angehen. Letzte Maßnahme ist die Amputation.

### Prophylaxe
Keine einengenden Schuhe, weiche Lagerung, Entlastung und Ruhigstellung der betroffenen Extremitäten, vorsichtige Fußpflege!

## Gangrän, diabetische E14.5

### Definition
Gangrän bei diabetischer Mikroangiopathie und Makroangiopathie. Häufig mit diabetischer Polyneuropathie kombiniert, s.a. Malum perforans.

### Lokalisation
Fußrücken, Ferse, Zehen.

### Therapie
Einstellung des Diabetes mellitus, s. Gangrän.

## Gangrän, postoperative progressive L88.x

### Erstbeschreiber
Cullen, 1924

### Synonym(e)
Progressive gangränöse Ulzeration der Bauchwand

### Definition
Sehr selten nach operativen Eingriffen oder Traumata auftretende, großflächige, oberflächliche, meist im Abdominalbereich lokalisierte Nekrose unklarer Ursache.

### Ätiologie
Meist nach lokalen Traumen oder postoperativ auftretend, evtl. bakterielle Mischinfektion.

### Manifestation
In jedem Lebensalter möglich, Androtropie. Meist aus voller Gesundheit.

### Lokalisation
Bevorzugt Abdominalbereich (z.B. von einer Appendektomie- oder Sektiowunde ausgehend).

### Klinisches Bild
1-2 Wochen nach der Operation entzündliche Rötung, blasige Abhebung der Epidermis, von den Wundrändern ausgehend. Entstehung einer sich unaufhaltsam zentrifugal ausdehnenden oberflächlichen Nekrose, evtl. schließlich die gesamte OP-Region umfassend. Temperaturerhöhung, Kreislaufinstabilität.

### Differenzialdiagnose
Nekrotisierende Fasziitis, Pyoderma gangraenosum.

### Externe Therapie
Bei oberflächlichen nässenden Hautveränderungen feuchte Umschläge mit antiseptischen Zusätzen wie Chinolinol (z.B. Chinosol 1:1000) oder **R042**, Chinosol-Bäder (1 g/l) oder Kaliumpermanganat-Bäder. Bei tiefen Nekrosen Wundreinigung, granulationsfördernde Mittel und steriler Wundverband. S.u. Wundbehandlung.

### Interne Therapie
Glukokortikoide p.o. in mittlerer Dosierung wie Prednisolon (z.B. Decortin H) 60-100 mg/Tag, langsame Reduktion über Monate. Glukokortikoideinsparung über zusätzliche Gabe von Azathioprin (z.B. Imurek) 100 mg/Tag. Alternativ Versuch mit Ciclosporin A (z.B. Sandimmun) 2,5-5 mg/kg KG/Tag p.o.

**!** Cave: **Regelmäßige, monatliche Laborkontrollen!**

Begleitend Antibiotika-Schutz nach Antibiogramm.

### Prognose
Abheilung unter ausgedehnter Narbenbildung.

## Gangraena acuta genitalium N49.8

### Erstbeschreiber
Baurienne, 1763; Fournier, 1883

### Synonym(e)
Akute ulzeröse Genitalgangrän; Ulcus gangraenosum; Fourniersche Gangrän

### Definition
Polymikrobielle, fulminant verlaufende, nekrotisierende Entzündung des männlichen Genitale, des Perineums oder der Perianalregion.

### Ätiologie
Unklar, evtl. Infektion mit Streptokokken (Erysipelas gangraenosum genitalium, Erysipelas genitalium), fusiformen Bakterien, Spirochäten etc. Evtl. Sanarelli-Shwartzman-Phänomen. Als prädisponierende Faktoren werden vorangegangene Operation oder Trauma sowie Systemerkrankungen diskutiert.

### Manifestation
Meist zwischen 30-60 Jahren. Seltener bei Jugendlichen, Kindern und Kleinkindern.

### Lokalisation
Männliches (Skrotumgangrän), sehr selten weibliches Genitale.

### Klinisches Bild
Plötzlicher fieberhafter Beginn, akut einsetzende, sehr schmerzhafte Rötung und Schwellung. Blasenbildung mit serösem und hämorrhagischem Inhalt, Ausbildung einer sich rasch ausdehnenden Nekrose, Zerstörung der Penishaut, auch der Corpora cavernosa und der Skrotalhaut. Evtl. freiliegende Hoden. Meist schwere Allgemeinkomplikationen bis hin zum septischen Schock.

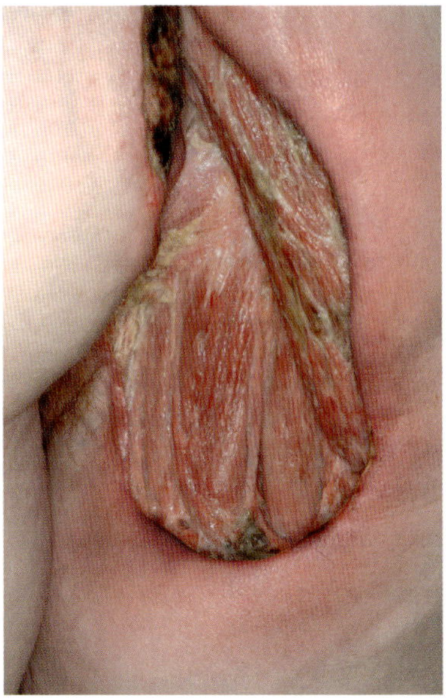

**Gangraena acuta genitalium.** Seltene Fournier-Gangrän am linken Oberschenkel und gluteal beidseitig bei einer 37-jährigen Patientin. Rasch größenprogredientes, tiefreichendes, schmierig belegtes, belegtes Ulkus von 12 x 6 cm Größe sowie randständige, schwärzliche Nekrosen. Jetzt nach Schürfwunde bei einem Sturzereignis, akute „schwärzliche Verfärbung" mit hohem Fieber und erheblicher Störung des AZ.

### Histologie

- Meist die gesamte Dermis durchsetzende kompakte Geschwulst mit Nestern und Strängen aus ovalen bis polygonalen, aufgetriebenen Zellen mit eosinophil granuliertem Zytoplasma. Die Zellkerne sind häufig pyknotisch. Ein Merkmal des Granularzelltumors ist eine deutlich akanthotische Epidermis.
- Immunhistochemie: Tumorzellen sind u.a. positiv für S100, Neuronenspezifische Enolase und Myelin-Basic protein.

### Differenzialdiagnose

Zytomegalie-Ulkus

### Therapie allgemein

Sofortige Verlegung auf chirurgische Intensivstation! Ggf. operative Therapie mit großzügiger Nekrosenausschneidung und Drainage, vorübergehende Verlagerung der Hoden in eine subkutane Oberschenkeltasche. Nach Abheilung plastische Rekonstruktion.

### Interne Therapie

- Hoch dosierte parenterale Therapie mit Breitbandantibiotika wie Ampicillin (z.B. Binotal). Erwachsene: 150-200 mg/kg KG/Tag, Kinder >1. Lebensjahr 100-400 mg/kg KG/Tag verteilt auf 4 ED, Säuglinge <1. Lebenswoche 50-150 mg/kg KG/Tag verteilt auf 2-3 ED, Säuglinge >1. Lebenswoche 100-300 mg/kg KG/Tag verteilt auf 3-4 ED.
- Alternativ: Benzylpenicillin (z.B. Penicillin Grünenthal), Erwachsene: 6mal 4 Mio. IE/Tag i.v., Kinder >1. Lebensjahr: 50.000-250.000 IE/kg KG/Tag verteilt auf 4-6 ED, Säuglinge <1. Lebenswoche: 50.000-250.000 IE/kg KG/Tag verteilt auf 2 ED, Säuglinge >1. Lebenswoche 75.000-350.000 IE/kg KG/Tag verteilt auf 4 ED.
- Alternativ: Gentamicin (z.B. Refobacin) Erwachsene: 3-5 mg/kg KG/Tag verteilt auf 1-3 ED, Kinder >1. Lebensjahr: 5-7 mg/kg KG/Tag verteilt auf 3-4 ED, Säuglinge <1. Lebenswoche: 5 mg/kg KG/Tag verteilt auf 2 ED, Säuglinge >1. Lebenswoche: 7,5 mg/kg KG/Tag verteilt auf 3 ED kombiniert.
- Bei Penicillinresistenz: Cephalosporine der 3. Generation, z.B. Cefotaxim (Claforan) 3mal/Tag 2 g i.v.
- Bei Therapieresistenz: Kombination eines Cephalosporins mit einem Aminoglykosid, z.B. Rocephin 2 g/Tag i.v. mit Refobacin 1mal/Tag 240 mg i.v. oder Kombination von Vancomycin (z.B. Vanco-Cell) 2mal/Tag 1 g i.v. mit Gentamicin (s.o.).

### Prognose

Die Letalität beträgt 20-30%.

## Gangraena arteriosclerotica — I70.2

### Synonym(e)

Gangraena senilis

### Definition

Stadium IV der chronischen arteriellen Verschlusskrankheit.

## Gardner-Syndrom I — Q87.0

### Erstbeschreiber

Gardner, 1951

### Synonym(e)

Weiner-Gardner-Syndrom; hereditäre Adenomatosis

### Definition

Hereditäre mesenchymale Dysplasie mit Fibromen, Epidermalzysten, Pilomatrixomen und primären Osteomen der Haut vor allem im Kopfbereich sowie gelegentlich Atheromen am Stamm.

### Vorkommen/Epidemiologie

Inzidenz: 1/8.300-1/16.000 Lebendgeburten.

### Ätiologie

Bei ca. 80% der Patienten autosomal-dominant vererbte, in ca. 20% der Fälle spontane Mutationen des APC, GS, FPC Gens (adenomatous polyposis coli gene; Genlokus: 5q21-q22), das als Suppressor-Gen funktioniert und zur Familie der Proto-Onkogene gehört. Folgen sind die Unterbrechung der Signaltransduktion für die normale Entwicklung von Darmepithelien und die Ausprägung von Darmpolypen.

### Manifestation

Bei beiden Geschlechtern gleich häufig auftretend.

### Klinisches Bild

- Hautveränderungen und Knochenabnormitäten manifestieren sich häufig vor der Entwicklung der Darmpolypen. Kutane Epidermalzysten entwickeln sich bei 35%, Osteome bei 80% der Patienten mit GS.
- Extrakutane Manifestationen: Osteome im Skelettsystem vor allem am Unterkiefer, der Schädelkalotte, den Röhrenknochen, Rippen und Beckenknochen. Weiterhin: Retroperitoneale Desmoidtumoren.
- Das medizinische Hauptproblem des GS ist eine prämaligne intestinale Polyposis vor allem im Dickdarmbereich; vereinzelt auch Polypen im gesamten Dünndarmbereich.

### Differenzialdiagnose

Peutz-Jeghers-Syndrom, Jaffé-Lichtenstein-Uehlinger-Syndrom.

### Komplikation
In etwa 50% der Fälle maligne Entartung der Kolonpolypen (Adenokarzinom).

### Therapie
Überwachung und ggf. Polypektomie mit histologischer Aufarbeitung durch Gastroenterologen. Behandlung der Hautveränderungen, s. jeweils dort.

## Gargoylismus E76.02

### Definition
Charakteristisch missgestalteter plumper Schädel mit entstelltem Gesicht: Breite Lippen, Sattelnase, Exophthalmus; großer Kopf, der an „Wasserspeier" gotischer Kathedralen erinnert. S.a. Pfaundler-Hurler-Krankheit.

## Gartenraute

### Synonym(e)
Ruta graveolens L.

### Vorkommen
Herkunft und Verbreitung: schwerpunktmäßig im Mittelmeerraum.

### Anwendungsgebiet/Verwendung
Verwendung: Verschiedene Arten der Gattung Ruta (Familie Rutaceae) haben bereits seit Jahrhunderten heilkundliche Verwendungen gefunden. Die Gartenraute findet eine Verwendung als Venenmittel, Diuretikum und Magen-Darm-Mittel.

### Unerwünschte Wirkungen
Allergologische Information: Enthält verschiedene Cumarin-Derivate, z.B. Rutarin und phototoxische Psoralene (Xanthotoxin und Bergapten); weiterhin das Isochinolin-Alkaloid Dictamin das ebenfalls photosensibilisierend wirkt. Sensibilisierungspotenz: Offenbar schwach. Photosensibilisierungshäufigkeit: Selten.

### Klinisches Bild
Klinische Manifestation: Phototoxische Dermatitiden.

## Gartentulpe

### Synonym(e)
Tulipa gesnerana; Tulpe

### Definition
Zierpflanze aus der Gattung Tulipa in der Familie der Liliengewächse (Liliaceae).

### Vorkommen
Ursprünglich beheimatet in Südwest- und Südzentralasien. Erste Erwähnung bereits im 12. Jahrhundert in den „Märchen aus Tausend und einer Nacht". In den Niederlanden werden heute über 3000 verschiedene Tulpensorten kultiviert.

### Anwendungsgebiet/Verwendung
Eine medizinische Verwendung ist nicht bekannt. Nach Ingestion verursachen Tulpenzwiebeln Brechreiz.

### Unerwünschte Wirkungen
Das Tulpenallergen ist alpha-Methylen-y-butyrolakton (Tulipalin A). (Weite Verbreitung in der Familie der Liliaceae und Alstromeriaceae). Sensibilisierungspotenz: Stark. Sensibilisierungshäufigkeit: Häufig.

### Klinisches Bild
Allergische Reaktionen auf Tulpen sind bei Tulpenzüchtern in den Niederlanden eine bekannte Berufskrankheit. Die an den Fingerkuppen auftretenden Hautveränderungen werden als „Tulpenfinger" bezeichnet. In seltenen Fällen wurde eine Kontakturtikaria mit respiratorischen Begleitsymptomen beschrieben. Kreuzreaktivität besteht fraglich zu Knoblauch und Zwiebeln. Andere Arten, die Tulipin A enthalten, sind: Alstroemerien, Lilien, Lauch, Kaiserkrone und andere Liliengewächse.

## Gasbrand A48.0

### Definition
Schwere, lebensbedrohliche Wundinfektion, die unter Luftabschluss durch Clostridien verursacht wird. Gasbrand wird der klostridialen Myonekrose zugerechnet.

**Merke: Meldepflicht bei Erkrankung und Tod!**

### Erreger
Clostridium perfringens (80-90% der Infektionen), C. novyi oder C. septicum (zusammen fast 20% der Fälle); selten Clostridium histolyticum. Obligat anaerobe Sporenbildner.

### Ätiologie
Infektion von Wunden mit umfangreichen Gewebszerreißungen und taschenreichen Weichteilverletzungen mit toxinbildenden Anaerobiern.

### Klinisches Bild
- Lokal: Schmerzhafte, ödematöse Wunde, blaugrüne bis bräunliche Hautfarbe, übel riechendes Wundsekret; spontan oder auf Druck Entweichung von Gas. Teils brüchige, teils zerfließende, gasenthaltende (Röntgen) Muskulatur.
- Allgemein: Körperlicher Verfall: Intoxikation, Tachykardie, Hypotonie, Unruhe, Hämolyse, Anämie, Ikterus.

### Differenzialdiagnose
Gasbildung in Wunden bei Infektionen durch Erreger wie E.coli, Bacteroides, Klebsiella, Proteus.

### Therapie allgemein
S.a.u. Myonekrose, klostridiale. Schon bei Verdacht Therapie einleiten! Verlegung auf chirurgische Intensivstation.

**Cave: Gefahr von toxischem Herz-Kreislaufversagen, Sepsis, anurischem Nierenversagen!**

Sofortige operative Revision mit breiter Freilegung, Exzision nekrotischen Gewebes und offene Drainage! Hyperbare Oxygenation (umstrittenes Verfahren!) im Anschluss an die Operation.

**Merke: Aerobe Wundverhältnisse schaffen!**

### Interne Therapie
- Antibiotika hoch dosiert sind Mittel der 1. Wahl: Benzylpenicillin (z.B. Penicillin Grünenthal) 20-40 Mio. IE/Tag verteilt auf 4-6 ED als Kurzinfusion in Kombination mit

Metronidazol (z.B. Clont), Erwachsene: 2-3mal 500 mg/Tag i.v., Kinder: 20 mg/kg KG/Tag i.v. oder p.o. verteilt auf 3 ED.
- Alternativ: Cefotaxim (z.B. Claforan) 2-3mal/Tag 2 g i.v. (max. 4mal/Tag 3 g) in Kombination mit Metronidazol (z.B. Clont), Erwachsene: 2-3mal/Tag 500 mg/Tag i.v., Kinder: 20 mg/kg KG/Tag i.v. oder p.o. verteilt auf 3 ED.
- Bei Penicillinallergie: Imipenem (z.B. Zienam): Erwachsene: 3-4mal 0,5-1,0 g/Tag i.v., Säuglinge: 60 mg/kg KG/Tag verteilt auf 4 ED. Alternativ: Erythromycin (Erythrocin-i.v.), Erwachsene 2 g/Tag i.v. in 4 ED, Kinder 20-30 mg/kg KG/Tag i.v. in 4 ED. Alternativ Linezolid (Zyvoxid): Erwachsene 2mal/Tag 600 mg i.v.

### Prognose
Mortalität: 30-50%.

### Prophylaxe
Benzylpenicillin in hoher Dosierung: 5-20 Mio. IE/Tag i.v. über 14 Tage.

## Gaucher, M. E75.2

### Erstbeschreiber
Gaucher, 1882

### Synonym(e)
Glukozerebrosidose; Zerebrosidlipoidose; Lipoidhistiozytose vom Kerasintyp

### Definition
Hereditäre lysosomale Speicherkrankheit (Sphingolipidose) verursacht durch einen Defekt der ß-Glukosidase (Glucocerebrosidase).

### Ätiologie
Autosomal-rezessiv vererbte Mutationen des ß-Glukosidase-Gens (Genlokus: 1q21), die zum Fehlen der Glucocerebrosidase und dadurch zunehmende Anreicherung von Glucocerebrosiden u.a. in Makrophagen führen. Morphologisches Charakteristikum ist die Gaucher-Zelle mit einem Durchmesser von 20-100 µm, in der histochemisch eine Cerebrosidanreicherung und elektronenoptisch feinmembranöse sog. „cytoplasmic bodies" nachweisbar sind. Diese rufen Hautpigmentationen und Lidspaltenflecke (Pingueculae) hervor. Die Cerebrosidspeicherung in den Zellelementen des retikulohistiozytären Systems, wie Milz, Leber, Knochenmark und Lymphknoten, ist Folge eines Cerebrosidasemangels, während die Biosynthese normal verläuft. Neben dem Cerebrosid werden, wenn auch in geringerem Ausmaß, Cytoside und Hämatoside gefunden.

### Klinisches Bild
Die ersten Manifestationen treten oft schon im Säuglingsalter auf, dann meist progressive neurologische Symptomatik mit Kachexie, mentaler Retardation und fatalem Ende. Bei späterer Manifestation im Kindesalter oder seltener im Erwachsenenalter kann eine Beteiligung des ZNS fehlen, die übrigen Befunde stehen dann im Vordergrund: Hepatosplenomegalie mit hämatologischen Abnormitäten (Anämie, Leukopenie und Thrombopenie) sowie erhöhte Blutungs- und Infektionsbereitschaft, außerdem Knochenschädigungen. 3 Formen lassen sich unterscheiden:
- Chronisch-adulte Form ohne neurologische Symptomatik: Beteiligung von hämatopoetischem System und Knochen.
- Akut-maligne Form mit neurologischer Symptomatik: Manifestation in den ersten Lebensjahren, progrediente neurologische Symptomatik.
- Subakut-juvenile Form mit neurologischer Symptomatik: Wie 2., aber langsamerem Verlauf.

Hauterscheinungen v.a. bei chronisch-adulter Form und evtl. bei subakut-juveniler Form: Vor allem an belichteten Hautarealen auftretende, ocker-gelbbraune Hyperpigmentierungen. An den Unterschenkeln retikuläres Verteilungsmuster, im Gesicht chloasmaartig. Ferner kleinfleckige oder streifige Pigmentierung mit scharfer Begrenzung unter den Fußknöcheln. Hyperpigmentierungen in den Konjunktiven. Bei einem Subtyp dieser Erkrankung tritt eine schwere kongenitale Ichthyose auf, die dem klinischen Bild des „Kollodiumbaby" entspricht.

### Diagnose
- Nachweis des Enzymdefektes (ß-Glucosidase) in Leukozyten oder kultivierten Fibroblasten.
- Elektronenmikroskopie: Nachweis von Gaucher-Zellen im Knochenmark- oder Milzpunktat: Makrophagen mit charakteristischen netzartigen, fibrillären Geflechten im Zytoplasma.

### Externe Therapie
Zur Prävention von Pigmentierungen präventiv Lichtschutzmittel (z.B. Anthelios), Meidung direkter Sonnenbestrahlung, kosmetische Abdeckung (z.B. Dermacolor Stiefel). Depigmentierungsversuche mit Hydrochinon-Cremes (z.B. Pigmanorm Creme) zeigen eher unbefriedigende, fleckige Resultate (s.a. Chloasma).

### Interne Therapie
Enzymsubstitution mit Imiglucerase (z.B. Cerezyme). Hersteller-Dosisempfehlung: Anfänglich 60 U/kg KG alle 2 Wochen mit schrittweiser Reduktion. In neueren Studien werden wesentlich niedrigere, dafür häufigere Dosen vorgeschlagen. Die Dosierung ist jedoch immer abhängig vom Typ der Erkrankung (I-III) sowie von der Ausprägung. Alternativ Substitution mit dem Reservetherapeutikum Miglustat (Zaveska), einem Hemmstoff der Glucosylceramidsynthase.

**!** Cave: **Orphan-drug!**

Besserung auch über allogene Knochenmarkstransplantation möglich.

## Gefäßnaevi Q82.5

### Definition
Angeborene oder sich später manifestierende, umschriebene oder disseminierte Malformationen der Gefäße, die sich klinisch unter verschiedenartigsten klinischen Bildern (Erythem, Enanthem, weißer Fleck, Papel, Plaque, Knoten) präsentieren können. S.a.u. kutane Gefäßtumoren.

## Gefäßtumoren, kutane L98.9

### Definition
Die gängigen Klassifikationen der kutanen Gefäßtumoren basieren auf morphologischen, klinischen und histologischen Kriterien. Bei den klinisch als Tumor erscheinenden vaskulären Proliferaten ist häufig unklar, ob es sich um autochtone

Neoplasien handelt oder nur um Neoplasie-artige, reaktive Proliferationen. Klinisch und histologisch lässt sich dies nicht immer unterscheiden.

### Einteilung

- Hamartome und Malformationen:
  - Hamartom, ekkrines, angiomatöses
  - Hämangiom, arteriovenöses.
  - Lymphangiome, oberflächliche und tiefe:
    - Lymphangiektasie, kutane
    - Lymphangiokeratom
    - Lymphangioma cavernosum
    - Lymphangioma circumscriptum
    - Lymphangiomatose.
- Kapilläre Malformationen:
  - Naevus flammeus:
    - Naevus flammeus lateralis
    - Naevus flammeus medialis
    - Angiokeratoma circumscriptum (verruköses Hämangiom)
  - Cutis marmorata teleangiectatica congenita.
- Dilatationen präexistenter Gefäße:
  - Naevus araneus
  - Angiom, seniles der Lippen (venous lake)
  - Angiokeratome (mit Enzymopathie):
    - Angiokeratoma corporis diffusum (Fabry)
    - Fukosidose
  - Angiokeratome (ohne Enzymopathie):
    - Angiokeratoma Mibelli
    - Angiokeratoma scroti et vulvae (Fordyce)
    - Angiokeratom, solitäres
    - Angiokeratoma circumscriptum (verruköses Hämangiom)
  - Teleangiektasien und teleangiektatische Erkrankungen.
- Kavernöse Malformationen:
  - Hämangiom, kavernöses.
- Hämangiome und reaktive Proliferationen:
  - Blue-Rubber-Bleb-Nevus-Syndrom
  - Hämangiom des Säuglings
  - Hämangiom, büschelartiges
  - Hämangiom, mikrovenuläres
  - Gemmangiom
  - Granuloma pyogenicum
  - Angiomatose, bazilläre
  - Bartonellose
  - Akroangiodermatitis
  - Hämangiom, tardives
  - Angiomatose
  - Angioendotheliomatose, reaktive (benigne)
  - Hyperplasie, intravasale, papilläre, endotheliale
  - Hämangiom, glomeruloides
  - Angiolymphoide Hyperplasie mit Eosinophilie
  - Dermatofibrom, epitheloidzelliges
  - Hämangiom, targetoides, hämosiderotisches
  - Hämangiom, Spindelzellhämangiom
  - Angioma serpiginosum.
- Borderline und geringgradig maligne vaskuläre Tumoren:
  - Hämangioendotheliome:
    - Hämangioendotheliom, Kaposi-formes
    - Hämangioendotheliom, retiformes
    - Hämangioendotheliom, Typ Dabska
    - Hämangioendotheliom, epitheloides
  - Kaposi-Sarkom.
- Maligne vaskuläre Tumoren:
  - Angiosarkome:
    - Idiopathisches/klassisches Angiosarkom bei älteren Menschen
    - Lymphödem-assoziiertes Angiosarkom
    - Angiosarkom nach Radiatio
    - Angiosarkom, epitheloides.
- Angiome mit glomoider, perizytärer oder glattmuskulärer Differenzierung:
  - Glomustumor (s.u. Glomangiomatose)
  - Hämangioperizytom
  - Hämangioperizytom, infantiles (Myoperizytom, Myofibrom)
  - Angioleiomyom.
- Mesenchymale Tumoren mit dominierender vaskulärer Komponente:
  - Angiolipom
  - Neurofibrom
  - Angiofibrom
  - Riesenzellangiofibrom
  - Angiohistiozytom mit Riesenzellen.

### Histologie

Struktureller Aufbau vaskulärer Tumoren:

- Gefäßorientierung (intra- oder extravaskulär)
- Architektur (lobär oder nodulär/diffus)
- Endothelmuster (einschichtig oder papillär mehrschichtig)
- Gefäßstruktur (organoide kapilläre Gefäße oder bizarre Gefäßstrukturen).

## Gehörgangsfurunkel H60.0

### Synonym(e)

Ohrfurunkel; Otitis externa acuta circumscripta

### Definition

Sehr schmerzhafter Furunkel der Haarbälge im knorpeligen Teil des Gehörgangs. Meist einseitig.

### Ätiologie

Falsche, ungeeignete Reinigung des Gehörgangs, Mazeration durch häufige Bäder.

### Klinisches Bild

Vorgewölbte, gerötete Haut, zentral eitriger Pfropf. Druck auf den Tragus und Zug an der Ohrmuschel sind sehr schmerzhaft.

### Komplikation

Parotisbeteiligung, Perichondritis der Ohrmuschel, Meningitis.

### Externe Therapie

Vorsichtiges Reinigen des Gehörganges. Streifen mit alkoholischen oder anderen antiseptischen Zusätzen einlegen, wie z.B. Polihexanid (Serasept, Prontoderm), Polyvidon-Jod-Lösung (z.B. Betaisodona Lsg.), Eosin-Lösung (**R080**, **R081**) oder Methylrosaniliniumchlorid-Lösung. Später Streifen mit antibiotikahaltiger Salbe/Creme z.B. Gentamicin-Creme 0,1% **R096** einlegen.

### Interne Therapie

- Bei schwerer Ausprägung penicillinasefeste Penicilline wie Dicloxacillin (z.B. InfectoStaph Kps.): Dosierung: Erwachsene 2-3 g/Tag p.o. in 4-6 ED, Kinder 2 g/Tag in

4 ED. Bei schweren Infektionen Verdoppelung der Dosis möglich.
- Ggf. Analgetika wie Paracetamol (z.B. ben-u-ron Supp. 2-3mal/Tag je 125 mg für Säuglinge, 250 mg für Kleinkinder, 500 mg für Kinder, 1000 mg ab 14 Jahre).

Merke: **Bei rezidivierender Furunkulose Diabetes mellitus und immunsupprimierende Erkrankungen ausschließen!**

## Geigerknoten L70.8

**Definition**
Sonderform der Acne mechanica an der linken Halsseite bei Geigern und Bratschespielern.

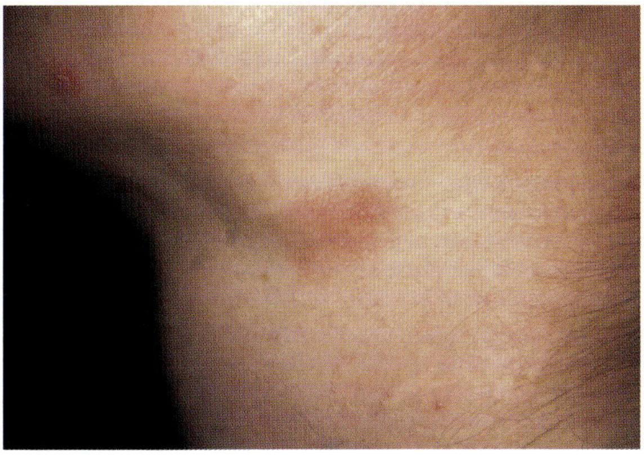

Geigerknoten. Derber, rötlich-bräunlicher, von einzelnen Komedonen durchsetzter Knoten im Kontaktbereich der Geige am Unterkiefer-Halsübergang einer 30-jährigen Frau.

**Klinisches Bild**
An der Kontaktstelle der Geige umschriebene, rötlich-bräunliche, mäßig derbe, unscharf begrenzte Plaque, durchsetzt mit wenigen Komedonen; verruköse Oberfläche.

**Therapie**
Meiden des auslösenden Prozesses durch Umstellung des Haltemechanismus an der Violine. Zwischenlegen eines Tuches.

## Geldscheinhaut L90.8

**Synonym(e)**
Dollarscheinhaut

**Definition**
An Geldscheine erinnerndes, durch unzählige feinste Gefäßerweiterungen gekennzeichnetes Hautbild.

**Ätiologie**
Chronische Lebererkrankungen.

**Lokalisation**
Gesicht, hinter den Ohren, Nacken, Brust- und Halsausschnitt, Streckseiten der Arme.

**Klinisches Bild**
Feine Gefäßerweiterungen, Aspekt von Papiergeld. Verschwinden der Gefäßzeichnung auf Glasspateldruck.

**Therapie**
Pflegende Maßnahmen; Lichtschutzmittel.

## Gele, hydrophile

**Definition**
Zubereitungen, deren Grundlagen üblicherweise aus Wasser, Glycerol oder Propylenglykol bestehen, die mit geeigneten Quellstoffen, wie Traganth, Stärke, Cellulosederivaten, Carboxyvinylpolymeren oder Magnesium-Aluminiumsilikaten geliert werden. In der Regel sind zusätzlich Feuchthaltemittel (Glycerol 10%, Propylenglykol, Sorbitlösung) enthalten, die die Elastizität der antrocknenden Filme gewährleisten, indem sie Restwasser zurückhalten. Sie müssen konserviert werden, um die rasch einsetzende Schimmelbildung und Keimvermehrung zu verhindern. Es werden unterteilt:
- Filmbildende, organische Hydrogelbildner (Methylcellulose, Hydroxyethylcellulose, Stärke, Carmellose, Alginate): Gele, die nach Verdunstung des Wassers auf der Hautoberfläche abdeckende, antrocknende Filme ausbilden.
- Anionische Polyacrylate: Hydrogele, die sich in die Haut einreiben lassen und eine ausgeprägte Tiefenwirkung besitzen, die durch den Zusatz von Isopropanol oder Ethanol noch verstärkt werden kann.

**Wirkungen**
Fettfreie, abwaschbare Grundlagen, die durch Verdunstung von Wasser oder auch Alkoholzusätzen kühlend wirken.

**Inkompatibilität**
- Chlorocresol, Eucalyptol, Hexachlorophen, Lebertran, β-Naphthol, Nitrofurazon, Oleum Thymi, Oxytetracyclin-HCl, Phenol. liquefact., Pix betulin., Pix junip., Pix lithanth. und Tannin führen zu Inhomogenitäten.
- Chloramin T bewirkt eine Geruchsveränderung.
- Dithranol, Pyrogallol, Silbernitrat und Tetracyclin-HCl bewirken eine Farbveränderung.

**Rezeptur(en)**
R298

## Gele, hydrophobe

**Definition**
Zubereitungen, deren Grundlagen üblicherweise aus Paraffinum subliquidum mit Zusatz von Polyethylen oder fetten Ölen bestehen, die durch Zusatz kolloidaler Kieselsäure (Aerosil) oder Aluminium- sowie Zinkseifen geliert werden.

**Rezeptur(en)**
R026

## Gemcitabin

**Definition**
Zytostatikum aus der Gruppe der Antimetaboliten.

**Wirkungen**
Die zytostatische Wirkung von Gemcitabin beruht darauf, dass anstelle des menschlichen Nukleosids Cytidin die Wirkform des Gemcitabin, das Gemcitabintriphosphat, in die

DNA eingebaut wird. Die DNA-Synthese wird unterbrochen, was zum Zelltod führt.

### Indikation
In erster Linie als Zytostatikum in der Chemotherapie von Blasenkarzinomen, Bronchialkarzinomen, Mammakarzinomen, Ovarialkarzinomen und Pankreaskarzinomen. In der Dermatologie wurden mit Gemcitabin Phase II-Studien zur Behandlung des kutanen T-Zell-Lymphoms durchgeführt.

### Schwangerschaft/Stillzeit
Kontraindiziert in der Schwangerschaft (mutagene Wirkung!). Bei Behandlung während der Stillzeit nicht stillen!

### Dosierung und Art der Anwendung
1200 mg/m$^2$ KO/Tag i.v. an den Tagen 1, 8, 15 und 28.

### Unerwünschte Wirkungen
- Integument: Dermatologisch relevant sind schwere Arzneimittelreaktionen, Radiation Recall Dermatitis, Ekzeme, Ulzerationen, Effluvium, Pruritus.
- Extrakutane Manifestationen: Sehr häufig: Schwitzen, Leukopenie, Thrombozytopenie, Anämie, Dyspnoe, gastrointestinale Nebenwirkungen, erhöhte Transaminasen und alkalische Phosphatase, Proteinurie, Hämaturie, Ödeme, grippeähnliche Symptomatik. Häufig: Fieber, Neutropenie, Appetitlosigkeit, Kopfschmerzen, Abgeschlagenheit. Gelegentlich: Lungenödem, Bronchospasmus, interstitielle Pneumonitis.

### Wechselwirkungen
Bei gleichzeitiger Strahlentherapie Auftreten von schwerwiegenden Entzündungen möglich (z.B. Pneumonitis, Mucositiden).

### Präparate
Gemzar

## Gemmangiom D18.0

### Erstbeschreiber
Orsos, 1932

### Synonym(e)
Gefäßsprossgeschwulst

### Definition
Sehr seltener, von pluripotenten Angioblasten ausgehender, typische Gefäßsprossen bildender Tumor unterschiedlicher Dignität.

### Manifestation
Meist mittleres Lebensalter.

### Lokalisation
Bevorzugt Gesichtsbereich, Mund- und Nasenschleimhaut; jedoch am gesamten Integument möglich, außerdem in inneren Organen (z.B. Lunge, Ileum).

### Klinisches Bild
Solitärer, derb-elastischer, kutan oder subkutan gelegener, rötlich-livider oder hautfarbener Knoten. Meist benignes Verhalten mit langsamem Wachstum, jedoch auch lokale Infiltration und Destruktion der Umgebung möglich; sehr selten Metastasierung (teilweise wird die Existenz maligner Gemmangiome bestritten).

### Histologie
Zahlreiche, netzförmig angeordnete, solide, teilweise auch kanalisierte Kapillarsprossen aus monomorphen Angioblasten, an Granulationsgewebe erinnernd. Homogene, meist spärlich ausgebildete Grundsubstanz ohne Entzündungszellen.

### Differenzialdiagnose
Hämangiom, Angiosarkom, Glomustumor, Granuloma teleangiectaticum, Fibrosarkom, Leiomyom, malignes Melanom.

### Therapie
Wegen unterschiedlicher Dignität, großer klinischer Variabilität sowie häufiger Lokalisation im Gesicht ist die Behandlung vom Einzelfall abhängig. Bei kleinen, langsam wachsenden Tumoren ist eine einfache Exzision i.A. ausreichend, bei schnell wachsenden, malignitätsverdächtigen Tumoren ist die Einhaltung eines Sicherheitsabstandes anzuraten. In jedem Fall histologische Kontrolle!

## Genitalekzem L30.8

### Definition
Ekzem im Genitalbereich unterschiedlicher Ursache. Häufig bei atopischer Diathese, selten kontaktallergisch bedingt. Die Veränderungen können zudem ausgelöst sein durch irritative Mechanismen bei Harninkontinenz oder auf dem Boden einer Psoriasis oder bei einer übertriebenen Hygiene entstehen.

### Ätiologie
Oftmals anlagebedingt. Bei allergischer Genese u.a. durch Inhaltsstoffe von Körperreinigungs- und Pflegeprodukten hervorgerufen, insbes. durch Seifen, Badezusätze, Bademilch, Parfums, Waschmittel (Duftstoffe!), Intim-Waschlotionen, Monatsbinden, Tampons, Desinfektionsmittel, Empfängnisverhütungsmittel (Kondome, Diaphragma, lokale chemische Kontrazeptiva).

### Therapie
- Genitalekzeme neigen, wenn kein Auslöser gefunden wird, zur Chronizität und Therapieresistenz. Der Therapieerfolg ist häufig für Therapeut wie Patient unbefriedigend. Wichtig ist es, den Patienten darüber aufzuklären. Genitalekzeme zeichnen sich durch einen erheblichen Pruritus aus; die Lebensqualität des Patienten ist erheblich vermindert. Häufig besteht Steroidatrophie nach langjähriger Anwendung, die nach Entzug zu einer Verstärkung der Symptomatik führt. Wesentlich ist das Erkennen klagend larmoyanter Persönlichkeiten, die bei minimalem Befund einen maximalen Reichtum an Pruritussymptomatik produzieren. Bei diesem genitalzentrierten psychosomatischen Symptomenkomplex liegen häufig Partnerkonflikte vor. Es empfiehlt sich in diesem Fall die Konsultation eines psychosomatisch ausgebildeten Therapeuten.
- Bei kontaktallergischen Ekzemen Ausschaltung des Allergens.
- Bei der Lokaltherapie auf allergologisch indifferente Grundlagen achten, z.B. Vaselinum album, Ungt. emulsific. aq. oder Ungt. zinci (DAB). Ansonsten stadiengerechte Ekzemtherapie. Bei Bedarf Anwendung niedrig potenter Glukokortikoide in niedriger Konzentration wie 0,5% Hydrocortison **R120**, aufgrund der guten Penetration und des Okklusionseffektes. Bei chronischem Ekzem möglichst steroidfrei mit Teerpräparationen (z.B. Teer-

Linola-Fett), Polidocanol, Gerbstoffen (s.u. Ekzem). Bei mykotischer Überlagerung bzw. häufig rezidivierenden Mykosen zusätzlich Cotrimoxazol 1%. Sitzbäder mit Tannolact. Daneben allgemeine Maßnahmen und Richtlinien bezüglich Intimreinigung und Pflege. Chronische Hautveränderungen im Glansbereich bessern sich häufig nach Zirkumzision.

## Genitalleiomyom D21.7

### Definition
Leiomyom des Genitalbereichs (Skrotum, große Schamlippen, Perimamillarbereich).

## Genodermatologie

### Definition
Lehre von den Erbkrankheiten der Haut.

## Genodermatose Q82.8

### Definition
Hautkrankheit, die unter Mitwirkung eines Erbfaktors entsteht. Zu ihrer Manifestation bedarf es eines endogenen oder exogenen Reizes.

## Gentamicin

### Definition
Aminoglykosid-Antibiotikum.

### Wirkungsspektrum
U.a. Afipia felis, Brucella spp., Campylobacter jejuni, Moraxella catarrhalis, Neisseria gonorrhoeae, Rochalimaea spp.

### Indikation
Harnwegsinfektionen, schwere Infekte der unteren Atemwege, Peritonitis, Sepsis, Knochen-, Gelenk- und Weichteilinfektionen, Verbrennungen, Meningitis, Infektionen am Auge mit drohender Ophthalmie.

### Dosierung und Art der Anwendung
- Systemisch: 3-5 mg/kg KG/Tag i.v. oder i.m. als ED.
- Topisch: Creme/Puder: 2-3mal/Tag dünn im Bereich der betroffenen Hautareale auftragen. Augentropfen/-salbe: 4-6mal/Tag 1 Trp. bzw. 0,5-1 cm Salbe in den Bindehautsack applizieren.

**Merke: Topische Applikation nur bei fehlender therapeutischer Alternative! Max. Therapiedauer: 14 Tage.**

### Unerwünschte Wirkungen
Topische Applikation: Irritationen, Sensibilisierung. Systemisch: Niereninsuffizienz, Schädigung des Vestibular- und Cochlea-Organs.

### Rezeptur(en)
R096

### Präparate
Refobacin, Sulmycin Creme, Cibaflam Augensalbe (Kombination mit Fluorometholon), Gentamicin Hexal Injektionslösung

### Hinweis(e)
- Außer bei Endokarditis einmal tägliche Dosierung (höhere antibakterielle Aktivität bei geringer Nebenwirkungsrate).
- Tobramycin zeigt eine höhere Aktivität gegen Pseudomonas aeruginosa.

## Gentianaviolett

### Definition
Farbstoff und Desinfizienz. Wegen zunehmender Lieferschwierigkeiten von Farbstoff hoher Qualität zur pharmazeutischen Verarbeitung tritt die Anwendung von Gentianaviolett zunehmend in den Hintergrund.

### Indikation
Infektionen mit grampositiven Bakterien, Dermatophyten, Hefen. Äußerliche Behandlung von Verbrennungen, Furunkeln, chronischen Geschwüren.

**Merke: Färbt Haut, Kleidung und Gegenstände blauviolett!**

### Hinweis(e)
Bei großflächiger Anwendung auf geschädigter Haut ist eine 0,1% Lösung anzuraten. Bei kleinflächiger Pinselung kann die Konzentration der Lösung bis auf 0,5% gewählt werden.

## Gentianaviolettnekrosen T88.8

### Definition
Nekrosen nach Anwendung von Gentianaviolett-Lösung. Häufig verursacht durch unachtsames Aufbewahren der Desinfizienzien an warmen Orten (z.B. sonnenbestrahlte Fensterbänke) mit Entwicklung toxischer Konzentrationen der Lösungen.

**Cave: Auftreten bei trophischen Störungen und unter Okklusion schon im therapeutischen Bereich möglich.**

Übliche Konzentrationen in wässrigen Lösungen 0,1-0,5%. S.a. Farbstoffe.

### Therapie
Je nach Ausdehnung Abtragen der Nekrosen, Umschläge mit antiseptischen Lösungen wie Kaliumpermanganat (hellrosa) oder Chinolinol (z.B. Chinosol 1:1000). Bei tiefer Nekrose s.u. stadiengerechte Wundbehandlung.

**Merke: Farbstofflösungen gehören nicht in Patientenhände!**

## Geotrichose B48.3

### Definition
Opportunistische Infektion mit Geotrichum candidum, bei der die Lungenbeteiligung meist im Vordergrund steht.

### Erreger
Geotrichum candidum (Milchschimmel): Fakultativ patho-

gene, weit verbreitete Hefe, die saprophytär im Intestinaltrakt und auf der Haut lebt.

### Ätiologie
Konsumierende Erkrankungen, Immundefekte.

### Klinisches Bild
- Sehr variable Erscheinungsformen: Am häufigsten ist der bronchopulmonale Befall: Kavernenbildungen, diffuse peribronchitische oder tumoröse Infiltrate, Abszesse.
- Hauterscheinungen: Bild der Interdigitalmykose, selten entzündliche Granulome an Extremitäten, Gesicht und Kapillitium. Sehr selten Mundschleimhautbefall (Stomatitis).

### Diagnose
Mikroskopischer und kultureller Pilznachweis aus Bronchialsekret und -schleimhaut bzw. von Abstrichen der Haut. Da der Pilz jedoch ubiquitär als Saprophyt vorhanden ist, kann die Diagnose nur durch histologische Erfassung des Erregers gesichert werden.

### Komplikation
Sepsis.

### Externe Therapie
Imidazol-Antimykotika wie Ketoconazol (z.B. Nizoral Creme) oder 2% Clotrimazol-Cremes/Salben (z.B. Canesten, **R056**) lokal anwenden.

### Interne Therapie
Bei Organbefall systemische Therapie entsprechend der Candida-Sepsis, s. dort.

## Geotrichum candidum

### Erstbeschreiber
Link, 1809

### Allgemeine Information
- Weißlicher Schimmelpilz, der Camembert und vielen anderen Käsesorten zur Reifung und Geschmacksbildung zugesetzt wird. Unter der Bezeichnung „Geotrichum candidum" ist der Pilz fast unbekannt aber als Milchschimmel auf Quark oder auf Dickmilch in Form eines feinen Flaums fast jedem schon begegnet.
- Kulturverhalten: Hefeartiges Wachstum, zunächst ohne Luftmyzel. Kulturen werden daher sehr häufig mit Hefepilzen oder Candida albicans verwechselt. Die Fäden im Agar und die bei Zimmertemperatur entstehenden Lufthyphen zerfallen in Gliederstücke (Arthrosporen), die den Sprosszellen der Hefen sehr ähnlich sind. Schnell wachsende, feuchte, glanzlose, flache Kolonien mit weißlicher, hellgrauer oder gelblicher Oberfläche. Filzige Oberflächentextur mit zentraler baumwollartiger Eruption und peripherem Strahlenkranz. Typischer, obstartiger Geruch in jungen Kulturen; in älteren Kulturen käsiger Geruch.

### Vorkommen/Epidemiologie
Weltweit verbreitet. Häufig als Saprophyt im menschlichen Lebensbereich, bes. in Milch und Milchprodukten, auf Obst und Gemüse. Sehr selten pathogen. Vorkommen im Verdauungstrakt sowie der Mundhöhle meist ohne Krankheitswert. In der Mundhöhle, im Stuhl ist mit seinem Vorkommen zu rechnen, wenn Käse gegessen wird.

### Klinisches Bild
S.u. Geotrichose.

### Mikroskopie
- Septierte Hyphen, die sich durch Zerfall in rechteckige Arthrokonidien (Gliedersporen) differenzieren (holoarthrische Fragmentation).
- Arthrokonidien: Hyalin, glatt, einzellig, rechteckige oder zylindrische Form, sehr unterschiedliche Größe.
- Keine echten Blastokonidien.

## Geranie

### Synonym(e)
Pelargonium hortorum; Geranium; Pelargonium odorantissimum

### Definition
Beliebte Zierpflanze (Storchschnabelgewächs). Keine medizinische Anwendung.

### Anwendungsgebiet/Verwendung
Der Hauptinhaltsstoff ist Geraniol (3,7-Dimethyl-2,6-octadien-1-ol), einer der am häufigsten eingesetzten Verbindungen in der Parfümindustrie. Pelargonium-Hybriden enthalten bis zu 35% davon. Die nach Rosen duftende Flüssigkeit wird heute fast ausschließlich synthetisch (z.B. aus Pinien) hergestellt. Einsatz in Parfüms, Zahnpasten und -pulvern u.v. Toilettenartikeln sowie Nahrungs- und Genussmitteln.

### Unerwünschte Wirkungen
Als Auslöser für die meisten der beobachteten Reaktionen scheint Geraniol verantwortlich zu sein. Sensibilisierungspotenz: Schwach. Sensibilisierungshäufigkeit: Selten. Kreuzreaktivität scheint gelegentlich mit Perubalsam oder Terpentin zu bestehen.

## Gerbstoffe

### Definition
Stoffe, die zu einer Gerbung der Haut führen. Hierzu gehören anorganische (Alaun, Chromsalze) und pflanzliche Substanzen.

### Einteilung
- Pflanzliche Gerbstoffe: Z.B. Gallotannine (Gallussäure, Galloylgallussäure, Tannin), Ellagitannine.
- Kondensierte Gerbstoffe: Z.B. Catechinderivate (Catechin, Epicatechin, Leucocyanidin), Kaffeesäure- und Phloroglucin-Derivate.

### Wirkungen
Ausfällen von an der Oberfläche von Haut oder Schleimhäuten liegenden Eiweißstoffen (adstringierender Effekt), Herabsetzung der Reizempfindung oberflächlicher Nervenendigungen (reizmindernd, entzündungshemmend, leicht lokalanästhetisch), Verhinderung der Resorption toxischer Eiweißabbauprodukte, Hemmung des Eindringens von Bakterien in die Gewebe. Beispiele: Tannin, Tee, Kakao, Kastanienrinde, Hamamelis-Extrakt, Tormentillextrakt.

### Indikation
Ekzeme, Hyperhidrose, oberflächliche Hautinfektionen.

## Gerste

### Definition
Getreidesorte mit geringer allergener Bedeutung.

### Allgemeine Information
Klassisches Getreide der Antike. Gerste wurde bereits vor mehr als 8000 Jahren im Zweistromland und am Nil angebaut. Gerste ist eng verwandt mit der im Nahen Osten vorkommenden Wildgerste (Hordeum vulgare sp. spontaneum). Die Pflanze wird 0,7-1,2 m hoch. Der Fruchtstand ist eine Ähre mit langen Grannen. Sie sind im reifen Zustand geneigt bis hängend. Allergien sind sehr selten. Es besteht nur ein geringer Pollenflug (Blühzeit: zwischen Juli und September). Die Pollen sind 34 und 55 µm groß. Einige Gräser-Pollen-Allergiker reagieren auch auf Gerste.

### Naturheilkunde
Gerstenschösslinge sollen entwässernd und fiebersenkend wirken.

### Hinweis(e)
Sommergerste wird insbesondere zur Malzgewinnung für die Bierherstellung genutzt, Wintergerste überwiegend zur Viehfütterung. Gerste besitzt einen hohen Zelluloseanteil (8-15%) sowie 60-70% Kohlenhydrate, überwiegend in der Form von Stärken, 11% Proteine, 10% Ballaststoffe, je 2% Fett und Mineralien sowie das Vitamin B. Gerste enthält Gluten.

**!** Cave: **Glutenunverträglichkeit!**

## Gesichtserythem L53.9

### Definition
Rötung des Gesichts, insbesondere der Wangen, bei vorübergehender oder persistierender Gefäßerweiterung.

### Ätiologie
Zahlreiche Ursachen sind möglich, u.a.:
- Acrodermatitis chronica atrophicans
- Ataxia teleangiectatica
- Bloom-Syndrom
- Dermatomyositis
- Erythema e pudore
- Erythema perstans faciei
- Karzinoidsyndrom
- Teleangiectasia hereditaria haemorrhagica
- Naevus teleangiectaticus
- Phäochromozytom
- Rosazea
- Urticaria pigmentosa
- familiäre Wangenteleangiektasien.

## Gesichtsspalte Q75.0

### Definition
Hemmungsmissbildung mit ausbleibender oder unvollständiger Verschmelzung der Gesichtsfortsätze.

## Getreidekrätze B88.0

### Synonym(e)
Gerstenkrätze; Acrodermatitis urticarioides

### Definition
Weltweit auftretende Infektion mit Kugelbauchmilben (Milben) bei Kontakt mit Getreide oder Stroh.

### Erreger
Pyemotidae. Pyemotes-Arten sind 0,3 mm große Milben, deren natürlicher Endwirt Vorratsschädlinge, z.B. Getreidemotten, sind. Der Mensch ist wie bei der Trombidiose Fehlwirt.

### Lokalisation
Vor allem an den unmittelbaren Kontaktstellen (Arme, Hals, Rücken).

### Klinisches Bild
Wenige Stunden nach Exposition: Heftiger Pruritus, Quaddelbildung, evtl. papulovesikulöse oder purpurische Umwandlung, Rückgang innerhalb von 14 Tagen. Allgemeinerscheinungen wie Fieber, Tachykardie, Lymphknotenvergrößerung, Ödeme, Proteinurie, Eosinophilie, Asthma möglich.

### Therapie
Da der Mensch Fehlwirt ist, verbleiben die Milben nur wenige Tage auf dem menschlichen Körper. Die Behandlung ist symptomatisch ausgerichtet.

### Externe Therapie
Z.B. mit Lotio alba aq. oder Glukokortikoid-haltiger Emulsion wie 1% Hydrocortison-Emulsion **R123**.

### Interne Therapie
Ggf. Antihistaminika.

## Gewürznelke

### Synonym(e)
Syzygium aromaticum; Clove

### Vorkommen
Philippinen, Indonesien, Malaya, Madagaskar, Sansibar, Seychellen, ostafrikanische Küste.

### Anwendungsgebiet/Verwendung
Verwendet wird das Nelkenöl und die Nelke selbst. Bei den Nelkenölen werden die Öle der verschiedenen Pflanzenteile unterschieden. Die Gewürznelke dient in erster Linie der Gewinnung von Eugenol (Terpen). Eugenol wirkt leicht antiseptisch, lokalanaesthesierend, antibakteriell. Wesentliche Verwendung in der Zahnmedizin (z.B. Wurzelfüllungen) oder als Aromastoff in Balsamen, Tee u.a. Die Gewürznelke wird zum Kochen und Backen und in der Nahrungsmittelindustrie als Geschmacks- und Geruchsstoff eingesetzt. Aus Eugenol werden Vanillin und Isoeugenol sowie andere Eugenolderivate synthetisiert.

### Unerwünschte Wirkungen
Als Allergene spielen Eugenol und Isoeugenol eine große Rolle. Sensibilisierungspotenz: Mittelstark. Sensibilisierungshäufigkeit: Gelegentlich. Sensibilisierungen (Kontaktallergie; Urtikaria) finden sich hauptsächlich auf zahnärztlichem Material bei zahnärztlichem Personal. Kreuzreaktivität besteht zu Perubalsam.

## Gicht

M10.0

### Synonym(e)
Arthritis urica

### Definition
Klinische Manifestation einer primären oder sekundären Hyperurikämie in Form akuter und chronischer Arthritiden und Ablagerung von Harnsäuresalzen in der Haut als sogenannte Gichttophi.

### Ätiologie
Primäre Gicht: Autosomal-dominant erbliche Purinstoffwechselstörung. Sekundäre Gicht: Vermehrte Harnsäurebildung bei hämolytischen Anämien, Leukämien, zytostatischer oder Strahlentherapie von Tumoren. Verminderte renale Harnsäureausscheidung bei Nierenerkrankungen, Ketoazidosen, Einnahme von Saluretika.

### Manifestation
Primäre Gicht: Hauptsächlich bei Männern im mittleren und höheren Lebensalter auftretend, bei Frauen praktisch nie vor der Menopause. Häufig vergesellschaftet mit Adipositas, Diabetes, Fettstoffwechselstörungen.

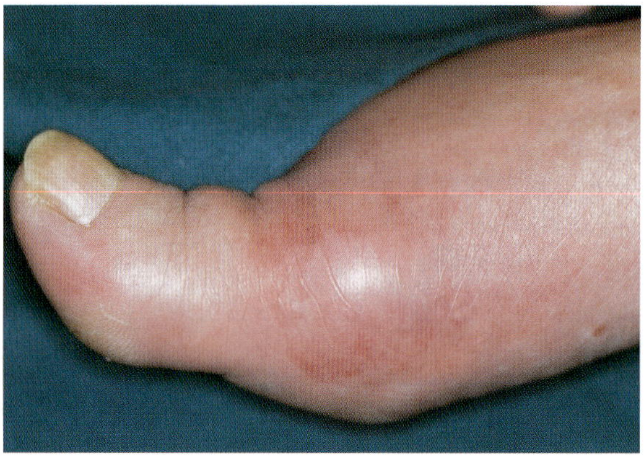

**Gicht.** Plötzlich aufgetretene schmerzhafte Monarthritis des Großzehengrundgelenkes mit deutlicher Schwellung.

### Klinisches Bild
- Akuter Gichtanfall (häufig nach opulentem Mahl oder reichlichem Alkoholgenuss): Plötzlich einsetzende Monarthritis meist des Großzehengrundgelenks (Podagra), seltener des Sprung- oder Daumengrundgelenks mit starken Schmerzen, Rötung, Schwellung, Fieber und Schüttelfrost, allgemeinen Entzündungszeichen.
- Chronisches Stadium: Chronische, progrediente, mutilierende Arthritis der peripheren Gelenke. An der Haut Auftreten von Gichttophi.

### Diagnose
Harnsäure i.S. erhöht (>6,4 mg/dl), charakteristische radiologische Veränderungen an den betroffenen Gelenken.

### Komplikation
Interstitielle Nephritis, Nephrolithiasis.

### Therapie allgemein
Purinarme Kost, weitgehende Meidung von Alkohol, Normalisierung des Körpergewichts.

### Interne Therapie
- Akuter Gichtanfall: Indometacin (z.B. Amuno) 3mal 50 mg/Tag oder Acemetacin 120-180 mg/Tag (z.B. Rantudil forte 2-3 Kps./Tag). Alternativ Naproxen 500-1250 mg/Tag, verteilt auf 2-3 ED p.o. oder Colchicin (Colchicum Dispert Drg.) 1 mg stündlich über 4 Std., danach 0,5-1 mg alle 2 Std. bis zum Nachlassen der Beschwerden. Maximale Tagesdosis 8 mg. Nebenwirkung: Diarrhoe häufig (Therapie nicht absetzen, Behandlung mit Imodium). Besserung der Arthritis unter Colchicin i.d.R. prompt. Wiederholung der Therapie am nächsten Tag mit der halben Dosis. Am 3. Tag 1,5 mg Colchicin/Tag. Behandlungsdauer: 5 Tage. Bei Niereninsuffizienz geringer dosieren.
- Chronisches Stadium: Allopurinol (z.B. Zyloric) 300-600 mg/Tag, evtl. Urikosurika wie Probenecid.

## Gichttophi

M10.0

### Synonym(e)
Gichtknoten; Tophi uratici

### Definition
Bei chronischer Gicht auftretende, multiple, gelbliche, zunächst weiche, später zunehmend derbe, meist schmerzlose Knötchen durch Ablagerung ausgefällter Harnsäuresalze in der Haut. Evtl. Entleerung krümeliger Konkremente durch die verdünnte, bedeckende Oberfläche.

### Lokalisation
Ohrmuscheln, Fingergelenke, Achillessehne, Schleimbeutel.

### Differenzialdiagnose
Chondrodermatitis nodularis chronica helicis, Heberdensche Knoten, Granuloma anulare, Basalzellkarzinom, rheumatische Knötchen.

### Therapie
Exzision störender Tophi.

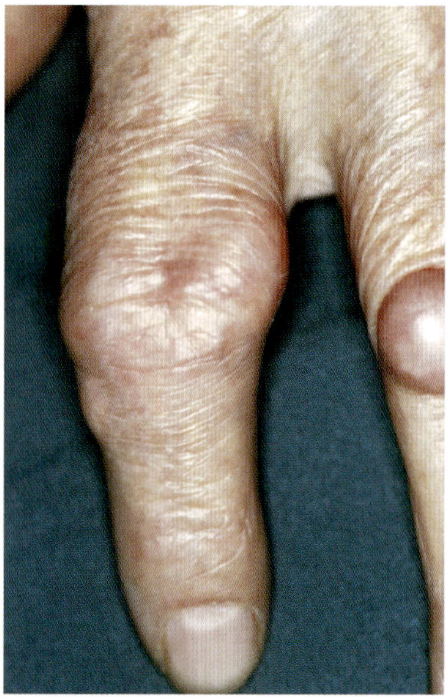

**Gichttophi.** Zunächst weiche, später zunehmend derbe, chronische, schmerzlose, glatte Knoten mit Ablagerungen von Harnsäurekristallen unter der Haut. Betroffen sind die Fingermittelglieder und Interphalangealgelenke bei chronischer Gicht. Harnsäure i.S. erhöht. Charakteristische radiologische Veränderungen an den betroffenen Gelenken.

## Giftefeu

### Synonym(e)
Rhus spp.; Toxicodendron spp.; Poison ivy; Poison oak; Poison sumac

### Vorkommen
Nord- und Mittelamerika, verwandte Arten sind in China und Japan heimisch.

### Anwendungsgebiet/Verwendung
Aufgrund der stark hautreizenden Wirkung wird der Saft oder Blattaufguss von Rhus- bzw. Toxicodendron-Arten als Rubefaziens oder als Narkotikum angewandt. In der Homöopathie auch Anwendung als Rheumamittel. Vom Gallen-Sumach werden die Gerbsäuren eingesetzt, aus dem Gewürz-Sumach die ätherischen Öle und Gerbstoffe. Aus dem Latex des japanischen bzw. chinesischen Lackbaums werden Lacke und Firnisse für Möbel, Kunstgegenstände und Schmuck hergestellt.

### Unerwünschte Wirkungen
- Die Kontaktallergie auf „Poison ivy" ist die am häufigsten beobachtete Allergie in den Vereinigten Staaten (nach Schätzungen sind 60-80% der Bevölkerung durch eine oder mehrere Arten sensibilisiert). In Europa finden sich die Pflanzen nur in Botanischen Gärten, Sensibilisierungen dagegen spielen hierzulande keine Rolle. Die hier kultivierten Arten sind der Essigbaum (Hirschkolben-Sumach = Rhus typhina L.) und noch seltener der Perückenstrauch (Cotinus coggygria Scop. = Rhus cotinus L.).
- Die wesentlichen Allergene sind die Urushiole. Sie sind die stärksten in der Natur vorkommenden Kontaktallergene. Sensibilisierungspotenz: Sehr stark. Sensibilisierungshäufigkeit: In den USA sehr häufig, in Europa sehr selten. Sensibilisierungsgefahr besteht bei Kunstgegenständen (Holzschmuck, Schmuckkästchen), bei Nahrungsmitteln (Mango = Mangifera indica L.).
- Die Schalen der Mangofrüchte enthalten die o.g. Urushiole. Keine Gefahr besteht im Kontakt gegenüber geschälten und gerösteten Cashew-Nüssen.

Merke: **Besteht eine Sensibilisierung gegenüber Anacardiazeen, so können Spuren von Urushiolen Rezidive auslösen. Eine Kreuzreaktivität besteht zu chemisch verwandten Brenzkatechinen oder anderen Phenolen.**

## Gingivahyperplasie K05.1

### Synonym(e)
Makrulie

### Definition
Sammelbegriff für eine pathologische Größenzunahme der Gingiva unterschiedlicher Genese, wobei pathologisch-anatomisch ein primär entzündlicher (den Gingivitiden zuzuordnen; s.u. Gingivitis hyperplastica) von einem hyperplastischen Formenkreis zu trennen ist.

### Einteilung
Eine Einteilung des klinischen Symptoms „Gingivahyperplasie" nach ätiologischen Gesichtspunkten ist schwierig, da es sich um einen polyätiologischen Symptomenkomplex handelt.

Gingivahyperplasien treten auf bei:
- Entzündlicher Gingivitis
- Gingivo-parodontaler Manifestation systemischer Erkrankungen
- im Rahmen physiologischer Schwangerschaftsveränderungen
- Hyperplastischer Parodontopathie (früher Makrulie im engeren Sinne).

### Ätiologie
Als Ursachen diskutiert werden:
- Arzneigenese: Antikonvulsiva (z.B. Phenytoin); Kalziumkanalblocker (z.B. Nifedipin); Immunsuppressiva (Cyclosporin A)
- Systemerkrankungen
- Syndrome.

### Manifestation
Gingivahyperplasien werden bei folgenden Syndromen und Erkrankungen beobachtet:
- Acanthosis nigricans
- Akromegalie
- Systemische Amyloidose
- Cowden-Syndrom
- Enteritis regionalis (M. Crohn)
- Fibromatosis gingivae
- Gingivitis hyperplastica
- Gravidität s. Macrulia gravidarum
- Hyalinosis cutis et mucosae
- Neurofibromatose
- Papillon-Lefèvre-Syndrom
- Pringle-Bournevillesche Phakomatose
- Melkersson-Rosenthal-Syndrom
- Myeloischen und lymphatischen Systemerkrankungen
- Sarkoidose
- Skorbut
- Sturge-Weber-Krabbe-Syndrom
- Wegener-Granulomatose.

### Therapie
S. unter dem jeweiligen Krankheitsbild.

## Gingivitis K05.1

### Definition
Sammelbegriff für mikrobiell ausgelöste und unterhaltene entzündliche Prozesse am Zahnfleischrand, die durch lokale wie auch systemische Prozesse bedingt sind. Die Krankheitsbilder der akuten Gingivitis und chronischen Gingivitis zeichnen sich durch strenge Lokalisation auf die freie und anhaftende Gingiva aus und heilen bei entsprechender Therapie ohne bleibende Schäden für den Zahnhalteapparat aus.

### Ätiologie
Erkrankungen der Zähne (bakterielle Plaques an den Zahnhälsen und Zahnstein, die im Sulcusbereich angereichert sind), Infektionen, Störungen des Immunsystems.
Traumatische Ursachen (zu heiße, scharf gewürzte Speisen), mangelnde Speichelsekretion, idiopathisch (z.B. Gingivitis granulomatosa). Auftreten im Rahmen dermatologischer Grunderkrankungen.

### Klinisches Bild
- Akute Gingivitis: Hyperämie mit Rötung und Ödem der Interdentalpapillen sowie des Zahnfleischrandes; dadurch

Prominenz der interdentalen Papillen; vermehrte Verletzlichkeit; Blutungen. Ein ätiologisch eigenständiges Krankheitsbild stellt die akute nekrotisierende ulzeröse Gingivitis (ANUG) dar.
- Chronische Gingivitis: Bei Persistenz der Entzündung Zerstörung der dento-gingivalen Verbindung. Bildung einer Pseudotasche. Hierdurch Verstärkung der Entzündung.
- Dermatologisch relevant sind insbesondere Gingivitiden als Manifestation folgender die Mundschleimhaut miteinbeziehende Erkrankungen:
  - Lichen planus erosivus mucosae
  - Vernarbendes Pemphigoid
  - Lupus erythematodes, systemischer
  - Pemphigus mucosus
  - Stevens-Johnson-Syndrom
  - Stomatitis Plaut-Vincenti
  - Gingivostomatitis herpetica (Stomatitis aphthosa)
  - Melkersson-Rosenthal-Syndrom.

### Therapie allgemein
Meiden bzw. Beseitigung der auslösenden Ursache.

### Externe Therapie
Spülungen mit antiseptischen und antientzündlichen Lösungen wie 0,1-0,2% Chlorhexidin Lösung **R045** oder Tormentill Adstringens **R255** oder Ratanhia-Myrrhe-Adstringens **R210**. Evtl. anästhesierende Lösungen vor dem Essen (z.B. Dolo-Dobendan Lösung, Acoin Lösung oder Parodontal Mundsalbe).

### Prognose
Abheilung nach Elimination der Noxe.

### Prophylaxe
Therapeutisch sind die Schaffung eines hygienefähigen Gebisszustandes sowie eine konsequent durchgeführte Mundhygiene dringend erforderlich.

### Naturheilkunde
Spülungen mit Kamillen- (z.B. Kamillosan, Kamillan Supra), Salbei- (z.B. Salus Salbei-Trp., Salvysat, Salviathymol N), Myrrhe- (Inspirol-P-forte), Hamamelis- (Hametum Extrakt) oder anderen antiphlogistisch wirksamen pflanzlichen Extrakten (z.B. Gingivitol, Pyralvex).

## Gingivitis, akute, nekrotisierende, ulzeröse K05.1

### Synonym(e)
ANUG; acute necrotizing ulcerative gingivitis

### Definition
Multifaktorielle, akute, ulzeröse Entzündung der Gingiva (s.a. Gingivitis), die gehäuft bei dauerhaft oder nur passager immunsupprimierten Patienten auftritt (z.B. bei HIV-Infektion oder nach anderen viralen Erkrankungen).

### Ätiologie
Vielfältige Ursachen sind beschrieben. Als ein wesentlicher ätiologischer Faktor ist mangelnde Hygiene anzunehmen. Charakteristisch für die Erkrankung ist auch der Nachweis fusiformer Bakterien und Spirochäten. Das Auftreten kann auch mit einer HIV-Infektion kombiniert sein.

### Klinisches Bild
Diffuse Rötung und Schwellung des Zahnfleisches mit geschwürigem Zerfall. Foetor ex ore. Fakultativ weißgraue Beläge. Hohe Schmerzempfindlichkeit; Brennen. Starke Allgemeinsymptome wie Schwächegefühl und Fieber.

### Differenzialdiagnose
Ulzeröse Stomatitiden anderer Genese; Arzneimittelreaktion, unerwünschte.

### Therapie allgemein
Weiche Zahnbürste und vorsichtige Säuberung. Ggf. nur Spülungen des Zahnfleisches. Brei- und Flüssigkost. Nach Abklingen der Symptomatik zahnärztliche Kontrolle und Behandlung sowie konsequente Hygiene des Mundes: 2mal/Tag Zähneputzen mit interdentaler Zahnbürste und richtiger Zahnputztechnik, Zahncreme mit Aminfluorid/Zinnfluorid oder Sanguinariaextrakt, Anwendung von Zahnseide zur mechanischen interdentalen Säuberung, gelegentliches Kauen eines Xylitol-Kaugummis.

### Externe Therapie
Vorsichtige Säuberung der Mundschleimhaut mit antiseptischen und antiphlogistischen Lösungen (s.u. Stomatologika) wie 0,1-0,2% Chlorhexidin-Gurgellösung (z.B. Chlorhexidin-digluconat, **R045**) oder Ratanhia-Myrrhe-Adstringens **R210**, Polyvidon-Jod (z.B. Betaisodona Mund-Antiseptikum) oder 5% Dexpanthenol-Lösung (Bepanthen, **R066**).

### Interne Therapie
- Frühzeitig interne Behandlung mit Metronidazol (z.B. Clont oder Flagyl) 3mal/Tag 400 mg über 3-7 Tage oder Amoxicillin (z.B. Amoxicillin-Heyl) 3-4mal 750 mg/Tag. Alternativ: Amoxicillin/Clavulansäure 3mal/Tag 1000 mg p.o. In schweren Fällen Cefotaxim 2mal/Tag 1-2 g i.v. (max. 3mal/Tag 2 g bzw. 4mal/Tag 3 g).
- Ggf. Analgetika wie Paracetamol (z.B. ben-u-ron Supp.). Erwachsene 2-3mal/Tag 1000 mg.

### Prognose
Nach Abklingen der allg. und lokalen Symptome Elimination der Reizursachen, da ansonsten Übergang in Gingivitis bzw. Gingivostomatitis chronica.

### Naturheilkunde
Spülungen mit Kamillen- (z.B. Kamillosan, Kamillan Supra), Salbei- (z.B. Salus Salbei-Trp., Salvysat), Myrrheextrakt (Inspirol-P-forte) oder anderen pflanzlichen Extrakten (z.B. Gingivitol). Bewährt hat sich auch Gewürznelke nativ (im Mund zerbeißen) oder das Nelkenöl selbst.

## Gingivitis catarrhalis K05.1

### Synonym(e)
Gingivitis simplex

### Definition
Gingivitis mit Schwellung, Rötung, Vulnerabilität des Zahnfleisches.

### Ätiologie
Mangelnde Kautätigkeit, Nikotinabusus, häufig über noch nicht durchgebrochenen Weisheitszähnen.

### Externe Therapie
Spülungen mit antiseptischen und antientzündlichen Lösungen wie 0,1-0,2% Chlorhexidin Lösungen (z.B. Cidegol C Lsg., **R045**) oder Kamillen-, Salbei-, Myrrhe- oder anderen

pflanzlichen Extrakten (z.B. Gingivitol, Kamillosan, Salus Salbei-Trp.), Tormentill-Adstringens R255. Konsequente Hygiene des Mundes: Zähneputzen mit interdentaler Zahnbürste 2mal/Tag und richtiger Zahnputztechnik, Zahncreme mit Aminfluorid/Zinnfluorid oder Sanguinariaextrakt, Anwendung von Zahnseide zur mechanischen interdentalen Säuberung (Vorsicht im entzündlichen Bereich), gelegentlich Kauen eines Xylitol-Kaugummis.

## Gingivitis, chronische K05.1

### Definition
Multifaktorielle, chronische Entzündung des Zahnfleisches, die aus einer nicht ausgeheilten akuten Gingivitis oder einer akuten, nekrotisierenden ulzerösen Gingivitis entsteht (s.u. Gingivitis).

### Ätiologie
Vielfältige Ursachen: Mangelnde Hygiene als wesentlicher ätiologischer Faktor.

### Klinisches Bild
Diffuse Rötung und Schwellung des Zahnfleisches. Foetor ex ore. Fakultativ weißgraue Beläge. Hohe Schmerzempfindlichkeit; Brennen.

### Therapie allgemein
Schaffung eines hygienefähigen Gebisszustandes; konsequente Mundhygiene.

### Externe Therapie
Spülungen mit antiseptischen und antientzündlichen Lösungen (s.u. Stomatologika) wie 0,1-0,2% Chlorhexidin-Lösung (z.B. Chlorhexidindigluconat, R045) oder Tormentill-Adstringens R255. Evtl. anästhesierende Lösungen vor dem Essen (z.B. Dolo-Dobendan Lösung, Acoin Lösung oder Parodontal Mundsalbe).

### Naturheilkunde
Spülungen mit Kamillen- (z.B. Kamillosan, Kamillan Supra), Salbei- (z.B. Salus Salbei-Trp., Salvysat, Salviathymol N), Myrrhe- (Inspirol-P-forte), Hamamelis- (Hametum Extrakt) oder anderen antiphlogistisch wirksamen pflanzlichen Extrakten (z.B. Gingivitol, Pyralvex).

## Gingivitis granulomatosa G51.2

### Definition
Teilsymptom des Melkersson-Rosenthal-Syndroms mit chronischer, granulomatöser Entzündung des Zahnfleisches.

### Therapie
S.u. Melkersson-Rosenthal-Syndrom.

## Gingivitis hyperplastica K05.1

### Synonym(e)
Gingivitis hypertrophicans; Gingivahyperplasie, fibröse

### Definition
Primär entzündliche oder primär nicht-entzündliche Parodontopathie durch deutliche Vermehrung des kollagenen Bindegewebes mit teilweise exzessiver Verdickung der marginalen und interdentalen Gingiva bei unterschiedlicher Ätiologie. Die frühere Bezeichnung „Makrulie“ dürfte weitgehend mit der Gingivitis hyperplastica synonym verwendet worden sein!

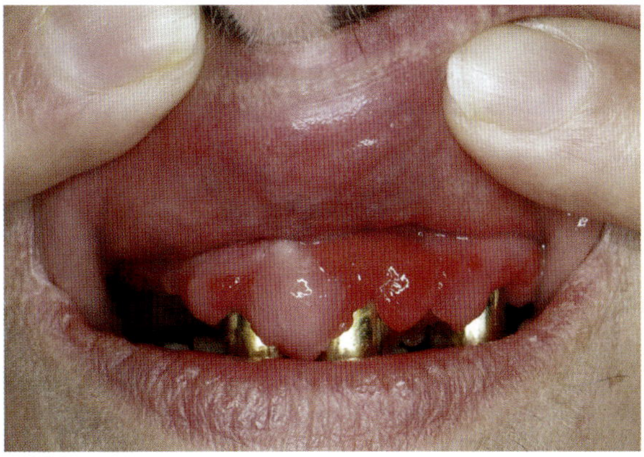

Gingivitis hyperplastica. Allmählich zunehmende, asymptomatische, knotige Verdickung der Gingiva nach mehrmonatiger Einnahme von Ciclosporin.

### Einteilung
Nach Hornstein unterscheidet man:
- Primär entzündliche hyperplastische Gingivitis
- Primär (nicht-entzündliche) hyperplastische Gingivitis (fibröse Gingivahyperplasie).

### Ätiologie
Unterschiedliche Auslöser! Bei der primär entzündlichen hyperplastischen Gingivitis werden lokale oder allgemeine Reizfaktoren angeschuldigt (schlechte Mundhygiene, Zahnstein, Anhäufung von bakteriellen Plaques) Bei der primär (nicht-entzündlichen) hyperplastische Gingivitis ist die Auslösung durch Medikamente z.B. Diphenylhydantoin, Ciclosporin A, Nifedipin (s. Calciumantagonisten) am häufigsten. Idiopathische Gingivahyperplasien sind als Fibromatosis gingivae beschrieben.

### Klinisches Bild
- Primär entzündliche Gingivahyperplasie: Deutliche Entzündungszeichen der Gingiva mit schwammiger, düsterroter Schwellung der marginalen und interdentalen Gingiva, die zu einer deutlichen Auftreibung der Interdentalpapillen führt.
- Primär hyperplastische Gingivahyperplasie: Primär wenig entzündliche, eher gallertartige Schwellung der marginalen und interdentalen Gingiva, insbesondere im Bereich der frontalen Anteile. Eine erhöhte Verletzlichkeit der Gingiva kann sekundär zur entzündlichen Überlagerung führen. Häufig als Medikamenten-Nebenwirkung auftretend, seltener bei neurologischen Hirnstammsyndromen oder idiopathisch (s.u. Gingivahyperplasie).

### Therapie
Wenn möglich Behandlung der Grunderkrankung. Absetzen bzw. Umsetzen des auslösenden Medikamentes. Ggf. partielle Gingivektomie.

## Gingivitis marginalis K05.1

### Definition
Entzündung des freien Zahnfleischrandes bei verminderter Speichelsekretion.

### Therapie
Spülen mit antiseptischen und antiphlogistischen Lösungen wie Chlorhexidin-Lösung **R045** oder Dexpanthenol-Gurgellösung **R066**, s.a. Xerostomie.

## Gingivostomatitis, akute
K05.0

### Definition
Akute Entzündung der Mundschleimhaut und des Zahnfleisches.

### Ätiologie
Vielfältige Ursachen: Mangelnde Hygiene, Intoxikationen (Alkohol, Nikotin, Quecksilber, Wismut, Blei), Kontaktallergien, Medikamente.

### Klinisches Bild
Diffuse Rötung und Schwellung der Mundschleimhaut, evtl. Erosionen und Ulzerationen. Fakultativ weißgraue Beläge. Schmerzen und Brennen.

### Therapie allgemein
Meiden der auslösenden Ursache.

### Externe Therapie
Spülungen mit antiseptischen und antientzündlichen Lösungen wie 0,1-0,2% Chlorhexidin Lösungen **R045** oder Tormentill-Adstringens **R255** oder Ratanhia-Myrrhe-Adstringens **R210**. Evtl. anästhesierende Lösungen vor dem Essen (z.B. Dolo-Dobendan Lösung, Acoin Lösung, Parodontal Mundsalbe).

### Prognose
Nach Elimination der Noxe Abheilung, ansonsten Übergang in Gingivostomatitis chronica.

### Naturheilkunde
Spülungen mit Kamillen- (z.B. Kamillosan, Kamillan Supra), Salbei- (z.B. Salus Salbei-Trp., Salvysat, Salviathymol N), Myrrhe- (Inspirol-P-forte), Hamamelis- (Hametum Extrakt) oder anderen antiphlogistisch wirksamen pflanzlichen Extrakten (z.B. Gingivitol, Pyralvex).

## Gingivostomatitis, chronische
K05.1

### Definition
Chronische Entzündung der Mundschleimhaut und der Gingiva. Entwicklung aus der Gingivostomatitis acuta bei Weiterbestehen der Noxe. Selten Kontaktallergie auf Prothesenmaterial, häufiger toxische Substanzen.

### Therapie allgemein
Meiden der auslösenden Ursache. Spülungen mit antiseptischen und antientzündlichen Lösungen wie 0,1-0,2% Chlorhexidin-Lösungen **R045**, 5% Dexpanthenol-Lösung **R066**, Tormentill-Adstringens **R255** oder Ratanhia-Myrrhe-Adstringens **R210**. Evtl. anästhesierende Lösungen vor dem Essen (z.B. Dolo-Dobendan Lösung, Acoin Lösung, Parodontal Mundsalbe).

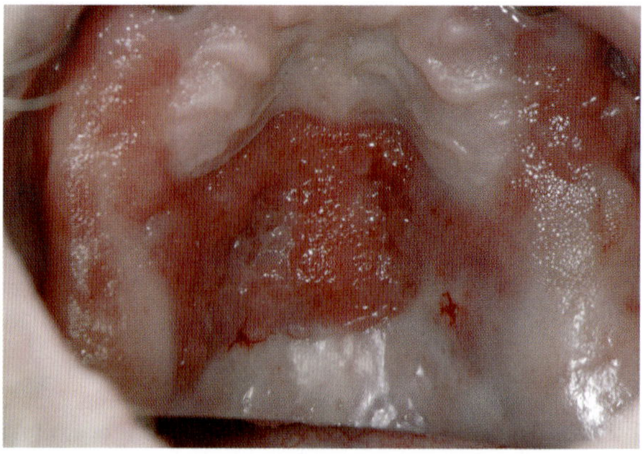

**Gingivostomatitis, chronische.** Scharf begrenzte, chronisch stationäre, brennende Rötung im Bereich der Auflageflächen des Zahnersatzes. Hieraus entstand eine hyperplastisch-papillomatöse Epithelhyperplasie (Gaumenpapillomatose). Als typische Lokalisationen sind hier der harte Gaumen sowie die Alveolarfortsatzbereiche im Oberkiefer betroffen.

## Gingivostomatitis herpetica
B00.20

### Synonym(e)
Stomatitis aphthosa; Mundfäule; infektiöse Aphthen; Stomatitis maculo-fibrinosa

### Definition
Manifestation einer Primärinfektion mit dem Herpes simplex Virus Typ 1 in Form einer akut auftretenden aphthösen Mundschleimhautentzündung.

### Manifestation
Fast ausschließlich bei Kleinkindern bis zum 5. Lebensjahr.

### Klinisches Bild
Nach unspezifischen Prodromi akut auftretende, zahlreiche, aphthöse Läsionen der Mundschleimhaut, bevorzugt im Vestibulum oris. Gingivitis mit entzündlich geröteter, geschwollener, leicht blutender Schleimhaut. Teilweise ausgeprägte

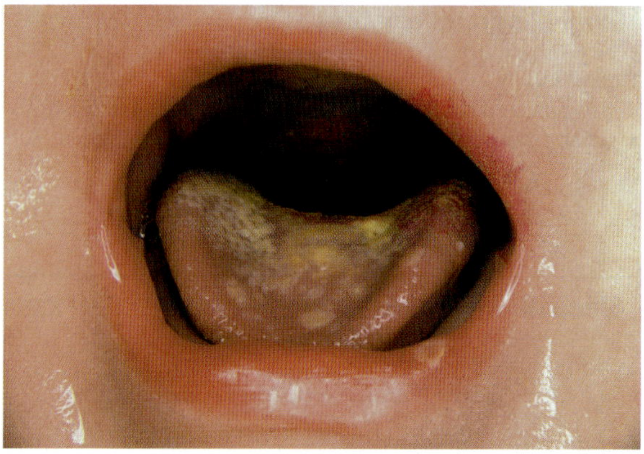

**Gingivostomatitis herpetica.** An Zunge und Unterlippe lokalisierte, multiple, teils konfluierende, erosive Bläschen bei einem 6 Monate alten Knaben mit Erstinfektion durch Herpes simplex Typ 1.

Allgemeinsymptome wie Abgeschlagenheit, Erbrechen, Fieber. Schmerzhafte Schwellung der regionären Lymphknoten.

### Differenzialdiagnose
Erythema exsudativum multiforme, Hand-Fuß-Mund-Krankheit, M. Behçet, Diphtherie, habituelle Aphthen.

### Komplikation
Sekundäre bakterielle Infektion, Mitbeteiligung von Fingern, Oberlippe, Naseneingang (Weiterverimpfung des Virus durch Schmierinfektion). Selten Meningoenzephalitis herpetica, Aphthoid Pospischill-Feyrter.

### Externe Therapie
Mundspülungen mit Stomatologika wie Kamillenextrakten (z.B. Kamillosan), 5% Dexpanthenol (z.B. Bepanthen-Lösung, **R066**) oder schmerzstillenden Präparaten (z.B. Acoin Lösung oder Parodontal Mundsalbe). Abheilung meist innerhalb 1 Woche.

### Interne Therapie
- Virustatika wie Aciclovir (z.B. Zovirax) 3mal/Tag 5 mg/kg KG/Tag i.v.
- Zur Vermeidung von Sekundärinfektionen ggf. Breitbandantibiotika wie Doxycyclin (z.B. Vibravenös) initial 200 mg/Tag i.v., Folgetage 100 mg/Tag i.v. Kinder 4 mg/kg KG/Tag i.v.
- Hochkalorische Flüssignahrung (z.B. Meritene). Ggf. parenterale Flüssigkeitszufuhr.

**Merke: Auf ausreichende Flüssigkeitszufuhr achten!**

### Prognose
Günstig, meist Abheilung innerhalb 1 Woche.

## Glanzhaut L90.9

### Synonym(e)
Lioderma; Peau lisse

### Definition
Atrophisch glänzende, pergamentartige Haut infolge zentral oder peripher bedingter neurologischer Störungen; auch über syphilitischen Granulomen bei Syphilis connata entsprechend der syphilitischen Glanzhaut.

### Therapie
Entsprechend der Syphilis acquisita.

## Glanznagel L60.8

### Synonym(e)
Poliernagel

### Definition
Durch häufiges Kratzen glatt-glänzend gescheuerte Nageloberfläche.

### Manifestation
Bei Erkrankungen auftretend, die mit heftigem chronischem Juckreiz einhergehen, insbesondere bei atopischem Ekzem.

### Therapie
Nicht notwendig, Behandlung des Ekzems.

## Glasbläserschwiele K13.2

### Definition
Orale Leukoplakie an der Lippenschleimhaut durch chronische mechanische Irritation bei Glasbläsern, s.a. Trompeterschwiele.

### Therapie
Da reaktiver (schwielenartiger) Mechanismus, Besserung i.d.R. bei Vermeidung der mechanischen Irritation.

## Glashände L25.9

### Definition
Erkrankung mit Ablagerung zahlreicher Glasnadeln unter der Haut bei Arbeitern, die ungeschützt mit Glaswolle hantieren. Früher auch bei der Herstellung von Fluoreszenzlampen. Das Eindringen verläuft unbemerkt. Die Nadeln persistieren über Jahre häufig symptomlos; aber auch Juckreiz.

### Therapie
Hautschutzmaßnahmen (Handschuhe) am Arbeitsplatz, s.a. Berufsdermatosen. Da meist keine Beschwerden auftreten, sind therapeutische Maßnahmen i.d.R. nicht erforderlich.

## Glaskraut

### Synonym(e)
Parietaria judaica; Parietaria officinalis; wall pellitory

### Definition
Zu den Nesselgewächsen zählende Pflanzengattung, die auch in Mitteleuropa heimisch ist.

### Allgemeine Information
- Der Vertreter in Mitteleuropa, das „aufrechte Glaskraut (= Parietaria officinalis") ist bisher nicht als Allergen in Erscheinung getreten. Parietaria judaica wächst bevorzugt im Mittelmeerraum und Westeuropa entlang der Atlantikküste bis Mittelengland.
- Für Allergiker bedeutsam ist Glaskraut nur im Mittelmeerraum, v.a. in Gebieten, in denen die Hauswände gekalkt werden (z.B. Spanien oder Griechenland), dort besteht geringere Verbreitung. Die wechselständigen Blättchen ähneln denen der Brennnessel, sind jedoch ganzrandig, kurzhaarig und ohne Brennhaare.
- Die Pflanze blüht nahezu das ganze Jahr über, verstärkt im Juni und September/November. Die allergene Potenz der Pollen wird als hoch angesehen.
- Bislang sind keine klinisch relevanten Kreuzreaktionen mit den anderen Glaskrautarten oder mit Brennnesselpollen bekannt.

## Glatthafer

### Synonym(e)
Arrhenatherum elatius; falscher Hafer; Wiesenhafer

### Definition
Weitverbreitetes, krautiges, zur Familie der Süßgräser (Poaceae) gehöriges Wiesengras mit großer allergologischer Relevanz.

**Allgemeine Information**

- Vorkommen in gemäßigten Klimazonen Europas und Westasiens vom Flachland bis in mittlere Gebirgslagen (max. 1450 Meter Höhe), hier in Mähwiesen, an Hecken und Dämmen. Die Wuchshöhe beträgt 50-150 cm. Im Frühjahr sehr frühzeitiges Austreiben. Die Hauptblüte liegt im Zeitraum Mai bis Juni; nachblühende Pflanzen können bis in den September gefunden werden.
- Eine wirtschaftliche Bedeutung hat Glatthafer als ertragreiches Mähgras zur Heugewinnung. Als Grünfutter wird er aber ungern vom Vieh gefressen, da er aufgrund von Saponinen bitter schmeckt. Kreuzreaktionen zu anderen Grassorten sind bekannt.

## Gletscherbrand B00.1

**Definition**

Volkstümliche Bezeichnung für Herpes simplex labialis recidivans.

## Gliadin

**Definition**

Eiweißbestandteil von Gluten.

## Gliom, peripheres Q01.1

**Synonym(e)**

Nasengliom; nasales Gliom

**Definition**

Kongenitales, im Nasenbereich lokalisiertes, heterotopes Gehirn- und Gliagewebe. Kein echter Tumor. Extrem selten.

**Ätiologie**

Frühembryonale Ausstülpung von Hirngewebe zwischen Os frontale und nasale oder im Bereich des Foramen caecum mit späterer Abtrennung vom Gehirn.

**Klinisches Bild**

Intra- oder extranasal (Nasenwurzel) lokalisierter, rötlicher, scharf abgegrenzter, weicher Knoten.

**Histologie**

Typisches Gliagewebe, seltener auch Nervenzellen und Ependymzellen.

**Therapie**

Vollständige operative Exstirpation. Verbindung zum ZNS ist vorher auszuschließen.

## Glomangiomatose, generalisierte D18.0

**Definition**

Seltene (10-20% aller Glomustumoren), klinische und histologische Glomustumor-Variante mit multiplen, disseminierten oder segmental angeordneten, angiomatösen Tumoren der Haut.

**Ätiologie**

Autosomal-dominant vererbter Gendefekt des VMGLOM-Gens, das auf dem Genlokus 1p21-p22 kartiert. Sporadische Glomangiome sind wahrscheinlich als somatische Mutationen dieses Gens einzuordnen.

**Manifestation**

Bei Kindern und jungen Erwachsenen.

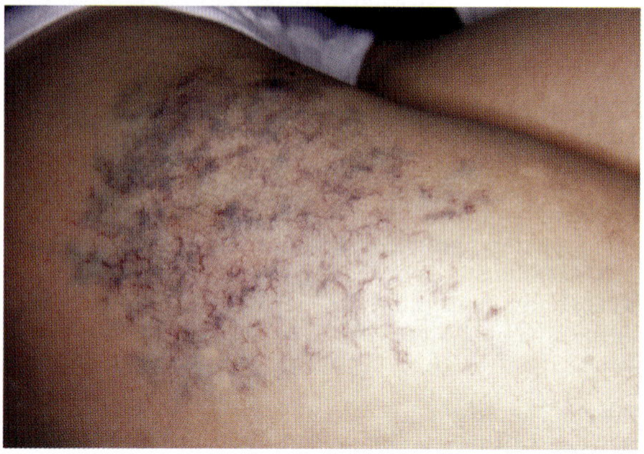

**Glomangiomatose, generalisierte.** Handtellergroßes Konvolut livider, durch die Haut schimmernder, teils rankenförmiger Gefäßektasien am Oberschenkel hinten bei einem 7-jährigen Knaben.

**Klinisches Bild**

Erbs- bis bohnengroße, blaue, bis blau-schwarze, isolierte oder auch zu beetartigen Tumorkonvoluten aggregierte, weiche Papeln und/oder Knoten, typischerweise ohne Schmerzsymptomatik (s.u. Glomustumor). Selten an Schleimhäuten und inneren Organen vorkommend.

**Histologie**

In der Dermis und der Subkutis nachweisbare Konvolute aus großen, dilatierten, dünnwandigen Gefäßen, die an venöse Malformationen erinnern sich aber von diesen durch eine umgebende ein- oder mehrreihige Zellreihe aus kuboidalen Zellen mit sehr uniformen chromatindichten Kernen unterscheiden. In den Gefäßräumen können sich Thromben oder Phlebolithen finden. Keine Mitosen nachweisbar.

**Differenzialdiagnose**

Multiple kavernöse Hämangiome, Neurofibromatose Typ I, Leiomyom, Blue-Rubber-Bleb-Nevus-Syndrom.

**Therapie**

Exzision bei funktionell oder kosmetisch störender Lokalisation, s.a. Glomustumor.

## Glomustumor D18.0

**Erstbeschreiber**

Masson, 1924

**Synonym(e)**

Glomangiom; Angiomyoneurom

**Definition**

Meist isolierter, selten disseminierter oder in segmentaler Anordnung auftretender, gutartiger Gefäßtumor, der sich von den myovaskulären Zellen atriovenöser Anastomosen (Glomus cutaneum = Hoyer-Grossersche Organe) ableitet.

**Einteilung**

Klinische Variationen:

- Klassischer Typ: Solide, meist solitär, schmerzhaft, an den Akren der Extremitäten lokalisiert.
- Angiomatöser Typ: Weich, meist multipel, nicht schmerzhaft, ubiquitär (s.u. Glomangiomatose).

### Manifestation
In jedem Lebensalter auftretend, bevorzugt bei jungen Erwachsenen.

### Lokalisation
Vor allem im Nagelbettbereich von Fingern und Zehen, selten an Nase und Ohren oder in der Mundschleimhaut. Seltener im Magen-Darm-Trakt, in der Leber, im Bereich der Geschlechtsorgane oder im Respirationstrakt.

### Klinisches Bild
Meist isolierter, rundlicher, häufig kugelig protuberierender, roter oder bläulicher, wenige Millimeter bis zu 2 cm großer, fester Knoten. Typischer, lanzierend einschießender Kälte- und Berührungs-, selten auch Spontan- oder Wärmeschmerz. Häufig Hyperhidrose in der Umgebung des Tumors. Da die Geschwülste häufig unter der Nagelplatte lokalisiert sind, treten sie dort als umschriebener, sehr unangenehm empfundener Schmerz in Erscheinung. Meist ist unter dem Nagel eine blaue bis blau-graue Farbveränderung nachweisbar.

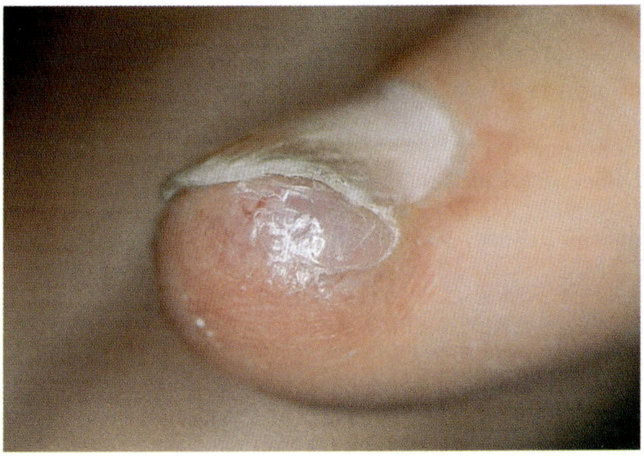

**Glomustumor.** Solitärer, chronisch stationärer, 0,8 cm großer, unscharf begrenzter, weicher, bei Druck und Kälte dolenter (nadelstichartiger Schmerz), rot-blauer, glatter, nur flach prominenter Knoten.

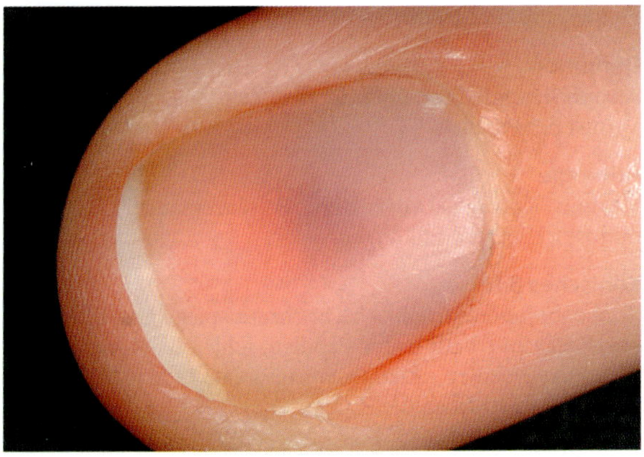

**Glomustumor.** Solitäre, schmerzhafte, rötliche Verfärbung unter dem Nagel des rechten Ringfingers bei einer 43-jährigen Patientin. Parallel traten stechende Schmerzen auf, die gelegentlich bis in den Oberarm ausstrahlten.

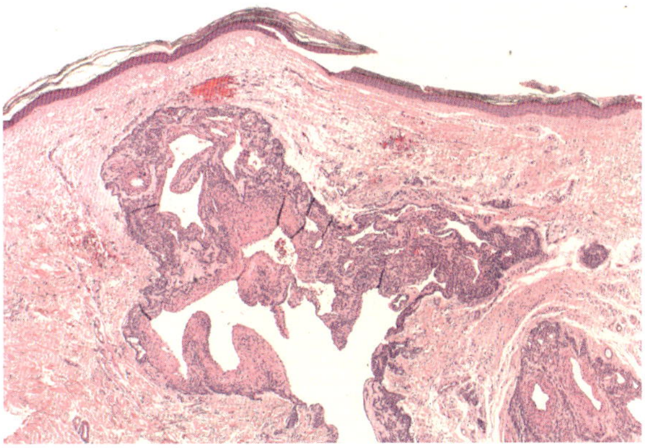

**Glomustumor.** Gut umschriebener, elastischer Tumor aus dilatierten Gefäßräumen, die von einer ein- bis mehrreihigen Schicht von gleichförmigen kuboiden Zellen eingesäumt werden. Diese sind stellenweise auch zu linienförmigen Strukturen aufgereiht.

G

### Histologie
- Knotige, gut abgegrenzte Tumorkonvolute in der tiefen Dermis, bestehend aus sehr gleichförmigen, in Strängen angeordneten, sinusoiden oder länglichen Gefäßräumen, die auch gänzlich in den Hintergrund treten können. Die Gefäßräume sind von flachen Endothelien ausgekleidet. Die Tumorknoten sind von einer bindegewebigen Kapsel umgeben. Mastzellen kommen häufig vor (Typ des soliden Glomustumors).
- Glomangiom (häufigste Variante des Glomustumors): Hierbei stehen dilatierte Gefäßräume, die von einer ein- bis mehrreihigen Schicht von gleichförmigen kuboiden Zellen eingesäumt werden im Vordergrund.
- Immunhistologie: Die Tumorzellen sind positiv für Vimentin und Desmin, aber negativ (im Gegensatz zu den Endothelien) für Faktor VIII und beta2-Mikroglobulin.

### Differenzialdiagnose
**Merke: Bei persistierendem, umschriebenem Druckschmerz des Nagelorgans stets an Glomustumor denken! (s.u. dem Akronym ANGLES für andere schmerzhafte Tumoren der Haut).**

### Komplikation
Extrem selten sind maligne Glomustumoren (Glomangiosarkom) mit Metastasierungen beschrieben. Klinische und histologische Prädiktoren sind: Größe >2 cm, tiefe Lokalisation, hohe Mitoserate, atypische Mitosefiguren.

### Operative Therapie
Exzision in Leitungsanästhesie (nach Oberst). Bei subungualer Lokalisation partielle Extraktion oder Gesamtextraktion der Nagelplatte unter Anlegen einer Blutsperre und nachfolgender Exzision des Tumors in toto.

### Hinweis(e)
Der Begriff „Glomus“ stammt aus dem Lateinischen und bedeutet Ball.

## Glossitis K14.00

### Definition
Akute oder chronische, evtl. phlegmonöse oder gangränöse Entzündung der Zunge. Man unterscheidet Glossitis profun-

da (Beteiligung der tieferen Zungenschichten, Mundschleimhaut und Gaumen) und Glossitis superficialis (Entzündung der Zungenschleimhaut).

### Ätiologie
Vor allem Infektionskrankheiten, Verletzungen (Zahnprothese), falsche Bisshöhe.

### Therapie
- Akute Glossitis profunda: HNO-ärztliche Akuttherapie, stationäre Einweisung. Sofortige Therapie mit Breitbandantibiotika i.v., um Ausbreitung und Einengung der Luftwege zu verhindern, z.B. Amoxicillin + Clavulansäure (z.B. Augmentan), Dosierung: 3mal/Tag 2,2 g i.v., bei nur leichter Ausprägung Augmentan Filmtbl. 3mal/Tag 1 Tbl. p.o. Sobald möglich, Antibiose nach Antibiogramm. Bei Luftnot 250-500 mg Prednisolon i.v. (z.B. Solu-Decortin H), wenn nötig Intubation bzw. Koniotomie/Tracheotomie. Ggf. chirurgische Ausräumung und Drainage, insbes. bei Mundbodenphlegmone.
- Akute Glossitis superficialis: Spülungen mit antiseptischen und antientzündlichen Lösungen wie 0,1-0,2% Chlorhexidin-Lösungen **R045**, 5% Dexpanthenol-Lösung **R066**, Tormentill-Adstringens **R255** oder Ratanhia-Myrrhe-Adstringens **R210**. Evtl. anästhesierende Lösungen vor dem Essen (z.B. Dolo-Dobendan Lösung, Acoin Lösung, Parodontal Mundsalbe).
- Chronische Glossitis: Forschung nach der Ursache. Zusammenarbeit mit HNO-Kollegen und ggf. Zahnarzt. Spülungen mit antiseptischen und antientzündlichen Lösungen/Gel (z.B. Dequonal, Chlorhexamed, **R045**, **R255**). Ggf. interne antibiotische Therapie mit Breitbandantibiotikum.

### Naturheilkunde
Akute Glossitis superficialis: Spülungen mit Kamillen- (z.B. Kamillosan, Kamillan Supra), Salbei- (z.B. Salus Salbei-Trp., Salvysat), Myrrhe- (Inspirol-P-forte), Hamamelis- (Hametum Extrakt) oder anderen pflanzlichen Extrakten (z.B. Gingivitol).

## Glossitis granulomatosa — K14.02

### Definition
Teilsymptom des Melkersson-Rosenthal-Syndroms mit chronischer granulomatöser Entzündung der Zunge.

## Glossitis gummosa — A52.7

### Definition
Spezifische Granulome der Zunge bei der Syphilis III.

### Klinisches Bild
- Glossitis gummosa circumscripta profunda: Die Zungenoberfläche vorwölbende, von der Muskulatur ausgehende Gummen, Neigung zur Ulzeration mit Ausbildung tief eingezogener Narben.
- Glossitis gummosa circumscripta superficialis: Kleine Knoten am Zungenrücken, Erweichung mit Ausbildung solitärer oder multipler, schmerzloser Geschwüre, Abheilung unter Hinterlassung eingezogener Narben.
- Glossitis gummosa diffusa profunda: Glatte, scharf begrenzte, später evtl. höckerige Herde. Die gesamte Zunge ist derb, evtl. knotig (Gummen). Später narbige Schrumpfung mit Furchenbildung.
- Glossitis gummosa diffusa superficialis: Glatte oder grau- bis braunrote Stellen der Zungenoberfläche mit darunterliegenden, schwielenartigen Verhärtungen. Ausbildung narbiger Schrumpfungen.

## Glossitis interstitialis profunda — A52.3

### Definition
Diffuse, interstitielle, granulomatöse Entzündung der tieferen Schichten des Zungenkörpers bei der Syphilis III. S.a. Zungensyphilis, tuberöse.

### Klinisches Bild
Schwellung, später Schrumpfung mit tastbarer, massiver Sklerosierung der Zunge und sichtbaren tiefen Falten an der Zungenoberfläche.

### Differenzialdiagnose
Glossitis granulomatosa, Lingua plicata, Zungenkarzinom.

### Prognose
Atrophie, orale Leukoplakie, nicht selten Karzinom-Entwicklung.

## Glossitis interstitialis superficialis — A52.3

### Definition
Diffuse, interstitielle, granulomatöse Entzündung der Schleimhautanteile des Zungenrückens mit Ausbildung einer Atrophie im Rahmen der Syphilis III.

### Klinisches Bild
Oberflächliche Schrumpfung und Sklerosierung des Zungenrückens, Zerstörung der Papillen. Häufig Leukoplakien.

## Glossitis Möller-Hunter — K14.01

### Erstbeschreiber
Möller, 1851; Hunter, 1909

### Synonym(e)
Huntersche Glossitis

### Definition
Atrophisierende Entzündung der Zungenschleimhaut mit Verlust der Papillen.

### Ätiologie
Vitamin $B_{12}$-Mangel (Beri-Beri), Folsäuremangel (s.a. Avitaminose), Lebererkrankungen.

### Klinisches Bild
Zungenbrennen; atrophische, hochrote, spiegelglatte Zungenoberfläche mit Verlust der Papillen; fehlender Zungenbelag. Auftreten weißer Anämisierungsareale (Arndt-Zeichen) beim Herausstrecken der Zunge.

### Histologie
Atrophie der Zungenpapillen.

### Therapie
Behandlung der Grunderkrankung. Mundspülen mit Kamil-

lenextrakten (z.B. Kamillosan Lösung), Meiden von scharfen Speisen, Getränken und Nikotin.

## Glossitis phlegmonosa L03.8

### Definition
Phlegmone der Zunge mit heftigen Schmerzen beim Sprechen und Schlucken mit möglicher Ausdehnung auf Mundboden und Hals.

### Therapie
HNO-ärztliche Akuttherapie.

### Interne Therapie
- Sofortige Therapie mit Breitbandantibiotika i.v., um Ausbreitung und Einengung der Luftwege zu verhindern, z.B. Amoxicillin + Clavulansäure (z.B. Augmentan) i.v., Dosierung: 3mal 2,2 g/Tag, bei nur leichter Ausprägung Augmentan Filmtbl. 3mal 1 Tbl./Tag p.o. Sobald möglich, Antibiose nach Antibiogramm.
- Bei Luftnot Glukokortikoide wie Prednisolon (z.B. Decortin H) 250-500 mg, wenn nötig Intubation bzw. Koniotomie/Tracheotomie. Ggf. chirurgische Ausräumung und Drainage, insbesondere bei Mundbodenphlegmone.

## Glossitis rhombica mediana K14.2

### Erstbeschreiber
Brocq u. Pautrier, 1914

### Synonym(e)
Glossitis mediana rhombica; median rhomboid glossitis; Lingua Brocq-Pautrier

### Definition
Harmlose Entwicklungsanomalie der Zunge mit umschriebener papillenfreier Zone in der Mitte des Zungenrückens.

### Ätiologie
Unklar, am ehesten mangelhafte Rückbildung des Tuberculum impar; aber auch angiomatöse Hemmungsmissbildung und Infektion mit Candida albicans werden diskutiert.

### Manifestation
Nach der Pubertät, meist im 2. oder 3. Lebensjahrzehnt. Bei Kindern extrem selten (häufiger bei Kindern mit Immundefekten, z.B. HIV-Infektion). Gynäkotropie.

### Klinisches Bild
Ovaler oder rhombenförmiger, glatter, hellroter, scharf begrenzter Schleimhautbezirk mit papillenfreier Oberfläche im mittleren Drittel des Zungenrückens (stets vor dem Sulcus terminalis), zentral gelegen. Meist asymptomatisch. Mögliche Sekundärveränderungen: Kleine leukoplakische Einsprengungen.

### Histologie
Epithelhyperplasie, Papillenatrophie.

### Differenzialdiagnose
Unspezifische chronische Entzündung, Arzneimittelreaktion, fixe, Zungenkarzinom, Candidose.

### Therapie
Keine Therapie erforderlich.

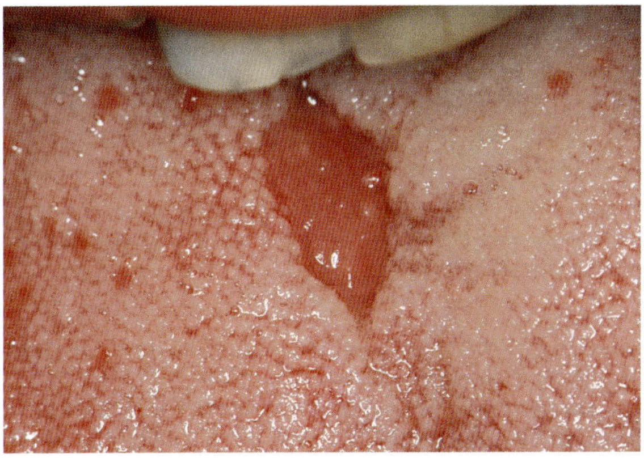

**Glossitis rhombica mediana.** Rhombenförmiger papillenfreier Schleimhautbezirk im mittleren Drittel der Zunge.

## Glossodynie K14.62

### Synonym(e)
burning mouth syndrome

### Definition
Chronische Missempfindungen im Bereich der Mundhöhle und/oder Zunge (chronische oro-linguale Dysästhesien), die sich als extrem unangenehm empfundenes Brennen, Stechen, Kribbeln, Jucken sowie Gefühl des Wundseins und anderen Missempfindungen äußern. Ggf. sind diese Symptome mit gestörtem oder schlechtem Geschmacksempfinden (und Geruchsinn) verbunden.

### Ätiologie
Meist psychische Ursachen, z.B. im Rahmen einer larvierten Depression oder Involutionsdepression bei Karzinophobie. Sekundäres Auftreten als Begleitsymptom bei:
- Exfoliatio areata linguae
- Haarzunge
- Diabetes mellitus
- Lingua plicata
- Lichen planus mucosae
- Kontaktallergien (Nickel, Palladium, Perubalsam, Pfefferminzöl, Methacrylate)
- Kiefergelenksyndrom
- Vitamin $B_{12}$-Mangel
- Folsäuremangel
- Glossitis Möller-Hunter
- Eisenmangelanämie
- Plummer-Vinson-Syndrom
- Ariboflavinose
- Sjögren-Syndrom
- Nebenwirkung von Betablockern.

### Manifestation
Vor allem bei Frauen zwischen 45.-60. Lebensjahr auftretend, häufig im und nach dem Klimakterium.

### Klinisches Bild
Bis auf Zungenbrennen und Zungenschmerzen ohne klinischen Befund; gelegentlich geringe entzündliche Rötung der Zunge. Typische Klagen sind ständiges Gefühl einer verbrannten Zunge (hot tongue syndrome) sowie brennende Schmerzen (burning mouth syndrome).
- Typ I: Beginn der Beschwerden meist am Morgen mit

Verstärkung während des Tages. Beschwerden werden gegen Abend bei Ermüdung dann unerträglich.
- Typ II: Kontinuierliche Symptomatik (häufig kombiniert mit Kontaktallergien)
- Typ III (häufigster Typ): Intermittierende Schmerzsymptomatik.

Anamnestisch bringen viele Patienten eine zuvor durchgemachte zahnärztliche Behandlung in einen kausalen Zusammenhang.

### Therapie
Schwierig zu therapierendes Krankheitsbild, da häufig kein organisches Substrat fassbar ist. Psychotherapie führt oft nicht zur Beschwerdefreiheit, sollte aber trotzdem diskutiert werden. Die kontinuierliche Betreuung durch einen erfahrenen, geduldigen Arzt ist notwendig. Ggf. Therapie einer Grunderkrankung.

### Externe Therapie
Milde Spülungen mit Stomatologika wie Kamillenextrakten (Kamillosan Lösung) und anästhesierenden Lösungen wie Benzocain vor dem Essen (z.B. Dolo-Dobendan Lösung).

### Interne Therapie
Anfangserfolge auf verschiedene Pharmaka wie Carbamazepin (z.B. Tegretal) 400-800 mg/Tag in 3-4 ED (langsamer Dosisaufbau) oder trizyklische Antidepressiva (z.B. Saroten) 3mal/Tag 25 mg p.o., max. 150 mg/Tag. Im chronischen, oft jahrelangen Verlauf, der das Privat- wie auch das Berufsleben beherrscht, kann sich zusätzlich ein Medikamentenabusus einstellen. Bei komplettem therapeutischem Misserfolg bieten sich weiterhin wechselseitige Blockaden des Ganglion cervicale superius oder des Ganglion stellatum an.

### Hinweis(e)
Psychogene, chronische, oro-linguale Dysästhesien sind häufig der somatisierte Ausdruck eines schweren, seelisch nicht verarbeiteten Verlusterlebnisses (familiärer Konflikt, Partnerverlust, Klimakterium, Familienzerfall u.a.). Kommt in einer solchen Krisensituation noch der Verlust der Zähne (Prothese) mit Bewusstwerden des Alters hinzu, so reagieren entsprechend disponierte Patienten mit einem unbewussten oralen Dysästhesiesymptom.

## Glossy skin and fingers L90.9

### Definition
Hautatrophie nach peripherer Nervenverletzung.

### Klinisches Bild
Rosarote bis zyanotische, papierförmig verdünnte, trockene Haut mit Neigung zu Hyperkeratosen, mechanischer Blasenbildung, Hyperhidrose. Störung des Nagelwachstums (Rillennägel).

### Therapie
Symptomatische Behandlung, hautpflegend z.B. mit Ungt. emulsif. aq. oder 5% Harnstoff-Creme **R102**.

## Gloves- and socks-Syndrom, papulopurpurisches L23.8

### Erstbeschreiber
Harms

### Synonym(e)
PPGSS

### Definition
Seltene (bisher etwa 20 Fälle in der Weltliteratur), akute, febrile, symmetrische, akral lokalisierte schmerzhafte Dermatitis mit ödematösen Erythemen, konfluierenden Papeln sowie Petechien. Die Eigenständigkeit der Entität fraglich.

### Ätiologie
Zusammenhänge mit Viruserkrankungen (Parvovirus B19) und Medikamenteneinnahme wurden beschrieben.

### Lokalisation
Socken- und handschuhartig; seltener an den Knien, an Ellenbogen, Leisten, Oberschenkeln und anogenital.

### Histologie
Unspezifisch, superfizielle perivaskuläre Dermatitis mit fokalen Einblutungen.

### Differenzialdiagnose
Hand-Fuß-Syndrom; Erythromelalgie; Perniones.

### Therapie
Symptomatisch; Glukokortikoide extern.

## Glukokortikoide

### Definition
- Präparategruppe, die zu den häufigsten eingesetzten Arzneimitteln gehört. Ihre Wirkung beruht auf ihren antiphlogistischen und immunsuppressiven Eigenschaften. Aufgrund vielfältiger Angriffspunkte (Hemmung der Arachidonsäure, von Prostaglandinen, Leukotrienen, Thromboxan, PAF, TNF-alpha, Il-1, Il-2, Il-6, Plasminogenaktivator u.a., Hemmung der T-Zell-Aktivierung, Stimulation der Apoptose von Eosinophilen und bestimmter Subtypen von T-Lymphozyten, Stabilisierung lysosomaler Membranen u.a. in Neutrophilen) erfahren sie eine breite medizinische Verwendung.
- Zur Einteilung der Glukokortikoide s.u. Glukokortikoide, inhalative; Glukokortikoide, topische; Glukokortikoide, systemische.
- Da bei der Langzeitanwendung häufig schwere Nebenwirkungen beobachtet werden, die nicht zu umgehen sind, erfordert der Einsatz eine sorgfältige Nutzen-Risiko-Abwägung.
- Cortisol ist das wichtigste endogene Glukokortikoid des Menschen. Es gehört zu den Steroidhormonen und wird in der NNR synthetisiert. Tagesproduktion bei 20 mg. Zirkadiane Rhythmik mit Maximum in den frühen Morgenstunden (70% der Tagesproduktion). Minimum bei 24 Uhr. Bei Anwesenheit von Stressoren Steigerung der Produktion. Cortisol hemmt die Freisetzung von CRH aus dem Hypothalamus und von ACTH aus dem HVL. Im Blut wird es zu 90-95% an Plasmaproteine gebunden. Hoch affine Bindung an das spezifische Transportprotein „cortisol binding protein" (ca. 80%) oder niedrig affine Bindung an Albumin (ca. 10-15%). Cortisol wird in der Leber durch Reduktion abgebaut und glukuronidiert ausgeschieden.

### Wirkungen
- Aufgrund der Lipophilie können Glukokortikoide frei durch die Membranen der Zellen penetrieren. Im Zytosol

Bindung an Glukokortikoidrezeptoren. Durch deren Konformationsänderung Aktivierung mit Dissoziation des HSP-Komplexes (heat shock protein) und Translokation in den Zellkern. Dort Bindung an spezifische DNA-Sequenzen in der regulatorischen Region glukokortikoidabhängiger Gene.
- Typ I-Mechanismus: Klassischer Wirkmechanismus von Steroidhormonen. Steigerung der Transkriptionsrate von metabolisch und kardiovaskulär relevanten Genen.
- Typ 2-Mechanismus: Senkung der Transkriptionsrate von immunologisch relevanten Genen, z.B. für IL-2.

### Indikation
- Immunsuppressive oder antiphlogistische Dauertherapie: Allgemeines: Dosierungen meist physiologisch: d.h. Suppression des adrenalen Regelkreises, NW durch glukokortikoidspezifische Wirkungen! Synthetische nicht fluorierte Präparate mit fehlender oder geringer mineralokortikoider Wirkung (z.B. Prednisolon) sind zu bevorzugen. Günstig: Prednisolon (z.B. Decortin H) oder Prednison (Decortin), Methylprednisolon (z.B. Urbason). Eingeschränkt günstig: Cloprednol (Syntestan). Bei zu kurzer HWZ werden zu hohe Anfangsdosen benötigt (außerdem hoher Preis). Bei Patienten, die zu RR-Anstieg und Ödemen neigen, Einsatz von Glukokortikoiden mit schwächerer mineralokortikoider Wirkung wie Fluocortolon (z.B. Ultralan) und Triamcinolonacetonid (Volon A). Keine i.m. Depotpräparate wegen ausgeprägter Hemmwirkungen auf die endogenen Regulationszentren!
- Andere Indikationen:
  - Substitutionstherapie: Meist Hydrocortison (z.B. Hydrocortison Hoechst).
  - Kurztherapie: Methylprednisolon (Urbason), Prednisolon (Decortin H); Prednison (Decortin); Cloprednol (Syntestan).
  - Topische Anwendung: S.u. Hydrocortison, Triamcinolonacetonid (Triamgalen); Mometason-furoat (Ecural); Prednicarbat (Dermatop); Amcinonid (Amciderm); Clobetasolpropionat (Dermoxin).
  - Systemtherapie bei Hirnödem: Dexamethason initial 12 mg i.v., anschließend 4 mg alle 6 Std. i.v., bei Prävention p.o.
  - Notfalltherapie: Prednisolon, z.B. beim anaphylaktischen Schock, 250-1000 mg i.v.
  - Schwangerschaft: Prednisolon 0,3 mg/kg KG, bei einer Therapiedauer <4 Wochen werden Nebenwirkungen nicht erwartet. Bei hoher Dosis oder langer Therapiedauer sollte das fetale Wachstum per Ultraschall evaluiert werden. Nebenniereninsuffizienzen sollten hierbei berücksichtigt werden. Ein um 3,4fach erhöhtes Risiko für Mundspalten wird in der Literatur angegeben. Zusammenfassend wird nach aktuellem Kenntnisstand die Verwendung von Prednisolon bei diversen maternalen Erkrankungen unterstützt, eine Aufklärung über die Risiken sollte jedoch vorab erfolgen.

### Unerwünschte Wirkungen
Bei prolongierter interner/externer Therapie: Striae cutis distensae, Steroidatrophie, Steroidpurpura, Teleangiektasien, Pigmentverschiebungen, Hypertrichose, Komedonenbildung, Steroidakne. S.a. Rubeosis steroidica; stippled skin.

## Glukokortikoide, inhalative

### Definition
Zur Inhalationstherapie eingesetzte Glukokortikoide.

### Indikation
Asthma bronchiale, Rhinitis allergica.

### Eingeschränkte Indikation
Schwangerschaft 1. Trimenon, Stillzeit, rezidivierendes Nasenbluten, Diabetes mellitus, Glaukom, Hypertonie, Lungentuberkulose (gleichzeitige tuberkulostatische Behandlung!), Osteoporose, Thrombose.

### Unerwünschte Wirkungen
Akne, allergische Reaktionen, Bronchospasmus, Benommenheit, Cushing-Syndrom, Kopfschmerzen, Störungen des Geschmacks- und Geruchssinns, Nasenseptumperforation, Übelkeit, Minderwuchs bei Kindern, Nebennierenrinden-Insuffizienz.

### Kontraindikation
Überempfindlichkeit gegen den Wirkstoff, Infektionen der Atemwege.

### Präparate
Becloturmant, Budesonid, Nasacort, Asmanex, Nasonex

## Glukokortikoide, systemische

### Definition
Hormone der Nebennierenrinde, die besonders auf den Kohlenhydrat- und Proteinstoffwechsel einwirken, s.a. Cushing-Schwelle.

### Indikation
Glukokortikoide werden in der Dermatologie bei einer Reihe von Krankheitsbildern in der Akut- oder Langzeittherapie eingesetzt.

### Eingeschränkte Indikation
Schwere Infektionen (nur bei gleichzeitiger kausaler Therapie), kürzlicher Myokardinfarkt, chronisch-stationäre Psoriasis vulgaris, Psychose in der Anamnese, Schwangerschaft 1. Trimenon (Gefahr von Gaumenspalten), Stillzeit (Wachstumshemmung möglich), Tuberkulose in der Anamnese (Reaktivierungsgefahr).

### Unerwünschte Wirkungen
Asthma bronchiale, Glaukom, Katarakt, Leukozytose, Amenorrhoe, Cushing-Syndrom, Gewichtszunahme, Menstruationsstörungen, metabolische Alkalose, Ödeme, Oligospermie, allergische Reaktionen, Petechien, Ekchymosen, Hautatrophie, Striae cutis distensae, Akne, Wundheilungsstörungen, Blutdrucksteigerung, Thrombose, NNR-Insuffizienz, Infektanfälligkeit, Depression, Pseudotumor cerebri, Kopfschmerzen, Schlafstörungen, Arthralgien, aseptische Knochennekrosen, Myalgien, Osteoporose, Spontanfrakturen, Magen-Darm-Ulzera, Pankreatitis.

### Kontraindikation
Glaukom, 8 Wochen vor bis 2 Wochen nach einer Impfung, schwere Osteoporose, Poliomyelitis (Ausnahme: Bulbärenzephalitische Form), Systemmykosen, Ulcera duodeni, Varizellen;
Kristallsuspension: Kinder <6 Jahre.

G

**Glukokortikoide, systemische. Tabelle 1.** Wirkstärke handelsüblicher Glukokortikosteroide

| Glukokortikoid | Handelsname | Plasmaproteinbindung (%) | HWZ (Min.) | relative Glukokortikoidpotenz[1] | Cushing-Schwellendosis (mg/Tag) | relative Mineralokortikoidpotenz[1] |
|---|---|---|---|---|---|---|
| Betamethason | Celestamine, Celestan | 67 | 300-400 | 30 | 1 | 0 |
| Cloprednol | Synthestan | 85 | 110-126 | 8 | 3,75 | 0,6 |
| Cortisol (Hydrocortison) | Ficortril, Hydrocortison | 87 | 78-96 | 1 | 30 | 1 |
| Cortison | Cortison CIBA | 88 | 80-95 | 0,8 | 40 | 0,8 |
| Deflazacort | Calcort | 65 | 110-135 | 3 | 10 | <0,5 |
| Dexamethason | Fortecortin | 75 | 201-255 | 30 | 1 | 0 |
| Fluocortolon | Ultralan | 89 | 58-92 | 5 | 6 | 0 |
| 6α-Methylprednisolon | Urbason | 62 | 141-168 | 5 | 6 | 0 |
| Prednisolon | Predni Hexal, Decortin H, Solu-Decortin H | 87 | 162-240 | 4 | 7,5 | 0,6 |
| Prednison | Decortin, Prednison Hexal, Rectodelt | 87 | 162-240 | 4 | 7,5 | 0,6 |
| Budesonid | Entocort | 80-90 | 120-216 | 9,4 | 3 | 0 |
| Triamcinolon | Berlicort, Delphicort, Volon | 42 | 160-300 | 6 | 5 | 0 |

[1] Cortisol = 1

Glukokortikoide, systemische. **Tabelle 2.** Indikationen der systemischen Glukokortikoide in der Dermatologie

| Diagnose | Tagesdosis initial (mg Prednisolon-äquivalent) | Therapiedauer (Wochen) | Erhaltungsdosis (mg Prednisolon-äquivalent) | Dauer der Erhaltungstherapie (Wochen) |
|---|---|---|---|---|
| Akute febrile neutrophile Dermatose | 40-80 | 1-3 Tage | 10-20 | Wochen |
| Alopecia areata totalis | 20-40 | 2-3 | 5-7 | 4-26 |
| Arteriitis temporalis | 120 | 2-3 | 10-15 | 1-2 Jahre |
| Arzneiexantheme | 60-80 | wenige Tage | – | – |
| M. Behçet | 60 | 1-2 | 5-10 | Monate |
| Bullöses Pemphigoid | 60-100 | 1-3 | 10 | Monate |
| Cheilitis granulomatosa | 40-60 | 1-2 | Reduktion | über Wochen |
| Dermatitis herpetiformis | 20 | Wochen bis Monate (Dapson ist besser) | <10 | Wochen-Monate |
| Dermatomyositis | 80-100 | 2-4 | 15 | 1-2 Jahre |
| Druckurtikaria | 30-40 | nach Verlauf | 5-15 | Wochen-Monate |
| Dyshidrosis | 40 | 1-2 | 5-15 | ggf. Monate |
| Akutes toxisches Kontaktekzem | 40-60 | Tage | – | – |
| Allergisches Kontaktekzem | 40-60 | 1-6 | – | – |
| Seborrhoisches Ekzem | 40-60 | 1-3 (+ Antimykotikum) | – | – |
| Mikrobielles Ekzem | 40-80 | 2-5 (+ Antibiotikum) | – | – |
| Atopisches Ekzem | 40 | 1-2 | <15 | Wochen-Monate |
| Eosinophile Fasziitis | 60 | 4-6 | 10-20 | Wochen |
| Epidermolysis bullosa-Gruppe | 60-120 | 1-2 | 5 | Wochen |
| Erosive pustulöse Dermatitis d. Kopfhaut | 60-100 | 1-2 | 10-15 | Wochen |
| Erythema exsudativum multiforme | 60-80-100 | 1-3 | – | – |
| Erythema nodosum | 40-80 | 1-2 | – | – |
| Erythrodermie | 80-120 | bis 6 | 5-15 | Monate |
| Granuloma anulare | 30-40 | 2 | 5-15 | Wochen |
| Hämangiom | 1,5 mg/kg KG | 2 | – | – |
| Herpes gestationis | 10-40 | bis Abheilung | – | – |
| Herxheimerreaktion | 40 | einmalig | – | – |
| IgA-lineare Dermatose | 40-60 | 1-2 Monate | 5-10 (+ Dapson) | Wochen |
| Impetigo herpetiformis | 60-120 | gemäß Klinik | – | – |
| Lichen planus exanthematicus | 15-30 | 3 | <10 | Wochen |

G

**Glukokortikoide, systemische. Tabelle 2.** Fortsetzung

| Diagnose | Tagesdosis initial (mg Prednisolon-äquivalent) | Therapiedauer (Wochen) | Erhaltungsdosis (mg Prednisolon-äquivalent) | Dauer der Erhaltungstherapie (Wochen) |
|---|---|---|---|---|
| Lupus erythematodes, chron.-diskoider | 60 | wenige Wochen | – | – |
| Lupus erythematodes, subakut kutaner | 60-80 | 1-2 | 5-10 | Monate |
| Lupus erythematodes, systemischer | 100-200 | einige Wochen | 5-15 | Monate-Jahre |
| Mycosis fungoides | 40 | 2 | <10 | Monate |
| Panarteriitis nodosa | 80-120 | 2 | 10-20 | Monate |
| Parapsoriasis | 20-40 | 2 | 5-10 | Wochen |
| Pemphigus vulgaris | 100-200-400 | 6-10 | <10 | Monate-Jahre |
| Pityriasis rubra pilaris | 20-40 | 2 | 5-10 | Wochen |
| Pseudoallergische Arzneimittelreaktion | 60-80 | wenige Tage | – | – |
| Progressive systemische Sklerodermie | 40-60 | Wochen-Monate | 5-15 | Monate |
| Psoriasis pustulosa | 40-80 | 4-6 | – | – |
| Pustulosis acuta generalisata | 60-100 | 1-2 | – | – |
| Pyoderma gangraenosum | 60-80 | bis Abheilung | 5 | Wochen |
| Quincke-Ödem | 100-200 | einmalig | – | – |
| Relapsing Polychondritis | 80-100 | 2-3 | 25 | Wochen |
| Sarkoidose | 40-60 | 8-12 | 10-20 | Wochen |
| Sézary-Syndrom | 20-40 | >1 Jahr | 10-20 | Monate-Jahre |
| Toxische epidermale Nekrolyse | 500 | 2-5 Tage (nie länger) | – | – |
| Vasculitis allergica | 20-80 | gemäß Klinik | 10-20 | Wochen, selten Monate |
| Vernarbendes Schleimhautpemphigoid | 40-120 | Wochen-Monate | <10 | Wochen-Monate |

## Glukokortikoide, topische

### Definition
Glukokortikoide zur topischen Applikation.

### Indikation
Ekzeme, Psoriasis vulgaris.

### Eingeschränkte Indikation
Schwangerschaft 1. Trimenon, Stillzeit, Windeldermatitis.

### Dosierung und Art der Anwendung
Je nach Konzentration 1-3mal/Tag dünn auf die betroffenen Hautstellen auftragen.

### Unerwünschte Wirkungen
Allergische Reaktionen, Glaukom bei längerer Anwendung im Augenbereich, Purpura, Cushing-Syndrom, Akne, Infektionen, periorale Dermatitis, Follikulitis, Hautatrophie, Striae cutis distensae, Hauttrockenheit, Hypertrichose, Wundheilungsstörungen.

### Wechselwirkungen
Bei gleichzeitiger Anwendung von Idoxuridin Verzögerung der Wundheilung.

### Kontraindikation
Periorale Dermatitis, bakterielle Hautentzündungen (Monotherapie), Hauttuberkulose, Impfreaktionen, Syphilis, Mykosen, Rosazea, Varizellen.

Glukokortikoide, topische. **Tabelle 1.** Übersicht der topischen Glukokortikoide

| | Wirkstoff | Konzentration [%] | Applikationsart | Präparat |
|---|---|---|---|---|
| Klasse I (milde) | Clobetasonbutyrat | 0,05 | Creme, Salbe | Emovate |
| | Hydrocortison | 0,25 | Salbe | Dermoposterisan |
| | | 0,5-1,0 | Creme, Lotion | Hydro-Wolff |
| | | 1 | Creme, Salbe, Lotion, Lösung | Hydrogalen, Hydrodexan |
| | | 0,5 | Creme | Munitren |
| | Hydrocortisonacetat | 0,25 | Creme | Soventol HC |
| | | 0,5 | Salbe | Velopural Opt Salbe |
| | | 1,0 | Creme | Corti Creme Lichtenstein |
| | Prednisolon | 0,4 | Salbe, Creme | Linola-H N, Linola-H-Fett N |
| | | 0,2 | Lösung | Lygal Kopftinktur N |
| | | 0,25 | Creme | Leioderm |
| Klasse II (mäßig stark) | Alclometasondipropionat | 0,05 | Creme, Salbe | Delonal |
| | Clocortolon-pivalat, -hexanoat | 0,03 | Salbe, Creme | Kabanimat |
| | | 0,1 | Salbe, Creme | Kaban |
| | Desoximetason | 0,25 | Fettsalbe, Lotio, Salbe | Topisolon |
| | Flumetasonpivalat | 0,02 | Salbe, Creme, Lösung | Cerson |
| | | 0,02 | Creme | Locacorten |
| | Fluocortolon | 0,25 | Creme, Fettsalbe, Milch, Salbe | Ultralan |
| | Fluprednidén-21-acetat | 0,1-2,5 | Creme, Salbe, Paste, Lösung, Tinktur | Decoderm; Sali-Decoderm; Crinohermal fem (Kombination mit Östradiol) |
| | Hydrocortison-17-butyrat | 0,1 | Creme, Minicreme, Crelo Lotion, Salbe | Laticort, Alfason |
| | Hydrocortisonbuteprat | 0,1 | Creme, Cresa, Salbe | Pandel |
| | Prednicarbat | 0,25 | Lösung, Creme, Salbe, Fettsalbe | Dermatop |
| | Triamcinolonacetonid | 0,25 | Creme, Salbe | Volonimat N |
| | | 0,1 | Creme, Salbe, Lotion | Triamgalen |
| | | 0,1 | Creme, Salbe | Delphicort, Volon A, Kortikoid ratiopharm |
| | Dexamethason | 0,03 | Lösung | Cortidexason Crinale |
| | Dexamethason | 0,1 | Fettsalbe, Salbe | Cortidexason |
| | Dexamethasonisonicotinat | 0,025 | Lösung | Dexa Loscon mono |

**Glukokortikoide, topische. Tabelle 1.** Fortsetzung

| | Wirkstoff | Konzentration [%] | Applikationsart | Präparat |
|---|---|---|---|---|
| Klasse III (stark) | Amcinonid | 0,1 | Fettsalbe, Creme, Lotion, Salbe | Amciderm |
| | Betamethason-17,21-dipropionat | 0,05 | Gel, Salbe | Diprosis |
| | | 0,05 | Lösung, Creme, Salbe | Diprosone |
| | Betamethason-17-valerat | 0,1 | Creme, Salbe | Cordes Beta |
| | | 0,1 | Creme, Lösung, Lotion, Salbe | Betagalen, Betnesol |
| | Desoximetason | 0,25 | Lotion, Salbe, Fettsalbe | Topisolon |
| | Diflorason-diacetat | 0,01 | Lösung | Florone crinale |
| | Diflucortolon-21-pentanoat | 0,1 | Creme, Salbe, Fettsalbe | Nerisona |
| | Fluocinolon-acetonid | 0,01 | Creme | Jellisoft |
| | | 0,025 | Creme, Salbe | Jellin, Flucinar |
| | Fluocinonid | 0,05 | Creme, Salbe, Fettsalbe, Lösung | Topsym |
| | Halometason | 0,05 | Creme, Salbe | Sicorten |
| | Methylpredniso-lon-aceponat | 0,1 | Creme, Salbe, Fettsalbe, Lösung, Milch | Advantan |
| | Mometason-furoat | 0,1 | Fettcreme, Salbe, Lösung | Ecural |
| | Fluticason-propionat | 0,05 | Creme | Flutivate |
| | | 0,005 | Salbe | Flutivate |
| Klasse IV (sehr stark) | Clobetasol-propionat | 0,05 | Creme, Salbe | Dermoxin |
| | | 0,05 | Creme, Lösung, Lotion, Salbe | Clobegalen, Karison |

## Glutaeochalasis

L90.8

### Definition

Verlust des subkutanen Fettgewebes im Gesäßbereich mit überlappender Hautfaltenbildung. In den meisten Fällen altersbedingt, seltener im Gefolge schwerer Systemerkrankungen.

## Gluten

### Synonym(e)

Kleber; Klebereiweiß

### Allgemeine Information

- Aus Gliadin und Glutenin bestehendes, unlösliches „Klebereiweiß" von Getreidearten wie Weizen, Hafer, Roggen, Dinkel, Gerste, Grünkern oder Kamut. Glutene bestimmen überwiegend die Backqualität („Gashaltefähigkeit") des Getreides. So können sie bis zum Dreifachen ihres Gewichtes Wasser binden und entwickeln, wenn sie feucht geworden sind, gummiähnliche elastische und plastische Eigenschaften. In Teigzubereitungen bilden sie skelettartige Strukturen und sorgen u.a. dafür, dass sich ein feinporiger, lockerer Teig bildet, der beim Backen nicht auseinander läuft. Die quantitativ und qualitativ hochwertigsten Glutene liefert Weizen.
- Die Auslösung allergischer Reaktionen gegen Glutenbestandteile (Gliadin) ist beschrieben und pathogenetisch von Bedeutung u.a. bei Zöliakie und Dermatitis herpetiformis (Duhring).

## Glykolsäure

### Definition

Zum Chemical-Peeling eingesetzte Fruchtsäuren.

## Glykopeptidantibiotika

### Definition

Schmalspektrum-Antibiotika.

### Wirkungen
Blockierung des Präkursors des Mureins (D-Ala-D-Ala-Muraminsäure) und dadurch Hemmung der Zellwandsynthese, z.B. Vancomycin, Teicoplanin.

## Gnatophym L71.1

### Definition
Polsterartige Schwellungen mit Talgdrüsenhypertrophie an der Kinnspitze im Rahmen einer Rosazea, entsprechend dem Rhinophym.

### Therapie
Entsprechend dem Rhinophym.

## Gneis L21.9

### Definition
Fettige, gelbliche, gefelderte Schuppen im Bereich des behaarten Kopfes beim seborrhoischen Ekzem des Säuglings.

### Therapie
S.u. seborrhoisches Ekzem.

## Gold-Dermatitis L27.04

### Definition
Unspezifische Dermatitis als Nebenwirkung der Goldtherapie (Chrysotherapie) bei rheumatoider Arthritis oder anderen Erkrankungen. Inzidenz bis zu 53% der mit Gold behandelten Patienten. Es handelt sich um dosisabhängige toxische Veränderungen, die im Gegensatz zur Chrysiasis reversibel sind.

### Klinisches Bild
Makulopapulöse, erythematosquamöse, lichenoide, vesikulöse oder urtikarielle Hautveränderungen. Oftmals starker Pruritus.

### Therapie
Bei leichterem Ausmaß der Hauterscheinungen kann eine Unterbrechung der Therapie bzw., falls möglich, eine Dosisreduzierung das Hautbild und den Pruritus deutlich bessern. Nur in schweren Fällen ist Absetzen des Goldes notwendig. Exantheme können auch nach Absetzen der Therapie monatelang persistieren. In diesen Fällen langfristig systemische Therapie mit Glukokortikoiden wie z.B. Prednisolon (z.B. Decortin H) in mittleren Dosierungen: 20-50 mg/Tag.

### Externe Therapie
Blande Lokaltherapie z.B. mit Lotio alba aq. oder schwach wirksamen Glukokortikoid-haltigen Externa wie 1% Hydrocortison-Creme **R121 R120**.

## Goldenhar-Syndrom Q87.0

### Erstbeschreiber
von Arlt, 1881; Goldenhar, 1952

### Synonym(e)
Okulo-aurikulo-vertebrale Dysplasie; oculo-auriculo-vertebral dysplasia; Goldenhar-Syndrome

### Definition
Neuroektodermales Syndrom mit der Kombination von Aurikularanhängen, angeborenen Ohrfisteln, Ohrmuschelmissbildungen, halbseitigen Gesichtsdysplasien, epibulbären Dermoidzysten, subkonjunktivalen Lipomen.

### Vorkommen/Epidemiologie
Prävalenz: 10/100.000 Lebendgeburten.

### Ätiologie
Meist sporadisches Auftreten, nur in seltenen Fällen autosomal-dominanter oder autosomal-rezessiver Erbgang.

### Diagnose
Die Symptomenkonstellation ist diagnostisch.

### Differenzialdiagnose
Andere neuroektodermale Syndrome wie Haberland-Syndrom, Proteus-Syndrom, Goltz-Syndrom, Schimmelpenning-Feuerstein-Mims-Syndrom.

### Therapie
Ggf. operativ.

## Goldpräparate

### Definition
Antirheumatikum, Basistherapeutikum. Beispielsweise Anwendung als Auranofin, Natriumaurothiomalat.

### Indikation
Psoriasisarthritis, rheumatoide Arthritis. Vor Einleitung der Therapie muss eine Schwangerschaft ausgeschlossen und während der Therapie eine effektive Kontrazeption durchgeführt werden!

### Eingeschränkte Indikation
Insulinpflichtiger Diabetes mellitus, Sonnenexposition (inklusive künstlicher UV-Bestrahlung).

### Kontraindikation
Schwangerschaft, Stillzeit, Agranulozytose, atopische Diathese, Autoimmunerkrankungen (Dermatomyositis, systemischer Lupus erythematodes, Sklerodermie), Blutbildungsstörungen, Blutungsneigung, Colitis ulcerosa, schwere Leber- und Nierenfunktionsstörungen, Thrombozytopenie, aktive Lungentuberkulose, Überempfindlichkeit gegenüber Schwermetallen.

## Goltz-Gorlin-Syndrom Q87.15

### Erstbeschreiber
Jarisch, 1894; White, 1894; Jessner, 1921; Cole, 1941; Goltz u. Gorlin, 1960

### Synonym(e)
Fokale dermale Hypoplasie; FDH-Syndrom; kongenitale ektodermale und mesodermale Dysplasie; osteo-oculo-dermale Dysplasie; systematisierte naeviforme Atrophodermie; Hypoplasia cutis congenita; kongenitale Teleangiektasien mit Dysostose; Goltz-Peterson-Gorlin-Ravits-Syndrom; Jessner-Cole-Syndrom; Liebermann-Cole-Syndrom; Goltz-Syndrom

### Definition
Neuroektodermales Syndrom, gekennzeichnet durch mesoektodermale Entwicklungsstörungen und variable Klinik:

Kombination von Fehlbildungen der Haut und Hautanhangsgebilde mit Missbildungen des Skelettsystems, der Augen, Zähne, Ohren und der inneren Organe.

### Ätiologie
Wahrscheinlich X-chromosomal-dominant vererbte Mutationen (Deletionsmutationen) am Genlokus Xp22 mit Letalität für das hemizygote männliche Geschlecht.

### Manifestation
Ab Geburt oder kurz danach, fast ausschließlich beim weiblichen Geschlecht.

### Klinisches Bild
- Immer Hautbeteiligung: Linsengroße, zu größeren Arealen konfluierende, umschriebene Atrophien und Aplasien (s.u. Aplasia cutis congenita) der Haut. Dermale Hypoplasie mit hernienartiger Vorwölbung des Fettgewebes. Poikilodermatische Hautveränderungen und Narben. Papillome der Lippen, Mundschleimhaut, Genitoanalschleimhaut. Schütteres Kopfhaar, Herde narbiger Alopezie, Onychodystrophie, Störungen der Schweißsekretion. Pigmentanomalien oder Pigmentierungsstörungen, rarefizierte oder fehlende Augenbrauen, Tumoren und Zysten der Haut, dysplastische Finger- und Zehennägel.
- Extrakutane Manifestationen: Skelettbeteiligung (90% der Fälle): Syn- und Polydaktylien, Hypo- und Aplasien von Fingern und Zehen, Kyphose, Skoliose, Spina bifida, Wirbelanomalien, Fehlbildungen der Claviculae und Rippen, Längsstreifung der Metaphysen langer Röhrenknochen (Osteopathia striata), Schädelanomalien. Zahnanomalien sowie Augenbeteiligung bei ca. 50% der Fälle: Iriskolobome, Mikrophthalmie, Anophthalmie, Strabismus, Nystagmus, Aniridie. Selten Befall anderer Organe: Kardiale und renale Fehlbildungen, Ohrmuschelfehlbildungen, Leitungsschwerhörigkeit, geistige Retardierung.

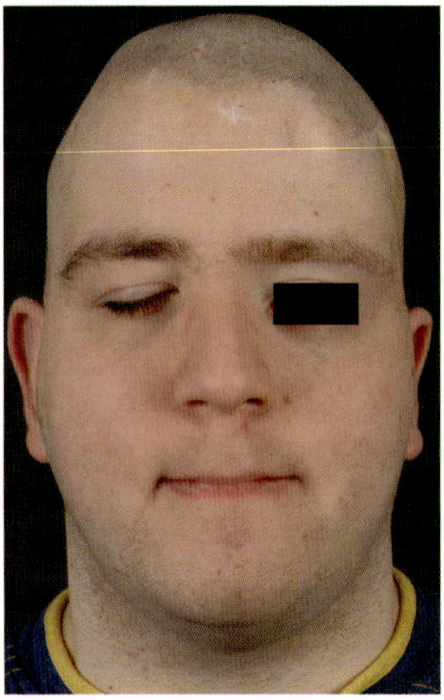

**Goltz-Gorlin-Syndrom.** Frontalaufnahme des Gesichtes eines 21-jährigen Patienten. Deutliche Ptosis des rechten Auges bei multiplen, zugrunde liegenden, zerebralen Läsionen (Balkenagenesie, Hirnsubstanzdefekt mit angrenzender Gliose in der Nähe des rechten Ventrikel-Vorderhornes). Zudem besteht eine zystische Raumforderung im Bereich der medialen Orbita.

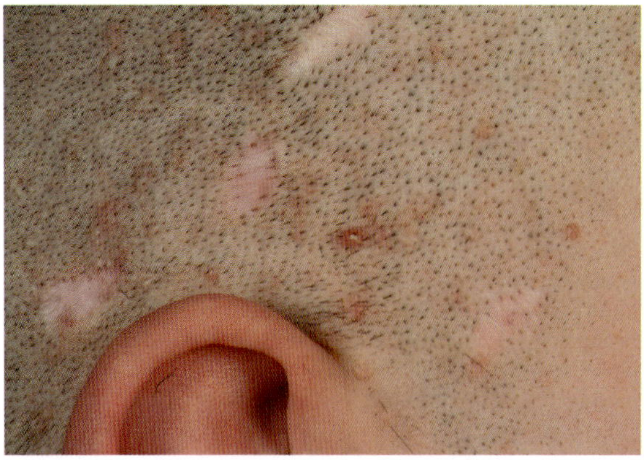

**Goltz-Gorlin-Syndrom.** Rechte Periauricularregion: Mehrere, seit Geburt bestehende, scharf begrenzte, narbige Areale mit Fehlen der Kopfhaare. Nebenbefundlich mehrere Follikulitiden.

### Histologie
Hypoplasie des Koriums, Rarefizierung der elastischen Fasern und Kollagenfasern, Kapillarproliferation. Das subkutane Fettgewebe kann bis an die Basalmembran der Epidermis heranreichen.

### Differenzialdiagnose
Naevus lipomatodes cutaneus superficialis; Incontinentia pigmenti, Typ Bloch-Sulzberger; Rothmund-Syndrom; Aplasia cutis congenita.

### Therapie
Nicht notwendig, ggf. operativ.

## Gonoblenorrhoe A54.3

### Definition
Gonorrhoe des Auges. S.a. Blenorrhoe.

### Ätiologie
Meist Infektion mit gonokokkenhaltigen Sekreten während der Passage des Geburtskanals. Das Risiko bei Infektion der Mutter liegt bei 30-50%, s.a. Blenorrhoe. Selten Infektion durch mangelnde Hygiene bei Erwachsenen. Infektionsgefahr für Ärzte bei vaginaler Untersuchung von Patientinnen.

### Manifestation
Vor allem bei Neugeborenen.

### Klinisches Bild
Eitrige Konjunktivitis mit möglicher Keratitis. Lidödeme. Öffnung der Lider wird schmerzbedingt unmöglich. Heraustäufeln gelbgrünrahmigen Eiters, große Kornealulzera, evtl. Perforationen.

### Therapie
Wichtig ist die sofortige Behandlung, da es innerhalb von Std. zu Ulzerationen der Hornhaut bis zu Erblindung kommen kann.

### Externe Therapie
Bei Verdacht sofortige Behandlung mit Gentamicin-haltigen Externa (z.B. Refobacin Augentropfen, -salbe). Alternativ: Kanamycinsulfat (z.B. Kanamytrex Augentropfen, -salbe), Erythromycin (z.B. Ecolicin Augentropfen, -salbe). Applikation initial 4mal/Std. bis schließlich 1mal/Std., Öffnen der Lidspalte, Auswischen und Spülen des Auges und Einträufeln mehrerer Trp. der Lösung.

### Interne Therapie
Cephalosporine wie Ceftriaxon (z.B. Rocephin) 25-50 mg/kg KG/Tag oder Cefotaxim (z.B. Claforan) 2mal/Tag 25 mg/kg KG i.v.

## Prognose
Gefahr der Erblindung.

# Gonokokken-Sepsis A54.8

## Definition
Heute äußerst seltene Sepis durch Gonokokken. Ausgangspunkte sind meist Komplikationen der Gonorrhoe (z.B. gonorrhoische Adnexitis), s.a. Endocarditis gonorrhoica.

## Therapie
Sofortige intensivmedizinische Intervention zur Beseitigung eines möglichen septischen Schocks. S.u. Vaskulitis, septische.

# Gonorrhoe A54.9

## Synonym(e)
Tripper; Morbus Neisser

## Definition
Sexuell übertragbare Infektionskrankheit durch Neisseria gonorrhoeae, meist als Urethritis gonorrhoica oder Zervizitis. Asymptomatische Verläufe bei Mann und Frau sind möglich. Durch aufsteigende Entzündungen oder hämatogene Streuungen kann es zu Komplikationen kommen.

## Erreger
Neisseria gonorrhoeae.

## Vorkommen/Epidemiologie
Weltweit ca. 300-600 Mio. Infizierte. Inzidenz in der Bundesrepublik Deutschland laut offizieller Statistiken des Robert-Koch Institutes: 2-5/100.000/Jahr (hohe Dunkelziffer!).

## Ätiologie
Übertragung durch Geschlechtsverkehr, selten Schmierinfektion.

## Lokalisation
Urethra, distale Rektumschleimhaut (ca. 10 cm ab ano); anorektale Übergangszone unter Einschluss der Morganischen Drüsenausführungsgänge; Vagina, Labien.

## Klinisches Bild
Inkubationszeit: 2-7 Tage, meist 3 Tage.

- Beim Mann: Infektion der Pars anterior der Harnröhre (Urethritis gonorrhoica anterior acuta et chronica). Brennen bei der Harnentleerung, Rötung des Meatus der Harnröhre, gelbgrünlicher, rahmiger, eitriger Fluor, Entwicklung einer Balanitis, evtl. Paraphimose möglich.
- Bei der Frau: Urethritis gonorrhoica acuta mit serösem eitrigem Fluor, Brennen und Schmerzen bei der Harnentleerung. Evtl. Trigonum-Zystitis. Entwicklung einer Urethritis gonorrhoica chronica. Irritation der Schleimhäute im Bereich der kleinen und großen Labien: Rötung, Schwellung, Impetiginisation, Erosionen, oberflächliche Ulzerationen. Die klinische Symptomatik bleibt bei >50% der infizierten Frauen gering symptomatisch oder asymptomatisch. S.a. Cervicitis gonorrhoica, s.a. Bartholinitis.
- Anorektale Infektion (bei Mann und Frau): häufig symptomarmer bzw. asymptomatischer Verlauf. Mögliche Symptome sind Blut- und Schleimauflagerungen auf dem Stuhl, eitrige Sekretion, Druckgefühl und Tenesmen, ggf. Defäkationsschmerz. Juckreiz und Wundsein können als sogenannte Sekundärphänomene im Sinne eines toxisch-irritativen Analekzems auftreten.
- Beim Mädchen: Vulvovaginitis gonorrhoica infantum.

## Diagnose
- Mikroskopischer Nachweis: Intraleukozytäre, gramnegative Diplokokken (Methylenblau- und Gramfärbung).
- Kultureller Nachweis aus Harnröhren-, Zervix- oder Analabstrich.
- Serologie: GO-Komplementbindungsreaktion bei metastatischen Entzündungen (Arthritis gonorrhoica).
- Zum Ausschluss von Koinfektionen ggf. Syphilisserologie vor Behandlung und 6 Wochen später, Chlamydienkultur, Mykoplasmakultur, HIV-ELISA, Hepatitisserologie.
- Rektoskopie/Proktoskopie: entzündliche Veränderungen der distalen Rektumschleimhaut und der anorektalen Übergangszone. Diese imponieren als Rötung sowie Ödeme mit erhöhter Vulnerabilität (Kontaktblutungen) oder Fibrinbelägen. Selten Ulzerationen. Krypten und Analpapillen können ebenfalls entzündlich verändert sein. Ggf. endoskopische Abstrichentnahme.

## Komplikation
- Mann: Nachfolgende Infektion der Pars posterior der Harnröhre (Urethritis gonorrhoica posterior, Zweigläserprobe), Prostatitis, Vesiculitis, Funikulitis, Epididymitis, Spermatozystis, Cowperitis, Cavernitis, analer Befall, Gonokokkensepsis, Perihepatitis gonorrhoica, Endokarditis, Meningitis und Gonarthritis.
- Frau: Endometritis gonorrhoica, Salpingitis, Perioophoritis, Oophoritis, Peritonitis gonorrhoica, Adnexitis gonorrhoica, Rektalgonorrhoe, Vulvovaginitis gonorrhoica adultorum, Gonokokkensepsis, Perihepatitis gonorrhoica, Endokarditis, Meningitis und Gonarthritis.

## Therapie
Weltweit Zunahme der plasmidgetragenen Penicillinresistenz (in Deutschland 5%) und der chromosomalen Tetracyclinresistenz, daher wird Einsatz von Cephalosporinen, Aminoglykosiden, Erythromycin empfohlen.

**Cave: Mitbehandlung des Sexualpartners und wiederholte Kontrollen!**

Siehe Tabelle 1 [Therapie der Gonorrhoe].

# Gonorrhoe, Arthritis A54.4

## Definition
Häufigste Fernkomplikation der Gonorrhoe, meist in Form einer Monarthritis gonorrhoica.

## Therapie
Entsprechend der Gonorrhoe.

# Gonorrhoe, chronische A54.8

## Definition
Rückbildung der akuten Entzündungssymptomatik 3-6 Wochen nach Manifestation einer Gonorrhoe. Gonokokkennester verbleiben symptomarm in Harnröhre und benachbarten Drüsen. Infektionsquelle!

## Therapie
S.u. Gonorrhoe.

G

**Gonorrhoe. Tabelle 1.** Therapie der Gonorrhoe

| | Antibiotikum | Beispielpräparate | Dosierung | Dauer |
|---|---|---|---|---|
| **Unkomplizierte Gonorrhoe** | Ceftriaxon | Rocephin | 250 mg i.m. | einmalig |
| | Ciprofloxacin | Ciprobay Filmtbl. | 500 mg p.o. | einmalig |
| | Ofloxacin | Tarivid Filmtbl. | 500 mg p.o. | einmalig |
| | Azithromycin | Zithromax | 1 g p.o. | einmalig |
| | Doxycyclin | Doxycyclin ratiopharm | 200 mg/Tag p.o. | 7 Tage |
| **Komplizierte Gonorrhoe oder chronische Gonorrhoe** (Endometritis, Adnexitis, Rektalgonorrhoe, Vulvovaginitis u.a.) | Ceftriaxon | Rocephin | 1-2 g/Tag i.m. | über 7 Tage, je nach Klinik länger |
| | Cefotaxim | Claforan | 1-2 g/Tag i.v. | |
| | Cefuroxim | Zinacef | 1-2 g/Tag i.m. | |
| | Erythromycin | Erythromycin Wolff | 4mal 500 mg/Tag p.o. | |
| **Gonorrhoe, oropharyngeale** | Ceftriaxon | Rocephin | 250 mg i.m. | einmalig |
| | Azithromycin | Zithromax | 1 g p.o. | einmalig |
| **Gonokokken-Konjunktivitis** | Erythromycin | Ecolicin Augensalbe, Augentropfen | Lokaltherapie: Initial halbstündlich anwenden, später stündlich applizieren | mind. 5-6 Tage |
| | Ceftriaxon | Rocephin | Systemtherapie: 1 g/Tag i.m. | 7 Tage |
| **Gonokokken-Sepsis** (bei Endokarditis) | Ceftriaxon | Rocephin | 2-4 g/Tag i.v. | über 2-3 Wochen |
| | Cefotaxim | Claforan | 4-6 g/Tag i.v. | über 2-3 Wochen |
| | Cefuroxim | Zinacef | 4-6 g/Tag i.v. | über 2-3 Wochen |

## Gonorrhoe, Endocarditis gonorrhoica A54.8

### Definition
Befall der Herzklappen mit Gonokokken bei der Gonokokken-Sepsis.

### Therapie
S.u. Gonorrhoe.

## Gonorrhoe, oropharyngeale A54.8

### Definition
Gonorrhoe durch Infektion der Rachenschleimhäute und der Tonsillen mit Neisseria gonorrhoeae.

### Ätiologie
Orogenitale Kontakte.

### Klinisches Bild
Oft asymptomatisch, auch Rötung, Schwellung, Schluckbeschwerden.

### Diagnose
Abstrich, Keimdifferenzierung.

### Therapie
S.u. Gonorrhoe.

## Gonorrhoe, rektale A54.8

### Definition
Man unterscheidet je nach Infektionsmodus:
- Primäre Rektalgonorrhoe: Primäre Infektion des Rektums, z.B. nach Analverkehr.
- Sekundäre Rektalgonorrhoe: Exogene Übertragung bei primärer Genitalgonorrhoe.

### Klinisches Bild
Leicht entzündlich geröteter Anus, ggf. Juckreiz, Ausfluss möglich. Proktoskopisch gerötete, geschwollene, eitrige Schleimhaut.

### Therapie
S.u. Gonorrhoe.

## Gonorrhoe, Tysonitis A54.2

### Definition
Gonorrhoe der Talgdrüsen am äußeren Vorhautblatt.

### Klinisches Bild
Erbsgroße, hochentzündliche Geschwülste, Perforation, Entleerung von gonokokkenhaltigem Eiter.

## Gonorrhoe, Ulcera gonorrhoica A54.1

### Definition
Uncharakteristische Ulzerationen bei der Gonorrhoe.

### Lokalisation
Vor allem Glans penis, Penishaut beim Mann, in der Nähe der Urethra, der Ausführungsgänge der Bartholinischen Drüsen bei der Frau.

### Diagnose
Abstrich und Kultur.

## Good Clinical Practice

### Synonym(e)
GCP

### Definition
Good clinical practice bezeichnet einen internationalen ethischen und wissenschaftlichen Standard für Planung, Durchführung, Dokumentation, Auswertung und Berichterstellung von klinischen Prüfungen am Menschen.

### Allgemeine Information
Hierbei stehen der Schutz der Studienteilnehmer (Einwilligung nach Aufklärung = informed consent = IC) sowie die Qualität der Studienergebnisse im Mittelpunkt. I.A. stellt ein Sponsor (meist ein Pharmaunternehmen) die Prüfpräparate zur Verfügung, finanziert die Studie, beauftragt Prüfärzte und sorgt für Versicherungsschutz (Probandenversicherung). Der Sponsor hat die Hauptverantwortung für die Qualität der Studiendaten. Aufgaben des Sponsors bei der Durchführung der klinischen Studie können auch durch ein Auftragsforschungsinstitut (clinical research organisation [CRO]) übernommen werden. Prüfarzt und Prüfzentrum (meist eine Klinik) müssen zahlreiche Qualifikationsanforderungen erfüllen (ausreichende Qualifikation des Studienpersonals, Prüfer muss mit der Prüfsubstanz vertraut sein, Festlegung der Verantwortlichkeiten im Prüfzentrum, Vorhandensein ausreichender Ressourcen). Die Ethikkommission überwacht die Qualifikation der Prüfer und den Prüfplan. Ein Kernbestandteil von GCP ist das Qualitätsmanagement. Laufende Qualitätskontrollen werden von Monitoren durchgeführt, die eine Studie im Auftrag des Sponsors überwachen. Der Sponsor ist verpflichtet, stichprobenartig sog. Audits durchzuführen, bei denen die Qualität der Studiendurchführung und der Studiendaten geprüft wird. Weiterhin findet eine Überwachung von Prüfärzten, Prüfzentren und Sponsoren durch Inspektionen nationaler Arzneimittelbehörden statt.

## Gorlin-Chaudhry-Moss-Syndrom Q75.8

### Definition
Wahrscheinlich vererbte Form der kraniofazialen Dysostosis mit vorspringendem Hirnschädel, tief liegenden Augen, Blepharophimose, antimongoloider Lidachse, gekerbten Oberlidern, fliehendem Kinn, ektropionierter Unterlippe, tiefem Stirn- und Nackenhaaransatz, allgemeiner Hypertrichose, Hypo-, teilweise Mikrodontie, Augen- und Gehöranomalien, hypoplastischen große Labien.

## Gorlin-Goltz-Syndrom Q82.80

### Erstbeschreiber
Kaposi, 1872; Goltz, 1960

### Synonym(e)
Naevoides Basalzellkarzinomsyndrom; Naevo-Basalzellkarzinomatose; naevoide Basalzellkarzinome; Naevo-Basalzellkarzinome; erbliche kutaneo-mandibulare Polyonkose; Ward-Syndrom; Hermans-Grosfeld-Spaas-Valk-Krankheit; BZNS

### Definition
Autosomal-dominant vererbtes Syndrom mit Auftreten zahlreicher Basalzellkarzinome im frühen Lebensalter sowie multiplen weiteren Fehlbildungen, insbesondere des Skelettsystems und des ZNS.

**Merke: Das Gorlin-Goltz-Syndrom ist nicht identisch mit dem Goltz-Gorlin-Syndrom (neuroektodermales Syndrom)!**

### Vorkommen/Epidemiologie
Inzidenz: etwa 1/57.000 Patienten. In bis zu 40% der Fälle ist die Familienanamnese negativ, so dass von einer entsprechend hohen Rate an Neumutationen auszugehen ist.

### Ätiologie
- Autosomal-dominante Vererbung mit inkompletter Penetranz von Mutationen der Genloci 9q22.3 (PTCH Tumorsuppressorgen), 9q31 und 1p32. Inzwischen wurden mehr als 70 Keimbahnmutationen bei Patienten mit Gorlin-Goltz-Syndrom gefunden. Das PTCH-Gen kodiert für ein transmembranes Protein (PTCH), das als Rezeptor für Signalmoleküle der Hedgehog-Familie fungiert. Über eine noch nicht endgültig geklärte Kaskade an Signalinformationen kommt es zu einer weiteren Aktivierung von Transkriptionsfaktoren (z.B. Gli1), die ihrerseits im Zellkern Gene induzieren, die zur Zellzyklusprogression und Zellproliferation führen.
- Als Sonderform des Gorlin-Goltz-Syndroms werden Basalzellkarzinome in linearer Anordnung angesehen. Es gibt Hinweise dafür, dass für die nicht-syndromalen BCC's ein separates autosomal-dominantes Gen verantwortlich ist.

### Manifestation
Auftreten in jedem Lebensalter möglich. Meist im frühen Erwachsenenalter auftretend.

### Klinisches Bild
- Haut: Multiple, dicht stehende Basalzellkarzinome (meist nodulo-ulzeröser Typ, zum Teil pigmentiert) v.a. im Gesicht, aber auch an Stamm und Extremitäten. Erste Basalzellkarzinome können schon vor dem 20. Lebensjahr auftreten. Langsames Wachstum; die Tumorgröße kann über Jahre stationär bleiben. Evtl. plötzliches, expansives, mit Ulzerationen und Destruktionen einhergehendes Wachstum einzelner Tumoren. Fakultativ grübchenförmige Palmoplantarkeratosen (Pits), Lipome, Epidermalzysten, Milien.
- Skelettsystem: Kieferzysten, Rippenzysten, Zahnfehlbildungen, Gabelrippen, Spina bifida, Skoliose, Stirnhöcker,

verbreiterter Nasenrücken, verkürzte Metakarpalknochen (4. und 5. Strahl).
- ZNS: Makrozephalie, Agenesie des Corpus callosum, Verkalkungen der Falx cerebri, Katarakt, angeborene Amaurose, fakultativ mentale Retardierung; Medulloblastom.
- Genitaltrakt: Fakultativ Verkalkungen des Ovars, Ovarialfibrome. Bei männlichen Patienten fakultativer Hypogonadismus.

### Diagnose
- Diagnose klinischer Komplikationen nach Evans:
  - Hauptkriterien:
    - Mehr als 2 Basalzellkarzinome oder 1 Basalzellkarzinom vor dem 30. Lebensjahr
    - Kieferzysten
    - Palmare oder plantare Grübchen (>3)
    - Verkalkung der Falx cerebri
    - Positive Familienanamnese (Verwandte 1. Grades mit BZNS)
  - Nebenkriterien:
    - Angeborene Skelettanomalien:
    - Gespaltene, verschmolzene oder fehlende Rippen
    - Gespaltene oder verschmolzene Wirbelkörper
    - Frontookzipitaler Kopfumfang (>97. Perzentile, mit Stirnhöckern)
    - Kardial- oder Ovarialfibrome
    - Medulloblastom
    - Kongenitale Fehlbildung: Lippen-, Kiefer-, Gaumenspalte, Polydaktylie, Katarakt, Iriskolobom.

> Merke: **Diagnose wird gestellt, wenn 2 Hauptkriterien oder 1 Hauptkriterium sowie 2 Nebenkriterien erfüllt sind.**

### Therapie
Therapeutisches Ziel bei multiplen Basalzellkarzinomen ist die Erhaltung der Lebensqualität. Tumorfreiheit und Exzision im Gesunden sind entsprechend dem Basalzellkarzinom anzustreben, jedoch nicht immer zu erreichen. Kürettage und Kryochirurgie insbes. im hohen Alter, auch wenn bei diesen Verfahren die Tumorfreiheit in loco nicht garantiert ist.

### Externe Therapie
Gute Erfolge mit 5% Imiquimod Creme (Aldara; Off-Label-Use!) für 6-8 Wochen in einzelnen Fällen.

### Interne Therapie
Prophylaxe mit Acitretin (Neotigason) 0,5 mg/kg KG/Tag p.o. (Off-Label-Use).

## Gotischer Gaumen A50.0

### Definition
Hoher Gaumen, z.B. bei Syphilis connata.

## Gottron-Papeln L94.4

### Synonym(e)
Gottron's papules

### Definition
Für die Dermatomyositis pathognomonische papulöse Dermatose.

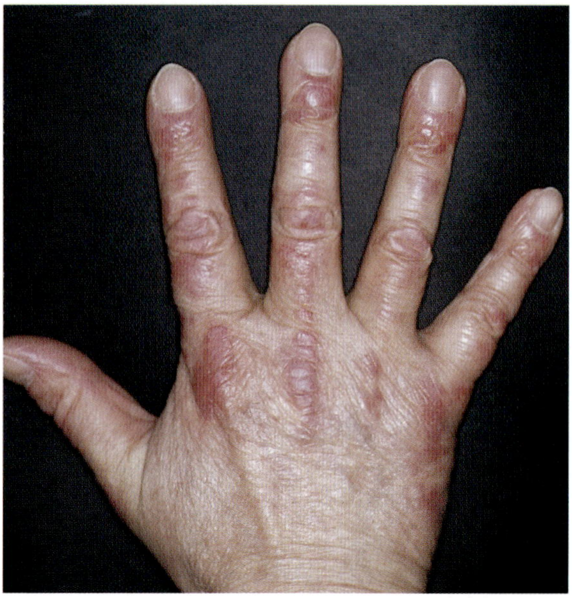

**Gottron-Papeln.** Rötlich-livide Papeln und Streifen über den Fingerknöcheln bei einem 16-jährigen Mädchen mit Dermatomyositis.

### Lokalisation
Vor allem über den Interphalangealgelenken der Hand und den Fingerstreckseiten auftretend, seltener an Ellenbogen, Knien und Knöcheln.

### Klinisches Bild
Flache, erhabene, rötliche oder livide Papeln und Plaques unterschiedlicher Größe bei Patienten mit Dermatomyositis. Die Erkrankung tritt oft gemeinsam mit dem Gottron-Zeichen auf.

### Therapie
Behandlung der Grunderkrankung. S.u. Dermatomyositis.

## Gottron-Zeichen L53.9

### Synonym(e)
Gottron's sign

### Definition
Für die Dermatomyositis pathognomonische Dermatose.

### Vorkommen/Epidemiologie
Bei etwa 60% der Patienten mit Dermatomyositis auftretend.

### Lokalisation
Ellenbogen, Knie, mediale Malleoli.

### Klinisches Bild
Symmetrische, nicht oder nur gering schuppende, bläulich bis livide Erytheme oder Plaques, gelegentlich in atrophischer Umgebung bei Patienten mit bestehender Dermatomyositis. Zusätzlich können Ödeme in den betroffenen Lokalisationen auftreten. Die Erkrankung tritt häufig gemeinsam mit Gottron-Papeln auf.

### Therapie
Behandlung der Grunderkrankung. S.u. Dermatomyositis.

## Graft-versus-host-reaction T86.0

### Synonym(e)
Graft-versus-host-disease

### Definition
Durch die Übertragung allogener, immunkompetenter Spender-T-Lymphozyten ausgelöste Erkrankung.

### Ätiologie
Durch die Übertragung allogener immunkompetenter Lymphozyten, z.B. bei Knochenmarktransplantation, kommt es zur spezifischen immunologischen Reaktion der Lymphozyten gegen das Körpergewebe des Empfängers. Zielzellen sind insbesondere die Haut, die Leber und der Gastrointestinaltrakt.

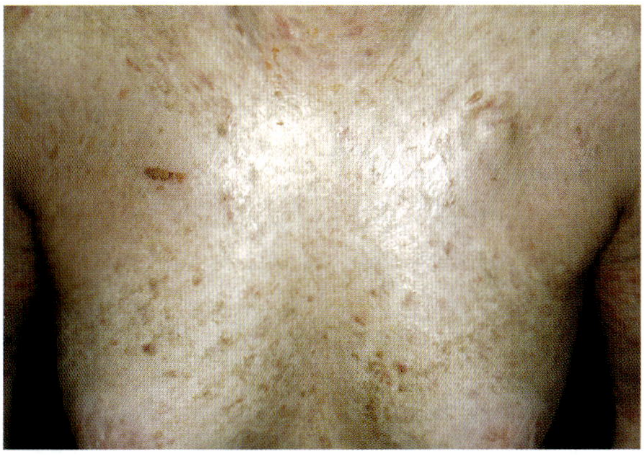

**Graft-versus-host-reaction.** 3-15 Monate nach Transplantation aufgetretene Reaktion durch Übertragung allogener immunkompetenter T-Lymphozyten. Flächige Dermatosklerose mit zahlreichen, bizarren, hautfarbenen Papeln und Plaques.

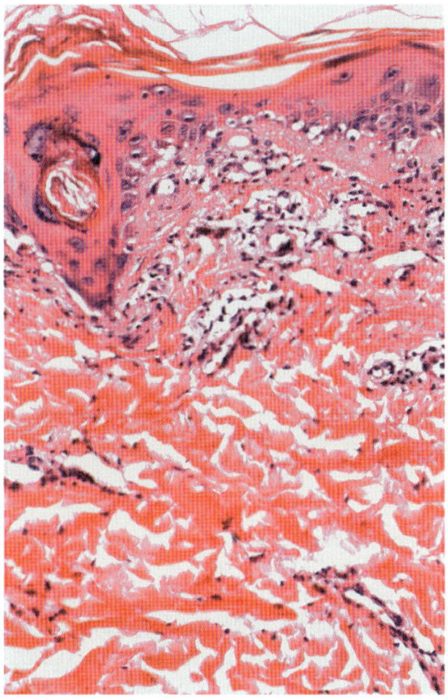

**Graft-versus-host-reaction.** Atrophisches Epithel, Orthokeratose, Ödem der oberen Dermis, lichenoides Infiltrat mit vakuoliger Degeneration basaler Epithelien. Einzelne Dyskeratosen.

### Klinisches Bild
Hautrötung, abdominelle Schmerzen, Diarrhoe und Störung der Leberfunktion.

## Graft-versus-host-reaction, akute T86.0

### Definition
Durch die Übertragung allogener immunkompetenter Spender T-Lymphozyten ausgelöste Erkrankung innerhalb der ersten 90 Tage nach Transplantation mit abdominellen Schmerzen, Diarrhoe, Störung der Leberfunktion und Hautveränderungen.

### Ätiologie
Durch die Übertragung allogener immunkompetenter Lymphozyten, z.B. bei Knochenmarktransplantation, kommt es zur spezifischen immunologischen Reaktion der Lymphozyten gegen das Körpergewebe des Empfängers. Zielzellen sind insbesondere die Haut, die Leber und der Gastrointestinaltrakt.

### Manifestation
In jedem Lebensalter auftretend, abhängig vom Zeitpunkt der Vorbehandlung.

### Klinisches Bild
Juckreiz, Druckschmerzhaftigkeit und Erytheme palmoplantar und retroaurikulär. Innerhalb von 24 Std. entwickelt sich ein makulopapulöses Exanthem (Maximalform = Toxische epidermale Nekrolyse (TEN)).

### Externe Therapie
Laut Studien untersucht ist die Behandlung des Pruritus mittels topischer Applikation von 0,1% Tacrolimus-Salbe. 72% der Patienten gaben eine deutliche Minderung des Juckreizes an.

### Bestrahlungstherapie
Dermatologisch relevant ist der frühzeitige Einsatz der PUVA-Therapie, die bei der akuten GVHR gute Resultate zeigt und auch die Rate der Patienten mit Übergang in eine chronische GVRH absenken kann. Dosis initial 0,5-0,25 J/cm² bei 0,6 mg/kg KG/Tag Methoxsalen (z.B. Meladinine), Dosiserhöhung bis auf 8 J/cm² über mehrere Sitzungen. Erhaltungstherapie 1-2mal/Woche über 1-2 Jahre.

### Interne Therapie
Ab Grad II systemische Immunsuppression mit systemischen Glukokortikoiden wie Prednisolon (z.B. Decortin H) 100 mg/Tag in Kombination mit Ciclosporin A (Sandimmun) 5 mg/kg KG/Tag. Bei Nichtansprechen kann zusätzlich Antithymozytenglobin i.v. eingesetzt werden. Therapieversuch mit monoklonalen Antikörpern, z.B. gegen den alpha/beta T-Zellrezeptor ist möglich. Bei Grad-IV-GVHR ist die Überlebensrate äußerst gering.
Siehe Tabelle 1 [Stadieneinteilung der akuten Graft-versus-host-reaction (nach Glucksberg et al.)].

## Graft-versus-host-reaction, chronische T86.0

### Erstbeschreiber
Barnes u. Loutit, 1957

### Definition
3-15 Monate nach Transplantation auftretende Reaktion

**Graft-versus-host-reaction. Tabelle 1.** Stadieneinteilung der akuten Graft-versus-host-reaction (nach Glucksberg et al.)

| Graduierung | Anteil an der Körperoberfläche (%) | Hauterscheinungen | Histologie |
|---|---|---|---|
| Grad I | <25% | Makulopapulöses Exanthem | Vakuolisierung der Basalzellen, lymphozytäres Entzündungsinfiltrat in der oberen Dermis oder Epidermis |
| Grad II | >25-50% | Makulopapulöses Exanthem | Dyskeratose einzelner Keratinozyten, Exozytose von Lymphozyten in die unmittelbare Umgebung von nekrotischen Keratinozyten in der Epidermis (Satellitenphänomen) |
| Grad III | >50% | Erythrodermie | Beginnende Spaltbildung in der Basalmembranzone, teilweise Nekrose der Epidermis |
| Grad IV | | Blasenbildung und toxische epidermale Nekrolyse | Komplette Abhebung der nekrotischen Epidermis |

durch Übertragung allogener immunkompetenter T-Lymphozyten.

### Klinisches Bild
Sicca-Symptomatik, lichenoide Exantheme, morpheaartige Hautveränderungen, Keratokonjunktivitis, bukkale Mukositis, Ösophagus- und Vaginalstrikturen, Darmbefall, lupoide Hepatitis, allgemeiner körperlicher Verfall und pulmonale Insuffizienz. Gefahr opportunistischer Infektionen.

### Therapie
- Im Bereich der Ulzera wundreinigend, granulationsfördernd und antiseptisch, s.u. Wundbehandlung.
- Die Indikation für die systemische Immunsuppression hängt vom Ausmaß der Organbeteiligung ab. Spätestens bei Befall von zwei Organsystemen (z.B. Haut und Leber, Haut und Darm, Haut und Schleimhaut) ist eine immunsuppressive Therapie mit Glukokortikoiden wie Prednisolon (z.B. Decortin H) 100 mg/Tag, ggf. kurzzeitig bis 250 mg/Tag und Ciclosporin A (z.B. Sandimmun) 5 mg/kg KG/Tag, kurzzeitig bis zu 10-15 mg/Tag oder Azathioprin (z.B. Imurek) 100 mg/Tag sinnvoll.
- Die chronische GVH-Reaktion ist auch gegen residuelle Leukämiezellen gerichtet. Ziel der therapeutischen Bemühungen ist daher nicht die komplette Unterdrückung der GVHR.
- Neben der systemischen immunsuppressiven Behandlung können in der Behandlung der sklerodermiformen, erythematösen und/oder lichenoiden Hautveränderungen folgende Therapien versucht werden:
  - PUVA-Therapie, systemische: Initial 0,5-0,25 J/cm² bei 0,6 mg/kg KG/Tag Methoxsalen (z.B. Meladinine) Dosiserhöhung bis auf 8 J/cm² über mehrere Sitzungen. Erhaltungstherapie 1-2mal/Woche über 1-2 Jahre.
  - Thalidomid: Kurzzeitig 200-400 mg/Tag p.o., dann Reduktion auf 100 mg/Tag.

  > **Cave: Off-Label-Use! Strengste Indikationsstellung bei Frauen im gebärfähigen Alter.**

  - Extrakorporale Photopherese: Alle 4 Wochen, es wird von guten Resultaten berichtet, weiterführende Studien stehen jedoch aus.
  - Hinsichtlich der Erfolge von TNF-alpha-Antagonisten sind die Studienergebnisse abzuwarten.

### Therapie allgemein
Zur Verbesserung der Gelenkbeweglichkeit regelmäßig intensive krankengymnastische Übungen.

## Gramfärbung

### Definition
Mikrobiologische Färbemethode zum Nachweis von Bakterien.

### Durchführung
- Fixieren: Objektträger mit Bakterien (meist aus Abstrich gewonnen) lufttrocknen und hitzefixieren (3mal durch die Flamme eines Bunsenbrenners ziehen!).
- Färben: Objektträger 1-2 Min. in einer Färbekammer mit Karbolgentianaviolett (Gentianaviolett 1,0 + Ethanol 96% 10,0 + Karbolsäure 5,0 + Aqua dest. ad 100,0) anfärben. Anschließend die Farbe mit kaltem Leitungswasser vorsichtig abspülen. Anschließend Objektträger mit Lugol-Lsg. (Kaliumjodat 2,0 zusammen mit Jod 1,0 in wenig Aqua dest. lösen und mit Aqua dest. auf 300,0 ml auffüllen) spülen und anschließend 1-2 Min. in einer Färbekammer mit Lugol-Lsg. färben. Danach Objektträger entnehmen und mit 96% Ethanol abspülen, bis keine Farbwolken mehr abgehen.
- Nachfärben: Objektträger etwa 2 Min. in einer Färbekammer mit 10% Karbolfuchsin Lsg. (Fuchsin 1,0 + Alkohol 96%ig 10,0 + Karbolsäure 5,0 + Aqua dest. ad 100,0) anfärben. Anschließend mit Aqua dest. abspülen und lufttrocknen.
- Ergebnis: Grampositive Bakterien dunkelblau, gramnegative Bakterien rot.

## Granisetron

### Definition
5-$HT_3$-Antagonist, Antiemetikum.

### Wirkungen
Selektive, kompetitive Bindung an 5-$HT_3$-Rezeptoren u.a. im Gehirn. Dadurch kann Serotonin nicht mehr an seinen Bindungsstellen an den 5-$HT_3$-Rezeptoren gebunden werden

und seine Wirkung entfalten. So wird u.a. direkt die Entstehung von Übelkeit und Erbrechen unterbunden.

### Indikation
Übelkeit und Erbrechen bei Therapie mit Zytostatika oder bei Strahlentherapie.

### Dosierung und Art der Anwendung
- Erwachsene: 1mal/Tag 2 mg p.o. oder 1-3 mg langsam i.v. Alternativ 1mal/Tag 0,01 mg/kg KG langsam i.v. Falls erforderlich kann die Dosierung 1-2mal/Tag wiederholt angewendet werden.
- Kinder >2 Jahre und <25 kg KG: 1mal/Tag 40 μg/kg KG langsam i.v. Falls erforderlich kann die Dosierung 1-2mal/Tag wiederholt angewendet werden.
- Kinder >2 Jahre und >25 kg KG: 1mal/Tag 1 mg langsam i.v. Falls erforderlich kann die Dosierung 1-2mal/Tag wiederholt angewendet werden.

### Unerwünschte Wirkungen
- Kutane UAWs: Selten Überempfindlichkeitsreaktionen, gelegentlich anaphylaktoide Reaktionen. Leichte Hautausschläge und sehr selten Ödeme, insbes. gesichtsbetonte Ödeme. Lokale Reaktionen an der Infusionsstelle.
- Extrakutane UAWs: Geringgradige bis mittelstarke Kopfschmerzen und Obstipation von geringem oder mittlerem Schweregrad. Vorübergehender Anstieg der Transaminasen. Gelegentlich grippeartige Symptome mit Fieber und Schüttelfrost. Selten Brustschmerzen oder Atemnot. Lokale Reaktionen an der Infusionsstelle.

### Kontraindikation
Anwendung bei Kindern <2 Jahre, Hypersensitivitätsreaktionen gegen andere 5-$HT_3$-Antagonisten.

### Präparate
Kevatril

## Granularzelltumor D36.1

### Erstbeschreiber
Abrikosoff, 1926

### Synonym(e)
Myoblastenmyom; granuläres Neurom; Granularzellmyoblastom; Abrikosoff-Tumor; Myeloblastenmyom; Schaumzelltumor; Granularzellschwannom

### Definition
Meist benigner Tumor, der sich histogenetisch von der Neuralleiste herleitet und morphologisch eine enge Beziehung zu peripheren Nerven zeigt. Meist Zufallsbefund.

### Manifestation
Meist bei Frauen auftretend (20.-60. Lebensjahr). Selten ab Geburt oder bei Kindern und Jugendlichen.

### Lokalisation
Auftreten ist am gesamten Integument möglich. Gehäuft werden Zunge, Lippen, Thorax und Extremitäten befallen. Auch ein Befall innerer Organe ist möglich.

### Klinisches Bild
Solitärer, erbsgroßer, derber, hautfarbener oder rot-gelblicher Tumor. Auch multiples Vorkommen ist bekannt. Gelegentlich Auftreten oberflächlicher Leukoplakien.

### Histologie
- Meist die gesamte Dermis durchsetzende kompakte Geschwulst mit Nestern und Strängen aus ovalen bis polygonalen, aufgetriebenen Zellen mit eosinophil granuliertem Zytoplasma. Die Zellkerne sind meist klein und pyknotisch und liegen dezentral. Ein Merkmal des Granularzelltumors ist ein das Geschwulstparenchym überziehendes, deutlich akanthotisches, orthokeratotisches Oberflächenepithel.
- Immunhistochemie: Tumorzellen sind u.a. positiv für S100, Neuronenspezifische Enolase und Myelin-Basic protein.

### Differenzialdiagnose
Fibrom, Keloid, Dermatofibrom, Xanthom.

### Therapie
Exzision ohne wesentlichen Sicherheitsabstand.

### Prognose
Günstig, sehr selten maligne Entartung. Bei multiplem Befall klinische Kontrolluntersuchungen.

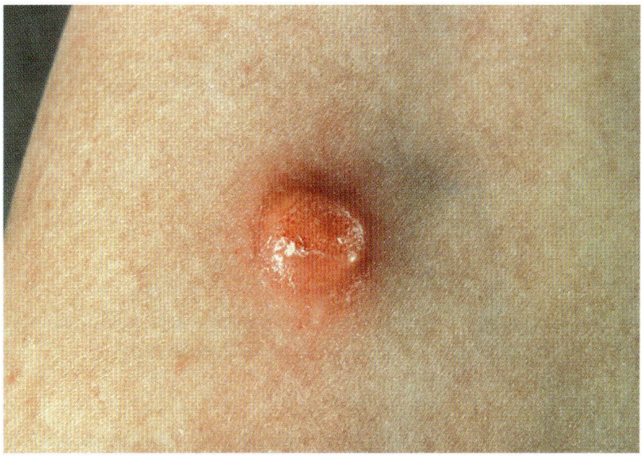

**Granularzelltumor.** Exophytischer, leicht geröteter, glatt glänzender, oberflächlich erodierter Tumor am Unteram.

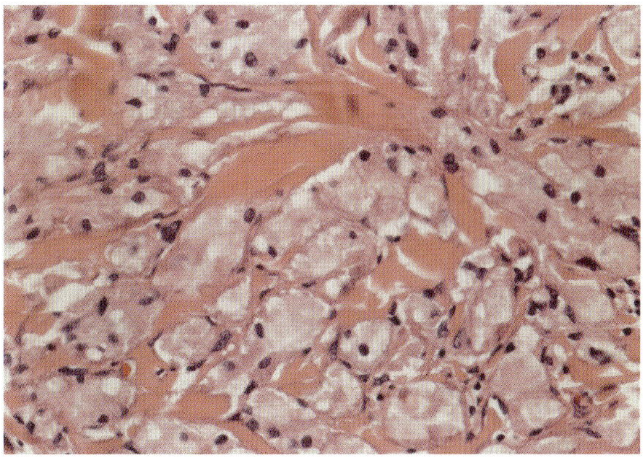

**Granularzelltumor.** Nester und Stränge von ovalen bis polygonalen, teils aufgeblähten, eosinophilen Granularzellen mit meist dezentral liegenden kleinen pyknotischen Kernen. Immunhistochemie: Tumorzellen sind u.a. positiv für S100.

## Granulationsgewebe L92.2

### Definition
Chronisches Stadium einer Entzündung mit vorherrschender Proliferation von Bindegewebszellen, Histiozyten und Kapillaren. Nach den vorherrschenden Funktionen des Granulationsgewebes sind zu unterscheiden:
- Resorptionsgewebe (z.B. bei der Resorption von Nekrosen, Thromben u.a.).
- Ersatzgewebe (z.B. bei Haut- und Schleimhautdefekten).
- Demarkationsgewebe (z.B. bei Abgrenzung eines Abszesses).

Als Folge eines Granulationsgewebes tritt immer eine Narbe (Defektheilung) auf.

## Granulom L92.2

### Definition
Knötchenförmige Zellansammlung, die sich im Verlauf einer chronischen Entzündung ausbildet und hauptsächlich aus Makrophagen bzw. deren Abkömmlingen (Epitheloidzellen = stimulierte, dicht zusammengelagerte Makrophagen; mehrkernige Riesenzellen = fusionierte Makrophagen) besteht. Granulomatöse Entzündungen wurden früher auch als spezifische Entzündungen bezeichnet. Heute geht man davon aus, dass aus der Granulomstruktur lediglich orientierende Rückschlüsse auf die zugrunde liegende Erkrankung möglich sind.

### Einteilung
Man unterscheidet im Wesentlichen:
- Tuberkuloides Granulom
- Pseudotuberkuloides Granulom
- Sarkoides Granulom (s.u. Sarkoidose)
- Fremdkörpergranulom
- Rheumatisches Granulom (s.u. rheumatische Knötchen)
- Rheumaknoten (bei Rheumatismus nodosum)
- Lipophages Granulom.

## Granulom, eosinophiles D76.0

### Definition
Gutartige, umschriebene Verlaufsform der Langerhanszell-Histiozytose mit solitären oder multiplen, evtl. schmerzhaften, osteolytischen Herden (eosinophile Granulome). Selten Haut- oder Schleimhaut-Manifestationen im Rahmen der Grunderkrankung.

### Manifestation
Vor allem 2. bis 6. Lebensjahr.

### Klinisches Bild
Ggf. Schmerzen und Schwellung im Bereich der osteolytischen Herde (Schädel, Wirbelsäule, Becken, Schulter).
- Hauterscheinungen (sehr selten): Gelbliche bis bräunliche Papeln sowie umschriebene, entzündlich infiltrierte, ggf. ulzerierende Herde vor allem am Kapillitium, in der Temporalregion, im Anogenitalbereich (ähnlich wie bei der Abt-Letterer-Siwe-Krankheit, aber nicht so disseminiert).
- Schleimhautveränderungen: Platten- oder knotenförmige, zur Ulzeration neigende Infiltrate.

### Komplikation
Spontanfrakturen.

### Therapie
Keine standardisierte Therapie. Spontanheilungen sind häufig. Symptomatische Therapie der Haut nach Klinik. An entzündlichen Stellen Glukokortikoide wie 0,1% Triamcinolonacetonid-Creme (z.B. Triamgalen, **R259**) und bei Superinfektion antiseptische Externa wie 10% Polyvidon-Jod-Lösung **R203**. Hyperkeratotische Hautveränderungen können mit keratolytischen Salben wie 5% Salicylsäure-Salbe (z.B. Salicylvaseline Lichtenstein, **R228**) oder -Öl **R222** angegangen werden. Bei multiplen Hautherden Therapieversuch mit 20% Mechlorethamin möglich. Bei Befall von einem oder mehreren Knochen operative Entfernung durch Chirurgen mit ggf. nachfolgender Radiatio. Asymptomatische Knochenherde können auch unbehandelt beobachtet werden. Isolierte Hautherde können exzidiert oder mit Röntgenweichstrahlen behandelt werden.

### Prognose
Günstig, Abheilung nach 1-2 Jahren möglich.

## Granulom, epitheloides L92.8

### Definition
Durch Epitheloidzellen charakterisiertes Granulom.

### Ätiologie
Z.B. Lymphomatoide Granulomatose, Sarkoidose, Allergie Typ IV.

## Granulom, lipophages L92.9

### Synonym(e)
Lipophages Granulationsgewebe; Lipogranulom

### Definition
Charakteristisches Granulationsgewebe mit zahlreichen Riesenzellen, das infolge einer Fettgewebsnekrose entsteht. S.a. Panniculitis nodularis nonsuppurativa febrilis et recidivans.

### Therapie
Behandlung der Grunderkrankung.

## Granulom, pseudotuberkuloides L92.8

### Definition
Vorwiegend in Lymphknoten, aber auch an der Haut auftretende, histologisch charakteristische Granulome bei verschiedenen, meist mit Lymphadenitiden einhergehenden Infektionskrankheiten.

### Ätiologie
Lymphogranuloma inguinale, Katzenkratzkrankheit, Tularämie, Typhus abdominalis, Coccidioidomycose, Histoplasmose, Listeriose des Neugeborenen, M. Bang.

### Histologie
Zentrum aus neutrophilen Granulozyten, die zerfallen sein können, bis hin zur zellfreien zentralen Nekrose. Peripher davon ringförmiger Saum aus unreifen Histiozyten und Epitheloidzellen. Riesenzellen können vorhanden sein.

### Therapie
Behandlung der Grunderkrankung.

## Granulom, tuberkuloides L92.8

### Definition
Durch charakteristischen histologischen Aufbau mit zentraler, verkäsender Nekrose gekennzeichnetes, bei Tuberkulose, Lepra und Syphilis vorkommendes Granulom.

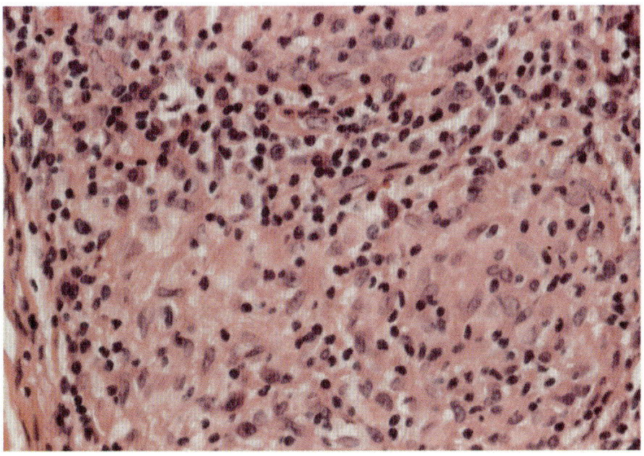

**Granulom, tuberkuloides.** Epitheloidzelliges Granulom mit kräftigem, peripherem Lymphozytensaum.

### Therapie
Behandlung der Grunderkrankung.

## Granulom, tumorförmiges eosinophiles L92.8

### Definition
Seltene granulomatöse Entzündung der Haut unbekannter Ursache mit knotigen, teilweise ulzerierenden Granulomen.

### Lokalisation
Handrücken, Unterlippe, Bauchhaut.

### Klinisches Bild
Sich langsam ausbreitende Papeln und Knoten, Tendenz zur Ulzeration.

### Histologie
Granulationsgewebe mit zahlreichen eosinophilen Granulozyten.

### Differenzialdiagnose
Maligne Lymphome, Granuloma gangraenescens nasi, Wegener-Granulomatose.

### Therapie
Exzision, ggf. Strahlentherapie mit Röntgenstrahlen.

### Prognose
Chronischer Verlauf.

## Granulom, ulzerierendes eosinophiles der Schleimhaut L92.2

### Definition
Seltene Beteiligung der Mundschleimhaut beim Granuloma eosinophilicum faciei.

## Granuloma anulare L92.0

### Erstbeschreiber
Colcott-Fox, 1895; Radcliffe-Crocker, 1903

### Synonym(e)
granuloma annulare

### Definition
Mit ringförmig angeordneten Papeln einhergehende, gutartige granulomatöse Entzündung der Haut.

### Ätiologie
Vermutlich polyätiologisch: Entstehung nach Insektenstichen oder örtlichen Traumen, im Rahmen von Infekten, Diabetes mellitus, bei Therapie mit Vitamin $D_3$ (Granuloma anulare vigantolicum). Früher häufig mit Tuberkulose vergesellschaftet. Evtl. genetische Prädisposition.

### Manifestation
Vor allem bei Jugendlichen und Kindern auftretend, Bevorzugung des weiblichen Geschlechts.

### Lokalisation
Bevorzugt Akren, Streckseiten der Gelenke, Hand- und Fußrücken, Fingerrücken.

### Klinisches Bild
Weißliche, etwas glänzende, auch hautfarbene oder rötliche, derbe, glatte, sich peripherwärts ausdehnende, zentral einsinkende, nicht juckende Knötchen. Ausbildung von Ringformen. Von dieser klassischen Form werden zahlreiche Sonderformen unterschieden:

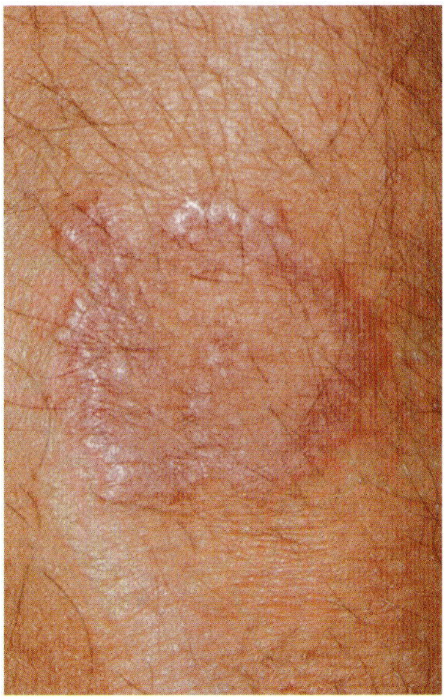

**Granuloma anulare.** Ringförmig angeordnete, lichenoid glänzende, zentrifugal wachsende Papeln im Bereich des Oberarmes.

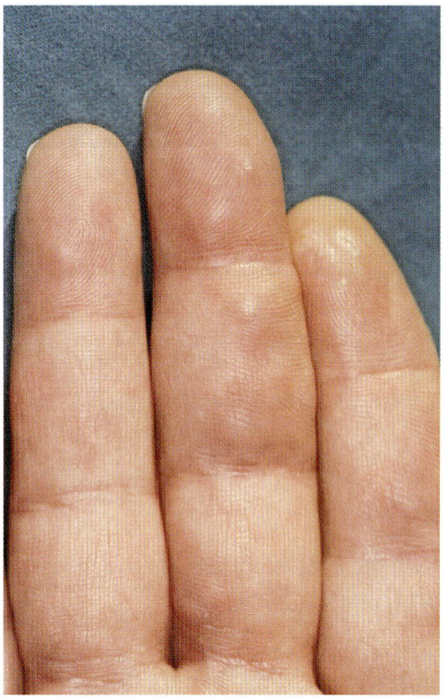

**Granuloma anulare.** Multiple, schmerzlose, tief kutan gelegene, hautfarbene Knötchen an den Fingerbeugeseiten.

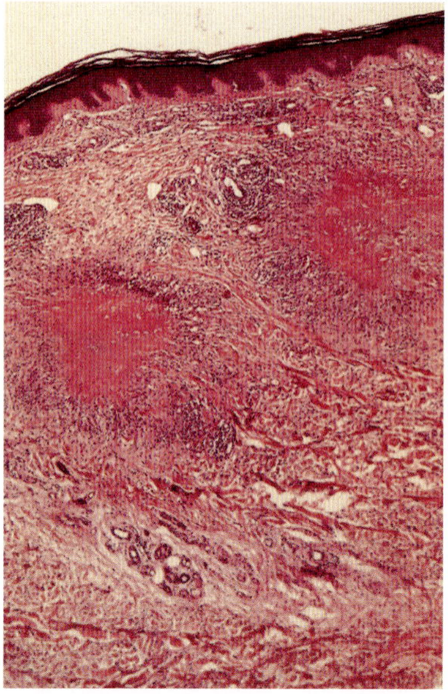

**Granuloma anulare.** 2 deutlich abgesetzte eosinophile Zonen mit nekrobiotischem Kollagen sowie umlagerndes Palisadengranulom. Das Oberflächenepithel ist intakt. Im unteren Drittel der Biopsie intakte ekkrine Schweißdrüsen.

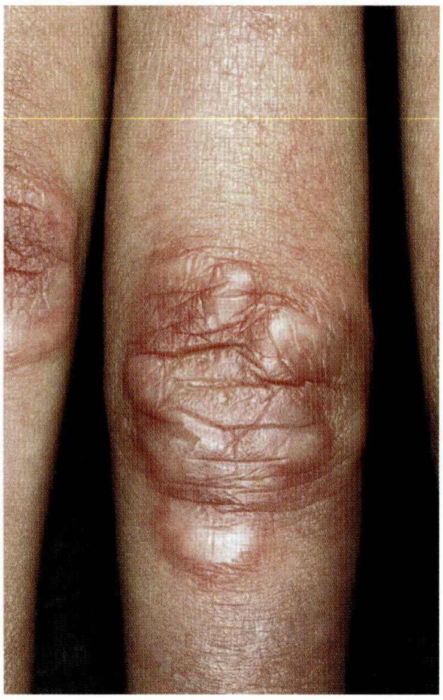

**Granuloma anulare.** Randbetonte, im Zentrum hautfarbene, glatte, schmerzlose Plaque mit der Ausbildung einer angedeuteten Ringform ohne Schuppung über dem Mittelgelenk des linken Mittelfingers (Finger sind Prädilektionsstellen). Kein Juckreiz.

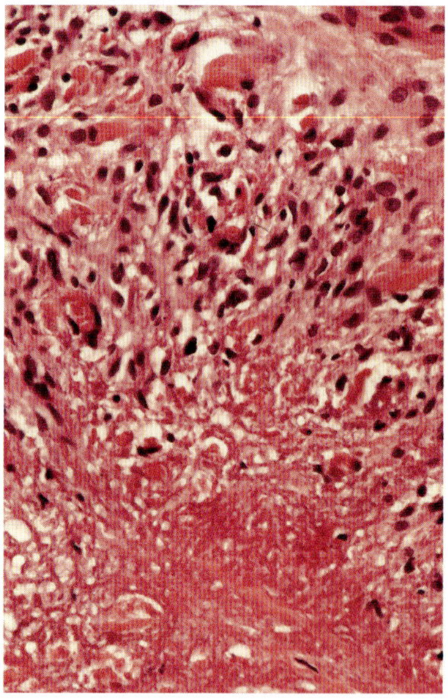

**Granuloma anulare.** Im unteren Bilddrittel degeneriertes Kollagen mit zahlreichen Kernfragmenten, das von einem Palisadengranulom umgeben ist. Vereinzelte mehrkernige Riesenzellen.

- Plaque-Typ des Granuloma anulare
- Granuloma anulare subcutaneum (Pseudorheumatoide Knoten)
- Erythematöses Granuloma anulare
- Granuloma anulare disseminatum
- Granuloma anulare perforans.

## Histologie
Umschriebene knotige Entzündungsherde in der oberen und mittleren Dermis (selten im subkutanen Fettgewebe gelegen) mit zentraler Nekrobiose und Durchsatz mit Kernfragmenten. Charakteristisch ist ein umschließendes Palisadengranulom aus Lymphozyten, Histiozyten, Fibroblasten und seltener aus mehrkernigen Riesenzellen. Vereinzelt auch Beimischungen von eosinophilen Leukozyten und Plasmazellen. Selten können vaskulitische Veränderungen mit Leukozytoklasie nachgewiesen werden.

## Diagnose
Insbesondere bei ausgedehnten Formen: Abklärung eines Diabetes mellitus (Blutzucker-Tagesprofil, Glukosebelastungstest), Röntgenaufnahme der Lunge, Multitest Mérieux, Focussuche.

## Differenzialdiagnose
Necrobiosis lipoidica, Sarkoidose, rheumatoide Knötchen, Syphilid, Lichen myxoedematosus, Lichen planus anularis.

## Therapie
- Kinder: Spontane Remission abwarten, ggf. Abkleben mittels Folie, Hydrokolloid-Folie (z.B. Varihesive extra dünn) oder Heftpflasterverband. Ggf. Okklusivverband mit topischen Glukokortikoiden (z.B. Ecural Fettsalbe).
- Erwachsene: Triamcinolonacetonid-Kristallsuspension intraläsional (z.B. Volon A 10 mg, 1:3-1:5 verdünnt mit Lokalanästhetika, z.B. Scandicain), mehrfach, oder Okklusivverband mit fluorierten Glukokortikoidsalben (z.B.

Ultralan Salbe). Bei älteren, ansonsten therapieresistenten Herden ggf. Kryochirurgie mit geschlossenem System: Temperatur am Stempel -180/-190 °C, nur kurzes Anfrieren. Ggf. Wiederholung nach 10-14 Tagen.
- Gut wirksam ist lokale PUVA-Creme-Therapie.
- Bei generalisiertem Befall (Granuloma anulare disseminatum) Versuch mit Fumarsäureestern z.B. Fumaderm Tbl. (gut wirksam; Off-Label-Use).

Die aufgeführten Therapieformen sind empirische Methoden und bedürfen (insbesondere im Hinblick auf die hohe Spontanheilungsrate) der klinischen Evaluierung, s.u. den Sonderformen des Granuloma anulare.

### Prognose
Meist spontane Abheilung innerhalb weniger Jahre.

## Granuloma anulare disseminatum L92.0

### Synonym(e)
Granuloma anulare generalisatum; disseminated granuloma annulare

### Definition
Seltene Sonderform des Granuloma anulare mit disseminierten Eruptionen blaurötlicher Papeln und Knötchen an Stamm und Extremitäten.

### Ätiologie
Meist mit Diabetes mellitus vergesellschaftet.

### Manifestation
Vor allem im Erwachsenenalter auftretend.

### Lokalisation
Stamm, Extremitäten.

### Klinisches Bild
Meist disseminierte, über das gesamte Integument verteilte, einzeln stehende oder konfluierte, 0,2-1,0 cm große, blaurötliche bis bräunliche, häufig anuläre, aber auch homogen ausgefüllte, nicht oder nur wenig schuppende, meist symptomlose (initial können auch stechende Schmerzen angegeben werden) Flecken oder flache Papeln und Plaques mit lupoidem Infiltrat (Diaskopie).

### Histologie
Unauffällig stratifizierte, fokal parakeratotische Epidermis. In der mittleren und oberen Dermis kleinherdige Granulome mit palisadenartig angeordneten Histiozyten und wenigen mehrkernigen Riesenzellen. Daneben perivaskulär gelagerte aber auch interstitielle Lymphozyteninfiltrate.

### Therapie
- An erster Stelle sollte ein Therapieversuch mit lokalen Glukokortikoiden wie 0,1% Triamcinolonacetonid-Creme (z.B. Triamgalen,R259) oder 0,1% Betamethason-Lotio (z.B. Betagalen, R030) stehen. Eine Alternative ist die Anwendung einer 0,1% Tacrolimus-Salbe (z.B. Protopic). Bei Nichtansprechen PUVA-Therapie in Form von systemischer PUVA- oder PUVA-Bad-Therapie. Über diesen Therapieansatz existieren gut dokumentierte, positive Erfahrungsberichte.
- Gut wirksam laut gut dokumentierten Erfahrungsberichten ist die Therapie mit Fumarsäureestern z.B. Fumaderm Tbl. (gut wirksam; Off-Label-Use).

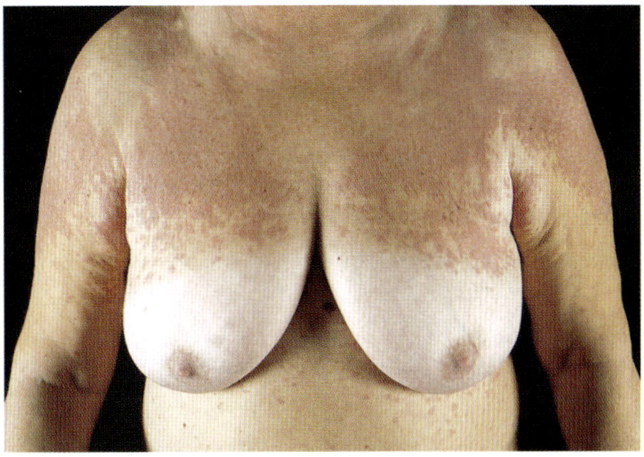

**Granuloma anulare disseminatum.** Über Decolletee und Arme verteilte, einzeln stehende oder konfluierte, 0,2-1,0 cm große, blaurötliche bis bräunliche, häufig anuläre aber auch homogen ausgefüllte, nicht oder nur wenig schuppende, asymptomatische Flecken oder flache Papeln und Plaques mit lupoidem Infiltrat.

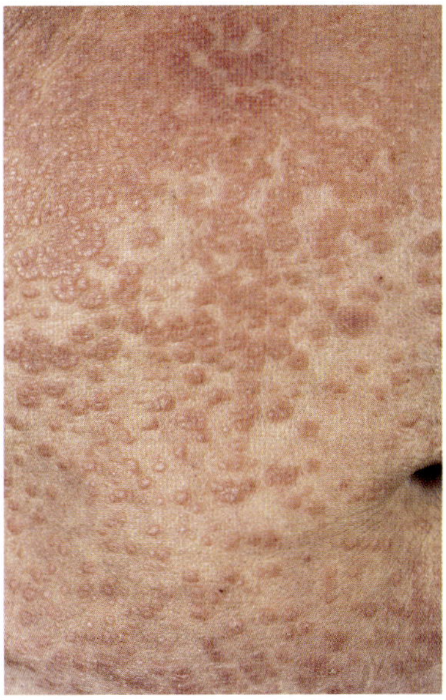

**Granuloma anulare disseminatum.** Solitäre oder konfluierende, 0,2-1.5 cm große, blaurötliche bis bräunliche, nicht schuppende bzw. nur wenig schuppende Flecken, Papeln und Plaques am Stamm bei einem 73-jährigen Mann.

- Positive Einzelerfahrungen wurden über Etanercept mitgeteilt (2mal/Woche 50 mg).

## Granuloma anulare, erythematöses L92.0

### Definition
Sonderform des Granuloma anulare: Blaurote bis braunrote, flächenhafte (bis handtellergroße), randbetonte Erytheme bei fehlendem oder nur sehr diskreten Infiltrat.

### Therapie
Entsprechend dem Granuloma anulare.

## Granuloma anulare multiforme L92.8

### Erstbeschreiber
Leiker, 1964

**Synonym(e)**
Granuloma anulare multiforme; Mkar-Krankheit; Nkanu disease; Mkar disease

**Definition**
In Zentralafrika häufig vorkommende, chronische, granulomatöse Hauterkrankung unbekannter Ätiologie. Evtl. identisch mit dem aktinischen Granulom.

**Vorkommen/Epidemiologie**
Vor allem in Zentral- und Ostafrika.

**Manifestation**
Meist Erwachsene, Gynäkotropie.

**Lokalisation**
Vor allem Arme und Hände, oberer Rumpf, Kopf.

**Klinisches Bild**
Derbe hautfarbene Papeln, die zu polyzyklischen Herden mit zentraler Abheilung und Depigmentierung konfluieren. Initial Juckreiz, sonst symptomlos.

**Histologie**
Umschriebene Nekrobioseherde im Korium mit peripherem histiozytärem Randwall und zahlreichen Riesenzellen.

**Differenzialdiagnose**
Lepra, Granuloma anulare, Sarkoidose, Tuberculosis cutis luposa, Granulomatosis disciformis chronica et progressiva.

**Therapie**
Sinnvolle Therapiemodaliäten sind nicht bekannt.

**Prognose**
Eminent chronische Erkrankung mit monate- bis jahrelangem Verlauf. Spontanheilung nach Jahren ist beschrieben.

## Granuloma anulare perforans L92.02

**Definition**
Sehr seltene Sonderform des Granuloma anulare mit zentraler Nekrose der Papeln und Entleerung einer glasigen Flüssigkeit.

**Lokalisation**
Vor allem Hände.

**Therapie**
Entsprechend dem Granuloma anulare.

**Prognose**
Günstig, häufig Spontanheilung.

## Granuloma anulare, Plaque-Typ L92.0

**Definition**
Sonderform des Granuloma anulare mit flächenhaft infiltrierten rotbraunen Herden.

**Differenzialdiagnose**
Necrobiosis lipoidica.

## Granuloma anulare subcutaneum L92.0

**Synonym(e)**
Pseudorheumatoide Knoten

**Definition**
Sehr seltene, v.a. bei Kindern an Palmae und Plantae, Gesicht und Glutäen auftretende Variante des Granuloma anulare.

**Manifestation**
Bevorzugt bei Kindern, aber auch bei weiblichen Erwachsenen auftretend.

**Lokalisation**
Untere Extremität (Tibiakante und Fuß) und Kapillitium, bei Erwachsenen auch über den Fingergelenken und Ellenbogen.

**Klinisches Bild**
Meist mehrere, asymptomatische, hautfarbene oder rötlich-livide gefärbte, tief dermal gelegene, mäßig derbe, verschiebliche, 0,5-1,5 cm große Knötchen und Knoten. Jahrelange Existenz (5-15 Jahre) ist charakteristisch.

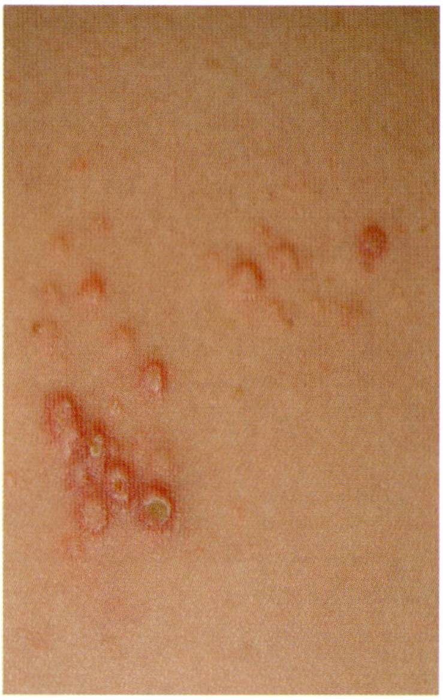

**Granuloma anulare perforans.** Solitäre oder dicht stehende, hautfarbene bis rötliche, derbe, glatte, sich peripherwärts ausdehnende, zentral einsinkende, z.T. nekrotische, nicht juckende Papeln am Rücken eines 40-jährigen Mannes.

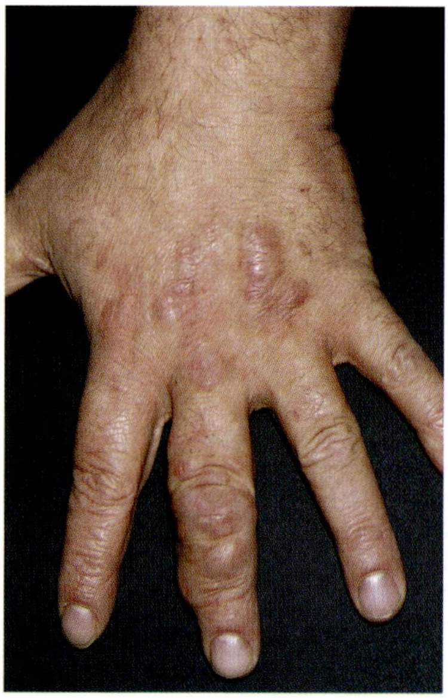

**Granuloma anulare subcutaneum.** Seit 3 Jahren sich kontinuierlich vermehrende, multiple, meist aggregierte, wenig schmerzende (nur bei starkem Druck leichte Schmerzhaftigkeit), überwiegend rötliche, teils auch hautfarbene, dermal und subkutan gelegene, glatte Papeln und Knoten, die beim Mittelfinger zur Bewegungseinschränkung führten.

## Therapie
Eine Behandlung ist nicht zwingend erforderlich. Mechanisch störende Granulome können exzidiert werden.

# Granuloma eosinophilicum faciei L92.2

## Erstbeschreiber
Wigley, 1945; Pedace u. Perry, 1966

## Synonym(e)
Eosinophiles Granulom des Gesichts; Granuloma faciale; Granuloma eosinophilicum faciale; facial eosinophilic granuloma

## Definition
Chronisch persistierende, inflammatorische Hauterkrankung unbekannter Ätiologie mit einem distinkten histologischen Substrat, das sich durch Eosinophilie sowie Zeichen einer leukozytoklastischen Vaskulitis kennzeichnet.

## Ätiologie
Unbekannt.

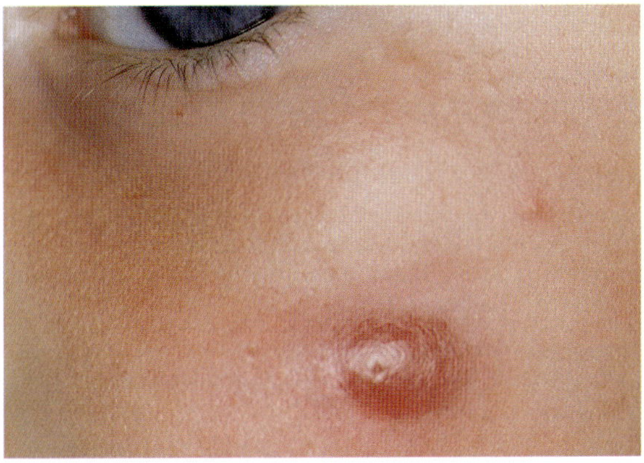

**Granuloma eosinophilicum faciei.** Seit Monaten bestehender, nicht schmerzhafter, roter Knoten im Bereich der Wange beim Kind. Langsame Größenprogredienz.

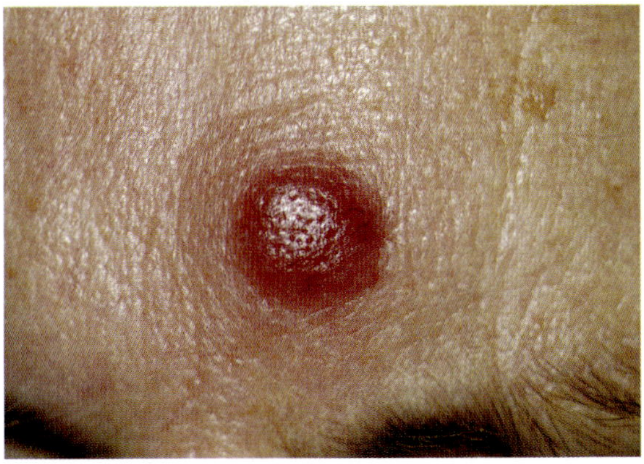

**Granuloma eosinophilicum faciei.** Ca. 0,8 cm durchmessender, solitärer, langsam wachsender, leicht erhabener, mäßig derber, roter Knoten. Charakteristisch ist die erdbeerartige Oberfläche. Diaskopisch: gelb-bräunliches Eigeninfiltrat. Keine subjektiven Beschwerden, keine internistischen Begleitsymptome.

## Manifestation
In jedem Lebensalter und bevorzugt beim männlichen Geschlecht auftretend.

## Lokalisation
V.a. Gesicht, bevorzugt an Nase, Kinn, Stirn, Schläfen und Wangen, auch am Kapillitium. Selten Beteiligung der Mundschleimhaut; selten extrafaziale Lokalisation (obere Extremität, Rumpf).

## Klinisches Bild
Rundliche bis ovale, 0,5-2,0 cm große, meist solitäre aber auch mehrere oder zahlreiche, leicht erhabene, feste, symptomlose, braunrote, schuppenfreie Plaques mit erweiterten Follikelmündungen. Hierdurch ergibt sich ein „Orangenschalenähnlicher" Oberflächenaspekt. Selten sind großflächige, 5,0-8,0 cm große, bizarr konfigurierte Plaques. Diaskopisch ist ein gelb-bräunliches Eigeninfiltrat charakteristisch.

## Histologie
- Im frühen Stadium lassen sich die Zeichen der leukozytoklastischen Vaskulitis mit perivaskulär orientierten neutrophilen Leukozyten und Kernstaub sowie Fibrin in den Gefäßwänden nachzuweisen.
- Bei klinisch „voll ausgeprägten" Läsionen findet sich ein dichtes, diffuses Infiltrat in der oberen und mittleren Dermis. Eine Gefäßorientierung ist meist nicht (mehr) nachweisbar. Epidermis und Hautanhangsgebilde bleiben unbeteiligt. Das Infiltrat besteht aus Lymphozyten, neutrophilen Leukozyten und Kernstaub, eosinophilen Leukozyten, Histiozyten und Plasmazellen. Zusätzlich Vermehrung von Fibrozyten sowie von Kollagenfasern.
- In einem Spätstadium kann eine zwiebelschalenartige Fibrose imponieren, mit zentral lokalisierten Resten der leukozytoklastischen Vaskulitis. Häufig deutliche plasmazelluläre Komponente.

## Indirekte Immunfluoreszenz
Kein wegweisendes Fluoreszenzmuster.

## Differenzialdiagnose
- Klinische Differenzialdiagnosen:
  - Arzneimittelreaktion, fixe: Selten im Gesichtsbereich auftretend; kurze Anamnese; sukkulente Herde ohne Follikelbetonung; Tendenz zur Blasenbildung.

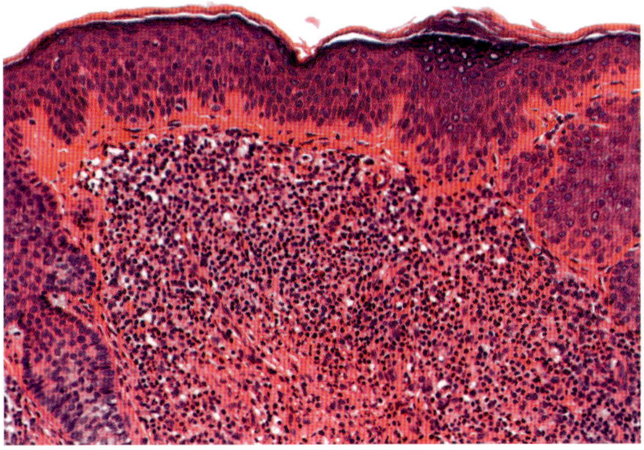

**Granuloma eosinophilicum faciei.** Dichtes, diffuses Infiltrat in der oberen und mittleren Dermis. Eine Gefäßorientierung ist nicht nachweisbar. Epidermis und Hautanhangsgebilde bleiben unbeteiligt.

- Lymphadenosis cutis benigna: Klinisch und anamnestisch sehr ähnlich; fast immer solitär; Follikelbetonung ist möglich; die Farbe ist nicht rot sondern braun; diaskopisch: Eigeninfiltrat.
- Lupus erythematodes (CDLE): Meist jahrelange Krankheitskarriere, atrophisches Oberflächenepithel; bei älteren Herden Narbenbildung; Schmerzhaftigkeit bei Bestreichen mit Fingernagel. Histologie und IF sind diagnostisch.
- Sarkoidose: Braune Plaques mit glatter Oberfläche; keine Follikelbetonung; meist multipel. Histologie schließt das Granuloma eosinophilicum faciei sicher aus.
- Tuberculosis cutis luposa: Selten am Kapillitium; akrale Lokalisation ist typisch; atrophisches Oberflächenepithel, keine Follikelbetonung; braun-rote Farbe, typisches gelb-braunes Eigenfiltrat.
- Erythema elevatum et diutinum: Selten; meist streckseitig an den Extremitäten; seltener im Gesicht auftretend; polyzyklische, knotige, blau-rote oder rot-braune, sukkulente, großflächige Plaques. Evtl. stechende Schmerzen, Brennen und Juckreiz.

- Histologische Differenzialdiagnosen:
  - Leukozytoklastische Vaskulitis anderer Genese: Meist kräftige Erythrozytenextravasate; keine markante Eosinophilie; das Infiltrat ist insgesamt geringer ausgeprägt.
  - Erythema elevatum et diutinum: Von einigen Autoren als Variante des Granuloma eosinophilicum faciei angesehen. Histologisch nicht zu unterscheiden.
  - Eosinophile Zellulitis (Wells-Syndrom): Dichte, perivaskuläre und interstitielle Infiltrate; nahezu ausschließlich eosinophile und (wenige) neutrophile Granulozyten. Polygonal begrenzte, eosinophile Flammenfiguren (flame figures) in der Dermis. Keine Zeichen der Vaskulitis.
  - Lymphadenosis cutis benigna (kutanes Pseudolymphom): Dichtes reifzelliges dermales Infiltrat aus Lymphozyten, Plasmazellen, Retikulumzellen; nur gelegentlich eosinophile Leukozyten. Ausbildung von Lymphfollikeln mit Zellen des Keimzentrums. Keine Zeichen der Vaskulitis.

### Therapie

- Wegen Gutartigkeit der Erkrankung sollte das therapeutische Risiko abgewogen werden. Therapieversuch mit DADPS (z.B. Dapson Fatol): 100-200 mg/Tag über 4 Monate (Therapieerfolge nur mäßig!).

  **Cave: Vor Therapiebeginn Bestimmung der Glukose-6-Phosphat-Dehydrogenase.**

  Ggf. auch intraläsionale Glukokortikoidinjektion mit Triamcinolonacetonid-Kristallsuspension (Volon A 10 mg, 1:3-1:5 verdünnt mit Lokalanästhetika, z.B. Scandicain).
- Bei Therapieresistenz, bzw. bei nur solitären Läsionen Exzision in toto, Dermabrasio bei flachen Herden, $CO_2$-Laser, Argon-Laser, Kryochirurgie oder Kauterisation.
- Positive Therapieeffekte (Einzelfallberichte) wurden von lokal appliziertem Tacrolimus berichtet (zeitweise okklusiv).

### Prognose

Chronischer Verlauf, gelegentlich Spontanheilung unter narbiger Atrophie.

### Hinweis(e)

Es besteht eine enge ätiopathogenetische Beziehung zum Erythema elevatum et diutinum. In beiden Fällen handelt es sich um vaskulitische Prozesse. Differenzialdiagnostisch entscheidend ist das histologische Substrat (Faktor: Eosinophilie). Der klinische Aspekt der gepunzten Oberfläche (orangenschalenartig) entsteht durch den Druck des dermalen Infiltrates. Dieser führt zu einer interfollikulären Vorwölbung der Oberfläche. Bei gleichzeitigem Erhalt des Follikels zieht sich dieser wie ein Docht nach innen, sodass „Follikelimpressionen" resultieren. Wichtiges differenzialdiagnostisches Merkmal zur Abgrenzung von malignen (Follikel-zerstörenden) Prozessen.

## Granuloma fissuratum D23.L6

### Synonym(e)

Acanthoma fissuratum

### Definition

Schmerzhaftes Granulationsgewebe an den Druckstellen der Brille.

### Ätiologie

Konstanter Druck der Brille, insbesondere bei schweren oder schlecht angepassten Gestellen.

### Lokalisation

Meist einseitig, v.a. Ohrmuschelrückseite, seitlicher Nasenrücken.

### Klinisches Bild

Hautfarbenes bis leicht gerötetes, druckempfindliches, exophytisch wachsendes Knötchen mit zentraler, meist länglicher Einkerbung oder Ulzeration (in typischen Fällen erinnert das Bild an eine Kaffeebohne).

### Histologie

Granulomatöse Entzündung, pseudoepitheliomatöse Epidermishyperplasie.

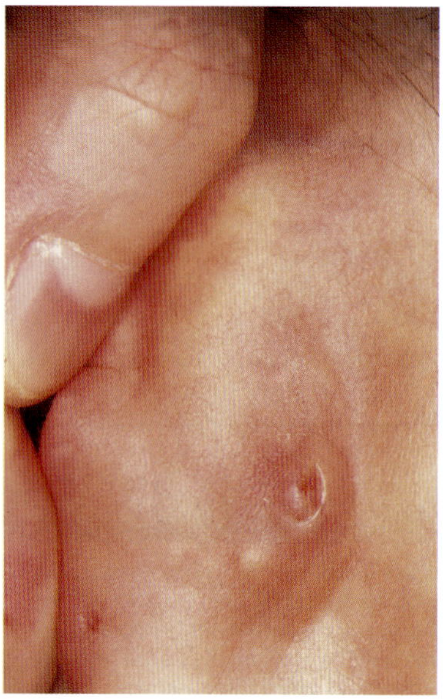

**Granuloma fissuratum.** Retroaurikuläres, entzündlich gerötetes Knötchen mit vertikal verlaufender, „kaffeebohnenähnlicher" Einkerbung bei einer 37-jährigen Frau.

### Differenzialdiagnose
Basalzellkarzinom.

### Therapie
Wenn erforderlich umgehende Korrektur des Brillengestelles, bei Superinfektion antimikrobielle Externa wie Polyvidon-Jod-Salbe R204, Betaisodona) oder Clioquinol-Salbe (Linola-Sept). Bei ausbleibender Rückbildung Glukokortikoid-haltige Externa wie 0,5% Hydrocortison-Lotio R121, Hydro-Wolff Lotio, 0,05% Betamethason-Lotio R030 oder Betagelen Lotion. Ggf. intraläsionale Glukokortikoide wie Triamcinolonacetonid-Kristallsuspension (z.B. Volon A 10 mg, 1:3-1:5 verdünnt mit Lokalanästhetikum, z.B. Scandicain).

## Granuloma gangraenescens nasi M31.3

### Erstbeschreiber
Mc Bride, 1897; Stewart, 1933

### Synonym(e)
Lethal midline granuloma of the face; malignant granuloma of the nose

### Definition
Chronische, schwere, nekrotisierende Entzündung im Bereich von Nase und Gesichtsmitte. Nach neueren Erkenntnissen wird die Erkrankung zu den zytotoxischen Lymphomen gerechnet (Lymphom, kutanes NK/T-Zell-Lymphom).

### Ätiologie
Unbekannt, Beziehungen zur Wegener-Granulomatose werden diskutiert.

### Manifestation
Vor allem bei Männern; 20.–50. Lebensjahr.

### Lokalisation
Gesichtsmitte.

### Klinisches Bild
Uncharakteristischer, eitriger, hämorrhagischer Schnupfen oder Infektionen der oberen Luftwege, Ödem der Nase, Nekrosebildungen an Nasenflügeln und Nasenseptum, Zerstörung der Nasennebenhöhlen, des Siebbeins und der Schädelbasis. Arrosionsblutungen, septikopyämische Komplikationen, Fieberschübe.

### Histologie
S.u. Lymphom, kutanes NK/T-Zell-Lymphom.

### Differenzialdiagnose
Lupus vulgaris, Rhinosklerom, Syphilis III, Pyodermie, Noma, maligne Lymphome, Wegener-Granulomatose.

### Externe Therapie
Wundreinigung, granulationsfördernde und epithelisierende Maßnahmen, s. Wundbehandlung. Antiseptische Externa wie Polyvidon-Jod Lösung/Salbe (z.B. Braunovidon Lösung/Salbe). Nach Abklingen der Entzündung, ggf. korrektiv-operative Maßnahmen.

### Interne Therapie
Behandlung der Grunderkrankung i.d.R. durch HNO-Ärzte oder Internisten.

### Prognose
Tod innerhalb von Monaten oder Jahren an Kachexie oder durch Komplikationen des destruierenden Lymphomwachstums.

## Granuloma gluteale infantum L92.8

### Erstbeschreiber
Tappeiner u. Pfleger, 1971

### Definition
Granulomatöse Erkrankung bei Säuglingen im Windelbereich ungeklärter Ätiologie; häufig im Anschluss an eine mit fluorierten Glukokortikoiden behandelte Windeldermatitis.

### Ätiologie
Ungeklärt. Diskutiert werden Reaktionen auf halogenierte externe Kortikosteroide, Candidose, Fremdkörperreaktion auf Babypuder.

### Lokalisation
Gesäß, Oberschenkelbeugeseiten.

### Klinisches Bild
Runde, auch ovale, kalotten- oder polsterartige, blaurote bis braunrote, prall-elastische Knoten entlang der Spaltlinien der Haut. Gelbbraune, lupoide Verfärbung unter Glasspateldruck.

### Histologie
Polymorphzellige Infiltrationen mit reichlich Eosinophilen und Plasmazellen, Gefäßproliferationen, einzelnen Mikroabszessen, grampositiven Leukozyteneinschlüssen.

### Differenzialdiagnose
Pseudolymphome der Haut, Mastozytome.

### Therapie
Absetzen einer externen Glukokortikoidbehandlung, Trockenbehandlung mit Lotio alba oder Zinkoxid-haltiger Creme (z.B. Zinkoxidsalbe LAW, Zinksalbe Lichtenstein), Reinigung mit Olivenöl, häufiges Windelwechseln.

### Prognose
Günstig, Spontanheilung nach wenigen Monaten.

## Granuloma inguinale A58.x0

### Erstbeschreiber
McLeod, 1882

### Synonym(e)
Donovaniosis; Granuloma pudendum chronicum; Ulcerating granulom of the pudenda; Granuloma venereum; serpiginous ulcer of the genitalia

### Definition
In tropischen und subtropischen Gebieten endemisch vorkommende, niedrig kontagiöse, sexuell übertragene, chronische granulomatöse Infektionskrankheit der Genital- und Perigenitalregion.

### Erreger
Calymmatobacterium granulomatis (früher als Donovania granulomatis bezeichnet), ein umkapseltes gramnegatives Stäbchen. Taxonomisch den Klebsiellen zugeordnet und synonym auch als Klebsiella granulomatis bezeichnet. Der Erreger lebt intrazellulär (Leukozyten, Histiozyten; Plasmazel-

G

len). Kultur ist zwar möglich (Dottersack), gilt jedoch als schwierig. Übertragung durch Geschlechtsverkehr.

### Vorkommen/Epidemiologie
Endemisch in Indien, der Karibik, Brasilien, der Westküste Afrikas, den südpazifischen Inseln. Sporadisch auch in Europa, Nordamerika.

### Manifestation
Fast ausschließlich bei sexuell aktiven Männern vom 20.-40. Lebensjahr. Frauen als latente Keimträgerinnen.

### Lokalisation
V.a. Inguinal-, außerdem Genital- und Analregion.

### Klinisches Bild
Nach einer Inkubationszeit von 1-12 Wochen Entstehung nicht schmerzhafter, juckender Pusteln, Papeln oder Knoten. Im weiteren Verlauf zunehmende Konfluenz und geschwüriger Zerfall, Ausbildung weicher, leicht blutender, hypertrophischer Granulationen mit samtartiger, hellroter, später auch gelblich schmierig bedeckter Oberfläche. Kontinuierliche Ausbreitung der schmerzlosen, beetartigen Vegetationen zu den Leisten hin. Bei Nichtbehandlung oft Abszessbildung. Lymphknotenschwellungen (Bubonen) sind untypisch. Selten ist bei langwierigem Verlauf die Entstehung eines Lymphödems von Penis, Skrotum oder Labien durch Verlegung der Lymphwege möglich, insbes. als Folge von Sekundärinfektionen.

### Diagnose
Erregernachweis aus Gewebsmaterial (Biopsie, Kürettage). In der Giemsa-Färbung zeigen sich sog. Donovan-Körper (große mononukleäre Zellen mit intrazellulär gelegenen Bakterien). Ausschluss von Ko-Infektionen.

### Differenzialdiagnose
Condylomata lata, Pemphigus vegetans, Herpes genitalis, Lymphogranuloma inguinale.

### Externe Therapie
Desinfizierende Umschläge mit Chinosol-Lösung (z.B. Chinosol 1:1000) oder **R042**, verdünnter Kaliumpermanganat-Lösung (hellrosa) oder Polyvidon-Jod-Lösung. Chirurgische Entfernung vegetierender Beete.

**Merke: Kontrolle und ggf. Mitbehandlung des Sexualpartners!**

### Interne Therapie
- Cotrimoxazol (z.B. Cotrimox-Wolff) 4mal 500 mg/Tag p.o. über 2-4 Wochen bis zur vollständigen Abheilung der Läsion. Alternativ: Tetracycline (z.B. Tetracyclin Heyl 500) 4mal 500 mg/Tag p.o. oder Doxycyclin (z.B. Doxycyclin Stada 100) 2mal 100 mg/Tag p.o. Alternativ: Azithromycin (Zithromax) 1mal 1 g/Woche für mindestens 3 Wochen.
- In der Schwangerschaft: Erythromycin (z.B. Erythromycin 500 Heumann) 4mal 500 mg/Tag p.o. oder i.v. für 3 Wochen.

### Prognose
Nach Jahrzehnten ist die Entwicklung eines spinozellulären Karzinoms möglich. Ohne Behandlung chronischer Verlauf, keine Spontanheilung möglich. Bei rechtzeitiger Antibiotikatherapie narbige Abheilung.

## Granuloma pyogenicum — L98.00

### Erstbeschreiber
Dor u. Poncet, 1897

### Synonym(e)
Granuloma pediculatum; Botryomykom; Botryomycosis; eruptives Angiom; proliferierendes Angiom; Stielknollen; Pseudobotryomykom; Pregnancy tumor; lobuläres kapilläres Hämangiom

### Definition
Meist nach Traumen, aber auch spontan entstehendes, rasch exophytisch wachsendes, gutartiges, lobuläres kapilläres Hämangiom. Satellitose kann auftreten, ist jedoch selten.

### Ätiologie
Banale Verletzung mit nachfolgender Entwicklung eines überschießenden, gefäßreichen Granulationsgewebes; gehäuft in der Schwangerschaft.

### Lokalisation
Vor allem Lippen, Kopfhaut, Gesicht, Fingerkuppen, Zunge, Hohlhand und Zehen.

### Klinisches Bild
- 1-3 cm große, selten größere, solitäre, weiche, kugelige, leicht blutende, rote, blaue oder schwarze, scharf begrenzte Papel (Knoten). Meist fehlender bis geringer Schmerz. Bei zunehmendem Wachstum erfolgt meist eine Einschnürung der Basis, von der Epidermis kragenartig eingefasst. Die Oberfläche ist häufig erodiert, später ulzeriert und mit einer schwarzen Kruste überdeckt.
- Abgegrenzt wird das „unkomplizierte" Granuloma pyogenicum von der (seltenen) bakteriellen Nagelfalzangiomatose, die eher dem reaktiven Granulationsgewebe bei Unguis incarnatus zuzuordnen ist.
- Ebenfalls den lobulären kapillären Hängiomen vom Typ des Granuloma pyogenicums zuzordnen sind die seltenen eruptiven, häufig disseminierten Fälle, die nach unvollständiger Entfernung des „Primärtumors" auftreten können. Hierbei wurden auch ossäre Destruktionen beschrieben. Insofern bleibt die Dignität dieser Manifestationsform fraglich.

### Histologie
Exophytischer, multilobulär gegliederter, reifzelliger (CD31+) kapillärer Tumor in der papillären und retikulären Dermis. Fehlender oder nur dünner Epithelüberzug. Zahlreiche kleine oder größere Gefäßräume mit Erythrozytenhaufen. In den oberen Anteilen der Geschwulst besteht häufig eine kräftige entzündliche Begleitreaktion mit neutrophilen Granulozyten und Lymphozyten bei ödematösem bindegewebigem Stroma. Abschnittsweise, insbes. in den tieferen Anteilen, auch solide Geschwulstknoten mit nur wenigen Gefäßräumen. Zahlreiche Mitosen (MIB deutlich positiv), moderate Endothelatypien. In Spätstadien verbreiterte Septen bei rückgebildetem Gefäßparenchym.

### Diagnose
Das klinische Bild ist diagnostisch.

### Differenzialdiagnose
Malignes Melanom, Angiosarkom. Bei multifokalem, eruptivem Auftreten muss das epitheloide Hämangioendotheliom ausgeschlossen werden.

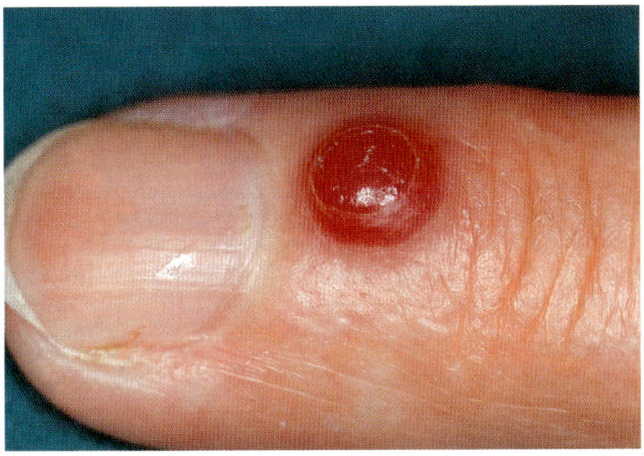

**Granuloma pyogenicum.** Zentral ulzerierter, leicht blutender, seit 14 Tagen bestehender, nach Trauma entstandener, rasch exophytisch wachsender, gutartiger, weicher, kugeliger, roter, scharf begrenzter Tumor im Bereich des Fingerendgliedes. Gering schmerzhaft.

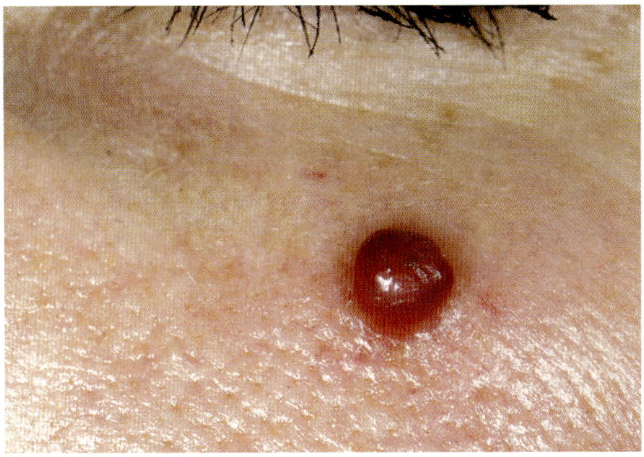

**Granuloma pyogenicum.** 1-3 cm große, weiche, kugelige, leicht blutende, rotblaue bis schwarze, scharf begrenzte, rasch exophytisch wachsende Erhabenheit. Entstehung nach Kratztrauma.

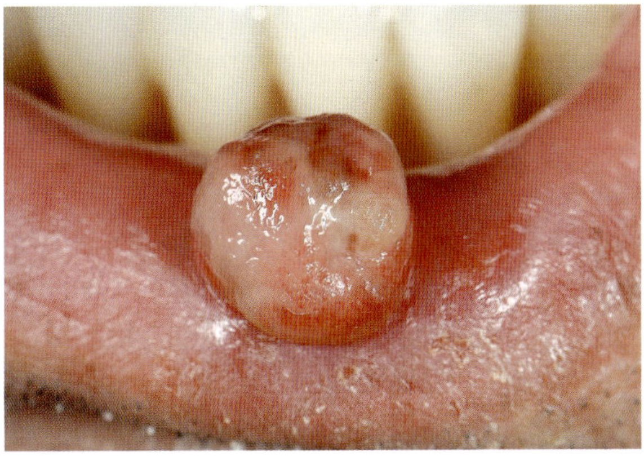

**Granuloma pyogenicum.** Schnell wachsender, glänzender Tumor an der Unterlippe. Dem Tumorwachstum vorausgegangen war ein Biss an der Unterlippe. An der Basis zunehmende Einschnürung mit kragenartiger Einfassung der Epidermis.

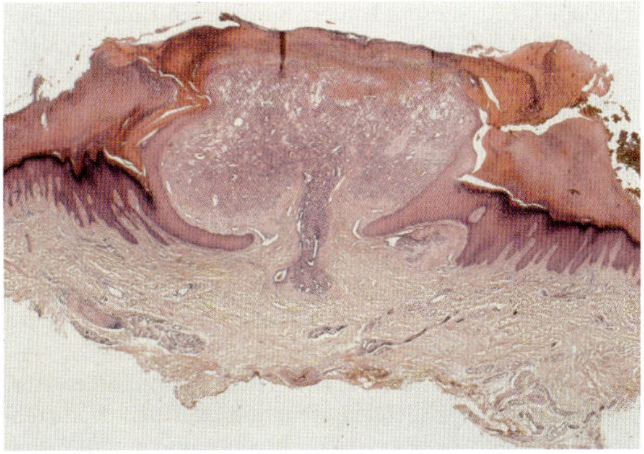

**Granuloma pyogenicum.** Durch eine epitheliale Lippenbildung umfasster, zentral ulzerierter, gefäßreicher Tumor.

G

### Komplikation
Ein Rezidiv nach unvollständiger Entfernung kann auftreten. Satellitose ist selten.

### Therapie
Exzision ohne Sicherheitsabstand in Lokalanästhesie, histologische Untersuchung zum Ausschluss von Malignität. Evtl. auch Behandlungsversuch mit Neodym-YAG-Laser und $CO_2$-Laser. Da Rezidivgefahr bei ablativen Verfahren besteht, wird von dieser Behandlungsvariante eher abgeraten!

## Granuloma trichophyticum B35.8

### Erstbeschreiber
Majocchi, 1883

### Definition
Seltene Granulombildung bei chronischer, tiefer Pilzinfektion mit Dermatophyten, z.B. bei Tinea corporis profunda, Tinea capitis profunda.

### Ätiologie
Pilzelemente dringen in das Korium ein, wo sie eine granulomatöse Entzündung hervorrufen.

### Lokalisation
Vor allem Kapillitium, Bart, Extremitätenstreckseiten, Inguinal-, Skrotal- und Glutaealbereich.

### Klinisches Bild
Schmerzlose, rotbraune Plaques, Knoten oder flächenhafte entzündliche, schuppende Infiltrate.

### Diagnose
Pilznachweis in der Biopsie (PAS-Färbung); Nativpräparat und Kultur sind häufig negativ (s.u. Mykosen).

### Therapie
Intern und extern antimykotisch, s.u. Mykosen, Dermatomykosen.

## Granulomatose, septische

L92.9

### Synonym(e)
Chronic Granulomatous Disease; CGD; progressiv-septische Granulomatose; septische Granulomatose; chronische Granulomatose

### Definition
Chronische Erkrankung, die durch einen zentralen Funktionsdefekt der Phagozyten gekennzeichnet ist, mit Unfähigkeit, bestimmte phagozytierte Bakterien oder Pilze durch Bildung mikrobizider $O_2$-Metaboliten intrazellulär abzutöten. Hierdurch kommt es zu schweren Infektionen mit opportunistischen Bakterien und Pilzen mit Bildung von Granulomen und Abszessen. Weiterhin können multiple Organentzündungen mit unterschiedlich großen Granulomen (bis 10 cm im Durchmesser) auch ohne auffindbare Erreger entstehen.

### Ätiologie
Bisher sind Defekte von 4 Komponenten der NADPH-Oxidase als Ursache der CGD identifiziert worden. Gp91-phox wird auf dem X-Chromosom kodiert, die anderen Untereinheiten auf Autosomen. Dementsprechend können gemäß WHO-Expertengruppe insgesamt 4 molekulare Formen der CGD unterschieden werden.

### Manifestation
Im frühen Kindesalter.

### Klinisches Bild
Buntes, vielgestaltiges Krankheitsbild mit periorifiziellen Ekzemen, Pyodermien, rezidivierenden Pustulosen, aphthöser Stomatitis und/oder Photosensibilität. Gelegentlich ist ein chronisch diskoider Lupus erythematodes nachweisbar. Primärsymptome sind meist rezidivierende Lymphknoten-Abszesse, insbes. im Halsbereich. Weiterhin können abszedierende Pneumonien, Leberabszesse, Osteomyelitiden und Aspergillusinfektionen (meist der Lungen) auftreten.

### Therapie
Die Überlebensrate der Patienten konnte seit der Einführung einer lebenslangen Dauerprophylaxe mit dem zell- und gewebegängigen Cotrimoxazol entscheidend gesteigert werden. CGD-Granulozyten erreichen in Gegenwart von Cotrimoxazol eine begrenzte Bakterizidie, insbesondere gegenüber Staphylokokken. Dosierungen von Cotrimoxazol 4-8 mg/kg KG/Tag werden empfohlen. Bei Cotrimoxazol-Allergie oder G-6-PDH-Mangel können Trimethoprim in Kombination mit Rifampicin oder Ciprofloxacin versucht werden.

### Hinweis(e)
Während bei Gesunden Mikroorganismen wie Staph. aureus und Aspergillus fumigatus durch Bildung von $O_2$-Metaboliten ($O_2$-, $H_2O_2$, OH-Radikale, HOCl) abgetötet werden, gelingt dies bei der CGD nicht. V.a. Katalase-haltige Mikroorganismen können somit intrazellulär überleben und sich über den gesamten Organismus verteilen und „septische Metastasen“ bilden.

## Granulomatosis disciformis chronica et progressiva

L92.1

### Erstbeschreiber
Gottron, 1935; Miescher u. Lederer, 1948

### Synonym(e)
Granulomatosis pseudosclerodermiformis symmetrica chronica (Gottron); Granulomatosis tuberculoides pseudosclerodermiformis; Necrobiosis lipoidica granulomatosa; Miescher-Granulomatosis

### Definition
Umstrittene, chronisch verlaufende, granulomatöse (nicht nekrobiotische) Erkrankung deren Entität kontrovers diskutiert wird. Eine Zugehörigkeit zur Necrobiosis lipoidica wird vielfach angenommen.

### Ätiologie
Unbekannt, Traumen.

### Manifestation
Meist bei Nichtdiabetikern. Mittleres Erwachsenenalter; überwiegend bei Frauen.

### Lokalisation
Vor allem Unterschenkelstreckseiten, Fußrücken, aber auch im Gesicht und am Hals beschrieben.

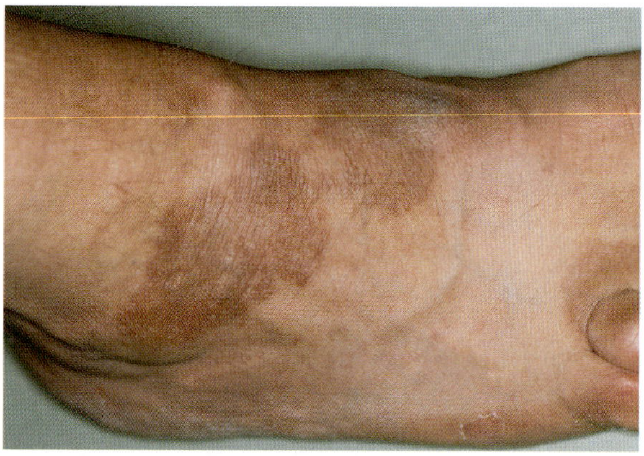

**Granulomatosis disciformis chronica et progressiva.** Großflächige, hyperpigmentierte, randbetonte, infiltrierte Herde mit atrophischer Oberfläche.

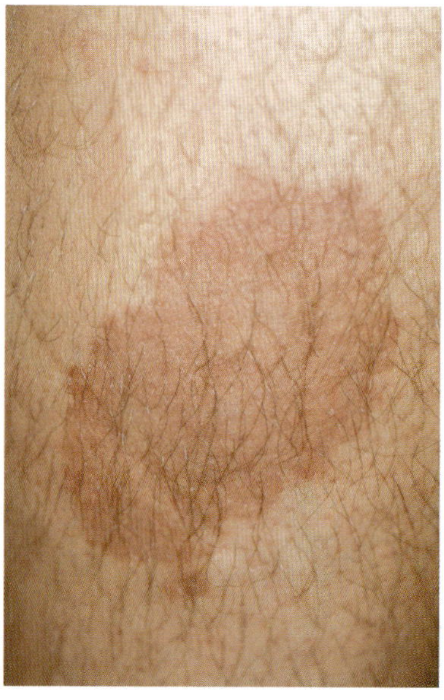

**Granulomatosis disciformis chronica et progressiva.** Einzelner, kaum infiltrierter, hyperpigmentierter, bizarr begrenzter Herd im Bereich des Unterschenkels.

### Klinisches Bild
Langsam progrediente, plattenartige, bizarr konfigurierte, rotbraune Herde mit zum Teil gelblichen Anteilen; Teleangiektasien, atrophische Oberfläche; Neigung zur Konfluenz.

### Histologie
Perivaskuläre Epitheloidzellgranulome mit wenigen Riesenzellen. Im Gegensatz zur Necrobiosis lipoidica finden sich kaum Nekrobioseherde.

### Differenzialdiagnose
Necrobiosis lipoidica, Granuloma anulare, Sarkoidose, zirkumskripte Sklerodermie.

### Externe Therapie
Glukokortikoid-haltige Externa (z.B. 0,1% Triamcinolon-Creme R259 oder 0,1% Betamethason-Salbe) und -Folienverbände, Injektion von Glukokortikoid-Kristallsuspension intrafokal (z.B. Volon A 10 mg, 1:3-1:5 verdünnt mit dem Lokalanästhetikum Scandicain). Bei kleinen Herden Exzision.

### Prognose
Meist chronisch-progredienter Verlauf; sehr selten Spontanheilung.

## Granulosis rubra nasi L74.8

### Erstbeschreiber
Jadassohn, 1901

### Synonym(e)
Schwitznäschen

### Definition
Seltene, unregelmäßig-dominant vererbte, lokalisierte Hyperhidrose der Nasenspitze.

### Manifestation
Nur bei Kindern.

### Lokalisation
Nase.

### Klinisches Bild
Hyperhidrose, Erythem, einzelne spitze, gruppiert stehende Knötchen, gelegentlich kleine Blasen.

### Therapie
I.d.R. nicht notwendig, da Spontanheilung in der Pubertät.

### Prognose
Spontanheilung in der Pubertät.

## Gravimetrie

### Synonym(e)
Schweißmengenmessung

### Definition
Verfahren zur Quantifizierung der abgesonderten Schweißmenge in einer definierten Zeiteinheit.

### Allgemeine Information
Unter Gravimetrie (abgeleitet von „gravis“ = schwer) versteht man die Bestimmung der abgesonderten Schweißmenge je Minute. Die Messung erfolgt durch Bestimmung der Gewichtszunahme von saugfähigem Filterpapier mittels einer hochfeinen geeichten Laborwage. Hierzu wird ein Stück handelsübliches Laborfilterpapier zunächst gewogen, anschließend auf stark schwitzende Areale eines von Hyperhidrose betroffenen Patienten aufgelegt (z.B. Axillen), 5 Minuten dort belassen und anschließend erneut gewogen. Das Leergewicht des Filterpapiers wird vom gewogenen Filterpapier nach Exposition subtrahiert. Übersteigt die Schweißsekretion 100-150 mg/5 Min. (= 20-30 mg/Min.) geht man von einer Hyperhidrose aus. Es gibt jedoch keinen durch Leitlinien festgelegten Grenzwert, um Hyperhidrotiker von „normal schwitzenden“ Menschen zu unterscheiden. Insofern muss die individuell gefühlte Beeinträchtigung der Lebensqualität bei Hyperhidrose immer berücksichtigt werden.

### Hinweis(e)
Bei Überschreiten des Grenzwertes von 20-30 mg/Min. sollten Ergebnisse der gravimetrischen Messung den Anträgen zur Kostenübernahme für operative Verfahren der Hyperhidrosetherapie (Schweißdrüsenkurettage) oder Botulinumtoxinbehandlungen, beigefügt werden.

## Gray

### Definition
Röntgen (R) = Einheit der Ionendosis. Sie entspricht einer Strahlenmenge, die in 1,293 mg (= 1 cm$^3$) Luft 2 × 10$^9$ Ionenpaare erzeugt. Durch diese Ionenmenge kann eine Ladung von einer elektrostatischen Einheit (= 3,33 × 10$^{-10}$ Coulomb) transportiert werden, Einheit: Coulomb/kg. Rad (Radiation absorbed dose) stellt die in einem Gewebe absorbierte Strahlungseinheit dar. 1 rad entspricht der Absorption von 100 ergs Energie (oder ca. 1 R/g Gewebe). Für Weichteilgewebe gilt 1 R etwa 1 rad. Die Einheit Gray (Gy) entspricht 100 rad. Sie wurde als Ersatz für rad einführt.

## Grippe J10.1

### Synonym(e)
Influenza

### Definition
Hoch kontagiöse, epidemisch auftretende, fieberhafte Virusinfektion durch Influenzaviren.

### Erreger
Influenzaviren (RNA-Viren), insbesondere Typ A, seltener die Typen B und C. Übertragung durch Tröpfcheninfektion.

### Klinisches Bild
- Nach einer Inkubationszeit von wenigen Stunden bis zu 3 Tagen akuter Krankheitsbeginn mit hohem Fieber, Kopf- und Gliederschmerzen, Reizhusten, abdominellen Beschwerden.
- Hauterscheinungen: Evtl. flüchtige makulopapulöse Exantheme an Brust, Hals, Bauch, Rücken, Gesicht, die morphologisch kaum von Masern- und Scharlachexanthemen unterscheidbar sind. Häufig diffuse Gesichtsrötung mit perioraler Blässe. Petechiale Blutungen im Mundschleimhautbereich, Grippepünktchen. Häufig besteht gleichzeitig Herpes simplex labialis.

### Diagnose
Virusserologie: Anstieg von IgG und IgM.

### Komplikation
Hämorrhagische Pneumonie, Myokarditis, Enzephalitis. Bakterielle Sekundärinfektionen, v.a. mit Staphylokokken, Streptokokken, Haemophilus influenzae: Sinusitis, Otitis media, Tracheobronchitis.

### Therapie
Symptomatisch: Bettruhe, fiebersenkende Maßnahmen.

## Grippepünktchen J10.1

### Definition
Bei Grippe vorkommende, gruppiert stehende, solitäre, stecknadelkopfgroße, gelbweiße, im Schleimhautniveau liegende Punkte an der Wangenschleimhaut und Mundschleimhaut.

## Griseofulvin

### Definition
Antimykotikum.

### Wirkungen
Fungistatische Wirkung, Hemmung der Mitose von Dermatophyten. Einbau in neugebildetes Keratin von Haarwurzeln, Nagelmatrix und Epidermis (Latenzzeit 30 Tage).

### Indikation
Systemisch bei schweren Infektionen durch Dermatophyten. Zugelassenes Antimykotikum gegenüber Trichophyton- und Microsporumarten bei Kindern. Topisch zur Therapie oberflächlicher Dermatomykosen und zur unterstützenden Therapie bei Tinea unguium.

### Dosierung und Art der Anwendung
- Creme: 1-3mal/Tag auf die betroffenen Hautstellen auftragen.
- Systemisch: 0,5-1 g/Tag über 3 Monate p.o., Kinder <14 Jahre: 10-20 mg/kg KG/Tag (entspricht 1-3,5 Tabletten einer Zubereitungsform mit 125 mg Griseofulvin); Behandlungsdauer: 4-8 Wochen. Unzerkaut zu einer fetthaltigen Mahlzeit mit Flüssigkeit einnehmen.

### Unerwünschte Wirkungen
- Topisch: Paragruppen-Allergie.
- Systemisch: Nervosität, Magen-Darm-Beschwerden, Kopfschmerzen, Müdigkeit, Xerostomie, Blutbild-Veränderungen (Leukopenie, Neutropenie, Monozytose).

**Merke: Unter Griseofulvin im ersten Behandlungsmonat 2mal das Blutbild kontrollieren, später alle 2-3 Monate. Wegen potentieller Teratogenität sollte eine wirksame Kontrazeption betrieben werden, wobei die Wirkung oraler Kontrazeptiva abgeschwächt wird. Männer sollten während der Behandlung und bis zu 6 Monate danach keine Kinder zeugen! Hepatotoxizität!**

### Kontraindikation
Leber- und Nierenschäden (z.B. akute hepatische Porphyrien), Schwangerschaft, Stillzeit, Kollagenosen, akute hepatische Porphyrie.

**Merke: Vorsicht bei bekannter Penicillin-Allergie (Griseofulvin wird von Penicillium-Spezies gebildet).**

### Präparate
Likuden, Gricin Creme, Griseo 125

## Großzehennageldystrophie der Kindheit L60.8

### Erstbeschreiber
Samman, 1978

### Synonym(e)
Great toe nail dystrophy

### Definition
Angeborene oder frühkindlich erworbene, vermutlich permanente Veränderungen eines oder beider Großzehennägel unbekannter Ursache. Kein familiäres Vorkommen.

### Klinisches Bild
Graugelb verfärbte, in der Längs- und Querachse vermehrt gekrümmte, verkürzte, lediglich im proximalen Nagelbettdrittel anhaftende, kaum wachsende Nagelplatte der großen Zehe.

### Therapie
Symptomatisch, Nagelpflege. Behandlungsversuch mit onycholytischer Paste (40% Harnstoff-Paste **R109**).

## Gruppenallergie T78.4

### Definition
Allergie gegen chemisch einander verwandte Substanzen mit analogen determinanten Gruppen.

## Gumma A52.7

### Definition
Tuberkuloides Granulom bei der Syphilis im Stadium III.

### Lokalisation
Am gesamten Körper möglich, vor allem am harten Gaumen, Tonsillen, Lippen, Nasenseptum, Zunge, Nasolabialfalten, Kinn und Stirn.

### Klinisches Bild
Schmerzlose, knotige, subkutane, bis in Muskulatur und Kno-

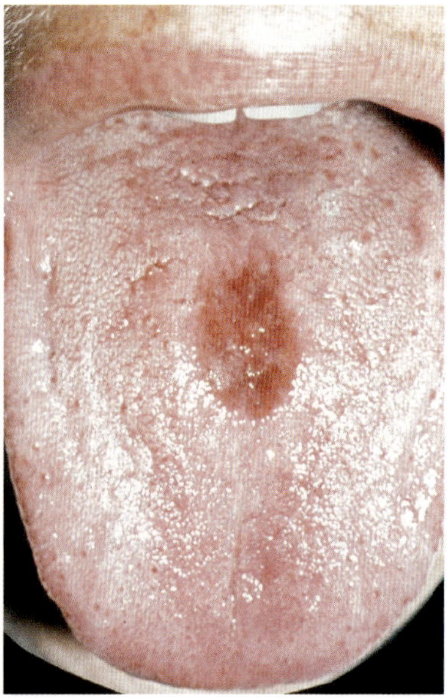

**Gumma.** Scharf begrenzter, zentral ulzerierter, schmerzloser, derber Knoten.

chen reichende Infiltrate, geschwürige Einschmelzung, Abscheidung eines zähflüssigen Sekretes.

### Differenzialdiagnose
Aktinomykose der Haut, Sporotrichose, Tuberculosis cutis colliquativa, andere granulomatöse Entzündungen.

### Therapie
Entsprechend der Syphilis acquisita.

## Gummiallergie T74.8

### Definition
- Zu unterscheiden ist zwischen Latex-Allergie und Allergie gegenüber Gummihilfsstoffen (Vulkanisationsbeschleuniger, Alterungsschutzmittel u.a.). Bei Latexallergie meist IgE-vermittelte Typ I Reaktion (Typ IV Reaktionen selten beschrieben). Nach Kontakt mit Operations-, Untersuchungs-, Haushaltshandschuhen, Pflaster, Beatmungsmasken, Urinbeuteln, Darmrohren kommt es zur Reaktion im Sinne einer Kontakturtikaria mit nicht seltener Generalisation bis hin zur Anaphylaxie. Neben Haut- sind auch Schleimhautreaktionen möglich bei indirektem Kontakt mit Latex-haltigen aerogenen Partikeln (gepuderte Handschuhe: Allergische Rhinitis/Konjunktivitis/Asthma bronchiale). Die Sensibilisierungsrate von Risikogruppen (z.B. Beschäftige im Gesundheitswesen) auf Latex oder Akzelerationsstoffe hat mit vermehrtem Gebrauch von Latex-Handschuhen in den letzten Jahren stark zugenommen (3-10%). Kreuzallergien bestehen mit Nahrungsmittelallergenen (Banane, Avocado, Kiwi, Esskastanie) und Ficuspflanzen (Indoor-Allergen), z.B. Ficus benjamina.
- Unter den Kontaktallergenen (Typ IV) zählen Gummihilfsstoffe zu den häufigsten Allergenen (Mercaptobenzothiazole, Thiurame, Dithiocarbamate, N-Isopropyl-N'-phenyl-p-phenylendiamin u.a.). Auftreten von Kontaktekzemen bei Exposition gegenüber Additiva-haltigen Gummimaterialien (Handschuhe, Masken etc.).

### Therapie
- Meiden des Allergens und ggf. Umstellung auf Latex-freie und puderfreie Handschuhe. Wichtig ist die Umstellung des Latexmaterials bei Untersuchungen/Operationen, da es zu schweren anaphylaktischen Reaktionen kommen kann (aerogen oder durch direkten Kontakt). Bei beruflicher Relevanz Meldung an Unfallversicherungsträger.
- Aufgrund der Häufigkeit der Sensibilisierung und Risiken bei anaphylaktischen Reaktionen fordern einige Autoren den völligen Verzicht auf Latexhandschuhe (insbes. gepuderte). Wenn möglich Verwendung von Vinyl-Handschuhen beruflich wie privat, da Latex- und Additiva-frei, s. Berufsdermatosen.

Siehe auch Tabelle 1 [Handschuhe und Inhaltsstoffe (nach Heese)], Tabelle 2 [Hersteller- und Vertriebsadressen therapeutisch alternativer Einmalhandschuhe] und Tabelle 3 [Latexfreie Produkte für den Notfallwagen].

## Gynäkomastie N62.x

### Definition
Vergrößerung der männlichen Brustdrüse durch Vermehrung des Drüsengewebes oder Zunahme der Fettablagerung der Brustregion.

### Ätiologie
Störung des Androgen-Östrogen Gleichgewichtes, z.B. bei hepatischer Dekompensation, therapeutischer Östrogenzufuhr, Klinefelter-Syndrom, Leydig-Zell-Tumor, paraneoplastischem Syndrom (Bronchialkarzinom), medikamentöser Therapie (z.B. Digitalis, Vitamin $B_2$, Urethan, INH, Allopurinol, 5-alpha-Reduktasehemmer, Spironolacton, Proteaseinhibitoren, Nucleosidale Reverse Transkriptase Inhibitoren).

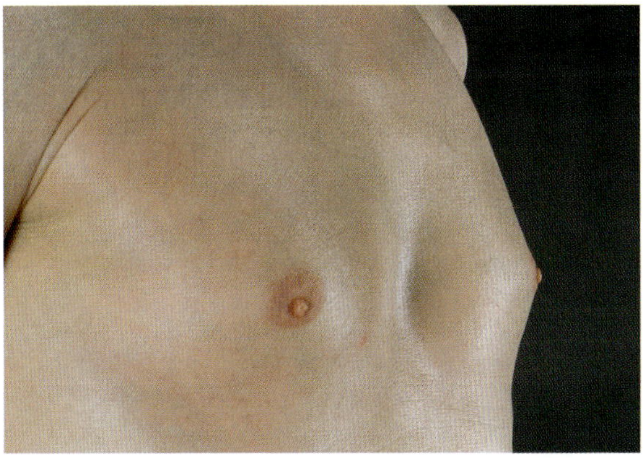

**Gynäkomastie.** Beidseits Vergrößerung der Brustdrüse beim männlichen HIV-Patient unter Einnahme von Proteasehemmern.

### Klinisches Bild
Einseitige oder doppelseitige Brustdrüsenvergrößerung. Sonderform: Pubertätsmakromastie.

### Histologie
Hyperplasie der Gangepithelien und der Myoepithelzellen.

### Diagnose
Ausschluss einer Malignität durch Sonographie, Mammographie, ggf. bioptische Sicherung oder Feinnadelaspiration.

### Differenzialdiagnose
- Gynäkomastische Fettbrust bei allgemeiner Adipositas (Pseudogynäkomastie oder Lipomastie).
- Bei einseitiger oder asymmetrischer Gynäkomastie: Mammakarzinom (derbe knotige Infiltrate, Retraktion und mamilläre Sekretion)
- Fibrosen
- Fibroadenome.

### Therapie
- Die Behandlung richtet sich nach Ausschluss möglicher Ursachen nach individuellen Gesichtspunkten (psychische Belastung des Patienten durch weibliches Erscheinungsbild). Da hohe Spontanrückbildungstendenz besteht, ist abwartende Haltung gerechtfertigt.
- Identifikation des Auslösers und Ausschluss desselben.
- Bei V.a. medikamentöse Ursache, Absetzen des verursachenden Medikamentes.
- Medikamentöse Therapie: Kleinere klinische Studien und Fallserien haben verschiedene Konzepte medikamentöser Therapien untersucht. Die Datenlage ist jedoch schlecht. Die beste Evidenzlage besteht für die Anwendung Anti-Östrogener-Therapien, z.B. mit Tamoxifen, Danazol und den Aromatase-Inhibitoren Testolacton und Anastronazol.

**Gummiallergie. Tabelle 1.** Handschuhe und Inhaltsstoffe (nach Heese)

| Handschuhe | Thiurame | Carbamate | Benzothiazole | Thioharnstoff | Latex | Puder | Hersteller/Vertrieb |
|---|---|---|---|---|---|---|---|
| Ansell Conform steril | ● | ● | ○ | ○ | ● | ○ | Ansell |
| Ansell Conform unsteril | ○ | ● | ● | ○ | ● | ○ | Ansell |
| Micro-touch UHS unsteril | ○ | ● | ● | ○ | ● | ○ | Johnson & Johnson |
| Micro-touch UHS steril | ○ | ● | ● | ○ | ● | ○ | Johnson & Johnson |
| Peha soft steril | ○ | ● | ● | ○ | ● | ○ | Paul Hartmann |
| Ansell No Powder Exam | ● | ● | ○ | ○ | ● | ○ | Ansell |
| Absogel | ○ | ● | ● | ○ | ● | ○ | Unigloves |
| Flexam powder-free | ○ | ● | ● | ○ | ● | ○ | Baxter |
| Sempermed Exam glove PF | ○ | ● | ● | ○ | ● | ○ | Semperit |
| Gentle Skin Anatom | ○ | ● | ○ | ○ | ● | ○ | Meditrade |
| Gentle Skin | ○ | ● | ○ | ○ | ● | ○ | Meditrade |
| Gads powder-free | ○ | ● | ○ | ○ | ● | ○ | Mölnlycke |
| Regent Biogel D | ○ | ● | ○ | ○ | ● | ○ | Emasdi KG |
| Regent Biogel Diagnostik | ○ | ● | ○ | ○ | ● | ○ | Regent Hospitalprod. |
| Safeskin Durafit | ○ | ● | ○ | ○ | ● | ○ | Safeskin |
| Safeskin powder-free | ○ | ● | ○ | ○ | ● | ○ | Safeskin |
| Safeskin Satin Plus | ○ | ● | ○ | ○ | ● | ○ | Safeskin |
| N-Dex Nitril-HS | ○ | ○ | ● | ○ | ○ | ● | Dr. Korsing/C. Roth |
| Glovex Neoderm | ○ | ○ | ○ | ○ | ○ | ● | Beiersdorf |
| Vinyl (PVC)-HS | ○ | ○ | ○ | ○ | ○ | ● | verschiedene Hersteller |
| N-Dex Nitril-HS puderfrei | ○ | ○ | ● | ○ | ○ | ○ | Dr. Korsing/C. Roth |
| Vinyl (PVC)-HS puderfrei | ○ | ○ | ○ | ○ | ○ | ○ | verschiedene Hersteller |
| Xantoglov ungepudert | ○ | ○ | ○ | ○ | ○ | ○ | Bayer AG |

**Gummiallergie. Tabelle 2.** Hersteller- und Vertriebsadressen therapeutisch alternativer Einmalhandschuhe

| | |
|---|---|
| Ansell GmbH, Stahlgruberring 3, 81829 München | Rösner-Mautby Meditrade GmbH, Thierseestr. 196, 83088 Kiefersfelden |
| Baxter GmbH, Edisonstraße 3-4, 85716 München-Unterschleißheim | Mölnlycke Health Care Gmbh, Max-Planck-Str. 15, 40699 Erkrath |
| Becton-Dickinson, Tullastr. 8-12, 69126 Heidelberg | Regent Medical GmbH, Edisonstrasse 5, 63477 Maintal |
| Beiersdorf AG, Unnastraße 48, 20253 Hamburg | Carl Roth GmbH & Co, Schoemperlenstr. 3, 76185 Karlsruhe |
| Sigma Dental Systems - Emasdi GmbH, Heideland 22, 24941 Jarplund-Weding | Safeskin Deutschland, Loheweg 27, 85375 Neufahrn |
| Paul Hartmann AG, Paul-Hartmann-Str., 89522 Heidenheim | Semperit Technische Produkte GmbH, Mühlenstr. 25, 58285 Gevelsberg |
| Johnson & Johnson GmbH, Oststrasse 1, 22844 Norderstedt | Thiele GmbH, Hasselbinnen 26, 22869 Schenefeld |
| Dr. K. Korsing GmbH, Robert Perthel Str. 38, 50739 Köln | Unigloves Ärzte- und Klinikbedarf GmbH, Ampérestr. 24, 53844 Troisdorf |
| Medimex GmbH, Königsreihe 22, 22041 Hamburg | |

Gummiallergie. **Tabelle 3.** Latexfreie Produkte für den Notfallwagen

| Latexfreies Produkt | Handelsname/Produkteigenschaft | Vertrieb/Hersteller |
|---|---|---|
| Absaugegeräte/-schläuche | Nasal Aspirator | Baby Nova (Novatex) GmbH, Pattensen |
| | Medena Saugansatz/-garnitur und -schlauch | Medimex GmbH, Hamburg |
| Beatmungsbeutel | Beatmungsbeutel | Weinmann GmbH & Co KG, Hamburg |
| Beatmungshilfen | Güdeltubus, Güdel-/-Wendltubus, Endotrachealkatheter, Endotrachealtuben | Rüsch AG, Waiblingen |
| | Wendl-Tubus grün | Portex |
| Beatmungsmasken | Allround-Narkosemaske | Rüsch AG, Waiblingen |
| | Beatmungsmaske | Weinmann GmbH & Co KG, Hamburg |
| | Taschenmasken | Laerdal Medical |
| Blasendauerkatheter | Norta | Beiersdorf AG, Hamburg |
| Blutdruckmanschette | Heine Gamma Blutdruckmessgeräte | Heine Optotechnik GmbH & Co KG, Herrsching |
| Fixierpflaster | Vecafix | Becton Dickinson GmbH, Heidelberg |
| | Ensure-it Kathetherfixierverband | Becton Dickinson GmbH, Heidelberg |
| | Mefix i.v. | Mölnlycke GmbH, Erkrath |
| | Mepore steril/unsteril | Mölnlycke GmbH, Erkrath |
| Handschuhe | Vinyl-Handschuhe | Dahlhausen & Co. GmbH, Köln |
| | Glovex Neoderm | Beiersdorf AG, Hamburg |
| Infusionssystem | Infusionsgerät P87 | Becton Dickinson GmbH, Heidelberg |
| Infusionslösungen | aus Plastikbeuteln | Braun Schiwa B. Gmbh & Co KG, Glandorf |
| Kanülen | Sterican | Braun AG, Melsungen |
| | Microlance 3 | Becton Dickinson GmbH, Heidelberg |
| Magensonde | Magensonde aus PVC | Rüsch AG, Waiblingen |
| Mundschutz | Medimask | Hartmann AG, Heidenheim |
| Spritzen | Glasspritzen, Feindosierungsspritzen, Spritzen 2-20 ml | Braun AG, Melsungen |
| | Discardit II, Plastipak | Becton Dickinson GmbH, Heidelberg |
| Stethoskop | Classic II S.E. | 3M Deutschland GmbH, Neuss |
| Stethoskopschlauch | | Rüsch AG, Waiblingen |
| Tracheostomiekanüle | Tracheostomiekanüle (Tracheoquick) | Rüsch AG, Waiblingen |
| Venenverweilkanüle | Venflon Pro | Becton Dickinson GmbH, Heidelberg |
| | Adsyte Pro | Becton Dickinson GmbH, Heidelberg |
| Verschlussstopfen | Kombistopfen rot/blau, Verschlusskonen rot/blau/weiß | Braun AG, Melsungen |
| Zungenspatel | Holzmundspatel | Hartmann AG, Heidenheim |
| Zentralvenenkatheter | Careflow | Becton Dickinson GmbH, Heidelberg |

- Operative Entfernung des Drüsengewebes bei länger bestehenden (6-12 Monate) fibrosierenden Gynäkomastien.

### Prognose
Nicht in jedem Fall ist eine Gynäkomastie pathologisch. Im Säuglingsalter und in der Pubertät ist sie physiologisch und meist selbstlimitierend. Auch im Senium wird sie nicht als pathologisch aufgefasst.

## Gyrasehemmer

### Definition
Gruppe von Antibiotika aus der Gruppe der Chinolone, die durch Hemmung der an der DNA-Transkription und Replikation beteiligten Gyrase wirken. Zugehörig sind u.a.: Ofloxacin, Enoxacin, Ciprofloxacin, Levofloxacin, Norfloxacin, Moxifloxacin, Gatifloxacin.

### Indikation
Infektionen, bes. durch gramnegative Keime. Gegen Pseudomonas aeruginosa besitzt Ciprofloxacin die beste Aktivität.

### Unerwünschte Wirkungen
Gastrointestinale Störungen; ZNS-Störungen; Exantheme, Pruritus; Photosensibilisierung.

### Kontraindikation
Schwangerschaft, Stillzeit, Kinder und Jugendliche in der Wachstumsphase.

# H

## Haar

### Synonym(e)
Pilus; hair

### Definition
Aus Keratin bestehendes fadenförmiges Hautanhangsgebilde, das bis auf Palmae und Plantae das gesamte Integument bedecken kann. Es setzt sich aus dem Haarschaft und der Haarwurzel zusammen. Die Haarfarbe (s.u. Haar, Farbveränderungen) wird durch Melanin und physikalische Faktoren bestimmt. Bekannt sind 3 Melaninklassen: Eumelanin, Phäomelanin, Neuromelanin. Entscheidend für die Haarfarbe sind die schwarzbraunen Eumelanine, die durch enzymatische Oxidation von Tyrosin entstehen sowie die rotbraunen Phäomelanine, die durch Reaktion mit Cystein entstehen. Haare rothaariger Menschen enthalten Trichrome, die den Phäomelaninen zuzuordnen sind.

### Einteilung
Es sind drei Arten von Menschenhaaren bekannt:
- Lanugohaar
- Vellushaar
- Terminalhaar.

## Haar, Farbveränderungen L67.1

### Definition
Physiologisch dunkeln die Haare des Menschen im Laufe des Lebens nach. Ebenso physiologisch sind Unterschiede der Haarfarbe in den einzelnen Regionen des Körpers.

### Ätiologie
Ursachen und Krankheiten die Farbveränderungen der Haare verursachen können:
- Noxen/Medikamente:
  - Grün: Kupfer aus alten Wasserleitungen.
  - Hellblau: Kobalt bei Industriearbeitern.
  - Dunkelblau: Indigo bei Industriearbeitern.
  - Gelb-gelbbraun: Weißes oder graues Haar bei Zigaretten- oder Zigarrenrauchern.
  - Rotbraun: Trinitrotoluol bei Industriearbeitern.
  - Weißverfärbung: Blondes oder rotes Haar, bei Einnahme von Chloroquin oder Hydroxychloroquin.
  - Dunkler werden: Diazoxid, Minoxidil (nur noch als topisches Medikament verfügbar!).
  - Ergrauen: Mephenesin, Triparanol, Butyrophenon, Haloperidol, Bleomycin.
- Krankheiten, die mit definierten Farbveränderungen der Haare einhergehen. S.a. Hypopigmentierung.

## Haare, dysplastische L67.8

### Definition
Dünne Anagenhaare mit fehlender Wurzelscheide und nach oben gekrümmter Haarwurzel. Vorkommen bei Haargesunden und androgenetischer Alopezie. Im Gegensatz zu dystrophischen Haaren zeigen sie Haarwachstum. Artifizielle Genese wird diskutiert.

### Therapie
Nicht bekannt, bei androgenetischer Alopezie, Alopecia androgenetica bei der Frau, Alopecia androgenetica beim Mann.

## Haare, dystrophische L67.8

### Definition
Anagenhaare mit verdünntem Haarschaft und zugespitztem sowie aufgefasertem Ende, die abbrechen und nicht mehr wachsen. Dystrophische Haare werden vermehrt gefunden bei toxischem Effluvium und Alopecia areata.

### Therapie
S.u. Effluvium, toxisches; Alopecia areata.

## Haare, grüne L67.8

### Definition
Grünverfärbung des Haupthaares, besonders bei blonden und blondierten Haaren.

### Ätiologie
Externe Kupferadsorption, meist infolge Exposition mit kupferhaltigem Leitungs- bzw. Schwimmbadwasser.

### Therapie
Kupferkomplexierung durch Haarspülung mit Chelatbildnern. Behandlungsversuch mit 3% Wasserstoffperoxid oder ggf. EDTA- bzw. 1,5% Hydroxyethyldiphosphorsäurehaltigen Shampoos. Prophylaktisches Waschen mit synthetischen Detergenzien oder Shampoos, die quartäre Ammoniumverbindungen enthalten und damit die Adsorption verhindern.

## Haare, kadaverisierte L63.8

### Synonym(e)
Cheveux cadáverises

### Definition
Für die Alopecia areata typische Degeneration der Haarmatrix mit Ausbildung schwärzlicher, komedoartig imponierender Follikelverschlüsse (wichtiges diagnostisches Zeichen zur Abgrenzung anderer Alopezien).

### Histologie
Degenerationsprodukte aus Resten der Haarmatrix, Pigmentschollen, inneren Wurzelscheiden, Haarresten.

### Therapie
Entsprechend der Alopecia areata.

### Prognose
Eher ungünstiges Zeichen, da Hinweis auf Progredienz des Alopezieherdes. S.a. Ausrufezeichenhaare (Peladehaare).

## Haare, Phänomen der leicht ausziehbaren L73.8

### Synonym(e)
Loses Anagenhaar; loose Anagen-hair of childhood; loose Anagen syndrome

### Definition
Seltene, bei Kindern vorkommende Haarschaftanomalie mit stark gesteigerter Epilierbarkeit der Kopfhaare.

### Ätiologie
Ungeklärt. In einigen Familien wird die autosomal-dominante Vererbung mit variabler Expression einer Mutation des K6HF Gens diskutiert, die zu einer gestörten Verhaftung von Haarschaft und Wurzelscheide führt.

### Manifestation
Klein- und Schulkindalter.

### Klinisches Bild
Bereits bei leichtem Zug können die Kopfhaare büschelweise und schmerzlos epiliert werden. Häufig mehrere, z.T. größere Kahlstellen. Promptes Nachwachsen von neuen Haaren. Die Haare erscheinen klinisch unauffällig.

### Histologie
Die Haarschaftquerschnitte sind unregelmäßig oval oder tropfenförmig. Spaltbildung zwischen innerer und äußerer Wurzelscheide. Verschmelzung der einzelnen Schichten der inneren Wurzelscheide zu einer homogenen Hülle sowie bröckeliger Zerfall oft bereits unter der Follikelmitte.

### Diagnose
Im Trichogramm fast ausschließlich dünne Anagenhaare ohne Wurzelscheiden.

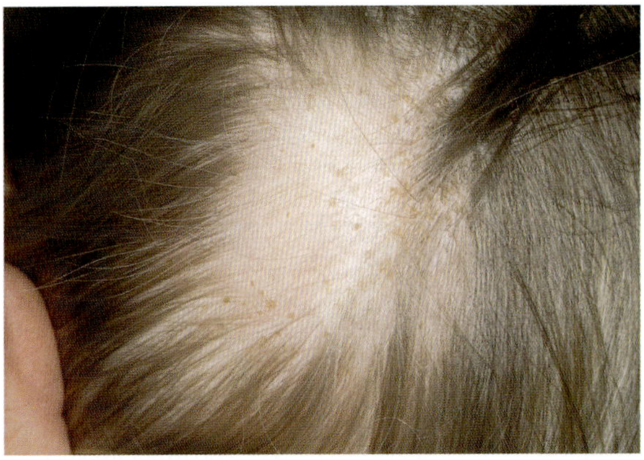

**Haare, Phänomen der leicht ausziehbaren.** Diffuse und herdförmige Alopezie bei leicht ausziehbaren Haaren.

### Therapie
Keine kausale Therapie bekannt, meiden von Traktion, Haarnetz zur Nacht.

### Prognose
Nicht genau bekannt, evtl. handelt es sich um eine zeitlich begrenzte Reifungsstörung mit Rückbildung in der Pubertät.

## Haare, Weißwerden über Nacht L67.8

### Definition
Akutes Ergrauen bzw. Weißwerden der gesamten Kopfhaare innerhalb weniger Stunden, unter Umständen Folge einer Alopecia areata, bei der das Effluvium die ergrauten Haare in geringerem Maße betrifft.

### Therapie
Nicht bekannt. Ggf. Therapie der Alopecia areata.

## Haarfollikel, ektope Q84.2

### Synonym(e)
Circumscribed pilary dysembryoplasis of the palms; circumscribed hypertrichosis; ectopic hair follicles

### Definition
Seltene, familiär vorkommende, ektope Lage von Haarfollikeln im Bereich der Palmae mit Ausbildung vieler kräftiger Haare, die von der erworbenen zirkumskripten Hypertrichose, Becker-Naevus und kongenitalem Naevus pigmentosus et pilosus zu trennen sind. S.a. Naevus, s.a. Haarfollikel-Naevus.

### Therapie
Ggf. Epilation.

## Haarfollikel-Naevus D23.L

### Synonym(e)
Naevus pilo-follicularis; angeborenes Vellushaar-Hamartom

### Definition
Sehr seltene, gutartige, kongenital angelegte, umschriebene Hypertrichose durch Vermehrung normal ausgereifter Haarfollikel. Es besteht eine klinische Verwandtschaft zum Becker Naevus.

### Ätiologie
Vermutlich Reste embryonaler Haarkeime.

### Manifestation
Ab Geburt oder in früher Jugend.

### Lokalisation
Gesicht, vor allem Nase, Nasolabialfalten, Kinn, auch Ohren.

### Histologie
Zahlreiche normal ausgereifte Haarfollikel, die nicht verzweigen und kleine aber ausgereifte Haare enthalten. Die Epidermis ist leicht vorgewölbt und verschmälert.

### Therapie
Ggf. Exzision.

## Haarfollikeltumor D23.L

### Definition
Neubildung, die von den verschiedenen Zellen des Haarfollikels ausgeht oder diesen nachahmt. Klassifikation s.u. Adnextumoren mit Haarfollikeldifferenzierung.

## Haarknötchen

### Definition
1-2 mm große, unterschiedlich gefärbte Knötchen an den Haarschäften.

### Einteilung
Haarknötchen werden bei folgenden Erkrankungen beobachtet:
- Piedra, schwarze
- Piedra, weiße
- Nissen (Pediculosis capitis)
- Trichomycosis palmellina (Trichobacteriosis axillaris)
- Haarzylinder
- Trichorrhexis nodosa
- Haarverknotungen bei Dauerwellenschaden.

## Haarleukoplakie, orale K13.3

### Erstbeschreiber
Greenspan et al., 1984

### Synonym(e)
Oral hairy leukoplakia; weiße Haarzunge; hairy leukoplakia

### Definition
Im Rahmen der HIV-Infektion beschriebene, klinisch charakteristische weißliche Veränderungen der Zungenschleimhaut.

### Vorkommen/Epidemiologie
Bei ca. 18% der HIV-Infizierten und 36% der AIDS-Patienten. Auch bei Nieren- oder Knochenmarktransplantierten unter Immunsuppression.

### Ätiologie
Durch Infektion mit EBV-Viren verursacht.

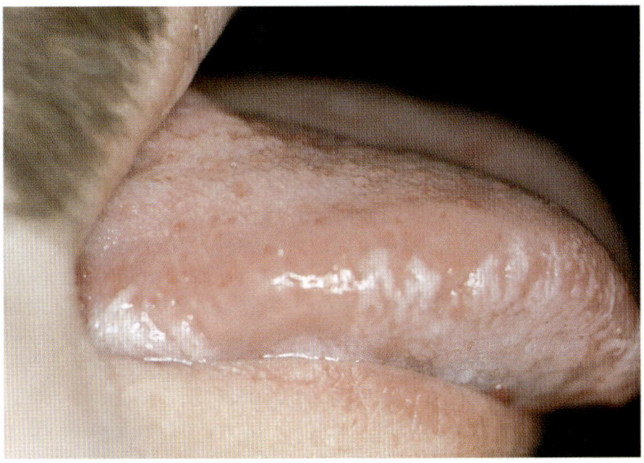

**Haarleukoplakie, orale.** Multiple, weiße, asymptomatische, nicht abwischbare Plaques bei einem 31-jährigen HIV-Infizierten.

### Klinisches Bild
Mehrere Millimeter dicke, weiße, meist asymptomatische, nicht abwischbare Beläge mit wellblechartiger Struktur am seitlichen Zungenrand und der Zungenunterfläche.

### Histologie
Hyperparakeratose mit haarähnlichen Projektionen an der Oberfläche. Große, ballonierte Zellen mit pyknotischen Kernen. Fehlende dermale entzündliche Reaktion. Elektronenmikroskopischer und immunhistochemischer Nachweis von Epstein-Barr-Virus in den Läsionen.

### Differenzialdiagnose
Orale Leukoplakie, Lichen planus, Candidose, Exfoliatio areata linguae, Pseudohaarleukoplakie.

### Therapie
Ggf. Abbürsten und Vitamin C (z.B. Cebion) Tbl. 400-1000 mg/Tag, Tbl. auf der Zunge zergehen lassen. Bei starkem Leidensdruck ist eine Therapie mit Aciclovir (z.B. Zovirax) 5mal/Tag 400 mg p.o. möglich. Hierunter rasante Rückbildung der Haarleukoplakie, nach Absetzen jedoch häufig schnelles Rezidiv. Alternativ Valaciclovir (Valtrex) 3mal/Tag 1 g p.o. (Off-Label-Use; laut Studien gut wirksam, geringeres Rezidivrisiko als unter Aciclovir).

### Prognose
Abhängig von der Grunderkrankung; 80% der Patienten entwickeln innerhalb von 1-2 Jahren nach Auftreten der oralen Haarleukoplakie das Vollbild AIDS.

## Haarmenschen Q84.2

### Definition
Personen mit Hypertrichosis lanuginosa congenita; häufig kombiniert mit Gingivafibromatose. Hypertrichose bezieht auch Brauen und Wimpern mit ein. Haare neigen zum Nachdunkeln; damit kosmetisch problematisch.

### Therapie
Laserepilation ist möglich; bzgl. der Therapie der Gingivafibromatose s.u. Fibromatosis gingivae.

## Haarnaevus D23.L

### Definition
Zirkumskripte naevoide Vermehrung von Haaren. S.a. Wollhaarnaevus.

### Therapie
Ggf. Exzision.

## Haarschaft

### Definition
Distaler, über die Haut herausragender Teil des Haares, bestehend aus fakultativ markhaltiger Haarrinde und einer äußeren schuppenförmigen Hornschicht.

### Hinweis(e)
S.a. Haarschaftanomalien.

H

## Haarschaftanomalien L67.9

### Definition
Endogen oder exogen ausgelöste Veränderungen des Haarschaftes.

### Einteilung
Je nach Fragilität des Haarschaftes kann wie folgt eingeteilt werden:
- Haarschaftanomalien mit verstärkter Haarbrüchigkeit:
  - Monilethrix (s.u. Monilethrix-Syndrom)
  - Pseudomonilethrix
  - Trichorrhexis nodosa
  - Pili torti
  - Bambus-Haare (Trichorrhexis invaginata).
- Haarschaftanomalien ohne Haarbrüchigkeit:
  - Pili anulati
  - Pili pseudoanulati (Variante normalen Haares)
  - Wollhaarnaevus (Kräuselhaarnaevus)
  - Erworbene progressive Haarkrümmung
  - Pili canaliculi (Syndrom der unfrisierbaren Haare)
  - Pili multigemini (Wachstum mehrerer Haarschäfte aus derselben dermalen Papille und durch den selben Haarkanal; Normvariante)
  - Pili bifurcati.
- Sonstige Haarschaftveränderungen:
  - Luftblasenhaar (Lufteinschlüsse durch zu heißes Föhnen)
  - Trichonodosis (Haarknoten).

## Haarscheidenakanthom D23.L

### Erstbeschreiber
Brownstein u. Mehregan, 1978

### Synonym(e)
Pilar sheath acanthoma

### Definition
Zwischen Riesenpore und Trichofollikulom einzuordnender, gutartiger Adnextumor mit Haarfollikeldifferenzierung.

### Manifestation
Mittleres bis höheres Lebensalter.

### Lokalisation
Oberlippe, Stirn.

### Klinisches Bild
Uncharakteristisches Bild; meist solitäre, 0,5-1,0 cm große, feste, hautfarbene Papel.

### Histologie
Dermal lokalisierter, bis in die Subkutis reichender, follikulär-zystischer Tumor, dessen Wand aus mehrschichtigem verhornendem Plattenepithel besteht. Hiervon ausgehend ziehen dünne Epithelstränge in das umgebende Bindegewebe. Zentral locker geschichtetes Hornmaterial. Eingeschlossen in die epithelialen und zystischen Anteile sind kleine Hornperlen und auch Talgdrüsenläppchen.

### Therapie
Im Allgemeinen handelt es sich um einen histologischen Zufallsbefund. Exzision in toto sollte sichergestellt sein.

## HAART

### Synonym(e)
Highly Active Anti-Retroviral Therapy; hochaktive antiretrovirale Therapie; combined Anti-Retroviral Therapy; antiretrovirale Kombinationstherapie

### Definition
1996 eingeführtes Konzept von Kombinationstherapien aus verschiedenen antiretroviralen Medikamenten zur Behandlung der HIV-Infektion.

### Allgemeine Information
Merke: **Aufgrund der Komplexizität der Therapie sollte diese nur in enger Absprache mit einem spezialisierten Zentrum eingeleitet, abgesetzt oder umgestellt werden.**

- Durch zielführend richtige Kombination der Wirkstoffe zur richtigen Zeit kann die gemessene Viruslast (Nachweis mittels PCR) von teilweise 1,5 Mio. Kopien/ml Blut unter die Nachweisgrenze gedrückt werden (dies ist nicht mit einer Heilung zu verwechseln). Die Lebenserwartung von HAART-behandelten Patienten gleicht sich nach und nach der normalen Lebenserwartung an. Ein normales Leben wird so (fast) möglich, wobei einzelne aggressivere Verlaufsformen und ein zunehmendes Resistenzproblem nicht negiert werden sollten. Es muss daher betont werden, dass bislang keine Alternative zum Infektionsschutz (Safer Sex) besteht.
- HAART besteht aus einer Kombination von mindestens drei antiretroviralen Medikamenten aus mindestens zwei Wirkstoffklassen. Derzeit stehen mehrere Wirkstoffklassen zur Verfügung:
  - Nukleosidale Reverse Transkriptase Inhibitoren (Nukleosidanaloga, NRTI)
  - Nukleotidale Reverse Transkriptase Inhibitoren (Nukleotidanaloga, NtRTI)
  - Nicht-Nukleosidale Reverse Transkriptase Inhibitoren (NNRTI)
  - Protease-Inhibitoren (PI)
  - Fusionsinhibitoren
  - Entry-Inhibitoren
  - Korezeptorantagonisten
  - Integrase-Inhibitoren.

### Indikation
S.u. HIV-Infektion.

### Unerwünschte Wirkungen
- Häufig werden unter HAART dermatologische Nebenwirkungen gesehen, insbes. Arzneimittelexantheme, Lipodystrophiesyndrome. Klinisch bedeutsam ist das Immunrekonstruktionssyndrom mit der Demaskierung latenter Infektionskrankheiten oder dem Neuauftreten oder der Reaktivierung präexistenter Erkrankungen.
- Die antiretrovirale Therapie muss bei bis zu 25% aller Patienten innerhalb des ersten Jahres aufgrund von Nebenwirkungen umgestellt werden.
- Arzneimittelexantheme: Arzneimittelexantheme werden vor allem durch NNRTIs ausgelöst. Bei leichten, nicht bullösen Reaktionen ohne Allgemeinsymptome oder Schleimhautbeteiligung kann die HAART fortgesetzt werden. Die differenzialdiagnostische Abgrenzung z.B. zu Virusexanthemen und Syphilis kann schwierig sein.

**HAART. Tabelle 1.** Antiretrovirale Stoffklassen, Substanzen und Dosierung (modifiziert nach den Deutsch-Österreichischen Richtlinien zur Behandlung der HIV-Infektion)

| Substanz bzw. Substanzgruppe | Handelsname | Wichtigste Nebenwirkungen | Diät-Vorschrift | Darreichungsform | Dosis* |
|---|---|---|---|---|---|
| **Nukleosidale Reverse Transkriptase Inhibitoren (Nukleosidanaloga, NRTI)** | | Hepatische Steatose, selten Laktatazidose, Lipodystrophiesyndrom§ | | | |
| Abacavir | Ziagen | Hypersensitivitäts-Syndrom | | Tabletten à 300 mg, Saft | 2mal/Tag 300 mg p.o. |
| Didanosin | Videx | Pankreatitis, Neuropathie | Nüchtern einnehmen | Kapseln à 400 mg, Kapseln à 250 mg, Kapseln à 125 mg, Pulver | >60 kg KG: 1mal/Tag 400 mg p.o. |
| | | | | | <60 kg KG: 1mal/Tag 250 mg oder 2mal/Tag 125 mg p.o. |
| Emtricitabin | Emtriva | Kopfschmerzen, gastrointestinale Beschwerden (Durchfall, Übelkeit) | | Kapseln à 125 mg, Lösung mit 10 mg/ml | >4 Monate und >33 kg KG: 1mal/Tag 200 mg p.o. |
| Lamivudin | Epivir | Kopfschmerzen | | Tabletten à 300 mg, Tabletten à 150 mg, Lösung | 1mal/Tag 300 mg oder 2mal/Tag 150 mg p.o. |
| Stavudin | Zerit | Neuropathie, Pankreatitis | | Kapseln à 40 mg, Kapseln à 30 mg | >60 kg KG: 2mal/Tag 40 mg p.o. |
| | | | | | <60 kg KG: 2mal/Tag 30 mg p.o. |
| Zidovudin | Retrovir | Neutropenie, Anämie, Myopathie | | Kapseln à 250 mg, Saft | 2mal/Tag 250 mg p.o. |
| Kombinationspräparat: Lamivudin + Zidovudin | Combivir | Kopfschmerz, Neutropenie, Anämie, Myopathie | | Tabletten à (150 mg/300 mg) | 2mal/Tag 150 mg/300 mg p.o. |
| Kombinationspräparat: Lamivudin + Abacavir | Kivexa | Übelkeit, Kopfschmerz, gastrointestinale Nebenwirkungen wie Erbrechen und Diarrhoe | | Tabletten à (300 mg/600 mg) | 1mal/Tag 300 mg/600 mg p.o. |
| Kombinationspräparat: Lamivudin + Zidovudin + Abacavir | Trizivir | Kopfschmerz, Neutropenie, Anämie, Myopathie, Hypersensitivitäts-Syndrom | | Tabletten à (150 mg/300 mg/300 mg) | 2mal/Tag 150 mg/300 mg/300 mg p.o. |
| **Nukleotidale Reverse Transkriptase Inhibitoren (Nukleotidanaloga, NtRTI)** | | | | | |
| Tenofovir | Viread | Gastrointestinale Beschwerden (Durchfall, Übelkeit) | | Tabletten à 300 mg | 1mal/Tag 300 mg p.o. |
| Kombinationspräparat: Emtricitabin + Tenofovir | Truvada | Kopfschmerzen, gastrointestinale Beschwerden (Durchfall, Übelkeit) | Mit Mahlzeit einnehmen | Tabletten à (200 mg/300 mg) | 1mal/Tag 200 mg/300 mg p.o. |

H

**HAART. Tabelle 1.** Fortsetzung

| Substanz bzw. Substanzgruppe | Handelsname | Wichtigste Nebenwirkungen | Diät-Vorschrift | Darreichungsform | Dosis* |
|---|---|---|---|---|---|
| **Nicht-Nukleosidale Reverse Transkriptase Inhibitoren (NNRTI)** | | Arzneireaktionen | | | |
| Efavirenz***** | Sustiva, Stocrin | Psychotrope NW; Arzneiexanthem | | Kapseln à 200 mg, Kapseln à 600 mg | 1mal/Tag 600 mg p.o. |
| Nevirapin**** | Viramune | Arzneiexanthem, Hepatotoxizität | | Tabletten à 100 mg | Initial: 1mal/Tag 100 mg für 14 Tage, dann Dosisanpassung auf 2mal/Tag 200 mg p.o. oder 1mal/Tag 400 mg p.o. |
| Etravirin | Intelence | Diarrhoe, Kopfschmerzen, Arzneixantheme, Juckreiz | Mit Mahlzeit einnehmen | Tabletten à 100 mg | 2mal/Tag 200 mg p.o. |
| **Protease-Inhibitoren (PI)**** | | Glukoseintoleranz, Fettstoffwechselstörungen, Lipodystrophiesyndrom§ | | | |
| Atazanavir | Reyataz | Diarrhoe, Kopfschmerzen, Hyperbilirubinämie (Ikterus) | Mit Mahlzeit einnehmen | Kapseln à 100, 150, 200 mg | 1mal/Tag 400 mg p.o. |
| | | | | | Empfehlung in Kombination mit Ritonavir: 1mal/Tag 300 mg p.o. + Ritonavir 1mal/Tag 100 mg p.o. |
| Darunavir | Prezista | Übelkeit, Diarrhoe, Hyperlipidämie | | Tabletten à 400 mg | 2mal/Tag 600 mg + Ritonavir 2mal/Tag 100 mg p.o. |
| Fosamprenavir | Telzir | Diarrhoe | | Filmtbl. à 700 mg bzw. Suspension 50 mg/ml | 2mal/Tag 1400 mg p.o. |
| | | | | | Empfehlung in Kombination mit Ritonavir: 2mal/Tag 700 mg p.o. + Ritonavir: 2mal/Tag 100 mg p.o. Alternativ: 1mal/Tag 1400 mg p.o. + Ritonavir: 1mal/Tag 200 mg p.o. |
| Indinavir | Crixivan | Nephrolithiasis, Hyperbilirubinämie | Nüchtern bzw. mit fettreduzierter Kost einnehmen | Kapseln à 400 mg | Als Mono PI: 3mal/Tag 800 mg p.o. |
| | | | | | Empfehlung in Kombination mit Ritonavir: 2mal/Tag 400 mg Indinavir + 2mal/Tag 100 mg Ritonavir p.o. |

**HAART. Tabelle 1.** Fortsetzung

| Substanz bzw. Substanzgruppe | Handelsname | Wichtigste Nebenwirkungen | Diät-Vorschrift | Darreichungsform | Dosis* |
|---|---|---|---|---|---|
| Lopinavir + Ritonavir | Kaletra | Fettstoffwechselstörungen, Übelkeit, Diarrhoe | Mit Mahlzeit einnehmen | Kapseln à (133 mg/ 33 mg), Lösung | 2mal/Tag 400 mg p.o. Lopinavir + 2mal/Tag 100 mg p.o. Ritonavir |
| Nelfinavir | Viracept | Diarrhoe, Übelkeit | Nicht nüchtern einnehmen | Tabletten à 250 mg, Pulver | 2mal/Tag 1250 mg p.o. |
| Ritonavir | Norvir | Diarrhoe, Übelkeit, Hypertriglyzeridämie | | Kapseln à 100 mg, Saft | 2mal/Tag 600 mg p.o.; Saft: 2mal/Tag 7,5 ml p.o. |
| Saquinavir | Invirase***, Fortovase | Diarrhoe, Übelkeit (meist mild) | Mit protein- oder fettreicher Kost einnehmen | Kapseln à 200 mg | 3mal/Tag 1200 mg p.o.<br>Empfehlung in Kombination mit Ritonavir: 2mal/Tag 1000 mg Saquinavir + 2mal/Tag 100 mg Ritonavir p.o. |
| **Fusionsinhibitoren/Entryinhibitoren** | | Lokale Reaktionen an der Einstichstelle, grippeähnliche Symptome | | | |
| Enfuvirtide (T-20) | Fuzeon | Reaktionen an der Einstichstelle (Erythem, Urtica) | | subkutane Injektion | 2mal/Tag 90 mg (1 ml) s.c. |

* normale Nierenfunktion, Körpergewicht >60 kg;
** alle Proteaseinhibitoren sind Inhibitoren des Cytochrom P450; Ritonavir ist der potenteste Inhibitor, einige Isoenzyme werden durch Ritonavir auch induziert;
*** nur in Kombination mit Ritonavir einsetzen;
**** Eventuell Erhöhung der Lopinavir/Ritonavir-Dosis bei PI-vorbehandelten Patienten auf 533/133 mg 2mal/Tag bei Kombination mit Efavirenz oder Nevirapin. Generell müssen aufgrund der gegenseitigen Wechselwirkungen bei Kombination von NNRTIs und PIs Dosisanpassungen und ggf. ein Drug Monitoring erwogen werden;
***** unterschiedliche Handelsnamen in Deutschland und Österreich;
§ die Pathogenese des Lipodystrophiesyndroms ist noch ungeklärt. Sowohl Protease-Inhibitoren als auch Reverse Transkriptase-Inhibitoren scheinen an der Entstehung des Syndroms beteiligt zu sein.

- Hypersensitivitätssyndrom: Für das Vorliegen einer u.U. lebensbedrohlichen Hypersensitivitätsreaktion (HSR), die gelegentlich auch als DRESS-Syndrom (= Drug rush with eosinophilia and systemic symptoms) bezeichnet wird, spricht das kombinierte Auftreten von meist 3-4 Symptomen gleichzeitig (morbilliforme bis makulopapulöse Exantheme, Fieber, Übelkeit oder Erbrechen) im Mittel etwa 11 Tage nach Behandlungsbeginn. Bei einem Drittel der Patienten verläuft die Hypersensitivitätsreaktion ohne Exantheme. Im Epikutantest lässt sich häufig eine Sensibilisierung auf Abacavir nachweisen. Das bei den Kaukasiern vorkommende Allel HLA-B5701 ist bei der HSR in bis zu 90% positiv und kann vor Beginn einer Therapie mit Abacavir bestimmt werden. Eine Reexposition sollte nach einem HRS vermieden werden.
- Immunrekonstitutionssyndrom (IRIS): Vor allem Patienten mit einem weit fortgeschrittenen zellulären Immundefekt, die eine antiretrovirale Kombinationstherapie beginnen, unterliegen einem Risiko, eine aberrante, oft pathogenspezifische Immunreaktion zu entwickeln. Auch die Haut als Spiegel des Immunsystems ist häufig betroffen. Neben Infektionen (z.B. Herpes zoster, Herpes simplex, Molluscen, HPV-assoziierte Veränderungen) treten multifaktorielle (Psoriasis, Akne, eosinophile Follikulitis) und autoimmun-vermittelte Hautveränderungen auf. Die antiretrovirale Therapie sollte möglichst fortgesetzt und eine spezifische Therapie eingeleitet werden.
- Lipodystrophiesyndrom: Als Lipodystrophiesyndrom werden Fettverteilungsstörungen und metabolische Veränderungen bei Patienten unter HAART zusammengefasst. Ein Verlust des subkutanen Fettgewebes zeigt sich vor allem im Gesicht, an den Extremitäten und gluteal. Eine Lipohypertrophie zeigt sich vor allem viszeral, seltener auch nuchal. Zu den assoziierten metabolischen Veränderungen gehören Insulinresistenz, Glukosetoleranzstörungen, Diabetes mellitus, Hypertriglyzeridämie, Hy-

percholesterinämie und Hyperlaktatämie. Eine Umstellung der antiretroviralen Therapie ist zu erwägen, bei der medikamentösen Behandlung der Stoffwechselstörungen sind Wechselwirkungen mit den Wirkstoffen der antiretroviralen Therapie zu beachten.
- Mitochondriale Toxizität: Vor allem die NRTIs können kompetitiv die RNA-abhängige DNA-Polymerase in den Mitochondrien und damit deren DNA-Replikation hemmen. Daraus resultiert eine Beeinträchtigung der mitochondrialen Enzyme. Vor allem die Thymidinanaloga Stavudin, und Didanosin, sowie weniger ausgeprägt Zidovudin werden dafür verantwortlich gemacht.
- Hyperpigmentierungen: Selten tritt unter Zidovudin und Emtricitabin eine Melanonychia striata medicamentosa auf.

### Komplikation
Nach eigenen klinischen Erfahrungen erkranken Patienten, die mit einer antiretroviralen Kombinationstherapie behandelt werden, häufiger an einem Bronchialkarzinom. Welche pathogenetische Rolle dem zugrunde liegt, ist noch unklar. Ob die überproportional hohe Anzahl an Rauchern in diesem Kollektiv der ausschlaggebende Faktor ist, wird derzeit diskutiert.

### Hinweis(e)
- Wechselwirkungen in der HIV-Therapie sind vielfältig und bisher nur ansatzweise untersucht. Die NNRTIs und PIs werden größtenteils über das Cytochrom P450-System abgebaut. Medikamentenspiegelmessungen sollten bei unklarer Interaktion durchgeführt werden. Hinweise über Wechselwirkungen mit häufig eingesetzten Medikamenten sind unter www.ifi-interaktions-hotline.de zu finden.
- Resistenzanalysen: Zur Interpretation von genotypischen- bzw. und phänotypischen Resistenzanalysen stehen regelbasierte und datenbasierte Interpretationssysteme zur Verfügung.
  - Regelbasierte Interpretationssysteme:
    - HIV-GRADE: http://www.hiv-grade.de/cms/grade/homepage.ht ml
    - Stanford-Database: http://hiv.net/link.php?id=24
    - HIV Genotypic Drug Resistance Interpretation - ANRS AC11: http://hiv.net/link.php?id=138
    - Los Alamos-Database: http://hiv.net/link.php?id=25
  - Datenbasierte Interpretationssysteme: geno2pheno: http://hiv.net/link.php?id=26.

## Haartherapeutika

### Definition
Zur externen Behandlung der verschiedenen Erkrankungen der Kopfhaut eingesetzte Arzneimittel.

### Rezeptur(en)
Indikationen:
- R075 Psoriasis capillitii
- R087 Alopecia androgenetica der Frau
- R148, R068 Alopecia areata.

## Haartransplantation

### Definition
Verpflanzung autologer, haartragender Haut in haarlose Bezirke. Prinzip: Nach Verpflanzung haartragender Vollhaut in ein alopezisches Empfängerareal bleibt die genetische Information der transplantierten Gewebezellen zur Haarbildung erhalten (z.B. im Bereich des Haarkranzes); Haarwurzeln verlieren ihre ursprünglichen Eigenschaften nicht (Spenderdominanz) und produzieren auch am Transplantationsort weiter neue Haare.

### Indikation
Narbige Alopezien (atrophisierende Entzündungen der Kopfhaut, Verletzungen, Verbrennungen, Dauerzug, Strahlenschäden), androgenetische Alopezie des Mannes (Norwood I-VII) und Alopecia androgenetica bei der Frau. Ausgebrannte Alopecia areata, Ersatz von Bartbehaarung (z.B. Hasenschartenkorrektur), Augenbrauen, Wimpern.

## Haarwurzelstatus

### Definition
Mikroskopische Untersuchung der Haarwurzeln; wird im Trichogramm durchgeführt.

## Haarzunge K14.30

### Definition
Hypertrophie der Papillae filiformes. Unterschiedliche Verfärbung möglich: Schwarze Haarzunge und weiße Haarzunge.

### Therapie
Entsprechend Haarzunge, schwarze.

## Haarzunge, schwarze K14.3

### Synonym(e)
Lingua nigra pilosa; Lingua villosa nigra; black hairy tongue

### Definition
Dicht stehende, fadenförmige, hyperkeratotische, hypertrophische Papillae filiformes an der Zungenoberfläche.

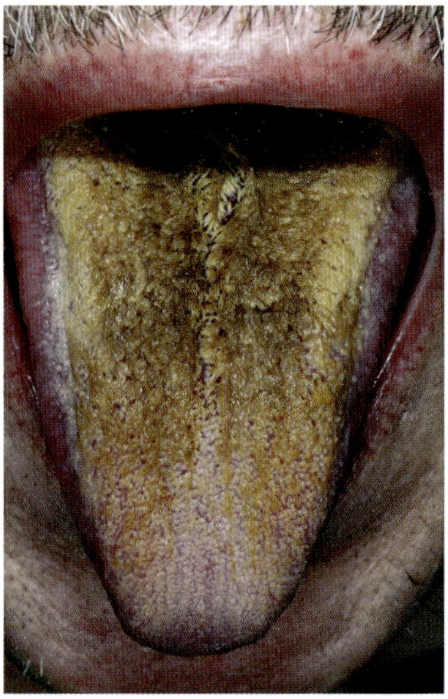

**Haarzunge, schwarze.** V.a. im mittleren und hinteren Drittels des Zungenrückens lokalisierte, bräunliche, gelblich-grüne oder schmutzig gräuliche, scharf begrenzte, warzige, raue Plaques der Zungenoberfläche. Deutlich verlängerte Papillae filiformes. Hier dargestellt sind Veränderungen bei einem Zigarettenraucher nach langzeitiger Therapie mit Breitbandantibiotika und regelmäßigem Nikotinabusus.

### Ätiologie
Nikotinsäureamidmangel. Keratoplastische, chemische Reize (Rauchen, scharfe Mundwässer, Munddesinfektionsmittel etc.), pigmentbildende Bakterien oder Pilze.

### Lokalisation
Vor allem mediane hintere und mittlere Zungenareale.

### Klinisches Bild
Meist in den hinteren und mittleren Zungenabschnitten beginnende, teilweise auch die gesamte Zungenoberfläche erfassende, flächige, schwärzliche oder braun-schwärzliche, rasenartige Behaarung der Zunge mit bis zu 2 cm langen, bis zu 0,2 cm dicken, haarähnlichen Auswüchsen. Subjektive Beschwerden fehlen meist.

### Histologie
Verlängerte, hyperplastische, verhornte Papillae filiformes.

### Diagnose
Fokussuche, mykologischer und bakterieller Abstrich, Blutbild, Vitamin B-Spiegel.

### Therapie
- Rauchverbot, Ausschaltung anderer irritierender Faktoren. Mit Vitamin C-Lutschtabletten (z.B. Cebion 500, 1-2 Tbl./Tag) lässt sich der Eiweißbelag auf der Zunge ausfällen und anschließend mit einer weichen Zahnbürste abbürsten. Eiweißausfällung auch mit 1-2% Wasserstoffperoxid **R280** möglich (Lösung nicht herunterschlucken!).
- Sorgfältige Mundpflege: Spülungen mit Stomatologika wie Kamillenextrakt (z.B. Kamillosan) oder Dexpanthenol-Lösung (Bepanthen, **R066**). Zahnsanierung.
- Bei Nicotinsäuremangel: Ausgewogene eiweißreiche Ernährung, ggf. orale Substitution von Nicotinsäureamid (z.B. Nicotinsäureamid 200 Jenapharm) 200 mg/Tag.
- Bei V.a. Candidose antimykotische Therapie, s.u. Candidose der Mundschleimhaut.

## Haarzyklus

### Definition
Durch drei Phasen gekennzeichneter Zyklus des Haarwachstums, s.a. Trichogramm.
- Anagenphase (Wachstumsphase): Dauer etwa 2-6 Jahre. Das Haar steht tief im Korium, umfasst die Papille druckknopfartig (Anagenhaar). Hohe Stoffwechselaktivität der Matrix.
- Katagenphase (Übergangsphase): Dauer etwa 1 bis 2 Wochen. Das Haar rundet sich basal ab und wird am unteren Pol stulpenartig von der äußeren Wurzelscheide umschlossen (Katagenhaar). Die Stoffwechselaktivität der Matrix erloschen.
- Telogenphase (Ruhephase): Dauer etwa 2-4 Monate. Kolbiges, aufsteigendes Haar; die innere Wurzelscheide fehlt (Telogenhaar). Ein neues Anagenhaar in der Tiefe treibt das Telogenhaar aus.

## Haarzylinder L67.8

### Synonym(e)
Hair casts; Haaresser; ausstoßende Follikulitis; ecbolic folliculitis

### Definition
Grau-weiße, 3-7 mm lange Formationen, die die Haare zylinderförmig umgeben und den Haarschaft entlang frei beweglich sind.

### Vorkommen/Epidemiologie
V.a. bei jungen Mädchen.

### Ätiologie
Unklar.

### Klinisches Bild
Haarzylinder werden in 2 Typen eingeteilt:
- Parakeratotische Haarzylinder: Auftreten bei verschiedenen entzündlichen Erkrankungen der Kopfhaut, z.B. Psoriasis, Pityriasis amiantacea, Pityriasis simplex capillitii.
- Peripapilläre Haarzylinder: Keine Veränderung der Kopfhaut; Hülsen setzen sich aus Anteilen der inneren und äußeren Wurzelscheide zusammen. Bislang nur beim weiblichen Geschlecht beschrieben.

### Therapie
Ausbürsten der Haarzylinder.

## Haberland-Syndrom E88.2

### Erstbeschreiber
Haberland u. Perou, 1970

### Synonym(e)
Encephalocraniocutaneous lipomatosis; ECCL

### Definition
Neuroektodermales Syndrom mit unilateralen Lipomen des Kapillitiums und der Augenlider, Aplasia cutis congenita sowie epidermalen Naevi. Weitere Augenveränderungen sind Mikrophthalmie und Kolobome. Hinzu kommen zerebrale Veränderungen wie Agenesie des Corpus callosum, Ventrikelerweiterungen, Zysten und Kalzifizierungen sowie mentale Retardierung und Krampfanfälle.

## Haber-Syndrom Q82.84

### Erstbeschreiber
Haber, 1965

### Synonym(e)
Familiäre rosazeaartige Dermatose mit intraepithelialen Epitheliomen, keratotischen Plaques und Narben

### Definition
Seltene, wahrscheinlich autosomal-dominant vererbte Genodermatose mit rosazeaartigem, brennendem Erythem im Gesicht, ggf. auch brauner Pigmentierung und Induration.

### Manifestation
Kindheit.

### Klinisches Bild
Verruciforme Papeln und Knötchen, besonders dicht in den Achselhöhlen, hyperkeratotische Herde an Knien und Ellenbogen in und nach der Adoleszenz.

### Differenzialdiagnose
Rosazea; Verruca seborrhoica.

### Therapie
Symptomatisch. Salicylhaltige Cremes oder Öle R222 für hyperkeratotische Stellen. Prophylaktisch Lichtschutzmittel (z.B. Anthelios, Eucerin Sun).

## Hafer

### Synonym(e)
Avena sativa L.

### Definition
Einjährige, hellgrüne, bis zu 1,0 m hoch wachsende Pflanze aus der Familie der Süßgräser (Poaceae).

### Allgemeine Information
- Hafer wird weltweit als Lebens- und Futtermittelpflanze kultiviert. Hafer wird v.a. als Nahrungsmittel in Form von Haferflocken verwendet.
- Die Körner stehen nicht wie bei anderen Getreidearten in Ähren, sondern hängen in Rispen.
- Allergologisch spielen Haferpollen (s.u. Pollen) nur eine untergeordnete Rolle, da Selbstbestäuber und kein wesentlicher Pollenflug vorhanden ist. Kreuzreaktion gegen Gräserpollen.

### Naturheilkunde
Verschiedene Extrakte aus Saat-Hafer werden z.B. bei Magen-Darm-Leiden, Gallen- und Nierenerkrankungen sowie bei rheumatischen Leiden und Kreislaufbeschwerden eingesetzt.

## Hainbuche

### Synonym(e)
Cárpinus bétulus L.; Hagenbuche; Weißbuche

### Definition
Laubbaum, der im Hain wächst und eine Höhe bis zu 30 m erreicht. Die Hainbuche gehört zur Familie der Birken- und Haselnussgewächse (Betulaceae) und nicht etwa zu den Buchengewächsen (Fagaceae). Sie erfreut sich einer großen Beliebtheit als Heckengewächs.

### Komplikation
Allergologisch spielt die Hainbuche keine bedeutende Rolle (s.u. Baumpollen). Das Hauptallergen der Hainbuchenpollen ist das Protein Car b 1. Es bestehen Kreuzallergien gegenüber Birke, Hasel und Erle.

### Hinweis(e)
Der Blütenaufbau der Hainbuche zeigt die nahe Verwandtschaft zu Hasel, Birke und Erle, mit denen zusammen sie in eine „Familie" gehört.

## Halb- und Halbnägel L60.8

### Erstbeschreiber
Bean, 1963

### Synonym(e)
Azotämische Onychopathie; half and half nail

### Definition
Charakteristische Weißfärbung der proximalen Nagelplattenhälfte mit scharf abgegrenzter Rot- oder Braunfärbung der distalen Nagelplattenhälfte.

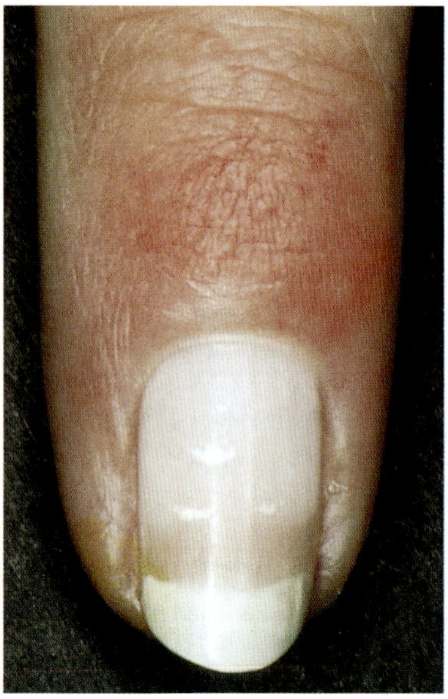

**Halb- und Halbnägel.** Weißfärbung der proximalen Nagelplattenhälfte und scharf abgegrenzte Rot- oder Braunfärbung der distalen Nagelplattenhälfte. Finger- und Zehennägel sind betroffen.

### Vorkommen/Epidemiologie
Bei Patienten mit chronisch-terminaler Niereninsuffizienz.

### Therapie
Behandlung der Grunderkrankung.

## Halbwertszeit, effektive

### Definition
Halbwertszeit (HWZ) eines radioaktiven Isotops im Organismus, die sich aus dem radioaktiven Zerfall ($T_{phys}$) einerseits und der biologischen Eliminierung ($T_{biol}$) andererseits ergibt.

## Halitosis R19.6

### Synonym(e)
Foetor ex ore

### Definition
Unangenehme Geruchsbildung im Mundbereich unterschiedlicher Ätiologie.

### Ätiologie
- Lokale Ursachen im Mund-, Nasen-, Rachenraum für Foetor ex ore (wird vom Patienten häufig nicht wahrgenommen):
  - Erkrankungen von Zähnen und Zahnfleisch (Karies, Parodontose, mangelnde Zahnreinigung)
  - Bakterielle Entzündungen (Angina, Plaut-Vincenti, Ozaena)
  - Zerfallende Tumoren
  - Verminderter Speichelfluss (Sjögren-Syndrom, Mundatmung, anticholinerge Medikamente)
  - Nikotinabusus
- Abatmung von Geruchsstoffen aus tiefer liegenden Organen: Halitosis (wird vom Patienten wahrgenommen).
  - Lunge (eitrige Bronchitis, Bronchiektasen, Pneumonie)

- Gastrointestinaltrakt (Ösophagusdivertikel, -karzinom, Achalasie, Ileus)
- Stoffwechselentgleisungen (Urämie, Coma diabeticum, Coma hepaticum)
- Resorption von Geruchsstoffen über den Darm und Abatmung über die Lunge (Knoblauch, Phosphor, Arsen, Tellur, Selen)

- Essentielle Halitosis: Abatmung übel riechender Fettsäuren aus unbekannter Ursache.

### Diagnose
Gründliche zahnärztliche, HNO-ärztliche und internistische Untersuchung.

### Differenzialdiagnose
Subjektiv empfundener Mundgeruch, der nicht zu objektivieren ist: halluzinatorische Geruchsmissempfindung.

### Therapie
Behandlung einer evtl. Grunderkrankung. Symptomatische Therapie: Meidung geruchsintensiver Speisen, Zahn(taschen)reinigung, Anregung des Speichelflusses, z.B. durch Kaugummi, Äpfel. Ggf. kurzzeitiger Versuch mit Stomatologika wie Cetylpyridiniumchlorid (Dobendan). Bei essentieller Halitosis, Umstellung auf fettarme Diät (mittelkettige Fettsäuren), Änderung der Darmflora (Lactulose).

## Halsanhang Q18.2

### Definition
Branchiogene Überschussmissbildung im Halsbereich durch Epithelversprengung bei der Rückbildung der Kiemenfurchen.

### Lokalisation
Vorderrand des mittleren bis unteren Drittel des M. sternocleidomastoideus.

### Klinisches Bild
Hautfarbener, manchmal geröteter, bis zu mehreren Zentimetern langer, zitzenartiger Knoten von häufig knorpelharter Konsistenz.

### Histologie
Zeigt die Strukturen des äußeren Ohres z.T. mit einem Kern aus elastischem Knorpel.

### Differenzialdiagnose
Laterale Halsfistel, Fibrom.

### Therapie
Exzision.

## Halsband der Venus A51.3

### Definition
Syphilitisches Leukoderm am Halsansatz und im Nackenbereich.

### Therapie
Entsprechend der Syphilis acquisita.

## Halsfistel und -zyste, laterale Q18.0

### Erstbeschreiber
Hunczovsky, 1785; Ascherson, 1832

### Synonym(e)
Fistula colli congenita lateralis

### Definition
Von der zweiten Kiemenspalte abgeleitete, durch mangelhafte Rückbildung des Ductus thymopharyngeus entstandene, branchiogene Fistel bzw. Zyste.

### Lokalisation
Auf einer Linie entstehend, die den Unterkieferwinkel mit dem Manubrium sterni verbindet.

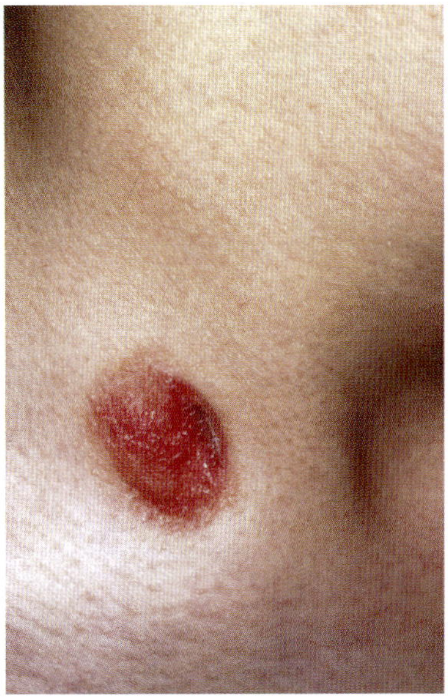

**Halsfistel und -zyste, laterale.** Solitäre, seit Geburt bestehende, chronisch stationäre, 2,5 x 1,5 cm große, deutlich konsistenzvermehrte, rote, raue Plaque mit einer Fistelöffnung. Zeitweise leichtes Nässen.

### Klinisches Bild
Äußere Öffnung: Vorderrand des Musculus sternocleidomastoideus, etwa in Kehlkopfhöhe. Der Gang verläuft oberhalb der Karotisgabel, mündet oberhalb der Gaumenmandel in den Recessus supratonsillaris. Meist blindes Ende in der seitlichen Pharynxwand.

### Therapie
Vollständige Exstirpation der Fistel bzw. Zyste mit Kapsel ab dem Schulalter in Zusammenarbeit mit HNO-ärztlichen Kollegen bzw. dem Mund-Kiefer-Chirurgen. Verfolgung des Ganges, ggf. intraoperativ mit Farbstofflösungen wie Methylenblau. Persistierende Zystenanteile führen häufig zu Rezidiven. Bei Entzündung antibiotische Vorbehandlung i.d.R. mit Ampicillin (z.B. Ampicillin Wolff Filmtbl.).

### Prognose
Rezidivquote etwa 2%.

## Haltbarkeit

### Synonym(e)
Laufzeit

### Definition
Zeitspanne zwischen Herstellung und Verfallsdatum einer Spezialität (Fertigarzneimittel) oder Magistralrezeptur. In dieser Zeit wird für eine gleich bleibende Qualität garantiert, wenn das Medikament korrekt gelagert wird. Die Haltbarkeit von magistralen Rezepturen wird von der chemischen Stabi-

lität der Wirk- und Hilfsstoffe, der physikalischen Stabilität der Zubereitung sowie der mikrobiellen Stabilität des Endproduktes bestimmt. Dabei kommt dem Wassergehalt der Rezepturgrundlage eine wichtige Rolle zu, da wasserhaltige Rezepturgrundlagen häufiger zu Instabilitäten führen als wasserfreie.

**Haltbarkeit. Tabelle 1.** Haltbarkeit von magistralen Rezepturen

| Arzneiform | Haltbarkeit in der Kruke/Flasche [Monate] | Haltbarkeit in der Tube [Monate] |
|---|---|---|
| Creme, nicht konserviert | – | – |
| Creme, konserviert | 3 | 12 |
| Lösung, nicht konserviert | 1/2 | – |
| Lösung, konserviert | 6 | – |
| Schüttelmixtur, nicht konserviert | – | – |
| Schüttelmixtur, konserviert | – | – |
| Pulver, trocken | 12 | – |
| Salbe, W/O, konserviert | – | – |
| Salbe, wasserfrei | 6 | 36 |

## Hamamelis-Extrakt

### Definition
Gerbstoffdroge, Adstringens.

### Anwendungsgebiet/Verwendung
Oberflächliche Hautinfektionen, lokale Entzündungen der Haut und Schleimhäute, Hämorrhoiden, chronisch-venöse Insuffizienz.

### Dosierung
1-3mal/Tag auf das Erkrankungsgebiet auftragen.

### Unerwünschte Wirkungen
Allergische Reaktionen.

### Präparate
Hametum, Hamasana Hamamelis Salbe, Hamamelis Salbe N LAW

## Hämangioendotheliom

### Erstbeschreiber
Mallory, 1908

### Definition
Die historische Entwicklung des Begriffs ist ausgesprochen unübersichtlich, wobei unter diesem Begriff von Jahrzehnt zu Jahrzehnt unterschiedliche histologische (benigne wie auch maligne) Krankheitsbilder subsumiert wurden. Heute werden hierunter niedrig maligne (borderline) Tumoren verstanden, deren Dignität zwischen den Angiomen und den Angiosarkomen eingeordnet wird. Sie wachsen zwar lokal destruierend, metastasieren jedoch äußerst selten, und dann nur in die regionären Lymphknoten. Zu den Hämangioendotheliomen zählen:

- Hämangioendotheliom, Kaposi-formes
- Hämangioendotheliom, Typ Dabska
- Hämangioendotheliom, retiformes
- Hämangioendotheliom, epitheloides.

## Hämangioendotheliom, epitheloides C49.9

### Definition
Seltener, geringgradig maligner Tumor der Blutgefäße, der überwiegend in den oberflächlichen und tiefen Weichteilen sowie der Muskulatur der Extremitäten und auch inneren Organen (Lunge, Leber, Knochen) wächst.

### Manifestation
Im mittleren Lebensalter auftretend; keine Geschlechtsbevorzugung.

### Lokalisation
Tiefe Weichteile: nur selten unmittelbarer Hautbefall.

### Klinisches Bild
- Nur selten isolierter Hautbefall; Manifestation meist in Kombination mit unterliegendem Weichteilbefall.
- Solitäre, in den tiefen Weichteilen gelegene, weiche Gewebemassen, geringer Schmerz. Kutane Beteiligung äußert sich in uncharakteristischen, roten, derben Papeln und Knoten, die an eine Satellitose des Granuloma pyogenicums erinnern. Die Tumoren neigen postoperativ oft zu Rezidiven. 20-30% der Tumoren metastasieren, meist in Lymphknoten, Lunge oder Leber.

### Histologie
- Infiltration durch große, epitheloide, teils spindelige Zellen, die in faszikulären oder nestartigen Zellverbänden auftreten. Tumorzellen mit prominenten Kernen und deutlich hervortretendem eosinophilen Zytoplasma. Immer wieder zeigen sich intrazytoplasmatische Vakuolen, gelegentlich mit Erythrozyten. Reife Gefäßlumina werden nur selten angetroffen. Typisch ist ein mukoides oder chondroides Stroma. Umschriebene Areale mit angiosarkomartigen Strukturen.
- Immunhistologie: Gefäßmarker (Faktor VIII; CD31; CD34) sowie Zytokeratin gelegentlich positiv.

### Differenzialdiagnose
- Histologisch: Angiolymphoide Hyperplasie mit Eosinophilie;
- Klinisch: Plattenepithelkarzinom; epitheloides Angiosarkom.

### Therapie
Radikale Exzision (falls nicht multifokal) mit ausreichendem Sicherheitsabstand. Über therapeutische Ansätze mit Interferon alfa (3mal/Woche 3 Mio. IE), liposomalem Doxorubicin oder auch Strahlentherapie wurde berichtet (strahlentherapeutische Maßnahmen sind als schlecht zu bezeichnen).

### Prognose
Dermale Tumoren haben eine bessere Prognose als viszerale;

schlechte Prognose bei viszeralem Befall. Bei metastasierten Patienten sterben ca. 50% an den Folgen der Metastasierung!

## Hämangioendotheliom, Kaposi-formes D48.1

**Erstbeschreiber**
Niedt, 1989; Zukerberg, 1993

**Definition**
Seltener, solitärer, vaskulärer, nicht metastasierender Tumor der Kindheit, der häufig mit dem Kasabach-Merritt-Syndrom assoziiert ist.

**Lokalisation**
Retroperitoneum, tiefe Weichteile von Thorax, Armen, Kopf oder Hals.

**Klinisches Bild**
Bei der kutanen Form können rote oder blaue Knoten und Plaques auftreten. Meist jedoch imponieren tiefer liegende Gewebsmassen, die lediglich tastbar sind oder durch bildgebende Untersuchungen erst erfasst werden müssen. Infiltratives Wachstum ist vorhanden. Keine Fernmetastasierung. Regionärer Lymphknotenbefall wurde beschrieben.

**Histologie**
Infiltrierend wachsender, knotiger zellreicher Tumor aus ungegliederten oder faszikulären CD31-positiven, meist spindeligen Glattmuskelaktin-positiven Zellen mit eosinophilem Zytoplasma. Zahlreiche schlitzförmige Gefäßräume sowie Erythrozytenextravasate und Hämosiderinablagerungen; seltener Mikrothromben. Dazwischen zellarme bindegewebige Septen. Mitosen sind nachweisbar; keine signifikanten Kernatypien.

**Differenzialdiagnose**
Infantile Hämangiome; Kaposi-Sarkom (selten in der Kindheit); büschelartige Hämangiome

**Komplikation**
Kasabach-Merritt-Syndrom mit Thrombozytopenie und Verbrauchskoagulopathie. Klinisch dann Zeichen der Gerinnungsstörung mit Purpura und Ekchymosen.

**Therapie**
Oberflächliche Tumoren können exzidiert werden. Tief gelegene Tumormassen, z.B. in Retroperitoneum oder Mediastinum, sind oft groß und inoperabel. Standardtherapien existieren nicht. Therapieversuche mit Bestrahlungen sowie Chemotherapien wie Vincristin, Interferon alfa oder Polychemotherapie sind publiziert. Glukokortikoide als Monotherapie sind nicht ausreichend wirksam.

**Prognose**
Häufig ungünstig.

## Hämangioendotheliom, retiformes D48.1

**Erstbeschreiber**
Calonje, 1994

**Synonym(e)**
Hobnail hemangioendothelioma

**Definition**
Äußerst seltener, intralymphatisch wachsender Gefäßtumor. Inwieweit sich dieser Tumortypus vom Hämangioendotheliom des Dabska-Typus (betrifft in erster Linie Kinder) unterscheidet, ist umstritten.

**Manifestation**
Alle Altersgruppen vom 1.-8. Lebensjahrzehnt. Frauen und Männer sind gleichermaßen betroffen.

**Klinisches Bild**
Nicht spezifisch. S.u. Hämangioendotheliom, Typ Dabska.

## Hämangioendotheliom, Typ Dabska D48.1

**Erstbeschreiber**
Dabska, 1969

**Definition**
Äußerst seltener, intralymphatisch wachsender Gefäßtumor des Kindesalters.

**Manifestation**
Bei Kindern, seltener kongenital oder bei älteren Patienten (Ø 30 Jahre).

**Lokalisation**
Kopf, Hals, Nacken, Rumpf; seltener Extremitäten.

**Klinisches Bild**
Dermatologisch uncharakteristisch. Bis 40 cm Ø große, feste, rote bis blau-rote Schwellungen der Haut und des subkutanen Fettgewebes. Häufig in präexistenten lymphatischen Malformationen oder in Lymphangiomen entstehend. Nach operativer Entfernung hohe Rezidivquote (40%); selten regionäre Lymphknotenmetastasen, sehr selten Fernmetastasen.

**Histologie**
- In der Dermis oder Subkutis gelegene, intralymphatische Proliferate aus traubenförmigen Papillen (dabskoid tufts) mit homogenem bindegewebigem Grundstock (Immunreaktiv für Kollagen Typ IV) die mit Hobnail-Endothelien überzogen sind. Hieraus ergibt sich ein glomeruloider (nierenglomerulaähnlich) Aspekt. Fokale lymphoidzellige Infiltrate.
- Immunhistologie: Glattmuskelaktin-positive Perizyten fehlen (spricht für lymphatische Genese); Endothelien exprimieren VEGFR-3 (Marker für lymphatische Endothelien).

**Differenzialdiagnose**
Retiformes Hämangioendotheliom

## Hämangiom, arteriovenöses D18.0

**Synonym(e)**
Haemangioma racemosum; Rankenangiom; Angioma racemosum; akraler arteriovenöser Tumor

**Definition**
Sehr seltene, varizenähnliche Fehlbildung arterieller und venöser Gefäße mit Ausbildung arteriovenöser Anastomosen.

**Manifestation**
Auftreten ab Geburt oder in frühester Jugend, bevorzugt bei Jungen.

### Lokalisation
Finger und Zehen, auch Kopf und Hals sowie Mundhöhle, fast immer halbseitig.

### Klinisches Bild
Etwa 2-4 mm große, aber auch flächenhafte blau-rote, symptomlose Flecken, Papeln und Plaques. Manchmal pulsierende oder schwirrende, vorspringende, blaurote Gefäße. Kombination mit anderen Fehlbildungen ist möglich. Die Oberfläche ist meist glatt, kann aber auch verrukös sein.

### Histologie
Ansammlung kleiner, unterschiedlich kalibrierter, dickwandiger (venöser?) Gefäße. Breite fibromuskuläre Gefäßwände mit elastischen Fasern, einschichtige Endothelauskleidung der Gefäße. Ebenfalls Anschnitte kleinerer Arteriolen.

### Komplikation
Ggf. Ausbildung von Skelettveränderungen, Bewegungseinschränkung.

### Therapie
Strahlenrefraktär, falls erforderlich Operation.

## Hämangiom, büschelartiges D18.0

### Erstbeschreiber
Nakagawa, 1949; Macmillan, 1971

### Synonym(e)
tufted angioma; hypertrophic hemangioma; progressive capillary hemangioma

### Definition
Variante des lobulären kapillären Hämangioms mit büschel- oder knäuelartig („tufted") gruppierten Angiomknötchen ohne Tendenz zur Spontanregression.

### Ätiologie
Wahrscheinlich autosomal-dominanter Erbgang.

### Manifestation
Überwiegend angeboren oder in den ersten Lebensjahren erworben, seltener im späteren Lebensalter oder auch während einer Schwangerschaft (in diesem Fall Spontanregression nach der Geburt) oder unter immunsuppressiver Therapie (z.B. nach Lebertransplantation) auftretend.

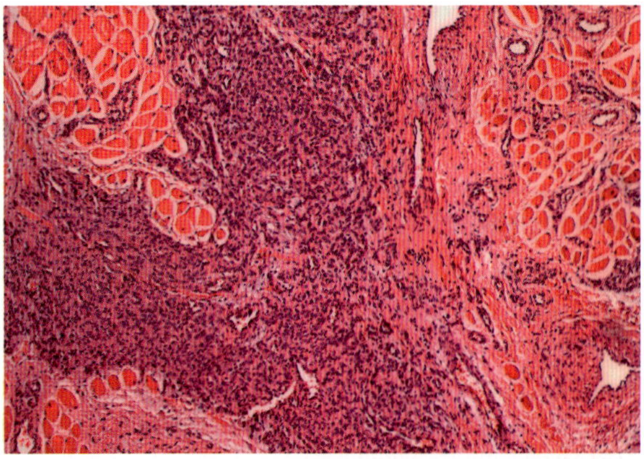

**Hämangiom, büschelartiges.** Knotige, kapilläre Geschwulstformationen, die in breiten, soliden Formationen das ortsständige kollagene Bindegewebe durchsetzen. Bei stärkerer Vergrößerung sind nur vereinzelt Mitosen nachweisbar.

### Lokalisation
Kopf, Hals, oberer Rumpf.

### Klinisches Bild
Beginn mit mehreren, kleinen, glattflächigen roten, weichen Papeln, die sich langsam vergrößern und bei einer gewissen Größe persistieren. Häufig mit Schmerzhaftigkeit und Hyperhidrosis (ca. 30% der Fälle) einhergehend. Spontane Regression ist äußerst selten.

### Histologie
- Multizentrisches Muster aus knotigen, meist soliden kapillären, rundlich-ovalen Gefäßkonvoluten, die knäuelartig die gesamte Dermis, ggf. auch die Subkutis, durchsetzen. Kapilläre Gefäßknäuel teilweise von halbmondartigen Gefäßspalten umgeben. Endotheliale Atypien, Papillen (Multilayering) fehlen. Nur vereinzelte Mitosen.
- Immunhistologie: positiv für CD31 und Glut-1-Glattmuskelaktin.

### Differenzialdiagnose
Kaposi-formes infantiles Hämangiom, glomeruloides Hämangiom, Kaposi-Sarkom.

### Therapie
Exzision, Kryochirurgie, Laser-Therapie.

## Hämangiom des Säuglings D18.0

### Synonym(e)
Infantiles kapilläres Hämangiom; Blutschwamm; Säuglingshämangiom

### Definition
Gutartiger, meist isolierter, seltener in Mehrzahl auftretender, angeborener oder in den ersten Lebenswochen erworbener (dysontogenetischer) Gefäßtumor mit kapillärer oder gemischt kapillär-kavernöser Gefäßproliferation (Hämangiom) sowie einem phasenhaften Verlauf von Proliferation, Wachstumsstillstand, Regression (Dauer der Regression über Jahre, nicht selten bis zur Pubertät) und kompletter Abheilung (Restitutio ad integrum, sehr selten Defektheilung).

### Einteilung
Zu unterscheiden sind je nach der Etage der Gefäßveränderungen:
- Superfizielle, intrakutane Hämangiome(60%)
- Gemischte (intra-/subkutane) Hämangiome (25%)
- Tiefe, subkutane Hämangiome (15%).

Weitere Unterscheidungen nach besonderem Wachstumsverhalten:
- NICH (Non-involuting congenital hemangioma)
- RICH (Rapidly involuting congenital hemangioma)
- NH (Neonatale Hämangiomatosen)
  - Typ I (Benigne neonatale Hämangiomatose)
  - Typ II (Diffuse neonatale Hämangiomatose).

### Vorkommen/Epidemiologie
Häufigster benigner Tumor der Kindheit, bei 1,1-2,6% der reifen Neugeborenen auftretend. Mädchen sind 1-5mal häufiger betroffen als Jungen. Bei Frühgeborenen korreliert die Prävalenz der Hämangiome mit der Unreife der Kinder:

- Prävalenz bei Geburtsgewicht <1.500 g = 15%
- Prävalenz bei Geburtsgewicht <1.000 g = 20-30%.

Die Prävalenz bei asiatischen und schwarz-afrikanischen Kindern ist deutlich geringer als bei hispanischen oder kaukasischen Kindern.

### Ätiologie
Regulatorischer Defekt der Angiogenese in der Frühschwangerschaft (6.-10. Gestationswoche), der durch Verlust Amniogenese-hemmender Signale (TIMP = tissue inhibitor of metallproteinase) und durch Hochregulation angiogenesefördernder bzw. Apoptose-inhibierender (IGF-2 = insulin-like-growth-factor) Wachstumsfaktoren gekennzeichnet ist. Die seltenen Fälle familiärer Hämangiome zeigten somatische Mutationen des 5q31-33 Gens.

### Manifestation
In ca. 30% der Fälle kongenital; bei ca. 70% der Patienten in den ersten Lebensmonaten auftretend.

### Lokalisation
Bei 50-60% der Fälle sind Kopf oder Hals befallen. Gehäuft an vorderem Wangenbereich, Stirn, präaurikulärer Region, Schleimhäuten auftretend. Ca. 25% der Hämangiome sind am Stamm bzw. 15% der Hämangiome sind an den Extremitäten lokalisiert.

### Klinisches Bild
- Die meisten Hämangiome durchlaufen eine stadienhafte Entwicklung von Latenz, Proliferation, Plateaubildung und Regression.
  - Latenzphase (etwa 50% der Hämangiome werden in diesem Stadium erstmals beobachtet): Das Hämangiom liegt als eher heller Fleck mit einer oder mehreren, zentral lokalisierten roten Papeln vor, häufig kombiniert mit Teleangiektasien.
  - Proliferationsphase (Beginn: 4-8 Wochen post partum): Unvorhersehbares, rasches Dicken- und Flächenwachstum bis zum 10.-11. Lebensmonat. Im Allgemeinen ist das Wachstum in den ersten 5 Monaten schneller als in den Monaten 6-10. Wachsende Hämangiome imponieren als warme, pralle, hell-bis dunkelrote Plaques oder Knoten.
  - Plateauphase: Eine Phase der nicht mehr wachstumsaktiven klinischen Konstanz folgt der Proliferationsphase. Sie dauert etwa 6-12 Monate an.
  - Regressionsphase: Diese Phase schließt sich übergangslos an die Plateauphase an und dauert mehrere Jahre. Größere Hämangiome verlieren etwa 10% ihres Volumens pro Jahr. Nach 5 Jahren sind 50% der Hämangiome, nach 7 Jahren 60% und nach 9 Jahren 90% aller Hämangiome spontan zurückgebildet. In der Regressionsphase verlieren die Hämangiome ihre pralle Konsistenz. An der Oberfläche erscheinen graue oder weiße Flecken, normale Haut anzeigend.
  - Residualbefund: Bei etwa 30-40% der Hämangiome bleiben bizarre Teleangiektasien oder Hautfalten zurück, bei ulzerierten Hämangiomen auch Narben.

H

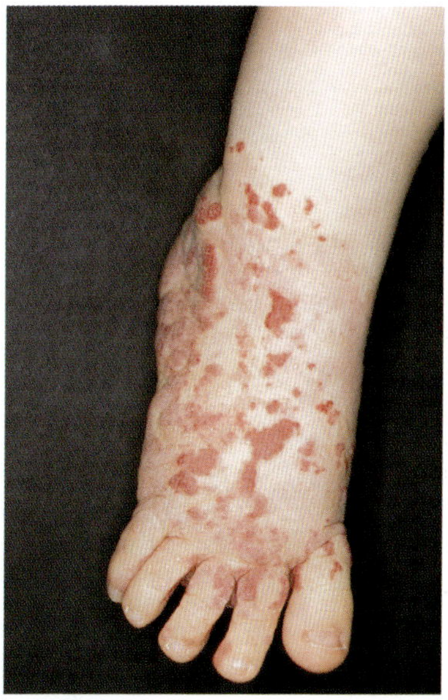

**Hämangiom des Säuglings.** In Rückbildung befindliches, ausgedehntes Hämangiom im Bereich des Fußrückens ohne Behandlung im 8. Lebensmonat.

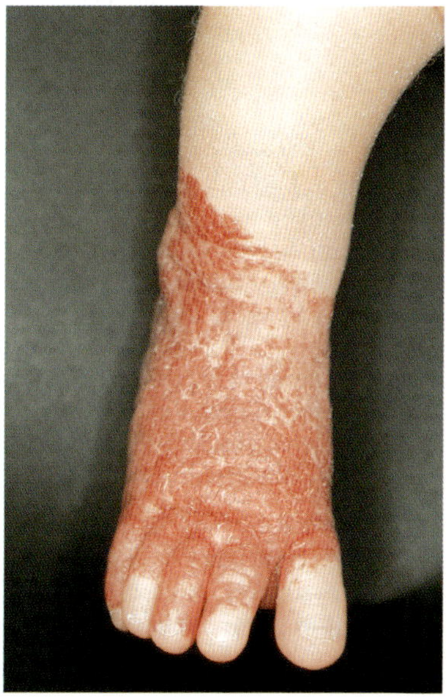

**Hämangiom des Säuglings.** Innerhalb der ersten Lebenswochen und -monate langsam gewachsene, asymptomatische, weiche, sattrote, raue, flächige Plaque am rechten Fuß eines Säuglings. Innerhalb der nicht ganz homogenen Plaque zeigen sich bereits weißliche oder hautfarbene Areale (beginnende Rückbildung).

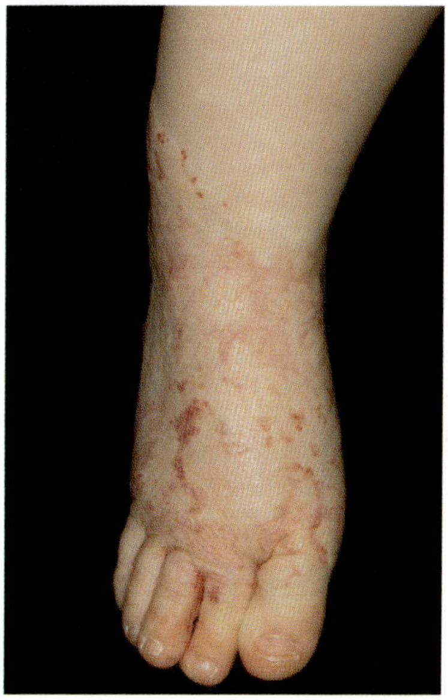

**Hämangiom des Säuglings.** Weitgehend zurückgebildeter Befund im Bereich des Fußes. 24. Lebensmonat.

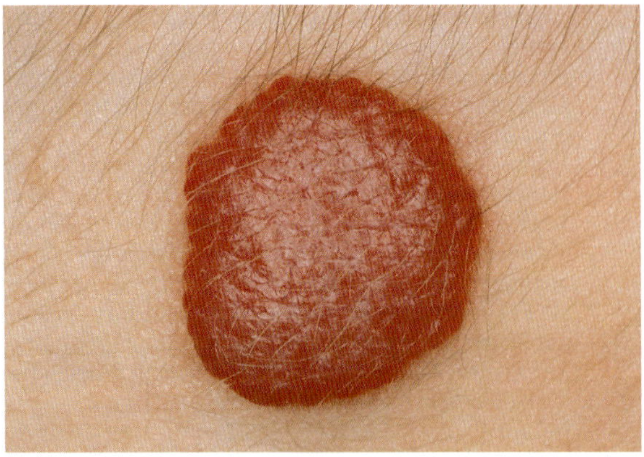

**Hämangiom des Säuglings.** Oberflächlicher, deutlich über das Hautniveau ragender, erhabener, roter Tumor.

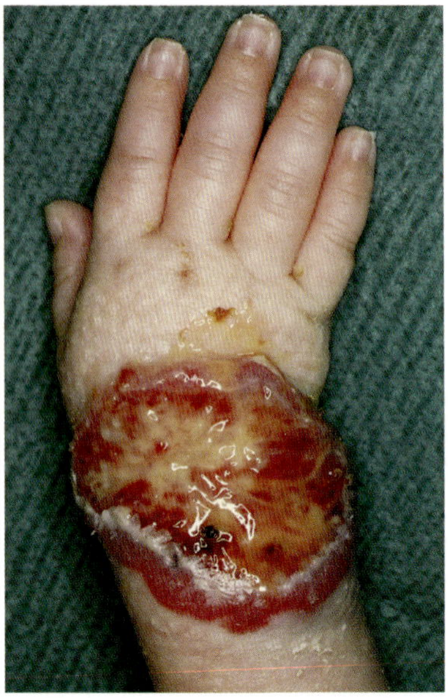

**Hämangiom des Säuglings.** In den ersten Lebensmonaten aufgetretene, dorsal am rechten Handgelenk aufgetretene, weiche, rötliche Geschwulst mit torpider, ulzeröser Umwandlung im weiteren Verlauf.

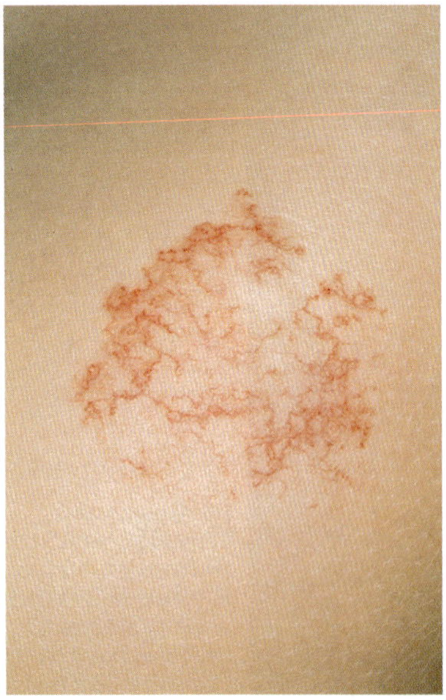

**Hämangiom des Säuglings.** Noch persistierende Gefäßerweiterungen nach spontaner Rückbildung. Zustand nach 3 Jahren.

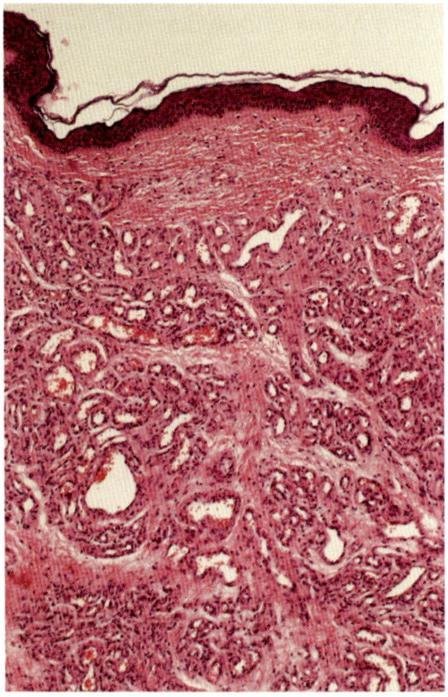

**Hämangiom des Säuglings.** Kapilläres Hämangiom, das die hier angeschnittene Dermis komplett ausfüllt. Teils solide, teils durch unreife kapilläre Gefäße mit unterschiedlich großen Lumina gekennzeichnete Proliferate.

- Superfiziell (intrakutane) fokale Hämangiome: Typischer klinischer Verlauf mit Wachstum in der 3.-4. Lebenswoche. Ausbildung über das Hautniveau erhabener, sattroter, erdbeer- oder himbeerartig gefurchter Tumoren von gummi- bis schwammartiger Konsistenz und mit Neigung zu ausgeprägtem Wachstum in den ersten Lebenswochen sowie gelegentlicher Ulzeration an der Oberfläche.
- Superfiziell diffuse Hämangiome: Verlauf wie bei den superfiziell fokalen Hämangiomen. Diese Variante zeigt häufig segmentales Auftreten und neigt zur Ulzeration.
- Tiefe (subkutane) Hämangiome: Vorwölbung unveränderter Haut über einem prall-elastischen Knoten (Eisberg-Phänomen). Häufig in Kombination mit einem superfiziellen Hämangiom. Charakteristisches schnelles Wachstum während der Neugeborenenperiode.

## Histologie

- Lobuläres Gefäßmuster mit teils soliden und undifferenzierten, teils ausdifferenzierten, kapillären Gefäßproliferaten oder auch ektatischen Gefäßräumen mit reifzelliger Endothelauskleidung, die sich in Kutis und Subkutis ausdehnen. Mäßige Kernpolymorphie; die Mitoserate ist häufig deutlich erhöht (insbesondere in der aktiven Wachstumsphase der Hämangiome). In Spätstadien Gefäßkonvolute weitgehend zurückgebildet. Zunehmende Fibrosierung mit Übergang in eine locker texturierte Narbenzone.
- Immunhistologie: Die Endothelien sind positiv für CD31 (von-Willebrand-Faktor), Integrin und VEGF (vascular endothelial growth factor). Unreife Endothelien sind positiv für Glut-1-Antikörper (Glukosetransporter).

## Diagnose

Die Diagnose ergibt sich aus dem eindeutigen klinischen Befund (Blickdiagnose) und der Anamnese. Je nach Lage und Größe ist eine weiterführende Diagnostik hinsichtlich Ausdehnung, Verlauf und möglichen Komplikationen erforderlich:

- Größenausdehnung: Vermessung und Fotodokumentation.
- Tiefenausdehnung: Sonographie (wenn möglich: 3-D rekonstruiert).
- Perfusionsmessungen: Dopplersonographie.
- Hämangiome >10 cm im Durchmesser: Gerinnungsstatus (Fibrinogenverbrauch), Differenzialblutbild (Thrombozyten).
- Hämangiomatose (s.u. Hämangiomatose, neonatale).

### Differenzialdiagnose
Kaposi-formes Hämangioendotheliom; büschelartiges Hämangiom; neonatale Hämangiomatose; Naevus flammeus.

### Komplikation
Komplikationen ergeben sich aus Größe und Lokalisation. Stark überschätzt wird das spontane Blutungsrisiko; Blutungen treten nur im Rahmen von Ulzerationen auf! Das Kasabach-Merritt-Syndrom wird bei den klinisch und histologisch abzugrenzenden kaposiformen Hämangioendotheliomen beobachtet. Typische Komplikationen in Abhängigkeit von der Lokalisation:
- Periokulär: Amblyopie
- Nasenspitze: Cyrano-Nase
- Intranasal: Behinderung der Nasenatmung
- Lippen: Trinkhindernis
- Kinn und vorderer Halsbereich: Erhöhte Wahrscheinlichkeit für Hämangiome im Bereich der oberen Luftwege
- Windelregion und andere intertriginöse Bereiche: Ulzeration
- Lumbosakralbereich: Mögliche Assoziation mit spinaler Dysraphie, urogenitalen oder analen Fehlbildungen (Tethered-cord-Syndrom)
- Große Hämangiome (>3-5% der Körperoberfläche): Herzinsuffizienz (high-output), Hypothyreose, Thrombozytopenie
- Hämangiomatose: Interne Beteiligung.

### Therapie
- Behandlungsindikation und -methoden werden bei diesem benignen, selbstlimitierenden und spontan regredienten Krankheitsprozess kontrovers diskutiert. Bei der ganz überwiegenden Zahl der unkomplizierten, kleineren Säuglingshämangiome in nicht kritischer Lokalisationen ist „see and wait" die Therapie der Wahl. Hierbei ist zu beachten, dass die Eltern aufgrund eigener Befürchtungen und unerbetener Kommentare von Angehörigen oder Passanten unter erheblichem Leidensdruck stehen. Hieraus entsteht oftmals der dringende elterliche Wunsch nach Therapie.
- Nach Höger können die wichtigsten Ziele der Behandlung wie folgt definiert werden:
  - Prävention und ggf. Therapie lebensbedrohlicher oder funktionell beeinträchtigender Komplikationen.
  - Prävention und ggf. Therapie schmerzhafter ulzerierter Hämangiome.
  - Prävention und ggf. Therapie kosmetisch beeinträchtigender Hämangiomresiduen.
- Die Indikation zur Behandlung ist abhängig von:
  - Lokalisation (periokulär, Nase)
  - Wachstumsverhalten (rasantes Wachstum in den ersten Lebensmonaten)
  - Drohenden Komplikationen (Größe des Hämangioms >10 cm im Durchmesser, Gefahr der Ulzeration; funktionell störende Lokalisation, z.B. im Augenbereich mit Gefahr der Verlegung der Blickrichtung und konsekutivem Schielen oder im HNO-Bereich (Gefahr der nasalen oder laryngealen Beeinträchtigung)
  - Alter des Kindes (Wachstumsphase des Hämangioms ist noch zu erwarten). Nach dem 1. Lebensjahr ist die Therapiemöglichkeit verpasst.
- Behandlungsmethoden:
  - „Wait and see" bei kleinen, unkomplizierten, nur mäßig schnell wachsenden, nicht obstruierenden Hämangiomen außerhalb offen sichtbarer Hautpartien.
  - Kryochirurgie auch bei kleinen, unkomplizierten, im Gesicht lokalisierten, superfiziellen, intrakutanen Hämangiomen mit schnellem Wachstum (kosmetische Indikation).

  **Merke: Nach dem 1. Lebensjahr ist dieser Ansatz nicht mehr indiziert.**

  - Die Erfolge der Kryochirurgie liegen durchschnittlich bei 75% Rückbildung innerhalb von 4 Wochen und sind um so besser, je flacher die Geschwulst und je früher das Hämangiom therapiert wird. Kryochirurgie entweder mit dem Kontaktverfahren (Kryostempel locker aufsetzen, nicht aufpressen, Stempeltemperatur -180 °C bis -196 °C, Kontaktdauer 10 Sekunden) oder mit dem offenen Sprayverfahren. Zum Schutz der Umgebung vor Erfrierungen beim offenen Sprayverfahren Moulage mit einer Silikon-Knetmasse (z.B. Silikon Knetmasse, Orbis-Dental Frankfurt/M) herstellen, alternativ die Umgebung mit harter Zinkpaste abdecken. Vorbehandlung mit EMLA Creme ist sinnvoll. Das Hämangiom mit Stickstoff besprühen (2 Zyklen), so dass die Oberfläche kurz angefroren ist. Trockenverband. Nur selten ist nach 4-5 Wochen ein kryochirurgischer Zweitzyklus notwendig.
  - Lasertherapie: Erfolge werden in gleichem Maße wie bei der Kryochirurgie durch den Einsatz von Lasern beschrieben. Laserbehandlung wie auch Kryochirurgie sind als „Anstoßbehandlung" zur Spontanheilung zu werten.
    - Für plane (bis 1,5 mm tiefe) und helle Hämangiome, deren Flächenausdehnung 1,5 cm überschreitet, eignet sich besonders der gepulste Farbstoff-Laser (577/585 nm). Eine frühzeitige Behandlung (innerhalb der ersten Lebenswochen) ist eminent wichtig, da die Tiefenausdehnung des Hämangioms zu diesem Zeitpunkt häufig noch gering ist. Auch hier ist eine Vorbehandlung mit anästhesierenden Cremes (z.B. EMLA Creme) sinnvoll. Anfängliche Energiedosis 5 J/cm$^2$. Bei unzureichendem Effekt in Schritten von 0,5 J/cm$^2$ erhöhen. Narbenbildung in ca. 5% der Fälle.
    - Kleine halbkugelige Hämangiome und dickere Hämangiome mit subkutanen Anteilen können perkutan mit dem Argon-Laser (488/514 nm) oder dem Neodym-YAG-Laser angegangen werden. Eine Verbesserung der perkutanen Eindringtiefe, bei gleichzeitig verbesserter Verträglichkeit (verminderte Gefahr der Oberflächennekrosen), bietet eine Bestrahlung durch eine Eisschicht, mit der die Hautoberfläche gekühlt wird.
  - Subkutane Hämangiome können perkutan nicht angegangen werden. Hier wurde über gute Ergebnisse mit der interstitiellen Lasertherapie mit dem cw-Neodym-YAG-Laser berichtet. Hierbei Applikation direkt in das Hämangiomgewebe mittels einer dünnen Laserfaser, die über einen Punktionskatheter eingeführt

wird (derzeit noch experimentelles Verfahren; valide Ergebnisse sind abzuwarten).
- Glukokortikoide (bei großen, komplizierten, schnellwachsenden Hämangiomen: Säuglingshämangiome im Gesichtsbereich sind kosmetisch besonders belastend und wie ein „kompliziertes Hämangiom“ zu betrachten): Orale Intervalltherapie mit Glukokortikoiden (z.B. Prednisolon) 2-5 mg/kg KG über 14 Tage; ggf. 1 oder 2malige Wiederholung des Zyklus bei erneutem Wachstum des Hämangioms nach weiteren 14-28 Tagen. Alternativ: Orale Dauertherapie mit Glukokortikoiden (z.B. Prednisolon) 2-5 mg/kg KG nach dem Schema von Sadan und Wolach.

**Hämangiom des Säuglings. Tabelle 1.** Modifiziertes Behandlungsschema nach Sadan und Wolach

| Behandlungstag | Prednisolon (mg/kg KG) | Anzahl Dosen/Tag |
|---|---|---|
| 1-14 | 5 | 5 |
| 15-21 | 4 | 4 |
| 22-28 | 3 | 3 |
| 29-31 | 2 | 2 |
| 32-34 | 1 | 1 |
| 34-36 | 0,5 | 1 |
| 35-37 | 0,25 | 1 |
| 38-44 | 0,25 (alternierend) | 1/jeden 2. Tag |

Nach 2-3 Wochen der Behandlung nach diesem Schema zeigt sich bei etwa 30% der Kinder eine deutliche Regression der Hämangiome, bei 40-45% ein Wachstumsstillstand. Mögliche NW der Therapie: Wachstumsstillstand, cushingoide Fazies, Candida-Infektionen, Hyperglykämie, Hypertonie, Gastritis.

- Weitere (z.T. experimentelle und zu überprüfende) Therapieansätze:
  - Propanolol 2,0-3,0 mg/kg KG p.o.; Dauertherapie bis zum Sistieren des Wachstums. Ein möglicher Erklärungsansatz für die gute therapeutische Wirksamkeit von Propanolol ist die induzierte Vasokonstriktion und abfallende Expression von VEGF und FGF (s.u. Wachstumsfaktoren). Es empfiehlt sich diese Therapie in Zusammenarbeit mit einem Pädiater durchzuführen.
  - Einsatz hochenergetischer Blitzlampen, die in einem Wellenbereich zwischen 250 und 1200 nm arbeiten. Das Wirkprinzip ist dem der gepulsten Farbstofflaser vergleichbar, bei jedoch größerer Eindringtiefe (Ergebnisse größerer Studien bleiben abzuwarten).
  - Kompressionstherapie: Dauerhafte Kompressionsbehandlung (Druckverband, Pelotte) kann bei geeigneter Topographie zu frühzeitiger Rückbildung führen.
  - Embolisation durch Direktpunktion z.B. mit Isobutylcyanoacrylat.
  - Intraläsionale Injektionen mit Bleomycin: 4-6 Injektionen im Abstand von 2 Wochen (Dosierung: 1,0-2,0 ml/cm$^2$). Bei Zeichen der disseminierten intravasalen Gerinnung intensiv-pädiatrische Sofortmaßnahmen: Gabe von Antikoagulanzien (systemische Heparine, systemische Cumarine).
  - Interferon alfa-2b ist eher als enttäuschend zu beurteilen. Die Standarddosierung sieht eine Initialdosis von 1 Mio. IE/m$^2$ KO/Tag subkutan (abends) vor, die langsam bis auf 3 Mio. IE/m$^2$ KO/Tag gesteigert wird. Zeitraum der Applikation: 4 Monate. Die Wirkung des Interferons setzt nur langsam ein. Kombination mit Glukokortikoiden ist möglich.
  - Weiterhin wurden über gute Therapieergebnisse unter einer frühzeitigen Lokalbehandlung mit einer 5% Imiquimod-Creme (3mal/Woche, durchschnittlich 17 Wochen lang) berichtet.
- Ulzerierte Hämangiome:
  - Analgesie (z.B. Paracetamol 30-40 mg/kg KG/Tag in 3-4 ED; alternativ Ibuprofen 20-30 mg/kg KG/Tag in 3-4 ED)
  - Antisepsis: Bäder mit Chlorhexidin-haltiger Lösung; nach dem Trocknen Salbengitter auflegen, evtl. mit Antibiotika z.B. Fusidinsäure)
  - Antibiotika: Bei ausgedehnter Superinfektion systemische Antibiose nach Antibiogramm.
  - Hämangiome nach Rückbildung: Als Residuen nach spontaner Hämangiomrückbildung beobachtet man Unregelmäßigkeiten der Hautoberfläche, Gefäßerweiterungen, Narben nach Ulzerationen oder Hautsäcke nach sehr großen Hämangiomen. In diesen Fällen kann eine operative Korrektur erwogen werden.

### Bestrahlungstherapie
Die früher durchgeführte Röntgenweichstrahlentherapie (s. Weichstrahltechnik) ist heute obsolet.

### Operative Therapie
Chirurgische Behandlung nur im Ausnahmefall: Kinderchirurgie, plastische Chirurgie. Indiziert bei ausgedehnten, nicht rückbildungsfähigen Hämangiomen mit Tendenz zur Blutung und Ulzeration. Nicht zu empfehlen bei raschem Wachstum des Hämangioms (große Gefahr des lokalen Rezidivs).

### Prognose
In der Regel bilden sich 70% der superfiziellen Säuglings-Hämangiome bis zum 12. Lebensjahr ohne Hinterlassung von Residuen zurück. In den übrigen Fällen beobachtet man Unregelmäßigkeiten der Hautoberfläche (durch die vorherige Überdehnung, Narben nach Ulzerationen. Tiefer gelegene Hämangiome bilden sich meist nicht vollständig zurück, es verbleiben schlaffe Hautüberdehnungen und in der Tiefe knotige, fibromatöse Veränderungen des Fettgewebes.

### Hinweis(e)
Die Klinik von Hämangiomen und deren Konsequenzen stellt sich je nach Lokalisation unterschiedlich dar:
- Periokuläre Hämangiome: Können durch direkte Kompression der Lider zu Astigmatismus und Myopie führen. Folge des asymmetrischen Refraktionsfehlers (Anisometropie) ist eine Amblyopie. Sie kann durch partielle Okklusion der Sehachse durch das Hämangiom induziert sein oder durch einen Hämangiom-induzierten Strabismus. Ophthalmologische Kontrolle!
- Nasale Hämangiome: Sie erscheinen praller (Ausdehnung nur nach außen möglich) und bilden sich langsamer zurück.
- Oberlippenhämangiome: Sehr langsame und häufig nur partielle Regression im Verhältnis zu andersartig lokalisierten Hämangiomen.
- Intertriginöse Hämangiome (Axillen, Leisten, Halsfalten).

Tendenz zur Ulzeration durch Mazeration und sekundärer Pyodermisierung.
- Hämangiome >10 cm: Tendenz zur plötzlich eintretenden zentralen Nekrose mit großflächiger Ulzeration und ggf. sekundärer Pyodermisierung.

## Hämangiom des Säuglings, nicht-involutierendes

D18.0

### Synonym(e)
NICH; Non-involuting congenital hemangioma

### Definition
Akronym für „Non-involuting congenital hemangioma". Variante des Hämangiom des Säuglings.

### Manifestation
Jungen sind häufiger als Mädchen betroffen.

### Klinisches Bild
Im Allgemeinen bereits bei Geburt vorhandene, stets solitäre, 2-15 cm im Durchmesser große Hämangiome, die keinerlei Regressionszeichen zeigen.

### Histologie
Im Gegensatz zu anderen Hämangiomen ist diese Variante GLUT 1-negativ.

## Hämangiom des Säuglings, schnell-involutierendes

D18.0

### Synonym(e)
RICH; rapidly involuting hemangioma

### Definition
Akronym für „rapidly involuting hemangioma". Variante des Hämangioms des Säuglings.

### Klinisches Bild
Bereits bei Geburt voll entwickeltes Säuglingshämangiom; die Regression setzt sich in den ersten Lebensmonaten sehr schnell weiter fort. Meist ist die Rückbildung mit 12-18 Monaten komplett.

## Hämangiom, glomeruloides

D18.0

### Erstbeschreiber
Chan, 1990

### Definition
Meist multipel auftretendes, erworbenes, lobäres Hämangiom, das als Marker für das POEMS-Syndrom gilt.

### Klinisches Bild
Meist multiple, 2-5 mm große, rote, weiche, symptomlose Papeln (an senile Angiome erinnernd) mit glatter Oberfläche. Beschrieben ist auch ein gemeinsames Auftreten beider Hämangiomspezies.

### Histologie
Multiple kleine Angiomknäuel in weiten, endothelausgekleideten Hohlräumen (Karikatur eines Nierenglomerulums). Die Angiomknäuel bestehen aus sinusoiden, anastomosierenden Gefäßräumen, die von einem einreihigen Endothel ausgekleidet werden. Vereinzelt in den Endothelien PAS-positive Einschlüsse. Nachweis von zwei endothelialen Zelltypen:
- Kapillar-Typ: mit großen hellen bläschenförmigen Kernen (CD31+, CD34+, UEAI+, CD68-).
- Sinusoidaler Typ: Endothelien mit kleinen chromatindichten Kernen (CD31+, CD34-, UEAI-, CD68+).

### Differenzialdiagnose
Angiomatose, bazilläre; Bartonellose; intravasale papilläre endotheliale Hyperplasie.

## Hämangiom, kapilläres

D18.0

### Definition
Benigne Vermehrung von kapillären Strukturen mit Sitz in der oberen Kutis z.B. beim superfiziellen Hämangiom des Säuglings und beim senilen Angiom.

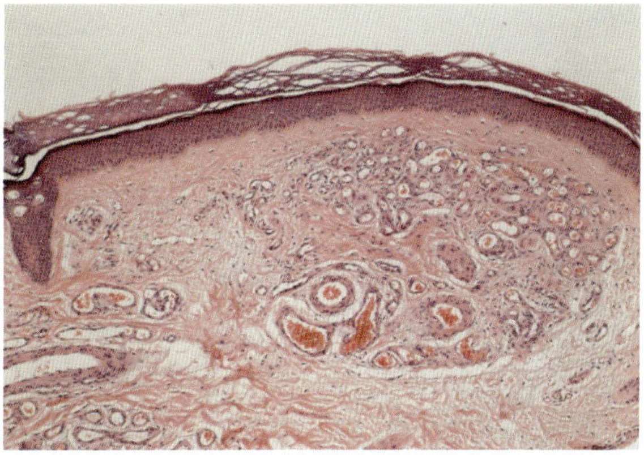

**Hämangiom, kapilläres.** Scharf begrenztes Konglomerat ausgereifter kapillärer Gefäße in der oberen und mittleren Dermis.

### Therapie
S.u. Hämangiom des Säuglings, s.u. Angiom, seniles.

## Hämangiom, kavernöses

D18.0

### Synonym(e)
Venöse Malformation

### Definition
Gutartiger Gefäßtumor. Variante des kapillär-kavernösen Hämangioms. S.u. Gefäßtumoren, kutane.

### Manifestation
V.a. bei Frauen.

### Lokalisation
V.a. an Extremitäten, Stamm oder Unterlippe auftretend.

### Klinisches Bild
Meist solitäre, aber auch multiple in Formationen auftretende (z.B. gruppiert, oder disseminiert, auch segmental) bläuliche oder bläulich-schwarze, weiche, komprimierbare Knötchen oder Knoten; auch subkutan gelegene, hautfarbene weiche oder prall-elastische Massen. Das häufigste kavernöse Angiom ist das Lippenrandangiom.

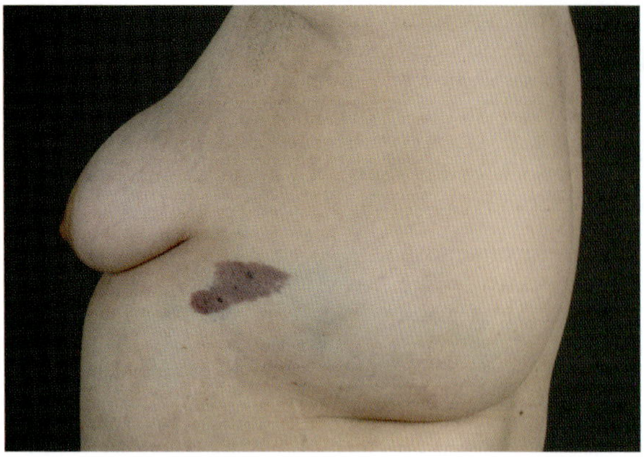

Hämangiom, kavernöses. Chronisch stationäre, 20 x 10 cm große, indolente, weich-schwammige, leicht bläulich schimmernde, glatte Erhabenheit. Proximal und medial davon zeigt sich ein bizarrer, roter, glatter Fleck.

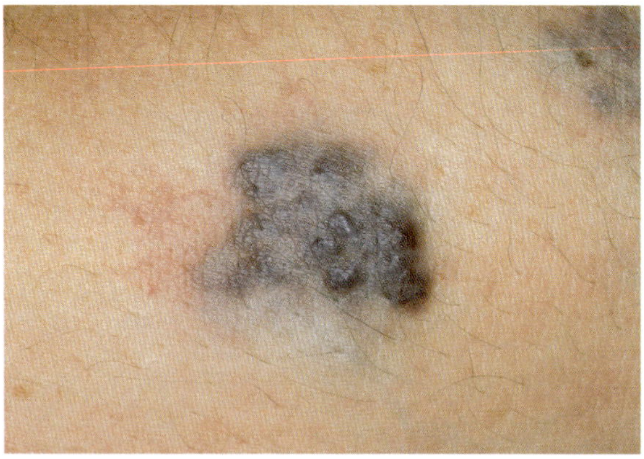

Hämangiom, kavernöses. Dunkel pigmentierter, weicher, durch leichten Druck vollständig komprimierbarer, unregelmäßig begrenzter Knoten.

## Hämangiom, mikrovenuläres D18.0

**Erstbeschreiber**
Hunt, Santa Cruz und Barr, 1991

**Definition**
Sehr seltener, erworbener, solitärer, langsam wachsender, gutartiger Gefäßtumor.

**Ätiologie**
Unbekannt.

**Manifestation**
Meist bei jungen Erwachsenen auftretend. Auftreten im Zusammenhang mit POEMS-Syndrom und Schwangerschaften ist beschrieben.

**Lokalisation**
Extremitäten, bevorzugt Unterarme, Rumpf.

**Klinisches Bild**
Symptomloser, roter oder braun-roter, weicher oder weichelastischer Knoten oder Plaque mit glatter Oberfläche (selten größer als 2 cm Ø). Klinisch an Kaposi-Sarkome erinnernd.

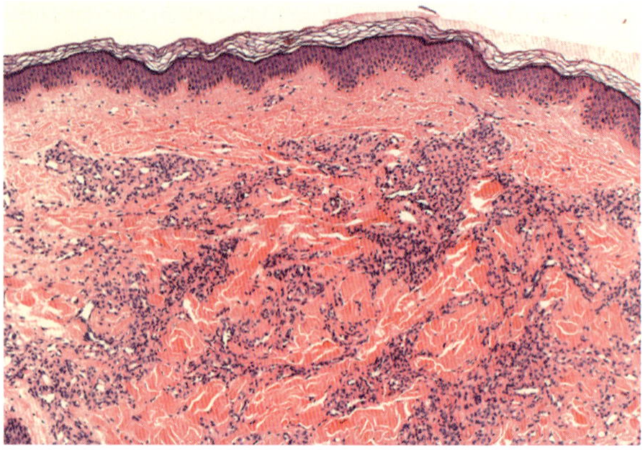

Hämangiom, mikrovenuläres. Unscharf begrenzte, die mittlere Dermis durchsetzende nest- und strangartige Geschwulstformationen. In den äußeren Anteilen der Geschwulst treten bizarre, teilweise kommunizierende Gefäßformationen auf. Die überlagernde Epidermis ist unauffällig. Zentral auffällig verdichtetes Bindegewebe. Das Oberflächenepithel ist unauffällig.

Gelegentlich zusammen mit akuter myeloischer Leukämie auftretend.

**Histologie**
Umschriebene, meist unscharf begrenzte Gefäßproliferate in der papillären und retikulären Dermis, mit bizarren anastomosierenden perizytenreichen Venulen (Glut-1 positiv) mit flach ausgezogenen Endothelien und spindeligen Zellkernen. Verdichtetes kollagenes Stroma, endotheliale Atypien, Papillen (Multilayering) und Mitosen fehlen.

**Differenzialdiagnose**
Kaposi-Sarkom, büschelartiges Hämangiom

**Therapie**
Exzision, Laser-Therapie mit ablatierendem Laser.

## Hämangiom, Spindelzellhämangiom D18.0

**Erstbeschreiber**
Weiss u. Enzinger, 1986

**Synonym(e)**
Spindelzellhämangioendotheliom; spindle cell hemangioma

**Definition**
Gutartige (wahrscheinlich reaktive) vaskuläre Neubildung, meist auf dem Boden einer vaskulären Malformation.

**Manifestation**
In allen Altersgruppen (1.-8. Lebensdekade) auftretend; keine Geschlechtspräferenz.

**Lokalisation**
Meist am Unterschenkel.

**Klinisches Bild**
Beginn mit solitärem, festem, meist nicht klar abgrenzbarem, symptomlosem, rot bis blau-rotem, tief kutan oder subkutan gelegenem Knoten. Loko-regionäres appositionelles Wachstum. Bekannt sind Assoziationen zum Klippel-Trénaunay-Syndrom, Maffucci-Syndrom, kongenitalen Lymphödemen und epitheloiden Hämangioendotheliomen (selten).

### Histologie
- Umschriebene, solitäre oder multiple meist intravaskulär gelegene Tumorkonvolute.
- Dünnwandige, kavernöse Hohlräume mit organisierten Thromben und flottierenden Endothelpapillen (Zeichen der papillären endothelialen Hyperplasie). Zellreiche Areale mit spindelzelligen, auch vakuolisierten, epitheloiden Elementen mit intraplasmatischen Vakuolen sowie Züge von spindelförmigen Perizyten. Ausbildung schlitzförmiger Hohlräume. Kernatypien fehlen.
- Immunhistologie: CD31 pos. epitheloide Zellen und Glattmuskelaktin pos. spindelförmige Perizyten.

### Differenzialdiagnose
Kaposi-Sarkom

### Therapie
Exzision, kann aufgrund des diffusen Wachstums schwierig sein, erscheint jedoch als die am meisten Erfolg versprechende Therapiemethode. Die Rezidivgefahr ist hoch (>50%).

## Hämangiom, targetoides, hämosiderotisches D18.0

### Erstbeschreiber
Santa Cruz u. Aronberg, 1988

### Definition
Seltenes, in jedem Lebensalter auftretendes, solitäres Hämangiom mit charakteristischem, schießscheibenartigem, klinischem Aspekt.

### Lokalisation
Beine, Arme, Gesäß, Hüfte, Brustregion. Selten Zunge und Gingiva.

### Klinisches Bild
Meist solitär auftretende, 2-3 mm im Ø große, rote bis braunrote Papel, die bei einem Teil der Fälle (etwa 20%) von einem schmalen hellen Hof und einem größeren bräunlichen Ring (Schießscheiben-Aspekt) umgeben ist. Dieser Hof kann mit der Zeit verblassen oder zurückgehen. Spontane Regression des Hämangioms ist nicht selten.

### Histologie
Biphasisches Wachstum:
- Oberflächliche Dermis: dilatierte, lakunäre, dünnwandige Gefäße, die von prominenten „Hobnail" Endothelien ausgekleidet sind, wenige intraluminale Erythrozyten. Erythrozyten-Extravasate und Hämosiderinablagerungen sind häufig vorhanden (s.u. Klinik).
- Tiefe Dermis: zwischen verdichteten Kollagenbündeln gelagerte, schlitzartige Gefäßräume und Hämosiderin-Ablagerungen. Glattmuskel-Aktin-positive Perizyten fehlen (Hinweis auf lymphatische Differenzierung). Keine Mitosen oder Kernatypien.

### Differenzialdiagnose
- Klinisch: Kaposi-Sarkom; Meyerson-Naevus; Granuloma anulare.
- Histologisch: Angiosarkom; retiformes Angioendotheliom; malignes endovaskuläres papilläres Angioendotheliom; Lymphangiom, progressives.

### Therapie
Exzision, keine Rezidivgefahr.

## Hämangiom, tuberonodöses D18.0

### Definition
Klinische Bezeichnung für ein Hämangiom des Säuglings mit tuberösen und nodösen Anteilen.

### Therapie
Entsprechend dem Hämangiom des Säuglings.

## Hämangioma verrucosum D23.L

### Definition
Variante des Angiokeratoma circumscriptum.

### Therapie
S.u. Angiokeratoma circumscriptum.

## Hämangiomatose, neonatale D18.0

### Synonym(e)
Benigne neonatale Haemangiomatosis; diffuse neonatale Hämangiomatose

### Definition
Neonatale, nicht-hereditäre, im Wachstum ebenfalls selbstlimitierte, multilokuläre Variante des Hämangioms des Säuglings mit multiplen (>20) Hämangiomen der Haut (benigne neonatale Hämangiomatose) und möglicherweise auch der inneren Organe (diffuse neonatale Hämangiomatose). Großer Wachstumsdruck innerhalb des 1. Lebensjahres.

### Einteilung
- Benigne neonatale Hämangiomatose ohne extrakutane Beteiligung
- Diffuse neonatale Hämangiomatose mit Beteiligung von 2 weiteren Organsystemen.

### Manifestation
Mädchen sind häufiger als Jungen betroffen. 61% der Hämangiome finden sich bereits bei Geburt, 86% entstehen innerhalb des 1. Lebensjahres.

### Klinisches Bild
- Typ I: Benigne neonatale Hämangiomatose mit multiplen, meist stecknadelkopfgroßen oder bis zu 20 mm großen, rot-lividen Hämangiomen, (ausschließlich) der Haut; kein Organbefall.
- Typ II: Diffuse neonatale Hämangiomatose mit multiplem Haut- und Systembefall (Haut: 100%, Leber: 64%, Gehirn: 52%, Gastrointestinaltrakt: 52%, oral: 44%, Augen: 32%). Prognose bei Systembefall deutlich reduziert. Häufigste Todesursache: Kongestive Herzfehler als Resultat arteriovenöser Shunts in Leber und Lunge. Hämorrhagien aus Hämangiomen im (oberen) Respirationstrakt oder GI-Trakt.

### Diagnose
- Oraler, genitaler und konjunktivaler Befall spricht eher für die diffuse neonatale Hämangiomatose, ist jedoch nicht pathognomonisch.
- Klinisch: Ausschluss von GI-Blutungen; Hämaturie, Anämie, Petechien, Ikterus, Hepatomegalie, neurologische Zeichen.

H

- Apparative Diagnostik: Rö-Thorax, Abdomen-Sonographie, CT/MRT z.A. intrakranieller Läsionen.
- Ausschluss weiterer Erkrankungen mit Hämangiomen wie Kasabach-Merritt-Syndrom (Verbrauchskoagulopathie) oder Maffucci-Syndrom.

### Differenzialdiagnose
diffuse neonatale Hämangiomatose

### Therapie
Abklärung der Organbeteiligung und regelmäßige Überwachung. Ohne früh einsetzende Behandlung ist die Mortalität sehr hoch. Ein Teil der Patienten spricht gut auf Glukokortikoide an (2-3 mg/kg KG/Tag Prednisolon-Äquivalent). Bei Fortschreiten der Symptomatik wird der Therapieversuch mit Interferon alfa-2a (z.B. Roferon A) empfohlen. Ggf. operative Entfernung größerer oder ungünstig lokalisierter Hämangiome. Wichtig ist die kontinuierliche Überwachung im Hinblick auf innere Blutungen (intensivmedizinische Maßnahmen!). Bei mangelndem Ansprechen evtl. Vincristin 2 mg/m$^2$ KO/Woche i.v. als Einmaldosis.

### Prognose
Letaler Ausgang aufgrund von Herzversagen, gastrointestinalen oder zentralnervösen Blutungen häufig. Ansonsten Spontaninvolution innerhalb des 1. Lebensjahres.

## Hämangioperizytom D48.1

### Erstbeschreiber
Stout u. Murray, 1942

### Synonym(e)
Stout's tumor

### Definition
Fakultativ maligner, von den Perizyten ausgehender Tumor. Die Entität dieses Tumors wird zunehmend bestritten, insbes. das ätiopathogenetische Konzept des von Perizyten ausgehenden Tumors. Hämangioperizytome sind selten von dermatologischer Relevanz. Als eigene Entität abgegrenzt wird heute das infantile Hämangioperizytom.

### Manifestation
Bei Erwachsenen; meist vor dem 4. Lebensjahrzehnt.

### Lokalisation
Kopf-Hals-Region, Abdomen und Oberschenkel.

### Klinisches Bild
Zirkumskripte, 0,5-2 cm große oder größere, gelegentlich schmerzhafte, nodöse Gewebemassen mit Sitz in der tiefen Dermis, der Subkutis, Muskulatur, Faszien oder im Retroperitonealraum.

### Histologie
- In der tiefen Dermis lokalisierte, knotige oder bandförmige Konvolute aus dicht gedrängten, spindeligen Zellen mit spindelförmigen, chromatinreichen Kernen. Eingeschlossen finden sich hirschgeweihartig vernetzte, bizarre Bluträume. Deutliche Mitoserate.
- Immunhistologie: Die Tumorzellen sind Glattmuskelaktin-negativ. Nur bei biphasischer Differenzierung (perizytär und myofibroblastoid) werden Glattmuskelaktin-positive Zellen (myofibroblastoide Differenzierung) angetroffen.

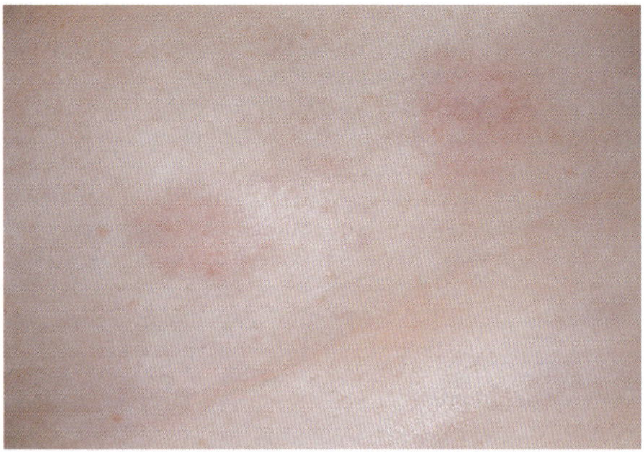

**Hämangioperizytom.** Tief kutan gelegene, derbe, plattenartige Infiltrate.

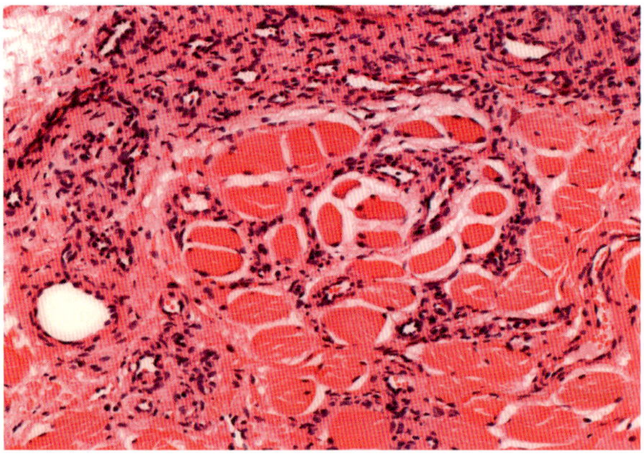

**Hämangioperizytom.** In der tiefen Dermis lokalisierte, bandförmige Konvolute aus dicht gedrängten, spindeligen Zellen mit spindelförmigen, chromatinreichen Kernen. Eingeschlossen sind zahlreiche, bizarre Bluträume.

### Differenzialdiagnose
- Klinisch: alle tief gelegenen, neugebildeten Gewebemassen, die sich palpatorisch oder mit bildgebenden Verfahren diagnostizieren lassen.
- Histologisch: Malignes fibröses Histiozytom; infantile Myofibrome.

### Therapie
Exzision mit ausreichendem Sicherheitsabstand.

### Prognose
Rezidivbereitschaft nach operativer Entfernung; fakultativ maligne Entartung.

## Hämangioperizytom, infantiles D48.1

### Erstbeschreiber
Stout u. Murray, 1942; Enzinger u. Smith, 1976

### Definition
Seltener, angeborener oder in den ersten Lebensjahren erworbener Gefäßtumor.

### Ätiologie
Die häufig nachweisbare myofibroblastische Differenzierung der Tumorzellen legt die Vermutung nahe, dass das infantile Hämangioperizytom, das infantile Myofibrom und die infantile Myofibromatose eng verwandte Entitäten sind, deren Ätiologie noch nicht abschließend geklärt ist. Typisch sind für o.g. Erkrankungen rein perizytische oder rein myoblastoide Differenzierungen der Tumorzellen einschließlich aller Übergangsformen in ein- und demselben Tumor.

### Lokalisation
Kopf und Nacken, Schulterregion, Zunge sowie viszerale Organe (Mediastinum, Abdomen).

### Klinisches Bild
Meist solitäre, nur sehr selten multipel auftretende, feste, 0,5-2 cm große oder größere, gelegentlich schmerzhafte, flache Knoten oder lediglich palpatorisch nachweisbare nodöse Gewebemassen mit Sitz in der tiefen Dermis und der Subkutis. Tumormassen können eine rote oder brot-braune Hautoberfläche haben. Multizentrisches Auftreten darf nicht als Zeichen einer Metastasierung interpretiert werden. Tumorkonvolute können in den ersten Lebensmonaten zu rascher Progredienz neigen (wie bei infantilen Hämangiomen! Sie sind im Wachstum wie diese selbstlimitiert!

### Histologie
- In der tiefen Dermis oder subkutan lokalisierte knotige oder bandförmige meist (im Gegensatz zum HP des Erwachsenen) biphasische Tumorkonvolute. Neben dicht gedrängten Arealen spindeliger Zellen (Myoperizytom-Aspekt; diese Zellen sind Glattmuskelaktin-negativ) mit spindelförmigen chromatinreichen Kernen (hier hirschgeweihartig vernetzte, bizarre Bluträume), finden sich weniger zellreiche Areale mit plumpen Myofibroblasten-artigen Elementen, die in einer hyalinisierten bindegewebigen Matrix eingeschlossen sind (Myofibrom-Aspekt). Deutliche Mitoserate.
- Immunhistologie: Myoperizytäre Zellen sind Glattmuskelaktin-positiv.

### Therapie
Primär sollte eine spontane Rückbildung abgewartet werden (Verhalten wie bei infantilen Hämangiomen). In Einzelfällen, bei ungünstiger Lokalisation Exzision mit ausreichendem Sicherheitsabstand. Hohe Rezidivgefahr! Subtile klinische Nachkontrolle.

## Hamartom Q85.91

### Definition
Angeborene oder sich später manifestierende Fehlbildungen, die sich durch abnorme Zusammensetzungen von üblicherweise in einem Gewebe vorkommenden Strukturen (z.B. Naevus sebaceus) entwickeln. Im Gegensatz zur Neoplasie ist ihr Wachstum nicht autonom, sondern geht mit dem Wachstum des umgebenden Gewebes parallel.

## Hamartom, ekkrines D23.L

### Synonym(e)
Naevus seborrhoicus et sudoriferus; Ephidrosis; ekkrine Schweißdrüsenhyperplasie; ekkriner Schweißdrüsennaevus, Naevus sudoriferus

### Definition
Naevi oder Malformationen mit ekkrinen Drüsenkomponenten sind extrem selten. Ihre klinische Morphologie ist ebenso vielgestaltig wie auch uncharakteristisch. Einige Naevi können ekkrine Restfunktionen, wie lokalisierte Hyperhidrose, aufweisen. Aus der älteren Literatur werden folgende Termini unter diesem Begriff zusammengefasst:
- Hamartom, ekkrines, angiomatöses
- Eccrine pilar angiomatous nevus
- Naevus eccrinus
- Komedonennaevus der Handfläche
- Naevus, linearer, ekkriner mit Komedonen
- Ostiumnaevus, porokeratotischer-ekkriner.

S.a. Adnextumoren mit ekkriner Differenzierung.

### Klinisches Bild
- Klinisch sehr unterschiedliche, meist wenig distinkte Krankheitsbilder, deren klinische Morphologie von der Zusammensetzung (angiomatös, Haarfollikelbestandteile, Differenzierungsgrad) des jeweiligen Hamartoms (Naevus) sowie von Lokalisation und Anordnung abhängt.
- Unterschieden werden der Naevus eccrinus als rein ekkrines Hamartom mit lokaler Hyperhidrose, das ekkrine angiomatöse Hamartom, ein kongenitaler, langsam wachsender, roter bis grau-blauer, fester bis sehr fester, schmerzhafter Knoten oder eine entsprechende Plaque mit einer stärkeren angiomatösen Komponente, die ebenfalls Hyperhidrose zeigt. Meist verruköse Oberfläche. Bei dem „eccrine pilar angiomatous nevus (hamartoma)" sind ekkrine, Haar- und Gefäßkomponenten kombiniert (verruköse Oberfläche und Hypertrichose). Der akrosyringeale Naevus zeigt eine lineare Plaque oder er tritt mit multiplen Papeln auf, ggf. in Kombination mit epidermalen Dysplasien. Der sogenannte ekkrine porokeratotische Ostiumnaevus (PEODDN) tritt als kongenitale, verruköse Plaque an Handflächen und Sohlen auf. Die fokalen Hyperkeratosen korrespondieren mit kornoiden Lamellen. Die Schweißdrüsen waren in den publizierten Fällen normal. Als klinische Form gehört der PEODDN eher zu den epidermalen Naevi.

### Histologie
Histologisch zeigt sich entsprechend der klinischen Symptomatik ein relativ breit angelegtes Dysmorphiemuster mit naevoiden Veränderungen des ekkrinen Drüsenapparates und der Akrosyringien (Komedonen-artige Veränderungen). Beim rein ekkrinen Naevus deutlich erhöhte Zahl ekkriner Ausführungsgänge und Drüsenendstücke. Das ekkrine angiomatöse Hamartom (s.a. dort) zeigt in der mittleren Dermis lobulär gruppierte Schweißdrüsen und Drüsenausführungsgänge mit ekkriner Differenzierung in enger Vermischung mit kapillären und kavernös dilatierten Gefäßen. Hyperplastische Epidermis. Wird dieser Typus außerhalb der Leistenhaut angetroffen, so können bei diesem komplexen Naevus noch unreife Haarfollikel sichtbar sein (eccrine pilar angiomatous nevus). Bei dem porokeratotischen, ekkrinen Ostiumnaevus (PEODDN), dem Komedonennaevus der Handflächen sowie dem linearen ekkrinen Naevus mit Komedonen ist die Anzahl der ekkrinen Schweißdrüsen eher normal. Die Besonderheit sind komedonenartige Auftreibungen der Akrosyringien mit fokal anzutreffenden kornoiden Lamellen.

### Therapie
Exzision falls notwendig. Bei flächenhaften Hamartomen kommt eine Therapie nur in Ausnahmefällen infrage.

## Hamartom, ekkrines, angiomatöses Q85.8

### Synonym(e)
eccrine angiomatous hamartoma

### Definition
Seltener Naevus (Hamartom der Haut) aus ekkrinen und angiomatösen Bestandteilen.

### Manifestation
Kongenital oder in früher Kindheit.

### Lokalisation
Handteller und Fußsohlen, seltener Felderhaut des Unterschenkels.

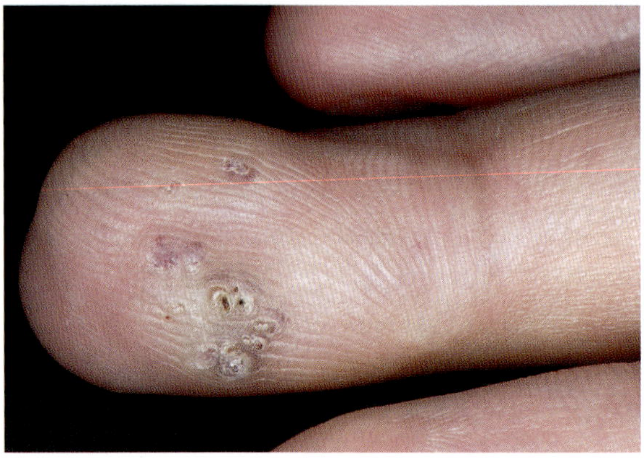

**Hamartom, ekkrines, angiomatöses.** Befund bei einem 12-jährigen Jungen. Seit dem 1. Lebensjahr langsam wachsender, bei deutlichem Druck (nicht spontan) schmerzhafter, fester Knoten mit teils glatter, teils verruköser Oberfläche. Die seitliche (narbige) Einsenkung ist durch eine Vorbiopsie entstanden.

### Klinisches Bild
Langsam wachsende oder konstante, meist sehr schmerzhafte, überwiegend solitäre, grau-blaue, blau-rote oder rot-braune, feste bis sehr derbe Plaque oder entsprechender Knoten mit glatter oder verruköser Oberfläche. Kombinationen mit Hypertrichose und fokaler Hyperhidrose sind beschrieben. S.a. Hamartom, ekkrines.

### Histologie
In der mittleren Dermis lobulär gruppierte Schweißdrüsen und Drüsenausführungsgänge mit ekkriner und apokriner Differenzierung in enger Vermischung mit kapillären und kavernös dilatierten Gefäßen. Hyperplastische Epidermis. Wird das Hamartom außerhalb der Leistenhaut angetroffen, so können bei diesem komplexen Naevus noch unreife Haarfollikel sichtbar sein.

### Therapie
Exzision ohne Sicherheitsabstand.

## Hamartom, neurofollikuläres Q85.8

### Definition
Sehr seltener Adnextumor mit Haarfollikeldifferenzierung.

### Lokalisation
Gesicht, Nase.

### Klinisches Bild
Solitär auftretende, hautfarbene, feste, 0,3-0,7 cm große Papel. Klinisch uncharakteristisch. Histologischer Zufallsbefund.

### Histologie
Abnorm hyperplastische Talgdrüsen-Haar-Einheit, eingebettet in einem breiten fibromyxoiden Stroma mit eingestreuten S100 positiven Zellen, Zellen die Neuronen-spezifische Enolase exprimieren sowie Synaptophysin, als Zeichen der neurogenen Differenzierung.

### Differenzialdiagnose
Trichodiskom, Fibrofollikulom.

## Hämatolymphangiom D18.15

### Definition
S.u. Lymphangiom. Missnomen, das die Kombination eines Lymphangioma circumscriptum mit einem papillären Angiom beschreibt. Tatsächlich entsteht das klinische Bild des Hämatolymphangioms durch fokale Einblutungen in die ektatischen Lymphgefäße. S.u. Lymphangioma circumscriptum.

### Therapie
Eine Laser-Therapie kann versucht werden, ggf. Exzision. S.u. Lymphangioma circumscriptum.

## Hämatom T14.03

### Synonym(e)
Bluterguss

### Definition
Unterschiedlich stark ausgeprägte, evtl. fluktuierende Blutung in die Haut und ggf. auch in das subkutane Fettgewebe.

### Ätiologie
Traumen.

### Klinisches Bild
Meist schmerzhafte Weichteilschwellung und -verfärbung,

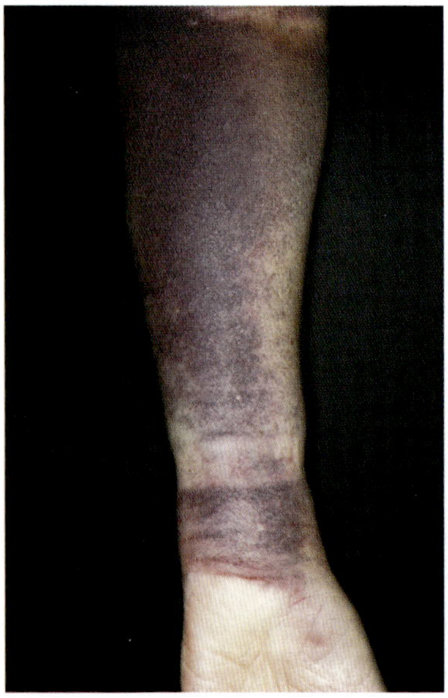

**Hämatom.** Nach einem Sturz auf den linken Unterarm aufgetretene, flächenhafte, bläuliche Verfärbung. Es handelt sich um eine unterschiedlich stark ausgeprägte Blutung in die Haut und das subkutane Fettgewebe, die abhängig von ihrem Alter stadienmäßig unterschiedliche Farbtöne durchläuft: zunächst blaurote, dann blaue, später grüngelbe und gelbe Verfärbung.

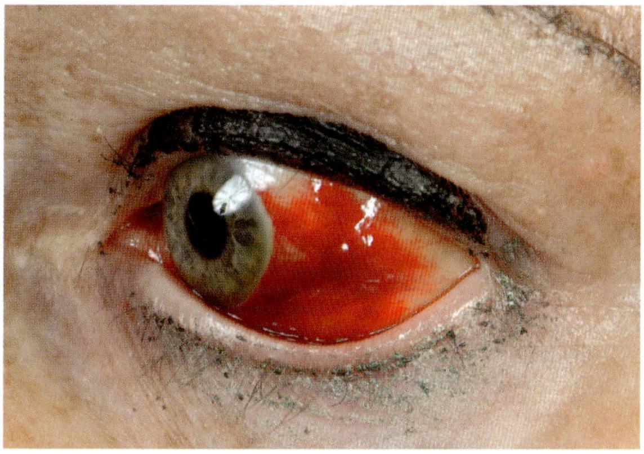

Hämatom. Akut aufgetretene Einblutung der Konjunktiven und Skleren bei einer 51-jährigen Patientin mit bullösem Pemphigoid.

die, abhängig von ihrem Alter, stadienmäßig unterschiedliche Farbtöne durchläuft: Zunächst blaurote, dann blaue, später grüngelbe und gelbe Verfärbung.

### Therapie

Ggf. Heparin-Salben (z.B. Heparin-ratiopharm Gel/Salbe) oder Arnica-Gel/Salbe/Gelee (z.B. Arnica comp Gel, Weleda Arnika-Gelee, Weleda Arnika-Salbe 10%).

## Hämatom, Nagelhämatom T14.05

### Definition

Unterschiedlich stark ausgeprägte, subunguale Blutung.

### Ätiologie

Traumatisch bedingt.

### Klinisches Bild

Kräftiger, meist unregelmäßig konfigurierter, rot-brauner bis blau-schwarzer subungualer Fleck. Auch wenn das Hämatom proximal angesiedelt ist, verliert es durch Auswachsen des Nagels nach distal den Kontakt zum proximalen Nagelwall.

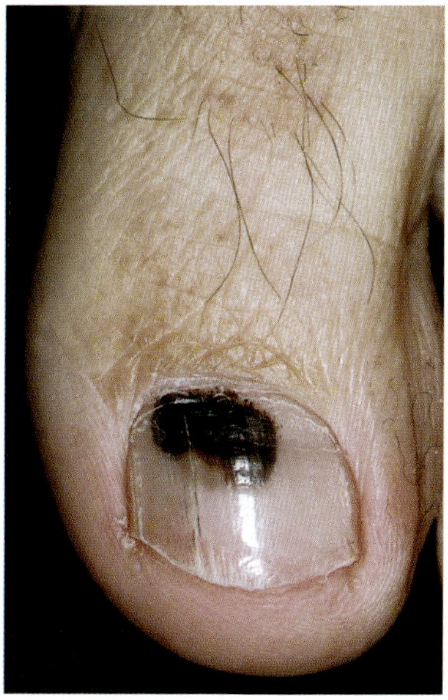

Hämatom, Nagelhämatom. Blau-schwärzliche, scharf umschriebene Pigmentierung (hier des Großzehennagels) aufgrund eines vorausgegangenen traumatischen Ereignisses. Keine distale streifige Nagelverfärbung. Das Fehlen distaler streifiger Nagelveränderungen schließt die Differenzialdiagnosen „subunguales malignes Melanom" und „subungualer melanozytärer Naevus" aus.

Rezidivierend auftretende Hämatome, z.B. bei Sportlern oder Handwerkern können einen longitudinalen Streifen vortäuschen, der jedoch insgesamt unregelmäßiger begrenzt ist als bei melanozytären Tumoren.

### Diagnose

Zur Bestätigung eines klinischen Verdachts auf Nagelhämatom kann pigmentiertes Material am freien Nagelrand oder nach Trepanation der Nagelplatte (z.B. Stanzbiopsie der Nagelplatte) auch von der Nagelunterseite zur Untersuchung gewonnen werden. Nagelhämatome haben kaum Sauerstoffkontakt, werden nicht in Hämosiderin umgewandelt und sind daher in der Eisenfärbung negativ. Mit Hilfe der Peroxidase-Reaktion kann ein histochemischer Nachweis geführt werden.

### Differenzialdiagnose

Melanom, malignes, subunguales

### Therapie allgemein

Harmloser Befund, keine spezifische Therapie erforderlich. Bei starker Beteiligung der proximalen Finger- oder Zehenphalanx (Quetschung) empfiehlt sich ein radiologischer Frakturausschluss.

## Hämatopoese, kutane extramedulläre D75.9

### Definition

Kompensatorische Hämatopoese bei verschiedenen Systemerkrankungen; selten als lokalisiertes Geschehen im Zusammenhang mit Hauttumoren.

### Ätiologie

- Bei Neugeborenen verursacht u.a. durch intrauterine Virusinfektionen oder hereditäre Sphärozytose, dort beschrieben als Blueberry-Muffin-Baby.
- Bei Erwachsenen Folge des myelodysplastischen Syndroms. Sehr selten als Lokalbefund im Zusammenhang mit Hauttumoren (z.B. Pilomatrixom).

### Klinisches Bild

Bei Neugeborenen s. Blueberry-Muffin-Baby; bei Erwachsenen finden sich bläuliche Flecken, Papeln und Plaques unterschiedlicher Größe.

### Histologie

- Infiltrate in Dermis und Subkutis aus unterschiedlich reifen Zellen der Hämatopoese. Myeloische Zellen mit bläschenförmigen Zellkernen und granuliertem Zytoplasma. Vereinzelt auch (reifzellige) polymorphkernige Leukozyten. Weiterhin Megakaryozyten und Erythroblasten.
- Immunhistologie:
  - Myeloische Zellen: positiv für Lysozym, Chloracetatesterase, Myeloperoxidase, Elastase.
  - Megakaryozyten: positiv für Faktor VIII, CD 61.
  - Erythroblasten: positiv für Glykophorin A.

### Differenzialdiagnose

Akute febrile neutrophile Dermatose (Sweet-Syndrom), Purpura Schönlein-Henoch; spezifische Infiltrate bei Leukämien der Haut.

### Therapie

Behandlung der Grunderkrankung.

## Hämatoxilinkörperchen

### Synonym(e)
Hematoxilin bodies

### Definition
Histologischer Begriff für verschieden große, homogene, basophile Gebilde von Zellgröße in Haut, Endokard, Niere und Lymphknoten, vor allem bei systemischem Lupus erythematodes.

## Hämhidrose L74.8

### Synonym(e)
Hämhidrosis; Hämidrosis

### Definition
Rotgefärbter Schweiß durch Beimischung von Blut.

### Ätiologie
Möglicherweise erhöhte Durchlässigkeit der die Schweißdrüsenkanäle versorgenden Kapillaren.

### Therapie
Nicht bekannt.

## Hämochromatose E83.11

### Erstbeschreiber
Troisier, 1871; Hanot u. Chauffard, 1882

### Synonym(e)
Siderophilie; Eisenspeicherkrankheit; Siderose; Bronzediabetes; Troisier-Hanot-Chauffard-Syndrom; Cirrhose pigmentaire diabétique

### Definition
Hereditäre erhöhte Eisenresorption mit konsekutiver Hämosiderin-Ablagerung in verschiedenen Organen. Der Gesamteisengehalt des Organismus ist von normalerweise 3-5 g auf 20-80 g erhöht.

### Vorkommen/Epidemiologie
Häufigste hereditäre Erkrankung bei Angehörigen der weißen Rasse, Prävalenz (bei Kaukasiern): 1/200-300 Einwohner.

### Ätiologie
Überwiegend autosomal-rezessiv vererbte Formen:
- Typ 1 (klassische Hämochromatose): Autosomal-rezessiv vererbte Mutationen des HFE 1 Gens (Hereditary familial hemochromatosis Gen 1; Genlokus: 6p21.3).
- Typ 2 (juvenile Hämochromatose): Autosomal-rezessiv vererbte Mutationen des HFE 2 Gens (Hereditary familial hemochromatosis Gen 2; Genlokus: 1q21). Andere Formen von Typ 2 sind durch Mutationen des Hepcidin antimicrobial Peptid Gens (HAMP Gen; Genlokus: 19q13) bedingt.
- Typ 3: Autosomal-rezessiv vererbte Mutationen des Transferrin Rezeptor-2 Gens (TFR 2 Gen; Genlokus: 7q22).
- Typ 4: Autosomal-dominant vererbte Mutationen des SLC11A3 Gens (Solute carrier family 11 A Gen; Genlokus: 2q32) mit konsekutivem Defekt von Ferroportin.

### Manifestation
Insbesondere bei Männern in höherem Alter (40-60 Jahre). Bei der juvenilen Form (Typ 2) meist 10.-30. Lebensjahr.

### Klinisches Bild
Rauchgraue, blau-braune oder bronzeartige, fleckige oder flächenhafte Hautverfärbungen, besonders ausgeprägt im Gesicht, in den Achselhöhlen, der Genitalregion, an lichtexponierten Stellen und an Narben. Haarverlust, Hodenatrophie, Leberzirrhose, Splenomegalie, Diabetes mellitus, Herzstörungen.

### Histologie
Melaninvermehrung im Stratum basale sowie Hämosiderineinlagerungen, vor allem im tiefen Korium.

### Diagnose
Nachweis von eisenhaltigem Pigment in Haut oder Leber. Positiver Desferal-Test. Plasmatransferrin ist abgesättigt.

### Differenzialdiagnose
Hämosiderosis cutis, Porphyria cutanea tarda, M. Addison, Ochronose, hepatolentikuläre Degeneration.

### Therapie
Internistisch: Eisenarme Kost (Vermeiden von weißen Bohnen, Erbsen, Linsen, Porree, Sojabohnen, Eidotter, Leber, Herz, Bierhefe). Aderlässe 1mal/Woche (mit 500 ml Blut werden durchschittlich 250 mg Eisen entfernt). Ggf. Gabe von Deferoxamin (z.B. Desferal), 100 mg Deferoxamin binden 8 mg Eisen.

### Prognose
Unbehandelt führt die Erkrankung progressiv fortschreitend innerhalb weniger Jahre zum Tode.

## Hämolyse

### Definition
Hämoglobulinaustritt bei Auflösung roter Blutkörperchen, z.B. unter Therapie mit DADPS, bei Thalassämien, Malaria oder Kälteantikörpern bzw. Wärmeantikörpern. Folgeerscheinungen: Hämolytische Anämie, hämolytischer Ikterus.

## Hämophilie A D66.D6

### Erstbeschreiber
Otto, 1803; Hopff, 1828

### Synonym(e)
Bluterkrankheit; hemophilia A

### Definition
Hereditärer Aktivitätsmangel des Faktors VIII (anti-hämophiles Globulin).

### Vorkommen/Epidemiologie
Anteil an allen Hämophilieerkrankungen: ca. 75%. Inzidenz (Bundesrepublik Deutschland): 1/5.000 Männer.

### Ätiologie
X-chromosomal-rezessiv vererbte Mutationen des HEMA Coagulation factor VIII Gens (HEMA Gen; F8 Gen; Genlokus: Xq28).

**Manifestation**
Meist bei Männern auftretend. Frauen sind Konduktorinnen.

**Klinisches Bild**
Kleine flächenhafte Blutungen nach geringfügigen Traumen. Charakteristische, rezidivierende Blutungen in Muskulatur und Gelenke mit nachfolgenden Muskelatrophien und -kontrakturen, Gelenkversteifung. Gehäuft Spontanblutung bei schwerer Hämophilie in der Jugend (großer Bewegungsdrang), bei mittelschweren Hämophilien selten.

**Labor**
- Schwere Hämophilie: Faktor VIII <1%. Mittelschwere Hämophilie: Faktor VIII 1-4%. Leichte Hämophilie: Faktor VIII 5-25%. Subhämophile Hämophilie: Faktor VIII 25-45%.
- Blutungszeit normal; Gerinnungszeit verlängert; Quick-Test normal; Prothrombinverbrauch vermindert.

**Therapie**
Substitution von Faktor VIII.

## Hämophilie B D67

**Erstbeschreiber**
Aggeler et al., 1952; Biggs et al., 1952

**Synonym(e)**
Bluterkrankheit; Hemophilia B; HEMB; Christmas disease; Factor IX deficiency; Faktor IX Mangel

**Definition**
Hereditärer Aktivitätsmangel des Faktors IX (Christmas factor) mit verminderter Thromboplastinbildung im Blut, verminderter Umwandlung von Prothrombin zu Thrombin und verminderter Umwandlung des Fibrinogens zu Fibrin.

**Vorkommen/Epidemiologie**
Anteil an allen Hämophilieerkrankungen: 20-25%. Inzidenz (Bundesrepublik Deutschland): 1/20.000 Männer.

**Ätiologie**
X-chromosomal-rezessiv vererbte Mutationen des HEMB Coagulation factor IX Gens (HEMB Gen; F9 Gen; Genlokus: Xq27.1-q27.2 F9).

**Manifestation**
Meist bei Männern auftretend. Frauen sind Konduktorinnen.

**Klinisches Bild**
Kleine flächenhafte Blutungen nach geringfügigen Traumen. Charakteristische, rezidivierende Blutungen in Muskulatur und Gelenke mit nachfolgenden Muskelatrophien und -kontrakturen, Gelenkversteifung. Gehäuft Spontanblutung bei schwerer Hämophilie in der Jugend (großer Bewegungsdrang), bei mittelschweren Hämophilien selten.

**Labor**
- Schwere Hämophilie: Faktor IX < 1%. Mittelschwere Hämophilie: Faktor IX 1–4%.
- Leichte Hämophilie: Faktor IX 5–25%.
- Subhämophile Hämophilie: Faktor IX 25–45%. Blutungszeit: normal; Gerinnungszeit: verlängert; Quickwert: normal; Prothrombinverbrauch: vermindert.

**Interne Therapie**
Substitution von Faktor IX.

## Hämophilus Ducrey-Unna

**Definition**
Gramnegativer Streptobazillus. Erreger des Ulcus molle.

## Hämorrhagien R23.3

**Definition**
Blutung in Haut und andere Organe, häufig durch Traumata hervorgerufen.

## Hämorrhagische Diathese D69.8

**Definition**
Angeborene oder erworbene Hämostasestörung, die zur Spontanblutung oder Hämorrhagie führt und in keinem Verhältnis zum auslösenden Trauma steht.

H

## Hämorrhagisch pigmentäre Dermatosen D69.2

**Definition**
- Auf die Haut beschränkte Purpura infolge chronischer entzündlicher Kapillarveränderungen und zusätzlich erhöhtem hydrostatischem Druck mit gruppierten Petechien, ekzematoider Dermatitis und nachfolgenden Hämosiderinablagerungen im Bindegewebe.
- Unter diesem Begriff subsumiert man die klinischen Varianten der Purpura pigmentosa progressiva. S.a.u. Purpura anularis teleangiectodes, Dermatite lichénoide purpurique et pigmentée, Adalin-, Textilpurpura u.a. Einige Autoren rechnen auch den Lichen aureus hierzu.

**Ätiologie**
Wahrscheinlich Typ IV-Allergie (s. Allergie) in Ergänzung mit einem nicht näher geklärten Kofaktor. Das Allergen kann oral, durch Kontakt oder Inhalation zugeführt werden. Meist Auslösung durch Medikamente (Brom-Carbamide, Bisacodyl, Diazepame).

**Therapie**
Entsprechend der Purpura pigmentosa progressiva.

## Hämorrhoidalleiden I84.9

**Definition**
Beschwerden und Folgeschäden aufgrund bestehender Hämorrhoiden.

**Differenzialdiagnose**
Condylomata lata, Rektum- und Analkarzinome, rektale Gonorrhoe, Marisken.

**Komplikation**
Intertrigo, Candidose, Condylomata acuminata, chronisches Ekzem, Analekzem, allergisches Ekzem, Analekzem durch Analtherapeutika.

**Therapie**
- Grad I und II: Sklerosierung.
- Grad III und IV: operative Maßnahmen, Stuhlregulierung, evtl. diätetische Maßnahmen.

## Hämorrhoiden I84.9

### Definition
Weiche, knoten- oder kissenförmige Gefäßerweiterungen am Anus, im Analkanal und unterem Rektum. Deutliche Füllung und Vergrößerung bei Erhöhung des intraabdominalen Druckes.

### Einteilung
Klassifikation nach Schweregrad und Symptomen:
- Grad I: Hämorrhoiden sind nur proktoskopisch erkennbar; kirschrote knotenförmige Vorwölbung der Mukosa; Erweiterung des Gefäßschwammes durch Oberflächeneinrisse während der Defäkation; rezidivierende Blutungen (hellrot auf den Stuhl aufgelagert); keine Schmerzen.
- Grad II: Hämorrhoiden prolabieren beim Pressen, anschließend Retraktion; Schmerzen und Blutung bei Defäkation.
- Grad III: Die Hämorrhoiden sind prolabiert, aber manuell reponierbar. Beginnende Inkontinenz, geringe Blutung bei der Defäkation, Pruritus und Schmerzen.
- Grad IV: Die Hämorrhoiden sind prolabiert und fixiert und nicht mehr reponierbar. Keine oder nur geringe Blutung. Oft tritt starke Schmerzhaftigkeit auf.

### Ätiologie
Hereditäre Disposition. Diskutiert werden vor allem eine Hyperplasie des arteriell gespeisten anorektalen Schwellkörpers oder eine venöse Verursachung wie portale Hypertension, Stauungen im kleinen Becken und unterem Pfortaderbereich. Prädisposition bei chronischer Obstipation, Laxanzienabusus, erhöhtem Sphinktertonus, Bewegungsarmut, ballaststoffarmer oder fettreicher Ernährung, Schwangerschaft, Stress, Alkoholabusus. Diese führt zu einer überhöhten Belastungssituation des Beckenbodens.

### Manifestation
Hämorrhoiden sind bei 70% der >30-jährigen Erwachsenen proktoskopisch nachweisbar. Gehäuft in Industrieländern. Altersgipfel: 50.-70. Lebensjahr.

### Lokalisation
Prädilektionsstellen in Steinschnittlage: bei 3, 7 und 11 Uhr.

### Klinisches Bild
Peranale Blutungsereignisse. Die spontane Hämorrhoidalblutung entstammt den arteriolären Versorgungsgefäßen und wird deshalb häufig als spritzende, hellrote Blutung wahrgenommen. Entzündungszustände des Anoderms, Störungen der analen Feinkontinenz, Juckreiz, intraanales Druck- oder Fremdkörpergefühl evtl. mit Stuhlentleerungsstörungen, Prolapssituationen können auftreten. Seltener sind mehrminütige krampfartige Schmerzen im Enddarm.

**Merke: Hinter jeder rektalen Blutung kann ein Darmtumor stecken!**

### Differenzialdiagnose
Hämorrhoidalvenenthrombose, akute; Marisken; Analpapille, hypertrophe; Rektumadenom, prolabierendes.

### Therapie
Parallel zu den therapeutischen Eingriffen ist bei Hämorrhoidalleiden die Stuhlregulierung unumgänglich: Regelmäßige Bewegung, regelmäßige Stuhlentleerungen („den Darm zur Pünktlichkeit erziehen"), diätetische Maßnahmen mit schlackenreicher Kost, Vermeiden stopfender Süßigkeiten wie Schokolade.
- Grad I und II: Sklerosierung: Verwendung von Polidocanol-haltigen (Aethoxysklerol Kreussler 4%) Verödungsmitteln. Methode nach Blond: Über seitliches Fenster des Proktoskops wird Aethoxysklerol streng submukös, paravasal an der Basis des Knotens injiziert.

  **Cave: Anaphylaktische Reaktionen auf Polidocanol sind möglich!**

  Um Druckgefühl zu vermeiden, empfiehlt es sich, die Anzahl der Sitzungen auf ca. 10 zu strecken. Nachteil: Aufwendig. Vorteil: Wenig Rezidive. Bei zu flacher Injektion können Ulzera der Schleimhaut auftreten. Bei zu tiefer Injektion können Abszesse in der Muskulatur oder in einem benachbarten Organ auftreten. Rezidive: < 10%. 6-monatige Verlaufskontrollen sind erforderlich.
- Alternativverfahren zur Sklerosierungstherapie ist die Gummibandligatur nach Barron. Hierbei wird der Hämorrhoidalknoten mit einer Fasszange gefasst und über den Knoten ein Gummiring gezogen, der die Basis des Knotens ligiert. Nach wenigen Tagen wird nekrotisches Gewebe abgestoßen. Sitzungen in 3-wöchigen Abständen, nicht mehr als 2 Ligaturen pro Sitzung!

  **Cave: Typischerweise können mehrere Tage nach dem Eingriff Blutungen auftreten.**
- Hämorrhoiden Grad III und IV: Operative Maßnahmen wie Staplerbehandlung, 3-Zipfelresektion nach Milligan-Morgan oder die submuköse Hämorrhoidektomie nach Parks: Präparation der drei Hauptknoten (möglichst unter Erhaltung des Anoderms), Exzision des Hämorrhoidalknotens, Ligatur der drei zuführenden Arterien, Schleimhautnaht mit resorbierbarem Faden, Tamponade des Wundgebietes. Ggf. zusätzliche Sphinkterotomie zur Senkung des Analsphinktertonus. 1. Postoperativer Tag: Entfernung der Tamponade, dann 2mal/Tag (und nach jedem Stuhlgang) Sitzbäder mit Kamille. Stuhlerweichung z.B. mit Agiolax oder Lactuflor. Komplikationen: Blutungen, postoperative Analstenosen, Verwachsungen bei ausgedehnter Anodermresektion.
- Alternativ: Dopplergesteuerte Hämorrhoidal-Arterien-Ligatur (HAL) oder Stapler-Hämorrhoidektomie nach Longo (zirkuläre Manschettenresektion der Rektumschleimhaut).

### Prophylaxe
Ausgewogene ballaststoffreiche Ernährung (z.B. Müsli, Vollkornbrot, Obst und Gemüse), Regelmäßige Bewegung, Sport. Verzicht auf Abführmittel, ggf. Leinsamen oder Milchzucker verwenden. Bei Beckenbodenschwäche: Gymnastikübungen für Beckenboden- und Gesäßmuskulatur. Intimhygiene (z.B. Reinigung mit einem feuchten, aber seifenfreien, weichen Toilettenpapier nach dem Stuhlgang).

## Hämorrhoidenmittel

### Definition
Lokaltherapeutika zur Behandlung von Hämorrhoidalbeschwerden.

### Indikation
Zur Beseitigung von Schmerzen, Juckreiz und Brennen, zur Durchblutungsförderung und Entzündungshemmung, meist

in Form von Zäpfchen, Salben oder Cremes. Insbesondere spielen Glukokortikoid-, Lokalanästhetika-haltige und antiseptische Zubereitungen eine Rolle.

**Rezeptur(en)**
R098 R099 R285 R041 R284 R235

**Hinweis(e)**
Diese Präparationen dienen allerdings nur der symptomatischen Behandlung. Zu beachten ist zusätzlich die hohe allergene Potenz der meisten in diesen Zubereitungen enthaltenen Inhaltsstoffe!

## Hämosiderosis cutis L81.9

**Definition**
Lokalisierte oder disseminierte, groß- oder kleinfleckige, gelb- oder sattbraune Ablagerungen von Hämosiderin in der Haut, deren Verteilungsmuster und Intensität von der zugrundeliegenden Erkrankung definiert sind. Auftreten z.B. bei Purpura pigmentosa progressiva oder bei chronischer venöser Insuffizienz.

**Therapie**
Behandlung der Grunderkrankung, s. Angiodermite purpurique et pigmentée; venöse Insuffizienz, chronische.

## Hand-Fuß-Mund-Krankheit B08.40

**Erstbeschreiber**
Dalldorf u. Sickles, 1948

**Synonym(e)**
Hand-Fuß-Mund-Exanthem; falsche Maul- und Klauenseuche; Hand-foot-mouth-disease

**Definition**
Epidemisch, endemisch und sporadisch vorkommendes, gewöhnlich milde verlaufendes Virusexanthem an Palmae, Plantae und Mundschleimhaut.

**Erreger**
Coxsackie-Viren der Gruppe A16, A5, A6, A10 (Übertragung durch Tröpfcheninfektion oder direkten Kontakt), Echo- oder Enteroviren (Enterovirus 71).

**Manifestation**
Meist bei Kindern vor dem 10. Lebensjahr auftretend, selten bei Erwachsenen.

**Klinisches Bild**
- Allgemein: Inkubationszeit 3-7 Tage, maximal 2 Wochen. Etwa 2 Wochen andauernde unspezifische Prodromi (Fieber, Kopfschmerzen, Schnupfen, gastrointestinale Symptome).
- Integument: Charakteristisches Exanthem an Händen und Füßen, insbesondere Palmae und Plantae, schubweise aufschießende, disseminierte, flache, eckige Papeln, die sich in längliche, polygonale Bläschen mit gerötetem Hof umwandeln.
- Mundschleimhaut: Initial stecknadelkopfgroße Bläschen, später gelblich-weiß belegte, sehr schmerzhafte Aphthen. Abortivformen sind möglich.

**Diagnose**
Versuch des Virusnachweises aus frischen Stuhlproben oder Bläscheninhalt, Komplementbindungsreaktion.

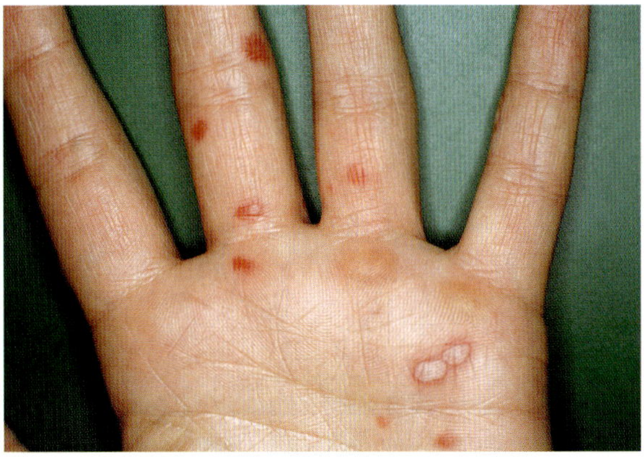

**Hand-Fuß-Mund-Krankheit.** Akut aufgetretene (über Nacht), teils gruppierte, teils disseminierte, stechend schmerzende Bläschen mit hochrotem Halo. Gleichzeitig aphthöse Läsionen am Gaumen und an der Lippenschleimhaut eines 9-jährigen Mädchens.

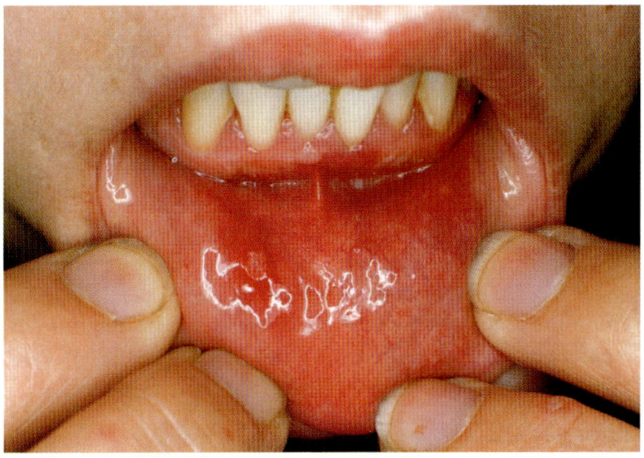

**Hand-Fuß-Mund-Krankheit.** Aphthöse Läsionen am Gaumen und an der Lippenschleimhaut eines 9-jährigen Mädchens. Gleichzeitig bestehen akut aufgetretene (über Nacht), teils gruppierte, teils disseminierte, stechend schmerzende Bläschen mit hochrotem Halo am Integument.

**Differenzialdiagnose**
Gingivostomatitis herpetica, Herpangina, Zoster, Varizellen, Erythema exsudativum multiforme, Maul- und Klauenseuche, echte.

**Therapie**
Nicht erforderlich, ggf. symptomatische Behandlung mit nicht steroidalen Antiphlogistika, Abheilung meist innerhalb weniger Tage.

**Prognose**
Abheilung meist innerhalb weniger Tage.

## Hand-Fuß-Syndrom T88.7

**Synonym(e)**
Hand-Foot-Syndrome; Erythrodysaesthesia palmoplantaris

**Definition**
Zytostatika-assoziierte (auch bei Tyrosinkinaseinhibitoren beschrieben; s.u. Sorafenib) schmerzhafte Rötung von Palmae und Plantae unter oder nach einer Chemotherapie. Es scheint

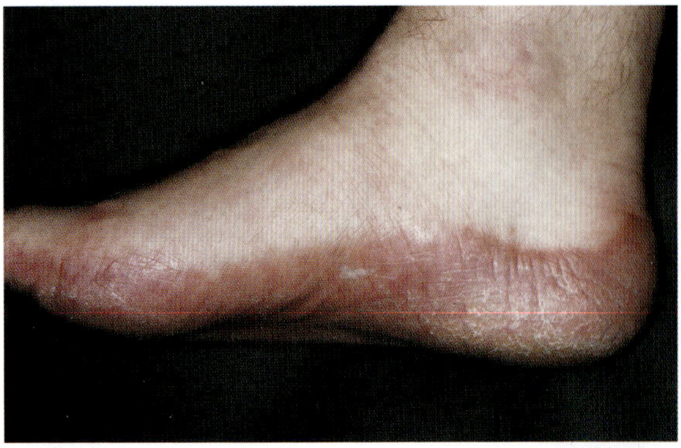

Hand-Fuß-Syndrom. Akute, medikamentös induzierte, schmerzhafte Erytheme im Palmar- und Plantarbereich. Typische Arzneimittelanamnese für Anthrazykline (Doxorubicin).

zwei klinische Formen, eine mit progredientem und eine mit selbstlimitierendem Verlauf zu geben.

### Ätiologie
Dosisabhängige (sowohl hinsichtlich der max. Wirkstoffkonzentration als auch der kumulativen Gesamtdosis), toxische Wirkung von Zytostatika.

### Manifestation
Patienten die mit Zytostatika behandelt wurden; nach Applikation von Doxorubicin, 5-Fluorouracil, Cytarabin, Methotrexat, Capecitabin. Auftreten bei nahezu 25% der Fälle. Die Symptome können sowohl wenige Stunden nach Beginn der Chemotherapie aber auch erst Monate danach auftreten. Keine Geschlechts- oder Altersbevorzugung.

### Klinisches Bild
Einteilung der klinischen Erscheinungen nach 3 (NCI-Definition) oder 4 (WHO-Definition) Schweregraden:

- Einteilung der Schweregrade nach der Definition des National Cancer Institute (NCI):
  - Grad 1: Gefühllosigkeit, Dysästhesie, Parästhesie. Beschwerden, die das Alltagsgeschäft nicht beeinträchtigen.
  - Grad 2: Schmerzhafte Schwellungen und/oder Erytheme. Beschwerden, die das Alltagsgeschäft beeinträchtigen.
  - Grad 3: Flächige Blasenbildungen; Nässen, groblamelläre Desquamationen; Ulzerationen, starke Schmerzen. Erhebliche Beschwerden, die das Alltagsgeschäft unmöglich machen.

### Differenzialdiagnose
Erythromelalgie

### Therapie allgemein
Dosisreduktion der zytostatischen Therapie oder eine angepasste Therapieunterbrechung sind die zentralen Therapieelemente.

### Externe Therapie
Symptomatische Behandlung mit steroidalen Externa. Eröffnung großer Blasen, bei Ausbildung größerer Hautdefekte aäquate Wundbehandlung.

### Prognose
Abheilung nach Absetzen des Zytostatikums.

### Hinweis(e)
Wahrscheinlich sind das Hand-Fuß-Syndrom und die Erythrodysaesthesia palmoplantaris identische Krankheitsbilder mit unterschiedlich ausgeprägter Schädigungssymptomatik.

## Handrückenödem, chronisch-traumatisches R60.0

### Definition
Meist einseitige, flächige, rote, wenig schmerzende Schwellung des Handrückens ggf. auch des angrenzenden Unterarms infolge von Klopfen, Schnüren, Selbststau (Artefaktödem).

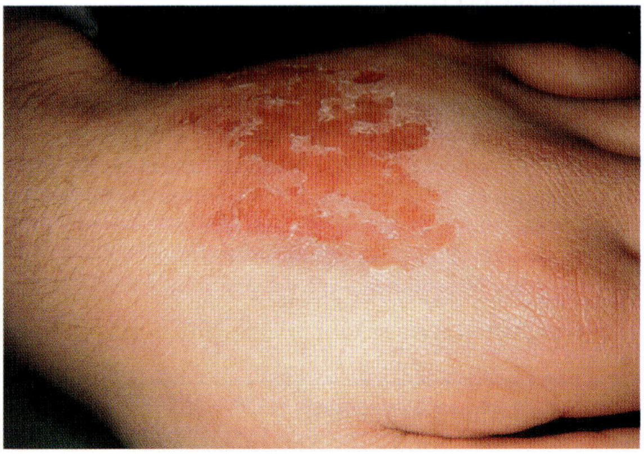

Handrückenödem, chronisch-traumatisches. Durch Scheuerreiz ausgelöstes Artefaktödem bei einer 17-jährigen, psychisch beeinträchtigten Patientin.

### Therapie
Handlungen unterlassen, die zur Traumatisierung führen. Psychologische Begleitung ist meist notwendig, s.a. Artefakte, Münchhausen-Syndrom.

## Handschuh-Socken-Syndrom R21

### Erstbeschreiber
Harms, 1990

### Synonym(e)
Papular purpuric gloves and socks syndrome

### Definition
Polyätiologisches, akral betontes, Exanthem, das assoziativ zu Virusinfektionen auftritt.

### Ätiologie
Assoziatives Exanthem bei verschiedenen Viruserkrankungen: Parvovirus B19, Hepatitis B, Zytomegalie, Coxsackie B6, Masern, Rubella, HIV.

### Lokalisation
Hände und Füße.

### Klinisches Bild
Akral betontes Exanthem aus juckenden, 2-4 mm großen, isolierten oder auch konfluierten roten Flecken. Das Exanthem kann mit Fieber, Lymphknotenschwellungen und Arthralgien verbunden sein.

### Labor
Unspezifisch.

### Diagnose
Klinisches Bild; Abklärung einer assoziierten Viruserkrankung.

### Differenzialdiagnose
Gianotti-Crosti-Syndrom

### Therapie
Symptomatisch.

## Hand-Schüller-Christian-Krankheit D76.0

### Erstbeschreiber
Hand, 1893; Schüller, 1915; Christian, 1920

### Definition
Zu den Langerhanszell-Histiozytosen gehörende Erkrankung mit granulomatösen Wucherungen an Skelett, Schädel, Orbita (Exophthalmus) und Hypophysenbereich (Diabetes insipidus).

### Manifestation
Meist im Kindesalter.

### Lokalisation
Vor allem Kapillitium, Hals, Achseln, Flanken, Augenlider, Schleimhäute (Mundhöhle, Atemwege, Genitalien).

### Klinisches Bild
Hautveränderungen in 30% der Fälle. Polymorphes, an ein seborrhoisches Ekzem erinnerndes Bild. Trockene, blassbräunliche Haut, Petechien, disseminierte bis tuberöse, mit Schuppen oder Krusten bedeckte Infiltrate, disseminierte Xanthome, ein- oder beidseitiger Exophthalmus, Diabetes insipidus. Im Röntgenbild des Schädels: multiple, knöcherne Schädeldefekte.

### Histologie
Retikulohistiozytäres Granulationsgewebe: Histiozyten, Riesenzellen, Plasmazellen, Lymphozyten, eosinophile Granulozyten, Langerhans-Zellen und Schaumzellen.

### Therapie
Durch Internisten oder Pädiater. Keine standardisierte Therapie bekannt.

### Externe Therapie
Symptomatische Therapie der Hauterscheinungen nach Klinik. Entzündliche Stellen mit Glukokortikoiden wie 0,1% Triamcinolonacetonid-Creme (Triamgalen, **R259**). Bei Superinfektion antiseptische Externa wie Polihexanid (Serasept, Prontoderm) oder 10% Polyvidon-Jod-Lösung **R203**. Bei hyperkeratotischen Hautveränderungen Versuch mit keratolytischen Salben wie 3% Salicylsäure-Salbe (z.B. Salicylvaseline Lichtenstein, **R228**) oder -Öl **R222**. Bakterielle und mykotische Sekundärinfektionen, insbesondere bei Befall intertriginöser Räume, sind zu überwachen.

### Bestrahlungstherapie
Isolierte Hautherde können falls erforderlich mit Röntgenweichteilstrahlen behandelt werden.

### Interne Therapie
Für das frühe Kindesalter wird von relativ guten Erfahrungen beim Einsatz einer Glukokortikoid-Zytostatika-Kombination berichtet. Prednisolon (Decortin H) 2 mg/kg KG/Tag kombiniert mit Zytostatikum (z.B. Vincristin, s.a. Zytostatika). Bei Erwachsenen anfänglich eher Monotherapie mit hoch dosierten Glukokortikoiden, z.B. Prednison 2 mg/kg KG/Tag. Ggf. zytostatische Mono- oder Kombinationstherapie mit Wirkstoffen wie Vinblastin, Methotrexat, 6-Mercaptopurin oder Cyclophosphamid. Bei ausbleibender Besserung können Glukokortikoide in Kombination mit Vinblastin oder ggf. Knochenmarktransplantation eingesetzt werden. Die lebensverlängernde Wirkung einer zytostatischen Behandlung ist nicht gesichert, gutes Ansprechen auf Glukokortikoidtherapie, ebenso Ansprechen auf eine kurz dauernde und niedrig dosierte Radiatio. Adiuretin bei Vorliegen eines Diabetes insipidus.

### Operative Therapie
Isolierte Hautherde können exzidiert werden. Bei multiplen Hautherden ggf. PUVA-Therapie oder Versuch mit 20% Mechlorethamin möglich.

H

## Hapalonychie L60.9

### Definition
Brüchiger, weicher, spröder Nagel ohne ursächlich primäre Nagelerkrankung.

### Ätiologie
Angeboren oder sekundär bei diversen Krankheiten (Arthritis, Hypothyreose, periphere Neuropathien, Hemiplegie, Berufsdermatosen).

## Harber-Syndrom Q82.8

### Definition
Wahrscheinlich autosomal-dominant vererbtes, persistierendes Gesichtserythem.

### Manifestation
Frühe Jugend.

### Klinisches Bild
Persistierendes, diffuses, teilweise mit Schuppen bedecktes, im Stirn-, Nasen- und Kinnbereich mit Teleangiektasien durchsetztes Erythem mit zahlreichen, roten, follikulären Hornpapeln.

### Histologie
Uncharakteristisch.

### Therapie
Nicht bekannt.

## Harlekin-Ichthyose Q80.40

### Erstbeschreiber
Smith, 1880

### Synonym(e)
Harlekinfetus; Ichthyosis congenita Riecke I; Keratosis diffusa maligna; Ichthyosis congenita fetalis; Hyperkeratosis universalis congenita; Ichthyosis congenita universalis; Harlequin ichthyosis; Ichthyosis congenita gravis

### Definition
Schwerste Form der angeborenen Ichthyosen. S.u. Ichthyosen.

### Ätiologie
Autosomal-rezessiver Erbgang; Gen/Lokus: ABCA12 2q34.

### Klinisches Bild
Extreme, schon intrauterine Verhornung mit panzerartigen Hornplatten und tiefen Hauteinrissen. Harlekin-Fötus: Platte Nase, Wulstlippen, ektropionierte Lider, Befall von Mund- und Genitalschleimhaut. Sonderformen: Ichthyosis bullosa Siemens, Erythrodermia congenitalis ichthyosiformis bullosa.

### Histologie
Proliferationshyperkeratose und unregelmäßig verbreitertes, massiv orthohyperkeratotisches, mit Parakeratoseinseln durchsetztes Stratum corneum sowie verdicktes Stratum granulosum.

### Diagnose
Evtl. pränatale Diagnostik.

### Therapie
Intensivmedizinische Betreuung und Überwachung, Lagerung in feuchtgehaltenem Inkubator (erhöhter Wasser- und Wärmeverlust, häufig Frühgeburten), Ausgleich von Wasser- und Elektrolythaushalt (hypernatriämische Dehydratation), Vermeidung von Sekundärinfektionen, intensivmedizinische Überwachung. Häufig besteht ein Ektropium, so dass die Augen gesondert behandelt sowie vor Austrocknung und externer Verletzung geschützt werden müssen.

### Externe Therapie
- Wichtig ist die mehrmals tgl. Fettung der Haut (z.B. Paraffin subliq., Linola Fett). Bei Einrissen der Haut Fett-Gaze mit antiseptischen Zusätzen wie Chlorhexidin (z.B. Bactigras Gazeverband). Ölhaltige Bäder und antiseptische Zusätze wie Chlorhexidin. Salicylsäure-haltige Externa für extreme hyperkeratotische Bereiche sind wegen resorptiver Toxizität umstritten, besser sind für solche Bereiche kurzfristig bis zu 10% Harnstoff-Salben geeignet.
- Eine lokale Behandlung mit Tazarotene kann an umschriebenen Hautstellen (<2% der Körperoberfläche) durchgeführt werden. S.a. Ichthyosis vulgaris, autosomal-dominante.

### Interne Therapie
- Etretinattherapie (1-3 mg/Tag in langsam absteigender Dosierung) ist die einzige, als wirksam beschriebene Medikation. Beginn in den ersten Lebenstagen.
- Todesursachen anfänglich überlebender Babys sind insbesondere plötzlich auftretende Septikämien mit schnellem Verfall. Deshalb sind prophylaktische Breitbandantibiose, regelmäßige Abstriche der Haut, Blutkontrollen auf Bakteriämie sowie der schnellstmögliche Einsatz von Antibiotika nach Antibiogramm, bei Verdacht auf Infektion erforderlich.

### Prognose
Tod vor oder kurz nach der Geburt durch Ateminsuffizienz, Störungen des Wärme-/Wasserhaushaltes und Septikämien. Langzeitüberleben wird zumindest von einem Fall berichtet.

## Harlekinverfärbung

P83.8

### Erstbeschreiber
Neligan u. Strang, 1952

### Synonym(e)
Harlequin color change

### Definition
Anfallsartige, einseitige, scharf begrenzte Hautrötung bei Neugeborenen, v.a. Frühgeborenen, am 2. bis 4. Lebenstag infolge vasomotorischer Unreife. S.a.u. Erythema neonatorum.

### Ätiologie
Die Pathogenese ist ungeklärt. Angenommen wird eine Dysregulation des noch unreifen kutanen Gefäßplexus (häufig lageabhängig!). Wahrscheinlich findet eine Triggerung durch Hypoxie, z.B. im Rahmen zynotischer Herzfehler (z.B. Pulmonalisatresie; Transposition der großen Gefäße) statt. Mögliche Zusammenhänge mit der Applikation von Prostaglandin E1 werden ebenfalls vereinzelt beschrieben.

### Manifestation
Bei etwa 10% der reifen Neugeborenen, zwischen dem 3.-5. Lebenstag bis zum Ende des ersten Lebensmonats. Bei unreif geborenen Kinder tritt die harmlose Störung häufiger auf.

### Klinisches Bild
Charakteristischerweise finden sich streng halbseitig auftretende Hautrötungen mit scharfer Mittellinienabgrenzung an Stamm, Gesicht und der Genitalregion. Die Hautveränderungen sind häufig schwerkraftabhängig (flächige Rötung unten; normale Haut oben) und persistieren wenige Sekunden bis zu etwa 30 Minuten. Sie können sowohl bei gesunden als auch bei anderweitig erkrankten Neugeborenen auftreten.

### Diagnose
Klinisches Bild; Reversibilität durch Wechsel der Lage.

### Therapie
Nicht erforderlich.

### Prognose
Vollständig harmlos und reversibel.

### Hinweis(e)
Der Effekt wird von den Eltern des Kindes als dramatisch empfunden und führt zu notfallmäßigem Arztbesuch!

## Harnstoff

### Definition
Keratolytikum und Moisturizer. Harnstoff ist in den letzten Jahren auf Grund seiner typischen hydratisierenden, keratoplastischen und keratolytischen Wirkeigenschaften zu einem „Top 10“ Wirkstoff in Individualrezepturen aufgestiegen.

### Indikation
Ekzem, Psoriasis vulgaris, Ichthyosis, Tinea unguium.

### Unerwünschte Wirkungen
Hautirritation.

### Rezeptur(en)
**R101 R104 R102 R105 R108 R107 R109**

### Präparate
Basodexan, Optiderm, Eucerin, Nubral, Calmurid; Onychomal (Nagelaufweichpaste), Canesten extra Nagelset (Nagelaufweichsalbe, Kombinationspräparat mit Bifonazol), Mycospor Nagelset (Nagelaufweichsalbe, Kombinationspräparat mit Bifonazol)

### Hinweis(e)
Insbesondere in wässriger Lösung oder in einer wasserhaltigen Zubereitung (Emulsionstyp: O/W) zersetzt sich Harnstoff in seine Ausgangsstoffe. Zwar sind die Zersetzungsprodukte nicht toxisch, jedoch kann der veränderte pH-Wert die Stabilität anderer Wirkstoffe gefährden. Es empfiehlt sich die Zugabe eines leicht im Sauren arbeitenden Puffers um die basischen Abbauprodukte abfangen zu können. Das NRF (Neues Rezeptur-Formularium) sieht für diesen Zweck einen Lactat-Puffer vor (Acidum lacticum 1% + 50% Natrium lacticum 4%).

## Hartnup-Syndrom E72.02

### Erstbeschreiber
Baron et al., 1956

### Synonym(e)
Hereditäre Pellagra; Hartnup-Krankheit; pellagra-cerebellar-ataxia-renal aminoaciduria syndrome; Hartnup disorder

### Definition
Rezessiv vererbte Störung der tubulären und enteralen Resorption bestimmter Aminosäuren, speziell des Tryptophan mit zerebellärer Symptomatik, Lichtdermatose und Aminoazidurie.

### Vorkommen/Epidemiologie
Eine der häufigsten erblichen Störungen des Aminosäuretransportes. Prävalenz: ca. 1/40.000 Geburten.

### Ätiologie
Autosomal-rezessiv vererbte Mutationen des „Hartnup disorder" Gens (HND Gen; Genlokus: 5p15) und konsekutiven Defekten des Transports neutraler Aminosäuren im Dünndarm und den Nieren.

### Lokalisation
Lichtexponierte Hautareale.

### Klinisches Bild
- Hauterscheinungen: Saisongebundene pellagroide Hautveränderungen mit Rötung, Schwellung und Juckreiz, Poikilodermie.
- Extrakutane Manifestationen: Zerebellare Ataxie, psychische Veränderungen.

### Labor
Aminoazidurie, Indikanurie.

### Differenzialdiagnose
Pellagra, Pellagroid, phototoxische Dermatitis, photoallergisches Ekzem, kongenitale Poikilodermien, Progeria-like syndrome.

### Therapie
Nicotinsäureamid (z.B. Nicotinsäureamid 200 Jenapharm) in hohen Dosen (200 mg/Tag). Eiweißreiche Kost. Meidung stärkerer Sonnenexposition, Lichtschutz. Monoaminoxidasehemmer sind kontraindiziert.

### Prognose
Besserung mit zunehmendem Lebensalter.

## Haselnuss

### Erstbeschreiber

### Synonym(e)
Hasel, gemeine; Haselnussstrauch; Corylus avellana; hazel

### Definition
Pflanzenart aus der Familie der Birkengewächse (Betulaceae), die umgangssprachlich auch Haselstrauch oder Haselnussstrauch genannt wird. Sie wächst als kleiner Baum oder als Strauch und wird bis zu 6 m hoch. Die Haselnuss trägt männliche und weibliche Blütenstände auf derselben Pflanze (getrenntgeschlechtlich) und wird vom Wind bestäubt. Die männlichen Blüten sind die 4-8 cm langen hängenden Kätzchen.

### Allgemeine Information
- Allergologisch spielen Haselpollen eine bedeutende Rolle (s.a.u. Baumpollen). Eine Pollinose macht sich häufig schon im Januar bemerkbar. Das Hauptallergen der Haselpollen ist das Protein Cor a 1. Allergische Reaktionen auf die Haselnüsse selbst manifestieren sich mit zunehmender Häufigkeit (etwa 40% der Patienten mit Nahrungsmittelallergie). Sie werden von Patienten mit einer Pollinose auf frühblühende Bäume (Birke, Erle, Rotbuche, Erle) aufgrund einer strukturellen Ähnlichkeit zwischen den Allergenen dieser Baumpollen und der Haselnuss erworben.
- Klinik der Haselnussallergie:
  - orales Allergiesyndrom (etwa 30%)
  - akute Urtikaria (etwa 30%)
  - Bronchospasmus (etwa 15%)
  - anaphylaktischer Schock (etwa 7%)
  - Nausea und Erbrechen (etwa 7%).
- Haselnüsse sind in verschiedene Zubereitungen als Speise weit verbreitet. Haselnussöl ist ein hochwertiges Speiseöl und wird auch in der Ölmalerei und in der Parfümindustrie benutzt.
- Nussöle (v.a. kaltgepresste Öle) können ebenfalls allergische Reaktionen hervorrufen. Bei den gereinigten, hochraffinierten Ölen werden die Allergene meist hitzedenaturiert bzw. durch Filterungsprozesse entfernt.

### Vorkommen
Haselnusssträucher wachsen bevorzugt an Waldrändern, bilden aber auch Hecken im Brachgelände. Sie brauchen nährstoffreichen, lehmigen Boden und viel Licht. Die Haselnuss ist mit 15 Arten auf der nördlichen Halbkugel verbreitet; in den Alpen findet man sie bis zu einer Höhe von 1800 m.

### Naturheilkunde
Die Haselnuss ist ungiftig. Sie zählt nicht zu den Heilpflanzen. Die Nüsse haben einen hohen Fettgehalt (>60 %), enthalten Proteine, Kalzium, Eisen und die Vitamine A, B1, B2 und C. Als Lebensmittel ist sie daher, wie alle anderen Nüsse auch, von hohem gesundheitlichem Wert.

### Hinweis(e)
Der Artname „avellana" bedeutet „aus Avellino" (Italien) stammend.

## Hausfrauenekzem L24.8

### Definition
In der Regel kumulativ toxisches Kontaktekzem im Bereich der Hände, auf das sich ein kontaktallergisches Ekzem aufpfropfen kann. S.a. Ekzem, hyperkeratotisch-rhagadiformes Hand- und Fußekzem.

### Therapie
Entsprechend Ekzem, Kontaktekzem, toxisches und/oder Ekzem, Kontaktekzem, allergisches; s. jeweils dort.

## Hausmädchenknie L85.9

### Definition
Überholte Bezeichnung für graugelbliche, schmutzig wirkende Schwielenbildung in der Patellagegend bei Putzfrauen im Sinne einer mechanisch bedingten Schwielenbildung. S.a.u. Betknie.

### Therapie
Vermeidung auslösender Mechanismen (Abpolsterung).

## Hausstaubmilbe

### Definition
- Zur Subklasse Acari (Milben) gehörende Familie der Pyroglyphidae. Hierzu gehören die Unterfamilien der Dermatophagoidinae (D. pteronyssinus, D. farinae) und der Pteroglyphidae (Euroglyphus maynei). Größe: 170-500 µm, grauweiße Färbung; fast durchsichtig; Chitinpanzer mit feiner striärer Zeichnung; geringe Behaarung. Hausstaubmilben besitzen schneidend-kauende Mundwerkzeuge und leben als Kommensalen frei im Hausstaub menschlicher Wohnungen. D. pteronyssinus (hautfressende Federmilbe) ist Hauptquelle des Hausstauballergens. E. maynei hat eine geringere Bedeutung. In den USA findet man häufiger die Dermatophagoides farinae Milbe. Hauptallergene sind: Dermatophagoides pteronyssinus I und II (Der p I und II). S.a.u. Milben.
- Die Dermatophagoidines-Arten ernähren sich von menschlichen Hautschuppen sowie von Mikroorganismen und bestimmten Schimmelpilzen, die für den Abbau der lipidhaltigen Bestandteile der Schuppen verantwortlich sind. Anderes organisches Material wie Lebensmittelvorräte oder Pollen wird ebenfalls verzehrt.
- Das natürliche Biotop der Hausstaubmilben ist in erster Linie das Bett (Matratze, Federbett und Kopfkissen). Hier werden genügend Materialien als Nahrungsquelle gefunden. Der Mensch verliert etwa 1 g Schuppen pro Tag; diese Menge genügt als Nahrungsquelle für 1 Million Milben.
  Optimale Temperaturen für Milben sind <30 °C bei einer Luftfeuchtigkeit von 70-80%. Die minimale Luftfeuchtigkeit muss mindestens 55% betragen. Vermehrung nur bei Luftfeuchtigkeit >60%. In beheizten Wohnungen herrscht relativ niedrige Luftfeuchte, für Milben ungünstige Lebensbedingungen. Regelmäßiges Lüften der Zimmer senkt ebenfalls die Luftfeuchtigkeit! Lokale klimatische Faktoren wie die Lage eines Hauses (z.B. Südhang, südliche Breite sowie Hochgebirgsklima mit relativ niedrigen Luftfeuchtigkeitswerten verhindern Milbenwachstum.

### Erreger
Häufig Dermatophagoides pteronyssinus und Dermatophagoides farinae (Dermatophagoides = Hautfresser). Weltweit gibt es etwa 150 Arten (ca. 0,1 bis 0,5 mm groß).

### Vorkommen/Epidemiologie
D. pteronyssinus, D. farinae und E. maynei sind in allen Teilen der Welt vertreten. Übertragung von einer Wohnung in die andere über Gebrauchsgegenstände und den Menschen selbst. In Herbstmonaten am häufigsten auftretend (Luftfeuchtigkeit). Feuchte Häuser beherbergen 10mal mehr Milben als trockene. Im Hausstaub werden mehrere Dutzend Milbenarten angetroffen; D. pteronyssinus ist zu 70% beteiligt. Die Anzahl der Milben pro g Hausstaub kann bis 10.000 betragen. In Schlafzimmern ist die Konzentration 100mal größer als im Wohnzimmer.

### Klinisches Bild
Auslösung allergischer Reaktionen vom Soforttyp: Asthma bronchiale, Rhinitis allergica und Konjunktivitis allergica (s. Allergie). Auslösung und Verschlechterung eines atopischen Ekzems.

### Diagnose
Pricktest und Intrakutantest, RAST, Atopie-Patch-Test.

### Therapie
Wohnungssanierung, ggf. SIT (s.u. Hausstaubmilbenallergie).

### Hinweis(e)
S.a. Milben-Krustazeen-Mollusken-Syndrom.

## Hausstaubmilbenallergie T78.4

### Definition
Typ I-Allergie auf die Bestandteile im Hausstaub. Wichtigste Allergene sind die Hausstaubmilbe (v.a. Dermatophagoides pteronyssinus und dessen Hauptallergen Der p1) und ihre Ausscheidungsprodukte, daneben Federn, Tierhaare und Schimmelpilze.

### Diagnose
- Anamnese; Pricktest (Sensitivität >90% und Spezifität >80% beim Milben-Asthma im Vergleich zur spezifischen bronchialen Provokation); Provokationstest (s. nasaler Provokationstest, Methacholin-Provokationstest), Intrakutantest, RAST, Atopie-Patch-Test.
- Feststellen der Hausstaubmilbenbelastung, Nachweis von Hausstaubmilben bzw. -kot mit Hilfe des Acarex-Testes (1 g Hausstaub kann 500-10.000 Milben enthalten).

### Therapie
- Eine kausale Therapie gibt es nicht. Spezifische Immuntherapien zeigen eine schlechte Ansprechrate. Die wesentliche Therapie liegt in der Verminderung der Hausstaubmilbenbelastung v.a. in Bereichen, in denen sich der Patient häufig aufhält. Sanierung und Hygiene ist insbesondere dort wichtig, wo die Milbenkonzentrationen groß sind (z.B. Matratzen, Kopfkissen).
- Bettzubehör: Schaumstoffmatratzen führen die Feuchtigkeit schlecht ab. Dadurch wird Schimmelwachstum begünstigt. Rosshaar- und Kapokmatratzen, Schafwolle- und Kamelhaardecken, Daunen- und Federdecken sollten eliminiert werden. Prophylaktische Anwendung Milben- und Schuppen-undurchlässiger aber luftdurchlässiger

Überzüge (Allergocover von Allergopharma; Curaderm Protection von Lohmann; s.u. Encasing).

**Merke:** **Matratzenbezüge sollten für Milben und Schuppen undurchlässig, jedoch für Luft durchlässig sein!**

- Milbenvernichtungsmittel: Benzoylbenzoat (z.B. Acarosan Schaum, -Feuchtpulver, Sprühlösung), Desinfektionsmittel auf der Basis von Carbonsäureestern. Einsatz als Schaumspray für Polstermöbel und Matratzen sowie als Feuchtpulver für große Flächen wie Teppichböden. In Apotheken erhältlich. Die Desinfektionswirkung ist für fast 1 Jahr lang ausreichend. Bei Matratzen ist mehrmalige Acarosan-Anwendung nötig, weil Matratzen bis in die tiefsten Schichten kontaminiert sind. Es ist ratsam, alte Matratzen abzuschaffen und neue (s. unten) von vornherein zu desinfizieren. Acarosan ist für Haut und Schleimhäute reizlos.
- Schlafzimmer: Regelmäßiges Säubern der Schlafstätte (der Mensch hält sich etwa 1/3 seines Lebens im Schlafzimmer auf). Feuchtes Aufwischen des Fußbodens, Schlafzimmer tagsüber nicht als Wohnzimmer benutzen, kein Kämmen und keine Körperpflege im Schlafzimmer (Schuppen). Decken und Kissen sollten zweimal jährlich mit Wasser und Waschmittel gründlich gewaschen werden. Trockenreinigung genügt nicht zum Entfernen der Hautschuppen. Das Lüften der Matratzen, aller Bettdecken, Moltontücher, Kopfkissen, Laken hat tgl. zu erfolgen, bei trockenem Wetter im Freien. Matratzen, Kopfkissen sollten darüber hinaus möglichst täglich, mind. aber einmal monatlich staubgesaugt werden. Keine Blumen in den Schlafräumen. Türen möglichst verschlossen halten.
- Wohnraum: Staubentfernung nicht mit einem Lappen (der Staub aufwirbelt), sondern mit einem Staubsauger. Keine Teppichböden. Sind Teppichböden vorhanden, so sollten sie häufig staubgesaugt werden. Benutzung von Staubsaugern mit Feinststaubfiltern und Allergiefiltern.
- Bewährt hat sich auch das Aufstellen eines Luftfiltergerätes, das durch Ionisierung mittels hoher Spannungen Staub aus der Luft entfernt. Solche Apparate sind für Pollenallergiker geeignet und werden u.a. von den Firmen Braun, Miele, Honywell, Venta angeboten.
- Bücherregale wird man feucht entstauben, am besten verglasen. Teppichklopfen, Bettenmachen, Umgang mit staubigen Tüchern, Bürsten oder Fegen sowie Staubsaugen dürfen nicht von Allergikern selbst durchgeführt werden, auch nicht in seiner Anwesenheit! Merkbare Erfolge bei der Wohnungssanierung sind erst nach Wochen zu erwarten.
- Für die Wände ist abwaschbarer Anstrich vorteilhaft. Jalousien oder Rollos statt Stoffgardinen.
- Glattflächige Möbel wählen. Keine verschnörkelten staubtragenden Möbel, insbes. keine Plüschmöbel, Sessel, Decken, Matratzen, auch Kopf- und Couchkissen. Polstermöbel sind mit Kunststoffhüllen und glatten Bezügen, z.B. Leder, auszustatten. Empfehlenswert sind Metallmöbel aus Chromstahl, Sitzteil aus Plastik und Polyethylenschaum mit glatten, undurchlässigen Überzügen.
- Lebensführung: Haustiere ziehen Feuchtigkeit und Schmutz an, außerdem stoßen sie Haare, Federn und Hautschuppen ab. Dies begünstigt sowohl Milbenwachstum als auch Schimmelbildung. Bei längerem, innigem Kontakt besteht zusätzlich immer die Gefahr einer Sensibilisierung, der Entwicklung einer Allergie auch gegen die Tierhaare selbst. Als bes. milbenreich sind Vogelnester, Hunde- und Katzenkörbe, Hamster- und Meerschweinchenkäfige anzunehmen. Das Säubern solcher Lagerstätten dürfen die Patienten nicht selbst vornehmen (optimal ist natürlich eine Haustier-freie Wohnung).
- Klima: Feuchtigkeit begünstigt das Gedeihen nicht nur von Hausstaubmilben, sondern auch von Schimmelpilzen. Das Trockenhalten der Wohnung ist wichtig. Die Anschaffung eines Hygrometers sowie Thermometers ist sinnvoll. Die Raumluft ist unter 60% Feuchtigkeit und um 16-20 °C zu halten. Als Heizung ist Fußbodenheizung am geeignetsten, sodann Zentralheizung mit Heizkörpern unter den Fenstern. Einzelöfen und Kamine sind weniger vorteilhaft, weil sie Kälte- und somit Feuchtigkeitsbereiche im Zimmer schaffen. Um eine gleich bleibende Schlafzimmertemperatur aufrechtzuhalten, ist es nützlich, tagsüber und nachts ununterbrochen durchzuheizen. Klimaanlagen sind häufig Brutstätten für Schimmelpilze. Filter der Klimaanlagen müssen häufig gereinigt werden.
- Beim Hausbau ist in erster Linie auf Trockenheit zu achten. Am Günstigsten sind poröse, luftdurchlässige Ziegelsteine. Beton wird nie ganz trocken. Holz nimmt Feuchtigkeit auf und sollte deshalb lackiert sein. Unterkellerung ist stets nützlich. Wirkungsvolle Drainage an der Grundmauer und gute Isolierung sind empfehlenswert. In feuchten Altbauten sind diese Maßnahmen nachträglich durchzuführen. Das Schlafzimmer in einem trockenen, gut besonnten Raum in höhergelegenen Stockwerken, abseits von Küche und Bad, platzieren, keinesfalls im Erdgeschoss ohne Unterkellerung.
- Für den Urlaub haben sich allergenarme Umgebungen wie Nordsee, Wüstenklima, aber auch Hochgebirge (Alpen) bewährt.

### Therapie allgemein

Grundsätzlich stellt die vollständige Karenz des verursachenden Allergens die effizienteste Behandlungsform dar.

### Hinweis(e)

- Hausstaubmilbenallergiker scheinen von der SLIT zu profitieren. Retrospektiv konnte eine klinische Besserung für 2-3 Jahre nach Beendigung der SLIT in einer Studie mit 53 Probanden festgehalten werden. Einen Einfluss der SLIT auf die bronchiale Hyperreagibilität bzw. Einsekundenausatemkapazität war nicht festzustellen.

**Cave:** **Zu beachten sind Syndrome bei klinisch manifester Hausstaubmilbenallergie und Nahrungsmittelallergie (s. Milben-Krustazeen-Mollusken-Syndrom)!**

## Hautalterung L98.8

### Definition

Der Hautalterungsprozess setzt sich im Wesentlichen aus 2 Prozessen zusammen:

- Biologische oder endogene Alterung (Zeitalterung)
- Umweltalterung oder exogene Alterung (insbes. Lichtalterung).

### Ätiologie

Diskutiert werden Stoffwechselveränderungen, immunologische Reaktionen, DNS-Veränderungen, Schäden durch freie Radikale (vor allem Membranschäden durch Lipidperoxidation). Herkunft der freien Radikale endogen aus mitochondrialer Atmung, enzymatische Reaktionen (Oxydasen), Arachidonsäuremetabolismus, Phagozytosevorgängen oder exogen durch Nahrungsmittel, Arzneimittel, Umweltgifte, UV-Licht.

### Lokalisation

Gesamtes Hautorgan mit Prädilektion im Bereich der lichtexponierten Areale.

### Klinisches Bild

- Allgemein: Abnahme von Turgor und Durchblutung, verminderte Talg- und Schweißdrüsenproduktion, Neigung zu Exsikkation, reduziertes subkutanes Fettgewebe, verdünnte Dermis, Pigmentverschiebungen (Lentigo solaris, Hypomelanosis guttata idiopathica), benigne und maligne Neubildungen (Verrucae seborrhoicae, Teleangiektasien, Basalzellkarzinome, spinozelluläre Karzinome), erhöhte Kapillarfragilität und Verletzlichkeit (Purpura senilis, Pseudocicatrices stellaires), Elastose in lichtexponierten Arealen (Cutis rhomboidalis nuchae, M. Favre-Racouchot).
- Zeitgealterte Haut: glatt, kaum Hautläsionen, Akzentuierung mimischer Falten (Wasserverlust), geringer Elastizitätsverlust.
- Lichtgealterte Haut: ledriger Aspekt, Pigmentverschiebungen, disseminierte Ausbildung tiefer Falten, erheblicher Elastizitätsverlust.

### Histologie

**Hautalterung. Tabelle 1.** Häufige histologische Manifestationen bei Hautalterung

| Dermale Struktur | Zeitgealterte Haut | Lichtgealterte Haut |
|---|---|---|
| Epidermis | verdünnt, keine Atypien | Akanthose, Zellatypien |
| Papilläre Dermis | dünne Grenzzone | verdickte Grenzzone, aktin. Elastose |
| Retikuläre Dermis | verdünnt, weniger Fibroblasten mit geringer Aktivität, weniger Mastzellen | verdickt, Elastose, vermehrt Fibroblasten, mit erhöhter Aktivität, Mastzellvermehrung |
| Kollagenfasern | vermindert, Zunahme der Quervernetzung mit Verdichtung, ungeordnete Bündel | degenerative Veränderungen und Verringerung |
| Elastische Fasern | normal bis leicht vermindert | erhebliche Gewebsvermehrung, Degeneration |
| Dermale Gefäße | mäßig vermindert | erheblich vermindert, Teleangiektasien |

### Diagnose

Typisches klinisches Bild. Ggf. anhand von Hautalterungsscores. Histologie.

### Therapie

- Kombinationen diverser Therapien sind möglich und sinnvoll.
- Prophylaxe durch Antioxidanzien systemisch (Vitamin A, Betacarotin, Vitamin E, C) oder lokal, Hautpflege, Sonnenschutz, Meiden von Nikotin und übermäßiger UV-Exposition.
- Tretinoin-, Isotretinoin-Cremes, Chemical-Peeling mit Peelingsubstanzen wie Salicylsäure, Trichloressigsäure oder Fruchtsäuren (AHS).

### Operative Therapie

Ggf. Kryochirurgie, Dermabrasio, Lasertherapie, Bleichung, Bindegewebsersatz (Hyaluronsäure, autologes Fettgewebe, biologische oder alloplastische Transplantate; obsolet ist Silikon). Im Gesicht: Face lift, Blepharoplastik, Brauenhebung.

## Hautarztbericht

### Definition

Zentrales Instrument des Hautarztverfahrens zur Früherfassung von Berufsdermatosen. Der Bericht wird vom Dermatologen erstellt (Vordruck F 6050) und setzt den Unfallversicherungs (UV)-Träger erstmalig vom Vorliegen einer Hauterkrankung bei einem Versicherten in Kenntnis. Durch den Hautarztbericht wird die Übernahme der weiteren Therapie- sowie Prophylaxekosten gemäß § 3-BeKV durch den UV-Träger beantragt. Erst nach Zustimmung des UV-Trägers kann auf dessen Kosten verordnet und liquidiert werden. Der Hautarztbericht wird erstellt bei:

- Aufforderung durch den UV-Träger (auch ohne Einwilligung des Patienten)
- Feststellung einer berufsbedingten Hauterkrankung eines Patienten durch den Dermatologen. Der Patient muss hierüber aufgeklärt sein und in die Meldung einwilligen.

### Allgemeine Information

- Voraussetzung für die Erstattung eines Hautarztberichtes ist in der Regel, dass der Betreffende einer sozialversicherungspflichtigen Tätigkeit nachgegangen ist, beziehungsweise ein freiwilliges Versicherungsverhältnis mit der gesetzlichen Unfallversicherung besteht. Auch ausländische Staatsangehörige genießen unter diesen Voraussetzungen Versicherungsschutz. Die sogenannten geringfügig entlohnten Tätigkeiten sind ebenfalls versichert.
- Ärzte anderer Fachrichtungen können keinen Hautarztbericht erstatten. Ausgenommen sind hier Betriebsärzte, die über die Gebietsbezeichnung „Arbeitsmedizin" bzw. die Zusatzbezeichnung „Betriebsmedizin" verfügen.
- Hautarztbericht (Formblatt AV 20 a): Berichtet wird bereits bei der Möglichkeit einer Berufsdermatose. In der Regel handelt es sich hierbei um Hautkrankheiten, die Ziffer 5101 der Berufskrankheitenliste betreffen. Die Möglichkeit einer Berufsdermatose ist dann gegeben, wenn bei einem berufstätigen Patienten, der eine potentiell schädigende Tätigkeit ausübt:
  - die Lokalisation der Hauterscheinungen dafür spricht (üblicherweise Hände),
  - ein zeitlicher Zusammenhang zwischen Befund und Verwendung eines neuen Arbeitsstoffes besteht,
  - Abklingen unter Arbeitskarenz (Wochenende, Urlaub, Arbeitsunfähigkeitszeit),
  - Sensibilisierungen gegenüber potentiellen Berufsstoffen vorliegen.

  - Die gilt auch für schon zuvor bestehende Erkrankungen, die durch berufliche Noxen verschlimmert wurden oder anlagemäßige Erkrankungen, die durch den Beruf zum Ausbruch kamen (wesentliche Teilursache). Hautarztbericht auch dann, wenn der Patient von einem anderen Arzt (Betriebsarzt) unter dem Verdacht einer Berufsdermatose mit ÜV-Schein überwiesen worden ist (hier auch wenn sich Verdacht nicht bestätigt) und um den Verlauf der Hauterkrankung (Rezidive) beim UV-Träger zu dokumentieren.
- Der Hautarztbericht setzt die Aufklärung und Einwilligung des Patienten voraus. Ist die Inkenntnissetzung des Arbeitgebers nicht erwünscht, kann dies vermerkt werden: „Der Patient wünscht keine Information des Arbeitgebers; Beratungsgespräch erforderlich", Nutzen jedoch zweifelhaft, da in der Regel der Technische Aufsichtsdienst den Arbeitsplatz aufsuchen wird, was zwangsläufig den Arbeitgeber informiert. Ergeht eine Aufforderung vom UV-Träger, muss ein Bericht auch ohne Zustimmung des Patienten erstattet werden, da sonst eine Ordnungsstrafe droht!
- Im Hautarztbericht wird die Übernahme der weiteren Therapie- sowie Prophylaxekosten gemäß § 3 BeKV durch den UV-Träger beantragt. Erst nach Zustimmung des UV-Trägers kann zu dessen Kosten verordnet und liquidiert werden. Die alleinige Erstellung des Hautarztberichtes wird nach Ltnr. 82 vergütet, der Betrag beinhaltet auch die Untersuchung; daneben können ohne Zustimmung des UV-Trägers zur Diagnostik erforderliche Testungen in Rechnung gestellt werden: Prick-Testungen zur Eruierung einer Atopie (bis 20), Epikutantestungen beruflich relevanter Allergene; Rast- und Intrakutantests nur in Ausnahmefällen (Latex, Proteindermatitis).
- Im Rahmen des Hautarztberichtes erbrachte Leistungen werden mit dem Betrag der allgemeinen Heilbehandlung vergütet. Es ist anzuraten, sich auf die wirklich notwendigen Untersuchungen zu beschränken, da bei allzu großem Kostenanstieg auch hier Einschränkungen wie bei den Krankenkassen drohen!

## Hautarztverfahren

### Definition

- Melde- und Diagnostikverfahren, das in der Praxis für die Sekundärprävention von Berufsdermatosen eine zentrale Bedeutung hat. Das Hautarztverfahren wird eingeleitet, wenn bei krankhaften Hautveränderungen die Möglichkeit besteht, dass durch eine berufliche Tätigkeit eine Hauterkrankung entsteht, wiederauflebt oder sich verschlimmert.
- Nicht unter das Hautarztverfahren fallen: Hautkrebs (z.B. BK-Nr. 5102), infektiöse Hauterkrankungen (z.B. BK-Nr. 3101 und 3102) und Erkrankungen der Atemwege einschließlich der Rhinitis (z.B. BK-Nr. 4301, 4302).
- Das Hautverfahren ermöglicht dem Dermatologen:
  - Empfehlung sogenannter § 3 BeKV Maßnahmen
  - Vorschläge konkreter Verbesserungen der Arbeitsbedingungen
  - Überprüfung der Arbeitsplatzverhältnisse über den technischen Aufsichtsdienst der Berufsgenossenschaft sowie ggf. Optimierung der Arbeitsschutzmöglichkeiten.

Daneben bestehen Möglichkeiten, konkrete Hautschutzmaßnahmen zu initiieren. Im Rahmen des Hautarztberichtes können ambulante, ggf. auch stationäre Heilverfahren vorgeschlagen werden.

- Es handelt sich um ein Verfahren zur Früherkennung berufsbedingter Hauterkrankungen, dem sich alle gesetzlichen Unfallversicherungsträger angeschlossen haben. Das gesetzliche Fundament ist im 1. Abs. § 3 BKV verankert.
  - § 3 BKV ist wie folgt definiert: Besteht für einen Versicherten die Gefahr, dass eine Berufskrankheit entsteht, wieder auflebt oder verschlimmert, so hat der Träger der Versicherung mit allen geeigneten Mitteln dieser Gefahr entgegenzuwirken.

### Allgemeine Information

Das Hautarztverfahren ist zweistufig aufgebaut: Die Zuweisung des Patienten an einen Hautarzt ist durch jeden Arzt möglich. Der Hautarzt wird dann den sogenannten Hautarztbericht erstatten, in dem er die erhobenen Befunde und seine Schlussfolgerung dem Versicherungsträger mitteilt. § 43 des Ärztevertrages legt dabei die vertragliche Verpflichtung für jeden Arzt fest.

- Procedere: Jeder Arzt ist verpflichtet, einen Versicherten mit krankhaften Hautveränderungen, bei dem die Möglichkeit besteht, dass daraus eine Hauterkrankung durch eine berufliche Tätigkeit im Sinne der Berufskrankheitenverordnung (s.u. Berufskrankheit der Haut) entsteht, wiederauflebt oder verschlimmert, unverzüglich einem Hautarzt vorzustellen. Der Hautarzt untersucht den Versicherten. Er erstattet unverzüglich einen Hautarztbericht nach Vordruck F 6050 dem Unfallversicherungsträger und übersendet Durchschriften dem behandelnden Arzt und der Krankenkasse. Für die Vorstellung beim Hautarzt hat der Arzt den Vordruck F 2900 ÜV zu verwenden.
- § 42 Wiedervorstellungspflicht: Soweit aus Gründen der Diagnostik erforderlich, kann der Hautarzt den Krankheitsverlauf durch Wiedervorstellung des Versicherten überwachen. Er hat unverzüglich den Hautarztbericht nach Vordruck F 6050 dem Unfallversicherungsträger zu erstellen und Durchschriften dem behandelnden Arzt und der Krankenkasse zu übersenden.
- § 43 Hauttestungen: Der Hautarzt ist berechtigt, Tests durchzuführen, die zur Klärung des Ursachenzusammenhangs zwischen der Hauterkrankung und der beruflichen Tätigkeit erforderlich sind. Testungen sind auf das für die Erstattung des Hautarztberichtes erforderliche Maß zu beschränken. Darüber hinausgehende Testungen bedürfen der Zustimmung des Unfallversicherungsträgers.
- Das Hautarztverfahren dient zur Früherfassung von Berufsdermatosen und löst prophylaktische Maßnahmen aus. Es soll verhindern, dass eine Berufsdermatose zur Berufskrankheit wird.
- Hautarztbericht: Zentrales Instrument im Hautarztverfahren ist der Hautarztbericht. Durch ihn erfährt der UV-Träger erstmalig vom Vorliegen einer Hauterkrankung bei einem Versicherten und kann im Rahmen von §3-Maßnahmen prophylaktisch aktiv werden.
- BK-Anzeige: Ärztliche Anzeige über eine Berufskrankheit („grüne Anzeige") wird dann erstattet, wenn der begründete Verdacht einer Berufskrankheit besteht. Bei Dermatosen, die nicht unter Ziffer 5101 BeKV fallen, liegt der begründete Verdacht vor, wenn eine berufliche Bedingtheit anzunehmen ist, bei Erkrankungen nach Ziffer 5101 erst dann, wenn auch die formaljuristischen Kriterien einer Berufserkrankung als erfüllt anzusehen sind. Die

BK-Anzeige setzt zwangsläufig ein BK-Feststellungsverfahren in Gang!
- Feststellungsverfahren: Beinhaltet Voruntersuchungen durch den Unfallversicherungsträger (Behandlungsberichte, Auskünfte von Versicherten, Arbeitgeber und Krankenkasse, Arbeitsplatzanalyse des Technischen Aufsichtsdienstes) und schließt mit einem Zusammenhangsgutachten ab. Dies kann 1-2 Jahre dauern.
- Die Berufsgenossenschaft als Kostenträger: Nach Übernahme der Behandlungskosten (schriftliche Mitteilung), in der Regel zeitlich begrenzt, erfolgt Liquidation über den UV-Träger. Wenn nicht anders im Behandlungsauftrag angegeben, gelten die Beträge der allgemeinen Heilbehandlung. Besondere Heilbehandlung erfolgt nur, wenn im Auftrag angegeben. Es gilt die Gebührenordnung der Unfallversicherungsträger (siehe: Butz-Leufting: BG-GOÄ; Kepnerdruck Druckereiverlag GmbH, Eppingen).
- Verordnet werden dürfen Therapeutika, Baumwollhandschuhe, Hautschutzpräparate (s.u. Hautschutzpräparat, industrielles), Hautreinigungsmittel (s.u. Hautreinigungsmittel, industrielles), Hautpflegepräparate, Badeöle etc. Schutzhandschuhe werden in der Regel nicht übernommen (Arbeitgeber!), Verordnung (Vinyl-Handschuhe) nur wenn ausdrücklich genehmigt! Rezeptiert wird auf Kassenrezept (im Rezeptkopf UV ankreuzen, Name und Sitz der BG, Aktenzeichen der BG angeben; gebührenfrei). BG-Verordnungen laufen außerhalb des Arzneimittelbudgets!
- Das Berufsekzem in der Sprechstunde: Möglichst rasch Hautarztbericht erstellen und Hautschutzmaßnahmen beantragen (wenn nötig, Arbeitsunfähigkeit bescheinigen, um Verlauf der Hauterkrankung zu beurteilen und Testfähigkeit herzustellen). In der Regel erfolgt die Zusage nach 4-8 Wochen, falls der UV-Träger nicht reagiert, erneuter Hautarztbericht oder Rücksprache mit dem zuständigen Sachbearbeiter. Einige Berufsgenossenschaften sind leider sehr restriktiv. Nach Zusage Beginn der Hautschutzmaßnahmen und regelmäßiger Behandlungsbericht mit Empfehlung der weiteren Kostenübernahme. Wichtig ist die regelmäßige Wiedervorstellung des Patienten! Bei erneuten Rezidiven eventuell weitere Hautarztberichte erstatten.
- Arbeitsunfähigkeit: Kosten von Arbeitsunfähigkeiten bei laufenden §3-Maßnahmen werden vom UV-Träger getragen, die Krankenversicherung tritt jedoch in Vorleistung: Übliche AU-Bescheinigung mit Krankenkassenkopf, Arbeitsunfall ankreuzen, unter Diagnose: §3-Maßnahmen übernommen von BG, Aktenzeichen. Arbeitsunfähigkeitszeiten können wichtig sein, um die berufliche Relevanz nachzuweisen und sind wichtiges Kriterium für den Gutachter. In der Regel besteht keine schwere Hauterkrankung oder Zwang zur Unterlassung der schädigenden Tätigkeit ohne AU! Auch wiederholte Rückfälligkeit kann i.d.R. nur durch AU-Zeit nachgewiesen werden (AU/Abheilung/Arbeit/Rezidiv).
- Aufgabe der schädigenden Tätigkeit: Ist mit den durchführbaren prophylaktischen Maßnahmen kein zufrieden stellendes Ergebnis zu erzielen, ein Verbleib nicht zu verantworten und die Aufgabe der schädigenden Tätigkeit angezeigt, wird die BK-Anzeige erstattet. Kann der Patient innerbetrieblich nicht auf einen geeigneten Arbeitsplatz wechseln und muss die Tätigkeit aufgegeben werden, wird Arbeitsunfähigkeit attestiert bis es zu einer beruflichen Reha-Maßnahme (z.B. Umschulung) kommt. Dies gilt dann auch für mittlerweile schon gekündigte Personen, da Krankengeld höher als Arbeitslosengeld bemessen wird und das Feststellungsverfahren länger dauern kann (diese Verfahrensweise ist abgesichert durch Sozialgerichtsentscheid, da i.d.R. geeignete Arbeitsplätze nicht in nennenswerter Zahl auf dem Arbeitsmarkt verfügbar sind. Vorstellung beim Rehaberater des Arbeitsamtes, um möglichst zügig eine berufliche Rehamaßnahme einzuleiten. Das Arbeitsamt tritt in Vorleistung, nach Anerkennung der Zuständigkeit durch die BG werden die übernommenen Kosten zurückerstattet. Das gilt auch für das höhere Verletztengeld an den Umschüler. Zu Beginn der Rehamaßnahme wird der Patient wieder „gesund“ geschrieben.
- Der Arzt als Rehaberater: Ob ein Patient endgültig aus dem Beruf (seiner Tätigkeit) genommen werden soll, hängt vom Verlauf, der Schwere und Prognose der Hauterkrankung aber auch von sozialen Kriterien ab. Hier ist der Hautarzt als Rehaberater gefragt. Gleiches gilt auch für eine kompetente Beratung bzgl. eines BG-Bescheides. Klagen ja oder nein - die alleinige Empfehlung, den Beruf aufzugeben, ist unprofessionell und kann finanziellen Schaden zufügen. Um die richtige Entscheidung treffen zu können, nachfolgend die verschiedenen Absicherungs- und Förderungsmaßnahmen der Unfallversicherungsträger:
  - Umschulung in einen geeigneten Beruf (in der Regel Trockenberuf): Gilt für jüngere Betroffene - oft entsteht auf Dauer ein Minderverdienst, da i.d.R. in einen schlechter bezahlten Beruf umgeschult wird.
  - Übergangsleistung (gem. §3 Abs. 2) zum Ausgleich eines Minderverdienstes: Nach Umschulung, bei Arbeitslosigkeit, dauernder Arbeitsunfähigkeit oder wenn der Betroffene eine geringer bezahlte Tätigkeit ergriffen hat. Ziel ist es, eine allmähliche Gewöhnung an den Minderverdienst zu erreichen (Abstaffelung über 5 Jahre in Fünftelschritten).
  - Eingliederungshilfe: Wenn sich der Betroffene einen Arbeitsplatz auf dem Arbeitsmarkt sucht, Vollfinanzierung des Arbeitsplatzes in der Einarbeitungszeit für in der Regel 6 Monate.
  - Berufskrankheitenrente: Unabhängig von der Verdienstsituation ab einer Minderung der Erwerbsfähigkeit von 20%.
  - Daraus ergeben sich je nach Situation verschiedene zu favorisierende Lösungen (wenn innerbetriebliche Umsetzung nicht möglich ist):
    - Auszubildender: Wenn möglich, Ausbildung beenden lassen, danach Umschulung.
    - Betroffener relativ jung, umschulbar und auf dem Arbeitsmarkt noch vermittelbar: Umschulung.
    - Wegen Alters nicht umschulbar, schwer vermittelbar, Renten- oder Frührentenalter binnen 5 Jahre nicht zu erreichen: Aufnahme einer anderen Tätigkeit mit vorübergehender Absicherung (Übergangsleistung). Falls vom Betroffenen ein späterer Minderverdienst nicht toleriert wird, Versuch, ihn am Arbeitsplatz zu halten (Inkaufnahme von gelegentlichen AU-Zeiten) bis Rente in 5 Jahren erreichbar.
    - Fortgeschrittenes Alter, Rente in Sicht: Aufgabe der Tätigkeit: Arbeitslosengeld und Übergangsleistung, dann Berentung.
    - Entscheidend kann sich auch auswirken, ob mit

weiteren finanziellen Mitteln zu rechnen ist: Berufskrankheitenrente, private Berufsunfähigkeitsversicherung.
- Bei Selbstständigen wird i.d.R. erst die vollständige Übergabe des Betriebes (z.B. Verkauf) als Aufgabe aller schädigenden Tätigkeiten anerkannt. Tätigkeitswechsel innerhalb des Betriebs wird häufig nicht vom UV-Träger akzeptiert, da gelegentliches „zur Hand gehen" unterstellt wird.

## Hautatrophie, neurogene L90.8

### Definition
Segmentale Hautatrophie nach Störungen im zentralen Nervensystem oder trophische Störungen im Versorgungsgebiet bei Verletzungen peripherer Nerven, s.a. glossy skin and fingers.

### Therapie
Regelmäßige Hautpflege mit z.B. Ungt. emulsif aq., Vermeidung von Verletzungen.

## Hautflora, normale

### Synonym(e)
Mikrobielle Flora der Haut; physiologische Bakterienbesiedlung der Haut

### Definition
Man unterscheidet zwischen residenter Flora (Standortflora: Keime, die die Haut dauerhaft besiedeln) und transienter Flora (Anflugflora: Keime, die nur kurzzeitig auf der Haut nachweisbar sind, z.B. Staphylococcus aureus, Streptococcus pyogenes).

Die residente Flora besteht im Wesentlichen aus Bakterien und Hefen.
- Bakterien:
  - Aerobe grampositive Kokken: Staphylokokken, z.B. S. epidermidis, S. hominis, verschiedene Mikrokokkenarten.
  - Anaerobe koryneforme Bakterien: V.a. Propionibacterium acnes.
  - Aerobe koryneforme Bakterien: Z.B. Corynebacterium minutissimum, C. tenuis u.a.; Brevibakterien.
- Hefepilze: Pityrosporon ovale (Malassezia furfur).

Große inter- und intraindividuelle Unterschiede bezüglich der Hautflora: Die Zusammensetzung ist abhängig von Alter (bei Kindern gehäuft Streptokokken, bei Erwachsenen koryneforme Bakterien), Hautfeuchtigkeit (höhere Bakteriendichte auf feuchter Haut, vermehrt Staphylokokken), Talgproduktion (Pityrosporon ovale und Propionibacterium acnes in talgdrüsenreichen Arealen). In der Achselhöhle werden 2 Floratypen unterschieden:
- Dominanz koryneformer Bakterien
- Dominanz von Kokken.

Bei Dominanz von koryneformen Bakterien deutlich häufiges Auftreten von Erythrasma, Trichobacteriosis axillaris, und stärkerem Achselgeruch als bei Dominanz von Kokken.

## Hautgicht M10.0

### Definition
Ablagerung von Harnsäure in der Haut im Rahmen der Gicht, s.a. Gichttophi.

### Therapie
Behandlung der Grunderkrankung.

## Hautmetastase C79.8

### Synonym(e)
Metastatischer Hautkrebs; sekundärer Hautkrebs

### Definition
Lymphogene oder hämatogene Absiedelungen von primären Hautmalignomen oder Tumoren anderer Organe in der Haut. Verursachende Primärtumoren nach abnehmender Häufigkeit: Malignes Melanom, Mamma-, Magen-, Uterus-, Bronchial-, Rektum- und Nierenkarzinom.

### Lokalisation
Überall möglich, bevorzugt Bauchwand, Rumpf, Kapillitium.

### Klinisches Bild
Am häufigsten sind noduläre Metastasen: Einzelne oder mul-

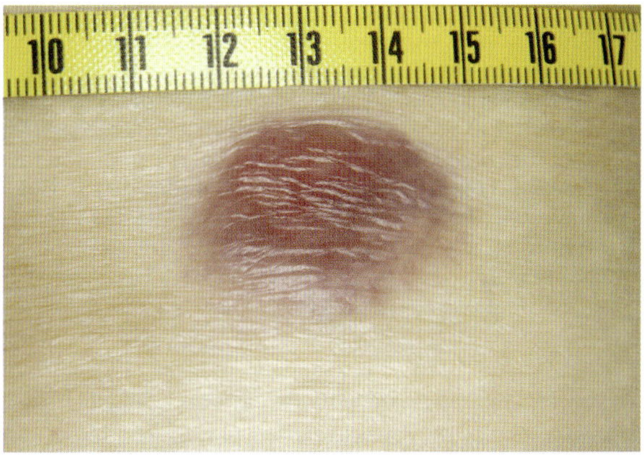


**Hautmetastase.** Derber kutan-subkutaner, rötlich-livider, zentral leicht eingedellter Knoten der Bauchhaut bei einer Patientin mit Dickdarmkarzinom.

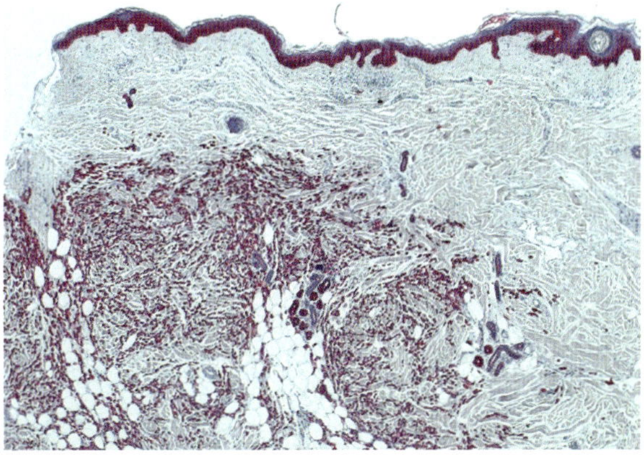

**Hautmetastase.** Zytokeratin-positive Metastase eines Mammakarzinoms.

H

tiple, blaurötliche bis hautfarbene, in verschiedenen Hautetagen sitzende Knoten mit deutlicher Wachstumstendenz. Derbe, manchmal zystische Konsistenz. Die Oberfläche ist meist glatt, seltener ulzeriert. Sonderformen von Hautmetastasen werden unter den nachfolgenden Bezeichnungen geführt: Erysipelas carcinomatosum, Erysipelas melanomatosum, Cancer en cuirasse, Alopecia neoplastica, Carcinoma teleangiectaticum. Nur in wenigen Fällen lässt sich jedoch aufgrund des Metastasenbildes auf den Primärtumor rückschließen. Somit erscheinen die unterschiedlichen, auf rein makroskopischen Kriterien basierenden Bezeichnungen wenig sinnvoll.

### Histologie

Im Korium und in der Subkutis gelegene Zellhaufen eines invasiv wachsenden Tumors; Charakterisierung der Zellen mittels immunhistologischer Methoden (Einsatz mono- und polyklonaler Antikörper, z.B. CEA, S100, Desmin, Cytokeratin, Vimentin, Melanom-assoziierter Antikörper).

### Therapie

Behandlung des Primärtumors, falls möglich Exzision der Hautmetastasen. S.a. Erysipelas carcinomatosum, Erysipelas melanomatosum.

## Hautpflegepräparat, industrielles

### Allgemeine Information

- Industrielle Hautpflegepräparate sind Bestandteil des betrieblichen dreistufigen Hautschutzkonzepts. Sie gelten als Kosmetika und können als Salben, Cremes oder Lotionen dargereicht werden. Sie dienen der Regeneration und Erhaltung der epidermalen Barrierefunktion der Haut und enthalten spezielle Inhaltsstoffe wie z.B. Ceramide, Glyceride, Sterine und Fettsäuren, die den Regenerationsprozess nach hautbelastenden Tätigkeiten unterstützen.
- Hautpflegepräparate werden nach oder während der Arbeitszeit auf die gereinigte und trockene Haut aufgetragen. Sie unterscheiden sich im Wesentlichen von den Hautschutzpräparaten durch das Fehlen von spezifischen Inhaltsstoffen wie z.B. Filmbildnern wie Perfluorpolyether oder langkettigen Fettsäuren für den Schutz vor bestimmten beruflichen Belastungen. Aus diesem Grund müssen Hautpflegepräparate von Hautschutzpräparaten abgegrenzt werden. Die Auswahl von Hautpflegepräparaten ist primär abhängig von dem individuellen Hautzustand des Anwenders nach der betrieblichen Hautbelastung. Dies ist jedoch im betrieblichen Alltag, in welchem ein Hautpflegepräparat für mehrere Personen unterschiedlichen Hauttyps durch den Arbeitgeber zur Verfügung gestellt werden muss, schwer umzusetzen. In den meisten Betrieben werden deshalb Cremes und Lotionen als O/W-Emulsion angeboten, welche neben einem guten Einziehvermögen auch einen ausreichend hohen Lipidanteil von wenigstens 20% besitzen sollte. Im privaten Bereich sollte ein individuell auf den Hautzustand des Anwenders zugeschnittenes Konzept angewandt werden. Bei normaler Haut empfehlen sich O/W-Emulsionen mit geringem Lipidanteil. Die trockene Haut benötigt lipidreichere O/W-Emulsionen oder die sehr trockene Haut W/O-Emulsionen.

## Hautreinigungsmittel, industrielles

### Allgemeine Information

- Industrielle Hautreinigungsmittel sind Bestandteil des betrieblichen dreistufigen Hautschutzkonzepts. In der betrieblichen Praxis sind heute fast nur noch reine (ohne Seifen), synthetische Tensidmischungen (synthetische Detergenzien = Syndets) im pH-hautneutralen Bereich vertreten. In diesen werden neben den Waschrohstoffen auch hautschonende Reibekörper eingesetzt, wie zum

**Hautpflegepräparat, industrielles. Tabelle 1.** Beispiele häufig verwendeter industrieller Hautpflegepräparate

| Hersteller | Normale Haut | Trockene Haut | Sehr trockene Haut |
|---|---|---|---|
| **FAWECO Hautschutz**<br>Woellnerstr. 26<br>D-67065 Ludwigshafen<br>Tel.: 0621/55909830<br>Fax: 0621/559098378<br>www.faweco.de | LINDESA (Creme)<br>LINDESA K (Creme)<br>LINDESA Emulsion<br>LINDESA acid (unparfümiert) | LINDESA W/O Emulsion | LINDESA F (Creme) |
| **Peter Greven Hautschutz**<br>Procter & Gamble-Straße 26<br>D-53881 Euskirchen<br>Tel.: 02253/313200<br>Fax: 02253/313134<br>www.peter-greven.de | LIGANA HPC (Creme, silikonfrei)<br>SPEZIALCREME C (silikonfrei) | LINDESA W/O Emulsion | - |
| **Herwe chemisch-technische Erzeugnisse GmbH**<br>Kleines Feldlein 16-20<br>D-74889 Sinsheim-Dühren<br>Tel.: 07261/92810<br>Fax: 07261/928120<br>www.herwe.de | HERWE CURA (Creme, silikonfrei)<br>HERWE CURA LIQUIDO (Lotion, silikonfrei)<br>HERWE LOTION (silikonfrei) | HERWE MIELOSAN (Creme, silikonfrei) | HERWE MIELOSAN (Creme, silikonfrei) |

Beispiel Holzmehl oder Kunststoffe. Alternativ zu Kunststoffen wird biologisch abbaubares Material wie Nussschalenmehl, Olivenkernmehl und Maiskolbenmehl („Bio-Reibekörper") verwendet. Hierdurch ist eine abgestufte und schonende Hautreinigung möglich. So besteht ein Hautreinigungsmittel gegen grobe Verschmutzungen beispielsweise in absteigenden Anteilen aus Wasser, Tensiden, Reibekörpern, Lösungsmitteln, Konsistenzgebern, Rückfettern, Farben, Konservierungsmitteln und Parfüm.

- Tenside haben die Aufgabe wasserunlösliche Verschmutzungen zu emulgieren oder zu dispergieren. Sie allein gewährleisten jedoch bei Grobverschmutzungen keine gründliche Reinigung der Haut, zur mechanischen Unterstützung müssen Reibekörper (Abrasiva) eingesetzt werden.

**Hautreinigungsmittel, industrielles. Tabelle 1.** Beispiele häufig verwendeter industrieller Hautreinigungsmittel

| Hersteller | Normale Haut | Trockene Haut | Sehr trockene Haut |
|---|---|---|---|
| **FAWECO Hautschutz**<br>Woellnerstr. 26<br>D-67065 Ludwigshafen<br>Tel.: 0621/55909830<br>Fax: 0621/559098378<br>www.faweco.de | LINDAPUR mild (unparfümiert) | LINDAPUR plus | LINDAPUR plus |
| | | | Lindrano P (mit Reibekörpern, unparfümiert) |
| **Peter Greven Hautschutz**<br>Procter & Gamble-Straße 26<br>D-53881 Euskirchen<br>Tel.: 02253/313200<br>Fax: 02253/313134<br>www.peter-greven.de | IVRAXO SOFT K | IVRAXO SOFT B | IVRAXO SOFT B |
| | IVRAXO SOFT N (unparfümiert) | | IVRAXO SOFT G (pastös, mit Reibekörpern) |
| | | | IVRAXO SOFT HW (pastös, mit Reibekörpern) |
| | | IVRAXO SOFT K | IVRAXO SOFT HW (pastös, mit Reibekörpern) |
| | | | IVRAXO SOFT RS |
| | IVRAXO SOFT V | | IVRAXO SOFT SUPER (pastös, mit Reibekörpern) |
| | | IVRAXO SOFT RS | IVRAXO INTENSIVE (Spezialreiniger, Creme, mit Reibekörpern) |
| | | | IVRAXO SOFT U (Spezialreiniger, pastös, mit Reibekörpern) |
| | LIGANA SYNDET (100 g Stück) | | IVRAXO SOFT ULTRA (Spezialreiniger, mit Reibekörpern) |
| | | | LIGA HANDREINIGUNGSCREME (Spezialreiniger, Creme, mit Reibekörpern) |
| **Herwe chemisch-technische Erzeugnisse GmbH**<br>Kleines Feldlein 16-20<br>D-74889 Sinsheim-Dühren<br>Tel.: 07261/92810<br>Fax: 07261/928120<br>www.herwe.de | AZUDERM EXTRA MILD (konservierungsmittelfrei) | AZUDERM EXTRA MILD (konservierungsmittelfrei) | HERCULAN (pastös, mit Reibekörpern) |
| | AZURANA FARBLOS | AZURANA FARBLOS | HERCULAN FORTE (pastös, mit Reibekörpern) |
| | DOUXASIN (unparfümiert) | DOUXASIN (unparfümiert) | HERCULAN NATUR (pastös, mit Reibekörpern) |
| | HERWE FRESH | HERCULAN (mit Reibekörpern) | HERCULAN INTENSO (Creme, mit Reibekörpern) |
| | | | HERCULAN INTENSO NATUR (Creme, mit Reibekörpern) |
| | | HERCULAN NATUR (mit Reibekörpern) | VERTURAN (pastös, mit Reibekörpern) |
| | | | HERWE CLEANOIL SOFT (Spezialreiniger, konservierungsmittelfrei) |
| | SEDASAN | HERWE FRESH | VERTULIN (Spezialreiniger, konservierungsmittelfrei, unparfümiert) |
| | | SEDASAN | VERTULIN SPEZIAL (Spezialreiniger, pastös, konservierungsmittelfrei, unparfümiert, mit Reibekörpern) |
| | | | VERTUSTOL (Spezialreiniger, pastös, mit Reibekörpern) |

H

- Jede Reinigung der Haut entzieht ihr auch Fettstoffe. Bei normaler Beanspruchung vermag die Haut diese wieder relativ schnell zu ersetzen. Im industriellen Bereich ist es sinnvoll diesen Regenerationsprozess zu unterstützen. Wird die Rückführung von Feuchtigkeit und Fettstoffen vorwiegend den Pflegeprodukten überlassen, so ist eine andere Möglichkeit der zusätzliche Einsatz von Rückfettern direkt in den Hautreinigern. Hierzu kommen z.B. Fettsäuremonoglyceride, Lanolinderivate, ethoxylierte Triglyceride, Polyol-Fettsäureester u.a. in Betracht. Auf den Einsatz von Hautpflegepräparaten sollte allerdings auch hier nicht verzichtet werden.
- Der Einsatz von organischen Lösemitteln (dibasische Ester, Paraffine, Isoparaffine) beschränkt sich auf Spezialpräparate, da diese immer entfettend auf die Haut wirken.
- Zu den Hilfsstoffen zählt man Konsistenzgeber (Verdickungsmittel), Farbe, Konservierungsmittel und Parfüm. Durch die Hilfsstoffe wird das an und für sich schon gebrauchsfähige Reinigungsprodukt noch in seinen Eigenschaften an besondere Belange, wie Lagerfähigkeit, Akzeptanz beim Anwender oder Dosierbarkeit angepasst.
- Hinsichtlich des pH-Wertes als ein physikalischer Qualitätsparameter wird zurzeit ein pH-Bereich von 5,5 bis 7 von den meisten Herstellern für tensidhaltige Produkte angestrebt.
- Bei der Hautreinigung gilt immer der Grundsatz, dass diese so hautschonend wie möglich erfolgen muss, gleichzeitig aber auch Verschmutzungen wirkungsvoll entfernt.
- Empfohlenes Vorgehen beim Hände waschen:
  - Hände nicht aus Gewohnheit waschen
  - Grobe Verschmutzungen zuerst mit Papiertüchern oder sauberem Lappen entfernen
  - Handreinigungsmittel/pH-hautneutrales Syndet ohne Wasser auftragen und gründlich verreiben
  - Verschmutzungen anlösen und Hände mit wenig lauwarmem Wasser weiter waschen
  - Hände mit viel lauwarmem Wasser gründlich abspülen
  - Hände möglichst mit weichen Einmalhandtüchern sorgfältig abtrocknen.

## Hautschutzkonzept, dreistufiges

### Allgemeine Information

- Die tertiäre Prävention bei Berufsdermatosen beginnt mit dem sogenannten dreistufigen Hautschutzkonzept. Drei aufeinander ausgerichtete Säulen sind in diesem dermatologischen Konzept integriert: Protektion (Hautschutz), Regeneration (Hautpflege) und Dekontamination (Hautreinigung). Dazu werden von einzelnen Herstellern branchen- und betriebsspezifische Hautschutzpläne mit den aufeinander abgestimmten Einzelkomponenten (Hautschutz-, Hautreinigungs-, und Hautpflegemittel) angeboten.
- Hautschutzpräparate (s.u. Hautschutzpräparat, industrielles) sind juristisch gesehen Kosmetika. Wie alle kosmetischen Mittel unterliegen sie der Kosmetik-Richtlinie der Europäischen Union (EU). Rechtsgrundlage in der Bundesrepublik Deutschland ist das Lebensmittel- und Bedarfsgegenständegesetz (LMBG) mit der Kosmetik-Verordnung. Darüber hinaus sind berufliche Hautschutzmittel auch als Bestandteil der Persönlichen Schutzausrüstung (PSA) nach der PSA-Benutzer-Richtlinie der EU anerkannt. Im Gegensatz zu anderen Kosmetika können berufliche Hautschutzmittel im Rahmen ärztlich veranlasster Präventionsmaßnahmen bei drohender Berufskrankheit im Einzelfall zu Lasten der Unfallversicherungsträger verordnet werden. In Deutschland ist dies im Rahmen des Hautarztverfahrens als Bestandteil der berufsgenossenschaftlichen Heilbehandlung geregelt.
- Hautpflege als zweite tragende Säule spielt in der Dermatologie schon lange eine wesentliche und wichtige Rolle, wird aber im Rahmen der beruflichen Hautbelastung oftmals auch „nur" als reine Kosmetik betrachtet. Die Hautpflege ist keine Therapie und greift nicht innerhalb weniger Tage. Hervorzuheben ist jedoch, dass sie als Teil des integrativen Hautschutzkonzeptes essentiell die Schutzfunktionen der Haut stärkt.
- Als dritte Säule komplettieren Hautreinigungsmittel das integrative Hautschutzkonzept. Hautreinigung orientiert sich heutzutage immer mehr am Verbraucher und dessen Belangen. Der Trend geht folglich zu Produkten, die bei guter Reinigungsleistung immer hautfreundlicher werden und umweltfreundliche Alternativen für den Einsatz von Lösungs- bzw. Konservierungsmittel bieten können.

## Hautschutzpräparate

### Definition

Externa, die dem Schutz der Haut bei beruflichen Tätigkeiten, insbesondere im feuchten Milieu, dienen.

### Rezeptur(en)

R115 R117 R116

## Hautschutzpräparat, industrielles

### Allgemeine Information

- Industrielle Hautschutzpräparate sind Bestandteil des betrieblichen dreistufigen Hautschutzkonzeptes. Unter Hautschutzpräparaten werden Produkte verstanden, die gemeinsam mit Hautreinigungsmitteln und Hautpflegpräparaten als Bestandteil eines integrativen Konzeptes zur Prävention beruflich bedingter Hauterkrankungen eingesetzt werden und bei denen der Anwendungszweck unter Berücksichtigung dermatologischer Gesichtspunkte erreicht wird.
- Hautschutzpräparate finden insbesondere ihren Einsatz bei Tätigkeiten, bei denen die Hände mehr als zwei Std./Tag Feuchtigkeit ausgesetzt sind, flüssigkeitsdichte Handschuhe länger als zwei Stunden getragen werden müssen, die Hände häufig gereinigt werden müssen und/oder mit hautschädigenden Stoffen Kontakt besteht.
- Hautschutzpräparate sollten vor jeder potentiellen Hautbelastung, also auch nach Arbeitspausen, angewandt werden. Dabei ist insbesondere auf eine sorgfältige Applikation, mit Augenmerk auf Nagelbett und Fingerzwischenräume, zu achten. Um die Akzeptanz und Einsetzbarkeit der Präparate zu erhöhen, ist es aus dermatologischer und arbeitsmedizinischer Sicht notwendig, einerseits Einziehvermögen und Kompatibilität des verwendeten Präparates mit den beruflichen Tätigkeiten (z.B. Herabsetzung der Griffigkeit und des Korrosionsschutzes eines Werkstückes in der Metallverarbeitung) zu beachten, andererseits für eine geringe Beeinflussung der natürlichen Hautfunktion Sorge zu tragen. Wenn Hautschutzmittel zusam-

**Hautschutzpräparat, industrielles. Tabelle 1.** Übersicht häufig verwendeter industrieller Hautschutzpräparate

| Hersteller | Wasserlösliche Arbeitsstoffe | Wasserunlösliche Arbeitsstoffe | UV-Belastung |
|---|---|---|---|
| **FAWECO Hautschutz**<br>Woellnerstr. 26<br>D-67065 Ludwigshafen<br>Tel.: 0621/55909830<br>Fax: 0621/559098378<br>www.faweco.de | LINDESA W/O (Emulsion)<br>LINDES F (Creme) | LINDESA 0 (Creme)<br>LINDEXAL (Creme) | LINDESA UV20 (Emulsion, unparfümiert, konservierungsmittelfrei) |
| **Peter Greven Hautschutz**<br>Procter & Gamble-Straße 26<br>D-53881 Euskirchen<br>Tel.: 02253/313200<br>Fax: 02253/313134<br>www.peter-greven.de | SPEZIALCREME B (AQUA-tec) (silikonfrei und konservierungsmittelfrei)<br>SPEZIALLOTION B (AQUA-tec) (silikonfrei) | SPEZIALCREME A (OLEO-tec) (silikonfrei)<br>SPEZIALLOTION A (OLEO-tec, silikonfrei) | SPEZIALLOTION UV (UV-tec) (silikonfrei) |
| **Herwe chemisch-technische Erzeugnisse GmbH**<br>Kleines Feldlein 16-20<br>D-74889 Sinsheim-Dühren<br>Tel.: 07261/92810<br>Fax: 07261/928120<br>www.herwe.de | HERWESAN ACQUA (Creme, silikonfrei)<br>HERWESAN ACQUA LIQUIDO (Lotion, silikonfrei) | HERWESAN (Creme, silikonfrei)<br>HERWESAN PRO (Creme, silikonfrei)<br>HERWESAN OLIO (Creme, silikonfrei)<br>HERWESAN OLIO LIQUIDO (Lotion, silikonfrei) | HERWESAN UV (Creme, silikonfrei)<br>HERWESAN UV LIQUIDO (Lotion, silikonfrei) |
| **Hans Karrer GmbH**<br>Messerschmittring 54<br>D-86343 Königsbrunn<br>Tel.: 08231/96430<br>Fax: 08231/964319<br>www.hans-karrer.de | Excipial Protect (Creme, unparfümiert) | – | – |
| **Sana Vita GmbH**<br>Rotkreuzstr. 21<br>D-97828 Marktheidenfeld<br>Tel.: 09391/916797<br>Fax: 09391/914906<br>www.sanavita-gesundheitsforum.de | Hand- und Hautschutzsalbe (unparfümiert, konservierungsmittelfrei) | – | – |
| **Schülke & Mayr GmbH**<br>Robert-Koch Str. 2<br>D-22851 Norderstedt<br>Tel.: 040/521000<br>Fax: 040/52100318<br>www.schuelke-mayr.com | Sensiva Schutz-Emulsion W/O (unparfümiert) | Sensiva Schutz-Emulsion O/W (unparfümiert) | – |
| **Stockhausen/Degussa**<br>Business Line STOKO Skin Care<br>Bäkerpfad 25<br>D-47805 Krefeld<br>Tel.: 02151/381827<br>Fax: 02151/381502<br>www.stoko.de | KOSMOSAN (Salbe, silikonfrei, konservierungsmittelfrei)<br>STOKO PROTECT + (Creme, silikonfrei, unparfümiert)<br>TAKTOSAN EMULSION (Lotion, silikonfrei) | TRAVABON/ TRAVABON S (Salbe, silikonfrei)<br>ARRETIL (Salbe, silikonfrei, unparfümiert) | STOKO UV 27 SPECIAL (Creme, konservierungsmittelfrei)<br>STOKO UV 18 CREME (silikonfrei) |
| **Paul Voormann GmbH**<br>Siemensstraße 42<br>D-42551 Velbert<br>Tel.: 02051/22086<br>Fax: 02051/21998<br>www.paul-voormann.de | PEVASAN SF (Salbe, silikonfrei)<br>PEVAPERM (Lotion, silikonfrei, unparfümiert) | PEVASCHUTZ (Lotion, silikonfrei)<br>PEVASAN HL (Lotion, silikonfrei)<br>PEVASAN LF (Salbe, silikonfrei)<br>PEVASAN mg (Salbe, silikonfrei)<br>PEVAPERM (Lotion, silikonfrei, unparfümiert) | PEVASAN UV (Salbe) |

men mit Handschuhen angewendet werden, ist darauf zu achten, dass deren Schutzwirkung durch das verwendete Hautschutzmittel nicht beeinträchtigt wird.
- Die Wirksamkeit eines beruflichen Hautschutzpräparates ist in der Regel an die Gesamtformulierung und nicht an einzelne Inhaltsstoffe geknüpft. Derzeit bietet der Markt verschiedene galenische Systeme zur Herstellung von Hautschutzpräparaten an. Diese werden in wasserlösliche (O/W-Emulsion) und wasserunlösliche (W/O-Emulsion) untergliedert.
- Durch spezielle, zum Teil als Hautschutzstoffe bezeichnete Inhaltsstoffe, beispielsweise Filmbildner (Perfluorpolyether, Aluminiumsilikate oder Polysaccaride) kann das Wirkspektrum eines Hautschutzmittels erweitert oder die Wirksamkeit einer Formulierung verstärkt werden.

## Hautspannungslinien

### Synonym(e)
RSTL; Relaxes skin tension lines; Hautentspannungslinien

### Definition
Linien der Haut gleicher Spannung im Zusammenspiel mit der Muskulatur. Ihr Verlauf ist von Alter, Ernährungsstatus, Allgemeinzustand und ggf. anatomischen Besonderheiten des Patienten abhängig. Im Gesicht folgen Hautspannungslinien der mimischen Muskulatur. An Stamm und Extremitäten verlaufen sie weitgehend horizontal. Im Bereich der Gelenke nehmen sie einen individuellen Verlauf.

**Merke: Die Beachtung der Hautspannungslinien ist die Voraussetzung für eine optimale Wundheilung und Narbenbildung.**

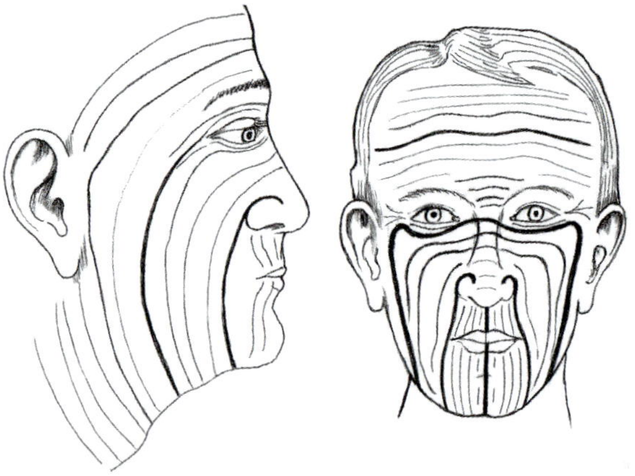

**Hautspannungslinien.** Verlauf der Hautspannungslinien („RSTL") im Kopf- und Gesichtsbereich.

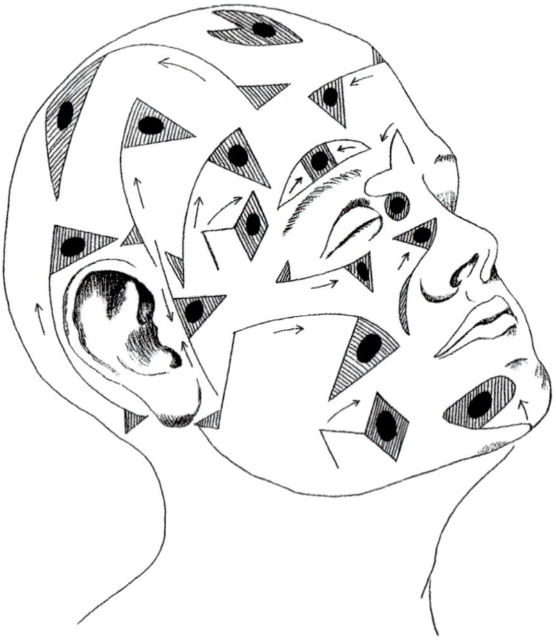

**Hautspannungslinien.** Mögliche Schnittführungen bei Nahlappenplastiken im Kopfbereich.

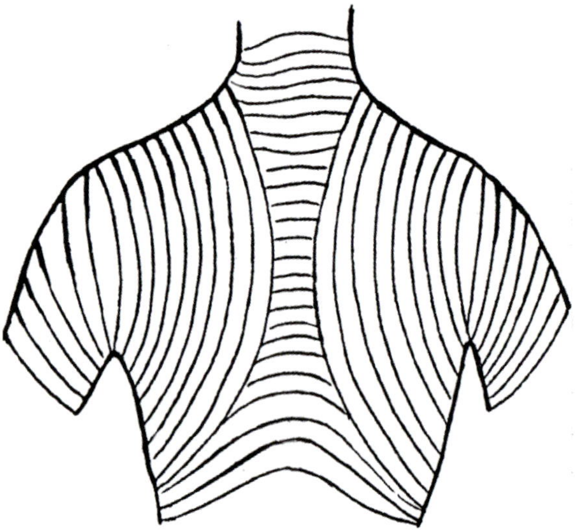

**Hautspannungslinien.** Verlauf der Hautspannungslinien im Bereich von Hals, Schulter, Rücken.

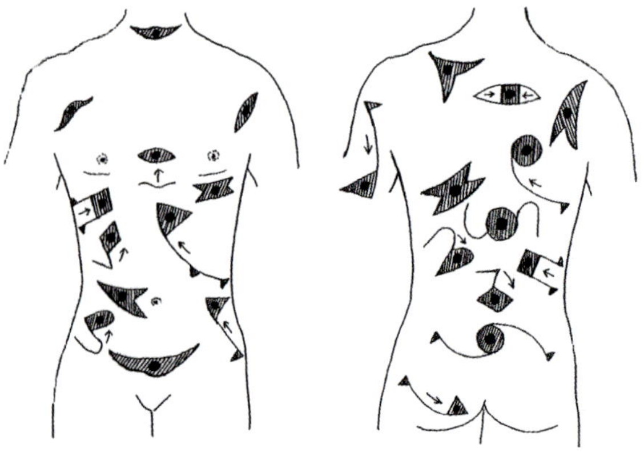

**Hautspannungslinien.** Verlauf der Hautspannungslinien im Bereich des Stammes sowie mögliche Schnittführungen bei Nahlappenplastiken am Rumpf.

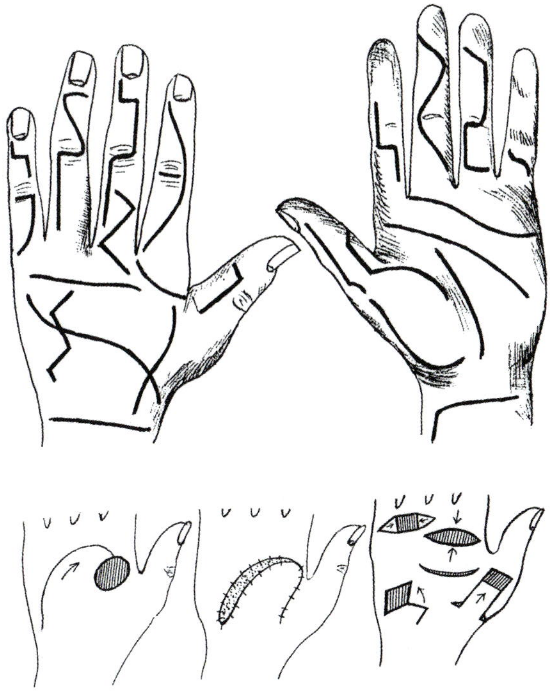

**Hautspannungslinien.** Schnittlinien und Schnittführungen bei Nahlappenplastiken an der Hand.

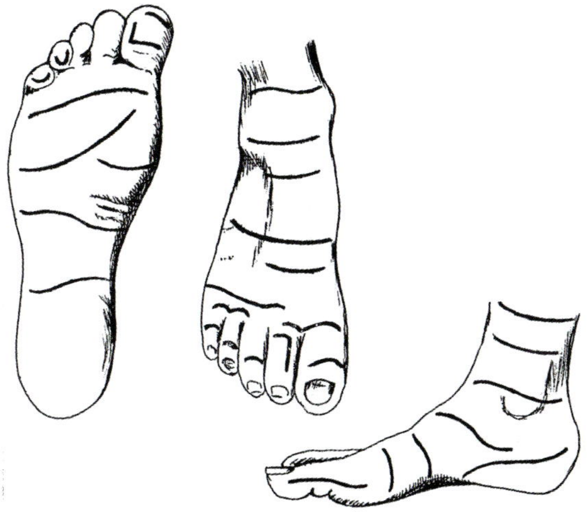

**Hautspannungslinien.** Verlauf der Hautspannungslinien und Schnittlinien im Bereich der Füße.

## Hauttypen

### Definition

Entsprechend der unterschiedlichen Reaktion der Haut auf UV-Licht, abhängig vom natürlichen Pigmentierungsgrad bzw. der Fähigkeit zur Pigmentierung, werden 6 Hauttypen unterschieden. Für die europäische Bevölkerung spielen nur die Pigmenttypen I-IV eine Rolle.

- Pigmenttyp I („Keltischer Typ"): Die Haut ist besonders empfindlich, sehr hell, neigt zu Sommersprossen und zu Sonnenbrand, bräunt kaum. Haarfarbe: rötlich, Augenfarbe: grün oder blau, Eigenschutzzeit: 5-10 Minuten.
- Pigmenttyp II („Nordeuropäischer Typ"): Die Haut ist hell und empfindlich, Sonnenbrand häufig, schwache Bräunung. Haarfarbe: blond bis braun, Augenfarbe: blau, grün oder grau. Eigenschutzzeit: 10-20 Minuten.
- Pigmenttyp III („Typ dunkelhäutiger Europäer"): Die Haut ist wenig empfindlich, wirkt stets leicht gebräunt, höchstens schwacher Sonnenbrand. Haarfarbe: braun, Augenfarbe: grau bis braun. Eigenschutzzeit: Ca. 30 Minuten.
- Pigmenttyp IV („Mediterraner Typ"): Die Haut ist oliv getönt, unempfindlich, bräunt schnell und tief. Haarfarbe: dunkelbraun oder schwarz, Augenfarbe: sehr dunkelbraun. Eigenschutzzeit: Ca. 40 Minuten.

**Hauttypen. Tabelle 1.** Einteilung in die unterschiedlichen Hauttypen je nach Hautreaktion auf die erste Sonnenexposition im Sommer nach Belichtung mit ca. 3 MED

| Typ | Dermatitis solaris | Bräunung | Rasse |
|---|---|---|---|
| I | Immer, stark ausgeprägt | Nie | Weiße |
| II | Immer | Evtl. leicht | |
| III | Möglich | Ja | |
| IV | Sehr selten | Stark | |
| V | Nie | Natürliche braune Pigmentierung | Dunkelhäutige Rassen, z.B. Inder, Asiaten |
| VI | Nie | Schwarze Hautfarbe | Schwarze |

Minimale Erythemschwellendosis: 1 MED entspricht etwa 15-30 Minuten Mittagssonne.

Siehe Tabelle 1 [Einteilung in die unterschiedlichen Hauttypen je nach Hautreaktion auf die erste Sonnenexposition im Sommer nach Belichtung mit ca. 3 MED].

## Hay-Wells-Syndrom Q82.4

### Erstbeschreiber

Hay u. Wells, 1976

### Synonym(e)

AEC-Syndrom; Ankyloblepharon-Ektodermaldysplasie-Clefting-Syndrom

### Definition

Seltene Form der ektodermalen Dysplasie, die 1976 als spezifisches, autosomal-dominantes Syndrom aus der großen Gruppe der ektodermalen Dysplasien (diese umfasst >150 unterschiedliche Syndrome) abgegrenzt wurde.

### Vorkommen/Epidemiologie

Bislang wurden weniger als 50 Fälle in 20 Familien bekannt.

### Ätiologie

- Autosomal-dominant vererbte Mutationen des p63 Gens, die auf den Genloci 7q11-q21.3, 7q11 und 19q kartiert werden. S.a.u. ADULT-Syndrom und EEC-Syndrom.
- Nachgewiesen wurden auch Mutationen des SAM-Gebietes des TP73L-Gens (p63 Gen; Chromosom 3q27) ist, die zu einem anomalen Splicing des Keratinozyten-Wachstumsfaktors, zu einer Hemmung spezifischer Protein-Protein-Interaktionen oder zu einer Repression der Transkription anderer mit dem Wachstum im Zusammenhang stehender Gene führen. Die Mutation wird bei einer Reihe weiterer Ektodermaldysplasie-Syndrome (z.B. dem EEC-Syndrom) gefunden. Bis zur heutigen Zeit wurden 5 ausgeprägte humane Fehlbildungssyndrome beschrieben, bei denen Mutationen im p63-Gen gefunden wurden. Hierbei ist eine weitgehende Korrelation im Genotyp-Phänotyp zu erkennen.

### Klinisches Bild

- Diffuse erosive Entzündungen der Kopfhaut bedingt durch flächige Epitheldefekte mit konsekutiver narbiger Alopezie. Die Haut ist bei Geburt flächig gerötet, zeigt groblamelläre Schuppung sowie meist Palmoplantarkeratosen.
- Weiterhin Ankyloblepharon, Oligodontie, Onychodystrophie (auch Anonychie), Hypohidrose mit Fehlregulation des Wärmehaushaltes (hyperpyretische Epidsoden), Spalten im Lippen- und/oder Gaumenbereich, Hyperthelie, Syndaktylie.
- Die Kopfbehaarung der Betroffenen ist schütter, manchmal drahtig, mit unregelmäßigen Haarschaftanomalien und Haarhypopigmentierungen. Wimpern sind spärlich ausgebildet oder fehlen ganz.
- Die Nägel können fehlen oder missgebildet sein. Schweißdrüsen können ähnlich wie bei der anhidrotischen ektodermalen Dysplasie (Christ-Siemens-Tourraine-Syndrom) betroffen sein. Die Zähne sind oft klein, konisch geformt, in der Anzahl möglicherweise vermindert, es besteht eine Kariesanfälligkeit durch die mangelnde Speichelsekretion.

### Therapie

Symptomatische dermatologische Therapie; operative Intervention bei Ankyloblepharon sowie Lippen-Kiefer-Gaumenspalte.

## Heberdensche Arthrose M15.1

### Definition

Arthrose der Fingergelenke mit knotenförmiger Auftreibung der Kortikalis an der Radialseite der Endphalangen. Die schmerzlosen (nicht entzündlichen) periartikulären, harten, subkutanen, nicht verschieblichen Knotenbildungen im lateralen Bereich der Fingerendgelenke werden als Heberden-Knoten bezeichnet. Sie stehen mit dem Gelenkapparat in Verbindung (Exostosen). Die analogen Veränderungen im Bereich der Mittelgelenke werden als Bouchard-Knoten bezeichnet.

### Vorkommen/Epidemiologie

Autosomal-rezessive Vererbung im Rahmen einer Polyarthrose ist beschrieben.

### Manifestation

- Traumatische Formen: Auf einzelne Finger beschränkt, vor allem bei Männern auftretend.

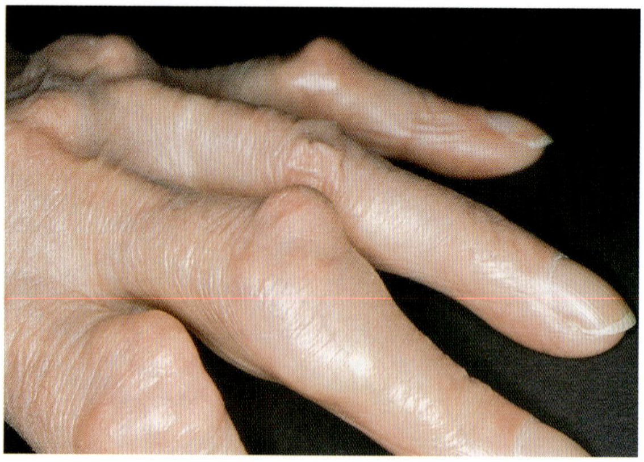

**Heberdensche Arthrose.** Knoten im Bereich der Mittelfingergelenke im Rahmen einer Polyarthrose. 86 Jahre alte Frau.

- Idiopathische Formen: Vor allem bei Frauen vom 5. Lebensjahrzehnt an auftretend.

### Lokalisation

Basis der Fingerendphalangen, vor allem 2., 3. und 5. Finger.

### Klinisches Bild

Erbsgroße, harte, selten druckschmerzhafte Vorwölbungen mit gut verschieblicher darüberliegender Haut. Evtl. Deviation der Fingerendglieder nach lateral. S.a. Bouchardsche Knoten der distalen Fingergelenke.

### Differenzialdiagnose

Primär chronische Polyarthritis (rheumatoide Arthritis), Calcinosis metabolica, Gicht.

### Therapie

In der Regel nicht nötig. Allgemeine Maßnahmen wie Kälteschutz und Wärmeanwendungen sind empfehlenswert.

## Heerfordt-Syndrom D86.8

### Erstbeschreiber

Heerfordt, 1909

### Definition

Sonderform der Sarkoidose mit Konjunktivitis, Iridozyklitis, doppelseitiger Parotisschwellung.

### Therapie

S.u. Sarkoidose.

## Hefen

### Definition

Einzellige Pilze, die sich durch Sprossung oder Teilung („Spaltung") vermehren. Hefen sind nicht-photosynthetische, weit entwickelte, einzellige Sprosspilze (Ascosporidae). Sie sind fakultativ anaerob und oxidieren Zucker zu Kohlenstoffdioxid und Wasser. Die Vermehrung findet asexuell durch Sprossung oder Teilung sowie durch sexuelle Fortpflanzung durch Ascusbildung mit Ascosporen statt. Als Eukaryoten sind sie im Allgemeinen wesentlich größer als die weitaus meisten Bakterien und zeigen ähnliche Zellstrukturen wie Säugetiere und Pflanzen. Etwa 700 Hefespezies sind heute mit

über 5000 Stämmen bekannt, aber nur wenige wurden genau beschrieben. Wichtigste menschenpathogene Spezies:
- Candida albicans
- Candida parapsilosis
- Candida krusei
- Candida tropicalis (s.u. Candida, Candidose)
- Malassezia-Spezies (v.a. Malassezia globosa; s.a. Malassezia furfur).

## Heftpflasterekzem L23.8

### Definition
Allergisches Kontaktekzem gegen verschiedene Bestandteile des Heftpflasters, insbesondere Dammara-Harz, synthetischen Kautschuk, Terpentinöle und Kolophonium.

### Therapie
Meidung des Agens durch Verwendung nicht selbstklebender Verbände. Kurzfristige Lokaltherapie mit Glukokortikoidsalbe z.B. 0,5% Hydrocortison-Lotio (z.B. Hydrogalen Lotion, **R123**) oder ggf. die stärker wirksame 0,1% Triamcinolon-Creme (z.B. Triamgalen, **R259**).

## Helikasen

### Synonym(e)
Helicase

### Definition
Gruppe von Enzymen, die die Struktur von Nukleinsäuren modellieren. Helikasen lösen die Basenpaarung zwischen zwei DNA- bzw. RNA-Strängen auf. DNA-Helikasen spielen vor allem bei der Replikation des Genoms eine große Rolle, wo sie die Verdopplung der DNA durch das Entwinden der Einzelstränge initiieren. Man unterscheidet zwischen DNA- und RNA-Helikasen. RNA-Helikasen sind bei fast allen Prozessen im RNA-Stoffwechsel essentiell: der Transkription, dem RNA-Processing, der Translation und dem RNA-Abbau.

### Klinisches Bild
Helikase-Defekte sind die Ursache der Progeria adultorum (Werner-Syndrom) und anderer Progerien (z.B. Cockayne-Syndrom). Die Inhibition des Enzyms z.B. bei Herpesviren könnte der Ausgangspunkt neuer Therapieansätze sein (Helikase-Primase-Inhibitoren).

## Heliotherapie

### Definition
Gehört zusammen mit der Phototherapie zu den medizinischen Behandlungen mit Licht. Die Heliotherapie (griechisch: Helios = Sonne) nutzt dabei das natürliche Sonnenlicht. Die Phototherapie bedient sich dagegen künstlicher Lichtquellen wie UV- oder Weißlicht-Lampen.

### Indikation
Die Heliotherapie wird im Rahmen einer Klima- oder Balneotherapie eingesetzt. Heute werden v.a. Hautkrankheiten wie atopisches Ekzem oder Psoriasis heliotherapeutisch behandelt. Sonnenlicht hat außerdem eine Wirkung auf die Psyche. Ein Mangel kann vor allem in den dunklen nordischen Wintern zu Depressionen führen („Winterdepression"). Ihnen kann mit künstlichem Licht begegnet werden.

## Helminthen

### Synonym(e)
Würmer

### Definition
Helminthen (Helmis: Wurm) sind parasitisch lebende Metazoen aus den Tierstämmen Plathelmintes (Plattwürmer, z.B. Trematodea, Cestodea) und Nematoda (Rundwürmer).

## Hemiatrophia faciei progressiva G51.8

### Erstbeschreiber
Parry, 1825; Romberg, 1846

### Synonym(e)
Romberg-Syndrom; Romberg-Throphoneurose; halbge-

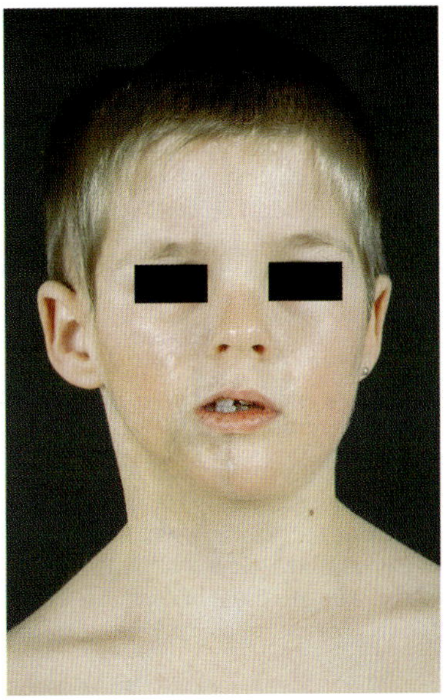

**Hemiatrophia faciei progressiva.** Halbseitige Atrophie von Haut, Fettgewebe und Muskulatur des Gesichts beim Kind.

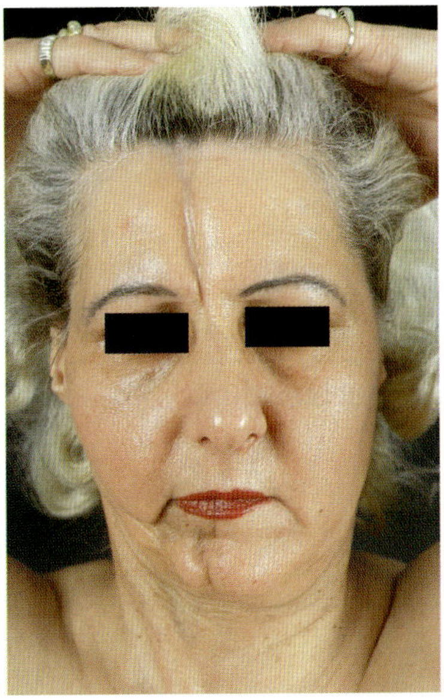

**Hemiatrophia faciei progressiva.** Halbseitige, unregelmäßige Atrophie von Haut, subkutanem Fettgewebe und Muskulatur im Bereich des Gesichtes bei erwachsener Frau.

sichtsseitige Atrophie; Romberg-Parry-Syndrome; HFPC; Hemifacial progressive atrophy

### Definition
Verkleinerung einer Gesichtshälfte mit Sklerose und Atrophie von Haut und Weichteilen.

### Ätiologie
Noch nicht endgültig geklärt. Wahrscheinlich Variante der zirkumskripten Sklerodermie. Diskutiert wird auch die Folge einer Trigeminusschädigung (toxisch, traumatisch, nach Infektion) im Kindesalter mit chronischem Reizzustand des Hirnnerven.

### Manifestation
Frühe Jugend bzw. peripubertär, bei 80% der Patienten vor dem 20. Lebensjahr auftretend.

### Lokalisation
Eine Gesichtshälfte oder Teile einer Gesichtshälfte.

### Klinisches Bild
Halbseitige Atrophie von Haut, Muskulatur und Knochen im Gesicht, Enophthalmus, evtl. Horner-Syndrom, Ausbildung eines asymmetrischen Gesichtes. Straff atrophische, verdünnte, gelegentlich fleckförmig hyper- oder depigmentierte Haut. Verminderte Schweißsekretion. Zusätzlich Auftreten von neurologischen Symptomen möglich (Epilepsie, Migräne). Depressionen und Visuseinschränkungen können sich klinisch manifestieren.

### Differenzialdiagnose
Symptomatische Hemiatrophia faciei, Lipodystrophia progressiva.

### Therapie
Ein Therapieversuch mit Penicillin ist möglich, jedoch nicht sehr erfolgversprechend. In schweren, progredienten Fällen ist eine systemische Therapie mit Methotrexat zu diskutieren. Eine Balneo-Phototherapie im Sinne einer PUVA-Bad-Therapie kann sich positiv auswirken. Bei ausgebranntem Befund stehen plastisch-chirurgische Korrekturen (z.B. Fettimplantationen) im Vordergrund.

### Prognose
Spontaner Stillstand ist möglich. Evtl. starke Deformierungen unter Einbezug der Hals-Schulter-Region und des Rumpfes. Selten zentralnervöse Störungen.

### Hinweis(e)
In einer Studie mit 54 Probanden lag bei ca. 30% gleichzeitig eine Hemiatrophia faciei progressiva und eine Sclérodermie en coup de sabre vor. Dies lässt vermuten, dass ein pathogenetischer Zusammenhang zwischen beiden Erkrankungen besteht.

## Hemiatrophia faciei, symptomatische M34.8

### Definition
Zirkumskripte Sklerodermie einer Gesichtshälfte mit Übergreifen auf Weichteile und Knochen.

### Manifestation
Häufig in Kindheit und Jugendalter auftretend.

### Klinisches Bild
Initial Ödem, später Sklerose (Unterschied zu Hemiatrophia faciei progressiva) eines Hautbereiches einseitig im Gesicht oder der ganzen Gesichtshälfte, evtl. Befall von Weichteilen und Knochen mit Deformierung.

### Therapie
Die Therapieansätze kommen meist zu spät. Im Stadium der sklerosierenden Entzündung: Versuch mit hoch dosiertem Penicillin G (10 Mio. IE/Tag i.v.), Kombination mit UVA1 Bestrahlungen (40-60 J/cm$^2$; Gesamtdosis bei 1200 J/cm$^2$), Korrektur der Gesichtsdeformitäten durch plastische Operationen (z.B. Fettimplantationen) im ausgebrannten Stadium. S.a. Sklerodermie, zirkumskripte.

## Hemihypertrophia faciei et colli Q67.4

### Synonym(e)
Halbseitiges Großgesicht

### Definition
Meist angeborene, halbseitige Vergrößerung des Gesichtes, ggf. mit halbseitiger Makroglossie.

### Therapie
Ggf. plastisch-chirurgische Korrekturen.

## Hemisporose B48.84

### Definition
Schimmelpilzinfektion mit Hemisporaarten (Hemispora stellata), meist saprophytären Haftkeimen.

### Klinisches Bild
Entwicklung von Osteoperiostitis, subkutanen Granulomen am Penis, auch von ulzerierenden, verrukös-papillomatösen oder papulo-pustulösen Effloreszenzen, scrofulodermartiger Herden sowie derben, zentral eingeschmolzenen Knoten mit Ausbildung großflächiger Ulzerationen. Bild einer Sporotrichose.

### Diagnose
Erregernachweis in Reinkultur.

### Therapie
S.u. Sporotrichose.

## Henna

### Definition
Roter Farbstoff, der aus dem Färberstrauch gewonnen wird. Henna wird zum Färben von Haar, Haut und Nägeln verwendet. Die Verwendung begann bereits lange vor der christlichen Zeitrechnung.

### Allgemeine Information
Die pulverisierten Blätter werden heute z.T. mit Paraphenylendiamin (PPD) oder in Kombination mit anderen Stoffen auf die Haare gebracht. Die Farbgebung reicht von rot-goldblond bis schwarz. Die wesentliche Verbindung stellt 2-Hydroxy-1,4-naphthochinon dar. Weiterer Gebrauch für Tierfutter, Färbung von Gebrauchsgegenständen, als Lebensmittelfarbstoff und Duftstoff. Auf Wolle färbt Henna ohne Beize orangebraun. Zum Haarefärben wird Henna mit Kalk und Wasser vermischt und heiß auf die Haare aufgebracht (hierdurch dauerhafte Färbung).

### Komplikation
Sensibilisierungen durch reines Henna sind selten. Allergen ist 2-Hydroxy-1,4-naphthochinon (Sensibilisierungspotenz: gering; Sensibilisierungshäufigkeit: sehr selten). Gelegentlich kann es im Zusammenhang mit der Verwendung von Henna als Haarfärbemittel zu Soforttypreaktionen kommen. Zu beachten ist der Zusatz von p-Phenylendiamin (s.u. Epikutantest) bei temporären Tätowierungen mit Henna; auf diesen Zusatz sind die meisten allergischen Reaktionen zurückzuführen.

### Naturheilkunde
Blatt und Wurzel werden auch als Adstringens und Diuretikum bzw. zur Therapie von entzündlichen Hautkrankheiten verwendet.

## Heparin

### Definition
Antikoagulans, Antithrombin III-Kofaktor, Thrombinantagonist. In Mastzellen gebildeter, die Blutgerinnung hemmender und die Fibrinolyse und Fettklärung fördernder Wirkstoff. Therapeutische Anwendung von Heparinum solubile als rasch wirkendes Antikoagulans zur Vorbeugung und Behandlung von Thrombosen und Embolien. Im Handel sind Heparine mit einem Molekulargewicht zwischen 4.000 Dalton (niedrigmolekulares Heparin; fraktioniert) und 50.000 Dalton (hochmolekulares Heparin; nicht fraktioniert) für die s.c. und i.v. Injektion. Antagonist für Heparine ist z.B. Protaminhydrochlorid. S.u. Heparine, systemische; s.u. Heparine, topische; s.u. Heparinoide, systemische; s.u. Heparinoide, topische.

### Unerwünschte Wirkungen
Überempfindlichkeitsreaktionen (Urtikaria, Rhinitis, Konjunktivitis, Bronchospasmus), Thrombozytopenie. Selten Hautnekrosen (insbes. 5-9 Tage nach Therapiebeginn an den Einstichstellen subkutaner Injektionen eintretend). Bei Langzeitanwendung Gefahr von Osteoporose.

## Heparinallergie T88.7

### Erstbeschreiber
Plancherel, 1952

### Definition
Sensibilisierungen vom Typ I, Typ II, Typ III und Typ IV gegen Heparin.

### Ätiologie
Adipositas und lange Therapiedauer sind Risikofaktoren für eine Heparinallergie. In den meisten Fällen liegt eine Typ IV-Sensibilisierung nach subkutaner Heparininjektion vor. Auslösung durch Typ I-, Typ II- oder Typ III-Sensibilisierungen ist ebenfalls möglich.

### Manifestation
Bei Typ IV-Sensibilisierung: V.a. bei Frauen, bei Adipositas, bei wiederholter, lang andauernder Therapie.

### Klinisches Bild
Das klinische Bild ist abhängig vom vorliegenden Sensibilisierungstyp.
- Bei der Typ IV-Reaktion dauert die Sensibilisierungsphase 7-10 Tage (aber auch Monate), die Auslösephase 24 Std. bis mehrere Tage. Meist Lokalreaktion mit leicht ausgeprägtem erythematösem Infiltrat, bei schweren Lokalreaktionen konfluierende Papulovesikel und Blasen auf erythematösem Infiltrat. Seltener makulopapulöses Exanthem (häufiger, wenn Heparin trotz Lokalreaktion weiterhin injiziert wird).
- Bei einer Typ II-Reaktion entwickelt sich (bei 1-4% der Patienten) eine heparininduzierte Thrombozytopenie (HIT; charakteristischer Abfall der Thrombozytenzahlen um mehr als 50% oder unter 100.000/µl; paradoxe venöse und arterielle thromboembolische Komplikationen; ein dermatologisches Symptom ist die Hautnekrose an Hautarealen mit ausgeprägtem subkutanem Fettgewebe, wie Mammae, Bauch, Gesäß und Oberschenkel; Latenzzeit bei Erstexposition 5-14 Tage, nach Zweitexposition 3-5 Tage).
- Typ I-Reaktion: Palmoplantarer Juckreiz, generalisierter Juckreiz und akute Urtikaria, Konjunktivitis, Rhinitis, bronchiales Asthma.

### Diagnose
- Intrakutantest:
  - Verdünnung der Injektionslösungen (10%) in NaCl Lsg. 0,9%
  - Testung am volaren Unterarm
  - Ablesungen nach 20 Minuten, 24, 72 und 96 Stunden
  - Soforttypreaktionen (nach 20 Minuten) im Intrakutantest (ca. 10% aller Tests) sind fast immer Folge der histaminliberierenden Eigenschaften der Heparine und nicht Symptom einer IgE-vermittelten Allergie.
- Abriss-Epikutantest:
  - Injektionslösungen unverdünnt
  - Testung am Rücken nach vorherigem Klebebandabriss
  - Ablesungen nach 24, 72 und 96 Stunden.
- Subkutane Provokation/Exposition:
  - Nur nach negativem Ausfall der Hauttests auf das jeweilige Präparat!
  - Ambulante Injektion einer therapeutischen Dosierung
  - Ablesungen nach 24, 72, 96 und 168 Stunden.
- Intravenöse Provokation:
  - Zwischen positiv ausgefallenen Hauttests bzw. subkutanen Provokationstests und einer intravenösen Provokation sollte ein Intervall von mindestens 6 Wochen liegen!
  - Unter stationären Bedingungen standardisiert mit Heparin-Natrium-5000- ratiopharm Lösung (5.000 IE Heparin-Natrium/0,2 ml)
    - Tag 1: 2.500 IE i.v. im Bolus
    - Tag 2: 2.500 IE i.v. im Bolus, danach 7.500 IE über 6 h mittels Perfusor.

**Merke: Zur Stellung der Diagnose bzw. zur Identifikation von Ersatzpräparaten ist der subkutane Provokations- bzw. Expositionstest am zuverlässigsten.**

### Labor
Nicht selten werden distinkte Eosinophilien beobachtet.

### Komplikation
Heparininduzierte Thrombozytopenie (HIT; charakteristischer Abfall der Thrombozytenzahlen um mehr als 50% oder unter 100.000/µl; paradoxe venöse und arterielle thromboembolische Komplikationen; Hautsymptom ist die Hautnek-

rose an Hautarealen mit viel subkutanem Fettgewebe, wie Mammae, Bauch, Gesäß und Oberschenkel; Latenzzeit bei Erstexposition 5-14 Tage, nach Zweitexposition 3-5 Tage); Kontaktekzem gegen Hautdesinfektionsspray.

### Therapie

- Hirudin/Lepirudin (direkte Thrombininhibitoren) sind Polypeptide/Proteine und besitzen daher im Vergleich zu Heparin eine grundsätzlich andere chemische Struktur. Sie haben heparinähnliche günstige pharmakologische Eigenschaften (kurze Halbwertszeit und deshalb gute Steuerbarkeit) und sind daher auch für die subkutane Applikation geeignete Ausweichpräparate. Sie gelten als sichere therapeutische Alternative, eine Allergiediagnostik bezüglich der Verträglichkeit dieser Polypeptide wird als nicht notwendig erachtet.
- Trotz Spättypallergie bei subkutaner Injektion tolerieren die Patienten in der Regel eine intravenöse Heparintherapie. Bei dringend notwendiger Antikoagulation kann auch ohne vorherige Tests Heparin intravenös gegeben werden.

### Hinweis(e)

Bei der HIT gilt ein generelles Heparinverbot, alternativ werden zur Antikoagulation Danaparoid (Organ) oder Hirudine (Lepirudin) empfohlen.

## Heparine, systemische

### Definition

Direkt wirkende Antikoagulanzien.

### Wirkungen

Kofaktor von Antithrombin III, verstärkt die inhibitorische Wirkung auf die Prothrombinaktivierung und Thrombin, dadurch kann die Umwandlung von Fibrinogen in Fibrin nicht erfolgen. Hemmung der Thrombozytenaggregation, Hemmung der Gerinnungsfaktoren XII, IX und V, Abwehr allergischer und anaphylaktischer Reaktionen.

### Indikation

Thromboseprophylaxe, lokal bei Thrombosen, Blutergüssen, Thrombophlebitis, Erythema nodosum.

**Heparine, systemische. Tabelle 1.** Übersicht über wichtige Heparine

| | Wirkstoff | HWZ | Dosierung Thromboseprophylaxe | | | Präparate |
|---|---|---|---|---|---|---|
| | | | Mittleres Risiko | Hohes Risiko | Vollheparinisierung | |
| **Unfraktionierte, konventionelle Heparine** | Heparin | 2 Std. | 3mal/Tag 5000 IE s.c. oder 2mal/Tag 7500 IE s.c. | PTT-adaptierte Therapie mit bis zu 3mal/Tag 7500 IE s.c. | PTT-adaptierte Therapie: Initialer Bolus mit 80 IE/kg KG oder 5000 IE i.v., dann 18 IE/kg KG/Stunde i.v.<br>Heparinresistenz (Ausschluss AT Mangel!) wenn nach Gabe von 40.000 IE/24 Std. keine PTT Verlängerung erreicht ist! | Liquemin |
| **Niedermolekulare Heparine** | Certoparin-Na | 100-180 Min. | 1mal/Tag 3000 IE s.c. | 1mal/Tag 3000 IE s.c. | 2mal/Tag 8000 IE s.c. | Mono-Embolex NM |
| | Dalteparin-Na | | 1mal/Tag 2500 IE s.c. | 1mal/Tag 5000 IE s.c. | 1mal/Tag 200 IE/kg KG s.c. oder 2mal/Tag 100 IE/kg KG s.c. | Fragmin |
| | Enoxaparin-Na | | 1mal/Tag 2000-3000 IE s.c. | 1mal/Tag 4000 IE bis 2mal/Tag 3000 IE s.c. | 1mal/Tag 200 IE/kg KG s.c. oder 2mal/Tag 1 mg/kg KG s.c. | Clexane |
| | Nadroparin-Ca | | 1mal/Tag 2850 IE s.c. | gewichtsadaptiert 2mal/Tag 0.1 ml/10 kg KG s.c. | gewichtsadaptiert 2mal/Tag 0.1 ml/10 kg KG s.c. bzw. 2mal/Tag 87,5 IE/kg KG s.c. | Fraxiparin |
| | Reviparin-Na | | 1mal/Tag 2850 IE s.c. | 1mal/Tag 4200 IE s.c. | 2mal/Tag 87,5 IE/kg KG s.c. | Clivarin |
| | Tinzaparin-Na | | 1mal/Tag 3500 IE s.c. | 1mal/Tag 4500 IE s.c. oder gewichtsadaptiert 50 IE/kg KG s.c. | 1mal/Tag 175 IE/kg KG s.c. | Innohep |

**Eingeschränkte Indikation**
Chron. Alkoholismus, chron.-entzündliche Darmerkrankungen, Endocarditis lenta, Extremitätenverletzungen, Hypertonie, schwere Leber- oder Nierenfunktionsstörungen, Polytrauma.

**Dosierung und Art der Anwendung**
Thromboseprophylaxe: s. Tab. 1 [Übersicht über die wichtigsten Heparine].

- Thrombose und Embolie: Gewichtsadaptierte Vollheparinisierung mit niedermolekularem Heparin z.B. Nadroparin (Fraxiparin) 2mal/Tag 0.1 ml/10 kg KG s.c.
- Nur in Ausnahmefällen unfraktioniertes Heparin 5.000 IE i.v. im Bolus. über 5 Min.: 25.000 IE in 50 ml NaCl 0,9% über Perfusor 2,8 ml/Std. (= 1.400 IE/Std.), Kontrolle der PTT nach 6 Std. und Dosisanpassung entsprechend des PTT-Quotienten:
  - PTT: >7: Unterbrechung der Infusion für eine Stunde, Dosisreduktion um 500 IE/Std.
  - PTT: 5,1-7: Reduktion um 500 IE/Std.
  - PTT: 4,1-5: Reduktion um 300 IE/Std.
  - PTT: 3,1-4: Reduktion um 100 IE/Std.
  - PTT: 2,6-3: Reduktion um 50 IE/Std.
  - PTT: 1,5-2,5: Keine Dosisveränderung erforderlich
  - PTT: 1,2-1,4: Erhöhung um 200 IE/Std.
  - PTT: <1,2: Erhöhung um 400 IE/Std.

Merke: **Nach Dosisanpassung erneute PTT-Bestimmung nach 10 Std. Bei PTT-Quotient >5 vor Dosisänderung sind häufigere Kontrollen, z.B. alle 4 Std., erforderlich!**

**Unerwünschte Wirkungen**
Blutungen in parenchymatöse Organe, Thrombopenie (seltener bei niedermolekularen Heparinen), allergische Reaktionen, Haarausfall, Osteoporose, gastrointestinale Störungen.

**Kontraindikation**
Überempfindlichkeit gegen den Wirkstoff, Abortus imminens, Blutungsneigung, Lumbal-, Peridual- und Spinalanästhesie, Operationen an ZNS und Auge, Apoplex.

**Hinweis(e)**

Merke: **Therapie von Blutungskomplikationen: Bei leichteren Blutungen Gabe von 5-10 mg Vitamin K p.o.; bei lebensbedrohlichen Blutungen Gabe von Protaminchlorid (z.B. Protamin ICN).**

- Nach i.v. Injektion von Heparin: 1 Amp. Protamin ICN 1000 IE/ml i.v. (je nach Schwere des Falles ggf. in Abständen von wenigen Minuten ein- oder mehrmals wiederholen).
- Nach subkutaner Anwendung von Heparin: 1 Amp. Protamin ICN 1000 IE/ml i.v. (zur Inaktivierung des in der Blutbahn befindlichen Heparins; 1 ml Protamin neutralisiert etwa 1000 IE Heparin). Anschließend 1 Amp. Protamin ICN 5000 tief i.m. (zur Inaktivierung des aus der subkutanen Injektion stammenden Depots). Ggf. wiederholen!

Merke: **Bei Heparin-induzierter Thrombozytopenie oder Heparin-Unverträglichkeit (HIT) kommen als Ersatzpräparate systemische Heparinoide wie Danaparoid (Organon), Pentasaccharide wie Fondaparinux (Arixtra) oder der Prostacyclinabkömmling Iloprost (Ilomedin) infrage!**

**Patienteninformation**

Merke: **Patienten mit Blutungsneigung dürfen nur unter besonderen Vorsichtsmaßnahmen mit Heparinen behandelt werden. Alle Patienten mit Heparinnebenwirkungen sollten einen Ausweis bzw. Allergiepass erhalten, in dem die Nebenwirkung vermerkt ist!**

## Heparine, topische

**Definition**
Topische Zubereitungen von Heparinen.

**Indikation**
Erysipel, Thrombophlebitis.

**Dosierung und Art der Anwendung**
Gel/Salbe unter Kompressionsverband 2-3mal/Tag über 1-2 Wochen dünn auf die betroffenen Hautstellen auftragen.

**Unerwünschte Wirkungen**
Allergische und pseudoallergische Reaktionen.

**Kontraindikation**
Überempfindlichkeit gegen den Wirkstoff oder andere Bestandteile der Zubereitung (evtl. Paragruppen-Allergie). Gelzubereitungen nicht auf offene Wunden oder Ulcera crurum auftragen.

**Präparate**
Thrombareduct, Heparin-ratiopharm

## Heparinoide, topische

**Definition**
Topische Zubereitungen von Heparinoiden, z.B. Hirud (Blutegelextrakt).

**Indikation**
Hämatome, Prellungen, Verrenkungen, Thrombophlebitis.

**Dosierung und Art der Anwendung**
Gel oder Salbe 1-3mal/Tag dünn auf die betroffenen Hautstellen auftragen.

**Unerwünschte Wirkungen**
Allergische Reaktionen (Paragruppen-Allergie).

**Kontraindikation**
Anwendung an Auge, Schleimhäuten sowie offenen Wunden (Gele).

**Präparate**
Hirudoid, Exhirud

## Hepatitis, akute Virushepatitis B17.8

**Definition**
Durch Viren induzierte, akute, diffuse Entzündung der Leber.

**Einteilung**

- Infektiöse Hepatitis (Hepatitis epidemica)
- Serumhepatitis (Transfusionshepatitis, Spritzenhepatitis).

**Hepatitis, akute Virushepatitis. Tabelle 1.** Übersicht der Hepatitis-Erreger

| Virus | Abkürzung/ Synonym | Genetische Information | Familie | Vorkommen/Epidemiologie | Übertragung | Verlauf |
|---|---|---|---|---|---|---|
| Hepatitis A | HAV | RNA | Picornaviren | je nach Alter sind Antikörper bei 5-70% der Bevölkerung nachweisbar | fäkal-oral | akut |
| Hepatitis B | HBV | DNA | Hepadnaviren | ca. 50.000 Neuinfektionen/Jahr<br>Antikörper bei 5-20% der Bevölkerung nachweisbar (Impfung, durchgemachte Erkrankung) | Blut, sexuell, perinatal | akut, fulminant, chronisch (in 1-10% der Fälle) |
| Hepatitis C | HCV | RNA | Flaviviren | 5-10.000 Neuinfektionen/Jahr (höhere Dunkelziffer); 200.000-350.000 Infizierte bundesweit | Blut, sexuell, perinatal | akut, fulminant, chronisch (in ca. 10-20% der Fälle) |
| Hepatitis D | HDV | RNA | HBV-Satellit | sehr selten; Superinfektion mit HBV-Infektion verursacht häufig schwere chronische Verläufe (>70%) mit hoher Letalität | Blut, sexuell, perinatal | akut, fulminant, chronisch |
| Hepatitis E | HEV | RNA | Caliciviren | Endemisch in Indien, ehemaligen GUS Staaten, Westafrika. In tropischen und subtropischen Ländern ist das HEV für mehr als 50% der akuten Fälle verantwortlich. | fäkal-oral | akut, fulminant (insbes. bei Schwangeren) |
| Hepatitis G | HGV | RNA | Flaviviren | Koinfektion bei 80% aller mit Hepatitis C infizierten, i.v. injizierenden Drogenabhängigen; bei ca. 1% der Bevölkerung weltweit sind Antikörper nachweisbar | Blut, sexuell | asymptomatisch |

### Klinisches Bild

- Hepatitis A: Inkubationszeit 6-50 Tage (im Mittel 32 Tage).
- Hepatitis B: Inkubationszeit bis zu 160 Tage.
  - Präikterisches Prodromalstadium: Dauer 2-9 Tage. Selten Hautveränderungen wie urtikarielle oder makulopapulöse Exantheme.
  - Ikterische Phase: Dauer 2-6 Wochen. Hautveränderungen: Ikterus, Naevus araneus, Erythema palmare et plantare symptomaticum.
- Hepatitis C: Möglicherweise Auftreten einer Vaskulitis.

### Therapie

Bettruhe, Diät, Vermeidung von hepatotoxischen Medikamenten und Alkohol; bei fulminanten Verläufen mit Leberversagen intensivmedizinische Maßnahmen.

### Prognose

Je nach Typ in bis zu 10% Übergang in eine chronische Hepatitis. S.a. persistierende Hepatitis, rezidivierende Hepatitis, nekrotisierende Hepatitis. Homologe (keine heterologe) Immunität zwischen infektiöser Hepatitis und Serumhepatitis.

## Hepatitis, anikterische — B17.8

### Definition

Besondere Verlaufsform der akuten Hepatitis ohne Bilirubinämie; vor allem bei Kindern vorkommend.

## Hepatitis bei Infektionskrankheiten — K75.8

### Definition

Meist unspezifische Mitreaktion der Leber bei Infektionen, unter anderem bei infektiöser Mononukleose, Gelbfieber, Morbus Weil, Amöbiasis, Poliomyelitis, Herpes simplex, Fleckfieber, Rückfallfieber, Syphilis, Lepra, Tuberkulose, Bruzellosen.

## Hepatitis, cholestatische — K75.8

### Definition

Besondere Verlaufsform der akuten Hepatitis mit ausgeprägtem Ikterus als klinisches Zeichen des Verschlusses der Gallenwege. S.a. Ikterus.

## Hepatitis, chronische — K73.9

### Definition

Chronische Leberentzündung unterschiedlicher Ätiologie und Pathogenese.

### Ätiologie

Virusinduziert, Autoimmunvorgänge, unklare Genese. 10% der akuten Hepatitiden gehen in eine chronische Hepatitis über. Man unterscheidet die chronisch persistierende Hepatitis von der chronisch aggressiven oder aktiven Hepatitis, die mit Hautveränderungen einhergeht. Häufig rezidivierender Ikterus, evtl. Lupus erythematodes-ähnliche Symptome = Lupoide Form der chronisch aggressiven Hepatitis.

## Hepatitis, granulomatöse K75.3

### Definition
Hepatitis bei Tuberkulose, Sarkoidose, Bruzellosen, Salmonellose. S.a. Hepatitis bei Infektionskrankheiten.

## Hepatitis, nekrotisierende B17.8

### Synonym(e)
Gelbe Leberatrophie

### Definition
Schwere Verlaufsform einer akuten Hepatitis (ca. 0,2% bei Hepatitis A, ca. 1% bei Hepatitis B), nicht selten Tod innerhalb weniger Tage im Leberkoma.

### Prognose
Ernst, ggf. grobnarbige Ausheilung: Ausbildung einer diffusen Leberzirrhose möglich.

## Hepatitis, persistierende B18.8

### Definition
Verlaufsform der chronischen Hepatitis mit monatelangem mäßiggradigem Krankheitsbild.

### Prognose
Günstig.

## Hepatitis, rezidivierende B18.8

### Synonym(e)
relapsing hepatitis

### Definition
Verlaufsform der chronischen Hepatitis mit Rezidiventwicklung.

### Prognose
Günstig.

## Heraldic plaque L42.x

### Synonym(e)
Medaillon; tâche mère; Primärplaque; Plaque primitive

### Definition
Wenig gebräuchlicher Begriff für den solitären Primärherd der Pityriasis rosea.

## Herbstperniosis T69.8

### Definition
Der Frühlingsperniosis entsprechendes Krankheitsbild im Herbst.

### Lokalisation
V.a. an Unterschenkeln aber auch im Bereich der oberen Ohrmuscheln.

### Klinisches Bild
Leichtes Brennen, später Stechen, periodisch einsetzende Schmerzen am blau-rot verfärbten oberen Ohrmuschelrand. Häufig Verhärtung und Knötchenbildung, auch Ulzerationen mit Substanzverlusten und Verziehung des Ohrmuschelrandes.

### Therapie
In der akuten Phase Zufuhr von Wärme und/oder hyperämisierenden Salben. Bei entzündlichen Veränderungen Glukokortikoid-haltige Externa wie 1% Hydrocortison-Externa (z.B. Hydro-Wolff, **R121**). Prophylaktisch, insbes. in den Übergangsjahreszeiten, Kälteschutz, warmes Schuhwerk! Aktives Gefäßtraining durch Sauna, Kneipp-Kuren, Unterwassermassagen, wechselwarme Bäder.

### Prognose
Bei entsprechenden Umwelteinflüssen Rezidivneigung. Sonst günstige Prognose.

## Hermansky-Pudlak-Syndrom E70.36

### Erstbeschreiber
Hermansky u. Pudlak, 1959

### Definition
Seltenes, autosomal-rezessiv vererbtes Syndrom, gekennzeichnet durch die Trias:
- Okulokutaner Albinismus (Tyrosinase-positiv).
- Hämorrhagische Diathese aufgrund einer Verminderung der Anzahl von dense-bodies in den Thrombozyten (thrombozytärer Speicherdefekt).
- Akkumulation von ceroid- und lipofuszinähnlichen Substanzen in verschiedenen Zellen, Geweben und im Urin (häufig Lungenfibrose).

### Vorkommen/Epidemiologie
Höchste Prävalenz (1/2.000 Einwohner) in einigen Landesteilen von Puerto Rico; außerhalb von Purto Rico sehr selten auftretend.

### Ätiologie
Autosomal-rezessiv vererbte Defekte der Hermansky-Pudlak-Syndrom-Gene mit konsekutiven Defekten der dort kodierten HPS-Polypeptide oder HPS-Proteine, die als Membranproteine in zytoplasmatischen Organellen auftreten und durch Einlagerung von Zeroid zum Defekt von zytoplasmatischen Organellen (Melanosomen, dense granulae in Thrombozyten und Lysosomen) führen. Mindestens 6 verschiedene Genloci sind bislang beschrieben: Genlokus HPS1-Gen: 10q23.1; Genlokus HPS2-Gen (kodiert für Adaptin): Chr.5; Genlokus HPS3-Gen: 3q24; Genlokus HPS4-Gen: 22q11.2--q12.2; Genlokus HPS5-Gen: 11p15-p13; Genlokus HPS6-Gen: 10q24.32.

### Klinisches Bild
Verschiedene Ausprägungsgrade sind möglich, von generalisiert kutaner Hypopigmentierung bis hin zu normal pigmentierter Haut. Der Augenhintergrund ist immer vollkommen depigmentiert. Meist leicht- bis mittelgradige hämorrhagische Diathese mit Epistaxis, Hämatomen, Gingivablutungen. Die Blutungszeit nach Duke reicht von 1,5 bis 30 Min.

### Komplikation
Interstitielle Lungenfibrose nach dem 30. Lebensjahr durch Ablagerung von lipofuszinähnlichem Material in Alveolarmakrophagen. Nephropathien können auftreten. Lebensbedrohliche Blutungen können eintreten, z.B. bei Entbindungen. Frühes Auftreten von aktinischen Keratosen, Basalzellkarzinomen, spinozellulären Karzinomen. S.a.u. Albinismus.

### Therapie
- Eine kurative Therapie ist nicht bekannt. Lediglich Vitamin E wird als Präventivmaßnahme für die lungenfibrotischen Veränderungen diskutiert.
- Symptomatische Therapie: Konsequenter Lichtschutz wegen okulokutanem Albinismus (adäquate Kleidung, Sonnenschutzpräparate, Schutzbrille). Der Patient sollte sich regelmäßigen ärztlichen Kontrollen unterziehen: Überwachung der Haut auf Lichtschäden, Präkanzerosen und Karzinome, ophthalmologische Kontrollen, Überwachung und symptomatische Behandlung der Ceroidablagerungen in Organen (z.B. Lunge). Kontrolle der hämorrhagischen Diathese, keine Thrombozytenaggregationshemmer wie Acetylsalicylsäure.

**Merke: Vor Operationen müssen Maßnahmen, die die Blutungszeit normalisieren, getroffen werden. Über Infusionen mit dem Vasopressin-Analogon Desmopressin (DDAVP) (z.B. Minirin parenteral) kann eine Normalisierung für mind. 20 Min. erreicht werden.**

## Herpangina B08.5

### Erstbeschreiber
Zahorsky, 1920; Cole, 1951

### Synonym(e)
Herpetic pharyngitis; Pharyngitis vesicularis; ulzerative Pharyngitis

### Definition
Infektion des Pharynx mit Coxsackie-Viren durch Tröpfcheninfektion von Mensch zu Mensch.

### Erreger
Coxsackie-Viren der Gruppe A2, A4, A5, A6, A8, A10, B4.

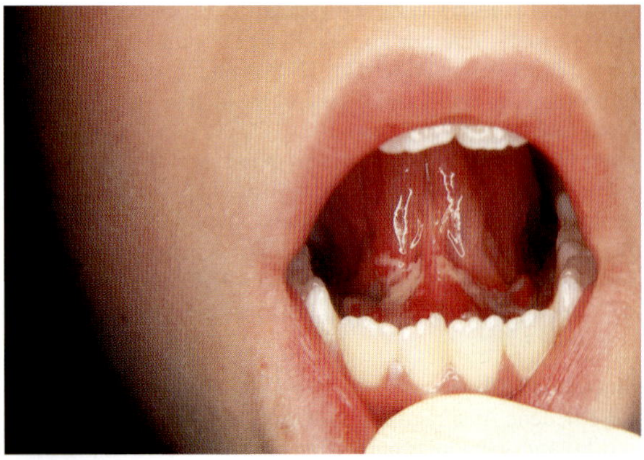

**Herpangina.** Von den Gaumenbögen ausgehende und auf die Zungenunterseite übergreifende, kettenartig angeordnete, teils schmierig belegte, konfluierende Bläschen bei einem 8-jährigen Jungen.

### Ätiologie
Coxsackie-Virus-Infektion.

### Klinisches Bild
Inkubationszeit: 2-5 Tage; akuter Fieberanstieg; biphasischer Fieberverlauf. Grippös-katarrhalische Erscheinungen. Auftreten glasstecknadelkopfgroßer, kettenartig angeordneter, gelblich-rosafarbener, froschlaichähnlicher Bläschen am weichen Gaumen und den Gaumenbögen. Umwandlung in schmierig belegte Erosionen mit hyperämischer Umgebung.

### Differenzialdiagnose
Gingivostomatitis herpetica, Angina Plaut-Vincenti, Exanthem bei Masern, Diphtherie, Candidose.

### Therapie
Symptomatisch. Spülungen mit wundheilenden oder adstringierenden Rachentherapeutika wie Dexpanthenol-Lösung (z.B. Bepanthen, R066) oder Chlorhexidin-Lösung (z.B. Chlorhexidingluconat Lsg., R045).

### Prognose
Günstig, Abheilung in 10-14 Tagen.

## Herpessepsis der Neugeborenen P35.2

### Definition
Schwere, generalisierte Erstinfektion mit Herpes simplex-Virus, in 75% der Fälle Herpes simplex Typ 2, beim Neugeborenen.

### Ätiologie
Infektion bei der Passage des Geburtskanals bei Erkrankung der Mutter. Selten Infektion durch erkranktes Pflegepersonal.

### Manifestation
Vor allem bei Frühgeborenen.

### Klinisches Bild
Inkubationszeit 3-6 Tage. Generalisierte Bläscheneruption, aphthöse Veränderungen an den Schleimhäuten, hohes Fieber, Keratokonjunktivitis. Ikterus, Dyspnoe, Leber- und Milzschwellung, Blutungsneigung, Meningismus oder Meningoenzephalitis.

### Differenzialdiagnose
Impetigo, Follikulitis.

### Interne Therapie
Gamma-Globuline (z.B. Beriglobin 0,2-0,5 ml/kg KG/Tag i.m). Aciclovir (strengste Indikation im Säuglingsalter) 3mal/Tag als Kurzinfusion (Dosierung: 380 mg/$m^2$ KO/Tag).
- Ante partum: Gamma-Globulin-Injektion bei der Mutter (z.B. Beriglobin 20 ml i.m.).
- Post partem: Gamma-Globulin-Injektion beim Kind (z.B. Pentaglobin 3-5 ml i.v. an drei aufeinander folgenden Tagen).

### Prognose
In 60% der Fälle Tod in der ersten Woche, bei weiteren 20% bleibende Störungen.

### Prophylaxe
Abdominelle Schnittentbindung bei Erkrankung der Mutter.

## Herpes simplex corneae B00.5

### Definition
Herpes simplex-Infektion der Hornhaut. Man unterscheidet eine oberflächliche Form (Keratitis dendritica) und eine tiefe Form (Keratitis disciformis).

### Komplikation
Bildung von Hornhautulzera und Narben.

### Externe Therapie
In Zusammenarbeit mit dem Ophthalmologen 3-5mal/Tag Zovirax Augensalbe für 8 Wochen. Zykloplegie z.B. mit Homatropin-POS 1% (1mal/Tag 1 Trp. in den Bindehautsack). Ansonsten desinfizierende, adstringierende, ggf. auch antibiotische Lokaltherapeutika. S.a. Herpes-simplex-Virus-Erkrankungen.

### Interne Therapie
Systemische Behandlung mit Aciclovir (z.B. Zovirax) 3mal 10 (max. 20) mg/kg KG/Tag i.v. über 1 Woche, anschließend 2 Wochen Aciclovir (Zovirax Tbl.) 5mal/Tag 200 mg p.o.

## Herpes simplex disseminatus B00.7

### Definition
Disseminiert, an mehreren Stellen über den Körper verteilt auftretende Herpes-simplex-Infektion.

## Herpes simplex, maligner B00.8

### Definition
Herpes simplex Manifestation mit ulzerösem Zerfall der Bläschen als unspezifische Hautveränderungen bei lymphatischer Leukämie.

### Therapie
Aciclovir (z.B. Zovirax) 3mal/Tag 10 (max. 20) mg/kg KG i.v., austrocknende, adstringierende Externa. S.a. unter Herpes-simplex-Virus-Erkrankungen.

## Herpes simplex recidivans B00.8

### Synonym(e)
Herpes febrilis; Fieberbläschen; cold sore; Ekelbläschen; Hidroa febrilis; Reizbläschen

### Definition
Häufigste Manifestation einer Herpes simplex-Virus-Infektion (meist Rezidiv) an Haut oder Schleimhaut in Form von meist chronisch-rezidivierenden Eruptionen gruppiert stehender, stecknadelkopfgroßer Bläschen.

### Ätiologie
Provozierende Faktoren der Rezidive von Herpes simplex-Infektionen sind fieberhafte Infekte, UV-Exposition, psychische und physische Stresssituationen, lokale Traumen, Menstruation.

### Lokalisation
- Typ 1: Am häufigsten an den Lippen (Herpes simplex labialis recidivans, Lippenherpes) lokalisiert. Außerdem bevorzugt an Gesichtsbereich (Herpes simplex facialis: Naseneingang, Wangen, Augenlider, Ohrläppchen), Fingern (Herpes simplex digitalis), Mundschleimhaut (Herpes simplex oralis).
- Typ 2: Genitalbereich (Herpes simplex genitalis; genitaler Herpes): Bei Männern v.a. an Glans, innerem Präputialblatt. Bei Frauen an Schamlippen, intravaginal, Glutäen, Analfalte (Herpes simplex glutaealis).

### Klinisches Bild
Prodromi in Form von Juckreiz, Spannungsgefühl, evtl. Schmerzen. Aufschießen gruppiert stehender, teilweise konfluierender, praller, stecknadelkopfgroßer Bläschen auf gerötetem Grund. Größe des gesamten Herdes: meist 0,5-2 cm; polyzyklische Begrenzung. Eitrige Eintrübung der Bläschen innerhalb von 2-4 Tagen, nach Platzen bleiben honiggelbe Krusten zurück. Abheilung nach ca. 1 Woche, meist narbenlos, nach schweren Infektionen bluten evtl. kleine eingezogene Narben. Manchmal begleitende Lymphknotenschwellung. Rezidive treten häufig stets an der gleichen Stelle auf: Herpes recidivans in loco.

### Histologie
Ballonierende Degeneration der Keratinozyten mit Ausbildung großer Kerne; intraepidermale, suprabasale Bläschenbildung mit Leukozyten im Blasenlumen und multinukleären Riesenzellen am Blasengrund evtl. eosinophile virale Kerneinschlüsse.

### Differenzialdiagnose
Je nach Lokalisation: Perlèche, Zoster, Impetigo contagiosa, Ulcus vulvae acutum, Panaritium.

### Komplikation
Impetiginisation; Ausbildung von Ulzera oder Hämorrhagien bei zugrunde liegendem Immundefekt. Nach häufigen jahrelangen Rezidiven ist die Ausbildung eines sekundären Lymphödems möglich (Elephantiasis nostras).

### Therapie
S.u. Herpes-simplex-Virus-Erkrankungen.

### Interne Therapie
- Bei ausgedehntem kompliziertem Herpes simplex emp-

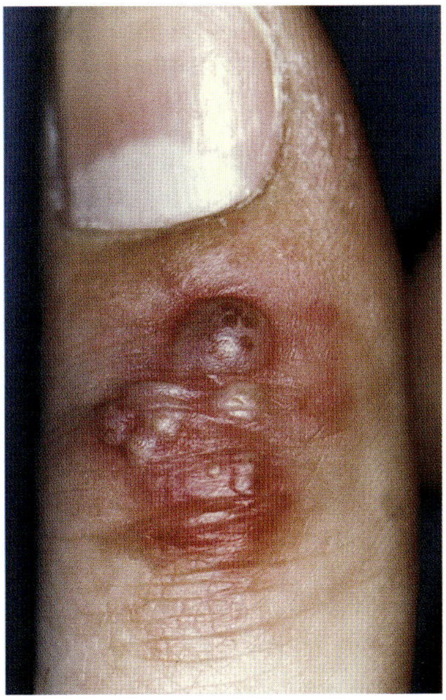

**Herpes simplex recidivans.** An dieser Lokalisation eher selten anzutreffendes Krankheitsbild. Bei dem 22-jährigen Mädchen zeigen sich gruppiert stehende, zentral genabelte, brennende, z.T. erodierte Bläschen über dem rechten Daumenendgelenk, die ca. 3-5mal/Jahr rezidivieren.

H

fiehlt sich eine interne Behandlung mit Aciclovir i.v. (5 mg/kg KG/Tag) bis zur Abheilung der Bläschen (ca. 5 Tage).
- Bei HIV-Infizierten Aciclovir-Dosierung erhöhen (10 (max. 20) mg/kg KG/Tag).
- Alternativ Famciclovir p.o. (z.B. Famvir Filmtbl.) 3mal/Tag 250 mg oder Valaciclovir (Valtrex Filmtbl.) 3mal/Tag 1000 mg p.o.
- Bei Therapieversagen Foscarnet (Foscavir Astra) 3mal/Tag 40-60 mg/kg KG/Tag i.v. in 500 NaCl über 2 Std.

## Herpes simplex solaris B00.8

### Definition
Durch Sonnenlicht ausgelöste Herpes simplex recidivans-Eruption, häufig als Herpes simplex labialis.

### Therapie
Entsprechend dem Herpes simplex recidivans; lokaler Lichtschutz.

## Herpes simplex traumaticus B00.8

### Definition
Herpes simplex recidivans nach Traumata in der Mundhöhle (z.B. zahnärztliche Behandlungen).

## Herpes-simplex-Virus

### Definition
Behüllte, doppelsträngige DNA-Viren, die mit einem ikosaedrischen Kapsid (mit einer aus Dreiecksflächen bestehenden Proteinhülle) ausgestattet sind, die jeweils noch von einer Hüllmembran umgeben ist. S.u. Herpesviren, humane.

### Erreger
- Immunologisch können 2 Typen unterschieden werden:
  - Herpes simplex Typ 1 ruft v.a. Läsionen im Bereich der Lippen und der Mundschleimhaut hervor. Er findet sich jedoch auch zunehmend beim genitalen Herpes.
  - Herpes simplex Typ 2 ist häufig für Läsionen im Genital- und Glutaealbereich verantwortlich.
- Biologische Funktionen:
  - Neurovirulenz: Fähigkeit die Blut-Hirn Schranke zu penetrieren und sich im ZNS zu replizieren.
  - Neurotoxizität: Fähigkeit Nervenzellen im Gehirn zu zerstören.
  - Latenz: Persistenz in Nervenzellen und latente Infektion in Ganglienzellen (HSV-1 persistiert überwiegend in Trigeminalganglien; HSV-2 meist in den Spinalganglien S2-S5 oder Ganglien des autonomen Nervensystems).
  - Reaktivierung: Rezidive von latenten HSV Infektionen.

### Klinisches Bild
Primärinfektionen mit HSV-2 verlaufen oft asymptomatisch. Primärinfektionen mit HSV-1:
- In der Kindheit oft Bild der Gingivostomatitis herpetica.
- Aphthoid Pospischill-Feyrter.

S.u. Herpes-simplex-Virus-Erkrankungen.

### Therapie
S.u. Herpes-simplex-Erkrankungen und Herpes simplex recidivans.

## Herpes-simplex-Virus-Erkrankungen B00.9

### Definition
Erkrankungen durch das Herpes-simplex-Virus. S.a.u. Herpesviren, humane.

### Erreger
S.u. Herpes-simplex-Virus.

### Einteilung
Die klinische Einteilung der Herpes-simplex-Erkrankung wird unterschiedlich gehandhabt. Sie erfolgt im Allgemeinen nach Manifestationsort (z.B. Herpes simplex genitalis) aber auch nach Ätiologie (z.B. Herpes simplex solaris) bzw. klinischem Verlauf (Herpes simplex recidivans, rezidivierender Herpes); auch der Zusatz „simplex" der den Unterschied zu anderen humanen Herpesviren (HHV) charakterisiert wird häufig nicht gebraucht (z.B. genitaler Herpes, labialer Herpes). Man unterscheidet:
- Herpes simplex labialis
- Herpes simplex genitalis
- Herpes simplex solaris
- Herpes simplex corneae
- Herpes simplex recidivans
- Eccema herpeticatum
- Gingivostomatitis herpetica
- Aphthoid Pospischill-Feyrter.

### Ätiologie
- Primärinfektion mit Herpes-simplex-Virus Typ 1 meist über orale Kontakte mit viral infizierten Sekreten oder engen körperlichen Kontakt mit HSV-Infizierten in der Kindheit. Primärinfektion mit HSV Typ 2 überwiegend ab der Pubertät (Übertragung durch Tröpfchen- oder Schmierinfektion, z.B. Küssen, Geschlechtsverkehr).
- In den allermeisten Fällen inapparenter Verlauf, nur bei 1% klinische Manifestation unter verschiedenen Krankheitsbildern.
- Meist lebenslange Persistenz des Virus in Ganglienzellen trotz Antikörper-Bildung. Von dort ausgehend kann es bei Auslösung zu rezidivierenden Sekundärinfektionen kommen. Als Triggerfaktoren wurden u.a. Fieber, Traumata, UV-Strahlen, Stress, Menstruation und Schwangerschaft beschrieben.

### Klinisches Bild
- Primärinfektionen mit HSV-2 verlaufen oft asymptomatisch. Primärinfektionen mit HSV-1 verlaufen ebenfalls meist asymptomatisch und werden zumeist nicht wahrgenommen.
- Sekundärinfektionen mit HSV-1 und 2 sowie symptomatische Erstinfektionen: Inkubationszeit 3-5 Tage bei Infektion mit HSV-1 bzw. 3-10 Tage bei HSV-2. Uncharakteristisches Prodromalstadium mit Spannungsgefühl, Juckreiz oder Schmerzen, selten Fieber und Schwellung der drainierenden Lymphknoten (je nach Lokalisation der Infektion: Kopf-, Hals-, Leistenlymphknoten). Aufschießen solitärer oder gruppiert stehender, 0,1-0,3 cm großer, zunächst klarer, prall gespannter Bläschen auf erythematöser Haut. Im weiteren Verlauf Eintrübung des Bläscheninhaltes, Erosionen oder Ulzerationen sowie

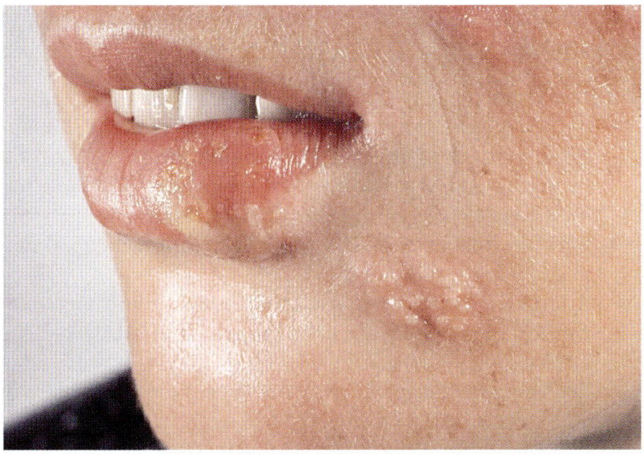

Herpes-simplex-Virus-Erkrankungen. Zwei benachbarte Herde an der Unterlippe bzw. am Kinn. Klassischer klinischer Befund mit akuten, juckenden, herpetiform gruppierten, z.T. konfluierenden Erhabenheiten (Bläschen) auf leicht gerötetem Grund.

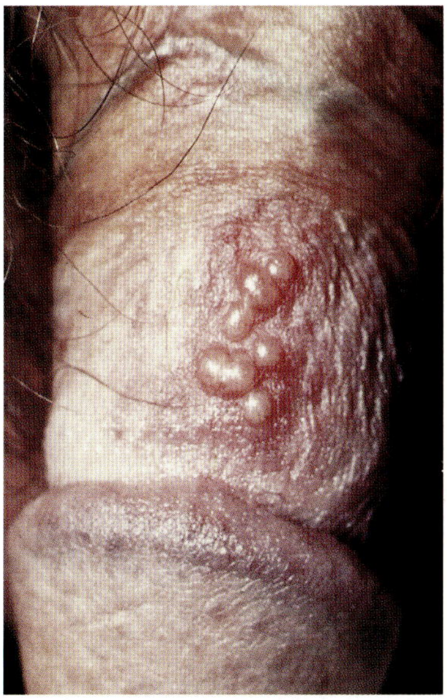

Herpes-simplex-Virus-Erkrankungen. Bei einem 30-jährigen Patienten bestehen gruppierte, juckende, leicht schmerzende, gelbe, glatte Bläschen mit umgebendem Erythem im Bereich des inneren Präputialblattes. Zuvor war es bereits dreimal zu ähnlichen Hautveränderungen gekommen. Brennende Schmerzen. Das klinische Bild ist diagnostisch beweisend.

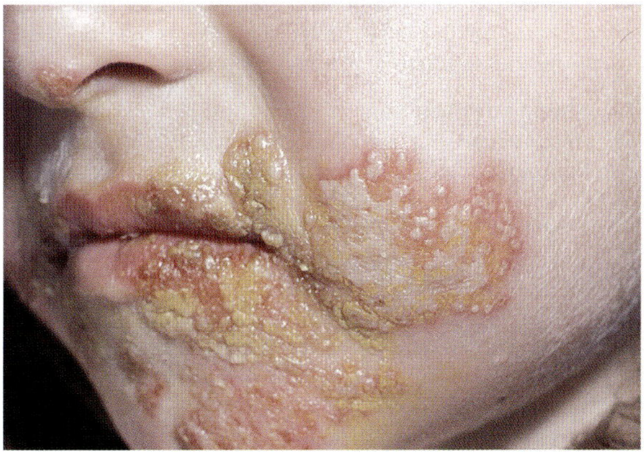

Herpes-simplex-Virus-Erkrankungen. Großflächige Herpes simplex-Infektion (Erstinfektion) mit bakterieller Superinfektion im Gesichtsbereich eines 4-jährigen Mädchens.

gelbliche Krusten. Abheilung bei unkomplizierten Verläufen meist nach 5-10 Tagen.
- Komplikative Primärinfektionen: In wenigen Fällen führt die Erstmanifestation zu einer klinisch schwer verlaufenden Infektion der Mundschleimhaut und der Perioralregion unter dem Bild der Gingivostomatitis herpetica.

## Diagnose

- Typische Klinik mit gruppierten Bläschen oder Erosionen.
- Kulturelle Anzüchtung des Virus aus Bläscheninhalt (Goldstandard; spezifische und sicherste, aber aufwendige Methode).
- Nachweis von HSV-Antigen (DIF) oder von HSV-DNS (PCR).
- Elektronenmikroskopie: Virusnachweis aus Bläscheninhalt mit Hilfe des Negative Staining-Verfahrens.
- Antikörpernachweis (IgM und IgG) ist erst nach 10-12 Tagen möglich (Nachweis von IgM-Antikörpern mit nachfolgendem Anstieg des IgG-Titers spricht für frische Infektion; Rezidive können nur ungenügend serologisch diagnostiziert werden).

H

Herpes-simplex-Virus-Erkrankungen. **Tabelle 1.** Übersicht der durch Herpes-simplex-Viren ausgelösten Erkrankungen

| Krankheitsbild | Primärmanifestation | Rezidivmanifestation |
|---|---|---|
| Gingivostomatitis herpetica | + | |
| Aphthoid Pospischill-Feyrter | + | |
| Primäre Vulvovaginitis herpetica | + | |
| Neugeborenensepsis | + | |
| Generalisierter Herpes simplex | + | + |
| Nekrotisierende Herpes-simplex-Enzephalitis | + | + |
| Keratitis herpetica | + | + |
| Eccema herpeticatum | + | + |
| Postherpetisches Erythema exsudativum multiforme | + | + |
| Rezidivierender Herpes simplex | | + |
| Rezidivierender Herpes genitalis | | + |
| Chronischer persistierender Herpes simplex | | + |

### Differenzialdiagnose

- DD zu HSV-Hautveränderungen: Zoster; Impetigo; Paronychie; Mykosen.
- DD zu orofazialem Herpes: Stevens-Johnson-Syndrom; Herpangina; Hand-Fuß-Mund-Krankheit; rezidivierende Aphthen.
- DD zu HSV-Infektion des Auges: Zoster ophthalmicus.
- DD zu HSV-Infektion des Genitalbereiches: Syphilis acquisita; Ulcus molle; Candidose.

### Komplikation

Herpesenzephalitis (Mortalität: >50%). Schwere disseminierte HSV-Infektionen bei Immunsupprimierten, insbes. bei HIV-Infektion. Eccema herpeticatum, eine häufig schwer verlaufende disseminierte Herpes simplex Infektion bei vorbestehendem atopischen Ekzem. Selten ist eine neonatale Herpesinfektion durch vertikale Transmission.

### Externe Therapie

- Beim unkomplizierten Herpes simplex sind virustatische, desinfizierende, adstringierende ggf. auch antibiotische Lokaltherapeutika angezeigt.
- Prodromalstadium: 1. Wahl, weil preiswert und gut wirksam, ist bei unkompliziertem Herpes simplex die lokale Therapie mit Zinksulfat (Virudermin). Ansonsten führt auch externes Idoxuridin in Dimethylsulfoxid (als Penetrationsbeschleuniger) erfahrungsgemäß zur schnellen Abheilung des Herpes (Zostrum: 5% Idoxuridin in reinem Dimethylsulfoxid, Virunguent: 0,2% Idoxuridin). Rezidive werden nicht verhindert; das Präparat sollte möglichst bei den ersten Prodromi eingesetzt werden. Nicht im Bereich der Schleimhäute anwenden, wirkt reizend. Gute Therapieerfolge können mit 2% Foscarnet-Creme (z.B. Triapten Antiviralcreme) oder 5% Aciclovir-Salbe (z.B. Zovirax-Salbe, Zovirax-Lippenherpescreme) erzielt werden. Diese Mittel sind auch für den Schleimhautbereich geeignet. Sie sind jedoch teuer, zudem sind inzwischen Resistenzen gegen Aciclovir bekannt geworden, so dass diese Mittel beim unkomplizierten Herpes simplex nicht uneingeschränkt empfohlen werden können. Penciclovir (z.B. Fenistil Pencivir), wie Aciclovir ein Nukleosidanalogon, sollte bei Lippenherpes möglichst unmittelbar nach dem Auftreten der ersten Symptome (z.B. Brennen, Juckreiz) angewendet werden. Tromantadin-haltige Präparate sind aufgrund ihrer hohen Sensibilisierungpotenz (7-12%) umstritten (z.B. Viru-Merz-Serol). Alternativ bieten sich Melisse-haltige Salben an (z.B. Lomaherpan). Bei schmerzhafter Entzündungskomponente empfiehlt sich kurzzeitig eine Kombination aus einem Glukokortikoid und einem Desinfizienz (z.B. Fucicort Creme, 1% Hydrocortison, 2% Clioquinol-Creme **R052**).

  **Cave: Ausbreitung und Ulzeration des Herpes!**

  Bei möglichem Auftreten eines lichtprovozierten Herpes simplex labialis sollte prophylaktisch ein intensiver Lichtschutz der Lippen erfolgen (z.B. Ilrido Lippenstift!).
- Bläschenstadium: Keine fetten Salben oder Cremes, sondern austrocknende und adstringierende Externa Trockenpinselungen (z.B. 2% Clioquinol-Lotion oder Creme **R050**, **R049**), Menthol-Eisenoxid-Zinkpaste (z.B. Labiosan) oder Zinksulfat-Hydrogel **R298**.
- Krustenstadium: Blande fettende Externa wie 5% Panthenol-Creme **R064**.
- Schleimhautbefall: Mehrmals tgl. Mundspülungen mit Kamillosan.

### Interne Therapie

- Bei ausgedehntem kompliziertem Herpes simplex empfiehlt sich eine interne Behandlung mit Aciclovir i.v. (5 mg/kg KG/Tag) bis zur Abheilung der Bläschen (ca. 5-10 Tage).
- Bei HIV-Infizierten Aciclovir-Dosierung erhöhen (10 mg/max. 20 mg/kg KG/Tag).
- Alternativ Famciclovir p.o. (z.B. Famvir Filmtbl.) 3mal/Tag 250 mg oder Valaciclovir (Valtrex Filmtbl.) 3mal/Tag 1000 mg p.o.
- Bei Therapieversagen Foscarnet (Foscavir) 3mal/Tag 40-60 mg/kg KG/Tag i.v. in 500 NaCl über 2 Std.
- Bei rezidivierendem Verlauf mit unregelmäßigen und seltenen Episoden wird eine orale Kurzzeittherapie mit Aciclovir (3mal/Tag 400 mg p.o. über 5-10 Tage) empfohlen. Alternativ Valaciclovir (2mal/Tag 1000 mg p.o.) oder Famciclovir (2mal/Tag 500 mg p.o.) über 5-10 Tage anwenden.
- Bei rezidivierendem Verlauf mit häufigen Rezidiven wird eine Dauertherapie mit Aciclovir 2-3mal/Tag 400-800 mg p.o. empfohlen. Alternativ Valaciclovir (2mal/Tag 1000 mg p.o.) oder Famciclovir (2mal/Tag 500 mg p.o.) als Dauertherapie.

## Herpes simplex zosteriformis B00.8

### Definition

Segmentale Anordnung der Herpes simplex-Effloreszenzen.

### Differenzialdiagnose

Zoster.

## Herpesviren, humane

### Synonym(e)

HHV; Herpesviridae

### Definition

Humanpathogene, behüllte, doppelsträngige DNA-Viren, die mit einem ikosaedrischen Kapsid (aus Dreiecksflächen bestehende Proteinhülle) ausgestattet sind, die jeweils noch von einer Hüllmembran umgeben ist.

### Allgemeine Information

- Herpesviren sind bei Wirbeltieren und beim Menschen weit verbreitet. Es wird davon ausgegangen, dass etwa 85% (50-95%) der Bevölkerung weltweit mit HSV-1 und 25% (5-50%) mit HSV-2 infiziert sind. Gesicherte Zahlen gibt es jedoch weder für Deutschland noch weltweit. Etwa 30% der Infizierten haben rekurrente Infektionen und ca. 1% der Virusträger erleiden häufig, d.h. 1mal/Monat ein Wiederaufflammen der latenten Herpesinfektion.
- Übertragung: Alpha-Herpesviren infizieren in der Regel zuerst Epithelzellen (z.B. Haut- oder Schleimzellen). Hier kommt es zu einer starken Virusvermehrung und zum Absterben der infizierten Zellen. Bevor das Immunsystem die Infektion unter Kontrolle gebracht hat, infizieren die Viren auch bestimmte Nervenzellen. Im Zellkern dieser Neuronen wird die virale DNA neben der Neuronen-DNA als episomale DNA abgelegt (die im Kern angelangte, virale DNA schließt sich zu einem Ring). In dieser

Form verhält sich das Virus dann still und ist für das Immunsystem nicht zu entdecken (latente Infektion). Durch bestimmte Einflüsse (z.B. Immunsuppression, Stress (z.B. Ekel), Krankheit, Hormonschwankungen, UV-Strahlung) wird das Virus wieder aktiv, zerstört die Nervenzelle und befällt dann erneut Epithelzellen, so dass eine akute Herpeserkrankung auftritt.

### Erreger
Humanpathogene (den Menschen befallende) Humane Herpesviren (HHV) werden in 8 Gruppen unterteilt. Die einzelnen Arten sind jeweils Auslöser für spezifische Krankheiten.

- Alpha-Herpesviren replizieren schnell, haben ein breites Wirtsspektrum und überleben in den Ganglien des Wirtes dauerhaft. Je nach Erreger werden unterschiedliche Krankheitsbilder verursacht:
  - HHV-1: Herpes simplex Typ 1 (HSV-1): Herpes simplex, Herpes simplex labialis, Herpes simplex genitalis, Stomatitis aphtosa (s.u. Herpes-simplex-Virus-Erkrankungen).
  - HHV-2: Herpes simplex Typ 2 (HSV-2): Herpes simplex, Herpes simplex genitalis.
  - HHV-3: Varizella-Zoster-Virus (VZV): Windpocken, Gürtelrose (Herpes Zoster).
- Beta-Herpesviren replizieren langsam, haben ein enges Wirtsspektrum und führen bei den infizierten Zellen zu starker Vergrößerung (Zytomegalie):
  - HHV-5: Zytomegalovirus (CMV): CMV-Pneumonie, CMV-Sialoadenitis, Kolitis u.a.
  - HHV-6: Exanthema subitum (sog. Drei-Tage-Fieber); Basalzellkarzinome, Plattenepithelkarzinome (V.a. Kofaktoren); offenbar besteht ein Zusammenhang zwischen der Reaktivierung von HHV-6 und dem Schweregrad medikamentös ausgelöster Hypersensitivitäts-Syndromen (HSS).
  - HHV-7: Pityriasis rosea (?), Lichen planus (?)
- Gamma-Herpesviren haben sehr unterschiedliche Replikationszeiten und zeigen ein sehr enges Wirtsspektrum:
  - HHV-4: Epstein-Barr-Virus (EBV): Mononukleose, infektiöse (Pfeiffersches Drüsenfieber), Nasopharynxkarzinom, Morbus Hodgkin: Verdacht auf Kofaktor, jedoch nicht nachgewiesen, Non-Hodgkin-Lymphome (u.a. Burkitt-Lymphom), Post-Transplantations-Lymphoproliferation.
  - HHV-8: Humanes Herpes-Virus-8: Kaposi-Sarkom, Pemphigus vulgaris, verschiedene Lymphome, Mycosis fungoides, Parapsoriasis en plaques.

## Hertoghesches Zeichen — L20.8

### Definition
Atopie-Zeichen: Rarefizierung der lateralen Augenbrauen beim atopischen Ekzem.

## Herxheimer-Reaktion — T88.8

### Erstbeschreiber
Jarisch, 1895; Herxheimer, 1902

### Synonym(e)
Jarisch-Herxheimer Reaktion

### Definition
Zu Beginn einer Penicillin-Therapie durch massiven Erregerzerfall auftretende Reaktion mit Fieber, Schüttelfrost, Allgemeinreaktionen, z.B. bei der Syphilis. Bei entsprechender Therapie kann es auch bei Tinea capitis profunda, Tinea corporis profunda und Onchozerkose zu einer ähnlichen Reaktion kommen.

### Ätiologie
Rascher Zerfall der Spirochäten bzw. der Pilze mit Freisetzung von Toxin nach der ersten Antibiotika- oder Antimykotika-Gabe.

### Klinisches Bild
Wenige Stunden nach Therapiebeginn Resorptionsfieber, Aufflammen des makulösen oder makulopapulösen, syphilitischen Exanthems, Auftreten neuer Syphilide bzw. Mykide. Kopfschmerzen. Bei den folgenden Injektionen tritt keine Wiederholung ein.

### Prophylaxe
Gleichzeitige Gabe von 50-100 mg Prednisolon i.v. mit der Antibiotika-Erstgabe.

H

## Hesperidin

### Definition
Venenmittel. In Zitrusfrüchten vorkommendes Glykosid (Flavonoid).

### Wirkungen
In der Naturheilkunde als durchblutungsfördernd, entzündungshemmend, und vitalisierend bekannt.

### Indikation
Varizen, chronische Veneninsuffizienz, Beinödeme, Hämorrhoiden

### Dosierung und Art der Anwendung
2mal/Tag 2 Kps. p.o.

### Präparate
Phlebodril Kps. (Kombination mit Mäusedornwurzel)

## Heubnersche Sternkarte — B01.8

### Definition
Klinisches Phänomen bei Varizellen, aber auch bei anderen Erkrankungen, deren Exantheme schubweise verlaufen (z.B. Pityriasis lichenoides chronica). Das klinische Phänomen bezeichnet das Nebeneinander mehrerer Entwicklungsphasen eines Effloreszenzentypus, so bei den Varizellen das Nebeneinander von Erythem, roten Papeln, Papulo-Vesikeln, Vesikeln, krustenbedeckten Erosionen oder Ulzera.

## Hexaureaaluminiumchlorat

### Definition
Desinfizienz.

### Indikation
Infektionen der Mund- und Rachenschleimhaut.

### Kontraindikation
Überempfindlichkeit gegen den Wirkstoff.

### Präparate
Mallebrin Lutschtabletten

## Hexetidin

### Definition
Desinfizienz.

### Indikation
Entzündungen der Mund- und Rachenschleimhaut.

### Unerwünschte Wirkungen
Störungen des Geschmacksinns.

### Kontraindikation
Überempfindlichkeit gegen den Wirkstoff.

### Präparate
Hexoral

## Hibernom D17.95

### Erstbeschreiber
Merkel, 1906; Gery, 1914

### Synonym(e)
Braunes Lipom; hibernoma

### Definition
Sehr seltener, gutartiger, etwa 5,0-10,0 cm großer, sich langsam entwickelnder Tumor aus braunem Fettgewebe mit unveränderter Hautoberfläche.

### Manifestation
Bevorzugt bei jungen Erwachsenen beiderlei Geschlechts.

### Lokalisation
Meist zwischen den Schulterblättern, supraklavikulär oder in den Achselhöhlen lokalisiert. Seltener an Kopf, Nacken, Bauchwand, Fossa politea und inneren Organen.

### Differenzialdiagnose
Rhabdomyom, Granularzelltumor.

### Therapie
Bei kosmetischen oder funktionell störenden Tumoren Exzision.

## Hidradenitis, neutrophile, ekkrine L73.2

### Erstbeschreiber
Harrist et al., 1982

### Synonym(e)
Neutriophilic eccrine hidradenitis

### Definition
Seltenes, selbstlimitiertes Krankheitsbild, u.a. charakterisiert durch schmerzhafte Erytheme oder Plaques, Fieber sowie neutrophile Infiltration im Bereich der Schweißdrüsen.

### Vorkommen/Epidemiologie
Selten. Weltweit sind bislang weniger als 100 Fälle kasuistisch beschrieben.

### Ätiologie
Auftreten ist beschrieben im Zusammenhang mit systemischen Chemotherapien (z.B. Bleomycin, Anthracycline), als Paraneoplasie (AML), bei Infektionen (HIV-Infektion, Hepatitis C, Serratia marcescens-Infektionen, Enterobakter-Infektionen) und bei chronisch-entzündlichen Erkrankungen (M. Behçet).

### Manifestation
Keine Geschlechtsbevorzugung. Manifestation in jedem Lebensalter möglich.

### Lokalisation
Keine Prädilektionsstellen; überwiegend an den Extremitäten (einschließlich Planta pedis).

### Klinisches Bild
Vielfältige Klinik. Überwiegend disseminierte, asymmetrisch lokalisierte, schmerzhafte Erytheme oder rötlich-livide Plaques. Seltener gruppiert stehende, stecknadelkopfgroße Papeln, Pusteln, Papulopusteln oder druckempfindliche Knoten. Stark reduziertes Allgemeinbefinden, meistens mit Fieber für einige Tage.

### Histologie
Weitgehend unauffällige, seltener spongiotisch veränderte Epidermis. Ödem der Dermis. Neutrophiles oder lymphozytäres Infiltrat im Bereich der Schweißdrüsen, insbes. um die Ausführungsgänge oder Endstücke ekkriner Schweißdrüsen. Gelegentlich Nekrosen der Schweißdrüsenzellen.

### Diagnose
Histologie. Ggf. Abstrich aus Hautläsionen.

### Differenzialdiagnose
Akute febrile neutrophile Dermatose; Erythema exsudativum multiforme; Pyoderma gangraenosum; Erythema elevatum et diutinum

### Therapie
Ggf. Behandlung der Grunderkrankung.

## Hidradenitis suppurativa L73.20

### Erstbeschreiber
Velpeau, 1839; Verneuil, 1854; Plewig und Steger, 1989

### Synonym(e)
Acne inversa; Schweißdrüsenabszess; apokriner Achselhöhlenabszess; Hidrosadenitis; Abscès tubereux de l'aiselle; Morbus Verneuil; apokrine Akne; Pyodermia fistulans sinifica; Aknetetrade; intertriginöse Akne; follikuläre Okklusionstriade; follikuläres Okklusionssyndrom; chronisch rezidivierende Hidradenitis

### Definition
Chronisch-rezidivierende, einschmelzende und vernarbende, furunkuloide Entzündung von Haut und Subkutis, die sich vorzugsweise in den intertriginösen Arealen, d.h. perianal, inguinal und/oder axillär manifestiert.

### Ätiologie
Heredität und Erbgang sind umstritten.

- Bei einem Teil der Patienten Nachweis von follikulären Hyperkeratosen mit anschließender Superinfektion (s.u. Acne inversa, Akne-Triade bzw. Akne-Tetrade).
- Bei anderen Patienten hingegen können follikuläre Hy-

perkeratosen nicht nachgewiesen werden. Ansonsten ist das klinische Bild weitgehend identisch.
- Assoziationen mit Morbus Crohn sind beschrieben, ebenso mit Rheumafaktor-negativen Polyarthritiden (Knie-Knöchel-Ellbogengelenke); selten auch mit systemischer Amyloidose.
- Begünstigende Faktoren: Rauchen, Schwitzen, scheuernde Kleidung, regelmäßiges Ausrasieren der Achselhaare, depilierende Externa.

### Manifestation
Eine perianale Manifestation ist bei Männern häufiger als bei Frauen. Gehäuft bei Rauchern.

### Lokalisation
Vor allem Axillen, auch Inguinalregion und obere Analfalte sind befallen. Selten Befall von Brustwarzenumgebung und Vulva.

### Klinisches Bild
Im Frühstadium zeigen sich bei einem Teil der Fälle entzündliche, oberflächlich gelegene, hochrote, schmerzhafte Knötchen und Knoten. Diese können zu wulstartigen Abszessen konfluieren oder eitrig aufbrechen.
Je nach klinischer Ausprägung werden 3 Schweregrade (Hurley) unterschieden:
- Grad I: Isolierte schmerzhafte Abszessformation, einzeln aber auch multipel, keine Narbenstränge.
- Grad II: Rezidivierende schmerzhafte Abszesse mit Strangbildungen und Vernarbungen, einzeln oder multipel, aber nicht flächenhaft.
- Grad III: Diffuse, flächenhafte, entzündliche, schmerzhafte Infiltration oder multiple miteinander verbundene Stränge und Abszesse. Gefahr der Gelenkkontrakturen infolge schmerzbedingter Bewegungseinschränkung.

### Differenzialdiagnose
Frühstadium: Furunkel und Karbunkel.
Spätstadium: Tuberculosis cutis colliquativa, Analfisteln, Pilonidalsinus, tiefe Trichophytien, Crohnfisteln, Lymphogranuloma inguinale, Aktinomykose.

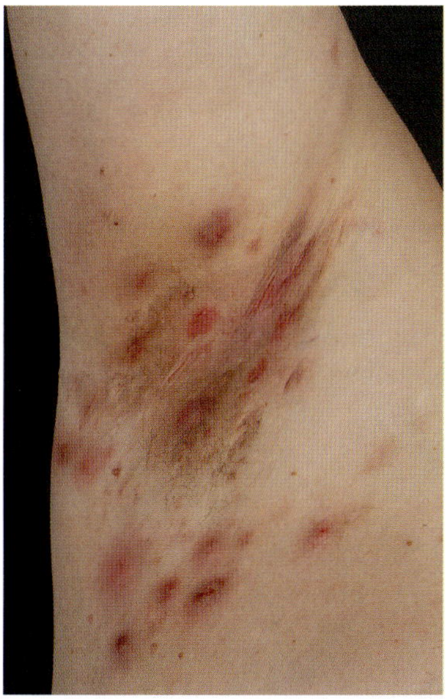

**Hidradenitis suppurativa.** Chronisch persistierende, bräunlich oder rötlich livide Vernarbungen in der rechten Axilla eines stark adipösen 48-jährigen Mannes. Multiple, z.T. floride, rote Plaques und Knoten. Seit 30 Jahren wird starker Nikotinabusus betrieben, multiple antibiotische Systemtherapien verliefen sine effectu.

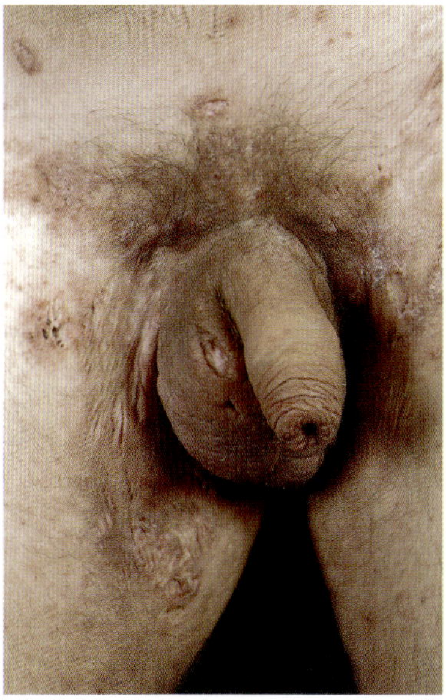

**Hidradenitis suppurativa.** Ausbildung eminent chronischer, abszedierender Fistelgänge mit inversem Befallsmuster. V.a. an Perineum, Skrotum, Skrotalwurzel, Perianalregion, Schamregion, Oberschenkelinnen- und -streckseiten. Weiterhin waren Axilla, Oberarm- und Brustregion befallen. Kennzeichnend ist die Ausbildung hypertropher Narben und Kontrakturen.

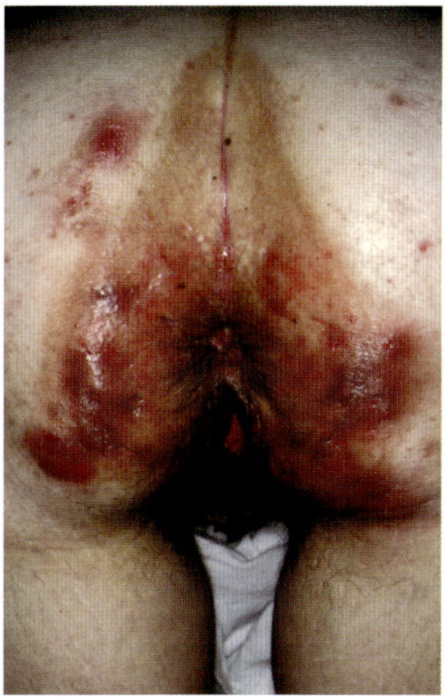

**Hidradenitis suppurativa.** Chronisch-rezidivierende, schmerzhafte Entzündung mit infiltrierten, miteinander verwachsenen Strängen und Knoten. Vernarbungstendenz. Nikotinabusus.

### Komplikation
- Auch nach radikaler Operation sind Rezidive möglich. Die Rezidivquote ist je nach Lokalisation unterschiedlich: axillär ca. 3%, inguino-perineal ca. 35%, submammär ca. 50%. Bei längeren Verläufen ist die Bildung von Plattenepithelkarzinomen (Marjolin-Ulcus) möglich.
- Weiterhin können dermale Kontrakturen mit Bewegungseinschränkung der Schulter- und Hüftgelenke, persistierende Schwellungen der äußeren Genitalien, tiefe pararektale Fisteln in der Perianalregion, urethrale Fisteln in der Genitalregion verbleiben. Selten sind septische Verläufe.

### Therapie
- Grad I: Bei der frühen unkomplizierten Hidradenitis suppurativa sind intraläsionale Triamcinolon-Kristallsuspension-Injektionen 5-10 mg (z.B. mit Volon A) angezeigt. Abszessinzision mit nachfolgender Drainage (z.B.

Einlegen eines Polyvidon-Jod getränkten Salbenstreifens) bei Fluktuation und drohender Perforation. Begleitend Systemantibiose mit Tetracyclinen (Tetracyclin-Wolff 1,0-1,5 g/Tag p.o.), Doxycyclin (z.B. Doxycyclin Stada 100-200 mg/Tag p.o.) über 14 Tage bis zum Abklingen der entzündlichen Erscheinungen. Alternativ Ciprofloxacin (z.B. Ciprobay 2mal/Tag 250 mg p.o.) oder Cephalosporine wie Cefadroxil (z.B. Cedrox 1,0-1,5 g/Tag). Nach Erhalt des Kulturergebnisses, Therapieregime entsprechend dem Antibiogramm. Prophylaxe: Nach Abheilen regelmäßige Behandlung der befallenen Areale mit desinfizierenden und desodorierenden Mitteln, z.B. mit 15-20% alkoholischer Aluminiumchlorid-Hexahydrat-Lösung **R005** oder **R006** oder Gel **R004**.

**Cave: Nicht alle Patienten tolerieren Deodoranzien auf der Basis von Aluminiumchlorid!**

Wichtig: Vermeiden von eng anliegenden Kleidern wie T-Shirts, Blue-Jeans, Body-Shirts u.ä. Keine Benutzung von Deo-Rollern oder Deo-Stiften.

- Grad II: Therapie der ersten Wahl ist je nach Lokalisation die radikale operative Sanierung der entzündlich veränderten Areale. Zuvor Isotretinoin (z.B. Aknenormin) 0,5-1,0 mg/kg KG p.o. über 3-6 Monate anwenden, denn jede Besserung der Lokalsituation führt zu besserem OP-Situs. Bei axillärer Lokalisation: Oval-lanzettförmige Umschneidung der zuvor durch den Minorschen Schwitzversuch markierten sezernierenden Drüsenareale. Mittels Stieltupfer wird wässrige Jod-Lösung **R138** in der Achselhöhle aufgetragen und anschließend mit Weizenstärke überpudert; sezernierende Areale markieren sich blauschwarz. Nach Exzision folgt die subkutane Wundrandmobilisierung und eine Beseitigung der entzündlichen Konglomerate mit der Präparierschere. Wenn technisch möglich, primärer Wundverschluss. Postoperativ Antibiose. Ein Verband zur Vermeidung von Abduktionsbewegungen sollte den Arm für ca. 7 Tage ruhigstellen. Häufig ist primärer Wundverschluss nicht möglich. In diesen Fällen kann man den Verschluss über Meshgraft anstreben oder aber das Operationsfeld offen lassen. Regelmäßige Verbände mit Alginaten (z.B. Algosteril, Tegagel), begleitende Antibiose. Nach entsprechender Wundgranulation Meshgraft-Transplantation. Der Einsatz von Cyproteronacetat (Diane-35, Androcur-10) ist bei Frauen eher enttäuschend, das gilt ebenso für Spironolacton. Therapieansätze mit Infliximab (Remicade) werden bei einem Teil der Fälle als positiv bewertet (Einzelfallberichte).
- Grad III: Bei schwerer flächenhafter Hidradenitis der Axillen oder der Genitoanalregion ist die radikale Exzision des Entzündungsfeldes Mittel der Wahl. Wenn möglich 3-6 Monate zuvor mit Isotretinoin (z.B. Isotretinoin-ratiopharm; Aknenormin) 0,5-1,0 mg/kg KG p.o. beginnen. Falls erforderlich, sind intravenöse Antibiotikatherapien (z.B. Ceftriaxon 1mal/Tag 2 g i.v.) über 7-10 Tage präoperativ zu applizieren. Die Operationen sollten in Kliniken durchgeführt werden, die hierzu die notwendige Erfahrung besitzen. Einzelheiten des operativen Vorgehens sind identisch mit den Verfahren bei der Hidradenitis suppurativa Grad II.
- Etanercept (2mal/Woche 25 mg s.c.) und Infliximab (3 Infusionen, 5 mg/kg KG in Woche 0, 2, 6; anschließend 1-jährige Beobachtungsphase) zeigten in verschiedenen Studien gute klinische Resultate (Off-Label-Use).

### Prognose
Im günstigsten Fall nur einmalig solitäre Abszessbildung. Unbehandelt chronisch progredienter Verlauf. Die befallenen Areale können auch über Axillar- und Ileoinguinalregion hinausgehen, z.B. auf Oberarme, Oberschenkel und Gesäß. Die Rezidivneigung ist auch nach passagerem Abheilen sehr hoch.

### Hinweis(e)
- 1839 wurde das Krankheitsbild erstmals von Velpeau beschrieben. 1854 grundlegende Arbeit durch Verneuil; seine Auffassung: Die Hidradenitis suppurativa sei Folge entzündeter Schweißdrüsen. Lane und Brunsting vermuteten eine Abhängigkeit von der Akne. 1989 prägten Plewig und Steger den Begriff Acne inversa.
- Es besteht Grund zur Annahme dass sich unter dem klinischen Begriff Hidradenitis suppurativa keine klinische Entität verbirgt, sondern dass unterschiedliche Kausalitäten zu einem weitgehend identischen klinischen Bild führen. Wahrscheinlich ist das Krankheitsbild der Acne inversa von der (idiopathischen) Hidradenitis suppurativa abzutrennen.

## Hidradenokarzinom C44.L9

### Definition
Seltener maligner Adnextumor.

### Manifestation
Meist bei älteren Menschen.

### Lokalisation
Gesicht, untere Extremität

### Klinisches Bild
Meist uncharakteristischer, roter, ulzerierter Knoten mit aggressivem Wachstumsverhalten. Tendenz zur viszeralen Metastasierung (Knochen, Lunge).

### Histologie
Häufig auf dem Boden eines Hidradenoms entwickeltes, asymmetrisches Karzinom, das die tieferen Anteile der Dermis (und der Subkutis) breitbasig infiltriert. Tumorformationen mit netzartig verzweigten, sehr unregelmäßigen Strukturen. Tumorzellen mit hellem Zytoplasma. Wie beim Porom Ausbildung basaloider, wie auch hellzelliger Anteile. Stellenweise sind auch spindelzellig differenzierte Zellpartien möglich. Reichlich Mitosen. Nachweis von Massennekrosen.

### Differenzialdiagnose
spinozelluläres Karzinom; amelanotisches malignes Melanom

### Therapie
Operativ mit Sicherheitsabstand entsprechend der Vorgaben beim spinozellulären Karzinom. Sentinel-Lymphknotenbiopsie ist erforderlich.

## Hidradenom D23.L4

### Definition
Der Begriff „Hidradenom" ist historisch überfrachtet und wird gleichermaßen für gutartige ekkrine wie auch apokrine Geschwülste benutzt (s. Hidradenoma papilliferum). Die Bezeichnung Hidradenom ist im Allgemeinen für Geschwülste

vorbehalten, die dem ekkrinen Porom nahestehen. Akzeptiert ist die Definition: Gutartiger Adnextumor mit „ekkriner“ (und apokriner) Differenzierung, der seinen Ausgang wahrscheinlich von einer pluripotenten Stammzelle hat. Die Klarzellvariante (Klarzellenhidradenom) zeigt apokrine Differenzierung.

### Manifestation
Bei Erwachsenen; Frauen sind häufiger betroffen als Männer.

### Lokalisation
Ubiquitär. Keine Prädilektionsstellen.

### Klinisches Bild
Wenig charakteristisches klinisches Bild. Solitäres, asymptomatisches, scharf begrenztes, erhabenes, evtl. gering gerötetes, unpigmentiertes, 0,3-2,0 cm großes (selten größer) Knötchen oder Knoten bzw. entsprechende Plaque.

### Histologie
Dermaler, teilweise in die Subkutis reichender, scharf begrenzter, knotiger Tumor mit breiter, multifokaler Kontaktzone (juxtaepidermal) zum Oberflächenepithel. Eingeschlossene fibröse oder auch myxoide Stroma. Relativ große, runde oder kuboidale Tumorzellen mit runden, unterschiedlich chromatindichten Kernen sowie einem breiten, eosinophilen Zytoplasma. Vereinzelte Mitosen. Auch hellzellige Abschnitte. Selten sind duktale oder tubuläre Differenzierungen. In tubulären Formationen lassen sich Dekapitationphänomene der luminalen Zellen nachweisen (Hinweis auf apokrine Differenzierung).

### Komplikation
Rezidive bei unvollständiger Entfernung sind beschrieben.

### Therapie
Exzision im Gesunden ist kurativ.

### Hinweis(e)
Eine besondere Variante ist das Klarzellenhidradenom.

## Hidradenom, noduläres D23.L

### Synonym(e)
Hidradenoma solidum

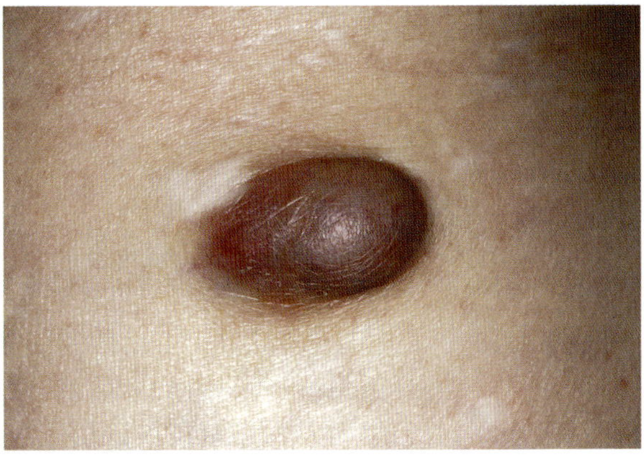

**Hidradenom, noduläres.** Seit 2 Jahren bestehender, langsam wachsender, solitärer, symptomloser, 2 cm durchmessender, exophytischer, breitbasig aufsitzender, fester Knoten, der auch bei Palpation oder Druck nicht schmerzhaft ist.

### Definition
Gutartiges Hidradenom mit überwiegend solidem Aufbau, ohne Prädilektionsalter und -ort.

### Therapie
Exzision.

## Hidradenom, zystisches ekkrines D23.L

### Synonym(e)
Ekkrines Syringozystadenom

### Definition
Ekkriner Adnextumor mit überwiegend zystischem Aufbau.

### Manifestation
Frauen zwischen 25 und 75 Jahre.

### Lokalisation
Besonders periorbital.

### Klinisches Bild
Kleine, meist solitär vorkommende, kuppelartige Knötchen, gelegentlich bläulich schimmernd.

### Differenzialdiagnose
Zystisches Basalzellkarzinom.

## Hidradenoma papilliferum D23.L

### Erstbeschreiber
Kaposi, 1874

### Synonym(e)
Tubuläres Adenom der Vulva; Hidradenom der Vulva

### Definition
Seltener, gutartiger Adnextumor (des weiblichen Genitalbereiches) mit apokriner Differenzierung.

### Manifestation
Postpubertär, vor allem 3. und 5. Lebensjahrzehnt.

### Lokalisation
Vor allem Vulva, Innenseite der Labien, Perineum. Seltener extragenital lokalisiert, meist an Augenlid, Gehörgang, Nasenrücken, Brustregion. Ganz vereinzelt auch Beobachtungen bei Männern am Präputium.

### Klinisches Bild
Intradermal oder subkutan gelegener, meist solitärer, 0,5-1,0 cm großer, prall elastischer, langsam wachsender Tumor. Druckatrophie der darüberliegenden Epidermis bei größeren Tumoren mit hellroten, körnigen Granulationen an der Oberfläche. Ulzeration möglich.

### Histologie
Zystische, gut umgrenzte dermale Geschwulst ohne Bezug zum Deckepithel. Parenchym aus tubulären und papillären Komplexen, die kleine oder größere Sekretansammlungen umschließen. Epithel aus großen zylindrischen Zellen mit blassem eosinophilem Zytoplasma und uniformen, basophilen Kernen. In duktalen Abschnitten können die Epithelien das für die apokrine Sekretion typische Dekapitationszeichen aufweisen. Keine Mitosen.

### Differenzialdiagnose
Zyste, Granuloma teleangiectaticum, kutane Endometriose, ekkrines Hidrozystom.

### Komplikation
Selten maligne Entartung oder Entwicklung eines M. Paget über einem Hidradenoma papilliferum.

### Therapie
Exstirpation in Lokalanästhesie ohne Sicherheitsabstand.

## Hidroa L56.8

### Definition
Oberbegriff für durch Licht- und Strahleneinwirkung hervorgerufene, mit juckenden Bläschen einhergehende Dermatosen.

## Hidroacanthoma simplex D23.L

### Definition
Intraepitheliale Form des ekkrinen Poroms.

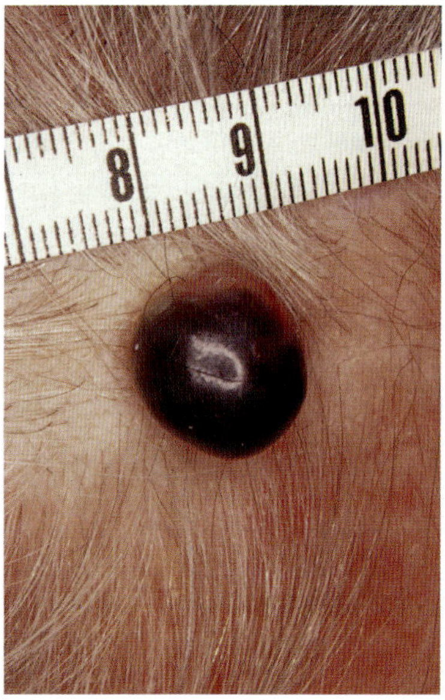


**Hidroacanthoma simplex.** Halbkugelig über das Hautniveau erhabener, zystisch formierter, glattwandiger blauschwarzer Tumor mit aufgelagerten Gefäßen im Bereich des Stirn-Haaransatzes bei einer 57-jährigen Frau.

## Hidroa vacciniformia L56.8

### Erstbeschreiber
Bazin, 1862

### Synonym(e)
Hydroa vacciniforme; Hidroa vacciniformis; Dermatopathia photogenica

### Definition
Seltene, pathologisch gesteigerte Lichtempfindlichkeit mit Ausbildung von juckenden und brennenden urtikariellen Erythemen, Papeln, Blasen und konsekutiven Narben in den belichteten Arealen ohne Störung des Porphyrinstoffwechsels.

### Vorkommen/Epidemiologie
Prävalenz: 0,1-0,5/100.000 Einwohner/Jahr.

### Ätiologie
Es wird eine enge Verwandtschaft zur polymorphen Lichtdermatose angenommen und somit eine Überempfindlichkeitsreaktion vom verzögerten Typ auf ein bisher unbekanntes photo-induziertes Antigen vermutet. Mögliche Assoziationen mit einer Epstein-Barr-Virus Infektion sind beschrieben. Genetische Faktoren werden bei familiärer Häufung in einigen Familien vermutet.

### Manifestation
Im frühen Kindesalter, meist im 3.-15. Lebensjahr auftretend, seltener bei Säuglingen oder Erwachsenen. Keine Geschlechtspräferenz. Erkrankungsbeginn in Frühjahr oder Frühsommer, meist wenige Stunden nach Sonnenexposition.

### Lokalisation
Lichtexponierte Areale, insbesondere Gesicht und Hände.

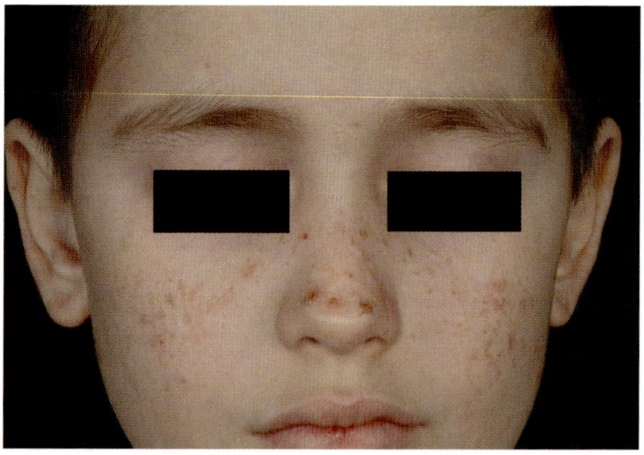

**Hidroa vacciniformia.** Auftreten kleiner Bläschen im Bereich des Nasenrückens bei einem 8-jährigen Jungen nach Sonnenlichtexposition. Stecknadelkopfgoße, teilweise genabelte Bläschen mit serösem Inhalt.

### Klinisches Bild
Plötzlich, meist wenige Stunden nach Sonnenexposition auftretende, umschriebene Erytheme mit Ausbildung von bis zu erbsgroßen, teilweise genabelten Blasen mit serösem oder hämorrhagischem Inhalt. Eintrocknen, Bildung eines schwärzlichen Schorfes, nach dessen Abstoßung schüsselförmige, varioliforme, oft depigmentierte Narben entstehen. Gleichzeitiges Vorkommen aller Stadien.

### Labor
Kein Hinweis für Porphyrie.

### Histologie
Intra- und subepidermale Blasen; nekrotische Areale in der Epidermis mit umgebendem chronisch-entzündlichem Infiltrat.

### Diagnose
Klinik; Photoprovokation insbesondere mit UVA (z.B. 3mal 1-1,5 MED UVA1 im Abstand von jeweils 24 Std.); Histologie; Porphyrine im Stuhl und Serum (Ausschluss Porphyrie).

### Differenzialdiagnose
Erythropoetische Porphyrie und hepatische Porphyrie, Erythema exsudativum multiforme.

### Externe Therapie
Im akuten Stadium kurzfristig Glukokortikoide wie zB. Prednicarbat (z.B. Dermatop Creme). Augenbeteiligung abklären und ggf. behandeln.

### Interne Therapie
In schweren Fällen systemische Glukokortikoide (50-75 mg Prednison p.o.). Therapieansätze mit Chloroquin sind beschrieben, aber nicht überzeugend.

### Prognose
Häufig alljährliche Rezidive im Frühjahr. Spontanes Abklingen postpubertär.

### Prophylaxe
- Vermeiden von direkter Sonnenlichtbestrahlung, UV-Schutz-Brille. Konsequenter Lichtschutz für UVA und UVB.
- Sinnvoll ist Light-hardening mit Schmalband-UVB oder PUVA vor Beginn der sonnenreichen Jahreszeit.

## Hidrozystom D23.L

### Synonym(e)
Hidrocystoma

### Definition
Transparente zystische Papeln, die als Retentionszysten des Ausführungsganges ekkriner und apokriner Schweißdrüsen aufgefasst werden. Neuere immunhistologische Untersuchungen belegen jedoch, dass die (immer noch gültige) histologische Unterscheidung in apokrine und ekkrine Hidrozystome nicht mehr aufrechterhalten werden kann, da einige ekkrine Hidrozystome apokrine Antigene exprimieren.

### Einteilung
Die Unterscheidung in ekkrin und apokrin erfolgt hier nur aus historischen Gründen. Man unterscheidet:
- Hidrozystom, apokrines
- Hidrozystom, ekkrines.

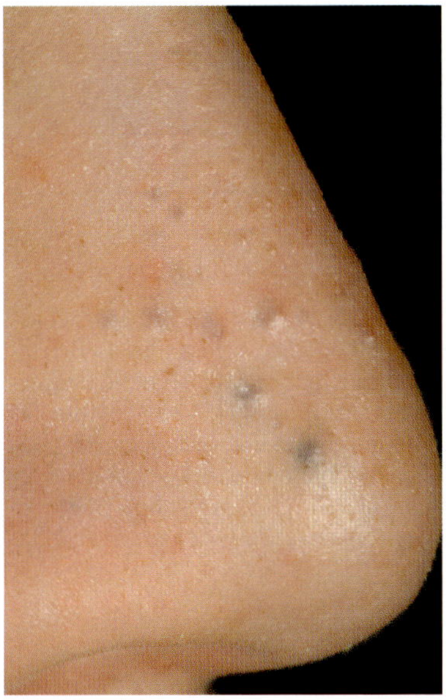

**Hidrozystom.** Multiple, chronisch stationäre (kein merkliches Wachstum), schwarzblaue, 1-3 mm messende Papeln an der Nase eines 14-jährigen Patienten. Weiterhin zeigen sich auch kleine weiße Komedonen.

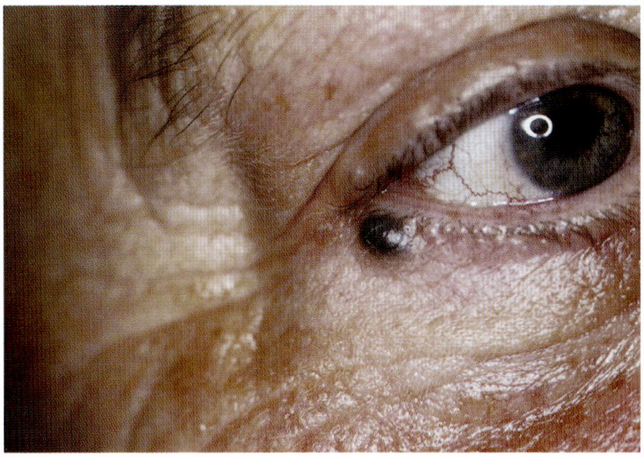

**Hidrozystom.** Bei dem 62-jährigen Mann besteht seit einem Jahr eine solitäre, schwarze, kalottenförmige, indolente Papel im Bereich des rechten Unterlides, ein sogenanntes „Hidrocystome noire".

## Hidrozystom, apokrines L75.8

### Erstbeschreiber
Mehregan, 1964

### Synonym(e)
Apokrines Zystadenom

### Definition
Apokrine Schweißdrüsenretentionszyste.

### Histologie
Dermal gelegene, meist kollabierte, Sekret-gefüllte epitheliale Zyste mit zweireihigem kubischem Epithel. Basal liegen myoepitheliae Zellen; luminal finden sich lineare Anordnungen zylindrischer Zellen mit eosinophilen Sekretauflagerungen, ein Phänomen das für die apokrine Sekretion typisch ist (Dekapitationsphänomen).

### Therapie
Exzision bei kosmetisch oder funktionell störenden Zysten. Gute Ergebnisse werden auch mit $CO_2$-Laser-Therapie beschrieben. Für multiple Formen wird der Einsatz von Pilocarpin oder Atropin beschrieben (relativ unbefriedigende Ergebnisse).

## Hidrozystom, ekkrines L74.8

### Erstbeschreiber
Robinson, 1893

### Synonym(e)
Schweißdrüsenretentionszyste; Hydrocystome noire; Syringektasie; Hydrozystom

### Definition
Gutartige Zystenbildungen, die von den Schweißdrüsen ausgehen. Man unterscheidet eine solitäre Form mit zystischer Ausweitung der sezernierenden Schweißdrüsenanteile von der multiplen Form mit Ektasie des blind endenden Schweißdrüsenganges.

### Lokalisation
Vor allem Lider und Wangen.

**Klinisches Bild**
Meist einzelne, gelegentlich zentrofazial multipel auftretende, dunkel durch die Haut schimmernde (Hydrocystome noire), stecknadelkopfgroße, prall elastische Zysten, gelegentlich Hyperhidrose im betroffenen Areal. Schweißentleerung nach Einstich.

**Histologie**
Dermal gelegene meist kollabierte, Sekret-gefüllte epitheliale Zyste mit zweireihigem, meist abgeflachtem Epithel. Die für die apokrine Sekretion typischen Dekapitationsphänomene fehlen.

**Differenzialdiagnose**
Zystisches Basalzellkarzinom, Miliaria, Epidermalzysten.

**Therapie**
Bei Therapiewunsch bei solitären Formen Exzision oder Kauterisation. Für multiple Formen werden Therapieversuche mit 0,01% Scopolamin R233 und 1% Atropin-Externa (mit unterschiedlichen Erfolgen) beschrieben.

## Higoumenakis-Zeichen A50.5

**Synonym(e)**
Klavikularzeichen

**Definition**
Schmerzlose tumorförmige Verdickung des medialen Drittels der Klavikula, Spätzeichen der Syphilis connata.

**Ätiologie**
Syphilitische Ostitis am Ort verstärkter Beanspruchung.

**Lokalisation**
Bei Rechtshändern am rechten Schlüsselbein, bei Linkshändern links.

## Hippel-Lindau-Syndrom Q85.8

**Erstbeschreiber**
von Hippel, 1895; Lindau, 1926

**Synonym(e)**
Angiomatosis cerebelli et retinae

**Definition**
Unregelmäßig-dominant vererbte, naevoide Systemerkrankung mit Naevus flammeus lateralis, Angiomatosis der Retina und Kleinhirn-Brückenwinkel-Angiomen. Nicht selten Kombination mit Pankreas- oder Nierenzysten, Hypernephrom, Phäochromozytom, Leberkavernom.

**Therapie**
Behandlung des Naevus flammeus; ophthalmologische und neurologische Mitbehandlung.

## Hirsuties papillaris penis D29.0

**Erstbeschreiber**
Littré und Morgagni, 1700

**Synonym(e)**
Papillae coronae glandis; Papillomatosis penis; Pearly penile papules; hirsutoide Penispapillome

**Definition**
Atavistische Fehlbildung ohne Krankheitswert mit Ausbildung reihenförmig angeordneter papillärer oder filiformer, weißlich-roter Knötchen am proximalen Rand der Glans vor dem Übergang in den Sulcus coronarius. Die immer wieder diskutierte virale Genese (HPV) konnte nie nachgewiesen werden.

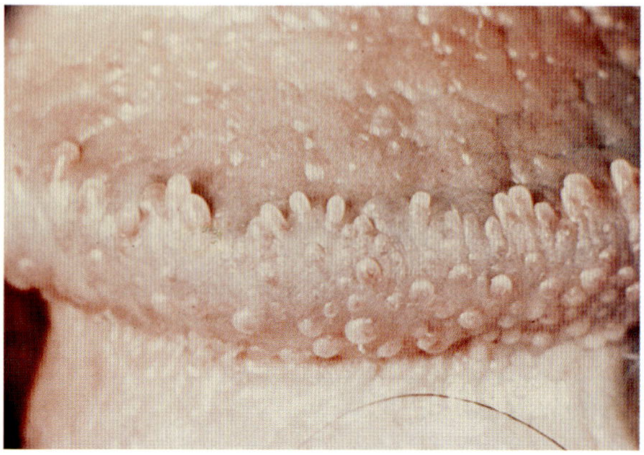

**Hirsuties papillaris penis.** Spitze, kondylomartige Atavismen im Bereich der Corona glandis.

**Differenzialdiagnose**
Condylomata acuminata.

**Therapie**
Entfällt, Aufklärung über die Harmlosigkeit des Befundes.

## Hirsuties papillaris vulvae D28.0

**Synonym(e)**
Pseudocondylomata of the vulva; pruritic vulvar squamous papillomatosis; vestibular papillae

**Definition**
Den Hirsuties papillaris penis analoge atavistische Fehlbildungen im Bereich des äußeren weiblichen Genitale.

**Differenzialdiagnose**
Condylomata acuminata.

**Therapie**
Entfällt. Aufklärung über die Harmlosigkeit des Befundes.

## Hirsutismus L68.00

**Definition**
Pathologisch verstärkte Gesichts-, Sexual- und Körperbehaarung (= androgenabhängige Regionen = männliches Behaarungsmuster) bei Frauen und Kindern entsprechend dem jeweiligen Behaarungstyp. Hirsutismus ist ein Teilsymptom der Virilisierung. Hirsutismus muss unterschieden werden von der Hypertrichose, bei der es sich um eine zirkumskripte oder generalisierte Vermehrung der Körperhaare ohne Bevorzugung androgenabhängiger Regionen handelt.

**Einteilung**
Je nach Ursache lassen sich verschiedene Formen des Hirsutismus unterscheiden:

- Idiopathischer Hirsutismus: In etwa 90% der Fälle nor-

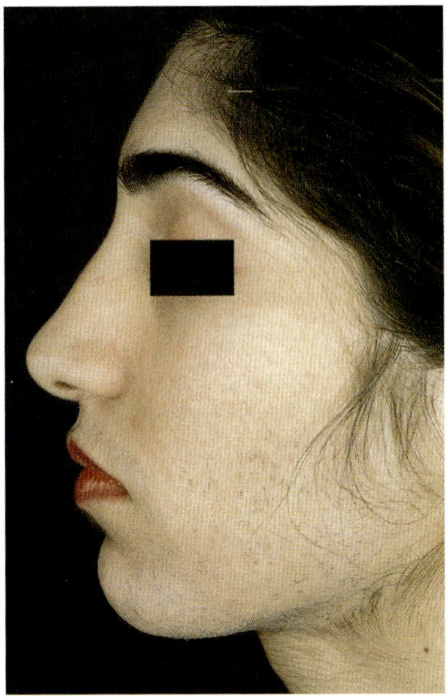

**Hirsutismus.** Ausgeprägte Gesichtsbehaarung bei zwanzigjähriger Frau.

| **Hirsutismus. Tabelle 1.** Endokrine medikamentöse Therapie des Hirsutismus | |
|---|---|
| **Leichte Formen** | Chlormadionacetat in Kombination mit Mestranol (z.B. Gestamestrol N) oder in Kombination mit Ethinylestradiol (z.B. Neo-Eunomin). |
| **Mittelschwere Formen** | antiandrogene Therapie mit Cyproteronacetat (z.B. Androcur). Vom Tag 5-15 des Zyklus 50-100 mg/Tag p.o., zusätzlich obligate Kontrazeption mit Ethiniloestradiol (z.B. Ethinylestradiol 25 µg Jenapharm) 40-60 µg/Tag p.o. am Tage 5-25. (Alternativ z.B. Diane). |
| **Schwere Formen** | Antiandrogene Therapie wie zuvor. Dosiserhöhung des Cyproteronacetat auf 200 mg/Tag p.o. |
| **Hirsutismus bei Frauen in der Menopause oder nach Uterusexstirpation** | Kontinuierliche Dauertherapie mit Cyproteronacetat 50-100 mg/Tag p.o. Therapieansätze mit Spironolacton 100 mg/Tag p.o. (z.B. Aldactone) oder Cimetidin (z.B. Tagamet 1200 mg/Tag p.o.) sind i.A. weniger wirksam als Cyproteronacetat, Aufklärung über Nebenwirkungen. |

male bis grenzwertige Testosteron- bzw. Dehydroepiandrosteronsulfat-Serumspiegel. Wahrscheinlich erhöhte Testosteronempfindlichkeit der Haarfollikel.

- Endokriner Hirsutismus/symptomatischer Hirsutismus: Ursächlich können Überfunktionen, benigne oder maligne Tumoren der Nebennierenrinde, der Hypophyse sowie virilisierende Ovarialtumoren sein. Auftreten auch in der

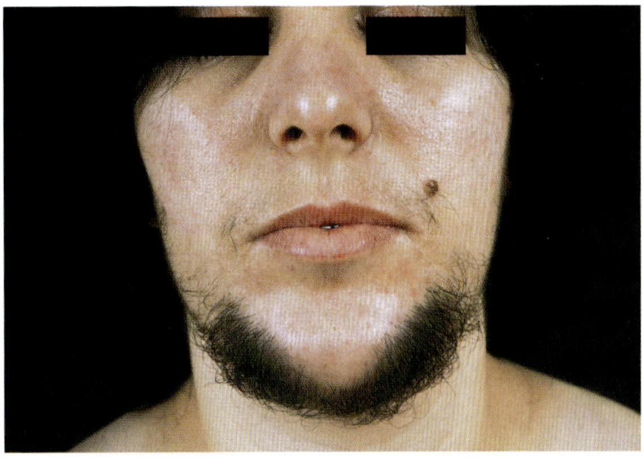

**Hirsutismus.** Ausgeprägtes, androgenabhängiges, männliches Behaarungsmuster (Terminalhaare) mit Betonung der Präaurikular- und Kinnregion.

**Hirsutismus. Tabelle 2.** Ursachen und Häufigkeit von Hyperandrogenämie und Hirsutismus

| | Erkrankungen | Ursache | Häufigkeit (%) |
|---|---|---|---|
| **Ovarielle Ursachen** | Insulinresistenzsyndrom | | 1 |
| | Androgen-produzierende Tumoren | z.B. Endometriumkarzinom | <1 |
| | Luteom (Schwangerschafts-Virilisierung) | | <1 |
| **Adrenale Ursachen** | Adrenogenitales Syndrom | 21-Hydroxylase Mangel | 1 |
| | | andere Ursachen wie z.B. 11-/17-Hydroxylase Mangel | <1 |
| | Cushing-Tumoren | z.B. Hypophysentumoren | <1 |
| **Kombiniert ovarielle und adrenale Ursachen** | Idiopathischer (familiärer) Hirsutismus | | 95 |
| | Polyzystisches Ovar-Syndrom (PCOS) | | <1 |
| **Exogene Androgene** | | Medikamente wie anabole Steroide | <1 |

Schwangerschaft und nach der Menopause. U.a. bei Achard-Thiers-Syndrom, kongenitalem Adrenogenitalem Syndrom (AGS), Cornelia-de-Lange-Syndrom, Cushing-Syndrom, Pfaundler-Hurler-Krankheit, Pseudohermaphroditismus masculinus, Stein-Leventhal-Syndrom.
- Medikamentös bedingter Hirsutismus: Im Rahmen einer lang dauernden oder hoch dosierten Androgen-, Anabolika-, selten auch Gestagen-, ACTH- oder Glukokortikoid-Therapie. Als weitere Auslöser beschrieben sind u.a. Diazoxid, Diphenylhydantoin, Ketoconazol, D-Penicillamin, Phenytoin, Spironolacton.
- Hirsutismus anderer Genese: U.a. bei Anorexia nervosa, Porphyrien und neurologischen Erkrankungen.

### Manifestation
Bei ca. 3-5% aller Frauen auftretend.

### Lokalisation
Prädilektionsstellen sind hierbei insbes. Oberlippe, Kinn, Sternum, Brustwarzen, Linea alba und Innenseiten der Oberschenkel.

### Diagnose
Anamnese mit Erfassung genetischer Faktoren und Einnahme von Pharmaka. Klinischer Befund (Zyklusstörungen, Sterilität, Virilisierungserscheinungen, Acne vulgaris, Alopezie, Libido), Hormondiagnostik (zentrale und periphere Geschlechtshormone), gynäkologischer Befund, Nebennierenuntersuchung.

### Therapie
- Behandlung der Grunderkrankung (in Zusammenarbeit mit Internisten oder Gynäkologen).
- Beim endokrinen (ovariellen) nicht tumorbedingten Hirsutismus kann eine Behandlung mit Ovulationshemmern erfolgen (tägliche Östrogendosis sollte 50 µg betragen). Sinnvoll ist der Einsatz von Gestagenen mit antiandrogener Wirkung (z.B. Cyproteronacetat).
- Symptomatische Therapie bei umschriebenen Formen (z.B. Lippen- und Wangenbereich).
- Therapieverfahren zu Epilation oder Haarwuchsverlangsamung:
  - Eflornithin-HCL 13,9% Creme (Vaniqua): Hemmung der Ornithindecarboxylase in der Haarwurzel. 2mal/Tag dünn auftragen. Wirkung nach 4-8 Wochen. In Kombination mit Laserepilation signifikant wirksamer als alleinige Lasertherapie. Deutliche Besserung bei 70% der Patienten.
  - Elektrokoagulation oder Diathermiekoagulation der Haarwurzeln, mehrfache Behandlung notwendig.
  - Applikation von Wachsen (heißes Wachs auftragen und nach Erkalten abziehen).
  - Auftragen von Depilationscremes; anschließend mit einem Spatel Haare entfernen.
  - Bleichen der Haare, Auftragen einer 5-20% Wasserstoffperoxid-Lösung.
  - Laser- und Blitzlampenepilation: Hierdurch sind die besten Langzeiteffekte zu erreichen. Mit dem Alexandrit-Laser erreicht man eine dauerhafte Haarreduktion von 75% nach 6-8 Sitzungen.

## Hirudin

### Definition
Aus dem Blutegel Hirudo medicinalis officinalis gewonnenes Polypeptid, was zur Antikoagulation eingesetzt wird. Hirudin selbst wird nur von Blutegeln synthetisiert, während in Pharmaka gentechnisch gewonnene rekombinante Hirudin-Analoga, z.B. Lepirudin, angewendet werden.

### Wirkungen
Direkter Inhibitor des Gerinnungsfaktors Thrombin. Bindet an dessen katalytische Zentren und verhindert die Umwandlung des Fibrinogens zum Fibrin. Zusätzlich werden die Gerinnungsfaktoren V, VII und XIII inaktiviert.

### Indikation
U.a. disseminierte intravasale Gerinnung, heparininduzierte Thrombozytopenie, Prophylaxe der Beinvenenthrombose, Heparinallergie.

### Unerwünschte Nebenwirkungen

**Bekannt sind allergische UAW, die als Typ I- und Typ IV-Sensibilisierungen klassifiziert werden.**

### Präparate
S.u. Lepirudin.

### Hinweis(e)
1884 entdeckte der britische Physiologe John Berry Haycraft, dass Blutegel beim Blutsaugen einen Stoff mit stark gerinnungshemmender Wirkung absondern, den er Hirudin nannte.

## Hirudo medicinalis officinalis

### Synonym(e)
medizinischer Blutegel

### Definition
Zwittriger, bis 20 cm langer Ringelwurm mit Saugnäpfen an beiden Körperenden. Er kann bis zu 25 Jahre alt werden. Bei Befall eines Wirtes saugt er bis zu 15 g Blut aus Warmblütern und kann danach bis zu einem Jahr hungern.

### Indikation
- Lebend: Postoperative Hämatome.
- Getrocknet: Zur Herstellung von Salben (Hirudin).

### Hinweis(e)
1884 entdeckte der britische Physiologe John Berry Haycraft, dass Blutegel beim Blutsaugen einen Stoff mit stark gerinnungshemmender Wirkung absondern, den er „Hirudin" nannte.

## Histamin

### Definition
Ubiquitär vorkommendes biogenes Amin, das als Gewebshormon bei vielen physiologischen und pathophysiologischen Prozessen im menschlichen Körper eine Rolle spielt.

### Allgemeine Information
- Histamin ist wichtiger Mediator bei Entzündungsreaktionen (s.a.u. Allergie; s.a.u. Tryptase). DIe Synthese beginnt im Organismus mit durch Decarboxylierung aus der Aminosäure Histidin. Nachfolgend Katalysation der Umwandlung durch das Enzym Histidindecarboxylase, anschließende Metabolisierung durch die N-Methyltransfe-

rase zu N-Methylhistamin oder Umwandlung in Imidazolessigsäure durch die Diaminooxidase (DAO).
- Speicherung in Mastzellen, basophilen Granulozyten und Nervenzellen.
- Wichtige Regulatorfunktion im Gastrointestinaltrakt (Magensäureproduktion, gastrointestinale Motilität) und im Zentralnervensystem (Schlaf-Wach-Rhythmus, Appetitkontrolle).
- Vorkommen im menschlichen Körper u.a. in der Haut, in der Lunge und im Darm.
- Erhöhte Konzentration in Lebensmitteln z.B. Erdbeeren, Käse, Thunfisch, Tomaten, Hefe, Schokolade, Rotwein und Sauerkraut (s.a.u. Histamin-Intoleranz).
- Erhöhte Histaminfreisetzung im Organismus durch Zusatzstoffe, z.B. Tartrazin (Farbstoff in Gummibärchen) oder Tyramin (in Käse, Hefe Schokolade) möglich!
- Erhöhte Histaminfreisetzung bei Stress.

### Labor
Rasche Metabolisierung im Blut zu Methylhistamin, deshalb ist eine Bestimmung von Methylhistamin im Urin diagnostisch besser geeignet als ein Nachweis im Blut. Vor Blut- oder Urinabnahme Meidung von Nahrungsmittel mit hohem Histamingehalt.

## Histamin-Intoleranz E34.9

### Synonym(e)
Enterale Histaminose; Histaminose, enterale

### Definition
Nicht-immunologische Nahrungsmittelintoleranz (-unverträglichkeit), die als Ungleichgewicht zwischen Histamin und dem Histamin-abbauenden Enzym Diaminooxidase (DAO) definiert ist. Dieses Ungleichgewicht kann infolge einer defizitären Aktivität der DAO entstehen oder über akkumuliertes Histamin durch erhöhte Histaminzufuhr bedingt sein (exogen: z.B. über Nahrungs- und Genussmittel, Medikamente; endogen: z.B. bakteriell zugeführtes Histamin).

### Vorkommen/Epidemiologie
- Prävalenz: 1% der deutschen Bevölkerung.
- Betrifft meist Frauen im Alter von 40-45 Jahren.

### Ätiologie
Angeborene oder erworbene Aktivitätsminderung oder Funktionshemmung des für den Histaminabbau zuständigen Enzyms Diaminoxidase (DAO), die in den Enterozyten des Dünndarms, in Leber, Nieren und Leukozyten vorkommt. Die kontinuierlich ins Darmlumen sezernierte DAO baut Histamin bereits intraluminal ab, der Rest wird in den Enterozyten abgebaut. Kofaktoren sind 6-Hydroxydopa und Vitamin B6 (Pyridoxalphosphat). Die biologische Bedeutung eines effektiven und schnellen Histaminabbaus lässt sich daran ermessen, dass in der Schwangerschaft ab dem 3. Schwangerschaftsmonat zum Schutze des Fetus die DAO um das 50- bis 1000fache ansteigt! Die Aktivitätsminderung der DAO führt zu einem Missverhältnis von Histaminzufuhr und Histaminabbau sowie Anstieg der Histaminkonzentration im Serum mit entsprechender klinischer Symptomatik. Der Histamingehalt wird u.a. gesteigert durch:
- Genuss besonders histaminhaltiger Getränke und Nahrungsmittel.
- Zufuhr von Histaminliberatoren (z.B. Erdbeeren oder Zitrusfrüchte provozieren verstärkte (nicht-immunologische) Freisetzung von Histamin aus Mastzellen und basophilen Leukozyten)
- Intestinale Blutungen (passagere Aktivitätsminderung der DAO)
- Intestinale bakterielle Infektionen (evtl. Aktivitätsminderung der DAO)
- Erhöhte Histaminsensitivität (z.B. bei Atopikern)
- Arzneimittel, Alkohol
- Gleichzeitige Zufuhr anderer biogener Amine, die durch DAO abgebaut werden.

### Klinisches Bild
- Haut- und Schleimhautsymptome: Juckreiz, Urtikaria, Asthma bronchiale, Angioödem, Rhinitis, Verschlechterung eines bestehenden atopischen Ekzems.
- Leitsymptome sind gastrointestinale Störungen wie Diarrhoe, diffuse Magenschmerzen, Koliken, Flatulenz.
- Weiterhin: vasomotorischer Kopfschmerz, Dysmenorrhoen, selten Beteiligung des Herz-Kreislaufsystems.

### Labor
Bestimmung des Plasma- und Serumspiegels von Histamin (Normwert 20-100 μg/l) und Diaminooxidase (Normwert >10 IE/ml).

### Diagnose
- Anamnese
- In-vitro-Verfahren (Gesamt IgE, spez. IgE-AK gegen Nahrungsmittel/ Inhalationsallergene; DAO-Konzentration im Serum)

**Histamin-Intoleranz. Tabelle 1.** Auswahl histaminreicher Nahrungsmittel

| Histaminreiche Nahrungsmittel | Histamingehalt (mg/kg) |
|---|---|
| Rotwein | bis 3800 |
| Rotweinessig | bis 4000 |
| Champagner | 670 |
| Sekt | 15-18 |
| Weizenbier | 120-300 |
| Bier | 20-50 |
| Emmentaler | <10-500 |
| Parmesan | <10-580 |
| Gouda, Edamer | <10-200 |
| Camembert, Brie | <10-300 |
| Salami | <10-280 |
| Fisch, fangfrisch | 0 |
| Fisch, verdorben | bis 1300 |
| Fisch (tiefgekühlt) | 0-5 (bis 300) |
| Sauerkraut | 10-200 |
| Spinat | 30-60 |

- Hauttestung (Pricktest, Prick-zu-Pricktest mit Nahrungsmitteln),
- oraler Provokationstest (doppelblinde, placebokontrollierte orale Nahrungsmittelprovokation).

### Differenzialdiagnose
Nahrungsmittelallergie

### Komplikation
Schwere Anaphylaxien nach Insektenstichen!

### Therapie
- Histaminfreie Diät: hefefreies Brot, Gebäck, Kartoffel, Reis, Teigwaren, Milch und Milchprodukte (außer Hartkäse), frisches Fleisch, frischen oder tiefgekühlten Fisch, Eier, die meisten Gemüsearten (außer Tomaten, Spinat, Sauerkraut, Avocado) und Kräuter.
- Meiden von histaminreichen Lebensmitteln wie Rotwein, allen lange gereiften Käsesorten (z.B. Hartkäse, Emmentaler), gepökeltem Fleisch, Hefebackwaren, Fischfleisch aus Dosen.
- DAO-Blocker ab- oder umsetzen
- Antihistaminika, in schweren Fällen Kombination aus $H_1$- und $H_2$-Rezeptorantagonisten.
- Cromoglicinsäure.

### Hinweis(e)
Medikamente mit Diaminoxidase-hemmender Wirkung: Acetylcystein, Ambroxol, Aminophyllin, Amitriptylin, Chloroquin, Clavulansäure, Isoniazid, Metamizol, Metoclopramid, Propaphenon, Verapamil.

## Histiozytom, malignes fibröses C49.M

### Erstbeschreiber
O'Brien u. Stout, 1964

### Synonym(e)
malignes Fibroxanthom; Fibroxanthosarkom

### Definition
Malignes Weichteilsarkom mit Zellen, die Merkmale von Histiozyten und Fibroblasten vereinen. Vorkommen in der Haut ist eher selten; häufig Ausgang vom fibrösen Bindegewebe der Faszien und der Muskulatur sowie vom Knochengewebe.

### Einteilung
Histologisch werden nach Enzinger und Weiss folgende Formen unterschieden:
- Pleomorpher Typ (73% der Fälle)
- Myxoider Typ (19,5%)
- Riesenzelltyp (3%)
- Xanthogranulomatös-angiomatoider Typ (2,5%)
- Inflammatorischer Typ (2%).

### Manifestation
Auftreten v.a. 50.-70. Lebensjahr. Männer sind doppelt so häufig betroffen wie Frauen.

### Lokalisation
Vor allem Gesäßregion, untere Extremität, seltener obere Extremität oder auch Peritonealraum.

### Klinisches Bild
Wenig charakteristisches klinisches Bild. Ausbildung eines grauweißen oder gelb- bis rotbraunen, derben, meist breit der Unterlage aufsitzenden, häufig breit ulzerierten Knotens in Kutis und Subkutis. Alle Tumortypen können neben der Subkutis auch die Muskulatur und das Periost infiltrieren.

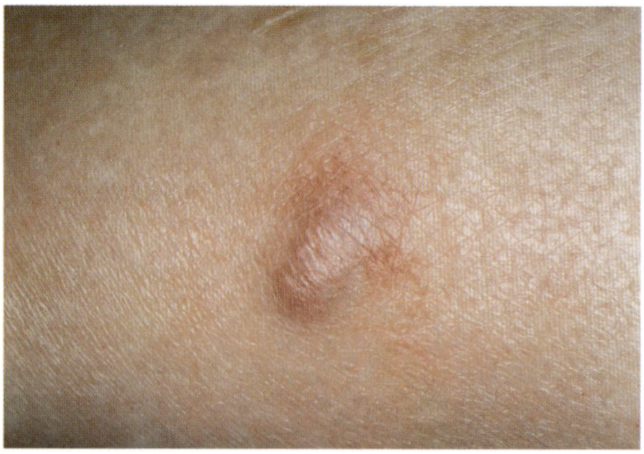

**Histiozytom, malignes fibröses.** Schmerzloser, plattenartiger, derber, zentral deutlich über das Hautniveau erhabener, rot-brauner Knoten mit Verlust der regulären Hautfelderung.

### Histologie
- Zu unterscheiden sind storiform pleomorpher, myxoider, großzelliger und inflammatorischer Typ. Je nach Typus findet man unterschiedlich konfigurierte Zellen mit vesikulären, hyperchromatischen Kernen sowie pleomorphen Histiozyten mit prominenten Nukleoli und vakuolisiertem Zytoplasma. Zahlreiche atypische Mitosen. Zudem sind bizarre ein- oder mehrkernige Riesenzellen häufig nachweisbar.
- Immunhistologisch kommt die Vielfalt der beteiligten Zelltypen zur Darstellung. Vimentin ist positiv. Darstellung von Histiozyten (MAC387 neg., CD68 neg., alpha-Antichymotrypsin neg./pos.) sowie von lysosomalen Histiozyten, Myofibroblasten (alpha-SAM pos., Muskelaktin (HHF35) pos.) und dendritischen Zellen (FXIII positiv).

### Differenzialdiagnose
Atypisches Fibroxanthom, Fibrosarkom, malignes Melanom, Dermatofibrosarcoma protuberans.

### Bestrahlungstherapie
Postoperative Strahlentherapie mit Elektronenbeschleunigern verbessert die Prognose.

### Interne Therapie
Hoch dosierte Chemotherapie (Doxorubicin, Dactinomycin; ggf. auch Cyclophosphamid und Vincristin). S.a. Zytostatika. Relativ gute Resultate werden neuerdings auch über präoperative Chemotherapie mit Doxorubicin und Bestrahlung für an Extremitäten befindliche maligne Histiozytome beschrieben.

### Operative Therapie
Radikale Exzision. Nach histologischer Sicherung ggf. Nachresektion mit Sicherheitsabstand von 2 cm und Entfernung der gesamten Subkutis. Lymphknotenausräumung. Hohe lokale Rezidivquote trotz adäquater Maßnahmen (bis zu 70%; insbes. bei myxoiden Formen).

### Prognose
Eher ungünstig. Die Lokalrezidivrate wird mit 19-31% angegeben. Die Metastasierung erfolgt sowohl lymphogen wie hämatogen. Metastasierungsraten: bis zu 30%. Fernmetastasie-

rung je nach Form unterschiedlich. Durchschnittliche 5-Jahresüberlebensquote liegt beim storiform-pleomorphen Typ bei 75%. Sie ist bei dem inflammatorischen Typ deutlich schlechter.

### Hinweis(e)
Das atypische Fibroxanthom wird als dermale Variante des malignen fibrösen Histiozytoms angesehen.

## Histiozytome, generalisierte eruptive D76.3

### Erstbeschreiber
Müller u. Winkelmann, 1963

### Synonym(e)
disseminierte adulte Xanthogranulome

### Definition
Sehr seltene, spontan abheilende (benigne) Non-Langerhans-zell-Histiozytose.

### Ätiologie
Unbekannt; selbstlimitierte benigne histiozytäre Systemerkrankung.

### Manifestation
In erster Linie bei Erwachsenen auftretend, sehr selten im Kindesalter. Bislang sind in der Literatur weniger als 20 Fälle beschrieben.

### Effloreszenz
Disseminierte, braune glatte, nicht konfluierende, asymptomatische Papeln.

### Lokalisation
Gesicht, Stamm, proximale Extremitäten.

### Klinisches Bild
Schubweiser Verlauf (Schubaktivitäten von wenigen Wochen bis Monate). Generalisiertes Krankheitsbild mit disseminierten, hautfarbenen oder rot-braunen, glatten, meist asymptomatischen (selten leichter Juckreiz), 0,3-1,0 cm großen, nicht zur Konfluenz neigenden Papeln, die auf unveränderter Haut auftreten. Bei voller Manifestation bestehen meist 50 bis zu 1000 Effloreszenzen. Schleimhäute, Palmae und Plantae sind nahezu immer frei. Aussparung der großen Beugen.

### Histologie
- Regelrecht geschichtetes Oberflächenepithel mit orthokeratotischer Verhornung. In der oberen und mittleren Dermis besteht dichtes fleckförmiges Infiltrat aus leicht vakuolisierten überwiegend einkernigen Makrophagen (CD68+, nur ganz vereinzelt S 100+, CD1a-) und Lymphozyten; keine Schaum- oder Riesenzellen. Infiltratfreie Grenzzone unterhalb der Epidermis.
- Elektronenmikroskopie: In Tumorzellen zeigen sich große Mengen elektronendichter, regelmäßig strukturierter „laminated bodies", aber keine Langerhans-Granulae.
- In der Regel kein Vorkommen von Schaumzellen oder Riesenzellen.
- Immunhistologie: Histiozyten sind positiv für Stabilin-1 und CD68 Marker, negativ für CD1a und S100 Marker (S 100 nur ganz vereinzelt positiv).

### Differenzialdiagnose
Andere Non-Langerhanszell-Histiozytosen, insbes. die multizentrische Retikulohistiozytose sowie die multinoduläre, speichernde, teils riesenzellige Retikulohistiozytose. Abgrenzung zur kongenitalen selbstheilenden Retikulohistiozytose (Birbeck-Granula negativ; S100 positiv; CD1a negativ) ist ultrastrukturell und mittels Immunhistologie möglich.

### Komplikation
Rheumatisches Fieber, akute Leukämien.

### Therapie
Abwartend, da gutartiger Verlauf mit Spontanremissionen.

### Bestrahlungstherapie
Einzelfallberichte über positive Effekte einer PUVA-Therapie liegen vor (systemische PUVA mit Meladinine 0,5 mg/kg KG; GD 1,25 J/cm$^2$).

### Prognose
Spätere Entwicklung einer akuten Leukämie ist möglich, deshalb regelmäßige Kontrollen des Differenzialblutbildes.

H

## Histiozytose, benigne zephalische D76.3

### Erstbeschreiber
Gianotti, 1971

### Definition
Zu den kutanen Non-Langerhanszell-Histiozytosen im engeren Sinn zählende Erkrankung mit Ausbildung bräunlicher makulopapulöser Herde. Die Eigenständigkeit der Entität wird inzwischen bestritten. Nach neueren Erkenntnissen bestehen Überlappungen mit dem juvenilen Xanthogranulom oder zu anderen Non-Langerhanszell-Histiozytosen.

### Manifestation
In der frühen Kindheit, meist zwischen 6. Lebensmonat und 3. Lebensjahr.

### Lokalisation
Kopf, Gesicht, oberer Stamm, kein Schleimhautbefall.

### Klinisches Bild
Wenig erhabene, bräunlich-gelbliche, symptomlose Papeln mit glatter Oberfläche. Kein Schleimhautbefall.

### Histologie
Dichtes Infiltrat in der papillären und retikulären Dermis aus Histiozyten mit gering pleomorphen, ovalen bis länglichen Kernen. Keine Lipideinschlüsse. Fokal Lymphozyten und eosinophile Granulozyten, vereinzelt mehrkernige Riesenzellen. Bei bis zu einem Drittel der Fälle ultrastruktureller Nachweis wurmartiger Strukturen innerhalb der Histiozyten.

### Differenzialdiagnose
Langerhanszell-Histiozytose, Xanthogranuloma juvenile, Urticaria pigmentosa. Die differenzialdiagnostische Abgrenzung von anderen Non-Langerhanszell-Histiozytosen ist schwierig bis unmöglich.

### Therapie
Abwartend da häufig spontane Rückbildung (nach 2-5 Jahren unter Bildung von atrophischen pigmentierten Narben). Bei ausgeprägtem Therapiewunsch ist $CO_2$-Laserung möglich (jedoch erhöhtes Risiko für Narbenbildung!).

### Prognose
Rückbildung nach 8 Monaten bis zu 4 Jahren, häufig unter Narbenbildung.

## Histiozytose, eosinophile D76.3

**Erstbeschreiber**
Mc Leod u. Winkelmann, 1985

**Definition**
Erkrankung mit polymorphen, papulonodösen Effloreszenzen, die histologisch aus Histiozyten, Eosinophilen und Lymphozyten bestehen und immunhistologisch ein Infiltrat aus T-Lymphozyten aufweisen.

**Ätiologie**
Wahrscheinlich Sonderform der lymphomatoiden Papulose.

**Therapie**
Symptomatisch.

**Prognose**
In der Regel selbstheilender Prozess, Übergang in ein Lymphom der Haut wurde beobachtet.

## Histiozytose, hereditäre, progressive, muzinöse D76.0

**Erstbeschreiber**
Bork u. Hoede, 1988

**Definition**
Seltene, wahrscheinlich autosomal-dominant vererbte Systemerkrankung aus der Gruppe der kutanen Non-Langerhanszell-Histiozytosen.

**Manifestation**
Im ersten Lebensjahrzehnt.

**Lokalisation**
Nase, Hände, Unterarme.

**Klinisches Bild**
Rote bis braune feste Papeln mit glatter Oberfläche. Langsame Progredienz im Laufe des Lebens. Keine viszerale Beteiligung bekannt.

**Histologie**
- Ansammlung irregulärer, spindelförmiger Histiozyten vermischt mit Lymphozyten. Keine Riesenzellen oder Mitosefiguren. Distinkte Muzinansammlungen.
- Immunhistologie: Stabilin-1 schwach positiv auf läsionalen Histiozyten/Makrophagen; CD68 deutlich positiv.

**Differenzialdiagnose**
Skleromyxödem, eruptive Histiozytome.

**Therapie**
Keine Kausaltherapie bekannt. Ggf. $CO_2$-Laser-Therapie.

## Histiozytosen D76.3

**Definition**
Mono- oder polyorganische, lokalisierte oder generalisierte, benigne oder maligne Neubildungen durch Proliferation von Zellen der Monozyten-Makrophagen-Reihe. Histiozytosen treten in unterschiedlichem Reifungsgrad, mit unterschiedlicher Prognose und unter verschiedenartigen klinischen Erscheinungsbildern bei allen Altersgruppen auf. Obwohl namentlich verwandt, gehört die eosinophile Histiozytose nicht zu den Non-Langerhanszell-Histiozytosen, sondern ist als Sonderform der Lymphomatoiden Papulose zu werten.

**Einteilung**
Grundsätzlich lassen sich Histiozytosen in Langerhanszell-Histiozytosen und Non-Langerhanszell-Histiozytosen unterteilen.
- Langerhanszell-Histiozytosen:
  - Klassische Langerhanszell-Histiozytosen (CD1a+, Birbeck-Granula+):
    - Abt-Letterer-Siwe-Krankheit (einschließlich der kongenitalen Langerhanszell-Histiozytose): Akut, im Kindesalter, proliferativ.
    - Hand-Schüller-Christian-Krankheit (einschließlich der adulten Langerhanszell-Histiozytose): Chronisch, im Erwachsenenalter, häufig xanthomatös.
    - Eosinophiles Granulom des Knochens (auch extraossär): Chronisch, granulomatös, im Erwachsenenalter.
  - Vorläufer-Langerhanszell-Histiozytosen (CD1a+; Birbeck-Granula±):
    - Kongenitale selbstheilende Retikulohistiozytose Hashimoto-Pritzker (CD1a+; Birbeck-Granula±)
    - Histiozytose der indeterminierten Zellen (CD1a+; Birbeck-Granula+).
- Non-Langerhanszell-Histiozytosen:
  Innerhalb der Gruppe der Non-Langerhanszell-Histiozytosen unterscheidet man 2 Untergruppen:
  - Kutane Non-Langerhanszell-Histiozytosen:
    - Klassische kutane Non-Langerhanszell-Histiozytosen (MS-1-)
    - Spindelzellige kutane Non-Langerhanszell-Histiozytose (MS-1+/-)
  - Systemische Non-Langerhanszell-Histiozytosen:
    Die systemischen Langerhanszell-Histiozytosen spielen dermatologisch keine Rolle und fallen in die Kompetenz der Pädiater.

**Therapie**
Entsprechend der Langerhanszell-Histiozytose, der Retikulohistiozytose der Haut mit benignem Verlauf oder dem Xanthogranuloma juvenile.

## Histiozytosen, Langerhanszell-Histiozytosen D76.0

**Erstbeschreiber**
Langerhans, 1868

**Synonym(e)**
Histiozytosis X; Histiocytosis-X-Gruppe; Langerhanszell-Histiozytosen

**Definition**
Oberbegriff für eine Gruppe unterschiedlich verlaufender Systemerkrankungen mit Proliferation dendritischer Zellen vom Typ der Langerhans-Zelle und ontogenetisch verwandter Zellvarianten. Die proliferierende, ursprünglich mit „X" bezeichnete Zelle ist inzwischen als Langerhans-Zelle identifiziert, die elektronenmikroskopisch Langerhanszell-Granula (Birbeck-Granula) aufweist und sich immunhistologisch mit Langerhanszellmarkern (CD1a) anfärbt, so dass der Begriff Histiocytosis X (Lichtenstein) nicht mehr adäquat ist.

**Einteilung**
Die Langerhanszell-Histiozytosen werden unterteilt in:

- Klassische Langerhanszell-Histiozytosen (CD1a+, Birbeck-Granula+):
  - Abt-Letterer-Siwe-Krankheit (einschließlich der kongenitalen Langerhanszell-Histiozytose): Akut, im Kindesalter, proliferativ.
  - Hand-Schüller-Christian-Krankheit (einschließlich der adulten Langerhanszell-Histiozytose): Chronisch, Erwachsenenalter, häufig xanthomatös.
  - Eosinophiles Granulom des Knochens (auch extraossär auftretend): Chronisch, granulomatös, im Erwachsenenalter.
- Vorläufer-Langerhanszell-Histiozytosen (CD1a+; Birbeck-Granula+/-):
  - Kongenitale selbstheilende Retikulohistiozytose Hashimoto-Pritzker (CD1a+; Birbeck-Granula +/-)
  - Histiozytose der indeterminierten Zellen (CD1a+; Birbeck-Granula+).

Anstelle der Klassifikation nach Entitäten hat sich insbesondere für Therapiestudien eine Stratefizierung für die klassischen Langerhanszell-Histiozytosen als sinnvoll erwiesen:

- „Single-system-disease“:
  - Lokalisierter Befall: Unilokulärer Skelettbefall, Befall eines solitären Lymphknotens; isolierter Befall der Haut.
  - Disseminierter Befall: Multilokulärer Skelettbefall; Befall mehrerer Lymphknoten.
- „Multi-system-disease“:
  - Befall mehrerer Organsysteme
  - High risk: Patient >2 Jahre; keine Beteiligung des hämatopoetischen Systems, der Leber, der Lunge oder Milz
  - Patient <2 Jahre, oder Patient >2 Jahre mit Beteiligung des hämatopoetischen Systems, der Leber, der Lunge oder Milz.

### Therapie

- Chemotherapie: Verschiedene Studienprotokolle sind beschrieben. Beteiligte Zytostatika: 6-Mercaptopurin; Vinblastin; Durchführung durch pädiatrische Onkologen.
- Salvage-Therapie: Immunsuppressive Therapie (Induktion: ATG, Prednisolon; Erhaltung: Ciclosporin A).
- Allogene Knochenmarkstransplantation.

## Histiozytosen, Non-Langerhanszell-Histiozytosen

D76.3

### Synonym(e)

Non-Langerhanszell-Histiozytosen

### Definition

- Mono-, seltener polyorganische, lokalisierte oder generalisierte, benigne Neubildungen durch Proliferation von Zellen der Monozyten-Makrophagen-Reihe. Die Non-Langerhanszell-Histiozytosen und die Langerhanszell-Histiozytosen können große klinische Ähnlichkeiten aufweisen. Zur Diagnose „Non-Langerhanszell-Histiozytose“ führt das Fehlen elektronenoptischer und immunhistologischer Charakteristika der Langerhanszellen. Mit dem monoklonalen Antikörper MS-1 (high molecular weight protein) scheint ein Marker gefunden zu sein, der in läsionalen Makrophagen der Non-Langerhanszell-Histiozytosen sehr stark exprimiert wird. Hierdurch kann vermutet werden, dass Krankheitsbilder wie die generalisierten eruptiven Histiozytome, benigne zephalische Histiozytose, multizentrische Retikulohistiozytose, Xanthoma disseminatum oder das juvenile Xanthogranulom unterschiedliche morphologische Expressionen einer einzigen Krankheitsentität sind.
- Auch die Fähigkeit oder „Nichtfähigkeit“ zur Fettspeicherung, früher als differenzierendes Merkmal einzelner Erkrankungen geführt, dürfte eher auf unterschiedliche Entwicklungsstadien zurückgeführt werden (Beispiel: Xanthomatöse oder nicht-xanthomatöse Variante des juvenilen Xanthogranuloms). Die nosologische Stellung des Histiozytoms (zellreiches Dermatofibrom) ist ebenso umstritten wie die der normolipämischen Xanthomatosen oder der Xanthelasmen. Auch bei den Histiozytomen kann die Speicherfähigkeit (z.B. Hämosiderin) nicht als Ausdruck einer gesonderten Geschwulstform herangezogen werden.

### Einteilung

Innerhalb der Gruppe der Non-Langerhanszell-Histiozytosen unterscheidet man 2 Untergruppen:

- Systemische Non-Langerhanszell-Histiozytosen: Die systemischen Langerhanszell-Histiozytosen spielen dermatologisch keine Rolle und sind in den Lehrbüchern der Pädiatrie abgehandelt.
- Kutane Non-Langerhanszell-Histiozytosen:
  - Klassische kutane Non-Langerhanszell-Histiozytosen (MS-1-)
  - Spindelzellige kutane Non-Langerhanszell-Histiozytose (MS-1±).

Siehe Tabelle 1 [Einteilung der kutanen Non-Langerhanszell-Histiozytosen]

### Therapie

Etablierte Therapieschemata liegen für die kutanen Non-Langerhanszell-Histiozytosen nicht vor. Bei den juvenilen Xanthogranulomen ist die Spontanheilung abzuwarten. S.a. unter den jeweiligen Krankheitsbildern.

### Prognose

Quoad vitam gut; bzgl. der einzelnen Krankheitsbilder siehe dort.

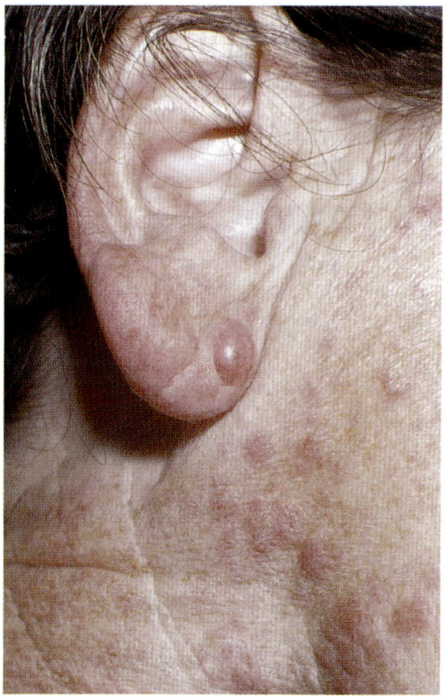

**Histiozytosen, Non-Langerhanszell-Histiozytosen.** Multiple, rötliche, rötlich-braune oder hautfarbene, unterschiedlich große, weiche bis mäßig-derbe Papeln und Knoten in der Ohr-Kieferwinkelregion bei einer 60-jährigen Frau.

**Histiozytosen, Non-Langerhanszell-Histiozytosen.** **Tabelle 1.** Einteilung der kutanen Non-Langerhanszell-Histiozytosen (variiert n. Goerdt)

| | | |
|---|---|---|
| **Klassische kutane Non-Langerhanszell-Histiozytosen (MS-1-)** | Juvenile Xanthogranulome | juveniles Xanthogranulom |
| | | benigne zephalische Histiozytose |
| | | solitäre und multizentrische Retikulohistiozytome der Kindheit |
| | | papulöse Xanthomatose |
| | | generalisierte eruptive Histiozytome der Kindheit |
| | Adulte Xanthogranulome | adultes Xanthogranulom |
| | | generalisierte eruptive Histiozytome |
| | | papulöse Xanthome |
| | | multizentrische Retikulohistiozytose |
| | Nekrobiotische Xanthogranulome | nekrobiotisches Xanthogranulom mit Paraproteinämie |
| **Spindelzellige kutane Non-Langerhanszell-Histiozytosen (MS-1+/-)** | | Histiozytom/zellreiches Dermatofibrom |

## Histiozytose, progressive noduläre

D76.3

### Erstbeschreiber
Taunton, 1978

### Synonym(e)
Noduläre kutane reaktive Histiozytose; Noduläre Non-Langerhanszell-Histiozytose

### Definition
Seltene progressive Histiozytose der Non-Langerhanszell-Gruppe, deren Entität noch umstritten ist. Diskutiert wird eine Variante der multizentrischen Retikulohistiozytose.

### Ätiologie
Unbekannt. In einigen Fällen wird die Assoziation mit chronisch-myeloischer Leukämie oder Hirntumoren diskutiert.

### Lokalisation
Generalisiert, typisch Gesichtsbefall.

### Klinisches Bild
- Integument: Generalisiert und symmetrisch auftretende, gelb-braune oder hautfarbene Papeln und Knoten mit charakteristischer Beteiligung des Gesichts. In seltenen Fällen Manifestation als Facies leontina.
- Allgemein: Guter klinischer Allgemeinzustand. Beteiligung von Gelenken oder inneren Organen nicht gesichert.

### Histologie
- Ansammlung irregulärer Histiozyten vermischt mit Lymphozyten. Keine Riesenzellen, keine Mitosefiguren.
- Elektronenmikroskopie: Pleomorphe Einschlusskörperchen wie bei der multizentrischen Retikulohistiozytose.
- Immunhistologie: MS-I-HMWP Expression auf läsionalen Histiozyten/Makrophagen (typisch für Non-Langerhanszell-Histiozytosen).

### Differenzialdiagnose
multizentrische Retikulohistiozytose

### Therapie
Infolge der Seltenheit der Erkrankung liegen keine allgemein gültigen Richtlinien vor. Erfolge sind unter zytostatischer Therapie mit Vinblastin und einer Therapie mit schnellen Elektronen beschrieben.

## Histon-Antikörper

### Definition
Anti-Histon-Antikörper (s.a.u. Histone) lassen sich häufig bei Patienten mit systemischem Lupus erythematodes nachweisen. Da sie jedoch eine geringe Spezifität innehaben und nicht mit bestimmten klinischen Symptomen assoziiert sind, spielen sie aus diagnostischer Sicht eine untergeordnete Rolle. Nahezu alle Patienten mit medikamenteninduziertem Lupus erythematodes haben Anti-Histon-Antikörper.

## Histon-Deacetylasen

### Synonym(e)
HDAC

### Definition
Klasse von Enzymen, die Veränderungen an Histon-Proteinen herbeiführen.

### Allgemeine Information
- Den Histonen kommt eine wichtige Rolle bei der Ausbildung der Chromatinstrukturen sowie bei der Regulation der Transkription zu. Histone stellen den Proteinanteil des Chromatins dar. Durch Acetylierung und Deacetylierung wird das Ablesen der Gene an der DNA, die mit ihren Windungen den Histonen aufliegt, reguliert. Diese Vorgänge werden von den Enzymen Histon-Acetyltransferase und Histon-Deacetylase (HDAC) gesteuert.
- Histon-Deacetylasen entfernen Acetylgruppen von acetyliertem Lysin auf das N-terminale Histonende. Durch die Deacetylierung bekommt die Aminosäure Lysin wieder eine positive elektrische Ladung. Dies erhöht die Affinität des Histonendes für das negativ geladene Phosphat-

Gerüst der DNA. Durch die folgende Blockierung der DNA für Transkriptionsfaktoren wird die DNA-Transkription herunterreguliert. Dies geht meist mit der Bildung von inaktivem Heterochromatin einher. Eine Hemmung der Histon-Deacetylase hat zur Folge, dass eine Hyperacetylierung der Histone auftritt. Dies kann u.a. einen kontrollierten Zelltod (Apoptose) der Krebszellen bewirken. Normale Zellen sind von Histon-Deacetylase-Hemmern nicht in diesem Ausmaß betroffen, so dass auf diesem Wege eine therapeutische Anwendung möglich erscheint.
- Vorinostat ist ein solcher Histon-Deacetylase-Inhibitor und ist in Amerika zur Behandlung des kutanen T-Zell-Lymphoms durch die FDA seit Oktober 2006 zugelassen. Erste Studien belegten, dass Vorinostat gut vertragen wird. In einer Phase II Studie mit Patienten mit CTCL im fortgeschrittenen Stadium und vorbeschriebener Therapieresistenz konnte gezeigt werden, dass 30% der Patienten auf Vorinostat ansprachen.

## Histone

### Allgemeine Information
- Basische chromosomale Eiweißmoleküle, um die sich die DNA im Zellkern herumlegt. Dadurch wird die DNA dicht gepackt. Es entstehen Nukleosomen, die wie Perlen auf einer Kette aufgereiht sind. Ein wichtiges Enzym, das die Verpackungseigenschaften der Histone bestimmt, ist die Topoisomerase. Zahlreiche Studien zeigen, dass die Acetylierung von Histonen mit einer Transkriptionsaktivierung und die Deacetylierung von Histonen mit einer Transkriptionsrepression korrelieren. Die gegensätzlichen Aktivitäten zweier Enzymklassen, der Histon-Acetyltransferasen (HAT) sowie der Histon-Deacetylasen (HDAC) kontrollieren das Ausmaß der Histonacetylierung.
- Heute ist eine Reihe von Wirkstoffen verfügbar, sogenannte HDAC-Inhibitoren, die es ermöglichen in den „histone code“ einzugreifen und die epigenetische Genregulation zu beeinflussen. Obwohl diese Substanzen die Expression von 2-5% aller Gene modulieren sind sie in vivo erstaunlicherweise nicht mit erheblichen Nebenwirkungen vergesellschaftet und finden u.a. bei den kutanen T-Zell-Lymphomen bereits therapeutische Verwendung (s.u. Vorinostat).

### Hinweis(e)
Anti-Histon-Antikörper lassen sich häufig bei Patienten mit systemischem Lupus erythematodes nachweisen. Nahezu alle Patienten mit medikamenteninduziertem Lupus erythematodes haben Anti-Histon-Antikörper.

## Histoplasmose B39.41

### Erstbeschreiber
Darling, 1906

### Synonym(e)
Retikuloendotheliale Zytomykose; Darlingsche Krankheit

### Definition
Intrazelluläre systemische Mykose mit Befall des Immunsystems und innerer Organe durch Histoplasma capsulatum.

### Erreger
Histoplasma capsulatum (dimorpher Pilz, der als Saprophyt im Erdreich, Staub sowie in Vogel- und Fledermauskot lebt).

### Einteilung
Klinische Verlaufsformen:
- Benigne oder asymptomatische Form
- Akute Lungenhistoplasmose
- Disseminierte Form
- Chronische Lungenhistoplasmose.

### Vorkommen/Epidemiologie
Endemisch vor allem in Nordamerika, Lateinamerika und Asien; seltener in Afrika (s.u. Histoplasmose, afrikanische). Gehäuft bei immunsupprimierten Patienten (z.B. bei HIV-Infektion).

### Ätiologie
Primärinfektion des Atemtraktes und der Lunge mit Histoplasma capsulatum durch Inhalation sporenhaltigen Staubes.

### Klinisches Bild
Grippeähnliche Symptomatik mit Lungenaffektionen. Hautveränderungen werden bei der chronischen Form beobachtet: Zerfallene Granulome im Bereich von Mund, Nase und Kehlkopf mit späterer Mutilation.

### Histologie
Histiozytenproliferation, Granulombildung (nicht von Tuberkeln zu unterscheiden), unspezifisches Granulationsgewebe.

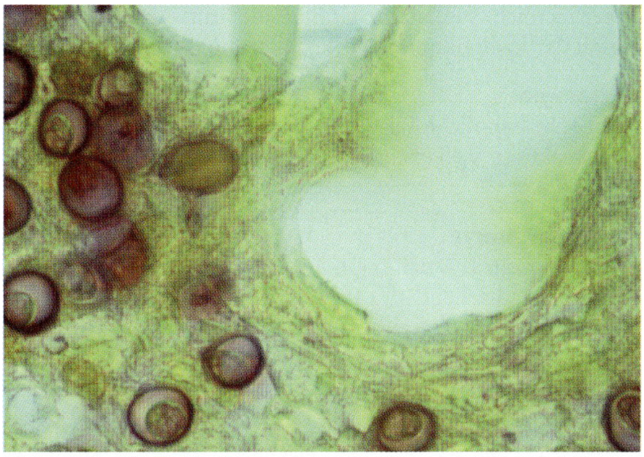

**Histoplasmose.** Histoplasma capsulatum. Hautbiopsie (Gridley-Färbung). Die Zellkapsel ist kräftig angefärbt.

### Diagnose
Kultureller Erregernachweis aus dem Sputum, Serodiagnostik (KBR) und Intrakutantests außerhalb der Endemiegebiete.

### Differenzialdiagnose
Tuberkulose.

### Externe Therapie
Bei Solitärherden: Chirurgische Entfernung unter Amphotericin-B-Schutz.

### Interne Therapie
Die meisten Patienten benötigen keine Therapie.
- Bei Immunkompetenz: Bei nicht-meningealen, nicht lebensbedrohlichen, disseminierten Formen antimykotische Therapie mit Azolderivaten. Itraconazol (z.B. Sempera Kps.) 200-400 mg/Tag über 6-9 Monate hat sich be-

währt als Präparat mit den wenigsten Nebenwirkungen bei guter Wirksamkeit.
- Bei Immunsuppression bzw. lebensbedrohlichen Formen: Amphotericin B 1mal/Tag 0,3-0,8 mg/kg KG i.v. für 6 Wochen. Einschleichend mit 0,25 mg/kg KG/Tag i.v., bei guter Verträglichkeit Steigerung auf o.g. Dosis als Dauerinfusion über 4-6 Std. Nebenwirkungen wie Paresen, Arachnoiditis oder Radikulitis können durch Vorinjektion von Glukokortikoiden abgemildert werden. Anschließend Erhaltungstherapie mit Itraconazol 200 mg/Tag p.o. Eine Erhaltungstherapie ist bei Immunsupprimierten wegen der hohen Rückfallquote unbedingt erforderlich. Therapiedauer in Abhängigkeit von der Klinik.

## Histoplasmose, afrikanische B39.5

### Definition
Seltene Form der Histoplasmose in Afrika.

### Erreger
Histoplasma capsulatum var. duboisii.

### Vorkommen/Epidemiologie
Sehr selten und nur vereinzelt in Europa. Prävalent in Madagaskar sowie West- und Zentralafrika.

### Ätiologie
Eintrittspforte noch nicht gesichert (percutan, inhalativ).

### Klinisches Bild
Oberflächlich subkutane Granulome mit Abszedierungen. Befall der Lymphknoten mit Fistulierung ist die Regel.

### Histologie
Große, hefeähnliche Pilzzellen im Gewebe, riesenzellige Gewebsreaktion, vielkernige Riesenzellen, enthalten bis zu 30 Pilzzellen.

### Interne Therapie
Amphotericin B 1mal/Tag 0,3-0,8 mg/kg KG i.v. für 6 Wochen, einschleichend mit 0,25 mg/kg KG/Tag i.v.; bei guter Verträglichkeit Steigerung auf o.g. Dosis als Dauerinfusion über 4-6 Std. Nebenwirkungen wie Paresen, Arachnoiditis oder Radikulitis können durch Vorinjektion von Glukokortikoiden abgemildert werden. Bei milden Verlaufsformen auch Cotrimoxazol (z.B. Eusaprim forte) als Dauertherapie über 1 Jahr. Ebenso scheint Ketoconazol (z.B. Nizoral) wirksam zu sein.

## Histoplasmose, epidemische B39.4

### Definition
Akute tödliche Form der Histoplasmose in Nordafrika.

### Therapie
Entsprechend der Histoplasmose.

## HIV-Infektion B24.x

### Definition
Durch das humane Immundefizienz-Virus (HIV) hervorgerufene, tödlich verlaufende Infektionskrankheit, die durch einen zunehmenden Verlust der zellulären Abwehr, charakterisiert durch ein zunehmendes Auftreten opportunistischer Infektionen sowie bestimmter Tumoren, gekennzeichnet ist.

### Erreger
HIV-1 und HIV-2 (alte Bezeichnungen HTLV III und LAV), humanpathogene Retroviren aus der Subfamilie der Lentiviren. Sie infizieren Zellen, die den CD4-Rezeptor und Korezeptoren (z.B. CCR5, CXCR4) tragen, z.B. T-Helferzellen, Monozyten, Makrophagen, dendritische Zellen, Mikroglia.

### Einteilung
- Erwachsene:
  - Klinische Kategorien der HIV-Infektion bei Erwachsenen.
  - Laborkategorien bei Erwachsenen:
    - Kategorie 1: CD4-Zellen/μl ≥ 500
    - Kategorie 2: CD4-Zellen/μl 200-499
    - Kategorie 3: CD4-Zellen/μl <200.
  - CDC-Klassifikation von 1993: Die CDC-Klassifikation erlaubt wichtige prognostische Aussagen:
    - AIDS-Patienten werden in Stadium C eingestuft.
    - Alle Patienten mit >500 CD4-Zellen/μl sowie asymptomatische Patienten mit >200 CD4-Zellen/μl sind in Stadium A.
    - Ausnahmen: Patienten mit >500 CD4-Zellen/μl und einem Kaposi-Sarkom, einem Non-Hodgkin-Lymphom oder einer Tuberkulose = Stadium C.
    - Alle anderen Patienten befinden sich in Stadium B.
- Kinder:
  - Klinische Einteilung der HIV-Infektion bei Kindern.
  - Immunologische Klasseneinteilung der HIV-Infektion bei Kindern.

### Vorkommen/Epidemiologie
- Inzidenz (Deutschland; 2007): ca. 2.750 neu diagnostizierte HIV-Infektionen.
- Prävalenz (Deutschland, 2007): ca. 59.000 Menschen mit HIV/AIDS. Es waren ca. 9.000 Menschen aus Hochprävalenzregionen (überwiegend Migranten aus Subsahara-Gebieten aus Afrika) betroffen.
- Neuinfektionen (Deutschland; 2007): n = ca. 2750. Zudem wurden dem RKI ca. 1100 neue AIDS-Erkrankungen gemeldet.
- Anstieg der HIV-Infektionen seit 2001 bei homosexuellen Männern in Deutschland (bedingt durch erhöhte Promiskuität, abgestumpftes Bewusstsein bzgl. unsafe sex, erleichterte sexuelle Kontakte durch das Internet).
- Es besteht eine hohe Rate an Koinfektionen mit anderen sexuell übertragbaren Erkrankungen (STI). Bis zu 60% der HIV-positiven Teilnehmer der KABASTI-Studie berichten über eine STI in den letzten 12 Monaten. Die Prävalenz von HSV-2 Antikörpern liegt bei 30-50%. Bis zu 95% aller HIV-infizierten haben eine Hepatitis B durchgemacht, etwa 10-15% haben eine chronische Hepatitis B. Ca. 15% sind HCV/HIV koinfiziert. Bis zu 80% der Infizierten in Deutschland sind TPHA-positiv, bis zu 15% der Syphilis-Infizierten haben eine HIV-Infektion.

### Ätiologie
- HIV-Infektion durch Geschlechtsverkehr, Bluttransfusionen, kontaminierte Kanülen etc., Organtransplantationen, unter der Schwangerschaft (diaplazentar, perinatal, über Muttermilch), künstliche Befruchtung.
- Risikogruppen in Europa und USA: Homosexuelle, Konsumenten intravenöser Drogen, Prostituierte, vor 1986: Hämophile, Empfänger von Bluttransfusionen.

- Hierarchie von Infektionswahrscheinlichkeiten für die HIV-Übertragung (Anordnung nach abnehmender Infektionswahrscheinlichkeit, höchste Wahrscheinlichkeit zuerst:
  - Gemeinsame Verwendung von Injektionsutensilien
  - Ungeschützter aufnehmender Analverkehr
  - Ungeschützter aufnehmender Vaginalverkehr
  - Ungeschützter eindringender Vaginalverkehr
  - Ungeschützter eindringender Analverkehr
  - Aufnehmender Oralverkehr (bei Aufnahme von Sperma).

## Klinisches Bild

- Akute HIV-Infektion (akutes Infektionsstadium): Bei ca. 30% der Patienten verläuft das Infektionsstadium asymptomatisch. 70% der Infizierten entwickeln durch Virämie nach 3-12 Wochen Wochen grippeähnliche Symptome wie Fieber, Kopfschmerzen, Erbrechen, Durchfall und Arthralgien. Lymphknotenschwellungen, morbilliforme oder makulopapulöse Exantheme und Pharyngitiden sind ebenfalls möglich. Nicht selten ähnelt das Krankheitsbild dem Verlauf einer infektiösen Mononukleose. Es kommt zu einem schnellen Anstieg und Abfall der HIV-RNA mit Disseminierung des HIV in das lymphatische Gewebe. Die CD4-Lymphozyten sinken für einige Wochen ab, während die CD8-Zellen zeitweise ansteigen.
- Klinisch asymptomatische HIV-Infektion (Latenzstadium): Die Zeitdauer dieses Stadiums schwankt zwischen einigen Wochen und mehreren Jahren, in denen keinerlei Beschwerden auftreten. In dieser Phase sind HIV-Antikörper nachweisbar. Unbehandelt kommt es zu einem langsamen Anstieg der HI-Viruslast. Klinisch können ein Lymphadenopathiesyndrom (LAS) und der AIDS-Related-Complex (ARC) auftreten. Dieses Stadium ist erreicht, wenn mindestens zwei vergrößerte extraingiunale Lymphknoten über die Dauer von 3 Monaten bestehen oder wenn Fieberschübe unklarer Genese länger als 4 Wochen anhalten oder wenn therapierefraktäre Durchfälle ohne Erregernachweis beobachtet werden. Ebenso können Candidose der Mundschleimhaut (Mundsoor), orale Haarleukoplakie, bakterielle Infektionen (z.B. Streptococcus pneumoniae, Salmonellen), Zoster oder schwere Herpes-simplex-Virus-Erkrankungen auftreten.
- AIDS-Stadium: Unbehandelt wird das AIDS-Stadium nach 1-15 Jahren erreicht. Aufgrund des zunehmenden Verlustes der zellulären Immunkompetenz Auftreten von Wasting, multiplen opportunistischen Infektionen (z.B. Pneumocystis carinii Pneumonie, Toxoplasmose, Zytomegalieinfektionen, atypischen Mycobakteriosen oder

**HIV-Infektion. Tabelle 1.** Die klinischen Kategorien der HIV-Infektion bei Erwachsenen

| | |
|---|---|
| **Kategorie A** (asymptomatisches Infektionsstadium) | - Asymptomatische HIV-Infektion<br>- persistierende generalisierte Lymphadenopathie (LAS)<br>- akute, symptomatische (primäre) HIV-Infektion (auch in der Anamnese) |
| **Kategorie B** (symptomatische Patienten ohne AIDS) | - bazilläre Angiomatose<br>- oropharyngeale Candida-Infektionen<br>- vulvovaginale Candida-Infektionen<br>- zervikale Dysplasien oder Carcinoma in situ<br>- konstitutionelle Symptome (Fieber >38,5 °C, Diarrhoe >4 Wochen)<br>- orale Haarleukoplakie<br>- Herpes zoster mit Befall mehrerer Dermatome oder nach Rezidiven in einem Dermatom<br>- idiopathische thrombozytopenische Purpura<br>- Listeriose<br>- Entzündungen des kleinen Beckens, besonders bei Komplikationen eines Tuben- oder Ovarialabszesses<br>- periphere Neuropathie |
| **Kategorie C** (symptomatische Patienten mit AIDS) | - Pneumocystis carinii-Pneumonie<br>- Toxoplasma-Enzephalitis<br>- ösophageale Candida-Infektion oder Befall von Bronchien, Trachea oder Lungen<br>- chronische Herpes simplex-Ulzera oder -Bronchitis, -Pneumonie, -Ösophagitis<br>- CMV-Retinitis<br>- generalisierte CMV-Infektion (nicht von Leber oder Milz)<br>- rez. Salmonellen-Septikämien<br>- rez. Pneumonien innerhalb eines Jahres<br>- extrapulmonale Kryptokokkeninfektionen<br>- chron. intestinale Kryptosporidieninfektion<br>- chron. intestinale Infektion mit Isospora belli<br>- disseminierte oder extrapulmonale Histoplasmose<br>- Tuberkulose<br>- MAI-Infektionen<br>- Kaposi-Sarkom<br>- maligne Lymphome (Burkitt, immunoblastisch, primäres zerebrales Lymphom)<br>- invasives Zervix-Karzinom<br>- HIV-Enzephalopathie<br>- progressive multifokale Leukenzephalopathie<br>- Wasting-Syndrom |

H

**HIV-Infektion. Tabelle 2.** Dermatologische Manifestationen der HIV-Infektion

| Erreger | Erkrankung / Manifestation |
|---|---|
| **Pilzinfektionen** | |
| Candida spp. | orale Candidose, Candidavulvovaginitis, Candidabalanitis |
| Pityrosporon ovale | Pityriasis versicolor, Pityrosporon-Follikulitis |
| Dermatophyten | Tinea corporis und Tinea profunda, Onychomykose |
| Cryptococcus neoformans | kutane Kryptokokkose |
| Histoplasma capsulatum | kutane Histoplasmose |
| Aspergillus fumigatus | kutane Aspergillose |
| **Bakterielle Infektionen** | |
| Staphylokokken | großblasige Impetigo contagiosa, varioliforme Pyodermie, Follikulitiden, Furunkulose |
| Streptokokken | Erysipel, Ekthymata |
| Bartonella spp. | bazilläre Angiomatose |
| Mycobacterium tuberculosis | Tuberculosis cutis luposa |
| M. avium intracellulare | kutane atypische Mykobakteriose |
| Treponema pallidum | Syphilis |
| **Virale Infektionen** | |
| Herpes simplex-Virus | rez. Herpes labialis oder genitalis, ulzerierender Herpes genitalis, Herpes simplex generalisatus |
| Varicella zoster-Virus | Varizellen, Herpes zoster über mehrere Dermatome, Herpes zoster generalisatus |
| Epstein-Barr-Virus | orale Haarleukoplakie |
| Poxvirus mollusci | Mollusca contagiosa |
| Zytomegalievirus | v.a. perianale Ulzera (s.u. Zytomegalie) |
| humane Papillomviren | Condylomata acuminata, AIN, PIN, VIN, KIN, Verrucae vulgares |
| **Infektionen durch Protozoen** | |
| Toxoplasma gondii | kutane Toxoplasmose |
| **Befall durch Milben** | |
| Sarcoptes scabiei | Skabies |
| Demodex folliculorum | Demodex-Follikulitis |
| **Tumoren** | |
| Humanes Herpes-Virus 8 | Kaposi-Sarkom |
| **Sonstige** | |
| | seborrhoisches Ekzem |
| | Exsikkationsekzem |
| | habituelle Aphthen |
| | Hypersensitivitätssyndrom nach Carbamazepin |
| | Purpura bei Autoimmunthrombozytopenie |
| | sterile eosinophile Pustulose |
| | Psoriasis vulgaris |
| | Zidovudin-assoziierte Melanoonychien und kutane Hyperpigmentierungen |
| | Arzneiexantheme bis hin zum Lyell-Syndrom, v.a. unter HAART, Cotrimoxazol, und Penicillintherapie |

Tuberkulose), Tumoren oder progressiver multifokaler Leukenzephalopathie (Jacob-Creutzfeld-Virus). Bei den Neoplasien handelt es sich um z.B. um Plattenepithelkarzinome, Zervix-CA, anale intraepitheliale Neoplasien, Analkarzinome, Kaposi-Sarkom und NHL-Lymphome. Häufig werden Condylomata acuminata diagnostiziert. Bei 90% der Fälle bestehen latente HPV-Infektionen.

**Merke: Bei behandelten Patienten sind aufgrund von HAART und multiplen Prophylaxemaßnahmen die zeitlichen Verläufe bis zum Erreichen des AIDS-Stadiums bzw. die Dauer des AIDS-Stadiums oft stark protrahiert bzw. das Fortschreiten der Erkrankung stark verlangsamt.**

### Diagnose

- Nachweis der Infektion: Antikörper-Nachweis (anti p24, anti gp 120/160) in ELISA und Western-Blot. Serokonversion meist 2-6 Wochen nach Infektion, aber auch nach Monaten möglich. Antigen-Nachweis mit Polymerasekettenreaktion (HIV-spez. DNA) bereits nach ca. 7 Tagen möglich. P24 im Serum (Kernprotein).
- Nachweis der zellulären Immundefizienz: Wichtigstes Kriterium ist die Verminderung der CD4-Zellzahl unter 500/μl. Außerdem: Absinken des CD4/CD8-Quotienten unter 1,2 und der Gesamtlymphozytenzahl.
- Immunologische Zusatzdiagnostik (Verlaufsparameter, die mit der Erkrankungsaktivität korrelieren): Zirkulierende Immunkomplexe, CRP, beta-2-Mikroglobulin, Neopterin, Gamma-Globuline, Lymphokine, Interferon gamma, Interleukin-2-Rezeptoren.

### Therapie

- S.a.u. HAART. S.a.u. HIV-Infektion, Postexpositionsprophylaxe.
- Aufgrund neuerer Studienergebnisse ist die Therapie der HIV-Infektion in den letzten Jahren grundsätzlich überdacht worden. Während früher mit der Therapie erst bei symptomatischen HIV-Patienten bzw. bei Patienten mit <500 CD4-Zellen/μl oder später begonnen wurde, wird heute die Indikation zur Therapie nicht mehr in Abhängigkeit von der CD4-Zellzahl/μl oder dem Auftreten HIV-assoziierter Erkrankungen allein, sondern v.a. in Abhängigkeit von der Virusbelastung (HIV-RNA Kopien/ml) und vom Verlauf der CD4-Zellen im Blut gestellt, da man weiß, dass Patienten mit hoher Viruslast wesentlich schneller an AIDS erkranken.
- Für die Therapie stehen mittlerweile mehr als 20 Präparate und Präparatekombinationen zur Verfügung, weitere befinden sich in klinischen Zulassungsstudien. Ziel der Therapie muss es sein, die Viruslast um mind. 2 log10-Stufen zu senken bzw. sie unter die Nachweisgrenze zu bringen (Kontrolle der Virusbelastung vor Therapieeinleitung, nach 4 Wochen sowie anschließend in jeweils 1-3-monatigen Abständen). Begonnen wird i.d.R. mit einer antiretroviralen Kombinationstherapie. Ein zusätzliches Problem stellen mögliche Resistenzentwicklungen der reversen Transkriptase bzw. der viralen Protease dar, die zu einer Unwirksamkeit einzelner Präparate in der Therapie führen können. Aus o.g. Gründen ergibt sich die Indikation zur regelmäßigen Bestimmung der Viruslast (z.B. initial für 3 Monate 4-wöchentlich, danach 3-monatlich). Bei Verdacht auf Therapieversagen sollte vor dem Umsetzen der Therapie eine genotypische („Genotyping") und ggf. auch eine phänotypische („Phenotyping") Resistenztestung durchgeführt werden. Mit dem Auftreten von Resistenzen ist bei den verschiedenen Substanzen zu unterschiedlichen Zeitpunkten zu rechnen: Beim erneuten Anstieg der Viruslast sollte die antiretrovirale Therapie unter Berücksichtigung der Resistenzlage umgestellt werden.
- Neben der adäquaten antiretroviralen Therapie spielt bei fortgeschrittenem Immundefekt die Primär-Prophylaxe gegen opportunistische Infektionen eine wichtige Rolle.
- Die Wirksamkeit der Therapie ist maßgeblich von der Compliance des Patienten abhängig. Diskutiert wird weiterhin, ob eine einmalige Gabe der antiretroviralen Therapie der mehrfachen Gabe überlegen ist. Aufgrund der geringen Fallzahlen ist die Datenlage jedoch nicht eindeutig. Es bedarf weiterer Studien, um diesen Sachverhalt zu klären.
- Behandlung HIV-diskordanter Paare mit Kinderwunsch: Die Beratung und Betreuung HIV-diskordanter Paare mit Kinderwunsch ist eine interdisziplinäre Aufgabe auf der Basis einer umfassenden Diagnostik. Bei HIV-Infektion des (Ehe-) Mannes kann durch Verfahren der assistierten Reproduktion der Kinderwunsch mit allenfalls hypothetischem Restrisiko einer Infektion für die gesunde Partnerin realisiert werden. Ist die Frau HIV-infiziert, sollte das fertile Paar über die Möglichkeiten der Selbstinsemination unterrichtet werden. Über eine aktive reproduktionsmedizinische Therapie kann angesichts des heutigen Kenntnisstandes, insbesondere wegen des Risikos der materno-fetalen Transmission und der angesprochenen haftungsrechtlichen Überlegungen, nur im Einzelfall entschieden werden. Selbstverständlich müssen diese Einschätzungen an künftige Entwicklungen angepasst werden.

### Hinweis(e)

In den letzten Jahren ist die Lebenserwartung HIV-infizierter Patienten deutlich gestiegen. Trotz allen Fortschrittes gewinnen Begleiterkrankungen an Bedeutung und zehren einen Teil der Zunahme an Lebensjahren und -qualität wieder auf. Bei Verfügbarkeit von antiretroviraler Therapie machen nicht-AIDS-assoziierte Ereignisse in den USA mittlerweile 42% aller Todesfälle aus, wobei an erster Stelle kardiovaskuläre Erkrankungen, gefolgt von Leber- und Lungenerkrankungen noch vor den Tumoren stehen. Nach einer Umfrage an HIV-spezialisierten Krankenhäusern in Frankreich waren bereits 2000 (4 Jahre nach Einführung der hochaktiven antiretroviralen Therapie) 28% aller Todesfälle auf Tumorerkrankungen zurückzuführen, davon waren 45% nicht-AIDS-definierend. Neben Lymphomen, Kaposi-Sarkomen und Zervixkarzinomen traten vor allem Bronchialkarzinome, hepatozelluläre Karzinome und Analkarzinome auf.

## HIV-Infektion, HIV-Corezeptor-Tropismus

### Synonym(e)

Corezeptor-Tropismus; Coreceptor tropism

### Allgemeine Information

- Neben CD4-Rezeptoren benötigen HI-Viren die Interaktion des viralen Envelope-Proteins mit sekundären zellulären Rezeptoren an der Oberfläche von Zielzellen. Diese Interaktionen triggern die Membranfusion der Membranen des HI-Virus mit der Membran der Zielzelle. In vivo sind insbes. die Corezeptoren CCR5 und CXCR4 von Bedeutung. Sie sind jeweils nach ihren natürlichen Liganden benannt. Für Corezeptor CCR5 sind die Liganden CC-Chemokine (MIP) und RANTES, für den CXCR4-Corezeptor ist es das CXC-Chemokin SDF-1. HIV-Stämme werden R5-Stämme genannt, wenn sie zum Eintritt in die Zelle CCR5-Rezeptoren nutzen, bzw. X4-Stämme, wenn sie die Zelle über CXCR4-Rezeptoren befallen. Dualtrope Stämme sind demnach HIV-Stämme, die beide Corezeptoren zum Befall einer Wirtszelle nutzen können. Sie werden als D/M-Stämme bezeichnet.

- R5-Stämme befallen bevorzugt aktivierte CD4-Zellen und Makrophagen. X4-Stämme befallen außerdem naive und ruhende T-Zellen.
- Reine X4-Stämme werden bislang nur selten beobachtet, überwiegend sind R5-Stämme beschrieben worden, weniger häufig auch dualtrope HIV-Stämme. Laut Studienlage kann angenommen werden, dass bei therapienaiven Patienten ca. 80-90% R5-Stämme vorliegen.
- Der Wechsel des Tropismus von R5 bzw. D/M hin zu X4 ist häufig assoziiert mit stark verminderten CD4-Zellzahlen und Krankheitsprogression. Die Plasmavirämie hingegen ist bei D/M-Stämmen und R5-Stämmen ähnlich hoch.
- Bei HIV-Patienten mit Therapieerfahrung beträgt der Anteil der R5-Stämme 50-60%, daher ist vor Therapie mit Entry-Inhibitoren eine Tropismus-Testung durchzuführen.
- Patienten mit nicht progredienter HIV-Erkrankung zeigen überwiegend R5-Virenstämme.

## HIV-Infektion, Postexpositionsprophylaxe

### Synonym(e)
PEP

### Definition
Empfohlenes Vorgehen nach Schnitt- oder Stichverletzungen durch HIV-kontaminiertes Material bzw. ungeschütztem sexuellem Kontakt mit HIV-Infizierten. S.a.u. HIV-Infektion. Die Wirksamkeit der PEP ist maßgeblich vom Zeitraum zwischen Exposition bis zum Beginn und der Dauer der Medikamentengabe und auch von der Auswahl der Medikamente abhängig. Zumindest ein Teil der Wirksamkeit der PEP beruht auf einer durch die Medikamente geschützten Entwicklung einer kompetenten zellulären Immunantwort.

### Allgemeine Information

Merke: **Das durchschnittliche Risiko einer HIV-Infektion nach perkutaner Exposition mit Blut von HIV-Infizierten liegt nach den bisher vorliegenden Daten bei etwa 0,3%; d.h. im Mittel führt eine von 330 Expositionen zu einer HIV-Infektion. Das durchschnittliche Infektionsrisiko bei Schleimhautexposition und bei Exposition entzündlich veränderter Hautpartien liegt hingegen um 0,03% (eine HIV-Infektion bei 3300 Expositionen). In allen Fällen werden auch hier individuelle Unterschiede durch die infektiöse Blutmenge, die Viruskonzentration und die Expositionsdauer bestimmt.**

Merke: **Eine HIV-PEP sollte so früh wie möglich nach einer Exposition begonnen werden, die besten Ergebnisse sind bei einem Prophylaxebeginn innerhalb von 24 Stunden, besser noch innerhalb von 2 Stunden zu erwarten. Liegen bereits mehr als 72 Stunden zwischen der Exposition und dem möglichen Prophylaxebeginn, so kann nach derzeitigem Kenntnisstand eine Prophylaxe nicht mehr empfohlen werden (Ausnahmen siehe oben). Alternativ kann ein HIV-Monitoring (HIV-Antikörpertests z.B. 6 und 12 Wochen nach der Exposition, bei klinischer Symptomatik ggf. HIV-PCR) angeboten und ggf. eine frühzeitige Therapie bei Nachweis einer Virämie in Erwägung gezogen werden.**

- Von einer HIV-Exposition wird nach geltendem Kenntnisstand ausgegangen bei:
  - Verletzung mit HIV-kontaminierten Instrumenten bzw. Injektionsbestecken
  - Benetzung offener Wunden und Schleimhäute mit HIV-kontaminierten Flüssigkeiten
  - ungeschütztem Geschlechtsverkehr mit einer HIV-infizierten Person
  - Gebrauch von HIV-kontaminiertem Injektionsbesteck und
  - Transfusion von HIV-kontaminiertem Blut oder Blutprodukten.
- Vermutlich sind Verletzungen an Hohlraumnadeln gefährlicher als an chirurgischen Nadeln. An eine Infektionsübertragung muss auch nach kriminellen Angriffen mit möglicherweise infektiösen Waffen oder Gegenständen (Stichwerkzeuge, etc.) sowie bei Verletzungen mehrerer Beteiligter gedacht werden.
- Berufliche HIV-Übertragungen sind bisher nur durch Blut oder Viruskonzentrat (Viruskultur) erfolgt, insbes. bei:
  - Stich- und Schnittverletzungen
  - Kontakt infektiöser Materialien mit einer offenen Wunde oder nicht-intakter (geschädigter) Haut des Exponierten
  - Schleimhautexposition (inkl. Blutspritzern ins Auge).

### Hinweis(e)
Folgende Maßnahmen tragen zum Schutz vor Kontamination bei:

- Kein Zurückstecken (recapping) von Schutzkappen auf benutzte Kanülen!
- geordnete, durchdachte und konzentrierte Arbeitsweise bei verletzungsträchtigen Tätigkeiten.
- Verwendung von Sicherheitskanülen (Blunt-Needles) bei Blutentnahmen und Verweilkanülen.
- Verwendung bruch- und durchstichsicherer Entsorgungsbehälter für gebrauchte Kanülen und andere Einmalmaterialien am Ort des Umgangs bzw. Mitnahme der Behälter bei jedem entsprechenden Eingriff (Überfüllung vermeiden!).
- Anlegen von Schutzhandschuhen vor möglichem Kontakt mit infektiösem Material wie Blut, Speichel u.a. (gilt auch für Reinigungs- und Desinfektionsmaßnahmen einschließlich Instrumentenaufbereitung).
- Benutzung einer ggf. auch seitlich geschlossenen Schutzbrille bei Gefahr von Spritzern infektiösen Materials ins Auge (z.B. bei Bronchoskopie, Intubation, transurethraler Katheterisierung, Entbindung, zahnärztlicher Behandlung, Arbeiten mit Plasma / Serum / Liquor).
- Medizinisches Personal sollte gegen HBV geimpft sein. Die HBV-Schutzimpfung muss bei Einstellungs- und ar-

**HIV-Infektion, Postexpositionsprophylaxe. Tabelle 1.** Fragen zur Einschätzung des konkreten Infektionsrisikos nach HIV-Infektion und zur Abklärung einer möglichen Medikamentenresistenz von HIV (nach den Deutsch-Österreichischen Richtlinien zur Postexpositionellen Prophylaxe der HIV-Infektion)

- **Wann hat der mögliche Kontakt mit HIV stattgefunden?**
- Von welcher Indexperson stammt das Material?
- **Wie wurde HIV möglicherweise übertragen? (z.B. durch Hohlraumkanülen? durch Schleimhautkontakte?)**
- Wie tief sind vorliegende Verletzungen (immer erst nach Blutungsinduktion und Antiseptik)? Wurden Blutgefäße eröffnet?
- Trägt das verletzende Instrument Spuren der Kontamination mit Blut?
- **Ist die Indexperson nachweislich infiziert bzw. wie wahrscheinlich ist eine HIV-Infektion?**
- In welchem Stadium der HIV-Erkrankung (klinische Manifestation, CD4-Zellzahl) befindet sich die Indexperson?
- Wie hoch ist aktuell die Virämie der Indexperson gemessen an den HIV-RNA-Kopien/ml?
- Wird die Indexperson mit antiretroviralen Medikamenten behandelt? Wenn ja mit welchen Medikamenten über welchen Zeitraum?
- Sind Resistenzen bekannt?
- Welche anderen Maßnahmen wurden bisher ergriffen?

Die Beantwortung dieser Fragen ist zwar wichtig hinsichtlich einer bestmöglichen Risikoabschätzung, jedoch nur zum Teil (fett gedruckt!) zur Indikationsstellung, bzw. zum Beginn einer medikamentösen Prophylaxe erforderlich!

**HIV-Infektion, Postexpositionsprophylaxe. Tabelle 2.** Indikation zur HIV-PEP bei beruflicher HIV-Exposition (nach den Deutsch-Österreichischen Richtlinien zur Postexpositionellen Prophylaxe der HIV-Infektion)

| Exposition | PEP-Empfehlung |
|---|---|
| Perkutane Verletzung mit Injektionsnadel oder anderer Hohlraumnadel (Körperflüssigkeit mit hoher Viruskonzentration: Blut, Liquor, Punktatmaterial, Organmaterial, Viruskulturmaterial) | PEP empfehlen |
| Tiefe Verletzung (meist Schnittverletzung), sichtbares Blut | PEP dringend empfehlen |
| Nadel nach intravenöser Injektion | PEP dringend empfehlen |
| Oberflächliche Verletzung (z. B. mit chirurgischer Nadel) | PEP anbieten |
| ggf. Ausnahme, falls Indexpatient AIDS oder eine hohe HI-Viruskonzentration hat | PEP empfehlen |
| Kontakt von Schleimhaut oder verletzter/geschädigter Haut mit Flüssigkeiten hoher Viruskonzentration | PEP anbieten |
| Perkutaner Kontakt mit anderen Körperflüssigkeiten als Blut (wie Urin oder Speichel) | PEP nicht empfehlen |
| Kontakt von intakter Haut mit Blut (auch bei hoher Viruskonzentration) | PEP nicht empfehlen |
| Haut- oder Schleimhautkontakt mit Körperflüssigkeiten wie Urin und Speichel | PEP nicht empfehlen |

**HIV-Infektion, Postexpositionsprophylaxe. Tabelle 3.** Indikation zur HIV-PEP nach sexueller und anderer HIV-Exposition (nach den Deutsch-Österreichischen Richtlinien zur Postexpositionellen Prophylaxe der HIV-Infektion)

| Exposition | PEP-Empfehlung |
|---|---|
| Transfusion von HIV-haltigen Blutkonserven oder Erhalt von mit hoher Wahrscheinlichkeit HIV-haltigen Blutprodukten oder Organen | PEP dringend empfehlen |
| Ungeschützter insertiver oder rezeptiver vaginaler oder analer Geschlechtsverkehr (z.B. infolge eines geplatzten Kondoms) mit einer HIV-infizierten Person | PEP empfehlen, außer wenn Indexperson unter stabiler HAART (VL<50 Kopien seit mind. 6 Monaten) |
| Nutzung HIV-kontaminierten Injektionsbestecks durch mehrere Drogengebrauchende gemeinsam oder nacheinander | PEP dringend empfehlen |
| ungeschützter oraler Geschlechtsverkehr mit der Aufnahme von Sperma des HIV-infizierten Partners in den Mund | PEP nur bei Vorliegen zusätzlicher Risikofaktoren anbieten - z.B. Ulzera, Verletzungen im Mund |
| Küssen und andere Sexualpraktiken ohne Sperma-/Blut-Schleimhautkontakte sowie S/M-Praktiken ohne Blut-zu-Blut-Kontakte | PEP nicht empfehlen |
| Verletzung an gebrauchtem Spritzenbesteck zur Injektion von Drogen, Medikamenten oder Insulin | PEP nicht empfehlen |

beitsmedizinischer Vorsorgeuntersuchung jedem Mitarbeiter mit Infektionsgefährdung kostenlos angeboten werden. Gleiches gilt für nichtmedizinisches Personal, auch von Fremdfirmen, das in infektionsgefährdeten Arbeitsbereichen etwa Reinigungs- und Entsorgungsdienste leistet.

- Prophylaxemodifikation: Eine Modifikation dieser Prophylaxe-Schemata sollte immer dann in Erwägung gezogen werden, wenn die Index-Person antiretroviral vorbehandelt ist bzw. unter antiretroviraler Behandlung eine nachweisbare Viruslast aufweist. Als allgemeine Richtlinien für die Modifikation gelten die Regeln der sequentiellen Kombinationstherapie der HIV-Infektion:
  - wenn möglich Einsatz von mindestens zwei Medikamenten, mit denen der Index-Patient bisher nicht behandelt wurde
  - Beachtung bekannter Kreuzresistenzen
  - bei Indexpatienten mit NNRTI-Vorbehandlung und virologischem Versagen sowie bei mit Proteasehemmern vorbehandelten Patienten mit virologischem Versagen sollte bevorzugt ein geboosteter Proteasehemmer (z.B. Lopinavir in Fixkombination mit Ritonavir [Kaletra]) zum Einsatz kommen.
  - Bei Indexpatienten mit bekanntermaßen multiresistentem Virus kann auch der Einsatz neuerer Medikamente wie Darunavir (Prezista) und Enfurvitid (Fuzeon) zur Postexpositionsprophylaxe erwogen werden.
- Die im Einzelfall zu verabreichende Kombination sollte sich dann zusätzlich an dem aktuellen Stand von Thera-

H

**HIV-Infektion, Postexpositionsprophylaxe. Tabelle 4.** Standard-Kombinationen zur HIV-PEP* (nach den Deutsch-Österreichischen Richtlinien zur Postexpositionellen Prophylaxe der HIV-Infektion)

| | Kombinationspartner | Ritonavir (Kaletra: 2mal 400/100 mg) | Zidovudin (Retrovir: 2mal 250 mg) | Tenofovir (Viread: 1mal 300 mg) | Efavirenz* (Sustiva/ Stocrin: 1mal 600 mg) |
|---|---|---|---|---|---|
| RTI ↓ | | | | | |
| **Tenofovir + Emtricitabin (Truvada: 1mal 300/200 mg)** | | wahrscheinlicher Vorteil: rascher Wirkungseintritt | möglich | nicht sinnvoll | möglich |
| **Zidovudin + Lamivudin (Combivir: 2mal 300/150 mg)** | | möglich | nicht sinnvoll | möglich | möglich |

* nicht in der Schwangerschaft anwenden

**Behandlungsdauer:** Die Prophylaxe sollte vier Wochen lang durchgeführt werden. Längere Behandlungszeiträume können in Erwägung gezogen werden, wenn es zu einer massiven Kontamination gekommen ist und/oder der Zeitraum zwischen Exposition und Prophylaxebeginn länger als 36-48 Stunden ist (Expertenkonsultation!)

**HIV-Infektion, Postexpositionsprophylaxe. Tabelle 5.** Mögliche Alternative zur Standard-Kombination der HIV-PEP (nach den Deutsch-Österreichischen Richtlinien zur Postexpositionellen Prophylaxe der HIV-Infektion)

| Standard-Medikamente | | Alternative Medikamente |
|---|---|---|
| Tenofovir, Zidovudin | → | Stavudin (Zerit: 2mal 40 mg)* |
| Emtricitabin, Lamivudin | → | Didanosin (Videx: 1mal 400 mg)* |
| Lopinavir/Ritonavir | → | Nelfinavir**, Indinavir**,Saquinavir (Invirase:, 2mal 1000 mg + 2mal 100 mg Ritonavir), Fosamprenavir (Telzir: 2mal 700 mg + 2mal 100 mg Ritonavir) |

* aber nicht Stavudin mit Didanosin kombinieren; ** ungeboostet einsetzbar, Diätvorschriften beachten!

**Behandlungsdauer:** Die Prophylaxe sollte vier Wochen lang durchgeführt werden. Längere Behandlungszeiträume können in Erwägung gezogen werden, wenn es zu einer massiven Kontamination gekommen ist und/oder der Zeitraum zwischen Exposition und Prophylaxebeginn länger als 36-48 Stunden ist (Expertenkonsultation!)

pie-Empfehlungen orientieren, wie sie mit Erkenntnissen über Neben- und Wechselwirkungen oder über evtl. zu erwartende Spätfolgen z.B. in den deutsch-österreichischen Konsensus-Empfehlungen zur antiretroviralen Therapie zusammengefasst sind. In diesen Fällen sollte die HIV-PEP in Zusammenarbeit mit einem Schwerpunktzentrum für HIV-Therapie bzw. einem in der HIV-

**HIV-Infektion, Postexpositionsprophylaxe. Tabelle 6.** HIV-PEP in Schwangerschaft und Stillzeit (nach den Deutsch-Österreichischen Richtlinien zur Postexpositionellen Prophylaxe der HIV-Infektion)

- Aktuelle Erkenntnisse über prä- und klinische Daten zu den antiretroviralen Substanzen bei Schwangerschaft sind jeweils neu einzuholen und zu überprüfen. Derzeit kann keine Substanz als völlig unbedenklich zur Behandlung wie zur Prophylaxe eingestuft werden. Da mit Zidovudin und mit Lamivudin bislang die umfangreichsten klinischen Erfahrungen bestehen, sollte die Standard-PEP bei einer Schwangeren diese Medikamente enthalten, z.B. in Form einer Kombination aus:
  - Zidovudin + Lamivudin + Lopinavir/rit (Combivir 2mal/Tag 300/150 mg + Kaletra 2mal/Tag 400/100 mg).
- Soweit untersucht, können bei Einnahme alle antiretroviralen Medikamente in relevantem Umfang auch in der Muttermilch nachgewiesen werden. Bei postexpositioneller Kombinationstherapie in der Stillperiode ist deshalb zumindest für den betroffenen Zeitraum eine Stillpause oder ein Abstillen zu empfehlen.

Therapie erfahrenen Arzt erfolgen. Bei Unsicherheit bezüglich der Medikamentenkombination sollte aber jede HIV-PEP zunächst mit einer Standard-Prophylaxe begonnen werden!

- Zeitverlust bewirkt eine verminderte Schutzwirkung der PEP! Wenn die vorgeschlagenen Medikamente nicht sofort erhältlich sind, kann auf andere, erprobte und sofort verfügbare Medikamente ausgewichen werden, z.B. Stavudin statt Tenofovir oder Zidovudin, Didanosin statt Emtricitabin oder Lamivudin (aber keine Kombination Zidovudin + Stavudin oder Didanosin + Stavudin, Nelfinavir (ungeboostet), Indinavir (geboostet oder ungeboostet) oder Saquinavir (nur geboostet) statt Lopinavir/ritonavir.

## Hobelspanphänomen B36.0

**Synonym(e)**
Holzspanphänomen; Mehlstrichphänomen

**Definition**
Phänomen bei Pityriasis versicolor. Über den Läsionen lässt sich die aufgelockerte Hornschicht mit einem Holzspatel in holzspanähnlichen Schuppen abschieben.

## Hobnail-Endothelien

**Definition**
Proliferationsform vaskulärer Endothelien, die schuhzweckenartig (hobnail) ins Lumen protuberieren. Zu den Gefäßtumoren, die Hobnail-Endothelien zeigen, gehören:
- Targetoides, hämosiderotisches Hämangiom
- Papilläres intralymphatisches Angioendotheliom
- Dabska's Tumor
- Retiformes Hämangioendotheliom.

## Hochsingersche Infiltrate A50.0

**Definition**
Zur Syphilis connata praecox gehörende Hauterscheinungen.

**Lokalisation**
Überwiegend an den Lippen. Andere Lokalisationen: Augenbrauen, Nasenflügel, Kinn, Sakralregion, Hand- und Fußflächen, Anogenitalregion, Fersenregion.

**Klinisches Bild**
Papelkranz an den Lippen mit starker Infiltration der umgebenden Haut. Später Übergang in Parrotsche Furchen.

**Therapie**
Entsprechend der Syphilis connata.

## Hochspannungsunfall T75.4

**Definition**
Elektrizitätsschädigung bei Spannungen über 1000 V.

**Ätiologie**
Unfälle bei Kontakt mit Hochspannungsleitungen in Elektrizitätswerken, Überlandleitungen, Umspannwerken mit starkstrombetriebenen Apparaten.

**Klinisches Bild**
Meist schwere Gewebezerstörungen an Stromein- und -austrittstellen mit tief ausgestanzt wirkenden oder stichartigen Defekten, mit Verschorfungen oder Ulzerationen.

**Therapie**
- Erste-Hilfe-Maßnahmen zur Aufrechterhaltung der lebensnotwendigen Organfunktionen. Sofortige Einweisung auf die Intensivstation zur Überwachung der Herzfunktion.
- Hauterscheinungen werden trocken behandelt wie bei Verbrennung.

## Hoigné-Syndrom T80.82

**Erstbeschreiber**
Hoigné, 1959; Schoch, 1959

**Definition**
Akutes embolisch-toxisches Geschehen nach intravasal injizierten Depot-Penicillinen.

**Klinisches Bild**
Kurze Zeit nach intravasaler Injektion zentral-nervöse Symptomatik mit Krämpfen, akustischen und optischen Störungen und Erregungszuständen.

**Therapie**
Stufentherapie wie beim anaphylaktischen Schock, um Kreislaufdestabilisation zu verhindern. Nach anfänglich dramatischer Symptomatik bildet sich jedoch das Krankheitsbild innerhalb von 15-30 Minuten vollständig zurück.

## Homan-Zeichen I80.2

**Definition**
Schmerzen in der Wade bei Dorsalflexion des Fußes bei Phlebothrombose.

## Homme mommie M34.8

**Definition**
Mumienartig anmutende Gestalt im weit fortgeschrittenen Stadium der systemischen Sklerodermie (SSc).

## Homme rouge L53.9

**Erstbeschreiber**
Besnier u. Hallopeau, 1891

**Synonym(e)**
Erythrodermie mycosique; Homme orange

**Definition**
Unübliche Bezeichnung für Erythrodermie bei kutanem T-Zell-Lymphom oder bei ungeklärter Ätiologie, meist mit Juckreiz und Lymphknotenschwellungen, gelegentlich auch Haarausfall und Nagellockerung, einhergehend. Vorkommen von Nappes claires. S.u. Lymphom, kutanes T-Zell-Lymphom.

## Homozystinurie E72.1

**Definition**
Angeborener genetischer Defekt im Methioninstoffwechsel als Folge eines Cystathionsynthetasemangels.

**Klinisches Bild**
- Hauterscheinungen: Vor allem bei Wärme fleckig gerötete Wangenhaut und grobporige Gesichtshaut. Feine, dünne Haare. Die Haut der Extremitäten wirkt retikuliert. Atrophische, zigarettenpapierähnliche Narben und livedoartige Gefäßzeichnungen an den Händen sind möglich.
- Extrakutane Manifestationen: Linsenektopie, Skelettveränderungen, Störungen des Wachstums und der geistigen Entwicklung, Myopie, arterielle und venöse Thrombosen.

### Diagnose
Homocysteinachweis im Urin.

### Differenzialdiagnose
Marfan-Syndrom.

### Therapie
Vitamin $B_6$ (Pyridoxin) in höheren Dosierungen. Lebenslange Dauertherapie.

### Prognose
Wegen Thromboseneigung ist die Lebenserwartung eingeschränkt.

## Honiggras (wolliges)

### Synonym(e)
Holcus lanatus

### Definition
Häufiges, in ganz Europa heimisches, in Höhen bis ca. 900 m wachsendes Gras mit hoher allergener Potenz, das zur Familie der Süßgräser (Poaceae) gehört.

### Allgemeine Information
- Mehrjährige grasartige Pflanze, mit Wuchshöhen zwischen 20-100 cm.
- Blühzeit: Mai bis August.
- Pollengröße 25-34 µm.
- Kreuzallergien: Pollen aller anderen Gräser (s.u. Gräser- und Getreidepollen) fliegen im Juni und Juli.
- Allergene der Honiggraspollen sind die Proteine Hol l 1 und Hol l 5.

## Hopfenpflückerdermatitis L24.7

### Erstbeschreiber
Dale, 1693; Badham, 1834; Danlos, 1900

### Definition
Vorwiegend irritative Kontaktdermatitis, meist beruflicher Natur, durch intensiven Kontakt mit der Hopfenpflanze. Die sog. Hopfenpflückerdermatitis tritt überwiegend bei beruflich exponierten Personen auf: Hände, Unterarme, seltener Gesicht. Echte Kontaktallergien (Humulon?) sind sehr selten.

### Therapie
Meiden der auslösenden Noxe, stadiengerechte Behandlung des Ekzems, s.u. Ekzem.

## Hordeolum H00.01

### Synonym(e)
Gerstenkorn; Zilienabszess

### Definition
Eitrige Follikulitis und Perifollikulitis im Bereich der Wimpern. Man unterscheidet das Hordeolum externum bei Befall der Zeisschen und Mollschen Drüsen vom Hordeolum internum bei Befall der Meibomschen Drüsen.

### Klinisches Bild
Einseitige oder beidseitige, akute, schmerzhafte Entzündung im Bereich der Ober- oder Unterlidkante mit Rötung, Schwellung und eitriger Einschmelzung. Entleerung des Eiters nach außen.

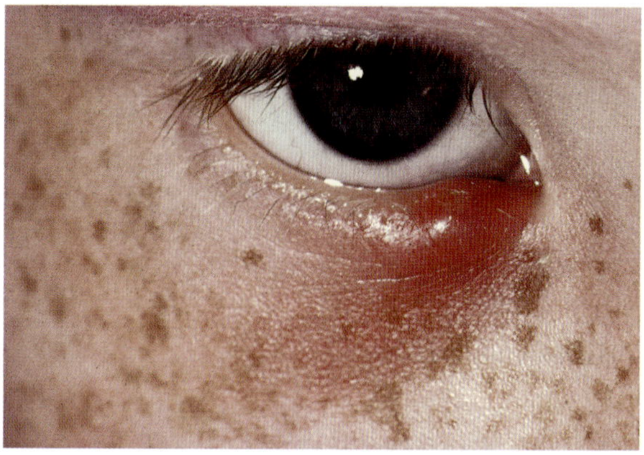

**Hordeolum.** Solitärer, akuter (seit 7 Tagen bestehend), 0,5 cm großer, praller, stark schmerzhafter, roter, glatter Knoten mit umgebendem Reflexerythem. Auftreten bei einem 10-jährigen Mädchen im Bereich des rechten Epikanthus.

### Histologie
Follikulär gebundene abszedierende Entzündung.

### Differenzialdiagnose
Chalazion, Follikulitis durch Demodex folliculorum.

### Therapie
„Reifung" des Abszesses abwarten. Antibiotika extern und intern zum Schutz des anderen Lides und der benachbarten gesunden Haut. Ggf. Stichinzision durch den Ophthalmologen.

### Prognose
Spontane Abheilung in wenigen Tagen, selten chronischer Verlauf mit Rezidiven.

## Horner-Syndrom G90.2

### Definition
Durch angeborene oder erworbene Läsion des Halssympathikus entstandener Symptomenkomplex mit Enophthalmus (Zurücksinken des Augapfels), Ptosis (schmale Lidspalte), Miosis (kleine Pupille), homolateraler An- oder Hypohidrose von Hals und Gesicht.

### Therapie
Abklärung der Ursache (z.B. Mediastinal-, Schilddrüsen-, Pancoasttumoren; Neuroblastome bei Kindern). Behandlung durch den Augenarzt.

### Hinweis(e)
Als Komplikation bei der endoskopischen transthorakalen Sympathektomie bekannt.

## Hornhauttrübung H17.8

### Definition
Eintrübung der Hornhaut des Auges. Begleitsymptom bei folgenden dermatologischen Krankheitsbildern:

- Angiokeratoma corporis diffusum: Cornea verticillata.
- Hereditäre, benigne, intraepitheliale Dyskeratose: Die Hornhaut überwachsende feine, trübe, gelatinöse Plaques.
- Ichthyosis vulgaris, autosomal-dominante: Oberflächliche Hornhauttrübungen.
- X-chromosomal-rezessive Ichthyosis: Tiefsitzende Hornhauttrübungen.
- Naevus comedonicus.
- Pachyonychia congenita: Später mit Korneadystrophie.

## Hornisse

### Definition
Größte Wespenart in unseren Breiten. S.a. Hornissenstich.

## Hornissenstich T63.43

### Definition
Insektenstich durch Hornisse. Je nach Körperregion mehr oder weniger starke Lokalreaktion mit Rötung und Schwellung, evtl. Lymphangitis, ggf. Allgemeinreaktionen.

### Therapie
- Ggf. Entfernung des Stachels. Bei starker Lokalreaktion potentes Glukokortikoidexternum, z.B. Mometason-furoat (z.B. Ecural Salbe) oder 0,05% Clobetasolpropionat-Creme (z.B. **R054**, Dermoxin Salbe) einsetzen. Zusätzlich ist die Anwendung feuchter Kochsalzumschläge über die in dicker Schicht aufgetragene Salbe möglich.
- Alternativ lokale Antihistaminika wie Dimetinden (z.B. Fenistil Gel). Bei Systemreaktionen stadiengerechte Therapie entsprechend dem anaphylaktischen Schock. Eine spezifische Immuntherapie mit Wespengift ist möglich.

## HPV-Vaccine

### Definition
Erstmals Ende 2006 in der EU zugelassene Impfstoffe gegen Infektionen mit humanen Papillomaviren (HPV 6, 11, 16, 18).

### Wirkungsspektrum
- Die Wirkung von Gardasil wurde in 4 placebokontrollierten, randomisierten Studien der Phasen II und III mit insgesamt 20.541 Frauen von 16-26 Jahren untersucht. Mittels HPV-Test, Gebärmutterhals-Abstrich und Nachweis durch PCR-Technik wurden die HPV 6, 11, 16 und 18 assoziierten Läsionen evaluiert. Nach den bisherigen Erkenntnissen wurden bei allen Probandinnen keine dysplastischen Zervixläsionen aufgrund von HPV 16, 18 induzierten Infektionen festgestellt. Condylomata acuminata, die häufig durch HPV 6, 11 hervorgerufen werden, traten in der Gardasil geimpften Gruppe bei nur 1 Frau auf (91 Fälle in der Placebogruppe).
- Der Nachweis der Wirksamkeit von Cervarix wurde bei Frauen im Alter von 15-25 Jahre nach Impfung mit Cervarix erbracht. Die Wirkung beruht auf der Immunogenität des Impfstoffes bei Mädchen und Frauen im Alter vom 10.-25. Lebensjahr.

### Anwendungsgebiet/Verwendung
Weltweit werden ca. 70% aller Zervixkarzinome durch HPV 16, 18 verursacht, 90% aller Condylomata acuminata durch HPV 6, 11. Gardasil soll vor der Entstehung von Zervix- und Vulvakarzinomen bzw. Condylomata acuminata schützen. Der Impfstoff kann Kindern und Jugendlichen im Alter von 9-15 Jahren sowie Frauen ab 16 Jahren verabreicht werden. Studien zur Prävention von HPV-induzierten Geschlechtskrankheiten bei homosexuellen Männern sind derzeit noch nicht beendet.

### Indikation
Prävention von hochgradigen Dysplasien der Zervix (CIN 2/3), Zervixkarzinomen, hochgradigen dysplastischen Läsionen der Vulva (VIN 2/3) sowie von äußeren Genitalwarzen (Condylomata acuminata), die durch die Typen 6, 11, 16 und 18 des humanen Papillomvirus (HPV) verursacht werden.

### Dosierung und Art der Anwendung
Die Grundimmunisierung besteht aus 3 Einzeldosen (je 0,5 ml i.m. in Monat 1, 3, 6). Bei abweichendem Impfschema sollte die 2. Dosis frühestens einen Monat nach der ersten und die dritte frühestens 3 Monate nach der 2. Dosis verabreicht werden.

### Unerwünschte Wirkungen
- Häufig: Pyrexie, lokale Hautreaktionen (Rötung, Schmerzen, Schwellungen).
- Seltener: Urtikaria, Juckreiz, Bronchospasmus.

### Kontraindikation
Allergien gegen den Wirkstoff oder einen der Bestandteile des Impfstoffes.

### Präparate
Gardasil; Cervarix

### Hinweis(e)
Der Impfstoff Gardasil ist in den USA nur für alle Mädchen und Frauen im Alter von 9-26 Jahren zugelassen. In Europa hingegen kann es zusätzlich auch bei Jungen zwischen 9-15 Jahren eingesetzt werden. Derzeit ist die HPV-Impfung bei Jungen noch Off-Label-Use (eine Injektion von 0,5 ml kostet ca. 160 Euro).

### Patienteninformation
Gebärmutterhalskrebs ist in Deutschland nach Brustkrebs die zweithäufigste Krebstodesursache bei jungen Frauen. Gebärmutterhalskrebs wird häufig durch HPV-Viren verursacht. Nach den bisherigen Erkenntnissen schützt Gardasil Frauen, die sich noch nicht mit dem im Impfstoff vorhandenen HPV-Typen angesteckt haben. Daher erscheint die Indikation insbesondere bei noch nicht sexuell aktiven jungen Mädchen gegeben zu sein. Die Wirksamkeit von Gardasil bei Frauen mit bestehender oder vorangegangener HPV-Infektion ist noch nicht hinreichend belegt. Die Impfung mit Gardasil ist jedoch kein Ersatz für Routineuntersuchungen zur Gebärmutterhalskrebs-Vorsorge!

## HSS T88.7

### Synonym(e)
DRESS; drug reaction with eosinophilia and systemic symptoms; Hypersensitivitäts-Syndrom; drug hypersensitivity syndrome; drug-induced hypersensitivity syndrome; DIHS

### Definition
Schwer verlaufendes Hypersensitivitäts-Syndrom (= HSS)

mit Haut- und Organveränderungen, überwiegend ausgelöst durch Medikamente.

### Ätiologie
Als Auslöser beschrieben wurden Medikamente wie Antiepileptika, Sulfonamide, Allopurinol, Minocyclin, Strontiumranelat (Osteoporosemittel). Offenbar besteht ein Zusammenhang zwischen der Reaktivierung von HHV-6 und dem klinischen Schweregrad der Reaktion.

### Klinisches Bild
2-6 Wochen nach Einnahme von auslösenden Medikamenten Auftreten eines generalisierten, makulopapulösen, u.U. hämorrhagischen Exanthems, das sich zu einer Erythrodermie ausweiten kann. Die Hautsymptome sind kombiniert mit erheblicher Störung des AZ, mit hohem Fieber und Lymphadenopathie.

### Labor
Eosinophilie >1500/ml; Auftreten atypischer Lymphozyten.

### Differenzialdiagnose
Erythema exsudativum multiforme; Stevens-Johnson-Syndrom; Toxische epidermale Nekrolyse

### Komplikation
Leber-, Nieren-, Lungen-, Herzbeteiligung.

### Therapie
S.u. Toxische epidermale Nekrolyse

### Prognose
Mortalitätsrate: etwa 10%; s.a. SCORTEN.

## Hühnereiweißallergie T78.1

### Definition
Neben der Kuhmilchallergie ist die Hühnereiweißallergie die häufigste Nahrungsmittelallergie bei Kindern (etwa 6% aller Babys reagieren allergisch auf Hühnereiweiß in Babynahrung). Meist treten allergische Sofortreaktion mit Symptomen wie bei einer Kuhmilchallergie auf, daneben kann bei einem atopischen Ekzem Schubaktivität provoziert werden. Die Prognose ist wie bei der Kuhmilchallergie bei Säuglingen und Kleinkindern gut. Möglichkeit einer Kreuzreaktion mit Hühnerfleisch.

### Prognose
Die im Säuglings- oder Kleinkindesalter auftretende Eiallergie hat eine gute Prognose und geht meist im Laufe von wenigen Jahren zurück.

### Hinweis(e)
- Hühnereier enthalten mehrere Eiweißbestandteile, das allergologisch wichtigste ist das hitzelabile Ovalbumin. Weitere Proteine sind Ovomukoid, Ovotransferrin, Lysozym, Livetine. Ovomukoid ist hitzebeständig und bleibt auch bei Temperaturen über 100 °C bestehen. Die anderen Substanzen werden bei 80-100 °C zerstört. Patienten mit einer Ovomukoid-Sensibilisierung dürfen keine Eier (auch gekochte nicht) essen. Andere Proteine im Hühnereiweiß sind jedoch hitzestabil. Eine Sensibilisierung mit Hühnereiweiß ist wie bei der Kuhmilch bereits über die Muttermilch möglich, sodass schon beim ersten Kontakt mit Ei-haltiger Nahrung heftige Reaktionen auftreten können. Die Symptome entsprechen der Sofortreaktion bei einer Kuhmilchallergie.
- Hühnereiweiß ist in folgenden Nahrungsmitteln und weiteren Produkten enthalten (oft in versteckter Form):
  - Hühnereier in jeder Form
  - Backwaren wie Brot, Brötchen, Kuchen, Kleingebäck
  - Teigwaren
  - Fleisch- und Wurstwaren
  - Suppen, Soßen, Mayonnaise
  - Fertiggerichte
  - Gläschenmenüs für Säuglinge
  - in Fertiggerichten als Verfeinerungs- und Bindemittel
  - Milchspeiseeis
  - Süßigkeiten wie Bonbons, Pralinen, Zuckerwatte
  - Margarinezubereitungen.
- Folgende Begriffe auf Nahrungsmittelbeschreibungen können auf die Verwendung von Hühnerei hinweisen:
  - E 322
  - Emulgatoren
  - Fremdprotein
  - Lecithin
  - Protein
  - tierisches Eiweiß.
- Ei kann auch in Nichtlebensmitteln Verwendung finden (z.B. Haarshampoo). Einige Impfstoffe wie Grippe- und Gelbfieberimpfstoffen können Hühnereiweißbestandteile enthalten!

## Hunderäude B88.0

### Definition
Milbeninfektion (Acarus canis) bei Hunden. Ein zeitlich begrenzter Übergang auf den Menschen ist möglich.

### Therapie allgemein
Eruierung und Behandlung des befallenen Tieres durch den Tierarzt.

### Externe Therapie
Abheilung in der Regel innerhalb weniger Tage. Ggf. symptomatische Therapie mit juckreizstillenden Externa wie 5% Polidocanol-Schüttelmixtur oder kurzfristig mittelstarken topischen Glukokortikoiden wie 0,1% Triamcinolonacetonid-Creme, 0,25% Prednicarbat-Creme (z.B. Dermatop). Bei starken Kratzdefekten können wundheilende Cremes, wie 5% Dexpanthenol-Creme (z.B. **R259**, Bepanthen Salbe), hilfreich sein.

## Hundskamille, stinkende

### Synonym(e)
Anthemis cotula; Dog fennel; Stinking may-weed

### Definition
Überjähriges oder einjähriges, bis 50 cm hochwachsendes, zerstreut und selten vorkommendes Wildkraut aus der Familie der Asteraceae.

### Vorkommen
Ursprünglich in Europa beheimatet; weltweit verschleppt. Selten, aber gesellig auf Äckern, in Gärten, an Wegrändern vorkommend. Blütezeit: Sommer bis Spätherbst.

### Anwendungsgebiet/Verwendung
Der Hundskamille werden brechreizverursachende, menstruationsfördernde und spasmolytische Eigenschaften zuge-

schrieben. In den USA soll der Aufguss des Krauts bei Erkältungen, rheumatischen Beschwerden, Kopfschmerzen und Fieber eingesetzt werden.

### Unerwünschte Wirkungen
Allergologische Information: Bekanntes Allergen: Anthecotulid. Sensibilisierungspotenz: Stark. Sensibilisierungshäufigkeit: Gelegentlich.

### Klinisches Bild
In der Literatur sind zwar zahlreiche Fälle von allergischen und toxischen Kontaktdermatitiden beschrieben, jedoch handelt es sich in der Mehrzahl um toxische Reaktionen. Kreuzreaktion mit anderen Kompositenarten sind zu erwarten und auch schon beobachtet worden.

## Hundszahngras

### Synonym(e)
Bermuda Grass; Cynodon dactylon L.

### Definition
Mehrjährige, sehr widerstandsfähige, kosmopolitische (wächst in ganz Europa, Nordamerika und Nordasien) Pflanze von mittlerer Höhe (10-40 cm) aus der Familie der Süßgräser (Poaceae). Blütezeit: Mai bis Juni. Wachstum auf sandigen trockenen Böden, Feldern, Brachland, Wegrändern. Hohe allergene Potenz der Pollen. Pollengröße: 20-30 μm. Das Hauptallergen ist das Eiweiß Cyn d 1. Kreuzallergien mit anderen Gräserpollen sind eher seltener als bei den übrigen Gräsern und Getreidesorten.

## Hunter, M. E76.1

### Erstbeschreiber
Hunter, 1917

### Definition
Typ II der hereditären Mukopolysaccharidosen bei Iduronatsulfat-Sulfatase-Defekt.

### Vorkommen/Epidemiologie
Inzidenz: 0,5-1/100.000 Männer/Jahr.

### Ätiologie
X-chromosomal (rezessiv) vererbte Mutationen des Iduronidase-Sulfatase Gens (Genlokus: Xq28). Durch den Iduronidase-Sulfatase-Defekt bedingt, lagern sich Dermatansulfat und Heparansulfat lysosomal in der Haut und in inneren Organen ab.

### Klinisches Bild
- Integument: Generalisierte, gelblich-weißliche, harte, mit der Unterlage verbackene Platten, meist bereits ab Geburt. Nachfolgend Atrophie und Sklerose der Haut und der Hautanhangsgebilde. Häufig kieselsteinartig aufgeworfene Hauttextur, Akrozyanose, Hyperhidrosis pedum et manuum oder Hypertrichose. In einigen Fällen Bild des Becker-Naevus mit dorsaler oder ventraler Verteilung am Stamm.
- Extrakutane Manifestationen: Zwergwuchs mit dysostotischen Skelettveränderungen: Grobe Gesichtszüge, Gelenkkontrakturen, Hepatosplenomegalie, Mucopolysaccharidurie. Keine Hornhauttrübung. Kardiovaskuläre Symptome sind seltener als bei der Pfaundler-Hurler-Krankheit.

## Hunter-Venen

### Definition
Transfasziale Venen (s.u. Venen, transfasziale) im Bereich des Oberschenkels.

## Hunt-Syndrom I B02.2

### Definition
Zoster oticus mit Beteiligung des Ganglion geniculi. Es werden 4 Verlaufsformen unterschieden:
- Zoster oticus ohne neurologische Zeichen
- Zoster oticus mit Fazialisparese
- Zoster oticus mit Fazialisparese und Gehörsymptomen
- Zoster oticus mit Fazialisparese, Gehör- und Labyrinthsymptomen.

### Therapie
Entsprechend dem Zoster.

## Huriez-Syndrom Q84.2

### Erstbeschreiber
Huriez, 1965

### Definition
Seltene hereditäre Genodermatose, die durch die Trias diffuse Skleroatrophie der Hände mit Sklerodaktylie, diffuse Palmoplantarkeratose sowie Nageldystrophie charakterisiert ist.

### Ätiologie
Autosomal-dominant vererbter Gendefekt auf dem Chromosom 4 (Genlokus: 4q23), der möglichweise zu einer Depletion dermaler Langerhanszellen führt.

### Manifestation
Angeboren oder Manifestation innerhalb der ersten Lebensjahre.

### Klinisches Bild
- Bei Männern wie auch Frauen auftretende, diffuse Skleratrophie der Hände; gleichartige Veränderungen, meist nicht so ausgeprägt an den Füßen; häufig besteht keine Raynaud-Symptomatik. Meist deutliche Sklerodaktylie. An Händen und Füßen zeigen sich flächenhafte, an Druckstellen verstärkte lamelläre Hyperkeratosen. Die Haut ist insgesamt trocken, es besteht Hypohidrose. Im Gesicht zeigen sich Teleangiektasien. Die Nägel sind hypoplastisch.
- Vereinzelt wurden Assoziationen zu foudroyant metastasierenden Karzinomen der Haut beschrieben.

### Histologie
Akanthose; Hypergranulose; unspezifisches, diskretes perivaskuläres lymphozytäres Infiltrat. Verminderung von Langerhanszellen in läsionaler Haut.

### Differenzialdiagnose
Systemische Sklerodermie.

H

### Komplikation
Vermehrte Tumorbildung (Plattenepithelkarzinome).

### Therapie
Bzgl. der Grunderkrankung ist eine Therapie nicht bekannt. Bei Auftreten von Karzinomen in läsionaler Haut (Handflächen und Fußsohlen) symptomatische Therapie.

## Hutbanddermatitis L23.8

### Synonym(e)
Hutfilzdermatitis

### Definition
Allergisches Kontaktekzem an der Stirn auf Hutbandleder oder Hutbandgummi.

### Ätiologie
Häufig ausgelöst durch Oleum lauri, das zur Glättung des Filzes aufgetragen und beim Stapeln der Hüte auf die Hutbänder übertragen wird.

### Klinisches Bild
Streifenförmiges Ekzem im Stirnbereich.

### Diagnose
Epikutantest mit Oleum lauri oder Kaliumdichromat.

### Therapie
S.u. Ekzem, Kontaktekzem, allergisches.

## Hutchinson-Trias A50.5

### Definition
Typische Symptomentrias für Syphilis connata tarda: Keratitis parenchymatosa, Innenohrschwerhörigkeit (Labyrinthtaubheit), Hutchinson-Zähne.

### Hinweis(e)
Mit 21 Jahren arbeitete Jonathan Hutchinson als medizinische Hilfskraft am St. Bartholomew Krankenhaus. Dort beobachtete er 2 Kinder mit Keratitis und Zahnveränderungen. Die Zahnveränderungen sind als Hutchinson- oder Tonnen-Zähne geläufig. Hutchinson publizierte seine Beobachtungen 1858 unter der Bezeichnung „chronische interstitielle Keratitis". 1861 wurde in diesem Zusammenhang auch die Taubheit beschrieben. Hutchinson fasste Keratitis, Zahndeformität und Taubheit als Triade zur Diagnose der kongenitalen Syphilis zusammen.

## Hutchinson-Zähne A50.5

### Synonym(e)
Tonnenzähne

### Definition
Tonnenform der bleibenden mittleren oberen Schneidezähne, halbmondförmige Einkerbung des freien Zahnrandes, evtl. Diastema bei Syphilis connata tarda.

## Hutchinson-Zeichen I C43.6

### Definition
Longitudinale Nagelpigmentierung mit periungualer Pigmentierung. Höchst verdächtig für subunguales malignes Melanom.

### Therapie
Exstirpation des gesamten Nagelorgans.

## Hutchinson-Zeichen II

### Definition
Zosterbläschen auf der Nasenspitze bei Befall des N. ophthalmicus. Die Beteiligung der Nasenspitze (Beteiligung des R. nasociliaris des N. V1) weist auf einen Zosterbefall des Auges hin (75% Wahrscheinlichkeit). S.u. Zoster ophthalmicus.

## Hyalinosen E78.8

### Definition
Chronische Erkrankungen, bei denen es zur Ablagerung von Hyalin in Haut und Schleimhäuten kommt. Mögliche sekundäre Lipideinlagerung mit nachfolgender Lipoidproteinose. Man unterscheidet 2 Formen:
- Ohne Lichtempfindlichkeit: Hyalinosis cutis et mucosae.
- Mit Lichtempfindlichkeit (symptomatische): Lipoidproteinose bei Lichtempfindlichkeit.

### Therapie
S.u. Hyalinosis cutis et mucosae; s.u. Lipoidproteinose bei Lichtempfindlichkeit.

## Hyalinosis cutis et mucosae E78.8

### Erstbeschreiber
Wiethe, 1924; Urbach, 1933

### Synonym(e)
Lipoidproteinose; Urbach-Wiethe-Syndrom; Roessle-Urbach-Wiethe-Syndrom

### Definition
Hereditäre, chronische, durch Ablagerung von hyalinen und lipidhaltigen Substanzen in Haut, Schleimhaut und Larynx gekennzeichnete Erkrankung.

### Vorkommen/Epidemiologie
Gehäuftes Vorkommen in Südafrika.

### Ätiologie
Autosomal-rezessiv vererbter Defekt des ECM1-Gens (Genlokus: 1q21) mit konsekutiver Störung des extrazellulären Proteins 1 (Extracellular matrix protein-1). Pathogenetisch scheint das hyaline Material durch Eiweißaustritt aus den Gefäßen und durch Sekretionsleistung der Fibroblasten sowie sekundäre Lipideinlagerungen zu entstehen. Die Ablagerungen enthalten Basalmembrankomponenten und die Kollagentypen III, IV und V.

### Manifestation
Larynx: Im Säuglingsalter. Haut, Schleimhaut: Frühe Kindheit.

### Lokalisation
Gesicht, Rand der Ober- und Unterlider, der Lippen, an den Fingerkanten, Ellenbogen, Knie und in den Achselhöhlen.

### Klinisches Bild

- Erstes Symptom ist Heiserkeit!
- Hauterscheinungen: Ersteindrücklich ist der starre Gesichtsausdruck mit ausgeprägter perioraler und frontaler Furchenbildung. Gelb-weißliche, stecknadelkopfgroße Knötchen, Konfluenz zu plattenartigen derben Plaques, teilweise mit bräunlicher verruköser oder krustiger Oberfläche. Blasenbildung und Ulzeration sind schon nach geringfügigen Traumen möglich. Abheilung unter pockenähnlicher Narbenbildung. Verzögertes Haar- und Nagelwachstum, ggf. bleibender Haarverlust (vernarbende Alopezie) infolge der hyalinen Einlagerungen. Differenzialdiagnostisch wichtig ist eine ausgeprägte Vulnerabilität und Blasenbildung der Haut bereits im Säuglings- und Kleinkindesalter.
- Extrakutane Manifestationen: Noch vor den Hauterscheinungen werden blass-weiße bis weiß-gelbliche, meist prominente Einlagerungen sichtbar, vor allem an Wangenschleimhaut, Pharynx, Tonsillen und Kehlkopf. Zunehmende Vergrößerung der Zunge, Verlust der Zungenbeweglichkeit, schmerzhafte rezidivierende Parotisschwellungen (Einengung des Ductus paroticus) sowie Dysphagien. Persistierendes Milchgebiss mit Aplasie oder Hypoplasie der seitlichen oberen Schneidezähne. Mitbeteiligung von Trachea und Bronchien bis zur Atemwegsobstruktion ist möglich, Befall von Ösophagus, Magen, Rektum und Vagina; verminderte Wundheilungstendenz.
- Assoziierte Symptome: U.a. Krampfanfälle, geistige Retardierung, symmetrische Verkalkungen im Gehirn.

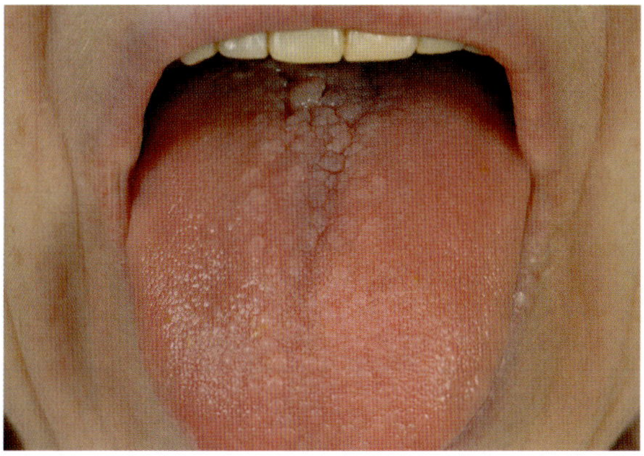

**Hyalinosis cutis et mucosae.** Multiple, chronisch stationäre, 0,1-0,5 cm große, weiße oder graue Papeln mit rauer Oberfläche. Die Zunge erscheint vergrößert. Ähnliche Hautveränderungen zeigten sich auch an Fingerkanten, Ellenbogen, Knien und Axillen.

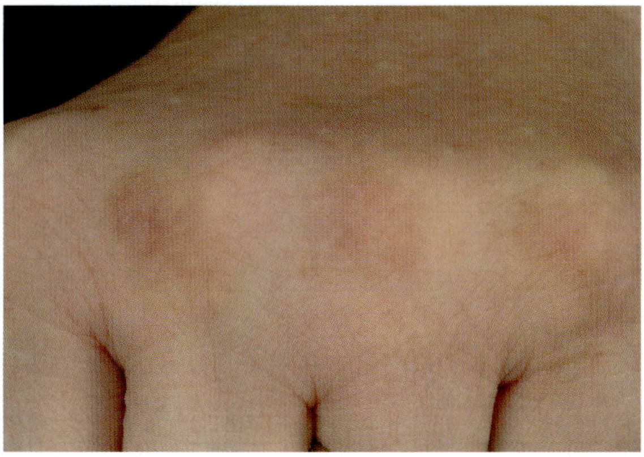

**Hyalinosis cutis et mucosae.** Seit der Jugend bestehende, chronisch stationäre, persistierende, nicht mehr zunehmende, rote bis gelbliche, indurierte Plaques an den Fingerknöcheln eines 59-jährigen Patienten.

### Labor

Dysproteinämie, pathologische Glukosetoleranz.

### Histologie

- Eher flaches Oberflächenepithel mit deutlicher orthokeratotischer Hyperkeratose. Die papilläre Dermis ist hyalinisiert, verquollen und zellarm. Extrazelluläre PAS-positive, Diastase-resistente Hyalinablagerungen im Stratum papillare und Stratum reticulare um Gefäße und Adnexe. In älteren Herden sind diese Ablagerungen zwiebelschalenartig verdickt und können die gesamte papilläre Dermis ausfüllen. Kräftige hyaline Ablagerungen finden sich ebenfalls um die ekkrinen Schweißdrüsen.
- Elektronenmikroskopie: Subepidermale Zone, die aus Basallaminae der dermoepidermalen Junktionszone besteht, zwischen die hyalines Material eingelagert ist. Die Gefäße sind mantelförmig von Basallaminae und hyalinem Material umgeben. In der oberen Dermis sind die elastischen Fasern fast vollständig verdrängt.

### Diagnose

Röntgenologisch: Intrakranielle Verkalkungen beidseits der Sella turcica.

### Differenzialdiagnose

Acanthosis nigricans, Protoporphyria erythropoetica, Amyloidose, ausgedehntes Kolloidmilium im Gesicht.

### Therapie

Bislang ist keine kurative Therapie bekannt. Operative Entfernung funktionell störender Veränderungen. Mit Rezidiven ist zu rechnen. Verbesserung der Symptomatik wird im Einzelfall nach langjähriger Einnahme von Dimethylsulfoxid berichtet. Die Heiserkeit muss von HNO-Ärzten angegangen werden, ggf. Dekortikation der Stimmbänder.

### Prognose

Günstig. Bis zum Erwachsenenalter progredienter Verlauf.

## Hyalinosis cutis et mucosae, erworbene — E78.8

### Definition

Der Hyalinosis cutis et mucosae entsprechendes erworbenes Krankheitsbild bei Plasmozytom.

### Therapie

Behandlung des Plasmozytoms durch Hämato-Onkologen.

## Hyalohyphomykose — B49.0

### Definition

Unter dieser Bezeichnung sind, durch zahlreiche Arten und Gattungen induzierte, seltene, meist opportunistisch auftretende Pilzinfektionen zusammengefasst, bei denen weniger der klinische Befund Krankheitsbild und Namensgebung definiert, sondern die diversen Erreger, denen „septierte transparente Hyphen ohne Eigenfarbe" gemeinsam sind. Der Begriff „Hyalophykomykose" steht im Gegensatz zur Phäohyphomykose, bei der die Hyphen durch eine Eigenfarbe (s.a. Schwärzepilze oder Dematiaceae) gekennzeichnet sind.

### Erreger
Bisher wurden 20 Gattungen von Pilzen beschrieben, die als Erreger in Frage kommen. Als wichtigste Gattungen gelten:
- Scopulariopsis brevicaulis
- Beauveria
- Acremonium (s.u. Cephalosporiose)
- Paecilomyces
- Fusarium.

### Vorkommen/Epidemiologie
Weltweites Vorkommen; meist als opportunistische Infektion bei Immunschwäche. Die Pilze wachsen an Pflanzen und sind teilweise apathogen, können aber auch generalisierte Mykosen verursachen.

### Klinisches Bild
Unterschiedliche klinische Bilder je nach Erreger und Lokalisation der Infektion. Eine einheitliche klinische Beschreibung der Hautaffektionen ist aufgrund der unterschiedlichen Erreger nicht möglich. Klinisch wurden je nach Bestanddauer und Lokalisation rote, wenig symptomatische, glatte oder auch verruköse Papeln und Plaques, auch Ulzera beschrieben. Ein Befall innerer Organe (z.B. Lungen) ist möglich, wie auch septische Bilder bei immungeschwächten Patienten.

### Komplikation
Systemischer Befall mit septischen Krankheitsverläufen.

### Therapie
Je nach Erreger und verursachter Erkrankung. Itraconazol 2mal/Tag 200 mg p.o.; ggf. in Kombination mit einer 5% Imiquimod Creme (unter Folienverband); Gesamtdauer der Therapie 2-3 Monate.

## Hydralazinkrankheit T88.8

### Definition
Krankheitserscheinungen nach längerer Behandlung mit Hydrazinophthalazin (Blutdrucksenkung) bei 8-10% der Fälle.

### Klinisches Bild
Bild des systemischen Lupus erythematodes mit flüchtigen Erythemen, urtikariellen juckenden Eruptionen, punktförmigen Hyperkeratosen, vor allem im Gesicht und an den Händen. Lymphknotenschwellungen, Splenomegalie, Perikarditis, Pleuritis, atypische Pneumonie, Nierenbeteiligung.

### Labor
Albuminurie, Hämaturie, Zylindurie, Leukopenie, Gammaglobulinämie, ANA positiv. S.a. Pseudo-SLE-Syndrom.

## Hydrargyrose L81.8

### Definition
Charakteristische grau-schwärzliche Pigmentierung der langfristig mit quecksilbersalzhaltigen Augensalben oder Cremes gegen Sommersprossen behandelten Partien durch Ablagerung quecksilberhaltiger Partikel.

### Therapie
Absetzen der quecksilberhaltigen Präparate. Überschminken der Pigmentflächen, z.B. mit Camouflage.

## Hydrochinon

### Definition
Depigmentierungsmittel.

### Wirkungen
Hemmung der Tyrosinase sowie der oxidativen Phosphorylierung und damit der Melaninsynthese, bereits vorhandenes Pigment wird nicht zerstört.

### Indikation
Epheliden, Lentigines, Chloasma.

### Dosierung und Art der Anwendung
1mal/Tag dünn auf die veränderte Haut auftragen. Behandlungsdauer 6-12 Wochen. Behandlung einstellen, wenn spätestens nach 3 Monaten keine Hautaufhellung eintritt.

> Merke: **Umstrittenes Therapieprinzip, vor der Anwendung Epikutantest durchführen! Negativ-Monographie! Wichtig: Einer Monotherapie ist ein Kombinationspräparat vorzuziehen.**

### Unerwünschte Wirkungen
Allergische Reaktionen, bleibende Depigmentierung, Gefahr der Induktion einer Vitiligo (v.a. bei dunkelhäutigen Menschen).

### Inkompatibilität
Alkalisch reagierende Substanzen, Oxidationsmittel, Eisen- und Schwermetallsalze.

### Rezeptur(en)
R118

### Präparate
Pigmanorm Creme (Kombination mit Tretinoin und Hydrocortison)

## Hydrocortison

### Definition
Schwach wirksames nichthalogenisiertes Glukokortikoid.

### Indikation
Status asthmaticus, allergische Reaktionen, Ekzeme; entzündliche, allergische und pruriginöse Dermatosen.

### Dosierung und Art der Anwendung
Salbe/Creme: 1-3mal/Tag dünn auf die betroffenen Hautstellen auftragen.

> Merke: **Anwendungsdauer max. 8 Wochen.**

Systemisch: 100-250 mg i.v.

### Rezeptur(en)
R126 R122 R125 R123 R124 R120 R121

### Präparate
Ficortril, Dermoposterisan, Hydrogalen, Hydro-Wolff, Hydrocortison Hoechst

## Hydrocortisonacetat

### Definition
Schwach wirksames nichthalogenisiertes Glukokortikoid.

### Indikation
Ekzeme, allergische Hautreaktionen, Psoriasis vulgaris, Konjunktivitis allergica.

### Dosierung und Art der Anwendung
1-3mal/Tag dünn auf die betroffenen Stellen auftragen.

**Merke: Anwendungsdauer max. 8 Wochen.**

### Rezeptur(en)
R119 R127

### Präparate
Soventol HC, Velopural Opt, Corti Creme Lichtenstein

## Hydrocortisonbuteprat

### Definition
Mittelstark wirksames, nichthalogenisiertes Glukokortikoid.

### Indikation
Ekzeme, allergische Hautreaktionen, Psoriasis vulgaris.

### Eingeschränkte Indikation
Kinder <3 Jahre (max. 1mal/Tag über 7 Tage).

### Dosierung und Art der Anwendung
Creme/Salbe: 2-3mal/Tag dünn auf die betroffenen Hautstellen auftragen.

**Merke: Anwendungsdauer max. 4 Wochen.**

### Präparate
Pandel

## Hydrocortisonbutyrat

### Definition
Mittelstark wirksames, nichthalogenisiertes Glukokortikoid.

### Indikation
Ekzeme, allergische Hautreaktionen, Psoriasis vulgaris.

### Dosierung und Art der Anwendung
Creme/Salbe/Emulsion/Lösung: 2-3mal/Tag dünn auf die betroffene Hautstelle auftragen.

**Merke: Anwendungsdauer max. 4 Wochen.**

### Präparate
Alfason, Laticort

## Hydroxyäthylstärke

### Synonym(e)
HAES

### Definition
Plasmaexpander aus Amylopektin mit Molekulargewichten zwischen 40.000 und 450.000 Dalton. HAES wird zur Volumensubstitution und zur Hämodilution gegeben.

### Unerwünschte Wirkungen
Dermatologisch ist ein nach HAES-Infusion, bei 20-60% der Patienten beobachteter, heftiger Juckreiz durch Einlagerung kleinster HAES-Partikel in Makrophagen von Bedeutung, der 1-6 Wochen nach Beginn der Infusionstherapie eintreten kann und 12-24 Monate persistiert. S.u. Pruritus nach HAES-Infusionen.

### Hinweis(e)
Ultrastruktureller Nachweis der HAES-Partikel mit Hilfe der Immunelektronenmikroskopie. Klinik und Poliklinik für Hautkrankheiten, Westfälische Wilhelms-Universität Münster.

## Hydroxycarbamid

### Definition
Zytostatikum, Antimetabolit, Ribonukleotidreduktase-Inhibitor.

### Indikation
Malignes Melanom, Bronchialkarzinom.

### Dosierung und Art der Anwendung
20-30 mg/kg KG/Tag p.o. oder 80 mg/kg KG jd. 3. Tag.

### Unerwünschte Wirkungen
Fieber (meist innerhalb der ersten Wochen nach Beginn des ersten Therapiezyklus auftretend, nach der letzten Applikation schnell zurück gehend). Störungen der Hämatopoese, Alopezie, Xerosis, Atrophie der Haut, Hyperpigmentierungen an Integument und Nägeln, Dermatitis, Stomatitis, Müdigkeit, gastrointestinale Störungen, Schüttelfrost, Transaminasenanstieg, Störungen der Nierenfunktion. Ulzera an Haut und Schleimhäuten; orale Plattenepithelkarzinome.

### Kontraindikation
Schwangerschaft, Stillzeit.

### Präparate
Litalir, Syrea

## Hydroxychloroquin

### Definition
Antimalariamittel.

### Indikation
Prophylaxe und Therapie der Malaria, Lupus erythematodes, Porphyria cutanea tarda.

**Merke: Vor Therapiebeginn Bestimmung der Glukose-6-Phosphat-Dehydrogenase. Bei Frauen im gebärfähigen Alter muss vor Therapie ein negativer Schwangerschaftstest vorliegen und während sowie bis 3 Monate nach der Therapie ein wirksamer Kontrazeptionsschutz erfolgen! Raucher sprechen auf die Behandlung deutlich schlechter an als Nichtraucher!**

### Dosierung und Art der Anwendung
- Malariatherapie:
  - Initial 800 mg p.o., dann nach 6, 12 und 24 Std. jeweils 400 mg. In sehr schweren Fällen 5-tägige Behandlung: 2 Tage je 800 mg, 3 Tage je 400 mg.
  - Kinder: Initial 13 mg/kg KG. 6, 12 und 24 Std. später jeweils 6,5 mg/kg KG.
- Malariaprophylaxe:
  - 2mal 400 mg innerhalb einer Woche vor Reisebeginn oder an 2 aufeinander folgenden Tagen bei Reiseantritt, dann 400 mg 1mal/Woche am gleichen Wochentag bis 4 Wochen nach Exposition fortführen.

  - Kinder: Initial 2mal 6,5 mg/kg KG, dann 6,5 mg/kg KG am gleichen Wochentag.
- Lupus erythematodes und rheumatoide Arthritis: Initial 400 mg/Tag über 4-8 Wochen, dann 200 mg/Tag und weitere Reduktion je nach Befund.
- Retikuläre erythematöse Muzinose: 200 mg/Tag über 4 Wochen, 100 mg/Tag weitere 4 Wochen, dann weiteres Ausschleichen.
- Porphyria cutanea tarda: 100 mg 3mal/Woche.

### Unerwünschte Wirkungen
Pustulosis acuta generalisata; s.a. Chloroquin.

### Präparate
Quensyl

### Patienteninformation
**Merke: Die Einnahme sollte nach den Mahlzeiten erfolgen.**

## Hydroxyethylrutosid

### Synonym(e)
Oxerutine

### Definition
Venenmittel.

### Indikation
Chronisches Lymphödem

**Merke: Bei anderen Indikationen umstrittenes Therapieprinzip, ebenso die topische Applikation!**

### Dosierung und Art der Anwendung
3mal/Tag 100-200 mg p.o., max. 1000 mg/Tag.

### Unerwünschte Wirkungen
Allergische Reaktionen.

### Präparate
Venuroton

## Hydroxyzin

### Definition
Antihistaminikum, Tranquilizer und Antiallergikum.

### Indikation
Juckreiz bei Urtikaria und Neurodermitis. Angst-, Spannungs- und Unruhezustände, psychogen bedingte Schlafstörungen, Prämedikation vor chirurgischen Eingriffen.

### Dosierung und Art der Anwendung
- Juckreiz: Kinder 6-10 Jahre: 25-50 mg/Tag. Erwachsene und Kinder >10 Jahre: 37,5-75 mg/Tag.
- Angst-, Spannungs- und Unruhezustände: Erwachsene und Kinder >10 Jahre: 37,5-75 mg/Tag in 2-3 ED.
- Psychogen bedingte Schlafstörungen: Erwachsene und Kinder >10 Jahre: 37,5-75 mg/Tag abends vor dem Schlafengehen.
- Prämedikation vor chirurgischen Eingriffen: Kinder 6-10 Jahre: 25 mg. Erwachsene und Kinder >10 Jahre: 50 mg am Tag vor der Operation.

Für ältere und geschwächte Patienten die niedrigste Erhaltungsdosis. Tbl. vor den Mahlzeiten mit alkoholfreier Flüssigkeit einnehmen.

### Unerwünschte Wirkungen
Exantheme, Urtikaria; Arzneimittelreaktion, fixe (insbes. oral oder genital; selten am Gesäß, s.a. Baboon-Syndrom); selten zerebrale Krampfanfälle. Sedierung, Exzitationserscheinungen bei Kleinkindern, Glaukom, Sehstörungen, Mundtrockenheit, Magen-Darm-Störungen, selten Miktionsstörungen.

### Wechselwirkungen
Phenytoin: Wirkungsverminderung. Anticholinerge Pharmaka: Wirkungsverstärkung. Zentral wirksame Antihypertonika: Verstärkte Sedierung. Adrenalin: Blutdruckabfall.

### Kontraindikation
Alkohol- und Schlafmittelvergiftung, Einnahme von MAO-Hemmern, Schwangerschaft im 1. Trimenon.

### Präparate
AH 3N, Atarax, Elroquil N

## Hygroma cysticum D18.1

### Synonym(e)
Hygroma colli cysticum

### Definition
Monströse, angeborene Variante des Lymphangioma cavernosum mit Ausbildung einer teigig weichen, fluktuierenden Geschwulst mit Ausdehnung auf Halsbereich, Schulter und/oder oberen Brustbereich; auch in Achselhöhlen und Kniekehlen. Rasch schwankender Flüssigkeitsgehalt.

### Komplikation
Erstickungsgefahr.

### Therapie
Bei Erstickungsgefahr chirurgischer Eingriff.

## Hypercholesterinämie, essentielle E78.0

### Synonym(e)
Familiäre Hypercholesterinämie; Hyperbetalipoproteinämie; familiäre idiopathische hypercholesterinämische Xanthomatose

### Definition
Hyperlipoproteinämie Typ II nach Fredrickson mit Ausbildung von tuberöse Xanthomen, Xanthelasmen, Sehnenscheidenxanthomen, Arcus lipoides corneae. Koronare Durchblutungsstörungen, Mitral- oder Aortenvitium durch Cholesterinauflagerung.

### Ätiologie
Wahrscheinlich unvollständig autosomal-dominanter Erbgang.

### Manifestation
Frühe Kindheit.

### Lokalisation
Vor allem Knie, Ellenbogen, Knochenvorsprünge an Händen und Füßen.

### Labor
Klares Serum, exzessive Vermehrung von Cholesterin und Cholesterinestern.

### Therapie
Zunächst fettreduzierte, cholesterinarme und ballaststoffreiche Diät sowie an Haferkleie reiche Kost (Reformhaus). Falls diätetische Maßnahmen nicht ausreichen, Lipidsenker wie Lovastatin, Bezafibrat, Fenofibrat sowie Nikotinsäure oder Anionenaustauscher. Zusammenarbeit mit dem Internisten.

## Hyperchylomikronämie, familiäre E78.3

### Synonym(e)
Fettinduzierte Hypertriglyzeridämie; Bürger-Grütz-Syndrom; idiopathische hyperlipidämische Xanthomatose; idiopathic hyperlipemia; idiopathic hyperlipemic xanthomatosis

### Definition
Familiäre Hyperchylomikronämie mit Ausbildung von multiplen eruptiven Xanthomen, Lipaemia retinalis, rezidivierenden Oberbauchkoliken.

### Ätiologie
Autosomal-rezessiv vererbte Mutationen des Lipoproteinlipase-Gens (LIPD Gen; Genlokus 8p22) mit konsekutivem partiellem Mangel der Lipoproteinlipase.

### Manifestation
Etwa um das 10. Lebensjahr.

### Lokalisation
Vor allem Glutaealregion, Oberschenkel, Rücken, Brust, Arme, Gesicht.

### Labor
Vermehrung der Triglyzeride und Chylomikronen im Serum.

### Therapie
Fettreduzierte, cholesterinarme und ballaststoffreiche Diät; Zusammenarbeit mit dem Internisten.

### Prognose
Bei Einhaltung der entsprechenden Diät günstig, ansonsten kardiovaskuläre Komplikationen.

## Hypereosinophilie-Syndrom D72.1

### Erstbeschreiber
Griffin, 1919; Hardy u. Anderson, 1968

### Synonym(e)
Hypereosinophiles Syndrom; HES; Idiopathic hypereosinophilic syndrome

### Definition
Seltene, ätiologisch ungeklärte Erkrankung, deren Charakteristika (hochgradige, persistierende Blut- und Knochenmarkseosinophilie (Eosinophilie >1500/ul im Blut für >6 Monate; s.u. Eosinophilie) Hinweise für eine Organschädigung durch Eosinophileninfiltration darstellen und zum Ausschluss von anderen, mit Eosinophilie einhergehenden Erkrankungen, herangezogen werden können.

### Einteilung
Folgende Varianten des HES werden unterschieden:
- Idiopathisches HES
- Myeloproliferatives HES
- Lymphozytisches HES
- Familiäres HES
- HES-Overlap-Syndrom (Eosinophile Ösophagitis, Eosinophile Pneumonie, Hypereosinophile Dermatitis).

### Ätiologie
Unbekannt; pathogenetisch liegt wahrscheinlich eine klonale Proliferation von Typ 2-Helfer-T-Zellen vor. Die primären Stimuli für die Proliferation der Eosinophilen im Knochenmark sind die Zytokine IL-5, IL-3 und GM-CSF (granulocyte-macrophage colony factor). Diese Zytokine hemmen u.a. den primären Zelltod (Apoptose) der Eosinophilen. S.a.u. Eosinophilie.

### Manifestation
Weit überwiegend bei Erwachsenen (meist 20.-50. Lebensjahr) auftretend, extrem selten bei Kindern. Männer sind 9mal häufiger als Frauen befallen.

### Klinisches Bild
- In der Regel Allgemeinsymptome (Gewichtsverlust, Fieber, Appetitlosigkeit).
- Hauterscheinungen: Vielgestaltig und wechselhaft. Man findet Pruritus, urtikarielle Erytheme, Papulovesikel, gerötete Papeln und Knoten, Angioödem (s.a. Angioödem, episodisches mit Eosinophilie), Petechien und Lichenifikation. In seltenen Fällen kann sich eine Erythrodermie ausbilden. Vereinzelt wurden auch Raynaud-Syndrom und digitale Nekrosen beschrieben.
- Extrakutane Manifestation: Herzbeteiligung (60%) mit eosinophiler Endo- und Myokarditis. Herzbeteiligung ist die häufigste Todesursache (endomyokardiale Nekrosen im Akutstadium, später thrombotische Veränderungen. Im Spätstadium Endomyokardfibrose mit fakultativer Mitral- oder Trikuspidalklappeninsuffizienz. Erfassung dieser Veränderungen durch Endomyokardbiopsie und Dopplerechokardiographie).
- Husten, diffuse oder umschriebene Lungeninfiltrate, eosinophile Pleuraergüsse.
- Oft Abnahme der intellektuellen Leistungsfähigkeit, wahrscheinlich infolge von Arteriitiden und zerebralen thromboembolischen Prozessen. Periphere Neuropathien oder Mononeuritis multiplex.
- Gastrointestinaler Befall mit Abdominalbeschwerden und Hepatosplenomegalie.
- Muskelschwäche.

### Diagnose
Das HES ist eine Ausschlussdiagnose. Voraussetzung sind die vorliegenden obligaten Kriterien:
- Bluteosinophilie >1500/μl; Persistenz >6 Monate
- Ausschluss anderer Ätiologien
- Nachweis symptomatischer Organbeteiligungen.

### Differenzialdiagnose
Parasitosen der Haut, Eosinophilenleukämie, Malignome mit sekundärer Eosinophilie, Churg-Strauss-Syndrom.

### Externe Therapie
Symptomatisch. Ggf. topische Glukokortikoide.

### Bestrahlungstherapie
Neuerdings werden gute Erfolge unter PUVA-Therapie be-

H

schrieben. In therapieresistenten Fällen kann eine Knochenmarkstranplantation in Betracht gezogen werden.

### Interne Therapie

- Die Therapie ist symptomatisch und richtet sich nach der internen Beteiligung, insbes. nach dem Ausmaß der Endomyokardfibrose, die zu appositionellen Thromben führt. Richtungsgebend ist die Senkung der Eosinophilenzahlen. Erfolge werden beschrieben mit Prednison (z.B. Decortin H) 1,0 mg/kg KG/Tag sowie mit der Kombination von Prednison und Hydroxycarbamid (Litalir) z.B. 20-30 mg/kg KG/Tag. Alternativ Cytarabin (z.B. Alexan). Auch die Kombination von Vincristin und Mercaptopurin (Puri-Nethol) ist wirksam. Bei Versagen anderer Therapieoptionen können auch Interferone (Interferon alfa-2a oder Interferon alfa-2b; Dosierung 8 Mio IE/Tag s.c.) eingesetzt werden.
- Wegen der Gefahr der embolischen Komplikationen ist eine orale Antikoagulation mit systemischen Cumarinen wie Phenprocoumon (z.B. Marcumar) zu empfehlen. Bei schwerer Herzbeteiligung (u.U. Klappeninsuffizienz) Therapie durch Kardiologen.
- Gute therapeutische Ergebnisse zeigten sich in einer multizentrischen Studie mit einer „targeted“ Therapie mit Mepolizumab, einem Anti-IL-5-Antikörper (s.u. Interleukin-5).

## Hypergranulose L85.9

### Definition

Verbreiterung des Stratum granulosum der Epidermis, z.B. bei Lichen planus. Regelmäßig geht eine Hypergranulose mit einer kompakten Orthohyperkeratose einher. Ausnahmen sind die Pityriasis rubra pilaris, bei der die Hypergranulose mit Ortho- und Parakeratose einhergeht sowie plane Warzen, bei denen die Hypergranulose von korbgeflechtartiger Orthokeratose überlagert ist.

## Hyperhidrose R61.9

### Synonym(e)

Hyperhidrosis; Ephidrosis; Hyperhidrosis; Sudorrhoe

### Definition

Lokalisiert oder generalisiert auftretendes, vermehrtes Schwitzen mit übermäßiger Steigerung der ekkrinen und apokrinen Sekretion von Schweiß, unterschiedlicher Ätiologie. Die primäre Hyperhidrose (auch primäre fokale Hyperhidrose) wird als idiopathische, bilaterale, weitgehend symmetrische, nicht-physiologische Störung (Erkrankung) beschrieben. Im Rahmen von Studien wurde für die Hyperhidrosis palmaris eine Ruheschweißsekretion von >20 mg/Handfläche/Min. definiert, für die Hyperhidrosis axillaris von >50 mg/Axilla/Min.

### Einteilung

Eine grundsätzliche Einteilung erfolgt danach, ob die Hyperhidrose idiopathisch (primäre Hyperhidrose) oder im Rahmen von Grunderkrankungen (sekundäre Hyperhidrose) auftritt. Bei der primären Hyperhidrose erfolgt eine weitere Unterteilung durch die Lokalisation (z.B. axillär). Je nach Auftreten der übermäßigen Schweißsekretion unterscheidet man:

- Primäre Hyperhidrose:
  - Hyperhidrosis axillaris
  - Hyperhidrosis pedum et manuum
  - Hyperhidrosis perinealis
  - Hyperhidrosis unilateralis
  - Hyperhidrosis universalis.
- Primäre Hyperhidrose in Kombination mit Begleiterscheinungen:
  - Akrodynie
  - Akrozyanose
  - Bromhidrose
  - Erythrophobie
  - Verrucae vulgares
  - Keratoma sulcatum
- Sekundäre Hyperhidrose:
  - Neuropathische Störungen:
    - Plexuslähmungen
    - Hemiplegie
    - Kompensatorisch (z.B. bei Sympathektomie)
    - Karpaltunnelsyndrom
    - Halsrippe.
  - Endokrinologische Störungen:
    - Hyperthyreose
    - Klimakterium
    - Phäochromozytom
    - Adrenogenitales Syndrom.
  - Hyperhidrose als Paraneoplasie
  - Sonstige:
    - Infektionskrankheiten(Tuberkulose, Borreliose)
    - Autoimmunerkrankungen
    - Hypertonie.
  - Seltene Syndrome mit Hyperhidrose:
    - Acropathia ulcero-mutilans non-familiaris
    - Beri-Beri
    - Berlin-Syndrom
    - Brünauer-Syndrom
    - Burning feet-Syndrom
    - Dyskeratosis congenita
    - Dysplasie, ektodermale
    - Erkrankungen der Epidermolysis bullosa simplex-Gruppe
    - Fischer-Syndrom
    - Aurikulotemporales Syndrom (Frey-Syndrom)
    - Page-Syndrom
    - Palmoplantarkeratosen
    - Papillon-Lefèvre-Syndrom
    - Phakomatosis pigmentokeratotica
    - Ross-Syndrom.
  - Exogen induzierte Hyperhidrose:
    - Hyperhidrose, medikamenteninduzierte.
- Sonderformen:
  - Hyperhidrose, gustatorische
  - Hyperhidrosis oleosa
  - Granulosis rubra nasi
  - Hamartom, ekkrines
  - Glomustumor (fokale Hyperhidrose)
  - Lackhand.

### Vorkommen/Epidemiologie

Prävalenz (USA): ca. 2,8% der Bevölkerung. Prävalenz (BRD): ca. 1-2% der Bevölkerung.

### Ätiologie

- Physiologisch im Sinne der Temperaturregulation
- Konstitutionell (idiopathisch)

- Bei endokrinen Störungen
- Bei Erkrankungen des zentralen und peripheren Nervensystems (z.B. Horner-Syndrom, Aurikulotemporales Syndrom)
- Bei verschiedenen Hauterkrankungen (z.B. Epidermolysis bullosa simplex, Weber-Cockayne, Endangiitis obliterans, Glomustumoren, Maffucci-Syndrom)
- nach Sympathektomie
- Iatrogene Auslösung durch Medikamenteneinnahme (s.u. Hyperhidrose, medikamenteninduzierte).

### Therapie

- Anamnese: Eine gründliche Ursachenforschung unabdingbar. Die axilläre Hyperhidrose wird symptomatisch behandelt, wofür verschiedene Möglichkeiten zur Verfügung stehen, die je nach Lokalisation der Hyperhidrose unterschiedlich sind (s.u. Hyperhidrosis axillaris).
- Vorgehen nach einem kontrollierten Stufenplan:
  - Reinigung und Hautpflege: Regelmäßige Hygiene der Achselhöhlen.
  - Hierzu gehört das unter Umständen mehrfache tägliche Waschen der Achselhöhlen unter Verwendung desodorierender Syndets oder Seifen (Dermowas, Sebamed u.a.).
  - Rasieren: Achselhaare entfernen, um Bakterienwachstum (Corynebacterium tenuis) zu hemmen (s. Trichobacteriosis axillaris)
  - Deodorants: Auftragen eines Deodorants mehrmals täglich. zur Neutralisierung des unangenehmen Achselgeruchs. Auch Puder haben sich bewährt.
  - Bekleidung: Tragen möglichst weit geschnittener, atmungsaktiver Hemden und Unterhemden (keine Kunstfasern, stattdessen Baumwolle). Keine fest anliegenden Kleider.
- Antihidrotika: Zu den Antitranspiranzien zählen lokal aufgetragene chemische Mittel wie Gerbstoffe, Aldehyde und Aluminiumsalze, die besonders bei axillärer Hyperhidrose eingesetzt werden.
- Iontophorese: Einsatz insbesondere bei vermehrtem Hand- und Fußschweiß, teilweise auch bei starkem Achselnässen eingesetzt. Nicht geeignet ist die Therapie für schwangere Frauen und Patienten mit Herzrhythmusstörungen, Herzschrittmachern oder Endoprothesen. Initial: Therapieversuch mit 10 min/Tag (Pulsstromgerät) 4-5mal/Woche über 3-4 Wochen. Bei nachgewiesener Wirksamkeit Fortsetzung als Heimtherapie mit 3-4 Behandlungen/Woche.
- Botulinumtoxin: Ein wesentlicher Fortschritt ist die Behandlung durch Botulinumtoxin A. Es führt zu einer Hemmung der Übertragung von Nervenreizen auf die Schweißdrüsenzellen und wird in erster Linie zur Behandlung der axillären Hyperhidrose eingesetzt. Der Wirkstoff ist für das Präparat Botox für diese Indikation zugelassen. Die Behandlung ist teuer; die Wirkung tritt zuverlässig ein. Sie ist zeitlich begrenzt (6-11 Monate), jedoch bei nachlassendem Effekt wiederholbar. Bewährt hat sich die Unterteilung der hyperhidrotischen Areale in 2 × 2 cm große Kästchen. Es werden pro Kästchen 3 MU Botox (Verdünnung: 100 MU Botox/5 ml 0,9% NaCl) fächerförmig intradermal injiziert. Der Therapieerfolg wird nach 2–3 Wochen kontrolliert. Noch verbleibende hyperhidrotische Areale können ggf. nachinjiziert werden. Nebenwirkung: Schmerzhaftigkeit der Injektionen.

> **Merke: Therapien mit Botulinumtoxin gehören in die Hand des erfahrenen Arztes!**

- Systemtherapie:
  - Für die innerliche Anwendung stehen verschiedene Substanzen zur Verfügung wie Salbeiprodukte (z.B. Sweatosan N) oder Anticholinergika (z.B. Methantheliniumbromid [Vagantin] oder Bornaprin [Sormodren]).
- Operative Behandlungen:
  - Nach Versagen aller konservativer Methoden können je nach Lokalisation verschiedene operative Methoden in Betracht gezogen werden (s.u. Hyperhidrosis axillaris). Bei der axillären Hyperhidrose können u.a. Schweißdrüsenkurettage, Schweißdrüsensaugkurettage und Exzision der Schweißdrüsenareale mit konsekutiver Defektdeckung angewendet werden.
  - Bei der Hyperhidrosis pedum et manuum, wie auch beim profusen Ganzkörperschwitzen kann bei Versagen anderer Therapieoptionen die endoskopisch transthorakale Sympathektomie in Erwägung gezogen werden. Die Methode erfolgt als minimal invasiver Eingriff über einen endoskopischen Zugang; sie ist effektiv und dauerhaft wirksam. 2 große Nebenwirkungen wurden beschrieben: Postoperativer Pneumothorax < 2%; passageres kompensatorisches Schwitzen < 20%.

### Prophylaxe

Es empfiehlt sich, Situationen und Voraussetzungen zu meiden, die zu einer übermäßigen Schweißproduktion führen. Es ist wichtig, ein normales Körpergewicht anzustreben. Grundlegend hierfür ist eine gesunde und ausgewogene Ernährung. Scharfe „schweißtreibende" Gewürze, Alkohol, heißer Kaffee und Tee sowie Nikotin sollten reduziert werden. Zudem empfiehlt sich das Tragen einer atmungsaktiven, luftigen und nicht übermäßig warmen Kleidung (möglichst aus Naturfasern). Wichtig sind weiterhin Minderung und Bewältigung von Stress-Situationen, zu denen gut durchdachte Zeitpläne, Entspannungsübungen und entsprechende Ausdauersportarten oder ausgleichende Freizeitaktivitäten gehören.

### Hinweis(e)

Nicht unterschätzt werden darf die Tatsache, dass die übermäßige Schweißproduktion für die Patienten nicht nur mit einem äußerst unangenehmen Körpergefühl mit möglicher Geruchsbelästigung (s.u. Bromhidrose, ekkrine) verbunden ist, sondern auch einen starken Einfluss auf den Alltag in seinem sozialen Umfeld nehmen kann. Untersuchungen zur Lebensqualität (DLQI = Dermatology Life Quality Index) ergaben die höchsten (!) Einschränkungen der Lebensqualität bei allen dermatologischen Erkrankungen. Bei Manifestation der Erkrankung an den Händen (s.u. Hyperhidrosis pedum et manuum) mündet dies bei vielen Patienten in Scham oder Angst, anderen Menschen die Hand zu geben. Bei der axillären Hyperhidrose ist für die Betroffenen häufig die sichtbare Durchfeuchtung der Kleidung das Problem. Ebenso belastend ist die eintretende Geruchsbelästigung. Hieraus können Einschränkung der beruflichen Tätigkeit sowie eine soziale Vereinsamung resultieren.

## Hyperhidrose, gustatorische R61.0

### Erstbeschreiber

Duphenix, 1757; Frey, 1923

### Synonym(e)
Gustatorisches Schwitzen; gustatory hyperhidrosis; gustatory sweating and flushing

### Definition
Übermäßiges Schwitzen in bestimmten Hautarealen des Kopf-Hals-Bereiches, insbes. durch gustatorische Reize beim Kauen, Abbeißen, Schmecken. Häufig auftretend nach operativen Eingriffen an der Glandula parotis (laterale, konservative oder radikale Parotidektomie) finden sich schwitzende Areale (nach Parotidektomie in nahezu 100% der Fälle) am häufigsten in den Versorgungsbereichen des N. auriculotemporalis (aurikulotemporales Syndrom) oder N. auricularis magnus. Das Syndrom ist neben dem bekannten Schwitzen (gustatory sweating) auch gekennzeichnet durch weitere Symptome wie Hautrötung (gustatory flushing), Kribbeln, Schwellungsgefühl bis hin zum Hautbrennen.

### Ätiologie
Die Pathogenese bis heute nicht vollständig geklärt. Wahrscheinlich treten regenerierende parasympathische (sekretorische) Fasern, die während des operativen Eingriffs geschädigt worden sind, in Kontakt mit den normalerweise sympathisch innervierten Hautschweißdrüsen. Der beiden Nervenfasertypen gemeinsame Transmitter Acetylcholin kann an seinem Zielorgan, den ekkrinen Schweißdrüsen, über die pathologisch gesteuerte Innervation die Hyperhidrose auslösen.

### Therapie
Normalerweise nicht erforderlich. Bei massiver Beeinträchtigung, intradermale Applikation von Botulinumtoxin A in das zuvor markierte hyperhidrotische Areal. Einzelheiten s.u. aurikulotemporales Syndrom.

## Hyperhidrose, medikamenteninduzierte R61.9

### Definition
Bei der medikamentös induzierten Hyperhidrosis handelt es sich um eine sekundäre, generalisierte Hyperhidrose. Hierbei können individuell einzelne Körperregionen vermehrt schwitzen.

### Ätiologie
Die im Folgenden aufgeführte Liste der möglichen ursächlichen Substanzen ist eine Auswahl und erhebt keinen Anspruch auf Vollständigkeit und ist dem sich stetig wandelnden pharmazeutischen Markt unterworfen.

- ACE-Hemmer:
  - Enalapril
  - Quinapril
  - Telmisartan.
- Acetylsalicylsäure
- Acetycholinesteraseinhibitoren:
  - Neostigmin
  - Physostigmin.
- Alpharezeptorenblocker:
  - Doxazosin
  - Terazosin.
- Antiallergika:
  - Terfenadin.
- Antiarrhythmika:
  - Adenosin.
- Antibiotika:
  - Penicilline.
- Antidepressiva:
  - Citalopram
  - Fluvoxamin
  - Fluoxetin
  - Doxepin
  - Imipramin.
- Antiöstrogene:
  - Tamoxifen
  - Toremifen.
- Antikonvulsiva:
  - Topiramat.
- Antiparasitäre Pharmaka:
  - Lindan (seit 2008 in Deutschland nicht mehr zugelassen).
- Asthmamittel:
  - Terbutalin
  - Fenoterol
  - Clenbuterol
  - Tulobuterol
  - Orciprenalin
  - Salbutamol.
- Aufputschmittel/Appetitzügler:
  - Amphetamine
  - Kokain
  - Ephedrin
  - Pseudoephedrin.
- Betarezeptorenblocker (normalerweise Reduktion der Hyperhidrosis; Ausnahme):
  - Carvedilol.
- Calciumantagonisten:
  - Nifedipin
  - Isradipin
  - Nimodipin.
- Calciumhaltige-Verbindungen (oral und i.v.)
- Cholinergika:
  - Neostigmin
  - Pyridostigmin
  - Distigmin.
- Fibrinolytika
- Genussgifte/Genussmittel:
  - Alkohol
  - Nikotin
  - Koffein.
- Glaukomtherapeutika
- Impfstoffe
- Insuline
- Interferone (s.u. Interferon alfa-2a)
- Jodhaltige Röntgenkontrastmittel.
- Migränemittel:
  - Sumatriptan.
- Muskelrelaxanzien:
  - Baclofen
- Neuroleptika:
  - Clozapin
  - Sulpirid.
- Opioide:
  - Morphin
  - Heroin
  - Buprenorphin
  - Tramadol
  - Tilidin
- Paracetamol.
- Parasympathomimetika:
  - Acetylcholin

  - Pilocarpin
  - Muscarin.
- Parkinsonmittel (dopaminerge Präparate)
- Prostaglandine
- Pyrazolone:
  - Metamizol.
- Retinoide (dosisabhängig):
  - Acitretin
  - Isotretinoin.
- Sympathomimetika (systemisch):
  - Ephedrin
  - Pseudoephedrin
  - Pholerin
  - Methyphenidat
  - Phenylephrin
  - Dopamin
  - Etilefrin
  - Norfenefrin
  - Oxilofrin
  - Amfepramon
  - Pemolin.
- Sympathomimetika (lokal angewandt, z.B. Auge und Nase, seltener zur Hyperhidrose führend als systemische Sympathomimetika):
  - Naphazolin
  - Oxymetazolin
  - Phenylephrin
  - Tramazolin
  - Xylometazolin.
- Virustatika:
  - Ganciclovir
  - Didanosin.
- Vitamine:
  - Vitamin $B_1$ (Thiamin und Derivate).
- Wehenhemmer:
  - Fenoterol.

### Klinisches Bild
S.u. Hyperhidrose.

### Therapie
Falls möglich ist das auslösende Medikament abzusetzen. Bei Therapiewunsch oder falls Absetzen nicht möglich ist Lokaltherapie bzw. unterstützende Systemtherapie. S.u. Hyperhidrose.

## Hyperhidrosis axillaris R61.03

### Definition
Vermehrter Achselschweiß, meist mit Bromhidrose gekoppelt.

### Vorkommen/Epidemiologie
Erhöhte familiäre Prävalenz. 0,5% der Bevölkerung in den USA leiden unter dieser Erkrankung.

### Manifestation
Hyperhidrosis axillaris ist charakterisiert durch mind. 6 Monate exzessives Schwitzen ohne bekannte Ursache und zusätzlich durch 2 der folgenden Faktoren:
- bilaterales und symmetrisches Schwitzen
- Beeinträchtigung der täglichen Aktivität
- Häufigkeit des Auftretens mindestens 1mal/Woche
- Alter beim Eintritt der Erkrankung <25 Jahre
- positive Familienanamnese
- Rückgang des Schwitzens beim Schlafen.

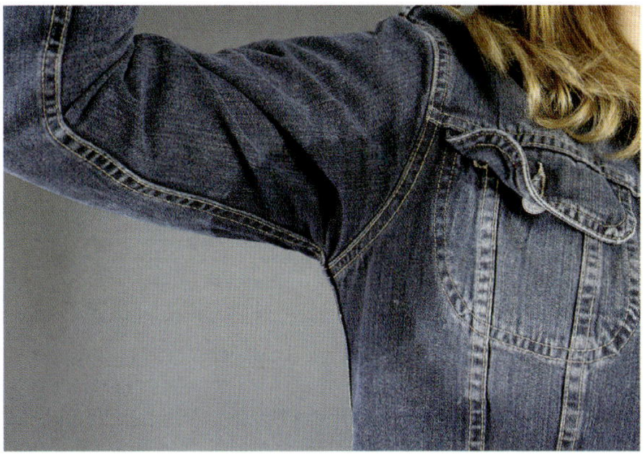

**Hyperhidrosis axillaris.** Großflächiger Schweißfleck unterhalb der Achsel.

H

### Diagnose
Klinik mit der nachweisbar vermehrten Schweißsekretion. Minor'scher Schwitzversuch: Schweiß aus Achselhöhle entfernen, Einpinseln des Schweißdrüsenfeldes mit alkoholischer Jodtinktur **R140**, kurz antrocknen lassen, mit Weizenstärke überpudern, blau-schwarz verfärbte Areale zeigen Schweißdrüsenaktivitäten an. Zur Quantifizierung der Schweißsekretion Gravimetrie beider Axillen.

### Therapie
Vorgehen nach einem kontrollierten Stufenplan.
- Reinigung und Hautpflege: Regelmäßige Hygiene der Achselhöhlen.
- Hierzu gehört das unter Umständen mehrfache tägliche Waschen der Achselhöhlen unter Verwendung desodorierender Syndets oder Seifen (Dermowas, Sebamed u.a.).
- Rasieren: Achselhaare entfernen, um Bakterienwachstum (Corynebacterium tenuis) zu hemmen (s. Trichobacteriosis axillaris)
- Deodorants: Auftragen eines Deodorants mehrmals tgl. zur Neutralisierung des unangenehmen Achselgeruchs. Auch Puder haben sich bewährt.
- Bekleidung: Tragen möglichst weit geschnittener, atmungsaktiver Hemden und Unterhemden (keine Kunstfasern, stattdessen Baumwolle). Keine fest anliegenden Kleider.
- Anwendung von Antiperspiranzien.
- Iontophorese: Initial: Therapieversuch mit 10 Min./Tag (Pulsstromgerät) 4-5mal/Woche über 3-4 Wochen. Bei nachgewiesener Wirksamkeit Fortsetzung als Heimtherapie mit 3-4 Behandlungen/Woche.
- Botulinumtoxin: Ein wesentlicher Fortschritt ist die Behandlung durch Botulinumtoxin. Für die Indikation Hyperhidrosis axillaris zugelassen ist nur das Präparat Botox. Bewährt hat sich die Unterteilung der hyperhidrotischen Areale in 2 × 2 cm große Kästchen. Es werden pro Kästchen etwa 3 MU Botox (Verdünnung: 100 MU Botox/5 ml 0,9% NaCl) fächerförmig intradermal injiziert. Der Therapieerfolg wird nach 2–3 Wochen kontrolliert. Noch verbleibende hyperhidrotische Areale können ggf. nachinjiziert werden. Nebenwirkung: Schmerzhaftigkeit der Injektionen.

**Merke: Therapien mit Botulinumtoxin gehören in die Hand des erfahrenen Arztes!**

### Externe Therapie

- Aluminiumchlorid-Hexahydrat-Gele sind bei konsequenter Anwendung als First-line-Therapie oft erfolgreich (z.B. **R004** oder **R006**).
- Unter den kommerziell verfügbaren Präparaten ist SWEAT-OFF hervorzuheben: bei Erstanwendung 1mal/Tag, abends vor dem Schlafengehen auftragen, maximal für 4 Tage. Anschließend 1-2mal/Woche abends vor dem Schlafengehen. (Hersteller: Sweat Off GmbH, Hammweg 9, D-76549 Hügelsheim, Fon: 07229-69911-0). Das Präparat ist nur über den Hersteller direkt zu beziehen, es wird bislang nicht in Apotheken angeboten.

### Interne Therapie

- Anticholinergika, insbes. Bornaprin (Sormodren Tbl.) können bei leichten bis mittelschweren Fällen versucht werden. Initial 2 mg/Tag für 1 Woche, dann Dosiseskalation auf 4-8 mg/Tag als Erhaltungsdosis. Alternativ Methantheliniumbromid (Vagantin) 3mal/Tag 1 Tbl. p.o.
- Unterstützend zu externen Maßnahmen können Salbei-Interna verordnet werden (z.B. 3mal/Tag 1 Tbl. Salvysat plus Bürger Tabletten).

### Operative Therapie

- Bei konservativ nicht beherrschbarem axillärem Schwitzen ist ein operativer Eingriff angezeigt, mit dem Ziel, die Anzahl der apokrinen (und ekkrinen) Schweißdrüsen zu reduzieren. Operative Eingriffe beruhen auf 3 therapeutischen Prinzipien: Subkutane Kürettage, offene Kürettage ggf. mit Teilexzision oder Exzision des Schweißdrüsenfeldes mit nachfolgender plastischer Deckung.
- Subkutane Schweißdrüsenkürettage: ITN, 2–3 cm langer Hautschnitt kaudal des Schweißdrüsenfeldes; mit Präparierschere gesamtes markiertes Feld unterminieren, anschließend Kürettage des Areals mit scharfer gynäkologischer Kürette sowohl zur Haut als auch zur Fettgewebsseite, Saugdrainage und Verschluss der Inzisionsstelle. Die Saugkürettage zeigte in einer Studie mit 25 Patienten gute klinische Resultate.
- Schweißdrüsensaugkurettage: Bei diesem komplikationsarmen operativen Verfahren handelt es sich um eine Kombination von inverser, scharfer Kürettage der dermalen und subkutanen apokrinen Drüsenfelder und Liposuction.
- Offene Kürettage ggf. mit Teilexzision: ITN, längselliptische 3–4 cm breite subtotale Exzision des Schweißdrüsenfeldes; subkutane Mobilisation der schweißdrüsentragenden Ränder; scharfe Kürettage; Drainage; primärer Wundverschluss durch Subkutan- und Hautnaht.
- Exzision des Schweißdrüsenfeldes mit nachfolgender plastischer Deckung: ITN, unterschiedliche Schnittführungen dem Schweißdrüsenfeld angepasst; Verschluss mittels Transpositions- oder VY-Plastik.
- Chirurgische Maßnahmen wie die endoskopische transthorakale Sympathektomie (ETS) gehen nicht selten mit neuropathischen Störungen sowie kompensatorischem bzw. Reflexschwitzen einher. Dennoch empfinden > 90% der Patienten diese Nebenwirkungen als weniger belastend als die Symptome der unbehandelten Hyperhidrosis.

## Hyperhidrosis pedum et manuum — R61.0

### Definition

Vermehrter Fuß- und Handschweiß, meist mit Bromhidrose gekoppelt.

### Diagnose

Klinik, ggf. Minor'scher Schwitzversuch. Zur Quantifizierung der Schweißsekretion Gravimetrie.

### Therapie

- Stufenplan: Fußhygiene, häufige Waschungen mit desodorierenden Syndets oder Seifen, Strümpfe aus Baumwolle, kein okkludierendes Schuhwerk (z.B. Turnschuhmode), stattdessen Lederschuhe mit durchgehender Ledersohle, im Sommer Sandalen, häufiges Wechseln der Schuhe.
- Leitungswasser-Iontophorese: Therapie der Wahl bei Hyperhidrosis pedum et manuum. Durch mehrfache wöchentliche Anwendung von schwachem Gleichstrom werden gute Effekte erzielt, derzeit effektivstes Verfahren in der Behandlung der Hyperhidrose. Die Methode ist zur häuslichen Behandlung geeignet. Benötigte Stromstärke: Hände bis zu 10-15 mA, Füße bis zu 15-20 mA. Dauer pro Sitzung: 10 Min. (längere Sitzungen bringen keinen zusätzlichen Effekt!). Anfänglich 1mal/Tag bis mind. 3mal/Woche. Normhidrosis wird durchschnittlich nach ca. 10-20 Sitzungen erreicht. Anschließend Erhaltungstherapie: Ca. 1-2 Sitzungen/Woche. Bei Absetzen der Therapie stellt sich i.d.R. jedoch innerhalb von wenigen Wochen die Hyperhidrosis wieder ein. Die Hilfsmittelverordnung von Leitungswasseriontophoresegeräten über die Krankenkasse ist möglich und wird weitgehend problemlos akzeptiert. Erhältlich sind dieses Hilfsmittel z.B. bei der Fa. Hidrex GmbH, Biomedizinische Technik (Uellendahler Str. 488, 42109 Wuppertal) oder der Fa. Kimetec GmbH Medizintechnik (Postfach 1350, 71254 Ditzingen).
- Antiperspiranzien: Metallsalze (Aluminiumchloridhexahydrat-Lösungen, meist in alkoholischer Lösung), können an Händen und Füßen in höherer Konzentration (bis 30%) aufgetragen werden **R004** oder **R006**, stundenweise unter Okklusion (Alternativen s.u. Hyperhidrosis axillaris).
- Formaldehyd-Derivate: Z.B. Lysoform als 2,5% Fuß- oder Handbad, auch zur Wäschedesinfektion geeignet oder Methenamin (z.B. Antihydral Salbe).
- Deodoranzien: Behandlung der Füße, Strümpfe und Schuhe mit antihydrotischen Pudern oder Sprays, z.B. Efasit Puder oder handelsübliche Deo-Sprays.
- Systemische Antihydrotika z.B. Salbei-Präparate als Trp. oder Drg. (z.B. Salvysat Bürger 3mal 20-30 Trp./Tag oder 3mal 1-2 Drg./Tag, Sweatosan N 3mal 1 Drg.).

> **Merke: Therapie nicht sonderlich erfolgreich!**

- Anticholinergika: Bornaprin (Sormodren Tbl.) können bei leichten bis mittelschweren Fällen versucht werden. Initial 2 mg/Tag für 1 Woche, dann Dosiseskalation auf 4-8 mg/Tag als Erhaltungsdosis. Alternativ Methantheliniumbromid (Vagantin) 3mal/Tag 1 Tbl. p.o.
- Botulinumtoxin (Evidenzstufe III): Ein wesentlicher Fortschritt ist die Behandlung durch Botulinumtoxin (Off-Label-Use bei dieser Indikation!). Leitungsanästhesie mittels Hand- bzw. Fußblock; EMLA-Therapie häufig

nicht ausreichend! Bewährt hat sich die Unterteilung der hyperhidrotischen Areale in 2 × 2 cm große Areale. Es werden pro Areal 3 MU Botox (Verdünnung: 100 MU Botox/5 ml 0,9% NaCl) fächerförmig intradermal injiziert. Der Therapieerfolg wird nach 2-3 Wochen kontrolliert. Noch verbleibende hyperhidrotische Areale können ggf. nachinjiziert werden. Pro palmarer Fläche werden 50-240 MU Botox eingesetzt. Der Effekt hält etwa 3-6 Monate an. Dann erneute Injektionsserie. Nebenwirkung: Schmerzhaftigkeit der Injektionen; Paresen der kleinen Handmuskeln.

Merke: **Therapie mit Botulinumtoxin gehört in die Hand des erfahrenen Arztes!**

- Versuch mit autogenem Training: Die systemischen Behandlungsmaßnahmen mit Tranquilizern, Sedativa oder Anticholinergika sind erfahrungsgemäß unbefriedigend und durch ihre Nebenwirkungen limitiert. Anticholinergische Präparate zeichnen sich durch erhebliche Nebenwirkungen wie Mydriasis, Mundtrockenheit oder Tachykardien aus und sind nur beschränkt einsatzfähig.

### Operative Therapie
Endoskopisch transthorakale Sympathektomie: Effektiv und dauerhaft wirksam, minimal invasiver Eingriff über endoskopischen Zugang. 2 große Nebenwirkungen wurden beschrieben: Postoperativer Pneumothorax < 2%; passageres kompensatorisches Schwitzen < 20%. Das Verfahren kann dann eingesetzt werden, wenn andere Therapiemaßnahmen nicht wirksam sind. Chirurgische Maßnahmen wie die endoskopische transthorakale Sympathektomie (ETS) gehen nicht selten mit neuropathischen Störungen sowie kompensatorischem bzw. Reflexschwitzen einher. Dennoch empfinden > 90% der Patienten diese Nebenwirkungen als weniger belastend als die Symptome der unbehandelten Hyperhidrosis.

## Hyperhidrosis perinealis R61.0

### Definition
Dammschweiß, v.a. bei Übergewichtigen.

### Therapie
Gewichtsreduktion, Deodoranzien und Antiperspiranzien.

## Hyperhidrosis unilateralis R61.0

### Definition
Hyperhidrose an einer Körperhälfte. Vorkommen z.B. bei Hemiplegie oder Hemiabszessen.

### Therapie
Symptomatisch.

## Hyperhidrosis universalis R61.1

### Definition
Allgemein vermehrte Schweißsekretion, s. Hyperhidrose.

### Therapie
Symptomatisch.

## Hyper-IgE-Syndrom D82.40

### Erstbeschreiber
Davis, 1966; Buckley, 1972

### Synonym(e)
Buckley-Syndrom; Hyperimmunglobulin-E-Staphylokokken-Abszess-Syndrom; HESA; Hiob-Syndrom; Job's syndrome

### Definition
Seltenes Immundefizienz-Syndrom (Multisystemerkrankung) mit der klinischen Trias: Rezidivierende Hautinfektionen v.a. durch Staphylokokken, Infekte des oberen und unteren Respirationstraktes (Bronchopneumonien), exzessive Erhöhung des Serum-IgE-Spiegels und Bluteosinophilie.

### Vorkommen/Epidemiologie
Selten; bisher sind etwa 250 Fälle in der Literatur beschrieben.

### Ätiologie
Diskutiert werden autosomal-dominant vererbte Mutationen des Hyper-IgE-Syndrom Gens (HIES Gen; Genlokus: 4q21). Ebenfalls beschrieben sind inkonstante familiäre Häufungen in einigen Familien. Kein Bezug zu den Erkrankungen des atopischen Formenkreises.

### Manifestation
Im Säuglingsalter oder frühen Kindesalter auftretend. Beide Geschlechter sind gleich häufig betroffen.

### Lokalisation
Haut: Gesicht, behaarter Kopf, Halsregion. Schleimhäute: Obere- und untere Luftwege.

### Klinisches Bild
- Meist Manifestation als superinfiziertes atopisches Ekzem mit rezidivierenden abszedierenden Infektionen der Haut (Gesicht, Halsbereich), der Schleimhäute der oberen (Sinusitis, Otitis media) und unteren (Pneumonie) Luftwege sowie Lungenzysten.
- Rezidivierende, bakterielle Infektionen mit charakteristischem Verteilungsmuster: Haut (Gesicht, behaarter Kopf, Halsregion), Schleimhäute der oberen Luftwege (Sinusitis, Otitis media) und Lungen (Pneumonie). Erreger ist überwiegend Staphylococcus aureus, aber auch andere grampositive und gramnegative Erreger werden vielfach nachgewiesen. Oft bilden sich Abszesse mit und ohne klinischen Entzündungszeichen (häufig „kalte Abszesse", jedoch nicht obligat).
- Gehäuft sind mykotische Infektionen, meist als mukokutane Candidiasis verlaufend, mit schweren Nageldystrophien.

### Labor
Meist ist eine exzessive polyklonale IgE-Erhöhung (Werte bis 40.000 IU/ml) im Serum nachweisbar, mit Staphylokokken- und Candida-spezifischem IgE in hohem Titer. Weiterhin kann Eosinophilie in Blut (ca. 90% aller Fälle), Sputum und Eiter vorhanden ein. Die Chemotaxis von neutrophilen Granulozyten ist inkonstant vermindert.

### Diagnose
IgE (polyklonale Vermehrung meist >5000 IU/ml), RAST (häufig Staphylokokken und Candida-spezifisches IgE), Blutbild (Eosinophilie), Sputum und Abszess-Ausstrich (Eosinophilie), Lymphozytentransformationstest (normale Reaktion

auf PHA und ConA sowie verminderte Reaktion auf Antigene z.B. Tetanus).

### Differenzialdiagnose
Atopisches Ekzem, Hypereosinophilie-Syndrom.

### Komplikation
Todesursache ist meist eine pulmonale Insuffizienz infolge rezidivierender Infektionen der unteren Luftwege (Erreger: Pseudomonas aeruginosa oder Pilzspezies, meist Aspergillusarten). Auch zerebrale mykotische Infekte können eine mögliche Todesursache sein. Maligne Lymphome und systemischer Lupus erythematodes (Einzelfallmitteilungen) können begleitend auftreten.

### Externe Therapie
Polidocanol-Creme **R200** gegen den Juckreiz. Bei antimykotischen Infekten lokale Azolderivate wie Ketoconazol (z.B. Nizoral Creme). Hauthygiene und pflegende Cremes mit antiseptischen Zusätzen wie 0,5-2% Clioquinol-Creme (z.B. Linola-Sept, **R049**), um die bakteriellen und antimykotischen Sekundärinfektionen einzudämmen. Externe Glukokortikoide wie 0,1% Triamcinolon-Creme (z.B. Triamgalen, **R259**) sind in ihrer Wirksamkeit umstritten, können aber kurzzeitig versucht werden.

### Interne Therapie
- Keine einheitlichen Therapieschemata; die Resultate sind vielfach unbefriedigend, symptomatische Therapie steht im Vordergrund. Den rezidivierenden Infekten angepasste Therapie. Häufig Staphylokokkeninfektionen, deshalb penicillinasefeste Penicilline wie Dicloxacillin (z.B. InfectoStaph) oder Flucloxacillin (z.B. Staphylex Kps.) 2-3 g/Tag in 3 ED. Antihistaminika wie Desloratadin (z.B. Aerius) 1 Tbl./Tag gegen den starken Juckreiz. Ggf. antikoagulatorische Therapie zur Vorbeugung von Thromboembolien. Engmaschige Kontrollen auf bakterielle und mykotische Superinfektionen! Gefahr der pulmonalen Insuffizienz nach rezidivierenden Pneumonien.
- Glukokortikoide werden v.a. bei urtikariellen Effloreszenzen und Angioödemen in mittlerer Dosierung angewendet, z.B. Prednisolon 40–60 mg/Tag (z.B. Decortin H Tbl.), langsam ausschleichen, Erhaltungsdosis: 2–10 mg/Tag p.o. Vit. C und Cimetidin (z.B. Tagamet Filmtbl. 2mal 200 g/Tag) sollen die Infekthäufigkeit reduzieren. Einsatz von Isotretinoin soll die Häufigkeit der Staphylokokken-Infektionen vermindern.
- Interferone wie Interferon gamma. 0,05 mg/m$^2$ KO wurden in Einzelfällen versucht. In schweren Fällen kommen hoch dosierte Glukokortikoide in Kombination mit Zytostatika wie Hydroxycarbamid (z.B. Litalir) 50-80 mg/kg KG/Tag p.o. zum Einsatz. Auch Vincristin (insbes. bei massivem Anstieg der Eosinophilen), Etoposid oder Chlorambucil kommen als Kombinationspartner infrage.
- Gammaglobuline oder Plasmapherese können versucht werden.

### Prognose
Langzeitprognose ist unbekannt.

## Hyperkeratose L85.9

### Definition
Verdicktes Stratum corneum eines Epithels, gewöhnlich der Epidermis aber auch eines Infundibulums oder eines ekkrinen Ausführungsganges. Die Verdickung der Hornschicht kann das Resultat einer Proliferationshyperkeratose (Lichen planus, Clavus, Lupus erythematodes) oder einer Retentionshyperkeratose (vulgäre Ichthyosen) sein. Die Hyperkeratose kann regelrecht, orthokeratotisch oder pathologisch, parakeratotisch erfolgen.

## Hyperkeratose, fokale akrale L85.8

### Definition
Sehr selten, wahrscheinlich Variante eines der Akrokeratoelastoidose entsprechenden Krankheitsbildes ohne die typische Elastorrhexis.

### Therapie
Es ist keine nachgewiesenermaßen wirkungsvolle Therapie bekannt. Wenn behandlungsbedürftig: Symptomatische Therapie.

## Hyperkeratosis follicularis durch Avitaminose B2 E64.8

### Definition
Follikulär spinulöse Keratose mit nasolabialer Prädilektion. Kombinationen von Perlèche, Skrotalekzem, Koilonychie, Keratitis corneae und Dysphagie sind möglich.

### Therapie
Lactoflavinpräparate.

## Hyperkeratosis follicularis durch Avitaminose C E64.2

### Synonym(e)
Keratosis pilaris scorbutica; Lichen scorbuticus; Scorbutid

### Definition
Follikulär-lichenoide Keratose, häufig als isoliertes Vorläufersymptom bei Vitamin C-Mangel mit streckseitiger Extremitätenbetonung. Ursächlich können eine mangelnde Vitamin C-Aufnahme oder eventuelle Vitamin C-Verarmung, z.B. bei lang dauernder ACTH-Behandlung, sein.

### Therapie
Tgl. Aufnahme von 25-30 mg Vitamin C/Tag ist notwendig, um Skorbut zu verhindern. Bei bestehender Erkrankung genügen 500 mg/Tag, um die Erscheinungen zu beseitigen.

## Hyperkeratosis follicularis et parafollicularis in cutem penetrans L87.0

### Erstbeschreiber
Kyrle, 1916

### Synonym(e)
Morbus Kyrle; Hyperkeratosis penetrans; Kyrle-Syndrom; Hyperkeratosis Kyrle

### Definition
Sehr seltene Erkrankung, die durch follikuläre und perifolli-

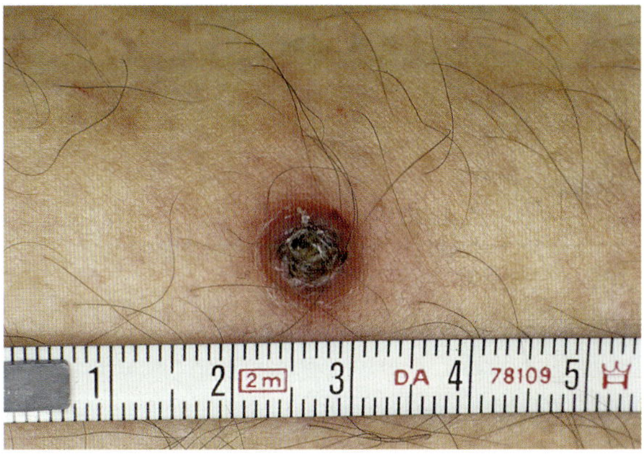


**Hyperkeratosis follicularis et parafollicularis in cutem penetrans.** Solitäre, bräunlich-rote Papel mit zentralem Hornkegel am Unterschenkel.

kuläre Papeln mit fest aufsitzender Hornauflagerung, besonders an den Beinen, charakterisiert ist.

### Ätiologie
Fraglich sind genetische Faktoren. Bei älteren Patienten wurden Assoziationen mit Diabetes mellitus und chronischer Niereninsuffizienz beschrieben sowie Auslösung durch Dialyse.

### Manifestation
Im jüngeren Erwachsenenalter auftretend. Gynäkotropie.

### Lokalisation
Vor allem Unterschenkel, beugeseitig und Gesäß. Hände, Füße und behaarter Kopf bleiben frei. Generalisierte Formen, die auch den Stamm betreffen, deuten auf innere Begleiterkrankungen hin.

### Klinisches Bild
Asymptomatische, isolierte, gelegentlich gruppierte, follikuläre, gelbliche bis braunrote, bisweilen verruköse Hornknötchen. Konfluenz zu größeren polyzyklischen, hyperkeratotischen Plaques ist möglich. Leicht loslösbare Hornkegel, die beim Herauslösen einen schüsselförmigen Krater hinterlassen. Abheilung mit oberflächlich pigmentierten Narben. Kein Juckreiz. Das Koebner-Phänomen ist negativ. Gehäuft bei Diabetes mellitus oder Niereninsuffizienz auftretend.

### Histologie
Invaginierter Epithelpfropf mit Ausbildung eines mit parakeratotischen Hornmassen ausgefüllten Kraters. Fokale Perforation der Epidermis mit fokaler, entzündlicher Reaktion der Dermis mit Lymphozyten, neutrophilen Granulozyten und wenigen Riesenzellen vom Fremdkörpertyp.

### Differenzialdiagnose
Dyskeratosis follicularis (Darier), Lichen planus, Pityriasis rubra pilaris, Psoriasis follicularis, Elastosis perforans serpiginosa, perforierendes Granuloma anulare; Lichen planus verrucosus; atypische Psoriasis; Porokeratosis Mibelli; Prurigo nodularis; Elastosis perforans serpiginosa.

### Externe Therapie
Keratolytisch, z.B. mit externen Retinoiden **R256**, Salicylsäure-haltigen **R227** oder Harnstoff-haltigen Externa **R102**.

### Interne Therapie
Eine nachgewiesenermaßen effektive Therapie ist nicht bekannt: Ein Versuch mit Acitretin (Neotigason) kann erfolgen, zunächst für ca. 6 Wochen in hohen Dosen von 0,5-1 mg/kg KG/Tag, dann Reduktion auf Erhaltungsdosis von 0,25-0,5 mg/kg KG/Tag. Erfolgreiche Therapieversuche mit Allopurinol (z.B. Zyloric) sind anhand von Kasuistiken (Evidenzlevel IV) beschrieben. Bei chronisch terminaler Niereninsuffizienz Besserung nach Nierentransplantation.

### Operative Therapie
Evtl. Kürettage oder Exzision der Herde. Versuch mit Kryochirurgie.

### Prognose
Chronisch progredienter Verlauf. Abheilung mit Narbenbildung.

## Hyperkeratosis follicularis uraemica E79.8



### Definition
Hyperkeratose der Follikelöffnungen im Rahmen einer Hyperurikämie.

## Hyperkeratosis lenticularis perstans L85.8

### Erstbeschreiber
Flegel, 1958

### Synonym(e)
Morbus Flegel; Flegel's disease

### Definition
Seltene Genodermatose mit über Jahre chronisch persistierenden, disseminierten, kleinpapulösen Keratosen an den Unterschenkeln.

### Ätiologie
Unbekannt, höchstwahrscheinlich autosomal-dominante Vererbung.

### Manifestation
In der 2. Lebenshälfte, Androtropie.

### Lokalisation
Beginn am Fußrücken im mittleren Lebensalter, später Ausbreitung auf die Streckseiten der Unterschenkel und gegebenenfalls Einbeziehung von Oberschenkeln, Armen, Handrücken und Stamm.

### Klinisches Bild
Disseminierte, asymptomatische, bis zu 5 mm große, zentral eingesunkene, braunrote hyperkeratotische Papeln mit fest haftender Schuppung. Tautropfen-artige Blutung nach Entfernung der Schuppe. Konfluenz ergibt kleine psoriasiforme Herde.

### Histologie
- Kompakte Orthohyperkeratose teils auch Parahyperkeratose, Epidermisatrophie. Fokales, häufig bandförmiges oder auch fokales, lymphozytäres Infiltrat in der oberen Dermis, Fehlen der elastischen Fasern.
- Elektronenmikroskopisch: Fehlen der Odland-Bodies in den Keratinozyten.

### Differenzialdiagnose
Porokeratosis superficialis disseminata actinica, Psoriasis vulgaris, Hyperkeratosis follicularis et parafollicularis in cutem

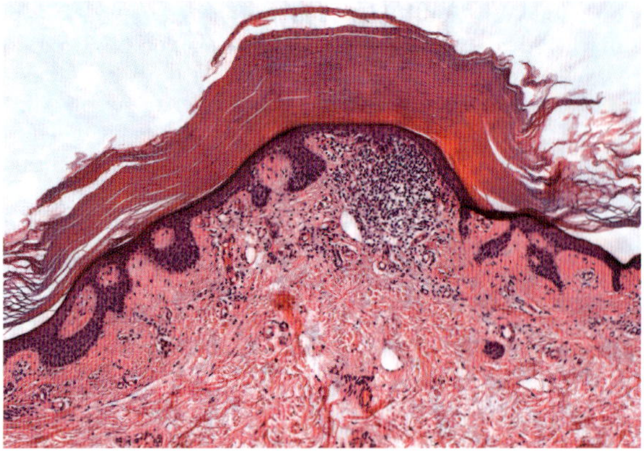

Hyperkeratosis lenticularis perstans. Mächtige, kompakte Orthohyperkeratose mit fokaler Parakeratose. Atrophie des Oberflächenepithels im Zentrum der Läsion. Ansonsten leichte netzförmige Akanthose. Umschriebenes, epidermotropes, lymphozytäres, dermales Infiltrat.

penetrans, Elastosis perforans serpiginosa, Dyskeratosis follicularis, Porokeratosis Mibelli, Akrokeratosis verruciformis, Lichen planus, Stukkokeratosis.

### Externe Therapie
Behandlungsversuch mit 5% 5-Fluorouracil-Creme (Efudix) unter Okklusion 2mal/Tag über mehrere Wochen unter stationären Bedingungen. Zudem pflegende (Harnstoff-haltige) Externa wie Ungt. emulsif. aq. und 5% Harnstoff-Creme R102.

### Interne Therapie
Acitretin in niedriger Dosierung (5-10 mg/Tag) führt in einigen Fällen zum Erfolg.

## Hyperlipoproteinämie, primäre E78.4

### Definition
Angeborene Fettstoffwechselstörung. Klassifikation nach Fredrickson in fünf Typen, die sich in Klinik, Labor und Prognose unterscheiden.

### Differenzialdiagnose
Sekundäre Hyperlipoproteinämie.

### Diät/Lebensgewohnheiten
- Cholesterinreduzierende Diät: Gesamtfettreduktion, pflanzliche, linolreiche Fette bevorzugen, Cholesterineinschränkung (1 Eidotter = 270 mg Cholesterin!), Ballaststoffe (binden Fette im Darm), Fisch mit Omega-3-Fettsäuren.
- Triglyzerinreduzierende Diät: Gesamtfettreduktion, Alkoholkarenz, pflanzliche, linolreiche Fette bevorzugen, wenig Zucker, viele kleine Mahlzeiten.

## Hyperlipoproteinämie, sekundäre E78.7

### Definition
Hyperlipoproteinämie bei Diabetes mellitus, nephrotischem Syndrom, Myxödem, Pankreaserkrankungen, Alkoholismus, primär biliärer Leberzirrhose, Glykogenstoffwechselstörungen.

### Klinisches Bild
Xanthome ohne besonderes Verteilungsmuster.

### Therapie
Operative Entfernung kosmetisch störender Xanthome, medikamentöse Therapie zur Stoffwechseleinstellung in Zusammenarbeit mit dem Internisten.

## Hyperlipoproteinämie Typ III E78.2

### Synonym(e)
Broad beta disease; Hyperlipoproteinämie mit breiter Betabande

### Definition
Fraglich rezessiv vererbte Störung des Fettstoffwechsels mit mäßiger, etwa gleich starker Erhöhung von Triglyzeriden und Cholesterin.

### Klinisches Bild
Xanthelasma, tuberöse Xanthome und tendinöse Xanthome, eruptive Xanthome, gelbe Handlinien durch Lipoideinlagerung (Xanthoma palmare striatum). Koronarsklerose, periphere, arterielle Durchblutungsstörung.

### Labor
Serum milchig-trüb oder klar; Cholesterin und Triglyzeride erhöht; Herabsetzung der Glukosetoleranzschwelle.

### Therapie
Stoffwechseleinstellung in Zusammenarbeit mit dem Internisten; evtl. operative Entfernung der Hauttumoren.

## Hyperlipoproteinämie Typ IV E78.1

### Synonym(e)
Endogene Hypertriglyzeridämie; Hyperpräbetalipoproteinämie; Kohlenhydrat-induzierte Hyperlipidämie; Kohlenhydrat-induzierte Triglyzeridämie; endogene Hyperlipämie

### Definition
Hyperlipoproteinämie bes. mit Erhöhung der Triglyzeride.

### Lokalisation
Vor allem Gesäß, Oberschenkelbeugeseiten.

### Klinisches Bild
Häufig Übergewicht, periphere Durchblutungsstörungen (Arteriosklerose), Koronarinsuffizienz, multiple Xanthomatose, papulöse, normolipämische, auch streifige Xanthome entlang der Handlinien.

### Labor
Serum klar oder milchig-trüb; Erhöhung der Prä-β-Lipoproteide, der Triglyzeride; reduzierte Glukosetoleranz.

### Therapie
Stoffwechseleinstellung in Zusammenarbeit mit dem Internisten; evtl. operative Entfernung der Xanthome.

## Hyperlipoproteinämie Typ V E78.3

### Synonym(e)
Fett- und kohlenhydratinduzierte Hyperlipidämie; Hyper-

chylomikronämie und Hyperprä-β-Lipoproteinämie; gemischte endogen-exogene Hypertriglyzeridämie

### Definition
Hyperlipoproteinämie mit Manifestation im Erwachsenenalter.

### Lokalisation
Gesäß, Knie, Ellenbogen.

### Klinisches Bild
Kolikartige Bauchschmerzen, eruptive Xanthome. Hepatomegalie, Lipaemia retinalis, häufig Übergewicht.

### Labor
Serum trüb, überstehende Chylomikronenschicht, Erhöhung von Triglyzeriden und Cholesterin, Glukosetoleranz herabgesetzt.

### Therapie
Stoffwechseleinstellung in Zusammenarbeit mit dem Internisten; evtl. operative Entfernung der Xanthome.

## Hypermelanose, nävoide, streifen- und wirbelförmige L81.4

### Synonym(e)
Linear and whorled nevoid hypermelanosis

### Definition
Meist sporadisch auftretende Pigmentanomalie mit streifen- und netzförmiger, teils auch wirbeliger Anordnung, den Blaschko-Linien folgend.

### Ätiologie
Unbekannter Gendefekt.

### Klinisches Bild
Manifestation innerhalb der beiden ersten Lebensjahre. Typisch sind linear oder spiralig angeordnete, oft auch retikuläre bräunliche Hyperpigmentierungen. In wenigen Fällen Assoziation mit Vorhofseptumdefekt, Taubheit, geistige Retardierung, T-Zell-Funktionsdefekt, Bluteosinophilie und Pseudohermaphroditismus.

### Histologie
Hyperpigmentierung des Epithels; Pigmentinkontinenz.

### Differenzialdiagnose
Incontinentia pigmenti, systematisierter epidermaler Naevus, Naevus fuscocoeruleus deltoideoacromialis.

### Therapie
Aufhellung mit Farbstofflaser.

## Hyperpigmentierung L81.89

### Definition
Unterschiedlich benutzter Terminus für eine physiologische oder pathologische Braunverfärbung der Haut oder Schleimhaut (s.u. Pigment und Melanose) infolge Vermehrung eines endogenen oder exogenen Pigments.

- Endogenes Pigment: Vermehrte Melaninablagerung, vermehrte Ablagerung von Hämosiderin, Gallenfarbstoffen, Karotin u.a.
- Exogenes Pigment: Ablagerung von Kohlenstoff (Tätowierung) sowie verschiedenen Stoffen die medikamentös verabreicht werden. Hierzu gehören: Silber- und Goldpartikel, Wismut, Tetracycline, Amiodaron, Clofazimin, Phenacetin, Karotin, Levodopa, Phenothiazine.

Unter einer Hyperpigmentierung im engeren Sinne versteht man eine Braunverfärbung durch eine Aktivierung der Melanozyten. Hauptstimulus der Melanozyten ist das Sonnenlicht. Aber auch Mediatoren der Entzündung (Interleukin-1, Prostaglandine) oder chemische Photosensibilisatoren (s.u. phototoxische Dermatitis) können zu einer Aktivitätssteigerung der Melanozyten führen (postinflammatorische Hyperpigmentierung).

### Therapie
Behandlung der Grunderkrankung.

## Hyperpigmentierung, aktinische L81.4

### Definition
Physiologische Pigmentierung der Haut durch Melanozytenvermehrung und erhöhten Melaningehalt nach aktinischen Einflüssen (Sonnenbestrahlung).

### Therapie
Aus kosmetischen Gründen ggf. Lichtschutzmittel (z.B. Anthelios).

## Hyperpigmentierung, chemische L81.8

### Definition
Umschriebene Hyperpigmentierung durch lokal einwirkende chemische Noxen (z.B. Selbstbräuner) oder phototoxische Noxen. S.a.u. Dermatitis, phototoxische.

### Therapie
Meiden des auslösenden Agens. Ansonsten blande Lokaltherapie mit pflegenden, nicht-parfümierten Externa (z.B. Ungt. emulsif. aquos.).

## Hyperpigmentierung, diffuse L81.9

### Definition
Flächenhafte, primär aktinisch unbeeinflusste, melanozytogene Pigmentierung des Integuments.

### Ätiologie
- Ursächlich kommen endokrinologische, infektiöse, tumoröse Erkrankungen, Kollagenosen und Medikamente infrage.
- Das Auftreten wurde u.a. beschrieben im Zusammenhang mit/bei: Malaria, Tuberkulose, viszeraler Leishmaniose, M. Wilson, maligner Lymphogranulomatose, Leberzirrhose, Hämochromatose, Skleroporphyrie, M. Gaucher, Niemann-Pick-Krankheit, Ochronose, systemischer Sklerodermie, Dermatomyositis, systemischem Lupus erythematodes, Erythrodermie mit Übergang in Melanoerythrodermie, metastasierendem malignem Melanom, Arsenmelanose, Anwendung von Chlorpromazin, Argyrie, Anwendung von Zytostatika.

### Therapie
Behandlung der Grunderkrankung, Meiden des auslösenden Agens.

## Hyperpigmentierung, endokrine L81.8

### Definition
Melanozytäre Pigmentierung der Haut bei ACTH- oder MSH-bildenden Tumoren, auch bei M. Addison, Akromegalie, Cushing-Syndrom, Hyperthyreose und in der Schwangerschaft.

### Therapie
Behandlung der Grunderkrankung.

## Hyperpigmentierung, kalorische L81.8

### Synonym(e)
Pigmentatio reticularis e calore; retikuläre Wärmepigmentierung; Buschke Hitzemelanose; Melanodermia reticularis calorica

### Definition
Netzförmige, marmorierte, bräunliche Hyperpigmentierung durch erhöhte Melaninproduktion infolge chronischer, sich in loco regelmäßig oder unregelmäßig wiederholender Wärmeeinwirkung. S. hierzu auch unter Erythema e calore.

### Therapie
Abwartend. Vermeiden des schädigenden Agens (chronische Wärmeeinwirkung); allmähliche über Jahre andauernde Rückbildung. Bleichmittel sind wirkungslos.

### Prognose
Langsame Rückbildung.

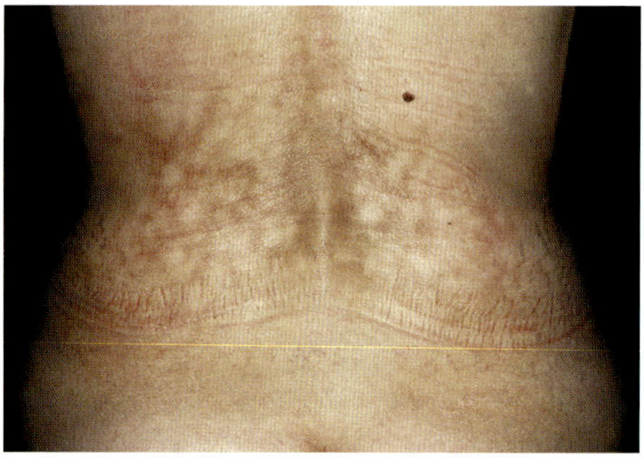

**Hyperpigmentierung, kalorische.** 55 Jahre alte Patientin, die sich über mehrere Monate mit Wärmeanwendungen wegen Rückenbeschwerden therapierte. An den Wärmekontaktstellen zeigen sich teils anuläre, teils netzartige, teils flächenhafte, schmutzigbraune Hyperpigmentierungen.

## Hyperpigmentierung, mechanische L81.8

### Definition
Hyperpigmentierung durch erhöhte Melanogenese in mechanisch belasteten Hautarealen, z.B. Gürteldruck-, Büstenhalter-, Hosenträgerbereich.

### Therapie
Meiden der chronischen Irritation.

## Hyperpigmentierung, periokuläre L81.4

### Definition
Periokuläre Pigmentvermehrung unterschiedlicher Ätiologie. Man unterscheidet folgende Formen:
- Hyperpigmentierung bei atopischer Diathese
- Genetisch determinierte periokuläre Pigmentvermehrung ohne Begleiterkrankung
- Chloasma hepaticum (Masque biliare)
- Hyperpigmentierung als Hinweis auf Hyperthyreose (s.a. Jellinek-Zeichen).

### Therapie
Behandlung der Grunderkrankung.

## Hyperpigmentierung, postinflammatorische L81.0

### Definition
Fleckförmige Hyperpigmentierungen durch vermehrte Aktivität der Melanozyten nach entzündlichen Dermatosen wie Arzneimittelexanthem, phototoxischer Dermatitis, Pemphigus vulgaris, Lichen planus, Zoster u.a.

### Therapie
Ggf. kosmetische Abdeckung, z.B. mit Dermacolor. Eine ef-

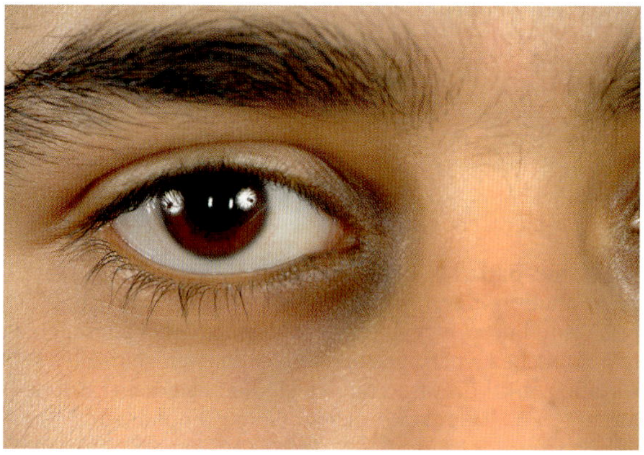

**Hyperpigmentierung, postinflammatorische.** Scharf begrenzter, bräunlicher Fleck im Bereich des medialen Augeninnenwinkels eines 17-jährigen Patienten mit atopischem Ekzem.

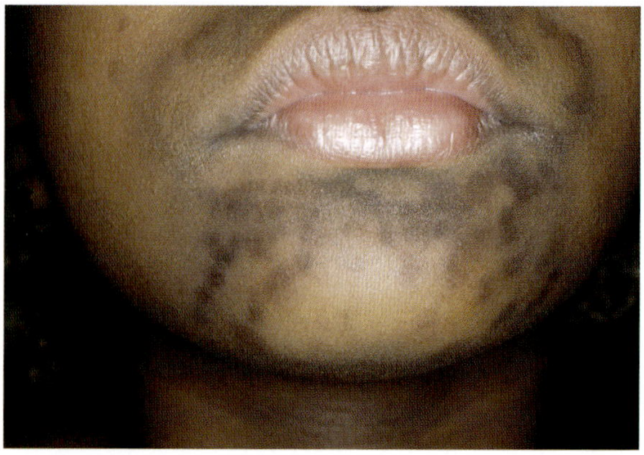

**Hyperpigmentierung, postinflammatorische.** Umschriebene braune, glatte Flecken. Auftreten im Anschluss an eine Pyodermie.

fektive Therapie ist nicht bekannt. Durch gleichzeitige Behandlung der Grunderkrankung kann die konsekutive Melanozytenaktivierung verhindert werden.

## Hyperpigmentierung, umschriebene L81.8

### Synonym(e)
Zirkumskripte Hyperpigmentierung

### Definition
Umschriebene Pigmentvermehrung unterschiedlicher Klinik und Ätiologie, z.B. bei Acanthosis nigricans; Dermatitis, Berloque-Dermatitis; Chloasma; Epheliden; Mongolenfleck; Akropigmentation; Albright-Syndrom; Atrophodermia idiopathica et progressiva; Axillary freckling; Balanitis nigricans; Erythema dyschromicum perstans; Erythromelanosis interfollicularis colli; periokulärer Hyperpigmentierung; Incontinentia pigmenti; Lentiginosen; LEOPARD-Syndrom; Melanodermatitis toxica; Becker-Naevus; Melanosis perioralis et peribuccalis; Naevus fuscocoeruleus deltoideoacromialis; Lichtdermatosen; Melanose, Riehl-Melanose; Vitamin A-Hypervitaminose.

## Hyperplasie L98.8

### Definition
Gewebsvermehrung durch nicht-neoplastische Zellvermehrung. Die epitheliale Hyperplasie kann in eine epidermale und eine adnexielle Hyperplasie unterteilt werden. S.a.u. Hypertrophie.

## Hyperplasie, angiolymphoide mit Eosinophilie L98.8

### Erstbeschreiber
Kim und Szeto 1937; Kimura, 1948; Wells und Whimster, 1969

### Synonym(e)
Papulöse Angioplasie; subcutaneous angiolymphoid hyperplasia with eosinophilia (Wells und Whimster)

### Definition
Multizentrische, gutartige lymphoproliferative Hyperplasie, klinisch gekennzeichnet durch dermale Knoten und Knötchen, aber auch durch subkutan gelegene Knoten mit Ödem, lymphozytären und eosinophilen Infiltraten, Ausbildung von Keimzentren, Fibrose sowie Hyperplasie von Blutgefäßen. Einige Autoren trennen aufgrund klinischer und histologischer Kriterien zwischen M. Kimura und angiolymphoider Hyperplasie mit Eosinophilie. Offenbar werden Überlappungen beider Krankheitsbilder beobachtet.

### Vorkommen/Epidemiologie
Panethnisch bei Männern und Frauen jeden Alters. Im Gegensatz zum M. Kimura keine Bevorzugung der asiatischen Bevölkerung.

### Ätiologie
Unbekannt.

### Lokalisation
Keine Prädilektionsstellen; bei M. Kimura sind die Kopfhaut und die Nackenregion bevorzugt befallen.

### Klinisches Bild
Einzelne oder multiple, 2-40 mm große, halbkugelige, rote, bis rötlich-bräunliche, seltener purpurfarbene oder ulzerierte Knötchen und Knoten. Selten disseminiertes Auftreten oder Lymphadenopathie. Sehr starker Pruritus (fehlt beim M. Kimura!). Beim M. Kimura werden größere subkutane (auch intramuskuläre) nicht-juckende Knoten beobachtet.

### Histologie
Dermal und subkutan lokalisiertes, diffuses Infiltrat aus T- und B-Lymphozyten und Eosinophilen. Mäßige Fibrose, geringes Ödem, vereinzelt Ausbildung von Keimzentren. Normal strukturierte Gefäße mit zahlreichen teils soliden Gefäßsprossungen aus wenig differenzierten Zellelementen. Vereinzelt Mastzellen.

### Differenzialdiagnose
Atherom, Epidermalzysten, Zylindrom, Hämangiom, Granuloma teleangiectaticum, Angiosarkom, Kaposi-Sarkom, Granuloma eosinophilicum faciei, Lymphadenosis cutis benigna.

### Therapie
Bei längerer Bestandsdauer Exzision. Blutungsgefahr! Ggf. auch $CO_2$-Laser. Rezidivbehandlung bei Patienten >65 Jahre ggf. mit Röntgenstrahlung (GD: 20-30 Gy). Auch Kombinationen von $CO_2$-Laserbestrahlung mit intraläsionaler Glukokortikoid-Applikation wie Triamcinolonacetonid-Kristallsuspension (z.B. Volon A verdünnt 1:3 mit einem Lokalanästhetikum, z.B. Scandicain) werden als erfolgreich beschrieben.

### Prognose
Chronisch-progredienter, aber gutartiger Verlauf.

## Hyperplasie, fokale epitheliale B07.x

### Erstbeschreiber
Archard, Heck u. Stanley, 1965

### Synonym(e)
Morbus Heck; Hyperplasia multilocularis mucosae oris Heck; focal epithelial hyperplasia

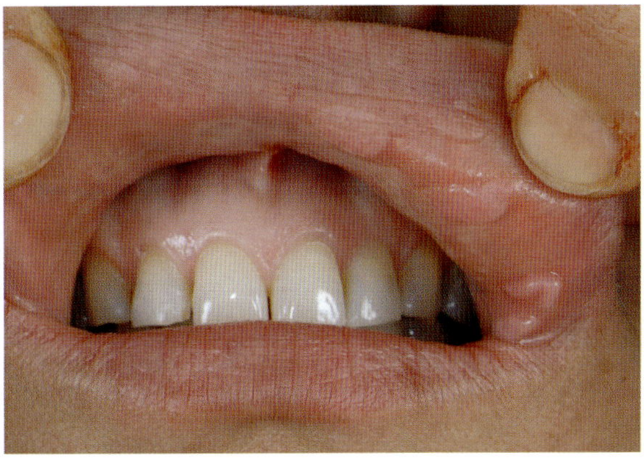

**Hyperplasie, fokale epitheliale.** Bei der 34-jährigen türkischen Patientin bestehen seit etwa 6 Monaten mehrere flache Papeln im Bereich der Schleimhautseite von Unter- und Oberlippe. Histologisch zeigte sich das Bild eines benignen Akanthoms mit Merkmalen der Virusgenese. In der HPV-Typisierung wurde HPV-13 nachgewiesen.

### Definition
Seltene, durch humane Papillomaviren (HPV-Typen 13 und 32) hervorgerufene warzige Papeln und Plaques der Mundschleimhaut.

### Vorkommen/Epidemiologie
Besonders bei Indianern und Südamerikanern, Asiaten.

### Manifestation
Vor allem bei Kindern und Jugendlichen, seltener bei Erwachsenen (dann oftmals aus den Mittelmeerländern).

### Lokalisation
Mundschleimhaut, Lippen (v.a. Schleimhautseite der Unterlippe).

### Klinisches Bild
Multiple warzenartige, mundschleimhautfarbene bis weißliche, über Monate und Jahre persistierende weiche Papeln mit Neigung zur Konfluenz.

### Histologie
Akanthose mit großen ballonierten Zellen im Stratum spinosum, Papillomatose. Die Reteleisten sind verlängert und z.T. anastomosiert. Mitosefiguren im Stratum basale.

### Therapie
Ggf. Exzision oder Kauterisation mit nachfolgender Kürettage. Spontanheilung möglich.

## Hyperplasie, intravasale, papilläre, endotheliale

I99

### Erstbeschreiber
Masson, 1923

### Synonym(e)
Intravascular papillary endothelial hyperplasia; Masson's tumor; Hemangioendotheliome vegetante intravasculaire; Pseudoangiosarkom Masson

### Definition
Bei der Organisation eines thrombosierten Gefäßes eintretende, selten extravaskuläre (z.B. bei Organisation eines Hämatoms), stadienhaft ablaufende, primär endovasale, reaktive (gutartige) Endothelproliferation. Ausdehnung auf perivasales Bindegewebe ist in späteren Phasen möglich. Dieser Mechanismus ist auch in präexistenten vaskulären Tumoren oder Malformationen, z.B. in Hämangiomen, Granuloma pyogenicum oder Naevus flammeus möglich.

### Lokalisation
Meist Haut oder Subkutis von Extremitäten (Finger), Kopf, Nacken oder Schulter.

### Klinisches Bild
Meist an ein größeres Gefäß assoziierter, blauroter, tief dermal oder subkutan gelegener, fester, sich langsam vergrößernder Knoten von unterschiedlichem Ausmaß (Ø max. 4-5 cm), der klinisch nicht unbedingt als Gefäßläsion erkennbar sein muss.

### Histologie
Meist noch erkennbare, größere, venöse Gefäße mit thrombotischem Material, das von Endothel-ausgekleideten Septen und Papillen durchsetzt ist. Schwammartiger Aspekt mit bizarren, miteinander kommunizierenden Hohlräumen. Keine Endothelmitosen, kein Multilayering.

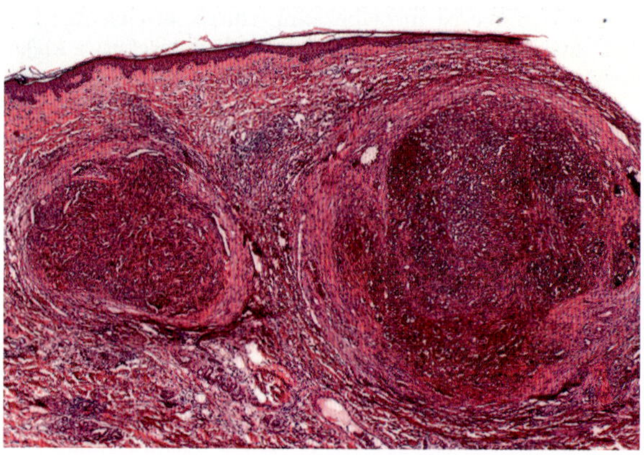

**Hyperplasie, intravasale, papilläre, endotheliale.** 2 noch erkennbare, größere, venöse Gefäße mit thrombotischem Material, das von Endothel-ausgekleideten Septen und Papillen durchsetzt ist.

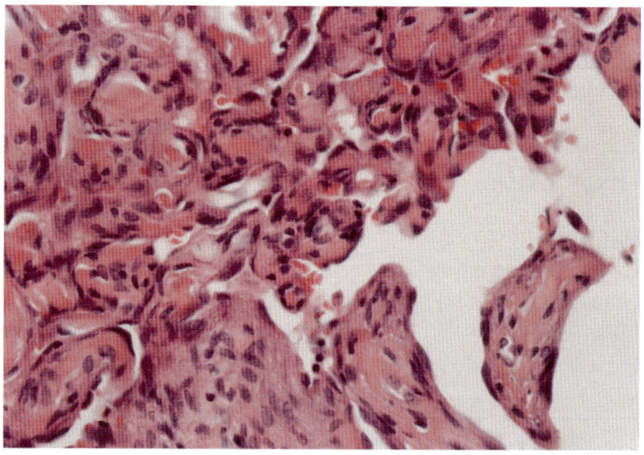

**Hyperplasie, intravasale, papilläre, endotheliale.** Endovasale, mit Endothel überzogene Papillen.

### Differenzialdiagnose
Vom histologischen Aspekt alle Neoplasien mit endothelialen Papillen, z.B. Angiosarkom, retiformes Hämangioentheliom, endovaskuläres papilläres Angioendotheliom.

## Hyperplasie, neuromatöse

L98.8

### Definition
Regeneratorische Überschusswucherung markhaltiger Nervenfasern nach häufig unerkanntem Trauma.

### Klinisches Bild
Isolierte und multiple, walnussgroße, derbe, elastische Knoten, auch höckrige Infiltrate. Druckschmerz, ausstrahlende Schmerzen oder Parästhesien.

### Histologie
Parallel oder strahlig verlaufende markhaltige Nervenfasern, gewuchertes interstitielles Bindegewebe.

### Therapie
Exzision.

## Hyperplasie, pseudoepitheliomatöse L98.8

### Erstbeschreiber
Gottron, 1932

### Definition
Reaktive überschießende Epidermisproliferation nach infektiös- oder traumatisch bedingtem Substanzverlust. Hierzu gehören: Papillomatosis cutis carcinoides, Papillomatose, floride orale, Epithelioma cuniculatum, Condylomata gigantea. S. jeweils dort.

## Hyperplasie, syringolymphoide mit Alopezie C84.0

### Definition
Variante eines kutanen T-Zell-Lymphoms vom Typ der Mycosis fungoides, das durch eine besondere Epitheliotropie (Adnexotropie) gekennzeichnet ist.

### Klinisches Bild
Seltene adnexotrope Variante der Mycosis fungoides, mit läsionaler Alopezie und (reaktiver) Proliferation der (ekkrinen) Schweißdrüsen.

### Histologie
Unterschiedlich dichte, das gesamte Korium durchsetzende, knotige, gemischte lymphoidzellig/granulomatöse Infiltrate, mit Proliferation der Epithelien von Ausführungsgängen und Endstücken der ekkrinen Schweißdrüsen.

### Diagnose
Diagnose wird histologisch gestellt.

### Therapie
S.u. Lymphom, kutanes. S.a.u. Mycosis fungoides.

## Hyperthermie

### Definition
Erhöhung der Körpertemperatur auf >42 °C im Rahmen der multimodalen Tumortherapie, auch in Kombination mit Chemo- und Bestrahlungstherapie im Sinne einer Radio-Chemo-Thermo-Therapie.

### Allgemeine Information
Die Reduktion der Tumormasse korreliert in Studien mit der Erhöhung der Temperatur, der Hypoxie und der Reduktion des pH-Wertes im Gewebe. Folgende Verfahren sind derzeit üblich:

- Lokale Hyperthermie: Der betroffene Bereich wird von außen über einen Applikator mit Ultraschall, Radio- oder Mikrowellen bestrahlt. Die lokale Hyperthermie kann bei oberflächlichen Läsionen zum Einsatz kommen, also bei Tumoren oder Metastasen, die dicht unter der Haut liegen (z.B. Halslymphknotenmetastasen).
- Regionale Hyperthermie: Es werden größere Körperregionen, wie zum Beispiel der Beckenbereich oder die unteren Extremitäten, durch elektromagnetische Wellen (Radiowellen oder Mikrowellen) erwärmt. Der Patient liegt hierbei auf einer Liege in einem Ringapplikator. In diesem Applikator sind Antennen, die die elektromagnetischen Wellen abstrahlen, ringförmig angeordnet und erzeugen durch geeignete Phasen- und Amplitudensteuerung eine in Grenzen kontrollierbare Leistungsverteilung. Durch diese Kontrollmöglichkeit können Überhitzungen im Normalgewebe vermieden und ausreichend hohe Temperaturen im Tumor erzielt werden.
- Ganzkörperhyperthermie: Hierbei wird der ganze Körper erwärmt, wobei ursprünglich sogenannte Kontakt-Methoden (z.B. Heißwasser, Heißluft oder beheizte Wasserdecken) zur Verfügung standen. Diese Methoden sind jedoch wegen Unverträglichkeit kaum noch gebräuchlich. Heutzutage erfolgt die Erwärmung des Körpers von außen mittels Infrarotstrahlen unterschiedlicher Wellenlängen (sogenannte radiative Verfahren). Der Patient befindet sich bei der Behandlung in einer weitgehend thermisch isolierten Kammer.
- Interstitielle Hyperthermie: In den Tumor werden „Antennen“ oder Sonden eingebracht, die eine Erwärmung direkt im Inneren der Geschwulst ermöglichen. Eine dieser Technik ähnliche Behandlung ist die Seedsapplikation oder „Spickung“. Seeds (englisch für „Samen“) sind Kapseln mit radioaktiver Substanz (meist radioaktives Jod), die direkt in den Tumor eingepflanzt werden und dort durch ihre Strahlung die Tumorzellen zerstören. Da die Strahlendosis in der unmittelbaren Umgebung der Seeds sehr hoch ist, jedoch mit zunehmender Entfernung stark abfällt, wird nur der Tumor geschädigt. Auch die Verwendung von feinen magnetisierbaren Teilchen, die dem Patienten in einer Flüssigkeit injiziert werden, leitet sich von diesem Prinzip ab, eine solche magnetische Flüssigkeit kann durch ein starkes magnetisches Wechselfeld aufgeheizt werden.
- Hypertherme Perfusion (s. Extremitätenperfusion, hypertherme): Es wird eine erwärmte Flüssigkeit (z.B. eine Zytostatika-Lösung) durch die zuführenden Adern des mit Krebs betroffenen Körperteils geleitet. Damit nur der erkrankte Teil durchspült wird, muss der Körperteil allerdings über eine eigene Blutversorgung verfügen (z.B. untere/obere Extremität, Leber). Die Spülung von Körperhöhlen, zum Beispiel des Bauchraumes oder auch der Blase, mit erwärmten Flüssigkeiten wird ebenfalls angewendet. Über die Erwärmung des Blutes kann auch eine Ganzkörperhyperthermie erfolgen.

### Wirkungen
Inaktivierung der Tumorzellen, in der Regel bei einer Temperatur >42 °C über mind. 30 Minuten. Zu der zytotoxischen Wirkung der Wärme kommen immunologische Faktoren, wie z.B. eine lokale Zytokinausschüttung und weitere Schädigung der Tumorzellen.

### Indikation
Reduktion der Tumormasse bei inoperablen Tumoren. Somit konnten in Pilotstudien 52% der zuvor inoperablen Tumore doch noch chirurgisch angegangen werden. Selten kommt es zur kompletten Tumorregression durch die alleinige Hyperthermie. Lokal auch zur Reduktion bzw. Sanierung von einzelnen Organmetastasen, z.B. Leber. Aktuell wird die Oberflächenhyperthermie auch bei resistenten Verrucae vulgares mit gutem Erfolg eingesetzt.

### Durchführung
- Ganzkörperhyperthermie: Mittels Infrarot wird die Körpertemperatur, unter zentraler Dämpfung oder auch in Vollnarkose, auf 42 °C erwärmt.
- Lokal: Unmittelbar über der zu erhitzenden Region wird der Applikationskopf (Infrarotlampe) positioniert und überwärmt so einen umschriebenen Bereich.

### Unerwünschte Wirkungen
Ggf. Leukopenie, Thrombozytopenie, Anämie, Übelkeit, Erbrechen. In seltenen Fällen superfizielle Verbrennungen und Nekrosen.

### Präparate
z.B. Iratherm 2000

### Hinweis(e)
Zurzeit stellt die Hyperthermie noch keine Regelleisung der gesetzlichen Krankenkassen dar.

## Hypertrichose L68.8

### Synonym(e)
Hypertrichie; hypertrichosis

### Definition
Polyätiologische, kongenitale oder erworbene, isoliert oder syndromatisch auftretende, generalisierte oder lokalisierte, für die jeweilige Körperpartie untypisch starke Behaarung, die nicht dem Verteilungsmuster, der ethnischen Provenienz und dem Alter der sekundären männlichen Geschlechtsbehaarung entspricht. Haarbiologisch erfolgt ein Übergang vom Vellushaar in das Terminalhaar.

### Einteilung
Man unterscheidet:
- Generalisierte Hypertrichosen:
  - Angeborene generalisierte Hypertrichosen:
    - Hypertrichosis lanuginosa congenita
    - Hypertrichosis universalis congenita (Ambras-Syndrom)
    - Hypertrichose, präpuberale (syn.: Hypertrichose, generalisierte konstitutionelle).
  - Generalisierte oder zirkumskripte Hypertrichose als Symptom seltener, angeborener komplexer Entwicklungsstörungen
    - Coffin-Siris-Syndrom
    - Cornelia-de-Lange-Syndrom
    - Brachmann de Lange-Syndrom
    - Dysostosis mandibulofacialis
    - Lawrence-Syndrom
    - Leprechaunismus-Syndrom
    - Pfaundler-Hurler-Krankheit
    - Rubinstein-Taybi-Syndrom (Hypertrichose des Rückens)
    - Syringomyelie
    - Winchester-Syndrom (zirkumskripte Hypertrichose).
- Erworbene diffuse Hypertrichosen bei Erkrankungen/Syndromen:
  - Anorexia nervosa
  - Malabsorptionssyndrome (häufig bei Kindern, Gesicht und Stamm)
  - Paraneoplastische Hypertrichosen
    - POEMS-Syndrom
    - Hypertrichosis lanuginosa acquisita als obligate Paraneoplasie).
- Zirkumskripte Hypertrichosen:
  - Angeborene zirkumskripte Hypertrichosen:
    - Hypertrichosis dorsalis superior
    - Trichomegaliesyndrom (angeboren)
    - Trichomegalie (erworbene; s.u. Trichomegaliesyndrom)

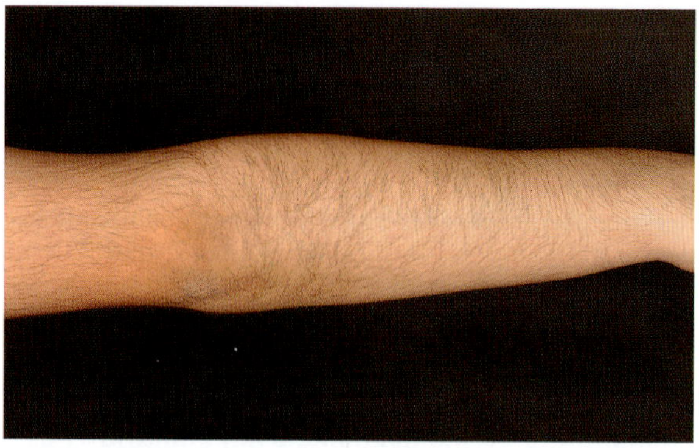

**Hypertrichose.** Seit dem 6. Lebensjahr zunehmende Körperbehaarung. Hier dargestellt ist der Befund am rechten Arm eines 16-jährigen Mädchens. Familienanamnestisch bestehen diesbezüglich keine Besonderheiten.

    - Hypertrichose, nävoide
    - Hypertrichosis dorsolumbalis (häufig mit Dysraphie)
    - Klein-Waardenburg-Syndrom
    - Naevus pigmentosus et pilosus
    - Kräuselhaarnaevus
    - Becker-Naevus
    - Ektope Haarfollikel
    - Hamartom, ekkrines, angiomatöses.
  - Bei embryonalen Schädigungen/Erkrankungen:
    - Embryofetales Alkoholsyndrom (faziale Hypertrichose)
    - Antiepileptika-Embryopathie.
- Erworbene zirkumskripte Hypertrichosen:
  - Hypertrichosen bei Systemerkrankungen, wie z.B.: Erythropoetische und hepatische Porphyrien, Hypothyreose, Myxoedema circumscriptum symmetricum praetibiale, Akromegalie, POEMS-Syndrom, Sklerodermie, systemische, Dermatomyositis, AIDS.
  - Konstitutionelle zirkumskripte Hypertrichosen (z.B. im Bereich des Ohres, der Wangen, Augenbrauen, Rücken). S.a.u. Hypertrichosis dorsalis superior.
  - Iatrogene Hypertrichosen:
    - Hypertrichose, medikamenteninduzierte
    - Hypertrichosen nach wiederholter lokaler, chemischer Traumatisierung (z.B. nach PUVA- oder Dithranol-Therapie) oder physikalischer Traumatisierung (ständige Scheuertraumata z.B. durch Tragen schwerer Säcke) sowie schweren Schädelhirntraumen (lanugoartige Haare an Stirn, Wangen, Rücken und Extremitäten).

### Ätiologie
Je nach Diagnose unterschiedlich. Wichtig für die nosologische Einordnung sind:
- Manifestationsalter (kongenital oder erworben)
- Haarart (Lanugo-,Vellus-,Terminalhaar)
- Lokalisation
- Behaarungsmuster (umschrieben oder generalisiert)
- Begleiterkrankungen
- Medikamente
- assoziierte Anomalien
- ethnische Provenienz (nordischer oder südländischer Typus)
- Familienanamnese

### Therapie
Die Therapie der Hypertrichosen ist im Allgemeinen unbefriedigend. Im Vordergrund steht die Behandlung der zugrunde liegenden Erkrankungen. Kosmetisch von Vorteil ist das Bleichen der Haare. Temporäre Effekte sind durch Rasieren, chemische oder mechanische Epilationen zu erzielen. Neue Optionen ergeben sich durch den Einsatz von Lasersystemen. Einzelheiten der Therapie s.u. Hirsutismus.

## Hypertrichose, angeborene generalisierte Q84.2

### Definition
Generalisierte, angeborene vermehrte Körperbehaarung, z.B. bei Acanthosis nigricans benigna, Cornelia-de-Lange-Syndrom, Fibromatosis gingivae, Hypertrichosis lanuginosa congenita, Präpuberaler Hypertrichose.

### Therapie
S.u. Hirsutismus.

## Hypertrichose, angeborene zirkumskripte Q84.2

### Definition
Umschriebene, angeborene Hypertrichose, z.B. Hypertrichie des Ohres mit Y-chromosomalem Erbgang und pelzkappenartigem Haaransatz beim atopischen Ekzem. S.a.u. Hypertrichosis dorsalis superior, Hypertrichosis dorsolumbalis, Klein-Waardenburg-Syndrom, Naevus pigmentosus et pilosus, Wollhaarnaevus, Becker-Naevus, ektope Haarfollikel.

### Therapie
S.u. Hirsutismus.

## Hypertrichose, erworbene generalisierte L68.1

### Synonym(e)
Hypertrichosis lanuginosa et terminalis acquisita

### Definition
Erworbene generalisierte Vermehrung der Körperbehaarung, u.a. im Zusammenhang mit:

- Dermatomyositis, v.a. im Abheilungszustand: Dichter Vellushaarflaum an verschiedenen Körperbezirken (Schläfen, Wimpern, Stamm, Extremitäten).
- Bei grippeähnlichen rezidivierenden Erkrankungen, Magen/Darm-Ulzerationen (Malnutrition: Lanugo-Hypertrichie bei viszeralen Tumoren).
- Nach Schädel-Hirn-Traumata: Akut auftretende, abnorme, v.a. lanugoartige Behaarung 2-4 Monate nach schweren Hirnschädigungen, Dauer bis zu 1 Jahr.
- Bei systemischer Sklerodermie (SSc): Zunahme des Haarwachstums, charakteristischerweise an den Extremitäten.

### Therapie
S. unter Hirsutismus.

## Hypertrichose, erworbene zirkumskripte L68.8

### Definition
- Durch exogene Provokation (z.B. wiederholte chemische oder physikalische Traumatisierung) ausgelöste oder durch Frakturen und Nervenverletzungen provozierte oder mit verschiedenen Erkrankungen (z.B. Sklerodermie, progressive systemische; Skleroporphyrie) assoziierte, umschriebene Hypertrichose.
- Auftreten als unerwünschte Arzneimittelreaktion bei medikamentöser Behandlung, u.a. beschrieben für Azelainsäure, Interferon alfa, Glukokortikoide, Psoralene (s.u. Methoxsalen), ACTH, Streptomycin, Phenytoin, Minoxidil, Diazoxid, Ciclosporin A, Penicillamin und Danazol.

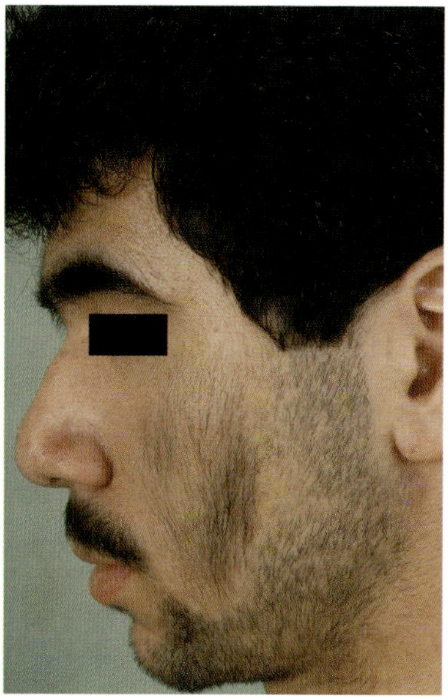

**Hypertrichose, erworbene zirkumskripte.** Umschriebene vermehrte Behaarung im Bereich der Wange beim männlichen Patienten.

### Klinisches Bild
Hypertrichien im Ohrbereich, stärkerer Augenbrauen- und Barthaarwuchs im Gesichtsbereich.

### Therapie
S. unter Hirsutismus.

## Hypertrichose, nävoide L68.2

### Definition
Meist bei Geburt vorhandene oder unmittelbar danach auftretende, solitäre (seltener multiple), umschriebene fleckförmige, in den Blaschko-Linien angeordnete Vermehrung pigmentierter Terminalhaare ohne assoziierte kutane oder systemische Fehlbildungen. Eine Sonderform ist die anteriore zervikale Hypertrichose.

## Hypertrichose, präpuberale L68.8

### Synonym(e)
Hypertrichose, generalisierte konstitutionelle

### Definition
Häufige bei gesunden Kindern auftretende, deutlich vermehrte Körperbehaarung mit Terminalhaaren in einem diffusen, androgenunabhängigen Verteilungsmuster.

### Vorkommen/Epidemiologie
Häufig. Familiäre Häufung ist beschrieben. Keine exakten epidemiologischen Angaben.

**Lokalisation**
Charakteristisch ist das normale Verteilungsmuster der Terminalbehaarung.

**Klinisches Bild**
Auffallend dichte, meist auch dunklere Behaarung an Stirn, Augenbrauen, Rücken, Schultern und oberen Extremitätenstreckseiten. Charakteristisch ist ein tiefer Haaransatz. Die Hypertrichose persistiert zeitlebens.

**Therapie**
Eine kausale Therapie ist nicht bekannt. Rasieren um den kosmetischen Effekt zu verbessern. Einsatz von Epilationslasern aus kosmetischen Gründen.

**Prognose**
Eine Zunahme der Behaarung im Laufe des Lebens ist zu erwarten.

**Hinweis(e)**
Das Symptom „Hypertrichose" ist ein in der täglichen Praxis nicht zu unterschätzendes Problem und ist v.a. durch die ethnische Variabilität der Körperbehaarung und deren Akzeptanz in der Bevölkerung hervorgerufen.

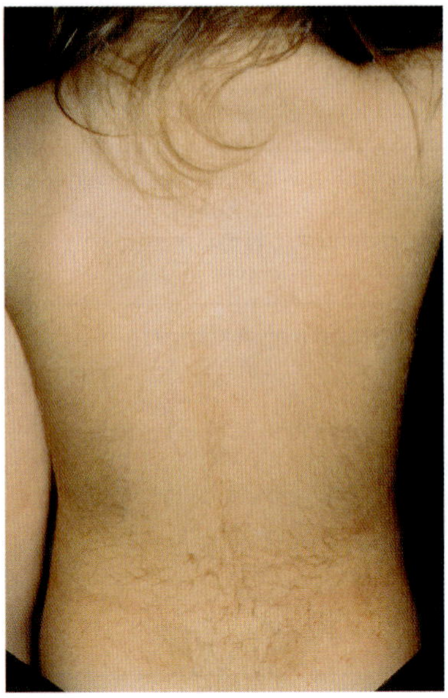

**Hypertrichosis lanuginosa acquisita.** Lokalisierte Hypertrichose am Rücken mit dichtstehenden, bis 1,5 cm langen, leicht pigmentierten, dünnen Haaren, bei einem ansonsten gesunden 12-jährigen Mädchen. Familienanamnestisch bestehen keine diesbezüglichen Besonderheiten.

## Hypertrichosis dorsalis superior L68.8

**Definition**
Bei pyknischen Körpertypen vorkommender, umschriebener stärkerer Haarwuchs, v.a. an den oberen Rückenbezirken, auch prästernal und an den Fingerstreckseiten.

**Therapie**
In der Regel nicht erforderlich.

## Hypertrichosis dorsolumbalis L68.8

**Synonym(e)**
Satyrschwanz

**Definition**
Pferdeschwanzähnliche dorsolumbale Hypertrichie als Hinweis auf Spina bifida occulta.

**Therapie**
Ggf. Behandlung der Spina bifida occulta durch Neurochirurgen.

## Hypertrichosis lanuginosa L68.8

**Definition**
Fellartig verlängerte Körperbehaarung, entweder angeboren (Hypertrichosis lanuginosa congenita) oder erworben (Hypertrichosis lanuginosa acquisita).

## Hypertrichosis lanuginosa acquisita L68.1

**Erstbeschreiber**
Herzberg, 1968

**Synonym(e)**
Herzberg-Potjan-Gebauer-Syndrom; malignant down; Hypertrichose-Paraneoplasie-Syndrom; Lanugo-Hypertrichose, erworbene

**Definition**
Obligate Paraneoplasie. Generalisierte, erworbene Hypertrichie als paraneoplastisches Syndrom bei metastasierenden Karzinomen innerer Organe.

**Ätiologie**
Pathogenetisch wird ein hypothetischer „pilotroper Faktor" bei Paraneoplasien verantwortlich gemacht, der vor allem bei metastasierenden Karzinomen auftreten soll. Die Bedeutung von Dysproteinämien, Eiweißmangel und/oder hormonalen Einflüssen (Nebenniere) ist nicht abschließend zu bewerten.

**Klinisches Bild**
Plötzliches Wachstum sämtlicher Körperhaare mit fellartiger Ausprägung. Anagene Synchronisation der Körperhaare. Dabei kann das Einzelhaar bis zu 4 cm lang werden. Eine besonders starke Hypertrichose entwickelt sich in der Folge in der Achsel- und Schamgegend, wo die bis zu 15 cm lang werdenden Haare das äußere Genitale schließlich fast verdecken können.

**Labor**
Hypogonadotropinurie; Hyperkortisolurie.

**Differenzialdiagnose**
Hypertrichosis lanuginosa congenita; Hypertrichosis bei Porphyria cutanea tarda.

**Therapie**
Tumorsuche und Therapie soweit möglich.

**Prognose**
Schlecht, infolge des Grundleidens. Die durchschnittliche Überlebenszeit nach Auftreten der Hypertrichose beträgt nur wenige Monate.

## Hypertrichosis lanuginosa congenita Q84.2

### Synonym(e)
Trichostasis lanuginosa Pinkus; Hypertrichosis der Edentaten

### Definition
Seltene, kongenitale, diffuse Hypertrichose.

### Pathologie
Abnorme Persistenz von Lanugohaaren (diese werden normalerweise intrauterin bis zum 8. Intrauterinmonat abgestoßen und bis zum 3. Lebensmonat durch kurze Lanugohaare und später durch Vellushaare ersetzt).

### Manifestation
Bereits bei Geburt vorhanden.

### Klinisches Bild
Die Patienten wurden früher auch „Haar-, Hunde-, Affen- oder Löwenmenschen" genannt. Am gesamten Integument finden sich lange, dichte, seidenartige Körperhaare. Lanugohaar-Persistenz. Handinnenflächen, Fußsohlen und Präputium bleiben frei. Diese Haare fallen beginnend am Stamm nach dem 1. Lebensjahr allmählich wieder aus. Weiterhin können Zahnanomalien wie Hypodontie oder spätes Zahnen vorhanden sein.

### Therapie
Keine kausale Therapie bekannt.

## Hypertrichosis universalis congenita Q84.2

### Synonym(e)
Ambras-Syndrom

### Definition
Seltene generalisierte Hypertrichose.

### Ätiologie
Autosomal-dominanter Erbgang. Pathogenetisch werden Persistenz und exzessives Wachstum von Vellushaaren angenommen. S.a.u. Hypertrichosis lanuginosa congenita (Persistenz von Lanugohaaren).

### Klinisches Bild
Am gesamten Integument finden sich bis 25 cm lange, dichte, seidenartige Körperhaare. Handinnenflächen, Fußsohlen, Lippen und Präputium bleiben frei. Während die exzessiv wachsenden Vellushaare in den meisten Regionen nicht durch Terminalhaare ersetzt werden, kommt es nach der Pubertät zur Terminalhaartransformation der Axillen- und Pubesbehaarung, bei Männern auch im Gesicht. Häufig defiziente Bezahnung, Gesichtsdysmorphien mit Hypertelorismus, breite Lidspalten, verkürzte Unterlippe.

### Differenzialdiagnose
Hypertrichosis lanuginosa congenita

### Hinweis(e)
Die Bezeichnung Ambras-Syndrom geht auf ein Bild mit Betroffenen der Familie Petrus Gonzales aus dem 16. Jahrhundert zurück, das im Schloss Ambrass bei Innsbruck abgebildet ist.

## Hypertrophie L91.9

### Definition
Gewebsvermehrung durch Volumenvergrößerung der Zellen, nicht durch numerische Zunahme der Einzelzellen.

## Hyperviskositätssyndrom R70.1

### Synonym(e)
Hyperviscosity syndrome

### Definition
Erhöhte Viskosität des Blutes durch Polymerisation und Aggregation bei erhöhter Eiweißkonzentration (z.B. bei monoklonalen Gammopathien, Immunkomplexbildung) oder selten durch extreme Zellzahlerhöhung der Erythrozyten (z.B. bei Polyglobulie verschiedener Ursache) und Leukozyten (Hyperleukozytose z.B. bei Leukämien) sowie durch gesteigerte Erythrozytenaggregation oder verminderte Verformbarkeit der Erythrozyten (z.B. bei Sichelzellanämie).

### Ätiologie
Pathogenetisch wird die erhöhte Blutviskosität meist durch Aggregatbildung (hauptsächlich IgM, IgG3, IgA) hervorgerufen und tritt vorwiegend bei monoklonalen (IgM, IgG, IgA), aber auch bei polyklonalen Gammopathien auf. Bei Kryoglobulinämie und bei Kälteagglutinin-Krankheit besteht Kälteabhängigkeit.

### Klinisches Bild
- Integument: Hämorrhagische Diathese mit Purpura, Schleimhautblutungen und Epistaxis sowie Raynaud-Symptomatik.
- Extrakutane Manifestationen: Neurologische Symptome (Schwäche, Kopfschmerzen, Schwindel, Koma, Parästhesien, Ohrgeräusch), Retinopathie, Sehstörungen (Papillenödem, Retinablutung, Venenstauung). Hypervolämie mit Herzinsuffizienz, Angina pectoris, Niereninsuffizienz.

## Hypogranulose

### Definition
Verdünnung des Stratum granulosum, als Folge einer Verminderung Keratohyalin-haltiger Keratinozyten. Hypogranulose wird bei ätiologisch unterschiedlichen Erkrankungen wie Psoriasis vulgaris, Ichthyosis vulgaris, autosomal-dominante und aktinischen Keratosen gefunden.

## Hypohidrose L74.42

### Synonym(e)
Hypohidrosis

### Definition
Herabgesetzte Schweißsekretion, z.B. bei:
- Atopischem Ekzem
- Chronischer Urämie
- Endokrinen Störungen: z.B. M. Addison, Hypothyreose, Diabetes insipidus
- Exsikkation
- Genodermatosen: z.B. Ichthyose

- Medikamentöser Beeinflussung der Schweißdrüsensekretion
- Störungen des zentralen und peripheren Nervensystems wie Horner-Syndrom, multiple Sklerose, Polyneuritis, Querschnittslähmung.

### Therapie
Behandlung der Grunderkrankung, s. dort. Pflegende Harnstoff-haltige Externa wie 2% Harnstoff-Creme. Meiden von Hitze und Anstrengung.

**Cave: Kollapsgefahr durch Wärmestau!**

## Hypokeratose, zirkumskripte akrale L98.9

### Erstbeschreiber
Pérez, 2002

### Synonym(e)
circumscribed acral hypokeratosis; circumscribed palmar or plantar hypokeratosis

### Definition
Umstrittene, offenbar seltene, eminent chronische, solitäre Erkrankung der Haut mit folgenden klinischen Charakteristika: Atrophisch erscheinender, zirkumskripter (scharf begrenzt), 0,2-3,0 cm großer, roter Fleck, der vorwiegend an der palmaren und seltener an der plantaren Leistenhaut auftritt.

### Manifestation
Frauen höheren Lebensalters.

### Lokalisation
Überwiegend Daumenballen, aber auch andere Stellen der Handfläche und seltener auch der Fußsohle.

### Klinisches Bild
Scharf begrenzter, 0,2-3,0 cm großer, solitärer, roter, leicht eingesunkener Fleck (Atrophie) mit einem angedeuteten etwas aufgeschuppten Rand.

### Histologie
Zirkumskripter, wie ausgestanzt wirkender Hornverlust, reguläre Epidermis, geringes, superfizielles, unspezifisches dermales Infiltrat. Keine kornoide Lamelle, keine Zellatypien.

### Differenzialdiagnose
Bowen, M.; solitäre Porokeratosen der Akren (selten)

### Therapie
Therapie ist im Allgemeinen nicht notwendig. Ggf. Exzision bei kleineren Herden.

### Prognose
Offenbar jahrzehntelanger konstanter Verlauf.

## Hypomelanose L81.62

### Definition
Verminderung des Melanins unterschiedlicher Genese. S.u. Piebaldismus, Albinismus, Amelanose, Hypomelanosis guttata idiopathica; Hypomelanose, phylloide.

## Hypomelanosis guttata idiopathica L81.5

### Erstbeschreiber
Cummings u. Cottel, 1966

### Synonym(e)
Leucoderma lenticulare disseminatum; idiopathische fleckförmige Hypomelanose

### Definition
Disseminierte kleinfleckige Depigmentierungen.

### Vorkommen/Epidemiologie
Epidemiologische Daten liegen nicht vor. Es ist jedoch anzunehmen, dass die Hauterscheinungen häufig auftreten.

### Ätiologie
Ursächlich liegt dem Krankheitsbild ein chronischer UV-Schaden zugrunde.

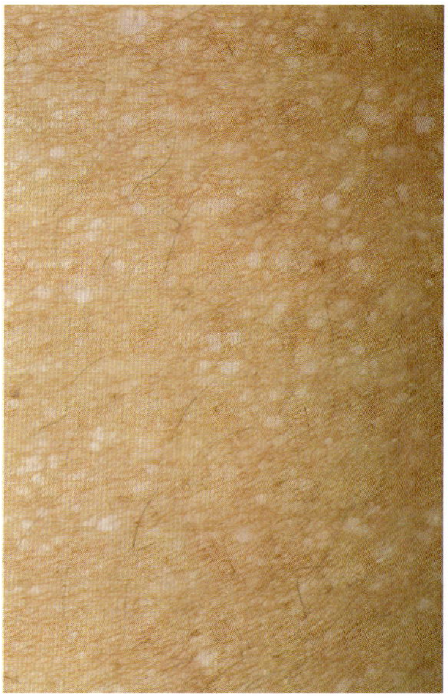

**Hypomelanosis guttata idiopathica.** Disseminierte, kleinfleckige Depigmentierungen im Bereich des Unterarmes bei sonnengeschädigter Haut.

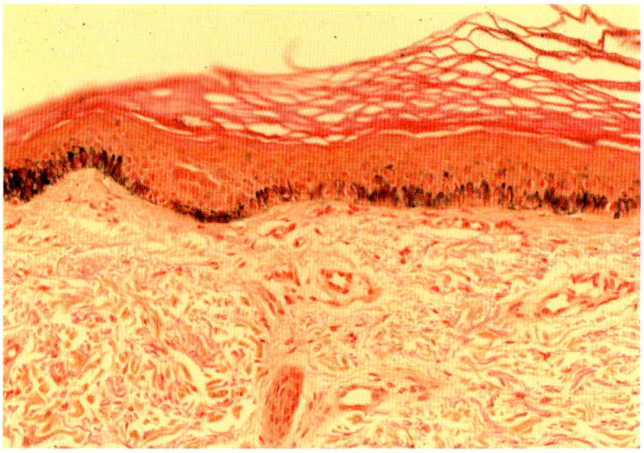

**Hypomelanosis guttata idiopathica.** Übergangszone zur gesunden Haut (links). In den zentralen Anteilen ist das Oberflächenepithel atrophisch abgeflacht. Kräftige Orthohyperkeratose. Stratum basale: fokale Verminderung der Melaningranula in läsionaler Haut. Die Dermis zeigt keinerlei entzündliche Reaktion.

### Manifestation
Im mittleren und höheren Lebensalter auftretend.

### Lokalisation
Vor allem Streckseiten der Unterschenkel und Arme.

### Klinisches Bild
Symptomlose, solitäre oder disseminierte, weiße, leicht eingesunkene Flecken (oder Plaques) von unterschiedlicher Größe (0,2-0,6 cm im Durchmesser). Ihre Oberfläche erscheint pergamentartig atrophisch. Die Veränderungen treten in gebräunter Haut besonders deutlich hervor.

### Histologie
Atrophisch abgeflachtes Oberflächenpithel, das über ein Stratum granulosum orthokeratotisch oder orthohyperkeratotisch verhornt. Stratum basale: Verminderung der Melaningranula in läsionaler Haut. Die Dermis zeigt keinerlei entzündliche Reaktion.

### Differenzialdiagnose
Zirkumskripte Sklerodermie.

### Therapie
Symptomatisch pflegend, Lichtschutz (z.B. Anthelios). Reduktion der aktinischen Belastung um eine weitere Vermehrung der Hautläsionen zu verhindern. Eine kausale Therapie der bereits vorhandenen Läsionen ist nicht möglich.

## Hypoparathyreoidismus E20.9

### Definition
Nebenschilddrüseninsuffizienz mit Absinken des Parathormon-Spiegels.

### Klinisches Bild
Hauterscheinungen: Trockene, zu Ekzemen und Pilzinfektionen (s.u. Mykosen) neigende Haut, brüchige Fingernägel, trockenes und schütteres Kopfhaar, nicht selten kleinfleckige disseminierte Hypotrichose. Tetanisches Syndrom: Gesteigerte muskuläre Erregbarkeit, Paraesthesien bis zu tonisch schmerzhaften Krämpfen.

## Hypopigmentierung L81.89

### Definition
Klinisch unterschiedliche Erkrankungen, die durch eine Hemmung der Melaninbildung oder Fehlen von Melanozyten verschiedenster Ursache bedingt sind.

### Therapie
S.u. dem jeweiligen Krankheitsbild.

**Hypopigmentierung. Tabelle 1.** Angeborene und erworbene Hypo- bzw. Depigmentierungen

| | Manifestation | Krankheitsbild |
|---|---|---|
| **Angeboren** | Diffus | Albinismus |
| | Zirkumskript | Piebaldismus |
| | | Naevus achromicus |
| | | Poliosis |
| | | Klein-Waardenburg-Syndrom |
| **Erworben** | Diffus | Canities |
| | | Sheehan-Syndrom |
| | | Progeria adultorum |
| | | Simmondsche Kachexie |
| | Zirkumskript | Leucoderma syphiliticum |
| | | Sutton Naevus |
| | | Vitiligo |
| | | Atopisches Ekzem |
| | | Pityriasis simplex |
| | | Kwashiokor |
| | | Lepra |
| | | Pinta |
| | | Narben |
| | | Pityriasis versicolor alba |
| | | Psoriasis vulgaris |

## Hypothyreose E03.9

### Definition
Schilddrüseninsuffizienz mit Schilddrüsenhormonmangel in den Zielorganen. S.u. Schilddrüsenerkrankungen, Hautveränderungen.

### Klinisches Bild
- Hautveränderungen: Blassgelbe, kalte, schuppige Haut, Livedo reticularis, brüchige Nägel, sprödes Haar; Hypertrichose an Rücken, Schultern und Extremitäten durch Verlängerung der Anagenphase. Reversibel nach Substitution der Schilddrüsenhormone. Diffuses Myxoedem und zirkumskriptes Myxoedem (Jadassohn und Dossekker).
- Extrakutane Manifestationen: Antriebsarmut, Konzentrationsschwäche, Kälteempfindlichkeit, Obstipation, Libidoverlust.

### Therapie
Substitution mit Schilddrüsenhormon in Zusammenarbeit mit dem Internisten.

## Hypotrichose L65.8

### Synonym(e)
Hypotrichie

### Definition
Haarmangel, spärliches Haarwachstum.

**Hypotrichose. Tabelle 1.** Angeborene und erworbene Hypotrichosen

| | Manifestation | Krankheitsbild |
|---|---|---|
| **Angeboren** | Diffus | Anhidrotisch-ektodermale Dysplasie |
| | | Atrichia congenita generalisata |
| | | Berlin-Syndrom |
| | | Dyskeratosis congenita |
| | | Dystrophia bullosa hereditaria-Typus maculatus seu Amsterdam |
| | | Ellis van Creveld-Syndrom |
| | | Haarfollikel-Hamartome |
| | | Hidrotisch ektodermale Dysplasie |
| | | Hypotrichosis congenita hereditaria generalisata vom Typ Marie Unna |
| | | Hypotrichosis congenita mit juveniler Makuladegeneration |
| | | Kinky hair disease |
| | | Knorpel-Haar-Hypoplasie |
| | | Monilethrix-Syndrom |
| | | Moynahan-Syndrom |
| | | Myotonia atrophicans |
| | | Oro-fazio-digitales Syndrom |
| | | Pachyonychia congenita |
| | | Progeria Hutchinson-Gilford |
| | | Tricho-rhino-phalangeales Syndrom |
| | | Werner-Syndrom |
| | Zirkumskript | Hypotrichosis congenita circumscripta |
| **Erworben** | Diffus | Arzneimittel-induzierte (z.B. Zytostatika) |
| | | Erythrodermien |
| | | Endokrinologische Veränderungen (Laktation, Gravidität, Klimakterium; Hypo- und Hyperthyreose) |
| | | Infektionskrankheiten (Bauch- und Flecktyphus, Grippe, Erysipel, Spätsyphilis) |
| | | Kollagenosen (SLE; Dermatomyositis) |
| | | Stoffwechselstörungen (Eisenmangel, Mangelernährung) |
| | Zirkumskript | Alopecia areata |
| | | Alopecia parvimaculata |
| | | Alopecia specifica |
| | | Arterielle Verschlusskrankheit |
| | | Eitrige Follikulitiden |
| | | Lichen planus |
| | | Lupus erythematodes chronicus discoides |
| | | Mikrosporie |
| | | Mucinosis follicularis |
| | | Atopisches Ekzem |
| | | Psoriasis vulgaris |
| | | Scheueralopezie |
| | | Trichotillomanie |

### Therapie
S.u. dem jeweiligen Krankheitsbild. Siehe Tabelle 1 [Angeborene und erworbene Hypotrichosen].

## Hypotrichose, erworbene diffuse L65.8

### Definition
Diffuser Haarmangel z.B. bei Stoffwechselstörungen (Eisenmangel, Mangelernährung), Veränderungen im Endokrinium (Laktation, Gravidität, Klimakterium), Infektionskrankheiten (Bauch- und Flecktyphus, Grippe, Erysipel, Spätsyphilis). S.u. Hypotrichose.

### Therapie
Behandlung der Grunderkrankung.

## Hypotrichose, erworbene zirkumskripte L65.8

### Definition
Erworbene, umschriebene Haarlosigkeit unterschiedlicher Ursache, s.u. Hypotrichose.

## Hypotrichose-Lymphödem-Teleangiektasie-Syndrom L98.8

### Definition
Sehr seltenes Syndrom mit progressivem Haarverlust der bereits unmittelbar nach der Geburt einsetzt, progressiven Lymphödemen der unteren Extremität, Cutis marmorata (congenita) sowie multiplen Teleangiektasien.

### Ätiologie
Mutation im Transkriptionsfaktor-Gen SOX18, das auf dem Genlokus 20q13.33 kartiert ist.

### Histologie
Pili torti (Drehung der Haarschäfte um 90° oder 180° um ihre Längsachse im Abstand von 2–10 mm), Abflachung der Haare.
Rasterelektronenmikroskopisch: Kutikuladefekte, longitudinale Rillenbildung der Haarschäfte, die zu einem dreieckigen oder nierenförmigen Querschnitt führt (Pili canaliculi).

### Therapie
Ggf. Haartransplantation, s.a. Pili torti.

## Hypotrichosis congenita circumscripta Q84.2

### Definition
Ab Geburt bestehende, einzelne oder multiple, mehr oder weniger scharf begrenzte Bezirke im Bereich des behaarten Kopfes, die sich von der Behaarung des übrigen Kopfes durch licht angeordnete Terminalhaare oder farblose Lanugohärchen unterscheiden.

### Lokalisation
Über Schädelnähten und Fontanellen.

### Therapie
Keine kausale Therapie möglich. Ggf. Haartransplantation.

## Hypotrichosis congenita hereditaria generalisata Q84.2

### Erstbeschreiber
Marie Unna, 1925

### Synonym(e)
Marie-Unna-Syndrom; Unnasche kongenitale Hypotrichose; Hypotrichose, totale familiäre; Unna-Syndrom; Unna's hypotrichosis

### Definition
Autosomal-dominant vererbte, kongenitale Hypotrichose ohne assoziierte Symptome mit typischen Haaranomalien.

### Ätiologie
Autosomal-dominant vererbte Mutationen des „Marie Unna Hereditary Hypertrichoisis" Gens (MUHH Gen, Genlokus: 8p21).

### Klinisches Bild
Von Geburt an Fehlen der Haare, kurze Wimpern, rarefizierte Augenbrauen; verspätetes, langsames Wachstum borstiger, dystrophischer, schwer kämmbarer Kopfhaare (weite Haarabstände). Spärlich angelegte Sekundärbehaarung. Ab dem 10. bis 25. Lebensjahr verstärktes Effluvium der Kopfhaare, was zu einer verschieden stark ausgeprägten Alopezie vom androgenetischen Typ (s. Alopecia androgenetica bei der Frau, Alopecia androgenetica beim Mann) führt (bis hin zur totalen Alopezie). Spärliche Entwicklung der Sekundärbehaarung. Etwa zwischen dem 10. und 25. Lebensjahr erneut beginnender Haarausfall, teilweise bis zur Alopecia totalis, auch Verlust von Wimpern und Augenbrauen.

## Hypotrichosis congenita mit juveniler Makuladegeneration H35.9; L65.9

### Erstbeschreiber
Wagner, 1935

### Synonym(e)
Hypotrichosis with juvenile macular dystrophy; HJMD

### Definition
Seltene Erkrankung, die durch eine Hypotrichose mit Wachstumshemmung des Haupthaares (Hinweis: Patienten müssen nie zum Frisör) sowie fortschreitende Makuladegeneration bis zur vollständigen Erblindung gekennzeichnet ist.

### Ätiologie
Autosomal-rezessiv vererbtes Syndrom mit Missens-Mutationen im Cadherin 3 Gen (CDH3 Gen), das für das P-Cadherin-Protein (s.u. Cadherine) kodiert.

### Manifestation
Klinisch auffällig bereits im frühen Kleinkindesalter.

### Klinisches Bild
Hypotrichose mit glatten oder gelockten, kurzen, häufig blonden (Störung der Pigmentierung?) Haaren sowie Lentiginosis centrofacialis (kommt gehäuft vor). Aufgrund des ausbleibenden Haarwachstums ist kein Friseurbesuch notwendig. Vorkommen von Haarabnormalitäten (Pili torti, Pseudomonilethrix, Längsrisse).

### Histologie
Unregelmäßiges Epithel der Haarwurzelscheide mit apoptotischen Zellen in der äußeren Schicht, verdickte Kutikula und fibrosierende Stränge der Dermis. Erhöhtes Verhältnis Vellus-/Terminal-Haare möglich.

### Diagnose
Das klinische Bild in der beschriebenen Symptomkonstellation ist diagnostisch beweisend.

### Komplikation
Zunehmender Visusverlust bis zur Blindheit.

### Hinweis(e)
Der Mechanismus der Erkrankung ist weiterhin unklar: P-Cadherin wird zeitgleich mit E-Cadherin in der Retina sowie in Haut- und Follikelepithelien exprimiert. E-Cadherin ist in der Lage einen Mangel an P-Cadherin während der Keratinozytendifferenzierung in vivo zu kompensieren, ein resultierender Mangel an E-Cadherin im Hauptanteil der Haarmatrix könnte möglicherweise die Beschränkung der Veränderungen auf den Haarfollikel erklären. P-Cadherin scheint mit vielen anderen zytoplasmatischen Proteinen zu interagieren

H

und eine wichtige Rolle während der Haarmorphogenese zu spielen.

## Hypromellose

### Definition
Cellulosederivat.

### Indikation
Sjögren-Syndrom, Keratokonjunktivitis sicca, Benetzung/Nachbenetzung weicher und harter Kontaktlinsen (auch geeignet für Patienten die künstliche Tränenersatz- od. Kontaktlinsenbenetzungsmittel nicht vertragen!).

### Dosierung und Art der Anwendung
3-5mal/Tag oder öfter 1 Trp. in den Bindehautsack applizieren.

### Rezeptur(en)
R129

### Präparate
Sicca-Stulln, Artelac Augentropfen, Berberil Dry Eye Augentropfen

## Hystrix-like-Ichthyosis-Taubheit-Syndrom Q87.8

### Synonym(e)
HID; Hystrix-like ichthyosis-deafness syndrome; Ichthyosis, hystrix-like, with deafness

### Definition
Seltene, autosomal-dominant vererbte Verhornungsanomalie, charakterisiert durch eine konnatale Erythrodermie mit sensorischer Innenohrschwerhörigkeit, die sich später zu einer Ichthyose mit verrukösen Hyperkeratosen auswächst (Ichthyosis hystrix). HID und KID sind genetisch identische Krankheitsbilder mit unterschiedlicher klinischer Expression der klinischen Symptomatik.

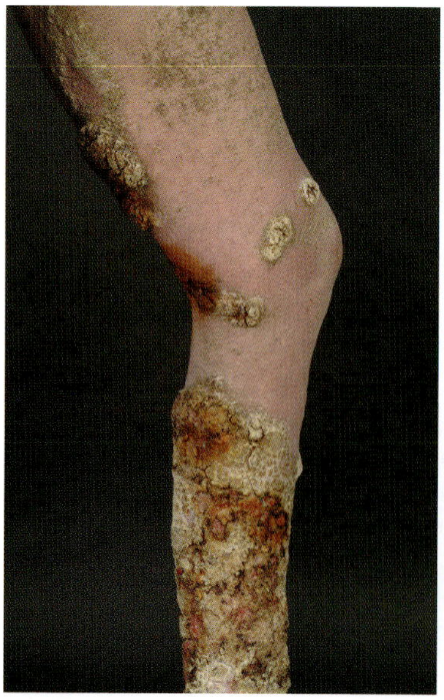

**Hystrix-like-Ichthyosis-Taubheit-Syndrom.** Progrediente, massiv hyperkeratotische Tumoren und kräftige Plaques am linken Oberschenkel sowie am mehrfach operierten Unterschenkel des 46-jährigen Patienten. Schlecht heilende Rhagaden und Erosionen insbes. nach distal.

### Ätiologie
Bei den meisten Erkrankungen liegt eine Neumutation im Gen GJB2 vor, das auf dem Chromosom 13q11-q12 lokalisiert ist. Dieses Gen kodiert Connexin 26. Connexine sind Bestandteile der Zell-Zell-Kanäle (gap junctions). Bei einem Defekt der „gap junctions" wird die Regelung des Zellwachstums und der Zelldifferenzierung gestört. Es kommt zu einer reduzierten Immunabwehr und zu einem erhöhten karzinogenen Potential. Neuere Untersuchungen konnten belegen, dass die genetischen Veränderungen mit der bekannten Mutation des KID-Syndroms (Keratitis-Ichthyosis-Taubheit-Syndrom) identisch sind.

### Klinisches Bild
- Kongenitale Erythrodermie. In späteren Jahren Entwicklung von flächenhaften, verrukösen, Spike-artigen, grauschwärzlichen Hyperkeratosen, die an allen Stellen des Integuments und auch im Gesicht auftreten können. Am Rumpf besteht meist zarte ichthyosiforme Schuppung.
- Weitere Symptome: Mangelnde oder fehlende Körperbe-

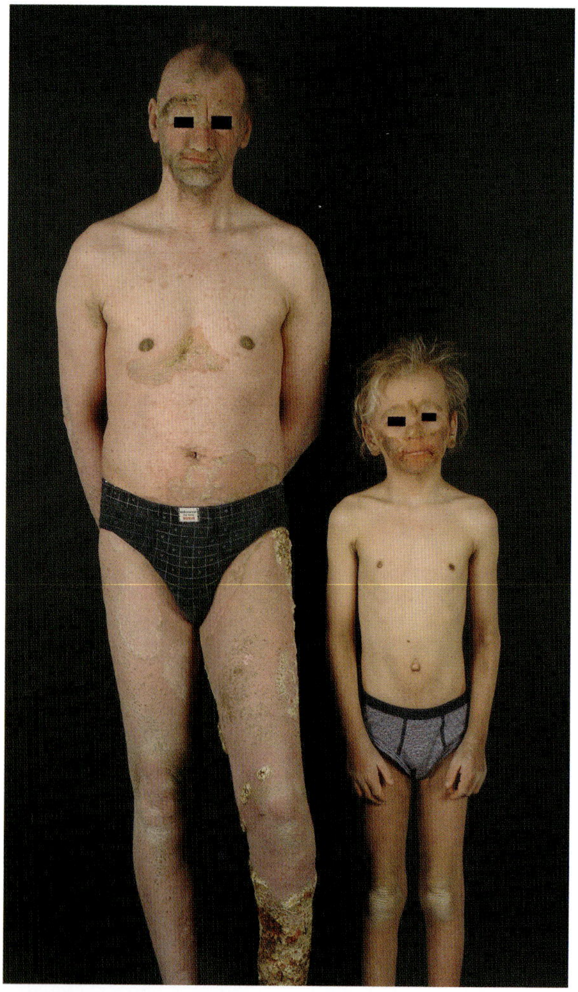

**Hystrix-like-Ichthyosis-Taubheit-Syndrom.** Vererbtes HID-Syndrom in 2 nachfolgenden Generationen. Vater (46 Jahre) und Sohn (8 Jahre). Beide Eltern des Sohnes sind gehörlos: Mutter nach Meningitis, Vater seit Geburt. Die Eltern des Vaters waren beide sowohl hautgesund als auch hörend.

haarung, Nageldystrophien, inkomplette Zahnanomalien sowie neurosensorische Schwerhörigkeit.
- Es besteht eine erhöhte Infektneigung v.a. der Haut sowie eine erhöhte Neigung zur Bildung von Plattenepithelkarzinomen der Haut.

## Therapie
Symptomatisch, entsprechend der Ichthyosis vulgaris. Ein Versuch mit Acitretin in mittlerer Dosierung wirkt sich günstig auf die Hautveränderungen aus.

## Ibuprofen

### Definition
Analgetikum und Antirheumatikum. Nichtsteroidales Antiphlogistikum.

### Indikation
Akute und chronische Gelenk- und Wirbelsäulenleiden, Arthrosen und Spondylarthrosen, leichte bis mittelstarke Schmerzen: Kopfschmerzen, Zahnschmerzen, Regelschmerzen, Fieber.

### Dosierung und Art der Anwendung
- Erwachsene/Jugendliche >18 Jahre: 1200-2400 mg/Tag (max. 800 mg je ED, max. 2400 mg/Tag.
- Kinder ab 8 Jahre: 10-15 mg/kg KG/Tag in 2-4 Einzeldosen.

Die Einnahme erfolgt unzerkaut mit ausreichend Flüssigkeit.

### Unerwünschte Wirkungen
Exantheme, zentralnervöse Störungen, Seh- und Hörstörungen, Übelkeit, Diarrhoe, Magen-Darm-Ulzera, Leberfunktionsstörungen, Natrium- und Wasserretention mit Ausbildung von Ödemen, Hyperkaliämie, Blutdruckabfall, Nierenfunktionsstörungen, Blutbildveränderungen, Bronchospasmen, Verschlechterung infektionsbedingter Entzündungen.

### Wechselwirkungen
Kaliumsparende Diuretika: Hyperkaliämie, Erhöhung des Lithium- und Digoxinspiegels, erhöhte Blutungsgefahr bei Antikoagulanzien, Verstärkung der blutzuckersenkenden Wirkung oraler Antidiabetika u.a.

### Kontraindikation
Störungen des Blutbilds, Magen-Darm-Ulzerationen.

### Präparate
Aktren, Contraneural, Dolgit, Dolormin, Ibuhexal, Ibuprofen, Optalidon, Togal N

### Hinweis(e)
**Merke: Beeinträchtigung des Reaktionsvermögens mit Beeinträchtigung der Fähigkeit der Teilnahme am Straßenverkehr.**

## Icatibant

### Definition
Synthetisches Peptidomimetikum das durch Blockade des Bradykinin-B2-Rezeptors als Antagonist wirkt.

### Anwendungsgebiet/Verwendung
Icatibant hat für die Behandlung von Angioödemen sowohl in den USA (durch die US-Gesundheitsbehörde Food and Drug Administration, FDA) als auch in Europa (durch die European Medicines Agency, EMEA) den „Orphan Drug Status" erhalten. In verschiedenen klinischen Studien hat die subkutane Anwendung von 30 mg Icatibant (FAST-1/2 Studie) deutlich bessere Resultate als das vergleichend applizierte Antifibrinolytikum Tranexamsäure gezeigt.

### Hinweis(e)
Bradykinin ist ein körpereigenes Peptid-basiertes Hormon, das lokal als Reaktion auf ein Trauma gebildet wird. Es erhöht die Durchlässigkeit der Gefäße, erweitert die Blutgefäße, führt zur Kontraktion von glatten Muskelzellen und spielt eine wesentliche Rolle bei der Schmerzvermittlung. Bradykinin ist für die typischen Entzündungssymptome wie Schwellung, Rötung, Überwärmung und Schmerz verantwortlich. Diese Symptome werden über die Aktivierung von Bradykinin-B2-Rezeptoren vermittelt.

## Ice pick scar L90.5

### Synonym(e)
Ice pick sign; Eispickelnarbe

### Definition
Abszedierungen mit einer Zerstörung der Haarfollikel führen vor allem bei schweren Akneformen zu Brücken-, Zipfel- oder Eispickel-Narbenbildungen („ice pick") mit zackenartig begrenzten, kraterförmigen Vertiefungen (ähnlich den Spuren eines Eispickelgebrauchs im vereisten Schnee).

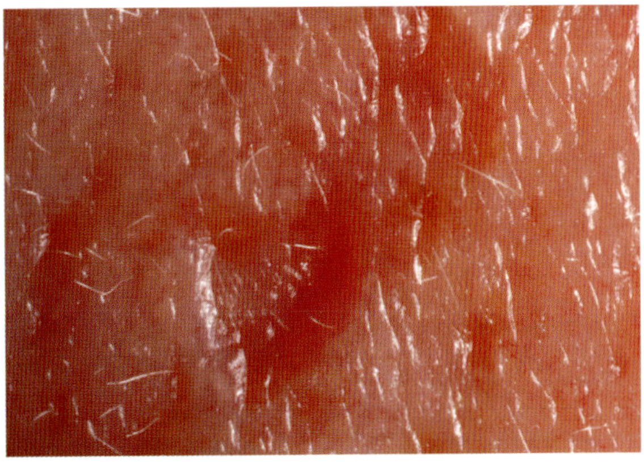

**Ice pick scar.** Auflichtmikroskopie: Aufnahme der Jochbogenregion einer 23-jährigen Frau. Dreieckförmige, narbige Einsenkung der Haut mit nach unten zeigendem, spitzem Winkel („ice pick sign").

## Ichthyosen L85.09

### Erstbeschreiber
Lorry, 1777; Willan, 1808

**Synonym(e)**
ichthyosis

**Definition**
Gruppe von genetischen Verhornungsstörungen mit universeller, abnorm trockener und schuppender Haut. Handflächen und Fußsohlen können mitbetroffen sein, dominieren jedoch nicht vordergründig das Krankheitsbild. Aus historischen Gründen abgegrenzt werden die Ichthyosen von den Palmoplantarkeratosen (hierbei sind Handteller und Fußsohlen schwerpunktmäßig befallen, extrapalmoplantare Beteiligungen sind möglich) und den Erythrokeratodermien (disseminierte, deutlich umschriebene Keratosen, die von einem distinkten Erythem begleitet oder unterlagert sind). Neben den genetischen Verhornungsstörungen treten auch erworbene „Ichthyosis-artige" Hautveränderungen auf (Ichthyosis acquisita), die durch eine Vielzahl von Grunderkrankungen ausgelöst werden können (übertriebene Waschprozeduren, Medikamente, Niereninsuffizienz u.a.).

**Einteilung**
Ichthyosen lassen sich, je nachdem ob sie bei Geburt vorhanden sind oder nicht, in zwei große Gruppen einteilen:
- Ichthyosen, die nicht bei Geburt bestehen, sondern sich in den ersten Lebenswochen oder -monaten entwickeln (vulgäre Ichthyosen).
- Ichthyosen die bereits bei Geburt vorhanden sind (kongenitale Ichthyosen).

Zusätzlich wird unterteilt, ob lediglich eine Ichthyose der Haut vorliegt oder ob weitere Merkmale (z.B. Haarveränderungen, Bewegungsstörungen, Entwicklungsverzögerungen) bestehen. Hinzu kommt eine Gruppe erworbener Ichthyosis-artiger Zustände (Pseudoichthyosen), die früher unter der Bezeichnung „Ichthyosis acquisita" zusammengefasst wurden.

- Ichthyosis vulgaris-Gruppe (nicht angeborene Ichthyosen):
  - vulgäre Ichthyosen ohne weitere Merkmale:
    - Ichthyosis vulgaris, autosomal-dominante (ADI)
    - Ichthyosis vulgaris, X-chromosomal-rezessive (XRI)
  - vulgäre Ichthyosen mit weiteren Merkmalen:
    - Refsum-Syndrom (autosomal rezessiv)
    - Sulfatasemangel, multipler.
- Ichthyosis congenita-Gruppe (kongenitale Ichthyosen):
  - Nicht bullöse Formen:
    - Ichthyosis lamellosa, autosomal-dominant
    - Ichthyosis lamellosa, autosomal-rezessiv mit Transglutaminasemangel
    - Ichthyosis lamellosa, autosomal-rezessiv mit erhaltener Transglutaminaseaktivität
    - Harlekin-Ichthyose (Ichthyosis congenita gravis).
  - Bullöse Formen(epidermolytische Ichthyosen):
    - Erythrodermia congenitalis ichthyosiformis bullosa (Brocq)
    - Ichthyosis bullosa Siemens (autosomal-dominant).
  - Kongenitale Ichthyosen im Rahmen von Syndromen:
    - Sjögren-Larsson-Syndrom
    - Ichthyosis linearis circumflexa (Comel-Netherton)
    - Chondrodysplasia punctata
    - Trichothiodystrophie-Syndrom.
  - Ichthyosis hystrix-Gruppe.
- Ichthyosis follicularis
- Ichthyosis acquisita (Pseudoichthyosen) (nicht hereditäre, symptomatische oder erworbene, Ichthyosis-artige Zustände):
- Paraneoplastische Ichthyose:
  - Medikamentös induzierte Pseudoichthyose
  - Pseudoichthyose bei Infektionskrankheiten
  - Pseudoichthyose bei Hyperthyreose
  - Pseudoichtyose alter Menschen.

**Ichthyosen. Tabelle 1.** Therapeutische Leitlinien häufiger Ichthyosen

| | Wirkstoffe | Ichthyosis vulgaris | X-chromosomal-rezessive Ichthyosis | Erythrodermia congenitalis ichthyosiformis non-bullosa | Ichthyosis lamellosa | Erythrodermia congenitalis ichthyosiformis bullosa | Ichthyosis bullosa |
|---|---|---|---|---|---|---|---|
| Keratolytische Maßnahmen | Salicylsäure | ++ | ++ | – | + | – | + |
| | Harnstoff | +++ | +++ | +++ | +++ | +++ | +++ |
| Hydratation | Harnstoff | +++ | +++ | +++ | ++ | +++ | ++ |
| | Milchsäure | +++ | +++ | ++ | + | + | (++) |
| Lokale Retinoide | Tretinoin | (+) | ++ | – | + | – | +/– |
| | Isotretinoin | – | – | – | ++ | – | +/– |
| Systemische Retinoide | Acitretin | (+) | ++ | (++) | +++ | ++ | ++ |

### Klinisches Bild
S.u. dem jeweiligen Krankheitsbild.

### Therapie
S.u. dem jeweiligem Krankheitsbild.

## Ichthyosis acquisita (Pseudoichthyosen) L85.00

### Synonym(e)
Erworbene Ichthyose; symptomatische Ichthyosis

### Definition
Nicht vererbliche ichthyosiforme Hautveränderungen im Rahmen anderer Erkrankungen oder durch falsche, austrocknende, meist übertriebene Hautpflege.

### Ätiologie
Siehe Tabelle 1 [Übersicht der Ätiologie erworbener Ichthyosen und assoziierter Krankheitsbilder].

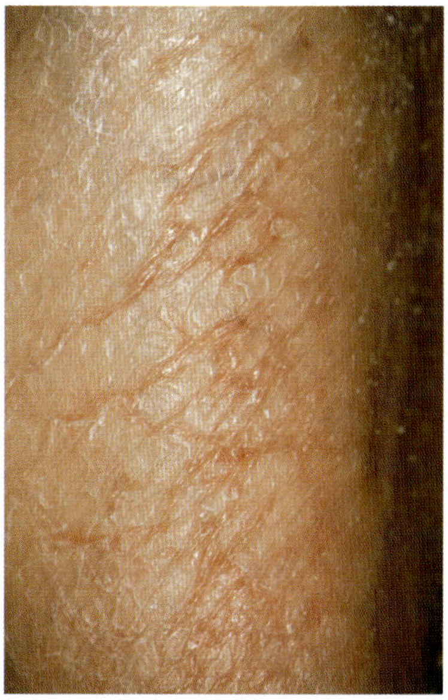

**Ichthyosis acquisita (Pseudoichthyosen).** Typische „Altersdermatose" der Unterschenkel durch übertriebene Hautreinigung und hierdurch bedingte Austrocknung der Haut bei einem 72-Jährigen. Die normale Hautfelderung ist durch dieses „Craquelée-Muster" aufgehoben. Die Haut ist trocken und schuppig. Permanenter, unangenehmer Juckreiz.

### Therapie
Behandlung der Grunderkrankung. Allgemeine und externe Therapie entsprechend der Ichthyosis vulgaris, autosomal-dominante.

**Ichthyosis acquisita (Pseudoichthyosen). Tabelle 1.** Übersicht der Ätiologie erworbener Ichthyosen und assoziierter Krankheitsbilder

| Ätiologie | Assoziierte Krankheitsbilder/ Auftreten |
|---|---|
| Übermäßige falsche Reinigungsprozesse | V.a. bei älteren Menschen |
| Malignome | Hodgkin- und Non-Hodgkin Lymphome, Mammakarzinome, Lungenkarzinome, Zervixkarzinome, Leiomyosarkome, Kaposi-Sarkom |
| Niereninsuffizienz | |
| Autoimmunerkrankungen | Systemischer Lupus erythematodes, Dermatomyositis, Mischkollagenosen |
| Infektionserkrankungen | HIV, Tuberkulose |
| Medikamente | Lipidsenker, Psychopharmaka, Cimetidin, Clofazimin |
| Mangelerscheinungen | Vitamin A-Mangel, Kachexie |
| Hormonstörungen | Hypothyreose, Hyperparathyreoidismus, Panhypopituitarismus |
| Chronisch-entzündliche Erkrankungen | M. Crohn, Proktokolitis |

## Ichthyosis bullosa Siemens Q80.3

### Erstbeschreiber
Siemens, 1937

### Synonym(e)
Ichthyosis bullosa of Siemens

### Definition
Seltene, relativ milde, zu den kongenitalen epidermolytischen Ichthyosen gehörende Verhornungsstörung mit Blasenbildung und Hyperkeratosen bei fehlender Erythrodermie. Die Ichthyosis bullosa wird als Sonderform der Erythrodermia congenitalis ichthyosiformis bullosa betrachtet, mit der Besonderheit der fehlenden Erythrodermie.

### Ätiologie
Diskutiert werden autosomal-dominant vererbte Mutationen der Keratingene 2A und 2E (KRT2A; KRT2E; Genlokus: 12q11-q13) mit konsekutiver Störung der Keratine 2A bzw. 2E.

### Klinisches Bild
Blasenbildung nach geringen mechanischen Traumen, teils auch spontane schubweise Blasenbildung; lediglich umschriebene Keratosen mit Bevorzugung der Arme und Beine. Der Rumpf ist im Allgemeinen frei.

### Histologie
Epidermolytische Hyperkeratose.

### Therapie
S.u. Ichthyosis.

### Externe Therapie
Pflegende, hydratisierende und keratolytische Externa wie 5-10% Harnstoff, s.u. Ichthyosis vulgaris, autosomal-dominante. Mit 10% Milchsäure sowie externen Retinoiden werden unterschiedliche Erfolge beschrieben.

**Cave: Retinoide können insbes. auf offenen Hautstellen zu Irritationen führen!**

Versuch mit Vitamin $D_3$-Analoga wurden als erfolgreich beschrieben.

### Interne Therapie
Von niedrig dosierten systemischen Retinoiden wie Acitretin

(Neotigason) werden gute Resultate berichtet. Dosierung: Erwachsene Initial 10-35 mg/Tag, möglichst niedrige Erhaltungsdosis nach Klinik mit 5-10 mg/Tag. Applikation ggf. nur jeden 2. Tag.

> **Merke: Höhere Dosierungen können zu verstärkter Blasenbildung führen.**

## Ichthyosis congenita Q80.8

### Synonym(e)
Hyperkeratosis ichthyosiformis congenita; congenital ichthyosis

### Definition
- Uneinheitlich gebrauchter Oberbegriff für eine Gruppe seltener, angeborener (kongenitaler) meist schwer verlaufender Ichthyosen mit überwiegend autosomal-rezessivem Erbgang und unterschiedlichen Schweregraden.
- Ursprünglich wurde von Riecke entsprechend der Klinik in die Schweregrade I-III unterteilt, als Ichthyosis congenita gravis, mitis und tarda. Heute werden eine nicht bullöse Form, eine bullöse Form und die kongenitale Ichthyosen im Rahmen von Syndromen unterschieden (s.u. Ichthyosen).

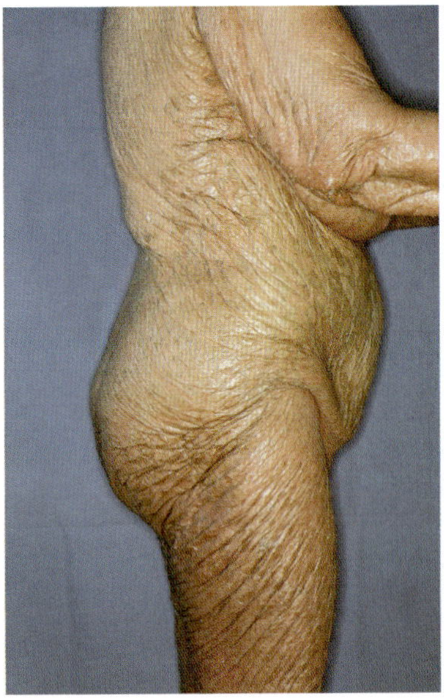

Ichthyosis congenita. Generalisierter Hautbefall. Die flächenhaft bräunlich verfärbte Haut liegt in groben Faltenmustern und zeigt unterschiedlich starke Schuppung.

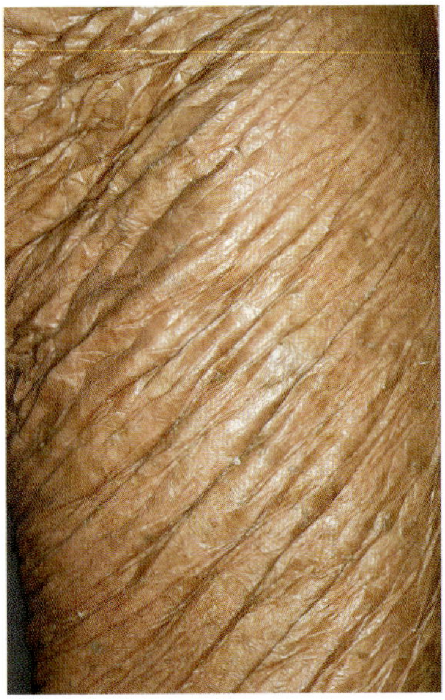

Ichthyosis congenita. Detailaufnahme des Oberschenkels: In groben Falten aufgeworfene, extrem trockene Haut mit lederartiger Konsistenz und pergamentartiger Oberfläche. Nur geringe Oberflächenschuppung.

## Ichthyosis follicularis Q80.0

### Definition
Follikuläre Keratosen bei Patienten mit mäßiger Ichthyosis vulgaris. Diskutiert wird eine Verwandtschaft mit der Keratosis follicularis.

### Lokalisation
Rumpf, Streckseiten der Extremitäten.

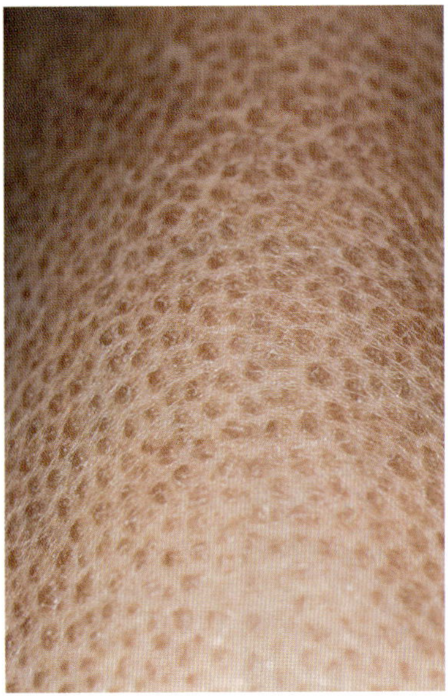

Ichthyosis follicularis. Dicht stehende, follikuläre, bräunliche Hornkegel die der Haut einen „reibeisenartigen" Aspekt geben.

### Therapie
Externe Maßnahmen 2mal/Tag mit pflegenden Lotionen (z.B. Basis Lotio) oder Cremes, ggf. auch mit 2-10% Harnstoffhaltigen Externa (z.B. **R102**, Nubral Creme oder Excipial Hydro- oder Lipolotio) werden in der Regel als angenehm empfunden. Vermeiden von Reinigungsmitteln wie Syndets oder Seifen, stattdessen Anwendung von Duschölen (z.B. Eucerin Duschöl), hydrophilen Körperölen (z.B. hydrophiles Körperöl) oder Fertigpräparaten, die i.A. als Ölbäder Verwendung finden (z.B. Ölbad Cordes, Linola Fett N Ölbad, Balneum Hermal Ölbad).

## Ichthyosis follicularis mit Alopezie und Photophobie Q80.0

### Erstbeschreiber
McLeod, 1909

### Synonym(e)
ichthyosis follicularis with alopecia and photophobia; ichthy-

osis follicularis-alopecia-photophobia syndrome; IFAP syndrome

**Definition**
Seltenes ektodermales Missbildungssyndrom mit Ichthyosis follicularis, Alopezie und Photophobie.

**Vorkommen/Epidemiologie**
Sehr selten; etwa 20 Fälle sind im internationalen Schrifttum bekannt geworden.

**Ätiologie**
Unklarer Vererbungsmodus (X-chromosomal-rezessiv oder autosomal-dominant).

**Manifestation**
Angeboren. Die ersten klinischen Erscheinungen werden im 2. Lebensjahr beobachtet.

**Klinisches Bild**
Auffälligstes Merkmal der Erkrankung ist die deutliche Hypotrichose mit nur kurz gewachsenen Haaren sowie eine erhebliche Photophobie. Das Integument ansonsten ist trocken. Am Stamm und den Extremitäten ist eine dicht stehende, sehr ausgeprägte follikuläre Hyperkeratose nachweisbar. Inkomplett exprimiert sind Alopezie der Augenbrauen, Abnormitäten der Kornea, Katarakt, Cheilitis angularis, kariöse Zähne sowie mentale Retardierung.

**Therapie**
Symptomatisch je nach Organbefall. Hautpflege mit fettenden Externa.

## Ichthyosis-Hand oder -Fuß Q80.8

**Definition**
Vermehrte Linienzeichnung und vorgealtert erscheinende Haut an Plantae und Palmae bei Patienten mit Ichthyosis, aber auch atopischer Disposition.

## Ichthyosis hystrix Q80.82

**Synonym(e)**
Hyperkeratosis monstruosa; Sauriasis

**Definition**
Klinisch-morphologische Bezeichnung für alle mit schwersten, stacheligen, schwarz-braunen, hyperkeratotischen Platten einhergehenden, hereditären Ichthyosen.

**Einteilung**
Folgende Formen werden unterschieden:
- Ichthyosis hystrix gravior, Typ Lambert
- Ichthyosis hystrix gravior, Typ Curth-Macklin
- Ichthyosis hystrix gravior, Typ Rheydt (Keratitis-Ichthyosis-Taubheit-Syndrom [KID] und Hystrix-like-Ichthyosis-Taubheit-Syndrom [HID].

**Therapie**
S.u. den jeweiligen Krankheitsbildern.

## Ichthyosis hystrix gravior, Typ Curth-Macklin Q80.8

**Erstbeschreiber**
Curth u. Macklin, 1954

**Synonym(e)**
Ichthyosis Curth-Macklin

**Definition**
Ausgeprägte hystrixartige Hautveränderungen am gesamten Integument unter Einbeziehung von Handtellern und Fußsohlen. Nur wenige Fälle sind bisher beschrieben. Von einigen Autoren wird die Zuordnung zu den epidermolytischen Hyperkeratosen empfohlen.

**Ätiologie**
Der Gendefekt (autosomal-dominant) befindet sich auf dem Genlocus KRT1 12q13.

**Externe Therapie**
S.u. Ichthyosis vulgaris, autosomal-dominante.

**Interne Therapie**
Systemische Retinoide, wie Acitretin (Neotigason). Erwachsene: Initial 10-35 mg/Tag p.o., möglichst niedrige Erhaltungsdosis nach Klinik mit 5-10 mg/Tag.

## Ichthyosis hystrix gravior, Typ Lambert Q80.8

**Synonym(e)**
Stachelschweinmenschen

**Definition**
Autosomal-dominant vererbte, mit Ausnahme von Gesicht, Genitalien, Palmae und Plantae den gesamten Körper bedeckende, stachelartige Hyperkeratosen. Nur wenige Fälle wurden bislang beschrieben.

**Externe Therapie**
Versuchsweise Tazarotene lokal. Zu beachten ist, dass nicht mehr als circa 2% der Hautoberfläche gleichzeitig behandelt werden; s.u. Ichthyosis vulgaris, autosomal-dominante.

**Interne Therapie**
Keine spezielle Therapie bekannt. Therapieversuch mit Acitretin (Neotigason) möglich.

## Ichthyosis lamellosa Q80.8

**Synonym(e)**
Lamelläre Ichthyosis; Exfoliatio oleosa neonatorum; lamelläre Desquamation bei Neugeborenen; Lamellar ichthyosis

**Definition**
Unter der Bezeichnung „lamelläre Ichthyose" werden mehrere genetisch heterogene Erkrankungen zusammengefasst:
- Ichthyosis lamellosa, autosomal-dominant
- Ichthyosis lamellosa, autosomal-rezessiv mit Transglutaminasemangel
- Ichthyosis lamellosa, autosomal-rezessiv mit erhaltener Transglutaminaseaktivität.

## Ichthyosis lamellosa, autosomal-dominant Q80.2

**Erstbeschreiber**
Traupe, Kolde u. Happle, 1984

**Synonym(e)**
Nonbullous congenital lamellar ichthyosis

### Definition
Autosomal-dominante Verhornungsanomalie, deren Gen bisher nicht kartiert ist.

### Ätiologie
Unbekannt.

### Manifestation
Ab Geburt.

### Klinisches Bild
Diffuse, bräunlich-schwärzliche Schuppenbildung mit massiven Plantarkeratosen und geringer ausgeprägten Palmarkeratosen.

### Histologie
Deutlich verbreitertes, fokal parakeratotisches Stratum corneum.

### Therapie
S.u. Ichthyosis vulgaris, autosomal-dominante.

### Externe Therapie
Blande Pflege sowie keratolytische und hydratisierende Externa wie 0,05-0,1% Isotretinoin-, 10% Milchsäure- und Harnstoff-haltige Salben und Cremes. S.u. Ichthyosis vulgaris, autosomal-dominante. Bewährt haben sich insbesondere Kombinationspräparate aus 10% Harnstoff und 0,05% Isotretinoin. Erfolge mit Calcipotriol (z.B. Psorcutan) werden in der neueren Literatur beschrieben. Die externe Therapie ist in der Regel nur in leichten Fällen ausreichend.

### Interne Therapie
- Bei mittelschweren und schweren Fällen ist eine interne Retinoid-Therapie indiziert. Acitretin (Neotigason Kps.) Erwachsene initial 10-35 mg/Tag über 4 Wochen. Bei ausbleibendem Erfolg steigern bis auf max. 50 mg/Tag. Bei Verschlechterung des Hautbefundes unter initialer Therapie Reduktion der Dosis bis zu klinisch befriedigendem Resultat, Erhaltungsdosis 5-10 mg/Tag.

**Cave: Lamelläre Ichthyosen sprechen auf unterschiedliche Dosierungen an (low-dose responder: <25 mg/Tag, high-dose responder: <35 mg/Tag).**

**Merke: Bei Exazerbationen unter Dosen >30 mg/Tag kann es nach Reduktion auf <25 mg/Tag zu guten Resultaten kommen!**

- Bei Kindern erfolgt Acitretin-Therapie nur unter strenger Abwägung von Nutzen/Risiko: Initial 0,5 mg/kg KG/Tag, Erhaltungsdosis: 0,1-0,2 mg/kg KG/Tag.
- Ein Behandlungsversuch mit RAMBAs (z.B. Liarozol) könnte erfolgreich sein.

## Ichthyosis lamellosa, autosomal-rezessiv mit erhaltener Transglutaminaseaktivität Q80.2

### Synonym(e)
Nonbullous congenital lamellar ichthyosis

### Definition
Autosomal-rezessiv vererbte Verhornungsanomalie.

### Manifestation
Ab Geburt; teils unter dem Bild einer schweren Erythrodermie.

### Klinisches Bild
Bereits bei der Geburt Bild einer sehr ausgeprägten Erythrodermie, im Laufe der ersten Lebensjahre weitgehende Rückbildung; es verbleibt im Jugend- und Erwachsenenalter eine variabel ausgeprägte, gelegentlich aber auch nur diskrete, generalisierte, feine grau-weißliche Schuppenbildung mit ausgeprägten Palmoplantarkeratosen.

### Histologie
Unspezifisch; Ausschluss einer epidermolytischen Hyperkeratose.

### Diagnose
Biochemischer Nachweis des Transglutaminasemangels an Hautgefrierschnitten.

### Therapie
S.u. Ichthyosis. S.a. autosomal-dominante Ichthyosis lamellosa.

## Ichthyosis lamellosa, autosomal-rezessiv mit Transglutaminasemangel Q80.2

### Definition
Nichtbullöse, kongenitale lamelläre Ichthyose, der ursächlich ein Transglutaminase 1-Mangel zugrunde liegt. S.a.u. Transglutaminasen.

### Ätiologie
Autosomal-rezessiv vererbte Defekte des Transglutaminase 1-Gens (TGM1 Gen; Genlokus: 14q11.2).

### Manifestation
Ab Geburt, teils unter dem Bild einer Erythrodermie.

### Klinisches Bild
Diffuse, meist sehr ausgeprägte, gelegentlich aber auch eher diskrete, generalisierte, bräunlich-schwärzliche Schuppenbildung, die Kopfhaut wie auch die Gelenkbeugen einbezieht. Erythrodermie mit feinen, weißen, losen Schuppen oder ein diskretes Erythem unter der überlagernden Schuppung können auftreten. Prominente, flächige oder inselförmige Palmoplantarkeratosen (s.a. autosomal-dominante lamelläre Ichthyose), häufig einhergehend mit schmerzhaften Fissuren, digitalen Kontrakturen, Onychodystrophie sowie subungualen Hyperkeratosen. Meist Verlust der Augenbrauen. Schweißproduktion kann vermindert sein; unter UV-Bestrahlung Verschlechterung des Hautzustandes möglich.

### Diagnose
Biochemischer Nachweis des Transglutaminasemangels an Hautgefrierschnitten; molekularbiologische Untersuchung des TGM1-Gens.

### Externe Therapie
Pflegende, hydratisierende und keratolytische Externa wie 5-10% Harnstoff und ggf. 10% Milchsäure. Bei Anwendung von externen Retinoiden kommt es relativ häufig zu Irritationen. Gute Ergebnisse wurden bei der äußerlichen Anwendung von Acetylcystein in Salbengrundlage beschrieben R003. S.u. Ichthyosis vulgaris, autosomal-dominante; s.a. autosomal-dominante lamelläre Ichthyose.

### Interne Therapie
Mit niedrig dosierten systemischen Retinoiden wie Acitretin (Neotigason) werden Erfolge beschrieben. Erwachsene: Initi-

al 10-35 mg/Tag p.o.; möglichst niedrige Erhaltungsdosis nach Klinik mit 5-10 mg/Tag p.o.

### Hinweis(e)

**Merke: Für die Diagnosestellung ist eine nicht formalinfixierte Biopsie (Hautprobe unfixiert auf Trockeneis gelagert) notwendig, an der eine direkte Aktivitätsbestimmung der Transglutaminase vorgenommen werden kann (AG Prof. Traupe/Universitätshautklinik Münster).**

## Ichthyosis linearis circumflexa Q80.8

### Erstbeschreiber
Rille, 1922; Comel, 1949

### Synonym(e)
ILC; Erythrokeratodermie Rille-Comel; Keratosis rubra figurata; Comel-Netherton-Syndrom

### Definition
Kongenitale, migratorische, zwischen Ichthyosis und Erythrokeratodermie einzuordnende Verhornungsstörung. Bei Haaranomalien Bild des Netherton-Syndroms.

### Ätiologie
Autosomal-rezessiver Erbgang, Mutationen im SPINK5-Gen (Defekt wurde auf dem Chromosom 5q32 identifiziert). Das Gen kodiert für einen multidomänen Serinproteaseinhibitor (Kazal-Typ 5-Protein [LEKTI]), der hauptsächlich in Epithelien und lymphatischen Geweben exprimiert wird. Es kommt zu einer Störung der Desquamation, zu ichthyotischen Effloreszenzen mit Beeinträchtigung der Permeabilität und Barrierefunktion der Epidermis.

### Manifestation
Meist im 1. Lebensjahr.

### Klinisches Bild
Diffuse Rötung. Ausbildung girlandenartiger, landkartenähnlicher, braunroter, von doppelter Schuppenleiste gesäumter Hyperkeratosen, mit stark wechselnder Form der einzelnen Hautveränderungen. Lichenifikation der großen Gelenkbeugen. Zeitweilig Blasenbildung. Häufig begleitende Haaranomalien (Bambus-Haare, Trichorrhexis nodosa, Pili torti), Alopezie. Auch Atopie und Störungen im Aminosäurestoffwechsel werden beschrieben. Erhöhte Aktivität der sauren Phosphatasen sowie von β-Glucuronidase und Transglutaminase in den Hautschuppen. Veränderung der Keratinkomposition, ähnlich wie bei Psoriasis vulgaris.

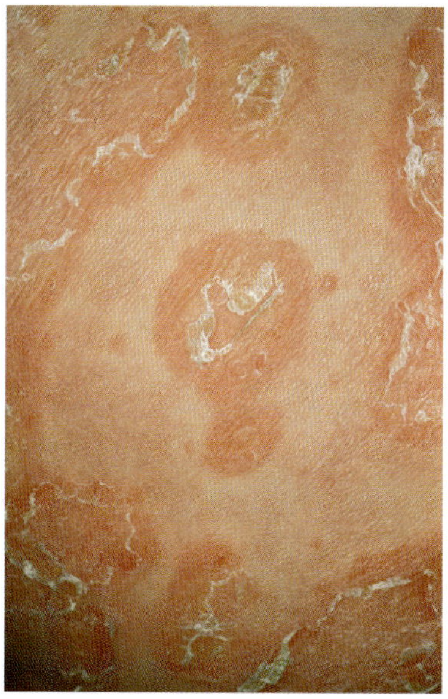

**Ichthyosis linearis circumflexa.** Girlandenartige, migrierende Erytheme mit randständiger, nach innen gerichteter Schuppung.

### Histologie
Akanthose, Hyperkeratosen, Parakeratose. Elektronenmikroskopie: Proliferationshyperkeratose mit abnormer Verhornung. Rund-ovale zytoplasmatische PAS-positive Körperchen im Stratum corneum.

### Externe Therapie
S.u. Ichthyosis vulgaris, autosomal-dominante. Insbesondere 10–12% Milchsäure- oder Ammoniumlaktat-haltige Externa. Überwachung von Sekundärinfektionen. Ggf. Externa mit antiseptischen Zusätzen, z.B. 2% Clioquinol-Lotio **R050** oder -Creme (z.B. Linola-Sept).

### Interne Therapie
Acitretin (Neotigason), initial zur Vermeidung einer Exazerbation sehr niedrig dosieren (10-35 mg/Tag), in kleinen Schritten steigern bis zur klinisch optimalen Einstellung, Erhaltungsdosis: 10-50 mg/Tag. Bei Kindern erfolgt Acitretin-Therapie nur unter strenger Abwägung von Nutzen und Risiko. Dosierung: Initial 0,5 mg/kg KG/Tag, Erhaltungsdosis: 0,1-0,2 mg/kg KG/Tag. Ggf. auch PUVA-Therapie.

### Hinweis(e)
Assoziation zur Atopie: Patienten haben neben den bekannten Atopiestigmata eine Xerosis cutis, Erhöhung des Gesamt-IgE, häufig Asthma bronchiale und Nahrungsmittelallergien.

## Ichthyosis nigricans Q80.8

### Definition
Kein eigenständiges Krankheitsbild! Klinisch-morphologische Beschreibung für Ichthyosen, die durch grau-bräunliche bis schmutzig-schwärzliche verfärbte Schuppen gekennzeichnet sind.

### Therapie
Entsprechend der Ichthyosis, X-chromosomal-rezessive.

## Ichthyosis, paraneoplastische L85.0

### Definition
Ichthyosis bei Karzinomen innerer Organe, maligner Lymphogranulomatose, kutanem T-Zell-Lymphom.

### Therapie
Tumorsuche und Behandlung! Externe Behandlung s.u. Ichthyosis vulgaris, autosomal-dominante.

## Ichthyosis simplex Q80.01

### Definition
Ichthyose schwächerer Ausprägung mit pulverartig schuppender, rauer, trockener Haut und mehlstrichartiger Kratzspur.

### Therapie
S.u. Ichthyosis vulgaris, autosomal-dominante.

## Ichthyosis vulgaris, autosomal-dominante Q80.00

### Erstbeschreiber
Lorry, 1777; Willan, 1808

### Synonym(e)
Fischschuppenkrankheit; autosomal-dominante Ichthyosis vulgaris (ADI); Ichthyosis vulgaris

### Definition
Diffuse, autosomal-dominant vererbte Verhornungsanomalie in der Form einer Retentionshyperkeratose unterschiedlicher Expressivität.

### Vorkommen/Epidemiologie
Inzidenz: 1/200-400 Kinder.

### Ätiologie
Autosomal-dominant vererbte Defekte des Filaggrin-Gens (FLG Gen; Genlokus: 1q21-22) mit konsekutiv verminderter oder fehlender Expression von Filaggrin und Profilaggrin bei Patienten mit ausgeprägter Ichthyosis vulgaris. Vermutet wird ein Defekt in der posttranskriptionalen Kontrolle der Profilaggrin-Expression (Nullmutationen des Filaggrin-Gens werden auch bei Patienten mit atopischem Ekzem nachgewiesen).

### Manifestation
Im ersten bis zweiten Lebensjahr auftretend.

### Lokalisation
Universell, symmetrisch. Die Extremitäten sind meist schwerer betroffen als der Rumpf oder das Gesicht. Typisch ist der Befall der Streckseiten der Beine. Charakteristisch ist das Freibleiben der großen Beugefalten (Ellenbeugen, Achseln, Leiste, Kniekehlen). Handfläche und Fußsohlen zeigen eine etwas verdickte Haut. Typisch ist eine verstärkte Handlinienzeichnung (Ichthyosehand).

### Klinisches Bild
Fest haftende, meist graue, jedoch auch bräunlich-schwärzliche Schuppung auf sebostatischer Haut. Die Schweißproduktion ist vermindert. In bis zu 75% der Fälle besteht eine Vergesellschaftung mit Keratosis follicularis. Häufig sind Kombinationen (bis 50%) mit Erkrankungen des atopischen Formenkreises. Erhöhte Neigung zur Kontaktsensibilisierung. Insgesamt sind die Hautveränderungen bei der autosomal-dominanten Ichthyosis vulgaris äußerst variabel. Sie können minimal ausgeprägt sein, so dass die Erkrankung kaum erkennbar ist. Bei stärkerer Ausprägung sind die Schuppen größer, dicker, teils auch schwärzlich (Ichthyosis nigricans). Die Haut erscheint dann gefeldert. Ein zusätzliches Merkmal sind Follikelkeratosen (besonders an den Oberarmstreckseiten und den seitlichen Oberschenkelpartien). Die subjektiven Beschwerden sind gering; gelegentlich geringer Juckreiz.

### Histologie
Retentionshyperkeratose mit weitgehend fehlendem Stratum granulosum. Interfollikuläre, teilweise follikuläre Orthohyperkeratose. Elektronenmikroskopie: Defekt der Keratohyalinbildung.

### Differenzialdiagnose
Ichthyosis vulgaris, X-chromosomal-rezessive; Pseudoichthyosen (Ichthyosis acquisita); atopisches Ekzem.

### Therapie allgemein
Meiden von Hitze und Anstrengung (es besteht die Gefahr eines Wärmestaus in schwüler Witterung, in der Sauna, bei langen heißen Bädern oder großer körperlicher Anstrengung). Meiden von Tierwolle, Kunststoffgeweben und anderen hautreizenden Stoffen. Günstig sind glatt gewebte Stoffe aus Baumwolle oder Leinen. Viskose wird i.A. gut vertragen.

- Klimatherapie: Gute bis hervorragende Erfolge können mit thalassotherapeutischen Heilverfahren erzielt werden. Viele Patienten baden täglich und benutzen Schwämme und weiche Bürsten zum Abbürsten der Haut.
- Ernährung: Keine besonderen Modalitäten empfehlenswert.
- Psychosomatische Therapieansätze: Ggf. zusätzlich zur somatischen Therapie.

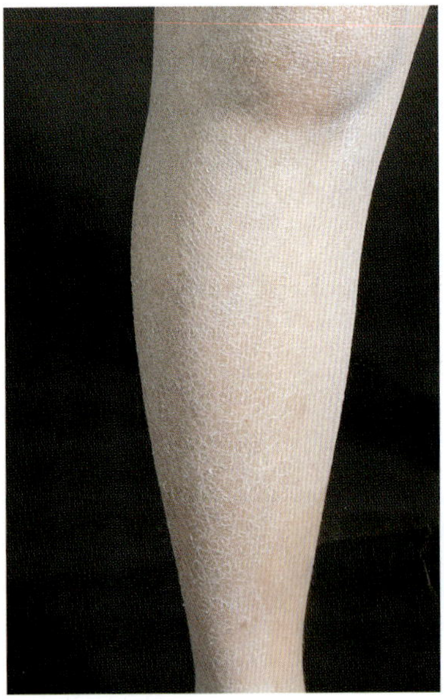

**Ichthyosis vulgaris, autosomal-dominante.** Trockene, mehlstaubartige Schuppung am Unterschenkel.

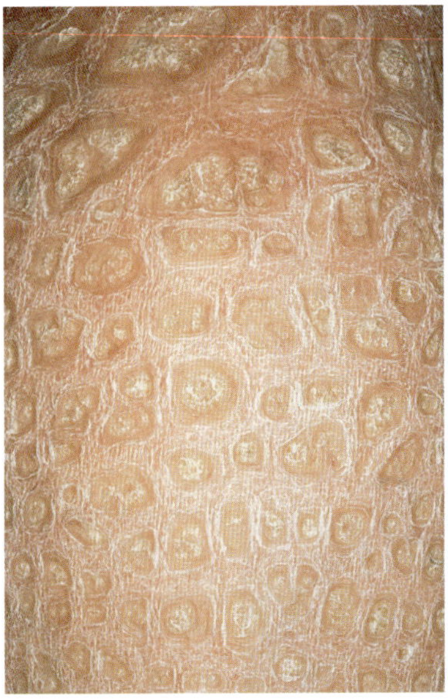

**Ichthyosis vulgaris, autosomal-dominante.** Trocken schuppende Haut mit Pflasterstein-muster.

### Externe Therapie

> **Merke: Die regelmäßige pflegende, hydratisierende und je nach Ausprägungsgrad auch keratolytische externe Therapie steht bei der Ichthyosis vulgaris im Vordergrund!**

- Hydratation/Keratolyse: Die besten Resultate werden i.d.R. durch Einsatz von 5-10% Harnstoff (z.B. **R102**, **R113**) und alpha-Hydroxysäuren (z.B. Milchsäure **R102**, **R113**, Glykolsäure, Zitronensäure) erreicht. Gute Effekte werden auch mit Kochsalz-Zusätzen (z.B. **R146** oder Propylenglykol-haltigen Salben erzielt. 2-5% Salicylsäure **R227** kommt insbes. an stark hyperkeratotischen Stellen infrage. Externe Retinoide sind i.d.R. weniger effektiv **R256**, die Konzentration ist niedriger zu wählen (0,025%) als in den handelsüblichen Akne-Präparaten (0,05%). Die richtige Behandlung muss im Einzelfall ausgetestet werden.
- Hautpflege/Rückfettung: Möglichst geringe Entfettung der Haut! Sparsame Anwendung von Seifen oder Syndets. Keine Verwendung von Flüssigseifen (Gefahr des übermäßigen Gebrauchs). Weniger entfettend ist eine milde Reinigung der Körperhaut mit hydrophilen Körperölen. Hiermit wird ein ausreichender Reinigungseffekt erzielt bei gleichzeitig nachfettender Körperpflege. Statt hydrophilen Ölen können auch O/W-Emulsionen verwendet werden (z.B. Abitima Körperlotion, Lipoderm, Sebamed Lotion). Haut kurz abduschen, Emulsion auf die feuchte Haut auftragen und verteilen. Bäder: 2-3mal/Woche Vollbad (10-20 Min.) mit 1% Kochsalz (1 kg auf 1 Vollbad). Alternativ Bäder mit Öl- oder Kleiezusätzen (s. unten).
- Bei ekzematisiertem oder gereiztem Hautzustand: Bäder mit Öl- oder Kleiezusätzen (z.B. Ölbäder als „Kleopatra-Bad“ **R145** oder Kleiebäder **R144**). Die Bäder dienen als Reinigungsbäder um Salbenreste, Schuppen und Bakterien von der Hautoberfläche zu entfernen. Es ist sinnvoll, die Patienten ausführlich mit diesen Therapiemodalitäten vertraut zu machen.

> **Merke: Das Kleopatra-Bad ist einfach anzuwenden und preiswert: 1 Tasse Milch mit 1 Esslöffel Olivenöl auf 1 Badewannenfüllung!**

- Für Ölbäder stehen zahlreiche Fertigpräparate zur Verfügung (z.B. Balneum Hermal, Ölbad Cordes, Linola fett Ölbad, u.a.).
- In Kneipp-Büchern werden Milch-Molke oder Kamillenölbäder empfohlen.

### Bestrahlungstherapie
UV-Bestrahlungen erweisen sich i.A. als günstig. Zu empfehlen sind Kombinationen aus UVA/UVB oder UVA1 (10-20 J/cm$^2$).

### Interne Therapie
In ausgeprägten Fällen ggf. Versuch mit systemischen Retinoiden wie Acitretin (Neotigason). Erwachsene: Initial 10-35 mg/Tag über 4 Wochen, möglichst niedrige Erhaltungsdosis nach Klinik (10-50 mg/Tag). Alternativ Isotretinoin (z.B. Isotretinoin-ratiopharm; Aknenormin) 0,1-0,5 mg/kg KG/Tag, Erhaltungstherapie: 5-10 mg/Tag.

### Prognose
Selten schwere Hautveränderungen. Verlauf bis zur Pubertät progredient, jahreszeitliche Schwankungen mit Besserung im Sommer.

## Ichthyosis vulgaris, X-chromosomal-rezessive Q80.1

### Erstbeschreiber
Csorsz, 1928; Orel, 1929; Kerr u. Wells, 1965

### Synonym(e)
Rezessive Ichthyosis vulgaris; geschlechtsgebundene Ichthyosis vulgaris; Ichthyosis vulgaris, Typ Wells-Kerr; Wells-Kerr-Ichthyosis; ichthyosis sauroderma; xerodermia; Ichthyosis serpentina; steroid sulfatase deficiency; X-linked ichthyosis

### Definition
X-chromosomal-rezessiv vererbte Ichthyosis vulgaris. Selten Kollodiumhaut bei der Geburt. Eine Krankheitssymptomatik ist häufig schon bei der Geburt vorhanden oder bricht in den ersten Lebensmonaten aus. Der Verlauf ist bis zur Pubertät fortschreitend und bleibt dann stationär.

### Vorkommen/Epidemiologie
Weltweit und panethnisch verbreitet. Inzidenz: 1/6.000 männliche Geburten.

### Ätiologie
X-chromosomal-rezessiv vererbte Mutationen des Steroidsulfatase Gens (STS Gen; Genlokus: Xp22.3), die zur Defizienz der mikrosomalen Steroidsulfatase, eines Enzyms, das Sulfatreste u.a. von Cholesterolsulfat und Dehydroepinandrosteron entfernen soll, führt. Hierdurch Erhöhung von Cholesterolsulfat, u.a. in Keratinozyten, Fibroblasten und Leukozyten.

### Manifestation
Ab Geburt oder im Säuglingsalter. Die Erkrankung tritt nur beim männlichen Geschlecht auf. Frauen (zwei X-Chromosomen), können Fehler in den Erbanlagen auf dem einen X-Chromosom durch die fehlerfreien Erbanlagen auf dem anderen X-Chromosom überdecken. Sie erkranken nicht, können die Erkrankung aber an männliche Nachkommen übertragen.

### Lokalisation
Vor allem Streckseiten der Extremitäten, unterer Rumpf, Beugen, Bauch. Häufig an Ohren, Nacken, Kapillitium. Achselhöhlen und Ellenbeugen sind in der Regel frei, Kniekehlen nicht.

### Klinisches Bild
Beginn im Säuglingsalter mit relativ hellen Schuppungen zunächst an den Unterschenkeln. Im Vergleich zur autosomal dominanten Ichthyosis vulgaris ist die Schuppung stärker, die Hautschuppen selbst sind größer und sitzen relativ fest. Mit zunehmendem Lebensalter wird die Schuppung dunkler, festhaftender und ist später schmutziggrau, dick und grobgefeldert. Die großen Körperbeugefalten sind ebenso wie bei der autosomal-dominanten Form meistens ausgespart. Die Handflächen und Fußsohlen zeigen keine vermehrte Linienzeichnung. Häufig sind kommaförmige, tief sitzende Hornhauttrübungen. Auffällig ist auch die Häufung von Geburtskomplikationen. Ferner besteht bei etwa jedem fünften Betroffenen ein Hodenhochstand (Kryptorchismus).

### Labor
- Die Aktivität des Enzyms Steroidsulfatase lässt sich durch eine Blutuntersuchung feststellen, so dass diese Ichthyose als bisher einzige durch eine einfache Blutabnahme sicher erkannt werden kann.
- Erhöhung von Cholesterinsulfat (ca. 10facher Normal-

wert) in Blutzellen und Serum. Cholesterol im Serum ist bis zu 50% vermindert.
- Lipoproteinelektrophorese: Erhöhte Mobilität von HDL und VLDL.

### Histologie
- Retentionshyperkeratose mit erhaltenem, leicht verbreitertem Stratum granulosum, deutliche Papillomatose, 10fach verdickte, interfollikuläre orthohyperkeratotische Hornschicht.
- Elektronenmikroskopie: Verminderte Keratinosomenzahl.

### Diagnose
Arylsulfatase C-Mangel in Epidermis, Fibroblasten, Leukozyten. Ggf. Pränataldiagnostik bei positiver Familienanamnese.

### Therapie
S.u. Ichthyosis.

### Externe Therapie
Symptomatische Therapie mit fettenden, pflegenden, keratolytischen und hydratisierenden Externa wie 5–10% Harnstoff, 10% Milchsäure und 0,01–0,05% Tretinoin. S.a.u. Ichthyosis vulgaris. Bewährt haben sich insbes. Kombinationspräparate aus 10% Harnstoff und 0,05% Tretinoin. An besonders hyperkeratotischen Arealen Externa mit Zusatz von 3–5% Salicylsäure anwenden. S.a.u. Ichthyosis vulgaris, autosomal-dominante.

### Interne Therapie
Eine systemische Therapie mit Acitretin (Neotigason) ist in schweren Fällen zu erwägen:
- Erwachsene: Initial 10-35 mg/Tag über 4 Wochen, möglichst niedrige Erhaltungsdosis nach Klinik (10-50 mg/Tag).
- Bei Kindern Acitretin-Therapie nur unter strenger Abwägung von Nutzen und Risiko: Initial 0,5 mg/kg KG/Tag, Erhaltungsdosis: 0,1-0,2 mg/kg KG/Tag.

### Prognose
Besserungstendenz im Laufe des Lebens ist gering.

### Hinweis(e)
Ichthyosis-X kann im Zusammenhang mit weiteren X-chromosomal vererbten Symptomen auftreten. S.u. Kallmann-Syndrom; s.a.u. Refsum-Syndrom.

## Icterus R17.x0

### Definition
Universelle Durchtränkung der Gewebe mit gelösten Gallenfarbstoffen bei einem Serum-Bilirubin-Spiegel von mindestens 1 mg%. Erkennbar zuerst an den Bindehäuten und dem weichen Gaumen. Man unterscheidet:
- Flavinikterus (hämolytischer Ikterus): Strohgelbes Flavinkolorit bei hämolytischen Anämien oder sonstigem, massivem Erythrozytenabbau.
- Hämolytischer, familiärer Ikterus: Minkowski-Chauffard-Gänsslen-Syndrom.
- Melas-Ikterus: Schmutzig-dunkelgrüner Farbton bei kachektischen Leberzirrhotikern oder Lebertumorpatienten.
- Rubin-Ikterus: Intensiv gelbroter Farbton bei hepatozellulärem Ikterus (diffuse Hepatitis).
- Verdin-Ikterus = Verschlussikterus: Grünlicher Farbton bei mechanischer Obstruktion der Gallenwege, häufig Pruritus.
- Zieve-Syndrom: alkoholinduzierter Ikterus mit Hyperlipidämie und hämolytischer Anämie.

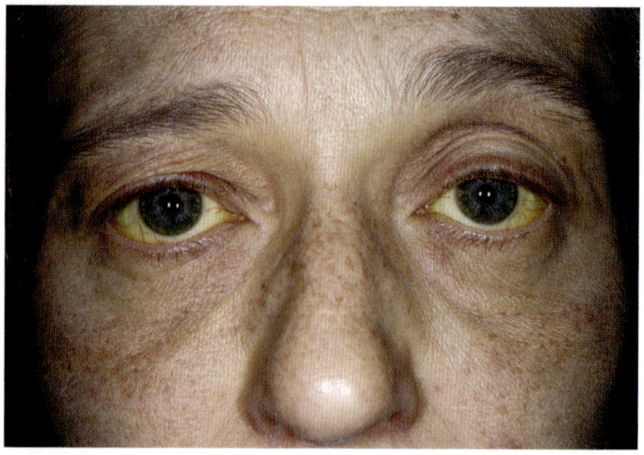

**Icterus.** Ikterus bei einer 48-jährigen Patientin mit metastasiertem Gallengangskarzinom. Gleichmäßige, gelbbraune Verfärbung von Haut und Skleren.

### Therapie
Behandlung der jeweiligen Grunderkrankung.

## Icterus intermittens juvenilis Meulengracht E80.6

### Erstbeschreiber
Gilbert, 1900; Meulengracht, 1937

### Synonym(e)
Morbus Gilbert-Meulengracht

### Definition
Intermittierende, benigne, familiäre, konstitutionelle Hyperbilirubinämie.

### Ätiologie
Autosomal-dominant vererbter Mangel an UPD-Glucuronyltransferase.

### Klinisches Bild
- Haut: Intermittierender (Skleren-)Ikterus, Neigung zu Entwicklung von melanozytären Naevi, Xanthelasmen und Naevi flammei im Bereich der Augenlider.
- Allgemein: Gelegentlich Obstipation, dyspeptische Beschwerden.

### Labor
Unkonjugiertes Bilirubin ist erhöht, die Transaminasen sind normal.

### Therapie
Nicht erforderlich.

### Prognose
Günstig.

## Icterus neonatorum P59.9

### Definition
Physiologische Gelbfärbung der Haut bei 50-90% der Neuge-

borenen am 2. bis 4. Lebenstag bis zur 2. Lebenswoche. Der Bilirubinspiegel übersteigt 15 mg% normalerweise nicht. S.a.u. Icterus neonatorum gravis.

### Ätiologie

- Funktionelle Leberunreife: Mangel an Glucuronyltransferase, die das indirekte in das wasserlösliche direkte Bilirubin umwandelt
- Abbau von Erythrozyten bei Neugeborenen.

## Icterus neonatorum gravis P57.9

### Definition

Ansteigen des Serumbilirubinspiegels bei Neugeborenen auf mehr als 15 mg%. S.a. Icterus neonatorum.

### Ätiologie

- Starke Unreife der Leberfunktion (Frühgeborene).
- Morbus haemolyticus neonatorum (Rh- oder ABO-Inkompatibilität).
- Neugeboreneninfektionen mit infektiös-toxischem Leberschaden.
- Gallengangsmissbildung.

### Therapie

UV-Bestrahlung, evtl. Blutaustauschtransfusion wegen der Gefahr eines Kernikterus.

## Idiosynkrasie T78.4

### Definition

Nicht immunologisch bedingte Überempfindlichkeit ohne Bezug zur pharmakologischen Toxizität, z.B. das Auftreten von Urtikaria, Angioödem und anaphylaktoiden Reaktionen nach Applikation von nichtsteroidalen Antiphlogistika (Acetylsalicylsäure, Diclofenac, Indometacin).

## Idoxuridin

### Definition

Virustatikum.

### Indikation

Herpes-simplex-Infektionen der Haut, des Übergangsepithels und der Hornhaut.

### Dosierung und Art der Anwendung

Salbe: Anfangs alle 2-3 Std., später 3-4mal/Tag auftragen. Lsg.: 4mal/Tag auftragen.

### Unerwünschte Wirkungen

Allergische Reaktionen, Angioödem bei Jodüberempfindlichkeit, Sensibilisierungsgefahr, Lichtscheu, Störung des Geschmackssinns („knoblauchartig").

Merke: **Kreuzallergie mit Trifluridin!**

### Wechselwirkungen

Bei gleichzeitiger Anwendung von Glukokortikoiden: Wundheilungsstörungen.

### Kontraindikation

Schwangerschaft, Stillzeit, Hyperthyreose, manifeste Herzinsuffizienz, Tuberkulose, Kinder <12 Jahre, Langzeittherapie (>14 Tage), Anwendung am Auge (Ausnahme: Augensalbe).

### Präparate

Virunguent, Zostrum

### Hinweis(e)

Merke: **Das Präparat ist jodhaltig.**

## Id-Reaktion L30.20

### Synonym(e)

Mikrobide

### Definition

Überholter Begriff für allergische Fernreaktionen der Haut auf mikrobielle Antigene im Sinne einer Antigen-Antikörper-Reaktion im Verlauf von Infektionen durch Bakterien, Pilze oder Viren. S.a.u. Tuberkulid; Mykid; Candidamykid.

## IgE

### Definition

190 kDa großes Glykoprotein, das in der Serumimmunelektrophorese in der Gammaglobulinfraktion zu finden ist. Das IgE macht nur 0,004% der Serumimmunglobuline aus. Die pathogenetische Bedeutung von allergenspezifischem IgE bei der Rhinitis allergica und dem Asthma bronchiale besteht in der IgE-vermittelten Aktivierung von Entzündungszellen, insbesondere von Mastzellen durch Allergene mit konsekutiver Liberation präformierter und neu generierter Mediatoren. Die Plasmahalbwertszeit des IgE's beträgt etwa 2 Tage.

### Allgemeine Information

Indikationen für die Bestimmung von IgE sind, meist im Zusammenhang mit der Bestimmung von spezifischem IgE:

- Bei Vorliegen einer atopischen Disposition.
- Als Interpretationshilfe für die Beurteilung des spezifischen IgE.
- Bei Parasitosen (insbes. bei Bluteosinophilie mit negativem Parasitenbefund (tropische Eosinophilie):
  - Filariose
  - Trichinose
  - Toxocariasis
  - Capillaria philippensis.
- Nach bestimmten Infektionskrankheiten:
  - Mykoplasmen-Infektionen
  - Pertussis
  - Masern
  - RSV-Bronchioliitis.
- Bei angeborenen oder erworbenen Immundefekten:
  - Wiskott-Aldrich-Syndrom
  - Ataxia teleangiectatica
  - Nezelof-Syndrom
  - Di George-Syndrom
  - Hyper-IgE-Syndrom
  - HIV-Infektion (insbes. im Spätstadium Entwicklung eines Atopie-ähnlichen Syndroms mit exzessiv erhöhtem IgE)
  - T-Zell-Lymphome (insbes. bei erythrodermischen T-Zell-Lymphomen, z.B. beim Sezary-Syndrom; s.a.u. Lymphom, kutanes T-Zell-Lymphom).
- Als ergänzende Diagnostik bei Erkrankungen die mit einer Atopie assoziiert sein können:
  - Urtikaria
  - Angioödem

I

  - Gastroenteritis, eosinophile
  - Exantheme ungeklärter Ätiologie
  - Arzneimittelexantheme (s.u. Arzneimittelreaktion, unerwünschte)
  - Alveolitis, allergische
  - Wegener-Granulomatose
  - Churg-Strauss-Syndrom.

### Hinweis(e)

- Die Angaben zu Referenzbereichen für das IgE variieren und können je nach verwendeter Methode unterschiedlich ausfallen. Im Alter von 6-14 Jahre ist die Streubreite am größten.
- Normalwerte:
  - Neugeborene: <2,0 U/ml
  - 1. Jahr: 40,0 U/ml
  - 2. Jahr: 100,0 U/ml
  - 3. Jahr: 150,0 U/ml
  - 5. Jahr: 190,0 U/ml
  - 6. Jahr: 150,0 U/ml
  - >16 Jahre: 120,0 U/ml.

Die höchsten Werte (>10.000 U/ml) finden sich bei dem atopischen Ekzem. Bei exzessiv erhöhten Werten (>20.000 U/ml) muss differenzialdiagnostisch an einen zellulären Immundefekt gedacht werden. Hohes Gesamt-IgE in Verbindung mit einer hohen Bluteosinophilie ist für eine Parasitose typisch. Eine Erhöhung des Nabelschnur-IgE >0,9 U/ml kann als prädiktiver Parameter für ein Atopierisiko angesehen werden. Der Umkehrschluss ist nicht zulässig. In einer Studie wurde berichtet, dass bei 60% aller Patienten mit chronischer Urtikaria das Gesamt-IgE erhöht war.

## IgE, spezifisches

### Synonym(e)

sIgE; specific IgE

### Definition

Klassischer Parameter in der allergologische Stufendiagnostik (Anamnese, Hauttestung, Laboruntersuchung, Provokation). Das spezifische IgE (sIgE) beschreibt diejenige Fraktion der gesamten IgE-Antikörper im Serum, deren Spezifität gegenüber bestimmten Allergenen mit Hilfe von In-vitro-Testverfahren bestimmt werden kann. Der Nachweis des sIgE bedeutet, dass eine spezifische Sensibilisierung gegenüber einem Allergen vorliegt. Hauttestungen und Bestimmung des sIgE sind grundsätzlich als gleichwertig anzusehen.

## IGeL-Leistungen

### Synonym(e)

individuelle Gesundheitsleistungen

### Definition

Akronym für „individuelle Gesundheitsleistungen". Hierunter versteht man Leistungen, die Ärzte gesetzlich krankenversicherten Patienten gegen Selbstzahlung anbieten können.

### Allgemeine Information

- Leistungen, die über das vom Gesetzgeber definierte Maß einer ausreichenden und notwendigen Patientenversorgung hinaus reichen und deshalb von den gesetzlichen Krankenversicherungen nicht vergütet werden.
- Kleine kosmetische Operationen, z.B. das Abtragen von seborrhoischen Keratosen oder die Untersuchung auf Grünen Star (Glaukom) sind z.B. IGel-Leistungen. Daneben gehören aber auch rein private oder beruflich motivierte Untersuchungen (z.B. Impfberatungen für Auslandsreisen, Tauglichkeitsuntersuchungen für Taucher oder Fallschirmspringer) in diese Kategorie.
- IGeL-Listen sind nicht verbindlich. Ärzte können Zusatzleistungen als IGeL deklarieren bzw. Zusatzleistungen anbieten, ohne sie IGeL zu nennen.
- Penible (schriftliche) Aufklärung des Patienten vor Erbringung der Leistung ist erforderlich.
- Weiterhin werden kontroverse Diskussionen geführt, ob alle diese Leistungen medizinisch sinnvoll sind.

## Iloprost

### Synonym(e)

Iloprost-Trometamol

### Definition

Sythetisches Analogon von Prostacyclin 2.

### Wirkungen

Erweiterung der Blutgefäße, Verminderung der Gefahr von Thrombenbildung, Verbesserung der Auswurfleistung des Herzens, Senkung des pulmonalen Druckes.

### Indikation

- Intravenöse Therapie: Zugelassen für die Therapie der fortgeschrittenen Thrombangiitis obliterans (Buerger-Krankheit) mit schweren Durchblutungsstörungen in Fällen, bei denen eine Revaskularisierung nicht angezeigt ist.
- Inhalative Therapie: Zugelassen für die primäre pulmonale Hypertonie im funktionellen Schweregrad NYHA III.

### Schwangerschaft/Stillzeit

Kontraindiziert in Schwangerschaft und Stillzeit.

### Dosierung und Art der Anwendung

- Intravenöse Therapie:
  - Eine feste allgemein zu empfehlende Dosierung existiert nicht. Die pro Zeiteinheit zugeführte Dosierung muss individuell ermittelt werden und richtet sich nach der individuellen Verträglichkeit. Sie liegt zwischen 0,5 und 2,0 ng Iloprost/kg KG/Min. Die Ermittlung der individuell verträglichen Dosis erfolgt über 2-3 Tage.
  - Initial 0,5 ng/kg KG/Min. über 30 Min. infundieren (periphere Vene oder zentralvenös). Anschließend Dosiseskalation in etwa halbstündlichen Abständen in Schritten von 0,5 ng/kg KG/Min. bis maximal 2,0 ng/kg KG/Min. Die genaue Erhaltungsdosierung auf der Grundlage des Körpergewichts, sollte auf 0,5-2,0 ng/kg KG/Min. eingestellt werden. Die Behandlungsdauer beträgt i.A. 4 Wochen.
  - Eine konstante Verabreichung des Wirkstoffes ist unumgänglich! Aus einer Ampulle Ilomedin 20 µg/ml lassen sich zwei unterschiedliche gebrauchsfertige Lösungen herstellen:
    - 0,2 µg/ml: darf nur mit einer Infusionsschlauchpumpe (z.B. Infusomat) appliziert werden.

- 2 μg/ml: darf nur mit einer Infusionsspritzenpumpe (Perfusor) appliziert werden.
- Inhalative Therapie: 2,5 μg oder 5,0 μg (am Mundstück des Verneblers freigesetzte Dosis). Initial 2,5 μg (erste Inhalation), gefolgt von 5,0 μg (zweite Inhalation). Applikation mittels Druckluftverneblersystem (z.B. HaloLite oder ProDose).

### Unerwünschte Wirkungen

- Intravenöse Anwendung (Ilomedin):
  - Sehr häufig: Kopfschmerzen, Übelkeit, Blutdruckabfall, Flush, Erbrechen, Fieber, Schwitzen, Pruritus, Schüttelfrost, Müdigkeit, Erschöpfung, Durst, Reaktionen an der Injektionsstelle (Erythem, Schmerz, Phlebitis).
  - Häufig: Anorexie, Schwindelgefühle, Parästhesien, Ruhelosigkeit, Myalgien bzw. Muskelschmerzen.
- Inhalative Anwendung (Ventavis): Vasodilatation, Hypotonie, Kopfschmerzen, Husten.

### Kontraindikation

- Intravenöse Therapie: Gefahr von akuten Blutungen bzw. Blutungskomplikationen (z.B. Magenulkus, Polytrauma, intrakranielle Blutungen); schwere KHK; instabile Angina pectoris; Myokardinfarkt innerhalb der letzten 6 Monate; akute oder chronische Herzinsuffizienz (NYHA II-IV); Herzrhythmusstörungen; Verdacht auf Lungenstauung; Überempfindlichkeit gegenüber dem Wirkstoff oder einem der sonstigen Bestandteile.
- Inhalative Therapie: Dekompensierte Herzinsuffizienz, wenn diese nicht unter engmaschiger ärztlicher Kontrolle steht; schwere Arrhythmien; zerebrovaskuläre Ereignisse (z.B. TIA; Apoplex innerhalb der letzten 3 Monate); pulmonale Hypertonie aufgrund einer pulmonalen venookklusiven Erkrankung; Herzklappendefekte mit klinisch relevanten myokardialen Funktionsstörungen, die nicht mit einer pulmonalen Hypertonie assoziiert sind.

### Präparate

Ilomedin (intravenöse Therapie); Ventavis (inhalative Therapie)

## ILVEN

D23.L

### Erstbeschreiber

Unna, 1894

### Synonym(e)

Entzündlicher linearer verruköser epidermaler Naevus; inflammatory linear verrucous epidermal nevus

### Definition

Scharf begrenzte, streifenförmig (in den Blaschko-Linien) angeordnete Papeln oder Plaques mit unterschiedlicher Oberflächenbeschaffenheit.

### Manifestation

Angeboren oder in der frühen Kindheit auftretend.

### Lokalisation

Unterschiedliche Lokalisationen: v.a. Rumpf und Extremitäten, seltener Gesicht und Hals.

### Klinisches Bild

Scharf begrenzte, streifenförmig angeordnete, rote Plaque(s) (oder aggregierte Papeln) mit unterschiedlicher (glatt-lichenoid, ekzematös oder psoriasiform, verrukös) Oberflächenbeschaffenheit. Diese Formationen imponieren durch ihre für sonstige Körpermuster unübliche und daher sehr auffällige Konfigurationen (s.u. Blaschko-Linien; s.u. Mosaik, kutanes). Die Läsionen können ichthyosiformen, ekzematösen, psoriasiformen, Lichen planus-artigen oder M. Darier-artigen Charakter haben. Juckreiz kann vorhanden sein.

### Histologie

Akanthose, Papillomatose, Parahyperkeratose, lymphohistiozytäres Koriuminfiltrat.

### Therapie

- Rein pflegend oder antiphlogistisch mit schwachen oder mittelstarken Glukokortikoiden in Abhängigkeit vom Entzündungsgrad, z.B. mit 1% Hydrocortison-Emulsion, 0,1% Triamcinolonacetonid-Creme R259, 0,1% Methylprednisolon-Creme (z.B. Advantan), 0,1% Hydrocortisonbutyrat-Creme (z.B. Alfason). Einzelerfolge wurden mit topischem Tretinoin, 5-Fluorouracil und Calcitriol (z.B. Silkis) beschrieben.

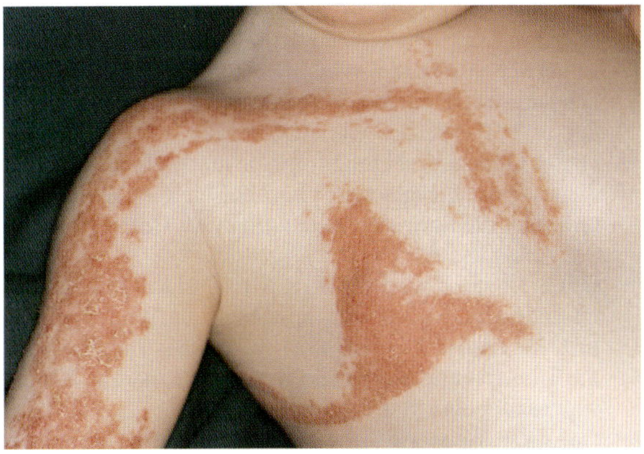

ILVEN. 5-jähriges Mädchen, bei dem seit dem ersten Lebensjahr (bei Geburt nicht nachweisbar) flächige und lineare Plaques in charakteristischer Anordnung entlang der Blaschko-Linien bemerkt wurden. Dieses bizarre Muster kennzeichnet die Veränderungen als kutanes Mosaik und somit als Harmartom der Haut. Seit einem halben Jahr nimmt der entzündliche Charakter zu.

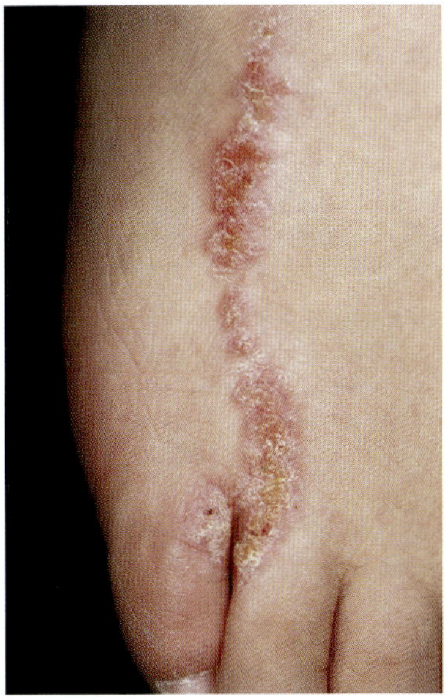

ILVEN. Chronisch stationäre, rote, raue (hyperkeratotische), passager juckende, linear angeordnete Papeln und Plaques am rechten Fußrücken eines 10-jährigen Jungen. Die Hautveränderungen haben sich erst nach der Geburt entwickelt.

- Bei kleinen Herden ist die Exzision zu diskutieren. Abschleifen der Haut erscheint wenig sinnvoll, da die Veränderungen auch das koriale Bindegewebe betreffen.

Insgesamt ist der Erfolg der aufgeführten Behandlungsmodalitäten unbefriedigend. Zu berücksichtigen ist eine nicht selten eintretende, spontane Rückbildung! Insofern kann unter Berücksichtigung des Leidensdrucks des Patienten auch zugewartet werden.

### Prognose
Manchmal langsame Vergrößerung. Spontane Abheilung ist möglich.

## Imatinib

### Definition
Tyrosinkinaseinhibitor zur Behandlung von onkologischen Erkrankungen.

### Wirkungen
- Die Translokation zwischen den Chromosomen 9 und 22 ist bei der chronisch myeloischen Leukämie (CML) (Philadelphia-Chromosom) charakteristisch. Dabei entsteht das als BCR-ABL bezeichnete Onkogen.
- Dieses Onkogen ist eine zytoplasmatische Tyrosinkinase, die verschiedene Substrate phosphoryliert. BCR-ABL unterbindet die normale Proliferation und Differenzierung der Zellen.
- Durch Imatinib wird die BCR-ABL-Tyrosinkinaseaktivität gehemmt. Es blockiert spezifisch die Bindungsstelle für ATP an der Tyrosinkinase BCR-ABL. Dadurch wird die Übertragung von ATP-Phosphatgruppen auf Tyrosinreste der Substrate inhibiert.
- Auf diese Weise wird die Signaltransduktion innerhalb von Zellen verhindert. Somit werden Prozesse der Migration, Invasion Angiogenese, Proliferation und Antiapoptose gestört.

### Indikation
- Chronische myeloische Leukämie, primäre Eosinophilien
- Gastrointestinale Stromatumoren sowie myeloproliferative Erkrankungen
- Mögliche Anwendungen: Dermatofibrosarcoma protuberans (Off-Label-Use); chronische Graft-versus-host-Reaktion (Off-Label-Use); systemischen Sklerodermie (Off-Label-Use).

### Schwangerschaft/Stillzeit
Im Tierversuch wurde Teratogenität beschrieben. Keine Anwendung während der Schwangerschaft!

### Dosierung und Art der Anwendung
Zur Behandlung der CML: 400 mg/Tag (in der chronischen Phase) bzw. 600 mg/Tag (bei Blastenkrisen). Unter bestimmten Umständen, z.B. bei Progression der Erkrankung, Erhöhung auf 800 mg/Tag möglich.

### Unerwünschte Wirkungen
Übelkeit, Erbrechen, Durchfall, Myalgie, Muskelkrämpfe, Erytheme, Transaminasenanstieg, Ödeme.

### Kontraindikation
Überempfindlichkeit gegenüber dem Wirkstoff oder einen der sonstigen Bestandteile.

### Präparate
Glivec

## Imiquimod

### Definition
Imidazo-Chinolin-Derivat mit topisch immunmodulierender, antiviraler, tumorhemmender Wirkung.

### Wirkungen
Imiquimod wirkt nicht direkt antiviral sondern immunmodulierend. Die antivirale Wirkung wird auf eine durch Zytokine induzierte Aktivierung des Immunsystems zurückgeführt. Der genaue Mechanismus ist nicht bekannt. Vermutlich induziert Imiquimod die Synthese von IFN, TNF, IL-1, IL-6 und IL-8 durch Rezeptor-vermittelte Interaktionen an Oberflächenrezeptoren der Zellen des Immunsystems (Monozyten, Makrophagen). U.a. wird dabei die Phosphorylierung des Transkriptionsfaktors NF kappa B (kappa-Gene Enhancer Binding Protein) und von Transkriptionsfaktoren für Interferon stimuliert. Nachweislich senkt Imiquimod die Viruslast im infizierten Gewebe. Weitere Untersuchungen zeigen, dass Imiquimod Langerhanszellen aktivieren können und deren Migration zu den drainierenden Lymphknoten fördern.

### Indikation
- Zugelassen zur topischen Behandlung von Condylomata acuminata (äußerliche Feigwarzen) im Genital- und Perianalbereich bei Erwachsenen. Zugelassen zur topischen Therapie von aktinischen Keratosen und von kleinen superfiziellen Basalzellkarzinomen bei Erwachsenen. Die topische Behandlung ist eine geeignete Alternative zur chirurgischen Resektion bei superfiziellen Tumoren, insbesondere bei multiplen Rumpfhaut-Basalzellkarzinomen.
- Gute klinische Erfolge, die durch Einzelfallberichte auch literaturmäßig belegt sind, wurden M. Bowen (Off-label-Use) berichtet. Einzelbeobachtungen existieren über die erfolgreiche Behandlung der Lentigo maligna (Off-label-Use) und des Plaque-Stadiums der Mycosis fungoides (Off-Label-Use).

### Eingeschränkte Indikation
Schwangerschaft, Stillzeit.

### Dosierung und Art der Anwendung
- 3mal/Woche vor dem Schlafengehen in einer dünnen Schicht auftragen und 6-10 Std. auf der Haut lassen.
- Beim superfiziellen Basalzellkarzinom: 5 Tage/Woche 1mal/Tag dünn auftragen und 8-10 Stunden belassen. Behandlung über insgesamt 6 Wochen. Zahlreiche Studien belegen die gute Abheilung (80%). Die topische Behandlung ist eine geeignete Alternative zur chirurgischen Resektion bei superfiziellen Tumoren, insbesondere bei multiplen Rumpfhaut-Basalzellkarzinomen.
- Bei aktinischen Keratosen: Applikation 3mal/Woche über 4 Wochen an den betroffenen Stellen. Bei Bedarf weiterer Zyklus. In einer offenen Studie mit 829 Probanden wurde über eine Heilungsrate von 85,4% berichtet.
- Condylomata acuminata: 3mal/Woche anwenden, für insgesamt 3-4 Wochen.

**Unerwünschte Wirkungen**

**Merke: Nach eigenen Erfahrungen treten trotz topischer Applikation nicht selten (5-10% der Patienten) Kopfschmerzen, grippeähnliche Symptome (Fieber) und Myalgien auf.**

Außerdem: Erythem, Erosion, Exkoriation, Schuppenbildung und Ödeme in den Applikationsbereichen. Selten Induration, Ulzeration, Verschorfung und Bläschenbildung. In einem Fall wurde ein Capillary-Leak-Syndrom mit tödlichem Ausgang (Multiorganversagen) auf den Gebrauch des Imiquimod zurückgeführt. Die Reißfestigkeit von Kondomen und Scheidenpessaren kann beeinträchtigt werden. Bei Patienten mit vielen behandelten Hautveränderungen sind durchaus starke Ausprägungen der genannten Nebenwirkungen im Sinne einer stärkeren Immuninduktion bekannt.

**Präparate**

Aldara 5% Creme

## Immunadsorption

**Definition**

Etabliertes extrakorporales Therapieverfahren, das mit Hilfe verschiedener Adsorber durchgeführt wird. Dazu wird das Blut des Patienten in einen externen Blutkreislauf entnommen und in Blutzellen und Blutplasma separiert. Das Blutplasma fließt über einen Adsorber, der Antikörper und Immunkomplexe aus dem Blutplasma bindet. Anschließend werden das gereinigte Plasma und die Blutzellen wieder zusammengeführt und dem Patienten zurückgegeben. Jede Behandlung dauert mehrere Stunden. Häufig ist es notwendig, die absorbierten „pathologischen" Immunglobuline anschließend wieder durch intravenöse Gabe von Immunglobulinen (IVIG) zu ersetzen. Die Immunadsorption ist eine Behandlungsalternative und -ergänzung zu herkömmlichen Therapien verschiedener Autoimmunerkrankungen. Die Behandlung dauert in der Regel 2-3 Stunden. Die Behandlungshäufigkeit richtet sich nach der jeweiligen Erkrankung und nach dem Schweregrad.

**Indikation**

Für Patienten, die an schweren Formen von Autoimmunerkrankungen unter Beteiligung von Antikörpern leiden und bei denen herkömmliche Therapien nicht ausreichend wirken, hat sich die Immunadsorption (evtl. in Kombination mit IVIG) als wirksames Therapieverfahren bewährt. Hierzu zählen folgende Krankheitsbilder:

- Systemischer Lupus erythematodes (SLE)
- Pemphigus vulgaris
- Therapieresistentes bullöses Pemphigoid
- Schwere Dermatomyositis
- Livedovaskulopathie.

## Immundefekte D84.9

**Definition**

Man unterscheidet angeborene (primäre) oder erworbene (sekundäre) Störungen der Abwehrfunktion des Immunsystems.

- B-Zell-Funktionsstörungen (50-60% der primären Immundefekte): IgA-Defekt, andere Defizienzien von Ig-Isotypen, X-chromosomale Agammaglobulinämie, Immundefekt, variabler, primärer (common variable immundeficiency).
- Kombinierte (T- und B-Zell)-Funktionsstörungen (10-20% der primären Immundefekte): Schwere kombinierte Immundefekte (SCID; „bubble boy disease").
- T-Zellfunktionsstörungen (5-10% der primären Immundefekte): Omenn-Syndrom, Di George-Syndrom, abnormale HLA-Expression (s.u. HLA-System), Störung der T-Zellrezeptor-Funktion, Defizienz der Leukozyten-Adhäsion, Wiskott-Aldrich-Syndrom, Ataxia teleangiectatica. S.u. Immundefekte, T-zelluläre, primäre.
- Störung der Phagozytose (10-15% der primären Immundefekte).
- Störungen des Komplement-Systems (<2% der primären Immundefekte).

## Immundefekte, T-zelluläre, primäre D89.9

**Definition**

Gruppe seltener Erkrankungen, die Folge genetisch bedingter Störungen des T-zellulären Immunsystems sind. Wegen der zentralen immunregulatorischen Funktionen der T-Zellen besteht immer auch ein humoraler Immundefekt, so dass es sich funktionell um kombinierte Immundefekte handelt. Gemeinsames Merkmal dieser pathogenetisch heterogenen Erkrankungen ist eine ausgeprägte Infektanfälligkeit sowie die Neigung zur Entwicklung von Malignomen und von autoimmunologischen Komplikationen. Die meisten dieser prognostisch extrem ungünstigen Erkrankungen können durch Knochenmarkstransplantation geheilt werden.

**Einteilung**

- Die Klassifikation T-zellulärer Immundefektsyndrome beruht zunächst überwiegend auf klinischen Befunden und immunologischen, krankheitsspezifischen Auffälligkeiten, die sich u.a. aus morphologischen, funktionellen und phänotypischen Untersuchungen des lymphatischen Systems ergeben. Die Möglichkeit, die zugrunde liegenden Defekte auf molekularer Ebene zu definieren, erlaubt zunehmend eine Einteilung nach pathogenetischen Gesichtspunkten.
- Eine Sonderform des T-zellulären Immundefektsyndroms ist das Omenn-Syndrom.
- T-zelluläre Immundefektsyndrome können in Assoziation mit anderen, sehr seltenen, nicht-immunologischen Krankheiten auftreten:
  - Wiskott-Aldrich-Syndrom: Thrombozytopenie, Ekzeme; kombinierte, progrediente Immundefizienz.
  - Ataxia teleangiectatica (Louis-Bar-Syndrom): Progrediente zerebellare Ataxie, Teleangiektasien, progrediente kombinierte Immundefizienz.
  - Bloom-Syndrom: Kleinwuchs, Skelettabnormalitäten, faziales Erythem, kombinierte Immundefizienz.
  - DiGeorge-Syndrom: Herz- und Gefäßanomalien, faziale Dysmorphien, Hypoparathyreoidismus/Tetanie, Thymushypoplasie; T-Zellfunktionen variabel.

**Klinisches Bild**

- Leitsymptom ist das frühzeitige Auftreten von Infektionskomplikationen, wobei als Auslöser opportunistische Erreger charakteristisch sind. Die Krankheitsverläufe sind so gut wie immer durch eine progrediente Verschlechterung gekennzeichnet. Besonders häufig werden beobachtet:

I

  - Therapieresistente Pilzinfektionen (besonders im Bereich der Mundschleimhaut).
  - Chronische intestinale Infekte mit nicht beeinflussbarer Gedeihstörung.
  - Rezidivierende Infekte im Bereich der Atemwege mit Zeichen der Obstruktion und Dyspnoe.
  - Akute interstitielle Pneumonien (häufig Pneumocystis carinii).
- Das dermatologische Bild entspricht einer akuten Graft-versus-host-Reaktion mit makulopapulösen Exanthemen, diffuser Alopezie. Bei maximaler Expression Bild einer toxischen epidermalen Nekrolyse (TEN).

### Labor
- T-Zellen fehlen oder sind deutlich erniedrigt.
- Ausnahme: Omenn-Syndrom (SCID mit Eosinophilie): Blutbild: Meist Lymphopenie, häufig Eosinophilie und Thrombozytose; Hypo-Dysgammaglobulinämie.
- HLA-Typisierung: Nachweis fremder, z.B. mütterlicher T-Zellen.

### Komplikation
Eine Graft-versus-Host-Reaktion, in meist deutlich abgeschwächter Form und überwiegend im Bereich der Haut, kann als Folge einer materno-fetalen Transfusion durch T-Zellen maternalen Ursprungs ausgelöst werden. Es besteht ein Risiko einer Graft-versus-host-Reaktion nach Bluttransfusionen mit fulminanter toxischer epidermaler Nekrolyse (TEN), Entzündungsreaktionen im Bereich von Leber und Darm, sowie einer irreversiblen Aplasie des Knochenmarks.

### Therapie
Durchführung einer Knochenmarktransplantation bzw. Blutstammzelltransplantation. Frühzeitige Substitution von Immunglobulinen (IgG-Spiegel im Serum sollte 5 g/l nicht unterschreiten). Antibiotische Infektprophylaxe mit Cotrimoxazol (Verhütung einer interstitiellen Pneumonie durch Pneumocystis carinii). Antimykotische Prophylaxe.

## Immundefekt, variabler, primärer D84.9

### Synonym(e)
common variable immunodefiency; B-Zell-Funktionsstörung; CVID

### Definition
Wechselnd stark ausgeprägter Immunmangel- und Defektzustand ohne somatische Fehlanlagen.

### Ätiologie
Es handelt sich vor allem um eine Defizienz des B-Lymphozyten-Systems, weniger der T-Lymphozyten-Funktion. Die Immunglobulinsynthese ist gestört.

### Manifestation
Hauptsächlich im Schulkindesalter, aber auch bei Kleinkindern auftretend.

### Klinisches Bild
Remittierende Lymphadenopathie, Arthralgie, evtl. Hepatosplenomegalie. Infektanfälligkeit gegenüber viralen, bakteriellen und mykotischen Affektionen der Haut, der Luftwege und des Gastrointestinaltraktes. Störungen von Wundheilungsprozessen, Nekrotisierungstendenz.

### Histologie
In Lymphknoten, Knochenmark und Lamina propria der Darmschleimhaut vermindert Plasmazellen. In einigen Fällen Nachweis von Lamblien.

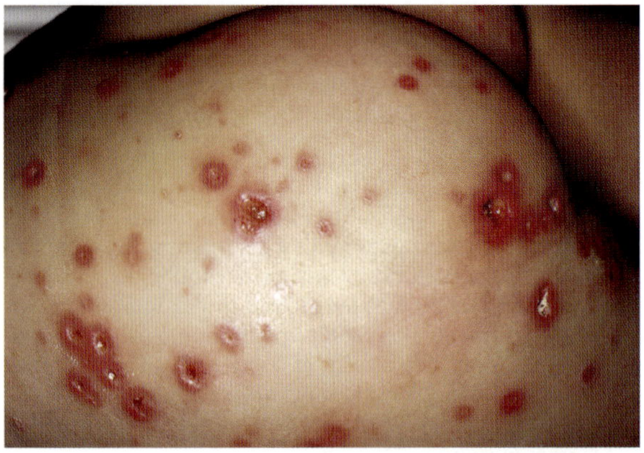

**Immundefekt, variabler, primärer.** Nekrotisierende Wundheilungsstörung nach Varizelleninfektion bei einem 2-jährigen Mädchen mit variablem Immundefekt.

### Diagnose
Infektanfälligkeit und Lymphadenopathie. Wechselnd ausgeprägte Erniedrigung der Immunglobulinspiegel. Unterschiedliche Reduzierung der B-, seltener der T-Lymphozyten. Klinisches Labor: Lymphopenie, Hypogammaglobulinämie.

### Differenzialdiagnose
Lymphome; andere Immundefekte.

### Komplikation
Hypochrome und perniziöse Anämie, atelektatischer Umbau der Lunge, Purpura, mit Nekrosen einhergehende Wundheilungsstörungen. Überdurchschnittliches Zusammentreffen mit Autoaggressionserkrankungen und malignen Prozessen.

### Therapie
Intravenöse Dauersubstitution mit Immunglobulinen. Behandlung der Komplikationen.

## Immune-mediated inflammatory diseases

### Definition
Fächerübergreifender Begriff für eine Reihe immunologisch vermittelter, chronisch entzündlicher Erkrankungen.

### Einteilung
Hierzu gehören:
- Polyarthritis, chronische (rheumatoide Arthritis)
- Ankylosierende Spondylarthritis (Bechterew-v.-Strümpell-Marie-Krankheit)
- M. Crohn (s.u. Enteritis regionalis, Hautveränderungen)
- Arthritis psoriatica
- Psoriasis vulgaris
- Multiple Sklerose (MS).

## Immunfluoreszenz

### Definition
Methode zum Nachweis von Antigenen im Gewebe mittels an Fluorochrome (Fluorescein, Phycoerythrin, Texas Red) gekoppelter Antikörper (DIF = direkte IF) oder nach der

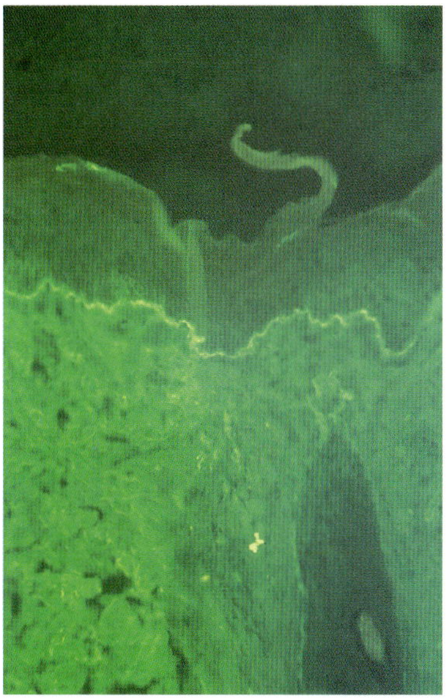

**Immunfluoreszenz.** Lineare Ablagerung von IgA an der dermo-epidermalen Junktionszone.

Sandwich-Methode d.h. mit nicht markierten, spezifischen Antikörpern, deren Bindung mit einem zweiten markierten Antikörper nachgewiesen wird (IIF = indirekte IF).

### Allgemeine Information

- Die DIF ist ein unverzichtbarer Nachweis der Autoantikörper bei blasenbildenden Autoimmunkrankheiten. Sie wird an Gefrierschnitten aus periläsionaler oder auch herdferner gesunder Haut durchgeführt. Bei Pemphiguserkrankungen liegen die Blasenbildungen intraepithelial, bei den sonstigen bullösen Autoimmundermatosen subepithelial (z.B. den Pemphigoiden). Eine weiterführende Differenzierung der Antigene bei subepidermaler Spaltbildung gelingt mittels der Salt-Split-Skin-Untersuchung.
- Die IIF ist eine Nachweismethode zur Charakterisierung der zirkulierenden Autoantikörper (z.B. Desmogleine aus der Proteinfamilie der Cadherine beim Pemphigus vulgaris) an einem geeigneten Substrat (z.B. Affenösophagus oder Rattenblase). S.u. Pemphigus und Pemphigoid.

## Immunglobuline

### Synonym(e)

Ig-Gammaglobulinantikörper

### Allgemeine Information

- Immunglobuline sind die Träger der humoralen, spezifischen, körpereigenen Abwehr.
- Es lassen sich 5 Immunglobulinklassen differenzieren: IgG, IgA, IgM, IgE und IgD.
- Immunglobulinklassen lassen sich weiter in die Subklassen 1 bis 4 unterteilen, beim IgA in A1 und A2. Die Struktur der Antikörper besteht aus 2 schweren (H = heavy chains) und 2 leichten (L = light chains) Ketten, die über Disulfidbrücken miteinander verbunden sind.
- Am aminoterminalen Ende findet sich die sogenannte Antigenbindungsstelle, die als Fab-Fragment bezeichnet wird. Im C-terminalen Ende findet sich das Fc-Stück. Die Art der H-Kette entscheidet über die Klassenspezifität der Antikörper, bei den Leichtketten lassen sich Kappa- und Lambdaketten unterscheiden.
- Die unterschiedlichen Funktionen der Antikörperklassen werden durch verschiedene Strukturen im Bereich des Fc-Stückes und damit durch unterschiedliche Zellbindungen vermittelt. Die Antikörperdiversität entsteht durch Rekombination der Keimbahngene (V = variabel, J = joining, C = constant) für die Leichtketten und (V = variabel, D = diversity, J = joining und C = constant) für die Schwerkettengene. Durch Deletion und Translokation sowie konsekutive Transkription und alternatives RNA-Splicing werden Antikörper unterschiedlicher Spezifität und unterschiedlicher Immunglobulinklassen synthetisiert.

## Immunglobuline, spezifische

### Definition

Immunglobuline, die Antikörper gegen bestimmte Erkrankungen in besonders hoher Konzentration enthalten.

Siehe Tabelle 1 [Übersicht über die wichtigsten spezifischen Immunglobuline].

## Immunglobuline, unspezifische

### Definition

Arzneimittel, die Immunglobuline, v.a. IgG, als Antikörper enthalten.

### Indikation

Primäres oder sekundäres Immunglobulin-Mangel-Syndrom, rezidivierende Infektionen bei immunsupprimierten Patienten, Autoimmunthrombozytopenien bei AIDS-Patienten, s.a. IVIG.

### Dosierung und Art der Anwendung

Intratect: Anfangs 0,4-0,8 g/kg KG, danach 0,2-0,8 g/kg KG alle 2-4 Wochen um einen IgG-Blutspiegel von mind. 4-6 g/l zu erreichen.

### Unerwünschte Wirkungen

Meist harmlose vasomotorische Störungen (Kopfschmerzen), Fieber, Neutropenie, Proteinurie, Schüttelfrost, allergische Reaktionen bis hin zum anaphylaktischen Schock, Blutdruck-Abfall, Dyspnoe, gastrointestinale Störungen, Hitzegefühl, Urtikaria. Auch palmoplantare und generalisierte ekzematöse Reaktionen wurden beschrieben.

### Wechselwirkungen

Lebendvirusimpfstoffe werden bis zu 3 Monate nach Immunglobulingabe in ihrer Wirkung abgeschwächt.

### Kontraindikation

Überempfindlichkeit gegen Immunglobuline.

## Immunhistologie

### Definition

Die Immunhistologie ist eine Methode zur Darstellung zell- und gewebespezifischer Antigene (Proteine), nachdem sie in situ mit spezifischen Antikörpern markiert und somit visua-

**Immunglobuline, spezifische. Tabelle 1.** Übersicht über die wichtigsten spezifischen Immunglobuline

| Immunglobulin | Indikation | Dosierung | Fertigpräparat |
|---|---|---|---|
| Hepatitis B | Hepatitis B-Prophylaxe bei erhöhtem Infektionsrisiko (Dialyse, Nadelstichverletzung) | Simultanprophylaxe (gleichzeitig mit der 1. Dosis HBV-Vaccine): 0,06 ml/kg KG i.m. Bei Neugeborenen: Gesamtdosis von 1 ml i.m. | Hepatitis-B-Immunglobulin Behring |
| | | Bei Exposition/Verdacht (keine Simultanprophylaxe mit HBV-Vaccine): mindestens 0,06 ml/kg KG i.m., Wiederholung mit gleicher Dosis nach 4 Wochen. | |
| | | Bei massiver Exposition (z.B. nach Transfusion von HBV-infiziertem Blut od. Blutbestandteilen): Mindestens 0,12 ml/kg KG i.m. | |
| | | Dauerprophylaxe 0,06 ml/kg KG im Abstand von jeweils 3 Monaten | |
| CMV | Prophylaxe von CMV-Infektionen nach Transplantation oder bei HIV-Patienten mit <50 CD4-Zellen/μl | 50-100 IE/kg KG i.v. alle 14 Tage, nach klinischem Verlauf | Cytotect |
| VZV | Prophylaxe von Varizellen bei immunsupprimierten Patienten, | 1 ml/kg KG i.v. innerhalb von 3 Tagen nach Exposition | z.B. Varitect |
| | Herpes zoster bei immunsupprimierten Patienten | 2 ml/kg KG i.v. | |

lisiert wurden. Der Begriff Immunhistologie umfasst die Bereiche Immunhistochemie und Immunfärbung.

### Allgemeine Information

- Der immunhistologische Nachweis von Antigenen beruht auf der hochspezifischen Affinität von Antikörperbindungsstellen zu bestimmten Proteinstrukturen der Antigene (sog. Antigen-Antikörper-Reaktion).
- Methodik: Zunächst erfolgt die Aufarbeitung des histologischen Gewebes, in dem das Protein nachgewiesen werden soll (mittels Fixierung, Einbettung, Lagerung und ggf. Vorbehandlung durch Reduzierung des Hintergrundes und Antigendemaskierung). Anschließend werden die gegen das Antigen gerichteten Primärantikörper mit dem Gewebe inkubiert. Idealerweise kommt es zu einer spezifischen und starken Bindung zwischen Antikörper und Epitop. Zur Visualisierung sind die verwendeten primären Antikörper entweder selbst mit einem Farbstoff oder Enzym konjugiert, das visualisiert werden kann oder werden über einen zweiten Inkubationsschritt mit einem farbstoff- bzw. enzymkonjugierten sekundären Antikörper markiert, der dann visualisiert werden kann. Von den als AK-gekoppelten Enzymen sind Peroxidasen besonders gut geeignet und werden in der Routine häufig verwendet.
- Der visuelle Nachweis erfolgt durch Fluoreszenz und enzymatische Farbreaktionen. Ziel ist es, ein Signal am Ort des Epitops in ausreichender Stärke zu erkennen.
- Hohe Spezifität und Affinität des Antikörpers ist erforderlich, um Kreuzreaktionen mit ähnlichen Epitopen zu vermeiden.
- Die Antigen-Antikörper-Reaktion ist u.a. abhängig von Temperatur, Konzentration, Inkubationszeit und dem optimalen Reaktionsmilieu (pH-Wert, Salzkonzentrationen).
- Direkter Nachweis der Antigen-Antikörper-Reaktion: Zusammenführung des Proteins mit dem Antikörper, an dem ein Enzym (z.B. Meerrettich-Peroxidase) oder Fluorochrom (z.B. FITC, Texas-Red) konjugiert ist. Es folgt die Bindung des Antikörpers an das Antigen, nicht gebundene Antikörper werden abgespült. Anschließend wird ein Substrat angeboten, das unter Bildung eines Farbstoffs mit dem Enzym reagiert. Dieser Farbstoff bildet sich nur dort, wo die immunchemische Reaktion stattgefunden hat. Bei Fluorochrom-markierten Antikörpern erfolgt die Detektion direkt im Fluoreszenzmikroskop.
- Indirekte Methode: Hier wird ein spezifischer Antikörper auf das zu untersuchende Gewebe aufgebracht. Anschließend wird ein 2. Antikörper aufgetragen, der sich gegen den ersten Antikörper richtet (sog. Sekundärantikörper). Dieser ist mit einem Enzym gekoppelt und löst die bekannte Farbentstehung aus. Die Reaktion wird dadurch visualisiert.
- Bei geringen Mengen an Proteinen kann ein Tertiärantikörper zugegeben werden, der sich an den Sekundärantikörper koppelt. Dieser Schritt dient der Signalverstärkung.
- Die indirekte Technik wird u.a. zum Nachweis von bereits gebundenen endogenen Antikörpern (z.B. Autoantikörper, antinukleäre Autoantikörper, ANCA, Antihautantikörper) angewendet.

### Durchführung

Allgemeine Vorgehensweise bei der indirekten Methode:

1. Fixierung der Gewebeschnitte (z.B. in Äthanol).
2. Inkubation mit Wasserstoffperoxyd, um die Aktivität der endogenen Peroxidase zu blockieren.
3. Behandlung mit bestimmten Lösungsmitteln, um die Permeabilität der Zellmembranen zu erhöhen und somit

das Andocken der Antikörper an die Epitope zu erleichtern.
4. Reduktion unspezifischer Bindungen durch Inkubation in Puffersubstanzen.
5. Inkubation der Gewebeschnitte (meist 60 Minuten) mit dem ersten Antikörper.
6. Spülen der Gewebeschnitte nach der 1. Inkubation
7. Anschließend Inkubation mit 2. Antikörper für weitere 60 Minuten.
8. Dann Nachweisreaktion mit einem Substrat, das mit der Peroxidase konjugiert.
9. Zur Visualisierung der Reaktion Überführung des behandelten Gewebes in eine Detektionslösung.
10. Abschließend Überführung der behandelten Gewebeschnitte von der wässrigen in die organische Phase mittels einer Färbereihe.
11. Schließlich Betrachtung der Farbreaktion unter dem Mikroskop.

### Hinweis(e)
Häufig verwendete Enzyme und Substrate:
- Für die Nachweisreaktion: DAB (3,3'-Diaminobenzidin, bildet ein braunes Endprodukt.
- Horseradish peroxidase (Meerrettichperoxidase, HRP): Marker-Enzym, konjugiert mit dem Antikörper.

## Immunität

### Definition
Fähigkeit des Organismus, ein als fremd erkanntes Agens (wie Bakterien, Viren, Pilze oder Parasiten) ohne pathologische Reaktion unschädlich zu machen.

### Einteilung
Unterschieden werden:
- Angeborene Immunität (verschiedene humorale und zelluläre Abwehrmechanismen).
- Erworbene oder adaptive Immunität (antigenspezifische humorale und zelluläre Mechanismen).

### Allgemeine Information
- Die angeborene Immunität kommt in allen mehrzelligen Organismen vor; sie ist unveränderlich und wenig spezifisch. Hiermit ist der Organismus in die Lage versetzt unmittelbar auf Pathogene reagieren zu können.
- Die phylogenetisch jüngere erworbene (adaptive) Immunität erlaubt die Wiedererkennung des Krankheitserregers bei einer Neuinfektion. Dadurch kann der Organismus selektiv auf den Erreger reagieren. Die erworbene Immunität führt zum immunologischen Gedächtnis. Der wesentliche Unterschied zwischen beiden Reaktionsformen liegt im Mechanismus der Pathogenerkennung, wobei den beteiligten zellulären Rezeptoren eine besondere Bedeutung zukommt.

## Immunität, angeborene

### Definition
System angeborener, in der Phylogenese frühzeitig auftretender, humoraler (alternative Komplementaktivierung, antimikrobielle Peptide) und zellulärer Abwehrmechanismen (z.B. Makrophagen), die in der frühen Phase der Abwehr eines eingedrungenen Pathogens einsetzt werden.

### Allgemeine Information
Ein eingedrungenes Pathogen wird vom Organismus als Pathogen erkannt und mit Hilfe von Gewebsmakrophagen, neutrophilen und eosinophilen Granulozyten, NK-Zellen, und dendritischen Zellen, antimikrobiellen Peptiden und dem Komplementsystem bekämpft. Für die Erkennung der sehr heterogenen und großen Gruppe der Krankheitserreger steht nur eine begrenzte Anzahl genetisch festgelegter Rezeptoren zur Verfügung. Ein essenzielles Prinzip der angeborenen Immunität ist es, nicht jedes mögliche Antigen zu erkennen, sondern nur wenige, hoch konservierte Antigenstrukturen. Diese Antigenstrukturen werden als „pathogenassoziierte molekulare Muster" oder („pathogen associated molecular patterns"; PAMPs) bezeichnet.

## Immunität, erworbene

### Synonym(e)
Immunität, adaptive

### Definition
System angeborener, in der Phylogenese frühzeitig auftretender, humoraler (alternative Komplementaktivierung, antimikrobielle Peptide) und zellulärer Abwehrmechanismen (z.B. Makrophagen), die in der frühen Phase der Abwehr eines eingedrungenen Pathogens einsetzt werden.

### Allgemeine Information
Die erworbene Immunität wird v.a. durch T- und B-Lymphozyten vermittelt. Jede Zelle trägt dabei im ungeprägten Zustand nur Rezeptoren einer einzigen Spezifität, die sich von allen anderen Zellen unterscheidet. Die dafür benötigte Vielfalt an Rezeptoren wird durch einen genetischen Mechanismus erreicht, der während der Entwicklung dieser Zellen im Knochenmark und im Thymus abläuft. Dabei entsteht die variable Region der Rezeptoren durch die in jeder Zelle individuelle Kombination der sogenannten V-, D- und J-Gensegmente (somatische Rekombination; V = „variety"; D = „diversity"; J = „joining"). Bei der konsekutiven somatischen Selektion werden autoreaktive Lymphozyten eliminiert und relevante Effektorzellen ausgewählt. Die erworbene Immunität bringt somit eine immense Zahl an Rezeptorvariationen hervor, die nicht auf einer Zelle kombiniert werden (s. hierzu u. Immunität, angeborene). Die Aktivierung der antigenpräsentierenden Zellen benötigt außerdem verschiedene kostimulierende Faktoren. Die Induktion dieser Faktoren erfolgt erst nach Erkennung bestimmter molekularer Muster (s.u. PAMPs = pathogen associated molecular patterns) durch entsprechende Rezeptoren (s.u. PRRs = pattern recognition receptors). Diese Rückkopplung bei der angeborenen Immunität scheint eminent wichtig für die Vermeidung von Immunität gegen Autoantigene und nichtpathogene Umweltantigene zu sein. Wahrscheinlich sind Autoimmunkrankheiten und Allergien zum Teil auf Störungen dieser Mechanismen zurückzuführen. Die Antigenpräsentation auf MHC-II-Molekülen (MHC = „major histocompatibility complex"; Haupthistokompatibilitätskomplex) und die gleichzeitige Expression kostimulierender Moleküle bewirkt die Aktivierung und klonale Proliferation der zu diesem Antigen passenden nativen CD4-T-Lymphozyten, die für die Aktivierung der B-Zellen, der CD8-T-Lymphozyten und von Makrophagen notwendig sind.

### Hinweise
Neben den „klassischen Zellen" des Immunsystems, gewinnen Signale der Gewebszellen wie z.B. Keratinozyten in der lokalen Modulation einer Immunantwort eine zunehmende Bedeutung. Keratinozyten sind z.B. eine der Hauptquellen für proinflammatorische Zytokine (z.B. IL-1-alpha, IL-1-beta, TNF-alpha; s.u. Interleukine) und immunmodulierende Zytokine der Haut (IL-6, IL-12, IL-15, IL-18), die auch auf unspezifische Stimulation wie irritative traumatische oder solare Reize (s.u. UV-Strahlen) sezerniert werden. Keratinozyten treten über die Expression von bestimmten Oberflächenmolekülen (MHC II, ICAM-1, CD40) mit Lymphozyten in Kontakt. Dies ist die Initialzündung für die Invasion von Lymphozyten in die Haut (Epidermotropie), ein Phänomen das bei der Ekzemreaktion zum histologischen Bild der Spongiose führt.

## Immunkomplexe

### Definition
- Produkte der Antigen-Antikörperreaktion. Kleine Immunkomplexe entstehen im Körper täglich, so beim Kontakt mit Bakterien, die bei banalen Verletzungen in die Blutbahn gelangen und dort an Antikörper binden. Auch bei viralen Infekten ist dieser Zusammenhang bekannt. So bei Hepatitis B und C (Panarteriitis nodosa/Hepatitis B, essentielle Kryoglobulinämie/Hepatitis C). Die Immunkomplexe werden durch Bindung von Komplementkomponenten in löslicher Form gehalten. Sie binden an den Komplementrezeptor CR1 auf Erythrozyten und werden zur Leber transportiert und dort abgebaut. Große, zur Ablagerung neigende Immunkomplexe entstehen dann, wenn hohe, nahezu äquimolare Konzentrationen an Antigenen und Antikörpern aufeinander treffen. Antigene und Antikörper binden dann aneinander und bilden große, stark vernetzte Immunkomplexe, die im Plasma nicht mehr löslich sind und ausfallen (Immunpräzipitation).
- In bestimmten Fällen (s.u. Autoimmunkrankheiten) besteht der Immunkomplex auch aus Autoantigen und Autoantikörper (z.B. beim SLE).
- Die Ablagerung von Immunkomplexen in den Gefäßen führt zur Komplementaktivierung und konsekutiver neutrophiler Chemotaxis sowie zu apoptotischem Zerfall der neutrophilen Leukozyten (Leukozytoklasie) (s.a. leukozytoklastische Vaskulitis). Für Immunkomplexerkrankungen ist offenbar nicht nur die Ablagerung zirkulierender Immunkomplexe aus dem Blut von Bedeutung, sondern auch die in-situ-Bildung nach Platzierung eines Antigens oder eines Antikörpers im Gewebe selbst (z.B. Hepatitis-C-AK in Hepatitis-C-infizierten Keratinozyten). Der klassische Vertreter einer Immunkomplexerkrankung ist die Serumkrankheit.
- Begünstigt wird die Bildung von großen Immunkomplexen bei:
  - Ungenügender Aktivierung des Komplementsystems (IgA ist z.B. ein schwacher Aktivator des klassischen Komplementsystems; s. Purpura Schönlein-Henoch)
  - Mangel an Komplementfaktoren wie CR1, $C_1$, $C_2$, $C_{4a}$ (z.B. bei Nullmutation des Gens)
  - Abbaustörung der Immunkomplexe.

Ablagerung zirkulierender Immunkomplexe an Gefäßwänden wird begünstigt durch Weitstellung der Gefäße, z.B. durch Stase.

## Immunoblot/Western-Blot

### Definition
Elektrophoretisch aufgetrennte Proteine werden auf ein Trägermaterial übertragen. Diese Träger werden dann mit Serum inkubiert und die spezifische Bindung von Antikörpern mit einem markierten Zweitantikörper nachgewiesen. Anwendung zum Nachweis spezifischer Antikörper (HIV-Serologie) bei bekanntem Antigen oder zur Identifizierung von Antigenen bei Verfügbarkeit von Antikörpern.

## Immunrekonstruktionssyndrom D89.8

### Synonym(e)
IRS

### Definition
Nebenwirkung einer HAART bei meist fortgeschrittener HIV-Infektion (<200 CD4-Zellen/μl; hohe HIV-Last), die bei bis zu 25% der Infizierten auftritt.

### Ätiologie
Wahrscheinlich Aktivierung der zellulären Immunantwort mit Veränderungen des Zytokin-Netzwerkes.

### Klinisches Bild
Aktivierung latenter subklinischer Infektionen; Auftreten opportunistischer Infektionen wie Zoster, mukokutane Herpes-simplex-Infektionen, Mykobakteriosen (s.u. Tuberkulose) und Leishmaniosen. Auch sterile eosinophile Pustulosen, Fremdkörpergranulome, kutane Sarkoidosen, akute Porphyrien (s.u. Porphyrie) und eine Pityriasis rubra pilaris können sich unter einer HAART deutlich verschlechtern oder erstmals klinisch evident werden. HHV-assoziierte Kaposi-Sarkome können sich während einer IRS verschlechtern. Ebenso wurden Autoimmunerkrankungen wie Lupus erythematodes, Sweet- und Reiter-Syndrom beschrieben.

### Therapie
Engmaschige klinische Kontrollen und frühzeitige erregerspezifische Antiinfektiosa bzw. frühzeitige Therapie einer zugrunde liegenden Erkrankung.

### Hinweis(e)
**Merke: IRS bedeutet nicht das Versagen einer HAART sondern das Gegenteil!**

IRS geht meist mit einer guten Prognose einher.

## Immuntherapie, spezifische

### Synonym(e)
SIT; Desensibilisierung; Hyposensibilisierung; Desensibilisierung

### Definition
- Wiederholte, subkutane (SCIT), sublinguale (SLIT) oder orale Applikation (s.u. Immuntherapie, spezifische, orale) eines oder mehrerer, klinisch relevanter Allergenextrakte in steigenden Konzentrationen bis zum Erreichen einer sogenannten Erhaltungsdosis. Ziel dieser immunmodulierenden Therapie ist die Induktion einer Immuntoleranz des Körpers auf humoraler und zellulärer Ebene ge-

genüber Typ I-Allergenen (allergische Reaktion vom Soforttyp) unter standardisierten Bedingungen.
- Die Indikation zur spezifischen Immuntherapie muss streng gestellt werden. Die spezifische Immuntherapie gegen Bienen- und/oder Wespengift ist die einzige Form, die nachweislich gute Erfolge zeigt. S.a.u. Immuntherapie, spezifische, Ultrakurzzeittherapie; s.a.u. Immuntherapie, spezifische, orale; s.a.u. SCIT.
- Sofern aber Allergene meidbar sind (z.B. Haustiere), sollte der Karenz der Vorzug gegeben werden.
- Voraussetzung für eine erfolgreiche Immuntherapie ist eine genau durchgeführte Diagnostik, bestehend aus Anamnese, in-vitro Hauttests (RAST) und/oder Provokationstests. Essentiell für den Therapieerfolg ist die Compliance des Patienten.

### Allgemeine Information
Bei der Standard-Immuntherapie besteht die Therapie aus zwei Phasen:
- Dosissteigerungsphase (Initialphase)
- Erhaltungsphase (nur bei präsaisonaler Langzeitbehandlung und perennialer Therapie).

Man unterscheidet verschiedene Applikationsverfahren:
- SCIT (Subkutane spezifische Immuntherapie)
- Immuntherapie, spezifische, orale
- SLIT (sublinguale Hyposensibilisierung).

### Indikation
- Indikationsstellung und Durchführung der SIT sollten nur allergologisch Erfahrenen vorbehalten bleiben. Es ist erforderlich, lokal und regional relevante Indoor- und Outdoor-Allergene zu kennen, um das Expositionsriko einschätzen zu können. Kenntnis der Kreuzreaktionen ist erforderlich. Ziel ist es, bei Respondern die Schleimhauthyperreagibilität zu normalisieren, bei der Rhinokonjunktivitis den Etagenwechsel zum Asthma zu vermeiden, Kostenersparnisse durch verminderten Arzneibedarf anzustreben und die Lebensqualität zu steigern. Die SIT kann auch bei gleichzeitig bestehendem Asthma eingesetzt werden und reduziert die nasalen und bronchialen Symptome. Nachfolgend aufgeführt sind die Indikationen zur SIT (n. Wedi u. Kapp):
  - Schwere allergische Reaktionen mit Rhinitis oder Asthma und Symptomen bei natürlicher Exposition gegenüber Aeroallergenen sowie Nachweis einer klinisch relevanten IgE-vermittelten Sensibilisierung (s.a. Rhinitis allergica; Insektengiftallergie) und einem der nachfolgenden Faktoren:
    - Schlechtes Ansprechen auf Pharmakotherapie oder Allergenkarenz
    - Nicht akzeptable Nebenwirkungen der Pharmakotherapie
    - Wunsch nach Vermeiden einer Langzeitpharmakotherapie und Kostenreduzierung
    - Koexistenz einer allergischen Rhinitis mit allergischem Asthma
    - Bei Kindern mit allergischer Rhinitis zur Asthmaprävention
    - Bei der Insektengiftallergie richtet sich die Indikation nach dem Schweregrad der anamnestischen Reaktion, v.a. systemischen Reaktionen, der Hauttestung, dem spezifischen IgE-Spiegel, RAST, CAP, der stimulierten Leukotrienausschüttung und CAST
    - Verfügbarkeit standardisierter, qualitativ hochwertiger Allergenextrakte mit entsprechendem Wirknachweis.
  - Indikationen einer SIT bei Kindern:
    - IgE-vermittelte Erkrankung liegt vor.
    - Es besteht ein eindeutiger Zusammenhang mit der klinischen Symptomatik (klinische Relevanz des Allergens ist gesichert).
    - Es liegt ein möglichst schmales Sensibilisierungsspektrum vor.
    - Verfügbarkeit von standardisierten bzw. qualitativ hochwertigen Allergenextrakten.
    - Wirksamkeitsnachweis der geplanten SCIT für die jeweilige Indikation.
    - Die Exposition ist nicht vermeidbar.
    - Die Symptome wurden über mindestens zwei Saisons beobachtet.
    - Es besteht subjektiver Leidensdruck des Patienten.
    - Eine gute Compliance ist vorhanden.
    - Alter des Patienten: ≥ 6 Jahre.
    - Eine Nutzen-Risiko-Kosten-Abwägung wurde vorgenommen.

### Schwangerschaft/Stillzeit
In der Schwangerschaft sollte eine SIT nicht eingeleitet werden, kann aber bei guter Verträglichkeit fortgeführt werden (zit. nach Wedi u. Kapp, 2004).

### Durchführung
- Die Auswahl der Allergene basiert auf Anamnese, dem Vorhandensein spezifischer IgE-Antikörper sowie der Allergenexposition. Sie umfasst ausschließlich klinisch relevante Allergene. Es werden nur Allergene verabreicht, die internationale Richtlinien zur Standardisierung und Produktion von Allergenextrakten erfüllen.
- Dosierungen: Die Anfangsdosis ist gewöhnlich eine 1.000fache oder 10.000fache Verdünnung. Nach den Injektionen verbleibt der Patient 30 Min. unter ärztlicher Kontrolle. Die übliche Erhaltungsdosis bei standardisierten Inhalationsallergenen beträgt 600 AU (allergy units) bzw. 4.000 BAU (bioequivalent allergy units), bei Insektengiften 100 μg Gift alle 4 Wochen.
- Die SIT wird bei saisonalen Allergenen zeitlich so abgestimmt, dass die Erhaltungsdosis bereits vor Saisonbeginn erreicht wird. Sie wird während der Saison unterbrochen oder reduziert (Reduktion auf 1/3 bis auf 1/5 der zuletzt applizierten Dosis) fortgesetzt; anschließend Steigerung auf Erhaltungsdosis. Die SIT-Dauer beträgt bei Insektengiften (3-) 5 Jahre. Bei höherem individuellem Risiko (höheres Alter, Mastozytose, hohes Expositionsrisiko) muss ggf. auch länger oder lebenslang therapiert werden.
- Spezifische Immuntherapie mit Insektengiftallergenen s.u. SCIT.
- Ärztliches Hilfspersonal darf die Injektionen nicht durchführen. Allergenimpfstoffe zur Injektion dürfen nur durch allergologisch weitergebildete bzw. allergologisch erfahrene Ärzte verschrieben und appliziert werden.

### Unerwünschte Wirkungen
Schwere, lebensbedrohliche systemische Reaktionen bei SIT mit nicht modifizierten Extrakten in 0,002-0008% der Fälle, bei Semidepotpräparaten in 0,005-0,01% der Fälle (Erhebungen des Paul-Ehrlich-Institutes, zitiert nach Lüderitz-Püchel U et al.).

### Kontraindikation

- Relative Kontraindikationen:
  - Alter <5 Jahre
  - Schwangerschaft (eine bei Eintritt der Schwangerschaft bereits begonnene und gut tolerierte Therapie kann fortgesetzt werden; Hauttestung wird als ungefährlich angesehen)
  - Schwere Neurodermitis (mögliche Exazerbation der Neurodermitis)
  - Multiple Sklerose
  - Starke Spätreaktionen nach i.c.-Testung (nach 6-24 Std.).
- Absolute Kontraindikationen:
  - Beta-Blocker (auch in Augentropfen; Zunahme des Atemwegswiderstandes, hypotone Kreislaufreaktionen, Anaphylaxie wird schwerer therapierbar!)
  - ACE-Hemmer (überschießende anaphylakt. Reaktionen - Angiotensin I und II im Plasma von Allergikern vermindert!)
  - Akute fieberhafte Erkrankungen
  - Immundefekte, Therapie mit Immunsuppressiva
  - Schwere chronische Infekte, aktive Tuberkulose
  - Autoimmunkrankheiten (Kollagenosen, rheumatische Erkrankungen)
  - Sekundäre Schäden am Reaktionsorgan (Emphysem, Bronchiektasien, Cor pulmonale KHK, arterielle Hypertension (Adrenalin-Therapie kann zu schweren Nebenwirkungen führen!)
  - Hyperthyreose
  - Krebserkrankungen
  - Compliance-Probleme
  - Schwere psychische Erkrankungen
  - Schutzimpfung (Intervall von 1-2 Wochen vor und nach der nächsten Insektengift-Injektion muss eingehalten werden!).
  - Hämophilie.

### Komplikation

- Hypererge Lokalreaktionen am Injektionsort (bzgl. einer notwendigen Dosisanpassung bei starker lokalen Nebenreaktionen s.u. Insektengiftallergie).
- Allergische Systemreaktionen bis hin zum anaphylaktischen Schock (sehr selten, v.a. bei unsachgemäßer, d.h. intravasaler Injektion oder Nichtbeachtung der Kontraindikationen), unspezifische Allgemeinreaktionen (Müdigkeit, Kopfschmerzen u.ä.). Die Einteilung der systemischen Soforttypreaktionen erfolgt i.A. nach 4 Schweregraden (s.a.u. Schock, anaphylaktischer):
  - Grad 1: disseminierte oder generalisierte Hautsymptome
  - Grad 2: gering- bis mittelgradige Allgemeinsymptome
  - Grad 3: Grades: Schock (oft mit Synkope)
  - Grad 4: Grades: Herz-Kreislauf-Stillstand.

### Präparate

ALK-depot SQ, Novo-Helisen Depot, Depigoid

### Hinweis(e)

- Eine Dosissteigerung kann nur dann erfolgen, wenn der Patient die vorangegangene Injektion problemlos tolerierte. Bei Patienten mit hohem Sensibilisierungsgrad ist eine langsamere Dosissteigerung oder eine 10fach verdünnte Ausgangslösung zu empfehlen.
- Hat der Patient den Therapieabstand um 3 Wochen überzogen, so wird die Dosis nicht gesteigert. Bei einem vierwöchigen Intervall wird die Dosis um 1 Stufe, bei jeder weiteren Woche um eine weitere Stufe gesenkt. Die Richtlinien des Herstellers sind zu beachten.
- Sollten nach Injektion Fernsymptome aufgetreten sein (Urtikaria, Asthma, Kreislaufdysregulationen), ist bei der folgenden Injektion individuell um mehrere Stufen zu reduzieren. Empfohlen werden dann Steigerungen in 0,1 ml Schritten.
- Ein Antihistaminikum vor Injektion wird als generelle prophylaktische Therapie nicht empfohlen. Falls doch bei zu stark erwartender Lokalreaktion ein Antihistaminikum gegeben wird, wird nach aktueller Studienlage die Wirkung der Immuntherapie nicht gemindert sein.
- Weiterhin wird in der Literatur kontrovers diskutiert, ob die Durchführung einer SIT zur Besserung eines atopischen Ekzems beisteuert. Bisher besteht keine derartige Indikation, belastbare Studienergebnisse müssen abgewartet werden.
- Die SIT wird bei Mastozytose und Insektengiftallergie dringlich empfohlen, da ein hoher Prozentsatz der allergischen Reaktionen schwer verläuft.

**Immuntherapie, spezifische. Tabelle 1.** Mögliche spezifische Immuntherapien und Therapieerfolge

| Allergen | Therapieprognose/Eignung einer SIT als Therapie in Abhängigkeit vom Allergen |
|---|---|
| Insektengift | größte Erfolgsrate (Erfolgsquote 80-100%) |
| Gräser/Pollen | gut geeignet |
| Nahrungsmittel | unsichere Datenlage; keine allgemeine Therapieempfehlung für SIT |
| Hausstaub | gut geeignet |
| Tierhaare/-epithelien | nicht uneingeschränkt geeignet; keine allgemeine Therapieempfehlung |
| Schimmelpilze | unsichere Datenlage, individuell bei sicherer klinischer Relevanz erwägenswert |

## Immuntherapie, spezifische, orale

### Synonym(e)

Hyposensibilisierung, orale

### Definition

Verfahren der spezifischen Immuntherapie mit oral applizierten Allergenen in Tropfen- oder Tablettenform. Gute Wirksamkeit v.a. bei Kindern. S.a.u. SLIT (sublinguale Immuntherapie).

### Durchführung

Zur Anfangsbehandlung tägliche Steigerung der verabreichten Dosis um 1 Trp./Tag, regelmäßige Steigerung der Konzentrationsstärke (Flasche 1-4, bzw. A-C). Danach Beibehalten der Erhaltungsdosis, Applikation 3mal/Woche über 3 Jahre.

### Unerwünschte Wirkungen

S.u. Immuntherapie, spezifische.

### Kontraindikation
S.u. Immuntherapie, spezifische.

### Komplikation
S.u. Immuntherapie, spezifische.

### Präparate
Pangramin SLIT, TOL SL, GRAZAX

### Hinweis(e)
Alternativ können spezifische orale Immuntherapie und sublinguale Immuntherapie (SLIT) kombiniert werden. Nach sublingualer Applikation im Mund und definierter Resorptionszeit wird das Allergen geschluckt.

## Immuntherapie, spezifische, orale, Tablettentherapie

### Definition
Allergenpräparat zur sublingualen Immuntherapie bei Gräserpollenallergie.

### Indikation
Zur Behandlung einer durch Gräserpollen hervorgerufenen Pollinose oder Rhinoconjunctivitis allergica bei Erwachsenen, wenn eine SCIT nicht infrage kommt.

### Eingeschränkte Indikation
- Fischallergie
- Innerhalb der letzten 7 Tage Zahnextraktionen oder andere Operationen im Mundraum.

### Schwangerschaft/Stillzeit
Behandlung während der Schwangerschaft nicht empfohlen, derzeit keine belastbare Datenlage zur Anwendung während der Stillzeit.

### Dosierung und Art der Anwendung
1mal/Tag 1 Tabl. p.o.; Therapiebeginn 4 Monate vor Beginn der Gräserpollensaison. Anschließend Therapiefortführung während der Gräserpollensaison.

### Unerwünschte Wirkungen
- Nebenwirkungen treten meist vorübergehend und als auf die Mundhöhle beschränktes orales Allergiesyndrom auf. Das Risiko für systemische oder schwer wiegende Nebenwirkungen ist geringer einzuschätzen als bei SCIT.
- Laut Herstellerangaben/Studienergebnisse:
  - Besonders häufig: Juckreiz im Gesicht, Halsreizung, Niesen, Juckreiz und Schwellung im Halsbereich.
  - Häufig: Konjunktivitis, Rhinitis, Angioödeme, klinische Symptome einer Tonsillitis, pulmonale Symptome, Dyspnoe, gastrointestinale Symptome. Husten, Störung der Allgemeinbefindlichkeit (Müdigkeit).
  - Gelegentlich: Urtikaria, Schmerzen und Entzündung im Mund, Bläschenbildung an den Lippen.

### Kontraindikation
- Überempfindlichkeit gegen Bestandteile der Tablette.
- Erkrankungen des Immunsystems.
- Schweres Asthma bronchiale.
- Maligne Erkrankungen.
- Entzündungen im Mundraum.

### Präparate
Grazax (ALK-Scherax)

### Hinweis(e)
Grazax enthält Allergene aus Gräserpollen von Wiesenlieschgras (Phleum pratense).

## Immuntherapie, spezifische, Ultrakurzzeittherapie

### Durchführung
Die spezifische „Ultrakurz-Insektengift-Immuntherapie" wird über zwei bis drei Tage durchgeführt. Beginn mit 0,01 µg Insektengift, kumulative Dosis von 150 µg am ersten Tag und 200 µg Insektengift am zweiten Tag. Vorteil: Geringe kumulative Dosis bei rascher Steigerung der Konzentration des Insektengifts, s. Immuntherapie, spezifische.

**Immuntherapie, spezifische, Ultrakurzzeittherapie. Tabelle 1.** Ultrakurzzeittherapie-Schema (Ultrarush-Hyposensibilisierung) mit ALK lyophilisiert SQ/ALK Depot SQ

| | | | | | | |
|---|---|---|---|---|---|---|
| ALK lyophilisiert/Depot SQ 802 Wespengift | | | | | | |
| ALK lyophilisiert/Depot SQ 801 Bienengift | | | | | | |
| **Intervall** (Std.) | **Uhrzeit** | **ALK-lyoph.** Flasche Nr. | **Konzentration** (µg/ml) | **Dosis** (ml) | **Dosis** (µg) | **Klinische Reaktion** |
| **Tag 1** Datum: | | | | | | |
| 0 | | 1 | 0,1 | 0,1 | 0,01 | |
| 0,5 | | 1 | 0,1 | 1 | 0,1 | |
| 1 | | 2 | 1 | 1 | 1 | |
| 1,5 | | 3 | 10 | 1 | 10 | |
| 2 | | 4 | 100 | 0,2 | 20 | |
| 3 | | 4 | 100 | 0,4 | 40 | |
| 4 | | 4 | 100 | 0,8 | 80 | |
| **Tag 2** Datum: | | | | | | |
| 0 | | 4 | 100 | 1 | 100 | |
| 2 | | ALK Depot Flasche 4 | 100 | 1 | 100 | |

**Hinweise:**
- Patienten nüchtern lassen. Notfallbereitschaft herstellen: Braunüle, Dauerinfusion, Sauerstoff und Notfallset ans Bett. Essen frühestens 1 Std. nach Abschluss des Therapiezyklus.
- Nächste Injektionen in Intervallen nach 1 Woche, nach 2 Wochen, 3 Wochen. Anschließend im Intervall von 4 Wochen fortführen.

## Impetiginisation L01.1

### Synonym(e)
Pyodermisation

### Definition
Sekundäre, bakterielle Infektion einer bestehenden Hautkrankheit. Besonders häufig bei atopischem Ekzem.

## Impetigo L01.1

### Definition
Nicht stringent gebrauchte Bezeichnung für eine oberflächliche, eitrige, kontagiöse, nicht follikulär gebundene, bakterielle Hautinfektion (v.a. Staphylokokken oder Streptokokken), die bevorzugt Kinder befällt.

### Einteilung
Unterschieden werden:
- Nicht-bullöse Impetigo
- Bullöse Impetigo.

S.a.u. Lyell-Syndrom, staphylogenes; Pemphigus neonatorum; Impetigo contagiosa.

### Vorkommen/Epidemiologie
Häufigste bakterielle Erkrankung bei Kindern.

### Ätiologie
Schmierinfektion durch direkten Körperkontakt. Als Infektionsquelle sind auch nasale und perineale Infektionen mit Staphylococcus aureus anzusehen.

### Therapie
Bei großflächigen Herden sind Antibiotika unumgänglich. Bei Juckreiz ist ein sedierendes Antihistaminikum zu empfehlen, z.B. Clemastin (Tavegil Sirup 2-4 Teelöffel/Tag), Dimetinden (z.B. Fenistil Sirup 3-6 Teelöffel) oder das nicht sedierende Desloratadin (z.B. Aerius Sirup 1/2-1 Messl.).

### Externe Therapie
Bei kleinherdigen Formen ist die lokale Behandlung mit Fucidine oder Refobacin Salbe indiziert. Zusätzlich desinfizierende Umschläge, z.B. mit Chinosol (z.B. **R042**).

### Interne Therapie
Antibiose nach Antibiogramm mit beta-Lactamase resistenten Antibiotika, z.B. Cephalosporinen.

### Prophylaxe
Bei rezidivierenden Infektionen an die Sanierung der chronischen Keimträger (Nase, perianal) denken!

### Hinweis(e)
Der Begriff „Impetigo" wird im internationalen Schrifttum nicht einheitlich verwendet. Ältere Arbeiten beziehen sich auch auf pustulöse, nicht bakterielle Hauterkrankungen wie z.B. die „Impetigo herpetiformis" oder die „Impetigo scabida". Vielfach wird auch der Begriff Impetigo synonym mit „Pyodermie" oder einer bakteriellen Follikulitis (s.u. Ostiofollikulitis) verwendet. Sekundär bakterielle eitrig überlagerte Hauterkrankungen werden als impetiginisiert bezeichnet (s.a.u. Impetiginisation).

## Impetigo contagiosa L01.09

### Synonym(e)
Impetigo parasitaria Kaposi; Impetigo vulgaris Unna; Foxsche Impetigo

### Definition
Infektiöse, nicht follikulär gebundene superfizielle Pyodermie.

### Einteilung
Man unterscheidet:
- großblasige Impetigo contagiosa
- kleinblasige Impetigo contagiosa.

### Ätiologie
Infektion mit Staphylo- und/oder Streptokokken, häufig Schmierinfektion.

### Manifestation
Vor allem bei Kindern auftretend.

**Impetigo. Tabelle 1.** Antibiotische Therapie bei Impetigo contagiosa

| Erreger | Antibiotikum | Beispielpräparat | Tagesdosierungen | | | | | | Einheit |
|---|---|---|---|---|---|---|---|---|---|
| | | | Alter in Jahren | | | | | | |
| | | | ¼ | ½ | 1 | 3 | 7 ½ | 12 | |
| | | | Durchschnittliches Körpergewicht (kg) | | | | | | |
| | | | 5,5 | 7,5 | 10 | 14 | 24 | 38 | |
| Penicillin-empfindl. Streptokokken (MHK <0,1 µg/ml) | Penicillin V | Isocillin | 0,3 | 0,36 | 0,45 | 0,6 | 0,9 | 1,2 | Mio. IE |
| | Bei Penicillinunverträglichkeit: Erythromycinethylsuccinat | Sanasepton forte | 250 | 300 | 375 | 500 | 750 | 1000 | mg |
| Staphylokokken | Dicloxacillin | InfectoStaph | 330 | 400 | 500 | 670 | 1000 | 1330 | mg |
| | Flucloxacillin | Staphylex | 170 | 200 | 250 | 330 | 500 | 670 | mg |

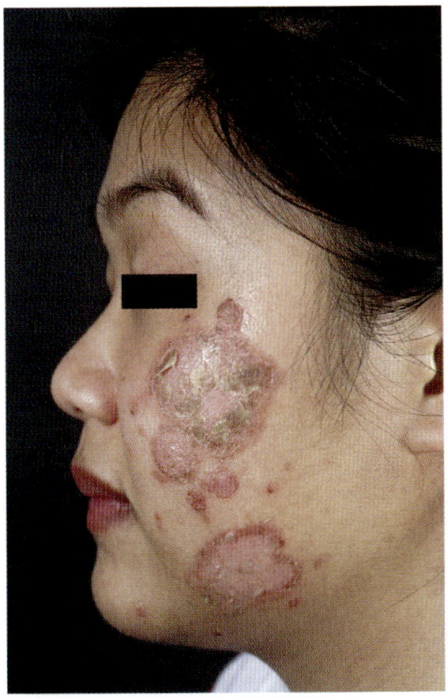

**Impetigo contagiosa.** Multiple, einseitig lokalisierte, seit 10 Wochen bestehende, chronisch aktive, größenprogrediente, regellos verteilte, teils isolierte, teils konfluierte (Jochbein), homogene und anuläre, 0,4-6,0 cm große, juckende, raue Papeln und Plaques. Weiterhin vereinzelte Pusteln sowie Schuppenkrusten.

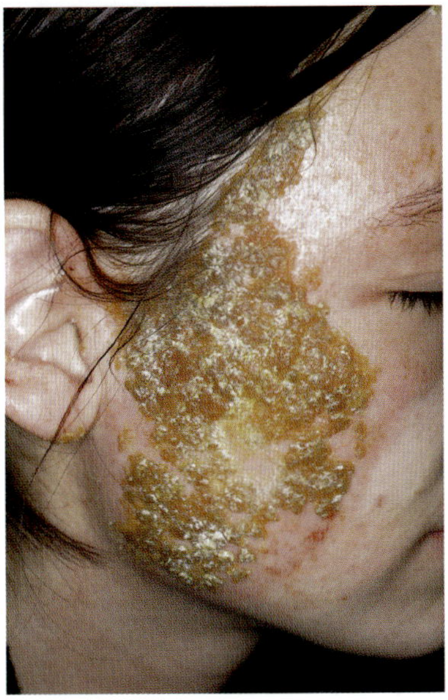

**Impetigo contagiosa.** Ungewöhnlich stark ausgedehnter Befund (mangelnde Pflege) bei einer 22 Jahre alten Frau mit atopischem Ekzem. Flächenhafte, gelblich schmierige Krusten- und Schuppenauflagerung. Im Randbereich der Läsionen lassen sich frische Pusteln nachweisen. Der Befund ist klassisch für die Impetigo contagiosa, die seltener bei Erwachsenen, häufiger bei Kleinkindern angetroffen wird.

### Lokalisation
Vor allem Gesicht.

### Klinisches Bild
Zunächst rote Flecken und Aufschießen von Bläschen mit klarem Inhalt. Anschließend Umwandlung in Pusteln. Nach Platzen der Pusteln Eintrocknen des Eiters mit Ausbildung typischer, honiggelber Krusten.

### Diagnose
Nachweis der Erreger (Strepto- oder Staphylokokken) durch Abstrich aus einer noch intakten Blase (Pustel). Material dünn auf Objektträger ausstreichen, lufttrocknen, fixieren und mittels Gramtechnik anfärben. Ergebnis: Grampositive Bakterien (dunkelblau angefärbt) und gramnegative Bakterien (rot angefärbt).

### Therapie
S.u. Impetigo contagiosa, kleinblasige.

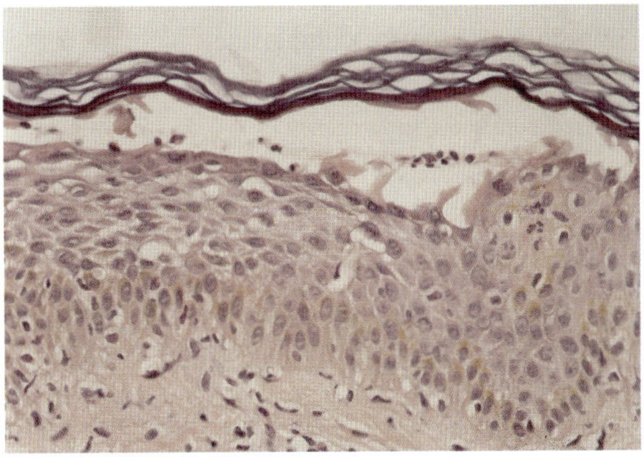

**Impetigo contagiosa.** Subkorneale Blasenbildung. Im Lumen zeigen sich zahlreiche neutrophile Granulozyten sowie einzelne abgelöste (akantholytische) Keratinozyten.

### Hinweis(e)
Retapamulin (Altargo) wurde zur topischen Applikation bei Impetigo contagiosa zugelassen.

## Impetigo contagiosa, großblasige L01.0

### Synonym(e)
Impetigo contagiosa staphylogenes; bullöse Impetigo; Impetigo staphylogenes; Staphylodermia bullosa; Pyosis Mansoni

### Definition
Impetigo contagiosa mit großen schlaffen Blasen.

### Erreger
Virulenter, koagulasepositiver Staphylococcus aureus (insbes. Phagen Gruppe II, Typ 71).

### Ätiologie
Meist Infektion mit epidermolysinbildenden Staphylokokken (Hohe Kontagiosität, Endemien!). Die Blasen werden durch ein Staphylokokken-Toxin (Epidermolysin) bedingt. Hierdurch kommt es zur Akantholyse im Bereich des Str. granulosum im Sinne eines lokalisierten staphylogenen Lyell-Syndroms.

### Klinisches Bild
Große, schlaffe Blasen auf gerötetem Untergrund. Hypopyon-Blasen mit zunächst klarem, dann weißlich-grauem, rahmig eitrigem Inhalt. Zerstörung der Blasendecke, Ausbildung verkrusteter, erodierter Flächen mit Blasenresten am Rand und Collerette-artiger Schuppung. Narbenlose Abheilung. Sonderform: Staphylogenes Pemphigoid der Neugeborenen.

### Histologie
Intraepidermale Blasenbildung. Die Blasen enthalten Fibrin und neutrophile Leukozyten. Weiterhin zeigen sich Spongiose und subepidermale entzündliche Reaktion.

### Komplikation
Staphylogenes Lyell-Syndrom.

### Therapie
Entsprechend der Impetigo contagiosa, kleinblasige, s. dort.

## Impetigo contagiosa, kleinblasige L01.0

**Synonym(e)**
Impetigo contagiosa streptogenes

**Definition**
Häufigere Form Impetigo contagiosa mit kleinen, rasch platzenden Bläschen, meist verursacht durch Streptokokken.

**Erreger**
Meist hämolysierende Streptokokken; selten Staphylokokken.

**Ätiologie**
Schmierinfektion, häufig durch Patienten mit Schnupfen oder latenter Nasen-Rachen-Raumbesiedelung. Begünstigung durch vorbestehende Hautläsionen.

**Manifestation**
Fast nur bei Kindern auftretend.

**Lokalisation**
Vor allem Gesicht, Hals, Kopfhaut, Hände.

**Klinisches Bild**
Häufig unter der Nase beginnende, zunächst kleine, rote Makulae; Übergang in glasstecknadelkopfgroße, prall gespannte, wasserklare, rasch platzende Bläschen. Ausbildung von bohnen- bis münzgroßen, häufig juckenden Läsionen mit starker Exsudation. Zirzinäre Krankheitsherde durch peripheres Fortschreiten und zentrale narbenlose Abheilung.

**Histologie**
Subkorneale Pustelbildung. Die Pusteln enthalten Bakterien, neutrophile Leukozyten und Fibrin. Geringe Spongiose und Leukozytendurchwanderung des darunterliegenden Epithels.

**Differenzialdiagnose**
Syphilid, Mykosen, Herpes simplex.

**Komplikation**
Eitrige Konjunktivitis, Otitis media, bei ausgedehnten Fällen: Gefahr der Glomerulonephritis.

**Therapie allgemein**
Strikte Hygiene ist das oberste Gebot! Quarantäne! Kein Besuch von Kindergärten, Vorschule oder Schule.

> Merke: **Die Impetigo imponiert häufig nicht eitrig, sondern nur krustig. Gefahr der klinischen Fehldeutung!**

**Externe Therapie**
- Abdecken befallener Hautpartien mit einer Mullgaze oder mit einem angepassten Schlauchverband (zur Meidung der Übertragung von Bakterien durch den kratzenden Finger). Kein Pflaster zum Befestigen verwenden. Krusten werden am besten mit Salben oder weichen Pasten abgeweicht (z.B. 2% Clioquinol-Titanoxidpaste **R053**), ggf. darüber desinfizierende Lösungen wie Chinolinol-Lösung (z.B. Chinosol 1:1000) oder **R042** oder Polihexanid (Serasept, Prontoderm). Statt Clioquinol-Salbe kann auch eine 2% Chinolinol-Salbe (alternativ: Polyvidon-Jod-Salbe wie Betaisodona, **R204**) oder eine desinfizierende weiche Zinkpaste (günstig bei Befall intertriginöser Räume) gewählt werden. Bewährt haben sich v.a. lokale Antibiotika, z.B. Infectopyoderm, Fucidine, Refobacin.
- Verband 2mal/Tag wechseln: Handschuhe anziehen, Herde mit reinem Olivenöl abtupfen; Krusten zart beseitigen, Pusteln und Blasen mit Kanüle eröffnen, erneut mit Salben behandeln. Desinfizierende Bäder sind für den Heilungsprozess förderlich (z.B. mit Chinosol 1:1000, Kaliumpermanganat (hellrosa) oder Polyvidon-Jod-Lösung).

**Interne Therapie**
Bei großflächigen Herden sind Antibiotika unumgänglich. Präparate und Dosierungen s.u. Impetigo. Bei Juckreiz ist ein sedierendes Antihistaminikum zu empfehlen, z.B. Clemastin (z.B. Tavegil Sirup 2-4 Teelöffel/Tag), Dimetinden (z.B. Fenistil Sirup 3-6 Teelöffel) oder das nicht sedierende Desloratadin (z.B. Aerius Sirup 1/2-1 Messl.).

## Impetigo herpetiformis L40.1

**Erstbeschreiber**
Kaposi, 1887

**Synonym(e)**
Impetigo herpetiformis Hebra-Kaposi; Psoriasis pustulosa hypocalcaemica

**Definition**
Wahrscheinlich Variante der Psoriasis pustulosa generalisata. Klinische Manifestation einer bisher latenten Psoriasis infolge Parathormoninsuffizienz in der Schwangerschaft oder nach operativer Schädigung der Epithelkörperchen.

**Manifestation**
Vor allem in der 2. Schwangerschaftshälfte auftretend. Ein erneutes Auftreten ist in jeder weiteren Gravidität möglich. Eine Manifestation kann auch außerhalb der Gravidität und bei Männern erfolgen.

**Lokalisation**
Rumpf, vor allem intertriginöser Bereich, auch Extremitäten. Schleimhaut: Mund und obere Atemwege.

**Klinisches Bild**
Akuter Beginn mit starker Beeinträchtigung des Allgemeinbefindens, mit ausgeprägtem Krankheitsgefühl, Fieber, Schüttelfrost, evtl. Diarrhoe. Am Integument beugebetontes Exanthem mit hochroten, großflächigen Erythemen und Plaques. Nach wenigen Tagen entstehen auf diesen Läsionen zudem disseminierte oder auch gruppierte, 0,1-0,2 cm große, weiße, bizarr begrenzte (nicht follikuläre) Pusteln, zunächst einzelstehend, später zu größeren „Eiterseen" konfluierend. Die Ausbildung anulärer Figuren ist möglich. Abheilung unter Bildung nach innen gerichteter colleretteartiger Schuppensäume. Auftreten einer Erythrodermie ist möglich. Symptome der Hypokalziämie können sich einstellen (niedriges Serumkalzium, Tetanie, Chvostek-Zeichen).

**Labor**
Labor
Dysproteinämie; Leukozytose; Neutrophilie; Eisenmangel mit Anämie; erniedrigtes Serumkalzium; deutlich beschleunigte BSG; das CRP ist erhöht.

**Histologie**
S.u. Psoriasis pustulosa generalisata.

**Differenzialdiagnose**
Candidose, follikuläre Pyodermie, Dermatitis herpetiformis; Psoriasis pustulosa generalisata.

### Komplikation
Frühgeburt; Totgeburt; Geburt eines lebensunfähigen Kindes.

### Therapie
Zusammenarbeit mit Internisten und ggf. Gynäkologen. In der Schwangerschaft ist wegen hoher Mortalität von Mutter und Kind in schweren Fällen eine Interruptio oder eine vorzeitige Sectio Caesaria zu erwägen.

### Externe Therapie
- Austrocknende Maßnahmen. Anwendung von ethanolischer Zinkoxidschüttelmixtur oder Farbstoffpinselungen, z.B. mit Kaliumpermanganat (hellrosa) oder Methylrosaniliniumchlorid-Lösung (Gentianaviolett) zur Vermeidung von Sekundärinfektionen.
- Zudem Anwendung topischer Glukokortikoide wie 0,1% Triamcinolon-Creme, 0,25% Prednicarbat (z.B. Dermatop Creme), 0,1% Mometason (z.B. Ecural Fettcreme) zur verbesserten Abheilung der Haut sowie bei stark entzündlicher Komponente.

### Interne Therapie
Im Vordergrund steht die Substitution von Parathormon mit Dihydrotachysterol (Augentropfen 10) und Kalziumersatz nach Blutspiegel (bei Tetanie: 20 ml Kalziumlösung 10%).

**Cave: Digitalisierte Patienten!**

I.d.R. werden zusätzlich Glukokortikoide in mittlerer Dosierung wie Prednisolon 60-80 mg/Tag (z.B. Decortin H) verabreicht. Bei Langzeitbehandlung Vitamin D und Kalzium p.o. Auch der Einsatz von ACTH (z.B. Synacten) ist möglich. Engmaschige Kontrollen des Hormonstatus, Kalziumspiegels, Eisen- und Proteinhaushalts! Überwachung bzgl. Sekundärinfektionen!

### Prognose
Sowohl Mutter als auch Kind sind gefährdet; intensivmedizinische Überwachung der Schwangerschaft. Als Folge der schweren Erkrankung der Mutter sind Fehl- und Frühgeburten, auch Totgeburten möglich.

## Impetigo, nicht-bullöse — L01.0

### Definition
Sonderform der Impetigo ohne Blasenbildung.

### Erreger
Staphylococcus aureus. In seltenen Fällen auch Staphylococcus pyogenes (Serotypen: 1, 4, 12, 25 und 49).

### Vorkommen/Epidemiologie
Etwa 70% aller Impetigo-Fälle verlaufen nicht-bullös.

### Ätiologie
Häufig sekundär nach kleineren Traumata.

### Lokalisation
V.a. perinasal und perioral.

### Klinisches Bild
Initial 2-4 mm große gerötete Macula, die sich rasch in ein Bläschen, bzw. eine Pustel umwandelt und dann platzt, so dass die charakteristische honiggelbe Kruste entsteht. Rasche Ausbreitung in die Umgebung.

### Histologie
Intraepidermale Bläschen-, bzw. Pustelbildung mit umgebender Spongiose. Dichtes Infiltrat aus Lymphozyten und Neutrophilen im oberen Korium.

### Komplikation
Bei Infektion mit Staphylococcus pyogenes kann es zu einer Glomerulonephritis kommen.

### Therapie
Je nach Ausmaß lokale oder systemische, antibiogrammgerechte Antibiose.

## Implantatunverträglichkeit — L23.0 + T85.9

### Synonym
IUV; Metallimplantatallergie

### Definition
Meist allergische Typ IV-Reaktionen auf Implantatmaterialien.

### Ätiologie
Typ IV-Reaktionen auf Implantatmaterialien. Möglicherweise sind auch allergische Reaktionen auf „Knochenzement“

**Implantatunverträglichkeit. Tabelle 1.** Empfohlene Epikutantestung (ECT) bei V.a. IUV (in Zusammenarbeit mit Implantatherstellern, DKG und DGOOC Erweiterung geplant)

| Implantattestreihe | |
|---|---|
| Metalle der Standardreihe | – Chrom<br>– Kobalt<br>– Nickel |
| Zusätzliche Metalle | – Mangan<br>– Molybdän<br>– Titan<br>– Vanadium |
| Knochenzemente | – Benzoylperoxid<br>– Gentamicin<br>– Hydrochinon<br>– 2-Hydroxyethylmethacrylat (HEMA)<br>– Methylmethacrylat (MMA)<br>– Kupfer<br>– N,N-Dimethyl-p-Toluidin |

- Zeigt der Patient eine positive Epikutantestreaktion auf eines der relevanten Testallergene, sollte bei ihm aus rein „allergologischer Sicht“ das Implantatmaterial bzw. der Knochenzement gewählt werden, welches bzw. welcher den bereits diagnostizierten Allergieauslöser nicht enthält.
- Die klinische Relevanz einer nachgewiesenen Metallsensibilisierung bei IUV bleibt letztlich schwer zu belegen, ist jedoch stets im Einzelfall kritisch zu prüfen (falsch positive Testreaktionen!).
- Wegen der speziellen Bedingungen, unter denen hier die Exposition gegenüber potenziellen Allergenen stattfindet, und wegen des Nichtvorhandenseins geeigneter Testzubereitungen für etliche der implantierten Materialien bedeuten in diesem Kontext umgekehrt negative Epikutantestreaktionen nicht in jedem Fall, dass keine Allergie vorliegt (falsch negative Testreaktionen!).

I

(Kontaktallergie gegen Gentamycin, Benzoylperoxid oder Acrylate) involviert.

### Klinisches Bild

Im Implantatbereich lokalisierte Ekzemreaktionen bei hautnah eingebrachten Osteosynthesematerialien. Es zeigen sich disseminierte Ekzeme (hämatogene Kontaktekzeme), rezidivierende Schwellungen, rezidivierende Erysipele, Ergüsse und Schmerzen im Bereich der Endoprothesen, auch Fistelbildungen sowie metallallergisch bedingte aseptische Lockerung des Implantates können auftreten.

### Diagnose

- Allergologische Anamnese: Hinweise in der allergologischen Anamnese auf mögliche IUV:
- Komplikationen bei vorausgegangenen Eingriffen mit Osteosynthese-/Implantatmaterialien
- Unverträglichkeit von Dentalkunststoffen (Hinweis auf mögliche Kontaktallergie gegen Acrylate und Hilfsstoffe wie Benzoylperoxid)
- Probleme bei Metallkontakt (z.B. Modeschmuckunverträglichkeit)
- Ergebnisse bereits durchgeführter Allergiediagnostik (Allergiepass vorhanden?)
- Epikutantest mit einer erweiterten Implantattestreihe (Standardtestung, erweiterte Metallreihe mit Mangan, Molybdän, Vanadium, Titan; Knochenzementreihe mit Acrylaten und Additiva wie Gentamicin und Benzoylperoxid).
- Wenn möglich: Histologische Beurteilung der periimplantären Reaktion.
- Empfohlene Vorgehensweise bei V.a. IUV:
  - Patient mit akuter Indikation ohne Zeit für eine allergologische Abklärung: nach Möglichkeit Osteosynthesematerialien aus einer Titanlegierung wählen.
  - Patient mit elektiver Indikation und Zeit für eine allergologische Abklärung: keine prophetische Allergietestung (ECT u./o. LTT). Bei leerer allergologischer Anamnese: eine Allergietestung sollte nur dann durchgeführt werden, wenn Hinweise in der allergologischen Anamnese (s.o.) vorliegen.
  - Patient mit einliegender Endoprothese und mit postoperativen Beschwerden:
  - Primär: Ausschluss eines periprothetischen Infekts wie auch mechanischer Ursachen deutet die Allergietestung auf eine Spättyp-Sensibilisierung/-Allergie gegenüber einliegenden Materialien hin, so ist eine Revisionsoperation (Wechsel des Implantates) indiziert.

## Inanitionsatrophie der Haut L90.8

### Definition

Hautatrophie infolge Schwundes oder fibröser Umwandlung des subkutanen Fettgewebes bei chronisch-konsumierenden Erkrankungen wie malignen Tumoren, Tuberkulose.

### Therapie

Behandlung der Grunderkrankung.

## INCI-Kennzeichnung

### Synonym(e)

International Nomenclature of Cosmetic Ingredients

### Definition

Seit Anfang 1998 in der EU eingeführte internationale Angaberichtlinie zur Deklaration von Inhaltsstoffen in Kosmetika.

### Einteilung

- Inhaltsstoffe werden nach absteigender Konzentration in Reihenfolge aufgelistet. Dies betrifft alle Inhaltsstoffe, die mehr als 1% des Inhalts ausmachen.
- Inhaltsstoffe mit <1% müssen nicht aufgelistet werden.
- Farbstoffe werden am Ende der Auflistung ohne besondere Reihenfolge gelistet.
- Zur Wahrung des Rezeptgeheimnisses kann für einzelne Inhaltsstoffe besondere Vertraulichkeit beantragt werden. Diese werden durch eine siebenstellige Nummernfolge codiert.

### Allgemeine Information

Medizinisch relevant ist diese Kennzeichnung für Allergiker. Produkte können vor dem Kauf auf potenziell bedenkliche Inhaltsstoffe evaluiert werden. Die Nomenklatur ist auf die amerikanische Cosmetic, Toiletry and Fragrance Association (CTFA) zurückzuführen, die Anfang der achtziger Jahre einheitliche Bezeichnungen für kosmetische Inhaltsstoffe einführte.

## Incontinentia pigmenti Q82.3

### Definition

- Pigmentinkontinenz mit Verlust des Melanins aus den basalen Zelllagen der Epidermis durch Zerstörung derselben. Das durch die dermoepidermale Basalmembran geschleuste Pigment reichert sich im oberen Korium in Melanophagen an.
- Pigmentinkontinenz kommt genetisch fixiert vor, z.B. bei Incontinentia pigmenti, Typ Bloch-Sulzberger; Incontinentia pigmenti, Typ Franceschetti-Jadassohn; Incontinentia pigmenti achromians oder bei unterschiedlichen Dermatosen wie Lichen planus, Lupus erythematodes chronicus discoides, Erythema dyschromicum perstans sowie fixer Arzneimittelreaktion.

## Incontinentia pigmenti achromians Q82.3

### Erstbeschreiber

Ito, 1951

### Synonym(e)

Ito-Syndrom; Hypomelanosis Ito; Hypomelanosis of Ito

### Definition

Das Ito-Syndrom umfasst eine Gruppe verschiedener Pigmentmosaike mit streifiger Hypopigmentierung der Haut in den Blaschko-Linien (als Negativbild der Incontinentia pigmenti, Typ Bloch-Sulzberger), sowie von fakultativ extrem unterschiedlichen Begleitsymptomen.

### Vorkommen/Epidemiologie

Prävalenz (Europa): 1/8.000-10.000 Kinder.

### Ätiologie

Unklarer Vererbungsmodus und chromosomales Mosaikmuster u.a. auf den Genloci 9q33-qter, 15q11-q13 und Xp11.

### Manifestation

Angeboren oder bald nach der Geburt auftretend.

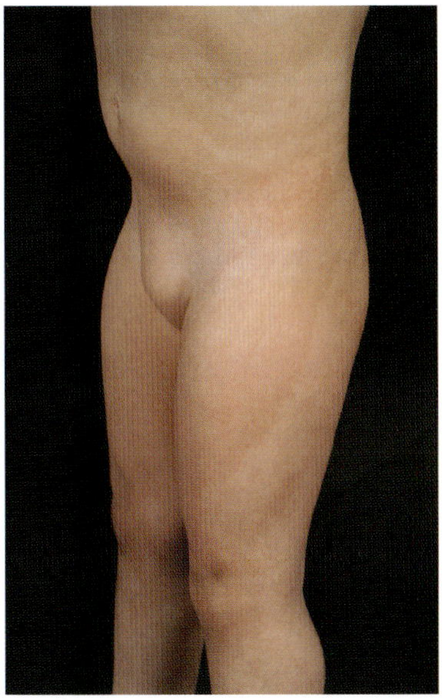

**Incontinentia pigmenti achromians.** Mosaikartige, in den Blaschko-Linien angeordnete Hypopigmentierungen am linken Körperstamm und Bein bei einem 2-jährigen Mädchen, die erstmals im 4. Lebensmonat aufgetreten waren und seither progredient verlaufen.

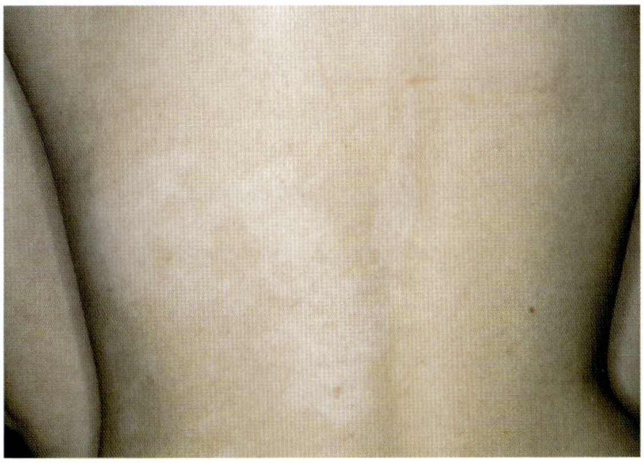

**Incontinentia pigmenti achromians.** Multiple, permanente (angeborene), halbseitig am Rumpf lokalisierte, teils isolierte, teils zu größeren Flächen konfluierte, unscharf begrenzte, symptomlose, helle Flecken. Verlauf entlang der Blaschko-Linien.

### Lokalisation
Extremitäten, seitliche Rumpfanteile.

### Klinisches Bild
- Integument: Retikuläre oder fleckförmige, linear angeordnete Depigmentierungen (20-40% der Patienten) ohne entzündliches oder blasiges Vorstadium. Häufig auch Café-au-lait-Flecken.
- In 75% der Fälle Begleiterkrankungen wie Veränderungen von ZNS, Augen, Extremitäten und inneren Organen (z.B. Makrozephalie, geistige und statomotorische Retardierung, autistisches Verhalten, erhöhte Krampfbereitschaft, Hypertelorismus, Strabismus, Hypertrophie einzelner Organe und Körperteile), Anomalien des ZNS, kleinfleckige Alopezien, Augenveränderungen, Veränderungen des Muskel- und Skelettsystems.

### Histologie
Uncharakteristisch.

### Differenzialdiagnose
Naevus depigmentosus; Phylloide Hypomelanose.

### Therapie
- Dermatologische Therapie ist in der Regel nicht erforderlich, die Hautveränderungen dienen v.a. der Abgrenzung der Erkrankung gegenüber anderen neurologischen Syndromen.
- Aus kosmetischen Gründen ggf. Abdeckung hypopigmentierter Areale mit Camouflage (z.B. Dermacolor). Behandlung neurologischer Veränderungen durch Neurologen.

### Prognose
Häufig vollständige Rückbildung der Hautveränderungen in der Adoleszenz. Sonst abhängig von den Begleiterkrankungen.

## Incontinentia pigmenti, Typ Bloch-Sulzberger Q82.3

### Erstbeschreiber
Garrod, 1906; Bloch, 1926; Sulzberger, 1927

### Synonym(e)
Bloch-Sulzberger-Syndrom; Bloch-Sulzberger Krankheit; Poikilodermie Bloch-Sulzberger; Melanoblastosis Bloch-Sulzberger; Pigmentdermatose Siemens-Bloch; Melanoblastosis cutis linearis sive systematisata (Carol und Bour); Melanosis corii degenerativa (Siemens); Naevus pigmentosus systematicus

### Definition
X-chromosomal-dominant vererbbare, neuroektodermale Erkrankung des Kindesalters mit Befall von Haut, Nägeln, Haaren, Zähnen und Augen. Zunächst imponiert eine entzündlich verlaufende Hauterkrankung, die später spritzerartige Pigmentierungen und Atrophien hinterlässt.

### Vorkommen/Epidemiologie
Inzidenz: 1/40.000 Einwohner/Jahr.

### Ätiologie
X-chromosomal-dominanter Erbgang von Mutationen des NF-kappa-B essential modulator-Gens (NEMO Gen; Genlokus: Xq28). Dieses Gen kodiert ein Protein, das für die Regulation verschiedener Zytokine, Chemokine und Adhäsionsmoleküle verantwortlich ist. Es ist essentiell für den Schutz vor TNF-alpha induzierter Apoptose. Die Mutationen sind nur mit dem Leben vereinbar, wenn sie als Mosaik vorliegen. Mosaike entwickeln sich am häufigsten bei Frauen im Rahmen der X-chromosomalen Inaktivierung. Betroffene männliche Feten sterben meist intrauterin ab; selten bestehen Mosaike bei männlichen Patienten durch Klinefelter-Syndrom, durch Chromatiden-Mutation oder frühe somatische Mutationen.

### Manifestation
Vor allem bei Mädchen (95%), in utero oder direkt nach der Geburt auftretend.

### Lokalisation
Vor allem Extremitäten, seitliche Rumpfpartien.

### Klinisches Bild
- Integument: Rote Blasen, Bläschen, Papeln, Plaques in streifen- oder girlandenförmiger, teils auch wirbeliger Anordnung (Blaschko-Linien).
- Nach Abheilung der akuten Erscheinungen typische Pigmentierungsstörungen: Schmutzigbraune oder stahl- bis

schiefergraue, spritzerartige, streifenförmig oder girlandenartig angeordnete Flecken (Hyperpigmentierungen).
- Abblassung im Verlauf von Jahren; z.T. atrophische Narben mit Haarverlust (Alopezie) und Verlust der Schweißdrüsen; Nageldystrophie.
- Begleitsymptome: Zahnhypoplasie, Hypodontie, Zapfenzähne, Mikrodontie, Prognathie (Zahnfehlbildungen bei 67% der Patienten), Strabismus (etwa 20%), Pseudoglioma retinae, Hornhaut- und Linsentrübungen, Pigmentdystrophie und Ablösungen der Netzhaut, Optikusatrophie, Mikrophthalmie, blaue Skleren, Ptosis, Mikrozephalie, Debilität, spastische Diplegie, Krampfanfälle (häufigstes neurologisches Symptom), intellektuelle Defizite (ca. 10% der Patienten), Ataxie, Hüftgelenkdysplasie.

### Labor
Hohe Blut- und Gewebseosinophilie.

### Histologie
Intraepidermale und subkorneale Blasen mit reichlich eosinophilen Zellen, akanthotisch verbreiterte, spongiotisch aufgelockerte Epidermis mit Einzelzellverhornungen. Erhebliche Melaninablagerung in den Melanophagen des Koriums in den Rückbildungsphasen.

### Differenzialdiagnose
Dermatitis herpetiformis, bullöses Pemphigoid, Epidermolysis bullosa-Gruppe; Incontinentia pigmenti, Typ Franceschetti-Jadassohn; Melanodermitis toxica, Urticaria pigmentosa, Lichen planus, Naevi pigmentosi, kutaneo-ossales Syndrom, Schimmelpenning-Feuerstein-Mims-Syndrom.

### Externe Therapie
Im entzündlichen Stadium kurzfristig potente Glukokortikoide wie Prednicarbat (z.B. Dermatop-Creme). Bei Bläschenbildung feuchte Umschläge mit antisepischen Zusätzen wie Kaliumpermanganat (hellrosa).

### Interne Therapie
Bei ausgeprägter Entzündungsreaktion Glukokortikoide wie Prednisolon (z.B. Decortin H) 0,5-1 mg/kg KG/Tag p.o., schnelles Ausschleichen. Überwachung bzgl. Sekundärinfektionen.

### Prognose
Rückbildung der Hauterscheinungen bis zum Erwachsenenalter, evtl. leichte Hypopigmentierungen und teilweise Narben. Sonst abhängig von den Begleiterkrankungen.

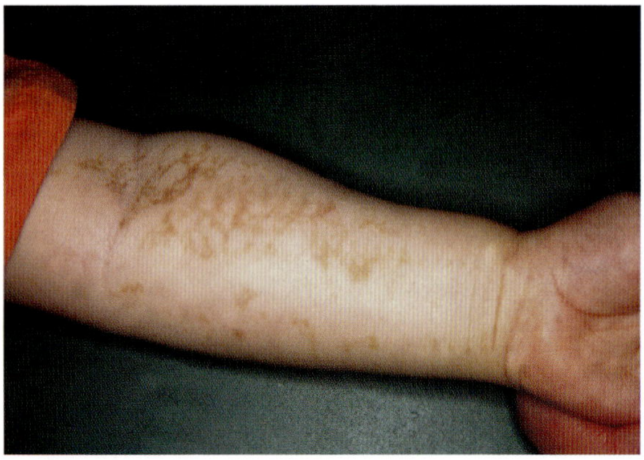

**Incontinentia pigmenti, Typ Bloch-Sulzberger.** Girlandenförmige Pigmentierung am Unterarm im Verlauf der Blaschko-Linien bei einem 10 Monate alten Mädchen.

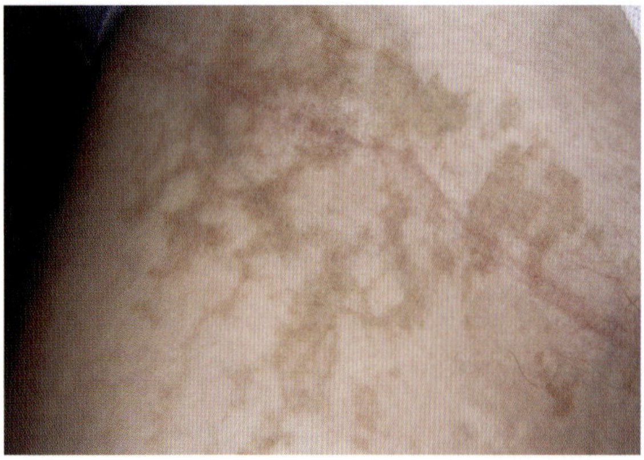

**Incontinentia pigmenti, Typ Bloch-Sulzberger.** Girlandenförmige Pigmentierung am Oberschenkel der Mutter.

## Incontinentia pigmenti, Typ Franceschetti-Jadassohn-Naegeli Q82.3

### Erstbeschreiber
Naegeli, 1927; Franceschetti u. Jadassohn, 1954

### Synonym(e)
Familiärer Chromatophorennaevus; Melanophorennaevus; dermatose pigmentaire réticulée; Naegeli-Syndrom; retikuläre Pigmentdermatose; Naegeli-Bloch-Sulzberger-Syndrom; Franceschetti-Jadassohn-Syndrom

### Definition
Hereditäre Genodermatose mit retikulär angeordneten Hyperpigmentierungen ohne Entzündungszeichen, Palmoplantarkeratosen, Zahnanomalien, gelegentlich Alopezie sowie Hypohidrose mit resultierenden Fieberschüben bei körperlicher Belastung.

### Vorkommen/Epidemiologie
Inzidenz: 1/2-5 Millionen Einwohner/Jahr.

### Ätiologie
Autosomal-dominant vererbte Mutationen des Naegeli-Franceschetti-Jadassohn Gens (NFJ Gen; Genlokus: 17q11.2--q21).

### Manifestation
Etwa ab dem 2. Lebensjahr auftretend. Keine Geschlechtsbevorzugung.

### Lokalisation
Nacken, oberer Stamm, Extremitätenbeugen.

### Differenzialdiagnose
Incontinentia pigmenti, Typ Bloch-Sulzberger.

### Therapie
Externe keratolytische Therapie der Palmoplantarkeratosen, entsprechend der Keratosis palmoplantaris diffusa circumscripta. Behandlung der Hypohidrose. Zahnsanierung.

## Indinavir

**Definition**
Virustatikum.

**Wirkungen**
Inhibitor der HIV-assoziierten Protease.

**Indikation**
Kombinationstherapie der HIV-Infektion.

**Eingeschränkte Indikation**
Nephrolithiasis und Hyperurikämie in der Anamnese, Schwangerschaft, Kinder.

**Dosierung und Art der Anwendung**
3mal 800 mg/Tag p.o. als Mono-Proteaseinhibitor. Kombinationstherapie mit Ritonavir: 2mal/Tag 400 mg Indinavir + 2mal/Tag 100 mg Ritonavir p.o.

**Unerwünschte Wirkungen**
Nierenschmerzen und -steine, Hyperbilirubinämie >2,5 mg/l, Schlaflosigkeit, Pharyngitis, trockene Haut, veränderte Geschmackswahrnehmung.

Merke: **Bei Hyperbilirubinämie >5 mg/l Therapie abbrechen.**

**Wechselwirkungen**
Bei Einnahme von Ketoconazol Dosisreduktion von Indinavir auf 3mal/Tag 600 mg p.o.; bei paralleler Rifabutin-Therapie Rifabutin auf die Hälfte reduzieren.

**Präparate**
Crixivan

**Patienteninformation**

Merke: **Hohe Flüssigkeitszufuhr (mind. 3 Liter/Tag). Einnahme 1 Std. vor oder 2 Std. nach den Mahlzeiten. Ausnahme: Leichtes Frühstück mit Cornflakes, Milch, Zucker, Kaffee!**

## Indometacin

**Definition**
Antirheumatikum mit schwach analgetischer und antipyretischer Wirkung. S.a. Antiphlogistika, nichtsteroidale.

**Indikation**
Chronische Polyarthritis (rheumatoide Arthritis), juvenile chronische Arthritis, Arthrosen, Bechterew-v.-Strümpell-Marie-Krankheit, akute Affektionen des Bewegungsapparates, Gichtanfall, Lumbalgien. Verstauchungen, Zerrungen. Postoperative Schmerzen, Entzündungen, Schwellungen, Dysmenorrhoe.

**Dosierung und Art der Anwendung**
- Erwachsene: 2-3mal/Tag 25-50 mg, bei Bedarf langsame Dosiserhöhung. Empfohlene Höchstdosis: 200 mg Indometacin/Tag. Die Kapseln oder Suspension stets mit der Mahlzeit einnehmen.
- Kinderdosierung: Kinder ab 2 Jahre initial, verteilt auf 2-3 Gaben, 1-3 mg/kg KG/Tag. Diese Dosis kann in wöchentlichen Abständen auf eine Tageshöchstdosis von 4 mg/kg KG oder bis zu 150 bis 200 mg/Tag gesteigert werden, je nachdem, welche die niedrigere Tagesdosis von beiden ist. Nach Besserung der Symptome Reduzierung auf die niedrigst mögliche Erhaltungsdosis.

**Unerwünschte Wirkungen**
Sehr häufig oder häufig gastrointestinale Beschwerden wie Gastritis, Flatulenz, Dyspepsie sowie Kopfschmerzen, Benommenheit, Schläfrigkeit, Erschöpfung. Seltener Exantheme, angioneurotisches Ödem, Petechien oder Ekchymosen, Purpura, Alopezie, erhöhte Transaminasen.

**Wechselwirkungen**
Erhöhte Toxizität von Ciclosporin, antihypertensive Krisen unter Phenylpropanolamin, erhöhte Plasmaspiegel von Indometacin mit Probenecid, verzögerte Elimination von Penicillin. Furosemid beschleunigt die Indometacin-Ausscheidung.

**Kontraindikation**
Analgetika-NSAR-Intoleranz (z.B. Asthma bronchiale, Hautreaktionen). Kinder unter 2 Jahre. Induzierbare Porphyrie.

**Präparate**
Amuno, Indomet-ratiopharm

**Hinweis(e)**
Reaktionsfähigkeit im Straßenverkehr kann beeinträchtigt sein.

## Induratio congelativa submentalis T69.8

**Erstbeschreiber**
Hochsinger

**Definition**
Chronische Kälteschädigung in der Submentalregion meist bei Doppelkinn.

**Ätiologie**
Durch Kälte verursachte Zirkulationsstörung mit Ödembildung im subkutanen Fettgewebe.

**Manifestation**
Bei Kindern und beleibten Frauen.

**Lokalisation**
Streng median, unmittelbar unter dem Kinn.

**Klinisches Bild**
Zunächst ziehender Schmerz, Ausbildung einer knotenförmigen, daumennagelgroßen, auf der Unterlage verschieblichen Induration im subkutanen Fettgewebe mit darüberliegender, sukkulent infiltrierter, vorgewölbter, blasser, evtl. rosaroter, druckschmerzhafter Haut.

**Therapie**
In der Regel Rückbildung. Bei Vermeidung weiterer Frostschäden Abheilung innerhalb von 2-3 Wochen, teilweise unter Narbenbildung.

**Prognose**
Rückbildung bei Vermeidung weiterer Frostschäden innerhalb von 2-3 Wochen.

## Induration

**Definition**
Umschriebene, 0,2-10,0 cm große (oder größere), solitäre oder multiple, lokalisierte, disseminierte, selten generalisierte

Konsistenzvermehrungen der Haut. Indurationen der Haut sind nach den bisher gültigen Nomenklaturen keine eigentlichen Effloreszenzen. Indurationen sind jedoch Symptome, die große diagnostische Bedeutung haben und als solche auch zu erfassen sind. Der Begriff Induration beschreibt einen Tastbefund, der sich durch Konsistenzerhöhung deutlich von der gesunden Umgebung abgrenzt.

### Allgemeine Information

- Indurationen können unterschiedlich gefärbt sein und grenzen sich von einer Plaque durch ihr Verbleiben im Hautniveau ab. Von einem Fleck lässt sich die Induration durch den palpatorischen Befund abgrenzen. Ein Fleck wird eben dadurch charakterisiert, dass man „nichts" tastet, weder eine Hauterhabenheit (= Plaque) noch eine Konsistenzvermehrung (= Induration).
- Pathogenetisch können einer Induration der Haut unterschiedliche Prozesse zugrunde liegen. Indurationen der Haut und auch der Subkutis werden bei der zirkumskripten Sklerodermie (Morphea) und der progressiven systemischen Sklerodermie beobachtet. Bei der Morphea liegt eine Hautsklerose zugrunde. Hierunter versteht man die Ansammlung von vermehrtem Kollagen in alterierter Anordnung und Faserstruktur mit homogenisiertem eosinophilem Aspekt und verminderter Zahl von Fibroblasten. Daraus resultieren charakteristische Strukturveränderungen der kollagenen Fasern (Vermehrung und Verdickung der Kollagenfaserbündel) und eine Schrumpfung des Gewebes. Bei der Sklerose ist die Haut umschrieben oder diffus verhärtet, kompakt, bei gleichzeitigem Verlust ihrer Elastizität. Beim Skleroedema adultorum Buschke kommt es zu massenhaften Einlagerungen von Proteoglykanen und damit zu einer flächigen festen Konsistenzvermehrung der Haut. Die diffuse, fibrosierende nephrogene Dermatopathie, die sich als Folge einer chronischen terminalen Niereninsuffizienz darstellt, führt zu einer flächenhaften, nahezu holzartig festen Induration von Haut und Subkutis durch erhöhte Kollagenproduktion. Das in Indien häufig geübte Kauen von Betelnüssen kann zu einer, bis heute ätiopathogenetisch unklaren, flächenhaften Induration der Mundschleimhaut führen.
- Eine tiefe Induration erfasst die Subkutis und/oder die darunterliegenden Strukturen wie Faszien und Muskulatur. Der Begriff Induration beschreibt einen Tastbefund, der sich durch Konsistenzerhöhung deutlich von der gesunden Umgebung abgrenzt. Eine tiefe Induration kann plattenartig oder kugelig (s.u. Knoten), dolent oder indolent sein. Die darüberliegende Haut kann sich als vollständig normal oder aber auch verändert (z.B. gerötet) darstellen. Ein typisches Beispiel für eine plattenartige tiefe Induration ist das Shulman-Syndrom, eine mit Eosinophilie einhergehende Faszitis. Auch bei der tiefen zirkumskripten Sklerodermie lassen sich plattenartige, manchmal auch knotige, tiefe Indurationen nachweisen.

## Induratio penis plastica N48.6

### Erstbeschreiber

De la Peyronie, 1743

### Synonym(e)

Morbus Peyronie; Sclerosis fibrosa penis; Penisknochen; (de-

**Induratio penis plastica. Tabelle 1.** Therapieansätze in der Behandlung der Induratio penis plastica

| Indikation | Beispielpräparate und Dosierung | | Bemerkungen |
|---|---|---|---|
| Frühe Stadien | Antiphlogistische-Externa wie Glukokortikoide und Dexpanthenol-Creme | 0,1% Triamcinolon-Creme (z.B. Triamgalen) | Mäßig hilfreich in anfänglichen Stadien |
| | | 0,25% Prednicarbat (z.B. Dermatop-Creme) | |
| | | 5% Panthenol-Creme (Bepanthen) | |
| | Intraläsionale Glukokortikoide | Triamcinolonkristall-suspension (z.B. Volon A 1:3 verdünnt mit LA wie Scandicain) minimale Mengen alle 3 Wochen | V.a. bei entzündlichen Veränderungen |
| | Röntgenweichstrahlen | GD = 32 Gy, ED = 4 Gy in 8-wöchigen Abständen | Insbes. zur Schmerzbekämpfung hilfreich; ältere, scharfkantige oder kalzifizierte Plaques sind der Röntgentherapie nicht mehr zugänglich |
| Spätstadium (>45%) | Operative Penisbegradigung | z.B. Nespit-Verfahren oder Raffplastik | Penisverkürzung + Risiko der operativ bedingten Impotenz |
| | Penisprothese | | Ultima ratio |
| Begleitend zu allen Stadien über 1-2 Jahre | Vitamin E hoch dosiert | Vitamin E 600-800 mg/Tag (z.B. Evion) | Keine nachteiligen, aber vermutlich auch nur wenig vorteilige Effekte |
| | Vitamin A | Retinolacetat 20 000 IE/Tag (z.B. Retinol) | |
| | Kalium-Paraaminobenzoat | 12 g/Tag (z.B. Potaba-Glenwood) | |

la-)Peyronie-Krankheit; van-Buren-Krankheit; Penisknochen; Cavernitis fibrosa; Sclerosis fibrosa penis; Peyronie disease

### Definition
Derbe Schwielenbildung in der Tunica albuginea des Penis.

### Ätiologie
Ungeklärt, wahrscheinlich genetische Disposition.

### Manifestation
Vor allem zwischen dem 40. und 60. Lebensjahr auftretend.

### Lokalisation
Dorsalseite des Penisschaftes.

### Klinisches Bild
- Tastbare, längs verlaufende, streifige, plattenförmige oder knotige Verhärtungen am Penisrücken. Schmerzhafte Abknickung des Penis bei der Erektion sowie Impotentia coeundi.
- Begleiterscheinungen: Bei 30% der Patienten können gleichzeitig Dupuytrensche Kontraktur sowie außerdem Keloide oder Fingerknöchelpolster auftreten. S.a.u. Polyfibromatosis.

### Histologie
Entzündlich-vaskulitische Veränderungen. Zunächst zellreiche, später zellarme, faserreiche Fibromatose, metaplastische Verkalkung, evtl. Knorpel- und Knochenbildung.

### Therapie allgemein
- Die Behandlung ist schwierig und häufig unbefriedigend. Als Therapieerfolg ist ein Stillstand der Erkrankung zu werten. Der Krankheitsverlauf ist nicht abschätzbar, Spontanremission sind jedoch (auch nach Jahren) möglich (ca. 30%).
- Wichtig ist die Aufklärung des Patienten über den Krankheitsverlauf. Ggf. sollte psychotherapeutische Begleitung in Erwägung gezogen werden.
- Vor einem operativen Eingriff sollte die Veränderung zuvor klinisch seit 6–9 Monaten zum Stillstand gekommen sein (sonst hohe Rezidivrate).

### Prognose
Häufig Progredienz trotz Therapie, in bis zu 30% der Fälle ist auch spontane Rückbildung möglich (v.a. bei jüngeren Patienten).

## Infantiles akrolokalisiertes papulovesikulöses Syndrom L44.4

### Erstbeschreiber
Crosti u. Gianotti, 1967

### Definition
Der Acrodermatitis papulosa eruptiva infantilis ähnliche Hautveränderungen ohne begleitende Virushepatitis auf der Grundlage anderer Virusinfektionen bzw. vorangehender Immunstimulationen (Impfungen).

### Ätiologie
Unbekannt, möglicherweise infektionsallergische Dermatose polyätiologischer Genese. Insbesondere bei Epstein-Barr-Virus, Coxsackie B, Zytomegalie, Para-influenza-Virus Infektionen beschrieben. Vereinzelt Nachweis von Cocksackie-Virus A16 aus dem Rachenspülwasser oder Stuhl.

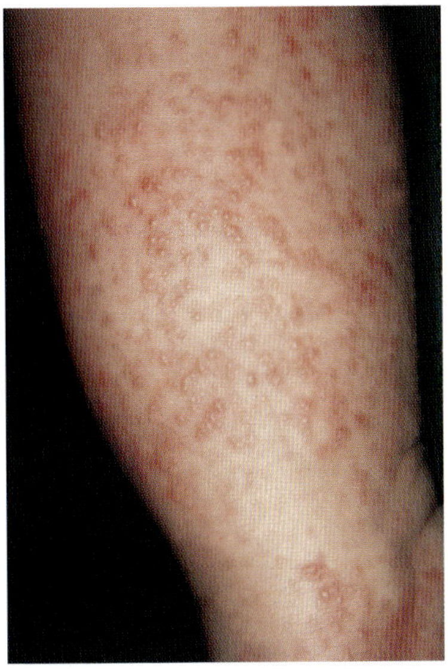

**Infantiles akrolokalisiertes papulovesikulöses Syndrom.** Papulovesikulöses Exanthem mit Umgebungserythem der oberen Extremität bei einem 8 Monate alten Jungen.

### Manifestation
Im Kindesalter auftretend, vor allem in Frühjahr und Herbst. Bevorzugt sind Kleinkinder männlichen Geschlechtes im Alter von 2-6 Jahre.

### Lokalisation
Vor allem Wangen, Extremitäten, Palmae und Plantae, Ellenbeugen, Kniekehlen, auch Rumpf.

### Klinisches Bild
Symmetrisch-exanthematische Eruptionen von halbkugeligen, sukkulenten, rosa bis purpurroten, papulösen, teilweise papulovesikulös erscheinenden Effloreszenzen mit möglicher hämorrhagischer Note. Neigung zur Konfluenz. Innerhalb weniger Tage steigen die Eruptionen von caudal nach cranial auf: Untere Extremitäten (unter Aussparung der Kniekehlen) > Gesäß > Stamm > Streckseiten der oberen Extremitäten (unter Aussparung der Armbeugen) > Gesicht unter Aussparung der Periokular- und Nasolabialregion. Polylymphadenitis, evtl. mehrere Monate anhaltend.

### Histologie
Ödem im oberen Korium, spongiotische Auflockerung, Mikrobläschen, leichte Akanthose mit Hyperkeratose, Papillarkörperödem. Feingewebliches Bild einer chronischen Vaskulitis.

### Differenzialdiagnose
Infektiöse Mononukleose, Zytomegalie, postvakzinelles Exanthem.

### Externe Therapie
Unter blander externer Therapie, z.B. mit Lotio alba, i.d.R. Abheilung innerhalb weniger Wochen. Ansonsten symptomatische Behandlung der Virusinfektion.

### Prognose
Meist Abheilung nach 1-2 Monaten, selten Rezidive.

## Infective dermatitis B09

### Erstbeschreiber
Sweet, 1966

### Definition
Seltene (Entität ist derzeit noch fraglich), bisher ausschließlich bei Kindern und Jugendlichen beschriebene, HTLV-1 assoziierte Exanthemerkrankung mit rezidivierendem Verlauf.

### Erreger
HTLV-1 (T-cell leukemia/lymphoma virus type 1)

### Vorkommen/Epidemiologie
Afrikanische Bevölkerung (Senegal) und Bevölkerung der Karibik (Jamaika, Trinidad) und Südamerika (Kolumbien, Brasilien) mit hoher HTLV-1 Durchseuchung.

### Manifestation
Kinder und Jugendliche (3-17 Jahre).

### Lokalisation
Stamm, Gesicht.

### Klinisches Bild
Stadienhafte, unter unterschiedlichen klinischen Morphen ablaufende, HTLV-1 assoziierte Erkrankung, die zu bakterieller oder parasitärer Superinfektion neigt. Die überlagernden Hautinfekte prägen das dermatologisch-klinische Bild.

### Diagnose
Anamnese, HTLV-1 Serologie.

### Differenzialdiagnose
Ekzem, atopisches; Ekzem, seborrhoisches; Impetigo contagiosa; Skabies.

### Therapie
Krankheitsadaptierte Behandlung überlagernder Infekte. Intermittierende antibiotische Therapie; orale Dauertherapie mit Cotrimoxazol; symptomatische Therapie z.B. Behandlung einer häufig nachweisbaren Eisenmangel-Anämie.

### Hinweis(e)
In der Erstbeschreibung durch Sweet wird auf den stadienhaften Ablauf der Erkrankung hingewiesen:
1. Sog. „Infekt-ähnliches" Stadium: Eher lokalisiertes Krankheitsbild mit klinischen Merkmalen der Impetigo contagiosa.
2. Exsudatives „Ekzem-artiges" Stadium: Disseminiertes Krankheitsbild, das an ein exsudatives atopisches Ekzem erinnert.
3. Papulöses „Ekzem-artiges" Stadium: Rezidivierendes, generalisiertes, fein-papulöses Exanthem mit retroaurikulären Fissuren, chronischer Blepharitis und Otitis externa.

## Infektionen, opportunistische

B99.x

### Definition
Infektionskrankheiten durch Erreger, gegen die bei normaler Funktion des Immunsystems natürliche Immunität besteht.

### Ätiologie
- Hoch dosierte oder Langzeittherapie mit Glukokortikoiden oder immunsuppressive, zytotoxische Therapie.
- Malignome: Tumoren, die von Zellen mit enger Beziehung zu Zellen des Immunsystems ausgehen: M. Hodgkin, Non-Hodgkin-Lymphome, multiples Myelom etc.
- Immunschwächekrankheiten: HIV-Infektion und andere erworbene Immundefekte sowie kongenitale Immundefektsyndrome.

**Infektionen, opportunistische. Tabelle 1.** Häufige opportunistische Infektionen der Haut

| | Erreger | Klinik |
|---|---|---|
| **Bakterien** | Staphylokokken, Streptokokken, Pseudomonas aeruginosa | Furunkel, Abszesse, Ekthyma, Impetigo |
| | Mycobacterium kansasii, M. avium intracellulare | atypische Mykobakteriosen |
| | Mycobacterium tuberculosis | Tuberculosis cutis |
| | Bartonella henselae oder quintana | bazilläre Angiomatose |
| **Viren** | Herpes simplex Virus | Herpes simplex recidivans (+generalisatus) |
| | Varicella zoster Virus | Zoster über mehrere Dermatome, Zoster generalisatus |
| | Epstein-Barr-Virus | Haarleukoplakie, orale |
| | Cytomegalievirus | kutane Ulzerationen |
| | humane Papillomviren | Verrucae vulgares, Condylomata acuminata |
| | Poxvirus mollusci | Mollusca contagiosa |
| **Pilze** | Candida spp. | Mundsoor, Candidaintertrigo, disseminierte Candidose |
| | Pityrosporon ovale | seborrhoisches Ekzem (?), Pityriasis versicolor, Pityrosporonfollikulitis |
| | Cryptococcus neoformans | kutane Kryptokokkose |
| | Aspergillus fumigatus | kutane Aspergillose, Aspergillome |
| | Coccidioidis immitis | Coccidioidomykose |
| | Histoplasma capsulatum | kutane Histoplasmose |

### Therapie
Entsprechend der jeweiligen Grunderkrankung.

Siehe Tabelle 1 [Häufige opportunistische Infektionen der Haut].

## Infektionskrankheiten der Haut

### Definition
Durch Erreger hervorgerufene Erkrankungen der Haut. Zu unterscheiden sind:

- Primärinfektion: Erstinfektion, d. h. der erste Kontakt eines Organismus mit einem Krankheitserreger.
- Sekundärinfektion: Erregerübertragung, die nach der Erstinfektion zusätzlich und mit anderen Erregern erfolgt. Der Verlauf einer solchen Erkrankung ist zumeist heftiger und zeigt vielfältige Symptome.
- Superinfektion: Ein vorausgegangener Infekt (z.B. viraler Infekt) bietet die Grundlage für einen weiteren (z.B. bakteriellen Infekt).
- Doppelinfektion: Bezeichnet eine gleichzeitige Infektion mit zwei verschiedenen Erregern.

Unterscheidung nach Herkunft der Erreger:
- Endogene Infektionen erfolgen bei geschwächtem Immunsystem durch die körpereigene, normalerweise völlig harmlose Flora in Form eines Erregereinbruchs, z.B. auf der Haut oder aus Magen, Darm und Lunge in den eigenen Körper (wie eine Wundinfektion durch eigene Kolibakterien).
- Exogene Infektionen werden verursacht durch Infektionserreger aus der Umgebung.
- Nosokomiale Infektionen werden im Krankenhaus, in einer Arztpraxis oder einer anderen medizinischen Einrichtung erworben.
- Iatrogene Infektionen werden durch unbeabsichtigtes Einbringen von Krankheitserregern bei der Durchführung medizinischer Eingriffe durch einen Arzt oder anderes medizinisches Fachpersonal beim Personal selbst oder dem Patienten verursacht.
- Opportunistische Infektionen werden durch Erreger hervorgerufen, gegen die bei normaler Funktion des Immunsystems natürliche Immunität besteht.

### Einteilung
Zu unterscheiden sind Hauterkrankungen durch:
- Bakterien (bakterielle Infektionen)
- Viren (virale Infektionen)
- Pilze (Mykosen; s.a. Dermatomykosen)
- Parasiten (Parasitosen der Haut)

Die Gefährlichkeit einer Infektionskrankheit ist abhängig von der Virulenz des Erregers.

## Infektionsschutzgesetz

### Synonym(e)
IfSG

### Allgemeine Information
- Das Bundes-Seuchengesetz (BGB I. S. 1012 vom 18.7.1971), das die Pflichtmeldung bestimmter Infektionskrankheiten regelt, ist seit dem 1.1.2001 durch das Infektionsschutzgesetz ersetzt worden.
- Der behandelnde Arzt, jede weitere mit der Pflege berufsmäßig beschäftigte Person, die Hebamme, das Familienoberhaupt und der Leichenschauer sind verpflichtet, unverzüglich oder spätestens innerhalb von 24 Stunden Verdachtsfall, Erkrankung oder Todesfall bestimmter Erkrankungen (s.u. Meldepflicht) dem Gesundheitsamt zu melden.
- Verstöße werden als Ordnungswidrigkeit bestraft. Formblätter sind in den Städtischen Gesundheitsämtern kostenlos zu erhalten (s.a. Meldepflicht).
- Im Vergleich zum Bundes-Seuchengesetz ergeben sich für Ärzte und diagnostische Institute vor allem Änderungen im Meldewesen und in der Aufzeichnungspflicht für nosokomiale Infektionen und Krankheitserreger mit speziellen Resistenzen. Das IfSG differenziert zwischen einer Meldepflicht für Krankheiten und einer Meldepflicht für die Nachweise von Krankheitserregern und sieht Auffangtatbestände für neue oder bislang in Deutschland nicht vorkommende Infektionen vor. Neben einer Meldepflicht bei gehäuftem Auftreten von nosokomialen Infektionen sind ausgewählte nosokomiale Infektionen bzw. deren Erreger von Krankenhäusern und Einrichtungen für ambulantes Operieren zu erfassen und zu bewerten. Damit soll das eigenverantwortliche Qualitätsmanagement gefördert werden.

## Infiltrationsanästhesie

### Definition
Verfahren der Lokalanästhesie.

### Durchführung
Fächerförmige Injektion des Lokalanästhetikums in den zu anästhesierenden Bezirk zur Ausschaltung der sensiblen Nervenenden. Grundsätze der Infiltrationsanästhesie:
- Je langsamer die Infiltration, desto weniger schmerzhaft ist das Vorgehen.
- Möglichst wenige Einstiche mit fächerförmiger Verteilung.
- Infiltration entlang der geplanten Schnittführung intrakutan, im Bereich der Mobilisation subkutan ins Fettgewebe (bei „Vorwärtsinjektion“ weichen kleine Nerven und Gefäße aus und werden nicht erfasst).
- Ggf. auch Durchführung als Feldblockanästhesie.

## Infiltrat, lupoides

### Definition
Ansammlung epitheloider Zellen im Korium, die unter Glasspateldruck als apfelgeleeartiger Fleck erscheinen. Charakteristisches Phänomen für die Tuberculosis cutis luposa. Auch bei Sarkoidose auftretend.

## Infliximab

### Definition
Chimärer monoklonaler Antikörper, bestehend aus humanen konstanten Regionen sowie variablen Regionen der Maus. Infliximab enthält eine Antigen-Binding-Stelle für den menschlichen Tumornekrosefaktor-alpha (TNF-α).

### Wirkungen
- Infliximab bindet mit hoher Affinität sowohl an löslichen als auch an transmembran gebundenem TNF-α, wirkt aber nicht gegen Lymphotoxin α (TNF-β).
- Zellen, die transmembranen TNF-α exprimieren, werden nach Bindung von Infliximab entweder durch die Komplementkaskade oder zellvermittelte Effektormechanismen lysiert.
- Infliximab hemmt die Bioaktivität von humanem TNF-α durch Bildung stabiler Antigen-Antikörper-Komplexe. Nach Bildung des Komplexes mit Infliximab, wird TNF-α nicht mehr von seinen TNF-Rezeptoren erkannt und kann daher keine Wirkungen mehr auslösen. Die Entzün-

dung bei der rheumatoiden Arthritis wird dadurch unterbunden.

### Indikation

- Psoriasis-Arthritis bei Erwachsenen, wenn deren Ansprechen auf eine vorhergehende krankheitsmodifizierende, antirheumatische Arzneimitteltherapie unzureichend gewesen ist.
- Psoriasis vulgaris (mittelschwere bis schwere Psoriasis vom Plaque-Typ bei Erwachsenen, die auf eine andere systemische Therapie, einschließlich Ciclosporin, Methotrexat oder PUVA, nicht angesprochen haben, bei denen eine solche Therapie kontraindiziert ist oder nicht vertragen wird.
- Rheumatoide Arthritis
- Morbus Crohn
- mittelschwere bis schwere aktive Colitis ulcerosa.

### Schwangerschaft/Stillzeit

Keine ausreichenden Daten über Anwendung in der Schwangerschaft und in der Stillzeit vorhanden. Sollte während der Schwangerschaft und Stillzeit nicht verordnet werden.

- Gebärfähige Frauen sollten eine adäquate Empfängnisverhütung (am besten mindestens eine mechanische Methode) anwenden und diese für mind. 6 Monate nach der letzten Infliximab-Applikation fortführen.
- Wegen der Sekretion von Immunglobulinen in die Muttermilch sollten Frauen mind. 6 Monate lang nach der letzten Infliximab-Applikation nicht stillen.

### Dosierung und Art der Anwendung

- Psoriasis-Arthritis und Psoriasis vulgaris: 5 mg/kg KG i.v. über 2 Std., zusätzlich Infusion von 5 mg/kg KG jeweils 2 und 6 Wochen nach der Erstinfusion, danach alle 8 Wochen.
- Rheumatoide Arthritis: 3 mg/kg KG i.v. über 2 Std., zusätzlich Infusion von 3 mg/kg KG jeweils 2 und 6 Wochen nach Erstinfusion, danach alle 8 Wochen. Infliximab muss zusammen mit Methotrexat verabreicht werden!

Cave: **Durchführung der Infliximab-Therapie unter Überwachung eines Arztes, der in der Diagnose und Behandlung von rheumatoider Arthritis oder entzündlichen Darmerkrankungen erfahren ist. Die Infusionsdauer muss mindestens 2 Stunden betragen. Außerdem müssen die Patienten während und mindestens 1 Stunde nach der Infusion hinsichtlich Nebenwirkungen überwacht werden. Eine Notfallausrüstung (Medikamente, ein Tubus und anderes geeignetes Material) müssen für die Notfallbehandlung von akuten infusionsbedingten Reaktionen zur Verfügung stehen!**

### Unerwünschte Wirkungen

- Generell ist zu beachten, dass Substanzen, die den Tumornekrosefaktor-alpha hemmen, auch die körpereigene Abwehr gegen Infektionen und gegen Krebszellen schwächen. Vermehrtes Auftreten von Infektionen und Krebserkrankungen ist daher möglich.
- Häufig: u.a. Hautveränderungen wie Urtikaria, Hyperhidrosis, Hauttrockenheit, Pruritus. Weiterhin Virusinfektionen (z.B. Influenza, HHV), Fieber, Kopfschmerzen, Schwindel/Benommenheit, Hitzewallungen, Infektionen d. oberen und unteren Respirationstraktes, Dyspnoe, Sinusitis, Übelkeit, Diarrhoe, Abdominalschmerzen, Dyspepsie, Leberfunktionsstörungen, Ermüdung.

### Kontraindikation

Tuberkulose oder andere schwere Infektionen (z.B. Sepsis, Abszesse, opportunistische Infektionen, Überempfindlichkeit gegenüber murinen Proteinen, mäßiggradige oder schwere Herzinsuffizienz (NYHA Klasse III/IV).

### Präparate

Remicade

### Hinweis(e)

Merke: **Tuberkuloseausschluss vor Therapiebeginn wird empfohlen (Tuberkulintest und Röntgen Thorax)!**

## Infrarot-Strahlen

### Synonym(e)

IR-Strahlung; Ultrarotstrahlung

### Definition

Elektromagnetische Wellen im Spektralbereich zwischen sichtbarem Licht und der längerwelligen Terahertzstrahlung. Die Infrarotstrahlung ist ein Teil der Wärmestrahlung. Als Infrarot wird der Spektralbereich zwischen 780 nm und 1000.000 nm bezeichnet. Etwa 43% der die Erdoberfläche erreichenden Solarstrahlung sind dem IR-Spektrum zuzuordnen.

### Einteilung

- Der Spektralbereich wird wie folgt eingeteilt:
  - nahes Infrarot (near infrared, NIR): Kurzwellige IR-Strahlung die sich direkt an den sichtbaren (roten) Bereich anschließt. Wellenlänge: 780 nm bis 1,400 μm
  - mittleres Infrarot (mid infrared, MIR): Wellenlängen: 1,4-50 μm.
  - fernes Infrarot (far infrared, FIR): Langwellige IR-Strahlung. Wellenlänge: 50 μm bis 1,0 mm.
- Nach DIN wird wie folgt unterteilt:
  - IRA: Wellenlänge: 0,7-1,4 μm.
  - IRB: Wellenlänge: 1,4-3,0 μm
  - IRC: Wellenlänge: >3,0 μm bis zu 1,0 mm. Dieser Spektralbereich umfasst damit das mittlere (MIR) als auch das ferne Infrarot (FIR).

### Allgemeine Information

Breitbandige IR-Quellen sind thermische Strahler wie beispielsweise Glühlampen und Heizstrahler. Selektivstrahler sind der Glühstrumpf oder auch Hochdruck-Gasentladungslampen und auch Infrarot-LEDs. Als monochromatische, kohärente Quellen dienen Infrarotlaser (Halbleiterlaser, Nd:YAG-Laser, $CO_2$-Laser). Zum Nachweis von IR-Strahlung aller Wellenlängen eignen sich thermische Detektoren (Thermoelemente oder Bolometer).

### Komplikation

Infrarot-Bestrahlungen führen an der Haut zur Erythembildung, deren Intensität und Ausprägung von der Wellenlänge und der Energie der Strahlung abhängt. Beispielsweise finden sich nach IR-C Bestrahlung ein zunächst homogenes, später retikuläres Erythem, das noch mehrere Stunden nach Strahlenexposition nachweisbar ist (s.a. Erythma e calore).

### Hinweis(e)

In der Medizin findet Wärmestrahlung von Heizstrahlern (keramische Infrarotstrahler mit langwelliger IR-Strahlung, Rotlichtlampen, die vorrangig nahes IR emittieren) zur örtlichen Behandlung von Entzündungen Anwendung. Infrarotstrahlung wird in der Medizin auch häufig in Form von Lasern genutzt. Möglicherweise können IR-Bestrahlungen der Haut zu einer chronischen Schädigung führen; gesichert ist eine vorzeitige Hautalterung; inwieweit eine Karzinomentstehung gefördert wird bleibt derzeit noch spekulativ.

## Infundibulum-Follikulitis, disseminiert-rezidivierende L73.8

### Erstbeschreiber
Hitch u. Lund, 1968

### Synonym(e)
Disseminate and recurrent infundibulo-folliculitis

### Definition
Erkrankung mit fast generalisiertem Auftreten von follikulären, papulösen Eruptionen. Die Eigenständigkeit dieses Krankheitsbildes ist noch umstritten.

### Manifestation
Überwiegend bei jungen Erwachsenen. Bei Männern häufiger als bei Frauen auftretend. Schwarze Rasse bevorzugt.

### Lokalisation
Vor allem Stamm, auch Extremitäten und Gesicht.

### Klinisches Bild
Über Monate oder Jahre rezidivierende, streng follikulär gebundene, stecknadelkopfgroße Papeln. Gänsehautartiger Aspekt. Keine Haarwachstumsstörungen.

### Histologie
Periinfundibuläre, lymphoidzellige Infiltrate; gelegentlich intrainfundibuläre Hyperkeratose.

### Differenzialdiagnose
Mucinosis follicularis, Keratosis follicularis, Pityriasis rubra pilaris.

### Therapie
Die Erkrankung ist therapeutisch schwer beeinflussbar. Antibiotika, Glukokortikoide und Antihistaminika intern und extern bringen keine Besserung. Teilweise wird positiv über orale Retinoide berichtet. Da die Erkrankung innerhalb von Monaten bis Jahren zur Spontanheilung neigt, ist zumindest in leichteren Fällen eine abwartende Haltung zu empfehlen. Rezidive sind häufig.

### Bestrahlungstherapie
Therapieerfolge mit PUVA-Therapie sind kasuistisch beschrieben.

## Infusions-Ulzera T80.8

### Definition
Ulzerationen im Bereich der Einstichstelle einer Kanüle bei Infusionen; meist als Folge paravenös eingedrungener, vasokonstriktorisch oder zytotoxisch wirkender Medikamente.

### Therapie
Wichtig sind Sofortmaßnahmen bei Paravasation toxischer Substanzen, um den nekrotisierenden Verlauf abzumildern. Spezifische Antidote sind für einzelne Zytostatika beschrie-

**Infusions-Ulzera. Tabelle 1.** Sofortmaßnahmen bei Paravasation gewebeschädigender Substanzen

| | |
|---|---|
| 1. Sofortiges Stoppen der Infusion, i.v. Zugang belassen. | |
| 2. Mit neuer Spritze Aspiration von Paravasat aus dem Gewebe, i.v. Zugang abstöpseln. | |
| 3. Bei Blasenbildung im Paravasatgebiet Inhalt mit Tuberkulinspritzen aspirieren. | |
| 4. Bei speziellen Antidots | Applikation durch i.v.-Zugang, insofern nicht anders angegeben, ansonsten das Antidot intra- und subkutan sternförmig von peripher nach zentral ins Paravasatgebiet applizieren (Kanüle 26 G). i.v.-Zugang entfernen. |
| 5. Ohne Antidot | 4-8 mg Dexamethason (z.B. Decadron-Phosphat) im Paravasat infiltrieren. |
| 6. Zur Schmerzlinderung 1% Lidocain (ohne Adrenalin!) einspritzen. | |
| 7. Mittel bis stark wirksames Glukokortikoid wie 0,25% Prednicarbat-Creme (z.B. Dermatop) 2mal/Tag auftragen bis das Erythem abgeklungen ist. | |
| 8. Bei allen toxischen Substanzen | mehrmals tgl. 15 Min. Eispackungen für mind. 3 Tage. |
| 9. Bei Paravasation von Vinkaalkaloiden wie Vincristin, Vinblastin (Velbe), Etoposid (Vepesind), Vindesin, (Eldesine), Teniposid (VM 26) | einmalig 60 Min. lang trockene, milde Wärme anwenden. |
| 10. Die betroffene Extremität hochlagern bis Schwellung zurückgegangen ist. | |
| 11. Paravasation und getroffene Maßnahme dokumentieren. | |
| 12. Sorgfältige Beobachtung und falls erforderlich frühzeitig in Zusammenarbeit mit Chirurgen operative Abtragung des Nekrosebereichs; s.u. Ulcus cruris. | |

**Infusions-Ulzera. Tabelle 2.** Spezifische Antidote zur Behandlung von Zytostatikaparavasaten

| Präparat | Maßnahme |
|---|---|
| Doxorubicin | Na-Hydrogencarbonat 8,4% 2-5 ml (nur zur unmittelbaren Sofortbehandlung geeignet).<br>**Cave: Auch nekrotisierende Wirkung möglich, allenfalls kleine Mengen!**<br>Ca. 5000 IE Heparin-Na in 5 ml physiologischer NaCl-Lösung einspritzen.<br>Dexamethason 4-8 mg ins Paravasatgebiert infiltrieren.<br>Dimethylsulfoxid (DMSO, z.B. Dolobene pur Gel) alle 3-4 Std. für mind. 3(-14) Tage mit Watteträger im gesamten Paravasatgebiet auftragen und abtrocknen lassen.<br>Weitere Empfehlung: intradermale Verabreichung von 100 mg Propanolol |
| Dacarbazin | Keine schweren Nekrosen zu erwarten.<br>Lichtschutz!<br>Dimethylsulfoxid (DMSO, z.B. Dolobene pur Gel) alle 3-4 Std. für mind. 3(-14) Tage mit Watteträger im gesamten Paravasatgebiet auftragen und abtrocknen lassen. |
| Daunorubicin | s. Doxorubicin |
| Epirubicin | s. Doxorubicin |
| Idarubicin | s. Doxorubicin |
| Vincristin | Hyaluronidase 150 IE (1 ml) ins Paravasatgebiet infiltrieren (Kinetin).<br>Wärme.<br>**Cave: Auf keinen Fall Glukokortikoide ins Paravasatgebiet infiltrieren!** |
| Vinblastin | s. Vincristin |
| Vindesin | s. Vincristin |
| Dactinomycin | Sofort lokale Kälteanwendung. |
| Mitomycin | Dimethylsulfoxid (DMSO, z.B. Dolobene pur Gel) sofort und alle 3-4 Std. für wenigstens 3 Tage mit Watteträger im Paravasatgebiet auftragen und abtrocknen lassen.<br>Na-Thiosulfatlösung 10% mit Aqua ad inj. 1:4 verdünnen. 4 ml dieser Lösung s.c. injizieren.<br>Zusätzlich mit Eis kühlen. |
| Mustagen | Na-Thiosulfatlösung; s. Mitomycin |

ben. Die exakten Volumina der zu applizierenden Antidote müssen individuell vom Ausmaß des Paravasates und Alters des Patienten festgelegt werden.
Siehe Tabelle 1 [Sofortmaßnahmen bei Paravasation gewebeschädigender Substanzen] und Tabelle 2 [Spezifische Antidote zur Behandlung von Zytostatikaparavasaten].

## Inhalationsallergien, berufsbedingte    T78.4

### Definition
Durch Inhalation von Proteinen ausgelöste Allergie.

### Erreger
Meist ausgelöst durch Proteine von Mäusen und Ratten, seltener Fliegen, Kakerlaken, Heuschrecken (abhängig von der beruflichen Tätigkeit). Sensibilisierung erfolgt per inhalationem.

### Vorkommen/Epidemiologie
Inzidenz in Großbritannien: 21/1000 Arbeitnehmer/Jahr.

### Pathologie
Typ I-Allergie auf Proteine des angeschuldigten Inhalationsallergens.

### Klinisches Bild
Rhinokonjunktivitis, Asthma bronchiale; bei perkutaner Sensibilisierung auch Proteinkontakturtikaria.

### Labor
Nachweis spezifischer IgE-Antikörper, Gesamt-IgE

### Diagnose
**Merke: Testung von patienteneigenen Berufsstoffen (sollte auch nach Einwilligung an einem gesunden, beruflich nicht exponierten Probanden als Negativkontrolle getestet werden!)**

- Falls kommerziell nicht erhältlich, kann der angeschuldigte Berufsstoff in Glycerin zermörsert und anschließend zur Pricktestung angewandt werden. Auch hier Negativkontrolle mit Glycerin gleichzeitig durchführen.

**Cave: Vorher Ausschluss von Kontraindikationen, z.B. Glycerinsensibilisierungen!**

- Neben Pricktest auch Lungenfunktionsprüfung und ggf. Provokationstestungen.

### Differenzialdiagnose
Hausstaubmilbenallergie, Schimmelpilzerkrankungen, Pollinose, Stauballergien.

### Therapie
Allergenkarenz (z.B. durch innerbetriebliche Umsetzung), Atemschutzmasken.

### Nachsorge
Das Auftreten einer akuten Rhinokonjunktivitis bei ausschließlicher beruflicher Exposition, positive Hauttestungen mit dem angeschuldigten Protein, Nachweis spezifischer IgE-Antikörper und Erscheinungsfreiheit bei Allergenkarenz erhärtet den Verdacht auf das Vorliegen einer isolierten, berufsbedingten Inhalationsallergie!

### Hinweis(e)
Bei positivem Nachweis einer beruflich bedingten Inhalationsallergie muss die Meldung über das Vorliegen einer Berufskrankheit erfolgen (BK 4301 der Anlage zur BKV).

## Inokulations-Tbc T88.1

### Definition
Primäre Infektion der Haut mit Mycobacterium tuberculosis. Entwicklung eines tuberkulösen Primärkomplexes.

## INR

### Synonym(e)
International Normalized Ratio

### Definition
Akronym für „International Normalized Ratio". Die INR ist die empfohlene Einheit für die Ermittlung der Blutgerinnung. Sie verhält sich zum Quickwert umgekehrt proportional. Normwert INR = 1,0 (therapeutische INR-Werte liegen zwischen 2,0-4,0). Die Messung der INR ist vor allem bei der oralen Antikoagulation mit Cumarinen notwendig.

### Hinweis(e)
Mit abnehmendem Quickwert wird die INR größer. Die Gerinnungszeit verlängert sich, die Blutungsneigung nimmt damit zu. Mit zunehmendem Quickwert wird die INR kleiner: die Gerinnungszeit verkürzt sich, die Thrombosegefährdung nimmt zu.

**INR. Tabelle 1.** Vergleich INR - Quickwert (Beispiele)

| INR* | Quickwert |
|---|---|
| 1,5-2,5 | 50-30% |
| 2,0-3,0 | 35-25% |
| 3,0-4,5 | 25-15 |

* INR für therapeutische Werte in der Marcumar-Therapie

## Insektengiftallergie T78.81

### Synonym(e)
Stinging insect allergy; insect venom allergy

### Definition
Meist IgE-vermittelte, evtl. lebensbedrohliche Soforttyp-Reaktionen auf beim Insektenstich übertragene Allergene (v.a. Phopholipasen). Am häufigsten handelt es sich um Bienengiftallergie und Wespengiftallergien. Die klinischen Reaktionen reichen von einer gesteigerten Lokalreaktion (>10 cm, >24 Std. anhaltend) bis zur potentiell lebensbedrohlichen Allgemeinreaktion, die v.a. bei ungünstiger Lokalisation des Stiches (z.B. im Bereich der oberen Luftwege) auftreten kann. Die Symptomatik beginnt meist innerhalb von Minuten, Intervalle von mehr als 30 Minuten sind eher selten.

### Vorkommen/Epidemiologie
Nach einem Hymenopterenstich (Biene, Wespe) treten bei ca. 0,8-5% der Bevölkerung systemische Überempfindlichkeitsreaktionen auf.

### Therapie
- Lokalreaktion: Kühlkompressen, zudem potente Glukokortikoid-Salben (z.B. Emovate, Dermoxin) unter feuchten Kochsalz-Umschlägen. Bei Juckreiz können zwischendurch topische Antihistaminika wie Dimetinden (z.B. Fenistil) versucht werden, bei starkem Juckreiz sind interne Antihistaminika wie Desloratadin (z.B. Aerius) 1-2 Tbl./Tag wirkungsvoller.
- Generalisierte Reaktion: Stadienabhängige Behandlung des anaphylaktischen Schocks.
- Vermeiden von Situationen, bei denen es zu Insektenstichen kommen kann.
- Immuntherapie, spezifische: Bei Bienen- und/oder Wespenstichallergien mit systemischer Typ I-Reaktion zeigen spezifische Immuntherapien häufig sehr gute Erfolge, d.h. bei 80-100% der Patienten folgen auf einen Stich keine systemischen Reaktionen mehr.
- Indikation: Systemische Reaktion im Zusammenhang mit Bienen/Wespenstich. Zurückhaltung ist angezeigt bei Kindern < 5 Jahre, da diese nach einem Stich selten schwere anaphylaktische Reaktionen zeigen, aber zu unerwünschten und generalisierten Nebenwirkungen während der Immuntherapie neigen. Im hohen Alter sind spezifische Immuntherapien dagegen sinnvoll, da auf Insektenstiche häufig mit schweren anaphylaktischen Reaktionen reagiert wird. Einzelheiten und technischer Ablauf s. unter Immuntherapie, spezifische.
- Die Auswahl von Bienen- oder Wespengift erfolgt nach Anamnese, Hauttest und RAST. Wenn hierdurch keine eindeutige Entscheidung zwischen Bienen- und Wespengift möglich ist, erfolgt eine Immuntherapie mit beiden Giften.
  - Bei Hornissengiftallergie: In diesen Breitengraden spezifische Immuntherapie mit Wespengift.
  - Bei Hummelgiftallergie: Immuntherapie mit Bienengift.
  - Bei Doppelsensibilisierungen erfolgt eine Immuntherapie konsekutiv mit beiden Giften. Entsprechend der Anamnese, Gefährdung/Exposition, wird üblicherweise mit dem Gift begonnen, gegen das eine stärkere Sensibilisierung vorliegt. Nach Erreichen der Erhaltungskonzentration Beginn mit der zweiten Immuntherapie.

- Spezifische Ultrakurzzeittherapie (Rush Schema): Gängigstes und i.A. effektivstes Verfahren ist die Einleitung als Rush-Immuntherapie mit wässrigen Präparaten (z.B. mit ALK-lyophilisiert SQ) im stationären Rahmen. Nach 1-2 Wochen Fortsetzung in ambulanter Behandlung mit Depot-Präparaten (z.B. ALK depot SQ/Scherax). Anschließend Fortsetzungstherapie.
- Konventionelles Schema: Spezifische Immuntherapie zur ambulanten Behandlung. Beginn mit 1/10 (bzw. 1/100) der im Intrakutantest (bzw. Prick-Test) ermittelten Konzentration. Einheitliche Anfangskonzentration bei der Immuntherapie: 0,01 µg. Bei Bienengiftallergie und extrem niedriger Schwelle im Hauttest ist die Anfangskonzentration zu vermindern! Bei Dosierungen <1 µg sind allergische Allgemeinreaktionen selten, unterhalb einer Dosis von 0,01 µg werden nur in 2-3% Allgemeinreaktionen bei einer Ultrakurzzeittherapie beobachtet. Es besteht eine Beziehung zwischen Reaktivität im Intrakutantest und Häufigkeit systemischer Reaktionen bei der Ultrakurzzeittherapie.

> Merke: **Therapieziel: 100 µg (1 ml) alle 4 Wochen sowohl für Erwachsene als auch Kinder!**

- Bei bes. Expositionsrisiko (Imker) oder sehr schweren Reaktionen in der Anamnese: 200 µg/4 Wochen. Berücksichtigung von akzidentiellen Bienenstichen bei aktiven Imkern während der Immuntherapie. Nach tolerierter Stichprovokation, Imker evtl. im Sommer alle 1-2 Wochen von einer Biene stechen lassen, im Winter Immuntherapie mit Injektionen.
- Dauer der spezifischen Immuntherapie: Mindesttherapie: 3 (–5) Jahre, danach halbjährliche Kontrollen. Konkret kann die Behandlung beendet werden, wenn die höchste Giftdosis ohne systemische Nebenwirkungen toleriert wurde, Stichprovokation oder akzidentieller Stich eine normale oder nur verstärkte Lokalreaktion hervorgerufen haben, RAST Klasse 0 oder 1 vorliegen sowie der Hauttest negativ (1 µg/ml) wird.
- Verlängerte Therapiedauer ist erforderlich bei schweren Systemreaktionen als Therapienebenwirkungen, sehr schweren Stichreaktionen, auffällig hohen Konzentrationen des spezifischen IgE, auffällig niedrigen Hauttestschwellen nach 3 Therapiejahren, sehr hohem Expositionsrisiko. Dann sind halbjährliche Nachkontrollen (ggf. jährlich) mit Erhebung der Anamnese (weitere Stiche? Reaktionen?), Kontrolle der Vollständigkeit des Notfallsets und Testung der Reagibilität, erforderlich.
- Stichprovokation: Stich durch ein eindeutig lebendes Insekt 6-12 Monate nach Erreichen der Erhaltungsdosis unter anästhesiologischer Notfallbereitschaft (i.v.-Zugang, Medikation griffbereit, Möglichkeit zur Intubation, laufende Kontrolle von Puls, RR, Atemstoßwert).

> Merke: **Die Stichprovokation ist der zuverlässigste Parameter zur Abschätzung der aktuellen Reaktivität gegenüber dem betreffenden Insektengift, zur Bestätigung des Therapieerfolges oder zur Aufdeckung von Therapieversagern!**

- Die Stichprovokation mit Wespengift ist evtl. weniger zuverlässig als die mit Bienengift, aufgrund der größeren Variabilität der pro Stich abgegebenen Giftmenge.
- Vorgehen: Schriftliches Einverständnis des Patienten einholen. Der Patient sollte nüchtern sein und im Anschluss noch eine Std. nüchtern bleiben. Das Insekt mit einer Pinzette auf die Haut setzen, durch leichten Druck Stich auslösen und den Stachel nach 1 Min. entfernen. Verwertung nur, wenn eindeutige Lokalreaktionen vorliegen. Der Test ist abhängig vom Alter des Insektes, der Stichdauer, der aktuellen Giftmenge im Giftsack. Nachbeobachtung bis zum Folgetag. Bei systemisch reagierenden Patienten: Erhöhung der Erhaltungsdosis der Insektengift-Immuntherapie auf 150/200 µg anstreben (oder Verkürzung der In-

**Insektengiftallergie. Tabelle 1.** Einleitende Phase einer spezifischen Immuntherapie bei Bienen- bzw. Wespenstichallergien

| Dosierungsschema | Zeitdauer bis zur Erhaltungsdosis von 100 µg | Ort | Vorteile | Nachteile |
|---|---|---|---|---|
| **Ultrarush** | 3,5-6 Std. | Intensivstation | Weniger systemische Reaktionen bei Wespengift als bei Rush-Hypo | Geringere kumulative Dosen, immer überstarke Lokalreaktionen, für Folgeinjektionen wieder stationär |
| | 1,5 Tage | Periphere Station | | Kumulative Dosis 350 µg |
| **Rush** | 4-15 Tage (Wichtig: Kontinuierliche Dosissteigerung!) | Periphere Station | Effektivstes Verhältnis von zeitlichem Aufwand und Schutzwirkung: Deshalb empfehlenswerteste Methode | |
| **Cluster** | 29 Tage | Ambulant | Wöchentliche Abstände, bis zu 3 Injektionen pro Tag | |
| **Konventionell** | 7-15 Wochen | Ambulant | Wöchentliche Injektionen, geringere Nebenwirkungsrate | Erst später Schutz, deshalb nur außerhalb der Flugzeit; Kontrolle/Behandlung von NW erschwert |

**Insektengiftallergie. Tabelle 2.** Übersicht des Dosierungsschemas der Rush-Immuntherapie

| Tag | Zeit [Std.] | ALK-Flasche | Konzentration [µg/ml] | Dosis [ml] | Dosis [µg] |
|---|---|---|---|---|---|
| 1 | 0 | 1 | 0.1[1] | 0.1 | 0.01 |
| | 0.5 | 1 | 0.1 | 0.5 | 0.05 |
| | 1 | 1 | 0.1 | 1 | 0.1 |
| | 1.5 | 2 | 1 | 0.5 | 0.5 |
| 2 | 0 | 2 | 1 | 1 | 1 |
| | 1 | 2 | 1 | 2 | 2 |
| | 2 | 3 | 10 | 0.4 | 4 |
| | 3 | 3 | 10 | 0.8 | 8 |
| 3 | 0 | 3 | 10 | 1 | 10 |
| | 1 | 3 | 10 | 2 | 20 |
| | 2 | 4 | 100 | 0.3 | 30 |
| | 3 | 4 | 100 | 0.4 | 40 |
| 4 | 0 | 4 | 100 | 0.5 | 50 |
| | 1 | 4 | 100 | 0.6 | 60 |
| | 2 | 4 | 100 | 0.7 | 70 |
| | 3 | 4 | 100 | 0.8 | 80 |
| 5 | 0 | 4 | 100 | 0.9 | 90 |
| | 2 | ALK Depot | 100 | 1.0 | 100 |

[1] Niedrigere Anfangskonzentrationen lediglich bei Bienengiftallergien und extrem niedriger Schwelle im Hauttest.

**Insektengiftallergie. Tabelle 3.** Fortsetzungstherapie der spezifischen Immuntherapie (z.B. ALK-Depot SQ)

| Termin | Konzentration [µg/ml] | Dosis [ml] | Dosis [µg] |
|---|---|---|---|
| nach 1 Woche | 100 | 1 | 100 |
| nach 2 Wochen | 100 | 1 | 100 |
| nach 3 Wochen | 100 | 1 | 100 |
| nach 4 Wochen | 100 | 1 | 100 |
| etc. alle 4 Wochen | | | |

**Insektengiftallergie. Tabelle 4.** Procedere bei Intervallüberschreitungen während der Fortsetzungstherapie (z.B. Reless, Venomil) der spezifischen Immuntherapie

| Intervall (Wochen) | Procedere | |
|---|---|---|
| | wässrige Allergene | ALK Depot SQ |
| 4-6 | 75% der letzten Dosis | – |
| 6-8 | 50% der letzten Dosis | – |
| 8-10 | 25% der letzten Dosis | 75% der letzten Dosis |
| 10-12 | Neubeginn der spezifischen Immuntherapie | 50% der letzten Dosis |
| 12-14 | s.o. | 25% der letzten Dosis |
| 14-16 | s.o. | 10% der letzten Dosis |
| >16 | s.o. | 25% der letzten Dosis |

**Insektengiftallergie. Tabelle 5.** Dosisreduktion bei unerwünschten Nebenwirkungen während der spezifischen Immuntherapie

| Symptome | Procedere bei allergischen NW |
|---|---|
| Leichte Lokalreaktion | Keine Dosisreduktion |
| Gesteigerte Lokalreaktion | Dosisreduktion um 1-2 Schritte |
| Subjektive Allgemeinreaktion (Parästhesien, Juckreiz, Unwohlsein, Kopfschmerzen) | Letzte Dosis wiederholen, bei mehrfachem Auftreten ggf. Antihistaminika-Prophylaxe |
| Leichte Allgemeinreaktion (Flush, Urtikaria, Pruritus, Nausea) | Dosisreduktion auf 50%, langsamere Steigerung |
| Starke Allgemeinreaktion (Erbrechen, Defäkation, Schwindel, Bronchospasmus, Glottis-Ödem, Krämpfe) | Dosisreduktion auf 10%, langsamere Steigerung |
| Anaphylaktischer Schock | Eignung für spezifische Immuntherapie überprüfen, evtl. Neubeginn, langsame Dosissteigerung |

jektionsintervalle). Evtl. Boosterung der Sensibilisierung, deshalb Kontrolle der Sensibilisierung nach 2–4 Wochen.

### Prognose
Die Effektivität einer spezifischen Immuntherapie bei Hymenopterengiftallergie hat sich in zahlreichen Studien bewiesen. 80-100% der Patienten tolerieren nach Abschluss der Immuntherapie einen entsprechenden Insektenstich ohne weitere systemische Reaktion. Insbesondere bei Kindern ist nach Beendigung ein langandauernder Schutz belegt.

## Insektenstich T14.0

### Synonym(e)
Iktus

### Definition
Stich durch Insekten. Zu den Besonderheiten der einzelnen Stichreaktionen s.u. Mückenstich; Bienenstich; Wespenstich; Hornissenstich; Bremsenstich; Flohstich.

### Einteilung
Mögliche Reaktionsformen auf Insektenstiche:
- Akut, toxisch
- Allergisch (bei erworbener Überempfindlichkeit) s.u. Insektengiftallergie
- Chronisch, granulomatös mit Übergang in eine fibrosierende Dermatitis (Dermatofibrom)
- Pseudolymphomatöse Reaktion.

### Klinisches Bild
- Toxische Reaktionen: „Normale" Reaktion des (nicht allergischen) Organismus auf einen Stich; Schmerz, Juckreiz, Quaddelbildung. Gelegentlich persistieren Insektenstiche über längere Zeit als juckende, stecknadelkopf- bis linsengroße, häufig zerkratzte Papeln. Selten treten nach Insektenstichen lebensbedrohliche Reaktionen (100-1000 Stiche) auf.
- Ungewöhnliche Reaktionen: Hierunter verstehen sich Reaktionen, deren zugrunde liegender Pathomechanismus nicht eindeutig zu klären ist. Diskutiert werden Immunkomplexanaphylaxien, neuropsychogene Reaktionen oder Intoleranzreaktionen unter dem Bild von Vaskulitis, Serumkrankheit, Nephropathie oder urtikarieller Dermatitis.
- Allergische Reaktionen: Hervorgerufen durch eine eindeutig nachweisbare (IgE vermittelte) Sensibilisierung, meist durch ein vorausgegangenes Stichereignis. Allergische Reaktionen werden unterteilt in Lokal- und Systemreaktionen. Sie spielen eine besondere Rolle bei Bienen- und Wespenstichen.

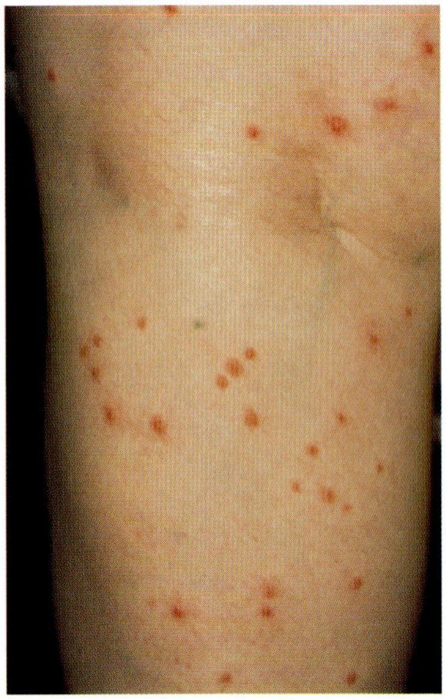

**Insektenstich.** Diffus verteilte, juckende, entzündliche Papeln am Bein.

Zu den Besonderheiten der einzelnen Stichreaktionen s.u. Mückenstich; Bienenstich/Wespenstich; Wespenstich; Hornissenstich; Bremsenstich; Flohstich.

### Histologie
- Spätstadium: Oberflächliches und tiefes, perivaskulär orientiertes, überwiegend lymphozytäres Infiltrat unterschiedlicher Intensität, dem häufig eosinophile Granulozyten unterschiedlicher Dichte beigemengt sind. Epidermale Reaktionen (Spongiose, Epithelnekrosen) können vorhanden sein.
- Frühstadium (selten histologisch untersucht): Dermales Ödem und buntes perivaskuläres Entzündungsmuster.

## Insulinlipom T80.8

### Definition
Umschriebene Lipohypertrophie als Reaktion auf Insulininjektion.

### Vorkommen/Epidemiologie
Fast ausschließlich bei Kindern.

### Therapie
Rückbildung bei Schonung der Injektionsstelle.

### Prognose
Rückbildung bei Schonung der Injektionsstelle.

## Integrase-Inhibitoren

### Definition
Antiretroviral wirksame Wirkstoffe, die pharmakologisch das HIV-Enzym Integrase als Ansatzpunkt haben.

### Hinweis(e)
- Integrase ist neben der Reversen Transkriptase und der Protease eines der drei Schlüsselenzyme im HIV-1-Replikationszyklus und bei der Integration viraler DNA in die Wirts-DNA im Zellkern involviert. Daher ist das Enzym für die Vermehrung von HIV essentiell. Zudem gibt es in menschlichen Zellen selbst wahrscheinlich keine Integrase. Daher ist Integrase ein interessanter pharmakologischer Ansatzpunkt für antiretroviral wirksame Substanzen.
- Die Integration viraler DNA verläuft über mindestens vier Schritte, die theoretisch alle durch verschiedene (!) Integrasehemmer inhibiert werden können. Analog zu den Entry-Inhibitoren wird man in der Zukunft daher möglicherweise unterschiedliche Wirkstoffgruppen unterscheiden.
  - Bindung des Integrase-Enzyms im Zytoplasma an die virale DNA: Dadurch entsteht ein relativ stabiler soge-

nannter Präintegrationskomplex. Pyranodipyrimidine können als Integrase-DNA-Bindungshemmer diesen Schritt unterbinden.
- Prozessierung: In einem ersten katalytischen Schritt schneidet die Integrase ein Dinukleotid an beiden Enden der viralen DNA heraus und produziert nun neue 3-Hydroxylenden innerhalb des Präintegrationskomplexes. Sogenannte Prozessierungsinhibitoren sind Styrylquinolone oder Diketosäuren.
- Strangtransfer: Nachdem der so veränderte Präintegrationskomplex durch Kernporen in den Zellkern eingeschleust wurde, bindet die Integrase an die Wirts-DNA. Dabei vermittelt sie das Andocken und die irreversible Bindung der Hydroxylenden der viralen DNA an die Phosphodiesterbrücken der Wirts-DNA Dieser Schritt wird durch die beiden momentan am weitesten entwickelten Integrasehemmer Raltegravir und Elvitegravir, sogenannte Strangtransfer-Inhibitoren (STIs), gehemmt.
- Lückenreparatur: Die Kombination aus viraler DNA und Wirtszell-DNA ist ein intermediäres Produkt mit Lücken, welche durch wirtszelleigene Reparaturenzyme repariert werden. Hierfür ist möglicherweise keine Integrase mehr notwendig, die Reparatur kann aber durch zum Beispiel Methylxanthine gehemmt werden.

## Integrine

### Definition
Integrine sind eine große Familie von Molekülen die zu der Gruppe der Adhäsionsmoleküle zählen (hierzu gehören auch Selektine und die Immunglobulin-Superfamilie). Integrine werden in den verschiedensten Geweben exprimiert.

### Allgemeine Information
- Chemisch betrachtet besteht ein Integrin aus zwei Untereinheiten (alpha und beta), die miteinander verbunden sind. Für die alpha- und beta-Untereinheiten gibt es wiederum verschiedene Subtypen (z.B. beta 1, beta 2 u.a.). Auf Leukozyten kommen einige Integrine vor, die eine wichtige Rolle in dem Prozess der Leukozyten-Emigration spielen.
- Eines dieser Integrine ist das Lymphozyten-Funktions-Antigen-1 (LFA-1 = CD11a; s.u. Psoriasis vulgaris), das von allen Leukozyten exprimiert wird; ein weiteres Integrin, MAC-1(CD11b), wird dagegen nur auf Granulozyten gefunden (s.a. unter PRRs). Integrine vermitteln die feste Anheftung von Leukozyten an das Endothel der Gefäße, eine Voraussetzung für die Auswanderung (Migration) der Leukozyten aus den Blutgefäßen. Diese wichtige Funktion der Integrine wurde im Zusammenhang mit einer seltenen Immunerkrankung, der Leukozyten-Adhäsions-Defizienz-I (LAD-I), entdeckt. Betroffene Patienten leiden unter schweren, immer wiederkehrenden Infektionen, da ihre Leukozyten aufgrund eines genetischen Defekts keine funktionellen beta1-Integrine exprimieren und ihre Auswanderung ins Gewebe dadurch stark beeinträchtigt ist.
- Bei Psoriatikern konnte gezeigt werden, dass inflammatorische T-Zellen den gegen Kollagen IV (Kollagen der Basalmembran) gerichteten Rezeptor alpha1beta1-Integrin (VLA-1) bilden. Dieses Integrin wird auf epidermalen Lymphozyten in läsionaler (nicht in unbefallener) Haut exprimiert und spielt offenbar eine Rolle bei der Überwindung der Basalmembran durch diese Lymphozyten (s.u. Epidermotropie).
- Der Angiogenesehemmer Cilengitide inhibiert verschiedene Integrine und findet in klinischen Studien Anwendung beim malignen Melanom. Cilengitide hemmt die Integrine $\alpha v\beta 3$ and $\alpha v\beta 5$ und somit die Bildung und das Wachstum von tumoreigenen Blutgefäßen (Angiogenese) und damit das Wachstum und die Ausbreitung von Tumorzellen.

## Interface-Dermatitis

### Definition
Kennzeichende histologische Variante einer diffusen, superfiziellen Dermatitis, die bei ätiopathogenetisch unterschiedlichen, entzündlichen Dermatosen nachweisbar ist. Die Interface-Dermatitis ist gekennzeichnet durch ein epitheliotropes, lymphozytäres Infiltrat, das an der Epidermis zu einer vakuolären (hydroptischen) Schädigung der basalen Keratinozyten (und Melanozyten) führt, mit Zeichen der Apoptose und deren histomorphologisch fassbaren Folgen.

### Einteilung
Erkrankungen, deren histologisches Substrat durch eine Interface-Dermatitis charakterisiert wird (variiert n. El Shabrawi-Caelen u. Soyer):
- Interface-Dermatitis mit vorzeitiger terminaler Differenzierung:
  - Lichen planus und Varianten
  - Erythema dyschromicum perstans (Ashy dermatosis)
  - Lichen nitidus
  - Arzneimittelexanthem, lichenoides
  - Dermatomyositis
  - Keratosis lichenoides chronica
  - Lichenoide Graft-versus-host-Reaktion
  - Lupus erythematodes chronicus discoides
  - Lichen striatus.
- Interface-Dermatitis mit akutem zytotoxischem Schaden:
  - Erythema exsudativum multiforme
  - Stevens-Johnson-Syndrom
  - Toxische epidermale Nekrolyse
  - Akuter Lupus erythematodes
  - Arzneimittelreaktion, fixe
  - Erythema dyschromicum perstans
  - Akute zytotoxische Dermatitis nach Chemotherapie
  - Phototoxische Dermatitis
  - Pityriasis lichenoides chronica
  - Pemphigus, paraneoplastischer.
- Interface-Dermatitis mit psoriasiformer Epidermishyperplasie:
  - Lichenoide Purpura
  - Lichen striatus
  - Porokeratosis Mibelli
  - Sekundäre Syphilis
  - Acrodermatitis chronica atrophicans (frühes Stadium)
  - Mycosis fungoides
  - Arzneimittelreaktion, unerwünschte.
- Interface-Dermatitis mit irregulärer Epidermishyperplasie:
  - Verruköser Lichen planus
  - Verruköser diskoider Lupus erythematodes
  - Verruköse lichenoide Arzneimittelreaktion.

- Interface-Dermatitis mit epidermaler Atrophie:
  - Acrodermatitis chronica atrophicans
  - Lichen sclerosus et atrophicus
  - Atrophischer Lichen planus
  - Poikilodermien.

# Interferon

### Allgemeine Information
Polypeptide mit antiviralen, antiproliferativen und immunmodulatorischen Eigenschaften. Man unterscheidet:
- INF-alfa (früher als Leukozyteninterferone bezeichnet)
- IFN-beta (Fibroblasteninterferon)
- IFN-gamma (Immuninterferon)

Zur Abgrenzung zu den säurestabilen Typ I Interferonen wurde der Begriff des Typ II-Interferons für das IFN-gamma eingeführt. Entdeckt wurden die Interferone aufgrund ihrer Fähigkeit zur Interferenz mit der Virusreplikation. Später wurde zusätzlich die antiproliferative Aktivität der Interferone gefunden. Hinzu kommen eine weiter wachsende Anzahl biologischer Aktivitäten. Die Typ I-Interferone haben dabei eine höhere antivirale, das IFN-gamma eine stärkere antiproliferative Wirkung. Interferone finden bei verschiedenen viralen, immunologischen und onkologischen Erkrankungen als wirksame Medikamente Verwendung. Die immunregulatorischen Wirkungen sind beim IFN-gamma vielfältiger ausgeprägt als bei den Typ I-Interferonen. Alle Interferone induzieren MHC-Zelloberflächenantigene und aktivieren CD8+-T-Lymphozyten sowie natürliche Killerzellen. IFN-gamma induziert weiterhin MHCII-Antigene und aktiviert Makrophagen. Die Induktion der Transkription der IFN α-Gene sowie des IFN β-Gens in virusinfizierten Zellen ist ein wesentlicher Bestandteil der angeborenen Immunität. Virusstimulierte Leukozyten produzieren v.a. IFN-α. Fibroblasten produzieren hauptsächlich oder sogar ausschließlich IFN-β. Obwohl nahezu jede Zellart IFN-alfa oder IFN-beta nach einer Virusinfektion produzieren kann, gibt es Zellen, die bis zum Tausendfachen der IFN-Menge sezernieren. Diese sog. „natürlichen Interferon-produzierenden Zellen" auch NIPCs genannt, sind als Zellen mit einer plasmazytoiden Morphologie beschrieben. Offenbar spielen sie eine wichtige Rolle in der angeborenen Immunabwehr. Eine besondere Bedeutung bei der Erkennung pathogener Prozesse und der folgenden Typ I-IFN-Induktion haben die toll-like Rezeptoren. Glukokortikoide und Katecholamine hingegen, die wichtigsten Stresshormone, inhibieren die Synthese von proinflammatorischen Zytokinen, wie Interleukin-2, Tumornekrosefaktor-alfa und IFN-gamma. Dies stellt eine Verbindung zu einer erhöhten Anfälligkeit gegenüber bakteriellen und viralen Infektionen in akuten Stressphasen her.

# Interferon alfa

### Synonym(e)
Interferon alpha; Interferon-alpha; alfa-Interferon; alpha-Interferon; IFN-α; IFN α; α-Interferon; Interferon-α; IFN-alfa; IFN-alpha

### Definition
Zytokin.

### Allgemeine Information
- Wirkungen: Verstärkung der unspezifischen humoralen Abwehr bei Virusinfektionen und Verstärkung der Expression von HLA-Klasse-I-Antigenen. Förderung der zellulären Zytotoxizität. Stimulation der CD-8-Zellen.
- Synthetisch hergestellte Derivate des Interferon alfa werden systemisch eingesetzt u.a. bei undifferenziertem Nasopharynxkarzinom, Virusenzephalitis, Herpes zoster generalisatus und Varizellen bei immunsupprimierten Patienten. Topisch angewendet werden IFN alfa-Derivate u.a. zur Nachbehandlung von Condylomata acuminata.

# Interferon alfa-2a

### Synonym(e)
Interferon alpha-2a; Interferon-alpha-2a; IFN-α-2a; IFN α-2a; Interferon-α-2a

### Definition
Zytokin. Interferon alfa-Derivat.

### Indikation
Philadelphia-Chromosom-positive CML in der chronischen Phase, kutane T-Zell-Lymphome, Haarzellenleukämie, HIV-assoziiertes Kaposi-Sarkom, malignes Melanom. In Studien (Off-Label-Use) effektiv bei der Therapie mukokutaner Läsionen des M. Behçet.

### Eingeschränkte Indikation
Schwangerschaft, Stillzeit, leichte bis mäßige Nieren-, Leber- und Knochenmarksfunktionsstörung.

### Schwangerschaft/Stillzeit
Aufgrund der antiviralen und antiproliferativen Eigenschaften ist das Risiko für Fehlgeburten und Teratogenität erhöht. Mittlerweile ist bekannt, dass die Penetration der Plazentaschranke aufgrund des hohen Molekulargewichtes (20.000 Dalton) eingeschränkt ist. Eindeutige Aussagen sind derzeit wegen fehlender Datenlage nicht zu formulieren.

### Dosierung und Art der Anwendung
3-9 Mio. IE 3mal/Woche s.c., andere Dosierung in Abhängigkeit vom entsprechenden Therapieprotokoll.

**Merke: Nach mehrfacher Gabe hoher Dosen kann es zu tiefer Lethargie, Müdigkeit, starker Erschöpfung und Koma kommen. Nach Absetzen des Präparats klingen diese Nebenwirkungen innerhalb weniger Tage wieder ab!**

### Unerwünschte Wirkungen
Grippe-ähnliche Symptome (Abschwächung durch Gabe von 1000 mg Paracetamol 1 Std. vor IFN), Leuko- oder Thrombopenie, gastrointestinale Beschwerden, nephrotisches Syndrom, allergische Reaktionen, Haarausfall, Hyperhidrose, Verschlechterung einer Psoriasis vulgaris, Arrhythmien, Schwindel, Sehstörungen, Depressionen.

**Merke: Die Behandlung sollte beim Auftreten schwerer Reaktionen, wie z.B. Leukopenie, Granulopenie und/oder Thrombopenie, abgebrochen werden!**

### Wechselwirkungen
Zytostatika und Retinoide führen zu einer wechselseitigen Toxizitätssteigerung, Folinsäure kann eine Graft-versus-Host-Reaktion auslösen.

### Kontraindikation
Kinder und Jugendliche <18 Jahre, immunsuppressive Thera-

pie, CML-Patienten, die einen HLA-identischen Verwandten haben und bei denen eine Knochenmarkstransplantation geplant ist oder möglich erscheint.

### Präparate
Roferon A

### Hinweis(e)
Bei einem Teil der malignen Melanomen wird in vitro wie auch in vivo ein Verlust der MTAP-Expression (Methylthioadenosin-Phosphorylase) nachgewiesen. Dieser Verlust scheint mit einem schlechteren Ansprechen auf eine Interferontherapie zu korrelieren.

## Interferon alfa-2b

### Synonym(e)
Interferon alpha-2b; Interferon-alpha-2b; IFN-α-2b; IFN α-2b; Interferon-α-2b

### Definition
Zytokin. Interferon alfa-Derivat.

### Indikation
Haarzellenleukämie, HIV-assoziiertes Kaposi-Sarkom, Remissionserhaltung bei zentroblastisch-zentrozytischen Non-Hodgkin-Lymphomen, Melanom, malignes.

### Eingeschränkte Indikation
Schwangerschaft, Stillzeit, Psoriasis, COLD, zur Ketoazidose neigender Diabetes mellitus, Gerinnungsstörungen, Patienten <18 Jahre.

### Dosierung und Art der Anwendung
2-5 Mio. IE/m$^2$ KO s.c., beim Kaposi-Sarkom 5 Mio. IE/m$^2$ KO 3mal/Woche.

Merke: **Frauen im gebärfähigen Alter sollten unter der Therapie eine effektive Kontrazeption betreiben.**

### Unerwünschte Wirkungen
S. Interferon alfa-2a.

Merke: **Beim Auftreten von Überempfindlichkeitsreaktionen (Urtikaria, Angioödem, Bronchospasmus) sollte das Arzneimittel sofort abgesetzt werden!**

### Wechselwirkungen
Verstärkte Wirkung von Xanthinderivaten, s.a. Interferon alfa-2a.

### Kontraindikation
Autoimmunerkrankungen, psychiatrische Anamnese, immunsuppressive Behandlung.

### Präparate
Intron A

## Interferon alfacon-1

### Synonym(e)
Interferon alphacon-1

### Definition
Nicht natürlich vorkommendes, synthetisches, rekombinant produziertes Interferon alfa-Derivat, das aus der Konsensus-Sequenz von verschiedenen Interferon alfa-Varianten abgeleitet wurde (CIFN = Consensus-Interferon).

### Indikation
Histologisch gesicherte chronische Hepatitis bei Patienten >18 Jahre, bei denen Serummarker für eine Hepatitis C-Virus (HCV)-Infektion vorhanden sind (z.B. Patienten mit erhöhten Serumtransaminasespiegeln ohne Leberdekompensation).

### Eingeschränkte Indikation
Patienten <18 Jahre (ungenügende Datenlage!).

### Dosierung und Art der Anwendung
Erwachsene: 3mal/Woche 9 µg s.c. als Einzelinjektion. Zwischen 2 aufeinander folgenden Dosen sollten vorzugsweise 48 Std. liegen.

### Unerwünschte Wirkungen
Häufig grippeähnliche Allgemeinsymptome (Fieber, Müdigkeit, Schüttelfrost, Kopfschmerzen, Myalgie, Schweißausbrüche), Reaktionen an der Einstichstelle (Erytheme).

### Kontraindikation
Schwere Herzkrankheiten i.A., Epilepsie, schwer wiegende psychiatrische Störungen (Depressionen, Suizidalität), schwere Nieren- oder Lebererkrankungen, chronische Hepatitis bei Patienten, die mit Immunsuppressiva behandelt werden od. kürzlich behandelt wurden (ausgenommen kurzzeitige Therapie mit Glukokortikoiden).

### Präparate
Inferax

### Hinweis(e)
Merke: **Wenn sich eine dauerhafte oder wiederkehrende UAW nach angemessener Anpassung der Dosis entwickelt bzw. falls eine Verschlimmerung der Erkrankung eintritt, Behandlung abbrechen.**

## Interferon beta

### Synonym(e)
Interferon-beta; beta-Interferon; IFN-β; IFN β; β-Interferon; Interferon-β

### Definition
Zytokin.

### Wirkungen
Verstärkung der unspezifischen humoralen Abwehr bei Virusinfektionen und Verstärkung der Expression von HLA-Klasse-I-Antigenen. Förderung der zellulären Zytotoxizität. Stimulation der CD8-Zellen.

### Indikation
Undifferenziertes Nasopharynxkarzinom, Virusenzephalitis, Herpes zoster generalisatus und Varizellen bei immunsupprimierten Patienten.

### Eingeschränkte Indikation
Einnahme gerinnungshemmender Medikamente unter der Therapie.

### Dosierung und Art der Anwendung
0,1 Mio. IE/kg KG 3mal/Woche i.v.

### Unerwünschte Wirkungen
S.u. Interferon alfa-2a.

### Wechselwirkungen
Wie Interferon alfa-2a, s. dort.

### Kontraindikation
Schwangerschaft, Stillzeit, Kinder <14 Jahre, Langzeittherapie (>5 Wochen).

### Präparate
Fiblaferon

## Interferon beta-1a

### Synonym(e)
Interferon-beta-1a; beta-Interferon-1a; IFN-β-1a; IFN β-1a; β-Interferon-1a; Interferon-β-1a

### Definition
Zytokin. Interferon beta-Derivat.

### Indikation
Multiple Sklerose, die durch 2 oder mehr Schübe innerhalb der letzten 2 Jahre gekennzeichnet ist.

### Eingeschränkte Indikation
Schwere Nieren- und Leberschäden, schwere Myelosuppression.

### Schwangerschaft/Stillzeit
Kontraindiziert.

### Dosierung und Art der Anwendung
- S.c. (Rebif): 3mal/Woche 44 μg Injektionslösung injizieren, wenn höhere Dosis nicht vertragen wird Reduktion auf 3mal/Woche 22 μg s.c.
- I.m. (Avonex): 1mal/Woche 30 μg i.m.

### Unerwünschte Wirkungen
Häufig grippeähnliche Allgemeinsymptome (Fieber, Müdigkeit, Schüttelfrost, Kopfschmerzen, Myalgie, Schweißausbrüche), Reaktionen an der Einstichstelle (Erytheme).

### Kontraindikation
Schwere Depressionen, Suizidgefährdung, Epilepsie mit therapeutisch nicht ausreichend kontrollierbaren Anfällen, Patienten <16 Jahre.

### Präparate
Avonex, Rebif

### Hinweis(e)
Merke: **Keine Anwendung zusammen mit anderen Immunmodulatoren außer Glukokortikoiden oder ACTH. Vorsicht bei Komedikation mit Substanzen, die vorrangig vom Zytochrom-P450-System verstoffwechselt werden (z.B. Antiepileptika).**

## Interferon beta-1b

### Synonym(e)
Interferon-beta-1b; beta-Interferon-1b; IFN-β-1b; IFN β-1b; β-Interferon-1b; Interferon-β-1b

### Definition
Zytokin. Interferon beta-Derivat.

### Indikation
Multiple Sklerose, die durch 2 oder mehr Schübe innerhalb der letzten 2 Jahre gekennzeichnet ist.

### Eingeschränkte Indikation
Schwere Nieren- und Leberschäden, schwere Myelosuppression.

### Schwangerschaft/Stillzeit
Kontraindiziert.

### Dosierung und Art der Anwendung
0,25 mg (8 Mio. IE) jeden 2. Tag s.c.

### Unerwünschte Wirkungen
Seltene aber starke akute Reaktionen wie Bronchospasmus, Anaphylaxie, Urtikaria. Häufig grippeähnliche Allgemeinsymptome (Fieber, Müdigkeit, Schüttelfrost, Kopfschmerzen, Myalgie, Schweißausbrüche), Reaktionen an der Einstichstelle (Erytheme).

### Wechselwirkungen
Komedikation mit Effekt auf Hämatopoese, Antidepressiva.

### Kontraindikation
Patienten <18 Jahre, schwere Depressionen, Suizidgefährdung, Epilepsie mit therapeutisch nicht ausreichend kontrollierbaren Anfällen, Leberinsuffizienz.

### Präparate
Betaferon

### Hinweis(e)
Merke: **Keine Anwendung zusammen mit anderen Immunmodulatoren außer Glukokortikoiden oder ACTH. Vorsicht bei Komedikation mit Interferon beta-1b und Substanzen, die vorrangig vom Zytochrom-P450-System verstoffwechselt werden (z.B. Antiepileptika).**

## Interferon gamma

### Synonym(e)
Interferon-gamma; gamma Interferon; gamma-Interferon; IFN-γ; IFN γ; γ-Interferon; Interferon-γ; IFN-gamma; IFN gamma

### Definition
Zytokin.

### Wirkungen
Induktion der IL 2 -Produktion in T-Helferzellen. Expression der HLA-Klasse-II-Antigene. Stimulation von Monozyten und Makrophagen zur TNF α-Produktion. Induktion der Expression von IgG-Rezeptoren auf neutrophilen Granulozyten.

### Indikation
Chronische granulomatöse Erkrankungen, Lepra, viszerale Leishmaniose, Infektionen mit atypischen Mykobakterien bei Patienten mit Mangel an CD 4-positiven T-Zellen, rheumatoide Arthritis, Nierenzellkarzinome, maligne Melanome, Schmincke-Tumoren, CML, Haarzellenleukämie, myelodysplastische Syndrome, akute Leukämien.

### Eingeschränkte Indikation
Schwangerschaft, Stillzeit.

### Dosierung und Art der Anwendung
Patienten >0,5 $m^2$ KO: 3mal/Woche 50 µg s.c., Patienten <0,5 $m^2$ KO: 3mal/Woche 1,5 µg/kg KG.

### Unerwünschte Wirkungen
Grippe-ähnliche Symptome, Dyshidrose, Dyspnoe, BB-Veränderungen, Transaminaseanstieg, akutes Nierenversagen, Photosensibilisierung, Verwirrtheitszustände, Sehstörungen.

### Wechselwirkungen
Fluorouracil führt zu einer gegenseitigen Wirkungsverstärkung.

### Kontraindikation
Schwangerschaft, Überempfindlichkeit gegen humanes Serumalbumin, Autoimmunerkrankungen, schwere Leber- und Nierenfunktionsstörungen.

### Präparate
Imukin

## Interleukin

### Definition
Interleukine (IL) gehören zu den Zytokinen. Es handelt sich um körpereigene Botenstoffe der Zellen des Immunsystems. Als Mediatorsubstanzen sind sie verantwortlich für Induktion und Verlauf der T-Zell-vermittelten zytotoxischen Immunreaktion sowie der B-Zell-Aktivierung (Antikörperproduktion. Jedem Zytokin der Interleukingruppe ist nomenklatorisch eine Zahl zur Klassifikation zugewiesen (IL-1 bis IL-32).

### Einteilung
- Interleukin-1 (IL-1; lymphocyte-activating factor [LAF]): Wurde erstmals in den 40er Jahren als sogenanntes „endogenes Pyrogen" beschrieben. Seine Bildung und Sekretion erfolgt durch Makrophagen. IL-1 ist eine der vielseitigsten Mediatorsubstanzen des Immunsystems. Peptid mit MG von 17 kDA. IL-1 kommt in zwei Formen mit identischer Funktion vor: Il-1α und Il-1β. Interaktionen mit Zielzellen erfolgen über einen Rezeptor und bewirken z.B. Proliferation oder Stimulation zur Proteinsynthese.
- Interleukin-2 (IL-2) ist therapeutisch eines der wichtigsten Interleukine. Es wird bei Immunreaktionen auslösenden, bösartigen (malignen) Tumoren ausgeschüttet und bewirkt die Produktion von T-Helfer-Zellen. Außerdem interagiert es mit spezifischen Oberflächenrezeptoren auf Lymphozyten und aktiviert unspezifische zytotoxische Effektorzellen. Interleukin-2 ist ein Wachstumsfaktor für Lymphozyten und an der Reifung und Differenzierung von Thymozyten, B-Lymphozyten, Monozyten, Makrophagen, epidermalen dendritischen Zellen und NK-Zellen beteiligt.
- Interleukin-3 (IL-3) wirkt auf die Stammzellen im Knochenmark und wird zur Stimulation der Blutbildung nach einer Chemotherapie, nach Knochenmarks- oder Stammzelltransplantation eingesetzt.
- Interleukin-4 (IL-4) agiert (wie auch IL-10 und IL-11) als sog. antiinflammatorisches Zytokin, indem es überschießende Entzündungsreaktionen verhindert und somit wichtig für die Homöostase des Immunsystems ist. Außerdem stimuliert IL-4 die B-Zellaktivierung und die IgE-Produktion.
- Interleukin-5 (IL-5 oder T-cell-replacing factor): Produkt aktivierter T-Helferzellen. Einwirkung auf aktivierte B-Zellen und Steigerung der Antikörperproduktion. Il-5 wirkt positiv chemotaktisch auf eosinophile Granulozyten und steigert die Synthese und Sekretion von Immunglobulin A durch Plasmazellen.
- Interleukin-6 (IL-6) wird von aktivierten T-Zellen, Makrophagen, Fibroblasten und Endothelzellen gebildet. Chemisch handelt es sich um ein Glykoprotein mit einem Molekulargewicht von 21 kDa. Wesentliche Funktionen sind seine Wirkung als „colony stimulating factor" (CSF), Wachstumsfaktor für Plasmazellen, Keratinozyten und Mesangiumzellen sowie Induktionsfaktor der Synthese von Akute-Phase-Proteinen. Es besitzt prognostische Bedeutung in der Beurteilung von Trauma und Sepsis.
- Interleukin-7 (IL-7) wird von Stromazellen der lymphatischen Organe produziert und stimuliert das Wachstum von Vorläuferzellen der B- und T-Lymphozyten.
- Interleukin-8 (IL-8) ist ein Chemokin der CXC-Familie und wird unter anderem durch Endothelzellen, Monozyten, Epithelzellen und Fibroblasten produziert. Ein wichtiger Angriffspunkt des Chemokins sind neutrophile Granulozyten. Die wesentlichen biologischen Wirkungen von IL-8 auf Granulozyten beinhalten die Förderung der Chemotaxis, die Stimulation der Expression von Adhäsionsmolekülen und die Aktivierung mit Freisetzung von Sauerstoffradikalen und Granula.
- Interleukin-10 (IL-10) agiert (wie auch IL-4 und IL-11) als sog. antiinflammatorisches Zytokin, indem es die Makrophagenfunktion hemmt und somit überschießende Entzündungsreaktionen verhindert. Gebildet wird es vor allem von TH2-Zellen sowie regulatorischen T-Zellen.
- Interleukin-11 (IL-11) agiert (wie auch IL-4 und IL-10) als sog. antiinflammatorisches Zytokin, indem es überschießende Entzündungsreaktionen verhindert und somit wichtig für die Homöostase des Immunsystems ist.
- Interleukin-12 (IL-12) besitzt eine zentrale Funktion in der Anstoßung und Fortdauer einer T-Helferzell-1(TH-1)-Immunantwort (zelluläre Abwehr) und hat Einfluss auf den Verlauf von intrazellulären Infektionen. Neuere Forschungsergebnisse lassen vermuten, dass Interleukin-12 auch Enzyme aktivieren kann, die dann in der Lage sind, geschädigte Erbsubstanz schnell wieder zu reparieren. Eine weitere nachgewiesene Wirkung von Interleukin-12 besteht darin, dass es die Möglichkeit von T-Killerzellen fördert, in einen Tumor einzudringen und ihn zu zerstören.
- Interleukin-13 wird von T-Lymphozyten produziert und stimuliert die Bildung und Differenzierung von B-Lymphozyten. Weiterhin inhibiert IL-13 die Aktivierung von Makrophagen.
- Interleukin-16 (IL-16) ist erhöht bei akutem und chronischem atopischem Ekzem. Es scheint eine Rolle bei der rheumatoiden Arthritis zu spielen.
- Interleukin-18 (IL-18) konnte in erhöhter Konzentration in der Gelenkinnenhaut (Synovia) von Patienten mit rheumatoider Arthritis nachgewiesen werden. Interleukin-18 ist ein Interferon γ-induzierender Faktor, der die Aktivität der natürlichen Killerzellen steigert.
- Interleukin-23 (IL-23) kann bei vielen Autoimmunerkrankungen (z.B. rheumatoide Arthritis, multiple Sklerose und Morbus Crohn) die Bildung von T-Zellen anregen, die sich anschließend gegen den eigenen Körper richten. Außerdem kann es die indirekt tumorzerstörende Wirkung von Interleukin-12 vermindern.

## Interleukin-2

### Definition
Zytokin.

### Wirkungen
Proliferation und Differenzierung einer Reihe von T-Zelluntergruppen und natürlichen Killerzellen über einen autokrinen und parakrinen Mechanismus.

### Indikation
Metastasierendes Nierenzellkarzinom, metastasierendes malignes Melanom, AIDS. Inhalativ bei isolierten Lungenmetastasen.

### Dosierung und Art der Anwendung
1 $mg/m^2$ KO über 4-5 Tage jeweils als 24-Std.-Infusion, Wiederholung nach 1 und 3 Wochen Pause. Inhalativ beginnend mit 18 Mio. IE auf drei Dosen/Tag verteilt, danach 27 Mio. IE, schließlich 36 Mio. IE als Erhaltungsdosis/Tag auf drei Einzelgaben verteilt.

Merke: **Frauen und Männer dürfen unter der Therapie keine Kinder zeugen und müssen eine effektive Kontrazeption betreiben, da das Präparat bei Patienten im reproduktionsfähigen Alter nicht zugelassen ist! Vorsicht ist bei Patienten mit kardiovaskulären (Monitoring von EKG und Blutdruck) pulmonalen Erkrankungen, veränderter Bewusstseinslage, eingeschränkter Leber- oder Nierenfunktion geboten!**

### Unerwünschte Wirkungen
50% der behandelten Patienten entwickeln Schilddrüsenantikörper mit nachfolgender Hypothyreose. Weiterhin möglich: Reaktivierung einer Psoriasis, allergische Reaktionen, Kardiomyopathie (nach hoch dosierter Anwendung), grippeähnliche Symptome, Bronchospasmus, BB-Veränderungen, Azidose, TIA, Apoplex, Capillary-Leak-Syndrom, gastrointestinale Störungen, Nephritis, Herzrhythmusstörungen, Depression, Schwindel, Neuralgien, Seh-, Hör- oder Geschmacksstörungen.

### Kontraindikation
Schwangerschaft, Stillzeit, schwere Herzerkrankung, $pO_2$ <60 mm Hg, schwere Infektionen, schwere Organleiden, Überempfindlichkeit gegen Humanprotein, Hirnmetastasen, Kinder und Jugendliche, Patienten im reproduktionsfähigen Alter beiderlei Geschlechts außer im Falle einer strikten Kontrazeption.

### Präparate
Proleukin

## Interleukin-5

### Definition
Hauptsächlich durch T-Zellen, Mastzellen und eosinophile Zellen produziertes Zytokin. Wichtiges Effektor-Zytokin der Th2-vermittelten Immunantwort. S.a.u. Zytokine.

### Allgemeine Information
- IL-5 bewirkt die Aktivierung von eosinophilen Granulozyten, beeinflusst die generelle Immunantwort und entzündliche Prozesse. Es spielt eine Rolle bei der Entstehung von Allergien, der eosinophilen Ösophagitis, des Hypereosinophilie-Syndroms wie auch der hypereosinophilen Dermatitis.
- Der Rezeptor für IL-5 wird nur von Eosinophilen produziert, IL-5 wirkt deshalb spezifisch auf diese Zellen.
- IL-5 reguliert die Produktion, Differenzierung, Rekrutierung, Aktivierung und Lebensdauer der eosinophilen Zellen.
- Anti-Interleukin-5-Therapien werden derzeit experimentell bei eosinophilen Erkrankungen durchgeführt (Einsatz von eines monoklonalen humanisierten Antikörpers gegen humanes IL-5 (Mepolizumab) beim Asthma bronchiale (keine signifikanten Ergebnisse), beim atopischen Ekzem (keine signifikanten Ergebnisse), beim Hypereosinophilie-Syndrom (deutliche Besserung) sowie der Hypereosinophilen Dermatitis (deutliche Besserung).

## Interleukin-16

### Definition
Zytokin, das eine intrazelluläre Signalkette auslöst. IL-16 wird sezerniert durch aktivierte CD4+ und CD8+ T-Zellen, durch Mastzellen, eosinophile Granulozyten und dendritische Zellen. Es ähnelt keinem anderen Mitglied einer bekannten Zytokin-Familie und bindet in tetramerer Form spezifisch an das membranständige CD4 Protein der CD4+ T-Lymphozyten oder an einen CD4 gekoppelten Komplex. Ruhende CD4+ Zellen nehmen daraufhin ihre Teilungsaktivität wieder auf und treten in die G1-Phase des Zellzyklus ein. IL-16 spielt bei der Chemotaxis von Monocyten, eosinophilen Granulozyten, dendritischen Zellen eine Rolle, sodass es eine Schlüsselposition bei entzündlichen Prozessen einnimmt. IL-16 ist erhöht beim akuten wie auch beim chronischen atopischen Ekzem und kann als Marker für die Aktivität der Erkrankung dienen.

## Interstitial granulomatous dermatitis with plaques

L92.1

### Erstbeschreiber
Ackerman, 1991

### Synonym(e)
Interstitial granulomatous drug reaction; Interstitial granulomatous dermatitis with arthritis (Ackerman)

### Definition
Ätiologisch ungeklärte granulomatöse Dermatitis, die im Zusammenhang mit anderen Autoimmunerkrankungen oder Erkrankungen des rheumatischen Formenkreises auftritt. Die Abgrenzung zur Granulomatosis disciformis chronica et progressiva ist bislang nicht erfolgt.

### Ätiologie
Unbekannt; angeschuldigt werden Traumen, Medikamente, Infektionen. Diskutiert wird die Ablagerung von Immunkomplexen in den Wänden dermaler Gefäße, die ihrerseits zu Kollagendegeneration und konsekutiver Entzündungsreaktion führen.

### Manifestation
Meist bei Nichtdiabetikern. Mittleres Erwachsenenalter (3.-8. Lebensdekade). Frauen sind häufiger betroffen als Männer.

### Lokalisation
Gesäß, Körperfalten, seitliche Thoraxpartien, Abdomen. Meist symmetrische Anordnung der Hautveränderungen.

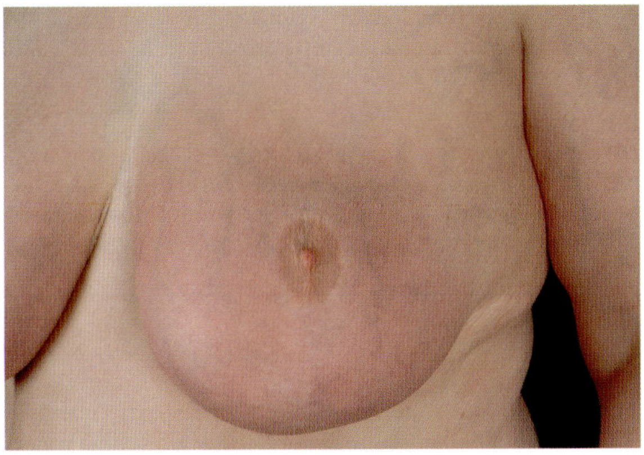

**Interstitial granulomatous dermatitis with plaques.** Vor ca. 10 Monaten erstmals aufgetretene, initial eurostückgroße, erythematöse Plaques, später größenprogrediente und konfluierende Hautveränderungen an der linken Mamma bei einer 38-jährigen Patientin. Im unteren äußeren sowie oberen äußeren Quadranten der Mamma zeigen sich diskrete, bizarr konfigurierte, rotbraune Plaques und multiple Teleangiektasien.

### Klinisches Bild
Chronische (Bestandsdauer > 6 Wochen). Mehrere (< 10) bis multiple, selten solitäre, 3-18 cm große, runde bis ovale, langsam zentrifugal wachsende, z.T. konfluierende, meist asymptomatische oder leicht brennende, plattenartige, bizarr konfigurierte, rote bis rotbraune Plaques mit zum Teil gelblichen Anteilen und Teleangiektasien sowie atrophischer Oberfläche.

### Labor
Die BSG ist beschleunigt (durchschnittlich 25/86). Rheumafaktor ist positiv bei 10% der Fälle, ANA ist pos. bei 25% der Fälle. Vereinzelt sind auch Anti-DNS-AK und Schilddrüsen-AK positiv.

### Histologie
Interstitielle Epitheloidzellgranulome mit wenigen Riesenzellen sowie einigen neutrophilen oder auch eosinophilen Leukozyten, die sich um kleinere Nekrobiosezonen gruppieren.

### Differenzialdiagnose
Necrobiosis lipoidica, Granuloma anulare, Sarkoidose, zirkumskripte Sklerodermie

### Therapie
Zurückhaltend; keine Systemtherapie notwendig. Glukokortikoid-haltige Externa wie 0,1% Triamcinolon-Creme (z.B. Delphicort, **R259**) oder 0,1% Betamethason-Salbe (z.B. Betagalen) und -Folienverbände, Injektion von Glukokortikoid-Kristallsuspension intrafokal (z.B. Volon A 10 mg, 1:3-1:5 verdünnt mit dem Lokalanästhetikum Scandicain). Bei kleinen Herden Exzision.

### Prognose
Meist chronisch-progredienter Verlauf; sehr selten Spontanheilung.

## Intertrigo
L30.49

### Synonym(e)
Hautwolf; Dermatitis intertriginosa

### Definition
Hochrote, meist scharf begrenzte (Satellitenherde weisen auf eine intertriginöse Candidose oder auf ein kontaktallergisches Ekzem hin), großflächige, juckende oder schmerzende Erosionen, Flecken oder erosive Plaques sowie häufig Rhagadenbildung in den Körperfalten. Ein unangenehmer süßlicher Fötor weist auf eine bakterielle Superinfektion hin.

### Ätiologie
Reibung, Schwitzen (evtl. Auftreten nach intensiver Sporttätigkeit, oder nach Tragen enger Kleidung), Mazeration bei Adipositas.

### Manifestation
Häufig adipöse, leicht schwitzende Personen.

### Lokalisation
Submammär, Axillen, Leisten, Perianalregion, Windelregion

### Komplikation
Sekundärinfektion durch Bakterien oder Pilze, v.a. Candida albicans. S.a. Candidose.

### Therapie allgemein
Gewichtsreduktion! Meiden der irritativen Ko-Faktoren (v.a. eng anliegende Kleidung z.B. Jeans).

### Externe Therapie
- Trockenlegung der befallenen Region durch konsequente Einlage von Leinenläppchen oder Mullstreifen. Sitzbäder oder Aufschläge mit Kaliumpermanganat-Lösung (v.a. bei Superinfektion). Anschließend Applikation einer 1% Hydrocortison-Creme, die bei starkem Nässen durch eine 20-minütige Feuchtapplikation (mittels einer mit physiologischer Kochsalzlösung getränkten Auflage) ergänzt werden kann. Falls bei bakterieller Superinfektion erforderlich Kombination von topischen Steroiden mit topischen Antibiotika (z.B. Fucidine).
- Bei Abklingen des akut-nässenden Zustandes Übergang auf eine Zink-haltige Applikation (z.B. 5% Zinkoxid-Creme in Ungt. emulsif. aq.) oder auch auf weiche Zinkpaste.
- Bei Überlagerung der Intertrigo durch Candida albicans empfehlen sich initial kurzfristig Candio-Hermal Plus Paste und anschließend Candio Hermal Soft Paste.

### Prognose
Bei suffizienter Therapie günstig.

## Intervalltherapie

### Definition
Therapiemodalität, bei der eine effektive Behandlung im Intervall eingesetzt wird. Es können auch zwei Behandlungsmodalitäten im Wechsel eingesetzt werden. In der Regel wird ein potenter Wirkstoff im Wechsel mit blander Pflege oder aber komplettem Absetzen der Behandlung gewählt. Das Prinzip der Intervalltherapie kann sowohl extern wie auch systemisch zum Tragen kommen. Ein Beispiel stellt die Intervalltherapie einer tiefen Mykose mit einem systemischen Antimykotikum dar: 1 Woche Therapie im Wechsel mit 3 Wochen ohne Behandlung.

I

## Intoleranzreaktion

K90.4; T88.7

### Synonym(e)
Pseudoallergie; pseudoallergische Reaktion

### Definition
Dosisabhängige, die allergische Typ I-Allergie imitierende Reaktion. Häufig ausgelöst durch Arzneimittel, z.B. Salicylate (nichtimmunologische Urtikaria), Nahrungsmittelkonservierungsstoffe und -farbstoffe.

### Ätiologie
Mechanismen und Ursachen von Intoleranzreaktionen:
- Mediatorfreisetzung aus Mastzellen: Tartrazin (?), Antibiotika, Muskelrelaxanzien, Opioide.
- Beeinflussung des Arachidonsäure-Metabolismus: Röntgenkontrastmittel, Analgetika (z.B. Salizylate), Antiphlogistika, Nahrungsmittelfarbstoffe (?), Benzoate(?), Parabene (?).
- Komplementaktivierung: Immunglobulinaggregate, Röntgenkontrastmittel, Protamin.
- Kinin-Aktivierung: Lokalanästhetika, ACE-Hemmer.
- Lymphozytenaktivierung: Ampicillin, Hydantoin.
- Freisetzung von Neurotransmittern: Erythrosin, Glutamat.
- Erregung vegetativer bzw. von Reiz-Rezeptoren: Sulfite, Glutamat, Lokalanästhetika.

### Klinisches Bild
Möglich sind u.a. chronische Urtikaria, anaphylaktischer Schock, Angioödeme, Beschwerden des Magen-Darm-Traktes sowie Symptome des Respirationstraktes von Rhinitis bis hin zum Asthmaanfall.

## Intrakutantest

### Synonym(e)
Intradermaltest

### Definition
Weitergehender Test zur Diagnostik einer IgE-vermittelten allergischen Reaktion vom Soforttyp (Typ I-Allergie) mit sterilisierten, verdünnten Testlösungen an der Haut; durchzuführen bei negativem oder zweifelhaftem Reibetest, Scratchtest und Pricktest. Darüber hinaus wird der Test auch zur Diagnostik allergischer Spättypreaktionen vom Tuberkulintyp (Typ IV-Reaktion) und vom granulomatösen Typ (Typ V-Reaktion) angewandt.

### Durchführung
- Mit einer feinen Kanüle (Insulinkanüle) werden an der Unterarmbeugeseite (seltener am Rücken) etwa 0,03-0,05 ml der Allergenlösung streng intrakutan injiziert, so dass eine kleine Quaddel von 3 mm Durchmesser entsteht. Eine positive Kontrolle (0,01% Histamin Lsg.) und eine negative Kontrolle (0,9% NaCl-Lsg.) sollte unbedingt mitgetestet werden, um falsch negative wie falsch positive Testreaktionen sicher auszuschließen.
- Abgelesen wird bei Typ I-Allergenen die urtikarielle Reaktion nach 20 Minuten. Nach dem Durchmesser von Quaddel und Reflexerythem im Vergleich zur Positiv- und Negativkontrolle werden analog zum Pricktest die jeweiligen Testreaktionen semiquantitativ von 0 bis ++++ bewertet.
- Die Ablesung der allergischen Spättypreaktionen (Tuberkulin- bzw. Granulomtyp) erfolgt entsprechend dem Ablauf der immunologischen Reaktion nach 48 und 72 Std. bzw. erst nach 3-4 Wochen.

### Hinweis(e)
Lokale und systemische allergische Typ-I-Reaktionen können auftreten (v.a. bei unsachgemäßer Testung sowie bei hohem Sensibilisierungsgrad und unverdünnten Testlösungen, z.B. Arzneimittel und Insektengifte!). S.a. Provokationstest.

## Inzidenz

### Definition
Anzahl der Neuerkrankungen in einem Kollektiv während einer bestimmten Zeitspanne (z.B. 100.000 Einwohner innerhalb eines Jahres).

## Iontophorese

### Definition
Baden der Hände und/oder Füße bei Hyperhidrosis pedum et manuum in von schwachem Gleichstrom (ca. 10-20 mA an 1-2 kOhm) durchflossenem Leitungswasser. Die Methode ist zur häuslichen Behandlung geeignet. Auch bei der Psoriasis wird die Iontophorese erfolgreich eingesetzt, v.a. bei der palmoplantaren Form der Psoriasis.

### Allgemeine Information
Bei der Hyperhidrose wird Gleichstrom eingesetzt, bei der Psoriasis mittelfrequenter Wechselstrom verwendet.
- Gleichstromgerät: Wegen guter Wirksamkeit Gerät der Wahl, v.a. bei schwerer Hyperhidrose.
- Gepulstes Gleichstromgerät: Methode der Wahl bei Kindern und empfindlichen Personen. Keine langsame Hochregelung nötig, kein Kribbelgefühl. Lokale Irritationen und Risiken bei unsachgemäßer Handhabung (z.B. Stromschläge) sind stark vermindert. Nachteilig ist die geringere Wirksamkeit.

### Indikation
Hyperhidrosis pedum et manuum, Psoriasis pustulosa palmaris et plantaris

### Durchführung
- Hyperhidrose: Hände bzw. Füße in eine mit Leitungswasser (kein entionisiertes Wasser!) gefüllte Plastikwanne legen, so dass die zu behandelnden Hautflächen gerade bedeckt sind. Vor Behandlung alle Metallteile ablegen! Strom langsam hochregeln (Hände bis auf 10-15 mA, Füße bis auf 15-20 mA). Die benötigte Stromstärke ist unterschiedlich und hängt von der individuellen Schweißsekretion ab, der Patient sollte lediglich leichtes Kribbeln verspüren! Dauer pro Sitzung: 10 Min. (längere Sitzungen bringen keinen zusätzlichen Effekt!). Anfänglich 1mal/Tag, mind. 3mal/Woche. Anschließend Erhaltungstherapie mit ca. 1-2 Sitzungen/Woche. Normhidrosis wird durchschnittlich nach 10 Sitzungen erreicht. Bei 25 erfolglosen Sitzungen Abbruch, da kein Therapieerfolg mehr zu erwarten ist. Zusätze wie NaCl oder Ammoniumchlorid vermindern eher die Effektivität und verstärken ggf. lokale Nebenwirkungen.

**Merke: Keine gleichzeitige Behandlung von Händen und Füßen, da hierdurch der Stromfluss verändert wird!**

- Psoriasis: Hände und/oder Füße täglich 2mal 10 Minuten oder 1mal 20 Minuten behandeln. Wie bei der Hyperhidrose wird die Stromstärke langsam hochreguliert bis es zum Kribbeln kommt.

### Unerwünschte Wirkungen
Kribbeln, Missempfindungen, Brennen, Hautirritationen, Stromschläge.

### Kontraindikation
- Absolut: Metallimplantate (z.B. Schrittmacher). Relativ: Offene Hautstellen, Rhagaden.
- Schwangerschaft, Kreislaufschwäche, Tetanie, bösartige Tumoren, Varizenleiden, M. Parkinson, Epilepsie

### Hinweis(e)
Geräte können bezogen werden über:
- Hidrex GS (Gleichstrom, 30 mA, max. 60 V) und Hidrex PS (gepulster Gleichstrom 60 mA, 18 oder 24 V) als Heim- oder Praxistherapiegeräte bei Hidrex GmbH (Biomedizinische Technik, Uellendahler Str. 488, 42109 Wuppertal).
- Iontex III S Praxistherapiegerät (25 mA, 54 V) oder Iontex III Heimtherapiegerät (25 mA bei 36 V) bei Kimetic GmbH Medizintechnik (Postfach 1350, 71254 Ditzingen).
- Ionto PSO: Ionto-Comed GmbH; Boschstr 5; 76344 Eggenstein.

## Iridocyclitis, rezidivierende H20.8

### Definition
Rezidivierende Iridozyklitis, im dermatologischen Krankengut bei M. Behçet.

### Therapie
Behandlung des M. Behçet, s. dort. Lokale Therapie durch den Ophthalmologen.

## Irisblendenphänomen I73.8

### Definition
Verzögerte Gefäßfüllung nach Anämisierung, z.B. bei der Akrozyanose.

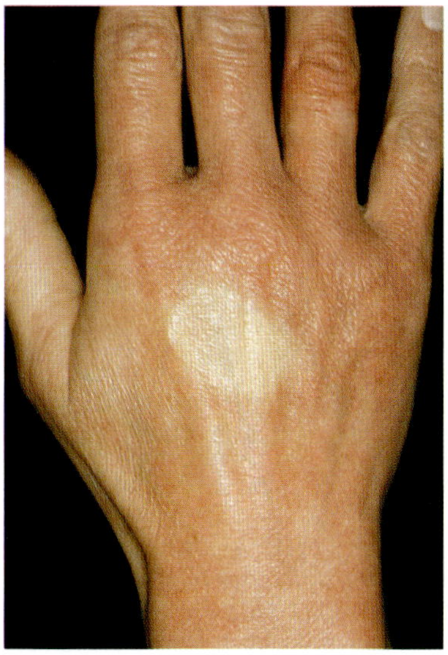

**Irisblendenphänomen.** Akrozyanose mit rundlichem abgeblassten Areal nach Anämisierung mittels Fingerdruck.

## Irishamartom Q85.0

### Definition
Hamartom der Iris. Als diagnostisch wegweisendes „Lisch-Knötchen" bei der Neurofibromatose bezeichnet.

## Ischämie I99.x

### Definition
Durch örtliche Ursache und allgemeine Störungen bedingte relative oder absolute Mangeldurchblutung einer Region. Relative Ischämie: Durchblutung vermindert, jedoch nicht aufgehoben. Absolute Ischämie: Totaler oder nahezu totaler und anhaltender Stillstand der Blutzirkulation (Perfusionsstop).

## Isoconazol

### Definition
Topisches Imidazol-Antimykotikum.

### Indikation
Initiale Therapie bei Dermatomykosen bei denen stark entzündliche oder ekzematöse Hautveränderungen nach Infektionen mit Dermatophyten, Hefepilzen, Schimmelpilzen bestehen.

### Unerwünschte Wirkungen
Allergische Reaktionen.

### Kontraindikation
Azol-Überempfindlichkeit, Hautveränderungen bei Lues, Tbc oder anderen bakteriellen Infektionen, Varizellen, Zoster, Impfreaktionen, periorale Dermatitis, Rosazea.

### Präparate
Travocort (Kombinationspräparat mit Diflucortolon-pentanoat).

## Isoniazid

### Definition
Tuberkulostatikum.

### Indikation
Mittel der Wahl bei Tuberkulose, nur in Kombinationstherapien (rasche Resistenzentwicklung bei Monotherapie).

### Eingeschränkte Indikation
Störungen der Hämatopoese.

### Dosierung und Art der Anwendung
5 mg/kg KG/Tag p.o. oder i.v. über mind. 6 Monate. Kinder: 10-15 mg/kg KG.

> **Merke:** **In der Schwangerschaft ist eine Gabe in Kombination mit Ethambutol und Rifampicin möglich!**

### Unerwünschte Wirkungen
Fieber, BB-Veränderungen, Gynäkomastie, gastrointestinale Störungen, Leberschäden, allergische Reaktionen, medikamentös-induzierter Lupus erythematodes, Kopfschmerzen, Schwindel, Parästhesien, Arthralgien.

### Kontraindikation
Psychosen, Epilepsie, Leber- und Nierenerkrankungen.

### Präparate
Isozid, Tebesium

## Isosporiasis
A07.3

### Erstbeschreiber
Virchow, 1860; Woodcock, 1915

### Synonym(e)
Isosporidiose

### Definition
Atypische Diarrhoe, verursacht durch eine Protozoeninfektion (insbes. Isospora belli). Die chronische Isosporidiose mit Durchfällen von mehr als 4 Wochen ist AIDS-definierend.

### Erreger
Isospora belli (s.u. Protozoen); ubiquitär vorkommender Darmparasit. Weltweit vorkommendes Protozoon, das bei Immunkompetenten milde Durchfälle, bei HIV-Infizierten schwere klinische Symptome hervorrufen kann. In Europa selten, in Entwicklungsländern (vor allem Tropen, Subtropen) ein großes Problem.

### Vorkommen/Epidemiologie
Auftreten bei 0,2% der HIV-Infizierten.

### Klinisches Bild
Ähnlich den Kryptosporidiosen führt der Keim auch bei Immunkompetenten gelegentlich zu epidemieartigen Ausbrüchen. Milde Enteritis-artige Beschwerden, gelegentlich auch sehr starke, wässrige Diarrhoen, Abdominalschmerzen, Krämpfe und Übelkeit. Nicht selten Eosinophilie. Bei immundefizienten Patienten kann es zur chronischen Diarrhoe und schließlich zur Malnutrition kommen. Eine chronische Isosporiasis mit Durchfällen von mehr als vier Wochen ist AIDS-definierend.

### Diagnose
Der Nachweis der relativ großen Oozysten gelingt in den normalen Stuhluntersuchungen auf Parasiten, aber auch in säurefesten Färbungen.

### Therapie
Cotrimoxazol (Sulfamethoxazol und Trimethoprim): 2mal/Tag 2 Tbl. (80 mg TMP + 400 mg SM) p.o. über 1 Woche. Alternativ: Ciprofloxacin 2mal/Tag 500 mg p.o.

### Hinweis(e)
Probenmaterial: Stuhlprobe (walnussgross) in SAF-Medium oder Stuhlversandröhrchen.

## Isotopenlymphographie

### Definition
Szintigraphische Methode zur Bestimmung des regionalen Lymphabflusses. Verwendet wird heute allgemein Technetium-99m-Antimon-Kolloid.

### Indikation
Differenzialdiagnose des geschwollenen Beines, Nachweis von primären und sekundären Lymphödemen, Nachweis der Lymphtransportstörungen nach radikaler Lymphadenektomie (z.B. axilläre Lymphknoten).

## Isotretinoin

### Definition
Synthetisches Retinoid.

### Wirkungen
Sebosuppressiv.

### Indikation
- Topisch: bei Acne papulopustulosa.
- Systemisch: Schwerste Formen der Acne papulopustulosa, Acne conglobata, Akne-Tetrade. Bei Rosazea ist die Anwendung in einer „low-dose"-Therapie zu erwägen.

### Dosierung und Art der Anwendung
- Initial 0,5 mg/kg KG/Tag p.o. über 4 Wochen, dann bei guter Wirkung gleiche Dosis über 2-3 Monate. Bei unzureichender Wirkung Dosissteigerung bis 1 mg/kg KG/Tag. Dosierungen von mehr als 40 mg/Tag sollten auf zwei Einzeldosen aufgeteilt werden. Bei niedriger Anfangsdosierung dauert das Eintreten des Therapieerfolges länger. Bei weitgehender klinischer Besserung schrittweise (0,1 mg/kg KG alle 4 Wochen) Reduktion auf eine Erhaltungsdosis (0,05-0,1 mg/kg KG/Tag). Für die Erhaltungsdosis von 0,05 mg/kg KG/Tag sind gute Heilungsraten dokumentiert. Hierbei deutlich vermindertes NW-Profil.
- Als Therapiedauer werden 15-20 Wochen empfohlen. Erfahrungsgemäß gewähren bei einigen Patienten nur längere Behandlungszeiträume, bis zu 32 Wochen, eine vollständige Abheilung. Die Gesamtdosis sollte über 120 mg/kg KG liegen.

### Unerwünschte Wirkungen
- Topisch: Erythem, Aufhellung von Haut und Haaren, Hautreizung, Hautaustrocknung, Hautschuppung, Hautatrophie, Photosensibilisierung, Pruritus, Rhagaden. Seltener Hyperhidrose.
- Systemisch: s. unter Retinoide.

### Wechselwirkungen
Bei Kombination mit Keratolytika kommt es zu einer verstärkten Hautreizung; Wechselwirkungen bei systemischer Applikation, s.a. Retinoide.
Der (aktive) Metabolit von Isotretinoin ist Tretinoin, das instabil gegenüber Licht und Sauerstoff ist (Benzoylperoxid-Therapie!).

### Kontraindikation
Schwangerschaft, Stillzeit, Anwendung an Auge und Schleimhäuten, akute Dermatitiden oder Ekzeme, intensive Sonnenexposition; systemisch s.a. Retinoide.

### Präparate
- Systemisch: Aknenormin, Isoderm, Isopel.
- Topisch: Isotrex; Isotrexin (Kombination mit Erythromycin).

### Hinweis(e)
Eine Therapie von Frauen im gebärfähigen Alter steht in der Verantwortung des verordnenden Arztes und sollte nur bei ausreichender Compliance durchgeführt werden. Die Patientin ist vor Therapieeinleitung ausführlich über die teratoge-

nen Risiken der Substanz aufzuklären und muss die Aufklärung schriftlich bestätigen! Vor Therapie muss ein negativer Schwangerschaftstest vorliegen, während der Therapie muss ein ausreichender Kontrazeptionsschutz bestehen, wobei die Wirkung oraler Kontrazeptiva beeinträchtigt sein kann!

## Itraconazol

### Definition
Triazol-Antimykotikum.

### Indikation
Infektionen mit Dermatophyten, Hefen und Schimmelpilzen, insbesondere Aspergillus-Arten. Mittel der Wahl zur Intervallbehandlung der Tinea unguium.

### Eingeschränkte Indikation
Bis jetzt bei Kindern nicht zugelassen (Off-Label-Use). In Studien jedoch gute Ergebnisse, z.B. bei einer randomisierten Studie mit 34 Kindern (<12 Jahre) bei der Therapie der Tinea capitis mit 500 mg/Tag Griseofulvin versus 100 mg/Tag Itraconazol über insgesamt 6 Wochen. In beiden Gruppen identischer Behandlungserfolg mit 88% Heilung. In der mit Itraconazol behandelten Gruppe kein Auftreten von Nebenwirkungen.

### Dosierung und Art der Anwendung
- Vulvovaginitis candidamycetica: ED mit 2mal 200 mg p.o.
- Hautmykosen: 100-200 mg/Tag p.o. über 2-4 Wochen.
- Onychomykose: Intervalltherapie Woche 1, 4 und 7: 2mal/Tag 100 mg p.o.
- Systemmykosen (perorale Therapie): 200-300 mg/Tag p.o. über 8-10 Wochen, Erhaltungstherapie 200 mg/Tag.
- Systemmykosen (Histoplasmose, Aspergillose, Candidose, Kryptokokkose einschl. Kryptokokken-Meningitis): Tag 1 und Tag 2: 2mal/Tag 200 mg (60 ml zubereitete Infusionslösung) langsam über 1 Std. i.v. Ab Tag 3: 1mal/Tag 200 mg langsam über 1 Std. i.v.
- Bei Kindern (Off-Label-Use!): 10-20 kg KG: jeden 2. Tag 100 mg; 20-40 kg KG: 1mal/Tag 100 mg; 40-50 kg KG: 100 mg und 200 mg im täglichen Wechsel, >50 kg KG: 1mal/Tag 200 mg p.o.

Merke: **Eine Schwangerschaft muss vor und bis 4 Wochen nach der Therapie ausgeschlossen werden. Unter der Therapie muss bei Frauen im gebärfähigen Alter ein ausreichender Kontrazeptionsschutz betrieben werden! Itraconazol sollte aufgrund potentieller toxischer Effekte nur max. 3 Monate verschrieben werden. Gilt für Tinea unguium als auch für Tinea capitis.**

### Unerwünschte Wirkungen
Fieber, allergische Reaktionen, Kopfschmerzen, Müdigkeit, Schwindel, Hypertonie, gastrointestinale Störungen, Leberfunktionsstörungen.

Merke: **Bei längerer Einnahme Leberenzyme in 4-wöchtl. Abständen kontrollieren!**

### Kontraindikation
Schwangerschaft, Stillzeit, Lebererkrankungen, Kinder und Jugendliche <18 Jahre.

### Präparate
Sempera, Canifug Itra

## IVDK

### Definition
Akronym für Informationsverbund Dermatologischer Kliniken.

### Allgemeine Information
- Epidemiologisches Überwachungssystem zur Verminderung allergischer Erkrankungen, Prävention von Kontaktallergien damit Bewahrung der Gesundheit der Bevölkerung vor Schaden.
- Mitglieder sind Vertreter von Hautkliniken im deutschsprachigen Raum.
- Mittels einer Software werden Daten von allen epikutan getesteten Patienten erfasst und in der Zentrale ausgewertet (nach eigenen Angaben derzeit ca. 10.000 Patienten pro Jahr).
- Studienergebnisse werden regelmäßig in Fachzeitschriften publiziert.
- Weiteres Ziel ist die Beratung von regulatorischen Behörden, Berufsgenossenschaften, Industrie und Medien.
- Eine Kooperation mit der Deutschen Kontaktallergie-Gruppe e.V. (DKG) wird vom IVDK unterhalten.
- Der Informationsverbund Dermatologischer Kliniken zur Erfassung und wissenschaftlichen Auswertung der Kontaktallergien (IVDK) wurde 1988 gegründet.
- Die Zentrale des Projektes ist an der Univ.-Hautklinik Göttingen eingerichtet (Adresse: von-Siebold-Str. 3, 37075 Göttingen, Tel. 0551/396456)

### Hinweis(e)
Weblink: www.ivdk.gwdg.de

## Ivermectin

### Definition
Makrolidantibiotikum.

### Wirkungen
Gesteigerte Freisetzung und Bildung von γ-Aminobutyrylsäure, die zur Paralyse der Parasiten führt.

### Indikation
Therapieresistente Formen der Skabies, Onchozerkose.

### Schwangerschaft/Stillzeit
In der Muttermilch ist Ivermectin bis 12 Tage lang nachweisbar.

### Dosierung und Art der Anwendung
- Erwachsene und Kinder >5 Jahre: 150-200 μg/kg KG p.o. als ED, bei Onchozerkose, Wiederholung alle 12 Monate.
- Kinder <5 Jahre: 0,15 μg/kg KG, Wdh. alle 6 Monate.
- Bei der Skabies sollte Ivermectin nicht am Morgen sondern abends gegeben werden (nachts wandern die unreifen Vorstufen der Milben über die Körperoberfläche!).
- Bei der Skabies wird von vielen Autoren eine 2. Gabe nach 14 Tagen empfohlen (hierzu im Widerspruch steht die Angabe, dass 70-100% der Fällen nach einmaliger Einnahme bereits abheilen!).

### Unerwünschte Wirkungen
Pruritus, Schwindel, Ödeme im Gesichtsbereich.

I

### Kontraindikation
Schwangerschaft.

### Präparate
Mectizan; Stromectol (in Deutschland nicht zugelassen, über die internationale Apotheke erhältlich)

### Hinweis(e)
Gute orale Resorption. Ausscheidung primär über die Faeces. Hinsichtlich der Bioverfügbarkeit (Reservoir in der Hornschicht) des Ivermectins ist bedeutsam, dass Waschvorgänge (Händewaschen, Baden, Duschen) während der Therapieperiode (3-5 Tage) max. eingeschränkt werden. Keine Reinigung der Kleider und Bettwäsche in dieser Zeit. Vor Ivermectin-Gabe ist die schriftliche Aufklärung und Zustimmung des Patienten empfehlenswert!

### Patienteninformation
Merke: **2 Std. vor und nach Einnahme des Medikamentes sollte keine Nahrung aufgenommen werden!**

## IVIG

### Definition
Intravenöse Therapie mit humanen Immunglobulinen. Meistens sind die Anwendungen innerhalb der Dermatologie Off-Label-Use-Anwendungen.

### Indikation
- Dermatomyositis (Polymyositis)
- ANCA-negative Vasculitis
- Pyoderma gangraenosum
- Toxische epidermale Nekrolyse (TEN)
- Livedo racemosa
- Autoimmunologische Urtikaria
- Kawasaki-Syndrom
- Kasuistische Beiträge wurden zum Pemphigus vulgaris, dem Skleromyxödem Arndt-Gottron und dem CREST-Syndrom veröffentlicht.

### Dosierung und Art der Anwendung
0,2-1,0 (bis zu 2,0 g) g/kg KG i.v. über mehrere Tage verteilt.

### Unerwünschte Wirkungen
S.u. Immunglobuline, unspezifische.

### Präparate
Intratect, Pentaglobin

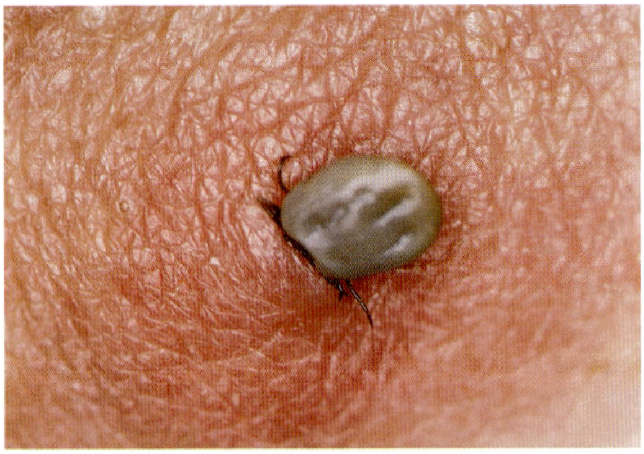

**Ixodes ricinus.** Offenbar seit mehreren Tagen (!) festsitzende, bereits vollgesaugte Zecke an der Wange eines 73 Jahre alten Jägers. Deutliches Erythem in der Umgebung.

## Ixodes ricinus

### Synonym(e)
Holzbock; Waldzecke

### Definition
- Häufigste Zeckenart in Mitteleuropa. Überträger von Erregern der Lyme-Borreliose, Frühsommermeningoenzephalitis, endemischem Rückfallfieber, Babesiose und Ehrlichiose.
- S.a. Zecken, Zeckenstich, Zeckengranulom, Erythema chronicum migrans, Acrodermatitis chronica atrophicans, Q-Fieber, Tularämie, Lymphadenosis cutis benigna.

### Vorkommen/Epidemiologie
- I. ricinus bevorzugt Habitate mit normaler oder hoher Luftfeuchtigkeit und Klima mit Temperaturen von 10-35 °C.
- Sie leben frei auf dem Boden, Gräsern oder niedrigen Büschen bis sie einen Wirt gefunden haben und sind u.a. in weiten Teilen Europas verbreitet.
- Wirte: Meist Hunde, Katzen, Rinder, Menschen; seltener Vögel oder Reptilien.

# J

## Jaffé-Lichtenstein-Uehlinger-Syndrom Q78.1

**Synonym(e)**
Osteodystrophia fibrosa unilateralis; nicht ossifizierendes juveniles Osteofibrom; halbseitige von Recklinghausen-Krankheit

**Definition**
Im 5. bis 15. Lebensjahr beginnende, in Schüben fortschreitende Skelettfehlbildung infolge fibröser Osteodystrophie, die häufig mit endokrinologischen Störungen und Pigmentanomalien (s. Dyschromie) einhergeht.

## Janewaysche Flecken I09.1; I33.0

**Definition**
Kleine Ekchymosen und Petechien an den Fingerbeeren, unter den Nägeln, an Handflächen- oder Fußsohlen infolge von kleinen Embolien, z.B. bei septischen Erkrankungen, wie bei der Endocarditis lenta.

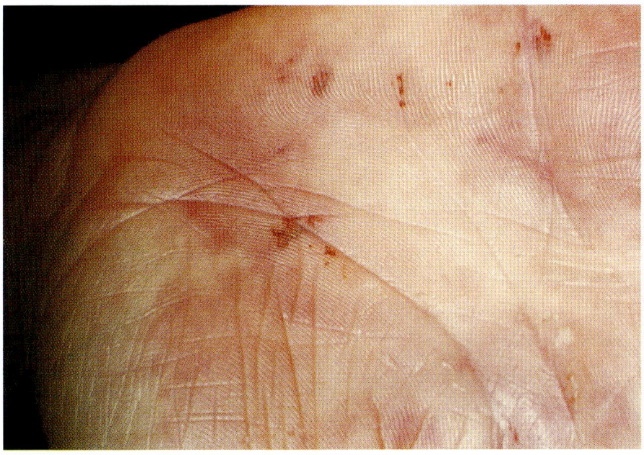

**Janewaysche Flecken.** Petechien und Ekchymosen der Handinnenfläche bei einer 42-jährigen Frau mit Endocarditis lenta.

## Jellinek-Zeichen L81.8

**Definition**
Um die inneren Augenwinkel verstärkte Hyperpigmentierung bei Überfunktion der Schilddrüse. S.a. Basedow, M.

## Jo1-Antikörper

**Definition**
Autoantikörper gegen Histidyl-tRNA-Synthetase.

**Vorkommen**
Dermatomyositis.

## Jo1-Syndrom M33.9

**Definition**
Overlap-Syndrom einer Dermatomyositis in Verbindung mit fibrosierender Alveolitis und Polyarthritis. Serologisch durch Antikörperbildung gegen Aminoacyl-tRNA-Synthetasen charakterisiert. Am häufigsten Antikörper gegen Jo1, seltener Nachweis von Antikörpern gegen Treonyl-tRNA-Synthetase (PL7-Antikörper) oder Alanyl-tRNA-Synthetase (PL12-Antikörper), oder Glyzyl-tRNA-Synthetase und Isoleuzyl-tRNA-Synthetasen.

**Therapie**
Behandlung durch den Internisten.

## Jod

**Definition**
Halogen, Desinfizienz.

**Indikation**
Oberflächliche Wundinfektionen.

**Kontraindikation**
Schilddrüsenerkrankungen.

**Inkompatibilität**
Alkalien, Alkalicarbonate, Alkaloide, Ammoniak, Phenol, Natriumthiosulfat, lösliche Blei- und Quecksilbersalze, Stärke, Tannin, pflanzliche Adstringenzien, ätherische Öle, Aceton, reduzierende Stoffe.

**Rezeptur(en)**
**R136 R140 R137 R138 R139**

## Jodidiosynkrasie T78.8

**Definition**
Angeborene oder erworbene Intoleranz gegen Jod.

**Klinisches Bild**
Erytheme, Urtikaria, Purpura, Erythema exsudativum multiforme oder Erythema nodosum-ähnliche Exantheme.

**Therapie**
Absetzen der jodhaltigen Medikamente. Ansonsten symptomatische Therapie nach Klinik.

## Jododerma tuberosum L27.1

**Synonym(e)**
Jododerm

### Definition
Arzneimittelexanthem durch jodhaltige Medikamente. S.a.u. Bromoderm.

### Lokalisation
Vor allem im Gesichtsbereich, Nase. Auch Beine.

### Klinisches Bild
Knotige, rotbraune, entzündliche Veränderungen der Haut mit ulzero-krustöser Oberfläche und pustulösem Randsaum.

### Histologie
Granulomatöse Entzündung im Korium, pseudokarzinomatöse epidermale Hyperplasie, intraepidermale Abszessbildung.

### Diagnose
Erhöhte Jodausscheidung im Urin.

### Externe Therapie
Antiphlogistische Salben wie 5% Dexpanthenol-Creme. S.a. Bromoderm.

### Interne Therapie
Absetzen der Jodtherapie. Sofortmaßnahmen mit 5–10% Natriumthiosulfatlösung und 0,9% Natriumchloridlösung i.v. sowie ggf. Kochsalz p.o. einleiten. Anwendung systemischer Glukokortikoide wie Prednisolon (z.B. Decortin H) initial 40–80 mg/Tag i.v., langsam ausschleichen.

## Jodvergiftung
T50.9

### Definition
Schwere Vergiftungssymptome (evtl. Exitus letalis) nach Jodtinkturbehandlung großer Hautflächen.

### Differenzialdiagnose
Überempfindlichkeitsreaktion gegen Jod.

### Therapie
Sofortmaßnahmen: Hautwaschung mit 1% Natriumthiosulfat-Lösung. Intensivmedizinische Betreuung, Nierenschutz und Anuriebehandlung, Thiamazol i.v. (z.B. Favistan 3mal/Tag 1 ml = 1 Ampulle) als Gegenmittel für hyperthyreote Stoffwechsellage. Bei anaphylaktischem Schock stadiengerechte Behandlung, s. dort.

## Johanniskraut

### Synonym(e)
Hypericum perforatum L.; Herrgottsblut; Teufelsfluchtkraut; Bockskraut; Mannskraft; Mariabettstroh; Elfenblut; St. John's Wort

### Definition
Phytotherapeutikum mit mehreren Inhaltsstoffen u.a. Hypericin (ein roter Farbstoff), Hyperforin, Flavonoide, Gerbstoffe, ätherische Öle.

### Wirkungen
Johanniskraut wirkt stimmungsaufhellend, antidepressiv und angstlösend. Das ätherische Öl wirkt antibakteriell und antiviral. Der Gerbstoff hat adstringierende Wirkung.

### Indikation
Depressive Verstimmungszustände, nervöse Unruhe oder Angst. Äußerlich ölige Anwendung als Wundheilmittel, u.a. zur Pflege bei spröder Haut oder alten Narben, Verbrennungen 1. Grades, Muskelrissen und Blutergüssen.

### Komplikation
Hellhäutige Menschen sollten während der Einnahme starke Sonnenbestrahlung, Solarien und Höhensonne meiden. Es kann eine erhöhte Empfindlichkeit gegenüber Lichteinstrahlung entstehen.

### Dosierung und Art der Anwendung
Übliche Einnahmen als Tee, Kapsel, Tropfen oder Pflanzensaft. Äußerliche Anwendung als Johanniskrautöl. Teezubereitung: 1 ½ Teelöffel des Krautes mit einer Tasse Wasser überbrühen und abgedeckt 10 Minuten ziehen lassen. Morgens und abends eine Tasse trinken. Anwendung möglichst über mehrere Wochen, um eine ausreichende Wirkung zu erzielen.

### Unerwünschte Wirkungen
Lichtsensibilisierung insbes. durch Hypericin, in der Tiermedizin bekannt als Hyperizismus. Im humanmedizinischen Bereich sind phototoxische Reaktionen beschrieben, u.a. Pseudoporphyrien.

### Wechselwirkungen
Plasmaspiegel von Digoxin, Phenoprocoumon, Amitriptylin werden beeinflusst.

### Präparate
Jarsin, Johanniskraut-ratiopharm

## Josephsche Räume

### Definition
Subepidermale Spaltbildungen infolge Zerstörung der Basalmembran und der basalen Epithelzellschichten beim Lichen planus.

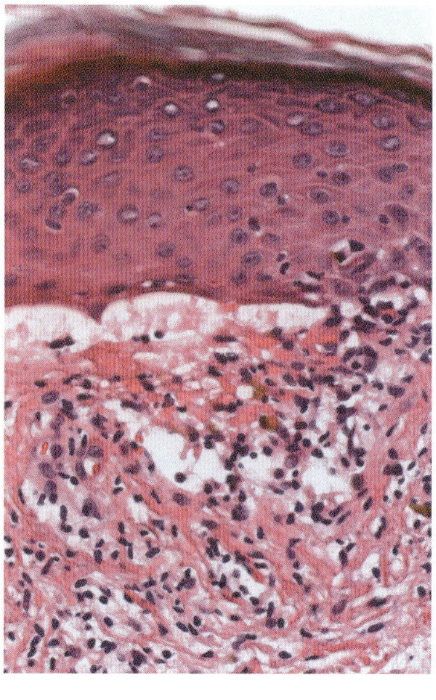

**Josephsche Räume.** Lichen planus mit subepidermalen Spaltbildungen infolge Zerstörung der Basalmembran. An der rechten Begrenzung des Spaltes, Nachweis der vakuoligen Degeneration der basalen Epithelzellen.

## Junktionale Aktivität

**Definition**
Histologisch architektonischer Terminus zur Beschreibung nestartiger Ansammlung von Melanozyten im Bereich der dermoepidermalen Junktionszone beim melanozytären Naevus. Es besteht keine Korrelation zur zytologischen Proliferationsaktivität.

## Junktionsnaevus D22.9

**Synonym(e)**
Grenznaevus; junktionaler Naevus; Abtropfungsnaevus; Übergangsnaevus

**Definition**
Histologischer Begriff für einen melanozytären Naevus mit Sitz der Melanozyten im Bereich der Epidermis oder der dermoepidermalen Junktionszone. S.a. Junktionale Aktivität.

## Juxtaartikuläre Knoten A66.7

**Synonym(e)**
Nodositates juxtaarticulares; Lutz-Jeanselme-Syndrom

**Definition**
Bei Frambösie, Pinta, Syphilis, auch bei 20% der Fälle von Acrodermatitis chronica atrophicans vorkommende Knötchen, häufig symmetrisch an den Streckseiten der Ellenbogen- und Kniegelenke, auch Fuß- und Hüftgelenke.

**Klinisches Bild**
Meist multiple, schmerzlose, kugelförmige, bis zu taubeneigroße, prallelastische kutane Knoten, die auf der Unterlage frei beweglich sind.

**Histologie**
Dreizonal aufgeteiltes Granulombild. Initial lymphozytoide Plasmazellen, Epitheloidzellen, Langerhans-Riesenzellen. Bei älteren Knoten: Innere, zellarme, fibröse Schicht mit fibrinisiertem oder hyalinisiertem, evtl. zystisch erweitertem Bindegewebe im Zentrum.

# K

## Kaffeeallergie T78.1

**Definition**
Sehr seltene Intoleranzreaktion auf Bestandteile des Kaffees.

**Therapie**
Meiden der auslösenden Noxe.

## Kaliumpermanganat

**Definition**
Antiseptikum.

**Indikation**
Oberflächliche Hautinfektionen.

**Merke:** **Färbt Haut, Kleidung und Gegenstände violett bis braun!**

**Merke:** **Sehr helle Lösung anfertigen, nicht zu gering verdünnen!**

**Unerwünschte Wirkungen**
- Bei Inhalation: Atembeschwerden, Muskelzuckungen, nächtliche Krämpfe.
- Bei Verschlucken der Lösung (Konz. 1% oder höher): Schleimhautverätzungen.
- Vergiftungserscheinungen: Hoch fieberhafte Lungenentzündung, neurologische Störungen.

**Inkompatibilität**
Jod, Schwefel, Alkohol, Ether, Phenol, Zucker, Tannin, Alkaloide.

**Hinweis(e)**
Wichtig: Falls das Granulat verordnet wird, so dass der Patient die Lösung selbst herstellen muss, ist darauf zu achten, dass die Granula im Wasser komplett aufgelöst sind. Ansonsten kann es zu tiefen Nekrosen an den Kontaktstellen kommen. Als Signatur vermerken!

## Kaliumpermanganat-Kristall-Nekrosen T88.8

**Definition**
Multiple Nekrosen der Haut mit geröteter, entzündlicher Umgebung durch Einwirkung hoch konzentrierter Kaliumpermanganat-Lösungen bzw. von Kaliumpermanganat-Kristallen.

**Therapie**
Abtragung der Nekrosen mittels Kürettage und Lokaltherapie mit Glukokortikoid-haltigen Externa unter Umschlägen mit physiologischer Kochsalzlösung. Bei Superinfektion antibiotische Therapie.

## Kalkknötchen, kutanes D23.L

**Erstbeschreiber**
Kellaway u. Woods, 1963

**Synonym(e)**
Calculus cutaneus; Hautsteinchen

**Definition**
Verkalktes Atherom oder Pilomatrixom.

**Manifestation**
Ab Geburt; Auftreten ist auch im Lauf des Lebens möglich.

**Lokalisation**
Vor allem Extremitäten und Gesicht.

**Klinisches Bild**
Einzelne oder einige wenige umschriebene, leicht erhabene, harte Knötchen.

**Histologie**
Nester kalziumsalzhaltiger Kugeln im oberen Korium, periphere Fremdkörperreaktion.

**Therapie**
Exzision.

## Kallmann-Syndrom E23.07

**Erstbeschreiber**
Kallmann et al., 1943; de Morsier, 1954

**Definition**
Hereditäres Syndrom mit genetisch bedingter Assoziation von hypogonadotropem Hypogonadismus und Anosmie.

**Vorkommen/Epidemiologie**
Inzidenz (männliches Geschlecht): 1/10.000 Geburten; Inzidenz (weibliches Geschlecht): 1/50.000 Geburten.

**Ätiologie**
X-chromosomal-rezessiv oder X-chromosomal-dominant (mit geringer Penetranz beim weiblichen Geschlecht) vererbte Erkrankung. Das verantwortliche Gen liegt auf dem kurzen Arm des X-Chromosoms und wird als KAL-X bezeichnet. Primäre endokrinologische Ursache ist ein Mangel des hypothalamischen Hormons GnRH. Dieses GnRH-Defizit zieht einen Ausfall der hypophysären Gonadotropinsekretion (LH, FSH) mit nachfolgender fehlender Reifung der Keimzellen sowie ausbleibender Testosteronproduktion nach sich.

**Manifestation**
Geringe Penetranz beim weiblichen Geschlecht. Männer sind etwa 5-6mal so häufig wie Frauen betroffen.

### Klinisches Bild

- Leitsymptom ist eine ausbleibende oder unvollständige Pubertätsentwicklung mit ausgeprägtem sekundären Hypogonadismus (Hodenvolumen um 3 ml, Unterentwicklung von Penis und Prostata, fehlende oder gering ausgeprägte sekundäre Körperbehaarung, eunuchoidaler Hochwuchs, feminines Fettverteilungsmuster), oft ein- oder beidseitiger Kryptorchismus (s. Maldescensus testis) bzw. Zustand nach Orchidopexie, selten Gynäkomastie. Ohne Therapie besteht Impotentia gestandi (Aspermie oder Azoospermie).
- Zweites Kardinalsymptom ist die Hypo- oder Anosmie (beruhend auf einer Aplasie oder Hypoplasie der Bulbi und Tractus olfactorii). Zusätzlich treten häufig Synkinesien, Pes cavus, einseitige Nierenagenesie, einseitige Samenleiteraplasie, Lippen-Kiefer-Gaumen-Spalten und fleckförmige Hyperpigmentierungen der Haut auf.
- Einige Patienten weisen Hautveränderungen der X-chromosomal-rezessiven Ichthyosis auf.

### Therapie

Bei neu diagnostizierten Patienten Einleitung einer mehrmonatigen Testosterontherapie mit dem Ziel einer optimalen Versorgung des Patienten mit Testosteron und einer raschen Virilisierung, s.u. Gonadendysgenesie.

## Kälteagglutinine

### Synonym(e)

Kältehämagglutinine

### Definition

Kälteantikörper, die eine reversible Kältehämagglutination allogener und xenogener Erythrozyten bewirkt (Autohämagglutinin) (In vitro bei 5 °C, in vivo bei Temperaturen unter 20 °C). Es handelt sich um einen kompletten IgM-Antikörper (19S).

### Vorkommen

Bei chronischer Kälteagglutininkrankheit, bei Virusinfektionen, Trypanosomiasis, hämolytischer Anämie, systemischem Lupus erythematodes.

## Kälteneuritis T69.8

### Definition

Neuritis im Anschluss an Kälteeinwirkung, wahrscheinlich Folge kältebedingter Blutzirkulationsstörungen.

### Klinisches Bild

- Zeitgesetz der Latenz: die Latenzzeit ist um so kürzer, je stärker das Kältetrauma und umgekehrt.
- Nach allgemeiner Unterkühlung: Klinisches Bild einer idiopathischen Polyneuritis, motorische Lähmungen, veränderte elektrische Erregbarkeit und Sehnenreflexe, Störungen der Oberflächen- und der Tiefensensibilität, Spontan- und Druckschmerz der Nervenbahnen.
- Nach lokaler Unterkühlung: Neuritiden im Innervationsgebiet peripherer Nerven; nach mehrmaliger oder länger dauernder Unterkühlung motorische und sensible Störungen.

## Kältepurpura D69.8

### Definition

Stecknadelkopf- bis linsengroße, follikuläre und interfollikuläre, rundliche Hautblutungen nach ein- oder mehrmaligem Kältetrauma (meist genügt Abkühlung zum Nullpunkt). S.a. Vaskulitis bei essentieller Kryoglobulinämie.

### Manifestation

Nur Erwachsene sind betroffen.

### Lokalisation

Vor allem Unterschenkel, besonders die Außenseiten, auch Streckseiten der Arme.

### Histologie

Leukozytoklastische Vaskulitis.

### Therapie

Meiden der auslösenden Ursache.

## Kälteurtikaria L50.21

### Erstbeschreiber

Frank, 1792

### Synonym(e)

Urticaria e frigore

### Definition

Urtikarielle Reaktionen oder Angioödeme aufgrund von Kälteexposition. Auslösung innerhalb weniger Minuten entweder durch Kontakt mit festen, kalten Gegenständen, kalter Flüssigkeit oder kalter Luft mit Abkühlung der Haut oder der zentralen Körpertemperatur.

### Einteilung

Man unterscheidet:

- Kälteurtikaria, Kontakttyp
- Kälteurtikaria, Reflextyp
- Mischformen kombiniert mit Wärmeurtikaria, chronischer und cholinerger Urtikaria
- Kälteurtikaria, familiäre.

### Vorkommen/Epidemiologie

Zweithäufigste Form der physikalischen Urtikaria. Gehäuft in Ländern mit kalten Klimaverhältnissen (z.B. Skandinavien).

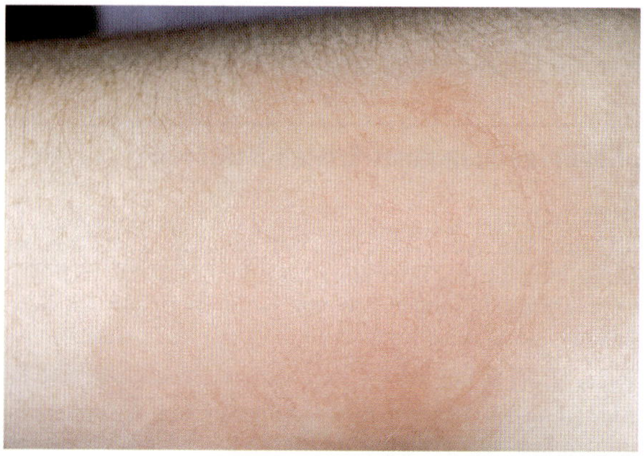

**Kälteurtikaria.** Umschriebene urtikarielle Reaktion nach Kälteprovokation am Unterarm.

Kälteurtikaria. **Tabelle 1.** Klassifikation der Kälteurtikaria

| | | | |
|---|---|---|---|
| **Klassifikation** | **Lokalisierte Reaktionen auf Kälte** | Kälteurtikaria vom Soforttyp | |
| | | Kälteurtikaria vom verzögerten Typ | |
| | | kälteabhängige Urticaria factitia | |
| | | lokalisationsabhängige Kälteurtikaria | |
| | | lokalisierte Kältereflexurtikaria | |
| | | perifollikuläre Kälteurtikaria | |
| | | familiäre Kälteurtikaria vom verzögerten Typ | |
| | **Kälteurtikaria** (Sonderformen) | cholinerge Kälteurtikaria | |
| | | familiäre Kälteurtikaria (Synonym: familiäre polymorphe Kältereaktion) | |
| **Assoziierte Erkrankungen** | **Soforttypreaktionen** | **Urtikaria** | Urticaria factitia |
| | | | cholinerge Urtikaria |
| | | | Wärmeurtikaria |
| | | | aquagene Urtikaria |
| | | | Lichturtikaria |
| | | Nahrungsmittelallergien | |
| | | belastungsabhängiges Asthma | |
| | | Insektenstichreaktionen | |
| | | Quallengiftreaktionen | |
| | **Infektionskrankheiten** | Erkrankungen durch Spirochäten (Syphilis, Borreliose) | |
| | | Masern | |
| | | Varizellen | |
| | | Hepatitis | |
| | | infektiöse Mononukleose | |
| | | HIV-Infektion | |
| | **Krankheiten mit abnormen Serumproteinen** | Kryoglobulinämie (primäre) | primäre Kryoglobulinämie |
| | | Kryoglobulinämie (sekundäre) | Chronisch-lymphatische Leukämie |
| | | | Plasmozytom |
| | | | Lymphosarkom |
| | | | leukozytoklastische Vaskulitis |
| | | | angioimmunoblastische Lymphadenopathie |
| | | | Makroglobulinämie |
| | | Kryofibrinogenämie | Kollagenosen, hämatologische Erkrankungen, Neoplasien |
| | | Kältehämolysine | Spätsyphilis, Syphilis connata |
| | | $C_2$- und $C_4$-Defekte | |

Etwa 1,0-3,0% der Patienten mit chronischer Urtikaria leiden an Kälteurtikaria (Prävalenz: etwa bei 0,0015%).

### Ätiologie
Häufig ungeklärt. Infekte kommen überproportional in dieser Patientengruppe vor (Helicobacter pylori, chronische Tonsillitis, abgelaufene Virusinfektionen: CMV, EBV, RSV, Adenoviren), ihre Bedeutung bleibt derzeit unklar. Assoziationen zu malignen Systemerkrankungen sind beschrieben.

### Manifestation
Frauen sind etwa doppelt so häufig wie Männer betroffen. Das mediane Manifestationsalter beträgt etwa 20 Jahre. Durchschnittlich ist mit einer Erkrankungsdauer von 1-15 Jahren zu rechnen.

### Lokalisation
Unbedeckte Hautpartien (Gesicht, Hals, Hände).

### Klinisches Bild
- Kontakttyp: An exponierten Körperstellen, vor allem an Gesicht, Hals und Händen, innerhalb weniger Minuten nach Exposition juckende Erytheme und Quaddeln. Symptome gelegentlich erst nach Wiedererwärmen der Hautpartien. Rückbildung innerhalb von 1 Std. Selten Purpura an der Expositionsstelle. Bei großflächiger Kälteexposition (s.a. Kaltlufturtikaria und Kaltwasserurtikaria) kann es zu systemischen Reaktionen wie Kopfschmerzen, Atembeschwerden, Blutdruckabfall kommen. Zu beachten ist der Verzehr kalter Speisen (Speiseeis) und Getränke bei Patienten mit angioödematösen Reaktionen der Schleimhäute.
- Reflextyp: Fernauslösung einer Urtikaria nach örtlich begrenzter Kälteeinwirkung.

### Histologie
Uncharakteristisch.

### Diagnose
Anamnese, Kältetest.
- Kontakttyp: Auflegen eines mit Eiswasser gefüllten Metallzylinders oder Reagenzglases für 3-5 Minuten.
- Reflextyp: Doppelseitiges kaltes Armbad (8-10 °C) 10 bis 20 Minuten oder kaltes Wannenteilbad (10-16 °C).
- Liegt eine generalisierte Kälteurtikaria vor, muss der Patient für 10-20 Minuten mit kalter Raumluft (etwa 4 °C) exponiert werden.

Die Suche nach Kryoproteinen (Kryoglobuline, Kryofibrinogen, Kryoagglutinine) sollte in jedem Fall erfolgen. Bei positivem Nachweis Ausschluss von Lymphomen oder Kollagenosen.

### Differenzialdiagnose
Schistosoma-Zerkarien-Befall, Kältepannikulitis, Druckurtikaria.

### Therapie allgemein
- Therapie zugrunde liegender Erkrankungen.
- Aufklärung: Der Patient muss über allgemeine Verhaltensregeln aufgeklärt werden, da bei einer Urtikaria Systemreaktionen wie Tachykardien und Dyspnoe bis hin zum anaphylaktischen Schock auftreten können.

Daher gilt:
- Kein Genuss von kaltem Speiseeis, kalten Getränken.
- Kein Sprung ins kalte Wasser.
- Vermeiden von Kälteexposition in den Übergangsjahreszeiten und im Winter.
- Tragen wärmender Schutzkleidung/Handschuhe.
- Gesicht vor Kälte schützen, etc.
- „Hardening“: Versuch einer langsamen Adaptation an die Kälte über tägliche Kaltwasserduschen. Gute Compliance ist Voraussetzung, da fortlaufende und strikt regelmäßige, tägliche Erhaltungstherapie notwendig ist, um Schocksituationen zu vermeiden. Häufig wird das Verfahren von den Patienten nicht durchgehalten.

Ein „Hardening“ sollte wegen möglicher Schockreaktion nur unter stationären Bedingungen eingeleitet werden! Hierbei kann die Schwellentemperatur deutlich gesenkt werden. Die Akzeptanz dieser Methode ist jedoch gering.

### Interne Therapie
Insgesamt ist eine systemische Therapie wenig erfolgreich.
- Bei Systemreaktionen stadiengerechte Therapie, s.u. Schock, anaphylaktischer.
- H 1-Blocker: Symptomatische Therapien mit H 1-Blockern wie Hydroxyzin (z.B. Atarax) 40 mg/Tag oder Ceterizin können mäßige Erfolge bewirken.
- Antihistaminische Hochdosistherapie: In einer kleineren Plazebo-kontrollierten Studie (30 Patienten) wurden Erfolge mit einer Hochdosis Antihistaminikagabe beschrieben (Desloratadin 20 mg/Tag p.o.). Die Studie bestätigt Empfehlungen der Europäischen Fachgesellschaften, bei nicht genügendem Ansprechen einer Standardtherapie eines nicht sedierenden Antihistaminikums die Dosis zu erhöhen.
- Sonstiges:
  - Cromoglicinsäure: Oral verabreichte Cromoglicinsäure ist unwirksam.
  - Penicillin: Penicillin G 10 Mio. IE/Tag i.v. über 2–3 Wochen (Ansprechrate laut Literatur 25–50% bei Patienten mit familiärer Kälteurtikaria; laut eigenen Erfahrungen weniger erfolgreich). Erfolge wurden ebenfalls berichtet mit Benzypenicillin-Procain (z.B. Retacillin comp. 1mal/Woche 1,2 Mio IE i.m.).
- In Einzelfällen wurden erfolgreiche Therapien beschrieben mit:
  - DADPS (z.B. Dapson Fatol)
  - Stanazol
  - Hydroxychloroquin (z.B. Quensyl)
  - $\beta_2$-Sympathomimetika (z.B. Terbutalin oder Bambuterol) in Kombination mit Theophyllin (z.B. Afonilum oder Euphylong).
  - Experimentelle Ansätze mit positiven Resultaten existieren für Omalizumab (Xolair), einem IgE-Antikörper.

## Kälteurtikaria, familiäre L50.2

### Erstbeschreiber
Kile u. Rusk, 1940

### Synonym(e)
Familiäres, kälteinduziertes, autoinflammatorisches Syndrom; FCAS; familial cold autoinflammatory syndrome

### Definition
Seltene, hereditäre, mit episodischen Fieberschüben und Amyloidose einhergehende, entzündliche Erkrankung durch Kälteexposition.

### Ätiologie
Autosomal-dominant vererbter Gendefekt des CIAS1-Gens

(Cold-induced autoinflammatory syndrome Gen; Genlokus: 1q44) mit konsekutiver Störung von Cryopyrin.

**Manifestation**
Erstmanifestation innerhalb der ersten 6 Lebensmonate.

**Klinisches Bild**
Nach generalisierter Kälteexposition entwickelt sich durchschnittlich nach 2,5 Stunden ein hoch entzündliches Krankheitsbild mit urtikariellem Exanthem, Arthritis, Fieber, Konjunktivitis und Leukozytose.

**Differenzialdiagnose**
Andere Erkrankungen mit episodischem Fieber wie Familiäres Mittelmeerfieber; Muckle-Wells-Syndrom; Tumor-Necrosis-Faktor-Rezeptor-assoziiertes periodisches Syndrom (TRAPS); Hyper-IgD-Syndrom (HID); PFAPA-Syndrom.

**Komplikation**
Amyloidose

## Kaltlichttherapie

**Definition**
Phototherapie mit UVA1-Strahlen mit Filterung der Wärmestrahlung durch spezielle Filter. Der emittierte Infrarotanteil kommt praktisch nicht mehr beim Patienten an. Die Therapie hat Bedeutung z.B. in der Behandlung des atopischen Ekzems.

## Kalzinose, tumorartige

L94.2

**Erstbeschreiber**
Duret, 1899; Inclan, 1943

**Synonym(e)**
Tumoral Calcinosis

**Definition**
Fast ausschließlich in Afrika vorkommende Calcinosis cutis mit langsam wachsenden, kutan-subkutan gelegenen Kalkknoten, v.a. im Bereich der großen Gelenke. Wird teilweise der Calcinosis idiopathica, teilweise der Calcinosis dystrophica zugerechnet.

**Ätiologie**
Ungeklärt, eine metabolische Störung ist meist nicht nachweisbar (in einigen Fällen wurde ein erhöhter Serumphosphatspiegel festgestellt).

**Manifestation**
V.a. bei Schwarzafrikanern, sehr selten bei Weißen. Beginn meist im Kindes- oder frühen Erwachsenenalter. Familiäre Häufung.

**Lokalisation**
Nähe der großen Gelenke (ohne direkte Gelenkbeteiligung): Hüft-, Ellenbogen-, Schultergelenk.

**Klinisches Bild**
Einer oder mehrere subkutan gelegene, gut verschiebliche, bis zu 5 cm dicke, harte, nicht druckdolente Knoten. Evtl. Rötung der darüberliegenden Haut. Jahrelanges, langsames Wachstum. Evtl. Ulzeration und Durchbruch nach außen.

**Histologie**
Zunächst Destruktion kollagener Fasern, Zystenbildung, Fremdkörperreaktion; später ausgedehnte Verkalkungszonen.

**Diagnose**
Röntgenaufnahme, Histologie, Sonographie.

**Differenzialdiagnose**
Pilomatrixom, Fremdkörpergranulom, verkalkende Bursitis, Osteoma cutis.

**Therapie**
Ggf. operative Entfernung; s.a.u. Calcinosis idiopathica, Calcinosis dystrophica.

## Kamillenblütenextrakt

**Definition**
Extrakt des ätherischen Öls aus Chamomilla recutita, Adstringens, Antiseptikum.

**Anwendungsgebiet/Verwendung**
Zur Nachbehandlung im Anschluss an eine lokale Glukokortikoid-Therapie entzündlicher Hauterkrankungen, Stomatitis.

**Merke: Häufig Verursachung einer Kontaktallergie!**

**Dosierung**
- Creme/Fettcreme/Salbe: 2mal/Tag auf das betroffene Hautareal auftragen.
- Für Umschläge: 1 Essl. Lösung auf 1 Liter Wasser. Alternativ: 1 Essl. Blüten auf kochendes Wasser, kurz ziehen lassen, nach Abkühlen als Auflage (bevorzugt in der Abklingphase einer Ekzemrekation) 5-10 Min. belassen. Mehrfach täglich anzuwenden.
- Zur Mundspülung und zum Gurgeln: 3-4mal tgl. 30 Trp. auf 1/2 Glas Wasser.

**Unerwünschte Wirkungen**
Allergische Hautreaktionen (Korbblütler!), Kreuzallergie mit Beifuß.

**Kontraindikation**
Allergie gegen Korbblütler oder Beifuß.

**Präparate**
Kamillosan

## Kamille, römische

**Synonym(e)**
Chamaemelum nobile; Römische Hundskamille; Edelkamille; Roman Chamomile; Anthemis nobilis L

**Definition**
Niedrigwachsendes, immergrünes Korbblütengewächs. Hauptinhaltsstoffe: Anthemol, Azulen, Bitterstoffe, Cholin, Glykoside, Nobilitin, Wachs, Ätherische Öle.

**Vorkommen**
Ursprünglich in Italien beheimatet, mittlerweile im gesamten europäischen Raum, Nord-West-Afrika und auf den Azoren auftretend. Als Kulturpflanze in USA und Argentinien angebaut.

### Wirkungsspektrum

- Da die römische Kamille ähnlich wie die echte Kamille (Chamomilla recutita) entzündungshemmende und spasmolytische Wirkung aufweist, wird sie auch für die gleichen Anwendungen eingesetzt wie diese.
- Das ätherisches Öl (0,7-1%) enthält u.a. die Butyl-, Amyl- und Hexylester der Isobuttersäure, Angelikasäureester und Methylcrotonsäureester, neben Anthemol. Das Öl ist nach der Gewinnung von einer blaugrünen Farbe und wirkt krampfstillend, stärkend, anregend und manchmal etwas brechreizend.

### Anwendungsgebiet/Verwendung

Aufgüsse für Wund- und Mundspülungen sowie Verwendung in Leber-Galle-Präparaten. Die wohl am weitesten verbreitete Anwendung erfolgt in Kosmetika und Toilettenartikeln, z.B. Salben, Cremes, Lotionen, vor allem Haarwasch- und -pflegemitteln. Gelegentlich auch wegen der Bitterstoffe als Aroma in Kräuterlikören verwendet.

### Unerwünschte Wirkungen

Nobilitin, das Hauptsesquiterpenlakton, sowie die STL 1,10, Epoxynobilin, Isohydroxynobilin und 3-Dehydronobilin, kommen als potentielle Kontaktallergene infrage. Eine Überprüfung ihrer Allergenwirkung steht noch aus. Sensibilisierungspotenz: Mittelstark. Sensibilisierungshäufigkeit: Selten. Gelegentlich sieht man bei Kompositen-Allergikern (Floristen, Gärtnern) eine positive Reaktion auf die römische Kamille.

## Kamino-bodies

### Synonym(e)

Eosinophilic globes

### Definition

Schollige, eosinophile Globuli, die aus Anteilen der Basalmembran und Laminin sowie Typ IV und VII Kollagen bestehen.

### Allgemeine Information

Der histologische Nachweis von Kamino-bodies ist ein wichtiges diagnostisches Kriterium für den Naevus Spitz.

## Kanzaki, M. E75.2

### Erstbeschreiber

Kanzaki et al., 1988

### Definition

Sehr seltene, hereditäre Speicherkrankheit durch Fehlen des lysosomalen Enzyms alpha-N-Acetylgalactosaminidase.

### Ätiologie

Das Krankheitsbild ist dem Angiokeratoma corporis diffusum (M. Fabry) sehr nahe verwandt und unterscheidet sich nur durch einen geringen Unterschied der enzymatischen Tätigkeit des Enzyms alpha-N-Acetylgalactosaminidase von der alpha-Galaktosidase. Ursächlich liegt dieser Störung eine Mutation des N-Acetyl-alpha-Galaktosaminidase-Gens [NAGA] auf 22q11 zugrunde.

### Klinisches Bild

Klinisch sehr variables Bild von fehlender Klinik bis hin zu Lymphödemen, Hörverlust und Kardiomegalie. Überwiegend normale Intelligenz. Dermatologisch auffällig ist das Krankheitsbild durch Auftreten des Angiokeratoma corporis diffusum.

## Kapillarmikroskopie

### Definition

Lichtmikroskopische Untersuchungsmethode zur intravitalen Darstellung dermaler Kapillaren. Besonders geeignet sind die Kapillaren des Nagelfalzes. Charakteristische kapillaroskopische Zeichen wurden insbesondere für die systemische Sklerodermie, die Dermatomyositis, die chronische venöse Insuffizienz und für vasomotorische Störungen beschrieben. Über die dynamische Kapillarmikroskopie kann mit Hilfe eines zusätzlich angebrachten Videosystems die Dynamik mikrozirkulatorischer Vorgänge erfasst werden.

## Kaposi-Sarkom C46.9

### Erstbeschreiber

Kaposi, 1872

### Synonym(e)

Sarcoma idiopathicum multiplex haemorrhagicum; M. Kaposi; idiopathisches multiples Pigmentsarkom Kaposi; Angiomatosis Kaposi; teleangiektatisches Pseudosarkom; Angioretikulomatose

### Definition

Multifokal proliferierendes Neoplasma aus spindelförmigen, niedrig malignen Zellen mesenchymalen Ursprungs (wahrscheinlich Endothelzellen), vorwiegend in der Haut.

### Einteilung

- Klinische Formen:
  - Klassisches/sporadisches Kaposi-Sarkom: V.a. bei Männern aus Südosteuropa, Assoziation zu HLA DR5, Beginn jenseits des 50. Lebensjahres. Lokalisation an den distalen Extremitäten, zentripedale Ausbreitung, Organ- oder Mukosabefall in 5-20% der Fälle. Meist jahrzehntelanger Verlauf.
  - Afrikanisches/endemisches Kaposi-Sarkom: V.a. bei afrikanischen Kindern, unterschieden werden Haut- und Lymphknotentyp, meist fulminant aggressiver Verlauf.
  - HIV-assoziiertes, epidemisches Kaposi-Sarkom: Bei AIDS-Patienten (v.a. männliche Homosexuelle). Disseminierter Hautbefall (Extremitäten, Stamm, Akren) und Schleimhautbeteiligung bei 30% der Patienten. Meist variabler Verlauf, häufig Organbeteiligung (Lymphknoten, Gastrointestinal-Trakt, Lunge).
  - Kaposi-Sarkom bei immunsupprimierten Patienten: Iatrogen, nach Organtransplantation oder durch Erkrankungen, z.B. Lupus erythematodes, systemischer. V.a. bei Männern, ähnlicher Verlauf wie das HIV-assoziierte Kaposi-Sarkom.
- Stadieneinteilung nach Mitsuyasu und Groopman (Stadium und Klinischer Befund):
  - Stadium I: Umschrieben kutan (< 10 Herde oder eine anatomische Region)
  - Stadium II: Disseminiert kutan (> 10 Herde oder > 1 anatomische Region)
  - Stadium III: Ausschließlich viszeral

- Stadium IV: Kutan und viszeral
  - Stadium IV A: Ohne Allgemeinsymptomatik
  - Stadium IV B: Mit Fieber u./o. Gewichtsverlust.

### Vorkommen/Epidemiologie

Inzidenz (klassisches Kaposi-Sarkom): 1/10 Millionen Einwohner/Jahr. Inzidenz HIV-assoziiertes, epidemisches Kaposi-Sarkom: Bei 5-7% der HIV-Infizierten.

### Ätiologie

Multifaktorielle Entstehung. Diskutiert werden u.a. genetische Disposition (Assoziation mit HLA-DR5; gehäuftes Vorkommen bei mediterranen Völkern), Expression von Wachstumsfaktoren (v.a. Onkostatin M, IL-1 beta, Basic Fibroblast Growth Factor), virale Genese (HHV-8) und Immunsuppression. Bei Organtransplantierten liegt die Kaposi-Sarkom-Prävalenz bei 0,5-5,3% und somit 500fach höher gegenüber Kontrollkollektiven, die HHV-8 Prävalenz liegt bei 20%! Bei HIV-Infizierten mit HIV-assoziiertem epidemischem Kaposi-Sarkom wurden Assoziationen mit dem tat-Protein von HIV-1 beschrieben.

### Pathologie

Molekularpathologisch geht dem HIV-induzierten Kaposi-Sarkom eine Entzündungsreaktion voraus, die auf einer Infektion mit HHV-8 beruht. HHV-8 unterdrückt über sein LNA-1 (latent nuclear antigen) die Expression von p53 (s.u. Tumorsuppressorgene). Weiterhin unterbindet es die Proliferationsblockade durch das RB-Protein (Retinoblastom-Protein; s.u. Tumorsuppressorgene) und transformiert mit dem Ras-Onkogen (Proto-Onkogen) die Endothelzellen. Als Folge davon werden eine Reihe entzündlicher Zytokine gebildet (z.B. TNF-alpha, IL-1 und andere Interleukine), die die Expression des angiogenetischen Wachstumsfaktors bFGF (= basischer Fibroblastenwachstumsfaktor; s.u. Wachstumsfaktoren) durch die Endothelien initiiert, so dass diese zur andauernden Proliferation gezwungen werden. Endothelien brauchen allerdings zu ihrem Wachstum nicht nur ein Proliferationssignal sondern auch noch ein topologisches Orientierungssignal (z.B. Fibronektin). Das von den HIV-1 Viren exprimierte tat-Protein (= trans-acting transcriptional activator) imitiert diesen Fibronektineffekt. Endothelzellen exprimieren bestimmte Integrine (gehören zu den Adhäsionsmolekülen), die als tat-Rezeptoren agieren. Zugleich vermag das tat-Protein die Bildung von Kollagenasen zu initiieren, so

K

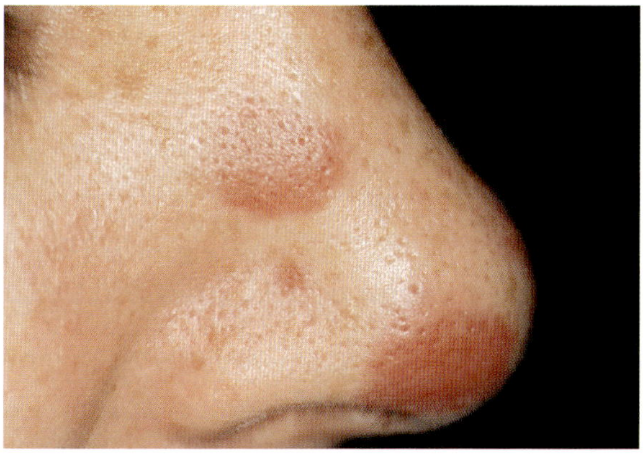

**Kaposi-Sarkom.** Bei dem 37-jährigen HIV-Infizierten Mann bestehen einige umschriebene, symptomlose, rote Plaques im Bereich der Nase. Entwicklung innerhalb eines Monats. Auffällige Follikelbetonung in den Läsionen. Glatte Hautoberfläche, keine Schuppung. Ähnliche Hautveränderungen bestehen weiterhin an Palmae und Plantae sowie an der Glans penis. Entwicklung innerhalb eines Monats

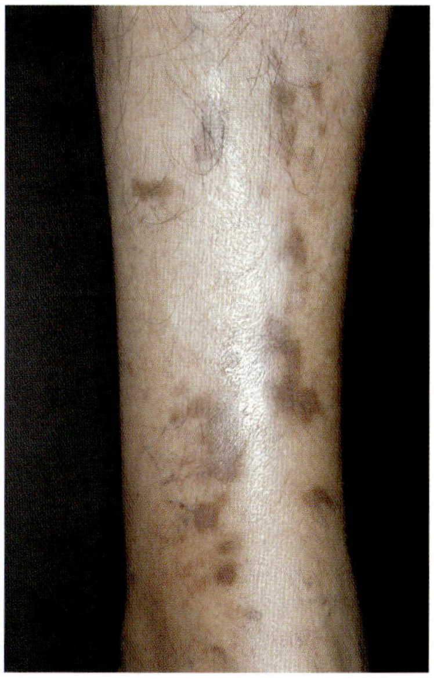

**Kaposi-Sarkom.** Asymptomatische, braun bis rötlich-livide Flecken, Papeln und Plaques sowie Ödeme. Glatte Hautoberfläche, keine Schuppung. Hier abgebildet ist die v.a. am Unterschenkel auftretende endemische Form.

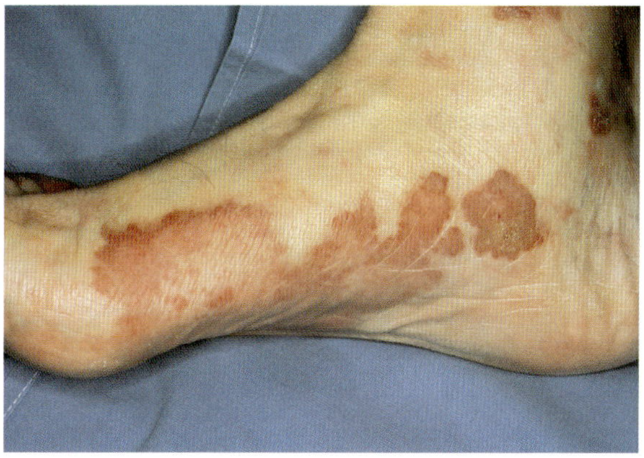

**Kaposi-Sarkom.** Endemisches Kaposi-Sarkom. Randbetonte, rötlich-livide Plaques im Bereich des Fußes bei älterem Patienten.

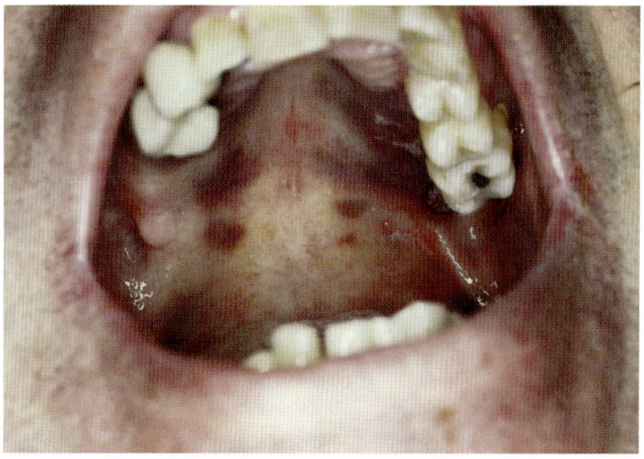

**Kaposi-Sarkom.** Multiple, chronisch stationäre, livid-rote bis bläuliche Plaques im Bereich des Gaumens bei einem Patienten mit HIV-assoziiertem Kaposi-Sarkom.

dass die neoplastischen Endothelzellen das kollagene Gewebe infiltrieren können.

### Klinisches Bild

Initial braunrote bis violette Flecken, aus denen plaqueartige und knotige Tumoren entstehen. Neigung zur Konfluenz und Ausbildung neuer Herde im Randbereich. Tendenz zu Ulzerationen (v.a. Schleimhautläsionen). Bei Stammbefall meist exanthematische Ausbreitung der Hautveränderungen mit charakteristischer Anordnung entlang der Hautspaltlinien. Gestörter Lymphabfluss führt zu elephantiasisartigen Ödemen. Befall von Lymphknoten, seltener von Gastrointestinaltrakt, Leber, Lunge oder Herz ist möglich.

### Histologie

Im Patch- und Plaquestadium finden sich in der oberen und mittleren Dermis unter einer meist unveränderten Epidermis mit orthokeratoischer Verhornung, unscharf abgegrenzte Proliferate von endothelartigen Zellen und Fibroblasten. Ausbildung von atypischen schlitzartigen Gefäßstrukturen mit Erythrozytenextravasaten und Hämosiderinablagerungen. Weiterhin ist meist ein lymphozytisches und makrophagozytisches Infiltrat nachweisbar. Später stehen Spindelzellformationen im Vordergrund. Die Tumorzellen sind Vimentin-positiv, in frühen Läsionen auch Faktor VIII-positiv und CD31-positiv. Häufig erst lässt sich durch immunhistologische Färbungen das komplette Ausmaß der Gefäßneubildungen erfassen. Bei der lymphangiomartigen Variante des Kaposi-Sarkoms kommt der „angiomatöse Charakter" der Neubildungen stärker zum Ausdruck. Es finden sich irreguläre, teilweise miteinander anastomosierende Gefäße mit prominenten „Hobnail" Endothelien. Im Paraffinschnitt lassen sich bei allen Formen des Kaposi-Sarkoms sehr zuverlässig immunhistochemisch HHV8-LNA (latent nuclear antigen) nachweisen.

### Diagnose

- Klinik, Histologie, Hautsonographie, Ausschluss des Befalls innerer Organe (v.a. Lunge).
- Nachweis des Kaposi-Sarkom Herpesvirus (HHV-8) serologisch oder aus dem Gewebe mittels PCR (diagnostisch nicht zwangsläufig beweisend, da auch Neoplasien wie das Castleman-Lymphom oder das „Body-cavity based B-cell-lymphoma" HHV-8 assoziiert sein können).

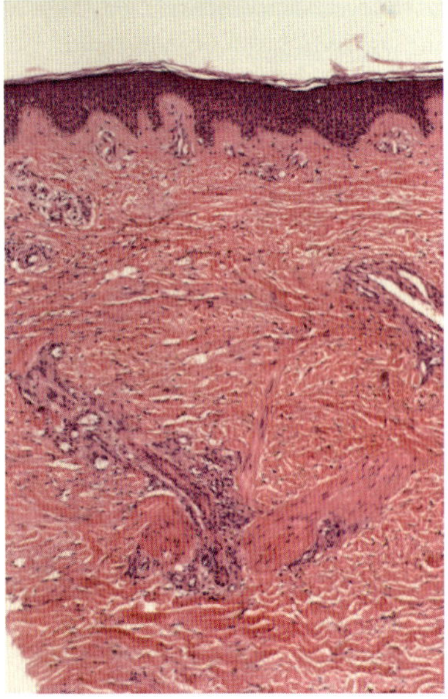

**Kaposi-Sarkom.** Patch-Stadium. Ein schütteres perivaskuläres lymphoplasmazytoides Infiltrat um deutlich vermehrte, stellenweise etwas dilatierte Gefäße, imitiert ein unspezifisches Entzündungsmuster.

### Differenzialdiagnose

**Kaposi-Sarkom. Tabelle 1.** Differenzialdiagnosen des Kaposi-Sarkoms

| | Klinisches Bild/Lokalisation/Histologie | Differenzialdiagnosen |
|---|---|---|
| **Klinisch** | Solitär kutan, angiomatös (gefäßreich, livide) | Zellreiche oder thrombosierte Angiome; Granuloma teleangiectaticum; Hämatome; Angiokeratome; Angiosarkome |
| | Solitär kutan spindelzellig (spindelzellreich, hautfarben, rötlich) | Dermatofibrom; dermale melanozytäre Naevi; Lymphome; seltener: Melanome; pigmentierte Basaliome; an den Unterschenkeln: Akroangiodermatitis |
| | Oral | Orale Angiome, Einblutungen, Amalgam-Tätowierung |
| | Lymphatisch | Lymphome; Syphilis II; EBV-Infektion |
| | Disseminiert kutan | kutanes T-Zell-Lymphom; kutanes B-Zell-Lymphom; Syphilis II; bazilläre Angiomatose |
| **Histologisch** | Angiomatöse und spindelzellige Formen | Diverse benigne und maligne Gefäßtumoren: Angiome; Angiokeratome; Angiosarkome; Granuloma teleangiectaticum; entzündliches Granulationsgewebe; Acroangiodermatitis Mali; Stewart-Bluefarb-Syndrom; bazilläre Angiomatose |

### Therapie

- Klassisches/sporadisches Kaposi-Sarkom:
  - Kompressionsverbände mit Kurzzugbinden zur Beseitigung des Lymphödems (s. Kompressionstherapie).
  - Ggf. Exzision (häufig nur palliativ), Lokalrezidivrate hoch.
  - Bestrahlungstherapie: Bei großflächigen oder gruppierten Läsionen Einsatz der fraktionierten Röntgenweichstrahltherapie. Das Kaposi-Sarkom ist sehr strahlensensibel; Einzeldosis (ED) 3-5 Gy 3mal/Woche, Gesamtherddosis (GHD): 20-30 Gy (30-60 kV); Röntgen-Bestrahlung größerer Herde mit einer GHD von 30-50 Gy, ED: 5 Gy. Linearbeschleuniger (oder Umlaufbeschleuniger): angezeigt bei großflächigen Kaposi-Sarkomen mit einer Eindringtiefe < 2 cm und sekundärem Lymphödem durch Lymphabflussstö-

**Kaposi-Sarkom. Tabelle 2.** Stadieneinteilung des HIV-assoziierten epidemischen Kaposi-Sarkoms nach ACTG (AIDS Clinical Trial Group)

| Risiko | Frühstadium (gute Prognose) | Spätstadium (schlechte Prognose) |
|---|---|---|
| | Wenn alle folgenden Bedingungen erfüllt sind: | Wenn eine einzige der folgenden Bedingungen zutrifft: |
| **T0** (gute Prognose)<br>**T1** (schlechte Prognose) | Tumor (T0): Kaposi-Sarkom auf Haut und/oder Lymphknoten beschränkt; allenfalls minimale orale Beteiligung (nicht erhabene Läsionen am harten Gaumen) | Tumor (T1): Pulmonales oder gastrointestinales Kaposi-Sarkom; ausgedehnter oraler Befall; tumorbedingte Ödeme oder Ulzerationen |
| **I0** (gute Prognose)<br>**I1** (schlechte Prognose) | Immunstatus (I0): CD4-Zellen > 200/µl | Immunstatus (I1): CD4-Zellen < 200/µl |
| **S0** (gute Prognose)<br>**S1** (schlechte Prognose) | Symptome (S0): Keine opportunistischen Infektionen, kein Mundsoor, keine B-Symptomatik (b) der HIV-Infektion | Symptome (S1): In der Anamnese opportunistische Infektionen, Mundsoor, malignes Lymphom oder HIV-assoziierte neurologische Erkrankungen, B-Symptomatik (b) der HIV-Infektion |

(b) B-Symptomatik der HIV-Infektion = unklares Fieber, Nachtschweiß oder Diarrhoen, die länger als 2 Wochen anhalten, Gewichtsverlust > 10%



rung. Bei rascher Tumorprogredienz mit multilokulärem Auftreten ggf. Chemotherapie (siehe Behandlung des HIV-assoziierten Kaposi-Sarkoms). Aufgrund eigener Erfahrungen kann eine Behandlung mit liposomalem Doxorubicin in ausgedehnten, sonst therapierefraktären, progredienten Fällen empfohlen werden.
  - Topische Anwendung von Alitretinoin Gel 0,1% (Panretin) zur Behandlung manifester klassischer Kaposi-Sarkome und deren Rezidive.
- Afrikanisches Kaposi-Sarkom: Wie Klassisches/sporadisches Kaposi-Sarkom.
- HIV-assoziiertes Kaposi-Sarkom:
  - Bei ausschließlichem Hautbefall und < 10 Läsionen Camouflage (z.B. Dermacolor), insbes. bei kosmetisch störenden Veränderungen und fehlendem Therapiewunsch. Laser-Therapie (Argon-Laser) ist nur bei kleinen makulösen Läsionen geeignet. Kryochirurgie (offenes Sprayverfahren, 2 Zyklen, 30-60 Sek.) nur bei makulösen Läsionen geeignet, Wundheilung 6-8 Tage, nicht plantar oder genital.
  - Röntgenweichstrahltherapie (GD 30 Gy, 43 KV, FHA 15 cm):
  - Fraktionierung: Stamm oder Extremitäten: 6mal 5 Gy; Gesicht: 10mal 3 Gy; Penis: 15mal 2 Gy.
    In folgenden Fällen sollte nach 50% der Gesamtdosis eine mind. 2-wöchige Pause erfolgen:
    - Im Bereich von Problemlokalisationen (plantar, enoral, Penis/Skrotum, Zunge, Lider, Konjunktiven)
    - Nach und unter Chemotherapie (Gefahr der erhöhten Radiosensitivität) Grenzen der Dermopan-Bestrahlung:
    - Durchmesser > 12 cm
    - Dicke > 1,5 cm
    - Ausgedehntes Lymphödem
    - Stark gebogene Oberfläche
    - Enoral: Durchmesser > 2,5 cm
    - Hinteres Drittel der Zunge.
    - Als Nebenwirkungen treten auf: Radiodermatitis (2-3 Wochen), Pigmentverschiebung, Alopezie. Prophylaxe von Pigmentierungen: Keine simultane Einnahme von β-Carotin, keine UV-Exposition während und 4 Wochen nach der Therapie! Therapie von Pigmentierungen: Vitamin A-Säure (z.B. Cordes VAS Creme) lokal.
  - Kobalt-Bestrahlung:
    Läsionen im Bereich der Mundschleimhaut und des Rachens. Gesamtdosis 20 Gy, ED 2 Gy. Nach 50% der Gesamtdosis mindestens 2-wöchige Pause wegen Gefahr der Mucositis.
  - Bestrahlung mit schnellen Elektronen: Großflächige Kaposi-Sarkome (Unterschenkel, Leistenregion, Gesicht, gelegentlich mit Lymphödem einhergehend). 20 Gy GHD, ED 2 Gy.
  - Intraläsionales Interferon: Nur bei Patienten mit > 200 CD4-Zellen/µl. Unterspritzung 3mal/Woche mit 1 ml/cm$^2$ über 4 Wochen.
  - Intraläsionale Chemotherapie (Vinblastin oder Vincristin): Verdünnung 1:9 mit 1-2%iger Xylocain-Lösung. Intraläsionale Injektion von 0,5-1 ml/cm$^2$, max. 2 mg Gesamtdosis/Sitzung in Abständen von 3 Wochen. I.d.R. sind 3 Sitzungen erforderlich.

**Cave: Schmerzen, Sensibilitätsstörungen, gelegentlich oberflächliche Nekrose. Nicht indiziert bei akral lokalisiertem Kaposi-Sarkom.**

  - Chemotherapie:
    - Interferon alfa-2a (z.B. Roferon; Evidenzlevel B III; Remissionsrate 40-50%): 3-6 Mio. IE s.c./Tag 3mal wöchentlich. Nur bei Patienten mit > 200 CD4-Zellen/µl, da die Ansprechrate bei weniger CD4-Zellen nur bei 7% liegt und immer in Kombination mit einer HAART. Wegen grippaler NW empfiehlt sich die Gabe von Paracetamol (ben-u-ron) 1000 mg 1 Std. vor Injektion.
    - Liposomales Doxorubicin (z.B. Doxil; Evidenzlevel AI; Remissionsrate: 60-80%): 20 mg/m$^2$ KO i.v. alle 2 Wochen.

- Alternativ: Liposomales Daunorubicin (z.B. DaunoXome; Evidenzlevel AI; Remissionsrate: ca. 60%) 40 mg/m$^2$ KO i.v. alle 2 Wochen.
- Paclitaxel (z.B. Taxol; Evidenzlevel BII; Remissionsrate: 50-60%): 100 mg/m$^2$ KO i.v. alle 3 Wochen.
- Antiretrovirale Therapie (bei HIV-Infektion): Insbes. nach Einleitung einer hochaktiven antiretroviralen Therapie (HAART) wurden Rückbildungen von Kaposi-Sarkomen beschrieben. Seit HAART verfügbar ist, nimmt die Inzidenz des Kaposi-Sarkoms als AIDS-definierende Erkrankung ab.
- Bei Organtransplantierten scheinen Ciclosporin-basierte Therapieregime mit einem höheren Kaposi-Sarkom-Risiko einherzugehen als Azathioprin-basierte. Eine Umstellung auf Mycophenolatmofetil kann zur Regression des Kaposi-Sarkoms führen (Off-Label-Use).

### Prognose

- Nach neueren Untersuchungen hat die CD4-Zellzahl keinen Einfluss auf die Prognose von Kaposi-Sarkomen unter HAART.

### Nachsorge

- HIV-assoziiertes, epidemisches Kaposi-Sarkom:
  - 3-monatliche Kontrollen der Haut, Schleimhäute, Lymphknoten
  - 6-12-monatliche Kontrolle der Lunge (Röntgen Thorax) und des GI-Systems (Sonographie, Endoskopie).

**Kaposi-Sarkom. Tabelle 3.** Mittlere Überlebensdauer von Patienten mit Kaposi-Sarkom

| Klinischer Typ | Überlebensdauer nach Erstmanifestation |
|---|---|
| Klassisches/sporadisches Kaposi-Sarkom | Jahre - Jahrzehnte |
| Afrikanisches/endemisches Kaposi-Sarkom | Wenige Monate - Jahre |
| HIV-assoziiertes, epidemisches Kaposi-Sarkom | In Abhängigkeit vom Stadium der HIV-Infektion und der Wirksamkeit antiretroviraler Therapieoptionen: Wenige Monate - Jahre |
| Kaposi-Sarkom (KS) bei immunsupprimierten Patienten | Monate - Jahre |

**Kaposi-Sarkom. Tabelle 4.** Therapieempfehlungen zur Behandlung des Kaposi-Sarkoms (zitiert nach Schöfer H, Brockmeyer N: Deutsche Leitlinie: Kaposi-Sarkom)*

| Therapeutikum | Dosierung | Voraussetzung | Remissionsrate (%) | Nebenwirkungen | Evidenzlevel | Referenzen |
|---|---|---|---|---|---|---|
| Interferon alfa-2a oder Interferon alfa-2b | 3mal/Woche 3-6 Mio. IE s.c. (Dosiseskalation je nach Verträglichkeit möglich) | > 200 CD4-Lymphozyten/µl<br>T1, I0, S0-1 | 40-50 | Fieber. Selten: Muskelschmerzen, Arthralgien, depressive Verstimmungen | BIII | |
| (Pegyliertes) liposomales Doxorubicin | 20 mg/m$^2$ KO i.v. in 2-wöchigen Intervallen | T1, I1, S0-1 | 60-80 | Neutropenie, Anämie. Selten: Hitzegefühl, Atemnot, Rückenschmerzen, palmoplantare Erythrodysästhesien | AI | Goebel, 1996; Nunez, 2001 |
| Liposomales Daunorubicin | 40 mg/m$^2$ KO i.v. in 2-wöchigen Intervallen | T1, I1, S0-1 | ca. 60 | Neutropenie, Anämie. Selten: Hitzegefühl, Atemnot, Rückenschmerzen, palmoplantare Erythrodysästhesien | AI | Rosenthal, 2002 |
| Paclitaxel (Taxol) | 100 mg/m$^2$ KO i.v. in 2-wöchigen Intervallen oder 135 mg/m$^2$ KO i.v. alle 3 Wochen | T1, I1, S0-1 | 50-60 | Neutropenie, periphere Neuropathie, allergische Hautreaktionen. Selten: Hypotonie, EKG-Veränderungen, Alopezie | BII | Saville, 1995; Tulpule, 2002 |

* (möglichst immer in Kombination mit einer antiretroviralen Kombinationstherapie nach den aktuell gültigen Leitlinien)

**Kaposi-Sarkom. Tabelle 5.** Lokale Therapie des Kaposi-Sarkoms: Methoden in Abhängigkeit von der Tumorgröße (zitiert nach Schöfer H, Brockmeyer N: Deutsche Leitlinie: Kaposi-Sarkom)

| Tumorgröße | Therapie | Referenz |
|---|---|---|
| **Kleinflächig** (≥ 1 $cm^2$ makulös, nodulär) | Kryochirurgie | Schöfer, 1991; Tappero, 1991 |
| | Vincristin intraläsional | Schöfer, 1991; Odom, 1987 |
| | Vinblastin intraläsional | Newman, 1988; Epstein, 1993; Ramirez-Amador, 2002 |
| | Interferone intraläsional | Trattner, 1993 |
| | Alitretinoin Gel 0,1% (Panretin) | Walmsley, 1999; Duvic, 2000; Bodsworth, 2001 |
| | Exzision | |
| **Mittelgroß** (1-4 cm Durchmesser; makulös, nodulär) | Vincaalkaloide intraläsional | Schöfer, 1991; Newman, 1988 |
| | Dermopan-Bestrahlung (fraktioniert) | Schöfer, 1991; Kaliebe, 1994 |
| **Großflächig** (> 4 cm Durchmesser; knotig, infiltrierend, oral) | Schnelle Elektronen, Kobalt-Bestrahlung (fraktioniert) | Nisce u. Kaufman, 1993; Stelzer u. Griffin, 1993 |
| | am Unterschenkel zusätzlich Kompressionsbehandlung | |
| **Alle überwiegend makulösen Kaposi-Sarkome** | Camouflage | Hundeiker u. Kehling, 1985 |
| **Intraoral** | Vinblastin intraläsional, 3% Sodiumtetradecylsulfat intraläsional | Ramirez-Amador, 2002 |

## Kaposi-Sarkom, lymphadenopathisches

C46.9; I89.9; B21

### Definition
Variante des endemischen Kaposi-Sarkoms, das v.a. bei Kinder und Jugendlichen auftritt und klinisch wie ein malignes Lymphom der Haut erscheinen kann.

### Therapie
Entsprechend dem Kaposi-Sarkom.

## Karbunkel

L02.94

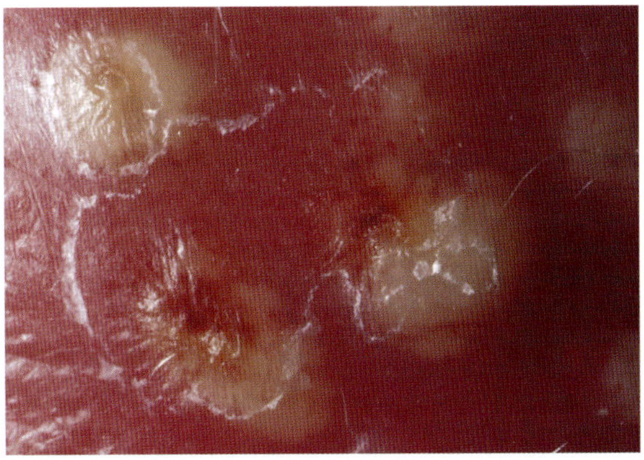

**Karbunkel.** Auflichtmikroskopie (ohne Kontaktmedium): Benachbarte follikuläre Entzündungsherde mit beginnender zentraler Einschmelzung. Stark gerötete interfollikuläre Räume mit punkförmigen Gefäßektasien (Schulterbereich).

### Synonym(e)
Carbuncle

### Definition
Schwerste Verlaufsform des Furunkels.

### Ätiologie
Infektion mit Koagulase-positivem Staphylococcus aureus, auch Staphylokokken- und Streptokokken-Mischinfektion.

### Manifestation
Vor allem bei älteren Männern auftretend.

### Lokalisation
Vor allem Nacken und Rücken.

### Klinisches Bild
Befall mehrerer benachbarter Follikel, multizentrische Einschmelzungsherde. Fieber, Schmerzen, brettharte Infiltration der Umgebung, bis zur Faszie reichende Nekrosen, Lymphangitis, Lymphadenitis.

### Histologie
Abszedierende Entzündung.

### Komplikation
Sepsis.

### Therapie
- Nach Hautdesinfektion breite Inzision des Abszesses und Einlegen einer Lasche (z.B. Gummilasche) in Lokalanäs-

thesie oder Narkose. Bei flächenhaftes Abszessareal ggf. mehrfache Inzisionen und Versorgung mit einer Drainage.
- Tägliche Spülungen mit Polyvidon-Jod-Lösung (z.B. Betaisodona Lösung) oder 0,1% Polihexanid (Serasept, Prontoderm).

### Interne Therapie
Antibiotische first step-Behandlung mit einem gegen Staphylokokken wirksamen Antibiotikum wie Flucloxacillin 1,5-3,0 g/Tag p.o. (z.B. Staphylex Kps.), bei schwersten Infektionen bis zu 12 g in 3-4 ED/Tag i.v. Dosis bei Niereninsuffizienz reduzieren! Später ggf. Umstellung des Antibiotikums nach Antibiogramm.

### Prognose
Gehäuft wochenlanger Verlauf.

## Kartagener-Syndrom Q89.3

### Definition
Kombination des Immotile-Ciliae-Syndroms mit Situs inversus.

## Karzinogenese

### Definition
Entstehung von malignen Geschwülsten. Sie beginnt mit der Umwandlung einer physiologischen Zelle in eine Tumorzelle. Wahrscheinlich ist anzunehmen, dass die Mehrzahl der Krebserkrankungen durch genetische Veränderungen (Mutagenese) hervorgerufen wird. Zudem gilt als gesichert, dass sich ein Karzinom langsam, als ein komplexer Mix aus Einflüssen der Umwelt (z.B. UV-Strahlung; s.u. Photokarzinogenese), des Lebensstils (Rauchen) und der Vererbung (mutierte Allele) entwickelt. Dieser Vorgang kann über Jahre oder Jahrzehnte verlaufen.

### Einteilung
- Ein hypothetisches Dreistufenmodell der Karzinogenese dient zum besseren Verständnis des Ablaufes und ist in 3 Entwicklungsabschnitte unterteilt:
  - Initiation
  - Promotion
  - Progression.
- Die Initiation stellt den ersten Schritt der Karzinogenese dar, bei dem eine Zelle eine von einem Karzinogen (s.u. Photokarzinogenese) ausgelöste Mutation erfährt. Falls diese Mutation nicht per DNA-Reparatur beseitigt wird oder die Zelle nicht durch die Apoptose ausgeschaltet wird, ist sie irreversibel. Für die Karzinogenese ist wichtig, dass diese Mutation in einem Gen vorliegen muss, das für die Kontrolle des Zellzyklus und der Zellteilung zuständig ist z.B. in einem der Tumorsuppressorgene. Mutierte Tumorsuppressorgene werden als Onkogene bezeichnet.
- Bei der Promotion wirkt ein Wachstumsstimulus auf die veränderte Zelle. Dieser Wachstumsreiz kann von den sog. nicht „genotoxischen Karzinogenen" wie z.B. durch Hormone beim Mammakarzinom (Förderung des Wachstumsstimulus über Wachstumsfaktoren) ausgehen. Auch entzündliche Prozesse können Wachstumsreize auf die Zelle ausüben (z.B. beim langzeitig persistierenden Ulcus cruris, auch beim Morbus Crohn). Die initiierte Zelle gibt durch die Zellproliferation ihren DNA-Schaden an die Tochterzelle weiter. Die sich proliferierende Zelle weist eine instabile DNA auf, wodurch das Risiko für weitere Mutationen in Tumorsuppressorgenen steigt.
- Bei der Progression erfahren die Zellen des präneoplastischen Areals weitere Mutationen in Tumorsuppressorgenen; zahlreiche Tumorsuppressorgene sind in Onkogene umgewandelt. Jetzt findet die eigentliche maligne Transformation statt. Es bilden sich unter verschiedenen klinischen Bildern das Carcinoma in situ (s.u. PIN; CIN, Keratosis actinica) das sich früher oder später zum invasiven Karzinom weiter entwickelt.

## Karzinoidsyndrom E34.0

### Erstbeschreiber
Lubarsch, 1888; Oberndorfer, 1907

### Synonym(e)
malignes Karzinoidsyndrom; argentaffinoma syndrome; carcinoid-cardiac-syndrome; Apudom

### Definition
Metastasierter, meist im unteren Ileum lokalisierter, endokrin aktiver, von den Zellen des APUD-Systems ausgehender Tumor, gekennzeichnet durch eine anfallsartige Flush-Symptomatik.

### Vorkommen/Epidemiologie
Häufigste endokrine Erkrankung des Gastro-Intestinaltraktes. Inzidenz: 0.3-0.5/100.000 Erkrankungen/Jahr.

### Ätiologie
Produktion von Serotonin und anderen biologisch aktiven Substanzen (Histamin, VIP, Prostaglandine, Glucagon, Gastrin, Calcitonin) durch die im Karzinoid wuchernden, enterochromaffinen Zellen.

### Manifestation
Frauen und Männer sind gleichermaßen betroffen, überwiegend in der 2.-7. Dekade.

### Klinisches Bild
- Integument: Flush-Symptomatik verbunden mit Juckreizattacken, provozierbar durch vasoaktive Prozeduren und Substanzen (Erregung, warme Suppen, scharf gewürzte Speisen, Alkohol, Salicylsäure, Paracetamol, Methocarbamol, Mephenesin) Bei rezidivierender Symptomatik flächige Zyanose des Gesichts und des Halses, Teleangiektasien, periorbitale Schwellungen. Pellagroide Erscheinungen mit Xerosis, Hyperkeratosen und Schuppung an Nacken und Unterarmen entstehen, wenn die von Karzinoidzellen sezernierten endokrin aktiven Substanzen wie Serotonin, Histamin, Kinine, Prostaglandine aufgrund aufgehobener hepatischer Inaktivierung, meist nach Lebermetastasierung, systemisch wirksam werden.
- Extrakutane Manifestationen: Periodische abdominale Schmerzen, Diarrhoe, Übelkeit, Erbrechen, Verdickung und Schrumpfung der Pulmonal- und Trikuspidalklappe sowie des Endokards = Endocarditis fibroplastica; Zeichen eines erworbenen (v.a. rechtsseitigen) Herzklappenfehlers (Trikuspidalinsuffizienz und Pulmonalstenose), Tachykardien, hypotone Krisen sowie asthmoide Beschwerden. Pulmonale Zeichen: Asthma bronchiale. Stoffwechselzeichen: u.a. Heißhungeranfälle mit Spontanhypoglykämien.

### Labor
Nachweis erhöhter Hormonproduktion. Nachweis von vermehrter Ausscheidung von 5-Hydroxy-Indolessigsäure im Urin bei etwa 30% der Patienten (mehr als 20 mg/24 Std.). Bei V.a. Insulinom: 72-Std.-Hungerversuch mit Bestimmung von Blutzucker, Plasmainsulinspiegel und C-Peptid. Bei V.a. Gastrinom: Gastrintest.

### Histologie
Geschwulst aus argentophilen Zellen (Argentaffinom).

### Differenzialdiagnose
Klinik, Labor

### Interne Therapie
- Bei Inoperabilität oder Metastasen konservative Therapie: Therapie der 1. Wahl: Somatostatinderivat Octreotid (z.B. Sandostatin). Initial 1-2mal/Tag 50 µg Octreotid s.c. Anschließend Dosiseskalation auf 3mal/Tag 100-200 µg s.c.
- Therapie der 2. Wahl: Interferon alfa-2a (z.B. Roferon) 3mal/Woche 3–6 Mio. IE s.c. oder Polychemotherapie (Streptozocin, 5-Fluorouracil, Cyclophosphamid, Doxorubicin).
- Behandlung der begleitenden Symptomatik:
  - Flush: Kallikrein-Sekretion: Rezeptorenblocker wie Phenoxybenzamin (z.B. Dibenzyran) 10–60 mg/Tag p.o. Histamin-Sekretion: Clemastin (z.B. Tavegil) 1–2 mg/Tag p.o. oder Versuch mit H 1 -Blockern (z.B. Diphenhydramin) in Kombination mit H 2 -Blockern (z.B. Ranitidin oder Cimetidin) 3mal/Tag mg p.o.
  - Serotonin-Sekretion: Cyproheptadin (z.B. Peritol) 6–30 mg/Tag p.o.
  - Diarrhoe: Loperamid (z.B. Imodium) 2mal/Tag 1 Kps. oder Tinct. opii simplex 3mal/Tag 10–20 Trp. p.o.
  - Pellagroide Symptome: Nicotinamid (z.B. Nicobion) 200 mg/Tag p.o. oder Nicotinsäure (z.B. Niconacid) 250 mg/Tag p.o.

### Operative Therapie
Möglichst frühzeitige chirurgische Entfernung des Primärtumors (i.d.R. Dünndarmteilresektion) und der regionalen Lymphknoten, begrenzte Erfolgsaussichten bei einer Tumorgröße von > 2 cm.

### Prognose
5-Jahres-Überlebensrate: 18%, mittlere Überlebenszeit: 2,5 Jahre. Krankheitsverläufe von bis zu 20 Jahren wurden beobachtet.

### Diät/Lebensgewohnheiten
Serotonin-arme Kost (Meiden von Bananen, Walnüssen, Tomaten, Ananas, Zwetschgen, Mirabellen, Melonen, Avocados, Auberginen, Kiwis und Alkohol).

## Karzinom, kutanes C44.L

### Synonym(e)
Carcinoma

### Definition
Vom Epithel ausgehender maligner Tumor, gekennzeichnet durch destruierendes und infiltrierendes Wachstum, Übergreifen auf benachbarte Organe und Organsysteme sowie lymphogene oder hämatogene Metastasierung.

### Einteilung
- Spinozelluläres Karzinom (SK):
  - Carcinoma in situ der Haut (KIN III)
  - Carcinoma in situ der Schleimhaut (PIN, AIN, VIN III)
  - Spinozelluläres Karzinom (klassischer Typus)
  - Akantholytisches SK
  - Muzinsezernierendes SK
  - Desmoplastisches SK
  - Kleinzelliges SK
  - Klarzelliges SK
  - Lymphoepitheliom-ähnliches Karzinom der Haut.
- Keratoakanthom
- Verruköses Karzinom:
  - Carcinoma cuniculatum
  - Kutanes verruköses Karzinom (Papillomatosis cutis carcinomatosa)
  - Orales verruköses Karzinom (floride orale Papillomatose)
  - Condylomata gigantea (Buschke-Löwenstein-Tumor).
- Maligne Adnextumoren:
  - Maligne ekkrine Adenextumoren:
    - Porokarzinom und Hidradenokarzinom
    - Spiradenokarzinom und Zylindrokarzinom
    - sonstige ekkrine Karzinome (ekkrines Karzinom, adenoid-zystisches Karzinom, muzinöses Karzinom, polymorphes Schweißdrüsenkarzinom).
  - Maligne apokrine Adnextumoren:
    - Aggressives digitales papilläres Adenom
    - Apokrines Schweißdrüsenkarzinom
    - Extramammärer Morbus Paget
    - Maligner Mischtumor
    - Mikrozystisches Adnexkarzinom.
  - Maligne follikuläre Adnextumoren:
    - Basalzellkarzinom
    - Pilomatrixkarzinom
    - Tricholemmales Karzinom.
- Neuroendokrin differenzierte maligne Tumoren:
  - Merkel-Zellkarzinom.

### Ätiologie
- Die Entstehung von Malignomen, die mit der Zellumwandlung in Richtung Tumorzelle beginnt wird heute als multiphasisches Phänomen verstanden, das über Jahre bis Jahrzehnte verlaufen kann. Es ist eine stufenweise Störung biologischer Gleichgewichtsprozesse, an deren Beginn die Transformation (durch chemische, physikalische, virale etc. Einflüsse) von Gensequenzen (Protoonkogene) in Onkogene steht (Initiation). Bei epidermalen Malignomen ist das p53-Gen das bekannteste Tumorsuppressorgen. 60-75% der Plattenepithelkarzinome zeigen Alterationen des p53-Gens. Mutationen im p53-Gen sind typische UV-Schäden. Sie bewirken, dass UV-Schäden nicht mehr in ausreichendem Maße repariert werden. Weiterhin sind Onkogene der ras-Familie (Mutationen im ras-Gen führt zu Wachstumsimpulsen) und bcl-2 (Apoptosehemmer) beteiligt.
- Der Umwandlungsbereich bleibt allgemein zunächst ohne Wachstumstendenz; erst bei weiterer Einwirkung von Karzinogenen oder unspezifischen Schädlichkeiten (Ko- und Synkarzinogenese) kommt es zur Umwandlung des Gewebes in Richtung Präneoplasie (s.u. Präkanzerose, AIN, KIN, CIN, PIN), die u.U. lange Zeit als Vorstufe des malignen Tumors bestehen (Latenzphase) oder sich sogar zurückbilden kann. Schließlich wird aus der Prä-

**Karzinom, kutanes. Tabelle 1.** TNM-Klassifikation (nach UICC)

| | |
|---|---|
| **TNM-Klassifikation** | TX: Primärtumor kann nicht beurteilt werden |
| | T0: Kein Anhalt für Primärtumor |
| | Tis: Carcinoma in situ |
| | T1: Ausdehnung < 2 cm |
| | T2: 2-5 cm |
| | T3: > 5 cm |
| | T4: Invasion tiefer extradermaler Strukturen (Knorpel, Skelettmuskel, Knochen) |
| | NX: Regionäre Lymphknoten können nicht beurteilt werden |
| | N0: Kein Befall regionärer Lymphknoten |
| | N1: Befall regionärer Lymphknoten |
| | MX: Das Vorliegen von Fernmetastasen kann nicht beurteilt werden |
| | M0: Keine Fernmetastasen |
| | M1: Fernmetastasierung |
| **Stadieneinteilung** | Stadium 0: Tis N0 M0 |
| | Stadium I: T1 N0 M0 |
| | Stadium II: T2 N0 M0 und T3 N0 M0 |
| | Stadium III: T4 N0 M0 und jedes T N1 M0 |
| | Stadium IV: jedes T und jedes N M1 |

neoplasie die primäre Neoplasie, der maligne Tumor, der sich dann früher oder später klinisch manifestiert.

- Prädisponierende Faktoren bei der Entstehung maligner epithelialer Tumoren:
  - Chemische Karzinogenese: Methylcholantren, Benzpyren, Azofarbstoffe; durch best. Nahrungsmittel, Abgase und Zigarettenrauch können kanzerogene Stoffe verbreitet werden.
  - Physikalische Karzinogenese: Ionisierende Strahlen, UV-Licht
  - Virale Karzinogenese: Durch onkogene Viren (humane Papillomaviren: HPV 5, 16, 18) können maligne Tumoren erzeugt werden. Dabei werden virale Gene in das Genom von Wirtszellen übertragen, wodurch eine Transformation der infizierten Zellen herbeigeführt wird.
  - Immunologische Karzinogenese: Mutation einer oder mehrerer Zellen zur Malignität wird angenommen. Die durch Mutationen veränderten Eigenschaften werden auf die Tochterzellen übertragen. Dieser Vorgang wird bei normal arbeitendem Immunsystem unterdrückt. Eine Tumorerkrankung entsteht nur dann, wenn sich einzelne Tumorzellen dem Zugriff des Immunsystems zeitweilig entziehen und durch Zellteilung zu einem größeren Tumorzellkomplex heranwachsen können.
  - Chronische Entzündungen: Geschwulstentstehung durch den chronischen Entzündungsreiz, z.B. Lichen planus, Lichen sclerosus et atrophicus, Lupus vulgaris, Porokeratose, chronische Ulzera, Fisteln.
  - Genodermatosen: Xeroderma pigmentosum, Epidermodysplasia verruciformis, Albinismus
  - Individuelle Faktoren: Hellhäutigkeit, straffe Narben.

## Karzinom, Lippenkarzinom C44.0

### Synonym(e)
Carcinoma spinocellulare der (Unter-)Lippe; cheilocarcinoma

### Definition
Spinozelluläres Karzinom der Lippen.

### Einteilung
Klassifikation (nach Dösak):

- T1: Tumoren < 5 mm Tumordicke (histometrisch, TD), 5-Jahresüberlebensrate: 80%.
- T2: Tumoren 5-10 mm TD, 5-JÜB: 68%.
- T3: Tumoren 10-20 mm TD, 5-JÜB: 54%.
- T4a: Tumoren > 20 mm TD (bis 20 mm klinischer Durchmesser), 5-JÜB: 21%.
- T4b: Tumoren > 20 mm TD (> 20 mm klinischer Durchmesser), 5-JÜB: 21%.

### Ätiologie
Mangelhafte Mundhygiene, chronische Traumen schlecht sitzender Prothesen oder Zahnkanten, aktinische Schädigung, Rauchen. Meist Entwicklung aus Präkanzerosen wie orale Leukoplakie, Cheilitis actinica, Cheilitis abrasiva praecancerosa.

### Manifestation
Bevorzugt bei Männern mittleren oder höheren Alters auftretend.

### Lokalisation
Zentrofazial vor allem an der Unterlippe, nie an der Oberlippe! Häufige Infiltration des M. orbicularis oris.

### Klinisches Bild
Auf vorgeschädigter Haut Ausbildung einer kleinen, flachen, deutlich konsistenzvermehrten, krustenbedeckten Ulzeration. Kontinuierliches endo- und exophytisches Wachstum; Auftreibung der Lippe. Verziehung der Mundwinkel. Metastasierung in regionale und ferne Lymphknoten bei ca. 15% der Patienten.

### Differenzialdiagnose
Keratoakanthom, verruköse Leukoplakie, Verrucae vulgares, syphilitischer Primäraffekt.

### Therapie
Operation mit histologischer Randschnittkontrolle. Mit Ausnahme großer rekonstruktiver Eingriffe oder bei simultaner regionärer Lymphadenektomie können Operationen im Lippenbereich in Lokalanästhesie durchgeführt werden.

- Schwere und flächenhafte Präkanzerosen sowie flache Karzinome, die auf das Lippenrot begrenzt bleiben:
  - Oberflächliche Entfernung des Lippenrots, Mobilisation von Mundschleimhaut, die nach außen gezogen und mittels Einzelknopfnähten mit der Lippenhaut vernäht wird (Vermillion-Plastik).
  - Alternativ (insbesondere bei älteren multimorbiden

Patienten): Kryochirurgie mit Stickstoff im offenen Sprayverfahren (2maliger Zyklus); Nebenwirkungen: Erhebliche Lippenschwellung.
- Bei Tumorlokalisationen im Lippenrot oder in der Nähe der Lippenrotgrenze:
  - W-förmige Exzision des Defektes und Defektdeckung mittels eines arteriell gestielten Lappens aus der Oberlippe (Abbe-Plastik), die Durchtrennung des Lappens erfolgt nach etwa 4 Wochen.
  - Alternativ: V-förmige Exzision des Defektes und Defektdeckung aus dem seitl. Bereich der Oberlippe (Estlander-Plastik), eine Lappendurchtrennung entfällt, da der Defekt auf den lateralen Lippenanteil beschränkt bleibt. Falls erforderlich, kann nach einem Jahr eine Erweiterungsplastik des Mundwinkels durchgeführt werden.
- Bei medial lokalisierten Tumoren, die mehr als die Hälfte der Unterlippe einnehmen: Penetrierende keilförmige Exzision.
  - Die Defektdeckung erfolgt entweder mittels in Verlängerung der Mundwinkel durchgeführter, durch alle 3 Schichten der Wange reichender Schnittführung sowie einem medialen, bis zum Kinn reichenden Schnitt, Verschiebung der beiden Lappen nach medial (V-förmige Defektdeckung), Lippenersatzplastik aus der Mundschleimhaut (Dieffenbach-Plastik).
  - Alternativ: Ebenfalls in Verlängerung der Mundwinkel durchgeführte Schnittverlängerung, Exzision von Burow-Dreiecken im Bereich der Nasolabialfalten, Defektdeckung durch Verschiebung nach medial, Lippenersatz aus der Mundschleimhaut (Bernhard-Burow-Bruns-Plastik).
  - Zusätzlich kann bei sehr großen Defekten zur Verbesserung des ästhetischen Ergebnisses im Kinnbereich eine Z- oder WY-Plastik durchgeführt werden.
- Bei bereits vorhandenen Lymphknotenmetastasen im Bereich der Halslymphknoten:
  - En-bloc-Resektion des Tumors mit gleichzeitiger Neck-dissection auf der betroffenen Halsseite, Defektdeckung mittels Latissimus dorsi oder Pectoralis-Plastik, bei Inoperabilität ggf. Radiatio (s.a. Karzinom, spinozelluläres) oder Chemotherapie oder multimodale Therapie.
- Bei bereits erfolgter Fernmetastasierung:
  - Weitestmögliche operative Reduktion der Tumormasse und nachfolgende Chemotherapie (s.u. Karzinom, spinozelluläres).
  - Alternativ: Multimodale Therapie (s. Karzinom, spinozelluläres).

### Prophylaxe
Meiden von Alkohol- und Nikotin, Zahnpflege und -sanierung. Meiden starker Sonnenexposition (Lichtschutzmittel). Behandlung von Präkanzerosen.

## Karzinom, Lymphoepitheliom-ähnliches C44.L9

### Erstbeschreiber
Swanson, 1988

### Definition
Weitgehend entdifferenzierte Variante eines spinozellulären Karzinoms mit einer charakteristischen feingeweblichen Struktur.

### Manifestation
6.-9. Lebensdekade.

### Lokalisation
Kopf, Nacken

### Klinisches Bild
Umschriebener, hautfarbener oder gelb-roter, fester Knoten. Klinisch wenig charakteristischer Zufallsbefund.

### Histologie
Meist gut abgrenzbarer dermaler Tumor aus plumpen Epithelsträngen, stellenweise mit duktalen Strukturen (CEA-positiv), aus irregulären, stellenweise hellzelligen Epithelzellen untermischt und umgeben von dichten Infiltraten mit reifen Lymphozyten (T-Zellen) und Plasmazellen.

### Differenzialdiagnose
Kutanes Lymphadenom; Metastase eines nasopharyngealen lymphoepithelialen Karzinoms; kutanes Lymphom; Basalzellkarzinom.

### Therapie
Exzision mit einem Sicherheitsabstand von mindestens 1 cm mit nachfolgender Strahlentherapie.

## Karzinom, Mamillenkarzinom C44.5

### Synonym(e)
Brustwarzenkarzinom

### Definition
Vom Mamillenepithel ausgehendes spinozelluläres Karzinom.

### Differenzialdiagnose
Mamillenadenom; Morbus Paget der Brustwarze.

### Therapie
Exzision des Tumors mit Sicherheitsabstand, plastische Defektdeckung ggf. mit Mamillenaufbau. Weitere Therapie entsprechend dem Tumorstadium.

## Karzinom, Ohrmuschelkarzinom C44.2

### Definition
Spinozelluläres Karzinom der Ohrmuschel.

### Lokalisation
Vor allem an der Helix.

### Klinisches Bild
Man unterscheidet eine exophytisch wachsende und eine primär ulzerierende Form mit möglicher Destruktion der Ohrmuschel.

### Therapie
- Bei kleinen Tumoren (Linsengröße): Keilförmige Exzision mit 3 mm Sicherheitsabstand und Wundverschluss.
- Mittelgroße Tumoren (Erbsgröße):
  - W-förmige Exzision und Y-förmiger Wundverschluss.
  - Alternativ: Sternförmige Exzision, Defektverschluss durch Verschiebung nach medial (Trendelenburg-Plastik).
  - Alternativ: U-förmige Exzision, Defektdeckung mit-

K

tels Haut-Knorpel-Lappen von retroaurikulär (Gleitlappenplastik).
- Große Tumoren (> 1 cm):
  - U-förmige Exzision, Defektdeckung mittels Rotationsplastik.
- Sehr große Tumoren (> 3 cm):
  - Amputation der Ohrmuschel, Ersatz durch Epithese (mittels Implantaten an Druckknöpfen zu befestigen).
  - Bei Vorliegen von Metastasen im Bereich der Halslymphknoten: Zusätzliche Neck-dissection im Bereich der betroffenen Halsseite, ggf. Radiatio.
- Beim Vorliegen von Fernmetastasen:
  - Größtmögliche Reduktion der Tumormasse und zusätzliche Chemotherapie.
  - Alternativ: Multimodale Therapie.

S.a. Karzinom, spinozelluläres.

### Prognose
Metastasierung in die regionären Lymphknoten im Kieferwinkel und in die zervikalen Lymphknoten. Sehr selten Fernmetastasen.

## Karzinom, spinozelluläres C44.L; C80

### Synonym(e)
Carcinoma spinocellulare; verhornendes Plattenepithelkarzinom der Haut; Spinaliom; Epithelioma spinocellulare; Stachelzellkrebs; Stachelzellkarzinom; Spinalzellkarzinom; Spindelzellkarzinom; verhornender Plattenepithelkrebs; squamous cell carcinoma

### Definition
Bösartige epitheliale Geschwulst der Haut mit destruierendem Wachstum und Metastasierung. Eine Metastasierung der Plattenepithelkarzinome ist insgesamt eher selten, sie erfolgt in der Regel zunächst lymphogen in die regionären Lymphknoten, später hämatogen.

### Einteilung
Histologisch wird das spinozelluläre Karzinom (SK) unterteilt in:
- Carcinoma in situ der Haut (KIN III)
- Carcinoma in situ der Schleimhaut (PIN, AIN, VIN III)
- Spinozelluläres Karzinom (klassischer Typus)
- Akantholytisches SK
- Muzinsezernierendes SK
- Desmoplastisches SK
- Kleinzelliges SK
- Klarzelliges SK
- Lymphoepitheliom-ähnliches Karzinom der Haut.

### Vorkommen/Epidemiologie
- Inzidenz in Europa: 25-30/100.000 Einwohner/Jahr.
- Inzidenzrate erhöht sich in Nordamerika jährlich um 2-3%.

### Ätiologie
Multiplikative Faktoren (z.B. Haarfarbe, positive Familienanamnese, Grad der Sonnenbräune, Sonnenexposition) sollen für die Entstehung eine Rolle spielen (s.u. Karzinom). Bei primär nicht UV-induzierter Lokalisation des Karzinoms (Auftreten in nicht lichtexponierten Arealen) ist eine Induktion mit humanen Papillomaviren wahrscheinlich (**Cave: Malignitätssteigerung**).

### Manifestation
Bei Patienten höheren bis hohen Lebensalters auftretend, meist auf dem Boden einer chronisch aktinischen Schädigung (s. Keratosis actinica). Das Durchschnittsalter der Erstmanifestation beträgt ca. 70 Jahre. Männer sind doppelt so häufig betroffen wie Frauen.

### Lokalisation
Zu etwa 90% im Kopfbereich auftretend: Vor allem am alopezischen Kapillitium, am Lippenrot der Unterlippe, an Ohrmuscheln oder Stirn; seltener an Handrücken, Fingern, Unterarmstreckseiten, im Bereich der Mundschleimhaut, Glans penis, Vulva. Zu beachten ist das Auftreten klinisch atypischer Karzinomvarianten, die unter dem Begriff des verrukösen Karzinoms (= Ackerman-Karzinom) zusammengefasst werden und die ebenfalls an nicht lichtexponierten Stellen (HPV-Induktion?) auftreten.

### Klinisches Bild
Das klinische Bild des Karzinoms ist entscheidend von der Lokalisation abhängig, z.B. ob Haut oder Schleimhaut betroffen sind. Im Mundschleimhautbereich stellt sich das spinozelluläre Karzinom im Allgemeinen als leukoplakische derbe Plaque oder als derber breit aufsitzender Knoten dar. An der Haut findet man einen schmerzlosen, meist exophytischen, hautfarbenen oder auch krustig belegten, grobhöckerigen meist erodierten oder ulzerierten Knoten von derber Konsistenz. Häufig stellt sich ein weniger stark verhornter geröteter Randwall dar, der ein stärker verhornendes Zentrum schüsselförmig umfasst. Bei fehlendem Hornzentrum kann das Karzinom als Ulkus imponieren. Ein derb-kallöser Rand spricht für die maligne Neoplasie. Warzenförmige Aspekte mit verrukösen Hornauflagerungen sind möglich, auch unter dem Bild des Cornu cutaneum. Diagnostisch problematisch können sich akrale Plattenepithelkarzinome mit flach migrierendem psoriasiformem Aspekt darstellen. Das verruköse Karzinom der Fußsohle wächst druckbedingt häufig endophytisch und imponiert als oberflächlich ulzerierende, schmerzhafte, flache warzenartige Plaque, seltener als Knoten.

### Histologie
- Vom Oberflächenepithel ausgehende Proliferation eosinophiler Verbände mit unterschiedlich differenzierten Keratinozyten, die fingerförmig oder in breiten Verbänden die unterschiedlichen Schichten die Dermis oder auch Subkutis und die darunterliegenden Strukturen infiltrieren. Nach Broders unterscheidet man je nach dem Anteil atypischer Zellen: Grad I: < 25%, Grad II: 25-50%, Grad III: 50-75%, Grad IV: > 75%.
- Häufig zeigen sich im Tumorparenchym kleine Epithelzwiebeln, in denen sich konzentrisch angeordnete Keratinozyten um eine Hornperle gruppieren. Im Tumorparenchym findet sich eine ausgeprägte Zellpolymorphie mit teils weitgehend ausdifferenzierten Keratinozyten, teils entdifferenzierten Zellen mit erheblichen Kernpolymorphien. Das Zytoplasma der Keratinozyten ist i.A. deutlich ausgeprägt eosinophil. Immer wieder finden sich Einzelzellverhornungen. Nicht selten beobachtet man eine zunehmende Entdifferenzierung von oben nach unten. In den Zonen der Entdifferenzierung finden sich reichlich pathologische Mitosen.

### Differenzialdiagnose
Basalzellkarzinom, malignes Melanom, Keratosis actinica, Chondrodermatitis nodularis chronica helicis, Leukoplakie,

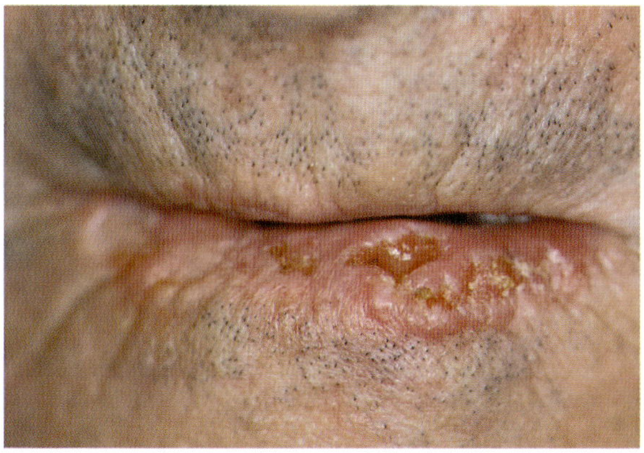

**Karzinom, spinozelluläres.** Scharf begrenzte Ulzerationen und derbe Infiltration der Unterlippe.

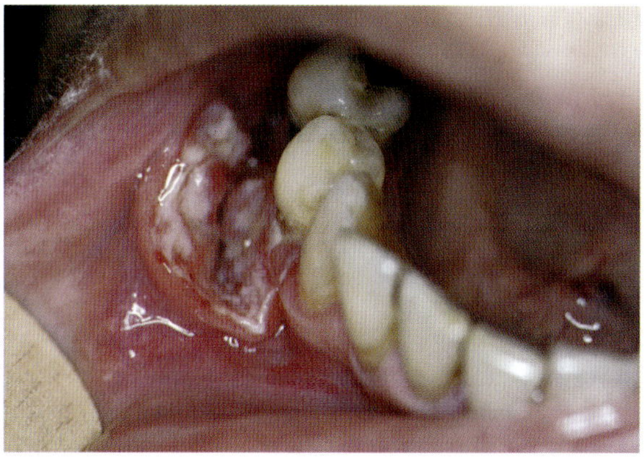

**Karzinom, spinozelluläres.** Zentral ulzerierter, schmerzloser, langsam wachsender, rauer Knoten, der abgesehen von den erhabenen Randzonen als Ulkus imponiert. Sehr derbe Konsistenz.

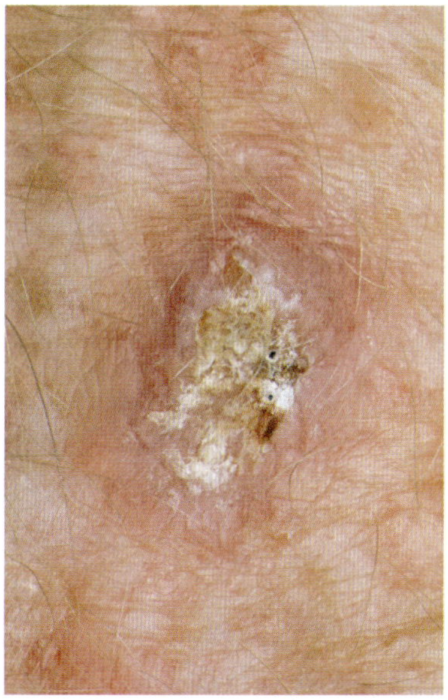

**Karzinom, spinozelluläres.** Seit mindestens 2 Jahren bestehender, zunächst langsam zunehmender, in den letzten 2 Monaten deutlich schneller wachsender, 2,5 x 1,5 cm großer, roter, sehr fester, schmerzloser Knoten auf aktinisch geschädigte Haut. Zentraler, festhaftender, gegen die Unterlage verschieblicher Hornpfropf.

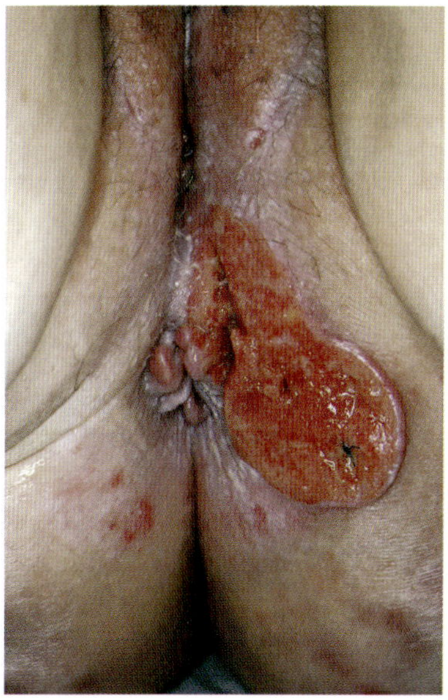

**Karzinom, spinozelluläres.** Im Genitalbereich (nebenbefundlich Lichen sclerosus et atrophicus) schmerzloses, flächiges, plattenartiges Ulkus von derber Konsistenz und mit lippenartigem Randwall. Der derb-kallöse Rand spricht für die maligne Neoplasie.

K

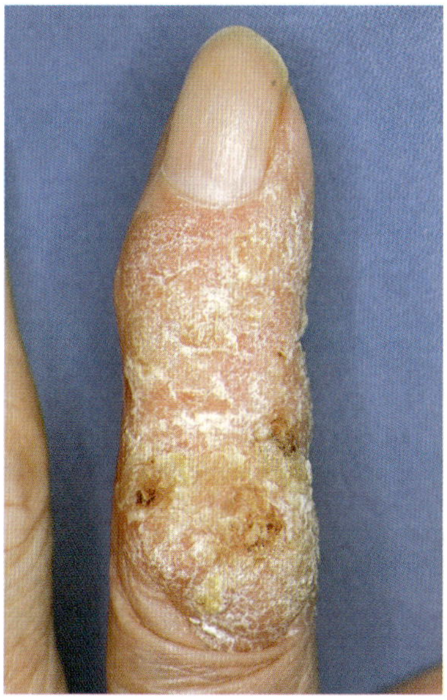

**Karzinom, spinozelluläres.** Großflächige, nach proximal scharf begrenzte, mit flächigen Horn- und Krustenauflagerungen versehene, schmerzlose Plaque. Der Befund existiert bereits seit mehreren Jahren.

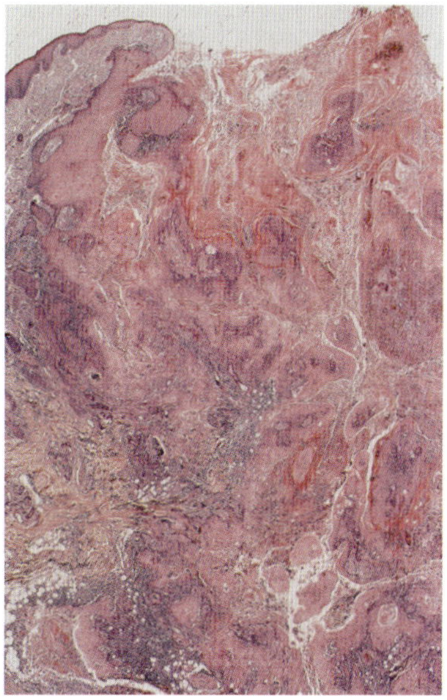

**Karzinom, spinozelluläres.** Histologie aus dem Randgebiet einer Läsion. Zentral ulzerierter Knoten. Seitlich oben normale Epithellippe. Im Zentrum des Bioptates wird die gesamte Dermis von soliden, epithelialen Tumorproliferaten durchsetzt. Stellenweise Ausbildung unterschiedlich großer zentraler Keratinisierungszonen. Sie lassen sich seitlich von der gesunden Dermis gut abgrenzen.

orale, Keratoakanthom, Pemphigus vegetans, Morbus Bowen, syphilitischer oder tuberkulöser Primäraffekt.

### Externe Therapie

Lokale Chemotherapie: Kürettage mit nachfolgender Lokaltherapie mit 5-Fluorouracil (z.B. Efudix) über 6 Wochen sollte ausschließlich (!) histologisch gesicherten in-situ-Karzinomen vorbehalten bleiben. Auch die photodynamische Therapie sollte nur bei in situ-Karzinomen eingesetzt werden (ausreichende klinische Erfahrungen mit dieser Modalität sind zwingend notwendig).

### Bestrahlungstherapie

- Die klinischen Ergebnisse der Radiotherapie sind den konventionellen operativen Resultaten gleichwertig. Im Falle von allgemeiner oder lokaler Inoperabilität, zu erwartendem ungünstigem kosmetischem Ergebnis, des Befalls großer Hautareale oder der Operationsverweigerung, bietet die definitive Radiotherapie eine Erfolg versprechende Alternative zur Operation.
- Elektronen- oder Protonenbestrahlung: Mindestabstand 1 cm, ED 2 Gy 5mal/Woche, GHD 50-70 Gy. Auf vorgeschädigter Haut, Knorpel oder Knochen ist die Dosis entsprechend zu reduzieren. Therapie der Wahl bei Inoperabilität, Nicht-in-sano-Resektionen, Rezidiven und/oder LK-Metastasen mit kapselüberschreitendem Wachstum sowie Lymphangiosis carcinomatosa.
- Postoperativ verbessert die Strahlentherapie die lokale Rezidivfreiheit nach R1- und R2-Resektionen sowie regionär bei positivem Lymphknotenstatus. Die Auswahl der geeigneten Strahlenqualität richtet sich nach den topographischen Erfordernissen, ggf. kann auch das Afterloading-Verfahren eingesetzt werden. Bei konventioneller Fraktionierung mit 5 × 2,0 Gy sind Gesamtdosen zwischen 50 Gy (R1), 60-65 Gy (R2) und 70-74 Gy (definitiv) zur Tumorkontrolle notwendig.

### Interne Therapie

- Chemotherapie: Indiziert bei Tumoren im Stadium III und IV bei Patienten < 70 Jahren mit einem Karnofsky-Index > 60%. Die Zielsetzung ist palliativ, eine Heilung ist nicht zu erwarten. Standardbehandlung ist die Monotherapie mit Methotrexat, die ambulant duchgeführt werden kann (Remissionsrate: 20-40%), ggf. kann eine Polychemotherapie (Remissionsrate: 50-90%) durchgeführt werden.
- Multimodale Therapie: Kombination einer Radiatio (Elektronenbestrahlung) mit einer Chemotherapie, insbesondere bei inoperablen Tumoren im Kopf-/Hals-Bereich indiziert.
- Einzelberichte über Erfolge bei metastasiertem spinozellulären Karzinom existieren über den Tyrosinokinaseinhibitor des epidermalen Wachstumsrezeptorfaktors (EGF-Rezeptor) Cetuximab.

### Operative Therapie

- Mikroskopisch kontrollierte Chirurgie: Exzision des Tumors mit 3-5 mm Sicherheitsabstand, topographische Markierung und anschließende lückenlose histologische Aufarbeitung der gesamten Exzidataußenfläche. Entsprechende Nachexzisionen bis die Exzidataußenfläche tumorfrei ist. Adnexkarzinome bedürfen einer Exzision mit 2-3 cm Sicherheitsabstand. Durch die mikrographische Chirurgie wird eine dauerhafte lokale Heilung mit relativ hoher Sicherheit (88-96%) erreicht. Beim desmoplastischen Karzinom bedarf es über die bereits gesicherte tumorfreie Zone hinaus einer weiteren Sicherheitszone von mindestens 5 mm.
- Da das Plattenepithelkarzinom der Haut eher selten metastasiert, wird, von bestimmten High-risk-Fällen abgesehen, keine prophylaktische Lymphnotendissektion empfohlen. Bei High risk-Patienten empfiehlt sich der Einsatz der Sentinel-Lymphknoten-Biopsie.
- Die Behandlungsergebnisse der sogenannten blinden Therapiemodalitäten (Strahlen-, Kryochirurgie) sind deutlich schlechter als das operative Procedere. Sie bedürfen einer besonderen Erfahrung durch den Operateur. Kryochirurgie: (2 Zyklen, offenes Sprayverfahren oder Kontaktverfahren bis -196 °C) sollte Präkanzerosen (Keratosis actinica) oder in situ Karzinomen (M. Bowen, Erythroplasie) vorbehalten bleiben und bei Plattenepithelkarzinomen nur im Ausnahmefall (umschriebene, oberflächliche Tumore bei Patienten höheren Alters) durchgeführt werden.

### Prognose

Die Prognose ist abhängig von der Tumordicke und Lokalisation. Sie ist bei adäquatem operativem Vorgehen günstig. Eine frühe Metastasierung der Penis- und Vulvakarzinome sowie der Ohrmuschelkarzinome ist möglich. Im Stadium der Fernmetastasierung ist die Prognose des spinozellulären Karzinoms zumeist infaust!

**Karzinom, spinozelluläres. Tabelle 1.** Prognose des spinozellulären Karzinoms

| pT-Kategorie | Definition der Prognosegruppe | Metastasierungsrate |
|---|---|---|
| pT1-3a | begrenzt auf Dermis und Tumordicke bis 2 mm | 0% |
| pT1-3b | begrenzt auf Dermis und Tumordicke von mehr als 2 mm aber nicht mehr als 6 mm | ca. 6% |
| pT1-3c | Invasion der Subkutis und/oder Tumordicke mehr als 6 mm | ca. 20% |
| pT4a | bei Infiltration tiefer extradermaler Strukturen (T4): 6 mm oder weniger | ca. 25% |
| pT4b | bei Infiltration tiefer extradermaler Strukturen (T4): mehr als 6 mm | bis ca. 40% |

Weitere prognostisch ungünstige Faktoren:
- Tumordurchmesser > 2 cm
- Rasches Wachstum
- Rezidiv
- Ulzeration
- Lokalisation: Ohrmuschel, Lippenrot, Skrotum, Anoderm, apikaler Zehen- und Fingerbereich
- Lokalisation: Schleimhaut der Lippen, sonstige Mundschleimhaut, Glans penis, Vulva (Metastasierungsrate: 18-30%)
- Immunsuppression
- Eine Sentinel Lymph Node Dissection scheint nach Literaturangaben die Prognose von Patienten mit Lymphknotenmetastasen zu verbessern.

**Karzinom, spinozelluläres. Tabelle 2.** Chemotherapie beim spinozellulären Karzinom

| | | Dosierung | Applikationsform | Zeitpunkt |
|---|---|---|---|---|
| **Methotrexat-Monotherapie** | MTX fortlaufend wöchentlich bis zur Progression | 40 mg/m$^2$ | i.v. | Tag 1, 8, 15 |
| | bei Mucositis: Leucovorin 4mal 15 mg alle 6 Std. | | | |
| **Cisplatin/ Doxorubicin** | Cisplatin | 75 mg/m$^2$ | i.v. (Infusion über 1-2 Std.) | Tag 1, 22 |
| | Doxorubicin | 50 mg/m$^2$ | i.v. | Tag 1, 22 |
| | Wiederholung alle 3 Wochen | | | |
| **Cisplatin/5-Fluorouracil** | Cisplatin | 100 mg/m$^2$ | i.v. (Infusion über 1-2 Std.) | Tag 1, 22 |
| | 5-Fluorouracil | 1000 mg/m$^2$ | i.v. (kontinuierliche Infusion) | Tag 1-5, 22-26 |
| | Wiederholung alle 3 Wochen | | | |
| **Cisplatin/5-Fluorouracil/ Bleomycin** | Cisplatin | 100 mg/m$^2$ | i.v. (Infusion über 1-2 Std.) | Tag 1, 22 |
| | Bleomycin | 15 mg | i.v. (Bolus) | Tag 1, 22 |
| | Bleomycin | 16 mg/m$^2$ | i.v. (kontinuierliche Infusion) | Tag 1-5, 22-26 |
| | 5-Fluorouracil | 650 mg/m$^2$ | i.v. (kontinuierliche Infusion) | Tag 1-5, 22-26 |
| | Wiederholung alle 3 Wochen | | | |

**Karzinom, spinozelluläres. Tabelle 3.** Multimodale Therapie beim spinozellulären Karzinom

| Cisplatin/5-Fluorouracil/Radiatio | | | |
|---|---|---|---|
| Cisplatin | 20 mg/m$^2$ | i.v. (Infusion über 1-2 Std.) | Tag 1-5 |
| 5-Fluorouracil | 200 mg/m$^2$ | i.v. (Bolus) | Tag 1-5 |
| Radiatio | 2 Gy | Elektronenstrahl | Tag 8-12 und 15-19 |
| Wiederholung Chemotherapie Tag 22, insgesamt 4 Zyklen | | | |
| Radiatio über 3 Zyklen mit einer GHD von 60 Gy | | | |

### Prophylaxe
Es gibt ernstzunehmende Hinweise, dass mehrjähriger (> 40 Jahre Teetrinken), regelmäßiger Konsum (2 Tassen und mehr pro Tag) von Schwarz- und Grüntee (beides Produkte aus der Teepflanze Camellias sinensis) das Karzinomrisiko signifikant reduziert.

## Karzinom, spinozelluläres, akantholytisches

C44.L; C80

### Synonym(e)
Plattenepithelkarzinom, adenoides

### Definition
Histologische Variante des spinozellulären Karzinoms.

### Histologie
Neben den typischen Strukturen des spinozellulären Karzinoms finden sich umschriebene Bezirke mit pseudoglandulären Strukturen und Akantholyse.

## Karzinom, spinozelluläres, desmoplastisches

C44.L; C80

### Synonym(e)
Desmoplastic squamous cell carcinoma

### Definition
Seltene (etwa 8%) histologische und klinische Variante der Plattenepithelkarzinome der Haut mit hoher Metastasierungspotenz und hoher lokaler Rezidivquote (etwa 25%) selbst bei adäquatem chirurgischen Vorgehen.

### Klinisches Bild
Klinisch von anderen spinozellulären Karzinomen nicht zu unterscheiden.

### Histologie
Feine Stränge oder kleinere Tumorzellnester mit atypischen, sehr polymorphen Keratinozyten, die von einem breiten desmoplastischen Stroma umgeben sind. Der Tumor neigt zu infiltrierendem Wachstum entlang autochthoner Strukturen wie Nerven oder Gefäße.

### Therapie
Großzügige operative Beseitigung. Mikrographische Chirurgie ist ebenso empfehlenswert wie eine Sentinel-Lymphknoten-Biopsie.

## Karzinom, spinozelluläres, klarzelliges

C44.L; C80

### Definition
Histologische Variante des spinozellulären Karzinoms.

### Histologie
Bild des spinozellulären Karzinoms mit unterschiedlich großen, klarzelligen Anteilen. Dieser klarzellige Anteil kennzeichnet sich durch große Keratinozyten mit einem PAS-positiven, im HE-Schnitt optisch leeren Zytoplasma sowie große polymorphe Kerne. Zahlreiche Mitosen.

## Karzinom, spinozelluläres, kleinzelliges C44.L; C80

### Synonym(e)
Small cell carcinoma

### Definition
Offenbar in der Haut sehr seltene, in anderen Organen (Harnblase, Prostata, Larynx, Niere, Oropharynx u.a.) häufigere, histologische Variante des spinozellulären Karzinoms mit einem spezifischen histologischen Muster.

### Histologie
Monomorphes, an ein Merkelzell-Karzinom erinnerndes Tumorparenchym aus kleinzelligen Tumorzellen. Fokale Keratinisierung. Die Zellen selbst sind relativ zytoplasmareich. Zahlreiche Mitosen.

## Karzinom, spinozelluläres, muzinsezernierendes C44.L; C80

### Definition
Außerst seltene histologische Variante des spinozellulären Karzinoms mit schlechterer Prognose.

### Histologie
Innerhalb eines spinozellulären Karzinoms mit klassischem Aufbau finden sich größere, im HE-Schnitt blass wirkende, Muzin-sezernierende, PAS-positive Zellen.

## Karzinom, Talgdrüsenkarzinom C44.L4

### Synonym(e)
Talgdrüsenadenokarzinom; Adenocarcinoma sebaceum; Carcinoma sebaceum; sebaceous carcinoma

### Definition
Von den Talgdrüsenzellen ausgehender, maligner, epithelialer Tumor. Auftreten an der Haut auch im Rahmen des Muir-Torre-Syndroms.

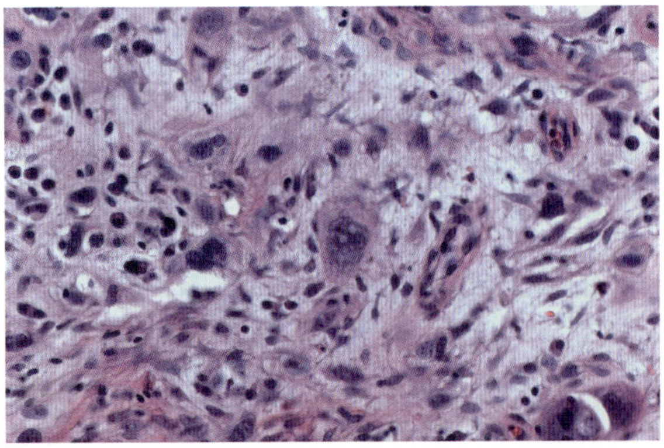

**Karzinom, spinozelluläres, muzinsezernierendes.** Im HE-Schnitt blass wirkende, Muzin-sezernierende, PAS-positive Zellen die Zytokeratin exprimieren; daneben bizarre Monsterzellen.

### Manifestation
Isoliert an der Haut vorwiegend ab dem 70. Lebensjahr. Am Auge und beim Torre-Muir-Syndrom bereits ab dem Jugendalter.

### Lokalisation
Meibomsche und Zeissche Talgdrüsen des Augenlides, sehr viel seltener Nase, Augenbraue, Ohr, Lippe, Schläfe; in Einzelfällen auch am Stamm.

### Klinisches Bild
Uncharakteristisch: Rasch destruierend wachsender, knotiger, derber, rötlich-livide oder gelb gefärbter, evtl. ulzerierter Tumor; Größe 0,5-5 cm.

### Histologie
Unregelmäßige lobuläre Anordnung undifferenzierter, atypischer Tumorzellen mit teilweise eosinophilem Zytoplasma und v.a. im Zentrum der Lobuli auch typische Talgdrüsenzellen mit schaumigem Zytoplasma.

### Differenzialdiagnose
Klinisch: spinozelluläres Karzinom, Basalzellkarzinom, Keratoakanthom, Hautmetastase. Histologisch: Talgdrüsenepitheliom, Tricholemmales Karzinom, Klarzellenhidradenom, Metastase eines Nierenzellkarzinoms.

### Therapie
Vollständige chirurgische Exzision des Primärtumors mit einem Sicherheitsabstand von 1 cm. S.a. Karzinom, spinozelluläres. Sonographische und histologische Beurteilung.

### Prognose
Metastasierung meist 1-2 Jahre nach Auftreten des Tumors, zunächst in die regionären Lymphknoten; später viszerale Metastasen.

## Karzinom, verruköses C44.L

### Erstbeschreiber
Ackerman, 1948

### Synonym(e)
Verruköses Karzinom; Ackerman-Tumor

### Definition
Niedrig-malignes, langsam exophytisch wachsendes, hochdifferenziertes, verhornendes, spinozelluläres Karzinom mit nur sehr geringer Metastasierungstendenz. Die ursprünglich von Ackerman beschriebenen Tumoren waren sämtlich in der Mundhöhle lokalisiert.

### Einteilung
Heute werden folgende Krankheitsbilder als Formen des Carcinoma verrucosum angesehen, die sich durch ihre Lokalisation unterscheiden, aber ein ähnliches histologisches Bild und biologisches Wachstumsverhalten zeigen:
- Papillomatosis cutis carcinoides (= Carcinoma verrucosum der Haut)
- Floride orale Papillomatose (= Carcinoma verrucosum der Mundhöhle)
- Condylomata gigantea (= Carcinoma verrucosum der Genitalregion)

- Carcinoma cuniculatum (= Carcinoma verrucosum der Fußsohle)

Andere Lokalisationen sind ebenso möglich, jedoch seltener (z.B. Rücken, Gesicht, Unterschenkel, auf dem Boden eines chronischen Ulcus cruris).

### Ätiologie

- Diskutiert wird eine Verursachung genitaler Manifestationen durch HPV 16.
- Orale Manifestationen werden durch vorherige entzündliche Erkrankungen der Mundschleimhaut (z.B. Lichen planus mucosae) und chronische „Irritanzien" begünstigt, insbesondere:
  - Kautabakgenuss
  - Betelnuss-Kauen (orale submuköser Fibrose)
  - Kath-Kauen (Somalia und Jemen).
- In tropischen Ländern ist oft das Auftreten in Kombination mit Bilharziose beschrieben worden.

### Histologie

Exophytisch und endophytisch wachsender epithelialer Tumor mit ausgeprägter Akanthose und Papillomatose. Überlagert wird die Oberfläche von ortho- und parakeratotischem Hornmaterial. Im Tumorparenchym selbst zeigen sich gangartige oder zystische, mit Horn gefüllte Strukturen, teils auch gefüllt mit Zelldebritus. Das Epithel im oberen Anteil des Tumors besteht aus gut differenzierten Keratinozyten mit erhaltener Schichtung und nur wenigen Mitosen. An der Tumorbasis sind plumpe Epithelstränge aus zunehmend polymorpher werdenden Keratinozyten sichtbar. Auch Dyskeratosen und Mitosen sind vorhanden. Verdrängung des ortständigen Bindegewebes als Zeichen der Invasivität. Vereinzelt finden sich auch solitäre Epithelinseln inmitten des ortständigen Bindegewebes. Moderates periläsionales lymphozytäres Infiltrat. Das histologische Bild wird durch die Tumorlokalisation entscheidend beeinflusst (bei Lokalisation an der Fußsohle tritt das exophytische Wachstum in den Hintergrund).

### Diagnose

Klinik, Histologie.

### Therapie

S.u. den jeweiligen Spezifitäten; s.u. Papillomatose, floride orale; Condylomata gigantea.

### Prognose

Neigung zu Rezidiv in loco, selten lymphogene Metastasierung.

### Hinweis(e)

Für die histologische Beurteilung dieser Karzinomvariante ist eine artifiziell nicht alterierte, ausreichend tiefe und breite (die Basis des Tumors muss ausreichend erfasst werden) Exzisionsbiopsie notwendig, um die notwendigen differenzialdiagnostischen Kriterien zur Beurteilung der Dignität (exo- und endophytisches Wachstum, Invasivität, Zytomorphologie), insbesondere im Bereich der Tumorbasis, beurteilen zu können.

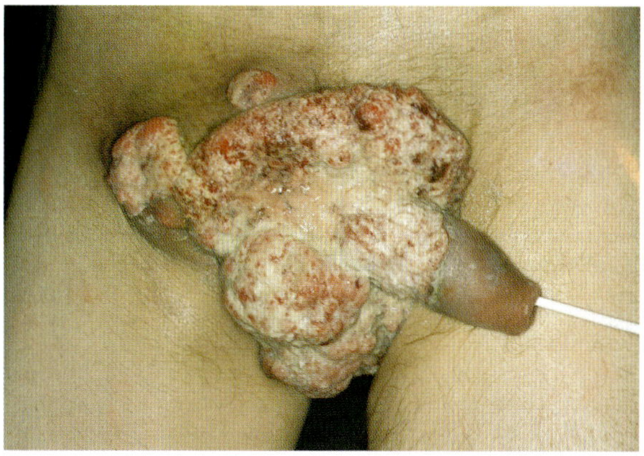

**Karzinom, verruköses.** Seit Jahren bestehender, blumenkohlartiger, ulzerierter Tumor im Bereich der Genitalregion mit rechtsseitiger Lymphknotenmetastase.

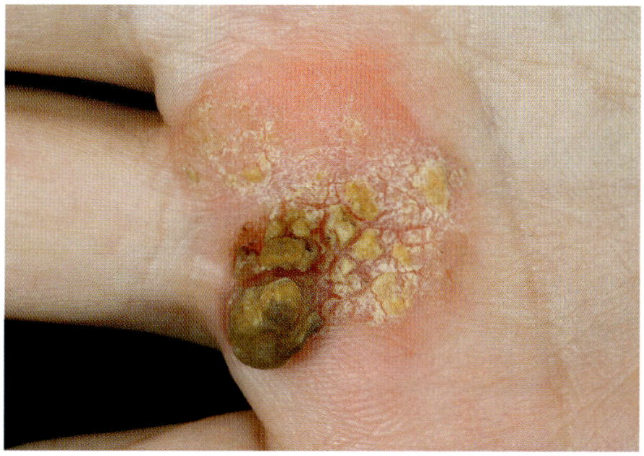

**Karzinom, verruköses.** Chronisch stationäre, in den letzten 10 Jahren gering zunehmende, derbe Plaque mit trockener, schmutzig gelber oder bräunlicher, aufgerissener, rauer, krustig zerklüfteter, verruköser Oberfläche.

## Karzinom, Zungenkarzinom C02.8

### Synonym(e)

Carcinoma linguae

### Definition

Spinozelluläres Karzinom der Zunge, entstanden nach chronischen Entzündungen, straffen Narben, Leukoplakien oder florider oraler Papillomatose.

### Manifestation

Vor allem Raucher.

### Lokalisation

Vor allem Zungenrand.

### Klinisches Bild

Knotige oder strangförmige Verhärtung, schmerzhafte Ulzeration. Frühzeitige lymphogene Metastasierung.

### Differenzialdiagnose

Syphilitisches Gumma.

### Therapie

- Zusammenarbeit mit dem Mund-Kiefer-Gesichts-Chirurgen. Mikroskopisch kontrollierte Chirurgie.
- Exzision des Tumors in sano mit histologischer Randschnittkontrolle. Je nach Tumorstadium Lymphknotenexstirpation, Radiatio und/oder Chemotherapie. S.a.u. Karzinom, spinozelluläres.

### Prognose

Ungünstig.

K

## Kasabach-Merritt-Syndrom D18.02

**Erstbeschreiber**
Kasabach u. Meritt, 1940

**Synonym(e)**
Thrombopenie-Hämangiom-Syndrom; Thrombozytopenie-Hämangiom-Syndrom; thrombocytopenia associated with giant hemangioma; Hemangioma thrombocytopenia syndrome

**Definition**
Kombination von Riesen-Hämangiomen an der Haut oder inneren Organen mit disseminierter, intravasaler Koagulation und Verbrauchskoagulopathie. Das Hämangiom befindet sich vorwiegend im Bereich Kopf-Hals und zeigt keine Rückbildungstendenz.

**Ätiologie**
Pathogenetisch führen thrombotische Vorgänge in Hämangiomen zum Verbrauch von Thrombozyten und damit sekundär zu Blutungskomplikationen.

**Manifestation**
Säuglinge, Kleinkinder, selten Erwachsene.

**Klinisches Bild**
Zunehmend wachsende, ausgedehnte Hämangiome. Petechiale Blutungen an Haut und Schleimhäuten, auch Ekchymosen.

**Therapie**
Gabe von Antikoagulantien, insbes. systemische Heparine oder systemische Cumarinderivate.

## Kastanie

**Synonym(e)**
Rosskastanie; Gichtbaum; Pferde- und Saukastanie

**Definition**
Die Rosskastanie ist ein bis zu 35 m hoher, sommergrüner Baum mit dichter gewölbter Krone und kräftigem Stamm, der bis zu 200 Jahre alt werden kann. Im Frühjahr bilden sich dicke, kegelförmige, klebrige Knospen. Die großen Blätter sind 5- bis 7-fach gefingert und sitzen an langen Stielen. Im September/Oktober reifen die Früchte.

**Allgemeine Information**
Allergologisch spielen die Pollen der Kastanien keine wesentliche Rolle.

**Naturheilkunde**
Die Rinde wurde früher zur Behandlung von Fieber verwendet. Äußerlich werden Blüten und Blätter in unterschiedliche Zubereitungsformen bei schmerzhaften Verletzungen/Verstauchungen, Blutergüssen, Ödemen, Krampfadern, Schmerzen der Wirbelsäule, Kreislaufbeschwerden, Herzklopfen und Fließschnupfen eingesetzt. Eine Paste aus den Samen soll bei Gicht und rheumatischen Beschwerden helfen. Extrakte aus den Samen werden auch heute in der Medizin verwendet. Sie enthalten ein Gemisch aus pflanzlichen Wirkstoffen, wobei Aescin der bekannteste Hauptwirkstoff ist. Aescin wird gefäßabdichtende, venentonisierende und antiödematöse Wirkungen zugeschrieben. Präparate aus Rosskastanienextrakt werden kardialen und venösen Ödemen sowie bei Schmerzen und Schweregefühl in der unteren Extremität verschrieben. Die Rosskastanie ist auch als „Gichtbaum“ unter Naturheilkundlern bekannt. Sog. Gletschersalben gegen Sonnenbrand können Extrakte aus ihren Knospen enthalten. „Chestnut Bud“ heißt die Essenz aus Rosskastanien-Knospen in der Bachblütentherapie.

**Hinweis(e)**
Blätter, Rezepte für Kastanienblätter-, -blüten- und -rindentees, Kastanienblütenessenz (als Badezusätze), Kastaniengeist, Kastanienextrakt, -tinktur und -brei sind in Reformhäuser und Apotheken zu erhalten.

## Katagenhaar

**Definition**
Haar in der Katagenphase.

## Katzenkratzkrankheit A28.10

**Erstbeschreiber**
Parinaud, 1889; Petzetakis, 1935; Debre, 1950; Mollaret, 1950

**Synonym(e)**
Katzenkratzfieber; Katzenkratzlymphadenitis; cat scratch disease or fever; benign inoculative lymphoreticulosis; benigne Inokulationslymphoretikulose; Maladie des griffes de chat; cat scratch disease

**Definition**
Bakterielle Infektionskrankheit mit akutem oder subakutem Verlauf und spontaner Abheilung, die zu den Bartonellosen gezählt wird. Inokulation des Erregers häufig durch Katzenkratzer oder -bisse.

**Erreger**
Bartonella spp. (gramnegative, pleomorphe, teils gerade, teils gekrümmte, schlanke, monotrich begeißelte Stäbchenbakterien, die sich genomisch unterscheiden). Natürliches Erregerreservoir der Bakterien ist vermutlich Oberflächenwasser (typischer Feucht- und Pfützenkeim).

**Vorkommen/Epidemiologie**
Weltweite Verbreitung, Inzidenzgipfel im Spätherbst und in den Wintermonaten.

**Ätiologie**
Infektion mit Bartonellae (früher Rochalimaea) henselae (kleine pleomorphe Bakterien). Pathogenetisch kommt es zu einer Infektion mit kutan-lymphonodärem Primärkomplex durch exogene Inokulation, insbesondere durch Katzenkratz- oder -bissverletzungen, aber auch durch Floh- und Zeckenstich möglich. Befallene Zielzellen (Endothelzellen) induzieren Freisetzung von Wachstumsfaktoren (VEGF vascular endothelial growth factor), die zur Endothelzellproliferation führen.

**Manifestation**
Vorwiegend bei Kindern und Erwachsenen unter 20 Jahren.

**Lokalisation**
Vor allem unbedeckte Körperteile, Primärläsion bei 50% der Patienten Arme und Hände.

**Klinisches Bild**
- Inkubationszeit meist 10 Tage (3-60 Tage).

- Allgemeinsymptome: Subfebrile Temperaturen oder Fieber, Kopf-, Muskel- und Gelenkschmerzen, Müdigkeit, Appetitlosigkeit; generalisierte Lymphadenopathie, Splenomegalie.
- Integument: Unscheinbarer Primäraffekt an der Eintrittspforte des Erregers: Entzündlich gerötetes, geschwürig zerfallendes Knötchen. Nach ungefähr 6 Wochen Lymphknotenvergrößerung im Lymphabflussgebiet, selten Einschmelzung und Perforation des betreffenden Lymphknotens = Primärkomplex.
- Fakultativ: Skarlatiniforme, morbilliforme, makulopustulöse Exantheme, evtl. Erythema exsudativum multiforme, Erythema nodosum. Inkonstant auch makulopapulöse, nodöse oder multiforme Exantheme.
- Ektopische und atypische Verlaufsformen: Mund- und Rachenbeteiligung mit akuter Tonsillitis und Fieber, Halslymphknotenschwellung und gelegentlich Retropharyngeal- und Peritonsillarabszessen.
- Konjunktivale (okulo-glanduläre) Form (Parinaud-Syndrom): Einseitige (follikuläre) Konjunktivitis und indolente ipsilaterale präaurikuläre Lymphadenitis und Fieber.

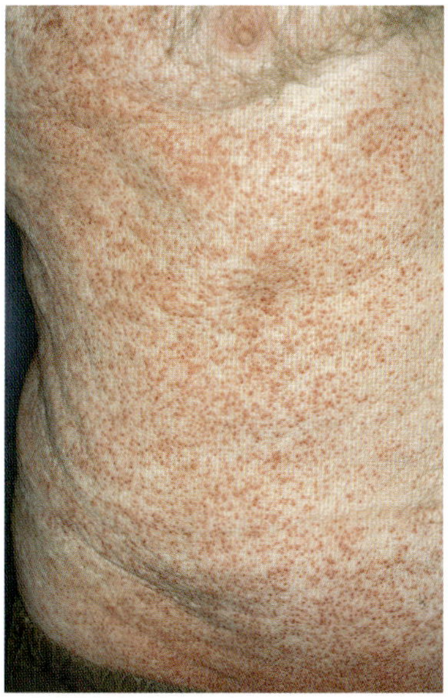

**Katzenkratzkrankheit.** Dichtes Exanthem aus geröteten Papeln im Bereich des Stammes.

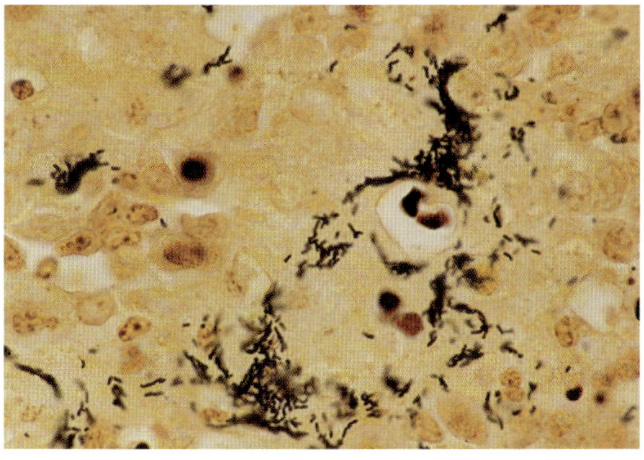

**Katzenkratzkrankheit.** Bakterienhaufen von B. henselae im Gewebe.

- Mesenteriale Form: Adenitis mesenterica, granulomatöse abszedierende Hepatitis und Splenitis.
- Thorakale Form: Mediastinale Lymphknotenschwellung.

### Histologie

(Primärläsion und Lymphknoten): Fokale Nekrosen mit neutrophilen Abszessen und umgebender granulomatöser Reaktion. Später tuberkuloide Granulome mit sternförmiger verkäsender Nekrose. Whartin-Starry-Silberimprägnierung und Gewebs-Gram-Färbung nach Brown-Hopps: pleomorphe, kommaförmige bis kokkoide gramnegative Bakterienhaufen.

### Diagnose

- Klinik, Histologie (Haut oder Lymphknoten), PCR-Diagnostik (Serum, Haut), ELISA (Serum).
- Kultur aus Hautabstrichen: B. henselae zeigt gutes Wachstum auf anaeroben Blutagar- und Schokoladeplatten: Kleine, nicht-hämolytische, raue, trockene, gelbe bis graue Kolonien.

### Differenzialdiagnose

Tularämischer Primärkomplex, venerische Infektion, Aktinomykose der Haut, tuberkulöser Primärkomplex, Brucellose, Sporotrichose.

### Komplikation

Auftreten können u.a. Enzephalitis, Enzephalomyelitis, Neuritis, Neuroretinitis mit akuter Amaurose, Pneumonie, Splenomegalie, osteolytische Veränderungen, Thyreoiditis, Glomerulonephritis, generalisierte Lymphknotenschwellungen.

### Therapie

- In der Regel Spontanheilung, ggf. Erythromycin (z.B. Erythromycin Filmtbl.) 3-4mal/Tag 500 mg p.o. oder Ciprofloxacin (z.B. Ciprobay) 2mal/Tag 500 mg p.o. über einen Zeitraum von 10-14 Tagen.
- Alternativ Cotrimoxazol (z.B. Eusaprim) 2mal/Tag 2 Tbl. p.o., evtl. in Kombination mit Doxycyclin 2mal/Tag 100-200 mg p.o.

### Externe Therapie

Antiseptische Umschläge, z.B. mit Chinolinol (z.B. **R042**), Kaliumpermanganat oder Tannolact.

### Prognose

Spontane Abheilung innerhalb von Wochen bis Monaten.

## Katzenohr Q17.3

### Definition

Seltene Missbildung der Ohrmuschel mit vergrößertem, oben spitz zulaufenden Helixrand.

### Therapie

Keilförmige knappe Exzision und Wundverschluss.

## Katzenräude B88.0

### Synonym(e)

Notroedes cati

### Definition

Milbenerkrankung bei Katzen mit krümeligen Auflagerungen, Krusten- und Schuppenbildungen bei den erkrankten Tieren. Überwandern der Milben auf die menschliche Haut ist möglich, wobei der Mensch als Fehlwirt gilt. S.a.u. Räude.

### Therapie
Eruierung und Behandlung des befallenen Tieres durch den Tierarzt.

### Therapie allgemein
Abheilung in der Regel innerhalb weniger Tage. Ggf. symptomatische Therapie mit juckreizstillenden Externa wie 5% Polidocanol-Schüttelmixtur oder kurzfristig mittelstarken Glukokortikoiden wie 0,1% Triamcinolon-Creme, 0,25% Prednicarbat-Creme (z.B. Dermatop). Bei starken Kratzartefakten können wundheilende Cremes hilfreich sein, z.B. 5% Dexpanthenol-Creme (z.B. Bepanthen Salbe).

## Kauschwielen K13.6

### Erstbeschreiber
Garrod, 1893

### Definition
Durch Kauen verursachte schwielenartige Verdickungen (reaktive Fibromatosen) über den Fingerrücken.

### Ätiologie
Ticartiges Kauen, Saugen, Lutschen, Ziehen, Reiben der Fingerrücken. Anzeichen der Ängstlichkeit. Mädchen mit Bulimie haben die Schwielen an den proximalen Grundgelenken durch Pressen an die obere Zahnreihe beim forcierten Erbrechen.

### Manifestation
Bei Kindern auftretend, bei Mädchen häufiger als bei Jungen.

### Lokalisation
Meist symmetrisch an den Fingerrücken, vor allem 4. bis 5. Finger.

### Klinisches Bild
Sich langsam entwickelnde, symptomlose, spindelförmige Verdickung der Finger mit einem Übermaß an Bindegewebe, besonders zwischen den Fingergelenken. Raue, häufig in der Längsachse der Finger gefaltete Haut.

### Histologie
Akanthose, Papillomatose, Orthohyperkeratose, diffuse Bindegewebshyperplasie.

### Differenzialdiagnose
Fingerknöchelpolster, Xanthom, Erythema hyperkeratoticum dyspepticum supraartikulare digitorum.

### Therapie
Aufklärung, Korrektur des Fehlverhaltens, Psychotherapie, ggf. Abdeckung der Schwielen mit Hydrokolloid-Verband (z.B. Varihesive extra dünn).

## Kauterisation

### Synonym(e)
Kaustik

### Definition
Zerstörung von Gewebe durch Brenn- oder Ätzmittel z.B. durch Elektrokoagulation, Verätzung, elektrische Schlinge.

## Kautschukalopezie L65.8

### Definition
Reversibler Haarausfall durch intermediäre Kondensationsprodukte bei der Kautschuksynthese.

### Therapie
Meiden der Noxe.

## Kautschukdermatitis L23.5

### Synonym(e)
Kautschukallergie; Gummikrätze

### Definition
Durch Gummi oder gummihaltige Gebrauchsgegenstände hervorgerufenes allergisches Kontaktekzem.

### Ätiologie
Überempfindlichkeit gegen Rohkautschuk, meist gegen Zusatzstoffe wie Vulkanisationsbeschleuniger, Füllstoffe, Farbstoffe, Weichmacher, Alterungsschutzmittel usw.

### Lokalisation
Vor allem Hände und Füße.

### Therapie
Elimination der Kontaktnoxe, phasengerechte antiekzematöse Therapie, s. unter Ekzem.

## Kawasaki-Syndrom M30.3

### Erstbeschreiber
Kawasaki, 1967

### Synonym(e)
Morbus Kawasaki; Kawasaki Fieber; akutes febriles mukokutanes Lymphadenopathiesyndrom; mukokutanes Lymphknotensyndrom

### Definition
Wahrscheinlich immunologisch vermittelte, vorwiegend im Kindesalter auftretende, diffuse Vaskulitis, die klinisch durch hohes Fieber, vergrößerte Halslymphknoten, Haut- und Schleimhautbefall gekennzeichnet ist und in 15-25% der Fälle durch Hinzutreten einer Myokarditis und Koronariitis mit konsekutiver Thrombus- und Aneurysmabildung in den Koronargefäßen kompliziert wird.

### Vorkommen/Epidemiologie
Seltene Erkrankung, höchste Inzidenz in Japan (4-6.000 Erkrankungen/Jahr) und Korea.

### Ätiologie
Ungeklärt, erregerbedingte Auslösung ist wahrscheinlich.

### Manifestation
Meist bei Kleinkindern von 1-5 Jahren auftretend, selten bei jungen Erwachsenen. Leichte Betonung des männlichen Geschlechtes.

### Klinisches Bild
- Integument: Hochrote, rissige Lippen, diffuse Rötung der Mund- und Rachenschleimhaut, evtl. Himbeerzunge. Palmoplantarerythem mit ödematöser Umwandlung; nach

2-3 Wochen Abschuppung, die halbmondförmig an den Fingerspitzen beginnt. Polymorphe Exantheme: Morbilli- oder skarlatiniform, Erythema exsudativum multiforme-ähnlich.

- Allgemein: Hohes, antibiotikaresistentes, länger als 5 Tage andauerndes Fieber. Konjunktivale Injektion. Zervikale Lymphknotenschwellung.
- Begleitsymptome: Gastroenteritis, Urethritis, abakterielle Meningitis, Arthralgien, Gallenblasenhydrops.

### Labor
Leukozyturie und Proteinurie, ausgeprägte Leukozytose mit Linksverschiebung, CRP und alpha-2-Globuline sind erhöht. Thrombozytose ab der 2. Krankheitswoche.

### Differenzialdiagnose
Scharlach, Masern, infektiöse Mononukleose, Bruzellosen, M. Weil, Typhus, akutes rheumatisches Fieber, Hand-Fuß-Mund-Krankheit, Still-Syndrom, Erythema exsudativum multiforme.

### Komplikation
In 20% der Fälle führt die Vaskulitis zur Aneurysmabildung vorwiegend im Bereich der Koronararterien. Nach Monaten meist Rückbildung.

### Therapie
Siehe Tabelle 1 [Therapie-Empfehlungen beim Kawasaki-Syndrom (modifiziert nach Cremer)].

### Prognose
Letaliät ca. 1-2%, v.a. durch Herzinfarkte. Entscheidend für Verlauf und Prognose ist das Ausmaß der Gefäßbeteiligung.

## Kayser-Fleischer-Ring H18.0

### Definition
Braun-grünlicher bis grünlich-grauer Kornealring bei der hepatolentikulären Degeneration.

Kawasaki-Syndrom. **Tabelle 1.** Therapie-Empfehlungen beim Kawasaki-Syndrom (modifiziert nach Cremer)

| Medikation | Beispielpräparat | Indikation | Dosierung | Dauer |
|---|---|---|---|---|
| **Gammaglobulin und Acetylsalicylsäure** | Intratect | Standardtherapie | Gammaglobulin-Präparat mit intaktem Fc-Segment 2 g/kg KG als Kurzinfusion in 5% Glukose Lsg. | Einmaldosis über 12 Std. i.v. |
| | ASS | | In Kombination mit:<br>Acetylsalicylsäure in einer Dosis von mindestens 100 mg/kg KG (bei kleineren Kindern häufig bis zu 150 mg/kg, bei älteren Kindern evtl. weniger). Häufige ASS-Spiegelbestimmungen (therapeutischer Spiegel zwischen 15-30 mg/dl bzw. 1,1-2,2 mmol/l). Ab dritter Krankheitswoche bzw. eine Woche nach Entfieberung ASS auf 3 mg/kg KG reduzieren. | Gesamtdauer 3 Monate. Längere Therapie (mind. 2 Jahre) für Patienten mit nachgewiesenen Veränderungen der Herzkranzgefäße. |
| **Gammaglobulin und Acetylsalicylsäure** | Intratect | Standardtherapie, falls Therapiebeginn in der ersten Krankheitswoche möglich ist, v.a. bei Risikokindern (< 2 Jahren). | Gammaglobulin-Präparat mit intaktem Fc-Segment, 400 mg/kg KG als Kurzinfusion in 5% Glukose Lsg. | Über 5 Tage. |
| | ASS | | In Kombination mit:<br>Acetylsalicylsäure 30-50 mg/kg KG bis zur Entfieberung, danach 5 mg/kg KG. | |
| **Prednisolon und Acetylsalicylsäure** | Decortin H Tbl. | Alternativ-Therapie, falls nicht in der 1. Phase der Krankheit mit Gammaglobulin begonnen werden konnte oder es unter dieser Therapie nicht zur Entfieberung gekommen ist. | Prednisolon 2 mg/kg KG/Tag (1. Woche) in 3-4 ED. | Über 3 Wochen, dann Ausschleichen innerhalb von 1 Woche. 4 Wochen über das Absetzen der Prednisolon-Therapie hinaus. Therapie erst beenden, wenn Echokardiographie unauffällig und Thrombozyten und BSG normalisiert. |
| | ASS | | In Kombination mit:<br>Acetylsalicylsäure 30-50 mg/kg KG/Tag bis zur Entfieberung, danach 5 mg/kg KG/Tag | |
| **Monotherapie mit Acetylsalicylsäure** | ASS | Nur bei sehr leichten Verlaufsformen! | 60-100 (-130) mg/kg KG/Tag in 4 ED. Anzustrebender Acetylsalicylsäurespiegel 20-25 mg/dl. Bei Entfieberung Dosisreduktion in 2. Woche auf 50 mg/kg KG/Tag. Ab 3. Woche (Thrombozytose!) 3-5 mg/kg KG/Tag 1mal/Tag zur Thrombozytenhemmung. | Therapiebeendigung nach 6 Wochen, falls Echokardiographie unauffällig und Thrombozyten und BKS normalisiert. |

## KAZ

### Definition
Abkürzung für Kontaktallergiezeit. Zeitintervall vom Beginn der epidermalen Applikation eines „Neoallergens" bis zum Auftreten einer allergischen Kontaktreaktion. Als Sensibilisator werden DNCB (Dinitrochlorbenzol) oder Dinitrofluorbenzol eingesetzt. Die KAZ ist ein Parameter der zellulären Immunität.

## Keloid L91.00

### Erstbeschreiber
1700 v. Ch. erstmalige Erwähnung im „Smith-Papyrus"; Alibert prägte 1816 den Begriff „cheloide", abgeleitet von dem griechischen Wort „chele" - Krebsschere.

### Synonym(e)
Narbenwucherung; Wulstnarbe

### Definition
Gutartige, umschriebene, ein Narbenfeld sowie die umgebende gesunde Haut betreffende, häufig schmerzhafte oder juckende Bindegewebsproliferation, die selten spontan (Minimaltrauma), ansonsten nach Verletzungen oder chronischen Entzündungen auftritt.

### Vorkommen/Epidemiologie
Besonders disponiert sind Jugendliche, Schwarze, Asiaten (Keloidprävalenz: 4,5-16%).

### Ätiologie
- Meist nach Traumata (Impfung, Operation, Verbrennung), nach chronischen Entzündungen (Akne, Keloid-Akne) oder (seltener) spontan (Mikrotrauma?) auftretend. Hormonelle Einflüsse sind wahrscheinlich. Genetische Assoziationen mit HLA-BW16, BW35, Dr5, DQW3 sind beschrieben. Ein spezifisches Keloidgen wurde bisher nicht nachgewiesen.
- Eine Reihe regulierender Faktoren für die Genexpression des Kollagens in Keloiden wurde in Fibroblastenkulturen nachgewiesen. „Keloidfibroblasten" zeigen eine Überexpression des „Insulin-like growth factor" (IGF-)I-Rezeptors, ebenso des „Transforming growth factor" (TGF; s.u. Wachstumsfaktoren). Bei den Isoformen des TGF sind TGF-beta1 und TGF-beta2 erhöht. Der PAI-I (Plasminogen activator inhibitor) ist in Keloidfibroblasten ebenso erhöht wie der HIF-I alpha(Hypoxia-inducible factor I alpha).

### Pathologie
Der exakte Pathomechanismus ist unbekannt. In Keloiden nachgewiesen ist eine um den Faktor 20 gesteigerte Kollagensynthese. Strukturproteine wie Fibrin, Fibronektin, Glykosaminoglykane, Kollagen Typ III werden durch extrazelluläre Matrixproteine, hauptsächlich Kollagen Typ I, ersetzt. Unklar ist, ob Keloide Folge einer vermehrten Kollagensynthese oder eines verminderten Abbaus sind. Inhibitoren der Kollagensynthese wie Interferone, Interleukin-1 und TNF-α stellen Ansatzpunkte für neue Therapiestrategien dar.

### Manifestation
Überwiegend bei jungen Erwachsenen auftretend. Das Durchschnittsalter der Erstmanifestation beträgt bei beiden Geschlechtern 23 Jahre. Geschlechtsprädominanz besteht nicht.

### Lokalisation
Außer Handtellern und Fußsohlen überall, vor allem obere Körperhälfte, Brustausschnitt, Schultern, Oberarme, Ohrläppchen (Ohrringe).

### Klinisches Bild
- Wochen bis Monate nach einer Verletzung oder aber spontan auftretend. Entwicklung unterschiedlich dicker, die Umgebung überragender, scharf abgesetzter, platten- oder wulstartiger, sehr derber Papeln, Plaques oder Knoten, die durch rasches Wachstum das eigentliche Narbengebiet überschreiten und oft krebsscherenartige Ausläufer an den Rändern zeigen.
- Verlust des Hautreliefs, der Haare und Talgdrüsen im betroffenen Bereich. Die Farbe ist zunächst rötlich bis braunrot, später weißrötlich bis elfenbeinfarben. Gehäuft treten Teleangiektasien an der Oberfläche der Hautveränderungen auf.

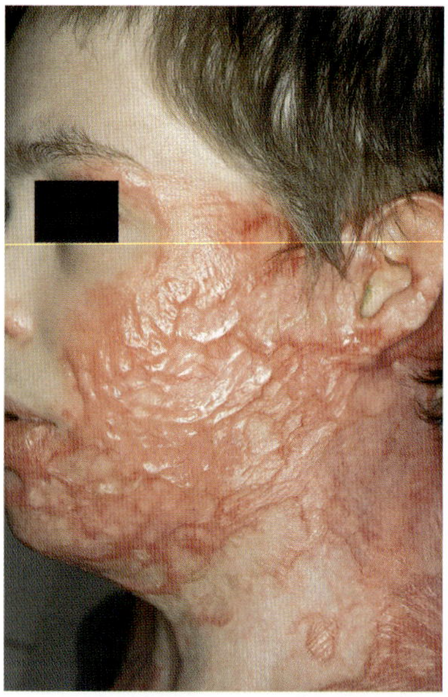

**Keloid.** Großflächige Keloidbildung nach Verbrennung im Gesicht.

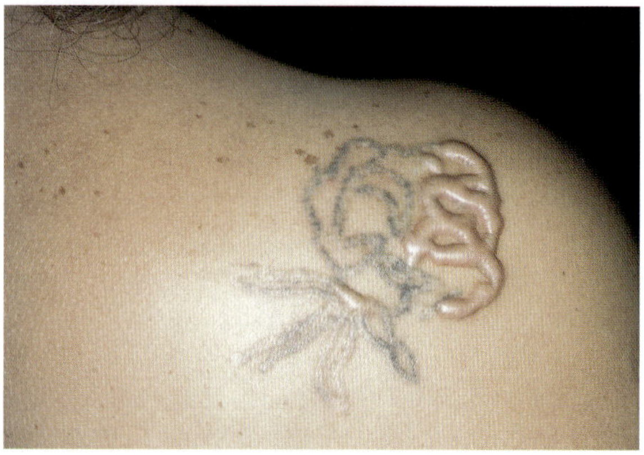

**Keloid.** Chronisch stationäres Krankheitsbild. Multiple, im Bereich einer Tätowierung aufgetretene, dem vorgegebenen Muster folgende, lineare, hautfarbene glatte Plaques.

- Nicht selten besteht Druck- oder Spontanschmerz, aber auch Juckreiz, Parästhesien, Taubheitsgefühl, Kontrakturen (bei gelenküberschreitender Lokalisation) können vorhanden sein. Keloide werden von den Betroffenen sehr häufig als kosmetische Beeinträchtigung empfunden.

### Histologie
Bild eines zellreichen Fibroms. Unveränderte oder mäßig verdünnte, seltener akanthotische Epidermis. Die regelmäßige Anordnung des Kollagens wie in normalen Narben ist aufgehoben. In frischen Keloiden zeigen sich zahlreiche Fibroblasten, vermehrt myxoide Grundsubstanz, kollagene Fasern sowie Kapillaren und entzündliche Infiltrate. Später zellarme, dichte Knoten von homogenisierten Fasern. Atrophische Haare, Talg- und Schweißdrüsen. Ungeordnete Ausrichtung der Kollagenfasern.

### Differenzialdiagnose
Hypertrophische Narbe, Dermatofibrom, Leiomyom, zirkumskripte Sklerodermie, Dermatofibrosarcoma protuberans.

### Therapie
- Prävention! Risiken der Keloidbildung vor jeder Operation bedenken. Vermeidung elektiver Eingriffe bei disponierten Patienten (Eigen- und Familienanamnese) in jugendlichem Alter, sowie an disponierten Arealen wie Dekolleté-, Schulter- und Rückenbereich. Die Therapie des Keloids gestaltet sich äußerst schwierig und langwierig: Die Keloide sollten vor Korrektur zur Ruhe gekommen sein, sich also nicht mehr vergrößern. Die Therapie sollte außerdem nur bei sehr strenger Indikationsstellung erfolgen.
- Glukokortikosteroide (Evidenzlevel III): Bei kleinen Keloiden ist die mehrfache streng intraläsionale Applikation von Glukokortikoiden, z.B. Triamcinolonacetonid und Lokalanästhetika (1 ml Volon A 10 + 1-2 ml 1%iges Scandicain) erfolgreich: Zeit lassen beim injizieren, dünne Nadel verwenden und nur mit geringem Kraftaufwand den Binnendruck des Keloids überwinden. Anwendung z.B. 1mal/Woche über 4-12 Wochen oder alle 3 Wochen über 1 Jahr. Rückbildungsraten zwischen 50-100%; Rezidivraten zwischen 9-50%. Die subläsionale Applikation ist zwar einfacher, aber sinnlos.

> **Cave: Gefahr der Fettgewebsatrophie, besonders bei Frauen!**

- Okklusivherapie (Evidenzlevel III): Permanente Okklusion und Hydratation des Stratum corneum mit Silikon-Gelfolie (z.B. Mepiform, Cicacare, Dermatix) oder Polyurethanpflaster (Hansaplast Narbenreduktionspflaster) führt bei konsequenter und dauerhafter Anwendung (> 3 Monate) zu bemerkenswert guten Resultaten.
- Topische Therapie (Evidenzlevel III): Zwiebelextrakte, Heparin oder Allantoin sollen die überschießende Fibroblastenproliferation hemmen. Im therapiefreien Intervall mehrmals das Keloid mit einem Narbentherapeutikum (z.B. Contractubex) über mehrere Minuten massieren, wobei der Erfolg in der Regel aber eher mäßig ist.
- Kompressionstherapie (Evidenzlevel III): Bei größeren Keloiden je nach Alter, Größe und Lokalisation differentes Vorgehen: Falls topographisch möglich, über mehrere Monate konsequentes Tragen einer Druckpelotte. Der kontinuierliche Dauerdruck und die externe Sauerstoffreduktion verringern das Fibroblastenwachstum. Bei frühzeitiger konsequenter Durchführung oft ausgezeichnete Wirksamkeit. Durch elastische Binden, Pelotten und speziell angefertigte Kompressionskleidung ist dieses Vorgehen gut durchführbar an Gelenken und Thorax, jedoch technisch erschwert an Lokalisationen wie Gesicht und Hals. Diese Therapie muss mindestens 1 Jahr durchgeführt werden.
- Operative Therapie: Operative Teilresektion und unmittelbar nach dem operativem Eingriff großzügige intraläsionale Applikation von 40-80 mg Triamcinolonacetonid. Nur anwenden bei Keloiden mit begleitender Bewegungseinschränkung, bei Nichtansprechen auf andere Therapien, bei sehr großen und kosmetisch erheblich störenden Keloiden! Es besteht eine nicht zu unterschätzende Rezidivgefahr mit Vergrößerung des ursprünglichen Keloids.
- Kryochirurgie: 2facher Zyklus, Temperatur im Keloidzentrum -30 °C. Unmittelbar nach dem Auftauen Injektion von 40-80 mg Triamcinolonacetonid in den ödematösen Keloidbereich. Methode ggf. wiederholen. Evtl. in Kombination mit Druckpelotte und Silikon-Gel-Folie.
- Lasertherapie: Lasersysteme zur Vaporisation und Ablation. Keloide können z.B. mit $CO_2$-Laser bis in das Hautniveau abgetragen werden. Nach Abtragen der exophytischen Anteile Weiterbehandlung mit Kryokontakttherapie oder mittels intraläsionaler Glukokortikoidinjektionen.
- UV-Therapie: Neuere Beobachtungen sprechen auch für eine UVA-Bestrahlung nach operativer Planierung/Exzision mit einer Stärke von 20 J/cm$^2$, 4mal/Woche über 4-6 Wochen.
- In vielen Fällen empfiehlt sich eine Kombination aller Therapiemöglichkeiten, wie z.B. Kompression- und/oder Silikon-Gel-Folie; bei fehlendem Erfolg nach einem Jahr operative Planierung, ggf. mit innerer Massenreduktion und direkt folgender Kryochirurgie oder Kompression und wiederholte Kryochirurgie 1mal/Monat.
- Beschrieben wurden auch topische Anwendungen von Tamoxifen intraläsional, 5-Fluorouracil-Behandlungen (1mal/Woche; Konzentration des Injektates: 50 mg/ml. Gesamtdosis pro Injektionsbehandlung 50-150 mg), max. 16 Injektionen (NW: Injektionen sind schmerzhaft; in seltenen Fällen Ulkusbildung).
- Ultima ratio sind neben der Exzision des Keloids eine unmittelbar an die Operation anschließende lokale Kortikoid-Injektion, Kompression oder Röntgenweichstrahlbestrahlung (ED: 3 Gy in wöchentlichem Abstand, GD: 12 Gy).
- Nach neuerer Studienlage scheint die Behandlung von großflächigen Keloiden mittels Eintätowierung einer Bleomycin Lösung (Konzentration 1,5 IU/ml und 40 Einstiche/mm$^2$) eine gute Therapiealternative darzustellen.

## Keratin

### Synonym(e)
Hornsubstanz

### Definition
Keratin (griech. kératos = Horn) ist ein Sammelbegriff für verschiedene wasserunlösliche Strukturproteine der Hornschicht (= Stratum corneum), der Haare und Nägel. Man unterscheidet aufgrund der molekularen Konfiguration (alpha-Helix oder beta-Faltblattstrukturen) in alpha-Keratine und beta-Keratine.

### Allgemeine Information

- Alpha-Keratine sind der Hauptbestandteil des Stratum corneums der Epidermis sowie von Haar und Nägeln. Die Festigkeit der alpha-Keratine wird durch Faserbildung verstärkt: Hierbei bilden die einzelnen Aminosäureketten eine rechtsgängige alpha-Helix. Mehrere dieser Helices bilden eine linksgängige Superhelix, eine Protofibrille. Mehrere dieser Protofibrillen vereinigen sich wiederum zu Mikrofibrillen, die sich nunmehr in Keratinbündeln organisieren und in dieser Bündelung als Makrofibrillen bezeichnet werden. Die Verfestigung der Kollagenfasern erfolgt durch Quervernetzungen mittels Disulfidbrücken. So ist das Keratin in Hornmaterial und Nägeln stärker quervernetzt als das in Haaren. Bei der Krankheitsgruppe der Ichthyosen kommt zu unterschiedlichen Störungen der Keratinstruktur und -funktion.
- Vor der Verhornung liegen alpha-Keratine (oder Zytokeratine) in Form von lose organisierten Keratinfilamenten vor. Diese gehören zu den Intermediärfilamenten, welche zusammen mit den Mikrotubuli und Mikrofilamenten das Zytoskelett der Zellen (s.a.u. Keratinozyt) bilden. Derzeit sind 20 verschiedene Zytokeratin-Proteine bekannt, deren Molekülmasse zwischen 40 und 68 kDa liegt (s.u. Zytokeratine).

## Keratinamyloidosen E85.4

### Definition

Erkrankungen, die ausschließlich in der Haut vorkommen und durch Ablagerung von Amyloid (Amylum = Stärke) epidermaler Genese gekennzeichnet sind.

### Einteilung

Man unterscheidet:

- Lichen amyloidosus
- Makulöse Amyloidose
- Amyloidosen bei aktinischen Schädigungen
- Sonderformen der kutanen Amyloidose.

### Ätiologie

Wahrscheinlich wird in apoptotischen Keratinozyten die alpha-Helixstruktur der Keratine in eine ß-Faltblattstruktur umgewandelt. Diese Proteine können von Makrophagen nicht abgeräumt werden und verbleiben als Keratinamyloid (Nachweis durch Antikörper gegen Keratinfilamente) in der papillären Dermis liegen. Dies erklärt die „hohe" Lage der Amyloidablagerungen in der Dermis.

## Keratinozyt

### Definition

Die das verhornende Plattenepithel, schichtweise (Stratum basale, Stratum spinosum, Stratum granulosum) bildenden Zellen.

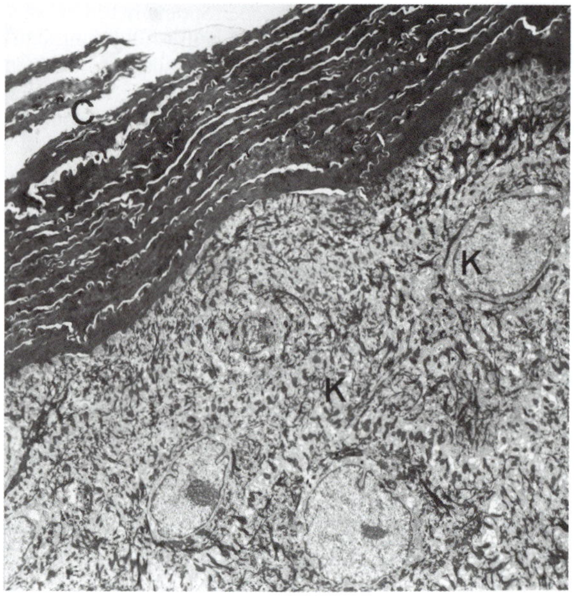


**Keratinozyt.** Elektronenmikroskopie: Keratinozyten (K) im Stratum granulosum, unmittelbar unterhalb der Hornschicht.

## Keratinozytenkultur

### Allgemeine Information

Das autologe Transplantat besteht aus autologen Keratinozyten auf einer biokompatiblen Membran (Sheet) oder in anderen Trägermedien, die zur Transplantation autologer Keratinozyten geeignet sind. Die Epithelzellen (Keratinozyten), gewonnen aus einer Gewebeprobe des Patienten werden zunächst in Primärkultur gezüchtet, die etwa 7-21 Tage dauert. Anschließend werden die Keratinozyten auf eine Membran (z.B. Epidex) überführt, wo sie weiter proliferieren und innerhalb weniger Tage ein präkonfluentes Stadium erreichen können. Das autologe Transplantat kann bereits in diesem Stadium transplantiert werden. Nachdem das autologe Transplantat aufgelegt wurde, wandern die Keratinozyten, wie bereits zuvor, durch die Mikroporen und besiedeln das Wundbett. Bei Verwendung von Keratinozytensuspensionen entfällt die Anzüchtung in Kultur, die Verarbeitung erfolgt sofort, nach Entnahme einer ca. 2-4 $cm^2$ messenden Gewebeprobe aus gesunder Haut.

### Indikation

Das Autograft-System stellt eine Möglichkeit dar, um bei akuten und chronischen Wunden und Verbrennungswunden, bei denen ein entsprechendes Wundbett vorhanden ist, eine Deckung mit autologen Keratinozyten zu ermöglichen. Die Einheilungsrate von autologen Transplantaten hängt üblicherweise mit der proliferativen Fähigkeit der Haut des Patienten zusammen. Die Fähigkeit zur Proliferation nimmt mit zunehmendem Alter der Patienten ab, und deshalb ist die Einheilungsrate bei älteren Patienten vermutlich niedriger. Je stärker der Patient von systemischen Infektionen betroffen und je schlechter sein Ernährungszustand ist, desto niedriger liegt die Einheilungsrate des autologen Transplantates. Um die Einheilungsrate optimal zu gestalten, ist eine Überwachung dieser Faktoren unbedingt erforderlich. Autologe Transplantate werden in einem Nährmedium transportiert, das auch Penicillin und Streptomycin enthält. Geringe Mengen dieser Antibiotika können so noch am Transplantat vorhanden sein; deshalb ist es ratsam, Transplantate bei Patienten mit bekannter Überempfindlichkeit gegen diese Medikamente nicht zu verwenden. Autologe Transplantate sind zur autologen Verwendung vorgesehen und dürfen deshalb nur bei den Patienten eingesetzt werden, aus dessen Biopsie sie hergestellt werden. Weiterhin wird empfohlen, über einen Zeitraum von mindestens zehn Tagen nach der Applikation keine topischen

Medikamente oder Wirkstoffe, von denen ein zytotoxischer Effekt bekannt ist, im Bereich der Transplantate einzusetzen. Wie bei anderen autologen Transplantaten kann es vorkommen, dass manche der mit autologen Transplantaten behandelten Bereiche gewisse Farbunterschiede zu der umgebenden Haut zeigen können. Eine optimale Einheilungsrate kann erreicht werden, wenn das autologe Transplantat auf ein nicht infiziertes, sauberes (ohne nekrotisches Gewebe), gut vaskularisiertes Granulationsgewebe aufgebracht wird. Um ein optimales Ergebnis mit dem Autograft-System zu erreichen, wird empfohlen, drei Tage vor Aufbringen des autologen Transplantates eine systemische Therapie mit einem Breitbandantibiotikum zu beginnen und diese auch noch bis zu vier Tage nach der Transplantation fortzuführen.

### Durchführung

- Autologe Keratinozytenkultur als Membransystem (Sheets): Es ist darauf zu achten, dass keine Luftblasen unter den autologen Transplantaten eingeschlossen werden; kommt dies dennoch vor, können in die Transplantatmembran winzige Schnitte gesetzt werden, um die Luft entweichen zu lassen. Wichtig ist, dass das autologe Transplantat nach dem Auflegen nicht mehr verschoben wird, weil die Zellen dadurch geschädigt werden können. Jedes autologe Transplantat muss im engen Kontakt mit dem benachbarten autologen Transplantat liegen. Die einzelnen Transplantate dürfen sich um nicht mehr als 5 mm überlappen. Postoperative Behandlung: Während der ersten fünf Tage nach der Transplantation dürfen die Verbände nicht gewechselt werden. Wenn jedoch die Mullverbände und die leichten Kompressionsbinden mit Wundexsudat vollgesogen sind, sollten diese vorsichtig gewechselt werden. Nach etwa fünf Tagen können die trockenen, sterilen Mullverbände und die leichten Kompressionsbinden öfter gewechselt werden, um eine Ansammlung von möglichen Verunreinigungen zu vermeiden. Keine Anwendung von Antiseptika vor dem dritten postoperativen Tag. Wenn die Transplantate einheilen, sind die Verbände im Allgemeinen trocken oder nur gering durch Exsudat angefeuchtet. Das transplantierte Epithel beginnt zu proliferieren und sich als mehrschichtiges Plattenepithel zu etablieren.
- Autologe Keratinozytenkultur als Suspension (Recell): das Aufbringen der Keratinozytensuspension erfolgt in zwei Schritten. Dem Patienten wird an einer unauffälligen Stelle eine 0,2-0,3 mm dicke, 2-4 $cm^2$ messende Spalthautbiopsie gesunder Spenderhaut entnommen (die Haut des Spenderareals sollte der Haut der Empfängerstelle so ähnlich wie möglich sein). Die Haut des Empfängergebiets wird abgeschliffen oder mit einem Laser abgetragen. Somit entsteht eine Schürfwunde, in der die Spenderzellen einen geeigneten Untergrund zum Wachstum finden. Im Recell-Gerät wird mit Hilfe eines Enzyms (Trypsin) die Haut in Epidermis und Dermis getrennt. Nach der Verarbeitung der Zellen zu einer Zellsuspension kann die Empfängerstelle mit den Zellen besprüht werden. Die Empfängerstelle kann hierbei bis zu 80-fach größer als die Hautentnahmestelle sein. Die Wunde wird mit einem Spezialverband verschlossen, der eine Schädigung der empfindlichen Zellen in der Einheilphase verhindert.

### Präparate

Epidex; Recell

## Keratitis bei atopischem Ekzem H16.8

### Synonym(e)

Eccema corneae; Ecceme corneae

### Definition

In Stadien ablaufende irritative Keratitis beim atopischen Ekzem mit massiver, seröser, abakterieller Konjunktivitis sowie Hornhautinfiltrationen mit Übergang in Ulzerationen und Keratokonus.

### Therapie

Antiphlogistisch, z.B. Prednisolon-Augentropfen (Ultracortenol).

## Keratitis dendritica B00.5

### Definition

Sternförmige bis bäumchenartig verzweigte und sich ausdehnende Epitheldefekte der Cornea durch Herpes simplex- oder andere Infektion.

### Therapie

- Therapie der 1. Wahl: Mehrmals tgl. Applikation von Aciclovir- oder Trifluridin-haltiger Augentropfen (z.B. Triflumann) 5mal/Tag für 3 Tage, dann 3mal/Tag für 10 Tage. Aciclovir-haltige Augensalbe zur Nacht.
- Therapie der 2. Wahl: Entfernung des gesamten befallenen Epithels durch eine Abrasio mit Äther. Zunächst Lokalanästhesie mit Proxymetacain (z.B. Proparakain-POS 0,5% Augentropfen) oder Oxybuprocain (z.B. Novesine 0,4% Augentropfen), dann Auswischen mit Äther pro narcosi durch den Ophthalmologen.

## Keratitis-Ichthyosis-Taubheit-Syndrom Q87.8

### Erstbeschreiber

Burns, 1915

### Synonym(e)

keratitis-ichthyosis-deafness syndrome; KID syndrome; Ichthyosis hystrix gravior, Typ Rheydt

### Definition

Seltenes, autosomal dominant vererbtes Syndrom, gekennzeichnet durch eine konnatale Keratitis, eine konnatale erythrodermische Ichthyose mit verrukösen Hyperkeratosen sowie Innenohrschwerhörigkeit. Neuere Untersuchungen belegen die genetische Identität von KID und Hystrix-like-Ichthyosis-Taubheit-Syndrom (HID).

### Vorkommen/Epidemiologie

Sehr selten, in der Literatur wurden etwa 100 Fälle beschrieben.

### Ätiologie

Bei den meisten Erkrankungen liegt eine Neumutation im Gen GJB2 vor, das auf dem Chromosom 13q11-q12 lokalisiert ist. Dieses Gen kodiert Connexin 26. Connexine sind verantwortlich für die Zell-Zell-Kanäle (gap junctions). Bei einem Defekt der „gap junctions" wird die Regelung des Zellwachstums und der Zelldifferenzierung gestört. Es kommt zu einer reduzierten Immunabwehr und zu einem erhöhten karzinogenen Potential.

K

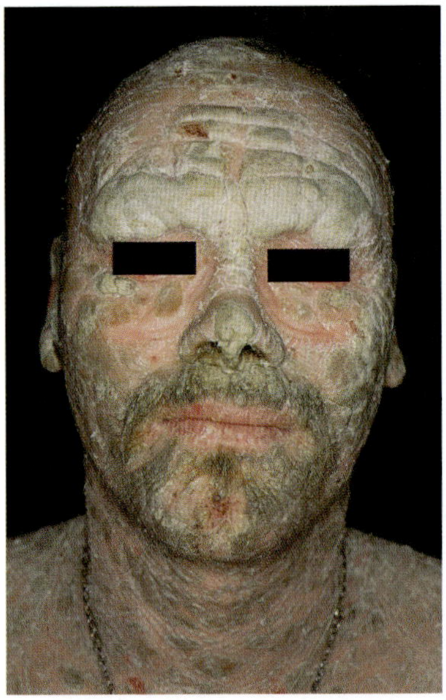

**Keratitis-Ichthyosis-Taubheit-Syndrom.** Ausgeprägte schmutziggraue Hornplatten im Bereich des Gesichtes mit Betonung der Augenbrauen und Nase.

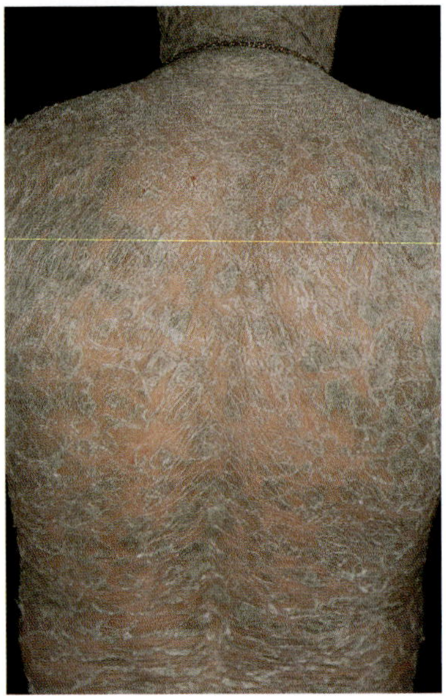

**Keratitis-Ichthyosis-Taubheit-Syndrom.** Schwarze Schuppenauflagerung mit Betonung des Nackens.

### Klinisches Bild

- Kongentiale Erythrodermie, die im Gesicht und den Extremitäten in flächenhafte, scharf begrenzte, teils psoriasiforme, teils verruköse braun-rötliche Plaques übergeht. Am Rumpf meist eine zarte ichthyosiforme Schuppung.
- Weiterhin: Mangelnde oder fehlende Körperbehaarung, Nageldystrophien sowie inkomplette Zahnanomalien.
- Weitere Kriterien der Erkrankung sind die neurosensorische Schwerhörigkeit sowie die vaskularisierende Keratitis die zur Blindheit führen kann. Es besteht eine erhöhte Infektneigung. Als Langzeitkomplikation wurden Plattenepithelkarzinome beschrieben (11% der Erkrankten).

### Therapie

Symptomatische Therapie steht im Vordergrund. Ein Versuch mit Acitretin in mittlerer Dosierung wirkt sich ggf. günstig auf die Hautveränderungen aus. S.u. Ichthyosis vulgaris, autosomal-dominante.

## Keratoakanthom D23.L7

### Erstbeschreiber

Hutchinson, 1889

### Synonym(e)

Molluscum sebaceum und pseudocarcinomatosum; selbstheilendes Stachelzellkarzinom; idiopathic cutaneous pseudoepitheliomatous hyperplasia

### Definition

Initial schnell wachsender (laut typischer Anamnese meist wenige Wochen), solitärer, seltener in Mehrzahl auftretender, epithelialer Tumor, der sich vom Haarfollikel oder vom Oberflächenepithel der Haut (selten der Schleimhaut) aus entwickelt, zunächst infiltrativ wächst und nach Wochen bis Monaten eine spontane Rückbildungstendenz haben kann.

### Einteilung

Neben dem klassischen Typ des KA wurden abweichende klinische Varianten beschrieben, insbes. plattenförmiger Typ, destruierender subungualer Typ, aggregierte KA, multiple, destruierend wachsende KA, das Keratoacanthoma marginatum centrifugum (Typ Miedzinski-Kozakiewicz) sowie das Riesenkeratoakanthom. Alle Varianten weisen ein identisches histologisches Bild auf und unterscheiden sich lediglich durch ihr makro-morphologisches Muster, ihre Lokalisation (z.B. beim subungualen KA) und ihr Wachstumsverhalten (destruierende Varianten).

- Klinische Varianten des Keratoakanthoms:
  - KA, solitäres:
    - KA, klassischer Typ
    - KA, plattenförmiger Typ.
  - KA, multiple:
    - KA, multiple, sukzessiv multiple
    - KA, multiple, eruptiv multiple (Typ Grzybowski)
    - KA, multiple, selbstheilende (Typ Ferguson-Smith)
    - KA, multiple mit Pruritus (Typ Witten Zak).
  - Keratoakanthome, multiple bei genetischen Syndromen:
    - Muir-Torre-Syndrom
    - Xeroderma pigmentosum.
  - KA, destruierende:
    - KA, destruierendes, subunguales
    - KA, destruierendes, aggregiertes
    - KA, multiple, destruierende
    - Keratoacanthoma marginatum centrifugum (Typ Miedzinski-Kozakiewicz).
    - KA, destruierendes, Riesenkeratoakanthom.

### Ätiologie

Ungeklärt; häufig nach aktinischen Noxen (überwiegendes Auftreten in lichtexponierten Arealen), nach mechanischen Traumata, Kontakt mit chemischen Karzinogenen, bei Immunsuppression sowie paraneoplastisch bei Neoplasien innerer Organe (insbes. des Intestinaltrakts) auftretend. Genetischer Faktor: Auftreten multipler KA bei genetischen Syndromen (s. Einteilung). Der Nachweis von HPV (HPV 25) insbes. bei multiplen KA ist in seiner pathogenetischen Bedeutung bisher unklar.

### Manifestation

Männer sind etwa doppelt so häufig betroffen wie Frauen.

Manifestation selten vor dem 20. LJ, gehäuft bei Männern ab dem 55. Lebensjahr (Häufigkeitsgipfel zwischen 50.-79. LJ). Gehäuftes Auftreten wird bei Immunsupprimierten beobachtet.

### Lokalisation
Lichtexponierte Areale hellhäutiger Personen, vor allem Gesicht, auch Handrücken. Handflächen und Fußsohlen bleiben frei, ebenso die Schleimhäute.

### Klinisches Bild
Meist solitäres, 0,5 cm bis meist maximal 3,0 cm (Literatur: bis zu 9,0 cm!) großes, kugelig vorgewölbtes, hartes, rötliches, zentral eingedelltes, stark verhornendes Knötchen, dessen Oberfläche von Teleangiektasien durchzogenen ist. Typisch sind wallförmig aufgeworfene Ränder, die einen zentralen, grau-gelben, keratotischen Pfropf umschließen. Multiple Keratoakanthome werden als 1-3 mm große follikuläre Tumoren beschrieben. KA sind auf ihrer Unterlage meist gut verschieblich. Sie zeigen einen dreiphasigen klinischen Verlauf:

- Stadium der Proliferation (Dauer etwa 2-4 Wochen) mit schnellem Wachstum
- Stadium der Ausreifung (statische Phase)
- Stadium der Rückbildung.

### Histologie
- Histologische Abgrenzung zum Plattenepithekarzinom bei Stanzbiopsien oder Teilexzidaten ist nicht möglich. Insofern ist die histologische Diagnose KA nur dann zu stellen, wenn sich dieses in seiner typischen histomorphologischen Gestalt präsentiert.
- Hierbei zeigt sich ein zentraler Hornpfropf, der von breiten epidermalen Tumorproliferaten lippenförmig umschlossen ist. Die Tumorproliferate zeigen infiltrierendes und destruierendes Wachstum. Das umgebende Bindegewebe ist deutlich fibrosiert sowie kräftig rundzellig infiltriert. Die basalen Keratinozyten sind deutlich vergrößert und zeigen ein kräftig eosinophiles Zytoplasma. Insbes. im Proliferationsstadium sind die basalen Tumoranteile deutlich zell- und kernpolymorph mit Einzelzelldyskeratosen sowie zahlreichen auch pathologischen Mitosen. Daneben kleine Hornperlen mit konzentrisch geschichteten Keratinozyten. Die Zahl der Mitosen ist unterschiedlich und bei jungen KA deutlich, bei älteren nur mäßig vermehrt. Bei älteren KA findet sich im Tumorparenchym eine zunehmende entzündliche Komponente mit Mikroabszessen aus eosinophilen und neutrophilen Leukozyten sowie vereinzelten Riesenzellen vom Fremdkörpertyp.

### Differenzialdiagnose
Spinozelluläres Karzinom, Molluscum contagiosum, Trichoepitheliom, Basalzellkarzinom, Verrucae vulgares.

### Bestrahlungstherapie
Röntgenweichteilbestrahlung: Wenig gebräuchlich, nur wenn infolge der Größe des Tumors, des Alters des Patienten oder infolge ungünstiger Lokalisation ein operativer Eingriff nicht infrage kommt. Dosierung: 4-5mal 5 Gy (jeweils 2 Fraktionen pro Woche). Keratoakanthome bilden sich sehr langsam, über einen Zeitraum von mehreren Wochen, zurück.

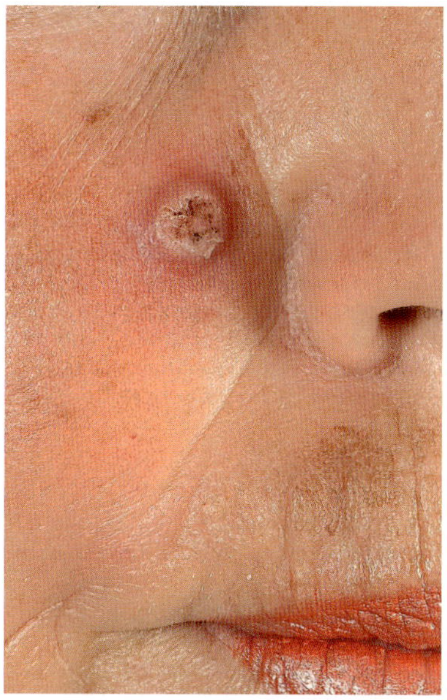

**Keratoakanthom.** Solitärer, seit 6 Monaten chronisch aktiver, ca. 1,0 x 1,2 cm großer, neben dem rechten Nasenflügel lokalisierter, scharf begrenzter, harter, runder, plump erhabener, im Zentrum mit dunklen Pigmenten zersprenkelter, am Randwall schuppig belegter, roter Knoten. Ein unscharf begrenztes Erythem zeigt sich peripher um den Knoten.

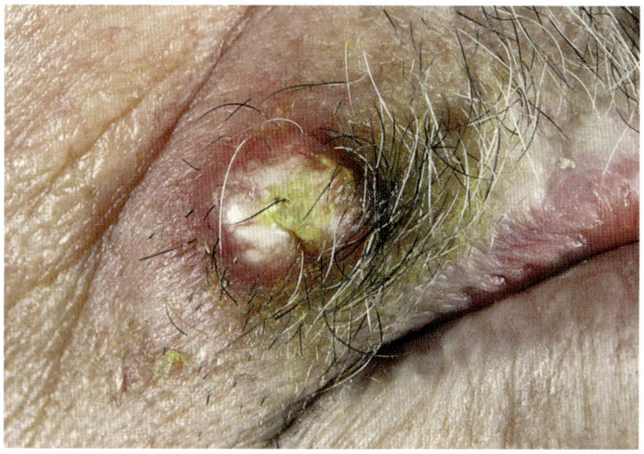

**Keratoakanthom.** Solitärer, akuter, innerhalb von 3 Wochen gewachsener, 1,4 x 1,6 cm großer, scharf begrenzter, verschieblicher, sehr fester, indolenter, roter, rauer, im Zentrum schuppiger Knoten. Verhornung nur im Zentrum.

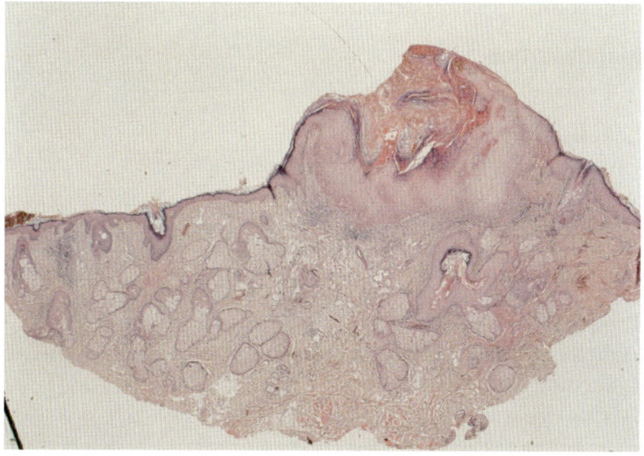

**Keratoakanthom.** Überwiegend exophytisch wachsender Tumor mit invaginiertem, zentralem Hornkrater. An der linken Seite deutlich erkennbar ist, dass die seitliche Begrenzung durch „lippenartig hochgezogenes" normales Epithel erfolgt. Unmittelbar unterhalb des KA zeigt sich ein Haarfollikel mit zystisch erweitertem Ausführungsgang. In der Dermis sind zahlreiche Follikelanschnitte sichtbar.

### Interne Therapie
Bei multiplen Keratoakanthomen erweisen sich die meisten Therapieansätze als unbefriedigend. Versuche mit Acitretin (Neotigason) 0,5-1,0 mg/kg KG/Tag, Isotretinoin und Methotrexat sind beschrieben.

### Operative Therapie
- Exzision ist die Therapie der 1. Wahl. Sicherheitsabstand zur Seite und in die Tiefe von 2-3 mm.
- Alternativ: Kürettage und anschließendes sofortiges Auftragen einer 5-Fluorouracil-Creme (z.B. Efudix). Efudix-Behandlung 3-4mal in 2-tägigen Abständen wiederholen.
- Alternativ: Kürettage und anschließende sofortige Durchführung einer Kryochirurgie (2maliger Zyklus, geschlossenes Verfahren) oder Kürettage und Kauterisation der Basis.

### Prognose
Günstig. Spontane Rückbildung ist möglich. Auch Übergang in Plattenepithelkarzinom ist möglich, über Metastasenbildung in einzelnen Fällen wurde berichtet.

### Hinweis(e)
Das Keratoakanthom ist weder klinisch noch histologisch von einem spinozellulären Plattenepithelkarzinom zu unterscheiden. Es empfiehlt sich insofern nicht, eine „Selbstheilung" des Tumors abzuwarten.

## Keratoakanthome, familiäre D23.L

### Erstbeschreiber
Ferguson Smith, 1934

### Synonym(e)
Eruptive Keratoakanthome Typ Ferguson-Smith

### Definition
Autosomal-dominant vererbte, sich über Jahre und Jahrzehnte neu ausbildende Keratoakanthome.

### Ätiologie
Mutationen des Gens MSSE (multiple self-healing squamous epithelioma), das auf dem Genlokus 9q31 kartiert ist.

### Manifestation
Vor allem im frühen Erwachsenenalter auftretend.

### Lokalisation
Chronisch lichtexponierte Körperareale.

### Therapie
Acitretin (Neotigason) initial 0,5-1 mg/kg KG/Tag, Reduktion auf Erhaltungsdosis.

### Prognose
Abheilung unter Ausbildung eingezogener Narben. Maligne Entartung ist möglich.

## Keratoakanthome, multiple eruptive D23.L

### Erstbeschreiber
Grzybowski, 1950

### Synonym(e)
Eruptive Keratoakanthome Typ Grzybowski

### Definition
Nahezu gleichzeitig auftretende, zahlreiche, teilweise flächenhaft zusammenfließende Keratoakanthome. Über eine Assoziation mit malignen Tumoren (Tubenkarzinome, Lymphome) wurde vereinzelt berichtet.

### Manifestation
Mittleres Erwachsenenalter.

### Lokalisation
Entsprechend Keratoakanthom, auch Mundschleimhaut- und Kehlkopfbefall. Palmae und Plantae sind frei.

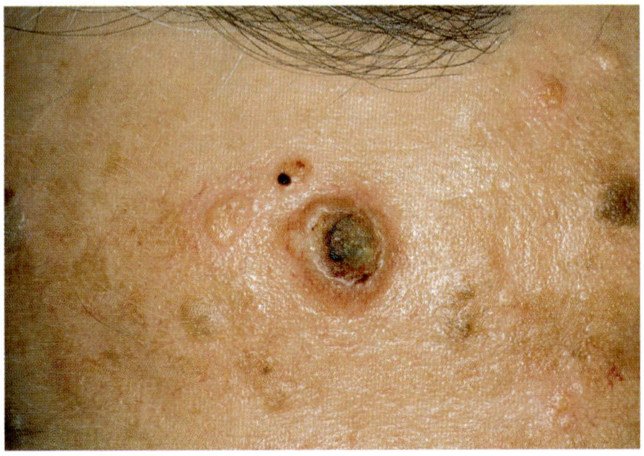

**Keratoakanthome, multiple eruptive.** Plötzlich entstandener, jetzt 1,0 cm im Durchmesser großer, harter, schmerzloser, schüsselförmiger Knoten mit Randlippe und zentralem Hornpfropf (typische Morphologie). Auf der Unterlage verschieblich. Keine regionäre Lymphknotenschwellung. In der Umgebung neben einzelnen aktinische Keratosen, mehrere bis 0,4 cm große hautfarbene oder leicht gelbliche feste Papeln (initiale Keratoakanthome). 73 Jahre alter Patienten mit langzeitiger Immunsuppression (!).

### Klinisches Bild
Multiple (manchmal hunderte) bis zu 1 cm große Einzeltumoren, die auch beetartig aggregieren können. Neigung zur Neubildung von Keratoakanthomen auf äußere Reize, z.B. Injektionsstellen.

### Therapie
Acitretin (Neotigason) initial 0,5-1 mg/kg KG/Tag, Reduktion auf Erhaltungsdosis, lokal 10%ige Salicylsäure. Therapieerfolge sind schlecht. Über positive Ergebnisse mit Cyclophosphamid wurde berichtet.

### Prognose
Quoad vitam gut; wenige Fälle von maligner Entartung, insbesondere im Mundschleimhautbereich wurden bekannt.

## Keratoderma blenorrhagicum L85.1

### Synonym(e)
Keratodermia blenorrhagica; Keratodermia pustulosa beim Reiter-Syndrom

### Definition
Chronisch rezidivierende Pustulose an Handtellern und Fußsohlen als Teilsymptom des Reiter-Syndroms.

### Klinisches Bild
Zirzinäre hyperkeratotische, teils pustulöse bzw. erosive Herde. Nagelbeteiligung mit Verdickung und Ablösung.

**Histologie**
Hyperkeratose, Parakeratose, Akanthose, Papillomatose und spongiforme Pusteln. Stärkere Hyperkeratose und Parakeratose als bei Psoriasis pustulosa generalisata.

**Externe Therapie**
Entsprechend der Pustulosis palmaris et plantaris.

**Interne Therapie**
S.u. Reiter-Syndrom.

## Keratodermia climacterica L85.1

**Erstbeschreiber**
Haxthausen, 1934

**Synonym(e)**
Keratoderma climacterium; Haxthausen-Hyperkeratose; Haxthausen's disease; Climacteric keratoderma

**Definition**
Palmoplantarkeratose vor allem bei Frauen in der Menopause, gelegentlich auch in der Gravidität, bei Hyperthyreose, bei älteren Männern.

**Ätiologie**
Nicht-hereditäre palmoplantare Keratose. Vermutet wurde ein Zusammenhang mit der endokrinen Umstellung des Klimakteriums.

**Lokalisation**
Vor allem mittlere Handtelleranteile.

**Klinisches Bild**
Kleinherdige, symmetrische Palmoplantarkeratose, später Übergang in ekzematöse Hautveränderungen. Juckreiz.

**Differenzialdiagnose**
Hyperkeratotisches rhagadiformes Handekzem, Tinea manuum, Psoriasis inversa.

**Therapie**
Blande externe Therapie, ggf. keratolytische Salben und Cremes wie 3% Salicylsäure-Salbe (z.B. Salicylvaseline Lichtenstein, R226).

**Prognose**
Oft langwieriger Verlauf.

## Keratokonjunktivitis epidemica H16.8

**Definition**
Sehr häufige, hoch kontagiöse Infektionskrankheit der Augen.

**Erreger**
Virus der APC-Gruppe (Adeno-Pharyngo-Conjunctival).

**Ätiologie**
Kontakt über gemeinsames Handtuch, Seife, etc.

**Klinisches Bild**
Zunächst meist einseitige Rötung und Schwellung der Bindehaut, häufig Schwellung der präaurikulären Lymphknoten. Meist wässriges Sekret, evtl. Pseudomembranen. Bei zunächst einseitigem Befall folgt die Erkrankung des zweiten Auges 8-10 Tage nach dem ersten. Beteiligung der Hornhaut (Keratokonjunktivitis scrofulosa).

**Therapie**
Symptomatisch: Bei Schwellung der Bindehaut ohne Hornhautbeteiligung kortisonhaltige Medikamente.

**Prophylaxe**
Strenge Hygiene.

## Keratokonjunktivitis photoelectrica H16.1

**Synonym(e)**
Schneeblindheit

**Definition**
Konjunktivitis und Keratitis nach Einwirkung ultravioletter Strahlung mit zahllosen feinfleckigen Nekrosen.

## Keratokonus H18.6

**Definition**
Kegelförmige Verdünnung der Hornhautmitte, Verdünnung und Trübung des Parenchyms an der Spitze des Kegels. Mögliche Komplikation beim atopischen Ekzem.

## Keratolytika

**Definition**
Hornhautlösende Mittel insbes. zur Therapie von Clavi, Verrucae, Akne, Schwielen. Keratolytisch wirksam sind z.B. Retinoide, Adapalen, Teere und Schieferöl, Allantoin, Aluminiumoxid, Azelainsäure, Benzoylperoxid, Milchsäure, Salicylsäure, Alkali- und Erdalkalisulfide, Monochloressigsäure, Harnstoff, Resorcin.

**Rezeptur(en)**
R020 R215

## Keratoma dissipatum naeviforme palmare et plantare Q82.8

**Erstbeschreiber**
Brauer, 1913

**Definition**
Seit der Geburt bestehende, ausgedehnte, den kleinherdigen Keratosen ähnelnde Effloreszenzen an Handtellern und Fußsohlen.

**Therapie**
Symptomatisch, keratolytisch wenn notwendig mit Salicylsäure- oder Harnstoff-haltigen Externa. Entsprechend der Keratosis follicularis.

## Keratoma sulcatum L08.8

**Erstbeschreiber**
Castellani, 1910

**Synonym(e)**
Pitted keratolysis; Plantar pitting; grübchenförmige Keratolysen; Keratoma plantaris sulcatum

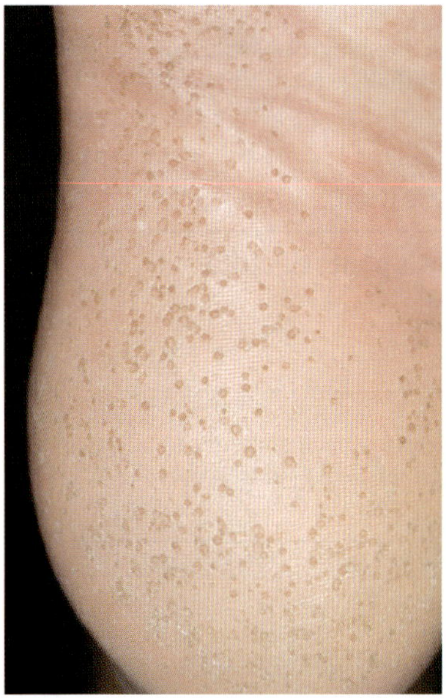

Keratoma sulcatum. Disseminierte, wie ausgestanzt wirkende, kleinste Hornschichtdefekte; deutliche Hyperhidrose der Füße mit kräftigem Foetor.

**Definition**
Grübchenförmige Hornhautdefekte an den belasteten Bereichen der Fußsohlen.

**Erreger**
V.a. Korynebakterien, Micrococcus sedentarius, Dermatophilus congolensis, Actinomyces spp.

**Ätiologie**
Feuchte Mazeration der Fußsohlenhornhaut durch Fußschweiß und okklusiv wirkendes Schuhwerk. Quantitative Vermehrung der koryneformen Bakterien. Zusammentreffen von aufgequollener Hornschicht und hornzellablösenden bzw. -auflösenden Enzymen der Propionibakterien.

**Manifestation**
V.a. bei Turnschuhträgern auftretend.

**Lokalisation**
Fußsohlen, vor allem Ferse, Großzehenballen, seitliche Sohlenanteile.

**Klinisches Bild**
Hyperhidrose. Weiterhin können livide Fußsohlen, weißlich verfärbte, aufgequollene Hornhaut mit grübchenförmigen, 1–3 mm großen flachen, ausgestanzt wirkenden Hornschichtdefekten, die evtl. zu 1–3 cm großen, flachen Vertiefungen konfluieren, auftreten. Geringer Druckschmerz, brennende, stechende Schmerzen beim Gehen. Häufig ist foetider Geruch wahrnehmbar.

**Histologie**
Umschriebene Defekte im Stratum corneum.

**Therapie**
Beseitigung der Milieufaktoren.

**Externe Therapie**
Tgl. sorgfältiges Füßewaschen mit desinfizierenden Lösungen (z.B. 0,2% Chlorhexidin-Lsg. **R044**), Seifen oder Syndets. Täglich Strümpfe wechseln, kein okkludierendes Schuhwerk, Tragen atmungsaktiver Schuhe (Ledersohlen), Verwendung von Methenamin-haltigen (z.B. Antihydral Salbe) oder Aluminiumchlorid-Hexahydrat-haltigen Antiperspiranzien **R005** oder **R006** sowie parfümierten oder unparfümierten Deodoranzien zur Überdeckung des unangenehmen Fußgeruches.

**Prognose**
Bei Beseitigung der Milieufaktoren günstig, ansonsten chronischer Verlauf.

## Keratose L85.9

**Definition**
Verhornungsstörungen der Haut mit vermehrter Horn- und Schuppenauflagerung. Man unterscheidet Hyperkeratose (zu viel Verhornung), Parakeratose und Dyskeratose (Fehlverhornung).

## Keratose, benigne lichenoide L85.91

**Synonym(e)**
Keratose, lichen-planus-artige; lichen planus-like keratosis

**Definition**
Entzündliche Variante einer Verruca seborrhoica oder einer Lentigo solaris mit einem dichten lichenoiden lymphoidzelligen Infiltrat.

**Klinisches Bild**
Wenig spezifisch! Der klinische Aspekt entspricht dem einer solitären Lichen planus Papel oder einer entzündlich irritierten Verruca seborrhoica oder einem superfiziellen Basalzellkarzinom.

**Histologie**
Akanthose, Hypergranulose, Orthohyperkeratose mit fokaler Parakeratose. Dichtes, bandförmiges, subepidermales, lymphozytäres, teils auch plasmazelliges Infiltrat mit Zeichen der Exozytose. Das Epithel ist hier aufgelockert, Zeichen der vakuolären Degeneration mit zahlreichen apoptotischen Keratinozyten sind sichtbar. Im Gegensatz zum Lichen planus werden immer wieder eosinophile Granulozyten angetroffen.

**Differenzialdiagnose**
Histologisch: Keratosis actinica; Lichen planus.

**Hinweis(e)**
Wichtig ist in diesem Fall die enge Kooperation zwischen Kliniker und Histopathologen, um die Diskrepanz zwischen klinischem und histologischem Befund aufzuklären.

## Keratose, disseminierte, polymorphe L85.8

**Definition**
Fakultative kutane Paraneoplasie mit akral lokalisierten, psoriasiformen Keratosen sowie dicht stehenden filiformen Keratosen mit z.T. bürstenartigem Aspekt v.a. im Bereich des Gesichtes und des oberen Stammes. Wahrscheinlich ist die Entität mit dem Nazarro-Syndrom identisch. Klinisch ist die Erkrankung von der paraneoplastischen Akrokeratose (Basex) zu trennen.

**Therapie**
Tumorsuche und Sanierung. Externe symptomatische Therapie mit keratolytischen Maßnahmen.

## Keratose, follikuläre Q82.8

### Definition
Auf die Haarfollikel beschränkte Verhornungsstörung. Hierzu gehören: Keratosis follicularis, Ulerythema ophryogenes, Ichthyosis follicularis.

## Keratose, invertierte follikuläre
D23.L

### Erstbeschreiber
Mehregan, 1964

### Synonym(e)
Akrotrichom; Porome folliculaire

### Definition
Gutartige, von den Follikelostien fingerförmig in das Korium einstülpende Tumoren mit basaloiden Zellen, Stachelzellen und typischen Hornquirlen („squamous eddies"). Von einigen Autoren wird die Erkrankung als aktivierte Verruca seborrhoica angesehen.

### Manifestation
Zu 2/3 bei Männern im höheren Lebensalter auftretend.

### Lokalisation
V.a. Gesicht.

### Differenzialdiagnose
Verrucae vulgares, Basalzellkarzinom, Verruca seborrhoica, intradermaler Naevus, Cornu cutaneum.

### Therapie
Ggf. Exzision.

## Keratose, lichenoide aktinische L57.0

### Synonym(e)
Lichen-planus-artige Keratose; solitärer Lichen planus; lichenoide Keratose; benigne lichenoide Keratose

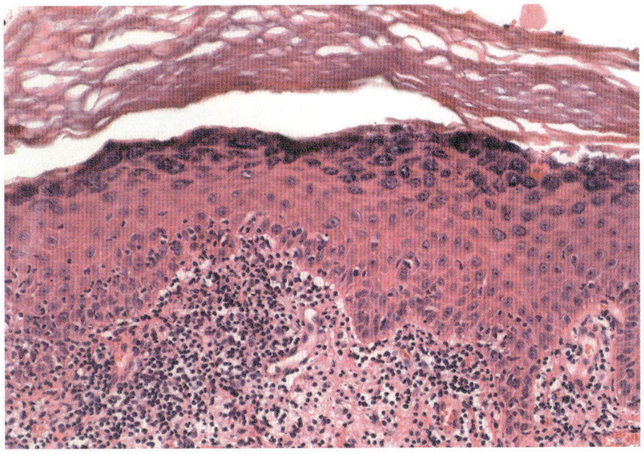

**Keratose, lichenoide aktinische.** Mäßige Akanthose bei Hypergranulose und kompakter Orthohyperkeratose. Mäßige Zellatypien meist im unteren Drittel des Epithels. Keine Invasivität! Ausgeprägtes lichenoides (bandförmigen) Infiltrat in der oberen Dermis.

### Definition
Variante der Keratosis actinica: In sonnenexponierten Arealen auftretende, meist solitäre, hyperkeratotische, rötlichbräunliche, makroskopisch uncharakteristische flache Papel mit den histologischen Aspekten eines Lichen planus.

### Manifestation
Vorwiegend bei älteren Frauen auftretend.

### Histologie
S.u. Keratosis actinica.

### Differenzialdiagnose
benigne lichenoide Keratose; M. Bowen; Basalzellkarzinom; Verruca seborrhoica; Dermatofibrom.

### Therapie
Entsprechend der Keratosis actinica.

## Keratose, tricholemmale L85.8

### Definition
Seltener, benigner, hyperkeratotischer, von der äußeren Haarscheide ausgehender Tumor mit tricholemmaler Verhornung. Seine Entität ist umstritten (fragliche Variante einer Verruca seborrhoica oder einer Keratosis actinica). S.a.u. Haarfollikeltumor.

### Manifestation
Im hohen Lebensalter auftretend.

### Lokalisation
Gesicht, Ohr.

### Klinisches Bild
Hyperkeratotischer Tumor in lichtgeschädigter Haut unter dem Bild einer Keratosis actinica oder eines Cornu cutaneum.

### Histologie
Epidermishyperplasie mit tricholemmaler Verhornung.

### Therapie
Operative Entfernung.

## Keratosis actinica L57.00

### Erstbeschreiber
Dubreuilh, 1896; Freudenthal, 1926

### Synonym(e)
Keratosis solaris; Keratosis senilis; Keratoma senile; aktinische Keratose; Crasse de Vieillard; SCC Typ aktinische Keratose; KIN

### Definition
Durch chronische kumulative Lichteinwirkung (> 10 bis 20 Jahre) entstandene Schädigung der Haut mit klinisch unterschiedlichem Bild. Aktinische Keratosen stellen sog. Präkanzerosen, also nichtinvasive, frühe (in situ) Plattenepithelkarzinome dar. Diese Auffassung wird durch neue Namengebungen wie SCC (squamous cell carcinoma in situ) vom Typ der aktinischen Keratose oder KIN (keratinocytic intraepidermal neoplasia) unterstrichen.

### Einteilung

**Keratosis actinica. Tabelle 1.** Klinische und histologische Einteilung aktinischer Keratosen

| Klinik | Histologie |
|---|---|
| Erythematöser Typ | Bowenoider Typ/Atrophischer Typ |
| Keratotischer Typ/ Cornu-cutaneum-Typ | Hypertropher Typ |
| | Akantholytischer Typ |
| Pigmentierter Typ | Pigmentierter Typ |
| Lichen planus-Typ | Lichenoider Typ |

### Vorkommen/Epidemiologie

Hellhäutige, blauäugige Individuen mit hoher chronischer Sonnenexposition haben ein deutliches erhöhtes Risiko aktinische Keratosen zu entwickeln.

- Prävalenz (Mitteleuropa; bei Patienten > 40 Jahre): 15%.
- Prävalenz (Australien; bei Patienten > 40 Jahre): 45%.

### Ätiologie

- Insbesondere UVB-Strahlen (280-320 nm) verursachen Mutationen des Telomerasegens und des Tumorsuppressorgens p53. Mutationen des Telomerasegens bewirken die Aussetzung oder Verzögerung der Apoptose der betroffenen Zelle. Mutationen des p53-Gens verursachen Veränderungen des p53-Proteins, das entartete Zellen in die Apoptose überführt. Entfällt diese Funktion, so kommt es zur Akkumulation maligner Zellen im Epithel.
- Durch Bildung von Thymidin-Dimeren wird die Keratinozyten-DNA und -RNA verändert, so dass atypische Keratinozyten entstehen. Die Nukleinsäuren absorbieren vornehmlich UVB- und UVC-Strahlung (s.a. Photokarzinogenese). Ein Kumulativeffekt tritt meist nach 10-20 Jahren ein.
- Der nachgewiesenermaßen hohe Anteil (> 80%) von onkogenen HPV (humane Papillomviren) in aktinischen Keratosen lässt vermuten, dass HPV im Zusammenspiel mit UV-Strahlen ätiologisch relevant sein könnten. In aktinischen Keratosen wurde eine Prävalenz von HPV bei Organtransplantationen zwischen 40 bis 90% vs. 35 bis 85% bei Immunkompetenten gefunden. Bei den HPV-Typen handelt es sich meist um Epidermodysplasia verruciformis-Typen.
- Erhöhte COX-2 (s.u. Cyclooxygenasen) und Prostaglandin-E2-Spiegel konnten in aktinischen Keratosen festgestellt werden (s.u. Diclofenac).
- Prädisponierende Faktoren:
  - Syndrome:
    - Albinimus
    - Rothmund-Thomson-Syndrom
    - Cockayne-Syndrom
    - Xeroderma pigmentosum
    - Bloom-Syndrom.
  - Chemische Noxen:
    - Kohlenwasserstoffe insbes. Teerprodukte
    - Photosensibilisierende Medikamente
    - Arsen
    - Immunsuppressiva.
  - Physikalische Noxen:
    - Röntgenstrahlung/Ionisierende Strahlung
    - Infrarotstrahlung.

### Manifestation

Vor allem bei hellhäutigen, zum Sonnenbrand neigenden und älteren Menschen auftretend. Männer sind häufiger als Frauen betroffen. Aktinische Keratosen sind die ersten klinisch manifesten Hautveränderungen in einem UV-geschädigten Hautareal, in dem potentiell weitere Läsionen entstehen können. Dies wird als „Feldkanzerisierung" bezeichnet.

### Lokalisation

Chronisch lichtexponierte Hautareale, vor allem Stirn, Glatze, Nase, Ohrmuscheln, Wangen, Handrücken, Lippenrot (Cheilitis actinica).

### Klinisches Bild

- Erythematöser Typ: Zunächst wenige Millimeter große, runde, ovale oder unregelmäßige, stets scharf begrenzte, entzündlich gerötete, auch von Teleangiektasien durchzogene Papeln oder Plaques mit rauer, horniger Oberfläche. Rasche Größenzunahme (bis Pfenniggröße). Blutungsneigung nach kleinen Verletzungen.
- Keratotischer Typ: Papeln und Plaques mit Verstärkung der Hornauflagerung und Ausbildung einer gelblichen bis braunen, bzw. grau-schwarzen Keratose.
- Cornu cutaneum Typ: Ausbildung eines fest haftenden Hauthorns. Die zugrunde liegende Läsion ist dadurch häufig nicht zu beurteilen.
- Pigmentierte aktinische Keratose: Durch vermehrte Pigmentbildung bräunlich tingierte aktinische Keratosen mit Tendenz zum spreitenden Wachstum.
- Lichen-planus-Typ: Klinisch mit dem erythematösen Typ verwandt; unterschiedlich große Läsionen (von wenigen mm bis zu einigen cm im Durchmesser); kräftig gerötete, meist glatte Oberfläche. Histologisch Merkmale des Lichen planus mit Akanthose, Hypergranulose und Orthohyperkeratose sowie lichenoidem rundzelligem Infiltrat im oberen Korium.

### Histologie

- Das histologische Bild prägend sind Hyperkeratose und Parakeratose auf akanthotisch verbreitertem oder atrophischem Epithel. Über das Epithelband verstreut atypische, pleomorphe Keratinozyten. Verschobene Kern-Plasma-Relation, vermehrt Mitosen. Stets nachweisbar sind Einzelldyskeratosen, die sich durch ein amorphes, eosinophiles Zytoplasma bei pyknotischem oder fehlendem Kern kennzeichnen. Selten suprabasale Akantholyse. Zum Teil entzündliches Infiltrat. Invasivität (d.h. Invasion in den Papillarkörper) ist bei der aktinischen Keratose (per definitionem) nicht vorhanden. Als wichtiges differenzialdiagnostisches Kriterium der aktinischen Keratose (Abgrenzung zum M. Bowen) ist das Freibleiben der akralen Adnexstrukturen: Infundibulum, Akrosyringium). Die Ausführungsgänge winden sich straßenförmig durch das veränderte Oberflächenepithel.
- Hypertrophe aktinische Keratose: Akanthose, geringe Papillomatose, auffällig betonte Hyper- und Parakeratose. Die Hyperkeratose kann zu einem grotesken Missverhältnis zwischen Epitheldicke und Hornschicht führen. Dieser histologische Befund deckt sich mit dem klinischen Befund des Cornu cutaneum.
- Atrophische aktinische Keratose: Flach atrophisches Epithelband mit Verlust der Reteleisten; geringe Hyperkera-

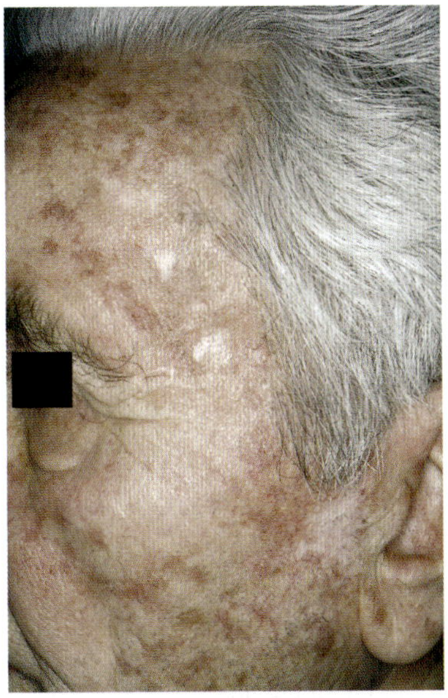

**Keratosis actinica.** Chronischer Lichtschaden der Haut mit flächenhaften aktinischen Keratosen, Hyperpigmentierungen sowie umschriebenen atrophischen Narben.

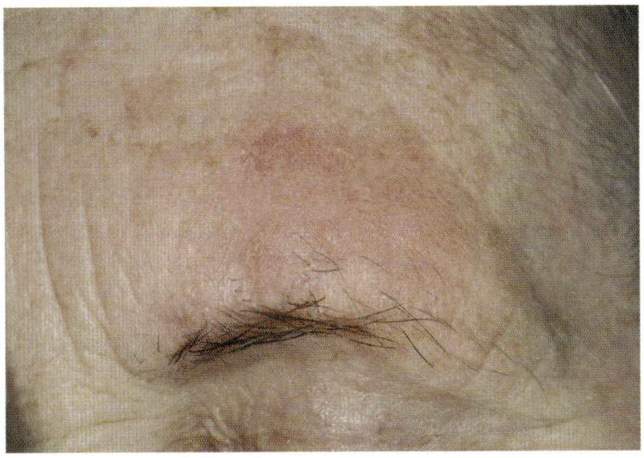

**Keratosis actinica.** Solitäre, oberhalb der linken Augenbraue lokalisierte, 2,0 x 4,0 cm große, unscharf begrenzte, leicht konsistenzvermehrte, bei leichter Irritation schmerzende, rote, raue Plaque.

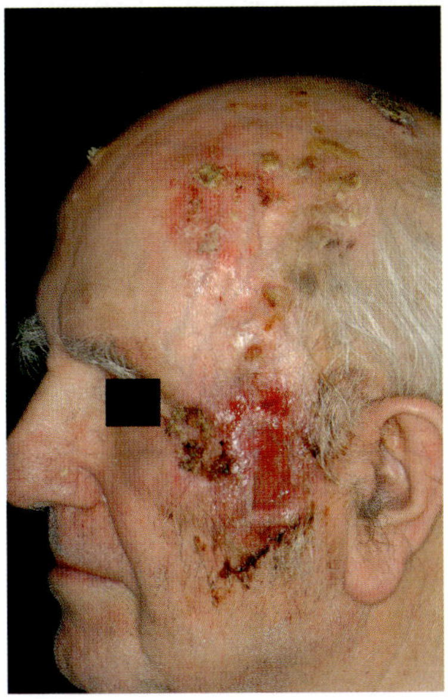

**Keratosis actinica.** Seit 8 Jahren persistierende, gering größenprogrediente, flächige Hyperkeratosen mit derber, massiver, fettiger, gelblich-grauer Schuppenauflagerung im Gesicht eines 81-jährigen Mannes. An der linken Stirn findet sich eine 4.5 x 3 cm große, nicht scharf begrenzte, erythematöse, leicht infiltrierte Plaque mit Hyperkeratosen. Am linken Jochbogen zeigt sich eine morphologisch ähnliche, jedoch stärker infiltrierte und krustigere Läsion von ca. 3 x 3 cm Größe mit putriden Anteilen. Präaurikulär links findet sich ein 3.5 x 2 cm großes Ulkus, das nach kürzlicher Exzision eines dort befindlichen Tumors entstanden ist.

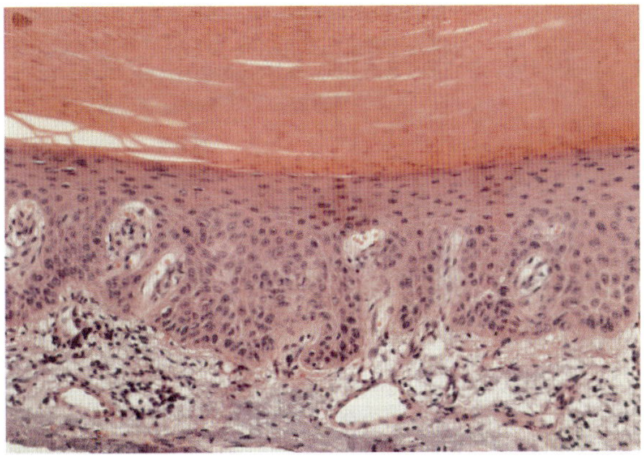

**Keratosis actinica.** Hypertropher Typ: Kompakte Parahyperkeratose, akanthotische Verbreiterung der Epidermis durch fingerförmige oder auch plumpe Proliferate atypischer Keratinozyten. Insbes. in den zentralen Bildabschnitten zeigen die Reteleisten eine deutliche Polymorphie der Keratinozyten. Schütteres dermales lympho-histiozytäres Infiltrat.

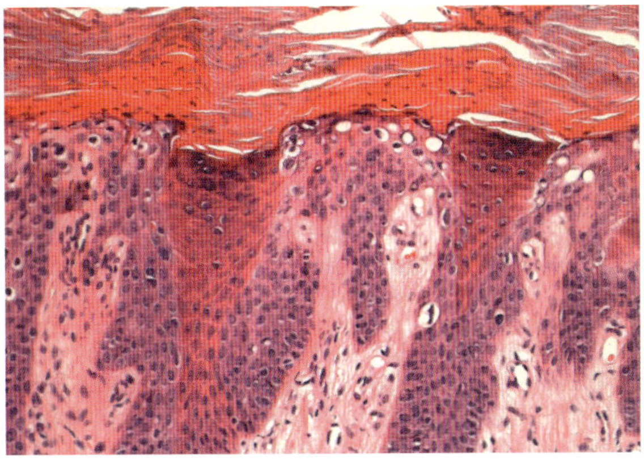

**Keratosis actinica.** Wichtiges differenzialdiagnostisches Kriterium der aktinischen Keratose (Abgrenzung zum M. Bowen) ist das Freibleiben der akralen Adnexstrukturen (Infundibulum, Akrosyringium). Die Ausführungsgänge durchsetzen schlotförmig das veränderte Oberflächenepithel.

tose; Zellatypien meist im unteren Drittel des Epithels. Hier fokale Ausknospungen zur Dermis hin. Keine Invasivität!

- Bowenoide aktinische Keratose: Hyperkeratose und Parakeratose auf akanthotisch verbreitertem Epithel. Über das Epithelband in dichter Aussaat verstreut sind atypische, pleomorphe Keratinozyten. Zudem zeigen sich Epithel-

riesenzellen sowie zahlreiche, bizarre Mitosen und Dyskeratosen. Die Abgrenzung zum M. Bowen gelingt an dem Nachweis der unbeteiligten Adnexstrukturen.
- Akantholytische aktinische Keratose: Zum typischen Bild der aktinischen Keratose tritt eine suprabasale Akantholyse hinzu.
- Pigmentierte aktinische Keratose: Neben den epithelialen Veränderungen der AK kommt es zu einer gleichzeitigen Proliferation der Melanozyten sowie einer vermehrten Pigmenteinlagerungen in den basalen Keratinozyten.
- Lichenoide aktinische Keratose: Meist Bild der atrophischen aktinischen Keratose mit begleitendem ausgeprägtem lichenoiden (bandförmigen) Infiltrat in der oberen Dermis. Häufig zahlreiche Dyskeratosen.

Bzgl. der histologischen Klassifikation nach dem Ausprägungsgrad der Dysplasie (KIN I-III) s.u. KIN.

### Diagnose
Klinik, Histologie.

### Differenzialdiagnose
Verruca seborrhoica; Arsenkeratosen; Lupus erythematodes chronicus discoides; Lichen planus; M. Bowen; Basalzellkarzinom; spinozelluläres Karzinom; Keratose, benigne lichenoide

### Externe Therapie
- Sehr gute Ergebnisse wurden mit der lokalen Anwendung eines 3% Diclofenac-Gel (Solaraze, 2mal/Tag [2,5% Hyaluronsäure als Trägerstoff]) erzielt.
- Topische Immunmodulation mit 5% Imiquimod (Aldara 5%) 1-3mal/Woche über insgesamt 8-16 Wochen (USA: 2 mal/Woche 16 Wochen lang). Es kommt zu einer lokalen Entzündung der aktinischen Keratose, nicht der gesunden Haut. Bei zu starker Irritation Reduktion der Applikationsfrequenz auf 2mal/Woche. Der Erfolg dieser Therapie ist durch zahlreiche Studien belegt, die Heilungsrate liegt bei 40-50%. In Deutschland ist die Therapie zugelassen.
- 5-Fluorouracil: Bei multiplen flächenhaften aktinischen Keratosen ist Lokalbehandlung mit 5-Fluorouracil-haltiger Salbe (z.B. Efudix) möglich. Bei Monotherapie 1-2mal/Tag Auftragen der 5-Fluorouracil-Salbe, Dauer der Behandlung 3-6 Wochen. Behandelte Fläche: < 500 $cm^2$. Bei Kombination mit Kürettage: Unmittelbar nach Kürettage 5-Fluorouracil-Salbe in dicker Schicht auf die kürettierte Läsion auftragen; 3mal jeden 2. Tag erneuern. Bei Läsionen < 1 cm 5-Fluorouracil-Pflaster alle 2-3 Tage.

> **Cave: Bei Anwendung von 5-Fluorouracil Aufklärung des Patienten über die Anwendungsart und NW! Augenschutz!**

- 5-Fluorouracil und Retinoide: Bei multipler flächenhafter Ausdehnung werden zudem gute Erfolge mit 5-Fluorouracil-Salbe in Kombination mit Isotretinoin (z.B. Isotretinoin-ratiopharm; Isoderm) berichtet. 5-Fluorouracil (z.B. Efudix-Salbe) 2mal/Tag auftragen, Isotretinoin 10-20 mg/Tag p.o., Therapiedauer 3-5 Wochen. Mit stark entzündlichen Reaktionen ist zu rechnen, ggf. zwischenzeitlich Glukokortikoid-haltige Cremes wie 0,25% Prednicarbat (z.B. Dermatop Creme), bei Superinfektion systemische Antibiose.
- Photodynamische Therapie: Lokale Photosensibilisation mit 20% Delta-Aminolävulinsäure (ALA) und anschließender Bestrahlung mit Infrarot-Licht. Alternativ Photosensibilisierung mit Metvix und Bestrahlung mit Aktilite.
- Externe Retinoide wie 0,3% Adapalen Gel sowie Tazarotene-Gel zeigten sich in verschiedenen klinischen Studien ebenfalls wirkungsvoll. Hierbei sind externe Hautirritationen, inbes. bei Langzeittherapie zu beachten.

### Operative Therapie
- Kürettage: Nach vorheriger Lokalanästhesie bei vereinzelten aktinischen Keratosen, mit flach aufgesetzter scharfer Kürette Läsion kürettieren. Aktinische Keratosen lösen sich meist leicht in toto ab. Histologische Untersuchung des abgeschabten Materials sinnvoll.
- Elektrokaustik mit Kugel: Kugel mit schwacher Stromstärke über die Läsion führen, mit einer Kürette zart nachkürettieren.
- Kryochirurgie mit Wattetupfer: Insbesondere bei mehreren kleineren Herden ist diese Behandlung zur Kürettage eine gute Alternative. Wattetupfer in flüssigen Stickstoff eintauchen, auf die Läsion 5-10 Sek. lang kontinuierlich aufdrücken.
- Kryochirurgie im offenen Sprayverfahren: Bei großflächigen aktinischen Keratosen mit oder auch ohne Lokalanästhesie. Läsion kurz einsprühen, so dass das Areal mit einer weißen Eisschicht überzogen ist. Ggf. Verfahren nach Auftauen des Herdes wiederholen. Umgebende Haut mittels Moulage schützen.
- Lasertherapie mit ablativem Laser (z.B. Erbium-YAG-Laser) kann versucht werden.

### Prognose
Maligne Entartung in 20-25% nach jahrelangem Verlauf.

### Prophylaxe
Vermeidung stärkerer Sonnenbelastung durch textile, chemische (z.B. Daylong actinica) und physikalische Lichtschutzmaßnahmen sowie regelmäßige Vorsorgeuntersuchungen.

## Keratosis areolae mammae naeviformis Q82.5

### Synonym(e)
Mamillenkeratosen

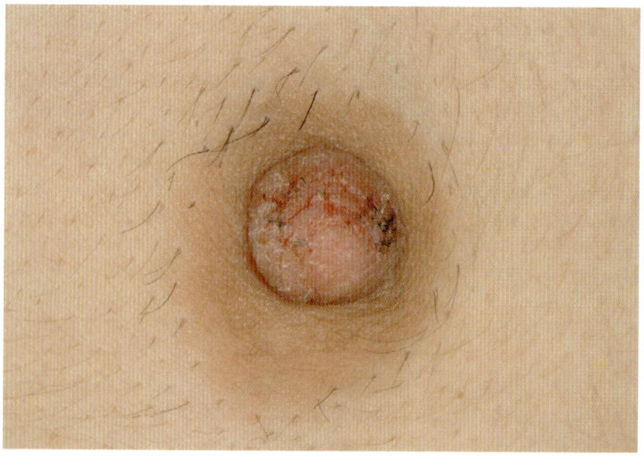

Keratosis areolae mammae naeviformis. Chronisch stationäre, seit Jahren unveränderte, auf Brustwarze und Warzenhof begrenzte, mäßig konsistenzvermehrte, symptomlose, braune, raue (warzige) Plaque bei einem 45-jährigen Mann.

### Definition
Naevoide Fehlbildungen im Mamillenhof, fast ausschließlich bei Frauen.

### Klinisches Bild
Schmutzig-bräunliche bis schwärzliche, hyperkeratotische warzenähnliche Exkreszenzen.

### Therapie
Eine kausale Therapie ist nicht möglich. Blande pflegende Therapie mit milden keratolytischen Externa.

### Prognose
Rückbildung nicht möglich.

## Keratosis extremitatum hereditaria transgrediens et progrediens Q82.8

### Erstbeschreiber
Greither, 1952

### Synonym(e)
Keratosis extremitatum hereditaria progrediens; Keratodermia palmoplantaris progressiva; Greither-Syndrom

### Definition
Autosomal-dominant vererbte, zunächst auf Palmae und Plantae begrenzte, später über Hand- und Fußkanten, auf die Streckseiten (progrediente), auf Handgelenke, Fersen, Unterarme und -schenkel übergreifende (transgrediente) Verhornungsstörung.

### Ätiologie
Möglicherweise liegen dem Phänotyp mehrere Mutationen zugrunde. Nachgewiesen wurde eine autosomal-dominant vererbte Mutation im Keratingen 1, das dem Genlokus 1p36.2--p34 zugeordnet ist und ein entsprechendes Strukturprotein kodiert.

### Manifestation
Beginn in der Kindheit, meist 2.-10. LJ, gelegentlich auch früher.

### Klinisches Bild
- Ausgeprägte Hyperkeratosen, meist unter Einbeziehung von Hand- und Fußrücken sowie im Bereich der Fersen (Achillessehne). Der Krankheitsverlauf in der Kindheit ist deutlich schwer wiegender als im fortgeschrittenen Erwachsenenalter; gelegentlich spontane Involution nach dem 50. LJ.
- Begleitsymptome: Brachyphalangie, Hyperhidrose, Onychodystrophie.

### Differenzialdiagnose
Keratosis palmoplantaris transgrediens, Erythrokeratodermia progressiva symmetrica.

### Therapie
Entsprechend der Keratosis palmoplantaris.

## Keratosis follicularis Q82.83

### Synonym(e)
Keratosis pilaris; Keratosis suprafollicularis; Lichen pilaris; Follikelkeratosen; Ichthyosis anserina; Ichthyosis scrophulosorum

### Definition
Verhornungsstörung der Haarfollikel, wahrscheinlich autosomal-dominanter Erbgang. Häufig kombiniert mit milder oder ausgeprägter Ichthyosis vulgaris und bei atopischer Diathese.

### Manifestation
Vor allem bei jungen Mädchen im Pubertätsalter auftretend.

### Lokalisation
Vor allem Streckseiten der Oberarme, Außenseite der Ober- und Unterschenkel, Glutaealregion.

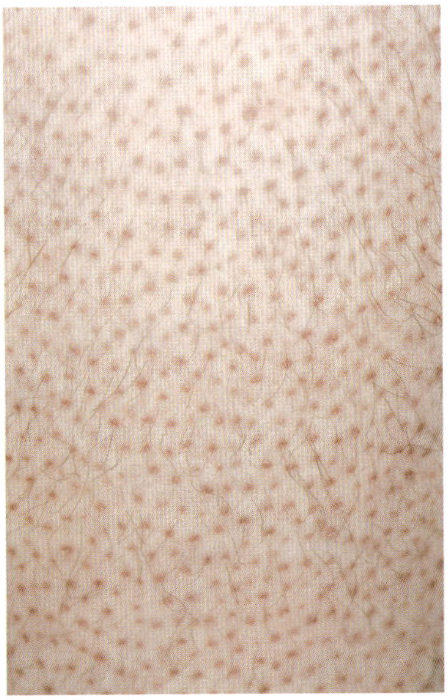

**Keratosis follicularis.** Entzündliche, follikulär gebundene Papeln im Bereich des Oberarmes.

### Klinisches Bild
Zahlreiche, an die Follikel gebundene, meist hautfarbene, spitzkegelige, das Hautniveau überragende Hornpfröpfchen. Reibeisengefühl beim Darüberstreichen. Regelmäßig Akrozyanose, auch Perniosis follicularis in den betroffenen Gebieten. Beim Abkratzen der Keratose tritt häufig ein aufgerolltes Haar hervor.

### Histologie
Hyperkeratose des Follikelostiums.

### Differenzialdiagnose
Ichthyosis follicularis, Lichen planus follicularis.

### Therapie
- Pflegende und keratolytische externe Maßnahmen. Fettende Lotionen (Basislotion (DAC)) oder Cremes; evtl. Zusatz von Harnstoff in einer 5-20% Konzentration (z.B. Nubral Creme oder 5% Harnstoff in Excipial Hydro- oder Lipolotio, s. Rezepturen), Salicylsäure (2-3%) oder Kochsalz (5-10%), ggf. deren Kombinationen. Auch stark verdünnte (0,005%) Tretinoin-Cremes können eine Verbesserung des Hautzustandes bewirken.
- Wichtig ist das sparsame Verwenden von Reinigungsmitteln wie Syndets oder Seifen bei der Körperpflege. Statt Detergenzien Verwendungen von hydrophilen Körperölen als Waschersatz (z.B. hydrophiles Körperöl oder Fettigölbäder, die i.A. als Ölbäder Verwendung finden). Zum Baden Öl- oder Kochsalzbäder anwenden.
- Interne Behandlungsmaßnahmen sind nicht angezeigt.

K

**Prognose**
Meist Besserung mit zunehmendem Alter.

## Keratosis follicularis akneiformis, Typ Siemens

Q82.8

**Erstbeschreiber**
Siemens, 1929

**Synonym(e)**
Keratosis follicularis congenita (Siemens); Keratosis follicularis hereditaria Gertler; Keratosis multiformis; Keratosis multiformis idiopathica Siemens; angeborene Polykeratose; Polykeratose Touraine

**Definition**
Erbliche Verhornungsanomalie mit disseminierten, komedonenartigen, follikulären Keratosen, Keratosis palmoplantaris, Pachyonychie, Onychogrypose und Hyperhidrose. Im Schleimhautbereich: Lingua plicata, Leukoplakien.

**Ätiologie**
Autosomal-dominant vererbt.

**Klinisches Bild**
Disseminierte palmoplantare Keratose mit pemphigoider Blasenbildung unter den Plantarschwielen, palmoplantarer Hyperhidrose, follikulären akneiformen Hyperkeratosen an den Streckseiten der Extremitäten sowie der Glutaeal- und Perioralregion, Leukoplakien der Mundschleimhaut, Lingua plicata sowie Nagelveränderungen (Paronychie, Onychogryposis, Skleronychie; Oligophrenie).

**Differenzialdiagnose**
Keratosis follicularis epidemica, Pachyonychia congenita, Pityriasis rubra pilaris.

**Therapie**
Extern entsprechend der Keratosis follicularis.

**Interne Therapie**
Versuch mit Acitretin (Neotigason) in einer Dosierung von 0,5 mg/kg KG/Tag.

**Prognose**
Lebenslang stationär bleibender Zustand.

## Keratosis follicularis spinulosa decalvans

Q82.84

**Erstbeschreiber**
Lameris, 1905; Siemens, 1926

**Synonym(e)**
Keratosis pilaris decalvans; Siemens-Syndrom I

**Definition**
Erbliche Verhornungsanomalie in typischer Lokalisation (Kapillitium, Gesicht, Augenbrauen, Streckseiten der Extremitäten, Thorax, Glutaeen), die beim männlichen Geschlecht mit Augenveränderungen und narbiger Alopezie einhergeht. Seltene assoziierte Symptome: Palmoplantare Keratosen, Oligophrenie, Hornhautdystrophien.

**Ätiologie**
Wahrscheinlich X-chromosomal-dominanter Erbgang. Lokalisierung des Gendefektes auf dem X-Chromosom, Xp 22.13-p22.2.

**Differenzialdiagnose**
Spinulosismus; Keratosis follicularis akneiformis, Typ Siemens; Ulerythema ophryogenes.

**Externe Therapie**
Entsprechend der Keratosis follicularis mit pflegenden Externa. Therapieerfolge mit Acitretin (Neotigason) sind beschrieben.

**Prognose**
Spontanes Sistieren des Prozesses im 2. bis 3. Dezennium.

## Keratosis lichenoides chronica

L85.84

**Erstbeschreiber**
Kaposi, 1886; Wise u. Rein, 1936; Nekam, 1938

**Synonym(e)**
lichenoide Trikeratose; Kaposi-Bureau-Barrière-Grupper-Syndrom; Keratose lichenoide striee; Lichen verrucosus et reticularis; Porokeratosis striata; Lichenoid trikeratosis; Nekam's disease (Lichen ruber monileformis)

**Definition**
Seltene, extrem chronische, durch hyperkeratotische Papeln gekennzeichnete Dermatose unklarer Ätiologie.

**Ätiologie**
Unklar, Variante des Lichen planus oder der Hyperkeratosis follicularis et parafollicularis in cutem penetrans wird diskutiert.

**Manifestation**
Um das 20. oder 50. Lebensjahr, grundsätzlich aber immer möglich (zweigipflige Kurve). Männer sind häufiger betroffen als Frauen.

**Lokalisation**
Meist Ausbreitung von einem Herd auf große Teile des Integuments, bevorzugt Extremitätenstreckseiten.

**Klinisches Bild**
Hyperkeratotische, rotbraune Papeln, die zu linearen und retikulären Formationen, seltener zu psoriasiformen Plaques

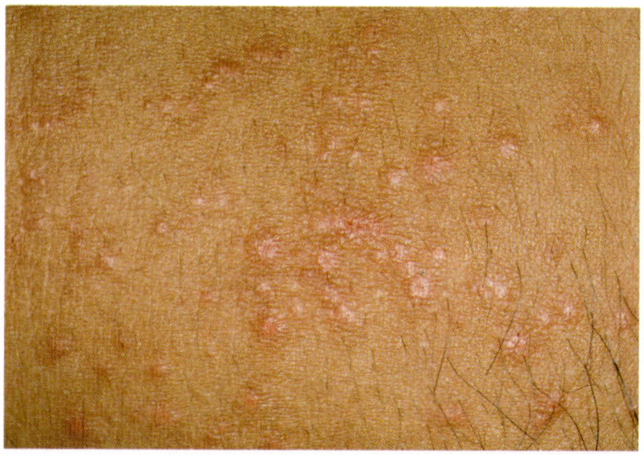

**Keratosis lichenoides chronica.** Generalisiertes Exanthem aus schuppenden, lichenoiden Papeln.

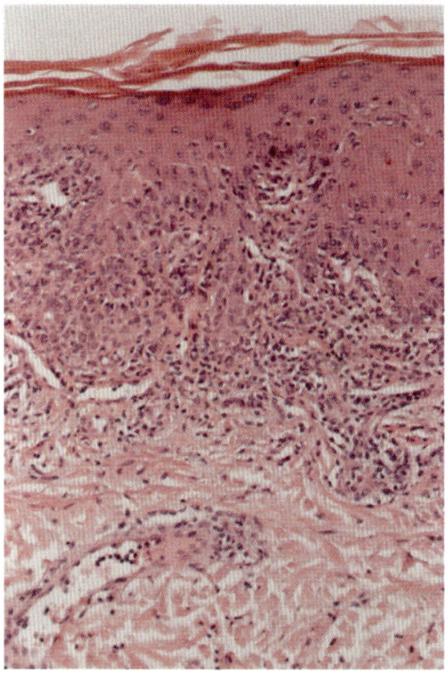

**Keratosis lichenoides chronica.** Histologie. Akanthose, lichenoides Infiltrat subepidermal.

konfluieren. Die Gesichtsbeteiligung erinnert an ein seborrhoisches Ekzem. Befall von Mundschleimhaut (Aphthen, Laryngitis) und Augen (Keratokonjunktivitis, Synechienbildung) möglich. Häufig charakteristische Nagelveränderungen (aufgetriebener hyperkeratotischer Nagelfalz, verstärkte Krümmung der Nagelplatte).

### Histologie
Akanthose und Orthohyperkeratose, seltener Parakeratose der Epidermis, follikuläre Keratose, vakuoläre Degeneration des Stratum basale, lichenoides lymphozytäres Infiltrat ähnlich dem Lichen planus.

### Differenzialdiagnose
Dyskeratosis follicularis, Lichen planus, Lichen planus verrucosus, Pityriasis rubra pilaris, Hyperkeratosis follicularis et parafollicularis in cutem penetrans, Parakeratosis variegata, Lupus erythematodes.

### Externe Therapie
In der Regel komplette Resistenz gegenüber Lokaltherapeutika. Vorübergehende Besserung kann erreicht werden mit 5-10% Harnstoff-haltigen Externa (z.B. **R102**, Basodexan Salbe) oder Vitamin A-Säure-Salbe/Creme (z.B. Cordes VAS). Unter Glukokortikoiden zeigt sich häufig wenig Besserung.

### Bestrahlungstherapie
Anhaltende Erfolge sind für systemische PUVA- oder PUVA-Bad-Therapie beschrieben.

### Interne Therapie
Retinoide: Acitretin (Neotigason) initial 0,5 mg/kg KG/Tag, Erhaltungstherapie nach Klinik. Ggf. Kombination aus PUVA-Therapie und Retinoiden entsprechend der RePUVA-Therapie.

## Keratosis palmaris et plantaris cum surditate congenita et leuconychia totalis unguium Q82.8

### Synonym(e)
Schwann-Syndrom

### Definition
Kombination von Palmoplantarkeratosen mit Leukonychie aller Nägel und Taubstummheit. Hyperhidrose der Hände. Wahrscheinlich unregelmäßig-dominanter Erbgang.

### Therapie
Symptomatisch.

## Keratosis palmoplantaris L85.21

### Synonym(e)
Palmoplantare Keratose; Palmoplantarkeratose

### Definition
Hereditäre oder symptomatische Verhornungsstörung der Handflächen und Fußsohlen.

### Einteilung
Man unterscheidet:
- Keratosis extremitatum hereditaria transgrediens et progrediens
- Keratosis palmaris et plantaris cum surditate congenita et leuconychia totalis unguium
- Keratosis palmoplantaris circumscripta
- Keratosis palmoplantaris circumscripta seu areata
- Keratosis palmoplantaris cum degeneratione granulosa
- Keratosis palmoplantaris diffusa circumscripta
- Keratosis palmoplantaris mit Hypotrichose
- Keratosis palmoplantaris mit Ösophaguskarzinom (Howel-Evans-Syndrom)
- Keratosis palmoplantaris mit Uhrglasnägeln und Knochenhypertrophie
- Keratosis palmoplantaris mit Skleratrophie
- Keratosis palmoplantaris mutilans
- Keratosis palmoplantaris papulosa seu maculosa
- Keratosis palmoplantaris transgrediens
- Keratosis palmoplantaris varians
- Pachyonychia congenita
- Papillon-Lefèvre-Syndrom
- Syndrom der zystischen Augenlider, palmoplantare Keratosen, Hypodontie und Hypotrichose.

### Therapie
Entsprechend den einzelnen Krankheitsbildern, s. dort.

Siehe Tabelle 1 [Vergleichende Übersicht der wichtigsten Palmoplantarkeratosen (PPK)].

## Keratosis palmoplantaris circumscripta seu areata Q87.8

### Erstbeschreiber
Richner, 1938; Hanhart, 1947

### Synonym(e)
Richner-Hanhart-Syndrom; okulokutane Tyrosinämie; Tyrosinämie Typ II; Tyrosinemia type II

### Definition
Hereditärer Defekt der Tyrosin-Aminotransferase mit erhöhtem Tyrosinspiegel im Blut, punkt- bis bandförmige, klavusartige Palmoplantarkeratose, subunguale Keratosen in Kombination mit Hornhautdystrophien, geistiger Retardierung, Minderwuchs, evtl. multiplen Lipomen, Lingua plicata, Darm- und Blasendivertikulose.

**Keratosis palmoplantaris. Tabelle 1.** Vergleichende Übersicht der wichtigsten Palmoplantarkeratosen (PPK)

| | Keratosis extremitatum hereditaria transgrediens et progrediens (Greither PPK) | Keratosis palmoplantaris diffusa circumscripta (Unna-Thost PPK) | Keratosis palmoplantaris cum degeneratione granulosa (Vörner PPK) | Keratosis palmoplantaris transgrediens (Mal de Meleda PPK) |
|---|---|---|---|---|
| **Manifestation** | nach dem 2. LJ | vor dem 2. LJ | vor dem 2. LJ | vor dem 2. LJ |
| **Vererbung** | autosomal-dominant | autosomal-dominant | autosomal-dominant | autosomal-rezessiv |
| **Transgredienz** | ja | ja | ja | ja |
| **Hyperhidrose** | ja | ja | ja | ja |
| **Nagelbeteiligung** | selten | selten | selten | häufig |
| **Epidermolytische Hyperkeratose** | nein | nein | ja | nein |
| **Involution** | selten; nach der 5. Lebensdekade | nein | nein | nein |
| **Genetische Abnormalität** | nicht bekannt | Keratin 1-Mutation ist in einigen Familien beschrieben | Keratin 9-Mutationen | nicht bekannt |

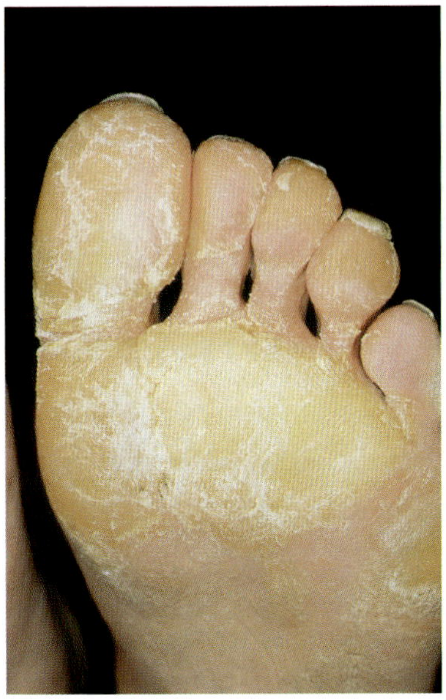

**Keratosis palmoplantaris circumscripta seu areata.** Umschriebene, fest haftende Keratose an der Fußsohle.

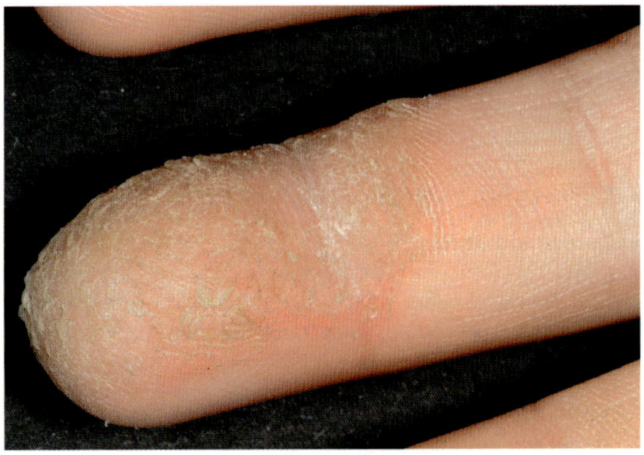

**Keratosis palmoplantaris circumscripta seu areata.** Seit Geburt bestehende, verruköse, hyperkeratotische Plaques an Phalanx proximalis sowie Phalanx medialis des Digitus III der linken Hand bei einer 10-jährigen Patientin.

## Ätiologie
Autosomal-rezessiv vererbte Mutationen des TAT-Gens (Tyrosin-Aminotransferase Gen; Genlokus: 16q22.1-q22.3) mit konsekutivem Mangel der Tyrosin-Aminotransferase und erhöhten Tyrosinspiegeln im Blut.

## Manifestation
Haut- und Augenveränderungen oft im Kindesalter, neurologische Störungen später.

## Lokalisation
Vor allem Finger- und Zehenkuppen, Palmae, Plantae.

## Labor
Tyrosinämie, Tyrosinurie.

## Therapie
Tyrosin- und phenylanalinarme Diät. Darunter deutliche Besserung der Symptomatik. Ggf. Exzision schmerzhafter Hornplatten, Keratoplastik (im Bereich der Plantae wenig erfolgreich, im Bereich der Palmae gute Ergebnisse).

## Prognose
Z.T. spontane Abheilung der Palmae, keine Besserung der Plantae.

## Keratosis palmoplantaris cum degeneratione granulosa

Q82.8

### Synonym(e)
Epidermolytische Palmoplantarkeratose

### Definition
Autosomal-dominant vererbte flächige Palmoplantarkeratose.

### Vorkommen/Epidemiologie
Häufigste Palmoplantarkeratose mit einer Prävalenz von 1/40.000 Geburten.

### Ätiologie
Fehlerhafte Struktur des Keratins bedingt durch Punktmutationen in dem Gen für Keratin 9 (KRT9, EPPK), das auf dem Chromosom 17q12-q21 kartiert ist. Keratin 9 wird in den suprabasalen Schichten der Epidermis exprimiert und ist spezifisch für die Haut an Handtellern und Fußsohlen. Mutationen im Keratin-9-Gen führen zum Zusammenbruch des Keratin-Filament-Netzwerkes und zur Zytolyse von Korneozyten.

### Manifestation
Meist in früher Kindheit auftretend.

### Klinisches Bild
Diffuse, nicht transgrediente Verhornung mit scharfer Begrenzung, rotem Randsaum und knöchelpolsterartigen Hyperkeratosen an Streckseiten von Händen und Füßen, zudem Uhrglasnägel. Gelegentlich Hyperhidrosis palmaris oder plantaris.

### Histologie
Akanthokeratolyse (s.u. Degeneration, granulöse).

### Therapie
Die Behandlung ist schwierig, da bei vollständiger Ablösung der Keratose darunterliegende, sehr berührungsempfindliche erythematöse Haut an die Oberfläche kommt. Die Schmerzempfindlichkeit kann so weit gehen, dass der Patient nicht mehr laufen oder etwas anfassen kann. Externe Therapie ist vorrangig, da hierdurch die Keratolyse besser kontrolliert werden kann, d.h. es sollte nur so viel abgelöst werden, dass gute Beweglichkeit gegeben ist und das Auftreten schmerzhafter Rhagaden verhindert wird, aber die empfindlichen Partien ausreichend mit einer schützenden Hornschicht bedeckt bleiben.

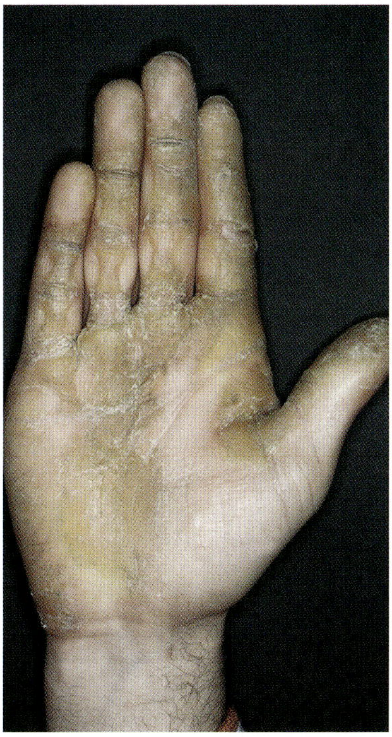

**Keratosis palmoplantaris cum degeneratione granulosa.** Angeborene, in der Kindheit diskrete, jetzt deutliche Verhornungsanomalien beider Hände mit flächenhaften, gelblich-braunen, derben, rauen, schuppigen Plaques. Bei dem 47-jährigen Mann besteht eine angeborene, wachsartig verdickte und gelblich verfärbte Hornschicht, die sich auf größere Anteile im Bereich beider Handflächen erstreckt. Die gleichen Hautveränderungen finden sich an den Fußsohlen.

### Externe Therapie
Aufweichung und Ablösung der Hornschicht am besten mittels physikalischer und chemischer Methoden (heiße Schmierseifen-Bäder und Hornhauthobel bzw. Raspel). Salicylsäurehaltige Externa (z.B. 5% Salicylsäure-Salbe) können versucht werden. Sie werden jedoch vielfach als unangenehm empfunden. Empfohlen wird neuerdings die lokale Anwendung von Calcipotriol (z.B. Psorcutan).

### Interne Therapie
Über eine interne Therapie lässt sich die Keratolyse nicht ausreichend kontrollieren. Sie ist deshalb nicht empfehlenswert.

## Keratosis palmoplantaris diffusa circumscripta

Q82.82

### Definition
Genetisch heterogene Erkrankungsgruppe. An der Eigenständigkeit der Keratosis palmoplantaris diffusa circumscripta Typ Unna-Thost wird gezweifelt (bei den meisten nachuntersuchten Fällen war eine epidermolytische Hyperkeratose nachweisbar und damit dem Typ Vörner zuzuordnen). 1989 und 1994 wurden Fälle von diffuser PKK beschrieben (Typ Norbotten), bei denen die Zeichen der epidermolytischen Hyperkeratose fehlten!

### Ätiologie
Autosomal-dominant vererbte, palmoplantare Verhornungsstörung. Beim Typ Norbotten liegt ein autosomal-dominant vererbter Gendefekt zugrunde, der auf dem Chromosom 12q11-q13 kartiert ist. In einer anderen Familie wurden Mutationen in dem Abschnitt V1 der Domäne von Keratin 1 gefunden. Über Koinzidenz mit dem atopischen Ekzem wurde berichtet.

### Manifestation
Im 1. oder 2. Lebensjahr auftretend.

### Lokalisation
Symmetrisch an Handinnenflächen und Fußsohlen.

### Klinisches Bild
- Dicke, wachsartige, gelbliche, evtl. rissig gefelderte, plattenartige Hornschicht, die die gesamte Handfläche und auch Fußsohle überzieht. Sie ist durch einen rosaroten Saum scharf von der normalen Haut abgesetzt. Die Bewegungsfähigkeit der Hände ist häufig eingeschränkt, Fingernägel wuchern meist abnorm, Tast- und Temperatursinn können gestört sein.
- Nach starker mechanischer Belastung, insbes. in Verbindung mit Wärme, sind Exazerbationen mit schmerzhafter Rhagadenbildung möglich.
- Häufig besteht Hyperhidrose. Dabei mazerieren und zersetzen sich die Keratosen, begleitet von übel riechendem

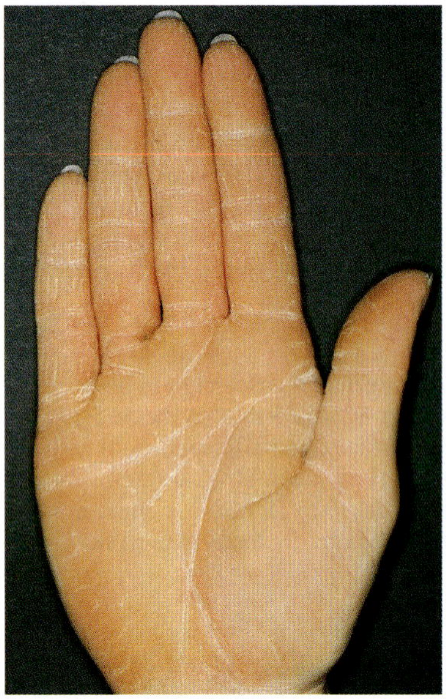

**Keratosis palmoplantaris diffusa circumscripta.** Angeborene, massive, gleichmäßig verteilte, wachsartige Hornschicht beim Erwachsenen, keine Beschwerden!

Foetor. Es besteht Gefahr von mykotischen oder bakteriellen Superinfektionen.

### Histologie
Massive Verdickung der Hornschicht.

### Differenzialdiagnose
Keratosis palmoplantaris cum degeneratione granulosa.

### Externe Therapie
- Symptomatisch: Bei mykotischer oder bakterieller Überlagerung entsprechende lokale Therapiemaßnahmen mit Lokal-Desinfizienzien oder Antimykotika. Intensive und konsequente Pflege der hyperkeratotischen Areale mittels Salicylsäure-haltigen **R227** oder Harnstoff-haltigen Salben **R106**; ggf. unter stundenweiser Okklusion.
- Ergänzend: Mechanische Entfernung mit Hornhauthobel oder Bimsstein nach vorherigem, 10-15 minütigem Schmierseifenbad.

### Interne Therapie
Retinoide wie Acitretin (Neotigason) in einer initialen Dosierung von 0,5-1,0 mg/kg KG sind in der Lage, die flächenhaften Keratosen abzulösen. Diese Therapie erweist sich jedoch auf Dauer als nicht erfolgreich, da es zu Blasen- und Rhagadenbildungen an mechanisch belasteten Arealen kommt. Die Hautveränderungen rezidivieren nach Absetzen der Therapie.

### Prognose
Die Verhornungsstörung bleibt zeitlebens bestehen. Nennenswerte Remissionen werden nicht beobachtet. Verstärkung durch mechanische Belastung.

## Keratosis palmoplantaris, filiforme, disseminierte

L85.9

### Synonym(e)
Palmar filiform hyperkeratosis

### Definition
Sehr seltene, erworbene, chronisch progrediente, disseminierte, filiforme (Spike-artige) Hyperkeratosen an Handflächen und/oder Fußsohlen, die häufig mit Malignomen innerer Organe oder auch der Haut (beschrieben ist ein malignes Melanom) einhergehen.

### Manifestation
50.-70. LJ; keine Geschlechtspräferenz.

### Lokalisation
Handflächen, Fußsohlen.

### Klinisches Bild
Meist multiple, 0,1-0,2 cm große, bis 0,3 cm lange, filiforme, derbe (spike-artige), hautfarbene, indolente Papeln.

### Histologie
Scharf begrenzte, säulenartige Hyperkeratose, die fokal parakeratotisch durchzogen sein kann. Die unterliegende Epidermis ist geringgradig ausgedünnt, ansonsten ohne pathologischen Befund. Dermis ohne entzündliche Infiltrate.

### Differenzialdiagnose
Kleinpapulöse Palmoplantarkeratosen, Porokeratosis plantaris, palmaris et disseminata

### Hinweis(e)
Das Krankheitsbild gilt als paraneoplastisches Syndrom und wurde im Zusammenhang mit der Existenz von Bronchialkarzinom, Nierenzellkarzinom, Rektumkarzinom, malignem Melanom und chronischer terminaler Niereninsuffizienz beschrieben.

## Keratosis palmoplantaris mit Hypotrichose Q82.8

### Definition
Diffuse Palmoplantarkeratose mit Hyperhidrose, subungualen Keratosen, Nageldysplasien und Hypotrichose.

### Therapie
Entsprechend der Keratosis palmoplantaris diffusa circumscripta.

## Keratosis palmoplantaris mit Ösophaguskarzinom

Q82.8

### Erstbeschreiber
Clarke und McConell, 1954; Howel-Evanns et al., 1958

### Synonym(e)
Howell-Evans-Syndrom; Tylosis with esophageal cancer

### Definition
Wahrscheinlich autosomal-dominant vererbte, sich zwischen dem 5. und 15. Lebensjahr manifestierende, diffuse palmoplantare Keratose und Hyperhidrose. In 70% Entwicklung eines Ösophaguskarzinoms um das 50. Lebensjahr. Androtropie.

### Ätiologie
Zugrunde liegt eine Mutation der Gene TOC und TEC, die auf dem Chromosom 17q25 kartiert sind.

### Therapie
Überwachung und Sanierung eines sich ggf. entwickelnden Ösophaguskarzinoms. Therapie der Hauterscheinungen entsprechend der Keratosis palmoplantaris diffusa circumscripta.

## Keratosis palmoplantaris mit Skleratrophie Q82.8

**Erstbeschreiber**
Huriez, 1968

**Synonym(e)**
Scleroatrophic and keratotic dermatosis of limbs; Sclerotylosis

**Definition**
Hereditäre Palmoplantarkeratose.

**Ätiologie**
Autosomal-dominant vererbte Mutationen des Sclerotylosis Gens (HRZ Gen; TYS Gen; Genlokus: 4q23 TYS).

**Manifestation**
Erkrankung kann bereits bei der Geburt vorhanden sein.

**Klinisches Bild**
Diskrete manchmal lamelläre Keratosen mit Atrophie, die diffus die Handteller bedecken. Haut der Fußsohlen weniger befallen. Assoziiert sind Sklerodaktylie (Sklerodermie-artig), Nagelveränderungen und Hypohidrose.

**Histologie**
Histologische Veränderungen sind unspezifisch; es fehlen epidermale Langerhanszellen in der befallenen Haut.

**Therapie**
Extern entsprechend der Keratosis palmoplantaris diffusa circumscripta. Ansprechen auf systemische Retinoide; hierdurch offenbar Vermeidung oder Verzögerung der Karzinomentwicklung.

**Prognose**
Entwicklung von Plattenepithelkarzinomen in der affizierten Haut. Hohe Metasierungshäufigkeit!

## Keratosis palmoplantaris mit Uhrglasnägeln und Knochenhypertrophie Q82.8

**Definition**
Diffuse, streng palmoplantar lokalisierte Keratose mit Hyperhidrose, Uhrglasnägeln und Verschmälerung der Kortikalis der langen Röhrenknochen.

**Therapie**
Der klinischen Gesamtsituation angemessen; s.u. Keratosis palmoplantaris diffusa circumscripta.

## Keratosis palmoplantaris mutilans Q82.8

**Erstbeschreiber**
Portal, 1685; Vohwinkel, 1929; Wigley, 1929

**Synonym(e)**
Vohwinkel-Syndrom; Keratoma hereditarium mutilans; Pseudoainhum-artige Dermatose

**Definition**
Hereditäre Genodermatose, die durch massive palmare und plantare Hyperkeratosen, Mutilationen und in einigen Fällen durch Schwerhörigkeit gekennzeichnet ist.

**Ätiologie**
Meist autosomal-dominant vererbte Mutationen des Connexin 26 Gens, die auf dem Chromosom 13q11-q13 kartiert sind und zur Expression von fehlerhaftem Connexin 26 (GJB2) führen. Bei einigen Fällen (mit Ichthyose) wurde eine Loricrin-Mutation identifiziert; das zugehörige Gen (LOR) ist auf dem Chromosom 1q21 kartiert. Loricrin ist ein wichtiger Bestandteil des cornified envelope. Mutationen des Loricrin-Gens wurden auch bei Fällen der Erythrokeratodermia progressiva symmetrica nachgewiesen.

**Klinisches Bild**
Massive, diffuse Palmoplantarkeratosen mit lividem Rand, Hyperhidrose, Kontrakturen sowie typischen anulären keratotischen Schnürfurchen bis hin zum Verlust von Akren. Auch an Knöcheln, Knien, Unterarmen und Ellbogen können Keratosen auftreten. Teilweise findet sich eine Assoziation mit Hypogonadismus oder Innenohrschwerhörigkeit.

**Therapie**
Die Hyperkeratosen wie Schnürfurchen sprechen im Allgemeinen gut auf systemische Retinoide wie Acitretin (Neotigason) an. Dosierung: Initial 0,5 mg/kg KG/Tag über 4-6 Monate, entsprechend der Klinik langsam absenken.

**Cave: Knochenwachstum bei Kindern überwachen, Vorsicht bei gebärfähigen Frauen!**

Extern symptomatisch entsprechend der Keratosis palmoplantaris diffusa circumscripta. Ansonsten entsprechend dem klinischen Erscheinungsbild.

## Keratosis palmoplantaris papulosa seu maculosa Q82.8

**Synonym(e)**
Keratoma palmare et plantare hereditarium dissipatum

**Definition**
Hereditäre Palmoplantarkeratose mit Ausbildung von Hornkegeln.

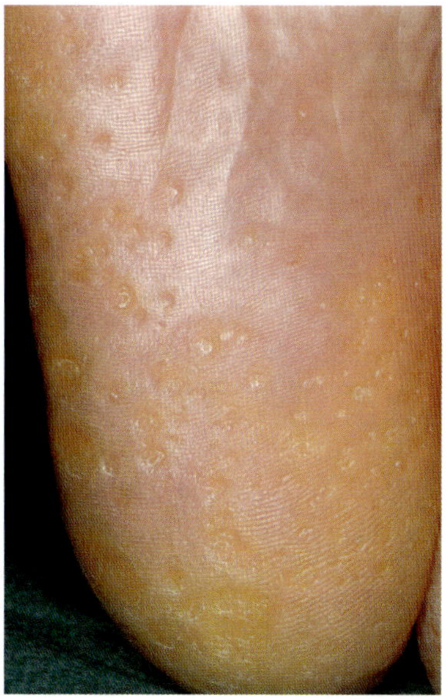

**Keratosis palmoplantaris papulosa seu maculosa.** Seit der Kindheit persistierende, chronisch stationäre, starke Verhornung der Planta pedum mit multiplen, wenige Millimeter großen, warzenartigen Hornkegeln mit rauer, schuppender Oberfläche. Zentrale Abstoßung mit trichterförmigem Defekt.

### Ätiologie
Regelmäßiger autosomal-dominanter Erbgang.

### Manifestation
Zwischen dem 15. und 30. Lebensjahr.

### Lokalisation
Palmae und Plantae.

### Klinisches Bild
Zahlreiche, etwa linsengroße, isolierte, warzenartige Hornkegel mit schuppender Oberfläche. Zentrale Abstoßung mit trichterförmigem Defekt. Gelegentlich Nagelveränderungen.

### Differenzialdiagnose
Verrucae plantares, Schwiele, Clavi syphilitici, Dyskeratosis follicularis, Psoriasis vulgaris mit Beteiligung von Palmae und Plantae, Psoriasis palmaris et plantaris.

### Therapie
Meist nicht notwendig. Störende Hyperkeratosen können mechanisch entfernt werden, ggf. operative Intervention.

### Prognose
Keine Spontanremission.

## Keratosis palmoplantaris transgrediens Q82.8

### Erstbeschreiber
Stulli, 1826; Behrend, 1839; Hovorka u. Ehlers, 1897

### Synonym(e)
Keratoma palmare et plantare hereditarium transgrediens; Mal de Meleda; Mljet-Krankheit

### Definition
Autosomal-rezessiv vererbte, entzündliche Palmoplantarkeratose mit Übergang auf die Hand- und Fußrücken.

### Vorkommen/Epidemiologie
Insel Mljet, Dalmatien, Anatolien

### Ätiologie
Beschrieben wurden u.a. autosomal-rezessiv vererbte Mutationen des SLURP1-Gens (MDM-Gen), das auf dem Chromosom 8q kartiert ist. Das SLURP1-Gen kodiert das SLURP1-Protein (secreted mammalian Ly-6/uPAR-related protein 1). Dieses Protein kann als epidermaler Neuromodulator angesprochen werden, der für die epidermale Homöostase und Inhibition der TNF-alpha-Freisetzung aus Makrophagen eine Bedeutung hat und somit zu Hyperproliferationen und entzündlichen Hautveränderungen führt. Weiterhin wird angenommen, dass es antitumorale Aktivitäten aufweist.

### Manifestation
Eine diffuse Palmoplantakreratose ist bereits kurz nach der Geburt (3-10 Monate) nachweisbar, die trangrediente Pachydermie tritt i.A. vor dem 3. Lebensjahr auf.

### Klinisches Bild
Ausgeprägte Hyperkeratosen auf flächigem Erythem. Übergreifen der Hyperkeratosen im Laufe des Lebens auf Handrücken, Fingerknöchel, Unterarme, Fußrücken und Unterschenkel (transgrediens). Zudem können Brachyphalangie, Hyperhidrose, Pseudoainhum-Syndrom und periorales Erythem ausgeprägt sein. Häufig bestehen Nagelbeteiligungen wie subunguale Keratosen oder Koilonychie.

### Histologie
Moderate Akanthose mit Hypergranulose und Hyperkeratose; fokale Parakeratose. In der Dermis ist ein schütteres lymphozytäres infiltrat nachweisbar. Fokale Exozytose mit Spongiose.

### Therapie
Entsprechend der klinischen Situation. Extern symptomatische Therapie entsprechend der Keratosis palmoplantaris diffusa circumscripta.

## Keratosis palmoplantaris varians Q82.8

### Erstbeschreiber
Brünauer, 1923; Fuhs, 1924; Wachters, 1963

### Definition
Autosomal-dominante Palmoplantarkeratose. Ursprünglich wurde eine inselförmige (Siemens) und eine striäre Form (Brünauer-Fuchs) beschrieben. Wachters konnte beide Typen in einer Familie nachweisen.

### Ätiologie
Mutationen der Gene PPKS1, GSG1/DSP, die auf den Chromosomen 18q12 und 6p21 kartiert sind. Die Genmutationen führen zu einer Störung des Desmogleins und Desmoplakins.

### Manifestation
15. bis 30. Lebensjahr.

### Klinisches Bild
Striäre, inselförmige oder diffus-membranöse Keratosen in Abhängigkeit von der physikalischen Belastung. Freibleiben von wenig belasteten Arealen, Ausbreitung auf Finger- und Zehenbeugeseiten möglich, selten Befall von Knien, Ellbogen, Fingerrücken. Keine Assoziation mit weiteren Symptomen.

### Therapie
Extern entsprechend der Keratosis palmoplantaris diffusa circumscripta, gutes Ansprechen auf systemische Retinoide.

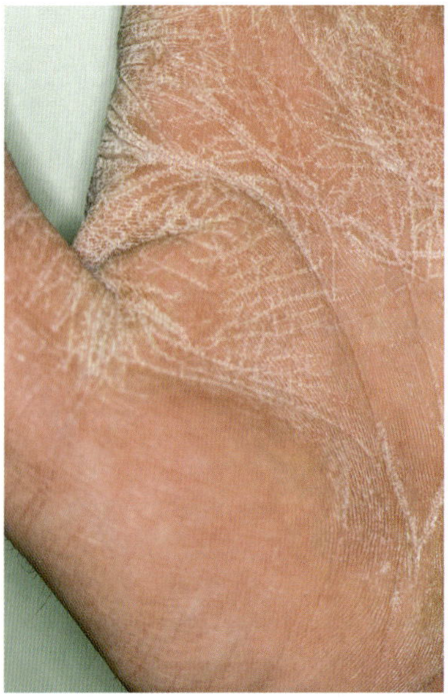

**Keratosis palmoplantaris varians.** Flächenhafte Keratosen an druckexponierten Stellen im Bereich der Handfläche.

## Keratosis pilaris-Syndrom Q82.8

### Definition

Syndromales Krankheitsbild, das durch das gemeinsame Auftreten von Krankheiten gekennzeichnet ist, die durch follikuläre Hyperkeratose, Gefäßerweiterung und Atrophie charakterisiert sind. Zu ihnen gehören:

- Keratosis follicularis
- Ulerythema ophryogenes
- Folliculitis ulerythematosa reticulata
- Folliculitis decalvans.

### Externe Therapie

S.u. Keratosis follicularis, Ulerythema ophryogenes, Folliculitis ulerythema tosa reticulata, Folliculitis decalvans.

### Interne Therapie

- Acitretin (Neotigason): Beginn mit 25 mg/Tag p.o. über 2-4 Wochen, danach Dosisreduktion auf 10 mg/Tag oder auf 5 mg/Tag je nach Hautbefund.

  **Cave: Kontrazeption!**

  Bei ausgedehnten Beschwerden (starker Juckreiz) kann eine niedrig dosierte Glukokortikoid-Behandlung hinzu kombiniert werden, z.B. Prednisolon (z.B. Decortin H) 20-40 mg/Tag unter rascher schrittweiser Dosisreduktion.
- Glukokortikoide: Nach Möglichkeit ist auf eine längerfristige interne Therapie mit Glukokortikoiden aufgrund der Chronizität des Krankheitsbildes zu verzichten. Wenn nötig, kurzfristige Stoßtherapie bei mittelhoher Dosierung unter rascher Dosisreduktion. In Kombination mit Acitretin ist gerade zu Therapiebeginn zumeist ein rascher Therapieerfolg zu verzeichnen.

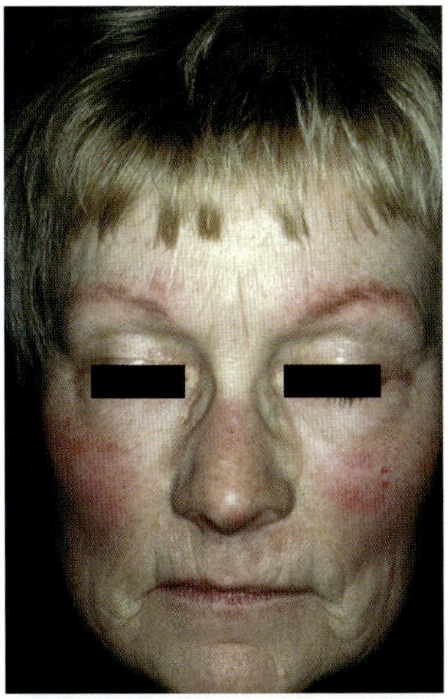

**Keratosis pilaris-Syndrom.** Keratosis pilaris-Syndrom mit Ulerythema ophryogenes. Kleine, follikulär gebundene Hyperkeratosen im Bereich der lateralen Augenbrauen, der Stirn-Haar-Grenze und im Wangenbereich. Erythem im Bereich der Augenbrauen mit Haarausfall und ohne Schuppung. Bisweilen geringer Juckreiz.

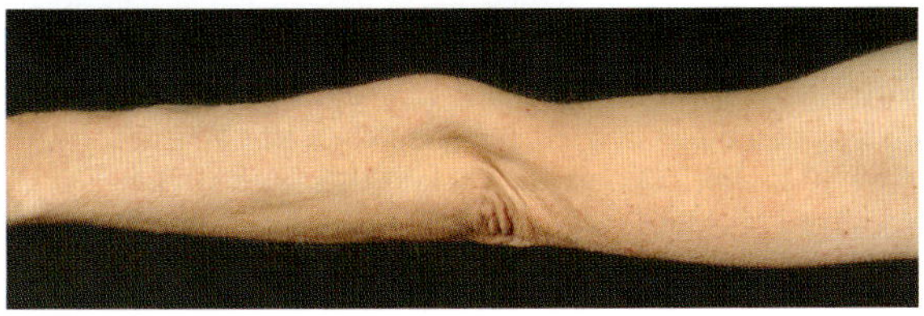

**Keratosis pilaris-Syndrom.** Multiple, kleine, follikuläre Papeln, z.T. exkoriiert, am linken Arm einer 48-jährigen Patientin.

### Operative Therapie

Verfahren der Dermabrasio oder der Kryochirurgie (offenes Sprayverfahren) eignen sich ebenfalls bei geübter Anwendung zur Behandlung umschriebener Areale.

## Kerion Celsi B35.02

### Definition

Alte Bezeichnung für die tiefe Trichophytie des behaarten Kopfes mit Ausbildung tumoröser Proliferate.

### Therapie

Entsprechend der Tinea capitis profunda.

## Kerzenfleckphänomen L40.8

### Synonym(e)

Kerzenspanphänomen

### Definition

Phänomen bei der Psoriasis: Durch Kratzen lässt sich die lamelläre Schuppung deutlich erkennen und entfernen.

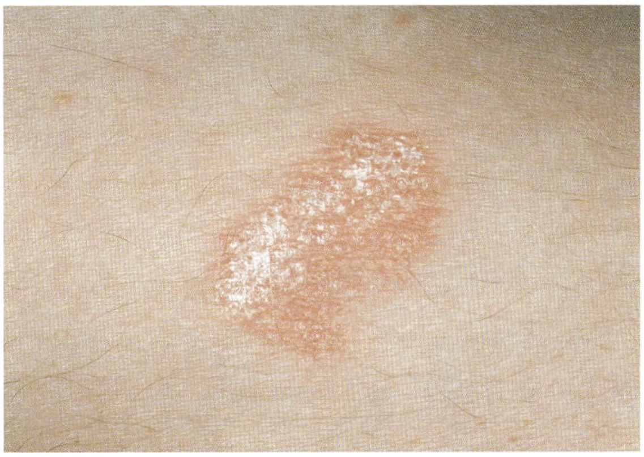

**Kerzenfleckphänomen.** Psoriatische Plaque mit streifiger, weicher, aufgeworfener Schuppung in älterer Kratzspur.

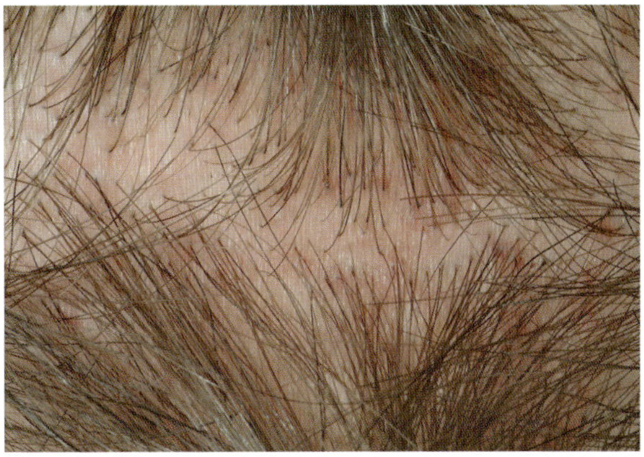

**Keratosis pilaris-Syndrom.** Entzündliche, follikulär gebundene Papeln im Bereich des Kapillitiums einer 37-jährigen Frau. Dazwischen liegen weißliche, atrophische Areale mit Verlust von Follikelostien und Haaren sowie erythematöse Areale mit Keratosen im Bereich der Follikelostien.

## Ketoconazol

### Definition
Imidazol-Antimykotikum.

### Wirkungen
Hemmung der Ergosterinsynthese der Pilzzellmembran von Dermatophyten, Hefe- und Schimmelpilzen.

### Indikation
Mykosen der Haut, der Haare und der Schleimhaut, verursacht durch Dermatophyten, Candida und andere Erreger. Organ- und Systemmykosen, Pilzprophylaxe, chronisch rezidivierende Vaginalmykosen.

### Eingeschränkte Indikation
Diabetes mellitus, Stillzeit.

### Dosierung und Art der Anwendung
- Topisch:
  - Mykosen und Candidosen der Haut: Creme 1-2mal/Tag über 2-3 Wochen dünn auf die betroffenen Stellen auftragen bzw. Lösung 1mal/Tag über max. 5 Tage auftragen.
  - Seborrhoisches Ekzem: Creme: 2mal/Tag über 4 Wochen auf die betroffenen Stellen auftragen. Lösung: 2mal/Woche über 2-4 Wochen eine halbe Verschlusskappe im feuchten Haar verteilen, einmassieren, 3-5 Min. einwirken lassen, anschließend mit warmem Wasser ausspülen. Zur Rezidivprophylaxe 4 Monate lang in 1-2-wöchentlichen Abständen anwenden.
- Systemisch:
  - 1mal/Tag 200 mg p.o. über 1-2 Monate.
  - Vaginalmykosen: 1mal/Tag 400 mg p.o. über 5-10 Tage.
  - Kinder ab 2 Jahren bis zu 20 kg KG: 1mal/Tag 50 mg p.o.
  - Kinder bis zu 30 kg KG: 1mal/Tag 100 mg p.o.

**Merke: Vor der Therapie Schwangerschaft durch Schwangerschaftstest ausschließen, unter der Therapie muss von Frauen im gebärfähigen Alter eine effektive Kontrazeption betrieben werden!**

### Unerwünschte Wirkungen
- Topische Anwendung: Allergische Reaktionen.
- Systemische Anwendung: Pruritus, Alopezie, allergische bis anaphylaktische Reaktionen, Leberzellnekrose 1:1000, Bauchschmerzen, Brechreiz, Obstipation, Gynäkomastie.

### Kontraindikation
Topisch: Anwendung am Auge, Imidazol-Überempfindlichkeit. Systemisch: Imidazol-Überempfindlichkeit, chron. Alkoholabusus, akute oder chronische Lebererkrankung, Schwangerschaft, Prostatakarzinom.

### Präparate
Nizoral, Terzolin

## Ketotifen

### Definition
Antiallergikum, Histamin- und Serotoninantagonist bei gleichzeitiger Hemmung der Mediatorfreisetzung.

### Indikation
Chronische Urtikaria, Asthma bronchiale.

### Dosierung und Art der Anwendung
Einschleichende Dosierung mit 1mal/Tag 1 mg p.o. in den ersten 3-4 Behandlungstagen, dann 2mal/Tag 1 mg, ggf. Steigerung bis auf 2mal/Tag 2 mg p.o.

### Unerwünschte Wirkungen
Dyspnoe, Übelkeit, Mundtrockenheit, Miktionsstörungen, allergische Reaktionen, RR-Abfall, Tachykardie, Müdigkeit, Einschränkung des Reaktionsvermögens, Kopfschmerzen, Schwindel, Gewichtszunahme.

### Wechselwirkungen
Alkohol, Antihistaminika, Hypnotika und Sedativa verstärken die sedierende Wirkung. Sulfonylharnstoffe führen zu einer Thrombopenie.

### Kontraindikation
Schwangerschaft, Stillzeit, Paragruppen-Allergie (Sirup), Status asthmaticus.

### Präparate
Ketof, Ketotifen-ratiopharm, Zaditen, Zaditen ophtha, Zatofug

### Patienteninformation
**Merke: Die Wirkung von Ketotifen tritt frühestens nach 8-12 Wochen ein. Die Patienten sind auf die Einschränkung des Reaktionsvermögens hinzuweisen!**

## Khellin

### Definition
Furanocumarin.

### Indikation
Vitiligo, s.u. KUVA-Therapie.

### Dosierung und Art der Anwendung
100 mg ca. 2 Std. vor UVA-Bestrahlung einnehmen.

### Unerwünschte Wirkungen
Übelkeit, orthostatische Dysregulation, Photosensibilisierung, Transaminasenanstieg, selten Hepatotoxizität.

### Rezeptur(en)
R143

## Kiefer

### Definition
Kiefern oder Föhren (Pinus) bilden eine Gattung von Nadelholzgewächsen (Pinophyta) in der Familie der Kieferngewächse (Pinaceae). Die meisten Kiefernarten wachsen als Bäume, einige auch als Sträucher. Kiefern sind immergrün; ihre Nadeln sind im Vergleich mit anderen Nadelbaumgattungen besonders lang. Kiefern erreichen eine Wuchshöhe bis etwa 40 m und können bis 300 Jahre alt werden. Blütezeit ist von April bis Mai.

### Vorkommen
V.a. auf der Nordhalbkugel. Die Verbreitungsschwerpunkte sind kühl-feuchte Klimabereiche.

### Komplikation
Allergologisch spielen Kieferpollen nur eine untergeordnete Rolle (s.u. Baumpollen).

### Hinweis(e)
Kiefern werden zur Harz- und Pechgewinnung genutzt. Die Samen einzelner Kiefernarten werden als Nahrungsmittel verwendet (Pinienkerne).

## Kimura, M.
L98.9

### Erstbeschreiber
Kimura, 1948

### Synonym(e)
Kimura-Syndrom

### Definition
Multizentrische, gutartige lymphoproliferative Hyperplasie, gekennzeichnet durch subkutane Knoten mit Ödem, lymphozytäre und eosinophile Infiltrate, Ausbildung von Keimzentren, Fibrose sowie Hyperplasie von Blutgefäßen. Offenbar gibt es aufgrund klinischer und histologischer Kriterien Unterschiede zwischen M. Kimura und angiolymphoider Hyperplasie mit Eosinophilie, so dass die beiden Krankheitsbilder als separate Entitäten geführt werden können. S.u. Angiolymphoide Hyperplasie mit Eosinophilie.

### Vorkommen/Epidemiologie
Überwiegend in der asiatischen Population, seltener unter Kaukasiern und Afrikanern.

### Ätiologie
Unbekannt.

### Manifestation
Männer werden deutlich häufiger befallen als Frauen; der Altersgipfel liegt zwischen dem 20. und 30. Lebensjahr. Vereinzelt wurden Erkrankungsfälle auch bei Kindern und Jugendlichen beschrieben, meist in Verbindung mit einem nephrotischen Syndrom oder Dialyse.

### Lokalisation
Kopf- und Nackenregion.

### Klinisches Bild
Einzelne oder multiple, 2-40 mm große, halbkugelige, rote bis rötlich-bräunliche, seltener purpurfarbene oder ulzerierte kutane oder subkutane Knötchen und Knoten. Selten disseminiertes Auftreten oder Lymphadenopathie. Kein Juckreiz.

### Labor
Deutliche Bluteosinophilie (> 10%); erhöhtes IgE.

### Histologie
Subkutan lokalisiertes, diffuses Infiltrat aus T- und B-Lymphozyten und zahlreichen Eosinophilen, vereinzelt eosinophile Mikroabszesse, mäßige Fibrose, geringes Ödem, Ausbildung zahlreicher Keimzentren, vermehrtes Auftreten von Blutgefäßen mit epitheloiden Endothelien, zahlreiche, teils solide Gefäßsprossungen aus wenig differenzierten Zellelementen, einzelne Mastzellen.

### Diagnose
Aufgrund der uncharakteristischen Klinik wird die Diagnose ausschließlich über die Biopsie gestellt.

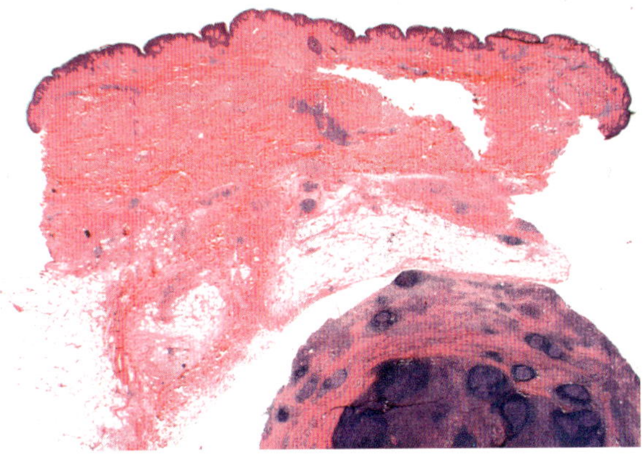

**Kimura, M.** Subkutan lokalisierter Knoten aus dichten Lymphozytenproliferaten und zahlreichen Keimzentrumsstrukturen. Bindegewebige Pseudokapsel. Die Dermis ist wenig affiziert.

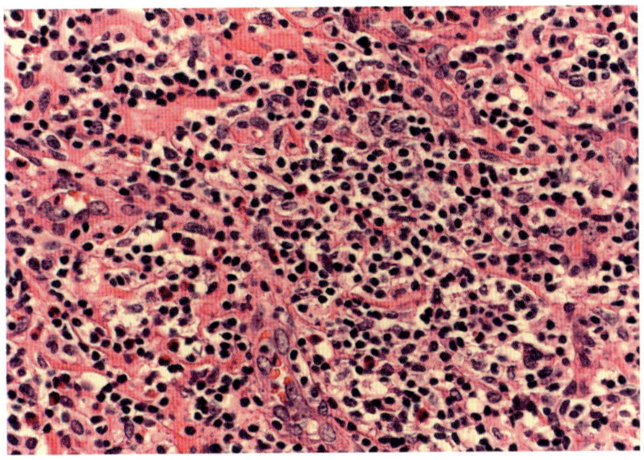

**Kimura, M.** Diffuses Infiltrat aus T- und B-Lymphozyten sowie zahlreichen Eosinophilen. Vermehrtes Auftreten von Blutgefäßen mit epitheloiden Endothelien, zahlreiche, teils solide Gefäßsprossungen aus wenig differenzierten Zellelementen, einzelne Mastzellen.

### Differenzialdiagnose
Hämangioendotheliom, epitheloides.

### Therapie
Bei längerer Bestandsdauer Exzision. Blutungsgefahr! Rezidivbehandlung (aber auch als Primärtherapie angewandt) mit fraktionierter Röntgenbestrahlung (GD: 20-40 Gy). Auch Kombination von intraläsionaler Glukokortikoid-Applikation wie Triamcinolonacetonid-Kristallsuspension (z.B. Volon A) verdünnt 1:3 mit einem Lokalanästhetikum (z.B. Scandicain) werden als erfolgreich beschrieben.

### Interne Therapie
Versuch mit Ciclosporin A über einen Zeitraum von 1/2 Jahr.

## KIN
D48.9

### Definition
Akronym für „keratinocytic intraepithelial neoplasia" analog zu den Akronymen: CIN, AIN, PIN.

### Einteilung
- Klinisch werden unter KIN folgende distinkte Krankheitsbilder subsumiert:
  - Keratosis actinica
  - M. Bowen.
- Histologisch werden unterschieden:
  - KIN I: Eher im unteren Drittel des Epithels.
  - KIN II: Untere Zweidrittel des Epithels.
  - KIN III: Kompletter Befall des Epithels; Carcinoma in situ.

### Histologie
Verlust der normalen Hautschichtung. Häufig nukleäre Polymorphismen, Hyperchromatinisierung und Koilozytosen. Kaum entzündliche Infiltrate. Basalmembran intakt.

### Hinweis(e)
Diese Einteilung ist derzeit noch nicht allg. üblich. S.u. Keratosis actinica.

**KIN. Tabelle 1.** Stadien der KIN

| Stadium | Dysplasie/ Grading | Histologische Beschreibung |
|---|---|---|
| KIN I | Milde Dysplasie | Kleine zelluläre Atypien, häufig Koilozyten mit vergrößerten irregulären Kernen und Halo. |
| KIN II | Moderate Dysplasie | Ersatz von bis zu 50% des Epithels durch atypische Keratinozyten mit erhöhtem Kern-Plasmaverhältnis. |
| KIN III | Schwere Dysplasie/ Carcinoma in situ | Ersatz von > 50% des Oberflächenepithels inkl. Adnexstrukturen durch atypische, teils auch binukleäre Keratinozyten; erhöhte Anzahl von Mitosen. |

## Kindler-Syndrom Q87.1

### Erstbeschreiber
Brain, 1952; Kindler, 1954; Weary 1971

### Synonym(e)
Marghescu-Braun-Falco-Syndrom; Brain-Syndrom; hereditäre akrokeratotische Poikilodermie Typ Kindler; hereditäre akrokeratotische Poikilodermie Typ Weary; M. Weary-Kindler; Poikilodermie, kongenitale mit Blasenbildung

### Definition
Von einer Reihe von Autoren wird das Kindler-Syndrom als eine der Epidermolysis bullosa simplex nahestehende Erkrankung gewertet. Sehr seltenes poikilodermatisches Krankheitsbild (Poikilodermie?) mit Blasenbildung. Einige Autoren trennen den Typ Weary mit autosomal-dominantem Erbgang vom Typ Kindler mit autosomal-rezessivem Erbgang.

### Ätiologie
Die molekulare Pathologie des Kindler-Syndroms ist bekannt. Nachweis einer „loss of function“ Mutation des KIND1-Gens (FLJ20116-Gen), das auf dem Chromosom 20p12.3 kartiert ist. Dieses Gen kodiert Kindlin-1, ein Membran-assoziiertes Strukturprotein, das v.a. in den basalen Keratinozyten exprimiert wird. Kindlin-1 verlinkt das Aktin-Zytoskelett mit der extrazellulären Matrix.

### Manifestation
Vor allem Mädchen. Blasen: Meist ab Geburt oder einige Monate später. Poikilodermie: Bis zum 4. Lebensjahr.

### Lokalisation
Gesicht, Streckseiten der Unterarme und Unterschenkel, auch Oberarme, Oberschenkel, Stamm.

### Klinisches Bild
- Integument: Ab Geburt manifeste Blasenbildung mit sich entwickelnder Poikilodermie. Spontane oder posttraumatische subepidermale Blasen, Poikilodermie in genannter Lokalisation. Verruköse Hyperkeratosen der Palmae, Synechien an Fingern und Zehen. Meist Nageldystrophien und Hypotrichose.
- Assoziierte Symptome: Zahnanomalien, Skelettfehlbildungen, proportionierter Kleinwuchs.
- Keine orale Leukoplakie und kein Katarakt.

### Histologie
- Subepidermal Blasen, fibrinoide Körperchen unterhalb der dermoepidermalen Basalmembranzone.
- Elektronenmikroskopisch: Reduplikationen der Basallamina, feinfibrilläre zellgroße Körperchen im Papillarkörper.

### Differenzialdiagnose
Dyskeratosis congenita.

### Therapie
- Symptomatisch. Vermeidung von mechanischen Reizen und Irritationen zur Verminderung der Blasenbildung sowie Überwachung und Behandlung von Sekundärinfektionen. Abtrocknend und antiseptisch wirkende Lösungen wie Chinolinol-Lösung (1:1000), **R042** oder Kaliumpermanganat-Lösung (hellrosa), s.a.u. Wundbehandlung. Ausreichender Flüssigkeitsersatz. Steriles Aufstechen und Entleeren der Blasen verhindert Ausdehnung und wirkt druckentlastend. Das Blasendach sollte als Infektionsschutz belassen werden.
- Externe Glukokortikoide nur bei Ekzematisierung und Juckreiz wie z.B. 0,1% Triamcinolonacetonid-Creme **R259**. Allgemeine Pflege der Haut z.B. mit Ungt. emulsif. aq.

### Prognose
Rückgang der Blasenbildung mit steigendem Lebensalter. Patienten neigen zu Plattenepithelkarzinomen.

## Kinky hair disease E83.0

### Erstbeschreiber
Menkes, 1962

### Synonym(e)
Pili torti mit Kupfermangel; Trichopoliodystrophie; Menkes-Syndrom; Menkes-Stahlhaarkrankheit; Kraushaarsyndrom; steely-hair-syndrome; Menkes disease

### Definition
X-chromosomal-rezessiv vererbte, fortschreitende, neurodegenerative Erkrankung infolge von Kupferresorptionsstörungen im Darm und von beeinträchtigtem Kupfertransport im

Gewebe. Dies führt u.a. zu Störungen der Kupfer-abhängigen Tyrosinase (Depigmentierung der Haare), Anstieg freier Sulfhydrylgruppen im Keratin mit konsekutiver Beeinträchtigung der Disulfidbrücken der Keratinmoleküle (Brüchigkeit der Haare).

### Vorkommen/Epidemiologie
Inzidenz: 1/298.000 Lebendgeborene.

### Ätiologie
X-chromosomal-rezessiv vererbte Mutationen des ATP7a-Gens (Cu-transporting ATPase, alpha polypeptide Gen; Genlokus Xq12-Xq13.3). Das defekte ATP7a-Gen kodiert für eine Kupfer-transportierende ATPase, die für den intrazellulären Transport dieses Spurenelementes zuständig ist. Viele Symptome der Kinky hair disease lassen sich auf die verminderte Aktivität von 5 Kupfer-abhängigen Enzymen zurückführen, darunter die Lysyloxidase und die Tyrosinase.

### Manifestation
Überwiegend 5. Lebenswoche bis 5. Lebensmonat. Männliches Geschlecht ist bevorzugt befallen.

### Lokalisation
Kopfhaar, Augenbrauen.

### Klinisches Bild
- Pili torti, spärliche, pigmentarme, borstige, glanzlose, geknickte Haare.
- Körperliche- und psychomotorische Retardierung, Krämpfe, oft Hypothermie-Episoden. Wachstumsstörungen mit skorbutartigen Knochenveränderungen. Fortschreitende Dezerebrationszeichen. Maskenhaftes Gesicht mit rundlichen, herabhängenden Wangen, oft starrer Blick.
- Gehirn: Erweiterung der Seitenventrikel, Hypoplasie bzw. Atrophie von Zerebrum und Zerebellum, Demyelinisierung, Leukomalazie, Subduralhämatome.
- Skelett: Metaphysäre Becherung und Spornbildung, diaphysäre periostale Auflagerungen, Schaltknochen am Schädel, Osteoporose, selten Platyspondylie.
- Gefäße: Tortuositas, Erweiterung (Kalibersprung) und/oder Vermehrung sowie korkenzieherartige Verwindungen v.a. der intrakraniellen und viszeralen Arterien; Blasendivertikel, vesikoureteraler Reflux.

### Labor
Pathologisch tiefes Serumkupfer und -coeruloplasmin, abnorm erhöhte Kupferaufnahme durch kultivierte Fibroblasten.

### Diagnose
Pränatale Diagnose aus Chorionzotten ist sicherer als aus Fruchtwasserzellen. Chorionzotten: Kupfer-Gehalt ist erhöht (ein Mehrfaches der Norm), an Trophoblast-Zellmembran gebundenes Kupfer elektronenmikroskopisch nachweisbar. Fruchtwasserzellen: erhöhte Kupferaufnahme.

### Therapie
Unter Kupfersubstitution (Kupferhistidinat) sind Verbesserung der Haarstruktur und Pigmentierung beschrieben. Die Prognose kann hiermit nicht verbessert werden.

### Prognose
Der Verlauf ist bestimmt durch Krampfleiden und Luftwegsinfekte (Immobilisierung, Aspiration). Tod im Säuglings- oder Kleinkindesalter, meist im 4. bis 5. Lebensjahr. Sehr selten ist das Überleben ins Erwachsenenalter beschrieben.

## Klarzellenakanthom D23.L

### Erstbeschreiber
Degos, 1962

### Synonym(e)
Hellzellenakanthom; Acanthoma Degos; clear cell acanthoma; pale cell acanthoma; acanthome à cellule claire

### Definition
Meist solitärer, benigner, epidermaler Tumor mit Lokalisation v.a. im Bereich des Unterschenkels.

### Ätiologie
Ungeklärt; diskutiert wird eine reaktiv-entzündliche Epidermishyperplasie; vermehrtes Auftreten bei Psoriasis!

### Manifestation
Bei Patienten im mittleren und höheren Lebensalter.

### Lokalisation
Bevorzugt an den Unterschenkeln, aber auch jede andere Lokalisation ist möglich.

### Klinisches Bild
0,5 bis 2 cm großer, ovaler, blassroter bis hellbrauner, langsam wachsender, kuppelförmiger Knoten mit meist nur gering schuppender Oberfläche. Selten multiples Vorkommen.

### Histologie
Breites, akanthotisches Epithelband mit scharf abgesetztem Areal aus großen Epithelien mit wasserklarem, PAS-positivem, nicht Diastase-resistentem Zytoplasma und einem kleinen, zentral gelegenen Zellkern. Über der hellzelligen Zone besteht meist eine kräftige Parakeratose. Die Dermis weist schüttere lymphoidzellige Infiltrate aus. Keine Steigerung der Mitoserate. Regelmäßig finden sich im Epithelband schütter verteilte neutrophile Granulozyten, die selten auch zu subkornealen Mikroabszessen verdichtet sind.

### Differenzialdiagnose
Verruca seborrhoica, ekkrines Porom, Tricholemmom, Klarzellenhidradenom,

### Therapie
Exzision ohne Sicherheitsabstand, alternativ Kryochirurgie.

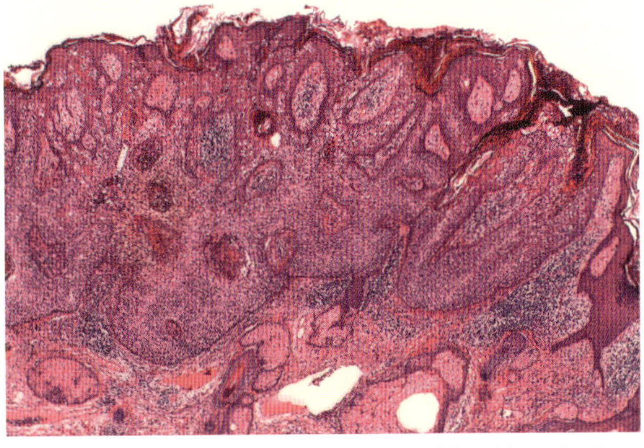

**Klarzellenakanthom.** Breites, zum rechten Bildrand hin scharf abgesetztes, netzartig verzweigtes, akanthotisches Epithel mit großen, hellen Epithelien. Kräftige Parakeratose über der hellzelligen Zone.

K

## Klarzellenhidradenom D23.L

### Synonym(e)
Klarzellenmyoepitheliom; Hellzellenmyoepitheliom; clear cell hidradenoma

### Definition
Gutartiger Adnextumor mit apokriner (und ekkriner?) Differenzierung. S.u. Hidradenom.

### Ätiologie
Klarzellige Variante des Hidradenoms

### Manifestation
Im Erwachsenenalter.

### Lokalisation
Gesicht, Kopfhaar, Haut, Brustbereich.

### Klinisches Bild
Überwiegend solitärer, bis zu 3 cm großer, mit der Epidermis verwachsener, gegen die Subkutis gut verschiebbarer, teils solider, teils zystischer Tumor. Zentrale Ulzerationen sind möglich.

### Histologie
Lobulär angeordnete epitheloide Zellen im Korium. Hohlräume, pflanzenzellartige, hydropisch-klare Zellen mit scharf begrenzter Zytoplasmamembran.

### Differenzialdiagnose
Fibrom, Naevus, Klarzellenakanthom,

### Therapie
Exzision mit geringem Sicherheitsabstand (5 mm) ist kurativ.

### Prognose
Selten ist maligne Entartung möglich mit lokal destruierendem Wachstum.

## Klebstoffe

### Definition
Sowohl im privaten wie auch im beruflichen Bereich weit verbreitete Stoffe, die aus allergologischer Sicht relevante Bedeutung haben. Sie sind nicht selten Ausgang einer Berufsdermatose oder einer Berufskrankheit der Haut (z.B. Berufskrankheit nach BK 5101).

### Einteilung
Grundsätzlich wird eingeteilt in:
- Physikalisch abbindende Klebstoffe
- Chemisch aushärtende Klebstoffe.

### Allgemeine Information
- Physikalisch abbindende Klebstoffe: Bei diesen liegt beim Auftragen das bereits fertige Endsprodukt vor. Sie können wie folgt unterteilt werden:
  - Lösemittelhaltige Nassklebstoffe: Hierbei liegt das Polymer in organischen Lösemitteln gelöst vor und wird so appliziert. Durch Verdunsten der Lösemittel bindet der Klebstoff ab und verfestigt sich schließlich durch die Ausbildung physikalischer Wechselwirkungen zwischen den Polymerketten. Nassklebstoffe können zum sog. Kaltschweißen thermoplastischer Kunststoffe verwendet werden. Diese Klebstoffart wird umgangssprachlich als „Alleskleber" bezeichnet
  - Dispersionsklebstoffe: Hierbei wird in der Regel Wasser als mobile Phase (Dispersionsmittel) genutzt. Nach Aufbringen bricht die Dispersion durch Entweichen des Dispersionsmittels. Sie werden vielfältig als Ersatz der Lösemittelklebstoffe verwendet (nicht brand- und explosionsgefährlich).
  - Schmelzklebstoffe („Heißkleber"): Sie sind bei Raumtemperatur fest und werden durch Aufschmelzen verarbeitbar. Für den Hobby- und Kleinanwender kommen Schmelzklebstoffe in Form von Klebekerzen (Klebesticks) in den Handel, die mit Schmelzklebepistolen verarbeitet werden können.
  - Kontaktklebstoffe: Lösemittelklebstoffe als auch Dispersionsklebstoffe, die im Kontaktklebeverfahren verarbeitet werden. Dazu werden zunächst beide Klebeflächen gleichmäßig mit Klebstoff bestrichen und bei Raumtemperatur abgetrocknet. Anschließend müssen die Klebeflächen innerhalb der offenen Verarbeitungszeit exakt zusammengefügt werden.
  - Plastisole: Hierbei sind kleine Polymerkügelchen in einer flüssigen Phase verteilt. Nach dem Applizieren wird das Plastisol durch Wärmezufuhr geliert. Bei diesem Vorgang nehmen die Polymerkügelchen die Flüssigkeit (meist ein Weichmacher) auf, quellen und verwachsen so zu einer homogenen Schicht. Zur vollständigen Aushärtung nach dem Gelieren muss eine nochmalige höhere Wärmezufuhr erfolgen. Häufig verwendet werden beispielsweise PVC-Plastisole im Automobilbau als Nahtabdichtung oder Unterbodenschutz.
- Chemisch härtende Klebstoffe (Reaktionsklebstoffe; Mehrkomponentenkleber): Hierbei werden die einzelnen chemischen Bausteine für den Klebstoff im richtigen Verhältnis zusammengebracht. Die Verfestigung erfolgt danach durch chemische Reaktion der Bausteine miteinander. Grundsätzlich unterscheidet man bei den Reaktionsklebstoffen zwischen zwei- (oder mehr-) komponentigen und ein-komponentigen Systemen.
  - Cyanacrylat-Klebstoffe: Bekannt als „Sekundenkleber". Es handelt sich dabei um dünnflüssige oder bewusst eingedickte Ester der Cyanoacrylsäure, die als Monomere in den Handel kommen und durch Polymerisationsreaktion im Fügespalt zum eigentlichen Klebstoffpolymer reagieren. Spezielle Ester der Cyanacrylsäure finden in der Medizin zum Wundverschluss Verwendung.
  - Methylmethacrylat-Klebstoffe: Typische zwei-komponentige Reaktionsklebstoffe, bei denen das eingesetzte Monomer (der Methylester der Methacrylsäure) durch radikalische Kettenreaktion polymerisiert wird. Zum Start der Polymerisationsreaktion wird ein reaktives Radikal benötigt, das meist aus einem Peroxid entsteht, wenn man diesem einen Beschleuniger zusetzt.
  - Anaerob härtende Klebstoffe: Diese Gruppe von Klebstoffen aus Acrylsäure-Estern härten ebenfalls nach einem Radikalketten-Mechanismus ähnlich den Methylmethacrylaten aus. Das Besondere dabei ist, dass die Härtereaktion nur unter Ausschluss von Sauerstoff (anaerob) und in Anwesenheit von Metallionen startet, wenn der Klebstoff in einer engen metallischen Klebefuge von der Umgebungsluft abgeschlossen wird.
  - Strahlenhärtende Klebstoffe. Ebenfalls durch radikali-

sche Polymerisation aushärtende Klebstoffe, wobei die Bildung der Startradikale durch Bestrahlung mit UV-Licht (oder anderen Strahlenquellen wie Elektronen) hervorgerufen wird. Die Wellenlänge des UV-Lichts muss dabei genau auf das eingesetzte Klebstoffsystem abgestimmt sein. Bekannte Beispiele sind etwa das Ankleben künstlicher Fingernägel oder das Einkleben von Kunststoff-Zahnfüllungen; die Aushärtung erfolgt jeweils durch Bestrahlen mit UV-Licht.
- Phenol-Formaldehydharz-Klebstoffe: Sie bestehen aus Phenol-Derivaten und Formaldehyd, die zu einem Polymer kondensiert werden (erster Kunststoff-Bakelite). In der Klebetechnik setzt man eine Mischung aus Phenol-Formaldehyd-Harzen ein, die sich durch gute Temperaturbeständigkeit auszeichnet.
- Silicone: Weniger als Klebstoffe, sondern mehr als Dichtstoffe (z.B. Sanitärsilicone) eingesetzte Systeme mit unterschiedlichen Zusätzen zur Vernetzung, z.B. Essigverbindungen.
- Epoxidharz-Klebstoffe: Zweikomponentige Klebstoffe aus Harz und Härter. Als Epoxidharz werden Polymerbausteine verwendet, die am Ende sog. Epoxidgruppen tragen. Die Aushärtereaktion kann sowohl bei Raumtemperatur als auch bei höherer Temperatur vorgenommen werden. Da der ausgehärtete Klebstoff eine sehr hohe Festigkeit besitzt, wendet man diese Klebstoff-Klasse häufig für strukturelle Verklebungen zum Beispiel im Fahrzeug- und Flugzeugbau an.
- Polyurethan-Klebstoffe: Sie erfahren eine große Verbreitung in Verkehrsmitteln für Straße/Schiene/Luft/Wasser, ebenso in Schuhindustrie, Glasverarbeitung, Buchbinderei. Sie sind als 1- oder 2-komponenten-Klebstoffe erhältlich. Sie enthalten: Diphenylmethan-4,-4',-diisocyanat (MDI), Isophorondiisocyanat (IPDI), Toluylendiisocyanat (TDI), Hexamethylendiisocyanat (HDI). Von den Isocyanaten können erhebliche Gesundheitsgefahren ausgehen. Freie, ungebundene Isocyanate sind akut giftig oder gesundheitsschädlich (kanzerogenes Potenzial).

**Klebstoffe. Tabelle 1.** Häufigkeit positiver Reaktionen auf Allergene in Klebstoffen (n. Hillen et al.)

| Allergen (Testkonzentration in Vaseline) | Häufigkeit [%] |
|---|---|
| Epoxidharz (1%) | 11,5 |
| Benzoylperoxid (1%) | 9,9 |
| Kolophonium (20%) | 8,1 |
| Methyldibromoglutaronitril (0,3%) | 6,7 |
| 4,4-Diaminodiphenylmethan (0,5%) | 5,3 |
| Kolophonium-Mix (20%) | 5,3 |
| p-tert-Butylphenol-Formaldehydharz (1%) | 4,3 |
| Phenylglycidylether (0,25%) | 3,4 |
| 2-Hydroxyethylmethacrylat (1%) | 3,3 |
| 2-Hydroxypropylmethacrylat (2%) | 3,1 |

## Kleeblattnase A30.5

### Definition
Typische Nasendeformation durch Destruktion des Nasenseptums bei der Lepra lepromatosa.

## Klein-Waardenburg-Syndrom E70.32

### Erstbeschreiber
Klein, 1947; Waardenburg, 1951

### Synonym(e)
Waardenburg-Klein-Syndrom; van der Hoeve-Waardenburg-Klein-Syndrom; Waardenburg-Syndrom Typ III; Klein-Syndrom

### Definition
Kombination von Piebaldismus, Taubstummheit, Blepharophimose. Gruppe von drei klinisch ähnlichen Syndromen:
- Waardenburg-Syndrom [WS]-I
- WS-II
- WS-III.

Das WS-I zeigt die Kombination von sensoneuraler Taubheit, Dystopia canthorum und Pigmentierungsstörungen sowie weiteren Entwicklungsdefekten. Beim WS-II fehlt die Dystopia canthorum, während das WS-III zusätzlich zum WS-I noch Extremitätenfehlbildungen aufweist.

### Ätiologie
Autosomal-dominant verebt mit variabler Penetranz und Expressivität. Mutationen im PAX3-Gen (2q35-q37).

### Klinisches Bild
- Integument: Hyper- oder Hypopigmentierungen im Haar- und Gesichtsbereich. Behaarungsanomalien in Form von tief gezogener Stirnhaargrenze bei relativ verdicktem Haardurchmesser sowie persistierender Lanugobehaarung (seltener). Weiterhin ist Piebaldismus mit weißer pigmentloser Haarsträhne an der Stirnhaargrenze im Bereich der Mittellinie sowie medial lokalisierten weißen Augenbrauenteilen möglich.
- Extrakutane Manifestationen: Kongenitale Innenohrtaubheit oder hochgradige Innenohrschwerhörigkeit mit Taubstummheit. Partielle oder totale Irisheterochromie oder doppelseitige blaue Iris. Dysplasie des Interokularbereiches mit Pseudohypertelorismus durch Lateralverlagerung der inneren Augenwinkel und der Tränenpunkte (Dystopia canthi) und Verkürzung der Lidspaltenlänge (Blepharophimosis). Seltener bestehen auch zusätzlich echter Hypertelorismus und Hyperplasie des medialen Augenbrauenteiles sowie Hyperplasie des knöchernen Anteils der Nase mit breiter, hoher Nasenwurzel. Minderwuchs; Brachyzephalie mit Verkürzung des vorderen Abschnittes der Schädelbasis; Kiefer- und Zahnstellungsanomalien. Augenbeteiligung mit Hyperopie und Astigmatismus (seltener) sowie weiteren Pigmentanomalien am Augenhintergrund.

## Klempner-Knie L94.2

### Definition
Kalzinose der Haut über der Kniescheibe nach langjähriger Tätigkeit als Klempner. S.a. Calcinosis cutis.

K

## Klingelknopfphänomen D36.1

### Definition
Phänomen beim Neurofibrom der Haut. Eindrückbarkeit und baldiges Wiederausstülpen der weichen Hauttumoren, z.B. bei der peripheren Neurofibromatose (NF Typ I).

## Klippel-Trénaunay-Syndrom Q87.21

### Erstbeschreiber
Geoffroy-Saint Hilaire, 1832; Klippel u. Trénaunay, 1900; Weber, 1907

### Synonym(e)
Haemangiectasia hypertrophicans; Angio-osteo-hypertrophisches Syndrom; Naevus varicosus osteohypertrophicus; Osteoangiohypertrophie-Syndrom; Quadrantensyndrom; Ollier-Klippel-Trénaunay-Symptomenkomplex; angiektatischer Riesenwuchs; Klippel-Trénaunay-Weber-Syndrom

### Definition
Kongenitale Angiodysplasie, gekennzeichnet durch die Trias Naevus flammeus, Varikose und Riesenwuchs meist einer, selten mehrerer Extremitäten.

### Vorkommen/Epidemiologie
Weltweit auftretend, panethnisch.

### Ätiologie
Unbekannt. Diskutiert wird der paradominante Vererbungsmodus von lokalisierten Störungen der Gefäßentwicklung während der Embryogenese, bzw. die Persistenz arterio-venöser Verbindungen des Mesoderms mit konsekutiv vermehrtem kapillar-venösem Blutdurchfluss während der intrauterinen Entwicklung.

### Manifestation
Kongenital; beim männlichen Geschlecht etwas häufiger auftretend.

### Lokalisation
Meist asymmetrischer Befall einer Extremität oder des Gesichtes. Seltener sind oligosymptomatische, alternierende und gekreuzt dissoziierte Formen.

### Klinisches Bild
- Hautveränderungen über dem betroffenen Gebiet: Ausgedehnter Naevus flammeus lateralis (meist gesamte Extremität), Lymphödeme, Hämangiome, Atrophie, fehlende Schweiß- und Talgdrüsen, Ulzerationen, Livedo reticularis, ausgeprägte Varikose.
- Extrakutane Manifestationen: Dysproportionierter Riesenwuchs mit Weichteil- und Knochenhypertrophie der befallenen Extremität. Gelegentlich Anomalien der tiefen Beinvenen, Fehlen von Veränderungen der Arterien und arteriovenöse Fisteln. Seltener rektale Blutungen bzw. Hämaturie bei Kolon-, Rektum- bzw. Blasenbeteiligung.

### Diagnose
Duplex-sonographische und angiographische Darstellung der Gefäße in betroffenen Arealen zum Nachweis bzw. Ausschluss arteriovenöser Fisteln. Radiologische Diagnostik der betroffenen Areale bei Weichteil- und Knochenhypertrophie ist zu erwägen.

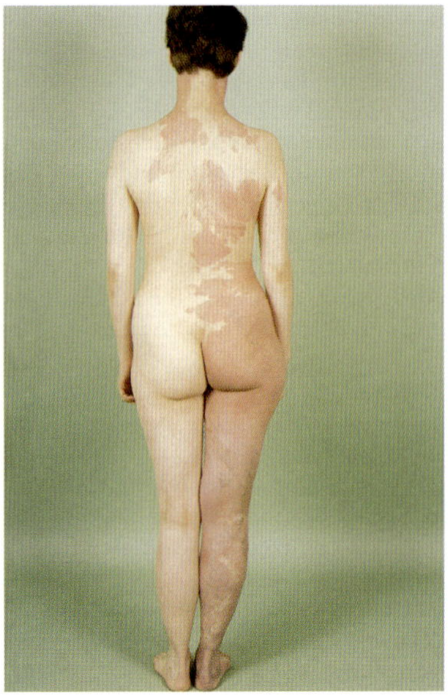

**Klippel-Trénaunay-Syndrom.** Ausgedehnter Naevus flammeus mit Hypertrophie der rechten unteren Extremität mit Beckenschiefstand.

### Differenzialdiagnose
Parkes-Weber-Syndrom; Cobb-Syndrom; Servelle-Martorell-Syndrom; Mafucci-Syndrom; Neurofibromatose Typ I; Beckwith-Wiedemann-Syndrom.

### Komplikation
Mögliche Herzinsuffizienz bei großem Umfang der arteriovenösen Shunts; Neigung zu Erysipel.

### Therapie
- Integument: Symptomatische Behandlung von bakteriellen und mykotischen Sekundärinfektionen, die auf dem Boden der Lymphödeme entstehen. Vorbeugend regelmäßige blande Pflege der Haut (z.B. mit Ungt. emulsif. aq.). Sofortige Sanierung möglicher Eintrittspforten. Behandlung der Ödeme mittels komplexer ausgedehnter Entstauungstherapie. Wichtig ist zudem die Behandlung der Varizen mit chirurgischer Sanierung, Sklerosierung bzw. Ligierung. Ggf. Laser-Therapie des Naevus flammeus mit Argon-Laser oder Farbstoff-Laser.
- Extrakutane Manifestationen: Gefäßanomalien sollten, falls möglich, frühzeitig behoben werden, um Folgeschäden (z.B. kardiale Volumenbelastung durch arterio-venösen Shunt) zu vermeiden und die Gefahr von Blutungen und Embolien zu reduzieren. Hier kommen radiologisch-interventionelle Verfahren (z.B. Mikroembolisation), ebenso wie gefäßchirurgische Maßnahmen in Betracht. Zudem regelmäßige Überwachung der Knochenpartien im Bereich von Riesenwuchs und Knochenhypertrophie (Patienten neigen neben orthopädischen Veränderungen (z.B. Beckenschiefstand) aufgrund von trophischen Störungen der Haut und Lymphödeme zu mikrobieller Besiedlung, die bis zu Osteomyelitiden führen kann).

### Prognose
Günstig (keine Progredienz, keine Dominanz hämodynamischer Faktoren).

## Klopftest

### Definition
Diagnostisches Verfahren zum Nachweis von Klappeninsuffizienzen im Verlauf der Vena saphena magna und zur Objektivierung von Thrombophlebitiden der tiefen Beinvenen. Durchführung im Stehen; bei insuffizienten Klappen pflanzt sich die durch das Beklopfen ausgelöste Druckwelle über ein größeres Segment nach distal fort. S.a. chronische venöse Insuffizienz, s.a.u. Varikose.

## Knäuelgras

### Synonym(e)
Wiesenknäuelgras

### Definition
Häufige Pflanzengattung aus der Familie der Süßgräser (Poaceae) mit hoher allergener Potenz.

### Allgemeine Information
- Anzutreffen auf Wiesen und in Wäldern.
- Wuchshöhe: 30-120 cm.
- Die Ähren der Knäuelgräser sind mit mehr als 2 Blüten besetzt. Am Ende der langen Rispenäste sind sie zudem knäuelförmig angeordnet.
- Blühzeit: Mai bis August. Größe der Pollen: 23-42 µm. Allergene der Knäuelgras-Pollen sind die Eiweiße Dac g 1 bis g 3 und g 5.
- Kreuzallergien: Pollen aller anderen Gräser.
- Das gewöhnliche Knäuelgras kann auch als Futterpflanze verwendet werden.

## Knoblauch

### Synonym(e)
Allium sativum L.

### Vorkommen
Familie: Alliaceae. Herkunft und Verbreitung: Der Knoblauch stammt ursprünglich aus Ostasien. Sehr früh schon erfolgte der Anbau in Kleinasien und im Vorderen Orient. Heute weltweit angewandt und kultiviert.

### Anwendungsgebiet/Verwendung
Verwendung: Eine der ältesten Heil- und Gewürzpflanzen der Erde. In Indien, China, Afrika und den Balkanländern ist ihre Heilkraft seit Jahrhunderten wohl bekannt und begründet damit den hohen Verbrauch. Auch die Volksmedizin in unseren Breiten bedient sich des Knoblauchs seit altersher wegen seiner antibakteriellen, antiseptischen, spasmolytischen, karminativen, anthelminthischen und anderen Wirkungen in den verschiedensten Mitteln zur Behandlung von gastrointestinalen Beschwerden, bei verschiedenen Hautkrankheiten, Entzündungen, Rheuma, Geschwüren, Krämpfen, Schmerzen etc.

### Unerwünschte Wirkungen
Allergologische Information: Bekannte Allergene: Diallyldisulfid (Tauballergen), Allicin und Allylpropyldisulfid. Sensibilisierungspotenz: Mittelstark. Sensibilisierungshäufigkeit: Selten. Klinische Manifestation: Knoblauch und Knoblauchpulver können, neben einer allergischen bzw. irritativen Dermatitis, auch ein allergisches Asthma verursachen. Risikogruppen sind Köche, Hausfrauen, Küchenpersonal (berufsbedingt). Bei Ekzem, Handekzem sollte daher auch immer an eine mögliche Sensibilisierung durch Knoblauch oder Küchenzwiebeln gedacht werden.

## Knötchen, rheumatische

I00.0

### Erstbeschreiber
Hilliers, 1868

### Synonym(e)
Rheumatische Granulome; Aschoffsche Knötchen

### Definition
Erbsgroße, vor allem über Knochenvorsprüngen (Finger, Ellenbogen, Hinterkopf) lokalisierte Knötchen bei rheumatischem Fieber (30% der Fälle). Häufig Herzbeteiligung.

### Histologie
In den tiefen Schichten der Dermis finden sich Palisadengranulome aus Histiozyten, Lymphozyten und unterschiedlich zahlreichen mehrkernigen Riesenzellen. Im Zentrum des Granuloms zeigen sich eosinophile, fibrinoide Kollagennekrosen mit Kernresten sowie auch Fibrin- und Muzinablagerungen.

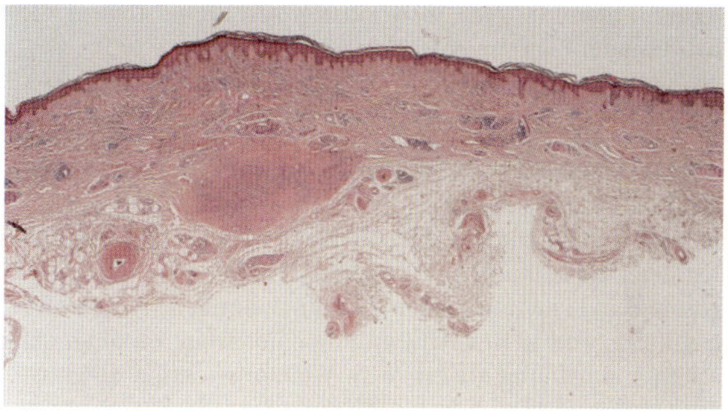

**Knötchen, rheumatische.** An der Grenze von Dermis zur Subkutis finden sich ein größeres und ein kleineres Palisadengranulom aus Histiozyten, Lymphozyten und mehrkernigen Riesenzellen. Im Zentrum des Granuloms zeigen sich eosinophile, fibrinoide Kollagennekrosen mit Kernresten.

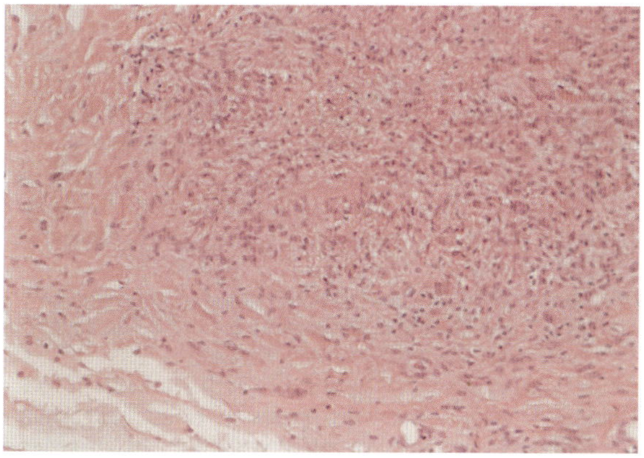

**Knötchen, rheumatische.** Randbezirk des Granuloms mit fibrinoid verquollenem Bindegewebe sowie einem weitgehend epitheloidzelligem Infiltrat. Zahlreiche mehrkernige Riesenzellen.

K

### Differenzialdiagnose

Histologische Differenzialdiagnosen:

- Rheumaknoten (rheumatoide Knötchen)
- Heberden-Knoten
- Gichttophi
- Granuloma anulare subcutaneum.

### Therapie

Behandlung der Grunderkrankung. Ansonsten ist keine Behandlung notwendig. Knötchen bilden sich spontan zurück.

### Prognose

Rückbildungsfähig in kurzer Zeit.

## Knoten

### Synonym(e)

Geschwulst; Nodus; Nodulus

### Definition

Im dermatologischen Sprachgebrauch „Primäreffloreszenz" im Sinne einer umschriebenen, festen, achsensymmetrisch halbkugeligen oder unregelmäßig konfigurierten Hauterhabenheit (Knoten) > 0,5 cm. Ein Knoten überschreitet damit die Größe einer Papel. Ursächlich liegt einem Knoten eine neoplastische (benigne oder maligne) oder entzündliche Zellvermehrung oder eine Flüssigkeitsansammlung zugrunde. Histologische Substrate der Knotenbildung sind am häufigsten Entzündungen, Ablagerungen von Fremdstoffen, Neoplasien oder Gewebehyperplasien.

### Einteilung

Eine klinische Einteilung knotiger Hauterkrankungen, die zu differenzialdiagnostischen Wertungen führt, kann nur nach klinisch-morphologischen Kriterien erfolgen. In dieser Einteilung werden die Farbe eines Knotens sowie die Lage des Knotens in Haut und Subkutis berücksichtigt. Die Lage eines Knotens in Haut und Subkutis ist durch einfache Palpation zu ermitteln, und ist vor Anwendung einer weiteren diagnostischen Einordnung zu erheben. Weitere wichtige diagnostische Kriterien sind subjektive Empfindungen wie „Schmerzhaftigkeit".

### Allgemeine Information

- Knoten sind feste Hauterhabenheiten oder Hautindurationen, die größer als eine Papel (> 1 cm) sind. Ein Knoten kann das Hautniveau deutlich überragen, aber auch darunter, in der Tiefe der Haut oder im subkutanen Fettgewebes liegen und die Haut nur sekundär involvieren. Liegt der Knoten im subkutanen Fettgewebe wird die ansonsten intakte Haut nur über dem Knoten gespannt; sie bleibt über dem eigentlichen Prozess verschieblich.
- Der Begriff „Tumor" wird synonym mit Knoten benutzt, wenngleich er auch im allgemeinen Sprachgebrauch vermehrt mit einer „bösartigen" Hautgeschwulst gleichgesetzt wird.
- Wie bei allen morphologischen Indizes sind weitere subjektive und objektive Phänomene für die Effloreszenzencharakteristik wichtig, so die Lokalisation.
- Juxtaartikuläre Knoten werden an rheumatische oder rheumatoide Prozesse denken lassen. Knoten am Kapillitium sind zu einem Großteil Neubildungen, ausgehend von den Haarfollikeln. Bei Knotenbildungen im Gesichtsbereich müssen maligne Geschwülste (Basalzellkarzinom, Plattenepithelkarzinom) ausgeschlossen werden.
- Für die differenzialdiagnostische Wertung eines Knotens wird weiterhin die Charakteristik der überlagernden Haut gewertet wie deren Farbe, Zeichen der Atrophie oder der Einschmelzung (hieraus lassen sich Hinweise auf den unterlagernden Prozess ziehen). Eine verruköse Oberfläche ist i.A. durch eine Proliferation des Oberflächenepithels verursacht.
- Neben der Farbe „Rot" (z.B. durch Hyperämie oder Blutung verursacht), sind weitere Farben wie Gelb, Braun oder Schwarz geeignet, wichtige Rückschlüsse auf die proliferierenden Zellsysteme zu geben. Braun und Schwarz beschreiben melanozytäre oder hämosiderotische Knoten. Gelb stellen sich z.B. Fett-speichernde Knoten dar.
- Die rote Farbe eines Knotens verbunden mit Schmerzhaftigkeit lässt auf dessen entzündliche Natur schließen. Beispiele sind die entzündlichen, zystischen Knotenbildungen bei der Akne vulgaris. Aus dem isolierten Akneknoten lässt sich die Diagnose Acne vulgaris nicht stellen. Erst die typische Umgebung mit Pusteln und Komedonen, die klinische Symptomatik lässt blickdiagnostisch die Diagnose „entzündliche Knotenbildung" hier im Rahmen der Acne vulgaris sicher zu.
- Die homogen geröteten, mit glatter Oberfläche gekennzeichneten, festen schmerzlosen Knoten des kutanen B-Zell-Lymphoms sind rein morphologisch nicht ohne weiteres als maligne lymphatische Neoplasie zu diagnostizieren. Er lässt aufgrund seiner Farbe durchaus Überlegungen an einen entzündlichen Prozess zu. Dagegen spricht meist jedoch die Anamnese (lange Bestandsdauer > 6 Monate) und Schmerzlosigkeit. Bei Vorliegen einer derartigen Symptomenkonstellation bedarf es der weiteren tief gestaffelten diagnostischen Abklärung mit Labor und Histologie.
- Der Tastbefund ist für die Knotencharakteristik von großer Bedeutung. In diesen gehen Konsistenz, Verschieblichkeit gegenüber der Umgebung mit ein, ebenso das Symptom Schmerzhaftigkeit. Bei einem derben Knoten wird man differenzialdiagnostisch in erster Linie an eine gut- oder bösartige Neoplasie denken. Sehr derb stellen sich Keloide als gutartige Bindegewebstumoren oder das Dermatofibrosarcoma protuberans als maligner Bindegewebstumor dar. Prall elastisch tasten sich zystische Knoten wie Atherome oder Synovialzysten. Weich pendulierend palpabel sind Dermatofibrome oder Neurofibrome der Haut.

## Kobaltsalze

### Allgemeine Information

Bewertung der Kobaltsalze hinsichtlich der Auswirkung einer Allergie auf die Minderung der Erwerbsfähigkeit:

- Kobalt wird in Legierungen, z.B. für Edelstahl, Magnete, Maschinenbauteile und für Hart- bzw. Sintermetalle, sowie zusammen mit Wolframcarbid für Schneidplatten eingesetzt.
- Relevante berufliche Expositionen: In der Metallindustrie durch direkten Kontakt zu kobalthaltigen Metallen und Metallstäuben oder gebrauchten Schneidölen oder Schmier- und Kühlschmierstoffen, wenn Edelstahl bearbeitet wird oder Schneidplatten aus Hartmetall verwendet werden. Kobaltsalze finden sich als Bestandteile von meist blauen oder grünen Färbezusätzen in der Glas-, Porzellan-, Emaille- oder Keramikindustrie. Kobaltnaph-

thenat oder andere Kobaltsalze organischer Säuren finden sich als Sikkative in Farben oder als Trockenstoffe (Beschleuniger) bei der Härtung von Kunstharzen Verwendung. Zement, der Spuren von Kobalt enthält, kann besonders bei Maurern mit einem Chromat-Ekzem zu einer Kobaltallergie führen.

- Auswirkung einer Allergie: Gleichzeitige allergische Reaktionen auf Kobalt und andere Metalle sind häufig Ausdruck einer parallel erworbenen Sensibilisierung infolge Expositionskopplung. In diesen Fällen führt die Kobaltallergie nicht zu einer Erhöhung der Auswirkungen der berufsbedingten Kontaktallergie, da Allergien gegen Nickel und/oder Dichromat bedeutend stärkere Auswirkungen haben und sich die verschlossenen Berufsfelder weitgehend überlappen. Eine isolierte Kobaltallergie, also eine Kontaktallergie gegen Kobalt ohne gleichzeitige Sensibilisierung gegen Nickel und/oder Dichromat hat nur „geringgradige" Auswirkungen auf die Erwerbsfähigkeit, da nur wenige Tätigkeiten verschlossen sind, nämlich die Tätigkeit des Porzellanmalers, die Hartmetallherstellung und -bearbeitung, einige Bereiche der Kunststoffherstellung und Arbeiten mit Kontakt zu Kühlschmierstoffen, wenn dabei die beschriebenen Bedingungen einer Kobaltexposition vorliegen. Bei ausgeprägter Sensibilisierung kann auch der Umgang mit Zement verschlossen sein.

## Köbner-Phänomen L40.9; L43.9

### Erstbeschreiber
Köbner, 1876

### Synonym(e)
Isomorpher Reizeffekt

### Definition
Auftreten der zur Grunderkrankung gehörenden Hauterscheinungen in einer mechanischen, thermischen oder chemischen Reizung (z.B. Kratzspur, Verbrennung etc.).

### Vorkommen/Epidemiologie
Auftreten u.a. bei:

- Psoriasis vulgaris
- Lichen planus
- Lichen nitidus
- Eruptiven Xanthomen
- photoaggravierten Erkrankungen (s.u. Photoallergie)
- Erythema exsudativum multiforme
- Virusexanthemen
- reaktiver perforierender Kollagenose
- Purpura Schönlein-Henoch
- Arzneimittelexanthem
- durch Zytostatika induzierten Exanthemen (z.B. durch Bleomycin induziert: Melanodermia factitia)
- Vitiligo.

## Koenen-Tumor Q85.1

### Definition
Peri- und subunguales Fibrom oder Angiofibrom beim M. Pringle.

### Therapie
Ggf. Exzision.

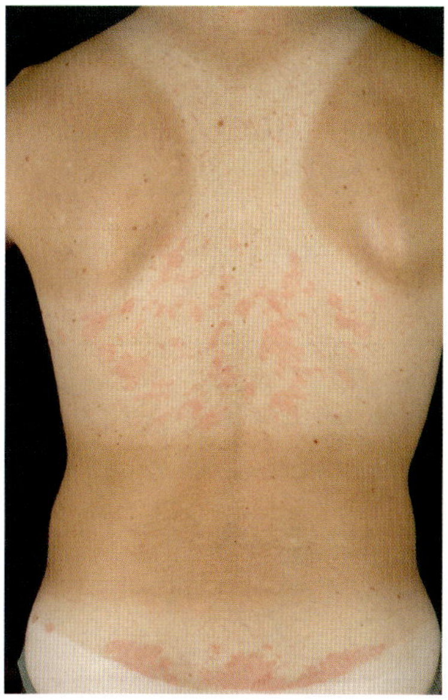

**Köbner-Phänomen.** Nach mechanischer Reizung durch Tragen eines BHs beim Beachvolleyball aufgetretene, disseminiert stehende, rote, z.T. konfluierte Papeln und Plaques am Rücken einer 28-jährigen Psoriatikerin. Am unteren Rücken zeigt sich eine streifenförmige flächige Plaque entlang der Gürtellinie nach Tragen eines engen Gürtels.

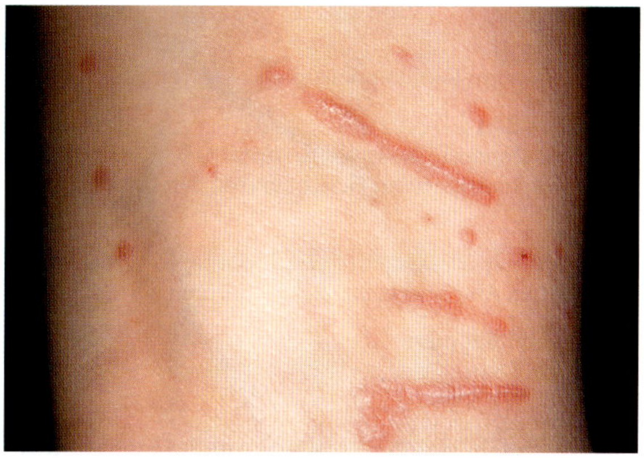

**Köbner-Phänomen.** Streifig angeordnete, rote Papeln im Bereich der Handgelenkbeuge, aufgetreten innerhalb von Katzenkratzspuren (isomorpher Reizeffekt) bei einem 43-jährigen Mann.

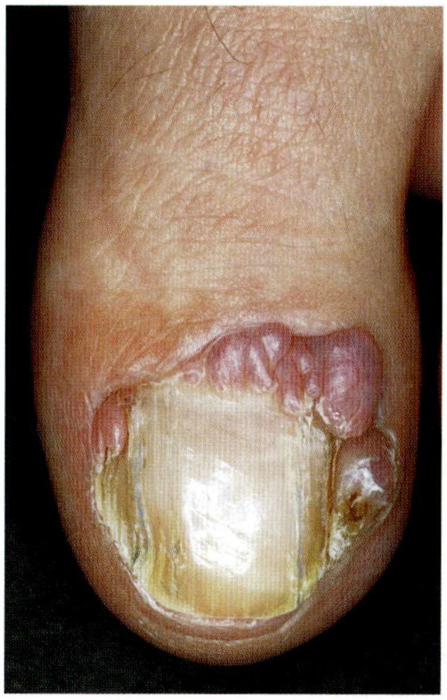

**Koenen-Tumor.** Multiple, chronisch dynamische, langsam zunehmende, dicht aggregierte, ca. 0,3-0,7 cm große, rote Knoten am Digitus I des linken Fußes einer 35-jährigen Frau. Linksseitig am Nagel ist die Matrix durch das verdrängende Wachstum abgesplittert.

## Kogoj-Pustel L40.1

### Definition
Histologische Bezeichnung für unilokuläre intraepitheliale Pustel mit neutrophilen Leukozyten.

### Vorkommen
Acrodermatitis continua suppurativa; Psoriasis pustulosa generalisata.

## Kohlendioxid, festes

### Definition
Aus einer Druckflasche ausströmendes Kohlendioxid mit einem Kondensationspunkt von -78,5 °C.

### Anwendungsgebiet/Verwendung
Kryochirurgie im offenen Spray- oder geschlossenen Verfahren.

## Kohlenmonoxidvergiftung T58.x

### Definition
Intoxikation mit Kohlenmonoxid.

### Klinisches Bild
Hauterscheinungen: Massives, dermales Ödem, umschriebene bullöse Reaktionen im Gesicht und an den Extremitäten.

### Histologie
Subepidermale Blase, epidermale Nekrose, Nekrose der sekretorischen Anteile ekkriner Schweißdrüsen.

### Differenzialdiagnose
Barbituratblasen.

### Therapie
Sauerstoffzufuhr, Sofortmaßnahmen zur Sicherung von Atmung und Kreislauf. Korrektur der Azidose.

## Koilonychie L60.83

### Erstbeschreiber
Heller, 1898

### Synonym(e)
Löffelnagel; spoon nail; koilonychia

### Definition
Polyätiologische, angeborene oder erworbene Deformität der Nägel mit napfartiger Aushöhlung der am Rand abgelösten Nagelplatte; hierdurch Ausbildung einer löffelartigen Form.

### Klinisches Bild
- Meist sind mehrere, ggf. alle Fingernägel, selten auch die Fußnägel, betroffen.
- Koilonychien können bei folgenden Erkrankungen angetroffen werden:
  - Alkoholerkrankungen (s.u. Alkohol, Hautveränderungen)
  - Avitaminose B2 (Ariboflavinose)
  - Eisenmangelanämie
  - Keratosis palmoplantaris transgrediens
  - Melanosis diffusa congenita

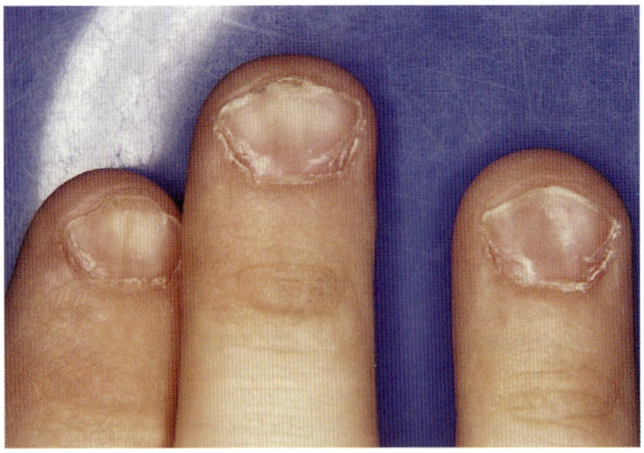

Koilonychie. Napfartige Eindellung der Nagelplatten, die am Rand abgelöst sind, bei einem 8-jährigen, gesunden Jungen. Nebenbefundlich fanden sich beim Patienten Pili torti.

  - Monilethrix-Syndrom
  - Raynaud-Syndrom
  - Schilddrüsenerkrankungen
  - Trichomegalie-Syndrom
  - Trichothiodystrophie
  - Witkop-Syndrom.

### Therapie
Entsprechend der Ursache, z.B. Eisensubstitution bei Eisenmangelanämie. Vermeiden mechanisch auslösender Faktoren.

## Koilozyt

### Erstbeschreiber
Koss u. Durfee, 1956

### Definition
Im gynäkologischen und dermatologischen Sprachgebrauch üblicher Begriff für HPV-infizierte Plattenepithelzellen. Die Zytologie zeigt in typischer Weise den mittelgroßen bis deutlich vergrößerten Koilozyten mit einem um den Kern gelegenen optisch leeren, scharf begrenzten Feld. Veränderungen des Kernes, Doppel- und Mehrkernigkeit mit vergröbertem Chromatin und Hyperchromasie sind charakteristisch. Weiterhin finden sich Dyskaryosen, die Zellen zeigen degenerative, karyopyknotische und auffällig dunkle, unregelmäßige Kerne. Diagnostisch wegweisend für die HPV-Infektion der Keratinozyten sind unterschiedlich dichte Ansammlungen von basophilen Einschlusskörperchen.

### Allgemeine Information
„Koilozyt" ist abgeleitet von den griechischen Wortstämmen „Koilos" = leer und „Kytos" = Höhle, Zelle.

## Kokarde L51.9

### Definition
Konzentrisch figuriertes Abzeichen auf militärischen Mützen und Uniformen. Zuerst getragen wurden Kokarden während der französischen Revolution. Als kokardenförmig werden die Hauterscheinungen des Erythema exsudativum multiforme beschrieben.

## Kokzidiose A07.3

### Definition
Protozoen-Infektion durch Kokzidien.

### Erreger
- Humanpathogene Protozoen, die zum Stamm der Sporozoen gehören.
- Zu den Kokzidien gehören Kryptosporen, Isosporen, Zyklosporen, Sarcocysten.

### Vorkommen/Epidemiologie
Vorkommen in Gebieten mit schlechtem hygienischem Standard.

### Pathologie
Kokzidien bilden Sporen, die allein oder zu mehreren in Oozysten gebunden, infektiös sind. Die Oozysten sind wochen- und monatelang im Wasser und feuchten Milieu lebensfähig. Die Oozystenwand ist resistent gegen Chlor.

### Manifestation
Vor allem sind HIV-Infizierte und andere Immunsupprimierte betroffen.

### Klinisches Bild
Wässrige Diarrhoen, Oberbauchkrämpfe, Müdigkeit, Gewichtsverlust.

### Diagnose
- Mikroskopie des Stuhls (säurefeste Färbung, z.B. nach Kinyoun).
- Antigen-Nachweis durch ELISA.

### Therapie
S.u. Kryptosporidiose, Isosporiasis, Zyklosporiasis.

### Prophylaxe
Nahrungsmittel- und Trinkwasserhygiene.

## Kollagen, injizierbares

### Definition
Injektion von bovinem Kollagen.

### Indikation
Feine und tiefere Fältchen und Falten, sowie Narben, v.a. im Gesichtsbereich. Indikationen erster Wahl:
- Isolierte oder multiple, weiche, eingesunkene Narben, z.B. Aknenarben, nach Trauma, Operation, viralen Hautinfekten.
- Kutane Atrophien, z.B. nach Depotglukokortikoidinjektionen.
- Falten und Furchen aufgrund des Alterungsprozesses der Haut, z.B. Glabella-, Nasolabialfalten.

Der Behandlungserfolg hält meistens zwischen vier bis zwölf Monaten an.

> Merke: **Wegen einer potentiellen Sensibilisierung auf Kollagenprodukte oder Lidocain muss der behandelnde Arzt unbedingt einen Hauttest vor der Therapie durchführen. Bei unklaren Reaktionen sollte ein zweiter Test folgen, bevor die eigentliche Augmentation durchgeführt wird.**

### Komplikation
Insgesamt selten treten Komplikationen auf. Hierzu gehören u.a. allergische Reaktionen, Ausbildung granulomatöser Infiltrate, vorübergehende Schwellungen und Verhärtungen des Gewebes (noch Monate nach der Applikation möglich; häufig nach Sonnenbestrahlung, Alkoholgenuss).

### Dosierung und Art der Anwendung
Zunächst Testung der Verträglichkeit: Injektion von 0,1 ml Kollagen-Suspension intradermal an der Unterarminnenseite, Beobachtung der Testreaktion über 4 Wochen. Ist sie negativ, therapeutische Applikation streng intrakutan in die tiefen Bereiche des Koriums. Eine anfängliche Überkorrektur bildet sich wieder zurück. Wie lange die Korrektur anhält, ist individuell unterschiedlich, in der Regel muss die Behandlung nach mehreren Monaten wiederholt werden.

### Kontraindikation
Autoimmunerkrankungen wie z.B. rheumatoide Arthritis, Lupus erythematodes oder Dermatomyositis.

## Kollagenom, eruptives D23.L

### Synonym(e)
Disseminiertes noduläres Kollagenom

### Definition
Krankheitsbild mit zahlreichen myxödemartigen, knotigen Gewebsveränderungen, dessen Eigenständigkeit noch umstritten ist.

### Lokalisation
Vor allem am Stamm; auch an proximalen Extremitätenabschnitten.

### Klinisches Bild
Erhabene, runde bis längsovale, gut palpable, auf der Unterlage verschiebliche, mit der Epidermis verbackene Knoten. Kein Juckreiz.

### Histologie
Verdickte, homogenisierte, eosinophile kollagene Fasern.

### Differenzialdiagnose
Lichen myxoedematosus, Mucinosis follicularis.

### Therapie
Symptomatisch.

## Kollagenom, zirkumskriptes storiformes D23.L

### Definition
Langsam wachsende, asymptomatische, solide Noduli ohne Vorliegen eines Cowden-Syndroms bei entsprechendem charakteristischem Substrat. Seit 1988 als Entität beschrieben; evtl. handelt es sich um eine besondere Variante des Dermatofibroms.

### Therapie
Exzision.

## Kollagenosen M35.9

### Definition
Diffuse Bindegewebskrankheiten. Hierzu zählen u.a.: Sklerodermie, Dermatomyositis, Lupus erythematodes.

## Kollagenose, reaktive perforierende L87.1

### Synonym(e)
reactive perforating collagenosis; Collagenoma perforans verruciformis; familiäre reaktive perforierende Kollagenose

### Definition
Vorwiegend bei Kindern beobachtete, familiäre, fokale Bindegewebsdegeneration mit transepithelialer Ausschleusung der Kollagenfasern. Als erworbene reaktive Kollagenose des Erwachsenen v.a. bei Diabetikern und Niereninsuffizienten.

### Ätiologie
Wahrscheinlich genetisch veranlagt. Im Rahmen von Grunderkrankungen (Diabetes mellitus, chronische terminale Niereninsuffizienz, Skabies) kommt es möglicherweise zu fokalen Schädigungen des Kollagens. Auslösemoment: Geringfügige Traumata (durch Kratzen konnte eine RPK experimentell ausgelöst werden).

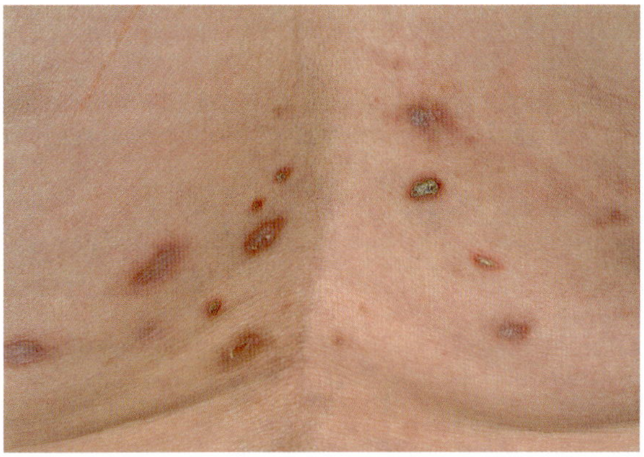

**Kollagenose, reaktive perforierende.** Vor etwa 12 Monaten erstmals aufgetretene, juckende Papeln mit zentraler Eindellung und hyperkeratotischem Pfropf am oberen Rücken und den Oberarm-Streckseiten einer 76-jährigen Patientin.

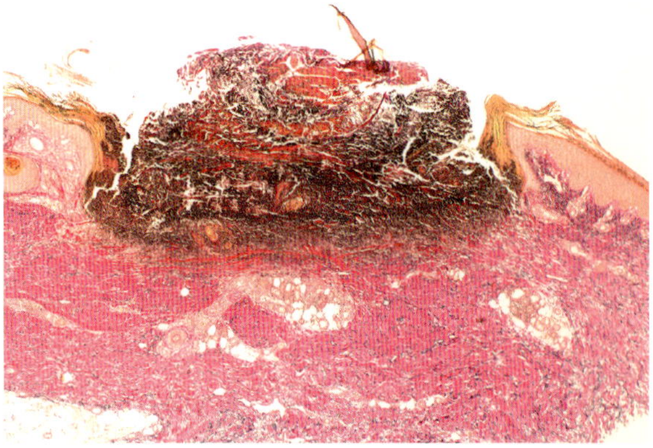

**Kollagenose, reaktive perforierende.** Frisches, zentral ulzeriertes Knötchen mit frischem Granulationsgewebe und Ausschleusung von kollagenen Faserbündeln (kollagenes Material rot gefärbt; Elastica-Färbung van Gieson). Das umgebende Epithel ist weitgehend unverändert.

### Lokalisation
Vor allem Streckseiten der Extremitäten.

### Klinisches Bild
Meist einzelne oder linear angeordnete (Köbner-Phänomen), etwa stecknadelkopfgroße (auch bis 2 cm große), langsam zu Halberbsgröße anwachsende Papeln mit letztlich zentraler Eindellung und hartem, fest haftendem keratotischem Pfropf. Zumeist narbige Abheilung nach 2-6 Wochen.

### Histologie
Basophile Degenerationen des kollagenen Bindegewebes, Ausschleusung durch die Epidermis. Hieraus resultieren zentral ulzerierte Knötchen mit frischem Granulationsgewebe, in dem ausgelöste kollagene Faserbündel (EVG-Färbung) nachweisbar sind.

### Differenzialdiagnose
Elastosis perforans serpiginosa, perforierendes Granuloma anulare, Calcinosis cutis, Hyperkeratosis follicularis et parafollicularis in cutem penetrans.

### Therapie
Bei den erworbenen Formen Behandlung der Grunderkrankung. Versuch mit PUVA-Therapie oder externem Retinoid. Eine kausale Therapie ist ansonsten nicht bekannt.

## Kollodiumbaby Q80.2

### Definition
Klinisch deskriptiver Terminus für ein perinatales Zustandsbild das bei verschiedenen Formen der Ichthyosen auftreten kann. In den meisten Fällen liegt eine autosomal-rezessiv erbliche lamelläre Ichthyose vor.

### Manifestation
Ab Geburt.

### Klinisches Bild
Diffuse Rötung, lamelläre Schuppung, manchmal bräunlicher, knittriger, trockener, pergamentpapierartiger Hautüberzug über den gesamten Körper. Teilweise Vorliegen eines Ektropiums. Zudem sind Kombinationen mit Hypotrichose, Nagelveränderungen, Herzfehlern, Minderwuchs, Oligophrenie, Mikroophthalmie, tiefen Hornhauttrübungen oder Epilepsie möglich. Ablösung der Haut innerhalb weniger Tage bis Wochen. Der weitere Verlauf ist unterschiedlich. Häufig kommt es zur Ausbildung einer lamellären Ichthyosis, in manchen Fällen normalisiert sich die Haut innerhalb von Wochen bis Monaten vollständig. Kollodiumbabys sind Risikoneugeborene, die einer speziellen Überwachung bedürfen.

### Therapie allgemein
In Zusammenarbeit mit den Pädiatern symptomatische Therapie, um den Ablösungsprozess der Haut ohne Komplikationen zu überstehen. In der Regel löst sich die Haut innerhalb der ersten 3 Wochen ab. Manuelle Nachhilfe sollte unterlassen werden. Wichtig sind Lagerung in feuchtgehaltenem Inkubator (erhöhter Wasser- und Wärmeverlust), Ausgleich von Wasser- und Elektrolythaushalt (hypernatriämische Dehydratation), Vermeidung von Sekundärinfektionen sowie intensivmedizinische Überwachung. Bei Vorliegen eines Ektropi-

ums sind augenärztliches Konsil sowie Schutz der Augen vor Austrocknung und externer Verletzung erforderlich.

### Externe Therapie
Bei Einrissen der Haut Fett-Gaze mit antiseptischen Zusätzen wie Chlorhexidin (z.B. Bactigras Gazeverband). Nach Ablösung der Haut rückfettende Externa wie Basiscreme Linola Creme, Asche Basis Creme, Basiscreme (DAC), ggf. zur leichten Keratolyse mit Zusätzen von 2-5% Harnstoff **R102** oder Vitamin A-Säure **R256**.

### Interne Therapie
In Abhängigkeit vom Ausprägungsgrad prophylaktisch bzw. bei Superinfektion systemische Antibiose mit Cephalosporinen, sobald möglich nach Antibiogramm.

### Prognose
Unterschiedlich. Je nach Klassifikation der zugrunde liegenden Ichthyosisform.

## Kollodiumschuppe L41.1

### Synonym(e)
Oblatenschuppe

### Definition
Weißliche oder silbrige Schuppenauflagerung, die nur im Zentrum fest haftet und sich randwärts löst.

### Vorkommen/Epidemiologie
Bei Pityriasis lichenoides chronica.

## Kolloidmilium L57.8; L72.8

### Synonym(e)
Pseudomilium colloidale; Hyalom; kolloide Degeneration der Haut; Elastosis colloidalis conglomerata; Colloid Milium; Kolloidmilium des Erwachsenen

### Definition
Umschriebene Bindegewebsstörung mit Ablagerung eines „fehlerhaften" Skleroproteins (Kolloid) in den Papillenspitzen lichtexponierter Hautareale.

### Einteilung
Nach Manifestationsalter unterscheidet man zwischen dem juvenilen Kolloidmilium (s.u. Kolloidmilium, juveniles) und dem klassischen Kolloidmilium des Erwachsenen.

### Manifestation
- Adulte oder solare Form: häufigere Form, insbes. bei chronischer Lichtexposition oder nach Kontakt mit Photosensibilisatoren. Im Erwachsenenalter auftretend.
- Juvenile Form (selten): vor der Pubertät auftretend. Autosomal-dominanter Vererbungsmodus.

### Lokalisation
Belichtete Hautbezirke, vor allem Stirnmitte, Jochbogen, Nackenseiten, Ohren, Handrücken, Nase, Oberlippe, Kinn.

### Klinisches Bild
Zahlreiche glasstecknadelkopfgroße, transparent anmutende, ausnahmsweise gelb-bräunliche oder hautfarbene, weiche, gruppiert stehende Papeln; nach Stichinzision entleert sich auf Druck eine gallertartige Masse. Bei adulten Formen Auftreten in Kombination mit anderen aktinischen Veränderungen wie Elastoidosis cutanea nodularis et cystica, Cheilitis actinica, Cutis rhomboidalis nuchae.

### Histologie
Homogene, umschriebene, amophile oder basophile, PAS-positive Kolloidkonglomerate in der oberen Dermis. Die Ablagerungen sind zellarm. Typisch sind die präparationsbedingten Risse und Spalten innerhalb des Kolloidknötchens. Das überlagernde Epithel ist flach ausgezogen und atrophisch. Obligat ist eine solare Elastose.

### Indirekte Immunfluoreszenz
Negativ mit Antikeratinantikörpern.

### Differenzialdiagnose
Amyloidose, Hyalinosis cutis et mucosae, Protoporphyria erythropoetica, Adenoma sebaceum, Trichoepitheliom, Hidrozystom.

### Therapie
Diathermie, Lasertherapie mit Erbium-YAG-Laser, Kürettage oder Kryochirurgie. Versuchsweise Dermabrasio.

## Kolloidmilium, juveniles L72.8

### Definition
Fokale Ablagerung von Kolloid als Abbauprodukt von Keratinozyten in Folge eines erblichen Defektes. Juvenile Variante des Kolloidmiliums.

## Kolophonium

### Definition
Überwiegend industriell hergestelltes (Destillationsrückstand der aus verschiedenen Nadelhölzern wie Lärchen, Pinien, Kiefern, Fichten oder Tannen gewonnenen Terpentine), seltener natürlich anfallendes Gemisch verschiedener Harzsäuren aus Nadelhölzern.

### Allgemeine Information
- Ursprünglich wurde Kolophonium fast nur aus Terpentin hergestellt, zunehmend gewinnt man steigende Mengen von Kolophonium durch Verwendung von aus Wurzeln gewonnenen Harzen oder als Nebenprodukt der Sulfatzellstoffkochung.
- Kolophonium ist ein Naturprodukt aus dem Harz von Koniferen (insbesondere Pinienarten). Je nach geographischer Herkunft der als Ausgangsstoff dienenden Hölzer finden sich in Kolophonium insbes. Abietinsäure, Neoabietinsäure, Laevoabietinsäure, Pimarsäure, Isopimarsäure und Palustrinsäure in unterschiedlichen Konzentrationen. Von geringerer Bedeutung sind Protocatechusäure (3,4-Dihydroxy-benzoesäure), Bitterstoffe, Äther und Laktone.
- Kombinationen der einzelnen Inhaltsstoffe können als Kontaktallergene wirksam sein.
- Bewertung von Kolophonium hinsichtlich der Auswirkung einer Allergie auf die Minderung der Erwerbsfähigkeit:
  - Im Verhältnis zu der sehr weiten Verbreitung des Kolophoniums sind berufliche allergische Kontaktekzeme jedoch nicht so häufig und außerberufliche Kontaktmöglichkeiten ebenso bedeutsam.
  - Relevante berufliche Expositionen: Natürliches Kolophonium und seine Modifikationen werden verbreitet

in Klebstoffen in der Industrie und im Privatbereich z.B. in Wundpflastern, in Farben, Lacken und Druckerschwärze, in Gummisorten, in Kosmetika, in Kaugummi, Enthaarungswachsen, Baumwachen und zahntechnischen Wachsen sowie als Gleithemmer (z.B. als Geigenharz, beim Sport und beim Tanzen) verwendet. Es wird als Flussmittel beim Weichlöten eingesetzt. Kolophonium ist in Nadelhölzern und Produkten daraus (Möbel, Spanplatten, Papier und Pappen) enthalten. Berufskrankheitenfälle durch Kolophonium wurden in den folgenden Berufsgruppen registriert: Chemiebetriebswerker, Kunststoffarbeiter, Buchbinder, Drucker/Druckerhelfer, Former und Formgießer, Löter, spanabhebende Metallarbeiter, Schlosser, Elektroinstallateure/Montierer, Tischler und andere Holzberufe, Maler, Friseure, Gesundheitsberufe.
- Auswirkung einer Allergie: „Geringgradig" bei einer isolierten Sensibilisierung gegen ein modifiziertes Harz ohne Gruppenreaktion und mit beschränktem Einsatz. „Mittelgradig" wenn die Arbeitsplätze der oben genannten Berufe als verschlossen zu betrachten sind. Es ist dabei immer zu prüfen, ob kolophoniumfreie Ersatzprodukte eingesetzt und dadurch Tätigkeitswechsel vermieden werden können (Abgrenzung „geringgradig" und „mittelgradig"). „Schwerwiegend" wenn die Auslöseschwelle für die Allergie so niedrig ist, dass auch der Kontakt mit üblichen Papiersorten Kontaktekzeme auslöst.

### Vorkommen
Aufgrund seiner guten Klebeeigenschaften wird Kolophonium u.a. industriell in Klebern, Papierleim, Klebebändern, Heftpflaster, Kitt, Lacken, Farben, Polituren, Geigenbogenharz, Gleitmitteln, Kaugummi, Seifen, Kosmetika, Haarpflegemitteln, Desinfektionsmitteln, Schmierstoffen, Schneideöl, Korrosionsschutzmitteln und Lötzinn verwendet.

### Hinweis(e)
„Kolophonium" stammt aus der griechischen Sprache und ist der Name der lydischen Stadt Kolophon, in der im Altertum Harz destilliert wurde.

## Koma-Blasen T42.3

### Synonym(e)
Koma-Bullae; Coma-Bullae; Barbituratblasen; neurologische Blasen

### Definition
Häufig im Rahmen einer Barbituratintoxikation (Einnahme von Schlafmitteln in suizidaler Absicht) oder aber anderer Präparate, bei Patienten im Koma auftretende Blasen der Haut, s.a. Vergiftung. Neben einer Medikamenteninduktion können auch metabolische Störungen oder Infektionen ursächlich verantwortlich sein.

### Vorkommen/Epidemiologie
Bei etwa 4% der mit Barbituraten behandelten Patienten, gehäuft bei Patienten mit Barbituratüberdosierung. Auch bei länger immobilisierten Patienten und Patienten mit neurologischen Erkrankungen unterschiedlicher Genese auftretend.

### Lokalisation
V.a. Auflagestellen: Fersen, Hinterkopf, Kreuzbeingegend, auch Finger- und Zehenspitzen.

### Klinisches Bild
24-28 Stunden nach Beginn des Komas (manchmal erst mehrere Tage nach der Einnahme) Auftreten blauroter bis handtellergroßer, sukkulenter Infiltrate mit nachfolgender blasiger Abhebung der Haut.

### Histologie
Suberpidermale Blasenbildung, z.T. auch in Kombination mit epidermalen Nekrosen. Spärliches entzündliches Infiltrat.

### Therapie
Entgiftung bzw. Weglassen der auslösenden Noxe. Spontanheilung innerhalb der ersten 1-2 Wochen abwarten. Extern desinfizierende Lösungen wie verdünnte Kaliumpermanganat-Lösung (hellrosa). Bei großen Blasen steriles Abpunktieren. Steriler Verband ggf. mit Gazegitter (z.B. Jelonet, Oleo-Tuell) oder Gazegitter mit antiseptischem Zusatz, z.B. Polyvidon-Jod. S.a. Embolia cutis medicamentosa.

**! Cave: Bakterielle und mykotische Sekundärinfektionen!**

## Komedo L73.8

### Synonym(e)
Mitesser

### Definition
Durch Hyperkeratose im Ausführungsgang eines Talgdrüsenfollikels induzierter Horntalgpfropf. S.a. Acne vulgaris.

### Einteilung
Unterschieden werden:
- Geschlossene Komedonen (Whiteheads) mit tabakbeutelartig zugeschnürter Öffnung.
- Offene Komedonen (Blackheads) mit weiter Öffnung und schwarzgefärbtem melaninhaltigem Inhalt.

### Ätiologie
Im Rahmen der Acne vulgaris auftretend.

### Lokalisation
Gesicht, Rücken, Brust, Oberarme, seitliche Halspartien, selten Axilla und Leistenregion.

### Klinisches Bild
- Geschlossener Komedo (Whitehead): Kleine, etwa 1 mm große, eher unscheinbare, hautfarbene, mäßig konsistenzvermehrte Papel ohne sichtbare follikläre Öffnung. Keine entzündliche Begleittreaktion.
- Offener Komedo (Blackhead): 1-2 mm große, flach erhabene Papel mit einem schmalen, kragenförmigen Randsaum und einem schwarzen keratotischen Zentrum.
- Komedonen sind Leitsymptome bei Acne vulgaris und Aknevarianten (s.u. Akne). Retentionskomedonen unterschiedlicher Größe (s.a.u. Riesenkomedo) werden bei älteren Männern über der Wirbelsäule oder im Nacken (dilated pore) gefunden. Bei der Elastoidosis cutanea nodularis et cystica (M. Favre-Racouchot) ist die Komedonenbildung Zeichen der schweren aktinische Elastose; beim Naevus comedonicus handelt es sich um eine lokalisierte Fehlbildung der Haut.

### Histologie
- Frühes Stadium: Dilatiertes, oval konfiguriertes, zystisch erweitertes Infundibulum mit dünn ausgezogenem Wandeptihel, das über ein Stratum granulosum orthokeratotisch verhornt. Schmales Follikelostium. Im Zentrum der

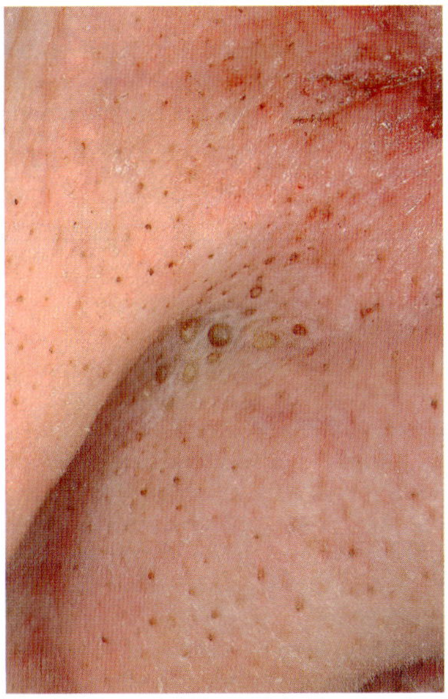

Komedo. Multiple, chronisch stationäre, in der Nasolabialfalte lokalisierte, 0,1 cm große, feste, symptomlose, graue, raue Papeln mit erweiterten Follikeln. Auf Druck lässt sich talgiger Inhalt exprimieren.

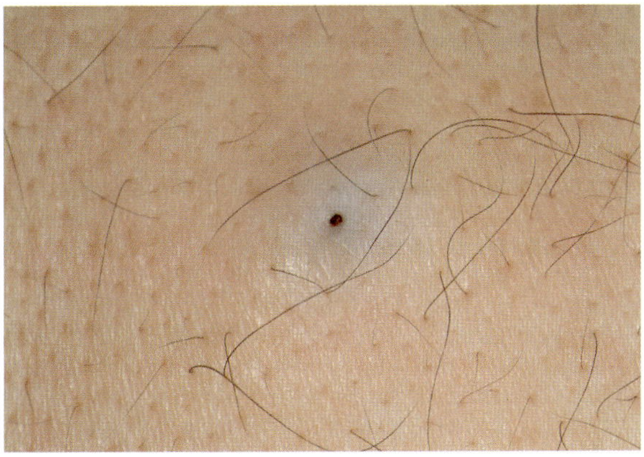

Komedo. Ca. 0,4 cm große, flach erhabene, feste Papel mit einem etwa 0,1 cm großen, schwarzen, keratotischen Zentrum (Black head).

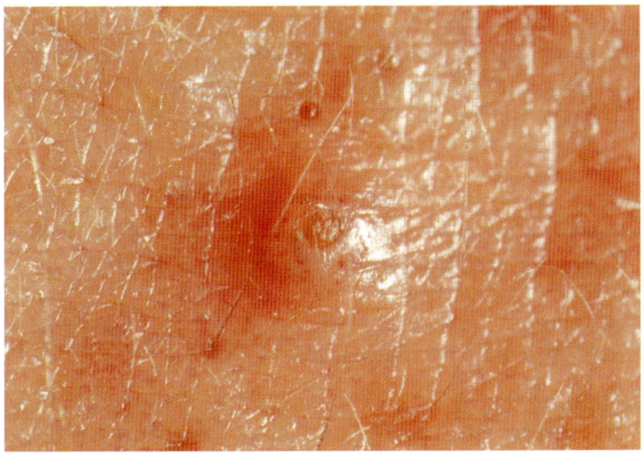

Komedo. Auflichtmikroskopie: Whitehead-Komedo im Stirnbereich eines 12-jährigen Mädchens. Gelblich-bräunlicher Hornpfropf mit zentralem Vellushärchen und peripherem weißlichen Wall, durchsetzt von einzelnen ektatischen Gefäßen.

Zyste, Nachweis von kompakt geschichteten, eosinophilen Hornmassen mit einzelnen Bakterienrasen. Haaranschnitte. Mehrere atrophische Talgdrüsen an der Komedonenbasis.

- Spätes Stadium: Dilatiertes, sinusartig gewundenes Infundibulum mit unregelmäßig dickem, ortho- oder parakeratotisch verhornendem Plattenepithel. Im Zentrum des Komedo locker geschichtete, ortho- oder parakeratotische Hornmassen, durchsetzt mit zahlreichen Bakterienrasen. Haaranschnitte. Im oberen Anteil des Hornpfropfes Nachweis zahlreicher Pityrosporon-Sporen. Mehrere atrophische Talgdrüsen an der Komedonenbasis. Nicht selten kommt es zur Ruptur der Follikelwand mit intra- und -perifollikulärer granulomatöser Entzündungsreaktion mit mehrkernigen Riesenzellen vom Fremdkörpertyp.

### Komplikation
Infektion mit Ausbildung von entzündlichen Papeln und Pusteln.

### Therapie
Mechanische Entfernung der Komedonen, medikamentöse Schältherapie mit Vitamin A-Säure Präparaten, s.u. Chemical-Peeling. S.a. Therapie der Acne vulgaris.

### Hinweis(e)
Im Komedo können massenhaft Propionibakterien, Kokken, Pityrosporum, Pilze sowie gelegentlich Follikelmilben gefunden werden.

K

## Komedonenbildung, retroaurikuläre L73.8

### Synonym(e)
Retroaurikuläre Talgretentionszyste

### Definition
Wahrscheinlich durch Seifenschaum verursachte Komedonenbildung hinter dem Ohr.

### Klinisches Bild
Meist gruppierte, 1-2 mm große, hoch erhabene Papeln mit kragenförmigem Randsaum und schwarzem Hornzentrum.

### Therapie
Änderung der Waschprozeduren; keine Seifenreste belassen!

## Kompartmentsyndrom, chronisches venöses T79.6

### Synonym(e)
Kompartment-Sequenz; Kompartiment-Syndrom; Logen-Syndrom; Chronic venous compartment syndrome

### Definition
Ischämie der (Unterschenkel-)Muskulatur durch Druckerhöhung (< 42 mm Hg) innerhalb der geschlossenen Faszienloge bei CVI. Am häufigsten betroffen: Tibialis-anterior-Kompartment, Unterarm-Extensoren-Kompartment und hinteres und mediales Schienbeinkanten-Kompartment.

### Ätiologie
Durch die Dermatoliposklerose bei chronischem Ulcus cruris mit Einbeziehung der Fascia cruris kommt es zu einer äußeren Kompression von Gefäßen. Entstehung langsam über Jahre.

### Klinisches Bild

- Schmerzhafte Schwellung, Rötung, Verhärtung und Druckdolenz der betroffenen Muskelgruppe nach Belastung oder Trauma. Erhöhung des subfaszial gemessenen Gewebedruckes. Zunahme oder Auslösung der Schmerzen durch passive Dehnung der ischämischen Muskulatur. Parese der betroffenen Muskulatur. Sensible und motorische Störungen im Ausbreitungsgebiet der in der Loge verlaufenden Nerven durch Druckläsion.
- Bei verspäteter chirurgischer Intervention ischämische Muskelnekrose mit symptomatischer Myoglobinurie und CK-Erhöhung im Serum. Bleibendes motorisches Defizit und Kontraktur der entsprechenden Muskeln. Ggf. bleibende sensible und motorische Defizite im Versorgungsbereich der durch die Loge ziehenden Nerven.

### Histologie

Nekrosen der Muskelzellen, Glukogenverarmung.

### Diagnose

Druckmessung mit spezieller Messsonde (z.B. Sensodyn/Braun), evtl. CT. Das CT-Bild zeigt eine großflächige Verbackung der Fascia cruris mit dem subkutanen Fettgewebe.

### Therapie

Großzügige Faszienspaltung und Ausräumung des bereits nekrotischen Muskels. Nach Faszienresektion tritt eine relativ schnelle Erholung der Muskulatur ein. Bei ausgedehntem Muskeluntergang Gefahr des akuten Nierenversagens (Crush-Syndrom).

### Prognose

Abhängig vom Zeitpunkt der Intervention. Günstig bei sofortiger chirurgischer Intervention.

## Komplementbindungsreaktion

### Synonym(e)

KBR

### Definition

Nachweissystem einer Antigen-Antikörperreaktion unter Komplementverbrauch.

### Indikation

Anwendungsgebiet: Diagnostik viraler Infektionen, Wassermann-Komplement-Bindungs-Reaktion.

### Durchführung

Zu einer unbekannten Serumprobe wird ein bekanntes Antigen und eine wohldosierte Menge Komplement hinzugegeben. Es findet im Serum eine Antigen-Antikörperreaktion statt, d.h. sind Antikörper gegen das bekannte Antigen vorhanden, kommt es zum Verbrauch des Komplementes. Nach Zugabe eines Indikatorsystems aus Schafs-Erythrozyten und gegen sie gerichtete Kaninchen-Antikörper kommt es, sofern eine Antigen-Antikörper-Reaktion stattgefunden hat und somit Komplement verbraucht wurde, zum Ausbleiben der Erythrozytenlyse.

## Komplexemulgatoren

### Definition

Emulgatoren, die v.a. zur Stabilisation hydrophiler Cremes verwendet werden. Gemisch aus einem Öl-in-Wasser-Emulgator und einem fettlöslichen Emulgator (Wasser-in-Öl-Emulgator). Verwendet werden können z.B. emulgierender Cetylstearylalkohol (Cetylstearylalkohol und Natriumcetylstearylsulfat) oder nichtionische Öl-in-Wasser-Emulgatoren in Kombination mit Cetylstearylalkohol oder Glycerolmonostearat.

## Kompositen-Mix

### Allgemeine Information

Bewertung des Kompositen-Mix hinsichtlich der Auswirkung einer Allergie auf die Minderung der Erwerbsfähigkeit:

- Der Kompositen-Mix enthält Kurzether-Extrakte aus den Blüten von Arnika, Kamille und Mutterkraut sowie aus dem Kraut von Rainfarn und Schafgarbe.
- Relevante berufliche Expositionen: Der Nachweis einer beruflichen Sensibilisierung und deren Abgrenzung gegenüber außerberuflicher Exposition ist schwierig und muss im jeweiligen Fall individuell geprüft werden. In der Regel kann eine berufliche Sensibilisierung als überwiegend wahrscheinlich angesehen werden bei Gartenbauberufen und Floristen, Landwirten und Herstellern von Futtermitteln, die Korbblütler enthalten. Bei Forstberufen und Nahrungsmittelherstellern ist eine berufliche Sensibilisierung durch den Nachweis eines eindeutigen zeitlichen Zusammenhangs der beruflichen Kompositenexposition mit dem Zeitpunkt und der Lokalisation der ersten Krankheitssymptome abzusichern.
- Auswirkung einer Allergie: Besondere Eigenschaften der Kompositen-Allergene sind ihr Potential zur Auslösung einer Airborne-Dermatitis, Neigung zu chronischen Verläufen, weite Verbreitung in verschiedenen Pflanzen-Familien, zu denen bei bestehender Sensibilisierung der Kontakt gemieden werden muss. Die unterschiedlichen Expositions- und Manifestationsformen der Kompositen-Allergie bedingen ein Kontinuum von „geringgradiger" bis „schwerwiegender" Auswirkung einer Allergie im Hinblick auf verschlossene Arbeitsmöglichkeiten. „Geringgradig" bei einer lokalisierten Kontaktreaktion auf definierte Kompositen. „Mittelgradig" bei aerogenen Kontaktekzemen, die nach intensiver und längerfristiger Exposition auftreten, wie sie üblicherweise nur in den Hochrisikobereichen Gartenbau, Land- und Forstwirtschaft vorkommt. „Schwerwiegend" bei Auftreten von aerogenen Kontaktekzemen bereits bei kürzeren Aufenthalten im Freien bzw. in Bereichen, bei denen kein überdurchschnittliches Vorkommen von Kompositen zu erwarten ist.

## Kompression, pneumatische intermittierende

### Synonym(e)

IPK; AIK; apparative intermittierende Kompression

### Definition

Verfahren zur apparativen Anwendung pneumatischer Wechseldrücke, das zur Thromboembolieprophylaxe, der Entstauungstherapie venöser und lymphologischer Erkrankungen und der Beeinflussung der arteriellen Durchblutung dient.

### Allgemeine Information

Man unterscheidet prinzipiell bezüglich des Applikationsortes zwei Systeme, die sog. Fußpumpe, die eine intermittierende Kompression auf den plantaren Venenplexus ausübt, und die Extremitätenpumpe, die mittels doppelwandiger Behandlungs-Manschetten Druck auf die Extremität abgibt.

- Fußpumpe: Sie besteht aus einem Luftpulsgenerator und einem „Spezialschuh", über dessen aufpumpbarer Sohle die Kompression geleitet wird.
- Extremitätenpumpe: Ein- oder mehrkammerige (bis 12 Kammern), doppelwandige Bein-, Arm-, Hüft- oder Hosenmanschetten, die je nach Ausführung und Pumpe Drücke von 12-200 mm Hg ermöglichen. Mit der einkammerigen Manschette lässt sich nur intermittierend arbeiten, mit den mehrkammerigen Manschetten sowohl intermittierend als auch sequentiell (fortlaufend von einer distalen zu weiteren proximalen Kammern).

### Indikation

- Primäre Varikose und sekundäre Varikose
- Chronische venöse Insuffizienz (extra-/intrafaszial)
- Ulcus cruris venosum
- Thrombophlebitis und Zustand nach Thrombophlebitis
- Phlebothrombose und Zustand nach Phlebothrombose
- Lipödeme mit sekundärem Lymphödem
- Posttraumatische, postoperative, idiopathische Ödeme (z.B. Zustände nach Lymphadenektomien oder Bestrahlungstherapien)
- Thromboseprophylaxe
- Stauungszustände infolge Immobilitäten (arthrogenes Stauungssyndrom, Paresen und Teilparesen der Extremität)
- Primäre Lymphödeme (zusätzlich zur komplexen physikalischen Entstauungstherapie)
- Sekundäre Lymphödeme (ohne proximale Sperre zusätzlich zur komplexen physikalischen Entstauungstherapie)
- Dependency-Syndrom
- Arterielle Verschlusskrankheit mit Ödem (unter strenger Kontrolle).

### Unerwünschte Wirkungen

Falscher Gebrauch kann eine Zunahme des Ödems proximal der Manschette bei zentral gelegenen Lymphabflussstörungen auslösen. Zu hohe Drücke können Hautnekrosen verursachen.

### Kontraindikation

- Absolute Kontraindikationen:
  - Frischer Myokardinfarkt bzw. Z.n. frischem Myokardinfarkt
  - Dekompensierte Herzinsuffizienz
  - Lungenödem
  - Kardiale und/oder renale Ödeme
  - Thrombophlebitis, Thrombose oder Thromboseverdacht
  - Erysipel
  - Malignes Lymphödem
  - frische Unterschenkeltraumata.
- Relative Kontraindikationen:
  - Tumoren im proximalen Abflussbereich
  - Schmerzen während der AIK.

### Hinweis(e)

Laut Universal-Medical-Device-Nomenclature-System (UMDNS) sind die intermittierenden Geräte mit der Nr. 10-969, die sequentiellen mit der Nr. 16-387 belegt. Neben den aufwändigeren Klinik- und Praxisgeräten gibt es Heimgeräte, die vom Arzt verordnet werden können. Diese Geräte sind als Hilfsmittel im offiziellen Hilfsmittelverzeichnis in der Produktgruppe 17 gelistet und mit einer mehrstelligen Hilfsmittel-Positions-Nummer versehen.

> Merke: **Die Kosten für ein Heimgerät sind hoch: die monatliche Leihgebühr beträgt ca. 10-15% des Geräteneupreises. Aus diesem Grund genehmigen die Kostenträger üblicherweise nur kurze Behandlungszeiträume, z.B. 3 Monate. Anschließend muss oftmals eine neue Behandlung beantragt werden, bzw. es erfolgt eine Überprüfung der Behandlungsnotwendigkeit durch den MDK.**

## Kompressionsstrumpf, medizinischer

### Synonym(e)

Gummistrümpfe; MKS

### Definition

Medizinischer Strumpf, in verschiedenen Druckklassen und Ausführungen erhältlich. S.u. Kompressionstherapie. Die in den medizinischen Kompressionsstrumpf eingearbeiteten elastischen Fäden geben ihm komprimierende Eigenschaften, so dass er einen gleichmäßigen Druck auf die Extremität ausübt.

### Allgemeine Information

Gebräuchliche Ausführungen:

- Kniestrumpf A-D
- Schenkelstrumpf A-G
- Strumpfhose A-T.

### Wirkungen

- Reduzierung des Venenquerschnitts
- Beschleunigung des venösen und lymphatischen Rückstroms
- Verbesserung der Venenklappenfunktion
- Reduktion und Prävention des Extremitätenödems.

### Indikation

- Varikose:
  - Varikose primär und sekundär
  - Varizen in der Schwangerschaft
  - Unterstützung der Sklerosierungstherapie
  - nach venenchirurgischen Eingriffen.
- Thromboembolie:
  - Thrombophlebitis (superfiziell) sowie Zustand nach abgeheilter Phlebitis
  - tiefe Beinvenenthrombose
  - Zustand nach Thrombose
  - postthrombotisches Syndrom
  - Thromboseprophylaxe bei mobilen Patienten.
- Chronische Veneninsuffizienz (CVI):
  - CVI der Stadien I bis III nach Widmer bzw. C1S-C6 nach CEAP
  - Ulkusprävention und Ulkustherapie
  - Leitveneninsuffizienz
  - Angiodysplasie.
- Ödeme:
  - Lymphödeme
  - Ödeme in der Schwangerschaft
  - posttraumatische Ödeme
  - postoperative Ödeme
  - zyklisch idiopathische Ödeme
  - Lipödeme ab Stadium II

  - Stauungszustände infolge Immobilitäten (arthrogenes Stauungssyndrom, Paresen und Teilparesen der Extremität).
- Andere Indikationen:
  - Zustand nach Verbrennungen
  - Narbenbehandlung.

### Kontraindikation

Fortgeschrittene AVK, dekompensierte Herzinsuffizienz, septische Phlebitits, Phlegmasia coerulea dolens. Relative Kontraindikationen sind nässende Dermatosen, Unverträglichkeiten bzw. Allergien auf das Material, periphere Polyneuropathien, rheumatoide Arthritis.

**Merke: Nicht passende Kompressionsstrümpfe können Hautnekrosen und nervale Druckschäden verursachen!**

### Hinweis(e)

**Merke: Man unterscheidet bei der Kompressionstherapie eine Entstauungsphase von einer Erhaltungsphase. Kompressionsverbände sind eher für die Entstauungsphase, Kompressionsstrümpfe eher für die Erhaltungsphase geeignet.**

- Ulkus-Kompressionsstrümpfe sind u.a. von der Firma medi (mediven ulcer kit), Firma Bauerfeind (Venotrain Ulcatec-Strumpf) oder von der Firma Lohmann (Rosidal mobil = Tubulcus-Strumpf) zu beziehen.
- Anfertigung nach Maß sollte erst ab Klasse III angestrebt werden. Die Messungen erfolgen am stehenden Patienten im möglichst ödemfreien Zustand (morgens!). Für die meisten Patienten ist ein Serienstrumpf optimal. Der Kompressionsstrumpf muss ein Zweizugstrumpf (längs-/querelastisch) sein!
- Ist der Patient körperlich nicht in der Lage, den Kompressionsstrumpf der Kompressionsklassen III und IV anzuziehen, ist das übereinander tragen von MKS niedriger Kompressionsklassen möglich.

## Kompressionstherapie

### Definition

Klassische Behandlungsmethode bei Krankheiten der Venen und der Lymphgefäße.

**Kompressionsstrumpf, medizinischer. Tabelle 1.** Druckklassen von Kompressionsstrümpfen

| Kompressionsklassen | Wirkung | Andruck in Fersengegend [mm Hg] | Andruck in Fersengegend [kPA] | Indikationen |
|---|---|---|---|---|
| **Klasse I** | Leichte Kompression | 18-21 mm Hg | 2,4-2,8 | Schwere- und Müdigkeitsgefühl in den Beinen bei geringer Varikosis ohne wesentliche Ödemneigung |
| | | | | Schwangerschaftsvarikose |
| **Klasse II** | Mittelkräftige Kompression | 23-32 mm Hg | 3,1-4,3 | stärkere Beschwerden |
| | | | | ausgeprägte Varikosis |
| | | | | Ödemneigung |
| | | | | posttraumatische Schwellungszustände |
| | | | | nach oberflächlichen Thrombophlebitiden |
| | | | | nach Verödung und Varizenoperationen zur Fixierung des Behandlungserfolges |
| | | | | bei stärkerer Schwangerschaftsvarikose |
| **Klasse III (oder 2 Strümpfe der Klasse II)** | Kräftige Kompression | 34-46 mm Hg | 4,5-6,1 | postthrombotischer Folgezustand |
| | | | | schwerste chronische venöse Insuffizienz |
| | | | | schwere Ödemneigung |
| | | | | nach Abheilung schwerer und rezidivierter Ulzera |
| | | | | schweres Lymphödem |
| **Klasse IV** | Extra kräftige Kompression | > 49 mm Hg | 6,5 und größer | schwerstes Lymphödem |
| | | | | Elephantiasis |

kPa = Kilopascal

#### Wirkungen

Wirkung am Bein:

- Erhöhte fibrinolytische Aktivität.
- Verminderung des Pendelflusses in oberflächlichen Varizen.
- Verringerung des vermehrten intravasalen Blutvolumens, Erhöhung der Strömungsgeschwindigkeit.
- Abnahme des extrazellulär-infiltrierten Ödems bzw. Senkung des Gewebedrucks am komprimierten Bein, Erhöhung des Rücktransportes der Gewebeflüssigkeit.

**Merke: Vor Anlegen eines festen Verbandes muss die arterielle Durchblutung (> 80 mm Hg am Knöchel) sichergestellt sein!**

#### Indikation

- Varikose:
  - Varikose primär und sekundär
  - Varizen in der Schwangerschaft
  - Unterstützung der Sklerosierungstherapie
  - nach venenchirurgischen Eingriffen.
- Thromboembolie:
  - Thrombophlebitis (superfiziell) sowie Zustand nach abgeheilter Phlebitis
  - tiefe Beinvenenthrombose
  - Zustand nach Thrombose
  - postthrombotisches Syndrom
  - Thromboseprophylaxe bei mobilen Patienten.
- Chronische Veneninsuffizienz (CVI):
  - CVI der Stadien I bis III nach Widmer bzw. C1S-C6 nach CEAP
  - Ulkusprävention und Ulkustherapie
  - Leitveneninsuffizienz
  - Angiodysplasie.
- Ödeme:
  - Lymphödeme
  - Ödeme in der Schwangerschaft
  - posttraumatische Ödeme
  - postoperative Ödeme
  - zyklisch idiopathische Ödeme
  - Lipödeme ab Stadium II
  - Stauungszustände infolge Immobilitäten (arthrogenes Stauungssyndrom, Paresen und Teilparesen der Extremität).
- Andere Indikationen:
  - Zustand nach Verbrennungen
  - Narbenbehandlung.

**Merke: Ein Kompressionsverband kann einen ödematösen Zustand bessern, ein Kompressionsstrumpf kann einen Zustand halten!**

#### Durchführung

Die Effekte können entweder durch einen phlebologischen Kompressionsverband (Kurzzugbinden) oder durch einen medizinischen Kompressionsstrumpf (MKS) erreicht werden. Eine starke Kompression (z.B. zur Ödemreduktion) ist besser über Kurzzugbinden zu erreichen! Langzugbinden sind Sonderindikationen vorbehalten. Ergänzt werden können diese Verfahren durch die apparative, intermittierende, pneumatische Kompression (s. dort).

- Wichtig ist gegenläufiges Wickeln mit zwei Kurzzugbinden (Pütter-Technik):
  - 1. Binde: Beginnend am Fußrücken von innen nach außen.
  - 2. Binde: Beginnend am Fußrücken von außen nach innen.
- Leitlinien zur Kompressionstherapie nach Wienert:
  - Verband möglichst nur bei Sprunggelenksstellung von 90° anlegen.
  - Ferse mit einbinden.
  - Zehengrundgelenke mit dem Verband mit abdecken.
  - Den Unterschenkelkompressionsverband (zwei Binden) bis zum Fibulaköpfchen, den Oberschenkelverband bis zum proximalen Oberschenkel führen.
  - Der Druck des Verbandes sollte von distal nach proximal abnehmen.
  - Der Verband darf weder Druckstellen, Schnürfurchen noch Schmerzen verursachen.
  - Das Material und Anlegetechnik sind dem jeweiligen Krankheitsbild anzupassen.
  - Zur Vermeidung von Druckstellen ist lokal aufzupolstern bzw. zu unterpolstern.

#### Kontraindikation

Fortgeschrittene AVK, dekompensierte Herzinsuffizienz, septische Phlebitis, Phlegmasia coerulea dolens. Relative Kontraindikationen sind nässende Dermatosen, Unverträglichkeiten bzw. Allergien auf das verwendete Material, periphere Polyneuropathien, chronische Polyarthritis (rheumatoide Arthritis).

## Kompressionsverband, phlebologischer

#### Definition

Methode zur Durchführung der Kompressionstherapie bei phlebologischen und lymphologischen Erkrankungen.

#### Indikation

S.u. Kompressionstherapie.

#### Durchführung

S.u. Kompressionstherapie. Die Anwendung des Verbandes erfordert spezielle Kenntnisse und besondere Erfahrung. Der phlebologische Kompressionsverband (PKV) kann als Wechselverband oder als Dauerverband angelegt werden. Der Wechselverband wird täglich gewechselt. Der Dauerverband verbleibt über einen längeren Zeitraum, meist über mehrere Tage. Der PKV schließt mindestens ein großes Gelenk mit ein.

- Wiederverwendbare Materialien: Idealbinde nach DIN 61631; textilelastische Binde; dauerelastische Binde; kohäsive Binde.
- Nicht wiederverwendbare Materialien: adhäsive (klebende) Materialien; Starrbinde (Zinkleimbinde).

#### Kontraindikation

Fortgeschrittene AVK, dekompensierte Herzinsuffizienz, septische Phlebitis, Phlegmasia coerulea dolens. Relative Kontraindikationen sind nässende Dermatosen, Unverträglichkeiten bzw. Allergien auf das Material, periphere Polyneuropathien, rheumatoide Arthritis.

**Merke: Nicht passende Kompressionsverbände können Hautnekrosen und nervale Druckschäden verursachen!**

## Kondomdermatitis

L23.8

#### Definition

Allergisches Kontaktekzem auf Kondome als Folge einer Typ IV-Sensibilisierung auf Latex oder Gummiakzeleratoren, s.u. Gummiallergie, Latex-Allergie.

### Therapie
Meiden des auslösenden Agens, ggf. Anwendung latexfreier Kondome (z.B. Durex Avanti). Behandlung der Hauterscheinungen kurzfristig mit externen Glukokortikoiden wie 0,5% Hydrocortison (z.B. Hydro-Wolff, R127, R123).

## Konjunktivitis H10.9

### Definition
Allergisch oder infektiös bedingte Bindehautentzündung. Auch als Begleitsymptom von Dermatosen, z.B. Erythema exsudativum multiforme, Reiter-Syndrom, Pemphigus vulgaris auftretend.

### Klinisches Bild
„Rotes Auge" durch verstärkte Injektion der konjunktivalen Gefäße. Vermehrte wässrige, schleimige oder eitrige Sekretion. Lichtscheu, Tränen. Bei Keratokonjunktivitis: Krampfhafter Lidschluss.

## Konjunktivitis bei Erythema exsudativum multiforme H10.2

### Definition
Beim Erythema exsudativum multiforme häufig zu beobachtende Entzündung der Konjunktiven mit Gefahr der Symblepharon-Bildung.

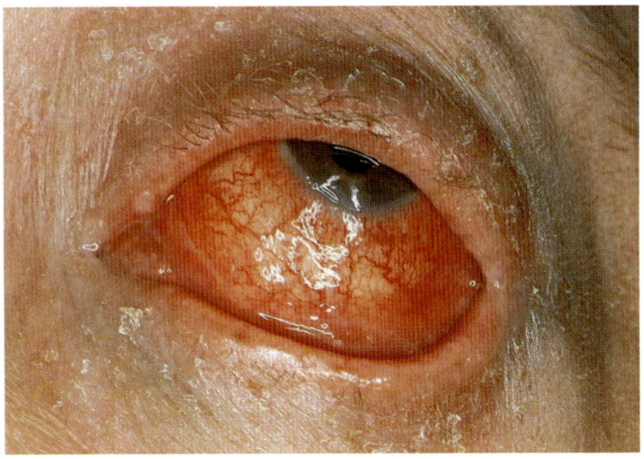

**Konjunktivitis bei Erythema exsudativum multiforme.** Schwerste, entzündliche, konjunktivale Mitreaktion bei akutem Erythema exsudativum multiforme.

### Externe Therapie
Glukokortikoid-haltige Augensalben wie 0,5-1% Hydrocortison-Salbe (z.B. Ficortril 0,5%, Hydrocortison 1% Dispersa Augensalbe), milde antiphlogistische Spülungen (Naphazolin, Otriven Augentropfen). Ggf. Einlegen von Augenschalen zum Verhindern von Synechien. Zusammenarbeit mit Ophthalmologen.

### Interne Therapie
Entsprechend dem Erythema exsudativum multiforme.

## Konjunktivitis bei Pemphigus H10.2

### Definition
Blasige Entzündung und Schrumpfung der Bindehaut. Ausbildung eines Symblepharons bei Pemphigus vulgaris.

### Externe Therapie
Glukokortikoid-haltige Tropfen oder Salben (z.B. Prednisolon-Augensalbe-Jena, Ultracortenol Augentropfen); regelmäßige Spülungen sowie Augenpflege mit einfachen Augensalben R021 R023. Zusammenarbeit mit Ophthalmologen.

### Interne Therapie
Behandlung der Grunderkrankung, entsprechend dem Pemphigus vulgaris.

## Konjunktivitis bei Rosazea H10.2

### Definition
Stecknadelkopfgroße, geschwürig zerfallende Knötchen an der Lidkante bei der Rosazea.

### Therapie
Behandlung der Grunderkrankung, entsprechend der Rosazea, Lokaltherapie mit Spülungen sowie Augenpflege mit einfachen Augensalben R021 R023. Zusammenarbeit mit Ophthalmologen.

## Konservierungsstoffe

### Definition
Substanzen, die zur Konservierung von mikrobiell anfälligen Salbengrundlagen verwendet werden. Sie sind zwar keine „arzneilich wirksamen Bestandteile", aber nach herrschender Interpretation „wirksame sonstige Bestandteile" einer Rezeptur. Daher sollten sie im Gegensatz zu den Hilfsstoffen, die keine eigene pharmakologische Wirkung haben oder diese nicht beeinflussen, möglichst nicht ohne Einverständnis des Arztes zugefügt werden.

### Anwendungsgebiet/Verwendung
Rezepturen, die in ihrer Außenphase Wasser enthalten (Öl-in-Wasser-Lotionen, Öl-in-Wasser-Cremes, Wasser-in-Öl-Lotionen, Wasser-in-Öl-Cremes, s.a. Cremes, Lotionen) und über längere Zeit haltbar gemacht werden sollen.

**Merke: Präparate mit einem Alkoholgehalt > 20% sind nicht gefährdet. Rezepturen mit geringem Wassergehalt (Puder, Öle oder Fettsalben) sind nur bei ständig geöffnetem Behälter für eine Keimvermehrung anfällig.**

**Merke: Konservierungsstoffe sind häufige Kontaktallergene (Kathon CG um 4%, Benzalkoniumchlorid, Thiomersal und Parabene jeweils um 2%), so dass man, wann immer möglich, versuchen sollte, ohne eine Konservierung auszukommen (Rezeptur kleiner Mengen, Lagerung im Kühlschrank)!**

Siehe Tabelle 1 [Übersicht der häufigsten zur Konservierung von Externa eingesetzten Stoffe].

## Kontaktallergene

### Synonym(e)
Kontaktekzematogene

### Definition
Substanzen, die in der Lage sind, über topische Einwirkung eine Sensibilisierung (Kontaktallergie) zu erzielen. Die meisten Kontaktallergene sind Haptene (Hapten + lösliche oder zellgebundenes Proteine = Wirkung als Antigen). Die häufigs-

**Konservierungsstoffe. Tabelle 1.** Übersicht der häufigsten zur Konservierung von Externa eingesetzten Stoffe

| Konservierungsstoff | Konzentration | Verwendung |
|---|---|---|
| Benzoesäure | 0,1-0,2% | |
| Benzylalkohol | 1-2% und darüber | |
| Benzalkoniumchlorid | 0,002-0,02% | v.a. für Augen-, Nasen- und Ohrentropfen |
| Chlorbutanol | 0,3-0,5% (instabil bei pH > 5) | |
| Chlorhexidin-diacetat | 0,005-0,1% | v.a. für Augen-, Nasen- und Ohrentropfen |
| Chlorhexidin-digluconat | 0,005-0,01% | v.a. für Augen-, Nasen- und Ohrentropfen |
| 5-Chloro-2-methyl-4-isothiazolin-3-on und 2-Methyl-4-iso-thiazolin-3-on, Kathon CG | | v.a. Kosmetika |
| Ethanol | > 15% | |
| Glycerol | > 30% | |
| p-Hydroxybenzoesäuremethylester, Nipagin, Solbrol | 0,06% | |
| p-Hydroxybenzoesäureethylester | 0,07% | |
| p-Hydroxybenzoesäurepropylester, Nipasol, Solbrol P | 0,04% | |
| Imidazolinyl-Harnstoff, Germall 115 | | v.a. Kosmetika |
| Kaliumsorbat | 0,1% | |
| Natriumbenzoat | 0,1-0,2% | |
| Phenoxyethylalkohol | 1-1,5% | |
| Phenylquecksilber-Verbindungen, wie -borat, -nitrat, -acetat | 0,002-0,005% | v.a. für Nasen- und Ohrentropfen sowie rektal- und vaginal applizierbare Externa |
| 1,2-Propylenglykol | > 15% | |
| Sorbinsäure und deren Salze | 0,1-0,15% (instabil bei pH > 5) | |
| Sorbitol | > 70% | |
| Thiomersal | 0,002-0,015% | v.a. für Augen-, Nasen- und Ohrentropfen |

ten Allergene sind Metalle wie Dichromat, Nickel (s.u. Nickelallergie), Reinigungsmittel, Lokaltherapeutika, Gummichemikalien (s.u. Gummiallergie), Kosmetika, Pflanzen, Salbengrundlagen, Textilien, Kunststoffe, Konservierungsstoffe und Farbstoffe.

## Allgemeine Information

Die Erkennung eines Kontaktallergens erfolgt über Anamnese, Klinik und Epikutantest. Diverse Faktoren spielen bei der Sensibilisierung eine Rolle:

- Exposition: Verhaltensgewohnheiten, Menge pro Fläche, Dauer des Kontaktes; Intensität des Kontaktes, Lokalisation (z.B. intertriginös)
- Chemische, pharmakologische und toxikologische Eigenschaften
- Eindringen in die Haut (Abhängigkeit von Molekülgröße, Ladung, Hautgesundheit, Zusammensetzung des Produktes
- Individuelle, genetische Empfindlichkeit
- Immunreaktion des Körpers.

S.u. MOAHLFA-Index.

**Kontaktallergene. Tabelle 1.** Hitliste der Kontaktallergene (nach Schnuch, Kollektiv IVDK, 2001)

| Substanz | positiv (%) |
|---|---|
| Nickel(II)-sulfat | 15,9 |
| Duftstoff-Mix | 9,8 |
| Perubalsam (Myroxylon Pereirae) | 9,1 |
| Kobalt(II)-chlorid | 5,8 |
| Kaliumdichromat | 4,5 |
| Kolophonium | 4,4 |
| Wollwachsalkohole | 4,2 |
| Methyldibromoglutaronitrile (MDBGN)/ Phenoxyethanol (PE) | 4,0 |
| p-Penylendiamin | 4,0 |
| Kompositen-Mix | 3,7 |

**Hinweis(e)**
Polyethylenglykol, das u.a. für die Pegylierung von Medikamenten verwendet wird, kann aufgrund des ubiquitären Vorkommens (Kosmetika, Salbengrundlagen, Tabletten, Medikamente, Suppositorien, etc.) Kontaktallergien auslösen. Zu beachten sind auch die Kontaktallergene in Haarfärbemitteln. Da nicht alle Inhaltsstoffe in den Epikutantestreihen vertreten sind, sollte auch die Testung von „eigenen Produkten" in Erwägung gezogen werden.

## Kontaktallergie L23.9

**Synonym(e)**
allergische Kontaktdermatitis; AKD

**Definition**
Antigenspezifische, T-Zell-vermittelte, verzögerte Immunreaktion vom Typ IV (Gell u. Coombs) nach wiederholter Exposition mit Kontaktallergenen. S.a. Allergie, Typ IV-Reaktion.

**Ätiologie**
Immunologisches Geschehen bestehend aus Sensibilisierung, Auslösephase und kutaner Entzündung.

- Primärer Antigen-Kontakt (Sensibilisierung):
  - In der Sensibilisierungsphase werden naive T-Zellen, die den zum Antigen (bzw. Hapten-Protein-Komplex) passenden T-Zell-Rezeptor tragen, aktiviert (priming) und differenzieren in Gedächtnis-Zellen (Memory-Zellen).
  - Immunologischer Ablauf: Langerhans-Zellen nehmen den Protein-Hapten-Komplex auf und wandern aus der Haut in den drainierenden Lymphknoten. Dabei reifen die Langerhans-Zellen durch direkten Effekt des Haptens und werden aktiviert. Ein indirekter Effekt des Haptens entsteht durch seine Interaktion mit umgebenden Keratinozyten, wodurch wiederum eine Stimulation der Langerhans-Zellen induziert wird. Haptene aktivieren die ERK1/2 Mitogen-aktivierte Protein-Kinase in humanen dendritischen Zellen durch Bindung an Thiolgruppen. Ebenso induzieren sie eine verstärkte Expression von Interleukin 1-beta mRNA. Hapten-aktivierte Keratinozyten exprimieren vermehrt u.a. TNF-alfa, IL-1ß, GM-CSF, Chemokine, Adhäsionsmoleküle (LFA-1 und ICAM-1). Langerhans-Zellen aktivieren die T-Zellen-Interaktion des MHC I (major histocompatibility complex) oder MHC II, der das Hapten präsentiert, mit dem Hapten-spezifischen T-Zell-Rezeptor. Alternativ geschieht die Aktivierung über kostimulatorische Moleküle, z.B. B7-1, B7-2, ICAM-1. Beide Signale zusammen führen zur Aktivierung und zur klonalen Expansion Hapten-spezifischer CD4- und CD8-Zellen, die durch ihr Muster an Adhäsionsmolekülen und Cemokinrezeptoren in der Lage sind in die Haut zu migrieren (spezifisches homing).
- Sekundärer Antigen-Kontakt (Auslösephase):
  - Ein erneuter Kontakt mit demselben Allergen führt zur Aktivierung Antigen-spezifischer Memory-Zellen. Diese entwickeln sich zu Effektorzellen die eine Entzündungsreaktion initiieren (klinisch: Erythem, Ödem, Juckreiz, Vesikulation, Schuppung; immunologisch: Zytokinfreisetzung, Rekrutierung weiterer Entzündungszellen).
  - Immunologischer Ablauf: Spezifische T-Gedächtniszellen, die nach neuerlichem Kontakt mit dem Antigen aktiviert werden und sich in Effektorzellen umwandeln, sind Initiatoren der Entzündungsreaktion, nicht aber deren Exekutoren. An der Auslösephase der AKD sind v.a. CD4+ und CD8+ T-Zellen beteiligt. Die Anzahl der CD8-T-Zellen steigt in der Haut 6-18 Std. nach Kontakt mit dem Hapten und geht mit IFN-gamma-Anstieg einher. Als Exekutoren fungieren unspezifische Entzündungszellen (z.B. neutrophile Granulozyten, Mastzellen, Makrophagen).
  - Neuerlicher Kontakt mit Haptenen führt direkt und konzentrationsabhängig zu:
    - verstärkter Expression von Oberflächenmolekülen und zur Produktion von Zytokinen durch epidermale Zellen sowie Endothelien. Dabei ist eine gewisse unspezifische irritative Aktivität des Haptens Voraussetzung für die Auslösung einer allergischen Kontaktallergie.
    - Rekrutierung Antigen-spezifischer T-Zellen zum Ort des Ag-Kontaktes durch inflammatorische Signale zur Freisetzung von Chemokinen und Zytokinen aus Keratinozyten.
    - Aktivierung von Endothelzellen, da die Präsentation des Antigens gegenüber T-Zellen nur extravasal erfolgen kann sowie Expression von Adhäsionsmolekülen, z.B. E-, L-, P-Selektin; ICAM-1, LFA-1, CD18.
- Kutane Entzündungsreaktion:
  - Nach Hapten-spezifischer Aktivierung lysieren zytotoxische T-Lymphozyten (CTL) die Hapten-modifizierten (und damit angreifbaren) Keratinozyten. Hierdurch kommt es zur Freisetzung von Entzündungsmediatoren, Rekrutierung mononukleärer Zellen und zur Verstärkung der Immunreaktion. Zudem produzieren sowohl TH1- wie auch TH2-Zellen Zytokine und Mediatoren (z.B. INF gamma, TNF-alpha, IL-12), die lokal ebenfalls zu einer Verstärkung der Reaktion führen. Substanz P und CGRP (calcitonin gene related peptide) wirken ebenso im Sinne einer verstärkten Entzündungsreaktion. Dem gegenüber stehen die Wirkungen von IL-4 und IL-10, die von den CD4+ TH2-Zellen produziert werden und an einer negativen Regulation der AKD beteiligt sind. Dies trifft auch für einige Neuropeptide zu, wie z.B. alpha-MSH und das vasoaktive intestinale Peptid (VIP).
  - Antigen-spezifische T-Zellen können ortständige Mastzellen zur Produktion von TNF-alpha sowie MIP-2/IL-8 stimulieren. TNF-alpha induziert Expression von Adhäsionsmolekülen, die Neutrophile in die Lage versetzen an Gefäßendothelien zu binden. MIP-2/IL-8 baut einen chemotaktischen Gradienten auf, der für die transvasale Diapedese und zielgenaue Migration an den durch Haptene kontaktierten Gewebslokus zuständig ist.

## Kontaktcheilitis K13.0

**Definition**
Dem allergischen Kontaktekzem bzw. toxischen Kontaktekzem entsprechende Hautveränderung im Lippenbereich.

**Ätiologie**
Manifestation einer Atopie, kontaktallergische Reaktion auf

Lippenstifte und -therapeutika. Photoallergisches Ekzem, phototoxisches Ekzem.

### Klinisches Bild
Entsprechend der Cheilitis simplex.

### Therapie
Entsprechend der Cheilitis simplex.

## Kontaktdermatitis, gemischte L25.9

### Definition
Kombination eines toxischen Kontaktekzems und allergischen Kontaktekzems.

### Therapie
Entsprechend dem Ekzem. S.a.u. Ekzem, Kontaktekzem, allergisches und Ekzem, Kontaktekzem, toxisches.

## Kontakturtikaria L50.60

### Definition
Am Expositionsort lokalisierte, selten darüberhinausgehende, u.U. generalisierte urtikarielle Reaktion nach Kontakt mit einem Agens. Es werden eine allergische und nicht-allergische Form unterschieden. Der pathogenetische Mechanismus nicht-allergischer Formen verläuft über Histaminliberatoren, vasoaktive Peptide oder Amine bzw. ist teilweise noch unbekannt.

### Ätiologie
- Allergisch wirkende Stoffe: Tierische- oder pflanzliche Stoffe, Nahrungsmittel, Kosmetika, gewerbliche Stoffe.
- Nicht-allergisch (toxisch) wirkende Stoffe: Pflanzliche Auslöser, Raupengift (bes. Gift der Prozessionsraupe), Quallen, Seeanemonen, Insektengifte (Stich- und Bissreaktionen). Histamin-liberierende Stoffe die in Externa vorkommen können wie: Koffein, Bacitracin, Polymyxin u.a.
- Pflanzliche Auslöser einer Kontakturtikaria:
  - Früchte: Apfel, Apfelsine, Aprikose, Banane, Birne, Feige, Grapefruit, Pflaume, Pfirsich, Zitrone
  - Gemüse: Blumenkohl, Endivie, Gurke, Kartoffel, Kohl, Kopfsalat, Karotte, Mais, Sellerie, Zwiebel
  - Gewürze: Chillipfeffer, Dill, Knoblauch, Petersilie, Zichorie
  - Sonstige: Brennnessel (s.u. Brennnessel-Urtikaria), Chrysantheme, Distel, Juckbohne, Rhizinusöl, Gartentulpe.

### Lokalisation
Im Allgemeinen frei getragene Hautpartien.

### Klinisches Bild
- Das klinische Erscheinungsbild reicht von einer lokalisierten Reaktion (insbes. bei der allergischen Form) bis hin zur Ausbildung eines anaphylaktischen Schocks. Typisch sind akute, scharf begrenzte, juckende oder brennende, „Kontaktprints" durch die auslösenden Substanzen oder den auslösenden Mechanismus (z.B. Kälteexposition). Hieraus resultieren häufig bizarre, „unorganische" Muster auf der Haut. Diese exogenen Kontaktmuster sind leicht erkennbar und somit in vielen Fällen diagnostisch.
- Klinische Schweregrade:
  - Grad 1: Lokalisierte, auf den Expositionsort begrenzte Urtikaria (Juckreiz, Rötung, Quaddeln).

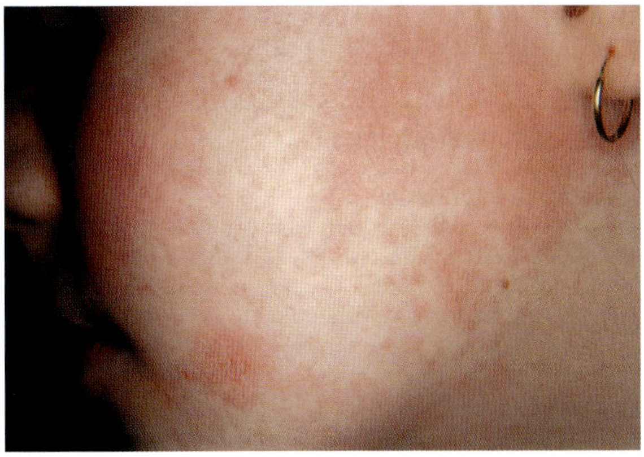

**Kontakturtikaria.** Grad 1 einer lokalisierten Kontakturtikaria im Präaurikular- und Wangenbereich nach Anwendung einer Polyethylenglykol (nichtionischer Emulgator) enthaltenden Feuchtigkeitscreme bei einem 8-jährigen Mädchen.

  - Grad 2: zusätzlich generalisierte Urtikaria
  - Grad 3: zusätzlich Rhinokonjunktivitis, Bronchospasmus, Beschwerden in Oropharynx und Gastrointenstinaltrakt
  - Grad 4: zusätzlich anaphylaktischer Schock.

### Differenzialdiagnose
Protein-Kontaktdermatitis; Akute Urtikaria; chronische Urtikaria; Ekzem, Kontaktekzem, allergisches; Ekzem, Kontaktekzem, toxisches.

### Therapie
Meiden des auslösenden Agens.

### Externe Therapie
Bei lokalisierten histaminvermittelten Formen (allergischen sowie ein Teil der nicht allergischen Formen) Kühlen und Versuch mit Antihistaminika extern wie Dimetinden (z.B. Fenistil Gel). Ist dies nicht ausreichend bzw. bei nichthistaminvermittelten Formen können topische Glukokortikoide unterschiedlicher Potenz wie 1% Hydrocortison-Creme (z.B. Hydrogalen, **R121**), 0,1% Betamethason-Lotio (z.B. Betagalen, **R030**) oder 0,1% Triamcinolon-Creme (z.B. Triamgalen, **R259**) eingesetzt werden.

### Interne Therapie
- Bei histaminvermittelten Formen ab Stadium 2 Glukokortikoide in hoher Dosierung wie Prednisolon (z.B. Decortin H) 100-150 mg/Tag (rasch ausschleichen) in Kombination mit Antihistaminika wie Dimetinden (z.B. Fenistil) 1-2 Amp. i.v.
- Ab Stadium 3 stadiengerechte Therapie, s. Schock, anaphylaktischer.
- Bei schwerer Ausprägung der nichthistaminvermittelten Formen kann Acetylsalicylsäure (z.B. ASS) hilfreich sein.

## Kontaktvitiligo L81.6

### Erstbeschreiber
Malten

### Definition
Örtlich begrenzter Pigmentverlust durch Kontaktnoxen. Hierzu gehören Hydrochinon-Monobenzyläther, paratertiäres Butylphenol, paratertiäres Butylcatechol.

K

### Therapie
Vermeidung der Noxe. Lichtschutz.

## Kontrastmittel-Intoleranz

### Allgemeine Information
- Pro Jahr werden 70 Millionen Anwendungen weltweit mit jodierten Kontrastmitteln durchgeführt. Jodierte Kontrastmittel werden in eine ionische hochosmolare (z.B. Amidotrizoat, Meglumin, Ioxitalamat) und eine nicht-ionische niedrigosmolare Klasse (z.B. Iohexol, Iopamidol, Ioversol, Iopramid, Iomeprol, Iopentol, Iobitridol, Iodixanol) unterteilt.
- Jodierte Kontrastmittel können anaphylaktoide Reaktionen innerhalb einer Stunde nach Gabe verursachen. Ein IgE-getriggerter Mechanismus wird oftmals in diesen Fällen angenommen, jedoch ist der genaue pathophysiologische Mechanismus bislang noch nicht aufgeklärt. Obwohl angenommen wird, dass nicht-ionische niedrigosmolare Kontrastmittel weniger anaphylaktoide Reaktionen auslösen, werden in der Praxis weiterhin prophylaktisch Medikamente zur Prämedikation verabreicht. Verzögerte Reaktionen wurden in einem Zeitraum von über 1 Stunde bis zu 7 Tagen nach Kontrastmittelgabe beschrieben. Pathophysiologisch werden sie durch T-Zellen vermittelt.
- Ein häufig verwendetes Kontrastmittel für Kernspinuntersuchungen ist Gadolinium. Das Auftreten einer nephrogenen systemischen Fibrose nach Verwendung von Gadolinium als Kontrastmittel wurde mehrfach beschrieben.

### Vorkommen
Insgesamt treten nach Exposition von nicht-ionischen niedrigosmolaren Kontrastmitteln weniger schwere Komplikationen auf, die Todesraten sind jedoch ähnlich.

**Kontrastmittel-Intoleranz. Tabelle 1.** Prävalenz der Überempfindlichkeitsreaktionen vom Soforttyp

| Schweregrad der Komplikationen | Ionische hochosmolare Kontrastmittel | Nicht-ionische niedrigosmolare Kontrastmittel |
|---|---|---|
| Leicht | 3,8-12,7% | 0,7-3,1% |
| Schwer | 0,1-0,4% | 0,02-0,04% |

- Prävalenz von Spättypreaktionen: 0,5-23%.
- Todesfolge: 1/100.000 Expositionen
- Der größte Risikofakftor für das Auftreten einer Kontrastmittel-Intoleranz ist eine vorherige Überempfindlichkeitsreaktion. Weitere Risikofaktoren sind schwere Allergien, Asthma bronchiale, Herzerkrankungen, Mastozytose, Einnahme von Betablockern und Autoimmunerkrankungen.

### Klinisches Bild
- Soforttypreaktionen: möglich sind Pruritus, Urtikaria, Angioödem, Flush, Übelkeit, Erbrechen, Durchfall, Rhinitis, Heiserkeit, Husten, Luftnot, Hypotonie, Tachykardie, Arrhythmie, Schock, Herzstillstand, Atemstillstand.
- Spättypreaktionen: möglich sind Pruritus, Urtikaria, Angioödem, makulopapulöses Exanthem, Erythema multiforme minor, fixes Arzneimittelexanthem, Stevens-Johnson-Syndrom, Toxische epidermale Nekrolyse, Vaskulitis, Graft-versus-Host-Reaktion.

### Diagnose
- Pricktestung mit dem angeschuldigten Kontrastmittel (unverdünnt) und alternativ mit nicht-ionischen niedrigosmolaren Kontrastmitteln (unverdünnt).
- Intrakutantestung mit dem angeschuldigten Kontrastmittel (1:1000 bis 1:10 in 0,9%iger physiologischer Kochsalzlösung) und alternativ mit nicht-ionischen niedrigosmolaren Kontrastmitteln (1:1000 bis 1:10 in 0,9%iger physiologischer Kochsalzlösung).
- Epikutantestung mit dem angeschuldigten Kontrastmittel (unverdünnt) und alternativ mit nicht-ionischen niedrigosmolaren Kontrastmitteln (unverdünnt).

### Therapie allgemein
- Bei Fehlen einer radiologischen Alternative und vorausgegangener Sofort oder Spättypreaktion auf ein jodiertes Kontrastmittel wie auch Vorliegen eines Asthma bronchiale wird derzeit 12 und 2 Std. vor erneuter Kontrastmittelgabe die Verabreichung von jeweils 32 mg Methylprednisolon p.o. empfohlen (Leitlinie der European Society of Urogenital Radiology). Gegeben werden sollte, ein nach Möglichkeit zuvor in den Hauttests (Prick-, Intrakutan-, Epikutantest) negativ ausgetestetes, nicht-ionisches niedrigosmolares Kontrastmittel.
- Bei Notwendigkeit einer unmittelbaren erneuten Kontrastmittelgabe kann derzeit die kombinierte Verabreichung von Prednisolon 250 mg i.v., Dimetinden 1 Ampulle (4 ml Inj.-Lsg.) langsam i.v. und Cimetidin 1 Ampulle (4 ml Inj.-Lsg. mit 0,9%iger NaCl-Lsg. auf 10 ml verdünnt) empfohlen werden. Bei Kindern und Jugendlichen strengste Indikationsstellung.
- Die Studienlage zum prophylaktischen Wirkeffekt verschiedener Prämedikationsschemata ist noch eingeschränkt aussagekräftig. Mit dem Auftreten anaphylaktoider bzw. anaphylaktischer Reaktionen bei erneuter Kontrastmittelgabe auch unter Prämedikation muss in Einzelfällen gerechnet werden.

## Koplik-Flecken B05.8

### Synonym(e)
Reubold-Flecken; Reubold-Koplik-Flecken

### Definition
Kalkspritzerartig aggregierte, oberflächliche Epithelnekrosen um den Ductus parotideus, gegenüber den Prämolaren, 1-3 Tage vor dem Exanthem bei Masern.

### Differenzialdiagnose
Candidose.

## Kopplungsallergie L23.8

### Definition
Kontaktallergie gegen verschiedene Kontaktallergene in ein und demselben Material, z.B. Nickel und Gummiakzeleratoren beim Tragen von Strumpfhaltern oder Reißverschlüssen.

## Korneozyten

**Synonym(e)**
Hornzelle

**Definition**
Vorherrschende „Zellpopulation" des Stratum corneum. Der Korneozyt ist nach dem Ziegelstein-Mörtel-Prinzip in eine Matrix aus Lipiden und wasserbindenden „moisturizing" Faktoren eingebettet. Grundlegend lässt sich der Aufbau des Stratum corneums als Zwei-Kompartiment-Modell beschreiben:
- Korneozyten (verhornte (apoptotische) Keratinozyten)
- Interkorneozytäre, lamelläre Lipidschichten.

Korneozyten sind abgestorbene Zellformationen, die über ein definiertes Apoptoseprogramm aus den lebenden Keratinozyten entstehen. Sie bilden in ihrer Gesamtheit das Stratum corneum. Diese aus Keratin bestehende Schicht hat eine wichtige Funktion als Permeabilitätsbarriere des Organismus. Essentiell für die Ausprägung einer intakten Barrierefunktion sind die Anwesenheit von Lipiden in der entsprechenden Zusammensetzung und deren spezifische strukturelle Organisation. Die Lipide bestehen in etwa zu gleichen Anteilen aus Ceramiden, Cholesterol und Triglyceriden sowie freien Fettsäuren.

## Körnerzellen

**Definition**
Spindelförmige Epidermiszellen mit basophilen Körnchen im Zytoplasma. Diese, das Stratum granulosum bildenden Zellen synthetisieren vermutlich das Keratohyalin.

## Körperpflegemittel

**Definition**
Zur Körperpflege, insbes. bei trockener Haut, geeignete Externa.

**Rezeptur(en)**
R145 R144 R243 R176

## Korynebakterien

**Definition**
Gattung teils aerober, teils anaerober, grampositiver, kurzer, gerader oder leicht gebogener, unbeweglicher Stäbchen der Bakterienfamilie Corynebacteriaceae, häufig mit keulenartig verdickten Enden und metachromen Granula. Pathologische Bedeutung bei der Diphtherie, dem Erythrasma, der Gardnerella vaginalis-Infektion (s.u. Vaginose, bakterielle).

## Koryza A50.0

**Synonym(e)**
Rhinitis syphilitica; Coryza syphilitica

**Definition**
Blutiger Schnupfen bei der Syphilis connata, häufig Erstsymptom. Ulzeration, Zerfall von Knorpel und Knochen mit Ausbildung einer Sattelnase.

**Therapie**
Behandlung der Grunderkrankung.

## Kosmetika

**Definition**
- Kosmetika sind im Sinne des § 4 LMBG Stoffe oder Zubereitungen aus Stoffen, die dazu bestimmt sind, äußerlich am Menschen oder in seiner Mundhöhle zur Reinigung, Pflege oder zur Beeinflussung des Aussehens oder des Körpergeruchs oder zur Vermittlung von Geruchseindrücken angewendet zu werden, es sei denn, dass sie überwiegend dazu bestimmt sind, Krankheiten, Leiden, Körperschäden oder krankhafte Beschwerden zu lindern oder zu beseitigen (s.a. Anti-Aging). Den kosmetischen Mitteln stehen Stoffe oder Zubereitungen aus Stoffen zur Reinigung oder Pflege von Zahnersatz gleich.
- Als kosmetische Mittel gelten nicht Stoffe oder Zubereitungen aus Stoffen, die zur Beeinflussung der Körperformen bestimmt sind.
- Nach § 4 LMBG, Abs. 1 liegt ein Arzneimittel, nicht aber ein Kosmetikum vor, wenn die Stoffe oder die Zubereitungen aus Stoffen überwiegend dazu bestimmt sind, Krankheiten, Leiden, Körperschäden oder krankhafte Beschwerden zu lindern oder zu beseitigen. Mittlerweile existiert eine internationale Angabenrichtlinie, in der alle Inhaltsstoffe von Kosmetika deklariert werden müssen (s.u. INCI-Kennzeichnung).

Zu den Kosmetika gehören:
- Cremes, Emulsionen, Lotionen, Gelees und Öle für die Hautpflege
- Schönheitsmasken
- Schminkgrundlagen
- Gesichtspuder, Körperpuder, Fußpuder
- Toilettenseifen, desodorierende Seifen
- Parfums, Toilettenwässer, Kölnisch Wasser
- Bade- und Duschzusätze
- Haarentfernungsmittel
- Desodoranzien und schweißhemmende Mittel
- Haarbehandlungsmittel: Färbemittel, Wellmittel, Festiger, Wasserwellmittel, Reinigungsmittel, Pflegemittel, Frisierhilfsmittel, Haarwuchsmittel (s. Thymuskin).
- Rasiermittel
- Schmink- und Abschminkmittel für Gesicht und Augen
- Lippenpflegemittel und -kosmetika
- Zahn- und Mundpflegemittel
- Nagelpflegemittel (s. Visuera-Nagellack)
- Mittel zur äußerlichen Intimpflege
- Sonnenschutzmittel, Selbstbräuner
- Hautbleichmittel
- Antifaltenmittel.

**Hinweis(e)**
Die klinische Relevanz von Sensibilisierungen gegenüber Kosmetika kann mittels eines Use-Gebrauchstest besser evaluiert werden (s. COADEX-Index).

## Krämerkrätze B88.0

**Synonym(e)**
Grocer's itch; copra itch; gale des épiciers

### Definition
Erkrankung durch Käsemilben. Da der Mensch ein Fehlwirt ist, persistieren die Milben nicht auf der Haut.

### Ätiologie
Kontakt mit den von getrockneten Früchten und von Käse stammenden Tyroglyphidae, z.B. Tyroglyphus siro = Käsemilbe.

### Manifestation
Befallen werden Lagerarbeiter oder Landwirte, die Kontakt mit milbenbefallenen (z.B. Tyroglyphus siro = Käsemilbe), getrockneten Früchten oder Käse hatten.

### Klinisches Bild
Stark juckende mikropapulöse oder papulovesikulöse Hauterscheinungen.

### Therapie
Kurzfristige Behandlung der Lokalsymptome mit juckreizstillenden Externa wie Polidocanol-haltigen Lotionen oder Cremes (z.B. **R196**, **R199**) oder topischen Glukokortikoiden schwacher Potenz wie Hydrocortison-Salbe (z.B. Hydrogalen).

### Interne Therapie
Bei persistierendem starkem Juckreiz kurzfristige Anwendung von nicht-sedierenden Antihistaminika wie Desloratadin (Aerius) 1mal/Tag 5 mg p.o. oder Levocetirizin (Xusal) 1mal/Tag 10 mg p.o.

## Kranzfurchen-Lymphangitis, nichtvenerische N48.8

### Synonym(e)
Non-venereal sclerosing lymphangitis of the penis; nicht-venerische sklerosierende Lymphangitis des Penis; nichtvenerische plastische Lymphangitis des Sulcus coronarius; zirkuläre indurierte Lymphangitis; Lymphangiectasis penis; Lymphozele; vorübergehende Lymphangiektasie des Penis

### Definition
Meist nach gehäuftem Geschlechtsverkehr auftretende, blande Lymphangitis proximal der Glans penis.

### Klinisches Bild
Sich akut ausbildende, häufig quer zur Längsachse des Penis verlaufende, wulstförmige, relativ derbe, 1-2 cm lange Strangbildung unterhalb des inneren Präputialblattes. Keine wesentlichen Beschwerden.

### Therapie
Nicht erforderlich, da Spontanheilung innerhalb weniger Wochen, ggf. nichtsteroidale Antiphlogistika wie Ibuprofen 400-600 mg/Tag.

### Prognose
Spontane Rückbildung in einigen Wochen.

## Kraurosis N48.0

### Erstbeschreiber
Breisky

### Definition
Genitaler Schrumpfungsendzustand bei unterschiedlichen Grundkrankheiten. Selten primäre Kraurosis; im Rahmen einer Acrodermatitis chronica atrophicans, v.a. aber bei Lichen sclerosus et atrophicus.

### Therapie
Entsprechend der Kraurosis penis oder Kraurosis vulvae.

## Kraurosis penis spontanea progressiva N48.0

### Synonym(e)
Delbancosches Syndrom

### Definition
Fortschreitende straffe Atrophie von Glans und Präputium ohne erkennbare Ursache.

### Therapie
Entsprechend der Kraurosis penis.

## Kraurosis vulvae N90.4

### Erstbeschreiber
Breisky, 1885

### Synonym(e)
Breiskysche Krankheit; Atrophia vulvae

### Definition
Manifestation eines Lichen sclerosus et atrophicus an der Vulva (kleine und große Labien, Klitoris, Introitus vaginae) mit unterschiedlich ausgeprägter Atrophie des äußeren Genitals. Wurde früher als eigenständiges Krankheitsbild vom Lichen sclerosus et atrophicus abgetrennt.

### Manifestation
Meist späte Menopause.

### Klinisches Bild
Zunächst Juckreiz, später trockene, glänzende, pergamentartig starr atrophische Vulvahaut. Schwund von Labien und Klitoris. Verengung des Introitus vaginae.

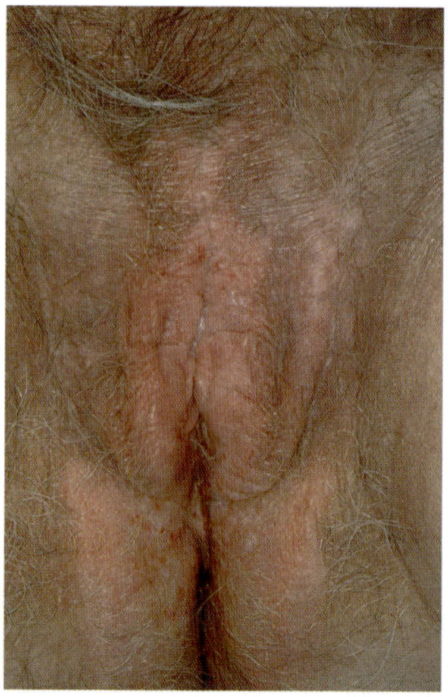

**Kraurosis vulvae.** Lichenifikation und Atrophie des äußeren weiblichen Genitale bei älterer Patientin.

### Therapie
Entsprechend dem Lichen sclerosus et atrophicus.

**Merke: Bei Kraurosis vulvae regelmäßige Überwachung auf maligne Entartung!**

### Prognose
Gehäuft maligne Entartung.

## Kräuselhaar Q84.2

### Erstbeschreiber
Gossage, 1907

### Synonym(e)
Wollhaar; woolly hair

### Definition
Autosomal-rezessiv oder autosomal-dominant vererbte Haarschaftanomalie mit diffuser, dauerhafter Wachstumsstörung des Haarschaftes.

### Klinisches Bild
- Dünne, helle, fein gekräuselte, nicht kämmbare Haare. Die Haare weisen axiale Verdrehungen von 180 Grad auf und ähneln strukturell der Schafwolle. Die Haare sind elliptisch oder oval mit vermindertem Durchmesser.
- Eine Assoziation findet sich mit Pili torti, Pili anulati und Trichonodosis. Zirkumskripte Kräuselhaarbildungen werden als Kräuselhaarnaevus bezeichnet.

### Prognose
Besserung der Haarstruktur im Laufe des Lebens ist möglich.

## Kräuselhaarnaevus Q82.5

### Erstbeschreiber
Wise, 1927

### Synonym(e)
Wollhaarnaevus; woolly hair nevus

### Definition
Seltene ektodermale Anomalie mit umschriebener, angeborener, dauerhafter Wachstumsstörung des Haarschaftes. Ausbildung eines Areales krauser Haare, evtl. multiples Vorkommen.

### Manifestation
In den ersten 18 Lebensmonaten.

### Lokalisation
Kapillitium.

### Klinisches Bild
Dünne, helle, fein gekräuselte, nicht kämmbare Haare in unterschiedlich großen und konfigurierten Arealen. Diese Areale heben sich von der gesunden Umgebung deutlich ab (Farbe [helle Haarfarbe], Struktur, Konsistenz). Die Haare weisen axiale Verdrehungen von 180 Grad auf und ähneln strukturell der Schafwolle. Die Haare sind elliptisch oder oval und weisen verminderten Durchmesser auf. Bei 50% der Fälle bestehen Assoziationen mit linearen epidermalen Naevi. Weitere assoziierte Fehlbildungen sind bekannt.

### Differenzialdiagnose
Naevoides Bündelhaar, Pili torti, Pili canaliculi.

### Therapie
Abklärung und ggf. Behandlung von Begleitanomalien. Aus kosmetischen Gründen kann wiederholte Entkräuselung durch den Friseur oder Dauerwellung des gesamten Haares erfolgen. Exzision einzelner Herde kann ggf. diskutiert werden.

## Kreuzreaktion

### Synonym(e)
Kreuzallergie

### Definition
Allergologischer Begriff, der insbesondere bei Nahrungsmittelallergien eine bedeutende klinische Rolle spielt. Hierbei induziert ein Allergen A eine Sensibilisierung, auf deren Boden das Allergen B eine allergische Reaktion auslösen kann (Beispiel: Birke-Apfel). Bedeutsame Kreuzreaktionen zwischen pflanzlichen Nahrungsmitteln (mod. n. L. Jäger):
- Birke (Bet v1/2):
  - Fagales-Pollen: Apfel, Birne, Kirsche, Haselnuss, Sellerie, Karotte, Petersilie; Pistazie, (Latex).
  - Rohgemüse: Sellerie, Karotte, Tomate, Erbse.
  - Gewürze: Koriander, Basilikum, Knoblauch, Zwiebeln, Zichorie.
  - Obst: Apfel, Birne, Kirsche, Erdbeere, Kiwi, Orange, Banane.
- Beifuß:
  - Rohgemüse: Sellerie, Karotte, Kartoffel, Paprika, Tomate, Gurke, Erdnuss.
  - Gewürze: Anis, Petersilie, Kümmel, Curry, Kardamon, Ingwer, Knoblauch, Muskat, Pfeffer, Zimt.
  - Obst: Melone, Mango, Kiwi, Apfel.
  - Pollen: Birke.
- Latex:
  - Avocado, Banane, Kartoffel, Paprika, Kiwi, Pfirsich, Kastanie, Buchweizenmehl.

### Ätiologie
Ursächlich liegt einer Kreuzreaktion ein identisches oder verwandtes Allergen zugrunde; dies ist bei taxonomisch verwandten Allergenquellen keine Überraschung (z.B. Getreide/Gräser; Olive/Liguster/Flieder oder Pfirsich/Kirsche/Pflaume/Aprikose). Klinisch überraschend sind Kreuzreaktionen bei taxonomisch nicht-verwandten Strukturen (Tropomyosin und Garnele/Hausstaubmilbe; alpha-Livetin und Vogel-Ei-Syndrom).

## Krosse

### Synonym(e)
Venenstern; Crosse

### Definition
Aus dem Französischen übernommene Bezeichnung für „Krummstab" oder „Hirtenstab", die für die kolben- oder bogenförmige Krümmung der Vena saphena magna und parva vor ihrer Einmündung in die Vena femoralis bzw. poplitea gebraucht wird. Der im phlebologischen Sprachgebrauch übliche Terminus „Krosse der Vena saphena magna" bezeichnet ein 2 bis 4 cm langes Verbindungsstück der Vena saphena ma-

gna zur Vena femoralis. Funktionell wichtigste transfasziale Verbindung zwischen den epi- und subfaszialen Venen.

## Krossektomie

### Definition
Chirurgische Entfernung der Krosse der Vena saphena magna (Magna-Krossektomie).

### Durchführung
- 4-6 cm langer Hautschnitt über der Krosse, etwa 1 cm oberhalb der Leistenfalte. Stumpfe Präparation der Saphena magna; Darstellung der Seitenäste, schrittweise Unterbindung aller Seitenäste, auch der dorsal mündenden bis hin zur Einmündung in die Vena femoralis.
- Distales Abklemmen der V. saphena magna mittels einer Klemme und zweifache Unterbindung der Vena saphena magna über dem Niveau ihrer Einmündung.
- Durchtrennung der V. saphena magna zwischen Ligatur und Klemme; Einlegen einer kurzen Saug-Drainage (CH 10-12); schichtweiser Wundverschluss; fortlaufende Intrakutannaht zum Verschluss der Haut.
- Magna-Krossektomie und Stripping der V. saphena magna können in einer Sitzung vorgenommen werden. Die Saug-Drainage kann am 2. postoperativen Tag gezogen werden.

### Hinweis(e)
Alternativ zur Krossektomie werden edoluminale kathetergestütze Techniken zur Ausschaltung des venösen Refluxes durchgeführt, z.B. die endoluminale kathetergestützte Lasertherapie, die endoluminale Radiowellentherapie und die Schaumsklerosierung.

## Krosseninsuffizienz

I87.2

### Synonym(e)
Mündungsklappeninsuffizienz

### Definition
Defekt im Bereich der Krosse von V. saphena magna oder parva mit Störung des antegraden Bluttransportes der extrafaszialen Venen bei chronischer venöser Insuffizienz der Beine.

### Klinisches Bild
Varikose. Die Krankheit kann auch klinisch symptomlos sein.

### Diagnose
Ultraschall-Doppler-Untersuchung, Lichtreflexions-Rheographie.

### Therapie
Krossektomie oder Sklerosierung.

## Kruste

### Synonym(e)
Crusta; Borke

### Definition
Eingetrocknete Masse aus Sekreten, Exsudaten oder Blut auf der Hautoberfläche bzw. auf Wunden.

### Ätiologie
Austreten und Eintrocknen von Eiter, Blut oder Serum aus Hautläsionen.

### Klinisches Bild
Je nach Sekretart schmutzig-dunkelbraun-gelbe (Eiter), dunkelbraun-rote bis schwärzliche (Blut) oder goldgelbe (Serum) Kruste. Bei entsprechend dicker Auftürmung mehrerer Krusten übereinander kommt es zu austernschalenartig geschichteten Krusten, die man als Rupia bezeichnet.

## Kryochirurgie

### Definition
Therapie von Hautveränderungen, insbes. Tumoren, durch Vereisung mit flüssigem Stickstoff. Optimale Zellzerstörung durch sehr schnelles Einfrieren mit langsamer Auftauphase. Dabei kommt es zur sog. homogenen Nukleation, d.h. zur intra- und extrazellulären Eiskristallbildung mit Destruktion der Zellmembranen.

### Indikation
Superfizielles Hämangiom des Säuglings. Oberflächlich lokalisierte Basazellkarzinome, v.a. in therapeutisch schwierigen Lokalisationen wie Ohrmuschel, Orbitabereich, Nasenrücken. M. Bowen, Erythroplasie, Lentigo maligna (-20 °C). Nur in Ausnahmefällen beim spinozellulären Karzinom (-30 °C).

**Cave: Bei Tumoren vorhergehend bioptische Diagnosesicherung!**

**Merke: „Blinde" Verfahren wie die Kryochirurgie sind bei (prä)malignen Veränderungen aufgrund fehlender histologischer Kontrolle nicht Verfahren der 1. Wahl. Bioptische Diagnosesicherung und sorgfältige Nachkontrollen sind unbedingt notwendig!**

### Durchführung
Stanzbiopsie zur Diagnosesicherung. Zur Kryochirurgie eignen sich lediglich Tumoren oder Hautveränderungen, die das mittlere Korium nicht überschritten haben. Aus diesem Grunde sollte vor dem Einfrieren eine sonographische Untersuchung zur Dickenbestimmung durchgeführt werden. Man unterscheidet:
- Geschlossenes Kontaktverfahren: Hierbei wird ein Metallstempel passender Größe auf die Läsion platziert, so dass eine möglichst große Fläche der Sonde Kontakt mit

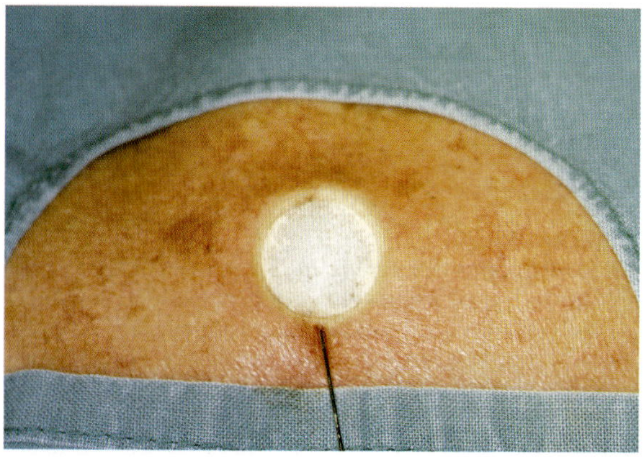

**Kryochirurgie.** Temperaturgesteuerte Kryochirurgie, Kontaktverfahren, Haut nach Vereisung.

der Tumoroberfläche hat. Anschließend wird der flüssige Stickstoff in das System eingeleitet. Hierdurch rasche Abkühlung des Metallstempels bis auf -170 °C.

- Offenes Sprayverfahren: Hierbei wird flüssiger Stickstoff direkt auf das zu behandelnde Areal aufgesprüht. Vor Therapiebeginn ist das zu behandelnde Areal mit einem Tetramethylthiuramdisulfid (Thiram) Film (z.B. Nobecutan) kurz zu besprühen; auf der so vorbehandelten Hautoberfläche lässt sich eine Silikon Moulage (z.B. Silikon-Knetmasse, Orbis-Dental Frankfurt/Main) zur Abgrenzung des Tumors von der umgebenden gesunden Haut gut aufmodellieren. Anschließend kann im direkten Stickstoffstrom der Tumor vereist werden bis die notwendige Temperatur an der Tumorbasis erreicht wird.

**Cave: Flüssiger Stickstoff kann unter die Moulage laufen!**

Bei beiden kryochirurgischen Modalitäten ist ein Temperaturmonitoring notwendig. Hierbei wird eine Thermosonde von der gesunden Haut aus an die Tumorbasis (vorherige sonographische Kontrolle der Tumorinvasion) vorgeschoben. Bei der Tumorvereisung muss eine Temperatur an der Basis von -20 bis -30 °C erreicht werden. Nach Erreichen der notwendigen Temperatur wird der Gefriervorgang unterbrochen. Das Gewebe taut allmählich wieder auf und wird sofort einem 2. Gefrierzyklus ausgesetzt. Anschließend trockener Verband. Kryoreaktion: Zunächst Rötung, innerhalb der ersten 24 Std. kräftige Exsudation und Begleitödem. Krustenbildung. Dauer der Wundheilung abhängig von der Anzahl der Vereisungszyklen und von der Lokalisation des behandelten Areals abhängig; durchschnittlich ca. 2 Wochen.

- Bei aktinischen Keratosen wird eine toxische Epidermolyse angestrebt. Hierbei genügt es, die Haut so zu vereisen, dass ein schwacher Eisfilm die zu behandelnde Fläche überzieht. Nach dem Auftauen wird der Gefrierzyklus in derselben Weise wiederholt.
- Ein analoges Vorgehen ist beim Kryopeeling zu wählen. Hierbei ist darauf zu achten, dass die zu behandelnde Fläche gleichmäßig eingefroren wird, so dass eine homogene flächenhafte Epidermolyse erzielt wird.

### Kontraindikation
Kontraindikationen der Kryochirurgie (nach Petres):
- Ausgedehnte skerodermiforme Basaliome
- Tumoren am behaarten Kopf
- Tumoren an der Ala nasi und nasolabial bei jüngeren Patienten
- Kollagenosen (außer CDLE)
- M. Raynaud
- Kälteurtikaria
- Kryoglobulinämie
- Invasive und größere Tumoren in Augennähe
- Invasive Tumoren in Gehörgangsnähe.

## Kryofibrinogenämie — D89.12

### Definition
Proteinkomplex aus Fibrinogen, Fibrin und Fibronektin, der im Plasma nach längerer Kälteexposition bei 0-4 °C (12-48 Stunden) ausfällt und verschiedenste klinische Erscheinungen auslösen kann.

### Ätiologie
Infektionen, maligne, insbes. myeloproliferative Prozesse, thromboembolische Erkrankungen, auch idiopathisch.

- Ätiologische Einteilung der Kryofibrinogenämie (variiert nach Peter u. Gross):
  - Essentielle Kryofibrinogenämie
  - Paraneoplastisch (verursacht häufig Vaskulopathien im venösen Bereich: Thrombophlebitis saltans et migrans).
  - Parainfektiös
  - Thrombophilie bei Ovulationshemmern, Problemschwangerschaften, Antiphospholipidantikörpern, Protein S und C Mangel
  - Arterielle Verschlusskrankheit
  - Kollagenosen
  - Leberzirrhose
  - Medikamente (z.B. INH)
  - Metallische Fremdkörper.

### Klinisches Bild
- Haut: Akrozyanose, Livedo, akrale Nekrosen, Ödem, Purpura, Raynaud-Phänomen, Urtikaria.
- Allgemein: Arthralgie, Myalgie, Glomerulonephritis, periphere Neuropathie.

### Labor
Nachweis von Kryofibrinogen.

### Therapie
Behandlung der Grunderkrankung. Ansonsten symptomatische Therapie nach Klinik.

## Kryoglobulinämie — D89.10

### Erstbeschreiber
Landsteiner, 1903; Lerner u. Watson, 1947

### Synonym(e)
Kälteagglutininkrankheit

### Definition
Vorkommen von in Kälte ausfallenden Serumproteinen (Kryoglobuline). Es handelt sich um Antikörpermoleküle mit der Eigenschaft, in der Kälte auszufallen und bei einer Wiedererwärmung auf 37 °C erneut in Lösung zu gehen.

### Einteilung
Man unterscheidet drei Typen:
- Typ I: Monoklonale Kryoglobulinämie: Auftreten v.a. bei Plasmozytom und Makroglobulinämie Waldenström.
- Typ II: Mono- und polyklonal gemischte Kryoglobulinämie mit monoklonalem IgM-Rheumafaktor und polyklonalem IgG (seltener sind monoklonale IgG- oder IgA-Rheumafaktoren im Präzipitat): dieser Typ macht etwa 60% der Fälle von Kryoglobulinämien aus. Eine Hepatitis C-Infektion gilt als häufigste Ursache. Klinisch auftretend auch bei systemischer Sklerodermie, SLE und (seltener) bei chronischer Polyarthritis. Ebenfalls wurde Auftreten bei langandauernden Infektionserkrankungen und in seltenen Fällen auch bei M. Waldenström beschrieben.
- Typ III: Ausschließlich polyklonale Kryoglobulinämie (meist zirkulierende Immunkomplexe bei Autoimmunerkrankungen oder Infektionen): dieser Typ liegt bei ca. 25% aller Kryoglobulin-Fälle vor. Klinisch auftretend u.a. bei systemischer Sklerodermie, SLE, seltener bei chroni-

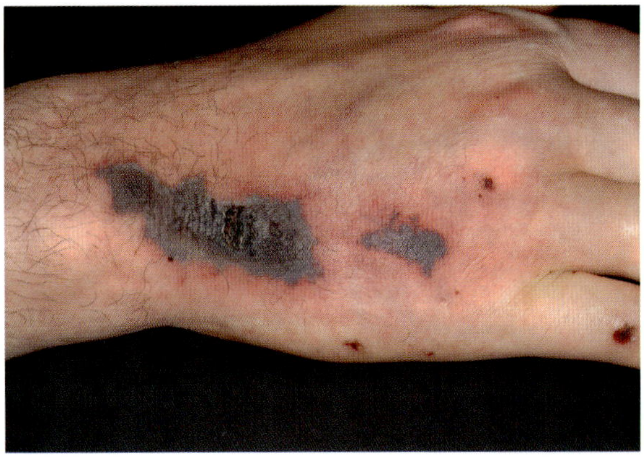

**Kryoglobulinämie.** Disseminierte, flächenhafte, durch Einblutung in die Haut entstandene, blau-schwarze Plaques in geröteter Umgebung sowie kleinere Petechien an der rechten Hand einer 77-jährigen Frau mit Kryoglobulinämie.

scher Polyarthritis sowie auch bei chronischen Infektionserkrankungen.

### Ätiologie

- Autoimmunerkrankungen: Systemischer Lupus erythematodes, Sjögren-Syndrom, Polyarteriitis nodosa, rheumatische Arthritis, lymphatische Leukämie, maligne Lymphogranulomatose, Sarkoidose, Colitis ulcerosa.
- Infektionen: z.B. Hepatitis B oder C, infektiöse Mononukleose, Toxoplasmose, Syphilis, Borrelieninfektionen, Zytomegalieinfektion, subakute bakterielle Endokarditis.
- Weitere: Chronische Lebererkrankungen, Arthritis nach intestinalem Bypass.

### Klinisches Bild

- Hautveränderungen bei den unterschiedlichen Typen von Kryoglobulinen:
  - V.a. bei Typ I: Akrozyanose nach Kältebelastung, Kälteurtikaria, Raynaud-Phänomen, Nekrosen und Ulzerationen an Fingern, Zehen, Ohren und Nase, Erythema elevatum et diutinum, Livedo reticularis, Livedo racemosa.
  - V.a. Typ II und III: Purpura, Müdigkeit, Arthralgien, Glomerulonephritis, Nervenschäden mit Dysästhesien. Aber auch die bei Typ I genannten klinischen Symptome können auftreten.
- Extrakutane Manifestationen: Arthralgien, Myalgien, Nephropathien, Neuropathien, Anämie, Hämoglobinurie.

### Labor

BSG bei 37 °C stark beschleunigt, bei 4 °C verlangsamt. Präzipitation der Kryoglobuline im Serum bei Kühlschranktemperaturen (Stunden bis Tage). Kryoglobulinkonzentration meist > 1 g/l (Normwert < 100 mg/l). Häufig Anämie, Hämoglobinurie, falsch-positive Syphilisserologie.

### Diagnose

Immunelektrophoretischer Kryoglobulinnachweis.

### Therapie

Behandlung der Grunderkrankung, s. jeweils dort.

- Bei essentieller gemischter Kryoglobulinämie (Typ II): Cyclophosphamid (z.B. Endoxan) 1-2 mg/kg KG/Tag in Kombination mit Prednisolon 0,25-0,5 mg/kg KG/Tag (Fauci Schema) leukozytenadaptiert. Alternativ: Melphalan (z.B. Alkeran) und Prednisolon-Stoßtherapie wie bei Plasmozytom oder Dauertherapie mit Chlorambucil (z.B. Leukeran, 2-5 mg/Tag p.o.).
- Bei idiopathischer Kryoglobulinämie: Symptomatische Therapieansätze, z.B. NSA wie Ibuprofen (z.B. Ibuprofen Heumann) 400-600 mg/Tag p.o.; keine Immunsuppression.
- Bei paraneoplastischen Formen, z.B. Typ I Kryoglobulinämie und Malignom-assoziierte Kryofibrinogenämien: Tumorsuche und Behandlung.
- Bei autoimmunen Formen (Lupus erythematodes, systemischer; Sjögren-Syndrom, chronische Polyarthritis (rheumatoide Arthritis): Behandlung der Grunderkrankung unter Berücksichtigung der Kryoglobulin-induzierten Organschäden.
- Bei chronischen HBV- und HCV-Infekten: 3mal 5 Mio. IE Interferon alfa-2a oder Interferon alfa-2b.

### Hinweis(e)

5-10 ml Vollblut bei 37 °C gerinnen lassen, zentrifugieren und das Serum versenden.

## Kryopathien T33.9

### Definition

Krankheiten, die durch Kälte ausgelöst sind. Man unterscheidet obligate Kälteschäden und Kälteintoleranzen, die nach minimalen Kälteeinflüssen auftreten, z.B. Kryofibrinogenämie, Kryoglobulinämie, Pernio, Erythrocyanosis crurum puellarum, Kältepannikulitis, Kälteurtikaria.

## Kryoproteinämie D89.1

### Definition

Vorkommen von Plasma- oder Serumproteinen, die bei niedrigen Temperaturen als Präzipitat oder Gel ausfallen. Bei den Kryoproteinen sind die Kryoglobuline, Plasmakryoproteine und das Fibronektin zu unterscheiden.

### Ätiologie

Unterschiedliche Grunderkrankungen: Myelome, Makroglobulinämie, chronisch-lymphatische Leukämie, chronische Lebererkrankungen, Autoimmunerkrankungen und Infektionen.

### Lokalisation

Vor allem Unterschenkel, Extremitäten.

### Klinisches Bild

- Durch Kälte, längeres Stehen, Anstrengungen oder Medikamente ausgelöstes Raynaud-Phänomen, Akrozyanose, Livedo reticularis, petechiale Blutungen, hämorrhagische Blasen, Ekchymosen oder Nekrosen. Nach wiederholten Schüben: Bräunliche Hyperpigmentierung. In 10% der Fälle Kälteurtikaria, auch Kältepannikulitis.
- Fakultativ: Disseminierte, sarkoidoseähnliche Knötchen, ulzerierte Plaques, orangefarbene Hautinfiltrate. Beteiligung innerer Organe.

### Labor

Die unspezifische Syphilisserologie ist falsch-positiv. BKS-Beschleunigung bei 37 °C und Erniedrigung bei 4 °C.

### Histologie

Entzündliche Gefäßveränderungen, intravasale Proteinniederschläge, epidermale Nekrosen, Blasenbildung.

### Diagnose
Nachweis der Kryoproteine, Elektrophorese, Präzipitation bei Kühlschranktemperatur.

### Therapie
Behandlung der Grunderkrankung. Symptomatisch: Meiden von Kälte. Versuche mit Plasmapherese, Immunsuppressiva, Hämodialyse, Penicillamin, Chlorambucil, Chloroquin, ggf. Antikoagulanzien.

## Kryostripping

### Definition
Invasive, phlebochirurgische Methode zur Behandlung einer Stammvarikose.

### Allgemeine Information
Vorteile des Kryostrippings sind kurze OP-Zeiten (ca. 45 Minuten) und gute kosmetische Ergebnisse. Goldstandard bleibt weiterhin aber das Babcock-Stripping der V. saphena magna!

### Durchführung
- Durchführung in Narkose.
- 3-4 cm lange Inzision über dem Hiatus saphenus in der Leistenbeuge
- Stumpfe Präparation der Einmündung der V. saphena magna mit Darstellung des Venensternes, der Krosse und möglichst aller ihrer Seitenäste (s. Krossektomie).
- Ligation der V. saphena magna an ihrer Einmündung in die V. femoralis, Ligation der Seitenäste.
- Einführung einer Stahlsonde, an deren Spitze der Austritt von Lachgas oder Kohlendioxid zu extremer Verdunstungskälte (- 85 °C) führt.
- Die Kälte führt zu einem Verkleben der Vene an der Metallsonde.
- Dann Extraktion ohne einen zweiten Hautschnitt.

## Kryourtikaria L50.2

### Synonym(e)
Urticaria cryoglobulinaemica

### Definition
Urtikaria bei Kryoglobulinämie.

### Ätiologie
Vermutlich Freisetzung von vasoaktiven Mediatoren durch Kryoglobuline.

### Klinisches Bild
S.u. Kälteurtikaria; urtikarielle Eruptionen in kälteexponierten Hautarealen.

### Therapie
Entsprechend der Kälteurtikaria.

## Kryptokokkose B45.8

### Erstbeschreiber
Busse, 1894; Sanfelice, 1894

### Synonym(e)
Kryptokokkusmykose; Cryptococcosis; Busse-Buschke-Krankheit; Torulose

### Definition
Weltweit verbreitete, z.T. tödlich endende Endomykose des Menschen durch den sehr virulenten Erreger Cryptococcus neoformans, meist bei Immunschwäche mit Befall von Lunge, Meningen und seltener der Haut.

### Erreger
Cryptococcus neoformans.

### Vorkommen/Epidemiologie
- Weltweit verbreitet. Gehäuft bei HIV-Infizierten (80-90% aller Infektionen weltweit; 6-30% aller HIV-Infizierten, in Afrika bis zu 80%, erkranken an Kryptokokkose).
- Inzidenz (Allgemeinbevölkerung): 0.2-1/100.000 Einwohner/Jahr.
- Inzidenz (HIV-Infizierte in Europa): 200-500/100.000 Einwohner/Jahr.

### Ätiologie
Die Infektion erfolgt über Inhalation von erregerhaltigem Staub. Besonders häufig kommt C. neoformans in Vogel-, insbes. Taubenmist sowie im Erdboden vor.

### Manifestation
Vor allem Männer zwischen 30 und 60 Jahren.

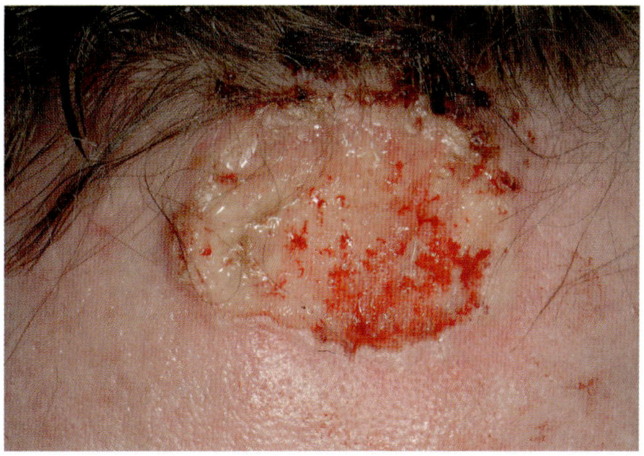

**Kryptokokkose.** Von rötlichem, leicht erhabenem Randsaum umgebene, ca. 3 x 3 cm große, krustig-belegte Plaque in der Stirnmitte eines 37-jährigen HIV-Infizierten (zum Zeitpunkt der Vorstellung nicht auf HAART eingestellt). Nachweis des Erregers C. neoformans erfolgte per Kulturanzucht aus einem Exzisionsbiopsat.

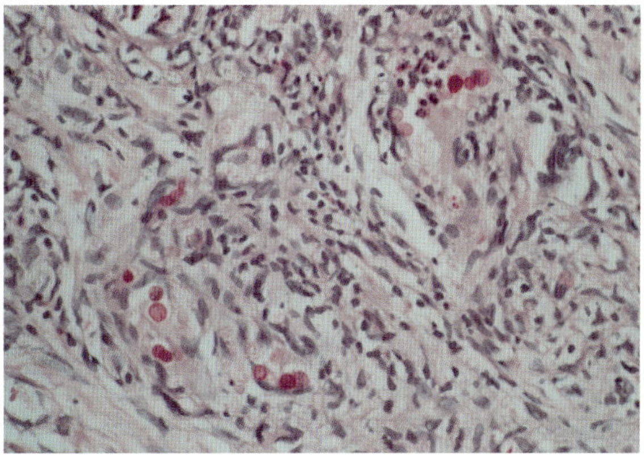

**Kryptokokkose.** Pilzgranulom mit Nachweis PAS-positiver Kryptokokken in Riesenzellen (s. oben rechts). PAS-Färbung.

K

### Lokalisation
Eintrittspforte ist die Lunge; hämatogene oder lymphogene Erregeraussaat mit Befall von ZNS, Skelett, Herz, Augen, Testes und Haut (10-15% der Fälle).

### Klinisches Bild
- In erster Linie Befall der Lunge (Bronchopneumonie) und des Zentralnervensystems (Meningitis). Durch hämatogene Streuung können nahezu alle Organe beteiligt sein, am häufigsten jedoch die Haut.
- Hauterscheinungen: Akneiforme Papeln und Pusteln, einschmelzende und ulzerierende Knoten und Plaques in Haut und Unterhaut.

### Diagnose
Histologischer Nachweis von knospenden, mit einer Kapsel umgebenen Zellen aus einer Probeexzision, Liquor-Tuschepräparat, Anzucht in Kultur, Kryptokokken-Antigen im Serum

### Differenzialdiagnose
Karzinom, Basalzellkarzinom, Tuberkulose, bakterielle Erkrankungen.

### Interne Therapie
- Amphotericin B (Tag 1: 0,1 mg/kg KG, Tag 2: 0,2 mg/kg KG, Tag 3: 0,3 mg/kg KG, dann 0,3-1,0 mg/kg KG/Tag i.v.) kombiniert mit 5- Flucytosin (z.B. Ancotil) 150 mg/kg KG/Tag in 4 ED.
- Alternative zum 5-Flucytosin ist Fluconazol (z.B. Diflucan) in einer Dosierung von 400–600 mg/Tag.
- Therapie je nach klinischer Symptomatik über mehrere Wochen. Anschließend Fluconazol (z.B. Diflucan), 200 mg/Tag, als Rezidivprophylaxe. S.a.u. HIV-Infektion.

## Ku-Antikörper — M35.9

### Definition
Antikörper gegen freie Enden von Doppelstrang-DNA.

### Vorkommen
Ku-Antikörper werden als Marker eines Overlap-Syndroms mit Zeichen der Sklerodermie und der Dermatomyositis beschrieben.

## Küchenzwiebel

### Synonym(e)
Zwiebel

### Definition
Die Küchenzwiebel (Allium cepa) gehört zu den Liliengewächsen und ist eine der ältesten Kulturpflanzen der Menschheit überhaupt (sie wird schon seit mehr als 5000 Jahren als Heil-, Gewürz- und Gemüsepflanze kultiviert). In Mitteleuropa ist die Zwiebel erst seit dem Mittelalter bekannt.

### Wirkungen
Biologisch werden in der Gattung Allium in zwei Varietäten unterschieden, in die Var. cepa, die Speise- und Küchenzwiebel und in die Var. ascalonicum Baker, die Schalotte. Weitere wichtige Gemüsearten der Gattung Allium sind Knoblauch, Lauch, Schnittlauch sowie Bärlauch als Zwischen- und Wildform. Die Küchenzwiebel wird in der Naturheilkunde als Universalmittel gehandelt. Ihre ätherischen Öle wirken stark antibakteriell und desinfizierend, antiphlogistisch und schmerzlindernd. Alle Zwiebeln enthalten Allicin, ein schwefelhaltiges, ätherisches Öl, das für den natürlichen antibiotischen Effekt der Küchenzwiebeln verantwortlich ist. Nachgewiesen sind folgende Inhaltsstoffe: Vitamin C (nur roh), Kalium, Kalzium und Phosphor, Natrium und Eisen. Es gibt Hinweise, dass Küchenzwiebeln das Krebsrisiko verringern können. Die desinfizierende Wirkung der Zwiebeln und des Zwiebelsafts wird in der Naturheilkunde häufig eingesetzt, z.B. bei Erkältungskrankheiten, gegen Hustenreiz, zur Abwehr von Infektionen, bei kleinen Wunden und bei Insektenstichen.

### Anwendungsgebiet/Verwendung
- Zwiebelsäckchen: Zwiebelsäckchen werden bei Ohrenschmerzen angewendet. Dazu eine große gehackte Zwiebel in der Pfanne erwärmen, in ein Säckchen oder in ein großes Taschentuch geben und als Kompresse aufs Ohr und/oder hinter das Ohr legen.
- Zwiebelscheibe: Bei Insektenstichen (s.u. Bienenstich) hilft eine aufgelegte frische Zwiebelscheibe. Es empfiehlt sich daher, bei Wanderungen eine kleine Zwiebel mitzunehmen.
- Zwiebelbrei: Bei Furunkeln und Abszessen eine rohe Zwiebel mit einem Stabmixer zerkleinern, mit Wasser zu Brei anrühren und auf die betroffene Stelle legen.

## Kuhmilchallergie — T78.1

### Definition
V.a. bei Säuglingen und Kleinkindern auftretende (Häufigkeit: bei etwa 2% der Säuglinge und Kleinkinder) allergische Reaktionen auf Milchproteine Kasein (hitzeresistent), β-Lactoglobulin (hitzeresistent), alpha-Lactoglobulin (hitzelabil), bovines Serumalbumin und bovines Immunglobulin.

### Therapie
Weitestmögliche Karenz durch Verwendung von Kuhmilchersatzprodukten. Diese sollten vor Gebrauch ausgetestet werden, da gleichzeitig eine Allergie gegen die Ersatzprodukte bestehen kann (20-30% der Säuglinge haben gleichzeitig eine Sojamilchunverträglichkeit!). Bei Säuglingen sind nur die hypoallergenen Nahrungsmittel zu verwenden, die in ihrer Zusammensetzung den Empfehlungen zur Säuglingsernährung entsprechen. Säuglinge mit Kuhmilchallergie sollten mindestens 4-6 Monate gestillt werden. Um keine Allergene über die Muttermilch zu übertragen, sollte die Mutter sich in dieser Zeit einer kuhmilchfreien Diät unterziehen. Über 80% der Kuhmilchallergiker vertragen Kuhmilch wieder nach dem 3. Lebensjahr. Bei älteren noch allergisch reagierenden Kindern oder Erwachsenen können auch andere Produkte, wie z.B. Schafs- oder Ziegenmilch, herangezogen werden. Alternativ: Reisdrink, Haferdrink oder Mandeldrink. Wichtig ist der ausgewogene Kalziumhaushalt!
- Sojamilch: Keine Kreuzreaktivität gegenüber Kuhmilchprodukten.
- Kaseinhydrolysat: Enthält keine längerkettigen Peptidanteile und zeichnet sich durch Hypoallergenität aus. Nachteil: Schlechter Geschmack.
- Laktoglobulinhydrolysat: Enthält vorwiegend Dipeptide und wird von allen Kuhmilchallergikern gut toleriert. Nachteil: Schlechter Geschmack.
- Milchersatz auf Fleischbasis (meatbased formula): Kreuzreaktivität mit Proteinen aus der Kuhmilch ist nicht ausgeschlossen.

**Kuhmilchallergie. Tabelle 1.** Milchersatznahrungen für Säuglinge

| Eiweißquelle | Name | Hersteller | Eignung |
|---|---|---|---|
| Sojaprotein | Milupa SOM | Milupa | geeignet |
| | Lactopriv | Töpfer | geeignet |
| | Multival plus | Deutsche Abbott | geeignet |
| | Humana SL | Humana | geeignet |
| | granoVita Soja-Drink | De-Vau-Ge | nicht geeignet (zu viel Eiweiß, zu wenig Fett und Kohlehydrate, zu energiearm) |
| Soja/Fleisch-hydrolysat | Pregnomin | Milupa | geeignet, frei von allen Milchbestandteilen |
| Kaseinhydrolysat | Nutramigen | Mead Johnson | geeignet |
| | Pregestimil | Mead Johnson | geeignet |
| Albuminhydrolysat | Alfare | Nestle | geeignet (Lactose in geringen Mengen) |
| Mandeln | granoVita Mandelmus | De-Veau-Ge | nicht geeignet (zu wenig Valin, Tyrosin, Calcium) |
| Ziegenmilch | – | – | nicht geeignet (enthält Lactose; zu wenig Folsäure; bei langfristigem Gebrauch Gefahr der „Ziegenmilchanämie"; schwierig zu bekommen) |

Quelle: Bundesverband der diätetischen Lebensmittelindustrie, Grüne Liste.

**Kuhmilchallergie. Tabelle 1.** Verbotene Nahrungsmittel bei Kuhmilchallergie

| | |
|---|---|
| **Milch, Milchprodukte** | Milch in jeder Form, Säuglings-Milchnahrungen, Sahne, Joghurt, Quark, Käse |
| **Backwaren** | Brot und Gebäck, das mit Milch, Buttermilch, Magermilch, Kasein, Molkenpulver, Milchzucker, Sahne, Butter, Margarine hergestellt wurde. |
| **Fleischwaren** | Fleischkonserven, viele Wurstwaren, tiefgefrorene Gerichte, Fleischsalate |
| **Fisch** | Fischkonserven! |
| **Obst und Gemüse** | Konserven, Tiefkühlkost! |
| **Fette** | Butter, Margarine |
| **Süßwaren** | Milchschokolade, Sahnebonbons, Schokoriegel, Milcheis, Sahneeis |
| **Nährmittel** | Instant-Erzeugnisse! |
| **außerdem** | Fertiggerichte |

Zutatenliste beachten! Folgende Bezeichnungen bedeuten Milch, Milcheiweiß oder Lactose: Milch, Magermilchpulver, Milcheiweiß, Molke, Kasein, Milchzucker, Sahne, Butter, Margarine, Joghurt, Quark, Käse

### Diät/Lebensgewohnheiten
Spezielle Kochbücher erleichtern eine ausgewogene Ernährung bei Kuhmilchallergie:
- Buchart K (2003) Nahrungsmittelallergie. Ein Leitfaden für Betroffene. Studien Verlag, ISBN 3-7065-1905-4, KNO-NR: 12 22 04 91
- Deilmann J, Zeltner J, Hummen B (1995) Allergenarmes Kochen für Säuglinge, Kleinkinder und Erwachsene (erhältlich in Apotheken)
- Thiel C, Ilies A (1994) Kochen und Backen bei Nahrungsmittelallergien. Falken-Verlag, ISBN 3-8068-4745-2
- Lathia D, Lichte V (1989) Ohne Milch gesund ernährt. Hilfen für Milchallergiker. Zenon Verlag

### Hinweis(e)
Untersuchungen an kleineren Kollektiven konnten den Erfolg einer mehrjährigen oralen Hyposensibilisierungstherapie (Protokoll mit langsam ansteigender Menge verdünnter Kuhmilch) belegen.

## Kuhpocken
B08.01

### Synonym(e)
Cow pox; Variola vaccina

### Definition
Pockenerkrankung von Rindern, Katzen oder anderen Tieren. Als Zoonose in abgeschwächter Form selten beim Menschen auftretend.

### Erreger
Poxvirus bovis (Orthopoxvirus). Erregerreservoir: Nagetiere (z.B. Ratten). Befallen werden Mensch, Katze, Rind, Elefanten, Nashörner. S.u. Pockenviren.

### Ätiologie
Übertragung des Kuhpockenvirus von freilebenden Hauskatzen, Nagetieren oder Rindern auf den Menschen. Inokulation meist über Hautläsionen.

**Merke: Derzeit sind zunehmend Katzen als Überträger einzustufen.**

### Lokalisation
Hände oder Finger (ca. 50% der Fälle) sowie Gesicht oder Hals (ca. 30% der Fälle).

### Klinisches Bild
- Integument: Überwiegend nur eine Primärläsion (72% der Fälle). Beginn meist als geröteter Fleck. Innerhalb von 7-14 Tagen Bildung von hämorrhagischen, von Pusteln umgebenen Papeln und Knoten. Deutliche regionäre, schmerzhafte Lymphadenitis. Tendenz zur flächigen Ulzeration der Hautläsionen. Meist kräftiges kollaterales Ödem. Nach 6-8 Wochen narbige Abheilung.
- Extrakutane Manifestationen: Lymphangitis, febrile Allgemeinerscheinungen. S.u. Vakzineknoten.

### Diagnose
Klinik; Elektronenmikroskopie (Negativkontrastierung); Virusantigen-Nachweis aus Sekretabstrich (Material an Konsiliarlabor für Pockenviren: Robert Koch-Institut/Berlin www.rki.de); Antikörpernachweis im Serum; PCR.

### Differenzialdiagnose
Ecthyma contagiosum; Melkerknoten; Herpes simplex; Aktinomykose; Anthrax der Haut.

### Komplikation
Augenbeteiligung (Keratitis, Konjunktivitis); Generalisation bei Immunsupprimierten.

### Therapie
Zugelassene systemische Therapie gegen Orthopox-Virusinfektionen existiert nicht. Cidovir zeigt experimentell eine antivirale Wirkung gegen Vaccinia und wurde daher zur Behandlung von Impfkomplikationen in Betracht gezogen.

**Cave: z.T. letale Nebenwirkungen!**

Therapie ansonsten symptomatisch. Bei bakterieller Sekundärinfektion: systemische Antibiotikatherapie.

## Kürettage

### Definition
Entfernung einer oberflächlichen Hautveränderung mittels einer Kürette. Es werden Löffel- und Ringküretten unterschieden. Die Indikation für die Kürettage beschränkt sich in der Regel auf gutartige bzw. prämaligne oberflächliche Hautveränderungen. Die Möglichkeit zur histologischen Untersuchung besteht, allerdings ist eine entsprechende Randschnittkontrolle nicht möglich.

## Kürette

### Synonym(e)
Curette

### Definition
Stumpfer oder scharfer spezieller chirurgischer Löffel zur Durchführung einer Kürettage. Neben sterilisierbaren Küretten sind Einmalküretten (Ringkuretten) im Handel (Firma Stiefel).

## Kurzzugbinden

### Definition
Wiederverwendbares Bindematerial (Dehnbarkeit bis 60%) das zur Kompressionstherapie (s.a. Kompressionsverband, phlebologischer) bei phlebologischen und lymphologischen Erkrankungen dient.

### Durchführung
- Die Anwendung des phlebologischen Kompressionsverbandes (PKV) erfordert spezielle Kenntnisse und besondere Erfahrung. Der phlebologische Kompressionsverband (PKV) kann als Wechselverband oder als Dauerverband angelegt werden.
- Der Wechselverband wird täglich erneuert.
- Der Dauerverband verbleibt über einen längeren Zeitraum, meist über mehrere Tage.
- Der PKV schließt mindestens ein großes Gelenk mit ein. Wegen des höheren Arbeitsdruckes und des niedrigen Ruhedruckes unter dem Verband, werden Kurzzugbinden bevorzugt.

## Kutaneo-ossales Syndrom Q87.8

### Synonym(e)
Miescher-Syndrom; Miescher-Burckhardt-Syndrom

### Definition
Wahrscheinlich rezessiv vererbte Kombination von Chondrodysplasia calcificans congenita mit follikulärer Atrophodermie, Pseudopélade des behaarten Kopfes, ggf. Incontinentia pigmenti, Keratosis palmoplantaris diffusa circumscripta und Keratosis follicularis.

## KUVA-Therapie

### Definition
UVA-Bestrahlung nach vorheriger peroraler Einnahme des Photosensibilisators Khellin (Furanochromon). Khellin weist keine phototoxischen Eigenschaften auf und hat potentiell eine geringere mutagene Aktivität als der Photosensibilisator Psoralen (s. Methoxsalen und PUVA-Therapie).

### Indikation
Vitiligo (bei ausgedehntem Befall). Nicht bei akral betonter Vitiligo. Eingehende Aufklärung des Patienten über die etwa 30-40% Repigmentierungsrate. Dauer der Behandlung zunächst 6 Monate, bei Ansprechen der Therapie Fortführung über 2 Jahre, sonst Abbruch.

**Merke: Khellin ist nicht offiziell zur systemischen Photochemotherapie zugelassen. Deshalb trägt der Arzt das Risiko. Aufklärung und schriftliche Einwilligung des Patienten ist deshalb Voraussetzung! Regelmäßige Kontrolle der Leberwerte.**

### Durchführung
Einnahme von Khellin **R143** 2 Std. vor UVA-Therapie. Anschließend Bestrahlung mit UVA. Es kann in der Regel mit

2 J/cm$^2$ begonnen werden. Relativ schnelle Steigerung ist bei jeder zweiten Bestrahlung um 1 J/cm$^2$ möglich bis auf Erhaltungsdosis von 10 J/cm$^2$. Behandlungshäufigkeit 4mal/Woche.

### Unerwünschte Wirkungen

- Akute Verbrennung 1. bis 2. Grades bei Überdosierung, Juckreiz, Übelkeit. Bei fehlendem Augenschutz Keratitis photoelectrica.
- Bei Langzeittherapie können u.a. auftreten: Elastosis actinica, Lentigines, Melanom, malignes, Lentigo-maligna-Melanom, spinozelluläres Karzinom, Basalzellkarzinom, Hodenkarzinom bei Männern (Gonadenschutz!), fragliche Kataraktbildung (Augenschutz!).
- Wichtigste Langzeitnebenwirkung der KUVA-Therapie sind spinozelluläre Karzinome.

### Kontraindikation

Wie bei der PUVA-Therapie, s. dort.

## Kveim-Test

### Synonym(e)

Kveim-Nickerson-Reaktion

### Definition

Intrakutantestung eines Extraktes aus Sarkoidosegranulomen. Positiv in 80% der Erkrankungsfälle. Heute obsolete Reaktion bei der Sicherung der Diagnose der Sarkoidose.

### Durchführung

Intrakutane Injektion von 0,2 ml einer Suspension von hitzesterilisiertem Gewebsbrei aus Sarkoidose-Lymphknoten und Milz (Kveim-Suspension). Bei positivem Ausfall: „Sarkoidose-Knötchen" im Injektionsort nach 4-6 Wochen.

## Kwashiorkor E40.x0

### Erstbeschreiber

Williams, 1933

### Synonym(e)

Mehlnährschaden; Unterernährungssyndrom, malignes; protein-energy malnutrition

### Definition

Schwere chronische Mangelernährung (Eiweißmangelsyndrom) bei Säuglingen und Kleinkindern (sog. infantile Pellagra) besonders in warmen Ländern. Kwashiorkor ist der Eingeborenensprache der Afrikanischen Goldküste entnommen (Kwashi = Knabe; orkor = rot).

### Vorkommen/Epidemiologie

Vor allem Kleinkinder in Afrika, Südamerika, West-Indien.

### Ätiologie

Defizit im Energiestoffwechsel durch verminderte Eiweißzufuhr bei gleichzeitigem Einwirken anderer Noxen, diskutiert werden Infektionen und nutritive Noxen, z.B. Aflatoxin. Die Pathogenese ist im Einzelnen unklar. Die Ödeme sind nicht obligat mit einer Hypoproteinämie gekoppelt.

### Klinisches Bild

- Hauterscheinungen: Parakeratotische Verhornungsneigung, entzündliche und squamös-krustöse Veränderungen, vor allem im Windelbereich, an den Trochanteren, Knien, Ellenbogen, Druckstellen am Rumpf, unter Aussparung der lichtexponierten Hautareale. Bläulich-rote oder rötlich-braune Erytheme, später deutliche Schuppung, Rhagadenbildung in den großen Gelenkbeugen. Charakteristische Depigmentierungen: Hypopigmentierungen um den Mund und an den Beinen mit frühzeitiger ödematöser Schwellung. Mögliche Hyperpigmentierung nach Abheilung der entzündlichen Veränderungen. Trockene, feine, leicht brechende, glanzlose Haare mit rötlich-bräunlichem Farbton. Bandartiger Wechsel von normaler und krankhafter Haarfarbe ergibt das charakteristische Flaggenzeichen. In fortgeschrittenen Fällen Entwicklung von dunklen, fast purpurfarbenen Flecken in der Leistengegend.
- Extrakutane Manifestationen: Anorexie, Ödeme, besonders an Händen und Füßen, Hypalbumin-Dysproteinämie (inkonstant). Gastrointestinale Störungen: Diarrhoe, Erbrechen. Reizbarkeit, Irritabilität, Apathie; Zeichen der Polyavitaminose. Hepatomegalie, Diarrhoe, Apathie, Retardierung des Wachstums und der geistigen Entwicklung, Muskelatrophie.

### Differenzialdiagnose

Pellagra.

### Therapie

Eiweißzufuhr durch proteinreiche Kost.

### Prognose

In leichten Fällen unter entsprechender Nahrungs- und Eiweißzufuhr Rückbildung. 10-30% Mortalität in schweren und rezidivierenden Fällen.

L

## LA-Antikörper

### Synonym
SSB-Antikörper

### Definition
Antikörper gegen ein 47 kDa großes RNA-bindendes Nukleoprotein.

### Vorkommen
V.a. mit dem Sjögren-Syndrom assoziiert. S.a. Sicca-Symptomatik, s.a.u. Lupus erythematodes, systemischer.

### Hinweis(e)
Zwischen Anti-LaSSB und Anti-RoSSA besteht eine enge Verbindung: Ant-RoSSa werden zwar in vielen Seren solitär detektiert, wohingegen Anti-LaSSB in der Regel von Anti-RoSSA bgeleitet werden.

## Lackdermatitis L24.8

### Synonym
Lackkrätze; „Mah-Jongg"- Dermatitis

### Definition
Meist toxisches Kontaktekzem, hervorgerufen durch den Milchsaft von Rhus vernicifera und Rhus succedanea, der zu japanischem und chinesischem Lack verarbeitet wird.

### Therapie
Meiden der auslösenden Noxe. Behandlung der Hautveränderungen s.u. Ekzem.

## Lackhand L24.8

### Definition
Chronisches toxisches Kontaktekzem bei Friseuren durch Kontakt mit Thioglykolaten oder Kaltwellenentwickler.

### Lokalisation
Beugeseiten der Finger, Handteller.

### Klinisches Bild
Hochrote, gespannte glänzende Haut, verstrichene Papillarlinien. Hyperhidrose. Mögliche Entwicklung von Bläschen, Schuppen, Rhagaden.

### Therapie
Meiden der auslösenden Noxe. Behandlung der Hautveränderungen entsprechend dem toxischen Kontaktekzem. S.u. Ekzem, Kontaktekzem.

## Lackzunge K14.91

### Synonym
Leberzunge

### Definition
Lackartig glänzende, auffällig rote, fast immer belagfreie Zunge von derber Konsistenz mit regelmäßiger Felderung und mäßig feuchter Schleimhautoberfläche.

### Vorkommen/Epidemiologie
Die „rote, glatte Leberzunge" ist nicht spezifisch und nicht bei jedem Fall von schwerer Hepatopathie vorhanden. Es liegen fast immer nutritive Mangel- oder Stoffwechselkrankheiten vor, z.B. bei rezidivierenden Ulzerationen bei Enteritis regionalis. S.a.u. Glossitis Möller-Hunter.

## Lactose-Intoleranz E73.8

### Synonym
Lactase-Intoleranz; Milchzucker-Unverträglichkeit; Lactase-Mangelsyndrom

### Definition
Milchzuckerunverträglichkeit, bei der ein Bestandteil der Milch, die Lactose (= Milchzucker), Unverträglichkeiten hervorruft. Der Schweregrad ist individuell sehr unterschiedlich und davon abhängig, ob die Lactase (Milchzucker spaltendes Enzym) völlig fehlt oder noch eine Restfunktion ausübt.

### Einteilung
Primärer Lactasemangel (selten). Abhängig vom Zeitpunkt der Manifestation werden zwei Formen unterschieden:
- Neonataler Lactasemangel: Hereditäre, sehr seltene Stoffwechselkrankheit mit klinischer Symptomatik bereits beim Stillen.
- Primär erworbener (physiologischer) Lactasemangel: Manifestation, wenn die produzierte Lactasemenge im Laufe des Lebens abnimmt. Diese Form ist weltweit weit verbreitet und manifestiert sich meist im Erwachsenenalter.

Sekundärer Lactasemangel: Lactasemangel als Begleiterscheinung anderer Erkrankungen wie z.B. Zoeliakie, Enteritis regionalis (M. Crohn), Colitis ulcerosa sowie Z.n. Magen- oder Darmoperationen. Wenn die auslösende Erkrankung abgeheilt ist, kann auch wieder ausreichend Lactase gebildet werden.

### Vorkommen/Epidemiologie
Weltweit, aber regional unterschiedlich verbreitet. Die Mehrzahl der Weltbevölkerung (ca. 90%) kann Milchzucker nach dem Säuglingsalter nicht mehr vollständig verwerten. In asiatischen Ländern z.B. fehlt den meisten Menschen das Enzym zur Spaltung des Milchzuckers. Daher findet man in diesen

Regionen auch keine Milch oder Käseprodukte auf dem Speiseplan. In Mitteleuropa leiden ca. 10-20% der Durchschnittsbevölkerung an einer Lactoseintoleranz.

### Ätiologie
Fehlen bzw. unzureichende Produktion des Verdauungsenzyms Lactase (Vorkommen im Dünndarm). Lactase ist notwendig, um Milchzucker in seine Einzelbestandteile (Glukose + Galactose) zu spalten. Wird Lactose nicht abgebaut, so gelangen größere Mengen in untere Darmabschnitte. Sie dienen dort den Bakterien als Nährsubstrat. Folge: Vergärung des Milchzucker mit Entstehung großer Mengen an Gasen und organischen Säuren.

### Klinisches Bild
Gastrointestinale Störungen mit Bauchschmerzen, Koliken, Völlegefühl, Blähungen, Durchfall, Übelkeit.

### Diagnose
Oraler Milchzuckerbelastungstest mit 50 g Milchzucker. Wird die Lactose im Dünndarm nicht ausreichend resorbiert, kann dies mit zwei Methoden nachgewiesen werden:
- Blutzuckertest: Fehlender oder zu geringer Blutzuckeranstieg (Blutzuckeranstieg <20 mg/100 ml Blut).
- Atemtest: Anstieg des Wasserstoff- oder Kohlendioxidgehaltes in der Atemluft vermindert (Erklärung: Die nicht resorbierte Lactose gelangt nämlich in den Dickdarm und wird von den dortigen Bakterien unter Freisetzung von Wasserstoff verstoffwechselt).

### Differenzialdiagnose
Nahrungsmittelallergie, Nahrungsmittelunverträglichkeit (s.a. Histamin-Intoleranz), Fructose-Intoleranz (mit analoger klinischer Symptomatik).

### Komplikation
Da Milchprodukte Hauptlieferanten des Kalziums sind, Gefahr der Osteoporose. Bei Vegetariern, deren Haupt-Eiweißlieferant meist Milch- und Milchprodukte darstellen, zusätzliche Gefahr eines Eiweißmangels.

### Therapie
Karenzkost! Mit landesüblicher Kost werden etwa 20-30 g Lactose zugeführt. Möglichkeit der medikamentösen Therapie mit Lactase (Tbl. und Tropfen).

### Prophylaxe
Reduzierung bzw. Meidung von Milch und Milchprodukten.

### Hinweis(e)
Informationen über eine ausgewogene Ernährung sind u.a. erhältlich über: Deutscher Allergie- und Asthmabund e.V. (DAAB) sowie die Deutsche Haut- und Allergiehilfe.

**Lactose-Intoleranz. Tabelle 1.** Lactosegehalt in Lebensmitteln (Quelle: Kasper, Ernährungsmedizin und Diätetik)

| | Lebensmittel | Lactosegehalt in g/100 g Lebensmittel |
|---|---|---|
| Magermilch- und Trockenmilchprodukte | Frischmilch, H-Milch | 4,8-5,0 |
| | Milchpulver | 38,0-51,5 |
| | Molke, Molkegetränke | 2,0-5,2 |
| | Dickmilch | 3,7-5,3 |
| | Frucht-Dickmilch | 3,2-4,4 |
| | Joghurt | 3,7-5,6 |
| | Joghurtzubereitungen | 3,5-6,0 |
| | Kefir | 3,5-6,0 |
| | Buttermilch | 3,5-4,0 |
| Sahneprodukte | Sahne, Rahm (süß, sauer) | 2,8-3,6 |
| | Creme fraiche, Creme double | 2,0-4,5 |
| | Kaffeesahne (10-15% Fett) | 3,8-4,0 |
| | Kondensmilch (4-10% Fett) | 9,3-12,5 |
| Butterprodukte | Butter | 0,6-0,7 |
| | Butterschmalz | 0 |
| Eis/Desserts | Desserts, Fertigprodukte wie Pudding, Milchreis | 3,3-6,3 |
| | Eiscreme | 5,1-6,9 |
| | Sahneeis | 1,9 |
| Quark/Käse | Magerquark | 4,1 |
| | Rahmfrischkäse | 3,4-4,0 |
| | Quark (10-70% Fett i.Tr.) | 2,0-3,8 |
| | Schichtkäse (10-50% Fett i.Tr.) | 2,9-3,8 |
| | Hüttenkäse | 2,6 |
| | Frischkäse (10-70% Fett i.Tr.) | 2,0-3,8 |
| | Schmelzkäse (10-70% Fett i.Tr.) | 2,8-6,3 |
| | Kochkäse (0-45% Fett i.Tr.) | 3,2-3,9 |
| | Hart-, Schnitt- und Weichkäse | lactosefrei bzw. geringe Mengen |

## Lagerungsprobe

### Definition
Einfache Untersuchungsmethode, die wichtige Aufschlüsse über den Kompensationsgrad eines arteriellen Verschlusses der unteren Extremitäten gibt. S.a.u. Arterielle Verschlusskrankheit, chronische.

### Durchführung
Der auf dem Rücken liegende Patient beugt beide Beine im Hüftgelenk nach oben und führt über 2 Minuten entweder abwechselnde Dorsal- und Plantarreflexionen oder Kreisbewegungen im Sprunggelenk aus. Bei unzureichender Durch-

blutung kommt es zu einer Abblassung der Haut vornehmlich im Bereich der Fußsohlen, eventuell auch zu ischämischen Schmerzen in der Wadenmuskulatur. Nach 2 Min. (oder mit Einsetzen der Schmerzen) rasches Herabhängen der Beine. Beim Gefäßgesunden röten sich die Füße innerhalb von 5 Sek., die Hauptvenen sind spätestens nach 10 Sek. gefüllt. Eine zeitliche Verzögerung von Hautrötung und Venenfüllung sind zusammen mit der Intensität einer reaktiven Hyperämie ein Kriterium für den Schweregrad der Arteriendurchblutungsstörung.

## Lambliasis A07.1

### Erstbeschreiber
van Leeuwenhoek, 1681; Lambl, 1859; Stiles, 1902

### Synonym
Giardiasis

### Definition
Parasitose durch Giardia lamblia.

### Klinisches Bild
- Integument: Hauterscheinungen sind eher selten. Beobachtet wurden polymorphe Exantheme, die von ihrem Erscheinungsbild her nur wenig spezifisch sind, meist mit urtikariellen, psoriasiformen, bullösen oder pustulösen Hautveränderungen. Weiterhin beschrieben sind Paronychien, diffuse Alopezie, rektale Erosionen.
- Extrakutane Manifestationen: Akute und chronische Enteritiden, gelegentlich mit Malabsorptionssyndrom.

### Diagnose
Erregernachweis in Form von Parasitenzysten im frischen oder fixierten Stuhl (ggf. wiederholt) oder Nachweis von Trophozoiten in der Jejunalflüssigkeit.

### Interne Therapie
- Metronidazol (z.B. Clont) tgl. ED von 2 g mit dem Frühstück an 3 aufeinander folgenden Tagen (Kinder: 30 mg/kg KG/Tag über 3 Tage).
- Alternativ: Tinidazol (z.B. Simplotan) 2 g/Tag als Einmaldosis oder Nimorazol (Esclama) 4mal/Tag 500 mg p.o. über 7 Tage.
- Alternativ (Off-Label-Use): Nitazoxanid (z.B. Alinia): 2mal/Tag 500 mg p.o. für 3 Tage.
- Ausgleich des Malabsorptionssyndroms mit vitaminreicher Ernährung.

Merke: **Kein Genuss von Alkohol bei Gabe von Metronidazol und Tinidazol!**

### Prophylaxe
Meiden verunreinigten Trinkwassers und ungekochter Lebensmittel. Der Infektion förderlich sind Hyp- und Anazidität des Magensaftes sowie kohlenhydratreiche Ernährung.

## Lamelle, kornoide

### Definition
Säulenförmiger schmaler Parakeratosekegel, der sich durch das orthokeratotische Hornmaterial zieht. Das Epithel an diesen Stellen ist leicht eingesunken, fokal fehlt das Stratum corneum. Keratinozyten unterhalb der kornoiden Lamelle sind vakuolisiert, vereinzelt finden sich Einzelzellnekrosen; die kornoide Lamelle ist kennzeichnend für Erkrankungen der Porokeratosegruppe.

## Lamivudin

### Definition
Virustatikum.

### Wirkungen
Nukleosidanalogon, kompetitiver Hemmer der reversen Transkriptase von HIV.

### Indikation
Kombinationstherapie der HIV-Infektion, i.d.R. mit einem PI oder NNRTI. Kompensierte chronische Hepatitis B (bei Erwachsenen), dekompensierte Hepatitis B (bei Erwachsenen).

### Dosierung und Art der Anwendung
- HIV-Infektion (Epivir): Patienten >12 Jahre: 2mal 150 mg/Tag p.o. oder 1mal/Tag 300 mg p.o.
- Patienten >3 Monate - 12 Jahre: 2mal/Tag 4 mg/kg KG (max. 300 mg/Tag).
- Hepatitis (Zeffix): 100 mg/Tag p.o.

Merke: **Dosisanpassung bei verminderter Kreatinin-Clearance erforderlich.**

### Unerwünschte Wirkungen
Allergische Exantheme, Übelkeit, Schlaflosigkeit, Kopfschmerzen, Fieber, Abgeschlagenheit, Diarrhoe, abdominelle Schmerzen, Neutropenie, Anämie.

### Wechselwirkungen
Cotrimoxazol führt zu einer Erhöhung des Lamivudin-Spiegels.

### Kontraindikation
Kinder mit Pankreatitis in der Anamnese, Stillzeit.

### Präparate
Epivir, Zeffix

## Landmannshaut L57.86

### Synonym
Seemannshaut

### Definition
Durch Kumulation schädigender Sonnen- oder anderer Lichteinwirkung veränderte Haut mit Atrophie der Epidermis, Pigmentverschiebungen und aktinischer Elastose.

### Ätiologie
Lang dauernde aktinische Hautschädigung.

### Lokalisation
Unbedeckte Körperareale, vor allem Gesicht, Nacken, Handrücken.

### Klinisches Bild
Pergamentartig dünne, durchscheinende, leicht lädierbare Haut, Lichenifikationen, scheckige poikilodermieartige Veränderungen, Purpura factitia senilis, weißliche, sternförmige Narben, Keratosis actinica; s.a. Atrophie des Lippensaumgebietes, Cutis rhomboidalis nuchae, Elastoidosis cutanea nodularis et cystica.

### Histologie
Epithelatrophie oder -hypertrophie, schwere aktinische Elastose, ggf. Zellatypien.

### Therapie
Textiler und physikalischer Lichtschutz, Exzision malignitätsverdächtiger Herde, Hautpflege mit fettenden Externa (z.B. Asche Basis Salbe, Linola Fett, Excipial Mandelölsalbe).

### Prognose
Gefahr der Entstehung von Präkanzerosen, Basalzellkarzinomen, Karzinomen.

## Langerhanszelle

### Definition
Aurophile, dendritische, vorwiegend im Stratum spinosum lokalisierte Zelle mesenchymaler Herkunft mit phagozytotischen Fähigkeiten. Wichtige Funktion bei epikutaner Sensibilisierung: Antigenpräsentation. Antigen-Eigenschaften: CD1- und S100-positiv.

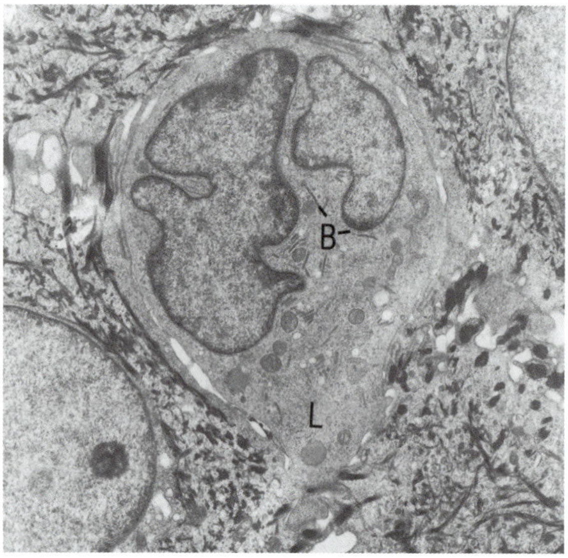


**Langerhanszelle.** Elektronenmikroskopie: Langerhanszelle (L) in der Epidermis, B = Birbeck Granulae

## Langzugbinden

### Definition
Kompressionsbinden (s.a.u. Kompressionstherapie) mit einer Dehnbarkeit bis über 130%. Aus der hohen Dehnbarkeit ergeben sich ein hoher Ruhe- und ein geringer Arbeitsdruck. Heutzutage werden vornehmlich Kurzzugbinden in der Kompressionstherapie von chronisch venöser Insuffizienz, Thrombophlebitis, Phlebödem, u.a. benutzt, da die Tiefenwirkung umso größer ist, je unelastischer die Verbandsmittel beschaffen sind.

## Lanolin

### Definition
Sekret aus den Talgdrüsen von Schafen, das bei der Wäsche von Schafswolle zurückgewonnen wird. Lanolin ist die international gebräuchliche INCI-Kennzeichnung von Wollwachs. Es enthält verschiedene Ester höherer Fettsäuren, aliphatische- und zyklische Alkohole. S.a.u. Wollwachsalkohole.

### Indikation
- Als alleinige Salbengrundlage ist Wollwachs wegen seiner Klebrigkeit und Zähigkeit weniger geeignet. Zusammen mit festen und flüssigen Kohlenwasserstoffen, Isopropylmyristat, Ölsäureoleylester u.a. entsteht eine gut spreitende und wasseraufnehmende Grundlage!
- Aufgrund sehr guter hautpflegender Eigenschaften wird die Wundheilung beschleunigt, daher ist Lanolin in Wundsalben, Babycremes und Pflegecremes sowie in Hautschutzsalben enthalten.
- Einsatz in kosmetischen Präparaten als Emulgator, stark haftendes Lipid und Überfettungsmittel.
- In der Gynäkologie verschriebene, reine Lanolin-haltige Creme zur Pflege der Brustwarzen bei stillenden Müttern.
- Grundlage wasseraufnehmender Salbengrundlagen (200-300% Wasser in Form einer W/O-Emulsion), als lipophiler Emulgator für W/O-Cremes, Fettpuder, Weichmacher in Heftpflastern.

**Merke: Pestizidbelastung und allergene Potenz sind vorhanden.**

### Komplikation
Relevante Sensibilisierungsraten von Wollwachsalkoholen sind bei Patienten mit Ulcus cruris nachweisbar.

### Präparate
z.B. PureLan 100 Lanolin von Medela

### Hinweis(e)
Lanolin besteht zu 96% aus Wachsestern, zu 3-4% aus freien Alkoholen und kleineren Anteilen an Fettsäuren und Kohlenwasserstoffen. Es ist ein Gemisch aus flüssigen und festen wachsartigen Massen. Es kann ein Mehrfaches seines Gewichtes an Wasser aufnehmen und bildet dabei W/O-Emulsionen.

## Lanugohaar

### Synonym
Lanugo hair

### Definition
Kurze, dünne, marklose, pigmentarme oder pigmentfreie Haare in der Fetalzeit, die schon im 7.-8. Intrauterinmonat abgestoßen werden. Es wachsen kurze Lanugohaare nach, die bis zum 3. Lebensmonat durch kurze, gering pigmentierte marklose Vellushaare ersetzt werden. Die Körperbehaarung, ebenso wie die Terminalhaare, wachsen in den ersten 4 Lebensmonaten synchron, erst anschließend zunehmend asynchron.

## Laron-Syndrom E34.3

### Erstbeschreiber
Laron et al., 1966

### Synonym
primary growth hormone insensitivity; Laron syndrome; Laron type dwarfism; primary GH resistance syndrome

### Definition
Störung des motorischen Wachstums mit Muskelschwäche, Pubertas tarda, Gesichtsdysmorphien, Zahnentwicklungsstörungen, Hüftdysplasien sowie Hypotrichose.

### Vorkommen/Epidemiologie
Selten. Weltweit sind 200-300 Fälle beschrieben, überwiegend bei Patienten semitischer Ethnizität. Gehäuft in Familien mit kosanguinen Verbindungen.

### Ätiologie
Autosomal-rezessive Mutationen des GHR Gens (Growth hormone receptor Gen; Genlokus: 5p13-p12) sowie des STAT5B Gens (= Signal transducer and activator of transcription 5B Gen; Genlokus: 17q11.2) mit Defekten des GH-Rezeptors. Hieraus resultieren Störungen der nachgeschalteten Kaskade. Das GHR-Gen kodiert für den „Insulin-like Growth Factor-1 (IGF-1)", der an einen Rezeptor an der Zelloberfläche (IGF-1R) bindet. IGF-1R ist ein Regulator der Zellproliferation bei der Entwicklung des Haarfollikels. Die fehlerhafte Kaskade führt zu Entwicklungsstörungen des Haarfollikels mit konsekutiven Haarschaftanomalien.

### Manifestation
Frauen und Männer sind etwa gleich häufig betroffen.

### Klinisches Bild
- Integument: Spärliche Behaarung sowie Haaranomalien wie Pili torti et canaliculi, longitudinale Furchung der Haare (s. Pili bifurcati), verjüngte Haarschäfte sowie proximale Trichorrhexis nodosa. Hypohidrose.
- Extrakutane Manifestationen: U.a. Störungen des motorischen Wachstums (Muskelschwäche, Wachstumsverzögerungen), Gesichtsdysmorphien, Zahnentwicklungsstörungen, Hüftdysplasien, Pubertas tarda.

### Labor
Stark erhöhtes HGH und erniedrigtes IGF-1 im IGF-1 Regenerationstest. Häufig Hypoglykämien und Hypercholesterinämie.

### Therapie
Zusammenarbeit mit Pädiatern und Endokrinologen. Symptomatische Therapie der Hauterscheinungen wenn erforderlich. Substitution von IGF-1 ist in vielen Fällen erfolgreich.

## Larva currens B78.11

### Definition
Für die Strongyloidose pathognomonische Sonderform der Larva migrans: Einzelne oder mehrere bandartige, lang gestreckte, rezidivierende Urtikae im Gesäßbereich, die sich innerhalb von Stunden bis Tagen ausbilden und eine gegenüber den Infektionen mit Ankylostoma-Arten (Hakenwürmer) besonders hohe Wanderungsgeschwindigkeit (bis zu 10 cm/Tag) aufweisen.

### Therapie
Ivermectin (Mectizan) 150-200 µg/kg KG als ED, Wiederholung der Therapie nach 3 Wochen wegen häufiger Reinfektion ist empfehlenswert. Alternativ: Tiabendazol (z.B. Mintezol) 2mal 25 mg/kg KG/Tag über 2-3 Tage. Alternativ: Albendazol (z.B. Eskazole) 400 mg/Tag über 3 Tage.

## Larva migrans B76.9

### Erstbeschreiber
Lee, 1874

### Synonym
Kriechkrankheit; Hautmaulwurf; plumber's itch; water dermatitis; creeping eruption; Myiasis linearis migrans; creeping myiasis

### Definition
Einwanderung von Larven verschiedener Parasitenarten (Würmer/Fliegen) in die Haut mit charakteristischen, sich entzündlich abzeichnenden, linearen Wanderungswegen.

### Erreger
Verschiedene Parasiten können das klinische Bild der „Larva migrans" auslösen:
- Larven der Pferdebremsen
- Ankylostoma-Arten (Hakenwürmer wie Ancylostoma brasiliense, A. caninum, A. duodenale)
- Strongyloides-Arten
- Cordylobia anthropophaga (Tumbufliege: Afrika).

### Vorkommen/Epidemiologie
- Ankylostoma (insbes. Ancylostoma brasiliens und caninum; Strongyloides stercoralis): Die Larven der o.g. Nematoden (Fadenwürmer) bohren sich beim Barfußgang oder Liegen am Strand aktiv durch die Haut. Infektionsquellen sind durch Hunde- und Katzenkot verunreinigte Strände und Spielflächen von Kindern.
- Myiasis linearis migrans (insbesondere Arthropodenlarven der Gattung Gastrophilus): Durch die Haut penetrierte Fliegenlarven. Meist an afrikanischen Stränden (Barfußgang) auftretend.

### Manifestation
V.a. an der unteren Extremität und Glutaealgegend auftretend, entsprechend den Körperstellen, die mit larvenenthaltendem Sand, wie er in tropischen und subtropischen Gegenden zu finden ist, in Berührung gekommen sind.

### Klinisches Bild
An der Eintrittsstelle juckende Dermatitis mit Ödem, Papeln, Papulovesikeln. Gewundene, fadenförmige, stark juckende,

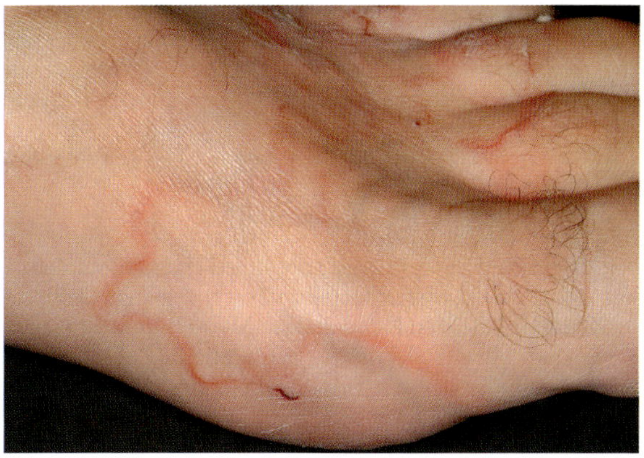

**Larva migrans.** Akut aufgetretene, seit 4 Wochen bestehende, juckende, dynamisch zunehmende, linienförmige, feste, lividrote Plaque am rechten Fußrücken nach einem Badeurlaub in Thailand.

kräftig gerötete Gänge, die sich pro Tag um 1-2 cm verlängern. Bei Strongyloidesarten ist mit 10 cm/Stunde die Wanderungsgeschwindigkeit besonders hoch (Larva currens). Gefahr der bakteriellen Superinfektion. Seltener sind follikuläre Papeln oder Pusteln, bedingt durch eine Penetration der Larven in die Follikel an den Auflagestellen. An der Eintrittsstelle juckende Dermatitis mit Ödem, Papeln, Papulovesikeln. Gewundene, fadenförmige, stark juckende, kräftig gerötete Gänge, die sich pro Tag um 1-2 cm verlängern.

### Differenzialdiagnose

Das Klinische Bild mit den juckenden, bizarren Gängen ist diagnostisch. Bei den seltenen follikulären Krankheitserscheinungen sind v.a. bakterielle Follikulitiden auszuschließen.

### Externe Therapie

10% Tiabendazol-Salbe (z.B. R254, Mintezol) unter Okklusion mehrfach tgl. für 5-7 Tage. Ggf. Glukokortikoid-Zusatz bei stark entzündlicher Reaktion.

### Interne Therapie

Bei ausgedehntem Befall Tiabendazol (z.B. Mintezol) 2mal/Tag 25 mg/kg KG über 2-3 Tage. Ggf. Wiederholung bei ungenügender Abheilung. Neuerdings werden zunehmend Albendazol (z.B. Eskazole) 400 mg/Tag p.o. über 3 Tage oder Ivermectin (Mectizan) 12 µg p.o. als Einmaldosis empfohlen.

### Operative Therapie

Alternativ zur externen Therapie kann Kryochirurgie versucht werden. Dieses Verfahren ist in der Regel aber nebenwirkungsreicher und weniger effektiv (Nematoden-Larven überleben evtl. tiefe Temperaturen).

> Merke: **Auf Behandlung eines ausreichend großen Hautareals ist zu achten, da die Wanderwege der Larven den entzündlichen Veränderungen vorauseilen!**

## Laser

### Synonym

Light Amplification by Stimulated Emission of Radiation

### Definition

Akronym für "Light Amplification by Stimulated Emission of Radiation". Durch stimulierte Emission von Strahlung erfolgt eine kohärente Verstärkung elektromagnetischer Schwingungen, wodurch gebündeltes, monochromatisches, energiereiches Licht mit hoher Intensität und guter Fokussierbarkeit erzeugt wird. Als aktive Medium des Lasers können Festkörper (z.B. Rubinkristalle), Flüssigkeiten (Farbstofflösungen, z.B. Rhodamin 6G oder Gase (z.B. Argon, $CO_2$) gewählt werden.

### Allgemeine Information

- Laser können ihre Energie kontinuierlich (continous wave -cw-) oder in Pulsen (gepulste Laser) abgeben. Gepulste Laser produzieren Lichtblitze im Mikrosekundenbereich. Extrem kurze Belichtungszeiten und sehr hohe Leistungen können durch eine Güteschaltung (quality switch -qs-) erzielt werden.
- Medizinisch wichtige Laser (in Klammern emittierte Wellenlängen):
  - Alexandrit-Laser (755 nm): Mit dem gütegeschalteten Alexandritlaser werden Tätowierungen und pigmentierte Hautveränderungen behandelt. Die Wirkungsweise und Nebenwirkungsrate sind ähnlich wie beim Rubinlaser.
  - Argon-Laser (488 nm): seit 1975 vor allem zur Behandlung von Gefäßveränderungen der Haut und bei oberflächlichen Pigmentveränderungen eingesetzt. Das Licht des Argonlasers kann etwa 1 mm tief in die Haut eindringen. Durch die aufgenommene Energie werden die Gefäße verschlossen bzw. die pigmentierten Zellen zerstört. Das Risiko für Narben und Farbveränderungen ist höher als beim Farbstofflaser.
  - $CO_2$-Laser (10.600 nm): Ablativer Laser, geeignet zum „Skin-Resurfacing", zur Glättung von Aknenarben, aber auch zur Abtragung von Xanthelasmen und Syringomen. Das Prinzip der $CO_2$-Laserbehandlung beruht auf der Verdampfung der obersten Hautschichten. Die Energie der Laserimpulse wird von wasserhaltigen Zellen aufgenommen und in Wärme umgewandelt.
  - Dioden-Laser (v.a. 805-810 nm): Speziell für die Epilation (Photoepilation) konstruierter Laser. Als Lichtquelle werden Dioden (Halbleiter) verwendet.
  - Erbium-YAG-Laser (2.940 nm): Ablativer Laser; ähnlicher Einsatzbereich wie für $CO_2$-Laser. Er entwickelt im Vergleich zum Kohlendioxid-Laser weniger Hitze (kalte Abtragung). Die Behandlung ist dadurch schmerzärmer und die behandelte Haut heilt schneller ab. Der Nachteil dieses Lasertyps ist, dass durch fehlende Hitzeentwicklung kein Kollagenshrinking und keine Blutstillung stattfindet. Der Effekt der Glättung ist dadurch etwas geringer.
  - Excimer-Laser (308 nm): Aufgrund des Emissionsspektrums vor allem zur Behandlung einzelner Psoriasis-Plaques bei der chronisch stationären Psoriasis vulgaris verwendet.
  - Farbstoff-Laser (585-600 nm): Mit dem gepulsten Farbstofflaser können Naevi flammei, senile Angiome und Naevi aranei entfernt werden. Die Wirkung beruht auf dem Prinzip der sogenannten selektiven Photothermolyse. Dabei wird das Licht des Lasers von pigmentreichen Strukturen aufgenommen und in Wärme umgewandelt. Durch diese Hitze wird die jeweilige Zielstruktur selektiv geschädigt bzw. zerstört. Zielstrukturen des Farbstofflasers sind u.a. kleine Hautgefäße, u.a. Besenreiser.
  - Neodym-YAG-Laser (QS: 532 nm; gepulst 1064 nm): Der langgepulste Nd-YAG-Laser ist vor allem für die Therapie von Gefäßveränderungen geeignet. Bei knotigen Naevi flammei und bei dicken bzw. tief liegenden Blutschwämmchen wird ein dünner Lichtleiter in das Gewebe eingeführt und ermöglicht somit eine Behandlung in der Tiefe. Das Licht des Nd-YAG-Lasers wird von den Blutkörperchen absorbiert. Diese kleben zusammen, und verschließen die Gefäße. Tätowierungen lassen sich mit dem gütegeschalteten Nd-YAG-Laser sehr gut entfernen.
  - Rubin-Laser (694 nm): Der gütegeschaltete Rubin-Laser eignet sich besonders zur Entfernung von Tätowierungen, von Schmutzeinsprengungen, Permanent Make-Up und gutartigten pigmentierten Hautveränderungen. Das Licht des Rubinlasers wird von Melanosomen aufgenommen, die dadurch zerstört werden. Es entsteht eine Entzündung, die Makrophagen anzieht. Diese nehmen die Farbpartikel auf und transportieren sie ab. Weitere Farbteilchen werden durch die Abheilung der Krusten, die sich an den behandelten Stellen

Laser. **Tabelle 1.** Übersicht über technische Parameter und wichtige Indikationen verschiedener Laser in der Dermatologie

| Lasertyp | Wellenlänge | Pulsdauer | Energie | Pulsfrequenz | Leistung | Anwendungen |
|---|---|---|---|---|---|---|
| **Alexandrit-Laser** | 755 nm | bis 40 ms | 50J/cm² | 10 Hz | | Entfernung von Tätowierungen, Epilation, Hyperpigmentierung |
| **Argon-Laser** | 488 nm und 514 nm | | | | bis 5 W | Hämangiome, senile Angiome, N. flammeus, Teleangiektasien |
| **Dioden-Laser** | 805 (635-900) nm | bis 100 ms | bis 60 J/cm² | bis 2 Hz | 1600 W | Epilation |
| **Excimer-Laser** | 308 nm | 8 ns | 10 mJ | bis 200 Hz | 50 mW | Vitiligo, Psoriasis vulgaris und andere entzündliche Dermatosen |
| **$CO_2$-Laser** | 10.600 | <1,4 ms | 1-500 mJ | | 1-100 W | Schneiden („Skalpell"), Vaporisieren, Materialbearbeitung |
| **Ultrafine Encore-Laser** | | <2 ms | 1-250 mJ | | 1-60W | Laserpeeling, Skinresurfacing, Blepharoplastik |
| **Rubin-Laser** | 694 nm | 40 ns bis 2 ms | 10-500 mJ | 1-5 Hz | 100 W | Entfernung von Tätowierungen, Pigmentstörungen |
| **Nd-YAG-Laser** | Qs: 532 nm | 4-5 ns | 200 mJ | bis 10 Hz | 5-100 W | Gefäßerkrankungen, Entfernung von Tätowierungen (rot, gelb, orange), hypertrophe Narben |
| | gepulst: 1064 nm | 5-6 ns | 400 mJ | bis 10 Hz | 5-100 W | Entfernung von Tätowierungen, Koagulation, Schneiden („bare fiber") |
| **gepulster Farbstoff-Laser** | 585-600 nm | 500 µs oder 1500 µs | bis 20 J/cm² | | 2-9 kW | Naevus flammeus |
| **Erbium-YAG** | 2940 nm | 100-400 µs | 0,1-2 J | bis 33,3 Hz | bis 20 W | Lentigines, aktinische Keratosen, flache seborrhoische Keratosen, Milien |

bilden, entfernt. Zur dauerhaften Epilation wird der langgepulste Rubinlaser eingesetzt.

- Blitzlampen (250-1200 nm): Eine Laser-ähnliche Technologie stellt die Blitzlampen-Technik (IPL-Technik) dar. Ihr vorrangiger Einsatzbereich sind diffuse, auf Teleangiektasien beruhenden Erytheme. Auch zur Photoepilation geeignet. IPL-Licht wird z.B. von einer Xenon-Lampe emittiert.

## Lasertherapie, endoluminale

### Synonym
ELT

### Definition
Minimalinvasives Verfahren zur Therapie von Varizen, bei dem mittels einer Laserfaser ein physikalischer Schaden der Venenwand (indirekte Hitzeeinwirkung) und ein Verschluss der Vene induziert wird.

### Allgemeine Information
- Die Platzierung der Laserfaser erfolgt in Seldinger-Technik mittels Führungsdraht („Guide") und Katheter in sonographischer Kontrolle. Als ergänzende Kontrolle für die korrekte Positionierung der Faserspitze dient ein transkutan sichtbarer roter Pilotstrahl des Lasers (nur im abgedunkelten Eingriffsraum sichtbar).
- Nach Übertragung von Lichtenergie absorbiert in der Vene verbliebenes Blut die Laserenergie und verdampft. Hierdurch wird eine Dampfblase gebildet, es kommt zu einem Hitzeschaden im Bereich der inneren Gefäßwand. Dabei schließt sich das Gefäßlumen erst sekundär im Verlauf einiger Stunden nach dem Eingriff durch einen Thrombus.
- Häufig verwendete Wellenlängen des Laserlichtes liegen bei 810 nm, 940 nm und 980 nm. Hierbei ist eine Mindestenergie von 60-80 J/cm Vene empfehlenswert. Für die Wellenlänge 1320 nm werden derzeit 8 W Laserleistung verwendet, bei etwa 60 J/cm Vene.

### Indikation
Stammvarikose der V. saphena parva oder V. saphena magna oder Seitenastvarikosen. Die Indikation entspricht weitgehend dem operativen Verfahren (s.u. Krossektomie).

## Lassueur-Graham-Little-Syndrom L66.1

### Erstbeschreiber
Graham-Little, 1915

### Synonym
Graham-Little-Syndrom; Piccardi-Lassueur-Little-Syndrom; Piccardi-Lassueur-Graham-Little-Syndrom

### Definition
Variante des Lichen planus follicularis mit follikulären, spitzkeratotischen Läsionen am Stamm, den typischen klinischen und histologischen Zeichen des Lichen planus sowie einer narbigen Alopezie. Nageldystrophien sind möglich.

### Differenzialdiagnose
Keratosis follicularis, Dyskeratosis follicularis, Lupus erythematodes, Ulerythema ophryogenes.

### Therapie
Entsprechend dem Lichen planus.

## Late Phase Reaction

### Synonym
Phase 2-Reaktion; Spätreaktion der IgE-induzierten allergischen Entzündung; Spätreaktion; Lipidreaktion

### Definition
Spätreaktion der IgE-induzierten allergischen Entzündung. 3-8 Stunden nach Allergenkontakt auftretende Entzündungsreaktion.

### Allgemeine Information
- Die allergenvermittelte Aktivierung von gewebsständigen Mastzellen führt zur Zytokin-vermittelten Migration (Interleukin 3, Interleukin 5, GM-CSF) von Eosinophilen, basophilen Leukozyten und Monozyten, die über Freisetzung weiterer Entzündungsmediatoren (ECP, EDN, MBP, Histamin, Leukotriene) eine erneute Entzündungsreaktion triggern können. Hierdurch findet sich an der Haut eine indurierte Erythembildung.
- An den Bronchien hingegen dominieren Bronchokonstriktion und eine Schleimhautschwellung bedingt durch zelluläre Infiltration, Ödembildung und Schleimsekretion.

## Latex-Allergie T78.4

### Definition
- In der Regel IgE-vermittelte Typ I-Reaktion auf Latex-haltige Produkte (selten Typ IV-Reaktionen). Nach Kontakt mit Operations-, Untersuchungs-, Haushaltshandschuhen, Pflaster, Beatmungsmasken, Urinbeuteln, Darmrohren etc., allerdings auch durch bloßen Aufenthalt in Räumen, in denen Latexhandschuhe verwendet wurden, kommt es zur Reaktion im Sinne einer Kontakturtikaria mit nicht seltener Generalisation bis hin zur Anaphylaxie.
- Neben Haut- sind auch Schleimhautreaktionen möglich, z.B. bei indirektem Kontakt mit Latex-haltigen volatilen Partikeln (Rhinits, Konjunktivitis, Asthma bronchiale; s.u. Rhinoconjunctivitis allergica).

### Vorkommen/Epidemiologie
Gehäuft bei Risikogruppen, insbes. Beschäftigten im Gesundheitswesen (Häufigkeit bis zu 17%) und an Spina bifida leidenden Patienten.

### Ätiologie
Typ 1 Reaktion oder Typ IV Reaktion gegen Latexallergene. Nach der IUIS Allergennomenklatur sind inklusive der Isoformen 16 Latexallergene bekannt, die als Hevea brasiliensis-Allergene (Hev b 1 - Hev b 13) bezeichnet werden. Ursachen der Zunahme von Sensibilisierungen:
- Flächendeckende Verfügbarkeit sowie erhöhter Verbrauch von Einmallatexhandschuhen in Gesundheitseinrichtungen zum Schutz vor HIV-Infektion und anderen durch Blutkontakt übertragbaren Infektionserkrankungen.
- Verwendung von Latex u.a. in Blasenkathetern, Tuben, Beatmungsmasken, Pflastern.
- Produktionsbedingter hoher Protein- und Allergenanteil in Latexprodukten.

### Diagnose
- Prick-Testung mit teilstandardisierten, zum Teil bereits standardisierten kommerziellen Naturlatextestextrakten von verschiedenen Anbietern, Naturlatexmilch (nach Möglichkeit gering ammoniakalische oder nicht ammoniakalische Naturlatexmilch), Extrakt aus naturlatexhaltigen gepuderten medizinischen Handschuhen (Handschuhextrakt).

> **Merke: Bei Anamnese schwerer Reaktionen Verdünnungsreihen der Naturlatextestlösungen herstellen und Schwellentests durchführen.**

- Standardreihen von Aero- und Nahrungsmittelallergien (zur Erfassung assoziierter Sensibilisierungen).
- Untersuchung auf spezifische IgE-Antikörper gegen Naturlatex im Serum (auch bei schweren Naturlatex-allergischen Reaktionen sind spezifische IgE-Antikörper nicht immer nachweisbar).
- Provokationstests: Tragetest mit naturlatexallergenhaltigen, angefeuchteten Fingerlingen für 20 Minuten; Kontrolltest mit synthetischem Material an der anderen Hand.
  - Falls negativ: Geschlossener Epikutantest für 20 Minuten mit naturlatexallergenhaltigem, angefeuchtetem Handschuhmaterial auf 5 × 5 cm großer Fläche (bevorzugt am Handrücken), Kontrolltest mit synthetischem Handschuh an der anderen Hand.
  - Falls negativ: Tragetest mit naturlatexallergenhaltigem Handschuh für 20 Minuten, Kontrolltest mit synthetischem Handschuh an der anderen Hand; gegebenenfalls konjunktivaler, nasaler oder bronchialer Provokationstest mit Naturlatextestlösung; gegebenenfalls

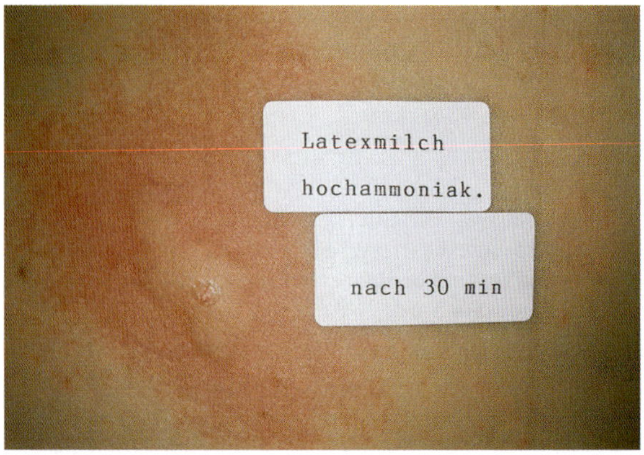


**Latex-Allergie.** Prick-Test.

Nachahmung einer als symptomauslösend beschriebenen Situation mit Naturlatexkontakt.

Bedarfsweise zusätzlich:
- Lungenfunktionsdiagnostik
- Naturlatex-Allergennachweis im vermuteten Expositionsbereich durch Staubanalyse
- Diagnostik zur Erfassung Naturlatexallergie-assoziierter Nahrungsmittelallergie
- Diagnostik hinsichtlich assoziierter Soforttyp-Allergie gegen Ficus benjamina.

### Therapie
Konsequenzen bei Naturlatexsensibilisierung oder -allergie:
- Ausstellung eines Allergiepasses.
- Mitführung und bedarfsweise Anwendung einer Notfallmedikation (orales, schnell wirksames Antihistaminikum und orales Glukokortikoid jeweils als Tropflösung oder Tbl.; Adrenalin Fertigspritze zur Injektion).
- Berufskrankheitenanzeige bei v.a. beruflicher Sensibilisierung und/oder Beschwerden am Arbeitsplatz, gegebenenfalls vorab Hautarztbericht.
- Sanierung des Arbeitsplatzes: Naturlatexallergenfreie Arbeitsmaterialien für den Betroffenen und Elimination gepuderter, naturlatexallergenhaltiger Handschuhe im gesamten Bereich. Gegebenenfalls auch hier Verwendung naturlatexallergenfreier Handschuhe erforderlich; falls diese Maßnahmen unzureichend sind: Aufgabe des Arbeitsplatzes (bei konsequenter Karenz selten nötig).
- Bei gesicherter assoziierter Nahrungsmittelallergie entsprechende Karenzmaßnahmen.

### Hinweis(e)
Es zeigen sich relativ häufig Kreuzreaktionen mit Pflanzen, Früchten oder Gemüse:
- Pflanzen: Ficus benjamina (Birkenfeige), Christusdorn, Gummibaum, Hanf, Hopfen (Bier), Immergrün, Kaffee (auch als Getränk), Kakteen, Korallen-Wolfsmilch, Maniok, Maulbeerbaum, Oleander, Rauwolfia (z.T in Medikamenten pflanzlicher Basis), Weihnachtsstern.
- Früchte: Ananas, Avocado, Banane, Datteln, Esskastanie, Feigen, Kiwi, Mango, Melone, Orange, Papaya, Passionsfrucht (Maracuja),
- Pfirsich, Tomate, Weintrauben.
- Gemüse/Salat: Chicoree, Endivie, Kartoffel, Kopfsalat, Löwenzahn, Radiccio, Schwarzwurzel, Spargel.

## Latex-Obst-Syndrom T78.1

### Definition
Kreuzreaktionen bei Latex-Sensibilisierten (Karotte, Tomate, Kastanien, Kartoffel, Sellerie, Apfel, Melone, Pfirsich) meist im Sinne eines oralen Allergiesyndroms. Anaphylaktische Reaktionen wurden nach Genuss von Bananen und Avocado beobachtet.

## Latex-Überempfindlichkeit T78.4

### Definition
Allergie oder Intoleranzreaktion auf Latex bzw. Additiva (Vulkanisatoren, Akzeleratoren, Antioxidanzien) des Verarbeitungsverfahrens. Bei Allergie meist IgE-vermittelte Soforttreaktion, selten Typ IV-Reaktionen.

**Latex-Überempfindlichkeit. Tabelle 1.** Reaktionen auf Latex-Handschuhe

| | Erkrankungen | Auslöser |
|---|---|---|
| **Allergische Reaktionen** | Typ IV-Allergien (allergisches Kontaktekzem) | Akzeleratoren (Thiurame, Thiocarbamate, Benzothiazole, Thioharnstoffe), Antioxidanzien, Vulkanisatoren, Farbstoffzusätze, Latex, Epichlorhydrin (?) |
| | Typ I-Allergien (immunologische Kontakturtikaria) | Latex, Maisstärkepuder (?) |
| **Pseudoallergische Reaktionen** | nichtimmunologische Kontakturtikaria | Maisstärkepuder (Sorbinsäure?), Druck- und Schwitzurtikaria |
| | irritativ-ekzematöse Hautreaktionen | Okklusionseffekte (Mazeration), Handschuhpuder, Desinfektionsmittel |

### Vorkommen/Epidemiologie
Nach Kontakt mit Operations-, Untersuchungs-, Haushaltshandschuhen, Pflaster, Beatmungsmasken, Urinbeuteln, Darmrohren, etc. Insgesamt zunehmende Inzidenz. Risikogruppe: Medizinisches Personal, Atopiker, Kinder mit Spina bifida oder Harntraktfehlbildungen.

### Ätiologie
Beschrieben ist die Auslösung von Typ I-, Typ IV-, pseudoallergischen sowie irritativ-ekzematösen Reaktionen durch Umgang mit im jeweiligen Produkt befindlichen Inhaltsstoffen:
- Typ IV-Allergien (allergisches Kontaktekzem): Akzeleratoren (Thiurame, Thiocarbamate, Benzothiazole, Thioharnstoffe), Antioxidanzien, Vulkanisatoren, Farbstoffzusätze, Latex, Epichlorhydrin (?).
- Typ I-Allergien (immunologische Kontakturtikaria): Latex, Maisstärkepuder (?).
- Pseudoallergische Reaktionen (nichtimmunologische Kontakturtikaria): Maisstärkepuder (Sorbinsäure?).
- Irritativ-ekzematöse Hautreaktionen: Okklusionseffekte (Mazeration), Handschuhpuder, Desinfektionsmittel.

### Klinisches Bild
S.u. Ekzem, Kontaktekzem; Kontakturtikaria; Rhinitis allergica; Anaphylaxie (Allergie, Typ I-Reaktion).

### Diagnose
Pricktest, Intrakutantest, Scratchtest, Epikutantest, Reibetest, Provokationstest, RAST.

### Therapie
Meiden des Allergens durch Tragen von Kunstgummihandschuhen z.B. aus PVC, Polyethylen, Nitrilkautschuk, Styrol-Ethylen-Butylen-Styrol oder Styrolbutadien und wenn möglich akzeleratorenfrei hergestellten, nicht gepuderten Handschuhen. Bei beruflichem Kontakt Verdacht auf Berufskrankheit der Haut melden. S.u. Latex-Allergie.

**Latex-Überempfindlichkeit. Tabelle 2.** Auswahl Latex-freier Untersuchungs- und OP-Handschuhe für medizinische Berufe

| | Hersteller/Vertrieb | Handschuh | Material | Akzeleratoren laut Herstellerangaben | | | | Puder |
|---|---|---|---|---|---|---|---|---|
| | | | | Thiurame | Dithiocarbamate | Benzothiazole | Thioharnstoffe | |
| Untersuchungshandschuhe | Ansell Medical | Examtex Vinyl | PVC | – | – | – | – | + |
| | | Synsation | PVC | – | – | – | – | – |
| | | Nitratouch | NK | – | + | + | – | – |
| | Ansell Edmont | Touch N Tuff | NK | – | + | + | – | – |
| | Beiersdorf | Glovex vinyl | PVC | – | – | – | – | + |
| | | Glovex neoderm | SEBS | – | – | – | – | + |
| | | Dispex (steril) | PET | – | – | – | – | + |
| | | Dispex (unsteril) | PET | – | – | – | – | + |
| | Hartmann | Peha-soft-vinyl | PVC | – | – | – | – | – |
| | | Peha-fol | PET | – | – | – | – | – |
| | Johnson & Johnson | Ethiparat (steril) | PETMA | – | – | – | – | + |
| | | Ethiparat (unsteril) | PETMA | – | – | – | – | + |
| OP-Handschuhe | Allegiance | Duraprene | NEOP | – | + | – | – | + |
| | | Duraprene Powderfree | NEOP | – | + | – | – | |
| | Johnson & Johnson | Allergard | SEBS | – | – | – | – | + |
| | Hartmann | Peha-taft-syntex | SBSI | – | – | – | – | + |

„–" = nicht enthalten; „+" = enthalten; SEBS = Styrol-ethylen-Butylen-Styrol; NEOP = Neopren; PET = Polyethylen; PETMA = Polyethylenmethylacrylat; PVC = Polyvinylchlorid; NK = Nitrilkautschuk

## Laubenthal-Syndrom Q80.8

### Synonym
Ichthyotische Idiotie mit Ataxie

### Definition
Seltene, rezessiv vererbte Kombination von Ichthyose, Oligophrenie, zerebellarer Ataxie und Kleinwuchs.

### Therapie
Eine kausale Therapie ist nicht möglich. Interne und externe dermatologische Therapie, s.u. Ichthyosis vulgaris, autosomaldominante.

## Laugier-Hunziker-Syndrom L81.46

### Erstbeschreiber
Hunziker u. Laugier, 1970; Baran, 1979

### Synonym
Pigmentation melanique lenticulaire essentielle de la muqueuse jugale et des lèvres; Laugier-Hunziker-Baran-Syndrom; Idiopathic lenticular mucocutaneous pigmentation

### Definition
Durch hell- bis dunkelbraune, lentikuläre, z.T. diffuse Flecken der Wangen- und Lippenschleimhaut gekennzeichnetes Syndrom, mit longitudinalen Nagelpigmentierungen in 50–60% der Fälle.

**Ätiologie**
Unbekannt.

**Histologie**
Hyperpigmentierung des Epithels, Melanophagen im Papillarkörper, keine Naevuszellen.

## Laurence-Moon-Bardet-Biedl-Syndrom Q87.81

**Synonym**
Laurence-Moon-Biedl-Syndrom; Laurence-Moon-Biedl-Bardet-Syndrom; Bardet-Biedl-Syndrom; adiposo-hypogenitales-Syndrom

**Definition**
Erblich bedingtes Syndrom mit Striae cutis distensae, Hypogenitalismus, Retinopathie, Fettsucht, Taubheit, Skelettanomalien, Bradykardie, Epilepsie und geistiger Retardierung.

**Differenzialdiagnose**
Dystrophia adiposogenitalis, Cushing-Syndrom, Prader-Willi-Syndrom.

## Läuse

**Synonym**
Anoplura; sucking lice (e); poux (fz)

**Definition**
Zu den Hexapoden zugehörige Ektoparasiten des Menschen. Die Kleiderlaus spielte während des 19. und 20. Jahrhunderts als Überträger des klassischen Fleckfiebers und des Rückfallfiebers eine große Rolle. Läuse sind durch eine hohe Wirtspezifität gekennzeichnet. Insgesamt sind über 400 Arten bekannt. Für den Menschen von Bedeutung sind u.a.:
- Kopflaus
- Kleiderlaus
- Filzlaus.

Die Filzlaus ist von den beiden anderen Arten deutlich zu unterscheiden durch ihren deutlich kleineren (1,3-1,6 mm) trapezoiden Körper. Kopf- und Kleiderlaus haben einen länglichen Körperbau bei einer Größe von 2,25-3,00 mm (Kopflaus) und 2,75-3,75 mm (Kleiderlaus).

## Lavendel, echter

**Synonym**
Lavendula angustifolia Miller; Lavendula officinalis

**Definition**
Bis zu 60 cm hoch wachsender, winterharter Halbstrauch mit stark verzweigten Ästen und aufrechten Zweigen, schmalen lanzettenförmigen Blättern und violetten Blüten.

**Vorkommen**
Natürlich vorkommend v.a. im Mittelmeergebiet. Angebaut von Mitteleuropa bis Skandinavien.

**Anwendungsgebiet/Verwendung**
Lavendelöl wird im Wesentlichen als Parfümkomponente in Seifen, Rasierwässern, Cremes und zahlreichen anderen Kosmetika eingesetzt. Die medizinische Verwendung beruht auf der antiseptischen, sedativen, choleretischen und spasmolytischen Wirkung. Daher findet sich Lavendelöl als Bestandteil in Rheuma-, Wund- und Heilsalben, Hustenmitteln, Gurgellösungen, Fußbädern, Schlafmitteln etc. Eine antibakterielle Wirkung wurde experimentell nachgewiesen. Lavendelsäckchen oder -kissen werden seit Jahrhunderten als natürliches Mottenbekämpfungsmittel zwischen Wäschestücke platziert.

**Unerwünschte Wirkungen**
- Lavendelöl besteht aus zahlreichen Komponenten, darunter Geraniol, Linalool, Linalylacetat, die mögliche Auslöser von Kontaktallergien sein können.
- Sensibilisierungspotenz: Schwach. Sensibilisierungshäufigkeit: Sehr selten. Trotz der weiten Verbreitung des Lavendelöls sind nur Einzelfallbeschreibungen in der Literatur über allergische Kontaktdermatitiden verzeichnet (Friseure, Kosmetikerinnen). Bei ätiologisch ungeklärten ekzematösen Gesichtsveränderungen sollte an Lavendelöl gedacht werden, dass zum besseren Einschlafen auf das Kopfkissen geträufelt wird.

**Hinweis(e)**
Zur Herstellung des Lavendelöls werden die frischen Blüten der Lavendelpflanze einer Wasserdampfdestillation unterzogen. Die bekannteste Region zur Herstellung von qualitativ hochwertigen Lavendelölen ist Südfrankreich. Das meiste Lavendelöl kommt aus Nizza, Grasse, Monaco und Carpentras.

## Lawrence-Syndrom E88.1

**Erstbeschreiber**
Lawrence, 1946

**Definition**
Erworbene Form der generalisierten Lipodystrophie mit Schwund des subkutanen Fettgewebes, Hepatomegalie und insulinresistentem Diabetes mellitus nach Infektionen oder Hirntumoren.

**Manifestation**
Beginn meist im Kindesalter mit etwa 5 Jahren, manchmal erst in oder nach der Pubertät. Das weibliche Geschlecht ist häufiger betroffen.

**Lokalisation**
Gesicht, Stamm, Extremitäten.

**Klinisches Bild**
Klinisch zeigen sich umschriebene Lipodystrophien mit Verlust des Fettgewebes im Gesicht, an Körper und an den Extremitäten. S.a.u. Lipodystrophie, generalisierte. Weiterhin zeigen sich Hypertrichose, Makroglossie, Acanthosis nigricans, eruptive Xanthome, Phlebektasien, dienzephale Astrozytome, zerebrale Herdsymptomatik, Diabetes insipidus.

**Therapie**
Behandlung der Grunderkrankung, ansonsten symptomatisch entsprechend dem klinischen Erscheinungsbild.

**Prognose**
Früher Tod mit Leberversagen; Varizenblutungen.

## Lebensbaum

**Synonym**
Thuja occidentalis; Abendländischer Lebensbaum; Friedhofsbaum; Zaun-Hecken-Thuja; weiße Zeder

### Definition
6 bis 20 m hohes, immergrünes Nadelholzgewächs aus der Reihe der Koniferen und Familie der Zypressen.

### Vorkommen
Natürlicherweise in Nordamerika beheimatet. In Europa seit dem 16. Jahrhundert als Kulturpflanze verbreitet, insbes. als Zierstrauch häufig auf Friedhöfen oder als Wegbegrenzung in Hecken und Gartenanlagen.

### Wirkungsspektrum
Lebensbaumarten gelten als giftig und enthalten vorwiegend in den Spitzen der Zweige ätherische Öle und Thujone, insbes. Diterpene wie Dehydroabietan, Neothujisäure III und IV, Lignane, Thujaplicatin-Methylester, Epipinoresinol sowie Monotherpene wie z.B. alpha Thujon, beta Thujon, Fenchon. Ebenfalls nachgewiesen ist Sesquiterpen. Schon das wiederholte Berühren der Pflanze kann zu schweren entzündlichen Hautreaktionen führen. Bei Verzehr oder Verschlucken von Pflanzenteilen kommt es zu starken Magen- und Darmentzündungen, Krämpfen und Nieren- sowie Leberschädigungen. Todesfälle durch Thujon (insbes. nach Beimengung als Geschmacksstoff zu alkoholischen Getränken) sind beschrieben.

### Anwendungsgebiet/Verwendung
- Historisch: Früher wurden Lebensbaumzubereitungen als Anthelminthikum und zur Abtreibung verwendet. Mit äußerlichen Einreibungen behandelte man Gicht und Rheuma. Vergiftungen waren, durch unsachgemäße Dosierung, nicht selten.
- Aus den Zweigspitzen bereitete Essenzen, Tinkturen und Lösungen werden in der Naturheilkunde bzw. Homöopathie verwendet. Man behandelt damit Gicht und Rheuma, Magenkatarrh, gewisse Neuralgien, sowie Augen- und Ohrenentzündungen. Aufgrund der antiviralen Wirksamkeit und der immunstimulierenden Wirkung auch in der Behandlung von Warzen anwendbar.

### Schwangerschaft/Stillzeit
Kontraindiziert!

### Präparate
Thuja oligoplex

## Lebensqualität

### Synonym
LQ; health-related life quality; HRLQ

### Definition
Unter Lebensqualität (LQ) wird das körperliche, psychische und soziale Befinden eines Individuums (WHO-Definition von 1949) verstanden. LQ umfasst hierbei weniger „die objektive Verfügbarkeit von materiellen und immateriellen Dingen", sondern den Grad, mit dem ein erwünschter Zustand an körperlichem, psychischem und sozialem Befinden auch tatsächlich erreicht wird. LQ kann nur über eine Selbstbeurteilung des Patienten erfasst werden. Hierzu eignen sich standardisierte Fragebögen, die vom Patienten selbst (Selbstbeurteilung) oder von Untersuchern oder Familienangehörigen (Fremdbeurteilung, „Proxy-Befragung") ausgefüllt werden. LQ sollte in dermatologischen Therapiestudien u.a. ein Zielkriterium sein und neben somatischen und ggf. ökonomischen Parametern berücksichtigt werden.

### Allgemeine Information
Für die Erfassung von LQ in der Dermatologie liegen die folgenden validierten Instrumente vor:
- Erwachsene:
  - Cardiff Akne Disability Index (Motley, 1992)
  - Dermatology Life Quality Index (DLQI) (Finlay, 1994)
  - Dermatology-specific Quality of Life Instrument (Anderson, 1997)
  - Ekzema Disability Index (Salek, 1993)
  - Freiburger Lebensqualitäts-Assessment (Augustin, 1997 und 2000)
  - Hyperhidrosis Impact Questionnaire (HHIQ) (Lonsdale-Eccles)
  - Lebensqualitätsfragebogen bei arterieller Verschlusskrankheit-86 (Bullinger, 1996)
  - Marburger Hautfragebogen (Stangier, 1996)
  - Psoriasis Disability Index (Finlay, 1987)
  - Tübinger Fragebogen zur Messung der LQ von CVI-Patienten (Klyscz, 1998)
  - Quality of Life Index for Atopic Dermatitis (QoLIAD) (Whalley et al., 2004).
- Kinder:
  - Children Dermatology Life Quality Index (Lewis-Jones, 1995)
  - Pediatric Symptom Checklist (Rauch, 1991).

### Hinweis(e)
Die Maximierung der Lebensqualität im Alter ist eines von mehren Anti-Aging-Zielen.

## Lebererkrankungen, Hautveränderungen

### Definition
Akute und chronische Erkrankungen der Leber beeinflussen in vielfältiger Weise das Integument. Einerseits verursachen die gestörten oder veränderten Stoffwechselfunktionen, oder auch immunologische Reaktionen bei Lebererkrankungen, Hauterscheinungen. Andererseits verursachen insbesondere die chronischen Lebererkrankungen Hautveränderungen, z.B. im Rahmen der portalen Hypertension (s.a. Dermadrome).

### Einteilung
- Einteilung von Hauterkrankungen die durch Lebererkrankungen hervorgerufen werden können:
  - Akute oder chronische Hepatitis:
    - Hepatitis C: Möglicherweise Auftreten einer Vaskulitis.
    - Ikterische Phase: Hautveränderungen: Ikterus, Naevus araneus, Erythema palmare et plantare symptomaticum.
    - Kryoglobulinämie
    - Lupus erythematodes
    - Präikterisches Prodromalstadium: Selten Hautveränderungen wie urtikarielle oder makulopapulöse Exantheme.
- Leberzirrhose und deren monitorische Zeichen am Integument (s.u. dem jeweiligen Krankheitsbild):
  - Gynäkomastie
  - Caput medusae
  - Silvestrinisches Zeichen
  - Abdominalglatze
  - Chvostek-Zeichen
  - Geldscheinhaut

- Kryoglobulinämie
- Weißnägel
- Splitterblutungen der Nagelmatrix
- Erythema palmare et plantare symptomaticum
- Erythema diffusum hepaticum
- Ekchymosen
- unterschiedliche Formen von Teleangiektasien (häufig auch Naevi aranei)
- Xanthom
- Xanthelasma
- Lackzunge („Leberzunge")
- Ikterus
- Hypotrichose

- Hauterkrankungen bei verschiedenen chronischen Leberaffektionen:
  - Dupuytrensche Kontraktur
  - Kryoglobulinämie
  - Lipomatose, benigne symmetrische (unregelmäßige Assoziation mit chronischen Leberschäden)
  - Melanodermie, diffuse
  - Hyperpigmentierungen der Haut bei Hämochromatose
  - Prurigo simplex subacuta
  - Pruritus, hepatischer
  - Sklerodermie, systemische (Leberfibrose, primär biliäre Zirrhose)
  - Zinkmangel-Dermatosen
  - Zyanose, gelbe (bei dekompensiertem Mitralklappenfehler mit konsekutiver Leberstauung)
- Hepatische Mitreaktion bei Infektionserkrankungen die das Integument betreffen:
  - Amöbiasis
  - Bruzellosen
  - Fleckfieber
  - Gelbfieber
  - Herpes simplex
  - Lepra
  - Mononukleose, infektiöse (Leber- und Milzvergrößerung)
  - Rückfallfieber
  - Syphilis acquisita
  - Tuberkulose
  - Weil, M.
- Hepatische (toxische) Mitreaktion bei schweren Hauterkrankungen:
  - Antikonvulsiva-Hypersensitivitäts-Syndrom
  - Budd-Chirari-Syndrom (äußerst selten bei Bleomycin-Therapie)
  - Stevens-Johnson-Syndrom.
- Affektion der Leber bei Systemerkrankungen, die das Integument betreffen können:
  - Aderhautmelanom (bevorzugt Lebermetastasierung)
  - Angiosarkom
  - Birt-Hogg-Dubé-Syndrom
  - Blue-Rubber-Bleb-Naevus-Syndrom (Angiome der Leber)
  - Churg-Strauss-Syndrom
  - Hippel-Lindau-Syndrom (Leberkavernom)
  - Histiozytosen, Langerhanszell-Histiozytosen
  - Liposarkom
  - Lymphohistiozytose, familiäre hämophagozytische (Leber- und Milzvergrößerung)
  - Lymphom, kutanes T-Zell-Lymphom, zytotoxisches (gamma-delta positives)
  - Melanom, malignes (Lebermetastasierung)
  - Pannikulitis, AAT-Mangel-assoziierte
  - Pannikulitis, histiozytäre, zytophagische
  - Pannikulitis, pankreatische (Leberkarzinome)
  - Paraneoplastische Syndrome der Haut bei Malignomen der Leber
  - Psoriasis pustulosa generalisata
  - Sarkoidose (Leberbefall)
  - Sjögren-Syndrom
  - Still-Syndrom
  - Watson-Alagille-Syndrom (Ganghypoplasie)
  - Xanthogranulom, juveniles (sensu strictu) (selten Leberbefall)
  - Icterus neonatorum gravis (Leberunreife)
  - Progressive systemische Sklerodermie (primär biliäre Leberzirrhose)
  - Angioendotheliomatose, reaktive (benigne)
- Stoffwechselstörungen mit Leber- und Hautveränderungen:
  - Amyloidose, systemische
  - Porphyrie, hepatische (Hyperpigmentierungen; Blasenbildungen, Milien)
  - Protoporphyria erythropoetica (evtl. Entwicklung einer Leberzirrhose)
  - Refsum-Syndrom
  - Gaucher, M.
  - α-1-Antitrypsinmangel
  - Lichen myxoedematosus
  - Tangier-Krankheit
  - Wilson, M. (Acanthosis nigricans, Hyperpigmentierungen).

### Klinisches Bild
S.u. dem jeweiligen Krankheitsbild.

## Leberfleck D22.L

### Definition
Im Volksmund gebräuchlicher Begriff für den angeborenen oder erworbenen melanozytären Naevus unterschiedlicher Entwicklungsstadien.

## Lederdermatitis L23.8

### Definition
Allergisches Kontaktekzem auf Ledermaterialien (Schuhe, Handschuhe, Hüte, usw.). Häufig Allergie auf die zum Gerben oder Färben verwendeten Substanzen wie Chromatsalze, Pflanzensäfte (Sumach, Eiche, Lorbeer), Formaldehyd.

### Therapie
- Meiden der auslösenden Stoffe. Ledermaterialien sollten bei Firmen bezogen werden, die eine ausreichende Deklaration verwendeter Stoffe bieten bzw. die eigenen Produkte regelmäßigen Kontrollen unterziehen, z.B. Schuhe: Think!-Schuhe, Hauptstr. 35, 4794 Kopfing, Österreich.
- Hyperhidrose und Okklusion können einer Sensibilisierung förderlich sein, deshalb kein okklusives Schuhwerk! Externe Therapie entsprechend dem allergischen Kontaktekzem. Bei Sensibilisierung auf Arbeitsschuhe bzw. Handschuhe, ggf. Berufskrankheit der Haut beachten.

## Leflunomid

### Definition
Arzneistoff aus der Gruppe der Immunsuppressiva; wird als Basistherapeutikum (disease modifying antirheumatic drug, DMARD) in der Behandlung der rheumatoiden Arthritis und der Psoriasis arthropathica (Psoriasisarthritis) eingesetzt.

### Wirkungen
Der aktive Metabolit hemmt u.a. die Dihydroorotatdehydrogenase, ein Schlüsselenzym in der Pyrimidinsynthese und damit die Nukleinsäure-Biosynthese. Pyrimidin ist ein Nukleotid, das eine Rolle bei der Zellteilung spielt. Es wird im Körper auf zwei unterschiedliche Weisen produziert:
- Im sogenannten Ausweich-Stoffwechsel („Salvage-Pathway“)
- Durch die „de-novo-Synthese“.

Pyrimidin wird überwiegend auf dem Ausweich-Stoffwechsel synthetisiert. Einige Zellen, u.a. aktivierte Lymphozyten, verwenden aber bevorzugt die de-novo-Synthese. Leflunomid verhindert die de-novo-Synthese von Pyrimidin und blockiert damit die Vermehrung der aktivierten Lymphozyten. Es stehen damit mit der Zeit nicht mehr genug aktivierte Lymphozyten zur Verfügung, um chronische Entzündungsprozesse aufrecht zu erhalten. Dadurch wird der Krankheitsprozess an einer entscheidenden Stelle unterbrochen. Die Ausscheidung von Leflunomid und seinen aktiven Metaboliten erfolgt über Stuhl und Urin.

### Indikation
- Zugelassen für die Behandlung der Rheumatoiden Arthritis (Europa und USA).
- Zugelassen für die Behandlung der Psoriasis arthropathica (Psoriasisarthritis) (Europa).
- Ergebnisse klinischer Studien deuten darauf hin, dass Leflunomid unter bestimmten Umständen auch beim M. Wegener und beim systemischen Lupus erythematodes eingesetzt werden kann.
- Eigene Beobachtungen zeigen eine gute Wirksamkeit von Leflunomid bei Patienten mit seronegativen Spondarthritiden. Dazu liegen allerdings noch keine größeren, systematischen Studien vor, die über die Beobachtung von Einzelfällen hinausgehen.

### Eingeschränkte Indikation
Psoriasis vulgaris (Off-Label-Use); hierzu liegen jedoch nur wenige klinische Daten vor.

### Schwangerschaft/Stillzeit
**Cave: Leflunomid darf während der Schwangerschaft (teratogene Wirkung auf Feten) und Stillzeit (geht in die Muttermilch über) nicht verordnet werden.**

**Merke: Frauen im gebärfähigen Alter müssen während einer Behandlung mit Leflunomid und nach dem Absetzen noch für eine Wartezeit von etwa 2 Jahren einen zuverlässigen Empfängnisschutz betreiben!**

**Merke: Auch Männer sollten während einer Behandlung mit Leflunomid einen zuverlässigen Empfängnisschutz betreiben, um ein Risiko für den Fetus auszuschließen.**

### Dosierung und Art der Anwendung
Aufsättigung des Spiegels: Initial 100 mg/Tag p.o. für 3 Tage. Ab Tag 4: 1mal/Tag 20 mg p.o. Bei Nebenwirkungen Dosisreduktion auf 10 mg/Tag (allerdings kommt es in diesen Fällen auch zu einer geringeren Wirksamkeit).

### Unerwünschte Wirkungen
- Integument: Erytheme, Stevens-Johnson-Syndrom, toxische epidermale Nekrolyse, selten Allergien. Nicht selten Effluvium zu Beginn der Therapie. Insgesamt werden bei etwa 2% der Patienten dermatologische Nebenwirkungen beschrieben.
- Extrakutan: Blutdruckanstieg (RR-Kontrollen!). Blutbildveränderungen (Lymphopenien); selten nephrogene und hepatogene NW. Reversible Verringerungen der Spermienzahl und der Spermienbeweglichkeit. Diarrhoe, Obstipation, Übelkeit, auch Brechreiz.

### Wechselwirkungen
Die gleichzeitige Behandlung mit anderen Basistherapeutika (z.B. Methotrexat, Chloroquin etc.) sollte unter strengen Gesichtspunkten erfolgen. Die (gut wirksame) Kombination von Leflunomid/Methotrexat kann das Risiko u.a. schwerwiegender Leberschäden (z.B. granulomatöse Hepatitis) erhöhen.

### Kontraindikation
- Patienten <18 Jahre.
- Männer, die keinen sicheren Empfängnisschutz praktizieren bzw. bei deren Partnerinnen kein sicherer Empfängnisschutz praktiziert wird. Männer mit Zeugungswunsch.
- Schwangerschaft, Stillzeit.
- Überempfindlichkeit gegen den Wirkstoff Leflunomid oder einen anderen Bestandteil des Arzneimittels, schwere Immundefekte (z.B. HIV-Infektion), deutlich eingeschränkte Knochenmarksfunktion oder schwere Störungen der Blutbildung (z.B. schwere Anämie).
- Schwere Infekte, eingeschränkte Leberfunktion, mittelgradige bis schwere eingeschränkte Nierenfunktion.

### Präparate
Arava Filmtabletten

### Hinweis(e)
**Merke: Klinischer Effekt tritt im Mittel nach 14 Tagen ein.**

## Leiomyom D21.M4

### Erstbeschreiber
Virchow, 1854; Kloepfer, 1958

### Definition
Von glatten Muskelzellen ausgehende gutartige Geschwulst.

### Ätiologie
Bei hereditären Formen (hereditäre multiple Leiomyome der Haut) werden autosomal-dominant vererbte Mutationen des FH Gens (Fumarat-Hydratase; Genlokus: 1q42.1) angenommen.

### Lokalisation
Ubiquitär in der Haut; vor allem im Bereich der Extremitäten, der Glutaeen und der Skrotalhaut.

### Klinisches Bild
Meist gruppiert, auch streifenförmig (in den Blaschko-Linien) angeordnete, bis erbsgroße, hautfarbene bis bräunliche, häufig druckschmerzhafte (s.u. dem Akronym ANGLES für

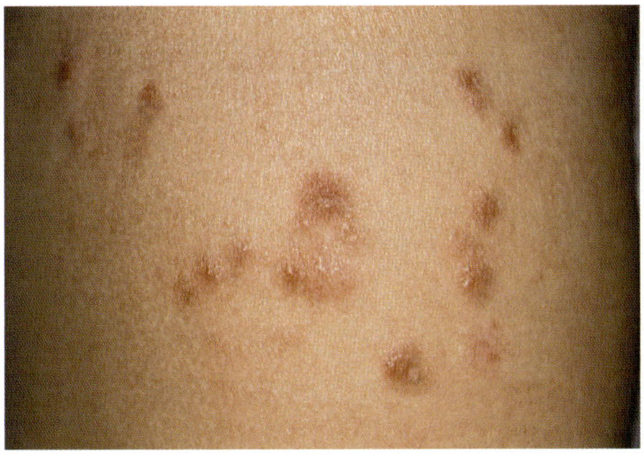

**Leiomyom.** Multiple, chronisch stationäre, seit frühester Kindheit bestehende, nur an einer Lokalisation aufgetretene (ubiquitäres Auftreten nur selten), hier streifig angeordnete, gelegentlich schmerzhafte, braunrote, flache, feste, glatte Papeln.

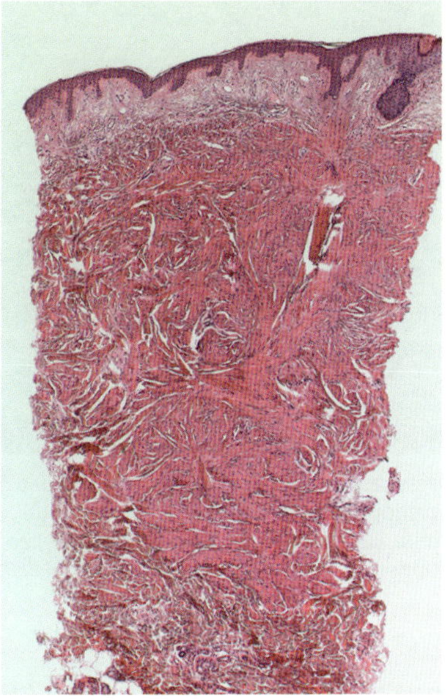

**Leiomyom.** Unscharf begrenzter Tumor mit unregelmäßig gestalteten, miteinander verwobenen Konvoluten aus glatten Muskelzellen, die von der Epidermis durch eine schmale Grenzzone getrennt sind.

andere schmerzhafte Tumoren der Haut), leicht erhabene Knötchen. S.a. Myomatosis cutis miliaris.

### Histologie
Unscharf begrenzter Tumor mit unregelmäßig gestalteten, miteinander verwobenen Konvoluten aus glatten Muskelzellen, die von der Epidermis durch eine schmale Grenzzone getrennt sind. Charakteristisch sind spindelige Kernformationen, eine unterschiedlich ausgeprägte Kernpolymorphie, auch einzelne mehrkernige Riesenzellen sowie eine wabenartige Auflockerung des Zytoplasmas (perinukleäre Halobildung) als wichtiges differenzialdiagnostisches Zeichen. S.a.u. Angioleiomyom, s.a.u. Myofibrom.

### Differenzialdiagnose
Fibrom, Keloid, Naevus, Spiradenom.

### Therapie
Bei zunehmendem Größenwachstum und ggf. auch bei Schmerzhaftigkeit ist eine Exzision im Gesunden anzuraten.

**Leiomyom. Tabelle 1.** Einteilung der Leiomyome nach Ursprung und Lokalisation

| | Ursprung | Lokalisation |
|---|---|---|
| **Piloleiomyome** | ausgehend vom M. arrector pili | Gesicht, Stamm Extremitäten, meist multiples Vorkommen |
| **Angioleiomyome** | ausgehend von der Tunica muscularis der Gefäßwand | v.a. untere Extremitäten, meist solitäres Vorkommen |
| **Dartoide Leiomyome** | ausgehend von der Tunica dartos | Mamille, große Labien, Skrotalhaut, meist solitäres Vorkommen |

## Leiomyosarkom C49.M4

### Definition
Maligne Geschwulst der glatten Muskulatur, meist von Haarbalgmuskeln aber auch von der vaskulären Muskulatur ausgehend.

### Einteilung
- Insgesamt werden 6 Typen unterschieden, die sich in Dignität und Klinik (auch Lokalisation) deutlich voneinander unterscheiden. Für die Dermatologie sind aus differenzialdiagnostischen Gründen nur die Typen 1-4 von Interesse; zusätzlich werden noch einige Varianten abgetrennt, die sich überwiegend durch histologische Besonderheiten kennzeichnen:
  - Kutanes Leiomyosarkom: Günstige Prognose, Neigung zu Lokalrezidiven (15%)
  - Subkutanes Leiomyosarkom: Schlechte Prognose und Tendenz zur frühzeitigen (15%) Metastasierung (regionäre Lymphknoten, Lunge)
  - Vaskuläres Leiomyosarkom (5%)
  - Genitales Leiomyosarkom (5%)
  - Intraabdominelles Leiomyosarkom (40%)
  - Tiefes Leiomyosarkom der Extremitäten (20%).
- Histologische Varianten:
  - Myxoides Leiomyosarkom (häufig im Genitalbereich)
  - Granularzellleiomyosarkom (histologische Diagnose)
  - Leiomyosarkom mit prominenten osteoklastenähnlichen Riesenzellen (Riesenzellvariante des Leiomyosarkoms mit ausgesprochen schlechter Prognose)
  - Sklerotisches Leiomyosarkom (klinisch keloidartig)
  - Epitheloides Leiomyosarkom (keine klinische Besonderheit).

### Vorkommen/Epidemiologie
Leiomyosarkome haben ca. 10% Anteil an der Gesamtmenge der Weichteilsarkome. Nach dem Dermatofibrosarcoma protuberans ist das Leimyosarkom das zweithäufigste Sarkom.

### Manifestation
Auftreten ist in jedem Lebensalter möglich. Nach dem 60. Lebensjahr ist das Auftreten etwas häufiger als bei jüngeren Patienten.

L

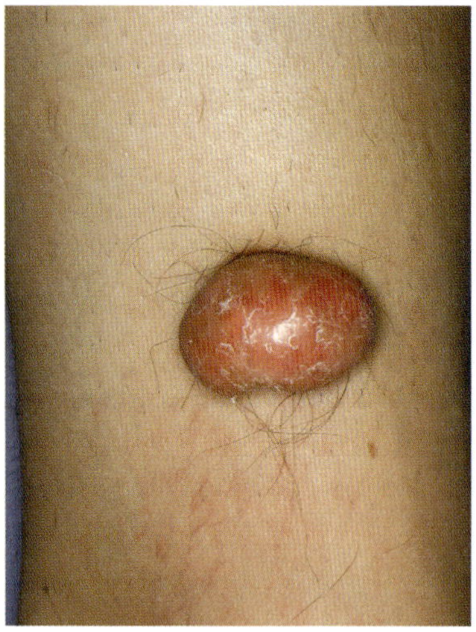

Leiomyosarkom. Chronisch aktives Krankheitsbild. Seit 1 Jahr kontinuierlich wachsender, 3,0 x 5,0 cm großer, holzartig fester, leicht druckempfindlicher, auf der Unterlage nicht verschieblicher, gut abgrenzbarer, roter, glatter Knoten. Die Diagnose war nur histologisch sicher zu stellen.

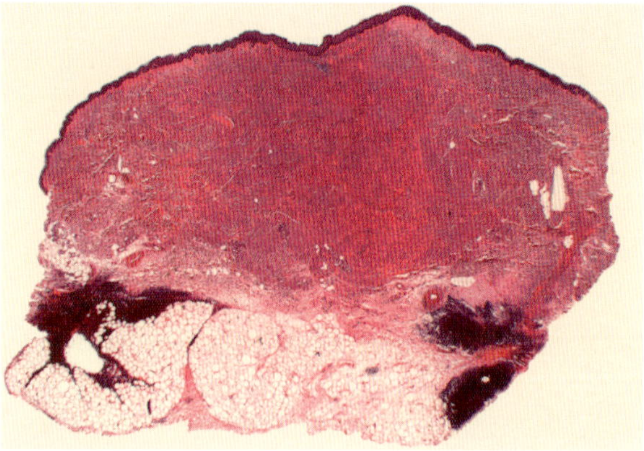

Leiomyosarkom. Kutanes Leiomyosarkom: Unscharf begrenzter Tumorknoten der auf breiter Front die gesamte Dermis durchsetzt.

### Lokalisation
Vor allem an der unteren Extremität auftretend.

### Klinisches Bild
Im folgenden beschränken wir uns auf die Klinik der dermalen und subkutanen Leiomyosarkome.

- Die kutanen Leiomyosarkome imponieren als 2-5 cm große, gegen die Unterlage verschiebliche, mit der bedeckenden Dermis verwachsene Plaques oder Knoten, die schmerzhaft sein können (wie auch Leiomyome).
- Die subkutanen Leiomyosarkome (hauptsächlich an der unteren Extremität) imponieren als derbe, scharf begrenzte Tumormassen; sie neigen zu oberflächlicher Ulzeration.

### Histologie
- Meist unscharf begrenzter Tumor (dermal oder subkutan gelegen) mit infiltrierendem, destruierendem Wachstum sowie mit den histologischen und immunhistologischen Charakteristika glatter Muskulatur. Typisch ist ein faszikulärer Aufbau mit hoher Zellularität. Es imponiert ein spindeliger Zelltyp, meist mit kräftig eosinophilem Zytoplasma, der sich in Nestern und Bündeln organisiert. Es können storiforme oder Palisaden-artige Strukturen auftreten. Hervortretend ist meist eine deutliche Kernpolymorphie, auch mehrkernige Riesenzellen sowie zahlreiche pathologische Mitosefiguren. Monströse Riesenzellen können in einigen Varianten das histologische Bild dominieren (Leiomyosarkom mit prominenten osteoklastenähnlichen Riesenzellen).
- Immunhistologie: Reaktivität für Glattmuskelaktin und (inkonstant) Desmin.

### Diagnose
Der histologische Befund ist diagnostisch wegweisend.

### Bestrahlungstherapie
Postoperativ ist bei nicht kurativ resektablen (v.a. subkutanen) Tumoren eine Megavolttherapie oder Bestrahlung mit schnellen Neutronen durch spezielle Strahlenzentren indiziert. Eine adjuvante Bestrahlung kann ebenfalls empfohlen werden.

### Interne Therapie
Bei metastasierenden Leiomyosarkomen kommt eine Chemotherapie in Betracht. Die Therapie erfolgt entsprechend

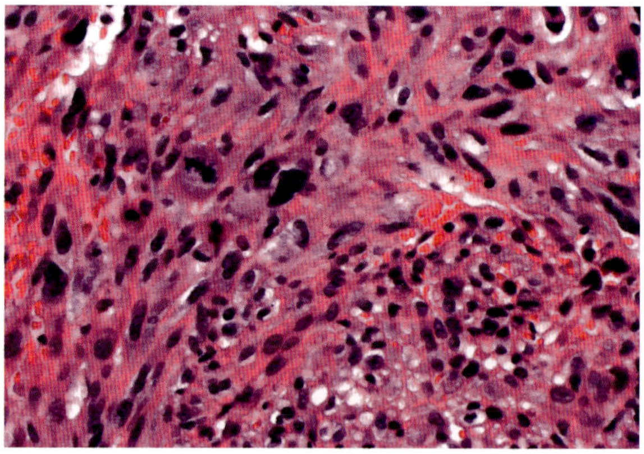

Leiomyosarkom. Dermales Leiomyosarkom: Faszikulärer Aufbau mit hoher Zellularität. Eosinophiles Zytoplasma, hervortretende deutliche Kernpolymorphie, zahlreiche mehrkernige Riesenzellen mit bizarren Kernformationen.

den bekannten Schemata für metastasierende Sarkome. Zusammenarbeit mit Onkologen.

### Operative Therapie
Frühzeitig erfolgt die Metastasierung in die regionären Lymphknoten. Auch hämatogene Metastasierung in die Lungen ist möglich, insbes. bei subkutanen Tumoren. Hohe lokale Rezidivquote.

### Prognose
Frühzeitige Metastasierung in die regionären Lymphknoten, auch hämatogen in die Lungen möglich, bes. bei subkutanen Tumoren. Hohe lokale Rezidivquote.

### Nachsorge
Engmaschige Nachkontrollen über 5 Jahre.

## Leishmania

### Definition
Protozoen der Klasse Mastigophora; intrazellulär parasitierend und durch Sandmücken (Phlebotomen; Lutzomya) übertragen. Erreger der Leishmaniose.

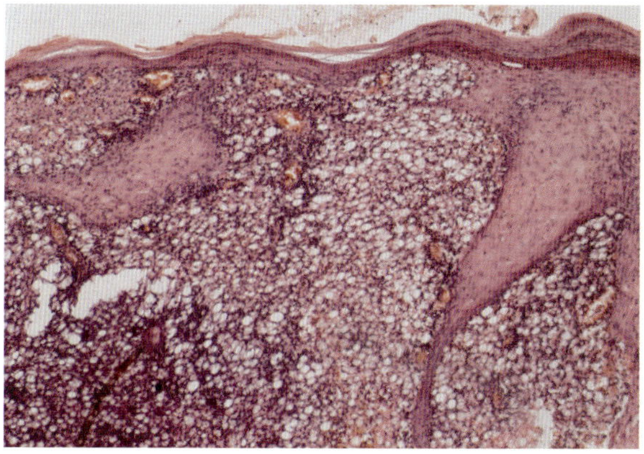

Leishmania brasiliensis. Mukokutane Leishmaniose durch Leishmania brasiliensis.

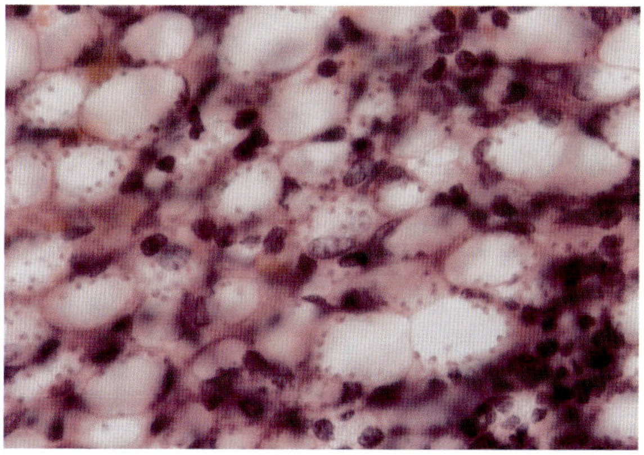

Leishmania brasiliensis. Leishmania brasiliensis in der Hauthistologie zum Erregernachweis.

## Leishmania brasiliensis

**Definition**
Erreger der (süd)amerikanischen Leishmaniose. Reservoir sind vor allem Nagetiere.

## Leishmania donovani

**Definition**
Erreger der viszeralen Leishmaniose. Reservoir: vor allem Hunde.

## Leishmania leproidea

**Synonym**
Leishmania brasiliensis pifanoi

**Definition**
Unterart der Leishmania brasiliensis. Erreger der Leishmaniasis tegumentaria diffusa.

## Leishmania mexicana

**Definition**
Erreger des Chiclero ulcer. S.a. (süd)amerikanische Leishmaniose.

## Leishmaniasis tegumentaria diffusa B55.1

**Synonym**
Leishmaniasis cutis diffusa; leproide Leishmaniasis

**Definition**
In Venezuela und Äthiopien vorkommende Form der kutanen Leishmaniose, wahrscheinlich bei verminderter Resistenz.

**Erreger**
Leishmania leproidea.

**Therapie**
Entsprechend der kutanen Leishmaniose.

## Leishmania tropica

**Definition**
Erreger der kutanen Leishmaniose (Orientbeule). Reservoir: Hund, Katze, Affen, Nagetiere.

## Leishmaniose B55.1

**Synonym**
Leishmaniase; Leishmaniasis

**Definition**
Durch Protozoen der Gattung Leishmania hervorgerufene granulomatöse Erkrankung.

**Erreger**
- Häufig isolierte Erreger von Leishmaniosen:
  - Leishmania donovani: S.a.u. viszerale Leishmaniose.
  - Leishmania brasiliensis: S.a.u. südamerikanische Leishmaniose.
  - Leishmania mexicana: Chiclero ulcer, s.a. südamerikanische Leishmaniose.
  - Leishmania tropica: Orientbeule, s.a. kutane Leishmaniose.
- Vektoren: Leishmanien werden durch Sandmücken übertragen, in der Alten Welt durch Phlebotomus spp., in der Neuen Welt durch Lutzomyia-Arten. Sandmücken leben an dunklen und feuchten Orten und können sich im Biotop nur 20-50 m von ihrer Brutstätte entfernen. Die Sandmücken der Neuen Welt fliegen nicht besonders hoch und stechen daher ihr Opfer meist in Bodennähe (z.B. Unterschenkel). Aufgrund ihrer biologischen Anpassungsfähigkeit sind sie in Tropen, Subtropen, Wüsten, Regenwäldern und Hochebenen verbreitet.
- Reservoir: Die meisten Leishmaniainfektionen treten bei Tieren (Nagetiere, Hunde) auf, Menschen werden nur „versehentlich" infiziert (ca. 10% der in Endemiegebieten lebenden Bevölkerung hat einen positiven Hauttest).
- Wirte:
  - Warmblüter (Vertebraten, meist ein Säugetier).
  - Wechselwarme Insekten (Sandmücke).

- Parasitärer Befall: Bei der Besiedlung treten Leishmanien in 2 wirtsspezifischen, unterschiedlichen Generationsformen auf:
  - Im Vektor als Promastigote (begeißelte, extrazelluläre Form).
  - Im Warmblüter als Amastigote (unbegeißelte, obligat intrazelluläre Form).
- Durch das Blutsaugen der Sandmücken gelangt promastigoter Speichel in die Haut des Wirtes. Die Promastigoten werden durch Makrophagen aufgenommen. Aufgrund der Veränderung vom wechselwarmen Insekt zum gleichwarmen Säugetier transformieren promastigote Formen in Amastigote (Donovan-Körper), da nur Amastigote unter gleichwarmen Bedingungen überleben können. Schlüsselreiz der Transformation ist die Temperaturumstellung. In den Makrophagen können sich die Parasiten durch Zellteilung vermehren. Infizierte Makrophagen können platzen, dadurch gelangen die Amastigoten in den Extrazellularraum und können von Makrophagen erneut aufgenommen werden.
- Stechen nicht infizierte Sandmücken einen infektiösen Wirt, werden die Amastigoten während des Blutsaugens aufgenommen und in der Mücke in Promastigote umgewandelt. In Abhängigkeit von der Leishmanienspezies und dem Wirtsfaktor kann es zu einer lokalen oder disseminierten Verteilung der Parasiten kommen.

## Einteilung
Abhängig von Klinik und Erreger unterscheidet man drei Formen:
- Kutane Leishmaniose
- (Süd-)Amerikanische Leishmaniose
- Viszerale Leishmaniose.

## Vorkommen/Epidemiologie
- Etwa 10% der Weltbevölkerung leben in Endemiegebieten und unterliegen einem erhöhten Erkrankungsrisiko.
  - Prävalenz: Ca. 12 Mio. Fälle weltweit.
  - Inzidenz: Ca. 2 Mio. Neuerkrankungen/Jahr weltweit.
- Zunehmend treten Leishmaniosen bei Touristen, Golfkriegsveteranen und HIV-Patienten auf.
- Etwa 90% der Neuerkrankungen treten in der Alten Welt (Afghanistan, Algerien, Saudi Arabien, Iran, Irak, Äthiopien, Mittlerer Osten, spanische Mittelmeerinseln!) auf. Erreger sind hier vorwiegend: L. major, L. tropica, L. aethiopica, L. infantum.
- Etwa 10% der Neuerkrankungen treten in der Neuen Welt (Brasilien, Mexiko, Bolivien, Peru) auf. Erreger sind hier vorwiegend: L. mexicana, L. brasiliensis.

## Ätiologie
Leishmanienübertragung erfolgt durch den Stich von Vektoren (Sandmücken der Gattungen Phlebotoma, Lutzomyia, Psychodopygus). Selten erfolgen viszerale Infektionen durch den Gebrauch infizierter Nadeln bei Drogenabhängigkeit, infizierte Blutkonserven oder kongenital.

## Manifestation
Auftreten ist in jedem Lebensalter möglich.

## Lokalisation
Hauptsächlich werden unbedeckte Körperpartien (Gesicht, Arme, Unterschenkel) befallen.

## Diagnose
- Klinischer Befund
- Nachweis der Erreger in Abstrich, Abklatschpräparat (nur für geübte Untersucher) oder Biopsie einer frischen Läsion (Biopsie aus unvorbehandelter Läsion mit Erregernachweis ist als Primäruntersuchung die Option der 1. Wahl!).
- Abklatschpräparat: In der Giemsa- und HE-Färbung erscheinen die Amastigoten als hellblaue, ovale Körperchen mit einem dunklen Nukleolus und einem kleinen, punktförmigen Kinetoplasten innerhalb des Zytoplasmas der Makrophagen.
- Identifizierung der Erregerspezies (wichtig für Therapie und Prognose) aus Nativpräparaten, z.B. nichtfixiertem Biopsat, in hierfür spezialisierten Laboren (z.B. Bernhard-

**Leishmaniose. Tabelle 1.** Geographische Verbreitung von Leishmanien und Leishmaniosen (modifiziert nach Lainson)

| | Spezies | Region | Klinik |
|---|---|---|---|
| **Alte Welt** | L. tropica major | Afrika, Asien | Kutane Leishmaniose |
| | L. tropica minor | Europa | |
| | L. donovani | Indien | Kala-Azar |
| | L. donovani infantum | Mittel-, Ost-, Nordafrika, Europa | Infantiler Kala-Azar |
| | L. archibaldi | Sudan, Kenia | Kala-Azar und mukokutane Leishmaniose |
| **Neue Welt** | L. brasiliensis | Brasilien | Kutane und mukokutane Leish. (Espundia) |
| | L. mexicana - mexicana | Yucatan, Guatemala | Kutane Leishmaniose, seltener diffuse kutane Leishmaniose |
| | L. mexicana - pifanoi | Venezuela | Diffuse kutane Leishmaniose |
| | | | Kutane Leishmaniose |

L = Leishmania

Nocht-Insitut für Tropenmedizin in Hamburg -www.bni-hamburg.de).
- Nachweisverfahren: Direkter Agglutinationstest (DAT), Immunfluoreszenzantikörpertests (IFAT), Enzym-linked Immunosorbent Assyays (ELISA), PCR.

**Therapie**
- Eine abwartende Haltung kann bei solitären Läsionen von Alte-Welt-Formen gerechtfertigt sein; die Läsionen heilen meist spontan ab und führen zu einer bleibenden Immunität (gegenüber dem Erreger, nicht auch gegenüber anderen Leishmania spp.).
- Multiple Läsionen und Läsionen in kosmetisch bedeutenden Arealen sollten so früh wie möglich behandelt werden.
- Die systemische Therapie ist meist effektiver als die topische Therapie, aber auch mit deutlichen Nebenwirkungen behaftet.
- Falls eine Infektion mit L. brasiliensis vorliegt, ist immer eine systemische Therapie indiziert, da dadurch ein Übergang in eine mukokutane Form verhindert werden kann.

**Prognose**
Je nach Spezies des Erregers und Immunstatus des Infizierten.

## Leishmaniose, kutane

B55.1

**Erstbeschreiber**
Cunningham, 1885; Wright, 1903

**Synonym**
Orientbeule; Aleppobeule; Jerichobeule; Sartengeschwür; Biskrabeule; Siskrabeule; Bagdadbeule; Gafsabeule; Nilbeule; Delhibeule; Lahorebeule; Dattelbeule; Jahresbeule

**Definition**
Durch Leishmanien spp. verursachte Infektionserkrankung der Haut mit variabler Klinik, abhängig von der auslösenden Leishmania-Spezies.

**Vorkommen/Epidemiologie**
- 90% der Erkrankungen treten in der „Alten Welt“ auf (dort, wo der Ölbaum wächst: Mittelmeer, Orient, Asien, Afrika), 10% in der „Neuen Welt“ (Brasilien, Mexiko, Bolivien, Peru).
- Die Leishmanienspezies L. major, L. tropica, L. aethiopica, L. infantum verursachen überwiegend die Erkrankungen der „Alten Welt“.
- L. mexicana und L. brasiliensis verursachen Leishmaniose der „Neuen Welt“.

**Klinisches Bild**
Es werden drei Formen unterschieden:
- Nodöse Form: Inkubationszeit 2-3 Wochen bis zu 1 Jahr. Primäreffloreszenz: Kleine, rotbraune, sukkulente, langsam wachsende Papel.
- Ulzeröse Form: Entwicklung aus der nodösen Form. Weiche, verkrustete, meist nach einem Jahr spontan abheilende Ulzerationen (Jahresbeule, selbstlimitierend). Bildung von Narben.
- Rezidivansform: Neue Effloreszenzschübe am Rande des alten Ulkus bei etwa 10% der Patienten. Mutilationen, Abheilung nach Jahren. Klinisch mit Tuberculosis cutis luposa zu verwechseln (auch als lupoider Typ bezeichnet).
- Diffuse Form: Disseminierte Aussaat papulöser oder knotiger Läsionen über das gesamte Integument. Ausge-

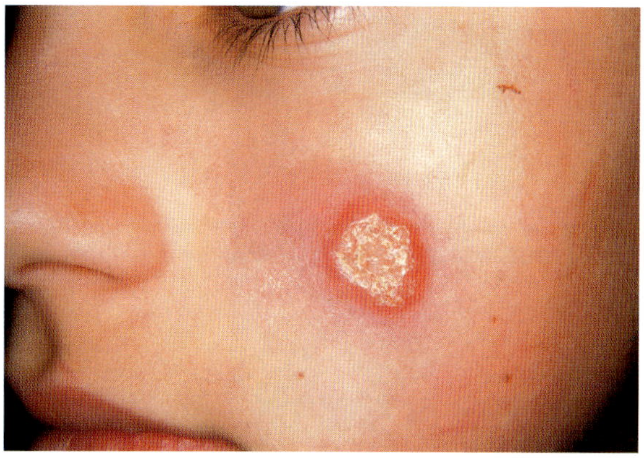

**Leishmaniose, kutane.** Mit gelblich-weißlicher Kruste belegte, oberflächlich ulzerierte, raue, schuppige, rote Plaque in der Wangenregion bei einem 9-jährigen Knaben mit kutaner Leishmaniose.

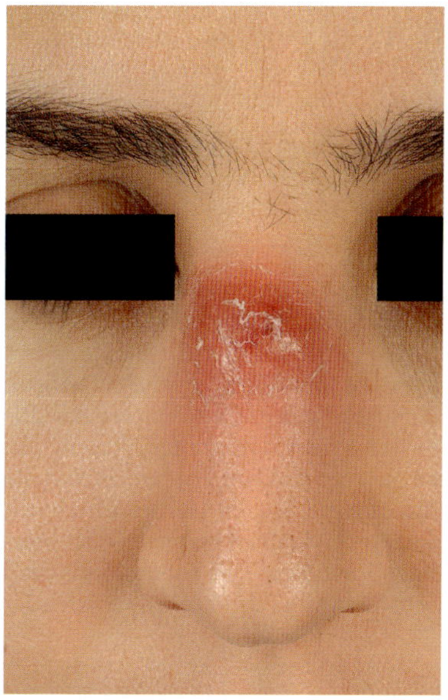

**Leishmaniose, kutane.** Solitäre, chronisch stationäre, am Nasenrücken lokalisierte, ca 1,2 x 1,4 cm große, unscharf begrenzte, feinlamellär schuppende, flach elevierte, symptomlose, leicht konsistenzvemehrte rote Plaque bei einer 35 Jahre alten Frau. Sie besuche öfters ihre Familie in Marokko, zuletzt vor 4 Wochen.

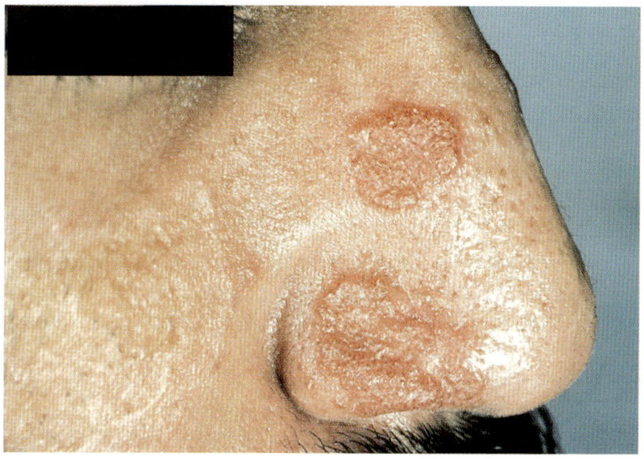

**Leishmaniose, kutane.** Rezidivansform. Großflächige, alte, reizlose Narben an der linken Wange. Am Nasenflügel zeigen sich zwei 1,6 cm große, braun-rote, leicht marginierte, bizarr konfigurierte, im Zentrum etwas eingesunkene, vollständig asymptomatische Plaques. Histologisch zeigte sich ein epitheloidzelliges Granulom (kein Erregernachweis!). Diaskopisch: Lupoides Infiltrat. Aufenthalt in Endemiegebiet (Afrika) vor erstmaligem Auftreten.

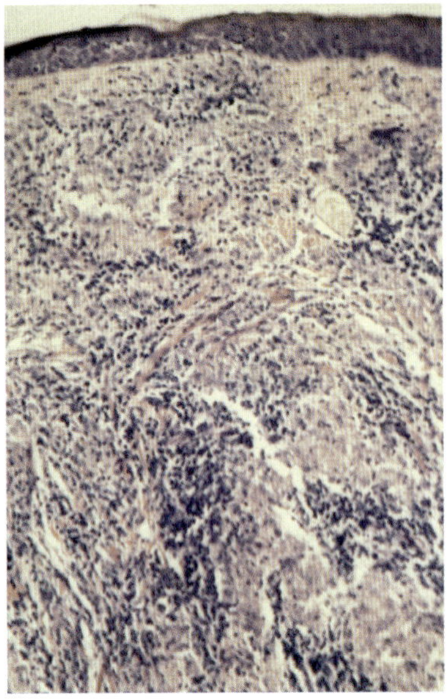

**Leishmaniose, kutane.** Epitheloidzellige Granulome mit lymphoplasmazellulärer Begleitreaktion im oberen Korium.

spart bleiben Kopf, Axillen und Leistenregion. In erster Linie bei der Leishmaniose der Neuen Welt (L. mexicana, L. aethiopica, A. amazonensis) auftretend.

## Histologie

Akanthotisches, stellenweise pseudoepitheliomatöses Oberflächenepithel mit parakeratotischer Serumkruste. Dichtes, die gesamte Dermis durchsetzendes diffuses, granulomatöses Infiltrat aus neutrophilen Granulozyten, epitheloidzelligen Histiozyten und mehrkernigen Riesenzellen in unterschiedlicher Dichte, Lymphozyten und Plasmazellen. V.a. in der Giemsa-Färbung finden sich bei frischen Formen zahlreiche intrazellulär gelegene Erreger. Bei älteren Herden überwiegt die histiozytäre Komponente mit kleinen isolierten oder konfluierten epitheloidzelligen Knötchen (DD: Tuberculosis cutis luposa). Der Erregernachweis gelingt dann sehr spärlich oder fehlt sogar.

## Diagnose

Anamnese, mikroskopischer (Giemsa) oder kultureller (Blutagar) Erregernachweis, Montenegro-Reaktion, PCR.

## Differenzialdiagnose

- Klinisch:
  - Furunkel (hochakutes Geschehen, Schmerzhaftigkeit, Fluktuation)
  - Basalzellkarzinom (fehlende Entzündungskomponente)
  - Eosinophiles Granulom (braun-rot, Follikelbetonung der Oberfläche, Histologie ist diagnostisch)
  - Ekthyma (hochakut, scharfrandig ulzeriert, Lokalisation meist untere Extremität)
  - Frambösie (Herkunftsland)
  - syphilitischer Primäraffekt (Lokalisation)
  - lupoide Rosazea (Alter der Patienten, meist disseminierte follikuläre Papeln und Pusteln, Rosacea-Gesicht)
  - Tuberculosis cutis luposa (wenig erhabene Plaques und Atrophie, eher braun-rot, nie kräftig-rot, Eigeninfiltrat).
- Histologisch:
  - Kutanes B-Zell-Pseudolymphom (Nachweis von Keimzentren, die bei Leishmaniose fehlen)
  - Lupus vulgaris (wichtig bei langzeitig bestehender Leishmaniose, da hierbei Erregernachweis häufig schwierig ist; plasmazellige Begleitreaktion spricht eher gegen Tuberkulose)
  - Histoplasmose (granulomatöses Infiltrat, Nachweis der Sporen im PAS-Präparat).

## Therapie allgemein

- Die Erreger sprechen auf unterschiedliche Behandlungen an: Während lokale Maßnahmen bei einer Infektion, ausgelöst durch Leishmania-Spezies aus Europa und Afrika („Alte Welt"), häufig ausreichend sind, ist die systemische Therapie bei den kutanen und mukokutanen Formen der „Neuen Welt" Mittel der 1. Wahl.
- Bei einzelnen Läsionen in kosmetisch nicht störender Lokalisation kann die Spontanheilung abgewartet werden (schlechte Narbenbildung). Exzision oder Kryochirurgie werden nicht mehr empfohlen, da Erreger aus der Läsion entfernt werden und somit die Ausbildung einer Immunität erschwert wird. Es besteht die Gefahr der Dissemination der Erreger, die bereits in den Lymphwegen vorliegen.

## Externe Therapie

- Infrarottherapie (Hyperthermie): 5 Min. auf etwa 55 °C erwärmen, ggf. nach 3 Wochen wiederholen (Absterben der Erreger; Immunantwort ist möglich).
- In Einzelfällen wurden Erfolge mit der photodynamischen Therapie (PDT) berichtet (2 Bestrahlungen pro Woche über 4 Wochen (Metvix; Waldmann PDT 1200 L, 100 J/cm 2 ).
- Lokale Infiltration mit Antimonpräparaten: 1–3 ml Megluminantimonat (z.B. Glucantim) = 85 mg Sb/ml (bis zu 6 ml pro Sitzung); Infiltration ggf. 1–2mal nach jeweils 2–3 Tagen wiederholen (mit oder ohne Triamcinolonacetonidzusatz); in der Regel recht schmerzhaftes Verfahren.
- Eine wirksame antibiotische Substanz gegen L. major ist eine 15% Paromomycin Salbe in 12% Methylbenzethoniumchlorid (als Leshcutan über die internationale Apotheke erhältlich; in Israel zugelassen; bei magistraler Rezeptur in Vaselinum album anfertigen lassen); Anwendungen 2mal/Tag über einen Zeitraum von 10-14 Tagen. Ggf. Wiederholung des Therapiezyklus nach 14 Tagen.
- Noch in klinischer Erprobung bei kutaner Leishmaniose ist Miltefosin (Impavido).

## Interne Therapie

- Antimonpräparate (Antimon = Stibium = Sb): Grundsätzlich Mittel der Wahl bei Infektionen mit Leishmania brasiliensis! Natrium-Stibogluconat (z.B. Pentostam) enthält 10% Stibium (100 mg/ml); Megluminantimonat (z.B. Glucantime) enthält 8,5% Stibium (85 mg/ml). Dosierung: 20 mg/kg KG/Tag i.m. (schmerzhaft) oder langsam (10-20 Min.) über kleinkalibrige Nadel i.v.

**! Cave: Venöse Thrombose!**

Bei der i.v. Gabe soll das Medikament in 50 ml 5% Glukose gelöst werden. Therapiedauer: 20 Tage bei kutanen Formen und 28-30 Tage bei mukokutanen Formen. Bei Auftreten toxischer Nebenwirkungen Dosis um 2 mg/kg KG Sb reduzieren. Eine klinische Abheilung tritt vielfach erst 4-6 Wochen nach Behandlungsende ein. Einzelne unkomplizierte Leishmanioseherde können auch intraläsional behandelt werden (1-3 ml der unverdünnten Lösung vom Rande aus in die Läsion applizieren! Prozedur 1-2

**Leishmaniose, kutane. Tabelle 1.** Erreger und Therapieansätze zur Behandlung der kutanen Leishmaniose

| Spezies | Applikation | Therapie | Anwendung/ Tagesdosis | Therapiedauer |
|---|---|---|---|---|
| **L. major** | extern | Paromomycin 15% | 2mal/Tag | 10 Tage, evtl. Wiederholung |
| | | Alternativ: Hitzebehandlung z.B. mit Infrarotlampe (PDT) | 5 Min. auf 55 °C erwärmen | 1-2mal |
| | | Alternativ: Meglumin-Antimonat (85 mg Stibium/ml) | 1-3 ml lokale Infiltration | 1-2mal |
| | systemisch | Ketoconazol | 600 mg p.o. | über 4 Wochen |
| | | Alternativ: Antimonpräparat | 20 mg/kg KG Sb-Ä. i.m. oder i.v. | kutan: 20 Tage |
| | | | | mukokutan: 28 Tage |
| **L. tropica** | extern | Meglumin-Antimonat (85 mg Stibium/ml) | 1-3 ml lokale Infiltration | 1-2mal |
| | systemisch | Antimonpräparat | 20 mg/kg KG Sb-Ä. i.m. oder i.v. | kutan: 20 Tage |
| | | | | mukokutan: 28 Tage |
| **L. aethiopica** | extern | ungenügende Datenlage | | |
| | systemisch | Pentamidin | 1mal/Woche 4 mg/kg KG i.m. | über 4 Monate |
| **L. brasiliensis** | extern | nicht indiziert | | |
| | systemisch | Antimonpräparat | 20 mg/kg KG Sb-Ä. i.m. oder i.v. | kutan: 20 Tage |
| | | | | mukokutan: 28 Tage |
| **L. amazonensis** | extern | nicht indiziert | | |
| | systemisch | Antimonpräparat | 20 mg/kg KG Sb-Ä. i.m. oder i.v. | kutan: 20 Tage |
| | | | | mukokutan: 28 Tage |
| **L. guyanensis** | extern | nicht indiziert | | |
| | systemisch | Antimonpräparat | 20 mg/kg KG Sb-Ä. i.m. oder i.v. | kutan: 20 Tage |
| | | | | mukokutan: 28 Tage |
| **L. panamensis** | extern | nicht indiziert | | |
| | systemisch | Ketoconazol | 600 mg | 4 Wochen |
| | | Antimonpräparat | 20 mg/kg KG Sb-Ä i.m. oder i.v. | kutan: 20 Tage |
| | | | | mukokutan: 28 Tage |
| **L. mexicana** | extern | Meglumin-Antimonat (85 mg Sb/ml) | 1-3 ml lokale Infiltration | 1-2mal |
| | systemisch | Ketoconazol | 600 mg | 4 Wochen |
| | | Alternativ: Antimonpräparat | 20 mg/kg KG Sb-Ä. | kutan: 20 Tage |
| | | | | mukokutan: 28 Tage |

L

mal/Woche durchführen; Therapiedauer je nach Akuität der Läsion 3-6 Wochen.

**Cave: Schmerzhaftigkeit, Toxizität für Herz und Leber!**

- Pentamidindiisethionat (z.B. Pentacarinat): Therapie der Wahl für die diffuse kutane Leishmaniose sowie bei Therapieversagern der mukokutanen Formen. Dosierung: 4 mg/kg KG i.m. 1mal/Woche über mind. 4 Monate. Neuere Studien belegen auch eine Wirksamkeit bei kutaner Leishmaniose in einer niedrigen Dosierung von 2 mg/kg i.m. jeden 2. Tag bis zu einer Gesamtzahl von 7 Injektionen.
- Liposomales Amphotericin B (z.B. Ambisome): Medikament der 2. Wahl, wenn pentavalentes Antimon kontraindiziert oder ineffektiv ist. ED: 0,5-1,0 mg/kg KG, jeden 2. Tag, insgesamt 20 Dosen.
- Ketoconazol (z.B. Nizoral): Mittel der Wahl bei Infektion durch Leishmania mexicana, Leishmania panamensis und Leishmania major. Nicht oder unzureichend wirksam bei Leishmania brasiliensis, Leishmania tropica und Leishmania aethiopica. Dosierung: 600 mg/Tag (abends) über 4 Wochen.
- Fluconazol (z.B. Diflucan): In Studien sehr wirksam bei Infektion mit L. major. Dosierung: 1mal/Tag 200 mg p.o. über 6 Wochen
- Miltefosin (Impavido): Erwachsene und Kinder ab 3 Jahre: 1,5-2,5 mg/kg KG/Tag über 28 Tage. Max. TD: 150 mg. Bei immungeschwächten Patienten (HIV-Infizierte) ist evtl. eine längere Behandlung erforderlich. Viel versprechend sind auch die Therapieerfolge bei der kutanen Leishmaniose der Neuen Welt. Die Zulassung für diese Indikation ist in Pakistan und Kolumbien beantragt. Neuere Berichte wiesen daraufhin, dass Miltefosin auch bei der kutanen L. der Alten Welt erfolgreich eingesetzt werden kann.

### Prognose
Der Verlauf ist meistens komplikationslos. Selten begleitende Lymphangitis, Erysipel oder Pyodermie. Häufig Spontanheilung nach ca. einem Jahr.

### Prophylaxe
Insektizide, geeignete Kleidung, Moskitonetz zur Vermeidung von Mückenstichen. Ggf. Beseitigung von Reservoiren (Hunde, Nagetiere).

### Hinweis(e)
Gehäufte Resistenzen wurden bei der Behandlung der Leishmaniose mit Antimonpräparaten beobachtet.

## Leishmaniose, südamerikanische B55.1

### Erstbeschreiber
Vianna, 1911

### Synonym
Espundia (mukokutane Form); Bauru; Bahia-Ulkus; Ilaga brava; Bubas; Pian bois; forest yaws; bosh yaws; Boshyawa; Uta (kutane Form); Chiclero Ulkus; Leishmaniasis brasiliensis

### Definition
Leishmaniose durch Leishmania brasiliensis evtl. mit späterem Übergreifen auf die Schleimhäute des oberen Respirationstraktes (mukokutane Form). Nach der Klinik unterscheidet man kutane und mukokutane Form.

### Lokalisation
V.a. Gesicht.

### Klinisches Bild
- Kutane Form: Zunächst Ausbildung einer erythematösen Papel mit Übergang in zentrale Ulzeration unter Ausbildung eines elevierten Randwalls. Es besteht häufig eine Begleitlymphangitis.
- Mukokutane Form: Übergang von der kutanen Form in die mukokutane Form, wahrscheinlich hämatogen. Verdickungen im Nasen- und Lippenbereich mit Septumzerstörung, evtl. Fortschreiten auf Pharynx, Larynx und Trachea.

### Diagnose
Anamnese, Montenegro-Reaktion, Erregernachweis (Giemsa-Färbung) und Kultur auf Blutagar.

### Therapie
Entsprechend Leishmaniose, kutane.

### Prognose
Kutane Form: Häufig Spontanheilung. Mukokutane Form: Chronisch-rezidivierender Verlauf, Sepsisgefahr, Mutilationen, Malnutrition.

## Leishmaniose, viszerale B55.0

### Erstbeschreiber
Elliott, 1863; Leishman, 1903; Donovan, 1903

### Synonym
Kala-Azar; Schwarzes Fieber; Dum-dum-Fieber; Splenomegalia tropica; Leishmaniasis furunculosa; Leishmaniasis interna

### Definition
Leishmaniose des retikulohistiozytären Systems von Milz, Leber und Knochenmark mit Hautbeteiligung durch Leishmania donovani.

### Klinisches Bild
- Inkubationszeit 3 Monate bis zu 2 Jahre.
- Hautveränderungen: Kleine, dunkelrote Papeln; fleckige braun-schwärzliche Makulae, das gesamte Integument ist

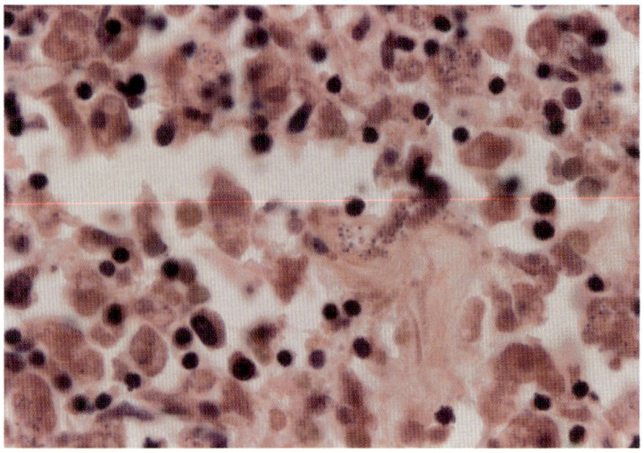

**Leishmaniose, viszerale.** Entzündliches Infiltrat aus Histiozyten und Plasmazellen. Es sind zahlreiche intrazelluläre Leishmanien erkennbar. HE-Schnitt.

trocken und schuppig, glänzende atrophische Haut, vor allem an den Beinen. Haut- und Schleimhautblutungen, Haarausfall.
- Extrakutane Manifestationen: Hepatomegalie, Splenomegalie, lang andauerndes Fieber mit periodischen Unterbrechungen.

### Interne Therapie
- Mittel erster Wahl: Liposomales Amphotericin B (AmBisome). Die Toxizität ist im Vergleich zu Amphotericin B geringer. Die Gesamtdosis beträgt 20-30 mg/kg KG, verteilt auf mindestens 5 Einzeldosen von jeweils 3-4 mg/kg KG über einen Zeitraum von 10-21 Tagen (z.B. 3-4 mg/kg KG/Tag an den Tagen 0, 1, 2, 3, 4 und 10).
- Mittel zweiter Wahl: Miltefosin (Impavido): 1,5-2,5 mg/kg KG/Tag p.o. Behandlungsdauer 28 Tage (Kapseln zu den Mahlzeiten einnehmen).
- Pentavalente Antimonpräparate (Antimon = Stibium/Sb) sind sehr toxisch und sollten vermieden werden. Natrium-Stibogluconat (z.B. Pentostam) enthält 10% Sb (100 mg/ml), Megluminantimonat (z.B. Glucantim) enthält 8,5% Sb (85 mg/ml). Dosierung: 10-20 mg/kg KG/Tag i.m. (schmerzhaft) oder langsam über kleinkalibrige Nadel i.v. für mind. 20 aufeinander folgende Tage oder 2 Wochen über die parasitologische Abheilung hinaus.

**! Cave: Thrombosegefahr. Ggf. Kombination mit Allopurinol.**

- In anderen Ländern werden weitere Therapiemodalitäten eingesetzt, sie sind insbes. von Bedeutung in der Rezidivprophylaxe bei HIV-Patienten:
  - Paromomycin (Aminosidinsulfat ): evtl. synergistischer Effekt mit Antimon-Präparaten.
  - Pentamidin.
  - Ketoconazol/Itraconazol.
  - Interferon gamma: Anwendung zusätzlich zu Antimon-Präparaten.

### Prognose
Bei rechtzeitiger Therapie Ausheilung in 95% der Fälle. Unbehandelt liegt die Mortalität bei ca. 80%. Dauerhafte Immunität. Patienten dennoch jedes 1/2 Jahr für 2 Jahre auf Rezidivfreiheit untersuchen.

### Nachsorge
Patienten für 2 Jahre jedes 1/2 Jahr auf Rezidivfreiheit untersuchen.

### Prophylaxe
Insektizide, geeignete Kleidung, Moskitonetz zur Vermeidung von Mückenstichen.

### Hinweis(e)
Aktuelle Therapieempfehlungen sind den AWMF-Leitlinien zu entnehmen.

## Leitlinien, Evidenz-basierte

### Definition
- Instrument zur Umsetzung einer Evidenz-basierten Medizin mit Hilfe anerkannter Nachweise, auf der Grundlage der gegenwärtig besten wissenschaftlichen, objektivierbaren und überprüfbaren Belege. Eine Evidenz-basierte Leitlinie soll einem Arzt ermöglichen, eine möglichst hochstehende Medizin nach dem aktuellen Wissensstand zu praktizieren. Die Entwicklungsstufen von Leitlinien (S1-S3) unterscheiden sich, gemäß den Methoden der AWMF, durch das Ausmaß der systematischen Literatursuche und der Strukturierung des Konsensusprozesses.
  - S1-Leitlinie: Die durch eine repräsentativ zusammengesetzte Expertengruppe der wissenschaftlichen medizinischen Fachgesellschaft im informellen Konsens erarbeitete Empfehlung die vom Vorstand der Fachgesellschaft verabschiedet wird.
  - S2-Leitlinie: Kann aus formal bewerteten Aussagen der wissenschaftlichen Literatur entwickelt und in einem formalisierten Konsensusverfahren beraten und verabschiedet werden.
  - S3-Leitlinie: Hierbei werden alle Elemente einer systematischen Leitlinienentwicklung angewendet.
- Die Evidenz-basierte Strategie der Leitlinien-Entwicklung ist gekennzeichnet durch:
  - Systematische Recherche, Bewertung und Synthese der besten verfügbaren wissenschaftlichen Evidenz
  - Herleitung des in der Leitlinie empfohlenen Vorgehens aus der wissenschaftlichen Evidenz
  - exakte Dokumentation des Zusammenhangs zwischen der jeweiligen Empfehlung und der zugehörigen Evidenz-Stufe
  - Auswahl der evidenzbasierten Schlüsselempfehlungen einer Leitlinie mit Hilfe formalisierter Konsentierungsverfahren.



## Leitungsanästhesie

### Synonym
Nervenblockade

### Definition
Form der Lokalanästhesie: Betäubung einer Gliedmaße oder eines Gewebeareals durch Injektion des Lokalanästhetikums direkt an den Nervenstamm des anatomisch zugehörigen Nervs oder in dessen Nähe.

### Durchführung
- Fingerblock nach Oberst: Distal des Grundgelenks in jedem Quadranten nahe der Sehnen je 1-2 ml LA, Wirkungseintritt nach spätestens 5 Min. Vorteil: Erweiterung des Eingriffs (z.B. kleine Lappenplastik) möglich.

**! Cave: Kein Adrenalinzusatz (Nekrosegefahr)! Aspirationstest! Strenge Sterilität!**

- Handblock:
  - N. medianus (D I-III/IV palmarseitig und gesamtes Endglied): M. flexor carpi radialis und palmaris longus nach medial, ca. 0,5-1 cm tief, nach Auslösen von Parästhesien. Zwischen Sehnen und nach negativem Aspirationstest Injektion von 2-3 ml adrenalinfreiem LA.
  - N. radialis (radialer Handrücken und Dorsalseiten D I-III): Subkutane Infiltration von 3-4 ml LA bogenförmig um Proc. styloideus radii.
  - N. ulnaris (D IV-V): Einstichstelle, am besten bei überstrecktem Handgelenk, zwischen Flexor carpi ulnaris (zieht zum Os pisiforme) und palpabler A. ulnaris in 1-2 cm Tiefe. 2-3 ml adrenalinfreies LA; Injektion nach Auslösen von Parästhesien im Kleinfinger und negativem Aspirationstest.

- Regionalanästhesien im Gesicht (Versorgung durch Äste des N. trigeminus I-III): Leitstrukturen zu Lokalisation des N. mentalis und infraorbitalis: Jeweils in Höhe des 4. Zahns bzw. auf einer Senkrechten durch die Pupille, Infiltration möglichst in Knochennähe, wenig Trauma bei Injektion von enoral!
- Peniswurzelanästhesie: Je 1 ml lateral der A. dorsalis penis an dorsaler Peniswurzel, zusätzliche Infiltrationsanästhesie der Gegenseite, ggf. bis zum Frenulum.
- Fußblock:
  - Medialer Fußrand, Ferse und plantar: Äste des N. saphenus (verläuft ventral des Innenknöchels): 3-4 Querfinger oberhalb des Knöchels ringförmig quaddeln. N. tibialis (verläuft dorsal des Innenknöchels): Um A. tibialis 6-8 ml LA injizieren.
  - Lateraler Fußrand und Ferse: N. suralis (verläuft dorsal des Außenknöchels): Ca. 3-4 Querfinger oberhalb des Knöchels zwischen Außenknöchel und Achillessehne 6-8 ml LA.
  - Fußrücken: N. peronaeus superficialis: Proximale Blockade oberhalb der Knöchel lateral der Tibia und zusätzlich distale Blockade am Fußrücken ringförmig in Höhe der A. dorsalis pedis (je 3-4 ml LA).
  - Zehenzwischenraum DI-II: N. peronaeus profundus: Injektion in die Zwischenzehenfalte von dorsal.

## Lennert-Lymphom C84.3

### Erstbeschreiber
Lennert u. Mestdagh, 1968

### Synonym
Lymphoepitheloides Lymphom; atypische lymphoepitheloidzellige Proliferation; epitheloidzellige Lymphogranulomatose

### Definition
Epitheloidzellreiches, kleinzelliges, peripheres kutanes T-Zell-Lymphom, das der Lymphogranulomatose sehr nahe steht. Vereinzelt wurden spezifische Infiltrate der Haut beobachtet.

### Klinisches Bild
- Hautveränderungen: Stammbetonte, meist follikulär gebundene, kleine, hautfarbene bis rote, derbe Papeln, die zu größeren Plaques mit glänzender Oberfläche konfluieren können. Vernarbende Alopezie, Ulzerationen (besonders genital).
- Extrakutane Manifestationen: Mediastinale, hiliäre Lymphknotenvergrößerung sowie intrapulmonale Rundherde.

### Histologie
In Lymphknoten, Knochenmark und befallener Haut epitheloidzellreiches T-Zell-Infiltrat. Fokal Histiozyten, Epitheloidzellen und UCHL1-positive Lymphozyten.

### Therapie
Polychemotherapie (z.B. COPP- und/oder ABVD-Schema), Radiatio, Exzision einzelner Herde.

## Lenograstim

### Definition
Mittels rekombinanter DNA-Technologie hergestellter, glykolysierter Granulozytenkolonie-stimulierender Faktor.

### Indikation
Schwere Neutropenien bei Patienten mit nicht-myeloischen malignen Erkrankungen unter Zytostatika.

### Dosierung und Art der Anwendung
150 µg/m$^2$ KO s.c. oder i.v. ab dem der Chemotherapie folgenden Tag, bis der erwartete Tiefpunkt durchschritten und die Neutrophilenzahl normal ist. Anwendung max. 28 Tage.

**Merke: Keine Anwendung 1 Tag vor sowie am Tag der Chemotherapie, wegen erhöhter Sensitivität sich rasch teilender myeloischer Zellen!**

### Unerwünschte Wirkungen
Alopezie, Übelkeit, Erbrechen, Fieber, Kopfschmerzen, Knochenschmerzen, Leukozytose, Thrombopenie.

**Merke: Regelmäßige Kontrolle der Leukozyten- und Thrombozytenzahlen!**

### Kontraindikation
Schwangerschaft, Stillzeit, gleichzeitige zytotoxische Chemotherapie.

### Präparate
Granocyte

## Lentigines-Syndrome L81.4

### Definition
Heterogene Gruppe von Erkrankungen, bei denen als monitorische Zeichen eine Lentiginose der Haut/Schleimhaut vorhanden ist. Zu dieser Erkrankungsgruppe gehören:
- LEOPARD-Syndrom
- NAME-Syndrom (LAMB-Syndrom)
- Peutz-Jeghers-Syndrom
- Lentiginosis centrofacialis (Touraine)
- Laugier-Hunziker-Syndrom.

## Lentiginose L81.4

### Definition
Erworbene oder angeborene Pigmentfleckbildungen an Haut und/oder Schleimhaut, die in unterschiedlicher Zahl, Größe und Dichte einem bestimmten Verteilungsmuster folgen (z.B. in chronisch UV-exponierten Arealen) oder diffus exprimiert werden. Die Manifestation an der Haut kann lokalisiert oder generalisiert sein. Ggf. sind syndromale Verbindungen mit Erkrankungen anderer Organe vorhanden. S.a.u. Lentigo.

## Lentiginosis centrofacialis Q82.8

### Erstbeschreiber
Touraine, 1941

### Synonym
Zentrofaziale Lentiginose

### Definition
Seltenes, wahrscheinlich autosomal-dominant vererbtes Syndrom mit Lentigines im Gesicht und assoziierten Fehlbildungen.

### Manifestation
Im 1. Lebensjahr auftretend, Zunahme während der Kindheit.

### Lokalisation
Im Zentrum des Gesichtes lokalisiert. Seitliche Wangenpartien und Schleimhäute sind frei.

### Klinisches Bild
- Kleine bräunliche oder schwarze Flecken.
- Begleitsymptome: Spina bifida, Hypertrichosis sacralis, Kyphoskoliose, Trichterbrust, Fehlen der oberen mittleren Schneidezähne, geistige Retardierung mit Intelligenzminderung, primäre Keratosen, Epilepsie.

### Differenzialdiagnose
Epheliden.

### Therapie
Keine kausale Therapie möglich, ggf. kosmetische Abdeckung (z.B. Dermacolor).

## Lentiginosis eruptiva L81.4

### Definition
Entwicklung zahlreicher Lentigines innerhalb weniger Wochen bei Kindern und Jugendlichen. Weiterentwicklung in melanozytäre Naevi ist möglich. Keine Assoziation mit anderen Organstörungen. Die Eigenständigkeit dieses Krankheitsbildes muss angezweifelt werden.

### Therapie
Lichtschutzmittel (z.B. Anthelios). Therapie der Lentigines mit Bleichmitteln ist nicht sinnvoll, ggf. kosmetische Abdeckung.

## Lentiginosis perigenitoaxillaris L81.4

### Erstbeschreiber
Korting, 1967

### Definition
Auf Axillen- und Perigenitalbereich begrenzte Abortivform der Lentiginosis profusa. Von einigen Autoren dem LEOPARD-Syndrom zugeordnet.

### Differenzialdiagnose
Axillary freckling bei Neurofibromatose Typ I.

### Therapie
Keine kausale Therapie möglich.

## Lentiginosis profusa Q87.1

### Definition
Ausdehnung von Lentigines über das gesamte Integument unter Aussparung der Schleimhäute. Keine Beteiligung innerer Organe, s.a. LEOPARD-Syndrom.

## Lentigo L81.41

### Definition
Im dermatologischen Sprachgebrauch sehr unterschiedlich verwendeter Begriff, der einerseits klinisch aber auch histologisch definiert ist. Im Allgemeinen wird als Lentigo ein angeborener oder erworbener, unterschiedlich großer, meist in Mehrzahl vorkommender (Mehrzahl = Lentigines), gutartiger, gelb-brauner bis braun-schwarzer Fleck der Haut und/oder der Schleimhaut verstanden (Ausnahme: Lentigo maligna = in situ Melanom). Ursache ist eine Melanozytenvermehrung in der Basalschicht des Oberflächenepithels (insbesondere bei der Lentigo solaris kann es ebenfalls zu einer Epidermisproliferation kommen). Lentigines können ein Markersymptom für eine genetische Störung sein, aber auch ein Hinweis für eine vermehrte solare Belastung.

### Einteilung
- Grundsätzlich kann aus klinischer und histologischer Sicht folgende Einteilung vorgenommen werden:
  - Lentigo simplex
  - Lentigo solaris
  - Naevoide Lentigo (initialer melanozytärer Navus)
  - Lentigo maligna (Melanoma in situ)
  - Lentigo, retikuläre
  - Lentigo der Schleimhaut.
- Klinische Einteilung und Vorkommen von Lentigo/Lentigines:
  - Lentigo solaris bei übermäßiger UV-Belastung oder Hellhäutigkeit
  - Bandler-Syndrom
  - Cowden-Syndrom
  - Cronkhite-Canada-Syndrom
  - Dysplasie, anhidrotische ektodermale
  - Kongenitaler melanotischer Fleck der Zunge
  - LEOPARD-Syndrom
  - MMN-Syndrom
  - NAME-Syndrom
  - Peutz-Jeghers-Syndrom
  - Lentigines nach Röntgentherapie
  - Lentiginosis centrofacialis
  - Lentiginosis perigenitoaxillaris
  - Lentigines nach PUVA-Therapie (Lentigo, retikuläre)
  - Melanose, genitale
  - Palmoplantare Pigmentflecken
  - Xeroderma pigmentosum
  - Xerodermoid, pigmentiertes
  - Watson-Syndrom.

## Lentigo der Schleimhaut L81.4

### Synonym
Melanotischer Fleck der Schleimhaut; Melanose der Schleimhaut

### Definition
Erworbene oder angeborene Hyperpigmentierung der genitalen, analen und oralen Schleimhaut, die sowohl beim weiblichen wie auch beim männlichen Geschlecht auftreten kann. S.a.u. Lentigo simplex. Eine derartige Lentiginose kann bei Farbigen physiologisch auftreten.

### Einteilung
- Hereditär:
  - Laugier-Hunziker-Syndrom
  - Peutz-Jeghers-Syndrom
  - NAME-Syndrom
  - Neurofibromatose
  - Albright-Syndrom
  - Incontinentia pigmenti.
- Geschwülste:
  - melanozytärer Naevus
  - Lentigo maligna
  - Schleimhautmelanom.

- Systemerkrankungen:
  - M. Addison
  - M. Basedow
  - Hämochromatose
  - HIV-Infektion.
- Sonstige:
  - Ethnisch bedingte Hyperpigmentierungen (Hauttypen 5-6)
  - Arzneimittel-induziert (Tetracycline, Chloroquin, Sedativa, Antikonzeptiva)
  - Postinflammatorische Pigmentierungen (Lichen planus, fixe Arzneireaktion)
  - Rauchermelanose (s.u. Leukokeratosis nicotinica palati)
  - Amalgam-Tätowierung
  - Dekorative Pigmentierungen
  - Schwermetallsäume (Blei-Pigmentierungen der Mundschleimhaut; Stomatitis bismutica).

### Lokalisation
Lippen, Mundschleimhaut, Vulva, Vagina, Penis, Anus.

### Klinisches Bild
Solitäre oder auch multiple, rundliche oder spritzerartige, auch großflächige braune oder braun-schwarze Flecken.

### Histologie
Bild der Lentigo simplex mit basaler Hyperpigmentierung und Vermehrung (!) der Melanozyten. Häufig sind dendritische Melanozyten nachweisbar. Subepithelial meist scholliges Pigment in Melanophagen.

### Therapie
Klinischer und ggf. auch histologischer Ausschluss von Malignität. Therapie ist nicht unbedingt erforderlich. Bei ausgedehnter Melanose Kryochirurgie (geschlossenes oder offenes Verfahren). Wichtig ist regelmäßige Kontrolle!

### Prognose
Günstig.

### Hinweis(e)
Hinsichtlich der nomenklaturischen Abgrenzung von Melanose, Chloasma und Lentigo bzw. Lentiginose s.u. Melanose.

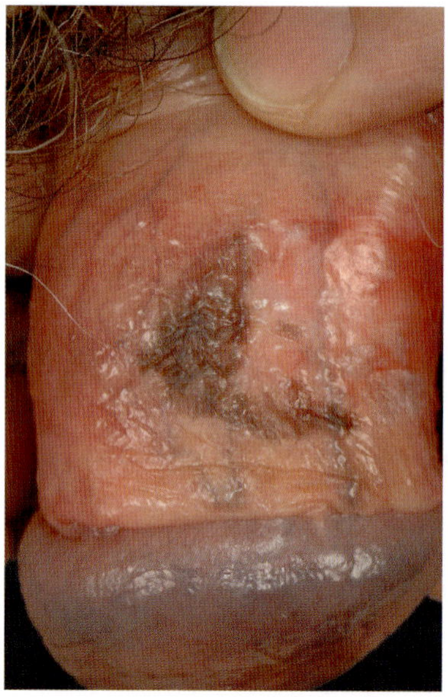

**Lentigo der Schleimhaut.** Seit über 1 Jahr bestehende, etwa 2 cm durchmessende, unregelmäßig aber scharf begrenzte, bandförmige, dunkelbraune Macula im Bereich des inneren Präputialblattes eines 72-jährigen Mannes.

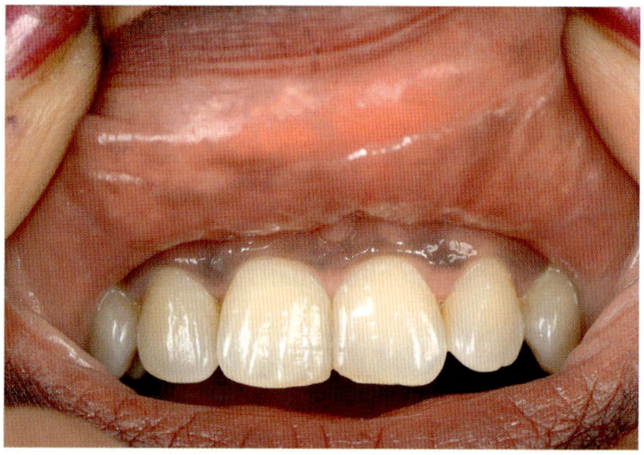

**Lentigo der Schleimhaut.** Ausgedehnte Gingivamelanose bei einer 36-jährigen Patientin.

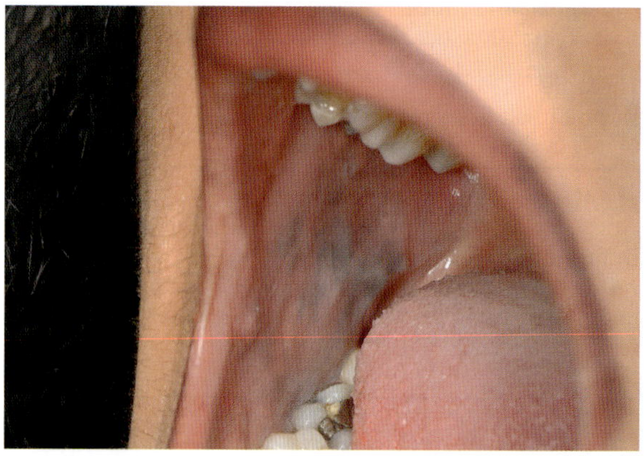

**Lentigo der Schleimhaut.** Seit Jahren unveränderte, ausgedehnte Schleimhautmelanose der Mundhöhle, insbes. der buccalen Schleimhaut, bei einer 36-jährigen Patientin.

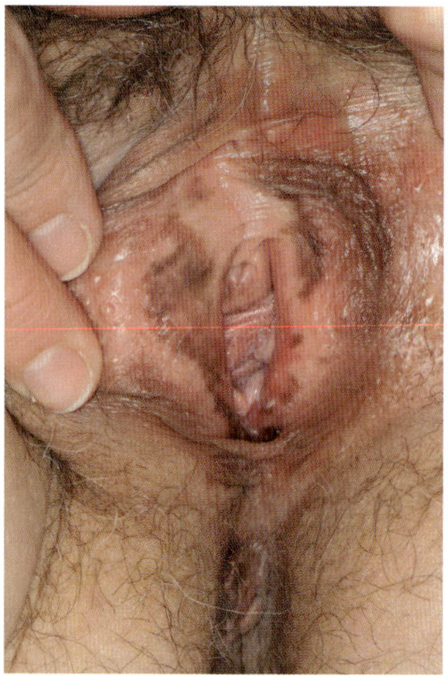

**Lentigo der Schleimhaut.** Seit 10 Jahren persistierende, unregelmäßige, unscharf begrenzte, bandförmige, nahezu zirkumferente, braun-schwarze Flecken im Bereich der Innenseite der Labien bei einer 59-jährigen Patientin.

## Lentigo maligna D03.L1

### Erstbeschreiber
Hutchinson, 1892

### Synonym
Melanosis circumscripta praecancerosa (Dubreuilh); prämaligne Melanose; melanotische Präkanzerose; Melanosis circumscripta Dubreuilh; Hutchinson's melanotic freckle

### Definition
In aktinisch geschädigter Haut entstehendes, langsam wachsendes (nicht invasives) Melanoma in situ. Entwicklung eines invasiv wachsenden Lentigo-maligna-Melanoms möglich. Histologische Abklärung durch Stufenschnitte und Sicherung des präzisen Tumorstadiums (pTis = Melanoma in situ, Clark-Level I) ist zwingend notwendig.

### Manifestation
Bevorzugt bei Frauen nach dem 50. Lebensjahr auftretend.

### Lokalisation
Vor allem im Gesicht lokalisiert.

### Klinisches Bild
- Integument: Bräunlicher, rundlich-ovaler, peripher wachsender, nicht palpabler Fleck von unterschiedlicher Farbintensität, häufig mit polyzyklischen unscharfen Rändern.
- Auflichtmikroskopie: Hoch irreguläres, prominentes Pigmentnetz mit Abbrüchen des Netzes in der Peripherie. Weiterhin sichtbar sind Flecken diffuser Pigmentierung, zentrale und periphere Black dots, evtl. auch unregelmäßig begrenzte Depigmentierungen sowie ein zarter Grau-stich.

### Histologie
Meist atrophisches Oberflächenepithel. Unterschiedlich ausgeprägte aktinische Elastose. Auffällig sind zunächst lineare basale Verdichtung und später nestförmige Aggregation atypischer, pigmentierter Melanozyten. Einzelne atypische Melanozyten werden in höheren Epithellagen angetroffen. Regelmäßig wird eine dichte lineare Besiedlung des Haarfollikelepithels gefunden. Eine Infiltration der Dermis durch atypische Melanoyzten ist nicht nachweisbar. In der Dermis zeigen sich unterschiedlich dichte interstitielle Infiltrate sowie zahlreiche Melanophagen.

### Differenzialdiagnose
Verruca seborrhoica, Lentigo solaris, Melanoakanthom, pigmentierte Basalzellkarzinome, pigmentierter Morbus Bowen.

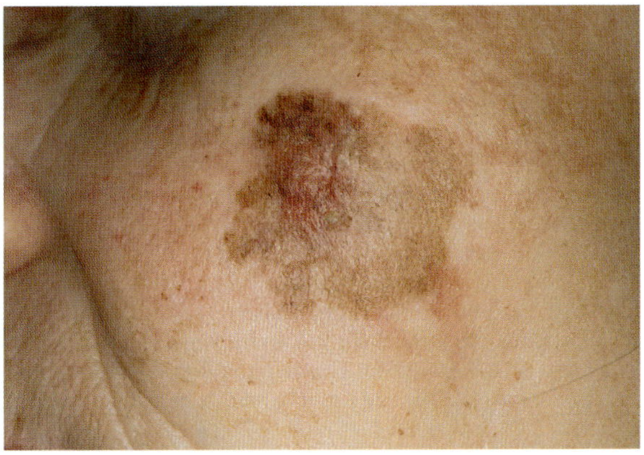

**Lentigo maligna.** Unregelmäßig begrenzter und gefärbter Pigmentfleck im Gesicht.

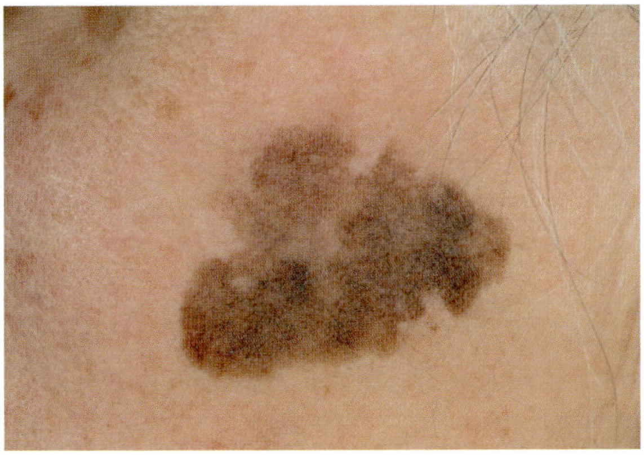

**Lentigo maligna.** Chronisch stationärer, langsam dunkler werdender, heterogen pigmentierter, hell- bis dunkelbrauner, asymmetrischer Fleck mit unregelmäßig gelappter Berandung an der linken Wange einer 68-jährigen Frau mit Hauttyp I.

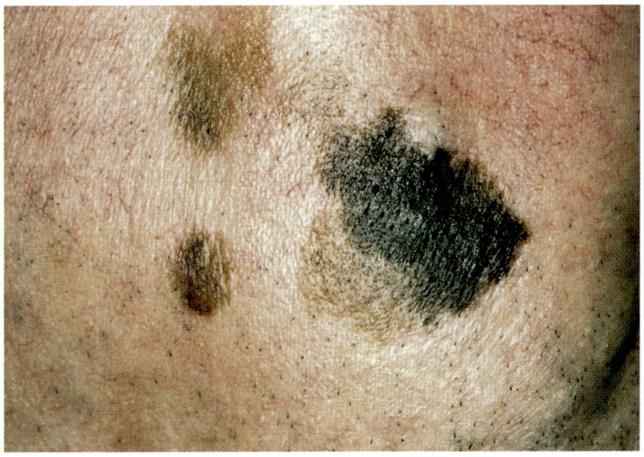

**Lentigo maligna.** Multiple, chronisch stationäre, seit mehr als 5 Jahren bestehende, unmerklich wachsende, unregelmäßig begrenzte, schwarz-bräunliche, 0,3-2,0 cm große Pigmentflecken an der rechten Wange eines 69-jährigen Mannes. Nebenbefundlich im Bild zeigen sich mehrere solare Lentigines.

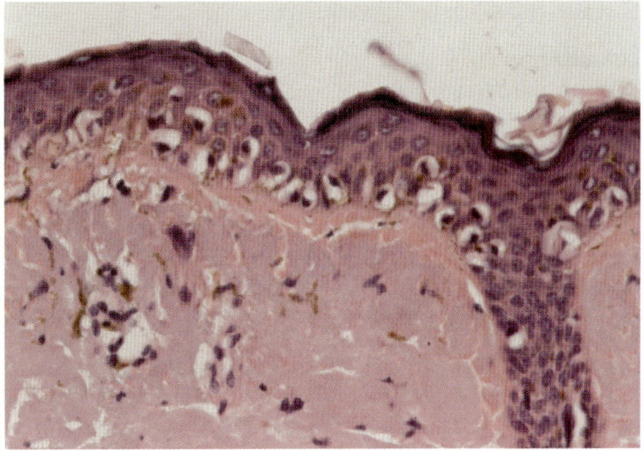

**Lentigo maligna.** Dichte, lineare Melanozytenproliferation an dem Schweißdrüsenausführungsgang absteigend. Vereinzelte suprabasale Melanozyten, Pigmentinkontinenz. Aktinische Elastose.

### Therapie

- Therapie der ersten Wahl ist die Exzision der Läsion mit einem Sicherheitsabstand von 0,5 cm. Empfehlenswert ist die serielle histologische Aufarbeitung der Randbezirke!
- Alternativ Kryochirurgie: insbesondere bei größeren Herden im Gesichtsbereich indiziert, deren Operation zu einer entstellenden Narbe führen würde. Geschlossenes Kontaktverfahren mit 2maligem Zyklus. Bei offenem Sprayverfahren Moulage anlegen.
- Alternativ Röntgentherapie: insbesondere indiziert bei Patienten > 70 Jahre. Durchführung mit Dermopan (Fa. Siemens) oder R.T. 100 (C. H. Müller, Hamburg) mit einer Röhrenspannung bis 12 kV (Grenzstrahlentherapie; GHWT 1,3 mm). 4-5mal 20 Gy in 2 tägigen Abständen anwenden.
- Alternativ Imiquimod: derzeit experimentelles Verfahren. Insbesondere indiziert bei Patienten > 70 Jahre mit wesentlicher Einschränkung der Operabilität. Lokalbehandlung mit 5% Imiquimod Creme (z.B. Aldara) über 5-6 Wochen (3mal/Woche, über 12 Stunden belassen). Beobachtet wurden eine signifikante Anzahl an Therapieversagern sowie die Entwicklung von Lentigo-maligna-Melanomen unter der Therapie.

### Prognose

Hohe Rezidivraten (7-20%; meist innerhalb der ersten 42 Monate nach Exzision). Bei Nichtbehandlung allmähliche Vergrößerung und Entwicklung eines Lentigo-maligna-Melanoms.

### Nachsorge

Entsprechend dem malignen Melanom, Kontrolle alle 3 Monate, s.u. Melanom, malignes.

## Lentigo, retikuläre L81.4

### Synonym

Ink-spot-Lentigo; Reticulated black solar lentigo

### Definition

Tief dunkler, melanozytärer Naevus, der klinisch an ein malignes Melanom erinnert.

### Ätiologie

Solare Belastung; auch nach PUVA-Therapie zu beobachten.

### Manifestation

Fast ausschließlich bei Erwachsenen.

### Lokalisation

Rücken, Schulterpartien.

### Klinisches Bild

Stecknadelkopf- bis linsengroßer, scharf abgegrenzter Pigmentfleck mit unregelmäßiger, hell- bis dunkelbrauner, netzig strukturierter Pigmentierung. Auflichtmikroskopie: Reguläres, prominentes Pigmentnetz, evtl. zentral diffuse Pigmentierung. Keine black dots, brown globules oder Pseudopodien.

### Histologie

Scharf begrenzte deutlich ausgeprägte, fokal homogene, basale Pigmentierung der Epidermis bei vermehrter Anzahl der Melanozyten. Verlängerte und verbreiterte Reteleisten. Suprapapilläre Epidermisanteile sind nur gering pigmentiert.

### Differenzialdiagnose

Verruca seborrhoica; initiales malignes Melanom.

## Lentigo simplex L81.42

### Synonym

Lentigo benigna; Lentigo juvenilis; Linsenmal

### Definition

Nicht einheitlich definierter und gebrauchter (klinischer und histologischer) Begriff für einen 1-3 mm großen, aber auch größeren, erworbenen, saisonal nicht reversiblen, braunen Pigmentfleck der Haut und/oder der Schleimhaut, hervorgerufen durch eine lineare Vermehrung der basalen Melanozyten. Eine Lentigo simplex kann sich in einen Junktionsnaevus weiterentwickeln. Eine angeborene Lentigo wird als solche nicht bezeichnet, sondern als Naevus spilus oder als Café-au-lait-Fleck. Die bei hellhäutigen Kleinkindern in den Sommermonaten zu beobachtenden „Sommersprossen" werden nicht als Lentigines, sondern als Epheliden bezeichnet. Sie bilden sich im Gegensatz zu den Lentigines in den Wintermonaten vollständig zurück. Bei umschriebenen Schleimhautpigmentierungen werden die Begriffe „Lentigo" und „Melanose" häufig synonym eingesetzt.

### Ätiologie

Bei der Lentigo simplex handelt es sich in den meisten Fällen um die Frühform eines erworbenen melanozytären Naevus, der sich (nach einem genetischen Programm) über Jahre hinweg phasenhaft von der Lentigo simplex über eine naevoide Lentigo, über den melanozytären Naevus vom Junktionsnaevus bis hin zum melanozytären Naevus vom dermalen Typ entwickelt. Dieser phasenhafte Ablauf erfolgt nicht immer zwangsläufig. So entstehen Lentigines UV-induziert in jedem Lebensalter. Je später sie entstehen, um so seltener erfolgt die Entwicklung zum klassischen melanozytären Naevus. Bei rothaarigen Individuen (Empfindlichkeitstyp I) findet diese phasenhafte Entwicklung zum melanozytären Naevus meist nicht statt, so dass dieser Hauttypus zwar viele Lentigines aufweist, jedoch wenige melanozytäre Naevi. Auch der Patient mit einer peripheren Neurofibromatose realisiert sehr selten melanozytäre Naevuszellnaevi. Einer ebenso differenzierten Wertung ist die Haut- und Schleimhaut-Lentiginose beim Peutz-Jeghers-Syndrom zu unterziehen, da es sich hierbei um eine endogen induzierte Lentiginose handelt.

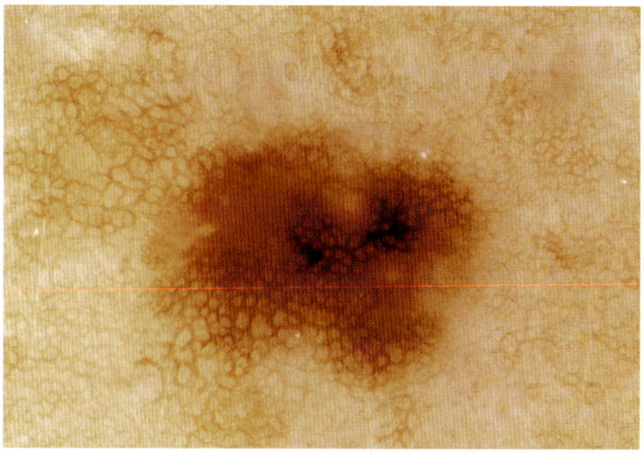

**Lentigo simplex.** Auflichtmikroskopie (Rückenmitte, Frau, 51 Jahre): Reguläres, verstärkt pigmentiertes und doppelkonturiertes Netzmuster. Im Zentrum der Läsion besteht dunkelbraune transepidermale Pigmentausschleusung in das Stratum corneum. Naevuszellnester in Form von Schollen oder Globuli sind nicht vorhanden.

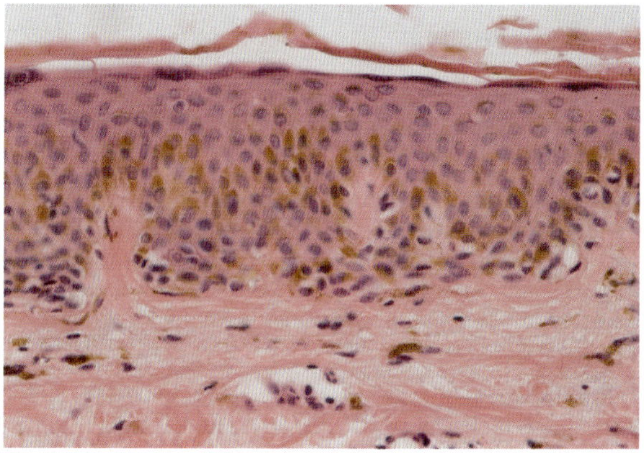

**Lentigo simplex.** Unregelmäßige Akanthose, Orthokeratose, deutliche Hyperpigmentierung der basalen Epithelschichten.

### Manifestation
Häufig bereits im Kleinkindesalter auftretend; in jedem Lebensalter möglich.

### Klinisches Bild
- Integument: Meist in Mehrzahl auftretende, stecknadelkopf- bis linsengroße, braune, scharf begrenzte Hyperpigmentierungen. Bevorzugung lichtexponierter Hautpartien. Übergang in einen melanozytären Naevus ist möglich.
- Auflichtmikroskopie: Reguläres, prominentes Pigmentnetz, evtl. zentrale diffuse Pigmentierung, Ausdünnung des Pigmentnetzes in der Peripherie.

S.a. naevoide Lentigo, Lentiginose.

### Histologie
Meist normal konfiguriertes Epithelband, aber auch unregelmäßige, oft keulenförmige Verlängerung der Reteleisten (Übergänge zur Verruca seborrhoica sind meist fließend). Ausgeprägte basale Hyperpigmentierung. Auch geringgradige melanozytäre Hyperplasie ist möglich. Reichlich Melanophagen in der oberen Dermis.

### Therapie
Nicht notwendig. Bei der perioralen Lentiginose des Peutz-Jeghers-Syndroms ist eine gastroenterologische Untersuchung vorzunehmen.

### Prognose
Übergang in Junktionsnaevus möglich.

## Lentigo solaris L81.42

### Synonym
Alterspigmentierung; Altersfleck; senile freckle; Lentigo senilis

### Definition
Bräunliche, scharf begrenzte Fleckbildungen in chronisch lichtexponierten Hautarealen, hervorgerufen durch eine gemischte epidermo-melanozytäre Proliferation. Eine solare Lentigo kann in eine Verruca seborrhoica vom netzig-akanthotischen Typ in einen melanozytären Naevus vom Junktionstyp, aber auch in eine Lentigo maligna übergehen. Als benigne aber asymmetrische Variante gilt der Black ink spot.

### Manifestation
Im mittleren und höheren Lebensalter auftretend, keine Geschlechterbevorzugung.

### Lokalisation
Vor allem Gesicht, Handrücken, Unterarmstreckseiten; bei Frauen die Unterschenkel und das Dekolleté.

### Klinisches Bild
- Wenige Millimeter bis zu einigen Zentimetern großer, ovaler oder rundlicher, auch bizarr konfigurierter, scharf begrenzter, gelbbrauner bis brauner Fleck. Zunahme der Pigmentierung durch Sonnenlichtexposition. Nur geringe Abblassung im Winter.
- Auflichtmikroskopie: Regelmäßiges Pigmentnetz mit unterschiedlich intensiv pigmentierten Anteilen.

### Histologie
Atrophisches Epithel zwischen noch erhaltenen oder abgeflachten Reteleisten, aber auch unregelmäßige, oft keulenförmige, manchmal auch netzartige Verlängerung der Reteleisten (Übergänge zur Verruca seborrhoica sind möglich). Ausgeprägte basale Hyperpigmentierung. Auch geringgradige

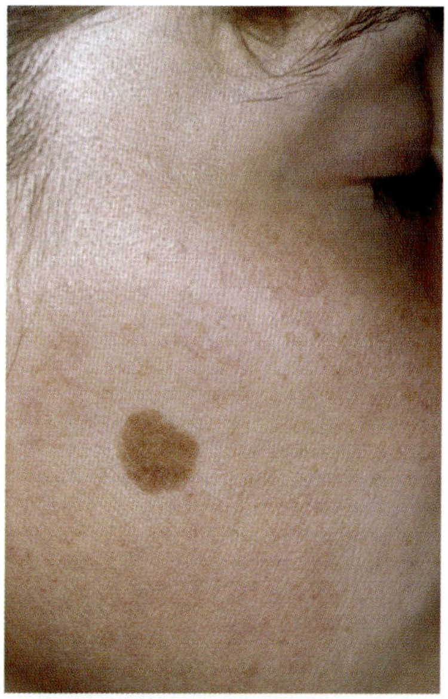

**Lentigo solaris.** Brauner, scharf begrenzter, glatter Fleck im Bereich belichteter Hautpartien (Lentigo solaris). 31 Jahre alte, hellhäutige Patientin mit intensiver UV-Belastung in den zurückliegenden Lebensjahren. 1,8 x 1,8 cm messender, scharf berandeter, hellbrauner Fleck mit glatter Oberfläche.

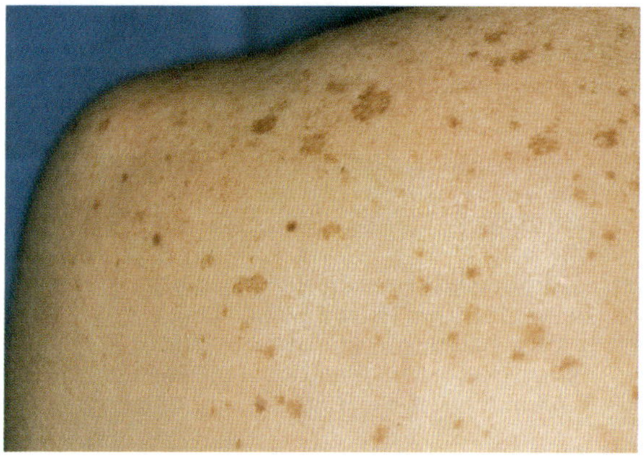

**Lentigo solaris.** Multiple, scharf begrenzte hellbraune Maculae im Bereich der Schultern nach chronischer UV-Belastung.

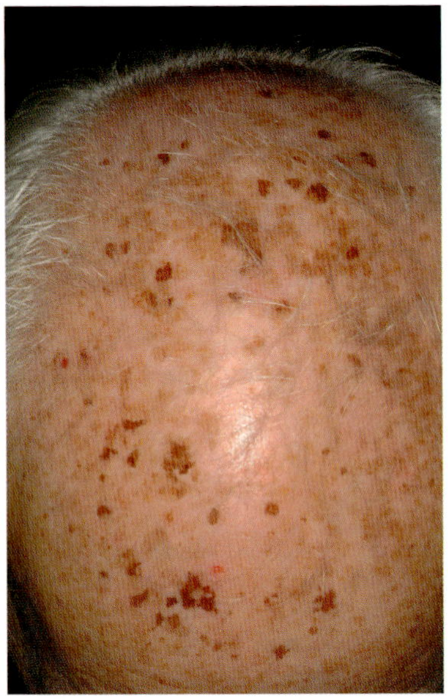

**Lentigo solaris.** Multiple, disseminierte, wenige Millimeter bis zu 1,5 Zentimetern große, ovale, rundliche oder bizarr konfigurierte, scharf begrenzte, gelbbraune bis dunkelbraune Flecken am Kapillitium eines 68-jährigen Mannes mit Hauttyp I. Gleichfalls zeigen sich vereinzelt kleine aktinische Keratosen sowie Alopecia androgenetica des Mannes im Stadium IV.

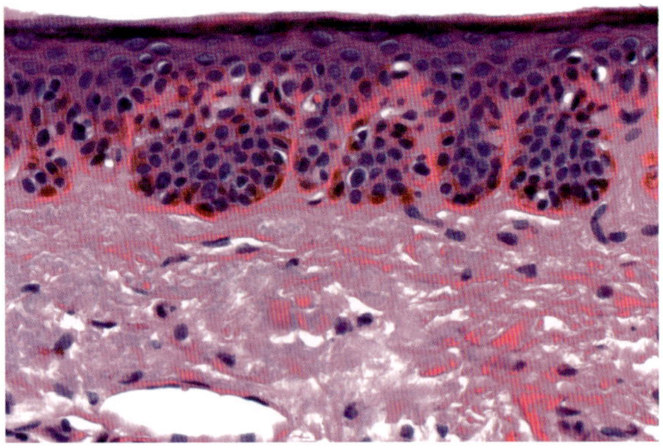

**Lentigo solaris.** Keulenförmige Akanthose, deutlich verstärkte basale Hyperpigmentierung. Orthokeratose. Schwere aktinische Elastose. Normale Strukturen des kollagenen Bindegewebes sind nicht mehr nachweisbar, stattdessen finden sich unstrukturierte, „elastotische" Massen, die wie elastische Fasern anfärben.

melanozytäre Hyperplasie ist möglich. Häufig zeigen sich Melanophagen in der oberen Dermis. Meist aktinische Elastose unterschiedlichen Schweregrades.

### Differenzialdiagnose
Verruca seborrhoica; Epheliden; Lentigo maligna.

### Therapie
- Symptomatisch; kosmetische Abdeckung mit handelsüblichem Make-up.
- Oberflächliche Kürettage mit scharfer Kürette (Fa. Stiefel).
- Kryochirurgie (Kryopeeling); im offenen Sprayverfahren kurzes „Anfrieren" der lentiginösen Läsion.
- In jedem Falle aus prophylaktischen Gründen Lichtschutz (insbes. postoperativ), entweder textil oder mit handelsüblichen Präparaten (z.B. Eucerin Sun, Anthelios).

### Prognose
Übergang in eine Lentigo maligna nach Jahren bis Jahrzehnten ist möglich.

## LEOPARD-Syndrom Q87.1

### Erstbeschreiber
Zeisler u. Becker, 1936; Moynahan, 1962; Gorlin (Akronym: LEOPARD), 1969

### Synonym
Lentiginosis-Syndrom; progressive kardiomyopathische Lentiginose; Lentiginosis-profusa-Syndrom; kardio-kutanes Syndrom; Capute-Rimoin-Konigsmark-Esterly-Richardson-Syndrom; multiple-Lentigines-Syndrom; progressive cardiomyopathic lentiginosis

### Definition
Komplexes klinisches Syndrom aus den Einzelsymptomen Lentiginosis, elektrokardiographische Störungen, okulärer

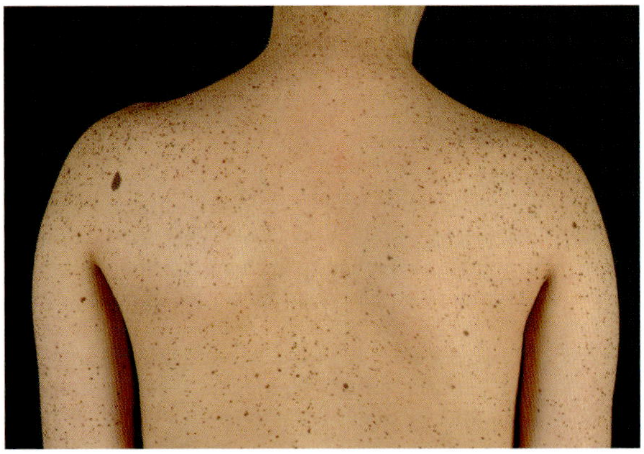

**LEOPARD-Syndrom.** Chronisch stationäre, seit dem 7. Lebensjahr stark zunehmende, ausgeprägte Lentiginose bei einem 23-jährigen Patienten. Scharf begrenzte, 0,2-0,8 cm große, bräunliche Flecken in sehr dichter Aussaat am Stamm und in geringerer Verteilung am restlichen Körper. Bei Geburt war ein offenes Foramen ovale vorhanden. Der Patient ist seit der Geburt taubstumm. Vater und jüngerer Bruder des Patienten sind bei geringerer Ausprägung ebenfalls betroffen.

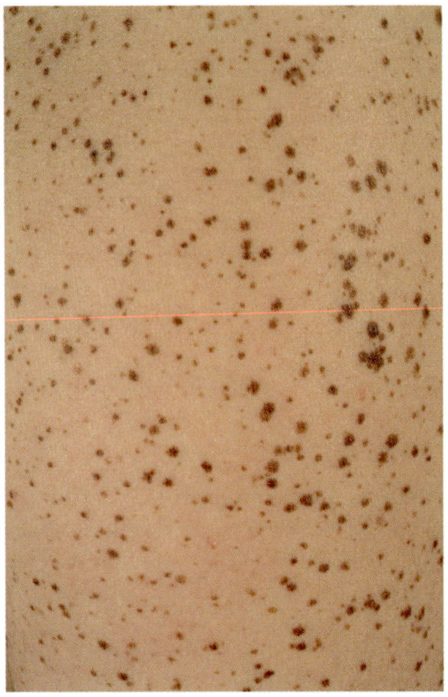

**LEOPARD-Syndrom.** Detailvergrößerung aus der vorstehenden Abbildung: Multiple, scharf begrenzte, 0,2-0,8 cm große, bräunliche Flecken in sehr dichter Aussaat am Stamm eines 23-jährigen Patienten.

Hypertelorismus, Pulmonalstenose, Abnormalitäten der Genitalien, Retardierung des Wachstums und Taubheit (deafness). Immer präsent sind multiple Lentigines, assoziiert mit verschiedenen inneren Veränderungen. S.a. Lentiginose.

### Ätiologie
Autosomal-dominant vererbt, unterschiedliche Expressivität, variable Penetranz. Beschrieben wurden u.a. Mutationen des PTPN11-Gens (Genlokus: 12q24.1). Pathogenetisch wird die Möglichkeit einer neuroektodermalen Störung mit pleiotropem Effekt auf Gewebe mesodermalen Ursprungs diskutiert. Mutationen im PTPN11-Gen werden auch beim Noonan-Syndrom beschrieben.

### Klinisches Bild
- Integument: Ausgeprägte Lentiginose mit 2 bis 8 mm großen, bräunlichen Flecken in sehr dichter Aussaat am Stamm und in geringerer Verteilung am restlichen Körper.
- Extrakutane Manifestationen: EKG-Veränderungen (Überleitungsstörungen mit Schenkelblock, unspezifische Störung der Erregungsausbreitung). Okulärer Hypertelorismus, seltener andere kraniofaziale Fehlbildungen; valvuläre Pulmonalstenose, manchmal kombiniert mit Aortenstenose; Abnormalitäten im Genitalbereich wie bilateraler Kryptorchismus, ferner bei Männern Hypoplasie des Genitales mit Hypospadie, bei Frauen hypoplastische Ovarien; Retardierung des Wachstums mit Kleinwuchs; Sensoneurale Innenohrschwerhörigkeit oder Taubheit (deafness).

### Diagnose
Internistische Durchuntersuchung, vor allem Ausschluss einer obstruktiven Kardiomyopathie.

### Differenzialdiagnose
Peutz-Jeghers-Syndrom; gastro-kutanes Syndrom; Carney-Syndrom.

### Therapie
Abklärung und ggf. Behandlung der Begleiterkrankungen. Dermatologische Therapie ist in der Regel nicht notwendig.

### Prognose
Die Wahrscheinlichkeit der malignen Entartung der Lentigines ist nicht erhöht.

## Lepirudin

### Definition
Synthetischer, direkter Thrombininhibitor (s.a.u. Hirudin).

### Indikation
Heparininduzierte Thrombozytopenie, sonstige thromboembolische Erkrankungen.

### Schwangerschaft/Stillzeit
Keine Anwendung empfohlen!

### Dosierung und Art der Anwendung
Refludan: Initial 0,4 mg/kg KG i.v. als Bolus, anschließend 0,15 mg/kg KG/Stunde als Dauerinfusion über 2-10 Tage.

### Unerwünschte Wirkungen
Häufig Blutungen. Selten allergische Hautreaktionen, Lokalreaktionen an de Einstichstelle.

### Kontraindikation
Überempfindlichkeiten gegenüber Lepirudin, Hirudinen oder sonstigen Inhaltsstoffen. Keine Gabe bei akuten Blutungen bzw. erhöhter Blutungsneigung, fortgeschrittenen Nierenfunktionseinschränkungen, Alter über 65 Jahre, Schwangerschaft, Stillzeit.

### Präparate
Refludan

### Hinweis(e)
Unbedenklichkeit bei Kindern ist nicht belegt.

## Lepra A30.9

### Erstbeschreiber
Hansen, 1874

### Synonym
Aussatz; Hansen-Krankheit; Morbus Hansen; Hansenosis; Zaraath (bibl.)

### Definition
Chronische granulomatöse Infektionskrankheit durch Mycobacterium leprosum, mit bevorzugtem Befall von Haut und peripheren Nerven und von geringer Kontagiosität.

Merke: **Meldepflicht!**

### Erreger
Mycobacterium leprosum (unbewegliche, grampositive, säurefeste Stäbchen; häufig intrazellulär in Bündeln; sehr langsames Wachstum).

### Einteilung
Einteilung aufgrund immunologischer, klinischer, bakteriologischer und histologischer Befunde. Man unterscheidet:
- Vorstadium: Lepra indeterminata
- Polare Formen: Lepra lepromatosa (erregerreich, anerg) und Lepra tuberculoides (erregerarm).
- Dimorphe Lepra (Zwischenform).

Therapeutische Relevanz hat die Bestimmung der mikroskopischen Bakterienmenge bzw. -dichte z.B. durch Nasenabstrich. Der Bakterienindex (Bakteriendichte pro Gesichtsfeld) wird in folgender Weise eingeteilt:
- Index 6: mehr als 1000 Bakterien pro Gesichtsfeld (Gf.),
- Index 5: zwischen 100 und 1000 Bakterien pro Gf.,
- Index 4: zwischen 10 und 100 Bakterien pro Gf.,
- Index 3: zwischen 1 und 10 Bakterien pro Gf.,
- Index 2: zwischen 1 und 10 Bakterien pro 10 Gf.,
- Index 1: zwischen 1 und 10 Bakterien pro 100 Gf.,
- Index 0: 0 Bakterien in 100 Gf.

### Vorkommen/Epidemiologie
- Weltweit auftretend, vor allem in tropischen Gebieten West- und Zentralafrikas, Asiens, Lateinamerikas und der südeuropäischen Länder. In Europa bei der einheimischen Bevölkerung sehr selten auftretend.
- Prävalenz (weltweit): 1-1,5 Mio. Patienten/Jahr.
- Inzidenz: (weltweit): ca. 700.000 Patienten/Jahr.

### Ätiologie
Infektion von Mensch zu Mensch durch Tröpfcheninfektion (hohe Bakteriendichte im Bereich der Nasenschleimhaut), auch Übertragung von Haut zu Haut, über Gegenstände des täglichen Lebens und die Muttermilch. Übertragung des Er-

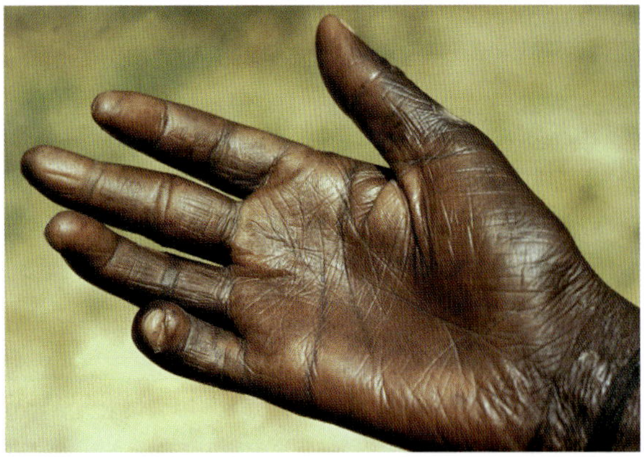

**Lepra.** Frühe Veränderungen der Hand bei einem Patienten mit Lepra. Kleinfingerlähmung durch Befall des N. ulnaris (PD Dr. Y. Koch).

regers ist abhängig vom Immunstatus und der Lepraform; bei Lepra lepromatosa und dimorpher Lepra besteht Infektionsgefahr. Eine Übertragung durch blutsaugende Arthropoden wird für möglich gehalten.

### Manifestation
Kindes- oder Jugendalter.

### Klinisches Bild
- Inkubationszeit: 3 bis ca. 20 Jahre; uncharakteristische Frühsymptome.
- Hauterscheinungen: Lepra lepromatosa, Lepra tuberculoides, Lepra indeterminata, dimorphe Lepra. Depigmentierung oder Hypopigmentierung der Haut.
- Sensibilitätsstörungen: Hyperästhesie, Parästhesie, Hypästhesie, Anästhesie. Strangartige Nervenverdickung, häufig des Nervus ulnaris.

### Diagnose
- Sensibilitätsstörungen: Störung des Temperatur-, Schmerz- und Berührungsempfindens.
- Erregernachweis:
  - Direkt: Abstrich der Haut (Stirn, Ohrmuschel, Stamm, Extremitätenstreckseiten) und der Nasenschleimhaut, Haut- oder Nervenbiopsien, Faraco-Fite-Färbung; Ziehl-Neelsen Färbung.
  - Kulturell: Züchtung nur durch Übertragung auf Tiere, insbes. Mäuse, Gürteltiere, Streifenhörnchen, Igel. Insgesamt schwierig und wenig Erfolg versprechend.
- Leprominreaktion: Zur individuellen Lepraklassifikation und Prognosestellung.
- Histamintest: Intrakutane Applikation von Histamin - fehlendes Reflexerythem.
- Schwitztest: Fehlende Schweißsekretion in lepromatösen Herden; s.a. Minorscher Schwitzversuch.
- Nachweis von spezifischen Antikörpern gegen PGL I-Antigen.

### Therapie allgemein
Isolation und Abschirmung der Erkrankten von der Außenwelt in eigenen Krankenhäusern ist obsolet!

### Interne Therapie
Empfohlen (WHO Therapieempfehlungen) werden Kombinationstherapien mit Dapson (DADPS) (z.B. Dapson Fatol), Rifampicin (z.B. Eremfat) und ggf. Clofazimin (z.B. Lamprene). Die Therapie mit Dapson wird in einschleichender Dosierung begonnen: Initial 25 mg/Woche, langsame Steigerung über mehrere Monate bis auf 100 mg/Tag. Bei neuronaler Beteiligung sind Glukokortikoide in mittlerer Dosierung wie Prednisolon 60-80 mg/Tag (z.B. Decortin H) hilfreich.

**Merke: Wichtig ist die Überwachung und Behandlung von Sekundärinfektionen, da diese häufig Ursache für das Versterben von Leprapatienten sind!**

- Schwangerschaft: Leprabakterien gelangen über die Plazenta zum Ungeborenen. Eine Behandlung ist deshalb auch während der Schwangerschaft in jedem Fall durchzuführen. Teratogene Effekte der Lepramedikation sind bisher nicht bekannt. Dapson, Rifampicin sowie Clofazimin sind plazentagängig.
- Rehabilitation: Anschließend Rehabilitationsmaßnah-

**Lepra. Tabelle 1.** Charakteristika der Lepraformen

| | | TT | BT | BB | BL | LL |
|---|---|---|---|---|---|---|
| **Hautläsionen** | Anzahl | einzelne | wenige | mäßige | viele | sehr viele |
| | Symmetrie | - | - | - | ± | + |
| **Nervenläsionen** | Anästhesie | betont | betont | mäßig | schwach | kaum |
| | Verdickung | ++ | + | + | ± | ± |
| | Immunstatus | gut | | mittel | | schlecht |
| **Bakterien-Index** | | 0 | 1-2 + | 2-4 + | 3-5 + | 5-6 + |
| **Lepromin-Test** | | +++ | ± | - | - | - |
| **Leprareaktion** | Typ I | 0 | + | ++ | + | 0 |
| | Typ II | 0 | 0 | 0 | + | ++ |

TT = tuberkuloid, BT = borderline-tuberkuloid, BB = borderline, BL = borderline-lepromatös, LL = lepromatös

**Lepra. Tabelle 2.** Behandlung der Lepra

| | Dapson | Rifampicin | Clofazimin | Therapiedauer |
|---|---|---|---|---|
| **Geringe Bakteriendichte** (Index 1; Lepra lepromatosa, dimorphe Lepra) | 100 mg/Tag (1-2 mg/kg KG/Tag) | 600 mg 1mal/Monat | | Über mind. 6 Monate |
| **Große Bakteriendichte** (Lepra tuberculoides, Lepra indeterminata) | 100 mg/Tag (1-2 mg/kg KG/Tag) | 600 mg 1mal/Monat | 50-100 mg/Tag (1-2 mg/kg KG/Tag) | Über 2 Jahre bzw. bis zum negativen Bakterienausstrich |
| **Bei Dapson-Resistenz oder Unverträglichkeit** | | 600 mg 1mal/ Monat über 3 Jahre | 50-100 mg/kg KG/Tag<br>Alternativ zum Clofazimin kann Ethionamid 250 mg/Tag gegeben werden (über unbestimmte Zeit) | Über mind. 10 Jahre |

men entsprechend der klinischen Symptomatik des Patienten wie plastisch rekonstruktive Chirurgie und Physiotherapie.

### Prognose
Günstiger bei tuberkuloider Lepra, ungünstiger bei lepromatöser Lepra. Beeinträchtigt durch Sekundärinfektionen.

### Prophylaxe
Aufklärung, Verbesserung hygienischer Verhältnisse, regelmäßige Kontrolle von Kontaktpersonen.

## Lepra, dimorphe A30.8

### Synonym
Borderline Lepra

### Definition
Zwischen der Lepra lepromatosa und der Lepra tuberculoides stehende Form der Lepra.

### Einteilung
Man unterscheidet 3 klinische Formen:
- Borderline-tuberkuloide Lepra
- Borderline Lepra
- Borderline-lepromatöse Lepra.

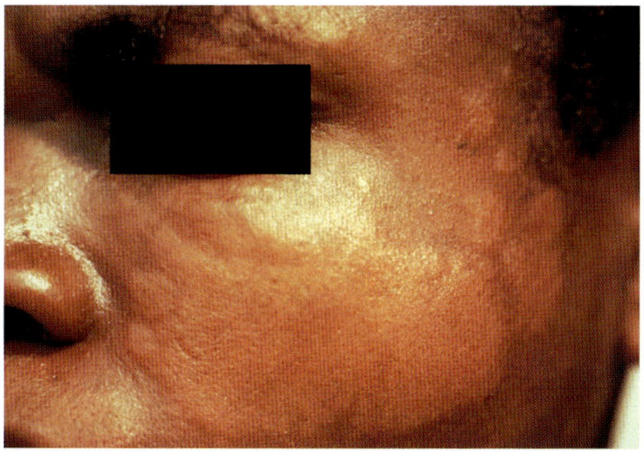

Lepra, dimorphe. Leicht indurierte Plaques im Gesicht eines Jungen aus Zaire bei einer dimorphen Borderline-Lepra.

### Klinisches Bild
Symmetrisch (Stamm) oder asymmetrisch (Gesicht) lokalisierte, isolierte oder konfluierende, sukkulente, schuppige Erythemscheiben und knotige Veränderungen. Anfänglich allgemeine Krankheitssymptomatik mit Muskelschwäche. Selten treten Alopezieherde oder asymmetrische Polyneuritis auf.

### Labor
Leprominreaktion je nach Immunitätslage positiv oder negativ.

### Histologie
Tuberkuloide und lepromatöse Strukturen in Abhängigkeit von Lepra tuberculoides oder Lepra lepromatosa. Erregernachweis ist möglich.

### Diagnose
Art der Hauterscheinungen, Sensibilitätsprüfung mit Nadel und Wattebausch. Bakt. Abstrich (Ziehl-Neelsen-Färbung) von der Nasenschleimhaut, evtl. Verdickung der Halsnerven.

### Therapie
Entsprechend der Lepra.

## Lepra indeterminata A30.00

### Synonym
Unbestimmte Lepra; indeterminate leprosy

### Definition
Unstabile Form der beginnenden Lepra mit uncharakteristischen Erythemen und der Möglichkeit der Spontanheilung.

### Lokalisation
Gesäß, Rumpf, Hals, Extremitäten, selten im Gesicht.

### Klinisches Bild
Nur Haut-, ganz selten Nervenveränderungen. Hautveränderungen: Asymmetrische, hypo- oder hyperpigmentierte, anästhetische, anhidrotische, makulöse, rosarote Herde, die bei dunklen Menschen als hypochromes Erythem auftreten.

### Histologie
Uncharakteristische Entzündungsreaktion, perineural einzelne säurefeste Stäbchen, evtl. einzelne epitheloidzellige Granulome.

### Therapie
Entsprechend Lepra.

### Prognose
Spontanremissionen sind möglich; häufig Übergang in die Lepra lepromatosa, seltener in die Lepra tuberculoides.

## Lepra lepromatosa A30.50

### Synonym
Lepromatöse Lepra; Lepra tuberosa

### Definition
Schwere, anergische, infektiöse Verlaufsform der Lepra bei schlechter Immunitätslage des Organismus. Sonderform: Diffuse Lepromatosis.

### Klinisches Bild
- Hauterscheinungen: Symmetrisch angeordnete, unscharf begrenzte, runde oder ovale Flecken, vor allem an bedeckten Körperarealen. Hautfarbene oder bräunlich-rote Infiltrate. Scharf begrenzte, wenige millimeter- bis zentimeter große Knoten (= Leprom), die aus Flecken oder in normaler Haut entstehen, vor allem an Druckstellen. Trockenheit, Anhidrose, Alopezie, Anästhesie. Ulzeration und Perforationen sind möglich, dann besteht erhöhte Gefahr der Sekundärinfektion.
- Facies leontina: Flächige Infiltrate und Leprome im Gesicht unter Aussparung der Hautfalten. Keratokonjunktivitis, Vergrößerung der Ohrläppchen, Haarausfall der lateralen Augenbrauen.
- Die diffuse Lepromatose ist charakterisiert durch eine generalisierte wachsartige Infiltration der Haut. Alopezie von Wimpern, Brauen und Kopfhaut, s.u. Alopecia lepromatosa. Befall von Schleimhäuten (Nasenschleimhaut mit chronischem Schnupfen, Destruktion des Nasenseptums; Larynxschleimhaut mit eitriger Laryngitis und Luftnotanfällen) und Augen mit schwer wiegender Schädigung durch Infiltration, die zu Sehbehinderung und Erblindung führen kann, sowie Nerven mit Paralysen und Sensibilitätsverlust.
- Viszerale Beteiligung: Adenopathie, Hepatosplenomegalie, Orchitis, Epididymitis, Osteitis, Kachexie. Bei dieser Lepraform werden sog. Leprareaktionen beobachtet.

### Labor
Leprominreaktion negativ, massenhaft Erreger in den Leprazellen, Bakteriämie (Nachweis: s.u. Lepra).

### Histologie
Schaumzellenreiche Granulome (Virchow- und Leprazellen) mit massenhaft auftretenden Leprabakterien.

### Therapie
S.u. Lepra.

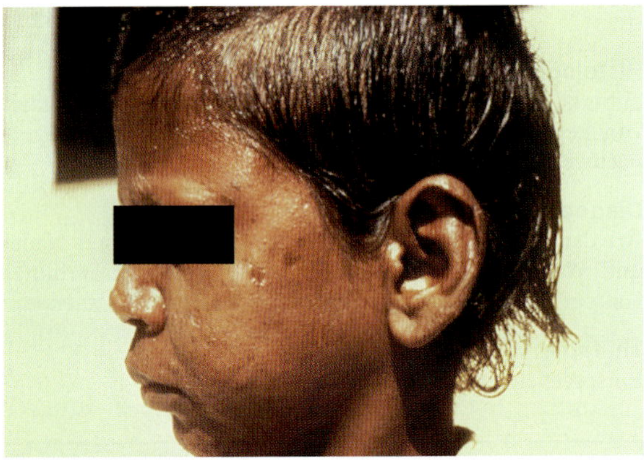

**Lepra lepromatosa.** Gesichtsbefall bei 12-jährigem indischem Jungen mit großflächigen Erythemen und Ulzera.

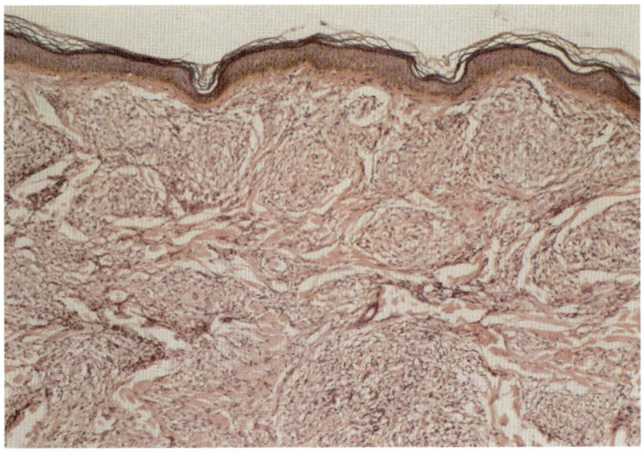

**Lepra lepromatosa.** Diffuse Durchsetzung der Dermis durch stellenweise konfluierte epitheloidzellige Granulome.

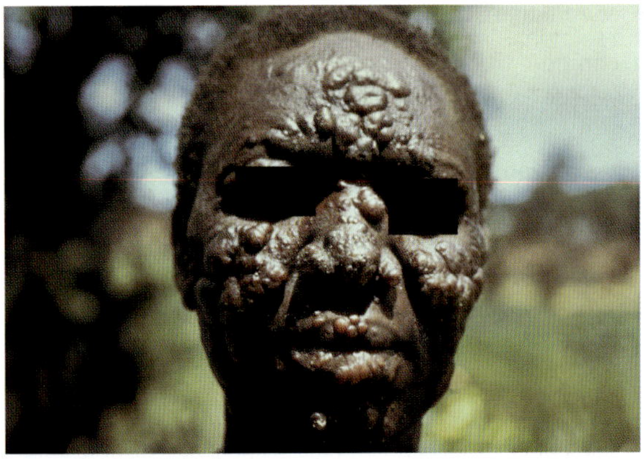

**Lepra lepromatosa.** Facies leontina mit großflächigen Plaques und Knoten.

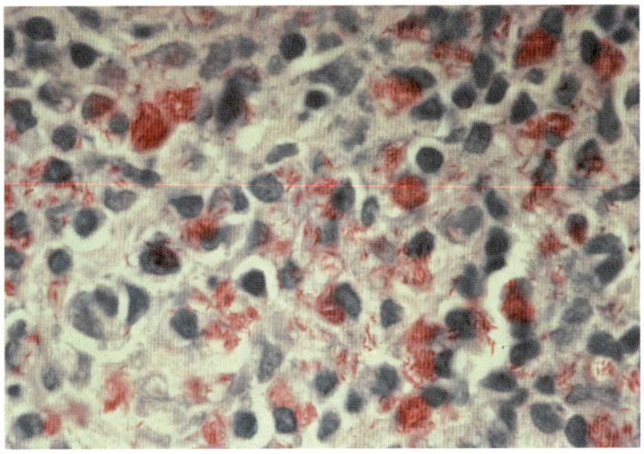

**Lepra lepromatosa.** Granulom mit zahlreichen Leprabakterien. Fite-Färbung (PD Dr. Y. Koch).

## Lepra tuberculoides A30.10

### Synonym
Tuberkuloide Lepra; Lepra maculoanaesthetica

### Definition
Relativ benigne, gewöhnlich nicht kontagiöse Lepraform bei guter Abwehrlage des Organismus. Man unterscheidet eine Minor- und eine Majorform.

### Lokalisation
Häufig im Ausbreitungsgebiet eines Nerven.

### Klinisches Bild
- Hauterscheinungen: Einige wenige, asymmetrisch angeordnete, scharf begrenzte, rötliche oder rötlich-violette Makulae und kleine, sich randwärts vergrößernde, zentral mit Depigmentierung und leichter Atrophie abheilende Papeln.
- Sensibilitätsstörungen: Zunächst Hyperästhesie, dann vor allem zentral Verlust der Temperatur-, später der Berührungs- und Schmerzempfindung. Anhidrose.
- Minorform: Relativ stabile Form der tuberkuloiden Lepra mit gering ausgeprägten Hautveränderungen, vor allem in der Nähe von Körperöffnungen. Spontane Rückbildung ist möglich.
- Majorform: Instabile Form. Spontanheilung ist möglich, häufiger Übergang in Lepra lepromatosa oder dimorphe Lepra der tuberkuloiden Lepra mit stärker erhabenen, infiltriert erscheinenden Papeln, Knötchen und Plaques. Eingesunkenes blasses Zentrum; Ausbildung von Ringformen, vor allem an Gesäß, Rücken, Gesicht, um die Körperöffnungen, an dorsalen und seitlichen Extremitätenanteilen lokalisiert.
- Nervenbeteiligung: Ausgeprägt asymmetrisch, häufig N. ulnaris. Facies antonina: Fazialisparese, Ptose, mimische Starre.
- Keine Beteiligung innerer Organe.

### Labor
Keine oder wenige Bakterien nachweisbar. Leprominreaktion stark positiv.

### Histologie
Epitheloidzellige Granulome; s.a. Granulom, tuberkuloides.

### Therapie
Entsprechend der Lepra.

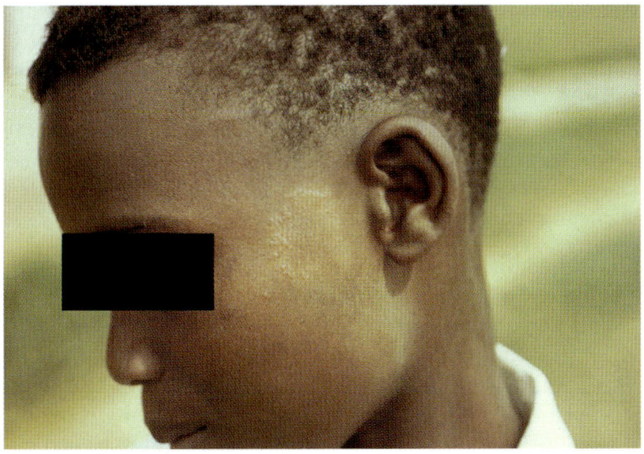

**Lepra tuberculoides.** Granulomatöse Herde im Gesicht eines kleinen Jungen.

## Leprareaktion A30.8

### Synonym
Lepra in reaction

### Definition
Episodenhafte, akute Exazerbation der Lepra mit Fieber, Exazerbation der Hautveränderungen und Beteiligung innerer Organe durch hypererge Immunitätslage.

### Manifestation
Spontan, nach Lepromintestung, häufig unter Therapie.

### Klinisches Bild
Nach Pathomechanismus unterscheidet man 2 Formen:
- Typ I: Zellvermittelt. Entzündliche Umwandlung bestehender Lepraherde. Vorkommen bei Lepra tuberculoides, dimorpher Lepra und Lepra lepromatosa.
- Typ II: Wahrscheinlich Arthus-Reaktion durch zirkulierende Immunkomplexe: Auftreten eines Erythema nodosum leprosum oder eines Erythema exsudativum multiforme. Bei der lepromatösen Lepra zeigen sich zusätzlich Allgemeinsymptome wie starke Kopfschmerzen, Schüttelfrost, Arthralgien, Neuritiden, Verschlimmerung der Augen- und Organmanifestationen. Bei der tuberkuloiden Lepra sind Hauterscheinungen, akute Nervenbeteiligungen, Nervenschwellungen und Neuralgien vorhanden.

### Therapie
- Bei leichten Formen sind Acetylsalicylsäure (ASS Tbl.) oder Paracetamol (Ben-u-ron Tbl.) ausreichend. In schwereren Fällen Glukokortikoide wie Prednison 30-40 mg/Tag, Reduktion nach Klinik. Bei steroidresistenten Schüben Thalidomid systemisch.

  ! Cave: **In Deutschland nicht zugelassen, Off-Label-Use!**

  Beginn mit 400 mg über 48 Std., Erhaltungsdosis 50 mg/Tag. Alternativ Clofazimin (Lamprene) initial 300 mg/Tag.
- Parallel Fortsetzung der antiinfektiösen Therapie, s.u. Lepra.

## Leprazellen

### Definition
Umgewandelte Histiozyten mit zahlreichen Mykobakterien im schaumigen Zytoplasma.

## Leprechaunismus-Syndrom E34.8

### Erstbeschreiber
Donohue, 1948

### Synonym
Donohue-Syndrom; leprechaunism; Donohue-syndrome

### Definition
Autosomal-rezessives, komplexes Missbildungssyndrom mit Anomalie des weiblichen äußeren Genitale, Exophthalmus (häufig), Gedeihstörung (sehr häufig), Gynäkomastie (sehr häufig), Hyperglykämie/nicht insulinpflichtiger Diabetes mellitus (sehr häufig), Hyperinsulinismus (sehr häufig), In-

fektanfälligkeit (sehr häufig), Makropenis, Minderwuchs, große/ausladende Nasenflügel, große/lange Ohren, kleines Gesicht (Faunsgesicht), schwere mentale Retardierung, volle/dicke Lippen, überschüssige Nackenhaut, Hypertrichose, eingesunkene Nasenwurzel, Hodenektopie/Kryptorchismus, Mikrozephalie, Nabelbruch, hoher/schmaler Gaumen, hypotone/fehlende Bauchwandmuskulatur.

### Ätiologie
Autosomal-rezessiv vererbte Mutationen des Insulin receptor Gens (INSR Gen; Genlokus: 19p13.2) mit konsekutiv auftretenden Defekten des Insulin-Rezeptors.

### Differenzialdiagnose
Acanthosis nigricans benigna; Acanthosis nigricans maligna; Pfaundler-Hurler-Krankheit; Scheie-Krankheit; Lawrence-Syndrom.

### Prognose
Häufig letal.

## Leprom A30.1

### Synonym
Lepraknoten

### Definition
Tuberkuloides Granulom bei Lepra.

### Klinisches Bild
Scharf begrenzte, millimeter- bis zentimeter-große Knoten bei der dimorphen Lepra und Lepra lepromatosa.

## Lepromatose, diffuse A30.8

### Erstbeschreiber
Lucio Latapi

### Synonym
Lazarine Lepra

### Definition
Sonderform der Lepra lepromatosa.

### Klinisches Bild
- Generalisierte, wachsartige Hautinfiltration bei trockener schuppiger Epidermis. Ausfall von Wimpern, Brauen und Kopfbehaarung (Alopecia lepromatosa). Befall von Schleimhäuten (Nasenschleimhaut mit chron. Schnupfen, Destruktion des Nasenseptums, Larynxschleimhaut mit eitriger Laryngitis und Luftnotanfällen), Augen (schwer wiegende Schädigung durch Infiltration, die zu Sehbehinderung und Erblindung führen kann) und Nerven (Paralysen und Sensibilitätsverlust).
- Viszerale Beteiligung: Adenopathie, Hepatosplenomegalie, Orchitis, Epididymitis, Osteitis, Kachexie. Bei dieser Lepraform werden sog. Leprareaktionen beobachtet, s.a. Lucio-Phänomen.

### Labor
Massenhafte Mycobacteriae leprae, auch in scheinbar gesunder Haut.

### Therapie
Entsprechend der Lepra.

## Lepromin

### Definition
Antigenes Material von Mycobacterium leprae. Extrakt aus bakterienreichem, lepromatösem Gewebe.

## Leprominreaktion

### Synonym
Lepromin skin test

### Definition
Immunologische Lokalreaktion vom verzögerten Typ auf 0,1 ml Lepromin. Stets positiv bei Lepra tuberculoides; stets negativ bei Lepra lepromatosa.

## Leptonychie L60.8

### Definition
Mechanisch bedingte Verdünnung der Nagelplatte, z.B. bei Gerbern.

### Therapie
Meiden des auslösenden Traumas.

## Lesch-Nyhan-Syndrom E79.10

### Erstbeschreiber
Catel u. Schmidt, 1959; Lesch u. Nyhan, 1964

### Synonym
Automutilationssyndrom; Hyperurikämie-Syndrom; HGPRT-Mangel; Hypoxanthin-Guanin-Phospho-Ribosyl-Transferase-Mangel

### Definition
X-Chromosomal-rezessiv vererbte Störung des Purinstoffwechsels, u.a. mit Hautveränderungen, Nephrolithiasis, Intelligenzdefekten und Selbstverstümmelungstendenz.

### Vorkommen/Epidemiologie
Inzidenz: 1/100.000 Einwohner/Jahr.

### Ätiologie
X-chromosomal-rezessiv vererbtes Fehlen der Hypoxantin-Guanin-Phosphoribosyl-Transferase in den Zellen mit stark erhöhter Harnsäurebildung und Autophagie. Als Ursache diskutiert werden Mutationen im Gen, das für das Enzym HGPRT kodiert (Genlokus: Xq26-q27.2). Pathogenetisch handelt es sich um eine Störung im Aufbau von Purinkörpern. Folgen sind vermehrte Harnsäureproduktion sowie Harnsäureeinlagerung in verschiedenen Organen, basalen Hirnganglien, Gelenken und Nieren.

### Klinisches Bild
- Integument: Ulzerierende oder verkrustete Hautdefekte als Folge von Automutilationen in Form von Autophagie, insbes. an Lippen, Händen, Fingern usw.
- Extrakutane Manifestationen: Gichtknötchen (Ohrknorpel, Gelenke u.a.), Nephrolithiasis (Uratsteine), Hämaturie, Gichtarthritis, Oligophrenie, Entwicklungsverzögerung, Nystagmus. Schwere geistige Behinderung mit Spastizität, Hyperreflexie, Klonus, positivem Babinski-

Reflex, Choreoathetose, Hyperkinesie- und Hyperpyrexie-Anfällen, Akroosteolyse.

**Labor**
Harnsäure 5-15 mg/dl; Hyperlipidämie, fehlende HGPRTase, sekundäre Anämie.

**Diagnose**
Pränatale Diagnose durch Nachweis fehlender Enzymaktivität (HGPRT-Aktivitätsmessung) aus Fruchtwasserzellen und Chorionvilli (oder molekulargenetisch durch direkten Mutationsnachweis) möglich. Pränatale Diagnose bereits im präimplantativen (8-Zell-) Stadium durchgeführt!

**Differenzialdiagnose**
Idiopathische geistige Retardierung, Epilepsie mit unwillkürlichen Verletzungen, Cornelia-de-Lange-Syndrom, Möbius-Syndrom, Pseudo-Lesch-Nyhan-Syndrom.

**Komplikation**
Nierenversagen

**Therapie**
Kausale Therapie nicht bekannt, Allopurinol wegen Hyperurikämie.

**Prognose**
Tod meist um das 10. Lebensjahr im Rahmen der Organschäden bei Hyperurikämie und Harnsäurekristallablagerungen.

## Leser-Trélat-Syndrom L82.x2

**Erstbeschreiber**
Leser u. Trélat, 1890; Holländer, 1900

**Synonym**
Leser-Trelat sign; sign of Leser-Trelat

**Definition**
Sehr seltenes (umstrittenes) paraneoplastisches Syndrom, gekennzeichnet durch akut exanthematisch auftretende, zahllose Verrucae seborrhoicae mit intensivem Pruritus auf nicht entzündlich veränderter Haut. In ca. der Hälfte der Fälle mit Acanthosis nigricans maligna vergesellschaftet (fragliche Sonderform). Auftreten v.a. bei Adenokarzinomen des Gastrointestinaltraktes, seltener bei Lymphomen und Leukämien.

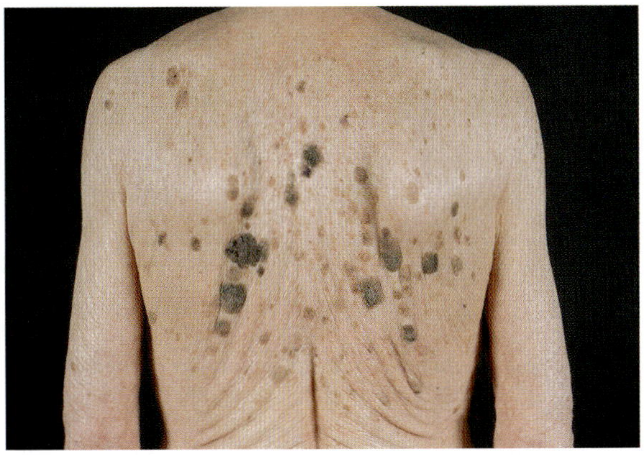

**Leser-Trélat-Syndrom.** Eruptive seborrhoische Keratosen im Bereich des Rückens bei Adenokarzinom des Magens.

**Manifestation**
Meist nach dem 50. Lebensjahr.

**Therapie**
Tumorsuche und Sanierung. Ggf. Kürettage der Verrucae seborrhoicae.

**Prognose**
Schlecht (entsprechend einem meist fortgeschrittenen Tumorwachstum).

## Leucaemia cutis diffusa C91.7

**Synonym**
Leucaemia cutis universalis

**Definition**
Unüblich gewordener Begriff für eine diffuse Infiltration der Haut bei Leukämie, meist im Sinne einer Erythrodermie.

## Leucoderm L81.57

**Definition**
Umschriebene, temporäre, sekundäre Depigmentierung durch unterschiedliche Mechanismen, die bei oder im Gefolge von Hauterkrankungen oder deren Behandlung (intra- und/oder periläsional) auftritt, z.B. bei Pityriasis versicolor, atopischem Ekzem, Psoriasis vulgaris.

**Ätiologie**
- Chemische Hemmung der Melanogenese, Störung im Transportmechanismus der Melanosomen, UV-Absorption in Schuppenauflagerungen.
- Erkrankungen, die Leukoderme auslösen können bzw. mit ihnen einhergehen:
  - Pseudoleukoderm
  - Leucoderma psoriaticum
  - Leucoderma syphiliticum
  - Leucoderma leprosum
  - Onchozerka-Dermatitis (Schienbeine)
  - Pityriasis versicolor alba.

**Therapie**
Nicht erforderlich, Abdeckung mit Camouflage z.B. Covermark, Dermacolor, ggf. Behandlung der Grunderkrankung.

## Leucoderma leprosum L81.5

**Definition**
Punktförmig perifollikulär beginnendes, sich flächenhaft ausdehnendes Leukoderm bei der Lepra. Anhidrose und Anästhesie.

## Leucoderma psoriaticum L81.5

**Definition**
Hypopigmentierung im Bereich abgeheilter Psoriasisherde durch vorübergehende Hemmung der Melaninproduktion in den Melanozyten und vermehrter Abschuppung der Haut.

**Differenzialdiagnose**
Pseudoleucoderma psoriaticum.

L

## Leucoderma syphiliticum A51.36

**Definition**
Linsen- bis pfenniggroße Depigmentierungen bei der sekundären Syphilis im Gefolge spezifischer makulöser Exantheme oder auf unveränderter Haut, s.a. Halsband der Venus.

## Leuconychia punctata L60.8

**Definition**
Möglicherweise artifizielle Leukonychie mit zahlreichen, bis stecknadelkopfgroßen, weißen Flecken an einem oder mehreren Nägeln.

**Ätiologie**
Unklar, evtl. Manipulation am Nagelhäutchen.

**Therapie**
Vermeiden artifizieller Faktoren.

## Leuconychia striata L60.8

**Definition**
Leukonychie mit unterschiedlich breiten, weißen Querstreifen im Nagel. Beginn an der Lunula, Vorwachsen über den Nagel, s.a. Meessche Querbänder.

**Ätiologie**
Es werden Maniküschäden, Säureverätzungen, Thallium- und Arsenintoxikation, schwere Schädel-Hirn-Traumen vermutet.

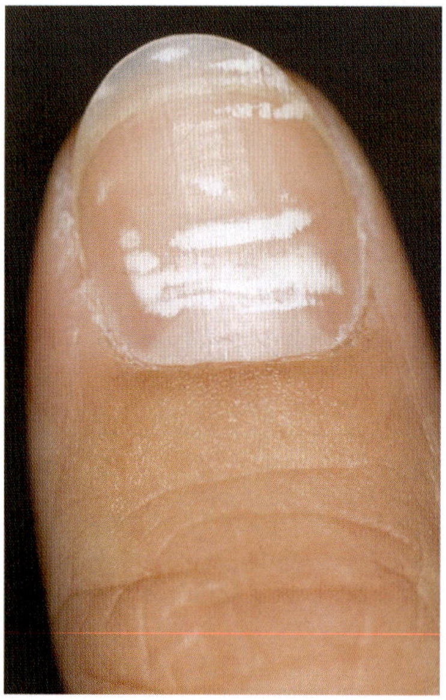

**Leuconychia striata.** Weiße Querstreifen in der Nagelplatte des Fingernagels nach Manikürschaden.

**Therapie**
Meiden der auslösenden Faktoren.

## Leuconychia striata longitudinalis L60.8

**Definition**
Leukonychie mit weißer Längsstreifung im Nagel, z.B. bei erworbenen entzündlichen Dermatosen, Dyskeratosis follicularis und Pemphigus chronicus benignus familiaris.

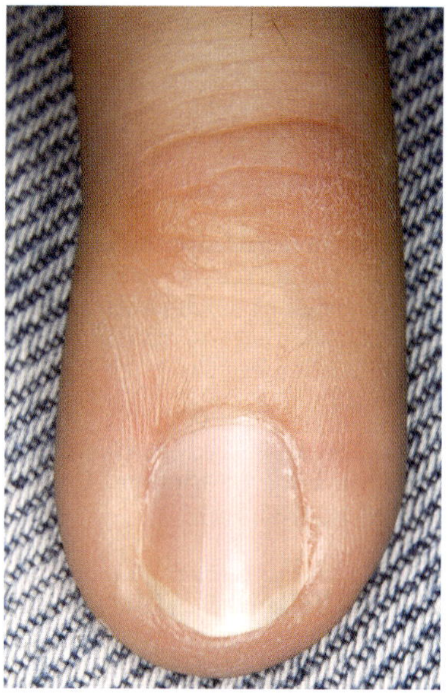

**Leuconychia striata longitudinalis.** Weißer Längsstreifen am Fingernagel bei einem 45-jährigen Mann mit atopischem Ekzem.

**Therapie**
Behandlung der Grunderkrankung.

## Leuconychia totalis Q84.4

**Definition**
Autosomal-dominant vererbte, totale Weißfärbung aller Nägel. Häufig sind zusätzlich epidermale Zysten. S.a. Weißnägel (Leberzirrhotiker, Addison-Patienten), s.a. Halb- und Halbnägel.

## Leucoplacia erosiva K13.2

**Definition**
Erosive Herde einer Leukoplakie. Der Begriff ist weitgehend identisch mit der gesprenkelten Leukoplakie (Pindborg).

**Therapie**
Exzision und histologische Kontrolle, da häufig maligne Entartung vorliegt.

**Prognose**
Häufig maligne Entartung.

## Leucoplacia simplex K13.2

**Definition**
Klinisch diskrete, häufig initiale Form einer Leukoplakie.

**Therapie**
Meiden der irritierenden Faktoren. Wenn sich der Befund darunter nicht bessert, Biopsie und Ausschluss einer dysplastischen Leukoplakie.

## Leucoplacia verrucosa K13.2

### Definition
Leukoplakie mit meist unregelmäßig gefelderter oder auch warzenartiger Oberfläche. Erhebliche Verhornungstendenz, derbe Infiltration. Als Präkanzerose anzusehen, evtl. auch als initiales Plattenepithelkarzinom.

### Lokalisation
Vor allem am Alveolarfortsatz, im Mundboden- und Gaumenbereich.

### Therapie
Exzision und histologische Kontrolle.

### Prognose
Entstehung eines spinozellulären Karzinoms ist wahrscheinlich.

## Leukämie, akute C95.0

### Synonym
AL

### Definition
Klonale Erkrankungen von Vorläuferzellen der Myelopoese oder Lymphopoese, die durch eine Vermehrung von Blasten in Knochenmark, Blut und ggf. auch in anderen Organen mit Verdrängung der normalen Blutbildung charakterisiert sind.

### Einteilung
Die Einteilung der akuten Leukämie erfolgt mit zytologischen, zytochemischen und immunologischen Verfahren. 3 große Gruppen können unterschieden werden:
- Akute myeloische Leukämien (AML)
- Akute lymphatische Leukämien (ALL)
- Akute, undifferenzierte Leukämie (AUL).

### Vorkommen/Epidemiologie
- AML: Inzidenz: 2-3/100.000 Einwohner/Jahr; im höheren Alter deutlich stärker (>15/100.000 Einwohner/Jahr).
- ALL: Inzidenz: ca. 1/100.000 Einwohner/Jahr; im Kindesalter <5 Jahre (Häufigkeitsgipfel): 5,3/100.000 Einwohner/Jahr; jenseits der 8. Dekade (Häufigkeitsgipfel): 2,3/100.000 Einwohner/Jahr.

### Ätiologie
- Häufig ist die Ursache unbekannt. Zunehmend bei AML beschrieben wird das Auftreten nach Chemotherapien (Alkylantien, Topoisomerase II Hemmer) und Strahlentherapie anderer maligner Erkrankungen (Sekundärleukämie - meist myeloische Leukämien). Pat. mit Chromosomenanomalien wie Klinefelter-Syndrom und Down-Syndrom (10fach erhöhte Inzidenz) sind genetisch prädisponiert.
- Bei nahezu allen akuten Leukämien werden chromosomale Defekte nachgewiesen.
- Bei AML sind u.a. Deletionen an den Chromosomen 5 und 7, Trisomie 8 und komplexe chromosomale Aberrationen beschrieben und schlechte Prognosefaktoren. Translokationen t(8/21) und t(15/17) sowie Aberrationen am Chromosom 16 haben eine eher günstige Prognose.
- Bei der ALL besteht ungünstige Prognose für Patienten mit einer Philadelphia-Translokation t(9/22) oder auch Patienten mit t(4/11).
- Auslösung von ALL durch Retroviren (HTLV1) ist endemisch in einigen Gebieten Afrikas, Japans und der Karibik beschrieben.

### Manifestation
Auftreten in allen Altersstufen. >90% der akuten Leukämien im Kindesalter sind akute lymphatische Leukämien (ALL). Akute myeloische Leukämien (AML) mit ihren Unterformen häufiger im Erwachsenenalter (Altersmedian um das 60. Lebensjahr). Etwa 50% aller Patienten mit AML sind >60 Jahre.

### Klinisches Bild
Initiale Symptomatik (häufig durch hämatopoetische Insuffizienz charakterisiert):
- Anämie (Blässe, Leistungsabfall)
- Thrombopoenie (petechiale Blutungen, vermehrtes Zahnfleischbluten)
- Granulozytopenie (hoch fieberhafte Infekte, insbesondere Tonsillitiden, Entzündungen des Zahnfleisches und Pneumonien im Vordergrund).
- Mäßiggradige Hepatosplenomegalien und Lymphknotenvergrößerungen (bei akuten myeloischen Leukämien eher selten).
- Nachweis möglicher spezifischer Infiltrate an Haut (s.u. Leukämien der Haut), Schleimhäuten und Augenhintergrund.

### Labor
Blutbild mit Retikulozyten und Differenzialblutbild, Gerinnungsuntersuchungen, Blutgruppe. Ggf. FISH (Fluoreszenz-in-situ-Hybridisierung). Bakteriologische und virologische Analysen (Infektzeichen).

### Diagnose
Diagnostisch entscheidend ist der Befund der Knochenmarkaspiration. Neben der lichtmikroskopischen, zytologischen und zytochemischen Analyse sind immunologische, zytogenetische und molekularbiologische Untersuchungen notwendig. Lumbalpunktion bei Verdacht auf ZNS-Beteiligung. Röntgenuntersuchung des Thorax bzw. Thoraxcomputertomographie (pneumonische Infiltrate bzw. Mediastinaltumore vor allem bei T-ALL). Abdomensonographie, Nierensonographie (bei erhöhtem Kreatinin an einen Nierenbefall denken). Sonographische Untersuchung der Lymphknoten, Leber, Milz, Hoden und ZNS.

## Leukämie, chronisch-lymphatische der Haut vom B-Zell-Typ C91.7

### Synonym
Lymphadenosis cutis circumscripta

### Definition
Einzelne, lokalisierte oder disseminierte spezifische Hautinfiltrate bei chronisch lymphatischer Leukämie. Meist bei bereits existenter und nachgewiesener Grunderkrankung auftretend.

### Vorkommen/Epidemiologie
Inzidenz: 3-5/100.000 Einwohner/Jahr.

### Manifestation
Überwiegend bei Erwachsenen. Häufigste Leukämie des Erwachsenenalters (>50 Jahre). Männer sind doppelt so häufig befallen wie Frauen.

L

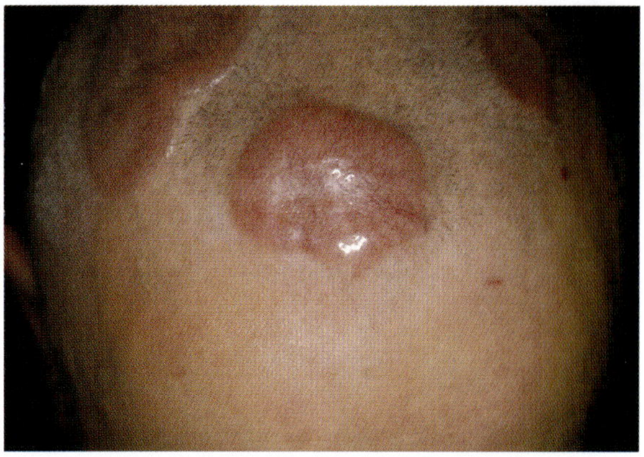

**Leukämie, chronisch-lymphatische der Haut vom B-Zell-Typ.** Vor 3 Monaten erstmals aufgetretene, deutlich konsistenzvermehrte, nicht spontan- oder druckschmerzhafte, plattenartige Infiltrate bei einem 63-jährigen Patienten mit bekannter chronisch-lymphatischer Leukämie.

### Lokalisation
Vor allem Kopf, Gesicht; meist symmetrischer Befall.

### Klinisches Bild
- Hauterscheinungen (heute selten anzutreffen): Im Hautniveau liegende oder leicht erhabene, rote, symptomlose Plaques mit glatter Oberfläche; auch kalottenförmig erhabene, bis 10 cm im Durchmesser große, rote oder braunrote, weich-elastische Knoten mit glatter Oberfläche.
- Selten sind diffuse Infiltrate des Gesichtes, die zu großflächigen auch unförmigen Auftreibungen der Wangen und/oder Stirn und Nase (Facies leontina) führen können.
- Schleimhauterscheinungen: Flächenhafte Infiltrate, Tumoren, Makrulie, Tonsillentumoren.

### Histologie
Dichte, diffuse oder knotige dermale Infiltrate, die bis in die Subkutis reichen können (teils perivaskuläre, teils periadnexielle Lokalisation). Selten sind epidermale Veränderungen wie Exozytose, Spongiose oder Ulzeration nachweisbar. Zytomorphologisch überwiegen kleine Lymphozyten mit hyperchromatischem Kern sowie schmalem Zytoplasma. Seltener sind eosinophile und neutrophile Granulozyten, Plasmazellen und Mastzellen vorhanden. Hautinfiltrate zeigen manchmal Merkmale einer großzelligen Transformation mit diffusen Ansammlungen von großen monomorphen, zentroblasten- oder immunoblastenähnlichen Zellen (Richter Syndrom). Immunhistologisch finden sich CD20-pos. oder CD43-positive neoplastische B-Lymphozyten. Proliferationsmarker (MIB-1) ist in 5-80% positiv.

### Differenzialdiagnose
Lymphom der Haut, Sarkoidose, kutanes T-Zell-Lymphom, Lymphadenosis cutis benigna, Lupus tumidus, Lupus erythematodes hypertrophicus et profundus, pseudolymphom-artige Arzneimittelreaktionen.

## Leukämien der Haut

### Definition
Spezifische Hautinfiltrate bei verschiedenen Leukämieformen.

### Einteilung
Spezifische Hautinfiltrate werden bei folgenden Formen gefunden:
- Lymphatische Leukämien:
  - Chronisch lymphatische Leukämie vom B-Zell-Typ
  - Haarzellleukämie (selten)
  - Lymphoblastisches Lymphom/Leukämie (selten)
  - „T-cell large lymphocytic leukemia" (selten)
  - Prolymphozytenleukämie (selten).
- Myeloische Leukämien mit Hautbeteiligung:
  - Myelosis cutis circumscripta basophilica
  - Myelosis cutis circumscripta eosinophilica
  - Monozytenleukämie
- Kutane extramedulläre Hämatopoese (s.a. Blueberry-Muffin-Baby).

### Ätiologie
Klonale Wucherungen des leukopoetischen, myeloischen oder lymphatischen Systems.

### Klinisches Bild
Auftreten der dermatologischen Symptomatik meist erst nach Stellung der klinischen Diagnose. Selten werden Hautsymptome als Primärmanifestation der Erkrankung beobachtet.
- Lymphatische Leukämie (mehr als 90% B-Zell-Typ, ca. 10% T-Zell-Typ):
  - Spezifische Hauterscheinungen (bei 10% der Patienten): Generalisierte Lymphknotenschwellungen und leukämische Exantheme: Rote bis rotblaue, ggf. makulopapulöse Effloreszenzen, platte bis wulstartige, derbe Infiltrate, bes. im Bereich Stirn, Wangen, Nase und Ohren. Ebenfalls treten kutane Tumoren auf, z.T. konfluieren der Tumoren und Infiltrate zur Facies leontina. Weiterhin: Lymphadenosis cutis circumscripta.
  - Unspezifische Hauterscheinungen (Leukämide, bei 28% der Patienten): Pruritus, Prurigo, chronische Urtikaria, Petechien, Purpura, Ekchymosen, Zoster generalisatus, Herpes simplex.
- Myeloische Leukämie:
  - Spezifische Hauterscheinungen (relativ selten): Plattenartige bis knotenförmige Infiltration der Haut.
  - Unspezifische Hautveränderungen: Blässe bei sekundärer Anämie, Blutungen in Haut und Schleimhaut mit Neigung zu ulzerös-nekrotischer Umwandlung, v.a. bei akuter myeloischer Leukämie; generalisierter Pruritus, Prurigo simplex subacuta, makulöse, nodöse, figurierte Erytheme; erythrosquamöse oder vesikulobullöse Eruptionen; sehr selten universelle unspezifische Erythrodermien.
- Unreifzellige, akute Leukosen (Myelo- oder Paramyeloblastenleukämie): Thrombopenische Purpura, Ausbildung von Nekrosen mit Zerfallsneigung in der Mundhöhle, dem Genital- und Analbereich (durch Begleitagranulozytose), Candidose der Schleimhäute, Gingivahyperplasie, evtl. generalisierte Lymphknotenvergrößerungen.

### Diagnose
Blutbild, Probeexzision mit Histologie und Immunhistologie, Chromosomenanalyse (bei chronisch lymphatischer Leukämie in ca. 90% Philadelphia-Chromosom).

### Therapie
Behandlung der Grunderkrankung durch Hämatoonkologen. Behandlung der Hautveränderungen je nach Klinik.

## Leukämien, lymphatische der Haut

### Definition
Einzelne, lokalisierte oder disseminierte, spezifische, makulöse, papulöse oder knotige Hautinfiltrate bei den unterschiedlichen Formen lymphatischer Leukämien. In erster Linie bei Patienten mit chronisch-lymphatischer Leukämie vom B-Zell-Typ (B-CLL) zu beobachten. Seltener sind spezifische Hautinfiltrate bei der akuten lymphoblastischen Leukämie/Lymphom, der „T-cell large lymphocytic leukemia", der Prolymphozytenleukämie und der Haarzellleukämie. Meist werden spezifische Hautinfiltrate bei bereits existenter, hämatologisch-onkologisch nachgewiesener Grunderkrankung gefunden. Selten gehen sie der manifesten lymphatischen Systemerkrankung voraus.

## Leukämie, Monozytenleukämie C92.7

### Definition
Akute Leukämie mit Ausschwemmung monozytenähnlicher, meist stark Esterase-positiver Zellen. Oft besteht erhebliche Gingivahyperplasie. Ausgeprägte Therapieresistenz. Spezifische Hautveränderungen sind selten.

### Manifestation
Vor allem bei Erwachsenen auftretend, bei akut oder subakut verlaufenden Monozytenleukämien.

### Klinisches Bild
- Akute, disseminierte, 0,3-5,0 cm große, teilweise schuppende, bräunlich- bis bläulichrote Papeln, Plaques oder Knoten.
- Nodöse Form: Multiple, bräunlich-bläuliche, rote Plaques und Knoten, die zur Konfluenz neigen.
- Diffuse Infiltration der Gingiva mit Gingivahyperplasie.

### Histologie
- Monomorphe, konzentrische oder reihenweise Schichtung („figurate pattern") neoplastischer Zellen in Cutis und Subkutis, vor allem perivaskulär und periadnexiell.
- Immunhistologie: Positivität für Lysozym, LN2 (CD74) und MT1 (CD43).

### Differenzialdiagnose
Maligne Lymphome von hohem Malignitätsgrad.

### Therapie
Behandlung der Grunderkrankung durch den Internisten. Hautveränderungen: Röntgenweichstrahltherapie. Entwicklung von Strahlenresistenz in kurzer Zeit.

### Prognose
Meist Exitus letalis nach 4-6 Monaten.

## Leukämien, myeloische der Haut C92.7

### Definition
Spezifische Hautveränderungen bei verschiedenen Subtypen der akuten myeloischen Leukämie (AML), chronischer myeloischer Leukämie (CML), chronischer myelomonozytärer Leukämie (CMML). S.a. Leukämien der Haut.

### Vorkommen/Epidemiologie
Spezifische Hautinfiltrate können im Rahmen der bereits diagnostizierten Grunderkrankung auftreten (meist bei einem Blastenschub) oder ihr um Wochen oder Monate vorausgehen.

### Klinisches Bild
- Integument: Stecknadelkopf- bis haselnussgroße, scharf begrenzte, harte, blau- bis braunrote, manchmal blaugraue bis lividrote, leicht nekrotisch zerfallende Knoten. Durch Konfluenz kleiner Herde entstehen plattenartige, flache, blasse, blaugraue bis bläulichrote, glatte oder höckrige, feste Infiltrate, die infolge der häufig begleitenden Thrombozytopenie hämorrhagisch werden können.
- Schleimhaut (vor allem Mund- und Rachenhöhle): Hämorrhagien, rötliche bis violette, knotige oder plattenförmige, mäßig derbe, teilweise die Zähne überwuchernde Infiltrate. Nur sehr selten sind Tumorbildungen, die durch intramurale Produktion von Porphyrinen eine grünliche Farbe erhalten und deswegen als Chlorom bezeichnet werden.

### Histologie
In allen Schichten des Koriums, häufig auch der Subkutis, zelldichte, teils diffuse, teils knotige Infiltrate unreifer Zellen der myeloischen Reihe (Myelozyten, Metamyelozyten, eosinophile Metamyelozyten, segmentierte neutrophile Granulozyten); daneben Lymphozyten, Mastzellen und phagozytierenden Histiozyten. Beim Myelosarkom überwiegen mittelgroße bis große pleomorphe Zellen der granulozytären Reihe und Blasten. Immunhistologisch ergibt sich starke Positivität bei Färbung mit Myeloperoxidase (MOP), Lysozym und MT1 (CD 43).

### Therapie
Behandlung der Grunderkrankung, Zusammenarbeit mit dem Internisten.

## Leuködem K13.2

### Erstbeschreiber
Sandstead u. Lowe, 1935

### Synonym
Raucherleuködem; leukoedema

### Definition
Irritative, meist symmetrisch auftretende, reversible, weißliche-opale Verfärbung im Mundschleimhautbereich, die als Vorstadium einer Leukoplakie (s.u. Leukoplakie, orale) auftreten kann.

### Vorkommen/Epidemiologie
Unterschiedliche Prävalenzen: Indien 0,02%; Neuguinea 16,9%; Schweden 4,9%.

### Ätiologie
Meist Folge des Rauchens von Zigaretten oder Zigarren. In der farbigen Bevölkerung auch bei Nichtrauchern (Kauen von irritierenden Früchten, z.B. Betelnüsse).

### Lokalisation
Wangenschleimhaut, Zunge, Lippen, Gaumen. Grundsätzlich können Leuködeme auch an den Genitalschleimhäuten beobachtet werden.

### Klinisches Bild
Die Mundschleimhaut erscheint weißlich-trüb, opaleszent, jedoch palpatorisch unverändert (keine Konsistenzvermeh-

L

rung). Bei stärkerer Ausprägung des Leuködems kommt es zu einer Strukturveränderung der Oberfläche mit Ausbildung von netzig verlaufenden Fältchen, die beim Zusammenschieben der Schleimhaut besonders hervortreten.

### Histologie
Hydropische Zellballonierung bis in das untere Stratum spinosum.

### Therapie
Einstellen des Rauchens oder der Applikation sonstiger Schleimhautirritanzien.

## Leukokeratosis nicotinica palati K13.2

### Synonym
Leukokeratosis fumosa palati; Raucherleukokeratose; Smoker's gum

### Definition
Klinische Sonderform der exogen-irritativen Leukoplakie bei Rauchern.

### Ätiologie
Reizwirkung von Destillationsprodukten im Tabakrauch.

### Lokalisation
Meist am harten, aber auch am Übergang zum weichen Gaumen.

### Klinisches Bild
Isoliert oder gedrängt stehende, gepflastert erscheinende, grau-weißliche, derbe, Knötchen von 0,1-0,3 cm Durchmesser mit gedelltem oder punktförmig gerötetem Zentrum. Diese können zu größeren Plaques (bis 2,0-3,0 cm) konfluieren. Bei Pfeifen- und Zigarrenrauchern kann auch eine graubraune oder braune Verfärbung der keratotischen Plaques eintreten (sog. Rauchermelanose).

### Therapie
Unter Einstellung des Rauchens ist Rückbildung möglich. Potentielle maligne Entartung, deshalb halbjährliche Kontrollen.

### Prognose
Maligne Entartung kann nicht ausgeschlossen werden.

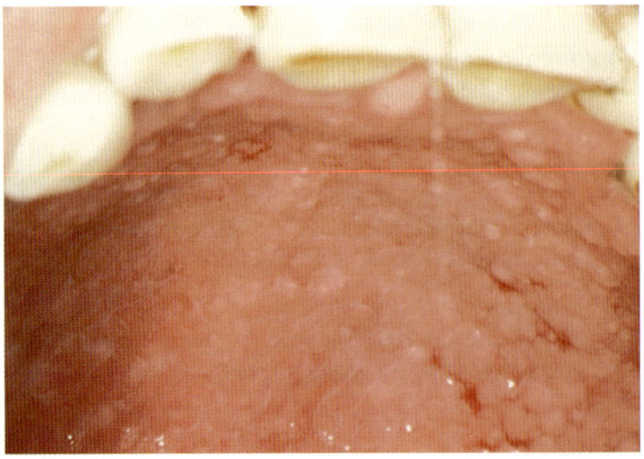

**Leukokeratosis nicotinica palati.** Teils flächige, teils warzige Leukoplakien am harten Gaumen.

## Leukonychie L60.8

### Synonym
Nagel, weiß; weiße Nägel; white nails; Terry-Nägel

### Definition
Polyätiologisches Symptom mit punktförmiger, quer- oder längsstreifiger oder homogener totaler Weißfärbung der Nagelplatte (Leitsymptom: Nagel, weiß), das einen oder mehrere Nägel betreffen kann.

### Einteilung
- Klinische Einteilung:
  - Leuconychia punctata
  - Gefelderte Leukonychie (z.B. bei der weißen, superfiziellen Onychomykose)
  - Längsgestreifte Leuconychia striata
  - Quergestreifte bandförmige Leukonychie (Meessche Querbänder)
  - totale Leukonychie (Terry-Nägel); selten bei Leberzirrhose, Hypalbuminämie oder idiopathisch.
  - Ganz vereinzelt sind Familien mit hereditärer Leukonychie beschrieben.

### Ätiologie
Wahrscheinlich ausgelöst durch parakeratotische Verhornung im Rahmen von Irritation im Kutikularbereich, aber

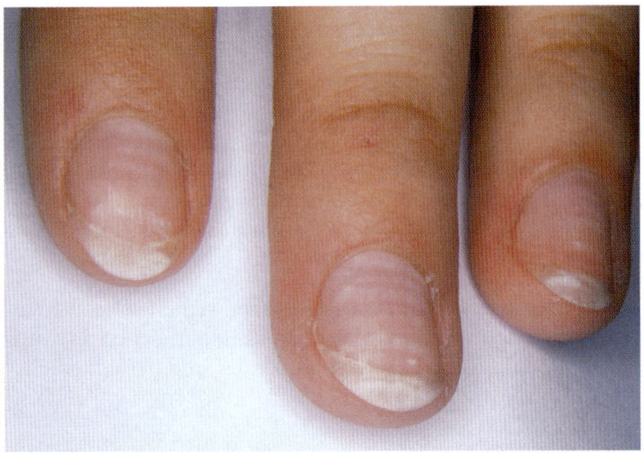

**Leukonychie.** In Querstreifen verlaufende Weißfärbungen der Nagelplatte bei einer 20-jährigen Frau mit atopischem Ekzem.

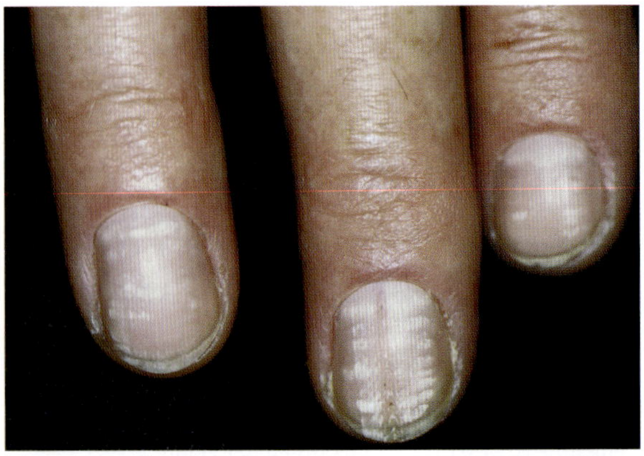

**Leukonychie.** Periodische, punkt- oder streifenförmige Weißfärbungen der Nagelplatte, die einen oder mehrere Nägel betreffen können.

auch bei Pilzinfektionen als Leuconychia mycotica auftretend.

### Therapie
Meiden der Noxe im Bereich der Kutikula. Kausaltherapie bei Tinea unguium. S.a.u. Leuconychia punctata, Leuconychia striata, Leuconychia totalis.

### Hinweis(e)
S.a.u. Chromonychie.

## Leukonychie, hereditäre subtotale L60.8

### Synonym
hereditary white nails; Sub-total hereditary leukonychia

### Definition
Sehr seltene Erkrankung der Fingernägel mit distaler Weißfärbung aller Fingernägel.

### Ätiologie
Autosomal-dominanter Erbgang, z.T. mit variabler Penetranz. Vermutet wird ein Defekt Keratin-kodierender Gene auf Chromosom 12q13, die zu gestörter Ausbildung der Keratinozyten mit Ausbildung intrazellulärer Vakuolen und einer reduzierten Kompaktheit des Keratins führen.

### Klinisches Bild
Distale Weißfärbung der Finger- und/oder Fußnägel, meist verbunden mit transparenter Gelbfärbung nach proximal.

## Leukopathia unguis toxica L60.8

### Definition
Weißfärbung der Nägel durch systemisch wirkende, toxische Substanzen, z.B. Meessche Querbänder oder auch nach Zytostatika-Therapie.

### Ätiologie
Intensive, kurzzeitig wirksame Proliferations- und Reifungshemmung der Onychozyten (Nagelplattenzellen).

### Klinisches Bild
Gleichmäßig über die gesamte Nagelbreite querlaufende und mit dem Nagel nach distal auswachsende weiße Bänder, an allen Nägeln auftretend.

### Therapie
Meiden der aulösenden Noxe wenn möglich, ansonsten abwartend, keine kausale Therapie möglich.

## Leukoplakie K13.20

### Definition
- Klinische Bezeichnung für meist umschriebene, scharf oder unscharf begrenzte, weiße Herde der Schleimhaut, denen pathogenetisch eine Verhornung des ansonsten nicht verhornenden Plattenepithels der Schleimhaut zugrunde liegt. S.a. Leukoplakie, orale, s.a. Erythroplakie, orale. Die Leukoplakie ist die häufigste Präkanzerose der Mundhöhle.
- Die Diagnose „Leukoplakie" ist eine rein deskriptive morphologische, die keine Aussage über den ursächlichen Mechanismus zulässt. Eine Leukoplakie muss so lange als ein Carcinoma in situ oder bereits invasives Karzinom gelten, bis das Gegenteil histologisch bewiesen ist.

### Einteilung
S.u. Leukoplakie, orale.

### Therapie
Entsprechend der Grunderkrankung.

## Leukoplakie, gesprenkelte K13.2

### Synonym
Speckled leukoplakia; gefleckte Leukoplakie

### Definition
Der Begriff ist weitgehend identisch mit der Leucoplacia erosiva.

### Klinisches Bild
Unregelmäßige Mischung von leuko- und erythroplakischen Bezirken an der Mundschleimhaut.

### Prognose
Hochverdächtig auf Präkanzerose.

## Leukoplakie, homogene K13.2

### Definition
Gleichförmige, teils diskrete, teils stärker verhornende Leukoplakie. Der Begriff umfasst die Leucoplacia simplex und die Leucoplacia verrucosa.

## Leukoplakie, orale K13.2

### Erstbeschreiber
Schwimmer, 1877

### Definition
Weißer, nicht abwischbarer, keiner definierten Krankheit zuzuordnender Schleimhautbezirk (WHO-Definition). Pathogenetisch liegt jeder Leukoplakie, ungeachtet der Ursache, eine vermehrte oder abnorme Verhornung des geschichteten (normalerweise nicht verhornenden) Plattenepithels der Mundschleimhaut zugrunde. Die hieraus resultierende Änderung der Lichtbrechung und -reflexion führt zur Weißverfärbung.

### Einteilung
Grundsätzlich werden die oralen Leukoplakien unterteilt in:
- Leukoplakien im engeren Sinn (exogen-irritative Leukoplakien):
  - Leukoplakien durch physikalische (mechanische Irritationen durch schadhafte Zähne, Fehlstellungen von Zähnen, Morsicatio buccarum).
  - Leukoplakien durch chemische Noxen (örtlicher Kontakt mit Rauch- oder Kautabak).
- Leukoplakien im weiteren Sinn:
  - Erbliche Leukoplakien, z.B. Naevus spongiosus albus mucosae, benigne intraepitheliale Dyskeratose, Dyskeratosis follicularis, Pachyonychia congenita u.a.
  - Endogen irritative (entzündliche oder infektiöse) Leukoplakien: z.B. Lichen planus mucosae, Arzneimittelreaktion, fixe; Pemphigus mucosus; Glossitis interstitialis syphilitica; Viruspapillome.

- Vom klinischen Erscheinungsbild ausgehend ist es zweckmäßig, die Leukoplakien im engeren Sinne (s. oben) je nach Aussehen und Oberfläche weiter zu differenzieren. Man unterscheidet:
  - Plane Leukoplakie (meist harmlos)
  - Verruköse Leukoplakie
  - Erosive Leukoplakie (dringender Verdacht auf Präkanzerose).
- Eine präkanzeröse Sonderform stellt die orale Erythroplakie dar, ein Analogon zur Erythroplasie, s.a.u. VIN und PIN.
- Histologisch lassen sich Leukoplakien unterteilen in:
  - Dysplastische Leukoplakien
  - Non-dysplastische Leukoplakien.

## Vorkommen/Epidemiologie
Häufigkeit (Mitteleuropa): 0,6-3,3% der Bevölkerung. Männer jenseits des 40. Lebensjahres sind bevorzugt betroffen, Häufigkeit 1-5%. Männer sind 3-5mal häufiger als Frauen betroffen.

## Manifestation
Überwiegend vom 40.-70. Lebensjahr.

## Lokalisation
Ubiquitär in der Mundhöhle; bevorzugt retroangulär, Mundboden, Zungenränder, Vestibulum oris, zahnloser Alveolarkamm.

## Klinisches Bild
Uni- oder multizentrisch auftretende, umschriebene oder großflächige, grau- bis sattweiße Herde mit glatter oder höckriger Oberfläche. S.a.u. gesprenkelte Leukoplakie, homogene Leukoplakie, Leucoplacia erosiva, Leucoplacia simplex, Leucoplacia verrucosa.

## Histologie
Akanthose, Hyperkeratose (ortho- bzw. parakeratotisch). Dysplastische Epithelveränderungen unterschiedlichen Grades.

## Diagnose
Klinik, Histologie

## Therapie
- Von entscheidender Bedeutung für das therapeutische Vorgehen ist die Frage nach der Dignität der Läsion. Histologische Abklärung sowie regelmäßige Kontrollbiopsien sind zwingend erforderlich. Eine Leukoplakie bleibt so lange malignitätsverdächtig, bis das Gegenteil erwiesen ist. Bei dysplastischen Leukoplakien ist ein operatives Vorgehen notwendig.
- Bewährt hat sich (nach vorheriger histologischer Sicherung des Befundes) die Elektrodissekation des leukoplakischen Areals, anschließend Kürettage des dissektierten Areals mit scharfer Kürette.
- Ablation mit $CO_2$ Laser im defokussierten Modus (Durchmesser ca. 2-3 mm) kann versucht werden. Angestrebt wird Ablation des Epithels mit anschließender Sekundärheilung (Abheilungsdauer je nach Ausgangsbefund 6-8 Wochen).
- Grundsätzlich wichtig ist das Meiden ursächlicher externer Irritanzien wie defekte Zähne, schlecht sitzende Prothesen, Rauchen, Alkohol, Wangenkauen, UV-Schäden (Lippenbereich), Mazeration im Bereich der Vulva.

## Prognose
Gefahr der Karzinomentstehung. Auch exogen-irritative und endogen-irritative Leukoplakien können sich karzinomatös umwandeln. Das durchschnittliche Malignitätsrisiko einer Leukoplakie liegt bei 6-17,5% und ist in der Gruppe der dys-

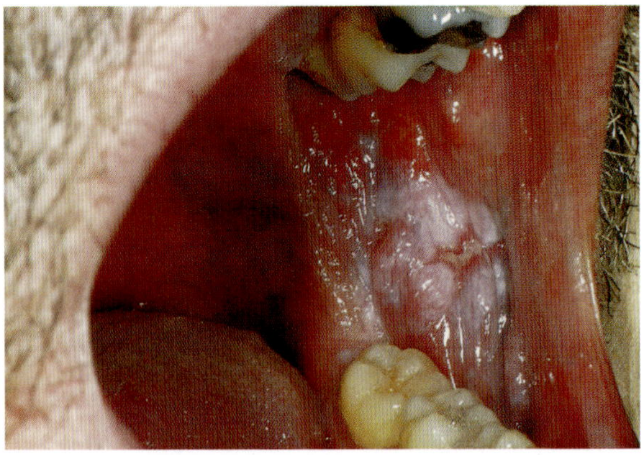

**Leukoplakie, orale.** 55 Jahre alter Zigarettenraucher. Chronisch stationäre, einseitige, flächenhafte, gefelderte, stellenweise warzenartige, weißliche Plaque.

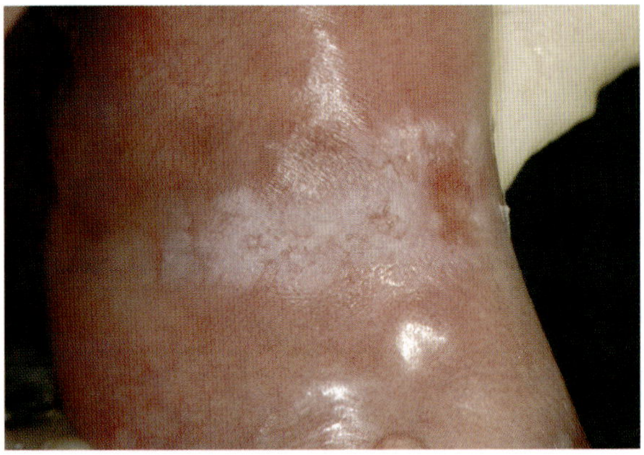

**Leukoplakie, orale.** Chronisch stationäre (Dauer unklar), 1,5 x 3,0 cm große, schmerzlose, gering konsistenzvermehrte, weiße, leicht aufgeraute, mittels Spatel nicht abwischbare Plaque. Nikotinabusus seit 25 Jahren.

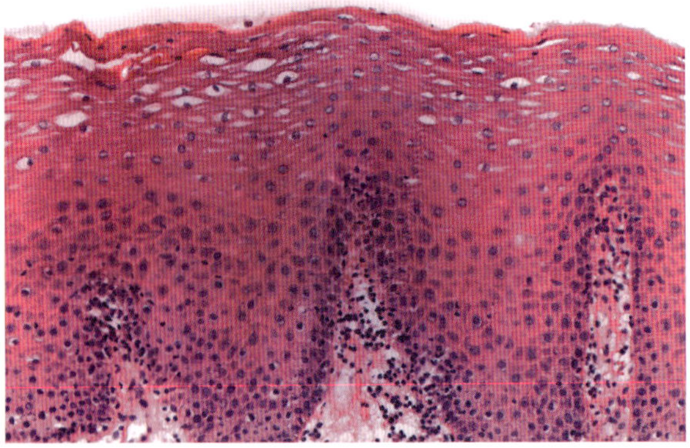

**Leukoplakie, orale.** Benigne orale Leukoplakie. Unregelmäßige Akanthose, Fehlen von Zell- und Kernatypien. Breite „parakeratotische" Hornschicht mit zahlreichen vakuolisierten Epithelien. In der Lamina propria schütteres lymphozytäres Infiltrat (DD: Lichen planus).

plastischen Leukoplakien doppelt so hoch wie bei non-dysplastischen Leukoplakien. Leukoplakien am Mundboden und im Bereich der hinteren Zungenseitenränder zeigen eine höhere Transformationsrate, ebenso die Erythroleukoplakie.

## Leukoplakie, proliferative verruköse K13.2

### Erstbeschreiber
Hansen, Olson u. Silverman, 1985

### Definition
Übergeordneter Begriff für ein klinisch und pathologisch definiertes Krankheitsspektrum in der Mundhöhle, das von einfacher Epithelhyperplasie bis zum undifferenzierten, invasiven Plattenepithelkarzinom mit den Zwischenstufen der verrukösen Hyperplasie, des verrukösen Karzinoms und des Grad-1-Plattenepithelkarzinoms reicht.

## Leukotriene

### Synonym
SRS-A; Slow Reacting Substance of Anaphylaxis

### Definition
Hochaktive Substanzen, die wie die Prostaglandine von der Arachidonsäure und anderen ungesättigten Fettsäuren abstammen. Sie besitzen drei Doppelbindungen und gehören zur Stoffgruppe der Eikosanoide.

### Allgemeine Information
Die Biosynthese der Leukotriene ist von dem Enzym 5'-Lipoxygenase abhängig. Bei der 5'-Lipoxygenase-Reaktion kommt es zunächst zur Bildung von 5-Hydroperoxy-Eicosatetraensäure (5-HPTE), die durch Umlagerung der Doppelbindungen in Leukotrien A4 übergeht. Daraus entsteht durch die Epoxyhydrolase das Leukotrien B4 (LTB4) oder durch Verknüpfung mit dem Tripeptid Glutathion das Leukotrien C4 (LTC4). Die Abspaltung eines Glutamyl-Restes führt zu Leukotrien D4 (LTD4). Durch Eliminierung eines Glycyl-Restes entsteht das Leukotrien E4 (LTE4) wird (der Index „4" gibt die Zahl der Doppelbindungen im Molekül an).

### Vorkommen
Leukotriene (z.B. Leukotrien B, C, D etc.) sind zum Teil stark wirksame Mediatoren entzündlicher und allergischer Reaktionen. Die stark bronchokonstriktorischen und sekretionsfördernden Cysteinyl-Leukotriene LTC4-LTE4 können allergische und anaphylaktische Reaktionen in der Lunge auslösen. LTB4 bewirkt durch Chemotaxis die Adhäsion der Leukocyten an die Blutgefäßwand. Außerdem bewirkt es die Aggregation von Leukocyten, die Freisetzung oxidierender Enzyme und die Bildung von Superoxid-Radikalen mit entzündungsfördernder und gewebezerstörender Wirkung. Leukotriene interagieren mit Interleukinen und Interferonen.

### Hinweis(e)
Leukotriene haben ihren Namen aufgrund ihrer Herkunft (aus Leukozyten) und des konjugierten Triensystems. Leukotrienrezeptor-Antagonisten finden v.a. beim Asthma bronchiale, der Rhinitis allergica klinische Anwendung. Geringere Bedeutung haben sie bei Urtikaria und atopischem Ekzem.

## Leukotrienrezeptor-Antagonist

### Definition
Arzneistoff der an die in den Atemwegen vorhandenen Cys-LT1-Rezeptoren bindet.

### Wirkungen
Hemmung der Wirkungen von Leukotrienen hinsichtlich Verstärkung von Entzündungsvorgängen und vermehrter Schleimsekretion. Die Cysteinyl-Leukotriene sind verantwortlich für die Entzündungen, welche wiederum auf die Atemwege verengend wirken und die Lungenfunktion schwächen.

### Präparate
S.u. Montelukast.

## Leukozytoklasie

### Definition
Fragmentation von Leukozyten durch Karyorrhexis; hierdurch entstehen kleinpartikuläre Kernfragmente (Kernstaub). Leukozytoklasie ist ein wegweisendes Phänomen der leukozytoklastischen Vaskulitis, tritt jedoch auch bei anderen, ätiologisch gänzlich unterschiedlichen Erkrankungen auf, wie bei der akuten febrilen neutrophilen Dermatose der Dermatitis herpetiformis und dem Granuloma anulare. Leukozytoklasie wird auch bei lymphozytären Infiltraten gefunden, z.B. beim Lupus erythematodes profundus sowie bei Pseudolymphomen.



## Levocabastin

### Definition
$H_1$-Antagonist zur topischen Applikation.

### Indikation
Rhinitis allergica.

### Eingeschränkte Indikation
Schwangerschaft 2. und 3. Trimenon, Niereninsuffizienz.

### Dosierung und Art der Anwendung
Nasenspray: 2-4mal/Tag 2 Sprühstöße in jedes Nasenloch. Augentropfen: 2-4mal/Tag 1 Trp. in jedes Auge einträufeln.

### Unerwünschte Wirkungen
Allergische Reaktionen, Kopfschmerzen, Müdigkeit, Dyspnoe, Husten, Übelkeit, potentielles Kanzerogen.

### Kontraindikation
Überempfindlichkeit gegen den Wirkstoff, Schwangerschaft 1. Trimenon.

### Präparate
Livocab, Levophta

## Levocetirizin

### Definition
Links-drehendes aktives R-Enantiomer des Cetirizins. Selektives $H_1$-Antihistaminikum der 2. Generation.

### Wirkungen
Kompetitiver $H_1$-Rezeptor Antagonist. Levocetirizin bindet

an den $H_1$-Rezeptor, verdrängt körpereigene Histaminliganden und bewirkt daher eine Herabsetzung der Intensität allergischer Reaktionen. Aufgrund seines Lösungsverhaltens gelangt Levocetirizin, im Gegensatz zu den $H_1$-Antihistaminika der 1. Generation, nicht mehr oder nur noch in äußerst geringen Mengen in das zentrale Nervensystem.

### Indikation
Behandlung von Krankheitssymptomen bei Allgemeinsymptomen allergischer Erkrankungen, Rhinitis allergica, Urtikaria.

### Schwangerschaft/Stillzeit
Keine ausreichenden Daten über Anwendung in der Schwangerschaft und in der Stillzeit. Sollte während der Schwangerschaft und Stillzeit nicht verordnet werden.

### Dosierung und Art der Anwendung
- Tabletten: Kinder >6 Jahre sowie Jugendliche ab 12 Jahre und Erwachsene: 1mal/Tag 5 mg p.o., bei starkem Juckreiz ggf. auch höher.
- Tropfen: Erwachsene/Kinder >12 Jahre: 5 mg/Tag (20 Trp.) p.o.

Merke: **Dosisanpassung bei Patienten mit eingeschränkter Nierenfunktion!**

### Unerwünschte Wirkungen
Gelegentlich Kopfschmerzen, Migräne, Abgeschlagenheit, Müdigkeit, Mundtrockenheit, Bauchschmerzen, Schnupfen und Rachenentzündungen.

### Wechselwirkungen
Bei Alkoholkonsum ist mit verstärkten dämpfenden, beziehungsweise müde machenden Wirkungen zu rechnen.

### Kontraindikation
Schwere Niereninsuffizienz. Überempfindlichkeiten gegen Piperazinderivate, bei Malabsorption von Glukose bzw. Galaktose sowie bei Lactoseintoleranz.

### Präparate
Xusal, Xusal akut

### Hinweis(e)
Personen, die am Straßenverkehr teilnehmen, sind darauf hinzuweisen, dass die Reaktionsfähigkeit herabgesetzt sein kann.

## Levofloxacin

### Definition
Chemotherapeutikum, Gyrasehemmer.

### Indikation
Ambulant erworbene Pneumonie, kompl. Harnwegsinfektionen, Haut- und Weichteilinfektionen, akute Sinusitis, akute Exazerbation der chronischen Bronchitis.

### Eingeschränkte Indikation
Schwerste Pneumokokken-Pneumonie, gleichzeitige Behandlung mit NSAR oder Theophyllin, Behandlung mit UV-Licht meiden, Patienten mit G6PDH-Mangel.

### Dosierung und Art der Anwendung
Bei Haut- und Weichteilinfektionen 1mal/Tag 250 mg oder 1-2mal/Tag 500 mg p.o.

Merke: **Elimination bei Patienten mit Leberzirrhose vermindert, Dosisreduktion!**

### Unerwünschte Wirkungen
S.u. Ofloxacin.

### Kontraindikation
Schwangerschaft, Stillzeit.

### Präparate
Tavanic, Oftaquix Augentropfen

## Lhermitte-Duclos-Syndrom D36.1

### Erstbeschreiber
Lhermitte u. Duclos, 1920

### Synonym
LDD; dysplastisches Gangliozytom

### Definition
Seltene Neubildung des Kleinhirns. Das Syndrom wird als Unterform des Cowden-Syndroms beschrieben.

### Ätiologie
Bei der Entstehung spielt das Tumorsuppressorgen PTEN eine Rolle.

### Klinisches Bild
S.u. Cowden-Syndrom.

### Therapie
S.u. Cowden-Syndrom.

## Libman-Sacks-Syndrom M32.1

### Definition
Abakterielle, verruköse Endokarditis, vor allem im rechten Herzen beim systemischen Lupus erythematodes.

### Diagnose
Systolikum oder Diastolikum durch Herzklappenfehler, selten hämodynamische Auswirkungen. Diagnosestellung erfolgt meistens erst bei Autopsie.

### Therapie
Symptomatisch.

### Prognose
Neben den anderen typischen Allgemeinsymptomen des systemischen Lupus erythematodes in der Bedeutung zurücktretend.

## Lichen amyloidosus L99.04

### Definition
Primär kutane Amyloidose (Keratinamyloidose) mit dicht stehenden Papeln und starkem Pruritus. Von einigen Autoren wird neuerdings der Juckreiz als primäre Veränderung verstanden, auf die reaktiv die beschriebenen Hautveränderungen mit subepidermaler Ablagerung von Amyloid folgen, s.a. Amyloidose.

### Vorkommen/Epidemiologie
Gehäuft bei Asiaten.

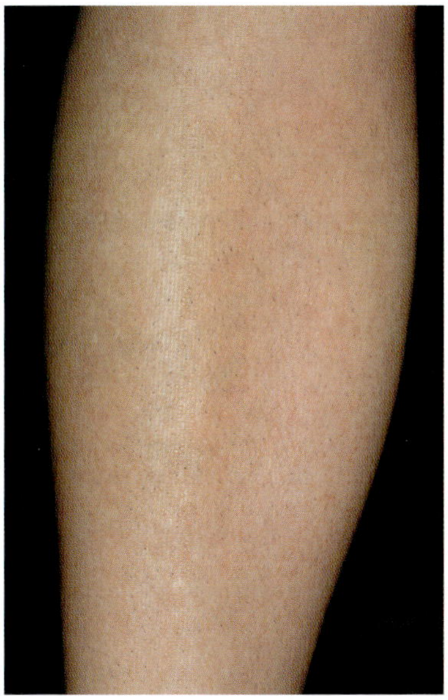

**Lichen amyloidosus.** Dicht stehende, hautfarbene, stecknadelkopfgroße, juckende Papeln am Unterschenkel einer 34-jährigen Patientin mit Lichen amyloidosus generalisatus seit dem 18. Lebensjahr.

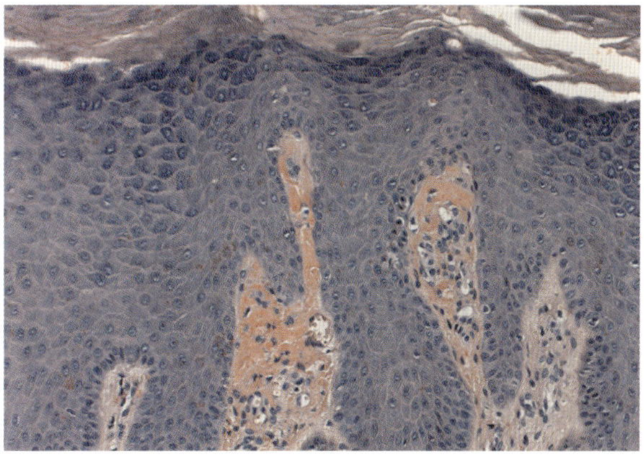

**Lichen amyloidosus.** Kongorot-Färbung. Gelb-rote Anfärbung von scholligem Material in der papillären Epidermis. Bei Polarisierung leuchtet dieses Material grünlich auf.

### Ätiologie
Unbekannt, gelegentlich familiäres Vorkommen.

### Manifestation
Meist bei Männern im höheren Lebensalter auftretend.

### Lokalisation
Extremitätenstreckseiten, vor allem Unterschenkel, seltener oberer Rumpf.

### Klinisches Bild
Sehr derbe, hautfarbene bis braune, meist gruppiert stehende, warzig-raue, oder auch lichenoid glänzende, 0,2-0,4 cm große, stellenweise exkoriierte Knötchen mit Neigung zur Konfluenz, sodass 3,0-5,0 cm Plaques mit gefelderter Oberfläche entstehen. Gehäuft starker bis exzessiver Juckreiz.

### Histologie
Homogene eosinophile Schollen in den Papillenspitzen, Akanthose, Hyperkeratose, Hypergranulose; seitliche Verdrängung der Retezapfen. Spuren von Amyloid finden sich häufig auch in der retikulären Dermis. Mit der Kristallviolett-Färbung (Metachromasie) oder Kongorot-Färbung (grünes Aufleuchten im polarisierten Licht) lässt sich das Amyloid nachweisen. Immunhistologischer Nachweis von Keratinfilamenten.

### Direkte Immunfluoreszenz
Die abgelagerten Amyloidschollen stellen sich Zytokeratin-Ak positiv und Amyloid-negativ dar.

### Differenzialdiagnose
Lichen simplex chronicus, Lichen planus, Lichen planus verrucosus, Prurigo nodularis.

### Externe Therapie
- Besserung der Symptomatik durch externe Glukokortikoide, z.B. 0,1% Betamethason- (z.B. Betagalen, Betnesol) Triamcinolon- (z.B. Triamgalen, **R259**) bzw. 0,05% Clobetasol-Salben- oder -Cremes (z.B. Dermoxin, **R054**) unter mehrstündiger Okklusion. Klinische Besserung über mehrere Tage bis Wochen.
- Bei kleineren Herden Glukokortikoide intraläsional wie Triamcinolonacetonid-Kristallsuspension (z.B. Volon A, 10-40 mg zusammen mit 3-5 ml Lidocain oder Mepivacain aufziehen und fächerförmig intradermal! applizieren).
- Bei flächenhaften Herden, z.B. am Rücken, kann Dermabrasio oder Laser-Therapie, $CO_2$-Laser oder Erbium-Laser empfohlen werden. Theoretisches Prinzip: Elimination des vom Organismus nicht abbaubaren Amyloids durch den abrasiven Effekt mit der konsekutiven exsudativen Entzündungsreaktion. Therapieeffekte (kein Juckreiz) über Monate bis Jahre.
- Gute Effekte werden von einer Lokaltherapie mit 50% Dimethylsulfoxid-Lösung (DMSO) berichtet **R079** (1mal/Tag über mehrere Monate). Unter dieser Therapie deutliche Besserung des Juckreizes; Rückbildung der lichenoiden Papeln innerhalb von 8-12 Wochen.
- In Einzelbeobachtungen wurde über gute Effekte von Tacrolimus berichtet.

### Interne Therapie
- Acitretin (Neotigason) initial 0,5 mg/kg KG, Dauertherapie mit 0,1-0,2 mg/kg KG versuchsweise als Monotherapie oder in Kombination mit einem der operativen Verfahren (nach eigenen Erfahrungen wenig erfolgreich).
- In schweren Fällen mit ausgeprägtem Pruritus kann Cyclophosphamid (Endoxan) 50 mg/Tag als Dauertherapie versucht werden.

### Hinweis(e)
Bemerkenswert ist die Beobachtung, dass bei Familien mit multiplen endokrinen Neoplasien Typ 2A (= Sipple-Syndrom [MEN Typ 2A]) und familiären medullären Schilddrüsenkarzinomen (FMTC) mit einer aktivierenden Mutation im RET-Onkogen ein Lichen amyloidous gehäuft auftritt.

## Lichen aureus L81.92

### Erstbeschreiber
Martin, 1958

### Synonym
Lichen purpuricus

### Definition
Seltenere, therapierefraktäre Variante der Purpura pigmento-

sa progressiva mit oft segmental angeordneten lichenoiden Papeln, wahrscheinlich verursacht durch eine chronisch rezidivierende Vasopathie.

### Ätiologie
Ungeklärt, evtl. Medikamenten-induziert, Infekte, Traumen, auch auf dem Boden einer CVI auftretend.

### Klinisches Bild
Häufig segmentär angeordnete, kleine blau-rötliche bis rötlich-bräunliche, lichenoide, gelegentlich juckende Papeln mit umgebendem, feinem, rötlichem oder gelblichem Rand.

### Histologie
Bandförmiges lymphohistiozytäres Infiltrat in der oberen Dermis. Kapillaritis, Endothelschwellung, Erythrozytendiapedese. Erythrozyten im Gewebe. Hämosiderin im Gewebe und in Makrophagen.

### Differenzialdiagnose
Arzneimittelexanthem, Dermatite lichénoide purpurique et pigmentée.

### Therapie
Entsprechend der Purpura pigmentosa progressiva.

### Prognose
Chronischer Verlauf, Therapieresistenz, Regression nach Monaten bis Jahren.

## Lichen giganteus L28.0

### Synonym
Lichénification géante Pautrier

### Definition
Sonderform des Lichen simplex chronicus im Genitalbereich mit umschriebenen, entzündlichen Lichenifikationen, papillomatösen Wucherungen, Nässen und extremem Juckreiz.

### Lokalisation
Vor allem große Labien oder Skrotum.

## Lichenifikation L85.8

### Synonym
Lichénisation; Neurodermisierung

### Definition
Umschriebene, flächenhafte, z.T. wulstige Verdickung der Haut und Vergröberung der Oberflächenfelderung der Haut mit Verminderung der Elastizität und Vertiefung der Hautfurchen.

### Ätiologie
Bei chronischen Ekzemen unterschiedlicher Ätiologie, z.B. atopischem Ekzem, Lichen simplex chronicus, toxischem Kontaktekzem. Auch bei wiederholten physikalischen oder chemischen Traumen der Haut.

### Histologie
Akanthose, unterschiedlich ausgeprägte Orthohyperkeratose bzw. Parahyperkeratose.

### Therapie
Behandlung der Grunderkrankung.

## Lichen myxoedematosus L98.53

### Erstbeschreiber
Montgomery u. Underwood, 1953

### Synonym
Mucinosis papulosa seu lichenoides; Myxodermia papulosa; Lichen fibromucinoidosus

### Definition
Papulöse, kleinherdig-disseminierte Muzinose bei Euthyreose. Klinisch leichtere Variante des Skleromyxödems.

### Ätiologie
Unbekannt, Fibroblastenproliferation mit Anreicherung saurer Mukopolysaccharide. Gleichzeitig monoklonale Gammopathie mit Plasmazellinfiltration im Knochenmark.

### Lokalisation
Vor allem Arme, Rumpf, Oberschenkel.

### Klinisches Bild
- Integument: Bis halberbsengroße, auch lichenoid wirkende, weiche oder prallelastische, hautfarbene, gelblich-weiße oder gelblich-rötliche, regional aggregierte oder konfluierende Papeln.
- Fakultativ assoziierte Begleiterscheinungen: Leberfunktionsstörungen, Paraproteinämie, Plasmazellinfiltration des Knochenmarkes, plasmozytisches Lymphom.

### Histologie
Muzinöse Papeln in umschriebenen Arealen in der oberen Dermis. Auffällig ist die deutliche Muzinvermehrung mit Proliferation von Fibroblasten in der oberen und mittleren Dermis. Wirbelförmig angeordnete Kollagenfaserbündel. Perivaskulär sind diskrete lymphozytäre Infiltrate lokalisiert.

### Differenzialdiagnose
Granuloma anulare; rheumatische Knötchen. S.a.u. Muzinose, kutane, infantile.

### Therapie allgemein
Keine kausale Therapie bekannt. Behandlung einer evtl. zugrunde liegenden Systemerkrankung (z.B. Plasmozytom). Spontanheilungen sind möglich. Symptomatische Therapieansätze sollten ansonsten mit der nötigen Zurückhaltung gestellt werden (Krankheit nicht lebensbedrohlich), s.a. Skleromyxödem.

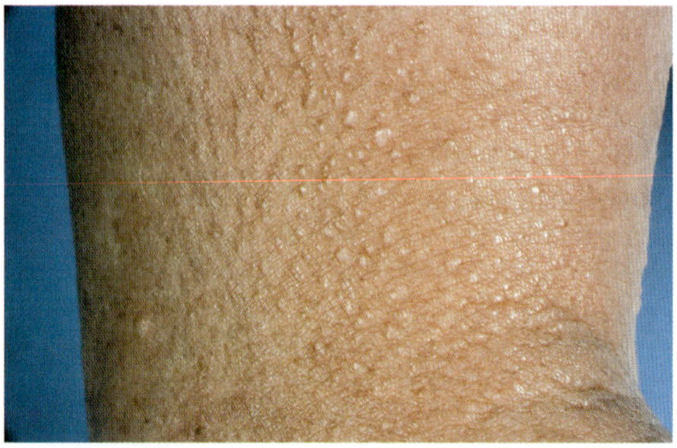

**Lichen myxoedematosus.** Dichtstehende, hautfarbene, deutlich konsistenzvermehrte, nur gering juckende, glänzende, 0,1-0,2 cm große, meist polygonale Papeln (Unterarm).

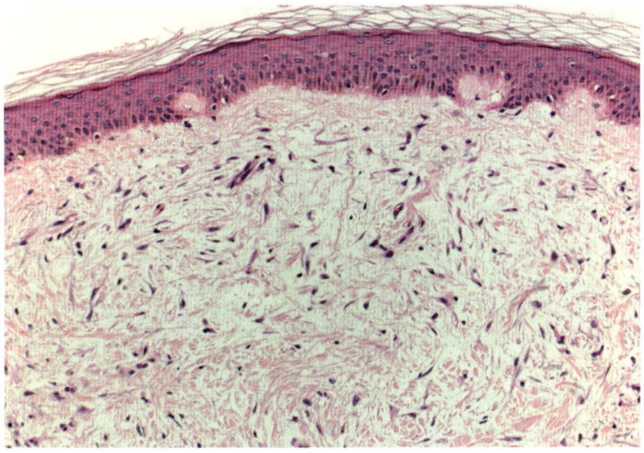

Lichen myxoedematosus. „Muzinöse Papel" mit auffälliger Muzinvermehrung und deutlicher Proliferation von Fibroblasten in der oberen und mittleren Dermis. Wirbelförmig angeordnete Kollagenfaserbündel. Das Oberflächenepithel ist bis auf eine geringe Orthohyperkeratose regelrecht.

### Externe Therapie

Bei umschriebenen Formen Glukokortikoid-Kristallsuspension intraläsional (z.B. Volon A 1:1 verdünnt mit LA, z.B. Scandicain). Ggf. Exzision. Erfolge mit Dermabrasio und $CO_2$-Laser wurden beschrieben.

### Interne Therapie

- Immunsuppressive Therapie: bei Einsatz von alkylierenden Zytostatika Zweittumorrisiko bedenken. Erfolgreiche Behandlungen werden mit Melphalan (Alkeran) und mit Cyclophosphamid (Endoxan) 100-150 mg/Tag p.o. beschrieben. Diese sind allerdings häufig begleitet von erheblichen NW (Panzyto-, Leuko-, Thrombopenien).
- Insbesondere im Hinblick auf die Langzeittherapie erweist sich Chlorambucil (Leukeran) 4-6 mg/Tag als besser verträglich. Versuchsweise kann auch Isotretinoin (z.B. Isotretinoin-ratiopharm; Aknenormin) initial 0,5-1 mg/kg KG/Tag eingesetzt werden.

### Prognose

Chronischer Verlauf, Spontanheilung möglich.

## Lichen nitidus

L44.1

### Erstbeschreiber

Pinkus, 1907

### Synonym

Pinkus-Krankheit; Granuloma nitidum

### Definition

Chronische, asymptomatische, papulöse Dermatose mit lichenoiden Papeln und zunächst lichenoiden später tuberkuloiden, dermalen Infiltraten. Keine Beteiligung innerer Organe.

### Ätiologie

Ungekärt, diskutiert werden: Atypische Verlaufsform des Lichen planus (eher unwahrscheinlich), miliare Form des Granuloma anulare oder Morbus sui generis.

### Manifestation

Überwiegend bei jungen Erwachsenen oder im mittleren Lebensalter auftretend. Keine Geschlechtsbevorzugung.

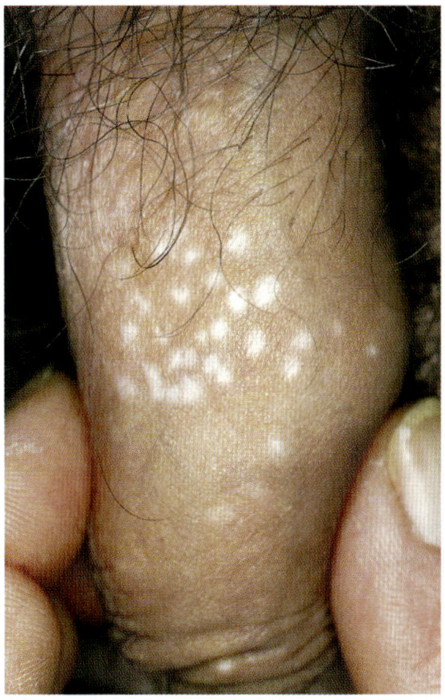

Lichen nitidus. Bei einem 25-jährigen Mann bestehen nicht juckende, 0,1 cm große, weiße, glatte Papeln im Bereich des Penisschaftes.

### Lokalisation

Vor allem an Penisschaft, Glans, Beugeflächen der Unterarme, Hals, auch Brust und Rücken. Seltener Gesichtsbefall. Nageldystrophien werden bei etwa 10% der Patienten beschrieben.

### Klinisches Bild

- Teilweise gruppiert stehende, auf heller Haut rötlichbräunliche, auf dunkler Haut weißliche, kaum 1 mm große, leicht erhabene, perlmuttartig spiegelnde, zentral gelegentlich genabelte, nicht juckende runde oder polygonale Papeln. Evtl. Konfluenz und isomorpher Reizeffekt (Köbner-Phänomen).
- Nageldystrophien sind nachweisbar: Verdickung der Nagelplatte, Onychorrhexis; longitudinale Streifen, Grübchenbildungen.

### Histologie

- Frühstadium: Interface-Dermatitis, die sich über mehrere dermale Papillen erstreckt. Interstitielles oder auch perivaskulär akzentuiertes lymphozytäres Infiltrat mit unterschiedlich ausgeprägter Epidermotropie. Meist nur diskrete vakuolige Degeneration der basalen Keratinozyten.

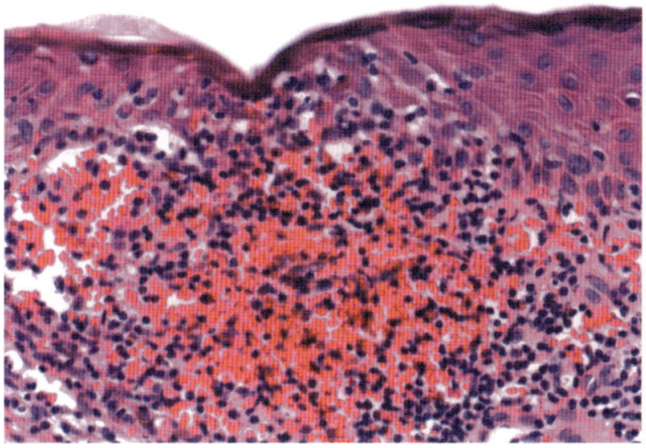

Lichen nitidus. Frühes Stadium eines Lichen nitidus: Interface-Dermatitis mit vakuoliger Degeneration der basalen Epithelien, fokale Einblutung; Orthokeratose.

L

Atrophie des läsionalen Epithels. Die Verhornung ist meist orthokeratotisch. Insgesamt wenig spezifisches Bild.
- Spätstadium: Zunehmende Dichte von Epitheloidzellen, Plasmazellen und mehrkernigen Riesenzellen vom Langerhanszelltyp. Hierdurch präsentiert sich ein granulomatöser Charakter.

### Differenzialdiagnose
Lichen planus, Tuberculosis cutis lichenoides, Hyperkeratosis follicularis durch Avitaminose C, Pityriasis rubra pilaris.

### Therapie
- Aufklärung des Patienten über Harmlosigkeit des Befundes. Blande pflegende Lokaltherapie. Bei ausgeprägtem Therapiewunsch und Juckreiz Lokalbehandlung mit Glukokortikoid-Cremes und -Salben wie 0,1% Betamethason (Betagalen, Betnesol) unter Okklusion.
- Evidenzgesicherte Studien liegen beim LN nicht vor. Bei ausgedehnten Krankheitsbildern kann eine PUVA-Therapie eingesetzt werden.
- Ggf. versuchsweise Retinoide wie Acitretin (Neotigason 10-20 mg/Tag p.o.), hierüber existieren anekdotische Berichte.
- Einzelheilversuche wurden mit Tuberkulostatika gemacht.

### Prognose
Chronischer Verlauf, Heilung nach mehreren Jahren ohne Atrophie.

## Lichen planopilaris — L66.1

### Definition
Chronische, an die Haarfollikel gebundene Verhornungsstörung, die zu einer schleichenden Follikelatrophie führt. Sie kann als follikuläre Störung ubiquitär auftreten, wird jedoch bevorzugt am Kapillitium angetroffen.

### Ätiologie
Unbekannt; wahrscheinlich programmiert ablaufende, chronische Verhornungsstörung des Follikelepithels mit konsekutiver Zerstörung des Follikels und Haarschaftes.

### Manifestation
Im mittleren Lebensalter auftretend. Frauen sind häufiger als Männer betroffen.

### Lokalisation
Kapillitium v.a. Parietal- und Frontalbereich. Seltener okzipitaler Befall.

### Klinisches Bild
Diffus über eine größere Fläche verteilte, stecknadelkopfgroße, follikuläre, zart- bis kräftig rot gefärbte, halskrausenartig um den Haarfollikel angeordnete Erytheme, die im Verlaufe von Monaten 0,1-0,2 cm großen, geröteten Papeln mit zugespitzter Hyperkeratose mit oder ohne zentralem Haar weichen. Ältere ausgebrannte Areale zeigen eine atrophisch vernarbte, glatt spiegelnde (vernarbende) Alopezie ohne Erytheme oder Follikelstrukturen. Häufig findet man bei diesen Patienten gleichzeitig Hinweise auf eine noch vorhandene oder bereits ausgebrannte Keratosis follicularis (atrophicans) an den Streckseiten der Oberarme oder Oberschenkel sowie ein Ulerythema ophryogenes.

### Externe Therapie
Symptomatisch: Topische Glukokortikoide.

### Interne Therapie
Nur bei bakterieller Überlagerung notwendig: orale Tetracycline.

### Operative Therapie
Im ausgebrannten Stadium können Haartransplantationen empfohlen werden.

### Hinweis(e)
Der Lichen planopilaris muss von dem Lichen planus (follicularis) unterschieden werden. Nicht geklärt ist das Verhältnis des Lichen planopilaris zum Lassueur-Graham-Little-Syndrom sowie zur Keratosis pilaris decalvans (syn: Keratosis follicularis spinulosa decalvans). Es ist anzuehmen, dass es sich um einen einheitlichen Symptomenkomplex handelt (Keratosis pilaris-Syndrom) zu dem weitere als Entitäten beschriebene Krankheitsbilder gehören:
- Keratosis follicularis
- Ulerythema ophryogenes
- Folliculitis ulerythematosa reticulata
- Folliculitis decalvans.

## Lichen planus — L43.9

### Erstbeschreiber
Wilson, 1869

### Synonym
Knötchenflechte; Lichen ruber planus; Lichen ruber

### Definition
Nicht kontagiöse, subakut bis chronisch verlaufende, juckende, inflammatorische Erkrankung der Haut- und Schleimhäute ungeklärter Ätiologie, mit typischer klinischer und histologischer Morphologie (Zerstörung basaler Keratinozyten durch zytotoxische T-Zellen) und einem charakteristischen Verteilungsmuster.

### Einteilung
Nach der Häufigkeit der klinischen LP-Varianten kann wie folgt unterteilt werden:
- Lichen planus exanthematicus
- Lichen planus mucosae
- Lichen planus follicularis (Lichen planopilaris)
- Lichen planus anularis
- Lichen planus verrucosus
- Lichen planus hypertrophicus
- Lichen planus atrophicans
- Lichen planus linearis
- Lichen planus bullosus/pemhpigoides
- Lichen planus actinicus.

### Vorkommen/Epidemiologie
Inzidenz: 0,5% der Bevölkerung. Oraler Lichen planus tritt bei bis zu 75% der Patienten mit Lichen planus auf. Bis zu 25% der Patienten haben isolierten Lichen planus der Schleimhaut. Familiärer Lichen Planus ist selten.

### Ätiologie
- Bis heute wird die Ätiologie und Pathogenese des Lichen planus nicht verstanden. Es bestehen Korrelationen zu Autoimmunerkrankungen, viralen Infekten, Medikamenten sowie mechanischen Triggerfaktoren (Kratzen, Reiben, etc.). LP-artige Läsionen treten bei chronischer Graft-versus-host-Reaktion (GVHD) auf, bei der alloreaktive, zytotoxische T-Zellen und Antikörper, die fremde MHC-Moleküle erkennen, entscheidende Effektoren

sind. Die morphologische Analogie der dermatitischen Reaktionen führt zur Hypothese, dass beim Lichen planus eine Autoimmunreaktion gegen Epitope basaler Keratinozyten, die durch virale oder medikamentöse Induktion modifiziert wurden, vorliegt.

- Virale Antigene scheinen in der Ätiopathogenese des Lichen planus eine bevorzugte Rolle zu spielen. Die Prävalenz von HCV-Infektionen ist beim Lichen planus 13,5 fach höher als bei Kontrollen. Beim oralen Lichen planus konnten in einem hohen Prozentsatz HCV-RNA und TTV-DNA (Transfusion-transmitted-virus) in läsionaler Schleimhaut nachgewiesen werden. Das Auftreten von Lichen planus nach HBV-Vakzine ist beschrieben. Die ätiopathogenetische Bedeutung von HHV-7 ist noch nicht gesichert.
- Die Rolle von Kontaktallergien gegen eine Reihe von Metallsalzen (Gold, Amalgam, Kupfer) ist beim oralen Lichen planus gut bekannt. Vereinzelt existieren Berichte über einen paraneoplastischen Lichen planus.

### Manifestation
Bevorzugt bei Erwachsenen im 3. bis 6. Lebensjahrzehnt auftretend, selten bei Kindern (etwa 1-4% der Fälle). Keine rassische oder geschlechtsbetonte Prädisposition.

### Lokalisation
- Lokalisiertes Auftreten: Vor allem Beugeseiten der Handgelenke und Unterarme, seitliche Knöchelgegend der Fußgelenke, Penis, Mund- und Genitalschleimhaut, Nägel, Kapillitium.
- Generalisiertes Auftreten mit exanthematischem Befallsmuster ist möglich.

### Klinisches Bild
- Zunächst etwa stecknadelkopfgroße, von den natürlichen Hautfurchen umgrenzte, erhabene, plateauartige, glatte, lackartig glänzende, erheblich juckende, rote Papeln. Aggregation mehrerer Papeln mit Ausbildung unterschiedlich großer Plaques. Typisch sind Wickhamsche Zeichnung und streifige Anordnung der Effloreszenzen in Kratz- oder Reibespuren (s.u. Köbner-Phänomen [= isomorpher Reizeffekt]). Meist persistiert ein deutlicher, läsionaler Juckreiz, der jedoch selten zu Exkoriationen führt.
- An den Handflächen und Fußsohlen einschließlich der Seitenkanten zeigen sich lokalisierte, derbe, gelbliche, papulokeratotische oder noduläre Herde, an den Kanten mit erythematösem Randsaum.
- Mundschleimhautbefall (s.a. Lichen planus mucosae) wird bei >50% der Patienten beobachtet.
- Genitalien, insbes. die Glans penis, werden häufig in Form anulärer oder zirzinärer Plaques betroffen (s.u. Lichen planus mucosae).
- Kapillitium (s.u. Lichen planus follicularis capillitii).
- Nägel: Häufig verdünnte Nagelplatten mit Längsverwerfungen der Oberfläche und zahlreichen Tüpfeln. Seltener farblose oder rote Längsstreifungen (Erythronychie). Komplette Zerstörung der Nagelplatte ist möglich.

### Labor
Keine wegweisenden Laborparameter!

### Histologie
Uniformes und pathognomisches histologisches Muster einer klassischen Interface-Dermatitis mit irregulärer, häufig sägezahnartiger Akanthose, kompakter Orthohyperkeratose mit prominenter Hypergranulose (umschriebene Verdickung der keratohyalinhaltigen Zellagen des Stratum granulosum bedingt das klinische Bild der Wickhamschen Zeichnung). Meist sehr markantes, dichtes, bandförmiges, lymphoidzelliges epidermotropes Infiltrat. Fokale Pigmentinkontinenz. Vakuolige Degeneration der basalen Epithelzelllagen, hierdurch sind Spaltbildungen (Max-Joseph'sche Räume) bis hin zur subepithelialen Blasenbildung (Lichen planus bullosus) möglich. Zahlreiche zytoide Körperchen. Epidermale Langerhans-Zellen sind in aktiven Läsionen vermehrt. Plasmazellen, neutrophile und eosinophile Leukozyten können vorhanden sein, sind aber nicht häufig.

### Direkte Immunfluoreszenz
Typische, kräftige, bandförmige subepitheliale Fibrinablagerungen. Deutliche Fluoreszenzphänomene der zytoiden Körperchen bei $C_3$- und IgM-Antikörpern.

### Diagnose
Klinik, Histologie (nahezu pathognomisch!), Immunfluorezenz; keine sonstigen wegweisenden labortechnischen Parameter! Keine Systembeteiligung.

### Differenzialdiagnose
- Klinische Differenzialdiagnosen:
  - Papulöses Syphilid: Klinisch fehlt der lichenoide Charakter der Einzelläsionen; Juckreiz gering ist gering oder fehlend.
  - Psoriasis punctata: Das Auspitz-Phänomen ist stets nachweisbar und fehlt beim Lichen planus stets!
  - Lichenoides Arzneimittelexanthem: Anamnese; meist kein Befall der Mundschleimhaut.
  - Pityriasis lichenoides et varioliformis acuta: Wie bei der „Heubner'schen Sternkarte" sehr polymorphes, juckendes oder auch brennendes Exanthem, mit Papeln, Erosionen, Ulzera und evtl. hämorrhagischen Bläschen.
- Histologische Differenzialdiagnosen:
  - Lichenoides Arzneimittelexanthem: Weitgehend identisches Bild, apoptotische Keratinozyten sind häufig, evtl. fokale Parakeratose die beim Lichen planus stets fehlt. Deutliche Histoeosinophilie ist möglich.
  - Fixe Arzneimittelreaktion: Zahlreiche apoptotische Keratinozyten, perivaskuläre Infiltratverdichtung, häufig deutliche Eosinophilie, markante Pigmentinkontienz.
  - Lichen sclerosus et atrophicus: Initial lichenoides Infiltrat ohne 3-Zonen-Phänomen. Dem Lichen planus analoges Muster; später typische zonale Gliederung.
  - Akute Graft-versus-host-Reaktion: Zahlreiche apoptische Keratinozyten, starke Vakuolisierung der Junktionszone, weniger dichtes Infiltrat.
  - Papulöses Syphilid: Epidermis mit psoriasiformer Akanthose und fokaler Spongiose; Beimengung neutrophiler Granulozyten und (zahlreicher) Plasmazellen.

### Therapie
Die Therapie richtet sich nach dem klinischen Aspekt und dem Verlauf. Behandlung des Juckreizes steht in vielen Fällen im Vordergrund.

### Externe Therapie
- Bei umschriebenem wenig symptomatischem Befund mittelstarke Glukokortikoide wie 0,25% Prednicarbat (z.B. Dermatop Creme), 0,1% Mometason-furoat (z.B. Ecural Fettcreme), in hartnäckigen Fällen auch starke

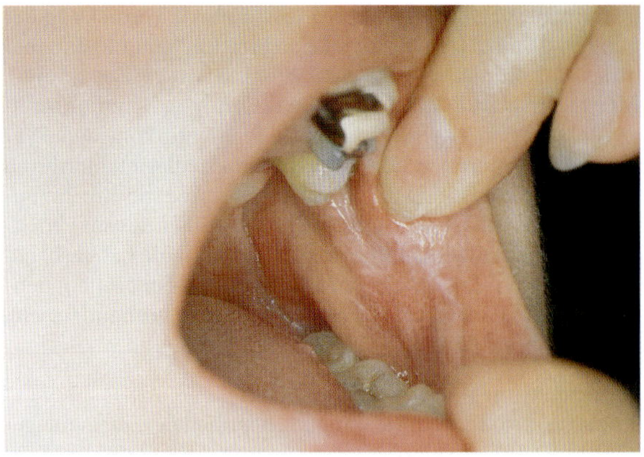

**Lichen planus.** Weißliche, verquollen wirkende, bizarr konfigurierte, schmerzlose Plaques an der Wangenschleimhaut.

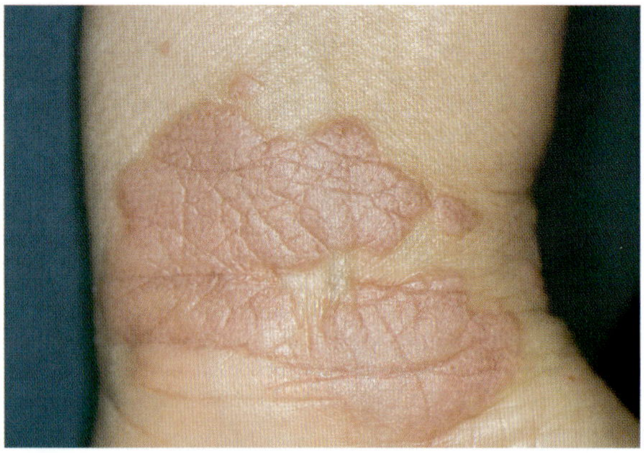

**Lichen planus.** Großflächiger Lichen planus der durch Aggregation kleiner Papeln (s. oberer Rand der großflächigen Plaque in der Bildmitte) entstanden ist. Deutliche Lichenifikation; nur mäßiger passagerer Juckreiz. Wickhamsche Zeichnung ist erkennbar.

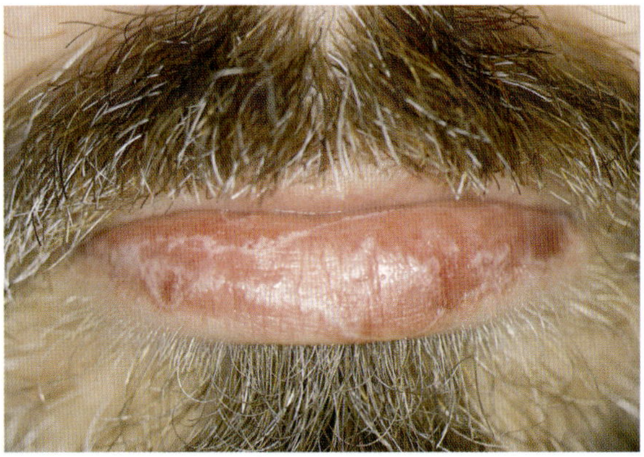

**Lichen planus.** Völlig symptomloser, teils streifig angeordneter, teils anulärer Lichen planus der Unterlippe bei einem 55-jährigen Mann.

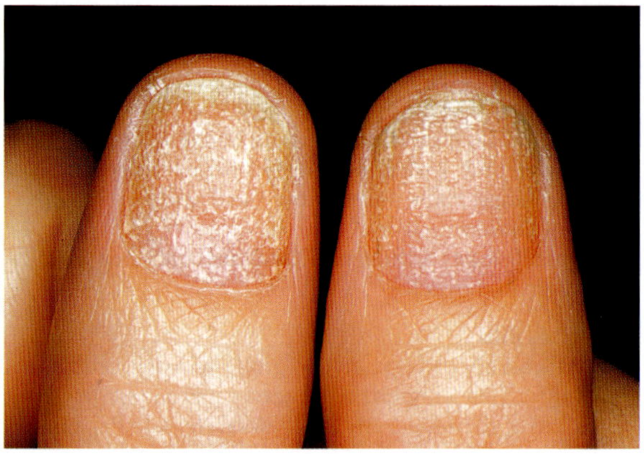

**Lichen planus.** Massiver Nagelbefall bei Lichen planus exanthematicus. Dünne Nagelplatten mit Längsverwerfungen der Oberfläche. Zahlreiche „Tüpfel".

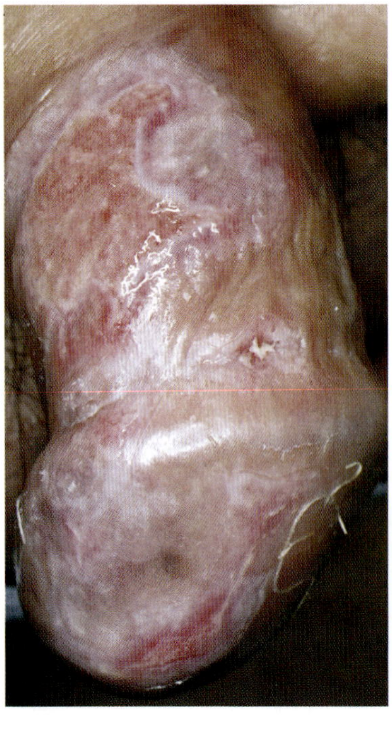

**Lichen planus.** Bei einem 34-jährigen Mann bestehen weißliche, zum Teil zirzinär angeordnete, glatte Plaques im Bereich der Glans penis und des Präputiums. Zusätzlich besteht eine weiße Netzstruktur der bukkalen Wangenschleimhaut.

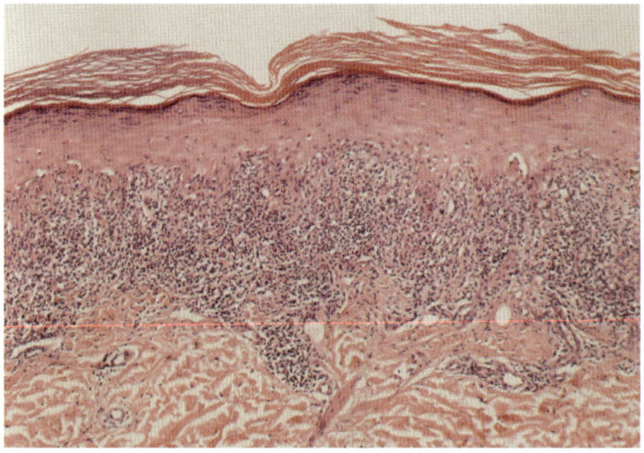

**Lichen planus.** Histologie mit Kennzeichen der pathognomonischen feingeweblichen Architektur des Lichen planus. Bandförmiges (nicht in die tieferen Anteile der Dermis reichendes) lymphozytäres Infiltrat, das sich eng an das Epithel „herandrängt" (Interface-Dermatitis). Mäßige, durchgehende Akanthose und Hypergranulose sowie kräftige Orthohyperkeratose. Im rechten Bildabschnitt deutliche Spaltbildung im Bereich der dermoepidermalen Junktionszone.

0,05% Glukokortikoide wie Clobetasol (z.B. Dermoxin Creme), ggf. auch unter Okklusion (2mal/Tag 2-4 Std.).
- Ggf. Unterspritzen der Herde mit Glukokortikoid-Kristall-Suspension wie Triamcinolonacetonid (z.B. Volon A) 10-40 mg mit 2-4 ml 1% Mepivacain in einer Spritze aufziehen und intrafokal applizieren.
- Als Off-Label-Use können topisches Tacrolimus oder Pimecrolimus eingesetzt werden. Beide Substanzen sind insbesondere bei Schleimhautbefall wirksam. Wegen der nicht bekannten Langzeitwirkungen von Calcineurininhibitoren und der im Tierversuch nachgewiesenen Kanzerogenität von Pimecrolimus ist die Indikation für die Therapie mit Calcineurininhibitoren aber äußerst streng zu stellen!

### Bestrahlungstherapie
Bei ausgedehnten, insbes. disseminierten Formen, eignen sich PUVA-Bad-Therapie, eine Re-PUVA-Therapie (PUVA + Acitretin) oder eine systemische PUVA-Therapie. Erfolge zeigen sich in ca. 80-90% der Fälle.

### Interne Therapie
- Bei ausgedehntem Befall Beginn der Therapie mit Acitretin (Neotigason) initial 0,5 mg/kg KG/Tag, Erhaltungsdosis 0,1-0,2 mg/kg KG/Tag nach Klinik. Auslassversuch frühstestens nach 1/2 Jahr. Alternativ oder bei starker Ausprägung in Kombination mit Glukokortikoiden wie Prednisolon (z.B. Decortin H) initial 0,5 mg/kg KG/Tag, Ausschleichen über einen Zeitraum von 4-6 Wochen. Erhaltungsdosis nach Klinik mit 5-10 mg/Tag. Nur in seltenen Fällen sind stärkere immunsuppressive Maßnahmen notwendig, z.B. bei Lichen planus erosivus mucosae (s. dort).
- Bei medikamentös induziertem Lichen planus sind die initiierenden Medikamente abzusetzen. Ansonsten wie Lichen planus.
- Erfolge wurden auch unter Thalidomid (Off-Label-Use!) beschrieben.

### Prognose
Unterschiedlicher Verlauf: Akuter Verlauf mit Abheilung innerhalb eines Jahres bis hin zu jahrelangem (jahrzehntelangem) chronischem Verlauf. Spontanremissionen sind möglich. Jahrelang bestehende Schleimhautveränderungen sind als fakultative Präkanzerosen anzusehen!

## Lichen planus actinicus L43.3

### Synonym
Lichen tropicalis; Lichen planus tropicalis; Lichen planus subtropicus

### Definition
Lichtinduzierter Lichen planus in tropischen und subtropischen Zonen mit anulären bzw. nummulären Herden.

### Vorkommen/Epidemiologie
Weltweites Vorkommen, bevorzugt in Ländern des mittleren Ostens.

### Ätiologie
Ungeklärt; Photodermatose?

### Manifestation
Keine Geschlechtsbetonung. Bevorzugtes Auftreten im Frühjahr und Sommer.

### Lokalisation
Lichtexponierte Areale, bes. im Bereich der Stirn, Handrücken und Unterlippe.

### Klinisches Bild
Juckendes Exanthem aus rot- braunen Papeln, die zu anulären Strukturen oder zu flächigen Plaques konfluieren können. Teils auch flächige, braun-schwarze melanotische Dyschromien.

### Histologie
Bild des klassischen Lichen planus.

### Therapie allgemein
Textiler sowie physikalischer Lichtschutz.

### Externe Therapie
Glukokortikoide wie 0,25% Prednicarbat (z.B. Dermatop Salbe) oder 0,1% Mometason (z.B. Ecural Fettcreme) können hilfreich sein.

### Interne Therapie
Entsprechend dem Lichen planus. Über eine erfolgreiche Therapie mit Antimalariamitteln wurde berichtet.

## Lichen planus anularis L43.8

### Definition
Verlaufsform des Lichen planus mit zentral abheilenden und peripher fortschreitenden Effloreszenzen und Ausbildung ringförmiger Figuren.

### Therapie
Entsprechend dem Lichen planus.

## Lichen planus atrophicans L43.81

### Synonym
Lichen atrophique; Lichen plan sclèreux

### Definition
Variante des Lichen planus mit Epithelatrophie und fokaler Hyperpigmentierung; auch als Abheilungsstadium des Lichen planus zu beobachten.

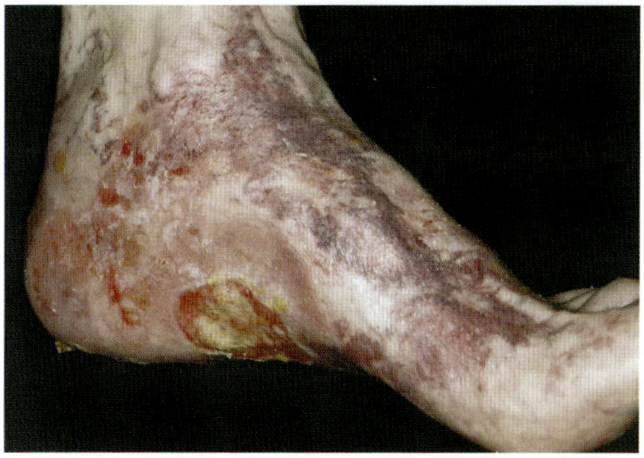

**Lichen planus atrophicans.** Seit 10 Jahren bestehender atrophisierender Lichen planus, der sich ganz überwiegend an dem linken Fuß manifestierte. Rezidivierende Blasen- und Ulkusbildung. Das hier dargestellte chronische Ulkus an der Fußsohle erwies sich als Plattenepithelkarzinom.

**Klinisches Bild**
Meist wenige, zentral eingesunkene, linsengroße, aber auch zu größeren Plaques konfluierte, bräunliche, gelegentlich auch bläuliche Läsionen mit atrophischer pergamentartiger Oberfläche. Verlust der Haare und der Follikelostien.

**Histologie**
Bild des Lichen planus. Das Infiltrat ist meist eher schütter. Das Epithel ist atrophisch mit verstrichenen Reteleisten.

**Differenzialdiagnose**
Lichen sclerosus et atrophicus; Sklerodermie.

**Therapie**
Entsprechend dem Lichen planus.

## Lichen planus bullosus L43.10

**Erstbeschreiber**
Kaposi, 1892

**Synonym**
Lichen vesiculosus

**Definition**
Seltene Variante des Lichen planus mit blasiger Umwandlung von Lichen planus-Knötchen.

**Histologie**
Bild des typischen Lichen planus mit subepidermaler Blasenbildung in den bereits durch die Josephschen Räume präformierten subepithelialen Spalten. Diese Form ist zu unterscheiden von dem Lichen planus pemphigoides.

**Therapie**
Je nach Ausdehnung der Blasenbildung.

**Externe Therapie**
Bei geringer Blasenbildung potente Glukokortikoid-Salben (z.B. Dermoxin, Ecural), ansonsten blande pflegende Lokaltherapie (z.B. mit Ungt. emulsif. aq., Asche Basis Creme).

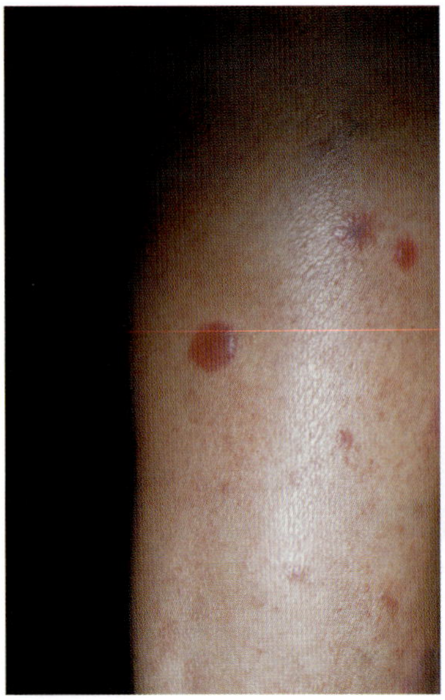

**Lichen planus bullosus.** Multiple, solitäre, blasig umgewandelte, rote Knötchen am Unterschenkel bei einem 55-jährigen Mann mit Lichen planus.

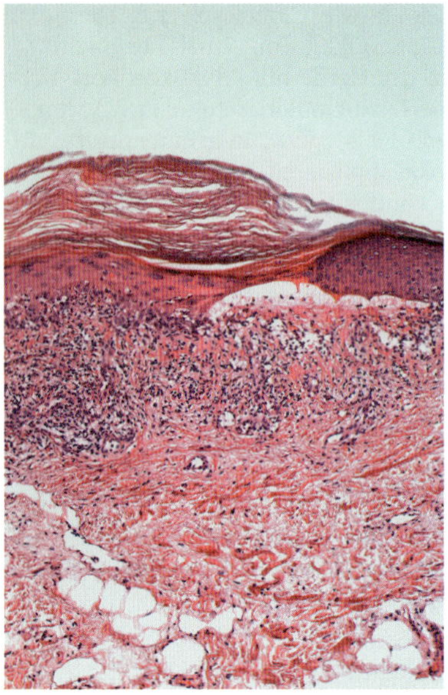

**Lichen planus bullosus.** Ausgeprägte „Interface-Dermatitis" mit Atrophie des Epithels bei Hypergranulose und Orthohyperkeratose. Subepidermale Blasenbildung in den bereits durch die Josephschen Räume präformierten subepithelialen Spalten (s. Bild oben rechts).

**Interne Therapie**
Entsprechend dem Lichen planus. Über Therapieerfolge unter Kombination von Glukokortikoiden mit Dapson (z.B. Dapson-Fatol) wird berichtet.

## Lichen planus e medicatione L43.8

**Definition**
Durch Medikamente (Goldsalze, Antimalariamittel, Arsenverbindungen, Diuretika, Antibiotika, Phenothiazine, Schwermetalle) getriggerter Lichen planus.

**Therapie**
Absetzen oder Umsetzen der auslösenden Medikamente, sonst entsprechend dem Lichen planus.

## Lichen planus erosivus L43.8

**Definition**
In schmerzhafte Erosionen übergehende bullöse Veränderungen des Lichen planus zwischen den Zehen und an den Fußsohlen, s.a. Lichen planus ulcerosus.

**Externe Therapie**
Zunächst potente Glukokortikoide als Salben/Cremeverbände wie 0,1% Betamethason-Salbe, 0,05% Clobetasol-Creme R054, 2mal/Tag wechseln.

**Cave: Keine Polyethylenglykol-haltigen Grundlagen; diese brennen beim Auftragen.**

Läsionen können sehr stark schmerzhaft sein; beim Wechseln der Verbände Abbaden (z.B. verdünnte Kaliumpermanganat-Lösung). Bei Besserung der schmerzhaften Lokalsymptomatik Übergang auf blande, nicht reizende, ggf. antiseptische Salben wie Polyvidon-Jod-Salbe oder Panthenol-haltige Salben.

**Interne Therapie**
Systemtherapie ist i.d.R. notwendig. S.u. Lichen planus.

### Prognose
Geringe Heilungstendenz.

## Lichen planus erosivus mucosae L43.8

### Definition
Schmerzhafte Erosionen des Lichen planus im Bereich der Schleimhaut, s.a. Lichen planus mucosae.

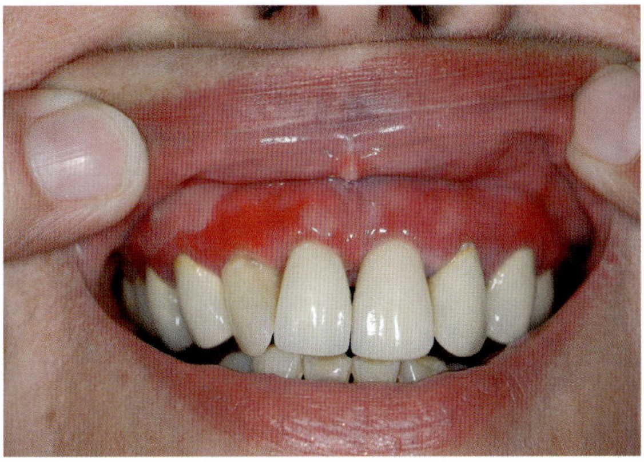

**Lichen planus erosivus mucosae.** Seit mehr als einem Jahr bestehende, schmerzhafte Gingivitis bei Z.n. erfolglosen Therapien durch den Zahnarzt. Insgesamt progredienter Verlauf. Es zeigen sich chronisch stationäre, flächige, saumartige, schmerzhafte Erytheme und Erosionen sowie flächenhafte weißliche Plaques.

### Histologie
Degeneration der Basalschicht, Parakeratose, selten Akanthose.

### Diagnose
Wickhamsche Zeichnung, Probeexzision.

### Differenzialdiagnose
Lupus erythematodes chronicus discoides, sekundäre Syphilis, Kontaktallergie gegen Dentallegierungsbestandteile wie Gold, Palladium, Amalgam (Hg).

### Therapie
Entsprechend dem Lichen planus mucosae.

## Lichen planus exanthematicus L43.81

### Synonym
Lichen ruber generalisatus

### Definition
Akut verlaufende, exanthematische Form des Lichen planus. Ausbildung einer sekundären Erythrodermie ist möglich.

### Ätiologie
Relativ häufig Medikamenten-induziert (z.B. Goldsalze, Antimalariamittel, Arsenverbindungen).

### Histologie
Bild des klassischen Lichen planus.

### Therapie
Entsprechend dem Lichen planus. Absetzen infrage kommender Medikamente. Bei stark ausgeprägtem Juckreiz lokale Glukokortikoidtherapie. Ggf. interne Therapie mit Prednisonäquivalent, initial 10-20 mg/Tag p.o. Erhaltungsdosis krankheitsadaptiert reduzieren.

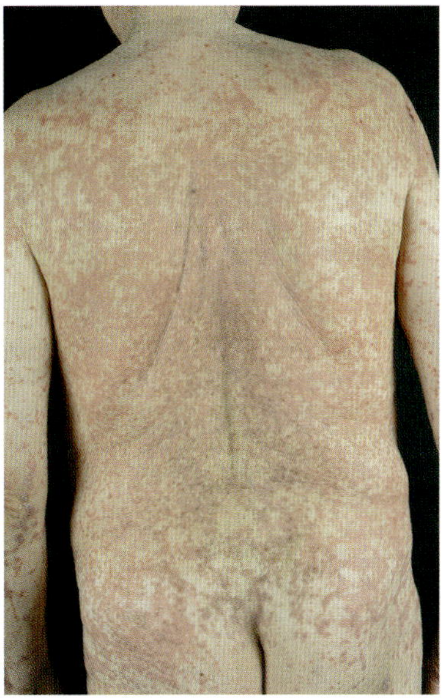

**Lichen planus exanthematicus.** Seit etwa 4 Monaten bestehendes ausgeprägtes, deutlich juckendes Exanthem mit stecknadelkopfgroßen, leicht erhabenen, teils isolierten aber auch zu größeren Plaques aggregierten, glatten, glänzenden, roten Papeln. Streifige Anordnung der Effloreszenzen in Kratz- oder Reibespuren (Köbner-Phänomen; s. linke Gesäßhälfte).

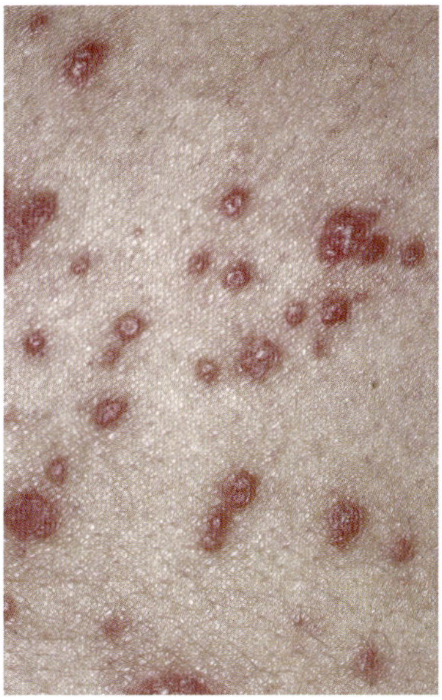

**Lichen planus exanthematicus.** 32 Jahre alter Patient mit diesem, innerhalb weniger Wochen entstandenen Krankheitsbild, das disseminiert den Rumpf und die Extremitäten befiel. 0,1-0,2 cm große, rundliche oder vieleckige, glatte, derbe, livid-rote, stellenweise weißliche Papeln mit glänzender Oberfläche. Es besteht deutlicher Juckreiz, der jedoch noch nicht zu sichtbaren Kratzeffekten geführt hat.

### Prognose
Eher günstiger als bei dem herkömmlichen Lichen planus.

## Lichen planus follicularis L66.10

### Synonym
Lichen ruber acuminatus; Lichen acuminatus; Lichen plan péripilaire

### Definition
An die Haarfollikel gebundene Variante des Lichen planus. Die Erkrankung kann ubiquitär auftreten, manifestiert sich aber bevorzugt am Kapillitium (Lichen planus follicularis capillitii). Eine klinische Variante des Lichen planus follicularis ist das Lassueur-Graham-Little-Syndrom.

L

### Manifestation
Im mittleren Lebensalter auftretend, Frauen sind häufiger als Männer betroffen.

### Lokalisation
Vor allem Kapillitium, seltener oberer Rumpf, Extremitäten in Gelenkbeugen, Hals, Oberschenkelinnenseiten, Kreuzbeingegend. S.a. Lichen planus follicularis capillitii.

### Klinisches Bild
Diffus über eine größere Fläche verteilte, stecknadelkopfgroße, follikuläre, zart- bis kräftig rot gefärbte, halskrausenartig um den Haarfollikel angeordnete Erytheme, die im Verlaufe von Monaten 1-2 mm großen, geröteten Papeln mit zugespitzter Hyperkeratose ohne zentralem Haar weichen. Ältere ausgebrannte Areale zeigen eine atrophisch vernarbte, glatt spiegelnde Fläche ohne Erytheme oder Follikelstrukturen.

### Histologie
Dichtes adnexotropes, perifollikuläres lymphozytäres Infiltrat. Vakuoläre Degeneration der basalen, adnexiellen Keratinozyten. Akanthose des Follikelepithels mit amphorenartiger Aufweitung des Ausführungsganges. Hier sind häufig keine Haarstrukturen mehr nachweisbar, sondern lediglich ortho- und parakeratotische Hornmassen.

### Differenzialdiagnose
Lichen planopilaris, Tuberculosis cutis lichenoides, Pityriasis rubra pilaris; Ulerythema ophryogenes.

### Externe Therapie
Glukokortikoid-Salben 1-2mal/Tag am Kapillitium, s. Lichen planus follicularis capillitii.

### Interne Therapie
Entsprechend dem Lichen planus.

### Prognose
Quoad sanationem schlecht. Jahrelanger, chronisch schleichender Verlauf.

### Hinweis(e)
Der Lichen planus follicularis ist nosologisch vom Lichen planopilaris zu unterscheiden, der ätiopathogenetisch eher zu den follikulären Verhornungsstörungen (Variante der Keratosis follicularis) zu zählen ist. Inwieweit das Lassueur-Graham-Little-Syndrom als Variante des Lichen planus einzuordnen ist, bleibt derzeit noch ungeklärt.

## Lichen planus follicularis capillitii L66.1

### Definition
Topographische Minusvariante des Lichen planus follicularis, die isoliert am Kapillitium auftreten kann.

### Klinisches Bild
Die Hautveränderungen treten meist als chronische, deutlich juckende, wenig scharf begrenzte flächige Rötungen (ein Plaquecharakter lässt sich meist nicht nachweisen) mit unterschiedlichem Schuppenbelag in Erscheinung. Büschelhaare können vorkommen sind aber eher selten. Klinisch wichtig ist der Nachweis der Vernarbung (Fehlen von Follikelostien; s.a.u. Alopezie, narbige; s.a.u. Lassueur-Graham-Little-Syndrom) sowie der Ausschluss anderer vernarbender Alopezien (z.B. Lichen planopilaris [meist mit Keratosis pilaris einhergehend]; Lupus erythematodes chronicus discoides).

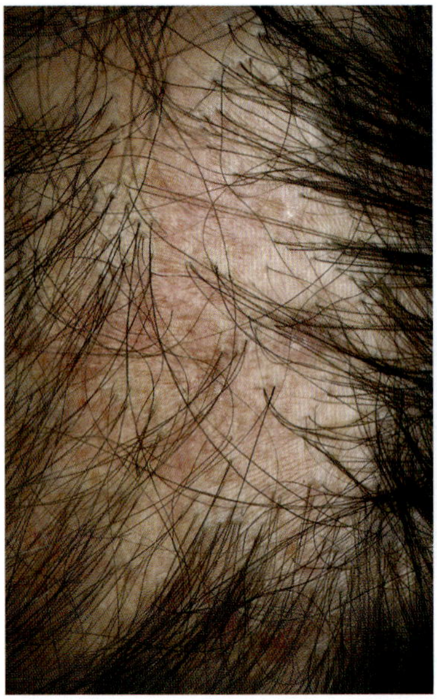

**Lichen planus follicularis capillitii.** Zunehmender Haarausfall bei bekanntem Lichen planus (Extremitäten und Mundschleimhaut). Flächige Rötung mit unregelmäßiger, vernarbender Alopezie (Follikelstruktur fehlt). Juckreiz und Schuppung.

### Histologie
Meist dichtes, perifollikuläres lymphozytäres Infiltrat mit vakuolärer Degeneration des Follikelepithels.

### Direkte Immunfluoreszenz
Meist dichtes, perifollikuläres lymphozytäres Infiltrat mit vakuolärer Degeneration des Follikelepithels.

### Therapie
Frühzeitige Behandlung um die Ausbildung einer narbigen Alopezie zu verhindern.

### Externe Therapie
Potente Glukokortikoid-Tinkturen wie 0,2% Triamcinolon/2% Salicylsäure Hautspiritus **R262**, Volon A Tinktur, Betnesol-V crinale. Intraläsionale Unterspritzung einzelner Herde mit Triamcinolonacetonid-Kristallsuspension (nur mäßige Erfolge).

### Interne Therapie
Entsprechend dem Lichen planus.

## Lichen planus, großknotiger L43.8

### Definition
Lichen planus mit locker disseminierten, ungewöhnlich knotigen, erhabenen Hautveränderungen.

### Therapie
Potente Glukokortikoide unter Okklusion wie 0,1% Betamethason-Salbe, 0,05% Clobetasol-Creme **R054**, 0,1% Mometason-Salbe (z.B. Ecural). Verwendung von dünnen Polyethylen-Frischhaltefolien zur Okklusion, 2mal/Tag für 2 Std. Ggf. Unterspritzung mit 10-40 mg Triamcinolonacetonid-Kristallsuspension (z.B. Volon A).

### Hinweis(e)
Der Begriff „großknotig“ im Zusammenhang mit „Lichen planus“ ist rein deskriptiv, bezeichnet keine feste klinische Untergruppe und ist verzichtbar. Der großknotige Lichen planus wird unter dem Begriff „Lichen planus verrucosus“ subsummiert.

## Lichen planus, herdförmiger L43.8

### Definition
Zirkumskripte Form des Lichen planus.

### Lokalisation
Vor allem an den Unterschenkeln, in der Kreuzbeingegend, den seitlichen Halspartien und dem Penis. Selten Schleimhautbeteiligung.

### Therapie
Entsprechend dem Lichen planus.

## Lichen planus linearis L43.81

### Synonym
Lichen planus striatus

### Definition
Lichen planus mit meist bandförmiger Anordnung der Effloreszenzen, seltener auch zosteriforme oder segmentale Anordnung.

### Therapie
Entsprechend dem Lichen planus.

## Lichen planus mucosae L43.83

### Synonym
Lichen ruber mucosae; Spinngewebsleukoplakie; vulvovagino-gingivales Syndrom; vulvovaginal gingival syndrome; orale lichenoide Reaktion

### Definition
Auf den Schleimhautbereich begrenzter oder im Rahmen eines integumentalen Lichen planus auftretender, meist erosiver Lichen planus.

### Ätiologie
Unbekannt, s.u. Lichen planus. Diskutiert, aber nie sicher bewiesen, wurden beim oralen Lichen planus allergische Reaktionen auf Amalgam oder auf andere in der Dentalmedizin benutzte Metalle. Auch die pathogenetische Rolle von Hepatitis C-Infektionen wird diskutiert. Bei etwa 30% der Patienten mit einem „vulvovagino-gingivalen Syndrom" werden autoimmunologische „Begleiterkrankungen" wie Diabetes mellitus, Hashimoto-Thyreoiditis, Zöliakie, perniziöse Anämie, Sjögren-Syndrom, idiopathische thromozytopenische Purpura gefunden.

### Manifestation
- Das mittlere Erkrankungsalter liegt bei etwa 45 Lebensjahren. Sowohl der lokalisierte orale wie auch der vulvovaginale LP neigt zur Chronizität mit kontinuierlichen oder diskontinuierlichen klinischen Verläufen über 3-10 Jahre. Für das vulvovagino-gingivale Syndrom wird eine mittlere Erkrankungsdauer von >10 Jahren (3-31 Jahre) mitgeteilt.
- Etwa 75% der Lichen planus-Patienten zeigen eine diskrete oder auch distinkte orale und/oder vulvo-vaginale Mitbeteiligung. Die Gingiva ist bei etwa 10% der Patienten befallen. Die genitale Befallsfrequenz ist deutlich geringer.

### Lokalisation
Mundschleimhaut (meist beidseitig befallen), Zunge, Zahnfleisch. Seltener ist genitaler Befall.

### Klinisches Bild
- S.u. Lichen planus.
- Mundschleimhaut: Meist weiße, streifige, anuläre oder auch netzförmige weißliche Plaques, die insbes. retroangulär und im Bereich der gesamten Zahnschlussleiste zu flächenhaften Plaques konfluieren können. Nicht immer werden unterliegende Erytheme gefunden. Bei Befall der Gingiva imponiert eine chronisch desquamative Gingivitis. Der leukoplakische Aspekt kann vollständig fehlen. Es imponieren flächige, saumartige Erytheme oder flächige, sehr schmerzhafte Erosionen, die sich während des akuten Schubes vergrößern und v.a. bei Genuss von säurehaltigen Speisen (z.B. Orangensaft) symptomatisch werden. Das Lippenrot kann mit betroffen, aber auch isoliert befallen sein. Gelegentlich entstehen bräunliche Hyperpigmentierungen.
- Als „orale lichenoide Rekation" wird der Lichen planus mucosae beschrieben, der in unmittelbarer Nachbarschaft zu Amalgamfüllungen an der bukkalen Wangenschleimhaut, der Zunge oder Gingiva auftritt. Einige Autoren postulieren eine eigenständige Entität.
- Genitalschleimhaut: Seltener als die Mundschleimhaut betroffen. Die klinische Symptomatik ist der Mundschleimhaut analog. Meist führen Probleme beim Geschlechtsverkehr oder brennende Beschwerden beim Urinieren zum Arzt. Eine schwer verlaufende, chronifizierte und vernarbende Variante wird als „vulvovagino-gingivales Syndrom" bezeichnet.

### Histologie
Die histologischen Veränderungen sind denen des LP der Haut weitgehend identisch. Auch hier besteht Ausprägung einer kompakten Orthohyperkeratose, fokal aber auch Orthoparahyperkeratose. Dem Entzündungsinfiltrat können „ortstypische" Plasmazellen beigemengt sein.

### Differenzialdiagnose
Leukoplakie.

### Therapie
Abhängig von Akuität und Ausdehnung der Läsionen. Befriedigende Ergebnisse werden bei ausgedehnter Symptomatik nur durch eine Systemtherapie erzielt.

### Externe Therapie
- Wenige, kleine Herde: Bei nicht erosiven, klinisch wenig belästigenden Herden ist lediglich eine blande Lokaltherapie mit milden, adstringierenden Stomatologika (z.B. Tormentill Adstringens **R255**) oder Dexpanthenol-Lösung (z.B. Bepanthen Lsg., **R066**) notwendig, ggf. kann auch hierauf verzichtet werden. Bei isoliertem oligo- oder asymptomatischem Schleimhautbefall wäre ebenfalls ein derartiges Vorgehen zu bevorzugen.
- Großflächige nichterosive Herde: Bei großflächigem leukoplakischem (isoliertem) Schleimhautbefall kann eine konsequente Lokaltherapie mit Vitamin A-Säure Lösung oder Gel **R258** erfolgen (Gel oder Lösung auf die Schleimhaut mittels einer Zahnbürste auftragen und wenige Minuten dort einwirken lassen). Ggf. im Wechsel (oder in Kombination) mit einem 0,1% Betamethason Mundgel **R031** oder Prednisolonacetat Paste (Dontisolon D Mundheilpaste) anwenden.

- Entzündliche, erosive Herde: Die Patienten sind durch die Mundschleimhautveränderungen erheblich beeinträchtigt. Als „Erstschritt-Therapie" ist eine Lokaltherapie mit topischen Glukokortikoiden, z.B. mit 0,1% Betamethason Mundgel **R031**, notwendig. Gute Erfahrungen bestehen auch mit Clobetasol-Creme (z.B. Dermoxin Creme auf einen Mull-umwickelten Mundspatel auftragen und lokal applizieren). Vitamin A-Säure-haltige topische Präparate sind bei dieser Form weniger geeignet. Gute Erfolge wurden mit einer Ciclosporin A-haltigen Paste **R046** und einer 0,03% Tacrolimus Suspension beschrieben (Evidenzlevel: B). Hierfür diese Externa mit einer weichen Zahnbürste oder auf einem mit Mull umwickelten Spatel auf die Läsion auftragen und möglichst lange einwirken lassen. Behandlung 2-3mal täglich durchführen.

**Merke: Bei ausgeprägter Symptomatik ist die Lokalbehandlung nicht ausreichend!**

### Interne Therapie

- Therapie der 1. Wahl ist die Kombination von Acitretin und Glukokortikoiden. Acitretin (z.B. Neotigason) initial 0,5 mg/kg KG/Tag und Prednisolon (z.B. Decortin H) initial 1 mg/kg KG/Tag p.o. Erhaltungsdosis nach Klinik. Die Therapie muss entsprechend der klinischen Symptomatik über Wochen bis Monate durchgeführt werden.
- Falls nicht ausreichend, ist eine Kombinationstherapie mit Azathioprin und systemischen Glukokortikoiden erforderlich: Azathioprin (z.B. Imurek) initial 1,0–1,5 mg/kg KG/Tag und Prednisolon (z.B. Decortin H) initial 1,0–1,5 mg/kg KG/Tag. Reduktion der Dosis nach Klinik. Alternativ bei Therapieresistenz (Off-Label-Use): Monotherapie mit Ciclosporin A (3,0-5,0 mg/kg KG/Tag p.o.) oder Mycophenolatmofetil (z.B. CellCept 2,0 g/Tag p.o.).
- Beim vulvo-vagino-gingivalem Syndrom empfiehlt sich bereits initial der gewichtsadaptierte Einsatz von Azathioprin (z.B. Imurek) 1,5-2,0 mg/kg KG/Tag p.o., ggf. in Kombination mit einem Glukokortikoid in anfänglich mittlerer Dosierung (z.B. Prednisolon 0,5 mg/kg KG/Tag p.o.). Anschließend klinikadaptierte geringere Dosierung (5,0-7,5 mg/Tag p.o.).

**Merke: Alle hier dargestellten Therapien sind Off-Label-Use-Anwendungen. Der wissenschaftliche Nachweis der Überlegenheit einer systemischen Therapie vor der Lokaltherapie wurde bisher bei oralem (oder vulvovaginalem) LP nicht erbracht.**

### Prognose

Es besteht ein erhöhtes Risiko (1-3%) beim oralen LP für die Entwicklung eines oralen Plattenepithelkarzinoms.

### Naturheilkunde

Naturheilkundlich kommen u.a. Kamillespülungen und Pinselungen mit Nelkenöl infrage.

### Diät/Lebensgewohnheiten

Bei erosiven Formen Vermeiden von scharfen Gewürzen, Fruchtsäuren und Salz, da diese ein Brennen auf der Mundschleimhaut verursachen. Auf ausreichende Ernährung achten (Vitamine, Mineralien)!

### Hinweis(e)

Für den leukoplakischen Aspekt des mukosalen LP ist die Ausbildung einer kompakten Hyperkeratose verantwortlich. Die wasserspeichernde Hornschicht quillt auf, wodurch ein

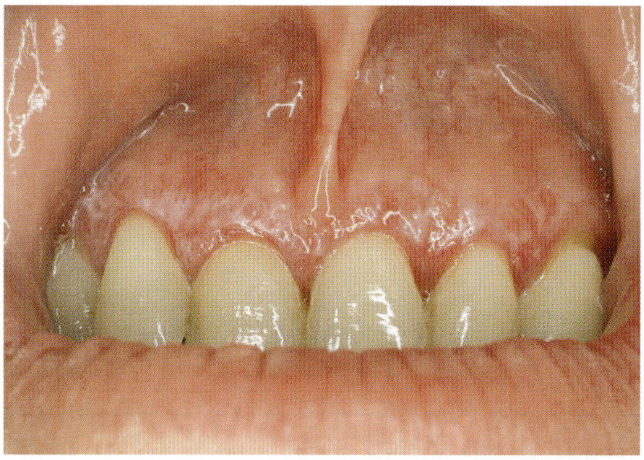

**Lichen planus mucosae.** Schleierartige, unscharf begrenzte, weißliche, stellenweise auch rötliche (rechte Seite) Plaques der marginalen Gingiva. Brennender Schmerz bei fruchtigen Getränken.

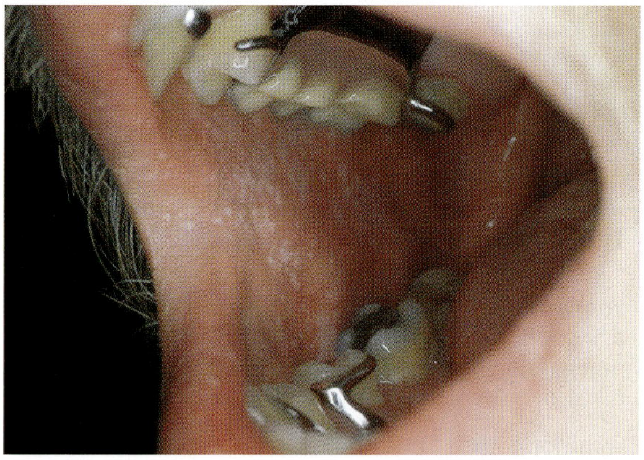

**Lichen planus mucosae.** Kleinfleckige (spritzerartige) weiße oder opale Flecken und Papeln der Wangenschleimhaut, die sich an der Zahnschlussleiste zu flächigen Plaques verdichten. Die Schleimhautveränderungen bestehen seit 6 Monaten und verursachen keine wesentlichen Beschwerden.

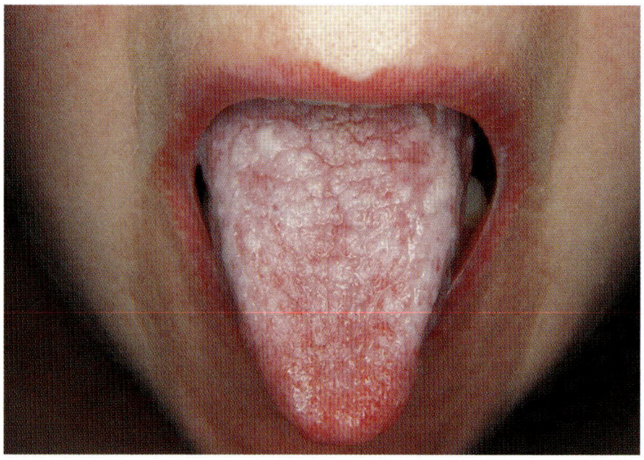

**Lichen planus mucosae.** 64-jährige, ansonsten gesunde Frau. Keine Hautveränderungen. Schleimhautveränderungen betreffen ausschließlich den Zungenrücken und die Zungenränder bds. Flächige, die gesamte Zugenoberfläche betreffende, weißliche Plaque mit unregelmäßig gefelderter Oberfläche. Fruchtige Getränke verursachen einen brennenden Schmerz und werden vermieden.

Milchglaseffekt entsteht. Die Oberfläche wird intransparent weiß.

## Lichen planus palmoplantaris L43.8

**Definition**
Variante des Lichen planus mit an Finger- und Handflächen lokalisierten, derben, gelblichen, papulokeratotischen oder nodulären Herden.

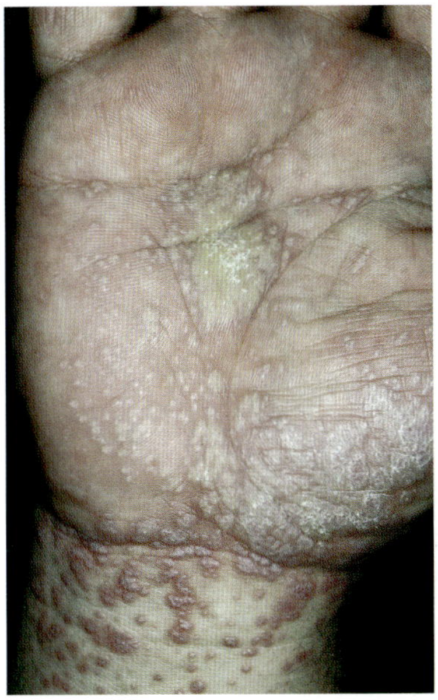

**Lichen planus palmoplantaris.** Bei einem 45-jährigen Mann bestehen schlagartig aufgetretene, stark juckende, gerötete, polygonale, z.T. konfluierende, raue und glatte Papeln und Plaques sowie flächige, gelbliche Hyperkeratosen im Bereich beider Handteller und Handbeugen. Es besteht zusätzlich ein Befall des gesamten Integuments mit charakteristischen, polygonalen Papeln, die teilweise konfluieren und ein lichenoides Exanthem im Bereich des Rückens bilden.

**Therapie**
Extern mit hoch potenten Glukokortikoiden wie 0,1% Mometason (z.B. Ecural Salbe), ggf. unter Okklusion. Falls externe Therapie nicht ausreichend ist, abgestufte Systemtherapie entsprechend dem Lichen planus.

## Lichen planus pemphigoides L43.10

**Erstbeschreiber**
Kaposi, 1892

**Definition**
Äußerst seltene, derzeit noch umstrittene, möglicherweise paraneoplastische Variante des Lichen planus, s.a. Lichen planus bullosus. Die Entität des Lichen planus pemphigoides wird von einigen Autoren angezweifelt, die ihn als Lichen planus bullosus kombiniert mit einer „bullösen Pemphigoid-artigen Dermatose" interpretieren.

**Manifestation**
Meist im Erwachsenenalter auftretend, deutlich vor der 6. Dekade.

**Klinisches Bild**
Im Gegensatz zum Lichen planus bullosus treten bei dieser Variante die Blasen nicht in den Lichen planus-Läsionen, sondern auf unveränderter Haut auf.

**Labor**
Häufiger Nachweis zirkulierender Autoantikörper gegen ein

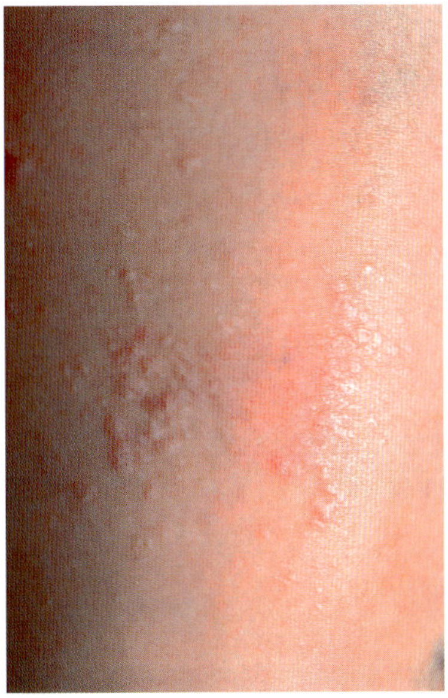

**Lichen planus pemphigoides.** Kleine, weißliche, disseminiert oder gruppiert stehende Bläschen, vorwiegend auf unveränderter Haut, z.T. auf geröteter Haut an der Wade bei einer 67-jährigen Patientin.

180 kDa BP-Antigen (BPAG2, Typ XVII Kollagen), wie es beim bullösen Pemphigoid gefunden wird.

**Histologie**
Bild des bullösen Pemphigoids mit subepidermaler Blasenbildung (auch akantholytische intraepidermale Blasenbildung wurde beschrieben) mit einem wenig spezifischen, gemischtzelligen Infiltrat aus Lymphozyten, eosinophilen und neutrophilen Leukozyten. Die Gewebseosinophilie unterscheidet den Lichen planus pemphigoides vom Lichen planus bullosus.

**Direkte Immunfluoreszenz**
In periläsionaler Haut zeigen sich lineare Ablagerungen von IgG und $C_3$ entlang der dermoepidermalen Junktionszone. Nicht selten können bei dieser LP-Variante zirkulierende AK gegen das 180kDa BP-Antigen (BPAG2), nicht jedoch gegen das 230kDA BP-Antigen, nachgewiesen werden.

**Therapie**
Entsprechend dem bullösen Pemphigoid.

## Lichen planus ulcerosus L43.8

**Synonym**
Lichen ruber ulcerosus

**Definition**
Seltene Sonderform des Lichen planus bullosus, die hochchronisch und äußerst therapieresistent verläuft. S.a. Lichen planus erosivus.

**Lokalisation**
V.a. Fußsohlen und Fußrücken

**Klinisches Bild**
Meist großflächige, hochschmerzhafte flache Ulzerationen der Fußsohlen, Fußrücken und Zehen mit Nagelverlust sowie atrophisierende Alopezie. Diese LP-Variante kann mit einem Lichen planus mucosae sowie Lichen planus-Herden im Bereich der gesamten übrigen Haut einhergehen, aber auch isoliert an den Füßen auftreten. Abheilung unter großflächiger narbiger Atrophie.

L

### Histologie
S.u. Lichen planus

### Therapie
Entsprechend dem Lichen planus. Bei jahrelangem hochchronischem Verlauf ist ein operatives Vorgehen zu empfehlen mit Exzision der Ulzerationen und Spalthautdeckung.

### Prognose
Bei extrem chronischem Verlauf ist die Gefahr der Entwicklung eines Plattenepithelkarzinoms gegeben. Insofern ist eine engmaschige klinische Kontrolle des Befundes zwingend notwendig.

## Lichen planus verrucosus L43.81

### Synonym
Lichen ruber hypertrophicus

### Definition
Äußerst therapieresistente, verruköse Sonderform des Lichen planus, die insbesondere im Bereich der unteren Extremitäten lokalisiert ist.

### Ätiologie
S.u. Lichen planus. Die verruköse Komponente dürfte Ausdruck einer besonderen Reaktionsform aufgrund eines orthostatischen Faktors sein.

### Lokalisation
Vor allem Streckseiten der Unterschenkel, Knöchelregion.

### Klinisches Bild
Solitäre oder disseminierte, 0,2-3,0 cm messende, teilweise auch bis zu 10 cm große, derbe, rote oder rot-braune, manchmal auch schmutzig braune, scharf begrenzte Papeln und Knoten, die zu großflächigen, warzenartigen Plaques konfluieren können. Führendes klinisches Symptom ist ein permanenter Juckreiz, der als stechend oder bohrend beschrieben wird. Narbenbildung nach Abheilung. Häufig auf dem Boden einer chronisch venösen Insuffizienz entstehend.

### Histologie
Bild des Lichen planus mit auffälliger kompakter Orthohyperkeratose, bei massiver irregulärer Epidermishyperplasie. Das Infiltrat ist unterschiedlich dicht ausgeprägt, tendenziell eher schütter mit Fokussierung auf die Spitzen der Reteleisten. Vereinzelt sind auch eosinophile Granulozyten und Plasmazellen nachweisbar.

### Differenzialdiagnose
Lichen simplex chronicus; Lichen amyloidosus; Ekzem, lichenifiziertes.

### Komplikation
Karzinomatöse Entartung. Insbesondere Entwicklung von Keratoakanthomen oder eines Carcinoma verrucosum sind auf langzeitig bestehendem LP verrucosum möglich (seltene Komplikation).

### Externe Therapie
Potente Glukokortikoide (z.B. Ecural) unter Okklusion (2mal/Tag 2-4 Std.). Ggf. Unterspritzen der Herde mit Glukokortikoiden wie Triamcinolon-Kristallsuspension 10-40 mg (z.B. Volon A): Suspension mit 2-4 ml 1% Scandicain in einer Spritze aufziehen und intrafokal applizieren. Ggf. Kompressionsverbände bei chronischer venöser Insuffizienz. Abheilung unter Narbenbildung.

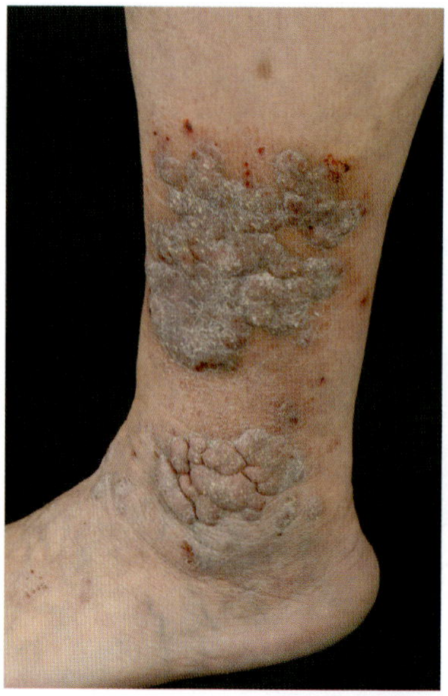

**Lichen planus verrucosus.** Seit 6-7 Jahren bestehende, große, derbe, bräunliche bis bräunlichrote Plaques mit verruköser Oberfläche. Es besteht Juckreiz. Nebenbefundlich zeigen sich mehrere Kratzartefakte in der Umgebung der Hautveränderungen.

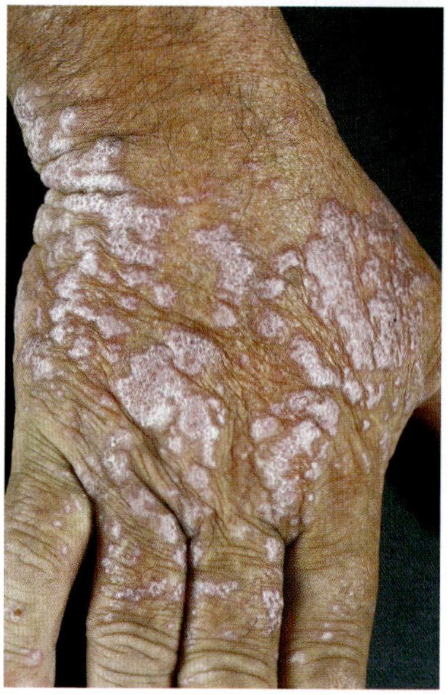

**Lichen planus verrucosus.** Multiple, chronisch stationäre, unscharf begrenzte, juckende, rötliche, raue (warzenartige) Papeln und Plaques an den Handrücken. Keine Kratzexkoriationen. Netzartige, weiße Zeichnung der Mundschleimhaut.

### Bestrahlungstherapie
PUVA-Bad-Therapie kann versucht werden.

### Interne Therapie
Bei schwerer Ausprägung ggf. Systemtherapie, entsprechend dem Lichen planus.

### Prognose
Eminent chronischer Verlauf. Die durchschnittliche Erkrankungsdauer liegt bei 6 Jahren.

## Lichen planus vulvae L43.9

### Definition
Nicht kontagiöse, subakut bis chronisch verlaufende, jucken-

de inflammatorische Erkrankung der weiblichen Genitalschleimhäute ungeklärter Ätiologie.

### Manifestation
Zumeist ab dem 40. Lebensjahr auftretend.

### Ätiologie
S.u. Lichen planus.

### Lokalisation
Die gesamte vaginale Schleimhaut kann betroffen sein.

### Klinisches Bild
An den Innenseiten der Labia minora zeigen sich chronisch stationäre, glänzende Erytheme. Erhöhte Blutungsgefahr auch bei leichten Berührungen. Häufig zeigen sich sekundäre, mechanisch induzierte Erosionen und weißliche Netzzeichnung auf den Primärreffloreszenzen (Wickhamsche Zeichnung). Auftreten von Dyspareunie, Juckreiz und lokales Wundgefühl.

### Histologie
Die histologischen Veränderungen sind denen des Lichen planus der Haut weitgehend identisch. Auch hier Ausbildung einer kompakten Orthohyperkeratose, fokal aber auch Orthoparahyperkeratose. Dem Entzündungsinfiltrat können „ortstypische" Plasmazellen beigemengt sein.

### Differenzialdiagnose
Lichen sclerosus et atrophicus, Leukoplakie.

### Therapie
Die Therapie der Erkrankung ist langwierig und schwierig.

- Kleinere, nicht erosive, klinisch wenig belästigende Herde sollten lediglich lokal mit milden, adstringierenden Therapeutika (z.B. Tannosynt) behandelt werden. Unterstützend kann die Applikation von Dexpanthenol-Lösung (z.B. Bepanthen Lsg.) oder Dexpanthenol-Creme (Bepanthen Creme) wirken.
- In vielen Fällen wird die topische Behandlung mit stark potenten Glukortikoiden notwendig sein. Hier haben sich Lokaltherapien mit 1-2mal/Tag 0,05% Clobetasol (z.B. Dermoxin Salbe; Karison-Lösung) als effizient erwiesen. Bei starken Erosionen wurde die topische Kombination von Steroiden, Tetracyclinen (z.B. Achromycin Salbe) und Nystatin Salben (100.000 IE/g, z.B. Nystatin Holsten Salbe) mit befriedigenden Ergebnissen eingesetzt. Bei weniger akuten Beschwerden sind topische Glukokortikoide wie Prednicarbat (Dermatop Fettsalbe) oder Methylprednisolonaceponat (Advantan Fettsalbe) indiziert, bis die akuten Beschwerden abgeklungen sind. Anschließend blande Pflege mit Dexpanthenol-Creme.
- Alternativ 0,1% Tacrolimus (Protopic) (OFF-LABEL-USE): 2mal/Tag in der 1. Woche und anschließend 1mal/Tag ab der 2. Woche, ggf. alternierend mit topischen Glukokortikoiden.
- Alternativ Pimecrolimus (Elidel) (OFF-LABEL-USE): 2mal/Tag in der 1. Woche und anschließend 1mal/Tag ab der 2. Woche, ggf. alternierend mit topischen Glukokortikoiden.
- Alternativ Östrogen-Salben (OFF-LABEL-USE): Östrogen-Salben (z.B. Estriol Salbe).

### Interne Therapie
Eine systemische Gabe von Prednisolon (z.B. Decortin H) initial 1,0-1,5 mg/kg KG/Tag kann den klinischen Verlauf günstig beeinflussen.

### Prognose
Die Inzidenz von Neoplasien, insbesondere von Plattenepithelkarzinomen, ist bis jetzt nicht bekannt. Es empfehlen sich engmaschige Kontrollen bei Patientinnen mit Ulzerationen.

## Lichen sclerosus et atrophicus L90.00

### Erstbeschreiber
Hallopeau, 1887; Darier, 1892

### Synonym
Lichen sclerosus; Weißfleckenkrankheit; Lichen albus; White spot disease; Morphoeid scleroderma; Lichen sclerosus et atrophicans

### Definition
Erworbene, kutane, chronisch entzündliche Bindegewebserkrankung mit phasenhaftem Krankheitsverlauf.

### Ätiologie
- Diskutiert werden hormonelle Faktoren, Dysregulation der Sexualhormone, infektiöse Genese (Borrelia burgdorferi), Bildung von Autoantikörpern gegen ECM1 (Extrazelluläres Matrixprotein-1), genetische Disposition (seltenes familiäres Auftreten, Assoziation mit HLA-B40, HLA-B44), Assoziation mit Autoimmunerkrankungen wie z.B. Vitiligo, Alopecia areata, Schilddrüsenerkrankungen, perniziöser Anämie, primär biliärer Zirrhose und Lupus erythematodes, systemischer.
- Immunhistologische Gemeinsamkeiten mit der zirkumskripten Sklerodermie lassen an eine mögliche pathogenetische Verwandtschaft denken.

### Manifestation
Beginn bei Kindern meist zwischen 5.-11. Lebensjahr. Bei Frauen und Männern im mittleren Lebensalter auftretend (Frauen werden bevorzugt nach der Menopause betroffen). Frauen sind 4-10mal häufiger betroffen als Männer.

### Lokalisation
- Genitoanalbereich: Vulva, Präputium, Glans penis, Analbereich.
- Extragenital (etwa 10% der Fälle): Vor allem seitliche Halspartie, Schlüsselbeingegend, prästernal, submammär, Beugeseiten der Unterarme, Schultern, selten Mundschleimhaut.

### Klinisches Bild
- Genitale: Weißlich-atrophische, porzellanartige, deutlich konsistenzvermehrte Flecken mit Tendenz zur Schrumpfung. Häufig blutende Rhagaden mit Neigung zur Superinfektion. Gehäuft flächenhafte, langzeitig persistierende läsionale Einblutungen, die klinisch im Vordergrund stehen können. Bei Männern balanopräputiale Synechien und erworbene Phimose; im Spätstadium Balanitis xerotica obliterans. Bei Frauen häufig Juckreiz und Schmerzen in der Vagina, im Spätstadium Kraurosis vulvae.
- Extragenital: Stecknadelkopf- bis linsengroße, porzellanbis bläulich-weiße, rundliche, atrophische Flecken. Häufig Konfluenz der Herde mit Ausbildung unregelmäßig konfigurierter größerer Areale. Pergamentartig gefältelte Hautoberfläche mit follikulären Hyperkeratosen (selten Blasenbildung). Selten Befall der Mundschleimhaut.
- Sonderformen: Bullöser oder hämorrhagischer Lichen sclerosus.

### Histologie

- Frühstadium: Epithelatrophie, Orthohyperkeratose. Subepithelial bandförmig angeordnetes epidermotropes rundzelliges Infiltrat. Dieses kann durchaus erhebliche Dichte annehmen, so dass differenzialdiagnostisch eine Abgrenzung zu epidermotropen kutanen T-Zell-Lymphomen erfolgen muss.
- Intermediärstadium: Elastikafaser-freie Ödemzone, mit weitklaffenden Blut- und Lymphgefäßen, die sich reißverschlussartig zwischen die Epidermis und die bandförmige Entzündungszone schiebt. Bullöse Umwandlung ist möglich.
- Spätstadium: Zunehmende Sklerosierungstendenz, bei Rückbildung der zellulären Entzündungsphänomene.

### Direkte Immunfluoreszenz

Dermales Infiltrat überwiegend aus T-Lymphozyten, mit hohem Anteil von B-Lymphozyten (20-30%).

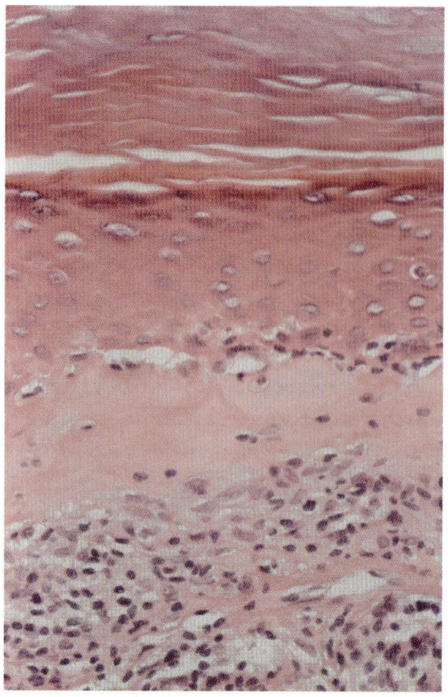

**Lichen sclerosus et atrophicus.** Typisches 3-Zonen-Phänomen. Orthohyperkeratose, atrophisches Oberflächenepithel mit vereinzelten Lymphozyten, vakuolige Degeneration basaler Epithelien, subepitheliale, bandförmige homogene Verquellungszone des kollagenen Bindegewebes. Daran anschließend, ebenfalls bandförmig gelagertes lymphozytäres Infiltrat.

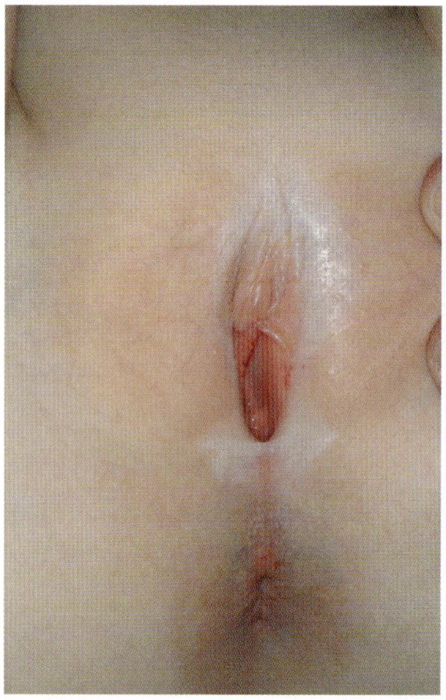

**Lichen sclerosus et atrophicus.** Sanduhrphänomen mit klassisch weißlich-porzellanartiger Haut der Anogenitalregion bei einem 4-jährigen Mädchen. Es besteht von der hinteren Komissur ausgehende Atrophie der Labien sowie Beteiligung der Klitoris. Seit 5 Monaten persistiert genitaler Juckreiz. Indurationen sind nicht palpabel. Anamnestisch wurden Fissuren im Bereich des Anus und schmerzhafte blutende Rhagaden angegeben.

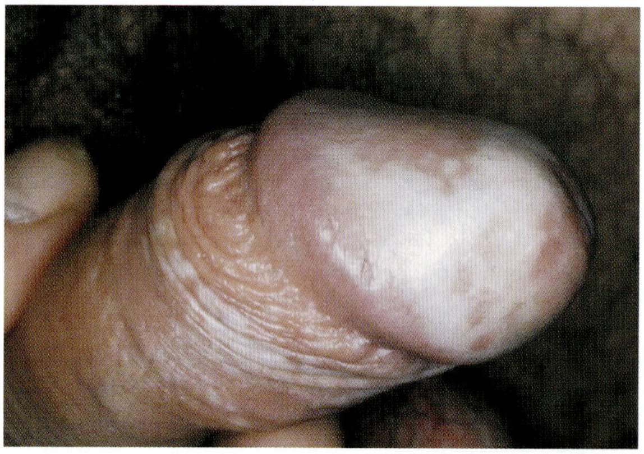

**Lichen sclerosus et atrophicus.** Multiple, chronisch dynamische (Wachstum seit 1 Jahr), 0,2-1,0 cm große, stellenweise konfluierte, weiße, glatte, asymmetrische Indurationen. Keine weiteren Befallsorte.

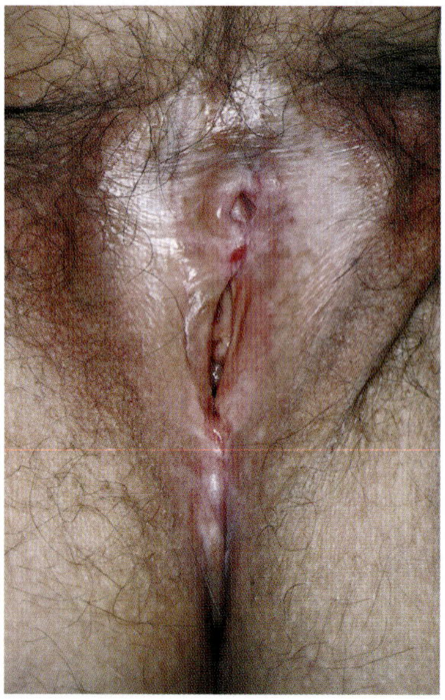

**Lichen sclerosus et atrophicus.** Multiple, chronisch stationäre, seit Jahren unmerklich wachsende, juckende, großflächige, unscharf begrenzte, weiße, glatte Indurationen bei einer 32-jährigen Frau. Atrophie der Labien sowie Schmerzen bei Koitus und Defäkation.

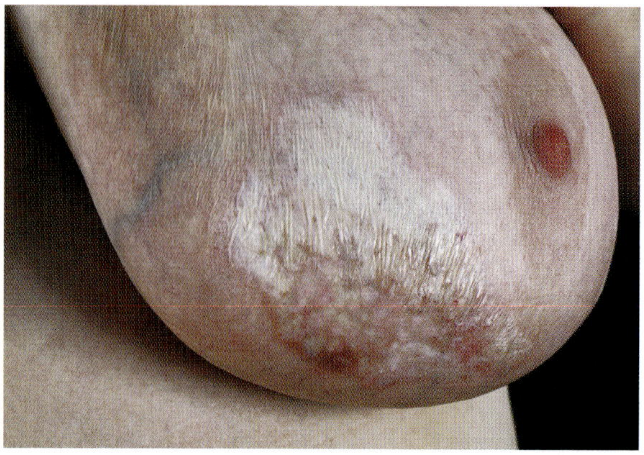

**Lichen sclerosus et atrophicus.** Scharf berandete, weiße, stellenweise blau-rote Plaques mit atrophischer „zigarettenpapierartiger" Oberfläche.

### Diagnose
Klinik, Histologie.

### Differenzialdiagnose
Zirkumskripte Sklerodermie; Lichen planus.

### Komplikation

**Merke: Der Lichen sclerosus et atrophicus im Genitalbereich führt in 3-6% zur Karzinomentwicklung. Frauen sind bevorzugt betroffen!**

### Therapie allgemein
- Die zu wählende therapeutische Option ist abhängig vom Alter des Patienten und dem Schweregrad der Erkrankung.
- Bei geringem Befall (kleinere Plaques) sind nicht-operative Ansätze zu bevorzugen. Bei ausgedehntem Befall mit fortgeschrittener Atrophie des Genitals ist ein invasives Vorgehen anzuraten.

### Externe Therapie
Externe Behandlung ist insbes. im Genitalbereich aufgrund des quälenden Juckreizes sowie der fortschreitenden Sklerosierung notwendig.
- Pflegende Externa: Bei Befall der großen oder kleinen Labien sorgfältige Lokalpflege (Dexpanthenol-Salbe **R065**, Östrogen-haltige hydrophile Cremes) und penible Intimpflege. Benutzen eines Bidets nach dem Toilettenbesuch. Falls nicht möglich, zunächst Abtupfen mit feuchtem Toilettenpapier, anschließend Betupfen der Läsionen mit Öl-getränkten Hygienetüchern. Vor Sport oder längeren Märschen Auftragen einer hydrophilen, ggf. auch hydrophoben Salbe, z.B. Vaselin. alb. Behandlung eines genitalen Fluors, insbes. einer Candidose.
- Hormone: In frühen Stadien bei Frauen, insbes. bei jüngeren Frauen, Therapieversuch mit östrogen- und progesteronhaltigen Präparaten (z.B. **R207**, Linoladiol N Creme, Cordes Estriol Creme, Estriolsalbe) über mehrere Wochen. Hierunter zeigen sich relativ gute Erfolge. Bei Männern kommt es unter 2-5% Testosteron-Salbe/Gel (z.B. Androderm, **R249**) über mehrere Monate in vielen Fällen zu guten Resultaten. Diese Therapie ist bei Frauen wegen der Gefahr der Virilisierung nicht mehr zu vertreten!

  **Cave: Resorption! Bei Mädchen ist diese Therapie kontraindinziert!**

- Glukokortikoide: Empfehlenswert ist Stufentherapie mit Verwendung des schwächsten Glukokortikoidexternums (Kortikoidspareffekt!) **R120 R029 R030**. Relativ gute Erfolge sind v.a. bei genitalen Läsionen mit starkem Juckreiz oder Schmerz mit intraläsionalen Glukokortikoidinjektionen zu erzielen, wie Triamcinolon (z.B. Triam 10 Lichtenstein brennt weniger als Volon A) verdünnt 1:1 mit LA, z.B. Scandicain. Die Injektionen können ggf. in Kombination mit Kryochirurgie eingesetzt werden.
- Gute klinische Ergebnisse mit deutlicher Besserung der subjektiven Symptomatik und längerzeitigen Remissionen können unter einer topischen Therapie mit Tacrolimus (0,1% Protopic-Salbe) erzielt werden. Langzeiterfahrungen fehlen derzeit noch.

### Bestrahlungstherapie
Sowohl beim genitalen als auch beim extragenitalen Lichen sclerosus wurde UVA1-Phototherapie in kleinen Pilotstudien als erfolgreich berichtet.

### Interne Therapie
- Versuch mit Acitretin (Neotigason) 0,1-0,2 mg/kg KG/Tag.
- Alternativ Penicillin 10 Mega IE/Tag für 10 Tage, 3 Behandlungszyklen im Abstand von 4 Wochen (Therapieerfolge sind nicht sehr befriedigend!).
- Alternativ Sulfasalazin (z.B. Azulfidine) 2-4 g/Tag.
- Ggf. Therapie mit Chloroquin (z.B. Resochin) 250 mg/Tag p.o. (auch diese Therapiestrategie ist nach eigenen Erfahrungen nicht sonderlich erfolgreich!).

### Operative Therapie
Bei ausgedehnter klinischer Symptomatik sind operative Verfahren einzusetzen:
- Kryochirurgie: Gute Erfolge sind mit dem offenen Verfahren, bei umschriebenen Läsionen mit geschlossenen Systemen (Stempel) zu erzielen; darunter andauernde Besserung des Juckreizes sowie der Sklerosierungen (Anwendung insbes. im Genitalbereich). Diese Therapie kann ebenfalls bei Kindern eingesetzt werden.
- Über Erfolge mit ablativen Lasern wurde berichtet. Die Langzeitergebnisse bleiben abzuwarten.
- Bei Befall des Präputiums und/oder der Glans penis Zirkumzision. Die Zirkumzision ist frühzeitig anzustreben, da mit diesem Therapieansatz die besten Langzeiterfolge zu erreichen sind.

### Prognose
Quoad vitam gut, quoad sanationem zweifelhaft. Chronischer, evtl. jahrzehntelanger, schubweiser Verlauf. Irreversible Atrophie v.a. des Genitals. Beim kindlichen Lichen sclerosus ist die Chance einer Ausheilung >80% (eigene Beobachtungen!).



## Lichen simplex chronicus L28.0

### Erstbeschreiber
Vidal, 1886

### Synonym
Neurodermitis circumscripta; Lichen chronicus Vidal; Lichen Vidal; Vidalsche Krankheit

### Definition
Umschriebene, ortsständige, juckende, chronisch-entzündliche, plaqueförmige, lichenoide Hauterkrankung.

### Ätiologie
Diskutiert wird eine eminent chronische Minusvariante des atopischen Ekzems. Beschrieben sind auch Beziehungen zu Magen-Darm-Störungen, Lebererkrankungen, Cholezystopathien, Diabetes mellitus sowie psychogenen Faktoren.

### Lokalisation
Vor allem Nackenregion, Streckseiten von Unterarmen und -schenkeln, Innenseiten der Oberschenkel, Kreuzbeingegend, Skrotum, Vulva.

### Klinisches Bild
- Hanfkorngroße, solide, scharf begrenzte, plane, graue bis braunrötliche oder hautfarbene Papeln, die zu rundlichen, bandförmigen oder streifenförmigen Herden aggregieren.
- Dreizonenaufbau: Zentral: Flächige Lichenifikation, randwärts lichenoide Knötchen, peripher Hyperpigmentierung. Starker Juckreiz.

### Histologie
Ausgeprägte, plumpe Akanthose mit unregelmäßiger Elongation der meist kolbig aufgetriebenen Reteleisten. Kräftige Orthohyperkeratose mit fokaler Parahyperkeratose. Weite Kapillaren im Stratum papillare sowie in der oberen Dermis. Vorwiegend gefäßgebundenes, aber auch diffuses, eher schütteres lymphohistiozytäres Infiltrat. Meist deutliche Fibrose der Dermis, mit senkrecht zur Epidermis verlaufenden Kollagenbündeln.

### Diagnose
Entscheidend sind Klinik und Histologie. Das Fehlen oder Vorhandensein von Atopie-Zeichen (Erhöhung des IgE-Spiegels, Sensibilisierungen im Epikutan- und Pricktest) hilft bei der Diagnosestellung nicht!

### Differenzialdiagnose
Allergisches Kontaktekzem; Arzneimittelreaktion; Atopisches Ekzem; Lichen planus; Prurigo nodularis; Lichen amyloidosus

### Therapie
- Die Erkrankung erweist sich i.A. als äußerst therapieresistent. Therapeutische Richtlinien:
  - Die Therapie des Lichen simplex chronicus ist als Langzeitstrategie anzulegen!
  - Es sollte klargestellt werden, dass es sich um eine eminent chronische Erkrankung handelt!
  - Bei Bedarf sollte frühzeitig ein Psychotherapeut mit in die Therapie eingebunden werden!
- Gegen den Juckreiz können Antihistaminika eingesetzt werden (Erfolge mäßig). Besser sind Glukokortikoid-haltige Salben z.B. Betamethasonvalerat **R029** oder Triamcinolonacetonid-haltige Cremes oder Salben.
- Bei Sekundärinfektionen sind Kombinationstherapeutika wie Clioquinol-haltige Glukokortikoid-Externa (z.B. Locacorten-Vioform) oder Triclosan/Glukokortikoid-Kombinationen (Duogalen Creme) angezeigt.
- Kurzfristig können immer wieder Okklusionsverbände angelegt werden.

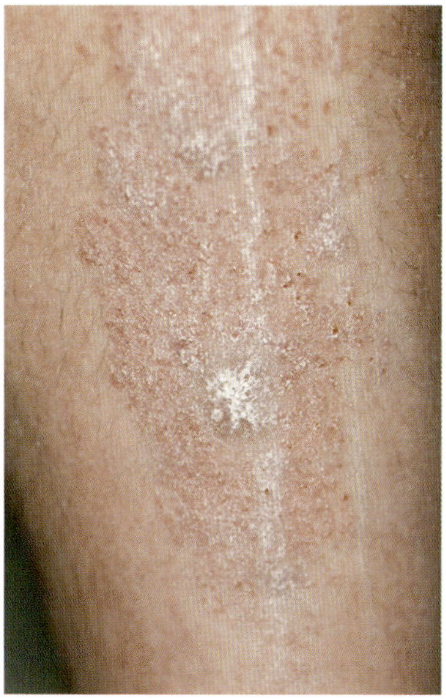

**Lichen simplex chronicus.** Seit etwa 1 Jahr persistierende, stark juckende, deutlich infiltrierte Plaque im Bereich des Unterschenkels.

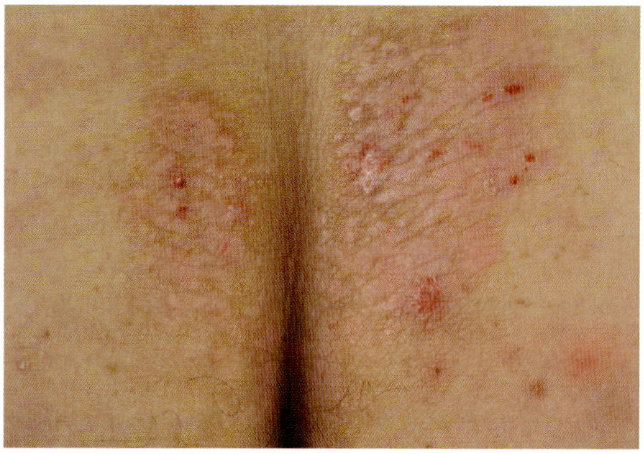

**Lichen simplex chronicus.** Stark juckende, hanfkorngroße, solide, scharf begrenzte, plane, hautfarbene bis rötliche Papeln sowie Kratzexkoriationen.

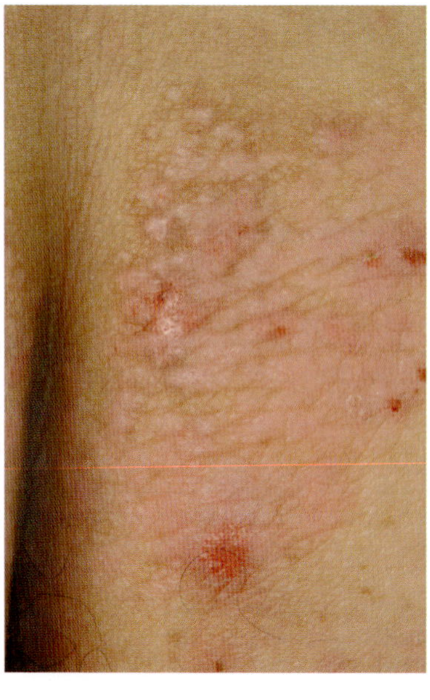

**Lichen simplex chronicus.** Stark juckende, hanfkorngroße, solide, scharf begrenzte, plane, hautfarbene bis rötliche Papeln sowie Kratzexkoriationen am Gesäß eines 31-jährigen Mannes.

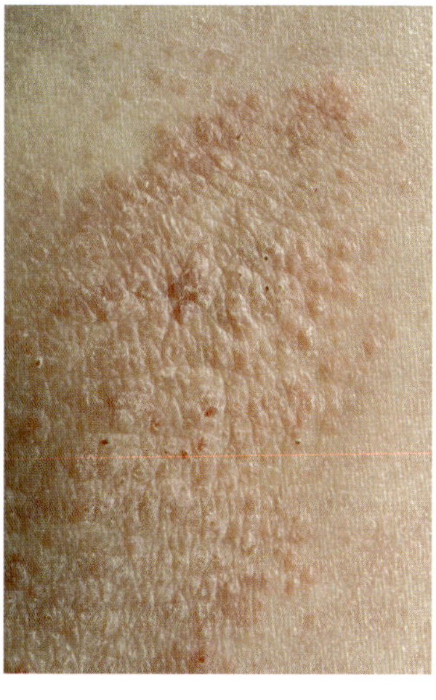

**Lichen simplex chronicus.** Solitäre, chronisch stationäre, rote, raue Plaque, die durch „Zusammenfließen" multipler, roter Papeln entstanden ist. Im Randbereich zeigen sich noch einzeln stehende Papeln.

- Gute Erfolge erzielt man mit mehrfachem Unterspritzen der Läsion mit Glukokortikoid-Kristall-Suspension (Volon A 10 Kristallsuspension gemischt mit 1% Xylocain).
- In geeigneter Lokalisation kann Kryochirurgie (offenes Sprayverfahren, 1-2mal kurz einfrieren) eingesetzt und ggf. mit Triamcinolonacetonid-Unterspritzung kombiniert werden. Eigene Erfahrungen sind durchaus positiv.
- Eine Therapie mit Steinkohlenteer ist ambulanten Patienten häufig nicht zumutbar. Eine 2-5% Steinkohlenteersalbe ist jedoch wirksam, bei Akzeptanz durch den Patienten kann sie im Wechsel mit einem Glukokortikoidexternum eingesetzt werden.
- Bei geeigneter Lokalisation kann lokale PUVA-Therapie eingesetzt werden. Bei genitaler Lokalisation empfehlen wir neben den oben angeführten Maßnahmen konsequente Sitzbäder, ggf. mit gerbenden Zusatzstoffen (z.B. Tannosynt).
- Dermatologische Klimatherapie (Nordseebäder) bringt in einigen Fällen sehr gute Erfolge.

### Bestrahlungstherapie
Phototherapie ist beim Lichen simplex chronicus wirksam, insbesondere Schmalband-UVB.

### Prognose
Chronischer schubweiser Verlauf.

## Lichen simplex chronicus verrucosus — L28.0

### Definition
Form des Lichen simplex chronicus an den Unterschenkeln, vor allem bei chronisch-venöser Insuffizienz.

### Klinisches Bild
Warzige Keratosen auf der zentralen Lichenifikation, starker Juckreiz.

### Differenzialdiagnose
Lichen planus verrucosus, Lichen amyloidosus.

### Therapie
Entsprechend dem Lichen simplex chronicus; zusätzlich Kompressionsverbände.

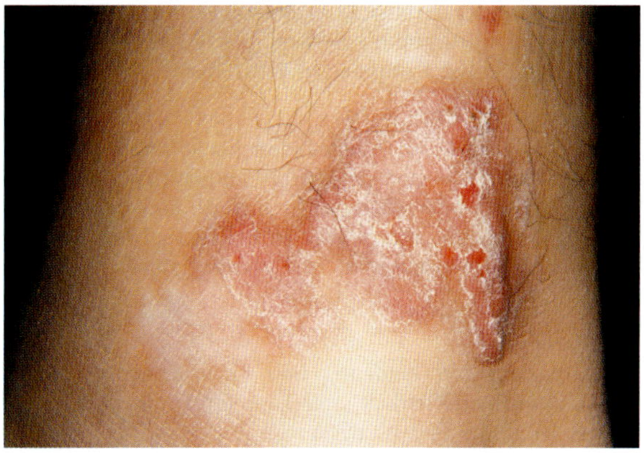

**Lichen simplex chronicus verrucosus.** Derbe, teils exkoriierte, verruköse Plaques auf rötlich-bräunlicher Basis im Knöchelbereich bei einem 39-jährigen Mann.

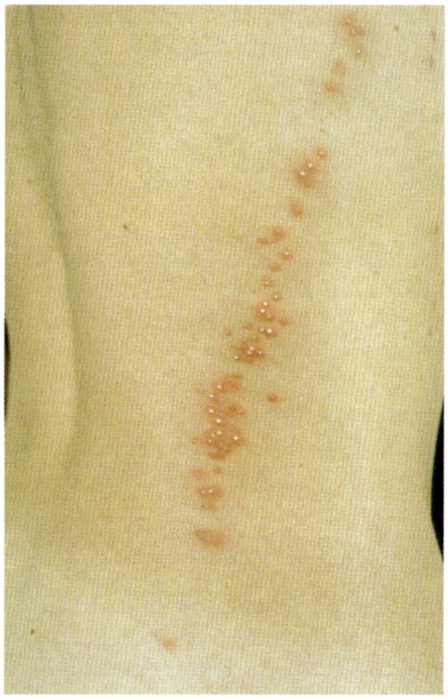

**Lichen striatus.** Linear am Rumpf angeordnete, mäßig juckende entzündliche, fokal hyperkeratotische Papeln.

## Lichen striatus — L44.20

### Synonym
Dermatitis linearis

### Definition
Den Blaschko-Linien folgende, streifenförmige Dermatitis unbekannter Ätiologie.

### Manifestation
Vor allem bei Kindern und Jugendlichen auftretend.

### Lokalisation
Asymmetrisch: Arme, Beine, gelegentlich Nacken oder Rumpf.

### Klinisches Bild
Kleine rötliche Papeln, die zu einem geröteten, verhornenden, 2 mm bis 2 cm breiten, sich evtl. über die gesamte Länge der Extremität ausdehnenden Band konfluieren.

### Histologie
Bild der Interface-Dermatitis mit psoriasiformer Epidermishyperplasie, umschriebener Parakeratose, einzelnen dyskeratotischen Zellen die über das gesamte Epithelband verstreut sind sowie einer leichten Spongiose.

### Differenzialdiagnose
ILVEN, Naevus verrucosus unius lateralis, Lichen planus linearis.

### Therapie
Aufklärung des Patienten über Harmlosigkeit des Befundes, blande Hautpflege (z.B. Ungt. emulsif. aq.).

### Prognose
Ausbildung in 2 bis 4 Wochen, Rückbildung in ca. 3 Monaten, evtl. bis zu einem Jahr.

## Lichtalterung — L98.8

### Definition
Durch künstliche und/oder natürliche UV-Strahlen induzier-

te, strukturelle epidermale und dermale Veränderungen der Haut. Charakteristisch für lichtgealterte Haut ist die aktinische Elastose im Grenzbereich zwischen papillärer und dermaler Dermis sowie unterschiedlich ausgeprägte epidermale Veränderungen (epitheliale Atrophie; unterschiedliche Ausprägungsgrade einer Keratosis actinica).

### Ätiologie

Die beiden Hauptbestandteile der dermalen extrazellulären Matrix (Kollagen und Elastin) bestimmen die Elastizität und Festigkeit der menschlichen Haut. Die extrazelluläre Matrix besteht zu 85-90% aus Kollagen Typ 1, das von dermalen Fibroblasten gebildet wird. In junger Haut findet sich ein Netzwerk elastischer Fasern, das kontinuierlich von der dermoepidermalen Junktionszone bis in die tiefe Dermis reicht und in der retikulären Dermis aus dicken elastinreichen Fasern besteht. In den unteren Anteilen der papillären Dermis existiert ein Netzwerk feiner Fasern mit reduziertem Elastingehalt. In der oberen papillären Dermis besteht ein Geflecht aus feinen mikrofillären Bündeln, die kein Elastin enthalten. UV-Strahlen induzieren unterschiedlich schwere Schädigungen der dermalen Matrixstruktur, histologisch unter dem Bild der Elastose bekannt (s.u. Elastosis actinica).

### Pathologie

Folgende Pathomechanismen der Lichtalterung werden diskutiert:

- Hemmende Wirkung von UV-Strahlen auf die Synthese von Kollagenfasern und/oder beschleunigter Abbau derselben: Insbes. UVB führt in vitro zu einer vorübergehenden Störung der Pro-Kollagen-1 Synthese in humanen Fibroblasten. Darüber hinaus induzieren UVB und UVA in vitro und in vivo die Bildung von Metalloproteinasen, die Kollagenfasern proteolytisch abbauen können. UVB führt u.a. in epidermalen Keratinozyten durch Aktivierung des Transkriptionsfaktors AP-1, einer Folge der Aktivierung von Matrix-Metalloproteinasen, zur verstärkten Transkription und schließlich Expression der Matrix-Metalloproteinase-1 (MMP-1). UVA kann in dermalen Fibroblasten und Keratinozyten direkt als auch indirekt durch parakrine Mechanismen die MMP-1-Expression induzieren. Die direkte Aktivierung wird wesentlich durch die Generation von reaktiven Sauerstoffspezies, insbes. Singulett-Sauerstoff, vermittelt. Folge der gesteigerten MMP-1 Expression ist die Verminderung von Fibrillin-1, das durch epidermale Keratinozyten gebildet wird und der wesentliche Bestandteil der mikrofilären Bündel in der oberen papillären Dermis ist.
- Neovaskularisation: Gefäßneubildungen werden durch z.B. Wachstumsfaktoren wie FGF, TGF-ß und PDGF, vaskuläre endotheliale Wachstumsfaktoren und Angiopoietine verursacht. Natürliche Hemmstoffe der Angiogenese sind z.B. Thrombospondine, die sich entlang der Basalmembran ablagern und verhindern, dass sich Gefäße in der Epidermis bilden (Untersuchungen mit transgenen Mäusen die Thrombospondin-1 überexprimieren zeigen einen fehlenden Anstieg der dermalen Vaskularisisierung und auch Faltenbildung nach UV-Exposition). Reduzierte Expression von Angiogenese-Hemmstoffen führt demnach zur vorzeitigen Lichtalterung.
- Zunahme der Zahl der dermalen Fibroblasten und Mastzellen sowie Histiozyten u. anderer mononukleärer Zellen (im Gegensatz zu intrinsisch gealterter Haut) als Hinweis für eine chronische Entzündung (Heliodermatitis oder Dermatoheliosis).
- Anhäufung von oxidativ veränderten Proteinen sowohl in intrinsisch als auch in extrinsisch gealterter Haut, insbes. reduzieren UVA und UVB die Aktivität der Proteasompeptidasen (Protein degradierendes System).
- Mitochondriale DNS-Mutationen führen in UV-exponierter Haut zu einer Störung der oxidativen Phosphorylierung und somit zur vermehrten Bildung reaktiver Sauerstoffspezies, die wiederum zu mitochondrialen DNS-Mutationen führen (in vitro und in vivo). Es wurden dadurch auch Gene verstärkt exprimiert, die an der Pathogenese der Lichtalterung beteiligt sind (z.B. Metalloproteinasen). Die einmal induzierten Mutationen blieben auch nach Beendigung der repetitiven UV-Exposition bestehen und nahmen sogar bei einigen i.S. des oben beschriebenen Circulus vitiosus noch zu.
- Schädigung von Chromophoren: UVB induziert in der zellulären DNS zwischen benachbarten Pyrimidinbasen Photoprodukte, hauptsächlich Zyklobutanpyrimidindimere, die für Schädigung von dermalen Reparaturmechanismen in der DNS verantwortlich sein können (topische Applikation von DNS-Reparaturenzym-haltigen Liposomen führen zu signifikanter Hemmung der UVB-Induktion von MMP-1 in der Epidermis).

### Histologie

Verminderung reifer Kollagenfasern, die durch basophiles Kollagen ersetzt werden. Ablagerung fragmentierter elastischer Fasern und dermaler extrazellulärer Matrixproteine (Elastin, Glycosaminoglykane, interstitielles Kollagen). Reduzierte Mengen an Prokollagen-1 in Fibroblasten und verringerte Menge diverser Kollagenpeptide in der extrazellulären Matrix (Kollagen-1, Kollagen-3- Propeptid, Kollagen-7). Erhöhte Spiegel der Matrixmetalloproteinase-1 (Kollagenase-1) und der Matrixmetalloproteinase-2 (72 kDa-Gelatinase).

## Lichtdermatosen L56.9

### Synonym

Photodermatosen

### Definition

Im weitesten Sinne durch optische Strahlung (Tageslicht, UV-Strahlung und/oder Infrarot-Strahlen) ausgelöste oder aggravierte, akute oder chronische Hauterkrankungen, die auf genetischen, (auto)immunlogischen, allergischen, toxischen oder degenerativen Pathomechanismen beruhen.

### Einteilung

Man unterscheidet im Allgemeinen (auto)immunologisch-vermittelte Lichtdermatosen (früher idiopathische Formen), medikamentös- oder chemisch-induzierte Lichtdermatosen (endogen, exogen), Erkrankungen mit defekter DNA-Reparatur (Genophotodermatosen) und photoaggravierte Erkrankungen.

### Diagnose

- Anamnese (oft eindeutig und hinweisgebend für die „Lichtprovozierbarkeit"; ggf. kann ein ätiologischer Faktor in einem Patientengespräch eruiert werden z.B. ein auslösendes Photoallergen)
- klinisches Bild mit dem „auf den ersten Blick" auffälligen, „lichtbetonten" topographischen Verteilungsmuster (Photodistribution)
- Lichttreppen (s.u. MED)
- Photoprovokation

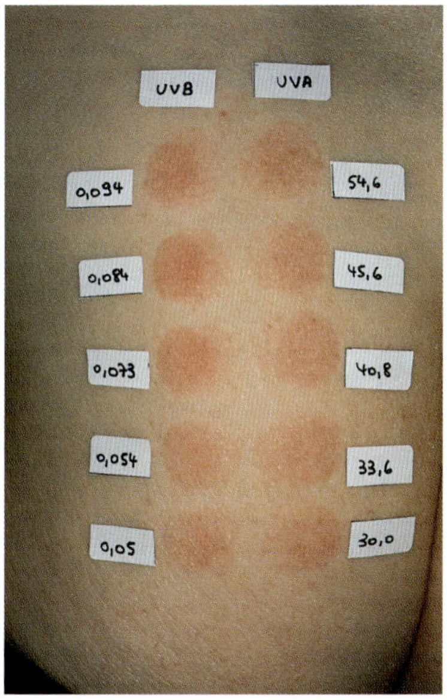


**Lichtdermatosen.** Lichttreppe: Erytheme in allen Bestrahlungsfeldern der UVA- und UVB-Testreihe. Einzeln stehende oder gruppierte kleine Papeln, 24 Std. post radiationem. Insgesamt erhöhte Lichtempfindlichkeit.

**Lichtdermatosen. Tabelle 1.** Einteilung der Lichtdermatosen nach ihrer Ätiologie

| Ätiologie | Erkrankungen z.B. |
|---|---|
| **Akut-phototoxisch (exogen, endogen)** | Berloque-Dermatitis |
| | Dermatitis bullosa pratensis |
| | Dermatitis, phototoxische |
| | Dermatitis solaris |
| | Porphyria cutanea tarda |
| | Protoporphyria erythropoetica |
| **Allergisch, (auto) immunologisch** | Chronische aktinische Dermatitis |
| | Dermatitis, photoallergische |
| | Lichturtikaria |
| | Hidroa vacciniformia |
| | Polymorphe Lichtdermatose |
| | aktinische Prurigo |
| **Genetisch (DNA-Reparaturdefekt)** | Xeroderma pigmentosum |
| | Progeria-like syndrome (Cockayne-Syndrom) |
| | Trichothiodystrophie |
| **Degenerativ (chronische Exposition)** | Elastoidosis cutanea nodularis et cystica |
| | Elastosis actinica |
| | Photoaging |
| **Lichtaggraviert** | Lichen planus actinicus |
| | Lupus erythematodes, kutaner |
| | Rosazea |
| | Bullöse Autoimmundermatosen |
| | Dyskeratosis follicularis (M. Darier) |

- Photopatchtest
- Histopathologie (ggf. direkte Immunfluoreszenz zum Ausschluss einer Autoimmunerkrankung)
- systemische Provokation bei fraglicher „unerwünschter Arzneimittelreaktion“
- klinisch-chemische Untersuchungen (z.B. Porphyrinbestimmungen; s.u. Porphyrie); autoimmunologische Laborparameter).

### Differenzialdiagnose

Wichtig ist der zeitliche Verlauf der Hauterscheinungen im Zusammenhang mit einer Sonnenexposition.

- Sofortreaktionen:
  - Lichturtikaria
  - erythropoetische Protoporphyrie
- Verzögerte Reaktionen:
  - Polymorphe Lichtermatose
  - Dermatitis solaris
  - Ekzem, photoallergisches
  - Hidroa vacciniformia
  - Unerwünschte Arzneimittelreaktionen (fragliche lichtsensibilisierende Medikamente s.u. Photoallergen).
- Verzögerte Reaktionen mit chronischem Verlauf::
  - Aktinische Prurigo
  - Chronische aktinische Dermatitis
  - Lupus erythematodes
  - Dermatomyositis.

### Therapie

Die akute Behandlung von (auto)immunologisch-vermittelten Lichtdermatosen (früher idiopathische Formen) sowie medikamentös- oder chemisch-induzierten Lichtdermatosen (endogen, exogen) besteht im Wesentlichen aus entzündungshemmenden Maßnahmen. Verwendung finden externe Präparate wie z.B. Lotio alba und topische Glukokortikoide, in schweren Fällen auch die systemische Gabe von Glukokortikoiden und Antihistaminika. Weitere UV-Exposition bzw. auslösendes Agens (z.B. Medikament) ist zu vermeiden. An erster Stelle steht bei allen Lichterkrankungen die Prävention durch effektiven Lichtschutz.

- Meidung jeglicher UV-Exposition: Jeder unnötige Aufenthalt in der Sonne mit unbedeckter Haut sollte unterbleiben; bedacht werden muss auch, dass im Schatten ein erheblicher Teil an UV-Strahlung vorherrscht. UVA-Strahlung kann Fensterglas und Windschutzscheiben leicht durchdringen!
- Schutz durch Kleidung: Das Abdecken der Haut durch Kleidung ist ein effektiver und nebenwirkungsarmer Lichtschutz, es sollte jedoch beachtet werden, dass Stoffe je nach Faser, Farbstoff und Maschenart erhebliche Mengen der Strahlung durchlassen können. Möglichst dicht gewebte Kleidung (z.B. Polyester) verwenden.
- Chemische Lichtschutzmittel: Durch Absorption von UV-Licht im Bereich der Hornhaut verhindern diese Substanzen ein weiteres Eindringen der Strahlung in lebende Zelllagen. Zugesetzte Antioxidanzien vermindern zusätzlich die sekundären photochemischen Reaktionen an körpereigenen Molekülen. Vorwiegend im UVB-Be-

**Lichtdermatosen. Tabelle 2.** Übersicht häufiger Lichtdermatosen

| Diagnose | Auslöser | Klinisches Bild | Prophylaxe | Therapie |
|---|---|---|---|---|
| Dermatitis solaris | UVB | metachrone Ausbildung von Erythem, Ödem, Bläschen, Blasen, Schuppen (typische Entzündungsreaktion, Erythem in der frühen Phase vermittelt durch Prostaglandine) | Lichtschutz (UVB-Sonnenfilter) | Intern (nur bei schweren Sonnenbrandreaktionen): Glukokortikoide, Indometacin oder ASS |
| | | | | Extern: Feuchte Umschläge oder Hydrogele, Glukokortikoide in Form von Cremes, Schaum oder Emulsion; Lotio zinci zur Linderung des Juckreizes und zur Kühlung |
| Phototoxische Reaktionen | UVA + phototoxische Substanzen, z.B. Methoxsalen, Steinkohle-Teer, Tetracycline | analog Sonnenbrand; auf das bestrahlte Areal limitierte Reaktion | Absetzen der phototoxischen Medikamente, Lichtschutz (UVA-Lichtfilter) | Extern: Glukokortikoidhaltige Milch, Cremes (Behandlung analog zur toxischen Kontaktdermatitis). Bei großflächigen Blasen Lotio zinci. Therapie wie bei Verbrennungen 2. Grades (Blasen steril eröffnen; Applikation antibiotikahaltiger Kortikoidcremes). |
| Photoallergische Reaktionen | UVA (UVB selten) + Photoallergen z.B. Sulfonamide, Antidiabetika, Tuberkulostatika | allergische Reaktion vom Typ IV; starker Juckreiz und Hautveränderungen, die über das bestrahlte Areal hinausreichen | Meidung des Allergens, Lichtschutz (UVA) | Extern: Feuchte Umschläge, glukokortikoidhaltige Emulsionen oder Creme. |
| | | | | Intern: Bei schweren Fällen auch systemische Glukokortikoide. |
| Polymorphe Lichtdermatose | UVA-Strahlen u/o UVB-Strahlen | Papeln, Plaques oder Papulovesikel | Lichtschutz (Breitband); Lichttraining (Light-hardening, z.B. PUVA-Hardening) | Bestehende Hautveränderungen sprechen auf lokale Glukokortikoide gut an (in schweren Fällen auch systemische Glukokortikoide). |

reich absorbieren Substanzen aus den Stoffgruppen der Paraaminobenzoesäurederivate, der Salicylate, der Kampherderivate, der Zimtsäureester und der Benzimidazolderivate. Sogenannte Breitbandfilter wie Dibenzoylmethane und Benzophenone absorbieren sowohl UVB als auch UVA. Gerade für die häufig vorkommende polymorphe Lichtdermatose sind diese Breitbandfilter von besonderer Bedeutung, verursachen jedoch auch Photoallergien, weshalb aus photoallergischer Sicht physikalischen Lichtschutzfiltern der Vorzug zu geben ist. Des Weiteren ist aufgrund der festgelegten Höchstkonzentration dieser Substanzen kein beliebig hoher Lichtschutz zu erzielen und deshalb ein zusätzlicher physikalischer Lichtschutz hilfreich.

- Physikalische Lichtschutzmittel: Pigmente aus Titanoxid, Eisenoxid oder auch Zinkoxid in einer Korngröße von 10-60 nm absorbieren im Bereich des UV-Lichtes, reflektieren aber das sichtbare Licht kaum, so dass diese Präparate auch kosmetisch akzeptabler geworden sind und daher in breitem Rahmen angewendet werden können. Die Bildung von gefährlichen Radikalen lässt sich durch ein Coating der Pigmentgranula oder durch eine Dotierung, eine Art Verunreinigung des Kristallgitters, vollständig verhindern. Da hier keine Zulassungspflicht besteht und keine Höchstgrenzen festgelegt wurden, lassen sich so Lichtschutzmittel mit fast beliebig hohen Schutzwerten herstellen. Die Zugabe von Antioxidanzien verringert sekundär den oxidativen Stress der bestrahlten Haut und reduziert damit weiter die zumindest im UVB-Bereich

**Lichtdermatosen. Tabelle 3.** Klinische Leitsymptome bei verschiedenen Lichtdermatosen

| Klinische Morphologie | Diagnose(n) |
|---|---|
| scharf begrenztes Erythem, ggf. Ödem, Blasen | Phototoxische Dermatitis |
| Ekzemreaktion | akut: photoallergische Dermatitis |
| | chronisch: chronische aktinische Dermatitis |
| | Aktinische Prurigo |
| Papeln, Vesikel, Plaques (nicht ekzematös) | polymorphe Lichtdermatose |
| | Lupus erythematodes |
| Bläschen, Krusten, Narben | Hidroa vacciniformia |
| Quaddeln | Lichturtikaria |
| Papeln, Knoten, Ulzera | Aktinische Prurigo |

erfolgende sekundäre Erythembildung. Systemische UV-Schutzpräparate wie Antimalariamittel, Cobilinogen, Folsäure und Nikotinamidsäure waren bisher eher enttäuschend. Tocopherol scheint den Verlauf der polymorphen Lichtdermatose günstig zu beeinflussen.
- Aktivierung und Vermehrung des körpereigenen natürlichen Lichtschutzes (Pigmentierung, Lichtschwiele) sowie Immunmodulation und Immunsuppression:
  - Phototherapie: Eine Phototherapie vor dem Beginn der sonnenreichen Jahreszeit oder vor Antritt einer Urlaubsreise kann stark beeinträchtigende Krankheitsschübe vermeiden und somit den Patienten mit einer Lichtdermatose angeboten werden. Dieses sogenannte „light-hardening" wird vorzugsweise mit Schmalband-UVB oder auch UVA1 (z.B. Urticaria solaris) durchgeführt. Prinzipiell beginnt man mit sehr niedrigen UV-Dosen und steigert behutsam. Die Therapie erstreckt sich in der Regel über 6-8 Wochen.
  - Photochemotherapie: Bei Versagen der reinen Phototherapie und in Fällen extremer Photosensibilisierung kann auch eine systemische Photochemotherapie (PUVA-Therapie, systemische) durchgeführt werden, die die wirksamste Prophylaxe bei der chronischen aktinischen Dermatitis darstellt.
- Antiinflammatorisch wirkende Präparate:
  - Glukokortikoide: Der Einsatz von Glukokortikoiden, extern oder systemisch, sollte auf die kurzfristige Therapie einer akut aufgetretenen Photodermatose und auf die oft schwierige Anfangsphase der Photochemotherapie bei chronischer aktinischer Dermatitis oder Lichturtikaria beschränkt werden.
  - Topische Calcineurin-Inhibitoren (z.B. Tacrolimus) können insbesondere bei der chronischen aktinischen Dermatitis und der aktinischen Prurigo versucht werden.
  - Immunsuppressiva: Azathioprin, Ciclosporin A oder auch Chloroquin können in besonderen Situationen, v.a. in der Therapie der Subtypen der chronischen aktinischen Dermatitis, Anwendung finden.
  - Thalidomid ist das Mittel der Wahl bei schwerer aktinischer Prurigo.
  - Bei der Dermatitis solaris können nichtsteroidale Antiphlogistika wie Ibuprofen p.o. (z.B. Ibuprofen ratiopharm) 400-600 mg/Tag angewendet werden.

## Lichtdermatose, polymorphe — L56.4

### Erstbeschreiber
Bateman, 1817; Hutchinson, 1878; Rasch, 1900

### Synonym
PMLE; Polymorphic light eruption; Summer eruption; Sommerprurigo; Prurigo aestivalis; Lupus-erythematodes-artige Lichtdermatose; Eccema solare; Lichtekzem; polymorpher Lichtausschlag; light sensitive eruption; Dermatopathia photoelectrica; polymorphes Lichtexanthem; polymorphe Lichtdermatose; PLD; Hydroa aestivale

### Definition
Häufigste, durch UV-Strahlen induzierte, nach einer Latenzzeit von Stunden oder wenigen Tagen auftretende Lichtdermatose, die unter verschiedenen, stets mit erheblichem Juckreiz einhergehenden, klinischen Erscheinungsbildern (Papeln, Vesikeln, Plaques, kokardenartige Läsionen etc.) ausschließlich in sonnenexponierten Arealen auftritt. Die Erkrankung betrifft alle ethnischen Gruppen. Personen mit hellerem Hauttyp sind häufiger betroffen.

### Einteilung
Klinisch werden 3 Haupttypen und weitere Untertypen unterschieden:
- Papulöser Typ:
  - Hämorrhagischer Typ.
- Plaque-Typ:
  - Erythema-exsudativum-multiforme-artiger Typ.
- Papulovesikulöser Typ:
  - Iktus-Typ
  - Vesikulo-bullöser Typ.

### Vorkommen/Epidemiologie
Die Angaben über Prävalenzen schwanken je nach Quelle zwischen 10-20% der Bevölkerung.

### Ätiologie
Die Erkrankung beruht sehr wahrscheinlich auf einer genetisch disponierten Überempfindlichkeitsreaktion vom verzögerten Typ, die durch ein oder mehrere (bisher unbekannte) photo-induzierte Antigene in Gang gesetzt wird. Darüber hinaus scheint auch eine Störung der UV-induzierten Immunsuppression dazu zu führen, dass photo-induzierte Antigene zu einer zellulären Immunantwort führen. Es besteht eine erhöhte Empfindlichkeit vor allem gegenüber UVA, ein Teil der Patienten reagiert aber auch auf UVB und sichtbares Licht.

### Manifestation
Bei 60% der Patienten Erstmanifestation zwischen 10. und 30. Lebensjahr. In mindestens 20% der Fälle besteht positive Familienanamnese. Frauen sind etwa 10mal häufiger betroffen als Männer. Saisonale Häufung: In Frühjahr bis Frühsommer (März bis Juni), bei lichtentwöhnten Personen auch später auftretend. Meistens sind Patienten mit hellerem Hauttyp betroffen.

### Lokalisation
Unbedeckte Hautgebiete, vor allem seitliche Gesichtspartien, Halsausschnitt, lateraler Oberarm, Streckseiten der Unterarme, Handrücken. Selten sind Streureaktionen. Ein wesentliches Charakteristikum der Erkrankung ist die Bevorzugung bestimmter, individuell unterschiedlicher, jedoch immer wiederkehrender Prädilektionsstellen.

### Klinisches Bild
- Von Patient zu Patient sehr unterschiedliche (hierdurch die Namensgebung „polymorphe Lichtdermatose"), auch beim einzelnen Patienten vielgestaltige Hauterscheinungen mit meist ausgeprägtem Juckreiz. Auftreten der klinischen Symptomatik wenige Stunden bis Tage nach (einmaliger) intensiver Sonnenbestrahlung. Auftreten ist auch nach weniger intensiver Besonnung an mehreren Tagen hintereinander möglich (wahrscheinlich Überschreitung einer kritischen, kumulativen Gesamtdosis). Abklingen (ohne weitere Provokation) innerhalb weniger Tage ohne Hinterlassung von Residuen. Klinisch finden sich in den Prädilektionsstellen meist kleinfleckige, seltener großflächige rote Erytheme, disseminierte Papeln oder Plaques, aber auch Papulovesikeln und Erythema exudativum multiforme-artigen Läsionen.
- Je nach Schweregrad unterscheidet man bei der Photoprovokation:
  - Grad 0: Pigmentierungen, Rötungen, keine Papulovesikel.

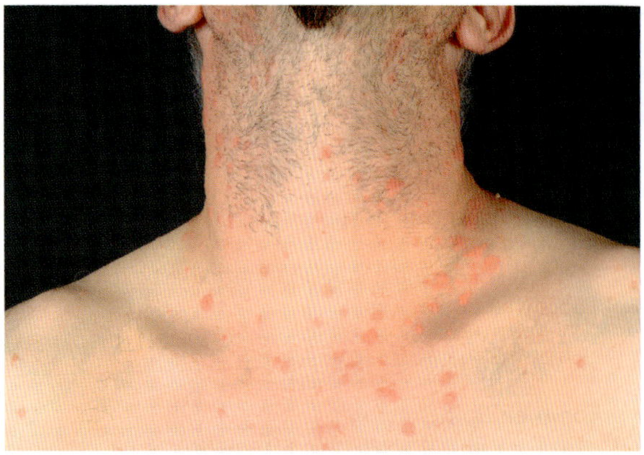

Lichtdermatose, polymorphe. Multiple, juckende, hochrote Papeln, teilweise zu Plaques konfluierend, teils exsudativ vesikulös, teils kokardenförmig am Dekolleté bei einem 46-jährigen Mann.

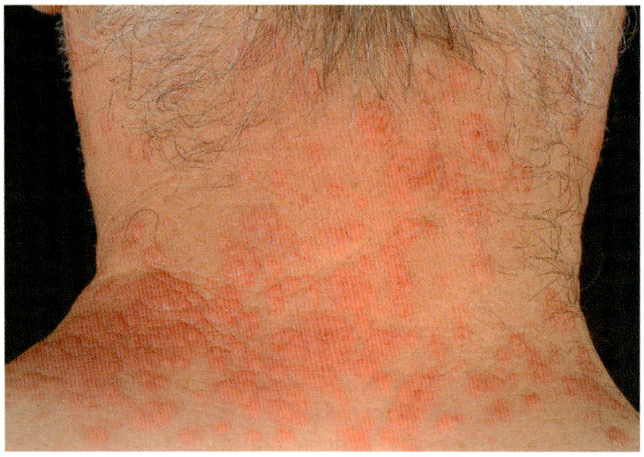

Lichtdermatose, polymorphe. Multiple, juckende, hochrote Papeln, teilweise zu Plaques konfluierend, teils exsudativ vesikulös, teils kokardenförmig am Dekolleté bei einem 46-jährigen Mann.

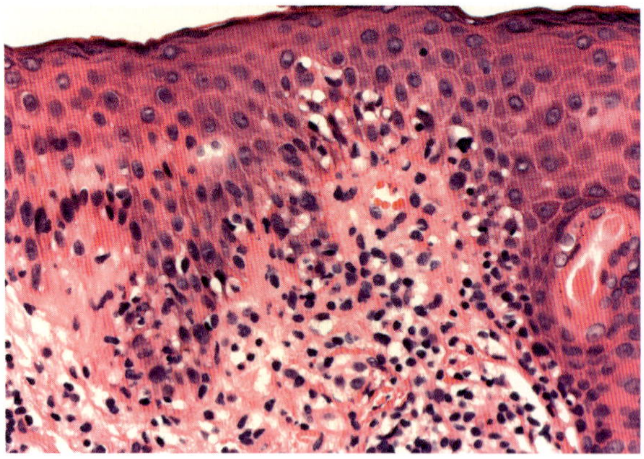

Lichtdermatose, polymorphe. Subepitheliales Ödem der oberen Dermis, herdförmiges, kräftiges perivaskuläres Infiltrat aus Lymphozyten und wenigen neutrophilen Granulozyten, stellenweise Erythrozytenextravasate. Fokal Epidermotropie mit spongiotischer Auflockerung des Epithels.

- Grad I: Erythem und Pruritus.
- Grad II: >20 Papulovesikel im Provokationsfeld, bzw. Ausbildung einer Plaque >50% des Provokationsfeldes.
- Grad III: Wie Grad II oder Blasen und Hämorrhagien im Provokationsfeld.

## Histologie

- Folgendes histopathologisches Grundmuster wird beobachtet: In der gesamten Dermis manschettenförmige, perivaskuläre lymphohistiozytäre Zellinfiltrate. Subepidermales Ödem, evtl. Spongiose und vakuolige Degeneration der basalen Epithelien. Meist normales Stratum corneum.
- Bei den unterschiedlichen klinischen Varianten bestehen unterschiedliche histopathologische Muster.

## Diagnose

Photoprovokationstest im erscheinungsfreien Intervall in nicht UV-exponierter Haut; die MED ist meist normal. Auslösung von isomorphen Hauterscheinungen an größeren Testfeldern (5 x 8 cm) durch mehrfache UVA-Exposition (mindestens 3-malig; 50-100 J/cm$^2$) bei 50-70% der Fälle. Im Allgemeinen erfolgen an 3-5 aufeinanderfolgenden Tagen Bestrahlungen in nicht vorbestrahlten Hautpartien. Ablesung bis 72 Std. nach der letzten Bestrahlung in 24-stündlichen Intervallen. Eine Spätablesung nach 2-3 Wochen kann erfolgen, um einen Lupus erythematodes auszuschließen. In den meisten Studien konnte gezeigt werden, dass eine Testung mit UVA oder solar simulierter Strahlung effektiver ist als die UVB-Photoprovokation.

## Differenzialdiagnose

Lupus erythematodes; Arzneimittelexanthem, makulopapulöses; Lichturtikaria, erythropoetische Porphyrie, Erythema exsudativum multiforme, Airborne Contact Dermatitis, aktinisches Retikuloid.

## Therapie allgemein

Grundsätzlich gilt Lichtschutz sowie eine symptomatische externe Behandlung.

## Externe Therapie

Im akuten Stadium Glukokortikoide wie 0,1% Betamethason-Lotio (z.B. Betagalen Lotio, R030) oder 0,1% Triamcinolonacetonid-Creme.

## Interne Therapie

Antihistaminika wie Desloratadin (z.B. Aerius) 5 mg/Tag zur Juckreizstillung. In schweren Fällen systemische Glukokortikoide wie Prednisolon (z.B. Decortin H) in hoher Dosierung, z.B. 100 mg/Tag p.o. Rasch ausschleichen.

## Prognose

Insgesamt chronisch-rezidivierender Verlauf von Saison zu Saison. Effektiver Sonnenschutz und Photo(chemo)therapie („Light-hardening") können die Erkrankung sehr günstig beeinflussen.

## Prophylaxe

- Extern applizierte Antioxidanzien (Flavonoide wie z.B. alpha-Glycosylrutin, Tocopherolacetat). 1 Woche vor Sonnenexposition beginnend 2mal/Tag und vor aktueller Besonnung dünn einreiben.
- Aufklärung des Patienten über das Aktionsspektrum und den Charakter der Erkrankung.
- Konsequenter Lichtschutz mit Textilien (nur bei leichten Formen genügt alleiniger Lichtschutz mit abdeckenden Maßnahmen wie Kleidung, Hüte, Make-up) und physikalischen Lichtschutzmitteln (z.B. Anthelios; Eucerin Phase 1 Pre-Sun Gel kombiniert mit Eucerin Phase 2 Schutz-

Gel 15). Immer Lichtschutzmittel mit UVA- und UVB-Filter verwenden.
- Ggf. langsame Lichtgewöhnung über Light-hardening im Frühjahr. Ein Großteil der Patienten bleibt nach einem präsaisonalen Behandlungszyklus komplett beschwerdefrei während der Sommersaison. Das konventionelle UVB-hardening ist dem PUVA-Therapie-Hardening unterlegen. Dem schmalbandigen UVB-Hardening (311 nm) wird eine der Photochemotherapie ähnliche Wirkung zugeschrieben.

### Naturheilkunde
Erfolge mit Lichtschutz- bzw. Hautpflegemitteln, die das Algen-Enzym Photolyase enthalten (z.B. Ladival med Aktiv-Sonnenschutz-Fluid und Ladival med Aktivpflege-Fluid), sind beschrieben: Aktiv-Sonnenschutz-Fluid unmittelbar vor Sonnenexposition auftragen und nach starkem Schwitzen oder Bädern erneuern.

### Hinweis(e)
Merke: **Chronische Verlaufsformen mit einem ekzemartigen Bild gehören nicht zum Spektrum der polymorphen Lichtdermatose, sondern weisen auf den Formenkreis der chronischen aktinischen Dermatitis hin (s.u. Dermatitis, chronische aktinische).**

## Lichtfilter

### Definition
Lichtschutzmittel, die aus dem elektromagnetischen Spektrum der Sonne einen Teilbereich herausfiltern. Im kosmetischen Bereich werden häufig Lichtschutzmittel benutzt, die den größten Teil der UVB-Strahlen abfiltern, UVA-Strahlen hingegen passieren lassen. Lichtschutzfilter bergen die Gefahr der Sensibilisierung und des übermäßig langen Aufenthaltes in der Sonne mit möglicher Ausbildung von Lichtdermatosen und Spätschäden. Die Gruppe der Lichtfilter umfasst u.a.:
- UVA-Bereich:
  - Dibenzoylmethane
  - Benzophenone.
- UVB-Bereich:
  - Benzimidazole
  - Salicylsäurederivate
  - Zimtsäurederivate (Cinnamate)
  - Anthralinsäurederivate
  - Kampherderivate
  - Benzophenone
  - Paraaminobenzoesäure und Derivate.

### Indikation
Im medizinischen Bereich bei Lichtdermatosen, wie z.B. Lupus erythematodes, Porphyria cutanea tarda, Porphyria acuta intermittens, Xeroderma pigmentosum.

## Lichtreaktion, persistierende L57.8

### Synonym
Persistent light reaction

### Definition
Subtyp der chronischen aktinischen Dermatitis, der sich aus einer lange bestehenden Photoallergie entwickelt und bei vorbestehender Sensibilisierung ohne weitere Photoallergenzufuhr bei u.U. geringer Lichtexposition ausgelöst wird. Erniedrigung der MED im UVA- und UVB-Bereich. Das aktinische Retikuloid ist wahrscheinlich eine Maximalvariante dieser Erkrankung.

### Ätiologie
Unklar, meistens primär Photosensibilisierung mit Persistenz des Photoallergens (z.B. Olaquindox). Später sind Auslösung und Unterhaltung der Hauterscheinungen durch geringe Lichtdosen möglich.

### Manifestation
Vor allem bei Männern im mittleren und höheren Lebensalter.

### Lokalisation
Lichtexponierte Körperareale, vor allem Stirn, Wangen, Ohrmuscheln, Nacken, Hals, Handrücken.

### Klinisches Bild
Zunächst akutes Ekzem, später rezidivierender Verlauf mit Übergang in ein chronisches Stadium. Entzündete, rote bis livide, polsterartig verdickte, gefurchte, schuppende, gelegentlich nässende Hautveränderungen. Erhebliche Lichenifikation, oft quälender Juckreiz. Evtl. Facies leontina. Häufig Streuphänomene. Ausbildung einer Erythrodermie ist möglich.

### Differenzialdiagnose
Polymorphe Lichtdermatose, Dermatitis bullosa pratensis, Sézary-Syndrom.

### Therapie
S.u. chronisch aktinische Dermatitis.

### Prophylaxe
S.u. Lichtdermatosen, s.u. Lichtschutzmittel.

## Lichtreflexions-Rheographie

### Synonym
PPG (Photoplethysmographie)

### Definition
Nicht-invasive, optoelektronische Methode zur Bestimmung des Füllungszustandes des dermalen Gefäßplexus.

### Indikation
Diagnostik der chronischen venösen Insuffizienz, von frischen und alten Phlebothrombosen; präoperative Prognosestellung; Therapiekontrolle.

### Durchführung
Hierbei wird nach einem standardisierten Bewegungsprogramm, das zur Abnahme des Füllungszustandes des Gefäßplexus führt, seine Wiederauffüllzeit gemessen. Verkürzungen werden als pathologisch bewertet. Ursächlich hierfür ist eine gestörte Venenfunktion.

## Lichtschutz

### Definition
Schutz der Haut vor zu starker Lichtabsorption. S.a.u. UV-Index. Neben dem physiologischen Lichtschutz, der Lichtschwiele, ist ein künstlicher Lichtschutz durch Textilien (Kleidung) oder durch (chemische bzw. physikalische) Lichtschutzmittel zu unterscheiden. Neuerdings werden auch oral

applizierbare Substanzen als Lichtschutzmittel angepriesen (z.B. der aus der einer mittelamerikanischen Farnplanze gewonnene Polypodium leukotomis Extrakt [PLE] z.B. in Heliocare-Kapseln; s.a.u. β-Carotin).

### Allgemeine Information

- Auftragen von Lichtschutzpräparaten 30 Minuten vor der Sonnenexposition und wiederholt nach jedem Badegang.
- Verwendung von wasserfesten Lichtschutzmitteln beim Baden
- Durch „Nachcremen" des Lichtschutzmittels verlängert sich die angegebene Gesamtschutzzeit nicht!
- Tragen von lichtdichten Textilien und Hüten mit breiter Krempe.
- Tragen von UV-absorbierenden Sonnenbrillen.
- Textilien besitzen im nassen Zustand eine deutlich höhere UV-Durchlässigkeit (UV-Durchlässigkeit eines Baumwoll-T-Shirts wird im feuchten oder nassen Zustand um etwa 50% erhöht, z.B. beim starken Schwitzen).
- An unbedeckten Körperstellen tägliche Verwendung eines Lichtschutzpräparates mit einem Lichtschutzfaktor von mindestens 15 und einer Wirksamkeit auch im UVA-Bereich.
- Lichtschutzpräparate mit einem Lichtschutzfaktor (LSF) von 15 haben einen Schutzfaktor von etwa 93%. Präparate mit einem LSF von 30 oder 45 filtern nur unwesentlich mehr (etwa 96-97%).
- Nur für sehr UV-empfindliche Personen (s.a.u. Lichtdermatosen) und besondere Risikosituationen (Aufenthalt im Hochgebirge z.B. beim Skifahren) werden Lichtschutzpräparate mit höherem LF empfohlen.
- Die UVA-Strahlung trägt erheblich zur Hautalterung (Lichtalterung; s.a. Elastosis actinica) und möglicherweise auch zur Entstehung des malignen Melanoms bei und sollte daher neben dem UVB ebenfalls gefiltert werden.
- UV-Lippenschutz: Wahl eines UV-protektiven Lippenstift (Lichtschutzfaktor 30), da das ungeschützte Lippenrot sehr UV-empfindlich ist. Der natürliche Schutzmechanismus der Bräunung fehlt hier.
- UV-Belastungen von nicht geschützten Körperregionen (prozentual zur Gesamtdosis):
  - Höchste Dosis an der Scheitelregion des Kopfes
  - Schultern (unabhängig von der Art der körperlichen Aktivität) 75% der Gesamtdosis.
  - Hände: ca. 30-50%
  - Rücken: 40-60%
  - Brust: 25-70%
  - Oberschenkel: 25-33%
  - Waden: ca. 25%.
- UV-Belastung des Gesichts (prozentual zum Wert am Scheitel):
  - Stirn und Nase: ca. 20-65%
  - Wangen: 15-40%
  - Kinn: 20-35 %
  - Nacken: 20-35%.

### Hinweis(e)

- Wichtigste Regel = Meiden von intensiver, direkter und indirekter UV-Exposition durch natürliche (Sonne) und künstliche UV-Quellen (Solarien). Es folgt das „Kleiden", der textile Lichtschutz, hier v.a.das Tragen von UV-dichten Kopfbedeckungen von UV-dichten Textilien (s.u.). Ergänzend: Anwendung von Lichtschutzmittel mit einem Lichtschutzfaktor (LF) von mindestens 15 mit breiter Schutzwirkung im UVB- und UVA-Bereich.
- Kurz zusammengefasst gilt somit folgender Slogan: „MEIDEN - KLEIDEN - CREMEN".
- Allgemeine Regeln und Hinweise für die UV-Strahlenbelastung der Haut:
  - Meiden der Sonne, wenn die Haut noch blass (sonnenentwöhnt) ist und keine Vorbräunung besitzt.
  - Langsames Adaptieren der Haut an die UV-Strahlung durch Erwerb einer natürlichen Lichtschwiele!
  - 50% der UV-Belastung erfolgt in den Mittagsstunden zwischen 11-14 Uhr.
  - Schatten reduziert die UV-Strahlung um rund 50%.
  - UVB-Strahlen (und Infrarot-Strahlen) sind zur Zeit des höchsten Sonnenstandes am intensivsten. Hierdurch wird man durch die Erwärmung der Haut vor einem Zuviel an UV-Strahlung gewarnt. Diese Warnmeldung entfällt bei Wind und Kälte!
  - 90% der UV-Strahlen dringt durch die Wolkendecke durch.
  - UVA-Licht durchdringt Fensterglas (Achtung Autofahrer; wichtig für Patienten mit überwiegend durch UVA-Strahlen induzierten Lichtdermatosen).
  - Mit ansteigenden Höhenmetern erhöht sich die UV-Strahlung. Als Faustregel gilt eine Zunahme um 15% pro 1000 m.
  - Mit ansteigenden Höhenmetern verändert sich die UV-Strahlung. In Höhenlagen erreichen zunehmend mittelwelliges UV die Erdoberfläche (Achtung: Skifahrer und Bergsteiger)
  - Schnee reflektiert 80-90% der UV-Strahlen.
  - Sand reflektiert bis 50% der UV-Strahlen.
  - Wasser reflektiert 40-50% der UV-Strahlen.
  - 50% der UVB und 75% der UVA-Strahlen erreichen eine Wassertiefe von 1 m.
  - Vermeiden von Kosmetika und Duftstoffe (Deodorant, Parfüm, Haarspray) vor der Sonnenbestrahlung. Gefahr bleibender brauner Pigmentfleckenbildung v.a. am Gesicht und am Hals (Auslöser sind ätherische Öle, wie zum Beispiel Lavendel-, Limonen-, Sandelholz-, Zedern- und Zitronenöl, Moschus). S.a.u. Dermatitis, Berloque-Dermatitis und Dermatitis, phototoxische.
  - Medikamente können zu schweren phototoxischen Reaktionen oder Dermatitis solaris führen (Antibiotika, Bluthochdruckmittel, Beruhigungsmittel, Diabetesmedikamente, Fettsenker, Rheumamedikamente, Hormone zur Empfängnisverhütung und andere).
  - Selbstbräuner sind eine unbedenkliche Alternative zur UV-Bräunung.
  - Bei Nutzung von Solarien, sollten diese das Gütesiegel „Zertifiziertes Solarium" tragen.
- Lichtschutz für Kinder:
  - Bis zu 25% der individuellen Sonnenlichtbestrahlung wird vor dem 18. Lebensjahr erreicht. Schwere Sonnenbrände in der Kindheit und Jugend vor dem 15. Lebensjahr steigern das spätere Risiko an malignem Melanom zu erkranken, um das 3-5-fache.
  - Verantwortung der Eltern: Kinder haben keine eigene negative Erfahrungen mit Sonne und damit kein Bewusstsein über evtl. Folgeschäden
  - Kinder, vor allem Kleinkinder, sollten nicht unbekleidet in der Sonne spielen.
  - Säuglinge sollten grundsätzlich keiner direkten UV-Belastung ausgesetzt werden.
  - Sonnendichte T-Shirts oder Hemdchen sowie lange Hosen und geeignete Schuhe (keine Sandalen) schüt-

zen den Körper vor der Einstrahlung.
- Als Kopfbedeckung breitkrempige Hütchen wählen
- Ultraviolett-Protection-Faktor (UPF) für sonnendichte Kleidung: UPF klassifiziert einen Lichtschutzfaktor, der die Filterwirkung der Kleidung angibt. In Europa werden nur solche Textilien ausgezeichnet, die einen UPF von mindestens 30 haben und bei denen der durchtretende Anteil der UVA-Strahlung unter 5% liegt. Für Kinder ist diese Kleidung im Sonnenurlaub empfehlenswert.
- Kinder halten sich am besten nur im Schatten auf, vor allem in der Mittagszeit.
- Schutz der Augen durch Sonnenbrillen mit UV-Filter.

## Lichtschutzfaktor

### Synonym
LSF; Indice de Protection (IP); Sun Protecting Factor (SPF)

### Definition
Quotient aus der Erythemschwellendosis der geschützten Haut (MED) und der Erythemschwellendosis der ungeschützten Haut. Beispielsweise bedeutet ein Lichtschutzfaktor (LSF) 6 eine sechsfach verlängerte Expositionszeit vor Eintreten des Erythems innerhalb von 24 Stunden. In Deutschland ist der Lichtschutzfaktor auf Produkten mit der Abkürzung LSF oder SF + Zahl angegeben. Die französische Bezeichnung IP steht für Indice de Protection und ist identisch mit der deutschen Angabe. Der amerikanische Faktor SPF steht für Sun Protecting Factor und wird anders berechnet als LSF/SF und IP. Aus diesem Grund muss man von einem SPF rund 30% abziehen, um einen deutschen bzw. französischen Wert zu erhalten. So ist ein SPF 24 ungefähr mit einem LSF/SF oder IP 16 zu vergleichen.

## Lichtschutzmittel

### Definition
Substanzen, die bestimmte oder alle Anteile des Sonnenspektrums auf der Haut abblocken.

### Einteilung
Lichtschutzmittel können unterteilt werden nach Absorptionsspektrum, Lichtschutzfaktor und Wirkstoffen. Bei den Wirkstoffen unterscheidet man:
- Physikalische Filter (Deckstoffe)
- Externe Bräunungssubstanzen (z.B. Dihydroxyaceton)
- Interne Lichtschutzmittel (z.B. Karotinoide meist beta-Karotin)
- Chemische Lichtfilter.

### Allgemeine Information
Zahlreiche neue Anwendungsformen mit unterschiedlicher Qualität kommen immer wieder auf den Markt, deren Hersteller versuchen, den steigenden Anforderungen an Wasserfestigkeit, Photostabilität, kosmetischer Akzeptanz, breitem Strahlenschutz gerecht zu werden. Eingesetzt werden Cremes, Hydrodispersionsgele, Liposomenpräparate, Lipoproteinmilche, Lipogele, Sprays, Stifte u.a. Die im Handel erhältlichen Lichtschutzmittel zur endogenen Anwendung enthalten meist beta-Karotin. Hier können nach 10-12 wöchiger Einnahme von 15-30 mg p.o. geringe Schutzeffekte (max. LF von 4) erreicht werden.

- UVB: Der auf händelsüblichen Präparaten angegebene Lichtschutzfaktor (DIN) bezieht sich auf UVB-Strahlen. Ein Lichtschutzfaktor 6 bedeutet, dass das Auftreten eines Erythems erst nach 6mal längerer Sonneneinstrahlung zu erwarten ist, als auf unbehandelter Haut des gleichen Hauttyps (Lichtschutz = Erythemschwellenzeit mit Sonnenschutzmittel/Erythemschwellenzeit ohne Sonnenschutzmittel). Die Wirksamkeitsbeurteilung von Lichtschutzpräparaten erfolgt in Europa beim Menschen in vivo mit der Bestimmung des Lichtschutzfaktors (Sun Protection Factor, SPF) nach der COLIPA International Sun Protection Factor Test Method. Diese Methode beruht auf der Bestimmung der Erhöhung der minimalen Erythem-Dosis (MED) nach standardisiertem Auftragen von Lichtschutzmitteln. Der SPF gibt die Schutzwirkung eines Präparates gegen UV-B-Strahlung an. Für die Bestimmung der Schutzwirkung im UV-A-Bereich existiert bisher kein weltweit anerkanntes Prüfverfahren.
- Der Faktor ist international nicht standardisiert. Bei amerikanischen Produkten wird der Faktor ca. 1/3 höher angegeben als bei deutschen Produkten. Der Lichtschutzfaktor 12 bei einem deutschen Produkt würde in den USA mit 15 gekennzeichnet.
- UVA: Bei gutbräunender Haut ist ein UVA-Schutz i.d.R. nicht erforderlich. Notwendig ist UVA-Schutz bei photoallergischen und phototoxischen Reaktionen, bei Lichtdermatosen, zur Vermeidung von Hyperpigmentierung, zur Vorbeugung chronischer Lichtschäden. Eine standardisierte Methode zur Messung des UVA-Schutzes existiert nicht, da ein Erythemschwellenwert nur unter extrem hohen UVA-Dosen erreicht werden kann. Seit Februar 2005 gilt in Deutschland die neue Deutsche Industrienorm 67502, die zu einer Kennzeichnung des UVA-Schutzes dient. Hiermit wird der UVA-Schutz angegeben und in Relation zum UVB-Schutz gestellt („UVA/UVB-Schutzbalance"). Die Methode basiert auf einer in vitro Transmissionsmessung durch eine definierte Schicht eines Lichtschutzmittels.
- Infrarot: Neuerdings werden auch Angaben zum Infrarotschutz gemacht. Die Infrarotstrahlen rufen keine direkten Hautschäden hervor. Ihre Wirkweise liegt mehr in einem Feuchtigkeitsverlust und in einer Gefäßweitstellung. Sie können eine Erythembildung (Hitzeerythem) unterstützen, bei übermäßigem Sonnenbaden bis zur Entwicklung eines Sonnenstichs, Hitzekrämpfen und Kreislaufbelastung beitragen und führen zur Inaktivierung von Repairmechanismen der Haut. Als empfehlenswert ist ein Infrarot-Strahlenschutz nach bisherigem Wissensstand nicht anzusehen, zudem sind derzeitige Angaben nicht standardisiert.
- Alterungsschutzfaktor: Der Alterungsschutzfaktor für die Haut ist bei ca. 60% der Erythemschwelle anzusetzen.
- Deckstoffe/Physikalische Filter: Schutzeffekte von Pulvern wie Titanoxid, Zinkoxid, Eisenoxid, Kaolin, Talkum beruhen auf Ablenkung der Sonnenstrahlen durch Reflexion und Streuung. Abdeckende Lichtschutzpasten sind hochwirksam, werden aber wegen des Weißeffektes kosmetisch zuweilen wenig akzeptiert. Die neuere Entwicklung von Mikropigmenten mit Vermeidung des Weißeffektes bei hoher Wirksamkeit (im UV-Bereich) ist als großer Fortschritt anzusehen. Mikropigmenthaltige Präparate kommen insbesondere für folgende Indikationen infrage:

L

- Vorliegen einer hohen oder krankhaften Sonnenlichtempfindlichkeit
- Schutz besonders UV-belasteter Hautstellen wie z.B. Lippen
- Schutz pigmentloser oder pigmentarmer Hautstellen
- Schutz von stark pigmentierten bzw. leicht nachdunkelnden Stellen wie Altersflecken, Chloasmen oder Sommersprossen
- Schutz der kindlichen Haut.

S.a. allgemeine Verhaltensregeln für den Lichtschutz der Haut.

### Komplikation
Bekannt sind Irritationen, allergische und photoallergische Reaktionen, teils auf die galenische Grundlage oder auf das Lichtschutzpräparat selbst.

### Hinweis(e)
Die Compliance bei der Anwendung von Lichtschutzpräparaten ist wesentlich von deren kosmetischen Eigenschaften abhängig. Je höher der angestrebte Lichtschutzfaktor ist, desto höher müssen die Konzentrationen der Lichtschutzsubstanzen in einer Formulierung sein. Dies führt zu einer steigenden „Verpastung" der Präparate. Es verbleiben zunehmende Partikelmengen beim Auftragen auf der Haut. Dies beeinträchtigt die kosmetische Akzeptanz. Lichtschutzpräparate bis zu einem Lichtschutzfaktor von 15 können gegenwärtig mit einem etwa 10% Anteil von Lichtschutzsubstanzen hergestellt werden. Um höhere Lichtschutzfaktoren zu erzielen, werden wesentlich höhere Konzentrationen (meist 25% oder mehr; geringere kosmetische Akzeptanz) von Lichtschutzsubstanzen eingesetzt.

## Lichtschwiele T67.9

### Erstbeschreiber
Miescher, 1930

### Definition
Physiologischer Adaptationsmechanismus der Haut (v.a. der Epidermis) auf Belastung durch UV-Strahlen.

### Einteilung
Die epidermale Hyperplasie beruht auf einer proliferationsfördernden Wirkung der UV-Strahlen. Der MAP-Kinase-Signalweg (mitogen-activated protein kinase) kann über verschiedene Wege durch UVB aktiviert werden, z.B. durch die Phosphorylierung von JNK (c-Jun N-terminal kinases) und p-38 (s.u. MAP-Kinasen).

### Ätiologie
Unter chronischer Einwirkung von UVB-Strahlen kommt es zu einer Verdickung der Epidermis und der Hornschicht. Diese Reaktion ist unter UVA-Strahlung nicht zu beobachten.

### Histologie
Gesteigerte Epidermopoese mit Akanthose und Hyperkeratose.

## Lichttoleranz

### Definition
Biologischer Hautzustand durch Adaptationsmechanismen (Lichtschwiele, Sofortpigmentierung und Spätpigmentierung) auf Sonnenexposition.

## Lichturtikaria L56.30

### Erstbeschreiber
Merklen, 1904

### Synonym
Sonnenurtikaria; Urticaria solaris; photoallergische Urtikaria; Urticaria photogenica; Sommerurtikaria

### Definition
Sehr seltene Lichtdermatose mit innerhalb von Minuten nach Lichtexposition auftretender Erythem- und Quaddelbildung an den exponierten Hautstellen bis hin zu anaphylaktischen Reaktionen nach kurzem Aufenthalt im Freien.

### Ätiologie
IgE-vermittelte allergische Reaktion vom Soforttyp auf ein unbekanntes photoinduziertes Autoallergen; ein „Serumfaktor" spielt bei einigen Patienten eine Rolle. Das Aktionsspektrum erstreckt sich meist über den gesamten UV-Bereich, sichbares Licht und Infrarot können ebenso Auslöser sein.

### Manifestation
Meist bei jungen Erwachsenen (überwiegend 20.-40. Lebensjahr), selten im Greisenalter (7.-8. Lebensjahrzehnt) oder im Kleinkindalter (2.-6 Lebensjahr) auftretend.

### Klinisches Bild
Innerhalb weniger Minunten nach Lichtexposition auftretende Erythem- und Quaddelbildung in den exponierten Arealen. Abklingen der Hauterscheinungen innerhalb von Minuten bis Stunden nach Beendigung der Exposition. Subjektiv leiden die Patienten unter extrem starkem Juckreiz. Bei ausgedehntem Befall mögliche Ausbildung von Schockfragmenten oder komplettem Schockzustand.

### Diagnose
- Typisches klinisches Bild und Anamnese.
- Photoprovokationstest an nicht sonnenexponierter Haut (Gesäß, Abdomen), da chronische Lichteinwirkung die Urtikariaschwelle erhöht. Entsprechend dem individuellen Aktionsspektrum werden oft bereits nach Durchführung der Lichttreppe mit UVA und UVB charakteristi-

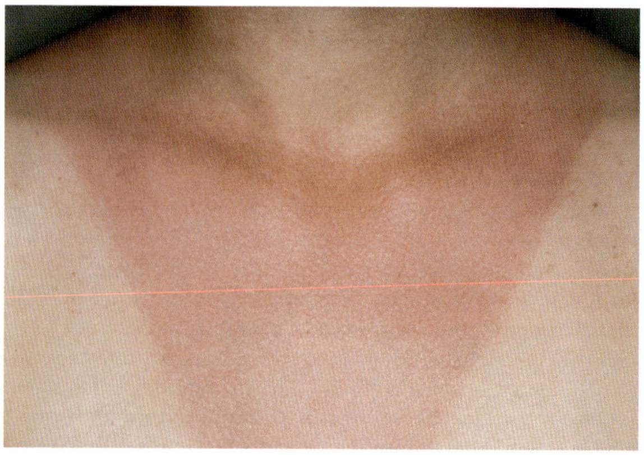

**Lichturtikaria.** Flächige urtikarielle Reaktion im Dekolletébereich, wenige Minuten nach Sonnenexposition.

**Lichturtikaria. Tabelle 1.** Photoprovokation der Lichturtikaria

| | |
|---|---|
| **Testort** | Nicht lichtexponierte Hautpartien (z.B. Gesäß) |
| **Testfelder** | 1,5 x 1,5 cm |
| **Strahlenquellen** | UV-A: Fluoreszenzstrahler (Philips TL09N, TL 10R) |
| | Metallhalogenidstrahler (340-400 nm) |
| | UV-B: Fluoreszenzstrahler (PHilips TL 12 285-350 nm) |
| | Sichtbares Licht: Diaprojektor (s.o.) |
| | Monochromator (in Praxen nicht vorhanden) |
| **Strahlendosen** | Meist niedrig, je nach anamnestischen Daten variieren! |
| **Ablesung** | Sofort, Beobachtung bis 1 Std. nach Exposition |

sche Quaddeln ausgelöst. Bei einigen Patienten kann auch durch sichtbares Licht (Diaprojektor) provoziert werden.
- Um das genaue Aktionsspektrum sowie die minimale Quaddeldosis (MUD = minimale urtikarielle Dosis) zu bestimmen, sind zusätzliche Bestrahlungen möglichst 250-700 nm mit einem Monochromator sinnvoll (sie sind aber im klinischen Alltag nicht verfügbar).
- Alternativ kann auch eine vorsichtige (kontrollierte) Bestrahlung mit natürlichem Sonnenlicht durchgeführt werden.
- Die Ablesung der Testreaktionen erfolgt sofort und bis zu einer Stunde nach Bestrahlung.
- Serumfaktor-Test (spielt in der Praxis keine Rolle mehr): Entnahme von Patientenserum und Bestrahlung des Serums mit 0,1 J/cm$^2$ UVB, 10 J/cm$^2$ UVA oder mit sichtbarem Licht (je nach ermitteltem Aktionsspektrum) und anschließende intrakutane Injektion von 0,05-0,1 ml Serum und einer Kontrolle mit 0,05-0,1 ml 0,9% NaCl-Lsg. Nach 5 und 15 Minuten beurteilen, ob sich eine Quaddel an der Injektionsstelle bildet.

### Bestrahlungstherapie
- Ein vorsichtiges Light-hardening kann versucht werden. Exakte Austestung des auslösenden Spektrums, danach Festlegung des individuell geeigneten Light-hardenings. Positive Effekte wurden mit systemischer PUVA-Therapie erzielt.
- Versuch der Schnellabhärtung mittels UVA1.
- Schmalband-UVB.

### Interne Therapie
- In der Initialphase symptombezogene Notfalltherapie wie bei akuter Urtikaria: ggf. hochdosiert systemische Glukokortikoide 100-150 mg Prednisolon-Äquivalent i.v. und Antihistaminika i.v. (z.B. Fenistil). Bei Schocksymptomatik Vorgehen entsprechend Schock, anaphylaktischer.
- Durch Plasmapherese kann insbesondere bei Patienten mit Serumfaktor eine auffallende Besserung des Befundes erzielt werden.
- In schweren Fällen können Immunsuppressiva (z.B. Ciclosporin A) versucht werden.
- Besserung der Symptomatik wurde auch nach IVIG beschrieben.

### Prognose
Jahrelanger Verlauf der Erkrankung mit eher lästigem als bedrohlichem Verlauf. Nur bei schwerer Ausprägung der klinischen Symptomatik können Schockzustände auftreten.

### Prophylaxe
Verordnung von Breitband-Lichtschutzmitteln mit entsprechend hohem Lichtschutzfaktor. Dauergabe von Antihistaminika wie Desloratadin (z.B. Aerius) 1 Tbl./Tag oder Levocetirizin (z.B. Xusal) 1 Tbl./Tag. Ggf. Versuch mit Chloroquin (z.B. Resochin) Initialdosis 250 mg/Tag p.o., später 2mal/Woche 250 mg p.o.

## Lichturtikaria, fixe — L56.3

### Definition
Umschriebene Lichturtikaria an immer gleicher Hautpartie.

### Therapie
Entsprechend der Lichturtikaria.

## Lidabszess — H00.0

### Definition
Eitrige Lidentzündung mit Abszess-Bildung ohne Bezug zu Anhangsdrüsen.

### Differenzialdiagnose
Hordeolum.

## Lidocain

### Definition
Lokalanästhetikum vom Amid-Typ.

### Indikation
- Topisch: Infiltrations-, Oberflächen- und Leitungsanästhesie sowie bei Pruritus.
- Systemisch: Antiarrhythmikum bei ventrikulären Herzrhythmusstörungen.

**Merke: Die topische Applikation gilt wegen der Gefahr der Entstehung von Kontaktallergien als umstritten!**

### Unerwünschte Wirkungen
Bei (versehentlicher) i.v. Injektion: Euphorie, Schläfrigkeit, Muskelzuckungen; in hohen Dosen: Krämpfe, Dyspnoe, Atemlähmung. Bei topischer Applikation: Spättypallergie, sonst Intoleranzphänomene.

### Wechselwirkungen
Synergismus mit anderen Lokalanästhetika, Verstärkung der neuromuskulären Blockade von Muskelrelaxanzien, bei gleichzeitiger Einnahme von Cotrimoxazol: Methämoglobinämie.

### Kontraindikation
Schenkel- oder AV-Block, Leberschädigung.

### Präparate
Lidocain, LidoPosterine, Xylocain; Parodontal Mundsalbe

(Kombination aus Lidocain, Kamillenblüten und Salbei-Fluidextrakten)

## Lidschwellung

### Definition

Akute oder chronische, rezidivierende oder persistierende beid- oder einseitige Schwellung der Lider unterschiedlicher Genese.

### Einteilung

- Akute Lidschwellung:
  - Allergisches Lidödem:
    - Bei Typ I-Sensibilisierungen, z.B. gegen Pollen, Tierepithelien, Hausstaub. Typisch sind der rezidivierende Verlauf sowie Rötungen und Juckreiz nach Allergenkontakt.
    - Bei Typ IV-Sensibilisierungen, z.B. Kontaktallergie durch Kosmetika, Shampoos, Duftstoffe und Medikamente (s.a. Ekzem, Lidekzem).
  - Toxisches Lidödem: durch Kontakt mit toxisch wirksamen Substanzen
  - Infektiöse, allergische oder toxische Konjunktivitis mit reaktivem Lidödem
  - Angioödem
  - Insektenstiche
  - Reaktives Lidödem (Kollateralschwellung der Lider): bei bakteriellen oder allergischen Erkrankungen des Kapillitiums, der Nasennebenhöhlen, der Zähne (Zahnabszesse) auftretend.
  - Infektiöse Lidschwellungen: Bei infektiöser Iridozyklitis, Konjunktivitis, Blepharitis können kollaterale Lidschwellungen auftreten (z.B. bei Hordeolum; Herpes simplex Infektion, Zoster, Erysipel).
- Chronische Lidschwellung:
  - Konstitionelle Störungen (Störungen des Lymphabflusses): Lidödeme verschlechtern sich häufig in Bauchlage, fließen in horizontaler Lage ab.
  - Blepharochalasis: Lidsäcke durch Erschlaffung der Lidhaut und durch Vorwölbung des bulbären Fettkörpers
  - Rosazea (insbes. bei der Maximalvariante der Rosacea dem M. Morbihan)
  - Chalazion
  - Lidschwellungen bei infiltrativ wachsenden Geschwülsten der Lider (z.B. Basalzellkarzinom, Lymphom)
  - Tränengangstenose
  - Sicca-Symptomatik (trockenes Auge): Durch Austrocknung an der Bindehautoberfläche (trockene Luft, Zug etc.) können Fremdstoffe eher in die Schleimhaut der Lidinnenseite eindringen und so zu Reizzuständen der Lider mit konsekutiver Lidschwellung führen.
  - Endokrine Orbitopathie (kombiniert mit Exophthalmus)
  - Dermatomyositis
  - Systemischer Lupus erythematodes
  - Sarkoidose
  - Retrobulbäre Geschwülste
  - Melkersson-Rosenthal-Syndrom (häufig einseitig)
  - Leukämien/Lymphome
  - Chronische Nephropathien
  - Herzinsuffizienz
  - Myxoedem
  - Angiokeratoma corporis diffusum (M. Fabry).
- Infektionskrankheiten, die mit Lidschwellungen einhergehen können (in Europa selten):
  - Chagas-Krankheit
  - Dirofilariasis
  - Trichinose
  - Tularämie.

### Therapie

- Aufdeckung und Beseitigung der Ursache, ggf. sorgfältige interne oder allergologische Abklärung.
- Bei morgendlichen Schwellungen: kühlenden Kompressen, z.B. mit schwarzem Tee getränkte Auflagen. Es genügen die Schwarz-Tee-Beutel, die nach Gebrauch im nassen Zustand im Kühlschrank gekühlt und anschliessend für 5-15 Minuten auf die Lider aufgelegt werden. Als Alternative sind „Cool-Packs" möglich, ebenso gekühlte Gurkenscheiben.
- Abends Rauch und Alkohol vermeiden.
- Bei nicht allergischen chronischen Lidschwellungen empfiehlt sich die Anwendung von speziellen Schminktechniken zum Abdecken: dunkle Farben „senken ab".
- Lidsäcke können ggf. operativ beseitigt werden.

## Light-hardening

### Definition

Aktivierung und Vermehrung des körpereigenen natürlichen Lichtschutzes durch Phototherapie oder Photochemotherapie zu Beginn der sonnenreichen Jahreszeit oder vor Antritt einer Urlaubsreise. Hierdurch können stark beeinträchtigende Krankheitsschübe vermieden werden. Das Light-hardening kann sowohl durch UVB als auch durch eine Kombination von UVA und UVB erfolgen. Prinzipiell beginnt man mit sehr niedrigen Dosen von UVA/UVB (z.B. 1 J/cm$^2$ UVA und 0,03 J/cm$^2$ UVB) und steigert langsam, aber kontinuierlich. Bei Versagen der Phototherapie und in Fällen extremer Photosensibilisierung kann auch eine Photochemotherapie, als wirksamste Prophylaxe, durchgeführt werden.

### Indikation

Dermatitis, chronisch aktinische; Retikuloid, aktinisches; Lichtreaktion, persistierende; Lichturtikaria; Lichtdermatose, polymorphe; Ekzem, endogenes photoaggraviertes.

## Lilac-Ring

L53.8

### Definition

Livides, die Plaques der zirkumskripten Sklerodermie ringförmig umgebendes Erythem. Dieses zeigt die entzündliche Aktivität und somit die Progression der Herde an.

## Lincosamide

### Definition

Antibiotika mit Verwandtschaft zu den Makrolidantibiotika hinsichtlich Wirkungsspektrum und Wirkungsmechanismus, z.B. Clindamycin, Lincomycin.

### Wirkungen

Hemmung der Proteinsynthese an der 50S-Untereinheit des Bakterienribosoms.

## Lindan

### Definition
Antiparasitosum aus der Gruppe der chlorierten Kohlenwasserstoffe (gamma-Hexachlorcyclohexan).

**Cave: Lindan wurde ab 2008 durch die WHO verboten! In der BRD ebenfalls ab 2008 verboten!**

### Wirkungen
Kontakt-, Fraß- und Atemgift für Ameisen, Flöhe, Läuse, Wanzen, Motten, Engerlinge, Drahtwürmer, Silberfische, Fliegen, Borken- und Rüsselkäfer, Zecken, Milben (Skabies und Räude).

### Indikation
Bis 2007 weit verbreitetes Mittel in der Therapie der Skabies und bei Läusebefall.

## Linde

### Definition
Gattung von Laubbäumen, die innerhalb der Familie der Malvengewächse (Malvaceae) zur Unterfamilie der Lindengewächse (Tilioideae) gehört. Je nach Art werden Linden 20-40 m hoch. Der erreichbare Stammdurchmesser variiert ebenfalls von Art zu Art, liegt in der Regel jedoch 1-1,8 m. Linden werden insekten- und windbestäubt. Die Samen werden hauptsächlich durch den Wind verbreitet.

### Naturheilkunde
Lindenblüten werden als Heilpflanzen eingesetzt. Getrocknete Lindenblüten ergeben einen Heiltee mit sedativem Effekt. Der Heiltee wirkt lindernd bei Erkältungen. Lindenholzkohle soll Heilwirkungen bei Darmerkrankungen haben.

### Hinweis(e)
Von Imkern sind die Linden als Honigquellen geschätzt.

## Linea fusca L81.9

### Definition
Häufiges, reversibles Krankheitsbild in der Schwangerschaft. Hell- bis dunkelbraun pigmentierte, senkrecht verlaufende, linienförmige Macula zwischen Sternum und Symphysis pubica. Spontanremission in 80% der Fälle bis zum 8. postpartalen Monat. In einigen Fällen längerdauernde Remission bzw. Verbleib eines Restbefundes.

### Therapie
Keine Therapie erforderlich.

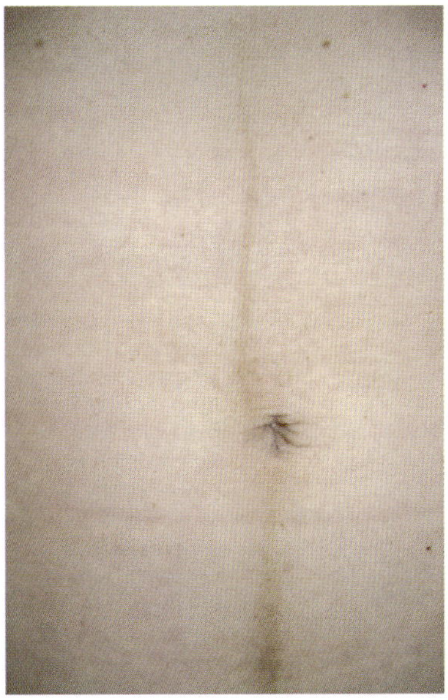

Linea fusca. Scharf begrenzte, linienförmige, braune, glatte, nicht juckende Hyperpigmentierung bei einer 28-jährigen Schwangeren in der 24. SSW. Die Linie verläuft von der Symphysis pubica aufwärts bis zum Epigastrium. Das klinische Bild ist diagnostisch beweisend.

## Linezolid

### Definition
Antibiotikum aus der Wirkstoffklasse der Oxazolidinone. Zudem gilt die Substanz als ein reversibler, nichtselektiver MAO-Hemmer ohne antidepressive Wirkung in Dosierungen wie sie in der antibiotischen Therapie verwendet werden.

### Wirkungsspektrum
Bakteriostatisch wirksam gegen grampositive Aerobier wie Enterokokken, Staphylokokken (inkl. MRSA), Streptokokken und grampositive Anaerobier wie Clostridien und Peptostreptokokken. Nicht wirksam gegen gramnegative Erreger!

**Merke: Geringe Kreuzresistenz mit anderen Antibiotikaklassen, wirksam auch gegen Erreger mit Resistenz gegen Penicilline, Oxacillin und Vancomycin!**

### Indikation
Schwere Haut- oder Weichteilinfektionen durch grampositive Erreger, nosokomiale und ambulant erworbene Pneumonien.

### Schwangerschaft/Stillzeit
Ungenügende Datenlage über Anwendung in der Schwangerschaft bzw. Stillzeit (bei Therapie: Abstillen!).

### Dosierung und Art der Anwendung
Patienten >18 Jahre: 2mal/Tag 600 mg p.o./i.v.

**Merke: Regelmäßige, wöchentliche Blutbildkontrollen während der Therapie!**

### Unerwünschte Wirkungen
Häufig: Kopfschmerzen, Mykosen (insbes. vulvovaginale Candidose), gastroinestinale Symptomatik mit Geschmacksstörungen, Diarrhoe, Übelkeit, Erbrechen, passagere Leberfunktionsstörungen.

### Präparate
Zyvoxid

### Hinweis(e)
- Vollständig bioverfügbar nach oraler Gabe
- Gute Gewebepenetration
- Liquorgängig
- Gute Verträglichkeit
- Keine Kreuzresistenzen zu anderen Antibiotika.

## Lingua plicata K14.50

### Synonym
Faltenzunge; Lingua scrotalis; Glossitis dissecans; Lingua dissecans

L

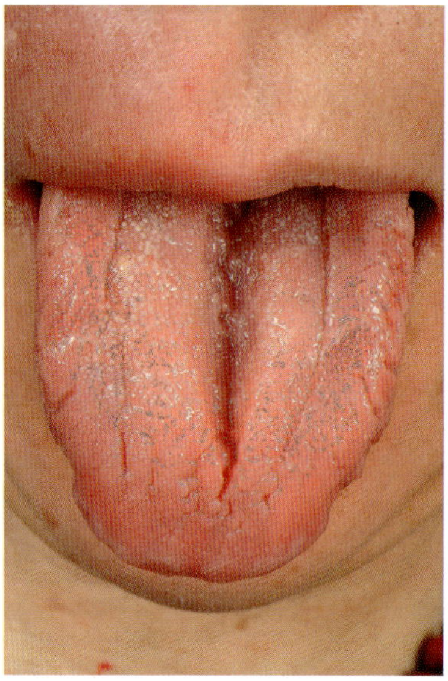

**Lingua plicata.** Rote, glatte Zunge mit angeborener, symptomloser, verstärkter Längsfurchung der Zungenoberfläche, insbes. im Bereich der vorderen zwei Zungendrittel. Der abgebildete Befund zeigt die Teilmanifestation eines 41-jährigen Mannes mit Melkersson-Rosenthal-Syndrom.

### Definition
Häufige (15% aller Menschen), harmlose, verstärkte Furchung der Zungenoberfläche mit Betonung der vorderen zwei Drittel, meist angeborene Anomalie des Zungenprofils. Teilsymptom beim Melkersson-Rosenthal-Syndrom und des Cowden-Syndroms.

### Differenzialdiagnose
Glossitis interstitialis syphilitica.

### Therapie
Im Allgemeinen liegt keine Therapiebedürftigkeit vor. Sorgfältige Mundhygiene ist zu empfehlen. Aufklärung des Patienten über Harmlosigkeit des Befundes.

## Lipidablagerungserkrankungen, systematisierte

E75.6

### Synonym
Thesaurismosen

### Definition
Meist genetisch fixierte Zellstoffwechselstörungen mit sekundärer intrazellulärer Lipideinlagerung ohne Hyperlipoproteinämie. Durch genetisch fixierte Zellstoffwechselstörungen kommt es erst sekundär zu intrazellulärer Lipideinlagerung. Hierzu gehören: Refsum-Syndrom, Tangier-Krankheit, Angiokeratoma corporis diffusum, M. Gaucher, Niemann-Pick-Krankheit, disseminierte Lipogranulomatose.

## Lipide

### Definition
Wasserunlösliche, organische Substanzen, die aus pflanzlichen oder tierischen Geweben durch unpolare Lösungsmittel extrahiert werden können und hydrophobe Eigenschaften besitzen. Dazu gehören, nach abnehmender Hydrophobie geordnet: Silikonöle, Paraffine, Fettalkohole, Wachse, Fette und fette Öle, Partialglyzeride. Verwendung finden Lipide u.a. als Lipidkomponente und Konsistenzgeber in Magistralrezepturen und Fertigrezepturen.

**Lipide. Tabelle 1.** Lipidkomponente und Verwendung in Externa

| Lipid | Verwendung |
|---|---|
| Carnaubawachs | Konsistenzgeber in lipophilen Salben und Cremes; Lipidkomponente in Emulsionen |
| Cera alba | Konsistenzgeber in lipophilen Salben und Cremes; Lipidkomponente in Emulsionen |
| Cetearyloctanoat | Lipidkomponente in Emulsionen und Hautölen |
| Cetylakohol | Konsistenzgeber und Emulgator in lipophilen Cremes und Salben; Konsistenzgeber in hydrophilen Salben |
| Cetylpalmitat | Konsistenzgeber in lipophilen Salben und Cremes; Lipidkomponente in Emulsionen |
| Cetylstearylalkohol | Konsistenzgeber und Emulgator in lipophilen Cremes und Salben; Konsistenzgeber in hydrophilen Salben |
| Decyloleat | Lipidkomponente (oxidationsempfindlich) in Emulsionen und Hautölen |
| Diisobutyladipat | Lipidkomponente in Emulsionen und Hautölen |
| Erdnussöl | Lipidkomponente in lipophilen Salben, Emulsionen und Hautölen |
| Erdnussöl, gehärtetes | Lipidkomponente in lipophilen Salben und Cremes |
| Ether | Lösungsmittel |
| Ethylacetat | Lösungsmittel |
| Glycerolmonostearat | Konsistenzgeber (oxidationsstabil) in lipophilen Salben und Cremes |
| Hartfett | Konsistenzgeber (oxidationsstabil) in lipophilen Salben und Cremes |
| Isopropylmyristat | Lipidkomponente in Emulsionen und Hautölen |
| Isopropylpalmitat | Lipidkomponente in Emulsionen und Hautölen |
| Jojobawachs, flüssiges | Lipidkomponente in Emulsionen und Hautölen |
| Mandelöl | Lipidkomponente in lipophilen Salben, Emulsionen und Hautölen |
| Octyldodecanol | Lipidbestandteil (hydrolyse- und oxidationsstabil) in Emulsionen und Hautölen |

| Lipide. Tabelle 1. (Fortsetzung) | |
|---|---|
| **Lipid** | **Verwendung** |
| Oleyloleat | Lipidkomponente (oxidationsempfindlich) in Emulsionen und Hautölen |
| Olivenöl | Lipidkomponente in lipophilen Salben, Emulsionen und Hautölen |
| Paraffin. liquid. und perliquid. | Lipidbestandteil (hydrolyse- und oxidationsstabil) in Emulsionen und Hautölen |
| Paraffin. solid. | Konsistenzgeber |
| Polyisobutylen, hydriertes | Lipidbestandteil (hydrolyse- und oxidationsstabil) in Emulsionen und Hautölen |
| Ricinusöl | Lipidkomponente (oxidationsstabil) in Hautölen |
| Schweineschmalz | Lipidkomponente in lipophilen Salben und Cremes |
| Sesamöl | Lipidkomponente in lipophilen Salben, Emulsionen und Hautölen |
| Sonnenblumenöl | Lipidkomponente in lipophilen Salben, Emulsionen und Hautölen |
| Squalan | Lipidbestadteil (hydrolyse- und oxidationsstabil) in Emulsionen und Hautölen |
| Triglyzeride, gemischtkettige | Lipidkomponente in lipophilen Salben und Cremes |
| Triglyzeride, mittelkettige | Lipidkomponente (oxidationsstabil) in lipophilen Salben, Emulsionen und Hautölen |
| Vaselin. alb. und flav. | Salbengrundlage (hydrolyse- und oxidationsstabil), Lipidbestandteil in Emulsionen und Pasten |

## Lipoatrophia anularis L90.8

### Erstbeschreiber
Ferreira-Marques, 1953; Shelley, 1970

### Synonym
Lipatrophia anularis

### Definition
Mit ringförmigen oder streifigen Fettgewebsatrophien einhergehendes Krankheitsbild; möglicherweise mit der Lipoatrophia semicircularis identisch. Fakultativ: Schmerzen und Funktionsbehinderung.

### Lokalisation
Oberarm, Unterarm, beide Fußknöchel.

### Differenzialdiagnose
Zirkumskripte Sklerodermie.

### Therapie
Entsprechend der Lipoatrophia semicircularis.

### Prognose
Keine Rückbildung.

## Lipoatrophia semicircularis L90.8

### Erstbeschreiber
Ferreira-Marques, 1953; Gschwandtner/ Münzberger, 1974

### Synonym
Lipodystrophia semicircularis

### Definition
Rückbildungsfähige bandförmige Atrophie des Fettgewebes.

### Ätiologie
Die genauen Ursachen sind noch nicht abschließend untersucht. Diskutiert werden chronische, repetitive, äußere Traumatisierungen (z.B. regelmäßiges Abstützen oder Anlehnen an Tischkanten mit den Oberschenkeln) sowie fraglich auch lokale Kreislaufstörungen. Ätiologisch verwandt ist die sog. BH-Träger-Lipatrophie.

### Manifestation
V.a. bei jüngeren Frauen und Frauen mittleren Lebensalters auftretend.

### Lokalisation
Oberschenkelstreckseite, obere und untere Extremität. Auch im Bereich der Schultern unter den BH-Trägern.

### Klinisches Bild
Symmetrische, meist halbkreisförmig und horizontal verlaufende, schmerzlose, bandförmige Hauteindellung ohne Entzündungszeichen oder sonstigen subjektive Symptome, mit unveränderter Epidermis und fehlender Induration.

### Histologie
Kein pathologischer Befund.

### Differenzialdiagnose
- Zirkumskripte Sklerodermie: blasse Hautfarbe, flächige Induration, Lilac-Ring; histologische Abklärung mit entzündlichen Infiltraten.
- Lokalisierte Involutions-Lipoatrophie: meist unilateral, selten multilokulär; im Bereich von Injektionsstellen häufig überlagernde Hautatrophie (Glukokortikoide, Insulin).
- Lipoatrophia anularis: möglicherweise identisches Krankheitsbild.

### Therapie
Bei Vermeidung jeglicher Dauertraumatisierung kommt es zur Spontanrückbildung nach Monaten bis Jahren. Eine Lokaltherapie ist nicht notwendig.

### Prognose
Günstig, meist spontane Regression, besonders bei Vermeiden des auslösenden Traumas.

## Lipoatrophie L90.87

### Synonym
Lipatrophie; Lipodystrophie

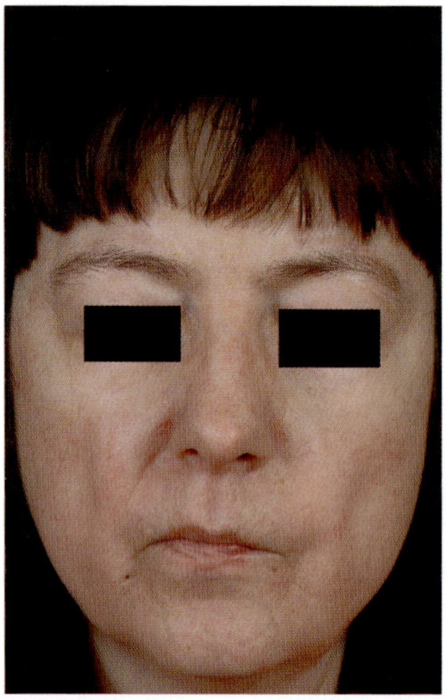

**Lipoatrophie.** Symmetrische Hautatrophie des Gesichts bei einer 51-jährigen Patientin mit progressiver systemischer Sklerodermie und Diabetes mellitus Typ I.

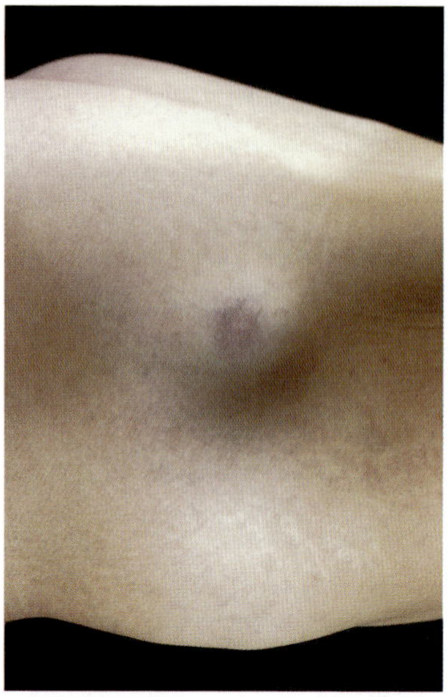

**Lipoatrophie, lokalisierte nach Glukokortikosteroid-Injektionen.** 27 Jahre alte „Heuschnupfenpatientin", die sich nach intensivem Befragen an eine intramuskuläre Injektion vor sechs Monaten wegen ihres Heuschnupfens erinnerte. Umschriebene, tief eingesunkene, vollkommen schmerzlose Fettgewebsatrophie an für intramuskuläre Injektionen typischer Injektionsstelle.

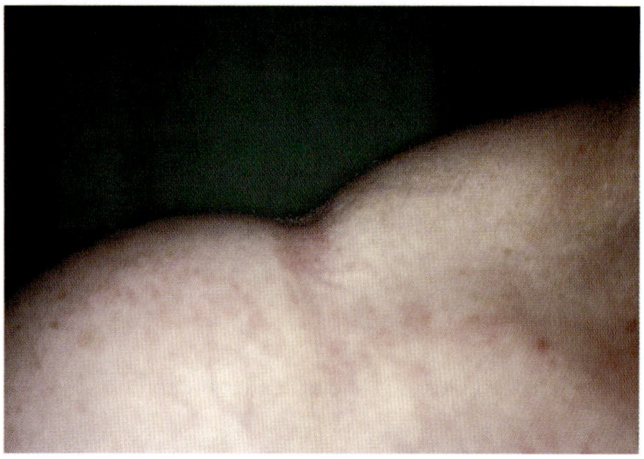

**Lipoatrophie.** Typische „BH-Träger"-Lipoatrophie. Diese bandförmige Lipoatrophie entsteht durch straff sitzende BH-Träger und ist als Druckatrophie zu interpretieren. Die Dauer dieser Einsenkungen im Schulterbereich der Patientin ist unbekannt. Keinerlei Beschwerden. Die darüberliegende Haut ist unbeteiligt.

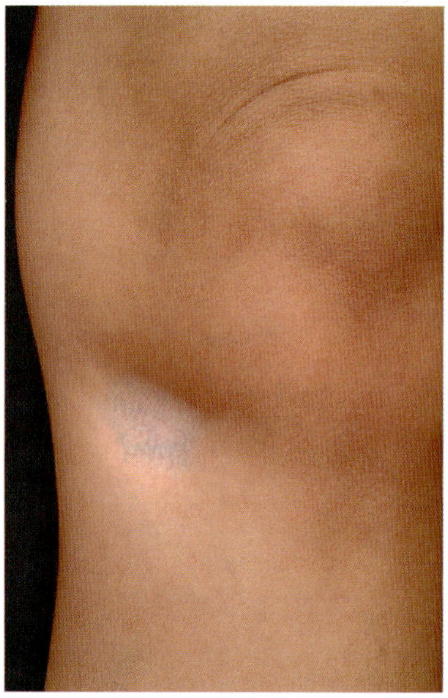

**Lipoatrophie, lokalisierte nach Glukokortikosteroid-Injektionen.** 2,5 x 3,0 cm großes, kreisrundes Areal mit weißlicher Atrophie der Haut und Teleangiektasien. Deutlicher Substanzverlust von Subkutis und Fettgewebe. Distal der Atrophie zeigt sich eine leichte Schwellung i.S. eines Lymphstaus. Die Hautveränderungen entwickelten sich im Verlaufe der letzten beiden Jahre, nach einmaliger Steroidinjektion in das linke Knie wegen Kniebeschwerden.

### Definition

Umschriebener, partieller oder kompletter, meist iatrogen erworbener oder idiopathischer Verlust des (subkutanen) Fettgewebes. Der Begriff Lipatrophie wird häufig synonym mit Lipodystrophie verwendet. Generalisierte und partielle Lipatrophie-Syndrome werden als Lipodystrophien bezeichnet, so auch die HIV-induzierte Lipodystrophie. S.a.u. Lipodystrophie.

## Lipoatrophie, lokalisierte nach Glukokortikosteroid-Injektionen T88.7

### Synonym

Glukokortikosteroid-Lipodystrophie

### Definition

Meist reversible Atrophie von Cutis und Subkutis nach Injektion von Glukokortikoid-Kristall-Suspension; selten auch nach Applikation von fluorierten Glukokortikosteroiden im Okklusivverband.

### Ätiologie

Vor allem bei Kombinationen von Glukokortikoidinjektionen mit Druck, z.B. bei der Keloid-Behandlung auftretend, in einigen Fällen scheint eine stärkere Kristallsuspensionsdichte bei fehlerhafter Injektionstechnik (zu tief bei intradermaler bzw. zu hoch bei intramuskulärer Injektion) eine Rolle zu spielen.

### Manifestation

Fast ausschließlich bei Frauen oder Mädchen, seltener bei männlichen Jugendlichen zu beobachten.

### Lokalisation

Ort der Injektionen, meist Oberschenkel, Gesäß oder Oberarm.

### Differenzialdiagnose
Zirkumskripte Sklerodermie, Acrodermatitis chronica atrophicans.

### Therapie
Abwartend. Meist Rückbildung innerhalb von 1-3 Jahren. Residuale Hautatrophie mit Hypopigmentierung und Teleangiektasien.

### Prognose
Meist Rückbildung innerhalb von 1-3 Jahren.

## Lipoatrophie, lokalisierte nach Insulin-Injektionen

T88.7

### Synonym
Insulin-Lipoatrophie; Insulin-Lipodystrophie

### Definition
Nebenwirkung im Bereich der Insulin-Injektionsstellen bei Diabetikern mit teilweise massiven Hautatrophien 6 Monate bis 2 Jahre nach Beginn der Insulinreaktion. Lipoatrophien sind nicht nur kosmetisch störend, sondern können auch die Absorptionskinetik des Insulins beträchtlich stören und Hyper- oder Hypoglykämien hervorrufen.

### Ätiologie
Vor allem auftretend bei Anwendung von Insulinen mit saurem pH-Wert. Auch in Insulin enthaltene Eiweißverunreinigungen sind als Ursache denkbar.

### Manifestation
Vor allem bei Frauen und Kindern.

### Lokalisation
Injektionsstellen, ausnahmsweise auch fern der Injektionsstellen.

### Therapie
Prophylaktisch: Wechselnde Injektionsstellen, Wechsel des Insulinpräparates. Verwendung eines neutralen Insulins oder eines Monokomponent-Insulins, s.a. Insulinlipom.

### Prognose
Spontane Rückbildung innerhalb von Jahren.

## Lipoaugmentation

### Definition
Die Atrophie des subkutanen Fettgewebes erscheint in seltenen Fällen im Rahmen des Alterungsprozesses. Betroffene Regionen sind z.B. die Schläfe, die Oberlippe, die Wange, die Nasolabialfalte und die Glabella. Die Extraktion und Reinjektion von autologem Fettgewebe ist entstanden als Zusatz der Liposuktion. Das subkutane Fettgewebe wird mittels einer z.B. 16 Gauge Nadel reinjiziert; diese Prozedur wird meistens unter Lokalanästhesie vollzogen. Im Gegensatz zu vielen anderen Weichteilaugmentationen wird das autologe Fett in das subkutane Gewebe injiziert.

### Durchführung
- Das als Nebenprodukt der Liposuktion gewonnene autologe Fetttransplantat wird mit Hilfe einer 16 Gauge Nadel in den Defekt hineingespritzt; sogar eine Überkorrektur wird erwartet, wonach dann eine Modellierung des Implantates folgt.
- Bis zu 60% des autologen Fettgewebes bleibt bis zu einem Jahr an der Injektionsstelle. Mehrere Wiederholungsinjektionen nach drei und sechs Monaten Intervall bessern die maximale Korrektur meistens. Das beste Ergebnis erreicht man nach der zweiten bis dritten Injektion.

**Merke: Um die optimale Injektionsmenge zu eruieren, kann man vorher eine den Patienten zufrieden stellende Menge Kochsalz injizieren. Somit erfährt man vor der eigentlichen Fettinjektion die benötigte Menge.**

### Unerwünschte Wirkungen
Anschwellung ein bis zwei Wochen postoperativ. Infektionen sowie sichtbare Unregelmäßigkeiten können auftreten.

## Lipödem

E88.88

### Erstbeschreiber
Allen u. Hines, 1940

### Synonym
Säulenbein; Fettbein; zonale Adipositas; Lipidose; dickes Bein der gesunden Frau

### Definition
Klinisches Syndrom, gekennzeichnet durch Vermehrung des Unterhautfettgewebes mit orthostatischen Ödemen, einhergehend mit einer Fettverteilungsstörung besonders an Ober- und Unterschenkeln.

### Einteilung
- Stadium I: Haut glatt und gleichmäßig, im Pinch-Test bildet sich eine grobe, orangenähnliche Haut, es findet sich palpatorisch eine deutlich verdickte Subkutis.
- Stadium II: Walnuss- bis apfelgroße weiche bis feste Knoten und Erhebungen.
- Stadium III: Deformierende Fettlappen; bei allgemeiner Adipositas zusätzliche Lymphostase. Man spricht dann von einem Lipo-Lymphödem.

### Vorkommen/Epidemiologie
Statistische Angaben zur Inzidenz liegen nicht vor.

### Ätiologie
Anlagebedingte Lipomatose mit der Neigung zur Entstehung sekundärer Lymphödeme. S.a.u. Lipödemsyndrom, schmerzhaftes. Über 50% der Betroffenen zeigen eine allgemeine Fettsucht.

### Manifestation
Beginn meist nach der Pubertät und auch in jedem späteren Lebensalter möglich. Frauen sind ca. 100mal häufiger betroffen als Männer.

### Lokalisation
Symmetrisch lokalisiert an Hüften, Oberschenkeln, medialen Kniegelenksregionen, supramalleolären Regionen („Fettmuff").

### Klinisches Bild
Beidseitige, zunächst schmerzlose, nach jahrelangem Bestand schmerzhafte, symmetrische, zunächst diskrete (Säulenbein) später zunehmende, teilweise reithosenartige Verfettung der Beine. Die Fußrücken bleiben typischerweise frei, das Stemmersche Zeichen (diagnostisches Zeichen für Lymphödem) ist negativ. Seltener analoge Veränderungen an den Armen. Häufig augenfälliger Unterschied zwischen schlankem Oberkörper und Verfettung der Beine. Dieser ist selbst bei allge-

L

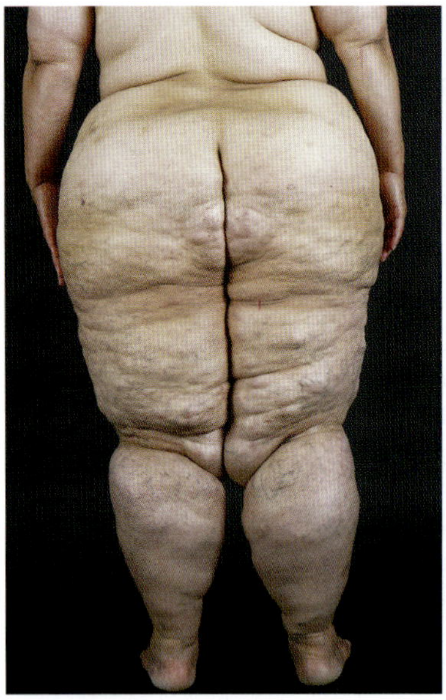

**Lipödem.** Beidseitige, zunächst schmerzlose, nach jahrelangem Bestand schmerzhafte, symmetrische, zunächst diskrete, später zunehmende, teilweise reithosenartige Verfettung der Beine. Der Umfang des Oberschenkels ist im Vergleich zum relativ schlanken Oberkörper überproportional vergrößert. Fußrücken und Zehen sind nicht geschwollen (Stemmersches Zeichen: negativ). Neigung zu Hämatomen.

meiner Adipositas noch nachweisbar. S.a.u. Lipödemsyndrom, schmerzhaftes.

### Diagnose

- Klinik mit typischem Verteilungsmuster; Freibleiben der Füße.
- Indirekte Lymphographie: Differenzierung von Lipödem, Lipolymphödem und Lymphödem anhand verschiedener Figuren der Injektionsdepots und des Lymphabflusses über die Lymphkollektoren.
- Funktionelle Lymphszintigraphie (Lymphabflussszintigraphie): Nachweis eines verlangsamten Lymphtransportes im fortgeschrittenen Stadium des Lipödems.
- Hochauflösende Sonographie: Differenzierung zwischen Lymphödem, Lipödem und Phlebödem. Charakteristisch sind homogene Verbreiterung der Subkutis, gleichmäßige Echogenität („Schneegestöber"), Darstellung echoreicher Septen.

### Differenzialdiagnose

Lipomatosis dolorosa; Lipomatose, benigne symmetrische.

### Komplikation

- Bei Orthostase entwickeln sich leicht eindellbare Ödeme der Schienbein- und Knöchelregion. Dies sind Zeichen für ein sich zusätzlich einstellendes Lymphödem (Lipo-Lymphödem). Bei zunehmender Verfettung der Beine stellt sich eine zunehmende Drucksensibilität der Beine ein (v.a. in der medialen Knieregion, s.u. schmerzhaftes Lipödemsyndrom).
- Geringfügige Traumen führen zu Hämatomen. In ca. 30% der Fälle psychische Störungen.

### Therapie

Kausaltherapie ist bislang nicht möglich. Bei beschwerdefreiem Lipödem ist eine Therapie nicht notwendig. Bei stark ausgeprägten Lipödemen ist eine Entstauungstherapie angezeigt. Zur Verfügung stehen:

- Manuelle Lymphdrainage
- Apparative intermittierende Kompressionstherapie (z.B. Lympha-mat oder Hydroven)
- Kompressionsstrümpfe der Klasse III nach Maß als Dauerbehandlung
- Liposuktion in Tumeszenz-Anästhesie (Ergebnisse bleiben abzuwarten, wird aber in spezialisierten Zentren angeboten).

### Diät/Lebensgewohnheiten

Sinnvoll ist die Reduktion eines evtl. vorhandenen Übergewichtes. Abmagerungskuren, spezielle Diäten oder Diuretikatherapie sind nicht angezeigt.

## Lipödemsyndrom, schmerzhaftes E88.8

### Erstbeschreiber

Allen u. Hines, 1940

### Synonym

Schmerzhaftes Fettsyndrom; schmerzhaftes Lipödemsyndrom der Unterschenkel; Säulenbein; Fettbein; zonale Adipositas; Lipidose; Lipödem; painful fat syndrome; dickes Bein der gesunden Frau

### Definition

Durch Vermehrung des Unterhautfettgewebes und orthostatische Beinödeme gekennzeichnetes, mit einer Fettverteilungsstörung besonders an Ober- und Unterschenkeln einhergehendes, klinisches Syndrom.

### Ätiologie

Unklar; familiäre Disposition ist beschrieben. Die Erkrankung scheint mit einer vermehrten Kapillarfiltration durch die lockere Fettgewebsstruktur zu beginnen. Durch Ödembildung kommt es sekundär zur Okklusion von Kapillargefäßen mit Minderung des Lymphtransportes.

### Manifestation

Beginn meist nach der Pubertät. Frauen sind ca. 100mal häufiger betroffen als Männer.

### Lokalisation

Hüfte, Ober- und Unterschenkel, Füße gewöhnlich frei.

### Klinisches Bild

Symmetrische, derbe, nicht eindrückbare, bei längerer orthostatischer Belastung zunehmende Schwellung der Beine mit diffusem Schmerz oder Druckschmerz, vor allem im Bereich der Tibiakante. Supramalleolärer Kragen (Fettmuff). Typisch sind geschwollene Ober- und Unterschenkel bei schlankem Fuß!

### Labor

Gelegentlich Hyperlipoproteinämie.

### Differenzialdiagnose

Lymphödem, Phlebödem, Lipomatosis dolorosa, sekundäre Dermatosklerose bei chronisch venöser Insuffizienz, Scleroedema adultorum.

### Therapie

Manuelle Lymphdrainage oder apparative intermittierende Kompressionstherapie (z.B. Lympha-mat oder Hydroven), entsprechend dem Lymphödem. Kompressionsstrümpfe als Dauerbehandlung.

### Prognose

Langsam progredienter Verlauf.

## Lipodermatosklerose L90.9

### Erstbeschreiber
Huriez, 1955

### Synonym
Hypodermitis sclerodermiformis; Ödemsklerose; Unterschenkelverschwielung; Dermatoliposklerose; sclerosing panniculitis

### Definition
Ätiologisch ungeklärte, chronische, entzündliche Reaktion von Dermis, Subkutis (und Faszien) mit schmerzhaften, knotigen und plattenartigen Indurationen der Unterschenkel, rinnenartigen eingebetteten varikösen Venen (Canyon-Venen) und flächenhaften Pigmentierungen der Haut.

### Manifestation
Überwiegend bei Frauen im mittleren bis höheren Alter (40-70 Jahre).

### Ätiologie
Ungeklärt; viele Faktoren deuten daraufhin, dass die venöse Hypertension im Rahmen der CVI (chronisch venöse Insuffizienz) das entscheidende pathogenetische Prinzip darstellt. Dafür spricht, dass sich unter suffizienter Kompressionstherapie das Krankheitsbild bessert. Vermehrt wird die Dermatoliposklerose bei Protein S-Defizienz und Protein C-Defizienz beobachtet.

### Lokalisation
Distaler Unterschenkel (ein- oder beidseitig).

### Klinisches Bild
- In der akuten Phase meist nach proximal bogenförmig oder auch zungenförmig begrenztes flächiges Erythem, mäßige ödematöse Induration des distalen Unterschenkels mit mittlerem bis deutlichem Spontan- und Druckschmerz. Meist begleitendes Unterschenkelödem unterschiedlichen Ausmaßes.
- Das nachfolgende chronische Stadium zeigt eine ausgeprägte, brettharte, flächige Dermatosklerose, mit flächigen braun-roten oder braun-schwarzen Verfärbungen, Atrophie von Fettgewebe und Muskulatur und Miniaturisierung der Unterschenkelkontur (Flaschenbein). Mäßige bis deutliche Schmerzhaftigkeit, die nach körperlicher Belastung noch zunimmt. In den Arealen mit Lipodermatosklerose bilden sich typischerweise kardiale Ödeme nicht aus. Sie werden distal und proximal davon gefunden.

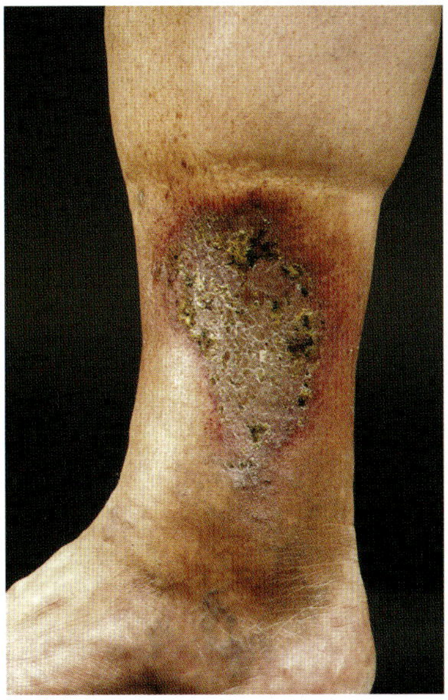

**Lipodermatosklerose.** 64-jähriger Patient mit Z.n. Fraktur des distalen Unterschenkels nach Skiunfall vor 10 Jahren und konsekutiver CVI. Seit Jahren zunehmende Verfärbung und Verhärtung des distalen US-Drittels. Flächenhafte Hyperpigmentierung der Haut mit derber Konsistenzvermehrung. Flächige Schuppenkrusten im Zentrum der Hautveränderung. An der Ferse kleine Fettgewebspropulsionen (piezogene Knötchen).

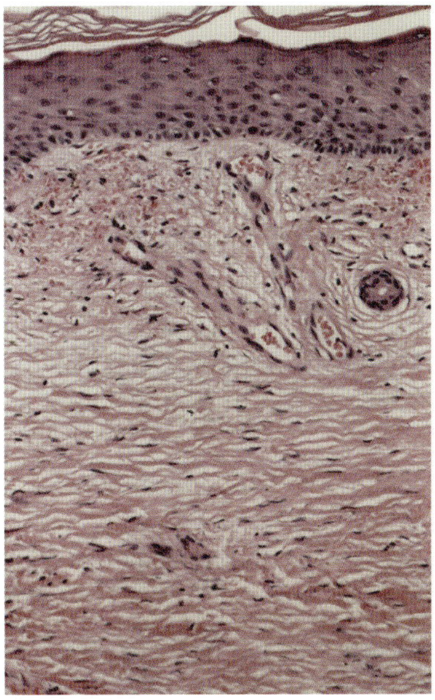

**Lipodermatosklerose.** Dermatosklerose bei CVI mit geringer Akanthose bei orthokeratotischer Verhornung. Die Kapillaren der retikulären Dermis sind weitgestellt und vermehrt. Häufige dermale Erythrozytenextravasate. Im oberen Bildausschnitt rechts zeigt sich ein angeschnittener Schweißdrüsenausführungsgang. Die retikuläre Dermis zeigt oberflächenparallelisierte Kollagenfasern und wenige Rundzellen. Im Zentrum unten imponiert eine einzelne mehrkernige Riesenzelle.

### Labor
Unauffällig. Protein S- und C-Defizienz abklären.

### Histologie
- Intralobuläre lipomembranöse (membranozytische) Fettnekrose sowie ausgeprägte septale Sklerosierung.
- Frühe Läsionen zeigen eine milde lobuläre Nekrobiose mit unterschiedlich großen Mikro- und Makropseudofettzysten. Lymphatische Infiltrate und Hämosiderin-Ablagerungen in den ödematisierten Septen.
- Im fortgeschrittenen Stadium findet man breite sklerosierte Septen mit englumigen wandverdickten Kapillaren und Venolen mit PAS-positiven perivasalen Fibrinhülsen, sowie Makrophagen und Fibroblasten. Intralobulär zeigt sich das vollentwickelte Bild der lipomembranösen Fettnekrose mit unregelmäßig großen Fettzysten die von verdickten, homogen eosinophilen und PAS-positiven Membranen begrenzt sind und stellenweise auch papilläre, in das Lumen hereinragende Vegetationen ausbilden. Diese Membranen entstehen wahrscheinlich aus degenerierten Zellmembranen der Lipozyten. Dermale Veränderungen: Perivaskuläre superfizielle und tiefe sklerosierende Dermatitis mit wandverdickten Gefäßen.

### Differenzialdiagnose
- Klinisch:
  - Akute Dermatoliposklerose:
    - Erysipel (das akute Erysipel geht mit Überwärmung, Fieber, einer schmerzhaften Lymphadenitis, Leukozytose und CRP-Erhöhung einher); beim chronisch rezidivierenden Erysipel kann die akute Entzündungssymptomatik fehlen.

  - Erythema nodosum (knotige hochakute Unterschenkeldermatose; streckseitig lokalisiert; Schmerzhaftigkeit deutlich stärker ausgeprägt; deutliche Entzündungsparameter).
- Chronische Dermatoliposklerose:
  - Zirkumskripte Sklerodermie (keine Zeichen der CVI, untypische Lokalisation, meist weitere sklerodermische Areale nachweisbar).
  - Necrobiosis lipoidica (streckseitige Unterschenkellokalisation, keine Zeichen der CVI, symmetrischer Befall bd. US wäre untypisch).
  - Erythema induratum (bevorzugt rückseitig an den US lokalisiert; Größe 2,5 cm, selten bis zu 10 cm; häufig tief reichende schmerzhafte Einschmelzungen).
- Histologisch:
  - Membranzystische Fettnekrosen sind typisch jedoch nicht spezifisch für die stasisinduzierte Dermatoliposklerose. Ebenfalls zu beobachten bei Lupus-Pannikulitis, Pannikulitis bei Dermatomyositis, Erythema nodosum, histiozytärer und zytophagischer Pannikulitis.

### Komplikation
Ulcus cruris venosum

### Therapie
Behandlung der zugrunde liegenden chronischen venösen Insuffizienz durch suffiziente Kompressionstherapie. Darüber hinaus Acetylsalicylsäure (z.B. ASS) 3mal 500 mg/Tag p.o. (ggf. 3mal 1 g/Tag p.o.) bis zum Abklingen der Hauterscheinungen. Glukokortikoide, systemische kurzfristig (5-20 mg Prednison-Äquivalent/Tag p.o.) sind Therapeutika der zweiten Wahl.

## Lipodystrophia centrifugalis abdominalis infantilis

L90.88

### Erstbeschreiber
Imamura, 1971

### Definition
Sehr seltene, fast ausschließlich in Japan und Korea beschriebene, umschriebene Einziehung der Bauch- und Brusthaut durch Fettgewebsdystrophie bei Kindern. Vereinzelte Fälle auch bei Erwachsenen. Die Entität des Krankheitsbildes ist nicht gesichert (Variante der Morphea?).

### Ätiologie
Unbekannt. Auftreten u.a. nach mechanischen Traumen und nach operativen Eingriffen. Gemeinsames Auftreten mit Morphea ist beschrieben.

### Manifestation
Bei Kindern. Verhältnis Jungen zu Mädchen = 1:2.

### Lokalisation
Abdomen, Leiste.

### Klinisches Bild
Beginn der Veränderungen in den Leisten (80%) oder Achseln mit erythematösen, bläulichen oder violetten Flecken. Im Laufe von Monaten Entwicklung von indurierten Plaques oder flächigen Atrophien von Haut und Subkutis in denen der subkutane Venenplexus durchschimmert. Zentrifugale Größenzunahme über mehrere Jahre. 2/3 der Patienten geben keine Beschwerden an. 1/3 weist eine geringe Schmerzhaftigkeit, Spannungsgefühl oder Juckreiz in den läsionalen Bezirken auf.

### Histologie
Berichtet wurde über sehr unterschiedliche histopathologische Befunde mit entzündlichen Infiltraten im subkutanen Fettgewebe, Fettgewebsnekrosen sowie Fibrosen des Fettgewebes.

### Differenzialdiagnose
Atrophodermia idiopathica et progressiva, zirkumskripte Sklerodermie, Lipodystrophia progressiva.

### Therapie
Nicht bekannt. Versuche mit oralen und lokalen Glukokortikoiden sowie Penicillin sind wirkungslos.

### Prognose
Spontane Rückbildung und Abheilung möglich.

## Lipodystrophia generalisata acquisita

E88.1

### Definition
Meist im Gefolge von Infektionskrankheiten auftretender, progredienter, zunächst lokalisierter, später möglicherweise generalisierter Verlust des subkutanen Fettgewebes. Die Erkrankung kann auch als Vorläufer eines lipatrophischen, insulinresistenten Diabetes nach einigen Jahren Krankheitsverlauf auftreten. Unserer Meinung nach synonym mit dem Lawrence-Syndrom als erworbene generalisierte Lipodystrophie.

### Manifestation
Bei Kindern und Jugendlichen auftretend.

### Therapie
Entsprechend der generalisierten Lipodystrophie.

### Hinweis(e)
Die Lipodystrophia generalisata acquisita rückt derzeit vermehrt in den klinischen Fokus, da sie häufig bei HIV-infizierten Patienten unter HAART auftritt.

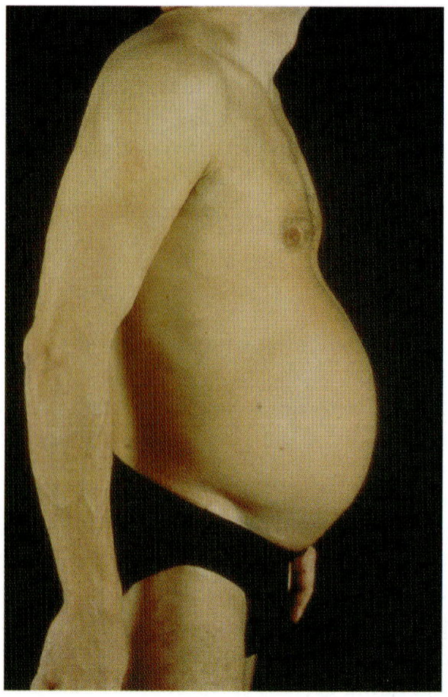

**Lipodystrophia generalisata acquisita.** Lipoatrophie der Extremitäten, vermehrte Fetteinlagerung am Abdomen bei HIV-Infektion.

## Lipodystrophie E88.10

### Definition
Sehr unterschiedlich gebrauchter und damit nicht klar definierter Begriff für einen lokalisierten oder generalisierten, angeborenen oder erworbenen, partiellen oder kompletten Verlust des (subkutanen) Fettgewebes. Der Begriff Lipodystrophie wird häufig synonym mit Lipoatrophie verwendet. Allerdings schließt die Lipodystrophie eine Lipatrophie mit ein. Die Lipodystrophie kann mit einer gleichzeitigen Umverteilung des Fettgewebes einhergehen (z.B. die HIV-induzierte Lipodystrophie).

### Einteilung
Akzeptiert ist eine Einteilung der Lipodystrophien nach ihrer Entstehungsweise (erworben oder kongenital/familiär), ihrem Befallsmuster (lokalisiert, partiell oder generalisiert) sowie nach dem Vorhandensein endokrinologischer (Diabetes mellitus) und weiterer interner Störungen (Hepatomegalie, Glomerulonephritis, Hypertriglyceridämie).
- Kongenital/familiär:
  - Generalisiert:
    - Lipodystrophie, generalisierte (Berardinelli-Seip).
  - Partiell:
    - Lipodystrophiesyndrom, partielles:
    - Typ Dunningham
    - Typ Koebberling-Dunningham.
- Erworben:
  - Generalisiert:
    - Lipodystrophie, generalisierte, erworbene (Lawrence-Syndrom).
  - Partiell:
    - Lipodystrophie durch Protease-Inhibitoren (HIV)
    - Lipodystrophie, progressive partielle (Barraquer-Simms).
  - Lokalisiert:
    - Trauma
    - Lipoatrophia semicircularis (anularis)
    - Lipoatrophie nach Injektionen (Glukokortikoide, Insulin, Wachstumshormon)
    - Lipodystrophie nach Pannikulitis
    - Lipodystrophie nach/bei Kollagenosen (Morphea, Lupus erythematodes profundus).
- Ungeklärt:
  - Lipodystrophia centrifugalis abdominalis infantilis
  - Panatrophia localisata (Gowers)
  - Hemiatrophia faciei progressiva (Parry Romberg)
  - Non-progressive late onset hemifacial lipoatrophy.

## Lipodystrophie, generalisierte E88.1

### Erstbeschreiber
Berardinelli, 1954; Seip, 1959

### Synonym
Seip-Lawrence-Syndrom; Berardinelli-Seip congenital lipodystrophy; BSCL

### Definition
Autosomal-rezessiv erbliches Krankheitsbild mit generalisierter, progressiver Lipatrophie, Gigantismus, Akromegalie, Muskelhypertrophie, Insulin-resistenter Hyperglykämie, polyzystischen Ovarien und Acanthosis nigricans.

### Ätiologie
Autosomal-rezessiv vererbte Mutationen des BSCL1 Gens (Berardinelli-Seip congenital lipodystrophy-1 Gen; Genlokus: 9q34.3) sowie des BSCL 2 Gens (Berardinelli-Seip congenital lipodystrophy-2 Gen; Seipin; Genlokus: 11q13).

### Klinisches Bild
- Integument: Hyperpigmentierung; Acanthosis nigricans; Hypertrichose, gelocktes Haar, progressive generalisierte Lipodystrophie.
- Extrakutane Manifestationen: Makrosomie des Säuglings und Kleinkindes, Muskelhypertrophien, athletischer Aspekt bereits im Säuglingsalter, evtl. hypertrophe Kardiomyopathie; später akromegaloider Hochwuchs mit großen Händen, Füßen und Ohren. Deutliche sexuelle Frühreife, Oligomenorrhö, polyzystische Ovarien mit Zeichen der Virilisierung. Retardierung der mentalen Entwicklung in ca. 50% der Fälle. Hyperlipidämie, insulinresistenter Diabetes mellitus.

## Lipodystrophie, progressive partielle E88.1

### Erstbeschreiber
Barraquer, 1906; Holländer, 1910; Simons, 1911

### Synonym
Lipodystrophia progressiva; Holländer-Simons-Syndrom; Barraquer-Simons-Syndrom; cephalo-thorakale Lipodystrophie; partielle Lipodysthrophie

### Definition
Progressive, sporadisch auftretende Form des partiellen Lipodystrophiesyndroms.

### Ätiologie
Unbekannt, keine genetische Bedingtheit.

### Manifestation
Meist in der Kindheit, vor allem weibliches Geschlecht, z.T. nach fieberhaften Infekten auftretend.

### Klinisches Bild
Symmetrischer, völliger Schwund des subkutanen Fettgewebes an Oberkörper und im Gesicht mit Entstellung durch Skelettierung des Gesichtes, normales (Typ Laingnel-Lavastine-Viard) bis vermehrtes (Typ Mitchell) Fettpolster am Unterkörper. In 20% der Fälle insulinrestistenter Diabetes mellitus, in 50% Assoziation mit Nierenerkrankungen, häufig membrano-proliferative Glomerulonephritis. Komplementdefekt (selektive $C_3$-Erniedringung im Serum).

### Therapie
Kausale Therapien sind nicht bekannt. Symptomatische Therapiemaßnahmen stehen im Vordergrund, insbesondere Behandlung der Begleiterkrankungen. In Ausnahmefällen sind plastisch-chirurgische Maßnahmen erforderlich.

### Prognose
Quoad vitam günstig, quoad sanationem ungünstig.

## Lipodystrophiesyndrom, partielles E88.1

### Erstbeschreiber
Dunnigan, 1974; Köbberling, 1975

**Synonym**
familial partial lipodystrophy

**Definition**
Angeborene oder erworbene, umschriebene Fettgewebsatrophie mit Begleitsymptomen wie Acanthosis nigricans, Hirsutismus, akromegalem Aspekt. Bisher werden folgende Formen unterschieden:
- Typ Dunnigan
- Lipodystrophie, familiäre, Typ Koebberling-Dunnigan.

Typ Dunnigan und Köbberling unterscheiden sich grundsätzlich von der progressiven partiellen Lipodystrophie durch eine autosomal-dominante Vererbung sowie durch das Freibleiben des Gesichtes. Typ Dunnigan manifestiert sich an Stamm und Extremitäten, Typ Köbberling nur an den Extremitäten.

**Therapie**
Keine kausale Therapie bekannt. Ggf. plastisch-chirurgische Maßnahmen.

## Lipogranulomatose, disseminierte E75.2

**Erstbeschreiber**
Farber et al., 1957

**Synonym**
Farber-Krankheit; familiäre Lipogranulomatose; Farber's disease

**Definition**
Sphingolipidose, mit autosomal-rezessiv vererbtem Ceramidasemangel und nachfolgender Ceramidspeicherung in den Geweben.

**Manifestation**
Frühe Kindheit.

**Klinisches Bild**
- Hauterscheinungen: Subkutane bräunliche Knötchen, vor allem über den Streckseiten der großen Gelenke.
- Extrakutane Manifestation: Teigig-ödematöse Gelenkschwellung mit schmerzhafter Bewegungseinschränkung in fast allen Gelenken. Heiserkeit durch Mitbefall des Larynx. Gedeihstörung, Ateminsuffizienz durch Ablagerungen im Lungengewebe.

**Histologie**
Granulomatöse, Ceramid-haltige intralysosomale Ablagerungen in allen Geweben (= Faber bodies).

**Differenzialdiagnose**
Multizentrische Retikulohistiozytose (Weber und Freudenthal), andere Sphingolipidosen, Xanthome.

**Therapie**
Nicht bekannt.

**Prognose**
Meist akuter Verlauf mit Tod in den ersten 2 Lebensjahren.

## Lipogranulomatosis Erdheim-Chester E75.2

**Erstbeschreiber**
Chester, 1930

**Synonym**
Erdheim-Chester-Erkrankung

**Definition**
Zu den disseminierten adulten Xanthogranulomen zu rechnende Non-Langerhanszell-Histiozytose mit Befall verschiedener Organe.

**Manifestation**
Im fortgeschrittenen Erwachsenenalter auftretend.

**Klinisches Bild**
Hautfarbene bis gelbliche Papeln, Knoten und Plaques sowie Xanthelasmen. Befall von Herz, Nieren, Cerebrum, Retroperitonealraum, Orbita. Typisch sind osteosklerotische Veränderungen der langen Röhrenknochen.

**Histologie**
Granulome mit Riesenzellen, Schaumzellen und einzelnen eosinophilen Granulozyten. Ältere Läsionen mit Tendenz zur Fibrose.

**Therapie**
Behandlung durch Internisten.

**Prognose**
Abhängig von der Lokalisation der Granulome.

## Lipogranulomatosis subcutanea M79.8

**Erstbeschreiber**
Rothmann, 1894; Makai, 1928

**Synonym**
Rothmann-Makaisches-Syndrom; Spontanpannikulitis Rothmann-Makai

**Definition**
Idiopathische herdförmige, chronisch verlaufende Pannikulitis ohne Allgemeinsymptome.

**Ätiologie**
Idiopathisch, diskutiert werden eine Störung der Fettzusammensetzung und Fokalinfekte. Einige Autoren sehen die Lipogranulomatosis subcutanea als afebrile Variante der Panniculitis nodularis nonsuppurativa febrilis et recidivans.

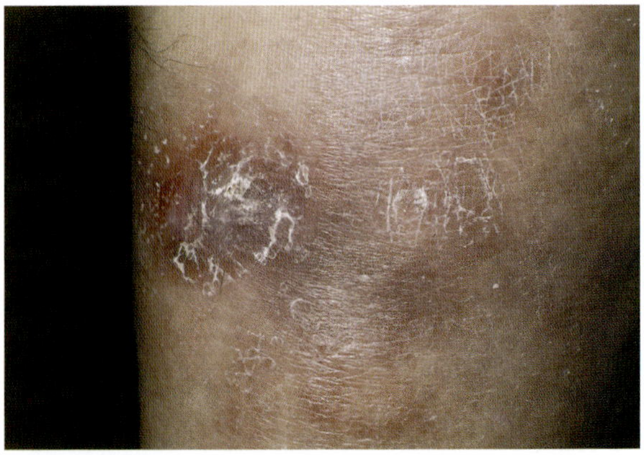

**Lipogranulomatosis subcutanea.** Druckschmerzempfindliche, kutan-subkutan gelegene, walnussgroße Knoten mit livider Verfärbung und oberflächlicher Hautabschilferung an der Unterschenkelinnenseite bei einer 59-jährigen Frau.

**Manifestation**
Vor allem bei älteren Kindern und bei Frauen im mittleren Lebensalter auftretend.

**Lokalisation**
Bevorzugt an Unterschenkeln; seltener an Stamm oder Gesicht.

**Klinisches Bild**
Plötzlich auftretende kirsch- bis walnussgroße, subkutane, gegen Haut und Unterlage verschiebliche, druckschmerzhafte Knoten oder auch plattenartige Verhärtungen ohne Allgemeinsymptome und ohne Beteiligung von Innenorganen.

**Histologie**
Lobuläre Pannikulitis, herdförmige granulomatöse Infiltrate, Schaumzellen, Riesenzellen, Mikropseudozysten.

**Differenzialdiagnose**
Erythema induratum, Gumma, nodöse Vaskulitis, Lipom; Panniculitis nodularis nonsuppurativa febrilis et recidivans, Erythema nodosum.

**Externe Therapie**
Kühlen, Kompressionsverbände. In leichten Fällen können allein Glukokortikoide extern wie 0,25% Prednicarbat (z.B. Dermatop Creme) unter mehrstündiger Okklusion erfolgreich sein, s.a. Panniculitis nodularis nonsuppurativa febrilis et recidivans.

**Interne Therapie**
Nichtsteroidale Antiphlogistika wie Acetylsalicylsäure (z.B. ASS) oder Ibuprofen (z.B. Ibuprofen Stada Filmtbl.). In ausgedehnten Fällen systemische Glukokortikoide wie Prednisolon (z.B. Decortin H) 1 mg/kg KG/Tag p.o.

**Prognose**
Monate- bis jahrelanger Verlauf.

## Lipogranulom, sklerosiertes idiopathisches L92.8

**Definition**
Umschriebenes progressives lipophages Granulom mit Ölzysten unbekannter Ätiologie.

**Lokalisation**
Bevorzugt am Stamm.

**Klinisches Bild**
Subkutan gelegene, knotenförmige oder plattenartige Infiltrate. Die darüberliegende Haut ist mit einbezogen. Die Areale können sich über Jahre langsam vergrößern.

**Therapie**
Bei kosmetischer oder mechanischer Störung Exzision.

## Lipogranulom, traumatogenes L92.8

**Definition**
Meist exogen induzierte umschriebene granulomatöse Pannikulitis mit Ausheilung unter Narbenbildung.

**Ätiologie**
Auslösung vor allem durch stumpfe Traumen, z.B. nach Silikonöl- oder Paraffininjektion, entsprechend dem Silikonom oder Paraffinom, aber auch z.B. nach Injektion öliger Medikamente.

**Lokalisation**
Vor allem Brust, Arme, Beine, Gesäß.

**Klinisches Bild**
Schmerzhafte, prominente oder nur tastbare Knoten. Ausbildung plattenartiger Indurationen, unregelmäßige Einziehungen der Haut.

**Histologie**
Nekroseherde mit entzündlicher Reaktion, Schaumzellen und Fremdkörperriesenzellen. Umwandlung des lipophagen Granuloms in fibrotisches Narbengewebe.

**Differenzialdiagnose**
Subkutan gelegene Tumoren.

**Therapie**
Ggf. Exzision.

**Prognose**
Selten spontane Rückbildung, meist Ausbildung narbiger Platten und Knoten. Sarkomatöse Entartung bei Paraffinomen ist möglich.

## Lipoidproteinose bei Lichtempfindlichkeit E80.0

**Erstbeschreiber**
Urbach u. Wiethe, 1929

**Synonym**
Lichtinduzierte Lipoidproteinose

**Definition**
Heute nicht mehr gebräuchliche Bezeichnung für Hauterscheinungen bei den äußerst lichtempfindlichen Patienten mit Protoporphyria erythropoetica, mit an einen an eine Hyalinosis cutis et mucosae erinnernden klinischen Aspekt.

**Manifestation**
Vor allem im Frühling.

**Lokalisation**
Lichtexponierte Hautareale.

**Klinisches Bild**
Gepflastert wirkende papuloverruköse Veränderungen an den Fingerstreckseiten und -kanten, an den Ellenbogen, im Nasenbereich. Keine Schleimhautveränderungen, keine Beteiligung innerer Organe.

**Diagnose**
S.u. Protoporphyria erythropoetica.

**Differenzialdiagnose**
Hyalinosis cutis et mucosae

**Therapie**
S.u. Protoporphyria erythropoetica.

## Lipom D17.91

**Synonym**
Fettgewebsgeschwulst; Lipoma

**Definition**
Gutartige, umschriebene, knotige Wucherungen des subkutanen Fettgewebes, einzeln oder zahlreich vorkommend. Bei multiplem Auftreten spricht man von Lipomatosen.

## Einteilung

Je nach Lokalisation in der Haut und in tiefer gelegenen Geweben sowie nach verschiedenen weiteren klinischen Gesichtspunkten lassen sich unterteilen:

- Solitäre oder multiple nicht syndromale Lipome:
  - Subkutanes (in loco typico) Lipom
    - Sonderform: Lipomatosis dolorosa
  - Dermales Lipom (selten) und dessen Naevusvariante = Naevus lipomatodes cutaneus superficialis (Hoffmann-Zurhelle)
  - Intramuskuläres Lipom
  - Synoviales Lipom
  - Hibernom
  - Lipoblastom
- Solitäre oder multiple syndromale Lipome:
  - Lipomatosen (s.u. Lipomatose, benigne symmetrische)
  - Lumbosakrales Lipom (häufig mit Spina bifida vergesellschaftet)
  - Gorlin-Goltz-Syndrom
  - Pringle-Bournevillesche Phakomatose
  - Wermer-Syndrom.

## Ätiologie

Familiäre Häufung besonders bei Lipomatose.

## Manifestation

Vor allem im mittleren Lebensalter (>30 Jahre) auftretend. Männer sind häufiger als Frauen betroffen.

## Lokalisation

Vor allem Schultern, Arme, Oberschenkel.

## Klinisches Bild

Sicht- oder nur tastbare, prall-elastische, selten gelappte, gut abgrenzbare, im Durchmesser 2,0-5,0 cm (selten größer) große, subkutan gelegene Knoten, die sich gegenüber tiefer gelegenen Strukturen verschieben und abgrenzen lassen. Das Lipom wölbt häufig die darüber gelegene Haut halbkugelig vor. Lipome sind subjektiv meist symptomlos. Gelegentlich Schmerzen (durch Druck auf Nervenenden?). Multiple Lipome treten als Teilsymptom bei der benignen symmetrischen Lipomatose auf. Multiple schmerzende Lipome werden als Lipomatosis dolorosa bezeichnet (vorwiegend adipöse Frauen in und nach der Menopause).

## Histologie

Umschriebene, durch Septen unterteilte Fettgewebsgeschwulst aus reifen Adipozyten mit einer zarten Bindegewebskapsel. Nicht selten Nachweis von Fettgewebsnekrosen mit Schaumzellen und einzelnen Riesenzellen. Durch histologische Besonderheiten lassen sich bei stärkerer Fibrosierung das Fibrolipom und bei ausgeprägter Muzineinlagerung das Myxolipom abgrenzen.

- Histologische Varianten:
  - Angiolipom (s.a. Angiolipomatose) und dessen Variante das zelluläre Angiolipom
  - Spindelzellipom
  - Pleomorphes Lipom
  - Sklerotisches Lipom
  - Myolipom (Beimengung glatter Muskulatur; v.a. im Beckenbereich bei Frauen)
  - Angiomyolipom (gehäuft in der Niere bei der Pringle-Bourneville-Phakomatose; s.a.u. Angiolipomatosis, familiäre)
  - Angiomyxolipom
  - Chondroides Lipom.
- Als morphologische und klinische Besonderheit sind das Hibernom und das im Kindesalter auftretende Lipoblastom anzusprechen. Das pleomorphe Lipom ist weitgehend identisch mit dem Spindelzellipom und zeigt als histologische Besonderheit blumenbüschelartige Riesenzellen (Riesenzellen mit einem eosinophilem Zentrum).
- Beim sklerotischen Lipom imponiert vordergründig ein bindegewebiges Parenchym, stellenweise mit storiformem Muster, in das reifzellige Adipozyten eingestreut sind (Bild eines Schweizer Käse).
- Beim Myolipom kommt es zu unterschiedlichen Beimengungen von glatter Muskulatur.
- Das Angiomyolipom, überwiegend als Nierentumor im Rahmen der Pringle-Bournevilleschen Phakomatose auftretend, seltener in anderen Organen (u.a. auch in der Haut), zeigt neben einer Gefäßkomponente einen unterschiedlichen Anteil an glatter Muskulatur, teils mit epitheloidem Charakter (positiv für HMB45!).
- Im chondroiden Lipom, werden chondroide Differenzierungen im Tumorparenchym angetroffen. Die reifzelligen Adipozyten weisen auf die Gutartigkeit des Tumors hin.

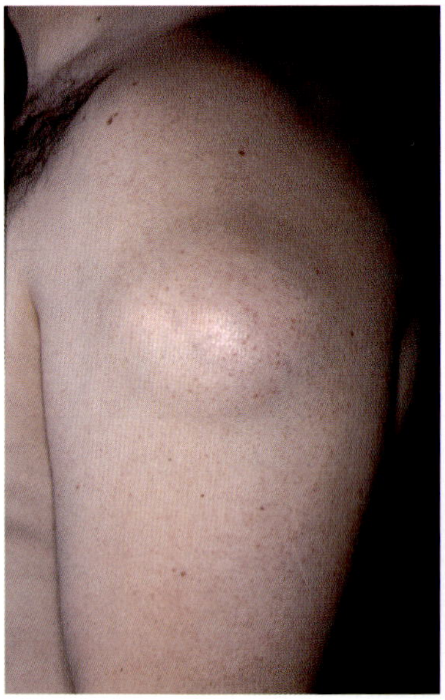

**Lipom.** Seit Jahren bestehender, völlig reizloser und symptomarmer, gut abgrenzbarer und über der Unterlage verschieblicher, subkutaner Knoten am Oberarm.

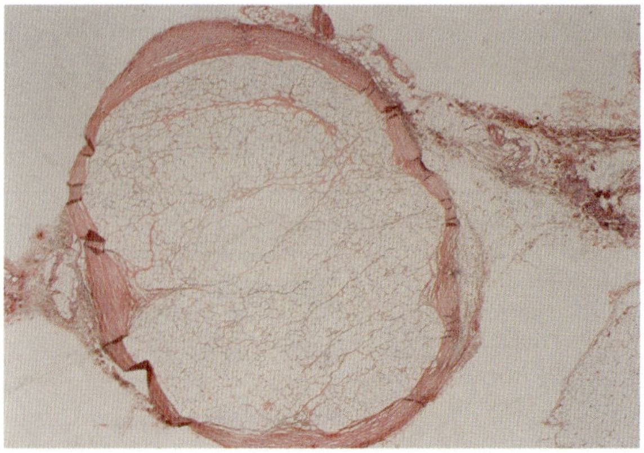

**Lipom.** Durch eine bindegewebige Kapsel umgebene, septierte Fettgewebsgeschwulst aus reifen Adipozyten.

### Differenzialdiagnose
Zyste, Fibrom, Pannikulitis, Metastasen.

### Therapie
Bei kosmetischer oder mechanischer Störung Exstirpation. Bei größeren Lipomen ist auch Liposuktion möglich, die Ergebnisse sind eher zurückhaltend zu bewerten. Als derzeit noch experimentell sind Injektionsbehandlungen mit Phospholipiden (Präparat Lipostabil) zu werten.

## Lipomatose, benigne symmetrische E88.2

### Erstbeschreiber
Launois u. Bensaude, 1898

### Synonym
Symmetrische Adenolipomatose; Lipomatosis symmetrica; diffuse symmetrische Lipomatose; generalisierte symmetrische Lipomatose; multiple symmetrische Lipomatose; umschriebene symmetrische Lipomatose; Lipomatosis simplex indolens; Launois-Bensaude-Syndrom; Bensaude-Syndrom; Madelung-Krankheit; Lipomatose, diffuse symmetrische mit Bevorzugung des Halsbereichs (Madelung-Fetthals)

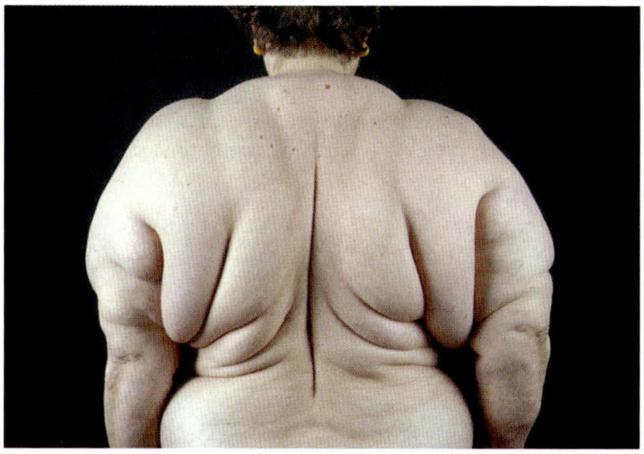

**Lipomatose, benigne symmetrische.** 67 Jahre alte Patientin mit kontinuierlich zunehmender Lipomatose (Typ II) seit etwa 20 Jahren. Internistisch: Polyneuropathie, chronischer Leberschaden, Insulin-pflichtiger Diabetes mellitus, Hyperlipidämie. Massive, diffuse symmetrische, geschwulstartige, teigig derbe Fettgewebsvermehrung an Rumpf und Oberarmen. Pseudoathletischer Habitus.

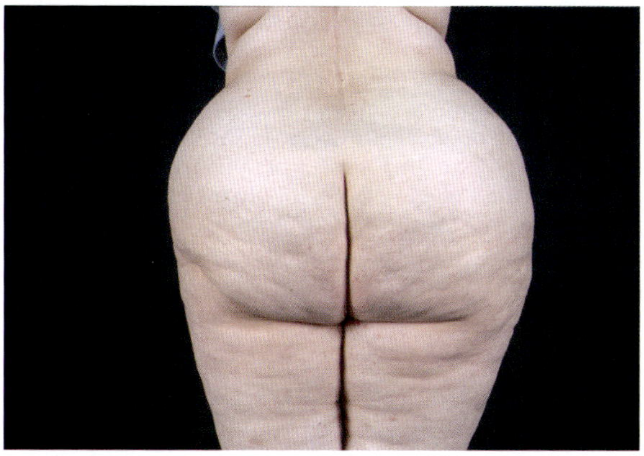

**Lipomatose, benigne symmetrische.** 42 Jahre alte, gesunde, familiär vorbelastete (Mutter mit analogen Veränderungen) Patientin. Entwicklung der Lipomatose nach der Pubertät. Gynäkoider Typ mit diffusen, symmetrischen Fettablagerungen im Beckengürtelbereich, bei relativ schlankem Rumpf.

### Definition
Durch unproportionierte, ungekapselte, diffuse subkutane Fettgewebshyperplasie (bes. im Bereich des oberen Stammes) charakterisierte Erkrankung, die zu pseudoathletischem Habitus führt.

### Einteilung
Klassifikation anhand des Verteilungsmusters (nach Donhauser):
- Typ I: Hals-Nacken-Typ (Madelung-Fetthals, lokalisierter Typ)
- Typ II: Schultergürteltyp (pseudoathletischer Typ)
- Typ III: Beckengürteltyp (gynäkoider Typ)
- Typ IV: Abdomineller Typ.

### Ätiologie
Diskutiert werden latente familiäre Häufung, Assoziationen zu Stoffwechselstörungen (Hyperlipoproteinämie Typ IV, Hyperurikämie, Diabetes mellitus, Alkoholismus, Hypothyreose) sowie autonomes Wachstum von Fettzellen aufgrund von Resistenz gegenüber von Katecholaminen.

### Manifestation
Vor allem bei Männern mit Alkoholabusus auftretend. Männer sind etwa 13mal häufiger betroffen als Frauen.

### Lokalisation
Hals (Madelung-Fetthals), vor allem Nacken (Büffelhöcker), Oberarmbereich (Puffärmellipomatose), seitliche Stammpartie, gelegentlich Oberschenkelbeugeseiten.

### Klinisches Bild
- Diffuse symmetrische, massive, geschwulstartige, teigig derbe Fettgewebsvermehrungen. Die Abgrenzung der Lipome ist wegen der fehlenden Abkapselung schwierig.
- Häufig Assoziation mit inneren Erkrankungen, insbes. Polyneuropathie, chronischen Leberschäden, Gynäkomastie, Hodenatrophie, Diabetes mellitus, Hyperlipidämie, Hyperurikämie, Lungenkarzinomen, Kaposi-Sarkom, Myalgien, Arthralgien und Varikose.

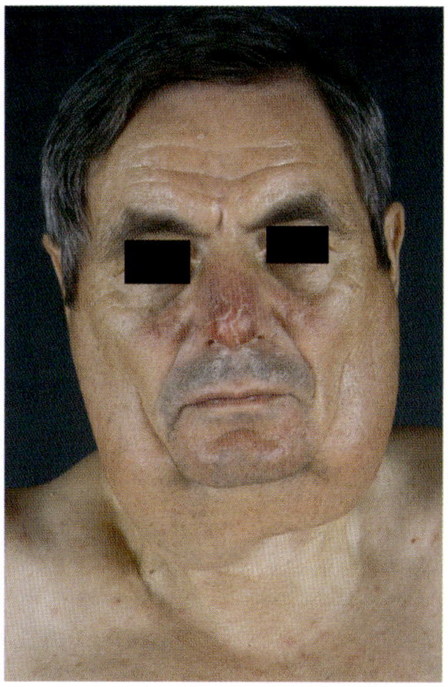

**Lipomatose, benigne symmetrische.** 64 Jahre alter Patient. Typischer Madelung'scher Fetthals. Insulin-pflichtiger Diabetes mellitus. Rosacea erythematosa; Teleangiektasien am Stamm.

- Insgesamt pseudoathletischer Habitus. Beim gynäkoiden Typ III finden sich die Fettablagerungen vorwiegend fettschürzenartig am Bauch und im Beckengürtelbereich.
- Eine seltene lokalisierte Variante manifestiert sich ausschließlich an den Fußsohlen. Rasche (innerhalb von 1-2 Jahren), schubweise Entwicklung und danach stationäre Fettgewebshyperplasie ohne spontane Rückbildungs- oder Entartungstendenz.
- Bei Madelung-Fetthals (Typ I) mechanische Bewegungseinschränkung der Kopfgelenke, Dyspnoe durch Larynx- und Tracheakompression; flächiges Erythem mit Teleangiektasien der Arme (und Beine), Livedo reticularis.

### Histologie
Diffuse, nicht septierte Proliferation reifer univakuolärer Lipozyten mit zungenförmigen Ausläufern in angrenzende Strukturen.

### Komplikation
Assoziierte metabolische Störungen: Alkoholische Hepatopathie (60-90% der Patienten), Hyperurikämie sowie manifeste Gicht, Diabetes mellitus, Hyperlipidämie; häufig Hypertonie. Syntropie mit oro-pharyngealen Karzinomen und Karzinomen des oberen Respirationstraktes sowie Beinvenenvarikose.

### Therapie
- Keine kausale Therapie bekannt. Patienten haben oft frustrane Diätversuche hinter sich. Durch Autonomie der Fettmassen zeigt Diät oder Tumorkachexie auf die betroffenen Bereiche nur wenig Auswirkung. Operative Reduktion (insbesondere bei Kompression wichtiger Strukturen) oder Liposuktion sind prinzipiell möglich, aber von hoher Rezidivrate gefolgt (Aufklärung des Patienten!). Bei einigen Patienten werden Erfolge mit Salbutamol (z.B. Salbutamol Atid 8 retard) 16 mg/Tag berichtet.
- Die Behandlung assoziierter Erkrankungen, z.B. Alkoholismus, ändert i.d.R. nichts an den Fettgewebshyperplasien.

### Prognose
Stillstand der Erkrankung bei absoluter Alkoholabstinenz ist möglich. Explosive Verschlechterung nach Traumen oder chirurgischer Fettgewebsreduzierung (Rhytidektomie) wurde beobachtet. Die Fettgewebshyperplasie ist diätetisch unbeeinflussbar. Resistenz bei Tumorkachexie.

## Lipomatosis dolorosa — E88.2

### Erstbeschreiber
Dercum, 1888

### Synonym
Adiposalgie; Lipalgie; Lipomatosis dolorosa; Dercumsche Krankheit; Adipositas dolorosa; Dercum-Vitaut-Syndrom; Anders-Syndrom; Anders-Krankheit; Adipositas tuberosa simplex; Neurolipomatosis

### Definition
Diffuse schmerzhafte Fettgewebsvermehrungen.

### Ätiologie
Unbekannt. Meist sporadisch auftretend, in einigen Familien autosomal-dominant vererbt.

### Manifestation
Meist bei adipösen Frauen in der Menopause auftretend.

### Lokalisation
Vor allem Rumpf, Akren.

### Klinisches Bild
Lokalisierte Adipositas. Spontan entstehende, schmerzhafte Fettwülste, die von blauroter Haut bedeckt werden. Evtl. Pruritus, Adynamie, Apathie, psychische Störungen, vor allem emotionelle Instabilität, Depressionen, Epilepsie, Verwirrtheitszustände bis zur Demenz. Gelenkschmerzen, Nasenbluten.

### Histologie
Normales Fettgewebe; entzündliche Veränderungen.

### Differenzialdiagnose
Elephantiasis, Lipom, zirkumskripte Muzinose, Lipödemsyndrom, schmerzhaftes.

### Therapie
Kausale Therapie nicht bekannt. Bei lokalisierten Formen Exzision oder Liposuktion.

## Liposarkom — C49.M

### Definition
Sehr seltener, maligner, in Haut und Subkutis gelegener Weichteiltumor. Über das Integument erfassbar sind Liposarkome der tiefen Weichteile der Extremitäten.

### Einteilung
Abhängig vom Grad der Zellatypien werden 4 Typen unterschieden:
1. Gut differenziert lipomartiger Typ (sklerosierend oder entzündlich)
2. Myxoider Typ
3. Rundzelliger Typ
4. Pleomorpher Typ.

### Ätiologie
- Allen hochdifferenzierten Liposarkomen gemeinsam sind ein Ringchromosom oder Veränderungen des Chromosoms 12.
- In der Gruppe der myxoiden bzw. rundzelligen Liposarkome finden sich als charakteristische Chromosomenaberrationen reziproke Translokationen, die zu neuen Genfusionen führen. Translokation zwischen Chromosom 12 u. 16; t (12; 16) (q13; p11). Betroffen sind das CHOP-Gen (C/EBP-homologous protein) auf Chromosom 12q13 und das TLS-Gen (translocated in liposarcoma)/FUS (fusion) auf Chromosom 16. Das aus t (12; 16) (q13; p11) resultierende Fusionsprotein (TLS/FUS-CHOP fusion transcripts) fungiert als Transkriptionsfaktor und spielt somit eine Rolle in der Onkogenese dieser Liposarkomsubtypen.
- Bei den pleomorphen Liposarkomen sind keine einheitlichen Chromosomenaberrationen beschrieben.

### Manifestation
Zwischen dem 4. und 6. Dezennium. Das myxoide Liposarkom als häufigstes aller Liposarkome (etwa 40-50%) tritt eher bei jüngeren Männern auf.

### Lokalisation
Lokalisation v.a. im Bereich der Extremitäten, aber auch am Kapillitium. Die häufigsten Lokalisationen sind jenseits des dermatologischen Diagnostikgebietes angesiedelt (z.B. Retroperitonealraum, Mediastinum).

### Klinisches Bild
Die hochdifferenzierten Liposarkome stellen sich als umschriebene, grob gelappte, derbe Knoten dar, die sich von ihrer Umgebung gut abgrenzen lassen. Die subkutan gelegenen Tumoren zeigen zunächst eine unauffällige Oberfläche, später auch exophytisches Wachstum.

### Histologie
- Typisch für alle Formen sind atypische Zellen in Kombination mit Lipoblasten. Durch Fettvakuolen wird der Zellkern siegelringartig bis sternförmig deformiert. Hierdurch entstehen bizarre, hyperchromatische Kernformationen. Vereinzelt zeigen sich auch Mikropseudozysten. Auffällig ist der Gefäßreichtum mit einem plexiformen Gefäßmuster.
- Immunhistologie: Reaktivität auf S100.
- Bei den hochdifferenzierten Liposarkomen werden 4 Typen unterschieden:
  1. Lipom-ähnliches hochdifferenziertes Liposarkom
  2. Sklerosiertes hochdifferenziertes Liposarkom
  3. Entzündliches hochdifferenziertes Liposarkom
  4. Spindelzelliges hochdifferenziertes Liposarkom.

### Differenzialdiagnose
Lipom; Silikongranulom in Nachbarschaft von Silkonimplantaten der Brust.

### Therapie
Komplette Resektion des gesamten Tumorareals unter histologischer Randschnittkontrolle ist entscheidend für die Prognose. Bei nicht kurativer Resektion Strahlentherapie (60 Gy in 30 Sitzungen). Chemotherapie (z.B. Doxorubicin) bei inkompletter Resektion, bei Rezidiven oder Vorliegen von Metastasen. Relativ gute Resultate sind hierfür beschrieben. Zusammenarbeit mit Onkologen, Strahlentherapeuten.

### Prognose
Sehr ungünstig durch häufig frühzeitige Metastasierung in Leber und Lunge. Die 5-Jahresüberlebensrate bei myxoiden Liposarkomen liegt bei 90%, die der pleomorphen Liposarkome bei 20%.

### Nachsorge
Engmaschige Nachkontrollen über 10 Jahre.

## Liposuktion

### Synonym
Fettgewebsabsaugung

### Definition
Schonende chirurgische Methode zum Entfernen von überschüssigem, kosmetisch störendem subkutanen Fettgewebe durch Aspiration mit Hilfe einer weitlumigen Kanüle (Durchmesser 2-3 mm). Sie wird meist ambulant in Tumeszenz-Anästhesie durchgeführt. Bei größeren Aspiratonsvolumina ist Substitution von Flüssigkeit und Elektrolyten notwendig. Ambulant sollten nicht mehr als 1,5 l Fettgewebe, insgesamt nicht mehr als 3,0 l abgesaugt werden. Anschließend Kompressionsverband für 1-4 Wochen.

### Indikation
Lokalisierte, umschriebene Fettgewebsvermehrung (z.B. Cellulite, Reithosenfettsucht, Doppelkinn), Gynäkomastie, Lipome, benigne symmetrische Lipomatose.

### Durchführung
Nach 1-1,5 Stunden Einwirkzeit der unterspritzten Tumeszenzanästhesie-Lösung im Fettgewebe nochmalige Nachinfiltrierung bis zum Erreichen einer prallen Konsistenz des Gewebes. Über kleine Inzisionen an verschiedenen Stellen wird der Zugang für die Kanüle geschaffen und das Fett aspiriert. Bei größeren Aspirationsvolumina werden je nach abgesaugtem Volumen 4 Schweregrade unterschieden, die ggf. Vollnarkose und Substitution von Flüssigkeit und Elektrolyten erfordern:
- Kategorie 1: bis 600 ml; Lokal- und Vollnarkose. Postoperativ Ringerlactat.
- Kategorie 2: 600-1200 ml; Vollnarkose. Postoperativ Ringerlactat, 5%ige Glukose.
- Kategorie 3: 1200-2200 ml; Vollnarkose. Postoperativ Ringerlactat, 5%ige Glukose, evtl. Albumin.
- Kategorie 4: 2200-3000 ml; Vollnarkose. Postoperativ Ringerlactat, 5%ige Glukose, Albumin, evtl. Bluttransfusion.

### Komplikation
Wellenbildung der Haut durch zu oberflächliche Liposuktion oder falsche Kanülenstärke. Bindegewebiger Umbau der Subkutis mit narbigen Strängen und Einziehungen der Oberfläche, v.a. bei zu forcierter Aspiration. Lymphödeme durch Verletzung von Lymphgefäßen. Verletzungen von Muskulatur, Gefäßen oder Nerven bei zu tiefer Aspiration. Infektionen, Hämatokriterniedrigung, RR-Abfall, hypovolämischer Schock, Thrombose, Lungenembolie, Fettembolie.



## Lippenleckekzem L20.8

### Synonym
Lutschekzem

### Definition
Häufiges, therapieresistentes toxisch degeneratives Ekzem, das durch permanentes, auch ticmäßiges Lecken mit Zunge und Lippen meist chronifiziert. Erst durch Beenden der Noxe kann es zum Verschwinden gebracht werden. Bei Säuglingen und Kleinkindern auch durch ständiges Schnullertragen ausgelöst (s.u. Artefakte). S.a.u. Ekzem, s.a.u. Cheilitis simplex.

### Ätiologie
Lippenhaut besitzt keine Talg- und Schweißdrüsen und ist nur durch eine dünne Hornschicht (1/20 mm Dicke) geschützt. Daher ist sie für Austrocknungsprozesse besonders anfällig. Somit ist auch eine zusätzliche Beeinträchtigung der Barrierefunktion durch Umwelteinflüsse gegeben. Die Folge sind trockene Lippen mit Spannungsgefühl und Juckreiz. Hierdurch werden die Lippen reflexartig immer wieder geleckt. Durch diese ständige Anfeuchtung wird die Austrocknung noch verstärkt. Bei Kleinkindern entsteht das Lippenleckekzem oft als Folge von vermehrtem Speichelfluss, der wiederum reflexartig das Lecken der Lippen auslöst.

### Therapie
Die Behandlung richtet sich nach der jeweiligen Diagnose. Generell erforderlich ist eine gute und intensivierte Lippenpflege mit Feuchtigkeit spendenden und entzündungshemmenden Cremes und Pflegestiften (z.B. Rolip Mandelic), die möglichst keine Farb- oder Konservierungsstoffe enthalten sollten. Gute Effekte werden mit reiner Vaseline (Vaselinum album), Lanolin oder Mandelöl-haltigen Salben erzielt. Bei mykotischer Überlagerung kommen Antimykotika zur Anwendung. Bakterielle Infektionen werden mit desinfizieren-

den Salben oder auch lokalen Antibiotika therapiert. Bewirkt eine Grunderkrankung die Lippenveränderungen, muss die Krankheit behandelt werden. Häufig liegt eine Aknebehandlung mit Isotretinoin zugrunde („Retinoiddermatitis"). Liegt der Verdacht auf eine Kontaktallergie vor, sollte eine Epikutantestung durchgeführt werden. Vgl. auch Cheilitis simplex.

### Therapie allgemein
Allgemeine Richtlinien:
- Vermeiden von heißen oder zu scharfen Speisen
- Gründliche Mundhygiene
- Nicht ständig über die Lippen lecken
- Zahnprothesen eventuell nochmals besser anpassen lassen und immer gründlich reinigen
- Keine Dauermedikation mit Glukokortikoidsalben
- Bei Kindern auf evtl. vermehrten Speichelfluss achten
- Bei „Schnullerkindern" eventuell kleineren Schnuller verwenden, möglichst den Gebrauch minimieren
- Bei Aknebehandlung alternative Behandlungsmöglichkeiten zu Retinoiden suchen.

### Naturheilkunde
Naturkosmetik-Produkte sind bei spröden Lippen weniger geeignet, da ihnen oft ätherische Öle beigemengt sind, die Allergien auslösen können. Bienenhonig mehrfach täglich aufgetragen ist empfehlenswert; wirkt entzündungshemmend und beruhigend.

### Hinweis(e)
Zu einer Cheilitis können führen:
- Kaltes windiges Wetter
- UV-Strahlen
- Atopisches Ekzem
- Kontaktallergien
- Chronische Rhinitiden
- Stoffwechselerkrankungen, z.B. Diabetes
- Vitamin- oder Eisenmangel
- Aknebehandlung mit Isotretinoin
- Chemotherapien
- Chronifizierte (ticartige) Leckmechanismen (s.u. Artefakte)
- Permanentes Schnullertragen.

## Liquor carbonis detergens

### Definition
Hochgereinigte Zubereitung von Pix lithanthracis (Gemisch von Phenolen, Aromaten, N-haltigen Verbindungen, kanzerogenen Kohlenwasserstoffen).

### Indikation
Psoriasis vulgaris, Ekzeme, Pruritus.

**Merke: Nur ärztlich kontrollierte Anwendung!**

### Rezeptur(en)
R153 R155 R238 R293 R154 R152

## Lissquersche Paralyse A52.1

### Definition
Besondere Form der progressiven Paralyse im Rahmen der Meta-Syphilis mit dauerhaften Herderscheinungen wie Aphasie, Agnosie, Hemiplegie und allgemeinen psychischen Veränderungen bei umschriebenen Atrophien im Gehirn.

## Listeria monocytogenes

### Definition
Corynebakterium, Erreger der Listeriose.

## Listeriome A32.8

### Definition
Hirsekorngroße Hautgranulome bei Listeriose des Neugeborenen.

### Therapie
Entsprechend der Listeriose des Neugeborenen.

## Listeriose A32.0

### Definition
Bakterielle Infektion mit Listeria monocytogenes, in der Regel sporadisch, gelegentlich epidemisch auftretend.

### Erreger
Fakultativ pathogene Listeria spp. (grampositive, bewegliche, nichtsporenbildende, katalasepositive, fakultativ anaerobe Stäbchen). Bedeutendste humanpathogene Spezies ist Listeria monocytogenes, selten sind auch L. seeligeri oder L. ivanovii bei Infizierten nachweisbar.

### Vorkommen/Epidemiologie
Bundesweit etwa 100-300 gemeldete Erkrankungen/Jahr.

### Ätiologie
Schmierinfektion bei Kontakt mit kranken Tieren, evtl. durch Genuss infizierter Nahrungsmittel, auch durch gesunde Keimträger, beim Foetus diaplazentar. Infizierte Personen (auch bei asymptomatischen Verläufen) können den Erreger über den Stuhl für mehrere Monate ausscheiden. Bei Müttern von infizierten Neugeborenen sind die Erreger in Lochialsekreten und Urin etwa 7-14 Tage nach der Entbindung nachweisbar, nur selten länger.

### Manifestation
Symptomatische Erkrankung hauptsächlich bei Patienten mit Abwehrschwäche, z.B. Neugeborenen, Alten, bei Tumoren, HIV-Infektion, Immunsupprimierten, Transplantierten, Schwangeren. Keine Alters- oder Geschlechtsbevorzugung.

### Klinisches Bild
Fieber, Kopfschmerzen, Benommenheit, Lendenschmerz, Meningitis und Sepsis. Bei Neugeborenen: Listeriose des Neugeborenen. Bei Tierärzten und Arbeitern in der Landwirtschaft Inokulation des Erregers durch ekzematöse Hautveränderungen begünstigt (Berufs-Listeriose). Ausbildung papulovesikulöser, papulopustulöser und hyperämischer Effloreszenzen. Augenbefall. Jedes Organ kann befallen werden.

### Diagnose
Direkter Erregernachweis im Rachenabstrich, von Hautläsionen, Mekonium, Lochien, Stuhl. Antikörper-Nachweis, Intrakutantest.

### Differenzialdiagnose
Follikulitis bedingt durch Staphylokokken.

### Komplikation
Listerien-Meningitis (Letalität trotz Therapie ca. 30%).

**Therapie**
- Therapie der Wahl ist Ampicillin (z.B. Binotal) 6-12 g/Tag in 3-4 ED i.v.
- Alternativ Cotrimoxazol (z.B. Cotrimox Wolff): Dosierung Trimethoprim/Sulfamethoxalzol: 20/100 mg/kg KG/Tag.
- Ggf. Kombinaton mit Gentamicin (z.B. Refobacin) 3-5 mg/kg KG/Tag i.v. oder i.m. als 1 ED.

**Merke:** **Die Therapiedauer sollte wegen der Gefahr von Rezidiven mindestens 14 Tage betragen.**

## Listeriose des Neugeborenen P37.2

**Synonym**
Neugeborenen-Listeriose; perinatal listeriosis; Granulomatosis infantiseptica

**Definition**
Durch diaplazentare Infektion mit Listeria monocytogenes (grampositives Stäbchen, das für Erwachsene apathogen ist) hervorgerufene Fetopathie mit disseminierten Granulomen an der Haut und in inneren Organen.

**Vorkommen/Epidemiologie**
V.a. bei Frühgeborenen.

**Klinisches Bild**
Hauterscheinungen: Disseminierte, stecknadelkopfgroße, gelblich-weiße, von einem roten Hof umgebene Knötchen am gesamten Integument, s.a. Listeriome. Multiple Organsymptomatik durch Granulome in Leber, Lunge, Milz, Darm, Rachenschleimhaut. Meningitis/Meningoenzephalitis.

**Diagnose**
Erregernachweis aus Blut, Liquor, Rachenabstrich, Mekonium, Fruchtwasser. Serologische Diagnostik.

**Therapie**
Pädiatrische Intensivtherapie. Hoch dosierte parenterale Antibiotikatherapie mit Kombination von Ampicillin und Aminoglykosiden. Dosierung: Ampicillin (z.B. Binotal) 100-200 mg/kg KG/Tag i.v. in 2-4 ED, Gentamicin (z.B. Refobacin) 5 mg/kg KG/Tag.

**Prognose**
Unbehandelt infaust.

## Livedo I73.8

**Definition**
Morphologisches Phänomen, das durch eine rote oder rotblaue, netzartige Verfärbungen der Haut gekennzeichnet ist.

**Einteilung**
Grundsätzlich kann unterteilt werden in:
- Livedo reticularis (funktionelle Livedo)
- Livedo racemosa (Gefäß-organisch bedingte Livedo).

S.a.u. Livedosyndrome.

**Ätiologie**
Pathogenetisch liegt diesem Phänomen eine funktionell oder organisch bedingte Zirkulationsstörung des Blutes zugrunde. Die hierdurch bedingte Verlangsamung des Blutflusses führt zu einer erhöhten Sauerstoffausschöpfung und damit zu einer verminderten Oxygenierung des Blutes. Den blau-rötlichen, zyanotischen Netzstrukturen entsprechen nicht etwa durchschimmernde Gefäße, sondern Zonen mit vermindert oxygeniertem Blut. Bei dünner und heller Haut ist dies besonders gut erkennbar. Das Phänomen verschwindet mit dem Auftreten eines Ödems oder einer Dermatosklerose. Das kreisförmige Grundelement der Livedozeichnung erklärt sich aus der Anatomie der Blutversorgung. Endarterien versorgen die Haut im Vertikalschnitt sektorenförmig, bei Aufsicht kreisförmig. Im Kreiszentrum ist die Sauerstoffversorgung am höchsten, in der Kreisperipherie am niedrigsten.

**Hinweis(e)**
Im anglo-amerikanischen Sprachraum existiert nur der Begriff „Livedo reticularis" ohne weitere Unterscheidung. Dies führt in der internationalen Literatur zu einem schwer durchschaubaren, nomenklatorischen Sprachgewirr.

## Livedo racemosa M30.8

**Erstbeschreiber**
Ehrmann, 1907

**Synonym**
Vasculitis racemosa; Inflammatio cutis racemosa; Asphyxia reticularis multiplex; Livedo racemosa generalisata (Ehrmann)

**Definition**
Erkrankung mit generalisierten oder umschriebenen, selten einseitigen, bizarren, rötlich-lividen Hautzeichnungen durch fokale Verlangsamung des Blutflusses, resultierend in der unregelmäßigen, regional schwankenden Oxygenierung des kapillären Blutes (s.a.u. Livedo).

**Ätiologie**
- Polyätiologisch. Beschrieben sind idiopathische Genese sowie Auftreten u.a. im Zusammenhang mit Polyarteriitis nodosa, Endangiitis obliterans, bakterieller Endokarditis, Lupus erythematodes, Dermatomyositis, Syphilis, Tuberkulose, chronischer Polyarthritis (rheumatoide Arthritis), arterieller Embolie, kutanem B-Zell-Lymphom, Kryoglobulinämie, intravasaler Koagulopathie, Hypertonie, Pankreatitis, Arteriosklerose, Kryoglobulinämie, intraarteriellen Injektionen, Pseudohyperparathyreoidismus, Phospholipid-Antikörper-Syndrom, Protein C Mangel, Hepatitiden, Viruserkrankungen.
- Pathogenetisch kommt es zu Stenose oder Verschluss von kleinen und mittelgroßen Gefäßen des tiefen Gefäßpexus der Haut durch Proliferation von glatten Muskel- und Endothelzellen. Rheologische Ursachen (Stase, Mikrothromben).

**Lokalisation**
Vor allem Beine, Oberarme, Gesäß, Rücken.

**Klinisches Bild**
- Bizarr geformte, blitzfigurenartige, streifige oder netzförmige, bläulich-rote, im Muster nicht wechselnde, ortsständige Hautverfärbungen. Leichte Abblassung unter Glasspateldruck. Selten Ulzerationen. Bei der generalisierten Form meistens extrakutane Gefäßbeteiligung mit kardialer, zerebraler oder renaler Symptomatik.
- Die idiopathische Form geht in etwa 70% mit neurologischen Symptomen einher und wird in dieser Kombinati-

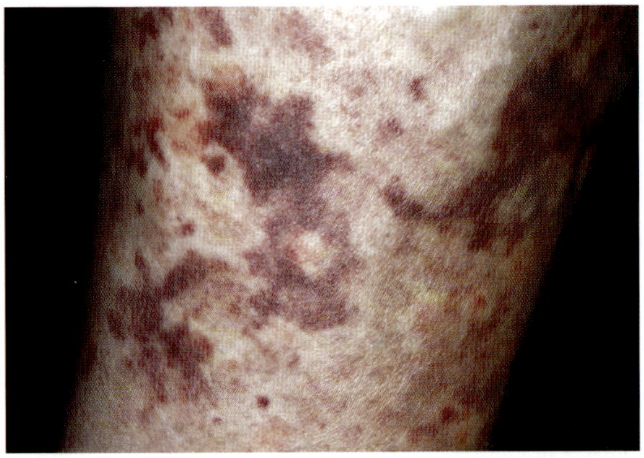

**Livedo racemosa.** Multiple, bizarr gemusterte, nicht schmerzhafte, lineare und auch flächige (nicht komprimierbare) rote Flecken. Stellenweise unvollständige Ringstrukturen. Neben dem Rotmuster finden sich auch unscharf begrenzte, flächige (hämosiderotische) Braunverfärbungen.

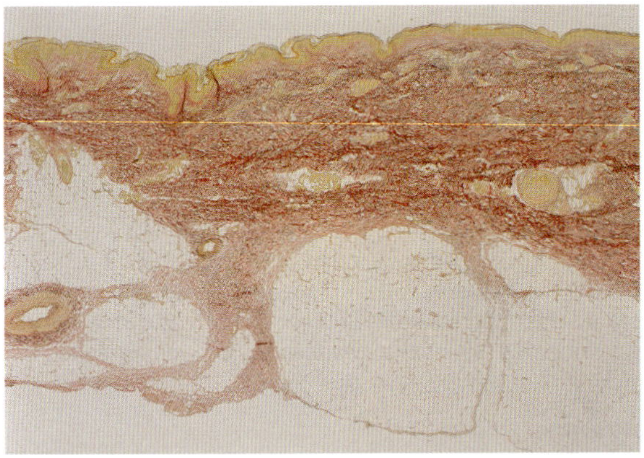

**Livedo racemosa.** Gefäßverschluss im tiefen Korium. Elastica van Gieson Färbung.

on als Sneddon-Syndrom bezeichnet. S.a. Livedovaskulopathie; s.a. Ulcus cruris hypertonicum.

### Histologie
Die Probeexzision sollte periläsionale, klinisch normal erscheinende Haut einschließen. Vollständige und serielle histologische Aufarbeitung der Haut ist erforderlich. An den kleinen Arterien der Cutis und Subkutis finden sich endangiitische Veränderungen mit Intimawucherung und fibrinoider Nekrose. Abschnittsweise Obliteration der Gefäßlumina. Spärliche perivaskuläre entzündliche Infiltrate.

### Differenzialdiagnose
Livedo reticularis; Polyarteriitis nodosa; leukozytoklastische Vaskulitis; Embolia cutis medicamentosa; sonstige Livedosyndrome (s.u. Livedosyndrome).

### Therapie
- Grunderkrankung subtil abklären, Therapie entsprechend der Grunderkrankung. Striktes Rauchverbot, Absetzen oraler Kontrazeptiva und Thrombozytenaggregationshemmer (z.B. ASS).
- Bei starker Schmerzsymptomatik ist der Versuch mit IVIG (0,5 g/kg KG, alle 4 Wochen) empfehlenswert.
- Bei der idiopathischen Form ohne weitere Krankheitszeichen keine weitere Therapie erforderlich, jedoch engmaschige Verlaufsbeobachtung, da das Symptom „Livedo" einer vaskulären Systemerkrankung vorausgehen kann.

### Prognose
Bei rein kutanem Befall günstig; ansonsten ungünstig durch Mitbefall von Herz, Niere und Gehirn (Infarkt, Apoplex), da Progredienz nicht aufzuhalten ist.

## Livedo reticularis I73.83

### Synonym
Cutis marmorata; Livedo anularis

### Definition
Strömungsverlangsamung und Hypoxygenierung des Blutes der betroffenen Region mit livider Netzzeichnung der Haut.

### Ätiologie
Meist nach Kälteexposition (Livedo reticularis e frigore; Cutis marmorata), seltener nach Wärmeexposition (Livedo reticulare e calore, Erythema ab igne), bei Störungen der Blutviskosität (Polyglobulie, Kryoglobulinämie), bei zentralen Innervationsstörungen (Apoplexie, Traumen), bei Infektionen (z.B. Hepatitis C, Tuberkulose), bei Medikamentenexposition (z.B. Heparin, Erythromycin, Amantadin), bei Vaskulitiden (z.B. Wegener Granulomatose), nach Kohlenstoffdioxid-Arteriographie und bei Neoplasien (z.B. Nierenzellkarzinom) auftretend. Neurologische, endokrine oder hämatologische Ätiologien sind in der Literatur beschrieben worden.

### Manifestation
Regelmäßig bei Säuglingen in den ersten Lebenswochen nach leichter Abkühlung der Haut auftretend. Eine Livedo reticularis die jenseits der Neonatalperiode auftritt kann Zeichen einer Trisomie 18, eines Down-Syndroms, des seltenen Cornelia-de-Lange-Syndroms oder einer Hypothyreose sein. Weiterhin und häufig v.a. bei Jugendlichen im Rahmen einer konstitutionellen Disposition auftretend.

### Lokalisation
Symmetrisch an den Extremitäten, evtl. auch am Stamm.

### Klinisches Bild
Großmaschige livide Marmorierung, je nach Form Ver-

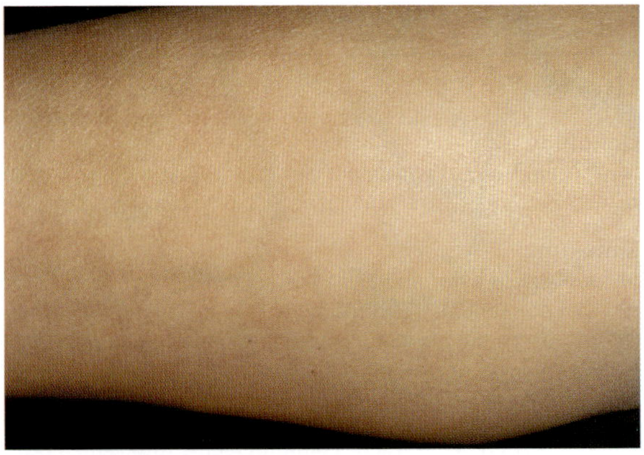

**Livedo reticularis.** Großmaschige, livide Marmorierung am linken Unterarm einer 30-jährigen Patientin. Verschwinden nach Erwärmung. Es besteht gleichzeitig eine periphere Akrozyanose.

schwinden oder Auftreten nach Erwärmung bzw. Abkühlung. Häufig periphere Akrozyanose.

### Differenzialdiagnose
Livedo racemosa.

### Therapie
Roborierende Maßnahmen wie wechselwarme Bäder, Sauna, Trockenbürsten etc., Besserung mit zunehmenden Alter.

### Prognose
Besserung mit zunehmendem Alter.

## Livedosyndrome R23.1

### Definition
Heterogene Gruppe vaskulärer Syndrome, die durch durch das morphologische Phänomen „Livedo" gekennzeichnet sind.

### Einteilung
- Livedo reticularis:
  - Durch physikalische Noxen, die zu funktionellen Störungen der Blutzirkulation führen:
    - Cutis marmorata (nach Kälteexposition)
    - Erythema e calore (nach Wäremeexposition)
  - Bei zentralen Innervationsstörungen (Apoplexie, Traumen)
  - Bei Reifestörungen des Unterhautfettgewebes:
    - Cutis marmorata teleangiectatica congenita.
  - Sonstige:
    - Coffin-Lowry-Syndrom
    - Homozystinurie
    - Klippel-Trénaunay-Syndrom
    - Lipomatose, benigne symmetrische.
- Livedo racemosa:
- Einflusshindernis (arteriell):
  - Arteriosklerose:
    - Cholesterinembolie
  - Arteriitis:
    - Polyarteriitis nodosa
    - Lupus erythematodes, systemischer
    - Endangiitis obliterans
  - Livedovaskulopathie
  - Embolia cutis medicamentosa (auch bei Toxikomanie)
  - Sneddon-Syndrom
  - Septische Embolien (s.u. Sepsis, Hautveränderungen).
- Abflussbehinderung (venös):
  - Vaskulitis, nekrotisierende
  - Livedovaskulopathie (durch Thrombose oberflächlicher Venen)
  - Calciphylaxie, kutane.
- Viskositätserhöhung:
  - Kryoglobulinämie
  - Kryofibrinogenämie
  - Thrombozytose
  - Poylglobulie
  - Polycythämia vera
  - Myelom, multiples
  - Hyperkoagulatorische Zustände (Protein C/S- und Antithrombin III-Mangel)
  - Intravasale Gerinnung oder Agglutination (s.u. Thrombozytopenie, heparininduzierte; Cumarinnekrose).
- Sonstige:
  - Cornelia-de-Lange-Syndrom
  - Angiomatose, diffuse kutane.

## Livedovaskulopathie L95.0

### Erstbeschreiber
O' Leary, 1944; Feldaker, 1955; Bard und Winkelmann, 1967

### Synonym
Livedovaskulitis; idiopathische Atrophie blanche; segmentale hyalinisierende Vaskulitis; PURPLE; painful purpuric ulcers with reticulate pattering of lower extremities; Feldacker-Hines-Kierland-Syndrom; O'Leary-Montgomery-Brunsting-Syndrom; Livedo reticularis mit Sommerulzerationen

### Definition
Mit schmerzhafter, meist ulzerierter Livedo der Unterschenkel einhergehende, eminent chronische, thrombotische Vaskulopathie kleiner und mittlerer Hautgefäße (s.a.u. Vaskulopathie). Abheilung unter dem klinischen Bild der Atrophie blanche.

### Ätiologie
- Idiopathische Krankheitsverläufe sind oftmals beschrieben, genetische Disposition ist fraglich.
- Beziehungen zu Lupus erythematodes, Polyarteriitis nodosa, Phospholipid-Antikörper-Syndrom, Gerinnungsstörungen bzw. Hyperkoagulabilität (Faktor V-Leiden-Mutation, Prothrombin-Gen-Mutation, Protein C- und Protein S-Mangel), venöse Insuffizienz, chronische (CVI) sind beschrieben.

### Manifestation
Überwiegend bei Jugendlichen und Erwachsenen auftretend (15.-40. Lebensjahr), deutliche Gynäkotropie.

### Klinisches Bild
Retikuläre, sattrote, livide, infiltrierte Erytheme mit Ausbildung bizarrer, meist sehr schmerzhafter (nicht das Livedobild sondern der stechende Dauerschmerz führt zum Arzt!), therapieresistenter Ulzera im Knöchelbereich, vor allem in den Sommermonaten. Symmetrisches Auftreten an den unteren Extremitäten wird beschrieben.

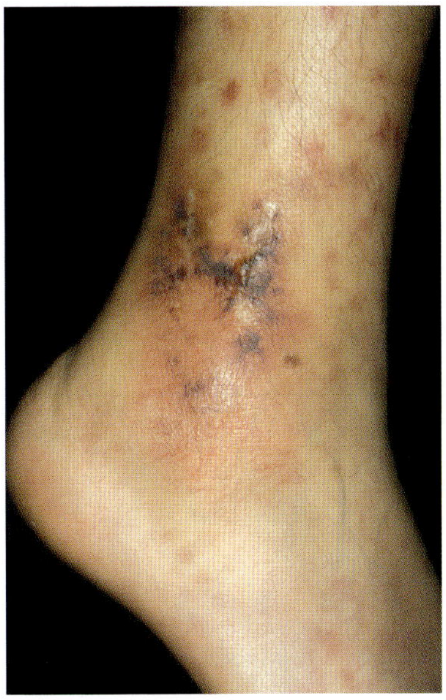

**Livedovaskulopathie.** Bizarre, stark schmerzhafte Ulzera im Bereich beider Malleoli sowie blitzfigurenartige Gefäßzeichnung.

L

### Histologie

**Merke: Die Biopsie muss ausreichend tief und breit den läsionalen Bezirk erfassen, damit die auslösende Gefäßproblematik im Schnitt sicher beurteilt weren kann. Stufenschnitte sind zwingend erforderlich!**

- Atrophisches Epithel. In den mittleren und tiefen Lagen der Dermis eher schütteres, perivaskuläres, lymphozytäres Infiltrat sowie erweiterte, teils mit Erythrozyten prall gefüllte oder mit unterschiedlichen alten, hyalinen Thromben gefüllte Gefäße (nahezu obligates Phänomen). Deutlich verdickte Gefäßwände. Keine Zeichen einer leukozytoklastischen Vaskulitis.

### Direkte Immunfluoreszenz

Ablagerungen von IgG, IgA, $C_3$ und Fibrin in den Gefäßwänden.

### Differenzialdiagnose

Vasculitis allergica superficialis; ulzerierte Atrophie blanche bei CVI.

### Therapie

Abklärung einer zugrunde liegenden Systemerkrankung.

### Therapie allgemein

Bettruhe, striktes Rauchverbot, Absetzen oraler Kontrazeptiva ratsam.

### Externe Therapie

Heparin-haltige (z.B. Heparin-ratiopharm Gel/Salbe) und antiphlogistische (z.B. Voltaren Emulgel) Salbenverbände im Bereich der Erytheme, im Bereich des Ulkus phasengerechte Ulkustherapie. S.a.u. Wundbehandlung.

### Interne Therapie

Erfolge wurden bei folgenden Therapiemodalitäten beschrieben:

- Heparin 2-3mal/Tag 5000-7500 IE s.c.
- Pentoxifyllin (z.B. Trental) 3mal/Tag 400 mg p.o.
- Acetylsalicylsäure (z.B. ASS-ratiopharm) 2mal/Tag 500 mg p.o., auch in Kombination mit Dipyridamol (z.B. Curantyl 3-5mal/Tag 1 Drg. p.o.).
- Nifedipin (z.B. Adalat) 3mal/Tag 5-10 mg.
- Sulfasalazin (z.B. Azulfidine) einschleichend dosieren bis auf 3mal/Tag 1000 mg p.o.

Wenn es unter diesen Therapieregimen zu keiner überzeugenden Besserung der Erkrankung kommt, ist eine immunsuppressive Therapie mit Prednisolon (z.B. Decortin H) 100 mg/Tag p.o. notwendig; Steroiddosis je nach Klinik reduzieren, Erhaltungsdosis von 5-10 mg/Tag. Es empfiehlt sich eine Kombinationstherapie mit Azathioprin (z.B. Imurek) 100 mg/Tag p.o. Nach eigenen Erfahrungen prompte Besserung (v.a. einer vorhandenen Schmerzsymptomatik) unter Immunadsorption und IVIG.

## Lividities plantaris symmetrica — I73.8

### Erstbeschreiber

Pernet

### Definition

Isolierte harmlose Zirkulationsanomalie der Fußsohlen mit umschriebenen, symmetrisch angeordneten, bläulich-roten, hellrot gesäumten, bei Belastung eventuell schmerzhaften Arealen.

### Ätiologie

Wahrscheinlich Erfrierung oder Hyperhidrose.

### Lokalisation

Vor allem Vorderfuß und Fersenbereich; das Fußgewölbe bleibt frei.

### Therapie

Nicht erforderlich.

## Lobomykose — B48.00

### Erstbeschreiber

Lobo, 1931

### Synonym

Keloidblastomykose

### Definition

Sehr seltene, chronische, tiefe Mykose der Haut und Unterhaut mit prominenten, papulösen, möglicherweise ulzerierenden, verkrustenden, keloidähnlichen Knoten.

### Erreger

Loboa loboi; Paracoccidioides loboi; Lacazia loboi; die Infektion erfolgt durch Inokulation bei kleinen Hautverletzungen oder auch durch Insektenstiche.

### Vorkommen/Epidemiologie

Sehr selten in Europa. Häufige Erkrankung in tropischen Regenwaldgebieten Südamerikas, insbes. in Brasilien, Venezuela, Kolumbien, Zentralamerika, Guayana.

### Lokalisation

An unbedeckten Körperstellen; kein Schleimhautbefall, kein Befall des Kapillitiums.

### Klinisches Bild

An der Inokulationsstelle (meist erst nach Monaten) Ausbildung einer schmerzlosen, indurierten Papel, die sich langsam zu einer derben, anulären oder landkartenartig konfigurierten, großflächigen, höckerigen Plaque entwickelt; auch Ausbildung konfluierender Knoten. Die Infektion breitet sich nur per continuitatem aus. Es kommt nie zu lymphogener oder hämatogener Streuung. Allen Erscheinungen ist der keloidartige Aspekt eigen, der auch zu der Namensgebung „Keloidblastomykose" geführt hat. Die feste Konsistenz der Hautveränderungen wird durch die dicht gepackten Pilzkonglomerate in der Dermis hervorgerufen.

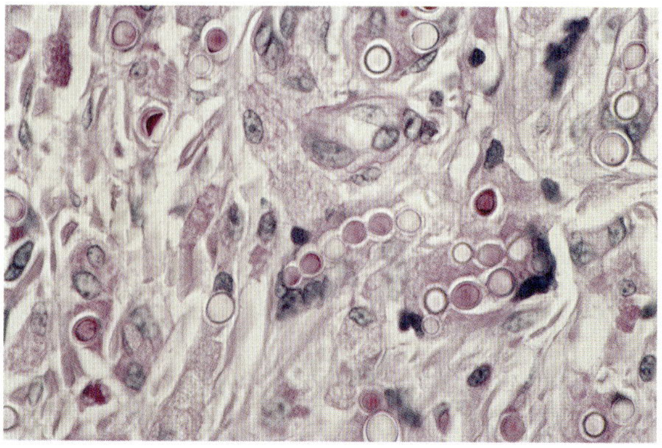

**Lobomykose.** In der Subkutis lokalisierte dickwandige Zellen von Loboa loboi.

### Histologie
Epidermis mit parakeratotischen Zonen. In der Dermis zeigen sich hypertrophische hyalinisierte Bindegewebsbündel und granulomatöse Infiltrate mit zahlreichen hefeähnlichen Pilzzellen, extrazellulär und in Makrophagen. PAS- und Grocott- Färbung sind zielführend.

### Diagnose
Reiseanamnese, Klinik, Histologie mit Nachweis der hefeähnlichen Pilzzellen, die sich mittels PAS- oder Grocott- Färbung sehr gut darstellen lassen.

### Therapie
Exzision isolierter Hautveränderungen. Effektive Chemotherapie ist nicht bekannt. Bei einigen Patienten wurde eine Besserung unter Clofazimin (z.B. Lamprene) in Kombination mit Itraconazol oder 5-Fluorouracil gesehen.

## Löfgren-Syndrom D86.82

### Erstbeschreiber
Löfgren, 1946

### Synonym
Morbus Boeck, akuter

### Definition
Frühphase einer akuten Sarkoidose mit Erythema nodosum. Schwellung der mediastinalen Lymphknoten, Hyp- oder Anergie im Tuberkulintest.

### Externe Therapie
Entsprechend dem Erythema nodosum.

### Interne Therapie
Der Wert systemischer Glukokortikoide (z.B. Decortin H initial 40-50 mg/Tag p.o., Reduktion nach Klinik für 12 Monate) ist umstritten. Die Langzeitprognose scheint mit und ohne Glukokortikoide gleich günstig zu sein. Zusammenarbeit mit Internisten.

### Prognose
Günstig, spontane Remission in über 95% der Fälle.

## Loiasis B74.30

### Erstbeschreiber
Mongin, 1770; Bajon, 1777; Guyot, 1781; Manson, 1891

### Synonym
Kalabarschwellung; Calabar; Kamerunschwellung; Kamerunbeule; Loiase; Loa-Loa; Kalabarbeule

### Definition
Infektionserkrankung durch Filarien mit typischen subkutanen Schwellungen als Zeichen einer Überempfindlichkeitsreaktion auf die im Unterhautbindegewebe umherwandernden Filarien.

### Erreger
Loa-Loa (Augenwurm), wandernde Filarien. Weibchen sind 5-7 cm lang, Männchen sind kleiner.

### Vorkommen/Epidemiologie
Regenwaldzonen Afrikas, Äquatorialafrika.

### Ätiologie
Übertragung der L3 Larven durch die Bremse Chrysops demidiata. Sie wachsen in 6-12 Monaten zu reifen Adulten heran (Lebenszeit 15 Jahre im subkutanen Fettgewebe). Zyklisch werden von den Weibchen Mikrofilarien ins Blut abgegeben, die dann von Bremsen wieder aufgenommen werden können.

### Lokalisation
Vor allem Handgelenke, Gesicht, Fußknöchel.

### Klinisches Bild
- Integument: Die Stoffwechselprodukte des wandernden Adultwurmes verursachen allergische Reaktionen. Meist wechselnde, ca. 3-4 Tage andauernde, gerötete, juckende Schwellungen abhängig von der Lokalisation des Wurmes (5-7 cm Länge) in der Haut.
- Extrakutane Manifestation: Befall der Bindehaut des Auges (stark schmerzhaft wenn von Filarien durchwandert; pathognomonisch).
- Selten kann es bei lang anhaltendem Befall mit hochgradiger Eosinophilie zu chronischen Entzündungsprozessen mit eosinophilen Granulomen insbesondere an serösen Häuten kommen.
- Spätkomplikationen: Endokarditis, Nierenschädigung und Meningoenzephalitis (adulte Würmer können mehr als 10 Jahre im Organismus persistieren).

### Diagnose
- Reiseanamnese
- Mikrofiliariennachweis im Blutausstrich (meist frühestens 1-2 Jahre nach Infektion möglich). Die Blutentnahme sollte tagsüber, am besten mittags erfolgen. Nachweis der Würmer in Haut oder Konjunktiven.
- Bluteosinophilie/Eosinophilenkinetik
- DEC-Provokationstest
- Serologischer Antikörpernachweis gegen Filarien-Rohantigen
- IgG4-Serumantikörper.

### Differenzialdiagnose
Onchozerkose; Larva migrans; Strongyloidose; Gnathostomiasis; Fascioliasis, Toxisch-allergische Syndrome

### Interne Therapie
- Diethylcarbamazin (z.B. Hetrazan): Therapie einschleichend beginnen, da schwere fieberhafte Reaktionen mit Schockgefahr durch Zerfall der Filarien möglich sind.

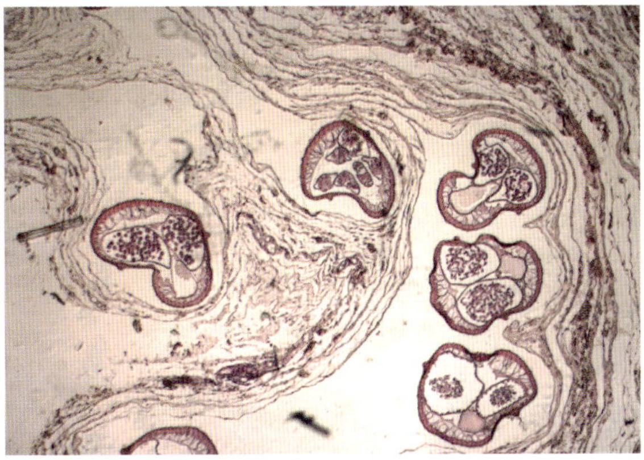

**Loiasis.** Loa loa. Querschnitt der Adulten in der Subcutis.

Kapillarenblockierung durch Mikrofilarien in Gehirn, Meninges, Retina und an anderen Stellen kann auftreten. Anfangsdosierung: 0,5 mg/kg KG/Tag, dann steigern auf 2–6 mg/kg KG/Tag (max. 600 mg/Tag) in 3 ED (Einnahme nach dem Essen) über 3 Wochen. Als NW kann es zu Pruritus, Fieber, Gelenkschmerzen, Dyspnoe, Kreislaufkollaps u.a. kommen.
- In schweren Fällen Kombination mit Betamethason 3–5 mg/Tag i.v. 2 Tage vor der 1. DEC-Dosis und fortlaufend ausschleichend reduzieren.

### Prophylaxe
Diethylcarbamazin während der Exposition (nur in Ausnahmefällen!). Schutz vor Bremsen.

### Hinweis(e)
Die Diagnostik und Therapie sollte Tropenmedizinern vorbehalten sein.

## Lokalanästhesie

### Definition
Reversible, örtlich begrenzte Ausschaltung des Schmerzempfindens durch Oberflächen-, Infiltrations- (bzw. Feldblock-) anästhesie. Der Begriff wird z.T. synonym mit „Regionalanästhesie" verwandt.
- Unterschieden werden folgende Arten der Lokalanästhesie:
  - Oberflächenanästhesie
  - Infiltrationsanästhesie
  - Feldblockanästhesie
  - Tumeszenz-Anästhesie
  - Leitungsanästhesie.

### Allgemeine Information
Anaisthesia = Empfindungslosigkeit oder Betäubung (aus dem griechischen Wortschatz abgeleitet).

### Unerwünschte Wirkungen
Entsprechend den Lokalanästhetika.

**Lokalanästhetika. Tabelle 1.** Übersicht über die häufigsten Lokalanästhetika

| | Substanz | Konzentration / Indikation | Fertigpräparate |
|---|---|---|---|
| | Articain | 1-5% zur Infiltrations- und Regionalanästhesie | z.B. Ultracain |
| | Benzocain | 5-20% als Creme, Salbe oder Puder zur Leitungsanästhesie | z.B. Anaesthesin |
| | Bupivacain | 0,25-0,75% zur Leitungs-, Infiltrationsanästhesie, Sympathikusblockade | z.B. Carbostesin |
| | Chlorethan | 100% als Spray zur Oberflächenanästhesie | z.B. Chloraethyl Dr. Henning |
| | Cinchocain | 0,05-2% zur Schleimhautanästhesie | z.B. DoloPosterine N |
| | Lidocain | 0,5-2% zur Infiltrations- und Leitungsanästhesie, 2-5% als Salbe, Lösung oder Gel zur Oberflächenanästhesie | z.B. Xylocain |
| | Mepivacain | 0,5-4% zur Infiltrations- und Leitungsanästhesie | z.B. Meaverin, Scandicain |
| | Prilocain | 0,5-2% zur Infiltrations- und Leitungsanästhesie | z.B. Xylonest |
| | Procain | 1-2% zur Infiltrationsanästhesie | z.B. Novocain |
| | Quinisocain | 0,5% als Salbe zur Oberflächenanästhesie | z.B. Haenal |
| | Ropivacain | 0,2-1% zur Infiltrations- und Leitungsanästhesie | z.B. Naropin |
| | Tetracain | 0,5% als Lösung zur Oberflächenanästhesie | z.B. Ophtocain N |
| **Kombinationspräparate** | Lidocain<br>Diphenhydramin | 2%<br>1,2% als Gel zur Oberflächenanästhesie | z.B. Anaesthecomp N |
| | Lidocain<br>Prilocain | 2,5%<br>2,5% als Creme zur Oberflächenanästhesie | z.B. EMLA |
| | Mepivacain<br>Polidocanol | 1,5%<br>1% als Gel zur Schleimhautanästhesie | z.B. Meaverin |
| | Mepivacain<br>Polidocanol | 0,5%<br>4% als Gel zur Oberflächenanästhesie | z.B. Thesit |
| | Tetracain<br>Polidocanol | 0,5%<br>0,1% als Lösung zur Schleimhautanästhesie | z.B. Acoin |

### Kontraindikation
„Überempfindlichkeit" (s. hierzu u. Lokalanästhetika) gegen das Präparat, Störungen der Blutgerinnung, nicht-kooperative Patienten oder Kinder, mit deren Mitarbeit nicht gerechnet werden kann.

**Cave: Frage nach Unverträglichkeit von Lokalanästhetika vor jeder Lokalanästhesie ist erforderlich!**

## Lokalanästhetika

### Definition
Arzneimittel, die eine reversible, örtlich begrenzte Ausschaltung des Schmerzempfindens durch Hemmung der Impulsweiterleitung entlang der Nervenfaser und im Bereich der Nervenendigung bewirken. Reihenfolge der Reizausschaltung: Schmerz-Druck-Wärme-Motorik.

**Merke: Häufig werden Kombinationen von Lokalanästhetika mit Vasokonstriktoren (Adrenalin, Noradrenalin) zur Reduktion der Systemtoxizität und Verlängerung der Wirkdauer angewendet (kontraindiziert bei Anwendung im Bereich der Akren!).**

### Unerwünschte Wirkungen
- Z.T. Ausdruck eines toxischen Plasmaspiegels des verwendeten LA, Kardiodepression, Rhythmusstörungen (Maßnahme: Atropin 0,25-0,5 mg = 1/2-1 Amp. s.c.), zentrale Erregung mit Senkung der Krampfschwelle (Prophylaxe: Diazepam-Prämedikation 5-10 mg), Atemdepression.
- Unverträglichkeitsreaktionen von LA sollen bei 0,1-1% aller submukösen oder subkutanen Injektionen vorkommen, wobei über 50% der Reaktionen bei zahnärztlicher Behandlung auftreten. Nachuntersuchungen an größeren Kollektiven zeigen, dass psychovegative Reaktionen die häufigste Ursache für sog. LA-Unverträglichkeiten sind. Weniger als 1% der „sensibilisierten" Patienten zeigten echte positive humorale oder zelluläre Immunreaktionen.

## Lolch

### Synonym
Lolium; Raygras

### Definition
Pflanzengattung aus der Familie der Süßgräser (Poaceae) mit großer allergener Potenz.

### Allgemeine Information
- Lolium war in der Antike die Bezeichnung für den Taumel-Lolch (Die Pflanze ist oft vom endoparasitischen Pilz Acremonium coenophalium, einem Verwandten des Mutterkornpilzes, befallen, der u.a. neurotoxische Indolalkaloide bildet. Da der Taumel-Lolch früher häufig in Getreideäckern wuchs, kam es zu Verunreinigungen des Mehls und Vergiftungserscheinungen mit Schwindel s.u. Ergotismus).
- Pollen fliegen zwischen Mai und Juli. Größe der Pollen: 22-38 μm. Die Allergene der Lolchpollen sind die Proteine Lol p 1 bis p 5, p 10 und p 11.
- Kreuzallergien mit den Pollen aller anderen Gräser (s.u. Gräserpollen und Getreidepollen) sind möglich.

## Lopinavir

### Definition
Virustatikum.

### Wirkungen
Inhibitor der HIV-assoziierten Protease.

### Indikation
Kombinationstherapie der HIV-Infektion.

### Dosierung und Art der Anwendung
- Erwachsene u. Jugendliche: 2mal/Tag 2 Tabletten (400 mg Lopinavir/100 mg Ritonavir); alternativ 2mal/Tag 5 ml Lsg. (Saft).
- Kinder > 2 Jahre: laut Fachinformation des Herstellers.

### Unerwünschte Wirkungen
Durchfall, Schwäche, Müdigkeit, Kopfschmerz, Übelkeit, Pankreatitis, Hypercholesterinämie, Hypertriglyceridämie, Hyperglykämie, Lipodystrophie-Syndrom

**Merke: Bei Lebererkrankungen, z.B. Hepatits B oder C, kann es zu einer Verschlechterung der Leberfunktion kommen.**

### Wechselwirkungen
Wechselwirkungen sind möglich bei gleichzeitiger Anwendung von: Triazolam, Astemizol, Pimozid, Dihydroergotamin, Cisaprid, Propafenon, Terfendadin, Flecainid, Midazolam, Rifampin, Johanniskraut.

### Präparate
Kaletra (Kombination mit Ritonavir)

## Loracarbef

### Definition
Orales Cephalosporin.

### Wirkungsspektrum
E. coli, Hameophilus spp., Klebsiella pneumoniae, Moraxella catarrhalis, Neisseria meningitidis, Proteus mirabilis, Staphylococcus spp., Streptococcus spp.

### Indikation
Atemwegs-, Harnwegs-, Haut- und Weichteilinfektionen.

### Dosierung und Art der Anwendung
- Erwachsene/Kinder >12 Jahre: 2mal/Tag 200-400 mg p.o.
- Kinder >6 Monate bis 12 Jahre: 15-30 mg/kg KG/Tag in 2 ED (max. 800 mg/Tag).

### Präparate
Lorafem

## Loratadin

### Definition
$H_1$-Antagonist mit nicht-sedierender Wirkung.

### Indikation
Rhinitis allergica, chronische Urtikaria.

### Eingeschränkte Indikation
Schwere Leberfunktionsstörungen.

**Dosierung und Art der Anwendung**

- 10 mg/Tag p.o.
- Kinder 2-12 Jahre: 5 mg/Tag p.o.

**Unerwünschte Wirkungen**

Sehr selten treten auf: Alopezie, Hauttrockenheit, Hyperhidrose, Pruritus, Mundtrockenheit, Arthralgien, Myalgien, Dysmenorrhoe, Appetitsteigerung, Bronchospasmus, Nasenbluten, Pharyngitis, Palpitationen, Migräne, Konjunktivitis, Störungen des Geschmackssinns, Müdigkeit, Kopfschmerzen, Rigor.

**Wechselwirkungen**

Wirkungsverstärkung bei Einnahme von Cimetidin.

**Kontraindikation**

Schwangerschaft, Stillzeit, Kinder 6 <Jahre (Tbl.), Kinder <2 Jahre (Tbl. und Saft).

**Präparate**

Lisino, Loratadin-ratiopharm bei Allergien

## Lorbeer, echter

**Synonym**

Laurus nobilis; Lorbeerbaum; Sweet bay; bay leaf

**Definition**

Immergrünes, frostempfindliches Baumgewächs aus der Familie der Lauraceae.

**Vorkommen**

Mittelmeergebiet, subtropische und tropische Länder; als Kulturpflanze großflächig u.a. in der Türkei angebaut.

**Anwendungsgebiet/Verwendung**

Lorbeeröl hat eine hyperämisierende Wirkung und wird bei Furunkeln, Abszessen, rheumatischen Beschwerden und in der Veterinärmedizin zur Euterpflege eingesetzt. Gelegentlich auch als Magen-Darm-Mittel, als Antipsoriatikum sowie als Aromazusatz in Kräuterpackungen, Seifen und Zahnpasten verwendet. Die Früchte wirken eingenommen appetitanregend.

**Unerwünschte Wirkungen**

- Lorbeeröl enthält zahlreiche Sesquiterpenlaktone, darunter die allergologisch bedeutsamen Dehydrocostuslakton, Costunolid, Eremanthin und Laurenobiolid.
- Sensibilisierungspotenz: Mittelstark. Sensibilisierungshäufigkeit: Gelegentlich. Bereits Anfang des 20. Jahrhunderts wurden Kontaktdermatitiden beschrieben. Häufig traten solche auf, als Lorbeeröl noch als Appretur für Hut- und Stirnbänder verwandt wurde.

**Klinisches Bild**

Der Genuss von Lorbeerblättern kann zu Cheilitiden und Stomatitiden führen. Kreuzreaktionen wurden bei Sensibilisierten gegenüber Kompositen beschrieben (z.B. Parthenolid aus Mutterkraut oder Alantolakton aus Alant).

## Loricrin

**Definition**

26 kDa großes Protein, das in Keratinozyten vorkommt. Loricrin ist basisch, unlöslich und besteht aus vielen Wiederholungen von Glycin/Serin/Cystein-"loops", die von Glutamin- und Serin-reichen Abschnitten unterbrochen werden. Loricrin ist der Hauptbestandteil des sog. „cornified envelope" der Keratinozyten und wird erstmalig im Stratum granulosum exprimiert. Das kodierende Loricrin-Gen (LOR) ist auf dem Chromosom 1q21 lokalisiert und besteht wahrscheinlich aus zwei Exonen. Es weist mehrere Sequenzvariationen auf, die im Protein Loricrin meist zu Insertion von vier Aminosäuren in den (Glycin/Serin/Cystein)-Schleifen führen. Diese Variationen scheinen keinen Krankheitswert zu haben, da sie nicht die Funktion des Proteins beeinträchtigen.

**Allgemeine Information**

Bisher wurden mehrere Krankheitsbilder mit Mutationen des Loricin-Gens beschrieben. Eine lamelläre Ichthyose (nonbullöse ichthyosiforme Erythrodermie), eine Keratosis palmoplantaris mutilans, Typ Camisa, eine Erythrokeratodermia progressiva symmetrica, sowie das 1999 erstmalig von Takahashi und Mitarbeitern beschriebene „Loricrin-Keratoderma" (eine fleckförmige Palmoplantarkeratose verbunden mit milder Ichthyose).

**Hinweis(e)**

Loricrin (von lorica = Rüstung)

## Lösungen

**Definition**

Flüssige, homogene Zubereitungen, die meist Feststoffe, aber auch Flüssigkeiten oder Gase enthalten. Als Lösungsmittel dienen u.a. Wasser und/oder Alkohol (Ethanol, Isopropanol), gelegentlich auch Äther, Aceton, seltener fette Öle, flüssige Wachse oder flüssiges Paraffin. Sie sind entweder direkt zur äußerlichen oder innerlichen Anwendung bestimmt oder dienen zur Weiterverarbeitung zu anderen Arzneizubereitungen.

**Wirkungen**

Wässrig-alkoholische Lösungen in Form von Pinselungen weisen austrocknende und entfettende Eigenschaften auf, höherer Gehalt an Ethanol oder Isopropanol steigert Austrocknung und Tiefenwirkung. Feuchthaltemittel, wie Glycerol, verlangsamen die Trocknungsgeschwindigkeit. Mit kleinen Mengen gelösten Rizinusöls kann ein zu starkes Austrocknen vermieden werden.

**Rezeptur(en)**

R280 R281 R147 R244 R044 R135 R278

## Lösungsmittel

**Definition**

Anorganische oder organische Flüssigkeiten, die andere Stoffe (gasförmig, flüssig oder fest) lösen können.

## Lotionen

**Definition**

O/W-Emulsionssalben mit einem sehr hohen Wasseranteil. Es können sowohl anionische als auch nichtionische Emulgatoren oder Komplexemulgatoren enthalten sein. Ebenso wie bei hydrophilen Cremes ist eine Konservierung erforderlich.

**Lösungen. Tabelle 1.** Übersicht über häufig in wässrigen oder alkoholischen Lösungen verwendete Wirkstoffe

| | |
|---|---|
| Aluminiumhexahydrat | Kaliumjodid |
| Ammoniumsulfobitol | Kampher |
| Anthrarobin | Kupfersulfat |
| Bacitracin | Lidocainhydrochlorid |
| Benzylpenicillin-Natrium | Neomycinsulfat |
| Benzylalkohol | Oxytetracyclin-HCl |
| Brillantgrün | Polymyxin-B-sulfat |
| Chloramphenicolsuccinat-Natrium | Polyvidon-Jod |
| Chlorocresol | Prednisolonsuccinat-Natrium |
| Chlortetracyclin-HCl | Procain-HCl |
| Clotrimazol | Resorcin |
| Dexamethasonphosphat-Dinatrium | Salicylsäure |
| Ethacridinlactat | Sulfadiazin-Natrium |
| Fuchsin | Tetracain-HCl |
| Harnstoff | Triamcinolonacetonid |
| Hydrocortisonsuccinat-Natrium | Zinksulfat |

**Lösungsmittel. Tabelle 1.** Lösungsmittel und Verwendung in Externa

| Lösungsmittel | Verwendung |
|---|---|
| Aceton | Lösungen |
| Cetomakrogol 1000 | lipidfreie Salben |
| Dimethylsulfoxid | Lösungen |
| Ethanol | Lösungen, Schüttelmixturen, Hydrogele |
| Glycerol 85% | Lösungen, Hydrogele, Emulsionen |
| Glycerol, wasserfreies | Lösungen, Hydrogele, Emulsionen |
| Isopropylalkohol | Lösungen, Schüttelmixturen, Hydrogele |
| Macrogol-1000-glycerol-monolaurat | lipidfreie Salben |
| Macrogol-1000-glycerol-monooleat | lipidfreie Salben |
| Macrogol-1000-glycerol-monostearat | lipidfreie Salben |
| Macrogol-1500-glyceroltriricinoleat | lipidfreie Salben |
| Macrogol-300-glycerol-tris(hydroxystearat) | Lösungen, lipidfreie Salben, Hydrogele, Emulsionen |
| Macrogolstearat 400 | Lösungen, lipidfreie Salben, Hydrogele, Emulsionen |
| Propylalkohol | Lösungen, Schüttelmixturen, Hydrogele |
| Propylenglykol | Lösungen, Hydrogele, Emulsionen |
| Sorbitol | Lösungen, Hydrogele, Emulsionen |
| Sorbitollösung 70% | Lösungen, Hydrogele, Emulsionen |

### Wirkungen
Kühlend. Durch die flüssige Konsistenz lassen sich Lotionen an bestimmten Hautstellen, wie behaarten bzw. intertriginösen Bereichen oder schwer zugänglichen Stellen, leichter als Cremes anwenden.

### Inkompatibilität
- Benzalkoniumchlorid, Benzylalkohol, Cetylpyridiniumchlorid, Chlorocresol, Hexachlorophen, β-Naphthol, Nipagin 0,2%, Oleum Thymi, Oxytetracyclin-HCl, Phenol. liquefact., Pix betulina, Pix juniperi., Pix lithanthracis, Polidocanol, Resorcin, Salicylsäure, Tannin. Tetracain-HCl und Tyrothricin führen zu Inhomogenitäten.
- Chloramin T verursacht eine Geruchsveränderung.
- Dithranol, Pyrogallol, Silbernitrat und Tetracyclin-HCl verursachen Farbveränderungen.

### Präparate
Asche Basislotio, Excipial U Hydrolotio, Lipoderm Lotion, La Roche-Posay Hydranorme W/O-Emulsion

**Lotionen. Tabelle 1.** Verträglichkeit von Arzneistoffen in hydrophilen Lotionen

| | | |
|---|---|---|
| Acridinflaviniumchlorid 2% | Dexpanthenol 5% | Natriumchlorid 10% |
| Allantoin 0,5% | Dimetindenmaleat 1% | Neomycinsulfat 0,5% |
| Aluminiumchlorid 10% | Dimeticon 10% | Nicotinsäurebenzylester 3% |
| Ammoniumbituminosulfonat 10% | Diphenhydramin-HCl 2% | Nitrofurazon 0,2% |
| Amphotericin B 3% | Erythromycin 2% | Nystatin 100.000 IE/g |
| Anthrarobin 2% | Ethacridinlactat 1% | Oleum Pini 1,5% |
| Azulen 0,2% | Eucalyptol 10% | Pheniraminhydrogenmaleat 1,25% |
| Bacitracin 500 IE/g | Gentamicinsulfat 0,2% | Polyvidon-Jod 10% |
| Bamipin-HCl 2% | Harnstoff 10% | Prednisolon 0,5% |
| Benzocain 10% | Hydrarg. sulf. rubr. 1% | Procain-HCl 2% |
| Benzoylperoxid 5% | Hydrocortison 1% | Schwefel 5% |
| Betamethason-17-valerat 0,1% | Hydroxychinolinsulfat 0,5% | Sorbinsäure 0,1% |
| Bufexamac 5% | Kaliumiodid 3,5% | Sulfadiazin 5% |
| Calciumchlorid 5% | Kampher 5% | Sulfisomidin 5% |

**Lotionen.** **Tabelle 1.** (Fortsetzung)

| | | |
|---|---|---|
| Chloramphenicol 1% | Lebertran 10% | Terpiniol 1,5% |
| Chlorphenoxamin-HCl 1,5% | Liq. alum. acet. 20% | Tinctura Myrrhae 3% |
| Chlortetracyclin-HCl 3% | Liq. carb. deterg. 10% | Tretinoin 0,1% |
| Chrysarobin 5% | Menthol 5% | Triamcinolonacetonid 0,1% |
| Clioquinol 5% | Merbromin 2% | Undecylensäure 5% |
| Clotrimazol 1% | Methylsalicylat 5% | Zinkoxid 10% |
| Dexamethason 0,1% | Milchsäure 5% | Zinkundecylenat 5% |

## Lovibondscher Winkel

### Definition
Winkel, den die Nagelplatte des Daumens zur Oberfläche des Fingerrückens bildet (in Seitenansicht). Normalerweise ist er stets <180°, bei Anomalien wie z.B. Trommelschlegelfingern kann er größer sein.

## Löwenberg-Zeichen I82.8

### Definition
Druckschmerz der Wade bei Phlebothrombose.

## Loxoszelismus T63.4

### Synonym
loxoscelism

### Definition
Durch das Gift von Spinnen der Gattung Loxosceles hervorgerufene ulzeröse Hautdefekte und systemische Reaktionen.

### Erreger
V.a. Loxoszeles reclusa (braune Einsiedlerspinne), ferner L. deserta, L. arizonica u.a. Verbreitung in Nord- und Südamerika, Nahem Osten. Das aus mehreren Proteinfraktionen zusammengesetzte Gift besitzt Sphingomyelinase D-Aktivität.

### Klinisches Bild
- Hauterscheinungen an der Bissstelle: Zunächst schmerzlose Papel, erythematöse Schwellung der Umgebung, nach 6-12 Stunden Blasenbildung, innerhalb einer Woche Entwicklung eines schlecht heilenden Ulkus.
- Fakultative generalisierte Hautsymptome: Makulopapulöse Exantheme, Purpura, Urtikaria, pustulöse Exantheme.
- Fakultative systemische Reaktionen: Fieber, Abgeschlagenheit, selten Hämolyse oder disseminierte intravasale Koagulation, Ikterus, Nierenversagen.

### Therapie
Symptomatische Lokaltherapie (Kühlen, evtl. Hochlagern), intern Antihistaminika wie Desloratadin (z.B. Aerius) 1-2 Tbl./Tag, evtl. Dapson (DADPS). Bei Systembeteiligung Glukokortikoide wie Prednisolon (z.B. Decortin H) in mittlerer Dosierung.

## LPS

### Synonym
Lipopolysaccharid bindendes Protein; lipopolysaccharid binding protein

### Definition
Wichtiges PAMPs, das als integraler und essentieller Bestandteil der äußeren Membran Gram-negativer Bakterien identifiziert wurde. Die Namensgebung Lipopolysaccharid verweist auf die chemische Struktur von LPS; es besteht aus einem hydrophilen Polysaccharidanteil und einem hydrophoben Lipid A.

### Allgemeine Information
- LPS ist eine der stärksten bioaktiven Substanzen und ruft im Organismus schon bei niedrigsten Konzentrationen (pikomolare Konzentration) heftige Immunreaktionen hervor, wie z.B. Zytokinfreisetzung, Adhäsionsmolekülsynthese, Phagozytose, Sauerstoffradikalfreisetzung, Fieber, Komplementaktivierung, Aktivierung von Makrophagen und die Stimulation von B-Lymphozyten.
- LPS löst systemische Alarmreaktionen aus, die somit primär lediglich der Infektionsabwehr dienen (s.u. angeborene Immunität). LPS wird von verschiedenen Rezeptoren erkannt. Die wichtigsten zellulären Rezeptoren sind CD14 und Toll-like Rezeptoren, weiterhin auch der Komplementrezeptor 3 (CR3 - erkennt oberflächengebundenes LPS und vermittelt dadurch Phagozytose).

### Hinweis(e)
Die historische Bezeichnung für LPS lautet Endotoxin. Sie ist irreführend, da LPS im pharmakologischen Sinn kein Gift darstellt. Da LPS von den Bakterien nicht aktiv abgegeben wird, wurde es als endogener Stoff verstanden und den Exotoxinen, die sezerniert werden, gegenüber gestellt.

## Lucio-Phänomen A30.8

### Definition
Verlaufsform bei Patienten mit diffuser Lepromatose als Leprareaktion, besonders in Mittelamerika.

### Klinisches Bild
Blaseneruption, bizarre Hautnekrosen und tiefe Ulzerationen. Abheilung unter Ausbildung bizarrer Narben, Mutilationen.

## Lugolsche Lösung

### Definition
Im DAB 7 beschriebene wässrige Lösung von gelöstem Iod und Kaliumiodid (Kaliumiodid und Iod im Verhältniss 2:1), die als Desinfektionsmittel und als Indikator für Stärke sowie Dextrine eingesetzt wird. Die Lugolsche Lösung ist nach dem franz. Dermatologen J.G. Lugol benannt, der die Rezeptur

erstmals bei der Hauttuberkulose einsetzte. Iod ist in Wasser schlecht löslich. Die Löslichkeit wird durch Kaliumiodid (unter Bildung sog. Polyiodide) verbessert.

## Lungenerkrankungen, Hautveränderungen

### Definition
Aus differenzialdiagnostischer Sicht sind monitorische Zeichen der Haut und der Hautanhangsgebilde auf Erkrankungen des respiratorischen Traktes bedeutsam. Zu diesen monitorischen Zeichen gehören u.a. die akrale Zyanose, Trommelschlegelfinger, Uhrglasnägel und „Yellow nails". Zudem setzen sich die respiratorischen Organe und die Haut aktiv mit physikalischen und chemischen Reizen, mit Schadstoffen der Umwelt und Infektionserregern auseinander. Dies führt unter Umständen zu Reaktionen an beiden Organen. Hauterscheinungen können somit Hinweise auf Erkrankungen des respiratorischen Traktes geben.

### Einteilung
- Kollagenosen mit Erkrankungen des respiratorischen Traktes:
  - Antisynthetase-Syndrom (Dermatomyositis mit Anti-Jo-1-Antikörper, pulmonaler Fibrose, Raynaud-Syndrom, Arthralgien und Fieber)
  - Lupus erythematodes, systemischer (Vaskulitiden der Lunge)
  - Sjögren-Syndrom (Lungenfibrose, primär-biliäre Zirrhose)
  - Sklerodermie, systemische (Lungenfibrose).
- Diverse Erkrankungen mit Haut- und Lungenaffektionen:
  - Akrozyanose
  - Alopezie, diffuse bei Bronchopneumonien unterschiedlicher Genese
  - Behçet, M.
  - Calciphylaxie, kutane
  - Churg-Strauss-Syndrom
  - Eosinophile Dermatosen mit eosinophiler Pneumonie
  - Erythema gyratum repens (als paraneoplastisches Syndrom bei Lungentumoren)
  - Erythema nodosum bei Sarkoidose (oder Tuberkulose) der Lunge
  - Erythema palmare et plantare (bei chronischen Lungenerkrankungen)
  - Hämangioendotheliom, epitheloides
  - Histiozytosen, Langerhanszell-Histiozytosen
  - Hyalinosis cutis et mucosae
  - Hydralazinkrankheit (Pleuritis, atypische Pneumonie)
  - Hyper-IgE-Syndrom
  - Hypereosinophilie-Syndrom (Husten, diffuse oder umschriebene Lungeninfiltrate, eosinophile Pleuraergüsse)
  - Lymphomatoide Granulomatose
  - Melanom, malignes (häufig Lungenmetastasierung)
  - Pruritus sine materia (u.a. Bronchialkarzinom)
  - Sarkoidose (Lungensarkoidose)
  - Toxisches-Öl-Syndrom (interstitielle Pneumonie)
  - Trommelschlegelfinger bei pulmonaler Insuffizienz
  - Uhrglasnägel bei pulmonaler Insuffizienz
  - Vaskulitis bei essentieller Kryoglobulinämie
  - Venenkranz von Sahli (z.B. bei Lungenemphysem)
  - Yellow-nail-Syndrom
  - Zyanose der Haut bei COPD.
- Lungenfibrose durch Arzneimittel, die in der Dermatologie verwendet werden:
  - Bleomycin
  - Cyclophosphamid
  - Melphalan
  - Methotrexat.
- Infektionen mit oder ohne Immundefekt bei denen Haut- und Lungenaffektionen nachweisbar sind:
  - Adiaspiromykose
  - Alternariose, kutane
  - Aspergillose
  - Botryomycosis
  - Candidose, chronisch-mukokutane (CMC) (interstitielle Lungenfibrose, häufige Episoden eines spontanen Pneumothorax)
  - Coccidioidomycose
  - Echinokokkose
  - Geotrichose
  - Histoplasmose
  - HIV-Infektion (Pneumonien)
  - Katzenkratzkrankheit (Pneumonie)
  - Masern
  - Mucormykose (infarktoide Pneumonie, Lungenkavernen)
  - Respiratory-Syncytial-Virus-Erkrankungen
  - Rickettsiosen (Husten, atypische Pneumonie)
  - Strongyloidose
  - Tuberkulose
  - Tularämie
  - Varizellen (Varizellenpneumonie).
- Brochiektasen und Hauterscheinungen:
  - Amyloidose vom AA-Typ (Ätiologie: Glomerulonephritis, Bronchiektasen, Empyem, Acne conglobata)
  - Lymphödem, Typ Meige (Gaumenspalte; Bronchiektasen)
  - Pachydermoperiostose, symptomatische
  - Yellow-nail-Syndrom.



## Lungenfibrose J84.1

### Definition
Bindegewebiger Umbau des Lungenparenchyms mit nachfolgender restriktiver Lungenfunktionsstörung. Vorkommen im dermatologischen Krankengut bei Kollagenosen, besonders bei progressiver systemischer Sklerodermie.

## Lunulae triangulares Q87.2

### Definition
Dreieckige Lunulae z.B. beim Nagel-Patella-Syndrom.

## Lupine

### Definition
Die Lupine (Lupinus) oder Wolfsbohne gehört zur Pflanzengattung der Schmetterlingsblütler (Faboideae) und zur Unterfamilie der Hülsenfrüchtler (Fabaceae oder Leguminosae). Verwandte Arten sind etwa Erbse, Kichererbse und Erdnuss.

### Allgemeine Information
In Mitteleuropa trifft man die Vielblatt-Lupine (Lupinus po-

lyphyllus) am häufigsten an. Sie ist eine beliebte Gartenpflanze. Lupine reichern den Boden mit Stickstoff an, was in der Landwirtschaft erwünscht sein kann. Wegen der hohen Eiweißqualität der Körnerfrüchte ersetzen diese Soja als Viehfutter. Aus Lupinensamen wird ein Tofu-ähnliches Produkt (Lopino) für die menschliche Ernährung hergestellt. Eingelegte Lupinenkerne sind in Süd- und Südwesteuropa ein beliebter Snack in Gaststätten. Lupinenmehl wird zunehmend in der Lebensmittelindustrie (z.B. in Keksen, Spaghetti oder Kuchenteilchen) eingesetzt und muss erst ab einem Anteil von 5% deklariert werden.

### Komplikation
Lupinensamen enthält ein (hitzestabiles!) Speicherprotein das in einem hohen Prozentsatz (70-80%) eine Kreuzreaktion mit dem Ara-h-1-Allergen der Erdnuss aufweist (Gefahr eines oralen Allergie-Syndroms).

### Therapie allgemein
Bei Sensibilisierungen gegen Lupinenmehl ist eine Meidung der entsprechenden Nahrungsmittel zwingend erforderlich. Ebenso sind Ernussprodukte zu vermeiden.

## Lupoides Infiltrat

### Definition
Durch Granulomeigeninfiltrat verursachte apfelgeleeartige Färbung bei Anämisierung eines Hautareals durch Glasspateldruck.

### Vorkommen
Bei allen granulomatösen Prozessen, wie Tuberculosis cutis luposa, Sarkoidose, lupoide Rosazea, Fremdkörpergranulom.

## Lupusbandtest

### Synonym
lupus band test

### Definition
In der direkten Immunfluoreszenz nachweisbare Ablagerung von IgG, IgM, IgA, $C_1$ und $C_3$ im Bereich der dermoepidermalen Basalmembranzone. Beim Lupus erythematodes chronicus discoides ist der Lupusbandtest nur in den Herden positiv, beim systemischen Lupus erythematodes dagegen auch in unbefallener Haut. Die Wertigkeit des Lupusbandtestes wurde beim systemischen Lupus erythematodes in der Vergangenheit zunehmend in Frage gestellt. In größeren Studien konnte jedoch gezeigt werden, dass bei positivem Lupusbandtest die Krankheitsaktivität (DNA-AK-Titer und Nierenbeteiligungen größer als in der Kontrollgruppe) höher war als bei negativem Ausfall.

### Allgemeine Information
- Auch Jahrzehnte nach der Erstbeschreibung ist die Frage nach der Herkunft der abgelagerten Immunglobuline im Lupusband noch nicht beantwortet.
- Beim systemischen Lupus erythematodes wird als Ursache einerseits die polyklonale B-Zellaktivierung diskutiert, andererseits jedoch die durch Autoantigene induzierte Autoantikörperbildung. Studien zeigen, dass bei >90% der Patienten mit systemischem Lupus erythematodes entweder IgG1 oder IgG3 im Lupusband exprimiert wurden. Dies spricht gegen eine polyklonale B-Zellaktivierung als alleinige Ursache der Immunglobulinablagerungen im Lupusband.

## Lupus erythematodes L93.01

### Erstbeschreiber
Cazenave, 1850; Leloir 1890

### Synonym
Lupus erythematosus; LE; Erythematodes; Schmetterlingsflechte; Leloirsche Krankheit

### Definition
Mono- oder polytope Autoimmunkrankheit (s.a. Autoantikörper) mit unterschiedlicher Akuität.

### Einteilung
Hauptformen:
- Lupus erythematodes, systemischer (SLE)
- Lupus erythematodes, kutaner (CLE).

## Lupus erythematodes, akut-kutaner L93.0

### Synonym
ACLE

### Definition
Eher selten zu beobachtende, nicht vernarbende, akut verlaufende Erscheinungsform des kutanen Lupus erythematodes.

### Ätiologie
Gelegentlich beschrieben ist die Assoziation mit dem Auftreten von anti-ds DNA-Antikörpern.

### Lokalisation
Gesicht, Arme, Rumpf.

### Klinisches Bild
Meist nach Sonnenexposition auftretendes, flüchtiges oder über Wochen persistierendes, zart rotes bis deutlich ausgeprägtes, schmetterlingsförmiges Erythem im Bereich beider Wangen mit diskreter bis fehlender Schuppung. Seltener Befall des Rumpfes und der oberen Extremität. Abheilung meist ohne Narbenbildung, ggf. mit Pigmentverschiebungen. Seltener entwickeln Patienten Erscheinungen, die an ein Erythema exsudativum multiforme (= Rowell's Syndrom) oder an eine Toxische epidermale Nekrolyse (TEN) erinnern.

### Labor
Unspezifisch; das Auftreten von Ro- und La-Antikörpern wurde beschrieben.

### Differenzialdiagnose
Initialer systemischer Lupus erythematodes.

### Therapie
Glukokortikoide in mittlerer Dosierung.

## Lupus erythematodes chronicus discoides L93.0

### Erstbeschreiber
Cazenave, 1844

### Synonym
Discoid lupus erythematosus; nagende Flechte, CDLE

### Definition

- Häufigste Form des kutanen Lupus erythematodes mit scheibenförmigen, erythematösen Herden meist im Bereich des Gesichtes mit flächiger, läsionaler Schuppung, charakteristischer follikulärer Hyperkeratose und zentraler Narbenbildung.
- Als Variante ist der hypertrophe chronisch diskoide Lupus erythematodes (Lupus erythematodes verrucosus) anzusehen.

### Vorkommen/Epidemiologie

Inzidenz: 15-50/100.000 Einwohner/Jahr.

### Ätiologie

Unbekannt. Autoimmunkrankheit mit genetischer Prädisposition. Provokation und Unterhaltung der Manifestation durch exogene Faktoren wie z.B. Traumen, Licht, Kälte, Stress, Infektionen.

### Manifestation

Vor allem bei Erwachsenen (20.-40. Lebensjahr) auftretend. Frauen sind häufiger als Männer betroffen; selten besteht Erblichkeit.

### Lokalisation

Meist Gesicht (Wangen, Stirn, Nase), aber auch behaarter Kopf, Brustausschnitt, selten Stamm und Extremitäten.

### Klinisches Bild

Scharf begrenzte, 1,0-10,0 cm große, solitäre, wenige oder multiple, homogen gerötete, schuppende, meist nur wenig elevierte, jedoch deutlich indurierte rote Plaques. Durch peripheres Wachstum können anuläre Strukturen mit abblassendem vernarbtem Zentrum (Schwund der Follikelostien; sorgfältig danach suchen!) und peripherer Progressionszone entstehen. Eventuell Konfluenz der Herde. Typisch ist eine Hypersensitivität der Entzündungszone (Empfehlung: mit leichtem Spateldruck von der gesunden in die kranke Haut hineinstreichen). Im vernarbenden Zentrum der diskoiden Herde zeigen sich auch Depigmentierungen, Hyperpigmentierungen und/oder Teleangiektasien. Am Kapillitium imponieren solitäre oder mehrzählige, hypersensitive Alopezieherde mit zentraler Vernarbung und je nach Aktivität, peripherer entzündlicher Progressionszone. S.a.u.:

- Alopezie, vernarbende
- Lupus erythematodes tumidus
- Chilblain-Lupus
- Lupus erythematodes profundus
- Lupus erythematodes verrucosus.

### Labor

Selten Leukopenie und Antinukleäre-Antikörper. Wichtig ist der Ausschluss eines SLE (s.u. Lupus erythematodes, systemischer).

### Histologie

Atrophische Epidermis, kompakte Orthohyperkeratose mit follikulärer Keratose, hydropische Degeneration der Zellen des Stratum basale. Ödem im oberen Korium, perivasales lymphozytäres Infiltrat mit zugrunde gehen der elastischen und kollagenen Fasern.

### Direkte Immunfluoreszenz

In befallener Haut Nachweis von IgG, IgM, IgA, $C_1$ und $C_3$ (= positiver Lupusbandtest), unbefallene Haut ist negativ.

### Differenzialdiagnose

Tuberculosis cutis luposa, Polymorphe Lichtdermatose, Rosazea, seborrhoisches Ekzem, Psoriasis vulgaris, Tinea faciei, Tinea corporis, Keratosis actinica.

### Externe Therapie

Ausschließlich externe Maßnahmen sind nicht immer ausreichend!

- Konsequenter Lichtschutz. Anwendung von Lichtschutzmitteln mit hohem Schutzfaktor, UVA- und B-Filtern (bevorzugt Lichtschutzpräparate auf physikalischer Basis) sowie konsequenter textiler Lichtschutz. Wichtig ist die umfassende Aufklärung des Patienten über die verschiedenen Lichtschutzmaßnahmen.
- Topische Glukokortikoide. Je nach Lokalisation und Aktivität der HV wird eine entsprechende Wirkstoffklasse gewählt. Evtl. Okklusivverbände.
- Kapillitium: Steroidhaltige Lsg. (z.B. Ecural-Lsg.) 1mal/Tag auftragen, ggf. zusätzlich Unterspritzung mit Glukokortikoid-Kristallsuspension (Triamcinolonacetonid, z.B. Volon A, 10-20 mg zusammen mit 2 ml 1% Mepivacain

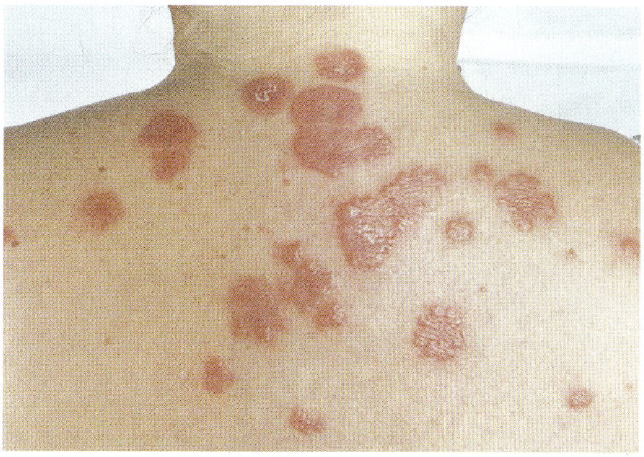

**Lupus erythematodes chronicus discoides.** Multiple, chronisch aktive, seit 3 Monaten bestehende, an Rücken und Gesicht lokalisierte, regellos verteilte, scharf begrenzte, 0,2-3,0 cm große, flach erhabene, deutlich konsistenzvermehrte, leicht empfindliche, rote, raue Plaques mit fest haftender, beim Ablösen schmerzhafter Schuppung.

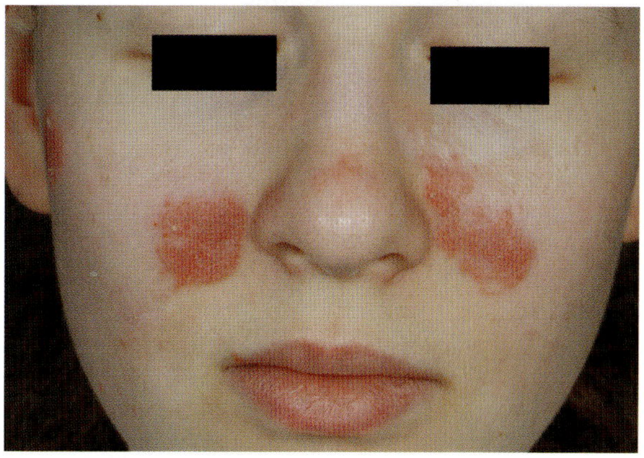

**Lupus erythematodes chronicus discoides.** 13 Jahre alte ansonsten gesunde Patientin. Hautveränderungen seit 6 Monaten, allmählich zunehmend, keine Photosensibilität. Mehrere, zentrofazial lokalisierte, chronisch stationäre, berührungssensible (bei Darüberstreichen mit dem Holzspatel leichte Schmerzhaftigkeit), rote, gering schuppende Plaques. Histologie und IF sind Erythematodes-typisch. ANA und ENA waren negativ.

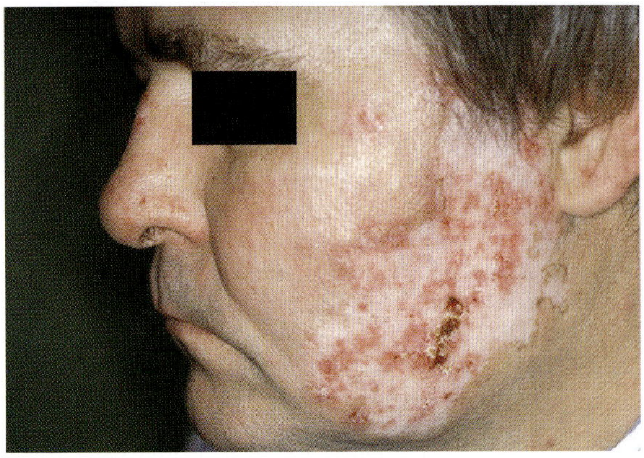

**Lupus erythematodes chronicus discoides.** Seit 15 Jahren persistierende, trotz krankheitsadaptierter Therapiemaßnahmen ständig progrediente Hautveränderungen bei einem 64-jährigen Patienten. Großflächige Narbenplatte mit randständigen und intraläsionalen Erythemen sowie vereinzelte, flache Ulzera (derzeit krustig bedeckt).

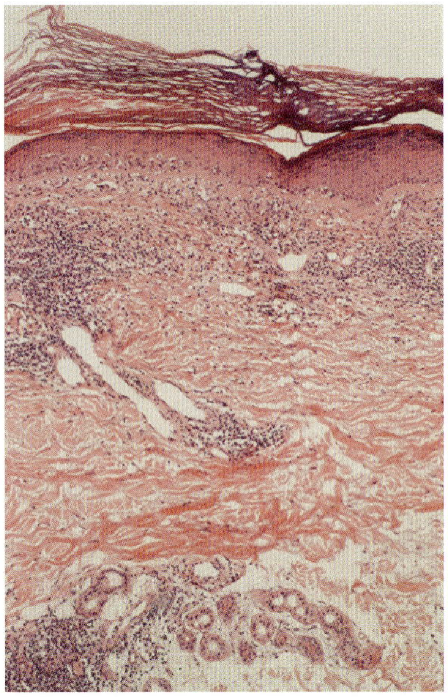

**Lupus erythematodes chronicus discoides.** Teils fleckförmiges, teils diffuses (v.a. subepithelial), perivaskuläres und auch periadnexielles (um ekkrine Schweißdrüsenkomplexe gelagert; im Bild links unten), superfizielles und tiefes lymphozytäres Infiltrat. Fokale Epitheliotropie ist nachweisbar (im Bild links oben) bei atrophischem Oberflächenepithel (Reteleisten fehlen). Deutliche, korbgeflechtartige Orthohyperkeratose. Follikel fehlen im vorliegenden Schnitt.

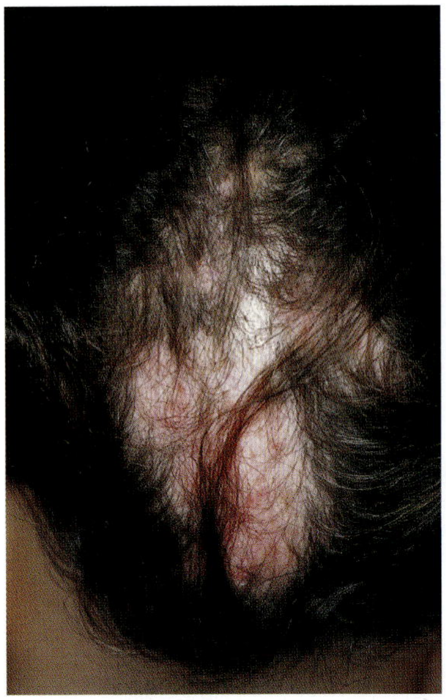

**Lupus erythematodes chronicus discoides.** Scharf begrenzte, rötliche, scheibenförmige, teils schuppende Plaques mit Follikelhyperkeratosen. Zentrale, vernarbende Alopezie. Chronischer Verlauf.

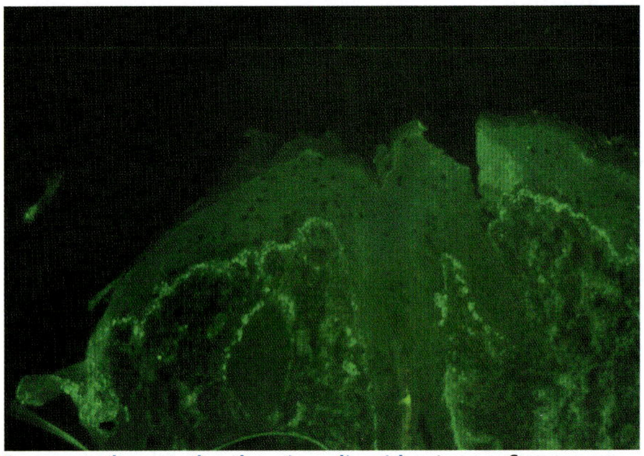

**Lupus erythematodes chronicus discoides.** Immunfluoreszenz: bandförmige IgG-Ablagerungen an der dermoepidermalen Junktionszone.

aufziehen und mit dünner Kanüle mehrfach in Abständen von 4-6 Wochen intraläsional applizieren).

- Topische Immunmodulatoren: In Pilotstudien gute Effekte durch lokale Behandlung mit Tacrolimus (z.B. 1% Protopic Salbe) oder Pimecrolimus (z.B. Elidel).

### Interne Therapie

- Antimalariamittel: Hydroxychloroquin (Quensyl) oder Chloroquin (Resochin) sind Mittel der 1. Wahl! Sie zeigen bei 50-90% der Patienten befriedigende Resultate. Dosierung von Chloroquin: initial 4,0 mg/kg KG/Tag; Kinder: 3,5 mg/kg KG/Tag. Nach einem Monat krankheitsadaptierte Reduktion der Dosis. Wegen möglicher Retinopathie regelmäßige augenärztliche Kontrollen. Chloroquin führt zur Reduktion von HLA-DR+/CD1a+ Zellen in läsionaler Haut.
- Alternativ: Hydroxychloroquin (Quensyl, Dosierung: 6,5 mg/kg KG/Tag; Kinder: 6,0 mg/kg KG/Tag), krankheitsadaptierte Reduktion der Dosis. Gesamtdosis 100 g. Im Einzelfall bei guter Verträglichkeit kann die Gesamtdosis deutlich überschritten werden. Ggf. Kombination mit Glukokortikoiden (z.B. Prednisolon 5 mg/Tag p.o.).

**Merke: Raucher sprechen auf eine Behandlung mit Antimalariamitteln deutlich schlechter an als Nichtraucher! Schwangerschaften unter Antimalariamitteln stellen keine Kontraindikation dar.**

- Bei ausgedehntem Befund und fehlendem Ansprechen auf andere Therapien: Glukokortikoid-Stoßtherapie: Initial 100 mg/Tag Prednisolon (z.B. Solu-Decortin H) i.v.; langsam ausschleichen. Erhaltungsdosis: Prednisolon 10-20 mg/Tag (z.B. Decortin H) p.o. Ggf. Kombination mit Azathioprin (z.B. Imurek 50-100 mg/Tag) p.o.
- Retinoide wie Acitretin (Neotigason 10-20 mg/Tag) werden als Alternative zum Chloroquin eingesetzt. Die Therapieerfolge sind nicht sonderlich überzeugend.
- Neuere Studien mit Methotrexat (intravenöse Therapie mit 15-25 mg/Woche) zeigen gute klinische Erfolge.

### Operative Therapie

- Physikalische oder chirurgische Maßnahmen sind nach Abwägen des Nutzen-Risiko-Verhältnisses gegenüber anderen Verfahren in Betracht zu ziehen. In Frage kommen:
  - Kryochirurgie im offenen oder geschlossenen Verfahren; bei Stempelverfahren Stempeloberfläche auf 0 °C abkühlen, Stempel locker aufsetzen und kurz frieren bis Stempeltemperatur (nicht Gewebetemperatur) von -150 °C erreicht ist. Verfahren unmittelbar nach Auftauen wiederholen.
  - Kauterisation: Läsionen können auch vorsichtig mit Elektrokauter koaguliert werden; Oberfläche verschorfen, mit scharfer Kürette (Stiefel Kürette Nr. 6) nachkürettieren.

### Prognose

Chronischer Verlauf, akute Exazerbation mit viszeraler Beteiligung möglich; quod vitam günstig, Defektheilung. Ein Übergang in einen systemischen Lupus erythematodes wird in 5-10% der Fälle angegeben.

## Lupus erythematodes hypertrophicus et profundus

L93.2

### Synonym

Lupus erythematodes hypertrophicus

### Definition

Sonderform des Lupus erythematodes integumentalis mit massiven, vorwiegend lymphozytären Infiltraten und livid- bis hellroten, breit aufsitzenden, tumorförmigen Plaques. Fließende Übergänge zum Lupus erythematodes profundus sind möglich.

### Lokalisation

Vor allem Gesicht.

### Differenzialdiagnose

Lichen simplex chronicus, Lichen planus verrucosus; Keratosis actinica

### Therapie

- Forcierte intraläsionale Glukokortikoidinjektionen, potente Glukokortikoidexterna (z.B. Ecural) unter Okklusion.
- Antimalariamittel intern, Dosierung entsprechend dem Lupus erythematodes chronicus discoides.
- Versuch mit Retinoiden, wobei hier die Therapieeffekte nicht sonderlich überzeugend sind.
- Ggf. auch Versuch mit Thalidomid.

### Prognose

Keine Neigung zu Exazerbation oder viszeraler Beteiligung; sehr therapieresistent.

## Lupus erythematodes, kutaner

L93.0

### Synonym

Lupus erythematodes integumentalis; CLE

### Definition

Auf die Haut begrenzte, chronisch entzündliche Autoimmunerkrankung mit einem breiten Spektrum von klinischen Manifestationsmöglichkeiten und einem variablen Verlauf. Je nach der Akuität und Tiefe der Infiltratzellen lassen sich unterschiedliche Subtypen unterscheiden.

### Einteilung

Eine allgemein gültige Klassifikation des kutanen Lupus erythematodes (CLE) geht auf Gilliam und Sontheimer (1981) zurück, die zwischen spezifischen und unspezifischen Läsionen des kutanen LE unterscheidet. Beim Krankheitsverlauf wurde eine Dreiteilung nach Akuität vorgenommen. Man unterscheidet demnach:

- Akut
- Subakut
- Chronisch.

Folgende distinkte klinische Krankheitsbilder werden in diesen Kategorien eingeordnet:

- Akut-kutaner Lupus erythematodes (ACLE)
- Subakut-kutaner Lupus erythematodes (SCLE)
- Chronisch-kutaner Lupus erythematodes (CDLE):
  - Lupus erythematodes chronicus discoides
  - Lupus erythematodes tumidus
  - Lupus erythematodes profundus
  - Lupus erythematodes-Pannikulitis.
  - Seltene Sonderformen:
    - Chilblain-Lupus
    - Rowell's Syndrom
    - Lupus erythematodes verrucosus.

### Ätiologie

Es wird angenommen, dass beim kutanen LE (CLE) epidermale Keratinozyten die Zielzelle der „immunologischen Verletzung" darstellen. Hierbei wird postuliert, dass es ausgehend von einer vermehrten Apoptoseinduktion zur Triggerung einer autoimmunologischen Reaktion kommt (Keratinozyten von LE-Patienten produzieren nach Stimulation mit TNF-alpha oder INF-gamma vermehrt IL-18 Rezeptoren auf ihrer Oberfläche; sie werden nach IL-18 Exposition vermehrt apoptotisch. Gleichzeitig wird die Produktion von IL-12 reduziert; IL-12 schützt Keratinozyten vor UV-induzierter Apoptose).

### Manifestation

Vorwiegend bei Erwachsenen im mittleren Alter auftretend, gehäuft bei Frauen.

### Klinisches Bild

S.u. den einzelnen klinischen Formen.

### Labor

Selten Antinukleäre Faktoren oder Kardiolipin-Antikörper, Leukopenie (Autoantikörper).

### Histologie

S.u. den einzelnen klinischen Formen.

### Differenzialdiagnose

Tuberculosis cutis luposa, polymorphe Lichtdermatose, Rosazea, seborrhoisches Ekzem, Psoriasis vulgaris, Keratosis actinica, Tinea faciei, Tinea corporis.

### Komplikation

Mutilation, irreversible Alopezie, schlecht heilende Ulzeration mit Entwicklung spinozellulärer Karzinome.

### Therapie

Entsprechend dem Lupus erythematodes chronicus discoides und den einzelnen klinischen Varianten, s. jeweils dort.

### Prognose
Über Jahre chronischer Verlauf, Defektheilung. In ca. 5% Übergang in systemischen Lupus erythematodes.

### Diät/Lebensgewohnheiten
Bei allen Formen des Lupus erythematodes wird erhöhte Lichtempfindlichkeit sowohl auf UVB wie auch UVA (seltener auf sichtbares Licht) gefunden. Insofern ist strikter Lichtschutz notwendig. Nach UV-Provokation treten die Reaktionen zum großen Teil erst nach einer Woche oder später auf.

### Hinweis(e)
Für klinische Studien wird von einigen Autoren der „Cutaneous Lupus Erythematodes Disease Area and Severity Index" (CLASI) vorgeschlagen, der Lokalisation, Erythem, Schuppung und Infiltration, Dyspigmentierung und Vernarbung berücksichtigt.

## Lupus erythematodes profundus L93.2

### Erstbeschreiber
Kaposi, 1875; Irgang, 1940

### Synonym
Lupus panniculitis; Kaposi-Irgang syndrome; Lupus erythematodes Pannikulitis; LEP

### Definition
Seltene Sonderform des Lupus erythematodes integumentalis (etwa 2-3% der Fälle) mit schmerzhaften, entzündlich geröteten, in die Subkutis reichenden Knoten ohne wesentliche Epidermisbeteiligung. Abheilung unter Ausbildung eingezogener Narben. Kombinationen mit Lupus erythematodes chronicus discoides oder systemischem Lupus erythematodes sind möglich. Das Krankheitsbild ist wahrscheinlich mit der lymphocytic infiltration identisch.

### Manifestation
Auftreten einige Jahre vor einem sich manifestierenden Lupus erythematodes. Überwiegend bei Erwachsenen zwischen 20. und 60. Lebensjahr auftretend; Frauen sind 2-4mal so häufig betroffen wie Männer.

### Lokalisation
Vor allem Gesicht, Gesäß, Oberschenkel.

### Klinisches Bild
Meist mehrere, häufig symmetrisch lokalisierte, feste, scharf begrenzte meist symptomlose, subkutane Knoten oder Plaques. Die darüberliegende Haut ist diskret rot oder braunrot und kann leicht eingezogen sein. Eine wesentliche epidermale Beteiligung fehlt meist. Vereinzelt leichte Atrophie mit zarter Schuppung. Narbenlose Abheilung. Die Erkrankung neigt zur schubweisen Chronizität.

### Histologie
Lobuläre Pannikulitis mit ausgeprägter entzündlicher Infiltration der Subkutis. Hyaline Nekrosen des Fettgewebes sind charakteristisch. Das Infiltrat prägend sind kleine Lymphozyten mit chromatindichten Kernen und Plasmazellen unterschiedlicher Menge. Knotige Verdichtungen der Lymphozyten mit Bildung von Keimzentren sind häufig. In der Peripherie auch kleinere Epitheloidzellknötchen mit kräftigem Lymphozytensaum. Ödem im oberen Korium. Perivasale lymphozytäre Infiltrate mit CDLE-typischen epidermalen Veränderungen mit Orthohyperkeratose, follikulärer Keratose, hydropische Degeneration der Zellen des Stratum basale können nachweisbar sein.

### Differenzialdiagnose
Maligne Lymphome, Pannikulitis, Lymphocytic infiltration of the skin, Acne conglobata, syphilitische Gummen (heute sehr selten; s.u. Syphilis acquisita).

### Komplikation
Selten Exazerbation; viszerale Beteiligung.

### Therapie
Lokale Glukokortikoide unter Okklusion; bei lokalisiertem Prozess ggf. auch intraläsionale Applikation von Triamcinolon. Zusätzlich kontinuierliche Therapie mit Antimalariamitteln (Chloroquin) in einer Dosierung von 1-2mal/Tag 200 mg p.o. Über gute Langzeiteffekte mit Cyclophosphamid wurde berichtet.

## Lupus erythematodes, subakut-kutaner L93.1

### Erstbeschreiber
Sontheimer, 1979

### Synonym
Lupus erythematodes chronicus superficialis disseminatus; anulär-gyrierter Lupus erythematodes; SCLE

### Definition
Sonderform des kutanen Lupus erythematodes mit disseminierten, weniger charakteristischen, typischerweise lichtgetriggerten Hautveränderungen. Höheres Risiko zur systemischen Mitbeteiligung als bei der chronisch diskoiden Form (Lupus erythematodes chronicus discoides).

### Ätiologie
- Sonnenexposition.
- Bei etwa 25-30% der Fälle werden Medikamente als Auslöser angenommen. Möglicherweise bedingt durch Abnormitäten in der Arzneimetabolisierung (Polymorphismus der hepatischen Acetyltransferase, Langsam-Acetylierer) oder es handelt sich um Medikamente die per se lichtsensibilisierend wirken.
- Folgende Medikamente wurden im Zusammenhang mit der Auslösung oder der Exzerabation des SCLE beschrieben: Nichtsteroidale Antiphlogistika (z.B. Piroxicam), Tetracycline, Antimykotika (Griseofulvin; Terbinafin), Antihypertensiva (Captopril, Cilazapril, Hydrochlorothiazid). Ebenfalls beschrieben ist Auftreten nach Einnahme von Sprironolacton, Cinnarizin, D-Penicillamin, Interferon beta, Ranitidin, Antidiabetika (Sulfonylharnstoffe), Doxorubicin, Docetaxel (s.u. Zytostatika, Paravasate).
- Pathogenetisch relevant erscheint eine vermehrte Suszeptibilität bei Vorliegen der HLA-Typen B8, DR2, DR3, DQw2, DRw52.

### Lokalisation
Lichtexponierte Areale: Gesicht, wobei die Gesichtsmitte eher ausgespart wird, oberer Thorax, Arme.

### Klinisches Bild
- Integument: Akute, chronisch aktive, mehrere (<10) oder multiple (>10), disseminierte, scharf begrenzte, 0,2-5,0 cm messende (selten >10,0 cm), scharf begrenzte, homogene, anuläre oder gyrierte, rote auch rot-braune Flecken oder Plaques mit glatter aber auch krustiger Ober-

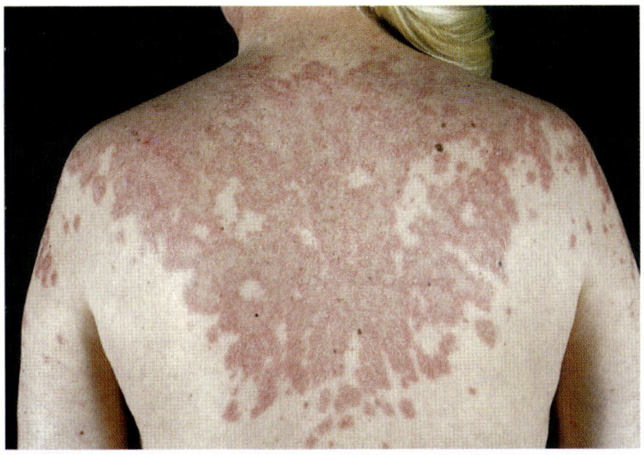

**Lupus erythematodes, subakut-kutaner.** Multiple kleinfleckige bis flächenhafte, scharf begrenzte, anuläre und gyrierte, teils erhabene, rot-livide, glatte Erytheme. Keine Vernarbung. Auftreten einige Wochen verzögert nach intensiver Sonnenexposition. Verschlechterung unter UV-Belastung.

fläche. Auch Erythema exsudativum multiforme-artige Hautläsionen sind möglich. Charakteristisch sind Hypopigmentierungen nach Abheilung der Herde.
- Extrakutane Manifestationen: Geringfügiger viszeraler Befall mit Polyarthritis, Serositis, selten renale oder zerebrovaskuläre Erkrankungen.

### Labor
Bei 75% höhertitrige ANA-, seltener Anti-DNS-Antikörper. Besonders charakterisch ist der Nachweis von Anti-SSA/Ro-Antikörper und Anti-SSB/La-Antikörpern in 80% der Fälle. Evtl. Leukopenie (Zytopenie), Hypergammaglobulinämie.

### Histologie
Grundsätzlich wie bei kutanem Lupus erythematodes, allerdings weniger deutlich ausgeprägte Hyperkeratose. Atrophisches Epithel, Orthokeratose, vakuolige Degeneration der basalen Epithelzellen, Civatte-bodies. Kräftiges dermales Ödem mit Muzinablagerungen, dichtes, perivaskulär orientiertes lymphozytäres Infiltrat.

### Direkte Immunfluoreszenz
In 40-50% der Fälle negativ. Ansonsten Veränderungen wie bei kutanem Lupus erythematodes (s.u. Lupus erythematodes chronicus discoides).

### Externe Therapie
Externe Glukokortikoide (z.B. Dermatop) sind nur mäßig erfolgreich. Wichtig ist Lichtschutz sowohl im UVB wie auch im UVA Bereich!

### Interne Therapie
- Initial Glukokortikoide wie Prednison (z.B. Decortin) 20-40 mg/Tag p.o., evtl. auch höher dosiert. Alternativ Cloprednol (Syntestan) 10-15 mg/Tag. Dosierung je nach Klinik reduzieren.
- Chloroquin (z.B. Resochin): Beginn mit 250 mg/Tag, nach 2-4 Wochen Reduktion auf 250 mg jeden 2. Tag.

**!** Cave: **Augenärztliche Kontrollen.**

### Prognose
Stärker therapieresistent; chronischer Verlauf; bei mehr als 50% der Patienten mehr als 4 ARA-Kriterien (Lupus erythematodes, systemischer) positiv. Hautveränderungen heilen oft narbenlos ab.

## Lupus erythematodes-Syndrom, neonatales P00.8

### Erstbeschreiber
Aylward, 1928; McCuistion u. Schoch, 1954

### Synonym
Neonatal lupus erythematosus

### Definition
Passagere Erkrankung Neugeborener, hervorgerufen durch maternofötal übertragene Ro-(SSA-) und/oder La-(SSB-)-Antikörper bei Müttern mit Lupus erythematodes, Sjögren-Syndrom oder einer anderen Kollagenose.

### Vorkommen/Epidemiologie
Panethnisch, Inzidenz: ca. 1/20.000 Lebendgeburten.

### Ätiologie
Diaplazentar übertragene Anti-Ro-(SSA)-Antikörper (bei >90% der Patienten) und Anti-La-Antikörper (30-40% der Patienten) die als Marker gelten, aber auch die Möglichkeit eines genetisch determinierten systemischen Lupus erythematodes werden diskutiert.

### Manifestation
Angeboren oder während der ersten Lebenswochen auftretend.

### Klinisches Bild
Spontan reversible Hautherde im Sinne eines Lupus erythematodes chronicus discoides, reversible Coombs-positive Anämie und/oder intrauterine Endokarditis mit irreversiblem AV-Block.

### Komplikation
In 20-70% kongenitaler Herzblock.

### Therapie
Rückbildung der Hautveränderungen in der Regel innerhalb von 12 Monaten. Wichtig ist die Abklärung und Überwachung der Herzbeteiligung.

### Prognose
Rückbildung der Hautveränderungen innerhalb von 12 Monaten. Die Mortalität bei angeborenem Herzblock Grad 3 beträgt 20% (überwiegend während der Lebensmonate 1-3).

## Lupus erythematodes, systemischer M32.8

### Synonym
Lupus erythematodes integumentalis et visceralis; Lupus erythematodes visceralis; SLE; systemic lupus erythematosus

### Definition
Entzündliche Autoimmunkrankheit des Gefäßbindegewebes mit möglichem Befall zahlreicher Organe. Die klinische Diagnostik erfolgte in der Vergangenheit nach den Kriterien der ARA (American Rheumatism Association), die jedoch die realen dermatologischen Verhältnisse nur ungenügend widerspiegeln und revidiert werden müssen.

### Vorkommen/Epidemiologie
In Abhängigkeit von der ethnischen Zugehörigkeit lassen sich unterschiedliche Häufigkeiten beobachten, so kommt der systemische LE bei Afrikanern 4mal häufiger als bei Kaukasiern oder Asiaten vor.

L

## Ätiologie

- Autoimmunerkrankung, wahrscheinlich verursacht durch genetisch bedingte Anomalien des Immunsystems. Nachgewiesen wurde eine Mutation im TREX1-Gen, ein Gen das eine intrazelluläre DNase (s.u. Nukleasen) kodiert, die in der Apoptose eine wichtige Rolle spielt.
- Auslösungsfaktoren: UV-Bestrahlungen (induzieren Apoptose), Medikamente (Antihypertensiva, Procainamid, Antikonvulsiva, INH, Antibiotika, Antimykotika z.B. Terbinafin, orale Antikonzeptiva, Thiaziddiuretika, NSAR, Atorvastatin), Traumen, psychischer Stress, Gravidität, viszerale Grunderkrankungen (Tuberkulose, Hepatitis, Nierenerkrankungen).

## Manifestation

Vor allem bei jüngeren Erwachsenen auftretend, meist bei Frauen (Verhältnis zu betroffenen Männern = 8:1).

## Klinisches Bild

- Hauterscheinungen: In 80% der Fälle vorhanden. Erythema perstans: Persistierendes, unscharf begrenztes, schmetterlingsartiges Erythem im Gesicht; s.a. Erythema perstans faciei. Erythemato-papulo-vesikulöse Herde, pityriasiforme, fest haftende Schuppung, Atrophie. Morbilliforme, skarlatiniforme, multiforme, rosazea- oder livedoartige Exantheme vor allem an oberen Rücken- und Brustpartien. Auch bullöse Veränderungen sind bekannt. Fleckige oder diffuse Erytheme vor allem an Finger- und Zehenendgliedern. Fakultativ: Teleangiektasien an Fingerspitzen und Nagelfalz, subunguale Blutungen. Angiitische Veränderungen können zu Livedo racemosa, umschriebener Gangrän und damit zu Ulzerationen führen. Vernarbende Alopezie; Raynaud-Phänomen durch Gefäßbeteiligung. Lichtüberempfindlichkeit (MED).
- Schleimhautveränderungen: Ödematöse, livide Enantheme an der Mundschleimhaut mit Erosionen und Ulzerationen vor allem am harten Gaumen und an der Wangenschleimhaut. Exsudative, verkrustete, zur Atrophie neigende Cheilitis.
- Innere Organe: Arthritis (90%), in 65% Nierenbeteiligung (Lupus-Nephritis, nephrotisches Syndrom), Lymphknotenschwellungen (50%), Pleuritis (40%), Hepatosplenomegalie (40%), Perikarditis (25%), Herz (Libman-Sacks-Syndrom), Polymyositis, Peritonitis, Gastritis, Kolitis, Psychosen, Krampfanfälle.
- Allgemeinsymptome: Fieber, Müdigkeit, Krankheitsgefühl.

## Labor

- BSG-Erhöhung (korreliert oft mit der Schwere der Krankheitsphase), Leukopenie, Linksverschiebung, Lymphopenie, Eosinopenie, Anämie, Thrombopenie, Neutropenie, im Urin je nach Nierenbeteiligung Proteinurie, Hämaturie und Zylindrurie.
- Elektrophorese: Hypalbuminämie, Hypergammaglobulinämie.
- Immunelektrophorese: IgG-Erhöhung.
- In 33% der Fälle falsch positiver Rheumafaktor, aber auch falsch negativer Rheumafaktor ist möglich, C-reaktives Protein positiv, Coombs-Test gehäuft positiv.
- Auch Kryoglobuline, zirkulierende Immunkomplexe.
- Immunkomplementspiegel (insbesondere C3 und C4) erniedrigt.
- In 25% der Fälle falsch-positive Syphilisserologie (VDRL).

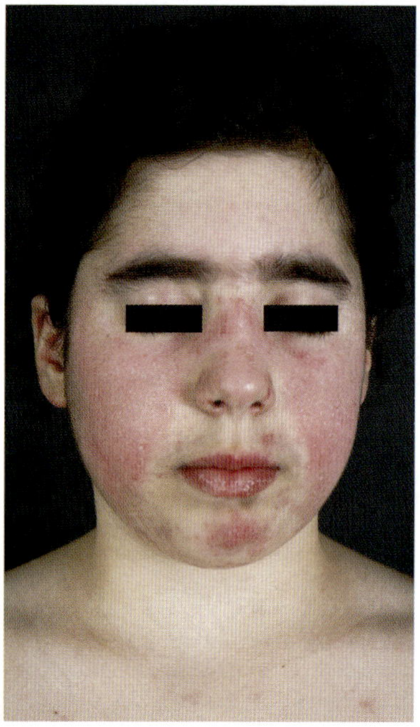

**Lupus erythematodes, systemischer.** Nach Sonnenlichteinwirkung aufgetretenes, persistierendes, scharf begrenztes, symmetrisches, nicht schuppendes Erythem im Gesicht. Bekanntes Raynaud-Phänomen. Livides Enanthem der Mundschleimhaut (harter Gaumen und Wangenschleimhaut). Deutliche Störung des Allgemeinzustands mit Arthralgien, Fieber bis 38 °C. Typisches „Schmetterlingsmuster" („Schmetterlingsmaske") mit freiem perioralem Dreieck. Nasenrücken, Oberlider und Kinnspitze sind betroffen.

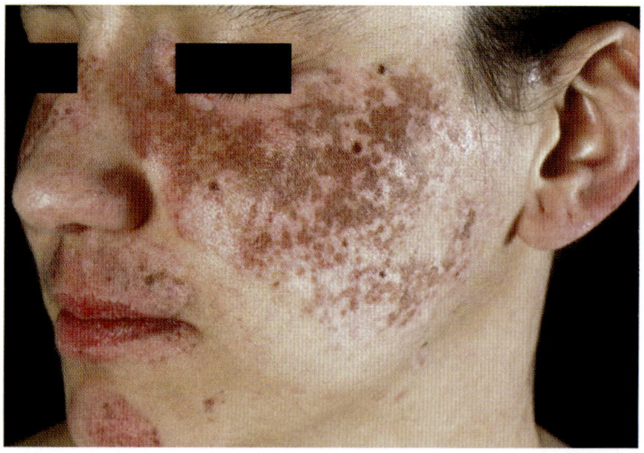

**Lupus erythematodes, systemischer.** Angedeutetes Schmetterlingserythem mit bizarren braunen Flecken. Allgemeinsymptome: Fieber, Müdigkeit und Krankheitsgefühl.

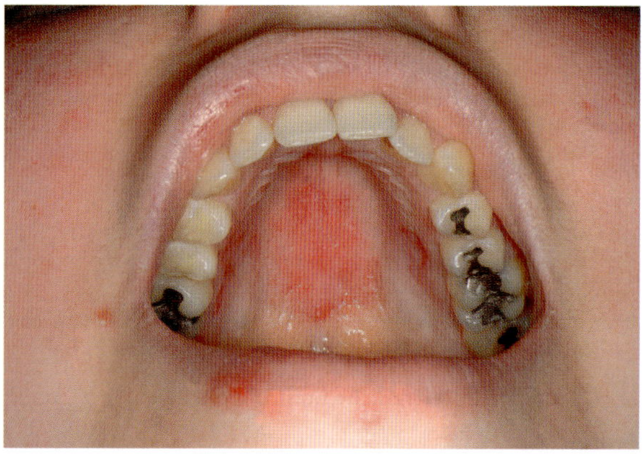

**Lupus erythematodes, systemischer.** Seit mehreren Wochen persistierende, deutlich progrediente, schmerzhafte, ausgedehnte enorale Erosionen (harter Gaumen und Rachenring) sowie livide Erytheme der Unterlippe bei einer 29-jährigen Patientin.

### Histologie
Interface-Dermatitis, meist wesentlich weniger prägnant als beim Lupus erythematodes integumentalis. Diskretes perivaskuläres lymphozytäres Infiltrat mit unterschiedlich kräftig ausgebildetem Ödem (je nach Akuität) in der oberen Dermis mit verwaschener dermoepidermalen Junktionszone. Fokale Epidermotropie mit vakuolärer Degeneration der basalen Keratinozyten.

### Direkte Immunfluoreszenz
Lupusbandtest: Immunglobulinablagerungen an der Basalmembran (IgG, IgM, $C_3$, IgA); auch in gesunder Haut (bes. bei Sonnenexposition in bis zu 80% der Fälle positiv). Die Wertigkeit des Lupusbandtestes wurde in der Vergangenheit zunehmend in Frage gestellt. In größeren Studien konnte jedoch gezeigt werden, dass bei positivem Lupusbandtest die Krankheitsaktivität (DNA-AK-Titer und Nierenbeteiligungen größer als in der Kontrollgruppe) höher war als bei negativem Ausfall.

### Indirekte Immunfluoreszenz
Antinukleäre Antikörper (homogenes, gesprenkeltes, peripheres oder nukleoläres Muster), Antikörper gegen definierte Zellkernbestandteile (Doppelstrang- und Einzelstrang-DNS-Antikörper, RNS, ENA, Sm-Antikörper), antizytoplasmatische Antikörper (Mitochondrien, Ribosomen, Proteine), Antikörper gegen Blutzellen (Erythrozyten, T- und B-Lymphozyten, Thrombozyten). S.a. Autoantikörper.

### Diagnose
- Klinik (ARA-Kriterien wenig nützlich obwohl nach wie vor Standard für der wissenschaftlichen Gebrauch!): Labor mit typischer Antikörperkonstellation, Histologie und Immunhistologie.
- Photoprovokation nach definiertem Protokoll.
- Die Häufigkeit von Symptomen und Laborparametern ergibt sich aus folgender Zusammenstellung, die auf 1084 Patienten basiert (n. N. Sepp): ANA+ (97%), Arthritis/Arthralgien (80%), Hautveränderungen (71%), Myalgien (60%), Komplement erniedrigt (51%), Fieber (48%); hochtitrige Anti-DNS-AK (46%), Leukopenie (46%), Pleuritis (44%); Proteinurie (42%), Anämie (42%), Antikardiolipin-AK (35%), ZNS-Befall (32%), Hypergammaglobulinämie (32%), Lymphadenopathie (10%).

### Differenzialdiagnose
Primär chronische Polyarthritis (rheumatoide Arthritis), Dermatomyositis, systemische Sklerodermie, Mixed connective tissue disease, Polyarteriitis nodosa, bakterielle Endokarditis, Meningokokken-, Gonokokkensepsis, rheumatisches Fieber, Glomerulonephritis, Arzneimittelexanthem, Serumkrankheit.

### Therapie allgemein
- Rauchen ist strikt zu verbieten. Gefahr der Verstärkung der vaskulären Symptome.
- SLE und Schwangerschaft: SLE geht nicht mit eingeschränkter Fertilität einher. Schwangerschaft kann Entzündungsaktivität verstärken. Wichtig ist kompetente Betreuung durch Gynäkologen.
- SLE und Antikonzeption: Östrogen-haltige Antikonzeptiva wurden zeitweise als schubauslösend charakterisiert. Neuere Studien konnten dies nicht bestätigen. Absolute Kontraindikationen von Östrogenen bestehen bei nachgewiesenen Antiphospholipidantikörpern und Nikotinabusus.
- Der viszerale Lupus erythematodes geht mit einem erhöhten Vaskulitis- und Thromboembolierisiko einher!
- Konzeptionsschutz am besten durch Gebrauch von Kondomen oder Diaphragma. Intrauterinspiralen sind nicht günstig, da erhöhtes Infekt- und Blutungsrisiko besteht.

### Externe Therapie
Lichtschutzmittel: Konsequenter Lichtschutz ist angeraten mit Lichtschutzpräparaten mit hoher Protektion im UVA- und UVB-Bereich. Konsequenz für die das berufliche wie auch freizeitliche Verhalten z.B. auch für die Auswahl von Urlaubsorten. Kein Sonnenbaden!

### Interne Therapie
- Glukokortikoide: In der Basismedikation als Mittel der Wahl ist Prednisolon (z.B. Decortin H) als Standardtherapie allgemein akzeptiert. Die Höhe der Initialdosis ist von der Krankheitsaktivität abhängig. Eine Mitbehandlung durch Internisten ist zu empfehlen.
  - Leichte Krankheitsmanifestation (Haut, Muskel-, Skelettsystem, Raynaud): Perorale Applikation von 0,25-0,5 mg/kg KG als morgendliche Einmaldosis.
  - Mittelschwere Krankheitsmanifestation (Haut, Muskel-, Skelettsystem, Leukopenie, diskrete Nierenbeteiligung, leichte Pleuroperikarditits): 0,5-1,0 mg/kg KG, auf 2-3 ED verteilt (z.B. 50-25-0 oder 50-25-25 mg p.o.).
  - Schwere Krankheitsmanifestation (schwere Lupusnephritis, ZNS-Beteiligung, Pleuroperikarditis, nekrotisierende Vaskulitis): 8-stündliche Gabe von 100 mg Methylprednisolon i.v., Initialdosis kann auf 250 mg erhöht werden. Alternativ Pulstherapie mit 500-1000 mg/Tag i.v. als Einzeldosis. Bei Dosisreduktion abendliche und mittägliche Dosis eher reduzieren als die morgendliche Dosis. Ab einer Gesamtdosis von 25 mg/Tag weitere Reduktion in Form des „alternate day“ Modus, z.B. 25 und 20 mg bzw. 25 und 15 mg im tgl. Wechsel. Als Erhaltungsdosis sind 10 und 5 mg anzustreben.
- Chloroquin (z.B. Resochin) oder alternativ Hydroxychloroquin (z.B. Quensyl) haben einen festen Platz in der Basistherapie bei leichten Formen des SLE mit überwiegender Gelenk- und Hautbeteiligung in Kombination mit einer niedrigen Prednisolon-Dosis (bis 10 mg/Tag p.o.). Initialtherapie mit Chloroquin 2mal/Tag 250 mg p.o., nach 2 Wochen Reduktion auf 250 mg/Tag. Quensyl wird mit einer Dosierung von 400 mg/Tag p.o. über 4 Wochen verabreicht, dann Reduktion auf 200 mg/Tag p.o.
- Azathioprin (z.B. Imurek): Als Standardtherapeutikum bei mittelschweren und schweren Formen allgemein akzeptiert. Initialdosis mit 2-3 mg/kg KG p.o. Dosis wird auf 2-3 ED verteilt. Wirkungseintritt nach 3-4 Wochen.
- Der Einsatz von Azathioprin führt zur Glukokortikoidersparnis!
- Methotrexat (z.B. MTX): 10-20 mg/Woche p.o. Insbes. bei Formen des SLE mit ausgeprägter Gelenkmanifestation indiziert. Keine Wirkung bei schwerem Nieren- oder ZNS-Befall. Da der immunsuppressive Effekt des Methotrexat sich von seiner zytostatischen Wirkung unterscheidet (Hemmung der Dihydrofolatreduktase), Gabe von 5-10 mg/Woche p.o. Folsäure (z.B. Folsan) um 2 Tage von der Methotrexat-Gabe versetzt.
- Cyclophosphamid (z.B. Endoxan): 1-2 mg/kg KG/Tag p.o. oder 1000 mg i.v. alle 4 Wochen. Wirkungseintritt nach etwa 1 Woche. Hohe teratogene Wirkung. Einsatz nur bei

schweren und lebensbedrohlichen Verläufen. Nur bei schwerer Lupusnephritis zusammen mit Prednisolon Therapie der 1. Wahl. Wöchentliche Blutbildkontrollen. Therapiedauer bei oraler Gabe 4-6 Wochen, dann 1 Woche Therapiepause, anschließend 3-wöchige Therapie gefolgt von jeweils einer 1-wöchigen Therapiepause. Max. Therapiedauer 6-10 Monate.

- Ciclosporin A (z.B. Sandimmun): Scheint eine günstige Wirkung auf SLE zu haben. Die Dosisempfehlungen liegen bei 3-5 mg/kg KG/Tag auf 2 ED verteilt. Der optimale Blutspiegel liegt bei 100-200 mg/ml Blut (Bestimmung in spezialisierten Labors möglich). Begrenzt ist sein Einsatz durch die Nephrotoxizität und Hepatotoxizität sowie durch die Hypertonusentwicklung.

**Lupus erythematodes, systemischer. Tabelle 1.** Diagnostische Kriterien der American Rheumatoid Association (ARA) für den systemischen Lupus erythematodes

1. Schmetterlingserythem: Im Hautniveau oder erhaben, unter Aussparung der Nasolabialfalten.
2. Diskoide Herde mit festhaftender keratotischer Schuppung und follikulären Hornpfröpfchen, atrophische Narbenbildung in alten Herden.
3. Lichtempfindlichkeit.
4. Gewöhnlich schmerzlose orale oder nasopharyngeale Ulzeration.
5. Nicht erosive Arthritis, die 2 oder mehr Gelenke betrifft, mit Schmerzen, Schwellung oder Erguss.
6. Serositis, Pleuritis, Pleurareiben oder Pleuraerguss, Pericarditis, Pericardreiben oder Pericarderguss.
7. Nierenbeteiligung: Persistierende Proteinurie über 0,5 g/Tag oder >3 +, Zellzylinder (Erythrozyten, Tubuluszellen u.a.).
8. Neurologische Beteiligung: Krampfanfälle bei Fehlen anderer eindeutiger Ursachen (wie z.B. Medikamente oder Stoffwechselentgleisungen); Psychosen bei Fehlen anderer Ursachen (wie z.B. Medikamente oder Stoffwechselentgleisungen).
9. Hämatologische Störungen: Hämolytische Anämie mit Retikulozytose; Leukopenie <4.000/µl; Thrombozytopenie <100.000/µl.
10. Immunologische Symptome: LE-Zellen im Blut; erhöhter Anti-DNS-Titer; Nachweis von Sm-Kernantigen; biologisch falsch-positive Luesserologie.
11. Antinukleäre Antikörper.

**Lupus erythematodes, systemischer. Tabelle 2.** Testprotokoll für Photoprovokation bei systemischem Lupus erythematodes

| Testort | Schulter und oberer Rückenbereich |
|---|---|
| **Testfelder** | 5 x 8 cm |
| **Strahlenquellen** | Metallhalogenidstrahler (340-400 nm) |
| | UV-B: Fluoreszenzstrahler (Philips TL 12; 285-350 nm) |
| **Strahlendosen** | UV-A: 3-4 x 60-100 J/cm$^2$ |
| | UV-B: 3-4x 1,5fache MED |
| **Ablesung** | 24, 28, 72 Std. sowie 1, 2, 3 Wochen nach der Bestrahlung |

- Plasmapherese (oder Immunadsorption): Therapieansatz zur Eliminierung von zirkulierenden Immunkomplexen und Autoantikörpern. Derzeit noch kontroverse Diskussionen, günstige Effekte sind in einigen Studien beschrieben worden.
- Immunglobuline (s.a. IVIG): Als Hochdosistherapie (IgG-Infusionen, z.B. Intratect 400 mg/kg KG an 3-5 Tagen) dann indiziert, wenn eine ausgeprägte Leukopenie (v.a. Granulozytopenie mit häufigen Infekten) oder Thrombopenie den Einsatz von Antimetaboliten oder Alkylanzien nicht erlaubt.
- Granulozytenkolonie-stimulierender Faktor (z.B. Neupogen): Hat sich neuerdings bei lupusassoziierten Leukopenien bewährt; Dosierung: 30 µg/Tag s.c. für 1-3 Tage.
- Anakinra (Kineret): anhand von Einzelfallberichten bei Patienten mit Lupusarthritis gut wirksam (Off-Label-Use). 1mal/Tag 100 mg s.c. in Kombination mit Methotrexat. Alternativ kann Anakinra mit Leflunomid (Arava) kombiniert werden.

### Prognose
Foudroyanter, häufig schubweiser Verlauf möglich. Quod vitam abhängig von der Organbeteiligung. Fünfjahres-Überlebensrate bei entsprechender Therapie >90%.

### Hinweis(e)
Schwangerschaften und systemischer LE werden kontrovers diskutiert. Exazerbationen sind bei 30-60% der Patienten zu erwarten. Insbes. sollte eine nephrologische Überwachung der Patientinnen erfolgen, die bereits vor Eintritt der Schwangerschaft renale Probleme hatten.

**Merke: Der medikamenteninduzierte Lupus erythematodes zeigt häufig H1- und H3-Histon-Antikörper. Histon-AK spielen ansonsten in der Differenzialdiagnostik der Autoimmunerkrankungen keine bedeutende Rolle.**

## Lupus erythematodes tumidus — L93.23

### Erstbeschreiber
Hoffmann, 1909; Gougerot u. Burnier, 1930

### Synonym
LET

### Definition
Durch indurierte, rote Plaques und Knoten gekennzeichnete, nicht-vernarbende Variante des kutanen Lupus erythematodes, ohne signifikante epidermale Komponente wie Schuppung oder follikuläre Hyperkeratosen. Es bestehen fließende Übergänge zum Lupus erythematodes profundus. Klinisch hervortretend ist eine besonders hohe Lichtempfindlichkeit.

### Vorkommen/Epidemiologie
Bei ca. 15% der Fälle des kutanen Lupus erythematodes auftretend.

### Manifestation
Vor allem im jungen Erwachsenenalter auftretend, Altersgipfel 30.-40. Lebensjahr; seltener bei Kindern. Keine Geschlechtsbevorzugung.

### Lokalisation
Bevorzugt im Gesicht; auch Nacken, Dekolletee, Arme, Schultern sind nicht selten befallen.

## Klinisches Bild
An lichtexponierten Stellen zeigen sich disseminierte, chronisch stationäre, 0,5-5,0 cm große, rote, meist nicht hypersensitive, scharf begrenzte Papeln und Plaques mit glatt-glänzender, nicht schuppender Oberfläche, die ohne Narbenbildung abheilen. Ausgeprägte Photosensitivität. Durch Konfluenz ist die Ausbildung anulärer oder gyrierter randbetonter Plaques möglich (Abgrenzung zum anulären Typ des subakut-kutanen Lupus erythematodes). Narbige Abheilung wird nicht beobachtet (keine Follikelatrophie, keine De- oder Hyperpigmentierung).

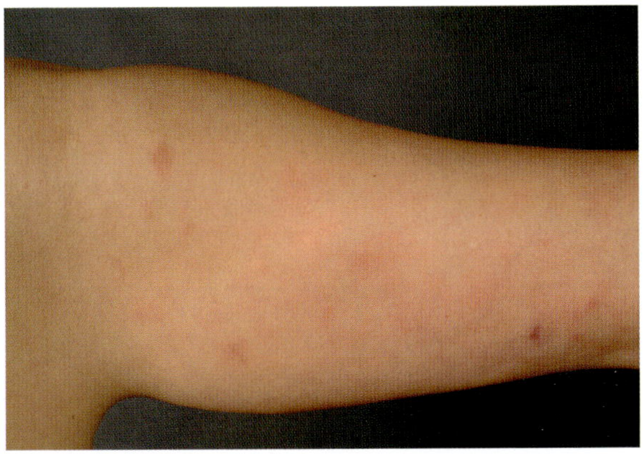

**Lupus erythematodes tumidus.** Dezent infiltrierte, livide, nummuläre Erytheme mit fehlender epidermaler Komponente sowie kleine Papeln am linken Oberarm bei einer 46-jährigen Patientin.

## Labor
Bei etwa 10% der Fälle finden sich positive ANA, bei 5% Anti-Ro/SSA und La/SSB. Anti-Cardiolipin AK bei 10% pos. CRP bei ca. 30% der Patienten erhöht, C3 bei ca. 30% vermindert.

## Histologie
In der mittleren und tiefen Dermis, vereinzelt auch im der angrezenden Subkutis finden sich fleckförmige, teils auch knotige, perivaskuläre oder periadnexielle, überwiegend monomorphe, lymphoidzellige Infiltrate, wobei kleine runde Lymphozyten mit homogenen chromatindichten Kernen überwiegen. Wenige Plasmazellen. Keimzentren können vorkommen, sind jedoch eher die Seltenheit. Keine wesentliche Epidermotropie (vakuoläre Degeneration der Basalzellschicht fehlt stets!) oder Adnexotropie. Deutliches subepidermales Ödem sowie fokale Muzinablagerungen.

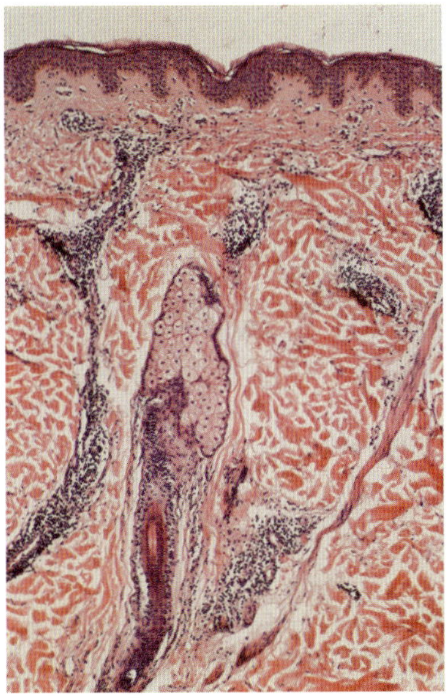

**Lupus erythematodes tumidus.** Mäßig dichte, superfizielle und tiefe, fleckförmige, perivaskuläre und periadnexielle (rein) lymphozytäre Infiltrate. Die Papillarkörper sind infiltratfrei. Das Oberflächenepithel ist regelrecht. Die dermale Kollagenstruktur ist durch (im HE-Schnitt nicht nachweisbare) Muzin-Ablagerungen aufgeweitet.

## Direkte Immunfluoreszenz
An der dermoepidermalen Junktionszone und auch um die Follikel in den allermeisten Fällen keine spezifischen Fluoreszenzphänomene nachweisbar! Auch in den UV-provozierten Läsionen zeigen sich keine spezifischen Fluoreszenzphänomene.

## Diagnose
Klinik, Histologie, Immunhistologie, Photoprovokation.

## Differenzialdiagnose
Klinisch wie auch histopathologisch ist eine Abgrenzung zur polymorphen Lichtdermatose (PLD), zur Lymphocytic infiltration, zu Pseudolymphomen der Haut, zum Granuloma anulare und zum REM-Syndrom notwendig.

Siehe Tabelle 1 [Differenzialdiagnose des Lupus tumidus].

## Therapie
Entsprechend dem Lupus erythematodes chronicus discoides. Die Behandlung mit topischen Glukokortikoiden sowie die Anwendung von Sonnenschutzpräparaten mit einem hohen Lichtsschutzfaktor führt in Einzelfällen zu einer kompletten Rückbildung der Erscheinungen. Das gute Ansprechen auf eine Lokaltherapie mit Tacrolimus ist in Pilotstudien belegt.

## Therapie allgemein
Meiden der direkten Sonnenexposition.

## Interne Therapie
Therapie mit Chloroquin (3,5-4,0 mg/kg KG/Tag) oder Hydroxychloroquin (6,0-6,5 mg/kg KG/Tag) ist sehr effektiv. Darunter hohe Abheilungsraten (>90%).

**Cave: Rauchen vermindert die Ansprechrate der Antimalariamittel.**

## Prognose
Günstig. Eine systemische Beteiligung bzw. ein Übergang in einen systemischen Lupus erythematodes (SLE) wurde bisher nicht beobachtet.

## Hinweis(e)
Eines der Hauptkriterien für den Lupus erythematodes tumidus ist die ausgeprägte Photosensibilität, die anamnestisch in 50% der Fälle besteht und bei über 70% der Patienten mit einer Photoprovokationstestung nachweisbar ist. Photoprovokation durch UVA und/oder UVB.

L

**Lupus erythematodes tumidus. Tabelle 1.** Differenzialdiagnose des Lupus tumidus

| | | Lupus erythematodes tumidus | REM-Syndrom | Lymphocytic infiltration of the skin | Lupus erythematodes, subakut-kutaner |
|---|---|---|---|---|---|
| **Histologie** | Muzinablagerungen | meist nicht vorhanden; unterschiedlich ausgeprägt | reichlich vorhanden | vorhanden | vorhanden |
| | Vakuoläre Degeneration der Basalzellreihe | nicht vorhanden | meist nicht vorhanden oder sehr gering ausgeprägt | nicht vorhanden | vorhanden |
| | Direkte Immunfluoreszenz | negativ | Meist negativ, selten IgM, IgA, C3-Niederschläge an der dermatoepidermalen Junktionszone. | negativ | In 40-50% der Fälle negativ; in befallener Haut Nachweis von IgG, IgM, IgA, C1 und C3 (= positiver Lupusbandtest), unbefallene Haut negativ. |
| **Manifestation** | | Vor allem im jungen Erwachsenenalter, Altersgipfel 30.-40. Lebensjahr; seltener bei Kindern. | Vor allem im jungen Erwachsenenalter, Verhältnis Frauen zu Männer 2:1. | Vor allem bei männlichen Erwachsenen <50 Jahre. | Vorwiegend Erwachsene im mittleren Alter, gehäuft bei Frauen. |
| **Lokalisation** | | Lichtexponierte Areale: Gesicht bevorzugt; auch Nacken, Dekolletee, Arme, Schultern. | Überwiegend Brust- und/oder Rückenmitte, seltener auch oberes Abdomen, Ellbogen und Gesicht. | Lichtexponierte Areale: Vor allem Gesicht (Stirn, Wangen), Nacken, Hals. | Lichtexponierte Areale: Gesicht, wobei die Gesichtsmitte eher ausgespart wird, oberer Thorax, Arme. |
| **Klinik** | | Scharf begrenzte, disseminierte, 5 mm bis 3-5 cm große, rote, meist nicht (!) hypersensitive Papeln und Plaques mit glatt-glänzender, nicht schuppender Oberfläche, die ohne Narbenbildung abheilen. Ausgeprägte Photosensitivität (anamnestisch bei ca. 50% der Fälle, nach Photoprovokation bei >70% der Fälle) | Netzförmige bis flächenhafte, scharf begrenzte, unregelmäßig konfigurierte, hellrote, selten bräunliche, evtl. leicht urtikarielle Erytheme und Papeln. Gelegentlich Juckreiz. Ca. 30% der Patienten exazerbieren nach Sonnenexposition. | Meist mehrere, häufig symmetrisch lokalisierte, zunächst kleinpapulöse, scharf begrenzte, rötliche oder bräunlichrote, polsterartig erhabene, derbe, gelegentlich zirzinäre Infiltrate ohne epidermale Beteiligung. Keine Mutilationen. | Scharf begrenzte, münzgroße, schuppende, infiltrierte Erytheme. Zentral fest haftende Schuppen mit spitzkegeligen, in den Follikelöffnungen gelegenen Hornzapfen an der Unterseite (Tapeziernagelphänomen, Reißnagelphänomen). Zentral beginnende, atrophische Rückbildung mit Schwund der Hornauflagerung und der Follikelostien, Depigmentierungen oder Hyperpigmentierungen, Teleangiektasien, selten auch Mutilationen. Geringfügiger viszeraler Befall ist möglich, u.a. mit Polyarthritis, Serositis, selten renalen oder zerebrovaskulären Erkrankungen. |

## Lupus erythematodes verrucosus L93.24

### Definition

Seltene Form des Lupus erythematodes chronicus discoides mit ausgeprägter Verhornungstendenz.

## Lupus miliaris disseminatus faciei L71.8

### Erstbeschreiber

Fox, 1878

### Synonym

Tuberculosis cutis miliaris disseminata faciei; Tuberculosis lupoides miliaris disseminata faciei; disseminated follicular lupus (Tilbury Fox)

### Definition
Selbstlimitierende Erkrankung mit disseminierten Papeln im Gesicht, deren Eigenständigkeit nicht unumstritten ist.

### Ätiologie
Wahrscheinlich polyätiologische Hautreaktion ohne Beziehung zur Tuberkulose (Tuberkulintest negativ, keine Organtuberkulose nachweisbar). Diskutiert wird eine granulomatöse Form der Rosazea.

### Lokalisation
Vor allem Gesicht (mittlere Stirn, Augenlider, Wangen, Kinn, perioral), auch Hals, Kapillitium, selten Stamm.

### Klinisches Bild
Disseminierte, symmetrisch angeordnete, glasstecknadelkopf- bis hanfkorngroße, blau- bis bräunlich-rote, halbkugelige, weiche Papeln oder Papulopusteln. Diaskopisch: Lupoides Infiltrat.

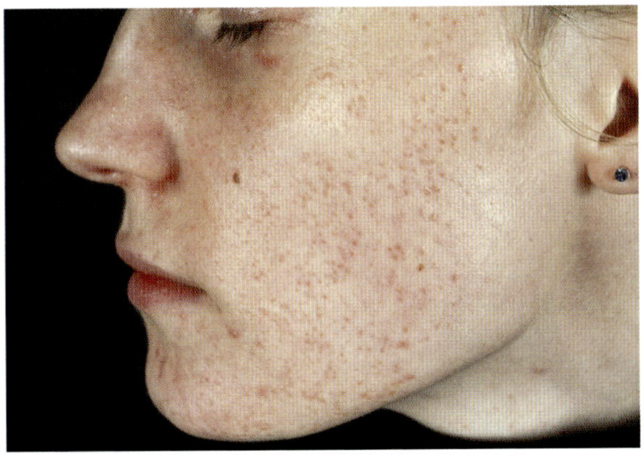

**Lupus miliaris disseminatus faciei.** Disseminierte, symmetrisch angeordnete, 0,1 cm große, blau- bis bräunlich-rote, halbkugelige, weiche Papeln oder Papulopusteln. Diaskopisch: lupoides Infiltrat.

### Histologie
Tuberkuloide Granulome mit zentralen Nekrosen.

### Differenzialdiagnose
Lupoide Rosazea, Acne vulgaris, kleinknotige Sarkoidose, papulosquamöse Syphilide, Lupoide periorale Dermatitis.

### Therapie
- Das Krankheitsbild zeichnet sich durch Therapieresistenz aus. Wichtig ist eine konsequente Patientenführung, Anwendung unbekannter Kosmetika ist strikt zu unterbinden.
- Gute Effekte sind mit Antibiotika zu erzielen. Infrage kommen z.B. Doxycyclin (z.B. Doxycyclin-ratiopharm) 50-100 mg/Tag oder Minocyclin (z.B. Klinomycin). Systemische Therapie zunächst für 6-8 Wochen, danach Therapiepause über 4 Wochen, ggf. erneuter Therapiezyklus.
- Bei schwerer Ausprägung des Krankheitsbildes und Therapieresistenz auf orale Antibiotika ist der Einsatz von Isotretinoin (z.B. Isotretinoin-ratiopharm; Aknenormin) zu empfehlen. Dosierung initial: 0,2-0,3 mg/kg KG. Dauertherapie mit 10 mg/Tag. Kautelen der Behandlung mit Isotretinoin, entsprechend den Retinoiden, sind zu beachten.

**Lupus miliaris disseminatus faciei. Tabelle 1.** Lokal wirksame Antibiotika in der Behandlung des Lupus miliaris disseminatus faciei

| Wirkstoff | Zubereitungsform | Beispielpräparate |
|---|---|---|
| Tetracyclin | 3% Salbe | Imex Salbe, Achromycin Salbe |
| Erythromycin | 2% Lösung | Aknemycin Lösung |
| | 1% Emulsion | Aknemycin Emulsion |
| | 2% Salbe | Aknemycin Salbe |
| Clindamycin | 1% Gel | Zindaclin, Basocin Akne-Gel |
| | 1% Lösung | Basocin Akne-Lösung |

### Prognose
Evtl. chronischer Verlauf über 1-2 Jahre. Abheilung unter Hinterlassung zarter atrophischer Närbchen.

## Lupus pernio D86.34

### Erstbeschreiber
Besnier, 1889

### Synonym
Großknotige Sarkoidose

### Definition
Großknotige Form der Sarkoidose mit blauroten, bis pflaumengroßen Knoten oder Platten an Wangen, Ohrläppchen und Nase.

### Therapie
S.u. Sarkoidose.

## Lutschschwielen L85.8

### Definition
Kallusbildung über Daumengrund- und Mittelgelenken durch Lutschen.

### Therapie
Meiden der auslösenden Irritation.

## Lyell-Syndrom, staphylogenes L00.x

### Synonym
Dermatitis exfoliativa neonatorum; Dermatitis exfoliativa neonatorum staphylogenes; Morbus Ritter von Rittershain; Syndrom der verbrühten Haut; Staphylodermia superficialis bullosa; Staphylodermia superficialis bullosa neonatorum et infantum; Staphylodermia superficialis diffusa exfoliativa; Staphylococcal scalded skin syndrome (SSSS); Pemphigoid der Säuglinge; Fleischer-Pemphigus; Metzgerpemphigus; Pemphigus febrilis; Pemphigus acutus febrilis gravis; Pemphigus acutus neonatorum; Pemphigoid, staphylogenes der Neugeborenen

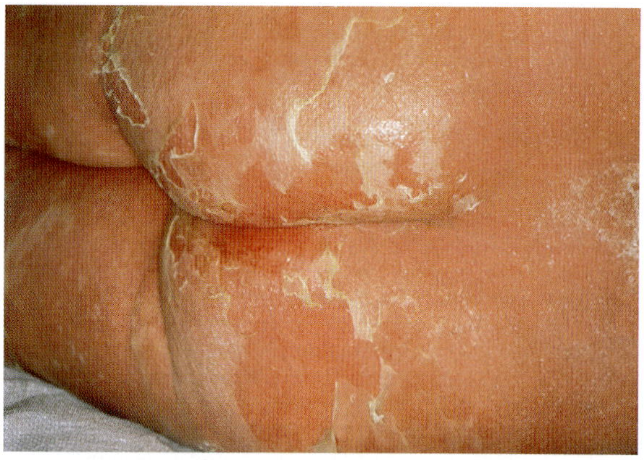

Lyell-Syndrom, staphylogenes. Flächiges Erythem, subkorneale Blasen mit groblamellöser Abschuppung.

### Definition
Zu dem Formenkreis der Staphylokokken-Toxin bedingten Erkrankungen gehörende Dermatose mit flächenhafter Ablösung der Haut. Die Blasenbildung ist im Str. granulosum lokalisiert.

### Ätiologie
Infektion mit Staphylococcus aureus, meist Phagen der Gruppe II, hier insbesondere Typ 3A, 3C, 55 und 71. Bei den Exotoxinen (Epidermolysin) handelt es sich um ET-A und ET-B.

### Manifestation
Bei Säuglingen in den ersten 3 Lebensmonaten, Kleinkindern und immunologisch geschwächten Erwachsenen auftretend.

### Klinisches Bild
Eingeschränktes Allgemeinbefinden mit Fieber, Hautspannung, ggf. eitrigem Schnupfen oder Konjunktivitis. Initial zeigt sich ein scarlatiniformes Exanthem; positives Nikolski-Zeichen. Innerhalb von 1-2 Tagen Ausbildung großer, schlaffer, leicht rupturierender Blasen am ganzen Körper. Austrocknung der Blasendecke, groblamellöse Abschuppung.

### Histologie
Subkorneale Blase: Akantholytische Spaltbildung innerhalb des Stratum granulosum.

### Differenzialdiagnose
Pemphigus syphiliticus, Epidermolysis bullosa-Gruppe, medikamentöses Lyell-Syndrom, toxische epidermale Nekrolyse.

### Therapie allgemein
Entsprechend der TEN; stationäre Aufnahme; Antibiotika-Therapie.

### Externe Therapie
Nekrotische Hautpartien ablösen, Blasen eröffnen. Offene Hautstellen mit Sulfadiazin-Silber (z.B. Flammazine) abdecken und steril verbinden. Mundhygiene mit adstringierenden Flüssigkeiten. Mehrfach tgl. Augenhygiene mit desinfizierenden und adstringierenden Augentropfen (z.B. Solan Augentropfen), zudem Dexpanthenol-haltige Augensalbe in dicker Schicht anwenden, Verklebungen mit Stieltupfer lösen.

### Interne Therapie
Sofortige hoch dosierte Antibiotikagabe: Penicillinasefeste Penicilline i.v., z.B. Oxacillin (InfectoStaph) 2-4 g/Tag in 2-4 ED i.v. Alternativ Cephalosporine wie Cefuroxim (z.B. Zinacef) 750-1500 mg alle 6 Std. i.v. oder Cefotaxim (z.B. Claforan) 2 g alle 12 Std.; forcierte Diurese.

**Merke: Glukokortikoide sind kontraindiziert!**
Bei schweren Verläufen Bilanzierung von Flüssigkeit und parenteraler Ernährung.

### Prognose
Bei rechtzeitiger Therapie Reepithelisierung innerhalb von einer Woche. Ansonsten schwerer Verlauf.

## Lyme-Arthritis
M01.20

### Definition
Infektallergische Mono-, Oligo- oder Polyarthritis bei Lyme-Borreliose oder Manifestation einer Lyme-Borreliose mit schubweisem Verlauf und vorwiegendem Befall der Knie- und Sprunggelenke. Oft dauern die Arthritiden nur einige Tage, können aber auch über Monate persistieren. Meist nur geringe röntgenologische Veränderungen. Oft gehen der eigentlichen Arthritis über Wochen unspezifische migratorische Muskel-, Knochen-, Sehnen- und Gelenkschmerzen voraus (muskulo-skelettales Syndrom). Selten sind Myositiden. Folgeerscheinungen der Lyme-Borreliose können Fibromyalgien sein.

## Lyme-Borreliose
A69.2

### Synonym
Lyme-Krankheit; Erythema-migrans-Krankheit; Zecken-Borreliose

### Definition
Häufigste durch Zecken übertragene Infektionskrankheit. Erreger sind Borrelia burgdorferi sensu lato (s.u. Borrelien), die eine klinisch vielgestaltige, stadienhaft verlaufende, chronische Spirochätose mit potenzieller Beteiligung mehrer Organe hervorrufen.

### Erreger
Borrelia burgdorferi (s.u. Borrelien): fadenförmige, gewundene, lebhaft bewegliche Spirochäte. Überträger sind Zecken (Ixodes ricinus, I. dammini u.a.), die in Mittel-, Ost- und Nordeuropa und Amerika ubiquitär vorkommen, selten auch Insekten, z.B. Stomoxys calcitrans. Etwa 5–40% der Zecken sind mit Borrelien befallen, wobei adulte Zecken etwa zu 20%, Nymphen zu 10% und Larven zu etwa 1% infiziert sind. Diaplazentare Infektion ist möglich. Borrelia burgdorferi sensu lato wird in Europa durch Zeckenstiche übertragen. In den USA wird ausschließlich B. burgdorferi sensu stricto beobachtet.

### Vorkommen/Epidemiologie
Häufigste durch Zecken übertragene Erkrankung in Europa. In Deutschland liegen die jährlichen Inzidenzen manifester Borrelien-Infektionen bei 100-150 Fälle/100.000 Einwohnern. Nach einem Zeckenstich ist bei 3–6% der Betroffenen mit einer Infektion (Serokonversion) und bei 0,3–1,5% mit einer manifesten Erkrankung zu rechnen. Der Stich einer borrelienhaltigen Zecke führt bei 20–30% der Betroffenen zur Serokonversion. Das Infektionsrisiko ist von Ende Mai bis Ende Juli am größten; seltener sind Infektionen im Herbst oder an warmen Wintertagen.

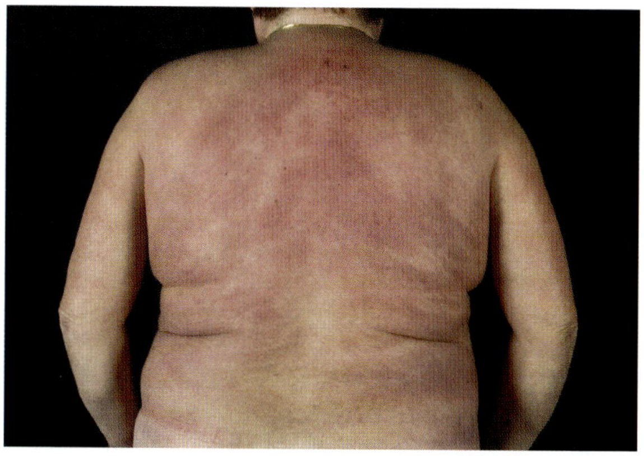

Lyme-Borreliose. Flächige, zum Teil livide, zum Teil fliederfarbene Erytheme im Bereich des gesamten Oberkörpers nach einem Zeckenstich vor ca. 14 Monaten. Serologischer Nachweis einer Borrelieninfektion. Stadium II der Lyme-Borreliose.

## Klinisches Bild

- In einer größeren Studie manifestierte sich eine Borrelia burgdorferi-Infektion in 89% der Fälle als Erythema chronicum migrans (ECM), in 5% als Arthritis, in 3% als Neuroborreliose, in 2% als Borrelien-Lymphozytom (Lymphadenosis cutis benigna), in 1% als Acrodermatitis chronica atrophicans und in <1% als Karditis.
- Stadium I (lokalisiert): Leitsymptom ist das Erythema chronicum migrans (ECM), das sich Tage bis wenige Wochen nach dem Zeckenstich entwickelt. Evtl. regionale Lymphknotenschwellung und leichte Allgemeinsymptome (Fieber, Abgeschlagenheit, Kopfschmerzen). Entwickelt sich zusammen mit dem ECM eine Lymphadenosis cutis benigna (Stadium II), so ist dies als prognostisch schlechtes Zeichen zu werten; oft folgt dann eine Meningoradikulitis. Etwa 50% der Patienten mit ECM bleiben seronegativ.
- Stadium II (Stadium der Disseminierung: Organmanifestationen mit Lymphadenosis cutis benigna); Entwicklung Wochen bis 6 Monate nach dem Zeckenstich; Entwicklung einer Neuroborreliose als lymphozytäre Meningitis mit oder ohne Fazialisparese oder als Meningoradikulitis Garin-Bujadoux-Bannwarth (starke nächtliche Kopfschmerzen, unilaterale Radikulitis mit schmerzhaften Lähmungen, evtl. diskrete Enzephalitis). Bei Kindern findet sich am häufigsten eine Fazialisparese mit oder ohne Nackensteifigkeit. Weiterhin Lymphadenosis cutis benigna als Borrelien-induzierte Pseudolymphome. Erythema nodosum, Arthralgien, Myalgien, Myo-/Perikarditis, rezidivierende Hepatitis, Konjunktivitis, evtl. Panophthalmitis, Lymphknoten- und Milzschwellung. Schweres Krankheitsgefühl. Spezifisches IgG läßt sich in diesem Stadium in >90% der Fälle nachweisen.
- Stadium III (persistierend; Entwicklung >6 Monate bis Jahre nach dem Zeckenstich): Acrodermatitis chronica atrophicans, Lyme-Arthritis, progressive Enzephalomyelitis, ähnlich der Enzephalomyelitis disseminata (Multiple Sklerose); häufig Keratitis. Über eine noduläre Pannikulitis als hyperergе Reaktion auf eine Borrelieninfektion wurde berichtet. Auch an eine Doppelinfektion mit Frühsommermeningoenzephalitis-Virus sollte gedacht werden.

Merke: **Die Lyme-Borreliose muss nicht jedes Stadium durchlaufen, sondern kann ein Stadium überspringen bzw. erst mit Stadium II oder III klinisch manifest werden!**

## Labor

- Immunoblot: Antikörper (IgM und IgG) gegen Borrelia burgdorferi in Serum, Liquor, Gelenkflüssigkeit (s.u. Bor-

Lyme-Borreliose. **Tabelle 1.** Stadien und klinische Manifestationen der Lyme-Borreliose

| Stadium | Inkubationszeit | Haut | Nervensystem | Organsysteme | Bewegungsapparat | Allgemeine Symptome |
|---|---|---|---|---|---|---|
| I | Tage - Wochen | Erythema chronicum migrans, ringförmige Erytheme | Meningismus | Splenomegalie, Hepatosplenomegalie | Myalgien, Arthralgien | Lymphknotenschwellung, Fieber, Müdigkeit, Übelkeit |
| II | Wochen - Monate | Makulopapulöse Exantheme, Lymphozytom, diffuse Erytheme | Meningitis, Neuritis, Radikulitis (Banwarth-Syndrom) | Myoperikarditis, AV-Block, Pankarditis, Augenbeteiligung, Hepatitis, Mikroproteinurie, Mikrohämaturie, Affektionen des Respirationstraktes | Arthritis, Myalgien, Myositis, wandernde Schmerzen im Bewegungsapparat, Osteomyelitis, Pannikulitis | Schweres Krankheitsgefühl, Lymphknotenschwellung |
| III | Monate - Jahre | Acrodermatitis chronica atrophicans, Pseudosklerodermie | Chronische Enzephalomyelitis, spastische Paraparesen, ataktischer Gang, mentale Störungen | | Chronische Arthritis, Periostitis, Arthropathie | Abgeschlagenheit |

relien; allerdings sind die AK im Stadium 1 häufig negativ wegen diagnostischer Lücke von 2-5 Wochen für IgM bzw. 2-3 Monaten für IgG). PCR aus befallenem Hautmaterial. Evtl. Versuch der kulturellen Anzüchtung des Erregers aus bioptischem Material (Barbour-Stoenner-Kelly Medium in mikroaerophiler Umgebung bei Temperatur von 33 °C).

- Für die Neuroborreliose hat die Bestimmung des Liquor-Serum-Index einen hohen diagnostischen Stellenwert. Hierbei wird bestimmt ob im Liquor-Antikörper (intrathekal gebildete AK) gegen Borrelien produziert werden. Im Zusammenhang mit einer lymphozytären Pleozytose (in der Regel liegt die Leukozytenzahl <1000/ul, bei deutlicher Lymphozytose), Proteinerhöhung (1 g/l und mehr) und Schrankenstörung kann die Diagnose in den meisten Fällen gesichert werden. Manchmal werden schon AK gefunden wenn der Serumantikörpertest noch negativ ist oder sich noch im grenzwertigen Bereich befindet.

### Diagnose
Anamnese (bzgl. Zeckenstich häufig positiv); positive Borrelien-Serologie; ggf. Biopsie.

### Differenzialdiagnose
Syphilis; Sklerodermie, systemische; kutane B-Zell-Lymphome; Erythema anulare centrifugum.

### Komplikation
Entwicklung von kutanen B-Zell-Lymphomen wurde in Einzelfällen beschrieben.

### Therapie
- Stadium I: Penicillin V (z.B. Penicillin V ratiopharm) 3mal/Tag 1,5 Mega p.o. über 14 Tage, Tetracyclin (z.B. Tetracyclin-ratiopharm) oder Doxycyclin (z.B. Doxycyclin AL) 1mal/Tag 200 mg p.o. über 14 Tage werden als ausreichend angesehen. Alternativ: Amoxicillin (z.B. Amoxicillin ratiopharm) 3mal/Tag 500 (-750) mg p.o. über 14 Tage oder Cefuroxim (z.B. Cefuhexal) 2mal/Tag 500 mg p.o. über 14 Tage.
  - Kinder: Amoxicillin 3mal/Tag 50 mg/kg KG/Tag p.o. über 14 Tage oder Cefuroxim (z.B. Cefuhexal) 2mal/Tag 20-30 mg/kg KG p.o. über 14 Tage. Ab dem 9. Lebensjahr Doxycyclin (z.B. Doxycyclin AL) 2mal/Tag 100 mg p.o. bzw. 4 mg/kg KG/Tag über 14 Tage.
- Stadium II: Doxycyclin 1mal/Tag 200 mg p.o. über 14 (-21) Tage oder Amoxicillin 3mal/Tag 750 mg p.o. über 14 Tage oder Ceftriaxon (z.B. Rocephin, Ceftriaxon ratiopharm) 1mal/Tag 2 g i.v. über 14 Tage. Leichtere Manifestationen des Stadium II sollten oral über 2 Wochen behandelt werden, dies gilt auch für Kinder. Bei Befall des zentralen Nervensystems ist in jedem Fall der systemischen Applikation von Cephalosporinen wie Ceftriaxon, z.B. Rocephin 1mal/Tag 2 g i.v. über 21 Tage, der Vorzug zu geben. Die antibiotischen Zyklen sollten je nach Klinik in 3-monatigen Abständen wiederholt werden und aufgrund der Generationszeiten der Borrelien mindestens 14 Tage dauern.
  - Kinder: Ceftriaxon (z.B. Rocephin, Ceftriaxon ratiopharm) 50-100 mg/kg KG/Tag i.v. über 14 Tage. Alternativ: Cefotaxim 200 mg/kg KG/Tag, max. 3mal/Tag 2 g i.v. über 14 Tage (bzgl. Therapiewiederholungen s.o.). Benzylpenicillin 500.000 IE/kg KG/Tag, max. 10 Mio IE/Tag, 4-6 ED i.v. über Tage. Ab Alter >9 Jahre: Doxycyclin (z.B. Doxycyclin AL) 2mal/Tag 100 mg p.o. bzw. 4 mg/kg KG/Tag über 14 Tage.
- Stadium III: Die Therapiedauer eines Therapiezyklus sollte 3 bis maximal 4 Wochen dauern. Acrodermatitis chronica atrophicans und Arthritis können primär mit einem oralen Antibiotikum behandelt werden, z.B. mit Doxycyclin 1mal/Tag 200 mg p.o. über 21 Tage oder Amoxicillin 3mal/Tag 750 mg p.o. über 21 Tage. Bei ungenügendem klinischen Ansprechen, bei Rezidiven oder komplettem Therapieversagen ist die Therapie auf eine i.v.-Behandlung umzustellen, z.B. Ceftriaxon 1mal/Tag 2 g i.v. (alternativ: Cefotaxim 3mal/Tag 2 g i.v.) über 21 Tage oder Penicillin G 4mal/Tag 5 Mega i.v. über 21 Tage.
- Borrelien-Karditis: Analog zum klinischen Stadium II.
- Borrelien-Arthritis: Analog zum klinischen Stadium II.

**Merke: Acrodermatitis chronica atrophicans: Die Aktivität des Prozesses sollte klinisch und histologisch kontrolliert werden! Antikörpertiterkontrollen sind für den Verlauf des Heilungsprozesses wenig aussagefähig, besser hierzu PCR anwenden. Eine Atrophie ist nur in geringem Umfang reversibel.**

- Bei Kindern oder in der Schwangerschaft: Amoxicillin (z.B. Amoxicillin ratiopharm) 50 mg/kg KG/Tag p.o. in 3 ED oder Ceftriaxon (z.B. Rocephin) 20-80 mg/kg KG/Tag i.v. Alternativ: Erythromycin (z.B. Erythro-Hefa Saft) 3mal/Tag 100-500 mg p.o. oder Clarithromycin (z.B. Klacid) 15 mg/Tag/kg KG über 7-10 Tage.
- Bei Immunsupprimierten: Therapieempfehlungen in den einzelnen Stadien bleiben unverändert.

### Prognose
Günstig. Die meisten Symptome sind selbstlimitierend. Unterschiedlicher Verlauf der Erkrankung in Europa und Nordamerika. Die spontane Ausheilung im Stadium 1 (Erythema chronicum migrans als alleiniges Symptom) ist in Europa wesentlich häufiger als in den USA, wo Organbeteiligungen eher im Vordergrund stehen. Typische Manifestation des Stadium 3 ist in Europa die Acrodermatitis chronica atrophicans, in Nordamerika die Lyme-Arthritis.

### Prophylaxe
- Bei milder Witterung Unterholz und hohes Gras meiden, geschlossene, helle Kleidung und festes Schuhwerk tragen. Hosenbeine in die Socken stecken. Beine und Arme mit Repellents einreiben (bis 4 Std. wirksam). Nach Exposition gesamten Körper inspizieren.
- Entfernung der Zecke: dünne, feste Pinzette verwenden, die Zecke möglichst nahe der Stechwerkzeuge fassen und herausziehen. Der Zeckenleib sollte nicht gequetscht und nicht mit Öl oder Klebstoffen bedeckt werden, um eine verstärkte Absonderung des erregerhaltigen Speichels zu vermeiden.
- Lyme-Borreliose: Je früher die Zecke entfernt wird, desto geringer ist die Wahrscheinlichkeit einer Erregerübertragung (ab 12 Std. nach dem Stich). Eine generelle prophylaktische Einnahme von Antibiotika wird nicht empfohlen.
- FSME: Impfung bei Aufenthalt (z.B. Urlaub) im Endemiegebiet.

### Hinweis(e)
- Das Infektionsrisiko nach einem Zeckenstich läßt sich durch eine Untersuchung der Zecke auf B. burgdorferi (PCR-Diagnostik) genauer abschätzen. Durch eine prophylaktische Gabe von Antibiotika im gegebenen Fall können Erkrankungen verhindert und dem Gesundheitssystem erhebliche Kosten erspart werden.

- Es wird diskutiert, ob eine Infektion mit Borrelia burgdorferi pathogenetisch bei der Atrophodermia idiopathica et progressiva eine Rolle spielt. In einer Studie mit 17 Probanden ließen sich bei 53% IgG Antikörper gegen Borrelia burgdorferi nachweisen.
- Nach durchgemachter Infektion und adäquat antibiotisch therapierter Borreliose werden nicht selten unspezifische Symptome wie Leistungseinschränkung, Müdigkeit und Konzentrationseinschränkung angeben. Dieser Symptomenkomplex wird als Post-Lyme-Syndrom beschrieben. Ob dann ein erneuter antibiotischer Therapiezyklus erfolgen sollte, ist derzeit noch offen.

## Lymphabflussszintigramm

### Definition
Methode zur Darstellung der drainierenden Lymphwege einer Region. Radiotrese: Technetium-$^{99m}$Antimon-Koloid.

### Indikation
Definition der Lymphabflusswege und der drainierenden Lymphknoten; insbesondere bei high risk Melanomen eingesetzt.

## Lymphadenom, kutanes L73.8

### Synonym
Trichoblastom, adamantoides

### Definition
Missnomen für „lymphoepithelialen" Adnextumor mit Haarfollikeldifferenzierung.

### Lokalisation
Kopf, Hals.

### Klinisches Bild
Solitärer, hautfarbener, fester Knoten; wenig charakteristisch.

### Histologie
Dermaler Tumor aus länglichen, bis basaloiden, soliden Zellkonvoluten mit Palisadenstellung der peripher gelegenen Zellen. Im Zentrum sind die Zellstränge durch Verbände pflanzenzellartiger, heller vakuolisierter Epithelzellen gekennzeichnet, die von zahlreichen kleinen Lymphozyten (T- und B-Lymphozyten) durchsetzt sind. Außerdem zeigen sich S100-positive dendritische Zellen.

### Differenzialdiagnose
Klinisch: Basalzellkarzinom; Histologisch: Lymphoepitheliom-ähnliches Karzinom der Haut.

### Therapie
Exzision. Der Befund ist meist ein histologischer Zufallsbefund. Nachexzision nicht notwendig.

## Lymphadenopathie, dermatopathische I89.8

### Erstbeschreiber
Pautrier u. Woringer, 1932

### Synonym
Lipomelanotische Retikulose; dermatopathische Lymphadenitis; Morbus Pautrier-Woringer; pigmentiertes Lymphogranulom mit generalisierter Hauterscheinung; Reticulose lipomélanique (Pautrier, Woringer); Pautrier-Woringer-Melano-Retikulose; Lymphadenitis, dermatopathische; maladie de Pautrier-Woringer; lymphadenopathia dermatopathica lipomelanotica; dermatopathic lymphadenopathy

### Definition
Lokalisierte oder generalisierte Lymphknotenschwellung als Begleiterscheinung von verschiedenartigen, meist generalisierten Hauterkrankungen, z.B. generalisiertes Ekzem, Mycosis fungoides, Erythrodermie, bei (Melano-) Erythrodermie, bei generalisiertem Lichen planus, generalisierter Psoriasis.

### Klinisches Bild
Lymphknotenschwellungen, besonders inguinal und axillär. Hauterscheinungen entsprechend der Grunderkrankung.

### Histologie
Lymphfollikel mit großen Keimzentren, zentral Retikulumzellproliferation, Lipoidspeicherung, Melanin- und Hämosiderinablagerung.

### Differenzialdiagnose
Zentroblastisch-zentrozytisches Lymphom, maligne Lymphogranulomatose.

### Therapie
Behandlung der Grunderkrankung.

### Prognose
Rückbildung nach Abheilung der Grunderkrankung.

## Lymphadenosis cutis benigna A69.2

### Erstbeschreiber
Burckhardt, 1911; Bäfverstedt, 1943

### Synonym
Lymphozytom; benigne Lymphoplasie der Haut; multiples Sarkoid; Bäfverstedt-Syndrom; kutanes B-Zell-Pseudolymphom; LACB

### Definition
Polyätiologische, gutartige, rückbildungsfähige, tumorförmige Proliferation des lymphoretikulären Gewebes der Haut mit insgesamt variablem klinischem Bild. Tendenziell wird der Begriff heute einer Borrelien-Infektion zugeordnet. Ätiologisch ungeklärte Fälle werden eher als Pseudolymphome der Haut bezeichnet.

### Ätiologie
1/3 der Fälle sind Borrelien-induziert, 2/3 bleiben ätiologisch ungeklärt; pharmakologische Ursachen (Medikamente, ätherische Öle) sind selten.

### Manifestation
Vor allem bei Frauen im 4. bis 7. Lebensjahrzehnt sowie Kindern und Jugendlichen auftretend.

### Lokalisation
Gesicht, vor allem Ohrläppchen, Nacken, Mamillenregion, Vulva- und Skrotalhaut, Achselhöhlen, Fußrücken.

### Klinisches Bild
- Knotenform: Großknotig-solitäre (häufigstes Erscheinungsbild) oder kleinknotig-multiple (selten), umschriebene, symptomlose, feste, rote, braune bis braunrote, halbkuge-

lig vorgewölbte, von dünnem Epithel bedeckte Papeln oder Knoten.
- Disseminierte miliare Form (sehr selten; hierbei dringender V.a. B-Zell-Lymphom): Symmetrisch angeordnete, bis erbsgroße, blaurötliche Knötchen. Diaskopisch: Lupoides Infiltrat, Sondenphänomen negativ.
- Flächenhaft-infiltrative Form: Flächenhafte bläulich- bis bräunlichrote, wenig erhabene vor allem an den Beinen lokalisierte Plaques, evtl. mit Teleangiektasien und Hämosiderinablagerungen. Diaskopisch: Lupoides Infiltrat.
- S.a.u. Spiegler-Fendt-Sarkoid.

## Labor

Ggf. Borrelien-Antikörper der Klasse IgG und IgM, evtl. BSG-Erhöhung, Leukozytose und Erhöhung der Serum-IgM-Fraktion.

## Histologie

Unauffällige Epidermis. Die gesamte Dermis durchsetzende, scharf begrenzte, knotige Infiltrate aus (reifzelligen) Lymphozyten, Plasmazellen, Keimzentrumszellen, Makrophagen und unterschiedlicher Beimengung eosinophiler Leukozyten. Ausbildung von Lymphfollikeln mit Zellen des Keimzentrums (Zentrozyten und -blasten) ist möglich. Charakteristisch ist eine infiltratfreie subepidermale Zone. Expression von B-Zell-Markern. Kein monoklonales Rearrangement der Gene für die schwere Kette der Immunglobuline.

## Differenzialdiagnose

- Klinische Differenzialdiagnosen:
  - Lymphom, kutanes: Klinisch und histologisch wichtigste DD; nur in der Zusammenschau sämtlicher Untersuchungsergebnisse sicher auszuschließen.
  - Mastozytom: Seit Geburt bestehend oder in den ersten Lebensmonaten auftretend (Ausschluss durch das Manifestationsalter). Nach Reiben der Herde urtikarielle oder bullöse Reaktion (positiver Reibetest).
  - Lupus erythematodes tumidus: An lichtexponierten Stellen auftretend; meist disseminierte Plaques; ausgeprägte Photosensitivität.
  - Sarkoidose: als DD wichtig ist die großknotige Form mit braun- oder blauroten, derben, über pflaumengroßen Knoten und Plaques v.a. an Nase, Wangen, Ohrläppchen. Die Sarkoidose tritt häufig in Narbenregionen auf! Diaskopisch lupoides Infiltrat. Histologisch sicher zu differenzieren!
  - Tuberculosis cutis luposa (sehr selten): Meist akral lokalisierte (z.B. an den Ohrläppchen), braune flache Plaques mit atrophischer Epidermis (knitterige Oberfläche); diaskopisch lupoides Infiltrat. Histologisch sicher zu differenzieren!
  - Eosinophiles Granulom (selten): Rundliche bis ovale, 0,5-2,0 cm große, meist solitäre, leicht erhabene, feste, symptomlose, braunrote, schuppenfreie Plaques mit „Orangenschalen-ähnlichem" Oberflächenaspekt. Dieser fehlt bei der Lymphadenosis cutis benigna.
  - Merkelzell-Karzinom: In der Altersgruppe 60.-70. Lebensjahr auftretend. Schnell wachsender Knoten; meist solitär. Die Oberfläche des Knotens ist glatt, selten auch krustig oder ulzeriert. In der Tiefe findet sich häufig eine eisbergartige Verbreiterung des Knotens.
  - Hautmetastasen (selten): Differenzialdiagnostisch wichtig sind noduläre Metastasen; meist schnellwachsende derbe (!) glatte, rote Knoten. Häufig Eisbergphänomen.

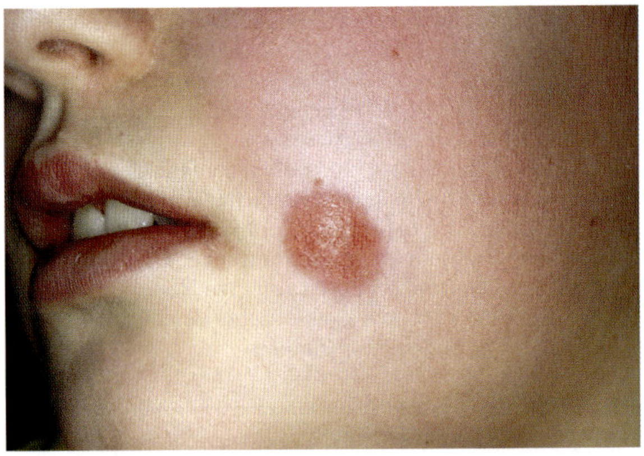

**Lymphadenosis cutis benigna.** Symptomloser, solitärer, weicher, braunroter, halbkugelig vorgewölbter Knoten. Glatte Oberfläche. Reizlose Umgebung.

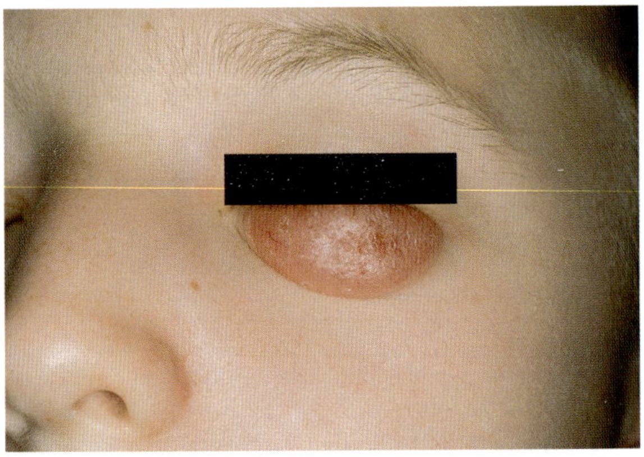

**Lymphadenosis cutis benigna.** Das gesamte Unterlid umfassender, prall elastischer Knoten, seit 4 Monaten, nach Insektenstich.

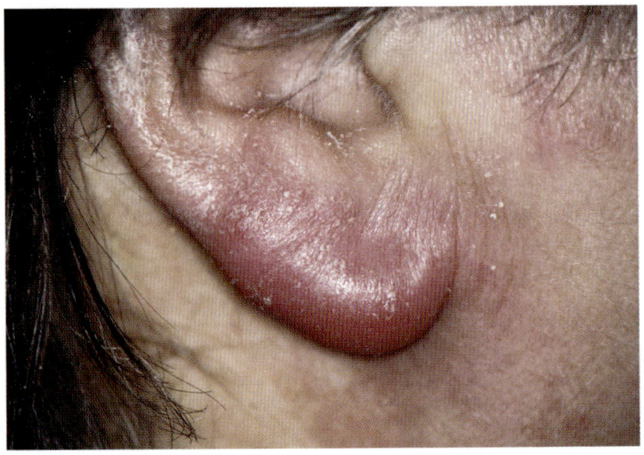

**Lymphadenosis cutis benigna.** Solitäre, chronisch dynamische (kontinuierliches Wachstum seit 10 Wochen), 2,5 x 1 cm große, unscharf begrenzte, weiche, symptomlose, rote bis braunrote, glatte, homogene Plaque.

- Histologische Differenzialdiagnosen:
  - Lymphom, kutanes Keimzentrumslymphom: Knotige, meist irreguläre Infiltrate mit angedeuteten Keimzentrumsstrukturen; Infiltrate aus mittelgroßen Zentrozyten mit meist deutlich gekerbten Kernen, sowie eingestreute größere Zellen mit großen, runden Ker-

nen mit einem oder mehreren prominenten Nukleoli (Merkmale der Zentroblasten). Mit der Progression des Tumors werden follikuläre Strukturen seltener exprimiert, die Anzahl der reaktiven T-Zellen ist relativ vermindert. Es überwiegen eher monomorphe Populationen großer Zentroblasten und Zentrozyten. Monoklonale Expression von Immunglobulinleichtketten.

- Kutane Lymphome anderer Zuordnung (z.B. Lymphom, kutanes B-Zell-Lymphom, Marginalzonenlymphom).
- Lupus erythematodes tumidus: Perivaskuläre oder periadnexielle, überwiegend monomorphe T-Zellinfiltrate, wobei kleine runde Lymphozyten mit homogenen chromatindichten Kernen überwiegen. Wenige Plasmazellen. Keimzentren können vorkommen, sind jedoch eher die Seltenheit. Fokale Muzinablagerungen.

### Therapie

- Antibiotika: Doxycyclin (z.B. Doxycyclin Heumann) 2mal/Tag 100 mg p.o. über 2-3 Wochen. Alternativ Amoxicillin (z.B. Amoxihexal) 3mal/Tag 500 mg p.o., Penicillin V (z.B. Megacillin oral Filmtbl.) 3mal/Tag 1 Mio. IE p.o., Erythromycin (z.B. Erythrocin Filmtbl.) 3mal/Tag 500 mg p.o. oder Ceftriaxon 1mal/Tag 1 g i.v. über 2-3 Wochen. Bei Kindern und Schwangeren Ampicillin/Amoxicillin, alternativ Erythromycin.
- Wenn die Hautveränderungen unter Antibiose nicht abheilen, s.u. Pseudolymphome der Haut.

### Operative Therapie

Nicht allzu große Knoten können auch exzidiert werden.

### Prognose

Involution, aber auch langsame Vergrößerung oder Vermehrung der Geschwülste sind möglich.

## Lymphangiektasie, intestinale — I89.0

### Definition

Erweiterung der intestinalen Lymphgefäße.

### Klinisches Bild

Hauterscheinungen: Bein- und Genitalödeme, auch Gingivahyperplasien.

### Therapie

Behandlung der Grunderkrankung.

## Lymphangiektasie, kutane — I89.0

### Definition

Dilatierte Lymphkapillaren; häufig infolge einer Obstruktion der lymphatischen Zirkulation (z.B. nach rezidivierenden Erysipelen und operativen Eingriffen).

### Klinisches Bild

Froschlaichartige, etwa glasstecknadelkopfgroße Bläschen, die aus dem Hautniveau heraustreten.

### Therapie

Behandlung des Grundleidens.

## Lymphangiektasie-Lymphödem-Syndrom — I89.0

### Synonym

Hennekam-Syndrom

### Definition

Seltenes Syndrom mit geistiger Retardierung, schweren kongenitalen und progredienten Lymphödemen der Extremitäten und des Gesichts, der Genitalien und lymphangiektatischen Malformationen in verschiedenen Organen (z.B. gastrointestinal) mit konsekutiver Hypoproteinämie. Weiterhin werden Anomalien des Gesichts (flaches Gesicht, Epikanthus, Hypertelorismus) der Extremitäten (Syndaktylie, Pes equinovarus) sowie epileptische Anfälle beschrieben. Multiple Hämangiome können assoziiert sein.

### Ätiologie

Autosomal-rezessive Malformationen.

## Lymphangiokeratom — D18.1

### Definition

Lymphangiektasien mit hyperkeratotischen Auflagerungen, meist bei Lymphödem.

### Therapie

Entsprechend dem Lymphangioma circumscriptum.

### Prognose

In der Regel gut, allerdings kann unter der Hyperkeratose ein Angiosarkom versteckt sein, s.a. Lymphangiosarkom.

## Lymphangiom — D18.10

### Definition

Geschwulstartige Fehlbildung der Lymphgefäße. Je nach Ätiologie und Klinik werden verschiedene Formen unterschieden: Lymphangioma cavernosum, Lymphangioma circumscriptum.

### Therapie

Entsprechend Lymphangioma cavernosum und Lymphangioma circumscriptum.

## Lymphangiom, progressives — D18.10

### Synonym

Lymphangioendotheliom, benignes

### Definition

Erworbene gutartige Proliferation oberflächlicher Lymphgefäße.

### Vorkommen/Epidemiologie

Selten.

### Manifestation

Beginn in der Kindheit oder im frühen Erwachsenenalter.

### Lokalisation

Meist an Stamm und Extremitäten auftretend.

### Klinisches Bild

Erste Veränderungen werden als rötlich-brauner, schmerzlo-

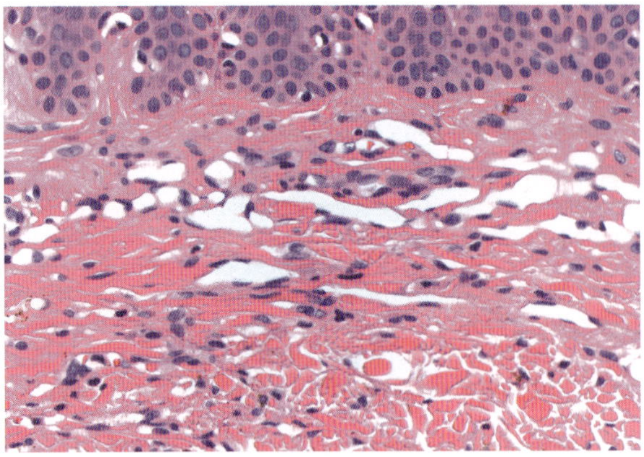

Lymphangiom, progressives. Betont horizontal orientierte, unterschiedlich dilatierte Lymphgefäße der oberen und mittleren Dermis. Fehlen von endothelialen Kernatypien, Mitosen oder Multilayering.

ser Fleck beobachtet. Allmähliches, aber permanentes Größenwachstum bis zu einer leicht elevierten Plaque von einer Größe bis zu 30 cm.

### Histologie
Betont horizontal orientiertes Wachstum von unterschiedlich dilatierten Lymphgefäßen in der oberen und mittleren Dermis. Infiltrierendes Wachstumsmuster, wobei stellenweise Adnexen oder Gefäße umflossen werden (Promontoriumszeichen!). Fehlen von endothelialen Kernatypien, Mitosen oder Multilayering. Fokale endotheliale Hobnail-Bildung möglich.

### Differenzialdiagnose
Kaposi-Sarkom; Hämangiom, targetoides, hämosiderotisches

## Lymphangiom, reaktives — D18.1

### Definition
Sekundäre Lymphostase, z.B. bei postthrombotischem Syndrom oder chronisch venöser Insuffizienz.

### Therapie
Behandlung der Grunderkrankung, s. jeweils dort. Zudem Lymphdrainage manuell oder apparativ intermittierend, s.a.u. Lymphödem und Kompressionstherapie.

## Lymphangioma cavernosum — D18.1

### Synonym
Lymphangioma cysticum; Hygroma cysticum

### Definition
Tief liegendes Lymphangiom mit hochgradiger zystischer Ausweitung.

### Manifestation
Ab Geburt oder im frühen Säuglingsalter.

### Lokalisation
Ubiquitär an Haut und Schleimhaut, vor allem Halsbereich, Kopfbereich, Extremitäten.

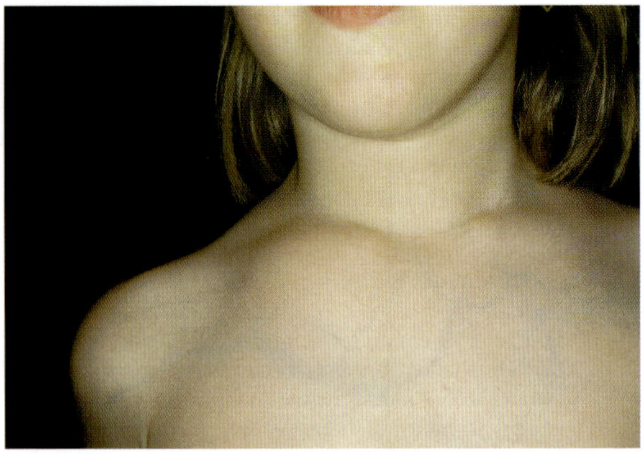

Lymphangioma cavernosum. Erstmals im 1. Lebensjahr bemerkte, mit den übrigen Körperproportionen mitgewachsene, 7,0 x 6,0 cm große, weiche, elastische (schwammartige), hautfarbene Anschwellung im Bereich der Clavicula bei einem 6-jährigen Mädchen. Keinerlei subjektive Symptome. Bei der Ultraschall-Doppler-Untersuchung wird eine echoarme, zur Basis gut abgegrenzte Struktur sichtbar. Fluxphänome sind nicht nachweisbar.

### Klinisches Bild
Hautfarbene, kissenartige, sukkulente, meist unscharf begrenzte Geschwulst unterschiedlicher Größe. Elephantiasis, Makrocheilie, Makroglossie sind möglich.

### Histologie
- Unterschiedlich dilatierte und kalibrierte Lymphgefäße mit optisch leerem Lumina. Übergänge zwischen dünn- und dickwandigen, muskulär verbreiterten Gefäßwänden, lymphozytärem Infiltrat und Lymphfollikeln.
- Immunhistologie: Endothelien pos. für CD31.

### Diagnose
Klinik, Isotopenlymphographie.

### Differenzialdiagnose
Tief liegendes infantiles Hämangiom; lymphangiomartige Variante des Angiosarkoms; lymphangiomartiges Kaposi-Sarkom.

### Therapie
Ggf. operative Entfernung.

## Lymphangioma circumscriptum — D18.1

### Synonym
Lymphangioma circumscriptum cysticum; Lymphangioma circumscriptum cutis; Lymphangioma simplex

### Definition
Dilatation von Lymphgefäßen durch angeborene oder erworbene Störungen des Lymphabflusses, die zu klinisch erkennbaren Bläschen führt.

### Ätiologie
- Primäres Lymphangioma circumscriptum: Naevoide Fehlbildung (die dermalen Lymphektasien stehen mit subkutan gelegenen Zisternen in Verbindung, die als Anteile des embryonalen Lymphgefäßsystems keinen Anschluss an die übrigen Lymphgefäße erhielten). Der erhöhte intravasale Druck führt schon vor der Geburt oder in den

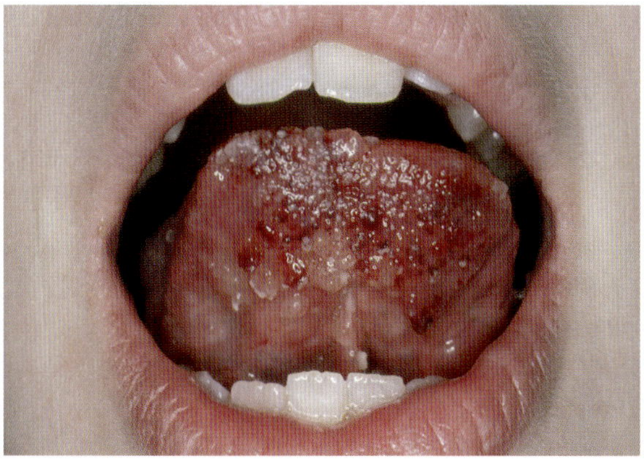

**Lymphangioma circumscriptum.** 20 Jahre alte Frau. Multiple, chronisch stationäre, seit 5 Jahren zunehmende, glasig durchscheinende, stecknadelkopfgroße oder größere, oft traubenförmig aggregierte, asymmetrisch konfigurierte, kleine Zysten (froschlaichartiges Aussehen).

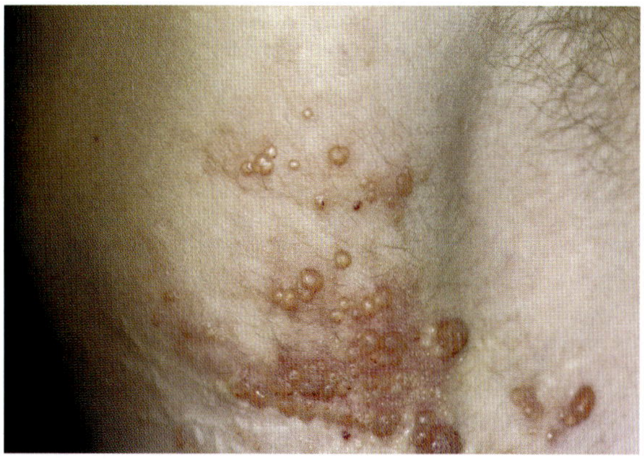

**Lymphangioma circumscriptum.** 15 Jahre alte Patientin mit Bläschen- und Blasenbildung seit dem zweiten Lebensjahr. Auf weitgehend unveränderter Haut stehen isolierte und aggregierte robuste Bläschen. Am Bildrand ist unten eine konfluierte größere Blase sichtbar.

ersten Lebensjahren zur Ausweitung v.a. der papillären Lymphgefäße.
- Sekundäres Lymphangioma circumscriptum: Auftreten nach Radiatio, postoperativ bei Lymphknotenausräumung (bis zu jahrzehntelange Latenz). Häufig mit Lymphödem vergesellschaftet.

### Manifestation
- Primäres Lymphangioma circumscriptum: Meist angeborene oder in den ersten Lebensjahren auftretende naevoide Fehlbildung von Lymphgefäßen.
- Sekundäres Lymphangioma circumscriptum: Meist bei älteren Erwachsenen.

### Lokalisation
Vor allem Brust, Rücken, Nacken, proximale Extremitätenanteile, Mundschleimhaut, Zunge.

### Klinisches Bild
Dicht stehende, bis 1-3 mm große, dickwandige, sagokorn- oder froschlaichartige, langsam an Größe zunehmende Zysten. Bei längerem Bestand warzenähnlicher Aspekt. Häufig Einblutungen, die nur sehr langsam resorbiert werden, so dass der Eindruck eines Hämangioms oder Hämatolymphangioms entstehen kann.

### Histologie
- Zahlreiche den Papillarkörper ausfüllende Lymphgefäße mit optisch leerem Lumen oder mit einzelnen Erythrozyten ausgefüllt.
- Immunhistologie: Endothelien pos. für CD31.

### Komplikation
Häufig kommunizieren oberflächliche Lymphangiome mit tiefer gelegenen Anteilen.

### Operative Therapie
Exzision bei kleineren läsionalen Arealen falls von der Fläche her möglich. Alternativ: Diathermie (ggf. Sticheln mit Diathermienadel). Versuch mit ablatierenden Lasern (z.B. mit Erbium-YAG-Laser, Argon-Laser, $CO_2$-Laser) oder Kryochirurgie (2facher Therapiezyklus im offenen Sprayverfahren) sind aussichtsreich. In Anbetracht der oft tief reichenden Veränderungen sind Erfolge bei den oberflächlichen Verfahren begrenzt.

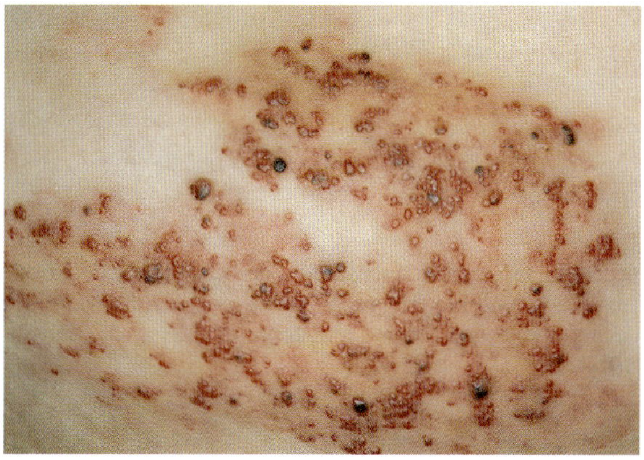

**Lymphangioma circumscriptum.** Dicht aggregierte Bläschen, meist hämorrhagischer Inhalt (sog. Hämatolymphangiom).

### Prognose
Harmlos, kein Übergang in Lymphangiosarkom beschrieben.

## Lymphangiomatose D18.1

### Synonym
Multifocal lymphangioendotheliomatosis with thrombocytopenia

### Definition
Angeborene oder in frühester Kindheit erworbene Angiodysplasie, die durch eine Proliferation abnormer lymphatischer Gefäße gekennzeichnet ist.

### Manifestation
Bereits bei Geburt vorhanden oder in frühester Kindheit erworben.

### Lokalisation
Diffuser Hautbefall (Stamm und Extremitäten), Weichteile, Knochen, Gastrointestinaltrakt.

### Klinisches Bild
Sehr variables Bild mit Knoten, Zysten, Flecken sowie groß-

flächigen, weichen bis weich-elastischen Schwellungen der grau-blau oder braun tingierten Weichteile. S.a. Lymphangioma circumscriptum.

### Histologie
An Schweizer Käse erinnernde, löcherige Durchsetzung von Dermis, Subkutis und subkutanem Fettgewebe durch dilatierte und anastomosierende dünnwandige Gefäße. Endothelien mit unregelmäßiger Protrusion (Hobnail-Endothelien). Ebenso Nachweis von papillären Protrusionen. Ausgeprägte Hämosiderinablagerungen und lymphozytäre Infiltrate. Extramedulläre Hämatopoese möglich.

### Differenzialdiagnose
Maffucci-Syndrom; Hämangiom des Säuglings; Blue-Rubber-Bleb-Naevus-Syndrom; Hämangioendotheliom, Typ Dabska

### Komplikation
Thrombozytopenie, GI-Blutungen

## Lymphangiosarkom C49.M7

### Erstbeschreiber
Löwenstein, 1906; Stewart u. Treves, 1948

### Synonym
Stewart-Treves-Syndrom; Postmastektomie-Lymphangiosarkom; Angiosarkom bei chronischer Lymphstauung

### Definition
Seltener, maligner, kutaner Tumor, der sich von Endothelzellen der Gefäße ausgehend in Gebieten lang andauernder chronischer Lymphödeme manifestiert und meist frühzeitig metastasiert.

### Vorkommen/Epidemiologie
Selten. In der Literatur sind etwa 300 Fälle beschrieben, zumeist als Postmastektomiesyndrom. Das relative Risiko bei Mastektomierten an Lymphangiosarkom zu erkranken beträgt etwa 0,001%.

### Ätiologie
- Ob die (Lymph-) Angiosarkome ihren Ausgang von Endothelzellen der Blut- oder Lymphgefäße nehmen, wird kontrovers diskutiert.
- Ursprünglich wurde das Syndrom als Lymphangiosarkom nach Mastektomie bei Mammakarzinom definiert! Nach neueren Ansätzen wird es als seltene Spätkomplikation des chronischen Lymphödems, unabhängig von seiner Genese, aufgefasst.
- Als Ursachen diskutiert werden u.a. posttraumatische Zustände, postoperative Genese (Postmastektomiesyndrom), idiopathische, kongenitale oder parasitäre (z.B. bei Filariose) Genese.

### Manifestation
5-30 Jahre nach der Mastektomie (durchschnittlich 10-11 Jahre). Durchschnittliches Manifestationsalter laut Fachliteratur: 65.-70. Lebensjahr.

### Klinisches Bild
Derbe, zunächst hellrote, später tiefrote Erytheme, die sich zu hämorrhagischen Papeln, Plaques oder Knoten mit Tendenz zur Ulzeration weiterentwickeln. Fehlende oder nur geringe Schmerzhaftigkeit. Bei längerer Bestanddauer kommt es zu flächenhaft konfluierten, rot-lividen oder blau-lividen, derb-elastischen Plaques oder zu einer disseminierten Aussaat der Knoten über die befallene Extremität. In einem späteren Stadium Tendenz zur flächenhaften Ulzeration.

### Histologie
- Gefäßräume mit atypischen Endothelzellen; entzündliche Infiltrate, Hämosiderinspeicherung. Irregulär anastomosierende, diffus infiltrierende Gefäße.
- Immunhistologie: UEA 1-, Vimentin- und HLA-DR-positiv.

### Differenzialdiagnose
Hautmetastase; AIDS-assoziiertes Kaposi-Sarkom.

### Therapie
Aufgrund der Seltenheit der Erkrankung gibt es keinen therapeutischen Konsensus.

### Therapie allgemein
Intensive Behandlung des Lymphödems (wesentlicher prädisponierender Faktor für Angiosarkome) mit intermittierender maschineller Lymphdrainage, Kompressionstherapie, Anpassung eines elastischen Armstrumpfes.

### Bestrahlungstherapie
Bei inoperablen Tumoren ohne Fernmetastasen Röntgenweichstrahltherapie (ED 4-5 Gy; GD 50-60 Gy) oder schnelle Elektronen (ED 2-4 Gy; GD 50-60 Gy).

### Interne Therapie
Zytostatika: Bei operablem Tumor und Vorliegen von Fernmetastasen (z.B. Adramycin, Ifospamid), anschließend radikale Resektion des Tumors. Die Wirksamkeit von adjuvanten Therapien ist umstritten. Therapieansätze mit liposomal verkapseltem Doxorubicin (20 mg/m$^2$ KO, Stoßtherapie alle 14 Tage) wurden als erfolgreich beschrieben. Als optionales Verfahren ist die isolierte Extremitätenperfusion anzusehen (TNF-α, Melphalan).

### Operative Therapie
Therapie der 1. Wahl ist die operative Entfernung des Tumors.

**Cave: Primärtumor ist häufig multizentrisch.**

Die Radikalität des Vorgehens wird durch das Tumorstadium bestimmt. Liegen bei Diagnosestellung noch keine Fernmetastasen vor, bietet ein radikales Vorgehen mit Entfernung der gesamten betroffenen Muskelgruppe die besten Überlebenschancen. Bei Befall der Unterarmweichteile wird die Amputation der gesamten Extremität, bei Oberarmbefall die zusätzliche Exartikulation empfohlen.

### Prognose
Nach 1,5 Jahren überleben unabhängig von der Therapie nur etwa 50% der Patienten. Die 5 Jahresüberlebensrate betrug in einschlägigen Studien 13,6%. Unbehandelt sterben die Patienten meist nach Disseminierung und Fernmetastasen (Lungenmetastasen) nach 5-8 Monaten. Durch Behandlung steigt die Überlebenszeit auf 20 Monate.

## Lymphangiosis carcinomatosa C80.x

### Definition
Flächenhafte Ausbreitung eines Karzinoms auf intrakutanem Lymphweg durch intralymphatisches Tumorwachstum mit

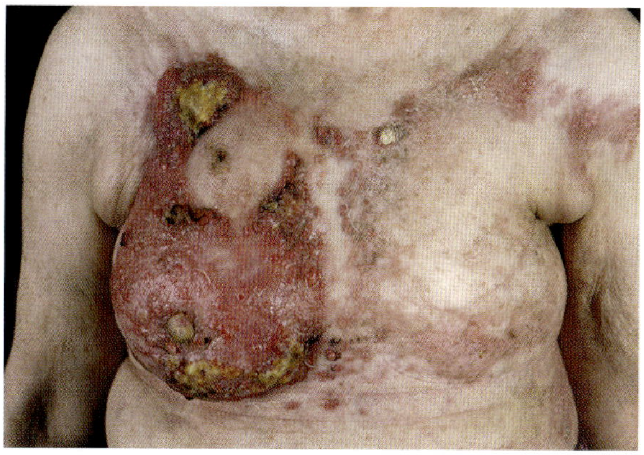

Lymphangiosis carcinomatosa. Z.n. inkomplett reseziertem Mamma-Ca. Seit etwa 2 Jahren bestehender, stetig progedienter Befund der nahezu die gesamte vordere Thoraxpartie umfasst (s. Befund am linken proximalen Oberarm). Bereits multizentrische, großflächige, chronisch dynamische, rote, teils oberflächenglatte, teils verkrustete, holzartig derbe, rote Plaques und Knoten.

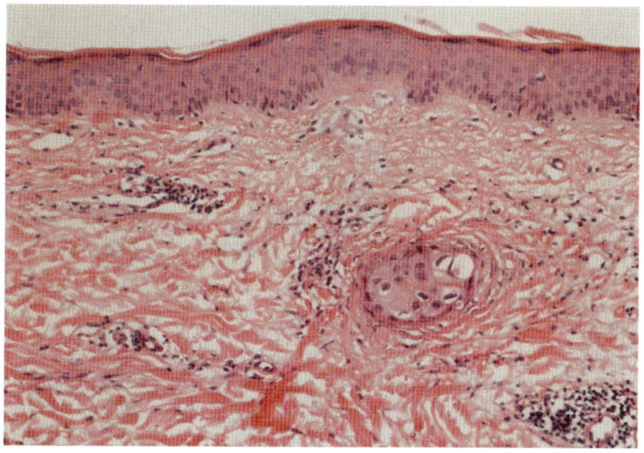

Lymphangiosis carcinomatosa. Schüttere, fleckförmige perivaskulär angeordnete lymphozytäre Infiltrate. Nahezu in der Bildmitte zeigt sich ein aufgeweitetes Lymphgefäß mit einem Konglomerat epithelialer Tumorzellen (bekanntes Mammakarzinom).

begleitender Entzündungsreaktion, meist bei Mammakarzinom.

### Klinisches Bild
Flächenhafte, derbe Infiltration und Rötung der Haut mit zungenförmigen Ausläufern. S.a. Erysipelas carcinomatosum.

### Therapie
Entsprechend dem Erysipelas carcinomatosum.

## Lymphangitis acuta L03.9

### Synonym
Volkstümlich: Blutvergiftung

### Definition
Entzündung der oberflächlichen Lymphgefäße nach Ausbreitung von Bakterien in den drainierenden Lymphgefäßen mit möglicher Schwellung der regionären Lymphknoten.

### Ätiologie
Verletzung mit bakterieller Hautinfektion.

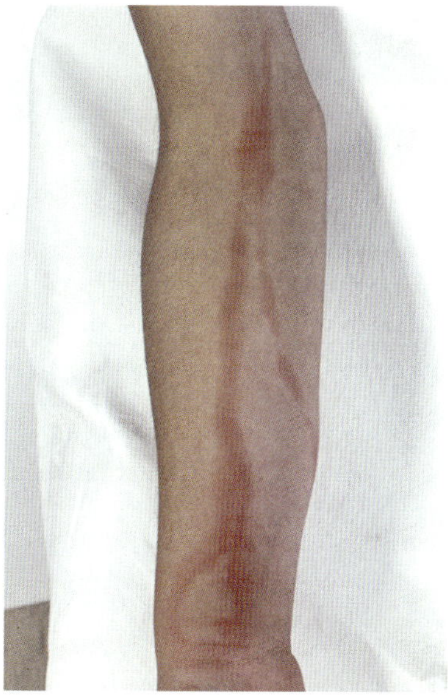

Lymphangitis acuta. Roter, druckschmerzhafter, tastbarer Strang am rechten Unterarm im Verlauf der Lymphwege. Es handelt sich um eine Entzündung der oberflächlichen Lymphgefäße nach Ausbreitung von Bakterien in den drainierenden Lymphgefäßen mit nebenbefundlich bestehender Schwellung der regionären Lymphknoten.

### Klinisches Bild
Roter, druckschmerzhafter Streifen an der Haut im Verlauf der Lymphwege.

### Differenzialdiagnose
Erysipel, Lymphangiosis carcinomatosa.

### Therapie
Ruhigstellen, feuchte Umschläge mit antiseptischen Zusätzen wie Chinolinol (z.B. Chinosol 1:1000), R042. Breitbandantibiotika wie Oxacillin (z.B. InfectoStaph) 2-3 g/Tag i.v. oder p.o. in 2-3 ED über 10 Tage, je nach klinischer Ausgangssituation.

## Lymphdrainage

### Definition
Spezielle Massagetechnik zur Behandlung von Schwellungszuständen unterschiedlicher Ätiologie, v.a. bei Lymphödem, Phlebödem, Lipödem, Sklerödem und ausgedehnten Narben.

### Allgemeine Information
Unterstützend bei der Therapie mit Kompressionsstrümpfen und/oder Kompressionsverbänden kann die apparative intermittierende Kompression (AIK) eingesetzt werden. Begründete Anträge an Krankenkassen für eine vom Patienten selbst durchgeführte ambulante AIK sind erfolgreich. S.u. Lymphödem.

## Lymphocytic infiltration of the skin L98.8

### Erstbeschreiber
Jessner u. Kanof, 1953

### Synonym
Lymphozytäre Infiltration der Haut

### Definition
Krankheitsbild, dessen Entität zunehmend bestritten wird. Der vor rund 50 Jahren bei einem Treffen der Bronx Dermatological Society eingeführte Begriff war rein deskriptiv und

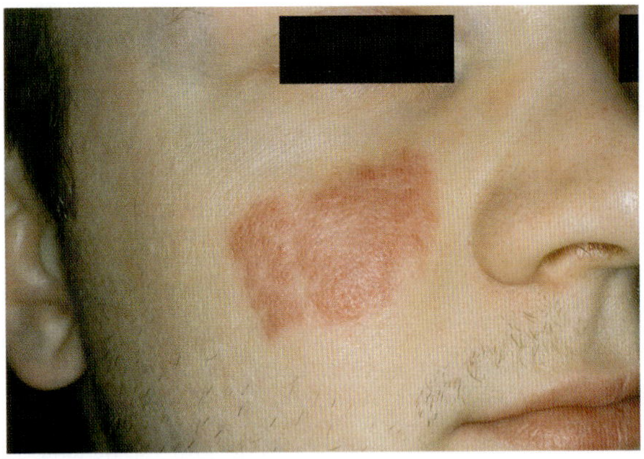

**Lymphocytic infiltration of the skin.** Prallelastische, flächige, rötlich infiltrierte Plaque im Bereich der Wange eines jugendlichen Patienten.

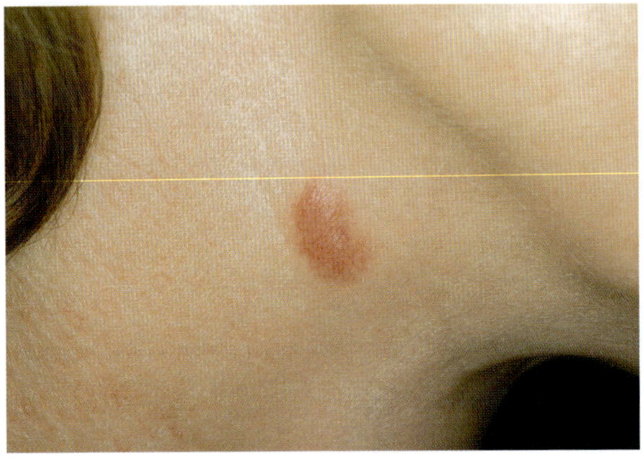

**Lymphocytic infiltration of the skin.** Seit mehreren Monaten bestehender, derb elastischer, schmerzloser, deutlich konsistenzvermehrter, prall-elastischer, rot-brauner Knoten bei einer 27-jährigen, ansonsten völlig gesunden Patientin.

erhob nicht den Anspruch auf eine eigenständige Erkrankung. Trotzdem verbreitete er sich in der Folgezeit in den dermatologischen Lehrbüchern unter dem Begriff „lymphocytic infiltration". Viele Autoren gehen davon aus, dass der Begriff ersatzlos gestrichen werden kann; es handelt sich bei den diagnostizierten Fällen wahrscheinlich um Fälle von Lupus erythematodes tumidus, Lymphadenosis cutis benigna, polymorpher Lichtdermatose oder lymphomartigen Insektenstichreaktionen.

### Ätiologie
Unklar, Entität umstritten. Berichtet wurde über medikamentöse Induktion der Symptomatik (ACE-Inhibitoren).

### Manifestation
Vor allem bei männlichen Erwachsenen unter 50 Jahren auftretend.

### Lokalisation
Vor allem Gesicht: Stirn, Wangen, Nacken, Hals.

### Klinisches Bild
Meist mehrere, häufig symmetrisch lokalisierte, zunächst kleinpapulöse, scharf begrenzte, rötliche oder bräunlichrote, polsterartig erhabene, derbe, gelegentlich zirzinäre Infiltrate ohne epidermale Beteiligung. Narbenlose Abheilung.

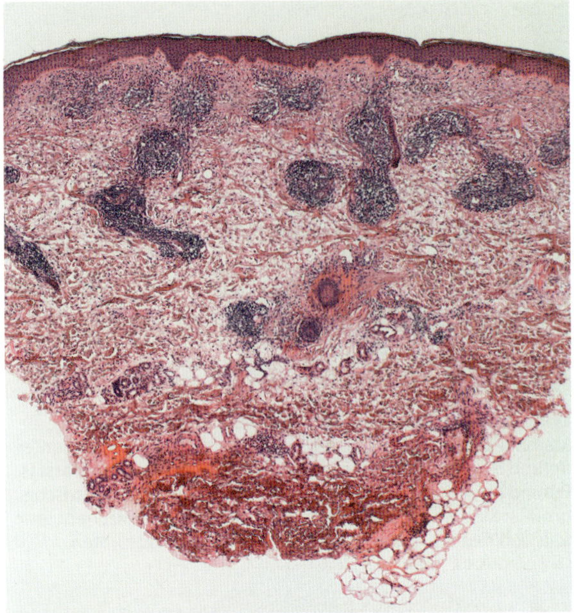

**Lymphocytic infiltration of the skin.** Dichtes, superfizielles und stellenweise auch tiefes, fleckförmiges, perivaskuläres, aber auch periadnexielles (rein) lymphozytäres Infiltrat. Subepithelial freie Infiltratzone. Das Oberflächenepithel ist regelrecht.

### Histologie
S.u. Differenzialdiagnose und den jeweiligen Krankheitsbildern.

### Differenzialdiagnose
Lymphadenosis cutis benigna, Lupus erythematodes tumidus und Lupus erythematodes hypertrophicus et profundus, Lupus erythematodes chronicus discoides, polymorphe Lichtdermatose; Dermatose, akute febrile neutrophile.

### Therapie
S.u. den jeweiligen Diagnosen.

## Lymphödem
I89.00

### Synonym
lymphedema

### Definition
Durch eine angeborene (primäres Lymphödem) oder erworbene (sekundäres Lymphödem) Lymphangiopathie bedingte, ungenügende Transportkapazität des Lymphgefäßsystems, das die normal anfallende lymphpflichtige Eiweißlast nicht mehr oder nur unzureichend abtransportieren kann.

### Einteilung
Aufgrund ihrer Ätiopathogenese unterteilt man Lymphödeme in (seltene, meist genetisch bedingte) primäre Lymphödeme sowie in nicht genetische (erworbene) sekundäre Lymphödeme. Die Gruppe der nicht klassifizierbaren, idiopathischen Lymphödeme wird in der Gruppe der genetischen Lymphödeme geführt.

- Primäres Lymphödem: V.a. bei jüngeren Patienten. Genetisch oder sporadisch vorkommende, ein- oder beidseitige, bei Geburt oder im frühen Jugenalter sich manifestierende Lymphödembildung bedingt durch strukturelle

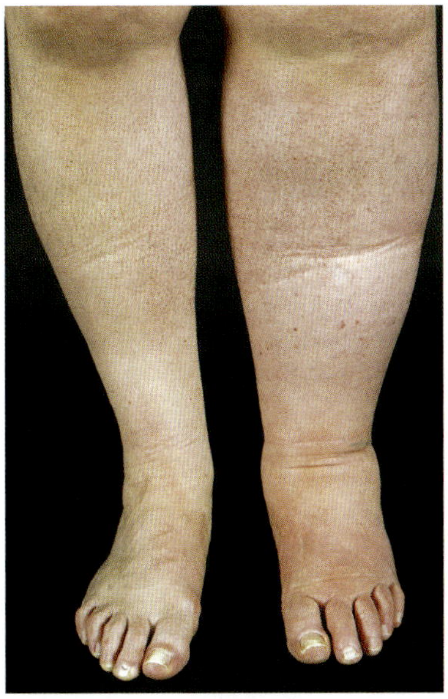

**Lymphödem.** Einseitige, hautfarbene Schwellung durch ungenügende Transportkapazität des Lymphgefäßsystems. Schwellung der Zehen und Fußrücken (Stemmersches Zeichen: positiv).

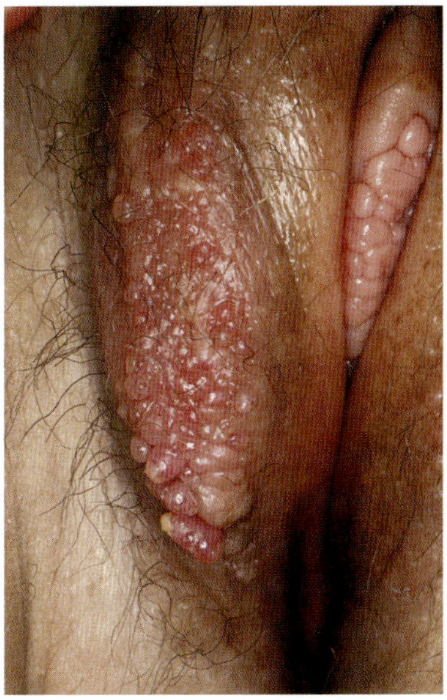

**Lymphödem.** Komplikation in Form von Lymphzysten. Bei der 45-jährigen Patientin bestehen nach einer Hysterektomie bei Zervixkarzinom und postoperativer Radiatio multiple, hautfarbene, chronisch stationäre, zeitweise nässende, dicht stehende, asymptomatische, 0,1-0,2 cm große, feste, hautfarbene, glatte Bläschen.

Lymphgefäßanomalien. Primäre Lymphödeme lassen sich unterteilen in genetische und idiopathische.

- Genetisches Lymphödem:
  - Lymphödem, Typ Nonne-Milroy
  - Lymphödem, Typ Meige (entsprechend dem Lymphödem, Typ Nonne-Milroy mit weiteren assoziierten Symptomen)
  - Lymphödem-Distichiasis-Syndrom
  - Yellow-nail-Syndrom
  - Noonan-Syndrom.
  - Lymphödeme und andere hereditäre Erkrankungen (sehr selten):
    - Aagenaes-Syndrom
    - Aarskog-Scott-Syndrom
    - Buschke-Ollendorf-Syndrom
    - Lymphangiektasie-Lymphödem-Syndrom (Hennekam-Syndrom)
    - Hypotrichose-Lymphödem-Teleangiektasie-Syndrom
    - Morbus Kanzaki
    - OLEDAID-Syndrom.
  - Nicht klassifiziertes Lymphödem:
    - Idiopathisches Lymphödem.
- Sekundäres Lymphödem: V.a. bei älteren Menschen. Erworbene, ein- oder beidseitige Lymphödeme infolge von erworbenen Störungen des Lymphtransports.

**Lymphödem. Tabelle 1.** Entwicklung des Lymphödems nach Földi

| | |
|---|---|
| **Phase I** | Latentes Lymphödem, Rückbildung innerhalb von 2 Wochen. |
| **Phase II** | Reversibles Lymphödem: Diskrete abendliche Schwellung des Fußrückens und der Knöchel, spontane Besserung durch Bettruhe, Hochlagerung. |
| **Phase III** | Irreversibles Lymphödem: Hartes, blasses, nicht eindrückbares Ödem, keine spontante Besserung. |
| **Phase IV** | Elephantiasis: Beindeformation bis zur grotesken Entstellung. |

## Ätiologie
Genetisch, entzündlich oder durch Organinsuffizienzen bedingt. Im lymphostatischen Staugebiet kommt es durch gestaute Plasmaproteine zu einer zellulären Reaktion (Makrophagen, Fibroblasten) und zur Bindegewebsproliferation mit Proliferation der Blutgefäße. Eine gesteigerte Infektanfälligkeit im lymphostatischen Gebiet kann zu rezidivierenden Erysipelen führen, die wiederum ein sekundäres Lymphödem bedingen.

## Lokalisation
Bevorzugt an den Extremitäten; seltener an Kopf, Hals und Rumpf.

## Klinisches Bild
Umfangsvermehrung und Schweregefühl der Extremitäten, Verdickung von Dermis und subkutanem Fettgewebe, verruciforme Epidermishyperplasie, postinflammatorische Hyperpigmentierung, Onychodystrophie, Onychogrypose, Störung des Nagelwachstums. Ausbildung einer Elephantiasis möglich.

## Labor
Blutbild, Eiweiß, Nierenwerte, Elektrolyte.

## Diagnose
- Anamnese, Klinik, (Lokalbefund, Hautfaltentest/Stemmersches Zeichen), Labor.
- Bei Lymphödem der unteren Extremität: Doppler- bzw. Farbduplex zum Ausschluss einer Mitbeteiligung der Venen.
- Erweiterte Diagnostik: Indirekte Lymphographie, Lymphszintigraphie; ggf. Röntgenuntersuchung des Thorax, Sonographie Abdomen, Thorax, Hals (Lymphknotenvergrößerungen, Tumoren?), Computertomographie des Abdomens und der oberen Thoraxapertur; in seltenen, unklaren Fällen Kernspintomographie (beim Lymphödem: wabenförmiges Muster in der Subkutis).

### Komplikation

Bei chronischen Lymphödemen:

- Rezidivierende lokale arterielle und mykotische Infekte
- Bildung elastolytischer Riesenzellgranulome
- Kombination mit Immundefekten
- Bildung von Lymphzysten
- Lymphorrhoe
- Entwicklung benigner und maligner angiomatöser Tumoren (Lymphangiosarkom, Spindelzellhämangiom).

### Therapie

- Im Mittelpunkt steht die konsequent entstauende Therapie!
- Földische 2-Phasen-Behandlung:
  - Initial: Entödematisierung mit manueller und ggf. zusätzlich maschineller Lymphdrainage, Kompressionsverband mit Kurzzugbinden, Hochlagern der Extremität.
  - Nachdem keine weitere Entstauung mehr zu erreichen ist, folgt die konservierende Phase: Anpassung des Kompressionsstrumpfes bzw. tgl. Pütter-Verbände. S.a. Kompressionstherapie.
- Stabilisierungsmaßnahmen unter ambulanten Bedingungen: Nach maximaler Entstauung Verordnung und konsequentes Tragen von Kompressionsstrümpfen (Klasse III). Anfertigung nach Maß. Anpassung morgens im schlanken Beinzustand; ggf. Einarbeiten von Pelotten prä- oder retromalleolär. Fortführung manueller Lymphdrainage, ggf. zusätzlich intermittierende maschinelle Kompression. Absprache eines langfristigen Behandlungsplans mit Patient und Familie, gezielte sportliche Betätigung (Radfahren, Wandern, Schwimmen), Behandlung einer Adipositas.

**Merke: Übereinander ziehen von 2 Paar Strümpfen der Kompressionsstrümpfe Klasse II entspricht Druckklasse III!**

**Merke: Der alleinige Einsatz von apparativer intermittierender Lymphdrainage (s.u. Kompression, pneumatische intermittierende) wird nicht empfohlen. Sinnvoll ist diese nur als Ergänzung zur manuellen Lymphdrainage! Zuvor Antrag an die Krankenkasse zur Verordnung eines Hilfsmittels zur Therapie mit apparativer intermittierender Kompression stellen.**

- Stationäre Behandlungsphase: Komplexe physikalische Entstauungstherapie mit mindestens einmal tgl. manueller Lymphdrainage und Kompressionstherapie mit Kurzzugbinden. Ggf. Unterfütterung mit Wattebinden, um Druckstellen zu vermeiden. Ggf. zusätzlich intermittierende pneumatische Kompressionstherapie. Nächtliches Hochlagern der Extremität. Krankengymnastik.

**Merke: Der Einsatz von Diuretika beim Lymphödem wird zurückhaltend bewertet, da Diuretika nur bei eiweißarmen Ödemen wirksam sind. Ansonsten paradoxe Wirkung durch Anreicherung von Eiweiß im Interstitium möglich!**

- Zu vermeiden an der betroffenen Extremität sind grundsätzlich: Injektionen, Infusionen, Kälte- und Wärmebehandlung, Blutabnahmen, Akupunktur, Blutdruckmessung, knetende Massage, invasive Verfahren, Auswickeln des Ödems.

### Interne Therapie

- Antikoagulation (5.000-10.000 IE Heparin s.c. 2mal/Tag).
- Falls erforderlich Infektionsprophylaxe: Intermittierende antibiotische Therapie (Penicillin G 10 Mega IE über 10 Tage i.v. alle 3 Monate).

### Operative Therapie

Operation der Elephantiasis: Ist Fachklinken vorbehalten und beschränkt sich auf das Endstadium der individuellen Elephantiasis.

### Prognose

Auch bei primären Lymphödemen sind Rückbildungen beschrieben. Die Prognose ist aber eher ungünstig. Bei sekundären Lymphödemen besteht günstigere Prognose.

### Hinweis(e)

Intermittierende Lymphdrainagegeräte sind im Handel erhältlich, z.B.

- Lympha-mat der Fa. Bösl Medizintechnik GmbH
- Hydroven der Fa. HNE Healthcare.

## Lymphödem, artifizielles — I89.0

### Erstbeschreiber

Secrétan 1901

### Synonym

Secrétan-Syndrom

### Definition

Durch wiederholtes stumpfes Trauma hervorgerufenes, lokalisiertes, artifizielles Lymphödem. Typischerweise bleibt die Anamnese bei der Ursachenforschung komplett leer!

### Ätiologie

Wiederholtes Klopfen (Klopfartefakt) oder Schlagen führt zunächst zu einer geröteten zunächst reversiblen, nach einigen Wochen und Monaten zu einer persistierenden Schwellung der derart traumatisierten Stelle.

### Klinisches Bild

Umschriebene, schmerzlose, evtl. leicht gerötete Schwellung des Handrückens oder des Unterschenkels, die einer genuinen Erkrankung nicht zugeordnet werden kann. Meist ist der Handrücken befallen der nicht zur Arbeitshand zugehörig ist.

### Therapie

Psychosomatische oder psychiatrische Therapie sind notwendig.

### Hinweis(e)

Zumeist handelt es sich um einen sog. Bilanzartefakt, wobei zur Erlangung materieller Vorteile (z.B. Rente) oder um unangenehmen Pflichten zu entgehen (z.B. Wehrdienst, Berufstätigkeit). S.u. Artefakte.

## Lymphödem-Distichiasis-Syndrom — I89.0 + Q10.3

### Erstbeschreiber

Neel u. Schull, 1954

### Synonym

distichiasis and lymphedema syndrome

### Definition

Systemerkrankung mit Lymphödemen der Gliedmaßen, die während oder nach der Pubertät evident werden, Missbildung der Wimpern (Manifestation einer zweiten Reihe von Wimpern, die ektop aus den vorderen Ausführungsgängen der Meibohm-Drüsen wachsen). Weitere begleitende Defekte:

- chronisch-interstitielle Nephritis
- Lippen-Kiefer-Gaumenspalte
- Augenerkrankungen (früh einsetzende Myopie, Strabismus, Photophobie)
- extradurale Spinalzysten.

**Ätiologie**
Mutation des FOXC2-Gens, das auf dem Lokus 16q24.3 kartiert ist.

## Lymphödem, idiopathisches I89.0

**Definition**
Nicht klassifizierbares Lymphödem ungeklärter Ätiologie, das einerseits keinem der bekannten Lymphödem-Syndrome zuzuordnen ist und bei dem andererseits keine zugrundliegende Ursache (s.u. Lymphödem, sekundäres) nachweisbar ist.

**Manifestation**
Beginn der Erkrankung zwischen dem 10. und 25. Lebensjahr. Frauen sind häufiger als Männer betroffen.

**Klinisches Bild**
Anfänglich bevorzugt in den Sommermonaten, häufig prämenstruell auftretende Schwellungen der Füße und Knöchel. Die Lymphödeme breiten sich von distal nach proximal aus. Nach mehrjährigem Verlauf Ausbildung sekundärer Hauterscheinungen wie Verdickungen der Haut, flächige schmutzigbraune Hyperkeratosen, Papillomatosis cutis lymphostatica.

**Komplikation**
Akute, rezidivierende und chronische Erysipele.

**Therapie**
S.u. Lymphödem.

## Lymphödem, primäres Q82.0

**Erstbeschreiber**
Nonne, 1891; Milroy, 1892; Meige, 1898

**Synonym**
Lymphödem, hereditäres, kongenitales; Elephantiasis congenita hereditaria; Nonne-Milroy-Meige-Syndrom; Trophoedème chronique héréditaire; hereditäres kongenitales Lymphödem; Trophödem, chronisches hereditäres; hereditary lymphedema

**Definition**
Genetisch oder sporadisch auftretende Weichteilschwellung, die bereits bei Geburt oder im frühen Jugendalter auftritt und durch strukturelle Lymphgefäßanomalien bedingt ist.

**Einteilung**
S.u. Lymphödem.

**Vorkommen/Epidemiologie**
Etwa 35-40% des Lymphödem-Klientels leidet an einem primären Lymphödem.

**Ätiologie**
Ätiologische Einteilung:

- Hypoplasie oder Aplasie der Lymphgefäße
- Lymphangiektasie (Erweiterung der Gefäße die zu einer valvulären Hypoplasie führen)
- (primäre) Lymphknotenfibrose, eine embryonalöe Fehlanlage von Lymphknoten bei intakten Lymphgefäßen.

**Manifestation**
Frauen sind 5-6mal häufiger als Männer betroffen.

**Therapie**
Ausschließlich symptomatische Therapie möglich. Lymphdrainage und Lymphmassage. Versuch mit Kompressionsverbänden oder Kompressionsstrümpfen höherer Kompressionsklassen (III und IV), möglichst Anpassung nach Maß. Ggf. zusätzlich Versuch plastisch-chirurgischer Maßnahmen, s.a.u. Lymphödem.

## Lymphödem, sekundäres I89.0

**Definition**
Erworbenes, ein- oder beidseitiges Lymphödem infolge von erworbenen Störungen des Lymphtransports. S.a. Lymphödem, primäres.

**Einteilung**
S.u. Lymphödem.

**Ätiologie**
Ursächlich für das sekundäre Lymphödem sind:

- Tumoren die die Lymphwege obliterieren
- Chronische Infekte der Weichteile (z.B. rezidivierendes Erysipel, Herpes simplex, Lymphogranuloma inguinale; Chromomykose)
- Postoperativer Zustand (z.B. nach Lymphadenektomien)
- Störungen des Lymphabflusses im Gefolge einer Strahlentherapie
- Parasitenbefall (z.B. Filarienbefall; s.u. Filariose)
- Artifizielles Lymphödem (Secrétan-Syndrom).

**Manifestation**
V.a. bei älteren Menschen auftretend.

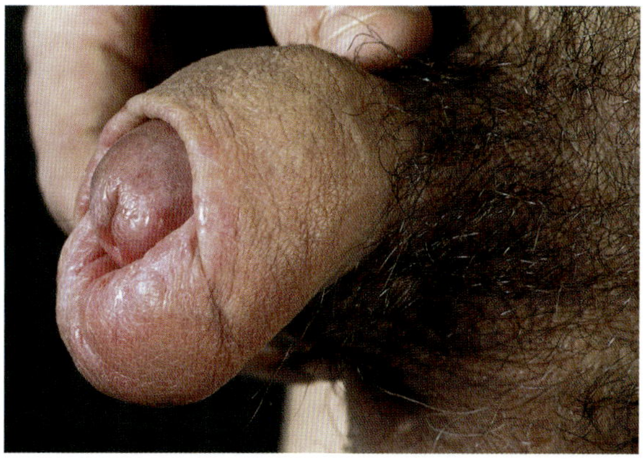

**Lymphödem, sekundäres.** Pralle Schwellung der Vorhaut und ggf. des Penisschaftes; keine Entzündungszeichen. Penislymphödem bei zugrunde liegendem Lichen sclerosus et atrophicus.

## Lymphödem, Typ Meige Q82.0

**Erstbeschreiber**
Meige, 1889

L

**Synonym**
Trophödem, Typ Meige; Meige-Syndrom; Maladie de Meige; Lymphödem, Typ Meige; lymphedema praecox familial; Meige's disease; lymphedema, late-onset

**Definition**
Genetisch bedingtes primäres Lymphödem entsprechend dem Lymphödem, Typ Nonne-Milroy mit weiteren assoziierten Symptomen und späterer Manifestation.

**Ätiologie**
Unbekannt.

**Manifestation**
In der Pubertät. Frauen sind doppelt so häufig wie Männer betroffen.

**Klinisches Bild**
- Entsprechend dem Lymphödem, Typ Nonne-Milroy, s. dort.
- Zusätzlich: Minderwuchs, geistige Retardierung, Hypogenitalismus, Ptose der Augenlider, rezidivierende intrahepatische Cholestase, Fettsucht im Reithosenbereich; seltener zusätzlicher Befall des Genitals, der oberen Extremitäten, des Gesichts, des Larynx und der Pleura (Ergüsse).
- Angeborene Anomalien: Partielle häutige Syndaktylien der Zehen, Distichiasis (Doppelreihe der Augenwimpern); Myopie; Ptosis; gelbe Nägel; extradurale Zysten und/oder Wirbelanomalien; zerebro-vaskuläre Fehlbildungen; sensoneuraler Hörverlust; Gaumenspalte. Bronchiektasen.

**Therapie**
S.u. Lymphödem, Typ Nonne-Milroy.

## Lymphödem, Typ Nonne-Milroy Q82.0

**Erstbeschreiber**
Nonne, 1891; Milroy, 1892

**Synonym**
Trophödem, Typ Nonne-Milroy; Milroys disease; Lymphödem, Typ Nonne-Milroy; Elephantiasis congenita hereditaria

**Definition**
Genetisch bedingtes primäres Lymphödem. Wahrscheinlich unregelmäßig autosomal-dominanter Erbgang, s.a. Lymphödem, Typ Meige.

**Ätiologie**
Ursächlich liegt eine Mutation des FLT4-Gens vor, das auf dem Chromosom 5q35.3 kartiert ist. Das veränderte Genprodukt des FLT4-Gens ist der vaskuläre endotheliale Wachstumsfaktor.

**Manifestation**
Vor allem bei Mädchen.

**Lokalisation**
Füße, Unterschenkel, selten Hände und Unterarme.

**Klinisches Bild**
Schmerzloses, zunächst eindrückbares Ödem, später reaktive Gewebsfibrose.

**Therapie**
Versuchsweise Kompressionsstrümpfe.

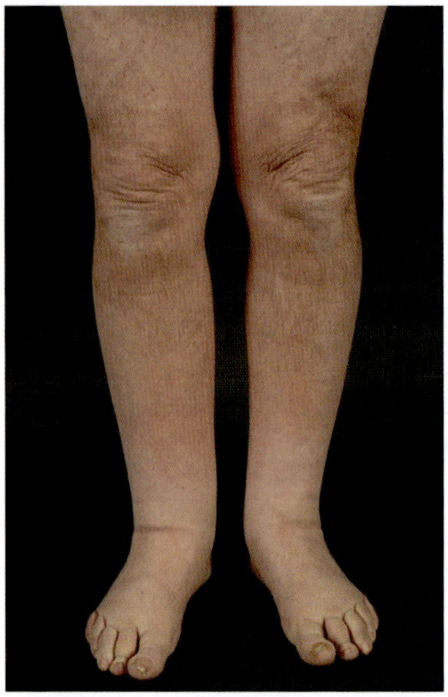

**Lymphödem, Typ Nonne-Milroy.** Deutliche Schwellung beider Unterschenkel und der Vorfüße bei einem 74-jährigen Patienten. Familienanamnestisch war die Großmutter zeitlebens mit Lymphödemen belastet. Auch die Enkelin des Patienten beklagt weitgehend therapieresistente Lymphödeme.

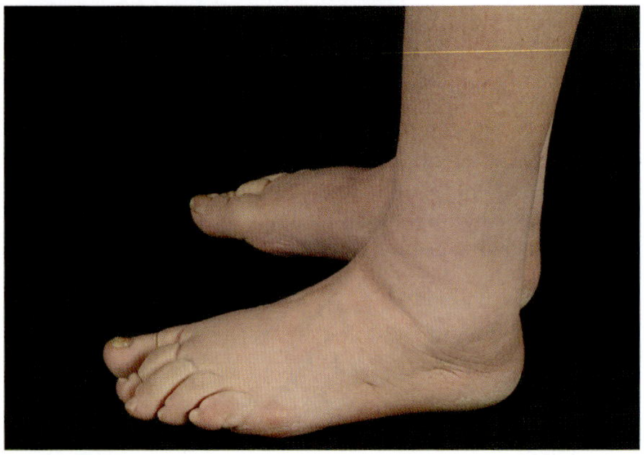

**Lymphödem, Typ Nonne-Milroy.** Befund des linken Fußes: Ödematöse Schwellung der Zehenrücken mit quer angeordneter Hautfaltenbildung über den Zehengrundgelenken (positives Stemmersches Zeichen).

**Prognose**
Chronisch-rezidivierender Verlauf, häufig Verschlechterung in der Pubertät.

## Lymphoedema praecox I89.0

**Definition**
Sporadisches, sich vor dem 35. Lebensjahr manifestierendes, primäres Lymphödem an der unteren Extremität.

**Ätiologie**
Unbekannt.

**Manifestation**
Vor allem bei Frauen in der Pubertät.

**Lokalisation**
Fuß, Bein.

**Klinisches Bild**
Beginn einseitig mit teigig-ödematöser, zunächst reversibler,

prämenstrueller Schwellung, Dellenbildung auf Druck, Ermüdungsschmerzen. Bei längerem Bestand Ausbildung harter Schwellungen mit verruköser Oberfläche.

### Therapie
Entsprechend dem Lymphödem.

### Prognose
Chronisch-progredienter Verlauf. Selten spontane Rückbildung. Verschlechterung durch rezidivierende Erysipele (Erysipelas recidivans).

## Lymphoedema tarda I89.0

### Definition
Sporadisches, sich nach dem 35. Lebensjahr manifestierendes primäres Lymphödem, bei dem es durch sekundäre Faktoren zu einer Manifestation eines vorher latenten primären Lymphödems kommt.

### Ätiologie
Diskutiert werden eine Lymphangiosklerose, geringfügige Traumen und entzündliche Veränderungen.

## Lymphogranuloma inguinale A55

### Erstbeschreiber
Hunter, 1786; Durand, Favre u. Nicolas, 1913; Frei, 1925

### Synonym
Lymphogranuloma venereum; Lymphogranulomatosis inguinalis; Lymphopathia venerea; klimatischer Bubo; Lymphomatosis inguinalis suppurativa subacuta; Morbus Durand-Nicolas-Favre; Poradenitis inguinalis; vierte Geschlechtskrankheit

### Definition
Meldepflichtige Geschlechtskrankheit durch Chlamydien mit Verlauf in 3 Stadien.

### Erreger
Chlamydia trachomatis Serotyp L1-L3.

### Vorkommen/Epidemiologie
Vor allem tropisch-subtropische Gebiete. Endemisch in Ost- und Westafrika, Indien, Südostasien, Karibik und Südamerika.

### Ätiologie
Ansteckung nahezu nur durch Geschlechtsverkehr.

### Manifestation
Männer sind 5-10mal häufiger als Frauen betroffen.

### Lokalisation
Vor allem an Glans penis, Kranzfurche, Präputium, vorderer Urethra, Vulva, Vagina, Zervix oder Portio.

### Klinisches Bild
Inkubationszeit 5-10 Tage (z.T. auch mehrere Wochen).

- Stadium I: Primärläsion: Schmerzlose hirsekorn- bis reiskorngroße Papel, Übergang in Papulovesikel oder Papulopustel, die flach ulzeriert und seröses Sekret entleert. Flaches, schmierig belegtes Ulkus.
- Stadium II: Bubonen 2-4 Wochen nach der Primärläsion einseitige oder doppelseitige bis hühnereigroße, schmerzhafte Schwellung der Leistenlymphknoten; auf der Unterlage gut, gegen die Haut nicht verschiebbar. Die Oberfläche der Knoten imponiert rot, dann blaurot, schließlich braunrötlich. Abszessbildung, Perforation nach außen. Fistelbildung mit Entleerung eines rahmigen weißlich-grauen, bröckligen Eiters. Eingezogene Narbenbildung. Bei Sitz der Primärläsion in Vagina oder Rektum: Befall der perirektalen und para-aortalen Lymphknoten. „Intraabdomineller Bubo“: Festsitzende geschwollene Drüsen auf der Innenseite der Beckenschaufel.
- Stadium III: Elephantiasis genitoanorectalis ulcerosa, Esthiomène, anorektaler Symptomenkomplex. Über Jahre schwelendes Endstadium mit Geschwüren, Strikturen und Fibrosen in Urethra, Genitaltrakt und Rektum. Elephantiasis genitalium: Vergrößerte Labien von gummiartiger Konsistenz, glatte Wulstbildungen, tiefe Furchen, verruköse papillomatöse Wucherungen. Auch Elephantiasis von Skrotum und/oder Penis. Anorektaler Symptomenkomplex mit Hämorrhoiden und Condylomata acuminata. Beteiligung der Gerota-Lymphknoten mit konsekutiver schwerer Stauung oberhalb des Afters. Verdickter,

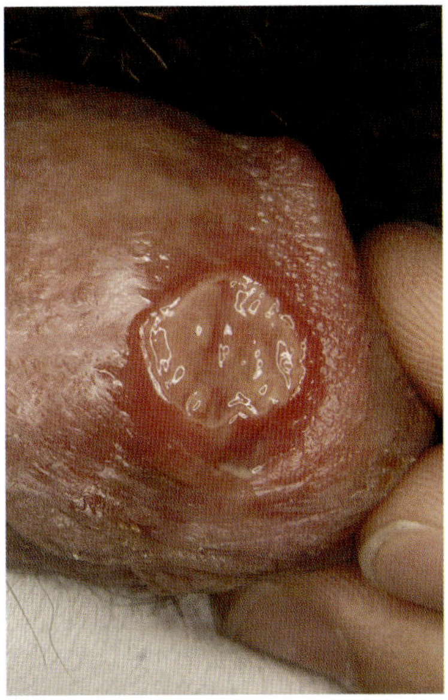

**Lymphogranuloma inguinale.** Schmierig belegtes Ulkus im Bereich der Kranzfurche bei einem 26-jährigen Mann, 14 Tage nach ungeschütztem GV in Südostasien (Chlamydien-Nachweis).

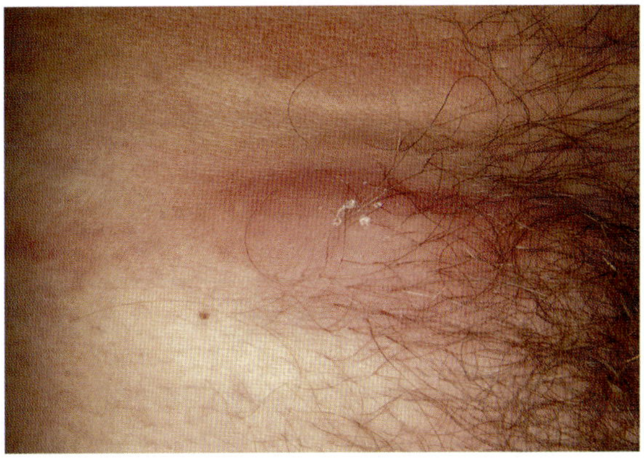

**Lymphogranuloma inguinale.** Entzündlich geschwollener Lymphknoten im Leistenbereich (Bubo) bei einem 26-jährigen Patienten (Stadium II eines Lymphogranuloma inguinale).

verhärteter, infiltrierter, eingezogener Enddarm mit zahlreichen Geschwüren. Perianale und perirektale Fistelbildungen. Dünner, blutig-eitrig belegter Stuhl.

### Diagnose
Klinik; Erregernachweis: selten direkter Nachweis im Ausstrichpräparat möglich, Kultur, Komplementbindungsreaktion (positiv 2-4 Wochen nach Beginn der Erkrankung), Titeranstieg. Mikroimmunfluoreszenz-Test, Nukleinsäureamplifikationstest.

### Therapie
- In den Stadien I und II antibiotische Therapie mit Sulfonamiden, Doxycyclin (z.B. Supracyclin) 2mal/Tag 100 mg für 3 Wochen, Cotrimoxazol (z.B. Cotrimox Wolff 2mal/Tag 2 Tbl.) für 14 Tage.
- Alternativ Ofloxacin (z.B. Tarivid) 2mal/Tag 300 mg für 7-14 Tage, Tetracycline (z.B. Tetracyclin Wolff Kps.) 4mal/Tag 500 mg für 14 Tage oder Erythromycin (z.B. Erythrocin Filmtbl.) 4mal/Tag 500 mg für 14 Tage.
- Ggf. Tetracyclin in Kombination mit Cotrimoxazol. Im Stadium III bei Vorliegen einer Elephantiasis operative Maßnahmen.

**Cave: Mitbehandlung des Partners.**

### Prognose
Bei frühzeitiger Therapie Ausheilung. Bei abszedierenden Entzündungen oft chronische Verläufe.

### Hinweis(e)
**Cave: Bei Frauen besteht Gefahr der Sterilität!**

## Lymphogranulomatose, maligne C81.9

### Erstbeschreiber
Hodgkin, 1832; Paltauf, 1897; Sternberg, 1898; Reed, 1902

### Synonym
Morbus Hodgkin; Morbus Paltauf Steinberg; Hodgkin Sarkom; Lymphogranulomatosis maligna

### Definition
Maligne Erkrankung des lymphoretikulären Systems, die histologisch durch atypische einkernige (Hodgkin-Zellen) oder mehrkernige (Sternberg-Reed-Zellen) atypische Zellen in einem granulomatösen Gewebe gekennzeichnet ist. Klinisch unilokulärer Beginn, Ausbreitung über benachbarte Lymphknotenstationen und später hämatogene Dissemination.

### Einteilung
Je nach Ausbreitung oder Befallsmuster werden vier Stadien unterschieden:
- Stadium 1: Befall einer Lymphknotenregion (I) oder lokalisierter extralymphatischer Herd (IIE).
- Stadium 2: Zwei oder mehr Regionen gleichseitig vom Zwerchfell (II) oder solitärer extralymphatischer Herd und/oder ein oder mehrere Lymphknotenregionen gleichseitig vom Zwerchfell (IIIE).
- Stadium 3: Befall beidseits des Zwerchfells (III), Milz (IIIS) oder lokalisierter extralymphatischer Herde (IIIE) oder beide (IIISIE).
- Stadium 4: Disseminierter Organbefall.

### Vorkommen/Epidemiologie
Inzidenz: 2-3/100.000 Einwohner/Jahr.

### Ätiologie
Unklar, evtl. Virusinfektion (Epstein-Barr-Virus).

### Manifestation
Vor allem 3. bis 4. Lebensjahrzehnt, in jedem Alter möglich. Männer sind 1-2mal häufiger betroffen als Frauen.

### Klinisches Bild
- Spezifische Hautveränderungen (0,5-3,5% der Patienten): Unscharf begrenzte, plattenförmige Infiltrate. Auch einzelne, mehrere oder als papulonodöses Exanthem imponierende, bräunliche bis livid-rote, kutan-subkutane Knötchen. Neigung zu nekrotisierender Ulzeration: Ulcus lymphogranulomatosus, vor allem an Rumpf, Unterbauch, Inguinal- und Oberschenkelregion sowie Kopf. Spezifische Infiltrate im lymphatischen Rachenring mit Neigung zur Ulzeration.
- Unspezifische Hautveränderungen (bei 30-50% der Patienten): Quälender, medikamentös kaum beeinflussbarer Pruritus mit Kratzeffekten, Impetiginisation, Ekzematisation und Lichenifikation, Erythrodermie, Blasenbildung, Pyodermie. Diffuse, Morbus-Addison-ähnliche Hyperpigmentierung an Haut und Schleimhäuten. Prurigo symptomatica, Prurigo lymphogranulomatotica. Ichthyosisartige Veränderungen; Zoster generalisatus sive varicellosus.
- Allgemeinsymptome: Lymphknotenvergrößerungen, vor allem im Halsbereich und in den Achselhöhlen, Gewichtsverlust. Bei etwa einem Drittel der Patienten Schmerzen in den lymphogranulomatösen Herden wenige Minuten nach dem geringsten Alkoholgenuss, schubweises Lymphogranulomatosefieber (Pel-Ebstein-Fieber) mit rekurrierendem Charakter. Im Frühstadium: Wenige Tage Fieber im Wechsel mit fieberfreien Intervallen. Im späten Stadium: Auftreten des Pel-Ebstein-Fiebers mit retroperitonealen Lymphomen.

### Labor
Absolute Lymphozytopenie bei 3/4 der Patienten in der Phase der Generalisation. BSG-Erhöhung, Vermehrung der $\gamma$-Globuline.

### Histologie
Je nach Zellinfiltrat unterscheidet man 5 verschiedene Formen:
1. Diffus lymphozytäre und/oder histiozytäre Form (ca. 5% der Fälle)
2. Nodulär lymphozytäre und/oder histiozytäre Form (ca. 80% der Fälle)
3. Gemischtzellige Form (ca. 10-15% der Fälle)
4. Diffuse Fibrose (ca. 1% der Fälle)
5. Lymphozytenarme Form (ca. 1% der Fälle)

In der Frühphase sieht man in den Lymphknoten Retikulumzellproliferationen, dann eine Durchsetzung mit neutrophilen und eosinophilen Granulozyten, Vernarbung, einkernige (Hodgkinzellen) und mehrkernige (Sternberg-Reed-Riesenzellen) sowie atypische retikuläre Zellen. Hautbiopsien sind oft weniger charakteristisch. Hodgkin- und Sternberg-Reed-Zellen sind CD30/Ki 1 positiv.

### Diagnose
Probeexzision eines vergrößerten Lymphknotens.

### Differenzialdiagnose
kutanes T-Zell-Lymphom, Lymphom der Haut.

### Therapie
Polychemotherapie bzw. Bestrahlung durch Hämatologen bzw. Strahlentherapeuten.

### Prognose
10-Jahres-Überlebensrate von 60%. Die Prognose wird nach dem 1.-5. Jahr ungünstiger.

## Lymphohistiozytose, familiäre hämophagozytische D76.1

### Erstbeschreiber
Farquhar u. Claireaux, 1952

### Synonym
Familiäre erythrophagozytische Lymphohistiozytose; Familiäre histiozytische Retikulose; hemophagocytic lymphohistiocytosis; familial erythrophagocytic lymphohistiocytosis; familial histiocytic reticulosis

### Definition
Hereditäre, sepsisartige Erkrankung mit überwältigender Aktivierung von T-Lymphozyten und Makrophagen. Häufig Kombination mit primären Immundefizienzerkrankungen.

### Vorkommen/Epidemiologie
Selten, weltweit sind weniger als 300 Fälle beschrieben.

### Ätiologie
- Typ 1: Autosomal-rezessiv vererbte Defekte des Hemophagocytic lymphohistiocytosis 1-Gens (HPLH1-Gen; Genlokus: 9q21.3-q22).
- Typ 2: Autosomal-rezessiv vererbte Defekte des Hemophagocytic lymphohistiocytosis 2-Gens (HPLH2-Gen; Perforin 1-Gen; Genlokus: 10q22) mit konsekutiven Defekten von Perforin.

### Manifestation
Überwiegend im Säuglingsalter, selten im Kindesalter oder später auftretend.

### Klinisches Bild
Reduzierter Allgemeinzustand. Häufig Petechien, ekzematöse Hautveränderungen und rezidivierende purulente Infektionen (Abszesse, Pneumonien, Otitis media) und auch Infektionen mit Herpes-Viren (Herpes-simplex-, Varizella-Zoster-Virus). Häufig anhaltendes Fieber, Leber- und Milzvergrößerung, seltener persistierende Lymphknotenschwellungen und Ikterus, Symptome des zentralen Nervensystems.

### Labor
Panzytopenie oder Anämie und Thrombozytopenie, Hypertriglyceridämie, Hypofibrinogenämie, Erhöhung der Lebertransaminasen. Die Funktion der natürlichen Killerzellen ist bei vielen Patienten vermindert.

### Diagnose
Knochenmarkspunktion, ggf. Leber-, Milz- und/oder Lymphknotenbiopsie.

### Differenzialdiagnose
Histiozytosen, Langerhanszell-Histiozytosen

### Therapie
Symptomatisch je nach Klinik. Allogene Knochenmarkstransplantation.

### Prognose
Ohne allogene Knochenmarkstransplantation infaust. Gute Prognose nach allogener Knochenmarkstransplantation (selten Rezidive).

## Lymphom, afrikanisches Burkitt-Lymphom C83.7

### Synonym
Burkitt-Lymphom; Burkitt-Tumor

### Definition
Zu den lymphoblastischen Lymphomen gehörende Erkrankung mit positivem Epstein-Barr-Virus-Nachweis.

## Lymphom, kutanes C84.5

### Synonym
Cutaneous lymphoma; CL

### Definition
Kutane Lymphome (CL) gehören zur Gruppe der extranodalen Non-Hodgkin-Lymphome. Sie definieren sich als progressive, von der Haut ausgehende oder die Haut primär befallende, heterogene, maligne Neoplasien des lymphatischen Systems unbekannter Ätiologie. CL entstehen definitionsgemäß in der Haut und bleiben in der Regel über längere Zeit (mindestens 6 Monate) auf das Hautorgan beschränkt, während sekundäre kutane Lymphome von disseminierten, primär nodalen oder extranodalen Lymphomen ausgehen. Primäre CL umfassen ein weites, klinisch und histologisch heterogenes Spektrum lymphoproliferativer Neoplasien, wobei 65% der CL den kutanen T-Zell-Lymphomen, 25% den kutanen B-Zell-Lymphomen und 10% weiteren, seltenen Formen von CL zugeordnet werden können.

### Einteilung
- Grundsätzlich können die kutanen Lymphome (CL) den „nodalen" (ausgehend von den Lymphomen am Lymphknoten) Lymphomen gleichgestellt werden. Allerdings müssen die Besonderheiten des hautspezifischen Terrains (Rezirkulation, Homing-Phänomene, Tropismus der T-Lymphozyten für Strukturen des Oberflächen- und des Adnexepithels) berücksichtigt werden, die die Vorgaben der seit den 70gern des letzten Jahrhunderts bestehenden Kiel-Klassifikation modifizieren. Die EORTC-Klassifikation und die aktuelle WHO-Klassifikation beschreiben nosologische Entitäten, die durch klinische, histo- und zytomorphologische sowie phäno- und genotypische Merkmale definiert sind. Da die EORTC-Klassifikation der Vielfalt und den Besonderheiten der kutanen Lymphome besser gerecht wird als die aktuelle WHO-Klassifikation, empfiehlt es, sich beide Klassifikationen parallel zu verwenden (Level of evidence IV).
- Die „nodalen" Einteilungen der Non-Hodgkin-Lymphome sind bezüglich ihrer grundsätzlichen Unterteilung in B- und T-Zell-Lymphome auf die kutanen Lymphome (CL) übertragbar. Somit verfolgen alle gängigen Klassifikationen der CL dieses dualistische Prinzip mit Unterscheidung in:
  - Kutane B-Zell-Lymphome (CBCL)
  - Kutane T-Zell-Lymphome (CTCL).
- Für alle kutanen Lymphome gilt darüber hinaus ein Einteilungsprinzip nach:

L

- Primär kutane Lymphome (keine weitere Organmanifestation zum Zeitpunkt der Diagnosestellung)
- Sekundär kutane Lymphome.

Diese Unterteilung betrifft in erster Linie die kutanen B-Zell-Lymphome und nur in zweiter Linie die kutanen T-Zell-Lymphome. Dieses Unterscheidungsprinzip hat grundsätzliche diagnostische und therapeutische Bedeutung.

- Hinsichtlich ihrer biologischen Charakteristika werden auch die kutanen Lymphome nach prognostischen sowie zytologischen/immunhistologischen Kriterien unterteilt in:
  - Indolente kutane Lymphome (Überlebenszeit >10 Jahre)
  - Agressive kutane Lymphome (Überlebenszeit <5 Jahre).
- Verwirrend und wenig einheitlich hingegen sind die Unterteilungen der CTCL. So beziehen sich die vorliegenden Klassifikationen im Wesentlichen auf das niedrig-maligne T-Zell-Lymphom vom Typ der Mycosis fungoides und ihrer erythrodermisch-leukämischen Variante, dem Sézary-Syndrom. Beide Krankheitsbilder werden auch in den unterschiedlichen nodalen Klassifikationen als Entitäten anerkannt. Hieraus resultiert für das CTCL nach allgemeinen klinischen Gesichtspunkten ein Häufigkeitsprinzip, das zu folgender (gedanklicher) Unterteilung führt:
  - Kutane T-Zell-Lymphome vom Typ der Mycosis fungoides
  - Kutane T-Zell-Lymphome vom Typ der „Non-Mycosis fungoides".
- Einige Lymphome lassen sich wegen fehlender Oberflächenmarker immunologisch nicht einordnen. Durch immunhistochemische und molekularbiologische Methoden (s. CD-Klassifikation) gelingen in vielen Fällen die korrekte Phänotypisierung, Klassifikation und z.T. Prognosestellung.

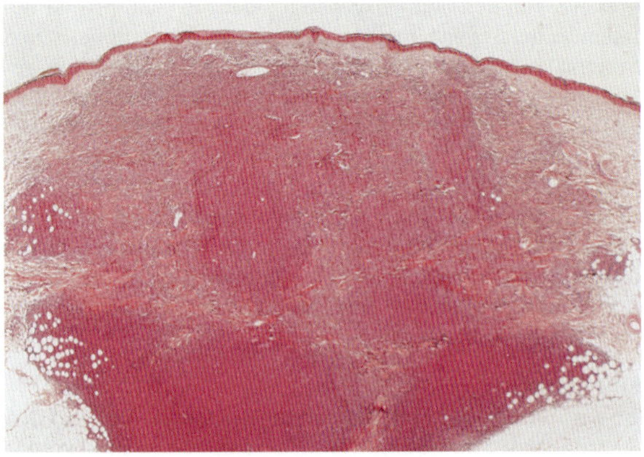

**Lymphom, kutanes.** Kutanes B-Zell-Lymphom. Dichte knotige Infiltrate in Dermis und Subkutis.

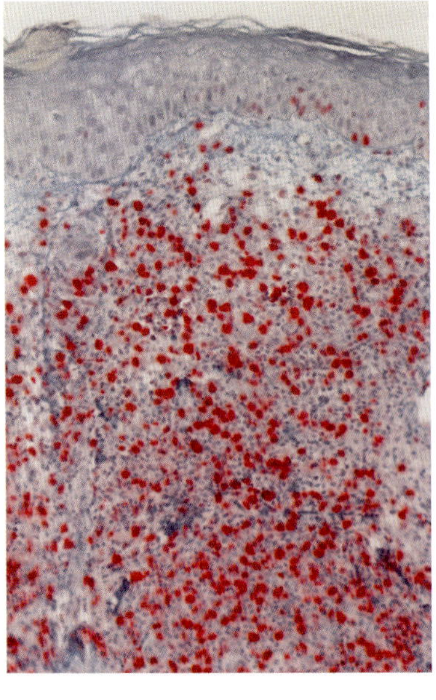

**Lymphom, kutanes.** Kutane Infiltrate einer chronischen lymphatischen Leukämie vom T-Zell-Typ. Markierung der proliferierenden Zellen (MIB1).

## Vorkommen/Epidemiologie

Die Haut ist neben dem Gastrointestinaltrakt das häufigste Manifestationsorgan maligner non-Hondgkin-Lymphome, mit einer Inzidenz von 0,5-1,0/100.000 Einwohner/Jahr.

## Manifestation

CL niederer Malignität kommen fast nie bei Patienten unter 20 Jahren vor. CL hoher Malignität zeigen 2 Manifestationsgipfel: 5.-15. Lebensjahr und 60.-70. Lebensjahr.

## Klinisches Bild

- Grundsätzlich können bei Lymphomen unspezifische und spezifische Hautveränderungen beobachtet werden. Unspezifische Hautveränderungen verbergen sich unter ekzematösen, lichenoiden oder ichthyosiformen, häufig pruriginösen, exanthematischen Krankheitsbildern.
- Die kutanen-B-Zell-Lymphome erscheinen in ihrer klinischen und auch histologischen Ausprägung eher monomorph, charakterisiert durch meist indolente, solitäre aber auch disseminierte, glatte, rote bis braunrote Papeln und Knoten mit knotigem dermalem und subkutanem Infiltrat bei intakter Epidermis und meist freiem Grenzstreifen.
- Hingegen ist das klinische und histologische Bild der kutanen T-Zell-Lymphome ausgesprochen vielgestaltig und reicht von der „Ichthyosis-artigen" Mucinosis follicularis, der Parapsoriasis en plaques mit ihren großflächigen psoriasiformen oder ekzematösen Plaques, bis hin zur Erythrodermie. Ebenso werden ulzerierte oder nicht-ulzerierte, kleinpapulöse oder großknotige Läsionen (Haselnuss- bis Apfelgröße) gefunden. Die Herde treten solitär oder disseminiert auf, sie neigen zur Konfluenz. Nicht selten beobachtet man eine Anordnung ausgerichtet nach den Spaltlinien der Haut. Dies gestaltet die eindeutige klinische und auch histologische Zuordnung als ausgesprochen schwierig und setzt große persönliche Erfahrungen voraus.

## Differenzialdiagnose

S.u. Lymphom, kutanes B-Zell-Lymphom. S.u. Lymphom, kutanes T-Zell-Lymphom.

## Therapie

Primäre CL und sekundäre CL (nodale oder extrakutane Lymphome) gleicher Zytomorphologie unterscheiden sich deutlich hinsichtlich ihrer klinischen Manifestation, aber auch hinsichtlich der therapeutischen Maßnahmen sowie der Prognose. Zu den jeweiligen Therapiestrategien s.u. den einzelnen Krankheitsbildern. Hinsichtlich der supportiven Therapiemaßnahmen s.u. Zytostatika, supportive Therapie.

## Lymphom, kutanes B-Zell-Lymphom C85.1

### Definition
Spezifische Lymphom-Manifestation der Haut in Form von symptomarmen, roten oder rot-lividen oder rot-braunen, oberflächenglatten Papeln, Plaques oder Knoten. Die Einteilung erfolgt aufgrund histologischer Kriterien entsprechend der WHO-EORTC-Klassifikation der Non-Hodgkin Lymphome. Für Therapie und Prognose entscheidend ist, ob es sich um ein primär kutanes BCL oder um einen sekundären Hautbefall bei Vorliegen eines nodalen B-Zell-Lymphoms handelt!

### Einteilung
Die CBCL können nach ihrem Malignitätsgrad in geringe oder intermediäre Malignität eingeteilt werden. Bedeutungsvoll ist ebenso, ob es sich um primäre (Lymphom der Haut als alleinige Krankheitsmanifestation) oder sekundäre (Lymphom der Haut als Sekundärbefall im Gefolge extrakutaner Krankheitsmanifestation) kutane B-Zell-Lymphome handelt. Man unterscheidet:
- Kutanes Keimzentrumslymphom
- Kutanes Marginalzonenlymphom (Kutanes Immunozytom)
- Kutanes Plasmozytom
- Kutaner M. Waldenström
- Großzelliges, diffuses B-Zell-Lymphom des Beines
- Großzelliges, diffuses B-Zell-Lymphom anderer Lokalisation
- Intravaskuläres, großzelliges B-Zell-Lymphom der Haut.

### Klinisches Bild
- In 2/3 der Fälle primär ausschließlich Hautbefall ohne extrakutane Manifestation. In fortgeschrittenen Stadien Systembeteiligung unterschiedlichen Ausmaßes und Lokalisation.
- Spezifische Hautveränderungen: Meist symptomarme rote, rot-livide oder rot-braune feste Papeln, Plaques oder Knoten mit meist unveränderter, glatter Oberfläche. In Spätstadien sind Ulzerationen möglich. Die klinischen Besonderheiten der unterschiedlichen Entitäten finden sich unter dem jeweiligen Stichwort.
- Unspezifische Hautveränderungen: Erythrodermie, Ekzeme, pigmentierte und infiltrierte Herde. Bei Amyloidablagerungen in der Haut: Papeln, Knötchen. Alopezie. Auch Makroglossie, Kryoglobulinämie, disseminierte plane Xanthome, Zoster, Epidermolysis bullosa acquisita, Pruritus, symptomatische Purpura, Ichthyosen, Lichenifikation.
- Allgemeinsymptome: Lymphknotenvergrößerungen, Splenomegalie, Beteiligung von Lunge, Leber, auch Magen und Knochenmark.

### Histologie
S.u. den jeweiligen Entitäten.

### Diagnose
Die exakte Diagnose und definitive Zuordnung beruht auf der Zusammenschau klinischer und histologischer Parameter.

### Differenzialdiagnose
Die kutanen-B-Zell-Lymphome erscheinen in ihrer klinischen Ausprägung eher gleichförmig, charakterisiert durch solitäre oder multiple, lokalisierte oder auch disseminierte,

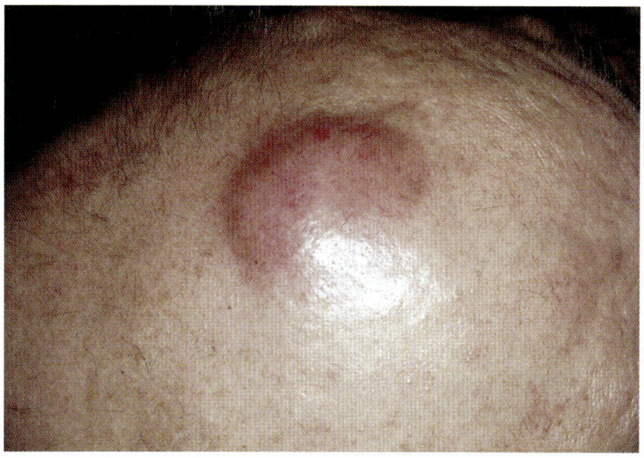

**Lymphom, kutanes B-Zell-Lymphom.** Seit 8 Monaten langsam wachsender, livid-roter, flacher, harter Knoten am Kapillitium eines 71-jährigen Patienten.

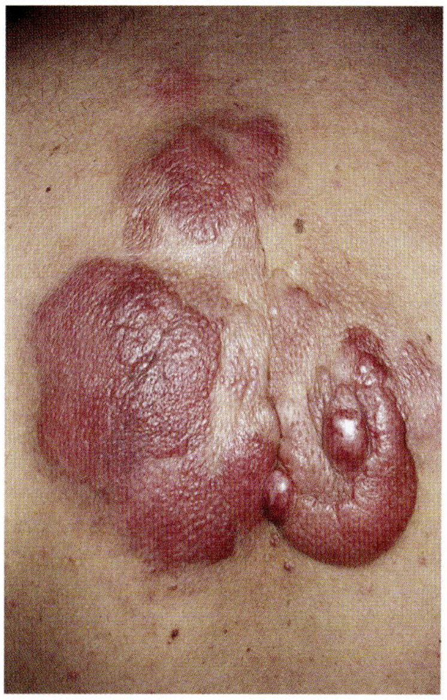

**Lymphom, kutanes B-Zell-Lymphom.** Chronisch aktives, seit 6 Monaten bestehendes, kontinuierlich zunehmendes Krankheitsbild. Aus mehreren einzelnen Knoten bestehendes, am seitlichen Thorax lokalisiertes, rotes, unscharf begrenztes, festes, nicht schmerzhaftes, nicht schuppendes Knotenagglomerat mit höckeriger Oberfläche.

indolente, glatte (selten ulzerierte), rote bis braunrote, mäßig feste Papeln und Knoten. Die Unterscheidung zwischen primär kutaner Genese oder sekundär kutanem Befall läßt sich über das klinische Bild alleine nicht bestimmen sondern nur in der Zusammenschau aller Staging-Untersuchungen.
- Häufige klinische Differenzialdiagnosen:
  - Lymphadenosis cutis benigna (Pseudolymphom der Haut; wichtigste Differenzialdiagnose): Großknotig-solitäre (häufigstes Erscheinungsbild) oder kleinknotig-multiple (selten) umschriebene, symptomlose, feste, rote, braune bis braunrote, halbkugelig vorgewölbte, von dünnem Epithel bedeckte Knoten oder Papeln. Sichere differenzialdiagnostische Abgrenzung ist nur histologisch möglich!
  - Lymphom, kutanes T-Zell-Lymphom (wichtige DD): Eher polymorphes Erscheinungsbild, das von ekzematoiden, ichthyosiformen (Mucinosis follicularis) oder psoriasiformen bis zu erythrodermischen (Sézary-Syndrom) Erscheinungsbildern reicht. Das kutane T-Zell-Lymphom vom Typ der Mycosis fungoides läßt sich auf Grund der Vorläufer-Anamnese (Parapsori-

asis-Stadium) meist ausschließen. Eine glatte Oberflächenstruktur einer Läsion spricht ebenfalls eher für ein B-Zell-Lymphom.
- Lupus erythematodes tumidus: An lichtexponierten Stellen auftretend; meist disseminierte Plaques; ausgeprägte Photosensitivität.
- Granuloma eosinophilicum faciei (selten; nur bei fazialer Lokalisation differenzialdiagnostisch in Betracht zu ziehen): Rundliche bis ovale, 0,5-2,0 cm große, meist solitäre, leicht erhabene, feste, symptomlose, braunrote, schuppenfreie Plaques mit „Orangenschalen-ähnlichem" Oberflächenaspekt. Dieser fehlt bei den kutanen B-Zell-Lymphomen.
- Merkelzell-Karzinom (als DD bei solitärem Befall und Lokalisation in UV-exponierten Arealen in Betracht zu ziehen): In der Altersgruppe 60.-70. Lebensjahr auftretend. Schnell wachsender Knoten; meist solitär. Die Oberfläche des Knotens ist glatt, selten auch krustig oder ulzeriert. In der Tiefe findet sich häufig eine eisbergartige Verbreiterung des Knotens. Sicherer Ausschluss nur durch Histologie möglich.
- Dermatofibrosarcoma protuberans: Glatter, langsam wachsender Knoten mit Eisbergphänomen. Außerordentlich derbe Konsistenz, die bei Lymphomknoten nicht vorhanden ist.
- Mastozytom: Seit Geburt bestehende oder in den ersten Lebensmonaten auftretende (Ausschluss durch das Manifestationsalter) solitäre oder multiple Plaques oder Knoten. Nach Reiben der Läsionen urtikarielle oder bullöse Reaktion (positiver Herde urtikarielle oder bullöse Reaktion (positiver Reibetest).

- Seltene klinische Differenzialdiagnosen:
  - Sarkoidose: Insbes. die großknotige Form mit braun- oder blauroten, derben, über pflaumengroßen Knoten und Plaques v.a. an Nase, Wangen, Ohrläppchen muss differenzialdiagnostisch abgegrenzt werden. Die Sarkoidose tritt häufig in Narben auf! Diaskopisch lupoides Infiltrat. Histologisch sicher zu differenzieren!
  - Prurigo nodularis: Eminent chronisch verlaufende, durch zahlreiche, große, heftig juckende Knoten gekennzeichnete Erkrankung (B-Zell-Lymphome jucken nicht; Pruritus ist Ausschlusssymptom).
  - Hautmetastasen: Differenzialdiagnostisch wichtig sind noduläre Metastasen; meist schnellwachsende, derbe (!) glatte, rote Knoten. Häufig Eisbergphänomen. Sicherer Ausschluss nur durch Histologie möglich.
- Extrem seltene klinische Differenzialdiagnosen:
  - Kutane Infiltrate bei myeloischer Leukämie: Stecknadelkopf- bis haselnussgroße, scharf begrenzte, harte, blau- bis braunrote, manchmal blaugraue bis lividrote, leicht nekrotisch zerfallende Knoten.
  - Retikulohistiozytose, multizentrische: Symmetrisch verteilte, multiple, 0,1-0,5 cm große, meist derbe, hautfarbene oder kupferbraune, teils langsam wachsende, teils auch eruptiv exanthematisch aufschießende Papeln und Knoten, evtl. mit atrophischer, ggf. auch exkoriierter, meist glatter Oberfläche. Nicht selten besteht Juckreiz.
  - Tuberöses Syphilid: Gruppiert stehende, teilweise konfluierende, rotbräunliche, derbe, bis erbsgroße, kalottenförmig erhabene Knoten, evtl. Schuppenbildung. Rückbildung unter Entwicklung einer flachen, hyper- oder depigmentierten Narbe. Anamnese und Serologie sind diagnostisch.
  - Kutanes Leiomyosarkom: 2,0-5,0 cm große, gegen die Unterlage verschiebliche, mit der bedeckenden Dermis verwachsene, sehr feste, meist schmerzhafte (!) Plaques oder Knoten.

### Therapie
Wegen der relativen Seltenheit der kutanen B-Zell-Lymphome existieren keine evaluierten Standardtherapien.
- Monoorganische kutane Manifestation - wenige Läsionen:
  - Lokaltherapie. Kleinere Herde können operativ entfernt werden, größere Herde werden einer Radiatio zugeführt: Röntgenweichstrahltherapie (GD 20-30 Gy, in ED zu je 2 Gy, 50 kV) oder Bestrahlung mit schnellen Elektronen (GD 40 Gy).
- Monoorganische kutane Manifestation - multiple Läsionen:
  - Studien mit exzellenten Ergebnissen bei kleineren Kohorten existieren zu Rituximab, einem für kutane B-Zell-Lymphome zugelassenen Anti-CD20-Antikörper. In der üblichen Dosierung (375 mg/m$^2$ KO, 8 Zyklen) ist dieses Präparat bei älteren Patienten mit disseminiertem, agressivem B-Zell-Lymphom indiziert. Diskutiert wird weiterhin der Applikationsmodus: intraläsionale Behandlungen werden gut toleriert, zeigen wenig Nebenwirkungen und verbrauchen geringere Medikamentenmengen. Die klinische Symptomatik zeigt darunter deutliche Besserungen, die jedoch nicht lange anhalten. Rezidive treten nach intraläsionaler Therapie häufig auf. Aufgrund geringer Probandenzahl ist die Datenlage bei intravenöser Applikation derzeit nicht aussagekräftig.
- Monoorganische kutane Manifestation - multiple Läsionen (Tumorprogression):
  - Bei Progression Polychemotherapie ggf. in Zusammenarbeit mit Hämato-Onkologen, z.B. CHOP-Schema. Bzgl. der Nebenwirkungen s.u. Common Toxicity Criteria (CTC).

### Prognose
Je nach Erkrankung unterschiedlich, günstig bis ernst.

## Lymphom, kutanes B-Zell-Lymphom, großzelliges B-Zell-Lymphom des Beines C 85.1

### Synonym
Primary cutaneous diffuse large B-cell-lymphoma, leg type

### Definition
Lymphom, das dem großzelligen Keimzentrumslymphom und den kutanen immunoblastischen Lymphomen zugeordnet werden kann, jedoch offenbar als eigene Entität angesprochen werden muss.

### Manifestation
Bei älteren Menschen (>70 Jahre) auftretend. Frauen sind 3-4mal häufiger als Männer betroffen. Assoziationen zur rheumatoiden Polyarthritis und zu chronischen Lymphödemen sind beschrieben.

### Lokalisation
Bevorzugt an der unteren Extremität auftretend: >70% (Unterschenkel).

### Klinisches Bild
Ein oder mehrere, rote, bräunlich-rote oder blau-rote, feste

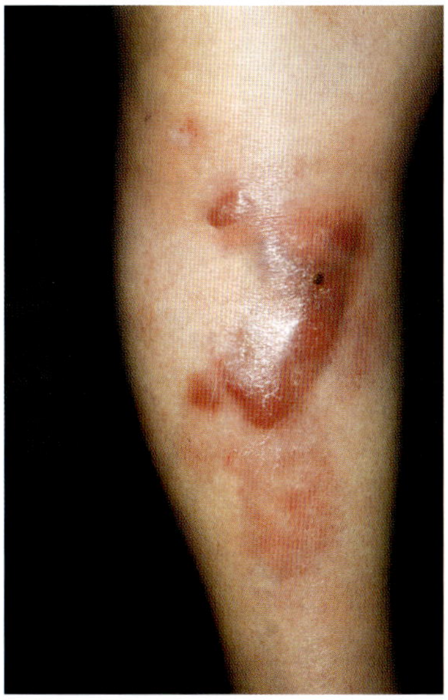

**Lymphom, kutanes B-Zell-Lymphom, großzelliges B-Zell-Lymphom des Beines.** Seit mehreren Monaten bestehender, in den letzten Wochen rasch wachsender, teils plattenartiger, teils knotiger, vollständig schmerzloser Tumor am Unterschenkel einer 65 Jahre alten Frau.

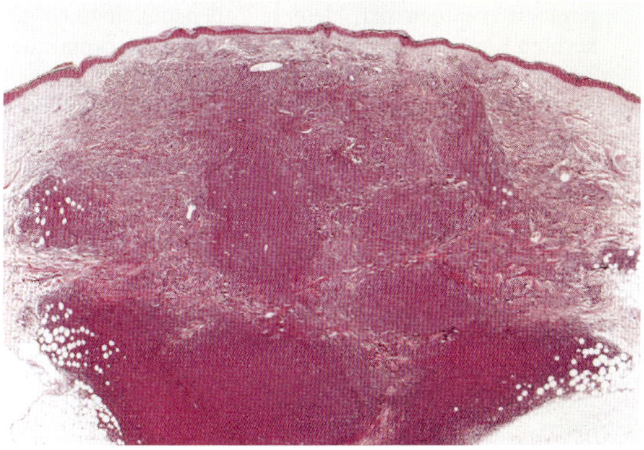

**Lymphom, kutanes B-Zell-Lymphom, großzelliges B-Zell-Lymphom des Beines.** Dichte, lymphozytäre Zellformationen, die die gesamte Dermis und das subkutane Fettgewebe knotig durchsetzen.

Knoten oder Plaques mit Tendenz zur Ulzeration. Unter Umständen imponiert diese Lymphomvariante klinisch als „Ulkus des Unterschenkels" und wird dann in seiner Dignität leicht verkannt. Das Lymphom kann auch an anderen Manifestationsorten auftreten.

### Histologie

- Knotige oder diffuse Infiltrate im Bereich der gesamten Dermis und der oberen Subkutis. Die Epidermis bleibt ganz überwiegend frei von Infiltraten. Das histopathologische Muster zeigt überwiegend große Zellen mit den Charakteristika von Zentrozyten und Zentroblasten. Zahlreiche Mitosen.
- Immunhistologie: Die Tumorzellen zeigen Positivität für Pan B-Marker (CD19, CD20) sowie Bcl-2 und MUM-1 (in 60% der Fälle). Monoklonales Rearrangement des IgH-Gens ist meist nachweisbar.

### Differenzialdiagnose

Ulcus cruris anderer Genese (Ulcus cruris venosum oder Ulcus cruris arteriosum; ulzerierte epitheliale Tumoren).

### Therapie

- Primäre Exzision und anschließende Bestrahlungstherapie (bei solitärem Auftreten).
- Alternativ: Interferon alfa (low dose)
- Alternativ: Polychemotherapie.

Neuen Studien zufolge ist die höchste Remissionsrate unter Polychemotherapie mit Antrazyklinen in Kombination mit dem monoklonalen anti-CD20 AK (Rituximab) zu erzielen.

### Prognose

Intermediäre Malignität. Trotz früh einsetzender Therapie Rezidive in 50% der Fälle. 3-Jahresüberlebensrate ca. 53%, 5-Jahresüberlebensrate ca. 41%. Die Prognose ist bei solitären Läsionen mit Zentrozyten-Dominanz günstiger (5-Jahres-Überlebensrate bei etwa 100%). Sie ist schlechter bei Patienten >70 Jahre, mit multiplen Läsionen (>5) an beiden Beinen sowie Auftreten von Zentroblasten und Immunoblasten (5 Jahresüberlebensrate bei 36%).

## Lymphom, kutanes B-Zell-Lymphom, großzelliges B-Zell-Lymphom (other) C85.1

### Definition

Gruppe sehr seltener, großzelliger Lymphome der Haut, die nicht an den Beinen lokalisiert sind und damit nicht zu den großzelligen kutanen B-Zell-Lymphomen des Beines gezählt werden. Sie werden als eigene Entität angesprochen. Zu dieser Gruppe gehören auch morphologische Varianten von diffusen großzelligen B-Zell-Lymphomen, wie anaplastische oder immunoplastische Subtypen sowie T-zellreiche oder Histiozyten-reiche großzellige B-Zell-Lymphome.

### Manifestation

Eher bei älteren Menschen auftretend.

### Klinisches Bild

Rote, bräunlich-rote oder blau-rote, glatte Knoten oder Plaques.

### Histologie

Diffuse Infiltrate im Bereich der gesamten Dermis und der oberen Subkutis. Die Epidermis bleibt ganz überwiegend frei von Infiltraten. Das histopathologische Muster zeigt überwiegend große Zellen mit den Charakteristika von Zentrozyten und Zentroblasten. Zahlreiche Mitosen.

### Differenzialdiagnose

Klinische Differenzialdiagnosen: S.u. Lymphom, kutanes B-Zell-Lymphom.

### Therapie

Primär Bestrahlunstherapie, ggf. Exzision (bei solitärem Auftreten). Alternativ: Interferon alfa (low dose) oder monoklonale anti-CD20 AK (Rituximab). Alternativ: Polychemotherapie (z.B. CHOP-Schema).

### Prognose

Diese Lymphome scheinen eher eine gute Prognose zu haben.

## Lymphom, kutanes B-Zell-Lymphom, intravaskuläres, großzelliges C85.1

### Definition

Sehr seltenes kutanes Lymphom mit Proliferation multizentrisch auftretender intravaskulärer Tumorzellinfiltrate, überwiegender Beteiligung des Zentralnervensystems und infauster Prognose trotz Therapie.

### Lokalisation
Unterschenkel, Rumpf.

### Klinisches Bild
Scharf begrenzte rote Plaques.

### Histologie
Intravasal gelegene pleomorphe B-Zell-Lymphozyten mit runden oder ovalen chromatindichten Kernen. Blutgefäße in der Dermis, teils auch in der Subkutis, sind dilatiert und vermehrt mit hochgradig pleomorphen, hyperchromatischen Zellen ausgefüllt. Die Zellen können in fibrinösen Thromben eingebettet sein. Immunhistologisch stammen die Zellen von B-Lymphozyten (CD19, CD20, pos.; hohe Proliferationsrate) ab. Nachweis einer klonalen Lymphozytenpopulation. Sie exprimieren keine für Endothelzellen charakteristischen Antigene.

### Differenzialdiagnose
Klinische Differenzialdiagnosen: S.u. Lymphom, kutanes B-Zell-Lymphom; Angioendotheliomatose, reaktive (benigne); Lymphom, kutanes T-Zell-Lymphom, intravaskuläres.

## Lymphom, kutanes B-Zell-Lymphom, Keimzentrumslymphom C82.2

### Synonym
Großfollikuläres Lymphoblastom; M. Brill-Symmers; malignant lymphoma with small cleaved and large non cleaved follicle center cells; großfollikuläre Lymphadenopathie; follikuläres Lymphom; zentroblastisch-zentrozytisches Lymphom

### Definition
Primäres kutanes B-Zell-Lymphom von einem niedrig-malignen Charakter, ausgehend von neoplastischen Follikel-Zentren. Das Lymphom besteht im Allgemeinen aus einem Gemisch von Zentrozyten (kleine und mittelgroße Zellen mit einem eingekerbten Kern) und Zentroblasten (große Zellen mit großen hellen, nicht-gekerbten Kernen und prominenten Kernkörperchen), die ein follikuläres, ein gemischt follikulär/diffuses oder ein diffuses Wachstumsmuster aufweisen können.

### Manifestation
Bei Erwachsenen mittleren Alters (40-60 Jahre).

### Lokalisation
Rumpf, Kapillitium, Gesicht (>90%), selten an den Extremitäten.

### Klinisches Bild
Meist solitäre, seltener multiple, diffus angeordnete oder gruppierte, 3,0-5,0 cm im Durchmesser große, rote oder braun-rote, symptomlose Plaques oder Knoten mit glatter Oberfläche.

### Histologie
- Dichte knotige oder diffuse Infiltration von Dermis und Subkutis. Deutliche Orientierung an den Adnexstrukturen mit subepidermal freier Zone (freie Grenzzone). Keine Epidermotropie. Ein deutliches follikuläres Muster wird v.a. bei Lokalisation am Kopf beobachtet. Zytomorphologisch finden sich kleinere Zellen mit deutlich gekerbten Kernen und zahlreichen Granula (Merkmale der Zentrozyten) sowie größere Zellen mit großen runden Kernen sowie einem oder mehreren prominenten Nukleoli (Merkmale der Zentroblasten). Das Infiltrat wird ergänzt von Immunoblasten (große Kerne mit zentralem Nukleolus), kleinen Lymphozyten, Histiozyten, selten eosinophilen Granulozyten und Plasmazellen. Insbes. bei frühen Läsionen finden sich zahlreiche reaktive T-Zellen.
- Mit der Progression des Tumors werden follikuläre Strukturen seltener exprimiert, die Anzahl der reaktiven T-Zellen ist relativ vermindert. Es überwiegen eher monomorphe Populationen großer Zentroblasten und Zentrozyten.
- Immunhistologie: Expression B-Zell-assoziierter Antigene: CD19, CD20, CD79a. Bei follikulären Strukturen: Expression von CD10; außerdem BCl-6, CD21 (dendritische Retikulumzellen).
- PCR: in etwa 70% der Fälle Nachweis der klonalen Tumorzellpopulation mit monoklonalem Rearrangement der Gene für die schwere Kette der Immunglobuline.

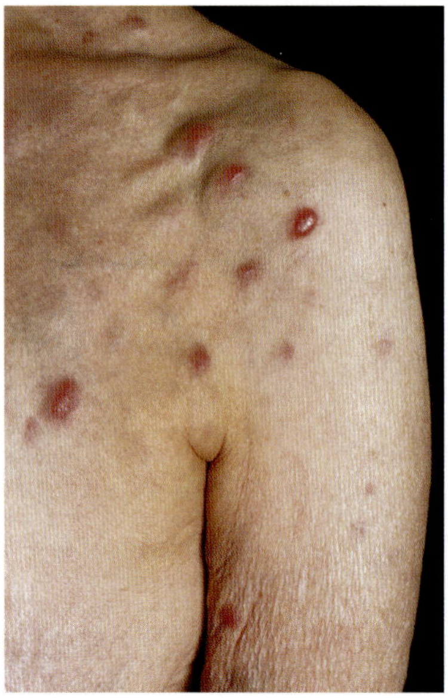

**Lymphom, kutanes B-Zell-Lymphom, Keimzentrumslymphom.** Chronisch aktive, seit 12 Monaten zunehmende, an Stamm und oberen Extremitätenabschnitten lokalisierte, disseminierte, 0,3-0,7 cm große, symptomlose, halbkugelige, feste, glatte, rote Papeln und Knoten.

### Differenzialdiagnose
- Klinische Differenzialdiagnosen: S.u. Lymphom, kutanes B-Zell-Lymphom.
- Histologische Differenzialdiagnosen:
  - Lymphom, kutanes B-Zell-Lymphom, Marginalzonenlymphom: Das histopathologische Muster zeigt reaktive Keimzentren, umgeben von neoplastischen Marginalzonenzellen (Zentrozyten-artige Zellen), lymphoplasmazytoiden Zellen und Plasmazellen.
  - Pseudolymphome (Typ Lymphadenosis cutis benigna).

### Therapie
- Patienten mit solitären oder wenigen (<10) Läsionen können entweder operativ oder strahlentherapeutisch behandelt werden.
- Rezidive sind nicht in jedem Fall ein Zeichen der Tumorprogression. Insofern können sie ebenfalls lokaltherapeutisch angegangen werden.

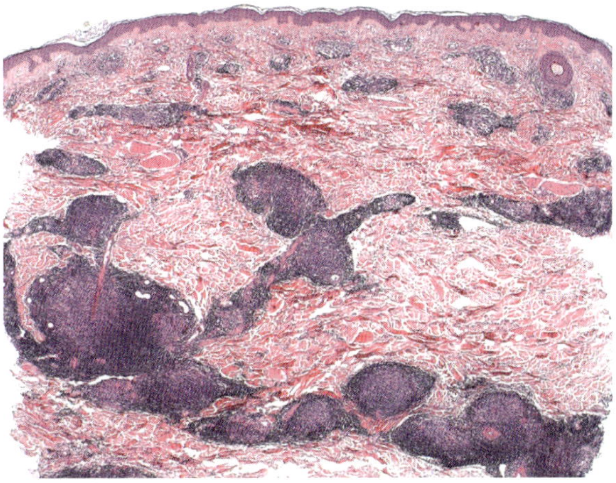

**Lymphom, kutanes B-Zell-Lymphom, Keimzentrumslymphom.** Dichte knotige Infiltration der Dermis; subepidermal freie Zone. Keine Epidermotropie, deutliches follikuläres Muster.

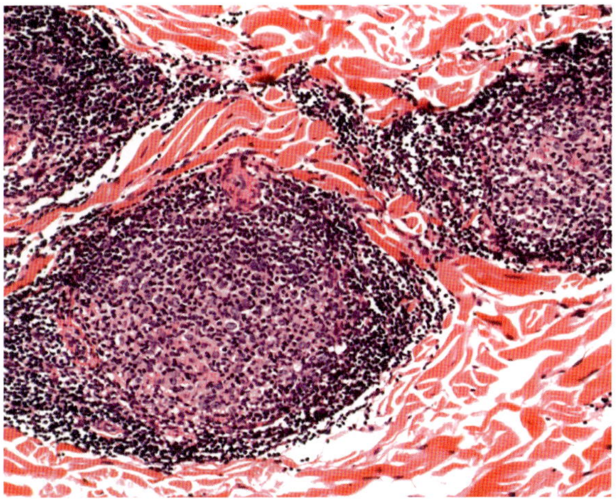

**Lymphom, kutanes B-Zell-Lymphom, Keimzentrumslymphom.** Follikulärer Aufbau der Infiltratknoten. Zytomorphologisch finden sich kleinere lymphoide Zellen mit deutlich gekerbten Kernen im Randbereich (dunkle Zonen) sowie größere (hellere) Zellen mit großen runden Kernen sowie einem oder mehreren prominenten Nukleoli (Merkmale der Zentroblasten) im Zentrum der Knoten. Das umgebende Bindegewebe ist wenig tangiert.

- Bei Patienten mit fortgeschrittenen follikulären Lymphomen empfiehlt sich eine eine Standardchemotherapie nach dem CHOP-Schema oder R-CHOP-Schema (Rituximab + CHOP). Unter R-CHOP kann die Zeit bis zum Therapieversagen (TTF) laut Studien deutlich verlängert werden.
- Alternativ: CVP (Cyclophosphamid, Vincristin, Prednison) oder R-CVP (Rituximab + CVP). Auch hier ist die Kombination R-CVP überlegen, die Zeit bis zur Progression (TTP) verlängert sich laut Studien um 20 Monate.
- Bei Patienten mit multiplen Läsionen wurden gute Resultate mit systemisch oder intraläsional applizierten Anti-CD20-Ak (Rituximab) erzielt.

### Prognose

Exzellente Prognose mit einer 5-Jahres-Überlebensrate von 95%.

## Lymphom, kutanes B-Zell-Lymphom, Marginalzonenlymphom

C85.1

### Definition

Niedrig-malignes primäres kutanes B-Zell-Lymphom aus kleinen B-Zellen, zentrozytischen Zellen (Marginalzonen-Zellen), Plasmazellen und lymphoplasmazytoiden Zellen. Diese Gruppe von B-Zell-Lymphomen schließt Lymphome mit ein, die zuvor als primär kutane Immunozytome oder als kutane follikuläre lymphoide Hyperplasie mit monotypischen Plasmazellen beschrieben wurden. Die seltenen Fälle von (extramedullären) primär kutanen Plamozytomen oder M. Waldenström gehören in diese Gruppe. Das primär kutane Marginalzellenlymphom wird als extranoduläre Variante der MALT-Lymphome (mucosa-associated lymphoid tissue) angesehen.

### Lokalisation

Stamm und Extremitäten. Bevorzugt an der oberen Extremität.

### Klinisches Bild

Meist disseminierte, selten solitäre, indolente, rote oder bräunliche Papeln, Plaques und Knoten mit glatter, nicht schuppender Oberfläche. Ulkusbildung ist selten. Spontane Rückbildung der Läsionen ist möglich. Eine Assoziation mit Borrelia burgdorferi-Infektionen wird in europäischen Populationen beschrieben, nicht jedoch in asiatischen oder amerikanischen.

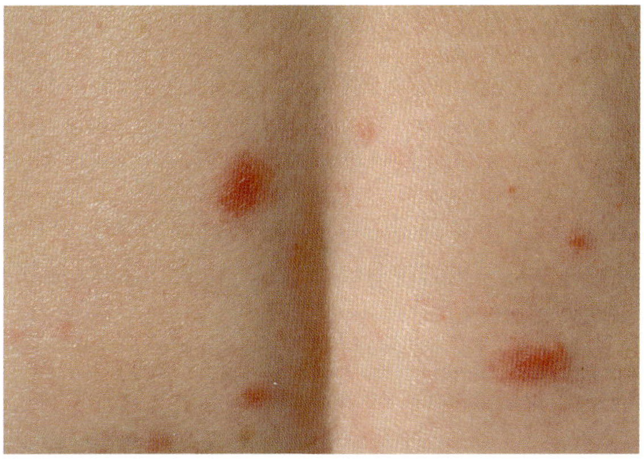

**Lymphom, kutanes B-Zell-Lymphom, Marginalzonenlymphom.** Vor 12 Monaten erstmals aufgetretene, stammbetonte, livide bis erythematöse Plaques bei einer 64-jährigen Patientin. Deutlich indurierte Effloreszenzen auf ansonsten erscheinungsfreier Haut. Keine Kratzexkoriationen, keine Schuppung, kein Pruritus.

### Histologie

Knotige oder diffuse Infiltrate im Bereich der gesamten Dermis. Die Epidermis bleibt frei von Infiltraten. Das histopathologische Muster zeigt reaktive Keimzentren, umgeben von neoplastischen Marginalzonenzellen (Zentrozyten-artige Zellen), lymphoplasmazytoiden Zellen und Plasmazellen. Es überwiegen kleine bis mittelgroße Zellen mit gekerbten Kernen und einem blassen, breiten Zytoplasma. Vereinzelt auch Zentroblasten, Immunoblasten und einige Eosinophile. Die Tumorzellen zeigen Positivität für CD20, CD79a und Bcl-2. Monoklonale Immunglobulinexpression konnte in einem Großteil der Fälle nachgewiesen werden. Typischerweise sind die monoklonalen Zellen an der Peripherie der knotigen In-

L

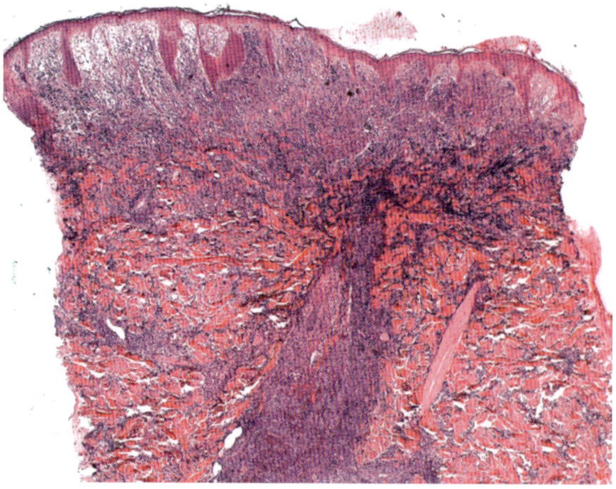

**Lymphom, kutanes B-Zell-Lymphom, Marginalzonenlymphom.** Knotige und diffuse Infiltration der gesamten Dermis. Die Epidermis bleibt frei von Infiltraten.

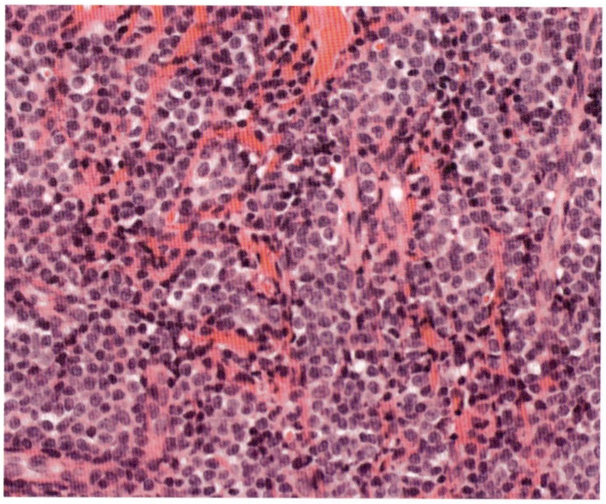

**Lymphom, kutanes B-Zell-Lymphom, Marginalzonenlymphom.** Es überwiegen mittelgroße Zellen mit gekerbten Kernen und einem blassen, breiten Zytoplasma. Vereinzelt finden sich auch Blasten und Eosinophile. Die Tumorzellen zeigen Positivität für CD20, CD79a und Bcl-2.

filtrate angesiedelt. Selten ist eine Transformation in ein großzelliges B-Zell-Lymphom.

### Differenzialdiagnose

- Klinische Differenzialdiagnosen: S.u. Lymphom, kutanes B-Zell-Lymphom.
- Histologische Differenzialdiagnosen: Gutartige lymphoproliferative Prozesse. B-Zell-Lymphome anderer Provenienz (Keimzentrumslymphome; Lymphom, kutanes B-Zell-Lymphom, monozytoides; Lymphom, kutanes B-Zell-Lymphom, Marginalzonenlymphom; diffuse großzellige Lymphome).

### Therapie

- Patienten mit solitären oder wenigen Läsionen können entweder operativ oder strahlentherapeutisch behandelt werden.
- Patienten mit einer assoziierten Borrelien-Infektion sollten zuerst antibiotisch austherapiert werden.
- Bei Patienten mit multiplen Läsionen wurden gute Resultate mit einem systemisch oder intraläsional applizierten Anti-CD20-Ak (Rituximab) erzielt.
- Alternativ zeigten neuere Studien mit intraläsionaler low-dose Interferon alfa-2a Therapie (3mal/Woche) deutliche klinische Erfolge bis hin zur kompletten Remission.

### Prognose

Exzellente Prognose mit einer 5-Jahresüberlebenrate von nahezu 100%.

## Lymphom, kutanes B-Zell-Lymphom, M. Waldenström

C88.0

### Synonym

Primäre Makroglobulinämie; Waldenströms Makroglobulinämie; Waldenströms Hypergammaglobulinämie; Morbus Waldenström

### Definition

B-Zell-Lymphom der Haut mit Bildung eines monoklonalen Antikörpers der Klasse IgM. Der primär in der Haut entstehende M. Waldenström dürfte eine außerordentliche Rarität darstellen. Einzelfälle sind beschrieben.

### Ätiologie

Klonale Proliferation von B-Zellen. Diese produzieren IgM und infiltrieren Haut, v.a. jedoch das Knochenmark wie auch andere Gewebe. Durch die Erhöhung der IgM-Konzentration im Blut kommt es zu einer vergrößerten Viskosität desselben und infolge dessen zu Zirkulationsstörungen in den kleineren Gefäßen.

### Manifestation

Beim M. Waldenström beträgt die Häufigkeit etwa 1/4 des multiplen Myeloms. In den meisten Studien liegt das mediane Alter bei 65-66 Jahren. Selten werden Patienten jünger als 40 Jahre beobachtet.

### Lokalisation

Gesicht und Stamm.

### Klinisches Bild

Die kutanen Manifestationen können unterteilt werden in:

- Spezifische Läsionen:
  - Kutane Infiltrationen durch neoplastische Zellen: Chronische, solitär oder auch disseminiert auftretende, rote oder braune, meist symptomlose Papeln, Plaques oder Knoten mit glatter Oberfläche (Gesicht /Stamm). Lymphknoten oder die Milz sind bei etwa 20-40% der Patienten vergrößert.
  - Kutane Läsionen durch IgM-Ablagerungen: Bildung von Bläschen und Blasen und seltener von kleinen, symptomlosen hautfarbenen Papeln an Gesäß und Stamm.
- Unspezifische Läsionen:
  - Durch das Paraprotein kann es zu einem Hyperviskositätssyndrom mit Purpura, zyanotischen Verfärbungen der Akren (Finger, Zehen, Ohrläppchen), Schwindel, Schleimhautblutungen und Sehstörungen kommen.
  - Weitere klinische Symptome sind durch Kälteagglutinine induziert, z.B. periphere Neuropathie, bei längerem Krankheitsverlauf sekundäre Amyloidose,

gelegentlich auch Störungen der Nierenfunktion. Weiterhin vaskulitische Ulzera und Livedovaskulopathie.

### Labor
Neben dem Blutbild einschließlich Differenzialblutbild und Retikulozyten sollten die Immunelektrophorese und die Immunglobuline quantitativ, die Coombs-Teste und die Kälteagglutinine bestimmt werden. Die BSG ist extrem erhöht und in der Regel nach 30 Minuten bereits >100 mm. Das Blutbild zeigt häufig eine Anämie und andere Zytopenien, ein leukämisches Blutbild findet sich nur sehr selten. Ein schwerer Antikörpermangel, wie er häufig beim multiplen Myelom gefunden wird, fehlt in den meisten Fällen. Die Blutungsneigung ist in der Regel mit dem Hyperviskositätssyndrom vergesellschaftet.

### Diagnose
Die Diagnose wird durch eine Hautbiopsie (Knochenmarksbiopsie) und durch die Serumelektrophorese/Immunelektrophorese gestellt. Im Blutbild findet man durch die Verdrängung des normalen Knochenmarks häufig Anämie und Leukopenie. Zur Beurteilung der Ausbreitungsart und des Stadiums werden routinemäßig Röntgenaufnahmen des Thorax (Mediastinalverbreiterung?) sowie Sonographien des Abdomens (Milzgröße?, Lymphome?) durchgeführt. Gegebenenfalls kann die Sonographie durch ein abdominelles CT ergänzt werden. Besonders bewährt hat sich ein MRT der gesamten Wirbelsäule. Im Skelett-Röntgen zeigt sich häufig eine schwere Osteoporose; osteolytische Herde werden nur selten angetroffen. Eine Knochendichtemessung mittels QDR ist zur Verlaufsbeurteilung der Knochenmasse empfehlenswert.

### Differenzialdiagnose
Klinische Differenzialdiagnosen: S.u. Lymphom, kutanes B-Zell-Lymphom.

### Therapie
Ebenso wie bei der chronisch lymphatischen Leukämie (CLL) wird die Therapie vom Verlauf der Erkrankung beeinflusst. Sie wird mit dem Knospe-Schema (Chlorambucil und Prednisolon) begonnen. Bei Rezidiven wird auf COP-Schema oder CHOP-Schema umgestellt. Die Hyperviskosität kann kurzfristig mittels Plasmapherese gemildert werden, die Osteoporose mittels Bisphosphonaten.

## Lymphom, kutanes B-Zell-Lymphom, Plasmozytom

C90.0

### Erstbeschreiber
MacIntyre, 1850; Kahler, 1889

### Synonym
Plasmozytom; multiples Myelom; M. Kahler

### Definition
Monoklonale Proliferation von Plasmazellen in der Haut, bei Fehlen einer Knochenmarksinfiltration. Lymphom mit niedrigem Malignitätsgrad (s.u. Lymphom, kutanes B-Zell-Lymphom). Primäre Plasmozytome der Haut sind sehr selten.

### Manifestation
Bei älteren Patienten.

### Lokalisation
Kopf, Stamm.

### Klinisches Bild
Meist solitäre, aber auch multiple, symptomlose, rote bis braun-rote, feste bis derbe Papeln, Plaques und Knoten (Größe bis zu 10,0 cm) ohne nachweisbare Veränderungen der Oberflächenstruktur. Im fortgeschrittenen Stadium der Erkrankung (Systembeteiligungen) treten Zeichen der allg. Immundefizienz auf (an der Haut z.B. atypische, schlecht heilende Pyodermien). Bei Auftreten von Paraproteinämien können paraproteinämisch induzierte paraneoplastische Syndrome auftreten.

### Histologie
- Knotige oder diffuse Tumorzellaggregate in der gesamten Dermis und ggf. im subkutanen Fettgewebe. Meist atypische plasmazytoide Zellen, reife oder unreife Plasmazellen; seltener Immunoblasten. Keine Epidermotropie. Intrazellulär: Immunglobuline, häufig monoklonale IgA-Synthese sowie seltener IgG-Synthese. In PAS-Präparaten PAS-positive Einschlüsse im Zytoplasma (Russel-Körperchen).
- Immunhistologie: Tumorzellen sind positiv für CD79a, CD38, CD138 bzw. negativ für CD20 Oberflächenmarker. Die Analyse des IgH-Gens zeigt mehrheitlich Monoklonalität.

### Diagnose
BSG-Erhöhung, Paraproteinämie, Paraproteinurie (Bence-Jones-Probe), auch Kryoglobuline. Röntgen-Schädel: mottenfraßähnliche Osteolysen. Plasmazelluläre Knochenmarksinfiltrationen.

### Differenzialdiagnose
- Klinische Differenzialdiagnosen: S.u. Lymphom, kutanes B-Zell-Lymphom
- Histologische Differenzialdiagnosen:
  - Gutartige Plasmazell-Proliferationen
  - kutaner inflammatorischer Pseudotumor.

## Lymphom, kutanes NK/T-Zell-Lymphom

C84.4

### Synonym
Agranuläre CD4/CD56 positive hämato-dermale Neoplasie; CD4/CD56+ hematodermic neoplasma

### Definition
Seltenes, hochmalignes Lymphom, das sich überwiegend von natürlichen Killer-Zellen (NK-Zellen) ableitet. Neuerdings wird auf Grund einer häufig nachweisbaren CD123-Expression der Tumorzellen eine Herkunft von unreifen dendritischen Zellen (immature dendritic cells = veiled cells [IDC-Zellen]) postuliert. Da bei einem Teil dieser Lymphome Hinweise für eine Abstammung von T-Zellen bestehen, werden sie in der REAL- und WHO-Klassifikation unter dem Begriff NK/T-Zelltumor geführt.

### Vorkommen/Epidemiologie
Häufiger in Asien, Südamerika, Nordamerika. In Europa selten aber regelmäßig auftretend.

### Ätiologie
Assoziationen zu Infektionen mit dem Epstein-Barr-Virus sind häufig.

### Manifestation
- Nasaler Befall: Überwiegend bei jüngeren Erwachsenen; Männer sind häufiger als Frauen betroffen.

L

- Bei extranasalem Befall: Mittleres Erkrankungsalter ca. 50 Jahre; Männer sind gegenüber Frauen im Verhältnis von 3:2 betroffen. Offenbar keine ethnische Bevorzugung.

### Lokalisation

- Nasale NK/T-Zell-Lymphome (ältere Bezeichnung Granuloma gangraenescens nasi oder lethal midline granuloma of the face): Bevorzugt in Nase und Nebenhöhlen.
- Extranasale NK/T-Zell-Lymphome: Bevorzugt Haut, Gastrointestinaltrakt, Testis.

### Klinisches Bild

- Nasale NK/T-Zell-Lymphome: Sie gehen häufig mit tumorösen Raumforderungen sowie zentrofazialen Destruktionen einher. Klinischer Beginn mit uncharakteristischem, eitrigem, hämorrhagischem Schnupfen oder Infektionen der oberen Luftwege, Ödem der Nase, Nekrosebildungen an Nasenflügeln und Nasenseptum, Zerstörung der Nasennebenhöhlen, des Siebbeins und der Schädelbasis. Arrosionsblutungen, septikopyämische Komplikationen, Fieberschübe. Später Disseminierung, das Lymphom manifestiert sich dann extranodal an verschiedenen extranasalen Organsystemen. Sekundärer Befall von Lymphknoten ist dagegen selten.
- Extranasale NK/T-Zell-Lymphome (bevorzugt Haut): Lymphom mit einer relativ schlechten Prognose; mittlere Überlebenszeit: 15 Monate; solitärer oder generalisierter Hautbefall; bevorzugt Stamm oder Extremitäten, selten Gesicht; solitärer Hautbefall bei etwa 60% der Patienten; bei etwa 40% muss mit Befall der Lymphknoten, des Gastrointestinaltraktes und der Knochen gerechnet werden.

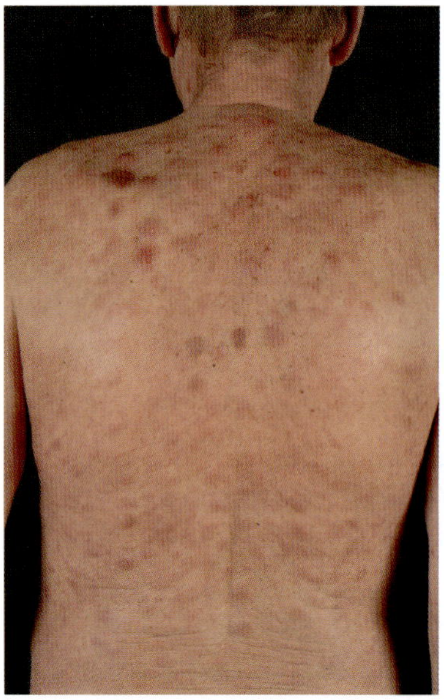

**Lymphom, kutanes NK/T-Zell-Lymphom.** Extranasales NK/T-Zell-Lymphom: Unspezifisches Bild mit indolenten, roten, lividen und braunroten Papeln und Knoten am Rücken eines 62-jährigen Patienten.

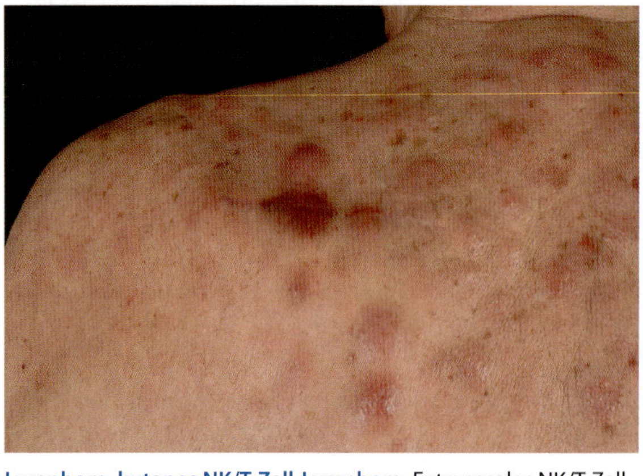

**Lymphom, kutanes NK/T-Zell-Lymphom.** Extranasales NK/T-Zell-Lymphom: Disseminierte, rote, livide und braunrote, 0,5-3,5 cm große Papeln und Knoten am Rücken.

### Histologie

- Diffuse Ausbreitung des Lymphominfiltrates, häufig mit angiozentrischem und angiodestruktivem Wachstumsmuster und ausgedehnten Koagulationsnekrosen. Breites Spektrum von Tumorzellen verschiedener Größe bzw. Zellanaplasien. Oft irregulär geformte Zellkerne mit granulärem Chromatin. Bei nasalen NK/T-Zell-Lymphomen wird häufig ein dichtes Infiltrat reaktiver Zellen (Lymphozyten, Plasmazellen, Makrophagen, eosinophile Granulozyten) gefunden.

> **Cave:** **NK/T-Zell-Lymphome können als entzündliche Erkrankung fehlgedeutet werden; s.a.u. Granuloma gangraenescens nasi (ältere Bezeichnung).**

- Immunphänotyp: CD56 pos. (identisch mit dem neuronalen Adhäsionsmolekül N-CAM); CD4 pos.; CD123 pos.; CD8 neg.
- Bei extranasalem Befallsmuster zeigte sich bei nahezu fehlender Epidermotropie (in etwa 20% der Fälle nur geringer Epidermotropismus) folgender Immunphänotyp: CD56 pos. (100%); CD20 neg. (100%); CD3 pos. (60%); CD30 pos. (20%); Nachweis von EBV-RNA pos. (30%); MDR1-kodiertes Protein pos. (80%). Hinsichtlich der Prognose scheint nur die Expression von CD30 eine Relevanz zu haben: Wenn CD30 pos. beträgt die mittlere Überlebenszeit >35 Monate, bei CD30-negativen Formen beträgt die mittlere Überlebenszeit ca. 9,6 Monate).

### Diagnose

Klinik, Labor, Histologie, EBV-Nachweis.

### Komplikation

Septische Infektionen.

### Therapie

S.u. Lymphom, kutanes T-Zell-Lymphom.

## Lymphom, kutanes T-Zell-Lymphom C84.5

### Synonym

CTCL; cutaneous T-cell-lymphoma

### Definition

Als kutane T-Zell-Lymphome (CTCL) wird eine heterogene Gruppe kutaner maligner, lymphatischer Neoplasien bezeichnet, die durch monoklonale T-Zell-Proliferationen gekennzeichnet sind und primär von der Haut ausgehen.

### Einteilung

Die Klassifikation der kutanen T-Zell-Lymphome (CTCL) erfolgt nach klinischen, histologischen/immunhistologischen und molekularbiologischen Kriterien (WHO-EORTC-Klassifikation).

- Indolentes klinisches Verhalten:
  - Mycosis fungoides (>70% aller T-Zell-Lymphome)

  - Varianten der Mycosis fungoides:
    - Mycosis fungoides, follikulotrope
    - Pagetoide Retikulose
    - Elastolytisches CTCL (Granulomatous slack skin)
  - Subkutanes pannikulitisähnliches CTCL (<1% aller T-Zell-Lymphome)
  - Primär kutane CD30 negative lymphoproliferative Erkrankungen:
    - Lymphomatoide Papulose
    - Großzelliges CD30- CTCL (primary cutaneous anaplastic large cell lymphoma)
  - Klein- bis mittelgroßzelliges pleomorphes CTCL (CD4+).
- Agressives klinisches Verhalten:
  - Sézary-Syndrom (etwa 2,5 % aller T-Zell-Lymphome)
  - NK/T-Zell-Lymphom (auch CD4/CD56-positive hämato-dermale Neoplasie. Ältere Bezeichnungen: Granuloma gangraenescens nasi bzw. lethal midline granuloma).
  - Adulte T-Zell-Leukämie/Lymphom
  - Zytotoxisches CTCL (primary cutaneous agressive CD8+T-cell-lymphoma)
  - Lymphom, kutanes T-Zell-Lymphom, zytotoxisches (gamma-delta positives).
- Einige Lymphome haben ihre sichere Zordnung in dieser Klassifikation noch nicht gefunden. Hierzu gehören u.a.:
  - Großzelliges CD30+/CD30-, anaplastisches CTCL (etwa 1,5% aller T-Zell-Lymphome)
  - Angioimmunoblastisches CTCL (<1% aller T-Zell-Lymphome)
  - Intravaskuläres CTCL
  - Großzelliges CD30+ CTCL.
- Die Ausbreitung der CTCL wird i.A. durch das TNM-System dokumentiert, auch wenn diese Stadieneinteilung sich im Wesentlichen auf kutane T-Zell-Lymphome vom Typ der Mycosis fungoides bezieht.
- Die derzeit gültigen Klassifikationen basieren auf einer Konsensus-Konferenz der EORTC-Studiengruppe „Kutane maligne Lymphome". Wichtiger Unterschied zur Kieler-Klassifikation: CD30-positive großzellige Lymphome der Haut, die nach der Kiel-Klassifikation als hochgradig maligne anzusehen sind, zählen zu den niedrigmalignen Lymphomen, wenn sie an der Haut auftreten!

## Vorkommen/Epidemiologie

- 75% aller malignen kutanen Lymphome (MCL) sind kutane T-Zell-Lymphome (CTLC).
- Inzidenz: 0,5-1,9/100.000 Einwohner/Jahr.

## Ätiologie

Unbekannt. Diskutiert werden HTLVI- und EBV-Viren, hochgradige Typ I-Sensibilisierungen und dauerhafte Immunsuppression (HIV, Medikamente).

## Manifestation

Betroffen sind Männer und Frauen im späten Erwachsenenalter.

## Lokalisation

Sehr unterschiedliche klinische Erscheinungsbilder (zur klinischen Stadieneinteilung, die von dem jeweiligen Lymphomtyp geprägt werden). Klinisch deutlich voneinander abgrenzbar sind:

- CTCL vom Typ der Mycosis fungoides, mit jahrelanger äußerst geringer Progredienz (s.u. Parapsoriasis en plaques, großherdig-entzündliche Form, Parakeratosis variegata; beide klinische Bilder gelten als Präkursoren eines kutanen T-Zell-Lymphoms).
- CTCL vom Typ des Sézary-Syndroms, als foudroyant verlaufende erythrodermische und leukämische Variante.
- CTCL mit einzelnen oder disseminierten, ulzerierten oder Oberflächen-intakten Tumoren (alte Bezeichnung: Mycosis-fungoides-d'emblée).

Hinzu kommen noch einige seltener anzutreffende, klassifizierbare und derzeit noch nicht-klassifizierbare Entitäten.

## Klinisches Bild

Fleckförmige, plaqueartige, erythrodermische (Typ Mycosis fungoides oder Sézary-Syndrom) oder knotige Hautveränderungen (Typ klein- bis mittelgroßzellige pleomorphe Lymphome oder CD30-positive bzw. CD30-negative großzellige kutane T-Zell-Lymphome). Lymphknotenvergrößerungen sind bei fortgeschrittenen Tumorstadien häufig nachweisbar, bei den erythrodermischen Formen immer. Systemische Beteiligung mit Zirkulation atypischer Lymphozyten v.a. bei ausgedehntem, insbesondere erythrodermischem Befall ist möglich.

## Labor

Systemische Beteiligung mit Zirkulation atypischer Lymphozyten (Verminderung der Reifemarker bei Flowzytometrie) v.a. bei ausgedehntem, insbesondere erythrodermischem Befall ist möglich. Häufig auch Erhöhung des IgE-Spiegels. Bis zu 1/3 der Patienten zeigen LDH-Erhöhungen und Bluteosinophilie.

## Histologie

Unterschiedliche, lymphatische Tumorzellinfiltrate; s.u. den jeweiligen Krankheitsbildern. Charakteristisch für T-Zell-Lymphome ist der Tropismus der Lymphomzellen, der sich sowohl auf das Oberflächenepithel als auch auf das Tiefenepithel (Adnexe) bezieht.

## Diagnose

Die Diagnose wird klinisch gestellt. Neben der routinemäßig durchgeführten Labor- und Organanalyse erfolgt die Diagnosesicherung durch histologische, immunhistologische, molekularbiologische sowie bildgebende radiologische und sonographische Untersuchungen.

- Immunphänotypisierung: Hiermit ist eine Differenzierung zwischen T- und B-Zellreihe möglich; außerdem Erfassung von T-Zell-Subpopulationen mittels CD4-, CD8- und CD30-Antikörper.
- T-Zell-Rezeptor-Gen-Rearrangement: Diagnostisch wichtig (wenn auch nicht beweisend); Nachweis der Monoklonalität der T-Zell-Infiltrate mittels dieser Methode ist möglich.
- FACS-Analyse: Diagnostisch wichtig: Bei V.a. leukämische Verlaufsformen (stets bei Sézary-Syndrom). Neben den Absolutzahlen für CD4 und CD8-positive Zellen kann deren Ausreifung mittels Bestimmung der CD7 und CD26-Marker (Reifemarker) analysiert werden.
- Lymphknotendiagnostik: Sonographische Untersuchung hautnaher Lymphknoten; ggf. Lymphknotenbiopsie und feingewebliche Diagnostik.
- Knochenmarksbiopsie: Da ein Knochenmarksbefall bei den frühen Formen der CTCL (T1-3, N0-1, M0) selten ist, kann auf dieses diagnostische Verfahren im Allgemeinen verzichtet werden.

L

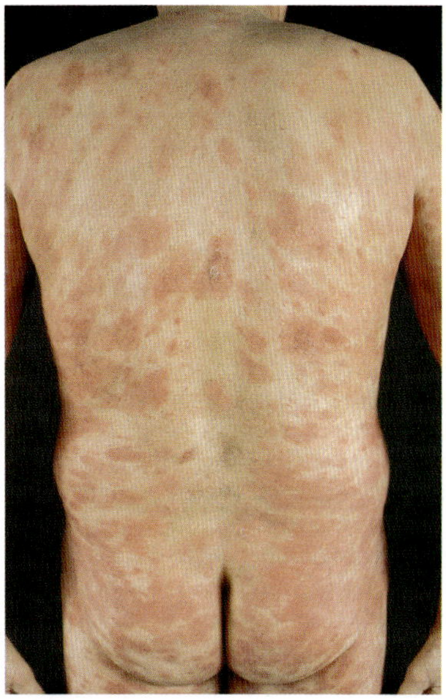

**Lymphom, kutanes T-Zell-Lymphom.** Typ Mycosis fungoides mit schmutzig braunen, scharf begrenzten Plaques im Bereich des Stammes.

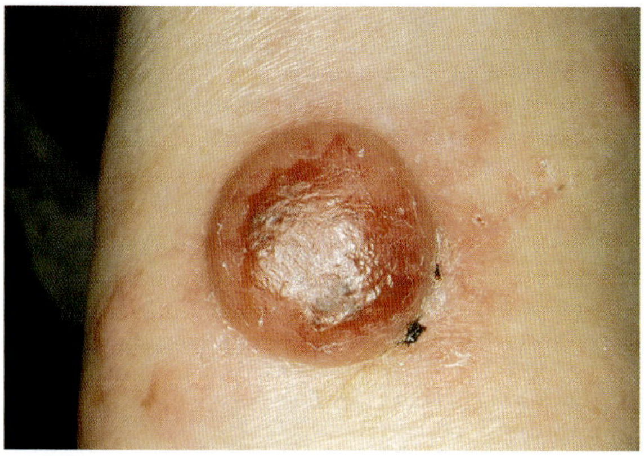

**Lymphom, kutanes T-Zell-Lymphom.** Typ: Großzelliges, pleomorphes, CD30 negatives T-Zell-Lymphom. Seit 6 Monaten bestehender, 3.5 cm im Durchmesser großer, zentral fokal ulzerierter, derbelastischer, symptomloser Knoten mit glänzender (atrophischer) Oberfläche bei einer 53 Jahre alten Frau.

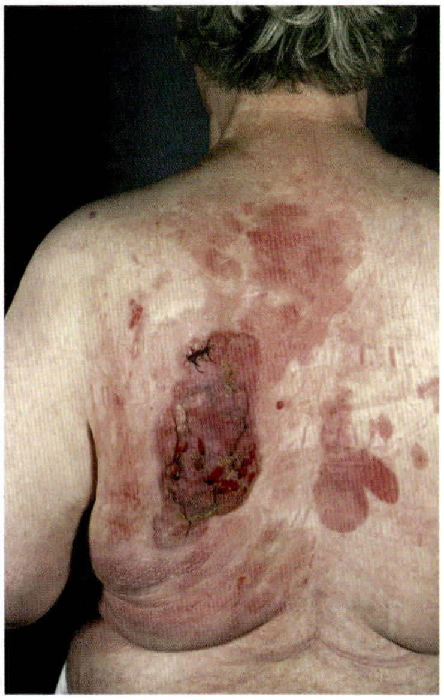

**Lymphom, kutanes T-Zell-Lymphom.** Chronisch aktives Krankheitsbild. Erstmanifestation von Hautveränderungen vor 5 Jahren. Knotenbildung seit 1 Jahr. Ausschließlich am Rumpf lokalisierte, großflächige, >10 cm große Plaques und flach protuberierende, schmerzlose, rote Knoten mit rauer Oberfläche.

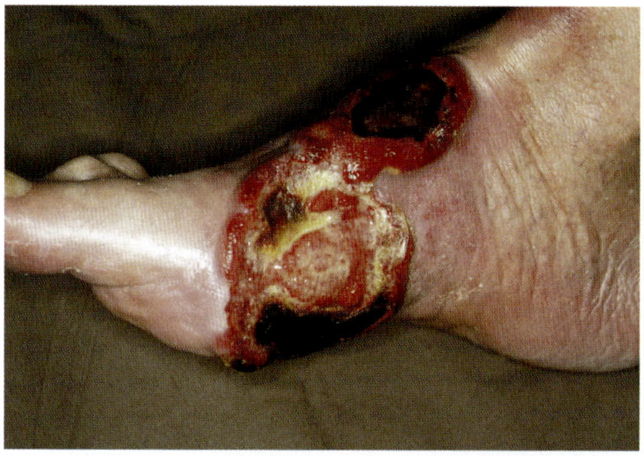

**Lymphom, kutanes T-Zell-Lymphom.** Teilmanifestation eines kutanen T-Zell-Lymphoms mit einer flächigen Ulzeration am rechten Fuß mit aufgeworfenem Randwall. Am übrigen Integument zeigen sich z.T. ulzerierte Knoten oder derbe Plaques.

## Differenzialdiagnose

Psoriasis, Mykosen, Pityriasis rosea, Lues II, Pseudolymphome, Erythrodermie anderer Genese

## Therapie

- Die Therapie der CTCL erfährt eine zunehmende Standardisierung und sollte sich insbesondere hinsichtlich der Mycosis fungoides und des Sézary-Syndroms auf die im Jahre 2006 erarbeiteten „EORTC consensus recommendations" beziehen. Die Prognose bei den niedrig malignen CTCL ist von Patient zu Patient äußerst unterschiedlich. Die klinische Erfahrung jedoch belegt unzweifelhaft, dass viele Patienten über Jahre oder sogar Jahrzehnte im klinischen Stadium Ia (s.a.u. Parapsoriasis en plaques, großherdig-entzündliche Form und Parakeratosis variegata) ihrer Erkrankung verbleiben. Aggressive Therapieformen bei CTCL konnten im klinischen Stadium Ia und Ib der Erkrankung bislang keine Verlängerungen der rezidivfreien Zeit erbringen. Es besteht eher der Eindruck, dass hiermit die Progression und Akuität des Lymphomleidens gesteigert wird. Die Therapieregimes sind daher den jeweiligen Krankheitsstadien anzupassen.
- Stadienunabhängige Begleittherapie: Keine austrocknenden Detergenzien. Blande Lokaltherapie mit fettenden Externa und Ölbädern. Äußerlich initial mittelstark bis stark wirksame Glukokortikoidsalben wie 0,25% Prednicarbat (z.B. Dermatop Salbe) oder 0,1% Mometason-furoat (z.B. Ecural Salbe), später schwach wirksame Glukokortikoide. Bei Juckreiz Antihistaminika wie Desloratadin (z.B. Aerius) 1-2 Tbl./Tag oder Levocetirizin (z.B. Xusal) 1-2 Tbl./Tag, auch Antihistaminika mit sedierender Komponente wie Dimetinden (z.B. Fenistil).
- Stadienabhängige Basistherapie:
  - UVB-Therapie: Ist als Basistherapie in steigender Dosierung bei Überwiegen von Flecken im Stadium Ia geeignet. Unter dieser Einschränkung wird bei 54% der Patienten eine komplette Remission erreicht.
  - Systemische PUVA-Therapie oder PUVA-Bad-Therapie mit und ohne Retinoiden oder α-Interferonen (Stadium I-III). In allen Stadien (I-III) ist die PUVA-

Therapie als Basistherapie einzusetzen. Dabei ist die nebenwirkungsärmere PUVA-Bad-Therapie in den Stadien I und II vorzuziehen (außer bei Plaques im Gesichtsbereich!). Therapiedauer über mehrere Monate, bei Remissionen sind minimale Erhaltungstherapien sowie Therapiepausen anzustreben. Komplette Remissionen im Stadium Ia werden mit 80-100%, Stadium Ib mit 60-90% und im Stadium IIa mit 30-50% angegeben, bei einer Remissionsdauer von 1-5 Jahren. Bei ungenügendem Ansprechen der PUVA-Monotherapie sind Kombinationen von PUVA mit Interferonen und Retinoiden zu empfehlen.

- Interferon alfa (z.B. Roferon, Intron A) initial 3mal/Woche 3 Mio. IE s.c., steigern nach Möglichkeit auf 9 Mio. IE.
- Retinoide wie Acitretin (s.a. RePUVA-Therapie) 0,5-1,0 mg/kg KG/Tag p.o. oder in Kombination mit Interferon alfa. Bei Therapieerfolg vorsichtige Dosisreduktion und Auslassversuch mit Interferon alfa bzw. Acitretin, sowie Reduktion der Bestrahlungshäufigkeit, z.B. 1mal/Woche oder einmal/alle 2 Wochen, Auslassversuch.

- Extrakorporale Photopherese als Mono- und Kombinationstherapie (Stadium Ib und II): Ab Stadium Ib für alle Stadien als Basistherapie geeignet. „First-line“ Therapie für Patienten mit Sézary-Syndrom. Besonders für die Therapie geeignet sind hierbei Patienten, die noch weitgehend immunkompetent sind, mit geringem Anteil zirkulierender Sézary-Zellen im peripheren Blut (10-30%) und ohne viszerale Organinfiltrationen. Therapiezyklen mit zunächst 14-tägigen später 4-wöchigen Intervallen. Als Monotherapie ist das Verfahren überwiegend nicht ausreichend. Folgende Kombinationen bieten sich an:
  - Interferon alfa-2a (z.B. Roferon A, Intron A) initial 3mal/Woche 3 Mio. IE s.c., steigern nach Möglichkeit auf 9 Mio. IE.
  - Retinoide wie Acitretin (Neotigason) 0,5-1,0 mg/Tag p.o.
  - „Milde“ systemische Chemotherapie z.B. mit Methotrexat 25 mg/Woche i.m., i.v., p.o. oder Chlorambucil p.o.
- Retinoide wie Acitretin (Neotigason) als Monotherapie (Stadium Ia und IIa): In einzelnen Studien wurden monotherapeutisch Remissionen bei bis zu 30% der Patienten erzielt. Die Dauer der Remissionen ist jedoch mit 1-25 Monaten zu kurz, so dass die Monotherapie nicht empfohlen werden kann.
- Bexaroten als Monotherapie (Stadium IIb-IVb): Indiziert, wenn ein Patient auf mindestens eine systemische Therapie nicht angesprochen hat. Initial: 1mal/Tag 300 mg/m$^2$ KO p.o., später kann die Dosis auf 100-200 mg/m$^2$ KO p.o. reduziert werden.
- Gemcitabin zeigte in Phase II-Studien mit 32 Probanden eine komplette Remission bei 22% der Teilnehmer. 53% sprachen teilweise auf die Behandlung an, während bei 25% keine klinische Besserung auftrat.

- Stadienabhängige Therapie mit Proteinsyntheseinhibitoren (Stadium I und II): Neuere Phase II-Studien zeigten, dass Denileukin Diftitox, ein Protein, welches Diphteria Toxin freisetzt und konsekutiv die Proteinsynthese von IL-2 überexprimierenden Zellen hemmt, den klinischen Verlauf günstig beeinflussen kann. Die vorherige Gabe von Kortikosteroiden mindert das Auftreten von Nebenwirkungen.
- Strahlentherapie (Stadium IIb und III): Domäne im Stadium IIb und III. Eine strahlentherapeutische Behand-

**Lymphom, kutanes T-Zell-Lymphom. Tabelle 1.** TNM Stadieneinteilung der kutanen T-Zell-Lymphome (CTCL)

| | |
|---|---|
| **T (Haut)** | |
| **T1** | begrenzter Hautbefall mit Flecken und/oder Plaques (<10% KO) |
| **T2** | generalisierte Plaques (<10% KO) |
| **T3** | kutane Tumoren (>1) |
| **T4** | Erythrodermie |
| **N (Lymphknoten)** | |
| **N0** | keine Lymphknoten palpabel |
| **N1** | Lymphadenopathie, histologisch ohne Befall |
| **N2** | keine Lymphadenopathie, aber histologischer Befall (?) |
| **N3** | Lymphadenopathie mit histologischem Befall |
| **B (Peripheres Blut)** | |
| **B0** | keine atypischen Lymphozyten im peripheren Blut (<5%) |
| **B1** | atypische Lymphozyten im peripheren Blut (<5%) |
| **M (Viszerale Organe)** | |
| **M** | keine Beteiligung viszeraler Organe |
| **M** | viszerale Beteiligung |
| **Stadium I** | |
| **Ia** | begrenzte Plaques ($T_1$ $N_0$ $M_0$) |
| **Ib** | generalisierte Plaques ($T_2$ $N_0$ $M_0$) |
| **Stadium II** | |
| **IIa** | begrenzte oder generalisierte Plaques mit Lymphknotenvergrößerungen ($T_{1-2}$ $N_1$ $M_0$) |
| **IIb** | kutane Tumoren mit/ohne Lymphadenopathie, kein histologischer Befall ($T_3$ $N_0$ $M_0$) oder ($T_3$ $N_1$ $M_0$) |
| **Stadium III** | |
| **III** | Erythrodermie mit/ohne Lymphadenopathie, kein histologischer Befall von Lymphknoten oder Organen ($T_4$ $N_{0-1}$ $M_0$) |
| **Stadium IV** | |
| **IVa** | histologischer Befall von Lymphknoten ($T_{1-4}$ $N_{2-3}$ $M_0$) |
| **IVb** | Befall von Organen ($T_{1-4}$ $N_{0-3}$ $M_1$) |

lung früher Formen des CTCL (Stadium Ia) ist unserer Einschätzung nach nicht gerechtfertigt. Bei Vorliegen von Hauttumoren werden unter der Strahlentherapie komplette Remissionen regelmäßig beobachtet.

- Isolierte Tumoren: Fraktionierte Röntgenweichstrahltherapie (2mal/Woche, GD 25-30 Gy, ED 2-5 Gy, 30-60 kV; Geräte: Dermopan Siemens oder R.T. 100 Müller).
- Generalisierte Tumoren oder Erythrodermie: Ganzkörperbestrahlung mit schnellen Elektronen (GD: 30 Gy, ED 2 Gy).

- Stadienabhängige Chemotherapie (Stadium I und II): Lokale Chemotherapie wird in erster Linie in den angloamerikanischen Ländern praktiziert. Zur Anwendung kommen Melphalan oder BCNU. In verschiedenen Studien werden im klinischen Stadium I Remissionsraten bis zu 75% erreicht, im klinischen Stadium II 55%. Als therapielimitierende Nebenwirkung ist bei Melphalaneinsatz die extrem hohe Sensibilisierungsrate von 40% zu benennen. BCNU scheint bei etwa vergleichbaren Ergebnissen bzgl. des Nebenwirkungsprofils (s.u. Common Toxicity Criteria) günstiger zu bewerten zu sein.
  - Palliativer Therapieansatz: Bei progredientem Erkrankungsbild. Auch hier sollte zunächst eine Behandlung mit einem weniger aggressiven Schema (z.B. Knospe-Schema) versucht werden, bevor aggressivere Kombinationen zum Einsatz kommen. Eingesetzt werden Knospe-Schema, CHOP-Schema, COPBLAM-Schema. Handling, Nebenwirkungen und Laborkontrollen s.u. Zytostatika.
  - Vorinostat (in den USA: ZOLINZA) ist ein oraler Histon-Deacetylase-Inhibitor, der im Oktober 2006 von der US-amerikanischen Arzneimittelbehörde FDA (Food and Drug Administration) zur Therapie von Patienten mit therapierefraktärem, fortgeschrittenem und therapieresistentem) kutanen T-Zell-Lymphom zugelassen wurde. Das Präparat zeigt eine deutliche antitumorale Aktivität bei kutanem T-Zell-Lymphom.
- Hinsichtlich der supportiven Therapiemaßnahmen s.u. Zytostatika, supportive Therapie.

### Prognose
Intermediäre Malignität mit einer durchschnittlichen Überlebenszeit von 3-5 Jahren. Progrediente Verläufe häufig bei CD4/CD8 Ratio >10 und LDH-Erhöhung. Günstige Prognose bei CD30-Positivität im Gegensatz zu hochmalignem Geschehen bei CD30-Negativität.

### Hinweis(e)
Assoziationen zu Atopien bestehen nicht. Derzeit wird in Phase 2-Studien die Wirksamkeit des Histon-Deacetylase-Inhibitors Vorinostat mit bis jetzt mäßigem Erfolg geprüft. In den USA erfolgte bereits im Oktober 2006 die Zulassung durch die FDA.

## Lymphom, kutanes T-Zell-Lymphom, angioimmunoblastisches C84.4

### Synonym
Angioimmunoblastische Lymphadenopathie; Angioimmunoblastische Lymphadenopathie mit Dysproteinämie; AILD; Immunoblastische Lymphadenopathie; Immunoplastic disease; IDD; Lymphogranulomatosis X

### Definition
Wahrscheinlich zu den peripheren, niedrig malignen T-Zell-Lymphomen gehörendes Krankheitsbild, charakterisiert durch Fieber, generalisierte Lymphknotenschwellung, Hepato-Splenomegalie, hämolytische Anämie, Bluteosinophilie und polyklonale Dysglobulinämie.

### Ätiologie
Anfänglich wurde eine abnorme, nicht neoplastische Immunreaktion durch z.B. medikamentös oder viral induzierte Stimulierung des Immunsystems angenommen. Eine klonale Proliferation von T-Lymphozyten in den Lymphknoten von Patienten mit angioimmunoblastischer Lymphadenopathie (AILD) ist zumindest bei einem Teil der Patienten nachgewiesen. Ein Kontinuum zwischen Pseudolymphomen der Haut und kutanem T-Zell-Lymphom wird von einigen Autoren angenommen.

### Klinisches Bild
90% der Patienten leiden an einer massiven B-Symptomatik. Fieber, Sturzsenkung, „pseuoentzündliche“ generalisierte Lymphknotenschwellung, Hepato-, Splenomegalie, hämolytische Anämie. Hauterscheinungen bei 40% der Patienten, insbes. generalisierter Pruritus, Erytheme, makulopapulöse Exantheme sowie umschriebene Knoten oder Plaques, die an eine Mycosis fungoides erinnern.

### Histologie
- Knotige Infiltrate mit kleinen Lymphozyten (nur selten atypische Lymphozyten mit großen pleomorphen Kernen nachweisbar), eosinophilen Granulozyten, Plasmazellen und Histiozyten in Cutis und Subkutis. Auffällige Vermehrung der Kapillaren mit prominenten, ins Lumen hervorspringenden Endothelien. Strukturzerstörung der Lymphknoten.
- Immunhistologie: Expression von T-Zell-Markern auf Tumorzellen, insbes. CD4 und EBV-RNA (in Hautinfiltraten selten, in Lymphknoten häufig).

### Differenzialdiagnose
Arzneimittelreaktionen, virale Exantheme, adultes Still-Syndrom, Mycosis fungoides, T-Zell-Lymphome anderer Provenienz

### Therapie
Durch Onkologen. Derzeit gibt es keine einheitliches therapeutisches Vorgehen. Zur Palliation der meist ausgeprägten B-Symptomatik werden initial 80-100 mg/Tag Prednisolon (z.B. Decortin H) p.o., absteigende Dosierung bis zu einer Erhaltungstherapie von 10-15 mg/Tag, nichtsteroidale Antiphlogistika mit oder ohne orale Alkylanzien (Chlorambucil, Cyclophosphamid) sowie T-Zell-Immunsuppressiva (Cyclosporin) empfohlen. Bei ungenügendem Ansprechen Polychemotherapie nach CHOP-Schema, BLAM-Schema oder COP-Schema; s.a. Zytostatika. Durch Zugabe von Interferon alfa (z.B. Intron A, Roferon A) Verbesserung der Ansprechrate.

### Externe Therapie
Glukokortikoide wie 0,1% Betamethason-Lotio **R030** oder 0,25% Prednicarbat (z.B. Dermatop Creme).

### Prognose
Ungünstig. Übergang in ein lymphoblastisches Lymphom ist möglich. Zwei Drittel der Patienten sterben innerhalb von 1-2 Jahren.

## Lymphom, kutanes T-Zell-Lymphom, elastolytisches C84.0

**Erstbeschreiber**
Convit, 1973

**Synonym**
Granulomatous slack skin

**Definition**
Sehr seltenes, chronisch-progressives, von der Haut ausgehendes T-Zell-Lymphom. Von einigen Autoren als Variante der Mycosis fungoides gesehen.

**Manifestation**
Auftreten meist 30.-40. Lebensjahr. Männer sind etwa doppelt so häufig betroffen wie Frauen.

**Lokalisation**
Leiste, Axilla, selten andere Hautareale.

**Klinisches Bild**
Wahrscheinlich Variante der Mycosis fungoides, bei der atrophische Hauterscheinungen im Vordergrund stehen. Meist gerötete Plaques im Bereich der Leisten und Axillen, die sich im weiteren Verlauf der Erkrankung zu Cutis laxa-artigen, herabhängenden Hautarealen umwandeln.

**Histologie**
- Unterschiedlich dichte, das gesamte Korium und die angrenzende Subkutis durchsetzende, knotige, gemischte lymphoidzellige/granulomatöse Infiltrate mit zahlreichen sehr großen Riesenzellen. Nachweis der Phagozytose elastischer Fasern (Elastophagozytose).
- Immunhistologie: CD4 pos.; CD45RO neg.; häufig CD3, CD5, CD7 neg.

**Diagnose**
Diagnose wird klinisch gestellt; der klinische Aspekt ist wegweisend. In mehreren Fällen ist ein klonales Rearrangement für die β-Kette des T-Zell-Rezeptors nachweisbar.

**Komplikation**
Bei 20% der Patienten sekundäres Auftreten anderer lymphoproliferativer Erkrankungen (Non-Hodgkin-Lymphome, Mycosis fungoides).

**Therapie**
S.u. Mycosis fungoides, bzw. unter kutane T-Zell-Lymphome.

## Lymphom, kutanes T-Zell-Lymphom, großzelliges, anaplastisches C84.5

**Synonym**
Anaplastic large cell lymphoma; CD30-positive and CD30-negative ALCL

**Definition**
Großzelliges kutanes T-Zell-Lymphom mit kennzeichnender Kernpolymorphie und Expression von CD30 (Aktivierungsmarker aus der Gruppe der Nervenwachstumsfaktor-Rezeptoren). Umstrittene Entität, die in den relevanten Klassifikationen unterschiedlich berücksichtigt wird. In der REAL-Klassifikation als eigene Entität, in der EORTC Klassifikation unter den CD30 pos. großzelligen, kutanen T-Zell-Lymphomen aufgeführt.

**Manifestation**
Bei älteren Erwachsenen auftretend (Durchschnittsalter 60 Jahre).

**Lokalisation**
Extremitäten, Hals, Nacken.

**Klinisches Bild**
Meist solitärer, selten in Mehrzahl auftretender Knoten, der zur Ulzeration neigt. Spontane Regression oder Abheilung mit Narbenbildung ist möglich. Mehrere Fälle zeigten ein Erysipel-artiges Bild mit brettharter inflammatorischer Infiltration einer Körperregion.

**Histologie**
- Typisch sind knotige oder diffuse, die gesamte Dermis erfassende, teilweise in die Subkutis hineinreichende, nicht-epidermotrope, großzellige, anaplastische Infiltrate. Infiltratzellen mit großem, hellem Zytoplasma mit mehreren Kernkörperchen und einem deutlichen eosinophilen Zytoplasma. Hohe mitotische Aktivität. In der Peripherie der Tumorinfiltrate finden sich assoziierte reaktive Entzündungszellen (eosinophile Granulozyten, Histiozyten, kleine Lymphozyten).
- Immunhistologisch wird das CD30-Antigen zu einem hohen Prozentsatz exprimiert; T-Zell-Muster variabel fehlend. Klonales T-Zell-Rezeptorgen-Rearrangement ist in der Mehrzahl positiv. Reaktivität von CD15 und EMA (epitheliales Membranantigen) ist meist fehlend.

**Differenzialdiagnose**
Andere großzellige kutane T-Zell-Lymphome.

**Therapie**
S.u. Lymphom, kutanes T-Zell-Lymphom.

**Prognose**
- Diese Lymphomspezies ist bei CD30-Positivität prognostisch als günstig einzustufen. Wie die anderen CD30-positiven großzelligen T-Zell-Lymphome hat das anaplastische großzellige T-Zell-Lymphom eine 5-Jahres-Überlebensrate von etwa 90%!
- Bei CD30-negativen anaplastischen großzelligen T-Zell-Lymphomen ist die Prognose deutlich schlechter. S.a.u. Lymphom, kutanes T-Zell-Lymphom, großzelliges, CD30-negatives.

## Lymphom, kutanes T-Zell-Lymphom, großzelliges, CD30-negatives C84.4

**Definition**
Großzellige T-Zell-Lymphome der Haut, die das CD30-Antigen (Aktivierungsmarker aus der Gruppe der Nervenwachstumsfaktor-Rezeptoren) nicht oder nur in einem ganz geringem Umfang exprimieren.

**Klinisches Bild**
Das klinische Bild ist für diese Lymphomspezies nicht charakteristisch. Es finden sich solitäre, aber auch in Mehrzahl oder generalisiert auftretende, rote oder rot-braune Plaques, Knoten oder Tumoren mit raschem progredienten Größenwachstum.

L

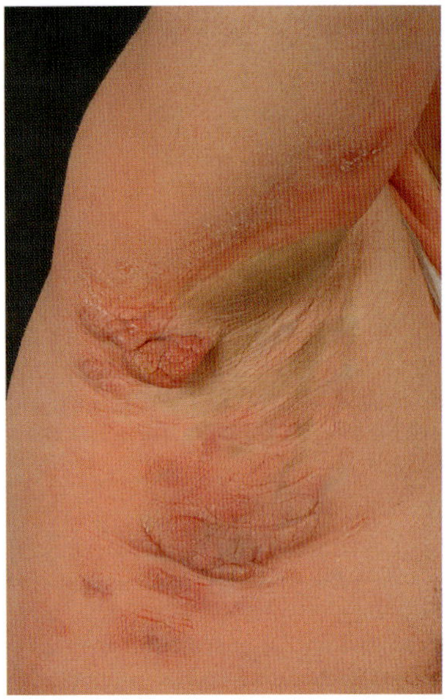

**Lymphom, kutanes T-Zell-Lymphom, großzelliges, CD30-negatives.** Derbe, feste, z.T. wie aufgelagert wirkende, kräftig infiltrierte, hautfarben bis zartrot erscheinende Plaques und Knoten in der rechten Axilla eines 27-jährigen Mannes. Ähnliche HV zeigen sich an anderen Körperpartien.

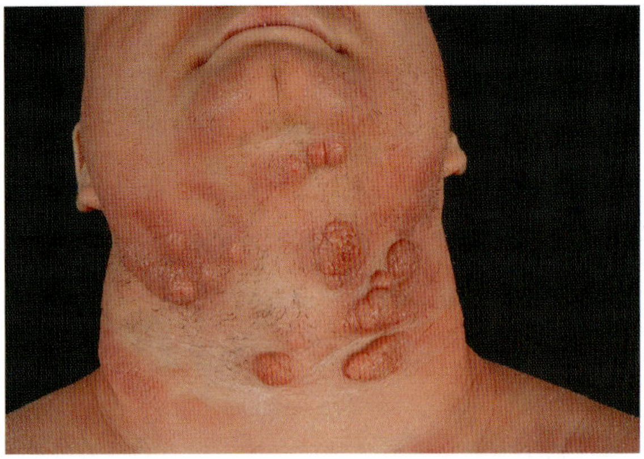

**Lymphom, kutanes T-Zell-Lymphom, großzelliges, CD30-negatives.** Multiple, chronisch persistierende, derbe, feste, z.T. konfluierte, hautfarben bis zartrote Plaques und Knoten in der Halsregion eines 27-jährigen Mannes.

### Histologie

- Typisch sind dermale überwiegend großzellige, diffuse oder knotige, anaplastische, selten pleomorphe oder immunoblastische Infiltrate der Haut, häufig bis in die Subkutis hineinreichend. Mäßige Epidermotropie. In der Peripherie der Tumorinfiltrate finden sich assoziierte reaktive Entzündungszellen (eosinophile Granulozyten, Histiozyten, kleine Lymphozyten).
- Immunhistologisch wird das CD30-Antigen nicht oder nur in geringem Umfang exprimiert. T-Zell-Muster sind meist nachweisbar; die proliferative Aktivität ist deutlich erhöht (MIB-Antikörper). Das klonale T-Zell-Rezeptor-Gen-Rearrangement ist bei den meisten Zellen positiv. Bei Anteil großer pleomorpher Zellen >80% besteht zunehmend schlechte Prognose.

### Diagnose

Klinik; Histologie; molekulare Diagnostik (Nachweis des T-Zell-Rezeptor-Rearrangements; hierdurch Unterscheidung zwischen monoklonaler und polyklonaler Population möglich).

### Therapie

- Frühzeitiger Einsatz einer Chemotherapie. Eingesetzt werden Knospe-Schema, CHOP-Schema, COPBLAM-Schema. Handling, Nebenwirkungen und Laborkontrollen s. jeweils dort, s.a.u. Zytostatika.
- Abhängig vom klinischen Bild auch Strahlentherapie, insbes. im Stadium IIb und III:
  - Solitäre Tumoren: Fraktionierte Röntgenweichstrahltherapie (2mal/Woche, GD 25-30 Gy, ED 2-5 Gy, 30-60 kV; Geräte: Dermopan Siemens oder R.T. 100 Müller).
  - Disseminierte Tumoren: Ganzkörperbestrahlung mit schnellen Elektronen (GD: 30 Gy, ED 2 Gy).

### Prognose

Deutlich schlechtere Prognose als CD30-positive großzellige T-Zell-Lymphome. Die 5-Jahres-Überlebensrate liegt bei etwa 15%.

## Lymphom, kutanes T-Zell-Lymphom, großzelliges, CD30-positives C84.4

### Synonym(e)

Anaplastisches großzelliges Lymphom; anaplastic large cell lymphoma; ALCL

### Definition

Malignes T-Zell-Lymphom der Haut, bestehend aus großen Zellen mit anaplastischer, pelomorpher oder immunoblastischer Zytomorphologie, das zu >75% das CD30-Antigen (Aktivierungsmarker aus der Gruppe der Nervenwachstumsfaktor-Rezeptoren; s.u. Wachstumsfaktoren) exprimiert.

### Manifestation

Das mittlere Erkrankungsalter bei Erstdiagnose beträgt etwa 57 Jahre. Männer sind gegenüber Frauen im Verhältnis von 6,7:3,4 betroffen.

### Klinisches Bild

Meist solitärer Knoten, seltener gruppierte Knötchen oder Knoten mit Neigung zur Ulzeration. Spontane Regressionen und erneute Rezidive sind möglich (bei bis zu 25% der Patienten). Die extrakutane Ausbreitung (meist periphere Lymphknoten; weiterhin: zentrale Lymphknoten, Lunge, ZNS) ist insgesamt selten (29% bei Erstdiagnose).

### Histologie

- Charakteristisch sind überwiegend großzellige, diffuse oder knotige, anaplastische, selten pleomorphe oder immunoblastische Infiltrate der Haut. Mäßige bis fehlende Epidermotropie.
- Immunhistologische Kriterien: >75% der Tumorzellen exprimieren das CD30-Antigen; T-Zell-Muster ist meist nachweisbar; proliferative Aktivität (MIB-Antikörper).

### Diagnose

Klinik; histologische und immunhistologische Untersuchung von Haut und Lymphknoten; molekulare Diagnostik (T-Zell-Rezeptor-Rearrangement; hierdurch ist eine Unterscheidung zwischen monoklonaler und polyklonaler Population möglich). Nicht empfohlen ist im Rahmen des Tumorstaging eine Knochenmarksbiopsie, da diese in einer Studie nur bei 1/107 Fällen ein positives Resultat erbrachte. S.a.u. Lymphom, kutanes T-Zell-Lymphom.

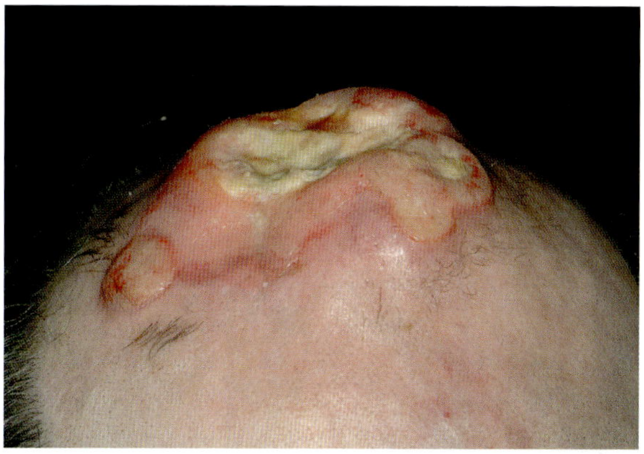

**Lymphom, kutanes T-Zell-Lymphom, großzelliges, CD30-positives.** Multiple, chronisch dynamische, zunehmende, nicht verschiebliche, konfluierte, insgesamt eine Fläche von 6 x 6 cm bedeckende, halbkugelige Knoten mit hartem, zentralem, rotem Anteil und tiefer, kraterförmiger Ulzeration bei einem 64-jährigen Patienten. Die Ulzeration ist mit dicken, gelblichen Belägen bedeckt. Die Umgebung der Ulzeration ist erhaben, livid-rot und z.T. erosiv nässend.

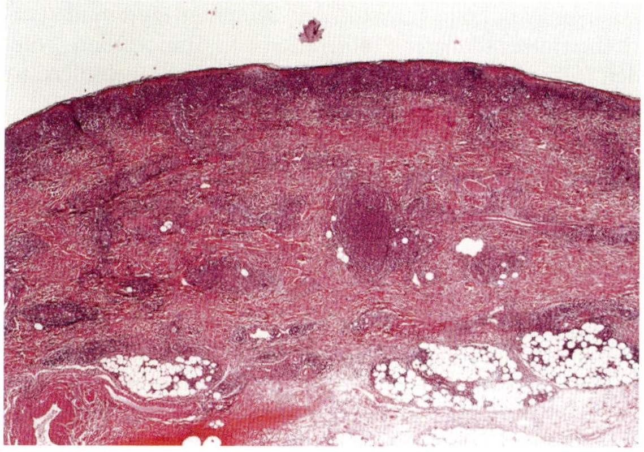

**Lymphom, kutanes T-Zell-Lymphom, großzelliges, CD30-positives.** Teils diffuse, teils knotige Infiltrate in der gesamten Dermis, subepithelial verdichtet.

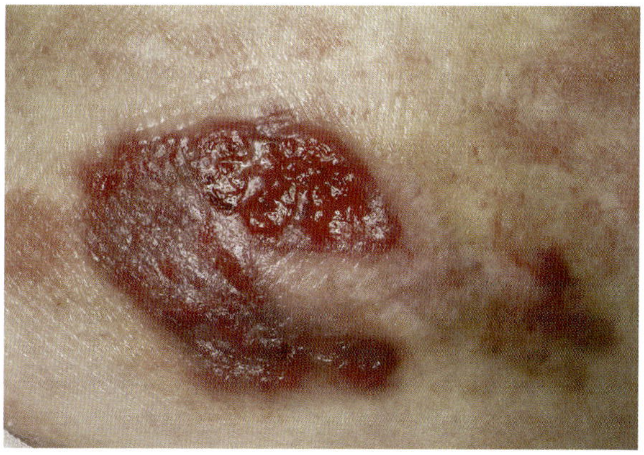

**Lymphom, kutanes T-Zell-Lymphom, großzelliges, CD30-positives.** 67 Jahre alter Patient mit seit 3 Jahren auftretenden, symptomlosen, geröteten Plaques an der unteren Extremität. Gutes Ansprechen auf Röntgenweichstrahltherapie (GD 25 Gy, ED 5 Gy). Befund: 7 cm im Durchmesser große, flächig ulzerierte Plaque. Im Bild rechts seitlich, atrophische Haut nach Röntgentherapie.

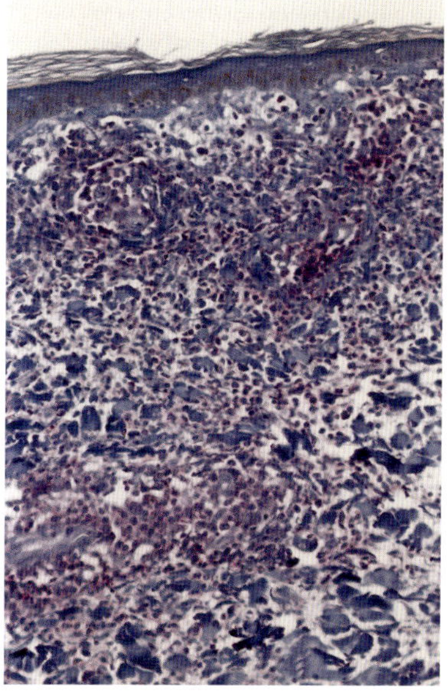

**Lymphom, kutanes T-Zell-Lymphom, großzelliges, CD30-positives.** Dichtes lymphozytäres, epidermotropes Infiltrat mit zahlreichen CD30-positiven Zellen.

### Therapie

- Bei isoliertem Tumor Exzision oder Bestrahlung: Fraktionierte Radiotherapie (2-3mal/Woche, GD 25–30 Gy, ED 2–5 Gy).
- Bei multifokalen Läsionen mit Regressionen: Bestrahlungstherapie (s.o.).
- Bei disseminiertem Auftreten: Chemotherapie oder Bestrahlungstherapie:
- Chemotherapie: Zunächst sollte eine Behandlung mit Methotrexat durchgeführt werden. Bei Rezidiv oder Therapieversagen zunächst Ansatz eines weniger aggressiven Schemas (z.B. Knospe-Schema), bevor aggressivere Kombinationen zum Einsatz kommen. Eingesetzt werden Methotrexat, Knospe-Schema, CHOP-Schema, COPBLAM-Schema. Handling, Nebenwirkungen und Laborkontrollen s. jeweils dort. S.a.u. Zytostatika.
- Bestrahlungstherapie: Alternativ bei disseminierten Tumoren Ganzkörperbestrahlung mit schnellen Elektronen (GD: 30 Gy, ED: 2 Gy).

### Prognose

Im Gegensatz zu den CD30-negativen großzelligen T-Zell-Lymphomen eher günstig; 5-Jahresüberlebensrate von 90%.

## Lymphom, kutanes T-Zell-Lymphom, intravaskuläres

C49.M

### Synonym

Proliferierende maligne Angioendotheliomatose; Systemisierte Endotheliomatose; Angioendotheliomatosis proliferans systematisata; Angioendotheliomatose, maligne

### Definition

Multisystemerkrankung mit Proliferation multizentrisch auftretender, intravaskulärer Tumorzellinfiltrate, überwiegender Beteiligung des Zentralnervensystems und infauster Prognose trotz Therapie. Sehr seltene Manifestation eines malignen kutanen Lymphoms (meist B-Zell-Lymphom) mit multizentrischer intravaskulärer Proliferation von Tumorzellen (wurden früher fälschlicherweise als atypische Endothelzellen angesehen).

**Lokalisation**
Rumpf, untere Extremität, Gesicht.

**Klinisches Bild**
Multiple Gefäßverschlüsse und Thrombosierungen. Fast immer Hautbeteiligung: Blau- bis braunrote, unscharf begrenzte, fingernagel- bis handflächengroße Plaques oder Knoten. Variables klinisches Bild. Außerdem meist Befall des Nervensystems mit verschiedenartigen neurologischen Ausfällen. Letztlich kann jedes Organ betroffen sein. Meist Allgemeinsymptome (Fieber, Abgeschlagenheit).

**Histologie**
Intravasal gelegene pleomorphe T-Zell-Lymphozyten mit runden oder ovalen chromatindichten Kernen. Blutgefäße im Korium, teils auch in der Subkutis sind dilatiert und vermehrt mit hochgradig pleomorphen, hyperchromatischen Zellen ausgefüllt. Die Zellen können in fibrinösen Thromben eingebettet sein. Immunhistologisch stammen die Zellen von T-Lymphozyten (CD2, CD3, CD43 pos.; Nachweis einer klonalen Lymphozytenpopulation) ab. Sie exprimieren keine für Endothelzellen charakteristischen Antigene. S.a.u. Lymphom.

**Differenzialdiagnose**
Angioendotheliomatose, reaktive; angiomatöse Neoplasien; Angiosarkome.

**Therapie**
Eine Kausaltherapie ist nicht bekannt. Zytostatische Polychemotherapie kann versucht werden.

**Prognose**
Die Prognose ist infaust. Tod nach wenigen Monaten bis max. 2 Jahren. S.a.u. Angioendotheliomatose.

## Lymphom, kutanes T-Zell-Lymphom, pannikulitisartiges C84.5

**Synonym**
subcutaneous panniculitis-like T-cell lymphoma

**Definition**
T-Zell-Lymphom mit primärem Sitz im subkutanen Fettgewebe.

**Vorkommen/Epidemiologie**
In jeder Altersgruppe, auch im Kindesalter beschrieben.

**Klinisches Bild**
Derbe, meist symptomlose oder leicht schmerzende, subkutane Plaques und Knoten mit darüberliegender geröteter Haut. Häufig kombiniert mit einem Hämophagozytose-Syndrom und ausgeprägtem allg. Krankheitsgefühl, Fieber, Gewichtsverlust. Meist rascher tödlicher Verlauf.

**Histologie**
- Dichtes, noduläres Infiltrat in der Subkutis, mit sehr pleomorphen lymphoiden Zellen unterschiedlicher Größe, die sich häufig kranzförmig um Lipozyten ansammeln (sog. rimming). Übersichtsbild wie bei lobulärer Panni-

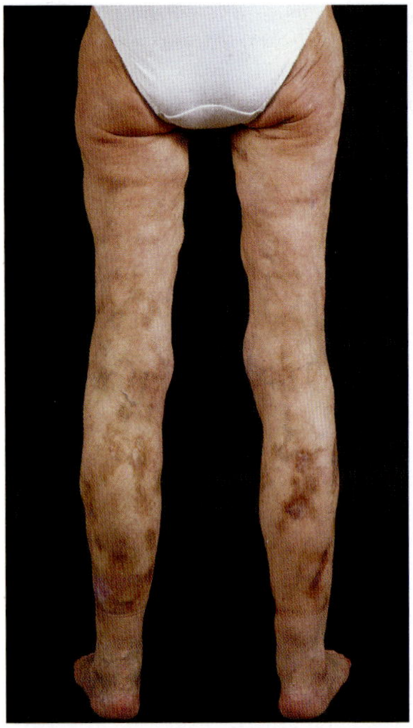

**Lymphom, kutanes T-Zell-Lymphom, pannikulitisartiges.** Foudroyant verlaufendes Krankheitsbild mit plattenartigen Infiltraten, die sich unter Hinterlassung tief eingezogener Vernarbungen zurückbildeten.

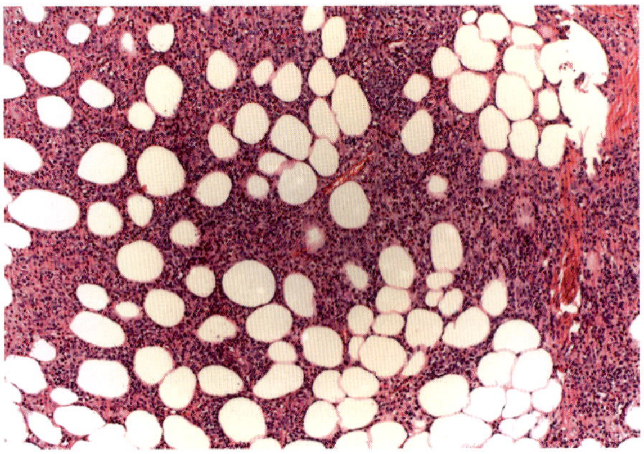

**Lymphom, kutanes T-Zell-Lymphom, pannikulitisartiges.** Dichtes, noduläres Infiltrat in der Subkutis, mit sehr pleomorphen lymphoiden Zellen unterschiedlicher Größe, die sich häufig kranzförmig um Lipozyten ansammeln (sog. rimming).

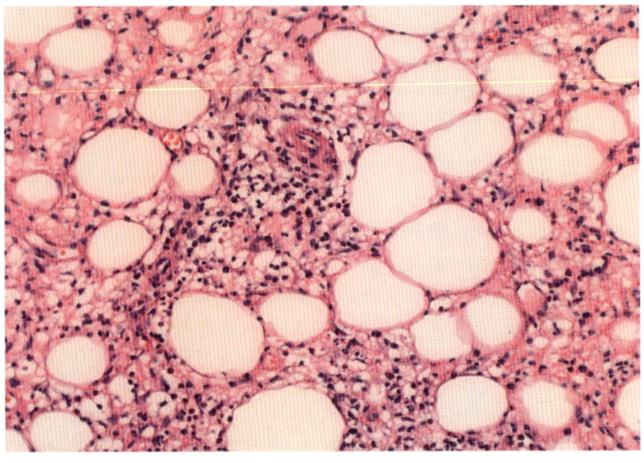

**Lymphom, kutanes T-Zell-Lymphom, pannikulitisartiges.** Tiefere Abschnitte: Muster wie bei lobulärer Pannikulitis mit Fettgewebsnekrosen. Granulomatöse Sekundärreaktion (beachte: Riesenzellen).

kulitis. Angiozentrisches Wachstumsmuster mit Fettgewebsnekrosen. Granulomatöse Sekundärreaktion, Erythrophagozytose in 30% der Fälle.
- Immunhistologie: Tumorzellen exprimieren T-Zell-Marker: CD3, CD43, CD45RO.

### Differenzialdiagnose
Pannikulitis.

## Lymphom, kutanes T-Zell-Lymphom, pleomorphes, klein-, mittel-, großzelliges C84.4

### Definition
Pleomorphe T-Zell-Lymphome der Haut können nach histologischen Kriterien in klein-, mittel- und großzellig differenziert werden, wobei die großzelligen Varianten wiederum in eine CD30-positive und eine CD30-negative Form differenziert werden (unterschiedliche Prognose, s.u. Lymphom, kutanes T-Zell-Lymphom, großzelliges, CD30-positives).

### Klinisches Bild
Das klinische Bild ist für diesen Lymphomtypus nicht charakteristisch. Es finden sich solitäre, meist jedoch in Mehrzahl oder auch disseminiert auftretende, kutane oder subkutane Plaques, Knoten und/oder Tumoren unterschiedlicher Größe. Der für die Mycosis fungoides typische phasenhafte Ablauf fehlt (wichtiges Unterscheidungsmerkmal) ebenso wie auch die ekzematoiden Veränderungen der Mycosis fungoides.

### Histologie
- Charakteristisch sind diffuse oder knotige Infiltrate der Haut und des subkutanen Fettgewebes. Mäßige oder auch fehlende Epidermotropie.
- Immunhistologisch ist ein T-Zell-Muster charakteristisch: pos. für CD3, CD4, CD43, CD45RO. Auch CD8 pos. Formen wurden beschrieben (eigene Entität aus der Gruppe der zytotoxischen T-Zell-Lymphome). Typisch ist eine relativ große Variabilität der Zellkerne bei relativ konstanter Zellgröße. Der für die Mycosis fungoides typische kleine „zerebriforme“ Lymphozyt fehlt. Die proliferative Aktivität ist deutlich erhöht.

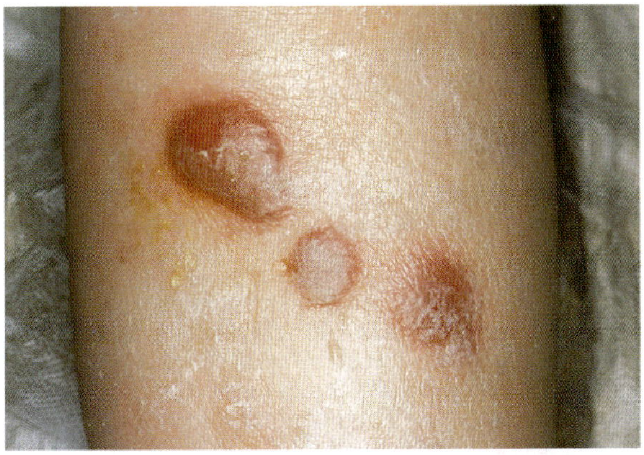

**Lymphom, kutanes T-Zell-Lymphom, pleomorphes, klein-, mittel-, großzelliges.** Seit 6 Monaten bestehende, klinisch wenig charakteristische, rot-braune, derbe, oberflächenglatte (am proximalen Knoten sind flächige Erosionen nachweisbar), wenig symptomatische Plaques und Knoten. Keine sonstigen Hinweise für ein kutanes T-Zell-Lymphom vom Typ der Mycosis fungoides.

### Diagnose
Klinik; Histologie; molekulare Diagnostik (Nachweis des T-Zell-Rezeptor-Rearrangements; hierdurch ist die Unterscheidung zwischen monoklonaler und polyklonaler Population möglich).

### Therapie
Bei den klein- bis mittelgroßzelligen Varianten ist ein identisches Therapieschema wie bei der Mycosis fungoides einzusetzen. Beim großzelligen CD30-negativen pleomorphen T-Zell-Lymphom ist eine analoge Therapiestrategie wie bei den großzelligen CD30-negativen T-Zell-Lymphomen einzuschlagen (s. dort).

### Prognose
- Klein- bis mittelgroßzellige, pleomorphe T-Zell-Lymphome haben eine gute Prognose (der Mycosis fungoides vergleichbar).
- Die großzelligen pleomorphen T-Zell-Lymphome müssen hinsichtlich ihrer Prognose differenziert gesehen werden (CD30-negative Formen werden als Lymphome hohen Malignitätsgrads gewertet).

## Lymphom, kutanes T-Zell-Lymphom, zytotoxisches C84.5

### Definition
Heterogene Gruppe überwiegend kleinzelliger, epidermotroper Lymphome, deren abschließende Klassifikation derzeit noch aussteht. Zytotoxische kutane T-Zell-Lymphome unterscheiden sich von den B-Zell-Lymphomen und anderen T-Zell-Lymphomen der Haut dadurch, dass sie Marker zytotoxischer Zellen (CD8, CD56, CD57) oder Proteine zytotoxischer Granula (TIA-1, Granzyme B, Perforine) exprimieren.

### Einteilung
- CD8-positives zytotoxisches CTCL
- Mycosis fungoides (zytotoxischer Subtyp)
- Pannikulitis-artiges CTCL
- NK/T-Zell-Lymphom (nasaler Typ)
- Blastoide NK-Zell-Lymphome
- Intravaskuläre NK-artige Lymphome
- Gamma-delta-positives CTCL
- Zytotoxisches peripheres T-Zell-Lymphom.

### Klinisches Bild
Klinisch kann das gesamte Spektrum der kutanen Lymphome imitiert werden.

## Lymphom, kutanes T-Zell-Lymphom, zytotoxisches (CD8-positives) C84.5

### Definition
Primäres T-Zell-Lymphom der Haut, bei dem die Tumorzellen definitionsgemäß den Phänotyp zytotoxischer T-Lymphozyten mit Expression von CD3 und CD8 aufweisen.

### Klinisches Bild
Generell sind alle klassischen klinischen Varianten der kutanen T-Zell-Lymphome vertreten. Somit besteht kein einheitliches klinisches Bild. Beschrieben ist auch eine rasch progrediente Form mit disseminierten Papeln und Knoten.

L

### Histologie
Überwiegend Bild wie bei Mycosis fungoides mit perivaskulär oder diffus angeordneten, kleinzelligen, lymphoiden, epidermotropen Infiltraten. Immunhistologie: CD3 pos., CD8 pos., CD45RO pos. Tumorzellen produzieren zudem TIA-1, Granzyme B, Perforin.

## Lymphom, kutanes T-Zell-Lymphom, zytotoxisches (gamma-delta positives) C84.5

### Definition
Seit 1994 anerkannte Lymphom-Entität (REAL-Klassifikation) mit überwiegend systemischen Manifestationen. Sehr selten Hautbefall (etwa 3% der kutanen T-Zell-Lymphome). Die Tumorzellen exprimieren definitionsgemäß den gamma-delta T-Zell-Rezeptor an der Oberfläche.

### Vorkommen/Epidemiologie
Gehäuft bei Organ-Transplantierten, bei Patienten mit M. Hodgkin oder Lupus erythematodes in der Anamnese.

### Manifestation
Bei jüngeren Patienten (Durchschnittsalter in größeren Studien: 34 Jahre).

### Klinisches Bild
Klinik ähnlich der Mycosis fungoides oder der pagetoiden Retikulose. Eine beschriebene subkutane Form des gamma-delta positiven kutanen T-Zell-Lymphoms ähnelt im Verlauf dem pannikulitisartigen kutanen T-Zell-Lymphom. Systembefall ist häufig, insbes. an Leber, Milz und oberem Intestinaltrakt.

### Therapie
S.u. Lymphom, kutanes T-Zell-Lymphom.

### Prognose
Schlechte Prognose; mittlere Überlebenszeit bei systemischem Befall = 16 Monate. Schlechtes Ansprechen auf Chemotherapie.

## Lymphom, lymphoblastisches C83.5

### Synonym
Akute lymphatische Leukämie; Paramyeloblastenleukämie; Stammzellenleukämie; lymphoblastisches Lymphosarkom; malignant lymphoma with small non cleaved follicle center cells; lymphoblastische Leukämie

### Definition
Lymphom von hohem Malignitätsgrad, das immunologisch B- (B-LBL), oder T-Zellen (T-LBL) zeigen kann. Spezifische Hautveränderungen sind selten.

### Manifestation
Vor allem bei Kindern.

### Klinisches Bild
Solitäre, aber auch multiple unterschiedlich große, nicht selten ulzerierte Knoten.

### Histologie
- Ungeachtet ihrer Provenienz (B- oder T-Zellen) gleichartiges histologisches Muster: Dichtes, diffuses, monomorphes Infiltrat in Dermis und Subkutis. Manchmal sternhimmelartiges Muster (starry sky). Zytomorphologisch finden sich mittelgroße oder großzellige Lymphoblasten, mit runden oder eckigen Kernen mit unregelmäßig verteiltem Chromatin, meist schmaler Zytoplasmasaum, dazwischen große Makrophagen.
- Immunhistologie:
  - B-LBL: positiv für: CD20, CD10, CD43, CD34
  - T-LBL: positiv für: CD1a, CD3, CD43; negativ für B-Zell Marker

### Differenzialdiagnose
Myelomonozytäre Leukämien; Mantelzelllymphom; Merkelzelltumor; Hautmetastasen eines kleinzelligen Bronchialkarzinoms.

## Lymphomatoide Granulomatose C84.4

### Erstbeschreiber
Liebow, Carrington, Friedman, 1972

### Synonym
Morbus Liebow; lymphomatoid granulomatosis

### Definition
Systemische granulomatöse Vaskulitis, bei der klinisch eine pulmonale Angiitis (96%) im Vordergrund steht, häufig mit extrapulmonaler Beteiligung.

### Manifestation
Meist nach dem 50. Lebensjahr auftretend. Männer sind etwa doppelt so häufig betroffen als Frauen.

### Klinisches Bild
- Integument: (bei 45% der Patienten): Meist schmerzlose rötlich-braune Flecken, Papeln, Plaques oder Knoten. Selten Erythema nodosum-artige Veränderungen mit Tendenz zur Ulzeration.
- Extrakutane Manifestationen: Husten, Kurzatmigkeit, Brustschmerzen, Fieber, Gewichtsverlust, Beteiligung des ZNS (bei 26% der Patienten) Kopfschmerzen, Ataxie, Halbseitenlähmung, Krämpfe.

### Histologie
In Lunge und Haut zeigt sich eine angiozentrische und angiodestruktive Vaskulitis mit Lymphozyten, Plasmazellen und Histiozyten ohne Epidermotropismus sowie epitheloide Granulome.

### Diagnose
Biopsie der Haut, ggf. transbronchiale Lungenbiopsie

### Differenzialdiagnose
Sarkoidose; Lymphome der Haut; Wegener-Granulomatose.

### Therapie
Frühzeitige Diagnosestellung und immunsuppressive Therapie sind wesentlich für die Überlebensrate (Langzeitüberlebende ca. 25%). Eine Standardmedikation besteht bisher nicht. Remissionen sind bekannt unter Kombination von Glukokortikoiden wie Prednison (z.B. Decortin H) 1 mg/kg KG/Tag p.o. mit Cyclophosphamid (z.B. Endoxan) 2 mg/kg KG/Tag p.o. mit langsamer Reduktion bei Verbesserung. Andere Autoren favorisieren aggressive Schemata wie z.B. CHOP-Schema, ggf. adjuvante Radiotherapie.

### Prognose
Schlecht. Tod meist durch respiratorische Insuffizienz.

## Lymphomatoide Papulose L41.20

### Erstbeschreiber
Dupont, 1956; Macauly, 1968

### Synonym
T-Zell-Pseudolymphom

### Definition
CD30-positive lymphoproliferative Erkrankung mit jahrelangem Verlauf, gekennzeichnet durch rezidivierende, papulonodöse Hautveränderungen mit spontaner Rückbildungstendenz und gutartigem Verlauf.

### Einteilung
Aus histologischer Sicht werden drei Typen unterschieden:
- Gemischtzelliger Typ (A)
- Klein- bis mittelgroßer Typ (B)
- Anaplastischer Typ (C).

### Vorkommen/Epidemiologie
Prävalenz 0,1/100.000 Einwohner/Jahr. Überwiegend bei Angehörigen der kaukasischen Rasse.

### Ätiologie
Unbekannt. Bei jugendlichen Patienten besteht eine erhöhte Assoziation zu atopischen Erkrankungen.

### Manifestation
Bei Erwachsenen (Durchschnittsalter 50-54 Jahre). Männer und Frauen sind etwa gleich häufig betroffen. Selten wird die Erkrankung auch bei Kindern und Jugendlichen angetroffen.

### Lokalisation
Vor allem Rumpf, Glutaealregion; seltener Hände, Gesicht und Mundhöhle.

### Klinisches Bild
- Einzelne (selten mehr als 5), sich innerhalb weniger Tage bildende (Eruptionsphase) rote bis rot-braune oder braun-violette, weich-elastische, schmerzlose Papeln oder Knoten (bis 2 cm Ø) mit glatter Oberfläche.
- Nach 3-8 Wochen spontane Rückbildung unter Ausbildung von Schuppenkrusten. Häufig hämorrhagisch-nekrotische Umwandlung, teilweise tiefe Ulzera. Gefahr der Sekundärinfektion. Abheilung unter Ausbildung hyperpigmentierter Narben. Meist monatelange oder jahrelange Erscheinungsfreiheit.

### Histologie
- Typ A: Dichtes, diffuses, bis in die Subkutis reichendes, gemischtzelliges Infiltrat aus pleomorphen und anaplastischen lymphoiden Zellen sowie zahlreichen eosinophilen und neutrophilen Granulozyten, Histiozyten und kleinen Lymphozyten. Zahlreiche Mitosen.
- Typ B: Bandförmiges dermales, epidermotropes Infiltrat aus kleinen bis mittelgroßen lymphoiden Zellen mit chromatindichten zerebriformen Kernen.
- Typ C: Dichtes, diffuses, bis in die Subkutis reichendes Infiltrat aus großen anaplastischen Zellen. Nur wenige eosinophile oder neutrophile Granulozyten, Histiozyten und kleine Lymphozyten. Zahlreiche Mitosen.
- Immunhistologie: Tumorzellen pos. für CD3, CD4, CD8, CD25. In Typ A und C exprimieren die anaplastischen Zellen CD30. Nur vereinzelt Nachweis von T-Zell-Rezeptor-Gen Rearrangement.

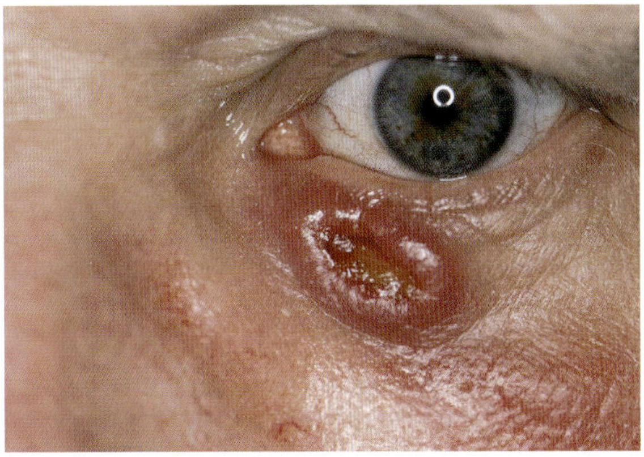

**Lymphomatoide Papulose.** 64 Jahre alter Patient mit einer seit 15 Jahren andauernden Anamnese. Rezidivierender, schubweiser Verlauf mit Bildung von 4-10 schmerzlosen Knoten, die innerhalb weniger Tage zu der hier dargestellten Größe heranwachsen. Rasche zentrale Ulzeration. Abheilung innerhalb von 8-10 Wochen unter Hinterlassung einer eingesunkenen Narbe. Immer wieder Sekundärinfektionen der ulzerierten Knoten. Vorbekanntes Non-Hodgkin-Lymphom in voller Remission.

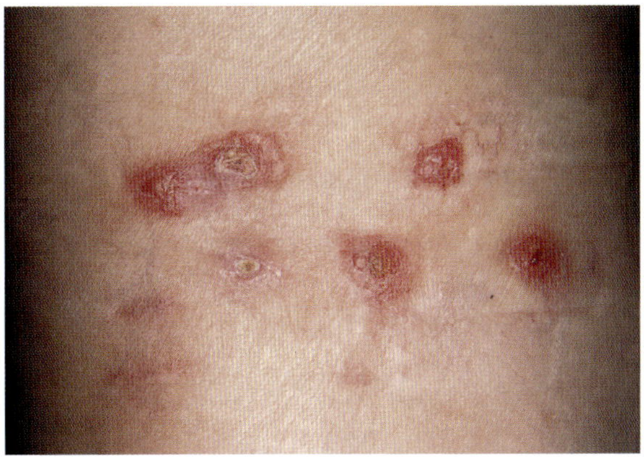

**Lymphomatoide Papulose.** Schubweise autretende, erbs- bis bohnengroße Papeln mit zentraler hämorrhagisch-nekrotisierender Umwandlung in der Kniekehle bei einer 56-jährigen Frau.

### Diagnose
Typisches klinisches Bild mit rezidivierendem jahre- bis jahrzehntelangem Verlauf; Histologie.

### Differenzialdiagnose
Maligne Lymphome der Haut, Pityriasis lichenoides chronica, Syphilis, Pseudolymphome, Pityriasis lichenoides et varioliformis acuta, Insektenstiche, Prurigo simplex subacuta

### Komplikation
- Bis zu 40% der Patienten erkranken an einer weiteren lymphoproliferativen Erkrankung. Hierbei ist die Erkrankungsrate an Mycosis fungoides besonders hoch. Patienten mit lymphomatoider Papulose Typ A sind bevorzugt betroffen (> 90%). Mycosis fungoides kann parallel zur lymphomatoiden Papulose (30-40%) auftreten oder ihr vorausgehen (60-70%).
- Weitere lymphoproliferative Erkrankungen, die zusammen mit LP auftreten können, sind M. Hodgkin sowie großzellige anaplastische Lymphome.

### Therapie

- Mittelstark wirkende Glukokortikoide wie 0,1% Betamethason-Lotio **R030**, 0,1% Triamcinolon-Creme **R259** oder intraläsionale Gabe von Triamcinolon (z.B. Volon A 1:1 verdünnt mit LA wie Scandicain).
- Phototherapie mit PUVA-Therapie oder PUVA-Bad-Therapie, evtl. auch in Kombination mit Retinoiden wie Acitretin (Neotigason) 0,5 mg/kg KG/Tag als RePUVA-Therapie. Bei Nichtansprechen auch Kombination der Phototherapie mit Methotrexat (niedrig dosiert mit 2,5-20 mg/Woche).
- Halbjährliche Kontrolluntersuchung, auch wiederholte Hautbiopsien sind erforderlich, um ggf. Übergang in ein kutanes T-Zell-Lymphom rechtzeitig zu erkennen!

**Merke: Übergang in ein kutanes T-Zell-Lymphom ist möglich!**

### Therapie allgemein

Insgesamt eher schlechtes Ansprechen auf die Therapie. Insofern ist symptomatisches Verhalten angezeigt. Evtl. Behandlung der Sekundärinfektionen.

### Prognose

Meist gut, jahrelanger Verlauf, Einschränkung der Lebenserwartung nur durch assoziierte Lymphome. 10-20% Wahrscheinlichkeit an einem assoziierten Non Hodgkin Lymphom (NHL) zu erkranken, v.a. an Mycosis fungoides, CD30-positivem grosszelligem kutanem T-Zell-Lymphom oder an Morbus Hodgkin. Für Patienten, die eine lymphomatoide Papulose im Kindesalter entwickeln, ist die Wahrscheinlichkeit an einem NHL zu erkranken 200mal höher als in der Normalbevölkerung.

## Lymphozytentransformationstest

### Synonym

LTT; lymphocyte transformation test

### Definition

In vitro-Test mit Stimulation von Lymphozyten durch Mitogene zur Abklärung von Immundefekten oder mit Allergenen zum Nachweis spezifisch sensibilisierter Lymphozyten, z.B. bei Arzneimittelallergien. Nach Stimulation Umwandlung kleiner ruhender Lymphozyten zu großen aktivierten Lymphoblasten, nachgewiesen durch den vermehrten Einbau von radioaktiv markierten Nukleinsäuren. Der Test erfasst eine sehr frühe Phase der immunologischen Reaktion (Antigenpräsentation und Antigenerkennung).

### Durchführung

- Die Lymphozyten werden durch Zentrifugation und mehrere Waschvorgänge von den Blutzellen getrennt.
- Danach Zugabe einer Nährlösung und des zu testenden Antigens.
- Gleiches Verfahren mit der Kontrollprobe, jedoch ohne Antigenzugabe.
- Dann mehrtätige Inkubation der Kulturen.
- 16 Stunden vor der Auswertung Zugabe von radioaktiven Thymin.
- Thymin ist als Substrat bei der Synthese von DNA notwendig.
- Messung der Radioaktivität der Lymphozytenkultur und Berechnung eines Stimulationindex.
- Ein Stimulationsindex >3 wird in der Praxis meist als positiv gewertet und zeigt an, dass sensibilisierte Lymphozyten ausreichend im Blut vorhanden waren und eine Transformation durchgemacht haben.